老年医学

主　　编　于普林

主　　审　王建业　蹇在金

副主编　郑松柏　张存泰　董碧蓉

　　　　　陈　琼　严　静　刘幼硕

人民卫生出版社

图书在版编目（CIP）数据

老年医学 / 于普林主编 .—北京：人民卫生出版
社，2019
ISBN 978-7-117-27664-1

Ⅰ.①老…　Ⅱ.①于…　Ⅲ.①老年病学　Ⅳ.
① R592

中国版本图书馆 CIP 数据核字（2019）第 023535 号

| 人卫智网 | www.ipmph.com | 医学教育、学术、考试、健康，购书智慧智能综合服务平台 |
| 人卫官网 | www.pmph.com | 人卫官方资讯发布平台 |

老 年 医 学

主　　编：于普林
出版发行：人民卫生出版社（中继线 010-59780011）
地　　址：北京市朝阳区潘家园南里 19 号
邮　　编：100021
E - mail：pmph @ pmph.com
购书热线：010-59787592　010-59787584　010-65264830
印　　刷：北京盛通印刷股份有限公司
经　　销：新华书店
开　　本：889×1194　1/16　印张：80
字　　数：2534 千字
版　　次：2019 年 4 月第 1 版　2019 年 4 月第 1 版第 1 次印刷
标准书号：ISBN 978-7-117-27664-1
定　　价：360.00 元

打击盗版举报电话：010-59787491　E-mail：WQ @ pmph.com
（凡属印装质量问题请与本社市场营销中心联系退换）

编 者

（按姓氏笔画排序）

丁　香　四川大学华西医院
丁玉峰　华中科技大学同济医学院附属同济医院
丁国宪　江苏省人民医院
于晓峰　复旦大学附属华东医院
于普林　北京医院国家老年医学中心
万　军　中国人民解放军总医院
马　妍　北京医院国家老年医学中心
马　瑶　四川大学华西医院
王　芳　北京医院国家老年医学中心
王　环　北京医院国家老年医学中心
王　娜　首都医科大学附属北京安定医院
王　钱　北京医院国家老年医学中心
王　琼　北京医院国家老年医学中心
王　慧　四川大学华西医院
王　薇　中国科学院心理研究所
王　翼　中南大学湘雅二医院
王　鑫　北京医院国家老年医学中心
王小众　福建医科大学附属协和医院
王刚石　中国人民解放军总医院
王丽静　中南大学湘雅医院
王宏伟　复旦大学附属华东医院
王艳姣　中南大学湘雅二医院
王艳艳　四川大学华西医院
王晓明　空军军医大学西京医院
王海涛　北京医院国家老年医学中心
王静文　复旦大学附属华东医院
韦军民　北京医院国家老年医学中心
毛永辉　北京医院国家老年医学中心
毛佩贤　首都医科大学附属北京安定医院

方宁远　上海交通大学医学院附属仁济医院
邓文慧　北京医院国家老年医学中心
左明章　北京医院国家老年医学中心
石　卉　中国人民解放军总医院
卢学春　中国人民解放军总医院
田　文　中国医科大学第一附属医院
田喜慧　北京老年医院
付江宁　中国科学院心理研究所
冯　敏　北京医院国家老年医学中心
司徒慧如　复旦大学附属华东医院
成　蓓　华中科技大学同济医学院附属协和医院
吕　婷　复旦大学附属华东医院
吕秋波　北京医院国家老年医学中心
吕继辉　北京老年医院
朱　琴　浙江医院
朱宏丽　中国人民解放军总医院
华　红　北京大学口腔医院
刘　洋　中国人民解放军总医院
刘　娟　江苏省人民医院
刘　菲　复旦大学附属华东医院
刘幼硕　中南大学湘雅二医院
刘向国　北京老年医院
刘尚昕　北京医院国家老年医学中心
刘莉莉　北京医院国家老年医学中心
刘晓蕾　四川大学华西医院
刘爱华　北京医院国家老年医学中心
刘龚翔　四川大学华西医院
刘新光　广东医科大学衰老研究所
齐晓玖　北京医院国家老年医学中心

齐国先　中国医科大学第一附属医院
闫雪娇　北京医院国家老年医学中心
江　华　同济大学附属东方医院
祁寒梅　江苏省人民医院
许　乐　北京医院国家老年医学中心
许　伟　江苏省人民医院
阮　磊　华中科技大学同济医学院附属同济医院
严　祥　兰州大学第一医院
严　静　浙江医院
杜莹珏　北京医院国家老年医学中心
李　娟　中国科学院心理研究所
李　爽　中南大学湘雅二医院
李　喆　北京医院国家老年医学中心
李　晶　中国科学院心理研究所
李　颖　四川大学华西医院
李思远　四川大学华西医院
李晓冉　四川大学华西医院
李晓燕　北京老年医院
李淑华　北京医院国家老年医学中心
杨　波　中国人民解放军总医院
肖　幸　华中科技大学同济医学院附属同济医院
肖　铜　中南大学湘雅医院
吴　殷　北京老年医院
吴本俨　中国人民解放军总医院
吴红梅　四川大学华西医院
吴剑卿　江苏省人民医院
吴锦晖　四川大学华西医院
何白梅　中南大学湘雅医院
何琪杨　北京协和医学院
何馥倩　四川大学华西医院
邹　勇　中南大学湘雅医院
邹雨珮　四川大学华西医院
汪仁斌　中日友好医院
宋岳涛　北京老年医院
宋　怡　四川大学华西医院
张　玉　复旦大学附属华山医院
张　洁　北京医院国家老年医学中心
张　攀　北京医院国家老年医学中心
张存泰　华中科技大学同济医学院附属同济医院
张建华　北京医院国家老年医学中心
张绍敏　四川大学华西医院

张爱森　江苏省人民医院
陆　敏　华中科技大学同济医学院附属同济医院
陈　彤　北京医院国家老年医学中心
陈　峥　北京老年医院
陈　琼　中南大学湘雅医院
陈思羽　北京医院国家老年医学中心
陈海波　北京医院国家老年医学中心
陈颖娟　北京医院国家老年医学中心
陈新宇　浙江医院
邵　耘　江苏省人民医院
林　潇　中南大学湘雅二医院
林展翼　广东省人民医院
易　甫　空军军医大学西京医院
岳冀蓉　四川大学华西医院
周　仑　华中科技大学同济医学院附属同济医院
周　丹　北京医院国家老年医学中心
周东波　中南大学湘雅医院
周白瑜　北京医院国家老年医学中心
周淑珍　北京医院国家老年医学中心
郑松柏　复旦大学附属华东医院
郑俊杰　北京医院国家老年医学中心
孟庆伟　北京医院国家老年医学中心
孟　丽　北京医院国家老年医学中心
赵　炜　广东医科大学衰老研究所
赵　班　北京医院国家老年医学中心
赵仁伍　复旦大学附属华东医院
赵丽珂　北京医院国家老年医学中心
赵艳峰　北京医院国家老年医学中心
胡才宝　浙江医院
钟佳燏　中南大学湘雅二医院
侯柏村　中国人民解放军总医院
俞　巧　中南大学湘雅医院
俞　静　江苏省人民医院
涂　玲　华中科技大学同济医学院附属同济医院
姚健凤　复旦大学附属华东医院
贺洁宇　中南大学湘雅二医院
袁凌青　中南大学湘雅二医院
耿莎莎　同济大学附属东方医院
莫　莉　四川大学华西医院
徐世平　中国人民解放军总医院
徐冷楠　北京医院国家老年医学中心

高　明　北京医院国家老年医学中心
高　超　北京医院国家老年医学中心
郭　搏　中国人民解放军总医院
郭唐猛　华中科技大学同济医学院附属协和医院
唐　曦　复旦大学附属华东医院
唐天骄　四川大学华西医院
海　珊　四川大学华西医院
黄　帅　北京医院国家老年医学中心
黄　武　中南大学湘雅二医院
黄　昱　复旦大学附属华东医院
黄　海　复旦大学附属华东医院
黄　嘉　北京医院国家老年医学中心
黄剑锋　北京医院国家老年医学中心
黄晓丽　四川大学华西医院
黄慈波　北京医院国家老年医学中心
盛云露　江苏省人民医院
崔红元　北京医院国家老年医学中心
崔玲玲　北京医院国家老年医学中心
康　军　北京大学口腔医院
章如新　复旦大学附属华东医院
彭丹涛　中日友好医院

董碧蓉　四川大学华西医院
喻红之　复旦大学附属华东医院
程　鹏　江苏省人民医院
程永静　北京医院国家老年医学中心
舒德芬　四川大学华西医院
鲁　翔　南京医科大学附属逸夫医院
谢明萱　中南大学湘雅医院
蒲虹杉　四川大学华西医院
赖　蓓　北京医院国家老年医学中心
雷　平　天津医科大学总医院
詹俊鲲　中南大学湘雅二医院
窦青瑜　四川大学华西医院
谭　潇　北京医院国家老年医学中心
翟　冰　中国人民解放军总医院
潘伟刚　首都医科大学附属北京安定医院
潘　洁　北京大学口腔医院
魏　攀　北京大学口腔医院
蹇在金　中南大学湘雅二医院

秘　书
谭　潇　北京医院国家老年医学中心

序 一

20世纪30年代末，英国学者 Marjory Warren 首先提出了老年综合评估、多学科管理以及长期照料的理念，标志着现代老年医学的基本形成。老年医学的主要服务对象是虚弱的老年人，这些老年人在不同程度衰老的基础上，通常患有多种慢性病或老年期综合征，一般都使用多种药物，合并部分或完全失能等问题。这些老年人通常还伴有复杂的心理或与社会相关等诸多问题。老年医学的主要任务正是为了识别、评估、防治趋于不同程度虚弱的老年人的健康问题。因而，老年医学是一门擅长重点关注虚弱老年人的学科。

老年医学专业的首要目标是为老年人提供力求全面、合理的治疗与预防保健服务，最大限度地维持或改善患者的功能状态，提高其独立生活能力和生活质量。因此，老年医疗服务并非单纯为了治疗疾病和降低病死率，更重要的是为了维持老年期人群的生理功能和延长其健康预期寿命。为了实现以上目标，临床诊疗模式应从"以疾病为中心"向"以患者为中心"的个体化诊疗模式转变，应从慢病治疗模式向失能预防模式转变。

读者可以从本书的整体内容中理解到，编者在本书的集体编写过程中，始终注重突出老年医学的特色，强调"以患者为中心"的个体化医疗，关注老年人的整体健康状况，同时体现老年医疗服务及长期照料的连续性。在上篇老年医学概论中，从不同侧面体现了老年医学的"生物－心理－社会－环境"医疗模式；在中篇中，对老年医学的两大核心即老年综合评估和老年综合征进行了重点描述；而在下篇中则对各器官系统的衰老特点和变化进行重点书写，将衰老与疾病紧密结合，突出老年人特点，而对非老年人特点的问题则简略描述，尤其注意对老年人特有或高发的疾病，则着重加以叙述。

本书是由中华医学会老年医学分会主任委员于普林教授担任主编精心规划，团结并组织我国一批著名医学院校和医院的老年医学专家共同编撰，凝集了这些专家的临床经验和智慧，完成本书的编著。这些专家在各自相关领域中从事临床医疗、预防管理、教学或科研实践多年，具有丰富的理论知识和实际经验，在编写过程中饱含热忱、倾注心血，旨在为老年医学生和老年医疗预防从业者提供一册全面、精练而又易于实践的老年医学理论的基础参考书，同时也为正在从事或希望从事老年医学工作的医疗或预防相关人员提供一本老年医学内容和进展的实用而重要的参考书。希望通过学习或参考本书，在探讨老年医学实践和接触老年患者时，能够更好地掌握老年人的特殊性，熟悉老年人常见病、多发病和特有疾病的特点，更好地掌握老年医学知识，更好地为老年患者服务，从而提高老年医疗服务和预防的整体水平，为实践"健康中国2030"、促进健康老龄化的目标，积极应对当前中国老年医学面临的严峻挑战，作出贡献。

应本书主编于普林教授之邀，谨以此序热烈祝贺本书的应时出版。

中国科学院院士　陈可冀

2019 年 1 月 10 日于北京

序 二

中国是世界上老年人口最多的国家，同时也是世界上人口老化速度最快的国家之一。2018 年 1 月，国家统计局公布的数据显示，截至 2017 年底，我国 60 岁及以上老年人口 24 090 万人，占总人口的 17.3%，其中 65 岁及以上老年人口 15 831 万人，占总人口的 11.4%。老龄化发展速度之快、老年人口基数之大、高龄老年人口之多都是与我国的经济发展水平极不相称的，同时也对我国社会各方面尤其是医疗卫生服务体系形成了严峻的挑战。虽然我国老年医疗、强身、养生活动已有 3000 多年的历史，然而作为现代科学研究，我国的老年学与老年医学工作开始于 20 世纪 50 年代中期，与国际上基本同步，近年来也在许多领域取得了长足的发展。不过，我国老年医学教育工作的开展仍然相对滞后，虽然有越来越多的高等院校陆续开设老年医学本科生和研究生课程，但老年医学工作者的培养仍远远不能满足我国人口老龄化的需要。

编写符合中国老年人特点的老年医学相关书籍是开展老年医学教育的基础工作，是进行老年医学教育的重要工具，也是开展老年医学工作的必要前提，当前在老年医学上有卓越创见的专家学者应视其为己任。本书的编写即依托北京医院国家老年医学中心、复旦大学附属华东医院、华中科技大学同济医学院附属同济医院、中南大学湘雅医院、浙江医院、四川大学华西医院、中南大学湘雅二医院等开展老年医学教育和工作较好的医学院校和附属医院，内容丰富，全面精练，具有很高的指导性和针对性。

本书在编写过程中，始终注重突出老年医学特色，着重阐明了老年人和老年病特点，系统阐述了老年人常见病、多发病的诊断特点和防治要点，同时还介绍了老年人区别于非老年人的特殊性和老年人普遍存在的共性问题，这些都是老年医学工作者应注意和重视的问题。因此，我认为这本书不仅是医学院校学生更加深入学习老年医学的重要书籍，同时也为老年医学工作者和老年卫生工作决策者提供了有价值的参考。相信本书的出版，将对推动老年医学教育和老年医学工作的发展产生重要而深远的影响。

王建业

2019 年 1 月 10 日于北京

前　言

老年医学是研究人类衰老的机制、人体老年性变化、老年病的防治以及老年人卫生与保健的科学，是老年学的主要组成部分；是涉及老年人疾病的预防、临床诊断和治疗、康复、照护、心理及社会等方面问题的一门综合性学科。老年医学是以年龄来界定的医学专业，其研究对象是 60 岁及以上（特别是 75 岁以上）老年人，重点关注失能和半失能的老年人、80 岁及以上高龄老年人及衰弱的老年人。老年医学研究的目的是防止人类过早衰老，预防和防治老年疾病，维持老年人身心健康，并为老年人提供充分的社会照顾，使他们健康长寿，并在推动社会的发展、应对全球人口老龄化的进程中发挥积极重要的作用。

随着我国人口老龄化进程的加剧，老年医学专家学者不断探索，使老年医学的目标更加明确，思路逐渐清晰，方法已经具备。2002 年和 2017 年，人民卫生出版社先后出版的由我国许多著名院校合编的老年医学教材——《老年医学》（第 1 版与第 2 版），均在医学院校师生中获得了广泛好评，同时也在社会上产生了巨大反响。而本书的编写，是在以上两本教材基础上的质量提升与内容深化，主要面向老年医学研究生和医生，旨在普及老年医学知识，传播老年医学理念，也为正在从事和希望从事老年医学工作的医务和相关人员提供重要参考。

本书体现了老年医学核心内涵，囊括了老年医学关键技术。全书分上、中和下三篇，共五十三章。上篇为老年医学概论，综合介绍了老年人口统计学与流行病学、衰老、老年人社会心理问题、社会工作、医学伦理和法律问题、老年性问题、药理学、合理用药、营养与代谢、麻醉、健康管理、康复、护理、缓和医疗和医疗服务模式；中篇为老年综合征与综合评估，着重介绍了老年医学的核心内涵——老年综合征和老年综合评估；下篇为老年器官系统疾病，详细介绍了老年心脑血管疾病、呼吸系统疾病、消化系统疾病、内分泌代谢疾病、泌尿系统疾病、血液系统疾病和风湿免疫性疾病等老年人常见疾病的临床特点和防治要点等。

相比其他学科，老年医学还是一门较新兴的学科，涉及的学科领域非常广泛，它的完善还有待于广大老年医学教育、科研和医疗保健工作者相互协作，不懈努力。本书以北京医院国家老年医学中心这一有着悠久干部保健历史、以老年医学研究为重点的综合性医院为阵地，由 179 位来自 27 家医学院校、附属医院和相关机构的一线老年医学教育和工作者合力撰写。书稿虽经大家反复研究和讨论，但有些内容在编写中尚有疏漏和不妥之处，敬请使用本书的师生和广大读者在教学和实践中给予指正，以便我们在今后的工作中不断完善。

本书的顺利出版得到了人民卫生出版社、各参编医学院校、附属医院和相关机构的大力支持，在编写过程中，编写人员听取了各方面意见，不辞辛劳，多次修改，做了大量工作。在此表示诚挚的感谢！

于普林

2019 年 1 月 10 日于北京

目　录

上篇　老年医学概论

中篇 老年综合征与综合评估

下篇　老年器官系统疾病

老年医学

上 篇

老年医学概论

第 1 章

绪　　论

一、老年医学的形成和发展

老年医学（Geriatrics）是医学的一个分支，它是研究人类衰老的机制，人体老年性变化，老年病的防治以及老年人卫生与保健的科学，是老年学的主要组成部分；是医学涉及有关老年人疾病的预防、临床诊断和治疗、康复、照护、心理及社会等方面的问题分支的一门新兴的、综合性的学科。老年医学是以年龄来界定的医学专业，其研究对象是 60 岁及以上（特别是 75 岁以上）老年人，重点关注失能和半失能的老年人、80 岁及以上高龄老年人及衰弱的老年人。老年医学研究的目的是防止人类过早衰老，预防和治疗老年疾病，维持老年人身心健康，并为老年人提供充分的社会照顾，使他们健康长寿，并在推动社会的发展、应对全球人口老龄化的进程中发挥着积极重要的作用。

纵观老年医学的发展进程，埃及最早记存医学知识的《埃伯斯伯比书》，在公元前 1550 年提出老年人衰弱（frailty）的原因是由心脏化脓而引起的。西方医学之父希波克拉底（公元前 460—公元前 370）也非常关注老年医学，他将老年人的衰老描述为湿与冷的感觉，这也许是他认识到了心衰是老年人的常见疾病之一。中亚医学家阿维森纳（公元 980—1037）的巨著《医典》，在该书中讲述了老年人相关的医学问题。中世纪的意大利，罗马教廷最早建立了"老年之家"，即早期的养老院，为衰弱与失能老年人提供医疗帮助。在古代中国，各朝代的统治者对长生不老药的寻觅更是坚持不懈，秦始皇对长生不老梦寐以求，先后派出很多人去各地传说中的仙山、仙境寻找长生不老药。中国最古老的医学典籍《黄帝内经》中也出现了针对衰老、长寿的相应记载。

实际上，在学术研究方面真正对老年学各个领域进行深入探讨，针对衰老问题从生物学、医学、心理学和社会学等多方面进行研究是 20 世纪 40 年代后开始的，当时主要活动多限于学术界和医药卫生界，尚未受到政府和社会的关注，其原因是各国老年人口比例不大，人均预期寿命不高，老年人问题尚不突出。工业大发展以后，很多发达国家社会经济好转，医药卫生事业发展，人们的健康水平普遍提高，寿命延长，老年人口比例显著增加，才引起社会的重视。

英国早期的老年医学发展带动了世界老年医学的发展，他们开创的一系列老年医学的基本概念与重要理念，至今仍具有现实意义。Marjory Warren（1897—1960 年）倡导老年医学的革新，重视改善老年人诊疗环境、引入灵活的老年人康复项目、加强对老年患者的激励，她被称为西方老年医学之母。1909年美国医学家 Ignatz Leo Nascher 提出老年医学（Geriatric）这个名词，老年医学也随之诞生，1914 年他写了《老年病及其治疗》一书，此书是最早的老年医学教科书，Nascher 因此被西方老年医学界视为现代老年医学之父。德国学者比尔格和阿布德哈登 1938 年创立了国际上第一个老年研究杂志。Joseph Sheldon（1893—1972 年）在 1948 年出版的著作《The Social Medicine of Aging》中介绍了家庭物理康复治疗的重要作用以及改善老年人生活环境防止跌倒等理念。Bernard Isaacs（1924—1995 年）用 Giants of

Geriatrics 来形容几个主要老年综合征：状态不稳定（instability），身体活动障碍（immobility），智能受损（intellectual impairment），失禁（incontinence）等。

美国于 1942 年成立全美老年医学会，1945 年成立全美老年学会，1965 年设立老年人医疗保险，1966 年开始老年医学专科培训，1977 年在 Cornell University 设立美国第一个老年医学教授职位；1982 年在 Mount Sinai Medical School 成立第一个老年医学科，1988 年举行第一次老年医学专业资格考试。1998 年美国老年协会发表老年病专科培训练指南，明确了老年医学基本教育的目的，核心教育内容及专业目标，目前全美 125 所医学院校都设置了老年医学必修课程。

英国于 1947 年由 Medical Society for the Care of the Elderly 召开第一次大会，其会员由医生、护士、科研人员及其他与老年医学相关的医疗卫生领域的专家组成，1959 年更名为英国老年医学协会（British Geriatric Society）。目前该学会在全球拥有超过 2750 名会员，对于推动英国乃至世界老年医学事业的发展发挥了积极作用。

日本的老年学会成立于 1959 年，目前其研究领域主要集中在老年社会学、老年医学、老年生物医学、老年学、老年精神心理学、健康管理、老年护理等 7 个方面。

联合国很重视老年问题，几乎历届联大都要研究这个问题，为了引起各国政府的注意，1982 年世界卫生日提出"老年人的健康"为主题，并于该年 7 月在维也纳召开"老龄问题世界大会"。有 124 个国家派代表团参加，大会通过了"老龄问题国际行动计划"105 条。要求各国政府将老龄问题纳入议事日程，成立各国的老龄问题全国委员会。

我国老年医学的发展一开始就受到国家的重视，作为现代老年学和老年医学的科学工作，我国的起步时间与国际上差不多，中国现代老年学和老年医学的发展起步于 20 世纪 50 年代中期，北京医院和中国科学院动物研究所从临床到实验室方面作了大量的老年医学研究工作。1980 年，原卫生部成立了老年医学专题委员会。1981 年，中华医学会老年医学分会正式成立。1982 年中华老年医学杂志创刊。1995 年，老年卫生工作领导小组成立。在国家"九五"期间对中老年人 2 型糖尿病，原发性骨质疏松，老年期痴呆及帕金森病的流行病学调查研究等。到目前为止国家自然科学基金，"973"高科技计划，"十五"、"十一五"、"十二五"和"十三五"国家攻关课题都列入了老年医学项目。

2013 年国家批准了老年医学国家临床重点专科建设医院，包括北京医院、安徽省立医院、北京大学第一医院、福建协和医院、广东省人民医院、广西医科大学第一附属医院、广州市第一人民医院、哈尔滨医科大学附属第一医院、华东医院、武汉同济医院、武汉协和医院、吉林大学第一医院、江苏省人民医院、兰州大学第一医院、山东大学齐鲁医院、山西医科大学第一医院、上海瑞金医院、北京安贞医院、北京友谊医院、宣武医院、四川大学华西医院、天津医科大学总医院、西安交通大学医学院第一附属医院、云南省第一人民医院、浙江大学医学院附属第一医院、兰州大学第一附属医院、湘雅二医院、湘雅医院、中日友好医院、重庆医科大学附属第一医院。2015 年 3 月，国家卫生计生委正式批复在北京医院设立国家老年医学中心；2016 年 6 月科技部公布国家老年疾病临床医学研究中心名单，包括北京医院、解放军总医院、宣武医院、上海华山医院、湘雅医院、华西医院；2018 年科技部启动国家重点研发计划重点专项"主动健康和老龄化科技应对"；这些都极大地推动我国老年学的发展。

二、人口老龄化成因、老龄化标准及我国老年人口现状

（一）人口老龄化成因

人口老龄化标志着人类科学事业的发展，经济条件的改善，卫生事业的发达，是社会进步的必然趋势。人口老龄化的主要影响因素有二：其一婴儿出生率的下降；其二人口死亡率的下降。老年人口比例的变化取决于老年人生存率的变化及婴儿出生率的改变，生存率提高及出生率降低导致欧洲国家拥有世界上最老的人群。

（二）老年人的年龄划分和分期

人体衰老（aging）是一个渐进的过程，很难明确从多大年龄就算进入了老年期，尤其是人体各器官的衰老进度不一，个体差异很大，更难确定。联合国委托法国学者皮撒（Pichat）等 1956 年出版的

《人口老龄化及其社会经济后果》使用 65 岁的起点设定，该书聚焦西方发达国家，老年定义基本上是与当时这些国家退休和社保的政策标准相一致，延续了德国老年救济法令的思路；1982 年联合国"老龄问题世界大会"又提出了 60 岁的起点设定，20 世纪六七十年代发展中国家人口老龄化态势显现是该定义兴起的重要背景，60 岁起点比 65 岁更有效反映发展中国家经济社会发展状况，为老龄问题的国际比较提供了可能。但为了叙述的方便易于比较，一般是发达国家以 65 岁及以上为老年，发展中国家多以 60 岁及以上为老年。近年来因很多 60 或 65 岁以上的老人仍精神饱满，活力很强，有些学者提出 70 岁或 75 岁及以上为老年，但此说尚未得到普遍承认。至于老年分期，一般以 45~59 岁为老年前期（或 45~64 岁）；60 岁或 65 岁及以上为老年期；90 岁及以上为长寿期。

老年人口系数（老年人口比例），即（65 岁及以上老年人口数 / 人口总数）×100%，一般该系数大于 7% 为老年人口型；4%~7% 为成年人口型；小于 4% 为年轻人口型。如以 60 岁及以上的老年人计算，则大于 10% 为老年人口型。

老龄化系数（老少比），（65 岁及以上老年人口数 /0~14 岁儿童人口数）×100%，该数值大于 30% 为老年人口型；小于 15% 为年轻人口型。

长寿水平，（80 岁及以上老年人口数 /60 岁及以上老年人口数）×100%，其数值大于 10% 属较高水平。

年龄中位数，指某年龄以上及以下人口数各占一半时的年龄数。一般认为在 30 岁以上为老年人口型；20 岁以下为年轻人口型。

（三）我国老年人口现状

中国是世界上老年人口最多的国家，同时也是世界上人口老化速度最快的国家之一。2010 年全国第六次人口普查显示我国 60 岁及以上老年人口为 18 000 万人，占总人口的 13.3%，65 岁及以上老年人口 12 000 万人，占总人口的 8.9%。2000 年全国第五次人口普查显示我国 60 岁及以上老年人口为 13 200 万人，占总人口的 10.1%，65 岁及以上老年人口为 8800 万人，占总人口的 7.0%。同 2000 年第五次全国人口普查相比，2010 年全国第六次人口普查显示 60 岁及以上人口的比重上升了 3.2 个百分点，65 岁及以上人口的比重上升了 1.9 个百分点。2017 年底我国 60 岁及以上老年人口有 2.41 亿人，占总人口 17.3%。2017 年 12 月 31 日，上海全市户籍人口 1456.35 万人，其中 60 岁及以上老年人口 483.60 万人，占总人口的 33.2%；比上年增加了 25.81 万人，增长 5.6%；占总人口比重增加了 1.6 个百分点。65 岁及以上老年人口 317.67 万人，占总人口的 21.8%；比上年增加了 18.64 万人，增长 6.2%；占总人口比重增加了 1.2 个百分点。70 岁及以上老年人口 197.71 万人，占总人口的 13.6%；比上年增加了 9.09 万人，增长 4.8%；占总人口比重增加了 0.6 个百分点。80 岁及以上高龄老年人口 80.58 万人，占 60 岁及以上老年人口的 16.7%，占总人口的 5.5%；比上年增加 0.92 万人，增长 1.2%；占老年人口比重下降了 0.7 个百分点，占总人口比重增加了 0.04 个百分点，上海已经成为深度老龄化城市。2016 年底北京市 60 岁及以上户籍老年人口约 329.2 万人，老龄化比例超过 24%，居全国第二。老年人口抚养系数达 38.1%，即每百名劳动年龄人口至少需抚养 38 位老人，每两位多劳动力就要抚养一位老人。同时，2015 年全国老龄办组织开展的老年人抽样调查结果显示，北京市老年人失能比例为 4.78%，据此推算全市失能老人约为 15 万。2020 年，我国老年人口将达 2.4 亿，占总人口的 17.17%；2050 年，老年人口将超 4 亿，老龄化水平将达 30% 以上。我国老龄化发展速度之快、老年人口基数之大、高龄人口之多都是和我国的经济发展水平极不相称的。

三、老年医学的范畴

根据现代医学模式（生物、心理、社会医学模式），老年医学的范畴得到不断的深入和扩展，从目前情况看一般包括以下几个方面：

（一）老年基础医学

主要是围绕人类衰老问题开展了比较深入的研究，不但研究老年期的一般表现，还要研究基本特征，各种疾病在衰老机体上的发生发展过程，衰老机制及延缓衰老的可能，是老年医学研究的前沿。20

世纪 40 年代着重于病理形态的研究；50 年代以生理功能变化及生理、生物化学变化为主题；60 年代以后进入细胞生物学及分子生物学研究时期。除对激素与衰老、免疫与衰老、营养与衰老、细胞间质与衰老、神经生物学与衰老等外，对很多老年性疾病的发病机制的研究也有很多新进展。近年来衰老遗传学说在基因水平研究中发现遗传控制虽起关键作用，但并非单一基因决定，而是一连串基因激活或抑制，并通过各自产物相互作用的结果，DNA 并不如想象的那么稳定，包括基因在内的遗传控制体系可受内外环境，特别是氧自由基等损伤因素的影响，加速衰老过程。老年医学的基础研究一直是老年医学的重要组成部分。

（二）老年临床医学

主要是围绕老年人疾病的病因、病理和临床特点，寻找有效的诊疗和防治方法。老年人患病的基础是老年人器官组织在形态及生理功能上发生衰老变化，社会心理上有很多不稳定因素。老年人在疾病临床表现、诊断、治疗和预防上与非老年人差别较大。因此，老年临床医学所关注的是对老年患者进行综合评估与治疗；老年临床医学要以多学科合作的团队模式开展，治疗与老年相关的疾病，最大程度地维持或恢复患者的功能。因此老年病在临床表现、诊断及治疗和预防上与年轻人存在较大差别，其特点为：①多病共存，一般老年人几乎均患有两三种值得注意的疾病，据国内资料统计，在住院的老年患者中同时有两种主要疾病者占 85%，同时有三四种主要疾病者占 50% 左右，正如《自然》杂志最近发表的一篇评论所述，"老年人的问题打包而来"。②发病缓慢，老年病多属慢性退行性疾病，有时生理变化与病理变化很难区分，一般早期变化缓慢，容易误认为老年生理变化，如有些老年人智力减退，动作不灵，肢体发僵，以为是人老的变化，后来发现是早期帕金森病；有些甲状腺功能减退或亢进，初期症状也不明显，常常是经过一段时期后才发现。③临床表现不典型，老年患者的临床表现可与年轻人很不同。如老年人体温调节功能差，发热反应较一般人低，甚至有些严重的感染，如：肺炎、肾盂肾炎，在一般人可发生高热，而老年人体温不升。老年人痛觉不敏感，一般人剧痛的疾患有些在老年人反应很小，如急性心肌梗死、胸膜炎、内脏穿孔后的腹膜炎，在老年人可能只有一些不适感，因此很容易误诊。特别是有些老年人患病常先出现精神神经症状，如有的老年人患心脏病时，首发症状是昏厥，有些严重感染主要表现嗜睡。④发病诱因与年轻人有时不同，如心梗的诱因在老年人不一定是运动过量，在情绪激动或饮食不当时也可诱发。⑤容易发生并发症或出现脏器功能衰竭，因此在老年病治疗中特别强调早期活动，尽量减少卧床时间。康复医疗在老年病的治疗上尤为重要，对维护和改善老年人机体功能非常重要。⑥治疗容易出现药物不良反应（adverse drug reaction，ADR），因此，老年人用药剂量要适当减少。对可用可不用的药物最好不用。有些药如巴比妥类药物在老年患者容易导致低体温，洋地黄类药物容易出现中毒反应，对肝肾功能影响大的药物更要慎用。

（三）老年预防医学

老年人保持身体健康的目的不只是延年益寿，并要提高生活质量，防止病残，还要发挥余热，为社会继续作些贡献。老年人应起码能做到生活自理，不依靠别人。因此老年预防医学内容应包括老年流行病学、营养学、运动医学、养生学、保健医学、心理卫生、健康教育等。要了解老年人常见病的病因、危险因素和保护因素，采取有效的预防措施，加强卫生宣传，提高老年人自我保健意识，推进合理的生活方式和饮食营养。加强体力和脑力锻炼，加强劳动卫生、防止老年疾病的发生和发展。在这方面社区卫生服务工作是重要环节。通过社区服务对老年人群实行疾病监测和一级、二级和三级预防将起到极其重要的作用。

（四）老年康复医学

老年康复医学是康复学中的一个重要组成部分，它是应用医学科技和康复工程等手段，与社会康复、职业康复互相配合，改善因伤因病致残者的生理和心理的整体功能，达到全面康复，为重返社会创造条件。在现代医学体系中预防医学、临床医学和康复医学相互结合、相互渗透、相辅相成，共同为保障人民健康而服务。随着工业化、社会化的不断发展、人口谱、疾病谱的明显变化，对残疾人、老年人及慢性病的康复日益为社会所重现。康复医学正向专业化、社会化及工程化的发展方向。开展社区康复、结合社会福利事业将康复工程落实到基层，特别是对老年病的康复医疗尤为重要。作为老年康复医学工作，不但本人受益，还可大大减轻家庭和社会的负担。目前在一些发达国家，老年康复医学发展很快，不仅开办了各种形式的康复机构，还生产各种康复器械，还根据老年人心理上的不安全感和伤残特点，专门设计建造适于老年人生活的公寓和住房。老年康复医疗内容主要分三大类：即预防性康复处理、一般性治疗措施和有目的的恢复已丧失的功能。总之，无论哪种疾病，根据情况实施康复医疗的开始时间均应越早越好。甚至应与急症抢救同步开始，并贯彻医疗全过程。

（五）老年心理医学

老年心理医学是心理学中迅速发展起来的一个分支学科，主要研究人们在逐步年老过程中发生的心理活动变化和规律，是老年医学的一个组成部分。由于人的心理活动是以神经系统和其他器官功能为基础，同时还受社会因素的制约，因此，老年心理的一个重要特征是个体差异大，其各种心理技能的发展变化也不一致。老年人的心理活动的一般规律主要表现有运动反应时间、学习和记忆、智力、性格和社会适应。因此老年心理学的研究内容应包括老年人感觉、知觉、记忆、思维、情感、性格、能力等心理过程与特征。人们患病不仅与有害物质因素有关，也与有害心理有关。因此，不仅药物能治病，良好的心理因素对躯体和精神疾病亦可起到治疗和帮助康复的作用。在这种情况下，医学心理学（医学和心理学交织的学科）亦随之发展起来。经过分化，其领域包括了临床心理学、异常（变态或病理）心理学、心身医学（又称心理生理学）、神经心理学、护理心理学和康复心理学。其中以心理学的影响最深，其主要任务是阐明心理—社会因素在保持人体健康及促使疾病发生、发展和病程转归中的作用。同时为探求治疗和预防疾病更全面、更有效的方法和措施提出理论依据。

（六）老年社会医学

老年社会医学是从社会学的角度研究医学问题，它应用统计学、流行病学、社会学和管理学等方法，研究社会环境，如政治、经济、文化、保健、社会福利和行为习惯等对人体健康、疾病与长寿的影响。老年社会医学属于老年医学范畴，它研究社会环境对老年人健康与疾病的影响，以及如何改善社会条件，促进老年人健康长寿，其内容包括老年人的保健服务，老年人疾病发生发展的社会因素，如居住条件，生活必需品的供应，老年人的社会行为与疾病的关系等，也涉及病残老人的医疗、康复等社会保障问题。因此要求医务人员要整体地观察老年人，不仅要从医学方面，还要从心理学方面和社会学方面处理老年病患者。当前开展的社区建设工作，是为老年人服务的一项重要任务。在西方发达国家社区服务已有很大发展，老年人的福利设施也在日趋完善，如老年公寓、老年之家、养老院、老人日托所、老人医院、流动保暖餐车、老人优待卡、报警电话网及家庭服务工等。

四、中国健康老年人标准及其解读

2013年中华医学会老年医学分会再次修订了中华医学会老年医学分会1982年提出健康老年人的10条标准（1995年第一次修订），共5条：①重要脏器的增龄性改变未导致功能异常；无重大疾病；相关高危因素控制在与其年龄相适应的达标范围内；具有一定的抗病能力。②认知功能基本正常；能适应环境；处事乐观积极；自我满意或自我评价好。③能恰当地处理家庭和社会人际关系；积极参与家庭和社会活动。④日常生活活动正常，生活自理或基本自理。⑤营养状况良好，体重适中，保持良好生活方式。

新修订的标准：①强调了重要脏器的增龄性改变而非病理性病变，功能而非器质性改变。这与前两次标准中细分各器官系统无疾病不同。同时强调相关高危因素控制在与其年龄相适应的达标范围内，这样就突出了老年人身体与其他阶段年龄的不同，在具体应用时要考虑到老年人的特点，不可看到相关指标变化就武断下结论。②将认知功能放在这个位置，强调了认知变化在老年人健康中的重要性。自我满意或自我评价好融入了国际上较新的老年人健康概念。尽管Rowe和Kahn的三条标准涵盖了多个层面，但忽略了老年人自己的主观感受。③强调了积极老龄化的概念。鼓励老年人积极参与社会活动，积极融入家庭和社会，让他们意识到其整个生命过程中体力、精神状态及社会参与的潜力，即使高龄，但仍能发挥对家庭、同行、社会及国家的贡献，增加幸福感和归属感。④强调了即使老年人有疾病，只要能维持基本日常生活也可视为健康老年人。⑤主要倡导老年人养成健康的生活习惯，积极预防疾病。

五、老年医学的目标及老年医学专家的作用

老年医学的目标是促进老年人尽可能地独立生活在社区；使生活在医院或护理院的老人数保持最少及护理的时间最短；提供最满意的可能获得的生活质量和自理；使老年人能够全面的积极的生活；预防老年疾病、尽早地发现和治疗老年病；减轻老年人因残疾和疾病所遭受的痛苦、缩短临终依赖期；对生命的最后阶段提供系统的医疗和社会支持。因此和其他医学学科相比，老年医学的首要目标不是治愈疾病，而是为老年人提供全面、合理的治疗、照护与预防保健服务，最大限度地维持或改善患者的功能状态，提高独立生活能力和生活质量。为了达到上述目标，老年医学临床诊疗模式首先要从"以疾病为中心"的诊疗模式向"以患者为中心"的个体化诊疗模式的转变，这不仅关注疾病本身，更关注老年人的日常生活能力。其次，应从目前的慢性病治疗模式向失能预防模式的转变，充分发挥老年康复学和护理学的作用，不允许功能受损转变成失能。通过采取各种措施，使老年人晚得病、少得病、病而不残、残而不废，最大限度地维持或改善其功能状态，提高其生活质量。美国老年医学会指出"促进健康和维持功能是卫生保健机构的基本任务"，建议各医疗单位常规评估老年人的功能状态，并将其视为第六大生命体征（疼痛为第五大生命体征）。

为实现老年医学的目标就要求我们老年医学专家和工作者积极为老年医学的发展从政府部门、世界卫生组织、非政府组织等多渠道筹集资金，最大限度地获取资源；领导医院的老年医学团队协调各部门之间的关系（急诊、骨科等）对老年患者的诊断、治疗和保健负责；确定老年病的防治策略；指导全科医师（电话咨询、家庭咨询、临床指导）；指导社区服务（社会服务、关心帮助老年人的志愿者）；积极领导、组织和开展老年医学教学与研究工作。

六、老年医学的原则

老年医学作为一门独立的学科，具有其鲜明的学科特色：①强调全面医疗：同时照顾老年人生理、心理及社会层面的需求；②强调全程照护：全程参与从预防医学、门诊追踪、急性医治、亚急性医治、长期照护、缓和医疗到临终关怀整个过程；③强调整合专业性团队合作：患者及其家属是最重要的成员，医师、护士、药师、营养师、心理治疗师及社工人员都是不可或缺的咨询者；④强调生命延长与生活质量的平衡：明确患者最重要的治疗目标。

1. 全人医疗（holistic medicine）　全人医疗是为老年人提供生理、功能、心理和社会等全方位的医疗保健服务，促进治疗的全面与完整。它的目的不仅是治疗疾病，还要解除患者的痛苦。医师"看"的不只是疾病，而是整个人。单靠诊疗疾病不能解决老年人的健康问题，唯有同时照顾生理、功能、心理和社会层面的需求，才能提高其满意度。从临床角度看，"以人为本"和"以患者为中心"，一是要理解疾病、治疗疾病和预防疾病，这是一种纯技术性服务，是医师的必备技能；二是要理解患者、服务于患者和满足患者的需求，是一种艺术性服务，是医师的灵魂。虽然医师不能治愈大多数老年病，但能给老年人提供心理上和精神上的慰藉和照料。最好的医师是把有健康问题的人转变为能解决自身问题的人。因此，老年病医师应加强医学人文修养，先学做人、后学当医师，力争成为一名"以患者为中心"、具备全人医疗理念的现代良医，而不是只会看病的医匠。

2. 多学科协作诊疗（interdisciplinary team work）　现代老年医学的中心思想是全人医疗，应照顾老年人生理、功能、心理、社会层面的需求。通过多学科团队的协作诊疗，不仅能适时提供全人医疗服务，而多学科团队制订的防治计划比单一专业人员更有效，是照顾老年人的一条捷径。

3. 全程照料（continum of care）　全程照料是指负责老年人后半生的医疗保健服务，包括疾病预防 - 疾病治疗 - 疾病康复 - 临终关怀等全过程，强调医疗管理的连续性即"无缝隙连接"。由于老年人储备功能严重损害，容易发生病情急性变化，虽经急性期治疗病情已稳定，但体力和精力没有恢复，难以维持日常生活，需要相当一段时间的康复治疗才有可能恢复，如忽视后续的处理很容易导致失能。全程照料是避免老年人失能的最佳方法，也是照料老年人的一大特色。通过老年综合评估，根据病情和功能状

况把老年人转移到合适的医疗机构（中期照料、长期照料、临终关怀等）继续治疗，目的是确保医疗的连续性和有效利用现有医疗资源。因此，全程照料要求老年病医师能全程参与预防医学、门诊追踪、急性医疗、亚急性康复、长期照料、和缓医疗及临终关怀的全过程。对于无症状者，主要进行健康普查和危险因素预防；有症状者重点是进行确诊；诊断新的疾病者主要是做好解释工作和进行治疗；慢病者要求控制病情、定期评估治疗效果；失能者应提供护理和生活照料。

4. 注重生活质量（quality of life）　生活在失能状态下，并非大多数老年人所愿。老年医学不仅是追求生命的延长，更注重生活质量的提升。主要通过老年综合评估，再进行衰弱预防、康复学和护理学等方面的干预，以改善功能和提高生活质量。由于多数老年病无法治愈，过度医疗往往影响老年人生活质量，甚至加速死亡，同时浪费有限的卫生资源。因此，临床上采取任何诊断、治疗、护理等措施都要权衡利弊，考虑对生活质量的影响。只有利大于弊时，老年人才值得承受一定的风险，去使用这些措施以达到预期目的。总之，通过多方努力，最终期望老年人拥有健康的生活、正常的生活活动功能和较高的生活质量，并有尊严地面对死亡。

七、老年医学特色

1. 整体性（integrality）　人是一个心身紧密相连、与周围环境融为一体的整体。大脑与周围器官之间存在一种复杂的相互适应关系，并受社会和心理的刺激。环境和心理应激是潜在的致病因素，情绪可能充当机体应激事件与生理功能变化之间的桥梁，心理、社会和环境等因素已构成疾病的重要原因。只有全面评估患者的生理、心理和社会等层面的问题，才能有效地理解和处理老年人的健康问题。目前的医疗体系仍然是"以疾病为中心"的专科单病种模式为主导，老年人因患有多种慢性病，往往辗转多个专科就诊，导致过度检查、多重用药、治疗冲突和医源性问题。这种传统的诊疗模式既不能满足老年人复杂医疗的需求，也不能同时解决与疾病相关的功能、心理和社会问题。老年医学强调"以患者为中心"的个体化医疗，体现的是"生物–心理–社会–环境"医学模式，关注的是老年人的整体健康状态。一是疾病总是属于患者的，而孤立的器官、系统疾病是不存在的。在诊治老年病和老年综合征基础上，要考虑心理和社会等因素对健康和功能的影响。二是老年人多病共存，要重视治疗某病的药物对并存疾病的负面影响，因为治疗的是整个患者，而不仅仅是治疗患者的某一种疾病。三是疾病总是影响患者的日常生活、家庭生活和社会生活，疾病和生活总是不可分开的。要关注老年人的需求和期望，要了解疾病对患者的影响，患者对疾病的反应、看法、顾虑和需求。以整体健康为最终目标，疾病是患者的一部分而非全部，患者的需求和期望与疾病同等重要。在医疗决策过程中，需要医患双方沟通和讨论后再进行决策。

2. 连续性（continuity）　老年医疗服务是一个涵盖了急性医疗到社区家庭照顾的连续性的全过程，在配套关怀背景下（诊所、医院、养老院、家庭），向老年人提供连续性医疗服务，强调关注老年人功能状态和合理利用医疗资源。根据老年病的发生发展规律，老年病可分为慢性期、急性期、亚急性期、失能期和终末期等。老年医疗服务也可分为慢病管理、急性医疗、亚急性医疗（中期照料）、长期照料和临终关怀等类型。由于多数老年病不可治愈，老年人出院评价指标不能采用传统的治愈、好转等疾病转归指标，应采用功能改善状况来评价。老年人因急危重症而住院，经抢救病情稳定，在出院前应做老年综合评估。如生活自理者可回家治疗，失能且有康复潜力者转入中期照料病房继续治疗，失能无康复潜力者应转入长期照料机构；如病重不可恢复，且预期寿命<6个月者转入临终关怀病房。总之，应先做老年综合评估，再安排老年人出院后的去向，并进行长期随访，其目的是降低复诊率、再住院率和医疗费用。

八、老年医学的核心技术

1. 多学科团队（interdisciplinary teams）　由于老年病的复杂性和特殊性，传统"以单个器官系统为中心"的亚专科单病诊疗模式已不再适用于老年患者这一特殊而又复杂的群体，单靠老年病医师和护士难以完成如此艰巨的工作，需要打破专科化的垂直分科架构，组建一个多学科团队。通常由老年病医师、护师、药师、康复师、社会工作者等核心成员组成，必要时还需要心理师、营养师、职业治疗师等人员参与。

20 世纪 90 年代，美国纽约市约翰·哈特福德基金会（the John A. Hartford Foundation of New York City）首先发起了老年病多学科团队训练（the geriatric interdisciplinary team training，GITT）。美国老年医学会 1995 年拟定了一份立场声明：①满足了伴有多重并发症及相互交叉并发症老年人的复杂要求；②促进了卫生保健和老年综合征预后的进一步改善；③不仅对整个医疗制度有利，而且对老年人的照顾者也有很多好处；④多学科合作的训练和教育可以有效储备向老年人提供服务的人员。

澳大利亚经过多年探索，已形成了相对完善的老年医学评估和管理单元［geriatrics evaluation and management（GEM）unit］，GEM 照护模式是一个早期康复干预模式，根据老年患者的综合功能评估状况，决定多学科整合管理和治疗方案，并提倡老年人独立和自我管理。GEM 模式包括 5 个关键部分：①关注高风险患者；②以患者为中心；③协作式和跨学科服务过程；④在老年科医生和全科医生参与下实施多学科诊断和照护计划；⑤基于连续性照护服务流程，积极参与治疗和照护服务的管理和协调。目的是以患者整体为中心，实施个体化的综合治疗、康复和护理服务，从而最大限度地维持和恢复老年患者的功能状态和生活质量，为老年人提供全方位的医疗服务，如防治疾病、功能康复和提高患者生活质量等。一个高效的多学科团队的标志是具有灵活性、互相尊重，并始终关注老年人的需求和愿望。

与传统医疗模式比较，多学科整合模式能明显提高医疗服务质量，显著增强治疗效果，减少医疗缺陷，有效降低平均住院日及住院费用、机构护理和家庭护理费用，控制或减少老年病并发症发生，不适当用药也大幅度减少，出院后患者日常生活能力明显提高，社会功能明显好转或恢复，减轻了患者对社会及家庭的造成的经济负担，也提高了家庭和社会对医院的满意度。

2. 老年综合评估（comprehensive geriatric assessment，CGA）　采用多学科方法评估老年人的躯体情况、功能状态、心理健康和社会环境状况，并据此制订以维持及改善老年人健康和功能状态为目的的治疗计划，最大程度地提高老年人的生活质量。老年人在衰老的基础上常有多种慢性疾病、老年综合征、不同程度的失能和接受多种药物治疗，还有复杂的心理、社会问题。生理、心理和社会因素三者息息相关，共同影响老年人的健康状态，也增加了诊疗难度。传统的医学评估（病史、体查及辅助检查）仅局限于疾病评估，不能反映功能、心理及社会方面的问题，已满足不了老年人评估的需要，要求有一个更全面的评估方法，以发现老年人所有现存的和潜在的问题。

1987 年，美国国家健康研究院组织相关学科专家共同制定了老年综合评估，并作为老年医学一种新技术推广。在西方国家得到了广泛的应用，现已成为老年医学的核心技术，也是老年医学的精髓所在。老年综合评估是采用多学科方法来评估老年人生理、心理、社会等方面问题以及现有功能，根据患者及家属的需求和愿望，制订全方位的防治计划，以求治愈可逆性疾病、控制慢性病、强化身心与社会功能。老年综合评估的最终目标是改善老年人的功能状态，回归家庭、回归社会。要达到这一目标必须重视三点：①评估对象必须是具有康复潜力的衰弱老年人；②根据老年人的具体情况制订切实可行的防治计划；③医疗人员、家属及照顾人员共同监督防治计划的实施。

老年综合评估是现代老年医学的核心技术之一，是筛查老年综合征的有效手段。老年综合评估适用于功能出现问题的老年人群：60 岁以上，已出现生活或活动功能不全（尤其是最近恶化者）；临床情况复杂：伴有老年综合征、老年共病、多重用药、合并有精神方面问题；社会支持有问题；合并有社会支持问题（独居、缺乏社会支持、疏于照顾）以及多次住院者；可酌情开展的部分：对于合并有严重疾病（如疾病终末期、重症等）、严重痴呆、完全失能的老年人以及健康老年人可酌情开展部分评估工作。

老年综合评估作为老年科必备的核心技术之一，应该在患者入院后、住院诊疗过程中、出院随访工作中常规开展；社区服务中心也应该常规开展老年综合评估初筛工作；中长期照护机构和居家养老的老年人可把它作为医养护一体化管理模式中重要的组成部分。

3. 老年综合征（geriatric syndrome，GS）　老年综合征已提出十多年，但仍缺乏明确的定义和正式标准，二十世纪，英国学者 Isaacs 把常见于老年人的活动障碍、尿失禁和医源性等问题称为老年顽症（geriatric giants），后来发展成为老年综合征。它是指多种疾病或多种因素导致老年人发生同一种临床表现，既不能确定其发病部位，也无法用传统的病名来概括，需要全方面的评估和对症治疗的一类老年特有病态。

常见老年综合征包括老年"I"症：运动障碍（immobility）、稳定性差（instability）、失禁（incontinence）、结肠易激综合征（irritable colon）、免疫缺陷（immune deficiency）、感染（infection）、失智（intellectual impairment）、视听功能障碍（impairment of vision and hearing）、孤独（isolation）、医源性损伤（iatrogenic injury）、贫困（impecunity）、营养不良（malnutrition）、失眠（insomnia）、阳痿（impotence）。4D征：痴呆（dementia）、抑郁（depression）、谵妄（delirium）、吞咽障碍（dysphagia）。4P征：疼痛（pain）、多重用药（polypharmacy）、压疮（pressure sore）、帕金森综合征（Parkinson's syndrome）。还有学者把便秘（constipation）、晕厥（syncope）、衰弱（frailty）、肌少症（sarcopenia）等列为 GS 的范畴等。

与慢性病相比较，老年综合征对身心健康和生活质量的影响更严重，值得临床高度关注。老年综合征筛查和防治方法虽未融入常规医疗体系之中，但他是老年人在疾病状态下最常见和最重要的临床表现，不仅导致失能、生活质量降低，而且使病情复杂化和严重化、住院时间延长、医疗费用和死亡率增加，同时具有较高的共病率、住院率、致残率和死亡率，是影响老年人日常生活能力最重要的综合征，现已成为老年医学重点关注的领域。

九、老年医学展望

21 世纪的特点正是全世界人口走向老龄化的步伐加快，现在多数发达国家的人口已进入老年型社会，发展中国家也紧跟其后而且有的国家速度更快，全球老龄化给老年医学工作者带来了机遇，也提出了挑战。世界卫生组织 1990 年在哥本哈根会议上正式提出健康老龄化服务的战略目标。展望未来，老年医学在新的世纪里将有更多的工作要做。

1. 继续大力普遍而深入地开展老年预防医学，增强老年人体质　老年人不但要长寿，而且应有较高的生活质量。认真做好老年保健工作，全面开展老年流行病学调查研究，构建老年疾病防治网络，定期发布中国老年人群健康状况报告、老年重大疾病监测及防治报告，建立和健全适合我国国情的、多层次的老年人医疗保健制度，把老年保健工作纳入初级卫生保健工作计划中；预测老年人重大疾病发病和死亡、疾病负担、危险因素流行和发展趋势；设计多种形式的适合社区老年居民需要的社区医疗卫生保障体系，在社区内建立社区医院、老年病门诊、临终关怀医院及病房，培训基层家庭医师及家庭护士，提高老年常见病多发病的防治水平，为老年人就医提供方便。

2. 加强老年基础医学研究　以分子生物学为龙头，从分子、基因水平探索人类的衰老机制和老年病的发病原因。近年来研究证明氧自由基可促进细胞凋亡，加速衰老过程，新出现的一种衰老学说—端粒学说认为染色体顶端的端粒长度与细胞分裂的次数有关，与衰老和寿命有关。人们正对衰老基因和长寿进行新的探索，特别一些退行性老年疾病如：老年期痴呆、帕金森病等的病因还不够清楚。基因治疗是一种新的技术方法，为当前人类攻克某些疑难病症有希望的选择途径。随着基因工程技术的改进，对老年病的基因治疗必将取得很大的突破和进展。

3. 继续加强临床医学的研究，提高对老年疾病更有效的防治措施　开展相关老年疾病疑难危重症的诊断与治疗，示范推广适宜有效的高水平诊疗技术，承担全国老年医学临床转化研究，针对老年健康有重大影响的疾病组织开展相关科学研究，及时将国内外临床科研成果转化为临床应用并进行有效推广。近年来在心脑血管病、肿瘤和糖尿病等老年常见病方面出现很多新药和先进的治疗方法，颅脑心肺外科手术，介入治疗、器官移植等也将逐渐放宽年龄限制，麻醉、手术和术后监护进展也很大，对老年人的救治拓宽了途径。今后还要更进一步的研究探索，使临床医学与基础医学、康复医学更好的结合。除药物、手术治疗外，还要适当配合心理治疗以期收到更大的实效。诊断手段还要继续加强，使之更方便、准确、经济。

4. 重视老年社会医学的研究　健康老龄化是全社会的要求，必应从全社会、全方位予以关注。而社会的基层在社区，它联系着每个人的生活和福利，社区保健医疗是社区工作的重要内容之一，而为老年人服务正是其中的重要项目。要将经常的老年保健、老年康复、老年医疗实施在社区，加强社区医疗保健是最基本的卫生工作，应该受到重视。目前我国正在大力整顿加强社区工作，对老年社会医学的发展是个很好的举措。

5. 研究提高老年人生活质量的措施并评价其效果 老年学和老年医学的奋斗目标不仅是为了延长老年人的寿命，更重要的是提高老年人的生活质量，对老年人生活质量进行调查，评估、并采取有效措施改善老年人生活质量是老年医学的重要课题。

6. 加强老年病防治研究专业队伍的培训 开展高层次老年医学人才教学培养，培养临床技术骨干和学科带头人，在全国有计划地建立几个防治培训中心，为各省、市培训老年常见病的防治队伍，并推广行之有效的防治措施，同时在医学院校开设老年课程提高老年病的防治质量。推动国家老年医学领域的交流与合作。

大力发展老年医学、做好老年人的医疗卫生服务工作应成为未来相当长一段时间里我国医疗卫生工作的重点，我们应：①制订适合我国国情的老年卫生工作规划、政策，确立我国老年医学专科的学科地位；②探索以老年人医疗保健为重点的社区卫生服务模式，在社区内开展老年人健康促进活动；③推动政府管理模式由行政命令型向服务规范型转变，建立服务设施的质量标准及评估系统；④加强老年常见病的防治研究；⑤加紧培训和建设老年医学队伍，规范老年医学专科医师培训模式，建立老年医学人才培训基地；⑥创建家庭病床/养老院－社区卫生服务站－综合性医院多级联合的连续照料体系；⑦建立长期照料专业教育培训体系，建立专业技术资格认证及技术等级评定制度。只有做好这些工作，才能最大限度地满足人口老龄化对卫生事业的需求。

（周白瑜 于普林）

参 考 文 献

1. Morley JE.A brief history of Geriatrics.J Gerontol A Biol Sci Med Sci,2004,59(11):1132-1152.

2. Strathern P.A brief history of medicine：from Hippocrates to gene therapy.Philadelphia：Running Press,2005.

3. McGinnis J.Avicenna.Oxford：Oxford University Press,2010.

4. Rockwood K,宋晓崴.中国老年医学所面对的选择.中华老年医学杂志,2015,34(10):1053-1060.

5. Fontana L,Kennedy BK,Longo VD,et al.Medical research：treat ageing.Nature,2014,511(7510):405-407.

6. 李小鹰.老年医学.北京：人民卫生出版社,2015.

7. 蹇在金.现代老年医学理念1234.中华老年医学杂志,2016,35(8):805-807.

8. 陈旭娇,严静,王建业,等.老年综合评估技术应用中国专家共识.中华老年医学杂志,2017,36(5):471-477.

9. 董碧蓉.新概念老年医学.北京：北京大学医学出版社,2015.

10. 于普林.老年医学.北京：人民卫生出版社,2017.

第 2 章

老年人口统计学与流行病学

人口老龄化（population ageing）是一个不可避免的全球性趋势，其最直接原因是人口生育率和死亡率下降所导致的全人口中少年人口数量相对减少和人口出生期望寿命的显著延长。国际上通常把 60 岁或 65 岁以上人口占比分别超过 10% 和 7% 作为老龄化社会的标准。1950—2000 年是世界人口数量高速增长的 50 年，而在 2000—2050 年这 50 年，世界人口年龄结构迅速老化。换言之，21 世纪上半叶，世界多国都将逐渐进入老龄化社会，人类将面临着人口老龄化所带来的经济、社会、政治等多重问题的挑战。

中国不仅是世界上人口最多的国家，还是世界老龄人口最多的国家，并且人口年龄结构的老化趋势愈发明显，我国已步入老龄化社会。中国人口老龄化呈现出老年人口增长速度快、规模大，高龄、失能老人增长过快等人口问题，"未富先老"使得社会负担沉重，养老问题凸显，老龄人口家庭空巢化、独居化的趋势发展迅速，它们所带来的严峻挑战已成为共识。随着工业化、城镇化、市场化进程的加快，家庭的保障功能持续弱化，人口老龄化正广泛而深刻地影响着人类社会生活的各个方面。

第一节 老年人口统计学

一、全球人口老龄化状况

联合国经济和社会事务部发布的《世界人口展望：2017 年（修订版）》报告指出，世界人口当前约有 76 亿，将在 2030 年增加到 86 亿，2050 年达到 98 亿，2100 年达到 112 亿。虽然全球人口不断增加，但是由于世界整体人口生育率的下降，加上现代医学的发展、人类寿命的延长等原因，使得人口老龄化危机日趋严重。在未来的几十年里，老年人口将不可避免地进一步增加，人口老龄化（population ageing）成为一个世界范围的问题。2017 年，全球 60 岁及以上人口大约有 9.62 亿，按照当前的以每年约 3% 的速度发展到 2030 年将会增长至 14 亿人；2050 年时将超过现在老年人口数量的 2 倍，达到 21 亿人；到 2100 年，这一数字将增长至 31 亿人，超过现在老年人口数量的 3 倍。发达国家的老龄化程度会更加突出，当前欧洲地区 60 岁及以上的老年人口所占比例最高为 25%，预计到 2050 年将会达到 35%；北美地区 60 岁及以上的老年人口所占国民比例将从 22% 增加至 28%；大洋洲将从 17% 增加至 23%。一些国家人口老龄化现象已持续了较长时间，其中日本 60 岁及以上人口已占其总人口的 33%，意大利 29%，葡萄牙、保加利亚和芬兰分别占到 28%，均列世界上人口老龄化问题最严重的国家前列。

全球人口老龄化的步伐也较过去明显加快。目前，日本是人口老龄化速度最快的发达国家，从联合国的预测结果看，中国将成为世界人口史上继日本之后又一个老龄化速度极快的人口大国。1970 年日本 65 岁及以上人口的比例即达到了 7%，1994 年已经超过了 14%，期间仅用了 24 年，远远低于其他发达国家，如英国为 45 年、瑞士为 50 年、美国为 65 年。法国有 150 年的时间来适应 60 岁以上老年人口所占比例从 10% 攀升到 20%，而巴西、我国和印度这些国家仅有略多于 20 年的时间来适应这种变化。2017 年拉丁美洲和加勒比海地区 60 岁及以上的老年人所占国民比例为 12%，这一比例在 2050 年预计将增至 25%。亚洲地区 60 岁及以上的老年人口预计到 2050 年将会是现在的 2 倍，所占比例将由 2017 年的 12% 增加至 2050 年的 24%。虽然非洲是生育率水平依然很高的地区，人口年龄构成相对年轻，但在未来的几十年里，60 岁及以上的老年人口所占国民比例也将从 5% 上升至 9%。

在全球老龄化的大潮中，有两个问题值得注意：第一，贫困区域的老龄人口占多数。2017—2050 年期间增长的 60 岁及以上老年人口数量中，亚洲占 65%，非洲占 14%，拉丁美洲和加勒比地区占 11%，其他地区占 10%。第二，高龄老人的数量增速最快，2017 年全球 80 岁及以上老年人口数量为 1.37 亿，预计 2050 年将是现在 3 倍，达到 4.25 亿，2100 年将增加近 7 倍达到 9.09 亿人。2017 年欧洲 80 岁及以上老年人口数量最多，占到全球该年龄段老年人口数量的 27%，由于其他地区老龄化程度的加剧，这一比例将在 2050 年降到 17%，在 2100 年进一步降低至 10%。

二、全球人口平均预期寿命

人口平均预期寿命（life expectancy）是分析评价一个国家或者地区的人口健康状况的一个非常敏感而又具有重要意义的指标，它表明了新出生人口平均预期可存活的年数，是假设当前的分年龄死亡率保持不变，同一时期出生的人预期能继续生存的平均年数，同时该指标也是衡量一个社会的经济发展水平及医疗卫生服务水平的指标。

全球出生预期寿命（world life expectancy at birth），从 2000—2005 年的 67.2 岁提高到 2010—2015 年的 70.8 岁，增长了 3.6 年。同期，全球男性和女性出生预期寿命分别从 65 岁和 69 岁提高到 69 岁和 73 岁。2010—2015 年，最不发达国家的出生预期寿命显著提高，比 2000—2005 年间增长了 6 岁左右，增幅约是世界其他地区的两倍，与其他发展中国家的差距也从 11 岁缩短至 2010—2015 年的 8 岁。其中，北美地区出生预期寿命最高，为 79.2 岁，其他依次为大洋洲地区为 77.9 岁，欧洲地区为 77.2 岁，拉丁美洲与加勒比地区为 74.6 岁，亚洲地区为 71.8 岁，非洲地区出生预期寿命为 60.2 岁。虽然非洲地区的出生预期寿命最低，但其增长幅度最大，为 6.6 岁。2045—2050 年，全球出生预期寿命将继续提高，预计增长到 77 岁。非洲地区出生预期寿命将增加 11 岁，达到 71 岁；亚洲、欧洲、拉丁美洲和加勒比地区的预期寿命将增加约 6~7 岁，而北美和大洋洲将增长 4~5 岁。预计到 2095—2100 年，全球出生预期寿命最终将达到 83 岁。数据显示，全球各地区出生预期寿命显著提高，不同地区和不同收入群体之间在未来依然存在出生预期寿命的差距，但到 2045—2050 年，这种地区间差异将明显减少。

三、我国人口老龄化状况

人口老龄化是指因老年人口增加或少儿人口减少所引致的人口年龄结构的"老化"。出生率的持续下降，既是人口增长率从上升转为下降的一个标志，同时也是人口年龄结构由"年轻化"导向"老龄化"的启动信号。少儿人口数量的缩减，使老年人口比例相对扩大，从而导致人口老龄化。此时的老龄化是由生育率下降所引致的，或者说这一时期出生率下降对老龄化的影响作用大于死亡率的影响作用，因而这时的老龄化被认为是生育率降低主导的人口老龄化。这种由生育率降低主导的老龄化不是靠增加老年人口的绝对数量，而是通过少儿人口绝对数的减少来促成老年人口相对数的上升，这种此消彼长的互动关系体现的是人口年龄结构的"相对老龄化"，反映在人口年龄金字塔上就是底部的收缩，故又有"底部老龄化"之称。随着社会的发展，医疗条件水平不断增强，人口死亡率逐渐降低。在一个完整的人口转变历程中，死亡率的下降总是先集中于少儿人口，之后逐渐过渡到老年人口。伴随这种过渡的完成，死亡率下降将逐渐取代生育率下降而成为人口老龄化进一步加深的主导力量。死亡率下降对老龄化的影响是通过直接增加老年人口绝对数来实现的，实为人口年龄结构的"绝对老龄化"，反映在人口金字塔上就是顶端在变宽，也称"顶端老龄化"。

新中国成立至世纪之交，随着社会经济的发展和国家计划生育基本国策的有效实施，我国人口再生产类型由传统型到过渡型再转变为现代型，人口年龄结构（population age structure）也随之从年轻型过渡到成年型再转变为老年型（图 2-1）。1999 年底，我国 60 岁以上老年人口比重达 10.3%，从此进入老龄化社会。

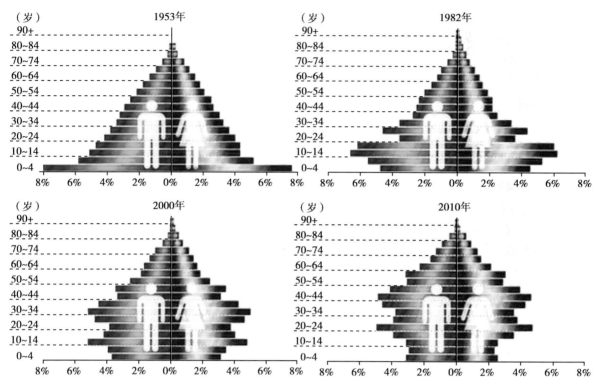

图 2-1　我国 1953 年、1982 年、2000 年和 2010 年四次人口普查人口金字塔

1. 我国人口老龄化进程发展迅速　我国老年人口比例的上升速度是全世界最快的，其人口老龄化进程（population ageing process）要远远快于很多中低收入和高收入国家。中国 1990—2010 年的老龄化速度为 3.3%，高于世界各国老龄人口平均增长速度（2.5%）。根据国家统计局人口抽样变动样本数据资料，20 世纪五六十年代，全国 60 岁及以上的老年人口的比例在 4% 左右，在 1997 年超过 7%，2013 年老年人口数量已达 2.02 亿，人口老龄化水平达到 14.9%。相比之下，法国、瑞典和美国 60 岁以上人口的比例从 7% 增至 14% 分别用了 115 年、85 年和 69 年。2010 年我国第六次人口普查数据表明，在 12.67 亿的总人口中，60 岁及以上人口已达到 1.78 亿，所占比例高达 13.26%，80 岁以上高龄老年人已达到 2000 万左右，是世界老龄人口最多的国家。我国老龄化指数也从 2000 年的 28.7%，上升到 2010 年的 53.4%，老龄化进程显著加速。国家统计局 2018 年 1 月 18 日最新发布的数据显示，截至 2017 年底，我国 60 岁以上人口已达 24090 万人，占总人口的 17.3%，65 岁以上人口达 15831 万人，占 11.4%。据近两年国家统计局发布的数据显示，2015 年至 2016 年底，60 岁以上老年人口增加了 886 万，65 岁以上老年人口增加了 617 万；2016 年至 2017 年底，60 岁以上老年人口增加了 1004 万，65 岁以上老年人口增加了 828 万，我国老龄化速度在明显加快！在未来的几十年里，中国 60 岁及以上老年人在全人口中的构成比预计将增加一倍以上，将从 2010 年的 12.4%（1.68 亿）增长到 2040 年的 28%（4.02 亿）。2013 年中国 80 岁及以上老年人有 2260 万，到 2050 年，该数字有望提高到 4 倍，将达 9040 万人，成为全球最大的高龄老年人群体。

2. 我国人口老龄化进程将呈现四个重要发展阶段　快速人口老龄化阶段（1999—2022 年）。老年人口数量从 1.31 亿增至 2.68 亿，人口老龄化水平从 10.3% 升至 18.5%。此阶段的典型特征是底部老龄化显著，少儿人口数量和比重不断减少，劳动力资源供给充分，是我国社会总抚养比相对较低的时期，有利于我国做好应对人口老龄化的各项战略准备。

急速人口老龄化阶段（2022—2036 年）。老年人口数量将从 2.68 亿增至 4.23 亿，人口老龄化水平从 18.5% 升至 29.1%。此阶段的总人口规模达到峰值并转入负增长，老年人口规模增长最快，老龄问题集中爆发，是我国应对人口老龄化最艰难的阶段。

深度人口老龄化阶段（2036—2053 年）。老年人口数量将从 4.23 亿增至 4.87 亿的峰值，人口老龄化水平从 29.1% 升至 34.8%。此阶段总人口负增长加速，高龄化趋势显著，社会抚养负担持续加重并达到最大值（102%），我国将成为世界上人口老龄化形势最为严峻的国家。

重度人口老龄化平台阶段（2053—2100 年）。老年人口增长期结束，由 4.87 亿减少到 3.83 亿，人口老龄化水平始终稳定在 1/3 上下。这一阶段，少儿人口、劳动年龄人口和老年人口规模共同减少，各自比例相对稳定，老龄化高位运行，社会抚养比稳定在 90 以上，形成一个稳态的重度人口老龄化平台期。

3. 我国人口老龄化的特点

（1）绝对规模大：2013 年，我国老年人口突破 2 亿，预计 2025 年将突破 3 亿，2033 年突破 4 亿，2053 年达到峰值 4.87 亿，分别占届时亚洲老年人口的 2/5 和全球老年人口的 1/4。按高方案预测，老年人口峰值将逼近 5 亿，比届时发达国家老年人口的总和还要多出 1 亿。

（2）发展速度快，波动幅度大：由于过去人口发展不均衡，未来 40 年我国将经历 3 次老年人口增长高峰，其增长数量和比例将呈现出剧烈波动态势，波动幅度超过 50%。人口老龄化水平将由目前的 1/7 快速攀升到 21 世纪中叶的 1/3，老龄化程度从 10% 提高到 30%。我国将仅用 41 年就走完英、法、美等西方发达国家经历了上百年才走完的人口老龄化历程，是除日本外的世界人口大国在崛起过程中老龄化速度最快的国家。由于过去人口发展不均衡，未来 40 年我国将经历 3 次老年人口增长高峰，其增长数量和比例将呈现出剧烈波动态势，波动幅度超过 50%。

（3）高龄化显著：2050 年 80 岁及以上高龄老年人口将达到 1 亿，是 2010 年的 5 倍；高龄比（高龄老年人口占老年人口总量的比重）达到 22.3%，是 2010 年的 2 倍，相当于届时发达国家高龄老年人口的总和，占世界高龄老年人口总量的 1/4。这一高龄老年人口的增长速度和高龄化过程是世界人口老龄化发展历史上少有的。

（4）人口老龄化区域发展不平衡，城乡倒置：我国不同省份之间的老龄化进程差异巨大，最早和最晚进入人口老龄化的上海和西藏时间上将相差 40 余年。目前我国人口老龄化最严重的是重庆，其中重庆 65 岁及以上人口比重达到 14.12%，比全国平均水平高出 4.06 个百分点。年龄结构"最年轻"的是西藏，65 岁及以上人口占 5.49%，比全国平均水平低 4.57 个百分点。此外，东部、中部和西部之间老年人口比重差异显著，老龄化水平呈现出东部放缓、中西部不断加快的态势，而且随着中西部青壮年人口向东部地区流动，这种趋势将进一步加剧。随着我国城镇化进程的推进，使得大量农村中青年劳动力向城镇转移。2014 年，农村中 65 岁及以上人口比例比城市高出 2.60 个百分点，比城镇高出 2.63 个百分点，城乡人口老龄化水平的差距明显扩大。推测 21 世纪内我国农村的人口老龄化水平将始终高于城镇，在差值最高的 2033 年将达到 13.4 个百分点。

（5）空巢和独居老年人比重增高：随着我国城镇化改革加速，越来越多的家庭规模趋于小型化，中国空巢老年人的比重不断增高。《中国家庭发展报告 2015》显示，空巢老年人占到老年人总数的一半，其中独居老年人占老年人总数的近 10%，仅与配偶居住的老年人占老年人总数的 41.9%。2017 年，我国空巢和独居老年人已经接近 1 亿人，推测预计到 2020 年，空巢和独居老年人将增加到 1.18 亿人左右，独居老人和空巢老人将成为老年人中的"主力军"。

（6）失能老年人比重大：我国人口老龄化过程中伴随着明显的高龄化趋势，高龄常常意味着较高的失能风险，调查研究显示我国老年人健康状况不容乐观。全国老龄工作委员会和中国老龄科学研究中心的调查显示：截至 2010 年末，我国部分失能和完全失能老人约为 3300 万人，占老年人口的 19%，其中有 1084.3 万老人属于完全失能老人，占全国老年人口的 6.25%。第四次中国城乡老年人生活状况抽样调查结果显示，2015 年我国失能、半失能老年人高达 4063 万人，占老年人口 18.3%。我国老年人长寿而不健康，"带病生存"已成常态。

（7）人口老龄化超前于经济发展，未富先老：我国是在尚未实现工业现代化且经济尚不发达的情况下提前进入老龄社会与那些"边富边老"或者"先富后老"的发达国家不同，中国进入老龄化社会时人均国内生产总值（Gross Domestic Product，GDP）才达到856美元，属于中等偏低收入国家，而发达国家进入老龄社会时人均GDP一般都达到5000至1万美元。发达国家人口老龄化伴随着工业化进程，与经济发展呈渐进的步伐，而我国人口老龄化进程超前于社会经济发展，属于比较典型的"未富先老"。

四、我国老年人口死亡统计

随着经济、社会、文化的发展和科学技术水平的不断提高，人口的死亡率（mortality）不断下降。在死亡率下降的同时，人口死因构成（death causes）也发生了重大转变。曾经构成人类主要死因和生命最大威胁的传染性疾病逐步被退行性慢性病所取代。老年人口的死因中91.2%是慢性疾病，主要是心脏病、脑血管疾病、恶性肿瘤、糖尿病、高血压和精神疾患。第六次人口普查数据显示，2009年10月~2010年10月间，我国60岁及以上的老年人口中死亡人口数达到558.3万人；其中老年男性约306.10万人，老年女性252.21万人，其粗死亡率分别为35.99‰和28.55‰。农村老年人口中死亡人口总数达到360.4万，其中老年男性196.51万，老年女性163.9万，其粗死亡率分别为40.22‰和32.49‰；城镇老年人口中死亡老年人口总数为89.81万，其中老年男性为49.81万，老年女性为40万，其粗死亡率分别为31.52‰和24.73‰；城市老年人口中死亡人口总数达到108.1万，其中老年男性为59.78万，老年女性为48.31万，其粗死亡率分别为26.71‰和20.18‰。农村老年人口死亡量远大于城镇老年人口，且无论是在农村还是在城镇，老年男性人口的死亡总量及死亡率均远超过老年女性人口，这一差异充分体现了老年女性人群的生存优势。

五、我国人口平均预期寿命

国家统计局数据显示，2015年我国人口平均预期寿命达到76.34岁。国家卫生计生委统计信息中心数据显示，2010—2015年各年龄段预期寿命均有不同程度增加，与2000—2010年相比，低龄组增幅趋缓，高龄组增幅上升（表2-1）。利用卫生计生委生命登记系统积累数据、国家统计局人口普查资料及联合国人口基金会部分预测结果，推算2030年我国人均预期寿命结果为79.04岁，较2015年的76.34岁增长了2.7岁，其中男性预期寿命将达76.28岁，女性将达82.12岁，男女性别差异扩大至5.84岁。2030年各年龄段预期寿命均有不同程度增加，比较不同年龄别老年男女两性人口的预期寿命可以发现，各个年龄段的女性预期寿命普遍长于男性，这归因于在正常的社会经济环境下，女性具有的先天生存优势，在老年阶段，女性的生存优势表现得尤为明显（表2-2）。

表2-1　我国居民年龄别预期寿命（岁）

年龄段（岁）	2000年	2010年	2015年	2000—2010年 5年平均增幅	2010—2015年 5年平均增幅
0	71.4	74.8	76.2	1.7	1.41
1~4	72.5	74.9	75.9	1.2	0.95
5~9	69.0	71.1	72	1.03	0.95
10~14	64.2	66.2	67.1	0.98	0.92
15~19	59.4	61.3	62.2	0.97	0.91
20~24	54.6	56.4	57.3	0.94	0.89
25~29	49.8	51.6	52.5	0.89	0.85
30~34	45.1	46.8	47.6	0.84	0.82

续表

年龄段（岁）	2000 年	2010 年	2015 年	2000—2010 年 5 年平均增幅	2010—2015 年 5 年平均增幅
35~39	40.4	42.0	42.8	0.8	0.78
40~44	35.8	37.3	38.1	0.77	0.76
45~49	31.2	32.7	33.4	0.75	0.74
50~54	26.7	28.2	28.9	0.73	0.72
55~59	22.5	23.9	24.6	0.71	0.69
60~64	18.4	19.7	20.4	0.64	0.64
65~69	14.8	15.9	16.4	0.56	0.56
70~74	11.5	12.4	12.9	0.46	0.47
75~79	8.8	9.5	9.9	0.36	0.37
80~84	6.6	7.1	7.4	0.27	0.28
85 及以上	5.1	5.3	5.6	0.18	0.19

表 2-2　我国居民不同性别、年龄别预期寿命（岁）

（岁）	预期寿命		
	合计	男性	女性
0	79.04	76.28	82.12
1~4	78.55	75.93	81.52
5~9	74.63	72.01	77.57
10~14	69.65	67.04	72.59
15~19	64.74	62.15	67.65
20~24	59.82	57.27	62.69
25~29	54.88	52.38	57.71
30~34	49.96	47.52	52.75
35~39	45.08	42.71	47.8
40~44	40.28	38	42.9
45~49	35.58	33.44	38.06
50~54	31.01	29.06	33.29
55~59	26.61	24.91	28.62
60~64	22.26	20.81	24.03
65~69	18.12	16.91	19.62
70~74	14.3	13.31	15.54
75~79	11.02	10.26	11.98
80~84	8.27	7.73	8.93
85 及以上	6.25	5.79	6.74

六、我国长寿老人

世界卫生组织（World Health Organization，WHO）对长寿老人（longevity）的划分标准90岁以上。长寿老人增多，是一个国家政治、经济、文化、科技进步的综合反映。

与2000年第五次人口普查相比，2010年第六次人口普查数据显示，我国90岁以上长寿人口在这10年来增长很快，百岁老人从1.7万人增加至3.6万人，增长了111.8%；90岁以上老人从97.1万人增长至184.6万人，增长了90.1%；以65岁以上老人为统计基数计算增长率，我国65岁以上老人中，90岁以上的老人的千分比10年间从11‰增长至15.8‰，增长了43.6%；百岁以上老人的万分比从1.9‱增长至3.1‱，增长了68.4%，增长速度非常快。

这10年来，国家政治局面稳定，社会安定，经济发展快，城乡居民的生活水平得到进一步提高，医学进一步发展，国家积极进行老年常见病防控措施，积极推动全民健身运动，制定居民膳食营养指南，发展老年社会保障事业，使得老年人健康意识提高，普遍追求健康生活方式，再加上老年人口基数自然增多，以上因素，使得我国长寿老人的快速增长。

沿海经济发达地区的长寿人口比西北一些省份比例高，长寿人口多，地理区位特点显著。90岁及以上长寿人口比例比较高的省份（前4位）有海南、上海、广东、广西，其千分比分别为29.46‰、27.17‰、26.62‰、24.99‰；比例比较低的省份（后4位）有青海、甘肃、内蒙古、宁夏，其千分比分别为6.91‰、8.07‰、8.22‰、9.52‰。100岁及以上长寿人口比例比较高的省份（前4位）有海南、广西、广东、新疆，其万分比分别为16.64‱、7.00‱、6.07‱、5.25‱；100岁及以上比例比较低的省份（后4位）有山西、甘肃、内蒙古、陕西，其万分比分别为0.84‱、0.92‱、1.01‱、1.07‱。长寿人口城市与乡村所占比例一样，城市90岁以上的长寿人口千分比同为16‰，城市100岁以上的长寿人口万分比同为3‱。长寿人口比例较高的省份和长寿人口比例较低的省份取决于其内在的地理气候、饮食文化、经济发展和生活水平等因素。尽管城乡经济水平和生活条件有差别，但是城乡长寿人口差别不大。

在我国56个民族中，人口在100万以上的民族有19个。在这19个民族中，以本民族65岁以上老人为基数，进行长寿人口比例的排序。90岁以上长寿人口千分比排序，前5位的民族有：回族23.92‰、壮族23.88‰、黎族22.01‰、瑶族20.40‰、维吾尔族19.73‰。100岁以上长寿人口万分比排序，前5位的民族有：黎族11.38‱、维吾尔族10.82‱、瑶族7.94‱、傣族6.75‱、回族5.93‱。我国56个民族中，黎族、瑶族、维吾尔族、壮族、回族、傣族长寿人口比较多。人口最多的汉民族长寿人口排序在中等偏上，90岁以上长寿人口千分比为16.77‰，排序为第6位；100岁以上的长寿人口万分比为2.94‱，排序为第9位。此外，19个民族中，只有维吾尔族长寿人口是男性高于女性，其他民族都是女性长寿人口高于男性。

七、我国老年人口受教育状况

最近4次人口普查数据显示，近30年来老年人口受教育程度（education degree）不断提高，受教育年限不断提高。从1982年到2010年，未上过学的老年人口比例下降了56.9%；小学的比例上升了33.35%；初中的比例上升了15.64%；高中和大专及以上的比例分别升高了4.97%和2.94%；目前，我国老年人口受教育程度以小学及以下为主，比例超过2/3。老年男性受教育程度高于女性，受教育程度的性别差距随着时间的转移先上升后下降，老年人口受教育程度的性别差距主要是由于老年人口在年轻的时候受教育机会的性别差距造成的。年龄越高老年人口受教育程度越低，老年人口受教育程度的年龄差距先扩大后缩小。随着年龄的升高，未上过学的比例在上升，80岁及以上老年人口中接近一半的人没有上过学。小学、初中和高中的比例均随着年龄的升高而下降。大专及以上组的比例以70~79岁组的最高，最低的是80岁及以上组。老年人口受教育程度城市高于农村，随着时间的推移，市与乡差距在扩大，镇与乡差距在缩小。未上过学和小学的老年人口以农村比例最高，其次是镇，城市的比例最低。受教育程度为初中、高中和大专及以上的以城市最高，其次是镇，农村最低。老年人口的受教育程度较低主要是由于新中国成立前老年人受教育较差，随着受教育程度高的准老年人逐渐进入老年，老年人的受教育程度会越来越高。由于建国前后教育事业发展的影响，整体来看，老年人口的受教育程度的性别差异和年龄差异及城乡差异都在缩小。

八、我国老年人口婚姻状况

根据 2000 年第五次全国人口普查抽样数据推算，我国 60 岁及以上老年人口有 1.15 亿人，分析我国老年人口婚姻状况（marital status），有配偶老年人口为 6264 万人，占 54.48%。无配偶老年人口 5235 万人，占 45.52%，其中丧偶（widowed）老年人口 4962 万人，占 43.15%。根据 2005 年人口 1% 抽样调查推算，全国老年人口达到 1.60 亿人，有配偶老年人口总量上升到 11276 万人，占 70.39%；无配偶老年人口 4742 万人，占 29.6%，其中丧偶老年人口 4367 万人，占 27.26%。根据 2010 年第六次全国人口普查数据，全国老年人口达到 1.78 亿人，有配偶老年人口总量为 12528 万人，占 70.55%。无配偶老年人口 5228 万人，占 29.45%，其中丧偶老年人口 4774 万人，占 26.89%。与 2000 年和 2005 年相比，无配偶老年人口比例下降的主要原因是丧偶的比例下降和离婚比例相对稳定。

从 2010 年第六次全国人口普查数据可以发现，分性别老年人口有配偶的比例差别很大，男性有配偶的比例为 79.46%，远远高于女性的 62.08%。60~64 岁老年男性人口间，年龄每增长 1 岁，有配偶比例平均下降 0.5 个百分点，年龄每增长 1 岁，有配偶比例平均下降 1.5 个百分点。到 65 岁及以上年龄时，老年男性有配偶比例已经下降到 74.95%，而老年女性有配偶比例已经下降到 52.53%。老年女性有配偶比例随年龄增长的下降速度明显快于男性。

丧偶是老年人口无配偶的主要原因，在老年人口无配偶的构成中，老年人口的丧偶比例为 26.89%，未婚比例不到 2%，离婚比例不到 1%。随着年龄的增长，老年人口的丧偶率提升很快，从 60 岁组的 9.41% 上升到 65 岁及以上组的 34.46%，增长了 25.05%。2010 年我国老年女性人口丧偶比例为 36.95%，老年男性为 16.30%，老年女性丧偶比例明显高于老年男性。随年龄的增长，女性老年人口丧偶比例的增长速度明显快于男性老年人口，60 岁到 65 岁及以上老年女性人口丧偶比例由 12.92% 增至 46.71%，增长了 33.79%，而老年男性由 5.95% 上升到 21.10%，增长了 15.15%，可见女性老年人更容易遭受丧偶之痛。

农村女性老年人口丧偶绝对人数最多。2010 年农村女性老年人口中丧偶人数达到 1983 万人，占全国丧偶老年人口的 41.76%，其次是城镇女性老年人口，丧偶人数达到 1362 万人，占全国丧偶老年人口的 28.69%；农村男性丧偶老年人口为 920 万人，居第三位，占全国丧偶老年人口的 19.39%；城镇男性丧偶老年人口丧偶人数最少，为 483 万人，占全国丧偶老年人口的 10%。从老年人口丧偶率的分布来看，农村女性老年人口丧偶比例最高，38.65% 的农村女性老年人口丧偶。其次是城镇女性老年人口，丧偶率达到 34.74%。城镇老年男性人口丧偶率最低，为 13.22%。随着老年人口年龄的增加，丧偶率显著上升，并且差距明显扩大。

预测 2010—2050 年我国 60 岁及以上丧偶老年人口总量将由 4774 万人增长到 11840 万人，增长了 1.48 倍。从分性别的丧偶老人总量看，2010—2050 年男性丧偶老人和女性丧偶老人总量均有明显增长。男性丧偶老人总量从 814 万人增长到 2391 万人，几乎是 2010 年的 3 倍。女性丧偶老人总量从 3960 万人增长到 9449 万人，是 2010 年的 2.4 倍。另外，女性丧偶老人总量的增长幅度几乎是男性丧偶老人增长幅度的 3 倍，明显高于男性丧偶老人。由此可见，我国未来不仅老年人口女性化趋势明显，而且丧偶老人女性化问题也将非常突出。

九、空　巢　老　人

空巢家庭（empty-nest family）是指无子女或虽有子女，但子女长大成人后因各种原因如工作、求学、外出打工等长期离开老人，剩下老年夫妇或一位老人独自居住的家庭。通常将空巢家庭中的老人称为空巢老人（empty-nest elderly）。空巢家庭的形成是个人、家庭和社会等因素综合作用的结果。年轻人由于工作等原因无暇照顾老人，导致老人长期独居，形成空巢家庭；也有些老人因不愿意成为子女的负担等原因选择空巢而居；由于我国的计划生育政策，独生子女联姻组成的 421 家庭结构很常见，双方老人不能或不愿与子女共同生活，主动或被动形成空巢家庭。

第六次全国人口普查数据显示，我国 60 岁及以上老年人空巢家庭的比例已达 32.64%，65 岁及以上老年人空巢家庭比例也达到 31.77%，其中城市老年空巢家庭的比例达到 35.65%，与第五次人口普查数据相比，空巢家庭在老年家庭中占比上升了 8.94%。空巢现象已经成为我国老龄化进程中不可回避不可忽视的社会问题。

空巢老人的健康状况受到越来越多的研究者关注，研究发现，空巢老人面临的最大问题是心理情感问题，而情感问题中最主要的是孤独感。根据中国老龄科学研究中心的调查数据显示，我国农村有 35.1% 的老人经常感到孤独。将老人分类为非空巢老人和空巢老人时，空巢老人家庭满意度差者占 45.8%，而非空巢老人只占 18.8%。进一步将空巢老人分类为偶居空巢老人和独居空巢老人时，则独居空巢老人在各方面的情况都表现的相对更差。空巢现状使得一部分老年人对生活满意度及主观幸福感显著降低，引发了空巢老人以焦虑、抑郁和负性情绪等为主的各种心理问题。

进入老年期，随着机体生理功能的减退，老年人的健康状况普遍不良，而生理健康与心理健康状况相互影响。空巢老人患病后，需要治疗护理，影响老人的自主生活能力，会加重老人的心理负担，而自主生活能力的下降也会导致生活质量的下降，健康状况受到影响，进入恶性循环状态。因此，除了关注空巢老人生理健康外，及时疏导和治疗空巢老人的心理问题不容忽视。

十、我国老年人口主要生活来源

根据第六次人口普查数据，分析我国老年人口的主要生活来源（the main source of livelihood），全国仅 24.1% 的老年人依靠养老金生活，约 29.1% 依靠劳动收入，近 40.7% 的靠家庭供养，我国依然以家庭供养为主导。虽然 2010 年我国老年人主要生活来源与 10 年前一致，依然集中在家庭供养、劳动收入和养老金这三大块，但各部分所占比例出现了明显变化。与 2000 年相比，依靠家庭供养和劳动收入的老年人比例与均降低了 3%，依靠养老金的比例比增加了 4.5%。此外，依靠最低收入保障的比例提高了 1 倍多，增至 3.9%，成为各种主要生活来源类别中变化最大的一类。

男性老年人口以劳动收入为主的比例最高，达到 36.6%，其次是养老金和家庭供养，比例分别为 28.9% 和 28.2%。而老年女性则主要依靠家庭供养，有 52.6% 的老年女性生活主要来源是子女或者其他家人的经济支持，比老年男性高出 24.3%，可见我国老年人口主要生活来源性别差异显著，而且老年女性的经济独立性相比老年男性更低一些。

2011 年中国老年健康影响因素追踪调查中对失能老年人生活来源的数据显示，与生活能够自理的老人相比，失能老人的生活来源有很大差异。生活能够自理的老人其生活主要来源中，51.88% 来源于子女供给，18.51% 来源于退休金，7.62% 来源于当地政府和社团，14.73% 来源于配偶与个人劳动所得。而被访失能老人的主要生活来源有 66.26% 来源于子女供给，16.37% 来源于退休金，5.77% 来源于当地政府和社团，配偶与个人劳动所得仅占 2.2%，由此可以看出，失能老人由于丧失劳动能力对家庭成员（主要是子女）的经济依赖要大于普通老年群体。此外，不同地区、不同性别和年龄组之间的被访失能老人的主要生活来源也存在明显差异。城镇失能老人的主要生活来源是退休金和子女供给，其中退休金占 26.3%，子女供给占 55%；农村失能老人的主要生活来源是子女供给，占 79.4%。从性别差异方面看，退休金和子女供给是男性失能老人的主要经济来源，退休金占 34.4%，子女供给占 54.4%；女性被访失能老人的主要生活来源是子女供给，占 72.2%，退休金仅占 7.5%。与男性失能老人相比，女性失能老人在主要生活来源上更依赖其他家庭成员。在不同年龄组差异方面，随着年龄的增长，失能老人对子女的经济依赖程度越来越高。其中，90 岁年龄组最高，约占 71%，80 岁年龄组维持在 60% 左右，百岁及以上年龄组约 69%。此外，随着失能老人年龄的增长，政府及社团帮助在其主要生活来源中所占比例也有所提高，百岁组中当地政府或社团的帮助占 8.7%。失能老人的失能程度对其主要生活来源影响较小，子女依然是失能老人主要生活来源的提供者，占 65% 以上。在既有的生活来源中，约 77% 的被访失能老人表示可以满足其生活需要，约 23% 的被访失能老人表示现有的生活来源不能满足其生活需要。相对于轻度失能老人来讲，重度失能老人在生活来源方面更需要帮助。

经济活动参与率（economic activity participation rate）是指 60 岁及以上的经济活动人口与 15 岁及以上人口的比重，在一定程度上可以反映老年人力资源的利用情况。老年人口经济参与率越高，说明其经济养老能力越弱。2000—2010 年，全国两性老年人口经济活动参与率均提高，老年男性为 0.1%，老年女性为 0.26%，老年女性提升幅度更大，说明女性需要获得经济收入的欲望强大于男性，而且其经济活动参与性也大于男性。同时，从城乡比较，农村女性老年人口的经济活动参与率远高于城、镇。

以从事的产业分布来看，老年女性从事劳动强度相对较大的第一产业（生产产业）较高，比老年男性高 10%，老年男性在第二产业（加工产业）、第三产业（服务产业）比老年女性分别高近 5% 和 3%。从城、镇、乡村看，第一产业中均显示老年在职女性高于男性，尤其以镇的差距最大，乡村差距最小。其余第二、三产业均显示男性高于女性，但差距较小，说明老年女性以绝对第一产业为主。在转型期的我国，老年在职女性以第一产业为主，既显示老年女性的就业范围相对较窄，同时也反映出其劳动收入较低，从而会影响其健康状况。

第二节 老年流行病学

一、我国慢性非传染性疾病的负担

慢性非传染性疾病（chronic non-communicable diseases）（简称"慢性病"）已成为我国乃至全球严重的公共卫生问题之一。慢性病在中老年人群中更为常见和严重，中老年人慢性病患病率是其他年龄组人群的 2~3 倍，且多病共存情况严重。世界卫生组织 2012 年全球慢性病报告数据显示，全球有 3800 万人死于慢性病，占到总死亡人数的 68%。2012 年我国居民死因监测报告显示，在前 10 位死因中全人群慢性病死亡已占到总死亡的 85.4%，65 岁及以上老年人群慢性病死亡已占到总死亡的 92.6%。慢性病已成为我国人口的头号健康威胁，在总疾病负担中所占比重已接近 70%。随着我国人口快速老龄化，老年人数量增多，若不及时有效控制慢性病，将成为我国严重的社会和经济负担。

二、老年人慢性非传染性疾病患病率及相关危险因素流行率

1. 老年人口慢性病患病率的整体情况　2013 年第五次全国卫生服务调查报告显示，60 岁及以上老年人的慢性病患病率为 71.8%，城市地区明显高于农村地区。在城市和农村地区均是东部老年人慢性病患病率最高，中、西部较为接近。中、西部地区的城乡差别大于东部地区（表 2-3）。

表 2-3　老年人口慢性病患病整体情况

指标	合计	城市				农村			
		小计	东部	中部	西部	小计	东部	中部	西部
调查人口数（人）	61057	32031	11891	10574	9566	29026	10417	9489	9120
慢病患病例数（例）	43865	25989	9894	8410	7685	17876	6890	5690	5296
慢病患病患病率（%）	71.8	81.1	83.2	79.5	80.3	61.6	66.1	60	58.1

2. 老年人口慢性病患病率的变化趋势　20 年来城乡老年人口的慢性病患病率持续上升，近 10 年来的增长快于前 10 年。城市地区慢性病患病率始终高于农村地区，但差距逐渐缩小（图 2-2）。

3. 老年人口不同性别的慢性病患病率比较　老年男性慢性病患病率为 67.1%，老年女性为 76.3%，各类地区老年女性慢性病患病率均高于老年男性。城市地区慢性病患病率的性别差异西部最大，老年女性为 85.5%，老年男性为 74.8%；东部慢性病患病率的性别差异最小，老年女性为 84.9%，老年男性为 77.1%；农村地区则是中部慢性病患病率的性别差异最大，老年女性为 65.6%，老年男性为 54.4%；东部慢性病患病率的性别差异最小，老年女性为 70.6%，老年男性为 61.7%。农村地区慢性病患病率的性别

差异略大于城市地区，城市老年女性为 84.9%，城市老年男性为 77.1%，农村老年女性为 66.5%，农村老年男性为 56.6%。

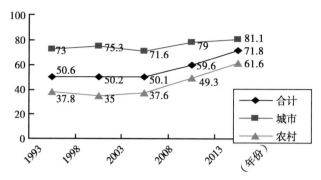

图 2-2　不同年份调查老年人慢性病患病率

4. 老年人口不同年龄段的慢性病患病率比较　随着年龄的增加，老年人口慢性病患病率（morbidity rate）呈现上升趋势，80 岁以后慢性病患病率的增长趋缓，85 岁以后慢性病患病率略有下降（表 2-4）。

表 2-4　老年人口不同年龄段的慢性病患病情况

年龄组（岁）	合计	城市				农村			
		小计	东部	中部	西部	小计	东部	中部	西部
60~64	59.5	64.4	65.3	66	61.4	54.7	58.7	53.3	51.7
65~69	71.6	80.8	81.5	82.2	78.4	61.7	65.3	61.2	58.3
70~74	80.9	90.9	92	87.8	93.1	69	75.1	68.3	63.9
75~79	85	97.4	103.1	92.8	95.6	70	71.7	69.5	68.6
80~84	86.4	100	103.7	91.1	103.1	68.5	77.2	60.8	63.9
85~	73.6	86.8	95.2	73.2	85.3	56.3	66.4	49.4	44.3

城乡慢性病患病率的年龄别变化趋势基本相同，但是农村地区各年龄段之间的差距小于城市地区。随着年龄的增加，城乡老年人口慢性病患病率的差距逐渐增大。

城乡不同年龄段的慢性病患病率的性别差异有所不同。城市地区 85 岁及以上组性别差异最大，女性为 70.9%，男性为 77.3%；农村地区 65~69 岁组的性别差异最大，女性为 68.4%，男性为 55.6%。城市地区 85 岁及以上组出现了男性的慢性病患病率高于女性的情况，而农村地区各年龄组均为女性高于男性。

与 2008 年调查结果比较，2013 年调查结果显示各年龄组老年人慢性病患病率均明显升高，60~64 岁组以及 85 岁及以上组增加的幅度略小于其他年龄段（图 2-3）。

5. 老年人口慢性病的疾病顺位　老年人口前五位的慢性病疾病顺位依次为高血压、糖尿病、脑血管病、缺血性心脏病和慢性阻塞性肺病，这五种疾病的患者者次占总患患者次的 69.7%。城市地区老年人高血压、糖尿病的患病率明显高于农村地区，农村地区老年人的慢性阻塞性肺病和类风湿性关节炎的患病率高于城市地区（表 2-5）。

6. 老年人口患多种慢性病情况　老年人口患 1 种慢性病的比例为 33.6%，患 2 种及以上慢性病的比例为 16.2%。城市地区老年人患多种慢性病的比例高于农村地区（表 2-6）。

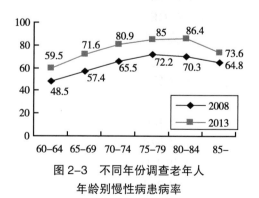

图 2-3　不同年份调查老年人年龄别慢性病患病率

表 2-5　老年人口慢性病患病率及构成

顺位	合计			城市			农村		
	疾病名称	患病率‰	构成%	疾病名称	患病率‰	构成%	疾病名称	患病率‰	构成%
1	高血压	331.1	46.5	高血压	380.4	47.2	高血压	276.8	45.4
2	糖尿病	79.3	11.1	糖尿病	110.8	13.8	糖尿病	44.5	7.3
3	脑血管疾病	33.4	4.7	脑血管疾病	34.2	4.3	脑血管疾病	33.3	5.5
4	缺血性心脏病	27.8	3.9	缺血性心脏病	33.5	4.2	缺血性心脏病	28	4.6
5	慢阻性肺部疾病	24.5	3.4	慢阻性肺部疾病	21.3	2.6	慢阻性肺部疾病	23.4	3.8

表 2-6　老年人口患多种慢性病的比例

患病情况	合计	城市				农村			
		小计	东部	中部	西部	小计	东部	中部	西部
未患慢性病	50.2	45.7	43.7	46.3	47.5	55.1	52	56.2	57.5
患 1 种慢性病	33.6	35.0	36.5	35.0	33.0	32.2	34.0	31.6	30.7
患 2 种慢性病	11.9	13.9	14.6	13.5	13.4	9.8	10.9	9.2	9.0
患 3 种及以上慢性病	4.3	5.5	5.2	5.2	6.1	2.9	3.1	2.9	2.8

7. 我国老年人口常见慢性病患病率

（1）高血压：我国 60 岁及以上老年人高血压（hypertension）的患病率为 66.9%；老年女性患病率高于老年男性，均随年龄增长而增加，城市和农村地区的老年人群高血压患病率无明显差别。高血压的知晓率为 45.4%，老年女性略高于老年男性（47.2%vs.43.5%），城市明显高于农村（53.3%vs.41.6%），而不同年龄组之间无明显差别。高血压治疗率为 87.9%，随着年龄的增加而上升，老年女性高于老年男性（90.6%vs.84.6%），城市略高于农村（89.2%vs.87.0%）。高血压控制率为 14.6%，男性和女性之间差别不大（14.9%vs.14.4%），但是城市的高血压控制率明显高于农村（20.2%vs.11.0%）。

（2）糖尿病：60 岁及以上老年人糖尿病（diabetes mellitus）的总患病率为 19.6%，老年女性高于老年男性（20.8%vs.18.3%），城市高于农村（25.0%vs.17.0%）。糖尿病知晓率为 42.3%，老年女性高于老年男性（43.8%vs.40.5%），城市远高于农村（52.3%vs.35.2%）。糖尿病治疗率为 93.5%，城市和农村地区无差别。糖尿病控制率为 36.7%，老年女性略高于老年男性（38.1%vs.35.0%），农村地区高于城市（37.9%vs.35.6%）。

（3）心血管疾病：根据 2010 年"我国慢性病危险因素监测调查"数据，60 岁以上老年人自我报告的心肌梗死（acute myocardial infarction）患病率为 1.3%，男女无差异。城市老年人自我报告的患病率高于农村（2.1%vs.1.4%）。而根据世界卫生组织全球老龄化和成人健康研究（Study on global ageing and adult health，SAGE）项目的研究结果，60 岁及以上老年人自我报告的脑卒中患病率为 5.7%，并随着年龄增长逐步提高。老年男性的患病率高于老年女性，农村居民略高于城市居民。

（4）抑郁症：抑郁（depression）是老年人常见的精神障碍，其发生率处于较高水平。研究数据显示，2000—2012 年我国社区老年人抑郁情绪检出率为 22.8%。根据 2013 年中国健康与养老追踪调查（China health and retirement longitudinal study，CHARLS）数据显示，城乡老年人抑郁症状发生率为 26.8%，城市老年人抑郁症状发生率为 16.4%，农村老年人抑郁症状发生率为 30.0%，农村老年人抑郁症状发生率高于城市老年人。60 岁及以上组的农村老年人抑郁症状发生率高于 75 岁及以上组；离异和丧偶的农村老年人抑郁症状发生率较高，分别是 44.4% 和 37.6%。女性抑郁症状发生率高于男性；自评健康状况差的老年人抑郁症状发生率高于自评健康状况好的老年人；生活满意度越低，抑郁症状发生率越高，对生活不满意的农村老年人抑郁症状发生率高达 79.1%；社会活动越不积极的老年人抑郁症状发生率高于每天进行社会活动的老年人，从不活动的老年人抑郁症状发生率城乡分别为23.4%和32.2%；文盲和小学文化程度的老年人抑郁症状发生率高于初中及以上文化程度的老年人；低收入人群的抑郁症状发生率高于高收入人群；患有慢性病的老年人抑郁症状发生率高于不患慢性病的老年人。

（5）阿尔茨海默病和其他老年痴呆症：阿尔茨海默病（Alzheimer's disease，AD）和其他类型的老年痴呆症的患病率均随年龄增长而增加，女性比男性更常见。2010年阿尔茨海默病的年龄别患病率在60~64岁年龄组为0.5%，85~89岁组的患病率为18%，95岁及以上组的患病率则上升至48%。其他类型的老年痴呆症患病率在60~64岁组为1.3%，95岁及以上组的患病率则上升至60%。相关统计资料报道，我国AD患者从1990年193万增至2010年569万。在60岁以上人群中AD发病率为6.25/1000人年。中国一项基于人群的研究结果表明，农村地区65岁以上老年人老年痴呆症的总患病率显著高于城市（6.05%vs.4.40%，$P < 0.001$）。

（6）帕金森病：帕金森病（Parkinson's disease）是常见的神经系统变性疾病，随着年龄的增高，帕金森病的患病率、发病率和致残率均呈升高的趋势。一项横断面研究显示，65岁及以上老年人帕金森病的患病率为1.7%，85岁及以上人群的患病率为4.0%。中国目前大约有200万帕金森病患者，每年新发病的患者人数高达10万人次以上。帕金森病的患病率存在性别差异，男性患病率高于女性（1.7%vs.1.6%）。研究发现有20%以上的老年人自述存在运动障碍，其特征为存在不自主的肌肉震颤，需要长期照护和帮助。

（7）关节炎：60岁及以上老年人关节炎的患病率为25%。女性关节炎患病率高于男性（30.0%vs.20.0%），城市居民高于农村居民（26.6%vs.23.1%）。

（8）慢性阻塞性肺炎：根据2010年全国调查结果，60岁及以上老年人慢性阻塞性肺炎的患病率为15.5%，老年男性显著高于老年女性。

（9）哮喘：60岁及以上老年人哮喘的患病率为3.4%。老年人哮喘的患病率随年龄的增长而增加，老年男性哮喘患病率高于老年女性（4.0%vs.2.8%）。

（10）肿瘤：肿瘤（tumor）在我国已经成为一类为大家关注的常见病、多发病，严重威胁人民健康。全国肿瘤登记中心数据显示，2013年全国恶性肿瘤发病率为1029.16/10万（男性1297.96/10万，女性777.18/10万）。中标率为1019.25/10万，世标率为987.87/10万，约占全部恶性肿瘤的58.96%。城市地区恶性肿瘤发病率为1040.33/10万（男性1291.06/10万，女性806.93/10万），中标率为1021.20/10万，城市老年人群恶性肿瘤占全部恶性肿瘤的57.08%。农村地区发病率为1016.07/10万（男性1305.99/10万，女性742.06/10万），中标率为1015.53/10万，老年人群恶性肿瘤患者占全部恶性肿瘤患者的61.39%。城市与农村老年人恶性肿瘤发病率接近，但城市老年女性的恶性肿瘤发病率相对较高。全国老年人群中，肺癌位居恶性肿瘤发病人数第1位，其次为胃癌、结直肠癌、食管癌和肝癌，共占老年人群恶性肿瘤发病人数的67.70%。老年男性发病第1位的是肺癌，其次为胃癌、食管癌、肝癌和结直肠癌；女性发病第1位的仍是肺癌，其次为结直肠癌、胃癌、乳腺癌和食管癌。

三、健康风险因素

我国近80%的老年人的死亡归因于饮食风险（营养过剩或营养不良）、高血压、吸烟、空腹血糖升高、空气污染（室内及室外）和缺乏锻炼。我国60岁以上老年人的死亡中，超过50%可归因于饮食风险和高血压。

《我国慢性病及其危险因素监测调查：2010》数据显示，与60岁及以上的老年女性相比，在经常吸烟、饮酒、膳食纤维摄入不足、缺乏锻炼和体质指数高因素中，以上风险因素（risk factors）在老年男性中更为常见，尤其是在吸烟和饮酒方面。在营养和体重方面，超过50%的老年人缺乏锻炼且膳食纤维摄入量不足，而近30%的老年人体质指数（body mass index，BMI）偏高。农村和城市居民的危险因素分布存在显著差异，农村居民危险因素的总流行率高于城市。特别是农村地区室内空气污染、老年人膳食纤维摄入不足和身体活动不足等危险因素的流行率要高于城市地区。

1. 吸烟　60岁及以上老年人群的吸烟率为22.4%。老年男性吸烟率显著高于老年女性（41.5%vs.4.3%），农村地区老年人群的吸烟率略高于城市老年人群（23.7%vs.19.9%）。老年男性和老年女性的戒烟成功率相同（25%），农村居民比城市居民戒烟更困难，戒烟成功率分别为 22% 和 31%。

2. 饮酒　60 岁及以上老年人群的总饮酒率为 22.4%。老年男性的饮酒量高于老年女性（37.9%vs.7.6%），农村老年人群高于城市老年人群。我国老年人群危险饮酒（导致不良后果的饮酒）率约为 9.3%，老年男性过量饮酒率高于老年女性（10.5%vs.4.2%）。60 岁及以上老年人群有害饮酒（已造成身体和精神损害的饮酒方式）率为 11.4%，其中老年男性高于老年女性（13.3%vs.4%）。农村老年居民的有害饮酒率也高于城市老年居民（13.3%vs.7.5%）。

3. 膳食纤维摄入不足　膳食纤维摄入不足的定义是每天摄入的蔬菜和水果量少于 400g。我国 60 岁以上老年人膳食纤维摄入不足与年龄的增长呈高度相关。60 岁及以上老年人中膳食纤维摄入不足的比率为 56.6%，老年女性略高于老年男性（58.5%vs.54.6%）。我国居住在农村的老年人群饮食结构不合理情况比居住在城市的老年人（60.0%vs.49.5%）更为常见。

目前，我国 60 岁及以上老年人群三大营养物质（如蛋白质、脂肪和碳水化合物）的摄入量低于推荐的每天标准摄入量。尤其在农村地区，老年人群三大营养物质的平均摄入量要比老年城市人群低很多。虽然推荐的牛奶摄入量为 300g，我国老年人的平均摄入量只有 33g。老年城市人群的牛奶摄入量是老年农村人群的 3 倍多（62.8g vs.18.6g）。老年农村人群鸡蛋和豆类的摄入量分别为 24.3g 和 24g，而老年城市人群分别为 32g 和 38g。

4. 缺乏锻炼　约有 84% 的老年人不经常锻炼。"频繁身体锻炼"的定义是每周锻炼至少进行 3 次，每次至少 10 分钟。老年男性身体锻炼率略高于老年女性（14%vs.12%）。老年城市人群的身体锻炼率显著高于老年农村人群（24%vs.7.1%）。

5. 体质指数　根据"我国肥胖问题工作组"的数据，老年人的体重分为低（BMI<18.5）、正常（BMI 18.5~24）、高（BMI 24~28）和肥胖（BMI>28）四个类别。在 2002—2010 年间，我国高 BMI 和肥胖率分别从 24.3% 和 8.9% 上升到 32.3% 和 12.5%。我国 60 岁及以上老年人中低 BMI 的比率随年龄增长而升高，而高 BMI 和肥胖的比率均随年龄增长而降低。一般而言，我国老年女性和老年城市人群中高 BMI 和肥胖的比率分别高于老年男性和老年农村人群。老年人群低体重率由 2002 年的 12.4% 下降至 2010 年的 6.7%。2002 年老年农村人群的低体重率明显高于老年城市人群（14.9%vs.5.4%）。

6. 室内及室外空气污染　室内空气污染的主要来源是木头、煤碳、稻草/秸秆或其他烹饪或取暖燃料。根据世界卫生组织 SAGE 项目报告，约 45% 的 60 岁及以上老年人在做饭时使用非清洁燃料。老年农村人群使用非清洁燃料的比率远高于城市（89%vs.7.1%）。在城市，多数家庭使用液体或气体燃料（92.8%），而农村地区的多数家庭则使用固体燃料（86.1%），从而导致室内污染更为严重。我国很多地区的室外空气质量严重下降。根据我国环境监测总站 2013 年空气质量监测调查结果，只有海口、拉萨和舟山等城市的空气质量达标，而北京－天津－河北、长江三角洲和珠江三角洲是污染最严重的地区。空气污染程度根据季度划分，第一和第四季度空气污染程度最重。例如，第一、四季度 74 个城市的细颗粒物（PM2.5）浓度分别达到 96μg/m³ 和 93μg/m³，是第二和第三季度的两倍。

四、我国老年人健康自评

老年人的客观身体状况得到广泛关注，一般采用日常生活自理能力来衡量，但老年人的主观健康状况也不应当被忽视。健康自评（health self-assessment）是个体对其健康状况的主观评价和期望。2011—2012 年北京大学全国老年健康影响因素跟踪调查报告数据显示，按照自然属性（年龄、性别、居住地）划分的不同老年人群中，年龄较小的老年人，健康自评状况较好；男性比女性健康自评状况更好；城乡老年人健康自评状况差别不大。在依据社会经济结构特征划分的不同老年人群中，教育程度高的老年人健康自评状况更好；有配偶和无配偶老年人之间的差别不大；与家人同住的老年人健康自评状况更好，住养老院的老年人健康自评最差，这是因为与家人同住的老人能更多地接受来自家人的生活照料和精神慰藉，因此也更乐观豁达；老人的经济状况越好，健康自评越好；社区提供服务和不提供服务的老年人之间健康自评的差异不大。在按照生活习惯划分的不同特征的老年人群中，吸烟、喝酒的老年人健康自评状况更好；参加体育锻炼和社会活动的老人健康自评较好。在按照患病或损伤状况划分的不同特征的老年人群中，未患慢性病和近两年未患过重病的老人健康自评状况更好。在按照心理状况划分的不同特征的老年人群中，无消极情绪的老年人健康自评状况更好。在按照其他项划分的不同特征的老年人群中，双亲健在的老人遗传基因较好，并且未受过丧父或丧母的重大挫折，因此健康自评状况最好，双亲均去世的老人自评健康状况最差，童年生病能否得到及时治疗在老人间的差别不大（表2-7）。

表 2-7 不同特征老年人群的健康自评状况和日常生活自理能力

特征		特征值	健康自评状况				
			1= 很好	2= 好	3= 一般	4= 不好	5= 很不好
		老年人整体	10.15	34.82	37.52	16.03	1.42
自然属性	年龄	0=65~79	11.68	34.36	37.41	15.37	1.19
		1=80+	9.33	35.06	37.58	16.39	1.55
	性别	0= 男	11.83	35.69	37.84	13.56	1.02
		1= 女	8.72	34.07	37.25	18.14	1.76
	居住地	0= 城镇	11.71	34.55	36.57	15.55	1.6
		1= 乡	8.72	35.06	38.39	16.48	1.27
社会经济机构特征	受教育程度	0=0 年	8.15	33.87	38.72	17.36	1.8
		1=1~6	11.15	36.3	36.08	15.53	0.93
		2=7+	17.35	35.18	35.56	10.96	0.95
	婚姻状况	0= 无配偶	9.69	34.54	38.05	15.98	1.64
		1= 有配偶	10.84	35.24	36.71	16.11	1.1
	居住方式	0= 与家人同住	10.31	34.97	37.34	15.8	1.51
		1= 独居	9.4	33.46	39.12	16.86	1.09
		2= 养老院	11.49	35.06	32.18	20.11	1.15
	经济状况	0= 不够用	5.52	20	39.5	31.25	3.73
		1= 够用	11.31	38.53	37.06	12.18	0.85
	有无社区服务	0= 无	9.15	35.51	37.25	16.61	1.47
		1= 有	11.3	34.72	37.22	15.29	1.41
生活习惯	是否吸烟	0= 否	9.53	34.38	37.69	16.73	1.6
		1= 是	12.98	36.87	36.45	13.04	0.67
	是否喝酒	0= 否	9.21	33.49	38.46	17.14	1.63
		1= 是	14.57	41.14	32.94	10.89	0.46
	是否锻炼	0= 否	7.75	32.22	39.78	18.3	1.89
		1= 是	14.72	39.18	33.32	12.16	0.58
	是否参加社会活动	0= 否	8.83	33.99	38.35	17.13	1.64
		1= 是	17.44	39.42	32.98	9.93	0.23
患病或损伤状况	患慢性病	0= 否	12.61	39.79	34.45	12.28	0.81
		1= 是	7.45	29.93	40.89	19.75	1.93
	患过重病	0= 否	11.25	37.47	37.31	12.94	0.96
		1= 是	6.52	26.06	38.22	26.25	2.94

续表

特征		特征值	健康自评状况				
			1 = 很好	2 = 好	3 = 一般	4 = 不好	5 = 很不好
		老年人整体	10.15	34.82	37.52	16.03	1.42
心理状况	有无消极心理	0 = 有	5.75	52.21	42.86	24.46	2.71
		1 = 无	14	43.96	32.77	8.95	0.32
其他	父母是否健在	0 = 父母均去世	1.13	34.44	37.43	16.47	1.47
		1 = 双亲健在	20	50	30	0	0
		2 = 母亲健在	10.61	42.73	36.97	9.09	0.61
		3 = 父亲健在	18.6	41.86	30.23	6.98	2.33
	童年生病能否得到及时治疗	0 = 不能	10.85	34.29	36.63	16.67	1.52
		1 = 能	12.23	32.39	36.33	17.36	1.64

数据来源：根据北京大学 2011 年全国老年健康影响因素跟踪调查数据计算所得

五、失能老人

人口老龄化已经成为我国人口发展的新常态，随着年龄的增长，衰老和退行性疾病对老年人身体功能的影响不断增加，各个组织器官逐步出现功能衰退，导致老年人活动能力下降，甚至失去独立生活的能力。WHO 将失能（disability）解释为一个人在日常生活中主要活动能力或生活能力的丧失或受限，是个体健康测量的重要指标。在老龄研究和实践工作中，失能通常是指老年人失去独立生活的能力。日常生活能力（activity of daily living，ADL）量表是评估老年人基本的独立生存和活动能力的测量工具，目前这一工具已经被世界各国广泛应用于对老年人失能状态的评估。

在涉及老年人日常行为活动能力评价的大型调查研究中，我国多采用日常生活自理能力作为测量指标。独立生活所需要完成的日常行为活动通常分为两个层次：第一个层次是基本生活自理能力（basic activities of daily living，BADL），是指吃饭、穿衣、如厕、室内移动、洗澡等旨在维持生命持续条件的基本日常活动，如果这部分能力受损，老年人独立生存的状态将无法维系，需要外界提供持续的、及时的服务支持。第二个层次是工具性日常生活活动（instrumental activity of daily living，IADL），指老年人能够完成基本的社会性活动所需的能力，包括家务劳动（诸如洗衣、做饭）、购物、管理财物、打电话、乘坐交通工具、服药等活动，老年人完成该类活动的能力受损不会直接危及他们的生命，但是其对周围环境的参与和控制能力降低，从而导致生活质量的下降。

对于工具性日常生活自理能力受损而基本生活自理能力仍然完好的老年人而言，他们可以借助于各项预约服务的支持实现独立生活。但是，对于基本生活自理能力受损的老年人而言，在独立生活方式下很难及时获得他们所需的照料和支持。美国的长期照护服务体系将 BADL 和 IADL 作为评估老年人长期照护需求的最重要指标，他们将照护服务界定为包括针对基本日常生活自理活动（如穿衣、洗澡、如厕等）提供的支持，在工具性生活自理活动（如服药管理、家务劳动等）方面提供的帮助，以及健康维护（如养生）服务等。在我国社会保障和支持能力较低的情况下，BADL 受损的老年人群对照护服务的需求更迫切，因此，我国在对失能老年人的评估中将 BADL 受损的老年人群作为首要的研究目标人群。

全国老龄工作委员会和中国老龄科学研究中心的调查显示：截至 2010 年末，我国部分失能和完全失能老人约为 3300 万人，占老年人口的 19%，其中有 1084.3 万老人属于完全失能老人。分城乡来看，我国城乡完全失能老年人占老年人的比例，分别为 5.0% 和 6.9%，农村高于城市。按照国际通行的 ADL 量表"吃饭、穿衣、上下床、上厕所、室内走动和洗澡"六项指标，一到两项"做不了"的，定义为"轻度失能"；三到四项"做不了"的定义为"中度失能"；五到六项"做不了"的定义为"重度失能"。完全失能老年人中，84.3% 的为轻度失能，中度和重度失能的比例，分别为 5.1% 和 10.6%。其中，农村轻度完全失能老年人的比重高于城市 13 个百分点，而城市中度和重度完全失能老年人的比重分别比农村高出 5 个百分点和 8 个百分点。分地区来看，东北地区完全老年人失能的比例最高，为 8.8%；其次是西部地区和中部地区，分别为 7.4% 和 6.7%；而东部地区完全失能的比例最小，为 4.8%。不论是哪个地区，完全失能老年人中，轻度失能的比例都是最高。完全失能老年人的健康特征来看，城乡完全失能老年人自评差的比例高达近七成。超过八成的城乡完全失能老年人自报患有慢性病。完全失能老年人的孤独感则更为严重，城乡完全失能老年人常常感到孤独的比例分别达到了 41.1% 和 50.9%。城乡完全失能老年人具有中度以上抑郁症状的比例分别达到 45.9%。特别是中、重度完全失能老年人的心理抑郁状况则更为严重。

而有研究将 2010—2011 年期间进行的我国老年健康长寿影响因素调查（Chinese longitudinal healthy longevity survey，CLHLS）、我国城乡老年人口状况调查（sample survey of the aged population in urban/rural China，SSAPUR）和中国健康与养老追踪调查（China health and retirement longitudinal survey，CHRALS）这三项老年专项调查数据合并测算我国城乡老年人的失能状况，推算同期我国失能老年人口的规模超过 1989 万人，其中 80 岁及以上的高龄失能老年人约为 664 万，占失能老年人口总数的 27.34%。在失能老年人中，男性约为 869 万人，占失能老年人总数的 43.69%；女性超过 1120 万人，约为失能老年人群总量的 56.31%。城镇失能老年人口的规模超过 748 万人，约占失能老年人口总数的 37.62%，其中男性约为 347 万人，女性接近 402 万人；农村失能老年人口的规模为 1241 万，占失能老年人口的 62.38%，其中男性约 523 万，女性超过 718 万人。从失能老年人口的数量分布来看，失能老年人中以女性居多，而且绝大多数的失能老年人生活在农村地区。2010 年的城乡地区，中重度失能老年人的规模接近 431 万，占老年人总数的 1.92%，其中城市老年人口中的中重度失能老年人数量接近 126 万人，而在农村地区则超过 215 万人，农村老年人口中重度失能的风险以及失能人群的绝对规模均高于城市。即使经历了较高的死亡淘汰风险，农村老年人群的失能率也超过城市老年人群，预示城乡老年人群中存在着严重的健康不平等现象。老年男性的失能率远低于老年女性；农村老年女性人群的失能率最高，而城市老年男性人群的失能率最低。可以看出，失能老年人中以老年女性居多，而且绝大多数的失能老年人生活在农村地区。农村老年女性成为失能风险最高的人群，农村地区男女两性老年人在失能率上的差距也远远超过城市，以上差异反映了农村地区的老年人群在健康方面存在更为严重的性别不平等现象。

从我国失能老人得到的照料现状看，无论是在农村，还是城市，家庭照料仍是最主要的照料形式，城市和农村老人依靠家庭照料的比例分别达到 81% 和 94%。接受居家有偿照料和机构照料的失能老人比例较低，且农村失能老人远低于城市失能老人的比例。在选择照料类型上并没有显著的性别差异。无论农村还是城市，目前儿子和儿媳仍是失能老人家庭照料的主要承担者。农村约有 63% 的失能老人得到来自儿子和儿媳的照料，城市约有 44% 的失能老人得到儿子和儿媳的照料。而城市中女儿承担照料的比例与儿子并无显著差异，远超过农村女儿和城市儿媳照料的比例，这说明城市女儿在家庭照料中同样起着重要作用。城市中主要由儿子和女婿照料的失能老人约占 29%，主要由儿媳和女儿照料的约占 44%；即使在传统习俗中更依赖儿子养老的农村，主要由儿子和女婿照料的占 36%，而儿媳和女儿照料的失能老人占 41%，可见无论城市还是农村，女性相对而言更多地承担了照料老人的工作。约 1/4 左右的男性失能老人依赖其配偶照料，而对于女性失能老人而言，只有 5% 左右得到配偶的照料，这与我国女性老年人寿命相对更长及老年丧偶较多相符合。

国内外多数研究显示年龄、性别、慢性病患病情况、社会经济状况、婚姻状况、文化程度、家庭功能状况等因素均对老年人日常生活活动能力产生重要影响。高龄是失能主要危险因素之一。我国第六次全国人口普查数据显示，60 岁组老年人失能率为 0.68%，70 岁组老年人为 2.15%，80 岁组老年人为 6.49%，90 岁组老年人为 18.56%，100 岁组及以上老年人高达 29.19%，老年人口失能率随年龄的增加呈现快速递增趋势。增龄可以引起老年人的身体结构或功能改变，导致感觉器官功能减退、心肺功能下降、骨骼肌萎缩、日常活动量的减少等，这些都是可能导致失能的直接因素。女性是老年失能的高风险人群，我国第六次全国人口普查数据显示，老年人口总失能率为 2.95%，老年女性失能率高于老年男性（3.35% vs.2.52%）。老年女性失能率高于老年男性，这可能与女性习惯久坐的生活习惯影响骨骼系统健康或肌力有关，对于存在低收入水平、低文化程度、患关节疾病、眼病、认知功能损伤以及抑郁症的老年女性，其失能的情况较老年男性会更加明显。慢性病患病情况也是失能重要危险因素之一。患有慢性病的老年人更易发生失能，尤其是患有精神神经系统和心血管系统疾病的老年人尤为明显，如老年痴呆、帕金森病、动脉硬化性脑病、脑卒中后遗症等。慢性肾脏疾病尤其是尿毒症期和行血液透析治疗的患者，患病期间多数食欲较差，常伴有恶心、腹胀的症状，严重影响了营养状况，发生失能的风险也较高。家庭收入水平高、文化程度高的老人失能率偏低，可能对基本的健康维护知识知晓率高，对健康的关注程度和经济投入也高，并且愿意更多地参与户外活动和规律的体育锻炼，从而成为一个保护因素，失能率较低。老年人所处的婚姻状态和家庭功能状况对失能风险的影响，可能与这些不良的生存状态，往往伴有不良身体状况，如情绪低落、药物使用增加等相关。

2010 年，我国 60 岁老年人的生活自理预期寿命为 17.22 岁，其中女性为 18.53 岁，超出男性 2.38 岁；60 岁老年人的带残存活时间为 2.53 年，其中女性为 2.75 年，超过男性 0.71 年。老年女性的平均余寿和生活自理预期寿命均超过老年男性，但如果以生活自理预期寿命在余寿中所占的比重来评价老年人的健康老龄化水平，则老年女性在这一指标上的表现不及老年男性，而且这一特征随年龄增加不断扩大，其存活人群的生命质量低于男性。

（刘尚昕　高　超　谭　潇　于普林）

参 考 文 献

1. 世界卫生组织.世界人口展望报告:2017 年(修订版)2017［R］.日内瓦:世界卫生组织,2017.

2. United Nations Department of economic and social affairs.World population ageing 2013.New York(NY):UN DESA,Population division,2013.

3. 总报告起草组.国家应对人口老龄化战略研究总报告.老龄科学研究,2015(3):4–38.

4. United Nations,Department of economic and social affairs,World population ageing 2015,(ST/ESA/SER.A/390).NewYork,2015.

5. 中国疾病预防控制中心慢性非传染性疾病预防控制中心.中国慢性病及其危险因素监测报告 2010.北京:军事医学科学出版社,2012.

6. 蔡玥,孟群,王才有,等.2015、2020 年我国居民预期寿命测算及影响因素分析.中国卫生统计,2016,33(1):2–4.

7. 蔡玥,薛明,王才有,等.我国居民 2030 年预期寿命预测及国际间比较.中国卫生信息管理杂志,2017,14(1):82–87.

8. 张航空.我国老年人口受教育水平现状及其变动.中国老年学,2016,36(5):1215–1216.

9. 王广州,戈艳霞.我国老年人口丧偶状况及未来发展趋势研究.老龄科学研究,2013,1(1):44–55.

10. 杜鹏,谢立黎.中国老年人主要生活来源的队列分析.人口与经济,2014(6):3–11.

11. 晏月平,吕昭河.中国女性老年人口健康与经济性收入来源比较分析——基于六普数据.贵州大学学报(社会科学),2015(6):123–132.

12. WHO.Global status report on noncommunicable disease 2014［R］.Geneva:World Health Organization,2015.

13. 我国疾病预防控制中心慢性非传染性疾病预防控制中心.全国疾病监测系统 – 死因监测数据集 2012［M］.北京:科学普及出版社,2013.

14. 李成福,孙林娟,王勇,等.慢性疾病对中国老年人健康预期寿命的影响研究.中国卫生统计,2017,34(3):424–426.

15. World Health Organization(WHO).(2012a).Global burden of disease.Estimates for 2000–2012.Cause specific mortality.Geneva:WHO,2012.

16. 世界卫生组织.中国老龄化与健康国家评估报告 2016［R］.Geneva:World Health Organization,2016.

17. Shanghai Municipal Center for Disease Control & Prevention(SCDC).(2012).Study on global ageing and adult health(SAGE)Wave 1：China national report.Geneva:World Health Organization,2012.

18. 姜向群,魏蒙,张文娟.我国老年人口的健康状况及影响因素研究.人口学刊,2015,37(2):46–56.

19. 张文娟,魏蒙.中国老年人的失能水平和时间估计——基于合并数据的分析.人口研究,2015,39(5):3–14.

第 3 章

衰 老

作为老年医学的基础理论之一，衰老（aging）的发生机制及其与老年疾病的关系，已经成为热门课题，受到基础研究者及临床医生的广泛关注和重视。衰老是指随着年龄增加，人体的结构和生理功能所出现的自然衰退现象的总称。衰老不是疾病，却是老年病的最大危险因素。经过多年的研究，尤其是分子生物学、基因组学等相关学科和技术的广泛应用，衰老的细胞和分子机制及其与疾病的关系已经取得了长足的进展，这些研究成果有力地促进了老年病的诊断和治疗、相关药物的研发。本章节从细胞和分子水平描述衰老特征，阐述寿命与衰老的关系，衰老相关遗传病的研究概况，深入探讨衰老与炎症的关系；最后，综合阐述干预衰老的策略。

第一节　衰老的细胞和分子特征

从老年人整体的衰老特征观察：头发花白、走路迟缓、驼背、脸部或其他部位皮肤皱纹大量增加等均是衰老的外观特征。此外，衰老在老年个体表现为高度的异质性，衰老特征的表现也明显不同。为了更好地了解衰老发生的机制，实现精准干预，十分需要从细胞和分子水平上进行深入研究。

一、细胞衰老的特征

组成人体组织和器官结构的基本单位是细胞。因此，衰老的基本原因必须在细胞水平上进行解答。细胞衰老（cellular senescence）是指细胞停止分裂，退出细胞周期，细胞体积变大，扁平铺展，异染色质出现点状凝集，颗粒物增加的现象。最为典型的细胞衰老标志物是 β- 半乳糖苷酶染色阳性，细胞阻断在 G1 期。衰老标志分子如 P16、P21、P27 等表达持续升高。细胞衰老可分为复制性衰老、早熟性衰老和发育性衰老 3 种类型。

细胞衰老的生理功能　很长时间以来，细胞衰老被看作是一种细胞功能衰退，丧失正常生理功能的标志。发育性衰老的发现，终于确认细胞衰老具有正常的生理功能，像细胞凋亡一样，是生物行使正常生理功能所必需的。在胚胎发育过程中，出现衰老的细胞，这些细胞有可能分泌细胞因子，改变局部的内环境而有助于某些器官的形成和发育。

在特定条件下，人体中的衰老细胞也具有正常的生理功能。当出现伤口愈合过程中，成纤维细胞进入衰老状态有助于伤口的愈合。胰岛细胞衰老后分泌的胰岛素增加，有助于降低人体的胰岛素抵抗。更有意思的是心肌细胞在出生后一周左右停止增殖，该过程也是通过细胞衰老反应，增加活性氧自由基及 DNA 损伤相关的蛋白表达而实现的。

细胞衰老具有抑制肿瘤发生的功能。肿瘤细胞存活并形成肿瘤的第一步，需要实现无限增殖，必须克服细胞衰老机制的约束，可以说，细胞衰老是肿瘤发生的"安全阀"。在 Pten 抑癌基因失活的小鼠前列腺模型中，检测到癌前病变及非致死性肿瘤中衰老的细胞，但在恶性肿瘤中并未检测到。通过 P53 可限制 Pten 基因缺陷细胞的生长、诱导细胞衰老。癌基因的活化不仅能够促进 P19 蛋白合成，也可通过 DNA 的过度复制激活 DNA 损伤调控点，通过损伤反应激酶磷酸化 P53，激活衰老信号通路。而破坏这条通路的完整性，肿瘤细胞就无法进入衰老程序，导致肿瘤的发生。通过诱导小鼠模型 Ras 致癌基因的表达，可引起多发肺腺瘤，其中某些肺腺瘤会进展为恶性的腺癌。在良性腺瘤细胞中明显表达 P16 衰老特异性标志，而在腺癌中几乎不表达。

1. 细胞衰老的危害　鉴于人体中分裂能力最强的是干细胞，既有组织干细胞，也有分化水平更低的干细胞，细胞衰老现象更多地出现在干细胞中。以至于有学者提出干细胞衰老是衰老发生的原因。从组织新生及损伤恢复等方面考虑，多数干细胞丧失分裂能力，意味着人体正常生理的异常和调节能力丧失。

衰老的细胞仍然是活细胞，至少能存活 1 年以上，具有明显的代谢活动，并分泌多种炎性因子和蛋白酶，影响周围的微环境。最终，衰老的细胞通过凋亡而被免疫细胞吞噬。在老年阶段，大量出现的衰老细胞对人体是有害的，是促进疾病发生的重要因素，最为明显的是促进炎性因子的产生而导致慢性炎症。

2. 非分裂细胞的衰老　在人体内，细胞衰老现象是针对能分裂的细胞而言的。人体中还存在出生后就不分裂的细胞，例如：心肌细胞、神经细胞。这些不分裂的细胞，是否存在细胞衰老现象，目前仍然缺乏十分明确的研究，也没有找到生物标志物。这些细胞的衰老变化更多表现在细胞自噬、线粒体功能失调等方面。从生物进化角度看，越高等的动物，越需要生理功能高度特化的器官。作为生物界最为高级的生物人类，婴儿出生后，需要实现自主血液循环和营养供应。神经细胞的突触大量生长，互相联系增多，以灵敏地感知外部的世界。到老年期，这些细胞最终会出现衰老和死亡，无法通过干细胞的增殖而实现动态置换，这是人类肉体不可能实现"永生"的科学理论基础。

3. 维持细胞衰老特征的相关分子　细胞衰老相关蛋白，如 P53、P21、P16 等，在维持衰老细胞表型的不同阶段起作用。这些信号分子参与细胞周期的调节，均在肿瘤中首先发现，并与某些肿瘤的发生和治疗相关。迄今为止，还没有发现：只在衰老进程中表达而与其他生理或病理过程无关的分子，这也是部分学者不承认存在衰老现象的原因。

1）P53：抑癌基因 P53 是细胞中的重要调节蛋白，与细胞凋亡、自噬、细胞衰老密切相关。P21 是 P53 的下游激活分子，是一种周期蛋白，具有阻滞细胞周期运行的作用。抑癌基因 P53 对于保持基因组稳定发挥着重要的作用，P53 的变异或失活会促进癌症的发生，人类一半以上的肿瘤都存在 P53 的突变。DNA 损伤反应与衰老关系密切，强烈的损伤引起 P53 蛋白持续升高，引起细胞凋亡而被免疫细胞清除。而轻度的损伤，引起衰老。过氧化氢或基因毒性药物处理后，损伤 DNA，引起损伤信号通路的激活，损伤信号传导到 P53，引起短暂性升高，然后激活 P21 基因，最终导致细胞衰老。

2）P16：细胞周期调节蛋白 P16 表达的持续升高，是维持细胞衰老表型所必需的。损伤信号引起 P16 表达的持续增加，使周期蛋白 RB 去磷酸化，细胞被阻断在 G1 期。在正常二倍体细胞中，P16 的高表达是细胞衰老的可靠的分子标志。把 P16 基因连接上荧光素酶基因转到小鼠体内，当细胞衰老时荧光素酶就能激活。活体成像发现：老年小鼠的荧光强度明显强于年轻小鼠，但衰老细胞多的小鼠其肿瘤的自然发生率并没有明显提高；此外，还观察到即使在遗传和环境、饮食条件完全一致的情况下，小鼠个体的荧光强度仍然具有明显的差异，说明 p16 的表达存在个体和组织的差异性。

3）Skp2/P27：周期蛋白 P27 的高表达，也是某些类型细胞衰老的分子标志。蛋白酶体通路蛋白 Skp2 属于 F 盒蛋白家族成员，与 skp1/cullin 组成蛋白复合体，在泛素蛋白酶体降解通路中起特异识别靶蛋白的作用。在该信号通路中，外部损伤信号通过 Pten 磷酸酶传递，抑制 Skp2 的活性，导致 P27 的表达升高。该信号通路引起的细胞衰老，P53、P16 的基因并没有活化，其表达量也没有升高。

Skp2 在多种恶性肿瘤中存在不同程度的增高，且与肿瘤的分化程度、恶性进程和临床预后密切相关。通过阻断 Skp2 活性，引发肿瘤细胞衰老从而遏制肿瘤生长。以 Pten 缺陷型和 P19 缺陷型患有前列腺癌小鼠为模型，观察到缺失 *Skp2* 基因的小鼠没有出现肿瘤，提取缺失 *Skp2* 基因的小鼠淋巴腺和前列腺组织，用衰老特异的 β- 半乳糖苷酶染色检测癌细胞，出现大量的阳性细胞，证明癌细胞开始衰老。*Skp2* 诱导细胞衰老直接作用于 P53 的下游分子 P21。

二、模式生物与衰老机制的研究

模式生物（model organism）是一类遗传背景清晰、具有多种突变表型，研究历史较长的生物。典型的模式生物有大肠埃希菌、出芽酵母、秀丽隐杆线虫、果蝇、小鼠等，模式生物代表着进化不同阶段的物种。通过研究模式生物，我们深入了解了大量十分重要的生物学作用机制，帮助我们更好地防治疾病、设计和发展新药。在衰老机制研究中，模式生物也起着十分重要的作用。必须指出的是：模式生物的研究结果与人类的衰老机制存在明显的差异，不能把相关结果直接推广到人类。目前，部分研究者和媒体，对发表的基础科学成果进行了不负责任的过度解读，并不利于人类衰老机制的研究。

1. 酵母 酵母是单细胞真核生物，共有近 6000 个基因。酵母生长快速，取材方便，有关细胞周期调节机制的结果，很多是从酵母细胞中首先得到的。在研究酵母衰老时，需要不断分离新生的细胞，确定酵母衰老的时间。酵母具有细胞壁，与人类细胞完全不同。从进化角度看，酵母存在基本的衰老机制，至少对其他高等生物的研究具有启示作用。

2. 线虫 模式生物线虫的正式学名是秀丽隐杆线虫，长约 1~2mm。共由 1000 左右的细胞组成、虫体透明、寿命 20 多天，靠吃大肠埃希菌为生。调节寿命的基因首先在线虫中发现，许多信号通路与人类存在 70% 的相似性。大量衰老与延长寿命的研究结果，首先在线虫中得到。无论是寻找干预衰老的药物，还是肠道菌群研究，线虫是一个很好的模型。值得指出的是：线虫的部分衰老相关的性状与哺乳类是完全不同的。超氧化物歧化酶 SOD 在哺乳类具有明显的抗氧化作用，但缺失 SOD2 的线虫寿命反而延长。长寿基因 *SIRT1* 在哺乳类细胞中抑制 FOXO3a 的活性，而其线虫的同源物 Sir2 具有激活 Daf-16（FOXO3a 的同源蛋白）的作用。

3. 果蝇 模式生物果蝇为黑腹果蝇，属于昆虫，其成虫的寿命为 60 多天，体型小，培养方便，是研究遗传和发育生物学的重要模式生物。自美国著名的遗传学家 JP 摩根开启该模式生物研究以来，仅使用果蝇进行的研究，已经荣获 5 次诺贝尔奖，包括 2017 年因发现昼夜节律分子机制而荣获的医学或生理学奖。有多项研究显示，使用果蝇得到衰老或寿命评价的结果。由于果蝇成虫的寿命时间较长，更多的研究者喜欢使用线虫进行评价。

非洲青鳉鱼 从低等动物过渡到哺乳动物，需要鱼类模式动物进行研究。常见的模式动物斑马鱼，寿命为 5 年，显然不适合进行衰老机制和寿命评价的研究。斯坦福大学的研究团队发现非洲青鳉鱼（African turquoise killifish）是研究衰老及其相关疾病的良好模型。该鱼类的寿命只有 4~6 个月。他们使用 *CRISPR/Cas* 的基因组编辑技术使端粒酶缺失，2~3 个月就得到了稳定的突变株，这些鳉鱼突变体与人类端粒缺陷的先天角化不良疾病相似。

4. 啮齿类 - 小鼠和裸鼹鼠 模式生物小鼠是广泛使用的高等哺乳类动物，利用该动物，取得了大量与生命科学和医学相关的重大研究成果。小鼠的寿命 2~3 年，广泛应用于衰老和寿命的研究。根据基因组测序的结果，人类基因组与小鼠基因组的相似度达到 90%。不过，小鼠与人类的部分生物性状完全不同。值得注意的是小鼠在衰老时端粒缩短不明显。即使在缺失端粒酶的情况下，要到第四代小鼠才出现明显的端粒缩短。还有一个现象是分离人胚胎细胞，在体外条件下，至少能培养到 50 代。而小鼠的胚胎细胞，由于空气中较强的氧浓度对细胞的毒害，容易发生衰老，培养时间一般不超过 10 代。

同样属于啮齿类的裸鼹鼠，体型与小鼠相当，长期在地下生活，其寿命长达 30 年。与小鼠容易得癌症不同，裸鼹鼠终生不患癌症，其原因是细胞能分泌高分子量的透明质酸，抑制了细胞的恶性增殖。裸鼹鼠的长寿机制引起科学家的高度兴趣，但具体的机制仍然在研究之中。

三、与衰老调控相关的重要信号通路

调节生物基本功能的信号通路，如代谢、DNA 修复、能量合成等，与衰老的发生及进程密切相关。

阐明这些信号通路与衰老的关系，对于深入研究衰老发生的机制、衰老与疾病的联系及衰老的干预均有重要意义。下面介绍 2 条重要的信号通路。

1. TOR 信号通路与衰老　雷帕霉素靶蛋白（target of rapamycin，TOR）是一种丝氨酸 / 苏氨酸蛋白激酶，属于磷脂酰肌醇 3 激酶相关激酶（pho sphatidylinositol 3-kinase-related kinase，PIKK）蛋白家族。最早在啤酒酵母中发现，作为雷帕霉素的靶蛋白而命名。根据不同物种来源的 TOR，在命名时加前饰予以区别，如 mTOR（mammalian TOR）是哺乳类的 TOR 蛋白。TOR 信号通路的功能主要是调节细胞增殖、分化、代谢、感受营养的变化等，是细胞内重要的调节通路。TOR 信号通路具有明显的保守性，从低等生物酵母、线虫到高等动物小鼠、人类，相关的蛋白其结构均具有较高的同源性，表现出相似的功能和作用特征，说明该信号通路在生理功能调节中的中心作用。

mTOR 的蛋白结构从 N 端到 C 端，依次为 20 个重复的 HEAT 模体、FAT、FRB、激酶结构域、FATC。雷帕霉素与 FKBP12 结合后，与 FRB 结合而抑制 TOR 的活性。HEAT 介导蛋白之间的相互作用，而 FATC 结构域对稳定 TOR 的活性有重要的作用。mTOR 在细胞中以两种方式存在，mTORC1 和 mTORC2。mTORC1 与辅助蛋白 mLST8、Raptor 形成复合体，对雷帕霉素敏感，主要调节增殖、代谢等功能。而 mTORC2 与 mlST8、Rictor 形成复合体，对雷帕霉素不敏感，主要调节细胞骨架、细胞运动的功能。实际上，有些功能的调节需要两类复合体的共同作用，才能达到最大的效应。根据最近的研究发现，mTORC2 对雷帕霉素不敏感的原因与磷脂酸的浓度密切相关，降低细胞内的磷脂酸的浓度，就能明显提高对雷帕霉素的敏感性。

mTOR 的上游由两条信号通路介导，将信号汇聚到 TOR 复合体。① PI3K/Akt/mTOR 通路，主要介导细胞因子和生长因子的信号，如白介素、类胰岛素样生长因子、表皮生长因子、血小板源生长因子等，通过受体酪氨酸激酶的磷酸化，把信号传递到 Akt，Akt 磷酸化结节性脑硬化复合物 TSC-2 的 Ser^{939} 和 Thr^{1462} 位点，解除 TSC1/TSC2 复合物对小 GTP 酶 Rheb 的抑制作用，Rheb 与 mTOR 结合而活化 mTOR 激酶。② LKB1/AMPK/mTOR 通路，主要介导能量代谢和氨基酸代谢的调节，AMPK（AMP-activated kinase，AMPK）感受细胞内 AMP 水平的细微变化而调节 ATP 的水平。当细胞内能量缺乏时，AMPK 直接磷酸化 TSC2，促进 TSC1/TSC2 复合体的形成，从而抑制 Rheb 活性而抑制 mTOR 的活性。

mTOR 的下游通路通过磷酸化多种蛋白而发挥作用，如对蛋白翻译起始蛋白 4EBP1、核糖体 P70S6K 蛋白的调节。4EBP1 通过竞争性抑制 eIF-4G 与 eIF-4E 的结合，来达到抑制翻译起始的作用。mTOR 信号通路磷酸化 4EBP1，解除其抑制作用，而加速蛋白的合成。P70S6K 是核糖体 40S 小亚基 S6 蛋白激酶，mTOR 信号通路通过磷酸化 S6 蛋白，而提高部分 mRNA 的翻译效率。

mTOR 信号通路在肿瘤中高度活化，是抗肿瘤的重要靶点。此外，该信号通路与代谢、免疫和骨质疏松等疾病的发生密切相关。无论是低等模式生物或小鼠实验，抑制或降低 mTOR 的活性，能干预衰老、延长寿命。敲除小鼠 S6 蛋白激酶能明显地延长寿命，使用雷帕霉素延长小鼠寿命的作用，也与影响 mTOR 及其下游相关信号通路有关。

2. 胰岛素 / 类胰岛素信号通路与衰老　胰岛素（insulin）/ 胰岛素样生长因子 -1（insulin-like growth factor，IGF-1）信号通路调节细胞的营养与代谢、糖类的调节。该通路激活后引起 PI3K-AKT 的激活，抑制 FOXO3A 的活性，影响 DNA 的修复、细胞增殖和抗氧化应激等功能。在中老年阶段，IGF-1 因子含量升高可明显增患癌症的风险。DAF-2 是线虫的胰岛素生长因子的受体，DAF-2 基因发生突变后，线虫的生命期较野生型线虫增长了 3 倍，该机制主要是增加 DAF-16（FOXO3A 的同源物）表达所致。在小鼠中，也证实了抑制该信号通路可延长雌性小鼠的寿命。

四、端粒与衰老

端粒（telomere）是染色体 DNA 末端的特殊结构，由 TTAGGG 的重复序列组成。端粒的作用是维持基因组结构的稳定性，避免有丝分裂时不同的染色体粘连在一起。端粒的长度由端粒酶（telomerase）维持。端粒酶是一种能够延长端粒长度的逆转录酶，其全酶包括端粒酶催化亚基 TERT 和模板 RNA（TERC）以及其他端粒酶结合蛋白。端粒酶能够以自身的 TERC 为模板合成端粒重复序列。细胞内的端粒酶水平受到严格调控，正常细胞没有或只有很低的水平的端粒酶活性，如干细胞表达端粒酶。随着细胞分裂次数的增加，端粒会逐渐缩短，当端粒长度缩短到一定水平后，细胞将不再分裂，也就是进入了不可逆的细胞衰老状态，这就是复制性衰老的发生机制。

端粒复合体是由大约 50~300 个核苷酸的 3' 单链突出，突出部分可以回折插入前面的双螺旋链中形成一个大 T- 环结构的蛋白复合物。T- 环的稳定性取决于端粒特异性结合蛋白复合体的完整性，这种复合体称为 Shelterin 复合体。端粒复合体保护染色体不被 DNA 损伤修复系统识别为 DNA 断裂，从而避免激活 p53 和 p16 通路，引起细胞衰老或凋亡。Shelterin 复合体由 TRF1、TRF2、TOP1、TPP1、Rap1 和 TIN2 六种蛋白组成。其中，TRF1 和 TRF2 能结合在双链端粒 DNA 上。POT1 直接与单链端粒 DNA 结合，同时与 TPP1 相互作用。Rap1 与 TRF2 相互作用。TIN2 是复合物的核心组分，可以与 TRF1，TRF2 和 TPP1 结合。TRF1 和 TRF2 都能与端粒双链区结合，但两者的功能相差很大。TRF2 能促进 T 环的形成。过表达的 TRF2 会激活 ATM/P53 或 P16/RB 通路，引起细胞衰老或凋亡。而敲除 TRF2 会导致染色体末端融合，基因组不稳定。POT1 与端粒单链区结合，敲除 POT1 起端粒处的 DNA 损伤反应，导致细胞衰老。TPP1 与 POT1 相互作用而不能与端粒 DNA 直接相互作用。TPP1 缺失的 MEF 细胞中基因组非常不稳定。TPP1 缺失还会抑制 TERT 与端粒的结合，阻碍端粒的延长。Rap1 与 TRF2 直接结合从而被募集到端粒结构中。缺失 Rap1 的成年小鼠中，上皮细胞可以再生，但是端粒长度更短，并且表现出皮肤着色过度的表型。Rap1 还可以结合在亚端粒区，对附近的基因有调控作用。

实际上，Shelterin 复合体每一种蛋白的功能都依赖与其他蛋白的相互作用。例如，TRF1 和 TRF2 相互作用共同调节端粒功能，这一过程同样需要 POT1 的参与。POT1 对端粒的结合和保护依赖于与 TPP1 的结合。Shelterin 复合物中的六种蛋白被认为是端粒特异性的蛋白，过去认为只存在于端粒处。近期研究发现这些蛋白可能拥有不依赖端粒的功能，例如 Rap1 被发现存在于细胞质中，与 IKK 结合负调控 NF-κB 通路。除 Shelterin 复合体外，端粒结构上还有其他一些非特异性的结合蛋白，这些蛋白对端粒序列的动态稳定性也具有重要作用。

使用随机光学重构显微镜得到超高分辨率的荧光图像，观察到端粒的动态结构，发现依赖于 TRF2 的 T 环是常见结构，其他结合蛋白如 TRF1、POT1、Rap1 对 T 环没有影响。shelterin 复合体是保护端粒不被 DNA 损伤机制所错误识别的结构，其中 TRF2 的保护作用由两步反应组成，首先 TRF2 的二聚体化抑制 ATM 的活化，然后 TRF2 抑制 ATM 信号向下游传导。使用电子显微镜确定四膜虫端粒酶的全酶结构，TERT、TER 和 P65 位于核糖核酸蛋白的催化核心，P50 介导与其他端粒酶结合蛋白的相互作用。

端粒结合蛋白 TPP1 招募端粒酶到端粒上，延长 DNA 片段。通过突变体分析，发现 TPP1 上的 TEL 片段是招募端粒酶所必需的。TPP1 的磷酸化与端粒酶结合的周期依赖性相关，该蛋白 S111 位的磷酸化起关键作用；把该位点突变后端粒酶在复合体中的活性明显降低，引起端粒缩短。在酵母中，Rif1、Rif2 和 Rap1 形成端区体（telosome），抑制端粒酶与端粒的接触，保护端粒不被误认为 DNA 断裂片段。使用 X- 射线分析 Rif1 和 Rif2 的结构，发现这些蛋白能单独、非依赖性与 Rap1 表位结合，具有较长的结合距离。

虽然端粒缩短引起衰老得到公认，但端粒长度能否成为衰老的标志物仍然存在较多的争议。对非洲裔美国人儿童的研究，发现端粒长度与家庭生活环境明显相关。分析生活在不良生活环境、如缺少食物、父母关爱少、甚至单亲等家庭的 40 位 9 岁男性儿童发现，其端粒长度比对照组明显要短。虽然该研究检测的例数较少，也能提示幼年期的不良生活可能对中老年期健康有影响。令人吃惊的是，对斯里兰卡国儿童的研究发现：较好的卫生条件和营养也使端粒的长度缩短。已经有大量的报道：端粒长度与许多疾病的发生有关。通过对 3.8 万人的基因组分析发现：影响端粒平均长度的 7 个位点与多种疾病的发生相关，例如：每一个位点的突变增加冠心病的发生率 21%。

不过，端粒长度太长也不是好事，有可能引起肿瘤的发生。当细胞内端粒酶的活性一直维持较高水平时，细胞就有可能具有无限分裂的能力。研究表明，90% 的肿瘤细胞具有较强的端粒酶活性。肿瘤细胞具有较长的端粒，其维持机制一是端粒酶作用，二是依赖同源重组的替代性端粒延长机制

（Alternative Lengthening of telomeres），大约 10%~15% 的肿瘤依赖后者保持端粒的长度。在 ALT 同源搜寻的过程中，需要 DNA 双链断裂反应激发，引起端粒移动，类似于减数分裂的联会。该过程需要 Rad51 和 Hop2-Mnd1 二聚体。

五、线粒体与衰老

线粒体是细胞内重要的细胞器，其主要功能是产生 ATP 能量，通过三羧酸循环维持细胞能量的平衡。从起源分析，线粒体是进化早期在细胞内与其共生、能自主生活的古细菌。线粒体 DNA 由长 16.6 kb 的环状 DNA 分子组成，共编码 2 个 rRNAs、22 个 tRNAs 和 13 个多肽。由于没有组蛋白等分子保护，线粒体 DNA 易受各种因素作用而发生损伤和异常，其突变率比核 DNA 高 10~20 倍。缺乏线粒体 DNA 可导致线粒体功能衰退，最终产生器官衰竭和早老症状。

1. 线粒体与活性氧自由基　线粒体在合成能量活动中，产生活性氧自由基（reactive oxygen species，ROS）。在正常的生理过程中，产生的 ROS 可通过位于线粒体中的抗氧化系统予以清除。当线粒体的功能受损时产生过量的 ROS，引起细胞衰老和凋亡。据统计，细胞中 90% 的 ROS 是由线粒体产生的。把人过氧化氢酶基因在小鼠线粒体中定向表达，可明显地延长小鼠的寿命，平均延长 4.5 个月。该结果也说明线粒体与衰老密切相关。

2. 线粒体自噬（mitophagy）　由于线粒体在细胞中的重要性，细胞进化出自噬的机制而保持健康。通过线粒体分裂机制，分离功能缺陷的线粒体，然后通过清除，这种过程称为线粒体自噬。线粒体自噬是实现线粒体的质量控制，保持其健康状态所必需的。PARKIN 和 PINK1 是线粒体自噬的重要蛋白，PARKIN 是一种 E3 泛素连接酶，将泛素连接到受损的线粒体上而引起自噬，该分子的突变导致帕金森综合征。而 PINK1 是一种蛋白激酶，通过激活 PARKIN 起作用。通过质谱技术确认：PINK1 能在泛素 Ser 65 位磷酸化，若将该部位突变，影响 PARKIN 的活性。也就是说，PARKIN 的完全活化需要 PINK1 激酶同时磷酸化 PARKIN 和泛素蛋白。通过 Flag 标记的 DUP 互补 DNA 文库筛选，发现线粒体去泛素酶 USP30 能拮抗 PARKIN 的作用。过表达 USP30 抑制线粒体自噬，而降低 USP30 的含量增加线粒体的降解。果蝇体内实验发现：敲除 USP30 基因的多巴胺神经元具有抵抗百草枯引起的毒性，改善运动功能，提高组织成活率。

由 1 型糖尿病敏感基因 clec16a 编码的蛋白位于膜相关的内吞体上，与 E3 泛素连接酶 Nrdp1 存在相互作用，缺失该蛋白导致出现异常的线粒体，降低 ATP 的浓度，增加 PARKIN 的表达。从患者样品 clec16a 基因的 SNP 分析也发现降低了该基因的表达和胰岛素的分泌。着色性干皮病是 DNA 损伤修复缺陷引起的疾病，通过基因芯片分析和体内实验发现是线粒体自噬信号通路缺陷所致，导致 PINK1 的过度降解。分析该过程还发现降低了 NAD/SIRT1 去乙酰化酶的表达而导致 DNA 损伤感应分子 PARP-1 的过度活化，使用 PARP-1 的特异抑制剂或加 NAD 前体能恢复基因突变线虫的正常寿命。

PARKIN 蛋白还具有其他功能。在肿瘤中，该蛋白的表达受 p53 的直接调节，从而影响葡萄糖代谢和瓦格纳效应。令人惊奇的是发现 PARKIN 介导细胞对抗结核分枝杆菌和沙门菌的感染。缺失 PARKIN 基因的小鼠和果蝇的突变体对结核分枝杆菌的感染率明显升高。在细胞吞噬细菌的异体自噬过程中，PARKIN 蛋白的作用是使相关蛋白泛素化而被溶酶体识别，最终消化细菌。该研究结果解释了临床上帕金森综合征患者容易受细菌感染的原因。

3. 线粒体与其他细胞器的相互调控　细胞核与线粒体之间的通信也是维持线粒体功能所必需的。在衰老过程中氧化磷酸化系统发生变化，线粒体丧失了亚单位蛋白如 COX2，COX4 等，此过程与细胞核中 NAD 含量的降低和积累 HIF-1α 有关。缺失 SIRT1 加速该过程，在老年小鼠中增加 NAD 能恢复线粒体的功能，表明衰老过程中细胞核之间通信能力的降低导致线粒体功能下降。

能量代谢感受蛋白 AMPK 具有多种功能，在衰老和长寿中均起到重要的作用。观察禁食的小鼠发现缺乏骨骼肌 AMPK 时出现低血糖症和肌肉衰减，该机制与脂肪酸的氧化应激无关，而是与循环系统中降低丙氨酸的水平密切相关。当抑制 AMPK 的自噬功能时，衰老的小鼠表现为肌肉功能降低、线粒体疾病及自噬标志蛋白的积累。

六、氧化损伤与衰老

氧化应激（oxidative stress）是生物的基本功能，应激中产生的 ROS 通过抗氧化酶系，如：过氧化氢酶、过氧化物歧化酶，或抗氧化物质，如谷胱甘肽所中和。细胞中 90% 的 ROS 是由线粒体产生的，其余的 10% 主要由位于细胞膜上的 NADPH 酶产生。由于 ROS 本身是信号分子、也是巨噬细胞杀死病原菌的重要介质。因此，"ROS 的产生引起衰老"的表述是不正确的。生化副反应引起不可降解产物大量积累是引起衰老原因的观点，具有一定的合理性。使用代谢物展示法分析年龄和食物对果蝇的影响，共追踪了 15 000 种代谢产物的变化，可以观察到：随着衰老进程，代谢物的多样性明显增加，出现低丰度的代谢物，大约 14% 的代谢物与衰老密切相关，代谢水平变慢，积累影响寿命的代谢分子。

自由基致衰老的假说最早由美国学者 Harman 于 1956 年提出，该假说认为体内产生的自由基引起蛋白、核酸和脂类损伤，这些损伤不断积累而导致衰老表型的出现。后来该假说不断发展，并补充提出自由基的来源主要来自线粒体代谢产生。但该假说也受到其他研究的挑战，有时衰老指标的出现与自由基并没有关系。如：线粒体 DNA 编码的聚合酶基因 γ 缺失的小鼠，出现明显的衰老相关特征，但细胞中产生的 ROS 并没有升高。

如果自由基致衰老的假说是完全正确的，那么专一性的抗氧化剂消除自由基后，就有可能具有抗衰老和减少老年病的效果，可是研究事实并非如此。以 20mg/kg、400mg/kg、4000mg/kg 的维生素 E 给小鼠服用，可以检测到小鼠血液内维生素 E 含量明显升高，但小鼠的寿命并没有明显地延长，早期的小样本人体实验已经证明：维生素类专一性抗氧化剂并没有预防疾病的作用，但由于受试者的人数较少而颇受质疑。美国医学会组织了大规模的随机、双盲对照实验，对 14641 位超过 50 岁的美国男性进行了 8 年的随访研究，每天服用 500mg 维生素 C，隔天服用 400IU 维生素 E，服用组与安慰剂组相比较，并不能降低心脑血管疾病的发病率，以及前列腺癌或其他癌症的发生率。这些结果让人怀疑自由基致衰老假说的正确性。就本身的实验设计而言，时间跨度如此长的研究，实施比较困难，如何保证实验数据的准确性存在疑问。另外，由于服药后药物只是在人体内存在一段时间，而自由基的产生是连续的，研究不能排除服用这些抗氧化剂并不能完全抑制自由基产生的可能性。根据目前的研究，相比于后来发现的天然抗氧化剂而言，维生素 C、E 的抗氧化活性是最弱的。

抗氧化剂能降低体育锻炼的效果。使用抗氧化剂维生素 C 和维生素 E 给 20 位年轻人锻炼前服用，另外没有服用的 19 人作为对照。四周后发现服用组氧化酶活性下降，对葡萄糖的利用率也明显降低，说明服用抗氧化剂对健康人反而有害。利用黑色素瘤细胞作为模型，发现氧化应激具有抑制肿瘤转移的作用，该作用与激活叶酸信号通路，引起 NADP 相关的酶类表达增加有关。而使用专一性的抗氧化剂能明显促进肿瘤细胞转移。

从目前的研究看，自由基过度产生引起的氧化损伤导致衰老的基本结论，仍然没有过时。但这些氧化损伤的产物是什么？仍然缺乏细致的研究。这些产物如何在体内继续起毒性作用，需要更为直接的人体数据。

七、衰老研究的挑战

随着人口老龄化的快速发展，老龄化产生的问题引起全社会的关注及科技界的高度重视。在衰老研究和成果普及中，目前存在一些较为严重的问题，需要高度重视和解决。

1. 是否存在专一性的衰老基因　在衰老的定义中，可以看出衰老的发生时间是一个渐进的概念，无法确定哪一个人类个体在某年就一定衰老。正如老年医学是以年龄为划分学科标志的一样，与没有衰老的年轻个体相比较，老年个体的衰老有其明显的特征。根据这些特征推测，衰老似乎是一种程序性的过程，或许是可以编程的。不过，根据目前的大量分子生物学研究结果，并不存在特异的、专一地负责衰老的基因或信号通路。在未满 20 岁的人类个体中，均能观察到衰老相关的基因表达及细胞衰老现象，那些基因具有其他生理功能，绝不是老年阶段才出现表达的。衰老可编程性的观点，缺乏研究结果的支持。

2. 基础研究与临床认识严重脱节　衰老的基础研究已经得到了大量的结果，解决了一些共性问题。

但基础研究与临床医生的认识严重脱节。部分临床医生并不认为年龄对人体结构和功能的巨大影响，即使承认了，也是简单地提到年龄因素，而不是作为一个重要的因素看待。对同一个研究对象，使用不同的专业术语进行描述。最为明显的是"aging"。

3. 研究力量过于分散　临床的专科治疗和研究是为了更好地治疗疾病，可以理解多个学科均涉及老年人的问题。由于不同学科的研究人员，对衰老及老年问题认识的差异性，导致研究的深度不够，提出的保健措施，让患者无所适从。老年人常患有多种疾病，服用多种药物，导致药物副作用高发。正是由于这种分科的因素，难以从衰老机制角度对药物副作用进行深入研究，从而提出强有力的应对措施。

（何琪杨）

第二节　衰老与寿命

人类的寿命与衰老、长寿之间存在紧密的联系。衰老是导致老年病的最大危险因素，罹患疾病是导致老年人死亡的最大原因。在目前多数国家和平的年代下，活到老年期死亡成为普遍的现象。为了更好地澄清相关问题，首先需要定义与寿命相关术语的内涵。寿命（lifespan）是指人类个体能存活的时间，也就是从出生到死亡的时间。就目前全球中等及发达国家而言，多数人的寿命在 65 岁至 95 岁之间。平均预期寿命（life expectancy），国家统计局更多地使用"人口平均预期寿命"表示该概念，有些学者也称为期望寿命。这是根据每个年龄段的个体死亡率，按照固定的公式计算所得，用以衡量每个国家经济和社会发展情况的客观指标。最高寿命（maximum lifespan）是指某一生物物种的最长寿个体所能达到的生存时间，例如：斑马鱼的最高寿命为 5 年，小鼠为 3 年。长寿（longevity）是指某些个体存活的时间比该物种的平均寿命更长的现象。就人类而言，平均预期寿命是不断变化的，因此，确定长寿的年龄也随之变化。

一、人类平均预期寿命的延长趋势

随着人类社会经济的发展及文明程度的提高，人类的平均预期寿命不断增加。以至于美国著名的"科学"杂志，向全球的科学家征集的 125 个有待解答的问题中，专门提出"人类寿命到底能延长多久？"的问题。2000 多年前，人类的平均预期寿命很短，多数国家在 20 岁至 30 多岁。我国唐代著名诗人杜甫的诗句"人生七十古来稀"，就是真实地反映了那时古人的寿命情况。古代中国，活到 70 岁就被视为长寿老人。直到 1949 年，国人的平均预期寿命也才 35 岁。随着我国经济、社会的发展，到 2010 年，国人的平均预期寿命已经达到了 74.8 岁，70 多岁的老年人到处可见，80 岁以上也很常见。一般而言，90 岁以上称为长寿老人，古今对比，长寿的年龄界定差异巨大。

就全球而言，人类的平均预期寿命也在快速延长。根据对 188 个国家从 1993 年至 2013 年的健康寿命和 306 种疾病分析资料，全球的平均预期寿命延长了 6.2 年，多数国家的疾病谱也发生了明显的变化，慢性病增多，健康寿命延长了 5.4 年。对发达国家的平均预期寿命预测：大约到 2050 年，能达到 95 岁。我国的情况与其他发展中国家类似，平均预期寿命也在快速延长。从 1949 年的 35 岁，到 2010 年人口普查时达到 74.8 岁；而到 2015 年底，达到了 76.4 岁。另外，我国各地的平均预期寿命，具有明显的不平衡性，上海、北京户籍居民的平均预期寿命已经达到了 82 岁，与发达国家基本一致。

人类平均预期寿命延长的主要原因：①医疗科技的发展和卫生条件的改善，发明了抗生素、疫苗等抗病原微生物的药物，避免了大规模爆发的传染病而导致的年轻人早逝。据测算：抗生素的发明延长了人类平均预期寿命 15 年。②全球性经济发展水平提高、营养条件改善，使人类的健康水平明显提高，减少了年轻死亡的人群。③人类处理社会和利益争端的方式发生了变化，更多地采用和平协商的文明方式，减少了大规模战争而导致人类人口数量急剧减少的极端情况。④改变不健康的生活方式，如戒烟、少酒，增加体育运动等，对延长寿命也有贡献。

在不断改善上述因素的情况下，人类的平均预期寿命就能无限地延长吗？在低等模式生物中，敲除一些长寿相关基因确实能延长寿命 3 倍以上。国外有人提出新千禧年出生的孩子寿命能达到 100 岁。有人根据目前的人口数据，推算出人类寿命至少达到 200 岁。假如真实情况果真如此，对人类社会的发展可持续性带来极大的挑战，人们普遍担心社会上更多的是百岁老人，给经济和社会带来巨大负担。事实上，人类的寿命存在极限，这与人类作为生物物种的基本特性－最高寿命有关。

二、人类的寿命极限

人类的寿命极限即最高寿命，到底能达到多少岁？这是一个饶有兴致、但也是目前无法得到十分明确结论的问题。人类的平均预期寿命是群体数据，而最高寿命是个体数据。由于人类的寿命长，个体差异大，无法像低等模式生物那样进行十分透彻、符合科学规范的寿命比较研究，导致目前争议较多，相关信息也十分混乱。即使是报刊中无法核实的报道，寿命超过 120 岁的人也是极为少数。

1. 大数据证实人类的寿命极限为 115 岁　2016 年，著名的"自然"杂志报道了美国纽约爱因斯坦医学院遗传系科学家，根据长寿大数据所得到的研究结果。他们分析了 40 多个国家和地区的人口数据，发现人类寿命延长的趋势从 1990 年开始明显变缓。根据来自法国、日本、英国和美国长寿数据库的 534 位超过 110 岁的长寿老人死亡数据，推算出人类的自然寿命为 115 岁，任何年份出现超过 125 岁的百岁老人的概率低于万分之一。他们的结论为人类存在明确的寿命极限。

虽然该研究结果遭到部分科学家的质疑，但迄今为止，没有科学家能提出比那篇研究论文更为完善的数据和理论分析，证实人类寿命的极限。在无法进行寿命对照实验的情况下，人口真实数据是最为重要的科学数据。此外，存有十分准确的出生记录，被全球科学界公认超过 115 岁的百岁老人，目前只有 4 位。全球学术界公认的人类历史上最长寿的百岁老人，是法国人珍妮·路易·卡尔曼（Jeanne Louise Calment），享年 122 岁又 164 天。她生于 1875 年，卒于 1997 年。有十分准确的出生资料记载，确认其年龄的准确性。

上述提到的寿命极限应该理解为，即使未来百岁老人的数量大幅度增加，多数老年人在 115 岁前就已经死亡。国外发达国家百岁老人的数量为总人口的万分之一，而我国的百岁老人的数量较少，差距较大。根据中国老年学和老年医学学会 2015 年的统计，全国百岁老人的总数为 6 万多人，多数百岁老人的寿命不超过 105 岁。

2. 根据人类胚胎细胞的分裂时间推算最高寿命　美国著名的衰老研究专家海弗利克（Hayflick），是首先提出细胞衰老概念的科学家。他根据人胚胎肺成纤维细胞的寿命为 50 代，每一次分裂产生的新细胞，能存活 2.4 年，然后死亡，继续下一次分裂的规律进行推算。把 2 个数字相乘后，计算出人类的寿命为 120 岁。该推算结果与大数据确认的 115 岁极限相近。

3. 根据动物生长期推算最高寿命　法国博物学家布丰根据对多种动物寿命的研究，总结出物种寿命与生长期关系的规律，发现最高寿命是其生长期的 5~7 倍。根据该公式推算人类的最高寿命，也可计算出大致的范围。如果人类的生长发育期以 18 年计算，按照最高 7 倍推算，为 126 岁，与 125 岁的概率分布接近。但如何确定人的生长期年龄是有争议的，在以前的文献中，把人的生长期定为 25 年，推算出人类的最高寿命为 170 岁；也有人确定为 20 年，推算出的最高寿命为 140 岁。在此，把人的生长期定为 18 年是有一定的科学依据的。一般情况下，法律规定 18 岁为成人，更为重要的是达到该年龄，性功能已经完全发育成熟，能产生正常的后代。当然，心理上并不一定完全成熟。从目前人类营养大幅度改善的情况看，更多青少年性早熟，比 18 岁还要提前。因此，确定人类生长期为 18 年是一个十分靠谱的科学数据。

除了上述的科学证据及推测外，中国古代书籍《尚书·洪范篇》，曾有记载"以百二十岁为寿"；最为权威的中医著作《黄帝内经》中，也有对人类寿命的描述："尽终其天年，度百岁乃去"，也提示人的最高寿命为 120 岁左右。虽然古人通过何种手段推算出人类的最高寿命，不得而知，但至少表明人类还是存在寿命极限的。

三、决定人类寿命的因素

除了上述延长人类寿命的历史因素外，从发展的角度看，决定人类寿命的因素主要有：长寿基因

（longevity gene）和表观遗传、医疗科技和生活方式、心理状态、环境因素等。根据发达国家的人群研究结果，在 70 岁之前，生活方式和环境因素对寿命的影响最为明显，积极进行外部干预也十分有效。但随着年龄的增加，包括长寿基因和表观遗传在内的遗传因素，成为决定人类寿命的重要因素，外部干预的效果明显下降。可以说，要活到百岁，遗传因素起决定性的作用。

1. 遗传因素与寿命　遗传因素包括长寿基因和表观遗传 2 个方面。长寿基因是指与延长寿命密切相关的基因，严格的称呼应该为"长寿相关基因"。长寿基因能通过生殖长期遗传给后代，而表观遗传因素只能在 2~3 代内起作用。在人体中，可能存在长寿基因群，多种基因共同发挥作用，才能使人长寿。需要指出的是：人体内并不存在专一性地负责长寿功能的基因，这些基因也不是到老年期才表达的。某些人推测只要找到这些基因，就能决定健康与长寿的观点，是对人类这种高度进化、功能精密调节机制的误解。实际上，这些基因在人体中具有多种多样的生理功能，且在某些疾病中也起作用，也许正是这种"多能性"是长寿所必需的。目前，研究较多的长寿基因有叉头转录因子（Forkhead box O3，FOXO3）、Sirtuins 蛋白等。

（1）FOXO3：FOXO3 蛋白是一种转录因子，能调节多种功能基因的表达。FOXO3 蛋白参与在细胞周期调节、抗氧化、代谢调节、细胞凋亡等方面起重要的作用。血液干细胞的长寿命与自噬的保护作用有关。在撤除细胞因子或热量限制的情况下，均能观察到小鼠血液干细胞强烈的自噬活性，在老年小鼠中更为明显，该自噬作用与 FOXO3A 的激活相关。

通过全基因组分析人 FOXO3A 内含子区（rs12212067：T>G）的核苷酸多态性，发现其与肠炎性炎症和感染有关。已经发现：FOXO3 基因的多个单核酸多态性位点 SNP 的变化与百岁老人的长寿有关，该基因是目前研究最为透彻、多个国家对其进行广泛研究的长寿基因。对 761 位中国百岁老人分析表明：3 个 FOXO3A 的 SNP 和 2 个 FOXO1A 的 SNP 与长寿明显相关。对 1031 位年龄在 95 岁至 110 岁的德国老人测定表明：多个 FOXO3A 的 SNP 与长寿相关。深入分析 1613 位 90 岁和百岁的德国老人和 1088 位 90 岁以上的丹麦老人，与年轻组相比较，吸烟与 FOXO3A 的长寿变异无关，该结果可解释为什么少数吸烟的百岁老人仍然能健康活到百岁的原因。

（2）Sirtuins 类蛋白：Sirtuins 是人类依赖能量分子 NAD 的 Ⅲ 型组蛋白去乙酰化酶的总称，目前共发现有 7 种蛋白，如 SIRT1、SIRT6 等。SIRT1 是研究最为深入的蛋白，参与糖类代谢、细胞衰老、免疫调节等多种多样的功能。SIRT1 是进化上十分保守的蛋白，在低等生物如酵母（Sir2）、线虫、果蝇中均存在同源蛋白，这也可以部分解释热量限制在低等模式生物中也有效的进化保守机制。SIRT1 蛋白主要分布在细胞核中，与常染色质结合在一起，参与多种基因的表观遗传调节。除了使组蛋白去乙酰化，参与染色质动态调节之外，SIRT1 还乙酰化多种蛋白，如 p53、Ku70、FOXO3A 等而调节多种生理功能，如抑制细胞凋亡、调节糖类和脂类代谢、延缓衰老等作用。对中老年人健康的主要危险是高血压、高血糖、高血脂的"三高症"明显增加，这些过程涉及多个基因和蛋白参与作用。在人体中，葡萄糖代谢的过程受激素和营养的严格调节。当给小鼠禁食后，SIRT1 和过氧化物酶体共激活分子 PGC-1α 的表达明显升高，SIRT1 通过与 PGC-1α 形成复合体，使后者去乙酰化而促进糖原异生作用，从而完成禁食后的信号传递过程。

在胰腺 β 细胞中，SIRT1 可以调节葡萄糖刺激的胰岛素分泌，该作用通过解偶联蛋白 UCP2 实现。UCP2 位于线粒体内膜，使氧化呼吸链产生的 ATP 解偶联。SIRT1 抑制 UCP2 的功能，提高跨膜线粒体的质子梯度，促进 ATP 的生成。此外，SIRT1 能改善外周组织胰岛素抵抗作用，在染色质水平抑制蛋白酪氨酸磷酸酶的转录，增加外周组织对胰岛素的敏感性；而且，它还能去乙酰化胰岛素受体底物 -2，进而增强胰岛素对该底物酪氨酸磷酸化的诱导，激活下游胰岛素信号通路，提高组织对胰岛素的敏感性。

脂类代谢紊乱也是导致代谢综合征的原因之一，SIRT1 参与脂类的代谢调控。用药物诱导小鼠 3T3-L1 成纤维细胞分化时，SIRT1 的表达明显增高，其作用通过募集 N-CoR，抑制脂肪调节分子 PPAR-γ 的活性。在 sirt1 基因杂合的小鼠中，脂肪酸的动员能力明显降低。给小鼠喂养高脂肪的食物，比较野生型小鼠和转染 SIRT1 基因小鼠代谢状态的变化，可以观察到较低水平的脂类引起的炎症，以及对葡萄糖的较好耐受性，其机制是增加抗氧化蛋白锰氧化歧化酶和 Nrf1 的活性，降低炎性因子如 TNFα 和 IL-6 的表达，说明 SIRT1 对高脂食物具有明显的调节作用。

SIRT6 参与 DNA 修复作用，缺失该基因的小鼠导致 DNA 修复能力明显降低。高表达 SIRT6 基因能明显增加 2 种雄性小鼠的平均寿命，分别为 14.8%、16.9%，但对雌性小鼠没有作用。使用基因芯片分析转基因雄鼠的信号通路变化，发现血清中类胰岛素 IGF-1 的含量明显下降，IGF-1 信号通路下游分子，如 FOXO1、FOXO3A 的磷酸化水平明显降低。SIRT7 位于线粒体中，线粒体未折叠蛋白反应与 SIRT7 与 NRF1 相互作用，使能量代谢和增殖相偶联。SIRT7 失活，增加未折叠蛋白反应和降低造血干细胞的再生能力。在老年造血干细胞中，SIRT7 表达降低，提高 SIRT7 的表达，可明显改善这些干细胞的再生能力。SIRT4 位于线粒体中，其自身没有去乙酰化酶活性。分离 SIRT4 的结合蛋白发现其能调节丙酮酸脱氢酶复合体。SIRT4 作为 E2 的活性辅助因子，具有脂酰胺酶活性，通过调节 ALDT 乙酰基转移酶而抑制丙酮酸脱氢酶的活性。当代谢流经过谷氨酰胺刺激后激活 SIRT4，起抑制作用。

（3）表观遗传因素：表观遗传是指与编码基因的 DNA 序列无关的遗传现象。除了对当代的寿命具有影响外，表观遗传还可以跨世代遗传。线虫组蛋白 H3L4 的三甲基化复合物的功能缺陷能延长其寿命大约 20%，过了第 3 代，这种延寿作用跨代遗传现象才消失。饥饿引起线虫的发育抑制，能通过特异的小分子 RNA 传递到后代，该性状在 3 代内均能保持，具有增加寿命的作用。给 SD 大鼠品系的雄性父代喂以高脂肪的饲料，导致体重增加，损伤了对葡萄糖的耐受性和胰岛素的敏感性，在其雌性后代中，也在幼年期表现相似的肥胖症状。目前，表观遗传与人类寿命的关系未见十分可靠的研究报道，根据多种模式生物的表观遗传现象推测：人类的个体寿命也可能与上一代父母的表观遗传因素有关。

2. 医疗科技发展提高人类寿命　随着生命科学及相关科技的快速进步，医学科技对重大疾病的治疗有了明显的进步。例如：器官移植能是接受者明显延长寿命。现代医学的发展趋势是用药精准化、手术微创化、诊断大数据化、护理智能化。总的来说，发生严重疾病和突发死亡的概率明显降低，相对地延长了人类的寿命，尤其是对老年患者更为明显。而用药精准化可以降低老年患者的严重药物不良反应，微创手术减少并发症和死亡率，智能化护理不仅减轻了护理人员的工作强度，也提高了患者的生活质量，这些因素均能延长人类的寿命。

3. 生活方式和经济收入与寿命　生活方式不仅影响疾病发生和死亡率，还影响人类社会的可持续发展。在多数富裕的地区，包括中国的城市居民，肥胖率明显增加，这与营养过剩及运动量不足有关。营养及食物因素与寿命也明显相关。对近 50 万中国人的资料分析发现：吃辣可明显地降低死亡率。辣椒中的主要活性成分是辣椒素，能激活小鼠的 TRPV1 离子通道，这是感受痛觉的受体。当把小鼠的 TRPV1 基因敲除后，突变小鼠的寿命明显延长。

在市场经济社会，收入水平的高低决定了疾病时获得医疗支持的能力，也部分地反映个体的社会生存能力。美国的贫富差距差异巨大，导致寿命也出现明显的差异。分析 2001 年至 2014 年 1.4 亿美国的高收入人群和低收入人群的预期寿命差异，最富的 1% 人群与最穷的 1% 人群，预期寿命差别达到 14.6 年，美国不同地区的人群，平均预期寿命的差别也十分明显。

4. 心理状态　人体的健康和寿命还受到心理因素的明显影响，长寿人群与短寿人群的心理状态差别巨大。2008 年，美国国立衰老研究所发表了一项进行了 50 年的追踪研究报告：一项从 1958 年开始观察的"巴尔的摩衰老纵向研究模型"项目，分析了 2359 位参与者的性格特征与长寿的关系，情绪稳定、生活积极、有节制和规律的人寿命较长，死亡风险最高可降低 27%。分析 3853 位英国老年人情绪对生存率的影响，发现拥有快乐情绪老年人的死亡率明显低于自诉不快乐的老年人。使用实验方法分析老年人和年轻人的后悔心理，发现成功老龄化的老年人明显降低了后悔的心理反应。

5. 环境因素　环境污染导致疾病增加，寿命缩短已经成为人类的共识。但即使是在污染少的地区，人类的寿命还受到环境因素的明显影响，出现"区域长寿"的现象，如百岁老人很多的地区：我国的海南岛、韩国济州岛、日本冲绳岛。而中国百岁老人较多的地区位于南方，沿江河分布，均具有植被茂密、土壤中微量元素硒含量高、环境良好的生态环境。对我国 398 位百岁老人血液中的微量元素测定表明：硒含量明显高于同地区的低年龄对照组。由于硒具有抗氧化、抗肿瘤、抗心脑血管疾病的多种作用，很显然，硒是一种有利于长寿、保护健康的有益元素。

四、个体年龄的精准确定

衰老与个体寿命相关，但属于不同的生物学问题。衰老的严重阶段导致疾病的发生，但不一定意味着个体的快速死亡，生命终结。在上述阐述了影响人类个体寿命的多种因素中，衰老与健康及年龄的关系极为复杂。即使是遗传背景一样的双胞胎，成人后生活环境的差异，寿命也出现明显的不同。鉴于老年群体的高度异质性，仅以出生年龄作为标准是不够的。需要有一种技术，仅取少量的细胞，就能精准地确定年龄。通过大量的研究，已经发现检测特异位点的甲基化就可以实现该目标。

DNA 甲基化是在 DNA 甲基化转移酶的作用下，在 DNA 链中的胞嘧啶残基的 C5 位点，加上来自 S- 腺苷甲硫氨酸的甲基而实现的。甲基化是一种动态的调节过程，人体中还存在去甲基化酶，可以把甲基化位点去甲基化。对基因启动子区的甲基化可以抑制基因的表达。由于端粒长度与衰老及疾病密切相关，有人将此用于分析与年龄的关系，其相关性只有 0.5，也就是说，端粒长度无法用于确定人的年龄。美国加州大学洛杉矶分校的遗传学家 Horvath 找到了解决途径，根据大数据计算和人体样品的分析，确定了 80 个左右 DNA 甲基化位点就能确定年龄，准确率与真实年龄差 2~5 年。Horvarth 的研究开创了利用甲基化位点精准确定年龄技术体系，多个实验室进行了重复和寻找新的甲基化位点。最新的报道，分析来自血液的 DNA，只需要 3 个位点就可以确定年龄。分析来自 54 位个体中唾液的全基因组 DNA 甲基化谱，鉴定了甲基化与年龄之间高度相关的 7 个 CpG 位点，可以实现无损地测定人类个体的年龄。

使用 DNA 甲基化特异位点确定人类个体的年龄，具有巨大的应用价值。这是一种准确的年龄确定方法，避免出现医学研究中人为的差错。在法医鉴定中，根据少量组织，确定受害者的年龄，可以为破案提供可靠的数据。长寿机制的研究，一个最困扰人的问题是年龄的准确确定，仅按照调查者自报的年龄，在某些地区会出现严重的问题。提取血液 DNA，检测 DNA 甲基化位点，可以准确无误地确定长寿老人，尤其是百岁老人的准确年龄。

（何琪杨）

第三节　与衰老相关的人类遗传病

遗传病是特指生殖细胞中的遗传物质发生改变而导致后代发生异常症状的疾病。这些疾病的病因完全由遗传因素决定，通常在出生一定时间后才发病，有时要经过几年、十几年才出现明显的症状。多数遗传病属于罕见病，大部分患者在 20 岁前发病。在这些遗传病中，部分患者的疾病表型与衰老特征相似，如出现皮肤皱缩、脱发、肌肉萎缩、心血管疾病等症状。根据已经报道的早老型遗传病的分子特征，均与 DNA 损伤修复缺陷有关。这些疾病可以分为：核纤层蛋白病（laminopathies）和 DNA 损伤修复缺陷病等两类。

一、核纤层蛋白病

核纤层蛋白病是指核纤层蛋白 A（lamin A，LMNA）的基因及其编码的蛋白异常引起的。该病既包括 LMNA 基因突变引起的疾病，也包括参与 LMNA 蛋白加工成熟的相关蛋白突变引起的疾病。

（一）HGPS 早老症（Hutchinson Giford Progeria Syndrome，HGPS）

HGPS 是一种典型的由基因突变导致的衰老相关遗传病，它的发病率很低，大概是 400 万分之一 ~800 万分之一。HGPS 最早由 Hutchins 在 1886 年报道，1904 年 Gilford 报道了第二例患者，他在文章中使用了 progeria（早老）这个词。1962 年，DeBusk 将这种疾病命名为 Hutchinson Giford Progeria Syndrome，HGPS。HGPS 患者在出生的早期就开始显现衰老的容貌，出现的特征包括：典型小颌，颌面不均匀，突眼，头皮静脉突出等面部特征，患者生长缓慢，体形矮小，体重低于同龄人平均体重。在生长过程中快速出现正常个体晚年时才呈现的特征，例如：头发灰白，脱落，皮肤变薄和皱褶。患儿大多死于心血管疾病或卒中，寿命大多为 7 岁至 27 岁，平均 13 岁。

1. 核纤层蛋白的生理功能　在人体细胞的细胞核内膜周围，受到称为核纤层的结构保护。构成核纤层的蛋白由 LMNA、LMNB、LMNC 组成。人类的 LMNA 基因定位在 1q21.2-q21.3 染色体上，包括 12 个外显子，并且含有两个多腺苷酸化信号，分别是 LMNC/C2 的 ATTAAA 和 LMN A Δ10 的 AATCAA。LMNA 基因通过选性择剪切产生 A 型核纤层蛋白，包括 LMN A Δ10、LMN C2、LMNA 和 LMN C，其中 LMNA 和 LMN C 为主要产物。LMNA/C 除了参与构成细胞内部的网络骨架以外，还在调节 DNA 复制、细胞周期、凋亡、基因表达等方面有重要作用。LMNA 的表达与组织的硬度和基质指导的分化有关。通过蛋白质组学的方法证实：在软组织如脂肪中，LMNA 低表达，而硬组织如骨头中 LMNA 高表达；利用干细胞分化成相关组织，LMNA 的表达变化规律与前述结果类似。

LMNC 和 LMN A 蛋白 N 末端含有 566 个相同的氨基酸残基，在此之后的氨基酸序列中，LMNC 则缺失 10 号外显子的部分序列和 11、12 号外显子的全部序列，但在其 C 末端具有特异的 6 个氨基酸残基。LMNA 在合成之前，首先翻译成 A 型核纤层蛋白前体，即前 LMNA，其 C 末端含有 CAAX 盒（C 表示半胱氨酸；A 表示脂肪族氨基酸；X 表示可变氨基酸），接着这段半胱氨酸侧链被法尼基化，然后 "-AAX" 在 ZMPSTE24 和 RCE1 的共同作用下被切除，紧接着半胱氨酸被内质网中的异戊烯半胱氨酸羧基端甲基转移酶 ICMT 甲基酯化。最后，ZMPSTE24 在 Y646 和 L647 之间第二次酶切，前 LMNA 末端的 15 个氨基酸残基（包括法尼半胱氨酸甲酯）被切除，产生成熟的 LMNA。

已经报道 LMNB1 的丢失是细胞衰老的分子标志物。其丢失过程是通过细胞自噬实现的。自噬关键蛋白 LC3/Atg8 能介导 LMNB1 的降解，该过程不被细胞饥饿接活，但受原癌基因 ras 激活，通过影响核质运输，把 LMNB1 运输到溶酶体中。抑制自噬或 ras 的功能，均能抑制该蛋白的降解，并抑制细胞衰老。此外，近几年的研究表明：早老症相关的蛋白变化也能在正常衰老细胞中检测到。

2. LMNA 的突变导致 HGPS　目前研究认为：HGPS 大都是由于染色体上编码 A/C 型核纤层蛋白的 LMNA 基因发生点突变而引起。LMNA 基因在其外显子的 1824 位发生核苷酸转换（C → T）造成的，尽管未造成氨基酸残基的改变（G608G），但产生了一个潜在的选择性剪切位点，导致第 11 外显子的部分碱基被剪切，使得前 LMNA 的 C 末端 50 个氨基酸残基被切除，这种截短的蛋白叫做早老蛋白（progerin）。早老蛋白保留了 "-CAAX" 盒，能被法尼基化，由于早老蛋白缺失 Zmpste24 酶切位点，导致其 C- 末端区域不能被释放，保留了法尼半胱氨酸甲酯。因为法尼基化的功能是将前 LMNA 插入核膜以后，再进行剪切。永久法尼基化的早老蛋白无法从核膜上脱离下来，其他核纤层蛋白由于与早老蛋白结合成复合体也无法脱离核膜，最终使细胞核的结构和功能受损。

LMNA 基因除了上述典型的 G608G 突变，一些非典型的纯合突变 K542N、杂合突变 R471C 和 R527C 也可引起 HGPS。

3. 突变蛋白引起的变化　LMNA 突变产生的早老蛋白还会引起染色质的紊乱，导致 DNA 双链损伤和异常的 DNA 损伤反应（DNA-damage response，DDR）。早老蛋白引起的早衰与其造成的 DNA 损伤的增加密切相关，研究表明，这种损伤位于端粒，会引起端粒聚集和染色体畸变。HGPS 症患者的成纤维细胞中早老蛋白蛋白会引起端粒的融合，在人类正常的成纤维细胞中表达外源性早老蛋白同样会如此。

研究表明，在有早老蛋白表达的细胞系，或者在细胞内表达突变形式的 LMNA 和 LMNB 以及在正常的衰老细胞中，都能检测到端粒聚集。通常认为端粒的聚集会导致端粒融合，因此导致基因组的不稳定。研究人员在早老蛋白表达的细胞系中发现多种染色体畸变的情况。有多种证据表明在 HGPS 症患者的成纤维细胞中基因组是不稳定的，例如：出现双核细胞、非整倍体细胞。研究发现，端粒酶可以修复早老蛋白引起的端粒功能紊乱，但是具体机制目前还不清楚。

在 HGPS 细胞中表达外源性的端粒酶催化亚基基因 TERT，可以明显延长细胞的传代数，说明 TERT 可以延长 HGPS 细胞的寿命。在细胞中表达外源早老蛋白（表达量和 HGPS 细胞中内源性的早老蛋白表达量相似），可以引起明显的 DNA 损伤信号。但是如果事先在此细胞中表达 TERT 蛋白，再表达早老蛋白，则没有明显的 DNA 损伤信号，表明端粒酶可以对抗早老蛋白引起的 DNA 损伤。

早老蛋白引起的损伤反应还与长寿蛋白 SIRT6 有关。使用模拟 HGPS 的干细胞，深入分析早老蛋白引起 DDR 的信号通路变化，与抑制抗氧化蛋白 Nrf2 发挥功能有关。早老症患者的症状之一是心脏发育异常，使用缺失 laminA 突变的小鼠胚胎成纤维细胞，检测到机械力感受信号通路 MLK1-SRF 的核转移作用丧失，信号通路没有激活而影响肌动纤维变化。把核被膜蛋白 emerin 在突变细胞中异位表达，则恢复了 MLK1 的功能。

（二）下颌骨末端发育不良症（Mandibuloacral Dysplasia，MAD）

MAD 是一种罕见的常染色体隐性遗传病。Young L 在 1971 年首次报道了相关的病例。患者在出生后表现出生长迟滞、脱发、颅面异常、骨畸形、关节僵直、皮肤萎缩及斑点色素沉着等病症。这些症状和早老症的一些临床症状很相似，所以也归为早老症的一种类型，但是 MAD 患者的寿命要比 HGPS 患者长。

研究发现，有两个基因的突变与 MAD 相关，第一个基因就是 LMNA，即 A 型 MAD（MADA），第二个基因是 ZMPSTE24，即 B 型 MAD（MADB）。A 型 MAD 患者和 B 型 MAD 患者的不同主要表现在脂肪营养不良的范围和程度不一样。A 型 MAD 患者主要是四肢的皮下脂肪偏少，颈部和躯干的皮下脂肪相对正常或者有轻微的过量。B 型 MAD 患者则表现出大范围的皮下脂肪偏少，例如面部、躯干、四肢。

A 型 MAD 患者的 LMNA 基因发生 R527H 纯合突变，而 B 型 MAD 患者则是 ZMPSTE24 基因发生了突变。B 型 MAD 患者基因突变有两个位点，第一个位点是第 8 个外显子上的 1018 位点发生核苷酸转换（T→C），导致 T340A 的突变；第二个突变位点是 9 号外显子在 1085 位点处插入一个碱基 T，导致该基因发生移码突变，在此处产生终止密码子，产生截短的突变蛋白。由于前 LMNA 是 ZMPSTE24 的特异性底物，ZMPSTE24 突变之后，无法行使其正常的生理功能，造成法尼基化的 LMNA 堆积在细胞核的边缘，使核的稳定性受损，引起细胞核畸形和基因表达的改变，这也可能是 MAD 和 HGPS 患者具有部分相同表型的原因。

（三）限制性皮病（Restrictive Dermopathy，RD）

限制性皮病是一种致死性的人类遗传病，为常染色体隐性遗传性疾病。由 Witt 在 1986 年首次报道。其特征表现为皮肤绷紧、变薄，易于溃破，步态不稳和关节挛缩。RD 在胎儿时期就出现异常，如羊水过多，胎儿活动减少，羊膜早破、早产，脐带过短，绒膜羊膜炎，胎儿发育迟缓等。出生后的表现有：头面部骨缝宽，低位耳，小颌，小口呈 O 形，乳牙等。皮肤的变化有：硬紧、红斑、糜烂、剥脱、瘢痕。骨骼异常：关节挛缩，足骨发育不全，骨化中心缺乏，长骨过度管化等。呼吸系统的变化有：胸前后径增加，肺发育不全，呼吸功能不全等。

最初的研究表明 RD 的发病与 LMNA 基因 11 号外显子突变产生的截短前 LMNA 有关，但是后来又在某些 RD 病例中发现 LMNA 基因是正常的，这表明 RD 还存在其他的致病机制，因此，研究人员又检测了病例的 *Zmpste24* 基因，发现其 9 号外显子发生了杂合性的单个碱基插入突变，产生截短的 ZMPSTE24 蛋白，使之无法正确剪切、加工前 LMNA，导致前 LMNA 在细胞核内的聚集。

二、DNA 损伤修复缺陷相关的遗传病

DNA 损伤修复是生物为保持基因组稳定性，维持遗传性状的重要保护机制。细胞内的 DNA 损伤有烷基化、交联、断裂等多种形式，根据 DNA 损伤的类型不同，DNA 损伤修复机制主要可以分为碱基切除修复（Base excision repair，BER）、核苷酸切除修复（Nucleotide excision repair，NER）、错配修复（Mismatch repair，MMR）、双链断裂修复（Double-strand break repair，DSBR）等。其中，与衰老关系比较紧密的是 DSBR 途径和 NER 途径。

DSBR 途径主要有 2 条，即 DNA 双链断裂同源重组（Homologous recombination，HR）修复和非同源末端连接（Non-homologous end-joining，NHEJ）修复。当哺乳动物细胞中出现双链断裂（DSBs）的时候，DNA 损伤感应蛋白 ATM 首先发生自磷酸化而活化，然后被三聚体复合 MRN（Mre11-Rad50-Nbs1）招募到 DSBs 位点，进而靶向其下游底物，进行损伤修复。

NER 可分为全基因组 NER（Global genome repair NER，GG-NER）和转录偶联 NER（Transcription-coupled NER，TC-NER）。GG-NER 的主要作用是在全基因组范围内防止 DNA 突变，修复速度较慢。当 DNA 双链结构产生较大变化，XPC 与 hRAD23b、CETN2 共同作用，直接识别 DNA 损伤；当 DNA 损伤

对自身结构稳定性影响较小，DDB2 与 DDB1 结合到损伤位点，形成一个可以被 XPC 识别的结构，进而招募 hRAD23b 和 CETN2，以及其他多种蛋白组成复合体进行 DNA 损伤修复。TC-NER 修复途径可修复各种阻碍 RNA 聚合酶延伸的 DNA 模板链损伤，修复速度相对较快。DNA 在转录过程中，当 RNA 聚合酶被 DNA 损伤阻碍不能移动时，CSB 和 TFIIH 组成复合体，进而招募其他多种蛋白组成复合体进行 DNA 修复。

（一）沃纳综合征（Werner Syndrome，WS）

WS 由 Werner 在 1904 年首先报道。特点是较早表现出衰老特征和对癌症的易感性，多在儿童后期或青年期就发生衰老，其发病时间比 HGPS 稍迟，因此也叫做"成年性早老症"。大约有 75% 的 WS 病例发生在日本。

WS 具有家族性，以常染色体隐性遗传为主，皮肤呈现出老人的特征。皮肤的结缔组织、脂肪组织及肌肉萎缩，皮肤光滑、发亮，紧贴于皮下组织，面部和四肢的远端为最明显。鼻子变尖、变细，形成钩状鼻。口腔四周皮肤形成放射状皱纹，眼部结缔组织萎缩形成眼球假突出，耳部皮肤萎缩，耳部尖小。上述改变使患者面部表现出所谓"鸟样外貌"。足底及骨突出部位，如踝、跟、趾等部位皮肤角质化过度，并形成溃疡，溃疡经久不愈，并逐渐扩大，深度可达骨和关节面。四肢皮肤有局限性色素沉着或色素减退现象，有时全身弥漫性色素增加或有雀斑样皮疹。

WS 的患者十岁前大多发育正常，但是不会像正常儿童一样在十几岁初期迅速生长。通常在 20 岁左右出现头发脱落或者变灰，声音嘶哑，以及类似硬皮病的肤质改变，继而在 30 多岁表现出双侧白内障、2 型糖尿病、性腺功能减退、皮肤溃疡和骨质疏松。死亡通常发生在 40 岁左右，最常见的死因是心肌梗死和癌症。

WS 是由于位于 8 号染色体上的 WRN 基因突变引起的。WRN 基因编码的 WRN 蛋白是 DNA 解旋酶 RecQ 家族的成员，它参与细胞的增殖、永生化和肿瘤的发生。RecQ 解旋酶家族的主要功能是参与 DNA 的重组、复制和 DNA 双链断裂修复。在 DNA 复制阶段，WRN 可以通过聚拢 DNA 链，重新启动停滞的复制叉，WRN 的缺失将会降低复制叉延伸的速度，进一步导致复制叉的崩解以及整个染色体组的不稳定。

WRN 在维持端粒的结构和功能、参与端粒的复制等方面起着重要作用，众所周知，端粒在细胞的寿命维持方面起重要作用。WRN 与端粒重复序列结合因子 TRF1（Telomere repeat binding factor）、TRF2 等与端粒长度维持相关的蛋白相互作用，以维持端粒的功能。端粒单链 DNA 结合蛋白 POT1 可与 WRN 共同维护端粒末端的 DNA 结构，保护端粒展开时的 3' 末端。利用干细胞模型和人体样本，研究了 WS 加速衰老的机制。WRN 蛋白能与异染色质蛋白 SUV39H1、HP1α、LAP2β 相互作用。把失活催化亚基的 SUV39H1 敲入到野生型间充质干细胞中也能加速细胞衰老。说明异染色质的变化是 WRN 致衰老的驱动力之一。

除此之外，与 WRN 蛋白同属解旋酶 RecQ 家族的 BLM 蛋白和 RECQ4 蛋白的突变也会导致具有一定衰老表型的疾病，分别是 Bloom 综合征（BS）和 Rothmund-Thomoson 综合征（RTS）。BS 患者最大的特点是在幼年就出现老年人才有的癌症。RTS 患者的特点是从婴儿时期就出现皮肤异色病皮疹，身材矮小，骨骼异常，青少年白内障，在细胞水平的表现和早衰症一样，存在基因组的不稳定性。

（二）着色性干皮病（Xeroderma Pigmentosum，XP）

XP 是一种常染色体隐性遗传病，在各种族人群中均有报道，常见于患者的祖父母、父母有近亲婚配史或同一家族中有数人患病。在日本人中的发病率大约是其他国家人群的六倍。

XP 的主要临床特征是皮肤对日光过度敏感，暴露部位的皮肤易发生色素沉着、萎缩、角质化过度和癌变等衰老的表型。此外，约有 40% 的患者伴发眼部病变，可累及眼睑、结膜和角膜，不同程度地影响视力，甚至失明。约 15% 的患者有神经症状，表现为深反射缺失，进行性的感觉神经性耳聋，以及身体和智力发育迟滞等。只有不到 40% 的 XP 患者可以存活 20 年以上，但是有些病症较轻的患者可以存活到 40 多岁。

研究均表明，XP 患者的核苷酸切除修复机制有缺陷，不能有效清除紫外线所致的环丁烷嘧啶二聚体，导致 DNA 损伤修复障碍，最终诱发皮肤癌变。神经症状的 XP 患者主要是与 XPA、XPG 和 XPD 的基因突变有关，这些基因的突变会导致正常生长的神经元退化，进而导致外周神经病变，最终会产生共济失调和精神发育迟滞。XPA 基因突变会导致最严重的一种 XP：De Sanctis-Cacchione 综合征（XP-DSC）。除此之外，DDB2、ERCC4、ERCC5 和 POLH 等基因的突变也会导致 XP 的发生。

将 XPC 患者的成纤维细胞和角质细胞分别培养，并在体外研制出人造皮肤，然后导入正常的 XPC 基因，使之正常表达，XPC 患者细胞的分化迟滞、基底细胞层增生活跃、真皮层内陷等皮肤异常表型得到了很好的修复。

还有一种和 XP 表型类似的疾病叫做毛发低硫营养不良（Trichothiodystrophy，TTD），它由 XPB 或者 XPD 基因（编码 DNA 解旋酶亚基 TFIIH，与 NER 相关）突变产生。主要的症状是头发枯焦，细胞内硫缺乏，智力低下，发育迟缓，大约一半的患者有光敏性。与 XP 不同的是，TTD 患者罹患皮肤癌的可能性相对较低。

（三）Cockayne 综合征（Cockayne Syndrome，CS）

CS 是由 Cockayne 在 1936 年首次报道的一种常染色体隐性遗传病，其发病率极低。其特征是患者头部和体型偏小，眼眶凹陷，表现出早老的外貌。

CS 的发病和参与核苷酸切除修复机制的 CSA 基因（也叫做 ERCC8）和 CSB 基因（也叫做 ERCC6）的突变有关，大约有 62% 的 CS 患者是 CSB 基因发生突变。这两个基因编码的蛋白参与 TC-NER，不参与 GG-NER。

CS 的临床表现为：出生时多为正常，婴儿期或儿童早期发病，病情逐渐发展。由于严重生长障碍和脂肪丢失，身高体重逐渐落后于同龄人，身材消瘦，矮小，面容表现为深眼窝，小眼球，尖鼻，尖下颌，即"鸟样脸"。大耳廓，龋齿，易晒伤，面部色素，膝关节挛缩，呈"骑马样"姿态。

半数的 CS 患儿会发生神经性耳聋，眼部病变多样化，且呈进行性发展，最具有特征性的变化是色素性视网膜萎缩，可继发白内障，视神经萎缩，最终丧失视力；泪腺、唾液腺、汗腺分泌不足，出现角膜炎，角膜溃疡，龋齿，少汗，皮肤干燥；头发稀疏，细软，呈早老性秃头。CS 最明显的特征是神经系统症状：智力迟钝，共济失调，大脑皮质以及神经元丢失。大多数患者于儿童末期死亡，平均死亡年龄 12 岁左右。

根据 CS 的发病时间和发病严重程度，可以将其大致分为三种类型，分别为 Ⅰ 型 CS、Ⅱ 型 CS、Ⅲ 型 CS。

Ⅰ 型 CS：是典型的 CS，在胎儿和出生早期无特殊病变，在出生两年后开始出现异常，视力、听力、中枢神经和外周神经逐渐出现病变，患者最终会在 10~20 岁之间去世。

Ⅱ 型 CS：患者在出生后的神经症状比较轻，通常死于七岁，也叫做 Cerebro-oculo-facio-skeletal（COFS）综合征，这种综合征通常患有着色性干皮病。

Ⅲ 型 CS：患者的发病相对较晚，发病概率和发病程度比 Ⅰ 型 CS、Ⅱ 型 CS 都要低。

三、衰老相关的遗传病治疗

以上具有衰老表型的人类遗传病，基本上都可以归结为积累的 DNA 损伤对机体造成不可逆转的破坏。目前临床上的医疗手段都无法从根本上治疗这些疾病，大多采取的是对症治疗，改善患者的生活质量。

已经发现一些药物可以治疗 HGPS。白藜芦醇通过激活 SIRT1 依赖的信号通路，可以恢复 LMNA 突变小鼠干细胞的功能，减轻了早老症的症状。mTOR 抑制剂雷帕霉素可以在一定程度上缓解 HGPS 细胞的衰老表型。法尼基化抑制剂（farnesyltransferase inhibitor）Lonafarnib 可以增加 HGPS 患者的体重，提高听力，改善骨质和心血管系统功能。

随着基因疗法的兴起，特别是最近几年不断完善的 *CRISPR/Cas9* 基因编辑技术，为这些遗传疾病的治疗带来了曙光。*CRISPR/Cas9* 系统由具有靶向性的单链 sgRNA 和具有核酸内切酶活性的 Cas9 蛋白构成。基于此，在理论上可以实现对基因组任意位点的序列进行编辑，从而根治各种遗传疾病。目前这种方法已在动物模型上取得成功，相信在不久的将来，CRISPR/Cas9 技术可以成功运用于治疗包括早老症在内的各种遗传疾病。

（赵 炜 刘新光）

第四节 衰老与炎症

衰老不是疾病、但具有多种危害，是老年病发生的最大危险因素。衰老与疾病相联系的重要环节在于炎症（inflammation）。衰老过程中出现的炎症反应增加的现象，有人称为"炎性衰老"（inflammaging）。考虑到炎症与免疫系统关系密切，也有人把相关现象称为"免疫衰老"（immnuosenescence）。鉴于炎性分子来源的复杂性，本节尽可能区分不同的情况，更准确地描述衰老与炎症之间的关系。

一、老年健康与慢性炎症

人体发生疾病时、尤其是感染性疾病，导致炎症发生，多种细胞因子的表达明显升高。以细菌感染为例，人体为了消除病原菌，活化多种免疫细胞，如巨噬细胞的激活；同时诱导细胞因子及驱化因子高表达，募集更多的免疫细胞到达细菌存在的部位。当巨噬细胞吞噬病菌、清除感染源后，免疫系统的活性被自动调节，进入非活化状态，等待下一次病原菌的侵入。这是最为常见的炎症反应，或称为急性炎症。

与病原体感染不同的免疫反应，一般称为慢性炎症（chronic inflammation）。引起慢性炎症的炎性因子，主要有白介素 -6（interleukin-6，IL6）、白介素 -8（IL-8）肿瘤转化因子 α（Tumor transformation factor，TNFα）和 C- 反应蛋白（C-reactive protein，CRP）等。有多种因素引起慢性炎症，如：负责编码细胞因子表达的基因突变、毒物损伤、衰老等。基因的单核苷酸多态性影响基因的表达，IL-6 基因启动子区 C/G-174 位的多态性与血液中 IL-6 的含量密切相关。拥有 GG 基因型的老年人，与其他类型相比较，患急性冠心病的风险明显增高。而抗感染因子白介素 -10 启动子区 G/A-1082 位点，与长寿密切相关，含有 GG（-1082）基因型的个体在百岁老人中明显增加。毒物损伤的因素较多，既有环境污染的因素，如空气中过高浓度的甲醛引起的细胞损伤，也有食物受毒物污染引起的因素。

在老年人中，常发现低度炎症的存在。由于免疫系统活性降低，长期在人体内潜伏的病毒，如带状疱疹病毒，重新活跃也能引起炎症。部分老年人在排除感染因素后，此类炎症仍然存在。即使在健康的百岁老人的血液样品中，炎性分子 CRP 的含量也很高。说明慢性炎症是老年人常见的现象。引起该现象的原因正是人体衰老所致。

二、衰老性炎症

有关衰老引起的炎症，有人称为炎性衰老。鉴于"炎性衰老"的术语并没有被很多学者所认可，笔者使用衰老性炎症（aging-associated inflammation）进行描述。该术语既包括衰老细胞引起的炎症，也包括其他因素引起炎症，但在人体衰老的情况下加速的现象，如老年人的潜伏病毒感染。衰老引起的炎性因子通过血液循环系统中，分布于人体全身。与局部性炎症，如肝炎病毒引起的肝脏炎症明显不同。

1. 衰老细胞引起的炎症　衰老细胞是活细胞，进入衰老状态后仍然能存活很长的时间。衰老细胞除了进行自身的代谢活动外，还向细胞外分泌许多促炎因子，如 IL-6、IL-8，及其他活性分子，如蛋白酶等。上述现象称为衰老性分泌表型（senescence-associated secretory phenotype，SASP）。人体进入老年阶段，由于氧化损伤不可降解的毒性在体内明显增加，引起细胞衰老，是产生慢性炎症的主要原因。

癌基因 *Ras* 诱导细胞衰老后也能引起炎症，此过程活化蛋白激酶 PKD1 是必需的。通过调节 NF-κB 的活性引起细胞因子 IL-6 和 IL-8 的分泌，PKD1 促进 Ras 诱导的细胞衰老。果蝇的脂肪体是主要的免疫器官，脂肪体衰老后引起系统性炎症导致肠道的恶性增殖，该过程由于核纤层蛋白 LMNB1 的降低所引起。其结果导致异染色质丢失，去除了对免疫反应基因的抑制作用，引起炎性因子的表达。鉴于果蝇与哺乳类该染色质区的具有保守性，推测该现象是联系免疫衰老与整体衰老和疾病的分子机制。

虽然衰老细胞分泌炎症相关的细胞因子而导致炎症得到公认，但仍然缺乏整体动物的直接实验证据。NF-κB 的活化是导致炎症的关键分子，其中调节分子 p50：p50 可以募集组蛋白去乙酰化酶到 κB 基序区而引起失活。当把 p50 缺失后，引起 NF-κB 的持续活化而出现慢性炎症，通过此策略，得到了缺失 NF-κB 活性的小鼠。这些小鼠表现为慢性炎症，提前衰老，组织再生能力明显降低，端粒功能失调。该结果直接阐明了体内慢性炎症与衰老的直接联系。

2. 衰老性炎症与神经退行性疾病　炎症是神经退行性疾病的一个重要标志，但是否导致疾病的病因缺乏十分可靠的证据。观察缺失 β- 干扰素基因的小鼠，在缺乏引起神经退行性突变蛋白的情况下，自发形成帕金森样的疾病，表现为：运动和认知学习功能受损，出现含 α- 突触核蛋白（α-Synuclei）的路易小体，并在大脑黑质区降低多巴胺神经元，此外，还观察到衰老的线粒体形态。给突变小鼠的神经元使用重组的 β- 干扰素，可以观察到神经元的生长和突起增多，启动自噬流及 α- 突触核蛋白的降解。使用含 β- 干扰素基因的慢病毒高表达也能防止人家族性帕金森病模型中的多巴胺神经元的丢失。

通过深入分析整体炎症产生的来源，发现下丘脑是小鼠整体炎症的主要部位，明显激活 IKK-β、NF-κB 等炎症关键分子，抑制促性腺素释放素的产生。利用蛋白结构分析和质谱技术，发现长寿基因 SIRT6 在调节肿瘤坏死因子 TNFα 的分泌中起重要的作用。通过转移赖氨酸残基的长链脂肪酸，SIRT6 促进 TNFα 的分泌。星型胶质细胞多巴胺 2 受体（DRD2）通过 αB- 晶状体蛋白介导固有免疫，缺失 DRD2 的小鼠明显活化位于黑色皮质中的星型胶质细胞。该结果有助于解释中老年人群中 DRD2 表达降低，容易发生神经退行性疾病的原因。

阿尔茨海默病（AD）有两种类型：一种是遗传型，由生殖细胞携带突变的 ApoE 基因引起，由父母遗传给后代的类型；另一种是与年龄相关的迟发型，或称散发型。从目前大量的研究结果看，与年龄相关的 AD 是由衰老引起的，是衰老在大脑和神经系统的病理表现，这也是把迟发型 AD 归为老年病的原因。AD 患者的炎症主要是周围小胶质细胞所引起的。在小鼠模型中，观测到含 NLRP3 的炎性体明显活化。通过多种方法证实人体的 LilrB2 和小鼠的 PirB 是 β- 淀粉样寡聚体的受体，正是这些受体导致炎症反应增加。

3. 衰老性炎症与肿瘤　肿瘤是目前发病率高、死亡率也很高的慢性病，与衰老密切相关，其依据是老年人中发病率往往超过 60%。其原因与老年人基因组稳定性差，基因突变难以修复，免疫功能下降，不能有效清除突变细胞有关。在突变细胞转变为肿瘤细胞过程中，启动细胞衰老机制使突变细胞进入衰老状态而抑制肿瘤的形成，此时衰老具有抗肿瘤作用。当少数细胞突破抑制，形成恶性的肿瘤细胞后，旁边的衰老细胞却变成了"帮凶"，分泌细胞因子，促进肿瘤的生长。这是肿瘤形成过程中，衰老与炎症的动态关系。

实体性肿瘤是生长迅速的异常组织，由于营养成分供应的问题，也会产生衰老细胞。虽然衰老的肿瘤细胞虽然停止增殖，但仍处于代谢活动状态，产生促进肿瘤生长的炎症因子，以旁分泌的形式构成肿瘤微环境，促进肿瘤生长。另外，衰老的肿瘤细胞对凋亡反应低下，不容易被清除而在人体长期存活，这可能是肿瘤容易复发和转移的微环境基础。

使用转基因小鼠模型，发现细胞分泌 TNFα 和 IFN-g 的 CD4$^+$ TH1 细胞能抑制侵袭性 β 细胞瘤的生长，其机制是引起细胞衰老，衰老标志蛋白 P16 的表达。该结果有助于解释特异性 TH1 免疫治疗临床有效的机制。肥胖往往导致肝癌的发生。高脂饲料饲养形成肥胖小鼠，用致癌剂处理可引起肝癌发生率明显升高；该过程与肝内衰老细胞明显增多，分泌多种细胞因子有关。使用缺乏 IL-1β 基因的小鼠，肝癌发生率明显降低。

肿瘤治疗也与细胞衰老相关，可以使用基因治疗、RNA 干扰、药物处理等手段诱导肿瘤细胞衰老。近年来，通过诱导肿瘤细胞衰老，抑制肿瘤生长的研究屡见不鲜。抗肿瘤药物多柔比星和博来霉素除了引起细胞凋亡外，低药物浓度可以诱导多数肿瘤细胞出现明显的衰老特征，这些细胞也能分泌炎性因子影响治疗效果。启动肿瘤细胞的衰老程序，明显地提高抗肿瘤药物环磷酰胺的疗效。以 p53、p16 突变小鼠淋巴瘤作为研究模型，发现缺乏衰老机制，小鼠对环磷酰胺的反应明显降低。鉴于目前免疫治疗肿瘤已经取得突破性进展，结合肿瘤细胞衰老及其炎症反应，可能是化疗药物与免疫治疗抗体增强疗效的分子基础。

三、肠道菌群与炎症

肠道菌群（gut microbiota）是生长在人体肠道内菌群的总称。据估算，菌群的种类1000余种，数量达到上亿，总重量能达到1kg。肠道菌群与人体健康密切相关，既有促进人体健康的细菌，如双歧杆菌；也有不少危害健康的细菌，如大肠埃希菌。我们每天吃进去的食物，经过肠道菌群分解，产生一些营养成分或神经介质，保持人体健康。除了食物外，口服药物是影响肠道菌群最为明显的因素，抗生素能直接杀死部分肠道细菌而改变菌群的组成。

近年来，肠道菌群的研究十分火热，主要得益于DNA测序技术和相关组学技术的发展，二代测序技术的广泛使用，可以快速、准确地确定菌群的种类。目前的测序方法，克服了许多肠道微生物难以体外培养、无法分类的难题。另外，分析肠道菌群的变化，更多的人体研究是通过粪便进行的。粪便是人的排泄物，收集粪便用于研究是一种完全无创的操作，容易执行。

1. 肠道菌群与炎症及疾病　肠道菌群与肥胖、糖尿病的关系，是研究最多的领域。部分菌株的异常增殖是某些人群肥胖的主要原因。通过比较肥胖和正常体重人群的中国人肠道菌群的变化，发现通过增加多形拟杆菌，可以降低血液中的谷氨酸水平而达到减肥的效果。对4000多名患者血液中氧化三甲胺（trimethylamine N-oxide，TMAO）的测定发现，其含量明显升高，与血栓形成密切相关，从而导致心脏病发作、卒中等心脑血管疾病的发生。其原因是肠道菌群分解胆碱，产生TMAO。肥胖引起肝癌发病率升高的原因与肠道部分革兰阳性菌有关，这些菌群把胆汁内的胆酸转变为"去氧胆酸"，而损伤肝细胞的DNA导致细胞癌变。

把无菌小鼠与老年小鼠一起培养，发现小鼠的炎症水平明显升高，产生更多的促炎因子。分析果蝇死亡前的变化，可以发现果蝇死亡前5~6天，肠道变得更加有渗透性，并开始泄漏。这是由于肠道菌群的变化所致。使用抗生素杀死肠道菌群，明显地延长果蝇的寿命。

2. 肠道菌群与衰老　分析38位肥胖和11位超重受试者的肠道菌群，发现食物干预后影响菌群的基因丰度，大约40%的受试者降低了基因丰度，但对有炎症的受试者效果不好。分析住院患者与社区老年人的肠道菌群，发现菌群的多样性，社区老人明显高于住院的老年人。老年的中性粒细胞上调CXCR4，通过白介素-17反馈抑制，并受造血干细胞巢区的昼夜节律性调节。进一步分析老年小鼠的粒细胞发现：在炎症的条件下，加强整合素活化及细胞外坍陷的形成。该过程受微生物基因组所驱动。消除菌群明显降低衰老的中性粒细胞。

比较高脂和低脂、低热量的小鼠肠道菌群的差异。发现节食小鼠的有益细菌群例如乳杆菌属多；并且，肠道菌群的改变与血清脂多糖结合蛋白水平显著下降相关。对线虫的观察发现，大肠埃希菌的种类影响寿命延长的效果。饲喂能产生一氧化氮的细菌可以明显地延长小鼠的寿命、提高抵抗力，该作用与调节HSF-1和DAF-16相关的基因表达有关。

3. 肠道菌群与药物干预　很多口服药物，通过胃肠道吸收，肠道菌群的存在是影响其药效的一个重要因素。二甲双胍具有降糖作用，与调节有益肠道菌群有关。使用了2000多年的大部分中药，通过口服使用，影响肠道菌群而发挥治疗效果是一个必须考虑的因素。如广泛使用的抗菌药物小檗碱（中药名黄连素），对肥胖相关的肠道菌群具有明显的调节作用。

总之，衰老与炎症是一个十分重要的领域。目前的研究结果，只是刚刚开始，有许多问题缺乏深入的研究。基于衰老机制，从临床角度干预炎症，值得探索和应用。

（何琪杨）

第五节　衰老的干预策略

研究衰老发生机制的目的是为了更好地解释老年病发生的原因，寻找新型的干预靶点，提出有效的干预措施，指导临床医疗实践。干预衰老的目标是提高老年人的健康寿命（healthspan），减少患病率、推迟患病时间，实现高龄老年人的基本生活能自理，提高老年人的生活幸福指数，减少照护时间和经济成本，从而有效地解决老龄化导致的健康和慢性病高发难题。虽然衰老是人体自然发生的现象，无法阻止其发生，但延缓衰老，或从积极应对老龄化角度提出的抗衰老科技，就有可能实现干预衰老的目标。

一、干预衰老的优势和特点

任何干预策略要取得良好的效果，必须在科学理论的指导下才能生效。在前述的章节中，对衰老的特征及其与疾病的关系进行了系统描述，使我们对干预的理论基础有了一定的了解。在此，更为全面地阐述干预衰老的优势和特点。

1. 干预衰老是改善老年健康最为根本的手段　从临床专科的角度分析，老年人是患老年共病的最大人群，有些老年人同时患数种疾病，既有糖尿病，也有高血压或其他疾病。为了治疗多种疾病，老年人需要同时服用多种药物。由于衰老导致的药物代谢变化、吸收改变或相互作用，使老年人成为药物不良反应的高发人群，严重的副作用甚至导致死亡。每一位专科医生，都会对患者的疾病治疗提出专科解决方案；但要提高疗效、降低对老年患者的不良反应，又需要多学科医生的会诊。如果从全生命周期角度看待诊疗和预防疾病的策略，就会发现：在未发生疾病或病情较轻的情况下实施积极干预，最为经济、高效。

人的全生命周期包括胎儿期、婴儿期、青少年期、中年期、老年期。胎儿期、婴儿期及少年期的健康更多地取决于母体的遗传及成长的家庭环境，此时所患的严重疾病，如多数的罕见病，是由于遗传基因突变所致，减少遗传出生缺陷是防治罕见病的重要措施。从青年期开始、自我健康管理的认知及生活方式对疾病的发生具有十分重要的作用。鉴于衰老是中老年期发生疾病的最大危险因素，对衰老进行干预所得到的改善老年健康效益，明显地优于单一临床学科的干预。因此，老年病科的医生更需要有整体思维，从老年病发生的根本原因衰老机制角度进行干预，给老年患者带来最大的延缓病情、减少手术并发症、提高康复疗效的医疗综合益处。

2. 天然存在的人类健康老年个体提示干预衰老的可行性　干预衰老是否可行，除了发展新策略之外，老年健康个体的存在是干预衰老可行的重要参照物。对美国 1354 位年龄为 80 岁至 105 岁的几乎无慢性病的健康老人，全基因组测定表明：存在多个能抵抗疾病的分子及变异位点，这些分子与长寿的关系并不紧密，说明通过干预相关的分子，可以提高健康寿命，减少疾病。长寿老人尤其是百岁老人的特点是患病少、患病的时间短，明显地减少了医疗资源消耗和照护成本。他们的存在，为干预衰老提供了强有力的参照样本。

3. 干预措施的多样化　由于衰老的发生具有多因性、内生性，干预衰老需要采取综合措施，需要多途径角度进行干预。从饮食限制、适度运动、良好的心理健康等方面进行调整和干预，有时，也需要借助于药物或延缓衰老的健康产品进行干预。寄希望单一措施达到长期干预效果，还没有实验证据表明这样的策略是可行的。

4. 干预的精准化　老年患者的基因型具有多样性、表观遗传也明显不同，生活环境及经历差异极大，导致出现的疾病类型多种多样。对长寿和百岁老人来说，虽然部分人群存在一些不良习惯，但仍然处于健康状态，如活到 122 岁的法国人卡尔曼，到 117 岁时还在抽烟。解释这样的现象，需要有精准化的个体数据才能服众。从防治的角度看，老年个体的高度异质性是衰老干预的难点所在。结合基因组、蛋白质组、代谢组等多组学的数据、衰老评估指标及心理和社会因素，才能实现对老年健康的精准干预、老年病的精准防治。

二、清除衰老细胞的干预策略

该策略的理论基础是人体中存在的衰老细胞，导致出现老年病的相关症状；衰老细胞分泌的炎性因子引起次级的病理反应，促进病情的发展。如果能清除衰老细胞，就有可能减轻老年病的病情，改善健康状态。

　　著名的美国梅奥诊所的科学家，利用小鼠模型对上述设想进行了概念验证。他们制备了一种快速衰老的转基因小鼠，在衰老标志物 *P16* 基因中连接上能被药物诱导表达的凋亡蛋白酶 caspase-8，给小鼠注射药物后，带有 *P16* 基因的衰老基因就会被 caspase-8 激活的凋亡信号通路而被清除。大约把转基因快速衰老小鼠饲养到 9 个月，可以检测到较多的 *P16* 基因表达，部分组织可以明显地观察到衰老细胞。给这些小鼠服用药物清除小鼠体内的衰老细胞，小鼠的老年病症状，如骨质疏松、脊柱病变明显缓解，骨骼肌及眼部疾病明显减轻。说明清除衰老细胞，确实能改善小鼠健康。该研究成果被美国《科学》杂志评为 2011 年十大科学进展之一。他们继续沿着该思路，发展能清除衰老细胞的抗衰老药物，终于找到了组合药物，由达沙替尼和槲皮素组成。达沙替尼是一种抗肿瘤靶向药物，可消除衰老的人脂肪细胞祖细胞；而槲皮素能更有效地清除衰老的人内皮细胞和衰老的小鼠骨髓干细胞。他们继续改进实验方法，发现这些清除衰老细胞的药物，能明显地延长正常小鼠的寿命达 20%~30%。清除衰老细胞的研究，又被美国《科学》杂志评为 2016 年十大科学进展之一，可见科学界对干预衰老的高度重视。

　　衰老细胞的一个特点是抗细胞凋亡，其机制是高表达的 FOXO4 蛋白与 P53 蛋白相互作用，阻止 P53 蛋白进入细胞质启动凋亡。以荷兰科学家为主的研究者合成了富含 D 型氨基酸的多肽，阻止了 FOXO4 与 P53 的相互作用，使 P53 离开细胞核，进入线粒体引起内源性细胞凋亡。给快速衰老小鼠和正常老年小鼠使用该多肽，具有明显地增加毛发、改善肾功能，减轻抗肿瘤药物多柔比星引起的肝脏损伤毒性的作用。

　　原癌基因 *ras* 引起的细胞衰老是经典的早熟性衰老模型。抑制果蝇的 RAS-ERK-ETS 信号通路，具有明显的延长寿命的作用，通过信号通路下游的转录抑制因子起作用。MEK 抑制剂曲美替尼（trametinib）被美国 FDA 批准用于转移性黑色素瘤治疗的靶向药物，也具有明显的延长果蝇寿命的作用。说明针对上述的信号通路可能是干预衰老、延长寿命的药物靶点。原癌基因 *myc* 的失调导致肿瘤的发生。在正常小鼠中，发现杂合小鼠（丧失一个 *myc* 基因）的寿命明显比野生型要长，雌性延长 21%，雄性延长 11%。分析其信号通路，与降低 IGF-1 的含量及 AKT、TOR 信号通路的活性，减少免疫衰老，提高 AMPK 活性有关。此外，其健康状态指标也明显优于野生型小鼠。*Myc* 的延长寿命作用与抗应激反应通路无关。

　　迄今为止，已经找到了具有清除衰老细胞作用的化合物大约 14 种，均未进入人体临床试验，仍然在寻找合适的适应证。最有可能突破的治疗疾病在于动脉粥样硬化、骨性关节炎及癌症。如果临床试验能取得成功，无疑对老年人是一大福音。

三、限食疗法干预衰老的策略

　　人类文明的发展与科技的不断进步，生活水平的提高，人类获取的食物也极为丰富，导致全球性的肥胖率逐年升高。食物与健康及疾病的关系极为密切，以蛋白质消耗为例，与年龄也有关系。美国加州大学曾分析 6381 位年龄超过 50 岁的人群蛋白质消耗与癌症预测分子 IGF-1 含量及死亡率的关系，发现高蛋白吸收导致死亡率增加 75%，癌症风险增加 4 倍，而摄取植物蛋白的人群并没有增加上述风险。相反地，年龄超过 65 岁的人群高蛋白摄取降低癌症风险和总死亡率，患糖尿病风险却增加了 5 倍。我国居民的饮食结构也逐步西化，高脂肪、高热量、高蛋白的饮食，加上体力活动的减少，是近 40 多年来我国慢性病高发的重要因素。针对我国居民尤其是城镇居民营养过剩的情况，控制饮食和体重应该成为改善健康的首选。可喜的是饮食限制，减少热量的摄入，对动物和细胞已经进行了大量的研究，人体试验和个体实践也很成功，具有十分充足的科学证据支持该策略。

　　1. 热量限制的作用机制　热量限制（calorie restriction，CR）又译为卡路里限制，是指控制热量、但保证足够量的蛋白质和维生素的食物而改善健康的方法。这是目前唯一经过广泛的科学实验验证，十分有效的干预衰老的方法。1935 年，美国科学家首先报道：发现减少食物的供给，能显著延长大鼠的寿命。该研究的背景是美国经历了 1929 年的经济大危机，很多人吃不饱饭，他们想观察减少食物对健康是否有影响？没有想到结果是正面的，少吃点反而更好。CR 的改善健康、延长寿命作用，已经在多种模式生物，如：酵母、线虫、果蝇、小鼠、恒河猴中证实。对小鼠进行热量限制，给相当于自由饮食小鼠总量 60% 的食物，可以延长最高 50% 的寿命。

热量限制法的作用机制与改善代谢特性，增加对胰岛素的敏感性，增强抗氧化能力有关。自 1990 年以来，对 CR 的作用机制进行了十分广泛的研究，不仅发现其作用的信号通路如激活 SIRT1 去乙酰化酶、mTOR 信号通路以及 IGF-1/AKT/FOXO3A 信号通路，还证实具有明显地降低老年病发病率的作用。既然 SIRT1 有如此多的生理功能，只与其联系在一起才有可能合理地解释 CR 的作用机制。检测 CR 饲养的小鼠，其肾、脑和脂肪组织中的 SIRT1 含量明显升高，说明是 CR 的反应蛋白。用 CR 饲养的小鼠其活动能力明显地提高，但 SIRT1 基因被敲除的小鼠，其活动能力没有变化，说明 CR 改善代谢活动机制必须 SIRT1 蛋白的参与。此外，对相关组织的检测发现，CR 情况下 SIRT1 的表达具有组织特异性，在肝脏中 SIRT1 表达下降。

在禁食或热量限制的情况下，小鼠组织中 β- 羟基丁酸的含量和组蛋白乙酰化水平均明显升高。体外条件下，检测到 β- 羟基丁酸能抑制多种 I 型去乙酰化酶的活性；使用 β- 羟基丁酸处理细胞明显升高 FOXO3A 和基质金属蛋白酶基因启动子的乙酰化水平。

2. 热量限制在人类中的研究和实践　虽然在低等动物包括大鼠和小鼠中均已经证明，CR 具有明显的延长寿命的作用。但在与人类接近的灵长类动物一直来未见研究报道，主要原因是灵长类动物的寿命太长了，一般情况下难以坚持长期的观察研究。2009 年，美国著名杂志"科学"报道了经过 20 年观察对恒河猴进行 CR 的结果，美国威斯康星灵长类研究中心的科学家发现：自由饮食的猴子只有一半存活，CR 组 80% 的猴子存活。CR 组死于心脏病、癌症和糖尿病的几率也减至三分之一，脑萎缩的症状也明显减轻。但美国国家衰老研究所的研究，并没有发现 CR 的作用。综合分析 2 项实验研究的数据，确认 CR 还是具有降低疾病发生率的作用。

美国科学院院报发表了一项涉及少量人群的检测研究，以健康美国人作为对照，对 18 名主要来自美国自愿进行 CR 多年的志愿者的身体状态进行分析：发现这些人的血糖、血浆胰岛素和脂类指标明显降低，明显地降低了发生心脑血管疾病的风险。另外的一项研究是对 48 名超重的志愿者进行 CR 6 个月的分组观察，发现 CR 干预后体重明显降低，血浆胰岛素水平下降，说明短期的 CR 对改善某些非健康的情况也是十分有效的。对全球长寿地区饮食结构的研究也为 CR 对人类的作用提供辅证。对日本冲绳长寿地区的饮食热量摄入调查发现，比日本的其他地区低 20%，那里人群的心脏病、脑卒中、癌症的发病率也比日本其他地区低 30%~40%。对世界 5 个长寿地区之一的广西巴马县的百岁老人调查表明：他们控制食物的摄入，不过分饮食也是长寿的主要原因之一。从我国传统文化看，吃饭"只吃七八分饱"，也包含有热量限制的意思。

虽然 CR 具有明显的延缓衰老、降低老年病发生的作用，但过度的饮食限制也有一定的副作用。如引起血压降低、生育力下降等不利影响。对于这个问题主要是取决于 CR 实践者的年龄，中老年人已经过了生育的年龄，因此不存在影响生育力的问题。

3. 限食疗法　所谓限食疗法是基于热量限制的理论，通过医疗措施、限制食物食用的一种方法。也可以包括在医生的指导下，实施控制食物的科学方案。正如上述所述的，从科学机制上，限食对改善健康、减少疾病具有十分明显的作用，但真正在人群中实施仍然有一定的困难，对自律性很强的人，不用医生帮助，就可以做到限制饮食。但对部分人群来说，尤其是自律性差、依从性差的人来说，需要通过医生的帮助容易达到限食的效果。

在限食的操作中，有一个问题也是比较难以做到的事情，就是每天都要限制饮食。尤其是很多美食诱惑、或参加朋友聚会的情况下，少吃食物或引起另外的问题。科学家对此探索了间歇性限食，即隔几天限食一次，在小鼠的实验中也达到了长期限食的效果。为了确保限食的效果，研发标准的模拟 CR 食物也是一种策略。美国加州大学洛杉矶分校的著名长寿专家 Longo 教授，研发了一种模拟禁食的食物（Fasting-Mimicking Diet，FMD）。FMD 可以逆转患糖尿病小鼠的糖尿病症状，通过对胰腺干细胞的作用，减轻糖尿病的危害；他们还发现 FMD 对胰岛细胞缺乏的 1 型糖尿病小鼠模型及人类患者均有效。他们还进行了一项随机对照的实验，共入组了 100 名不同种属的美国人。先是进行 2 个月的对照食品和 FMD 食品，每个月 5 天的实验。然后，对照组也食用 FMD，继续 3 个月，最后，剩下 71 名入组人员，进行效果评估。研究中采用的检测指标为血压、体重指数、体脂肪、血糖、三酰甘油、总胆固醇、低密度脂蛋白胆固醇、高密度脂蛋白胆固醇、C 反应蛋白和类胰岛素生长因子（IGF-1）。研究结果发现：体重明显下降，BMI 也明显下降，多数不良指标均明显改善，差异显著。说明该类食物干预健康是可行的。

英国医生 Mosley M 根据对 CR 机制的观察及对相关研究专家成果的总结，推出了"5+2"的限食疗法。该疗法的特点是每周 5 天正常饮食，2 天只吃平时 1/4 量的食物。经过 3 个月，该医生不仅使自己的体重下降了 9 千克，血脂和血糖指标也明显降低。该疗法简单、几乎无医疗风险，对多数超重或肥胖人群十分适用。国内也有学者进行了改良，2 天喝中药，不吃任何食物，5 天随意饮食，对改善健康，减少糖尿病、肥胖、高血脂等效果明显。

需要指出的是：限食疗法与某些习俗：如穆斯林斋月的白天禁食、中国古代辟谷是完全不同的。虽然从减少食物角度具有相似性，但限食疗法除了强调治疗疾病、改善健康外，在于结合享受美食的乐处，体会人生的美好感受和人类文明的成果。更有强调的是：对于某些自律性很强的人士，只要掌握上述科学方法，限制饮食完全可以不用经过医生，就可以自己执行。毕竟自主管理健康的效率是最高、经济成本也是最低的。

四、调节衰老相关的信号通路干预衰老的策略

本部分内容是与上述靶向衰老细胞不同的策略，以衰老相关的信号通路作为干预靶点，寻找真正的具有延长寿命的营养物质或药物。近年来，已经发现了大量地具有延缓衰老、延长寿命的化合物。由于线虫的整个生长期短，很多研究结果把线虫作为干预有效的依据，应注意谨慎解释所得到的成果能否应用到人类。毕竟线虫只有 1000 个细胞，平均成活时间 22 天，而人类个体结构复杂，多数人存活 70 年以上。

1. 亚精胺（spermidine）　亚精胺是人体中本来就存在的生化物质，精氨酸循环中的代谢物，与舒张血管的一氧化氮产生有关。在 2009 年，曾有报道，通过改善自噬功能，亚精胺具有明显地延长酵母、线虫和果蝇寿命的作用。在小鼠的延长寿命实验中，给年龄 800 天的小鼠（相当于人的老年早期）饮水中添加亚精胺和其前体腐胺，可以明显看到亚精胺的延寿作用，而腐胺没有作用。他们观察到给予亚精胺后，明显地改善老年小鼠心脏的线粒体功能，通过线粒体自噬减少损伤线粒体的数量。通过使用缺失自噬基因的小鼠证实，亚精胺的延寿效应确实通过增强自噬起作用。另外，在大鼠模型中还发现亚精胺具有抑制肾纤维化的作用。调查了经常吃富含亚精胺食物的人群，发现这些人群的血压和心脏疾病明显减少。

从低等生物到人类均证实：亚精胺具有改善老年健康的效果，鉴于该化学物质本来就能在人体中合成，安全性高。添加亚精胺干预衰老，是十分值得探索和有助于获益人群的。通过比较亚精胺的人群干预效果，精准地确定明显受益的老年个体。鉴于亚精胺在人体中的重要作用，有可能该化学物质可以作为老年健康的生物标志物。

通过食物增加亚精胺的吸收也是重要的策略，富含亚精胺的食物有玉米、青豆、大豆、全麦等。值得推荐的是在我国淡水中广泛分布的鱼类、号称"水中人参"的泥鳅，富含亚精胺。100g 泥鳅中还含有钙 29mg、硒 35μg，及较高含量的维生素 D、不饱和脂肪酸等有利于健康长寿的营养成分。

2. α-酮戊二酸（α-ketoglutarate，α-KG）　α-KG 是能量代谢三羧酸循环的中间代谢物。通过对线虫寿命信号通路的系统筛选，发现该化合物具有明显地延长寿命的作用。其机制是与线粒体 V 复合体的 ATP 酶 β 亚单位结合，而抑制 ATP 的产生，抑制 TOR 信号通路，降低氧消耗，并增加线虫和人细胞的自噬功能。内源性的 α-KG 在饥饿时升高，但在热量限制处理时并不升高，说明该代谢产物能调节自噬功能。人类参加体育锻炼时也检测到 α-KG 明显增加，该结果使体育锻炼 - 细胞自噬 - 长寿机制联系在一起。乙酰辅酶 A 是三羧酸循环的重要产物，主要分布在线粒体中，少部分在细胞核和细胞质中分布，后者是饥饿和衰老相关自噬的抑制剂，通过乙酰化 ATG 蛋白起作用。

3. 白藜芦醇（resveratrol，RES）　RES 的化学名为 3，5，4'- 三羟基二苯乙烯，是一种多酚类的天

然产物，在葡萄、花生、虎杖等植物中含量较高。RES 在植物中具有重要的生理功能，能帮助植物抵抗真菌和细菌的感染和侵袭，是天然的植物抗生素。最早发现 RES 的药理活性为抗氧化剂，后来发现其具有预防肿瘤发生的作用而得到广泛的重视。经过大量的研究，RES 具有多种多样的药效作用，如抗动脉粥样硬化、骨质疏松、糖尿病、关节炎等，RES 具有多靶点作用。用敲除载脂蛋白 E 基因的小鼠进行实验，用含 RES 分别为 0.02% 和 0.06% 的饲料喂养小鼠 20 周，血浆的总胆固醇显著降低，三酰甘油分别降低 17% 和 18%，低密度脂蛋白胆固醇降低了 41% 和 27%，而高密度脂蛋白胆固醇的浓度显著增加，致动脉粥样硬化指数分别降低 44% 和 46%。RES 通过减少细胞内黏附分子和血管细胞黏附分子，从而减弱了粥样硬化病变和动脉脂肪的沉积。此外，RES 还可以促进血管舒张，减少脂质过氧化反应，有助于减少动脉疾病。RES 是来源于植物的雌激素类似物，通过激活雌激素受体作用成骨细胞，增加成骨反应，预防和治疗骨质疏松，对骨保护的作用等同于激素替代疗法，但体内体外均没有乳腺癌及心脏疾病的危险。利用卵巢切除小鼠模型，RES 给药 7 天，增加了骨桥蛋白的表达，保持骨矿物质密度和血清成骨细胞分化的标志蛋白的活性，其作用呈剂量依赖关系。

西方人的饮食特点是高脂、高糖，饮料中也含有大量的糖类，属于不健康的饮食，流行病调查也确认正是这种饮食导致心脑血管疾病、糖尿病高发的原因。有意思的是法国人同样是属于西方人的饮食，但大数据调查发现心脑血管疾病明显低于其他国家，称为"法兰西悖论"。分析法国人与其他西方人的差异，他们普遍大量饮用红葡萄酒是最主要的差异。红葡萄酒的保健作用与含有 RES 有很大关系，其原因还与 RES 的特点有关。RES 不溶于水，生物利用度低，直接在体内使用，效果不佳。由于酒中含有少量的乙醇，可以溶解 RES，从而表现出应有的药理活性。美国哈佛大学 Sinclair DA 教授通过酵母模型，证实 RES 为十分有效的 SIRT1 去乙酰化酶激活剂。

使用 SIRT1 模型，还发现多种化合物，例如 STR1720 的活性比 RES 高 800 倍，具有明显的治疗糖尿病的作用。使用 C57BL/J 小鼠品系，大约在 6 个月时进行干预。对普通食物组小鼠，增加其平均寿命达 8.8%；而对高脂饮食组的干预作用更为明显，达 21.7%；不过，对小鼠的最高寿命并没有影响。分析肝和肌肉经药物处理后的相关基因表达，明显地降低了炎症相关分子的的表达。使用另一种激活剂 SRT2104 处理小鼠，发现能明显增加雄性小鼠的存活率，改善健康状况，增加骨密度以及肌肉的强度，降低炎症。可惜这些高活性的化合物在临床试验中，干预疾病的效果并不明显，而停止继续研发。

4. 二甲双胍（metformin） 自 1957 年上市以来，二甲双胍成为了治疗糖尿病的一线药物。该药物的改造也来源于天然牧草山羊豆的启示，在欧洲，长期以来有使用山羊豆治疗糖尿病的历史，从山羊豆分离了胍类天然化合物，具有治疗糖尿病的作用。在发现胍类药物时，正巧发现了具有很强降糖作用的胰岛素，公司及临床医生均高度重视胰岛素，而忽略了胍类降糖药物的深入研究。随着胰岛素抵抗问题的出现及制备胰岛素方面的一些问题，重新重视了这些天然药物。随着对二甲双胍临床应用的不断深入，终于确定其在糖尿病治疗中的重要地位。

在人体内，二甲双胍能作用于多个靶点，最为重要的作用是激活 AMPK 而抑制 mTOR 信号通路。通过代谢功能分析，发现二甲双胍能非竞争性抑制线粒体中的甘油磷酸脱氢酶而降低肝糖原新生，下调该脱氢酶的表达，也表现出二甲双胍慢性处理的效果，说明其作用具有相对的特异性。此外，二甲双胍对肠道菌群具有明显的调节作用，能促进双歧杆菌的增殖。除了治疗糖尿病、延长寿命外，近年来还发现二甲双胍具有一定的抑制肿瘤细胞增殖、增强靶向抗肿瘤药物活性的作用。美国已经计划使用二甲双胍进行临床干预衰老的研究，观察其对多种老年病的改善情况。

5. 雷帕霉素（rapamycin） 雷帕霉素是一种大环内酯类抗生素，1975 年从来自太平洋复活岛的吸水链霉菌中分离得到，又名西罗莫司（sirolimus），最初是作为抗真菌的药物使用。后来日本学者从另一种链霉菌中分离到了与雷帕霉素类似的抗生素他克莫司（tacrolimus），其免疫活性比常规的免疫抑制剂环孢素 A 强 10~100 倍。受此启发，美国的一家公司重新研究雷帕霉素，把它开发成免疫抑制剂，并证明能协同增加环孢素 A 的免疫抑制活性。除此之外，雷帕霉素也可以作为抗肿瘤药物。2009 年，FDA 批准了诺华公司生产的另一种雷帕霉素结构类似物依维莫司（everolimus），作为治疗晚期肾癌的抗肿瘤药物。

被美国《科学》杂志评为 2009 年全球 10 大科学发现之一的是：雷帕霉素明显地延长遗传背景不同的小鼠寿命。本研究是在美国 3 个衰老研究中心合作完成的，通过杂交的方法使小鼠的遗传背景混乱，大约在小鼠寿命 600 天的时候给予雷帕霉素（这种方式，最大程度地模拟了人体个体差异的现实情况，以及中年开始抗衰老的观点）。将所有的数据汇总后，发现雷帕霉素可以延长雄性小鼠的寿命 9%，雌性小鼠为 13%。与对照组相比较，药物处理后明显降低核糖体亚单位 S6 蛋白的磷酸化水平。雷帕霉素的新功能发现使人们重新燃起了药物干预衰老的希望。

不过，在长期慢性给予雷帕霉素时却发现动物往往损害葡萄糖的耐受性，引起胰岛素抵抗。这种矛盾现象导致困惑。该矛盾现象的原因与对 mTORC2 的抑制作用有关。在细胞内，雷帕霉素既能与 mTORC1 结合，又能与 mTORC2 结合，而 mTORC2 对胰岛素介导的肝糖原产生抑制作用是必需的。实验进一步发现：降低 mTORC1 的信号通路就足以产生延寿作用，该作用与葡萄糖的稳态无关。在小鼠体内也发现：mTOR 和 mLST8 杂合雌性小鼠也能明显降低 mTORC1 的活性，明显地延长寿命。研究证明：雷帕霉素对 mTORC2 的抑制作用才是产生胰岛素抵抗的原因。通过药物分子设计，消除雷帕霉素对 mTORC2 的抑制活性，或许能产生具有真正延寿作用而副作用低的药物。

五、补充干细胞和相关活性因子干预衰老

血液中存在能干预衰老的活性因子，该研究得益于联体共生（heterochronic parabiosis）实验。该实验是把年轻小鼠和老年小鼠的血管缝合在一起，实现血液循环，从而观察到许多有趣的现象。在早期的一项研究中，观察到共生循环后，老年小鼠确实变年轻了，但年轻小鼠的心脏变老了。美国哈佛大学干细胞研究专家 Wagers AJ 教授团队，利用该技术证实年轻小鼠中存在活化老年小鼠干细胞的活性因子，后来发现来自年轻血液的活性因子生长分化因子 11（Growth differentiation factor 11，GDF11）能改善老年小鼠的心肌功能，具有抗心肌肥大的作用。他们进一步发现：给老年小鼠使用 GDF11，能明显恢复肌肉干细胞的基因组稳定性，改善肌肉功能，并提高小鼠的运动能力。此外，还能改善大脑皮层的血管，促进神经再生，改善老年小鼠的嗅觉功能。近期的研究发现 GDF11 不具有延缓衰老的作用，该分子随着年龄的增加，表达也增加，在老年个体中其含量并不缺乏。为什么出现矛盾的结果，有待深入研究。

年轻个体中存在改善老年健康的活性因子得到了多项研究结果的确认。美国加州大学的另一组科学家利用联体共生实验，发现年轻小鼠的血液能明显地改善老年小鼠的认知功能，增加突触的可塑性，通过基因组分析，发现海马区与记忆相关的蛋白明显活化。根据年轻血液能改善老年小鼠的衰老症状的结果，美国斯坦福大学的科学家已经开始为期 6 年的研究，利用年轻人的血液给老年痴呆患者使用，观察是否能改善患者的病情。

干细胞是人体内最具有活力的细胞，使用干细胞干预衰老也进行了一些研究。曾有人对注射小鼠体内的干细胞活力进行测定，发现注射一周后，多数干细胞已经丢失，说明存活率很低。对干细胞进行体外修饰，如增加抗氧化关键蛋白 Nrf2 的表达，能保持干细胞的活性而没有出现衰老或凋亡。使用能长期存活的干细胞给小鼠的下丘脑部位注射，发现明显减轻神经系统衰老，其机制与干细胞分泌外泌体有关。从目前的研究情况看，使用干细胞干预衰老仍然缺乏关键性的研究结果，如何制备标准化的细胞，确定干预有效的标志物，仍然需要继续研究。

综上所述，干预衰老的研究已经取得了大量的成果，也已经出现了可以进行临床实践的实例，这些成果对指导衰老的干预、减少疾病均具有重大的意义。在深入研究衰老机制的基础上，发展新型的干预策略，可以预期能明显地改善老年健康，延长健康寿命，从而减轻老龄化的危害。

（何琪杨）

参 考 文 献

1. Baar MP，Brandt RM，Putavet DA，et al.Targeted apoptosis of senescent cells restores tissue homeostasis in response to chemotoxicity and aging.Cell，2017，169（1）：132-147.

2. Blackburn EH,Epel ES,Lin J.Human telomere biology:A contributory and interactive factor in aging,disease risks,and protection. Science,2015,350(6265):1193–1198.

3. Campisi J.Aging,cellular senescence,and cancer.Annu Rev Physiol,2013,75:685–705.

4. Cheng CW,Villani V,Buono R,et al.Fasting–mimicking diet promotes Ngn3–driven β–cell regeneration to reverse diabetes.Cell, 2017,168(5):775–788.

5. Childs BG,Gluscevic M,Baker DJ,et al.Senescent cells:an emerging target for diseases of ageing.Nat Rev Drug Discov,2017,16 (10):718–735.

6. Dong X,Milholland B,Vijg J.Evidence for a limit to human lifespan.Nature,2016,538(7624):257–259.

7. Frasca D,Blomberg BB.Inflammaging decreases adaptive and innate immune responses in mice and humans.Biogerontology,2016, 17(1):7–19.

8. 何琪杨.人类寿命到底能延长多久.科学通报,2016,61(21):2331–2336.

9. 何琪杨.2015年全球衰老与抗衰老的重要成果.老年医学与保健,2015,21(6),327–334.

10. 何琪杨.2014年全球衰老与抗衰老研究的重要进展.老年医学与保健,2014,20(6):351–359.

11. 何琪杨.2013年全球衰老研究重要成果概述.老年医学与保健,2013,19(6):335–341.

12. Johnson SC,Rabinovitch PS,Kaeberlein M.mTOR is a key modulator of ageing and age–related disease.Nature,2013,493(7432): 338–345.

13. Liu R,Hong J,Xu X,et al.Gut microbiome and serum metabolome alterations in obesity and after weight–loss intervention.Nat Med,2017,23(7):859–868.

14. Lo'pez–Otɪn C,Blasco MA,Partridge L,et al.The hallmarks of aging.Cell,2013,153(6):1194–1217.

15. Kubben N,Misteli T.Shared molecular and cellular mechanisms of premature ageing and ageing–associated diseases.Nat Rev Mol Cell Biol,2017,18(10):595–609.

16. Marteijn JA,Lans H,Vermeulen W,et al.Understanding nucleotide excision repair and its roles in cancer and ageing.Nat Rev Mol Cell Biol,2014,15(7):465–481.

17. Morris BJ,Willcox DC,Donlon TA,et al.FOXO3:A Major Gene for Human Longevity—A Mini–Review.Gerontology,2015,61(6): 515–525.

18. Schreiber KH,Kennedy BK.When lamins go bad:nuclear structure and disease.Cell,2013,152(6):1365–1375.

19. Wei M,Brandhorst S,Shelehchi M,et al.Fasting–mimicking diet and markers/risk factors for aging,diabetes,cancer,and cardiovascular disease.Sci Transl Med,2017,9(377):eaai8700.

20. Wu H,Esteve E,Tremaroli V,et al.Metformin alters the gut microbiome of individuals with treatment–naive type 2 diabetes, contributing to the therapeutic effects of the drug.Nat Med,2017,23(7):850–858.

第4章

老年人社会心理问题

第一节　老年心理健康概述

根据世界卫生组织（World Health Organization，WHO）2018 年 2 月 5 日最新发布的数据，2015—2050 年期间，世界 60 岁以上老龄人口的比例将增加近一倍，从 12% 升至 22%。到 2020 年，60 岁以上老龄人口的数量将超过 5 岁以下儿童的数量。到 2050 年时，预计 80% 的老年人生活在低收入和中等收入国家。除数量的急剧增加外，人口老龄化的速度也逐年加快，所有国家都正面临着人口结构转变带来的重大挑战。

人口老龄化是 21 世纪全球性的难题，我国面临的形势更为严峻。由于计划生育等社会政策的实行，在不到 30 年的时间里，我国就步入了人口老龄化社会的行列。老年人口绝对数量庞大、增长速度快、高龄化趋势明显以及地区老龄化程度差异大是我国人口老龄化的几个显著特征。据全国老龄工作委员会办公室最新统计，2014 年我国 60 周岁及以上人口为 21 242 万人，占总人口的 15.5%，高出 2013 年 0.6 个百分点，其中 65 周岁及以上人口占总人口的比重达到 10.1%（国际上通常把 60 岁以上的人口占总人口比例达到 10%，或 65 岁以上人口占总人口的比重达到 7% 作为国家进入老龄化社会的标准）。根据全国老龄办公布的数字，到 2020 年我国老年人口将达到 2.48 亿，老龄化水平将达到 17%。可见中国人口老龄化的问题已经迫在眉睫。

老龄人口的急剧增长也带来了诸多问题，如老年人的赡养问题、社会医疗问题、老年人的护理问题等等，这些都将对老年人的生理和心理健康产生重要影响。为进一步提高老年人的整体生活水平、健康情况和精神风貌，针对老年人的身心状况进行调查和研究也逐步成为我国甚至全球的研究热点。我国心理学界对老年心理问题的关注较晚，约从 20 世纪 80 年代才真正开始。在这近 40 年的时间里，我国对老年心理问题的关注度也在逐渐上升。

一、老年人的心理健康

（一）老年人心理健康的内涵

对于心理健康（mental health）的定义，各国心理学者从不同角度出发提出了不同的检验标准，纷纭不一，但在核心内涵的论述上均大同小异。普遍认为，心理健康是指个体正常的心理活动和心理状态，包括正常的心理过程和个体心理特征两部分。心理健康的基本内涵也包含个体内部心理状态的协调一致和对外部环境的良好适应两个方面。

随着身体功能的不断老化，老年人的社会角色和心理状态也相应地发生了变化。对于老年群体来说，老化是一个逐渐丧失的过程，同时也是一个对丧失的适应过程。如何正确认识老化、有效预防和延缓老化进程、实现健康、积极老化是受到领域内持续关注和研究的问题。中国科学院心理研究所老年心理研究中心以人的心理过程（知、情、意）和个性心理特征为理论基础，结合 20 多年来对老年心理学的深入研究以及相关文献，在 2009 年将心理健康定义为个体内部心理和谐一致、与外部适应良好的稳定的心理状态。他们认为，老年心理健康的理论框架应涉及以下 5 个主要方面（图 4-1）：

1. 认知功能正常
2. 情绪积极稳定
3. 自我评价恰当
4. 人际交往和谐
5. 适应能力良好

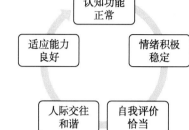

图 4-1　老年心理健康理论框架

以此理论框架为支撑，中国科学院心理研究所老年心理研究中心研制了《老年心理健康量表》。量表是针对我国老年人的具体情况编制，经大样本验证信、效度良好，可供老年医学及老年心理学工作者参考使用。

（二）老年人心理健康的影响因素

随着年龄增长，老年人心理问题呈现多发和趋于严重的态势。由于生理功能的不断衰老退化，老年人成为多种慢性病如心血管类疾病、老年痴呆症的高发人群，而躯体健康状况的加重往往也带来老年人心理疾患的发生。各种疾病在给老年人带来躯体痛苦的同时，也在一定程度上剥夺了老年人参与社会角色的机会，减少了社会活动的频率，使老年人精神生活相对匮乏，心理上也更容易产生抑郁、焦虑、寂寞等负性情绪。

经济基础及养老保障也是影响老年心理健康的关键因素。国内学者梁兆辉对广州和贵州两地 2490 名老年人进行心理健康及收入状况的调查结果显示，低水平的经济支持会严重影响老年人的心理健康，甚至导致精神疾病的发生，而收支平衡或经济相对宽裕的老人情绪受经济因素的影响较小，其心理健康水平也相对较高。同样，对北京市城乡老年人养老保障与心理健康状况的调查结果显示，有社会养老保障的老年人心理健康水平显著高于没有保障的老年人。

同时，老年人的心理健康保障离不开家庭支持和社会支持两个方面。家庭支持可以减少人们的恐惧、焦虑及抑郁情绪，对于提高老年人心理健康水平也具有重要意义。和谐的家庭氛围、配偶及子女适当的关心和照顾，对于老年人的心理健康有促进作用。研究发现，年龄增长、慢性病的发生发展以及退休带来的变化严重削弱了老年人的社会角色，减少了其人际交往活动的范围及频率，导致生活趋于单一乏味，容易引起老年人的心理问题。由此可见，社会支持通过来自社会各个层面的支持系统为老年人提供物质帮助及精神心理支持，能够在一定程度上帮助其缓解和应对老化带来的身体和心理压力。此外，年龄、性别、受教育年限及经历的重大生活事件等具有个体差异的因素对老年人的心理健康也会产生不同程度的影响。

因而，影响老年人心理健康的因素是多方面的，改善老年人的心理健康也同样需要个人、家庭及社会等多方面的支持，以帮助其实现"老有所养、老有所依"的目标，完成积极、健康、乐观的老龄化进程。

二、老年期心理社会发展

（一）人格与情绪的稳定性

人到老年，人格是否会发生变化？相关研究目前存在两种不同的理论解释。一般认为，人格特征已在早年的生命历程中得到充分发展而基本趋于稳定状态，不会再有较大变动，这一理论解释无论是在长时期人格稳定性研究、参与者内研究还是采用不同样本进行给定人格特质的测量方法中都得到了相关研究的支持与验证。虽然早期的跨文化研究表明老年期的人格会逐渐僵化保持稳定，也有学者采用不同方法进行的大样本大规模纵向研究发现，事实上大多数人并非如此。2005 年在西雅图对 3442 名参与者进行的纵向调查研究发现，人格稳定性与年龄呈不相关关系。该研究认为，随着社会的发展与变迁，现在的人与以往的人相比人格特征方面更具灵活性，没有那么强的稳定性。这一研究发现在某种程度上也可以表明，早期研究中所发现的随年龄增长而更具稳定性的人格，事实上很可能并非是由年龄带来的，而是受到年代的影响，即与某一特定年代人群的独特生活经历有关。

人格也是对老年人情绪和主观幸福感的强预测源之一。一项为期23年、追踪了4代的纵向研究发现，自我报告的消极情绪（如不安、无聊、孤独、不快、沮丧等）会随着年龄的增长而逐渐减少，尽管这种减少的速度在进入老年期后会变慢；而积极情绪（如兴奋、有趣、自豪及成就感等）则在老年期更趋于稳定。对于这一现象，我们可以结合社会情绪选择理论（socioemotional selectivity theory，SST）进行理解：随年龄增长，人们会更加主动地寻找能够带来情绪满足的人或社会活动。另外，老年人相较其他年龄阶段也有更强的情绪管理及调控能力，这也就能够理解老年人为何比年轻人更加积极快乐、消极情绪较少及消极情绪的消失也相对较快等现象。

（二）老年期心理社会发展任务

心理学家埃里克森（Erick Erickson，1902—1994）将人类心理社会发展全程划分为八个不同的阶段，在每一阶段人们会表现出不同的典型特点，同时也有不同的发展任务与目标。根据这一理论，进入到成年晚期，人们会丧失某些生理能力，健康状况逐渐下降，也需要应对各种重大生活事件带来的压力和挑战，最后面对自己的死亡。在这一阶段，老年人的发展任务转变为正确认识及接纳自己的一生，克服已有不足带来的绝望感，完成自我整合，收获完满的人生。对于老年人来说，衰老并不总是意味着消极与失望，虽然退休等社会事件使他们被迫离开原有的社会关系网，但相应地提供了重拾兴趣的机会与可能，他们可以从朋友、家庭以及志愿工作那里收获更多的乐趣、完成自我实现，也得以重新审视自己，寻求生命的意义。

三、健康老龄化与积极老龄化

（一）健康老龄化

作为应对人口老龄化的战略，健康老龄化最初由世界卫生组织于1990年提出，其核心是要从医疗保健和老龄化过程中的老年人健康问题着眼，强调提高大多数老年人的生命质量，缩短其带病生存期，使老年人以正常的功能健康地存活到生命终点。在2015年10月1日联合国国际老年人日世界卫生组织发布的《关于老龄化与健康的全球报告》中，将"健康老龄化"进一步定义为发展和维护老年健康生活所需的功能发挥过程（包括内在能力和功能发挥两个维度）。相较于之前强调个体健康状态的维持，此次世卫组织对健康老龄化的概念进行了拓展，加入了关爱老年友好环境的因素，进一步扩大了健康老龄化的范围和内涵。

影响健康老龄化的因素也有很多。虽然老年人健康状况的某些变化是遗传性的，但多数是因为人们所处的自然和社会环境造成的——包括家庭、邻里和社区，以及其个人特征，如性别、族裔或社会经济地位等。这些因素从很早便开始影响老化过程。在生命全程中保持健康行为，特别是平衡饮食、定期从事身体活动和克制烟草使用等，也都有助于减少非传染性疾病风险并提高身心能力。当然，老年时期行为也依然重要。为保持肌肉质量进行力量训练并保证良好营养既可帮助保护认知功能，延缓对护理的依赖，还可扭转老年人常见的虚弱状况。

（二）积极老龄化

进入世纪之交的90年代末，世界卫生组织提出了比健康老龄化更全面、更概括的积极老龄化概念和理论。积极老龄化是指人到老年时，为了提高生活质量，使健康、参与和保障的机会尽可能发挥最大效应的过程。它容许人们在一生中能够发挥自己在物质、社会和精神方面的潜力，按照自己的需要、愿望和能力参与社会，在需要帮助时，能够获得充分的保护、安全和照料。"积极"强调的是继续参与社会、经济、文化和公共事务，而不仅仅是体育活动的能力或参加劳动。积极老龄化旨在使所有进入老年的人，包括那些虚弱、残疾和需要照料的人，都能提高健康的预期寿命和生活质量。由此可见，积极老龄化改变了以往人们的传统观点，由"尽管老年人曾为社会进步做出了巨大的贡献，但进入老年后他们就成为社会的负担"，改为强调"老年人是被忽视的宝贵的社会资源，他们健康地参与社会、经济、文化与公共事务，将依然是社会财富的创造者和社会发展的积极贡献者。"

从健康老龄化发展到积极老龄化，均包含着十分丰富的内涵，是整个国际社会从较高层面提出的科学、积极的理论构想。健康老龄化针对老年人处于疾病的高发期角度提出，要强调身心健康及良好的社会适应能力，即人在步入老年后身心等各方面尽可能长久地保持良好状态，健康地走完人生。积极老龄化既包涵了健康老龄化的内容，又表达了比健康老龄化更加广泛的涵义。无论是健康还是积极老龄化概念的提出，都充分反映了国内外对老年群体身心健康发展的广泛重视与关注，推进健康老龄化和积极老龄化是一项复杂的社会系统工程，也是一项长期的艰巨任务，仍需要各个领域和老年科学相关工作者的不懈努力与奋斗。

第二节　老年人的社会心理特点

随着年龄的增长和生活环境的改变，老年人会产生一系列的生理和心理上的变化。随着听力、视力等生理功能的下降，老年人对自我的认识是否会有所变化？离开了工作岗位，开始退休生活后，老年人是否能良好接受新的社会角色，保持良好的社会同一性？在日常社交活动中，从众心理给老年人的选择带来了什么改变？归因方式不同，是怎样影响老年人的人际交往和身心健康的？这些问题，都和老年人特有的社会心理特点密不可分，你可以在本节找到这些问题的解答。

一、老年人的自我认识

（一）自我

心理学当中的自我，也被称为自我意识（self-awareness），是指个体对自己存在状态的认知，是个体对其社会角色进行自我评价的结果。在我们的经验中，觉察到自己的一切是区别于周围其他的物与其他人的，就是自我意识。

在人毕生的发展过程中，社会角色是不断变化的。到了老年时期，随着从职场的脱离（退休）、家庭结构的变化（孩子独立离家、孙辈诞生等），人际交往范围和方式也都发生了变化，在此基础上，随着老年人社会角色的改变，老年人的自我意识较之生命的其他阶段，是存在很大差异的。这种差异，体现在以下三个方面。

1. 自我概念的形成　每个人都是独特而复杂的。在回答"我是一个什么样的人？"这个问题时，你可以用很多形容词来形容自己。是真诚的、友好的、热情的，还是腼腆的，责任心强的？所有这些你为自己做出的形容，都影响着你对外部世界的加工。

自我图式（self-schemas）是指对自我及自我所衍生的认知的概括和总结。一个人从过去的经验出发，形成对自我的独特认识，根据这些认识来组织和指导自我加工，就形成了具体的自我概念。它是一个心理模板，是具体的过去经验的参照物，个体根据自我图式，来检查关于自我概念的处理信息是否符合行为中的情境一致性。

例如，对于老年人来说，根据对自己的爱好和经历的定义，将自己形容为"热爱园艺的退休老人"，就会特别注意别人家里的苗圃，以及他人表露出来的园艺技巧，媒体上的园艺信息等；如果形容为"热爱登山运动的老人"，则会很快回忆出登山相关的经验，并且记住与这个自我图式相一致的信息。

随着时间的推移，老年人的自我图式可能会影响生理和心理状态，以及社会功能。而自我图式又会受到社会观点的影响。进入老年期，增龄所导致的身体能力下降，会使社会对老年人形成普遍的特定印象，这些社会观点，又反过来对老年人自我图式的形成产生影响，特别是与身体能力相关的部分。

2. 自我参照　你是否有过这样的经验，老年人在聊天的时候，更喜欢回忆往事？这种行为也被发展成为一种心理学疗法，来促进老年人的成功老化。在回忆往事的过程中，自我在多大程度上会影响记忆内容？自我参照效应（self-reference effect）对此做出了很好的解释：当信息与我们的自我概念有关时，我们会对它进行高效的加工和回忆。1977 年，Rogers 等研究发现，记忆材料与自我概念联系紧密的情况下，记忆成绩较之联系不紧密的情况更好，这称为记忆的自我参照效应。在同时使用自我参照和他人参照的实验研究中，也发现自我参照的记忆成绩要优于他人参照。

自我参照效应可以说明，人们在判断周遭环境和回忆往事的时候，经常把自己放在精神世界的核心位置。在这种思想的引导下，人们更有可能高估他人对自己的评价及关注程度，同时在评价他人的行为时，会本能地与自己的行为进行比较。

自我参照具有发展性的特征，也就是说，在每一个不同的人生阶段，自我参照的特征是不一样的。在儿童期，随着年龄的增长，自我参照记忆成绩呈递增趋势，在对中国成年人进行的研究中发现，自我参照和父母参照在记忆成绩中不存在差异，具有同等的地位，这可能是由于我国重孝道的文化特点造成的。当步入老年期之后，自我参照的影响依然明显存在，但母亲参照的影响较之中青年人降低了，不再具有主导地位。后续的研究发现了有趣的现象，在老年期，朋友的重要性提升了——城市老人、男性老人和受教育程度高的老人，更容易将朋友纳入自我图式当中。

3. 自尊　恰当的自尊是一种对自己能力的判断。对自己价值的正确衡量，是建立在过去经验的基础之上的，所以拥有恰当自尊的人具有再尝试的资本。高估自己价值的人、假装成与自己不符的那种人的人和相信阿谀奉承的人，当面临危险时往往会失去勇气。[英国哲学家托马斯·霍布斯（Thomas Hobbes）]

自尊（self-esteem）是自我系统的重要组成部分，它与个体的心理健康状况、人格特征、动机和情感均有着密切的联系。个体如果拥有较高的自尊水平，则会促进其心理发展。研究表明，自尊水平存在一定的个体差异和年龄差异，其中个体差异相对年龄差异来说更大，且存在性别差异，即女性的社会性自尊显著低于男性。

就老年群体来讲，生理和认知功能的下降、社会支持的减少、经济地位的降低以及丧偶等因素，都会对自尊水平产生负面的影响。但从发展的角度来看，随着年龄的增大，老年人自我接纳的程度更高，对自我的价值判断也更客观，自尊会得到一定的增长。

在中国老年人当中的研究显示，社会支持、中等强度的身体锻炼、集体活动和气功等，都可以增强老年人的自尊水平，并且自尊水平能够对老年人的主观幸福感起到积极的影响。因此，在实际的社会工作当中，可以考虑从以上这些角度开展工作，来提高老年人的自尊水平，从而提高我国老年人的生活质量。

（二）社会自我

人类是天生的社会性动物，凡是与世隔绝，离群索居的人，不是一头野兽，就是不食烟火的神仙。[古希腊著名思想家亚里士多德]

古时候有一个商人，和他的儿子出门售卖一头驴。出门时父亲骑着驴，儿子在后面走，路人见了指责父亲不懂得爱护幼子；于是儿子骑驴父亲步行，路人又指责儿子不懂得尊老；于是两人一同骑驴，路人又指责他们虐待动物；最后两人都放弃骑驴下地步行，路人又嘲笑他们是傻瓜，有驴却不骑。这则笑话就展示了在日常生活中，社会影响对自我行为的塑造，即人们为了不被社会排斥，会使自己做出符合社会期待的行为。

生活在人际关系构成的社会当中，在不同程度上，人们都在进行自我形象的展示，以及接受他人对自己的评价。在社交活动中，人们都致力于管理自己所营造的形象，不论是对外（他人）还是对内（自己）。这种行为叫作自我展示（self-presentation）。人们会采取申辩、推脱、道歉来弥补自己展示出来的负面形象，维护自己的正面形象。在评价他人的行为时，也会在与自我形象相比较的基础上得出结论。与社会行为相分离，孤立地研究自我的情况是不存在的。

1. 自我同一性　自我同一性是一个重要的心理学概念，是由美国心理学家埃里克森提出的。自我同一性指的是个体关于自我的连续感和一致感的体验，它贯穿个体的整个生命过程。在不同的发展阶段，都会遭遇不同的，来自自我同一性的冲突，如果能够良好解决冲突，个体就会顺利进入到下一个发展阶段；如果没有成功解决冲突，就会对生活质量和幸福感造成消极影响。在埃里克森的心理发展八阶段当中，认为老年期的心理发展任务是获得完善感，避免失望感。在老年人回忆起自己的一生时，如果感到自己的一生是完满的、有价值的，那么就会用一种乐观的态度度过晚年时光，拥有自我完善感。相反，如果之前各个阶段的冲突没有解决好，带入到老年时期，就会有一种失望感，容易用消极的态度评判自己的人生，最后带着遗憾迎接死亡，无疑这样的情况会对生活质量造成消极影响。

那么究竟怎样才能在老年期实现良好的冲突解决呢？美国心理学家佩克对埃里克森的社会心理危机理论进行了拓展，提出了老年心理社会性理论。他认为，老年人想在自我同一性当中保持平衡，可以通过三个心理调适任务来达到：从热衷工作（work-role preoccupation）转换到自我重整（self-differentiation）的任务；从热衷身体（body preoccupation）转换到对身体超然（body transcendence）的任务；从热衷自我（self-preoccupation）转换到自我超越的任务。

2. 社会比较　人们在生活中根据社会特征进行定义自我的时候，往往难以直接得出结论，而是通过和社会中其他人的比较，在社会环境中来定义的，这是一种普遍的心理现象。这种定义方式由美国社会心理学家利昂·费斯廷格总结为社会比较理论（social comparison）。当没有一个确定的衡量标准来衡量自己的能力时，个体就会倾向于与自己能力相似的他人进行比较，来获得相对较精确的结论，这种现象叫作相似性假说（similarity hypothesis），是人类社会中不可避免的现象。

社会比较分为纵向比较和横向比较。针对中国农村老年人的一项研究显示，从纵向比较的角度来看，认为现在的生活水平高于五年前的老人，主观幸福感显著高于其他老人；预期五年后的生活水平比现在好的老人，主观幸福感显著高于其他老人；从横向比较的角度来看，认为自己的生活比亲朋好友差的老人，主观幸福感显著低于其他老人。除此之外，社会比较变量当中的社会经济地位、职业和教育因素同时影响着老年人的生活满意度。

在一项同时针对我国老年人经济地位和计量地位（受到认可和尊敬的程度和社会影响力）比较的研究中显示，相对于更看重经济地位比较的年轻人，老年人更看重计量地位比较，如果在计量地位中进行社会比较失败，主观幸福感难以通过其他渠道调节。

3. 自我效能　自我效能就是对自己能力的评估，即在主观感觉上，认为自己在多大程度上有能力去做一件事。自我效能感高的个体更有韧性，焦虑和抑郁的几率较小，并且生活质量和学业成就都更高。伴随着成就的获得，自信增强，自我效能也就增强。

对自我效能的控制能够影响行为。在利维的一项对老年人阈下知觉的研究中，给老人快速以 0.066 秒的时间间隔呈现积极或消极的词语，如"衰老"、"遗忘"、"智慧"和"博学"等，结果发现积极的词语能导致老人自我效能的提高，消极的词语有相反的作用。

研究表明，自我效能感高的中国老年人在生理、心理、社会关系和环境领域均有较高的生存质量，心理健康水平较高。与国外的研究一致，自我效能高的中国老人更倾向于制定较高的目标，倾向于将健康的行为坚持下去，形成一个良性循环。在实际工作中，可以通过给老年人提供更多的社会支持和更大的自主空间，来提升老年人的自我效能感，从而提升老年人的生活质量。

二、老年人的社会行为

（一）社会角色

社会角色（social role）是指对特定社会身份者（如母亲、工人、学生）期望的行为模式。当一个人以这些身份行动的时候，人们会对他们产生心理预期，比如对医生的社会角色预期，就是在每天的工作中治病救人。每个人在生活中都会扮演多个社会角色，这就会产生对不同社会角色期待的冲突。社会角色与心理健康水平有什么关系呢？研究者们给出了不同的观点。一种观点认为多重社会角色会给个体造成消极的影响，也就是"稀缺性"假设，该观点认为，一个人的能量是有限的，占据的角色越多，就会使定量的能力削弱；还有一种相反的观点，是"增强"假设，认为参与多重角色的收益更大。

在一项针对中国老年人的研究中发现，在居住于城市社区的老年人当中，具备良好"父母"、"妻子/丈夫"和"兄弟姐妹"社会角色的老年人幸福感最强。可见，中国老人当中，对于家庭和血缘关系是非常看重的，成功扮演这些社会角色，是影响老年人幸福感的关键因素。而对于自己社会角色的态度也决定了老年人主观幸福感的高低，那些表示自己"现在是这种角色，且对角色满意"的老年人，在主观幸福感得分上显著高于其他老人。

（二）归因

在生活中，人们难免会遇到各种各样的事件，有正性的积极事件，也有负性的消极事件。在这些事件发生后，人们往往会寻找其背后的原因。是什么导致了自己的退休金和别人有差距？是什么导致了温室效应？又是什么导致了美伊战争？人们对他人或者周遭事件的解释，看作是自己的事情，但是社会心理学者则着眼于如何去解释人们的这些解释。美国心理学家伯纳德·韦纳提出了归因理论（Weiner's attribution theory），人们对于事件的成功还是失败，可以归结为六种原因：能力、努力、任务难度、运气、身心状况和其他因素。据此，韦纳提出了归因的三维模式，他认为，人们的归因方式不同，对后续行为的影响也不同（表4-1）。

表 4-1   韦纳的归因三维模式

	内归因		外归因	
	稳定	不稳定	稳定	不稳定
可控	自身努力	能力的增长	他人的帮助	对任务的帮助
不可控	固定能力	身心状况	任务难度	运气

老年人的社会交往状况影响着其主观幸福感和生活质量。在对社会交往结果的归因时，老年人有出现归因偏差的可能性。对于老年人的社会行为来讲，如果老年人把人际交往中的失败现象做内部归因，认为是自己的性格特征导致的，就会引起自卑等消极情绪，会对后续的人际交往活动产生退缩、畏惧和习得性无助等消极影响；如果把人际交往中的成功做外部归因，认为是运气或他人帮助导致的，也会感到无助感，造成消极影响。

因此，在具体的社会工作中，应当多关注老年人的社会交往状况，尽量引导老年人将社交失败现象不仅简单归因为内在的因素如自身努力、固定能力等；而是同时考虑是否任务本身难度较大，运气等，使老年人做出客观合理的归因，减少老年人的自责、无助感等负性情绪，从而维持老年人的心理健康水平。

（三）从众

美国社会心理学家阿希（Solomon Asch）曾经做过一个经典的线段实验。七名参与者围坐在一张桌子旁边，每个人面前有两幅图，第一幅图中是一个线段，第二幅图中是三条明显不等长的线段（图4-2），参与者被要求从第二幅图中，选出一条与第一幅图中线段相等的线段，并且大声公布自己的选择结果。这七名参与者中，有六名都是实验者的同伙，他们给出了错误的答案，这造成了那名真正参与者的犹豫，因为正确答案非常明显（三条线段的差距很大）。在犹豫了一会后，他选择了与其他六人相同的答案。

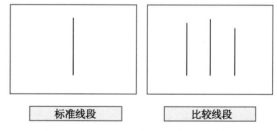

图 4-2   阿希的线段实验中使用的刺激

据完整实验的结果显示，真正的参与者会在1/3的实验中选择从众，而在他们单独面对问题时，正确回答的概率是99%。

实验的结果可能出乎人们的意料，但是在现实生活中，人们每天的行为都会受到群体压力的影响，导致放弃自己的观点而选择从众。尤其是在处于团体当中时，个体在团体当中的地位越重要，被团体拒绝就越可能导致对个体心理上自我同一性的损害，从而使个体更倾向于从众。

除了群体压力之外，对问题的确信程度、性格差异等都可能导致从众行为的产生。并不能说从众是错误的行为，从众也有很多积极的方面，比如增强团体凝聚力，减少由个人能力不足造成的失误，增强个体的自信心等。但是，由从众心理所带来的消极后果，也是值得人们警惕的。我国的成语"三人市虎"就体现了从众心理的错误导向。调查表明，我国老年人遭遇诈骗的类型中，有46.4%的老年人是通过参加健康或投资讲座的方式成为团体诈骗犯罪的受害者。

据统计，我国老年人在诈骗行为中受害的原因主要有三点：首先是个体的判断力下降，其次是从外界获得的信息量减少，最后是缺乏精神关怀。在这三种原因的共同作用下，老年人容易被犯罪分子利用从众心理，成为团体诈骗犯罪的受害者。面对这些可能对老年人的切身利益造成损害的社会行为，我们应当充分予以认识，并对老年人进行正确的科普及引导，在实际工作中对老年人的精神世界予以充分的关注和关怀，减少受骗现象的发生。

第三节　老年人的情绪情感特征

一、情绪和情感

情绪（emotion）和情感（feeling）体验涉及每个人生活的方方面面。喜悦、恐惧、愤怒、悲伤，烦恼都属于情绪，积极的情绪使我们体验到舒适，消极的情绪使我们感到不适。在社会心理的意义上讲，情绪和情绪的表达是人类进化的结果，向其他人表达情绪有助于自己的生存，并且能够通过他人的情绪来预测他人行为的发生。除了人类之外，动物也可以拥有情绪。但是情感却是人类所独有的，即对情绪的主观体验。

情绪的表达主要分为面部表情和肢体语言两种。表情是人类与生俱来的一种情绪表达方式，研究表明，即使是先天失明的儿童，不具备后天学习表情的条件，他们依然能够表达出和其他人一样的面部表情。

另一个有趣的实验是，将参与者分为两组，给每组的参与者分发相同的一支铅笔和一幅漫画，不同的是，让一组参与者把笔竖着含在嘴里，另一组参与者则将铅笔横着叼在嘴里，然后同时看漫画。结果发现，横着叼铅笔的参与者觉得漫画更有趣。这是因为，横着叼铅笔时，被试的面部表情更像微笑，而竖着含铅笔时，则接近皱眉头生气的样子。这就是著名的面部表情反馈假说（facial feedback hypothesis），该假说认为，只要人为地控制面部表情，就能产生或增强与这种表情相对应的某种情绪。

如果一个朋友对你说"你真讨厌"，你会感到生气吗？实际上，这很大程度上取决于对方的肢体语言。如果对方是面带微笑，语调上扬地说出这句话，你多半会判断为他／她在和你开玩笑；但是如果对方对你怒目而视，握紧拳头说出这句话，你就会判断为对方生气了。一个坐着的人，感到放松的时候，身体一般会后仰；对某事感兴趣或者紧张的时候，身体通常会前倾。如果想在社会交往中与他人建立良好关系，一个小秘诀就是，可以稍微模仿别人的手势，这会使对方感到亲切感，拉近彼此的距离。

二、老年人的情绪特点

纵向研究表明，人步入老年期之后，各项认知功能开始出现逐渐下降的趋势，如归纳推理、空间定向、知觉速度和情节记忆等。那么老年人的情绪也会随着年龄增长，变得越来越消极吗？答案是否定的。在情绪方面，随着年龄的增长，老年人的情绪水平和幸福感倾向于维持在一个高的水平。这种认知和情绪不同的矛盾现象，被称为老化悖论（paradox of aging）。更值得一提的是，一项 23 年的纵向研究表明，随着年龄的增长，老年人的消极情绪逐渐递减，而且年龄越大，消极情绪下降的速度越快。

斯坦福大学心理学家卡斯滕森（Carstensen）教授提出的社会情绪选择理论试图对这种现象进行解释。该理论建立在时间知觉的基础之上，认为随着年龄的增长，个体对未来尚存时间的判断减少，所以根据这种主观知觉，在内部调整了社会目标的优先级，将情绪管理的目标置于其他目标之前。社会情绪选择理论主要由三个理论假设构成，首先认为社会互动是人类生存的基础；其次，认为个体的期待决定着行为；最后，认为人的行为受多个目标的驱动，而对于目标的选择，决定着个体做出的行为。在这种目标的指引下，老年人在选择社交伙伴的时候，也更倾向于选择在情绪层面有良好交流的群体，同时，在患有绝症面临死亡的年轻人群体当中，也出现了相同的现象。一项针对中国老年人自传体记忆的研究也显示，与青年女性相比，老年人提取的积极记忆显著更多，支持了社会情绪选择理论的观点。

根据社会情绪选择理论可知，在老年人当中，情绪管理的目标是优先的。采取什么样的情绪调节策略，与老年人的情绪体验也是密切相关的。研究表明，当老年人更多地采取认知重评策略来调节情绪，用积极的观点来看待自己遇到的困难时，可以增强正性情绪，减少抑郁情绪；反之，用过度沉思这种负性情绪调节策略的时候，会更聚焦于思考自己的缺点，体验到更多抑郁情绪。了解老年阶段的这些情绪特点，可以使我们在现实生活中，更有针对性地开展社会工作和医疗工作，帮助老年人提升正性情绪，进而促进老年人生活质量提升。

第四节　社会关系与亲密关系

当个体进入老年阶段，逐渐离开工作岗位，他们与社会之间的联系变得越来越少，这种现象又会随着退休时间的推移而愈加显著。他们生活的重心逐渐由社会转向家庭，而与之相伴的，与他们的日常生活相关的人也由工作岗位的同事、亲人和朋友，逐渐变为亲人、邻居和朋友。在表面上看来，这并没有在很大程度上影响老年人的社交范围，但是，由于随着老年人的年龄增长，会不可避免地伴有一系列躯体疾病，这些疾病在影响其生活能力的同时，也对于其活动范围有了更大的限制，使其社交范围变得更窄，最后大多数老年人群仅仅保留了与个别家人的联系和来往。那么这样的社会关系和亲密关系演变都有着怎样的特点，而这种变化又对老年人群有着怎样的影响呢，我们将在这一章为大家重点论述。

一、社　会　关　系

社会关系（social relationship）指的是人们在共同的物质和精神活动过程中所结成的相互关系的总称，即人与人之间的一切关系。而社会支持和社会参与则代表了社会关系当中两个广泛的领域，每个领域当中又包含多个维度。社会支持（social support）是指通过物质和心理资源来帮助人们提升应对压力的能力，这一过程包括情绪的释放（情感支持）以及日常事务的应对（物质支持）。社会参与（social engagement），又称为社会融合（social integration），反映了广泛参与的社会关系的一种状态，例如与家人或者朋友相聚，结婚，以及参与其他社会活动、组织等，并且通过这种将个人融入到整体和社会当中的行为，能够获得自我满足感，提高自身的生活和生命质量。同时，在与周围人的互动当中，也能够实现一定程度的自我提升，使自身获得价值感和自信。老年人群中最常见的孤独感，就与社会支持的缺乏和社会参与的不足密切相关。

（一）社会参与

目前关于老年人的不同社会参与状态主要存在以下几种相关理论：

1. 隐退理论（disengagement theory）　隐退理论最初是由 E.Cumming 和 W.Henry 在 1961 年提出的。理论强调，当老年人到了一定的年纪，应当从社会角色中隐退下来，而这一主动性的退出对于老年人自身的健康状况以及社会的良性运转都是一个互利的过程，也是我们所说的成功老化过程中的一个必由之路。但是，目前也不乏有许多已达到退休年龄的老年人，仍然维持一定的社会工作强度和角色，而这一状态实际上对于这部分老年人的身心健康也不无好处，也同时体现出这一理论可能存在的弊病，即对一部分仍保有社会功能的高龄老人的排斥。

2. 活动理论（activity theory）　活动理论是在 1963 年由 RJ.Havighurst 等人首先提出的。与隐退理论不同的是，活动理论认为，老年人不应该因为年龄和生理因素就从社会角色中退出，而应当始终保持积极向上的乐观精神，在自己能力允许的范围内，尽量维持原有的社会功能和角色，也可根据自己的情况而改变原有的社会活动类型和强度，但并不意味着要脱离社会。理论认为，应当让老年人认识到，在任何情况下都有可能发挥自己的能力，实现自己价值的空间。而世界卫生组织在 2002 年提出的活跃老化的政策构架也正是在这一理论的基础上演化的，并强调了从健康、参与和安全三个角度来实现和提升老年群体的晚年生活质量。

3. 持续理论（continuity theory）　持续理论是 BL.Neugarten 等人在 1968 年提出的，由 Atchley 等人在 1989 年正式提出。实际上，持续理论的提出是对隐退理论和活动理论的一个完善，它并不对于老年群体的社会参与程度进行一概而论，而是类似我们现在所说的"个性化"方案，即依据老人过去的工作经历、性格特点、兴趣爱好以及生活环境，让老人自行决定其理想的社会参与形式和内容，反映了老年人从年轻到老化的一种类似状态的延续，尊重了老年群体的个体差异，这一点也是成功和积极老化过程中重要的部分。

4. 次文化理论（subculture theory） 次文化理论是由 AM.Rose 首先提出的。这一理论的提出将老年群体有别于其他年龄群体进行了划分，同时在老年群体内部也有基于文化差异的区分。理论认为，老年人在社会当中属于非主流的群体，即次文化群体，他们之间的差异会由于文化、教育、地域和生活经历等不同而不同。因此老年人在脱离社会角色之后，会倾向于参与和自己类似的文化群体的活动，并从中能够得到更多的理解、支持和帮助，有助于老人更好地面对老化的过程。

5. 选择与补偿最佳化理论（selective optimization with compensation） 选择与补偿最佳化理论最早是由 PB.Baltes 和 MM.Baltes（1990）提出的模式。即认为在老化的过程中，个体会在选择、最优化和补偿这三者之间进行协调。随着年龄的增长，社会和躯体功能逐渐丧失，老人会自发性的放弃、避免和选择某些活动或者目标；而最优化则是通过内部或者外部的调节来实现活动的最大化；补偿则是指在面对个人或者环境的限制时所作的适应和调整。例如，性格内向的老年人，会选择放弃自己的舒适区，而选择参加更多的社会活动，去结识更多的朋友，来弥补自己的孤独感，此即是选择与补偿最佳化的模式。

6. 社会情绪选择理论 如前文提到的，社会情绪选择理论认为，老年群体在认知的加工上，尤其是对于情绪相关的选择和回忆上都具有显著的积极偏向。这一理论反映到老年社会参与当中，会反映为老年群体会将自己的社交圈逐步缩小到仅仅与自己最亲密最要好的朋友和亲人相处，会根据自己的情感需要进行一定的筛选和完善，而避免了具有社会目的的接触。通过以上变化，能够使自己在社交圈当中得到更多情感上的满足。

（二）社会支持

在前文中我们论述过，社会支持主要分为两种，物质支持和情感支持，这两种支持都对于老年群体的身心发挥着积极的作用，同时对于负性情绪有着一定的抑制作用。

目前，就老年群体所能够获得的社会支持的来源主要有家庭、朋友、单位以及社会政府等其他支持，而根据老人所在地域和环境的不同，对于不同的社会支持种类的需求也大不相同。例如，有研究发现，对于城市中的老年人来说，经济等物质方面的社会支持是一个混杂的系统，并不是单一的家庭或社会来源；对于农村的老年人来说，经济支持的来源则主要以家庭为主。而与之相对应的情感支持方面，农村老年人对于家庭成员的情感依赖则要远高于城市老人，这可能与城市老人具有更多的社会角色和更丰富的社会环境相关。而对于空巢老人来说，子女支持和配偶支持，是影响其心理健康状况的主要因素。因此，在社会支持系统的完善方面，不可一概而论，更不可一成不变，应当随着地域和时间的变化而不断调整。

社会支持系统在老年人群中是必不可少的，也是老年群体的基本需求之一，目前的研究对于社会支持的功能都有较一致的结论，即能够改善老年人群的生活质量，并提升其主观幸福感和心理健康水平。目前对于社会支持在老年群体中发挥的具体作用主要有以下几个方面：

1. 自尊的实现 无论老年群体是否遇到客观或情感上的困难，能够得到来自家庭或者社会的关心和照顾，都能够在很大程度上增加老年群体的自尊，使其有被关爱被重视的感觉和体验。

2. 自我肯定 家庭和社会对于老年群体在社会参与上的精神和物质支持，能够帮助老年人更好地融入社会和集体，有更多的机会来展示和提升自己的能力，实现和肯定自我价值。

3. 信息获取 家庭成员的分享和社会的媒体宣传等，都能在很大程度上帮助老人尽可能的了解社会和生活技能等相关信息，一方面可以防止老人脱离社会，另一方面也可以帮助老年人在遇到事情时能够有能力去处理。

4. 社会参与成员 当老年群体能够得到来自各方面的社会支持时，他能够得到来自家人、朋友和社会团体的共同陪伴与分享，使其生活能够更加丰富，获得更多的归属感。

5. 实质性帮助 家庭、社会和政府组织，都能给老年群体带来经济和物质上的支持和帮助，如医疗器械等，来帮助老年人更好的生活和参与社会性活动。

二、亲 密 关 系

明尼苏达大学的社会心理学家 Berscheid 曾经说过："我们出生在关系当中，并且生活在与他人的关系中，当我们死去时，我们生前的关系将继续影响之后的生活"。正如 Berscheid 指出，人际关系提供了我们生活的中心舞台，具有核心的影响。那么什么是关系？关系是指两个人之间的行为是相互依赖的，一个人行为状态的改变会影响另一个人。而亲密关系（close relationship）则是依据依赖的程度不同而与一般关系有所区别。亲密关系包含很多种，如亲子关系、夫妻关系、兄弟姐妹以及关系紧密的朋友或者同事等，都可以构成亲密关系，并不局限于血缘关系。这里之所以将亲密关系与社会关系并列讨论，是因为亲密关系在社会支持当中扮演着重要的角色，尤其是在老年群体当中，亲密关系甚至是老年阶段最重要抑或是最终的关系网。由于老年人在情绪相关的选择和回忆上都具有显著的积极偏向，即更倾向于与自己有更多情感交互的人群在一起，因此与老年人具有亲密关系的群体对于老年人的生活和心理影响尤为显著。在这里我们主要介绍与老年人关系最密切的两种亲密关系，即夫妻和儿女。

（一）夫妻关系

夫妻关系在老年人群中具有重要的角色，是老年人家庭关系的基础，国内外研究显示，夫妻关系是老年期主观幸福感的最重要影响因素。老年夫妻之间通过长时间的相处和磨合，已经适应和习惯对方，改变能改变的，接受不能改变的，生活中体现出更多的平和、随遇而安的心态，使许多冲突和压力都在一开始得到很好的化解，并且在处理事情时情绪投入更少。

随着子女成家立业，远离了与父母生活居住的环境，老年夫妻之间会将更多的精力和时间投注在彼此的身上，这一方面能够加深夫妻之间的感情，但同时也是一种考验。一些平时不注意的细节，会在两个人的相处之中暴露，抑或是原来本不和谐的婚姻关系在子女离开之后得到激化，最终演变成冲突、孤立和冷漠。

因此，当老年夫妻彼此都离开工作岗位，与子女分开居住，形成单独的家庭单位时，需要重新调整好生活的规则。疾病和贫穷以及生活当中遇到的其他困难，能够使彼此之间的依赖感增强，增进夫妻之间的感情。因此，如果老年夫妻之间的生活调整得当，那么老年阶段的婚姻生活将是非常和缓、平静而惬意的阶段，老年人会从中得到极大的满足。

（二）代际关系

在老年阶段，除了像婚姻这样相互选择的关系之外，还有来自血缘的亲属关系在老年期具有重要的影响，即老年与子女和孙辈之间的关系。

子女在成年后，尤其是成家以后能够保持与父母的联系，能够对老年人的心理产生极大的安慰作用，并明显增加老年人的幸福感。子女目前扮演的角色，主要是对于父母的经济支持、生活照护和情感沟通。虽然大部分老年人表示并不愿意与子女共同居住，但是又倾向于住在离子女家附近的位置，以便能够经常的互动，并且能够及时得到相应的帮助。但是，随着社会经济的发展以及家庭观念的变化，代际关系也在发生着显著的变化。

首先，老年人在代际关系中扮演的角色由年轻时的主导、掌控和权威，慢慢失去了其在经济、知识和能力上的优势，转变成在各方面依靠儿女的角色。父母面对这样的角色转变会在一定程度上表现出失落和难以接受，老人以怎样的态度和方式来应对这些转变，将在一定程度上影响父母与子女之间的关系。其次，在家庭观念和独立意思上的转变。子女由原来依靠父母，与父母生活在一个家庭当中，逐渐过渡到自己独立成家，在事情决策和生活习惯上将拥有更多的自主权和独立性。因此在婚后仍然保持与父母共同居住的子女非常少，而如此的分居而过，势必会逐渐影响父母与子女之间的关系，无论是在物质支持，还是在精神慰藉上。最后，则是一个不可避免的时代问题——代沟。由于父母与子女注定在不同的时代背景中长大，所接受的教育和所处环境截然不同，因此会在世界观、价值观和人生观方面形成不同的认识，而这些认识的不同，并不会因为血缘关系而因消失，因此在两代人之间则会产生观点上的矛盾，而这一点在与孙辈的相处中更为明显。

不论是社会关系还是亲密关系，对于老年人的主观幸福感和生活满意度都有极大的影响，并且其效果并不与数量呈绝对相关。社会关系和亲密关系的质量越高，即使范围很狭窄，依然能显著预测老年人的生活满意度。当然，不同的家庭当中，社会支持和亲密关系的种类不尽相同，如对于空巢老人来说，邻居、朋友或者来自社会的物质和情感支持就变为他主要的关系网。而以上这些都要依据不同的老年群体的特点，有针对性地进行规划和重点帮扶，在维持老年人独立自主性的前提下，满足老年人群的需求。

第五节　生活与社会事件的压力应对

人并不是一个独立的个体，因此，即使是离开社会退休在家的老人，也会在生活和社会上面临很多需要应对和处理的问题。家庭生命周期（family life cycle）来源于发展学的理论，最早是由美国的人类学学者 PC.Glick 于 1947 年提出的。理论强调，家庭生命周期是从一个家庭的诞生、发展直到消亡的整个过程，呈现一个循环变化的规律，并且随着家庭组织者的年龄增长而呈现出显著的阶段性。当人们进入老年阶段，即整个家庭生命周期已经完成了前六个阶段（成家、子女诞生、子女 2~6 岁、子女上学、子女成年、子女离家），进入了后四个阶段，即空巢期、退休期、丧偶期和生命的终结。这后四个时期对于老年人来说都是很大的考验，每个时期都将经历很大的变动和心理压力。下面我们将就老年人遇到的重要生活和社会事件进行论述，并了解因此而带来的心理压力将对老年人产生怎样的影响。

一、重大生活与社会事件

（一）社会事件——退休

几乎每个老年人都会经历职业角色的结束转而回归家庭，这一过程并不是每个老年人都能顺利平静的度过，甚至当有些老人是被迫退休的时候，这一阶段的过渡对其来说就更加艰难，并会因此产生很多负面的情绪和心理压力。

老年的退休过程主要分为六个阶段，每个阶段当中老年人群都会引发不同的心理和情绪特点，值得我们注意。第一个阶段称为前退休阶段（preretirement phase），这一阶段包括遥远期（remote）和接近退休期（near phase）。在这一阶段当中，老年人还未处于真正退休，而是开始想象退休后的生活，甚至开始做一些打算，但是手上的工作还并未停止。第二阶段为蜜月期（honeymoon phase），这一阶段通常是老年人刚刚从工作岗位上退下来，对于退休之后能有很多自主的时间感到很兴奋，并且非常积极地去参加一些有趣的活动，如走亲访友、旅游和垂钓等自己以前很想做但没有时间做的事。第三阶段叫做醒悟期（disenchantment phase），正如这个时期的名称一样，老年人开始觉得这种彻底慢下来的生活让他很苦恼，时间多得不知道能做什么，每天重复同样的事情也同样让人感到沮丧，因此在这个时期，老年人会因此产生抑郁情绪。第四阶段为再定位期（reorientation phase），经过了之前的沮丧和失落，老人开始重新审视自己的退休生活，并且开始逐渐适应和重新面对现实，去找寻和探索一些可能的退休生活方式。第五阶段为稳定期（stability phase），经过一段时间的适应和调整，老人对自己的退休生活变得可以掌控和满足，生活和心理状态都处于一种相对稳定的水平。第六个阶段也就是最后一个阶段称为终结期（termination phase），是指最终老年人会处于一种疾病、残疾或者丧失经济支持的状态，到这个时候，退休对于老年人本身的影响就不那么显著了。

值得注意的是，并不是所有老年人都会经过这六个完整的阶段而度过退休期。很多老年人对退休前的工作十分留恋，尤其是当自己属于被迫退休的人群，这类老年人可能在退休以后没有经过蜜月期就直接到了醒悟期，并且长时间处于这一时期，情绪抑郁、心理和经济压力增大，不能很好地调整退休后的生活，最终发展成焦虑、抑郁状态而严重影响老年人的生活质量和主观幸福感。

除此之外，经济状况和社交状况也是老年人的主要社会压力来源，很多老年人目前依靠最低生活费用来生活，尤其是对于没有子女或者子女经济负担过重的家庭，老年人会产生明显的经济心理压力。在社交压力方面，主要来自于老年人自身和外部环境两方面。自身方面，由于老年人的很多感知器官开始老化，出现听力和视力障碍，这点可能会使老年人与他人的交流产生障碍，并出现自卑情绪。另一方面，缺乏良好的社区和互动场所，也会使行动不便的老年人减少社交的频率和范围。

（二）生活事件

1. 丧偶 丧偶可以说是老年人面临的最大的人生考验，通常会因此带来个体角色和地位的变化，对老年人的心理影响巨大。不同性别的老年人对于丧偶的态度会有很大的不同。对于女性来说，丧偶可能意味着更大的精神、心理压力以及经济压力，甚至是与外界的社会交往都会因此而受到影响。并且，与男性不同的是，女性丧偶者的再婚比率要较男性低很多，同时在目前中国社会当中，丧偶老人的再婚也会承受一些来自儿女和亲人的压力，使得更多的老年人选择孤独终老。其中有一些人能够从悲伤中走出来，形成新的生活模式，但是也有大部分老年人始终处于郁郁寡欢的状态。那些度过悲伤期的老人，仍然会面临的问题就是孤独和寂寞。虽然没有整日沉浸在丧偶的悲伤中，但是也因为生活中缺少了伴侣，而变得失落和封闭。以上这些情绪问题，可以通过儿女、邻居和朋友的帮助和鼓励来缓解。值得我们注意的是，虽然男性在丧偶后再婚的几率要高于女性，但是男性丧偶者仍然是值得社会和医疗工作者重点关注的人群。有研究显示，男性丧偶人群的死亡率显著高于女性丧偶者的死亡率，原因在于，与男性相比，女性丧偶者更倾向于或者更容易将自己的悲伤和丧失感表达出来，甚至是会主动地与更多的朋友接触以获得更多的社会支持。而男性本身在情感的表达上更倾向于被动，不愿意将内心的感受和体验与别人甚至是亲人诉说，因此老年丧偶的男性发生心理问题的情况更容易被忽视。

与此同时，丧偶还会面临一些客观问题，如当老年人身体状况不好，不能够独自居住时，就会与子女同住、再婚，抑或是住进养老机构。由于老年人倾向于保守，不愿生活发生太大的变动，因此，每一种环境的变化，都会对老年人这个弱势群体带来极大的心理压力，离开了自己熟悉的生活环境，会给老人带来极大的不安全感。丧偶之后通常会有半年到一年的"居丧期"，在这个阶段，老年人表现出抑郁等负性情绪属于正常现象，若持续时间过长，则需要引起足够的重视并加以干预。

2. 疾病 随着人体的自然老化，许多慢性病或重大疾病在老年人群中具有极高的发病率。有调查研究显示，老年人的身体健康状态是老年居民心理压力的主要来源之一（李春朝等，2017）。疾病带给老年人的影响是复杂的，包含了多方面的因素，如经济压力、社交障碍和负性情绪。大多数的老年人所患的都是慢性病，病程周期长，反复不愈，不仅对老年人在就医频率上有一定的要求，对于老年人的经济状况也存在着影响。有些疾病甚至会影响老年人的生理功能导致长期卧病在床，进而对老年人的社会参与和外出活动都有负面的作用，加之常常伴发的疼痛等躯体不适感和药物副作用的发生，都会对老年人的情绪有极其不良的影响，使老年人对自我的概念出现转变，降低了其自我认同感和自我价值感，丧失了面对生活的信心。

与疾病相伴随的就是死亡。不仅仅是老年群体，任何年龄段的人群中都存在对死亡的恐惧，这种恐惧感是一种正常的心理现象，是由于人们对于未来的不可控和未知而导致的。但是在老年人群中，死亡这个议题出现的更频繁、更直接。随着年龄的增加，老年人会首先面对身边亲人的离世，在亲人的离世过程中真切地体验到死亡，并加剧老年人对于死亡的恐惧心理，带来巨大的压力。并且，由于自身疾病的问题，对自身即将面临的死亡也充满了焦虑和恐惧。

对于老年人产生的悲伤和恐惧，我们不必去要求他们能够完全坦然面对，也不应该期望他们会按照某种既定的模式来应对，这种方式反而会对老年人造成伤害。我们能够做的是接受老年人所产生的情绪和悲伤、恐惧和压力，尊重其所产生的真实感受，这样反而能够帮助我们更好地理解和帮助他们度过这一阶段，来自外界的理解和包容也能够使老年人能容易表达出自己真正的情感需要。

二、心理压力的生物学影响

老年期在生理和心理状态上都是一个比较脆弱又极易受影响的阶段。随着年龄的增长，老年人群会面对一系列生活/社会方面的负性事件，正如我们前文所论述的，丧偶/亲人病逝、退休、疾病以及可能遇到的经济压力和社交压力，都会对老年人的身心带来巨大的影响。这些负性事件都会给老年人的心理带来"应激"，即压力。这些压力会引起老年人群的一系列生理和心理的反馈反应，如头痛、失眠、血压升高、情绪低落和食欲减退等，这些心理压力造成的"应激"会对老年人的身心健康和正常的生活产生很大的影响。以下将从压力对心血管系统、激素和免疫反应三方面的影响做简要介绍。

（一）心血管系统

以往对于压力的生物学研究显示，压力能够激活交感神经系统和下丘脑 – 垂体 – 肾上腺素轴，导致血液循环中的儿茶酚胺和糖皮质激素升高，最终导致炎症细胞因子的增加。另外，压力可以通过增强自主神经系统的功能活动来加快心率和升高血压，而以上这些变化都会导致血管内皮细胞的功能障碍，引发心血管事件的发生。最新研究显示，压力与心血管疾病风险之间的关联性已被证实，压力激活了大脑内杏仁核的静息代谢活动，即大脑内与压力显著相关的凸显网络（salience network）的关键区域。杏仁核的静息代谢活性能够有效地预测心血管疾病的发生，并且不受既定的心血管危险因素的影响。同时，杏仁核的活性与血流动力学的增加以及血管炎性症状的增加相关，以上研究提示，杏仁核可能是将压力与心血管事件联系起来的关键结构，以上变化与神经 – 血液 – 动脉轴相关。

（二）激素系统

压力同样证实能够对循环激素的浓度变化产生影响，在急性压力试验当中，压力能够激活交感神经系统的肾上腺素和去甲肾上腺素，以及下丘脑 – 垂体 – 肾上腺轴的促肾上腺素和皮质激素。而以上这四种激素都被发现在应对心理压力反应中升高，并且这些激素都被认为能够调节人的免疫反应。

（三）免疫系统

上面论述的压力导致的血液当中的皮质醇、肾上腺素和去甲肾上腺素的升高，与我们的免疫系统功能相关，此为通过激素而产生的间接作用。除此之外，压力对于免疫系统还有其直接的影响。研究证实，压力对免疫细胞的功能和数量都有显著的作用，如，压力能够增加循环系统中自然杀伤细胞（CD 56$^+$）、T 细胞和 CD 8$^+$ 的数量，同时降低 CD 4$^+$/CD 8$^+$ 的比率。另外，对于有压力引起的负性情绪如焦虑和抑郁等，同样会对免疫系统产生影响，如降低自然杀伤细胞的活性，减少淋巴细胞的数量等。压力对于免疫系统的影响还与老人的压力程度和持续时间相关，当所感受到的压力越大，持续时间越长，一些相关的淋巴细胞数量减少的越多。

第六节　积极健康老龄观和老化态度

推进健康老龄化和积极老龄化是一项复杂的社会系统工程，需要整个国家和社会的共同努力、各个领域和老年相关工作者的潜心付出，也需要老人群体自身对于衰老的认知逐渐地进行更新与转变。

一、积极健康老龄观

在日常生活中，人们毋庸置疑会重视和尊重自己爱戴或特别熟悉的老人，传统社会环境下，老年人也常常会因其"年长"的身份与经历而受到大家的尊重与崇敬。但在一些特殊的语境及现实条件下，这一认同可能会发生变化。如，许多高龄老人因行动能力有限、身体虚弱或其他生理或精神卫生问题丧失了独立生活的能力，他们需要某种形式的长期护理，例如家庭护理、社区关爱和辅助生活、居家护理以及长期住院等，不仅需要家人的悉心照料与守护，更需要加大整个社会对老年群体的经济及其他类型资源的投入，这种资源冲突可能会使其他群体产生并宣扬起"年老即无用"、"老年人是社会的拖油瓶"等错误观点。调查显示，在全球范围内，许多老年人面临着受虐待的风险，在发达国家，约 4% 至 6% 的老人曾在家中遭到某种形式的虐待。一些养老机构及福利机构从身体方面限制老年患者，剥夺他们的尊严（如让老人穿脏衣服），故意不提供足够的护理（如任其出现褥疮）等。这些虐待老年人的行为可对其造成严重的身体伤害和长期的心理阴影。

由于年龄而对个人或群体产生成见和歧视，以上行为就是"老年歧视"的种种表现。带有"老年歧视"的人倾向于将老人描绘成身体孱弱、"不值钱"、无法工作、智力迟钝、残疾或不能自立的社会群体。这种不合理的错误成见全盘否定了老年人在社会中所发挥的积极影响与作用，阻止了老年人全面参与社会、政治、经济、文化、精神、公民和其他活动。年轻人对老年人所表达的态度可能对这些决定产生影响，甚至为他们的参与筑起屏障，而部分老年人群体也倾向于完全否定自身的价值和生存意义，严重影响了他们的未来生活质量。更为紧迫的是，这种带有老年歧视色彩的成见正阻碍着我们提出正确问题或找出创新性解决办法来面对人口老龄化的挑战。因此，充分发挥老年人在社会生活与工作中的积极作用，在全社会建立起积极、健康的老龄观不仅是亟待解决的现实需求，更是针对我国当前人口老龄化社会进程应进行的理念教育。

建立积极、健康的老龄观，首先要明确的是老年人作为一个基本的社会构成群体，不仅有应尽的社会义务，也依法拥有人权保障的生存及生活权利。任何人都不应因年龄、健康及经济状况的不同而对这一群体产生歧视感或负面认知。其次，老年人的生理和身体功能会随年龄增长不断衰退，这是每个人的生命发展历程中都必将经历的自然阶段，不应因此而否定老年人的生存、生活价值，大多数老年人其实是健康且富有活力的，他们在其所处的社会环境及家庭环境中扮演着不可或缺的重要角色。在许多情况下，老年群体可以成为其所在社区和社会工作中有价值的珍贵资源。他们是知识的宝库，到达成年晚期人的智慧能够达到其一生中前所未有的高度，他们拥有丰富的生活经历可供传授，在一些工作中能够帮助人们有效避免重蹈覆辙。有很高比例的老年人定期照护孙子孙女，或者是其他的亲戚和朋友。这样，孙子孙女得到照护后，对其子女就带来了支持，这种现象在我国是十分普遍的。事实上，如果我们能够确保老年人不仅长寿，而且健康，确保不仅在晚年，而且在中年时期延长生命，那么整个社会获得的额外寿命可以同其他年龄段一样有成效。

二、积极健康老化态度

老化态度（attitude toward aging，AA）是指人们对变老过程及年老的体验和评价，是一个相对复杂的心理架构，从不同的角度切入可以分为多个层面。根据内容的性质可分为积极和消极两个方向：老化的积极方面是指一些有关老年期的整体感受和体验，如健康良好、坚持运动锻炼和由年龄增长带来的智慧和成长等；而消极方面则是指对由年龄增长而带来的生理、心理和社会等方面的丧失产生的负面感受和体验。根据评价的视角，老化态度可以分为一般老化态度和自我老化态度：一般老化态度是指向老年人群体的态度，与前文提到的老龄观相似；而自我老化态度则指向自己本身。

研究发现，老年人所持的老化态度是影响心理健康一个非常重要的主观变量，如对变老的消极体验能够显著预测老年人的孤独感和焦虑情绪，而积极体验的作用却不显著；指向老年人自我评价越积极，其心理幸福感就越高，而指向一般老年人群的评价则与老年人的幸福感关系很小；持有积极老化态度的老年人，其平均寿命长于持有消极老化态度的老年人，这种源于感知老化的看法对老年人的健康结局起到了重要作用。

因此，帮助老年群体了解并建立起积极、健康的老化态度，提高其主观幸福感水平及生活质量以实现成功老龄化也是当前老年领域工作者的工作任务之一。已有研究发现，老年人的老化态度受到内外多种因素的影响，内在因素有自身健康状况、个性特点等；外在因素则包括社会环境和社会支持的影响，因此建立积极的老化态度，也应从多角度开展进行。上文提到建立积极、健康的老龄观是从社会环境与社会支持的角度出发，营造有利于产生积极老化态度的背景与条件，接下来我们将从老年群体自身出发，探讨帮助老年人建立积极、健康老化态度的途径与可能。

首先，帮助老年人科学认识老化过程中的正常生理与心理特点，认识到老化是每个人生命历程中都将经历的阶段，既有其特殊性，也有其普遍性。避免因信息获取不畅导致的错误认知与负面情绪，影响老化态度的形成方向。

其次，提倡老年人进行社会参与。根据巴尔特斯及其同事的研究，人的发展产生于为了达成目标而对个人自愿——感觉资源、认知资源、性格资源、社会资源进行分配的过程中。人一生的发展都存在得与失，但在成年晚期这种平衡则会向消极的方向倾斜。于是把资源分配从原来的偏向于成长与维持方面转变到偏向于应对丧失方面，就显得十分必要。由于社会活动与社会角色密切相关，因此角色缺失的越多（如退休、丧偶、子女离家以及身体虚弱），人们的生活满意度相应越低。因此可以提倡退休后老人多参加社会活动与社会交往，发挥其老年期独有的生活工作优势，维持尽可能多的社会联系，从而补偿因老化带来的角色缺失和负面心理感受。同时，群体间交往带来的观念上的相互影响也能够帮助老年人接触多样化的老化态度与事件，增强其心理收益。

再次，提倡老年人积极进行体力活动。有充分证据显示，与身体活动较少的男性和女性相比较，身体活动较多的老年人的全因死亡率，冠心病、高血压、脑卒中、2型糖尿病、结肠癌以及乳腺癌患病率均较低，身体活动较多的老年人具有较高水平的心肺和肌肉健康、更健康的体重和体成分，而这些生物指标水平有利于预防心血管疾病和2型糖尿病，更有利于增进骨骼健康；身体活动水平较多的老年人也表现出较高水平的功能性健康，有较低的跌倒风险和更好的认知功能，发生中等程度和严重的运动功能受限或社会交往能力受限的风险减少。另外，参加体力活动在帮助老年人增进身体健康状况的同时，也能够帮助其建立越来越高的自我效能感和满足感，在运动的过程中逐渐向积极的老化态度转变。关于老年人进行体力活动的科学建议，可以参考由美国运动医学会（American College of Sports Medicine，ACSM）最新给出的运动指南：对于65岁及以上的成人，身体活动包括在日常生活、家庭和社区中的休闲时间活动、交通往来（如步行或骑车）、职业活动（如果仍然从事工作的话）、家务劳动、玩耍、游戏、体育运动或有计划的锻炼。为增进心肺、肌肉、骨骼和功能性的健康，减少非传染性疾病、抑郁症和认知功能下降等风险，老年人应每周完成至少150分钟中等强度有氧身体活动，或每周至少75分钟高强度有氧身体活动，或中等和高强度两种活动相当量的组合。由于健康原因不能完成所建议身体活动量的老人，应在能力和条件允许范围内尽量多活动。

最后，对于如何定义或判断什么是成功的老年生活，目前尚未有标准答案，所有有关成功老年或乐观老年的定义都不可避免地存在价值判断，这一争论仍在继续，甚至可能不会完结。老年医学、老年心理学及老年社会学工作者还在探索中，前路虽长，充满希望。

（王　薇　李　晶　付江宁　李　娟）

参 考 文 献

1. 唐丹,燕磊,王大华.老年人老化态度对心理健康的影响.中国临床心理学杂志,2014,22(1):159-162.

2. 王璇,罗浩.无社会养老保障老年人的心理健康状况.2013(1):149.

3. American College of Sports Medicine.ACSM's Exercise Testing and Prescription.Lippincott williams & wilkins,2017.

4. Bryant C,Bei B,Gilson K M,et al.Antecedents of attitudes to aging:A study of the roles of personality and well-being.The Gerontologist,2014,56(2):256-265.

5. Kingsley DE.Aging and health care costs:narrative versus reality.Poverty & Public Policy,2015,7(1):3-21.

6. O'shea DM,Dotson VM,Fieo RA.Aging perceptions and self-efficacy mediate the association between personality traits and depressive symptoms in older adults.International journal of geriatric psychiatry,2017,32(12):1217-1225.

7. Sangalang CC,Gee GC.Depression and anxiety among Asian Americans:The effects of social support and strain.Social work,2012,57(1):49-60.

8. 黄希庭,郑涌.心理学导论.3版.北京:人民教育出版社,2015.

9. Rentzsch K,Wenzler MP,Schütz A.The structure of multidimensional self-esteem across age and gender.Personality & Individual Differences,2016,88:139-147.

10. 宋芳芳.老年人主观幸福感与自尊及情绪的关系研究.统计与管理,2016(7):50-52.

11. 崔红志.农村老年人主观幸福感影响因素分析——基于全国8省（区）农户问卷调查数据.中国农村经济,2015(4):72-80.

12. 黄婷婷,刘莉倩,王大华,等.经济地位和计量地位:社会地位比较对主观幸福感的影响及其年龄差异.心理学报,2016,48(9):1163-1174.

13. 徐西庆.社会网络视域下老年人幸福感提升——基于对青岛市的调研.科学与管理,2015(3):71-80.

14. James W.Kalat.情绪心理学第2版.周仁来,等译.北京:中国轻工业出版社,2015.

15. 龚先旻,王大华,付艳.成年女性情景自传体记忆的现象学体验:年龄与时间的作用.心理科学,2013(5):1101-1105.

16. 戴必兵,彭义升,李娟.老年人抑郁症状与情绪调节策略的横断面研究.中国心理卫生杂志,2014,28(3):192-196.

17. Barger SD, Messerlibürgy N, Barth J.Social relationship correlates of major depressive disorder and depressive symptoms in Switzerland: nationally representative cross sectional study.Bmc Public Health,2014,14(1):273.

18. Wang J, Chen T, Han B.Does co-residence with adult children associate with better psychological well-being among the oldest old in China?.Aging & Mental Health,2014,18(2):232-239.

19. 王大华,杨小洋,王岩,等.老年人夫妻依恋的测量及与一般依恋的关系.心理学报,2015,47(9):1133-1142.

20. 詹奕,李海峰,陈天勇,等.老年人的家庭和非家庭社会关系与生活满意度的关系.中国心理卫生杂志,2015,29(8):593-598.

21. Fadila DES, Alam RR.Factors affecting adjustment to retirement among retirees'elderly persons.Journal of Nursing Education & Practice,2016,6(8).

22. Nikkheslat N, Zunszain PA, Horowitz MA, et al.Insufficient glucocorticoid signaling and elevated inflammation in coronary heart disease patients with comorbid depression.Brain Behavior & Immunity,2015,48:8-18.

23. Tawakol A, Ishai A, Takx RA, et al.Relation between resting amygdalar activity and cardiovascular events:a longitudinal and cohort study.Lancet,2017,389(10071):834.

24. Morey JN, Boggero IA, Scott AB, et al.Current Directions in Stress and Human Immune Function.Curr Opin Psychol,2015,5(3):13-17.

第 5 章

老年社会工作

第一节　老年社会工作概述

一、老年社会工作

老年社会工作是伴随老年问题产生而产生的一种专业性的服务活动，是指接受过专业训练的社会工作者在专业价值理念的指导下，充分运用社会工作的理论和方法，为在生活中遭受各种困难而暂时丧失社会功能的老人解决问题、摆脱困境并同时推动更多的老人晚年获得进一步发展的专业性服务活动。比较专业的为老人服务工作最早可以追溯到 20 世纪上半叶，当时英国颁布的《养老金法》和"贝佛里奇报告书"、美国 1935 年著名的《社会安全法案》等，都以法律的形式规定了老年人的权利和义务，规定了政府和社会应该承担的为老年人服务的责任。不过，老年社会工作的蓬勃发展则是在第二次世界大战以后。直至今日，老年社会工作的重要性不仅体现在补救性和预防性的功能上，而且也越来越多地表现在诸如挖掘老人的潜能、协助老人体现晚年人生价值、倡导老人互助等发展性的功能上。

二、社会工作者

社会工作者是指在社会福利、社会救助、社会慈善、残障康复、优抚安置、医疗卫生、青少年服务、司法矫治等社会服务机构中，从事专门性社会服务工作的专业技术人员，通常简称"社工"。美国社会工作者协会（National Association of Social Workers，NASW）对社工的界定是：毕业于社会工作学院，运用他们的知识和技能为个人、家庭、社区、组织和社会提供社会服务的人员。

三、老年社会工作的特点

老年社会工作具有以下四个方面的特点：

1. 老年社会工作者的态度和行为受社会价值观的影响　社会存在决定社会意识，而社会意识又是社会存在的反映，在一定条件下可影响社会存在。老年社会工作者的态度和行为受到社会价值观的影响，因此，社会工作者必须具备正确的价值观。在开展老年社会工作时，社会工作者必须认真学习有关老年学和老年医学的知识和技能，树立正确的人生观和价值观，时刻反省自己，及时消除社会上存在的认为做老年社会工作没有太大价值这种思想对自己的影响，旗帜鲜明的反对老年虐待和老年歧视等不良的社会行为，尽心竭力地为老年人谋福祉。

2. 反移情是老年社会工作者的重要课题　移情和反移情是精神分析和心理动力治疗的两个重要概念。精神分析对象（患者）会对他们的精神分析师产生不适当的强烈情绪，即患者可能会把自己的心理冲突"转移"到分析师身上，这就是移情。而当精神分析师对其分析对象（患者）产生不适当的强烈情绪时，就发生了反移情。做老年社会工作时，社会工作者可能会出现反移情，不仅会表现为对老人特别不好，缺乏耐心和关怀，还会表现为对老人过度保护，想要"拯救"老人。因此，社会工作者要注意反移情的问题，时常反思自己对老人的反应，及时纠正自己不良的工作情绪和态度，尽可能使自己成为敬老、爱老、护老的模范，与患者及其家属交心、交情、交朋友。

3. 老年社会工作者必须善于自我意识与自我督导　自我意识是对自己身心活动的觉察，即自己对自己的认识，具体包括认识自己的生理状况、心理特征（如兴趣、能力、气质、性格等）以及自己与他人的关系等。自我意识是由自我认知、自我体验和自我调节三个子系统构成的。自我督导就是在工作过程之中，凭借自己强大的自控能力，抓紧现在应该做的事，而不是随意往后拖延。自我督导是一种"不待扬鞭自奋蹄"的主动工作态度和积极的自我管理精神。要想做好老年社会工作，社会工作者一定要充分认识自己和审视自己，一定要意识到自己的长项和短板，一定要体会到自己对老年人、久病者和死亡者的感受，在梳理好自己问题的同时，用自己的一片爱心去为老年人提供力所能及的服务，自我约束，自我督导，为老年人创造一片生活的蓝天，让老年人幸福安度晚年。

4. 老年社会工作需要多学科合作　老年人是一个特殊的社会群体，既具有知识面宽、社会阅历广、人生经验丰富的优势，也具有躯体疾病多发、精神心理问题复杂、机体功能不断退化、社会参与逐渐减少、社会支持渐趋贫乏、适应环境能力逐步下降等劣势，因此，要想解决好老年人的问题绝非易事，需要由多学科人员组成的团队共同协作，才能解决老年人复杂问题。

四、老年社会工作服务

老年社会工作服务的内容主要包括救助服务、照护安排、适老化环境改造、家庭辅导、精神慰藉、危机干预、社会支持网络建设、社区参与、老年教育、咨询服务、权益保障、政策引导和临终关怀等。

老年社会工作服务应致力于实现老有所养、病有所医、弱有所扶、终有所护（临终患者的安宁疗护）。老年社会工作服务应遵循自我实现、独立、参与、照顾、尊严的原则，促进老年人角色转换和社会适应，增强其社会支持网络，提升其晚年的生命质量和延长其健康期望寿命。

第二节　老年社会工作基础理论

一、社会撤离理论

社会撤离理论（disengagement theory）是在老年社会工作中引起争论最多的理论。理论认为，人的能力会不可避免地随年龄的增长而下降，老年人因活动力的下降和生活中角色的丧失，希望摆脱要求他们具有生产能力和竞争能力的社会期待，愿意扮演比较次要的社会角色，自愿地脱离社会。在社会撤离理论看来，老年人减少他们的活动水平，减少与人交往，关注内心的生命体验，这会使老年人过上一种平静而令人满意的晚年生活。老年人主动撤离社会，能使社会权力井然有序地实现交接，社会也不会因老年人的死亡而功能受损。因此，社会撤离理论认为，老年人从社会主流生活中的撤离，无论这一过程是因老年人自愿还是由社会启动，对社会和个人都会产生积极影响。

尽管社会撤离理论不乏其合理之处，但其理论前提（假设所有老年人都愿脱离社会）是不成立的，也是被社会工作所背离的，理由如下：

1. 随着物质生活水平的提高和医疗条件的普遍改善，老年人预期寿命延长，他们在离开工作岗位后还可生活 20~30 年，因此，如何保持其退休后的活动已成为各国老年社会工作者正在思考的问题。

2. 无法证明老年人退出有用的社会角色必定对社会有利。事实上，由于每个人在社会结构中所处地位的不同，每个人脱离社会的程度是不一样的。一些人 80 岁仍担任国家要职，而一些人 55 岁就只能提前退休。在文、教、科、卫行业，许多 60 岁以上的老年人，在社会生活中发挥着不可替代的积极作用。

3. 社会撤离理论忽视了个性在一个人适应衰老过程中所起的作用。许多老年人一生中都愿意保持一种活动水平较高的生活方式，这与他们的生活满意度直接相关。世界范围内出现了越来越多的老年志愿工作者，对这一情形作了最好的诠释。实际的社会工作也已证明，那些与人交往频繁、积极参与社会生活的老年人比那些独处的老人更倾向于身心健康。

二、符号互动理论

符号互动理论（symbolic interactionism theory）是一种主张从人们互动着的、个体的日常自然环境去研究人类群体生活的社会学和社会心理学理论派别。又称象征相互作用论或符号互动主义。符号是指在一定程度上具有象征意义的事物。人们常常根据他人对自己的评判、态度来思考自身，譬如，如果整个社会对老年人采取歧视的态度，必然会对老人的自我认知产生影响。如果老年人每天听到的广播、看到的电视、外出购物所目睹到的一切，都把老人描绘成昏庸、老朽、无用，那么这些信息的积累，自然会对老人的自我观念产生否定性的认识，让他们感到自己不再有能力，对家人和社会都是负担，从而使他们与社会产生隔离感。

从符号互动理论又派生出了社会损害理论和社会重建理论。

社会损害理论是反指，有时老年人一些正常的情绪反应，会被他人视为病兆而做出过分的反应，从而对老人的自我认知带来损害。譬如，一位因丧偶心情痛苦的老人，询问子女自己是否应该搬过去与其同住。这种询问就很可能被子女视为老人无能力再作出任何决定，从此凡事处处为老人作决定。这种关心久而久之就会让老人觉得自己的确缺乏能力而把一切决定权都交给子女，即接受消极标志的老人随后进入消极和依赖的地位，丧失原先的独立自主能力。现实生活中有太多的案例表明，对老年人的过分关心导致老年人认为自己无用的错误认知，从而对老年人的身心带来损害。这一理论对老年社工具有深刻的启示意义。

社会重建理论则意在改变老年人生存的客观环境以帮助老年人重建自信心。社会重建理论的基本模式是：第一阶段：让老人了解到社会上存在对老年人的偏见及错误观念。第二阶段：改善老年人的客观环境，通过提倡政府资助的服务来解决老年人的住房、医疗、贫困等问题。第三阶段：鼓励老人的自我计划、自我决定，增强老人自我解决问题的能力。

三、社会交换理论

社会交换理论（exchange theory）以行为心理学和功利主义经济学为其理论依据，认为社会互动是一种双方交换的行为，在交换过程中双方都考虑各自的利益，企图根据他们在某些方面的利益来选择相互作用，当互动双方都达不到自我的目的，社会互动就会趋向停止。在社会交换理论看来，人们是通过掌握物质财富、能力、成就、健康、美丽等社会认可的权力资源来确定自己的社会地位的。

在社会生活中，大多数老人掌握的权力资源比年轻人少，因此，他们的社会地位便相应下降。由于老年人缺乏可供交换的资源，所以他们在社会中只扮演屈从和依赖的角色。鉴于此，社会交换理论提出，发展与老年人有关的政策和社会服务的原则就应当是力求最大限度地增加老年人的权力资源，以保持老年人在社会互动中的互惠性、活动性和独立性。换言之，应该让老年人拥有可供交换的资源，让他们感到自己有用，仍能给下一代提供帮助和支持。且应帮助老年人意识到他们曾经被尊敬、被需要以及对社会作出过的巨大贡献。

四、活动理论

活动理论（activity theory）与社会撤离理论的基本观点正好相反，认为活动水平高的老年人比活动水平低的老年人更容易感到生活满意和更能适应社会。活动理论主张老年人应该尽可能长久地保持中年人的生活方式以否定老年的存在，用新的角色取代因丧偶或退休而失去的角色，从而把自身与社会的距离缩小到最低限度。活动理论提出的基本观点为大多数老年社会工作者所肯定。在老年社会工作者看来，社会不仅在态度上应鼓励老年积极参与他们力所能及的一切社会活动，而且应努力为老年人参与社会提供条件。现实的情况是，许多老年人想有所作为而苦于没有机会；一些老年人因退出社会主流生活而导致老年抑郁症；有些老年人因枯坐家中无人交谈而提前脑退化进程。现代医学证明，勤于用脑的人比懒于用脑的人，脑力活动退化的速度要缓慢得多，较少说话的老人比常有陪伴的老人更多患老年痴呆症。因此，让老年人保持较高的活动，积极参与社会生活，对防止老年人大脑退化具有毋庸置疑的作用。随着核心家庭和双职工家庭的增多，快速的生活节奏和竞争压力使子女很难抽出更多的时间陪伴老人，所以，鼓励老人自我调适、积极投身社会生活而不是独处一隅，就显得十分必要了。

当然，我们也不能仅以活动水平的高低来判断老年人对生活的满意程度，事实上，老年人的经济收入、生活方式、人际关系等方面都是构成老年人是否有一个幸福晚年的重要因素。我们也不能忽视如下事实：有些老年人活动不积极却也很快活，他们闲赋家中养花喂鸟以娱悦性情、读书写字以达观内心，这说明老年人因性格差异会有截然不同的晚年生活，我们不应用一种模式去要求所有的老年人。

五、连续性理论

不论社会撤离理论，还是活动理论，它们共同的不足之处都在于忽视了个性在衰老过程中的作用，或片面强调了撤离，或一味强调了活动。连续性理论（continuity theory）正是基于上述两个理论的局限性而提出的新观点。

连续性理论认为，不论是年轻还是年老，人们都有着不同的个性和生活方式，而个性在适应衰老时起着重要的作用。总是消极或退缩的人不可能在退休后成为积极分子；同样，一贯活跃、自信和参与社会的人在老年时不可能安静地在家里。人主要的个性特点和价值观念随着年龄的增长变得更加突出。在连续性理论看来，如果一个人在老年时仍能保持中年时代的个性和生活方式，那么他（她）便会有一个幸福的晚年。因此，每个人不用去适应共同的规范，而是根据自己的个性来规定标准，这是老年人对生活感到满意的基础。对个体而言，连续又可分为内部连续（个性、爱好）和外部连续（如年轻时爱踢足球，年老时踢不动了仍爱看足球）。

尽管连续性理论看到了个性在人们适应衰老时所起的重要作用，但过分强调连续性又难免对老年人产生误导：当老人因健康状况不佳或财力受限而不能保持早年的生活方式时，一味对连续性的追求可能会减少老年人在晚年时的自尊，也可能妨碍老年人根据个人的愿望而改变其生活方式。这一理论的最大缺陷在于忽略了外部社会因素对人们个性改变的作用及对衰老过程的影响。事实上，对生活满意度高的老人常是那些没有拘泥于某种固定生活模式、能随社会环境的变化而不断改变其生活方式的人。

第三节 老年社会工作的主要内容

一、身体健康方面的服务

身体方面的问题是老年人遇到的比较普遍的问题，许多老年人，特别是高龄老年人都患有慢性疾病，需要长期的健康照顾。因而解决与老年人健康有关的问题是社会工作者主要的工作内容之一。

作为社会工作者必须了解或熟悉与老年人常见疾病预防、康复和护理相关的知识和技能，比如对高血压、糖尿病和心脑血管病老人的健康管理。

1. 健康服务 是为老年人提供的与身心健康直接相关的预防、诊治、康复、护理等方面的服务，主要内容包括健康风险评估、营养咨询与教育、例行体检、慢病防控、压力缓解、酗酒和滥用药物的处理、推行身体锻炼方案、采取防范措施以控制在家中受伤、提供精神心理慰藉、推广预防性服务、提供有关社会服务和后续性健康服务的咨询等。

2. 与健康照顾有关的服务 是为老年人提供与身心健康间接相关的生活照料、家务助理、出行协助、事务管理等方面的服务，具体包括送餐服务、家庭病床服务、家务服务、探访、电话慰问等个人帮助，手杖、轮椅和住所改造等辅助手段的提供，紧急呼叫系统安装等技术支持，信息服务、转介服务、志愿服务、代际互助服务、日托服务、营养配餐服务、法律服务、出行服务、房屋修缮维护服务、照顾人缓解服务、院舍服务等专门服务项目的提供。

二、认知与情绪问题的处理

痴呆、谵妄、抑郁和焦虑是老年人最常见的四大认知和情绪情感问题。痴呆是影响老年人的认知功能的一种神经退行性疾病，痴呆老人表现出在熟悉的家里从事日常活动越来越力不从心，认知功能进行性减退，时常需要人照护，生命质量严重下降，一般病程 10 年左右，会给家人和社会带来沉重的负担。谵妄也称精神错乱，发病突然，既有生理方面的原因也有病理方面的原因，一般都有逆转的希望和可能，但如果不加治疗或治疗不当，就会很快导致器官功能衰竭而死亡。抑郁症是指以持续的情绪低落为特征的一种情感性的心理障碍，是老年人常见的精神病患之一。严重抑郁者，如得不到及时救治，会感到生命毫无价值，为解脱长期的苦闷情绪而尝试自杀或实现自杀。焦虑症的特点是过度忧虑，有非理性的恐惧，会产生睡眠障碍和情绪的变化，多数抱怨有躯体的不适。

老年社会工作者应在临床医师的指导下，密切观察老年人的情绪情感变化，尤其是对抑郁和焦虑症患者，应解除他们情绪低落、悲观厌世或急躁易怒、忧心忡忡的各种精神心理问题，做到及时发现问题和及时解决问题，尽可能避免或降低老年患者的自杀风险，帮助老人达到心情愉悦、生活幸福。

三、精神问题的解决

每个老年人都有自己的行为方式，对于社会工作者来说，重要的是理解老年人在精神上如何界定自己的现实世界。有关老人的精神生活有五点非常重要：第一，老年人珍惜生活非常重要。欣赏时间的珍贵，真实地活在当下，学习享受生活。第二，找到往事的意义，以此来建构生命的意义。第三，直面自己的局限，看到以往生活的缺憾。第四，接受生活中好的一面和不好的一面，寻求和解与宽恕，弥补过往生活留下的缺憾。第五，拓展个人爱好和同情的圈子。这些观点都出自翻译过来的《老年社会工作》，同时也出现在了我国的社会工作执业资格考试的教材中。

老年社会工作者的重要任务之一就是要帮助老年人解决其精神心理问题。"退休综合征"就是一些刚退休后的中老年人，尤其是刚从领导职位退下来的人员，因不能成功实现角色的转变而产生的精神心理问题。老年社会工作者，应成为老年人精神的寄托、贴心的朋友、心灵的安慰剂、遇事的救世主，只有这样，才能和老人融为一体，才能为老人排忧解难，才能帮助老人安度晚年。

四、社会支持网络的建立

建立有效的老年人社会支持网络要求从业人员要有"家庭思维"。家庭思维是指把老年人看成是复杂的多代关系系统的一部分，这一关系系统对老年人的生活有重大影响，是老年人与人交往并获得支持的基本来源。诸如配偶、父母、祖父母、兄弟姐妹之类的家庭角色是老年人自我概念的重要组成部分，即使是与这些角色相联系的特定功能已经终止，他们还是会影响老年人的所思所想。

建立社会支持网络的工作主要包括：老年伴侣工作、家庭体系工作、照顾人支持体系工作和促进老年人与社会相融合方面的工作。

健康的夫妻关系能够为彼此提供机会。比如，一个妻子一直悉心照顾家庭，因为生病了，她很郁闷，夫妻可能为是否要进养老院而伤心。事实上，妻子虽然不能操持家务了，但她可以给些指导，做什么饭，如何做，丈夫在妻子的指导下可以重新学习操持家务，双方仍然可以彼此陪伴，而不必进养老院。这需要社会工作者给予一定的支持，弥补家庭方面的丧失。

五、老年特殊问题的处理

1. 虐待和疏于照顾的问题　虐待老年人指的是恶意对待老年人，在身体上、情感或心理上、性方面或经济方面对老年人构成虐待或剥削。疏于照顾老年人既包括主动也包括被动地让老年人得不到所需的照顾，导致老人的身体、情绪或心理方面的健康衰退。

妇女比男人有更高的风险受到虐待。其原因是活到老年的妇女比男性多，在老年人口中比例较大；

妇女更多地依赖他人生活或接受他人照顾；妇女是弱势群体。老人的年龄越大，就越容易成为虐待或疏于照顾的受害者。高龄老人、身体不好或认知有问题的老年人更可能受到虐待或疏于照顾。

在这种情况下，老年社会工作者的职责是：保护老年人免受经济方面的剥夺，提供支持性辅导，发展支持性服务，改变和调整老人的生活环境等。

2. 丧亲问题　直接面对濒临死亡和丧亲的现实是做老年社会工作者不可逃避的事情，不管是对于新手还是有经验的专业人员来说，这都是一个极大的挑战。行将去世的老人在身体、心理、社会和精神方面都有一些特定的需求。如害怕延长身体上的不适或痛苦，关心自己的身体形象和其他人对自己的观感，需要尽可能长地保持对自己生命的某种掌控感，需要跟家人和朋友保持接触，尽管此时他本人和家人朋友经常会有退缩行为；需要寻求生命的意义。社会工作者在老人濒临死亡时要做的重要工作：提供情感支持，代表老人及其家人争取合理权益，提供相关资讯（比如本地的临终关怀组织），做丧亲辅导。

第四节　老年社会工作实务指导

老年社会工作者可以根据实际情况综合运用个案工作、小组工作、社区工作等社会工作直接服务方法及社会工作行政、社会工作研究等间接服务方法来开展社会工作。

一、老年社会工作者的主要职责

1. 深入了解老人，通过日常生活的接触和有效的沟通，取得老人的信任，有效解决老人身体、心理、家庭、文化、种族、环境和伦理等问题，密切医患关系，树立老人尊严，提高老年人的自主独立性和生存质量。

2. 评价患者总的生活状况，包括生活方式、家庭、经济、雇佣史、社区资源；评估老年患者和亲属，了解患者的身体、心理、社会、文化、环境和精神状况，这对于辅助疾病治疗和恢复有积极作用。

3. 保持与患者及家属一种持续性的关系，为患者提供社会心理咨询服务，缓解患者心理压力，帮助患者、亲属和护理人员正确面对疾病。

4. 协调各方资源，保障患者及亲属的利益；帮助患者和亲属获取社会福利保障、医疗保险和商业保险等。

5. 帮助家属提高家庭治疗计划中所需的各种技能。

6. 负责为患者提供解决生活问题的方案，如联系服务人员或老年关怀场所（老年公寓或护理之家）等。

7. 评估职业障碍。

8. 提供患者和家属在紧张状态中的情绪支持。

9. 与护士长或个案护士密切配合协调工作，共同制订出院计划，让患者顺利平稳地出院或转诊到别的医疗机构。

10. 帮助解决患者可能影响诊断和治疗的非医疗以外的所有问题。

二、老年社会工作方法

社会工作的开展有三大工作方法，同样适用于老年医学中的社会工作。

1. 个案工作　个案工作通常分为申请与接案、研究与资料收集、评估与服务计划、服务与干预、结案与追踪等步骤。医务社会工作者需要进病房探访患者，了解患者住院期间因疾病或住院而产生的各种问题，通过采取倾听、同情心、安慰、鼓励、解释、沟通、宣传、指导、教育等手段，以问题解决、行为修正和危机调试等理论为指导，协助患者解决困难和问题。

2. 小组工作　小组工作被运用到医疗机构，是尝试让患者或家属处于适宜的环境中，通过团体成员的相互反应，从中增强对疾病的认识程度和抵抗能力。小组工作的流程分为计划、招募组员、开展小组活动、评估总结四个阶段。

3. 社区工作　引用社区工作的专业方法，了解社区居民的健康卫生需求及其存在的问题和困难，整合利用医院的医疗资源，对社区居民开展多种形式的健康活动，主要的形式有专题讲座、图片展、现场咨询、座谈会、义诊和对社区卫生专员进行指导培训等。

三、社会工作者在老年病多学科整合管理中的作用

老年病多学科整合管理，即是在老年病的管理中，针对老年人生理、病理、心理、社会和环境等因素，采用"生物－心理－社会－环境－工程"的医学模式，组成由全科医师、老年病医师、康复师、护士、心理师、营养师、临床药师、个案管理者、社会工作者、护工、宗教工作者、患者本人及其家属等构成的多学科团队，对老年病患者实施综合性的医疗、康复和护理服务，它体现的是一种以人为本的服务理念。

老年社会工作者在多学科团队中有着不可替代的作用，其作用是解决非医疗的相关问题。对于医院而言，社会工作者代表的是患者及其家属的利益；对于患者及其家属而言，社会工作者代表的又是医院的利益。可以讲，社会工作者是沟通医院与患者及其家属之间的桥梁。

老年社会工作者在介入过程中应完成下列工作，包括但不限于：促使老年人、家庭及相关人员学会运用现有资源；对老年人与环境产生的冲突进行调解；运用各种能够影响老年人改变的力量帮助老年人实现积极的改变；采用优势视角，鼓励和协助老年人发挥潜能；注意发掘和运用老年人所在社区或机构的资源；协调和链接各种老年人服务的资源和系统；促进老年人所处的环境的改善；促进老年人政策的改善。

四、社会工作者在临终关怀服务中的作用

1. 社会工作是临终关怀服务的组成部分，临终关怀服务的参与者包括两个层面：

（1）服务的提供者：由注册护士、内科医生、营养师、手工师、音乐家、社会工作者、牧师和法律顾问组成多学科的合作小组提供服务。

（2）服务对象：自然衰老，各主要脏器衰竭者；各种意外伤害，生命垂危，不可能治愈的患者；不可能治愈，需要进行舒缓治疗的晚期癌症患者；慢性病的终末期，预计存活 3~6 个月者。

社会工作者作为临终关怀服务的提供者发挥着重要的作用。由于各方面条件的限制，越来越多的临终患者在医疗机构中走完人生的最后一段路程，故医务社会工作的开展情况将直接影响到临终关怀服务的质量。同时可以看到。临终关怀的服务对象是一定程度上的弱势群体，也是社会工作本质含义中的服务对象，故临终关怀服务与医务社会工作存在密不可分的关系。

2. 临终关怀与社会工作同是社会价值观念的载体，临终关怀反映了重要的社会价值观念，包括：

（1）接纳死亡：临终阶段为患者提供了完善自我的最后机遇，现实社会应该采取接纳的态度将临终和死亡视为人生命发展必不可少的阶段，是生命发展的必然趋势和结果。

（2）生命的质量重于生命的数量：在临终关怀实践中，提倡既不刻意延长临终患者的生命，也不人为地缩短临终患者的生命，而是着力提高临终患者的生存价值和生命质量，尽最大可能帮助临终患者在有限的生命时间和空间里，享受生命所赋予的幸福与乐趣。

（3）尊重临终患者的生命、权利和尊严：由于临终患者的生命质量在很大程度上依赖于他人的保护，维护临终患者的生命质量应该成为现代文明社会的基本伦理道德规范。同时，临终患者作为人应该享有同其他人一样的基本权利，社会应当努力为临终患者创造一种环境，使他们在这种环境氛围中生命、权利和尊严都能得到充分的尊重。这些社会价值观念突出了"以人为本"的社会工作理念。同时，临终关怀将个体视为"全人"，即具有灵性、心理、生理、社会等多方面的需求，也可视为引入了社会工作的系统论观点，与社会工作的价值取向相一致。

3. 社会工作在临终关怀服务中的内容　在介入临终关怀服务时，医务社会工作仍采用传统的三大工作方法，鉴于服务对象的特殊性，社会工作服务的内容也各有不同，总体而言，社会工作介入临终关

怀的方面有以下几点：

（1）针对临终患者的服务：社会工作者整体上需要统筹患者的身体、心理、灵性、社会等各方面的需求，制订完整的照顾计划，并联合临终关怀团队中的其他人员实施照顾计划，具体的实施工作有：处理患者的不良情绪，通过心理疏导为其提供支持；满足患者的灵性需求，灵性照顾一般包括7项内容：生命回顾，道别，全程陪同走过悲伤的所有阶段，共同面对死亡的事实，处理未完成的事务，协助探寻生命、死亡与濒死的意义，谈论希望与害怕的事物等。

灵性照顾是一个帮助患者探究其一生的过程，通过生命回顾，协助患者重新体会自己生命的价值；通过谈论死亡，降低对死亡的恐惧；通过谈论希望和未处理的事务实现自我的整合。

（2）针对家属的服务：在照顾临终患者时，家属承担着巨大的经济压力和精神压力，尤其是主要照顾者，社会工作者需要帮助家属宣泄不良情绪，并处理日常压力性事件造成的情绪问题。另外，在临终患者离世后，家属可能处于悲伤期，甚至无法顺利回归到个人正常的社会生活中，这些都需要社会工作者通过哀伤辅导等方式，协助家属度过哀伤时期。

（3）针对不同群体的沟通服务：社会工作者需要维持患者、患者家属、医疗工作人员之间良好的沟通，成为连接不同群体的桥梁，以实现医疗信息、需求信息的畅通和有效传递。在临终关怀团队内部，因具体分工不同、操作方法不同、价值理念不同等，各工作成员之间可能产生分歧，社工需要承担协调的功能，缓解矛盾，使团队保持一致。临终关怀团队成员也承受着一定的压力，包括受到服务对象悲伤情绪的影响等，社会工作者在这一方面也需要提供支持与辅导。

（4）整合运用各类资源：临终患者涉及社区照顾、生前意愿的达成、死后的各项事宜、家庭医疗财政负担等问题，需要综合运用医院资源、社会资源、社区资源等，社会工作者在这些方面需注意资源的合理利用，从而在最大程度上满足患者及其家属的需求。

（刘向国　宋岳涛　陈　峥）

参 考 文 献

1. 赵惠,马颖,左姣,等.我国老年人健康领域社会工作存在的问题分析.中国农村卫生事业管理,2016,36(8):963-965.

2. 左姣,马颖,赵惠,等.我国老年人健康领域社会工作研究的文献计量学分析.中国农村卫生事业管理,2016,36(6):704-707.

3. 易勇,风少杭.老年歧视与老年社会工作.中国老年学杂志,2005,25(4):471-473.

4. 赵学慧.老年社会工作理论与实务.北京:北京大学出版社,2013.1-25.

第6章

老年医学伦理和法律问题

第一节 老年医学伦理问题

一、老年医学伦理概述

随着人口老龄化进程的加剧和健康老龄化的推进，老年医学迅速发展，备受人们关注，因老年患者特有的生理、心理、保健和疾病等特点，使得老年医学较其他医学学科涉及更多的伦理问题。

（一）老年医学伦理的基本概念

老年医学伦理学是运用一般伦理学原则解决老年病诊治和老年医学发展过程中的医学道德问题和医学道德现象的学科，它是医学的一个重要组成部分，也是伦理学的一个重要分支。换言之，老年医学伦理学是运用伦理学的理论、方法，研究老年医学领域中人与人、人与社会、人与自然关系的道德问题的一门学问。

（二）老年医学伦理的基本原则

老年医学伦理学的基本原则就是老年医学工作者在应用医学伦理学的有关学说、原理指导自己的医疗实践时，应遵循的正确思维、正确行动的依据和准则，主要包括有利、尊重、自主、不伤害和公正五个原则。

1. 有利原则　指老年医学工作者始终应把患者的健康放在第一位，并切实为患者谋利益的伦理原则。该原则大致包括：①从生理、心理到社会，全面真诚地关心患者；②提供最优化服务，努力使老年患者从中受益，解除或减少痛苦，延缓衰老，健康长寿，安度晚年；③预防或减少难以避免的伤害；④帮助患者选择受益最大、伤害最小、费用低廉的医疗决策。

2. 尊重原则　包括尊敬和重视两层意思。一是突出强调医学工作者对患者及其家属独立而平等的人格与尊严的尊重；二是强调应尊重患者的"医疗人格权"。"医疗人格权"包括患者的生命权、健康权、身体权、姓名权、肖像权、名誉权、荣誉权、人格尊严权、人身自由权、隐私权等。除了医患之间要互相尊重，医务人员同行之间也要相互尊重。因为老年病具有多因素致病、多病共存、多系统功能障碍或多脏器衰竭、多种老年综合征表现或多种老年问题出现等患病特点，需要由多学科成员组成的整合管理团队为老年患者服务。

3. 自主原则　主要指在疾病诊治中患者拥有自我做主的权力，具体包括患者的"自主知情"、"自主同意"、"自主选择"等内容。即医学工作者在确实保证患者享有疾病诊疗知情权的同时，应主动征求患者对疾病诊疗的意见，使其全程参与诊疗决策。"自主原则"不仅是对患者应该享有权利的一种尊重和维护，而且是"以患者为中心"的老年医学模式的必然要求。

81

4. 不伤害原则　主要是指医疗服务过程中不能让老年患者受到不应有的伤害。为了避免和预防医疗服务过程中对老年人可能发生的伤害，要求医学工作者做到：①强化以患者为中心的理念；②恪尽职业操守；③辩证处理审慎与胆识的关系；④遵循最优化原则；⑤不滥用权力；⑥对提供诊治措施的利弊进行分析评估。医务工作者只有牢记并坚持这一原则，才可能将患者因疾病而遭受的痛苦、折磨、伤害减少到最低的程度。

5. 公正原则　主要指在医学服务中，面对贫困、无依无靠的老年弱势群体，医学工作者应给予更多、更真诚的医学关怀，公平、正直地对待每一位患者。具体要求如下：①具有同样医疗需求以及同等社会条件的患者，应得到同样的医疗待遇；不同的患者则应享受个性化的医疗待遇；②在满足基本医疗保健需求方面，要做到绝对公正，即每个人都无一例外地同样享有；在满足特殊医疗保健需求方面，要做到相对公正，即对有同样条件的患者给予毫无例外的满足。

二、解决老年医学伦理问题的方法

老年医学工作者应遵循老年医学伦理的基本原则，结合老年医学的特点，从以下六个方面着手解决老年医学伦理问题：

1. 尊老敬老，弘扬美德　老年医护工作者和家庭成员都要尊重老年患者的生命、人格和权利，不仅在疾病上给予救治，还要在精神、心理上给予关心和疏导。应尊重老年人的自立、自主，提高老年人自理能力和参与意识。应重视老年医学研究，加速老龄专业人才的培养，从学科和实际工作领域对衰老过程从生理、心理和社会等方面进行研究，在学术上打造"尊老"学风。

2. 知情同意，充分沟通　在老年病的诊治过程中，因老年患者衰老造成的生理功能的减退和自主决定能力的下降，使得医学伦理学中要求的"知情同意原则"的执行较其他学科更为困难。这就要求老年医学工作者要使用更多的方法，付出更多的耐心，注重知情同意，加强医患沟通，方能解决好相关的问题。

3. 目标同向，多学科协作　多学科团队协作在老年病的诊疗过程中，是"有利"与"不伤害"原则应用于老年医学伦理问题中的体现。即在老年病管理中，针对老年人病理、心理和社会环境等问题和影响因素，采用"生物—心理—社会—环境—工程"的医学模式，组成由老年病医师、康复师、护士、心理师、营养师、临床药师、个案管理者、社会工作者、护工等构成的多学科团队，对老年病患者实施综合性的医疗、康复和护理服务，它倡导的是一种以人为本的服务理念和管理模式。

4. 综合评估，优化方案　推行老年综合评估是在老年患者中应用"医疗最优化原则"的最佳体现。它不仅包括一般的医学评估，而且还包括对老年人躯体功能、精神心理、社会经济、生活环境和生存质量等方面的评估，它围绕老年人的生活能力，全面评估关于老人躯体、精神疾病和社会需求的信息，筛查出影响老人疾病预后和增加死亡率的老年综合征和老年问题，以改善并维持自我生活照顾能力为目的，为老年患者制订科学、合理和有效的预防、保健、治疗、康复和护理计划，从而提高老年患者的生命质量和健康期望寿命。

5. 广泛宣传，加强教育　解决老年医学伦理问题离不开对老年医学、医学伦理学的宣传贯彻，需要针对老年医学伦理问题开展教育与培训。建立以患者为中心的医疗服务模式，加强对老年医学工作者职业操守、医德医风、廉洁规范行医的教育，加强人文关怀，尽可能使服务环节、服务流程人性化。在对患者和家属的教育过程中，可通过推行"生前预嘱"和开展"死亡教育"等形式使其了解老年病的诊疗目的和原则，以做出正确的伦理选择。

6. 社会重视，家庭参与　解决老年医学伦理问题是全社会共同的责任，需要全社会所有阶层、部门和家庭成员齐心协力，共同参与，以体现"公正与互助"的医学伦理学原则。

第二节　知　情　同　意

一、知情同意的概念和历史发展

知情同意是指在医务人员实施干预前向患者做出说明并征得患者同意的过程。知情同意权是社会和法律赋予患者的一项基本权利，患者有权知晓与其生命健康有关的信息并且有权对其治疗做出自主选择。

公元前500年希腊教科书《希波拉底誓言》建议为了给患者最好的救治，医生可以对患者隐瞒信息，理由是患者对病情的了解程度不可能超过医生，所以病情的处理应该掌控在医生手里。18世纪美国医生 Benjamin Rush 受到启蒙文化运动的影响，建议医生应该尽可能地让患者知晓病情。他倡导医生应该对公众进行科普教育，是否接受治疗要尊重患者自己的决定，但另一方面他也强调患者应该严格遵照医嘱。1803年英国医生 Thomas Percival 发表了《医学伦理学》一书，书中提到患者有知道真相的权利，但如果医生认为隐瞒实情或欺骗患者对其更有利，则可权衡利弊决定是否告知患者真实病情。1847年美国医学会编著了第一版《美国医学会医学伦理准则》，其中的新观点是当医生为其他同行介绍患者病情时应该详尽属实，但没有提到对患者的告知。1849年美国医生 Worthington Hooker 发表了《医生和患者》一书，他认为善意的谎言对患者是不公平的，但这种观点在当时未被广泛接受。在医学研究方面，迄今为止能追溯到的最早的知情同意是1990年美国军队黄热病委员会的研究。在研究项目的后期，项目负责人 Walter Reed 少校撰写了史上最早的知情同意书文件，上面签有受试者的名字。此后患者的知情同意权越来越受到重视和维护，并陆续写进相关法律法规和伦理指南中。

如今新的医学伦理原则是"尊重与自主"原则，强调医患双方为对等关系，即患者应尊重医生的专业知识、医生需尊重患者的自决权利。知情同意书已经成为多数国家开展临床试验前伦理审查的必要内容。

二、知情同意的原则

有效的知情同意必须具备三个基本要素：知晓实情、决策能力和自愿原则。知晓实情指医务人员应该以恰当的方式向患者告知做出自主决定所必需的信息，而且患者需具有理解这些信息的能力。决策能力是指患者在理解被告知内容的基础上，有能力做出合理的推断和结论。自愿原则指患者是完全按照自己的意愿，而不是在被迫、被控制或受到不正当影响下做出决定。如果患者本人不具备医疗决策能力，则应该由法定监护人代替。

不同国家和地区履行知情同意的程序不完全相同，知情同意书是最常用的书面记录知情同意过程的文字材料，是维护患者知情同意权的重要保证，也是医务人员履行告知义务的证明。通常情况下，进行手术等创伤性检查和治疗操作、特殊治疗、毒副作用较大的药品、昂贵自费项目等需要签署书面的知情同意，即知情同意书。更多的情况下，患者接受的常规医疗活动是以口头交流的形式征得知情同意的。在取得知情同意的过程中，医务人员应该注意人文关怀，尊重患者文化背景和个人经历，以恰当的表达方式使患者最大限度的理解。

三、临床医疗过程中老年患者知情同意应该注意的问题

临床医疗过程中的知情同意主要是指医生在为患者做出诊断和治疗方案后，必须向患者提供包括诊断及其依据、可供选择的治疗方案和利弊、病情转归和预后、风险意外及诊疗费用等内容的详实信息。由患者和家属深思熟虑后做出接受或拒绝某种诊疗方案的选择。一般情况下，只有得到患方明确的许可后，医者才能实施既定诊疗。

老年患者在知情同意过程中经常遇到的问题有：①老年患者常存在听力、视力和记忆力障碍，需要更大声音、更多时间和多次复述才能达到有效沟通，必要时可以给患者佩戴眼镜、助听器等辅助设备。

②老年患者通常受教育程度较低，对医学相关信息的理解能力较差，需要医务人员的表述通俗易懂，掌握沟通技巧，并耐心解答患者的疑问。③老年患者在家庭中经济地位往往下降，自理能力减退，治疗所需的花费和照料任务更多掌握在其他家庭成员手里，这时候要注意老人表达的确实是自己的意愿而不是无奈下的选择。④老年人往往身患多病，很多疾病会导致医疗决策能力下降，应注意对老年患者的医疗决策能力进行评估。如果老人失去医疗决策能力，要积极与其监护人进行沟通，征得代替人的知情同意。⑤老年患者病情突变需要紧急救治的几率较大，有时候没有充分时间取得知情同意。处理这种紧急情况的基本原则是如果患者已有医疗预嘱则遵照患者本人意愿或尊重患者预先指定监护人的意愿；否则应遵循患者获益最大化的原则，首先抢救其生命或减轻其巨大痛苦。⑥提倡老人在健康或意识清楚时（甚至更早）即提前签署自己将来处于不可治愈的伤病末期、急危重症或临终状态等丧失医疗决策能力的情况下，是否接受某些治疗的意愿。目前在大部分国家和地区医疗预嘱尚未普及，相关法律程序还有待健全。⑦比起年轻人老年人患病更多预后不良、死亡风险增加，尤其是生命终末期患者，如何告知不可治愈的致命性疾病和近期死亡结局等坏消息是对医生沟通技巧的挑战，必要时需要包括心理医生在内的多学科团队的支持。

四、临床研究过程中老年患者知情同意应注意的问题

老年患者参与临床研究应严格履行知情同意程序，遵守完全告知、充分理解和自主选择的原则。对缺乏决策能力的老年患者，知情同意由其法定监护人完成。知情同意书应该包含的信息：①临床试验的目的、试验步骤（包括所有对患者实施的信息采集、检查、干预）和研究期限；②试验可能对患者带来的风险、获益、不便和其他影响；③患者可获得的备选治疗及其潜在风险与获益；④参加试验是否需要付费、是否获得报酬；⑤隐私保护和保密约定；⑥如果发生与试验有关的损害，可获得的治疗和相应补偿；⑦说明参与试验和任何时候退出都是自愿的，不会因此遭到研究者不公平对待；⑧研究者和受试者双方的联系和沟通方式。

总之，知情同意是涉及医学、人文、伦理、法律等多个领域，并且随着医学和社会文明的进步而不断发展的实践。

第三节　医疗决策能力的评估及相关法律法规

一、医疗决策能力概述

医疗决策能力对患者行使知情同意权非常重要。常见的医疗决策问题包括：患者决定是否接受医疗干预、选择诊疗方案、设立生前医疗预嘱等。很多疾病可以导致老年人决策能力受损，老年病学医生常常需要考虑患者是否具备为自己做出治疗决定和选择的能力。据报道，半数以上的轻中度阿尔茨海默病患者决策能力受损，重度阿尔茨海默病患者的决策能力下降更加普遍。脑卒中对患者决策能力的影响与脑部卒中病灶的位置和大小有关。精神分裂症、抑郁症、谵妄等精神疾病患者医疗决策能力受损也比较常见。其他可能影响决策能力的疾病状态包括发热、严重疼痛、癌症、某些镇静药物的副作用、昏迷、颅脑创伤等。住在急诊科、重症监护病房、精神科、神经科和养老院这些场所里的老人医疗决策能力下降的比例较高。某些情况下决策能力的受损是可逆的、可治的，而有些是持久性、不可恢复的。

需要注意的是认知功能受损不意味着老年患者一定丧失了针对所有问题的决策能力，或者永久丧失了决策能力。问题的难易程度不同、风险大小不同对决策能力的需求也不一样。例如，有的患者能够理解和做出是否接受体格检查的决定，但对化疗的风险与获益却不能完全把握；谵妄患者在急性意识模糊的状态下会失去决策能力，但意识清晰之后决策能力也可能随之恢复。因此对老年患者的医疗决策能力进行评定时，必须严格遵守规范的流程，在全面了解和细致观察的基础上确定患者在某一时点是否具有决策能力。

二、医疗决策能力的评估

不同国家和地区的法律法规对医疗决策能力的要求和认定程序并不完全相同，一般来说判定患者可以进行自主决策的基本要求是：①能够进行交流，并记住交流的信息，即便是很短暂的记忆保留；②能够理解医生提供的主要信息；③能够了解基本状况，并知道选择的后果；④能够根据相关情况说明自己抉择的理由，在类似的情况下能坚持相同的结论。

医疗决策能力的评估一般包含两个方面的内容：①评估患者整体的精神状态和认知功能，尤其是执行能力，如简明精神状态检查（Mini-Mental State Examination，MMSE）、意识模糊评估办法（Confusion Assessment Method，CAM）、连线测验（Trail Making Test，TMT）等；②评价患者做出某个具体决定的能力，如医生向患者讲述问题后让患者重复这个问题，并表达对具体决定的性质和后果有什么认识。除了基本的认知功能评估，必须进行针对具体问题的决定能力评估才有可能得到患者是否具有决策能力的结论。一些标准化的评估工具可用来帮助评估患者的决策能力，应用最普遍的是 MacArthur 治疗知情同意能力评估工具（the MacArthur Competence Assessment Tool for Treatment，MacCAT-T）和 MacArthur 临床研究知情同意能力评估工具（the MacArthur Competence Assessment Tool for Clinical Research，MacCAT-CR）。家人、照料者和护理人员提供的信息有助于医生对患者进行决策能力的判断。另外，通过在与患者交谈或进行检查、治疗时观察到的信息也可作为判断患者认知功能和决策能力的辅助依据。

评估过程中，应该选择和尝试恰当的沟通方式以便患者更好地理解，如口语、手势、文字、画面、多媒体、举例等。如果患者已经忘记了之前的某个决定，但仍具备再次做出决定的能力，且两次决定有较好的一致性，可以证明患者对该问题是有能力做出决策的。为了保护患者的决策权力，如果在获得适当的支持后患者仍无法行使决策能力，或者面临比较复杂的情况，则需要更加正式的评估。正式的评估通常情况下是由三人以上的团队来完成的，包括神经心理医生、老年病学医生、精神病学医生和其他相关领域的专家。另外，随着患者病情改善或者恶化，决策能力也可以随之增强或者消失，常有必要再次评估以确定患者的决策能力有无变化。

很多时候老年病学医生需要在保护患者自主决策能力和避免患者做出不利决定之间掌握平衡，必要时可以寻求伦理委员会、法律部门或其他有关机构的帮助。涉及到纠纷和法律问题，需要出具有法律效力的医疗决策能力证明时，医疗决策能力的判定程序应该遵循当地相关法律法规。

第四节　隐私与保密

一、隐私与保密概述

（一）隐私（privacy）

隐私（privacy）：是指个人不受社会、他人干涉的、在不同程度上不愿让他人知晓，特别要求保护和控制的东西。而在医疗工作中，特指那些出于诊疗需要，患者自愿或不自愿提供给医务人员的，或者是医务人员在查体和治疗过程中发现的患者需要保密的内容。包括患者的家族史、个人史、特殊嗜癖、恋爱婚姻史、性关系、患病史、身体或生理缺陷，以及其他患者不便说明理由而需要保密的内容。

（二）医疗保密

医疗保密（medical confidentiality）：通常是指医务人员 / 研究人员在医疗 / 科研过程中不向他人泄露能造成医疗不良后果的有关患者疾病信息的信托行为。在这一定义中，主要包括四个要件：

1. 不向他人泄露　一般视有关信息的性质和重要性、患者委托的范围及合理性、医疗的需要等而定。一般把信息局限于知密医生本人，或局限于与患者疾病诊治护理相关的治疗小组和医务人员，而不向其他医务人员、不向患者家属、同事朋友等外界任何人泄露。

2. 医疗不良后果　既指直接影响患者疾病诊治，加重病情的情况；也包括损害医疗职业信誉、损害患者心理、人格、尊严和声誉，造成医患关系紧张，甚至造成医疗矛盾和纠纷的情况。

3. 有关患者疾病信息　包括两方面：一是患者根据医生诊断的需要而提供的有关个人生活、行为、生理和心理等方面的隐私；二是诊断中已了解的有关患者疾病性质、诊断、预后、治疗等方面的信息。

4. 信托行为　它是医患双方出于各自对对方的信任和尊重而对医疗信息保密要求的承诺。

需要强调指出的是老年人患者常常伴随认知功能障碍及决策能力下降，同时由于教育背景及对保密知识认识的不同，往往缺乏保密意识和对自身隐私的维权意识，所以虽然老年患者经常未做明确的保密委托，但是作为医务人员／研究人员仍应该有自觉的保密意识和要求。

同时我们还应该认识到，医疗保密不仅指保守患者隐私和秘密，即为患者保密，而且也指在一些特定情况下不向患者透露真实病情，即向患者保密，这在老年人患者中尤为重要，因为老年人多是慢病高发、多病共存，不适宜的病情告知可能会引起老年患者的情绪剧烈波动而不利于疾病的康复和治疗。此外，医疗保密还包括保守医务人员的秘密。

（三）隐私与保密的关系

两者密切相连但又有不同。其区别在于保密总是意味着两个或更多人卷入的关系境况，而隐私一般具有个体的、单一的特征。其联系在于，在有限范围内放弃某些个人隐私是建立保密的先决条件，人们因为有了保密作保证而放弃隐私。当患者为自身的健康寻求医疗保健而同意医生为他作体格检查、进行各种测试、询问生活史或病史时，他们便在此范围内放弃了某些个人的隐私。一般来说，除非患者要求或允许向第三方透露，或者在某些例外的情况下可以有条件的透露以外，医生对所有患者个人的隐私和有关信息原则上都应该保密，否则是不道德的。

值得我们医务人员重视的是，随着时代的变迁、社会观念的改变，老年患者受其教育背景以及生活时代的局限，对隐私及保密的认识和界定范畴也是有所不同的。而且，老年患者，尤其是伴随有认知功能受损的老年患者，其自身的隐私防护意识差，医务人员应该严格遵守老年医学伦理的基本原则，自觉自主的为老年患者隐私保密。

二、对患者隐私进行医疗保密的伦理先决条件及意义

（一）医疗保密的伦理先决条件

医务人员在临床实践中面对的往往不是单一的医患双边关系，尤其老年患者，诊疗过程中还要涉及患者的子女、配偶，甚至其周围的相关社会人员，复杂的多边关系必然会带来多重的利益或价值间的冲突。因此对患者隐私权的保密并不是绝对的、无限制的，而是有例外、有条件的。特别是出现以下这些情况时：

1. 保密与患者自身健康利益相冲突时生命是第一位的，此时生命价值的原则压倒了保密原则，为了前者可以放弃后者　比如有的老年患者在检查出重大疾病后，为了减轻子女的经济负担，可能会要求医生向家属隐瞒实际病情。此时，医生应该视情况而定，以患者的生命利益为重。

2. 保密与无辜第三者利益冲突时，不能因为患者的要求而严重的影响无辜第三者的幸福　原则上，确定对他人有伤害的隐私必须视情公开。医生对患者自主权的尊重和对患者隐私的保密应以不损害他人的利益作为一个基本前提。比如某慢性肺病患者在呼吸科住院期间检查出合并有肺结核，医生建议患者转往感染疾病病房住院，但患者以身体不便，不适应新病房为由拒绝转科，并要求医务人员为其保守病情秘密。这种情况，医生应该本着有利、公正的伦理原则，对患者晓之以理，说明事情的严重性，劝其选择适当的治疗措施。

3. 保密与社会利益发生冲突时，应以他人和社会利益为重　他人和社会利益应是为患者保密与否的最高判定标准。比如某享有国家特殊待遇的老年患者去世后，为了继续享受国家的特殊待遇，患者家属要求医生替其隐瞒实情，这种情况医生应该予以拒绝。

此外，还有两种情况是需要考虑的。一是法律的要求也可以使保密成为例外。二是医疗本身的需要往往使保密的情况发生变化。

综上所述，医疗保密在临床中的应用必须符合以下伦理条件：

1. 医疗保密的实施必须以不伤害患者自身的健康与生命利益为前提。

2. 医疗保密的实施不能伤害无辜者的利益。

3. 医疗保密的实施必须满足不损害社会利益的原则。

4. 遵循医疗保密原则不能与现行法律相冲突。

（二）对患者隐私进行符合伦理原则的医疗保密的重要意义

在临床医疗以及科研课题开展的过程中，和谐的医患关系以及研究者和受试者的关系是建立在良好的相互信任和尊重的基础上的。

首先，对患者隐私医疗保密体现了对患者权利、人格和尊严的尊重，是患者的基本医疗权利，也是老年医学伦理的基本原则之一。患者所提供的信息，往往是患者的生活隐私，或是患者内心心理活动，或是有关患者疾病的难言之隐等，这类信息的处理都涉及到患者的心理、人格和尊严，保密理应成为医务人员的自觉责任。

其次，医疗保密是良好医患关系维系的重要保证，是取得患者信任和主动合作的重要条件。信任是医患关系的基石，保密是这种信任的具体体现。老年患者常常被多种疾病所困，受教育程度相对较低，缺乏与周围及社会的有效沟通，在寻求医生诊治的过程中，出于对医生的信任，往往将身心完全暴露给医生，医生作为强势的一方，如果在临床医疗中违反信任原则，无论是有意还是无意泄露患者隐私信息都会对患者造成伤害，从而导致医患关系的紧张。

最后，医疗保密也是一项必要的保护性防治措施，对一些性格抑郁内向、心理承受能力差、缺少子女陪伴、患有特殊病种的老年人尤为重要，可以防止意外和不良后果的发生。

三、医疗保密与讲真话原则的伦理争议问题

我们提倡有限制有条件的医疗保密，但是又要求医生说话应以事实为依据，应真实地告诉患者有关诊疗情况。这其中的平衡一直都存在着争议：

1. 不赞成讲真话的观点　认为如果不向患者说真话是符合患者最佳利益时，说假话或隐瞒病情是必要的。在老年患者子女人群中会有很多人持这种观点，他们认为患者未经医学训练、医务知识有限而不能真正理解医生告诉他的信息；在患者情况不佳时适当隐瞒真情，对他们增强信心和争取病情好转都有好处。有时患者的病情会随患者自信力量的加强而好转；患者需要正面的鼓励，如实告诉患者坏消息毫无意义，只会加重患者的心理负担，增加对健康的担心，甚至加重病情。

2. 赞成讲真话的观点　认为应该对患者讲真话，这是患者的权利要求。尤其是对于患有不治之症的老年患者，如实、及时地告诉老人其疾病的预后，可以让患者对余下不多的时间作充分的调整和利用，可以有机会提前制订完全符合患者真实意愿的生前预嘱。

3. 折中观点　认为讲不讲真话的关键在于是否伤害了患者。当患者想知道有关情况时，应让他们适当地有所了解。因为在通常情况下患者能对自身疾病性质、严重程度和预后有所推测。如果一再回避患者提出的问题，过分隐瞒真情，只会使患者感到痛苦不安和自尊心的伤害。所以应尊重患者，让他们决定自己想获悉什么情况，重要的是不能从心理上伤害患者。

上述观点都各有其合理性，可见如何向患者表达情况是临床医生应掌握的艺术，需要在长期的临床实践中总结、积累和提高。

（田喜慧　吕继辉　宋岳涛　李晓燕　陈　峥）

参 考 文 献

1. Kuthning M, Hundt F. Aspects of vulnerable patients and informed consent in clinical trials. Ger Med Sci, 2013, 11:03.

2. FRONGILLO M, FEIBELMANN S, BELKORA J, et al. Is there shared decision making when provider makes a recommendation？. Patient Educ Couns, 2013, 90(1): 69-73.

3. 罗秉祥, 陈强立, 张颖. 生命伦理学的中国哲学思考. 北京: 中国人民大学出版社, 2013.

4. 丘祥兴, 孙福川. 医学伦理学. 北京: 人民卫生出版社, 2013: 201.

5. 于磊,石俊婷.医患共同决策诊疗模式的现状分析.医学与哲学,2013,34(1B):50-53.

6. 姜柏生,郑逸飞.人体生物医学研究中受试者权益保护对策.医学与哲学,2014,35(2A):55-57.

7. 何昕.医患关系视角下的传统医德伦理认同研究.中州学刊,2014(4):108-113.

8. Beauchamp T,Childress J.生命医学伦理学原则.5版.李伦,等译.北京:北京大学出版社,2014.

9. 刘峰,王炳银.病人参与医疗决策若干问题.中国医学人文,2015(2):20-23.

10. 周光峰.医学模式与医疗秩序.医学与哲学,2015,36(6B):19-20.

11. 李京儒.放弃治疗的相关伦理、法律问题.北京:北京协和医学院中国医学科学院;北京协和医学院;清华大学医学部;中国医学科学院,2015.

12. 叶少剑.患者医学认知对临床工作的影响.医学与社会,2016,29(6):61-63.

13. World Medical Association.WMA Declaration of Helsinki-Ethical Principles for Medical Research Involving Human Subjects.〔2016-05-25〕.

14. 田喜慧.老年医学伦理问题分析及应用.北京:中国协和医科大学出版社,2017.

15. 彭玉凌,冉伶,王蕾.临终关怀的法哲学思考.医学与哲学,2017,38(6A):61-64.

第 7 章

老年性问题

第一节　老年女性的性行为与性功能

一、概　　述

女性性行为受到很多因素的影响，绝经后由于卵巢停止分泌女性激素，导致女性生殖器官逐渐萎缩，这种生理改变是多数绝经后女性对性生活冷淡的主要原因。多数女性认为绝经意味着老年人生活的开始，而实际上从绝经到老年女性性功能的改变是循序渐进的过程。随着全社会进入人口老龄化进程的推进，人们更多的关注老年女性身心健康，而对老年女性的性心理及性功能的研讨甚少。目前来自社会公共宣传及专业水准的老年性行为的科普及专业知识远远不能满足更多老年女性及从事本专业人员的需求，本章将对老年女性的性行为和性功能正常生理和性功能障碍进行阐述，有利于专业人员进一步对老年女性性行为的再认识。美满的性生活有利于老年女性身体健康、防止各种疾病，从而有利于家庭及社会的和谐。

二、老年女性生殖内分泌及生殖器官生理变化

妇女从 45~55 岁进入更年期，生殖内分泌系统出现明显变化。卵巢功能逐渐衰退，雌激素分泌减少，排卵变得不规律甚至无排卵，导致黄体功能不良甚至无黄体形成，孕激素分泌减少，月经周期变得不规律。月经完全停止即进入绝经期，卵巢功能进一步衰退甚至完全丧失，表明妇女已进入老年期。妇女进入老年期的年龄和卵巢衰退速度存在个体差异，受遗传、营养、孕产以及疾病的影响。卵泡逐渐衰萎，雌激素的分泌亦逐渐停止。生育年龄妇女体内的雌激素主要为雌二醇，而绝经后妇女体内雌激素主要为雌酮，主要来源于肾上腺的分泌及外周组织的转化。由于卵巢分泌的性激素减少，副反馈作用降低，垂体的两种促性腺激素 LH 及 FSH 含量明显增高，绝经 1~3 年这两种促性腺激素水平达到高峰。FSH 水平为生育年龄妇女卵泡早期含量的 10~20 倍，LH 上升约 3 倍。以后垂体的功能随年龄的增加而降低，促性腺激素轻度下降但仍维持一个高水平。雌激素是维持泌尿、生殖道功能的重要因素。雌激素水平低下，能引起这些器官严重萎缩，阴蒂萎缩，性兴奋性下降；大小阴唇萎缩松弛、弹性下降，子宫及阴道脱垂，膀胱及直肠膨出。阴道黏膜明显变薄、腺体分泌黏液减少，同时阴道 pH 值酸性环境由于乳酸菌的下降受影响致使阴道抵抗细菌能力下降，由于局部抵抗力下降，易继发感染如阴道炎、泌尿系感染等。老年女性生殖器官随年龄增加的生理变化直接影响到老年女性的性生活（表 7-1）。此外，高血压、冠心病及骨质疏松的发生率亦升高。

表 7-1　年龄对老年女性性行为的影响

阴道润滑液分泌变慢、变少
阴道壁变薄，更容易发炎
阴道变窄，扩张性更差
阴蒂受到的刺激更多，在生命晚期会缩小
膀胱和尿道对刺激和细菌感染更敏感
性高潮时阴道收缩更少，并且可能伴随疼痛

三、老年女性性心理

性欲的同义词有利比多（libido）、冲动、情欲欲望等。具有生理 – 心理 – 社会三维含义。性欲的生理基础除与性激素有关外，近年的神经组织、神经生物等研究表明，多种神经递质具有重要意义。雄激素是维持性欲重要的物质保证，女性大脑中有睾酮受体存在。有些妇女排卵前性欲增加是由于肾上腺分泌的雄激素增加，这也就解释了为什么妇女在切除卵巢及子宫后仍能保持正常的性欲。血中睾酮水平与女性性反应存在显著的相关性。雌激素并不能提高性欲，但在性活动中，雌激素对维持女性生殖道的润滑是非常重要的。有研究者认为多巴胺是维持人性欲的主要神经递质。动物实验已经证实大鼠被剥夺了多巴胺后，将对任何性刺激毫无兴趣。老年人的性欲降低与多巴胺下降有关。抗多巴胺药物常常具有抑制性行为的作用，并能增加血中泌乳素水平。高泌乳素血症常伴女性性欲降低，这些往往与脑组织中多巴胺含量降低有关，同时泌乳素亦可降低血中睾酮浓度并对主管性功能的大脑皮层中枢具有直接的抑制作用。性欲受生物学、心理学及社会学的影响，各种因素是互相统一、相辅相成的。性与生殖的关系密切，但人类的性活动并不仅仅为了生殖。性欲反映了一种心理驱动，它涉及性器官、性激素、性神经、性快感中枢等一系列生物因素。心理学的力量反映了内在的生物学过程和表现形式。性活动是一种带有创造的或审美意味的自我表现形式，是爱与奉献的深情表达方式。性还受社会及文化因素的制约。保持性活力，对体现个人价值观念是非常有益的。性的兴趣和满意度与情绪表达、女性的自我价值感、抑郁感和孤独感以及认知功能有密切的关系。

老年生殖器官的自然衰退，不但导致老年女性性欲望下降，而且对性生活引起的阴道不适感会产生恐惧，进而形成恶性循环。

四、老年女性的性功能障碍

性爱是人类有情感、用心地和对方进行性亲密的行为，其真正目的是为了表达和追求内心之爱的幸福境界。性学专家研究发现性爱是天然的镇静剂、镇痛剂，具有提高免疫系统的功能。性爱具有长期性，现代科学研究证明，人自幼儿时期开始就有性意识；到青春期性意识走向成熟，结婚以后实现性爱实践并伴随人的一生。对于老年人而言，不论年龄大小，都有性爱需求。因此，妇科医生和心理医生应该意识到性爱在老年女性中的重要性。

以往研究表明，老年人的性兴趣、性满意度与其他因素的关系复杂。年龄、性别、教育、社交圈和婚姻状况都与性活动有关。性生活频率、性满足感和性兴趣与老年人的健康状况呈正相关。按性别看，在任何年龄组的老年女性中，其性不活跃率是男性的两倍。性活动频率、性满意度和性兴趣的性别差异随着年龄的增长而增加。在 75~85 岁年龄组中，39.0% 的男性处于性活跃状态，而女性处于性活跃状态的只有 16.8%，在这些性活跃老年人中，有 70.9% 的老年男性有高质量的性生活，而老年女性有高质量的性生活的比例只有 50.9%。受教育程度高、社交广的年轻女性更可能性活跃。已婚老年女性比单身老年女性性活跃度高 6 倍。通过对 744 名老年人抽样调查发现，有 56% 的已婚老年女性处于性活跃状态，而未婚老年女性处于性活跃状态的只有 5%。有研究进一步发现，31% 的未婚男子在一个月内有性交（已婚男子的比例为 47%），但只有 2.7% 的未婚女性在一个月内有性交（已婚女性的比例为 43%）。

因此，婚姻是老年女性性活动和性满足的良好预测因素。有趣的是，婚姻似乎与老年男性的性活动和满意度无关。

随着年龄的增长，女性性功能下降。性功能障碍在老年女性是非常常见的，通常包括缺乏兴趣、难以润滑、性冷淡、性交疼痛。38.4%~49.3% 的老年女性报告缺乏对性的兴趣；35.9%~43.6% 的老年女性润滑困难并且比例随年龄增长而增加；32.8%~38.2% 的老年女性不能达到高潮；11.8%~17.8% 的老年女性存在性交疼痛。

老年女性的性活动和满意度之间的联系更为复杂，目前这方面文献有限。老年女性的性满足与她们年轻时的性满足有直接关系。有研究表明：年龄不是影响女性生活满意度的唯一变量。75% 的老年女性性满意度和年轻时一样或者更好。老年女性性满意度与年龄无关，与性高潮的能力有关。健康状况是性生活满意度的主要因素。有研究表明，老年生活中享受性生活的两个主要要求是感兴趣并且有趣的伴侣和健康的身体。老年人性满意度最重要的预测因素是持续的性活动、良好的功能状态和精神健康。虽然只有三分之一的被调查者为性活跃，但三分之二的人对当前的性活动水平感到满意。进一步研究发现，老年女性的性行为进一步与衰老、糖尿病、冠心病、肾透析、癌症、尿失禁和肺病有关。与健康状况较差的女性相比，健康女性性活跃的可能性更高。

五、盆底疾病对老年女性性功能的影响

女性盆底功能紊乱包括尿失禁、盆腔脏器脱垂和大便失禁。这些疾病会对妇女的生活产生深远的影响。在美国，每四个妇女中就有一个至少患有一种盆底功能紊乱的症状。

随着年龄的增长，女性盆底疾病发病率大大增加。女性接受女性盆底疾病手术的终生风险是 11%，25% 至 50% 的盆底功能紊乱妇女报告有性功能障碍。

1. 尿失禁　尿失禁是指尿液不由自主的排出。23%~55% 的妇女报告有尿失禁。尿失禁有对女性性功能的负面影响。在尿失禁的性活跃老年女性中，22% 的报告中度或极为担心性活动会导致漏尿。有报道指出，严重的尿失禁与性欲下降、阴道干涩和性交疼痛相关。

2. 尿失禁的治疗对性功能的影响　尿失禁的治疗包括非手术和手术治疗。非手术治疗包括生活方式的改变、行为改变、子宫托和盆底肌肉锻炼。在一个结合子宫托和盆底肌肉锻炼治疗尿失禁的多中心研究中，尿失禁治疗成功与性功能改善相关。成功治疗尿失禁的妇女在性交时更少出现尿失禁，并且因担心失禁而对性活动的限制也减少了。但是在性欲、性唤起和性交痛方面没有明显差异。盆底肌肉锻炼带来的盆底肌肉强度的增加并不改善性功能。

压力性尿失禁的手术同样减少尿失禁带来的性交恐惧，增加性交频率，不改变性交疼痛或达到性高潮的能力。但手术的罕见并发症如网片暴露或侵袭会导致阴道流血或者性交疼痛。

3. 盆腔脏器脱垂　盆腔器官脱垂的妇女（POP-Q 分期 Ⅲ 或 Ⅳ）会自觉降低身体形象和性吸引力。在盆腔器官脱垂妇女中，有 31% 报告盆腔器官脱垂的症状干扰性活动。受盆底疾病症状困扰的女性更可能报告性欲下降、性觉醒降低，高潮减少。

4. 阴道解剖　阴道解剖（包括阴道总长度、生殖瘘和阴道宽度）与改善性功能或增加性活动无关。有研究发现性活跃妇女的阴道口径和阴道长度与无性活动的妇女相比没有差异。该研究还报道，具有性交疼痛和阴道干涩症状的性活跃女性与没有这些症状的性活跃女性相比，没有明显的阴道长度和宽度的差异。

5. 盆腔脏器脱垂的治疗对性功能的影响　通过问卷调查，证明经阴道及腹部盆腔器官脱垂的手术矫正的方法能提高性功能。关于后盆腔的修复对女性性功能的影响有一些争论。有报道指出，后盆腔的修复手术与性交疼痛有关，行后盆腔修复手术后 57% 的女性患者性交疼痛，而未行后盆腔修复的妇女性交疼痛率只有 28%。然而，盆腔器官脱垂的妇女在手术时进行和不进行后盆腔修复时，性功能是相似的。

6. 大便失禁　女性大便失禁随着年龄的增长而增加，3%~22% 的老年女性至少每月会有一次症状。女性大便失禁通常是阴道分娩后肛门外括约肌撕裂的结果。肛门外括约肌解剖缺损的手术治疗被称为肛

门外括约肌成形术。有报道指出行肛门外括约肌成形术前后性功能没有明显变化。然而，有研究显示，大便失禁会引起整体性功能下降。

六、心理健康对老年女性性功能的影响

心理健康对老年人的性欲有重要影响。性的兴趣和满意度与情绪表达、女性的自我价值感、抑郁感和孤独感以及认知功能有密切的关系。肿瘤心理学研究指出多学科评估和治疗方法对妇科癌症后妇女性功能障碍的重要性。

为了提高妇科癌症患者的性生活质量，已经提出了一些心理干预措施，这些措施可用于患有其他多种妇科疾病的妇女。通过心理医生和妇科医生的治疗，这些患者的性生活质量的可以有着显著而持久的改善。

1. 沟通训练　全科医生和专科医生都缺乏性评估方面的培训。尽管认识到性问题，但是护士和医生一般不会与患者讨论这个问题。对于患有妇科疾病的老年女性，更不会讨论这一问题，因为通常假设这些女性不再重视性生活质量。同时，女性妇科患者有尴尬、羞耻和内疚感，妨碍了她们向医生传达性功能障碍信息。行为健康专家，如心理学家，可以起到不可或缺的作用，有助于促进患者和医护之间的交流。交流培训的重点是促进医护和患者之间的开放和真正的对话。鼓励患者询问开放式问题，同时鼓励患者在处理焦虑状态时讨论症状。

2. 解决恐惧和回避行为　另一个需要心理学家的地方是解决对伴侣亲密关系恐惧及回避行为。为了避免引起对妇科疾病的思考，女性经常避免与伴侣发生性行为。并且进一步推广到其他亲密行为包括伴侣手淫，亲吻和爱抚，甚至牵手和拥抱。任何亲密行为都会导致对预期性交的恐惧和焦虑。为患者和性伴侣提供详细的行为避免模型，并且采用性感集中技术（sensate focus techniques）干预，能够减少恐惧和焦虑，解决性避免行为。

3. 性心理障碍　妇科疾病，尤其是妇科恶性肿瘤，会在生理和心理性上造成性唤起障碍。疾病会造成自卑、抑郁和人际关系障碍。

尽管已知老年女性性功能障碍的发生率很高，但很少有人对这些妇女进行基于经验的干预研究。这说明医学专业人士普遍认为，与患妇科疾病的老年妇女进行"性谈话"并不重要或相关。生物－社会心理学方法利用一些简单的策略可以很容易使所有年龄段的女性提高性生活质量。老年女性患妇科疾病是普遍的。然而，患病不能表示他们的性活动的消亡。非手术干预和恰当的手术干预明显有助于提高性满意度。在任何干预之前均应当与患者进行充分的交流，及时提出性问题，实施社会心理咨询。

（黄　帅　孟庆伟）

第二节　老年男性性功能减退、雄性激素替代疗法和老年男性的性活动

一、概　　述

在人类社会中，性不仅是重要的生物学特征，同时也具有非常明确的社会学属性。正常的性功能不但是人类得以繁衍的必要条件，也是维系家庭和睦及社会稳定的重要因素之一。

睾酮是人体内极其重要的雄性激素，它能够促进男性生殖器官的发育和成熟，并维持男性的第二性征。随着年龄的增长，男性血清睾酮的水平呈现逐步下降的趋势。有研究显示，40周岁以上的男性，血清睾酮水平每年平均递减1%~2%。男性睾酮水平下降会对其健康造成多方面的影响，如乏力、肌肉萎缩、性功能下降等，同时还会增加心血管疾病和代谢综合征的发病风险。和女性不同，男性因睾酮水平下降所导致的临床症状不像女性围绝经期那样显著及典型，因此在临床上很难明确诊断雄激素缺乏。

几十年前，人们普遍认为，多数老年人无法或没有兴趣进行性活动。表达性爱的方式会随着时间的推移而发生变化。伴侣缺失是限制老年人性活动的重要因素之一。而对于某些老年人来说，以性交为中心的性活动其重要性已经不是很重要，拥抱及爱抚则是性爱活动的主要实现形式。但随着人类寿命的延长和社会的不断进步，人们对生活质量的要求也在相应提高，对性问题的探讨和关注也不再是禁忌。许多老年人仍希望保持良好的性功能。因此作为老年医学工作者，有必要了解老年男性性功能的生理学变化特点，并在此基础上给予患者相应的生活指导及药物治疗，旨在提高他们的生活质量和性生活的满意度。

二、雄激素缺乏综合征（androgen deficiency syndrome）

1. 定义　国际老年男性研究学会将雄激素缺乏综合征定义为与年龄增长有关的生化综合征，其特征是血清雄激素水平下降，伴或不伴机体对雄激素基因敏感性的下降，这一综合征可能会导致男性生活质量的显著变化，并对多器官系统的功能产生不利影响。2006 年，有学者通过一项队列研究提出了新的雄激素缺乏综合征的诊断标准，即血清睾酮水平低于 300ng/dl，后续研究发现约 52.4% 的肥胖男性和 50% 的糖尿病患者其睾酮值低于该水平。

2. 诊断　临床上很难对雄激素缺乏综合征进行明确的诊断，其原因为本病的临床症状和体征往往缺乏特异性，同时也受到下列因素的影响，如年龄、合并疾病、雄激素缺乏的持续时间、机体对雄激素的敏感性以及之前是否已经接受过雄激素补充治疗等。

2000 年，圣路易斯大学的研究人员发布了老年男性雄激素缺乏评估量表（Androgen Deficiency in Aging Male，ADAM），旨在帮助临床医生诊断雄激素缺乏综合征。这一量表一共包含了 10 个问题，测试者只需回答是或否。量表没有涉及症状的严重程度。后续研究显示，在血清游离睾酮水平低于 90ng/dL 的人群中，该量表的诊断敏感性为 88%，特异性为 60%（表 7-2）。另一个常用量表被称作老年男性症状评分量表（Aging Male Symptom，AMS scale）则包含了 17 个有关症状的问题，并将每个症状按其严重程度分成了 5 个等级，这有利于患者在接受治疗后评价其症状的改善程度，但该量表的诊断特异性仍不能令人满意（表 7-2）。

表 7-2　老年男性雄激素缺乏和症状评分量表

老年男性雄激素缺乏量表	老年男性症状评分量表
1 性欲下降	1 整体健康情况
2 精力下降	2 骨骼及肌肉症状
3 体力下降	3 多汗
4 身高缩短	4 睡眠问题
5 对生活的兴趣下降	5 劳累
6 悲伤	6 易怒
7 性功能出现问题	7 神经质
8 体育活动表现退步	8 焦虑
9 晚餐后劳累	9 缺乏活力
10 工作表现退步	10 肌肉力量下降
	11 抑郁
	12~13 疲惫感
	14 胡须生长减缓
	15 性生活表现变差
	16 夜间勃起次数减少
	17 性欲下降

患者如有可疑雄激素缺乏的症状或体征应当首先进行血清睾酮水平检测。目前用于临床诊断的血清睾酮水平阈值仍未统一，但已有多个专业学会及研究组织公布了各自的血清睾酮水平的正常参考值（表7-3）。应当注意，患者的年龄以及靶器官对雄激素的敏感性都可影响临床症状的产生。

表7-3 血清睾酮水平的正常参考值

程度	血清总睾酮浓度		
	nmol/L	ng/ml	ng/dl
欧洲男科学会	轻度	<12	<3.40	<340
国际男科学会				
国际老年男性研究学会				
欧洲泌尿外科学会	严重	<8	<2.31	<231
美国男科学会				
国际性医学学会				
内分泌学会 *		10.4	<3.00	<300
美国临床内分泌科医师学会		7	<2.00	<200

* 如果血清总睾酮水平 <5.2nmol/L 或 150ng/dl，则需要通过垂体成像以排除严重的继发性性腺功能减退

血清睾酮水平一般在早晨达到高峰，并呈现出显著的昼夜变化。因此，通常选择早晨留取血液标本进行血清睾酮浓度测定。尽管睾酮水平昼夜节律的变化随着年龄的增长而减弱，但在65岁以上的老年人中，尽管一部分人在午后出现血清睾酮水平下降，但其清晨的睾酮浓度仍保持正常。

对雄激素缺乏综合征的诊断应从一般健康评估开始，旨在了解患者的临床症状、体征、全身性疾病和可能抑制睾酮水平的药物。促性腺激素和催乳素评估对于鉴别下丘脑–垂体–性腺轴的改变是至关重要的，医师必须熟悉生物化学分析的局限性和当地实验室的参考范围。由于文献中使用的定义尚未统一，因此雄激素缺乏综合征在老年男性中的真实流行率尚未明确。

3. 治疗 雄激素缺乏综合征的治疗的目标是恢复患者生理性的睾酮水平，同时缓解由此产生的临床症状。鉴于本病的症状大多缺乏特异性，因此，除了雄激素补充治疗之外，医生还必须向患者提供改变生活方式的建议。如增加体力活动，降低热量摄入和戒烟等。只有将生活方式的改变与雄激素补充治疗相结合，才能使老年男性达到最佳的生活状态。

多项随机对照研究表明，雄激素补充治疗能够改善患者的肌肉脂肪比例，代谢状况，心理状态和性功能。对一组罹患充血性心力衰竭的老年男性的研究表明，与对照组相比，接受长效雄激素补充治疗的患者的运动能力（峰值耗氧量）、股四头肌等强度、胰岛素敏感性和压力反射敏感性得到了明显改善。

在随机安慰剂对照试验的荟萃分析中，经肌内注射的雄激素补充疗法与腰椎骨密度评分增加相关。一项关于长效雄激素补充的队列研究显示，治疗后患者腰围明显减少，躯干脂肪比例和体重指数（BMI）显著降低，治疗1年后血脂水平得以改善。在另一项多中心前瞻性研究中，接受长效雄激素补充治疗的患者在治疗6周后期国际勃起功能指数（IIEF）评分，性交满意度和总体满意度得到了显著改善。

在治疗雄激素缺乏综合征的过程中，医生需要了解不同类型制剂的药理学知识，以避免治疗不足和过度治疗，应遵循首先采用短效制剂评价治疗效果及副作用，在序贯长效制剂的原则。

口服药物：由于口服烷基化睾酮制剂与肝毒性密切相关，因此临床上应用较少。目前唯一可用的口服药品为十一酸睾酮，因其主要通过淋巴管吸收，可绕过肝脏代谢来发挥作用，从而避免肝脏毒性。药物通过淋巴途径的吸收效率高度依赖于从食物中摄取脂肪的含量。由于这类药物的半衰期较短，仅为4小时左右，因此为达到治疗效果，需每天多次给药（2~3次）以维持血药浓度。口服药物的优势包括剂量灵活，患者可自我调控，在停止治疗后血清睾酮水平立即下降，不会出现延迟。

（1）透皮制剂：透皮贴剂的种类繁多，患者通常需要每天更换以维持血药浓度。透皮贴剂有阴囊型和非阴囊型，在其组方中，含有促进皮肤吸收睾酮的成分。经皮睾酮凝胶于 2000 年首先在美国上市，其推荐的起始剂量为每天 50mg。在使用过程中，建议将睾酮凝胶贴敷于没有破损且干燥的皮肤上，如肩膀、上臂、腋下、腹部或大腿内侧区域。由于个体差异的存在，通过皮肤吸收的睾酮剂量会有差别，因此在使用过程中需要调整剂量。和透皮贴剂相比，睾酮凝胶对皮肤的刺激性明显减少，其用药安全性也显著提高。

（2）肌内注射剂：$17\beta-$ 羟基酯睾酮可用于肌内注射。经肌内注射后，睾酮被直接吸收进入血液循环。注射的频率则取决于药物的半衰期。另一种注射剂为丙酸睾酮酯，但它使用并不广泛，主要原因是该药物的半衰期过短，每周需要注射 2~3 次。环戊丙酸和庚酸睾酮酯只需每 2 周注射一次。在注射后的 24 小时，患者可出现超出生理水平的血清睾酮浓度，在接下来的 10~14 天，血清睾酮浓度会逐渐下降。血清睾酮浓度的"峰谷"变化往往和患者的临床症状明显相关，当血清睾酮浓度较高时，患者自觉状态良好；但当其浓度下降时，患者则会出现雄激素缺乏综合征的临床症状。有研究认为，睾酮浓度的剧烈波动可能会诱发一些常见的不良反应，如红细胞增多症等。

（3）皮下植入制剂：在美国，睾酮颗粒是唯一一经 FDA 批准的用于治疗男性雄激素缺乏综合征的长效睾酮制剂。在局部麻醉下，将睾酮颗粒置入患者的皮下组织，围手术期不良反应包括感染和睾酮颗粒溢出。在植入后的 1 个月，血清睾酮浓度可达到或超生理水平，在随后的 3~6 个月其浓度逐渐下降。这是目前维持时间最为长久的雄激素补充治疗方式。尽管睾酮颗粒的长期观察数据仍有待确定，但长效药物能够增加患者的依从性。

4. 治疗注意事项　所用接受雄激素补充治疗的患者都必须进行定期随访。在治疗开始的第一年，患者应当每 3~6 个月进行一次监测，以后则至少每年一次。每次就诊都必须进行系统的临床检查。其中血清睾酮水平、血细胞比容和前列腺特异性抗原是强制性检查，同时，还应当监测患者的生化指标，如血脂水平等。

5. 雄激素补充治疗的并发症

（1）红细胞增多症：红细胞增多症是雄激素补充治疗最为常见的并发症。与局部制剂相比，注射治疗与红细胞增多症的风险更为密切。通过对比睾酮贴剂和肌内注射剂，血细胞比容 >52% 的比例分别为 15.4% 和 43.8%。由于血细胞比容过大会增加血液黏稠度，而后者会加重冠状动脉，脑血管或外周血管循环疾病。因此，接受雄激素补充治疗的患者需要定期监测红细胞增多症并采取适当的预防及治疗措施，如减少药物剂量，停止治疗，静脉放血或者献血等。

（2）良性前列腺增生：睾酮对于前列腺组织的发育非常重要。从理论上讲，雄激素补充治疗可能导致良性前列腺增生（benign prostatic hyperplasia，BPH）和相关的下尿路症状（lower urinary tract symptoms，LUTS）的出现。有研究显示，在起始治疗的 6 个月，经直肠超声测得的患者的前列腺体积显著增加，然而，前列腺体积的增加并没有加重患者的下尿路症状。与对照组相比，接受雄激素补充治疗的男性没有出现国际前列腺症状评分（international prostate symptom scores，IPSS）的增加，最大尿流率下降以及急性尿潴留等并发症。应当注意，IPSS>20 分是雄激素补充治疗的相对禁忌证。在治疗期间，医生应当定期对患者的下尿路症状进行评估。

（3）前列腺癌：前列腺癌和睾酮的关系是前列腺癌内分泌治疗的理论基础。雄激素补充治疗可造成患者血清前列腺特异性抗原（prostate specific antigen，PSA）水平的升高。这一现象使得人们开始重视这一疗法和前列腺癌的关系。对 18 项前瞻性研究的分析显示，血清雄激素水平与前列腺癌的发生风险无关。与安慰剂组相比，雄激素补充治疗的前瞻性试验没有显示前列腺癌发病率或前列腺活检阳性风险的增加。同时，雄激素补充治疗已经成为前列腺癌术后性功能康复的策略之一。前列腺癌治疗后的多项回顾性队列研究显示，雄激素补充治疗没有增加患者的生化复发率。

迄今为止，没有明确的证据表明雄激素补充治疗存在导致前列腺癌的作用。但是由于前列腺癌和雄激素缺乏均是老化性疾病。因此，在诊断雄激素缺乏综合征时应进行 PSA 的基线检测和直肠指检。激素补充治疗前如发现 PSA 或直肠指诊异常应当进行进一步的检查，以除外前列腺癌。在治疗期间，如发现可疑前列腺癌的证据，应当进行前列腺穿刺活检以明确诊断。

（4）睾丸功能减退：雄激素补充治疗会导致睾丸的体积缩小，这主要归因于外源睾酮对下丘脑 - 垂体 - 性腺轴的抑制作用。世界卫生组织进行的一项国际多中心男性避孕研究显示，健康男性每星期接受 100 mg 睾酮庚酸酯的肌内注射，可严重影响其生精功能，甚至造成严重少精症（<3 000 000/ml）或无精症。因此，对于有生育要求的患者，要慎用雄激素补充治疗，并在治疗期间监测患者的生精功能。

（5）其他不良反应：呼吸睡眠暂停一般发生在接受较高剂量雄激素补充治疗的患者中。由于睾酮水平不会影响上呼吸道解剖结构，因此提示抑制呼吸的机制位于中枢神经而非局部的解剖性阻塞。

皮肤不良反应则更常见于透皮贴。肌内注射可引起局部疼痛、瘀斑、肿胀、血肿、脓肿。痤疮，皮脂分泌增加也可出现，但患者一般容易耐受。虽然体液潴留并不常见，但对于充血性心脏病的患者，在进行雄激素补充疗法的初期，要考虑到出现心、肾功能不全的风险。

6. 应用睾酮治疗勃起功能障碍　勃起功能障碍（erectile dysfunction，ED）已成为一个重要的且独立的心血管疾病的危险因素，性功能障碍是最具特异性的雄激素缺乏症状。以人口为基础的研究表明，在 ED 的男性中，雄激素缺乏的发病率范围从 23％ 到 47％。睾酮的主要功能是促进生殖器发育，文献研究也支持其在阴茎勃起过程中的生理学作用。在中枢神经系统，睾酮能够刺激中枢神经系统释放兴奋性神经递质如多巴胺、催产素和一氧化氮，促进性别分化和交配行为。在外周，睾酮能够调节涉及阴茎勃起功能的多个部位的功能，如平滑肌细胞，阴茎血管内皮以及阴茎海绵体的纤维等。临床上，可将睾酮及 PDE-5 抑制剂联合应用，治疗老年性 ED。

三、老年男性的性活动

人们通常认为老年男性不能或没有兴趣进行性活动，的确，性行为的具体表现形式会随着时间的推移而改变。随着年龄的增长，以性交为核心的性活动其重要性不断下降，爱抚接吻等其他形式则成为老年人性活动的主要内容，同时，自慰也是许多老年人性行为的重要形式之一。

老年男性如合并多种慢性疾病，那么其性活跃程度往往不如总体健康状况良好的同龄人。众多研究指出，肥胖、糖尿病、心血管疾病、帕金森病和脑卒中等神经系统疾病与老年男性的勃起功能障碍密切相关。前文已指出，雄激素水平和睾丸功能的改变会影响老年男性的勃起功能和心血管健康。

关于老年男性的性健康问题，我们治疗的目的是满足每位患者个体化的需求，同时也应当考虑到患者总体的健康状况及合并疾病。例如，若患者罹患心脏病且诉说胸痛，那么 PDE5 抑制剂则不适用于该患者。对于存在身体活动或认知障碍的人群，通过阴茎注射或真空助勃设备治疗 ED 的方法就不适合他们。

性生活史是评估老年男性性功能障碍的关键步骤之一，我们应当为患者建立一个舒适安全的环境，以获得较为准确的评估结果，其主要问题包括：

• 你目前是否有性关系？

• 你最近一次性交是什么时候？

• 你对性经验的质量和频率感到满意吗？

如果患者的性欲是完好的，只是受到 ED 的困扰，我们则应当明确患者是否存在器质性疾病，如雄激素缺乏，糖尿病，动脉粥样硬化等，并通过药物进行干预。如果患者对性生活丧失兴趣，则应当考虑患者是否存在导致性欲下降的心理性因素。研究发现，在 69 岁以上的男性中，约 67％ 无法达到或维持满意的阴茎勃起状态，从而导致性交失败。随着年龄的增长，患者对性的兴趣因缺乏新鲜感而下降，生活压力也可抑制性欲。同时，在家庭环境中缺乏隐私以及与伴侣对性生活质量的不满都会加重老年男性的性功能障碍。更为关键的是，对性活动的兴趣的丧失和性欲减退可能是抑郁症的表现，这一点不应忽视。

（王　鑫）

参 考 文 献

1. Lindau S, Gavrilova N.Sex, health, and years of sexually active life gained due to good health: evidence from two US populations based cross sectional surveys of ageing.Br Med J, 2010, 3 (9): 340-c180.

2. Handa V, Whitcomb E, Weidner A, et al.Sexual function before and after non-surgical treatment for stress urinary incontinence.J Pelvic Med Surg, 2011, 17 (1): 30-35.

3. Park ER, Norris RL, Bober SL.Sexual health communication during cancer care barriers and recommendations.Cancer J, 2009, 15 (1): 74-77.

4. Sacerdoti RC, Lagan à L, Koopman C.Altered sexuality and body image after gynecological cancer treatment: how can psychologists help? Prof Psychol: Res Pract, 2010, 41 (6): 533-540.

5. Millar AC, Lau AN, Tomlinson G et al.Predicting low testosterone in aging men: a systematic review.CMAJ, 2016, 188 (13): E321-330.

6. Gandaglia G, Briganti A, Jackson G, et al.A Systematic Review of the Association Between Erectile Dysfunction and Cardiovascular Disease.Eur Urol, 2014, 65 (5): 968-978.

7. Kohn PT, Mata AD, Ramasamy RR, et al.Effects of Testosterone Replacement Therapy on Lower Urinary Tract Symptoms: A Systematic Review and Meta-analysis.Eur Urol, 2016, 69 (6): 1083-1090.

8. Corona G, Rastrelli G, Maggi M.Diagnosis and treatment of late-onset hypogonadism: systematic review and meta-analysis of TRT outcomes.Best Pract Res Clin Endocrinol Metab, 2013, 27 (4): 557-579.

9. Cui YS, Zhang Y.The Effect of Androgen-replacement Therapy on Prostate Growth: A Systematic Review and Meta-analysis.Eur Urol, 2013, 64 (5): 811-822.

10. Alan J.Wein, MD, PhD (Hon), FACS.Campbell-Walsh Urology.11th ed.Philadelphia: ELSEVIER, 2016.

第 8 章

老年药理学

第一节 老年人药代动力学

药物指能用于治疗、预防、诊断疾病和控制生育的化学物质，能影响机体生理、生化和病理过程。药物代谢动力学（pharmacokinetic）又称药动学，是通过研究机体在体内各种体液、组织及排泄物中的浓度变化定量的描述药物在体内的吸收、分布、代谢及排泄的动态变化过程。

随着年龄的增长，与年龄有关的生理改变可能引起机体维持内环境稳态能力下降。老年人是一个特殊群体，随着年龄的增长，很多器官系统进行性功能降低，对应激作出反应的能力下降。而药物的因素是相对固定的，所以老年人对药物的反应性逐步增加，不良反应发生率增多。目前认为，老年人对许多药物的敏感性增高，原因是老年人体内药代动力学发生变化或（及）自身内环境稳定性降低。老年人某些内环境稳态调节机制迟钝，这些变化可改变老年人对药物的反应性。随着时间推移，老年人某些组织器官生理功能逐步衰退，一些脏器功能改变可以引起药动学的变化。

一、药物体内过程

1. 药物跨膜转运（across the plasma membrane） 药物在体内的转运与转化，或从给药部位到引起药理效应，均需通过体内的生物膜。另一类为内在蛋白，贯穿整个质膜，组成生物膜的受体、酶、载体和离子通道等。药物的吸收、分布、排泄及代谢与物质的跨膜转运密切相关。

2. 药物吸收（absorption） 药物从用药部位进入血液循环的过程称为吸收。老年人胃肠道多种生理变化如胃肠道肌肉纤维萎缩、张力降低可影响药物吸收。老年人由于胃液成分与性质改变、胃排空速率降低，服药后药物在胃肠内停留时间延长，故影响口服药物的吸收，血药浓度降低。老年人胃肠血流下降，黏膜有效吸收面积减少，肝首过效应增大，从而使口服药物胃肠透膜速率减低，血药浓度下降。多种老年性疾病引起的胃酸缺乏、胃液的 pH 升高，一些酸性药物吸收面积减少等均影响药物的吸收。

3. 药物分布（distribution） 药物吸收后，通过各种生理屏障经血液转运到组织器官的过程称为分布。老年人机体细胞内液减少、脂肪组织增加、总体液及非脂肪组织减少，药物分布容积减少，药物容易蓄积在中央室。当老年人使用这些药物时，易产生药物中毒。脂溶性药物易分布于周围脂肪中，其分布容积增大，作用持久，可引起药物不良反应。血浆容量、细胞外液及血浆蛋白随着年龄增长而减少，脂肪与体重的比例也逐渐增大，使一些药物与血浆蛋白的结合减少，从而增强药物的效应，并容易引起不良反应。老年人的肝肾以及造血功能的减退或合并某些老年性疾病均可引起机体血浆血红蛋白浓度的变化，故老年人联合用药时更容易出现与血红蛋白竞争性结合的效应，使游离型药物浓度增加，从而引起不良反应。

4. 药物代谢（metabolic）　指药物在体内发生的结构变化。大多数药物主要经肝脏代谢，肝脏是药物代谢和解毒的主要场所，部分药物也可在其他组织，被有关的酶进行催化而进行化学变化，这些酶被称为药物代谢酶，简称药酶。老年人的肝脏较年轻人减轻 15%，代谢分解及解毒能力明显降低，容易受到药物的损害，同时机体自身调节和免疫功能低下，也影响了药物的代谢。肝药酶的合成减少，酶的活性降低，药物转化速度减慢，半衰期延长。由于老年人的肝功能低下，对于一些药物分解的首过效应能力减低。肝细胞合成白蛋白的能力降低，血浆白蛋白与药物结合能力也降低，游离型药物浓度增高，药物效力增强。老年人在服用某些药物时要注意减量或延长间隔时间。

5. 药物排泄（discharge）　药物在体内经吸收、分布、代谢后，最终以原形或代谢物经不同途径排出体外。挥发性药物及气体可从呼吸道排出，非挥发性药物主要由肾脏排泄。多数药物以原形及代谢物的形式由肾脏排出体外。肾脏是药物排泄的主要器官，老年人肾脏的肾单位仅为年轻人的一半，老年人的某些慢性疾病也可减少肾脏的灌注，这些均影响药物的排泄，使药物在体内积蓄，容易产生不良反应或中毒。老年人肾血流量减少，功能性肾小球数目减少，肾小管功能减退，使肾脏的滤过、分泌及重吸收能力降低，随着年龄的增长，肾脏的重量减轻、肾单位减少、药物排泄明显减少，血浆药物浓度较年轻人高，半衰期也延长，易引起药物不良反应。老年人在服用主要经肾脏排泄的药物时要注意调整给药剂量，尤其是对那些具有肾毒性的药物。

二、药物生物转化（drug biotransformation）

生物转化（bioconversion）指外源化学物在机体内经多种酶催化的代谢转化。是机体对外源化学物处置的重要功能和环节，是机体维持稳态的主要机制。

药物生物转化意义在于使药理活性改变。大多数脂溶性药物，在体内经生物转化变成极性大或解离型的代谢物，使其水溶性加大，不易被肾小管重吸收，以利于从肾脏排出。某些水溶性高的药物，在体内也可不转化，以原形从肾排泄。肝脏是药物代谢的重要器官。老年人肝脏体积变小，肝细胞数目减少，药物代谢能力下降。肝血流量减少，进一步降低了药物的代谢能力。老年人肠道的血流量减少，也使某些药物的首过代谢降低。如果老年人使用有首过代谢作用的药物如非洛地平、普萘洛尔时，应调整剂量和给药间隔，否则可引起多种药物不良反应，如出现各种心律失常。

第二节　老年人药效动力学

药效动力学（pharmacodynamics），简称药效学，主要研究药物对机体的作用及其作用机制，以阐明药物防治疾病的规律。药效学和药动学两个过程在体内是同时进行，并具有相互作用。用药目的在于防治疾病。凡是达到防治效果的作用称为治疗作用。由于药物的选择性是相对的，有些药物具有多方面作用，一些与治疗无关的作用会引起患者不适的反应称不良反应。对于老年人特殊群体，用药后在药效学方面有很大改变。

一、老年期药效学改变

老年人用药后药物效应及不良反应都比成年人明显，其原因有老年人血浆蛋白水平降低，蛋白结合率下降，具有药理活性的游离型药物增加；老年期肝血流量减少，肝药酶活性下降，致肝对药物的代谢能力减弱，使药物作用相应增强；老年期肾血流量减少，肾小球滤过功能与肾小管排泄功能都减退，药物排泄率都降低，药物在体内停留的时间延长。此外，老年人机体内多种酶的活性、神经递质的含量、受体对药物的敏感性都有所改变，对老年人药效学的改变有重要意义。

1. 老年期受体改变　无论是受体敏感性还是受体的密度均随着年龄的增长而发生变化，从而引起细胞反应性发生变化，使老年人用药后不良反应增加。

2. 老年人突触功能减退　老年时期，突触部位传递功能减退。包括突触部位递质与受体结合减弱以及使神经递质合成或降解的酶活性的改变，如肾上腺素合成减少，但胆碱乙酰化酶活力减弱，乙酰胆碱的分解减慢，单胺氧化酶活力增强，儿茶酚氧位甲基转移酶活力增强，中枢神经系统内的多巴胺能神经功能障碍是老年生化的共同特征。

二、老年人药效学特点

老年人的生理功能逐渐衰退，解剖及组织学上也有改变，从药动学方面讲，机体对药物耐受性增加可致治疗失败。

老年人更常见的问题是由于敏感性增加而发生中毒。主要表现在：

1. 中枢神经系统　老年人的高级神经功能退化较早，另外由于代谢、排泄功能变化，可延长药物的中枢抑制作用，或出现兴奋、激动等，易使老年人发生意外。老年人对中枢抑制药敏感，许多药物可造成机体损害。

2. 内分泌系统　在更年期，适当补充性激素对更年期机体功能紊乱可有缓解作用。如果长期大量应用则会引起新的平衡紊乱。此外，老年人对胰岛素耐受能力下降，大脑耐受低血糖的能力也较差，易发生低血糖昏迷。

3. 心血管系统　洋地黄是治疗心血管疾病的常用药，但老年人由于肝脏血流量降低，肝代谢功能减退，可导致洋地黄在体内蓄积而中毒，所以老年人用洋地黄等药物时应掌握合适的剂量，并选择短效制剂。

4. 消化系统　老年人肝细胞及肾单位大量自然衰亡，血流量明显减少，功能降低，因此对肝肾毒性药物的耐受力也大大降低。老年人对肝素以及口服抗凝血药物非常敏感，可能与维生素 K 依赖性凝血因子的合成不足有关，以致抗凝血因子相对占优势，一般治疗量的抗凝血药物可引起持久性凝血障碍，并有可能发生自发性内出血。

5. 泌尿系统　老年人肾功能衰退，尤其是经肾脏排泄及毒性大的药物如庆大霉素等氨基糖苷类药物以及青霉素、四环素等，都应参考老年人的机体清除率进行给药，以确保药物疗效而不加重肾负担。

第三节　药物遗传学和药物基因组学

一、药物遗传学

药物遗传学（pharmacogenetics）是生化遗传学一个分支学科，它主要研究内容是异常药物反应的遗传基础。单基因遗传在引起药物反应个体差异的多种因素（包括生理状态、性别、年龄、遗传、环境因素等）中，遗传因素起主要作用。临床医生在使用某些药物时，必须遵循因人而异的用药原则。因为在群体中，不同个体对某一药物可能产生不同的反应。药物低效或毒性的潜在危险因素包括药物相互作用、患者的年龄、肝肾功能或其他疾病，以及生活习惯如吸烟、酗酒等，因此，老年人这一特殊人群与个体药效和毒性的变化有着密切的关系。

二、药物基因组学

药物基因组学（pharmaeogenomies）是在药物遗传学基础上发展而来，所包含的内容更加宽泛。又称基因组药物学或基因组药理学，是药理学或基因组学的一个分支，是研究基因组或基因变异对药物在人体内吸收、代谢、疗效及不良反应的影响，从而指导新药开发和合理用药的一门新学科。目前高血压或糖尿病等很多常见病、多发病的患者在接受治疗时，同样的疾病使用同样剂量的同一药物，在疗效和不良反应方面存在显著差异，其原因是多方面的，其中患者间基因个体差异因素起着相当重要作用，正是这种差异直接导致患者对药物敏感性不同。因而根据患者遗传背景，检测出患者基因个体差异，选取正确药物并确定正确给药剂量，是药物基因组学服务的目的。

1. 药物基因组学的研究内容以提高药物疗效及安全性为目标，研究影响药物吸收、转运、代谢、清除等个体差异的基因特性，以及基因变异所致的不同患者对药物的不同反应，由此为平台开发新药、指导合理用药、提高药物作用有效性、减少药物不良反应、降低药物开发总成本，从而提高疾病的治疗质量。

基因是药物反应的决定因素，其变异可引起药物代谢酶、转运体和受体功能异常，成为药物反应个体差异和种族差异的主要因素，药物氧化代谢酶基因多态性是参与内环境物质和药物、环境化合物在内的外源性物质氧化代谢的主要酶系，目前发现的多种多态性特征如 CYP1A2、CYP2C19、CYP2D6 等，药物代谢转移酶基因多态性如 NAT2 乙酰基转移酶、HMNT 组胺甲基转移酶；药物转运体基因多态性如 P- 糖蛋白；药物受体的基因多态性如 β- 肾上腺素基因多态性、AT1 基因多态性。

对于药物反应的表现各异，从临床药理学角度来看，特殊人群因生理等方面与普通患者不同，其用药的剂量和对药物反应也会有所差异，对于老年人而言，从细胞、组织、器官到整个器官都是由一些细微的变化渐进性形成的不可逆转的内在变化，这种变化是与人复杂的基因和生活环境相互作用。老年人的神经系统如胆碱受体数目减少、乙酰胆碱、多巴胺、去甲肾上腺素水平降低，免疫系统中 T 细胞数量减少等；同时老年人的药动学即其药物吸收、分布、代谢、排泄也具有其特点，由于药物作用的靶器官组织的功能，靶细胞、受体数目与药物的亲和力的改变，也使老年人对药物的效应发生变化。

药物基因组学的研究步骤大致如下：①依据公共数据库已报道的基因多态性及突变情况，结合观察对象的基因组或基因测定数据，筛选可能的变异基因；②研究变异基因对药物吸收、代谢、疗效和不良反应的影响；③研制能够用于判断药物疗效和不良反应的基因诊断技术或开发变异基因诊断试剂盒；④在患者使用药物之前，进行相关基因检测，协助选择合适的药物，制订恰当的用药剂量和用药周期。

2. 药物基因组学研究对象主要是药物代谢酶、药物转运体和药物受体基因。通过明确这三类基因的序列及表达变化，判断药物有效性、排泄规律及毒副作用。

3. 药物基因组学临床应用指导用药应符合以下原则：①患者基因变异已经被证明可以影响药物疗效或不良反应；②基因检测必须准确；③基因检测结果应尊重个人意愿进行保密。

第四节　药物副作用和虚弱

药物副作用

药物副作用（drug side effects）是药物在治疗剂量时，集体出现的与治疗目的无关的作用，可能给患者带来不适或痛苦，一般较轻微。副作用是由于药物作用选择性低、作用较广而引起，且多数是可以恢复的机体功能性变化。有时副作用是随治疗目的而改变，当某一作用被用来作为治疗目的时，其他作用就成了副作用。药物副作用主要有：

1. **肝毒性**　多数药物在肝脏代谢解毒，有些药物及其代谢产物对肝脏有毒害作用。老年人药物性肝损害较青年人多见。甲基多巴可致肝脏纸质沉着、纤维化，大片坏死；酮康唑易引起中毒性肝炎，长期大量服用会导致肝中毒坏死；四环素可致肝脂肪病变；甲氨蝶呤可致脂肪肝、肝纤维化或肝硬化。易导致药源性肝损害的常用药物还有吲哚美辛、利福平、氨苄西林、三环类抗抑郁药、地西泮、氟哌啶醇、雌激素、口服降血糖药、丝裂霉素、糖皮质激素、氯霉素、林可霉素、克林霉素等。

2. **肾毒性**　老年人常伴肾功能减退，使许多经肾排泄的药物易产生蓄积而引起肾损害。药物所致的肾毒性可发生于肾脏的各个部位，其类型有直接损伤肾脏、免疫性肾损害、阻塞泌尿道引起的肾损害、出血性膀胱炎。

静脉注射四环素等药物，可引起高氯血症，严重时使肝肾功能损害或加重尿毒症。故老年人尤其是肾功能不良者，应避免使用四环素、万古霉素和头孢噻啶等；对具有中度肾损害作用的羧苄西林、多黏菌素类、氨基糖苷类、乙胺丁醇等，老年人应减量或延长用药间隔时间；林可霉素、克林霉素、青霉素等对肾也有损害，老年人用量不可过大。

许多抗癌药物如环磷酰胺、卡莫司汀、阿糖胞苷、丝裂霉素等都有较大肾毒性。近年用来治疗睾丸癌、卵巢癌、膀胱癌的顺铂，用药 1~2 周可发生铂中毒性肾衰竭，停药后可恢复。

吡罗昔康、布洛芬、阿司匹林、对乙酰氨基酚等，长期大量应用，可引起间质性肾炎或肾乳头坏死，称为镇痛药肾病。

3. 心脏中毒反应　药源性心脏疾病有心律失常、心功能抑制、心肌疾病等，发生率较高，非常严重，可引起突发性死亡。老年人心肌细胞逐渐出现脂褐质沉着、心肌纤维化及淀粉样变，导致心功能减退、心排出量减少。尤其是窦房结内起搏细胞数目减少，75 岁以后其数目不到正常数目的 10%，窦房结固有节律性降低。心室中隔上部纤维化引起传导系统障碍，出现不同程度的房室或束支传导障碍。故老年人对心肌有抑制作用和对传导有影响的药物特别敏感，易引起不良反应。老年人药物心脏病中毒反应首先表现为心律失常。过量使用强心苷、胺碘酮可致心律失常；静脉注射普鲁卡因胺可引起低血压、心动过缓、室性停搏；高浓度静滴去甲肾上腺素、麻黄碱、苯丙胺、酚妥拉明、多巴胺可导致室性期前收缩等。利多卡因、奎尼丁、硝苯地平、洋地黄类、异丙肾上腺素、硫利达嗪、氯丙嗪、异丙嗪、阿米替林等可引起室性心动过速。药物心脏中毒反应还表现为急性心脏脑缺血综合征（药源性阿斯综合征），常见药物有维拉帕米、洋地黄类、奎尼丁、普鲁卡因胺、毛果芸香碱、利多卡因等。普罗帕酮可使患者出现血压短暂下降，使窦房结功能不全的患者出现显著的窦性心动过缓、窦性停搏，甚至猝死。当左心室射血分数低于 50% 时普罗帕酮可诱发或加重心力衰竭，当患者并用洋地黄或硫氮䓬酮时这种情况更易发生。

老年人对洋地黄敏感，中毒死亡率高于青年人，在服用洋地黄制剂的心衰患者中，约有 20%~30% 出现中毒症状，且其中 1/3 有生命危险，所以必须减量，一般以半量给药，尤其是肾功能减退者；地高辛与奎尼丁合用，能使 90% 的患者血清地高辛浓度增加 1 倍；地高辛与四环素或红霉素合用，也使地高辛的血药浓度增高，毒性增加。普萘洛尔与维拉帕米合用，由于前者阻碍钙离子在肌浆网内的贮存，后者抑制钙离子通道，从而导致心肌收缩无力或心脏骤停。

注意药物剂量调整和配伍变化，是防治心脏药物毒性反应的重要问题。对一些毒性较大，治疗量和中毒量较近的药物，应进行临床药物检测。

4. 呼吸系统毒性　药源性呼吸系统疾患常表现为呼吸抑制、支气管哮喘、肺水肿、嗜酸性粒细胞性肺炎、弥漫性间质性肺炎和肺纤维化、肺出血、肺栓塞、结节性多动脉炎、红斑性狼疮综合征和肺部继发感染等。一般多在停药后可以恢复，极少数呈进行性发展。

呼吸抑制主要是由中枢抑制药引起，如巴比妥类、地西泮、氯丙嗪、硝西泮、吗啡、哌替啶等，用量过大易引起呼吸抑制。氨基糖苷类抗生素因能抑制钙离子，可引起呼吸抑制。青霉素、氨基糖苷类、红霉素、四环素、单胺氧化酶抑制剂、局麻药和疫苗等，可引起过敏性哮喘。普萘洛尔等 β 受体阻断剂和有机磷农药也可诱发支气管哮喘。青霉素类、环磷酰胺、丝裂霉素、肼屈嗪、普鲁卡因胺、异烟肼、苯妥英钠、氯磺丙脲等可引起弥漫性间质性肺炎和肺纤维化。异烟肼、肼屈嗪、苯妥英钠、普鲁卡因胺、氯丙嗪和青霉素类药物有引起红斑性狼疮综合征的危险。在使用抗癌药及免疫抑制剂时，由于机体防御功能降低，易继发性感染，一旦出现较难控制，长时间发热或低热不退，一般抗菌药物难以奏效，使人体虚弱症状加重。临床上按中医攻补兼施原则，用中药调治，常收到满意效果。

5. 过敏反应（anaphylactic reaction）　过敏反应亦称为变态反应。老年人免疫系统及功能发生改变，更易出现变态反应。过敏反应常见症状有发热、皮炎、荨麻疹、血管神经性水肿等。某些药物对机体引起的变态反应特别严重，可导致急性微循环功能障碍，出现休克症状，称为药物过敏性休克，抢救不及时可造成死亡。

老年人个体差异大，应用的药物种类多，机体耐受性差，因此更易发生药物过敏反应。对过敏性休克的防治方法，医师用药前问清过敏史，做过敏试验并备好急救药品；二是一旦发生过敏性休克，要立即抢救。

6. 神经系统毒性　神经系统易受到药物作用的影响。通常服用中枢抑制药所致的中毒而死亡的人数高于其他系统药物。老年人中枢神经系统对一些体液因素和化学物质的敏感性增加，一旦处于应激状态，或不适当地使用对神经系统有影响的药物，就容易出现精神系统的毒性反应。老年人使用中枢抗胆碱药苯海索，即使小剂量也会发生精神错乱；伴有痴呆症的老年人，使用左旋多巴、金刚烷胺，可引起大脑兴奋，从而加重痴呆症。神经系统的药物不良反应和药源性疾病比较多，有的还很严重，应引起足够的重视，严格控制剂量，注意不良反应的出现，及时采取防治措施。

苯二氮䓬类、洋地黄、吲哚美辛、β受体阻断剂和吩噻嗪类均可引起抑郁症。三环类抗抑郁药、长期大量使用异烟肼、氨茶碱、甲氨蝶呤、氯喹、抗帕金森病药、拟交感神经要或抗胆碱药，也可引起惊厥或兴奋不安、幻视、幻听、癫痫发作、精神错乱。吡拉西坦（脑复康）也可致精神运动性兴奋。长期使用咖啡因、氨茶碱、麻黄碱等可导致精神不安、焦虑或失眠。长期服用巴比妥类镇静催眠药可致惊厥，产生身体及精神依赖性，停药会出现戒断症状。

老年人由于内耳毛细胞数目减少，易受药物影响而产生前庭症状和听力下降。氨基糖苷类抗生素对第8对脑神经损害最为严重，多见于老年和体弱者。据近年统计，庆大霉素可致迟发性聋哑，依他尼酸、阿司匹林等也有耳毒性反应。

氯霉素和长期使用异烟肼可引起视神经炎。长期使用氯喹可引起视网膜退行性色素变性、视力减退，甚至失明。糖皮质激素滴眼剂长期使用可诱发青光眼和白内障。

异烟肼、链霉素、甲硝唑、吲哚美辛、长春新碱、喹诺酮类药物如诺氟沙星等可致周围神经炎。

去甲肾上腺素、肾上腺素可引起急性颅内压升高，血管剧烈收缩导致脑出血，故使用时应严格控制剂量。普萘洛尔的首过效应较高，老年人尤其是肝功能不良者，因首过效应差而药效过强，导致心排出量过低而使脑供血不足，可出现头晕、头痛、昏迷等症状。青霉素因耐药性而用量大增，通过血脑屏障而引起头晕、头痛等反应，称为青霉素脑病（penicillin encephalopathy）。

7. 消化系统毒性　老年人唾液分泌减少，吞咽功能减退，固体制剂易粘滞于食管管腔并刺激食管，易造成服药损伤。药物对消化系统的损害临床表现为咽痛、咽部异物感、胸骨后灼痛感、吞咽困难，常伴呕吐、长期发热等症状，严重者不能进食。

易使食管损伤的药物有多西环素、四环素、复方磺胺甲噁唑、氨茶碱、铁剂、镇静催眠药等。碘剂、抗胆碱药、中枢神经抑制药及有阿托品样作用的抗组胺药等，能影响唾液的分泌。有些药物可损害消化道黏膜，表现为恶心、呕吐，严重者可腹泻、便血。这些药物包括硫酸亚铁、抗酸药、吡喹酮、林可霉素、克林霉素、丙戊酸钠、氨茶碱、氮芥、环磷酰胺、秋水仙碱、氟尿嘧啶、甲氨蝶呤和大剂量四环素等。可引起消化道溃疡及出血的药物有糖皮质激素、阿司匹林、吲哚美辛、保泰松、氯化钾、依他尼酸、吡罗昔康等。胍乙啶、苯乙双胍、普萘洛尔、甲基多巴、甲氨蝶呤、新斯的明、林可霉素等还可引起腹泻。可致肠麻痹甚至损坏的药物有氯丙嗪、丙米嗪、阿米替林、多塞平、抗组胺药、阿托品、东莨菪碱、苯海索和长春新碱等。

据美国、英国、日本等国统计，药物引起的急性胰腺炎以及皮质醇类药物较为多见，其次是抗生素；利尿药可引发急性胰腺炎。按发病机制，主要包括过敏反应、影响胰腺正常分泌或致胰腺管堵塞、引起胰腺细胞变性坏死、引起血脂显著增高发生凝集阻塞胰腺、易致胰腺体营养血管栓塞、引发高钙血症、致钙激活胰酶原、抑制胰酶降解。氨苄西林、阿莫西林、头孢菌素类及林可霉素类引起细菌性假膜性肠炎的病例近年来多见报道。

各种镇静剂、四环素、林可霉素及卡托普利等可影响味觉和食欲。

8. 血液系统不良反应　血液成分和造血器官对药物的作用较敏感，较易发生药源性血液病。药物引起的血液方面的不良反应约占所有药物不良反应的10%，临床表现有多种，包括再生障碍性贫血、粒细胞减少症、血小板减少症、溶血性贫血。易引起药源性血液病的常用药物有大剂量氯霉素、长春新碱、丙硫氧嘧啶、异烟肼、氢氯噻嗪、利福平、肝素、甲氨蝶呤、头孢菌素类、吲哚美辛、左旋多巴等。

再生障碍性贫血死亡率高达50%左右，它是红骨髓脂肪化导致全血细胞减少的一组综合征。可引起再生障碍性贫血的药物有：氯霉素、氨苄西林、保泰松、苯巴比妥、氨基比林、环磷酰胺、阿糖胞苷、巯嘌呤、白消安、氯丙嗪、苯妥英钠、卡马西平、阿司匹林、吲哚美辛、氯喹、乙胺嗪、甲苯磺丁脲等。这些药物中以氯霉素最为严重。今年国内外报道，氯霉素滴眼剂也有引起再生障碍性贫血的病例。

血小板减少症常因某些药物引起骨髓再生不良，直接破坏血小板或引起免疫性血小板减少所致。可引起血小板减少症的药物有阿糖胞苷、环磷酰胺、白消安、甲氨蝶呤、巯嘌呤、长春新碱等。氢氯噻嗪类和长期使用雌激素也可引起血小板减少。其他引起血小板减少的药物还有奎尼丁、乙胺嘧啶、氯霉素、链霉素、头孢菌素、氨苄西林、红霉素、利福平、保泰松、阿司匹林、吲哚美辛、安乃近、呋塞米、螺内酯、地高辛、甲基多巴等。

药物引起造血功能抑制是使粒细胞减少的主要原因。中性粒细胞有强大的吞噬能力，能消灭病原体，是人体防御感染的一道防线。严重的急性粒细胞缺乏症（白细胞数低于 2000/mm^3，中性粒细胞极度缺乏）患者可突发寒战、高热、口腔咽喉黏膜溃烂，甚至并发败血症。能引起粒细胞减少的药物有：抗癌药氮芥、甲氨蝶呤、巯嘌呤、白消安、环磷酰胺、长春新碱等；心血管病药物氢氯噻嗪、普鲁卡因胺、普萘洛尔等；解热镇痛药吲哚美辛、阿司匹林、保泰松等；抗菌药物有氯霉素、金霉素、青霉素等；抗糖尿病药甲苯磺丁脲（D860）、氯磺丙脲等以及苯妥英钠、异烟肼、对氨基水杨酸、氨硫脲、利福平、氯丙嗪和氯氮平等。

可引起溶血性贫血的药物有：苯妥英钠、氯氮䓬、氯丙嗪、吲哚美辛、奎尼丁、甲基多巴、氯磺丙脲、甲苯磺丁脲、青霉素、氯霉素、异烟肼、利福平、氨苯砜、氯喹、伯氨喹和阿司匹林等。长期使用扑米酮、苯妥英钠、苯巴比妥、甲氨蝶呤、乙胺嘧啶、巯嘌呤、阿糖胞苷、氟尿嘧啶及阿司匹林等，还可引起巨幼红细胞性贫血。

另外，老年人血管中枢的调节功能没有年轻人灵敏，容易发生直立性低血压，出现头昏、头晕甚至晕厥。当使用降压药、吩噻嗪类、三环抗抑郁药、利尿药、血管扩张药、左旋多巴和苯二氮䓬类时，需特别谨慎。

9. 其他不良反应　药物性尿潴留也是老年人较多见的不良反应。三环类抗抑郁药阿米替林、多塞平，抗胆碱药苯海索等，都有阻断副交感神经的作用，对伴有前列腺肥大及膀胱经纤维性变的老年人易导致尿潴留。强效利尿药呋塞米、依他尼酸等，对前列腺肥大和留置膀胱导管的老年患者，也易产生尿潴留，可能是过度利尿产生低血钾（或钠）导致肌无力所致。故老年人应慎用强效利尿剂。

药物引起的性功能减退在老年人也较常见。哌替啶、吗啡、可待因、布桂嗪等，用药开始有促进性功能的作用，但当成瘾后可致阳痿。抗高血压药氢氯噻嗪、呋塞米、螺内酯、甲基多巴、肼屈嗪、普萘洛尔、可乐定，抗精神病药物氯丙嗪、氟奋乃静、氯普噻吨、氟哌啶醇、硫利达嗪及丙米嗪、阿托品、东莨菪碱、泼尼松、苯海拉明、西咪替丁、强心苷、谷维素等，对性功能也有不良影响。医学研究发现，长期服用某些药物可引起维生素等营养素的缺乏。能引起各类维生素缺乏的药物较多。考来烯胺可致维生素 A、D、K 和维生素 B_{12}、叶酸等缺乏。肼屈嗪可致维生素 B_6 缺乏。异烟肼可致维生素 B_6、叶酸缺乏。甲氨蝶呤、氨苯蝶啶可致叶酸缺乏。雌激素类可致维生素 B_1、B_2、B_6、B_{12} 和维生素 C 等缺乏。故在服用此类药物时，应注意补充相应缺乏的维生素。

药物引起维生素缺乏的主要机制是：①使维生素 A、D、K 等脂溶性维生素形成不溶性复合物而被排出体外；②诱导需要维生素作为辅酶因子的酶系统，从而使机体对维生素的需要量增加；③与维生素在作用部位上发生竞争，使一些内源性维生素合成减少。

第五节　药物开发和规则

一、新　药

1. 定义　新药（new drugs）指化学结构、药品组分或药理作用不同于现有药品的药物。我国《药品管理法实施条例》和《药品注册管理办法》规定"新药指未曾在中国境内上市销售的药品"；"已经上市药品改变剂型，改变给药途径，增加新适应证的药品注册按照新药申请的程序申报"。

2. 新药开发　是一个非常严格而复杂的过程，且各药不尽相同，因而药理研究是必不可少的关键步骤。新药研究过程大致可分为临床前研究、临床研究和上市后药物检测（post-marketing surveillance）三个阶段。

3. 药物临床研究　药物临床研究（drug clinical research）主要由药物化学和药理学两部分内容组成，前者包括药物制备工艺路线、理化性质及质量控制标准等，后者包括以符合《实验动物管理条例》的实验动物为研究对象的药效学、药代动力学及毒理学研究。临床前研究是新药从实验研究过渡到临床应用必不可少的阶段，但由于人和动物对药物的反应性存在着明显的种属差异且一些难以量化的药物不良反应由于目前检测手段的限制，难以或无法在动物实验中准确观察，加之临床有效的药物虽都具有相应的药理效应，但具有肯定药理效应的药物却不一定都是临床有效的药物，因此，最终必须依靠以人为研究对象的临床药理研究才能对药物做出准确的评估。新药通过临床试验后，方能被批准生产、上市。

（1）一个新药即使动物实验证实是一个低毒高疗效的药物，也不能直接用于临床治疗。这是因为人与实验动物之间存在着种属差异，使药物的不良反应、药理作用会有量的甚至质的差异。有人曾对77 种药物对人及实验动物产生的不良反应进行比较，发现至少有 50% 的不良反应在动物实验中无证实，但在人体却会发生。许多在临床常见的药物不良反应如眩晕、乏力、恶心等，在动物实验时是无法观察到的，只有通过人体试验才能得到证实。

（2）新药的临床试验分为三期进行：

Ⅰ期临床试验：即在人身上进行新药研究的起始期。

Ⅱ期临床试验：即对照治疗试验期及扩大的对照治疗试验期。

Ⅲ期临床试验：即新药试产后的安全性考察期。

临床验证，主要是针对第四、五类，观察其疗效和不良反应等。必须由有经验的临床医生拟定验证计划。改变剂型的新药，对照品应采用原剂型药物；增加适应证的药品，应选用已知对同类病症有效药物进行对照。所需病例一般不少于 100 例。

4. 为适应我国新药开发的需要，使我国新药临床研究工作逐步达到科学化、标准化和规范化，提高我国的新药研制水平，促进我国医药事业的发展，为此卫生部组织了有关部署临床药理基地的临床中、西医专家，根据国内试验并参考国际经验，制定了《新药（西药）临床指导原则》和《中药新药临床指导原则》。

二、抗衰老药物和药物保健品

抗衰老药物是一类提高生命效率、改善人体体制、调理机体功能、调整机体内环境平衡、延缓机体生理衰老过程、增强抵御病邪和纠正病理性紊乱的能力、延长健康寿命的药物。

1. 抗衰老药物研究开发　是老年药理学的重要学科领域和任务，也是近些年来国内外开发研究的热门课题，进展较快。目前已进入机体、组织、细胞、分子、基因等全方位、多层次、多因素研究开发的新阶段，重要抗衰老的筛选和开发研究具有独特的优势，已引起世界各国的广泛关注，在当前"回归自然"的世界潮流中，天然中药更成为世界公认的重要研究开发领域，尤其在药物保健中，重要性更是独占鳌头，具有广阔前景。

延缓衰老药物是人们所祈求的，近年来国内外制造商为迎合人们对"延年益寿"的美好愿望，对一些产品做了夸大其词的宣传，以致造成了社会上滥用有害无益的一些所谓"抗衰老药品"，所以对延缓衰老新药的研制一定要遵循如前所述的新药研制的基本指导原则进行，以机体整体水平衰老为出发点，从不同角度来研究抗衰老新药，以达到预防和延缓衰老。

（1）延年益寿药物药理学作用研究主要包括两个方面：① 延缓衰老过程，提高生命效率及生存质量，使寿命尽可能地接近生理限度；②防治老年性疾病，如动脉硬化、高血压、冠心病、脑血管疾病及糖尿病等，减少病理性死亡，使寿命接近生理限度。

（2）延年益寿试验

1）寿命试验：包括果蝇、蚕、小鼠及细胞培养传代试验等。以选用短寿命、低等动物的自然衰老模型为主，观察新药的作用。必要时亦可选用长寿命、高等动物或人工衰老的模型进行试验。

2）老化相关酶测定：观察新药对动物（最好用老龄动物）老化相关酶的影响。包括维持正常代谢的酶（如单胺氧化酶、胆碱酯酶及琥珀酸脱氢酶等）及清除衰老产物（自由基）的酶（如过氧化氢酶、超氧化物歧化酶、谷胱甘肽过氧化物酶等）。

3）老化代谢产物的测定：观察新药对衰老动物各有关组织代谢产物的影响，如脂褐素、过氧化脂质、羟脯氨酸及载脂蛋白等。

4）扶正补虚、健脑补肾试验：①免疫试验：包括细胞及体液免疫试验；②体力及应激试验：如耐疲劳、耐寒、耐缺氧等试验；③健脑试验：各种学习记忆行为及条件反射试验；各种神经递质、脑内受体及酶的测定；观察新药对大脑的影响等。必要时选做试验性老年性痴呆的动物实验；④补肾试验：着重观察新药对内分泌（如性腺激素、促性腺激素、甲状腺激素、促甲状腺激素、肾上腺皮质激素等）、生殖器官及功能，以及代谢等有关指标的影响。

5）其他试验：根据新药特点，有针对性地选择一些试验进行药效学研究，如蛋白质及核酸代谢、染色体畸变及 DNA 修复试验，以及对某些老年性疾病的影响。

试验注意事项：①延年益寿药具有多方面的药理作用，主要药效学研究应进行多系统（神经、内分泌、免疫、循环、生殖等系统）、多层次（整体、器官、组织、细胞、分子等）、多指标（生理、生化及形态等指标）的综合研究，结合新药特点，有目的有选择地进行各项试验。②新药一、二类，可做两种寿命试验，其他试验每项均选用 1~2 种试验。新药 5（2）、5（3）类，亦可选做两种寿命试验，其他试验共选做两种以上试验。新药四类选做 1 种寿命试验及其他试验 1~2 种，并与原剂型进行比对。③各种实验尽量选用老龄动物，并应设青年对照组、老年对照组、阳性药物对照组、新药 2 个或多个剂量组。

（3）药效学研究结果可能出现以下情况，包括：①延长寿命；②不延长寿命，但可提高某些生理功能，改善生存质量；③不具备①、②作用，但对某种老年疾病有防治作用；④兼具上述几方面作用。应综合判断试验结果，得出科学、准确的结论，不应夸大结果或作出含糊不清的不科学的结论。

2. 延缓衰老药物临床研究指导原则

（1）延缓衰老药，是指在遗传特性所决定的限度内，改善人类体制，提高生命力，调理机体的功能失调，使人类的聪明才智最大限度的发挥，是一类延缓机体衰老的药物。

（2）制订《延缓衰老新药临床研究指导原则》的目的在于指导延缓衰老药进行各期临床试验。

目前，有关抗衰老药观察指标，国内外商务公开的参考蓝本，规定中的各项技术观察指标主要是依据机体衰老过程中下述九方面的表现来制订的：①衰老指标的检测（指目前公认的一些指标）；②免疫系统；③内分泌系统；④代谢系统；⑤心血管系统；⑥神经系统；⑦呼吸系统；⑧泌尿系统；⑨其他。

鉴于衰老的表现带有普遍性和多样化，以及抗衰老新药品的繁多，本原则不可能全部都能概括和适用，可根据抗衰老新药临床研究中具体情况，适当增删或侧重某些标准，但临床药理、临床观察指标及说明书，三者应该相一致。

（3）延缓衰老新药的临床研究是以人为对象，因此必须具备以下条件：

1）进行临床研究的单位必须获得药政部门批准进行临床试验的批文及本品的质检合格证明。

2）参加临床研究者，应是有丰富经验的医师和临床药理研究人员，必须实现充分了解临床前的各项研究资料，选定临床观察指标，制订周密的临床试验计划。

3）本类药物有单一药物和复方药物。复方药物的组成成分应是其药理学、毒理学已被明确了解的药物，在此基础上才能进行复方药物的临床药理评价。

第六节　药物流行病学

一、定义与范畴

流行病学是研究疾病、健康及卫生事件在人群中的分布及其确定因素、制定合理的预防和控制疾病、促进健康的对策与措施并评价其效果的一门科学。

药物流行病学（drug epidemiology）是运用流行病学的原理与方法研究人群中药物的利用及其效应的应用科学。其研究内容为人群中药物利用情况和药物效应分布；研究的最终目标是给医疗单位、预防保健部门、药政管理部门及社会大众提供有关人群中药物利用及药品安全性、有效性的信息，为合理用药提出有利的意见和建议，从而使药品的开发、生产、经营、管理及使用更趋于合理。药物流行病学的工作重点是药物不良反应（adverse drug reaction，ADR）的监测，在深度和广度上获得发展和提高。

二、产生背景

1. 药物作用两重性　药物具有有益作用（治疗效果）（beneficial）和不良作用（adverse effect）两个矛盾的统一特性。这两种作用在不同的使用目的中可以转化。对整个社会的广大用药人群而言，不存在无不良作用的药物，"没有不良作用的药物"是不会存在对人群有价值的治疗与预防作用的。药物作用的两重性是正确评价药物和合理用药的理论基础。

2. 药源性危害　药源性危害（drug misadventure）或药害，指药物不良反应以及不合理用药所致的药物毒性反应，轻则引起不适，重则可以致命。

两千多年前我国医药文献中就有药毒同源的记载。真正注意到药品的安全性只是近几十年的事。医学史中也记载着多次由药物造成致病、致残、致死的事件，给人们留下了沉痛教训

WHO（1970）指出：全球死亡患者中三分之一不是死于疾病本身，而是死于不合理用药。以前没有健全药物不良反应监察报告网络，有些常用药（汞、银等制剂）的严重毒性在人群中使用一两代人、历时数十年才被发现。说明加强药物流行病学研究，落实药物不良反应监察工作的必要性和紧迫性。

药物不良反应发生以及被发现和采取措施之间有一滞后期。滞后原因一是管理上的松弛，导致应能较早发现与处理的问题得不到及时处理；二是药害出现有较长的潜伏期，如保胎药己烯雌酚，使宫内受到药物作用的女性胎儿在出生后 13~22 年才发生阴道癌。

目前我国约有残疾人 5000 万 ~8000 万，其中三分之一为听力残疾，其致聋原因 60%~80% 与使用过某些抗生素有关。

3. 用药人群多样性、复杂性对药物效应的影响　药物上市前临床实验往往只是局限在某些人群，且实验条件严格，而上市后在广大人群中广泛使用，用药人群的特征和用药条件发生了很大的变化，（例如性别、年龄、不同的职业环境、多种疾病与多种药物的干扰、不同的嗜好与饮食习惯、不同的地理环境等），因此有些在临床实验中观察不到的不良反应时有发生。因此应该加强药物上市后的不良反应的监察。

（1）种族与遗传因素：种族差异对药效有明显的影响。

（2）合并用药与药物相互作用：合并用药时由于药物之间的理化与药理性质存在着相互作用，可产生疗效和毒性上的协同、相加或者拮抗。因此应严格遵守药物配伍禁忌原则和慎用原则。尽可能合理用药，避免不良反应的发生。

（3）病理因素：会改变药物的正常体内过程与作用，可导致药效与毒性的改变。

（4）生理、心理差异及社会因素：正常人群中，生理和心理状况的差异，生活和工作条件的悬殊、以及经济和文化背景的不同，都会对药物作用产生明显影响。

三、任务与作用

药物流行病学任务涉及了解与分析人群中与用药有关的各种表现，主要包括：

1. 药物流行病学的方法学研究。

2. 在众多药品中为人群挑选和推荐经过科学评价的药品，保障合理用药。

3. 使药品上市后监测方法规范化与实用化，尤其是计算机的应用与用药人群数据库的建立。

4. 研制实用的药物不良反应因果关系判断程序图或逻辑推理流程图。

5. 研究处方者的决策因素，改善其处方行，提高处方质量。

6. 通过广大用药人群，对常见病、多发病用药进行重点研究，推动合理用药。

7. 以社会人群为基础对抗菌药的合理应用与控制病原体耐药性的研究与成果进行系统、深入、有效的推动与实践。

四、与其他学科的关系

1. 与流行病学关系　药物流行病学是将流行病学的研究方法与临床药理学、药物治疗学等相结合而产生的，主要研究药物在人群中的利用情况与效应的分布。药物作为引起及干预人体病理生理过程的因子，用药者作为宿主，药物的正常或异常使用、药品激增、人口激增、商业竞争等作为主要的环境因子，三者相互作用。这种复杂的关系只能用流行病学的方法才能分析与阐述。

2. 与临床药理学关系　临床药理学（Clinical pharmacology）研究人体尤其是患者为对象，研究药物与人体的相互作用，以指导药物研究、开发、使用与评价。药物不良反应监察是临床药理学主要职能之一。

药物流行病学是从宏观的角度去研究广大用药人群中的不良反应，以获得正确的评价，并指导人群合理用药，为药品生产提供依据。药物流行病学发现的问题（如药源性疾病），又可以通过临床药理学分析其发病机制，寻找防治的方法，在较小的临床样本中进行深入研究。

3. 与医药信息学关系　医药信息学（medical informatics）是研究以计算机及网络系统为基础的信息处理技术在医药领域开发应用的学科。药物流行病学是要借助医药信息学开发大规模的药物流行病学数据库与网络。

4. 与药事管理学（the discipline of pharmacy administration）关系　药事管理尤其是药政管理对促成药物流行病学的诞生与发展取了很大的作用，进行药物流行病学研究与发展所需要的人力、物力应由药政部门大力支持，药物流行病学的研究成果也优先服务于药政决策，以便通过取得人群用药效应的可靠数据，决定对药品研究、开发、产销、使用的管理，从宏观调控的角度，趋利避害，使人群用药效益得到法律保障。

5. 与社会科学关系　对药物追求，是人类社会与动物界的主要区别之一，人类社会构成有着复杂的背景，权益分配的差异和矛盾，决定了能够影响生命质量与生存期限以至种族繁衍的药物，其研究生产、销售、使用和评价状态。这些问题既是科技问题也是社会问题。

药物的使用与心理学也有很大的关系，心理状态明显地影响药物的疗效，有些药物由于有深远的历史根源和强大的影响力，从而对用药者有明显的心理治疗效果，虽然其实际的药理作用可疑，但能在药品市场上久盛不衰。

合理用药、科学地评价药物及推广药物流行病学的研究成果，要注意用药的心理学、社会与文化氛围、人们的物质与经济利益，单纯从医学学术角度看问题而不考虑社会科学因素，药物流行病学的任务将难以完成，只有重视人的社会性以及社会因素对用药的影响，善于与社会科学相结合，才能完成药物流行病学推动最佳药物利用策略付诸实施的任务。

五、研究方法

药物流行病学作为流行病学的一分支，可以根据研究目的借鉴或使用流行病学的各种研究方法，尤其在重大药害事件的调查中，可以灵活运用多种流行病学研究方法确定药物与不良反应的关系。基本可分为三大类：

1. 描述性研究　描述疾病和健康状况在时间、地区和人群方面的分布信息，是流行病学研究的基础步骤，常可通过对疾病和健康状况的基本分布特征的描述，获得有关病因假设的启示。即现况调查、筛检、疾病检测。

2. 分析性研究　用于筛选危险因素、形成并检验病因假说，它包括病例－对照研究和队列研究两种基本类型，其研究结果可提示疾病预防、控制的可能方向。

3. 病历对照研究　又称为实验流行病学，流行病学实验，或干预研究，是流行病学的研究方法之一。包括实验性研究、临床实验、社区实验。

六、生态学研究的类型相关性研究（Correlational study）

1. 生态学研究　以人群组为基本单位收集和分析资料，从而进行暴露与疾病关系的研究，即用代表人群组特征的量度来描述某些因素例如年龄、时间、卫生服务的利用，或者食品、药物等与疾病的关系。它描述疾病或健康状态在各人群中所占的百分数，以及各项特征者在各人群中所占的比例，并从这两类群体数据分析某疾病或健康状态的分布与人群特征分布的关系，从而探索病因线索。包括：①生态学比较研究（cological comparison study）；②生态学趋势研究（cological trend study）。

2. 研究步骤　包括：①确定研究人群；②收集资料；③分析资料。

3. 主要用途　提出与疾病分布相关的病因假设，评价干预实验和现场实验的效果在疾病监测中估计某病的趋势。

主要缺点：缺乏暴露与疾病联合分布的资料，不能控制可能的混杂因素，相关资料中暴露水平是近似值或平均水平，由于暴露水平不是个体实际值，有时相关不能精确地解释暴露的改变量与所致疾病发生率与死亡率的改变量的关系，甚至可使两者之间关系复杂化。

4. 个案调查和病例报告

（1）个案调查（case investigation）：是对个别发生的病例、病例的家庭及周围环境进行的流行病学调查。其目的为调查患者发病的来龙去脉，从而采取措施，防止或减少类似的患者发生。核实诊断并进行护理指导，掌握当地疫情，为疾病监测提供资料。

（2）病例报告（case report）：是临床上详细地介绍某种罕见病的单个病例或少数病例的报告。以引起医学界对新出现的或不常见的疾病、药物不良反应的注意，从而可能形成某种新的假设。是临床医学和流行病学的重要联接点。可疑药物不良反应的自发报告：医生向当局或制药商的自发报告，目的在于在药物上市的早期提供可能与药物有关的事件的信号。其优点为病例来源广、情况反映迅速，是发现早期严重医学事件的最有效的途径。用于通过自发报告提供一个不完整的分子，再通过适当地估计分母，可得到药物不良反应发生率的粗略估计。

（3）应注意的问题：

1）对报告病例应进行详细的随访、核实诊断，以防止错误的结论。

2）同类药物中不同品种的可疑不良事件的报告率不宜互相比较。

3）新药上市后的头二三年，是脆弱期，报告的频率较高，可能会导致有关当局据此采取行动，因此应注意安排可疑病例的随访，以避免决策的影响。

（4）影响自发报告率的因素主要包括：①医疗保健系统的差别和医生的态度；②报告时的舆论气候；③药物类型的因素，包括药物市场年龄、周期效应和给药途径等（不经肠胃的给药比口服给药产生更多的反应）；④药物事件类型和反应者的特征：严重的反应报告率较高。

5. 现况调查（cross-sectional survey）　又称患病率研究（prevalence survey），在一个确定的人群中，在某一个试点或短时间内同时收集暴露与疾病的状况，从而提供某病频率和特征的信息。在药物上市后安全性的研究、药物利用研究、药物不良反应的研究、药政管理的研究都需应用到现况研究。

（1）目的与内容：了解目前某地区某种疾病的流行强度和该病的"三间分布"的特点，分析患病率与环境因素、人群特征以及防病措施的效果等因素的关系，为制定防治决策提供依据。

（2）调查方法

1）普查：为了解某病的患病率或某人群的健康状况以及筛查某种可疑的患者，在一定的时间内对一定范围的人群中的每一个成员进行调查或检查。

2）筛检（screening）：是普查的一种方式。它是应用快速的试验、检查或其他方法，从表面健康的人群中查出某病的可疑患者，筛检出来的阳性或可疑阳性患者应进一步通过检查确诊，并给予相应的处理。筛检试验方法评价指标。

①真实性（validity）：测量值与真实值的符合程度；②二指标：灵敏度（sensitivity）和特异度

（specificity）。

6. 抽样调查　是用样本的统计量估计总体参数范围。具体的做法是在总体人群中抽取一部分有代表性的人进行调查。抽样的技术关键和误差技术关键即随机化抽样时一定要遵循随机化的原则，所谓的随机化，是指在抽取样本时，要使总体中的每一个成员都有同等的被抽取的机会。随机不是随意，随意是主观的，并不能保证每一个人都有均等的机会。

（1）关于误差

1）随机误差：由于总体中的各个个体存在变异，因此，在同一总体中随机抽取若干个含量相同的样本，各样本的均数或平均率不尽相同，这些样本间的差异也反映了样本与总体间的差异。这种差异称为随机误差或抽样误差。随机误差是不可避免的，它的大小反映了样本对总体的代表性，随机误差小，代表性较好，反之，则代表性差。减少随机误差的措施：加大样本量、严格的抽样设计，使之真正随机化。

2）系统误差：不是抽样引起的，是由于某些较恒定的不能准确定量的因素所造成的。例如：实验者的错误、测量仪器的不准确、标准试剂没有校正等。系统误差是可以避免的，因此在研究过程中应严格对每一个环节进行质量控制，防止系统误差的发生。

（2）抽样方法

1）简单随机抽样、抽签法、随机数字表法。例如要在900人中抽取150人，先将900人排序编号，然后查随机数字表，查表时，先随机确定按行数还是按列数，再随机地定出从第几行或第几列开始。由于抽取的是150人，因此每个数字只是取后三位数，直到取满150人为止。

2）系统抽样：先决定抽样的比例，在将总体中的所有个体按顺序排列起来，并随机确定从哪个号码开始抽样，然后按顺序以所定出的比例作为间隔来抽取样本。方法简便，样本在整个人群中分布较均匀时，代表性较好，在一般情况下，系统抽样的误差较简单随机抽样小，但在某种特殊情况下可能有偏性。

3）分层抽样：先将要调查的总体按不同特征、年龄、性别分成不同从此，然后在各层进行随机抽样。可减少由各层不同特征而引起的抽样误差。

4）整群抽样：从总体中抽出一些群体作为样本。

5）多级抽样：例如要在广东省抽取10万人进行调查，可以先随机抽取5个市，每个市再随机抽取3个县，每个县抽取3个镇，每个镇随机抽取2个村。

第七节　新药上市前研究

临床试验（clinical trial）通常是指用来比较不同的处理（药品或治疗方法）对某种疾病的疗效的随机双盲对照试验。临床试验有两基本特点：①试验与观察对象是人，既有生物性又有心理与社会性，非常复杂；是医学实践与科学实验的结合点，既要有可行性又要有科学性。在人体上做试验，又难免涉及伦理问题和法律问题。新药临床试验是指任何在人体上进行的关于新药效应的一系列实验性研究，以证实或揭示试验用药的作用、不良反应及药物的吸收、分布、代谢和排泄，目的是确定试验用药的疗效与安全性；②为保障受试者的安全和利益，避免重复，保证质量，临床试验事先必须获药政管理部门的批准。

一、临床试验概念和应用

1. 新药概念　药品定义是指用于预防、治疗、诊断人的疾病，有目的地调节人的生理功能并规定有适应证、用法和用量的物质。

新药定义：①药物学观点：指化学结构、药物组成或药理作用不同于现有的药物；②药政的要求：指我国未生产过的药品。已生产过的药品，凡增加新的适应证，改变给药途径和改变剂型的亦属新药范围。

2. 临床研究分类

临床试验（一、二、三类新药）

1）Ⅰ期临床试验（clinical trials，phase Ⅰ）：以健康志愿者（10~30 人）进行试验，初步的临床药理学和人体安全性评价试验，研究人体对受试药的耐受程度，通过初步临床药学动力学研究，认识受试药在人体吸收、分布、代谢和排泄的规律，为制订Ⅱ期临床试验合理给药方案提供科学依据。试验给药剂量应慎重设计，一般以预测剂量的 1/10~1/5 作为初始剂量，在初始与最大剂量之间需设计适当的剂量级别，逐步递增，一个受试对象只接受一个剂量的试验。

2）Ⅱ期临床试验：以受试药预期应用的患病人群样本为对象，经对照性临床试验确定受药对其适应证的疗效并选定合理的治疗方案，同时对受试药物的不良反应及危险性作出评价。

第一阶段：随机对照临床试验，对新药的有效性及安全性作出初步评价。

第二阶段：扩大的多中心临床试验，进一步评价新药的有效性和安全性。病例≥ 300 例；对照应符合统计学要求≥ 100 例。

3）Ⅲ期临床试验：新药上市后监测。即对试产的新药的疗效、不良反应和适应证在广泛使用条件下进行考察，以期在新药试产结束时对其安全性和有效性作出确认性评价（注意罕见不良反应），为从试生产转为正式生产提供科学依据。参加试验单位≥ 30；各试验单位≥ 50 例。国内创新药≥ 2000 例；仿制同外药品≥ 1500 例；治疗特殊疑难病症的药物≥ 500 例。

3. 药物不良反应（ADR）监测

（1）药物不良反应（adverse reactions）：WHO 沿用 30 年定义是：用于人类预防、诊断或治疗疾病或改善生理功能的药物，在正常剂量下所引起的有害的、不需要的反应。

我国颁布的《管理办法》的定义为：合格药品在正常用法用量下出现的与用药目的无关的或意外的有害反应。不包括：①用药失误引起的作用；②超剂量引起的作用；③滥用药物引起的意外事故（包括别人不合作或不遵医嘱）

（2）药物不良反应分类和临床表现：有 2、3、4、6 种类型分法。

WHO 提法 3 种类型：A 型 – 与剂量有关，较常见。过度药理作用所致，能够预测。如氨基糖苷类引起的耳聋。B 型 – 特异质反应，一般与剂量无关，较难预测。如某些过敏性体质患者或某些基因缺陷者。C 型 – 迟发型反应。与时间关系不明显，属于长期用药后出现的反应。如长期服用避孕药引起的乳腺癌。

药物不良反应临床表现：①副作用；②毒性反应；③过敏反应；④特异性反应；⑤药物依赖性；⑥致畸、致癌、致突变；⑦其他：后遗效应、抗生素用后菌群失调引起的二重感染等。

（3）药物不良反应监测方法与报告

1）监测：①自发报告系统为最简单方法，也是目前最重要的监测方法。医务人员将发现 ADR 向有关监测机构报告、向厂方报告或通过文献杂志报道；②处方事件监测（PEM）主要是英国实行，发现所有与处方药物有关的症状；③医院集中监测系统我国初期采用过。在一定时间、一定范围内对某一医院或某一地区所发生 ADR 详细记录；④自动记录数据库借助流行病学方法 ADR 的因果关系进行评价，发展成为广义药物流行病学。

2）药品报告范围

①新药监测期内的药品和列为国家重点监测的药品，报告该药引起的所有可疑不良反应。一个新药在监测期内，其所有的不良反应都要按照规定报告。为的是继续追踪该药在审批之前的临床试验研究阶段已发现或未知的不良反应的发生情况，了解并测算其发生率。目的是为了提高临床用药水平和质量，指导合理用药。定为重点监测的药品，是指安全性存在可疑问题，需进一步监测的药品。

②监测期已满的药品，主要报告该药品引起的新的和严重的不良反应。监测期已满的药品，一般可以视为比较安全可靠的，其已知的不良反应需要加强规范医疗行为去预防，但是该药引起的任何新的和严重的不良反应，必须按照规定报告。由于目前国家数据库资料偏少，因此有关部门要求大家尽量多报，不要丢弃一些不严重的病例。

③进口药品：自首次获准进口之日起 5 年内，报告该进口药品发生的所有不良反应；满 5 年的，报告该进口药品发生的新的和严重的不良反应。此外，对进口药品发生的不良反应还应进行年度汇总报告，进口药品自首次进口之日起 5 年内每年汇总报告一次；满 5 年的，每 5 年汇总报告一次。

3）群体药物不良反应：发现群体不良反应，应立即向省级药品监督管理局、卫生厅以及药品不良反应监测中心报告。

4）个人报告：个人发现药品引起的新的或严重的不良反应，可直接向所在地的省、自治区、直辖市（食品）药品监督管理局、卫生厅（局）以及药品不良反应监测中心报告。

（4）有关监测报告的处罚规定：《管理办法》第二十七条对执行 ADR 报告和监测工作不利和失职单位和个人给予处罚的原则，各地区、单位可根据各自条件参照实施。必要时可与部门工作业绩考核挂钩。有以下情形之一者，按照有关法律法规进行处罚：①无专职或兼职人员负责本单位药品不良反应监测工作；②未按要求报告药品不良反应的；③发现药品不良反应匿而不报的；④未按要求修订药品说明书；⑤隐瞒药品不良反应资料。

（5）药品不良反应报告表填写及上报：《药品不良反应／事件报告表》的填报内容应真实、完整、准确。"药品不良反应／事件报告表"由国家药品监督管理局统一编制，医疗单位为蓝表。必须详细正确填写表格。每季度集中向上级药品不良反应监测机构报告。发现新的或严重的药品不良反应病例，应于发现之日起 15 日内向省药品不良反应监测中心报告，死亡病例须及时报告。药品不良反应监测办公室负责全院药品不良反应监测信息网络的建设、运转和维护工作，负责全院 ADR 的收集、整理，并进行预评筛选，根据需要将收到的材料按类别分送专家组有关人员分析评议。

（6）评价与控制：药品生产、经营企业和医疗卫生机构应经常对本单位生产、经营、使用的药品所发生的不良反应进行分析、评价，并应采取有效措施减少和防止药品不良反应的重复发生。

评价与控制意义：ADR 监测机构收集报表的最终目的是对 ADR 信息进行客观、科学的分析评价，并形成对产生 ADR 进行控制的建议和依据，从而通过药品监督管理部门采取相应措施，达到保障更多人用药的安全。

二、促进合理用药（rational drug use）

1. 要求　合理用药工作，要结合实际，制订合理用药总体计划，通过努力，把合理用药提高到一个新水平。

2. 药物不良反应（ADR）　为仅次于心脑血管疾病、癌症和肺部疾患的主要杀手！已成为医疗事故的重要原因！不合理用药问题突出。

3. 不合理用药表现

（1）使用不足：已证明的有效干预使用不足导致丧失改善健康与功能的重要机会。如：未查出与未治疗的高血压病或忧郁症。

（2）使用过度：是指把潜在伤害超过可能效益的医疗服务用于患者，并使患者承担了危及生命的不良反应风险。例如，给伤风等抗生素治疗无效的病毒感染使用抗生素。

WHO 最新统计表明，在中国有 50% 的中国人生病是使用抗生素，但事实上只有 25% 的中国人生病时需要使用抗生素。仅患者不必应用但实际应用了第 3 代头孢菌素一项，就使我国 1 年所浪费的资源达 7 亿元。临床过度使用抗生素的主要原因：①患者有钱，患者有用好药的愿望；②手术时太忙，顾不上；③早用晚撤医疗上比较放心、安全。

（3）使用失误：发生可避免的并发症是重要的使用失误问题。美国近年的研究表明，由于用药引起的患者伤害，其中很多按当今知识水平是可以预防的。例如，使用了已知患者的过敏药物而导致的药害；对孕妇、儿童使用了氨基糖苷类的抗生素。（据统计，我国 180 万聋哑儿童中，约 100 万是用药不当引起的，并且还在以每年 2 万~4 万的速度递增）。

4. 不合理用药结果　许多人得不到已证明能够救死防残的有效医疗服务；许多人得到不必要的"风险服务"；许多人由于可预防的并发症未得到防止而受伤害。

5. 不合理用药原因（知识、技术、道德方面） 包括：①一技之差；②一念之差；③医德之差；④政策、机制、管理方面：工作标准；质量标准；奖惩机制等。

6. 发达国家促进合理用药工作做法和经验

（1）建立利益相互制衡费用制约机制：主要解决使用过度和使用不足的问题。付款方式是影响医院或医生改善医疗质量强大力量。遗憾的是在这方面目前所用的方法没有达到目的。不加限制的支付方式会鼓励使用过度，而按人头包干付款又会鼓励使用不足。第三方付费形成竞争机制。

（2）建立合理用药指标体系，进行评估考核，并公示社会：向公众提供多一点有关质量的信息，将会引导医院、医生提高其医疗质量以求得增加市场份额。单病种核算。单病种核算意味着在整个医疗过程中，对医院、对医生的责任和技术水平有更高的要求，如果诊断不正确，或是手术操作不规范，都可能使简单的诊治复杂化，从而延长患者的住院时间，增加医疗费用。上海住院手术的单纯性阑尾炎住院平均日缩短至 8 天左右，无并发症和费用超过"最高现价"者。

（3）制订推广"标准治疗指南"："标准治疗指南"的制订过程也是"国家基本药物"的遴选过程；"标准治疗指南"的推广过程也是医务人员继续教育、知识更新的过程。

（4）信息的数字化、自动化：1990 年美国国会的一个称为 OMNIBUS 的预算法案，主要针对普通公众的医疗服务问题。各州（医院、药店）应当在 1993 年 1 月前，利用用药监测系统，以便确保处方：①是合适的；②是医疗所必要的；③能避免各种药物不良反应后果。该软件系统应当被设计成能教育医生和药师去确认和减少用药中的欺骗、滥用、过量，不合适或医疗上不必要，潜在的和实际的药物不良反应（包括低剂量和超剂量用药，重复用药，禁忌证，药物相互作用，过敏史等）。

第八节　药物经济学

一、概　　述

1. 学科背景　药物经济学（pharmacoeconomics，PE）是始于 20 世纪中后期的一门关于药物学与经济学相结合的相对边缘的交叉学科，通过运用经济学理论和方法，研究医药领域相关的资源配置等问题。药物经济学简单的说，就是研究怎样在有限的医药资源基础上来实现最大经济效益化的应用学科，它可以实现合理用药四个指标中的"经济"指标。药物经济学在对于制订合理的治疗方案、有效的临床治疗和药品定价起着至关重要的作用。

2. 研究意义　是近一二十年以卫生经济学为基础而发展起来的一门新型边缘学科。它是将经济学原理、方法和分析技术运用临床医疗过程，并以药物流行病学的人群观念为指导，从全社会角度开展研究，以最大限度地合理利用现有医疗卫生资源为目的的综合性应用科学。药物经济学的主要任务：鉴别、测量和对比不同药物治疗方案以及药物治疗方案与其他方案以及不同医疗或社会服务项目所产生的经济效果的相对比值，为临床合理用药和防治措施科学化提供依据。药物经济学广泛用于临床合理用药的指导、药品费用的控制及资源的合理分配、医院药事管理、药品研发、基本药物的遴选及制度制订、药品上市前后的评价、销售、注册及不良反应等诸多方面。世界各国政府都注意到了医药资源的配置效率和药物经济学评价有着密切联系，部分国家甚至将获取药品和医疗保险报销的前提与药物经济学评价结果挂钩。

根据 2014 年发布的卫生数据统计公报，我国的个人卫生支出总量 2014 年比 2013 年增长了将近 9.5%，继续保持较高的增长速度，占比虽然较 2013 年降低了 0.7%，但与十二五制定的目标仍存在一定差距。在国民收入中可用于医药卫生的绝对额和相对额与发达国家相比存在很大的差距，人均医药卫生资源可用量远低于发达国家，但人们对生命质量和健康水平的需求却不亚于发达国家。因此，与发达国家相比，用有限的药物资源满足人们日益提高的医药需求之间的矛盾更加突出，应用药物经济学指导我国的医药实践就变得尤为紧迫，对于我国医疗事业的可持续发展也将发挥着不可忽视的作用。

与其他领域相比，医药领域经济性评价存在较多的特殊性。药物经济学评价中除要考虑经济因素外，还必须考虑人道主义的、情感的等非经济因素，而这些非经济因素又与价值观和文化背景密切相关。价值观和文化背景的差异，可能会导致对健康结果的测量标准方面存在认识上的差异，进而导致国外开发的多种用于测量健康结果产出的量表等并不适合直接应用于我国。

此外，药物经济学研究与评价中所需要的诸多方法与参数，都与国情密切相关，需要结合本国实际予以确定，而不是简单照搬他国做法就行得通的。

然而，截至目前，符合我国国情的、由我国自主开发的用于测量健康结果产出的量表尚未出现。药物经济学评价研究最为前沿的模型法在国内也尚不多见，仅占不到 1% 的比例。

二、药品费用及其影响因素

1. 广义药品费用　是指提供人们预防保健和防治疾病所需药物资源的总费用，是每个患者所需费用之和。狭义药品费用是指药物价格（批发价）加批零差率后形成的药品零售价格。（患者购买药品所需的费用）

2. 药品价格组成及影响因素

（1）组成：成本、税金、利率。

（2）影响因素：药品价格政策。

（3）市场供求关系：原材料、粮食等的价格；新药开发利用；导致药费上涨的因素；人口数量和结构改变；医疗保健需求量增加；药物治疗方案的选择；不合理用药；药物不良反应。

三、药物经济学研究的目的

从全社会角度、运用药物经济学的基本理论和方法、利用药物流行病学的"人群"概念，通过对成本和相应效益两方面进行鉴别、测量和比较，决定出最佳的医疗服务方案，以最大限度地合理利用现有药物资源。

四、药物经济学分析基本技术

分析类型：①费用－效果分析；②费用－效用分析；③费用－效益分析；④最低限度费用分析。

1. 费用－效果分析　目的即通过分析寻找达到某一治疗效果时费用最低的治疗方案。其特点为治疗效果不用货币来表示，而采用临床指标。费用－效果分析注重防治措施的社会效果，最佳费用－效果方案并不意味着是费用最低的方案。

（1）评价最佳费用－效果标准

1）该方案与其他方案取得的效果相当或更好。

2）该方案比其他方案花费多，但给予一额外费用能产生额外效果。

3）该方案比其他方案所需费用和取得的效果均少，但进行追加防治时，产生的额外效果值比额外费用少。

（2）费用－效果分析两种分析方法

1）费用与效果比值法：即每产生一份效果所需的费用。（如每延长生命一年的费用数额、确诊一个病例、治愈一个患者的费用等），通过比较费用－效果比值，可对某些治疗方案作出评价，一般比值越低，即产生一份效果所需的费用越低，该方案的实施越有益。

2）额外费用与额外效果比值法：在确立费用－效果比值的基础上，如果给予一额外的费用，观察是否会产生额外的效果。在对 A 和 B 两种方案进行比较时，可能存在两种情况：①A 花费比 B 少，但所取得的效果也较少；②A 花费比 B 大，但所取得的效果也较多。在这种情况下，若两种均可接受，往往结合额外费用与额外效果比值，对方案进行优选，一般额外费用与额外效果比值越低，则表明产生一份额外效果所需要的追加费用较低，该方案实际意义越大。

2. 费用－效用分析　此分析中的效果与质量密切相关，注意到患者对生活质量的要求。例如，某种疗法可使癌症患者的寿命延长一年，费用－效果分析关心的是延长一年所需的费用，而费用－效用分析所关心的是延长的这一年的生活质量。

（1）此分析方法中最困难是生活质量的测量：目前常用的生活质量的指标是质量调整生命年限（quality-adjusted years of life，QALYS）。质量调整是人们通过自己的价值观念给生命标值，一般让评价人在一个标尺上标出不同健康状态下生命年限的位置，此标尺一般为一个长度单位，零点表示死亡，1点表示最理想的健康状态，有时觉得健康状况比死亡还要坏，则给予负值。

（2）效用测量方法：评价标尺法（rating scale method）、比值测量法（ratio scale method）：让评价人比较两个健康状态的理想程度，即比较两个状态中哪个更好或更糟，同时要表明两个状态的差异有多少。

1）标准权衡法（standard gamble method）：提供两个可选择的治疗方案。

方案一：患者康复并健康地生存一定年限（概率为 P）若治疗无效患者立即死亡（概率为 1–P）。

方案二：不可能治愈，但患者能百分百地保证在某种状态下（如残疾，定义为 M 状态）生存若干年。研究人员不断地改变概率 P 值，并让两种选择中挑选其一，直到评价人选择两种方案的倾向性相等为止，此时得到的 P 值即为 M 状态的希望值。

2）时间权衡法（time trade-off method）：只有两个选择指标生命时间健康状态。为改善自己的健康状况，宁愿牺牲掉剩余的生命年限中的一部分。评价人一般给出两种可能的结果：Y 大于 X，不断地改变 X 值，直到评价人认为两种选择方案的倾向性相等为止，此时求得的 X/Y 值即为 M 状态的希望值。

3）人数权衡法（person trade-off method）：评价时要回答：现患 A 病 X 人，患 B 病 Y 人，由于某种条件限制（时间、医药人员等），只能抢救其中一组，请问哪一组？可以改变 X 值和 Y 值，直到解救两组的愿望相等，X/Y 值即为疾病 A 相对于疾病 B 的希望值。

上述几种方法结果不尽相同，进行药物经济学研究时，应明确所用的方法。

应用分析结果时应重视由于不同社会及个人对生活质量观念不同而对结果产生的影响。

3. 费用 – 效益分析　结果是以货币的形式表现出来，是一种费用和结果均以货币单位测量的经济学分析方法。例如：药物治疗方案中：药物的治疗费用包括直接费用（药费、医师的诊费等）和因疾病而产生的间接费用（如患者失去的工资、他人照顾所花费的时间等）。效益包括治疗使患者早日康复后节省的费用及增加的劳动收入等。

（1）此分析方法可应用于比较单一结果的不同方案，以及多重结果的不同方案，应用较广泛。

（2）报告费用 – 效益分析结果三种方法

1）净剩价值法（净效益法）：净效益是从总的效益中减去总的费用，为正数时为有效益，反之为无效益。

2）效益与费用比值法：比较两个或两个以上方案的效益与费用的比值，比值最高者为佳。

3）投资回收率法：即将剩余价值（效益费用）被费用除，标出百分率，所得的百分数越大，该方案的实施越有益。

（3）最低限度费用分析法：在结果完全相等的情况下比较两个或多个防治方案间的费用差异。首先必须证明两个或多个防治方案的结果无显著性差异，然后通过分析找出费用最小者。

由于严格限定结果相同，所以分析时不必计算效益值，只是对两个或多个防治方案所需的费用进行比较、分析，因此此方法又称为费用鉴别分析或费用 – 费用分析。由于实际治疗中结果大都不相同，所以此方法实际应用很少。

4. 敏感度分析　药物经济学研究中的变量较难准确地测量出来，应用的数据有不确定性，其结果存在潜在的偏倚。这种不确定性和偏倚可直接影响费用和结果的精确度，敏感度分析可以确定它们对结论的影响程度。

敏感度分析的功能：①确定变量多某方案的影响程度；②如果某变量的变化导致对某方案的选择发生改变，敏感度分析能够确定变量变化的临界值，必要时选择其他方案；③如果敏感度分析认为某方案的不确定性很大，可对其进行有价值的"追加"研究，即确定对结果有极大影响的变量的实际价值。

5. 现贴率　药物经济学研究中经常考虑的问题。体现了货币的时间价值，某种费用或效益可因时间的不同而造成其"实际价值"不同（如过去的 100 元与现在 100 元的价值不同），因而不同时间所需的费用和得到的效益不能直接相比。为了使计算结果反映同一时间的价值，有必要在一个时间点（通常是现在）表示所有的费用和效益，即需某个方案可能需要的费用和产生的货币效益折算成现值。用什么样的现贴率目前尚无统一的标准。

五、与药物经济学的有关问题

1. 加强药品管理、保证药品质量、提高费用 – 效果，加强药品管理，保证临床用药供应，加强药品管理，保证合理的加成率。药品加成收入是医院业务收入的主要来源，药品管理得好，就可获得批零差价上限的收益。加强药品管理，提高药品资金周转速度，加强药品管理，做好日常工作。

2. 开展临床药学工作，指导有效利用药物资源，开展治疗药物监测和临床用药监护，搞好合理用药，提高药物 – 费用效果。开展 ADR 监测，减少和防止药物不良反应发生。

3. 结合国情，从卫生经济学角度选择合适的防治方案。近年来，伴随着我国经济的飞速增长和社会发展的不断进步，我国已经逐步进入老龄化社会，中老年人占人口总数的比例不断增加。据国家统计局权威发布，截至 2014 年底，我国 60 岁以上的老年人口增长约 1000 万，达 2.12 亿，占总人口的 15.5%，与 2013 年年底相比，增长 6‰，高于自然人口增长率的 5.21‰。然而众所周知，在健康领域，中老年人属于"弱势群体"，较年轻人更容易患病。研究表明，我国有 90% 以上的社区老人都身患疾病，其中慢性病居多。曾有学者把中老年患者疾病的防治和管理比作发展中国家卫生体系建设的试金石。对我国中老年人健康需求的研究显示，在全年人均医疗费用支出方面，老年人的医疗费用支出高于全国平均水平的 2.56 倍。在老年人群医疗服务需求调查中也表明，在就诊率方面，老年人的两周就诊率和住院率都远高于其他年龄组的平均值。综上可知，中老年人不仅具有更高的健康需求，还具有更高的医疗需求，但健康需求向医疗需求的转换还受到诸多因素的干扰，这些方面目前都亟待研究。

（涂　玲　丁玉峰）

参 考 文 献

1. Fulton MM, Allen ER.Polypharmacy in the Elderly: A Literature Review.*J Am Assoc Nurse Pract*, 2005, 17 (4): 123–132.

2. Fick DM, Cooper JW, Wade WE, et al.Updating the Beers criteria for potentially inappropriate medication use in older adults: results of a US consensus panel of experts. *Arch Intern Med*, 2003, 163 (22): 2716–2724.

3. 齐荔红，陈磊，宋洪涛，等 . 我院老年科药物利用分析 . 药学实践杂志, 2006, 24 (3): 174–177.

4. Lu YQ, Huang WD.Important items for medicine in elders ［J］.Clinical Education of General Practice, 2007, 5 (1): 10–11. (in Chinese)

5. Gallagher PF, Barry P, O'Mahony D.Inappropriate prescribing in the elderly.*J Clin Pharm Ther*, 2007, 32 (2): 113–121.

6. Baldoni AO, Chequer FMD, Ferraz ERA, et al., Pereira LRL, Dorta DJ.Elderly and drugs: risks and necessity of rational use. *Brazilian Journal of Pharmaceutical Sciences*, 2010, 46 (4): 617–632.

7. 陈罗英 . 浅谈老年患者用药原则与护理 . 中华实用医药杂志, 2003, 3 (8).

8. 丁玉莲，杜文革 . 从药物代谢动力学的特点谈老年人用药安全 .World Health Digest, 2007, 74 (7): 163–164.

9. 张揆一 . 老年人合理用药指南 . 北京: 金盾出版社, 2003 :1.

10. Alhawassi TM, Krass I, Bajorek BV, et al.A systematic review of the prevalence and risk factors for adverse drug reactions in the elderly in the acute care setting ［J］.Clin Interv Aging, 2014 (9): 2079–2086.

11. Chrischilles EA, Hourcarde JP, Doucette W, et al.Personal health records: a randomized trial of effects on elder medication safety ［J］.J Am Med Inform Assoc, 2014, 21 (4): 679–686.

第 9 章

老年人合理用药

合理用药是指以当代药物和疾病的系统理论知识为基础，安全、有效、经济、适当地使用药物。它主要涉及"选药"和"用药"两方面。选药主要是从疾病的角度选择合适的药物；用药则主要从药物特性出发，将所选用的药物给予适当的剂量、适当的途径和适当的疗程，达到预期的目的。选药和用药也涉及经济学、个体化、药物基因组学及循证医学等诸方面。老年人由于多病共存、多药合用而成为药物的主要消耗者。老年人又因肝肾功能减退及药物敏感性改变，容易发生药物不良反应（adverse drug reaction，ADR），是 ADR 的主要受害者。虽然药物是防治疾病的重要手段，但药物是一把双刃剑，合理使用可以治疗疾病；否则达不到防治疾病的目的，反而延误治疗，加重病情，甚至危及生命（称为药源性疾病）。因此，不合理用药已构成（是）老年人发病及死亡的重要原因之一。无论从短缺的卫生资源还是 ADR 的后果来看，不合理用药的代价是巨大的。要做到老年人合理用药，必须了解老年人药物治疗的影响因素、ADR、用药原则及如何优化用药方案。

第一节 老年人药物治疗的影响因素

一、药理学因素

药物进入机体后，一方面，是机体对药物的作用，如药物从用药部位进入血液循环（吸收），并达到作用部位（分布），多数药物发挥作用后分解为无活性的代谢产物（代谢），然后从机体排出体外（排泄）。另一方面，是药物对机体的作用，即药物在体内是如何产生治疗作用和不良反应的。增龄对上述两方面的各个环节都产生重要影响，如不了解这些特点，不可能做到老年人合理用药。

（一）药代动力学变化

药代动力学是指给药剂量与血药浓度的关系，包括以下四个方面：

1. 吸收（absorption） 是指药物从用药部位透入血管内进入血液循环的过程。老年人胃肠黏膜萎缩、蠕动减慢、供血减少和胃酸缺乏，但对药物的吸收影响较小。如胃酸缺乏虽使水杨酸等弱酸性药物在胃内解离增加，胃吸收速率减慢，但同时胃排空延迟，药物停留时间延长，增加了药物的吸收时间。同样，小肠蠕动减慢，增加了药物的吸收，从而抵消了小肠供血和单位吸收面积降低所致的药物吸收减少。因此，大多数药物（被动运转吸收的药物）的吸收量（生物利用度）在老年人和成年人之间无明显差异。只有葡萄糖、维生素 B_1、钙和铁等主动运转吸收的药物才随增龄而降低，这与老年人药物吸收所需的载体和酶活性降低有关。给药途径、共服药物和疾病状态等因素对老年人药物吸收可能产生重要影响。

2. 分布（distribution）　是指药物随血液循环不断透过血管壁转运到各器官组织的过程。药物在体内的分布，受机体组成成分和蛋白结合率的影响。①机体成分的改变：老年人由于肌肉和实质器官萎缩、细胞内液减少，使机体总液体量比成年人减少 10%~15%，从而导致水溶性药物（如地高辛、吗啡）的分布容积缩小，血药浓度升高，起效可能比预期要快，药物作用和不良反应增加。老年人因体力活动和激素水平降低，脂肪组织比成年人增加 10%~20%，导致脂溶性药物（如利多卡因、胺碘酮）的分布容积增大，用药后血药浓度暂时偏低，达到稳态浓度的时间比预期要晚，但长期使用易发生药物蓄积中毒。②蛋白结合率：酸性药物易与白蛋白结合，碱性药物则与 α_1 糖蛋白结合。老年人肝脏蛋白合成能力降低，其血浆白蛋白浓度比成年人减少 10%~20%，若应用蛋白结合率高的药物（如华法林）时，结合的药物减少，游离的药物增加，药效和不良反应增加。血浆 α_1 糖蛋白则随增龄而升高或不变，老年人应用普萘洛尔等碱性药物时，结合型药物增加，游离型药物减少，药效可能降低，这可能部分弥补因肝功能减退对普萘洛尔灭活减少所致的血药浓度升高。

3. 代谢（metabolism）　是指药物在体内发生化学变化的过程。尽管药物代谢可发生在肠壁、肺、皮肤、肾等器官中，但由于肝脏在门静脉中的处于关键位置，而且能合成大量的代谢酶（肝药酶），因此肝脏是药物代谢的主要器官。药物从肝脏清除依赖于肝血流量、代谢清除率或分泌到胆汁的速率。增龄能使肝血流量减少 40% 和肝脏体积缩小，从而导致首过效应大的药物（如利多卡因、维拉帕米）灭活减少，生物利用度增加；而对首过效应小的药物（如华法林、地西泮）没有影响。肝脏的药物代谢分两个时相。Ⅰ 相代谢的药物通过氧化、还原和降解，多数转化为弱效、等效或强效的活性代谢产物（如地西泮）。Ⅱ 相代谢的药物则通过葡萄糖醛酸化和乙酰化（如劳拉西泮）转化成无活性的代谢产物。增龄主要降低 Ⅰ 相药物的代谢，导致药效增加、ADR 增多，而对 Ⅱ 相代谢药物则无明显影响。因此，在同类药物中老年人应首选 Ⅱ 相代谢药物，因为它们没有活性的代谢产物，也不会蓄积。

在肝细胞的内质网和微粒体中，催化 Ⅰ 相药物代谢的主要酶为细胞色素 P450 氧化酶（近 50 种，主要有 6 种），能够代谢大多数药物，称为肝药酶。增龄能使肝药酶活性降低 20%，药物代谢减慢，药效增强，易发生 ADR。对肝药酶有影响的药物，也会影响药物代谢，通过药物相互作用导致药物无效或中毒。有些药物（如苯妥英、利福平）可使肝药酶活性增强（称为酶诱导剂），药物代谢加速，药效降低，易出现药物耐受。在服用酶诱导剂之后，再服用被肝药酶分解的药物，因代谢加速而失去药效。另些药物（如西咪替丁、异烟肼）使其活性降低（称为酶抑制剂），药物代谢减慢、药效增加、ADR 增多。长期服用酶抑制剂，再服用被肝药酶分解的药物，也很难被分解，导致药物中毒。少数药物的生物转化是非肝药酶代谢，一般不引起药物相互作用，发生 ADR 几率低。因此，在同类药物中，老年人应优先选择非肝药酶代谢的药物。如他汀类中的普伐他汀；质子泵抑制剂中的雷贝拉唑。肝病也影响药物的代谢，患肝病的老年人需要调整用药剂量。

4. 排泄（excretion）　是指药物在体内以原形或其代谢产物通过排泄器官或分泌器官排出体外的过程。肾脏接受心排出量 25% 的血液，肾脏是大多数药物排泄的重要器官，也是增龄性变化最明显的器官。肾单位在 30 岁后随增龄而减少，肾血流量从 40 岁开始每年降低 0.5%~1.9%。肾单位和肾血流量减少又导致肾小球滤过率降低，30 岁后每年降低 1%。肾小管功能在 20 多岁后开始降低，平均每年降低 0.5%。老年人由于肾小球和肾小管功能减退，使经肾脏排泄的药物（如地高辛、氨基糖苷类）排泄减少，容易蓄积中毒。老年人骨骼肌萎缩，内生肌酐减少，即使肾功能减退，血清肌酐浓度可在正常范围内，因此老年人血清肌酐浓度正常并不代表肾小球滤过率正常。老年人使用经肾脏排泄药物时，必须根据肌酐清除率（creatinine clearance ratio，Ccr）计算合适的剂量。要考虑药物的治疗指数（治疗浓度与中毒浓度之比）和经肾脏排泄量。原形排泄而治疗指数小的药物（如地高辛）必须减量和（或）延长间隔时间，而治疗指数大的药物（如 β 内酰胺类抗生素）老年人一般无需减量，但应监测肾功能。

在肝脏代谢的药物，有些会随着胆汁被排泄到十二指肠（称为胆汁排泄），然后随着粪便一起排出体外。但有些药物会再次被吸收到肝脏，这个过程称为肠肝循环。产生肠肝循环的药物排泄较慢，药效也较长，如地高辛可产生肠肝循环，其半衰期长达七天之久。

（二）药效动力学变化

药效动力学是指血药浓度与疗效之间的关系。血药浓度是评价的关键指标，药物与受体相互作用也是重要指标。从本质上讲，药效动力学用于评价老年人对药敏性是升高还是降低。

1. 对多数药物的敏感性增加　对于以下药物，老年人应用成人剂量可发生药物过量和毒性作用，而小剂量、低血药浓度可获得满意的疗效。①中枢神经系统药物：老年人由于脑萎缩、脑血流量降低和高级神经功能减退，对镇静剂、中枢性镇痛药、抗抑郁药、抗精神病药、抗帕金森病药的敏感性增加，尤其在缺氧和发热时更明显。②心血管药物：老年人由于冠状动脉和心肌老化、心脏储备功能降低，对负性肌力药物（如维拉帕米）的敏感性增加。心脏传导系统退行性变使之对负性传导药物（如地高辛）的敏感性增加。③抗凝药物：老年人对华法林的敏感性增加，其需要量随增龄而降低，主要与药效学因素有关，白蛋白降低也可能是原因之一。老年人应用肝素后出血发生率增加，尤其是老年女性，其原因不明。因此，老年人使用抗凝药物应避免与抗血小板药合用。④影响内环境的药物：老年人内环境稳定性降低，应用降压药可引起直立性低血压，使用氯丙嗪、苯二氮䓬类可致低温症，给予降糖药可发生低血糖症，应用抗胆碱能药可出现便秘和尿潴留，使用利尿剂容易发生电解质紊乱、低血容量及血尿酸升高等代谢改变。

2. 对少数药物的敏感性降低　老年人心脏 β 受体数目或亲和力下降，对 β 受体激动药和拮抗药的敏感性降低，加快或减慢心率的作用减弱。如老年人静脉滴注异丙肾上腺素，将心率提高 25 次 /min 所需剂量为年轻人的 5 倍。老年人迷走神经对心脏控制作用减弱，应用阿托品增加心率的作用（4~5 次 /min）不如成年人明显（20~25 次 /min）。虽然老年人对上述药物的敏感性降低，但临床应用时不能盲目增量，因为增量只会增加不良反应，不会增加疗效。

二、非药理学因素

一个成功的治疗需要正确的诊断、合理的治疗方案和良好的依从性，三者缺一不可。

（一）诊断

正确的诊断是合理用药的前提。诊断不确切可影响药物的选择和效果。临床诊断往往是根据病史、体格检查和各种辅助检查结果综合判断的。许多老年人就诊时对症状轻描淡写，甚至隐瞒，另一些老年人则是多重主诉，分不清主次，有时躯体症状还隐藏着情感问题，再加上许多老年病表现不典型。这些都直接影响诊断的准确性。因此，要为老年人做出正确的诊断和选择适当的药物不是一件容易的事。

（二）多重用药

医师常倾向于用药物治疗老年人的症状，而不做全面的评估。老年人常有多种慢性疾病，去多个专科就诊，因而导致多重用药。更糟的是患者及其家人有时强烈要求医师开某药或自购他药，更容易造成多重用药。在多数情况下，多重用药是没有必要的，不仅浪费了有限的卫生资源，而且造成依从性降低和 ADR 增加。无论是医师还是患者本人，几乎都对患者总体用药情况不大清楚。老年人就诊时，应将近期所用药物和用药一览表带来进行评估，医师会根据目前病情对治疗方案进行审查和更新，以避免不必要的用药。

（三）依从性

依从性是指老年人对医嘱的执行程度。无论药物选择和剂量方案的制订有多么正确，如果患者不依从也难以产生预期的效果。老年人不仅多药合用，而且用药的剂量和时间也非常复杂，导致依从性降低。听力、视力和记忆力减退等老年人常见问题，也可降低对疾病的理解和药物治疗的执行。经济问题是导致老年人用药依从性下降的重要原因。即便老年人负担得起费用、能阅读药物说明书、也记得何时服药，却因关节炎或乏力无法打开特殊包装的药瓶或药包，也会影响按时用药。依从性降低表现为少服、漏服、多服和重服，少服和漏服可导致药物治疗无效，多服和重服可引起不良反应。临床上可采取以下方法，提高老年人依从性：①简化用药方案。一是减少药物种类，老年人如果情况允许，尽量不超过 5 种，越少越好，如使用一箭双雕的药物（使用 β 受体拮抗药既可治疗高血压又可治疗心绞痛）。在加用其他药物之前，尽可能把一种药物用到最佳剂量。二是为了减少用药次数，尽量选择长效制剂，三是把每天服用的几种药物尽可能集中服用，但有些药物例外，如华法林需在17：00服药。②列出用药一览表：包括药物名称、通用名、用药理由、剂量、时间及用药期限。老年人每次就诊应将所用药物和用药一览表带给医师审查和更新。③运用一周药盒、服药日历等用药提示系统：如一周药盒有7个小格子，分别标上周一、周二……周日，将一周7天的药物摆放其中，一天服1格，这可避免漏服或重服。④用药知识宣教：向老年人介绍用药目的、理由、使用方法及可能的不良反应（如西酞普兰的恶心、硝酸盐类的头痛），争取让患者积极主动地接受药物治疗。⑤发挥家人或照顾者的作用：老年人有认知功能障碍、超过5种药物、不能阅读药物说明书、打开药瓶盖有困难或从药瓶中取药困难、不能分清药物颜色及形状等情况，一律不能让老年人自行服药，需要家人或照顾者的帮助。⑥监测：检查药盒有无崩裂，需多长时间补充所需的药物。必要时监测血药浓度（如地高辛、苯妥英钠、锂盐）。

第二节　老年人药物不良反应

一、特　点

ADR是指药物在正常用量、用法情况下所出现与治疗目的无关的有害反应，包括药物副作用、毒性作用、过敏反应及继发反应等。老年ADR有以下特点：①发生率高：老年人ADR发生率（15%~27%）通常比成年人高2~3倍，而且老年女性（29.96%）高于男性（18.91%）。年龄愈大，ADR发生率愈高。用药愈多，ADR发生率愈高。②程度重：5%~30%的老年人入院是ADR所致，而成年人仅占3%。老年人应用降压药可因直立性低血压而发生跌倒，导致骨折甚至硬脑膜下血肿，随后并发坠积性肺炎、肺栓塞而死亡。老年人应用负性传导药物可因完全性房室传导阻滞而导致阿斯综合征。因此，老年人ADR可使病情急转直下，甚至不可挽救。③表现特殊：老年人ADR的临床表现可以与成年人相似，但更常见的是精神错乱、跌倒、晕厥、尿失禁、便秘、不能活动等老年综合征，往往见于高龄、体弱老年人，与老年病的常见症状相似，容易误诊漏诊。引起跌倒的药物包括利尿剂、扩血管剂、抗抑郁药、导泻剂、镇静剂等。导致老年人精神错乱的药物有抗胆碱能药、抗抑郁药、抗精神病药、抗癫痫药、洋地黄类、抗帕金森病药、糖皮质激素、镇静剂、茶碱、鸦片类等。导泻剂、抗生素及铁剂可引起老年人大便失禁。导致尿失禁的药物有镇静剂、利尿剂、茶碱、抗胆碱能药、阿片类、CCB等。④死亡率高：老年人只占总人口的10%，但占ADR致死病例的51%，老年人ADR死亡率高，是ADR的主要受害者。

二、后　果

老年人ADR可导致以下临床后果：

1. 生活质量降低　老年人ADR更常见的表现是跌倒、谵妄、晕厥、尿失禁、便秘、不能活动等老年综合征。这些特殊的表现主要见于高龄、体弱老年人，不仅降低了生活质量，而且容易误诊、漏诊。

2. 医疗需求增加　大约30%老年人ADR需要求医，其中门诊占1.54%；急症占1%~4%，主要是胰岛素所致的低血糖，其次是华法林引起的出血。25%的高龄老年人因ADR入院，主要是心血管药物和精神药物所致。

3. 死亡率高　1/4的阿斯综合征是药物所致，药源性死亡占住院死亡的11%，现已成为人类死亡的第四大原因。老年人占药源性死亡的51%，是ADR主要受害者。

4. 医疗费用高　美国用于药源性疾病的费用高达1360亿美元，超过心血管病和糖尿病的总和。我国每年仅ADR住院费用多达40亿人民币。

三、诊　断

由于老年人ADR发生率高、危害大、死亡率高，临床医师应把防治ADR摆在与防治疾病同等重要的位置。ADR常被其他疾病所掩盖，要努力提高对ADR的识别能力。首先要了解老年人ADR的预测因素：>4种处方药、住院时间>14日、>4种活动性疾病、相对特殊的老年患者收入普通病房、饮酒史、简易智能量表得分低和住院治疗方案中加 2~4 种新药。如老年人存在上述因素之一，容易发生 ADR。其次是在用药过程中发生的新症状要考虑是 ADR 还是病情恶化，值得仔细评估。ADR 的诊断标准包括：①具有 ADR 的危险因素；②用药后出现相应的不良反应；③减量或停药后症状消失。由于衰老与 ADR 的关系复杂，确诊后应进一步分析 ADR 是药动学或药效学变化，还是药物 - 疾病相互作用或药物 - 药物相互作用，这对 ADR 的防治很有帮助。

四、处　　理

ADR 一旦被确诊，治疗比较简单。

1. 减量、停药　由药理作用延伸所致轻中度 ADR 应减量，其他 ADR 需立即停药，多数在数日至 3 周内恢复。这是老年病学最有效的干预措施之一。有时因使用多种药物，难以区分何种药物引起，只要病情稳定就停用全部药物；病情不允许时，先停用可能性最大的药物，逐步停用剩余的药物，并使用作用类似而不同种类的药物替代，如地高辛中毒可用多巴酚丁胺治疗。在 ADR 消失后，重新制订治疗方案。

2. 使用拮抗剂　肝素过量可用鱼精蛋白锌；鸦片类、镇静剂中毒，可用纳洛酮。

3. 对症支持治疗　适应于中、重度患者。补液、利尿加速药物的排泄；维持生命体征，如呼吸抑制者使用呼吸兴奋剂、呼吸机支持；严重心动过缓可安装临时起搏器。

治疗中无论是拮抗剂还是对症和替代药物，都必须警惕新的 ADR 的发生。

五、预　　防

根据药物的固有属性，ADR 不能完全避免，但 80% 的 ADR 是可以预防的。

1. 坚持老年人用药六大原则。

2. 分离药物的作用与不良反应　多数药物的作用与副作用是可以分离的，但药物作用机制不同，分离方法也有别。一是达标限量，适合于药理作用延长的药物，如降糖、抗凝等药物和低治疗指数药物。临床应用每种药物都要明确其治疗目标，如治疗心房颤动，用华法林使 INR 到达 2~3，用 β 受体拮抗药使静息心率 60~80 次 / 分，中等活动 90~110 次 / 分，平均心率 <100 次 / 分，达标后药物剂量不再增加，一般可避免 ADR 的发生。二是限制疗程，用于体内蓄积所致后遗反应的药物。如阿霉素有心肌毒性，一个疗程总量 <500mg/m^2。胺碘酮也属于此类药物，服药时间不宜过长。三是用选择性高的药物，有些药物作用选择性低、靶点多、作用广泛，其中一种作用作为治疗作用，其他则为不良反应。如合并慢性阻塞性肺疾病需用 β 受体拮抗药治疗，只能选用 β$_1$ 受体拮抗药，以减少 ADR。四是限制靶点，适用于靶向药物。此类药只作用于病变部位，疗效增加，不良反应减少。

3. 避免不合理的联合用药　如地高辛与排钾利尿剂合用，容易发生地高辛中毒。

4. 重视个体差异　药物过敏应禁用，肝肾功能损害者要避免应用肝毒性和肾毒性药物。

第三节　老年人用药原则

由于衰老与疾病交织在一起，老年人慢性疾病通常难以治愈，而且用药后容易发生 ADR，因此老年人的治疗目标是提高生活质量、延长生存期和避免 ADR。针对老年人容易发生 ADR 的特点，根据临床用药的环节，笔者提出老年人用药六大原则。

一、用不用药——受益原则

老年人 ADR 发生率高、危害大和死亡率高，ADR 对老年人的危害远比人们认识的严重得多。因此，老年人用药必须权衡其利弊，遵守受益原则，以确保用药对老年人有利。临床上如何执行受益原则？

1. 要有严格用药指征：也就是要有明确的适应证，做到有证据用药。

2. 要求用药受益 / 风险比值 >1；药物治疗不仅要考虑药物疗效（受益），还要重视其不良反应（风险）。只有药物治疗的受益大于风险时，患者才值得承担一定的风险，使用合适的药物，以获取药物的效果。若有适应证而用药的受益 / 风险比值 <1 时，不应给予药物治疗。对于老年人心律失常，如无器质性心脏病又无血流动力学障碍者，则发生心源性猝死的可能性很小，长期使用抗心律失常药可能发生药源性心律失常，增加死亡率，故此类患者应尽可能不用或少用抗心律失常药。但权衡药物利弊时，很难用数学公式来表达。通常在用药前，一定要弄清药物疗效如何，有哪些不良反应，其发生几率如何。用药要考虑治疗的疾病，也要考虑对患者生活质量的影响，如轻微咳嗽、头痛、肌肉痛等感冒症状，可用非处方药物，但同时联用其他药物会增加不良反应。相反，对重症甚至危及生命的疾病如心肌梗死、肿瘤、器官移植排斥反应，就有必要用药，即使药物有诸多不良反应。

3. 避免应用老年人不宜使用的药物：此类药物对老年人弊大于利，是一类高危药物，老年人应避免使用。

4. 选择疗效确切而不良反应小的药物：第三代头孢菌素、左氧氟沙星和庆大霉素都对老年人革兰阴性杆菌有效，但从 ADR 考虑，应选前两者，不宜用庆大霉素，因为其有肾毒性作用。

二、用几种药——五种药物原则

老年人因多病共存，常采用多种药物治疗，这不仅加重经济负担和降低依从性，而且增加了药物之间的相互作用，导致 ADR 的发生。同时使用 2 种药物的潜在药物相互作用的发生率为 6%，5 种药物为 50%，8 种药物增至 100%。虽然并非所有药物相互作用都能导致 ADR，但这种潜在的危险性无疑是增加的。老年人用药数目愈多，ADR 发生率愈高，同时使用不多于 5 种药物的 ADR 发生率为 4%，多于 5 种为 27.3%，因而控制用药数目就能减少 ADR 的发生。根据老年人用药数目与 ADR 发生率的关系，提出五种药物原则，即每天用药不能多于 5 种，越少越好，目的是避免过多的药物合用。面对老年人多病共存的复杂情况，如何执行五种药物原则？

1. 了解药物治疗的局限性　药物是最重要的治疗措施之一，但药物不能解决患者的所有问题，致病的社会因素只能从解决社会因素入手，药物则无能为力。目前，许多老年病，如没有并发症的钙化性心脏瓣膜病目前尚缺乏相应的药物治疗，尤其某些药物所致的不良反应（地西泮→跌倒→骨折）对老年人的危害大于疾病本身（失眠），故此类疾病应避免或少用药物治疗。

2. 尽可能采用"一种疾病给一种药物一日一次的原则"　如一位老年人并存 6 种疾病，其中无症状胆石症和良性前列腺增生症、无并发症的钙化性心脏病等疾病不需要药物治疗或无药物治疗，这就为高血压、冠心病和糖尿病等重要疾病的联合治疗提供了空间，既保证了重要疾病的治疗，又控制了用药数目。

3. 选用主要药物　老年人用药要少而精，抓主要矛盾，选择主要药物进行治疗。一是提高生活质量的药物，如抑郁症的抗抑郁药，疼痛时镇痛药等对症治疗药物。二是改善预后的药物，如心肌梗死的 β 受体拮抗药、心房颤动的华法林、心力衰竭的 ACEI 和 β 受体拮抗药等。

4. 选择一箭双雕的药物　应用 β 受体拮抗药或 CCB 治疗高血压和心绞痛，使用 α 受体拮抗药治疗高血压和前列腺增生症，可以减少用药数目。

5. 重视非药物疗法　尽管新药层出不穷，但非药物治疗仍然是许多老年病有效的基础治疗。早期糖尿病采用饮食疗法，轻型高血压通过限钠、运动、减肥等治疗，病情可能得到控制而不需要药物治疗。即使中晚期糖尿病患者也要在饮食疗法的基础上，药物才能发挥预期疗效，否则单纯的药物治疗效果不满意。

三、用多大量——小剂量原则

由于药动学和药效学原因，老年人使用成年人剂量可出现较高的血药浓度，使药物效应和不良反应增加，需要采取小剂量原则。老年人个体差异大，有效剂量可相差数倍甚至十几倍，为了稳妥起见，只能采取小剂量原则。80% 老年人 ADR 是药动学方面的原因所致，具有剂量依赖性，只要从小剂量开始，缓慢增量，多数 ADR 是可以避免的，因而小剂量原则是老年人药物治疗的重要策略，目的是强调老年人用药时要减少剂量，不要完全按药厂推荐的剂量使用。目前，许多药物都没有老年人剂量的调整指南，但可根据年龄、健康状态、体重、肝肾功能、治疗指数和蛋白结合率等因素进行考虑。建议采用如下剂量计算公式：①按体表面积计算：老年人药物剂量 = 成年人剂量 × ［140 – 年龄（岁）］× 体表面积（m^2）/153。②按体重计算：老年人药物剂量 = 成年人剂量 × ［140 – 年龄（岁）］［体重（kg）］× 0.7/1660。老年人的小剂量原则并非始终如一的小剂量，可以是开始小剂量，也可以是维持治疗的小剂量，主要与药物类型有关。需要使用首次负荷量的药物（如利多卡因、胺碘酮等），为了确保药物及时起效，老年人首次可用成年人剂量的下限，小剂量主要体现在维持量上。大多数药物不需要使用首次负荷量，小剂量主要体现在开始用药阶段，即"低起点，慢增量"，开始用药就从小剂量（成年人剂量的1/5~1/4）开始，密切观察，缓慢增量（在增量前，最好等待 3 个半衰期），以获得最大疗效和最小不良反应为准则，去探索每位老年人的最佳剂量。

四、何时用药——择时原则

择时原则是根据疾病、药动学和药效学的昼夜节律，选择最合适的用药时间进行治疗，以达到提高疗效和减少不良反应的目的。为什么要用择时原则？

1. 许多疾病的发作、加重与缓解都具有昼夜节律的变化：如夜间易发变异型心绞痛、脑血栓和哮喘，流感的咳嗽也在夜间加重；关节炎常在清晨出现关节僵硬（晨僵）；心绞痛、急性心肌梗死和脑出血的发病高峰位于上午等。因此，在疾病发作前用药，有利于控制疾病的发展。

2. 药动学有昼夜节律的变化：白天肠道功能相对亢进，白天用药比夜间吸收快、血药浓度高。夜间肾脏功能相对低下，主要经肾脏排泄的药物宜夜间给药，药物从尿中排泄延迟，可维持较高的血药浓度。

3. 药效学有昼夜节律的变化：胰岛素的降糖作用、硝酸甘油和地尔硫䓬的扩张冠状动脉作用都是上午强于下午。如何进行择时治疗？主要根据疾病、药动学和药效学的昼夜节律来确定最佳的用药时间。如抗心绞痛药物的应用要求其有效时间能覆盖心绞痛发作的高峰时段。变异型心绞痛多在 0：00~6：00 发作，主张睡前用长效 CCB，也可在睡前或半夜用短效 CCB，但要注意与次晨用药时间的间隔。劳力型心绞痛多在 6：00~12：00 发作，应在晚上用长效 β 受体拮抗药、CCB 或硝酸盐。双氢克尿噻的肾脏排 Na/K 比值在上午最高，早晨用药不仅增加疗效，还可减少低钾血症的发生。铁剂最大吸收率位于 19：00，中、晚餐后用药较合理。早餐后用阿司匹林的半衰期长、血药浓度高、疗效好。

五、出现不适——暂停原则

暂停原则是指在用药期间一旦发生 ADR 应立即减量或停药。目的是提醒医师关注有无 ADR。多数 ADR 在停药数日内后消失，所以暂停原则是当代老年病学中最有效、最简单、最经济的干预措施之一，值得高度重视。正如医学家希波克拉底曾指出那样——"不做任何处理有时是一种好疗法"，充分强调了 ADR 在临床中的重要性。在老年人用药期间，应密切观察，一旦出现任何新的症状、体征和实验室检查方面的异常，首先应考虑 ADR，其次是病情恶化（如并发症）。这两种情况处理截然不同，前者停药，后者加药。应根据患者所用药物与新症状发生的时间关系、有无潜在感染或代谢改变等因素综合判断。ADR 的诊断标准：①有引起 ADR 的危险因素（如多药合用、女性、低体重、肝肾功能不全等）；②用药后出现相应的不良反应；③减量或停药后症状消失。

六、用药多久——及时停药原则

老年人长期用药十分常见，是导致 ADR 的原因之一，其中有些是完全没有必要的。因此，老年人用药要采用及时停药原则，以避免不必要的长期用药。对于用药的老年人，停药受益者明显多于加药受益者，说明及时停药的重要性。用药时间的长短，视病种和病情而定。经过药物治疗病情控制后，是否停药有几种不同的情况。①立即停药：感染性疾病经抗生素治疗后，病情好转、体温正常 3~5 天即可停药，一些镇痛等对症治疗的药物，也在症状消失后停药。②疗程结束时停药：如抑郁症、甲状腺功能亢进症、癫痫等疾病在相应的药物治疗，症状消失，为了避免病情复发，需要继续巩固治疗一段时间，待疗程结束时停药。部分药物长期应用后突然停药可使病情恶化称为停药综合征，采用逐渐减量、停药的方法多可避免。③长期用药：高血压、慢性心力衰竭、糖尿病、帕金森病、甲状腺功能低下等疾病在药物治疗后，病情控制后，还需长期用药，甚至终生用药，否则病情复发。前二类达到治疗目标后，应及时停药。此外，凡是疗效不确切、耐受性差、未按医嘱使用的药物都应及时停药。

第四节　优化老年人用药方案

临床医师面临一位多病共存、多药合用的老年人，如何评估、优化用药方案？应采用老年人用药系统评估的方法。

一、评估患者近期所用药物

定期评估患者所用药物是老年人医疗保健重要内容。评估目标是用最简单的用药方案来控制病情；并采用服药卡标明剂量和服药次数，以减少药物治疗的复杂性。由于老年人 ADR 发生率高，要求就诊时将所用药物（处方药、OTC、中成药、外用药等）带来，并提供一份完整准确的用药清单，供就诊时医师审查药物时使用。医师应把药物与已知疾病或症状相匹配，指出其中用药过多和用药不足，以便调整用药方案。与疾病或症状未匹配的药物称为用药过多。有适应证而未用药或用药未达标者称为用药不足。一组美国老年人用药调查表明，42% 老年人既有用药过多又有用药不足，45% 只有二者之一，13% 二者都没有（即合理用药）。这表明用药过多和用药不足都在临床上流行，医师的任务不只是确定用药过多和用药不足，而是确保老年人合理用药。合理用药就是在用药过多和用药不足之间达成一种平衡，也就是纠正用药过多和用药不足的失衡。

二、用药过多者应停用不必要的药物（做减法）

用药过多不仅指使用多种药物，也包括药物选择、用量、用法不恰当。这与老年人多病共存、多科就诊等因素有关。用药过多也包括多重用药和处方瀑布两个重要概念。无论属于何者，都可导致药物相互作用、ADR、发病率和病死率升高，依从性和生活质量降低。因此，用药过多者应停用不必要的药物。首先，根据用药常识，停用那些无适应证的药物、超疗程使用的药物、重复使用的药物（用 2 种同类药物）、有相互作用的药物（尤其是肝药酶抑制剂或诱导剂）、无效或疗效不确切的药物，难以耐受副作用的药物和对症治疗的药物（舒缓医疗除外）。其次，根据 Beers 标准和老年人不适当处方筛查工具（screening tool of older persons'prescriptions，STOPP），停用老年人潜在不适当药物，因为此类药物对老年人弊大于利，属于老年人的高危药物。最后，特别强调停用治疗 ADR 的药物，以终止处方瀑布。由于 ADR 与普通疾病表现很相似，很容易被临床所忽视，一旦把 ADR 误为一个新的疾病，将开更多的药物，使患者处于更大的危险之中。因此，老年人在用药期间出现任何症状，都应考虑 ADR 的可能性。

三、用药不足者应根据适应证加一种药物（做加法）

用药不足的发生可能与医师尽量避免多重用药、复杂用药和 ADR 有关，也可能与医师认为老年人不能从疾病一、二级预防或强化治疗中获益有关。从治疗目标来看，很多药物都以降低患病率和病死率为基础。如慢性心衰应用的 β 受体阻滞剂和 ACEI，房颤中的华法林，高血压病中的降压药等，然而老年人在这些疾病中存在严重的用药不足。糖尿病、骨质疏松、尿失禁、抑郁症和疼痛也存在类似现象。老年人有适应证而未用药是一个比不合理用药更严重的问题，它丧失了改善病情的良机，增加了患病率和病死率。因此，用药不足者应根据老年人处方遗漏筛查工具（screening tool to alert to right treatment，START）加用新药。在处方新药之前，必须考虑以下问题：需要用药的疾病或症状是否是药源性，千万不要用一种药物去治疗另一种药物的副作用；当治疗一种新病时，总是优先考虑非药物疗法；新药物治疗目标是什么？怎样评估？新药是否利＞弊？与原用药物有无相互作用，用法有何不同等。在处方新药时，一次只能开一种新药，否则发生 ADR 无法判断。如治疗一种疾病需要多种药物，应分次处方。首先，在同类药物中选择一种最恰当的药物。非肝药酶代谢的药物在老年人中首选，如他汀类中的普伐他汀和匹伐他汀。肝 Ⅱ 期代谢的药物在老年人中优先使用，如苯二氮类中的劳拉西泮和奥沙西泮。双通道排泄的药物在老年人中首选，如 ACEI 中的贝那普利、福辛普利和雷米普利。其次，遵守老年人用药的剂量原则：低起点、慢增量，直到最低有效剂量。

四、用更安全的药物替代

在审查药物方案中，如有高危药物、相互作用的药物和难以耐受副作用的药物等情况且病情需要时，应采用更安全的药物替代。非甾体消炎药可导致胃肠出血和肾毒性，应用对乙酰氨基酚替代。苯二氮类因镇静时间长、认知损害、跌倒和成瘾等问题，应改用劳拉西泮或奥沙西泮替代。

五、减少药物剂量

80%ADR 与剂量相关，老年人应采用最低有效量治疗，是获取疗效和减少 ADR 的有效方法。为了减少 ADR，推荐虚弱老年人应用较低剂量或延长给药间隔时间以及缓慢进行剂量调整。经肾脏排泄药物应根据 Ccr 调整剂量，非肾脏排泄药物应根据年龄、体重、肝功能、病情等因素综合考虑。

六、重视非药物疗法

老年病的治疗是一种综合效应，除了药物、手术等疗法外，还要重视非药物疗法。首先，要改变不良生活方式和行为，如低盐饮食和减轻体重有利于控制高血压。其次，要强调康复、护理、心理和营养在防治老年病中的作用。如脏器康复能使老年人全因死亡率降低 20%，心血管死亡率降低 30%。

（蹇在金）

参 考 文 献

1. Wickop B，Langebrake C.Good prescribing practice in the elderly.Ther Umsch，2014，71（6）：366-373.

2. Spinewine A，Fialova D，Byrne S.The role of the pharmacist in optimizing pharmacotherapy in oder people.Drugs Aging，2012，29（6）：495-510.

3. Nobili A，Licata G，Salerno F，et al.Polypharmacy，length of hospital stay，and in-hospital mortality among elderly patients in internal medicine wards.The REPOSI study.Eur J ClinPharmacol，2011，67（5）：507-519.

4. Gellad WF，Grenard JL，Marcum ZA.A systematic review of barriers to medication adherence in elderly：looking beyond cost and regimen complexity.Am J Geriatr Pharmacother，2011，9（1）：11-23.

5. 蹇在金 . 老年人用药五大原则 . 中华老年医学杂志，2003，22（8）：510-512.

6. 蹇在金 . 老年人潜在不适当用药的 Beers 标准再次更新 . 医学新知杂志，2013，23（3）：39-44.

7. 李影影，严明，王烨 . 老年人合理用药指导工具 STOPP 和 START 用药审核提示表简介 . 中国药师，2015，18（1）：145-148.

第 10 章

老年营养与代谢

对老年人的定义目前有两个标准,一是世界卫生组织(WHO)定义为 ≥ 65 岁;另一定义为 ≥ 60 岁,是 1982 年世界老龄问题大会上提出的标准,亚太地区包括我国均使用后一标准。我国 2001 年已进入老龄化社会,据国家老龄办公布的数据,2017 年我国 60 周岁及以上人口超过 2.41 亿,占总人口的 17.3%。社会老龄化的进展使得老年住院患者逐渐增多,10 年前年北京医院普外科住院老年患者就达到了 48.5%。老年患者术后并发症的发生率和围手术期死亡率明显高于非老年患者,尤其是老年急诊手术患者。其原因主要是老年人生理储备功能不足和应激能力下降,以及伴有的各种急、慢性疾病。而与之关系最为密切的是老年人营养不良所致的贫血、免疫功能降低,使手术、创伤或感染后引多器官功能障碍综合征的危险因素增加。

老年人营养不良(malnutrition)可以是原发性或继发性的。原发性营养不良多为进食不足所致,继发性营养不良多为器质性疾病导致能量和蛋白质摄入不足引起。临床上,老年患者的营养不良较为常见,Hill 等报道老年住院患者营养不良者占 45%~50%,国内应用微型营养评估方法筛查老年患者,于康等报道北京外科老年住院患者营养不良率 41.6%,孙建琴等报道上海老年住院患者营养不良率 20.3%,90 岁以上患者是 60 岁组的 1.75 倍。营养不良不仅是蛋白质 – 热量不足,也包括微量元素、维生素和矿物质的不足,老年人中,维生素 C 营养不良的发生率为 20%,维生素 A 为 10%,叶酸和铁离子为 60%,锌离子为 16.8%,钙离子为 18%。

导致老年人营养不良的原因较多,如胃肠功能减退及认知功能的下降,伴随的慢性疾病、孤独、食欲降低、牙齿功能减退、药物性因素(药物对营养吸收和利用的影响)以及医源性原因等,其中器官功能减退和代谢能力下降是主要因素,伴随疾病尤其是消化道疾病,势必加重营养不良。

第一节　老年人的器官功能特点

随着年龄的增长,老年人主要器官工作尤其是储备功能逐渐下降,在分子生物学的表现为基因表达和基因调节能力下降或失去平衡,从而使机体代谢能力发生改变,细胞变形和功能减退,从而导致机体各系统器官功能下降。

1. 心脏功能　老年人心肌细胞内脂褐质沉积,心脏萎缩、心内膜增厚、硬化、瓣膜变硬增厚;冠脉血管内膜增厚、管腔狭窄,大动脉内膜变厚,脂质钙量增加,弹性减退和顺应性下降;心肌弹性和胶原组织增生,脂肪浸润硬化,传导系统呈退行变。因此老年人易患各类心脏疾病,如冠心病、心肌梗死、高血压、心律失常等。在严重感染、手术创伤等诱因下,容易导致心脏功能异常,Goldman 的研究发现,年龄大于 70 岁,围手术期心脏原因死亡危险增加 10 倍;老年患者若接受急诊手术,心脏并发症增加 4 倍。

2. 肺功能　老年人随着年龄增长，都不同程度地伴有慢性阻塞性肺部疾患，由于胸廓活动受限，呼吸肌脂肪增加，导致气道收缩率下降，小气道管壁狭窄（周围组织衰退、弹性纤维减弱）。同时合并呼吸道黏膜萎缩、纤毛功能下降、咳嗽反射减弱，分泌物易潴留。肺容量在老年患者平均每平方米体表面积每年减少 4.5ml，70 岁老年人的肺活量与青年人相比减少 25%。营养不良导致呼吸肌肉变薄，肌力下降，也是影响肺功能的重要原因。

3. 肝脏和胃肠道功能　老年人肝细胞数相对减少，功能易发生异常，尤其是合并慢性肝病（如乙肝）的老年人，肝脏的代偿功能进一步损害，严重感染和创伤后，易导致肝脏功能异常，进而影响营养素的代谢和加重营养不良。老年人的胃肠运动功能减退，蠕动少而且力量弱，各种消化酶分泌减少，直接导致消化功能下降。创伤后的肠黏膜屏障（intestinal mucosal barrier after trauma）损害，进一步影响营养素的消化吸收，而且容易导致细菌和毒素移位，增加感染并发症的发生。

4. 肾脏功能　肾脏重量随年龄增加而减轻，其中肾窦内脂肪增加和间质内纤维增生，替代部分肾实质。85 岁时肾单位减少原有的 30%~40%；肾血流量 40 岁以后每年减少 10%，90 岁比 20 岁大约减少 53%；肾浓缩功能降低，表现为青年人尿比重高值为 1.032，80 岁降至 1.024；总体而言，对于 60 岁以上的老年人，其肾功能已趋于减退，70 岁以上的肾功能较青年人减低 60% 左右。创伤本身和创伤后大量的药物应用，都会加重肾脏负担，严重者导致肾功能衰竭。

5. 免疫功能　随着年龄增长，淋巴细胞总数减少，B 淋巴细胞相对增加，T 淋巴细胞减少明显。全身淋巴结中的淋巴细胞和淋巴滤泡均减少，仅为中青年的 50% 左右。由于免疫细胞和 T、B 淋巴细胞的功能变化，使免疫监测作用降低，以致老年人的恶性疾病发病率增加；淋巴组织内部的功能紊乱，也使抗原激发的反应不能抑制，可能导致淋巴系统恶性肿瘤。感染和严重创伤带来的免疫抑制，加重老年人的免疫损伤，导致并发症的发生率增加。

随着年龄增加，到了老年以后，人体许多方面的功能均有不同程度的降低。例如，70 岁老人肝肾功能只有 30 岁时的 50%~60%。70~80 岁老人的骨量，女性降低 30%，男性降低 15%。到 80 岁，神经的传导速度降低 20%~30%，最大耗氧量降低 40%。约有 40% 的 65~75 岁老年人糖耐量降低，而在 80 岁老人，这个数字增加到 50%。老年期机体的另一个突出变化是体成分的改变：肌肉萎缩、体积减少，体脂比例增加，关节柔韧性也会有不同程度的降低。总之，身体代谢功能、体成分和器官功能的改变可以影响老年人的营养代谢、营养需要和平衡。因此，本章将着重介绍老年人的生理代谢特点以及衰老对三大营养素代谢的影响及相关机制。

1. 老年人的生理代谢特点

（1）代谢功能降低：机体的基础能量代谢随年龄增长而降低。与中年人相比较，老年人的基础代谢率（basal metabolic rate，BMR）大约降低 15%~20%。造成老年人这种变化的原因一方面可能与机体单位重量组织的合成代谢降低、分解代谢增高有关，还与瘦体重（lean body mass，LBM）绝对重量的降低有关。不同部位的 LBM 的代谢率不同，如脑、心、肾和肝等内脏的代谢率比肌肉高 15~25 倍。利用分层扫描技术分别比较躯干和肢体的 LBM 变化，可见内脏体积变化受衰老的影响小。因此，老年人 LBM 变化对基础代谢的影响主要来自于肌肉和骨组织的丢失。此外，虽然脂肪组织的代谢率较低，但是由于脂肪组织占体重的比例较大，其代谢对整体的基础代谢也有明显的影响。另外，脂肪组织代谢率也会随所处部位有关，因此，一些学者认为脂肪组织的比例和分布的变化可能也是老年人基础代谢降低的一个原因。

（2）人体组成成分（body composition）的改变：一个营养良好的人一生可分为四个年龄时段。第一时段是生长发育的儿童和青春期。第二时段是在 20 岁到 35 岁前的巩固时期，此时肌肉和骨密度持续地增加，同时其体力活动亦达到最高峰。从 35 岁起，人体肌肉组织趋于逐渐减少而脂肪组织（特别是腹部脂肪）趋于增加，其程度取决于饮食习惯和体育运动的多少。伴随这些变化的是肌力和适应性的下降。当患病的时候，体重可在短时间内出现病理性下降，结果导致机体功能的迅速下降，出现功能障碍、恶液质甚至死亡。具体来说，人体组成成分的改变主要表现为三方面：

1）细胞量下降，突出表现为肌肉组织的重量减少而出现肌肉萎缩：由于能量代谢主要由瘦体组织中进行，每千克体重所产生的 BMR 随着年龄增加而下降，即使在整个生命过程中每千克体重所含的瘦体组织保持恒定或仅有轻微的下降。随着年龄的增加，其他的一些半蛋白组织也在减少，如结缔组织、胶原组织（如在皮肤和骨骼内的）、免疫细胞、载体及其他蛋白质。这种体细胞的全面减少导致了储备的减少以至无法满足疾病状态下的要求。随年龄增加而出现的钾离子的减少远较蛋白质的减少为甚，两者不成比率。研究发现，这是由于含有钾离子浓度最高的骨骼肌的减少远较其他含蛋白质组织的减少为多。体脂特别是向心性分布的脂肪，在中年期增加但到 75 岁后则由于胃纳减退而逐步减少。

2）总体水（total body fluid，TBF）减少，主要为细胞内液（intracellular fluid，ICF）减少：妇女从 30 岁到 80 岁 TBF 减少 17%，男性则减少 11%。这种水的减少主要是细胞内液的减少，而细胞外液（extracelllar fluid，ECF）则保持恒定。细胞内液的这种随龄的变化主要与瘦体组织（其 73% 为水分）的减少有关，这可通过总体钾（total body potassium，TBK）的多少来估计。虽然细胞内液随年龄增加而减少，但与 TBK 的减少却呈正比。因为钾离子几乎仅存在于细胞内，所以 TBK/ICF 的比率保持恒定提示在正常的老龄化过程中，细胞内液溶质的浓度是保持不变的。随年龄增加而减少的细胞内液或增高的 ECF/ICF 比率不会引起老年人水代谢的紊乱。但是，随着年龄的增加疾病也逐渐增加，相应药物的应用也增多。这两者都可能改变老年人的身体组成成分和水、电解质的平衡。

3）骨组织矿物质减少，尤其是钙减少，因而出现骨密度降低：骨密度是指单位体积或单位面积骨骼内骨组织的重量，正常人在成年后骨量仍可增加，至 30~35 岁时骨密度达到峰值，随后逐渐下降，至 70 岁时可降低 20%~30%。妇女在绝经期后由于雌激素分泌不足骨质减少更甚，10 年内骨密度可减少 10%~15%。因此老年人易发生不同程度的骨质疏松症及骨折。骨质疏松（即骨密度小于同性别健康年轻人之骨密度平均值 2SD）则随年龄增加而增加骨折的危险。这一状况会因营养不良、低体重、维生素 D 和钙摄入不足、缺乏体育锻炼和性激素水平下降而恶化。体温调节功能也会随年龄增加而受损，特别当有蛋白质能量营养不良存在时。体温下降 1~2℃ 已足以损害认知功能、协调功能和肌力，所以体温下降使老年人更易跌倒和受伤。

2. 衰老与蛋白质代谢　蛋白质是构成人体组织细胞及血红蛋白、酶、激素、抗体等许多重要物质的组成成分，是人体所需的基本营养素。成人体内蛋白质大约占体重的 15%，其中近 50% 的蛋白存在于骨骼肌中。蛋白质在维持机体内稳态起着多重作用，包括酶的激活、激素和受体效应、组织结构构成、转运和储存、运动和支持、免疫保护作用以及营养功能等。与体内其他的主要物质相比，过量的蛋白质不能在体内储存；相反，损失超过 30% 的体内蛋白质通常被认为不能维持正常生命。因此体蛋白水平的可变化范围相当小。如前所述，随着年龄的增加体蛋白含量逐渐减少（通常是对 LBM 和骨骼肌蛋白进行测定），然而目前对其机制还不完全清楚。机体内的蛋白质处于不断地合成和分解的代谢中，成人每天体内约有 3% 的蛋白质被更新。不同蛋白质的更新率相差很大，某些蛋白质浓度需要调节或作为信号因子时，其更新率相对较高。反之，结构蛋白如胶原蛋白和心肌纤维蛋白等具有相对长的寿命。然而，机体蛋白质的合成与分解总是处于动态平衡之中，所以其中任一过程都能受到衰老的影响。在蛋白代谢研究中，动力学数据必须涉及特异的组织和（或）房室。因为与蛋白质周转代谢相关的机体房室为 LBM，所以任何动力学数据都应该用蛋白量做标准化。事实上，尽管老年人和青年对照者有相似的体重，但随着年龄的增长蛋白量有所减少，脂肪量有所增加。

有多种方法可以检测老年人的氨基酸和蛋白质流率（amino acid and protein flux），例如一项早期的研究用 ^{15}N 甘氨酸作为示踪剂，发现老年人体内吸收后期的氮周转与青年对照组相比，当用体重表示时没有差异，而用蛋白量（即 LBM）做标准化后，该指标有所增高。

目前亮氨酸示踪技术应用最为广泛，因为亮氨酸为必需氨基酸，其从内源性蛋白酶解释放入血的比率可表示蛋白质的分解；而非氧化的亮氨酸分配（non-oxidative leucine disposal，NOLD）即代表蛋白质的合成。大部分研究发现，用每千克体重标准化后，健康老年人的亮氨酸流率、氧化和 NOLD 水平正常或略低。而用 LBM 标准化后，这些微小的变化通常可以忽略。一项最近的研究报道，80 岁的老年人与 20 岁青年对照组比较，亮氨酸流率、氧化和 NOLD 均有所降低；在用体重以及 LBM 标准化后，结果依然如此，且这些降低趋势也已在中年组中（~50 岁）发现。尽管有一些少数不同的研究结果，仍有大量证据显示老年人总蛋白分解没有增多。因此，至少在有可靠、稳定的测量方法出来之前，衰老引起的 LBM 的减少尚不能归因于蛋白质分解的增加。

机体内蛋白质的分解和合成是极其复杂的过程，一种或多种特异蛋白质的合成或分解的增加可能被其他蛋白质中相反的变化而抵消。因此，有必要去研究某些特有蛋白质的合成。已有研究对老年人肌肉和血浆中蛋白质的合成进行过测定，其中前者是用肌肉活组织检查的方法，后者是将血浆中特异蛋白分离后再进行测定，如血红蛋白和纤维蛋白原。

虽然总蛋白合成在老年人中通常处于正常水平，但骨骼肌的蛋白合成有所降低。研究发现，混合肌肉蛋白的部分合成率（fractional synthetic rate，FSR）在不同年龄段的老年人中均有所降低。令人感兴趣的是，总蛋白水平在中年组（~50 岁）与青年对照组（~20 岁）比较也有所降低，而在老年组没有继续减少。混合肌肉蛋白包括肌质蛋白，肌球蛋白重链（myosin heavy chain，MHC）和肌动蛋白，后两者是参与肌肉收缩的主要的蛋白质。MHC 的 FSR 在老年人中有所降低，而肌质蛋白的 FSR 没有变化。此外，老年人的肌力强度也有所降低，并且与混合肌肉蛋白的 FSR 下降相关。而且 MHC FSR 的降低与年龄相关，即从 20 岁到 80 岁该指标逐渐降低。中年组线粒体蛋白合成降低，但老年组没有继续下降。初步研究发现，线粒体蛋白合成的降低与细胞色素氧化酶 I 等呼吸链蛋白的基因表达降低有关。因而，衰老可能影响基因表达水平的肌肉细胞产能机制，并且和主动的肌肉蛋白合成和功能的损伤相关。

肌肉蛋白分解方面，早期研究发现老年人尿液中 3- 甲基组氨酸的排泄减少。因为含有较少的蛋白量，老年人肌肉蛋白对整体蛋白周转的作用弱于青年人。然而，用肌肉量标准化后的部分肌肉蛋白分解是否随增龄减少尚不完全清楚。最近有研究利用腿部导管插入术结合放射性核素注入以及肌肉活组织检查的方法发现，骨骼肌对高氨基酸血症合成代谢作用的反应在老年人中处于正常水平。在内脏蛋白中，肝脏分泌的主要蛋白 – 白蛋白的浓度在老年人中有所降低，但检测值多仍处于正常范围内，并且有 3% 的老年人为高白蛋白血症。研究报道，白蛋白的 FSR 不随增龄变化，而纤维蛋白原的 FSR 是随增龄降低的。由此提示衰老引起内脏（血浆）蛋白合成的改变具有选择性。而且，老年人中决定纤维蛋白浓度增加的主要机制可能与纤维蛋白原清除的缺陷有关。激素、营养因素、运动、促蛋白合成类固醇以及儿茶酚胺，特别是胰岛素和氨基酸的利用，对肌肉蛋白的合成具有重要的作用。例如，禁食动物的骨骼肌蛋白合成率比正常喂饲动物的合成率降低 50%。这种对蛋白合成的抑制作用是蛋白合成初始期受损的结果。胰岛素可以通过翻译调节真核起始因子 4E 结合蛋白 1［translational regulator eukaryotic initiation factor 4E（eIF-4E）-binding protein 1，4E-BP1］的磷酸化来调节初始期蛋白的合成。胰岛素样生长因子（Insulin-like Growth Factor-1 IGF-1）可以引起体外培养的骨骼肌细胞中 4E-BP1 的磷酸化以及 4E-BP1·eIF-4E 复合物的解离。体内实验还发现，IGF-1 具有刺激大鼠以及后肢肌肉匀浆中的蛋白合成。这些研究还显示，胰岛素在 IGF-1 刺激肌肉蛋白合成中起着重要作用。此外，有研究报道，健康老年人进行较为剧烈的活动（主要是抗阻训练等）对肌肉张力、蛋白合成、基因表达以及呼吸链功能具有有益作用，但机制还需要进一步的研究。

3. 衰老与脂质代谢　如前所述，随着年龄的增长，体脂含量明显增加，但引起脂肪积聚和体内分布改变，以及相应的 LBM 减少的机制尚不完全清楚。体脂包括储存在脂肪组织中的三酰甘油以及血循环中的各类脂蛋白、胆固醇、磷脂和游离脂肪酸（free fat acid，FFA）。脂肪组织的体量决定于脂肪组织中 FFA 的动员和它们随后被代谢活跃组织氧化之间的平衡。因而，FFA 从脂肪细胞中的释放和（或）代谢活跃组织氧化 FFA 的能力发生任何改变，均会引起年龄相关的体脂含量增加。由于 FFA 的浓度受胰岛素水平的影响变化较大，因而相比于 FFA 释放的改变，衰老中代谢活跃组织的含量和（或）氧化能力的降低，在脂代谢紊乱和年龄相关的体脂量增加中起更决定性的作用。伴随增龄骨骼肌氧化能力有所降低，但这种降低在衰老过程中并不是永远不变的。研究证实，有氧运动可能通过增加参与脂肪氧化酶的活性而增加静息或运动时的脂肪氧化。由此可见，如果脂肪氧化的减少能够引起年龄相关的脂肪改变以及发生慢性疾病的风险，那么增加代谢活跃组织的含量和氧化能力的干预措施，将能够有效地改进老年人的健康状态。

葡萄糖/能量代谢的进行性降低是衰老的基本特征之一。与之相关的胰岛素、胰岛素受体及相关通路与血脂代谢密切相关。随着年龄增长，胰腺 β 细胞功能减退使胰岛素分泌和细胞表面的胰岛素受体数量减少，引起与胰岛素结合能力的下降，受体后传导通路受损，葡萄糖利用障碍，导致葡萄糖耐量异常和胰岛素抵抗的发生。胰岛素抵抗通常伴随着血脂的改变，并以三酰甘油（triglyceride，TG）的升高最具特征性。此外，衰老导致睾酮水平降低，而内源性睾酮水平下降可导致胰岛素抵抗，从而出现脂代谢紊乱。随着年龄的变化，脂代谢有关的酶与受体功能逐渐降低，如脂蛋白脂肪酶（lipoprotein lipase，LPL）活性和肝细胞表面的低密度脂蛋白受体（LDLR）数量逐渐减少。另外，老化的肝脏细胞降低饮食诱导的载脂蛋白 B（apoB）合成，导致较高的 TG 水平。相比年轻人，老年人存在较高的氧化应激水平，如有较高的血清活性氧和丙二醛（malondialdehyde，MDA）水平。而炎症也可引起胰岛素抵抗，导致血脂紊乱的发生。

研究年龄相关的脂肪周转的最简单的方法是 FFA 代谢动力学检测。脂肪酸是机体主要的供能物质之一，脂肪细胞内 TG 在各种脂肪酶作用下被水解为 FFA 和甘油释放入血并被机体组织利用，激素敏感性脂酶是调节 FFA 从脂肪组织释放的关键酶。脂肪酸在氧化分解前首先需要活化成脂酰辅酶 A（FA-CoA），FA-CoA 即可在线粒体基质中酶系的作用下，进行 β 氧化。机体组织摄取 FFA 主要通过被动扩散和蛋白介导两种方式，其中脂肪酸转运酶（FAT/CD36）从细胞质转位到细胞膜是肌细胞摄取脂肪酸的重要调节机制，而胰岛素可以诱导这一转位过程。因此，脂肪酸转运蛋白转位功能失调造成脂肪酸的过量摄取，引发骨骼肌脂质代谢障碍，也可能造成胰岛素抵抗。

由于研究对象的胰岛素水平不同，在不同的研究中老年人的 FFA 浓度可能是正常的、增加的或是减少的。这是因为 FFA 的浓度和流率对胰岛素非常敏感，胰岛素水平相当程度决定了上 FFA 的浓度。与氨基酸和蛋白质代谢动力学研究一样，在表示脂质和 FFA 动力学数据时还需要考虑体重和脂肪量。例如，在有正常胰岛素水平的健康老年人中，当动力学数据用每千克体重表示后，吸收后期的 FFA 浓度、周转、氧化以及总脂质氧化均有所增加，但是当用每千克体脂量标准化后与青年对照组比较没有明显改变。

在正常人中，血浆高胰岛素水平可剂量依赖地减少 FFA 浓度、流率以及氧化。用间接热量法测定还发现胰岛素能够减少总脂质的氧化。研究发现，胰岛素对 FFA 周转和氧化的半数有效浓度接近 140pmol/L，即接近对葡萄糖代谢起作用时相对应的量，但是略低于氨基酸动力学相应值。由此可见，脂解作用、脂肪氧化以及葡萄糖生成的抑制较氨基酸动力学参数对胰岛素更为敏感。血浆 FFA 的浓度是胰岛素作用于 FFA 氧化和非氧化代谢的主要决定因素。事实上，当 FFA 浓度维持在通过药理学方法检测到的基线水平，FFA 流率、氧化、清除以及非氧化代谢不产生明显变化。这可部分归因于同时发生的高胰岛素血症引起的葡萄糖利用增加，因为葡萄糖水平和（或）利用也能够抑制脂解作用。

在对血糖正常的高胰岛素血症老年人的研究中发现，与 ~20 岁青年对照组相比，健康的葡萄糖耐受的 ~70 岁年龄组老年人的 FFA 浓度、流率和氧化的抑制均有所降低。以上结果是用每千克 LBM 表示的，但是当用体脂量表示后与对照组比较不再有显著性差异。该研究还发现老年人与对照组有相似的体重和 BMI，但老年组的体脂量（30%）高于青年对照组（20%）。因而，老年人中的高脂肪含量与观察到的 FFA 周转、浓度和氧化的增加相关。由此可见，FFA 周转与胰岛素水平间接相关，同样不同的 FFA 代谢参数（包括 FFA 的浓度、流率、氧化和总脂质氧化）与胰岛素敏感指数也间接相关。总之，这些负向相关证实了 Randle 等提出葡萄糖 – 脂肪酸循环（Randle cycle）假设，即脂肪氧化/FFA 的增加，可以抑制葡萄糖的利用或氧化；同样，葡萄糖利用或氧化的增加，也可以抑制脂肪酸的氧化，两者之间存在着代谢竞争。

4. 衰老与碳水化合物代谢　碳水化合物代谢的降低是衰老的标志之一。虽然大量证据显示葡萄糖耐量降低与增龄相关，但对这是否是衰老的结局，还是与年龄相关的其他因素（如血压、体力活动、体成分改变以及膳食因素等）影响的结果，目前还存在很多争议。

胰岛素主要通过调节外周组织对葡萄糖的摄取和代谢，促进组织细胞吸收葡萄糖的能力，尤其能加速肝细胞和肌细胞对葡萄糖的摄取，以维持体内葡萄糖的平衡。胰岛素对糖代谢的主要作用是加速葡萄糖的利用（包括葡萄糖的氧化和储存），促进糖原合成，同时又抑制糖原分解和糖异生。换言之，使血糖的利用增加而来源减少，从而降低血糖。

即使在糖耐量正常的人中，年龄通常与胰岛素调节的葡萄糖利用减少相关。当结果用每千克体重表示时是降低的，而用每千克 LBM 表示时则没有变化。在生理性低胰岛素血症者中也能观察到胰岛素抵抗。LBM 标准化能够将胰岛素效应与胰岛素敏感组织（如骨骼肌）联系起来。然而，尽管胰岛素调节的葡萄糖利用总体上是正常的，但是氧化和储存中的葡萄糖利用受损，从而导致葡萄糖氧化降低。降低的葡萄糖氧化可能与脂质氧化间的竞争抑制有关。虽然有报道称在老年人中胰岛素起作用的时间有所延迟，但是胰岛素对内源性葡萄糖生成的抑制作用并没有减弱。动物实验发现，这种抑制作用在肝脏有所减弱，并且能够被能量限制所逆转，可能是能量限制引起的内脏脂肪减少所致。最近欧洲的一项大型回顾性流行病学研究发现，年龄本质上只对外周胰岛素的作用有较弱的负面影响。虽然年龄和胰岛素作用有负相关，但是当用体质指数（body mass index，BMI）校正后相关不再有统计学意义。这种较弱的负面影响可以用增龄伴随的体成分改变，以及 BMI 和腰臀比的增加来解释。该研究还发现，在 BMI 正常（<25kg/m²）的老年女性中，年龄和胰岛素敏感性呈现负相关，可能归因于腹内脂肪的增加以及胰岛素对 FFA 抑制作用的减弱。

膳食成分可能也是决定老年人葡萄糖耐量以及胰岛素功能的重要因素。研究发现，相对于低碳水化合物饮食（提供热能占总热能的 30%），高碳水化合物饮食（提供热能占总热能的 85%）能够提高胰岛素的敏感性。类似地，高碳水化合物、高膳食纤维饮食对青年和老年人群的外周胰岛素敏感性均有所增加。此外，体力活动也会影响老年人以及糖尿病患者的胰岛素敏感性。当健康老年人以及青年对照组用体力活动匹配后，胰岛素敏感性没有差异。由此提示，与在蛋白质周转中一样，运动在维持衰老过程中葡萄糖的内稳态以及胰岛素敏感性起到一定作用。

综上所述，衰老引起体成分的改变，即体脂量增加，而蛋白量下降。由于胰岛素调节机体中三大营养素（蛋白质、脂肪和葡萄糖）的利用和产生，因此理论上这些变化均与胰岛素对它们的作用和分泌相关。老年人中胰岛素对整体氨基酸和蛋白质代谢的作用没有受损，而减少的肌肉收缩蛋白和线粒体蛋白的合成与基因表达降低相关。体力活动减少是老年人肌肉蛋白合成和含量减少的重要因素。老年人加强运动也许可以逆转这些变化，虽然长期效应还有待观察。此外，胰岛素与运动在维持肌肉量间的相互作用还需要在老年人中进行研究。高游离脂肪酸绝对流率以及氧化率在吸收后期以及高胰岛素血症的健康老年人中发现，但当用脂肪量标准化后没有差异。由此提示，FFA 动力学数据反映了脂肪量的构成变化。尽管胰岛素分泌、肝摄取以及起作用的时间有微弱损伤，但葡萄糖代谢中的胰岛素敏感性在老年人中通常是正常的。总之，这些结果均支持在老年人中 Randle cycle 假设，即脂肪和葡萄糖氧化呈负向相关。

第二节　老年人的营养需求

1. 能量代谢　老年人肌肉组织和机体细胞总数量的减少，Na^+-K^+-ATP 酶活性的下降，线粒体膜通透性的降低，导致基础代谢下降。低代谢率可起延缓衰老的作用，文献报道：46 岁以后，每 10 年每千克理想体重所需的能量下降 3%~5%。Batimore 等研究显示：20~30 岁平均基础热量为 2700kcal/d，75~79 岁平均基础热量为 2100kcal/d，基础代谢率下降三分之一。但老年人由于葡萄糖代谢和脂肪代谢能力的降低，导致维持体细胞群所需的能量增加，年轻女性每增加 1kg 体重需要 7500cal，而营养不良的老年人则需要 8856~2 2626cal。

老年人的总热能摄入一般比年轻人下降 20%~30%，Brunov 等报道，老年人膳食营养能量在 104.6~125.5kJ/（kg·d）时，其发病率和病死率比 < 104.6kJ/（kg·d）或 >125.5kJ/（kg·d）时明显低；如能量增至 167kJ/（kg·d）（40kcal）以上时，氮平衡的增加不显著。对于老年患者，能量的需求除生理需要量外，尚应考虑感染、创伤等应激因素，如无并发症的大手术，基础能量消耗（basal energy expenditure，BEE）增加 5%~10%；多发性创伤或合并有感染性并发症增加 20%~30%；大面积烧伤增加 40%~100%。目前共识推荐老年患者每天能量摄入一般为 84~126kJ/kg（20~30kcal）。笔者的研究证实，对于中等创伤后老年外科患者，低热量（<20kcal/kg.d）的营养支持更符合其代谢特点，有利于应激反应的恢复，减少感染并发症的发生，缩短住院时间。

2. 碳水化合物的代谢　老年人葡萄糖的代谢率和耐受性随着年龄的增长而下降，其原因包括：①胰岛素释放减少和释放高峰后移，胰岛素受体数目和活性降低，这与 IGF-1 水平的降低有关；②肝糖原分解增强，外周组织对胰岛素的敏感性降低；③机体细胞总量减少，葡萄糖的氧化能力下降，表现为：空腹血糖在正常范围，但餐后血糖明显增高。糖浓度过高易导致老年人发生渗透性利尿、高渗性脱水，以致高糖、高渗、非酮性昏迷。所以老年人的营养支持，应适当减少葡萄糖的供给，一般为（2~4）g/kg，提供所需非蛋白热量的 50%~60%，宜从低浓度开始逐渐增加，并且应密切监测血糖水平。

老年人摄入碳水化合物尽可能取自淀粉，减少蔗糖及其他双糖及单糖的摄取。谷类、薯类是膳食中碳水化合物的主要来源，此外，还能提供蛋白质、膳食纤维、矿物质及 B 族维生素。老年人宜选择多种谷类食品，尤其是全谷类食品，可因地制宜地选食粗、杂粮，做到粗细搭配，这样可以保存更多的膳食纤维。膳食纤维能刺激肠道蠕动，改善便秘，有预防高血压、动脉粥样硬化、胆结石、糖尿病及结肠癌的作用。膳食纤维的主要来源是各种水果，绿色或黄红色蔬菜以及粗粮和豆类。

果糖是一种左旋六碳糖，可在无胰岛素参与的情况下直接转化为糖原。适合于患有糖尿病和糖耐量异常的老年患者。我们在 2004 年的 RCT 研究结果显示：老年外科患者术后输注果糖（50g/d）对机体血糖和胰岛功能的影响明显小于同浓度的葡萄糖，应用小剂量果糖有益于老年患者的康复。肠内营养时应考虑膳食纤维及果胶的摄入，膳食纤维有利于促进或刺激肠道蠕动、解毒及吸附和降低胆固醇等，但过量影响钙、磷、镁等矿物质的吸收。一般膳食纤维每天供给 10~20g。

3. 脂肪代谢　脂肪乳是重要的营养物质，除为机体提供高效的能量外，还是必需脂肪酸的来源，此外还有携带脂溶性维生素的作用。2001 年美国胃肠病学会（American Gastroenterological Association Institute，AGA）对肠外营养（parenteral nutrition，PN）进行了系统评价，总结了 41 个随机对照研究，重点对比含脂肪乳的 PN 与不含脂肪乳的 PN，研究对象是围手术期的患者，结果发现使用含脂肪乳的 PN 可显著降低术后并发症。临床上常用的脂肪乳有长链和中/长链两大类，从减少肝功能损害和快速代谢的角度考虑，后者明显优势。鱼油脂肪乳的主要成分 ω-3 脂肪酸，可减少过度炎症反应和免疫抑制；橄榄油脂肪乳富含单不饱和脂肪酸和天然维生素 E，可明显减轻创伤后的脂质过氧化反应，保护肝功能。

老年人体内脂蛋白酶和核蛋白脂肪酶的水平及活性下降，使脂肪分解代谢和脂肪廓清能力降低，过量的脂肪供给，可使体内低密度脂蛋白及胆固醇水平升高，多余的脂肪在组织及血管中沉积，导致高脂血症和血管粥样硬化。因此，老年患者的脂肪供给要适度，在营养支持期间应定期监测血脂，根据血脂水平调整用量，脂肪供热占每天总热量供给的 30%~40%。一般而言，每天（1~1.5）g/kg 可以满足对热量和必需脂肪酸的需求。

脂肪种类的选择原则是，控制饱和脂肪酸含量多的动物脂肪的摄入量，少于脂肪总摄入量的三分之一，如猪油、牛油、羊油及奶油，应以富含不饱和脂肪酸的植物油为主，并以多样选择为好。食用油中的单不饱和脂肪酸主要是油酸。油酸含量高的油有：橄榄油含油酸 65%~86%，茶油含油酸约 75.3%，其次有花生油含油酸约 41%，芝麻油含油酸 35%~49.4%，米糠油含油酸 40%~50%，棕榈油含油酸 39%~45%，鸭油含油酸 53.1%，猪油含油酸 45%。食用油中的多不饱和脂肪酸主要是亚油酸。亚油酸含量高的油有：红花油含 75%，豆油 55.8%，玉米油 54.1%，花生油含约 36.5% 等。

除脂肪外，脂类还包括类脂。类脂的种类很多，主要有卵磷脂、神经磷脂、胆固醇和脂蛋白等。这些都是人体必需的营养物质，如胆固醇也是人体不可缺少的，具有重要的生理功能，适量摄入对身体是有利的。但是由于血胆固醇高是冠心病的一个危险因素，因此摄入量需要限制在一定范围。一般健康成年人每天胆固醇的摄入量建议在 300mg 以下，血胆固醇水平高（大于 5.2mmol/L）者，每天胆固醇的摄入量最好在 200mg 以下。

4. 蛋白质代谢　老年人胃肠道功能发生退行性改变后，代谢受限，蛋白质的吸收率和利用率均明显低于年轻人。而老年人对蛋白质、微量营养维生素需要并不低于成年人，因此在进食量减少的情况下，注意摄入充足的蛋白质及微量营养素。蛋白质摄入量每天 65~75g，与成年人相同。因食量减少，即摄入的总能量低，由蛋白质提供的能量可占总能量的 12%~18%，这一比例高于成年人的 12%。又因老年人胃肠道吸收能力较差，因此膳食蛋白质中应有一半为生物利用率高的优质蛋白质，即动物蛋白质和豆类蛋白质，如禽肉、鱼、瘦肉及豆类。由于老年人咀嚼不便，可多食豆制品，如豆腐，豆浆等。而老年人因肝、肾功能降低，蛋白质可加重肝、肾负担，也不宜过多摄入。创伤后的老年患者蛋白质分解代谢增强，而合成代谢减弱，易发生负氮平衡。此外老年人血中氨基酸的模式发生变化，必需氨基酸的含量下降，聚合胶原上升。如合并严重感染、创伤等应激情况，尤其是有大量的引流液丢失，而且肝肾功能基本正常，可适当增加蛋白质的摄入。肠内营养时，高生物效价蛋白质应占总供给量 50%（奶蛋白、卵蛋白、瘦肉蛋白等），可提供生命过程所需要的全部氨基酸。

5. 维生素（vitamin）、矿物质（minerals）和微量元素（trace element）的代谢维生素为某些酶的主要成分，而大多数维生素不能在人体内合成，须依靠食物供给。老年人胃肠和肝肾功能逐渐减退、进食量减少和饮食习惯改变，均可造成维生素的摄入量及利用不足，出现维生素缺乏。表 10-1 显示老年人维生素、矿物质和微量元素的代谢水平。维生素缺乏的主要表现为厌食、疲劳及皮肤、口、头发变化等，与老年人中常见的一些生理或病理变化很难区别。

表 10-1　老年人维生素、矿物质和微量元素水平的变化

水平升高	水平正常	水平降低
铜离子（血清）	铁离子（肝脏，男性）	锌离子（血清，毛发）
铁离子（肝脏，女性）	叶酸盐（肝脏）	钙离子（血清）
铁蛋白（血清）	维生素 A（血清）	硅（皮肤，主动脉）
	胡萝卜素（血清）	维生素 E（血小板）
	核黄素（血清）	1, 25 脱羟基维生素 D（血清）
	生物素（血清）	铁离子（血清）
	泛酸盐（血清）	硫胺（血清）
	锌离子（白细胞）	铬（组织）
	铜离子（血管）	砷（血清）
		维生素 C（血浆，白细胞，组织）
		维生素 B_6（血清）
		维生素 B_{12}（血清）

摘自 Morley JE.Am J Med 1986；81：680

维生素有脂溶性、水溶性两大类。前者包括维生素 A，D，E，K。水溶性维生素包括 B 族维生素和维生素 C，B 族维生素有 B_1，B_2，B_6，B_{12} 及烟酸、泛酸、叶酸、生物素和胆碱。脂溶性维生素只溶于脂肪而不溶于水，如果脂肪吸收不良，脂溶性维生素的吸收也会降低。

维生素 A 又名视黄醇，其功能主要是促进细胞增殖与分化，维持皮肤的完整性；维持正常的视觉及暗适应；维持和促进免疫功能，促进生长发育和维护生殖系统。此外，其对骨骼代谢、机体的抗氧化功能十分重要。老年人维生素 A 的推荐摄入量为男性每天 800μg，女性每天 700μg。

维生素 E 是脂溶性维生素家族中重要的一员，其生理功能主要是具有抗氧化作用，是人体非酶抗氧化系统中重要的抗氧化剂，与维生素 C 有协同作用，捕获体内氧自由基，消除过多氧自由基对人体的危害。

维生素 D 是人体能够自身合成的唯一营养素，人体获得维生素 D 的途径有两条：一是从食物得到，二是暴露在日光之下，在皮肤内由维生素 D 前体合成。50 岁以上中老年人维生素 D 的推荐摄入量是

101μg，高于一般成年人。

维生素 B_1 又称硫胺素。其主要功能是作为辅酶参与体内碳水化合物代谢，对神经组织及心脏功能有一定作用。维生素 B_1 缺乏可引起脚气病，成年人脚气病的主要表现是神经炎、心力衰竭和水肿，现在已比较少见。老年人维生素 B_1 的推荐摄入量为每天 1.3mg。

维生素 B_2 又称核黄素。其主要功能是参与体内能量生成及生物氧化还原反应，在氨基酸、脂肪酸和碳水化合物的代谢中均起重要作用。作为辅酶参与体内抗氧化防御系统。50 岁以上老年人维生素 B_2 的推荐摄入量是 1.4mg/d。

维生素 B_6 参与氨基酸、神经递质、糖原、神经鞘磷脂、血红素类固醇和核酸代谢，对神经递质水平提高及免疫反应有一定影响。值得一提的是，维生素 B_6 与叶酸、维生素 B_{12} 协同，通过降低血中同型半胱氨酸水平有降低心血管疾病危险性的作用。老年人维生素 B_6 的适宜摄入量是 1.5mg/d。

矿物质和维生素统称为微量营养素。矿物质中在人体内含量大于体重 0.01% 的元素，称为常量元素。其中含量较多的有钙、磷、钾、钠、硫、氯、镁 7 种。另有一些元素在体内含量很少，但有一定生理功能，且必须从食物中摄取，称为人体必需微量元素，有碘、锌、硒、铜、钼、铬、钴、铁 8 种。中国居民膳食营养素参考摄入量中建议，50 岁以上中老年人铁的适宜摄入量是每天 15mg。我国 50 岁以上中老年人膳食锌的推荐摄入量是每人每天 11.5mg，老年人锌的可耐受最高摄入量是 37mg。50 岁以上的中老年人硒的推荐摄入量是每天每人 50μg，而中国营养学会提出 50 岁以上中老年人每人每天硒的可耐受最高摄入量是 400μg。老年人矿物质和微量元素的代谢也明显有别于年轻人，老年门诊和老年住院患者低钠血症的发生率分别为 7% 和 11.3%，其中医源性原因占 73%，主要是输液不当和一些药物的使用。引起低钠血症最常见的药物：利尿剂、氯丙嗪、盐酸氟苯氧丙胺、盐酸阿密曲替林、硫酸长春碱和环磷酰胺等。Sunderam 等的研究发现，发生低钠血症的老年外科患者的死亡率比对照组高 2 倍。Snyder 等回顾分析 15 148 例老年住院患者，高钠血症的发生率为 1%，血浆钠的平均浓度为 154mEq/L，发生高钠血症的老年外科患者的死亡率比对照组高 7 倍。低钠血症和高钠血症引起细胞容量的改变，造成脑组织的肿胀和皱缩，在老年患者易出现精神症状，从轻微精神错乱到昏迷，而且恢复缓慢。在临床上会见到，钠离子水平已纠正在正常范围，其精神症状仍将持续一段时间。另外原发性高血压的老年患者对食盐负荷引起的升压反应随年龄增长而增强，且水钠潴留加重心肾负担。

老年患者易发生药物性高钾血症，易引起高血钾的药物包括：钾补充剂、盐的替代物、保钾利尿剂、非类固醇抗感染药物、血管紧张素转化酶抑制剂、β 受体阻断剂、肝素、过量洋地黄和硫酸钾氧苄酰胺等。手术、创伤或其他原因引起的组织破坏，也能引起血钾明显升高。老年患者也易发生低钾血症，如服用洋地黄和处于创伤诱导的儿茶酚胺应激释放状态等情况，低血钾可诱发快速型心律失常。

研究发现，术后老年危重患者中超过 52.8% 伴有低磷、低镁、低钙，严重低磷可影响维生素和酶的活性，以及红细胞功能下降，携氧能力降低，产生低氧血症等。此外，微量元素铬和镁具有防止脂代谢异常和动脉粥样硬化作用，还可改善脂质代谢和凝血机制，防止动脉壁损伤。营养支持尤其是肠外营养支持持续 7~10 天后，应适量补充矿物质和微量元素。

6. 影响老年人营养代谢的其他因素　老年患者常并存多种疾病，在 60~69 岁的老年患者中，合并有其他疾病的占 44%；75 岁以上的老年人中，合并有其他疾病占 65%。这些老年患者常服用多种药物，这些药物对营养代谢的影响是医源性营养不良的原因之一，见表 10-2。

表 10-2　药物代谢的对营养吸收的影响

药物	受影响的营养物质
氢氧化镁	维生素 B_{12}，叶酸，磷
H_2 受体拮抗剂	维生素 B_{12}
苯妥英钠	维生素 D，维生素 K，维生素 B_6，叶酸
异烟肼	维生素 B_6

续表

药物	受影响的营养物质
抗癫痫药	叶酸，维生素 D
秋水仙碱	维生素 B_{12}
乙醇	维生素 A，维生素 B_1，维生素 B_2，维生素 B_6，维生素 B_{12}，葡萄糖，氨基酸
甲氨蝶呤	叶酸，木糖
新霉素	维生素 B_{12}，脂肪酸
氨基唾液酸	维生素 B_{12}，维生素 C，叶酸
柳氮磺吡啶	叶酸
洋地黄	锌
利尿药	锌，维生素 B_6
DOPA	维生素 B_6
泻药	维生素 A，维生素 D，维生素 E，维生素 K，维生素 B_2，维生素 B_{12}

第三节　老年人膳食指导与管理

至今，已知人体必需营养素（essential nutrients）有 42 种，分为 5 大类，即蛋白质、脂肪、碳水化合物、矿物质和维生素。根据营养素的功能，又可将其分为 3 大类：①提供能量的营养素——蛋白质、脂肪、碳水化合物；②作为身体成分的营养素，包括蛋白质、脂肪和一些常量元素如钙、磷、钾、钠、镁等；③调节功能的营养素，如各种维生素和微量元素。随着年龄的增长，老年人的器官系统、生理功能都有一系列变化，为此，膳食也必须进行适量调整。

老年人晚年生活的主要任务就是保持身体健康、关注养生保健，其中对于饮食搭配更应注意。老年人常见的疾病有骨质疏松症，高血压，糖尿病，脑卒中，冠心病等，合理的膳食与营养有预防这些常见疾病的作用。

一、老年人的膳食营养指导与管理

饮食多样化。吃多种多样的食物才能利用食物营养素互补的作用，达到全面营养的目的。不要因为牙齿不好而减少或拒绝蔬菜或水果，可以把蔬菜切细、煮软、水果切细，以使容易咀嚼和消化。

主食中包括一定量的粗粮、杂粮、粗杂粮包括全麦面、玉米、小米、荞麦、燕麦等，比精粮含有更多的维生素、矿物质和膳食纤维。

每天饮用牛奶或食用奶制品，牛奶及其制品是钙的最好食物来源，摄入充足的奶类有利于预防骨质疏松症和骨折，虽然豆浆在植物中含钙量较多，但远不及牛奶，因此不能以豆浆代替牛奶。

吃大豆或豆制品不但蛋白质丰富，对老年妇女尤其重要的是其丰富的生物活性物质大豆异黄酮和大豆皂苷，可抑制体内脂质过氧化、减少骨丢失，增加冠状动脉和脑血流量，预防和治疗心脑血管疾病和骨质疏松症。

适量食用动物性食品，禽肉和鱼类脂肪含量较低，较易消化，适于老年人食用。肥肉、动物内脏饱和脂肪和胆固醇含量高，应尽量避免；畜肉饱和脂肪和胆固醇含量也较高，少食为宜。

蔬菜、水果蔬菜是维生素 C 等几种维生素的重要来源，应加量食用，而且蔬菜水果所含的大量膳食纤维可预防老年便秘，番茄中的番茄红素对老年男性常见的前列腺疾病有一定的防治作用。

饮食清淡，少盐、少糖，选用蒸、炖、煮、焯的烹调方式，避免煎、炸，油腻，过黏的食物，减少脂肪的摄入，少用含钠高的酱类、咸菜，防止钠摄入过多，引起高血压。生活规律，不宜进行长时间静坐不动的娱乐活动。饮食定时定量，少量多餐，忌暴饮暴食。

必要时给予营养强化食品，以补充摄入不足。适量饮酒，每天饮酒乙醇量应少于 20~30g（约合 40°白酒 1 两），女性减半，不饮高度烈性酒，每周饮酒不超过 5 次。提倡戒烟。

保持适宜的体重，体力活动与进食量要保持平衡，根据身体情况选择适合自己的运动方式。如家务劳动、散步、慢跑、游泳等。避免空腹运动，环境温度。适当多做户外活动，维持健康体重。身体活动不足、能量摄入过多引起的超重和肥胖是高血压、高血脂、糖尿病等慢性传染疾病的独立危险因素。不宜过热过冷。有肾脏病变者，不宜运动，急性期或严重心脑血管疾病或严重微循环病变者，应慎重安排活动或暂时不进行体育锻炼。每次运动时间至少 10 分钟，每天累计 30 分钟，每周 3~5 天。运动前要热身，做准备活动 5~10 分钟。运动后放松，做 5~10 分钟的舒展运动，并做到循序渐进，持之以恒。创造良好的饮食环境，避免单独进食，环境温湿适宜，安静整洁，空气清新，心情平静柔和，纠正偏食等不良饮食习惯。

社区老年人定期体检，进行体重监测，及时了解营养指导效果，定期入户采集信息，制订个体化的营养指导。

老年妇女骨质疏松症的营养防治雌性激素的缺乏是绝经后骨质疏松的主要病因，钙、维生素 D 摄入不足，营养不足或蛋白质摄入过多，高磷及高钠饮食，大量饮酒和咖啡等均为骨质疏松症的危险因素。绝经后妇女钙的推荐摄入量为 1000mg/d，主要以食物为补充，必要时可用钙强化食品和钙补充剂。适当体力活动，负重运动，户外阳光照射，可使骨量增加，促进维生素 D 合成。缺少户外活动者，适当补充维生素 D。

重视预防营养不良和贫血。2002 年中国居民营养与健康状况调查报告表明，60 岁以上的老人低体重的发生率为 17.6%，是 45~59 岁的 2 倍；贫血患病率为 25.6%，也远高于中年人群。因此老年人要重视预防营养不良与贫血。

摒弃不良生活区习惯，如吸烟、过量饮酒和咖啡。必要时给予治疗骨质疏松的药物，在医生指导下应用雌性激素、双磷酸盐类等。

合理安排饮食，提高生活质量。家庭和社会应从各方面保证其饮食质量、进餐环境和进食情绪，使其得到丰富的食物，保证其需要的各种营养素摄入充足，以促进老年人身心健康，减少疾病，延缓衰老，提高生活质量。

二、老年人的膳食搭配

饭菜要香：指饭菜搭配要合理，烹饪要得法，使的餐桌上的食品色、香、味俱全，以提高老年人的食欲。

质量要好：指老年人应多食用营养丰富的食品，例如必需氨基酸含量丰富且易于消化的优质蛋白，如禽蛋类及豆制品等，含丰富维生素的蔬菜水果等，及含膳食纤维较多的食品。

数量要少：指老年人每餐进食的食量要少，不宜过饱，应以七八分饱为宜，尤其是晚餐更要少吃，可以采取少食多餐的方法。

菜肴要淡：指老年人不食用过咸食品，食盐过多引发高血压心脑血管疾病，所以每天的食盐摄入量应控制在 6g 以下。

饭菜要烂：老年人进食的饭菜要尽量做得软一些，烂一些，以便于老年人消化吸收。

饮食要温：老年人进食的食物温度应冷热适宜，特别注意不要食用过凉的食品以免引发胃肠疾病。

第四节　社区老年人营养干预策略

老年人营养与健康状况对老年人和社会均有重大影响。而合理的营养指导与干预，可帮助老年人提高营养保健意识，改变饮食行为，从而可改善老年人的营养与健康状况，并提高老年人的生活质量。

目前，对老年人进行营养干预的方法主要有下列几种类型。

1. 社区综合营养教育

（1）饮食行为的改变：通过营养教育与干预，济宁市社区老年人每天喝牛奶、吃蔬菜、水果，每周吃五次以上豆制品的比例显著提高，喜欢吃咸的老年人明显减少，血浆维生素 C 和血锌浓度显著提高。

（2）健康状况的改变：上海市大场社区用营养讲座、编制食谱的方式对高血压老年人进行营养教育与膳食干预 12 周后，老年人血压正常者达 16.22%，未参加干预者仅为 2.38%。参加干预者人均收缩压降低 30mmHg，舒张压降低 1.95mmHg。

2. 老年人膳食调整与改进　天津的社区老年人调整膳结构食、补充 B 族维生素、蓝莓和银杏叶提取物后，血清白蛋白及 VC、VE 水平均显著高于未作调整补充者或调整补充前。与此同时，基本认知测验总得分、汉字旋转、数字记忆广度、无意义图形再认 3 项分测验得分均有显著提高。上海市长宁区对敬老院的膳食进行干预后，食物与营养素摄取也有了较大改善。用膳食调整的方法对患有代谢综合征的老年人进行营养干预，调整后人均每天总能量、碳水化合物供能比、脂肪供能比、可溶性碳水化合物占总碳水化合物的比例、饱和脂肪酸占总脂肪酸的比例均有明显降低，膳食纤维摄入量增高，食盐量由 12g/d 控制在 3g/d 以下。在 1 个月末 89% 的患者 FPG 可达到正常水平，2 个月末有效率达 100%，其后血糖可维持在正常水平；1 个月末 2 小时 BG 血糖 92% 可达到正常，2 个月末有效率达 99%，其后可维持正常水平。3 个月末，糖化血红蛋白百分比由干预前的 12% 降至 6%。总三酰甘油在 2 个月末就从干预前的 3.03mmol/L 降至 1.57mmol/L；3 个月末总胆固醇从干预前的 6.59mmol/L 降至 4.97mmol/L，而高密度脂蛋白胆固醇从干预前 0.77mmol/L 升至 1.15mmol/L。3 个月末的收缩压由干预前的 132/88mmHg 降至 128/85mmHg。

3. 营养补充与支持

（1）免费提供营养食品：深圳市社区由食品加工单位、社区居委会等配合组成膳食干预网，选取优质粗粮，包括豆类、玉米、小麦、大米、小米及高粱等，由指定的食品加工单位制作成特定的馒头（100g/ 个），送到社区居委会后，每天上午发到高脂血症和高血压老人手中，每人每天 1 个。干预 3 个月后，干预组老年人杂粮量由 45g/d 增至 131g/d，收缩压则由 153mmHg 降至 143mmHg，血清三酰甘油由 3.21mmol/L 降至 2.02mmol/L，血清胆固醇水平由 5.89mmo/L 降至 5.14mmol/L。

（2）被动式营养干预方式 – 送餐上门：对于社区的失能或空巢老年人，采用新鲜、优质的粮食和蔬菜为原料，为老人们提供有针对性的营养午餐，以送餐上门方式进行营养干预。6 个月后老年人 BMI 值、上臂围和小腿围高于干预前，躯体功能、心理功能和社会功能三个维度的评价也均高于干预前。

（3）住院老年人营养支持：住院老人是营养问题最为严重的群体，适当的营养支持，可提高老年人的体质，加速疾病的恢复，提高生命质量。对于因股骨骨折而入院治疗康复的老年人（平均年龄 82.9岁），用口服营养补充（oral nutrition supplements，ONS），每天提供 18~24g 蛋白质，500kcal 能量）的方法进行营养支持，住院和康复期间共服用 20 天，对老人开始入院治疗和康复后 4 周的营养与健康状况进行评价发现，经过营养支持的老年人住院天数缩短 3.7 天，BMI、上臂围（midarm circumference，MAC）、肱三头肌皮褶厚度（skinfold thickness of triceps，TSF）增有良好的改善。

第五节　老年人营养筛查与营养评定

现代临床营养已历经 50 年的发展历史，在精准医学的年代，规范化应用是主旋律。美国肠外肠内营养学会（ASPEN）和 CSPEN 的指南把营养诊疗过程分为以下关键步骤：筛查、评定、干预，对于老年患者还应加上监测。"筛查"就是找到需要营养干预的患者，也是解决适应证问题；"评定"分为两方面内容，一是使用综合营养评价工具评定患者的营养状态，二是评定患者的疾病状态、器官功能（主要是胃肠、肝肾和心肺功能等）和代谢能力（是否存在糖尿病、高脂血症或氮质血症等）；"干预"就是根据患者的耐受情况选择肠外或肠内营养（包括口服营养补充和管饲）；"监测"的目的，一是验证营养干预手段是否有效，二是观察各种并发症，保障安全。

老年患者的营养筛查和评价中，可使用的方法很多，如：人体物理测量指标、体成分测定、实验室检查、以及营养筛查和评价的综合工具等。以下简述临床常用的几种方法。

1. 人体物理测量　人体物理测量指标临床简单实用，包括：身高、体重、体质量指数（BMI）、上臂围、上臂肌围、三头肌皮褶厚度、小腿围、利手握力、4米步速或6秒行走距离等。检查方法不复杂，关键是需要按照标准化操作过程（SOP）进行，如身高和体重测量方法：早晨6点免鞋后测定身高（采用经过校正的标尺，校正至±0.5cm）；实际体重尽可能空腹、着病房衣服、免鞋，采用经过校正的磅秤（校正至±0.2kg）测量。利手握力测量方法：坐位，双足自然置于地面，屈膝屈髋90°；采用优势侧手臂，肩内收中立位，屈肘90°，前臂中立位，屈腕0°~30°间，测量三次取平均值。上臂围测量方法：立位，在上臂背侧中点处（肩峰至鹰嘴突连线中点）作记号，用卷尺上沿在记号处轻贴皮肤测量臂围，其平面与上臂纵轴垂直，取连续两次测量误差小于5mm的值平均为测量值。

老年患者在进行物理测量检查时，应了解其特殊性。如身高：老年人由于椎间盘萎缩，椎体高度变低，脊柱缩短，导致身高降低，每增加20岁，身长会减少4.2cm，四肢的长骨变化不大；体重：我国40~60岁男性平均体重降低3.3kg，女性降低4.1kg，而60~80岁男性平均体重降低4.8kg，女性降低3.7kg。用体重来判断老年患者营养状况有局限性，如缺乏老年患者合理体重的正常参考值；体液量改变可明显影响体重，如脱水、水肿、腹水等；体重改变本身不能反映身体成分的变化情况等。三头肌皮褶厚度、上臂围和上臂肌围，这三项指标分别反映体脂和骨骼肌总量的指标，但这些指标在老年人营养评定中也有很大的局限性，如测量值的重复性差；缺乏老年人的正常参考值；受机体有无水肿等因素的影响等。

2. 实验室检查　实验室检查不但是老年患者的疾病诊断的重要指标，也是判断营养状态和代谢功能的主要方法，常用蛋白代谢指标有：白蛋白、前白蛋白、转铁蛋白、视黄醇结合蛋白、血红蛋白等；器官功能指标有：天门冬氨酸氨基转移酶或丙氨酸氨基转移酶、胆红素、尿素、肌酐、肌酐清除率等；主要营养素代谢指标有：血糖、三酰甘油、胆固醇、钾、钠、氯、钙、镁、磷等；必要时还可检查微量元素和维生素，包括氨基酸谱等。用于评定营养状态的指标主要是白蛋白，如<25g/L为重度营养不良，<30g/L为中度营养不良，白蛋白不适合作为严重肝功能障碍老年患者的营养评定，其半衰期在14~19天，也不适合作为短期疗效评价指标。

3. 人体组成测量　多采用生物电阻抗人体组分分析仪，测定项目包括：细胞内液、细胞外液、总体水、体脂肪群、非脂肪群、体细胞群、肌肉群以及蛋白群等。老年患者的人体组成与中青年相比有较大差异，如70~80岁健康男性的瘦体组织（lean body mass，LBM）较20岁时减少20%或更多，其中，骨骼肌减少近50%，是构成LBM丧失的主要原因。另一方面，与中青年相比，老年患者体脂（total body fat，TBF）含量可增加约30%或更多，其中腹部及臀部脂肪的增加较为显著，而面部、前臂及小腿的脂肪减少。

4. 综合营养筛查工具　美国营养师协会（American Dietetic Association，ADA）指出，"营养风险筛查"是发现患者是否存在营养问题和是否需要进一步进行全面营养评估的过程。美国肠外肠内营养学会（American Society for Parenteral and Enteral Nutrition，ASPEN）的定义为"营养风险筛查"是识别与营养问题相关特点的过程，目的是发现个体是否存在营养不足和有营养不足的危险。欧洲肠外肠内营养学会（ESPEN）认为，"营养风险筛查"是一个快速而简单过程，通过营养筛查如果发现患者存在营养风险，即可制订营养计划。如果患者存在营养风险但不能实施营养计划和不能确定患者是否存在营养风险时，需进一步进行营养评估。"营养风险筛查"的工具很多，按发布时间有：预后营养指数（1980年）、预后炎性营养指数（1985年）、营养风险分类（1991年）、伯明翰营养风险评分（1995年）、营养不良筛查工具（1999年）、营养不良通用筛查工具（2000年）、简单筛查工具（2001年）、营养风险筛查2002（2003年）、简单营养评定问卷（2005年）、马斯特里赫特指数（2006年）等。目前临床常用的有：

营养风险筛查2002（nutritional risk screening 2002，NRS 2002）：是由丹麦肠外肠内营养协会开发，并为ESPEN推荐，适用于住院患者的营养风险筛查工具。该方法建立在循证医学基础上，简便易行，根据疾病相关评分、营养状态相关评分（人体测量、近期体重下降及1周内饮食下降）和年龄评分三项相加的总评分评判。评分标准：NRS <3分，提示营养正常；NRS ≥ 3分，提示存在营养风险，需要

营养支持。该工具把"营养风险"定义为：营养因素对患者临床结局（包括感染相关并发症，住院日等）发生不利影响的风险；其唯一目的就是发现有营养风险患者（NRS 评分≥3），给予营养支持可改善临床结局。Kondrup 等采用 NRS2002 分析了 128 个有关营养支持临床的随机对照研究，结果显示经 NRS2002 评估发现存在营养风险的患者，给予营养支持后临床预后优于无营养风险的患者。Johansen 等研究证实，采用 NRS2002 预测临床结局，对有营养风险的患者进行营养支持能缩短患者住院时间。笔者应用 NRS2002 调查了 10184 例中国老年患者，发现大医院不同专科营养风险不一致，其中消化内科为 64.6%、呼吸内科为 58.3%、普外科为 53.7%、胸外科 46.6%、神经内科 44.4%、心内科 28.5%、骨科 22.9%；相关性分析显示，存在营养风险者与没有营养风险的老年患者比较，其死亡率和感染率更高、住院时间更长和医疗花费更多（$P<0.01$）。2015 年关于应用 NRS2002 的系统评价纳入 11 项研究，3527 例腹部手术患者，证实有营养风险者的临床结局更差。揭彬等研究发现，对于存在营养风险的患者，营养支持（特别是肠内营养）可明显减少总并发症和感染并发症的发生。给与营养支持后 CSPEN 老年营养支持学组的专家共识推荐老年住院患者应进行营养风险筛查（NRS2002）。

营养不良通用筛查工具（malnutrition universal screening tool，MUST）：是英国肠外肠内营养协会多学科营养不良咨询小组开发的，适用于各类患者，适合不同专业人员使用，如护士、医生、营养师、社会工作者和学生等。该工具得到英国营养师协会、英国皇家护理学院、注册护士协会、肠外肠内营养协会的支持。根据身体质量指数（BMI）、体重丧失分数及急性疾病影响分数筛查营养不良整体性风险。评分标准：0 分为低度风险，1 分为中度风险，2 分及以上为高度风险，更适用于急性疾病患者的营养风险筛查。MUST 有很好的表效度和内容效度，其预测效度也得到证实。Stratton 等研究显示，MUST 可预测老年住院患者的死亡率和住院时间，即使是无法测量体重的卧床老年患者，MUST 也可进行筛查，并预测临床结局。将 MUST 与其他 7 个目前被使用的营养风险筛查工具进行比较的研究显示，MUST 与 SGA 和营养风险评分（Nutritional Risk Score，NRS）有较高的一致性，MUST 在不同使用者间也具有较高的一致性。该工具是容易使用的快速营养风险筛查方法，一般可在 3~5 分钟内完成，MUST 适用于所有住院患包括老年人。

5. 综合营养评定工具　综合营养评定工具主要用来量化患者的营养状态，如营养不良的程度。可应用的工具包括主观全面营养评定（subjective global assessment，SGA）和微型营养评定（mini nutritional assessment，MNA）等。

SGA 是 ASPEN 推荐的临床营养状况评价工具，主要调查患者的病史和体征，病史包括近 2 周内的体重变化、与正常饮食相比的饮食变化、胃肠道症状（持续 2 周以上）、活动能力、疾病与营养需求的关系（即应激反应）；体征从皮下脂肪组织减少、肌肉消耗、踝部水肿等方面评价。这 8 项评价指标的结果均分为 A，B，C3 个等级。根据总评结果，至少 5 项属于 B 或 C 级者，可分别被评定为中度或重度营养不良。一般认为中重度营养不良患者需要给与营养支持。SGA 的信度和效度已经通过许多研究得到检验，不同研究者间一致性信度为 81%，敏感度和特异度分别为 0.82 和 0.72。研究显示，通过 SGA 评估发现的营养不足患者并发症发生率是营养良好患者的 3~4 倍。SGA 尚无结果与临床结局相关性的证据支持，操作较为复杂，在使用该工具前需要良好培训，更适合于接受过专门训练的专业人员使用。CSPEN 老年营养支持学组组织全国 18 个城市 34 家大医院，应用 SGA 方法调查了 7122 例患者，结果发现其中度以上营养不良发生率为 26.45%（SGA B+C），其中≥65 岁患者为 33.0%，明显高于 <65 岁患者的 21.2%（$P<0.05$）。

MNA 是 ESPEN 推荐用于老年患者营养评价工具，包括是社区老年人。内容包括：人体测量（身高、体重及体重丧失等），整体评定（生活类型、医疗及疾病状况等），膳食问卷（食欲、食物数量、餐次、营养素摄入量及有否摄食障碍等）和主观评定（对健康及营养状况的自我检测等）。评分标准：MNA≥24，为营养状态良好；17≤MNA≤23.5，为存在营养危险；MNA<17，为营养不良。Barone 研究发现，MNA 比 SGA 更适合于发现 65 岁以上严重营养不足的患者，不仅适用于住院患者，也可用于居家老人。Guigoz 等将 MNA 用于社区健康老年人群的营养筛查，结果显示 MNA 既可发现营养风险以及和营养风险相关的生活方式，也可用于那些白蛋白和 BMI 均正常的人群。微型营养评定简表（MNA-SF）

将内容精简为 6 个问题分别评分：①过去三月内食物摄入与食欲是否减少？②过去三月内体重下降情况；③活动能力；④过去三月内是否有急性疾病或重大压力？⑤精神心理问题（痴呆或抑郁）；⑥体质指数（BMI）（kg/m^2），无法测得 BMI 时，可用小腿围替代；12~14 分：正常营养状况；8~11 分：有营养不良危险；<7 分：营养不良。奚桓等用 MNA-SF 对 1224 例老年良性呼吸患者的调查发现，营养不良和营养不良危险的发生率为 45.4%（11.8% 和 33.6%）；其中营养不良者的病死率高、住院时间长和总住院费多（均 P<0.01）。笔者应用 MNA-SF 对老年神经疾病 1480 例住院患者的调查发现，营养不良发生率 13.88%，营养不良危险 37.51%，仅 48.61% 营养正常，并且相关性分析发现营养不良可增加死亡率、延长住院时间。中华医学会肠外肠内营养学分会老年营养支持学组的专家共识推荐，MNA 适合所有老年患者。

总之，营养是老年患者的基础性问题，涉及临床多个学科。存在营养风险或营养不足的老年患者，临床预后较差，及时、合理、适量给予营养干预，是促进老年患者康复的重要手段，而营养筛查和评价，是确定营养支持计划的首要步骤。

第六节　老年人营养支持策略

老年人营养不良可以是原发性或继发性的。原发性营养不良多为进食不足所致，继发性营养不良多为器质性疾病导致能量和蛋白质摄入不足所致。临床上，老年患者的营养不良较为常见。导致老年人营养不良的原因较多，其中器官功能减退和代谢能力下降是重要因素，伴随疾病尤其是消化道疾病，是导致和加重营养不良的常见原因。

随着年龄的老化，老年人主要器官功能尤其是储备功能下降，分子生物学的表现为基因表达和基因调节能力下降或失去平衡，从而使机体代谢能力发生改变，细胞变形和功能减退，进而导致机体各系统器官功能下降。心肌细胞内脂褐质沉积，心脏萎缩，传导系统退行变，心排出量和心脏功能下降。随着年龄增长，不同程度地伴有慢性阻塞性肺部疾患，导致气道收缩率下降，小气道管壁狭窄，营养不良导致呼吸肌肉变薄，肌力下降，都是影响肺功能的重要因素。胃肠运动功能减退，各种消化酶分泌减少，消化功能下降，肝细胞数相对减少，直接影响营养素的吸收和代谢，导致和（或）加重营养不良。体内淋巴细胞总数减少，B 淋巴细胞相对增加，T 淋巴细胞减少明显，仅为中青年的 50% 左右，以致老年人的恶性疾病发病率增加。以上诸多器官功能的改变与营养状态均相关，并且随营养状况的恶化而加重，严重影响老年患者的康复。

老年人的营养代谢与中青年人不同。首先是基础代谢下降，Bozzetti 等研究显示：75~79 岁老年人的基础代谢率下降 1/3 左右。葡萄糖的代谢率和耐受性随着年龄的增长而下降，脂肪分解代谢和脂肪廓清能力降低，蛋白质的吸收率和利用率不足，创伤后蛋白质分解代谢增强，而合成代谢减弱，易导致低蛋白血症。由此可见，老年患者的生理和病理特点决定了营养问题是康复过程中非常重要的一环，合理的营养支持能改善老年患者的营养状况，维护脏器、组织和免疫功能，促进脏器组织的修复，提高对手术的耐受能力，减少并发症，缩短住院时间和节省医疗费用。现代临床营养支持历经 50 年的发展，理论和技术日趋成熟，目前营养支持的功能分为 3 部分：①补充性营养支持：针对原有营养不良，或丢失量过大患者的营养支持；②维护性营养支持：针对病情危重消耗大，或不能进食时间较长（>5d）的患者的营养支持；③治疗性营养支持：应用药理性营养素，发挥药物治疗性作用的营养支持。在老年患者的营养支持实践中，尚应遵循以下策略。

1. 遵循"先筛查再支持"的原则　研究发现，对于无营养风险的患者，不加选择的给予营养支持（nutritional support）（尤其是肠外营养），可增加其并发症（如感染性并发症）和住院时间。采用 NRS 2002 进行营养风险筛查且达到营养风险标准的患者，其使用营养支持后的临床结局好于未达到营养风险标准的患者。2002 年以后发表的一个多中心临床研究（有 212 个中心参加）表明，NRS 在预测营养风险和患者对营养治疗的反应方面，具有其他工具所不可比拟的优势。蒋朱明等率先在国内 13 个大城市的大医院内外科 6 个专业开展营养风险筛查，入组患者 15 211 例，其中顺应性达 99.2%，总营养不足率 12.0%，营养风险率 35.5%，与国外同期研究结果相近。因此，中华医学会肠外肠内营养学分会推荐 "NRS 2002" 为住院患者营养不良风险评定的首选工具，将 NRS 2002 评分 ≥ 3 分（加上一般情况较差）作为应用营养支持的标准，现有的国内外研究显示，NRS 同样适合于老年住院患者。笔者针对老年患者（≥ 65 岁）应用 NRS 2002 进行营养评估，纳入 2386 例，适用率 94.8%；营养风险的发生率为 28.2%（673/2386），营养不足（BMI ≤ 18.5）的发生率为 26.4%。另一项在老年消化道肿瘤进行的营养风险筛查结果显示，≥ 65 岁肿瘤患者的营养不足率为 30.1%、营养风险率为 38.3%；≥ 80 岁营养不足率为 37.5%、营养风险为 57.1%（32/56）；显著高于其他年龄组。以上研究可见，约有 1/3 的老年住院患者需要营养支持，并且可以从营养支持中收益。

2. 坚持 "肠内营养优先" 的策略　老年患者在接受营养支持前，应纠正低血容量以及酸中毒、低钠、低钾等水、电解质及酸碱平衡紊乱等情况，调理各器官功能。根据年龄、营养风险、是否禁食、原发病及同一疾病的不同病程、引流量和是否伴随其他心、肺、肾疾病，选择合适的营养支持途径、适量的热量和营养物质，制订个体化营养支持方案。肠内营养是有胃肠道功能老年患者首选的营养支持手段，只有肠道不能耐受或无法进行肠内营养时，才考虑选用肠外营养。肠内营养（enteral nutrition，EN）在维持肠黏膜屏障功能、减少细菌和毒素易位，以及预防肝内胆汁淤积和减少肝功能损害上具有重要的意义。对于老年患者，许多研究得到相同的结论，EN 对比 PN，可改善临床结局（减少感染并发症和缩短住院时间等）和节省医疗费用。目前对于 EN 的应用国内外专家的共识是 "当肠道有功能且能安全使用时就应用它"。

但是，由于 EN 实施过程中，存在一些现实问题，诸如口服全量困难、需要管饲（很多患者不愿接受置管）、胃肠道不适症状（约 56.3%）、危重症应激状态下代谢紊乱和胃肠道功能异常、没有 PN 依从性好等。对于需要营养支持的老年患者，临床医师更愿意选择 PN，笔者的调查发现，北京医院老年住院患者 PN 和 EN 的比例大于 4:1，国内的平均比例约在 8:1，与发达国家尚有较大差距。因此，不断深入的继续教育，提高对 EN 优势认识水平，是推动 "坚持 EN 优先" 理念的重要举措。同时，临床实施 EN 时，注重方式和方法，如①加强心理辅导，正确宣讲 EN 优点，征得老年患者的理解和信任；②根据病情选择合适的 EN 制剂；③输注过程坚持由慢到快、由稀到浓、持续输注；④保持合适的营养液温度；⑤出现腹胀等耐受性症状时，先减慢滴速，甚至暂停，症状缓解后继续 EN 等。按照上述方法，笔者应用 EN 的老年患者，超过 90% 完成治疗过程。

3. 倡导 "联合营养支持" 的方法　由于 EN 实施过程中出现的困难，尤其对于老年危重症患者合并的肠功能障碍，能够实现早期 EN 者不足 50%，可耐受 TEN 的不足 20%。2007 年全球 208 个 ICU 2946 例机械通气患者营养支持调查结果显示，入 ICU 48 小时内开始 EN 者占 36%；达到目标喂养量者占 45.3%。Petros 等针对 ICU 患者的研究发现，4 天后达目标喂养量的病死率明显高于早期（< 4d）达到者（73.3% vs 26.1%）。营养供给不足与感染、伤口愈合不良、ICU 停留时间延长等相关，且不能为后期的营养支持逆转。研究发现，每天能量供给的 30%~60% 由 EN 提供者，即可满足对维护肠黏膜屏障功能的需求。因此对于各种原因导致的 EN 不能解决其营养需求，联合 PN，是多数老年患者更宜接受的营养支持方式。研究表明，联合 EN 和 PN，虽然增加了感染风险（OR 1.66，95%；CI 1.09~2.51，$P = 0.02$），但病死率下降（OR 0.51，95%；CI 0.27~0.97，$P = 0.04$）；可见联合营养支持既保留部分 EN，发挥维持肠屏障功能作用，又避免长期喂养不足所带来的营养不良及感染的风险。

笔者回顾性总结北京医院接受胰十二指肠切除术 48 例老年患者，对比联合营养支持（PN+EN）与单纯 PN，结果显示联合营养支持组术后 7 天和 14 天内毒素水平显著低于 PN 组（$P<0.01$）；联合营养支持组术后 14 天丙氨酸氨基转移酶、天门冬氨酸氨基转移酶、总胆红素和直接胆红素等指标的下降幅度显著高于 PN 组（$P<0.05$）；联合营养支持组感染并发症发生率为 8.0% 显著低于 PN 组 26.0%（$P<0.05$）。国内外相关学会的指南建议：EN 不能达到目标量的 60%，即应联合 PN。

4. 重视发挥药理营养素的治疗作用　药理营养素（pharmacological nutrients）是指除为机体代谢提供能量或氮源外，还具有维护器官功能，减少组织损害，改善临床结局等重要功能的一类特殊营养素。其来源于氨基酸类的有谷氨酰胺、精氨酸、核苷酸、牛磺酸等；来源于脂肪酸的有 ω-3 脂肪酸和 ω-9

脂肪酸等；以及膳食纤维、维生素 E 等。

谷氨酰胺（glutamine，Gln）是条件必需氨基酸，是体内快速增殖细胞的能量来源，如肠黏膜细胞和免疫细胞等，因此，补充谷氨酰胺在修复肠屏障功能和免疫功能等方面有重要意义。笔者等对腹部中等术后老年患者给予添加 Gln 的 PN，与普通 PN 比较，可减轻创伤后老年患者肠黏膜屏障的损害和内毒素血症，改善氮平衡和减少感染并发症。针对老年消化道肿瘤患者的研究也显示添加 Gln 的 PN 在改善免疫功能和减少术后并发症方面优势明显。

精氨酸（arginine）是一氧化氮的前体，能促进下列物质产生：生长激素、催乳素、胰岛素、胰岛素样生长因子（IGF-1）、胰高血糖素、生长抑素、胰多肽、抗利尿素和儿茶酚胺等。研究证实老年患者补充游离精氨酸（19g/d，连用 2w）可改善外周血淋巴细胞反应，增加血清 IGF-1 浓度；其他研究也显示补充精氨酸可提高老年患者的识别能力和短期记忆能力、促进创伤愈合；与鱼油制剂合用可增强抗感染能力、缩短住院和 ICU 停留时间、降低 MOF 发生率。对于危重症患者（APACHE 评分 >10）应用含有精氨酸的免疫营养支持死亡率有增高趋势，应持慎重态度。

来源于鱼油的 ω-3 脂肪酸（omega-3 fatty acids）是二十碳五烯酸（eicosapentaenoicacid，EPA）的前体物质，EPA 可与细胞膜磷脂结合，部分与花生四烯酸竞争，可调节炎性细胞因子产生以及免疫功能。笔者的研究表明，在老年腹部手术后患者应用添加鱼的 PN，与大豆油脂肪乳比较，可显著降低术后 TNF-α 和白介素 -6（TL-6）水平，可能减少感染并发症和住院时间。近期的关于鱼油脂肪乳的 Meta 分析结果发现，添加鱼油的肠外营养可以有效减少住院时间（加权平均差 =-2.98，$P <0.001$）和 ICU 治疗时间，降低术后感染率（OR= 0.56，$P= 0.04$）。

5. 密切监测，预防营养支持并发症　老年患者的器官功能和代谢特点，决定营养支持效果不如年轻人，更易出现并发症。纠正老年患者的营养不良不能操之过急，尤其是严重营养不良时，应循序渐进，如先给所需营养量的半量，再逐渐增加至全量。在营养支持过程中应随时监测，除及时评价营养支持效果及重要脏器的功能状态外，尚需密切观察血糖、血脂、电解质等，并关注容量和酸碱平衡。充分评估老年患者疾病和营养状况、了解器官和代谢功能、个体化的营养支持处方、合理的实施手段、密切的监测，是预防营养支持并发症的重要手段。

（崔红元　韦军民）

参 考 文 献

1. 黎介寿.围手术期营养支持的需要性.肠外与肠内营养杂志,2006,13(3):129-131.

2. The Veterans Affairs Total Parenteral Nutrition Cooperative Study Group1 Perioperative total parenteral nutrition in surgical patients.N Engl J Med,1991,325(8):525-532.

3. Koretz RL,Lipman TO,Klein S.AGA technical review on parenteral nutrition.Gastroenterology,2001,121(5):970-1001.

4. Thorsdottir I,Jonsson PV,Asgerisdottir AE,et al.Fast and simple screening for nutritional status in hospitalized,elderly people.J Hum Nutr Dietet,2005,18:53-60.

5. Kjondrup J,Johansen N,Plum LM,et al.Incidence of nutritional risk and causes of inadequate nutritional care in hospitals.Clin Nutr,2002,21:461-468.

6. Vellas B,Lauque S,Andrieu S,et al.Nutrition assessment in the elderly.Current Opinion in Clinical Nutrtion and Metabolic Care,2001,4:5-8.

7. Kuzuya M,Kanda S,Koike T,et al.Evalation of mini-nutritional assessment for Japanese frail elderly.Nutr,2005,21:498-503.

8. 徐慧萍,茅露平,周方家,等.营养干预对某养老院老人膳食营养状况的影响.上海预防医学,2012,24(4):172-174.

9. 叶国栋,朱明炜,曹祥龙,等.老年腹股沟疝患者肌肉质量和力量的而研究.中华老年营养杂志,2015,34(1):67-71.

10. 吴国庚,叶国栋,杨鑫,等.CT 评价腹股沟疝患者肌肉质量的前瞻性研究.中华临床营养杂志,2015,23(5):278-281.

11. Junmin Wei,Wei Chen,Mingwei Zhu,et al.Guidelines for parenteral and enteral nutrition support in geriatric patients in China.Asia Pac J Clin Nutr,2015,24(2):336-346

12. 韦军民.老年临床营养学.北京:人民卫生出版社,2011.

13. Zhen Sun,XinJuan Kong,Xue Jing,et al.Nutritional Risk Screening 2002 as a Predictor of Postoperative Outcomes in Patients Undergoing Abdominal Surgery：A Systematic Review and Meta-Analysis of Prospective Cohort Studies,Plos One,2015,10(7)：e0132857.

14. 奚桓,崔红元,朱明炜,等.老年良性呼吸疾病住院患者营养状态的临床研究.中华老年医学杂志,2016,35(3):263-267.

15. 潘洁,杨鑫,周雪娇,等.老年神经疾病住院患者营养状态的前瞻性研究.中华临床营养杂志,2016,24(6):338-342.

16. 韦军民.老年临床营养学.北京:人民卫生出版社,2011.

17. 田清涞,田枫.老年营养学.北京:中国社会出版社,2009.

18. Melissa Bernstein.Nutrition for the Older Adult.Jones & Bartlett Publishers,2009.

第 11 章

老 年 麻 醉

第一节 概 述

老年人由于机体的衰老导致全身生理功能降低，同时可能并存多种疾病，如高血压、冠心病、糖尿病、慢阻肺、脑血管病等，导致对麻醉和手术的耐受能力较差，围术期的死亡率及并发症发生率增加。

随着年龄的增长，机体的衰老，全身器官系统功能储备发生渐进性地丧失。由于机体内外环境的不同，衰老的进程受疾病、生活方式等很多因素的影响，个体差异很大，而同一个机体不同组织器官的衰老程度也可能不同。因此，应针对老年人特点进行个体化的术前评估和围术期麻醉管理。

第二节 术前评估与准备

老年人麻醉和手术风险的主要影响因素为年龄、患者的生理状况和合并疾病、是否急诊手术（急诊手术是预测术后预后不良的独立因素）以及外科手术的类型。术前对患者的全身状况及重要器官系统进行全面评估，通过充分的术前准备尽可能地提高患者对麻醉、手术的耐受力，是降低围术期并发症发生率和死亡率，确保围术期安全的基础。对认知功能降低的老年人，可通过其亲属或其照顾者获得详细的病史。

一、衰弱状态的评估

衰弱（frailty）是指一组由机体退行性改变和多种慢性疾病引起的机体易损性增加的综合征。老年人生理功能储备下降或多种异常，应激能力减退，外界较小刺激即可引起负性临床事件的发生。衰弱是术后不良事件发生率高的独立预测因素。对老年患者的术前评估除进行 ASA 分级外，还应关注老年衰弱症。建议术前对 70 岁以上老人进行衰弱评估，有助于术后并发症的预防和处理。

衰弱的筛查可应用衰弱筛查量表（表 11-1），总分 0~5 分，0 分为强壮，1~2 分为衰弱前期，3~5 分为衰弱。加拿大临床衰弱综合征评分量表（表 11-2）则将衰弱情况具体分为 9 级。

表 11-1 衰弱筛查量表

项目	问题
Fatigue	您感到疲劳吗？
Resistance	您能上一层楼梯吗？
Aerobic	您能行走一个街区的距离吗（500m）？
Illness	您患有 5 种以上疾病吗？
Lost	您在最近 1 年内体重下降超过 5% 了吗？

表 11-2　加拿大临床衰弱综合征评分量表

衰弱等级	具体测量
（1）非常健康	身体强壮、积极活跃、精力充沛、充满活力，定期进行体育锻炼，处于所在年龄段最健康的状态
（2）健康	无明显的疾病症状，但不如等级 1 健康，经常进行体育锻炼，偶尔非常活跃
（3）维持健康	存在可控制的健康缺陷，除常规行走外，无定期的体育锻炼
（4）脆弱易损伤	日常生活不需他人帮助，但身体的某些症状会限制日常活动，常见的主诉为行动缓慢和感觉疲乏
（5）轻度衰弱	明显的动作缓慢，工具性日常生活活动需要帮助（如去银行、乘公交车、干重的家务活、用药等）；轻度衰弱会进一步削弱患者独自在外购物、行走、备餐及干家务活的能力
（6）中度衰弱	所有的室外活动均需要帮助，在室内上下楼梯、洗澡等需要帮助，可能穿衣服也会需要（一定限度的）辅助
（7）严重衰弱	个人生活完全不能自理，但身体状态较稳定，一段时间内（<6 个月）不会有死亡的危险
（8）非常严重的衰弱	生活完全不能自理，接近生命终点，已不能从任何疾病中恢复
（9）终末期	接近生命终点，生存期 <6 个月的垂危患者

二、神经系统评估与准备

1. 神经系统的衰老改变　老年人的神经系统呈退行性改变，脑的重量减轻，体积缩小，神经元密度降低，有不同程度的脑萎缩，储备功能降低。可能出现神经递质（如多巴胺、5- 羟色胺和乙酰胆碱）和神经受体的区域性减少。因此老年人会发生记忆和理解力的下降、日常生活活动能力下降、感觉的减退以及反射功能的改变。老年患者对麻醉药物敏感性增加，发生围术期谵妄和术后认知功能障碍（postoperative cognitive dysfunction，POCD）的风险增加。自主神经系统（autonomic nervous system，ANS）表现为对应激和变化的适应能力减弱，如术前有 ANS 反应性减弱，则有可能发生围术期低血压。

2. 神经系统的评估和准备　老年人可能患有帕金森病、阿尔茨海默病（Alzheimer's Disease，AD）、多发性硬化症、重症肌无力等神经系统疾病，术前可请神经科医师会诊，协助术前评估和围术期治疗；对有头痛、运动障碍、神志异常等可疑中枢神经系统疾病患者亦需请神经科医师明确诊断，必要时行头部 CT、磁共振、脑电图等检查。

对有认知功能障碍或痴呆病史的老年患者，建议术前详细了解病史并进行认知功能评估，以备术后认知功能评估对比。认知功能障碍与住院时间延长、围术期死亡风险增加及术后功能下降等因素相关。老年患者中痴呆的发病率随年龄增长而增高，65 岁以上发生率约为 2.5%，75 岁以上约 14%，80~90 岁患者中约为 15% ~20%；而在 90~95 岁老年人中可高达 30% ~35%。在痴呆的老年患者中，最常见原因是阿尔茨海默病。已确诊痴呆的患者，应了解其治疗用药及并发症的情况。帕金森病患者的治疗常用药左旋多巴可用至手术当日，术后继续用药。

老年人在情感障碍和心理异常方面发病率较高。抑郁是术后谵妄的易感因素之一，在整个围术期应持续应用抗抑郁药。焦虑抑郁的评估可参考老年患者术前评估中国专家建议（2015）。

老年患者围术期脑血管意外风险增加。近期发生脑血管意外患者择期手术需推迟。建议老年患者术前采用 Essen 量表进行卒中风险评估（表 11-3）。研究显示，Essen 卒中风险评分量表评分 3~6 分者为高度风险，年卒中复发风险为 7%~9%，6 分以上者为极高度风险，年卒中复发风险达 11%。根据评估结果，选择有效的预防性措施。

三、呼吸系统评估与准备

1. 呼吸系统的衰老改变　机体的衰老可引起呼吸系统结构和功能的进行性改变，呼吸肌肌力减退、胸廓顺应性降低、小气道闭塞、残气量增加等，导致呼吸系统储备减少。由于化学感受器对刺激感知能力、中枢神经系统处理能力下降，与年轻人比较，老年人对低氧和高二氧化碳血症的代偿反应随年龄增加变得迟钝，70 岁以上老年人分别降低 40% 和 50%，易发生低氧血症、高碳酸血症和酸中毒。表 11-4 总结了随年龄增长呼吸系统的主要改变。

表 11-3　Essen 卒中风险评分量表

危险因素	评分（分）
年龄 <65 岁	0
年龄 65~75 岁	1
年龄 >75 岁	2
高血压	1
糖尿病	1
既往心肌梗死	1
其他心肌病（除外心肌梗死和心房颤动）	1
周围血管病	1
吸烟	1
既往短暂性脑缺血发作（TIA）或缺血性脑卒中病史	1
总分	9

表 11-4　随年龄增长呼吸系统的主要改变

气道和肺实质	肺容积
气管和中心气道内径增粗，解剖死腔增大	残气量增加
上呼吸道反射减弱	肺活量减少
有效的咳嗽减弱	FEV_1 减少
有效的纤毛清除能力减弱	功能残气量变化很小
肺泡总表面积减少	闭合的小气道增多，闭合容积增加
弹性回缩力减少	肺总容量相对不受影响
肺防御机制受损	**气体交换**
呼吸力学	通气血流比失调
胸廓顺应性下降	肺泡气动脉血氧分压差增大
呼吸肌力减弱	死腔比例增大
肺顺应性增加，但总肺顺应性变化很小	一氧化碳和氧气的最大弥散能力下降
最大呼吸做功增加	**呼吸的调节**
最大吸气和呼气流量减少	对高碳酸血症的通气反应减弱
最大通气量减少	对缺氧的通气反应减弱
肺动脉压和肺血管阻力增加	睡眠相关的通气障碍增加
	对麻醉性镇痛药引起的呼吸抑制的敏感性增加

2. 呼吸系统的评估与准备　合并肺部疾病的患者，术前可做肺功能和血气分析检查进行呼吸功能的评估。肺功能检查有助于鉴别阻塞性或限制性疾病。表 11-5 列出了术前肺功能和术后肺部并发症危险性的关系。动脉血气分析有助于判断呼吸功能障碍的程度及类型。老年人的动脉血氧分压正常值随年龄增长而降低。20 岁以后，动脉血氧分压每 10 年约下降 4mmHg。择期手术患者呼吸衰竭的预测可采用 Arozullah 术后呼吸衰竭预测评分（表 11-6、表 11-7）。

表 11-5　术后肺部并发症的风险和术前肺功能的关系

	中度危险	高度危险
FVC	< 预计值 50%	<15ml/kg
FEV$_1$	<2L	<1L
FEV$_1$/FVC	< 预计值的 70%	< 预计值的 35%
FEF$_{25\%\sim75\%}$	—	<1.4L/S
RV/TLC	> 预计值的 50%	—
D$_L$CO	< 预计值的 50%	—
MVV	< 预计值的 50%	—

表 11-6　Arozullah 术后呼吸衰竭预测评分

预测因子	分值（分）
腹主动脉瘤手术	27
胸科手术	21
神经外科、上腹部、外周血管手术	14
颈部手术	11
急诊手术	11
白蛋白 <30g/L	9
尿素氮 >0.3g/L	8
部分或完全的依赖性功能状态	7
COPD 病史	6
年龄 ≥ 70 岁	6
年龄 60 岁 ~69 岁	4
手术时间 >180min	10

表 11-7　Arozullah 评分预测术后急性呼吸衰竭

Arozullah 评分	术后急性呼吸衰竭的发生率（%）
≤ 10	0.5
11~19	1.8
20~27	4.2
28~40	10.1
>40	26.6

　　合并肺部疾病的患者，术后呼吸系统并发症的风险增加。在外科情况允许的情况下进行充分的术前准备，治疗和调控至最佳状态，有利于降低术后呼吸系统并发症的发生率。慢性阻塞性肺疾病（chronic obstructive pulmonary disease，COPD）是老年患者常见的呼吸系统疾病，术前可请呼吸科医生协助诊治，应用支气管扩张药、祛痰药、糖皮质激素等药物，急性加重时应用抗生素治疗；吸烟是诱发 COPD 的重要原因之一，术前应尽早戒烟，戒烟 4 周以上可降低术后肺部并发症发生率；加强患者营养，指导患者正确的咳嗽排痰方法，并进行专业的心肺功能训练亦有助于术后的恢复。

四、心血管系统评估与准备

　　1. 心血管系统的衰老改变　心血管系统的衰老导致心脏、血管及自主神经系统的改变。心脏储备能力下降，自律性和传导性降低。心肌细胞数目减少，左心室壁增厚，心肌收缩力下降、心肌弹性下降，心室充盈压增加；血管硬化，平均动脉压升高和脉压增大；对β肾上腺素能药物的灵敏性降低，受损的β受体反应性限制了通过增加心率来增加心输出量的能力，因此更依赖于血管张力和前负荷。老年患者可能患有心血管系统疾病，如冠心病、心脏瓣膜病、心律失常、高血压等，影响心功能，导致心血管系统并发症风险增加。

2. 心血管系统的评估与准备　术前对疑有心血管疾病的老年患者应行超声心动图、冠状动脉造影、心肌核素、动态心电图等检查，以明确诊断并评估心功能，必要时请心内科医生协助评估诊治。缺血性心脏病患者行择期非心脏手术的术前心脏评估及处理可参考冠心病患者非心脏手术麻醉及围术期管理的专家共识中的流程（图11-1）。合并心律失常的老年患者应首先查明病因，如有无器质性心脏病、电解质紊乱等，然后应用抗心律失常药物对症治疗。房颤患者推荐术前行心脏超声心动图检查明确有无心房血栓形成。完全性房室传导阻滞伴有心动过缓、伴有增宽的 QRS 波或者同时存在双束支传导阻滞的二度房室传导阻滞、病窦综合征等推荐术前请专科会诊安装临时或永久人工心脏起搏器。

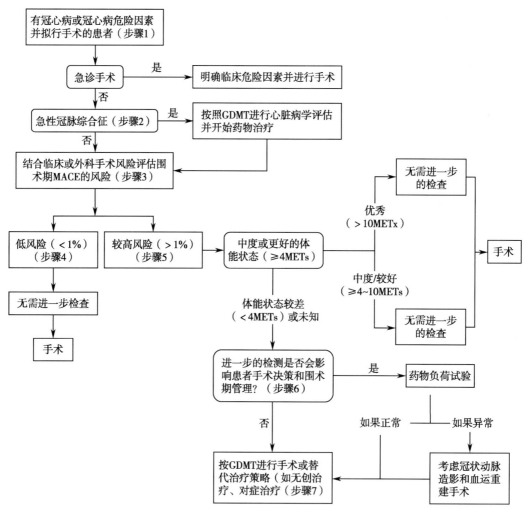

图 11-1　冠心病患者围术期心脏评估及处理流程

注：GDMT（guideline-directed medical therapy）：指南导向的药物治疗；
MACE（major adverse cardiovascular events）：主要心脏不良事件风险

（1）心脏功能风险评估：美国心脏病学会/美国心脏协会（ACC/AHA）在指南中列出了增加围术期心血管风险因素（心肌梗死、心力衰竭、死亡）的临床预测指标，不稳定冠状动脉综合征、失代偿性心力衰竭、严重心律失常和严重的瓣膜病都是高危因素（表11-8）。围术期心脏风险还与手术类型有关（表 11-9）。建议对所有老年患者术前进行代谢当量（metabolic equivalent of task，MET）评估（表 11-10）。心脏病患者接受非心脏手术时，<4MET 则患者耐受能力差，手术危险性大，围术期心血管事件风险高，>4MET 则临床危险性较小（图 11-1）。

（2）冠脉介入治疗后非心脏手术时机：冠状动脉介入治疗（percutaneous coronary intervention，PCI）术后的患者需双重抗血小板治疗，此类患者非心脏手术的围术期决策应由外科医师、麻醉医师和心内科医师共同协商，权衡出血风险和支架内血栓形成风险，针对患者不同的情况做出个体化决策。

关于既往 PCI 患者行择期非心脏手术的时机，冠心病患者非心脏手术麻醉围术期管理的专家共识建议，对球囊扩张及植入裸金属支架（bare metal stent，BMS）的患者，择期非心脏手术应分别延迟 14 天和 30 天；对植入药物洗脱支架（drug eluting stent，DES）的患者，择期非心脏手术最好推迟至 1 年后。如果药物涂层支架植入术后手术延迟的风险大于预期缺血或支架内血栓形成的风险，择期非心脏手术可考虑延迟 180 天。对于围术期需要停止双抗的患者，裸金属支架植入 30 天内、药物洗脱支架植入 12 个月之内不推荐行择期非心脏手术；对于围术期需要停止阿司匹林的患者，不推荐球囊扩张后 14 天内择期非心脏手术。

表 11-8　增加围手术期心血管风险因素（心肌梗死、心力衰竭、死亡）的临床预测指标

高危因素

　不稳定性冠状动脉综合征

　　急性或近期心梗[a]，临床症状或无创性检查发现有明显缺血证据

　　不稳定性或严重心绞痛[b]（加拿大分级：Ⅲ级或Ⅳ级）

　失代偿性心力衰竭

　严重心律失常

　　高度房室传导阻滞

　　伴基础心脏病的有症状性的室性心律失常

　　室上性心律失常且心室率尚未得到控制

　严重的瓣膜疾病

中危因素

　轻度心绞痛（加拿大分级：Ⅰ级或Ⅱ级）

　心梗病史或病理性 Q 波

　代偿性心力衰竭或有心衰病史

　糖尿病（尤其是胰岛素依赖者）

　肾功能不全

低危因素

　高龄

　心电图异常（左室肥大、左束支传导阻滞、ST-T 异常）

　非窦性心律（如房颤）

　运动耐量减低（如不能提物上一层楼）

　卒中史

　未经控制的高血压

注：[a]美国心脏病学会定义，近期心梗是指大于 7 天小于或等于 1 个月（30 天）的心肌梗死；急性心肌梗死是指 7 天以内的心肌梗死

　　[b]包括患者久坐也发生的"稳定性"心绞痛

表 11-9 非心脏手术的心脏风险分级

心脏分级	手术类型
高危手术 （心脏风险大于 5%）	急诊大手术
	主动脉及大血管手术
	外周血管手术
	长时间手术大量液体转移和（或）失血
中危手术 （心脏风险小于 5%）	胸腹部手术
	矫形外科手术
	前列腺手术
	头颈部手术
	颈动脉内膜手术
低危手术 （心脏风险小于 1%）	内镜手术
	白内障手术
	乳腺手术
	表浅手术

表 11-10 活动当量评价

代谢当量	活动程度
1 MET	吃饭，穿衣服，在电脑前工作
2 MET	下楼梯，做饭
3 MET	以每小时 3.2~4.8km 速度走 1~2 条街区
4 MET	能在家中干活（清洁工作或洗衣服），园艺劳动
5 MET	能上一层楼梯，跳舞，骑自行车
6 MET	打高尔夫球、保龄球
7 MET	单打网球，打棒球
8 MET	快速上楼梯，慢跑
9 MET	慢速跳绳，中速骑自行车
10 MET	快速游泳，快跑
11 MET	打篮球、踢足球，滑雪
12 MET	中长距离快跑

（3）起搏器植入患者的准备：患者如已植入起搏器，需了解具体型号、安装原因、最近一次对其功能状态评估结果，患者是否依靠起搏器控制心动过缓，装置现阶段功能如何，起搏电极的位置、起搏方式、设定条件等，术前可请专科医生检查起搏系统是否正常工作、有无并发症、电池是否将要耗竭等。还需判断整个手术过程中是否会存在电磁干扰，是否应重新设置心律调控装置，停止某些特殊程序，是否需要将装置转换为非同步起搏模式。如术中需要使用电刀，建议使用双极电刀，并确保其回路和产生的电流远离脉冲发生器和该装置的导联，以及确保紧急起搏和除颤设备处在备用状态。麻醉过程中争取麻醉诱导和维持平稳。

（4）高血压患者的评估与准备：高血压患者择期手术术前首先明确是原发性高血压还是继发性高血压，特别要警惕是否为未诊断出的嗜铬细胞瘤。发生严重心、脑、肾严重并发症的高血压患者，在手术前应予以详细的术前检查，衡量手术与麻醉的耐受性，并给予积极的术前准备与处理。择期手术一般应在血压得到控制之后进行。围术期高血压患者管理专家共识（2014）建议，择期手术降压的目标为：老

年患者 <140/90mmHg 为宜。对于合并糖尿病的高血压患者，应降至 130/80mmHg 以下。高血压合并慢性肾脏病者，血压应控制 <130/80mmHg 甚至 125/75mmHg 以下。但降压宜个体化，不可过度，以免因严重的低血压而导致脑缺血或心肌缺血。对于急诊手术患者，可在做术前准备的同时适当的控制血压。血压 >180/110mmHg 的患者，可在严密的监测下，行控制性降压，调整血压至 140/90mmHg 左右。情况较为复杂的患者，建议请心血管内科医师共同商议解决办法。

（5）常用心血管用药在围术期的应用：β 受体阻滞剂是患有心血管疾病的老年人的常用药之一。关于β 受体阻滞剂的应用尚有一些争议，《非心脏手术患者围术期 β 受体阻滞剂应用专家建议》提出：①因心绞痛、冠心病、心力衰竭、有症状心律失常或高血压等明确适应证而正在使用 β 受体阻滞剂的患者，围术期应继续使用 β 受体阻滞剂；②冠心病患者或有明确心肌缺血证据的高危患者，如尚未使用 β 受体阻滞剂，在择期血管手术前可考虑根据心率和血压滴定使用 β 受体阻滞剂，注意剂量调整；③非心脏手术的患者围术期起始 β 受体阻滞剂治疗不属常规，应按个体化原则在仔细权衡获益 – 风险后做出临床决定；④择期手术患者如考虑 β 受体阻滞剂治疗，应在术前至少 2 天（争取 1 周）开始，从较小剂量开始，按心率和血压逐步上调剂量（围术期的目标心率为 60~80 次 / 分，同时收缩压 >100mmHg），术后继续应用；⑤不推荐手术前短时间内不经剂量调整而直接大剂量 β 受体阻滞剂治疗。

术前已服用他汀类药物的老年患者应在围术期继续服用。心脏缺血性疾病治疗药物如硝酸酯类、钙离子拮抗剂等需要服用至手术前。对于植入药物洗脱支架或裸金属支架后初始 4~6 周但需要行紧急非心脏手术的患者，应继续双联抗血小板治疗，除非出血的相对风险超过预防支架内血栓形成的获益。对于植入冠脉支架但必须停止 P2Y12 受体阻滞剂才可以手术的患者，在可能的情况下推荐继续使用阿司匹林，术后应尽快开始 P2Y12 受体阻滞剂治疗。低分子肝素可以使用至术前 12~24 小时。术前服用阿司匹林并不增加椎管内操作时的出血风险，对于拟行椎管内麻醉患者无需停药。

高血压患者应用的抗高血压药一般用至手术当日。血管紧张素转换酶抑制剂（angiotensin converting enzyme inhibitors，ACEI）可能引起围术期低血压，是否停用此类药物仍然存在争议，目前专家共识建议手术当天早晨停药。长期服用利血平患者最好术前 7 天停服并改用其他抗高血压药物。

五、胃肠道、肝脏、肾脏评估与准备

老年人胃肠道血流量降低，胃黏膜有某种程度的萎缩，胃酸低，胃排空时间延长，肠蠕动减弱。疼痛、糖尿病、肥胖、麻醉性镇痛药、β– 肾上腺素能药物或抗胆碱药等，均可延迟胃内容物排空或改变食管下端括约肌张力，增加误吸的风险。

老年人肝脏重量减轻，肝细胞数量减少，肝血流降低，合成蛋白质的能力降低。阿片类、巴比妥类、苯二氮䓬类、丙泊酚、依托咪酯、大多数非去极化肌松药等需经肝脏进行生物转化的药物血浆清除率降低。慢性肝病患者濒于失代偿时，麻醉和手术耐受力显著减退，择期手术前需要经过较长时间的严格准备；重度肝功能不全如晚期肝硬化，常并存严重营养不良、消瘦、贫血、低蛋白血症、大量腹水、凝血机制障碍、全身出血或肝昏迷前期脑病等，手术危险性极高。肝功能损害程度可应用 Child–Pugh 分级标准评估（表 11–11），A 级 5 分 ~6 分；B 级为 7 分 ~9 分；C 级 10 分 ~15 分。A 级手术危险度小，预后最好，B 级手术危险中等，C 级手术危险度大，预后最差。

表 11–11　Child–Pugh 分级标准

临床生化指标	1 分	2 分	3 分
肝性脑病（级）	无	1~2	3~4
腹水	无	轻度	中、重度
总胆红素（μmol/L）	<34	34~51	>51
白蛋白（g/L）	>35	28~35	<28
凝血酶原时间延长（s）	<4	4~6	>6

衰老的肾脏特点为纤维化增加、肾小管萎缩和动脉硬化。由于肾组织萎缩,肾单位数量下降,浓缩功能、滤过功能降低,肾血流进行性下降,肾脏对缺血更加敏感,经肾排除的麻醉药及其代谢产物消除半衰期延长。外科术后急性肾功能不全的预后因素:年龄 >56 岁,男性,急诊手术,胸腔和腹腔内手术,需要口服药物或胰岛素治疗的糖尿病,充血性心力衰竭,腹水,高血压,术前轻、中度肾功能不全等。近年来,人工肾透析治疗使慢性肾功能衰竭不再是择期手术的绝对禁忌证,但对麻醉和手术的耐受力差。肾衰患者应尽可能在手术前行透析以纠正电解质紊乱,纠正体液失衡。

六、内分泌系统评估与准备

机体的衰老可引起内分泌系统发生改变:腺体萎缩和纤维化;激素的分泌速率及其代谢降解率均降低;组织对激素的敏感性发生改变;下丘脑和垂体对负反馈调节的敏感性降低。

患有糖尿病的老年患者,术前应当明确糖尿病类型、病程、目前的治疗方案和血糖水平,亦需关注心脏、神经系统功能、外周血管、脑血管和视网膜的病变以及感染等并发症。

糖尿病患者择期手术的术前血糖控制:建议餐前血糖 ≤ 140mg/dl(7.8mmol/L),餐后血糖 ≤ 180g/dl(10.0mmol/L)。手术风险越高,术前血糖控制达标的重要性越强。另一方面,术前血糖长期显著增高者,围术期血糖不宜下降过快。因此,应当综合评估风险,合理选择手术时机,可适当放宽术前血糖目标上限至空腹 ≤ 180mg/dl(10mmol/L),随机或餐后 2 小时 ≤ 216mg/dl(12mmol/L)。

糖尿病患者在围术期采用胰岛素控制血糖。围术期血糖管理专家共识(快捷版)建议:糖尿病患者手术当日停用口服降糖药和非胰岛素注射剂。磺脲类和格列奈类口服降糖药可能造成低血糖,术前应停用至少 24 小时;二甲双胍有引起乳酸酸中毒的风险,肾功能不全者术前停用 24~48 小时。停药期间监测血糖,使用常规胰岛素控制血糖水平。术前住院时间超过 3 天的患者可在入院后即换用短效胰岛素皮下注射控制血糖,术前调整到适合的剂量。无需禁食水的短小局麻手术可保留口服降糖药。

有甲状腺功能异常病史者,需根据情况测定甲状腺功能。老年人甲亢症状多不典型,需提高警惕。甲亢患者需在甲状腺功能恢复正常后方可行择期手术。对稳定型的甲状腺功能低下患者,适当补充甲状腺素治疗至手术当日。对经常使用皮质激素治疗的患者,应了解用药剂量和最后一次用药时间。

七、气道评估

老年患者术前常规进行气道评估,可参考困难气道管理指南。了解患者是否有打鼾或睡眠呼吸暂停综合征史、气道手术史、头颈部放疗史等。观察患者牙齿是否松动,是否有义齿。由于老年人易患颈椎疾病和下颌关节病,造成颈部和下颌骨活动受限,头颈部放疗亦可导致张口度减小及颈部活动受限。年龄(>55 岁)、打鼾病史、蓄络腮胡、无牙、体重指数(body mass index,BMI)>26kg/m^2 是困难面罩通气的独立危险因素。喉镜显露困难和插管困难与患者的特征相关的有:年龄(>55 岁)、BMI>26kg/m^2、牙齿异常、睡眠呼吸暂停综合征和打鼾病史。

第三节　麻醉方法与监测

一、麻醉方法的选择

老年患者麻醉方法的选择应当根据手术要求、合并疾病、预防术后并发症的需求以及患者意愿等决定。一些研究表明,全身麻醉与区域麻醉对老年人结局的影响几乎没有区别。但出于对老年患者脆弱脑功能的保护,中国老年患者围术期麻醉管理指导意见推荐,在能够满足外科麻醉水平的条件下,优选使用神经阻滞技术,包括椎管内麻醉、外周神经阻滞麻醉等方式。对于术前服用抗凝药物的患者,如果没有时间进行抗凝治疗替代转化,可以优选外周神经阻滞。

区域麻醉的一些特殊作用可能有一定的优势。首先,区域麻醉药通过减少术后纤溶系统的抑制来影响凝血系统，可降低全髋关节置换术后深静脉血栓形成的发生率。在下肢的血管重建术中，与全麻相比，区域麻醉可减少术后移植血管的血栓形成；其次，由于区域麻醉对血流动力学的影响，可使骨盆手术及下肢手术中失血减少；再次，区域麻醉不需要气道通气设备，可保持患者的自主呼吸及肺功能水平。对于合并 COPD 的老年患者，区域阻滞麻醉在降低术后肺部并发症发生率和围术期死亡率方面优于全身麻醉。条件允许时尽量选择区域阻滞麻醉；对于必须采用全身麻醉的 COPD 患者，情况允许时可复合硬膜外麻醉或外周神经阻滞。

术前合并认知损害的患者术后认知功能恶化的风险较高，目前的研究认为术后认知功能障碍的发病与麻醉方式的选择没有显著相关性。荟萃分析研究认为全麻暴露史与 AD 发病风险增高不相关。虽然区域麻醉有早期恢复功能、节约阿片类药物用量等优势，但对于难以配合实施区域麻醉的痴呆患者，需要静脉麻醉药和麻醉性镇痛药予以镇静、镇痛或全身麻醉；另外关于痴呆患者区域麻醉的 RCT 研究缺乏，因此区域阻滞麻醉的优势并不明确。

二、区 域 麻 醉

老年患者椎管内麻醉可能穿刺困难。随着年龄增长，椎间盘萎缩及纤维化，弹性蛋白减少，椎间盘变僵硬、高度降低，椎骨后间隙变窄，脊柱运动能力下降，弯曲度降低，导致摆体位困难；椎间盘高度的降低也导致黄韧带弯曲，硬膜外腔扭曲和压迫，椎管变窄；老年人的棘间韧带、黄韧带的纤维化或钙化，会使椎管内麻醉穿刺困难，硬膜外麻醉时刺破硬脊膜的风险增加；老年人动脉硬化，硬膜外穿刺及置管时易致出血。当直入法不成功时可改为侧入法或旁正中法穿刺。

老年人椎管内麻醉时用药量需适当减少。由于年龄的增长椎间孔周围的结缔组织日益致密，从而使椎间孔容积减少，局麻药向椎旁间隙扩散减少而纵向扩散较广，阻滞范围扩展，因此硬膜外麻醉时以少量多次注药为佳，不宜单次注药。由于老年人药效学的变化，局麻药作用强度增加，时效延长，因此追加药物的间隔适当延长。随着年龄增加，脊髓背侧和腹侧神经根中有髓纤维的直径和数目下降，可被局麻药阻滞的阳离子受体部位增加；神经结缔组织鞘中的黏多糖减少导致神经鞘的局麻药通透性增加，蛛网膜绒毛数目增加，硬膜对局麻药的通透性增加，可能增加局麻药的经硬膜扩散，导致硬膜下作用。脑脊液容量减少，腰麻时老年人对局麻药敏感性高，阻滞平面扩散广，作用时间延长，因此剂量亦应酌减。

老年患者外周神经阻滞所需局麻药剂量亦减少。随年龄增加，有髓神经纤维的直径和数目下降、神经传导减慢、神经元数目减少，外周神经对局麻药的敏感性增加。由于深度镇静会使患者丧失主诉潜在神经损伤症状的机会，因此建议在轻度 / 中度镇静下行外周神经阻滞。对于老年痴呆症、发育迟缓或意外移动可能会危及生命的患者，可考虑在深度镇静下进行超声引导外周神经阻滞。

老年患者椎管内麻醉应注意相关并发症的防治。如麻醉平面过高易发生呼吸抑制，特别是复合静脉给予镇痛药、镇静药时。老年人心血管储备功能降低也导致易发生低血压。比较罕见的脊髓前动脉综合征是脊髓前动脉血供受损引起，典型的表现为老年患者突发下肢无力伴有分离性感觉障碍（痛温觉缺失而本体感觉尚存）和膀胱直肠功能障碍。老年人可能由于患有心脑血管疾病，服用抗凝、抗血小板等抗血栓药物，导致区域麻醉血肿的风险增加。椎管内阻滞时需考虑抗血栓药阻滞前停药时间和阻滞后再次用药时间，必要时参考凝血功能的检查。术前应用低分子量肝素（low molecular weight heparin，*LMWH*）的患者，行区域麻醉前，预防剂量的 LMWH 需停药至少 12 小时，治疗剂量的 LMWH 需停药至少 24 小时。麻醉后 12 小时内，不建议重启 LMWH 治疗。口服华法林的患者，一般需要区域阻滞前 4~5 天停用，术前评估国际标准化比值（international normalized ratio，*INR*），要求 INR 至少 ≤ 1.4。行区域麻醉前氯吡格雷应停用至少 7 天，噻氯匹定需停药 14 天。

三、全 身 麻 醉

1. 老年人麻醉临床药理学　随着年龄增加，大脑对大多数麻醉药的敏感性增加，老年患者需要更少的麻醉药物剂量。老年人药代动力学及药效动力学发生明显变化（表 11-12），药代动力学方面的改变主要是药物在体内的分布和消除速率，其影响因素为机体的构成成分和肝、肾功能情况。老年人体内总水量和肌肉量减少、脂肪量增加，可影响药物的分布和半衰期。脂肪组织增加，脂溶性高的药物的表观分布容积（Vd）增大，肌肉量减少，水溶性药物的 Vd 减少；体液总量减少，Vd 相应减少。麻醉药物和辅助用药大多是脂溶性的，因此老年患者药物消除延长的主要原因是 Vd 增大。血浆蛋白含量减低时，血浆结合型药物减少、游离型药物增加。肾功能减退、肝血流减少和酶活性降低导致药物消除速率减慢。

表 11-12　老年患者麻醉药临床药理学

药物	大脑敏感度	药代动力学	剂量
吸入麻醉药	↑	—	↓
硫喷妥钠	—	↓初始分布容积	↓
依托咪酯	—	↓初始分布容积	↓
		↓清除率	
丙泊酚	↑	↓清除率	↓
咪达唑仑	↑	↓清除率	↓
吗啡	↑	↓清除率	↓
舒芬太尼	↑	—	↓
阿芬太尼	↑		↓
芬太尼	↑		↓
瑞芬太尼	↑	↓清除率	↑
		↓中央室容积	—
泮库溴铵	不适用	↓清除率	↓
阿曲库铵	不适用	—	—
顺式阿曲库铵	不适用	—	—
维库溴铵	不适用	↓清除率	↓

吸入麻醉药的最低肺泡气有效浓度（minimum alveolar concentration，MAC）亦随年龄增加而减少，40 岁以上，每 10 年 MAC 约降低 0.6%。到 90 岁时 MAC 会降低 30%。

随年龄增加，大脑对丙泊酚的敏感性增高，而清除率则下降。这种叠加效应使老年患者对丙泊酚的敏感性增加 30%~50%。压力反射器敏感性降低的老年患者可出现显著的低血压，特别是当存在低血容量或潜在的心室功能不全时。因此，老年患者的最初诱导剂量应降低 40%~50%。为避免血压下降过多，老年患者注射丙泊酚宜少量分次，延长注射时间。靶控输注（target controlled infusion，TCI）则应用滴定方法，逐步提高浓度。与丙泊酚相比，依托咪酯的血流动力学更稳定，对于老年患者来说是理想的麻醉药物，但是对这种药物的敏感性仍然会显著增加，原因是老年患者初始分布容积更小、清除率更低。老年患者应用苯二氮䓬类药物有可能导致术后谵妄，因此应避免应用。老年患者对于咪达唑仑比年轻患者更敏感，80 岁以上清除率降低 30%。右美托咪定应用于老年患者时，80 岁患者比 60 岁患者清除率降低 25%。

随着年龄增长，老年患者对阿片类药物敏感性增加，主要是药效学敏感性增加而不是药代动力学的变化。对于瑞芬太尼，还存在中央室容积减小和清除率降低导致的药物代谢动力学变化。阿片类药物的主要风险是随着年龄的增长，呼吸抑制的风险增加。老年患者对阿片类药物的大脑敏感性增加和清除率降低可导致严重的通气不足。因此，在围术期即使只给予小剂量阿片类药物，仍存在呼吸暂停的较高风险。肌松药的药效学随年龄的增加无明显改变，肝肾功能下降时会显著延长经由肝脏代谢、肾脏排出的肌松药的作用时间，神经肌肉阻滞的恢复时间可能会增加。

2. 麻醉管理　老年患者麻醉诱导力求平稳，减轻气管插管时的心血管应激反应，必要时可给予降压药、β-受体阻断药等。老年患者麻醉诱导应选择对循环抑制较轻的静脉麻醉药，如依托咪酯。静脉用药一般以滴定方式，从小剂量开始，逐渐加大用量。靶控输注丙泊酚麻醉诱导和维持时的血浆靶浓度应该酌减，建议采用"分步 TCI"的方法给药，降低初始血浆靶浓度（如 1μg/ml），每隔 1~2 分钟增加血浆靶浓度（0.5~1）μg/ml，直至患者意识消失后行气管插管。高龄患者最好给予短效镇静镇痛药物维持麻醉，以避免中长效麻醉药物残余效应对患者苏醒期呼吸功能的影响。肝肾功能障碍的患者，肌松药物最好选择不经过肝肾代谢的药物，如顺式阿曲库铵。与气管插管相比，喉罩置入所需的麻醉药较少，置入和拔除时对血流动力学影响小。预计手术时间小于 4 小时、无喉罩使用禁忌的患者推荐使用喉罩，建议使用密封压高（25~30cmH$_2$O），有胃食管引流管型的喉罩。

常规监测包括心电图、无创血压／有创动脉血压、脉搏血氧饱和度（SpO$_2$）、体温、呼吸频率／节律、尿量等。实施全身麻醉时，应进一步监测吸入氧浓度（FiO$_2$）、呼气末二氧化碳分压（P$_{ET}$CO$_2$）、气道压力、潮气量等。老年患者对于镇静镇痛药物的敏感性显著增高，一般老年患者麻醉维持不宜太深，过度镇静可能导致术中血流动力学不稳定、苏醒期延迟、术后谵妄、术后认知功能障碍，甚至远期死亡率升高等，但亦需防止麻醉过浅出现镇痛不全和术中知晓，因此有条件时应常规监测麻醉深度，如脑电双频指数（bispectral index，BIS）等。连续动脉血压监测在早期发现术中低血压方面比间接监测技术更具有优势，对于先前存在严重心血管疾病或血流动力学不稳定的老年患者，或者外科手术可能导致较大的、突然的心血管变化、快速血液丢失或大的液体转移时，应实施有创动脉血压监测。术中肌松监测可在提供有效术中外科肌松的条件下，避免肌松药物的过度使用。对于术前合并急／慢性脑卒中病史、短暂脑缺血发作（transient ischemic attack，TIA）、中重度颅脑血管狭窄、阿尔茨海默病、帕金森病等疾病患者，有条件可行近红外光谱无创脑氧饱和度（regional saturation of cerebral oxygen，rSO$_2$）监测或者经颅超声多普勒监测（transcranial doppler monitoring，TCD）、电生理学监测等。一些特殊手术，可以考虑连续监测颈静脉球静脉血氧饱和度，以评价及指导脑氧供需平衡的管理。术中经食管超声心动图（transesophageal echocardiography，TEE）既是心脏手术麻醉管理中的标准化监测手段，也是非心脏手术中评估术中急性、危及生命的血流动力学紊乱的重要监测方法。TEE 可从形态和功能两个方面评估循环系统，常用于监测血容量状态、心室（EF 值）和局部心肌的收缩（节段运动）和舒张状态，评价左心功能和右心功能、评估瓣膜形态及功能变化，为围术期心脏功能和循环容量诊疗提供可靠证据。

手术时间较长时，老年患者手术结束前的麻药停用时间可较年轻人适当提前。拔管前为防止拔管以及外科疼痛应激反应，应适当给予镇痛药物，包括芬太尼、舒芬太尼、氟比洛芬酯、帕瑞昔布钠等；脆弱肺功能或者高龄（>75 岁）患者应降低阿片类药物剂量以避免其对呼吸的抑制作用。另外，外科伤口局部浸润 0.2%~0.375% 罗哌卡因 10~20ml 对于减轻患者苏醒期疼痛也十分有效。拔管苏醒期掌握好拔管指征，否则不宜仓促拔管。全麻苏醒期的低氧血症和呼吸抑制多为镇痛药与肌松药残留体内所致，一般可通过面罩给氧或做加压辅助呼吸得以改善，必要时可重新行气管插管或置入喉罩。

如果区域阻滞需要应用镇静药，应注意监测患者的镇静水平防止过度镇静导致呼吸抑制，以及缺氧和（或）二氧化碳蓄积发生。给予右美托咪定需注意防止心动过缓和低血压的发生，从小剂量开始。镇痛药物选择对呼吸抑制影响最小的阿片类药物，从小剂量逐渐滴注；无禁忌情况下，可选择非甾体类镇痛药物，如氟比洛芬酯、帕瑞昔布钠等。

对于合并冠心病的老年患者，除维持全身氧供需平衡外，需提高心肌的氧供需平衡因素，以确保心脏处于最佳工作效率，即维持较慢心率以及适当心肌灌注压力（适当血压以及适当的心室前负荷）。心率保持 50~80 次／分，血压维持在基础值 +20% 范围内可有效维持冠状动脉的灌注。其他包括维持正常左室舒张末期容积、充足的动脉血氧含量和正常体温等。表 11-13 列出了影响心肌氧供及氧耗的因素。心肌梗死后 4~6 周内，原则不推荐进行择期手术。但对于无法保守治疗的急诊外科手术或恶性肿瘤等限期手术，术前需充分的心功能评估，术中加强心功能监测，有条件的可以考虑行 TEE 监测。外科操作尽量防止血容量的严重波动，以利于循环功能管理。

表 11-13　影响心肌氧供及氧耗的因素

降低氧供的因素	增加氧耗的因素
↑心率	↑心率
↓动脉血氧含量	↑左室收缩期室壁压力（左室后负荷）
↓血红蛋白含量	↑收缩压（SBP）
↓血氧饱和度	↑左室容积〔左室舒张末期容积（LVEDV）〕
↓冠状动脉血流量	↓左室室壁厚度
↓冠状动脉灌注压（CPP）	↑心肌收缩力
（CPP=DBP–LVEDP）	
↓舒张压（DBP）	
↑左室舒张末期压力（LVEDP）	
↑冠状动脉血管阻力	

　　术前合并房颤的患者术中很容易出现快速房颤，应寻找导致快速房颤的原因，如有无缺氧、二氧化碳蓄积、麻醉过浅、电解质异常、输液过度导致左心房压力过高等因素。在除外病理性因素后，可以给予艾司洛尔或者胺碘酮治疗。如果快速房颤已经导致严重低血压发生，可以考虑同步电复律治疗。

　　合并脑卒中和 TIA 病史的老年患者，术中需防止潜在围术期脑低灌注性缺血，甚至急性脑梗死的发生，宜将围术期患者的血压保持在平静状态血压基线水平至 +20% 范围。帕金森患者常口服左旋多巴控制症状，左旋多巴的半衰期短（1~3 小时），在术前、术中和术后均应尽量避免干扰治疗连续性。吩噻嗪类、丁酰苯类（如氟哌利多）以及甲氧氯普胺具有抗多巴胺能作用可能加剧帕金森病应避免应用。在静脉麻醉药中，丙泊酚对帕金森患者的影响最小，氯胺酮具有拟交感作用，应该禁用。亦需警惕胸壁僵直和直立性低血压的发生。

　　老年患者呛咳、吞咽等保护性反射下降，易发生反流误吸性肺炎。如帕金森患者由于自主功能障碍、上呼吸道系统肌肉缺乏控制力，误吸风险显著增加，可适当给予抗酸药物。老年患者全麻术中的机械通气可采用保护性通气策略，低潮气量为标准体重 ×（6~8）ml/kg；中度呼气末正压为 5~8cmH$_2$O，每小时连续 3~5 次的手控膨肺，压力不超过 30cmH$_2$O，有助于防止术后肺不张；FiO$_2$ 不超过 60%；吸呼比 1：2.0~2.5。

　　对 COPD 患者，压力控制模式可获得更低的气道峰压和更好的通气 – 血流比，限制在 30cmH$_2$O 以下以防止气压伤。为避免肺过度膨胀，需要设置更小的潮气量。COPD 患者气道阻力增加，且呼出气流速率降低，吸呼比 1：3~1：4，保证气体充分呼出。小气道在呼气末期提前关闭，导致气体潴留和内源性呼吸末正压，可予外源性 PEEP，初始 5cmH$_2$O，但应根据相关指标选择适宜压力，不宜过高，以免加重肺的膨胀，影响血流动力学。术中机械通气的目标是动脉血二氧化碳分压（PaCO$_2$）维持在术前基线水平，严重气流受限的患者可接受容许性高碳酸血症（pH 7.0~7.25）。机械通气期间的吸入氧浓度过高易发生肺不张，不宜超过 50%。

　　老年患者基础代谢率降低，下丘脑体温调控区神经元减少，体温调节能力降低，血管收缩反应和寒战反应减弱，周围环境温度下降时易出现体温下降，手术期间应注意保温。

　　3. 液体治疗与血液管理　术中输液一般首选乳酸林格液或醋酸林格液。如术前肾功能不全，则慎用人工胶体溶液。老年患者的液体管理宜采用目标导向管理策略，有助于降低围术期心肺肾及胃肠道并发症。目前可采用的目标导向液体管理指标为每搏量变异度（stroke volume variation，SVV，>13% 提示容量不足）、脉压变异度（pulse pressure variability，PPV，>13% 提示容量不足）、脉搏波变异指数（pulse wave variability index，PVI）等，主要用于机械通气下目标导向液体管理，液体冲击试验 + 小容量液体持续输注可用于非机械通气患者的容量治疗。

围术期血液管理专家共识指出：血红蛋白 ≥ 10g/L 的患者围术期不需要输注红细胞；血红蛋白 <70g/L，建议输注红细胞；血红蛋白在 70~100g/L 时，根据心肺代偿功能、有无代谢率增高及有无活动性出血等因素决定是否输红细胞。老年患者有以下情况也需要输注红细胞：A. 术前有症状的难治性贫血患者：心功能 Ⅲ~Ⅳ 级，心脏病患者（充血性心衰、心绞痛）及对铁剂、叶酸和维生素 B_{12} 治疗无效者；B. 血红蛋白 <80g/L 并伴有症状（胸痛、直立性低血压、对液体治疗反应迟钝的心动过速或充血性心力衰竭）的患者；C. 术前心肺功能不全、严重低血压或代谢率增高的患者，应保持较高的血红蛋白水平（70~100g/L）以保证足够的氧输送。对冠心病、严重主动脉瓣狭窄等心脑血管疾病及重症患者慎用贮存式自身输血。在条件允许时可进行实时凝血功能监测，如血栓弹力血流图或 Sonoclot 凝血功能监测。

第四节　术后镇痛

老年患者应用术后镇痛可以减轻痛苦，有助于恢复正常活动，从而防止一些并发症，如肺不张、肺炎、静脉栓塞、褥疮等。良好的镇痛也会减少谵妄和慢性疼痛综合征的形成。

一、疼痛强度评分法

疼痛强度评分方法大致分为：

1. 视觉模拟评分法（Visual Analogue Scales，VAS）　一条长 100mm 标尺，一端标示"无痛"，另一端标示"最剧烈的疼痛"，患者根据疼痛的强度标定相应的位置。

2. 数字等级评定定量表（Numerical Rating Scale，NRS）　用 0~10 数字标示不同程度的疼痛强度等级，4 以下为轻度痛，4~7 为中度痛，7 以上为重度痛。

3. 语言等级评定量表（Verbal Rating Scale，VRS）　将疼痛强度分为无痛、轻度痛、中度痛、重度痛。

4. Wong-Baker 面部表情量表（Wong-Baker Face Pain Rating Scale）　由六张从微笑或幸福直至流泪的不同表情的面部象形图组成，分别表示无痛、有点痛、轻微疼痛、疼痛明显、疼痛严重和剧烈痛。可应用于交流困难的、意识不清或不能用言语准确表达的老年患者，但易受情绪、环境等因素的影响（图 11-2）。

图 11-2　Wong-Baker 面部表情量表

研究表明，非语言描述性疼痛评分（如 VAS）在老年患者疼痛评估的应用存在局限性，语言描述性疼痛评分优于非语言描述性评分。可术前对患者进行评估，并选用其可理解的疼痛评分方法。绝大多数认知功能受损的患者可以理解并使用疼痛评分，也应进行疼痛评估，不应因痴呆而忽视其描述。对完全无法交流的老年患者亦可通过面部表情、声音和肢体动作等作为疼痛评估的参考指标。

二、镇痛方法和药物

常用镇痛方法有全身用药和局部用药。全身用药多使用静脉注射给药途径，常用药包括阿片类镇痛药、对乙酰氨基酚、曲马多和非甾体类抗感染药（non-steroidal anti-inflammatory drugs，NSAIDs）等。局部应用局麻药包括切口局部浸润、外周神经阻滞和椎管内给药。患者自控镇痛（patient controlled analgesia，PCA）是目前术后镇痛最常用的方法。

应用吗啡等阿片类药物时，由于药物清除率下降，老年患者术后每天吗啡的总需求量下降。哌替啶可增加谵妄的发生率应避免使用。NSAIDs 类药物是多模式疼痛管理中的重要组成部分，通过减少外周伤害性刺激的传入和调节脊髓水平的敏感性来实现疼痛管理的目的。NSAIDs 应谨慎应用于老年患者，特别是有肾功能不全、消化道溃疡史、正在使用抗凝或抗血小板药物及有出血倾向等的患者（表 11-14）。

表 11-14 使用 COX 抑制剂的危险因素

（1）年龄 >65 岁（男性易发）
（2）原有易损脏器的基础疾病：上消化道溃疡、出血史；缺血性心脏病或脑血管病史（冠状动脉搭桥术围术期禁用，脑卒中或脑缺血发作史慎用）；肾功能障碍；出、凝血机制障碍和使用抗凝药（使用选择性 COX-2 抑制剂不禁忌）
（3）同时服用皮质激素或血管紧张素转换酶抑制及利尿剂
（4）长时间、大剂量服用
（5）高血压、高糖血症、高脂血症、吸烟、酗酒等

硬膜外镇痛不影响神志和病情观察，镇痛完善，尤适于胸及上腹部手术后镇痛。$T_3 \sim T_5$ 脊髓节段阻滞，不仅镇痛效果确实，还可改善冠状动脉血液量，减慢心率，有利于纠正心肌缺血。与静脉给予阿片类药物相比，硬膜外的镇痛效果更好，还可以降低静脉血栓栓塞、心肌梗死、出血、肺炎、呼吸抑制和肾功能衰竭等并发症的风险。但注意在术后需用低分子量肝素预防血栓形成的患者，应于椎管内穿刺 24 小时以后，且导管拔除 2 小时以上，方可开始应用低分子量肝素。外周神经阻滞镇痛包括胸部的胸椎旁神经阻滞、腹部的腹横肌平面阻滞、上肢臂丛阻滞、下肢股神经阻滞或收肌管阻滞等，对呼吸、循环功能影响小，特别适于接受抗凝治疗和心血管功能代偿不良者。研究发现外周神经阻滞镇痛可用于老年患者，特别是下肢手术时，外周神经阻滞与硬膜外阻滞镇痛效果相似。切口局部浸润可单独用于一些表浅手术的术后镇痛。

多模式镇痛（multimodal analgesia）是指联合使用作用机制不同的镇痛药物或镇痛方法，由于作用机制不同而互补，镇痛作用相加或协同，同时每种药物的剂量减小，副作用相应降低，从而达到最大的效应/副作用比，是最常见的术后镇痛方式。在胸、腹等创伤大的手术，多模式镇痛是术后镇痛的首选方法，基础用药为阿片类药物和 NSAIDs（或对乙酰氨基酚）。多模式镇痛常采用的方法包括 ①超声引导下的外周神经阻滞与伤口局麻药浸润复合；②外周神经阻滞和（或）伤口局麻药浸润 + 对乙酰氨基酚；③外周神经阻滞和（或）伤口局麻药浸润 +NSAIDs 药物或阿片类药物或其他药物；④全身使用（静脉或口服）对乙酰氨基酚和（或）NSAIDs 药物和阿片类药物及其他类药物的组合等。

三、老年患者术后镇痛特点

成人手术后疼痛处理专家共识（2014）指出，老年患者术后镇痛特点包括：

①随着增龄，人体各脏器老化、功能减退，影响老年人药物代谢和药效的因素包括心输出量下降、肌肉比率降低、脂肪比率增加、脑血流和组织容积减低、肝肾功能减退，如合并血浆白蛋白减低，更导致游离药物浓度增加，峰浓度易升高，药效增强，对血浆蛋白结合力高的非甾类消炎药和舒芬太尼更为明显。故药物剂量在老人原则上应减低 25% ~50% 以上，用药间隔应适当延长。

②老年人常合并高血压、冠心病、糖尿病、慢性阻塞性肺疾病，更易导致心血管不良事件和呼吸抑制。

③老年人可能同时服用多种药物，更易发生药物相互作用而改变药效，使药物的反应难于准确预测。

④应尽量避免使用有活性代谢产物的药物。芬太尼、舒芬太尼、羟考酮和氢可酮几乎不产生活性代谢产物，可安全用于中等以下肝功能损害的老年患者；曲马多和激动拮抗药布托啡诺、地佐辛等呼吸抑制作用轻微，但应注意过度镇静可能导致呼吸道不通畅；吗啡疗效确切，其代谢产物虽有活性，但作用易于预测，短时间使用不产生镇痛耐受，仍可安全应用于老年患者。

⑤老年镇痛必须有更精确的个体化镇痛方案和更严密的监测，静脉注药时应采用缓慢的速度推注，注药后应有严密监测，应注意在达到理想镇痛效果同时，尽可能减低副作用。老年患者使用阿片类药物更易发生呼吸抑制。

⑥老年是非甾体消炎药的危险因素，即使短期使用也易导致心肌缺血、高血压难于控制、肾功能损害和出血等不良反应，使用时需慎重权衡治疗作用和不良反应，应酌情减低剂量。

老年患者如阿片类剂量过大，易发生呼吸抑制，特别是合并 COPD 等疾病时。呼吸频率 ≤ 8 次 / 分或 $SpO_2<90\%$ 或出现浅呼吸，应视为呼吸抑制，立即给予治疗：停止给予阿片类药物，吸氧，强疼痛刺激，必要时建立人工气道或机械通气，静脉注射纳洛酮［根据呼吸抑制的程度，每次 0.1~0.2mg，直至吸频率 >8 次 / 分或 $SpO_2>90\%$，维持用量 5~10μg/（kg·h）］。对肝肾功能障碍老年患者既要考虑到肝肾功能障碍对镇痛药物的药效学和药动学发生影响，也要考虑到药物是否会加重肝肾损害，以及透析和血液滤过对药效的影响。

第五节　常见围术期并发症防治

一、急性肺栓塞

肺血栓栓塞症（pulmonary thrombo-embolism，PTE）是围手术期患者的常见并发症和重要死亡原因之一，多见于骨科、妇产科、血管外科和胸外科手术患者，以骨科手术最为常见。围术期的 PTE 多见于静脉系统的栓子脱落，偶见心房纤颤者心房栓子脱落。下肢近端（腘静脉或其近侧部位）深静脉血栓形成（deep vein thrombosis，DVT）是肺栓塞血栓栓子的主要来源，预防 DVT 可降低发生 PTE 的风险。任何引起静脉损伤、静脉血流停滞及血液高凝状态的原因都是静脉血栓栓塞症（venous thromboembolism，VTE）的危险因素。

围术期静脉血栓栓塞症的诊断、预防与治疗专家共识建议：术前根据病史、D-dimer 及下肢多普勒超声等检查进行详细 VTE 风险评估，对于 VTE 中度以上风险的患者，与患者及家属进行充分沟通，术中应加强管理，并给予高度重视。对于术前采用药物预防 VTE 的患者，应该充分评估药物作用对于术中管理和有创操作的影响，根据药物代谢特点、患者因素、麻醉和手术要求等选择或停用药物。术前下肢多普勒超声检查可作为围术期 VTE 评估的常规检查方法；应重视中度以上风险的 VTE 患者，维持术中血流动力学稳定，尤其警惕极高度危险的 VET。

1. 术前评估与处理

术前如怀疑患者有 DVT 的形成，诊断流程为：

（1）根据病史及危险因素分析评估，进行 DVT 形成危险分级和 Wells 评分（表 11-15）。

表 11-15　Wells 评分表

临床表现及病史	评分
既往深静脉血栓形成	1
下肢瘫痪或近期下肢石膏制动	1
卧床超过 3 天，或 4 周内接受过大手术	1
沿深静脉走行有局部压痛	1
下肢肿胀	1
两侧胫骨结节下 10cm 处周径之差大于 3cm	1
患侧小腿指陷性水肿	1
进展期癌症	1
可作出非深静脉血栓形成的其他诊断	−2

（2）Wells 评分 <2 分的患者，检测 D-Dimer，如正常，可排除 DVT；如异常，进行加压超声探查及各项相关检查。

（3）Wells 评分 ≥ 2 分的患者，直接进行加压超声探查及各项相关检查。

可参考 VTE 危险因素分层（表 11-16）进行风险评估，在保证患者围术期基本生命体征稳定的情况下，给予相应的处理（表 11-17）。

表 11-16　VTE 危险因素分层

低度危险 *	术前卧床 >3 天，或大手术后 4 周内；近期下肢石膏固定；久坐不动；肥胖；妊娠 / 分娩；静脉曲张等。
中度危险 *	年龄 40~60 岁；膝关节手术（2 周内）；中心静脉置管；恶性肿瘤或化疗；充血性心衰；呼吸衰竭；激素替代治疗或口服避孕药；脊髓瘫痪；妊娠 / 产后；DVT 后；血栓形成倾向；高血压糖尿病病史多年等。
高度危险 *	年龄 >60 岁；骨盆、髋、股骨骨折；胫、腓骨骨折及下肢严重软组织损伤；髋、膝关节置换术（预计 2 周内进行）；重大腹部外科手术后（1 个月内）；严重创伤；大面积烧伤；脊髓损伤；高血压Ⅲ级；糖尿病酮症；严重凝血功能障碍等。
极高度危险	具有 2 项或 2 项以上高度危险因素；1 项高度危险因素附加低、中度危险因素 2 项。

* 指仅含有所列危险因素中的一项

表 11-17　术前 VTE 危险因素评估与处理措施

低度危险	检查：D-dimer，D-dimer 如为阳性，进行下肢静脉 B 超；如 B 超提示有 DVT，明确其位置 处置：低度危险无血栓者，采用基础预防措施：健康教育包括下肢肌肉按摩、足踝活动、抬高患肢；辅助措施包括弹力袜、足底泵等
中、高度危险	检查：尽快进行下肢静脉 B 超检查，如无血栓，一周后或术前一日复查；如 B 超提示有 DVT，明确其位置、状态 处置：（1）中、高度危险无血栓者，在采取基础预防措施的同时，进行药物预防，维持至术前 12 小时。措施：低分子肝素，12 500 或 25 000IU，QD； （2）中、高度危险有血栓者，尽量采用抗凝溶栓。如有抗凝禁忌或严重的髂股静脉血栓不能抗凝者，进行相关科室会诊，确定是否需要放置静脉滤网，或转血管外科手术治疗。
极高度危险	检查：尽快进行下肢静脉 B 超，如无血栓，一周后或术前一日复查；如 B 超提示有 DVT，明确其位置，评估其状态。 处置：术前必须进行抗凝治疗，维持至术前 12 小时，低分子肝素，12500IU，BID，根据患者凝血及血栓变化情况决定抗凝持续时间。 如抗凝后有出血倾向，应记录出血的时间、部位、程度；查凝血指标和 D-dimer，根据病情变化请相关科室会诊，做出相应处理，与术者一起向患者或家属交代风险。

2. 术中评估与处理　术中是否会发生血栓形成，与患者术前的状况、手术体位、手术时间长短、术中是否输血、术中使用止血药物等密切相关（表 11-18）。根据术中危险因素评估，给予相应的预防措施（表 11-19），首选方法为间歇充气加压装置（intermittent pneumatic compression，IPC），其次是弹力袜。

表 11-18　术中危险因素评估

低度危险	年龄 <40 岁，术前生命体征平稳，术中血压、血糖控制稳定，术中仰卧位且未改变体位，手术时间 <30 分钟，未输血、未使用止血药物，无其他危险因素。
中、高度危险	年龄 40~60 岁，术前有血栓病史，且术中血压、血糖控制不稳定及电解质紊乱，术中持续低血压或低氧血症，术中采用特殊体位（如俯卧位、头高脚低位、肾脏体位等），手术时间 >3 小时，术中不适当使用止血药物及利尿药物，术中大量输血，术中使用止血带及骨水泥，大量肌松药的使用等。
极高度危险	在上述 2 种以上中高度危险因素基础上，年龄 >60 岁，骨科大手术（全髋关节置换、全膝关节置换、髋部骨折手术），重度创伤，脊髓损伤等大手术。

表 11-19　术中危险因素评估后处理

低度危险	低度危险无血栓者：术前采用基础预防措施，术中保持血流动力学稳定，手术尽量避免损伤静脉内膜。
中、高度危险	（1）中、高度危险无血栓者：在采取基础预防措施的同时，控制血压血糖稳定，轻度稀释血液（Hct 维持在 0.35 左右），适度补液，规范使用止血带，避免不恰当使用止血药及利尿药。 （2）中、高度危险有血栓者：在上述预防措施基础上，维持血流动力学稳定，严格控制止血带压力及使用时间，及时给予防止血小板积聚的药物，合理控制容量。如术中发生 VTE，及时给予溶栓治疗：如尿激酶或重组组织型纤溶酶原激活物（rtPA）。 （3）术中全麻患者及特殊体位患者：应高度关注麻醉恢复期及体位变动。
极高度危险	在上述中、高度危险因素患者处置的基础上，应更加注意维持血流动力学稳定，止血带使用时间及骨水泥适应证，容量的合理控制及凝血功能的变化。

3. 肺栓塞的处理　对高度怀疑或确诊肺栓塞的患者应密切监测生命体征，对危重症患者，应针对休克、心功能衰竭、呼吸衰竭、心律失常等进行呼吸循环支持治疗。抗凝是 PTE 的基本治疗方法，防止血栓的再形成和复发。溶栓是高危患者的一线治疗方案。其他方法如放置下腔静脉滤器、介入治疗和手术肺动脉取栓等。对已证实大面积栓塞者，尤其是血流不稳定的患者，在溶栓治疗失败或禁忌时，采用外科手术取栓是最积极的措施。

二、谵　　妄

谵妄是急性认知功能改变，表现为随时间波动的意识改变和注意力不集中。术后谵妄（postoperative delirium，POD）是指患者在经历外科手术后出现的谵妄，其发生具有明显的时间特点，主要发生在术后 24~72 小时。谵妄使术后活动延迟、住院时间延长，发生不良并发症的风险增高。高龄是术后谵妄易感因素，65 岁以上患者谵妄发生率明显增加，并且随年龄增加而增加。

谵妄通常急性起病，表现为注意力不能集中，症状随时间变化。它具有以下特性：①觉察清晰度的降低，注意力不能集中或改变；②认知的改变，例如：说话语无伦次、记忆空白、定向障碍、出现幻觉，这些均不能用痴呆和之前已存在的伴随疾病来解释。术后谵妄的机制仍然难以解释。目前无可靠证据表明药物或联合非药物的预防策略可以减少成年患者谵妄的发生率和持续时间。应早期识别并提前采取措施来防治。短期使用氟哌啶醇被认为可以控制躁动、偏执、恐惧和神经错乱。

成人术后谵妄防治的专家共识（2014）介绍了谵妄的易感因素、促发因素和干预措施。

1. 易感因素（表 11-20）　除高龄外，患者的基础疾病如认知功能储备减少、生理储备功能降低、摄入不足、并存多种疾病也导致谵妄发生风险增加。其他还有应用一些药物及某些遗传因素等。

表 11-20　术后谵妄的易感因素

高龄（65 岁或以上）	并存疾病
认知功能储备减少	严重疾病
痴呆	多种并存疾病
认知功能损害	脑卒中史
抑郁	代谢紊乱
生理功能储备减少	创伤或骨折
自主活动受限	终末期疾病
活动耐量降低	合并 HIV 感染
视觉或听觉损害	药物应用
经口摄入减少	有精神作用的药物
脱水	应用多种药物
营养不良	酗酒
	ApoE4 基因型

2. 促发因素（表 11-21） 苯二氮䓬类药物可增加谵妄发生风险。抗胆碱能药物可引起谵妄和认知功能损害，老年患者尤其敏感，可能与其通过血脑屏障阻断中枢 M 受体有关。术后谵妄在心血管手术、矫形外科手术、非心脏大手术和高危手术后较为多见，而小手术后发生率较低。长时间体外循环、重症监护室（intensive care unit，ICU）患者谵妄多发。术后并发症会增加谵妄发生的风险。

表 11-21 术后谵妄的促发因素

药物	导尿管和引流管
镇静催眠药	疼痛刺激
抗胆碱药	精神紧张
多种药物治疗	并发疾病
乙醇或药物戒断	感染
手术	医源性并发症
心血管手术	严重急性疾病
矫形外科手术	代谢紊乱
长时间体外循环	发热或低体温
非心脏手术	贫血
各种诊断性操作	脱水
收住 ICU	低蛋白血症
环境改变	营养不良
身体束缚	脑卒中

3. 麻醉及围手术期处理 目前没有研究提示区域阻滞麻醉与全身麻醉在术后谵妄发生率有明显区别。麻醉药物与术后谵妄关系的研究仍不充分，完善的镇痛可减少谵妄的发生（表 11-22）。

表 11-22 多因素干预研究中的危险因素及干预措施

危险因素	干预措施
认知损害	改善认知功能：与患者交谈，让患者读书、看报、听收音机等
	改善定向力：提供时钟、日历等
	避免应用影响认知功能的药物
活动受限	早期活动，如可能从术后第一日起定期离床
	每天进行理疗或康复训练
水、电解质失衡	维持血清钠、钾正常
	控制血糖
	及时发现并处理脱水或液体过负荷
高危药物	减量或停用苯二氮䓬类、抗胆碱能药物、抗组织胺药和哌替啶
	减量或停用其他药物，以减少药物间相互作用和副作用
疼痛	有效控制术后疼痛
	避免使用哌替啶
视觉、听觉损害	佩戴眼镜或使用放大镜改善视力
	佩戴助听器改善听力
营养不良	正确使用假牙
	给予营养支持

续表

危险因素	干预措施
医源性并发症	术后尽早拔除导尿管，注意避免尿潴留或尿失禁
	加强皮肤护理，预防压疮
	促进胃肠功能恢复，必要时可用促进胃肠蠕动的药物
	必要时进行胸部理疗或吸氧
	适当的抗凝治疗
	防治尿路感染
睡眠剥夺	减少环境干扰包括声音和灯光
	非药物措施改善睡眠

三、支气管痉挛

支气管痉挛的发病率约为 0.15%~0.5%。高危人群为近期上呼吸道感染者、长期吸烟者、哮喘和支气管痉挛史、COPD 患者、有呼吸道梗阻病史者等。

1. 诱发因素　气管内插管等机械刺激是诱发围术期支气管痉挛的最重要的因素，其次为变态反应（表 11-23）。

表 11-23　围手术期支气管痉挛的常见诱发因素

刺激物的受体反应（副交感性）

　误吸物的刺激

　机械性刺激（如气管插管、气管内吸痰、支气管镜检等）

介质释放（变态反应性）

　组胺

　白三烯

5- 羟色胺、慢反应物质

病毒性感染

药物因素

　β- 肾上腺素能受体拮抗剂

　抑制肾上腺素的药物（如阿司匹林、吲哚美辛等）

　抗胆碱酯酶药物（如新斯的明等）

　乙醇（气道刺激）

2. 预防　吸烟患者术前戒烟至少 4~8 周以上，近期上感患者宜择期手术延迟 2~3 周。合并哮喘患者如在哮喘发作期，择期手术宜在病情控制后进行手术，术前预防性使用支气管扩张剂和糖皮质激素治疗。麻醉选择尽量避免气管插管，应用喉罩、区域阻滞麻醉。如必须选择气管插管，麻醉诱导力求平稳，避免兴奋和呛咳，达到充分麻醉深度才插管。选用可降低气道阻力和敏感性的药物，尽量避免组胺释放的药物。如自主呼吸存在，潮气量足够，可深麻醉下拔管。

3. 支气管痉挛的处理　对于气管插管后发生支气管痉挛的患者，应消除刺激因素，如系药物引起，应立即停用。可应用支气管扩张剂（β$_2$ 受体激动剂、抗胆碱药物）雾化吸入，如沙丁胺醇，也可静脉给予氨茶碱或 β$_2$ 受体激动剂（肾上腺素、异丙肾上腺素）。严重支气管痉挛患者雾化吸入途径给药受限，可经气管导管滴入肾上腺素（0.1mg，生理盐水稀释至 10ml），或静脉给予肾上腺素（5~20μg）静脉注射，同时静脉给予糖皮质激素（甲泼尼龙 1mg/kg 或琥珀酸氢化可的松 100mg）。挥发性吸入麻醉药（异氟烷、七氟烷）吸入也有助于缓解严重支气管痉挛。

四、苏醒延迟

苏醒延迟是指麻醉结束后超过预计的时间患者仍未恢复意识。

1. 常见原因 引起全麻后苏醒延迟的常见原因如下（表11-24）。麻醉期间所用药物的残余作用是最常见原因。

表 11-24 引起全麻后苏醒延迟的常见原因

麻醉药物的绝对或相对过量	代谢疾病
药物作用时间延长	肝、肾、脑或内分泌系统的严重疾患
剂量过大	低氧血症和（或）高碳酸血症
中枢对药物的敏感性增加	酸中毒
高龄	低血糖
生物学差异	高渗综合征
代谢效应	水、电解质平衡紊乱
药物的蛋白结合率下降	低体温
药物的清除率下降	高热
药物在体内的再分布	神经毒性或抑制性药物
药物的相互作用和生物学转化	中枢神经系统损伤或功能障碍
	脑缺血
	脑卒中（出血或栓塞）
	低灌注、低血压
	脑水肿
	中枢抗胆碱综合征
	谵妄或术后认知功能障碍

2. 处理 一般治疗原则首先支持疗法，评估生命体征，血压、动脉氧合、心电图和体温，保持通气充分和循环稳定，进行必要的实验室检查，包括电解质、血糖、动脉血气等，必要时请内分泌或神经科医生会诊。

如为术中镇静过度，麻醉药物残余，需要等待药物作用消退。氟马西尼是苯二氮䓬类药物残余作用的特效拮抗药。如阿片类药物的残余作用是苏醒延迟的可能原因，必要时可应用纳洛酮，逐步增加剂量，同时应了解纳洛酮也将拮抗阿片类药物的镇痛作用。肌松药物残余效应也可导致苏醒延迟，可用周围神经刺激明确诊断。在不能用药物作用来解释苏醒延迟时，可考虑其他原因，如低体温、低血糖、电解质紊乱等，均需做相应检查处理。疑为低体温者可进行体温测量，如为低体温需主动加温，尽快复温。腹腔镜手术的二氧化碳气腹可因老年患者肺功能降低，导致二氧化碳潴留。如考虑苏醒延迟为中枢神经系统原因，可请神经科医生协助诊治，必要时行影像学等检查。

五、脑 卒 中

脑卒中分为缺血性脑卒中和出血性脑卒中。围术期脑卒中主要为缺血性脑卒中，出血性脑卒中仅占不到1%。

1. 危险因素 危险因素分为患者自身因素、手术种类和围术期管理三类。患者自身的危险因素包括高龄（>70岁）、女性、脑卒中史或TIA史、颈动脉狭窄（特别是有症状者）、升主动脉粥样硬化（心脏手术患者）、高血压、糖尿病、肾功能不全、吸烟、COPD、周围血管病、心房纤颤、左室收缩功能障碍（左室射血分数 <40%）、术前突然停用抗血栓药物等。在手术种类方面，开放性心脏手术、颈动脉内膜剥脱术风险最高，闭合性心脏手术、头颈部大手术风险次之，非心脏、非神经手术风险较低。在围术期管理方面，长时间手术、全身麻醉、剧烈血压波动、剧烈血糖波动、心房纤颤等可能会增加神经并发症发生。

2. 脑卒中的预防　中国老年患者围术期麻醉管理指导意见指出，对于近期脑卒中（<3 个月）患者，择期手术应推迟至 3 个月之后，同时给予改善危险因素的治疗。对于术前使用抗凝（华法林）或抗血小板治疗的患者，如果手术出血风险为低危，可继续华法林治疗；如果停药后血栓栓塞风险为低危，可手术前后停用华法林；如果不停药有出血风险、而停药后有血栓形成风险，可停药后给予短效抗凝药物（如低分子肝素）过渡。对于术前合并房颤的患者，术前停用抗凝药物（华法林）治疗后应给予肝素过渡；围术期应继续使用抗心律失常药或控制心率药物，并注意纠正术后电解质和液体平衡紊乱；术后应尽早恢复抗凝治疗。他汀类药物具有抗感染和斑块稳定作用。对于合并严重颈内动脉狭窄，可请专科医生会诊协助诊治，确定是否先行再血管化手术。

近期（<3 个月）脑卒中的老年患者如需行无法保守治疗的急诊外科疾患或无法等待至 3 个月以后的限期手术，如肠道恶性肿瘤等，麻醉管理需防范对脑功能的进一步损害：①术前充分的脑功能以及相关疾病状态评估，并告知家属以及外科医生麻醉风险；②将围术期患者的血压保持在平静状态血压基线水平至 +20% 范围；③术中调整通气参数维持 $PaCO_2$ 为 40~45mmHg；④术中监测麻醉深度，以防止镇静过度导致术后谵妄；⑤如果条件允许，推荐使用近红外光谱无创脑氧饱和度监测；⑥循环稳定为确保脑氧供需平衡的前提，加强心功能监测可对血流动力学的精确管理提供保障；⑦术中确保适当动脉血氧饱和度和血红蛋白浓度，防止氧含量过低；⑧有效防止围术期外科相关炎性反应对血脑屏障的进一步损害，应用抗感染药物；⑨术中积极保温，维持体温在 36℃ 以上；⑩如果可能，尽量在手术结束后拔除气管导管，回麻醉后恢复室（postanesthesia care unit，PACU）或者 ICU 继续观察；术后提供有效的术后镇痛，防止血液循环剧烈波动。

脑卒中一旦发生应请神经内科进行专科处理。

第六节　加速康复外科在老年患者围术期的应用

加速康复外科（enhanced recovery after surgery，ERAS）指为使患者快速康复，在围手术期采用一系列经循证医学证据证实有效的优化处理措施，以减轻患者心理和生理的创伤应激反应，从而减少并发症，缩短住院时间，降低再入院风险及死亡风险，同时降低医疗费用。研究显示，ERAS 可安全应用于老年患者。虽然老年患者有比年轻患者更多的并发症，应用 ERAS 措施亦同样有利于老年患者术后的康复，减少并发症，缩短住院时间。

促进术后康复的麻醉管理，是 ERAS 的重要组成部分。我们可以通过术前的评估优化和宣教、术中适宜麻醉方式和药物的选择、液体和体温的管理以及术后的多模式镇痛、防治并发症等方面促进 ERAS 的实施。

一、术前宣教、麻醉评估与准备

促进术后康复的麻醉管理专家共识提出，术前评估的内容包括但不限于：①全面的病史采集；②和患者仔细交谈；③详细的麻醉前检查；④术前测试；⑤麻醉风险评估；⑥了解手术实施方案并制订相应的麻醉计划；⑦适当的其他咨询。麻醉前体格检查至少应该包括气道以及心肺功能评估。

患者在术前一般存在着不同程度的恐惧焦虑，不了解手术麻醉的情况，担心手术是否成功，害怕疼痛与并发症。个体化的宣教是 ERAS 成功与否的独立预后因素。术前对患者的宣教可以让患者了解相关事宜，缓解患者的紧张焦虑恐惧情绪，提高患者满意度。术前焦虑还与术后疼痛的发生及强度有关，除进行术前宣教缓解焦虑外，可应用短效抗焦虑药物，苯二氮䓬类应避免用于老年患者（>60 岁）。

对有心血管系统和呼吸系统等并发症的老年患者，在手术时间允许的情况下，应优化心血管系统和呼吸系统等功能，积极治疗并发症，戒烟、戒酒，力争达到最佳状态。贫血是术后并发症和死亡的独立预后因素，围术期贫血患者应进行贫血治疗。髋、膝关节置换术（total hip/knee arthroplasty，THA/TKA）患者多为中老年人，研究显示 THA 和 TKA 患者术前贫血发生率为 24%，术后贫血发生率为 51%。

患者无胃肠道动力障碍则术前 6 小时禁食固体饮食，术前 2 小时禁食清流质。若患者无糖尿病，推荐麻醉诱导前 2 小时进食高碳水化合物可减轻焦虑、饥饿和口渴的感觉，并且减弱术后胰岛素抵抗和高血糖的发生率、减少术后氮和蛋白质损失、维持肌力，加速患者康复。术前使用可快速透过血脑屏障的 NSAIDs 药物，进行预防性镇痛。其他措施包括切皮 30 分钟前输注抗生素预防感染，合理应用 β 受体阻滞剂、抗凝血药以预防并发症等。

二、术中麻醉选择与管理

全身麻醉、区域阻滞及两者的联合使用等均为 ERAS 理念下可选的麻醉方式。术中联合区域阻滞可减少阿片类药物用量，从而促进患者术后快速恢复、早期胃肠道进食和下床活动。

一些浅表外科手术如腹股沟疝修补术、肛门直肠和乳腺手术、肩和膝关节镜检查术等可应用利多卡因混合罗哌卡因或布比卡因局部浸润麻醉镇痛。

髋部骨折老年患者无禁忌时优先考虑椎管内麻醉，并在患者摆位前，实施患侧局麻药髂筋膜阻滞（解剖定位，或超声引导均可）。存在椎管内麻醉禁忌或椎管内麻醉困难时，可选择外周神经阻滞技术，常用腰丛阻滞、骶丛阻滞和髂筋膜阻滞技术等。结直肠手术、肝切除术等可联合应用硬膜外阻滞。中胸段硬膜外阻滞有利于抑制应激反应，减少肠麻痹，利于术后快速苏醒、术后良好镇痛，促进肠功能恢复。局部浸润或者周围神经阻滞可联合静脉输注丙泊酚、右美托咪定等进行监测麻醉（monitored anesthesia care，MAC），以解除患者焦虑及恐惧情绪、减轻疼痛和其他伤害性刺激反应，提高围术期的安全性和舒适性。

全身麻醉药物尽可能选择短效药物，七氟醚、丙泊酚、依托咪酯等，老年患者尽可能避免使用咪达唑仑。麻醉前应用 α2 受体激动剂如右美托咪定可减少阿片类药物应用。麻醉维持术中避免麻醉过深，可进行麻醉深度监测，BIS 40~60，老年患者避免长时间 BIS<45。全身麻醉控制呼吸时建议采用肺保护性通气策略。避免使用长效肌松药，可选择中效的罗库溴铵、顺式阿曲库铵等。阿片类可应用芬太尼、舒芬太尼及瑞芬太尼等。有条件时术中应用肌松监测避免肌松药过量，手术结束需确认患者咽喉部保护性反射已经恢复且 4 个成串刺激比值 >0.9 时方可拔除气管导管。

老年患者易发生低体温，为避免低体温引起的并发症，应监测体温，适当应用主动加温装置，术中维持患者中心体温 36℃以上。

液体管理是麻醉管理中的重要组成部分，与患者术中安全以及术后康复密切相关。低血容量可导致重要脏器低灌注，引起相关并发症；但补液过多会导致肠道水肿、增加肺间质体液量，导致并发症。可根据容量监测指标如每搏量变异度（SVV）、动脉脉压变异度（PPV）等进行目标导向容量治疗，尽量避免术中、术后过多的液体输入。如果患者没有血容量不足的证据，术中麻醉和术后硬膜外镇痛引起的低血压应该使用升压药治疗。

严格把握输血指征，尽量避免异体输血。术中是否输血亦需关注患者对干预的反应以及是否有低灌注的证据等。Hb 降低至 ≤ 70g/L 时输注红细胞。血红蛋白在 70~100g/L 时，老年患者在有些情况下也需要输注红细胞，可参考围术期血液管理专家共识。THA 和 TKA 术中控制出血除术者微创化手术操作技术外，主要包括控制性降压、血液回输、药物控制出血等。术中平均动脉压（mean arterial pressure，MAP）降至基础血压的 70%（60~70mmHg），或收缩压控制在 90~110mmHg 可明显减少术野出血。有脑卒中或 TIA 史老年患者需谨慎。预计术中出血量达全身血容量的 10% 或者 400ml 以上，或失血可能导致输血者建议采用术中血液回输。

三、术 后 管 理

疼痛管理是 ERAS 的重要环节。疼痛是患者术后主要的应激因素之一，可导致患者术后早期下床活动或出院时间延迟，阻碍外科患者术后康复、影响患者术后生活质量。ERAS 理念下的疼痛管理涵盖术前、术中和术后的围术期全程。预防性镇痛和多模式镇痛是 ERAS 中术后疼痛管理常用的两种镇痛理念。

围术期伤害性刺激的传入和术后的炎症反应均可导致外周和中枢敏化，术前预防性镇痛，使用快速透过血脑屏障抑制中枢敏化的药物（如选择性 COX-2 抑制剂），可抑制外周和中枢敏化，降低术中应激和炎症反应，降低术后疼痛强度，减少镇痛药物需求。

多模式镇痛是联合作用机制不同的镇痛方法或镇痛药物，镇痛作用协同或相加，同时每种药物剂量减少，不良反应相应减低，从而达到最大的镇痛效应 / 不良反应比。ERAS 中推荐无禁忌情况下，推荐采用选择性 COX-2 抑制剂、非选择性 NSAIDs 或对乙酰氨基酚作为多模式镇痛的基础用药，尽量减少阿片类药物用量。

椎管内镇痛常用于胸部与上腹部手术；静脉镇痛推荐使用患者自控镇痛方法；神经阻滞镇痛可在胸部手术应用椎旁阻滞置管，腹部盆腔手术推荐腹横肌平面阻滞、腹直肌鞘阻滞，上肢手术推荐臂丛神经阻滞和置管，下肢手术推荐腰丛、股神经和坐骨神经阻滞与置管；切口局部浸润采用长效局部麻醉药物罗哌卡因可达到术后 12 小时的切口镇痛效果，常和其他方式复合使用。如髋部骨折手术术后镇痛首选神经阻滞镇痛技术，包括髂筋膜阻滞、股神经阻滞、腰丛阻滞以及以上技术的联合，目前认为闭孔神经联合股外侧皮神经阻滞是术后镇痛最有效的阻滞方案；次选硬膜外镇痛。

术后恶心呕吐（postoperative nausea and vomiting，PONV）预防是 ERAS 的重要组成部分。PONV 是患者延迟出院的重要原因，发生率约为 25%～35%。发生 PONV 的因素包括：女性、不吸烟、有 PONV 史或晕动症病史、ASA 分级低、术前高度紧张焦虑、偏头痛、50 岁以下、使用吸入麻醉药、使用阿片类药物、手术时间长、腹腔镜手术、胃肠道手术、神经外科手术、妇科手术方式等。降低术后恶心呕吐风险的推荐措施有：应用区域麻醉，避免全身麻醉；避免使用吸入麻醉药；静脉麻醉药首选丙泊酚；适当补液；尽量限制使用阿片类药物，药物预防等。对中危以上患者应给予有效的药物预防（表 11-25），不同作用机制的 PONV 药物联合用药的防治作用优于单一用药。对低、中危患者可选用上述一种或两种药物预防，对高危患者可用二至三种药物组合预防。

表 11-25 常用预防 PONV 药物的使用剂量和时间

药物	给药时间	成人剂量
昂丹司琼	手术结束前	4mg IV
		8mg ODT
多拉司琼	手术结束前	12.5mg IV
格拉司琼	手术结束前	0.35~3mg IV
托烷司琼	手术结束前	2mg IV
帕洛诺司琼	诱导前	0.075mg IV
阿瑞匹坦	诱导前	40mg PO
地塞米松	诱导后	4~5mg IV
氟哌利多	手术结束前	0.625~1.25mg IV
氟哌啶醇	手术结束前或诱导后	0.5~2mg IM or IV
苯海拉明	诱导时	1mg/kg IV
东莨菪碱	手术前晚或手术开始前 2~4h	贴剂

术后肠麻痹可延迟患者早期经口进食时间，延长住院时间，尤其是腹部术后患者。预防术后肠麻痹的措施包括：施行多模式镇痛，应用非阿片药物镇痛，可减少阿片类镇痛药物的用量；术中大量液体的输入可能导致肠黏膜水肿，延迟肠道功能恢复，因此术中应尽量减少液体量的输入；不留置鼻胃管以及

实施微创手术、咀嚼口香糖、早期进食和下床活动等。

其他措施包括术后对患者的心血管功能、呼吸功能、肝肾功能、胃肠功能、认知功能、凝血功能、血糖水平等的评估和优化等。

（左明章　周淑珍）

参 考 文 献

1. Partridge JS, Harari D, Dhesi JK. Frailty in the older surgical patient: a review. Age Ageing, 2012, 41 (2): 142–147.

2. 中华医学会老年医学分会, 解放军总医院老年医学教研室. 老年患者术前评估中国专家建议 (2015). 中华老年医学杂志, 2015, 34 (11): 1273–1280.

3. 邓硕曾, 盛海忠, 张金华. 关注老年衰弱症, 强化围术期高龄患者管理. 麻醉安全与质控, 2017, 1 (5): 269–272.

4. 左明章, 田鸣译. 老年麻醉学. 北京: 人民卫生出版社, 2010.

5. 邓小明, 姚尚龙, 于布为, 等. 现代麻醉学. 4 版. 北京: 人民卫生出版社, 2014.

6. 中华医学会麻醉学分会. 2017 版中国麻醉学指南与专家共识. 北京: 人民卫生出版社, 2017.

7. Fleisher LA, Beckman JA, Brown KA et al. ACC/AHA 2006 Guideline Update on Perioperative Cardiovascular Evaluation for Noncardiac Surgery: Focused Update on Perioperative Beta-Blocker Therapy—A Report of the American College of Cardiology/American Heart Association Task Force on Practice Guidelines (Writing Committee to Update the 2002 Guidelines on Perioperative Cardiovascular Evaluation for Noncardiac Surgery) Anesth Analg, 2007, 104 (1): 15–26.

8. Fleisher, LA; Beckman, JA; Brown, KA; et al. ACC/AHA 2007 Guidelines on Perioperative Cardiovascular Evaluation and Care for Noncardiac Surgery: Executive Summary: A Report of the American College of Cardiology/American Heart Association Task Force on Practice Guidelines (Writing Committee to Revise the 2002 Guidelines on Perioperative Cardiovascular Evaluation for Noncardiac Surgery): Developed in Collaboration With the American Society of Echocardiography, American Society of Nuclear Cardiology, Heart Rhythm Society, Society of Cardiovascular Anesthesiologists, Society for Cardiovascular Angiography and Interventions, Society for Vascular Medicine and Biology, and Society for Vascular Surgery. Circulation, 2007, 116 (17): 1971–96.

9. 中华医学会麻醉学分会老年人麻醉学组. 中国老年患者围术期麻醉管理指导意见. 国际麻醉学与复苏杂志, 2014, 35 (10): 870–881, 901.

10. 中华医学会麻醉学分会. 2014 版中国麻醉学指南与专家共识. 北京: 人民卫生出版社, 2014.

11. 中华医学会心血管病学分会非心脏手术患者围术期 β 受体阻滞剂应用专家组. 非心脏手术患者围术期 β 受体阻滞剂应用中国专家建议. 中华心血管病杂志, 2014, 42 (11): 895–897.

12. 中国加速康复外科专家组. 中国加速康复外科围术期管理专家共识 (2016). 中华外科杂志, 2016, 54 (6): 413–418.

13. 中华医学会麻醉学分会. 围术期血糖管理专家共识 (快捷版). 临床麻醉学杂志, 2016, 32 (1): 93–95.

14. Le-Wendling L, Bihorac A, Baslanti TO, et al. Regional anesthesia as compared with general anesthesia for surgery in geriatric patients with hip fracture: does it decrease morbidity, mortality, and health care costs? Results of a single-centered study. Pain Med, 2012, 13 (7): 948–956.

15. 邓小明, 曾因明, 译. 米勒麻醉学. 7 版. 北京: 北京大学医学出版社, 2011.

16. Seitz, DP; Shah, PS; Herrmann, N; et al. Exposure to general anesthesia and risk of Alzheimer's disease: a systematic review and meta-analysis. BMC Geriatr, 2011, 11: 83.

17. 中华医学会麻醉学分会老年人麻醉学组. 中国老年患者围术期麻醉管理指导意见 (续). 国际麻醉学与复苏杂志, 2014, 35 (11): 964–976.

18. Gonzalez-Ayora, S; Pastor, C; Guadalajara, H; et al. Enhanced recovery care after colorectal surgery in elderly patients. Compliance and outcomes of a multicenter study from the Spanish working group on ERAS. Int J Colorectal Dis, 2016, 31 (9): 1625–1631.

19. 中国医师协会麻醉学医师分会. 促进术后康复的麻醉管理专家共识. 中华麻醉学杂志, 2015, 35 (2): 141–148.

20. 中华医学会麻醉学分会老年人麻醉学组. 中华医学会麻醉学分会骨科麻醉学组. 中国老年髋部骨折患者麻醉及围术期管理指导意见. 中华医学杂志, 2017, 97 (12): 897–905.

第 12 章

老年人健康管理

第一节 概　述

人口老龄化增长和预期寿命延长，使我国老年人群呈现出高龄化、慢病化、失智化、失能化和空巢化的特征，给老年人自身和家庭以及社会和经济发展带来了巨大影响。由此，老年人群对健康的需求日益扩大，并随年龄增长而不断增加，但我国老年人对健康管理（health management）的认知程度和利用水平普遍偏低，如何利用有限的卫生资源为老年人群提供高效的健康服务，成为我国公共卫生体系面临的严峻挑战和研究的热点难点。

1990 年，第 40 届世界卫生组织哥本哈根会议提出了健康老龄化（healthy aging）的观点，健康老龄化是面对老龄化挑战的目标策略，也是应对老龄化发展的必然选择。而健康管理是实现健康老龄化的重要途径，为老年人提供连续性、综合性、协调性的优质高效的卫生服务，及时了解老年人的健康状况，控制可能发生疾病的危险因素，为老年人提供有针对性的预防性干预措施和健康指导，阻断、延缓甚至逆转疾病的发生和发展，使老年人延长健康期，缩短带病期、伤残期和需要照料的时间，并尽可能提高老年人的自理能力，同时减少因老年人健康受损而带来的医疗资源消耗和社会经济负担。

一、健康管理的起源与发展

人类有史以来一直进行着健康管理的理论与实践探索。早在 2000 多年前《黄帝内经素问四季调神大论》中的"圣人不治已病治未病，不治已乱治未乱，此之谓也。夫病已成而后药之，乱已成而后治之，譬犹渴而穿井，斗而铸锥，不亦晚乎"已经孕育着"预防为主"的健康管理思想。而"上医治未病，中医治欲病，下医治已病"则与健康风险评估和控制的思想不谋而合。希波克拉底曾指出"能理解生命的人同样理解健康对人来说具有最高的价值"，同样，西方古代医学文献中也记录着健康管理的思想火花。

现代健康管理的理念和实践最早出现在美国，为了更好地管理卫生资源，完善医疗服务质量，保证每个家庭享有高质量、可承受的医疗服务，美国蓝十字和蓝盾保险公司早在 1929 年就通过对教师和工人提供基本的医疗服务进行了健康管理的实践探索；1969 年，美国联邦政府出台了将健康管理纳入国家医疗保健计划的政策；1978 年，Dee.W.Edington 博士在美国密执安大学成立了健康管理研究中心，旨在研究生活方式行为及其对人一生健康、生活质量、生命活力和医疗卫生使用情况的影响。美国的健康管理人人参与、覆盖面广，全国健康计划提供了宏观政策支持，医疗保险机构与医疗集团合作确保了财政资金来源，全方位的健康管理策略和多元化的健康服务机构，被证实在降低个人患病风险和减少医疗开支方面均有显著成效，也因此迅速得到了全球响应，英国、法国、德国、芬兰、日本和澳大利亚等发达国家积极参与、效仿和实施。芬兰实施以社区为基础的危险因素干预，强调改变和创造健康的自然和社会环境，是一种从源头上降低疾病危险因素的健康管理模式；德国健康管理的主要实施手段是将健康医疗保险与预防医疗结合；日本则将健康管理内容覆盖健康维护各个环节，重视健康教育，旨在建立一个健康环境。

健康管理在我国最早出现在 20 世纪 90 年代后期。1994 年，中国科学技术出版社出版的《健康医学》将"健康管理"作为完整一章，比较系统地表述了健康管理的初步概念与分类原则、实施方法与具体措施等。2000 年以后，发达国家健康管理的理念、模式、技术与手段开始传播及引入，相关产品技术开始研发和应用，我国以健康体检为主要形式的健康管理行业真正开始兴起。特别是 2003 年以后，随着国民健康意识和健康需求的进一步提高，健康管理（体检）及相关服务机构明显增多，行业及市场化推进速度明显加快，并逐步成为健康服务领域的一个新兴朝阳产业。健康管理行业的快速兴起与发展，催生并推动了健康管理新的医学学科与相关学术机构或平台的建立，如中华医学会健康管理学分会、中华预防医学会健康风险评估与控制专业委员会、中国医师协会医师健康管理与健康保险专业委员会的建立，《中华健康管理学杂志》的创刊等。截至 2013 年，国内健康体检与健康管理相关机构已达上万家，从事健康体检及相关服务人员达到数十万人。2008 年，中国科技部公布并组织实施了第一个健康管理国家支撑计划课题——"中国人个人健康管理信息系统的构建与应用"。2012 年，杭州师范大学建立国内首个健康管理学院，并开始招收第一届健康管理专业本科生和研究生。健康管理及相关产业正在成为中国现代医学创新体系的重要组成部分和国民经济新的支柱产业之一。

二、健康管理的定义和理念

健康管理学是一门集现代医学、管理科学和信息技术为一体的新兴边缘学科，主要涉及健康检测与监测、健康评估与风险控制、健康干预与促进、健康教育与咨询服务等。健康管理由健康体检发展而来，由健康保险推动而壮大，由健康信息技术支撑而普及，由世人不断增长的健康物质和精神需求牵引而迅速发展。

健康管理虽然在国际上已出现数十年，但因不同专业的视角局限，有关其定义、概念及内涵的表述在很长一段时间内未能达成统一。为此，2009 年中华医学会健康管理学分会和《中华健康管理学杂志》在广泛征求健康管理相关专家、产业及行业机构代表意见或建议的基础上，形成了《健康管理概念与学科体系的中国专家初步共识》（以下简称《初步共识》）。《初步共识》中将健康管理的概念（定义）表述为以现代健康概念（生理、心理和社会适应能力）和新的医学模式（生理 - 心理 - 社会）以及中医治未病为指导，通过采用现代医学和现代管理学的理论、技术、方法和手段，对个体或群体整体健康状况及其影响健康的危险因素进行全面检测、评估、有效干预与连续跟踪服务的医学行为及过程。其目的是以最小投入获取最大的健康效益。

《初步共识》认为健康管理概念内涵的要素与重点：健康管理是在健康管理医学理论指导下的医学服务。健康管理的主体是经过系统医学教育或培训并取得相应资质的医务工作者，客体是健康人群、亚健康人群（亚临床人群、慢性非传染性疾病风险人群）以及慢性非传染性疾病早期或康复期人群。健康管理的重点是健康风险因素的干预和慢性非传染性疾病的管理。健康管理服务的两大支撑点是信息技术和健康保险。健康管理的大众理念是"病前主动防，病后科学管，跟踪服务不间断"。健康体检是基础、健康评估是手段、健康干预是关键、健康促进是目的。

健康管理是一种前瞻性的卫生服务模式，也是一个无限循环上升的持续动态过程，具有长期性、连续性和追踪性的特征，在实施健康干预措施一定时间后，需要评估干预效果、调整干预措施，从而提供有针对性、个性化的健康管理服务，最终才能实现健康管理的预期效果。

三、老年人的健康管理模式

老年人健康管理是以预防和控制老年疾病发生与发展、提高生命质量为目的，针对老年人个体及群体进行健康教育，提高自我管理意识和水平，并对其生活方式相关的危险因素，通过健康信息采集、健康检测和评估、个性化监管和干预等手段持续加以改善的过程和方法。老年人的健康管理既包括健康老年人的预防保健，也包括患病老年人的多学科诊疗；既包括居家照护、社区老年人的日常保健，也包括住院老年人的综合救治和临终关怀。通过政府对老年人健康管理政策或规定的实施，以医疗机构、社区卫生服务机构、社会组织为载体，从而为老年人提供综合性、连续性的优质高效健康服务。世界上的许多发达国家都已形成了比较完善的老年人健康管理体制，拥有了比较健全的老年人健康管理机构，制定了比较明确的老年人健康管理制度。

2009 年，我国基本公共卫生服务项目启动，《国家基本公共卫生服务规范（2009 年版）》首次明确老年人健康管理服务是国家为 65 岁及以上老年人提供的一项包括生活方式和健康状况评估、体格检查、辅助检查、进行健康干预和健康指导的服务，并在之后的各版本中（2011 年版、2017 年版）进一步明确了老年人健康管理服务规范，清晰界定了其服务对象、内容、流程及要求。2013 年，国务院发布了《关于促进健康服务业发展的若干意见》，明确将健康管理与促进服务纳入国家发展健康服务业的发展目标及新兴业态。2015 年，国务院出台了《关于推进医疗卫生与养老服务相结合的指导意见》，鼓励医疗卫生机构与养老服务融合发展，提高综合医院为老年患者服务的能力，提高基层医疗卫生机构康复、护理床位占比，加强养护型、医护型养老机构建设，实现以社区为核心、家庭为基础、专业老年机构为依托，集预防、医疗、康复、护理、临终关怀为一体的服务。

老年人的健康管理与年轻人不同，在制订方案时要符合老年人个性化的目标性的健康需求，充分考虑老年人的预期寿命、功能状态、风险获益以及个人意愿；个性化干预方案要适当；要持续跟踪管理老年人心理、生理、营养、功能、运动、慢性病等；定期总结老年人躯体功能和生活质量的变化以及生命不良事件的发生，随时优化方案，循环往复。老年人实施健康管理越早越好，从整体视野、全人角度对老年人进行综合评估和健康干预，从以往单纯关注疾病的医疗模式转变为关注老年人整体功能和生活质量为核心的健康管理服务模式。针对老年人这一特殊人群，健康管理应体现"六全"理念，即重视身心健康（全人）、构建集无病院前预防、有病院内救治、病后院外康复、日常居家照护、临终安宁疗护"五位一体"的连续、动态、系统的医疗保健服务体系（全程）、覆盖包括个人 - 家庭 - 社区 - 环境的生活全域（全域）、预防治疗并举、康复照护并重（全方位）、改变单病和专科诊疗模式为共病和多学科诊疗模式（全科）、开展健康宣教、引导识别慢病、转变生活方式（全民健康教育）。

结合国外经验和国内实践，构建以医院 - 社区 - 家庭三元联动、三位一体的健康管理模式，通过在医院、社区、家庭三者之间形成一个闭合环形的交流协作模式，为老年人提供分级诊疗、无缝衔接的健康服务是符合我国国情的老年人健康管理模式。本章将从老年人的社区、医院、自我健康管理几个方面就上述模式展开描述，并就老年人常见健康问题的评估和干预加以阐述。

第二节　老年人社区健康管理

老年人的生活是以社区为中心的，他们的大部分时间都在社区中度过，在日常生活和精神心理上较其他人群更为依赖社区，但因老年人行动不便，加之部分失能和完全失能老年人占据相当比例，他们的健康需求对医疗机构的距离远近和方便程度均比较敏感，因此社区成为了老年人健康管理实施的主要场所。

早在 20 世纪 80 年代，世界卫生组织就提出了社区卫生保健服务是应对老龄化社会最经济适宜的医疗卫生服务模式，充分体现了社区卫生服务在全球卫生工作中的战略地位。许多发达国家已投入了大量的人力物力用于建设社区健康管理和卫生服务。英国建立的以国家为核心运营机构的全民医疗卫生服务系统——National Health System（NHS）分为三层管理等级，第一层即为社区基础医疗系统，每个社区公民都有专门的家庭医师，负责基本医疗服务；澳大利亚以社区为基础，以全科医生、医院和护理机构为老年人健康管理的主要服务提供者，其服务范围不仅针对老年人的身体疾患和功能障碍，也包括心理疏导和社会援助，同时还采取了多种方式鼓励老年人留在家中和社区接受医疗护理服务。

针对我国人口基数大的基本国情以及医疗中心向基层下移的政策倾斜，基层医疗卫生服务系统必然成为实现老年人健康管理的主体。国家已从卫生法规政策上给予指导，并有计划、有步骤地建立健全以社区卫生服务中心和社区卫生服务站为主体，以老年人、慢性病患者为服务重点，提供公共卫生服务和基本医疗服务。将健康管理扎根于社区，具有提高社会公平性、发扬社区能动性、最大力度解决民生问题的优势。以社区为健康管理的发展平台，既可以解决我国医疗资源严重不足的窘境，完善基层医疗机构的功能职责，又可以改变目前由于经济利益驱使、社区卫生服务水平低、政策配套不完善而造成的双向转诊管理中"转上容易转下难"的尴尬，更重要的是有利于社区医生更好地承担老年人疾病预防、治疗、康复等工作任务，提高老年人的健康水平并降低医疗费用，起到老年人健康"守门人"的重要作用。

一、老年人社区健康管理的特点

1. 健康管理的必要性　老年人对自主选择医生的满意度、与医生交流时间的满意度都较低，尤其是 70 岁及以下的老年人、离退休者、不愿意选择社区医院看病者、在社区买药时间短者，提示许多社区老年人有着强烈的拥有自主选择权、获得更多医患交流的健康需求。因此，有必要加强老年人自主选择权、延长医患交流时间，提高老年人对社区医师的依从性，为取得良好的健康管理效果奠定基础。同时随着社会的进步，老年人的文化素质已经越来越高，他们更重视服务中的细节，在未来的老年人社区健康管理工作中，必须更注重管理细节、体现更高的人文关怀。

2. 健康管理的复杂性　导致疾病的原因非常复杂，因此从疾病的原因入手进行阐释，可以为慢性病的预防提供有效的指导。现代医学认为，引发慢性病的原因主要体现在生活环境、生活方式、生物遗传因素和医学发展水平等方面，这几方面因素相互依存、相互影响。慢性病的发生发展与多种易感危险因素之间存在着非常复杂的关系，尤其是多种因素都可以引起同一种慢性病，多种慢性病也有同一种危险因素。因此从这种复杂的关系中找出与慢性病的发生具有紧密联系的危险因素，有助于慢性病的预防与控制。

3. 健康管理的可行性　慢性病的病因虽然很多，但不良生活习惯是其中重要的危险因素，并且具有一因多果的特点，例如饮酒可以引起脂肪肝、肝硬化和心脏病，还会导致胰腺炎和胃癌等。虽然人们知道这些危险因素，但要改变个人生活习惯却非常困难。一个不良生活习惯的改变需要有坚强的毅力和自制力，还需要来自外界的约束力，这就需要国家制定相关法规来加以规范，更重要的是在社区内进行不间断的健康生活方式的宣传和教育活动，引导居民进行健康的生活方式，摒弃不良的生活方式，通过多种方式引导和教育，可以更好地减少由于不良生活习惯而引起的慢性病。

4. 健康管理的社会性　引起疾病的几方面原因，并不能由传统的医学方法给出合理的解释，慢性病的预防和管理中不能忽视社会方面的因素和个人心理方面的因素。现代新型医学模式的发展提出慢性病的预防和治疗不再单纯依靠医院进行，而是将其看作是一个社会参与的工程，慢性病防治工作的重点开始逐渐向社区卫生服务中心和患者个人转移，从而增加了患者本人及其家庭对于疾病防治的参与积极性。随着现代新型医学模式的深入发展和广泛应用，增强社会成员保健意识，使其积极参与到健康管理中来，将会提高全民的健康水平。

二、老年人社区健康管理的规范

2009 年 10 月 10 日，卫生部印发了《国家基本公共卫生服务规范（2009 年版）》，并在此基础上，先后组织专家对规范内容进行了两次修订和完善，于 2017 年形成了《国家基本公共卫生服务规范（第三版）》。《规范》对老年人健康管理的服务对象、内容、流程、要求、工作指标及服务记录表等作出了规定，是乡镇卫生院、村卫生室和社区卫生服务中心（站）等基层医疗卫生机构为老年人提供免费的、自愿的基本公共卫生服务的重要参考依据。与此同时，以《国家基本公共卫生服务规范（2011 年版）》中的《老年人健康管理服务规范》为依据，在总结项目前期实施经验及国内外研究成果的基础上，经过多次论证，对服务规范的内容和要求进行了细化和具体化，形成了推荐性卫生行业标准《老年人健康管理技术规范》，于 2015 年 11 月 4 日发布，2016 年 4 月 1 日开始实施。

1. 服务对象 辖区内 65 岁及以上常住居民。凡是在社区居住半年以上的老年人，无论是户籍和非户籍人口，都能在居住地的乡镇卫生院、村卫生室或社区卫生服务中心（站）享受到老年人健康管理服务。

2. 服务内容 每年为老年人提供 1 次健康管理服务，包括生活方式和健康状况评估、体格检查、辅助检查和健康指导。

（1）生活方式和健康状况评估：通过问诊及老年人健康状态自评了解其基本健康状况、体育锻炼、饮食、吸烟、饮酒、慢性疾病常见症状、既往所患疾病、治疗及目前用药和生活自理能力等情况。

（2）体格检查：包括体温、脉搏、呼吸、血压、身高、体重、腰围、皮肤、浅表淋巴结、肺部、心脏、腹部等常规体格检查，并对口腔、视力、听力和运动功能等进行粗测判断。

（3）辅助检查：包括血常规、尿常规、肝功能（血清天门冬氨酸氨基转移酶、血清丙氨酸氨基转移酶和总胆红素）、肾功能（血清肌酐和血尿素）、空腹血糖、血脂（总胆固醇、三酰甘油、低密度脂蛋白胆固醇、高密度脂蛋白胆固醇）、心电图和腹部 B 超（肝胆胰脾）检查。

（4）健康指导：告知评价结果并进行相应健康指导。

1）对发现已确诊的原发性高血压和 2 型糖尿病等患者同时开展相应的慢性病患者健康管理。

2）对患有其他疾病的（非高血压或糖尿病），应及时治疗或转诊。

3）对发现有异常的老年人建议定期复查或向上级医疗机构转诊。

4）进行健康生活方式以及疫苗接种、骨质疏松预防、防跌倒措施、意外伤害预防和自救、认知和情感等健康指导。

5）告知或预约下一次健康管理服务的时间。

3. 服务流程（图 12-1）

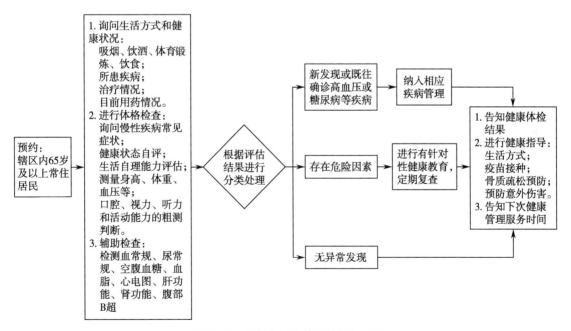

图 12-1　老年人健康管理的服务流程

4. 服务要求

（1）开展老年人健康管理服务的乡镇卫生院和社区卫生服务中心应当具备服务内容所需的基本设备和条件。

（2）加强与村（居）委会、派出所等相关部门的联系，掌握辖区内老年人口信息变化。加强宣传，告知服务内容，使更多的老年人愿意接受服务。

（3）每次健康检查后及时将相关信息记入健康档案。具体内容详见《居民健康档案管理服务规范》健康体检表。对于已纳入相应慢病健康管理的老年人，本次健康管理服务可作为一次随访服务。

（4）积极应用中医药方法为老年人提供养生保健、疾病防治等健康指导。

5. 工作指标 老年人健康管理率＝年内接受健康管理人数/年内辖区内65岁及以上常住居民数 × 100%。接受健康管理是指建立了健康档案、接受了健康体检、健康指导、健康体检表填写完整。

三、老年人社区健康管理的实施

1. 健康档案 基层卫生工作人员以问卷调查、健康体检、入户访谈等方法收集老年人的健康信息，包括基本信息、个人疾病史、疾病家族史、吸烟状况、膳食情况、运动情况、睡眠情况、心理情况、居住环境、体检结论、慢性病用药情况等，再通过录入规范统一的信息平台，为老年人建立全面、系统、准确的健康档案。建立健康档案要力争覆盖全社区的所有老年人，集中保存，统一归档，一人一档，分类归档，并尽量将信息采集到电子档案中，在做好信息保密的工作基础上，实现老年人健康信息在医疗信息平台上的共享，方可全面分析老年人存在的主要问题，面临的疾病风险，应改进的方面及应注意的事项等。将社区老年人的健康档案进行规范管理，可确保档案管理责任到人、网络健全、制度到位、硬件落实、管理达标的目的。健康档案的统一建立和规范管理，是一个动态连续且全面记录的过程，为社区老年人的健康保健和疾病防治工作提供了准确而又有效的数据。

2. 健康评估 通过专业健康评估软件、社区全科医生、健康管理师等角色根据老年人的健康档案、健康评估问卷，可从以下几个角度对健康风险进行评估：发现生活方式问题和健康危险因素：生活方式评估；睡眠质量评估；慢性疾病评估：糖尿病、高血压、卒中、冠状动脉粥样硬化性心脏病、骨质疏松等患病风险评估；心理评估；功能医学评估；中医体质辨识等。还可通过建立数学模型对老年人的健康状况及在未来一段时间内发生某种疾病或健康危险的可能性进行量化评估。健康评估和风险预测一般有两种方法：一是在危险因素与疾病发生风险的基础上，根据个体暴露于危险因素产生疾病的风险点数和被测个体暴露的危险因素种类，经加权评分处理后，计算被评估个体的危险得分与人群平均风险得分，再比较确定此个体发生某疾病的风险；二是采用概率论的方法，运用多因素数理分析得出患病风险与危险因素之间的关系模型。定量评估疾病危险性可将服务对象按高危、中危和低危进行分级分类，从而指导健康改善方案的制订。此外，建议以图示的方式，与控制危险因素后的个人最低风险（或称目标风险）以及同年龄性别组人群的平均风险比较，同时列出个人与每种疾病发病相关的主要危险因素，并针对个人健康危险因素制订健康管理处方和健康改善行动指南。被管理者获得健康报告时，全科医生与其进行面对面的交流，回答其提出的疑问，鼓励其参考健康管理处方和健康改善行动指南积极管理好自身健康。

3. 健康干预 根据健康档案、通过风险评估，为不同健康状况的老年人制订相应的健康计划，例如对于亚健康人群实施健康管理改善、对于健康人群可继续维护健康管理、采用临床风险控制方案管理亚临床人群、采用综合干预达标的方式管理慢病人群。实施干预还需对干预效果进行评价，干预工作应有方案、有记录、有评价、有效果，才能提高社区老年人的健康水平。这一步骤是整个健康管理过程的核心。根据对社区老年人风险因素的评估结果，提出改善健康措施，制订个性化的健康促进计划。通过健康状态管理、生活方式干预、疾病风险管理、膳食营养指导、心理健康干预、运动处方、健康教育和健康促进等措施来达到促进社区老年人健康的目的。对健康干预的实施效果进行监测和跟踪，了解存在的问题，评价计划和措施的实施效果，更好地促进社区老年人的健康。

（1）生活方式干预：可参照美国加州北部的威玛研究所（Weimar Institute）于1997年设立的生活方式研究项目——"NEWSTART"。该项目提倡的健康生活方式包括：营养（Nutrition），在日常生活中要求均衡营养，食物多样化，增加粗粮、杂粮的比例；多吃新鲜水果和蔬菜，少油低盐低糖；注意总热量，坚持早餐。锻炼（Exercise），坚持适宜运动，每天活动消耗300~500kcal（1257~2095kJ）。水（Water），每天喝足够的（1500ml以上）清洁水，利用冷热水来治疗某些不适。阳光（Sunshine），多在户外活动，接受自然阳光的照射（防止暴晒）。节制（Temperance），节制欲望，克制不良嗜好，不吸烟，不饮酒。空气（Air）：多到大自然中去呼吸新鲜空气，注意不时地深呼吸以增加肺活量。休息（Rest），劳逸结合，养成良好的休息习惯和有规律的睡眠。信念（Trust），相信科学指导，建立信心，保持对人生的乐观态度与平和心态。把以上 8 个英文单词的第一个字母拼写在一起即组成 "NEWSTART"，中文的意思为 "新起点"。这一项目已被医学权威机构认证为一项非常成功的项目。

（2）睡眠干预：帮助老年人寻找睡眠障碍的产生原因，为其建立一套健康睡眠生活模式：如规律三餐、晚饭不能过晚过饱、睡前泡脚或洗热水澡、睡前不喝饮料或浓茶咖啡、睡前 1 小时排尽小便、固定时间起床、固定午休时间（建议 <30 分钟）、经常室外活动，鼓励坚持。并根据老年人存在的不同睡眠障碍问题，设计个性化干预方法：①睡眠质量差者：即浅睡眠，采取沐浴与饮食疗法相结合；②入睡时间长者：即入睡困难，采取刺激控制疗法和音乐疗法相结合；③睡眠效率低者：在床上的时间过长使睡眠时断时续，采取睡眠限制疗法；④白天觉醒困难者：适当的增加室外活动，采用运动疗法等。

（3）慢病管理：针对高血压、糖尿病、脑卒中、痛风、冠心病等慢性病，制订专项慢性病干预及风险管理方案，伤残康复管理方案，从膳食、睡眠、运动、心理等方面入手，以书面的形式制订个性化专项慢病管理方案，每季度根据干预效果不断改善方案。除了普通慢病的控制管理外，更要关注老年人特有的慢性病预防，强调老年综合评估，重视老年综合征、肌少症和骨质疏松症的筛查及干预。同时合理用药，控制疾病，消除重复用药，注意药物间的相互作用，注意老年人器官功能储备特点，跟踪、随访用药情况。

（4）心理干预：对患有焦虑和抑郁症的老年人应采取必要的心理疏导。采用上门或电话随访等形式与老年人谈心，使他们感到有人关心和重视他们，重新树立生活的信心。对患有脑衰弱综合征的老年人，鼓励他们参加一些温和的体育锻炼，如散步、慢跑、打太极拳等，做些力所能及的家务活儿，参加适合老年人的社会活动等。针对患有离退休综合征和空巢综合征的老年人，应积极开导他们保持心态平衡，鼓励他们参加老年协会、老年大学等组织，做一些老年人力所能及的义务工作，丰富生活。必要时由专业心理咨询师进行心理咨询、测评及心理治疗，帮助他们缓解、消除心理状况不佳。还可让老年人结合自己的兴趣爱好，找出一些有益于提高身心健康的活动来娱乐身心，保持愉快，促进健康，从而积极乐观地面对生活。

（5）健康教育：形式包括全科医生、健康管理师一对一咨询健康相关问题；专家健康知识讲座；专家视频讲座；发放健康资料和宣传小册等。在健康教育中采用知信行理论帮助老年人建立积极正确的信念和态度，改变其不益于健康的行为。健康教育讲座每次留出一定时间让被教育者进行小组讨论，分享信息、观念或行为技能，充分发挥同伴教育作用。健康资料做到图文并茂，并附有健康生活方式口诀便于老年人记忆。对个人按管理处方进行监督管理，从饮食、运动、行为、心理等方面给予科学、合理的建议和指导，帮助个人采取行动纠正不良生活习惯，包括列举具体不健康行为目录，与被管理者共同制订不同阶段的管理计划和达到目标，力争定时完成。为老年人示范身高、体重、腰围、臀围、血压等的正确测量方法，向其发放自我管理卡片，鼓励其经常测量相关指标项目并将其记录于自我管理卡片中，鼓励其记健康日记，同时向被管理者免费提供盐勺、油壶限盐控油，并进行用量示范，形成一种良好的自我管理氛围。

4. 随访追踪　给予老年人社区全科诊室及相关人员联系方式，便于及时帮助他们解答遇到的疑惑。每月 1 次电话跟踪或登门随访，防止老年人独处时的思想松懈，督促其在学习相关健康知识后用于日常生活中，养成良好的生活方式。通过电话回访，使老年人与回访者之间建立感情，让老年人感到有他人关怀的温暖，提高他们实施自我管理的依从性，增强其对自身健康负责的意识。通过这种方式也可以不断地向老年人传授正确的理论和观念，起到知识强化的作用。

5. 个性化管理　老年慢性病患者个体之间存在着差异，不同患者的危险因素作用程度不同，同一疾病在不同患者身上发展速度和危害程度也不同，因此在健康管理中应该对于不同的患者和不同的疾病类型采取不同的管理和服务方法。社区卫生服务中心在提供健康管理时应该注重以社区为单位，通过全面服务，积极动员患者及家属主动参与，主动配合方案的施行，通过长期坚持达到疾病的有效控制。

6. 分类管理　老年慢性病患者根据其所面临的危险因素及所患疾病的种类不同，实施分类管理，在管理中根据患者意愿和参与程度可分为不同类型：一般管理即老年病患者的参与性较高，自我控制力较好，对于社区医疗工作者的健康管理方案可以认真执行，并可以自主反馈结果，能主动配合医生进行健康管理计划的调整和改进；互动管理是针对老年慢性病患者中具有很强的自主力，能自己通过科学的计划进行自我健康管理，并且通过信息平台进行数据记录与分析，能够跟医生合作进行自我健康管理。对于自身生活方式有彻底的了解，并且进行养生保健方面的学习，控制自身疾病的发展；强化管理是针对那些病情较严重或者不能很好配合的老年患者实施的，针对这类患者要进行科学有效的宣传普及教育，达到对于疾病的严重危害的深刻认识，然后制订科学的管理方案，密切保持与患者的沟通，要求家人合作，监督实施。对于病情无变化者或者恶化者，积极转诊至上级医院。

7. 分级管理 分级管理是以不同健康状态下的老年人的健康需要为导向，通过对其健康状况以及各种健康危险因素进行全面监测、分析、评估及预测，向不同级别的老年人提供有针对性的健康咨询和指导服务，并制订相应的健康管理计划，针对各种健康危险因素进行系统干预和管理的全过程。

（1）根据老年人健康情况分级：一级为一般健康老年人；二级分为以下 2 类：①较多危险因素的老年人和独居、丧偶的老年人；②患慢性病的老年人；三级分为以下 4 类：①生活自理有一定困难的老年人；②生活完全不能自理的老年人；③有特殊需要的老年人；④ 85 岁以上的老年人。

（2）根据老年人疾病情况分级：针对存在患病风险的人群实施一级管理，通过采取特殊的预防措施切断危险因素和病因对人体侵害的途径，提高老年人群的健康水平；针对疾病或伤害已发生的人群，实施二级管理，采取早期发现、及时治疗等措施；针对疾病或伤害发生后期，实施三级管理，通过开展康复医疗，恢复其生活自理能力。

（3）根据年龄划分进行分级管理：三级标准：一级是 60~69 岁老年人，二级是 70~79 岁老年人，三级是 80 岁及以上的老年人。其中，当老年人患有 1 种或 1 种以上的慢性病时，则在其原来以年龄分级的基础上自动跳至上一级别。四级标准：一级为 60~69 岁老年人，二级为 70~79 岁老年人，三级为 80~89 岁老年人，四级为 90 岁及以上的老年人。

（4）将年龄与健康状况相结合分级：一级是 60~84 岁的健康老年人；二级是 60~84 岁，且患有 1 种或 1 种以上的慢性病的老年人，及生活部分自理的老年人；三级是 85 岁及以上的或生活完全不能自理的老年人。

四、老年人慢性病的社区管理

老年人是慢性病的高发人群，慢性病的发生发展具有复杂性、复发性和长期性的特点，大都慢性渐进，不能彻底治愈，只能通过药物干预疾病发展过程而不能中断进程，一旦患病终生患病。而大量研究表明，控制慢性病的最有效方法即是开展社区防治。社区卫生服务可以为老年慢性病患者提供预防医学诊疗服务、开展慢性病的监测和危险因素的干预，最重要的是可以帮助老年慢性病患者提高对药物治疗的依从性和树立自我健康管理的意识，从而达到促进健康、延缓慢病进程、减少并发症、降低伤残率、延长寿命、提高生活质量并且降低医药费用的目的。

（一）针对老年高血压患者的社区管理

1. 老年高血压患者的社区筛查

（1）对辖区内 65 岁及以上的常住老年人，每年为其免费测量一次血压（非同日 3 次测量）。

（2）对第 1 次发现收缩压 ≥ 140mmHg 和（或）舒张压 ≥ 90mmHg 的老年人，在去除可能引起血压升高的因素后预约其复查，非同日 3 次测量血压均高于正常，可初步诊断为高血压。建议转诊到有条件的上级医院确诊并取得治疗方案，2 周内随访转诊结果，对已确诊的原发性高血压患者纳入高血压患者健康管理。对可疑继发性高血压患者，及时转诊。

（3）建议每半年至少测量 1 次血压，并接受医务人员的生活方式指导。

老年高血压患者的社区筛查流程（图 12-2）。

2. 老年高血压患者的社区随访 对原发性高血压患者，每年要提供至少 4 次面对面的随访。

（1）测量血压并评估是否存在危急情况，如出现收缩压 ≥ 180mmHg 和（或）舒张压 ≥ 110mmHg；意识改变、剧烈头痛或头晕、恶心呕吐、视力模糊、眼痛、心悸、胸闷、喘憋不能平卧等危急情况，或存在不能处理的其他疾病时，须在处理后紧急转诊。对于紧急转诊者，乡镇卫生院、村卫生室、社区卫生服务中心（站）应在 2 周内主动随访转诊情况。

（2）若不需紧急转诊，询问上次随访到此次随访期间的症状。

（3）测量体重、心率，计算体质指数（BMI）。

（4）询问患者疾病情况和生活方式，包括心脑血管疾病、糖尿病、吸烟、饮酒、运动、摄盐情况等。

（5）了解患者服药情况。

老年高血压患者的社区随访流程（图 12-3）。

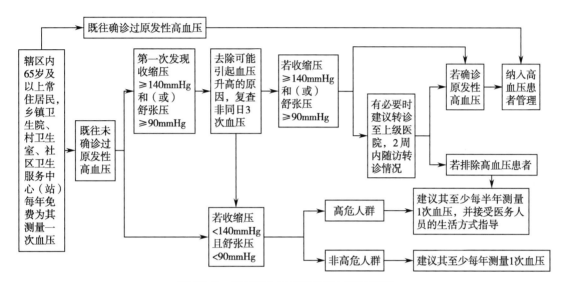

图 12-2　老年高血压患者的社区筛查流程

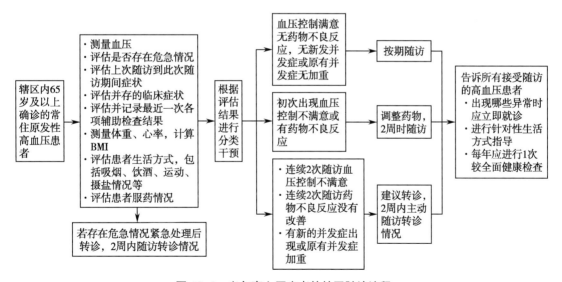

图 12-3　老年高血压患者的社区随访流程

3. 老年高血压患者的社区干预

（1）分类干预

1）对血压控制满意（老年高血压患者的血压降至 150/90mmHg 以下，若能耐受，可进一步降至 140/90mmHg 以下）、无药物不良反应、无新发并发症或原有并发症无加重的患者，预约下一次随访时间。

2）对第 1 次出现血压控制不满意，或出现药物不良反应的患者，结合其服药依从性，必要时增加现用药物剂量、更换或增加不同类的降压药物，2周内随访。

3）对连续两次出现血压控制不满意或药物不良反应难以控制以及出现新的并发症或原有并发症加重的患者，建议其转诊到上级医院，2周内主动随访转诊情况。

4）对所有的患者进行有针对性的健康教育，与患者一起制订生活方式改进目标并在下一次随访时评估进展。告诉患者出现哪些异常时应立即就诊。

（2）生活方式指导

1）戒烟限酒：对老年高血压患者进行吸烟有害健康的教育，如果老年人愿意戒烟，向其提供建议、帮助或协助安排戒烟计划。确定戒烟开始时间一般在两周之内，将戒烟计划告诉家人、朋友、同事，得到他们的支持和帮助。让老年人了解在戒烟初期可能出现的"戒断症状"，使其有信心面对困难。让所有与吸烟有关的东西（烟、打火机、烟灰缸等）从生活环境中消失，在别人吸烟的地方尽量减少停留。在戒烟过程中，随时为患者提供帮助。如患者烟瘾程度较重，建议采用"尼古丁替代疗法"。如果不是第一次戒烟，帮助分析既往戒烟失败的原因，修改戒烟计划。最好能动员同一生活或工作环境的人一起戒烟。如果老年人不愿意戒烟，询问分析不愿意戒烟的原因，强调吸烟的危害，宣传戒烟的益处，尽量鼓励其戒烟，流程（图12-4）。

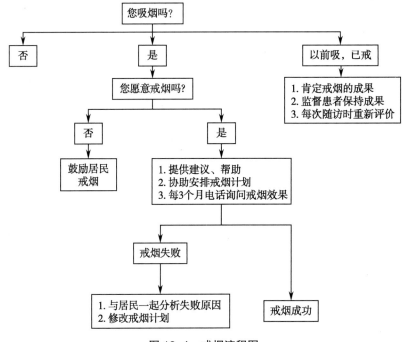

图12-4　戒烟流程图

对老年人进行健康教育，使其了解过量饮酒的危害，建议不饮酒或少量饮酒，每天不超过啤酒1杯（200ml）或红酒1小杯（50ml），尽量不饮烈酒。对合并慢性肝病或肝功能异常的老年人建议禁酒。对有过量饮酒习惯的老年人，询问其是否愿意开始戒酒。如果老年人不愿意，可以告知作为医生对其健康的关心。再次委婉建议其戒酒，同时询问不愿意戒酒的原因。向其表示如果任何时间有戒酒意愿，医生愿意随时提供帮助。如果老年人愿意，则帮助其制订戒酒时间表，明确在某一时间段内应达到的目标，目标应现实可行（如1个月内将饮酒量减少一半）。具体戒酒措施包括：不去酒吧等饮酒场所；严格控制每天饮酒量，家中不存放多余乙醇饮品；请不饮酒的亲属或朋友监督；替代饮用不含乙醇的饮料等。注意随访戒酒效果：每3个月电话询问，老年人每次就诊时都需询问；若老年人在规定时间内未达到预期目标，应与其商量重新修订目标，寻找失败原因，鼓励再次开始；若老年人在规定时间内达到预期目标，制订新的目标直至达到健康饮酒的要求，应肯定老年人的成绩，鼓励其坚持，流程（图12-5）。

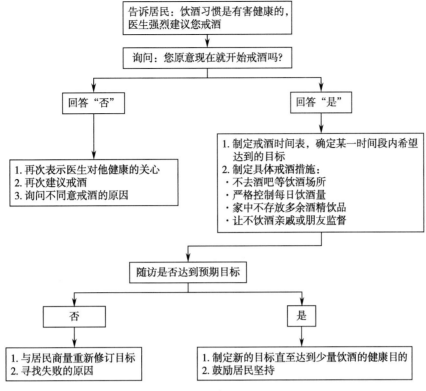

图 12-5　戒酒流程图

2）运动处方：进行有规律的体育运动（步行、慢跑），以有氧运动为主，强度保持在最大摄氧量 <70% 的中低强度范围内，频率每周至少 3 次，每次运动持续 30~40 分钟以上，老年人运动的适宜心率为 170 – 年龄数。典型的体力活动计划包括 3 个阶段：① 5~10 分钟的轻度热身活动；② 20~30 分钟的耐力活动或有氧运动；③放松阶段，约 5 分钟，逐渐减少用力，使心脑血管系统的反应和身体产热功能逐渐稳定下来。同时每周进行 2~3 次力量练习，两次练习间隔 48 小时以上。可采用多种运动方式和器械设备，针对每一个主要肌群进行力量练习，每组力量练习以重复 10~15 次为宜。生活中的推、拉、拽、举、压等动作都是力量练习的方式。力量练习时应选择中低强度，练习时应保持正常呼吸状态，避免憋气。如运动后自我感觉良好，且保持理想身体质量，则表明运动量和运动方式合适。高血压患者清晨血压常处于比较高的水平，清晨也是心血管事件的高发时段，因此最好选择下午或傍晚进行锻炼。运动的形式和运动量均应根据个人的兴趣、身体状况而定。

3）限制摄盐：发放标准用盐勺，减少盐的摄入（每天少于 6g），帮助患者制订低盐食谱和控盐方法，改变口味偏重习惯，增加水果、蔬菜摄入量（每人每天 5 种类、重量 500g）、减少油脂摄入（每天食用油 <25g），增加热量消耗，超重者减轻体重，使体质指数（BMI）≤ 24kg/m²。主要措施包括：①尽可能减少烹调用盐，建议使用可定量的盐勺；②减少味精、酱油等含钠盐的调味品用量；③少食或不食含钠盐量较高的各类加工食品。如咸菜、火腿、香肠以及各类炒货；④利用蔬菜本身的风味来调味，例如将青椒、番茄、洋葱、香菇等和味道清淡的食物一起烹煮，可起到相互协调的作用增加蔬菜和水果的摄入量；⑤利用醋、柠檬汁、苹果汁、番茄汁等各种酸味调味汁来增添食物味道。

（3）健康教育：采用个体与群体相结合的方式。全科医师定期进行高血压防病知识专题讲座，高血压患者在社区护士的指导下，每季度开展 1 次高血压知识竞赛；为干预对象每人发放高血压防治宣传手册及自编健康宣传资料，让他们自学，并每周下社区半天免费测量血压；每个月进行 1 次家庭访视，面对面沟通交流，开健康处方、医养身与药膳处方，并与每季度的电话回访、咨询辅导交替进行。通过深入社区，充分利用社区健康促进平台，采用培训、讲座、版面宣传、健康咨询、社区义诊等多种通俗易懂的活动形式，进行健康宣教指导。

（4）药物干预：告知患者早降压早获益，长期降压长期获益，降压达标最大获益。坚持治疗，血压达标，能最大限度地减少、延缓并发症的发生，提高生活质量，延长寿命。要获得降压带来的益处，必须长期坚持规范服用降压药。遵从科学合理用药、随访督导服药、个体化规律用药的治疗原则。可先用一类药物，若达到疗效且不良反应少，可继续使用；若疗效不满意，则改用另一类药，或按合并用药原则加另一类药物；若出现不良反应不能耐受，则改用另一类药物。

（二）针对老年 2 型糖尿病患者的社区管理

1. 老年 2 型糖尿病患者的社区筛查　对工作中发现的老年 2 型糖尿病高危人群进行有针对性的健康教育，建议其每年至少测量 1 次空腹血糖，并接受医务人员的健康指导。

2. 老年 2 型糖尿病患者的社区随访　对确诊的老年 2 型糖尿病患者，每年提供 4 次免费的空腹血糖检测，至少进行 4 次面对面随访。

（1）测量空腹血糖和血压，并评估是否存在危急情况，如出现血糖 ≥ 16.7mmol/L 或血糖 ≤ 3.9mmol/L；收缩压 ≥ 180mmHg 和（或）舒张压 ≥ 110mmHg；意识或行为改变、呼气有烂苹果样丙酮味、心悸、出汗、食欲减退、恶心、呕吐、多饮、多尿、腹痛、有深大呼吸、皮肤潮红；持续性心动过速（心率超过 100 次 / 分）；体温超过 39℃或有其他的突发异常情况，如视力突然骤降等危险情况，或存在不能处理的其他疾病时，须在处理后紧急转诊。对于紧急转诊者，乡镇卫生院、村卫生室、社区卫生服务中心（站）应在 2 周内主动随访转诊情况。

（2）若不需紧急转诊，询问上次随访到此次随访期间的症状。

（3）测量体重，计算体质指数（BMI），检查足背动脉搏动。

（4）询问患者疾病情况和生活方式，包括心脑血管疾病、吸烟、饮酒、运动、主食摄入情况等。

（5）了解患者服药情况。

老年 2 型糖尿病患者的社区筛查和随访流程（图 12-6）。

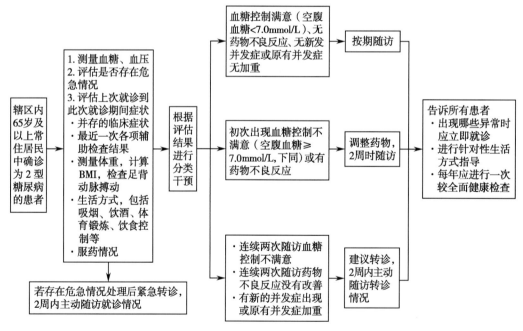

图 12-6　老年 2 型糖尿病患者的社区筛查和随访流程

3. 老年 2 型糖尿病患者的社区干预

（1）分类干预

1）对血糖控制满意（空腹血糖值 <7.0mmol/L），无药物不良反应、无新发并发症或原有并发症无加重的患者，预约进行下一次随访。

2）对第 1 次出现空腹血糖控制不满意（空腹血糖值 ≥ 7.0mmol/L）或药物不良反应的患者，结合其服药依从情况进行指导，必要时增加现有药物剂量、更换或增加不同类的降糖药物，2 周内随访。

3）对连续两次出现空腹血糖控制不满意或药物不良反应难以控制以及出现新的并发症或原有并发症加重的患者，建议其转诊到上级医院，2 周内主动随访转诊情况。

4）对所有的患者进行针对性的健康教育，与患者一起制订生活方式改进目标并在下一次随访时评估进展。告诉患者出现哪些异常时应立即就诊。

（2）生活方式指导

1）戒烟限酒：倡导戒烟、限酒的健康生活方式，指导方式同高血压。

2）合理膳食：指导饮食，制订高维生素、高纤维素、低糖、低脂、低盐、低蛋白的合理食谱，禁食辛辣、过冷、过热等刺激性食物。具体方案：①注意饮食量，禁忌食物以精制食品、动物脂肪以及甜食为主，豆制品、鱼类、蔬菜、粗粮为主要食品，进食中需做到避免贪食，可结合患者体重、营养需要等情况在饮食量方面进行控制；②注意饮食结构，不同患者在生活方式、饮食习惯以及病情上有一定的差异，需采取不同的饮食结构，一般碳水化合物、脂肪、蛋白质在比重上应分别占总热量的 60%、30%、10%；③进食方法，主要以少食多餐方式为主，每天保持三餐以上，分别选择上午、下午与睡前进食，保证吸收的同时，减轻胰岛负担。另外，在平衡营养方面，强调进食中应保证食物涵盖较多营养元素。以每天 104.5kJ 为标准，对食物摄入量计算，由于总热量中脂肪所占比重为 30%，所以需使食用油的摄入低于 50g；而蛋白质占 10%，可选择 50~100g 豆制品，一只鸡蛋或 200ml 奶制品。同时需注意与健康人相比，糖尿病患者在糖分解破坏下将导致维生素 C 大量流失，需在营养平衡中进行维生素 C 的补充。

3）运动处方：根据老年患者病情和身体状况，制订个体化的运动方案，强调运动的规律性和安全性，提倡慢走、散步、晨跑、游泳、太极拳、广播操等适合老年人的运动方式，适度、适量运动，不提倡剧烈和长时间的运动方式，循序渐进、持之以恒，可随身携带糖、饼干等零食，预防低血糖发生，一旦出现不适，应当立即停止。运动指导可分为三个阶段：①热身期阶段，运动前 5~10 分钟，指导老年患者做低强度运动，如简单的伸展运动，使末梢组织对胰岛素敏感程度增加，达到改善糖代谢目标。同时也可加速分解肌糖原、肝糖原，有助于降低血糖；②有氧运动阶段，热身运动之后的有氧运动，一般以 20~30 分钟较为适宜，结合老年患者身体情况在运动量上进行调整，持续运动对脂肪分解、脂蛋白酶活性增强均有明显促进作用，可实现降低体重、降低血脂的目的；③放松期阶段，运动即将结束时，需指导老年患者做四肢轻微运动，如慢步、原地踏步等，可促进全身代谢。

4）减轻体重：老年糖尿病患者的 BMI 应尽量控制在 24kg/m² 以下。对于超重或肥胖的老年患者，首先应进行非药物治疗：①告知超重、肥胖与多种疾病（不仅仅是糖尿病，还包括高血压、冠心病、骨关节炎、痛风等）相关，为了健康需要控制体重；②进行生活方式指导、饮食结构调整、开具运动处方：同前；③协助制订减肥计划：确定一段时间内达到的合理的减肥目标。安全的减重速度为体重下降每周不超过 0.5kg，不提倡饥饿减肥。制订控制热量措施：让老年患者了解常吃的食物所含热量，进食前先计算热量；少食多餐，餐前可少量进食；每餐留 10%~20% 食物不吃，餐后不吃甜点。进餐中提倡细嚼慢咽。用白开水或茶水替代含糖饮料。尽量不与朋友去餐馆聚餐。建议和家人或朋友一起运动。若 3 个月随访时体重仍上升或减肥效果不明显，建议请营养师调整减肥食谱，监督患者实行，也可在专科医生（内分泌科医生）的指导下辅助药物或手术治疗，减重流程（图 12-7）。

（3）心理调节：通过沟通和交流，掌握患者的心理状况，给予有针对性的心理干预，尽量消除不良心理因素的影响，提高患者配合治疗的积极性和主动性，列举成功的治疗案例，帮助患者树立治疗的信心和决心。因长期服药及病情波动导致患者出现负面情绪时，应及时疏导患者心理，缓解其负面情绪，并鼓励患者与病友间沟通交流、分享经验及相互鼓励；指导患者掌握气功、音乐及肌肉放松训练等身心放松技巧。

（4）健康教育：定期举办健康讲座，组织患者进行学习，向其系统讲解疾病的发生、发展，告知其危害性，注意培养患者的自我管理意识。可通过发放图书资料、播放影音资料进行学习，也可开展患者间交流。

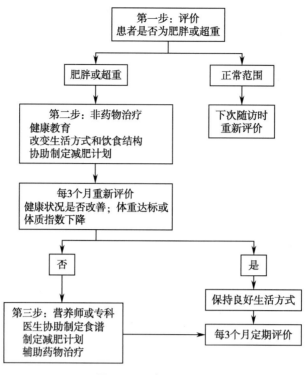

图 12-7 减重流程图

（5）药物干预：根据患者病情，制订随访时间，了解患者的病情改变，以便制订干预措施。口服降糖药以双胍类、β-糖苷酶抑制剂和格列酮类药物为主，口服一种药物血糖控制不满意者采用联合用药，仍不满意者注射胰岛素。

第三节　老年人医院健康管理

一、医院健康管理现状

当前，几乎所有的三甲医院都设有健康管理中心，开始重视健康管理。三甲医院的健康管理中心相对而言比较注重公益性，但也不可避免地受到了市场化影响，常过于关注体检产值的大小及人次的多少，而忽略了不能直接带来利益的健康教育等健康管理工作；三甲医院的医生人数有限，在应付日常临床工作同时很难顾及健康管理工作；况且，健康管理中心（部门）在医院内多属非业务科室而归属于管理部门，未设立教研室，教学医院不承担相应的教学任务，而固定在健康管理中心工作的医生缺乏科学、合理、可行并成熟的培养方案；不过，健康管理中心往往拥有较为固定的目标人群，较大的样本量，较为完整的健康信息和较为良好的随访系统，在这些海量信息中蕴藏着宝贵的与预防医学和临床医学相关的规律，若能加以研究并提炼，完全可以促进临床医学与预防医学的发展，为政府出台更好的公共卫生政策提供智力支持。

而针对老年人群的医院健康管理，还需加强老年病房建设，有效配置医疗资源，完善老年人综合评估，根据老年人疾病特点，加强老年专业学科建设，建立多学科协作团队，从而对老年人进行有效的健康管理。以广东省人民医院老年病研究所为例，其长期以来致力于为广东省干部提供保健和治疗，所从事的工作已接近现代健康管理思想，比如健康体检、心理咨询、行为干预、疾病康复等属于疾病管理范畴，建档、监测、评估、干预、健康教育等是疾病管理的基本模式，但这些处于彼此分割、互不联系的局面，尚未能有意识地为个人或团体进行连续的、整体的健康服务。因此，经过艰苦探索和尝试，在原有老研所的基本形态上进行改革，成立了健康管理中心，开展以健康体检为支点的全面健康管理的服务模式（图 12-8）。

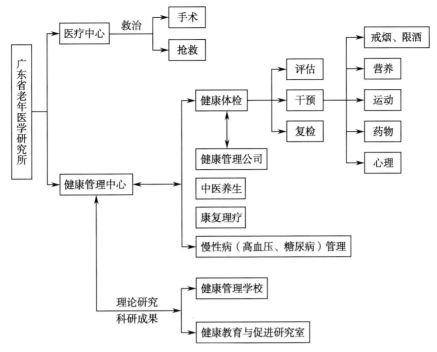

图 12-8　广东省老年医学研究所健康管理中心示意图

二、以医院为依托发展健康管理

随着现代医学模式从"以疾病为中心"向"以健康为中心"的转变，医院的功能和内涵也应进一步调整，正确引导现代人的健康需求和健康消费。这就要求医院除面对患者，还要涵盖占人群 90%~95%的亚健康和健康人群。医院拥有强大的患者资料库，其门诊患者可成为潜在的医疗服务需求者和消费者，而且医院发展健康管理的优势还有医院的人力物力都比较齐全，可设置专门的健康管理科室，对健康和亚健康人群提供健康咨询、健康评估、健康教育和健康指导，以减少疾病发生的危险因素，并对他们的健康状况进行循环评价；对慢性病患者进行生活方式、运动、心理情感等各方面的指导，定期开设慢性病健康教育讲座和发放健康小手册；为出院康复期患者提供正确、规范、科学的康复指导，及时纠正和解答患者在康复期的不正确行为和困惑。健康管理不仅能给医院带来经济效益，提高其社会影响力，还能提高广大居民的满意度。总之，医院是以服务人民健康为宗旨的，这是国家和人民的需要，积极开展健康管理是医院不容忽视的社会责任，也是医院发展的必由之路。

三、医院应该如何从事健康管理

1. 加大对健康管理中心（部门）建设投入　首先应该加大对健康管理中心（部门）的建设，加强对疾病的预防、早诊断及早治疗，从而减少门诊的就诊者，进而减少住院患者。未来理想的三甲医院应是如下模式：规模较大、服务便捷的健康管理中心，中等大小的门诊部，适度规模的住院部。

2. 成为健康管理学科建设的引领者　不加强健康管理学科建设的"重视"都不是真正的重视！这一点在健康管理这一新兴学科上表现得尤为紧迫。要根据健康管理的学科特点，大力引进具有全科医学、临床流行病学、卫生统计学及信息化建设等背景的人才；健全健康管理中心的人才培养机制，建立其职业上升渠道；设立健康管理学教研室；在研究生招生目录里设立健康管理专业。

3. 成为健康管理行业规范的研制者　与传统的临床专业相比，健康管理进入的门槛相对较低，因此许多技术力量薄弱、完全以营利为目的的医疗机构纷纷进入该行业，造成健康管理机构在一定程度上呈现泥沙俱下、良莠不齐的局面。三甲医院的健康管理中心要始终牢记社会公益性的使命，把住行业底线，积极做好行业规范的研制者、维护者和推行者，以推动全行业健康管理的健康发展为己任。

4. 成为健康管理服务项目科学性的守护者　健康管理学科是临床医学、预防医学和管理科学的高度结合和有机统一，科学性是其基本特性，是学科生命力的根本保证。但遗憾的是有些健康管理机构开展的体检项目的科学性有待商榷，不少机构在健康管理中传播信息的科学性有时也是不够严谨的。三甲医院的健康管理中心应态度坚决地同伪科学作斗争，做健康管理科学性的守护者。

5. 成为健康管理人才的培育者　目前全国健康管理方面的人才缺口巨大，三甲医院应充分利用其综合优势与专业特长，积极开展健康管理教学及培训工作，大力为基层医疗保健机构培养健康管理服务人才。

6. 成为健康管理技术指南与相关科研成果的推广者　三甲医院的健康管理中心一方面要充分利用其规模优势和技术优势，积极参与相关技术指南的研制；另一方面，要带头转化推广学界或业界的相关技术指南与行业规范。要充分利用现代生物信息技术与互联网，大力推行健康管理数据的标准化和数据共享。

四、医院与社区协同老年人健康管理

针对老年人的健康管理、诊疗评估和康复护理应整体考虑、综合分析。通过医院与社区协同对老年人进行健康管理，在个体层面上，将实现老年人系统、连续、准确的全人照顾，实现多数老年病的防治、健康和慢性病管理；在社会层面上，将承载老年人从医院到养老机构再回归家庭或从家庭到养老机构再到医院的重任，发挥坚实的桥梁和纽带作用。最终实现医疗卫生资源与社会照护资源的合理分配、优化利用，使老年人群享受高效优质、系统连续的医疗、康复和护理服务。同时，还将助力于分级诊疗、医养结合的实现，通过基层首诊、双向转诊、急慢分治、上下联动的分级诊疗模式，解决老年患者就医难问题，并将医疗资源与养老资源相结合，将医疗照顾深入养老各个层面，让老年人在生活中享受便捷医疗养老服务。

1. 以医院为依托，充分利用老年医学学科技术　老年人综合评估作为老年医学的重要手段，对老年人的躯体健康、功能状态、心理健康和社会环境进行多层面全方位评估，并制订和启动预防保健、疾病诊治、康复护理、长期照料与临终关怀措施，最大限度地提高老年人生活质量，其不仅包括评估，还有评估后处理，实际上是一种多维度跨学科的诊断和处理整合过程。我国老年人综合评估的临床知晓率和使用率相对较低，就目前的医疗资源、配置及体制，难以在门诊和病房快速完成老年人综合评估。在多学科协作过程中，老年医学专家负责指导全科医生和社区服务，而老年科医生需要经过专门培训并取得相应资格，具备精神心理学、社会行为学、伦理学、环境学和法律道德等知识，权衡各种诊疗措施的预期效果和不良反应，协调各专科会诊意见，并通过与其他科室医生以及护理人员、药剂师、营养师等沟通协调，共同完成诊疗过程。

2. 以社区为基础，大力促进医疗资源纵向整合　以基础保健为核心，促进医疗资源纵向整合，形成医疗服务体系协调均衡发展，在提高整体医疗水平同时降低医疗费用，是目前国际公认的医疗服务体系发展方向。实现以家庭为中心、以社区为范围、以预防为导向的干预模式，为老年人提供开放可及、系统协调、连续贴近的服务则是基础保健的根本所在。其中，社区卫生服务机构兼具为老年人创建健康档案、传授健康知识和疾病预防技能、常见病多发病的诊疗追踪、专科疾病识别转诊、危重情况应急处理、日间康复和家庭照料、心理疏导和社会支持等职能。与之相呼应的，社区医生应具备基层保健管理能力、以患者为中心的照顾能力、具体临床问题的解决能力、综合性、整体性和围绕社区健康的服务能力。同时，社区医生不仅能为老年患者提供家庭出诊，还能将自己处理不了的患者及时转诊至上级医院的老年科或其他专科，起承上启下的衔接作用。

3. 加强医院与社区之间联动　以往社区卫生服务机构与综合医院、专科医院各自为战，促使医疗资源总量短缺和重复浪费、医疗费用增长和药品价格虚高，同时各级医院之间患者信息难以共享、人力资源难以整合。医联体的出现，意图充分发挥各级医疗机构潜能，通过大型综合医院的技术力量带动基层卫生服务机构能力提升，构建分级诊疗、急慢分治、双向转诊模式，从而实现医疗资源的优化配置和纵向整合。不过，医联体的发展并不尽如人意，首先，患者分流并不理想，首诊难以流向基层；其次，双向转诊多为"向上转诊"，"下转"难以实现。未来实现综合医院与基层社区的互信、互动的合作关系，需要在人——完善人员储备和人才梯队建设，财——建立合理的利益分配和激励机制，物——根据需求给予配套措施和政策支持等方面努力。借鉴中国台湾地区和澳大利亚经验，社区医生为患者提供包括制订转诊计划、安排转诊、追踪疗效、转回后治疗等服务，而综合医院定期组织老年科、专科医生到社区传授知识和技术，进行业务指导、组织急救演练、开展病例讨论等，通过医教研带动社区健康服务发展。

4. 培养老年人正确就医理念　为使老年患者能在社区卫生服务机构与综合医院、专科医院之间流动起来，引导合理就医、优化就医秩序，需要培养老年患者正确的就医理念。可以通过在基层社区进行义诊、发放健康手册、健康知识讲座、多种媒体宣传等形式，向老年人传授健康生活方式和疾病预防知识，同时普及社区和医院所进行的医疗服务的内容、性质、功能、范围和优势，充分争取老年人对分级诊疗的理解和认同，促进老年人关注自身健康、养成疾病预防意识、积极参与健康管理。使老年人逐渐养成小病及时治疗、先到社区就诊，患有 1~2 种疾病到专科就诊，而出现老年人综合征、多种疾病共存、失能 / 部分失能、衰弱和高龄时到老年科就诊的良好就诊习惯。

第四节　老年人自我健康管理

自我管理是指在专业卫生保健人员的协助下，个体通过采取的自我调节行为来保持和增进自身健康、监控和管理自身疾病的症状和征兆，从而减少疾病对自身社会功能、情感和人际关系的影响，并持之以恒地治疗自身疾病的一种健康行为。自我管理强调个人在健康管理中承担的责任，并以个人最关注的健康问题为导向，通过采用自我管理技能来解决这些问题。对未患病的个体而言，自我健康管理是一种保持健康状态的能力，包括对自身健康状况的认识、对健康知识的了解及对健康生活方式的选择等；对患病的个体而言，是处理慢性病所必需的能力，包括对疾病症状的认识、治疗以及生活方式的改变等。

老年人自我健康管理对其健康维护尤为重要。自我健康管理是实现老年人健康管理效果最大化的切入点，它可以帮助老年人树立正确的健康管理信念，提高健康素养和自我效能，促进老年人为自己的健康负责的积极性，从而使老年人的健康状况、健康功能维持在一个满意状态，让老年人过上更为独立、更为健康的生活。

一、自我健康管理的内容和特点

1. 自我管理的任务定位　疾病给患者带来各种各样的症状和问题，自我管理的目标就是让患者具备应对和解决这些症状和问题的能力，主要包括控制疾病症状、遵守治疗程序、解决躯体不适、调整社会角色适应、积极改变生活行为方式等。英国考文垂大学健康和生活方式干预应用研究中心主任 Barlow 教授认为，通过有效的自我管理方法和技能，患者能够监测其身体状况，通过改变认知、行为和情感模式，最终实现一种满意的生活质量。

美国加州大学护理学院 Juliet M.Corbin 和 Anselm L.Strauss 则进一步将其归纳为 3 个方面的任务和目标。具体包括：①疾病管理（medical management），指患者管理自身疾病的能力，如服药、改变饮食、锻炼、自我监测；②角色管理（role management），指患者在工作、家庭和朋友中保持新的角色，继续进行正常的生活；③情绪管理（emotional management），指患者能够处理和应对疾病所带来的各种负性情绪，如愤怒、恐惧、悲伤和抑郁等。

2. 自我管理的技能分类　在自我管理中，制定自我管理干预措施的目的不仅是为患者提供信息，更重要的是促进其行为改变。掌握自我管理技能是患者实现这一目标的关键。目前认为自我管理的核心技能包括以下 6 类：①解决自身健康问题的能力：指在疾病管理的过程中，患者能够识别问题，在医生和家人、朋友的帮助下找到解决问题的办法，并评价该方法是否有效。②知情决策能力：指同医生和卫生保健人员一起积极努力制订治疗策略。③获取和利用资源的能力：指患者充分利用自身的、家庭的、社区的和各级医疗卫生保健机构的资源，为自我管理提供丰富的资料来源。亦包括从图书馆、网站等渠道寻求有利于自我管理的支持和帮助。④与医疗服务提供者形成良好的合作关系：患者与医生、护士、自我管理指导者等进行良好的沟通和合作，共同讨论和管理疾病。⑤行动计划能力：患者学习如何改变个体行为，制订行动的目标和计划并付诸实施。⑥自我裁适能力（self-tailoring）：患者根据自身实际情况选择有效的自我管理方法和技能，并及时对自我管理措施进行评价和修订完善。

3. 自我管理的管理策略　一般认为，成功有效的自我管理策略应具备以下特点：着眼于患者感知到的需求；对新技术，如知情决策和解决问题技能的实践和反馈；除医疗管理外，还应注重对情绪和社会功能的管理；增加患者的自信度，即自我效能感，提高其管理疾病的能力；在医患关系中，更强调患者的积极性和主动性。

自我管理策略主要包括以下几种形式：①教育和信息（患者指导和健康手册）：为个体提供疾病信息；②动机面谈：患者同医生探讨行为改变的利弊并进而做出决定；③同辈支持和激励：社区内有相同兴趣的患者组成团体，共同开展活动，如健身、营养、生活技能训练等；④特定组织举办的活动和项目：如由哮喘病基金会和关节炎基金会举办的活动；⑤由非专业人士指导的自我管理项目：主要指由有同样患病经历的患者和照护者指导开展的项目；⑥健康日记：帮助患者监测其健康状况，及时记录有用的管理信息。

二、老年人自我健康管理的影响因素

老年人进行自我管理是对有意识的目标或实现目标的道路上消除障碍的回应，老年人健康相关的目标往往源于对相关检测或预防行为的关注，或者说，老年人想要确定并试图减轻或避免身体上或心理上的特殊症状或状况出现。此时，老年人对自身医疗状况的了解和医护人员给予的正确引导，将有助于增强老年人健康行为自我管理的积极性。因此，患者和医护人员之间的伙伴关系是采取自我管理行为的动机，并对塑造患者自我管理行为至关重要。

疾病/症状的表现、持续时间的长短、预后和转归、可能存在的病因以及对疾病的感知控制情况可以激励人们采取健康行为，同时，焦虑也是促进健康行为产生的重要原因，另外，老年人的健康行为模式还受到个人心智、人际关系、社会制度和文化水平等因素的影响。来自多方面的因素既可以调动也可以抑制老年人健康行为的积极性（图12-9）。需要提起重视的是，即使出现很严重的症状或症状持续的时间很长，也不总能促使老年人积极地寻找解决方案，在许多情况下，老年人采取逃避方式进行自我管理。

1. 促进因素　促进有效自我管理行为产生的因素包括：树立近期和远期目标、向目标前进过程中的自我监测、获得反馈信息、向目标前进过程中的自我评估、制订一个正确的目标引导行为和提升自信心。获得有效自我管理的健康行为，需要医护人员与老年人共同分担：①为行为改变制订明确、具体、合理的具有挑战性的目标；②监测个体行为，并发现它对尽快达标所产生的影响；③为那些已经建立伙伴关系的医护人员与老年患者提供有关健康行为目标的反馈结果信息；④收集老年人对于他们的达标进展所做的个人判断和情绪反应；⑤通过反馈信息和自我评价纠正不良行为，从而不断更新已定目标；⑥鼓励并相信他们在特定环境下为达到某种目的或试图改变现状所采取的一系列行动。尽管其中有挫折和困难，或受进展速度快慢（自我效能信念）等因素的影响，但是只要坚定信念，任何困难都是可以克服的。

2. 消极因素

（1）思维模式的机械性：对于有效的自我调节和自我管理行为的实施，最大的威胁是思维模式的机械性。被要求采用新的行为方式或改变旧的行为模式的自我调节，需要有意

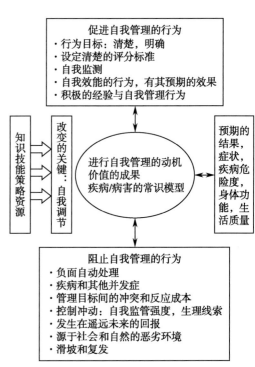

图 12-9　老年人自我健康管理模型

识地控制思想和行动。而老年人往往具有很强的个人情绪，他们不进行理性思考，却试图改变有意识的行为。表现在自我管理的健康行为方面，若老年人对自己的行为不加以思索，选择了更容易的、使行为失调的常规路径，那么有效自我管理的希望是渺茫的。

（2）反复复发和目标达成之间的矛盾：对于有效的自我管理造成第二大威胁的是疾病反复复发和目标达成之间的矛盾。老年人不希望拥有一直向某个目标不懈努力但总是失败的痛苦经历。由于这个原因，疾病反反复复常使老年人产生消极的情绪，从而导致老年人放弃采用对自我管理有利的新的行为方案。值得注意的是，疾病复发往往因与自我管理相关的消极想法所引起，这种观点源于 3 方面因素：对结果不切实际的期望、消除曾用来排解生活压力的行为以及对复发不能耐受。

（3）社会对老龄化的错误理解：研究显示，阻碍有效自我管理产生的因素通常来源于消极的并已被社会认可的观念，而这些观念的产生与对老龄化错误的理解有关。并且对年龄的歧视现象也在媒体传播和社会服务中有所反映，大部分医生对老年人倾向于不给予积极的治疗方案，而那些有关自我管理计划的目标消费人群也主要是年轻人。此外，仍有大多数人认为老年人对自己行为和生活方式的干预对他们本身而言作用微乎其微。

（4）长远的成本和效益问题：大量研究表明，预期成本的多少对选择寻求新的治疗方案还是坚持沿用旧的治疗方案造成了很大压力。例如，老年人对诊治的恐惧是整个治疗过程中的巨大障碍，而且没有很好的办法可以消除这种恐惧。此外，对于老年人来说另一个常见的挑战是研究者所形容的时间折扣，即达成某种成果的延迟满足感。在任何成效都没有可能出现之前，他们愿意坚持治疗数周甚至是数月的意愿可能会变弱。

3. 知识、技能和策略　有关急性病、慢性病和残疾的知识至少来自于两方面，一方面老年人应对自己的病因和疾病发展情况有所了解，另一方面应扩展和延伸老年人对健康的理解，包括症状、认为可能的病因、预期结果、感知度控制疾病的病程、疾病进展和实现症状控制的时间。技巧和策略是指干预方法，这些方法已被证实可以有效促进积极和消极的自我调节因素的产生，这些因素可以改变健康行为。

三、老年人自我健康管理的能力培养

（一）老年人自我健康管理能力的培养原则

依据自我健康管理能力发展的特点及教育过程的基本规律，自我健康管理能力培养应遵循以下几条基本原则：

1. 与身心发展阶段相适应　自我健康管理能力培养宜从小开始，贯穿终生。对于老年人而言，应根据其经过努力所能达到的健康管理水平合理设定培养目标和提出培养要求，使之有所提升。

2. 与健康行为习惯养成紧密结合　自我健康管理能力只有在日常健康行为中接受锤炼才能不断得到提升，只有与健康行为习惯养成紧密结合才能体现其价值和意义。与健康行为习惯养成紧密结合，是自我健康管理能力发展提高和能力培养学以致用的必然要求。

3. 健康知识与健康技能培养并重　健康知识和健康技能相互促进，两者都是健康管理能力发展的基础，在自我健康管理能力培养过程中都应受到同等重视，不可偏废。重健康知识而轻健康技能，健康知识就难以被应用到健康管理实践中来，容易造成健康知识学习脱离实际。重健康技能而轻健康知识，健康技能势必缺乏坚实的理论支撑，容易流为"花拳秀腿"。

4. 在疾病治疗过程中教育提高　罹患疾病往往使人更加珍惜健康，产生保持健康的紧迫感，激发探究病理的好奇心和求知欲，从而努力学习疾病治疗和健康管理的知识和技能，积极投入健康行动。对健康管理能力培养而言，遵循在疾病治疗过程中教育提高的原则，无疑会使一次又一次与不健康和疾病抗争的过程成为一次又一次学习和提高的机会。

5. 统一要求与区别对待相结合　能力发展既有共性也有个性。自我健康管理能力的培养要顺应能力发展的这一特点，在健康知识技能学习、健康习惯养成、健康心理训练等方面制订统一的标准和要求，以明确目标，循章行事，提高效率。同时，要充分考虑不同群体、个体的学习发展需要，根据个人健康状况、生活条件、文化程度、性别年龄等实际情况的差异进行有区别的针对性的教育，在教育内容、手段、方法等方面充分体现个性化，尽可能使每个人从教育培养中的获益都达到最大化。

（二）老年人自我健康管理能力的培养途径

能力发展受遗传、环境、教育及个人主观努力与实践经历等因素的影响。遗传素质在个人的有生之年不会发生根本改变，因此，应从加强健康教育、创造良好环境入手，通过施加环境和教育影响促进老年人积极开展自我健康管理活动，在实践中锻炼提高自我健康管理能力。

1. 推进医院、社区、家庭健康教育协同发展　培养自我健康管理能力关键在于健康教育。健康教育对自我健康能力的影响，在时间上贯穿人的一生，在空间上包括生活、学习和工作的所有场所，在内容上涵盖日常生活的各个方面。因此，对医院、社区和家庭健康教育都要予以同等重视，协同推进，保证针对老年人的健康教育的长期性、连贯性、一致性和全面性。

2. 加强自我健康管理实践的专业指导

（1）在疾病治疗过程中加强专业指导：医师、护士及其他医务工作者在疾病治疗过程中凭借良好的医德医风和专业的医疗技术赢得患者的好感、信任和尊重，与患者建立起良好医患关系，因势利导，深化患者对自我健康管理的认识，激发其自我健康管理的兴趣和需要。促进其积极学习健康管理知识技能、正确使用健康管理技术和方法，提高自我健康管理水平。

（2）在提供健康管理服务过程中加强专业指导：具备健康管理师、心理咨询师、社会体育指导员等职业技术资格的人员在为老年人提供服务的过程中，在履行服务职责的同时，主动扮演健康知识的传播者、健康生活技能的传授者、健康生活方式的示范者的角色，为健康管理水平提高多尽一份义务。

（3）在志愿服务活动中加强专业指导：医疗卫生机构和健康管理机构的专家学者及普通工作人员深入社区、家庭义务为老年人提供健康管理服务，观察了解老年人的健康需求，及时发现老年人在自我健康管理过程中存在的问题，为其答疑解难，提出改进和提高的对策与建议。

3. 创造实施自我健康管理的良好条件　健康牵系社会生活的方方面面，健康管理受各方面社会条件的制约。在联合国2015年提出的世界可持续发展的17个目标中，"良好健康与福祉"不仅位列其中，而且其他16个目标均与其直接或间接相关。也就是说，没有其他目标的实现作为保障，"良好健康与福祉"就会成为空谈。当前，我国已进入全国建成小康社会时期，越来越好的物质生活条件有力激发了人们拥有良好健康的愿望和进行自我健康管理的积极性，然而，与此同时生态环境问题、食品安全问题等也对人们的健康构成了很大威胁。此外，我国健康服务产业还较为落后，基本公共卫生和日常医疗服务、全民健身公共服务还难以满足老年人群日益增长的健康管理需要，成为束缚自我健康管理活动深入开展的障碍。

4. 倡导重视自我健康管理的社会文化氛围　慢性病患病率不断上升的事实从一个侧面表明，虽然健康的重要性人人皆知，但真正认识到健康管理重要性的人还很少，能够坚持将健康管理认识付诸管理自身健康行动的人更少。大多数人仍囿于有病进医院、把自身健康的控制权完全交给医务人员的做法，对自我管理健康、将自身健康的控制权牢牢掌握在自己手里的健康生活方式还很不习惯。改变人们固有的对待健康和疾病的思维方式和行为习惯，使自我健康管理由少数人的健康行动变成大多数人的健康行动。除了继续改善催生这种健康行动的物质条件和加强健康教育之外，还应借助社会风气的力量引领民众在自我健康管理意识、自我健康管理价值取向、自我健康管理行为方式等方面逐步凝聚共识，形成人人重视自我健康管理的浓厚社会文化氛围，并通过其潜移默化的推动作用焕发个人自我健康管理的热情，促进个人自觉增强其自我健康管理能力。

（谭　潇　高　超　刘尚昕　于普林）

参 考 文 献

1. 姚有华,潘毅慧,沈芸.社区卫生服务中心老年人健康管理路径设计.中华全科医学,2014,12(8):1289-1291.

2. 符美玲,冯泽永,陈少春.发达国家健康管理经验对我们的启示.中国卫生事业管理,2011,28(3):233-236.

3. 曾强 . 中国健康管理学科研与学科建设的发展与展望 . 中华健康管理学杂志,2015,8(3):157-160.

4. 范利 . 重视老年健康管理应对老龄化挑战 . 中华老年多器官疾病杂志,2017,16(1):1-4.

5. 中华人民共和国国家卫生和计划生育委员会 . 国家基本公共卫生服务规范(第 3 版).〔EB/OL〕.http://www.nhfpc.gov.cn/jws/s3578/201703/d20c37e23e1f4c7db7b8e25f34473e1b.shtml,2017-2-28/2017-10-25.

6. 巢健茜,徐辉,刘恒,等 . 以社区老年人健康管理实现健康老龄化 . 中华健康管理学杂志,2010,4(2):114-115.

7. 郭洪涛,张明月 . 国外老年人健康管理的经验及对我国的启发 . 中华健康管理学杂志,2014,8(3):213-214.

8. 毛君花 . 社区老年慢性病健康管理模式研究 . 中国卫生产业,2016,13(14):195-198.

9. WS/T 484-2015,老年人健康管理技术规范〔S〕.

10. 赵超 . 我国社区老年人健康管理研究综述〔A〕//中国医学科学院/北京协和医学院医学信息研究所/图书馆 2012 年学术年会论文集〔C〕.中国医学科学院医学信息研究所北京协和医学院医学信息研究所,2013.

11. 张兴文,唐莹,张义雄 . 卫生信息化下的医院-社区-家庭三位一体老年慢性病健康服务模式探讨 . 中华全科医学,2013,11(10):1602-1603.

12. Garber CE,Blissmer B,Deschenes MR,et al.American College of Sports Medicine position stand.Quantity and quality of exercise for developing and maintaining cardiorespiratory,musculoskeletal,and neuro motor fitness in apparently healthy adults:guidance for prescribing exercise.Med Sports Exer,2011,43(7):1334-1359.

13. 彭仕芳,孙虹 . 重视健康管理是三甲医院的社会责任和发展之路 . 中华健康管理学杂志,2016,10(1):12-15.

14. 曾强 . 中国健康管理学科研与学科建设的发展与展望 . 中华健康管理学杂志,2015,9(3):157-160.

15. WONCA Europe.The European definition of general practice/family medicine〔R〕.3rd ed,2011.

16. 谭潇,于普林 . 老年医学团队工作 . 中华老年医学杂志,2015,34(7):706-708.

17. 匡莉,曾益新,张露文,等 . 家庭医师整合型服务及其医保支付制度:台湾地区的经验与启示 . 中国卫生政策研究,2015,8(7):26-35.

18. Jeffrey B.Halter,Joseph G.Ouslander,Mary E.Tinetti,等著.李小鹰,王建业译.哈兹德老年医学.6版.北京:人民军医出版社,2015.

第 13 章

老 年 康 复

国家发展战略"健康中国"指出，全民健康才能实现"健康中国"这一伟大的目标。为应对人口老龄化、高龄化、慢性病化和残疾化趋向，需推广和应用康复医学手段进行老年人功能减退和老年疾病的康复。因此，老年康复是实现"健康中国"发展的一个重要路径。

第一节 概 述

一、衰弱、共病与残疾

衰老是生命进程中必不可少的一部分。尽管从本质上说，老化本身既非疾病，也非残疾，但老化通常伴随渐进性的生理变化和急慢性疾病增加的趋势，因此较多地与身体残损（physical impairment）和功能残疾（functional disability）一同存在。残损主要表现为功能形态障碍，包括生理和心理功能改变，属器官水平的障碍，组织器官形态改变，功能也有所降低，但对个体整体功能影响不大。残疾表现为个体功能障碍，个体实用性行为功能会受限或丧失，有明显残疾外观，日常生活会受到一定影响，社会功能有些尚能进行，但多数比正常人低。

从卫生保健需求角度而言，老年人群中包含很多所谓"衰弱老人"。衰弱（frailty）是一种在应激状态下极易受伤害的生理状态，表现为耐受下降以及抵御应激能力的减弱。其原因是生理功能储备明显下降，甚至是多个系统生理功能失调等。衰弱以多特征性表现为特点，包括体重下降、疲劳、无力、活动减少、行动缓慢、平衡和步态异常、潜在的认知障碍等。因此，衰弱老人具有超高的残疾率和更多的医疗卫生需求。

从另一方面而言，随着医疗水平和生活水平不断进步，人们健康意识不断提高，脑卒中、恶性肿瘤、心肌梗死等疾病的致死率逐步降低。目前人们在罹患这些以往是致死性疾病时，常可以幸存下来，但很多情况下却同时进入慢性疾病状态。这种趋势被定义为流行病学转变的第四个阶段，称之为"退行性疾病的延迟死亡"。死亡率显著降低与罹患各种慢性疾病风险的增加直接相关，而且随着年龄的增长，这种相关性更为明显。共病通常被定义为同一个体同时存在两种或两种以上的疾病。而在老年人中，很多具有潜在致残性的慢性病，如关节炎、骨质疏松合并骨折、脑卒中、截肢以及各种神经退行性病变（如阿尔茨海默病、帕金森氏病）等的发病率和流行性都会大大增加，因此老年人群中，共病的发生率非常高。

有研究已证实衰弱、共病和残疾三者之间互相交叉而重叠，衰弱和共病各自预示着残疾，而残疾又使衰弱和共病加剧，越来越多的老年人寿命增加，同时患不同程度和不断变化的共病、衰弱和残疾的风险也逐渐增大。医疗人员由此面临的挑战是预防三者的发生和进展，采取早期的、有效的医疗和康复干预，去逆转或最大程度地减小它们对健康和功能的有害影响。

二、继发的失用与误用

老年人因衰弱或疾病原因，常常活动少甚至不活动，这可以引起局部和全身的失用综合征（disuse syndrome），包括失用性肌无力及肌萎缩、关节挛缩、骨质疏松、直立性低血压以及心功能、呼吸功能、泌尿功能、消化功能、内分泌、代谢功能、精神及认知功能的退化改变等，使其身体状况进一步恶化和复杂化。

误用问题也不容忽视。治疗和康复不当在老年人易出现副反应和损伤，如一次活动过度，往往因疲劳不能很快恢复而使老年人卧床数日。活动不当所造成的运动损伤又可能造成老年人关节功能障碍、日常生活活动受限等继发性问题。

三、衰老与康复

随着个体的老年化，常常伴随有渐进性的生理改变，好发急性和慢性疾病，累积的残疾等，因此人们提出了"老年康复"这个概念。"老年康复"作为专有名词已在广泛使用，促进了人们对老年患者进行康复医疗的认识和提高，使人们可以更有针对性、更有效地对老年患者提供康复医疗服务。

老年康复的意义不仅在于通过对常见疾病和损伤的早期康复、避免功能障碍加剧、减少残疾残障的发生，而且可以通过改变生理结构性的形体锻炼项目来强身健体及防止衰老。康复医疗对老年人健康的主要作用包括：功能评估、确定现实目标、建立多学科团队治疗，采取合适措施预防、延迟、减轻或逆转生理功能减退以及由于特定疾病所造成的残疾，帮助老年人尽可能恢复到发病前的水平，尽可能地功能独立，提高其生活质量。

第二节 老年康复特点及工作内容

一、康复与老年康复

1. 康复与康复医学

（1）康复（rehabilitation）：1981年提出的康复定义是"康复是应用所有措施，旨在减轻残疾和残障状况，并使他们有可能不受歧视地成为社会的整体"。

20世纪40年代以来，康复的概念一直随着人类社会的进步而不断完善，随着社会物质文明和精神文明的发展而不断丰富其内涵。从初期着重于改善躯体功能到强调生活自理能力的提高，再到21世纪关注生存质量。世界卫生组织（WHO）目前将康复扩展为康复和适应训练（rehabilitation and habilitation），定义为：通过综合、协调地应用各种措施，帮助功能障碍者回归家庭和社会，能够独立生活，并参与教育、职业和社会活动，其重点着眼于减轻病损的不良后果，改善健康状况，提高生活质量，节省卫生服务资源。

康复的各种措施包括医学的、工程的、教育的、社会的、职业的一切手段，分别称医疗康复（medical rehabilitation）、康复工程（rehabilitation engineering）、教育康复（educational rehabilitation）、社会康复（social rehabilitation）、职业康复（vocational rehabilitation），从而构成全面康复（comprehensive rehabilitation）。

康复不仅是训练患者提高其功能，以适应环境；还需要环境和社会的参与，以利于他们重返社会。康复服务计划的制订和实施，要求患者本人、其家庭及所在社区参与。康复也是一种理念、指导思想，必须渗透到整个医疗系统，包括预防、早期识别、门诊、住院和出院后的患者的医疗计划中。医务人员必须具有三维的思维方式，即不仅治病救命，还要特别注重其实际功能。这一观点应植根于所有医疗人员心中，并付诸行动，使患者实际受益，进而社会受益。

（2）康复医学（rehabilitation medicine）：是临床医学的一个重要分支，是以改善躯体功能、提高生活自理能力、改善生存质量为目的，以研究病、伤、残者功能障碍的预防、评定和治疗为主要任务，具有独立理论基础、功能评定方法、治疗技能和规范的医学应用学科。康复医学与保健、预防、临床共同组成全面医学（comprehensive medicine）。康复医学包括康复基础学、康复评定学、康复治疗学、疾病康复学四大方面。

世界残疾报告指出"残疾（功能减弱或丧失）是人类的一种生存状态，几乎每个人在生命中的某一个阶段都有暂时或永久性的损伤及相应的功能障碍，而步入老年的人将经历不断增加的功能障碍"。所以，针对功能障碍的康复医疗几乎与每个人相关。康复医学的服务对象主要包括各种原因引起的功能障碍者、老年人群和慢性病患者。

康复医学与一般临床医学学科相比，在治疗目的、方式和理念等方面有着明显区别。临床医学学科主要针对疾病，强调去除病因，逆转病理或病理生理异常，但现实情况却常常是疾病并不能逆转，而患者功能的恢复反而经常被忽视。尽管给予有效的临床治疗后，应该得到显著的功能改善，但是如果患病后没有注重进行针对性的功能锻炼，治疗效果就受到影响，甚至因为长期制动导致额外的功能障碍，从而形成新的疾病，导致恶性循环。康复医疗的价值核心就是以功能为导向，它并不是单纯的疗养或保健，康复医疗强调的是通过积极的功能训练和（或）必要的辅助器具或措施，改善或恢复患者的功能。它的最终目的并不是"治愈"疾病，而是最大程度地使功能恢复最大化，其中就包括在身体、心理和社会参与3个水平上的恢复，并且通过各种评定使功能恢复量化，逐步恢复功能，提高患者的生活质量，促进患者回归社会。

康复医学和临床医学相互交织、相互渗透，康复医学不仅是医疗的延续，而应与临床医学同时并进，应该从医疗第一阶段就开始进行，康复开始得越早，功能恢复得越好，耗费的时间、经费和精力就越少，所以我们主张急性期开始的所有医疗内容，都含有康复的意义。当然，康复医学从注重功能障碍处理方法的研究，也应逐渐重视病理变化的消除，这也是21世纪康复医学的重要趋向。

由于康复医学是一项综合性的临床医疗工作，同时也是一门跨学科的应用科学，因此康复医学常采用多专业联合工作的模式，即通过组成康复团队的方式来发挥作用。康复团队的领导为康复医师（physiatrist，rehabilitation physician），成员包括物理治疗师（physical therapist，PT）、作业治疗师（occupational therapist，OT）、言语矫治师（speech therapist，ST）、康复护士（rehabilitation nurse，RN）、心理治疗师（psychological therapist）、假肢与矫形器师（prosthetist and orthotist，P&O）、文体治疗师（recreation therapist，RT）、社会工作者（social worker，SW），中国还需要有中医治疗师（traditional Chinese medicine therapist）等。康复团队是康复医疗工作的基本形式，符合康复医学具有多科性、广泛性、社会性的特点，充分体现了生物 – 心理 – 社会的医学模式。

2. 老年康复 老年康复（geriatric rehabilitation）是把康复的理论与实践用于老年医学。老年康复医学（geriatric rehabilitation medicine）是康复医学的重要组成部分，为了恢复有功能障碍的老年人的各项功能或增强、维持他们的残存功能而采取系统规范的康复评定和康复治疗措施。

老年人常见的许多是退行性疾病，一般难以治愈。老年康复不以治愈而以尽量恢复功能为主要目标，采取训练、代偿的方法，注重应用医学科技和康复工程等手段，即使是不可逆转的功能问题，还有适应、环境改造等方法，改善因伤、因病致残者的生理和心理的整体功能，给患者以希望和信心，为重返社会创造条件。"老年康复"认为，老年人即使病残在身，实现功能独立，回归社会仍是可能的。

（1）老年康复主要研究内容：包括：①研究制订老年常见病及障碍的康复方案；②调查研究导致老年人残疾的原因并制订预防措施；③老年人康复治疗方法的研究；④老年人的康复评定；⑤老年人康复护理；⑥老年人社区、家庭的康复医疗；⑦老年人康复用品、用具及康复设备研制。

（2）老年康复对象：原则上患有急慢性疾病、具有不同程度功能障碍的老年患者都属于老年康复对象。另外，随着人口老龄化的发展，老年康复愈来愈多地转向以"虚弱老人（frail elderly）"为重点服务对象，按老年医学的观点，虚弱是指老年人多系统生理储备低下，代谢能力减退，功能性自稳（homeostasis）丧失的结果，特别容易受疾病与残疾的损害，主要表现为体重减轻、疲劳、无力、步速放慢、身体活动减少等，常与跌倒、尿失禁、日常生活活动依赖、长期住院，乃至死亡等功能性后果联系在一起。因此，深入研究虚弱的定义和判断标准、评估方法以及对老年人的功能问题，做到早期发现、早期干预，应是老年康复和老年保健的工作要点。

1）住院老年康复对象：通常是存在急性或复杂的问题而且能受益于康复治疗的患者或需要熟练的护理服务、定期医师诊治和多科治疗介入的患者。预后差的老年患者如严重痴呆、持续植物状态等，即使进行康复治疗也难以取得明显的效果，重点是加强护理，防治并发症，可在对护理者进行适当的护理指导后回家或转入长期护理机构。

2）一般认为病情过于严重或不稳定者（如意识障碍、严重的精神症状、病情进展期或生命体征尚未稳定等），或伴有严重并发症者（如严重感染、重度失代偿性心功能不全、不稳定性心绞痛、急性肾功能不全等），由于不能耐受、配合康复治疗或有可能加重病情等，不宜和（或）难以进行主动性康复训练，但一旦这些病情得到控制或好转，则又可以进行主动康复。在不能进行主动康复期间，也应进行预防性康复，尤其是预防关节挛缩等继发问题。

（3）老年康复主要形式

1）预防性康复：通过健康宣传、知识宣教等方式，帮助老年人养成良好的生活习惯，建立适当的运动形式，促进老年人身心健康，实现健康老龄化，降低许多慢性病的发病率及致残率；

2）治疗性康复：采取相关的医疗手段和措施，对已经出现的疾病进行治疗，防止患者的功能障碍进一步恶化；

3）恢复性康复：即狭义上的康复治疗，目的是想办法改善功能障碍和丧失。当老人的一些身体功能出现障碍或丧失时，后期的恢复时间长、速度慢，还需防止其他并发症的发生，因此，恢复性康复的周期较长，是一个循序渐进的过程。

（4）老年康复特点：基于老年人和老年疾病特点，老年康复具有康复恢复慢、康复时间长、康复难度大、康复过程中产生的并发症多、需要更多人文关怀和社会支持等特点。

1）功能恢复进展较慢：衰老和不同急慢性疾病常常导致老年人出现各种各样的功能障碍，有些老年人的功能可能已经处于健康的边缘，补偿能力很小甚至没有，有时即使是不严重的疾病也可能导致患者的功能失代偿，即使疾病得到正确的治疗和解决，功能障碍也可能很难恢复。另外，老年人常常存在多种不利于功能恢复的因素，包括生理功能退化、体质下降、运动耐受力差、协调性差、痴呆、缺乏主动性等生理问题，另外身体功能受损的患者容易与社会隔离，又易导致抑郁、退缩和依赖感等心理社会方面的障碍，妨碍患者保持和改善功能状态，并可能使患者的功能进一步受损。因此，老年人功能预后相对不佳，功能恢复进展较慢。

2）病情易发生变化，康复难度大：老年疾病具有一人多病、病情急、变化快、并发症多、易出现连锁反应、疗效差、病程长、恢复慢、病情波动大、易出现药物不良反应等特点，所以在康复过程中要实时对病情进行观察，病情变化，治疗方案也要随之变化，因此，老年康复相对于其他人群的康复来说，难度更大。

3）应综合各种因素确定康复目标：应综合考虑患者及家属的想法、康复评定结果及可利用的医疗和社会资源确定康复目标。要充分调动患者的主观能动性也是评价康复潜能的一个指标。康复的主观能动性低的患者比主观能动性高的患者的康复潜能小。

4）应强调任务指向性锻炼、简化康复程序：应采取任务指向性锻炼，因为老年人记忆力和体能较差，采取治疗项目复杂和治疗强度高的训练往往难以取得好的效果，所以必须简化康复程序，活动量遵循"少量多次"的原则，重点进行基本动作训练，尽快恢复生活自理能力，逐渐增强体质。

5）强调预防性康复，避免失用和误用：由于疾病和衰老，患者的许多功能和能力已有明显的损害，如进一步出现失用，则很可能使老年人丧失康复的机会。与青年人相比，老年人更易发生失用，失用对老年患者的影响往往更明显、更严重，所以老年人早下床、早活动非常重要。老年人对各种治疗的耐受程度差，治疗过程中一定要小心谨慎，防止误用性并发症。

6）充分利用辅助器具：辅助器具如支具、拐杖、助行器等有利于老年患者尽早的活动和活动安全等。

7）加强人文关怀：由于老年人年龄和身体结构的特殊性，身心较脆弱，因此在对老年人进行治疗的时候，应该尊重老年患者的生命价值和个人隐私，善于观察老人心理的变化，从细微处入手，帮助老年患者保持乐观向上的心态，促进老年患者的身心健康，调动老年人的治疗欲望和积极性，有利于疾病的治疗，从而提高康复效果。

8）需要发挥社会支持系统的作用：可通过与患者家属和单位的沟通，取得他们的支持与合作。家属及社会的大力支持是患者疾病恢复的坚强后盾。鼓励家属经常陪伴探视，生活上多关心体贴，给患者营造一个温馨的氛围。对患者的家庭成员进行相关的健康教育，取得家庭成员的配合，家庭成员间建立良好的和睦关系，良好的家庭成员关系在康复期患者治疗过程中起着至关重要的作用。

二、康复评定

1. 康复评定方法　通过收集和分析病、伤、残疾者相关资料，对其功能状况及其水平进行定性和（或）定量描述，进而准确地判断障碍的情况并形成障碍学诊断的过程。康复评定是康复过程中非常重要的环节，而且在康复过程中一般需要重复进行康复评定，可以说，康复医学始于评定，止于评定。

2. 康复评定主要目的　包括：①确定障碍层次，明确障碍情况；②制定康复目标，奠定治疗基础；③判定治疗效果，修正治疗方案；④帮助判断预后，加强医患合作。对于老年患者的康复评定，除了要明确患者的障碍种类及程度，还要区分哪些是疾病或外伤引起的，哪些是衰老引起的；哪些是影响患者目前生活状况、康复效果和预后的主要因素；哪些是可逆的和可治疗的；哪些是需要优先需要处理的；患者还存在哪些潜在的风险（如潜在的并发症、跌倒、病情加重、死亡风险等）。

3. 康复评定的实施　目前普遍采用方法是 SOAP 法，即①主观资料（subjective data）：患者个人主诉材料、症状；②客观资料（objective data）：患者客观体征和功能表现；③评定（assessment）：对上述资料进行整理和分析；④计划（plan）：拟订处理计划，包括有关进一步检查、会诊、诊断、康复治疗和处理等的计划。

4. 对功能和残疾评定应按照 WHO "国际功能、残疾和健康分类" 即 "国际功能分类"（international classification of functioning disability and health，ICF）模式进行。

该分类于 2001 年 5 月正式公布与《国际疾病分类》（ICD）配套使用。ICD 是确定所患疾病种类、名称，ICF 则是确定患者实际功能状态。ICF 结构分为功能和残疾、背景性因素两大部分，（图 13-1）。

（1）ICF 从健康和总体幸福感的角度，分析健康与功能状态、健康与残疾以及健康与环境之间相互关系，建立基于生物 – 心理 – 社会模式的健康、功能和残疾新模式，强调健康是个人身体功能和结构、活动和参与以及环境因素交互作用的结果。

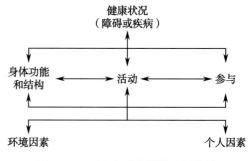

图 13-1　ICF 各成分间的交互作用

（2）功能和残疾按照三个水平组织信息：身体水平的 "身体功能和结构（Body Functions and Structure）"、个体水平的 "活动（Activity）" 和社会水平的 "参与（Participation）"。功能和残疾被认为是健康状况与情景性因素的动态的相互作用的结果。在 ICF 中，用 "功能（Functioning）" 来表示 "身体功能和结构"、"活动" 和 "参与" 三个水平的积极方面，而残疾是一个伞形术语，包括损伤、活动限制和参与局限性，即用来概括三水平的消极方面。背景性因素包括环境因素和个人因素，分别表示功能和残疾的外在和内在影响。环境因素包括个体所处的家庭、工作场所等现实环境以及社会结构、服务机构等社会环境两个不同层面，环境因素与身体功能和结构以及活动和参与之间有交互作用。有障碍或缺乏有利因素的环境将限制个体的活动表现，有促进作用的环境则可以提高其活动表现。社会可能因为设置障碍（如有障碍的建筑物）或没有提供有利因素（如得不到辅助装置）而妨碍个体的活动表现。个人因素包括性别、种族、年龄、其他健康情况、生活方式、习惯、教养、应对方式、社会背景、教育、职业、经历、行为方式和性格类型、个人心理优势和其他特征等，所有这些因素或其中任何因素都可能在任何层次的残疾中发挥作用。

（3）根据 ICF 理念和模式，康复评定包括身体水平，个体水平和社会水平三个层次，也应对背景性因素进行评估。

1）身体水平：包括身体结构和身体功能。身体功能是指身体各系统的生理功能（包括心理功能），身体结构是指身体的解剖部位；损伤是身体功能或结构出现的问题。如对脑卒中而言，脑卒中的病变部位和大小、意识、言语认知功能、运动功能、平衡和共济运动、感觉功能等都应进行评测。对于要进行干预的部分要进行重点评测。

运动功能是身体水平方面对患者影响最明显，也是最容易受到患者及其家属关注的身体功能，运动功能评估包括肌力、肌张力、关节活动范围、平衡与协调、步态等多方面，其中徒手肌力检查（manual muscle testing，MMT）和关节活动范围测量是临床常用运动功能评估。徒手肌力检查通常采用 6 级分级法，各级肌力的具体标准（表 13-1）。关节活动范围（range of motion，ROM）是指关节运动时所通过的运动弧，常以度数表示，亦称关节活动度，关节活动度是衡量一个关节运动量的尺度。上肢和下肢主要 ROM 测量方法（表 13-2）和（表 13-3）。

表 13-1　MMT 肌力分级标准

级别	名称	标准	相当正常力 %
0	零 zero，O	无可测知的肌肉收缩	0
1	微缩 trace，T	有轻微肌肉收缩，但不能引起关节活动	10
2	差 poor，P	解除重力影响，能完成全关节活动范围运动	25
3	尚 fair，F	能抗重力完成关节全范围运动但不能抗阻力	50
4	良好 good，G	能抗重力及轻度阻力，完成关节全范围运动	75
5	正常 normal，N	能抗重力及最大阻力，完成关节全范围运动	100

表 13-2　上肢 ROM 测量法

关节	运动	受检者体位	测角计放置方法 轴心	测角计放置方法 固定臂	测角计放置方法 移动臂	正常活动范围（°）
肩	屈、伸	坐或立位，臂置于体侧，肘伸直	肩峰	与腋中线平行	与肱骨纵轴平行	屈：0~180 伸：0~50
	外展	坐或端位，臂置于体侧，肘伸直	肩峰	与身体中线（脊柱）平行	与肱骨纵轴平行	0~180
	内、外旋	仰卧，肩外展 90°，肘屈 90°	鹰咀	与地面垂直	与尺骨平行	各 0~90
肘	屈、伸	仰卧或坐或立位，臂取解剖位	肱骨外上髁	与肱骨纵轴平行	与桡骨平行	0~150
	旋前旋后	坐位，上臂置于体侧，肘屈 90°	中指尖	与地面垂直	包括伸展拇指的手掌面	各 0~90
腕	屈、伸	坐或站位，前臂完全旋前	尺骨茎突	与前臂纵轴平行	与第二掌骨纵轴平行	屈：0~90 伸：0~70
	尺、桡侧偏移（尺、桡侧外展）	坐位，屈肘，前臂旋前，腕中立位	腕背侧中点	前臂背侧中线	第三掌骨纵轴	桡偏：0~25 尺偏：0~55

表 13-3 下肢 ROM 测定法

关节	运动	受检者体位	测角计放置方法			正常活动范围（°）
			轴心	固定臂	移动臂	
髋	屈	仰卧或侧卧，对侧下肢伸直（屈膝时）	股骨大转子	与身体纵轴平行	与股骨纵轴平行	0~125
	伸	侧卧，被测下肢在上	股骨大转子	与身体纵轴平行	与股骨纵轴平行	0~15
	内收、外展	仰卧	髂前上棘	左右髂前上棘连线的垂直线	髂前上棘至髌骨中心的连续	各 0~45
	内旋、外旋	仰卧，两小腿于床缘外下垂	髌骨下端	与地面垂直	与胫骨纵轴平行	各 0~45
膝	屈、伸	俯卧或仰卧或坐在椅子边缘	膝关节或腓骨小头	与股骨纵轴平行	与胫骨纵轴平行	屈：0~150 伸：0
踝	背屈 跖屈 内翻 外翻	仰卧，膝关节屈曲，踝处于中立位 俯卧，足位于床缘外	腓骨纵轴线与足外缘交叉处 踝后方，两踝中点	与腓骨纵轴平行 小腿后纵轴	与第五跖骨纵轴平行 轴心与足跟中点连线	背屈：0~20 跖屈：0~45 内翻 0~35 外翻 0~25

2）活动水平：活动是由个体执行一项任务或行动；活动受限是个体在进行活动时可能遇到的困难。在活动水平常常评测的是日常生活，日常生活活动能力（activities of daily living，ADL）反映了人们在家庭（或医疗机构内）和在社区中的最基本能力，因而在康复医学中是最基本和最重要的内容。ADL 是指人们在每天生活中，为了照料自己的衣、食、住、行，保持个人卫生整洁和独立的社区活动所必需的一系列的基本活动，是人们为了维持生存及适应生存环境而每天必须反复进行的、最基本的、最具有共性的活动。日常生活活动包括运动、自理、交流及家务活动等。运动方面有床上运动、轮椅上运动和转移、室内或室外行走、公共或私人交通工具的使用等；自理方面有更衣、进食、如厕、洗漱、修饰（梳头、刮脸、化妆）等；交流方面有打电话、阅读、书写、使用电脑、识别环境标志等；家务劳动方面有购物、备餐、洗衣、使用家具及环境控制器（电源开关、水龙头、钥匙等）。基本或躯体 ADL（basic or physical ADL，BADL or PADL）是指每天生活中与穿衣、进食、保持个人卫生等自理活动和坐、站、行走等身体活动有关的基本活动。工具性 ADL（instrumental ADL，IADL）是指人们在社区中独立生活所需的关键性的较高级的技能，如家务杂事、炊事、采购、骑车或驾车、处理个人事务等，大多需借助或大或小的工具进行。常用的标准化 BADL（PADL）评定有 Barthel 指数、Katz 指数、PULSES、修订的 Kenny 自理评定等。常用的 IADL 评定有功能活动问卷（the functional activities questionary，FAQ）、快速残疾评定量表（rapid disability rating scale，RDRS）等。Barthel 指数和 FAQ 量表评估内容（表 13-4）和（表 13-5）。

表 13-4 Barthel 指数评定内容及记分法

ADL 项目	自理	稍依赖	较大依赖	完全依赖
进食	10	5	0	0
洗澡	5	0	0	0
修饰（洗脸、梳头、刷牙、刮脸）	5	0	0	0
穿衣	10	5	0	0
控制大便	10	5	0	0
控制小便	10	5	0	0
上厕所	10	5	0	0
床椅转移	15	10	5	0
行走（平地 45m）	15	10	5	0
上下楼梯	10	5	0	0

表 13-5 功能活动问卷（FAQ）

项目	正常或从未做过，但能做 0分	困难但可单独完成或从未做 1分	需帮助 2分	完全依赖他人 3分
Ⅰ.每月平衡收出的能力，算账的能力				
Ⅱ.患者的工作能力				
Ⅲ.能否到商店买衣服、杂货或家庭用品				
Ⅳ.有无爱好，会不会下棋和打扑克				
Ⅴ.能否做简单的事，如点炉子、泡茶等				
Ⅵ.能否准备饭菜				
Ⅶ.能否了解近期发生的事件（时事）				
Ⅷ.能否参加讨论和了解电视、书和杂志内容				
Ⅸ.能否记住约会时间、家庭节日和吃药				
Ⅹ.能否拜访邻居，自己乘公共汽车				

3）参与水平：参与是投入到一种生活情景中；参与局限性是个体投入到生活情景中可能经历到的问题。有时活动和参与领域是很难区分的。这一水平的评测量表有待于进一步的研究。

4）背景性因素：背景性因素代表个体生活和生存的全部背景。它们包括环境因素和个人因素。背景性因素对康复具有重要影响，应该进行评测。如老年人的并发症，老年人病前的功能水平，老年人的支持系统，老年人的居住环境等对康复都具有重要的意义。

三、主要康复治疗方法

包括物理治疗、作业治疗、言语治疗、康复工程、心理治疗、中国传统医学治疗、康复护理和社会服务等。

1. 物理治疗（physical therapy，PT） 指通过功能训练、物理因子（电、光、声、热、磁等）和手法治疗的手段恢复与重建功能的一种治疗方法，是康复治疗最早开展的方法，也是目前的最主要康复治疗手段之一。

2. 作业治疗（occupational therapy，OT） 是通过选择性个性化作业活动作为治疗媒介来改善患者的功能，重点是改善认知功能、肢体功能和日常生活活动，要求患者主动参与，同时非常注重利用辅具和环境改良方法减轻残疾及残障，以求达到提高生活质量的目的。

3. 言语治疗（speech therapy，ST） 是通过言语训练或借助于交流替代设备，对有言语障碍的患者进行针对性治疗，改善患者言语功能，实现个体之间最大能力交流的一种治疗。吞咽治疗因与言语治疗的高度相关性，目前也归类在言语治疗的范畴。

4. 康复工程（rehabilitation engineering，RE） 是工程学原理和方法在康复医学的临床应用，通过代偿或补偿的方法来矫治畸形、弥补功能缺陷和预防功能进一步退化，使患者能最大限度地实现生活自理，回归社会。康复工程是生物医学工程的重要分支，也是康复医学与现代科技的结合点以及多学科合作的交叉点，对一般治疗方法难以治愈的身体器官缺陷和功能障碍是一种重要治疗手段，在康复医学中的应用主要包括假肢、矫形器、助行器及自助器具等。

5. 心理治疗（psychological therapy，PST） 指在良好的治疗关系基础上，由经过专业训练的治疗者运用心理治疗的有关理论和技术，通过治疗者与被治疗者的相互作用，以消除或缓解患者的心理、情绪、认知行为方面的问题或障碍，促进其人格向健康、协调的方向发展。

6. 中国传统医学治疗（traditional Chinese medicine，TCM） 借助针灸、中药、中医手法治疗、传统的保健方法和功能训练如太极拳、八段锦等，达到改善功能的目的。

7. 康复护理（rehabilitation nursing，RN）　紧密配合康复医师和其他康复专业人员的工作，对康复对象进行一般的基础护理、各种专门功能训练以及健康宣教，预防各种并发症和继发性功能障碍，减轻残疾的影响，以达到最大限度的功能改善和重返社会。

8. 社会服务（social service，SS）　主要是对病、伤、残者提供有关就业指导、社会福利方面的咨询服务。

四、老年康复服务主要形式

1. 世界卫生组织提出康复服务的三种方式

（1）康复机构康复（institution-based rehabilitation，IBR）：包括综合医院中的康复医学科（部）、康复门诊、专科康复门诊及康复医院（中心）、专科康复医院（中心）以及特殊的康复机构等。它有较完善的康复设备，有经过正规训练的各类专业人员，工种齐全，有较高专业技术水平，能解决病、伤、残者各种康复问题。康复服务水平高，但病、伤、残者必须来该机构，方能接受康复服务。

（2）上门康复服务（out-reaching rehabilitation service，ORS）：具有一定水平的康复人员，走出康复机构，到病、伤、残者家庭或社区进行康复服务。服务数量和内容均有一定限制。

（3）社区康复（community-based rehabilitation，CBR）：依靠社区资源（人、财、物、技术）为本社区病、伤、残者就地服务。强调发动社区、家庭和患者参与，以医疗、教育、社会、职业等全面康复为目标，但应建固定转诊（送）系统，解决当地无法解决的各类康复问题。

2. 老年康复服务要依托于上述服务形式，通过以医院、疗养院为主，以社区医疗服务中心和乡镇卫生院为依托的康复医疗机构，为大众特别是老人提供康复医疗服务。

基层老年康复医疗服务尤为重要，在城市社区和农村乡镇建立相应的老人日常康复场所，配备相应的器械，社区卫生服务中心和乡镇卫生院具备开展基本康复医疗服务的功能，既可以使老年病患者能享受方便快捷的康复医疗服务，又可指导老人在日常生活中进行简单的康复训练，无病防病，降低老年人慢性病的发病率，减少就医支出。同时，条件允许的地区，更需要提供上门服务，使那些行动不便和生活不能自理的患者在家也能享受康复医疗服务。

3. 老年人对养老服务和医疗服务存在双重需求，因此有效解决养老服务中的健康问题，实行"医养结合"养老服务模式是顺应健康老龄化的必然趋势。

（1）目前医养结合包括医向养的结合和养向医的结合两种模式。医向养的结合是医疗卫生服务进入或衔接养老服务，目前主要是提供短缺的老年护理和老年康复的项目和内容，方便居家和机构老年人看病配药，增设相关床位，建设相关设施和机构，培养专业人员；养向医的结合则是养老机构要具备一定的医疗康复服务功能，承接住院治疗和康复后的老人，进行持续照料护理，辅助其进行持续的功能康复。

（2）医养结合的完整体系应该是以养老为中心，涵盖医－护－康－健－保－养6个方面的完整系统性结合，"健康中国"的发展建设，也离不开老年人健康幸福这一重要环节。《"健康中国2030"规划纲要》明确将健康融入所有政策，在医养结合医－护－康－健－保－养六位一体模式中健康为第一要务，不仅是医疗、护理和康复服务要以健康为中心，还要强调养老、护理服务也以健康为中心、以增进老年人功能维护、延缓其自然老化过程为中心。

第三节　常见老年人问题和病症的康复要点

一、跌　倒

跌倒发生于老年人颇为常见。老年人跌倒是一种普遍现象。据美国疾病控制与预防中心（CDC）的调查数据显示，65岁以上老年人每年跌倒发生率约为33%，其中半数以上的人会发生再次跌倒；而80岁以上老年人跌倒的年发生率高达50%，女性跌倒率为男性的2倍。跌倒可严重影响老年人的健康及生活质量，其中将近一半的跌倒会引起严重的损伤。跌倒及其所造成的继发损伤，如脑外伤或骨折，给老年人造成了巨大的身心伤害，其中由跌倒引发骨折的发病率是心肌梗死的 3 倍。跌倒是导致老年人住院率增加和猝死的重要原因之一，现已成为美国老年人死因的第 6 位。因此必须重视老年人跌倒问题。

1. 跌倒　常见主要原因大体分两类。

（1）外因：主要是环境因素。39%~44% 的跌倒发生与环境有关，例如楼道灯光黑暗、地面湿滑不平、家具或电话线绊倒、椅子过低、鞋子不合适等均是易引起跌倒的原因。

（2）内因：即因老化和病理原因造成多器官系统生理功能的损害，跌倒相关风险因素主要包括步态和平衡功能障碍、下肢肌力下降、感觉减退、体弱多病、多种药物联合应用及其副作用等。

2. 康复评定

（1）平衡功能评定：着重观察静态、动态和闭目条件下的身体摇摆。试验包括坐位、起立、站位及行走中的平衡，若有条件还可应用平衡评测设备进行平衡评定。

（2）步态分析：肉眼观察、简易足印法检查可以识别出异常步态，三维步态分析系统以及肌电图的应用更能提供精确的实验室步态检查及分析。

（3）对跌倒的恐惧心理评估：跌倒效验量表（fall efficacy scale，FES）选择 10 项 ADL 活动评估完成活动而不跌倒的信心，由本人按目测类比法（VAS）评分，从"极有信心"的 0 分到"全无信心"的 10 分，FES 高分表示缺乏信心，预测 FES 分数的独立因素通常是步距、焦虑和抑郁。

3. 康复干预

（1）加强跌倒健康教育：加强健康教育是一个公认的干预措施。建立老年人跌倒预防健康课堂，普及跌倒风险意识，对存在高风险的老年人和家属提供健康教育并进行针对性的训练，能降低及消除引起跌倒的危险因素，降低跌倒的发生率和致残率。

（2）跌倒风险评估与筛查：相关疾病和功能障碍的早期检测有助于筛选出存在跌倒风险的人群。直接性的检查如步态、平衡、转向能力和关节功能等是非常必要的。通过病史和相关检查可以发现跌倒的风险因素。此外还有很多评估方法用于明确平衡功能和活动功能的下降，可以提供客观、量化评估数据，以识别与跌倒相关的危险因素。

（3）平衡功能评估与训练：老年人应定时评估平衡功能，同时每年至少进行 1 次视力和前庭功能检查。有跌倒风险的老年人最好能够每周至少 3 次进行专业的、个体化的平衡功能训练。这些训练包括后向行走、侧向行走、脚跟行走、脚尖行走、坐姿起立，不仅可增加本体感受器的敏感度，而且可增强肌肉运动的分析能力和判断运动时间的精确度，降低跌倒的危险性。太极拳、秧歌、健步走等运动都证明对老年人的平衡能力有良好的作用。有眩晕和身体摇晃的老年人通过平衡能力训练能够显著提高静态与动态平衡能力。

（4）增加运动量：美国健身和体育协会建议将规律运动作为中老年人跌倒的预防措施。参加低强度的运动训练、小运动量下肢训练、水中运动、步行、有氧运动、太极拳等均可有效降低跌倒率和跌倒损伤。研究发现，通过参与一组包括平衡训练、每周 90 分钟的中等强度的肌肉加强训练和 60 分钟的中等强度步行训练的运动组合，可以减少跌倒的发生。另一项研究显示，6 个月太极拳干预方案后，老年人跌倒次数减少，跌倒率下降，跌倒后损伤减轻。需要注意的是，由于运动种类众多，应科学选择运动方式、强度和频度。

（5）积极治疗相关疾病：积极治疗帕金森病、脑卒中以及认知功能障碍等神经或精神性疾患，能有效减少跌倒发生；对患有高血压、糖尿病等慢性病患者，除应治疗其基础疾病外，还应特别注意其晕厥史；对有骨关节肌肉疾病者，应进行功能锻炼以保持骨关节的灵活性，防止肌肉萎缩无力和骨质疏松，特别是要加强下肢肌肉力量和关节的锻炼。

（6）监控药物副作用和相互作用：对于服用多种药物和有明显副作用药物的患者，应进行跌倒风险评估，以确定是否需要更换或停药，以避免对平衡和注意力的负面影响。多个研究认为，减少精神药物的使用应是降低跌倒风险优先选择的措施；即使使用精神药物，也应维持最小量，并告知患者药物的不良反应及预防措施。

（7）环境支持：老年人大部分时间待在家里，保障生活环境的安全非常重要。老年人的活动场所应平整、干爽、没有障碍物，在厕所、浴缸及楼梯两旁安装扶手，家庭照明也应改善。对有跌倒史的老年人，应由专业人员为其进行家庭危险评估和环境改造。

（8）其他预防方法：推拿治疗通过适当的手法，影响软组织和神经系统，有利于改善老年人关节功能障碍，可以防止、延迟或逆转功能衰退，预防跌倒发生。使用生物反馈训练有助于老年人行走时姿势的控制和体重的支撑。

二、长 期 卧 床

自古以来人们就把卧床休息、蓄精养神当作疾病治疗的一种基本手段，患病、身体不便的老年人更以卧床休息为养身之法。虽然人们对身体不活动的消极后果已有所认识，但面对老龄化的社会，还是有愈来愈多的卧床老人出现，长期卧床老人从老年医疗保健照顾来讲是一个特殊的人群，在日本定义长期卧床老人为"卧床6个月以上的60岁以上的老人"，"用医学治疗和康复等方法没有离床希望的60岁以上的老人"，除年龄外要综合考虑三个方面：①造成被迫卧床的原因，如无改善希望的重症，或进行性而最终必致卧床不起的器质性、精神性疾患；②卧床的时间，应在6个月以上，而且大部分白天的时间是在床上过的；③ADL的严重依赖，如Barthel评分≤60分。如果有以上被迫卧床原因或ADL严重依赖，即使时间不到6个月，也可以算。总之，要做综合考虑。

1. 主要原因　导致老年人长期卧床可能的原因有：①重症脑卒中，如造成严重运动、感觉或平衡功能障碍等；②进行性疾病，如神经变性疾患，类风湿性关节疾病等；③复合性残疾，如偏瘫合并髋骨折，合并心肌梗死等；④由于护理和康复不当，发生严重的失用综合征和误用综合征，如髋、膝关节屈曲性挛缩；⑤重症精神疾病和痴呆。

根据老年人残疾特点，常多种残损并存相互作用乃至恶性循环，产生的累积的效应可能远远大于个别残损加起来的总和，即所谓的"瀑布效应（cascade effect）"。例如感冒、足病之类的小病，引起的卧床在短期内连锁反应，诱发多种残损而导致卧床不起，造成严重残障，也是可能的。

2. 临床表现　以失调节反应为主的失用综合征，常并发以下问题：

（1）心血管系统：据超声心电图的观察，长期卧床可致左室失用性萎缩，心率加快，心搏和输出减少，最大氧耗减少等。另外，还有一个更具损害性的反应就是直立性低血压。

（2）运动系统：肌肉萎缩，肌力下降，每周可减少10%~15%，而最大的致残性表现为关节挛缩，其发展速度很快，可能只两三天时间就会形成关节的僵直固定，如髋、膝关节的屈曲挛缩，踝关节的跖屈和足下垂都会影响患者站立，另一种发展较快的残损是骨质疏松。根据观察从卧床的2~3天开始，就可见尿中钙水平增加，直到第24天几乎达到正常水平的2倍。

（3）泌尿系统：常常发生尿失禁、尿路感染和结石等问题。

（4）消化系统：便秘在长期卧床患者中非常常见。

（5）心理、精神障碍：长期卧床，不能离床活动和外出，极易导致患者出现抑郁、焦虑等不良心理甚至狂躁或异常行为等精神障碍。

（6）其他：极容易发生压疮、呼吸道感染、深静脉血栓形成等，深静脉血栓导致肺栓塞更有致命的危险。

3. 康复干预　主要是预防性康复：

（1）防止出现长期卧床

1）最基本的措施是加强卫生宣教，让患者及家人了解运动的意义，提倡健康、积极和主动的生活方式，强身防病。

2）针对性地预防和处理发生卧床的危险因素问题。

3）强调早期离床的原则。

（2）防止发生继发性残疾，即预防长期卧床的各种并发症。

1）加强医学管理，做好基础护理和专科护理，如预防压疮、挛缩、感染等。

2）床上的康复治疗，如被动运动和按摩，但最有益的是主动运动，包括肢体和关节活动，床上体操等。

3）离床运动，应先作平衡和下肢练习再下床，活动范围从床边、室内到走道，逐步增加。注意监测脉搏与血压，严防低血压和跌倒。

三、痴　　呆

老年人随着年龄增长，智能逐渐下降，严重者被认为属"痴呆"。痴呆是指慢性获得性进行性智能障碍综合征，是高级皮质功能全面损害的一种表现，包括注意、记忆、定向力、计算力、言语语言能力、解决日常生活问题的能力、分析判断能力的损害等多方面。据国外的报道，≥ 65 岁老年人口中，痴呆的患病率，严重型为 5%，轻、中型为 10%，而 ≥ 80 岁者，发病率在 20% 以上，全球估计患者在千万以上，多集中在发达国家。

1. 主要原因　病因很多，主要分为变性病性痴呆和非变性病痴呆。变性病性痴呆由阿尔茨海默病、额 - 颞叶痴呆、帕金森病、亨廷顿病等中枢神经系统变性疾病所致，非变性病痴呆病因包括血管性痴呆、脑部占位性病变、颅内感染、脑外伤、内分泌代谢障碍等。

2. 临床表现　痴呆发生多缓慢隐匿。记忆减退是主要的核心症状。早期出现近记忆障碍，学习新事物的能力明显减退，严重者甚至找不到回家的路。随着病情的进一步发展，远记忆也受损。思维缓慢、贫乏，对一般事物的理解力和判断力越来越差，注意力日渐受损，可出现时间、地点和人物定向障碍，有时出现不能写字，不能识别人物。患者还可伴有情绪不稳、情感失控、焦虑抑郁等情绪问题以及兴趣减少、主动性差、社会性退缩，甚至出现躁狂，幻觉等人格改变。

3. 康复评定

（1）认知评定内容一般包括感知力、定向力、注意力、记忆力、综合思维能力、解决问题能力等方面，在进行认知功能评定时，首先应从询问病史及临床观察开始，然后再选择评定量表。

（2）常用筛查量表：包括精神状态简易速检表（mini mental state examination，MMSE）、蒙特利尔认知评定（Montreal Cognitive Assessment，MoCA），神经行为认知状态检查表（neurobehavioral cognitive status exam，NCSE）等，Loewenstein 作业治疗用认知评估（loewenstein occupational therapy cognitive assessment，LOTCA）、HRB 神经心理学成套测验以及韦氏智力测验则是常用成套成套认知能力评定量表。

（3）认知功能筛查临床常用上海修订简明精神状态检查量表（MMSE）（表 13-6）。量表共包括 30 个问题，正确回答或完成 1 项计 1 分，30 项的得分相加即为总分。评定为痴呆的标准依文化程度而不同：文盲 <17 分；小学程度 <20 分；中学以上程度 <24 分。

4. 康复治疗

（1）治疗原则

1）以维护患者的自尊和自立、改善生命质量为宗旨。

2）通过训练、学习改善已经丧失但仍有可能恢复的功能，最大限度地发挥仍然保留的功能与技巧，改造和适应环境，减少残疾影响。

3）重视心理、社会支持活动，增加社会接触，减少孤独。

4）加强医学管理。

（2）治疗方法：除药物治疗外，可以采取综合的治疗手段。

1）认知功能训练：针对认知功能受损的不同类型和程度采取相应的认知训练方法，如对记忆障碍可以采用记忆训练和辅助措施。因感觉刺激能防止衰退而重新激起对周围的兴趣，为激发其神经活动，可以利用许多日常活动所包括的视、听、触、味、嗅等感觉刺激进行感觉刺激训练。另外，结合患者及环境实际设计一些集体性、趣味性的文体项目也是重要的方法。

表 13-6   MMSE 表（上海修订）

项目	分数	
（1）今年是哪个年份？	1	0
（2）现在是什么季节？	1	0
（3）今天是几号？	1	0
（4）今天是星期几？	1	0
（5）现在是几月份？	1	0
（6）你现在在哪一省（市）？	1	0
（7）你现在在哪一县（区）？	1	0
（8）你现在在哪一乡（镇、街道）？	1	0
（9）你现在在哪一层楼上？	1	0
（10）这里是什么地方？	1	0
（11）复述：皮球	1	0
（12）复述：国旗	1	0
（13）复述：树木	1	0
（14）计算：100-7	1	0
（15）辨认：铅笔	1	0
（16）复述：四十四只石狮子	1	0
（17）闭眼睛（按卡片上的指令动作）	1	0
（18）用右手拿纸	1	0
（19）将纸对折	1	0
（20）手放在大腿上	1	0
（21）说一句完整句子	1	0
（22）计算：93-7	1	0
（23）计算：86-7	1	0
（24）计算：79-7	1	0
（25）计算：72-7	1	0
（26）回忆：皮球	1	0
（27）回忆：树木	1	0
（28）回忆：国旗	1	0
（29）辨认：手表	1	0
（30）按样做图 ◇◇	1	0

2）心理疗法：整个治疗过程要重视心理问题。痴呆患者已经丧失许多，包括自尊。大约有 30% 痴呆患者伴有抑郁，主要是意识到自己的智力的衰退和感受到周围的"冷遇"。他们并非"不清醒"，所以与之接触的人都要注意保护、尊重其自身价值观念和自尊的意识，待之以礼，决不能歧视。

3）加强护理：痴呆患者因智能下降可能会出现身体伤害、走失等意外及风险性，因此，对其监护及护理就显得尤为重要。

4）社会服务：动员和组织可能为痴呆患者服务的各种社会资源，建立适合从早期到重度痴呆患者所需的不同层次、不同形式的医疗、康复护理和收容机构，并且与综合医院挂钩，形成网络性社会支持；广泛宣传普及有关痴呆防治的知识；组织协会、志愿者组织等开展活动，为患者及家属、陪护人员提供医疗保健以及法律、经济、日常生活与家务劳动方面的支持帮助等社会服务。

四、抑 郁 症

抑郁症发生在老年人口十分常见。据报道在社区居住的老人有 15% 和住休养所的老人有 15%~25% 有抑郁症状，而在长期住院的老年患者中发病率占 20%~45%。它常与其他疾患合并存在，或为其他疾患所掩盖，未得到诊断和治疗。

1. 主要原因　老年患者常因为身体衰退或疾病所致，如脑卒中后合并的抑郁症（post-stroke depression，PSD）。另外长期住医院和养老机构的老年人因孤独、失落等心理发展为抑郁症的很常见，越是与世隔绝，发病率越高。

2. 临床表现　抑郁心境、缺乏动力、食欲减退、睡眠障碍、疲倦、悲观、自杀意念。也有的表现一些非特异的症状，如疼痛、呼吸困难、顽固便秘等。还有的表现认知功能的紊乱，如记忆障碍、注意力不集中等。

老年抑郁症和其他年龄段的抑郁症有所差别。由于老年人经历很多，有良好的自我内敛和调节功能，因此，老年抑郁症的症状有时表现不典型，患者不会主诉自己情绪低落、心情郁闷，但会表现为突然不愿说话，唉声叹气，愁眉苦脸，还会抱怨自己身体不适，因此对老年人的异常情绪和行为反应在找不出病因的情况下，需要考虑是否患有抑郁症的可能性。

3. 康复评定　常用老年抑郁量表（the Geriatric Depression Scale，GDS）（表 13-7）由 Brink 等（1982）创制，是专用于老年人的抑郁筛查表。研究结果表明 GDS 有较好信效度，并与 SDS、HRSD、BDI 等常用抑郁量表有较高的相关。GDS 以 30 个条目代表了老年抑郁的核心，每个条目都是一句问话，要求受试者以"是"或"否"作答。30 个条目中的 10 条（1，5，7，9，15，19，21，27，29，30）用反序计分（回答"否"表示抑郁存在），20 条用正序计（回答"是"表示抑郁存在）。每项表示抑郁的回答得 1 分。一般地讲，0~10 分可视为正常范围，即无抑郁症，11~20 分显示轻度抑郁，21~30 分为中重度抑郁。

表 13-7　老年抑郁量表（the Geriatric Depression Scale，GDS）

序号	选择最切换您最近一周的感受的答案	是	否
1	你对生活基本上满意吗？	0	1
2	你是否已放弃了许多活动与兴趣？	1	0
3	你是否觉得生活空虚？	1	0
4	你是否感到厌倦？	1	0
5	你觉得未来有希望吗？	0	1
6	你是否因为脑子里一些想法摆脱不掉而烦恼？	1	0
7	你是否大部分时间精力充沛？	0	1
8	你是否害怕会有不幸的事落到你头上？	1	0
9	你是否大部分时间感到幸福？	0	1
10	你是否常感到孤立无援？	1	0
11	你是否经常坐立不安，心烦意乱？	1	0
12	你是否愿意呆在家里而不愿去做些新鲜事？	1	0
13	你是否常常担心将来？	1	0
14	你是否觉得记忆力比以前差？	1	0
15	你觉得现在活着很惬意吗？	0	1
16	你是否常感到心情沉重、郁闷？	1	0
17	你是否觉得像现在这样活着毫无意义？	1	0

续表

序号	选择最切换您最近一周的感受的答案	是	否
18	你是否总为过去的事忧愁?	1	0
19	你觉得生活很令人兴奋吗?	0	1
20	你开始一件新的工作很困难吗?	1	0
21	你觉得生活充满活力吗?	0	1
22	你是否觉得你的处境已毫无希望?	1	0
23	你是否觉得大多数人比你强得多?	1	0
24	你是否常为些小事伤心?	1	0
25	你是否常觉得想哭?	1	0
26	你集中精力有困难吗?	1	0
27	你早晨起来很快活吗?	0	1
28	你希望避开聚会吗?	1	0
29	你做决定很容易吗?	0	1
30	你的头脑像往常一样清晰吗?	0	1

4. 康复干预　抗抑郁的药物治疗一般有效，但副作用较多，往往使用受限。心理治疗是治疗焦虑抑郁障碍患者的有效方法，常用的心理治疗方法有：认知 – 行为治疗、行为治疗、人际关系心理治疗、精神动力学治疗、家庭治疗等。但是，对中 – 重度焦虑抑郁障碍患者、病情反复发作者、存在明显的心理冲突及人际关系困难者、药物治疗依从性差或者单一治疗措施仅部分有效者，心理治疗联合精神药物更为有效。应当给予患者充分的社会支持，提供接触的机会。

五、慢　性　疼　痛

随着人口老龄化，慢性疼痛的发病率也相应增加。尽管慢性疼痛对各年龄阶段人群的生活质量均有较大影响，但是对老年人的影响尤为显著。由于患有较多基础疾病，慢性疼痛的老年人更容易经历功能受限、抑郁和焦虑，导致社会交际能力降低、睡眠和食欲障碍等，严重降低生活质量，并增加了治疗费用。研究表明，由于年龄相关的认知障碍、沟通困难导致对老年人疼痛强度的评估困难，且老年人生理、心理的改变以及药物相互作用也会影响治疗的效果。除此之外，有些老年人误认为疼痛是正常的症状且是衰老不可避免的，致使患有慢性疼痛的老年人不能得到及时和充分的治疗。因此，正确评估、诊断和治疗老年人慢性疼痛具有极大挑战性。

1. 老年人慢性疼痛定义和常见原因　慢性疼痛定义为持续 1 个月以上（既往定义为 3 个月或半年）的疼痛，可引起情绪和心理紊乱，严重影响患者的生活质量。

慢性疼痛普遍存在于老年人群中，也是老年人一项重大健康问题。老年人慢性疼痛的常见原因包括腰椎间盘突出、颈椎病、骨质疏松、骨性关节炎、椎管狭窄、肩周炎、肌筋膜炎、糖尿病性周围神经病变、带状疱疹、脑梗死、类风湿关节炎、痛风、癌症等。

2. 疼痛评估　老年人慢性疼痛的综合评估不仅要明确病因和相关因素，而且需考虑疼痛对个人功能和生活质量的影响。因此，有效治疗疼痛需要能精确评估疼痛强度的方法和工具。以下是针对老年人的几种常用疼痛评估量表：

（1）目测类比测痛法（visual analogue scale，VAS）：VAS 是用来测定疼痛的幅度或强度，它是由一条 100mm 直线组成。此直线可以是横直线也可以是竖直线，线左端（或上端）表示"无痛"，线右端（或下端）表示"无法忍受的痛"，患者将自己感受的疼痛强度以"I"标记在这条直线上，线左端（上端）至"I"之间的距离（mm）为该患者的疼痛强度，可能不适合文化程度较低或认知损害者，但可靠性强，简单易行，应用最为普遍。

（2）数字疼痛评分法（numerical pain rating scale，NPRS）：是用数字计量评测疼痛的幅度或强度。数字范围为0~10。0代表"无痛"，10代表"最痛"，患者选择一个数字来代表他自觉感受的痛。

无痛 = 0 1 2 3 4 5 6 7 8 9 10 = 无法忍受的痛。数字疼痛评分法临床上因效度较高，常用于评测下背痛、类风湿关节炎及癌痛。

（3）口述分级评分法（verbal rating scales，VRSs）：是简单的形容疼痛的字词组成1到4级或5级，如①无痛；②轻微疼痛；③中等度疼痛；④剧烈的疼痛。最轻程度疼痛的描述常为零分，每增加1级即增加1分。此类方法简单，适用于临床简单的定量评测疼痛强度以及观察疗效的指标。由于缺乏精确性、灵敏度，不适于科学研究。

（4）McGill问卷调查（McGill questionnaire）：此问卷调查表有78个描述疼痛性质的形容词，分为20组，每组2~6个词，1~10组表示躯体方面（somatic）的字词，即对身体疼痛的感受。11~15组是精神心理方面（affective）的字词，即是主观的感受。16组是评价方面（evaluative），即对痛的程度的评价。17~20组是多方面的（miscellaneous），即对多方面因素进行的评定。从这个调查表中可以得到：①疼痛评定指数（pain rating index，PRI）评分，它的评分的原则是每一组的第一字词表示"1"，第二个字词表示"2"，以此类推，最后将选择20组中的20个字词的评分相加即为疼痛评定指数。②现时疼痛强度（present pain intensity，PPI）。此方法属于多因素疼痛调查评分法，能较全面地评定疼痛性质、程度及影响因素。由于相对其他疼痛评定方法评定时间较长，多应用于科研。

（5）心理评估：慢性疼痛的全面评估不仅包括身体评估，也包括心理评估，老年人抑郁症的筛查工具有Beck抑郁调查表、流行病学研究中心的抑郁量表；焦虑评估量表有情绪状态量表和疼痛不适量表；认知功能评估量表有简易精神状态量表，其他有明尼苏达州多形式个性调查表（Minnesota Multiphasic Personality Inventory，MMPI）和活动日志。

3. 康复干预

（1）药物治疗：药物是治疗老年人疼痛最常用的方法，然而，尚无单一的理想药物能治疗老年人疼痛。由于老年人常并存多种疾病，加之老年人各种生理功能减退、年龄相关的药效动力学及药代动力学改变等因素，在多种药物的联合应用下，老年人更容易发生与药物有关的不良反应，所以老年人临床应用药物前需要权衡利弊后再考虑使用。老年人使用药物起始剂量要小，观察老年人临床反应，直至达到有效浓度。严格遵守剂量个体化的原则，这对于肝肾毒性较大而治疗指数又较小的药物尤为重要。

药物治疗是疼痛治疗中较为基本的常用方法，目的是使疼痛尽快缓解，有利于患者尽早恢复或获得功能性活动。常选用的药物包括镇痛、镇静药、抗痉挛药、抗抑郁药、糖皮质激素、血管活性药物和中草药。镇痛药是主要作用于中枢神经系统、选择性抑制痛觉的药物。一般分为三类：麻醉性镇痛药，非类固醇抗感染药和其他抗感染药。麻醉性镇痛药常用于治疗顽固性疼痛，特别是癌痛的主要手段。非类固醇抗感染药有中等程度的镇痛作用，是一类具有解热、镇痛、抗感染、抗风湿的作用，对慢性疼痛有较好的镇痛效果。慢性疼痛常伴有的焦虑、烦躁、抑郁、失眠、食欲缺乏等症状，需联合使用辅助药物治疗，如三环类抗抑郁药、苯二氮䓬类抗焦虑药和镇静催眠药物等。激素具有抗感染、免疫抑制及抗毒素等作用可全身给药，或局部注射常用于急性疼痛，特别是神经阻滞中使用以加强治疗效果。药物的使用要充分注意疼痛的特点，特别明确疼痛的病因、性质、程度、部位及对疼痛药物的反应。

（2）物理因子治疗：包括光疗法、电疗法、磁疗法、超声波疗法、水疗法等；理疗可与药物治疗相配合。

（3）运动疗法：运动疗法主要通过神经反射、神经体液因素和生物力学作用等途径，对人体全身和局部产生影响和作用。特别是运动对骨关节和肌肉的影响、骨代谢的影响、免疫功能的影响及心理精神的影响有助于减缓疼痛。

（4）认知行为疗法（cognitive behaviour therapy，CBT）：50%~70%慢性疼痛患者均伴有认知行为和精神心理的改变，从而进一步加重疼痛，不进行干预，易形成恶性循环。认知行为疗法是针对慢性疼痛患者的综合性、多方面的治疗。其目的是鼓励和教育患者积极参与，从而帮助患者学习自我控制和处理问题的能力，改善与疼痛相关的认知结构与过程及功能状态。采取的方法可包括忽略想象，疼痛想象转移，注意力训练等。放松训练是应用较多、效果较好的治疗方法。放松的方法可增加患者的活动，减少疼痛的压力，如缓慢深呼吸、膈肌呼吸、深部肌肉放松法等。

（5）身体支持和支具应用：保持身体的正常对位、对线可以减缓疼痛。除让患者自身矫正、注意姿势外，可以采用支具，如腕部支具、脊柱支具等，可以稳定和支持关节，减少肢体的压力和应力。要注意合理使用支具和配戴支具的时间。

（6）中医传统治疗：包括针灸、推拿和按摩等，针灸可减轻或缓解疼痛。针刺可以激活神经元的活动，从而释放出 5- 羟色胺、内源性阿片样物质、乙酰胆碱等神经递质，加强了镇痛作用。对关节或肌肉进行推拿、按摩治疗，有助于肌肉的放松，改善异常收缩，纠正关节的紊乱，减轻活动时的疼痛。

（7）微创介入治疗：一般用于药物及物理治疗效果不佳的慢性顽固性疼痛。对老年人可根据其慢性疼痛的原因和影像学检查选择相应的治疗方式，如颈／腰椎间盘突出症的老年患者，可考虑选择椎间盘射频消融、臭氧治疗术、椎间盘等离子治疗术、椎间孔镜治疗、胶原酶溶解术等微创介入治疗；三叉神经痛老年患者可使用半月神经节射频消融术、神经阻滞、神经毁损术；骨性关节炎使用痛点阻滞和关节腔玻璃酸钠注射治疗；带状疱疹后遗神经痛患者，可使用肋间神经阻滞、硬膜外持续镇痛；对椎体压缩性骨折的患者可行经皮椎体成形术；对顽固性骨转移癌痛患者可使用骨转移部位射频治疗，有条件可用编程吗啡泵植入术等方法。

（8）健康教育：针对患者疼痛诱发因素及注意事项等进行宣传教育，利用口头宣教、宣传册、录影带等，将专业知识改编成简单易懂、图文并茂、生活化的语言，有效预防疼痛及其并发症再发生。

（陆　敏）

参 考 文 献

1. Walter R.Frontera.DeLisa's Physical Medicine and Rehabilitation:Principles and Practice,fifth edition.Philadelphia:Wolters Kluwer Health,2010.

2. Lahtinen A,Leppilahti J,Harmainen S.Geriatric and physically oriented rehabilitation improves the ability of independent living and physical rehabilitation reduces mortality:a randomised comparison of 538 patients.Clin Rehabil,2015;29(9):892-906.

3. 刘星.浅谈老年康复医学.中国医药指南,2012,10(17):675-676.

4. 黄晓琳,燕铁斌.康复医学.5 版.北京:人民卫生出版社,2013.

5. 南登崑,黄晓琳.实用康复医学.北京:人民卫生出版社,2009.

6. 崔旭妍.老年疾病的康复.继续医学教育,2015,29(4):119-120.

7. 张丽,瓮长水,王秋华,等.老年人跌倒的评估与干预策略研究进展.中国康复理论与实践,2010,16(1):11-13.

第 14 章

老 年 护 理

据预测到 2050 年我国老年人口将达到 4 亿左右，占总人口的 25%，使我国面临人口老龄化的问题更加严峻。面对庞大的老年人群，如何提供基本的医疗、护理、保健、康复服务，使老年人生活得到保障是至关重要的。

第一节　医院急症护理

在 65 岁及以上人群中，每年到医院就诊的人数将近 25%，这一比例明显高于其他任何年龄组。很多老年患者在急症（emergency case）住院之后都有暂时的、永久性的功能衰退，健康状况恶化。虽然 65 岁及以上老年人占美国总人口比例不高，但是老年入院人数占急症入院总人数的 1/3，所花费的费用约占全国急症住院费用的 46%。

美国国家统计数据显示，老年住院患者与年轻住院患者相比其住院病程更加复杂（表 14–1）。尽管自 1997 年以来，针对出院主要诊断的住院时间已有所下降，但在 2003 年 65 岁及以上老年患者住院时间仍比 65 岁以下者多 1.7 天。与年轻组比较，65 岁及以上老年组患者的住院费用增长已超过 25%。尽管院内死亡正在下降，但 65 岁及以上老年患者住院死亡率仍比年轻住院患者高近 5 倍。

表 14–1　2003 年非老年和老年患者住院治疗的特征

	<65 岁	≥ 65 岁
占美国人口的百分比	88%	12%
住院天数百分比	65.3%	34.7%
平均住院时间	4.0	5.7
经急诊住院	36.2%	57.4%
院内死亡	0.9%	4.7%

一、入院患者护理

1. 老年患者入院原因　慢性疾病和呼吸系统疾病是老年患者住院的主要原因。我国老年住院患者按患者所患疾病系统划分，有呼吸系统疾病、循环系统疾病、神经系统疾病、消化系统疾病、内分泌系统疾病、免疫系统疾病、风湿性疾病、泌尿系统疾病、血液系统疾病、精神障碍，其中住院原因前 5 位的系统疾病依次是循环系统疾病、神经系统疾病、呼吸系统疾病、消化系统疾病及内分泌系统疾病。此 5 种系统疾病患者例数占老年病科总住院例数的 90.96%。在住院例数最多的 80~90 岁年龄段以循环系统疾病为主，其次为神经系统疾病、呼吸系统疾病、消化系统疾病、内分泌系统疾病。

另外一些情况在老年患者中很容易发生，如体质虚弱（weakness）、跌倒（fall）、心理状态改变，药物不良因素影响，这些问题很少报道，但是这些情况常见而且很重要。除此之外，老年患者还会因另一种情况的非典型表现收住院，如可归因于潜在的水电解质紊乱或尿路感染（urinary tract infection）所造成的精神状态的改变。

除了导致入院的基本问题外，必须考虑到其合并的慢性疾病的影响。2003 年美国疾病预防与控制中心统计显示，80% 的美国老年患者至少患有一种慢性疾病，50% 的至少两种。对于住院的老年患者和临床医生来说，慢性疾病的复合病变可以产生一些严重的后果，复杂的疾病导致复杂药物治疗的应用，其可导致药物治疗的混乱，如间断用药及药物间不良反应的发生。慢性疾病的高负担能导致自理能力下降，增加患者和护理者的挫败感和倦怠。

老年患者当中常见的一些情况如视力和听力损伤，活动能力下降，跌倒风险，抑郁（depression），营养不良（malnutrition），失禁（incontinence），认知障碍（cognitive impairment）及功能障碍（dysfunction）常常伴发于导致住院治疗的主要慢性疾病当中。认知功能障碍是谵妄（delirium）的主要危险因素，多见于 65 岁以上的人群，尤其是老年住院患者。谵妄使得老年患者的原发病更加复杂，增加并发症的发生率、治疗的难度和死亡率，延长住院时间，增加护理难度。

对于有急性病症，情况不稳定或不安全，需要紧急住院的老年患者，通常建议接诊的内科医生鉴定或"筛查"这样的老年患者是否存在衰弱（frailty）。2004 年，美国老年学会定义衰弱是老年人因生理储备下降而出现抗应激能力减退的非特异性状态，涉及多系统的生理学变化，包括神经肌肉系统、代谢及免疫系统改变，这种状态增加了死亡、失能、谵妄及跌倒等负性事件的风险。衰弱是缓慢、逐渐发展的，其早期表现为疲劳和步速慢，一旦发生就意味着有更多的相关表现。衰弱作为临床事件的前期状态，可独立预测 3 年内跌倒发生率、日常生活活动能力（Activity of Daily Living，ADL）受损程度、住院率和死亡率。衰弱是一种即将发生失能等临床事件的危险状态，需要及时识别与干预。老年患者住院常由于以下原因所致，如跌倒或营养不良性的"体质瘦弱"、疾病相关的视力丧失、痴呆、功能障碍、护理不到位等。在住院后马上及住院期间通过简单的筛查性问题和体力评价对其并发症和老年患者特有状况（如跌倒、痴呆、尿失禁）进行评估有助于临床医生制订治疗目标，如增加营养、物理治疗、佩戴眼镜及助听器。

2. 入院筛查　患者入院给我们提供了很好的机会来筛查护理老年患者中的一些问题，尤其是影响患者住院病程、治疗和疾病预后的问题。

（1）与患者家属或照顾者沟通：部分患者可以描述出此次入院的主要症状和家庭情况，但家庭成员及照顾者可能还会提供一些促成患者住院的社会信息及对患者入院诊断更明晰的症状描述，因此我们应尽量与其沟通这些问题。

（2）全面评估患者用药情况：药物不良反应的主要原因是患者的身体动力学和药理作用两个方面发生了改变，患者的身体衰弱，联合用药或长期使用抗菌药物、滋补药物也是一个主要原因。所以需要对那些最易导致药物不良反应的药物给予高度关注。尤其是入院患者，虽然调整药物需要花费大量时间，但非常重要，要对每一种药物进行严格的回顾，还要考虑其并发症和患者正在服用的其他药物，在涉及治疗连续性、药物选择和药物安全性时要与患者的初级护理医生讨论决定。

（3）识别衰弱：衰弱（frailty）是一种重要的老年综合征（geriatric syndrome，GS），其核心是老年患者生理储备减少或多系统异常，外界较小的刺激即可引起负性临床事件的发生。衰弱涉及多系统的生理学变化，包括神经肌肉系统、代谢及免疫系统改变；衰弱是老年患者失能的前兆，是介于生活自理与死亡前的中间阶段，极易发生跌倒、失能、急性病、住院、医源性问题以及死亡等临床事件。这种状态增加了死亡、失能、谵妄及跌倒等负性事件的风险。衰弱的患病率随年龄而增加，衰弱的易患人群为高龄、女性、慢病、心衰、抑郁、处方药 >8 种、独居、低收入以及低教育老年人群。衰弱老年患者平均死亡风险增加 15%~50%，若能采取相应的措施来预防衰弱，可以延缓 3%~5% 老年人死亡的发生。入院时即对患者的衰弱性进行识别，能够警示医生对老年患者常见状况做进一步的评估，能够帮助进行预后讨论，而且能够提示医生提前启动出院计划。

（4）功能筛查：功能测量是死亡率更强的预测因子，相比并发疾病、疾病严重性和诊断，其对住院老年患者预后的预测贡献更大。老年综合评估（comprehensive geriatric assessment，CGA）是对老年患者医学、心理和功能等多项目、多维度进行鉴定的诊断过程，已经成为老年医学实践中不可缺少的工具之一，据此提出维持或改善功能状态的处理方法，最大限度地提高或维持老年患者的生活质量。CGA 的内容主要包括全面的医疗评估、躯体功能评估、认知和心理功能评估，以及社会/环境因素评估四个方面。日常生活活动（Activity of Daily Living，ADL）和工具性日常生活活动（Instrumental ADL，IADL）评估是著名的功能损伤测量方法。如果患者存在有活动能力的损伤，我们应尽早启动物理疗法，制订早期活动计划，或早期制订出院计划。

（5）痴呆（dementia）筛查：老年患者认知功能发生障碍，这会严重影响他们及其家人的生活质量，给家庭和社会带来了负担。如果在老年患者认知功能障碍早期，对他们进行认知功能筛查，及时给予认知功能干预措施，可以有效避免或延缓老年患者认知功能退化。痴呆筛查对于体重下降、对药物治疗不顺从、从养老院来或再入院的老年患者来说尤为重要。同时也可以预测患者是否有发展为谵妄和出院后再入院的风险。然而，痴呆的诊断是基于 DSM- Ⅳ（Diagnostic and Statistical Manual of Mental Disorders-5）标准，简明精神状态量表（Mini-mental State Examination，*MMSE*）和简易智力状态评估量表（Mini-Cog）可以快速鉴定患者患痴呆的高风险性。任何一个量表显示患者存在功能障碍均应提示医护人员为患者住院期间的认知刺激积极制订计划，在其住院之初就制订详尽的出院计划。

二、住院老年患者护理

住院治疗对老年患者来说会有许多风险。然而住院治疗的后果取决于急性病症的严重程度和类型以及患者的基础身体情况，老年患者住院期间出现医源性并发症的风险要高出非老年患者 5 倍。老年患者急症住院期间功能下降的风险平均为 35%。住院治疗对于急性病症是有必要的，然而医院对于衰弱的、敏感的老年患者来说被认为是不安全的。因此，我们必须建立一个系统的程序来防止老年患者发生住院并发症。

1. 住院老年患者的常见问题

（1）谵妄：谵妄使得老年患者的原发病更加复杂，增加并发症的发生率、治疗的难度和死亡率，延长住院时间，增加照顾难度，因此做好谵妄的护理十分重要，必须通过动态的观察，尽早发现病情变化，及时采取有效的措施，从而减低患者的病死率。国外研究发现，优秀的护理是成功干预谵妄的前提条件，采用多元化的干预包括教育、指导、照顾形式的改变可以减少谵妄持续时间，缩短住院天数，减少致死率。

（2）跌倒：老年患者急症住院期间，发生跌倒的风险很高。住院患者跌倒不仅很常见，还给这些衰弱的老年患者带来不同程度的伤害。据统计，我国每年至少有 2000 万老年人发生 2500 万次跌倒，直接医疗费用在 50 亿元人民币以上，社会代价为（160~800）亿元人民币。

所有的老年患者均有跌倒的风险，跌倒的风险随着年龄的增长而增加，在住院患者中，一些危险因子能更好地鉴别存在最高风险的患者（表 14-2）。这些危险因子包括患者的基本特征，急性病症对患者造成的影响及环境因素。可以预期，危险因子增加会增加患者跌倒的风险。

目前国际上最常用的是 Morse 跌倒危险评估量表（Morse Fall Seale，MFS）、STRATIFY 跌倒危险评估量表、Hendrich Ⅱ 跌倒危险评估量表。Harrington 应用变异分析比较了临床应用的 MFS 和 STRATIFY 发现 MFS 敏感性高于、特异性低于、约登指数高于 STRATIFY。KimE 认为当患者处于急性状态 HFRM 较 STRATIFY 和 MFS 的预测准确性更高。到目前为止，系统的干预已被证明在降低跌倒风险中是最成功的。因此对住院患者实施跌倒风险评估，对存在跌倒高风险的患者，及时向患者及家属宣教，从根本上认识到发生跌倒的危险因素及严重后果，熟练掌握预防措施，达到从源头上预防的目的，最大限度地降低跌倒和医疗纠纷的发生，保障住院老年患者安全。

表 14-2　住院患者跌倒的危险因子

住院患者跌倒的危险因子	心血管疾病 / 高血压
年龄增加	负性情绪
跌倒史	环境因素：地板湿滑、光线暗
痴呆 / 谵妄	平衡，转移或行走困难
视觉障碍	给药过多
脱水	服用镇静剂 / 催眠药
频繁上厕所 / 失禁	下肢肌肉无力
头晕	患者 / 护士比例高

（3）营养：欧洲肠外与肠内营养学会（ESPEN）对营养风险的定义是："营养风险（nutritional risk）是指现有或潜在的与营养有关的因素对患者的临床结局发生负面影响的风险（如感染并发症和延长住院日等），并非出现营养不良的风险"。营养风险包括营养不良和当前无营养不良，但因疾病因素引起营养不良和影响患者临床结局，其范围已超过了营养不良。研究发现住院患者普遍存在营养风险的问题。鉴于营养状况不良在老年住院患者中的流行性和重要性，需要制订旨在早期鉴定和干预的决策。可采用以下筛查方法，包括钱德勒量表（chandra scale），初步营养筛查（nutrition screening innitiative）和简易营养评估（mini nutrional assesstment）。简易营养评估已经显示出对院内死亡、住院时间延长、出院后进入长期护理机构可能性增大具有预测性。这些工具不是用来做诊断工具的；它们作为营养筛查系统的一部分合理使用，可贯穿于更加全面的评估中。对于存在营养风险的患者可以通过有效地改善营养指标进行干预。包括饮食咨询，营养素的补充或肠道喂养。

吞咽困难患者鼻饲营养支持优于口服进食。研究显示鼻饲治疗组的简易精神状态检查量表和基础日常生活活动能力量表均明显优于口服进食组。老年痴呆患者进行鼻饲给予营养支持；相对经口喂食并辅以静脉补充营养。两组患者的营养情况（体重、血浆白蛋白、血浆前白蛋白、血红蛋白、淋巴细胞总数）差异具有统计学意义。

2. 预防院内感染　在美国，院内感染（infection）是护理中最常见的不良事件之一，每年受影响人数超过 200 万，直接或间接导致死亡的超过 9 万多例，花费超过 4.5 亿美元。英国估计每年发生 10 万例医院感染，造成 5000 病例死亡，额外支出 16 亿欧元，这些都是指直接的损失。达到 10% 的以急症住院的患者发展为医院获得性感染；这个比例还在增加。因此，实施有利的感染控制措施对于从事老年患者护理的医务人员来说至关重要。

飞沫传染是许多感染源的主要传播途径，借由患者咳嗽、打喷嚏、说话时，喷出液滴，病原附着其上，随空气飘散短时间、短距离地在风中漂浮，由下一位宿主因呼吸、张口或偶然碰触到眼睛表面时黏附，造成新的宿主受到感染。我们可通过消毒空气、戴口罩、通风等措施进行预防。对于患者在住院期间发生坠积性肺炎，护理人员可以有针对性地给予患者定时翻身拍背，及时清理呼吸道，改善口腔卫生，加强营养供给等。

医院获得性感染的预防还包括注意手卫生和防止抗菌剂耐药性扩散。接触患者前后认真洗手可以降低医源性感染的发生率。现有数据显示普通的肥皂和水，与抗菌肥皂和以乙醇为基础的手部冲刷剂效果相当。床旁使用乙醇冲洗剂可使保持手卫生的依从性提高。

院内感染的主要致病菌多数为细菌，约占 90% ~95%。其次为病毒、真菌及寄生虫。大肠埃希菌、金黄色葡萄球菌、肠球菌和铜绿假单胞菌为院内感染的主要致病菌。病毒有流感病毒、鼻病毒、呼吸道合胞病毒、腺病毒、乙型肝炎病毒、丙型肝炎病毒、单纯疱疹病毒、巨细胞病毒、EB 病毒等。真菌有白色念珠菌、隐球菌、曲菌、毛霉菌等。寄生虫有卡氏肺孢子虫、隐孢子虫、疟原虫等。这些生物引起的感染其发病率、死亡率和花费都在增加。临床医生应该熟知他们的耐药性框架，了解其可能引起感染的时期，以便于给予及时的、合理的抗生素治疗。

防止这些生物发展和扩散是至关重要的。一旦发现这些生物，就要防止他们传播。尤其是防止革兰阳性菌在人与人之间传播。我们的防御措施是穿隔离衣，戴手套和隔离患者等。

3. 预防深静脉血栓或栓塞 静脉血栓栓塞性疾病（VTE）包括深静脉血栓（DVT）和肺栓塞（PE），由于二者在发病机制上存在相互联系，目前已将二者作为统一的疾病。VTE 很常见，在美国和欧洲发病率为千分之一，而且有增加的趋势，并与死亡危险增加有关。无创诊断技术的发展使 VTE 的诊断简化，检出率提高。但致死性 PE 可以是疾病的首发表现。此外，高龄是 VTE 及其并发症的危险因素，老龄人口的增加必将导致未来该疾病的致死和致残率增加。肺栓塞一旦发生后果严重，静脉血栓栓塞应该重在预防。

预防血栓策略的主要障碍之一是对出血并发症的顾虑。然而，大量荟萃研究已证实预防剂量的低剂量普通肝素（LDUH）、低分子量肝素（LMWH）、或维生素 K 拮抗剂（VKA）几乎不增加有临床意义出血并发症的危险，新的抗凝药物如戊糖的证据也越来越多。有很好的证据表明采取正确预防策略能够达到理想的危险 / 获益和费用 / 效益。预防血栓策略不仅能改善患者预后，而且还能降低住院总费用。

4. 患者安全性 住院老年患者比年轻患者更易患医源性并发症，因为老年患者住院时间更长，病情更复杂，生理更加敏感。血栓栓塞事件，医源性感染、跌倒、药物不良事件、由于复杂的药物疗法的不正确的调和导致的用药错误在老年住院患者中更常见，是改善患者安全的目标。2008 年，医疗机构委任联合委员会批准的国家患者安全目标列举了很多老年住院患者面临的危险。这些目标包括减少医院感染的风险，提高用药安全，强化临床"危急值"报告制度，防范与减少患者跌倒、坠床等意外伤害，加强全员急救培训，保障安全救治，鼓励主动报告医疗安全（不良）事件，构建患者安全文化。老年病学家，其他医生和照顾老年住院患者的人员应积极地投入到医院急症部门计划和实施患者安全干预中间来。

三、出院和转院护理

老年患者从住院到出院或转院的过渡是有风险的。因为离开常规住院的医生护理人员到另一个医疗环境或者养老院及其他康复机构，会产生信息丢失或者误读的机会，导致潜在的不利临床后果。这些不良事件与医疗机构的保健能力不足、患者知识缺乏、各单位之间沟通不足和药物治疗问题有关。

提高老年患者从住院到出院的过渡期间的安全性是卫生系统的一个重点。目前并没有关于老年患者出院计划适当性评估的国家框架标准，而且使出院过程优化的最佳策略还没有达成一致。出院时发生的问题突出了过渡期间用系统水平的解决方案来追踪信息和促进交流的需要。出院之时须指出四个关键点。

1. 医院的医护工作者和患者的照顾者之间做好充分的沟通，包括病程摘要、用药变化及相应的指导等。

2. 药物调整 药物调整保证医生保持准确的最新的药物名单，与患者的治疗计划相吻合。这就包括以医生或护士为基础的调整和教育。研究显示，出院时药物调整过程有临床药师参与可使患者出院后药物不良事件降低，在一些病例中可降低再入院。

3. 尚未确定的检查和化验结果 医生应予回顾和随访，防止重要结果漏掉。

4. 授权给患者或家属出院辅导 使患者或家属参与到出院的过程中来可使结局改善，而且为随访出院时未确定的实验结果以及沟通住院期间发生的重要事件提供额外的安全保护。

四、住院老年患者管理模式

住院老年患者的护理处在动态的不断变化的医院环境中，不仅要面对资金和其他方面的挑战，而且要更好地满足老年人群的需要和适应其对更安全、质量更高、更物有所值的护理的需求。医院针对老年患者的生理、病理、心理和社会特性，制定了老年健康综合评估体系和多学科诊疗模式，建立了老年特色的科室：如老年患者急救单元、脑卒中单元和长期照护病房等。同时具有完善的收治急性病亚专科的专科科室。此处阐述医院针对老年患者管理模式的一些改变。

1. 住院医师模式　我国的老年科医生主要来自全科医生，根据《2011年中国卫生人力发展报告》数据，目前国内从事全科医师的人数尚不足6万人，约占执业（助理）医师总数的2.5%，远低于国际30%~60%的平均水平。国内外的数据提示，尽管整体社会对老年科医生需求越来越多，但目前的老年科医生从业者数量和质量均不能满足社会发展的需要。超过一半的教学医院和66%的主要教学医院（被教学医院和卫生系统委员会认定为成员的教学医院）已经建立起了医院医学团体。

教学医院需要支持实习计划：该计划对住院医师的增长起到了催化作用。由于被增加的教育监督和医疗保险需求驱动，医疗学术中心不断向住院医生教学服务配置住院医师。住院医师模式已经扩展开来，随即产生了新的研究问题，就是针对住院患者如何实施最佳的医疗行为，及如何增进患者的安全，这些都对治疗更为复杂，更为衰弱的老年患者有潜在的巨大益处。

住院医师在改善住院老年患者的医疗护理的安全方面发挥了中心作用。作为一个以工作地点定义的专业，住院医师比很多其他内科医生在医院待的时间更长，这使他们能够更深入地了解在老年患者医疗护理中经常遇到的问题和一些可能的解决方法。

2. 老年患者急救单元　患者为中心的护理模式强调独立性和从住院开始阶段的功能恢复，多学科医疗护理队伍包括护士、内科医生、治疗师、社会工作者和营养师，临床药师在特定的患者单元提供协调服务。并且老年患者急救单元（first aid unit）可以使老年患者的功能和生活质量提高而不增加住院费用。但由于开支大，招募专家困难，该单元并没有得到广泛开展。目前，一些医院或医学学术中心已经建立起了一个现实的老年患者急救团队，而不是一个专门的老年急救单元。这个现实的团队可以提供老年住院患者医疗护理的专业知识和系统方法，特别是在规定单元范围之外的衰弱的，病情复杂的老年患者。

3. 卒中单元　卒中单元（stroke unit）的模式和老年患者急救单元模式相似。"卒中单元"是指在医院的一定区域内，针对脑卒中患者的具有诊疗规范和明确治疗目标的医疗综合体。它是针对卒中患者的一个完善的管理体系，其中包括社区医疗、家庭医疗以及各个收治机构。卒中单元主要是以神经内科和神经内科监护室（Neonatal intensive care unit，NICU）为依托，针对脑卒中患者制定规范和明确诊疗目标，由内科医生、护士、治疗师等多学科专业人员讨论和护理的医疗综合体。卒中单元不是一种具体的诊疗方法，而是针对卒中患者的科学管理系统，能充分体现以人为本的医疗服务理念，以及多学科密切配合的综合性治疗。并且有证据证明卒中单元能够提高患者出院时的功能，提高出院后返回家中的比率和卒中生存率。

（崔玲玲）

第二节　急诊部门护理

一、急诊护理概况

急救护理学是一门研究各类急性病、急性创伤、慢性病急性发作及危重患者的抢救与护理、跨学科的综合性应用学科，具有专科性、综合性和实践性的特点。急诊急救作为医学综合学科，其涉及的医学领域较为广泛。急诊急救在医学领域当中的积极作用无法估量。

随着人口老龄化的发展，老年患者逐渐成为医院住院人群中容易发生安全事故的高危人群，严重影响其临床治疗效果和患者的生活质量。近些年来，随着全球人口老龄化问题的加剧，急诊就诊的老年患者人数逐年增加，预计到2030年将上升至25%。据美国的一项研究统计，前来就诊的急诊患者中至少有10%是75岁以上的老年人，据不完整统计，老年患者占据了急诊抢救患者数量的五分之三。老年患者常伴有多种并发症和机体功能衰退，并且合并多种基础疾病以及认知功能障碍。病情判断与年轻患者相比较为复杂，从而导致了急诊就诊时间的延长，存在滞留的风险越高，容易造成急诊的过度拥挤，给医疗护理工作带来极大的安全隐患。约58%的老年患者存在着反复急诊就诊的情况，在急诊出院1年后的病死率为29%。

二、老年急诊分诊

急诊分诊是指急诊医护人员依据患者病情的轻重缓急安排患者的诊疗次序，使患者在相应区域得到及时诊治。急诊分级救治是根据患者的主要症状及体征对患者进行快速分类，同时按照疾病的轻重缓急安排就诊优先次序的过程。急诊分诊标准是人为制订的帮助并指导医护人员分诊的工具。

急诊就诊的老年患者症状大多不典型，并且合并多种慢性疾病，如冠心病、糖尿病、痴呆、帕金森等。随着医疗水平的提高和人们保健意识的增强，老年慢性病患者生存期延长，急性期发生意外的风险也随之增高。此外，由于老年患者行为、认知和身体功能的改变，多数疾病的发作都会导致老年人跌倒、活动受限、自主功能丧失和神经功能不全等症状，若此类症状得不到有效识别，老年患者的死亡概率将会增加。因此结合老年患者急诊就诊的特点进行综合评估和分诊是非常重要。

（一）国外常用的分诊标准

现代分诊标准的建立起始于20世纪90年代，目前国际上常用且得到公认的有澳洲分诊量表（Australasian triage scale，ATS）、加拿大检伤及急迫度量表（Canadian emergency department triage and acute scale，CTAS）、英国的曼彻斯特分诊量表（Manchester triage scale，MTS），以及美国的急诊危重指数（emergency severity index，ESI）。这些分诊标准均为5级分诊标准，即按病情危急程度将患者分为5级，其中1级为病情最危重、最紧急的患者，5级为病情最轻的非急诊患者。

1. 量表（ATS）　ATS由澳大利亚急诊医学院于1993年牵头制订，1994年在澳大利亚各大急诊科推广应用。ATS根据患者可等候的时间（time to treatment）将患者分级。ATS的分级如下：1级：需要立即处理（马上危及生命的）；2级：需要在10分钟内处理的（危及生命的或需要严格时间要求的治疗或剧痛）；3级：需要在30分钟内处理的（可能危及生命的或紧急情况或需要在30分钟内解除严重的不适和痛苦）；4级：需要在60分钟内处理的（可能影响生命的或紧急、复杂、严重的情况或需要在60分钟内缓解严重的不适或痛苦）；5级：需要在120分钟内处理的（次紧急的或者普通临床问题）。ATS是一个衡量患者病情紧急程度的有效工具，但不能作为病情严重性、复杂性，人员配置以及工作量的衡量工具。

ATS要求分诊护士必须具备丰富的临床经验，并接受专业的培训，要在2~3分钟内根据ATS分级准则对患者进行分级。对于1级和2级的危急患者，分诊护士需要亲自送至相应的诊疗或抢救区域；在澳大利亚，护士执业范围有严格的政策和法律支持，分诊护士有一定工作权限，如果患者出现了紧急情况，需要立即处理，分诊护士有权限自主采取应对措施，如患者高度可疑骨折，护士可以直接安排患者做放射性检查。ATS有效提高了医护人员的工作效率，充分发挥了医疗资源的效用，在一定程度上减少了医患矛盾。

2. 加拿大检伤及急迫度量表（CTAS）　CTAS是由加拿大急诊科医生Beveridge等在加拿大急诊医师协会的建议下量表的基础上制订的。分诊人员根据患者主诉和症状决定患者分级。包括患者的高危病史因素（如有毒食物摄入史）、症状、体征、生理参数（如血压）以及即时检测（如血糖）等。与ATS类似，在CTAS指南中，对各分级均进行了定义，如2级患者的定义为：患者病情对生命、肢体或脏器功能有潜在威胁，需要立即给予医疗干预，候诊时间不得超过15分钟。CTAS对各级别的临床描述较ATS更为详细，如对2级患者的临床描述包括了急性意识状态改变等28个主诉或症状，并对每一个主诉进行了详细解析，如指南列举了可能会导致急性意识状态改变的原因、改变形式，并指出所有发生意识状态改变的患者均应给予快速血糖检测。TAS指南不仅制定了患者主诉列表，而且引进了1级和2级调节参数，分诊护士先根据患者主述或症状得到最低CTAS分级水平，接着使用1级调节参数来修正初次判定的分诊级别，然后以中枢与外周或急性与疼痛程度来决定患者最终的分诊水平。1级和2级调节参数可以对仅凭患者主诉得到的分级水平进行更加准确、客观的修订，使得护士的分诊水平具有同一化和准确化。

2003年根据CTAS的内容开发了电脑分诊程序（eTRIAGE），分诊护士将患者主诉录入分诊系统中后，系统会自动选择一个与患者主诉相对应的分诊模块，模块包含了所有分诊时用到的区别要点，分诊护士据此对患者进行快速评估，并将收集的数据录入电脑分诊程序中。电脑会自动计算出患者的分诊级别，如果分诊护士不同意 eTRIAGE 的分诊结果。可以对分诊级别进行更改。但要记录更改原因，以便对 eTRIAGE 进行改进。

3. 曼彻斯特分诊量表（MTS）　MTS 由 52 个分诊流程图组成，且遵循一个特殊的分诊流程。MTS 将患者主诉总结归类为 52 种（如头部外伤、腹痛等），并针对每一种主诉，根据患者病情或症状是否威胁患者生命（无有效气道、无自主呼吸、无自主循环等）、活动性出血、疼痛程度、发病剧烈程度、意识水平和体温等 6 个鉴别点，制订了相应的流程图。患者就诊时，分诊护士首先评估患者的主诉，然后根据与患者主诉相对应的流程图的要求。从以上 6 个鉴别点评估患者，将患者分到相应的级别。MTS 不但在英国应用广泛，也是荷兰多数急诊科使用的分诊标准之一。2000 年，MTS 被引入葡萄牙，之后 MTS 亦被引入欧洲其他国家如瑞典等国的医院急诊科使用。

4. 美国急诊危重指数（ESI）　ESI 由美国急救医学中心的 Wuerz 博士领导的 ESI 工作小组，于 20 世纪 90 年代末期研究制订，特点在于特殊的分诊流程将患者病情的轻重缓急和医疗资源需求结合在一起。患者来诊后，分诊护士主要从 ABCD 4 步进行分诊：A，患者是否会死亡（patient dying？），即患者是否需要立即给予抢救生命的措施，如果是，则患者为 1 级；B，患者是否能等（shouldn't wait？），若患者需要立即诊治，则将患者分为 2 级；C，医疗资源评估（how many resources？），对于没有生命危险的患者，分诊护士要估计医生诊治此患者需要花费医疗资源的种类，若需要 1 种医疗资源将患者分为 4 级，若不需要医疗资源则将患者分为 5 级；D，评估生命体征（vital signs），对于估计需要多种医疗资源（2 种以上）的患者，分诊护士要评估患者生命体征，若生命体征平稳则将患者分为 3 级，否则可考虑将患者分为 2 级。

（二）国内常用的分诊标准

1. 2012 年 9 月，我国卫生部发布了《医院急诊科规范化流程》，其中指出，医院急诊科要逐步推行急诊患者病情分级与分区相结合。并首次颁发了 4 级分级标准，此标准是在参考美国 ESI 的基础上制订的。对急诊科分诊工作进行了规范化要求，要求急诊科设置分诊台，诊疗区要进行功能区分，并用红、黄、绿进行区分，红区用于复苏和抢救，黄区用于候诊与观察，绿区用于快速处置。该流程将患者分为 4 级，分别为濒危患者、危重患者、急症患者及非急症患者，每一级别的患者对应的分级标准在该流程中有相应规定。国家卫生计生委提出分诊护士在分级时既要考虑患者病情的严重程度也要考虑患者需要占用的医疗资源数，然后给出最终的患者级别。由于我国医疗服务标准制（修）订工作起步较晚，相关经验、配套法律法规及标准等尚不完善，各医院急诊科的环境资源存在差异等，其可操作性有待进一步加强。因此，要一步细化分级救治指标，建立可依据的分级救治方法和完备的分诊工具，做到既要符合国家分级救治的基本标准，又要适合我国医院的实际情况；既要具备科学性，又要具有可操作性；既要有效识别潜在危重症患者，又不过度分诊，在实施的过程中要不断改进分诊标准。

2. 中国香港医院管理局急诊分诊指南　中国香港医院管理局制定了符合本地医院特色的"香港医院管理局急诊分诊指南"。中国香港医院管理局急诊分诊指南将患者的病情分为 5 级，并详细阐述了分诊目标，明确定义了常见疾病和症状的级别阐述以及分诊的评估方法，并量化了各项客观指标，同时规划了不同级别对应的就诊区域及安全候诊时间等多方面内容。此外，该指南要求分诊台配备心电监护仪、快速血糖检测仪等硬件设施，辅助护士分诊。该指南还要求对分诊系统进行效果评价，中国香港公立医院急诊内部会定期对分诊效果进行评价，而中国香港医院管理局每年也会对所有公立医院举行急诊分诊的核查。

3. 中国台湾检伤及急迫度量表　中国台湾制定了 5 级检伤及急迫度量表（Taiwan triage and acuity scale，TTAS），该量表包含了具体分诊级别的定义、常见表现及再评估时间。TTAS 跟 CTAS 类似，也是一个以患者主诉为基础的分诊标准，但与 CTAS 也有不同之处，TTAS 分为创伤和非创伤两大系统，其中创伤系统分 15 大类，共 47 个主诉；非创伤系统分 14 大类，共 132 个主诉。TTAS 对患者血流动力学状态做出了明确的规定，而且 TTAS 缩短了对患者再次评估的时间间隔，为了辅助护士分诊，开发了嵌入 TTAS 的电子分诊系统，该系统的分诊结果与护士的判断不相符时，护士可以对系统分级结果进行修改，但需要记录修改的原因，便于后续对系统的改进。经过实践验证，TTAS 有较好的效度。

（三）我国老年分诊、预检工作的展望

急诊分诊标准作为一种病情评估工具，要求使用同一标准的不同护士对于同一例患者进行分诊时得到分诊结果一致。这就要求急诊科形成一套客观标准的分诊流程，即满足在正确的时间、正确的地点由正确的人员将正确的患者分类并给其分配正确的医疗资源和护理。在保证危急重患者最佳就诊时间的同时兼顾普通患者的医疗需求例。

随着老年患者对急诊医疗资源需求的日益增加，我国现有的急诊模式需要探索出，适宜我国老年急诊分检、预检流程或者体系；如欧美国家专门开设急诊老年科，对就诊的老年患者进行综合评估，帮助医护人员识别高危患者，及时给予患者准确的病情评估和预防措施，一方面有助于分流急诊老年患者，减轻急诊就诊压力；另一方面通过评估结果有针对性地进行健康指导，为老年患者提供更加细致的医疗护理服务，更好的衔接医院、家庭、社区医疗机构之间的转诊和随访，保证照护的连续性。

三、老年急诊护理服务的风险管理

（一）老年急诊护理服务中的风险因素

1. 机械性损伤　老年人灵敏度差，对环境突然改变不能及时更改适宜的动作，不能正确判断环境结构及障碍物；生理性姿势控制能力降低，肌肉弹性改变，关节劳损等导致下肢无力，关节功能减弱，肌张力平衡失调等，使跌倒的危险性增加；此外，老年人不愿麻烦他人而能力有限也会发生意外跌倒。最常见的各种不安全设施，如不适当的灯光，地面不平整，台阶高度不当，楼梯和厕所无扶手，不合适的衣裤、鞋子，不按需使用助行器，无人陪伴等都是影响老年人安全的危险因素。昏迷、癫痫、意识不清或存在意识障碍的老年患者常因躁动，行为自控能力差或丧失，极易发生坠床。

2. 物理性损伤　电疗、热水袋、冰袋的使用不当也会引起患者皮肤灼伤、烫伤或冻伤。

3. 化学性损伤　最常见的是由药物引起的意外损伤，据统计 50~60 岁患者的药物不良反应发生率 14.14%，61~70 岁为 1.17%，71~81 岁为 18.13%，80 岁以上为 24.1%。生物性损伤：昆虫叮咬不仅影响患者休息，而且引起皮肤的损害及疾病的传播，而滥用抗生素，造成体内菌群失调，影响老年人的康复。

4. 社会不安全因素　医院急诊科人员流量性大，人员复杂，易发生财物丢失事件，给患者造成经济损失和心理不安全感。

5. 心理损伤　急诊抢救室、留观的老年患者由于抵抗能力和身体素质都相对较差，需要观察周期长，另外，因老年心理伴随着生理功能的减退而出现变化，患有多种慢性病，久治不愈，子女与之疏远，而产生悲观、厌世的心理，医务人员语言或行为不慎给患者造成心理损害，对疾病的误解而产生情绪波动。因此很容易出现于护理人员之间的纠纷，造成护理风险。

（二）老年急诊护理服务中风险管理

1. 提升护理人员的工作水平

（1）业务水平：通过对理论知识的学习，让护理人员掌握扎实的专业知识，通过不断的实践来将专业知识融入到实践当中，对护理人员进行多方面的护理教学，通过利用互联网平台等教育手段，来开阔护理人员的视野，提升护理人员老年护理的知识水平。组织急诊急救医务人员不定期学习与培训，使其对行业发展的趋势有所了解，将其服务意识增强。在对患者疾病治疗工作需求重视的同时，加强对老年患者心理变化情况的观察，将心理服务的力度加强，进而提升患者的满意度、配合程度以及治疗的效果。

（2）法律相关知识的培养：组织护理人员进行法律知识的学习，在对法律进行学习和教育的过程中，要培养护理人员的责任意识，通过建立正确的护理流程标准，来让护理人员能够按照流程标准进行护理工作，减少护理人员在工作中所出现的失误和不规范行为。

（3）加强护患沟通：一方面可以深入的了解患者的身体情况，从而为医生制订医疗方案提供重要的参考，另一方面，还可以第一时间清楚患者的心理问题，并针对性地进行心理辅导，使患者减少焦虑、紧张等消极心理，为医疗工作起到重要的辅助作用。

2. 正确评估影响老年人安全的危险因素

（1）跌倒：跌倒是老年人常见的致伤残及死亡的主要原因之一，老年患者因跌倒而加重病情或衍生其他的问题的机会增多。跌倒的主要危险因素与年龄、智力状况、居住条件、平衡功能、自理能力及穿着是否合身等密切相关。餐后低血糖、直立性低血压、心脑血管疾病、视力障碍均可以增加跌倒的风险。老年人多脏器病变，联合用药，发生副作用的机会也会增多，有研究发现，服用镇静药、精神类、降血压、降血糖、利尿、血管扩张的药物会影响平衡能力，易引起跌倒等意外伤害。

（2）烫伤、冻伤：老年人感觉迟钝，其真皮层变薄，皮肤萎缩，敏感度下降，用热水袋、电热宝等取暖或用冰块降温时极易发生烫伤及冻伤。

（3）误吸：随着年龄的增长，老年人咽喉黏膜、肌肉退行性变化或神经末梢感受器的反射功能减退，以致吞咽障碍发生食物、唾液误吸入呼吸道而引起呛咳、窒息等。

（4）用药：是治疗和预防老年人疾病的手段之一，由于老年人各器官和组织衰老，肝肾功能下降，药物清除缓慢，以致血液中的药物浓度增高，易蓄积中毒。老年人由于记忆力减退，对药物治疗的目的、服药时间、服药方法不够理解致服用不当，也容易引起不良反应。

3. 老年患者的安全护理预防措施

（1）防止坠床跌倒：护理人员应具备高度的防范意识，根据老年患者自身特点采取预防性的措施，主动服务患者，多观察、多巡视，并对患者进行安全宣教，把预防性护理安全措施渗入各护理环节中，降低患者跌倒坠床的意外事件，避免护患纠纷的发生率。

（2）防止烫伤、冻伤：正确指导患者和家属使用热水袋、冰袋，由于老年人感觉迟钝，皮肤对冷、热敏感性下降，在使用热水袋时水温不得高于50℃，并加布套避免直接接触患者皮肤以免发生烫伤；对使用热水袋、冰袋的患者，护士应床边交接班，并经常观察局部情况，避免皮肤损伤的发生。

（3）防呛咳、误吸和窒息：指导老年患者的吞咽功能训练和选择适宜的食物，同时选择舒适的进食体位，能减少患者误吸。坐位或半卧位是在进食时最舒适的体位，应将卧床者床头抬高30°~45°；对有吞咽困难、进食易呛咳的患者应留置胃管给予鼻饲，护理人员要掌握正确的鼻饲方法，做好患者和家属的宣教工作。

（4）注意用药安全：严格执行"三查八对一注意"制度，给药前详细了解患者药物过敏史；送药到口，注意观察用药后的反应；夜间或睡眠中服药时，一定要把老人叫醒后再服，以防呛咳；严格遵照医嘱指导患者服药，定期开展对其家属进行安全用药知识的健康教育，使其能真正学会正确协助和督促老年人用药，提高患者用药的依从性。

（5）防止交叉感染：老年患者医院感染率高，病死率高，提高医务人员对老年住院患者感染的重视。护理人员的手消毒是切断医院内感染的一条重要措施，严格执行无菌技术操作，加强医院感染监测和合理使用抗菌药物，减少耐药菌株的出现，有效降低医院感染率和病死率。

（6）加强心理护理：护理人员应注重自己的言行举止，避免给患者带来心理伤害，善于与患者沟通，尊重患者的权利和人格，了解患者的心理状况，良好的服务态度、精湛的技术有利于患者的康复。

（7）除此之外，要不断加强医院急诊处设施建设，完善医院的各项管理制度，院外急救管理与分诊安全管理制度，如美国、英国等在急诊专门为老年患者开设了相应的护理单元，环境设置上更为人性化，例如：使用防滑地板，墙边设置扶手，柔和的灯光，清晰明了的警示标志等措施，将老年急诊单元从嘈杂的急诊环境中分离出来，并由多学科评估团队为急诊就诊的老年患者进行老年综合评估。由美国联邦保险和医疗救助创新中心资助的老年急诊创新项目通过对急诊服务的改善，提高了急诊老年患者的照护质量，使老年患者急诊住院率和再入院率得到显著降低，节约了医疗成本。

（闫雪娇）

第三节　老年重症护理

一、概　述

（一）老年多器官功能不全概念发展

1. 多器官功能不全发展历史　多器官功能不全综合征（multiple organs dysfunction syndrome，MODS）是 ICU 主要死因之一。人类对 MODS 的认识始于 20 世纪 60 年代末期，1969 年，Skillman 等报道了急性应激性溃疡大出血后继发的呼吸衰竭、低血压、败血症、黄疸等一系列器官或系统的进行性功能衰竭现象。1973 年，Tilney 等描述了腹主动脉瘤破裂成功手术后出现的多个器官衰竭，称之为"序贯性系统衰竭"，1975 年，Bane 在撰文将其称之为"70 年代综合征"；1977 年，Eiseman 提出了"多器官衰竭（multipleorgan failure，MOF）"的概念。此后这一概念广为应用。1991 年美国 ACCP/SCCM 联合会议提议，将 MOF 更名为 MODS，以更准确地反映该综合征的进行性和可逆性的特点。1995 年，中国庐山会议正式决定接纳这一提议。随后王士雯等通过进一步研究，将老年多器官功能衰竭（MOFE）更名为老年多器官功能不全综合征（MODSE），将 MODSE 分为器官功能衰竭前期和器官功能衰竭期，MOFE 为 MODSE 的终末阶段。

2. 老年多器官功能不全　老年多器官功能不全（multiple organ dysfunction syndrome in the elderly，MODSE）是老年人在器官老化和患有多种慢性疾病的基础上，由某种诱因激发，在短时间内出现 2 个或 2 个以上器官序贯或同时发生障碍与衰竭的临床综合征。MODSE 同成年人常见的多器官功能不全综合征（MODS）有相似的特点，但其发病基础、临床过程、致病原因、病理生理、救治成效方面，均有不同之处，是一个有别于一般 MODS 的独立的临床综合征。流行病学研究显示，在 60 岁以上老年人群中，MODSE 的患病率约为 7.27%，发病率为 6.38%，病死率为 62.12%，死亡率为 4.40%。MODSE 研究对象为老年人，而 MODS 的研究对象中青年人；MODSE 在器官老化和多种慢性基础上发病，而 MODS 多无明确慢性疾标，发病前各器官功能多正常；MODSE 的发病多为肺部感染，MODS 的发病诱因多为创伤手术、败血症等。与普通意义的多器官功能不全综合征不同，MODSE 有其自身的特点。这些特点均发生于老年人；诱因多是较轻微的病因，如普感冒等；基础病变复杂多样，可隐匿起病；可反复多次发生，很难完全恢复健康状态；老年患者的反应性差，临床工作中很容易被忽略；有独特的病理生理过程。除了上述特点外，MODSE 还具备另外一个重要的特点：2/3 病例起因于呼吸系统疾病，如感冒、肺炎等。

（二）MODSE 的特点

1. 老年患者同时患有 3 种或 3 种以上慢性病的比率可达 54.9%　国内一项 1087 例多器官功能障碍患者的流行病学调查显示，60 岁以上患者所占比例达 66.1%；总住院病死率为 60.4%，随着年龄增长，病死率逐渐上升。北京友谊医院的研究表明，老年组 MODS 患者的病死率、既往有慢性基础病的比例均显著高于非老年组；老年组 5 个以上器官系统功能障碍的发生率及住 ICU 时间显著高于非老年组。根据解放军总医院和沈阳军区总医院 1995 年 1 月—2000 年 12 月间住院 1605 例 MODSE 病例的统计分析，其中男性 1204 例，女性 40 例，年龄 60~94 岁，平均（71.2±7.4）岁，死亡 1075 例，病死率为 67.0%。99% 的 MODSE 患者发病前患有 1 种以上的基础疾病，多数患者有 2~3 种疾病，最多的患有 9 种疾病，用优势比估计法对 1075 例 MODSE 死亡患者的死亡危险因素作单因素分析，发现 MODSE 的病死率随年龄增长而增高。在衰竭器官的类型中，以血液和肾功能衰竭的病死率最高，由于肾功能衰竭首发频率较高（42.8%），因而预防肾衰的发生和积极治疗肾衰尤为重要。

2. MODSE 起病隐匿，症状不典型，肺启动常见　起病隐匿，症状及体征不典型老年人由于患多科疾病，症状相互掩盖，易被忽略。一方面因存在老龄所致的器官功能退化，另一方面又患多器官慢性疾病，极易因某因激发出现相应的器官功能衰竭。如：肺心病并发呼吸道感染常是诱发心肺功能衰竭的重要因素，感染带来的发热、咳嗽使心脏储备能力降低，心脏负荷增加，造成呼吸困难；心衰时回心血量减少，导致肾血流量减少，诱发肾衰。由于脏器之间的相互影响造成的连锁反应，极易促使MODSE的发生和发展。老年人肺部感染的发病可以没有明确的诱因，且与青壮年相比，畏寒、寒战、高热、胸痛等症状少见，有的甚至没有咳嗽、咳痰，即使有也可仅表现为轻咳、咳少许白色泡沫或黏液痰。还有的患者可能仅出现呼吸频率增加，呼吸急促或呼吸困难。体格检查很难查见典型的肺实变体征，即使肺底部听诊发现湿性啰音，也难于完全同慢性阻塞性肺病或心衰相鉴别。观察发现，老年肺部感染患者常以消化道、心血管、神经精神症状甚至原有疾病恶化为首发表现。因此，有人概括出老年患者常以老年病五联征之一或几项表现而发病，即尿失禁、精神恍惚、不思活动、跌倒、丧失生活能力。基于系统的临床和基础研究，王士雯院士提出了MODSE的肺启动假说，该假说重要内容包括：①老年人的易损器官，肺损伤（如肺部感染）可导致机体其他器官相继发生功能障碍；②在衰老基础上和其他器官疾病发生过程中，通过肺的介导，促进了MODSE的发生和发展；③随着肺老化进展，肺脏的生理功能减退引起的氧供减少，促进了其他器官功能改变和老化过程，可能直接促进了其他器官功能障碍的发生。

二、MODS 的预防和治疗

随着对MODSE病理生理认识的不断深化，人们的着眼点从单纯的、被动的对症治疗转移到复杂、积极的预防和病因治疗。MODSE一旦发生，救治效果极差，因此预防极为重要。

（一）MODSE 的预防策略

1. 定期全面查体　老年人每年至少1次。

2. 防止肺直接启动　预防肺部感染。对年人要警惕易患肺炎的危险因素，充分认识重视老年肺部感染的隐匿性和不典型性，做早期发现，及时治疗。对于高危人群可预防应用疫苗、菌苗等主动免疫方法，加强肺功能炼，提高肺的抗病能力。

3. 防止肺间接启动　减少创伤和手术损创伤和手术常常是肺间接启动的重要原因，对于老年患者应做好防护、避免外伤和骨折的发生，对于择期手术者，医生应尽可能使患者处于最佳手术状态，尽可能采用创伤小的手术式，以减少术后MODSE的发生。

（二）MODSE 的治疗原则

1. 积极治疗慢性基础性疾病，防治器官能不全进入衰竭期甚至失代偿期；中断或去除引起MODSE的始发因素。

2. 支持已功能不全的器官，阻断已被激的病理途径，逆转已被激活的体液介质对各器官的不良影响。

3. 器官功能不全是一个连续的过程，临床上不但要及早识别，及时给予人工支持和机械辅助，而且应避免因治疗某一个器官而影响其他器官功能。

4. 积极而尽可能早期进行代谢支持，为恢复器官功能提供物质基础。

（三）MODSE 的临床处理策略

老年人的急性疾病和器官功能衰竭的治疗是极其困难的，需对以下问题进行综合考虑。权衡肝肾功能的保护和抗生素治疗确立、处理主要矛盾是MODSE临床治疗中的基本原则。随年龄增长，肝脏代谢功能障碍，吞噬功能减退，解毒功能明显降低。肾脏结构也会发生退行性变，肾小球滤过率和肾血流量均有可能下降，肾小管功能受损，肾脏储备功能下降，极易发生急性肾功能衰竭。其中MODSE合并的肾功能衰竭预后非常差，病死率达90%以上故一旦发生肾功能衰竭，不易救治。因此在MODSE临床治疗中，必须注意对老年患者肝脏和肾脏功能的影响。在临床上当遇到抗生素抗感染与致肝肾功能不全之间的矛盾时，应在尽可能对肝肾功能损害较少的原则下使用抗生素。当必须使用抗生素时，应对抗生素的药效学、药代动力学有较全面的了解以制订最佳用药方案。

1. 力求在抗生素发挥最佳效应的前提下，尽可能减少药物高浓度时间，因肝肾损害的程度往往和药物浓度的持续时间有关。

2. 在临床上可根据情况选择有抗生素后效应和非浓度依赖型的杀菌药物。

3. 联合用药 还可采用联合用药方案，通过测定联合用药的药物敏感度，计算部分抑菌指数和检测联合的抗生素后效应来评价其合理性。联合用药使抗生素后效应有协同或相加作用的，提示可提高疗效，减少各药给药剂量，延长给药间隔时间，减少肝肾毒性。

4. 避免过度用药 应根据病情变化及时调整药物，将老年人用药种类尽量减少。对主要经肾脏排泄的药物减量应用。该类药物常用者有地高辛、氨基糖苷类抗生素、青霉素 G、苯巴比妥、磺脲类降糖药、四环素类、普鲁卡因胺、头孢菌素等，应相应减量或延长给药时间。

5. 监测血药浓度 定期细致观察患者临床表现、肾功能及有关生化指标。必要时监测血药浓度的动态变化，一旦出现毒副作用，给予及时处理。老年人急性肾功能衰竭的预后较年轻人差，即使痊愈，内生肌酐清除率也难完全恢复正常，但药物性急性肾功能衰竭停药后，部分患者肾功能可恢复正常。所以要密切监测肾功，除了尿素氮、肌酐升高外，尿量逐日或逐时减少，常是老年慢性肾功能衰竭的。

6. 祛除诱因 常见的诱因有：脱水、低血压、滥用非甾体类抗炎药（如吲哚美辛肠溶片、拜阿司匹林、硫酸奈替米星等）、造影剂及其他加重肝肾毒性的药物。

三、MODSE 患者的护理

（一）老年机械通气患者的护理

1. 机械通气的应用指征 机械通气可用于改善具有下述病理生理状态的疾病。

（1）通气泵衰竭为主的疾病慢性阻塞性肺疾病（chronic obstructive pulmonary disease， COPD）、支气管哮喘、重症肌无力、格林 – 巴利综合征、胸廓畸形、或胸部手术后等所致外周呼吸泵衰竭，脑部外伤、炎症、肿瘤、脑血管意外、药物中毒等所致中枢性呼吸衰竭等。

（2）换气功能障碍为主的疾病急性呼吸窘迫综合征（ARDS）、肺炎、间质性疾病、肺栓塞等。

（3）需强化气道管理者保持呼吸道通畅，防止窒息等。

2. 机械通气时机

（1）针对呼吸衰竭的一般治疗方法效果不明显，而病情有恶化趋势。

（2）呼吸形式严重异常呼吸频率 34~40 次 / 分或 <6~8 次 / 分，或呼吸节律异常，或自主呼吸微弱或消失。

（3）意识障碍。

（4）PaO_2<50mmHg，尤其是吸氧后仍 <50mmHg。

（5）$PaCO_2$ 进行性升高，pH 动态下降。

3. 机械通气的并发症

（1）肺部气压伤：机械通气时，如气道压力过高或潮气量过大，或患者肺部顺应性差、原患肺气肿、肺大疱等，易发生肺部气压伤。包括肺间质水肿、纵隔气肿、气胸等。为预防肺部气压伤，可采用较低的吸气峰压。

（2）通气过度：潮气量过大、呼吸频率太快可造成通气过度，短期内排出大量二氧化碳，导致 $PaCO_2$ 骤降和呼吸性碱中毒。

（3）通气不足：管道漏气或阻塞均可造成潮气量下降，肺部顺应性下降的患者，如使用潮气量偏小，可造成通气不足；自主呼吸与呼吸机对抗时，通气量也下降。

（4）肺部感染：呼吸机的应用，原有的肺部感染可加重或肺部继发感染，这与气管插管或切开后，上呼吸道失去应用的防卫机制及与吸引导管、呼吸机和湿化器消毒不严有关。

（5）上呼吸道阻塞：其部位可以发生在人工气道、患者支气管、呼吸机管道系统。其方式可以是痰栓阻塞，支气管痉挛，人工气道脱落扭曲，呼吸机管道的扭曲、打折，呼气阀不能充分打开等，其程度可以为部分阻塞或完全阻塞，应根据其部位、方式和程度采取不同的处理方法。

（6）肺不张：导致肺不张的原因包括通气量严重不足；气管插管过深，插入右主支气管，导致左肺无通气而发生萎陷；气道分泌物潴留；肺部感染；吸入纯氧时间过长，导致吸收性肺不张。

（7）氧中毒：长时间吸入氧浓度过高气体。

处理：①适当降低氧分压，使 PCO_2 维持在 45~50mmHg，调节呼吸机参数如 PEEP；②预防 $FiO_2<40\%$，$PiO_2<37.3kPa$ 是安全的。$FiO_2>60\%$ 氧疗不能超过 48 小时，$FiO_2=1.0$ 则不能超过 6 小时。

（8）呼吸机依赖：①早期加强呼吸机功能锻炼（IMV，PSV）或间断应用呼吸机；②加强营养支持；③树立患者信心，消除顾虑；④合理应用 SIMV，PSV。

4. 人工气道湿化　建立人工气道后，生理气道的功能无法正常实施，呼吸道失水增加，纤毛运动减弱，可致分泌物排除不畅，易发生气道阻塞、肺不张、继发感染等，因此必须加强呼吸道的湿化。

气道湿化的方法有两种，主动加湿和被动加湿。

（1）主动加湿：将无菌水加热，产生水蒸气，与吸入气体进行混合，从而达到对吸入气体进行加温、加湿的目的。

（2）被动加湿：气体呼出时：热和水汽被吸收，气体进入人工鼻时，热和水汽进入气道内以得到气体的加温加湿作用。

（3）湿化的效果可以通过患者痰液的黏稠度来判断，也可以通过观察机械通气管路中的水汽量来进行判断。研究表明，判断水汽量的方法更为准确。

A. 干燥

B. 仅能看到湿气

C. 能看到湿气及少量水滴

D. 湿气及较多水滴

E. 湿气及大量水滴

F. 积水

（4）选择主动或被动湿化的原则：目前对于选择主动湿化还是被动湿化，最常用的是美国呼吸治疗协会的机械通气湿化指南。①有创通气均应使用湿化（1A）；②主动湿化可增加无创通气患者的依从性和舒适度（2B）；③有创通气患者主动湿化时，建议湿度水平在 33~44mgH$_2$O/L 之间，Y 形接口处气体温度在 33~41℃之间，相对湿度 100%（2B）；④有创通气患者进行被动湿化时，建议 HME 达到 30mgH$_2$O/L（2B）；⑤不主张无创通气患者进行被动湿化（2C）；⑥对于使用小潮气量的患者，如进行肺保护策略时，因 HME 致死腔量增加，易致 $PaCO_2$ 因而不建议使用；⑦不建议使用 HME 以降低 VAP 发生率（2B）。

5. 预防并发症　在上述人工气道的管理中已经提到一些措施以避免主要并发症的发生，如气道异位，气道损伤及气道阻塞。随着人工气道置入某患者气道内时间的增加，人工气道的另一重要并发症是呼吸机相关性肺炎（ventilator associated pneumonia）。呼吸机相关性肺炎是指人工气道置入 48 小时后出现的肺炎。随人工气道置入时间的增加，VAP 的发生率逐渐增高。由于 VAP 的存在使患者的插管时间延长，加重了经济负担及增加患者痛苦，VAP 愈来愈受到人们的重视。VAP 的发生与多方面因素有关，故目前推荐一系列措施以预防 VAP 的发生。

（1）床头抬高 30°~45°：这是一项经济有效的措施，主要是防止口鼻腔的分泌物下移而定植于下呼吸道。

（2）每天进行自主呼吸试验：以及时评估患者自主呼吸能力，尽早脱离人工气道。

（3）口腔护理：口腔中含有上百种细菌及微生物，良好的口腔护理可有效地清除致病菌。除用传统的口腔护理包中的棉球进行口腔护理外，研究发现用牙刷可以更好地清除口腔中的分泌物，并对清除牙石作用更强（研究发现牙石的清除对降低 VAP 有一定作用）。

（4）气囊管理：气囊的作用是保证有效的通气和防止口鼻腔分泌物的下行。因此气囊的压力是至关重要的。①气囊压力：目前研究发现气囊压力在 20~30cmH$_2$O 是比较理想的压力，即使并发症的几率较低，又保证了有效的通气，还有效地防止了口、鼻腔分泌物的下行；②不推荐常规进行放气囊操作，而注重于持续监测。应每隔 6~8 小时监测气囊压力；③气囊上滞留物：气囊上滞留物可能是下呼吸道感染的重要来源。可用手动清除和经纤维支气管镜清除的方法来进行。

（二）循环支持

静脉液体复苏是急危重病医学的重要组成部分，液体复苏的根本目标就是纠正低血容量，增加有效循环血量，以保证有效的心输出量和器官的血流灌注。液体复苏是一种诊断和治疗低血容量的有效方法之一。液体复苏的失败往往会导致患者发生多器官功能不全综合征（MODS），甚至死亡。老年严重脓毒症患者血流动力学状况十分复杂，除脓毒症导致外周血管扩张、有效血容量降低外，感染也会诱发心脏功能恶化。有报道，40%~50%的脓毒性休克患者存在心脏功能抑制，表现为左右心室可逆性扩张，收缩、舒张功能下降，对液体复苏和儿茶酚胺不敏感等。在老年患者中，随年龄增大，心肌细胞数目进行性减少，心肌胶原细胞增多，心脏顺应性降低；此外，合并高血压病、冠心病等基础心血管疾病时，心脏舒张功能不全较常见。因此，在老年脓毒症的液体复苏过程中需要及时了解机体对液体的反应性，避免液体治疗的副作用。

1. 低血容量的表现　低血容量后期表现主要有少尿、心动过速和低血压。临床上常以血压、心率和尿量作为判断灌注是否充分的证据。然而很多患者处于休克代偿状态，血流分配不均而生命体征却正常，但存在组织灌注不足。此时，在血压、心率和尿量均正常时停止补液治疗，患者就可能发生全身性炎症反应综合征（SIRS）、MODS、甚至死亡。

2. 血容量的监测　低血容量的黄金标准就是血容量的直接检测，该方法的原理是将放射性核素作为标记物稀释于血液中。然而，在绝大多数紧急治疗实施之前，这些技术并不能迅速、准确提供结果。此外，采用该方法准确评估血容量，需要在标志物分布到血循环外之前就得出结果。

3. 中心静脉压　中心静脉压（central venous pressure，CVP）是接近右心房处上、下腔静脉的压力，可反映右房压力及右心功能。CVP 比血压、心率、尿量和组织内氧分压（$PtcO_2$）能提供更多的血容量信息。但它也受心血管顺应性、胸腔压力和心肌收缩力等因素的影响，这些因素在病理状态下足以影响对容量的准确判断，此时，CVP 作用主要是被用来评价右心接受容量负荷的潜力。

4. 肺动脉楔压和心输出量　肺动脉楔压（pulmonary artery wedge pressure，PAWP）和心输出量（CO）等反映左心功能的指标是循环监测中最重要的项目，借助 Swan-Ganz 导管，可监测右心房压力（RAP）、肺动脉压（PAP）、PAWP、CO，结合血压、心率等还可计算出左、右心室作功（LVW、RVW）、外周循环阻力（SVR）、肺循环阻力（PVR）和每搏血量（SV）等有用的循环生理参数。

用 PAWP 表示左室舒张末压（LVDEP），并进一步反映左室前负荷是基于两个基本前提：①从肺动脉到左心室间无阻塞因素存在，在心脏舒张期时为一通畅的串联系统；②心脏有足够的舒张期，以使该期串联系统内的液体呈相对的"非流动"状态而取得各点压力平衡。

CO 作为低血容量休克患者生存的标志可能是有益的，而对感染性休克并非如此，没有更多的数据证实它可以作为休克复苏终点的标志。

5. 组织灌注的测定　如果组织灌注充足，机体会表现为无氧代谢产物（如乳酸）的缺乏。然而乳酸的存在还有其他原因，而且乳酸缺乏也不能证明所有的组织均有足够的灌注。研究支持将乳酸用作低血容量治疗终点的标志之一。无论是何种原因导致的乳酸增高，都与患者的生存率有关。

发生休克时，胃黏膜是出现灌注不足最早、恢复最晚的部位之一，因此，胃黏膜是测量局部灌注情况的理想部位。对灌注是否充分的最终评价是细胞水平的组织氧合情况，组织氧合水平是一项非常有前途的参数，它在各项技术中创伤最小，也具有吸引力。

（三）肾脏支持的管理

急性肾损伤（AKI）在老年患者中极为常见。连续性肾脏替代治疗（CRRT）具有血流动力学稳定、精确控制容量平衡、缓慢持续清除毒素等多项优势，现已成为治疗重症急性肾损伤患者的主要血液净化模式。

1. 肾脏替代治疗中的护理

（1）严密观察病情变化，采用 24 小时心电监护，血压、脉搏、呼吸、心率每小时记录一次，准确记录动、静脉压、跨膜压、出入量等各项参数。

（2）妥善固定管路，避免管路打折或脱开。一般连接管路进行穿刺部位固定及床边固定，防止管路的脱落、扭曲而造成不必要的大出血或凝血。

（3）在治疗过程中严格无菌操作，特别是应用留置导管时，保持皮肤清洁干燥，穿刺处有无渗血、血肿以及全身反应、发热、气胸（颈内静脉穿刺）。穿刺部位有渗血时，要及时更换敷料。配置置换液及更换置换液体过程中要注意进、出液管口的消毒，避免污染。

（4）治疗过程中及时更换置换液，防止因更换不及时造成气体进入透析管道，进入患者体内从而发生空气栓塞。

（5）观察患者有无出血倾向包括消化道出血、皮肤淤血、穿刺点渗血等情况。

（6）密切观察滤器有无凝血，即观察滤器内的血液颜色是否逐渐变暗，动、静脉压、跨膜压等压力值升高，如有凝血，应立即用生理盐水冲洗。冲洗时严格无菌操作，严禁空气输入。

2. 肾脏替代中的常见并发症及处理

（1）低血压：老年人外周血管阻力改变，血浆再充盈率低，敏感度下降、透析液温度改变以及心脏改变致左室肥厚，收缩、舒张功能不全，不能通过心肌收缩力来维持心搏量等原因可导致低血压的出现。高龄MODs患者心脏功能差，自我调节能力降低。治疗时脱水速度不可太快，超滤量不要过多，要多次分期脱水。每次超滤率根据血压情况而定，以提高胶体渗透压，防止出现低血压。置换液量不可过大，避免大进大出，防止患者内环境变化太大而出现低血压。可通过下列措施预防：①客观方法确定干体重；②超滤适当，一般血容量下降不超过10%~15%；③避免使用低钠透析液：调高钠浓度，142~145mmol/L；④避免使用醋酸盐透析液；⑤透析中减少进食；⑥适当降低透析液温度，可减少低血压发生。

（2）痛性痉挛的处理：透析过程中肌肉痛性痉挛的发病机制不明。最重要的4个诱发因素是低血压、低血容量（低于干体重）、高超滤率（体重增加过大）、应用低盐透析液。这些因素使血管收缩导致肌肉灌注不足，最后导致二次损失——肌肉松弛。预防低血压可防止大部分痛性痉挛发生。痛性痉挛发生率与透析液钠浓度相关。提高钠浓度达到比透析液后出现口渴感时的钠浓度稍低的水平是有益的。避免透析前低镁、低钙、低钾血症也同样有益。发生肌肉痉挛后根据诱因予以相应紧急处理：①合并低血压者，首先纠正低血压；②增加有效血容量，减慢或停止超滤，减慢血流速，予高张盐水或高张糖溶液等；③外力按压局部痉挛肌肉，缓解症状；④为患者保暖。

（3）恶心、呕吐的常见原因及处理：恶心、呕吐的原因是多方面的。在稳定期的患者，症状的发生大多数与低血压相关。恶心、呕吐也可能是透析失衡综合征的早期表现，A型和B型透析器反应都可导致恶心和呕吐。透析液受污染或者成分不当（高钠、高钙）也可能导致恶心和呕吐。预防的原则是透析期间避免低血压。可以应用甲氧氯普胺治疗与血流动力学状态无关的持续性低血压。

（4）头痛：透析期间头痛很常见，其原因很大程度上不明确。它可能是透析失衡综合征的轻微表现。对于不典型或者非常剧烈的头痛，需警惕神经系统病变的可能（特别是由于抗凝治疗诱发的出血事件）。

（5）瘙痒：透析患者中瘙痒很常见，并且有时候透析会促使或加重症状。当瘙痒仅在透析过程中出现，并伴有其他轻微的过敏反应症状时，提示可能是对透析器或者血液循环中某种物质轻度过敏。然而大多数情况下，瘙痒是慢性持续存在的，且在透析过程中明显。病毒性（或者药物性）肝炎作为瘙痒的一个潜在原因，不能忽视。预防措施有：

针对慢性瘙痒，推荐应用润肤剂保持皮肤水分和润滑。紫外线治疗，特别是UVB光，可能有益。那些血清钙磷乘积上升和（或）PTH水平升高的患者常常出现瘙痒，降低血钙、血磷（到正常范围的低值）以及PTH水平是应该的。

3. 透析失衡综合征 失衡综合征不常见，但一旦发生可能比较严重。多见于首次进行血液透析的患者，若发生，则常见于透析过程中或透析后24小时，以神经系统症状为主的一系列综合征，如头痛、失眠、恶心呕吐和血压升高等。

预防措施包括：诱导透析时间：逐渐增加透析开始2次，分别为2小时，3小时；血流量：150~180ml/min；透析中出现失衡症状：对症处理；静脉推注高渗糖水（无糖尿病）。

（四）感染管理

重症监护病房（ICU）中的老年患者均病情危重、自身免疫力和抵抗力低下，同时机械操作或广谱抗生素的大量使用使患者发生医院感染的概率明显增高。ICU 患者发生医院感染将会加重原发病，甚至使病情恶化，严重者甚至引起多器官功能的衰竭，给患者的治疗和护理带来困难，不利于危重患者的救治。

1. 重症老年患者继发感染的危险因素

（1）慢性基础性系统疾病：研究显示，慢性基础性系统疾病是诱发多重耐药菌（multidrug-resistant organisms，MDRO）混合感染的危险因素之一，特别是慢性呼吸系统疾病，感染风险更大。因为肺功能不全、气道慢性炎症、低免疫应答及肺实质损害共同作用会导致非发酵性革兰阴性杆菌的黏附和存活。而多种慢性基础疾病并发，导致身体多脏器和组织受损，免疫抵抗能力下降，更易感染多重耐药菌。

（2）人工气道的建立：人工气道的建立也是下呼吸道感染的一个独立危险因素。机械通气时间及方式均会影响 MDRO 的感染。研究显示，通气时间每延长 1 天，发生肺部感染的危险增加 1%。气管插管破坏了气道的天然防御屏障，导致细菌的渗入，破坏了气管上皮细胞纤毛的清洁功能，减低了对细菌的清除能力，最终导致 MDRO 感染的发生。尤其是气管切开对气道的破坏最大，MDRO 混合感染的风险也随之增大。

（3）激素、肠内营养的应用是影响 MDRO 混合感染因素：辅助治疗中激素、肠内营养等的应用也会影响 MDRO 混合感染的风险。据研究显示，优先和预防性使用激素是导致万古霉素耐药的危险因素。持续大剂量的激素治疗在 ICU 抢救危重患者时频繁使用，容易导致 MDRO 混合感染。同时机械通气时，患者呼吸衰竭处于应激状态，加剧了能量的消耗，及时适当的胃肠内营养补充能改善机械通气的患者的能量供应，一定程度上提高患者免疫能力，从而减小感染 MDRO 的风险。

（4）抗菌药物的不合理使用：抗菌药物的不合理使用是产生多重耐药菌的主要源动力，细菌耐药性的产生是细菌基因突变积累的结果，抗菌药物起筛选耐药优势菌的作用。因此，抗菌药物的不合理使用是产生多重耐药菌的主要源动力。

2. 感染的预防　ICU 在预防老年机械通气患者时应从多方面着手控制 MDRO 混合感染：

（1）避免过早预防性应用抗生素，和广泛大剂量长时间持续应用高级抗生素易引起 MDRO 混合感染。鉴于 ICU 机械通气患者病情危重，治疗机会稍纵即逝，从研究结果来看，在细菌学检查及药敏结果出来前，经验性抗感染治疗重拳猛击的"降阶梯方案"比保守的"升阶梯方案"要有效。

（2）加强辅助治疗，尽量避免全身激素雾化治疗，必要时可采用局部激素雾化治疗，并尽可能加强肠内营养，增强免疫力，防止继发性感染。

（3）尽量减少气管切开等侵袭性较大的诊疗措施，同时加强气道管理，尽量缩短机械通气时间。

（4）强化医务人员卫生管理，改进消毒措施，完善无菌操作。

（5）做好手卫生，并采取多种途径增加医务人员手卫生的依从性。例如尿管、深静脉管路管理：①应严格掌握中央导管留置指征，每天评估留置导管的必要性，尽早拔除导管；②操作时应严格遵守无菌技术操作规程，采取最大无菌屏障；③宜使用有效含量 ≥ 2g/L 氯己定 – 乙醇（70% 体积分数）溶液局部擦拭 2~3 遍进行皮肤消毒，作用时间遵循产品的使用说明；④应根据患者病情尽可能使用腔数较少的导管；⑤置管部位不宜选择股静脉；⑥应保持穿刺点干燥，密切观察穿刺部位有无感染征象；⑦如无感染征象时，不宜常规更换导管；不宜定期对穿刺点涂抹送微生物检测；⑧当怀疑中央导管相关性血流感染时，如无禁忌，应立即拔管，导管尖端送微生物检测，同时送静脉血进行微生物检测。

（6）导尿管相关尿路感染的预防和控制措施：①应严格掌握留置导尿指征，每天评估留置导尿管的必要性，尽早拔除导尿管；②操作时应严格遵守无菌技术操作规程；③置管时间大于 3 天者，宜持续夹闭，定时开放；④应保持尿液引流系统的密闭性，不应常规进行膀胱冲洗；⑤应做好导尿管的日常维护，防止滑脱，保持尿道口及会阴部清洁；⑥应保持集尿袋低于膀胱水平，防止反流；⑦长期留置导尿管宜定期更换，普通导尿管 7~10 天更换，特殊类型导尿管按说明书更换；⑧更换导尿管时应将集尿袋同时更换；⑨采集尿标本做微生物检测时应在导尿管侧面以无菌操作方法针刺抽取尿液，其他目的采集尿标本时应从集尿袋开口采集。

（7）呼吸机相关肺炎的预防和控制措施：①应每天评估呼吸机及气管插管的必要性，尽早脱机或拔管；②若无禁忌证应将患者头胸部抬高 30°~45°，并应协助患者翻身拍背及震动排痰；③应使用有消毒作用的口腔含漱液进行口腔护理，每 6~8 小时一次；④在进行与气道相关的操作时应严格遵守无菌技术操作规程；⑤宜选择经口气管插管；⑥应保持气管切开部位的清洁、干燥；⑦宜使用气囊上方带侧腔的气管插管，及时清除声门下分泌物。

（齐晓玖）

第四节　亚急性期医疗护理

过去 15 年间，已经形成了一个全新的医疗护理领域，与专门从事这种护理工作的单位合在一起被称为"亚急性期医疗护理"、"急性后期护理"或"过渡性护理"。亚急性期医疗护理可通过独立式的技术性护理设施（Skillful Nursing Facilities，SNFs）和医院过渡性护理病房提供护理，过去 5 年间前者在这一领域占主导地位。亚急性期医疗护理主要为老年人提供服务，通常是由老年病学专家和老年病专业护士提供。事实上，亚急性期医疗护理是老年病学一个重要的临床组成部分。

对亚急性期医疗护理及其医护人员进行定义，并按照急性患者入院—出院，到亚急性入院治疗、评估、护理计划、医疗管理及出院计划这一时间顺序对亚急性期医疗护理进行阐述。本章节也浅谈了与该领域相关财政和法医学方面的内容，并重点介绍了可能是亚急性期医疗护理独有的医疗管理和决策制定方面的内容。而在国内没有形成相关的定义，在这方面处于学习借鉴的阶段。本章内容大部分是国外的经验。

一、亚急性期医疗护理的概述

（一）亚急性期医疗护理的定义

1. 定义　因为亚急性期医疗护理所包含的病房、护理单元、病患和医护人员均有很大的差异，所以其确切定义仍存在一些争议。

国外将亚急性期医疗护理定义为需要通过独立式的技术性护理设施对间断发作的疾病进行医疗管理和（或）功能性康复的治疗模式。当然，亚急性期医疗护理的医疗管理和功能性康复水平比急症医院普通内 / 外科病房和专业康复医院稍弱，但是比传统的疗养院病房或家庭照护要强。大多数亚急性期医疗护理机构继续执行医院的治疗方案，医疗服务接触的频度和费用介于医院和长期护理机构之间。

在国内没有明确的相关定义，主要是指介于综合大医院与社区医院之间的医疗机构，比如康复院、护理院等。

2. 与急性期医疗护理之间的主要区别　国外亚急性期医疗护理与急性期医疗护理之间的主要区别在于其功能的不同，这为老年病学专家提供了理想的机构。医院的急性期医疗护理主要是针对急性病所做的诊断和靶向积极治疗。经过住院治疗后许多老年病患的急性病症虽然得到治愈，但会出现疾病相关并发症及功能减退，导致有些症状依然存在。尽管已经对急症医院的模式进行了改革，但是这些问题仍然普遍存在，特别是患有阿尔茨海默症或患有内科慢性病的体弱病患。随之急症医院缩短住院日的压力不断增加，许多老年病患在较短时间内不能完全康复出院回家。亚急性期医疗护理为这些病患提供了帮助，他们除了可接受专业康复和出院计划，为回家做好准备，还可接受继续性医疗护理。亚急性期医疗护理的住院日差别很大，平均住院日一般为 1~3 周。

3. 在护理管理系统中占重要地位的原因　国外亚急性期医疗护理之所以在护理管理系统中占重要地位有很多重要原因。

（1）由急症医院护理模式产生的高额费用使患者难以承担，继而价格相对较低且又能满足患者需求的护理方式应运而生。

（2）许多急性期医疗护理医院的护理管理与传统公费诊断关系群系统相比，出院时费用会更高。

（3）护理管理计划不受医院"3 天"规定的限制（传统的公费医疗规定病患必须住院至少满 3 个晚上才能得到专业护理补贴），病患即使是较短期住院也可以得到专业护理补贴，甚至直接去社区留观

（通常通过医生办公室或急诊科），因此护理管理计划允许接受护理补贴的危重病患缩短住院日。患者获取护理补贴可以用于急性医院治疗后的康复等相关费用。亚急性医疗护理团队制定了协议以方便转院，评估病患，提供先进的医疗救护，指出急性期医疗问题，使再住院的概率降至最低，并提供个案管理，预先制订出院计划。

（二）需要亚急性期医疗护理的患者

在国外，与普通疗养院的病患（平均年龄接近 90 岁）相比，亚急性期病患更年轻（平均年龄为 70 岁），这类病患更多是患有急性病，而患阿尔茨海默病或发生慢性功能受限的概率很低。接受亚急性期医疗护理的病患大多数是直接从医院转诊而来的，希望经过有计划的专科治疗后能够回家。然而，部分亚急性期病患（10%~33%）达不到出院目标，最后则转到疗养院长期住院。另一个重要部分的亚急性期病患在接受亚急性期诊疗时病情不稳定，需要再次住院（占 25%）。其余部分为重症患者，他们接受临终护理至生命终结。这些数据依据病情的严重程度，病患自身的情况，以及在病房接受的护理质量进行采集。除临终病患外，使治愈回家的病患人数最大化、再次住院的病患以及需要长期护理的病患人数最小化是亚急性期医疗护理最有价值的目标。典型的亚急性期诊断包括髋骨骨折、其他部位骨折（上肢或脊椎）、卒中、心脏和肺部疾病（包括肺炎）、压力性和血管性溃疡。亚急性期病患可能需要加强医疗管理或功能性康复，或二者联合应用。有些病患在亚急性期病房也会接受正规的临终或类似临终的服务。

（三）亚急性期医疗护理的医护人员

1. 定义　在国外，与传统的长期护理相比，需要更多的医生给亚急性期病患提供有效的护理。进行长期护理和亚急性期护理的临床医生需要具备专业技能，他们通常为老年病学专家或其他有丰富老年病治疗经验的临床医生，如内科医生、骨科医生和家庭医生。

2. 亚急性期医疗护理的医护人员所具备的能力　临床经验、行政管理和人际交流对于医生在亚急性期医疗护理领域中取得成功是至关重要的。

（1）临床专业能力：为了更好地管理病患，亚急性期护理机构的临床医生必须具备管理办公室和医院的才能以及老年病诊疗方面的临床专业知识（表 14-3）。

表 14-3　亚急性期医疗护理的临床专业技能领域

亚急性期医疗护理的临床专业技能领域
老年病症，包括谵妄、阿尔茨海默病及尿失禁
骨科及外科术后病患
压力性溃疡的预防及管理
临终病患的疼痛控制及病症控制
无需住 ICU 的急症及院内疾病如充血性心力衰竭及感染
对老年病患的药物管理和剂量控制
伤口护理
老年病康复

亚急性医院的医生需要具备较高的领导才能，医生是不同专业间团队的领导，团队成员包括康复专家、护士、社工和病历管理员。

（2）行政管理能力：行政管理技能对于亚急性医疗护理医生也很重要。亚急性护理机构有一个相对简单的行政管理结构，行政主任、护理主任和医疗部主任是主要负责人，此外还有一名主治医师，尽管主治医师不是医疗部主任，但他们也为亚急性病患提供优质的服务，在亚急性护理中起着相当重要的作用。

（3）人际交流能力：人际交流是亚急性期医疗护理医生需要具备的第三个重要技能。与病患和家属快速建立信任合作的关系对于护理机构实施有效的护理是至关重要的。目前亚急性护理机构通常护理危重病患，他们比病前更具依赖性，且害怕失去自理能力，这给护理人员造成很大压力。通常病患也有经济或住院的压力，他们也可能会对护理机构存在疑虑，也可能对所有的护理事宜不甚了解。表 14-4 概括了亚急性期医疗护理提供者所需的人际交流能力以便应对这些状况。

表 14-4　提供有效的亚急性期医疗护理所需要的个人能力

提供有效的亚急性期医疗护理所需要的个人能力
了解和领略养老文化
成为专业间团队的训练有素的领导
与病患家属在出院计划及临终护理方面进行良好合作
在护理医院内培训员工
在医院和门诊医生进行有效的沟通
成为一个好的聆听者和好的沟通者

二、亚急性期病患入院前的评估

综合性医院的护理人员是确保病患在亚急性医院顺利住院的关键。这个过程需要解决很多问题。

（一）确定转院对象

第一个要问的问题是谁需要转入亚急性护理医院，谁不需要转？亚急性护理医院能力差别很大，因此没有一个笼统的答案。医院的医生通常会想当然地认为，为亚急性机构"筛选"病患的护士对病患会很了解并且能够安排合适的转院。但事实是，这些护士会与多家护理机构进行大范围的合作，他们更注重"填病床"的工作，而把是否适宜转院交给了临床医生来决定。需要注意的是一旦病患转入了护理医院，真正的转院是在 1~2 天后才开始运作，在此期间，病患会更换临床治疗方法，因此在转院期间，重新评估转院适宜程度显得格外重要。

处置规则：一般而言，需要重症监护（Intensive Care Unit，ICU）的病患不适合亚急性医疗护理，长期使用呼吸机的病患可以从 ICU 转入专业肺部亚急性期护理医院是个特例。除了 ICU 以外，很少有亚急性期医疗护理医院配备先进的心脏监护仪，因此心脏情况不稳定诸如不稳定型心绞痛、控制不好的充血性心力衰竭或心律失常需要持续监护的病患不适宜转入亚急性期医疗护理医院。

（二）选择护理医院

另一个问题是如何为病患选择最好的护理医院，这个问题很复杂，要综合考虑临床和社会心理学两方面因素。筛查人员和医院病历管理员通常更注重很快得到一个床位，而不是给病患提供最好的护理医院。此外，有时是否有床位本身就是问题。护理医院的能力很大的差异，有些机构在专业领域有专长，例如骨科和卒中护理。一般来说，如果一家护理医院能够成功护理一名特殊病患，则证明转入这家护理医院是明智的。除了这些临床问题以外，病患及家属可能更愿意选择离家较近的护理医院，以方便家人探望。在其他的选择条件平等的情况下，应当尊重这种选择，但是应向患者及家属说明因为只是短期住院，优先考虑的应该是现有的医疗水平和出色的临床经验，而地理位置便利应放在其次考虑，来确保得到最佳护理。

（三）确定转院时间

转院的最佳时间可以定义为亚急性期医疗护理医院能够像普通医院一样满足病患需求的时间。在实际中，这个时间很难界定，出院通常由床位决定，而这预先决定了住院时间的长短。最后，医生有责任决定病患是否具备转院的临床条件，并确保有病患充足的转院信息以便护理计划的持续实施。最好让病患转院前在医院多停留一天，而不是在医疗不稳定或转院准备不充分的条件下再次仓促入院。

（四）转交患者信息

1. 转交内容　转院当天，在转交病患时，一定要确保转交适当的病患信息。表 14-5 描述了护理要求的关键信息。此外，医院医生应重新查看出院记录和其他关键的转院文件以确保无纰漏，如果有问题，应进行纠正。

表 14-5 转入亚急性病房所需的关键数据

转入亚急性病房所需的关键数据

列表说明临床问题

与临床诊断相匹配的全部药物清单

住院过程的概述

编码状况 / 预先指示权

健康护理代理人 / 护理员名字

外伤 – 护理指示

承重指示

最近重大实验室测试结果

关键的健康护理人员包括护理及如何与之联系

饮食包括若吞咽障碍则应选稠状食物 / 液体

若为插管喂食，需明确插管类型、喂食速率 / 时间、用水冲洗数量 / 时间

近期集中的健康检查结果

亚急性期住院目标

挂起的测试及如何进行测试

复诊预约

清楚的抗凝血药医嘱包括近期 PT/INR 结果、INR 目标

导尿管使用及移除时间

上一次排便情况

病患家属联系方式：准确的姓名、电话号码及地址

静脉给药类型

2. 转交方式 在接收病患的护理医院和转出医院之间发展良好的移交护理协作系统，对于改善病患护理和优化转院结果是很重要的。其中一个方式是通过电脑系统共享信息，这对于现场过渡护理单位是最简单的。独立的亚急性期医疗护理医院还可以和转出医院之间进行拨号上网连接。只有特定的亚急性期医疗护理人员（特别是在转出医院任职的医生）才能接触到病患记录的关键部分，以及能够给医院医护人员发 E-mail。

（五）了解局限性

了解亚急性期医疗护理医院的局限性可以更好地协助医院医护人员进行过渡护理的管理工作。首先，要考虑转院的时间。大多数病患转入 SNFs 的时间是在下午 4~7 点，而 SNFs 的员工多数是值白班（上午 7 点到下午 3 点），因此，医院需在白天尽早转运病患，最佳时间为中午之前。转运病患前，医院护理人员需要确保接下来的几个小时满足病患的一切需求，包括营养支持。其次，要考虑到大多数的亚急性期护理医院没有全天候药房，给病患定药送药可能耗时数小时。因此，所有药物，特别是在接下来的 4~6 小时病患需要的止痛药，应及时转运。最后，亚急性期护理在插静脉导管和保持静脉通路上可能会有困难。因此，转运之前应先确保静脉通路的通畅，若病患需要超过 1~2 天的治疗，则建议使用留置导尿。

（六）入院第一天的评估与管理

1. 入院第一天评估的重要性 在亚急性医院工作的人员需要了解入院后第一个 24 小时的重要性。从临床结果、病患满意度及风险管理的角度来看，在护理医院的第一个昼夜是关键。最初的 24 小时内，亚急性临床医生通常用电话管理新入院病患。准确、全面的护理评估能力对于亚急性期临床医生很重要，因为他们要管理的病患是在电话另一头从未见过面的。在亚急性医疗护理医院工作的护士需要与不

在现场的医生同时进行有效的合作。合作的一个重要内容是判断何时给医生／护士打电话，需要得到什么信息。护士需要以现场的临床条件为基础对病患做出适宜的评估。此外，掌握病患用药情况及近期检验结果也很重要。

2. 入院第一天评估的内容 亚急性医疗护理医院在入院后48~72小时要对病患进行全面的病史采集并进行体格检查，若能在24小时内完成最好。对于亚急性医疗护理医院的临床医生而言，当一名新病患入院时，除了要了解医院确诊的诊疗问题外，还要了解其住院的目的。确保适当的服药剂量，并评估疼痛、胃肠功能和认知功能。若病患有留置尿管，应评定插入原因及继续使用的可行性。

除了医生护理团队提供的病史和体格检查外，新入院的亚急性病患必须要根据不同规则进行评估。医生或护士，作为专业间团队的领导者，需要了解团队成员的重要调查结果并将之整合为最初的治疗方案。表14-6提供了所做评估及所要遵循的规则。

表 14-6 亚急性期医疗护理人员对新入院病患的最初评估

评估方面	具体内容
康复团队	由医生、医药和语言治疗师组成
护理	皮肤，认识状态，跌倒风险，疼痛，排便，检查药物及一致性
饮食	健康需求／饮食
厨房	食物偏好
社会服务	心理社会评估，临终偏好
病例管理	出院计划包括设备和家庭护理
行政管理	价值评估

三、亚急性期医疗护理医院的医疗护理风险管理

（一）病痛管理

疼痛通常可简单分为"一过性疼痛"、"急性疼痛"和慢性疼痛。而慢性疼痛在老年人中非常普遍，是影响老年人生活质量和导致就医的最主要症状之一。有效的止痛是亚急性期医疗护理的一个主要方面。识别和止痛对于亚急性医疗护理医院的临床医生来说是极为重要的技能。疼痛评估既包括疼痛强度的单维测量，也包括疼痛经历的多维全面评估。内容有疼痛强度、性质、部位、开始发作及持续时间、加重或缓解因素、体检、既往疼痛经历与知识、用药史及心理、社会和功能评估等。对于因认知障碍或语言、文化相关差异产生沟通问题而无法正常评估疼痛情形，应询问患者的家属或照顾者以及利用疼痛观察量表来评估。常用的疼痛评估量表包括词语描述量表（verbal descriptor scale，VDS）、数字评定量表（numeric rating scale，NRS）、直观模拟量表（visual analogue scale，VAS）、Wong-Banker面部表情量表等。

老年人慢性疼痛，其病因多不能根治或难以明确，因此，制订治疗计划时，应与患者及其家属充分沟通，强调治疗目的主要是减轻疼痛、改善功能及提高生活质量。对多数患者来说，口服药物是治疗慢性疼痛的主要和首选方法。治疗疼痛的药物主要有四类：即传统非甾体类抗感染药，或非选择性环氧酶抑制剂；选择性环氧酶-2抑制剂；辅助性止痛剂，包括抗抑郁药及抗惊厥药；以及阿片类药物。老年人药物代谢能力降低，药物半衰期延长，药物治疗时应从低剂量开始，逐步滴定到最低有效剂量。首选口服药物，避免肌内注射。持续疼痛时定时给药。监测药物的副作用。许多患者担心阿片类药物成瘾，医生医生应告诉患者成瘾与耐受的区别，阿片类药物用于止痛成瘾几率小于1%。

（二）尿失禁

1. 尿失禁的初步筛查 进入亚急性期医疗护理医院的许多病患都有留置导尿管或在医院期间发生尿失禁。尿失禁是老年人尤其是老年女性的常见问题，但患者常常羞于启齿或被认为是"人老了，都会出现的"而未提及，但会影响患者的社交所以需要主动筛查。可通过以下问题进行筛查：①您是否有不能控制排尿而弄湿裤子的问题？②您是否有咳嗽、大笑或活动时漏尿的情况？③您是否有在去厕所的路

上漏尿的情况？④您是否使用尿垫、纸巾或尿布以避免弄湿裤子？

2. 尿失禁的分类 尿失禁从临床表现可分为4种类型：压力型尿失禁、急迫型尿失禁、充盈型尿失禁、混合型尿失禁。每一种尿失禁的常见原因不同，有的是可逆性原因引起，有结构性异常导致，所以处理方法各异。

3. 尿失禁的处理 发生尿失禁的主要处理方法就是留置尿管。病患入院初期，导尿管常用来监测尿量，大多数从医院转入的病患可立即拔除导尿管。从控制感染和疗养院的规则两方面来看，长期留置导尿管仅在特殊情况下使用，一种是不适合间断导尿的尿潴留病患，另一种是皮肤严重损伤的尿失禁病患，因为尿液会破坏皮肤愈合。尿潴留病患使用长期导尿管之前，要判断是否有可逆的原因引起的尿潴留，如便秘或药物副作用，抗胆碱药物可能会抑制排尿。

（三）吞咽困难与误吸

1. 吞咽困难与误吸的发生原因 在亚急性期医疗护理医院下，合理饮食和进食计划对病患很重要。吞咽困难是由急性或慢性病造成的。特别是在患急性病情况下，谵妄和阿尔茨海默病可以导致吞咽困难。卒中、解剖异常、感染也会导致吞咽困难。除了吞咽问题外，老年病患也通常会患有口腔溃疡，身体状况欠佳或者没有义齿。表14-7列出了发生误吸常见的风险因素。

表 14-7 误吸常见的风险因素

项目	内容
生理功能	吞咽功能异常、咽反射减弱
既往史	有显性误吸史；患有脑血管病、阿尔茨海默症、帕金森氏病、慢性阻塞性肺疾病、反流性食管炎等
医源性因素	人工气道的建立；大量镇静药应用；管饲喂养等
老年人或照顾者的认知	对误吸认识不足或无认知

2. 误吸的评估 在我国，确认误吸风险因素后可直接使用表14-8方法进行评估，并判断吞咽功能异常程度。

表 14-8 洼田饮水试验

级别	评定标准
Ⅰ级	坐位，5秒之内能不呛地一次饮下30ml温水
Ⅱ级	分两次咽下，能不呛地饮下
Ⅲ级	能一次饮下，但有呛咳
Ⅳ级	分两次以上饮下，有呛咳
Ⅴ级	屡屡呛咳，难以全部咽下
Ⅰ级	正常
Ⅰ级，5秒以上或Ⅱ级	可疑吞咽困难
Ⅲ、Ⅳ、Ⅴ级	吞咽功能异常

3. 误吸的预防 为防止误吸的发生，护理老年人进餐时，应以松软的食物为主。对评定为Ⅲ、Ⅳ、Ⅴ级吞咽功能异常的老人，应遵医嘱进食或给予管饲饮食。应保证老年人在清醒的状态下进餐，进餐时应取坐位或半卧位，颈、胸、腰部骨折或手术等不能采取坐位的患者，可采取侧卧位。同时应保持安静，不宜讲话，进餐速度不宜过快，出现呛咳应立即停止进餐。进餐后保持原位30分钟以上。出现一侧舌肌瘫痪、失语能够吞咽的老年人，应协助进餐。对于给予管饲饮食的老年人，在喂食前，给予翻身、吸痰，无禁忌证时床头抬高不应小于30°，喂养后30分钟内不宜吸痰、翻身、降低床头。喂食饮食量应从少到多、速度不宜过快，顿服前后给予温水冲管。喂食前应确定胃管在胃内并观察胃潴留量、颜色、性质，当胃潴留量大于100ml，应遵医嘱暂停管饲饮食。对于持续管饲喂养的老人，翻身、吸痰时

应暂停营养液泵入。

（四）跌倒

1. 跌倒的定义　跌倒是指突发、不自主的、非故意的体位改变，倒在地上或更低的平面上。按照国际疾病分类。跌倒包括以下两类：①从一个平面至另一个平面的跌落；②同一平面的跌倒。

随着社会老龄化的加剧，在医院就诊的老年患者比例增大，跌倒是老年患者常见的意外，亦是构成威胁住院患者安全的重要因素之一。有文献统计，跌倒伤害是 65 岁以上人群第六位致死原因。每年有 30% 的 65 岁以上的老年人，其中 50% 是 80 岁以上老年人都经历过跌倒事件。

2. 跌倒的常见原因　对于护理医院而言，管理病患的一个重大挑战是病患安全和自理之间的冲突。许多病患存在认知能力受损，并伴有功能缺陷进而妨碍行走。医生护士的职责很重要，他们需要和其他医院员工一起判断跌倒风险因素并降低这类因素。表 14-9 列出了跌倒的常见原因。

表 14-9　跌倒的常见风险因素

项目	内容
生理功能	视力障碍、眩晕、肢体功能障碍和自控体位能力下降等
既往史	有跌倒史；患有心脑血管病、帕金森氏病、骨关节病、精神疾病等
药物作用	使用镇静安眠药、降压药、降糖药、抗精神疾病药等
环境	地面不平、湿滑、有障碍物；灯光昏暗或刺眼等
老年人或照顾者的认知及行为	对跌倒认知不足或无认知；手杖、助步器、轮椅使用不当；着装过于肥大等

3. 跌倒的评估　确认跌倒风险因素后国内常使用表 14-10 方法进行评估，并判断风险程度。

表 14-10　MORSE 跌倒风险评估量表

项目	评定标准
在 3 个月内跌倒史	否 =0 分，是 =25 分
超过一个医疗诊断	否 =0 分，是 =15 分
行走是否使用辅助工具	不需要 / 卧床休息 / 护士协助 =0 分，拐杖 / 手杖 / 助行器 =15 分，轮椅或平车 =20 分
是否接受药物治疗	否 =0 分，是 =20 分
步态或移动	正常或卧床不能移动 =0 分，双下肢虚弱乏力 =10 分，残疾或功能障碍 =20 分
认知状态	自主行为能力 =0 分，无控制能力 =15 分

用 MORSE 总分来评定跌倒风险程度，≥ 45 分为高度危险；25~45 分为中度危险；0~24 分为低度危险

4. 跌倒的预防措施　对于高危跌倒患者应采取一定的防控措施。比如，协助老年人改变体位时，宜做到"三个一分钟"，即醒后卧床 1 分钟再坐起、坐起 1 分钟再站立、站立 1 分钟后再行走。指导老年人穿合体的衣服，不宜穿拖鞋外出；正确使用助步器、拐杖等辅助器具。对于使用药物的老年人应观察用药后的反应及给予相应的护理措施，如使用降压药观察血压变化，使用降糖药应观察有无低血糖反应，每次使用镇静、安眠药后应立即卧床休息等。在平日沐浴时，水温宜控制在 39~41℃，时间宜控制在 10~20 分钟。睡前应开启夜间照明设备。地面应保持干燥无障碍，擦拭地面时应设置警示牌，浴室内应铺设防滑垫。

（五）压力性损伤

1. 压力性损伤的定义　压力性损伤（pressure injury，PI）：指皮肤和（或）皮下组织的局限性损伤，通常在骨隆突处，由压力（包括压力联合剪切力）所致。95%PI 发生于下半身的骨突处，好发部位依次为骶尾部、坐骨结节、股骨大转子、内外踝、足跟部。

2. PI 诊断分期

（1）Ⅰ期：皮肤完整。表现为指压不变白的红印，与周围皮肤界限清楚，常局限于骨突处。深肤色

的患者，可能看不见变白的情况，但其肤色与周围皮肤不同，与周围组织比较，这些受损区的软组织在之前可能有疼痛、坚硬、较暖或较冷的情况出现。

（2）Ⅱ期：表皮和（或）部分真皮组织缺失。表现为无腐肉的、红色或粉红色基底的开放性浅层溃疡；也可能表现为表皮完整或破溃 / 破裂的满含血清的水疱。

（3）Ⅲ期：全皮层缺失。伤口可见到皮下脂肪组织，但肌肉，肌腱和骨骼尚未暴露。也许存在腐肉，但不遮蔽组织破损的深度。可有结痂、皮下隧道。

（4）Ⅳ期：全皮层缺失。全层皮肤缺失伴有肌肉，肌腱，和骨骼的暴露，腐肉或焦痂可能在溃疡的某个部位出现。常有结痂和皮下隧道。

（5）深部组织损伤期：局部皮肤完整但可出现颜色改变，如紫色或褐红色与周围组织比较，这些受损区的软组织在之前可能有疼痛、坚硬、黏糊状的渗出、潮湿、发热或冰冷的情况出现。深肤色的患者，难以发觉深层组织的损伤。可疑深部的组织损伤必须在完成清创后才能准确分期。

（6）不能分期：全层皮肤或组织缺失 - 深度未知，伤口基底被腐肉（黄色、棕褐色、灰色、绿色或者棕色）和（或）焦痂（棕黄色、棕色或黑色）完全覆盖。伤口的真正深度需将腐肉或焦痂完全清除后才能确定。在脚跟上稳定的焦痂（干燥、黏附着、完整而没有红斑或起伏），作为"皮肤天然保护层"，不能除去。

3. PI 的危险因素　在护理医院工作的临床医生和护士必须具备预防和处理 PI 的知识。PI 可以导致疼痛、活动受限、导管使用、感染、营养不良、延长住院时间甚至需要到医院住院治疗。一些压疮是可以避免的，另一些则无法避免。与跌倒相似，临床医生和护理医院必须清楚 PI 处理不当也可能导致医疗纠纷。亚急性医疗护理临床医生必须熟悉预防和治疗 PI 的方法，掌握全面的技术知识和完善的制度。

作为入院程序的一部分，护理医院会对病患进行皮肤状况评估，且在住院期间还要定期评估。表 14-11 列举了 PI 常见的风险因素。

表 14-11　PI 常见的风险因素

项目	内容
对压力的感知能力	有感知觉障碍，对皮肤受压有反应，但不能表达不适；应用鼻导管、面罩、夹板、石膏等医源性干预治疗
皮肤情况	潮湿、水肿、压疮等
摩擦力和剪切力	身体移动、体位改变及坐位时所产生的摩擦力和剪切力
身体的活动方式	需卧床或坐轮椅活动；因疾病或治疗需要强迫体位
营养状况	进食少于需要量；摄食能力受限；营养指标异常等
现病史	低蛋白血症、慢性消耗性疾病等
老年人或照顾者的认知	对压疮认知不足或无认知

4. PI 的评估　确认 PI 风险因素后国内可直接使用表 14-12 方法进行评估，并判断风险程度。

表 14-12　Braden 压疮评估表

项目	评分标准			
感觉（对压力导致的不适感觉的反应能力）	完全受损 1 分	非常受损 2 分	轻微受损 3 分	无受损 4 分
湿度（皮肤潮湿的程度）	持续潮湿 1 分	经常潮湿 2 分	偶尔潮湿 3 分	很少潮湿 4 分
活动（身体的活动程度）	卧床 1 分	坐位 2 分	偶尔行走 3 分	经常行走 4 分
移动（改变和控制体位的能力）	完全不自主 1 分	非常受限 2 分	轻微受限 3 分	不受限 4 分
营养（日常进食方式）	非常缺乏 1 分	可能缺乏 2 分	充足 3 分	营养丰富 4 分
摩擦力和剪切力	有问题 1 分	潜在问题 2 分	无明显问题 3 分	

用 Braden 总分来评定压疮风险程度，≤ 9 分为严重危险，10-12 分为高度危险，13-14 分为中度危险，15-18 分为轻度危险。

5. PI 的预防　识别出高危患者就可以采取措施降低皮肤破损发生的概率。即使病患有了 PI，护理医院和临床医生若能证明正在采取保护措施，并对病患进行密切观察，可以使其免受当地卫生部门处罚和法律诉讼。常用的防控措施有应给长期卧床、活动受限或感知觉障碍的老年人每 2 小时翻身 1 次，PI 风险程度评估为严重危险时应增加翻身频次，可使用气垫床或在骨隆突处采取局部减压及预防压疮措施。保持老年人皮肤清洁干燥，对出汗、大小便失禁的老年人应及时更换潮湿被服。搬运卧床老年人时，应采取双人及以上人员搬运法，或采用提单式等搬运法。应随时观察老年人受压处皮肤情况，不宜按摩局部压红皮肤，应用预防压疮敷料保护皮肤。同时改善全身营养状况，每月测量体重不应少于 1 次，可计算体重指数。保持床单位平整、清洁、干燥、无碎屑。使用鼻导管、面罩、夹板、石膏等医源性干预治疗的老年人，应对局部皮肤观察与防护。卧床老年人使用便器时，应抬起其臀部，防止拖拽。

四、临 终 护 理

本章用大量篇幅描述了那些可以康复出院的病患，也有越来越多的临终病患选择亚急性期医疗护理医院。在过去，医院会为其提供几天至数周的临终护理。但是现在，医院面临着很大压力，一旦决定不再使用侵入性医疗护理就要让病患出院。亚急性期医疗护理医院接收了不能回家的病患，并能为临终病患及病患家属提供舒适、温馨的环境。

护理临终病患需要专业的技能和不懈的努力，这些可能超出护理人员的能力。在控制病痛和精神心理方面遇到困难，那么护理人员就应该申请援助。在这种情况下，需要亚急性期医疗护理医院实施临终计划。根据病患的临终状态，临终计划应提供不定期咨询或持续的现场直接护理。在急性临终之前，如果临终计划可以有充足的时间与护理员、病患及其家属建立关系，则对管理更为有益。选择实施临终计划的最佳时间是一门学问，可以通过管理此类病患获得经验。制订正规临终计划需要亚急性期医院护理人员无私的奉献精神，以及医院与护理人员密切的合作和相互支持。

五、亚急性期医疗护理的出院计划

在国外，亚急性期医疗护理的出院计划因人而异，然而，许多基本的原则和概念是一样的。在病患入院时或入院前就应制订出院计划，而且应该有明确的出院目标。通常这些目标包括康复练习以提高病患独立应对日常生活活动的能力，缓解当前的疾病问题。确定这些目标对于建立治疗方案很有帮助，同时为病患顺利出院做好准备。

亚急性护理团队面临的一个普遍问题是病患在家中是否安全，换句话说病患恢复到什么程度才允许回家。一般来讲必须有安全措施的保障，家庭成员、朋友及家庭护理中介的支持，以及个人安全报警系统，这些条件的满足在一定程度上缓解了护理团队在办理出院时的担忧。

一名病患出院时，需要投入很多人力。医生履行出院的程序，但治疗师、社工、保险员及病患家属也肩负着不少责任。医生要能够熟练评估在出院决定时护理团队承担了多少责任。除临终病患外，病患病情稳定是衡量出院的首要标准。若有适当的护理，并不要求出院病患能够下床活动、进行日常生活活动或正确而规律服药。

治疗团队定期家访有助于评估应达到哪些额外目标，需要哪些设备及出院的可行性。一些设备诸如拐杖和轮椅，要求整洁的居住空间和足够宽敞的门口。楼梯、楼梯扶手和浴室也要评估。同时家庭环境改造例如斜坡、门把手、马桶增高器以及楼梯扶手应在出院之前安装好。

当病患出院时，应对其所有药物和治疗方案进行全面检查。如有可能，检查应由医生或护理人员来做，因为护理医院注册护士不能更改药物或治疗方法。要尽可能简化服药计划，开出处方，并指导其用药。护理医院护理管理员需要和医生 –APC 协同决定合适的家庭护理服务及医嘱。出院时确保合适的复诊时间，并根据病患病情更改治疗方案。

六、亚急性期医疗护理医院的补偿方式

在国外，1999 年开始，公费医疗护理医院的补偿方式发生了巨大的变革，导致了很多私营和大型

国有盈利性连锁护理医院的破产。这次补偿方式的变革称为预付制度（Pre-Pay System，PPS）。护理医院从公费医疗那里得到的补偿基本涵盖护理的所有方面，包括康复、实验室、X线检查、护理及药物服务。只有有效的管理该类辅助费用，护理医院才能支付成本。护理医院必须将计费服务项目上报国家医疗系统，申请将其纳入预付制度，获得批准后才能让亚急性期患者得到相应的补偿。护理医院必须很好地确定并记录病患需求和功能，使用X线、实验室和药物服务以获得收益，同时也包括护理医院外的服务如救护车、急诊室及诊断服务。管理式医疗合同中大部分和预付制度包括X线、实验室和药物服务。公费医疗和个人缴费更多用于长期护理机构，而不应用亚急性期医疗护理。

（马　妍）

第五节　养老机构的护理

一、概　　述

（一）养老

养老是指老年人随着年龄的增长、躯体功能逐渐衰退，日常生活能力减弱，需要外界提供经济、生活和心理感情等方面的支持。在过去的很长一段时间里，家庭养老照顾被视为是我国养老照顾的主要形式，家庭是满足老年人日常生活照顾需求的主体。然而，我国传统家庭结构的变化、"空巢家庭"的急剧增多、以及人们生活方式的变化和思想观念的更新，给家庭养老带来冲击。随着老年人生理功能的衰退，认知能力的减弱，对于照顾的需求越来越大；而另一方面，其子女的工作生活负担增加，能够提供给老年人的照顾越来越少，其两者之间的矛盾日渐显著，影响老年人的生活质量。在老年人群中，由于疾病和衰老等因素导致独立生活能力下降，大部分老年人在相当长的一段时间里将伴随失能或部分失能，照护需求大大增加。为了让老年人能够得到基本生活照料，保持或恢复一定的健康状态，减少痛苦，需要提供一系列长期的服务，包括医疗、护理、康复和生活帮助，养老机构孕育而生。

（二）养老机构

2015年《中国养老机构研究报告》中清晰的界定了养老机构的定义：养老机构是指为老年人提供集中居住、生活照料、康复护理、精神慰藉、文化娱乐等服务的老年人服务组织，其主要服务对象是失能、半失能老年人。这一概念明确了三个要素：第一，养老机构的本质属性是服务人员和服务对象为了特定的目标，根据特定的规则，协同开展行动而形成的老年人服务组织。第二，养老机构的服务对象是广义的老年群体，但服务对象的主体是依靠自己或家人在家庭中难以获得照料服务的失能、半失能老年人。第三，在服务功能方面，养老机构首先应为老年人提供住宿场所，这是养老机构区别于不提供住宿场所的老年人日间照料机构等其他服务机构的一个重要维度；其次，养老机构应为入住老年人提供生活照料、康复护理、精神慰藉、文化娱乐等基于老年人各种需求的多样化服务。

养老机构一般划分为三类：自理型养老机构、助养型养老机构、养护型养老机构。

自理型养老机构——以健康状况较好、能够自理的老年人为服务对象，主要提供辅助性生活照料、精神慰藉和文化娱乐等服务。

助养型养老机构——以健康状况较差的半失能老年人为服务对象，主要提供生活照料、康复护理、精神慰藉和文化娱乐等服务。同自理型养老机构相比，助养型养老机构中生活照料服务的比重更高，且增加了康复护理服务。

养护型养老机构——以健康状况较差的半失能老年人为服务对象，主要提供生活照料、康复护理、精神慰藉、文化娱乐和临终关怀等服务。同助养型养老机构相比，二者均提供较为全面的生活照料服务，但养护型养老机构中康复护理的级别和比重更高，且增加了临终关怀服务。

二、国外养老机构照护服务介绍

（一）美国

美国是一个进入老年化较早、人口老龄化趋势显著的国家。在补偿管理方面，美国养老机构主要由美国医疗保险和医疗补助服务中心（Centers for Medicare and Medicaid Services，CMS）进行补偿和管理，CMS对养老机构进行服务质量、资质认证、等级评定、人员配置等多方面的监管。在质量管理方面，美国养老机构具有严格的机构运营资质审查过程、照护标准、处罚办法及补救措施，其质量管理体系完善。美国提供长期照护服务的机构形式多样，层次分明，包括护理院（nursing home）、住宿式照护社区（residential care communities）、成人日间服务中心（adult day services centers）、居家照护机构（home health agencies）等，其中机构长期照护服务主要包括护理院和住宿式照护社区，其提供最为综合的服务，包括护理服务和24小时监护，其服务主要留给最老和独立性最差的老年人。

美国养老机构十分注重老年人服务需求评估，并以此作为医疗资源分配依据之一。1987年通过的综合预算调整法案（Omnibus Budget Reconciliation Act of 1987，OBRA-87）被认为是其里程碑标准。OBRA-87采纳了美国医学会的建议，要求获得医疗保险和医疗救助认证的养老机构采用标准的、综合的居民评估工具（the Resident Assessment Instrument，RAI）对所有入住老年人进行评估，以改善其服务质量。RAI包括三部分内容：最小数据集（the Minimum Data Set，MDS）、居民评估方案（Resident Assessment Protocols，RAPs）和使用指南。MDS为其核心内容，为跨学科团队对老年人进行需求评估、制订计划、比较机构间质量、提高护理质量提供了依据。目前，MDS已经过多次版本修订，且经验证明有良好的信效度。MDS涵盖了认知功能、沟通和听力状态、视功能、身体功能、排泄、社会心理健康、情绪和行为、皮肤护理、口腔护理、营养状态等多方面问题。最新版本的MDS3.0增加了客观评估量表及访谈内容，更加注重老年人生活质量的提高和用药安全问题。RAPs是由临床问题构成的风险评估工具，包括谵妄、痴呆、日常生活能力、跌倒、压力性溃疡、约束等方面问题，注意指导护士制订护理计划。使用指南为RAI的使用说明。需求评估是一个动态的、循环的过程，包括评估、决策、制订护理计划、实施护理计划等4个步骤。一般要求老年人入院时，以及身体或精神发生重大变化时进行全面评估，且要求至少每年进行1次评估。

从护理人力配备角度看，美国养老机构中，护理人员包括注册护士（registered nurse，RN）、执业护士（licensed practice nurse，LPN）、护士辅助人员（certified nurse assistant，CAN）三类。联邦法律要求所有护理院需配备足够数量的护理人员，无论规模大小，收住老年人数量多少，每天必须有至少1名注册护士在岗8小时以上，至少1名执业护士24小时在岗。平均护理时数（hours per resident day，HPRD）是在养老机构中，每位护理人员每天为老年人提供护理服务的平均时间，常作为美国评估机构人员配备水平的指标之一（表14-13）。

表14-13 长期照护服务使用者所需各类ADL服务比例（%）

ADL	机构长期照护		社区与居家长期照护	
	护理院	住宿照护社区	成人日间服务中心	居家照护机构
洗澡	96.4	62.4	41.0	96.4
穿衣	91.8	47.4	37.1	88.4
如厕	87.9	39.3	35.6	73.2
行走	90.7	29.1	33.7	94.0
转移	85.2	29.7	29.8	87.8
吃饭	58.0	19.8	24.3	56.7

注：护理院、住宿照护社区和成人日间服务中心数据为2014年情况；居家照护机构数据为2013年情况

数据来源：疾病控制与预防中心，国家卫生统计中心，国家长期照护提供者研究

（二）英国

英国从 20 世纪 30 年代初出现老龄化问题，较早开始探寻应对老龄化问题的合理养老体系，并已经形成了较为完善的养老管理制度及监管体制。2002 年 4 月英国政府规定护理院必须满足立法要求，颁布了《护理标准法案 2000》，此法案用于护理院及社区养老的管理。根据护理标准法案，英国政府设立国家护理标准委员会，其职能包括对护理院的检查和调节、改善服务质量、提供投诉的信息和调查、向政府汇报护理服务的范围和质量，并提出建议等。

英国原居照料服务（包括养老院和老年护理院）主要为老年人提供医疗照护服务。入住者主要定位在生活不能自理、长期患病或身体衰弱的高龄老人，许多老年人在养老院或老年护理院走完生命的最后旅程。养老院一般只负责老年人的生活照顾和心理护理等，不提供医疗服务，入住的多为身体健康、慢性病控制良好的老年人；而老年护理院不仅提供生活照顾，更重要的是提供医疗服务，老年人在这里可以进行疾病的治疗护理，包括输液、吸氧、管饲饮食等。

英国养老护理人员包括护理助手（Healthcare assistants）、护士（nurse）、管理者（manager）。护理助手的职责包括：穿衣、喂食、帮助患者移动、如厕、床单位整理、测量生命体征、凉洗衣被、帮助患者实现舒适的需求等，其负责 80%~90% 的护理工作，在养老机构中承担重要的角色。但是，她们受到的培训有限，没有疾病的应对能力。在日常工作中她们的工作被护士监管。养老机构的注册护士和医院的护士工作类似，她们的大多数时间用于管理和监督护理工作，同时也完成老年人健康状况的评估、制订治疗计划、执行注射和静脉输液等。管理者需具有被认证的管理资格证书，主要工作是管理和负责养老机构的各项事务，确保养老机构的高质量护理。在英国，对于养老机构护理人员培训规范且严格，在养老院工作的护理助手需获得英国国家职业技能等级培训（National Vocation Qualification，NVQ）资格，且英国对于养老机构提出的最低标准是 50% 的护理助手具有 NVQ 2 级。

（三）澳大利亚

澳大利亚的养老院中养老服务床位分为特殊护理和一般护理服务床位。不同等级养老机构提供的服务内容不同。一般养老服务机构针对需要一般护理但具有活动能力的老人，其服务内容包括：住院相关服务（如提供日用品、睡眠护理、洗衣、清洁服务、膳食管理等）、个人护理服务（如协助活动、如厕、洗澡、进餐、穿衣）、大小便控制护理或失禁护理、康复护理、协助获得保健和治疗服务等。特殊服务养老机构针对需要 24 小时护理的老人，一般针对躯体移动障碍、自理水平低下、患有老年痴呆症或其他行为障碍患者。在澳大利亚，老年人入住养老机构后，不同专业的医务工作者会对老人进行评估，根据评估结果给予分区管理，并提供个体化的护理服务。例如营养师会根据评估结果及老人喜好，制订营养支持计划；物理治疗师会根据老人情况制订康复计划等。同英国一样，澳大利亚对于养老机构护理人员的准入资质控制比较严格。在正式上岗前，护理人员必须完成安全搬运、医院感染预防控制、晨间护理、食品安全、基本急救、冲突处理等方面的培训。入职后仍需持续的完成详细的培训内容，并专门有工作人员进行监督检查。

（四）日本

日本的养老服务制度是一种"按需养老"，根据需要照护的程度不同分成不同级别。日本养老机构大致分为三类：特别养护老人院、护理保健机构、介护疗养型机构，三种类型养老机构的主要区别在于其服务的重点是护理还是医疗。其中特别养护老人院主要收住在家中生活困难的老人，通过提供洗澡、排泄、饮食等日常生活全方位的援助和身体功能训练、健康管理等服务，改善其状态，帮助其达到能够独立生活的目的，此类机构约占养老机构总数的 50% 以上；护理保健机构则主要针对没有必要住院，但在家中又不能得到医学方面照顾的老人，其以看护、医学方面照顾为基础，不仅有护理，功能训练，还提供医疗和日常生活上的照顾，居住在护理保健机构中的老人经过专业照护后多数可以返回家庭；介护疗养型机构是针对因慢性疾病而需要长期治疗的对象，提供专业长期照护服务，包括康复管理、个人照护、肢体锻炼及其他必要的医疗照护。

日本从事老年护理服务的护理人力配比数据是政府专门研究机构应用工时测定法，通过对各项护理服务项目时间的测定而计算得到的。不同类型的养老机构其护士及介护福祉士（介护士）都有明确的规定。目前，日本部分养老机构开始雇佣开业护士（nurse practitioner，NP），开业护士进入养老机构2个月内，急救车使用率由之前的7.3%降低至2.3%，老年人收住院率从45.8%降至30.1%，老年人胸疼发生率也有所降低，经培训的开业护士能够更好地管理机构中的老年群体，改善老年人健康结局。

三、我国养老机构机遇与挑战并存

（一）我国养老服务机构现状

2011年，我国卫生部修订《护理院基本标准》规定：护理院（nursing home）是为姑息治疗的晚期患者、长期卧床的患者、生活不能自理的老年人、慢性病患者和其他长期需要照护服务的患者提供康复医疗促进、医疗护理、医疗保健、临终关怀等服务的医疗机构，是专门为老年人服务，特别是失能等需要长期医疗护理服务的患者。它不仅能够为老年人提供保健、日常生活照顾、文化娱乐等一般养老服务，还能够提供医疗护理服务，是医疗护理与养老服务的结合，是医院的一种延伸和补充，既可以缓解医院的压力，又可以提供对医疗卫生资源的利用效率。近年来，在国家一系列政策推动下，我国养老机构发展迅速。我国养老机构发展呈现出以下特点：

1. 政策制度进一步完善　2010—2015年期间，国家及各部委出台政策文件30余份，涉及养老机构的设立许可办法、管理办法、机构发展战略规划、具体政策措施等。养老服务相关保障制度不断完善，养老服务机构保险制度加快实行，推动了我国养老机构的发展。

2. 投资主体日益多元化　政府、企业、个人以及社会组织等多元主体纷纷投入到养老机构发展之中。各类企业与资本纷纷投入到养老服务市场中，国外许多养老服务机构、养老服务培训机构也开始进入中国市场。

3. 数量规模发展迅速　截至2014年，已有各类养老服务床位551.4万张，每千名老年人拥有养老床位26张。（图14-1）从地域分布来看，中东部地区养老机构数量较多；从城乡分布来看，养老服务机构总体上是"城市少，农村多"，但民办养老机构则是"城市多，农村少"。

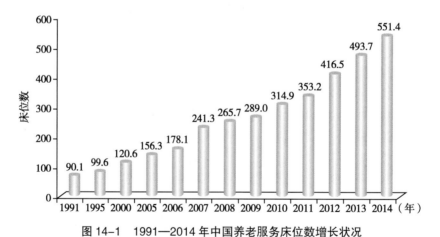

图14-1　1991—2014年中国养老服务床位数增长状况

4. 服务类型更加多样　主要有以日常照料服务为主、护理康复服务为主、临终照护为主以及综合性的服务兼有这四种类型。服务内容涵盖生活照料、膳食服务、医疗保健、康复护理以及文化娱乐活动等。

5. 人员队伍不断发展　养老机构的人员一般由管理人员、医护人员、护理人员和后勤人员等组成。

（二）我国养老机构面临的问题

尽管近年来我国养老机构发展迅速，但目前，我国养老服务机构的发展仍处于起步阶段，东西部发展不均衡，硬软件也都存在一定问题。功能定位不准确、从业人员界定不清晰、从业人员数量不足、质量水平起点低，且参差不齐，没有科学统一的评价标准和质量指标等均影响成功老龄化。

1. 服务滞后，供需错位一是服务理念滞后，缺乏需方思维。多数养老机构仅对老年人提供生活照料服务，将老年人的需求同质化，服务理念滞后。

2. 专业人才缺乏养老机构内人员专业化程度较低，未经过老年相关知识及老年护理功能系统培训，为老年人服务存在安全隐患。有研究者调查了南京 12 家养老机构的老人及其家属，认为对于养老护理员进行专业的继续培训很有必要。

3. 养老机构质量评价体系不完善目前我国养老机构还没有科学统一的评价标准和质量指标，对于养老服务机构的管理及评价十分不利，应发展合理的评价标准。我国研究者构建了《护理院质量评价指标体系》，由结构指标、过程指标、结果指标构成。其中结构指标包括床位设置、房屋建筑、基础设施、病区环境、员工情况、科室设置、娱乐活动等 7 方面内容；过程指标包括患者 / 家属权利、健康教育、整体管理、护理服务、医疗服务等 5 方面内容；结果指标由患者生命质量、不良事件发生率、院内感染发生率、患者 / 家属 / 员工满意度、患者 / 员工有效投诉率等 5 方面组成。即便其仍有不完善之处，但对于养老机构的评价、比较、管理提供了依据。

四、养老机构中的护理

（一）重视识别和处理老年综合征

由于老年患者疾病的复杂性，且部分老年患者的主诉并不反映其真正的病理状态，给临床判断造成了困难，因此，正确认识和评估老年综合征是老年护理的一项重要内容。使用评估工具进行系统、综合的评估管理，并有针对性的做好预防应对策略，对于维护老年人的健康，提高生活质量具有重要的意义。

衰弱患者具有明显的易损性和预后差，因此有效的识别虚弱至关重要，这是进行预防和治疗虚弱，避免发展成临床后果的依据。养老机构应重视由虚弱导致的包括跌倒、谵妄和失能得等相关不良后果的预防。通过科学的方法识别出可能预后不良的易受损虚弱者，确定高风险人群，筛查可以加重不良后果的因素，早期建立支持性的干预，保持营养的摄入，规律的运动，延缓功能的减退和减少虚弱老年人的症状和不良后果。

（二）养老机构中的护理

1. 日常营养照护　及早发现老年人营养不良或营养不良风险，对于尽早制订个性化的营养计划并进行营养干预，改善其营养状况，降低慢性病及相关并发症发生率，改善其生活质量至关重要。营养是人体不断从外界摄取食物，经过消化、吸收、代谢和利用食物中身体需要的物质来维持生命活动的全过程。它是一种全面的生理过程，而不是专指一种养分。合理营养的含义是从食物中摄取的各种营养素与身体对这些营养素的需求达到平衡，既不缺乏，又不过多，尤其是对被长期照护的老年人来说更应如此。营养缺乏和营养过剩引起的症状或体征统称为营养不良，都是营养不合理的后果，对养老机构中的老年人健康造成危害。

2. 日常生活活动照护　日常生活活动是人们在日常生活中，为照料自己的衣食住行，保持个人卫生整洁和独立进行社区活动所必需的一系列基本活动。由于机体老化和长期慢性疾病，使老年人日常生活活动能力减退，使其生活自理能力降低，影响老年人日常生活，如穿衣、体位的转换、如厕、上下楼梯、进食、洗澡等活动。因此，提高或维持老年人日常生活活动能力，是养老机构服务的重要任务。

3. 常见老年综合征的照护

（1）跌倒（fall）是一种常见的现象，预防跌倒首先需要从根本上去除病因，积极治疗老年人自身疾病、平衡营养，减少跌倒危险因素。养老机构照护者应注意药物药理作用对于老年人跌倒的影响作用。同时应加强老年人对跌倒的认知教育，告知其衰老是自然界不可抗拒的规律，老年人不应高估自己的能力，必要时接受照护人员及家属的帮助。养老机构的环境改善对于跌倒的预防及其重要，地板应采用防滑设施，光线要充足，夜间应开地灯，通道不应有杂物，应向行动不便者提供辅助器具。

（2）尿失禁（urinary incontinence）是老年人常见的主要疾病之一，约有 15%~30% 的老年人受尿失禁的困扰。由于老年人尿失禁较多见，致使人们误将尿失禁认为是衰老过程中不可避免的自然结果。事实上，导致老年人尿失禁的原因很多，其中有许多原因是可以控制或避免的。养老机构照护人员应寻找各种导致老年人尿失禁的原因，以采取正确的、合理的治疗与预防措施，尽可能解除老年人尿失禁的困扰。

（3）随着疾病谱的改变和人口老龄化进程的加快，老年痴呆（dementia）患者不断增多。目前痴呆的治疗仍然是全球最富有挑战性的难题。养老机构照护人员可根据老年人痴呆程度不同区分对待，采取不同的照护技巧与方法为老年人提供日常生活照顾服务。

（4）谵妄（delirium）是一种以兴奋性增高为主的高级神经中枢活动失调状态，是患者在意识清晰度降低的同时，表现为定向力障碍，包括时间、地点、人物定向力及自身认知障碍，并产生大量幻觉、错觉。养老机构照护人员应关注老年人安全，重视谵妄评估，同时做好饮食、皮肤、大小便以及心理等多方面护理。

（5）老年人晕厥（syncope）是各种原因导致的一过性全脑低灌注、进而突发短暂性意识丧失并伴全身肌肉无力和姿势张力丧失的一种老年综合征。晕厥是老年人常见的急症，常常无先兆而突然发生。因此，做好老年人晕厥的长期照护工作具有重要意义，一方面应减少晕厥的发生以及晕厥所带来的意外伤害，另一方面还应避免晕厥造成的老年人心理或社会障碍。养老机构照护人员首先需要掌握晕厥发生时的处理措施，给予患者心理指导，并针对不同原因的晕厥给予相应的指导。

（6）疼痛（pain）是影响老年人生活质量一个重要的问题，它是由于体外或体内的伤害性或潜在伤害性刺激所引起的主观体验，是一种不愉快的感觉和情感体验。对疼痛的评估是关键的一步，评估不仅可以识别疼痛的程度，还有助于疼痛治疗效果的评价。此外，用药的安全、促进老年人的舒适、心理护理也是缓解和解除疼痛的有效措施。

（7）失眠也是影响老年人生活质量的重要问题，它是一个复杂的综合征，主要被描述为睡眠质量差、睡眠时间短、睡眠效率低等一系列综合征。有效的评估失眠是治疗失眠的基础，养老机构照护者应注意做好对失眠的主、客观评估。创造良好的睡眠环境、建立良好生活习惯、必要时指导老年人合理应用镇静催眠药物。

（8）老年抑郁症是指存在于老年期（≥60岁）这一特定人群的抑郁症，以持久的抑郁心境为主要临床特征，其表现为情绪低落、焦虑、迟滞和躯体不适等。老年抑郁首先需做好评估，详细询问病史并进行精神心理评估，Zung抑郁自评量表和老年抑郁自评量表应用广泛。养老机构照护者应做好老年人的心理护理、建立良好的社会支持，丰富老年人的精神活动，改善老年人不良情绪。

（张　洁）

第六节　以社区为基础的长期护理和家庭护理

一、概　述

随着高龄老人数量的增加必然导致失能人口总量的增加，进而刺激了对长期照护服务的需求。"老年长期照护"（Long-term Care，LTC）是"面向由于身体或精神原因无法独立生活者提供的一系列服务"。老年长期照护实际上是将社会服务与医疗服务综合起来的服务体系。因此，老年长期照护的服务项目和服务对象应当是分层的，可以分为以下四个层次。首先是专业护理，面向完全失能的老年人提供的全天候护理，除了各种生活照护和基础护理以外，精神慰藉和医疗手段都很重要。其次是基础护理，是向失能程度较高的老年人提供洗澡、上下床、翻身、用药护理、伤口包扎、注射、康复等辅助医疗型服务。再次是生活照顾，对失去部分生活自理能力的老年人提供做饭、洗衣、打扫、保健、锻炼、室内活动、陪伴等协助型服务。最后是社会服务，面向健康或独立生活能力较强的老年人提供娱乐、旅游、理财、交友、购物、交通、餐饮、社会活动等自理型服务。理论上，老年长期照护重在照顾（care）以维持服务对象现况，延缓失能进度；医疗护理则重在治疗（cure），目的是通过医疗手段使服务对象摆脱疾病和失能状况。

《中国护理事业发展规划纲要（2016—2020年）》明确提出应逐步健全老年护理服务体系。老年护理服务队伍和机构建设得到大力加强，老年护理服务行为更加规范。社区和居家护理服务不断发展，促进医养结合、安宁疗护以及护理服务业发展。进一步完善"以居家为基础、社区为依托"的长期居家护理服务体系，不断满足老年人健康服务需求。

二、社区照护

社区的卫生服务是与整个社区所有人关系最密切的，因为它是社区人群接触到的最近的卫生服务。国家层面对此也是比较重视的，早在1999年1月，国务院十部委就共同签发了《关于发展城市社区卫生服务的若干意见》。社区护理是社区卫生服务的重要组成部分，也是社区卫生服务的重要支柱。社区护理的理论来源于护理学和公共卫生学，传统的护理学是以单一的患者为服务对象，而社区护理是以人群为主要的服务对象，这就对社区护理工作的内容提出了不同的要求，社区的护士也同时要掌握更多更广泛的专业知识。

（一）社区照护服务的重要性

所谓社区照护服务，是指依托社区，组织官方或民间以及大量志愿者为生活在社区内的受照护者提供的服务。一般地说，社区照护服务泛指以社区为单位组织的、可以在社区内获得的照护服务。

1. "就地养老"的照护理念 虽然老年群体是一个异质性极高的群体，但这个群体仍存在许多共同特征：随着年龄的增长老年人身体功能开始退化，需要有人陪伴。其中一些老人还患有不同程度的慢性病，不得不依赖他人照护。从收入状况看的，我国大部分老年人属于中等以下收入水平，而且随着年龄的增加，老年人收入的局限性越来越大。那些年纪较大、生活需要照顾的老年人，往往无法承担较高的老年照护机构的费用。此外，更换生活环境对老年人而言意味着不得不适应新环境，被迫丢掉那些与自己生活经历息息相关的许多宝贵物件和情感记忆，这对他们的晚年生活而言是一种悲哀。所以，很多老年人即使有能力和需要入住专门的老年照护机构，也更愿意留在自己熟悉的社区养老。西方国家的经验显示，即使在人口已经老龄化的社会，也没有哪个国家住老年照护机构的老年人口的比重超过这个国家老年人口总数的5%。所以，需要在照护服务体系建构中确立"就地养老"的理念，进一步说，一定要明确社区照护服务的重要性。

2. 社区照护所需的条件 要实现就地养老，就需要把社区建设成适合老年人居住的能够维系老年人生活连续性的地方。比如，在住宅设计、装修、改造时提供更多的坡道，在浴缸边安装结实的扶手，为低收入老年人的住房改造提供公共财政支持等。随着老年人年龄的增长，失能（即身体功能衰退）率也会逐渐提高，而失能的出现相应地会导致老年人对居家服务的需求增加。在独立生活的高龄老年人中，相当数量的人需要一定程度的日常生活帮助。因此，社区内应设置相应的日常生活服务机构，比如，提供保姆或钟点工服务的家政公司。社区建设中还应该设置诸如日托照料、膳食提供、活动中心等满足居家老年人日常需求的服务。这样既减轻了家人的照料负担，又提升了老年服务的专业化程度，更促进了老年服务产业的发展。实现就地养老，还需要考虑把社区建设成一个能够为老年人提供不间断照护服务，即老年人各个阶段的不同需求都能在社区中得到满足。具体地说一个日常生活能力还可以的老人，所关心的问题是在其生病时能否及时就医，房屋设施出了问题是否有人能够及时来修理，甚至有了问题是否能够在社区内获得必要的咨询帮助。这时候就需要社区提供从医院到家庭病床、康复中心等卫生服务，家庭维修服务，信息咨询服务等。随着年龄增加和体力下降，老人可能还需要一些家政服务帮助。等到老人生活自理能力降低时，还需要得到日托中心照护、定点上门护理等服务。即使在完全不能自理的状态下，也应该有入住社区护理院的选择。在其生命的最后阶段，老人可以在自己居住的社区内得到必要的临终关怀服务。在这种以人为本的思路下建立起来的社区照护服务体系才能使社区内老年居民的各种生活需求得到基本满足，老年人独立生活的能力得到最大限度的维持，晚年生活的延续性得到基本保证。

（二）社区照护体系

1. 失能评估 由受过专门训练的护士和医生组成社区失能评估小组对社区内老年人的基本生理功

能、情绪、精神状态、感官功能、社会状况进行评估，并对他们所需要的服务和治疗提出建议。老年综合评估（comprehensive geriatric assessment，CGA）专业人员对老年人进行健康诊断，并对其用药状况、康复状况、社区支持、是否适合入住照护机构进行生活能力综合评估，从而确定老年人是否应该入住专门的老年照护机构或者居家照护，并提出相应的建议。这种评估大大降低了老年人居家照护的风险，提高了居家照护的可能性。在澳大利亚，曾经因为护理院床位紧张，专门由失能评估小组对申请入住护理院的老年人进行失能状况评估，以确定其入住护理院的资格。英国的"健康照料咨询服务机构"提出，应该对所有居家照护的老年人进行生理和心理状况评估，以便为老年人提供合适的照护服务。

2. 社区服务的提供　社区服务应坚持需求导向型而不是服务导向型。首先，在社区中应该设置"健康访问员"，主要负责对社区内 70 岁以上的老年人进行随机的健康家访，为老年人提供实际的帮助和咨询建议。各国的实践显示，健康访问员对降低老年人死亡率、提高老年人的生活质量有很大的作用。现在的问题是，大量的社区健康访问员把他们的服务目标人群定位为儿童以及有儿童的家庭，致使老年人获得的服务不足。为此，进一步加强社区健康访问员队伍，尤其是充实社区护士队伍变得非常重要。其次，许多老年人身体功能退化，自理能力下降，应对这种状况的传统做法是家人照料和邻里互助，但这种非正式的照料在范围和质量令人担忧，所以，在社区内引入志愿者服务变得十分必要。当然，志愿者服务一定要在当地健康专家的指导下进行，这样才能发挥志愿者资源的效果，真正为老年人带来福利。但是社区给居家老年人提供的服务总的来说仍然是针对一般性的需求，很难做到针对老年人的具体需要进行服务安排，尽管如此，提高社区服务的弹性仍然非常有必要，此外还要尽量满足老年人的个性化需要。

3. 缓解照护　缓解照护是指在社区内设置专门的机构，为大病初愈或暂时失能的老年人提供过渡性的照料，待老年人情况进一步好转再让其回归家庭。而且，照护老年人尤其是失能老年人是一件压力很大的工作，在无法以大规模的社会照护替代家庭照护时，这些老年人照护者也应该获得一定的支持。社区内的缓解照护就能在某种程度上起到这种作用。因为当照护者本身因为精神压力等原因需要休整时，社区缓解照护机构可以短期性地接替他她对老年人的照护工作，使其有机会休息一段时间，缓解一下压力，然后再回到家中继续照护老年人。如此一来，社区缓解照护不仅为老年人提供了帮助，更为居家老年人的照护者提供了支持，大大缓解了居家照护的紧张，提高了家庭照护的能力。

4. 辅助设备和器械　随着年龄的增大，老年人尤其是失能老年人对辅助设备和器械的依赖增加。个人家庭或社区内的设备如坡道、盥洗室扶手、社区运动器械等给老年人的生活带来了很大的便利，在某种程度上减轻了他们对他人照护甚至是专业人员的依赖，增强了他们独立生活的能力。不过，对于辅助设备和器械的误用也使居家照护存在很大的隐患。因此，对于在家或社区内使用辅助设备，需要有全科医师、健康访问员、社区护士等专业人员的指导。只有协调医疗部门、社会服务部门、志愿者、个人以及营利机构各方的力量，为老年人提供他们所需要的有弹性的个性化服务，才能更好地实现居家照护。

5. 个案管理　在发达国家的社区，有一些由社会工作者组成的专门小组，每个社会工作者负责 20~30 个老年人，他们对社区中的老年人进行评估、照料规划、追踪监控、回访以及对照料规划收效进行再评估，这基本上是对目标老年人进行长期照料设计的尝试。结果显示，由积极的社会工作者进行的个案管理式照护服务，大大提高了老年人的生活满意度并降低了老年人入住养老院的需求。

三、家　庭　护　理

居家护理作为综合性健康服务系统的一部分，是针对老人及家庭在其住所提供的一种健康服务，目的在于维护和促进健康、促进康复，减少因疾病所致的后遗症或残障。居家护理有专业与非专业之分，专业的家庭护理是社区保健或护理服务机构为处于健康或疾病状态的家庭及其家庭成员提供包括护理程序在内的一系列服务；非专业的家庭护理则是一种家人或朋友的照护或辅助行为，其方法主要来源于医生、护士的指导或是科普书籍。国内对家庭护理的理解更偏重于其专业性，即专业的家庭卫生保健服务，而对于非专业的护理多理解为家政服务或家庭服务。

（一）家庭护理的服务内容

家庭护理的工作范围广，服务内容多样。一是提供康复保健和家庭健康指导，在对患者照顾的前提下，培养患者的独立性，协助其提高生活自立能力；针对患者及家属某些健康知识缺乏和护理技巧的掌握程度，给予指导；针对需在家里恢复或适应病后生活的慢性疾病老年人，提出适当的康复护理计划，包括出院后保健、预防等。二是提供基础护理技术，如换药、导尿、测血压、输液、注射、皮肤护理、鼻饲、造瘘等可在居家环境下实施的临床护理技术服务。三是提供卫生宣教、营养指导、心理护理、健康咨询服务。总之，家庭护理服务应该是综合性的，不仅包括基本的护理技术支持，还涉及康复护理、健康指导、保健咨询等专业化的健康保健服务。但目前家庭护理实际开展的项目还比较局限，主要仍以提供护理技术支持为主，某些护理项目还没有充分体现，如残疾人护理、康复保健服务、心理护理与健康教育服务工作量较少，家庭护理综合保健服务的功能尚未完全落实。

（二）家庭护理的服务模式

根据护士实施服务的参与程度，家庭护理的服务形式主要可以分为两种：一是指导监督性的护理，二是上门实际操作的护理。前者是护士对患者的照顾者进行有关的护理指导和培训，提高照顾者的照护能力使其满足患者的护理需求，护士主要起指导和监督照顾者的作用，帮助照顾者解决在护理方面遇到的问题。这种方法经济实用，受到患者及其家属的普遍欢迎，但是一般只适用于病情较轻、护理难度较低的患者。而病情较复杂、护理难度较高的情况，通常需采取护士上门护理的办法，由家庭护理部门分配专业人员定时到患者家庭开展护理服务。根据服务的连续程度，又可分为家庭病床护理和临时出诊家庭护理两种形式。目前社区服务中心普遍开展的家庭病床服务是开展家庭护理的主要阵地。家庭病床护理就是社区护士根据诊疗护理计划定期上门为家庭病床的患者提供连续性、综合性的专业健康照护服务；而临时出诊家庭护理是社区护士应家庭病床以外的患者的需求提供的临时而急需的护理服务。

四、老年社区健康照护及居家护理发展的对策

（一）明确社区健康照护的基本理念，拓宽健康照护的覆盖面

目前我国对老年人健康照护的认识尚未完全到位，区域之间、城乡之间养老机构与养老服务发展不平衡、布局不合理。发展以"居家照护社区养老"为主的长期照护服务体系，利于解决当下我国老年人的健康照护问题。明确社区护理的基本理念，实现从"社区内照顾"到"由社区来照顾"这一"正常化"目标，让老年人不至于因年老而失去自我价值，他们的人格受到社会的尊重。此外，围绕着维持和促进老年人健康这一最终目的，开展照护工作，鼓励和增强老人有利于健康的行为，协助预防、诊断、治疗疾病，促进康复，减少功能丧失，补偿功能的损害和缺陷，帮助老人在患病和功能缺失状态下适应生活，提高老人的自理能力及心理适应力。为拓宽健康照护的覆盖面，均衡城乡的养老资源，最关键的是大力发展经济，缩小城乡经济差距，为实现城乡养老健康照护提供现实基础。

（二）加大政策支持力度，通力合作，促使社区健康照护制度化，实现合理分配和利用资源

地方政府对老年人健康照护工作投入不足，导致整个健康照护工作缺乏政策支持。如老年保健的职责、权利与义务，家庭访视的程序、对家庭病床管理、外出治疗制度、对患者的健康状况评估、应急处理措施、健康教育等，均存在许多不确定因素和潜在的医疗风险，这在一定程度上阻碍了地方政府对社区照护体系的科学规划与长期投入。

社区健康照护服务是一项社会系统工程，不能只局限于社区内部的服务资源，需要政府出面组织实施，如民政、卫生、财政以及文化体育等部门要共同参与，有计划、有步骤地从整体上协调推进，在社区层面搞好与民政福利服务资源和国有卫生保健服务资源的整合，使有限的照顾资源发挥最大的社会效益。此外，以政府购买养老服务为杠杆，动员社会力量投入社区照护。然后，通过地方财政预算，将其筹集资金进行整合，成立"老年人社区健康照护"的专用基金。但由于资源有限，将资源分配给最有需要的人是必需的。因此对老年人的需求评估愈显重要，以实现合理分配和利用资源，健全医疗保险制度，以降低老年人医疗费用负担，切实保障老年人的基本卫生保健服务。故此，政府应结合我国国情尽快建立健全社区卫生服务体系，完善相应机制，加大经费投入，合理利用医疗卫生资源，形成有中国特

色的老年社区健康照护体系。

（三）明确照护重点，完善照护项目，丰富照护内容，实现全方位照护服务

老年人社区健康照护应以居家照护为主，以社区养老机构照护为辅；在提供照护方式上，又应以上门照护为主，日间照护为辅；在服务内容上应包括家务型服务和护理型服务两大类。社区照护资源要向弱势老人倾斜，社区照护环境要充分考虑老年人的生理和行为特点，实行无障碍设计，对弱势老人提供庇护。完善社区健康照护体系的结构，增加服务机构，如设立老人医疗保健中心、老人家务助理服务中心、老人日间护理中心、老人综合性社区服务中心、应急支援中心等照护机构，使老年人得到集预防、保健、康复和娱乐为一体的社区健康照护服务。借鉴发达国家的全面社区护理保健工作，我国社区老年健康照护应立足现实，以老年人的需求为向导，根据老年人生理、心理特点，对老年人定期进行预防保健、康复护理、健康教育等，实现全方位的健康照护服务。最后，在重视老人健康问题的同时，还应关注和重视照护者的健康状况，为其提供定期的身体评估，保证照护者的健康水平，从而使其能够更好地为老年人提供照护服务。

（四）加大力度培养专业照护人员，确保其专业化，并积极鼓励志愿者参与

社区健康照护需要大量综合性社区照护人才，可以采取多种培养途径。一方面，对现有社区照护人员进行有关老年知识的系统培训，使其掌握老年护理的基本理论、知识和技能，加强其从业能力，以适应社区老年人多种护理需求。另一方面，在高等医学院校增设老年护理专业，培养高学历、高层次老年健康照护专业人才，使我国的社区健康照护教育与国际接轨。另外，积极鼓励志愿者参与，加强培训专业与非专业照料人力资源，强调正式与非正式照料互补、专业与非专业人才协同发展。鉴于中国老年社区健康照护处于起步阶段，我们需要不断总结和借鉴国外先进经验，探索适合我国老年人的社区健康照护模式。

（五）统一社区健康照护的收费标准，健全市场价格机制，制订科学的服务水平指标

应根据市场需求对社区健康照护的项目进行指标量化，建立统一的收费标准，构建社区健康照护服务的价格体系。其价格要素要涵盖生物医学的治疗价格、整体化照顾、心理关怀、社会关照等大量内容。同时，以政府出台相关法律法规的形式使老年人健康照护工作经费保障机制制度化，形成对相关部门的约束。还要完善医疗体制，引入市场竞争机制，使社区健康照护朝民营化和产业化方向发展。此外，要使社区健康照护走上科学规范的发展道路，制订相应的评估指标是必要的工具和手段。只有具备可供测量的服务水平指标，社区照护工作才有对照标准，才能了解社区照护的现状，并客观地评价社区照护的水平，进而才能制订进一步的完善措施、确定下一步的工作目标，最终不断提升社区照护的质量和老年人对社区照护的满意度。

（六）开展社区健康教育及宣传工作，加强老年人的自我保健意识

要重视并做好社区老年人的预防保健工作，社区健康照护模式的职能，不能仅局限于补救性服务方面，还应当同时开展预防保健方面的服务。要有针对性地对老年人进行相关保健知识的教育宣传，指导其开展有助于机体功能改善和增强其日常生活自理能力的康复训练。另外，要在日常工作中注重社区健康照护工作的宣传，如定期向照护者讲解老人所患疾病的相关知识及照护知识和技能，举办照护者联谊会、电话咨询、发放科普手册等社会支持性服务，以提高照护者的照护水平和技能，缓解照护压力，从而提高照护者及被照护老人的健康水平。

（陈思羽　张建华）

参 考 文 献

1. 张世阳,梁芳.老年病科住院情况分析及老年人健康管理模式探讨.临床误诊误治,2016,29(5):75-78.

2. 刘岁丰,塞在金.衰弱:一种重要的老年综合征.中华老年医学杂志,2015,12(34):1296-1288.

3. 于普林,胡世莲.加强对老年人衰弱的识别和管理.中国临床保健杂志,2017,20(1):1-2.

4. 中华护理学会急诊专业委员会浙江省急诊医学质量控制中心.急诊预检分级分诊标准.中国急救复苏与灾害医学杂志,

2016,4(11):338-340.

5. 赵亚锋,刘小敏,李宁.加拿大急诊预检标尺的发展与启发.国护理管理,2015,15(3):40.

6. 化前珍,胡秀英.老年护理学.4版.北京:人民卫生出版社,2017.

7. 杜敏.院前急救需求分布分析.中国卫生标准管理,2017,8(7):31-33.

8. Paolo Prandoni,Anthonie W.A.Lensing.Prevalence of Pulmonary Embolism among Patients Hospitalized for Syncope.The New England Journal of Medicine,2016,375(16):1524-1531.

9. 王科,李虹霞,张艳.连续性肾脏替代治疗的抗凝应用现状和护理进展.检验医学与临床,2017,14(14):2159-2161.

10. Coleman EA,Min SJ,Chomiak A,et al.Posthospital care transitions patterns,complications,and risk identification.Health Serv Res,2014,39:1149-1465.

11. Simon S,LaBelle S,Littlehale S.Measuring quality with QMs.Provider,2012,29:37-43.

12. Tait RC,Chibnall JT.Pain in older subacute care patients:association with clinical status and treatment.Pain Med,2012,3:231-239.

13. 孙红,李春燕.老年护理常见风险防控要求(地方标准).北京:北京市卫生和计划生育委员会,2015:5-16.

14. 张建,范利.老年医学.2版.北京:人民卫生出版社,2016:32-49.

15. 化前珍.老年护理学.北京:人民卫生出版社,2017.

16. 宋岳涛.老年长期照护.北京:中国协和医科大学出版社,2015.

17. 王秋梅,刘晓红.老年人综合评估的实施.中华老年医学杂志,2012,1(31):13-15.

18. Horgan AM,Leighl NB,Coate L,et al.Impactand feasibilityof a comprehensive geriatric assessment in the oncology setting:A pilot study.Am J Clin Oncol,2012,35(4):322-328.

19. 世界卫生组织.老年化与健康的全球报告,2016.

20. 张盈华.老年长期照护:制度选择与国际比较.北京:经济管理出版社,2015.

第 15 章

缓 和 医 疗

第一节 概 论

一、缓和医疗与安宁疗护（临终关怀）的概念

安宁疗护（临终关怀 hospice）起源于中古世纪的天主教，用以接待长途朝圣者的休息站、中途站或驿站，并进一步延伸为照顾受伤与垂死的过路人的院舍。1967 年英国修女 Cicely Sanders 医师正式将此名称引用于现代的医疗机构，作为照顾癌症临终患者设施的称呼。运用安宁疗护的理念，以缓解症状而不以疾病治愈为目的的临床照护模式称为缓和医疗（palliative care）或称为姑息治疗。世界卫生组织（World Health　Organization，WHO）在 2002 年重新阐述了缓和医疗的定义，指出患者和家属面临威胁生命时，得经由预防及缓解来改善他们的生活质量，并且要以早期辨认、完善评估，以全人（身、心、灵）方式去治疗疼痛和其他问题。它涉及正规的症状评估和治疗，为患者及其照顾者提供实用性的支持，动用社区援助和资源确保患者具有舒心和安全的生活环境，采用医疗协作和无缝模式（医院、家庭、养老院和安宁疗护）。缓和医疗起源于安宁疗护运动，目前已经成为一种医学专科，即缓和医学（hospice palliative medicine）。

安宁疗护（临终关怀）是指对无治疗希望、生存时间有限（6 个月或更少）的患者提供综合性的照护服务，以减轻其生理痛苦和心理恐惧，其目的既不是治疗疾病或延长生命，也不是加速死亡，而是改善临终患者的生存质量。

缓和医疗与安宁疗护（临终关怀）关系极为密切，两者在服务对象上部分重叠，基本理论和技术方法相互借用，其目的都是提高患者的生存质量，是体现人文关怀的重要手段。而二者的区别在于：第一，从阶段上来说，安宁疗护（临终关怀）更侧重于疾病终末期患者的处理，情感和心理方面的照护所占成分更多；而缓和医疗则贯穿于整个癌症或末期非癌症疾病临床治疗过程的始终，可与手术、化疗、放疗等同步进行；第二，从内容上来看，常规意义上的安宁疗护（临终关怀）已不包含有常规抗癌症及末期非癌症疾病病因的治疗，而缓和医疗常含有手术、化疗及放疗等姑息性的治疗手段。总之：缓和医疗是在安宁疗护（临终关怀）基础上发展起来的更现代、更科学的医学分支（图 15-1）。

二、缓和医疗的任务与原则

1. 缓和医疗的基本任务　帮助人们从严重的疾病中解脱，支持人们与晚期疾病所面临的死亡斗争，寻求临终时的平静与尊严。

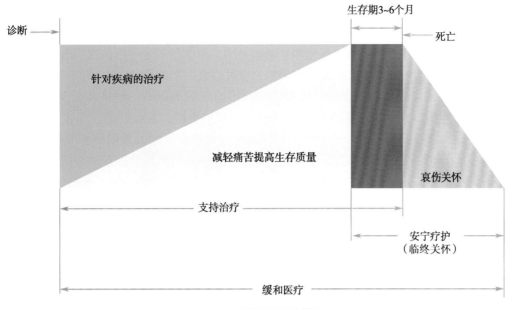

图 15-1　缓和医疗的模式

2. 止痛和症状的控制　缓解疼痛和症状控制是很重要的。许多临床试验均已证明对晚期癌症患者的疼痛和症状的控制，不仅可以缓解患者的痛苦和提高其生活质量，还可以适当延长生存时间。

3. 生命和死亡都是自然过程，既不加速也不拖延　缓和医疗包含的治疗理念并不是过度医疗，一旦患者确诊为不可治愈疾病，而且处于疾病终末期的时候，我们不应该加速死亡，也不应拖延这不可避免的死亡过程。

4. 社会心理的支持和精神需求　在我国临床实践中并不重视老年患者的精神心理关怀，我们需要建立一个多学科团队，帮助老年患者缓解心理上的焦虑和抑郁情绪，这也能在很大程度上促进患者其他症状的缓解。

5. 帮助亲属应对患者的疾病、死亡及其自身的悲伤　安宁疗护（临终关怀）中的居丧照护服务，通常是从临终患者进入濒死期开始的，即要协助临终患者家属做好后事准备，在患者去世后，协助办理丧葬事宜，并重点做好家属的居丧辅导工作。根据国外的经验，对家属的居丧辅导工作一般需持续 1 年的时间。

三、缓和医疗的服务对象

缓和医疗的服务对象一般为末期癌症、艾滋病、末期心脏病、末期肺部疾病、末期肾脏疾病、进行性神经病性疾病等末期疾病的患者。

四、缓和医疗的团队

缓和医疗包括对患者躯体、心理、社会和灵性等四个方面的照护，此种照护模式要适用于不同种族、文化和地域的患者，因此每个国家或地区要发展适合自己本土化的缓和医疗模式和医疗团队。

团队的组成包括：缓和医疗专业医师、肿瘤专业医师、疼痛专业医师、心理专业医师、老年专业医师、护理人员、家属、社会工作者、志愿者、宗教人士等。他们彼此之间了解各自的专长，交流并学习分担照护的责任。主管医生必须负责临床决策，而谁是主要的照护者则要根据患者具体需求而定，其他成员随时参与会诊并提供适当的意见和讨论。如为维护患者和家属持续性的照护和管理，此时应由护理人员负责，而在家庭会议时，社会工作者可作为团队的领导者。对末期患者不仅要有一颗关爱的心，还需依靠专业的技巧进行快速的决定和沟通，而充分的人力和时间、定期的会议才能有效地保障照护品质。

五、缓和医疗的服务模式

缓和医疗服务的需求量一般是以疾病的 60% 为基础。因此，需求量的程度也逐渐成为医疗政策的指标。缓和医疗服务方式包括：住院疗护、居家照护、日间照护中心、门诊服务等。住院疗护通常是一个安宁缓和医疗的基地、或作为教育推广的基础机构。日间照护中心这种机构可以让患者不用住院就可以受到医疗、护理、康复等关怀服务。居家照护通常是由一个多学科专业团队提供服务，允许患者在自己家中接受临终关怀，这可以是终末期或短期照护，也可以是一个危机时段的照护。

然而有些患有威胁生命疾病的患者，他们的治疗或临终的地点不一定是在安宁病房（临终病房），为了使这部分患者也能在疾病的早期和晚期接受缓和医疗的照护，有必要建立一个能打破照护场所等因素的限制，将缓和医疗送到有照护需求的照护体系中。而缓和医疗的共同照护（share care in hospice palliative service）在此背景下开始普及，并成为目前发展最快的缓和医疗照护的模式。共同照护服务可成为患者进入安宁病房的前哨站，作为原团队与安宁疗护专业团队之间桥梁，有易于安宁疗护的推动。共同照护中的安宁团队的工作重点主要是提出建议、起到协助与辅导的角色，与病房团队合作来照护患者，同时提升院内末期照护的品质、推广安宁疗护末期照护知识与技能。

六、末期患者的生存期预测

预测末期患者的生存期一直是国内外研究的热点，较准确地判断患者的生存期可起到以下作用：①正确预测生存期是安宁疗护准入的基础；②它也可以帮助医护人员决定安宁疗护的介入时机，使患者免于接受无用的过度治疗，有利于医疗资源的优化配置；③可以帮助患者在有限的生存期内，做好心理调适，安排好自己的相关事务。也可协助家人完成后事安排，让患者安详地接受死亡。

目前癌症患者生存期的判定比较困难，临床医生一般根据自身经验进行评估。国外对安宁疗护准入的评估工具进行了很多研究。一些研究结果表明，影响末期癌症预后的相关因子包括：患者的功能状态、相关临床症状、医生的临床判断及血液中成分的变化等。为了使评估更为准确，研究者已发展出多个整合模式来推测末期癌症患者的预后，如国家临终关怀研究寿命表（national Hospice Study Life Table）、姑息预后评分［palliative prognostic（PaP）score］、姑息预后量表（palliative prognostic index，PPI）等。虽然这些整合模式的正确性还未被广泛确认，但依据个别因素的评估后，再给予综合评估预后的整合模式是如今研究的方向。

预估非癌症患者的生存期：由于末期非癌症患者的死亡曲线图和末期癌症患者不同（通常比较缓慢），要预估这类患者的生存期较为复杂。主要和以下因素有关：①病理学诊断、临床表现和环境因子有助于预后评定；②患者的功能状态；③患者和家属的情绪和心理状态；④疾病进展的速度，住院率和新并发症的发生率对非癌症患者的预后尤为重要。针对非癌症患者的预后，目前已发展或应用了几项预后量表来帮助医生提高预测准确度。这类量表分为"非特定疾病"和"特定疾病"工具，前者可应用在患任何进展期或末期疾病患者身上，后者则应用在特定患者（如末期心力衰竭或慢性阻塞性肺部疾病）等。

七、安宁疗护（临终关怀）的准入标准

安宁疗护服务包括准入、实施、效果评价三个阶段。准入是实施安宁疗护服务及评价服务效果的基础。临终患者生存期的准确判断是构建安宁疗护准入系统的核心技术问题。国外对安宁疗护准入的评估工具进行了很多研究，有一些国家制定了准入系统。如美国将临终患者定义为已无治疗意义，预计生存期为6个月以内的患者，并规定医护人员、患者、家属等都可进行安宁疗护准入的推荐。日本前期以患者预计生存期2~6个月为临终阶段，2007年进行了修改，规定不以患者疾病阶段作为准入的限制，而是依据患者存在临终关怀的需求。但目前国内相关研究较少，也没有明确的准入标准。

第二节 伦 理 问 题

一、末期照护常见伦理困惑

以慈悲心对待、切勿伤害、利益患者和尊重患者的自主权，是安宁缓和医疗的最高指导原则。医生

不能放弃临终患者，要持续提供全方位的照护。终末期患者，因病情变化迅速，治疗策略常因疾病进展而有很大不同。因患者日渐衰弱，家属基于保护患者的心情，常常拒绝将真实病情告知，产生不少伦理困境。患者在最后短暂生命期里，会呈现自己的目标价值观，必须予以尊重。此外，面对死亡压力，照护模式也与一般患者不同。

在安宁缓和医疗实施过程中，常发生的伦理困惑有：医生不能准确预测终末期患者的生存期、如何告知患者末期病情真相、末期镇静、人工营养或静脉输液的应用、抗生素的应用、输血、照护地点的选择、突发状况的紧急医疗的策略等。

二、缓和医疗末期照护的伦理原则

在医学伦理中有四条主要的原则

1. 自主性 以尊重患者，满足患者需求为主要精神，患者有权利被告知所有的信息，并由自己来做决定是否愿意接受或不接受什么样的治疗和照护方案。医护人员只有在征得患者同意的条件下才能进行治疗。

2. 有益性 做任何检查、治疗和照护，对患者都应该是有利的。不应该让患者接受不必要的检查和无效的治疗。我们的帮助不仅要给患者躯体带来益处，还包括对患者的心理、社会和其他问题的解决。

3. 不伤害性 我们对患者所要说与做的事情均不能伤害到患者，每天制订的照护及治疗方案，均要充分分析利弊。如，是否告知病情真相、药物使用的利弊权衡等。

4. 公平性 个人需求与社会资源分配之均衡。如，照顾场所的选择及安排等。

三、安乐死

安乐死（euthanasia）：源于希腊文，本意：无痛苦幸福地死亡。是一种主动且有意地终结生命的行为。身患绝症的患者在治愈无望又极度痛苦的情况下，自愿要求尽早结束生命。世界上只有少数几个国家通过了安乐死的法律。安乐死分为主动安乐死：由医生对末期患者施行的主动的致死行为，其实是医生协助自杀；被动安乐死：放弃生命支持系统等措施，自然死亡。

安乐死存在社会争议，法律规定公民人身自由与人格尊严不受侵犯，是有特定含义的。公民个人有权选择生存的方式，在特定条件下也有权选择死亡的方式。"安乐死"是一种在特殊情况下，在不违背国家、社会和他人利益的情况下所采取的一种对生命的特殊处分方式，这种处分是有严格的条件和程序。欧洲一些国家所实行的"安乐死"立法都是在传统道德与现代法律之间所做的选择。因此，认为"安乐死"有悖宪法这种言论，是缺乏基本的构成要件的。

从伦理角度讲："安乐死"有悖生存权利，公民在遭遇非常严重，且不可逆的身体疾病痛苦时，自愿要求结束自己生命而实施"安乐死"，本身也是合乎道德的。但是，"安乐死"没有被确认事出有因。首先，在现有的法律条件下，"安乐死"可能引致"故意杀人"。患者自杀不会影响别人，但是，如果他本人想结束生命，医护人员及家属协助满足其请求，在《刑法》中是"帮助自杀"行为，涉嫌故意杀人。其二，"安乐死"如果以法律形式确认下来，可能会被一些人利用，用以非法剥夺他人的生命。另外，在人类对疾病的认识还十分有限的情况下，未经法律许可而结束他人生命，有悖于生存权利的道德准则。

安乐死伦理争议的深层意蕴：安乐死引发的伦理争议一方面向安乐死实践提出了挑战，另一方面也暴露出安乐死实践背后隐藏的关于人类自身道德困境的深层矛盾。

四、生前预嘱

（一）生前预嘱的概念

生前预嘱（living will）是指人们事先，也就是在健康或意识清楚时签署的，说明在不可治愈的伤病末期或临终时要或不要哪种医疗护理的指示文件。明确表达本人在生命末期希望或放弃使用什么种类的医疗和护理，包括临终时是否使用生命支持系统（如气管切开，人工呼吸机和心脏电击等）和如何在临终时尽量保持尊严，如充分止痛、舒适等内容。通常是一份表格化文件，当事人对列出的内容进行选择，既可以说明自己不要什么。生前预嘱不能仅只是一个愿望的表格，它包括申请人本人医疗和护理方面的预嘱，还包括临终实施医疗护理的决策者意见、遗体和器官捐献等方面的预嘱。

（二）生前预嘱发展现状

生前预嘱源于 20 世纪 70 年代的美国，1976 年 8 月美国加州首先通过了"自然死亡法（Natural Death Act）"，允许不使用生命支持系统来延长不可治愈患者的临终过程，也就是允许患者依照自己的意愿自然死亡。只要根据医生判断，该患者确实已处于不可治愈的疾病晚期，生命支持系统的唯一作用只是延缓死亡的过程，医生就可以通过授权不使用或者停止使用生命支持系统。这项法律还规定，"生前预嘱"必须至少有两位成人签署见证，这两个人不能是患者的亲属和配偶，也不能是患者的遗产继承人或直接负担患者医疗费用的人。医生根据患者的"生前预嘱"，不使用或停止使用生命支持系统，对患者的死亡就不再负有任何法律责任。

由于这种法律的精神符合大多数人的文化心理，在短短不到二十年的时间里，这种法律扩展到几乎全美国及加拿大。1992 年丹麦也出台了关于医生帮助患者订立生前预嘱的相关规定。除此之外，英国、荷兰、比利时、德国等国也通过了使用生前预嘱的相关法律规定。

香港和台湾在生前预嘱的实施和推广方面领先一步。2004 年香港法律改革委员会，做出在不改变现有法律的条件下可以非立法的方式推广"预立指示"的决定。台湾也在 2005 年 5 月通过了"安宁缓和医疗条例"，允许患者在疾病终末期拒绝心肺复苏术等。

中国内地尚没有正式的生前预嘱文本，也没有相应的法律规定，有关生前预嘱的研究仍然停留在探索与了解中。2011 年 6 月，中国首个名为"选择与尊严"的民间组织，提倡通过生前预嘱来实现尊严死，并在其网站上提供"我的五个愿望"的中文版本。2013 年 6 月 25 日成立了北京生前预嘱推广协会，以进一步推广尊严死的理念。

（三）生前预嘱的现实意义

1. 生前预嘱改变了人们对生命的看法，正视死亡的客观存在，做到对生命的最大尊重。在生命尽头人们感受到了爱与关怀，感受到个人的意愿被尊重，他们的亲人也因此更能面对他们的死亡。

2. 生前预嘱和安宁缓和医疗正彻底改变那种认为"安乐死"是人们面临绝症痛苦时唯一选择的想法和做法。

3. 生前预嘱为合理利用医疗资源、缓解家庭及社会压力提供了解决途径。

（四）实施生前预嘱面临的问题

生前预嘱在实施过程中确实也存在很多问题：

1. 医学技术层面的问题　如何界定"不可治愈的伤病末期或临终"是一个比较棘手的问题。由于医学不断发展，曾经不可治愈的疾病或许在将来就可治愈，当人们面对死亡时，他们的自主意愿会随着时间、心情、病情的变化而改变。

2. 生前预嘱的合法性　近年来各文明国家的趋势是制定自然死亡法（natural death act），并推动"生前预嘱"成为正式法律文书，以赋予患者在疾病末期拒绝无意义治疗的权利。中国目前没有通过"自然死亡法"或任何相关法律。更遗憾的是，公众虽然对"安乐死"讨论热烈，但对"自然死"的概念却缺乏起码的认知。

3. 生前预嘱受传统忌死文化的影响　我国传统文化崇尚"生"、忌讳"死"，不愿预先考虑临终以及临终面临的一系列问题。同时，"孝道"文化及人性与亲情的关联，即便是患者本人放弃救治，亲属也犹豫不决，哪怕只有一线希望，也不惜一切代价去抢救亲人的生命。对于救死扶伤的医务工作者，总是希望用百分之百的努力去拯救百分之一的希望。可见，生前预嘱也需要全社会大力宣传，逐步得到人们的接受和认可。

第三节　告知坏消息

一、告知的策略

告知患者坏消息是一个十分复杂的交谈过程，处理得好你将被永远记住，处理不好你将永远不会被忘记。在临床实践中最好能将告知过程分解成一系列的步骤，每一步的任务对于医生来讲都很重要，而最有挑战性的工作就是面对患者的情感。在告知前医护人员要对患者疾病的全部信息和预后进行平衡，是告诉他们全部的事实和数据，还是仅仅提供部分信息或最少的内容。同样谈话中既要考虑到要避免遮掩，同样也不要把事情过于夸大。

二、告知的目的

因为每个人的经历、阅历和承受不幸事件心理反应的不同，告知坏消息的过程应根据各自的具体情况而定。告知患者坏消息的目的是让患者在重大决定前，有充分的知情权，同时让他们便于接受和理解，以降低坏消息带来的负面反应。

对于医务人员来说，告知坏消息的能力同样需要学习、培训、倾听和更新。如果处理不当，则可能产生即刻和永久的不良效果，可能将失去患者和家属的信任。要充分认识到完成这个过程非常重要，要让患者和家属感受到医务人员的真情和努力。

三、告知的原则

1. 私下地点　遵循保密的观点在告知时不应有外人在场。
2. 有足够的谈话时间　如此可以避免简单生硬，把握好告知的时机。
3. 告诉实情　是逐步、还是全部透露坏消息，要根据患者的心理承受能力因人而异。
4. 客观的态度　告诉患者疾病的转化往往不是绝对的、治疗的方法很多、每个人对治疗的反应可以不同等，以此可增强患者对治疗的信心。
5. 负责的态度　医生要表示一定尽力为患者治疗，并负责到底，使患者放心医生不会放弃。

四、告知的步骤

告知坏消息的策略，首先要了解告诉患者的目的，然后做好充分的准备工作。在掌握好以上原则的同时也要注意临床实践的具体步骤，这里要讲到的 SPIKES 模式也是由美国德州 M.D. 安德森医院的 WalterBaile 博士提出的，将告诉患者及其家属坏消息分为 6 个步骤（每一步的首字母组合成为 SPIKES）。这个模式已经在很多医患沟通培训的实践中得到应用。

S 代表设置（Setting）

设置好本次谈话，具体的技巧有以下几点：

1. 预测患者的反应　医生在告知坏消息前要预测患者可能出现的情绪反应，要问下面这些问题：患者是否想知道自己目前的病情、对自己的病情了解的程度等。
2. 找一处患者熟悉的及安全的地方，安排在不会受打扰的时间，把自己的手机调成静音。如果病房的电视机开着，请把它关掉。
3. 准备纸巾　如果患者情绪不稳定，请在手头准备一盒纸巾，给含泪的患者递上一块纸巾也是共情的表现。
4. 坐下来，目光的水平对视有利于情感交流。
5. 让患者做好准备　在这一步要争取达到以下效果：医生做好了谈话前的准备，用积极的心态推进整个谈话的过程，患者在谈话前得到放松并与医生建立了情感交流。

判断患者是否做好了接受坏消息的准备也很重要。一些患者有时希望有家人的陪伴，一些情况下，如患者刚刚结束治疗回来，身体状况可能不允许再接受坏消息的打击。在我国，很多情况下都是首先将病情告诉家属，所以要提前同患者及家属讨论怎样处理疾病信息，这样可以避免盲目将病情告诉患者后出现的尴尬情景。

P 代表对疾病的认知（Perceives）

了解患者知道多少关于疾病的知识是很有帮助的，这样可以缓和患者已知的信息与我们准备告知信息之间的差距。如，医生认为患者的癌症又复发了，并给他做了一个 CT 扫描，但是患者却以为这只是一次常规检查，那么坏消息对患者造成的打击会很大。因此，如果患者的认知和事实之间存在差异，我们需要在告诉患者坏消息之前重新给他们讲解，让他们了解真实的病情。

I 代表邀请（Invitation）

大多数患者想完全了解他们的病情，但是随着时间的推移和病情的发展，患者可能就不想知道那么多了。在西方国家，许多患者在疾病诊断时希望看到他们的检查结果，而在病情严重以后就不这样想了。此外，少数患者可能更倾向于让家人最先知道。接下来重要的就是要明确患者希望如何处理他们的疾病信息，是想多了解一点还是少一点，是否想让家人共同分担这些信息，以及想让其中的哪个人知道等，从而确定以何种方式告诉患者关于疾病治疗的情况。为了这个目的，医生可以约见患者直接询问是否想知道更详细的病情，并希望让谁知道患者的病情，这样就可以避免我们盲目告诉患者坏消息后，家属要求不要告知患者的尴尬情形了。

K 代表知识（Knowledge）

如果患者有心理准备，那么坏消息是容易被接受的。这一步也强调患者的认知情况，最好先预测一下患者知道坏消息后的反应，以便让患者做好准备，然后再传达消息。一次告诉患者的信息不要超过一个或两个概念，然后评估患者的理解程度。患者抱怨最多的就是医生讲解疾病信息时使用一些让他们无法理解的语言和概念。因此要注意你的解释用语，同时还要牢记你是在跟患者说话而不是给医学院的学生讲课。

E 代表共情（Empathizing）和探究（Exploring）

得知坏消息时患者常表现得很激动，这是正常的情感表达，而这些情感可能会妨碍患者的理解力。有时坏消息的传达者也会感到悲伤和无助，自己也会产生共情反应，例如会对患者说让我来告诉你这些消息，对我来说真的也很难倾诉。从患者处获取信息，并不时加以验证，以保证你所告知的内容被正确理解。

S 代表总结（Summary）

和患者交谈结束时，要对谈话内容进行必要的总结，帮助患者更好地理解和掌握医生要传达的信息。研究表明，让患者在现场录音或者让另外一个在场的人做记录能够提高患者的理解能力。要把好的治疗方法推荐给患者，不要使用命令的口吻，而要用商量的方式与患者交流。

多数患者会听从医生的建议，医生不仅要告诉患者治疗和照护方案的各种不同选择，还要清楚患者对以后治疗照护方法的担忧是什么，这样才能更好地完成患者的治疗和照护工作。最后告诉患者可以在什么时间来找你、对患者进行随访的频率及如何联系你。

第四节 症状控制

一、疼 痛

老年人由于认知和感觉功能受损，或者认为衰老过程中必须忍受疼痛，他们往往不能或不愿主诉疼痛，尤其是认知功能损害者不大可能主诉疼痛，即使主诉疼痛也可能不被相信。此外，老年人常担心药物成瘾、过量及副作用而不愿用阿片类药物。临床研究表明：老年人头痛和内脏痛的发生率下降，而肌肉骨骼痛、腿脚疼痛的发生随着年龄的增加而增加。老年人疼痛的治疗通常与年轻成人遵循同样的治疗指南。

（一）治疗原则

老年癌症患者的生活质量有赖于疼痛症状的控制、镇痛药的适当使用以及阿片类镇痛药相关副作用的处理。遵循 WHO 推荐的三阶梯止痛原则，根据患者疼痛评分给予治疗。第一阶梯：非阿片类镇痛药 ± 辅助用药，用于轻度癌性疼痛患者，应用环氧化酶 –2（COX–2）抑制剂，如对乙酰氨基酚、非甾体抗感染药；第二阶梯：弱阿片类镇痛药 ± 非阿片类止痛药 ± 辅助用药，用于中度癌性疼痛患者，一般建议与第一阶梯药物合用，因为两类药物作用机制不同，可增强镇痛效果；如羟考酮 / 对乙酰氨基酚、氢可酮 / 对乙酰氨基酚和可待因 / 对乙酰氨基酚等，现在临床应用时，已逐渐弱化二阶梯药物。第三阶梯：强阿片类镇痛药 ± 非阿片类止痛药 ± 辅助用药，用于治疗中度或重度癌性疼痛，如吗啡、羟考酮、氢吗啡酮和芬太尼。大多数老年患者需要从低剂量开始逐渐增加剂量，包括不断评估适宜剂量和疼痛的缓解效果。同时还需要考虑到最小损害的给药方式，如皮下给药、注射给药、经皮给药、舌下给药和直肠给药。

虽然 WHO 的止痛阶梯治疗已被证实对成人的癌性疼痛相当有效，但近期一些专家及美国老年医学会关于持久性疼痛专责小组已建议更改世界卫生组织的止痛阶梯。首先，最新数据显示，非甾体抗感染药物相关的胃肠道和肾脏毒性，而 COX–Ⅱ 抑制剂对心血管具有毒性作用，也正是因为这多种的医学问题，增加了非甾体抗感染药物在药物与药物和药物与疾病之间的关联反应风险。所以，非甾体抗感染药物使用应非常谨慎，只有在选择最小的风险因素的患者可选择使用。通常情况下，对乙酰氨基酚是治疗老年人轻度疼痛的首选药物。在对乙酰氨基酚使用最大剂量仍有轻微的持续疼痛患者，应立即开始应用阿片类药物行止痛治疗。

（二）护理原则

关注患者是否存在疼痛症状，对有癌痛的患者，应对其耐心解释服用止痛药的注意事项，告知患者无需担心药物成瘾问题。有些患者会担心药物的副作用和不良反应，护士应及时耐心地回答患者提出的各种问题。照护人员需要精心护理，要找出让患者感到最舒服的体位，确保患者定时定量服用镇痛药。要认真聆听患者的倾诉、解释病情的进展，尝试轻轻按摩、抚摸、冷敷或热敷患者，尝试慢而深大的深呼吸以缓解患者紧张情绪，让患者分心，例如听音乐、聊聊天，如果可能可参加祷告和其他宗教活动。

二、恶心和呕吐

常见恶心和呕吐的原因有药物反应，如阿片类药物；便秘；胃肠道完全梗阻、自主神经系统功能障碍导致胃潴留等。目前临床上没有有效的工具来评估恶心与呕吐。所以，评估方式基于患者对症状的描述，包括发生的时间、诱因、加重或减轻的因素等。

（一）治疗原则

老年患者发生恶心和呕吐治疗与年轻患者一样，但要特别注意止吐药的毒副作用。

常用的药物：

1. 抗组胺类药物　赛克力嗪、苯海拉明等。赛克力嗪 25~50mg 口服，每天 3 次或 100~150mg/24h 持续皮下注射。

2. 5–HT$_3$ 受体拮抗剂药物　昂丹司琼为首个上市的 5–HT$_3$ 受体拮抗剂体，具有高选择性，没有锥体外系反应、神经抑制症状等副作用。

3. 格拉司琼较昂丹司琼药效强 5~11 倍，作用持久，还有托烷司琼、阿扎司琼、雷莫司琼等。

4. 多巴胺受体拮抗剂　如甲氧氯普胺 10~20mg 口服或皮下注射，每天 4 次或 30~80mg/24h 持续皮下注射。

5. 细胞保护剂　如雷尼替丁和奥美拉唑等。

6. 奥曲肽对恶心和肠梗阻导致腹部疼痛有效；皮质激素通常能非特异性的减轻恶心和呕吐。

7. 其他类药物　抗毒覃碱类东莨菪碱，苯二氮䓬类劳拉西泮，精神类药物奥氮平等也可选择应用。

（二）护理原则

观察患者呕吐的特点，记录呕吐的次数，呕吐物的性质和量、颜色、气味。监测患者神志、生命体征、皮肤黏膜和尿量等。患者呕吐时应帮其坐起或侧卧，头偏向一侧，以免误吸。呕吐后帮助患者漱口，更换污染衣物被褥，开窗通风去除异味。按医嘱应用止吐药及其他治疗，促使患者逐步恢复正常饮食和体力。了解患者心理状态。鼓励多喝饮料，少量多次，小口饮用更易吸收。咀嚼姜片或姜汤饮料可能有助缓解症状。耐心解答患者及家属所提出问题，解释呕吐与精神因素的关系，让其放松情绪、配合治疗。

三、厌食或食欲缺乏

厌食通常对家庭成员比患者更痛苦。厌食是一种潜在疾病严重程度的反映，通常不能被永久逆转。

（一）治疗原则

1. 对患者进行总体评估　包括病情的评估、营养状况的评估和活动能力的评估等。

2. 一般治疗　首先把它作为疾病的自然的过程对患者进行教育，提供患者最喜欢的食物和营养补充品，鼓励少量多餐，并确定是否有必要喂食。患者应尽量避免食用对胃有刺激的食物，如辛辣食物等，可食用喜欢和容易消化的食物。

3. 药物治疗　药理学已被证实改善食欲和生活质量的药物包括类固醇、甲地孕酮和大麻。虽然皮质类固醇和黄体激素类，如甲地孕酮可以增加食欲，对癌症和艾滋病患者的效果良好，但是对老年人群的研究较少。对家庭看护的老年人的一个研究发现：甲地孕酮 400mg/d，可以改善食欲，但并没有出现有意义的体重增加。甲地孕酮与谵妄、静脉血栓、水肿有关。糖皮质激素：如地塞米松 5mg/d，起效迅速，2~3 天症状即可改善，但有情绪波动、睡眠障碍、高血糖、水钠潴留、精神错乱等副作用，导致疗效受限。与黄体激素相比较，二者在生存期方面无明显差别，但皮质激素的副作用更大一些。可用于当生命受限，需快速起效时。这两类药物使用应权衡利弊。

（二）护理原则

安抚患者情绪，使消除不良心理因素，创造良好的进餐环境，尽量把便盆、痰盂和换药时脓痰血迹消除干净，避免恶性刺激。协助患者进食，喂饭时要根据患者的饮食习惯，以患者的个人喜好为原则，鼓励少食多餐。对进食有困难的患者要遵医嘱使用静脉营养支持疗法。向家属提供倾诉的渠道，听取他们所关心的问题。

四、呼　吸　困　难

晚期疾病患者呼吸困难是个令人恐惧的症状。呼吸困难是患者无法进行日常生活活动（ADL）的重要因素，它极大地影响患者的生活质量。在生命末期 50%~70% 患者发生呼吸困难。首先找出呼吸困难的原因，如支气管感染、心力衰竭、慢性阻塞性气道疾病恶化、贫血、胸腔 / 心包积液等，并给予适当处理。

（一）治疗原则

1. 氧气治疗　在缺氧的情况下可缓解呼吸困难。有严重 COPD 的患者通常存在慢性低氧血症，此时给氧浓度应 <28%。

2. 阿片类药物被广泛用于缓解呼吸困难　研究表明，80%~95% 末期癌症患者用吗啡可以缓解呼吸困难。吗啡可以减少过度换气、降低机体对缺氧和高碳酸血症的反应、减慢呼吸频率、缓解呼吸困难，对于癌症和慢性阻塞性气道疾病引起的终末期呼吸衰竭患者非常有效，可口服吗啡 2.5mg，持续呼吸困难时可常规 4 小时 1 次服用。如果耐受性良好，可适当增加剂量，但单次剂量超过 10~20mg 可能不会有更好的效果。

3. 支气管扩张剂：对于减少费力呼吸有益。应用沙丁胺醇 2.5~5mg 每天 4 次雾化吸入或异丙托溴胺 250~500μg 雾化吸入；0.9% 氯化钠雾化吸入有助于稀释呼吸道分泌物。

4. 类固醇类药　广泛用于临终关怀中治疗呼吸困难。这类药物降低肺组织内的炎症过程，增强支气管扩张。有临床验证支持皮质激素对几乎所有慢性气道疾病患者都有效。激素能够减轻肿瘤相关性水肿，可改善多发肺转移、气管阻塞引起的喘鸣、上腔静脉阻塞和癌症淋巴管炎引起的呼吸困难。地塞米松 8~12mg/d，口服一周，如果无效即停药。注意不良反应，如消化道出血、精神失常、体液潴留及骨质疏松等。

5. 抗焦虑药　焦虑可能使呼吸困难加重，呼吸困难可能使焦虑加剧。苯二氮䓬类药物、静心、放松、娱乐和按摩疗法可减少焦虑，改善呼吸困难。

（二）护理原则

患者取舒适体位，去除紧身衣服和厚重被服，减少胸部压迫，安抚患者情绪，避免情绪紧张以防加重呼吸困难。保持温湿度适宜，空气清新、通风流畅。遵医嘱协助患者雾化及吸氧，注意观察用药反应。对烦躁不安的患者注意安全，做好患者家属的解释和安抚工作。

五、便　　秘

对便秘情况进行定期和日常的评估是很重要的，特别是对使用阿片类药物的患者。如果患者不能保持规律的排便，则容易产生粪便嵌塞、穿孔等并发症。

（一）治疗原则

1. 提前预防　查看是否有可导致便秘的药物，如应用阿片类药物、三环类抗抑郁剂及抗胆碱药物，可同时预防性应用导泻药。

2. 用药原则　首选口服导泻药，其次选用肠道用药；避免长期应用刺激性导泻药；必要时可联合应用刺激性导泻药和渗透性导泻药。

3. 导泻药物

（1）刺激性导泻药：如番泻叶、大黄和蓖麻油，肠梗阻患者避免应用。阿片类药物导致的便秘可以用刺激性导泻药联合粪便软化剂。

（2）渗透性导泻药：如乳果糖、硫酸镁和聚乙二醇。乳果糖可引起腹胀和胃肠胀气、需大量饮水 2~3L/d、可增加腹部疼挛疼痛、且口味较差，因此姑息治疗中应避免使用。聚乙二醇可用于治疗顽固性便秘和粪便嵌塞。

（3）容积性导泻药：如甲基纤维素、琼脂、西黄芪胶等，临终患者较少使用此类药物，因为服用时若液体摄入量少会加重便秘。

（4）润滑性导泻药：如甘油或石蜡油、豆油或香油，可每次 10~30ml 口服或灌肠，肛门括约肌松弛者不宜服用。也可采用甘油灌肠剂灌肠导泻，每次 20~100ml。

（5）粪便软化剂：如二羟基硫琥珀酸。

（二）护理原则

增加饮食中液体和纤维素的摄入，培养定时排便的习惯。协助患者采取最佳的排便姿势，以合理地利用重力和腹内压。进行适当的腹部按摩，顺结肠走行方向作环行按摩，刺激肠蠕动，帮助排便。指导患者正确使用缓泻剂，如使用开塞露、甘油栓等，必要时予以灌肠。

六、焦　　虑

焦虑是指一种缺乏明显客观原因的内心不安或无根据的恐惧，主观表现出感到紧张、不愉快，甚至痛苦以至于难以自制，严重时会伴有植物性神经系统功能的变化或失调。焦虑是临终患者的常见症状，患者通常面临许多躯体症状，如不安、心悸、出汗、呼吸困难、胃肠道不适和恶心、入睡困难、易怒等，同时反复出现不愉快的想法。

（一）治疗原则

1. 支持性治疗　让患者表达他们的感觉、讨论他们的需求及对于生命即将结束的恐惧感，并且通过开放性的交谈给他们需要的信息，以帮助他们缓解焦虑。

2. 药物治疗　苯二氮䓬类是治疗持续不安和焦虑的一线抗焦虑药物。对于肝功能异常患者，优先选用短效的苯二氮䓬类药物，如劳拉西泮和奥沙西泮。长效的苯二氮䓬类药物，如氯硝西泮可提供更持久的缓解焦虑的作用。对于惊恐障碍的治疗，苯二氮䓬类药物阿普唑仑和氯硝西泮、选择性 5- 羟色胺再摄取抑制剂（SSRIs）类药物、三环类抗抑郁药物均有效。此外，用药选择还需注意：要考虑患者的预期寿命，预期寿命大于 2 个月的患者，选择性 5- 羟色胺再摄取抑制剂（SSRIs）类药物是抑郁症和焦虑优选用药，因为他们的副作用较少，但可能需要 3~4 周才能起效。对于生存期有限的患者，精神兴奋剂，如哌甲酯和右苯丙胺可快速缓解症状，且副作用轻微。据报道，精神兴奋剂可以增加体能、减少疲劳、提高健康。虽然苯二氮䓬类有潜在加重谵妄、跌倒及嗜睡的可能，但在一些患者认知功能障碍时，可认真权衡这些风险来应用。

3. 非药物治疗

（1）倾诉疗法：为患者提供时间和机会表达他们的烦恼和焦虑，必须让他们将这些烦恼诚实的讲出来。

（2）放松疗法和各种辅助疗法：如芳香疗法、催眠、放松及冥想等特殊干预，可以帮助患者改善认知状态及自控力。

（二）护理原则

患者严重焦虑时，应将其安置在安静舒适的房间，避免干扰，周围的设施要简单、安全，设专人陪护。鼓励患者说出令他们苦恼或担心的事情，你不能化解他们所有的忧虑，但是倾听和支持将对他们有所帮助。尊重患者和家属的隐私，消除他们对疾病的任何误解。训练患者减缓并控制呼吸并协助应用抗焦虑药物。

七、抑　郁

抑郁是一种心理障碍，以显著而持久的心境低落为主要临床特征，兴趣或快感丧失，负罪感，自我价值过低，睡眠或食欲异常，严重者可出现自杀念头和行为。临终患者发病率高达 75%。

对于身体健康的人群，如果情绪低落持续两周，并且在一天大部分时间内出现以下症状至少 4 条即可诊断抑郁症：①几乎对所有活动的兴趣或乐趣减低；②精神运动性迟滞或激越；③自我评价过低，过度的、不恰当的罪恶感；④集中注意力或思考能力下降；⑤反复出现想死的念头或有自杀、自伤行为；⑥疲劳及无力；⑦体重明显下降或增加；⑧失眠或睡眠过多。终末期患者，具有上述条⑥ ~ ⑧条是很普遍的，因此，是否将躯体症状作为诊断标准目前仍有争议。对疾病终末期的患者，目前没有一个统一的诊断标准，Edinburgh 抑郁量表可用于姑息治疗中的筛查。

（一）治疗原则

1. 一般治疗　识别和处理潜在的病因。

2. 药物治疗　抗抑郁药对疾病终末期患者疗效的相关信息很少。因为药物可能没有足够的时间显效，患者已经死亡。要评价抗抑郁药的疗效，需要 3 周，最好是 6 周，在用药最初 6 周内停药，戒断症状一般不会出现。老年患者的一般反应时间是 2~3 个月，米氮平和文拉法辛起效较快。精神兴奋剂可作为一种快速起效的抗抑郁药，尤其对那些预期寿命很短的患者，但很少用于疾病终末期的患者。可选择的药物包括：

（1）皮质激素：可帮助轻度抑郁及情绪低落的患者恢复良好的感觉，但对某些人，可能诱发精神病或抑郁症。地塞米松 4mg/d，服用 1 周，改 2mg/d，继续服 1 周，患者的情绪可以改善。

（2）三环类抗抑郁药（TCAs）：起效可能需要几周的时间，阿米替林及度硫平相对丙米嗪及氯苯米嗪具有更强的镇静作用。该类药物均有抗胆碱作用，会引起高血压、口干等相关症状。使用时应逐渐加量。如阿米替林：25mg/ 次，2 次 /d，以后递增至 150~300mg/d，维持量每天 50~150mg；度硫平 50~75mg，每晚口服；氯苯米嗪 70mg，1~2 次 /d 口服。

（3）选择性 5- 羟色胺拮抗剂（SSRIs）：包括舍曲林、百忧解，该类药物镇静作用较三环类抗抑郁药物小，几乎没有抗胆碱作用，且起效较三环类药物快。可能引起恶心、呕吐和头痛，偶尔可出现锥体外系反应。胃肠道副作用呈加量相关性，可增加胃肠出血的风险。如西它罗仑 20mg，最大剂量 60mg，

1 次 /d，每天晨服；舍曲林 50mg，最大剂量 200mg，1 次 /d，每天晨服；百忧解 20mg，1 次 /d。

（4）非药物治疗：心理治疗是终末期患者社会心理支持的一部分。患者可以自我调节：合理宣泄、积极自我暗示、与病友交流、接近大自然。心理治疗包括认知疗法、放松训练、冥想、集体心理治疗等。

（二）护理原则

加强与患者沟通，积极主动与其交谈，鼓励患者抒发自己的情感，转移患者注意力，鼓励患者树立治疗的信心。观察患者的精神、抑郁症状及治疗反应，注意患者有无自杀倾向等，防止发生意外，针对患者具体情况，制订预防措施。观察并协助其服药，观察治疗期间的药物不良反应，控制疼痛，照顾饮食起居，确保睡眠。

八、谵　妄

谵妄是一种意识混乱、注意力不集中及存在认知障碍的状态。可以急性发病，事先并无智能障碍，或者可在慢性智能障碍的基础上附加发生。终末期患者谵妄的发病率可高达 85%。通常认为谵妄是可逆的，但疾病终末期的患者往往没有足够的时间让人看到症状改善。进展期疾病出现的谵妄是疾病恶化的标志，往往与生命的最后阶段相关联。

（一）治疗原则

1. 一般治疗　终末期患者出现的谵妄对其自身和家属会产生严重的困扰，要尽量采取措施预防谵妄的发生。早期识别并处理潜在引起谵妄的病因。

2. 药物治疗

（1）氟哌啶醇：临终期的谵妄，氟哌啶醇被推荐为一线的治疗，剂量：0.5~3mg，口服或皮下注射，每 2~12 小时给药一次。由于多种给药方式和宽的治疗窗，在有限的寿命内使用时，锥体外系反应是不太受关注的，无证据表明，非典型抗精神病药物比传统的抗精神病药物治疗谵妄更有效。

（2）苯二氮䓬类药物不改善患者的认知，对焦虑有效：通常在乙醇、镇静剂和抗抑郁药撤药时使用。劳拉西泮 0.5~1mg，口服或舌下给药。咪达唑仑 2.5~5mg，1~2 小时给药。注意：当谵妄状态恶化时，应避免使用苯二氮䓬类。

（3）氯丙嗪等镇静剂：在生命最后几个小时至几天的谵妄症状，应用氯丙嗪等镇静剂非常有效。

（二）护理原则

1. 让患者尽可能保持安静和放松，病室要安静、空气新鲜，布置力求简单，光线柔和，防止不良的刺激。每两小时更换体位一次，防止坠床或坠积性肺炎。减少探视患者的人员数，特别是陌生人。

2. 注意口腔卫生，给予口腔护理。保持呼吸道通畅，分泌物过多时将患者头偏向一侧，用吸引器吸除。如发现舌后坠，可用舌钳将舌拉出。有抽搐时应防止骨折、咬伤唇舌、窒息、吸入性肺炎。

九、淋巴水肿

淋巴水肿主要是由于局部淋巴回流受阻引起的组织水肿。淋巴水肿可发生于身体的任何部位，通常发生在一个或多个肢体，邻近躯干可受累。恶性肿瘤导致的淋巴结转移和放化疗是淋巴水肿的最常见原因。虽然肿胀增粗是淋巴水肿的显著特征，很多患者感到疼痛和不适，并严重影响他们的生活质量。晚期恶性肿瘤的淋巴水肿常常是以急性的形式出现，可导致患者局部运动功能受限，淋巴液通过皮肤表面溢出，极易导致感染并形成溃疡。国际淋巴学会分级系统阐述了淋巴水肿的分级（表 15-1）。

（一）治疗原则

1. 药物治疗　单纯的水肿可使用利尿药物，但不适用于淋巴水肿。类固醇对于肿瘤导致的淋巴阻塞有一定帮助。苯并吡喃酮（如香豆素、曲克芦丁）已被推荐用来治疗淋巴水肿，虽然曾有报道此药物疗效的证据，但并未在系统回顾证实此药治疗淋巴水肿的疗效。糖皮质激素可在晚期恶性肿瘤的转移性淋巴结导致的慢性水肿中起到部分作用。淋巴水肿的患者会反复发生蜂窝织炎，通常是链球菌感染，需要应用抗生素，可选用阿莫西林或克林霉素。

表 15-1　淋巴水肿的分级

1 级	极少或无纤维化
	按压出现水肿凹陷
	肢体抬高后水肿减轻
2 级	实质性纤维化
	按压后无水肿凹陷
	肢体抬高后水肿不减轻
3 级	2 级合并热带皮肤改变（象皮肿）

2. 非药物治疗　淋巴水肿系列物理治疗包括：压迫、按摩、锻炼和皮肤护理等。按摩对于水肿控制有帮助，可以透过促进阻塞的淋巴流动和组织中蛋白质的移除来舒缓不适合疼痛。徒手淋巴引流是一项轻柔但很专业的技术，需要经过特殊训练并且取得合格证的治疗师来实施，徒手淋巴引流能让水肿几天内迅速消减。禁忌证是蜂窝织炎、静脉血栓、腔静脉阻塞、麻痹和心力衰竭。

（二）护理原则

有效的护理可以使皮肤达到最佳的状况，并且减少皮肤问题的风险，如细菌的感染。注意皮肤的日常护理：应用中性肥皂清洗皮肤并小心擦干，使用无香料的润肤霜来滋润肌肤；降低皮肤损伤的风险，如避免在受影响的肢体进行静脉穿刺；密切观察皮肤可能出现问题的征兆，如细菌感染、蜂窝织炎、皮肤受伤、毛囊炎等，并根据情况治疗。

十、失　眠

大约有 50% 的晚期恶性肿瘤患者存在睡眠障碍，在伴有疼痛的患者中更为常见。失眠在女性、老年人及有失眠病史或并发精神疾病的患者中更常见。失眠可以导致进行性的疲劳、嗜睡、注意力下降、易怒和抑郁，极易造成患者的身心痛苦。

（一）治疗原则

1. 病因治疗　止痛、控制心衰、改善呼吸衰竭；避免使用引起失眠的药物；改善焦虑、抑郁等不良情绪。

2. 行为治疗　创造良好的睡眠环境，尽可能保持规律的觉醒节律，避免睡前饮用咖啡、茶或饮酒，避免服用刺激性药物及吸烟等。进行放松训练及光照训练均有效果。在恰当地评估睡眠问题之后，应用催眠药物，避免用药过度。

3. 药物治疗　理想的催眠药物应具有以下特点：迅速诱导入睡，不妨碍自然睡眠结构，白天无残留作用，不影响记忆功能，无失眠反跳，无成瘾性和无呼吸抑制作用等。对于有入睡困难、药效不宜持续到第二天或老年患者，优先选用短效安眠药。长效安眠药适用于睡眠维持差（如早醒）而影响第二天困倦的患者。常用治疗失眠的药物主要包括以下四类：

（1）苯二氮䓬类：是目前使用最广泛的催眠药。可缩短入睡时间、减少觉醒时间和次数、增加总睡眠时间，但可改变睡眠结构、缩短慢波睡眠。副作用包括精神运动损害、记忆障碍，长期应用会产生依赖性、耐药性及反跳性失眠，短效药物最易出现。长效药物则有抑制呼吸作用及白天残留作用。如地西泮 1~5mg，睡前服用；劳拉西泮 1~2mg，必要时口服。

（2）新型非苯二氮䓬类药物：治疗失眠的首选药物，为选择性苯二氮䓬类受体激动剂，包括佐匹克隆、唑吡坦和扎来普隆等。这类药物催眠同时无抗焦虑、肌松及抗痉挛作用，不影响生理睡眠结构，可缩短入睡时间、减少觉醒时间和次数、增加总睡眠时间，经肝脏代谢，肾功能不全可不必调整剂量。佐匹克隆 3.75~7.5mg，睡前服用；唑吡坦 5~10mg，睡前服用；扎来普隆 5~10mg，睡前服用。

（3）褪黑素：是由松果体分泌的一种吲哚类激素，具有催眠、镇静、调节睡眠－觉醒周期的作用。它被推荐用于年龄大于 55 岁成年人的短期失眠治疗，推荐剂量为睡眠之前 1~2 小时服用 2mg，每天 1 次，疗程 3 周。

（二）护理原则

营造适合睡眠的良好环境，室内应安静、舒适、光线较暗、温度湿度适宜，避免不良因素的干扰。合理调配患者的饮食、娱乐、起居，嘱患者避免睡眠饮浓茶、咖啡、吸烟等，有条件可行晚间散步。了解患者的心理状况，及时开导安慰，消除紧张及焦虑情绪，保持心情舒畅。

十一、压　　疮

大多数卧床不起、失禁、营养状况较差的患者，只要获得了很好的照护是不会发生褥疮的。一般皮肤溃疡的发生是机体状况恶化的标志，但不是医疗和照护的恶化。虽然褥疮不是死亡的一个独立的危险因素，但它的发生往往是疾病进展和预后不良的信号。

（一）治疗原则

1. 预防压疮　在出现皮肤问题之前，预防褥疮的发生很重要，可以应用减轻压力的褥疮垫和好的护理。

2. 药物治疗　通常是指处理压疮的并发症（如疼痛、感染、臭味）。

（1）局部麻醉药物：可用 2% 和 4% 利多卡因，止痛起效迅速、药效显著。

（2）镇痛药：有恶性疮口的患者可有中重度疼痛，应遵循 WHO 阶梯镇痛原则给药，缓解疼痛。

（3）抗生素：可口服或局部使用甲硝唑，通过局部应用甲硝唑凝胶、磺胺嘧啶银等来控制臭味，用药时间控制在 7 天。

3. 非药物治疗　根据疮口的种类和部位、是否存在渗出、出血或气味、舒适度和患者的喜好来选择敷料。按照要求经常换药来处理气味、疼痛、出血和渗出。水凝胶敷料适用于轻微渗出的伤口；水状胶体敷料帮助干燥、有腐肉和坏死伤口的再水化和自溶性清创；活性炭敷料可被用来吸收气味，充当滤器。

注意：在疾病终末期，对于褥疮的治疗重点是减轻疼痛、限制臭味，而不是治愈溃疡。要在无痛前提下消毒及更换敷料。

（二）护理原则

评估压力损害的风险很重要，对于那些有中度或高度压力损伤风险的患者而言，要提供特别的床垫、坐垫处理，可以减少压疮的发生。护理压疮要特别关注细节，要特别采取措施防漏及防气味，给患者以解释和理解，减少患者的孤独感，增强自信心和勇气。

十二、恶性肠梗阻

恶性肠梗阻是指机械性肠腔梗阻和（或）蠕动障碍。肠梗阻是终末期肿瘤常见的并发症，特别是在患有腹腔或盆腔原发恶性肿瘤患者。研究表明晚期原发性或转移性肿瘤并发肠梗阻的发生率为 5%~43%，最常见并发肠梗阻的原发肿瘤为卵巢癌，其次为结直肠癌和胃癌。肠梗阻分为不完全性的和完全性的，可单发也可多发。小肠比大肠更易受累。肠梗阻症状、体征取决于梗阻部位和病因。典型症状为厌食、恶心、呕吐、腹痛、腹胀及排便习惯的改变。腹痛可间断或持续性发生，强度不一。

（一）治疗原则

1. 一般治疗　缓和医疗中，治疗的目标是消除梗阻症状或减轻症状，提高生活质量。注意口腔护理、提供低纤维食谱、如患者处于脱水状态可静脉补液、使用缓泻剂等。

2. 药物治疗　目的是控制肠梗阻所致的疼痛、恶心和呕吐。药物治疗的剂量和给药途径需个体化。尽量避免口服用药。常用的药物：

（1）镇吐药：甲氧氯普胺 30~120mg/24h，肌内注射，应用时监测肠绞痛有无加重，如梗阻无缓解则停用；赛克力嗪 100~150mg/24h 持续皮下注射；氟哌啶醇 3~5mg/24h 持续皮下注射。

（2）镇痛药：吗啡皮下注射、羟考酮、芬太尼透皮贴，按需滴定剂量。

（3）抗胆碱能药物：溴化东莨菪碱 40~100mg/24h 持续皮下注射。

（4）减轻肠壁水肿：地塞米松 5~10mg，静脉注射。如果使用 3 天后有效果，则考虑继续应用减量的口服激素。如果 3 天后无效，则停用。

（5）生长抑素类：减少肠道分泌或刺激其重吸收，并减弱肠动力，奥曲肽 300~600μg/24h 持续皮下注射。

3. 手术治疗　目的是缓解患者的症状，改善生活质量。手术前需要评估患者状态，对于预期存活仅几周或几个月的患者，应注意权衡手术相关死亡率、发病率与生存质量间的关系。手术禁忌证：影像学检查证实腹腔内广泛转移、严重的胃肠运动功能障碍、营养状态较差（显著体重减轻 / 严重的恶病质、显著低血清蛋白血症）、既往腹腔或盆腔放疗、患者拒绝手术。

4. 其他治疗

（1）胃肠减压：如呕吐无缓解、呕吐物为肠内容物，可以置入鼻胃管并接通负压引流。长期使用胃肠减压仅限于药物治疗不能缓解症状而又不适合胃造瘘手术的患者。

（2）胃造口术。

（3）全胃肠外营养：维持或恢复患者的营养，纠正或预防与营养不良相关的症状。选择性用于功能状态（KPS）评分 >50，预期生存时间 >2 个月。

（二）护理原则

密切观察患者恶心、呕吐情况，年老体弱者易并发吸入性肺炎和窒息。注意水电解质平衡紊乱。手术及放置支架后观察疼痛、粪便，了解有无出血等并发症。注意观察心率、体温等生命体征，发生绞窄性肠梗阻时会出现心率明显加快并发热。

第五节　心理关怀

终末期是疾病发展中一个特殊的阶段，病情逐渐恶化，死亡越来越近。此时患者对死亡的恐惧和生的渴望非常强烈，心理会产生一系列复杂的反应，以适应患了不治之症和死亡临近的现实。患者从进入治愈无望、逐渐衰竭的临终状态，到生命活动停止，所经历的时间少则几小时，多则半年。此间，他们不仅承受着躯体上的病痛，还要承受心理上剧烈的痛苦和波动。

一、终末期患者的心理过程

库伯·罗斯在她的《论死亡和濒死》一书中，将临终患者的心理过程分为五个阶段：否认、愤怒、协商、抑郁和接纳。

（一）否认阶段

多数患者在开始得知自己患了不治之症时，最初的反应多为否认的态度，不敢正视和接纳现实，不接受临近死亡的事实。

（二）愤怒阶段

当终末期患者知道自己的病情和预后是不可否认的事实时，代之而来的心理反应就是愤怒和怨天尤人了。常常迁怒于家属和医护人员，无缘无故地发脾气，对身边的人挑剔、抱怨，甚至恶语相向。

（三）协议阶段

又称生存欲望的体现。当愤怒渐渐平息，求生的欲望会使临终患者内心充满挣扎，面对不可避免的死亡会心有不甘，千方百计地想延长生命，或是希望免受死亡的痛苦与不适。

（四）抑郁阶段

疾病的恶化、身体功能的丧失、频繁的治疗，经济负担的加重、地位的失去等，都会使临终者产生巨大的失落感，变得沮丧、消沉、无助、万念俱灰，并导致抑郁。患者表现为对周围事物的淡漠，语言减少，反应迟钝，对任何东西均不感兴趣；有的深深的悲哀，哭泣；有的患者为了逃避痛苦希望快点结束生命。

（五）接纳阶段

经过上述四个阶段以后，患者的愤怒、讨价还价、沉闷不语等均不能发挥作用，疾病仍在恶化，身体状态每况愈下，他们失去了一切希望与挣扎的力量，于是不得不接受死亡即将到来的现实。

二、终末期患者的心理需要

（一）维护自己尊严的需求

人们习惯于有尊严地生活。终末期患者也希望维持自己形象的完整、保持自己的尊严。终末期患者会认为维持自己形象的完整不但是自己自尊的来源，也成为被他人尊重的依据。

（二）强烈执着与爱恋的需要

终末期患者会认为自己过去所拥有的财富、事业、家庭、朋友，都会因死亡的来临而消失不见，这种强烈的被剥夺的体会，让他们觉得人生在世最后终究一场空，从而产生强烈的失落感和难以割舍的执着与爱恋，所以有时会让家人感到过度的感情压力。

（三）不被遗弃的需求

终末期患者十分担心被家人遗弃，使自己陷入孤独，同时又担心因为害怕孤独而造成家人情感上的负担与不舍，这种又想又怕的反应是家人在提供爱心的支持与关怀时应特别注意的地方。

（四）参与的需求

因为终末期患者本身就有他自己的独立自主性，也有他自己的贡献价值所在，当然不希望由于生病就成为家人的负担，完全失去自己的自主能力，这时家人应顺从照顾患者的想法、方式到行动，让患者自己产生参与感，这样才能使终末期患者体验积极的自我肯定。

三、终末期患者的心理治疗

（一）心理治疗概述

心理治疗是医护人员应用心理学的技术，通过言语和非言语的沟通方式和某些仪器给患者以心理上的训练和指导，改善他们的情绪，纠正异常行为，减缓致病性心理因素所致的心身症状，以促进身体和心理康复的治疗方法。

心理治疗的作用在临床实践中不可忽视，但也存在局限性。对于多数中重度的焦虑、抑郁患者，心理治疗不能代替精神药物治疗，而是在使用抗焦虑抑郁药物的前提下，起到辅助治疗的作用。

（二）心理治疗的目标

对临终者进行心理干预的主要目的：改善患者的生活质量，帮助临终患者减轻疼痛和各种不适症状，让他们从躯体、心理和精神的痛苦与不安中解脱出来，促使生命最后阶段的顺利超脱。

（三）心理关怀中的沟通技巧

1. 陪伴和触摸　临终者在生命最后旅程的道路上难免会感到孤独不安，此时需要有人陪伴。陪伴者即使不说话，只要静静地待在临终者身边，就能给临终者极大的安慰和支持。触摸，也是和临终患者进行心理交流的好方式，轻轻地触摸临终患者的手，常常会使患者感到温暖、舒适和安全。

2. 倾听　过多消极情绪的积聚会造成身体的进一步损害，应鼓励病者把愤怒、恐惧、悲哀、绝望等负性情绪倾诉、表达出来，因为倾诉是一种释放，可使负性情绪得以减轻。当患者述说的时候，陪护者应该坐下来，让他们充分表达和倾诉内心的感受，这样会使他们感到舒适、被关心、理解和支持。也可播放患者喜欢的音乐、或令患者放松的轻松音乐。

3. 肯定　有些患者认为癌症是对自己的一种惩罚，会追悔往事，自责内疚，从而使负性情绪加重。医护人员和家人应该多肯定临终者积极的方面，让他们体验到自己既往生命的价值感和效能感，使其能够坦然地面对现实和迎接死亡的到来。

4. 告知　如果临终者没有被告知面临死亡的实情，没能为自己的死亡做好充分的准备，没能对生命中的种种关系做一个郑重的告别，必然会留下终身遗憾。面对临终患者，医生和家人有责任引导他认识死亡、坦然面对和接受死亡，让他能够有机会安排好后事。在告知实情的时候，需要根据临终者的心理承受能力，逐步地、有所缓冲地传达相关信息，同时密切注意临终者的情绪反应并给予相应的安抚。

5. 运用身体语言 医护人员与患者交流时，要注意自己的姿态、目光、面部表情等身体语言的运用，交谈时用恰当的声调说话，语速适当，保持善意的目光接触，面带微笑，使临终者感到被尊重、被关心和被接纳，这样才能让患者敞开心扉。

四、心理治疗的方法

（一）支持性心理治疗

支持性心理治疗是指运用语言对患者进行安慰、疏导、解释、劝说、指导、鼓励，以帮助患者度过心理危机、克服消极情绪、调整认知、减轻心身压力的一种非特异性心理治疗与护理方法，它可以给患者提供解决问题的情感支持，树立战胜疾病的信心。所有心理治疗和护理都要在支持性心理治疗的基础上实行。

在支持性心理治疗的沟通技巧中，心理治疗者需要掌握以下五个要点：①建立良好的信任关系；②澄清：弄清患者对病情的理解和期望；③提供信息：大多数患者希望对自己的疾病有更多的了解，为他们提供所需要的信息可以减轻其焦虑情绪；④处理负性情感：正确处理患者的悲伤、愤怒等负性情感，可以缓解其紧张状态，使其获得更多的支持；⑤取得配合：让患者积极参与治疗，可以减少丧失控制的恐惧；取得家属的配合，可以为患者提供情感支持和鼓励。

（二）认知行为治疗

认知行为疗法是一组通过改变思维或信念和行为的方法来改变不良认知，达到消除不良情绪和不良行为的短程心理治疗方法，适用于抑郁焦虑等情绪障碍和不合理认知导致的心理问题。

焦虑抑郁情绪是终末期患者中普遍存在的心理问题，部分患者还会产生自杀倾向。其认知主题通常是：危险、挫败、剥夺、失落、无助和绝望，并具有极端化和夸大灾难、以偏概全的特点。如果能找出其认知中的不合理成分并成功地加以纠正，患者的情绪障碍有望得到缓解。

（三）存在疗法

存在疗法探索以新的方式，从更积极、更有意义的角度去理解目前正在经历的折磨。

"意义疗法"是鼓励患者尽力实现心愿，建立对他人的责任感。意义疗法承认并且全面探索患者所承受的痛苦，而不是掩盖患者的痛苦，肯定他们生活的意义及价值。

"生命叙述"方法是在了解患者生命轨迹的背景下，探索躯体疾病的意义，强调过去自己拥有的力量，增强自尊，支持过去有效的应对策略。终末期患者也可行"生命回顾"来代替。生命回顾可以采用磁带记录自传、可以讲述自己过去的经历、讨论自己的职业或者生活工作、还可以画"家谱图"等。传统上生命回顾用于老年临终者以消除恐惧，促使其有尊严地接受死亡。对于临终患者，他们的故事具有特别的意义，在与患者协商他的病情和治疗策略时，让他们诉说自己的故事往往呈现出比较好的辅助作用。

（四）团体心理治疗

团体心理治疗（或称集体心理治疗）的形式多种多样，共同的目的是让有相同体验的患者有机会认识，在一起讨论共同关心的话题。团体治疗可能起到个体心理治疗无法起到的作用。对于终末期肿瘤患者而言，从团队治疗中获得的"普遍感"，能够促使患者超越自我，面对现实，最终以平和的心态迎接死亡。

第六节 濒 死 照 护

一、临近死亡时的体征和症状

生命的最后时刻往往以一系列症状为标志，如患者极度虚弱，卧床、生活完全需要帮助、食物和液体摄入减少、昏睡或认知能力下降、不能判断时间和地点、很难集中精神、不能配合治疗或护理、极度消瘦、吞咽困难等。如果上述症状突然加重，疾病状况以天出现进展，表明患者已经进入濒死阶段。但要排除如感染、电解质紊乱或一些药物影响所引起的可逆性恶化。

二、患者需求的评估

在临终前最后48小时患者的重点一般是放在他最关心的问题，并寻求尽量解决。

（一）身体的需求

要处理患者出现的各种不适症状，如恶心、疼痛、失眠、虚弱、口腔不适、压疮、意识模糊、幻觉和有关接受治疗的负担。此时，患者很少担心营养和液体的摄入问题，而这可能是家属最关心的问题。

（二）心理需求

通过心理评估，及时发现患者的需求、他们对其所患疾病的认识及目前流露出来的苦恼。如果出现焦虑、躁动（情绪激动），也需要药物治疗。

（三）精神需求

精神忧虑或者身体上的不适可允许患者通过情感和思想的寄托得到缓解，一些宗教仪式可能达到免罪、宽恕的效果。如果临终关怀实施的恰当，对知道自己即将死亡的患者，会显得安静和平和。

三、检查与治疗

（一）检查

生命的最后时刻的体格检查动作应该轻柔，以免造成患者的痛苦。检查包括：身体各部位的潜在性疼痛，还要注意口腔和皮肤的检查。在生命的终点做任何检查都应有一个明确和正当的目的，需要强调终末期的患者几乎不需再做检查。

（二）治疗

1. 终末期的治疗原则　是让患者减轻痛苦、感觉舒适，尽量不用不必要的药物治疗，但止痛、止吐、抗精神病药、抗焦虑药和抗惊厥药等的对症治疗是需要继续应用。

2. 给药途径的选择　如果患者已经不能口服用药，可选择其他用药途径，如口腔含服给药。根据患者不同的文化背景，可选择应用直肠给药。终末期患者应该避免使用芬太尼透皮贴剂作为止痛治疗的首选用药，因为它的滴定时间较长。更多的病例是应用吗啡注射泵，它可以根据患者病情变化对药物剂量进行更准确的调整。止痛药物的镇静副作用需要向患者或者家属解释。

3. 最后48小时出现的症状及治疗　呼吸急促、分泌物多、呼吸粗响（死亡哮吼）："临死前发出的喉音"是由于在昏迷患者中，气体在有分泌物的气管和声带运动所致，这也许是最令患者家属最痛苦的经历。

治疗原则：

一般措施包括：变换患者体位并安慰其家属。可以皮下即刻给予东莨菪碱400μg，并持续皮下注射1.2~1.6mg/24h，半小时后评价，根据症状可再加量，要注意东莨菪碱有引起患者镇静和意识模糊的作用。如果患者意识清楚，并且呼吸道分泌物未造成患者更大的痛苦，则可应用透皮东莨菪碱贴。如果经上述治疗分泌物引起的哮吼音没有缓解，还可皮下即刻给予格隆溴铵0.2mg，或持续皮下注射0.6~1.2mg/24h；或丁溴东莨菪碱20mg，即刻皮下注射，60~90mg持续皮下注射，这些药物的镇静作用较东莨菪碱更小。如果患者呼吸频率>20次/分，可以应用吗啡2.5~5mg皮下注射（或在原有剂量下，增加24小时剂量的1/6）减慢呼吸频率来减少哮吼音。如果声音来自咽喉部，可将床头部位倾斜30°，以使分泌物从喉或气管引流回肺部。患者如果没有意识，也可轻轻吸出分泌物。必要时可以应用镇静剂，如咪达唑仑，以确保患者没有痛苦。

终末期躁动：

终末期躁动在排除所有潜在的可逆原因或对症治疗无反应的情况下才能做出诊断，此时患者很痛苦。终末期躁动可逆因素常见有：疼痛、恶心、焦虑和恐惧、尿潴留、腹部胀满、药物副作用等。一旦排除了可逆因素引起的躁动，明确告知家属目前患者的情况和处理选择的重要性，强调在这种情况下治疗的目的是要使患者舒服和有尊严，应该给予患者一定的镇静治疗，常应用的药物：咪达唑仑、氯硝西泮、左美丙嗪、氟哌啶醇、苯巴比妥等。

终末期应尽可能地停止静脉输注液体。要应用润滑油和润肤剂来预防皮肤破裂，而非通过翻身或变换体位来护理皮肤，因为这可能会增加患者的不适和疼痛。

四、临终患者的照护

终末期患者的照护遵循安宁疗护的核心意义，即提高患者的生活质量和减轻痛苦。

（一）初步评估

要经过多学科综合小组讨论、确定患者是否进入濒死阶段。对于肿瘤患者，如果患者的情况在一个时期已经恶化，可以采用以下四个标准中的 2 项，来确定患者可能进入了濒死阶段：①患者卧床；②半昏迷状态；③仅能饮液体；④不能口服药物。需强调临床上处于濒死阶段的患者偶尔可能也会恢复和稳定一个时期。

（二）陪伴与交流

鼓励患者家属陪伴，即使患者出现反应迟缓或嗜睡，也建议家属与之交流，用熟悉的音乐及家人的言语传递爱的信息（即使患者没有明显反应），听觉是人类生命中一个最后失去的感官，向患者表达爱意，说令他们放心的话，是送给患者的最好道别礼物。

（三）核实和确定患者逝去的场所

在患者生命的最后几天，需要再次确定患者选择逝去的场所，包括部分患者及家属有在家逝去的习俗，也包括因个体信仰而对逝去场所的特殊装饰要求等。

（四）持续濒死期患者的护理

至少要 4 小时观察一次症状控制的效果，有问题要及时适当处理。在濒死阶段还要对患者及家属继续给予心理、社会和精神方面的支持和照护。

（五）患者死亡后哀伤辅导

确定患者死亡，医护人员进行尸体料理，由医生开具《医学死亡证明书》，并指导家属办理相关殡葬及后续事宜。此外，部分逝者在世期间如有选择器官移植或遗体捐赠的生前预嘱，家属应在社会工作者或医护人员的协助下完成逝去亲人的遗愿。在患者死亡后，医护人员要重视对家属和亲友的心理辅导和精神支持，帮助他们能早日从亲人离去的悲痛中解脱出来。

第七节 哀伤辅导

一、哀伤反应

哀伤是因失落引发的情绪反应。失去与之有深情感联结的人或事时所产生强烈情绪的状态。死亡仅是引起哀伤的原因之一，离异、退休、难产、解雇、天灾失去宠物等，都是哀伤的原因。每个人的哀伤表现不同，包括躯体、认知、行为和情感因素等。因为亲人去世，哀伤可以持续很长时间，在特定状态下又可能会重复出现，如周年纪念、未来的损失或其他人的提起。多数人能很快恢复正常并再次享受生活。

二、哀伤表现

（一）情绪表现

包括不可避免的哭泣、丧失注意力和意志、对死者深切的思念，其他相关的影响还有悲伤、愤怒、绝望、忧虑和罪恶感。

（二）认知表现

居丧的早期经常会存在不相信和非现实感，可能也有暂时的否认成分存在。哀伤者可能被已故亲人占据了整个思维，甚至有已故亲人还在人间的感觉，这也是常见的现象。

（三）行为表现

食欲和睡眠可能受到干扰，并且会梦见已故的亲人。丧亲者在社交中可表现为退缩、恍惚、徘徊搜寻、避免提起死者或做事心不在焉的行为。有些人会很快考虑要根本改变原来的生活方法，（例如新的关系网或搬家），这可能是消除丧亲痛苦的一种有效的方法。

三、哀伤治疗模式

（一）支持 – 表达治疗模式

这是最基本的治疗模式。以分享、聆听的方式，让哀伤者表达他们有关的害怕、悲伤、愤怒等情绪。

（二）人际治疗模式

人际治疗模式强调关系的本质及哀伤者在人际关系里的功能，心理动力也非常重视人际取向。

（三）认知 – 行为治疗模式

认知 – 行为治疗模式特别适用于慢性哀伤的人。当哀伤者长期陷入哀伤而影响生活时，要进行正确的认知及行为模式的矫正，消除不公平、绝望等负面的想法，重新构建新的调适。

（四）家庭为主的治疗模式

适用于家庭中有哀伤问题的高危人群。主要在增进家庭的功能、对哀伤表达的支持和及早发现家中的高危险人群。要加强彼此的联系、鼓励，公开进行沟通、讨论有效的解决问题的方法，以减少不同意见的冲突，使家庭功能增强。

（五）药物的治疗模式

药物可以帮助有焦虑症、忧郁症及睡眠障碍的哀伤者。

（吴　殷）

参 考 文 献

1. International Society of Lymphology.Consensus document.The diagnosis and treatment of peripheral lymphedema lymphology，2003，36：84–91.

2. 李小鹰 . 中华老年医学 . 北京：人民卫生出版社，2016.

3. 宋岳涛，刘运湖 . 临终关怀与舒缓治疗 . 北京：中国协和医科大学出版社，2014.

4. 台湾安宁缓和医疗学学会 . 安宁缓和医疗理论与实务 . 台北：合记图书出版社，2013.

5. 辛幸珍，徐正园，陈汝吟，等译著 . 临床伦理 . 台北：合记图书出版社，2014.

6. 宁晓红，石大雨，冯世行，等译著 . 临床实践中的缓和医疗 . 北京：中国协和医科大学出版社，2017.

7. 吴殷，吴海玲 . 末期癌症患者的临终关怀 . 医学与哲学，2011，32（1）：8–10.

8. Meier D.and Monias A.In D.Doyle，G Hanks，N.Cherny and K.C.Calman Oxford Textbook of Palliative Medicine.3rd ed.London：Oxford University Press，2004.

9. Halasyamani L，Kripalani S，Coleman E，et al.Transition of care for hospitalized elderly patients—development of a discharge checklist for hospitalists.J Hosp Med，2006，1（6）：354–360.

10. Maciejewski PK，Zhang B，Block SD，et al.An empirical examination of the stage theory of grief.JAMA，2007，297：716–723.

第 16 章

老年医疗服务模式

人口老龄化中最具有挑战性的问题是失能老年人和高龄老年人的增加，老年人医疗服务并非单纯为了治疗疾病和降低病死率，更是为了维持老年人功能、减轻老年人痛苦和延长健康预期寿命。因此，老年人医疗服务的首要目标不是治愈疾病，而是为老年人提供全面、合理的治疗与预防保健服务，最大限度地维持或改善患者的功能状态。老年人医疗服务应从目前的慢性病治疗模式向失能预防模式转变，充分发挥老年康复学和护理学的作用，减少老年人功能受损转变成失能（disability）。通过采取各种措施，使老年人晚得病、少得病、病而不残、残而不废，提高老年人独立生活能力和其生活质量。

目前我国的医疗体系仍然是"以疾病为中心"的专科单病种模式为主导，老年人因患有多种慢性病，往往辗转多个专科就诊，导致过度检查、多重用药、治疗相互矛盾冲突和医源性问题发生等。"以疾病为中心"的专科单病种诊疗模式既不能满足老年人复杂医疗的需求，也不能同时解决与疾病相关的功能、心理和社会问题。老年医疗强调"以患者为中心"的个体化医疗，体现的是"生物－心理－社会－环境"医学模式（bio-psycho-soio-madical model），关注的是老年人的整体健康状态。

现代老年医疗服务是一个涵盖了急性医疗到社区家庭照顾的连续性的全过程。临床上许多老年人常多种疾病共存，一些症状或体征可能又不典型，病情复杂而且变化迅速，并发症多、药物的耐受性差、不良反应多。由于多数老年病不可治愈，老年人出院评价指标不能采用传统的治愈、好转等疾病转归指标，应采用功能改善状况来评价。老年人因急危重症而住院，经抢救病情稳定，在出院前应做老年综合评估（comprehensive geriatric assessment, CGA）：如生活自理者可回家治疗，失能且有康复潜力者转入中期照料病房继续治疗，失能无康复潜力者应转入长期照料机构；如病重不可恢复，且预期寿命 <6 个月者转入临终关怀病房。总之，应先做老年综合评估，再安排老年人出院后的去向，并进行长期随访，其目的是降低复诊率、再住院率和医疗费用。根据老年病的发生发展规律，老年病可分为慢性期、急性期、亚急性期、失能期和终末期等。老年医疗服务也可分为慢病管理、急性医疗、亚急性医疗（中期照料）、长期照料和临终关怀等类型，见图 16-1。

一、老年人慢病管理

慢病管理（chronic disease management）是促进人们维护和提高自身健康的过程，其内容包括普及健康的生活方式，倡导健康的心理、饮食和运动，戒除不良的生活习惯，全面提高老年人卫生素质和修养。其目的是调动老年人个体、群体及整个社会的积极性，使老年人达到和接近 2013 年中华医学会老年医学分会制订和推荐的中国健康老年人标准：①重要脏器的增龄性改变未导致功能异常；无重大疾病；相关高危因素控制在与其年龄相适应的达标范围内；具有一定的抗病能力。②认知功能基本正常；能适应环境；处事乐观积极；自我满意或自我评价好。③能恰当地处理家庭和社会人际关系；积极参与家庭和社会活动。④日常生活活动正常，生活自理或基本自理。⑤营养状况良好，体重适中，保持良好生活方式。

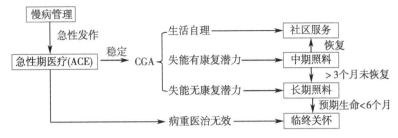

图 16-1　老年医学的服务内容和模式

老年人常患有 2、3 种慢性病，甚至 8 种、10 种甚至更多种的慢性病，多病共存、带病生存在老年人中十分常见。老年慢性病主要有心脑血管疾病、糖尿病、恶性肿瘤、慢性阻塞性肺部疾病、骨质疏松、老年期痴呆、便秘、良性前列门腺肥大、精神异常和精神病等。慢性病具有病程长、病因复杂、不可治愈、需要专业治疗功能损害和社会危害严重等特点，其危害主要是造成脑、心、肾等重要脏器损害，易导致伤残，从而影响劳动能力和生活质量，且医疗费用极其昂贵，增加了社会和家庭的经济负担。

慢病的危险因素包括遗传因素与环境因素，慢性病管理主要针对超重与肥胖、长期过量饮食、运动量不足、营养失衡、吸烟与饮酒、病毒感染、自身免疫、化学毒物接触等。精神因素指精神紧张、情绪激动及各种应激状态开展工作。

慢病管理内容：①根据对老年人的躯体功能、精神心理、社会行为和生活环境等方面进行的综合评估，判断老年人的智能、活动能力和营养状态，预防或延缓老年人衰弱的发生和发展；②针对老年人群的生理特点开展的健康体检与慢病筛查，及时发现潜在疾病；③预防疾病和慢病自我管理。预防疾病是指针对特定的人群采取一定的方法避免疾病的发生。各类医疗机构有义务教育老年人正确认识慢病的危害性，更好地预防和管理老年慢病。

慢病管理的重点人群：①高龄老年人：根据联合国预测，到 2025 年，我国高龄老年人占 65 岁以上老年人比例将达到 14.1%。高龄老年人是体质脆弱的人群，又多同时患有几种疾病，易出现系统功能衰竭，对卫生服务的需求量大。②独居老年人：独居老年人增多必将对包括医疗保健在内的社区卫生服务的需求量增多，如为老年人提供健康咨询等。特别是地处交通不便的独居老年人很难外出看病，定期巡诊、送医送药上门，就显得非常重要。③丧偶老年人：据世界卫生组织报告，丧偶老年人的孤独感和心理问题发生率均高于有配偶者，这种现象对老年人的健康是有害的，尤其是近期丧偶者，常导致原有疾病的复发。④患病或新近出院的老年人：患病或新近出院的老年人因身体状况差，常需要继续治疗和及时调整治疗方法，因此，社区卫生服务人员应及时掌握本社区内患病或新近出院的老年人情况，根据需要定期随访、提供服务。⑤老年精神障碍者：主要指痴呆老年人。多数痴呆老年人，生活失去规律，常伴有营养障碍，使原有躯体疾病加重、寿命缩短，因此痴呆老年人特别需要得到社区卫生服务，应引起全社会的重视。

美国全面的老年人服务项目（PACE）是一种为衰弱老年人提供基础诊疗、预防、日间锻炼与娱乐活动、急性病诊治及慢性病长期管理等全套医疗保健服务模式。PACE 模式以保持功能状态，最大限度地保持老年患者的自主性和独立性，减少住院次数和入住护理院的几率，降低医疗费用，提高生活质量为目的，并不以延长寿命、减少病死率为目的。PACE 服务的内容主要包括医疗性、社会性以及康复性服务，它成功地将急性及慢性病的服务统筹起来，通过完整的数据以及长期的随访，全面记录参与者的情况，避免重复获取检验结果以及病史片段性带来的后果。PACE 模式通过提供便捷的医疗服务以及全面细致的社会服务和科学的康复服务最大限度的稳定慢性疾病，避免或者减少并发症的发生。PACE 模式采用团队工作模式，全体人员参加工作会议，及时纠错，有比较好的监督机制；采用双重保险支持，增加医疗资源使用的弹性。

二、老年病急性期的医疗服务

急性医疗（acute care）主要是指由医疗服务机构为老年危急重症患者，特别是高龄、多病共存、生活自理能力下降老年人，提供的医疗救护服务，其目的是诊治短期内对生命造成严重威胁的疾病，使患者脱离生命危险、缓解症状和稳定病情。急性期的医疗服务有明确的住院时间限制，一般为5~10天，最长应不超过2周。

老年病急性期的医疗服务主要包括：①严重威胁老年患者生命的伤害及各种疾病的诊治；②心力衰竭、呼吸衰竭、肾衰竭、肝衰竭或肝性脑病等各重要脏器的急性衰竭或系统功能障碍的及时诊治；③解除消化道出血、高血压危象、糖尿病危象和甲状腺危象等各种临床危象；④肿瘤、骨折、脏器移植和其他外科疾病的手术治疗；⑤介入治疗、装配人工心脏起搏器和人工关节置换等；⑥各种慢病急性发作的治疗和各种意外伤害事件的紧急处置等；⑦各种疑难杂症的诊断与鉴别诊断等。

老年人储备功能下降，疾病在急性期变化快，需要医护人员在相对较短的时间内制订医疗救治措施并加以实施，所要求的医疗条件和医护人员的技术水平都比较高。老年病急性期的医疗服务在院外是由急救中心完成。在医院内主要由医院急诊科、内外科和老年医学科提供，在长期护理医院、康复中心、家庭护理机构、临终关怀机构、个人护理提供者和疾病管理公司等应创造条件满足患急性病或受伤的老年患者的多种需求。区别老年人是入住内科还是老年科，按照国际惯例，一般是高龄75岁以上、3种以上严重疾病、需要人员照护则入住老年病科。如果老年人智能和身体运动功能完好，日常生活不需要人照护，此次发病是单一疾病，即可入住普通内科治疗。

很多大型三甲医院集中了现代老年医学技术力量，开设老年科门诊和老年科病房（ACE）或老年病的多学科整合管理（GEM），有效地诊治老年患者疾患，及时发现和防治老年病综合征。老年科门诊类项目包括老年医学综合门诊和（或）专病门诊，开设老年人跌倒、老年人记忆障碍、老年人压疮、老年人骨质疏松、老年人尿失禁和CGA评估等服务项目。有的老年科病房根据学科带头人自己的专业优势分设老年心脏、老年神经、老年呼吸、老年消化、老年内分泌，老年泌尿外科和老年骨科等。老年科病房设立在大型三级医院，由老年科专科医生带领的老年医学工作团队负责，专门收治老年或VIP患者。如对老年髋部骨折患者的诊治，老年科专科医生负责患者的术前评估、围术期处理和术后亚急性期诊疗与康复。这样，患者可尽快手术、减少并能及时处理术后并发症、缩短病程和住院日，加速患者康复，降低医疗费用。

由于多数老年病不可治愈，老年人出院评价指标不能采用传统的治愈、好转等疾病转归指标，应采用功能改善状况来评价。老年人因急危重症而住院，经抢救病情稳定，在出院前应做老年综合评估。如生活自理者可回家治疗，失能且有康复潜力者转入中期照料病房继续治疗，失能无康复潜力者应转入长期照料机构；如病重不可恢复，且预期寿命<6个月者转入临终关怀病房。总之，应先做老年综合评估，再安排老年人出院后的去向，并进行长期随访，其目的是降低复诊率、再住院率和医疗费用。

三、老年病亚急性期医疗

亚急性医疗（subacute care）：当医院针对急性病的诊断和靶向积极治疗过后，老年患者的急性病症得到控制病情稳定，但由于老年人体力和精力差、失能，许多老年患者在急性病后不能很快恢复出院回家，然而，住院过久可能会引起活动能力下降、院内感染和医源性疾患等问题，并形成恶性循环。因此，亚急性和转诊医疗模式应运而生，此期间为老年患者在急性病后提供合理而安全的连续性诊疗服务，有利于患者恢复。亚急性医疗旨在为具有康复潜能的亚急性和急性后期患者提供综合性的医疗、康复和护理服务。中期照护（intermediate care）以提高患者生活质量和健康期望寿命为目标，目的是恢复患者的独立生活能力、避免失能与残疾，同时控制原发病和防止恶化。

在亚急性医疗阶段，老年医学团队采用综合功能评估的手段，负责老年患者病痛管理、谵妄、痴呆等精神行为病症、尿失禁管理、吞咽问题、骨科和外科术后康复理疗、跌倒、压疮预防和治疗、伤口护理、药物管理和控制、静脉抗生素疗法、肠内外营养、无需住ICU患者等多学科整合管理服务的诊疗服务。实践证明，中期照护不但可以避免患者短期内再入院或不必要的入住长期照护机构，而且可以节约医疗资源、降低医疗费用和提高病患满意度。

确定老年中期照护对象必须符合以下 4 个条件：①急性病好转，没有必要长期占床，并且功能可以恢复的老年患者；②服务内容以老年综合评估为基础，并根据评估结果制订个体化的医疗、康复和护理方案；③服务目标是尽最大努力提升老年患者的功能自主独立性，使患者尽早回归家庭与社会；④具有时限性，一般不超过 8 周。北美地区的专家们认为只要可以康复都属中期照护，时限可能更长，服务内容涵盖多个学科多种专业、老年病多学科整合管理团队服务。符合上述条件并经出院评估具有潜在的功能恢复可能，如急性脑卒中、急性心肌梗死、意外骨折和急性呼吸系统疾病经治疗后的患者，还有手术后的部分老年患者。

对接受中期照护服务的老年病患者进行综合评估，为老年患者确立阶段性的康复治疗目标，并制订切实可行的综合性医疗、康复和护理计划。实施中期照护服务由多学科团队共同对老年患者实施中期照护服务，其服务内容除进行必要的药物治疗外，主要对老年患者实施康复治疗和康复训练，在实施中期照护服务期间，应对患者进行康复效果的综合评价，根据评估结果及时调整其康复治疗方案。出院评估与患者去向的选择经过一定的康复治疗预计能出院时，对其进行出院前的评估，根据评估结果制订具体的出院计划，并应明确患者出院后的去向。如果患者原有疾病或新发疾病急性发作，应转回到急性期医院进行治疗；如患者已为失能状态无法恢复，可嘱咐其接受家庭、社区或机构的长期照护服务。

中期照护服务地点可以在综合医院，但一般由老年医院、康复医院和社区医疗中心等服务机构实施其服务。也可以由综合医院开展的日间医院、社区中心开展的社区日间照护中心为其实施中期照护服务。倡导有条件的老年人开展家庭中期照护服务。

四、老年人社区卫生服务

绝大多数老年人居住在社区和家庭，故在社区为老年人，特别是高龄老年人和失能老年人开展老年人慢病管理、中长期照护家访出诊和家庭病床、康复服务，使高龄老年人和失能老年人就诊更方便，可节约大量的陪护、交通等大量社会成本。完善"全科医生为老年人"服务模式已成为政府完善老年人医疗服务体系和保障体系的重要举措。

尽管社区服务改善了很多，如药品的平进平出、家庭医生式管理、慢病管理、健康促进和上门服务等，但是失能老年人的照护问题并没有列入社区服务六合一内容之中。社区老年人的医疗和养护统一协调不尽如人意，缺乏相应的照护保险，使生活养护和功能残疾医疗照护之间存在服务空白。我国城市社区和农村基层仍有一些老年人缺乏医疗卫生保障，高龄慢性病老年人成为看病最难的人群，需要培养更多的全科医生（general practitioner）解决这一难题。完善"全科医生－老年人"服务模式，需要政府大力提升基层社区卫生服务机构的医疗条件，根据老年人的需要培养专门的全科医学人才，推行全科医生与老年人建立契约服务关系。当前针对老年人的医疗卫生服务存在的问题：医疗卫生保障体系不完善，卫生资源分布不均匀，高龄慢性病老年人成为看病最难的人群，基层社区卫生机构普遍缺乏老年人最需要的全科医生，完善"全科医生－老年人"服务模式的建议：进一步完善老年人医疗服务体系和保障体系。完善城乡老年医疗服务网络，构建起以老年保健及疾病预防中心为技术依托、老年病医院为骨干、社区卫生服务机构为基础，全科医生为主力的老年医疗服务体系。

目前，我国的社区医疗服务模式主要有社区卫生服务机构模式、社区内养老机构与医疗机构相结合的模式、居家养老医疗关爱模式。社区医疗卫生服务机构在老年人医疗卫生保健方面所起的作用主要是预防和康复。新型医疗服务保障体系的建立应以社区医疗卫生服务机构为基层单位，大中型专科医院和综合性医院为上层单位，让社区医疗服务机构成为百姓健康的守门人，合理配置医疗资源，保障老年人既可以享受到大医院的医疗优势，又可以在社区医疗体系中接受便利、及时和持续的医疗服务。此外，应着力于培育高素质社区医疗服务人员，充实和完善全科医生队伍，有效提高诊疗水平和质量。

加强社区内各级医疗机构与服务对象健康信息共享，促进居民与医护人员健康互动需要及健康资源利用，共享健康信息、联动、多赢的医院—社区—家庭三位一体连续性老年人慢性病健康服务网络模式值得思考。老年人在转诊过程中也易诱发原本可以避免的疾病或损伤，增加其死亡风险及经济负担。近几年，远程医疗已得到了全球卫生行业的广泛重视及应用，并逐渐成为政府、医院管理者、医学专家和老年患者及其家属普遍接受的新型医疗服务模式。在老年保健领域，远程医疗主要应用于长期照顾机构及老年人家庭，包括远程诊断与治疗、远程监护、远程咨询与教育、远程家庭健康与社会支持等方面。

老年人社区卫生服务还应包括老年人衣食住行各个方面，可以有专业人员先考察家庭环境，改进一切可能增加意外的环境因素，如将台阶改为斜坡，将浴室中安放防滑椅以及扶手等。还有相应的饮食以及洗浴，家政服务等。还可向家属提供心理咨询以及实际的人员援助，帮助家属摆脱长期照顾老年人的抑郁以及获得适当的休整。康复性服务：治疗师会在日间看护中心以及家庭随访中进行指导和治疗，最大限度地保持老年人的功能状态。其中还包括各种娱乐治疗师提供各种活动（如套圈、钓鱼、打球等），保持老年人的认知能力，减少老年人抑郁症等。

国外的退休养老社区连续医疗模式（continuing care retirement communities，CCRC）相当于我国的高级老年公寓，聚居几百至几千户退休老年人。CCRC 提供连续性医疗、保健以及日常生活服务与支持。大部分老年人在加入 CCRC 时属于低龄老年人，比较健壮，生活自理；CCRC 提供基础医疗保健和预防及各种生活服务支持，包括餐饮业、娱乐活动、宗教、图书馆、购物等。随着岁月的增长以及急、慢性病和功能残缺的日积月累。老年人的需求逐渐升级，老年医学团队根据每位老年人的具体需求提供医疗保健服务和长期慢性病管理，从生活基本自理到部分支持，最后入住护理院"一条龙"服务。除急性病需要住院外，老年患者在自己的 CCRC 社区内享受连续性的医疗保健服务，有利于维持功能和生活质量。

五、老年人长期照料

长期照护（long-term care）是指为失动、失智、失禁、失盲、失聪等失能的老年人提供长期的以护理为主的包括从饮食起居照料到功能康复治疗服务和照护服务。长期照料服务主要是帮助失能老年人：①正确用药、实施留置管道的护理、进行居家康复训练、防止误吸和其他必要的医疗护理服务；②梳头、刷牙、洗澡和更换尿垫等个人服务；③进食服务；④上下床、穿脱衣服、散步、站立、上下楼梯、出行等日常活动服务；⑤购物、做饭、清洁、洗衣等家务服务；⑥参加一些集体社会活动等。其特点是持续时间长，因病情变化需要及时转诊医疗护理和生活照料相结合。做好失能老年人长期照料服务能提高失能老年人生活质量，特别是对预防无法治愈的老年病患者的过度医疗造成的生活质量降低和寿命缩短，以及节约医疗资源有其积极意义。

护理院或社区机构中的长期照护病房，居家长期照护服务由包括医师、护士、康复师、社会工作者在内的专业照护者上门提供服务。护理院属于医疗卫生机构，收住对象是需要压疮护理、透析支持、管道维护等重症失能患者的长期照护服务。养老院属于民政部门管理，收住对象是生活可以自理的老年人以及仅仅需要饮食起居照护的失能老年人。

我国养老机构和长期照护队伍资源匮乏，美国、日本、英国、澳大利亚也在越来越严重的社会养老问题上进行艰难的平衡，使得失能老年人的社会化照护处于尴尬境地。英国政府提倡社区养老的整体关怀，出资兴办社区活动中心，为老年人提供娱乐、社交场所，对行动不便的老年人由中心定期派专车接送，经常举办联谊会，人们自愿组织起来和孤老交朋友，和他们谈心，带他们郊游或请到家中喝茶，为老年人生活增添乐趣。同时政府还协助老年人外出度假。美国的"迈阿密犹太卫生系统"，在自理、半自理和完全不能自理明确分区的特大老年社区中，由急性期医院、护理院、康复中心的专业医生、护理人员、社会工作者组成的多学科团队提供服务的模式。政府设计了针对社区居家老年人的数十项综合服务项目，涵盖了医疗康复、精神慰藉、陪伴就医、购物交通、配餐交友、清洁卫生、家务管家、电话咨询和紧急救助等内容。政府为老年人提供日间照护"寄养"服务，免费三餐、交通接送。日本"地区综合护理服务系统"对老年人的生活照顾与心理呵护并重。为了排解老年人寂寞，设立了由社区志愿者参与的友爱访问员派遣制度，一对一上门服务。居家照料和医疗护理既是中长期照护体系的核心，也应是我国医养结合的新型养老模式。从功能独立到衰弱、再到残障（或失能），是每个人在步入老年后的必经之路。在法国，对老年人的评估已更多从国际疾病分类（ICD）向国际功能情况分类（ICF）方面侧重。法国的老年医疗工作者，重要的工作是提供代偿。当老年人们出现功能缺损时，他们尽量提供各种代偿措施，补偿或填补已经缺失的功能，使衰弱的老年人尽量晚地进入到残障阶段，尽可能长的维持其躯体或认知功能。代偿涉及各个层面，包括：提供居住和行动的代偿，让老年人无障碍地实现居家养老；安全和营养方面的代偿；培训和娱乐方面的代偿。在这一领域老年科技和创新领域的发展将起到至关重要的作用。在今后的老年人医疗服务中，医院将可能不再是健康服务的核心或主题环节，居家养老／照护／保健体系是老年人医疗新模式的中心。

我国将构建以居家为基础，社区为依托，医疗和养老机构为支撑的社会化养老服务体系，满足老年医疗服务和中长期照护的养老需求，每个省、市和县至少应该建立一所老年医院，负责老年病预防、治疗、护理和康复。并作为该区域护理院、康复院、养老机构及居家养老的技术支撑，组成保障环，解决老年人急性发病、中期康复、长期照护问题。既保证治疗的完整性又保证诊治的延续性；既减少了医院压床又降低了医疗费用；既体现了老龄化社会的文明与发展，又促进了老龄化社会和谐与稳定。在我国建立以老年医院为中心，中长期照护为重点，集医疗、民政、卫生、教育、财政等多部门职能为一体的新机构，建立分工明确、功能衔接的老年中长期照护保障体系，才能真正实现"老有所医、老有所护"的基本理念。

六、老年人临终关怀服务

临终关怀（hospice care）是对无希望治疗、生存时间6个月以内的老年患者运用医学、护理、社会、心理等多学科理论与实践知识为临终患者及其家属提供整体照护，使临终患者的生命得到尊重、症状得到控制、痛苦得到减轻、生命质量得到提高、家属的身心健康得到维护和增强，使患者在临终时能够坦然地、舒适地走完人生的最后旅程，其目的不是治疗疾病、延长寿命，也不是加速死亡，而是改善老年患者余寿的生命质量，帮助患者和家属解决存在的家庭、精神心理、医疗保健、居丧等问题。临终关怀服务包括准入、实施、效果评价3个阶段，临终患者生存期准确判断是构建临终关怀准入系统的核心技术问题，老年患者的需求是进行临终关怀的依据。这门学科兴起于20世纪60年代，20世纪80年代我国的临终关怀工作有了较大发展。

临终关怀的特点：①以患者为中心：让患者舒适是最基本的目的；②以家庭为中心：临终关怀工作人员的任务之一就是区分出哪些是属于患者的，哪些是源于家庭其他成员的烦恼；③综合性：临终关怀注意照顾患者和家属在身体、情绪和精神方面的需求。它涉及恐惧、愤怒和疼痛的内容，并且认识到躯体痛苦与情绪之间的联系；④持续性：姑息治疗（palliative care）的目的是把照顾患者和家庭的需求贯穿于护理开始至患者离去的全过程；⑤协作性：包括有专家、家庭医生、家庭护士、医院和家庭病床、互助小组、牧师、慈善机构、家庭成员和朋友，一个临终关怀计划的目的是将这些有价值的服务带入姑息治疗的协作网中；⑥集体性工作：由于许多人在帮助临终患者中是相当重要的，所以每个人都应认识到他（她）在临终关怀中所扮演的角色和所起作用的重要性；⑦按时评估：一个处于疾病晚期的患者病情可能变的很快，一种今天有效的治疗方案明天也许已不十分恰当。对有效治疗的评估应经常而有规律地进行。

临终关怀主要是为患者及家属提供：①死亡教育：把死亡看作自然正常过程，使患者及其家属正确面对死亡，不刻意延缓或促进死亡；②姑息治疗：尽力减轻患者的疼痛、呼吸困难、胃肠道症状、抑郁症、谵妄、焦虑、疲乏、生命的最后时刻等对症治疗；③医疗护理和日常生活护理服务；④社会援助：为患者提供心理支持；⑤提供一个舒适的临终环境；⑥在信仰、文化、艺术、宗教、情感等方面给予患者精神上的支持服务等。通常临终的老年人比健康人有更多的精神需求。国外的临终关怀治疗吸收了宗教界、艺术界、各种社会团体、志愿者、政府社会保障部门等的广泛参与，如每个临终关怀医院都有牧师为需要的患者提供宗教服务；有很多志愿者给患者读书、念报，帮助患者组织各种文体活动，与患者谈心等；有些医院为患者提供绘画治疗、音乐治疗；社会保障部门帮助解决未成年子女的抚养等问题。临终关怀医院、综合医院或专科医院内的临终关怀病房、社区卫生机构中的临终关怀病房、居家临终关怀服务机构或单元等为老年临终患者提供住院及居家临终关怀服务。

　　临终关怀是老年医学不可分割的一部分，老年人临终关怀的重点是放在认识和缓解进展性的衰弱、对照顾者的依赖程度、认知障碍以及症状困扰的程度，而非像晚期癌症、传统的临终关怀、特殊终末期进展疾病辨别其即将死亡的迹象。提高终末期疾病患者的生命质量是人类进步和人类文明的标志，也是患者和家属的需求。我国是一个人口大国，卫生资源相对不足，开展姑息医疗服务对于解除患者痛苦、提高人类生活质量、合理使用卫生资源都有十分重要的意义。

　　临终关怀涉及到医学、文化、艺术、信仰、宗教、伦理道德、社会团体、健康保险、卫生经济和社会福利保障制度等方面的问题，因此发展我国的临终关怀，既要学习国外的先进经验，又要走有自己特点的道路。要考虑我国的历史、文化背景和社会发展水平等因素，结合我国传统医学的针灸、按摩、中药等，团结社会各界力量发展有我国特色的临终关怀。

　　总之，我国现有的老年医疗服务模式是以疾病为中心和以急性期的医疗服务为重点，缺乏必要的老年病急性前期和急性后期的医疗服务，呈现出一种"纺锤型"的服务模式，造成极大的医疗资源浪费，不能合理有效地满足老年人的医疗服务需求。我国应构建"分层管理、无缝衔接和养医结合"的连续性、综合性的老年医疗卫生服务模式，既需加强老年病急性前期的健康促进、预防保健和慢病防控，也需加强老年病急性后期的中期照护、长期照护和临终关怀，尽可能构建一种"哑铃型"的连续性、综合性的老年医疗卫生服务模式。

（孟　丽　谭　潇　于普林）

参 考 文 献

1. Leng Sean X. 打破传统亚专科片段医疗服务模式引进现代老年医学观念. 中华老年医学杂志, 2012, 31 (1) : 7-9.

2. 张建超, 王小平, 王杰超, 等. 老龄化社会亟待建立中长期医疗照护保障体系. 当代医学, 2013, 19 (34) : 157-158.

3. 陈峥, 宋岳涛, 王进堂, 等. 北京老年医疗连续性服务的构建策略及其应用. 中华老年医学杂志, 2012, 31 (7) : 545-548.

4. Oo, MT, D'Costa D. Interface geriatrics: Modernising conventional geriatric medical care. Clinical Medicine, 2012, 12, 99-100.

5. Leff B, Spragens LH, Morano B, et al. Rapid reengineering of acute medical care for Med-care beneficiaries: The Medicare innovations collaborative. Health Affairs, 2012, 31, 1204-1215.

6. Fox MT, Sidani S, Persaud M, et al. Acute care for elders components of acute geriatric unit care: Systematic descriptive review. Journal of the American Geriatrics Society, 2013, 61, 939-946.

7. Di Sabatino S. Geriatric emergency management in Ontario: A model for senior's care. Perspectives, 2009, 33, 1822.

8. Brusco NK, Taylor NF, Watts JJ, et al. Economic evaluation of adult rehabilitation: A systematic review and meta-analysis of randomized controlled trials in a variety of settings. Archives of Physical Medicine and Rehabilitation, 2014, 95, 94-116.

9. Andrew MK, Rockwood K. Making our health and care systems fit for an ageing population: considerations for Canada. Canadian Geriatrics Journal, 2014, 17 (4) : 133-135.

10. Oliver D, Foot C, Humphries R. Making our health and care systems fit for an ageing population. Age and Ageing, 2014, 43 : 731.

11. 李小鹰. 中华老年医学. 北京: 人民卫生出版社, 2016.

12. 成蓓, 曾尔亢. 老年病学. 3 版. 北京: 科学出版社, 2018.

第 17 章

老年医学多学科整合团队工作

老年人机体功能减退、脏器功能下降、免疫及认知功能低下、肢体活动出现障碍和代谢内分泌失衡等病理生理学特点，导致老年人常有共病，即同时患有多种慢性疾病及老年综合征，据统计，约 50% 的老年人患有 3 种或以上的慢性病，65 岁以上的老年人平均患 7 种病，最多达 25 种，合并营养不良、多重用药、抑郁等老年综合征，甚至还有失能或部分失能，给治疗增加了难度。加上老年人生理功能的衰退，一方面使得老年人的临床表现不典型，常以乏力、消瘦、周身不适、食欲缺乏等非特异性主诉来诊，另一方面造成某个症状常常是多种因素导致，症状互相重叠，相互掩盖，这使得老年患者常常难以选择专科就诊，同时对多个专科建议又难以取舍。

老年医学多学科整合团队（geriatric interdisciplinary team，GIT）成为老年患者的重要诊疗模式，多学科团队可及早发现和干预问题，并且定期评估诊疗效果，调整治疗方案，更切合老年患者的实际，此外，团队有效合作还包括对老年人的功能状态的改善，增加他们对幸福的感知，以及对他们的精神状态及抑郁的改善，这些均与疾病的预后密切相关。GIT 与老年综合征和老年综合评估三者的关系为："老年综合征"是基本理论和知识，"老年综合评估"为实施方法，GIT 就是实施者。实施的对象并非所有老年患者，有其适宜人群。老年病的诊断与鉴别诊断、疾病与多器官系统相互影响、医学与人文社会科学的融合均需要多学科整合模式对老年病进行管理和治疗，这为现代老年医学提供了科学的发展方向。

一、GIT 的产生背景和意义

由于老年病的特殊性和复杂性，单纯采取传统医疗模式，以疾病为中心，分科进行管理，仅以治愈疾病为目标，采用一般医学诊断和药物治疗或手术治疗方法对老年患者进行诊治与管理已不适宜。对于住院患者，传统会诊制度也难以完全满足诊疗需要，主要表现为相关学科协作只是被动参与、缺乏主动性，多学科分别会诊时难以保证意见统一性，多学科同时会诊时难以保证会诊时效性，会诊人员缺乏连续性、难以全面了解病情。鉴于以上情况，20 世纪 90 年代，美国老年医学学会表明支持多学科合作性医护照料模式的理由包括：①多学科合作性医护照料满足了伴有多重并发症及相互交叉并发症老年人的复杂要求；②多学科合作性医护照料促进了卫生保健和老年病综合征预后的进一步改善；③多学科合作性医护照料不仅对整个医疗制度有利，而且对老年人的医护照料者来说，也有很多好处；④多学科间合作的训练和教育可以有效地准备一些可以向老年人提供服务的人员。老年人往往有不同程度的生理功能减退和储备能力下降，但由于老龄化的进程和各种不利因素对机体产生影响的速度和强度不同，使得老年患者个体差异大、异质性非常高。老年人的患病及治疗特点是决定 GIT 工作模式的重要因素：①慢性病患病率高，多种疾病共存：2013 年我国 ≥ 65 岁老年人的慢性病患病率为 539.9‰，为全人群慢性病患病率的 4.2 倍，76.5% 老年人患有 ≥ 2 种疾病，人均患病 2 ~ 3 种；②起病隐匿缓慢：老年病多属慢性退行性疾病，其起病隐匿，发展缓慢，在相当长时间内可以无症状，无法确定其发病时间；③发病症状不典型：老年人随着增龄器官老化程度加重，常以跌倒、不想活动、精神症状、大小便失禁及生活能力丧失等老年病五联征之一或几项表现出来；④容易出现并发症：如感染、水电解质紊乱、多器官衰竭、尿路感染和体位低血压等；⑤疾病发展迅速：当疾病发展到一定阶段，器官功能处于衰竭边缘，一旦发生应激反应，可使原来勉强维持代偿状态的器官发生功能衰竭，导致病情恶化；⑥用药种类多，药物不良反应多：老年人因多种疾病共存，往往用多种药物，因为药物相互作用和肝肾功能减退，更容易出现药物不良反应，且耐受较差。

我国目前针对老年患者的门诊大多是以专科为主的疾病诊疗模式，对于同时有多种疾病的老年患者，难以通过单次就诊来解决其问题；而且各专科只关注本专科的疾病，对于其他疾病以及诸如跌倒、认知功能下降、抑郁、营养不良、多重用药等老年综合征及老年问题则关注不足。此外，对于住院患者，传统会诊制度也难以完全满足诊疗需要，主要表现为相关学科协作只是被动参与、缺乏主动性，多学科分别会诊时难以保证意见统一性，多学科同时会诊时难以保证会诊时效性，会诊人员缺乏连续性、难以全面了解病情。GIT模式对复杂老年患者强调以患者为中心的个体化治疗，重视医疗的连续性、患者功能及生活质量，这种工作模式已在欧美国家得到普及。GIT模式以患者为中心，进行个案管理，以防治疾病、功能康复和提高生存质量为目标，采用一般医学诊断和老年综合评估方法对老年患者进行全面评价，既对患者进行药物或手术治疗，同时也给予非药物治疗，如康复训练、心理治疗、工娱治疗、营养支持和提供社工服务等。虽然GIT的成员来自不同学科，但各成员不仅提供各学科信息，同时还共同参与对患者管理决策的制订。多学科整合模式的构建旨在有效动员多学科主动参与、强调会诊时效性和连续性、体现多学科共同救治的责任和及时利用多学科先进救治技术，国内外研究均已证实，与传统医疗模式比较，多学科整合模式能明显提高医疗服务质量，显著增强治疗效果，减少医疗缺陷，有效降低平均住院日及住院费用、机构护理和家庭护理费用，控制或减少老年病并发症发生，不适当用药也大幅度减少，出院后患者日常生活能力明显提高，社会功能明显好转或恢复，减轻了患者对社会及家庭造成的经济负担，也提高了家庭和社会对医院的满意度，值得广泛推广。

二、GIT 的国内外发展现状

1995年，美国老年医学学会拟定了一份关于对于老年人多学科合作性医护照料的立场的声明，20世纪90年代，美国纽约市约翰·哈特福德基金会首先发起了老年病多学科团队训练（the geriatric interdisciplinary team training，GITT），通过开发出一系列的训练材料来鼓励有效率的老年病小组的发展，对老年病医师、医学生、护士和社会工作者等组成的老年病多学科团队进行培训，使其合作应对老年患者可能出现的各种问题，并以患者整体为中心，实施个体化的综合治疗、康复和护理服务，从而最大限度地维持和恢复老年患者的功能状态和生活质量。在GITT项目发展的最初十年中，其已在不同国家训练超过1800名从事老年患者健康照护的学生和专业人员，同时开发出一系列训练教程来鼓励行之有效的GIT发展，并且得到了广泛推广，到目前为止GIT工作模式已成为国外治疗老年患者的重要模式。以澳大利亚为例，经过多年探索已形成了相对完善的老年医疗保健管理模式［geriatrics evaluation and management（GEM）unit］，2002年第1个医院GEM单元即已在皇家珀斯医院（Royal Perth Hospital）成立。GEM照护模式是一个行之有效的、多学科参与的早期康复干预模式，其根据老年患者的综合功能评估状况，来决定多学科整合管理和治疗方案，并提倡老年人的独立和自我管理。GEM模式包括5个关键组分：①关注高风险患者；②以患者为中心；③协作式和跨学科服务过程；④在老年科医生和全科医生参与下实施多学科诊断和照护计划；⑤基于连续性照护服务流程，积极参与治疗和照护服务的管理和协调。

到目前为止，GIT工作模式已成为国外治疗老年患者的重要模式。瑞士的一项研究显示，通过老年医学的团队合作，躯体和精神共病患者的不恰当用药减少了58%、用药不足减少了54%。发达国家的经验已证实多学科团队的工作模式可以维持或改善老年患者的功能状态。

多学科团队工作模式在我国刚刚起步，在老年患者中应用虽然尚不广泛，但国内文献检索发现，在2015年以前，GIT工作模式仅局限应用于老年患者骨折、卒中、肿瘤、慢性阻塞性肺疾病和多器官功能不全综合征等。2015 年以来，发展为应用于脑梗死、谵妄、骨科疾病、阿尔茨海默病、压疮、肺部感染、脑卒中、糖尿病、关节置换术后、慢性阻塞性肺疾病、肺尘埃沉着症、哮喘、跌倒、失眠、癌症、便秘、高血压、痴呆、癌痛等近 20 种疾病的诊疗和照护中，发展迅速。

从现有状况来看，我国老年多学科整合门诊尚未充分开展，而且医生诊疗收费过低、多学科人员的配备不足也限制了整合门诊的开展；但整合门诊所倡导的以患者为中心、全面的、个体化干预，是现代老年医学的发展方向，也是我国老年患者的迫切需求，需要老年医学工作者了解并推动老年多学科整合门诊的发展和实施。虽然许多综合医院已成立老年病房或综合科，各种体制的老年病医院、护理院和临终关怀院也纷纷出现，但由于缺乏统一管理和行业标准，无法形成规范的老年急救病房、长期护理病房、康复病房和临终关怀病房，也没有形成完善的老年人家庭照料、社区医疗、老年病科、老年病医院及老年护理院的医疗服务和转诊体系。在这种情况下，2007 年率先成立的北京协和医院"老年示范病房"，初步建立起老年患者常见综合征的评估制度，并以现代老年医学的理念来指导患者的诊疗，同时还形成了一支多学科协作的现代老年医学工作团队，包括经美国霍普金斯医学院老年医学中心培训的多位老年科专科医生、老年专业护理人员、心理精神科医生、神经科医生和营养师等。而北京老年医院是集健康促进、急性病治疗、亚急性康复、慢病管理和临终关怀于一身的现代化老年病综合治疗医院，也是北京唯一一家老年特色的三级综合医院，较早时已将多学科管理模式应用于老年病的诊疗服务中，所提倡的"多学科诊疗"、"老年综合评估"和"个案管理"的老年病诊治护理理念已在业内达成广泛共识。

三、GIT 管理模式的分类、团队组成及工作原则

GIT 以患者为中心，旨在通过多学科合作，高效处理单一专科难以解决的问题，其管理模式包括以下几种。按照就诊阶段，可以将老年医学多学科整合管理模式分为：①老年急诊多学科整合管理模式；②老年门诊多学科整合管理模式；③老年病房多学科整合管理模式；④老年社区多学科整合管理模式；⑤出院评估多学科整合管理模式；⑥健康体检中的多学科整合管理模式；⑦家庭医生多学科整合管理模式；⑧围手术期多学科整合管理模式。按照 GIT 模式主导者，可以将老年医学多学科整合管理模式分为：①以老年医学专家、老年科医生为主导的多学科整合管理模式；②以全科医师为主导的社区多学科整合管理模式；③以社会工作者为主导的社区多学科整合管理模式；④其他。此外，还可以根据 GIT 主要解决的问题，组建以老年康复、老年护理、康复护理等为主导的多学科整合管理模式。

老年医学多学科整合管理模式主要包括老年医学专家、老年科专科医生、老年专科护理人员、其他专科医生、综合评估师、社区全科医师、临床药师、营养医师、慢病管理员、病案管理员、牙科医师、验光师、听力师、足疗师、运动生理学家、作业/物理治疗师、语言治疗师、精神心理医师、社会工作者、工娱治疗师、宗教工作者等多学科人员共同构成工作团队（interdisciplinary team，或 multidisciplinary team，或 transdisciplinary team），对老年病患者提供整体性、系统性、连续性的医疗、康复和护理服务，同时患者本人及其家属也是团队不可缺少的重要组成部分。

针对老年病患者就诊的阶段不同以及个体化差异，在进行个案管理时需要解决的问题不同，因而 GIT 的组成和功能也有所不同，可选择固定组合或以病例为单位选择 GIT 团队组成。如在北京老年医院急诊科，针对肺炎及心力衰竭的老年患者，GIT 以急诊医师为主导，以老年病医师、护士、社会工作者和老年病个案管理者为辅助，就诊流程为抢救、治疗和处理 – 挂号 – 诊断 – 留院观察 – 出院 – 随访。在协和医院老年整合门诊，建立老年医学多学科团队，则包括老年医学科医师、药师和营养科医师的固定组合（图 17-1）；北京协和医院"老年示范病房"包括经美国霍普金斯医学院老年医学中心培训的多位老年科专科医生、老年专业护理人员、心理

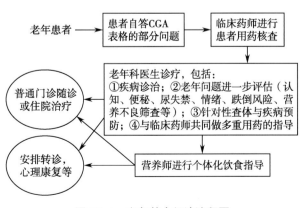

图 17-1 老年整合门诊流程图

精神科医生、神经科医生和营养师等。罹患心理疾病的老年人患者（主要是痴呆和老年抑郁患者）适合接受以老年精神心理评估为主导的多学科整合管理模式，由精神病学医师、神经病学医师或老年病学医师，神经心理学者，护士，物理治疗师和作业治疗师，社会工作者等组成；而在老年髋部骨折的治疗中，以多名骨科临床经验丰富的医生和护理基础扎实的护士组成的"老年髋部骨折研究小组"为主导，针对老年患者的内科疾病组织包括内科医生在内的多学科会诊，术后由康复科医师指导进行功能恢复和行为治疗。

综上所述，GIT 成员最具有代表性的核心专业成员是内科医生（包括老年科医生和其他专科医生）、护士、药剂师和社会工作者，而其他成员则为扩展专业人员。GIT 成员应明确其在团队工作中的职能分工，并根据情况调适自身专业角色、技术和知识等。

（1）老年医学专家：承担着争取政策、医疗、人员储备等各项资源，领导老年医学团队，负责老年病患者的诊断、治疗和保健，协调各部门之间的关系，指导全科医师和社区服务，确定老年病的防治策略，统筹安排教学与科研的责任。

（2）老年科医生：在以内科疾病为主的老年患者诊治过程中发挥着核心作用，因而须具备以下 3 方面技能：①医学专业技术：老年科医生需要经过老年医学专门培训并取得相应资格，能够治疗和管理老年患者的多病共存和综合征，能够处理老年患者的复杂情况和疑难杂症，能为老年患者制订急性期的治疗方案和中、长期的照护计划；②综合分析能力：与普通内科医生不同，老年科医生还需具有精神心理学、社会行为学、伦理学、环境学和道德法律等方面知识，完善上述知识积累，结合以往工作经验，对老年患者进行综合评估，清晰梳理诊疗流程，分层次分阶段实施干预措施；③统筹协调能力：在多学科协作的团队工作中，老年科医生往往需要统筹安排多科室共同会诊，选择时机和选择议题对于调整诊疗内容和方式至关重要，根据老年人患病特点和个体差异，将来自不同科室意见进行整合，并通过与其他科室医生以及护理人员、药剂师、营养师等之间的沟通协调，共同完成诊疗过程。同时，老年科医生还需统一管理患者每次就诊（包括门诊、急诊和住院等）和医疗保健干预（定期检查、用药情况、康复治疗、疫苗接种等），从而避免传统亚专科模式的片段性和只注重当次就诊的弊病。当然，老年病医生还包括从事老年专科疾病的医学工作者，如外科、妇科、眼科、耳鼻喉科和牙科医师等。

（3）社区全科医师：为老年患者提供常见病和多发病的诊治处理，并建立完善老年患者健康档案，不仅能为老年患者提供家庭出诊，还能将自己处理不了的患者及时转诊至上一级医院的老年科医生或其他专科医生，起到了非常重要的承上启下的衔接作用。

（4）各级护理人员：在完成日常护理工作中，与患者及其家属的直接接触颇多，一方面进行患者病情监护和服药记录，辅助完善诊疗计划，是老年科医生的得力助手；另一方面及时处理患者存在的问题，取得患者和家属的信任，增加他们对治疗和康复的信心，是他们的有力支持者。

（5）临床药师：为老年科医生的用药提出合理化建议，并根据患者实际情况对药物治疗方案进行修改和调整；为老年人的用药给予指导，并监督和检查某些药物的不良反应。

（6）康复治疗师：物理治疗师（PT）负责训练老年患者的活动能力，职业治疗师（OT）负责评估和解决老年患者的日常生活能力，语言治疗师（SP）对有语言障碍和吞咽障碍的患者进行有针对性的训练，工娱治疗师负责组织老年患者进行相关娱乐活动。

（7）营养师：评估老年患者的营养状况，确定适度的营养目标和制订有效的营养支持方案。

（8）心理师：为老年患者提供心理咨询和情绪疏导，排解患者对于治疗和康复存在的焦虑，而对已经存在心理障碍的患者实施相应干预措施。

（9）社会工作者：在老年患者回归家庭和社会后，追踪随访，为老年患者提供社会心理咨询，帮助其获得社会福利保障、医疗保险和商业保险等。

（10）患者本人：是团队工作所围绕的核心，如果患者本人不具有战胜疾病的决心和信心，不能够主动配合治疗和康复，那么 GIT 也就失去了存在的意义。

（11）家庭成员：是最应了解患者、最常陪伴患者的人，能够减缓患者紧张焦虑情绪，帮助患者树立对治疗和康复的信心，做患者最有力的支撑者。

GIT 团队的有效运行，要求团队成员很清楚自己在团队中的作用，并能够很好地相互促进以使团队具备高效性。在共同环境下工作，如采取流水线的工作方式，同时有效分享信息，可以提高团队工作效率。团队管理原则包括以下八点中的部分或者全部。

成功团队工作的八条原则包括：

1. 所有的组员拥有一个共同的目标，一起工作来对特定的患者建立明确的照顾目标。

2. 患者及其家属是所有团队活动的中心，同时他们也应该是活跃的团队组员。

3. 每一位组员专业能力的全部范围应该能被团队中的任何一个人清楚的了解；专业角色的制订是弹性的，由团队的需要，个人的经验，以及团队组员的知识和技能共同决定。

4. 所有的团队组员都应该通过具有建设性的个人行为来对整个团队的功能做出贡献，这其中包括领导者的轮换。

5. 在所有工作和照顾计划的制订过程中，都必须有团队成员间高效率的交流。

6. 一个团队必须具有管理团队内部矛盾的有效率的工具或政策。

7. 一个团队应该对参与者和决定的做出具有明确的规章。

8. 在发展的过程中，遇到新的情况和挑战时，团队必须能够较好的适应并做出反应。

四、GIT 的运行技术路线及常用评估量表

配合默契、训练有素的团队是保证高效工作的基础。发达国家的经验已证实，多学科团队的工作模式可以维持或改善老年患者的功能状态。但是患者病情复杂，团队组成模式不固定，都需要 GIT 按照有效机制，通过沟通交流，完成合作计划。

GIT 运行技术路线包括：

1. 制订团队规章　所有成员以及在这个框架内运行的大型组织都应该清楚理解这个团队的共同目标和每次会议的目的，并严格按照规章进行工作和配合。

2. 根据对患者的综合评估确定目标　团队应有明确的预期目标，以特定患者为中心，团队的宗旨和目标应该被所有组员清楚理解和同意，且目标应具有可行性，并充分考虑实现目标难点。

3. 团队成员应理解目标　针对不同患者，团队目标也不尽相同，团队成员站在不同角度，对目标的理解也可能不一致，需充分沟通，整合信息，从最利于患者的角度达成一致。

4. 确定团队组成　根据老年患者的病情变化，在诊疗计划实施的各个阶段，就所要解决的主要问题来确定和调适 GIT 团队的领导者、核心协作科室（成员）和辅助协作科室（成员），并根据老年患者预后的多重标准对上一阶段团队工作运行、团队知识运用及团队技能发挥进行评估，将复杂的照护计划贯彻患者的诊疗始末。

5. 制订计划　包括精心规划团队会和高效协调沟通两部分。

（1）精心规划团队会：促进 GIT 工作高效完成的必要因素，在组织策划团队会议时需要注意以下几点：①确保所有成员都清楚会议目的和会议议题；②注意观察并使每位成员的参加都能体现其价值；③承认口头和书面的交流方式，抵制团队内部不良行为；④识别冲突，探索出现不同观点的思想过程；⑤寻求相互理解，促进共同决策；⑥采用一定方法来促进会议流程、信息收集、决策制订及未来规划；⑦提供建设性的反馈意见；⑧鼓励成员进行自我评估。

（2）高效交流和协调沟通：是 GIT 功能实现的重要基础。它要求所有的团队成员团结起来，与其他成员、患者及其家属建立持久的交流沟通，从而能够使大家为了同一目的，制订出满足各方面需求的综合照护计划。交流障碍的范围，从缺乏共同语言、多学科间因核心价值观和术语不同所产生的差异，一直延伸到因制度和组织不同而产生的障碍上来。在一个忙碌的 GIT 团队组织中，主要困难在于为团队会议寻找适宜时间以及如何实现高效的团队交流。GIT 团队组织正在提供的照护服务具有多重位置及多种设置时，非正式的交流经常发生在走廊和电梯里，也可以通过电话、语音信息和电子邮件进行。提供有效的合作性照护服务，要求团队有一个明确的信息交流机制。从最简单的层面来说，需要有成员举行会议和讨论患者的时间、空间以及适宜时机。一个理想的多学科合作性团队的交流应包括：①设计良好的

记录系统；②为组员举行定期的讨论会，以商讨患者的管理问题；③举行定期的讨论会来讨论和评估团队的功能和发展，处理与人际关系相关的问题；④为了与外部系统（如医院的行政管理人员）更好的交流，建立一个包含团队如何运作的机制；⑤文件存档系统的建立：可以完整记录整个计划，并清楚地表示出计划完成的具体时间和负责人，这样计划才能够很好地被执行，在会议结束前完成并发放给团队所有成员；⑥建立交流系统：能够在不同的团队会议间继续照顾计划的下一个步骤；⑦结果衡量：完整的计划实施完成后，应有专家团队对整个流程和记录进行系统衡量，总结经验，识别不足，为团队高效运行提供依据（图17-2）。有效的协调沟通还取决于是否愿意倾听来自其他成员的对不同观点的解释，是否能够珍惜因世界观、人生观和价值观不同所引发的矛盾和冲突，是否可以通过充分的讨论、合理的建议、必要的谈判最终使团队成员在照护计划的贯彻和延续上达成共识。第一，提高沟通能力，能够有效并明确地向其他成员表达自己的想法、感受与态度，亦能快速、正确地解读反馈信息，从而了解其他成员的想法、感受与态度；第二，完善沟通技巧，能够运用如书面文字、口头交流及肢体语言等多种媒介实现信息的高效传递；第三，坚持沟通原则，应本着诚恳、平等、宽容、理解、双赢、适度、重和的态度进行沟通；第四，尽可能多的向其他成员学习，了解其他成员的不同文化背景、不同专业知识的价值，这能够不断地增强自身的技能和能力；第五，基于事物的优点来评价新方法，尽量避免采用这些观点是由谁提出以及与你自身的喜好有多接近的角度来进行评估；第六，避免因评论和负面言论而对一个人独特的个性形成消极的影响，团队成员间的异质性应当受到尊重。

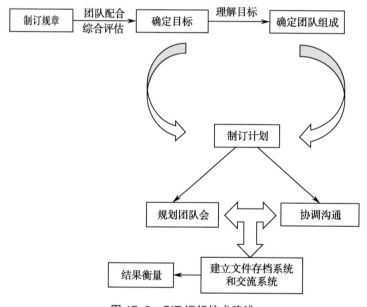

图 17-2　GIT 运行技术路线

在老年病的多学科整合管理中，常常要对老年人的功能状况做出全面评估，其中包括对老年人营养状况、躯体功能、精神心理、社会、环境、常见老年综合征和老年问题的评估。评估的方法多种多样，常用的是评估量表或评估问卷。其中常用的评估量表或评估问卷包括：MiNi 营养评估（MNA）；视力评估；听力评估；吞咽障碍程度分级；吞咽困难功能分级；洼田饮水试验；洼田吞咽能力评定法；基本日常生活能力评估——Barthel 指数（BI）；Lawton-Brody 工具性日常生活活动功能评估量表；简易智能评估量表（MMSE）；画钟试验（CDT）；简易智力状态评估量表（The Mini Cog）；蒙特利尔认知评估（MoCA）；社会支持评定简表；社会支持评定量表（SSRS）；老年经济状况评估；家庭危险因素评估工具（HFHA）及干预建议；跌倒风险评估工具 1（FRA-1）；跌倒风险评估工具 2（FRA-2）；跌倒风险评估工具（FRA-3）；老年谵妄的评估（CAM）；老年抑郁量表（GDS-5，GDS-15）；焦虑自评量表（SAS）；国际尿失禁咨询委员会尿失禁问卷表简表（ICI-Q-SF）；皮肤危险因子评估表（Braden Scale）；老年慢性疼痛的评估（数值评等量尺，NRS）；多重用药评估等。此外，还有老年综合评估（comprehensive geriatric assessment，CGA）表，评估内容包括多重用药（同时用药种类 ≥ 5 种，包括处方药和中成药）；营养不良（用 MNA-SF 进行筛查，8~11 分为营养不良风险，≤ 7 分为营养不良）；抑郁（采用 PHQ-2 初筛，进一步用 PHQ-9 进行确认），焦虑（采用 SAS 进行评估）。跌倒（1 年内的跌倒史）；尿失禁（以患者主观有漏尿、尿湿内裤的情况为判定标准）；便秘（半年内便秘时间超过 6 个月）；睡眠障碍（以患者主观感觉对日常生活造成影响为判定标准）。整合多种量表，综合评估老年人的身体状况。

五、结　语

综上所述，传统亚专科"以单个器官系统为中心"的单病诊疗模式已不再适用于老年患者这一特殊而又复杂的群体，而 GIT 成为老年患者的重要诊疗模式。目前，我国 GIT 仅在少数医院得以应用，仍处于亟待发展阶段。为应对人口老龄化和实现积极老龄化，呼吁卫生行政部门和医院相关管理者，从卫生政策和制度层面支撑、护持 GIT 服务模式的推广，同时要探索适合我国国情的 GIT 服务模式。不断探索和完善 GIT 管理模式，从而使这种工作模式能更好地为老年患者服务。

（高　超　谭　潇　刘尚昕　于普林）

参 考 文 献

1. 葛楠，朱鸣雷，曲璇，等 . 老年整合门诊的构建及效果分析 . 中国实用内科杂志，2016，36（1）：46-48.

2. Jeffrey B.Halter，Joseph G.Ouslander，Mary E.Tinetti. 李小鹰，王建业译 . 哈兹德老年医学 .6 版 . 北京：人民军医出版社，2015：349-357.

3. 刘晓红，朱鸣雷 . 老年人疾病特点与老年医学的干预策略 . 中国临床医师杂志，2013，7（2）：458-459.

4. Maurer MS，Costley AW，Miller PA，et al.The Columbia Cooperative Aging Program：an interdisciplinary and interdepartmental approach to geriatric education for medical interns.J Am Geriatr Soc，2006，54：520-526.

5. 陈峥，宋岳涛，王进堂，等 . 北京老年医疗连续性服务的构建策略及其应用 . 中华老年医学杂志，2012，31（7）：545-548.

6. 刘晓红，葛楠 . 社区老年人疾病预防及健康管理手册 . 北京：知识产权出版社，2014：95.

7. Lang PO，Vogt-Ferrier N，Hasso Y，et al.Interdisciplinary geriatric and psychiatric care reduces potentially inappropriate prescribing in thehospital：interventional study in 150 acutely ill elderly patients withmental and somatic comorbid condition.Am Med Dir Assoc，2012，13（4）：406.e1-7.

8. 刘粤，郝玮，张岩，等 . 多学科协作综合治疗老年髋部骨折的疗效 . 中国老年学杂志，2014，34（19）：5481-5484.

9. 安丽，宋琪，侯冠昕，等 .1 例老年急性脑梗死患者合并多种并发症的药学监护 . 中国药师，2017，20（2）：301-303.

10. Melissa K，Blazeby JM.Are multidisciplinary teams in secondary care cost-effective？ A systematic review of the literature.Cost Effectiveness Resource Allocation，2013，11：7.

11. 沈悌 .21 世纪我国老年医学发展方向 . 中国实用内科杂志，2011，31（1）：3-5.

12. 宋岳涛 . 老年病的多学科整合管理 . 中国现代医生，2012，50（22）：118-120.

13. Leng Sean X. 打破传统亚专科片段医疗服务模式引进现代老年医学观念 . 中华老年医学杂志，2012，31（1）：7-9.

14. 邓晶，蒋事臻 . 我国人口老龄化背景下卫生需求研究 . 医院管理论坛，2012，29（3）：21-24.

15. 谭清武，李庆华 . 老年多器官功能不全综合征多学科综合救治模式 . 中国误诊学杂志，2009，9（25）：6127-6128.

16. 曾平，朱鸣雷 . 治疗老年共病患者的重要模式：多学科整合团队 . 中华老年多器官疾病杂志，2013，12（5）：336-338.

17. 陈铮，宋岳涛，姬长珍，等 . 老年病多学科整合管理 . 北京：中国协和医科大学出版社，2013.

18. Schultz D，Keyser D，Pincus HA.Developing interdisciplinary centersin aging：learning from the RAND/Hartford Building Interdisciplinary Geriatric Health Care Research Centers initiative.Acad Med，2011，86（10）：1318-1324.

老年医学

中 篇

老年综合征与综合评估

第 18 章

老年综合征概述

第一节　老年综合征的基本概念

老年人群是一个庞大而有特殊生理特点的群体，随着年龄增长，老年人各器官系统退化，慢性病发病增多。由于衰老、疾病、心理以及社会环境等多种因素累加，引起老年人多个系统对应激表现出脆弱性，老年患者中有一些症状特别常见，如跌倒、痴呆、尿失禁、谵妄、抑郁、疼痛等，这种由多种原因或多种疾病造成的非特异性的同一临床表现或问题概括为老年综合征（geriatric syndrome, GS）。老年综合征这些症状严重损害老年人的生活能力、影响老年人的生活质量和显著缩短预期寿命，造成了巨额医疗费用，消耗了巨大医疗资源，是影响老年人日常生活质量和健康老龄化的主要医学问题。

老年综合征包括衰弱、跌倒、压疮、疼痛、认知功能障碍、失禁、便秘、晕厥、谵妄、睡眠障碍等，它们与传统临床医学提到的综合征有着本质的区别。老年综合征强调的是一种临床表现背后由多种原因导致，而临床医学中的综合征则是指一种病因导致多种表现。老年综合征和不同程度的功能下降常被专科医生、患者及家属误认为是"衰老的自然现象"，而未予诊治，而各种老年问题却可相互影响，形成恶性循环，引起患者功能和生活质量进行性下降，甚至致残或致死。例如营养不良、肌少症、尿失禁与跌倒有关，跌倒后发生骨折，继而卧床，出现压疮、感染、抑郁等影响康复。而这些老年问题如果能被及早筛查，及早干预，结局是可以改善的。所以，老年综合征的识别和老年综合评估被认为老年医学的核心内容和最重要的工作方法之一。

老年综合征受很多复杂因素的影响，其临床表现、病程及预后是很多潜在危险因素相互作用的结果。老年综合征常与某一种或几种危险因素相关，如高龄、认知功能退化、肢体功能下降等均与跌倒的发生密切相关，环境和社会因素也与老年综合征的发生有密切关系。多个研究表明，家庭环境中的整洁情况、照明度、地面平坦度等与老年人跌倒的患病率显著相关，独居、家庭不和谐是老年人群痴呆、抑郁发生的重要危险因素。此外，某种危险因素可能与多种老年综合征的发生有关，如高龄和中枢功能退化是跌倒、痴呆、抑郁等多种老年综合征的重要危险因素。一种老年综合征也会引起其他老年综合征的发生或加重其后果，如慢性疼痛导致睡眠障碍、谵妄、抑郁等。

老年人罹患多种急慢性疾病时，往往不是出现某疾病的典型的临床表现，而是突出表现出老年综合征的症状。很多老年患者的主诉并不反映其真正的病理状态，真正的患病部位与临床症状所指向的部位并不一致，甚至相差甚远。例如，谵妄是认知改变和行为改变为主要表现的神经功能障碍，急性泌尿系感染老年患者可以只表现出谵妄状态，仅诊断为谵妄会影响其后续的治疗及其功能恢复。另一方面，上述症状在老年人中，常常不是由某一种疾病或原因引起，而是老年人多种器官系统功能衰退及合并多种疾病所共同引起。比如老年综合征之一的跌倒，可以由视觉或听觉等感官异常、脑卒中等中枢神经疾病、骨关节病变、肌肉萎缩、营养不良、糖尿病、冠心病、各种急性疾病、精神疾患、使用多种药物以及环境因素等所致。而要解决这个问题，常常需要扎实的内科学基础还要有老年医学的全局观，采取老年综合评估方法全面检查仔细分析各个方面的问题，从而制订合理而全面的干预措施。

老年综合征治疗目的不是单纯治疗疾病和延长生命，而是为了维护功能、提高生活质量，增加老年人的生活信心和维护生存的尊严。传统的医学模式传统的医学诊疗模式是以疾病为中心诊疗模式，依据指南循证医学证据给予相应诊治，这种诊疗模式适于患单个疾病的成年患者。与传统医学专科不同，同一个老年综合征可能涉及到多个系统或器官，因此需要涉及多学科或老年医学专科的综合治疗。目前已有多个临床干预性研究，对比了老年病房或老年综合评估和常规病房或常规社区管理的效果，结论更加肯定了老年综合征早期筛查、治疗和预防对于提高老年人群生活质量、降低死亡率的显著作用。

老年医学中老年综合征跨越了以传统的以器官及学科为基础的界限，给临床医生带来极大的挑战。后面章节将分别讲述老年综合征的几种情况，包括：虚弱、谵妄、跌倒、睡眠障碍、头晕、晕厥、压疮、失禁、便秘、认知功能障碍、疼痛、吞咽困难、肌少症、多重用药以及老年人虐待等。本章主要介绍老化分子机制和生理学改变对机体稳态的影响，这在老年临床医学和科学研究中很重要。机体功能是由潜在的生理和应激因素之间复杂的平衡所决定，机体所受应激的性质、数量、强度以及机体潜在的生理可塑性都会影响机体功能的调节，对应激的适应能力下降是老化核心特点之一。老化稳态的分子改变机制及生理指标调节研究有助于揭示随着年龄增长逐渐出现稳态调节能力下降的原因，探寻老化、老年综合征及老年相关疾病的共同机制。

第二节　老年稳态改变的机制

法国生理学家 Claude Bernard 于 1852 年首先提出内环境概念，将围绕在多细胞动物体内细胞周围的体液，即细胞外液，称为机体的内环境（internal environment）以区别于整个机体所处的外环境。机体所处的外环境可有很大变化，但细胞外液的理化性质变动却非常小，机体在外环境不断变化的情况下仍能很好地生存，内环境的相对稳定是机体能自由和独立生存的首要条件。1926 年，美国生理学家 W.Cannon 将希腊语的 homeo 与 stasis 合成 homeostasis 一词用来表述"稳态"这一生理学的重要概念，这种表述揭示生命活动的正常进行有赖于内环境相对稳定。稳态的维持是机体自我调节的结果。在正常情况下、由于细胞的代谢，机体将不断消耗氧和营养物质，并不断产生 CO_2 和 H^+ 等代谢产物，外界环境因素，如高温、严寒、低氧或吸入过多 CO_2、饮食不当引起腹泻或呕吐等也会干扰稳态。但机体可通过多个系统和器官的活动，使遭受破坏的内环境及时得到恢复，从而维持其相对稳定。

目前稳态的概念已被大大扩展，不再局限于内环境的理化性质，系统生物学强调稳态的整体性观念，指体内从基因、蛋白、细胞、组织、器官和系统水平各层面生理功能活动保持相对稳定的状态。1932 年，生理学家 W.Cannon 提出，年龄是影响内环境稳定的重要因素。老化会导致生理储备功能的下降、对应激适应能力下降及机体稳态丧失，最终导致死亡，并受到遗传、表观遗传和环境因素影响。

一、老年稳态改变的分子机制

老年稳态改变的分子机制是应激适应能力下降从亚细胞、细胞到组织、器官及系统的桥梁。2013 年 Lopez 和他的同事在 Cell 杂志上发表了一篇重要的文章，提出了 9 条衰老的分子标志并总结了它们对机体稳态的影响（图 18-1）。这 9 条标志包括：基因组不稳定、端粒磨损、表观遗传学改变、蛋白稳态失衡、营养感知受损、线粒体功能失调、细胞衰老、干细胞耗竭及细胞间沟通改变。每个标志均符合以下标准：①在正常老化中逐渐显现；②实验证实加重加速老化；③实验证实改善则延缓老化。

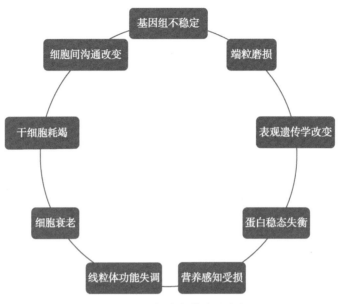

图 18-1　老年稳态的分子改变

1. 基因组不稳定（genomic instability）　DNA 完整性和稳定性不断受到外源性影响包括物理（紫外线等）、化学（有毒物质等）因素和内源性威胁包括 DNA 复制错误、自发水解反应及活性氧（reactive oxygen species，ROS）的挑战。外在或内在损害导致形式多样遗传性病变，包括点突变、染色体移位和畸变、端粒缩短和整合病毒或转座子引起的基因破坏。DNA 损伤累积和由此而造成的细胞结构、功能变化和组织动态平衡的破坏，导致机体功能损害，疾病发病率增加，从而推动衰老。多项研究已表明在老年机体中存在更高负荷的 DNA 损伤广泛的证据，点突变随年龄增加而增加，老年个体不仅突变增加，而且表现出特征性的突变类型和基因重排类型。

为了防止 DNA 损伤，机体具有精细的 DNA 修复机制。这些途径包括碱基切除修复（base excision repair，BER）、核苷酸切除修复（nucleotide excision repair，NER）、错配修复（mismatch repair，MMR）、非同源末端连接（non-homologous end joining，NHEJ）和同源重组（homologous recombination，HR）等。DNA 修复机制缺陷导致加速老化，表现为早衰的疾病，包括 Werner 综合征、Bloom 综合征、着色性干皮病、Cockayne 综合征及 Seckel 综合征。目前已有足够证据证明 BER 活性水平随增龄而降低，NHEJ 效率下降且错误几率增加。小鼠研究中发现 NER 基因的多个突变将急剧加速老化表型。

基因组不稳定主要涉及核 DNA（Nuclear DNA，nDNA）、线粒体 DNA（Mitochondrial DNA，MtDNA）和核结构 DNA。nDNA 损伤中非整倍体、拷贝数变异、大染色体中克隆嵌合异常均发现与老化相关。转基因小鼠过表达有丝分裂检查点基因 BubR1 能确保染色体的准确分离，延长小鼠寿命。与 nDNA 相比，mtDNA 缺乏完整修复机制，是衰老相关 DNA 突变的主要目标。大多数 mtDNA 突变是由生命早期的复制错误引起的，而非氧化损伤引起，这些突变继而克隆扩增，并导致不同组织线粒体呼吸链功能障碍。干扰 mtDNA 复制的抗逆转录病毒药物治疗 HIV 感染患者出现衰老加速，支持 mtDNA 突变的克隆扩增起源于生命的早期。mtDNA 突变可引起老化表型。负责 mtDNA 复制的线粒体 DNA 聚合酶 γ（mitochondrial DNA polymerase γ）基因敲除小鼠表现为早衰和寿命缩短，出现线粒体功能受损，不伴 ROS 产生增加。核结构 DNA 也是基因组不稳定的主要因素之一。核结构蛋白如核纤层蛋白（nuclear lamin）是构成核纤层的主要成分，该基因突变后引起衰老加速，如 Hutchinson-Gilford 早衰综合征和 Néstor-Guillermo 早衰综合征。正常衰老过程中也检测异常的核纤层蛋白 A 异构体（prelamin A isoform），即早老蛋白（progerin）。Hutchinson-Gilford 早衰综合征中核层蛋白畸变导致的促衰老信号通路包括 p53 激活、生长激素轴失调及干细胞耗竭。降低 Hutchinson-Gilford 早衰综合征小鼠模型中核纤层 A 异构体或早老蛋白水平延迟早老特征的出现，寿命增加。恢复生长激素轴或抑制 NF-κB 信号也延长了这些早衰症小鼠的寿命。此外，基于同源重组的策略纠正 Hutchinson-Gilford 早衰综合征患者诱导多能干细胞

（iduced pluripotent stem cells，iPSCs）编码核纤层蛋白的 LMNA（Lamin A/C）基因突变也是治疗途径之一（图 18-2）。

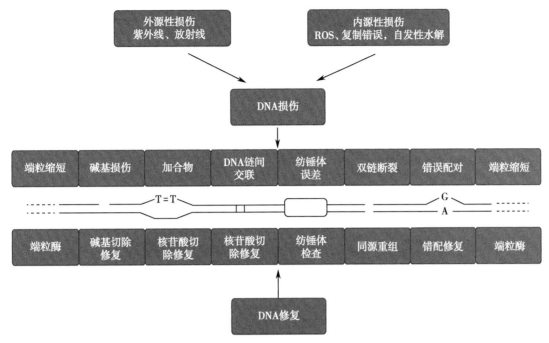

图 18-2　基因组不稳定和端粒磨损

2. 端粒磨损（telomere attrition）　端粒是细胞染色体末端一段高度保守的重复核苷酸序列，在基因结构的完整性及染色体稳定性方面起重要作用，易受年龄相关的 DNA 损伤。端粒酶是具有逆转录酶活性的核糖核蛋白复合体，合成端粒重复序列添至染色体末端，维持端粒长度。大多哺乳动物体细胞缺乏端粒酶，引起细胞的复制性衰老（Hayflick 界限）。

因端粒与特殊的核蛋白复合体即端粒结合蛋白结合，端粒中损伤 DNA 不能得到及时修复，损伤DNA 持续存在累积，导致细胞衰老或凋亡。端粒结合蛋白功能丧失的动物模型组织再生能力快速衰退，即使在正常长度的端粒的情况下也会发生。一些发育异常疾病如再生障碍性贫血和先天性角化不全的病例中已发现了编码端粒结合蛋白基因突变。

目前研究已明确端粒磨损、细胞衰老和机体衰老之间的关系。大量的横断面研究证实了人类中端粒长度随着人体衰老而逐渐缩短，端粒长度与个体年龄呈反比，即个体越年轻，端粒长度越长，端粒长度与细胞老化关系密切。端粒缩短也与年龄相关疾病相关，如骨关节炎、动脉粥样硬化、冠心病和房颤等。端粒长度的调节除了受端粒酶调控外，还受各种因素的影响，包括老化过程中的氧化应激反应、慢性炎症、不健康饮食（如高胆固醇、高糖、高热量）及心理应激等。端粒酶缺乏导致不同组织再生能力的丧失，与一些早衰疾病相关，如特发性肺纤维化，先天性角化不全和再生障碍性贫血。重新激活端粒酶可恢复端粒酶缺陷小鼠的过早老化。此外，通过药理学方法或病毒转染激活端粒酶，可延缓正常生理衰老，但需警惕其可能的致癌作用（图 18-2）。

3. 表观遗传学改变（epigenetic alterations）　表观遗传学是指在生物体整个生命周期内不改变 DNA序列，只涉及基因表达的改变，通过 DNA 甲基化、组蛋白修饰、染色质重塑等作用机制，影响基因的表达和（或）转录，从而达到调控机体生长、发育及衰老的组学。衰老过程中也伴随有许多表观遗传学方面的变化，如组蛋白 H4K16 乙酰化和 H4K20 和 H3K4 高度甲基化，H3K9 甲基化和 H3K27 低度甲基化。多种酶系统保证表观遗传模式的产生和维持，包括 DNA 甲基转移酶、组蛋白乙酰化酶、脱乙酰酶、甲基化酶和脱甲基酶，以及染色质重塑相关蛋白。

（1）组蛋白修饰：组蛋白修饰包括组蛋白的乙酰化、甲基化、磷酸化和泛素化等修饰，这些修饰可以改变核小体的结构及功能，以促进基因转录的沉默或激活。甲基化与去甲基化、乙酰化与去乙酰化是对衰老起重要作用的两个机制。

组蛋白的甲基化是通过组蛋白甲基化转移酶将3个甲基与组蛋白的赖氨酸残基结合的过程，根据结合位点的不同而产生不同的影响。H3K4、H3K36、H3K79位点发生三甲基化，将会促进基因转录的活化，而H3K9、H3K27和H4K20发生甲基化，将会导致基因转录的抑制。组蛋白甲基化符合无脊椎动物老化标志。敲除H3K4和H3K27甲基化复合物延长寿命，去除组蛋白甲基化复合物延长了线虫和果蝇的寿命。此外，组蛋白脱甲基酶（histone demethylase）通过影响老化关键途径如胰岛素/IGF-1信号通路调节寿命。

组蛋白的乙酰化主要是通过乙酰转移酶（histone acetyltransferase，HAT）完成，通常发生在转录位点的启动子上，以促进基因转录的活化；相反，去乙酰化是通过去乙酰化酶家族（histone deacetylase，HDAC）完成，以抑制下游基因的转录，两者处于一个动态平衡状态来调节衰老。Sirtuin蛋白家族是烟酰胺腺嘌呤二核苷酸（nicotinamide adenine dinucleotide，NAD）依赖的组蛋白去乙酰化酶，是目前被广泛研究的长寿因子。sirtuin家族中至少有三个成员SIRT1，SIRT3和SIRT6有助于健康老化。哺乳动物中SIRT1过表达在老化过程中改善健康状况，但不延长寿命。SIRT6通过组蛋白H3K9脱乙酰基调节基因组稳定性、NF-κB信号转导及葡萄糖体内平衡促进长寿。缺乏SIRT6的突变小鼠表现出老化加速，而过表达SIRT6小鼠的寿命延长，伴血清IGF-1信号通路水平降低。定位于线粒体的SIRT3介导线粒体蛋白的去乙酰基作用参与饮食限制延长寿命的机制，SIRT3过表达还可逆转衰老造血干细胞的再生能力。

（2）DNA甲基化：DNA甲基化（DNA methylation）是指在DNA甲基化转移酶（DNA methyltransferases，DNMTs）的作用下，甲基基团以共价键结合到DNA分子上，多出现于基因组CpG岛二核苷酸的胞嘧啶5′碳位上，并可传递到子代。这是生物体中最常见的表观遗传学机制。

DNA甲基化与老化之间的关系非常复杂。早期研究描述了年龄相关的整体性低甲基化，但随后的分析显示，一些肿瘤抑制基因及多数基因家族（Polycomb gene group，PcG），随年龄的增长变得高甲基化。早衰综合征的患者显示大部分正常老化发现的DNA甲基化和组蛋白修饰。DNA甲基化缺陷也会影响干细胞的行为和功能。目前为止还没有直接实验证明通过改变DNA甲基化模式可以延长生物体寿命。

（3）染色质重塑：关键的染色质重塑因子，如异染色质蛋白1α（heterochromatin protein 1α，HP1α），PcG蛋白和NuRD（Nucleosome Remodeling Deacetylase）复合物，其水平在正常和病理老化中均下降，导致整体性异染色质缺失和再分布，是老化的特征之一。HP1α突变果蝇寿命缩短，而过表达延长寿命并推迟肌肉退化特征。阻断NuRD可引起HP1α、H3K9me3等异染色质标志物水平升高，伴DNA损伤明显增加。逆转衰老引起的染色质结构变异可延长寿命。

表观遗传学可介导老化中染色质重塑。臂间区域的异染色质组装需要组蛋白H3K9和H4K20三甲基化及HP1α结合，对维持染色体稳定性有重要作用。亚端粒区域也显示异染色质的特征，包括组蛋白H3K9和H4K20三甲基化，HP1α结合和DNA超甲基化，表明表观遗传改变改变直接影响端粒长度的调节。此外，为响应DNA损伤，SIRT1和其他染色质修饰蛋白可重新定位于DNA断裂处以促进修复和维持基因组稳定性。SIRT1除了DNA修复和染色质重塑的角色外，还参与调节蛋白稳态、线粒体功能、营养感知途径和炎症，表明老化标志之间相互关联。

（4）转录改变：老化和转录异常有关，编码炎症、线粒体和溶酶体降解途径关键成分的基因发生年龄相关的转录变化，包括转录噪声增加及非编码RNA（non-coding RNA，ncRNA）产生和成熟异常。非编码RNA是目前研究热点，指不能翻译形成蛋白质的RNA，包括微小RNA（microRNA），和piwi相互作用的RNA（piwi-interacting RNA），以及长链非编码RNA（long non-coding RNA，lnc RNA）。ncRNA可以影响组蛋白甲基化，转录，转录本剪切，翻译和其他ncRNA的活性等多种重要的调控过程。miRNA影响组蛋白甲基转移酶的表达，调节衰老相关基因和途径，如胰岛素/胰岛素样生长因子1（IGF1）和雷帕霉素（target of rapamycin，TOR）信号通路。已有实验已证实一些miRNA在果蝇和秀丽隐杆线虫中调控寿命的能力。其中，miR-34a被认为是老化标记之一，在老化心脏中上调，miR-34a诱导DNA损伤反应和端粒消耗影响老化过程中的心脏收缩功能。SAL-RNA1（XLOC_023166）已被鉴定为老化相关的lncRNA，被siRNA抑制后可诱导成纤维细胞的快速老化，表现为大细胞形态，β-半乳糖苷酶活性升高和 p53 上调。

（5）表观遗产学的逆转：与 DNA 突变不同，表观遗传改变在理论上是可逆的，为新型抗衰老治疗提供了思路。给予组蛋白脱乙酰酶抑制剂恢复小鼠生理性的组蛋白 H4 乙酰化避免年龄相关的表现记忆障碍。组蛋白乙酰转移酶的抑制剂也改善早衰症老化表型，延长早衰症小鼠的寿命。激活组蛋白脱乙酰酶在概念上类似于组蛋白乙酰转移酶抑制剂，白藜芦醇通过激活组蛋白脱乙酰酶 SIRT1 具有广泛的抗衰老作用。此外，诱导线虫父母特异性染色质构象改变可保留其后代长寿的表观遗传记忆（图 18-3）。

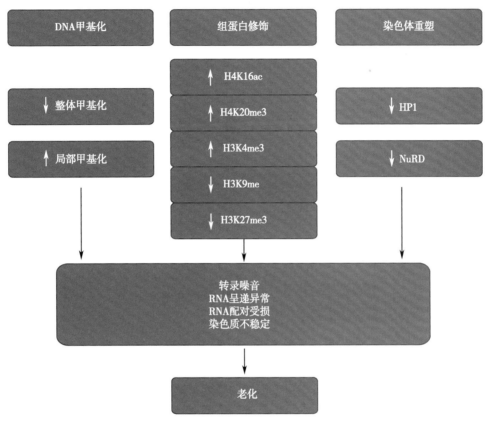

图 18-3　表观遗传学改变示意图

4. 蛋白稳态失衡（loss of proteostasis）　老化和老化相关疾病与蛋白质稳态受损有关。内源性和外源性应激（高温、高压、紫外线等）导致蛋白质未折叠和不适当的折叠。未折叠蛋白质通常被热休克蛋白（heat-shock proteins，HSP）重新折叠或被泛素 – 蛋白酶体（ubiquitin-proteasome）和自噬 – 溶酶体（lysosomal-autophagic）途径破坏。自噬 – 溶酶体途径包括两种机制：未折叠蛋白通过伴侣蛋白 Hsc70（heat shock cognate protein 70）识别进入溶酶体（分子伴侣介导的自噬，chaperone-mediated autophagy）；损伤的蛋白质和细胞器被自体吞噬体隔离后与溶酶体融合，即大分子自发吞噬作用（macroautophagy）。这些系统协调起来恢复错误折叠的多肽的结构或完全降解它们，防止损坏部件蛋白集聚，保证连续更新的细胞内蛋白质。未折叠、错误折叠聚集的蛋白质慢性表达导致年龄相关的疾病，如阿尔茨海默病、帕金森病和白内障。

（1）分子伴侣介导的蛋白质折叠和稳定性：老化中应激诱导特异性分子伴侣合成显著受损，激活分子伴侣介导蛋白质折叠有助于维持或增强蛋白稳态，动物模型实验支持分子伴侣功能与寿命的因果关系。分子伴侣过表达的转基因蠕虫和果蝇均表现出寿命延长，长寿命小鼠显示出一些热休克蛋白明显上调。反之，缺乏热休克家族分子伴侣的突变小鼠表现出老化加速，激活热休克反应主要调节因子 HSF-1（heat shock transcription factor），增加线虫的寿命和耐热性。HSF-1 还通过 SIRT1 去乙酰化可加强热休克蛋白基因 *Hsp70* 的转录活化，而 SIRT1 的下调减弱了热休克反应。肌营养不良症小鼠模型中，诱导热休克蛋白质 Hsp72 保留了肌肉功能并延缓营养不良进展。

（2）蛋白质水解系统：涉及蛋白质质量控制两个主要蛋白水解途径，自噬溶酶体系统和泛素–蛋白酶体系统均随老化逐渐功能下降。增强自噬的功能可起到延长寿命的作用。分子伴侣介导自噬受体LAMP2a（lysosomal-associated membrane protein 2）的转基因小鼠未出现老化相关的自噬活性下降。许多抗衰老药物如雷帕霉素、亚精胺均促进自噬，可延长酵母、果蝇和蠕虫的寿命。补充含有亚精胺的多胺制剂或提供产生多胺肠道菌群增加了小鼠的寿命。膳食补充ω-6多不饱和脂肪酸通过激活自噬也延长了线虫的寿命。

未折叠蛋白也可通过蛋白酶体降解。激活表皮生长因子EGF（epidermal growth factor）信号通过增加泛素–蛋白酶体系统的各成分的表达延长线虫的寿命。去泛素化酶抑制剂或蛋白酶体激活剂促使毒性蛋白质清除，延长了酵母寿命。此外，FOXO（forkhead transcription factors box class O）转录因子DAF-16（Dauer Formation-16）增加的蛋白酶体亚基RPN-6的表达赋予蛋白毒性应激抵抗性增加并延长线虫的寿命（图18-4）。

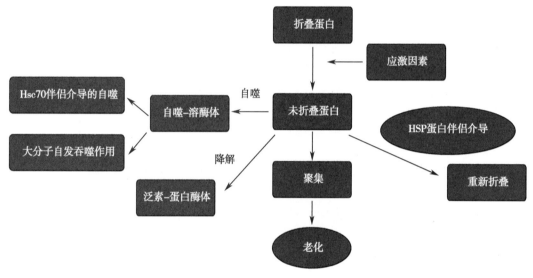

图18-4 蛋白稳态失衡示意图

5. 营养感知失调（deregulated nutrient-sensing） 哺乳动物的生长激素轴由腺垂体、其产生的生长激素（growth hormone，GH）、及其下游胰岛素样生长因子（insulin-like growth factor，IGF-1）组成。细胞内IGF-1与胰岛素引起的信号通路相同，被称为"胰岛素和IGF-1信号通路（insulin and IGF-1 signaling，IIS）"。IIS通路是进化中最保守的老化控制通路，其下游靶点包括FOXO家族和mTOR复合物。抑制GH、IGF-1受体、胰岛素受体及下游靶点AKT、mTOR和FOXO功能的遗传多态性或突变，在人类和生物模型中与长寿有关，说明营养和生物能量代谢途径对寿命有重要影响。总的来说，失调的营养感知是老化的标志之一，饮食限制（dietary restriction，DR）延长了所有的真核生物种类寿命。

（1）胰岛素和IGF-1信号通路：减弱IIS信号通路的遗传操作延长蠕虫，果蝇和小鼠的寿命，该途径也是DR延长寿命的机制之一。IIS途径的下游效应器中，与寿命最相关的是FOXO家族（forkhead transcription factors box class O），具有四个亚型，其过表达通过负反馈抑制IIS途径促进长寿的机制尚需进一步研究。DR的肿瘤抑制作用需要FOXO1参与，尚不清楚这一因子是否涉及DR介导的寿命延长。肿瘤抑制因子PTEN（phosphatase and tensin homolog deleted on chromosome ten）过表达小鼠表现出IIS途径的下调及下游PI3K-Akt-mTOR信号通路降低，改善了线粒体氧化代谢，能量消耗增加及寿命延长。

与此矛盾的是，GH和IGF-1水平在正常老化期间以及早老模型均中下降，提示IIS活性降低可能是对系统性损伤的保护性作用。IIS降低是常见的生理和病理老化特征，证据表明降低IIS能够延长寿命，反映了最大限度地减少细胞生长和新陈代谢的系统性损伤的防御性反应。根据这一观点，具有降低的IIS的生物可以存活更长，因为它们具有较低的细胞生长和代谢率，因此降低细胞损伤率。同样的，生理或病态老化减少IIS，试图延长其寿命。然而，对抗老龄化的防御性反应最终变得有害并加重老化，这个概念将在以下各节重申。极低的 IIS 水平可能是致死性的，小鼠胚胎 PI3K 或 AKT 激酶突变是致死性的。此外，早衰症小鼠存在低水平的 IGF-1，补充 IGF-1 可以改善早衰表型。

（2）营养感知的其他系统：mTOR，AMPK 和 sirtuins。除了 IIS 途径之外，还有三个相互关联的营养感测靶点：mTOR（mammalian target of rapamycin，哺乳动物雷帕霉素靶蛋白），用于感知高氨基酸浓度；AMPK（adenosine monophosphate activated protein kinase）通过检测 AMP（adenosine monophosphate）升高感知低能量状态；sirtuins 通过检测 NAD 升高感知低能量状态。

mTOR 激酶有两个多蛋白复合物 mTORC1（mTOR complex 1）和 mTORC2（mTOR complex 2），调节合成代谢的各个方面。下调酵母、蠕虫和果蝇中 mTORC1 活性延长了寿命，模拟了 DR 作用。mTORC1 降低但 TORC2 正常小鼠寿命增加，缺乏核糖体 S6K1（S6 protein kinase 1）（mTORC1 主要底物）的小鼠寿命延长，TORC1/S6K1 下调是 mTOR 相关的长寿关键调节因子。此外，老化过程中小鼠下丘脑神经元中 mTOR 活性增加导致年龄相关的肥胖，下丘脑直接输注雷帕霉素可逆转。这些观察结果表明，代表营养丰富和合成代谢活动的 IIS 或 mTORC1 信号通路的是衰老的主要加速剂。抑制 TOR 活性对防止老化有益，但也有不良作用，如伤口愈合缓慢，胰岛素抵抗，白内障和小鼠睾丸退行性变。

营养感知系统中的另外两种传感器 AMPK 和 sirtuins，与 IIS 和 mTOR 作用相反，它们意味着营养缺乏和分解代谢，其水平上调有利于健康老龄化。给予蠕虫和小鼠二甲双胍后通过活化 AMPK 延长寿命。SIRT1 通过去乙酰化并激活 PGC-1α（PPAR γ coactivator-1α）参与营养感知系统调节，PGC-1α 信号通路涉及复杂的代谢反应，包括线粒体生物合成、增强抗氧化防御及改善脂肪酸氧化。SIRT1 和 AMPK 组成正反馈回路将两个低能量状态传感器统一起来（图 18-5）。

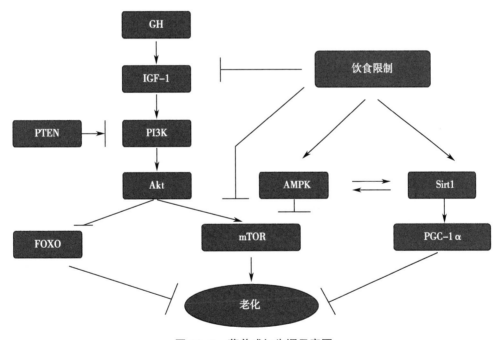

图 18-5　营养感知失调示意图

6. 线粒体功能失调（mitochondrial dysfunction）

（1）活性氧（reactive oxygen species，ROS）：进行性线粒体老化导致功能障碍引起 ROS 产生增加，又导致进一步的线粒体退化和全身细胞损伤。很多证据支持 ROS 在老化中的作用，但最近的研究结果证实增加 ROS 可延长酵母和线虫的寿命，重新评估了线粒体自由基衰老理论。小鼠中增加线粒体 ROS 和氧化损伤没有加速衰老，且增加抗氧化防御并不延长寿命。因此，目前认为 ROS 是一种应激引发的生存信号来补偿与老化相关的逐渐退化，随增龄，ROS 的水平增加，试图维持生存直到背离其原始目的，最终导致年龄相关的损伤恶化。ROS 低于一定阈值，诱导生存信号恢复细胞稳态，但持续较高水平加速衰老。这个新概念解释了 ROS 在老化研究中可扮演的积极、消极或中立角色。

（2）线粒体的完整性和生物能量合成：老化引起线粒体生物能量合成的效率降低可能由多种机制，包括线粒体的生物合成减少，如端粒酶缺陷小鼠端粒消耗，伴 p53 介导的 PGC-1α 和 PGC-1β 抑制。这种线粒体衰退也见于野生型小鼠的生理衰老，活化端粒酶可部分逆转。SIRT1 通过转录辅助激活因子 PGC-1α 和自噬去除损伤线粒体的机制调节线粒体生物能量合成。SIRT3 是主要的线粒体脱乙酰酶，作用于能量代谢涉及的多种酶，包括呼吸链、三羧酸循环、酮生成和脂肪酸 β- 氧化途径。SIRT3 还通过锰超氧化物歧化酶（一种主要的线粒体抗氧化酶）脱乙酰化直接控制 ROS 产生。这些结果表明 sirtuins 可以作为代谢传感器来控制线粒体功能并发挥保护作用对抗年龄相关疾病。

老化线粒体生物能量效率降低其他机制还包括：mtDNA 突变和缺失的积累，线粒体蛋白氧化呼吸链复合物不稳定，线粒体膜脂质组成变化，裂变和融合不平衡引起的线粒体动力学的改变，线粒体自噬缺陷。

耐力训练和隔日禁食避免线粒体退化改善健康。这些有益作用至少在一定程度上是自噬介导的，耐力训练和禁食均是自噬有力的触发器。

（3）线粒体低毒兴奋效应（mitohormesis）：老化研究中提出了一个新概念"低毒兴奋效应"（Hormesis），指轻度毒性刺激引发有效的补偿修复超过了触发的损伤，实际上产生了细胞适应度的改善。因此，尽管严重的线粒体功能障碍是致病性的，但轻微线粒体呼吸缺陷由于"低毒兴奋效应"可能增加寿命。二甲双胍和白藜芦醇是温和的线粒体毒素，诱导以 AMP 升高和 AMPK 活化为特征的低能量状态。二甲双胍通过诱导 AMPK 和主要抗氧化剂调节剂 Nrf2（NF-E2-related factor 2）介导的代偿性应激反应延长线虫的寿命；二甲双胍也通过损害叶酸和甲硫氨酸代谢的肠道微环境来阻止蠕虫的衰老。白藜芦醇和 sirtuin 激活物 SRT1720 以 PGC-1α 依赖型方式保护线粒体免受代谢损伤并改善线粒体呼吸反应，尽管白藜芦醇不能延长正常饮食条件下的小鼠寿命。过表达 PGC-1α 改善线粒体活性延长果蝇的寿命。通过解偶联蛋白 UCP1 的过表达或通过化学解偶联剂 2-4 二硝基酚使线粒体解偶联均可以增加果蝇和小鼠的寿命（图 18-6）。

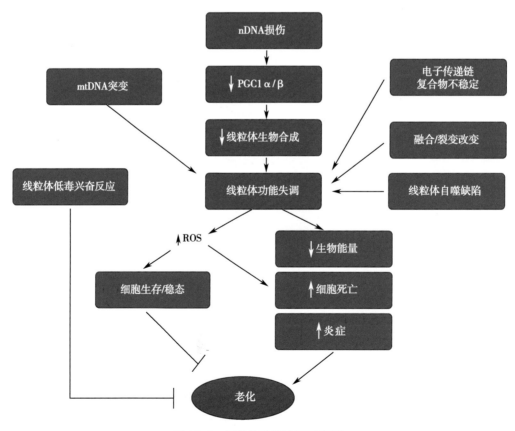

图 18-6　线粒体功能失调示意图

7. 细胞衰老（cellular senescence）　细胞衰老定义为细胞周期的停止。年轻生物体中的细胞衰老可防止损伤细胞增殖，从而阻止癌症发生有助于组织稳态平衡。老化时，普遍的损害和缺乏清除和补充的衰老细胞积累，对组织有害，影响体内稳态平衡促进衰老。

引起细胞衰老的主要机制是由端粒缩短，其他非端粒机制也可诱发衰老。非端粒 DNA 损伤和 INK4/ARF 位点去抑制作用均随年龄增长而逐渐发生诱导衰老。通常采用 DNA 损伤或衰老相关的 β- 半乳糖苷酶（senescence-associated β-galactosidase，SABG）确认组织衰老。比较肝脏中的 SABG 和 DNA 损伤的定量数据，衰老细胞在青年小鼠中约 8% 而在老年小鼠中占 17%。类似的结果在皮肤、肺和脾中观察到，但在心脏、骨骼肌和肾脏不明显。因此，细胞衰老并不是在所有老年生物体中组织中存在。衰老的肿瘤细胞，证据表明它们受到严格的免疫监测，并通过吞噬作用有效去除。作为老化免疫应答减弱的结果，衰老细胞的积累反映衰老细胞产生速率增加和清除减少。

衰老细胞的数量随老化而增加，广泛认为细胞衰老导致老化，这种观点低估了细胞衰老的主要目的，细胞衰老的目的是防止受损细胞的繁殖并通过免疫系统触发死亡。因此，细胞衰老摆脱组织损坏和潜在致癌细胞是有益的代偿反应。该系统需要有效的细胞更新系统来清除衰老细胞和动员干细胞补充细胞量。随增龄，该系统可能逐渐失效耗尽干细胞的再生能力，导致衰老细胞积累加剧损害而促使老化。衰老细胞分泌物表现出显著变化，富集促炎性细胞因子和基质金属蛋白酶，被称为"衰老相关分泌表型"，这种促炎分泌物也在一定程度上加剧老化。

INK4a/ARF 位点和 p53 信号通路：除 DNA 损伤，过度的有丝分裂信号是强有力的衰老相关应激，p16INK4a/Rb 和 p19ARF/p53 途径是最重要信号通路。小鼠和人类中基本上所有组织的 p16INK4a 和 p19ARF 的水平与年龄显著相关。p16INK4a 和 p19ARF 均由相同的 INK4a/ARF 基因位点编码。最近荟萃分析证实 INK4a/ARF 基因与多个年龄相关疾病包括心血管疾病、糖尿病、青光眼和阿尔茨海默病相关。

p16INK4a 和 p53 诱导生理性的细胞衰老，其促老化活性与其在肿瘤抑制中的益处相比可以容忍。在多个广泛和持续性损伤而过早老化的突变小鼠模型中，敲除 p16INK4a 或 p53 可改善其早衰表型。与预期的老化作用相反，轻度增加的 p16INK4a，p19ARF 或 p53 肿瘤抑制因子的小鼠表现出延长的寿命，且不能用其降低的癌症发生率解释。p53 和 INK4a/ARF 的激活可以被认为是有益的代偿反应，旨在避免受损细胞繁殖及其导致的衰老和癌症。然而，当损害非常普遍，组织再生能力被耗尽，在这些极端条件下 p53 和 INK4a/ARF 激活可能变得有害并加速老化（图 18-7）。

8. 干细胞耗竭（stem cell exhaustion）　组织再生潜能下降是衰老最明显的特征之一，干细胞衰竭作为多种类型的老化相关损害的综合结果，可能是机体老化的罪魁祸首。随增龄，造血能力下降，导致适应性免疫细胞的产生减少，称为免疫衰老，贫血和骨髓恶性肿瘤的发病率增加。老化中基本上所有成体干细胞都发现相似的干细胞功能性消耗。老年小鼠的造血干细胞（Hematopoietic stem cells，HSCs）总体细胞周期活性的下降，细胞分裂比年轻的 HSCs 更少，与 DNA 损伤的积累有关，伴随细胞周期抑制蛋白如 p16INK4a 过表达。敲除 INK4a 的 HSCs 与野生型相比表现出更好的植入能力和增加的细胞周期活性。端粒缩短是干细胞功能衰退重要原因。

干细胞增殖缺陷对维持生物体稳态有害，干细胞过度增殖加速干细胞耗尽也有不利影，因此干细胞静止有重要作用。有证据表明果蝇的小肠干细胞过量增殖会导致干细胞耗尽和过早老化，类似情况在 P21 阴性小鼠中观察到，表现出 HSC 和神经干细胞过早耗竭。老化诱导 INK4a 和血清 IGF-1 的降低可能都反映了生物体的尝试保持干细胞静止。此外，激活老年肌肉干细胞中成 FGF2（fibroblast growth factor 2）通路导致静止丧失，最终干细胞耗竭和再生能力减退，抑制 FGF2 可能减少老化期间干细胞耗竭。

干细胞功能下降还涉及细胞外机制。研究发现饮食限制通过细胞外在机制增加肠和肌肉功能的干细胞功能。将来自年轻小鼠的肌肉干细胞移植到早衰症小鼠中能够延长寿命改善肌肉退行性变化，但在组织中没有被检测到供体细胞，表明它们的治疗益处可能来自于全身分泌因素效应。

雷帕霉素可通过改善蛋白稳态和影响能量感知延缓老化，同时改善表皮、造血系统和肠内干细胞功能，表明雷帕霉素的抗衰老活性机制的复杂，不同老化的标志之间相互联系（图 18-8）。

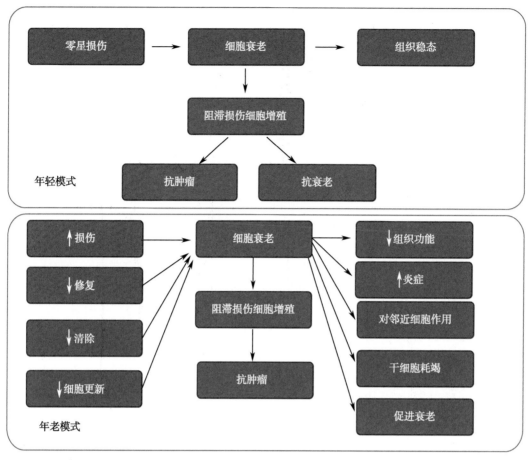

图 18-7 细胞衰老示意图

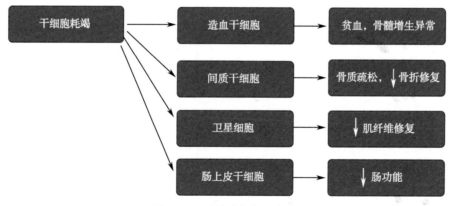

图 18-8 干细胞耗竭示意图

9. 细胞间通讯改变（altered intercellular communication） 除了细胞自主性变化，老化也涉及细胞间内分泌性、神经内分泌、神经元性的通讯变化。随着炎症反应增加，神经激素信号传导（如肾素－血管紧张素、肾上腺素及胰岛素－IGF1 信号）趋于失调，病原体和恶性细胞免疫监视功能下降，细胞外环境变化，从而影响所有组织的结构和功能。慢性低度系统性炎症和免疫衰老相互交织在一起，导致老化和其他与年龄相关的疾病，如糖尿病、关节炎、代谢综合征和心血管疾病。

（1）炎症：老化相关的细胞间通讯变化是炎性老化（inflammaging）。炎症可能由多种原因导致，如促炎组织损伤积累、免疫衰老不能有效清除病原体和功能障碍细胞、衰老细胞分泌促炎细胞因子、NF-κB 转录因子活化和自噬反应缺陷。这些改变激活 NLRP3（nucleotidebinding and oligomerization domain（NOD）–like receptors family，pyrin domain containing 3）炎症小体和其他促炎途径，导致 IL-1β、

TNF 和干扰素的产生增加。炎症也是年龄相关疾病的主要发病机制，如 2 型糖尿病和动脉粥样硬化。同时，免疫衰老可能会在系统水平上加重老化表型，这是由于免疫系统未能清除感染细胞、衰老细胞和恶性转化边缘的细胞。

NF-κB 途径的过度激活是老化特征之一，NF-κB 抑制剂恢复了转基因小鼠的老化皮肤表型。同样，抑制 NF-κB 信号预防不同老龄化模型的老化特征。炎性应激激活下丘脑中的 NF-κB，导致神经元释放促性腺激素释放激素（gonadotropin-releasing hormone，GnRH）减少。GnRH 下降可能导致许多与老化有关的变化如骨骼脆弱、肌肉无力、皮肤萎缩和神经发生减少。补充 GnRH 治疗可防止神经老化，并减缓小鼠的老化发展。以上研究表明下丘脑可以将 NF-κB 驱动的炎症反应和 GnRH 介导的神经内分泌效应结合来调节全身衰老。AUF1（AU-rich element RNA-binding factor 1）通过介导细胞因子 mRNA 降解而阻断炎症反应。AUF1 缺陷小鼠表现出明显的细胞衰老和早衰老化表型，重新表达该因子可以逆转此现象。AUF1 还通过激活端粒酶逆转录酶（telomerase reverse transcriptase，TERT）表达维持端粒长度，再次表明单一因素可影响不同的老化分子机制。Sirtuins 也和老化相关的炎症反应相关。SIRT1 通过组蛋白去乙酰化和影响炎症信号 NF-κB，下调炎症相关基因。SIRT1 水平降低与许多炎性疾病的发生发展相关，SIRT1 活化可以预防小鼠的炎症反应。SIRT2 和 SIRT6 也可通过 NF-κB 亚基的去乙酰化和抑制其靶基因的转录下调炎症反应。

（2）其他细胞间沟通：单一老化组织可能导致其他组织持续老化，体现器官间相互协调老化表型。除炎性细胞因子外，衰老细胞通过细胞 - 细胞接触诱导相邻细胞衰老，即"传染性衰老"或旁观者效应。对单个组织寿命延长靶向操作也可以延缓其他组织的老化程度。

（3）细胞间沟通缺陷恢复：遗传、营养调节或药物干预方法，可能会改善衰老所损伤的细胞间通讯。饮食限制是令人感兴趣的方法之一。此外，长期服用抗感染药如阿司匹林也可增加小鼠寿命和人体健康老化。鉴于肠微生物组织形成宿主免疫系统的功能并发挥全身代谢作用，有可能通过调控人体肠道细菌生态系统的组成和功能来延长寿命（图 18-9）。

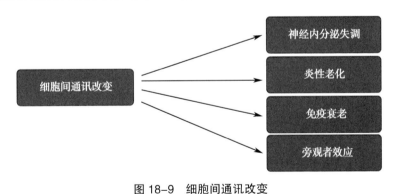

图 18-9　细胞间通讯改变

以上九种老化稳态分子改变可分为三类：原发性改变，拮抗性改变和综合性改变（图 18-10）。原发性改变包括 DNA 损伤、端粒缺失、表观遗传学漂移和蛋白水解缺陷等，对机体产生明确负面影响。与原发性变化相反，拮抗性改变取决于它们的强度可能具有相反的效果，即低水平维持发挥有益作用，高水平会对机体产生不利影响。适当的细胞衰老保护机体不受癌症侵害，但过量可以促进衰老；ROS 介导细胞生存信号，慢性高水平则产生细胞损伤；同样，最佳的营养感知和合成代谢对生存非常关键，过度会导致病理性改变。这一类转变被用于保护机体免受各种损伤和营养缺乏的影响，慢性持续加重时会背离其目的并产生进一步损害。第三类综合性改变包括干细胞衰竭和细胞间通讯改变，直接影响体内组织稳态平衡。所有分子稳态变化之间存在一定层次的相互关联。原发性改变是启动破坏性事件的触发器，原则上有益的拮抗性改变，在原发性变化引发的过程中逐渐变为负面影响，最后，当原发性和拮抗性改变不能通过分子稳态机制来代偿时出现综合性改变。这些分子稳态改变机制相互影响，层层递进最终导致老化不可逆，深入探索其因果关系及机制是今后工作中挑战，老化稳态改变的分子机制中认识、区别适度应激的低毒兴奋效应和过度有害应激为抗衰老研究提供了新思路。

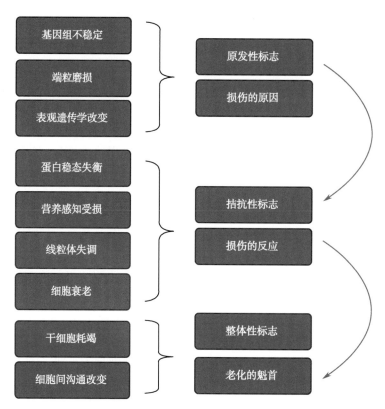

图 18-10　老年稳态分子改变的相互关系

二、老年稳态改变的生理机制

除了分子改变，老化对稳态的影响也体现在组织、器官和整个系统层面上，最终表现为老年综合征或疾病。例如，骨骼肌线粒体中过度 ROS 导致线粒体功能失调（分子、细胞），肌肉功能下降（器官），导致肌少症（疾病），合并血管系统（系统）的血管扩张和收缩能力降低，在体位改变的情况下就可能出现血压下降继而跌倒（老年综合征），降低患者行动能力（整体）。老年人在组织、器官及系统水平上有一些稳态失调的共同特征（表 18-1）。

表 18-1　老年稳态改变的生理机制

概念	举例
内环境狭窄	对各种影响内环境稳定的因素反应能力下降（温度、立位、液体负荷或脱水等）
生理储备降低	由于神经元数量减少或肾小球滤过率下降导致的内环境稳定易损性增加
失去复杂性	骨组织或神经组织结构复杂性下降；听觉频率敏感的范围变窄
变异性增加	个体间或个体内交感活性或血压的可变性增加
基础活性升高	老年人基础交感活性升高
终末器官反应性降低	儿茶酚胺通过 β- 肾上腺素受体提高心率和通过 α 肾上腺受体介导血管收缩能力下降
负反馈缺乏	下丘脑 - 垂体 - 肾上腺皮质系统通过负反馈下调皮质激素的能力下降
非稳态负荷	增加的生物学负荷可以预测将来的死亡风险以及认知功能的下降

1. 内环境狭窄（homeostenosis）　随着年龄增长生理储备下降使机体对保持内环境稳定调节能力下降的一种表现。对一个健康的老年人，当其所处环境温度改变、体位突然改变、液体负荷过重或低血容量时也可能会出现内环境狭窄的表现。与年轻人相比，老年人持续疼痛通过活动受限、抑郁、营养摄入减少加速衰弱甚至死亡的发生，也是内环境狭窄的体现。目前尚缺乏能精确反应个体的内环境狭窄的综

合及整体性的评分指标。

2. 生理储备下降（diminished physiological reserve）　衰老将会各器官最大功能渐进的功能下降，例如神经元数量减少、肾小球滤过率下降、肌肉细胞萎缩等。各器官之间和个体之间变化很大，心血管系统比胃肠道系统更易受到老化的影响。

3. 复杂性降低（loss of complexity）　研究表明，随着年龄的增长，骨组织表现出骨小梁复杂性降低，大脑表现出神经结构复杂性降低，其他生理性复杂性降低的例子还有老年人听觉频率范围变窄，血压的调节范围降低，心脏节律的随机性增加。老化不仅导致各器官结构和功能改变的静态改变，同时还引起动态过程变化即不同功能区域的系统性的相互作用改变，如大脑 – 肌肉 – 行为系统的协同动力学的复杂性降低，老年人的行为适应能力受损。

4. 变异性增加（enhanced variability）　复杂性的降低与变异性的增加相混淆，这是两个完全不同的概念，年龄对这两者的影响相差很大，有时甚至是完全相反。年龄一方面降低自身血压的调整能力，另一方面增加个体间或个体内血压的变异度。变异性增加常作为预后不良的标志。研究表明更高的血压变异性增加脑卒中的几率，独立于平均血压与老年人的认知功能受损有关，比如计算力、注意力、近期记忆和远期记忆，并与脑结构改变，包括海马的容积、皮质梗塞和微出血有关。

5. 基础交感活性升高（higher basal activity）　在基础条件下，老年人交感活性的标志物血液中儿茶酚胺水平逐渐升高，而且很多刺激均可引起外周去甲肾上腺素水平升高且作用持久，存在慢性持续性交感神经激活，加之老年人副交感神经系统功能减弱，老年人常见血压昼夜节律异常，老年高血压患者非杓型血压发生率可高达 60% 以上，血压昼夜节律发生心脑血管并发症的风险显著增加。

6. 终末器官反应性降低（diminished end–organ responsiveness）　终末器官对很多（并不是所有的）神经递质和激素的反应下降，如交感 β 肾上腺能受体反应性减弱，使心功能的适应性下降，表现为在安静或通常情况下心功能下降并不明显，一旦心血管负荷增加，如劳累、体力负荷增加或精神刺激下，即可表现出心功能明显降低，这与年龄增加所致的交感神经反应性降低有直接关系。组织反应性的降低进一步导致机体对很多激素的负反馈反应降低，包括糖皮质激素。

7. 负反馈缺乏（loss of negative feedback）　负反馈系统是一个闭环的控制系统。其受控部分（如效应器）发出的反馈信息在比较器的参与下，影响控制部分并使其向相反方向调整受控部分的活动，称为负反馈。负反馈可以增强相应系统的复杂性和稳定性，容许机体对影响内环境稳定的刺激更准确且更快速地做出反应，在维持机体生理功能稳态中具有重要意义。体内的控制系统绝大多数都属于负反馈控制系统，血糖、渗透压、体温、血压都是在负反馈控制系统的作用下保持稳定。当体位改变导致动脉血压降低时，通过压力感受器反射增强心肌收缩力和外周血管收缩防止血压进一步降低，老年人颈动脉窦和主动脉压力感受器敏感性下降使负反馈缺乏，老年人直立性低血压常见。

8. 非稳态负荷（allostatic load）　随年龄增加，慢性反复不可避免的应激因素促进了多系统生理学异常，这些危险聚集形成非稳态负荷，激活心脑血管、炎症、代谢通路并最终导致应激相关疾病的发生发展，如高血压、糖尿病等。非稳态负荷是继发于应激和衰老的累积生理学损伤，代表了神经内分泌、心血管、代谢和免疫系统磨损的复合生物学指标，可用于评价应激强度、对应激的反应和应激相关的功能失调，对认知功能、寿命、死亡率有一定预测功能。常用的非稳态负荷指标见表 18-2。

表 18-2　非稳态负荷指标及意义

系统	指标	意义
神经内分泌	皮质醇	应激激素，代表下丘脑 – 垂体 – 肾上腺轴的活性
	去氢表雄酮	糖皮质激素拮抗剂，抑制炎性细胞因子，降低皮质醇的负向作用
	多巴胺	神经递质，增加血压和心率
	肾上腺素	儿茶酚胺，代表交感活性，增加心率和血糖，抑制消化和免疫
	去甲肾上腺素	儿茶酚胺，代表交感活性，增加血压和血管收缩
	促甲状腺素	代表甲状腺活性

续表

系统	指标	意义
代谢	BMI	脂肪比例
	胆固醇	代表长期的动脉粥样硬化风险
	血糖	能量的主要来源
	糖化血红蛋白	长期血糖代谢（30~90 天）
	高密度脂蛋白	好胆固醇，将胆固醇从组织转移到肝脏，高水平代表较低的心血管事件发生率
	胰岛素抵抗	心血管疾病和认知功能下降的危险因素
	胰岛素	降低血糖水平，刺激能量储存
	IGF-1	肝脏和胰腺分泌，促进细胞生长和抑制凋亡
	LDL	坏胆固醇，将胆固醇运送到组织，较低的水平与较低的心血管事件发生率有关
	三酰甘油	能量的重要来源，高水平代表心血管风险
	腰围	增加的腹部脂肪和心血管疾病发生率、认知功能减退有关
心血管	白蛋白	较低的水平和应激有关，代表的心血管事件的风险增加
	血压	代表心血管健康
	心率变异性	代表副交感神经活性，增加的变异性和认知功能正相关
	静息下心率	心血管活性
免疫	CRP	急性炎症
	E- 选择素	慢性炎症标志
	红细胞沉降率	炎症标志
	纤维蛋白素原	过量增加凝血风险，慢性炎症的标志
	ICAM-1	慢性炎症标志
	IL-6	炎症免疫标志
	嗜中性粒细胞比例	免疫系统活性
	TNF-α	炎症免疫标志
	WBC 计数	免疫系统活性
肺	FEV1	肺功能
	呼吸气流峰流速	肺功能
肾脏	肌酐	肾功能
	同型半胱氨酸	和 CVD 风险增加正相关

第三节　影响老年稳态的常见情况

在基础条件正常的情况下，很多老年人即使存在一些健康问题仍可以维持其正常的生理功能。然而，老化导致应激的适应能力下降，一些常见的应激因素出现并持续存在，就可能会对老年人内环境产生急剧影响，甚至导致内环境的全面瘫痪。表 18-3 总结了老化对与机体稳态密切相关生理学标志物的影响。这里重点介绍最常见应激因素，如温度、容量、体位等对重要的生理指标包括体温、电解质及血压的调节机制。

表 18-3　老化对生理学稳态调节的影响

内稳态挑战	基础状态下生理学标记	老化对生理学稳态调节的影响
打斗或逃生	去甲肾上腺素升高	去甲肾上腺素水平、交感活性及皮质醇水平升高且作用延长
	肾上腺素正常	
	交感活性增强	
	皮质醇水平正常	
环境温度改变	体温正常	对周围环境温度的敏感性下降
		β 肾上腺能受体反应下降
		寒战强度下降
		出汗反应下降
		血管舒张收缩能力下降
		提高心排血量的能力下降
体位、饮食	血压正常	发生低血压风险升高
低血糖和高血糖	空腹血糖正常或稍升高	血糖清除能力下降
		对低血糖的反应正常或稍降低
液体过量或脱水	血钠正常	低钠时钠潴留的能力下降
	渗透压正常	高钠时排钠的能力下降
膀胱出口梗阻	逼尿肌收缩能力轻度下降	提高逼尿肌压力的能力下降
		逼尿肌肌肉变性和纤维化增加
严重烧伤和创伤		并发症增加，预后不佳
体力活动的改变		去适应的范围和速度增加
		肌肉质量和强度增加的范围与速度降低

一、体温的调节

正常人的体温受体温调节中枢调控，并通过出汗、血管舒缩、寒战性产热和非寒战性（化学性）产热来调整产热和散热。老年人体温调节的传入和传出通路都存在缺陷（表 18-3）。

1. 低体温　老年人对低温的适应能力要差于年轻人，尤其是身体衰弱或长期在空调环境中的老年人更要警惕低体温的发生。65 岁以上的老年人中 3.6% 是低体温，社区中大约 10% 的老年人体温临近低体温界限。一些潜在的危险因素也会引起低体温（表 18-4）。作为临床医师应仔细评价引起低体温的可逆性因素，采取相应的治疗措施。

表 18-4　低体温的危险因素

低体温的危险因素
营养不良
甲状腺功能减退
低血糖
败血症
中枢性体温调控异常
缺氧、血管意外、脑外伤、恶性肿瘤所致的下丘脑损伤
药物
乙醇、吩噻嗪、巴比妥、苯二氮䓬、阿片类、麻醉药物抗抑郁药和抗神经病药物
缺乏锻炼

（1）临床表现：低体温早期的临床表现隐匿且不典型。有些老年人没有暴露于低温环境中也会出现

低体温。低体温早期（体内核心温度 32~35℃）可能出现心力衰竭、嗜睡、淡漠、行走缓慢、言语不清、意识模糊和皮肤发冷，由于症状不典型，加上很多老年人并不感觉寒冷或并不出现寒战，此时诊断低体温比较困难。当体内核心温度进一步降低至 28~32℃时，皮肤会出现冰冷和发干，开始出现低通气和意识模糊、心动过缓、房性和室性心律失常加上容量血管收缩会导致液体再分布，加之寒冷诱导的利尿会增加低血压和心血管系统崩溃的风险。意识状态的改变进一步发展为昏迷，表现为神经反射的迟钝和瞳孔反射的消失。当体内核心温度低于 28℃时，出现呼吸暂停、身体冰冷、室颤、神经反射消失，瞳孔散大固定及死亡。在严重低体温早期抢救过来的患者会有肺炎、呼吸困难、肺水肿、胰腺炎、胃肠出血、急性肾衰竭和血管内血栓形成。心电图显示每个 QRS 波后出现特异性的 J 波（Osborn 波），体温恢复至正常时消失。心电图还会出现一些非特异改变包括心动过缓，QRS 波增宽、P-R 间期和 QT 间期延长、房颤、室性早搏和室颤，有时心电图的表现与急性心肌缺血或急性心肌梗死相似。另外，低体温患者可能会有甲状腺功能低下，因为黏液性水肿与低体温临床症状很相似。既往有甲状腺病史、甲状腺部位有手术瘢痕或深部腱反射松弛期延迟有时可能为提示甲状腺功能低下的唯一线索。

（2）治疗：紧急处理：如果在室外应立即搬离寒冷的地方，除掉湿冷的衣服，用温暖的被褥包裹身体。尽早行心电监护，因为微小的刺激都会诱发心律失常。只要患者能自主呼吸并能检测到心跳，应避免行胸外按压或起搏器植入。对于心跳停止和室颤的患者应立即给予复苏，但由于低温的心脏对电刺激或药物反应相对较弱，所以在使用这些药物时需适当加温后输入体内。

生命支持：50% 的严重低体温患者会死亡，很多患者需要在加强监护病房内做进一步支持治疗。这些支持措施包括治疗感染、低血糖和甲减等并发症。对于严重低体温的患者临床医师要高度怀疑感染的可能，故在没有得到确切的培养结果前要及时给予广谱抗生素；怀疑甲减的患者要给予甲状腺激素，为避免肾上腺功能不全也可给予糖皮质激素。对于这些患者，心电监护必不可少，但应避免行中心静脉置管，因为它易引起心脏兴奋性增高。很多常用药物的药效学和药动学在低体温患者体内会发生改变，这对低体温患者的用药是个挑战。有些药物可能因为代谢缓慢而聚集，有些药物因为低体温时药性降低而需加量，一旦体温升高，剂量的增加可能会引起不良反应。胰岛素在体温低于 30℃时无效，所以在低体温时不应使用胰岛素。血容量不足和低氧需尽快纠正，必要时可行气管插管。一旦生命体征平稳后需立即进行复温，因为只有体温升高后心律失常、酸中毒、水电解紊乱才容易纠正。

复温：对于轻度低体温者（体内核心温度 32~35℃）通过使用保温材料和转移到温暖的环境中被动复温一般都是有效的。对于这些患者，没有必要用电热毯、热床垫或温水浴进行复温，这些措施会导致外周血管扩张进而增加低血容量性休克的风险。对于更严重的低体温者（体内核心温度低于 32℃），主动的身体复温是必要的。用温液体进行胃内灌洗很简单，但复温较慢，且刺激咽喉部可能诱发心律失常。用温的（40℃）无钾的灌洗液进行快速的腹膜透析安全有效，需灌洗 6~8 次。

2. 中暑　中暑是一个重要的公共卫生问题，高温可引起心血管疾病的发生率和死亡率升高，还会诱发全身炎症反应综合征，导致多器官功能衰竭。与低体温相似，高温诱发的死亡也与是否存在疾病并发症、社会和环境因素有关。例如，对于痴呆和患有精神性疾病的患者，有时不能及时采取有效的预防措施，如去除厚衣服或增加液体摄入量；一些常见的慢性病和药物会增加中暑的几率（表 18-5）。

表 18-5　中暑的危险因素

中暑的危险因素
疾病
心力衰竭
糖尿病
COPD
药物
抗胆碱能药物抑制正常排汗，利尿药致低血容量
酗酒

（1）临床表现：早期表现隐匿且不典型。除了热的感觉外，很多患者可能表现为嗜睡、乏力、眩晕、厌食、恶心、呕吐、头痛和呼吸困难。临床上中暑的定义是体内核心温度高于40℃，同时伴随高热、皮肤干燥及中枢神经系统异常，主要表现为谵妄、抽搐和昏迷。非神经系统表现也很常见，如充血性心力衰竭、心律失常、肝坏死、低钾血症、呼碱、代酸及低血容量性休克。横纹肌溶解、DIC 和急性肾衰竭有时也可见于老年人，但更常见于年轻的运动员。

（2）治疗：中暑是临床急症，需要快速且有效的治疗。快速降温是最基本的，因为中暑的病理机制是体温调节功能的衰竭，而非体温调定点的改变。物理降温包括去除厚衣，用冷水擦洗患者的皮肤或转移到凉快的环境。也可考虑用冰冷的液体进行静脉滴注，但口服可能导致误吸。其他有效的降温措施包括冰水浴，用冰水进行胃肠灌洗或用温空气促进蒸发。治疗过程中预防低体温要严密监控降温速度，并需密切监控液体平衡和心血管表现。由于中暑的患病率和死亡率高，积极的预防措施是很重要的。体质弱的老年人以及家属和邻居需要接受中暑的宣教，认识中暑的严重性，并掌握实用的治疗措施，有助于降低中暑的发生率和死亡率。

二、水钠调节

正常的水电解质平衡调节包括多个自身调节系统间的互相作用，使水、电解质组分维持在一个相对稳定的范围内。在衰老过程中，这些自身调节系统可能会失调（表18-6）。水、电解质平衡紊乱在老年人群普遍存在的，并且特别容易受到疾病、药物或外来因素如缺水或饮食的影响。

表 18-6　老化对水钠调节系统的影响

老化对水钠调节系统的影响	
机体组成	激素系统
体内含水总量减少	抗利尿激素
细胞内液间隙减少	基础分泌正常或增高
液体摄入	对渗透性刺激敏感性下降
渴感下降	夜间分泌减少
肾功能	心房利钠激素
肾重量减少	基础分泌增高
肾血流量下降	对刺激敏感性增加
eGFR 下降	血浆肾素活性下降
肾小管远端稀释功能受损	醛固酮生成减少
肾浓缩功能受损	
对抗利尿激素敏感性下降	

1. 低钠血症　低钠血症在老年人中常见。18% 的 60 岁以上老年人血钠 < l36mmol/L，对这一人群的纵向观察 12 个月发现，53% 的老年人发生过一次或多次低钠血症。低钠血症往往是严重基础疾病预后不良和死亡率增高的标志。充血性心力衰竭患者存在低钠血症是死亡的独立危险因素。肝硬化患者中低钠血症常见，预示预后不良。

（1）低钠血症的鉴别诊断：水钠关系的变化存在于循环容量减少、正常、过多情况下。循环血容量减少时的低钠血症常见于胃肠道、尿液和汗液中钠丢失增加。正常血容量时出现低钠血症是 SIADH 的特点。高血容量低钠血症在水肿状况时如充血性心力衰竭、肝硬化腹水和肾病综合征多见。确定患者的低钠血症性质均可从病史及体格检查或常规的实验室检查中鉴别（表18-7）。

（2）危险因素：表18-8 总结了老年人低钠血症危险因素。高龄本身就是低钠血症的危险因素。抗利尿激素分泌失调综合征（syndrome of inappropriate antidiuretic hormone secretion，SIADH）是指由于多种原因引起的内源性抗利尿激素（ADH，即精氨酸加压素 AVP）分泌异常增多，血浆抗利尿激素浓度相对于体液渗透压而言呈不适当的高水平，从而导致水潴留、尿排钠增多以及稀释性低钠血症等有关临床表现的一组综合征 SIADH。一般而言，在没有明显诱因低钠血症的 80 岁者以上老年人中，提示为原发性 SIADH，可能表明临床上生理性的随增龄产生的水平衡调节的异常。

表 18-7   低钠血症的鉴别

特点	耗竭性低钠血症	稀释性低钠血症
病史	低钠饮食	液体摄入量增加（口服、静脉滴注）
	失钠：呕吐，腹泻，鼻胃管丢失	药物
	使用利尿药	疾病：中枢神经系统，肺部，恶性肿瘤
	疾病：肾脏，肾上腺	
体格检查	黏膜干燥	水肿
	低血压，心动过速，体位性改变	中枢系统、肺部疾病、肿瘤表现
实验室检查	肌酐、尿素氮升高	肌酐、尿索氮、尿酸、白蛋白正常或偏低
	尿钠 < 20mmol/L	尿钠 >20mmol/L

表 18-8   老年人低钠血症的危险因素

老年人低钠血症的危险因素	
老年人原发 SIADH	钠摄入减少
年龄 >80 岁	低钠血症
继发性 SIADH	鼻饲
诱发失钠的 SIADH 药物	钠丢失增加
脑性耗盐	肾脏病
水摄入量增加	胃肠道：呕吐、腹泻、胃液引流
口服液体	
静脉低渗液体	

很多常见的疾病均可导致老年人继发性 SIADH（表 18-9）。几乎所有中枢神经系统疾病均可导致下丘脑系统有关 AVP 分泌调节、激素合成增加的分泌异常。中枢神经系统疾病包括血管损伤（血栓形成、栓塞、出血），硬膜下血肿损伤，血管炎，肿瘤和感染。恶性肿瘤可合成、储存和释放 AVP 而引发 SIADH，与 SIADH 相关的最常见恶性肿瘤是小细胞肺癌，高达 68% 的小细胞肺癌患者可以出现低钠血症，其他恶性肿瘤包括胰腺癌、胸腺瘤、咽癌、淋巴瘤和霍奇金病。炎症性肺部疾病，也会产生 AVP 产物，包括支气管扩张、肺炎、肺脓肿和肺结核等病变可引发 SIADH。

老年人服用的很多药物可以通过直接作用于肾或改变脑垂体系统释放 AVP 来影响水平衡（表 18-10）。伴有 SIADH 特性的低钠血症是几种老抗精神病类药物公认的不良反应，这些药物包括氟奋乃静、替奥噻吨、吩噻嗪和抗抑郁药。选择性的 5- 羟色胺重吸收抑制药（SSRIs）类抗抑郁药也可诱导 SIADH，发生率为每年每治疗千人中 3.5~6.3 人，包括氟西汀、帕罗西丁、舍曲林、氟甲沙明、西酞普兰、依他普仑，氟西汀最易引起低钠血症，典型表现是在开始用药后 2 周内发生低钠血症。最近，有证据表明 SSRIs/ 去甲肾上腺素重吸收抑制药（SNRIs）结合物，如文拉法辛、度洛西汀也有可能产生 SIADH 型低钠血症。老年人应用 ACEI 常引起具有 SIADH 特征的稀释性低钠血症，其原因是血清肾素活性增强，继而血管紧张素水平升高，依次兴奋下丘脑 AVP 释放及使渴感增强。停用 ACEI 可使低钠血症迅速缓解。其他可引起老年人低钠血症的药物有利尿剂，磺酰脲类药物氯磺丙脲，抗惊厥药氨甲酰氮䓬，抗肿瘤药物长春新碱、长春碱、环磷酰胺。镇痛药特别是麻醉药可能与老年术后患者发生低钠血症有重要关系。

表 18-9　老年人继发性 SIADH

老年继发 SIADH 疾病
神经系统疾病
血管疾病（血栓形成、栓塞、出血、血管炎）
创伤（硬膜下血肿、颅内出血）
肿瘤
传染病（脑膜炎、脑炎、脑脓肿）
异位分泌 AVP 的恶性肿瘤
肺癌（小细胞肺癌）、胰腺癌、咽喉癌、胸腺瘤
淋巴肉瘤、网状细胞肉瘤、霍奇金病
肺部疾病
肺炎、结核、肺脓肿、支气管扩张
内分泌疾病
甲状腺功能减退、糖尿病伴高血糖症、肾上腺皮质功能不全
其他
艾滋病

表 18-10　药物诱发的水钠调节变化

药物诱发的水钠调节变化
钠潴留
非甾体类抗感染药
钠丢失
噻嗪类和襻利尿药
稀释功能损伤
噻嗪类
浓缩功能损伤
锂
去甲基金霉素
排钾利尿药
抗利尿激素分泌异常综合征
中枢神经系统：三环类抗抑郁药，SSRI 和 SNRI 抗抑郁药，吩噻嗪类抗精神病药，氨甲酰氮䓬类抗惊厥药
ACEI 类药物
抗肿瘤药：长春新碱、长春碱、环磷酰胺
氯磺丙脲
麻醉药
贝特类降脂药

脑组织过度释放利钠因子使肾脏排钠增多可导致脑性盐消耗（cerebral salt-wasting，CSW）。CSW 和 SIADH 都表现为血清低渗和尿钠排出增多的综合征。CSW 患者会因显著尿钠排出增多和继发渗透利尿性而导致血管内有效血容量减低，SIADH 患若常常是容量正常或有轻度的细胞外液容量增高。CSW 可通过临床表现和实验室检查进行诊断，即表现为细胞外液容量减少，包括直立性低血压、心动过速、血细胞比容升高、血清尿素氮和肌酐升高等。

其他危险因素包括摄入低渗溶液，不论是喝水增加还是静脉输注 0.45% 生理盐水或 5% 葡萄糖水。长时间低钠摄入伴随年龄相关肾保钠能力下降，可能出现耗竭性低钠血症。很多主要或完全依赖胃管营养支持的患者可发生间断或持续性的低钠血症。

（3）临床表现：轻度慢性低钠血症可以没有症状，但老年人即便没有症状仍可产生严重后果。有研究调查了 122 例因低钠血症（血钠 115~132mmol/L）而收住急诊室的患者（平均 72 岁），其中 21.3% 有跌倒的情况，而对照组仅有 5.3% 且与血清钠水平无关。这些低钠血症患者还有步态和注意力的改变，表明其可能与跌倒发生率较高有关。这些数据说明对无症状性低钠血症及时诊断和早期治疗对预后非常重要。

临床上低钠血症的严重程度取决于低钠程度及血钠下降的速度。血清钠浓度和症状并相关。血清钠 <125mmol/L 可出现嗜睡、疲乏、食欲缺乏、恶心及肌痉挛。随着低钠血症恶化，中枢神经系统症状更为明显，程度可从意识错乱、昏迷到癫痫发作。血清钠 <110mmol/L 并有严重症状的患者有死亡风险，这些患者一般有潜在的恶病质疾病。

（4）治疗：对于低钠血症的治疗主要取决于有无症状、严重程度、起病缓急和急性发病的速度。由于钠排泄过多引起的低钠血症往往伴有细胞外液的减少，治疗主要通过静脉补充 0.9% 盐水纠正容量不足。对轻度的耗竭性低钠血症的患者，如以肠内营养为主，可通过肠内补充盐溶液或口服氯化钠来纠正。

对于无症状的低钠血症患者，可以通过适当限制液体入量，判断并纠正其潜在病因进行保守治疗。血钠 >125mmol/L 的轻症患者，限制每 24 小时液体入量在 800~1000ml。对于急性起病的有症状的稀释性低钠血症患者，需迅速的干预，可静脉输注 3% 盐水，使血清钠每小时升高 0.5~1.0mmol/L。目标是在第一个 24 小时内血钠升高不超过 12mmol/L 的范围内最大程度的升高血清钠，但血钠水平不宜超过 125mmol/L，以避免脑桥中央髓鞘溶解。有时，患者会因为血清钠水平极低而出现体液超负荷或肺水肿，或有昏迷或癫痫发作症状，则可能需要静脉使用呋塞米（每 kg 体重 1mg），同时输注盐水。此时，需注意利尿引起钾和镁的丢失。

对于稳定无症状或轻症的慢性低钠血症治疗策略，除了限制液体摄入，还可使用 AVP 受体拮抗药，被称作"促排水"药，促进水排泄而不影响电解质。包括以静脉输注形式使用的考尼伐坦及口服的托伐普坦、利希普坦和沙替伐坦，通过与肾小管上的 V2 受体结合从而有效阻断 AVP 的活性。临床试验中证明对抗利尿激素分泌异常综合征患者和充血性心力衰竭导致的低钠血症患者，可迅速促进排水作用，同时在长期治疗中也可保持改善血钠作用长达 12 个月以上。与目前的治疗相比，AVP 受体拮抗药可能对治疗急性和慢性等容性和高容性低钠血症具有更直接的作用，且耐受性好。

2. 高钠血症 高钠血症的定义为血清钠 >148mmol/L，其常发生于患者体液流失多于钠的流失并且水分补充不足的情况，这种情况下高钠血症常伴有脱水。当体液丢失伴有钠的丢失，会出现不伴高钠血症的脱水。少数情况下，高钠血症可由过多的补钠而补水不够引起，这种情况常伴随等容或高容量状态。

在对 15187 例 60 岁以上住院患者的研究中，高钠血症的发生率为 1%，其平均钠浓度为 154mmol/L。同样，在对长期护理机构中老年患者的研究显示，高钠血症的发生率为 1%，但在 12 个月的观察周期中增至 18%。而在 264 例居住在养老院中因急性疾病需住院治疗的老年人中，34% 出现显著的高钠血症且血清钠浓度 >150mmol/L。

（1）危险因素：老年高钠血症风险增加相关的危险因素（表 18-11）。在血清钠浓度 >148mmol/L 的老年患者中，高钠血症的死亡率很高，往往和严重的基础疾病有关。

（2）临床表现：中度的高钠血症和脱水可能没有特殊症状，常包括虚弱和嗜睡。严重的高钠血症，往往血清钠 >152mmol/L，可伴有反应迟钝、麻木、昏迷及癫痫发作。临床体征主要包括血容量丢失及脱水导致的体重减轻、皮肤弹性差、黏膜干涩、心动过速以及直立性低血压。此外，由于血清钠浓度的增高，实验室检查可见血液浓缩，伴血细胞比容、血肌酐、尿素氮以及血清渗透压的增高。由于年龄相关的肾浓缩能力减弱，尿渗透压可能增加不明显。

（3）治疗：治疗高钠血症需要纠正体液丢失，一般需要占全部体液的 30% 的液体量。如果是完全由单纯的体液丢失引起的高钠血症，体液的丢失量可由以下公式进行计算：目前液体量 =140× 体重 ×

0.45/ 现有钠浓度。其中 0.45 表示水占体重的近似比例。从 0.45 × 体重得出正常体液重量扣除目前的体液总量后可得到近似的体液丢失量。

表 18-11　老年人高钠血症的危险因素

老年人高钠血症的危险因素	
失水增加	水摄取量减少
肾	口渴感受器受损
年龄相关性浓缩能力受损	认知功能受损（痴呆）
抗利尿激素功能抵抗	无法获得饮水
年龄相关的	
继发性的（药物，低钾血症，高钙血症）	
渗透性利尿（糖尿，利尿药所致尿钠增多）	
肾小管疾病	
胃肠道	
呕吐，腹泻	
皮肤（出汗蒸发）	
肺部（呼吸急促）	

中度的体液丢失（1~2L）可通过口服补液来纠正，而更明显的容量不足则需要静脉输液治疗，从补充 0.9% 的盐水开始，控制补液速度，充分缓解直立性低血压、心动过速，在第 1 个 24 小时内补充 50% 的丢失量并使血清钠降低不超过每小时 2mmol/L，过快纠正可能会导致脑水肿甚至脑损害和死亡。此后的目标是在 48~72 小时内使用 0.45% 的盐水以纠正剩余的体液丢失和低钠血症。

对于不伴高钠血症的脱水治疗，主要是通过静脉补充 0.9% 的盐水来纠正血容量不足。临床观察疗效的指标为直立性低血压和心动过速的缓解，以及血清肌酐和尿素氮的下降。

三、血压调节

血压调节功能受损使老年高血压患者不能适应心搏出量的微小变动。随体位、进食的变化，血压易出现波动，由卧位变为坐位或立位时易发生直立性低血压，部分高龄老年人甚至可发生餐后低血压。

1. 直立性低血压（orthostatic hypotension，OH）　直立性低血压在年龄 65 岁及以上人群总体患病率可达 20%~50%，而老年人高血压合并直立性低血压的患者高于上述比例，其心脑血管事件也增高 2~3 倍。

当人体由卧位转变为立位时，重力作用可使 500~1000ml 的血液转移至下肢和腹部内脏器官，导致静脉血液回流减少和心输出量下降约 20%，引起血压降低。在正常情况下，颈动脉窦和主动脉弓压力感受器通过增加交感神经信号传出和降低迷走神经活性等生理反射，心率加快、心输出量增加、外周循环阻力和静脉回流量增加，使血压在 1min 或更短的时间内恢复正常。此外，长时间的站立，可激活肾素 - 血管紧张素 - 醛固酮系统，使水钠潴留，循环血量增加，也可以防止由体位变化引起的血压降低。但是随着年龄增大，大动脉弹性减低、下肢及内脏血管壁的压力感受器反应失常，导致交感神经兴奋时心血管反应性降低，患者在站立时小动脉反射性收缩障碍、静脉回流量降低，引起血压下降。正是由于以上诸多因素，直立性低血压在老年人群中的患病率较高，可达 4%~33%。

（1）危险因素：直立性低血压的危险因素包括容量不足、药物及疾病，包括中枢性和周围性神经病变（表 18-12）。其中，高血压患者的直立性低血压患病率为 13.4%~32.1%。对不合并高血压的直立性低血压患者，随访数年后发生高血压的比例也高于普通人群，与高血压患者的年龄、合并疾病以及所用降压药物等因素有关。

（2）临床表现：直立性低血压指改变体位直立位的 3 分钟内，收缩压和（或）舒张压明显下降，伴有或不伴有低灌注症状的现象。低灌注临床症状表现为体位改变时头晕、黑蒙、乏力、恶心、视物模糊、苍白、冷汗等，持续时间多在 5~10 分钟，也有的长达 20 分钟，严重者可发生晕厥、癫痫样发作、跌伤骨折、短暂性脑缺血及心绞痛发作。部分患者无明显主诉，但同样可发生跌倒和晕厥。直立性低血压可进一步分为：

表 18-12　直立性低血压的危险因素

直立性低血压的危险因素
脱水，血容量不足
高血压
药物
抗帕金森病药物
单胺氧化酶抑制剂、左旋多巴、多巴胺受体激动剂
α- 受体阻滞剂、钙通道阻剂、利尿剂、硝酸酯
三环类抗抑郁药物
中枢性自主神经功能退行性变
多系统萎缩、帕金森病、路易体痴呆
周围性自主神经功能障碍
糖尿病、神经淀粉样变、免疫介导性神经病变、遗传性感觉神经病变、炎症性神经病变
维生素 B_{12} 缺乏

1）（初始）即刻直立性低血压：站立 15 秒内血压短暂性下降，伴先兆晕厥或晕厥。

2）经典直立性低血压：站立 3 分钟内，收缩压持续下降 ≥ 20mmHg 或舒张压下降 ≥ 10mmHg。

3）延迟直立性低血压：站立 >3 分钟，血压持续下降 ≥ 20mmHg（或仰卧位高血压患者血压下降 30mmHg），或舒张降低 10mmHg。血压逐渐降低，直至达到阈值。

4）神经性直立性低血压：是直立性低血压的一种亚型，由自主神经功能障碍引起，而不仅仅由环境诱发（如脱水或药物）神经性直立性低血压是由于中枢或外周神经损伤导致。

在诊断老年人直立性低血压过程中，首先应考虑有无可消除的诱发因素，如脱水或出血致使血容量不足；然后考虑有无药物作用，其中利尿剂、α 受体阻滞剂、血管扩张剂、硝酸酯类、三环类抗抑郁药物和 β 受体阻滞剂报道较多；最后是患者基础疾病的诊断，需要进行心脑血管疾病和神经系统疾病的相关检查以明确病因诊断。

（3）治疗：老年直立性低血压应首先消除可逆的诱发因素，如脱水或出血致使血容量不足，调整药物，治疗相应的基础疾病。采取以上措施应后，首先应用非药物治疗，教育患者及家人了解并正确掌握非药物治疗的方法（表 18-13）。关于直立性低血压药物治疗，目前国内外尚无新的特效药物。盐酸米多君改善神经性直立性低血压患者的症状，其有剂量依赖效应，会增加站立时的血压。应注意这些药物对老年人的不良影响和在改善立位低血压时有增高卧位血压的作用，因此需要慎用。屈昔多巴改善由于帕金森病、单纯自主神经衰竭与多系统萎缩等引起的神经源性直立性低血压，根据小样本研究，屈昔多巴可能减少晕厥。氟氢可的松可增加肾脏对钠的重吸收，增加血容量，并增加血管对肾上腺素受体的敏感性达到升压作用，可以改善直立性低血压的症状，卧位高血压是限制其使用的因素。在其他药物无效时，溴吡斯的明能通过增加外周血管阻力改善立位血压对神经源性直立性低血压晕厥的患者可能有益。虽然盐和液体补充在直立性低血压的患者中的治疗效果的数据有限，这 2 种治疗方法可以改善血压，同时减少症状。补充盐（6~9g，100~150mmol，约每天约 1 至 2 茶匙盐）增加血浆容量，但对于已有高盐摄入患者受益有限。水摄入增加通过激活交感神经升压效应增加血压，峰值效应出现在摄入后约 30 分钟后。增加盐和液体的摄入对于有高血压、肾病、心衰或心脏病史的患者不能获益。

表 18-13　直立性低血压的非药物治疗

方法	评价
逐渐变换体位	使机体有时间调节自主神经
避免增加胸膜腔内压的动作如过度用力、咳嗽等	这些动作可减少静脉回心血量，降低心输出量
避免卧位过久	将加剧直立时低血压
物理对抗动作如腿交叉、弯腰及紧绷肌肉等	减少周围血液灌注，增加静脉回心血量
停用或减量降压药物	可使卧位血压略高以维持直立位时的血压
穿弹力袜和用腹带	减少外周血量（下肢和内脏循环）
抬高床头 10°~20°，白天坐斜靠椅	降低卧位高血压，减少压力性利尿

2. 餐后低血压　餐后低血压和直立性低血压虽然不是同一种病变，但两者存在部分共同的病理基础，在同一患者可合并存在（即餐后直立性低血压）。餐后低血压在居家护理的老年人中患病率为 24%~36%，在我国住院老年患者中为 74.7%。一项随访 4.7 年的研究显示，老年人发生餐后低血压且收缩压降至 <120mmHg，全因死亡率增加 69%。其发病机制主要为餐后内脏血流量增加，回心血量和心输出量减少；压力感受器敏感性减低，交感神经代偿功能不全；餐后具有扩血管作用的血管活性肽分泌增多。

（1）危险因素：餐后低血糖的危险因素包括疾病、非进餐因素和进餐有关的因素（表 18-14）。

表 18-14　餐后低血压的危险因素

餐后低血压的危险因素
疾病
糖尿病
帕金森病
高血压
肾衰竭
多器官功能衰竭
血容量不足
药物
利尿剂、血管扩张剂、降压药物过量
进餐有关因素
高碳水化合物餐、进餐量过多、温度过热、长期卧床患者坐位进餐时间过久

（2）临床表现：符合 3 条标准之一者诊断为餐后低血压：①餐后 2 小时内收缩压比餐前下降 20mmHg 以上；②餐前收缩压不低于 100mmHg，而餐后 90mmHg；③餐后血压下降未达到上述标准，但出现餐后心脑缺血症状者。三餐中以早餐后低血压发生率最高，早餐或午餐后的血压下降幅度明显大于晚餐后。餐前血压越高的患者，餐后低血压的发生率越高，而且血压下降幅度也越大。症状多发生于餐后 30~60 分钟持续 30~120 分钟，可表现为头晕、乏力、视物模糊、嗜睡、晕厥、跌倒等。

（3）治疗：首先是基础疾病的治疗，并尽快纠正可能的诱因。目前尚无特异性治疗，但是非药物治疗比药物治疗更重要和简便可行。无症状者可用非药物治疗，有症状者常需加药物治疗。非药物治疗手段包括：①餐前饮水 350~480ml；②减少碳水化合物摄入；③少量多餐；④餐后取坐、卧位；⑤进食时避免饮酒，血液透析患者避免血透时进食；⑥避免餐前服用降压药，宜在两餐之间服用。

药物治疗尚缺乏循证医学证据，据报道减少内脏血流量、抑制葡萄糖吸收和增加外周血管阻力的药物是常用的能够改善餐后低血压的药物。葡萄糖苷酶抑制剂可抑制小肠刷状缘水平糖类的吸收，减缓胃排空速度，从而减少餐后血压的下降程度，适用于合并糖尿病、肥胖患者。咖啡因为中枢腺苷受体拮抗剂，可能是通过抑制腺苷的扩血管作用，减少内脏血流量而改善餐后血压下降。奥曲肽为生长抑素类似物，抑制血管活性胃肠激素的释放，增加外周血管阻力，减少餐后内脏血流。研究发现，奥曲肽对于老年高血压以及自主神经功能不全的患者有预防餐后低血压的作用。瓜尔胶是一种高纯化天然多糖，能够增加食物的黏稠度，增加人的饱腹感，通过减少葡萄糖的吸收，防止餐后低血压，对于需控制饮食的 2 型糖尿病患者适用。

（窦青瑜）

参 考 文 献

1. 哈特著.李小鹰,王建业译.哈兹德老年医学.6 版.北京:人民军医出版社,2016.

2. López-Otín C,Blasco MA,Partridge L,et al.The Hallmarks of Aging Cell,2013,153(6):1194-1217.

3. Edes AN,Crews DE.Allostatic load and biological anthropology.Am J Phys Anthropol,2017,162 Suppl 63 :44-70.

4. 中华医学会老年医学分会,中国医师协会高血压专业委员会.老年人高血压特点与临床诊治流程专家建议.中华老年医学杂志,2014,33(7):689-701.

5. Shen WK,Sheldon RS,Benditt DG,et al.2017 ACC/AHA/HRS Guideline for the Evaluation and Management of Patients With Syncope:Executive Summary:A Report of the American College of Cardiology/American Heart Association Task Force on Clinical Practice Guidelines and the Heart Rhythm Society.J Am Coll Cardiol,2017,70(5):620-663.

第19章

衰　弱

第一节　衰弱的定义和流行病学

一、定　义

衰弱（frailty）是一种与年龄相关的对环境因素易损性增加和维持自体稳态能力降低的一组临床综合征。衰弱可导致患者出现生活质量下降与功能残疾，使得患者的再就诊率和死亡率增加。易损性增加与年龄相关，也与身体失能和疾病状态相关，却又存在本质上的不同。衰弱老人经历外界较小刺激即可导致一系列临床负性事件的发生。与青壮年的亚健康状态不同，老年衰弱往往是一系列慢性疾病、一次急性事件或严重疾病的后果。

衰弱与其他老年综合征，譬如失能、共病交叉关联。2004年，美国老年学会定义衰弱是老年人因生理储备下降而出现抗应激能力减退的非特异状态，涉及多系统病理、生理变化，包括神经肌肉、代谢及免疫系统等。这种状态增加了死亡、失能、谵妄及跌倒等临床负性事件的风险。衰弱、失能和多病共存是不同的概念，三者关系密切、相互影响并伴有一定的重叠，衰弱和多病共存可预测失能、失能可作为衰弱和多病共存的危险因素。

二、流　行　病　学

因衰弱评估方法的不同，各文献报道的患病率也不尽相同，但总的趋势是患病率随着年龄的增加而增加，且女性高于男性，医疗机构中老年人衰弱患病率高于社区老年人。2012年一篇纳入了21个原始研究的系统评价，结果显示社区老人衰弱的患病率为4%~59.1%，合并数据并计算后得出衰弱平均患病率为10.7%，并随增龄而增加（65~69岁：4%；70~74岁：7%；75~79岁：9%；80~84岁：16%），女性高于男性（9.6%VS 4.9%）。国外有报道65岁以上社区老年人衰弱的患病率为7.0%~15.7%，而85岁以上老年人衰弱的患病率高达56%。美国一项纳入近6000例65岁以上社区老年男性研究发现，衰弱患病率为4.0%，衰弱前期为40%；其中65~69岁的老年男性衰弱患病率为1.6%，而这一比例在80岁以上人群中升至11.1%。在平均4.6年的随访后发现健康人群中有1.6%进展为衰弱，25.3%进展成衰弱前期。国内研究数据相对较少，诊断标准不统一，纳入人群的异质性较大，衰弱患病率为4.9%~83.4%。总之，衰弱的患病率随着年龄的增加而增加，女性高于男性。认知障碍、抑郁等慢性疾病也影响衰弱的发生。

第二节 如何在临床实践中识别衰弱

衰弱患者具有明显的易损性和预后差，因此及时有效的识别衰弱至关重要。这是进行预防和治疗衰弱，避免造成不良临床预后的依据。到目前为止，没有规范的诊断标准来识别仍处于易损性增加的状态、潜在的衰弱及已有临床表现的衰弱。最重要的是制订诊断标准，从而筛选人群、确定干预人群及制订干预方法，预防衰弱或减少衰弱相关的不良后果。

临床案例具有一定的启发性。我们列举一个常见的临床病例，这有助于我们在临床实践中识别衰弱。这是一位 83 岁的男性患者，独居 5 年，有高血压、代偿性充血性心力衰竭病史。3 年前有右侧股骨颈骨折史，平日绝大部分时间在家里活动，因为疲劳和害怕跌倒而不再参加户外活动。某日晨起上卫生间时不慎摔倒，被家人发现。老人自诉只是简单的摔倒，但因为太衰弱而站不起来。在随后的住院期间，医生发现其肌力明显下降，1 年内体重减轻 4kg，但是抽血查肝功、肾功、心肌标志物及胸部 CT 未见明显异常。未发现明确的病因导致其衰弱。然而，患者却再也不能像以前那样自己照顾自己，3 个月后因为肺部感染、急性心力衰竭而死亡。

通过以上病例可以说明老年人衰弱的连续性和表现的不典型性。机体由较小的损害（如跌倒）导致显著的和不成比例的健康状况的改变（最终该患者死亡）。老年人常常合并有多种老年综合征，如何在这些综合征中识别衰弱成为关键。在日常诊疗活动中，如果患者新近发生跌倒、尿失禁、直立性低血压、不明原因体重下降、抑郁、睡眠差、日常活动能力下降等，应高度怀疑患者合并有衰弱。衰弱的临床表现常常是非特异性的，可以体现在各个系统。肌肉系统可以表现为肌肉失用性萎缩、异位骨化、骨折、肌肉挛缩、活动度减少等，心血管系统可以表现为心率加快、直立性低血压、急性冠脉事件等，呼吸系统体现在肺活量减少、咳痰无力、吸入性肺炎等，消化系统表现为食欲缺乏、便秘、胃食管反流等，泌尿系统可表现为尿失禁、尿潴留等，内分泌代谢系统体现在肾上腺功能低下、电解质紊乱等。

目前有很多关于衰弱的研究，但是绝大部分研究关注的是社区老年人。这些研究提示衰弱与远期死亡、再入院率相关。既往流行病学研究证实，在稳定性冠心病、急性冠脉综合征、接收心脏外科手术和心脏导管治疗的患者中，衰弱可使死亡的相对风险增加。以上的病例和研究都提示，及时识别衰弱对其进行有效的干预对老年患者来说至关重要。

第三节 衰弱的评估

鉴于衰弱的普遍性和不良预后，老年患者衰弱评估与干预中国专家共识推荐对所有 70 岁及以上人群或非刻意节食情况下出现体重下降（≥ 5%）的人群进行衰弱的筛查和评估。

目前已经存在的衰弱评估工具包括：Fried 衰弱综合征标准、Rockwood 衰弱指数，国际老年营养和保健学会提出的 FRAIL 量表、骨质疏松性骨折研究中提出的 SOF 指数、日本学者提出的 Kihon 检查列表（Kihon Check-list，KCL）、临床衰弱量表、Groningen 衰弱指示工具、Edmonton 衰弱量表及多维预后评价工具等。目前尚无针对中国老年人衰弱的评估和筛查方法。

一、Fried 评估法

由 Fried 于 2001 年提出，由基于衰弱症状的 5 条标准组成：不明原因的体重下降；疲劳感；无力；行走速度下降；躯体活动降低（表 19-1）。如果满足以上 5 条中的 3 条及以上即可诊断为衰弱，该评估方法所定义的衰弱已被证明与许多长期的不良预后有关（表 19-2）。满足其中的 1 条或 2 条定义为衰弱前期。但是，该评估方法并不是诊断衰弱的"金标准"，也因为它不能完全反映出衰弱的多维度定义而受到批判。例如，该评估方法没有把认知和心理状况纳入，但是这两个方面是公认的衰弱的重要维度。此外，衡量该评估方法是否适用于一定的人群也是未知的，因为在大规模应用前需要先了解和界定当地居民的基线水平。

表 19-1　Fried 衰弱评估法

检测项目	判定标准
体重下降	过去 1 年体重下降 >4.5kg
疲劳感	握力低于平均水平 20% 以上。
无力	抑郁症流行病学研究中心自我报告的乏力
行走速度下降	4.6 米的行走时间低于平均水平 20% 以上
躯体活动降低	每周的体力活动消耗低于平均水平 20% 以上

表 19-2　衰弱患者 3 年不良事件发生率及风险比

不良事件	发生率（3 年）%	HR	95%CI
跌倒	28	1.29	1.00~1.34
ADL 评分降低	39	1.67	1.41~1.99
入院	59	1.13	1.03~1.25
全因死亡	18	1.49	1.11~1.99
移动能力下降	51	1.58	1.41~1.76

二、SOF 指数

2008 年，根据骨质疏松性骨折研究（Study of Osteoporotic Fractures）数据，提出了较为简单的评估老年衰弱的 SOF 指数，包括三个问题：①发现体重下降 ≥ 5.0%；②在不用手臂的情况下，不能从椅子上起来 5 次；③精力下降。受试对象满足 2 个或 2 个以上条目为衰弱，满足 1 个条目为衰弱前期，无以上任何一个条目为无衰弱。

三、衰弱指数（frailty index，FI）

这是一种基于不健康指标积累所占所有测量指标比例的衰弱评定量表。一个人不健康指标累计的数量越多，其健康缺陷越大，衰弱的可能性就大。其选取的变量包括躯体功能、心理及社会等多维健康变量，选取变量时需遵守一定的原则：后天获得，与年龄相关，具有生物学的合理性、给健康带来不良后果、不会过早饱和。目前变量的数量没有统一标准，实际应用中，通常为 30~70 个。如老年综合评估包括约 60 项潜在的健康缺陷，在此情况下，假设患者有 24 项健康缺陷，其衰弱指数评分则为 24/60=0.4。通常认为，FI ≥ 0.25 提示该老年人存在衰弱。该评估方法将多种复杂的健康信息整合成单一指标，可以更好地测评老年人整体健康状况，能很好地预测老年人衰弱程度及其健康状况和临床预后，具有很好地预测效度和敏感度。但是该评估方法需要评估的项目烦琐，耗时，临床上尚未普遍使用。

四、FRAIL 量表

2012 年国际老年营养学会提出定义衰弱的五项标准即 FRAIL 量表，包括：①疲劳；②耐力减退：上一层楼即感到有困难；③自由活动下降：不能行走一个街区；④多病共存：≥ 5 个；⑤体重下降，1 年内体重下降 >5.0%。满足以上 5 条标准中的 3 项或以上即为衰弱。这种评估方法较为简单，更适合进行快速临床评估。

第四节　衰弱的临床意义

标准的衰弱定义非常重要，一方面，临床上可以提供一个标准的、实用的方法来识别相关预后，包括高风险老年患者的失能和死亡。另一方面，对老年患者进行衰弱的筛查有助于识别急性疾病和伤害后出现并发症的高风险患者。随着衰弱领域研究的不断发展，这样的筛查也为治疗决策的制订及晚期衰弱患者临终关怀提供了一定的手段。

已经有初步证据显示，不同于各专科疾病的分期标准，衰弱的存在能够更好地预测患者的预后。例如，判断是否衰弱将有助于预测肺部感染老年患者的死亡率，并提示一些住院治疗后可能出现的一些并发症，如谵妄等。衰弱还可以预测手术后负性事件的发生，衰弱老人手术后的病死率明显高于非衰弱老人，且住院时间明显延长。因为衰弱患者对药物、侵入性操作等相关不良后果存在高度易损性。筛查衰弱有助于更多的专科医师关注这些高风险老年群体并进行有针对性的预防护理。专业的老年护理可优化资源利用，减少该人群的护理费用。

没有衰弱和处在衰弱早期阶段的高风险老年患者是失能预防干预的最大获益人群。但是，目前绝大部分的临床试验常常将衰弱及有伴随疾病的老年人排除在外，造成一些新的对慢性疾病有效的干预措施尤其是药物都是在相对健康的人群总得到验证的，而不是在患慢性病的老年人中进行。故而，当这些药物或干预措施在老年人或衰弱人群中应用时，经常会出现意外的不良反应，而且也表现不出原来临床试验中已经证实的效果。在衰弱人群中进行临床试验要比在年轻和健康的人群中进行试验复杂得多。总的来说，已经验证的衰弱的筛查标准可为衰弱的标准化定义提供一个起点，只有有了标准化的定义，才能进行更多研究来改善和发展这一标准。

第五节　衰弱的发病机制

老年衰弱的发病机制和病理生理尚不明确，衰弱机体复杂的生物学变化包括分子细胞水平、系统调节受损及系统功能受损。衰弱具有综合征的性质，表现在多方面。多个方面的功能障碍共同影响，使得机体不能维持稳态平衡，进而使老年衰弱者表现出对应激的易损性。新的证据表明，衰弱发生的风险明显与多个系统而非一个系统的异常相关，多个系统的异常是衰弱的特点。尽管大量证据表明，年龄和衰弱并行影响多种生理参数，但机体老化生物标志物的大多数研究是基于单一衡量方法。衰老过程的多个参数一起下降时，生物体在不同阶段试图达到不同的稳态。这意味着只有同时研究多个参数，我们才能找到有效的干预措施。

衰弱的一个标志是在分子和生理水平均存在稳态失衡或通信系统失调。免疫和神经内分泌系统失调可能是衰弱的生理基础。老龄化的疾病理论从分子水平可以部分解释这些变化。例如，线粒体产生的氧化应激增加可能启动了损害生理系统的许多进程，而能量生产（ATP）的下降可能使多种细胞信号转导、蛋白质转录和翻译效率下降。从而导致生物系统的改变。此外，自由基本身破坏了线粒体 DNA，从而导致能量生产的减少和更多氧化应激的增加。它损伤更多的 DNA 和蛋白质，或导致与衰弱直接相关的炎症介质转录。总之，衰弱机体复杂的生物学变化包括分子细胞水平、系统调节受损及系统功能受损，主要表现在神经－内分泌改变、免疫系统失调、炎性介质过度释放、凝血途径激活、代谢异常及相关系统功能障碍等。

第六节　衰弱的生物标志物和稳定失调

最近的研究表明，单个激素如睾酮、IGF-1 的血清水平不能很好地预测代谢综合征、衰弱和死亡率。已有越来越多的证据支持稳态失衡和衰弱相关的假设。特别是炎症和营养状况的标志物。通过研究这些要素间的关系，有助于我们更好的理解衰弱和与年龄相关的逐步发展至失能的过程。

促炎症反应的标志物水平升高提示老化和衰弱是一种与轻微炎症反应相关的阶段。此外，炎症和失能之间的因果联系加速肌肉的减少，肥胖似乎在炎症过程中发挥重要作用，并且可能是肌肉减少症的起始。研究表明，脂肪组织产生的炎性细胞因子，尤其是内脏脂肪，加快了肌肉代谢并可能有助于启动和维持肥胖者的肌肉减少，从而导致老年人的衰弱。新出现的数据显示，营养不良的程度和性质是老年人中衰弱失能一个重要的，也许是可逆的原因。氧化应激是肌肉减少症一个主要的发病机制，DNA、蛋白质、脂质的氧化损害是肌肉老化的主要原因。

此外，衰弱和衰弱前期的老年人较无衰弱的老年人具有较高水平的纤维蛋白原、Ⅷ因子和 D- 二聚体，这种关联在校正了心血管系统和糖尿病等混杂因素后仍然存在。衰弱还可能与糖尿病、胰岛素抵抗、甲状腺激素和瘦素有关。

研究稳态的失调，目前大多数研究在某种程度上任意破坏和拆分一个完整结构，这种方法是来自流行病学的研究模式。目前看来传统的流行病学方法不足以捕获事件和过程之间多重的关系。为了完整说明稳态生理学和病理学的复杂性，需要发展新的流行病学模式和统计学方法。

第七节 衰弱的预防和治疗

衰弱对卫生资源的利用及老年人的心理负担有很大的影响，积极预防和治疗衰弱会对老年人、家庭和社会产生很大益处，一项针对躯体衰弱的研究表明，中度衰弱的老年人对干预反应良好，而重度衰弱老年人对干预效果不佳，提示对衰弱及早干预有着十分重要的意义。

衰弱的管理是复杂的，而已公布的防止其发生或减少其程度的干预措施的证据是稀少的。目前衰弱的预防和治疗处于初步探索阶段，特异性干预衰弱的临床试验较少，但是通用的干预措施如运动、健康的生活方式和良好的营养是很重要的。

一、运 动 锻 炼

运动锻炼是提高老年人生活质量和功能最有效的方法。阻抗运动及有氧耐力运动是预防及治疗衰弱状态的有效措施。运动锻炼可以增加活动灵活性和日常生活活动能力、改善步态、减少跌倒、增加骨密度及改善一般健康状况。研究显示，耐力运动可以增加肌力、增加下肢肌容量和行走速度，这些变化与老年人灵活性及自发活动增加也有关。系统评价也显示，多衰弱老年人进行以家庭和团体为基础的锻炼，可以提高灵活性及功能状态。有针对性地进行柔韧性、平衡、力量和移动速度的锻炼可以减少躯体衰弱。在老年衰弱人群中，即使最衰弱的老年人也可以从任何耐受水平的体力活动中获益。运动应在做好安全风险评估和对老人保护的前提下进行，应根据老年人的个人兴趣、训练条件和目的选择运动强度、频率、方式和运动时间。重度衰弱患者可以在康复师或护工的帮助下选择被动运动的康复方式。

二、合 理 营 养

加强营养可以改善营养不良衰弱老年人的体重下降，但在非营养不良的衰弱人群中尚缺乏足够的证据。补充蛋白质特别是富含亮氨酸的必需氨基酸混合物可以增加肌容量进而改善衰弱状态。由于缺乏高质量研究，系统评价也不能对营养补充的作用做出明确的结论，且营养补充似乎只在与运动联合干预时才有效。对老年人蛋白质摄入的推荐仍未统一，有学者认为，老年人日常所需的蛋白质及氨基酸要略高于年轻人。维生素 D 可以提高神经、肌肉的功能，并能预防跌倒、骨折和改善平衡能力。老年患者衰弱评估与干预中国专家共识（2016）推荐当血清 25- 羟基维生素 D 水平 <100nmol/L 时可考虑给予补充，每人予以 800U 维生素 D_3 以改善下肢力量和功能。

三、共病及多药共用管理

老年人常患有多种疾病，如抑郁、心功能衰竭、肾功能衰竭、认知功能障碍、冠心病、视力及听力障碍等，这些共病是衰弱的危险因素，促进衰弱的发生与发展。衰弱的预防和治疗应包括积极管理老年人现患共病，尤其重视可逆转的疾病。此外，多药共用所导致的药品不良反应对老年人所带来的伤害也是衰弱的危险因素之一。评估衰弱老年人的用药、合理并及时纠正其不恰当的药物使用不仅可以减少医疗费用，还可以避免药物不良反应对老年人的伤害。

四、基于老年综合评估的综合干预

老年综合评估（comprehensive geriatric assessment，CGA）对衰弱老年人非常重要并且可使其得到最大获益。对衰弱老年人进行综合评估和干预的团队，应包括老年专科医师、护理人员、临床药师、康复医师、心理医师、营养师和护工。医疗护理模式必须个体化，强调尊重老年人意愿、保持老年人自己的价值观。对社区老年人可以进行基于老年综合评估的综合干预，通过建设护理需求及跌倒，进而降低入住医疗机构的风险及其他负性临床事件的发生。衰弱的住院患者应入住老年科病房，由老年专科医师对其进行老年综合评估比入住普通病房者的功能更易恢复、认知及其他功能继续下降的可能性减少，且具有较低的院内死亡率。

五、其　　他

对于衰弱老年人，很多侵入性检查和治疗会带来更多的并发症，有时会增加患者的负担并大大降低其生活质量。因此，避免过度医疗行为对衰弱老年人来说显得尤为重要。关于药物治疗，目前尚无可靠的依据。性激素受体调节剂、血管紧张素转换酶抑制剂、胰岛素样生长因子等是目前的研究热点。目前使用这些药物，需根据患者的个体情况权衡利弊。

（吴锦晖　张绍敏）

参 考 文 献

1. Simon Conroy，Amy Elliott.The frailty syndrome.Medicine，2017，45（1）：15–18.

2. Fried LP，Tangen CM，Walston J，et al.Frailty in older adults：evidence for a phenotype.J Gerontol A Biol Sci Med Sci，2001，56（3）：M146–M156.

3. Mello Ade C，Engstrom EM，Alves LC.Health–related and socio–demographic factors associated with frailty in the elderly：a systematic literature review.Cad Saude Publica，2014，30（6）：1143–1168.

4. Ramsay SE，Arianayagam DS，Whincup PH，et al.Cardiovascular risk profile and frailty in a population–based study of older British men.Heart，2014，101（8）：616–622.

5. Morley JE，Malmstrom TK，Miller DK.A simple frailty questionnaire（FRAIL）predicts outcomes in middle aged African Americans.J Nutr Health Aging，2012，16（7）：601–608.

6. Dent E，Hoogendijk EO.Psychosocial factors modify the association of frailty with adverse outcomes：a prospective study of hospitalised older people.BMC Geriatr，2014，14：108.

7. Hubbard RE，Woodhouse KW.Frailty，inflammation and the elderly.Biogerontology，2011，11（5）：635–641.

8. Rockwood K，Song X，MacKnight C，et al.A global clinical measure of fitness and frailty in elderly people.CMAJ，2005，173：489–495.

9. Tzoulaki I，Murray GD，Lee AJ，et al.Relative value of inflammatory，hemostatic，and rheological factors for incident myocardial infarction and stroke：the Edinburgh Artery Study.Circulation，2007，115（16）：2119–2127.

10. 郝秋奎，董碧蓉．老年人衰弱综合征的国际研究现状．中华老年医学杂志，2013，32（6）：685–688.

11. 郝秋奎，李峻，董碧蓉，等．老年患者衰弱评估与干预中国专家共识．中华老年医学杂志，2017，36（3）：251–256.

12. 董碧蓉．新概念老年医学．北京：北京大学医学出版社，2015.

13. 李小鹰，王建业．哈兹德老年医学．北京：人民军医出版社，2015.

第 20 章

跌　倒

第一节　跌倒基本概念

一、定　义

跌倒（fall）是指突发、不自主的、非故意的体位改变，倒在地上或更低的平面上。按照国际疾病分类（ICD-10）对跌倒的分类，跌倒包括以下两类：①从一个平面至另一个平面的跌落；②同一平面的跌倒。跌倒（falls）是我国伤害死亡的第四位原因，而对 65 岁以上的老年人中则为首位。

二、流 行 病 学

跌倒是老年人的常见问题，发生率随年龄增长而增加。据调查，年龄 65 岁及以上的社区居民中每年约 30% 会发生跌倒，85 岁及以上者每年约 50% 会发生跌倒。入住养老机构的老人跌倒发生率更高，养老院老人或住院老人每年跌倒发生率是社区老人的 3 倍或更高。对曾经一年前发生过跌倒的老人，再次跌倒的发生率高达 60%。相对男性，女性更容易发生跌倒。有统计显示：65~69 岁女性跌倒发生率为30%，80 岁以上女性则高达 50%。事实上，身体虚弱、有肢体功能障碍却有一定活动能力的老年人跌倒发生率明显高于其他人群。

三、预　　后

在 65 岁以上的老年人群中，跌倒引起的并发症是引起死亡的首要原因，因跌倒造成的死亡随着年龄的增长而增加。除了导致死亡以外，跌倒还会遗留活动受限，甚至大量伤残，带来跌倒后焦虑、抑郁、社会孤立。

高达 30% 的跌倒造成严重的脑外伤和骨折。因跌倒相关损伤导致住院的老年患者数量是其他原因入院人数的 5 倍；反复跌倒和髋部骨折是老人入院的常见原因。髋部骨折预后往往不良，约 1/5 髋部骨折患者在第一年死亡，不到 1/3 能恢复到骨折前的功能水平。髋部骨折后的康复过程缓慢且不能彻底恢复骨折前功能水平，大多患者因此长期入住护理机构。

跌倒以及随之发生的功能下降、住院时间延长、以及长期照护的需求造成医疗资源的大量消耗。据统计，美国每年因为跌倒而产生花费超过 310 亿美元。其中住院成本占 2/3。跌倒是造成老人非致死性损伤的主要原因。

四、危险因素（图 20-1）

引起老人跌倒的原因是多方面的，在因跌倒而住院的老年人中，内在原因占 45%，外在原因占 39%，原因不明者为 16%。

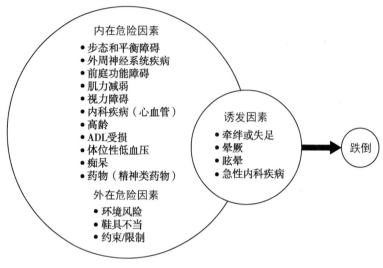

图 20-1　跌倒的危险因素

1. 内在因素（表 20-1）

表 20-1　老年人跌倒的危险因素

危险因素（risk factor）	比值比（odd ratio）
肌力减弱	4.4（1.5~10.3）
跌倒病史	3.0（1.7~7.0）
步伐不稳	2.9（1.3~5.6）
失衡	2.0（1.6~2.5）
使用辅助设施	2.6（1.2~4.6）
视力障碍	2.5（1.6~3.5）
关节炎	2.4（1.9~2.9）
功能受限（ADL 缺损）	2.3（2.1~2.5）
功能受限（IADL 缺损）	2.1（1.7~2.6）
限制在床	0.9（0.7~1.2）
正在服用精神药物	1.7（1.3~2.2）
服用四种或者以上药物	1.9（1.4~2.5）
年龄 ≥ 80 岁	1.7（1.1~2.5）
认知障碍	1.8（1.0~2.3）
抑郁	2.2（1.7~2.5）

2. 外在因素

（1）环境因素：包括室内和室外因素。室内灯光昏暗，地面湿滑，不平坦，步行途中障碍物，不合适的家具高度和摆放位置，楼梯台阶，卫生间无扶栏、把手等都可能增加跌倒的风险，不合适的鞋子及行走辅助工具也与跌倒有关。室外危险因素包括台阶和人行道缺乏修缮，雨雪天气、拥挤等都可能引起老年人跌倒。

（2）社会因素：受教育情况、收入水平、卫生保健水平、享受社会服务和卫生服务的途径、室外环境的安全设计，以及老年人是否独居、与社会的交往和联系程度都会影响其跌倒的发生率。

第二节 跌 倒 评 估

跌倒风险与危险因素的多少呈正相关。一项针对老年社区的队列研究显示，无跌倒危险因素的老人发生跌倒的风险为 8%，而跌倒危险因素 ≥ 4 的老人其跌倒风险达 78%。因此，老年科医生应将跌倒评估整合到每年病史的采集以及体格检查中。很多跌倒由于患者没有主动提供信息而未引起医生重视。一项由美国老年病学学会，英国老年病协会以及美国骨科医师协会共同发布的跌倒预防指南，推荐从事老年医学的医护人员应该询问过去一年里是否发生过跌倒。对于因跌倒就诊，或有反复跌倒发作及存在步态平衡异常的老人，应进行全面的跌倒评估。

一、病 史 评 估

1. 过去跌倒病史　过去跌倒史是评估老年人跌倒风险的重要因素，既往跌倒病史增加再次跌倒的风险。

2. 本次跌倒的详细情况

（1）跌倒时活动情况：跌倒时患者正在做什么？发生在什么地方？跌倒是发生在无危险的日常生活活动中，还是发生于某种有危险的运动中？这可以为寻找原因提供线索。

（2）跌倒前机体状况：跌倒前有无前驱症状（头晕、眩晕、失衡感、心悸等）；机体所患疾病情况：新发的骨关节炎或其他急性疾病（如泌尿系统或者呼吸系统感染）可使已经步态不稳的人跌倒。一些慢性疾病可能引起或者增加跌倒的风险，如帕金森氏病可、肌肉骨骼慢性疼痛、老年性黄斑变性和白内障、外周神经病变、膝关节炎、肌力下降、认知缺损、痴呆、脑卒中、糖尿病等。近期这些慢性疾病有无恶化或并发症、用药情况是否有改变。这对明确跌倒的病因有帮助。

（3）鉴别患者感到头晕还是眩晕：有些患者用头晕表示晕厥前的症状，晕厥多考虑心血管病的来源。另一些患者用头晕表示眩晕，眩晕则多考虑神经疾病（小脑、脑干）或中耳病变。

（4）需要寻找目击者：可询问跌倒时有无抽搐，若有提示癫痫发作。

（5）服用某种可能与跌倒有关的药物：服用抗精神病药物、镇静催眠药、抗抑郁药和抗高血压药物均有跌倒风险。特别注意询问服药时间与跌倒时间的关联性。服用 4 种及以上药物是跌倒的危险因素之一。

（6）乙醇摄入的情况：饮酒情况也应考虑。急性中毒、慢性滥用乙醇引起小脑退化和乙醇戒断都可能引起跌倒。反复跌倒可导致慢性硬脑膜下血肿。

（7）跌倒时的环境因素：近期居住环境有无改变，是否与子女住在一起？多数跌倒发生于家里，应了解家庭的布局。有无难走的楼梯或现代化家具、照明是否充足、地毯有无拱起、地面是否防滑、鞋裤是否合适、及行走辅助器具（拐杖、束带）等。一次成功的家庭访问，往往能确定患者可能不知道而又可能是引起反复跌倒的危险因素。

（8）跌倒后患者情况：感到短时间迷糊或神志不清提示曾有意识丧失。跌倒后有延续的意识紊乱（新的发作），有慢性意识紊乱加重，出现神经病学的症状或体征应考虑存在硬脑膜下出血的可能性。平卧后很快恢复的提示血管迷走性晕厥、颈动脉窦超敏或直立性低血压。

二、体 格 检 查

1. 直立性低血压检测　直立性低血压是老年人跌倒常见的重要原因。这种原因有潜在的可纠正性，尤其是药物或脱水引起的直立性低血压。在自主神经病变或帕金森病患者也可能发生。应在一天的不同时间、不同体位的检测血压，因为直立性低血压可能仅在药物效应发生以后才明显表现，或在多尿后未能及时饮水才表现。评价直立性低血压的方法是平卧5分钟后测量血压，站立后立刻和2分钟后再测量，在站立后收缩压下降 >20mmHg 和（或）舒张压下降 10mmHg 考虑此症。

2. 视力 视力下降是居住在社区的老年人中跌倒的最常见原因，往往是可以通过佩戴矫正眼镜予以纠正。

3. 听力 听力可用耳语测试或便携式听度计检测。第八对脑神经损伤可能与前庭功能障碍有关。

4. 认知功能障碍 痴呆是住院老人中的最常见原因，谵妄是另一个常被忽略的重要原因。建议入院时即筛查是否存在痴呆，住院期间每天评估谵妄，尤其是长期住院患者或外科患者术后7日内。

5. 足部检测 检查是否存在姆指囊肿、老茧或关节畸形。感觉神经病变也会增加跌倒的风险。长期行走姿势不正确，可能存在磨损的足趾，如帕金森病或足下垂。此外，是否存在穿戴不当（如鞋跟不平）也应考虑在内。

6. 其他 注意是否存在心律失常，颈动脉杂音。针对寻找是否存在注意力障碍，肢端周围神经的评估，本体感受，振动觉，皮质功能的测定，小脑和锥体外束功能等方面的神经系统评估是重要的。

三、辅 助 检 查

1. 实验室检查 关于实验室检查是否对跌倒预防有帮助，迄今为止仍无研究结果，进行全血细胞、甲状腺功能、电解质、尿素氮和肌酐、血糖、维生素 B_{12} 及维生素 D 水平测定是合理的。这些检查可以帮助发现可治疗的跌倒病因（贫血、脱水、低血糖或高血糖、糖尿病相关的神经病变）。

2. 影像学检查 影像学检查不作为筛查跌倒病因的常规检查，应该建立在病史或者查体结果的基础上。在完成病史采集和体格检查后，仍未找到相关病因，则可考虑进行相应的影像学检查。步态紊乱、神经检查异常、下肢痉挛或反射亢进者可考虑行脊柱 X 线扫描或磁共振（MRI）检查以排除颈椎病或腰椎狭窄；如果有新的进行性神经系统体征，或提示急性卒中或占位性病变的神经系统体征（神志不清加重，但无引起谵妄的其他原因），应作神经影像学检查。时刻警惕硬脑膜下血肿，特别对反复跌倒的老人。

为寻找"隐蔽"感染，应取中段尿标本（MSU）（对合作的患者）或导管收集的尿（CSU）作尿培养和血培养。跌倒的老人可能有泌尿系感染但无泌尿系症状，如果尿中亚硝酸盐和白细胞都阴性，尿液试纸检查对泌尿系感染的阴性预测值可高达 90%。

3. 晕厥评估 部分老人发生跌倒后，未意识到跌倒可能是由于意识丧失造成的。因此，对发生不明原因跌倒的老人应进行晕厥评估（可能需要心内科医生会诊）。同时完善动态心电图和超声心动图检查。是否应该进行头部扫描以及其他相关的检查，应该建立在病史或者查体结果的基础上。

四、专 科 检 查

1. "起立行走"（get up and go）试验 该测试包括观察患者在不依靠手臂力量情况下，从坐位站起时是否身体晃动，然后让患者转身，往回走，再坐回原位。整个测试时间应该 <16 秒，这样会增加测试的敏感性。完成困难的患者提示跌倒风险增加，并需要进一步综合评估。

2. 五次坐立试验 老年患者常常不会主动提供跌倒病史，因此，接诊医生应该对所有老年人询问跌倒病史。通过五次坐立试验测试，可以观察 65 岁以上老人的步态和平衡情况。五次坐立试验方法：受试者坐在无扶手的椅子上，双脚着地，背部不贴靠椅背，双手交叉于胸前，在听到测试开命令后，以最快的速度完成五次起立和坐下动作。记录受试者完成 5 次起立动作的时间。有过跌倒病史或存在步态/平衡障碍的患者则是将来发生跌倒的高危人群，这类人群常常因为担心再次跌倒，会有意识地限制自己的活动，从而导致抑郁、焦虑以及社交隔离等问题（表 20-2）。

3. 平衡能力测试

（1）静态平衡能力：测量方法：原地站立，按描述内容做动作，尽可能保持姿势，根据保持姿势的时间长短评分，将得分写在得分栏里。评分：0分（≥10秒）；1分（5~9秒）；2分（0~4秒），见表 20-3。

表 20-2 老年人跌倒风险评估表

运动	权重	得分	睡眠状况	权重	得分
步态异常 / 假肢	3		多醒	1	
行走需要辅助设施	3		失眠	1	
行走需要旁人帮助	3		夜游症	1	
跌倒史			用药史		
有跌倒史	2		新药	1	
因跌倒住院	3		心血管药物	1	
精神不稳定状态			降压药	1	
谵妄	3		镇静、催眠药	1	
痴呆	3		戒断治疗	1	
兴奋 / 行为异常	2		糖尿病用药	1	
意识恍惚	3		抗癫痫药	1	
自控能力			麻醉药	1	
大 / 小便失禁	1		其他	1	
频率增加	1		相关病史		
保留导尿	1		神经科病史	1	
感觉障碍			骨质疏松症	1	
视觉障碍	1		骨折史	1	
听觉障碍	1		低血压	1	
感觉性失语	1		药物 / 乙醇戒断	1	
其他情况	1		缺氧症	1	
			年龄 ≥ 80	3	

最终得分：低危（1~2 分）；中危（3~9 分）；高危（>10 分）

表 20-3 静态平衡能力测试表

测试项目	描述	得分
双脚并拢站立	双脚同一水平并靠拢站立，双手自然下垂，保持姿势尽可能超过 10 秒	
双脚前后位站立	双脚成直线一前一后站立，前脚的后跟紧贴后脚的脚尖，双手自然下垂，保持姿势尽可能超过 10 秒	
闭眼双脚并拢站立	闭上双眼，双脚同一水平并靠拢站立，双手自然下垂，保持姿势尽可能超过 10 秒	
不闭眼单腿站立	双手叉腰，单腿站立，抬高脚离地 5cm 以上，保持姿势尽可能超过 10 秒钟	

提示：在做闭眼练习时，应确保周围环境的安全，最好旁边有人保护，以免不慎跌倒。

（2）姿势控制能力：评分标准：0 分（能够轻松坐下起立而不需要扶手）；1 分（能够自己坐下起立，但略感吃力，需尝试数次或扶住扶手才能完成）；2 分（不能独立完成动作）（表 20-4）。

表 20-4 姿势控制能力测试表

测试项目	描述	得分
由站立位坐下	站在椅子前面，弯曲膝盖和大腿，轻轻坐下	
由坐姿到站立	坐在椅子上，靠腿部力量站起	

（说明：选择一把带扶手的椅子、站在椅子前、坐下后起立，按动作完成质量和难度评分，将得分填写在得分栏）

（3）动态平衡能力：设定一个起点，往前直线行走 10 步左右转身再走回到起点，根据动作完成的质量评分，将得分填写在得分栏（表 20-5）。

表 20-5　动态平衡能力测试表

测试项目	描述	评分	得分
起步	①能立即迈步出发不犹豫		
	②需要想一想或尝试几次才能迈步		
步高	①脚抬离地面，干净利落		
	②脚拖着地面走路		
步长	①每步跨度长于脚长		
	②不敢大步走，走小碎步		
脚步的匀称性	①步子均匀，每步的长度和高度一致		
	②步子不匀称，时长时短，一脚深一脚浅		
步行的连续性	①连续迈步，中间没有停顿		
	②步子不连贯，有时需要停顿		
步行的直线性	①能沿直线行走		
	②不能走直线，有时需要停顿		
走动时躯干的平稳性	①躯干平稳不左右摇晃		
	②摇晃或手需向两边伸开来保持平衡		
走动时转身	①躯干平稳，转身连续，转身时步行连续		
	②摇晃，转身前需停步或转身时脚步由停顿		

动态平衡能力评分标准如下：0 分（平衡能力很好，建议做稍微复杂的全身联系并增加一些力量性联系，增强体力，提高身体综合素质）；1~4 分（平衡能力尚可，但已经开始降低，跌倒风险增大）；5~16 分（平衡能力受到较大削弱，跌倒风险较大，高于一般老年人群）。17~24 分（平衡能力较差，很容易跌倒造成伤害）

五、确定类型与病因

所有具有跌倒危险因素的患者或有跌倒病史的老人都需要进行跌倒相关的评估。评估的内容包括跌倒当时的情况、跌倒危险因素的识别、疾病情况、功能状态以及环境危险因素。过去一年有过两次或者以上跌倒历史、身心障碍，握力降低，以及目前的抑郁状态是未来发生跌倒的预测因子。但是在进行跌倒风险评估之前需要和其他内科情况进行鉴别诊断（表 20-6）。

表 20-6　跌倒的类型和病因

诊断	临床特征
滑到	步态 / 平衡问题，环境危害，视觉障碍
心律失常	心悸，晕厥
感染	发热，低体温，心动过速，低氧血症，谵妄
直立性低血压	头晕发生于从坐位 / 卧位到立位体位的改变时
晕厥 / 颈动脉窦综合征	无明显诱因的跌倒
帕金森病	异常步态，直立位低血压
椎基底动脉供血不足	跌倒发作

第三节　跌　倒　预　防

一、个人干预措施

采用老年人跌倒风险评估工具（表 20-2）和老年人平衡能力测试表（表 20-5），社区卫生服务机构可协助老年人进行自我跌倒评估，以帮助老年人清楚地了解自己跌倒的风险级别，这也是老年人对跌倒自我干预的基础。老年人可根据评估结果，纠正不健康的生活方式和行为，规避或消除环境中的危险因素，防止跌倒发生。具体干预措施：①增强防跌倒意识，加强防跌倒知识和技能学习。②坚持参加规律体育锻炼，以增强肌肉力量、柔韧性、协调性、平衡能力、步态稳定性和灵活性，从而减少跌倒的发生。适合老年人的运动包括太极拳、散步等，其中太极拳是我国优秀的传统健身运动，包含了肌肉力量和平衡力的训练。研究发现太极拳可以将跌倒的机会减少一半，它除对人的呼吸系统、神经系统、心血管系统、骨骼系统等有良好作用外，还是老年人保持平衡能力最有效的锻炼方式之一。③选择适当的辅助工具，使用合适长度、顶部面积较大的拐杖。将拐杖、助行器及经常使用的物件等放在触手可及的位置。有研究提出髋关节保护器在一定程度上可预防护理机构内老年人发生髋关节骨折的风险。④熟悉生活环境：道路、厕所、路灯以及紧急时哪里可以获得帮助等。⑤衣服要舒适，尽量穿合身宽松的衣服。鞋子要合适，鞋对于老年人而言，在保持躯体的稳定性中有十分重要的作用。老年人应该尽量避免穿高跟鞋、拖鞋、鞋底过于柔软以及穿着时易于滑倒的鞋。⑥调整生活方式：避免走过陡的楼梯或台阶，上下楼梯、如厕时尽可能使用扶手；转身、转头时动作一定要慢；走路保持步态平稳，尽量慢走，避免携带沉重物品；避免去人多及湿滑的地方；使用交通工具时，应等车辆停稳后再上下；放慢起身、下床的速度，避免睡前饮水过多以致夜间多次起床；晚上床旁尽量放置小便器；避免在他人看不到的地方独自活动。⑦有视、听及其他感知障碍的老人应佩戴视力补偿设施、助听器及其他补偿设施。⑧将经常使用的东西放在不需要梯凳就能够很容易伸手拿到的位置。尽量不要在家里登高取物；如果必须使用梯凳，可以使用有扶手的专门梯凳，千万不可将椅子作为梯凳使用。⑨合理用药：请医生检查自己服用的所有药物，按医嘱正确服药，不要随意乱用药，更要避免同时服用多种药物，并且尽可能减少用药剂量，了解药物副作用切注意用药后的反应，用药后动作宜缓慢，以预防跌倒的发生。⑩防治骨质疏松。由于跌倒所致损伤中危害最大的是髋部骨折，尤其对骨质疏松的老年人。65 岁以上的老年人若血清 25 羟基维生素 D 浓度降低（<10ng/ml 或 <25nmol/L），其肌肉力量和肌肉重量减低，髋关节骨折风险增加。一项在护理机构预防跌倒措施的系统评价中得出，补充维生素 D 可有效预防老年人跌倒的发生。美国老年医学会专家建议每天维生素 D 的补充量至少 1000IU，才能维持足够的血清 25 羟基维生素 D 浓度，预防跌倒和骨折。绝经期女性必要时应进行激素替代治疗，增强骨骼强度，降低跌倒后的损伤严重程度。

二、家庭干预措施

全国调查显示，老年人的跌倒一半以上是在家中发生。因此家庭干预非常重要。家庭环境的改善和家庭成员的良好护理可以有效地减少老年人跌倒发生。具体做法是：

1. 家庭环境评估　可用居家危险因素评估工具 HFHA 来评估，需要考虑的因素如下：①地面是否平整、地板的光滑度和软硬度是否合适，地板垫子是否滑动？②入口及通道是否通畅，台阶、门槛、地毯边缘是否安全？③厕所及洗浴处是否合适，有无扶手等借力设施？④卧室有无夜间照明设施，有无紧急时呼叫设施？⑤厨房、餐厅及起居室安全设施？⑥居室灯光是否合适？⑦居室是否有安全隐患？

2. 家庭成员预防老年人跌倒的干预措施

（1）居室环境：移走可能影响老人活动的障碍物；将常用的物品放在老年人方便取用的高度和地方；尽量设置无障碍空间，不使用有轮子的家具；尽量避免地面的高低不平，去除室内的台阶和门槛；将室内所有小地毯拿走，或使用双面胶带，防止小地毯滑动；尽量避免东西随处摆放，电线要收好或固定在角落，不要将杂物放在经常行走的通道上。居室内地面设计应防滑，保持地面平整、干燥，过道应安装扶手；选择好地板打蜡和拖地的时间，若是拖地板须提醒老年人等干了再行走，地板打蜡最好选择老年人出远门的时候。卫生间是老年人活动最为频繁的场所，也是最容易受伤的地方，因此卫生间内的环境隐患需要受到特别关注。卫生间的地面应防滑，并且一定要保持干燥；由于许多老年人行动不便，起身、坐下、弯腰都比较困难，建议在卫生间内多安装扶手；卫生间最好使用坐厕而不使用蹲厕，浴缸旁和马桶旁应安装扶手；浴缸或淋浴室地板上应放置防滑橡胶垫。老年人对于照明度的要求比年轻人要高 2~3 倍，因此应改善家中照明，使室内光线充足，这对于预防老年人跌倒也是很重要的。在过道、卫生间和厨房等容易跌倒的区域应特别安排"局部照明"；在老年人床边应放置容易伸手摸到的台灯。

（2）个人生活：为老人挑选适宜的衣物和合适的防滑鞋具；如家中养宠物，将宠物系上铃铛，以防宠物在老年人不注意时绊倒摔跤；没有自理能力的老人，需要有专人照顾。

（3）起居活动：如厕时要有人看护。

（4）一般预防：帮助老年人选择必要的辅助工具。

（5）心理干预：从心理上多关心老年人，保持家庭和睦，给老年人创造和谐快乐的生活状态，避免使其有太大的情绪波动。帮助老年人消除如跌倒恐惧症等心理障碍。

三、多因素综合干预措施

多种危险因素评估后的综合干预是预防跌倒最有效的方法。一项在老年社区做的多学科，多因素健康和环境筛查以及干预计划的系统评价发现，与对照组比较，经过综合干预曾有跌倒病史和已知跌倒危险因素的老人，发生跌倒的风险显著减少。

成功的综合干预措施应该包括：①结合步态和平衡训练的锻炼计划；②专业治疗师对合理使用辅助设施的建议；③回顾和修改用药；直立性低血压的评估和治疗；④去除或修改存在的环境风险以及评估和治疗内科及心血管疾病（表 20-7）。

表 20-7　老年人跌倒风险的临床评估及干预措施

老年人跌倒风险的临床评估及干预措施	
危险因素	**干预措施**
曾经造成跌倒的环境	改变环境和活动来减少类似跌倒的反复发生
药物的使用 　高风险药物（例如：苯二氮䓬类，其他睡眠药物，地西泮，抗抑郁药，抗惊厥药物，或者 IA 类抗心律失常药物） 　药物种类超过四种及以上	检查并减少用药
视力障碍 　敏锐度 < 20/60 　深度感知降低 　对比敏感性降低 　白内障	增加不刺眼的灯光照明；行走时避免行走使用多焦点的眼镜；参考眼科医生的建议
直立性低血压 有或者无症状的反复突然站立或者站立 2 分钟以后的体位性收缩压下降（卧位 5 分钟以上后立即站立，站立 2 分钟后收缩压下降 20mmHg 或者 ≥ 20%）	如果可能，尽量找到基本的病因并治疗；回顾并评价目前的用药；适当修正盐摄入量的限制；足够的水摄入；补偿策略（例如：抬高床头，缓慢直立，或者做背屈练习）；使用弹力袜；如果以上方法失败则使用药物治疗
平衡和步态障碍 　患者主诉或者观察到失衡存在 　通过简易评估发现障碍（例如"起立行走"测试）	如有可能，诊断和治疗潜在的病因；减少可能影响平衡的药物；环境干预；按照物理治疗师的建议使用辅助设施以及进行步态和平衡的训练

续表

老年人跌倒风险的临床评估及干预措施	
神经系统异常 　本体感受障碍 　认知障碍 肌力减弱	如有可能，诊断和治疗潜在的病因；增加本体感受输入（借助辅助设施或者穿低跟、薄底并且能够裹紧双脚的鞋子）；减少使用影响认知的药物；发现存在认知缺陷的照护者；减少环境相关的危险因素；按照物理治疗师的建议进行步态、平衡和肌肉力量的训练
骨骼肌系统异常： 腿部检查（关节和活动范围）和双脚	如有可能，诊断和治疗潜在的疾病；按照物理治疗师的建议进行力量，关节活动范围以及步态和平衡的训练以及辅助设施的使用；穿合适的鞋子；遵循足病医生的建议
心血管系统异常 　晕厥 　心律失常（是否存在已知的心脏疾病，异常的心电图以及晕厥）	遵循心脏病医生的建议；颈动脉窦按摩（针对晕厥患者）
出院后家庭风险评估	去除不固定的小地毯并使用夜灯，防滑垫，以及设置楼梯扶手；其他必要的干预措施

（李　颖）

参 考 文 献

1. Hausdorff JM，Rios DA，Edelberg HK.Gait variability and fall risk in community-living older adults：a 1-year prospective study. Arch Phys Med Rehabil，2001，82：1050-1056.

2. Guideline for the prevention of falls in older persons.American Geriatrics Society，British Geriatrics Society，and American Academy of Orthopaedic Surgeons Panel on Falls Prevention.J Am GeriatrSoc，2001，49：664-672.

3. Stevens JA，Corso PS，Finkelstein EA，et al.The costs of fatal and non-fatal falls among older adults.Inj Prev，2006，12：290-295.

4. Ganz DA，Bao Y，Shekelle PG，et al.Will my patient fall？ JAMA，2007，297：77-86

5. Shorr RI，Chandler AM，Mion LC，et al.Effects of an intervention to increase bed alarm use to prevent falls in hospitalized patients：a cluster randomized trial.Ann Inter Med，2012，157：692-699.

6. Stalenhoef PA，Diederiks JP，Knottnerus JA，et al.A risk model for the prediction of recurrent falls in community-dwelling elderly：a prospective cohort study.J ClinEpidemiol，2002，55：1088-1094.

7. Gillespie LD，Gillespie WJ，Robertson MC，et al.Interventions for preventing falls in elderly people（Cochrane Review）.The Cochrane Library，2007 Issue 1..Ed.Chichester，UK：John Wiley and Sons，Ltd.

第 21 章

骨骼肌减少症

第一节 定 义

随着人口老龄化加剧，高龄老人日益增多，增龄相关性疾病已经成为老年医学研究的热点。在人体正常生命进程中，神经肌肉系统的结构和功能会将发生不可避免的退行性变化，在增龄过程中将发生骨骼肌肌纤维的质量（包括体积和数量）减少、力量下降以及结缔组织和脂肪增多等改变。1997 年 Rosenberg 首先注意到了年龄相关的肌肉量减少会对健康产生广泛的不良影响，导致一系列不良事件如骨折、跌倒、失能甚至死亡的发生。因此提议使用骨骼肌减少（sarcopenia），即"肌少症"，这一术语。2010 年欧洲老年人肌少症工作组（European Working Group on Sarcopenia in Older People，EWGSOP）将肌少症定义为老龄化进程中以骨骼肌质量及力量下降为特征的临床综合征，并伴有失能、生活质量降低甚至死亡。2011 年，国际肌少症工作组（the international working group on sarcopenia，IWGS）将肌少症定义为"与增龄相关的骨骼肌容积和功能的下降"。并阐释为："这种骨骼肌丢失导致肌力下降、（肌肉）代谢率下降、有氧耐力下降，因此肌肉功能下降"。2016 年国际疾病分类（international classification of diseases，ICD-10）已经纳入肌少症并进行了分类。

第二节 流 行 病 学

由于检测方法和诊断标准上的差异，不同研究提供的肌少症患病率存在明显差异。研究表明，50 岁后骨骼肌量平均每年减少 1%~2%，50~60 岁间减少量达 3%。一项在德国进行的研究纳入 1405 名 60~80 岁老年人，采用欧洲肌少症工作组诊断标准，发现肌少症患病率为 24.3%。Iannuzzi-Sucich 等的研究中，他们采用 DXA 测量四肢骨骼肌质量，对 195 名 64~93 岁男性及 142 名同龄女性进行调查，结果显示，男性患病率为 26.8%，女性为 22.6%。Federicq 等用 BIA 检测骨骼肌质量，调查 289 名平均年龄 83.2 岁的老年门诊患者，结果发现肌少症患病率 19.1%，男性患病率为 12.7%，女性为 22.9%。截至 2010 年，数个美国大型人群研究显示，60 岁以上老人肌症患病率在 10% 左右，70~80 岁老人患病率为 10%~20%，80 岁以上达 30%。亚洲地区如香港、台湾及日本先后有肌少症患病率的报道，男性发病率 6.4%~13.4% 之间，女性为 7.6%~14.9%。我国上海地区的研究数据显示对 18~96 岁的男性（1766 名）和女性（1778 名）采用 DXA 测量四肢骨骼肌质量，以四肢骨骼肌质量指数低于年轻人 2 个 SD 为诊断标准，发现男性肌少症患病率为 12.3%，女性为 4.8%。

肌少症患病率的差异与不同的诊断标准、测量方法、研究人群的年龄、性别、种族及生活环境等差异有关。目前虽然中国香港、台湾地区先后采用不同的诊断标准报道肌少症的患病率，但适合中国大陆人群的肌少症诊断标准，还有赖于质量可靠的本种族人群研究提供正确的参考值。

第三节　病理、病因与发病机制

一、病 理 改 变

肌少症病理改变表现为骨骼肌肌容积减少、肌纤维质量改变、肌纤维类型比例改变。De Coppi 等在共聚焦显微镜下观察发现，肌少症患者的骨骼肌超微结构与青年肌肉相比出现了明显变化，表现为兴奋收缩解偶联、横管系统肿胀及肌浆网碎裂。CT、MRI 和尸体检测等证实，骨骼肌质量随着年龄增加，下降可高达 40%，但由于同时伴随的脂肪沉积，一般体质量下降并不明显。衰老骨骼肌萎缩还伴随着肌纤维数量减少。70 岁以后，Ⅰ型肌纤维的横截面积下降 15%~20%，Ⅱ型肌纤维下降达 40%，可能是部分Ⅱ型肌纤维向Ⅰ型肌纤维转化或Ⅱ型肌纤维数量直接减少所致。90 岁以后较 20 岁时骨骼肌的Ⅰ型和Ⅱ型肌纤维计数均同等程度地减少了 50%。多项针吸活检的组织学检查发现老年人较年轻时Ⅱ型肌纤维的平均大小减少了 20%~50%，而Ⅰ型纤维则受影响较少，只减少了 1%~25%。

二、病因、发病机制

肌少症病因多样，其病理生理机制涉及多方面的因素，目前尚不完全清楚。明确肌少症发生与发展的机制有助于其临床干预研究，但随着探讨病因的研究不断深入，目前尚无明确的首要致病因素。源于组织学、生物化学和分子生物学的研究证实，蛋白质合成与分解失衡、线粒体染色体损伤、自由基氧化损伤、激素水平变化、及骨骼肌的修复机制受损、细胞凋亡、钙稳态失衡、神经 – 肌肉功能衰退及运动单位重组、热量和蛋白质摄入改变等均与肌少症有关，这些均是衰老相关的多因素综合作用的结果。然而，其确切的发病机制尚待进一步研究。

有研究者提出，在心功能不全、内分泌改变、少动和营养不良等多种肌少症病因情况下均可能出现的 α 运动神经元分布异常和异常的细胞内信号通路，这很可能是共同的病理生理机制。细胞内信号通路异常最显著的是 Ca^{2+} 通路的异常。细胞内信号物质如 IGF-1 和肌肉生长抑素 myostatin 被发现对骨骼肌细胞及卫星细胞的合成代谢效应起重要作用。随着年龄增加生长激素和 IGF-1 都有所下降，补充它们被观察到提高了肌容积但并没有提高肌力。人们相信生长激素、IGF-1、肌肉生长抑素等细胞内信号物质的改变参与了肌少症的病理生理机制。

随着电生理技术与运动单位数量测量技术（Motor Unit Number Estimation，MUNE）的使用，发现与肌肉质量减少相比，肌纤维体积减小微弱，α 运动神经元的损失可能是年龄相关肌肉质量损失的主要原因。无论用宏观肌电图技术还是 MUNE，均显示四肢近端和远端肌肉的运动单位功能损害。同时肌肉形态学改变与慢性神经改变的一致性，提示年龄相关的神经损伤是肌肉纤维减少及肌肉质量减少的一个因素。在高龄老人，运动神经单元减少速度大于再生速度导致主动、被动肌力下降，这提示运动神经单元减少到一定程度才发生肌肉质量和肌肉力量损害，这也可能解释在高龄老人肌肉力量的快速降低和随之而来的失能和虚弱综合征。

第四节　诊 断 标 准

2010 年以来，多个国际权威机构对肌少症进行了定义，一致认为肌少症包括肌肉质量减少，力量下降及功能降低三个方面，其病因不仅是骨骼肌的退行性改变，而且是与多种老年期常见临床情况（包括疾病）有关。该界定使肌少症的定义从最初"单纯的骨骼肌增龄性改变"发展成为一个可以临床操作的概念。欧洲肌少症工作组（European Working Group on Sarcopenia in Older People，EWGSOP）将肌少症定义为与增龄相关的骨骼肌质量、力量及功能下降的一种综合征。

一、骨骼肌质量的测定方法

肌少症的诊断过程应包括骨骼肌质量的检测和骨骼肌功能下降。四肢骨骼肌是人体步行及体力活动的主要骨骼肌，占全身骨骼肌质量 75%。因此对于骨骼肌质量评估，目前应用较多的是四肢骨骼肌指数（appendicular skeletal muscle index，ASMI）即老年人四肢骨骼肌质量（kg）与身高的平方（m^2）的比值。目前很多方法可以测量骨骼肌质量，欧洲及亚洲肌少症工作组推荐有 CT，MRI，生物电阻抗法（BIA）与双能 X 线吸收法（DXA），不同的测量方法各有利弊。

1. CT 和 MRI 成像技术　是骨骼肌质量测定的金标准方法，然而这两种方法费用昂贵以及 CT 全身扫描的放射性暴露问题，检查开展的普遍性受限制使它们临床上未能广泛用。

2. DXA 检测方法　虽然最早用于测量骨密度，但新型 DXA 仪器能够区分人体的脂肪、肌肉和骨骼组织，且 X 线放射性暴露微小，已经成为金标准的最好替代方法。由于四肢骨骼肌占全身的比例大，且四肢的非脂肪软组织主要是肌肉，DXA 的检查方法往往只计算四肢肌肉质量。然而双能 X 线扫描由于设备不可移动，操作速度慢，不适合作为在社区及针对大量人群筛查使用。

3. BIA 测量　具有费用低廉，携带方便，无辐射及操作快的优点，适用于社区调查及大规模的筛查。Ling 等分别用 BIA 与 DXA 测量 484 例中年人身体成分，发现两种方法测量结果具有强相关性。Anderson 等也以 DXA 为参照，用 BIA 测量 50 名 18~49 岁成年人骨骼肌质量，结果同样有良好相关性，该研究按不同性别亚组分析发现两种方法测量骨骼肌质量，男性受试者结果相关性比女性强。在 BIA 检测骨骼肌质量的准确性方面，有研究发现在严格的测量条件下，BIA 与金标准 MRI 测量结果有较高的相关性及一致性。欧洲肌少症工作组已经推荐 BIA 可用于肌少症的诊断研究。

4. 其他的肌容积测定方法　比如非脂肪组织钾含量测定法并不常用，目前看来也不会成为主流的方法。而小腿围、上臂围和皮肤皱褶厚度测量方法也被用于评估骨骼肌质量准确性很差，不推荐使用。

二、骨骼肌力量和躯体功能

骨骼肌力量的测量方法很多，其中握力是评估肌肉力量的最常用方法。它操作简单，且与下肢肌力相关。膝屈伸肌肌力测试可直接测量下肢肌力，但由于需要特殊仪器及训练，很难广泛用于临床。躯体功能测量也包括多种方法。常规步速测试简单易行，并能预测严重活动受限及死亡等不良事件，因此被广泛用于临床及科研。同时简易体能测试法（Short Physical Performance Battery，SPPB）、起立行走试验（Timed Up and Go，TUG）、登梯试验（Stair Climbing Power Test）也是常用的测试方法。

三、肌少症诊断标准

按照目前达成的一致性操作定义，肌少症的诊断过程应包括骨骼肌质量的检测。在各大机构提出的诊断标准中，较常应用的是欧洲肌少症工作组的诊断标准：四肢骨骼肌指数（Appendicular Skeletal Muscle Index，ASMI）即老年人四肢骨骼肌质量（kg）与身高的平方（m^2）的比值低于相应族群年轻人平均值的两个标准差以上即可诊断为肌少症。但是，亚洲地区在人种、体型、生活方式及文化背景等方面都明显异于白种人，在中国人群中直接接受欧洲的诊断标准，尚存在一些争议。2013 年亚洲研究肌少症的专家成立了亚洲肌少症工作组（Asian Working Group for Sarcopenia，AWGS），制定出了亚洲肌少症的诊断策略。AWGS 推荐的诊断标准与 EWGSOP 相似，都包括了肌肉质量测定、肌肉强度测定和活动能力测定，差异在于具体切割数值有所不同（表 21-1）。

表 21-1 不同肌少症诊断标准的对比

项目	亚洲肌少症工作组 （AWGS）	欧洲肌少症工作组 （EWGSOP0）	国际肌少症工作组 （IWGS）
骨骼肌指数切点（四肢肌肉量/身高^2)	DXA 的诊断切点为男性低于 7.0kg/m^2，女性低于 5.4kg/m^2；BIA 则为男低于 7.0kg/m^2，女低于 5.7kg/m^2	低于正常成年人 2 个标准差	男性低于 7.23kg/m^2 女性低于 5.67kg/m^2
握力切点	男性 26kg，女性 18kg	男性 30kg，女性 20kg	未提及
步速切点	0.8m/s	0.8m/s	1.0m/s

四、肌少症的诊断流程（图 21-1）

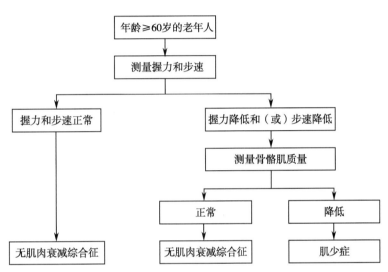

图 21-1 亚洲肌肉衰减综合征工作组（AWGS）推荐的肌少症诊断流程图

第五节　预防和治疗

一、营养治疗

1. 蛋白质　许多老年人由于蛋白质摄入不足，导致肌肉质量和力量明显下降，四肢肌肉组织甚至内脏组织消耗使机体多系统功能衰退。Thalacker-Mercer 等比较了 1 周内蛋白质摄入量不足 0.5g/（kg·d）与蛋白质摄入足量 1.2g/（kg·d）对老年人骨骼肌基因表达属性的影响，结果表明，蛋白质摄入不足与蛋白质合成、肌球蛋白形成和卫星细胞增殖的转录物下调有关。一些研究显示老年人除了蛋白质摄入不足的危险因素，还存在合成代谢性障碍。老年人不能有效地利用氨基酸合成肌肉蛋白。Katsanos 等比较了老年人和年轻人服用必需氨基酸（EAA）小药丸（6.7g）对肌肉蛋白质合成的影响。结果发现，老年人的蛋白质合成反应比年轻人小。尽管在老年人存在合成代谢性障碍，但刺激肌肉蛋白合成时蛋白质的摄入及其来源都是十分重要的。

机体摄入蛋白质的种类对肌肉蛋白质的合成有差异。动物蛋白（如牛肉、乳清等）增加机体肌肉合成以及瘦体重的作用比酪蛋白或优质植物蛋白（大豆分离蛋白）更强。这主要取决于蛋白质中必需氨基酸、支链氨基酸含量以及食物蛋白质的消化和利用情况。乳清蛋白富含亮氨酸和谷氨酰胺，亮氨酸可促进骨骼肌蛋白合成；而谷氨酰胺可增加肌肉细胞体积，抑制蛋白分解，促进肌肉生长。

研究显示，必需氨基酸促进肌肉合成的作用要比相同能量的蛋白质更强。在各种氨基酸中，亮氨酸促进肌肉合成的作用最强。亮氨酸在调节肌肉代谢中起重要作用，给老年受试者的必需氨基酸混合物中亮氨酸比例增加可逆转肌肉蛋白合成的衰减反应。也有研究发现 12 周内每天补充亮氨酸代谢物、精氨酸和赖氨酸，能正向改变老年女性受试者的肌肉功能和强度，增加无脂体重和蛋白质合成。因此，老年人补充亮氨酸可以作为预防肌少症发展，老年人注意进食富含必需氨基酸的饮食，尤其是富含亮氨酸的食物来源，如牛肉、鱼和豆类。

2. 脂肪酸　病例对照研究结果表明，伴有肌少症的癌症患者肌肉组织中多不饱和脂肪酸含量和比例低于非肌少症患者。长链多不饱和脂肪酸（LCPUFA）通过增加抗阻力运动的效果及与其他营养物质的联合作用来延缓肌肉衰减综合征的形成：以鱼油作为油脂的主要来源，可以增加运动员瘦组织的量和降低体重。在一项研究中，力量训练（ST）组为单纯力量锻炼 90 天，ST90 组为力量训练同时补充鱼油90 天，2g/d，ST150 组先只补充 60 天鱼油，2g/d，之后同第 2 组一样共 150 天。实验结果为，从肌电图显示活动到有机械反应的时间（EMD）先期锻炼的各组间没有统计学差异。预先给 60d 鱼油，不锻炼组EMD 未见变化，ST 组的骨直肌和腓肠肌 EMD 在训练后显著缩短，与 ST 组相比，鱼油补充组（ST90 和ST150 组）的 EMD 更加明显地缩短。表明在力量训练中补充鱼油能够使老年人骨骼肌肌力和肌肉蛋白的合成能力显著提高，但单纯的鱼油补充没有效果。

3. 维生素 D　多项大规模的横断面研究都可观察到血清低维生素 D 水平与老年人身体功能、肌肉力量下降以及老年人的低体能活动存在明显的相关性。60 岁以上的老年人血清维生素 D 浓度 <40nmol/L 者，其下肢骨骼肌力量（8 英尺行走时间、椅上坐 – 站测试）明显降低。Bischoff–Ferrari 等一项涉及 8 个随机对照试验（n=2426）的 Meta 分析显示，维生素 D 补充剂量达到 700~1000IU/d 可使老年人摔倒风险降低 19%，补充剂量低于 700 IU/d 或血清 25（OH）维生素 D 浓度低于 60nmol/L 可能无法降低老年人摔倒风险。社区居住的老年人每天结合服用维生素 D（800IU/d）和钙（1000mg/d）比单独补充钙剂的跌倒次数更少，这样能更好的提高肌肉功能和强度。动物实验发现维生素 D 受体敲除小鼠表现为生长迟缓，肌肉损伤，肌纤维直径比野生型小鼠小。老年人由于普遍存在日晒时间不足，进而导致维生素 D 合成受阻，还存在膳食维生素 D 摄入量低等现象，维生素 D 不足的患病率高。因此对于维生素 D 水平较低或维生素 D 缺乏症高风险人群应补充维生素 D，这可作为预防和治疗肌少症的重要策略。

4. 肌酸　肌酸是由精氨酸、甘氨酸及甲硫氨酸合成的一种氨基酸衍生物，它既可以来自于食物，也可以在体内合成。其功能是快速增加肌肉力量，加速疲劳恢复，提高爆发力。肌酸在蛋白质合成及细胞新陈代谢中发挥重要作用。肌酸可提高肌肉磷酸肌酸水平，缩短肌肉松弛时间。在高强度训练期间可增加肌肉蛋白质合成、增强骨骼肌的质量和力量，提高运动能力和成绩。补充肌酸协同体育锻炼能提高青年人和运动员的肌肉力量，但缺乏有关老年人的研究。

二、运　动　治　疗

运动干预，尤其是以抗阻运动为基础的运动，能有效改善肌肉力量和身体功能。此外，运动还能改善成年人和老年人其他疾病状况，有益于健康。运动是预防和延缓老年人肌少症的重要措施。

1 篇包括 7 个随机对照研究（RCT）的系统综述结果显示，中 – 高强度抗阻运动（强度65%~85%1RM，重复 8~12/ 组，2~3 组）3~18 个月可以增加 60~95 岁老年人肌肉质量和力量，改善身体功能。3~18 个月综合运动（包括有氧、抗阻和平衡 / 柔韧性训练，40~60min/d，每周 5 天）可以增加老年人肌肉力量，改善身体功能，对肌肉质量无显著影响，但高强度综合运动可以增加老年女性肌肉质量。Kim 等对 1156 人进行了回顾性研究，结果发现肌肉量正常的人群进行中 – 高强度身体活动的比例比患有肌肉衰减综合征的人群高。病例对照研究结果显示，中 – 高等强度运动和步行可以预防中、老年人肌肉丢失，降低肌肉衰减综合征发生风险。横断面调查研究结果显示，肌肉衰减综合征与身体活动水平和运动水平显著相关。卧床休息可引起老年人肌肉丢失，肌肉力量减弱。前瞻性队列研究结果显示，经常进行中 – 高等强度运动可以显著降低老年人肌少症发生率和肥胖性肌肉衰减综合征风险。综上，运动对增加肌肉力量和改善身体功能有显著的作用，抗阻运动和包括抗阻运动的综合运动有益于肌肉衰减综合征防治。中 – 高强度抗阻运动可以增加肌肉质量和力量，改善身体功能。当抗阻运动结合营养补充时，效果更佳。中等强度的综合运动加营养（补充必需氨基酸或优质蛋白质）可以显著增加腿部肌肉量和力量，改善身体功能，效果优于单纯运动和单纯营养干预。

三、药 物 治 疗

2016 年国际疾病分类（International Classification of Diseases，ICD-10）已经纳入肌少症并进行了分类，关于肌少症药物治疗研究日益增多。目前受到关注的药物有如下几种。

1. 睾酮 睾酮可以增加肌肉质量和肌肉蛋白质合成代谢。≥ 60 岁的男性和 ≥ 50 岁的女性老人中约 20% 存在性腺功能低下症（血总睾酮 <9.26nmol/L）。男性 30 岁以后，睾酮水平每年下降 1%，生物活性睾酮水平每年下降 2%。雄激素水平降低导致肌肉质量、肌肉力量和骨密度降低，并增加跌倒风险。证据显示，雄激素替代治疗有效可行。Gruenewald and Matsumoto 对 29 项随机对照试验的系统评价显示，老年人雄激素替代治疗有效。也有研究发现，雄激素替代治疗不增加肌肉力量和肌肉功能，但增加非脂肪组织。雄激素治疗的不良反应包括增加前列腺体积、增加液体潴留、乳房发育和红细胞增多，因此个体化的剂量确定至关重要。

2. 雌激素 雌激素与中老年女性的血钙浓度降低有关。绝经期后，卵巢激素水平下降对肌肉功能造成损害。雌激素对老年女性少肌症的发生、发展可能起作用。雌激素替代治疗存在争论，雌激素替代治疗可能减缓肌肉减少，但是益处微弱，反而增加乳腺癌风险，在未探明其有效性和安全性前，不推荐用于少肌症。

3. 生长激素（GH） 骨骼肌肉的维持需要生长激素，生长激素同化作用通过肝脏合成的 IGF-1 实现。IGF-1 通过增加肌卫星细胞刺激蛋白质合成提高肌肉功能。随着增龄，GH 和 IGF-1 分泌下降，且 GH 脉冲释放也显著降低。近年来，GH 用于改善肌肉力量、肌肉功能、机体功能的研究数据不断增加，但证据仅支持 GH 替代治疗限于 GH 低分泌的患者。对非 GH 缺乏老人，GH 治疗存在许多争议，有研究显示，GH 替代治疗增加肌肉容量而不提高肌肉力量，也有相反的报道。外源性 GH 模拟内源性 GH 脉冲分泌失败带来了不良结果。GH 治疗的不良反应包括液体潴留、男性乳房发育和直立性低血压。

4. 血管紧张素转换酶抑制剂（ACEI） ACEI 长期用于心血管疾病的一级和二级预防及卒中二级预防。目前认为 ACEI 可能通过许多不同机制对骨骼肌有益。ACEI 对骨骼肌肌肉功能改善机制包括增加 II 型肌纤维、促进内皮细胞增生、增加骨骼肌肉血流量、提高胰岛素敏感性、增加线粒体功能、减少炎症因子 IL-6、TNF-α 及提高交感神经功能等。低 ACEI 水平增加机体身体功能。研究发现，老年高血压患者长期使用 ACEI 控制血压（与其他降压药物相比）与肌肉力量、步行速度、肢体非脂肪组织下降减慢存在相关性。ACEI 并不增加握力，但是能改善老年心力衰竭患者的活动耐量，这可能与心血管功能改善有关，因为心力衰竭可导致肌肉萎缩。由于缺少 ACEI 的干预研究，在 ACEI 被推荐于治疗少肌症前，需要更多的研究证据。

5. 肌肉生长抑制蛋白（Myostatin） 肌肉生长抑制蛋白是一种生长因子的天然抑制剂。最初被发现在肌肉生长抑制蛋白基因突变与肌肉过度肥大有关。肌肉生长抑制蛋白基因存在骨骼肌细胞中，对骨骼肌功能具有负性调节作用，并抑制肌卫星细胞增殖。在动物模型中，肌肉生长抑制蛋白高表达，可介导显著的肌肉消失。肌肉生长抑制蛋白基因多态性与肌肉质量、肌肉力量及机体功能有关。阻断其通路的药物可能会增加肌肉质量，并可能在肌肉减少疾病中起到至关重要的作用。MYO-29 联合肌肉生长抑制蛋白抗体用于治疗肌萎缩症的临床 II 期试验已经开展，最初结果显示了良好的安全性和耐受性。其他潜在的治疗手段包括可溶性激活型 2B 受体，其结合肌肉生长抑制蛋白后降低其活性。动物实验显示，增加肌肉量大于其他肌肉生长抑制蛋白抑制剂。肌肉生长抑制蛋白抑制剂可望成为治疗少肌症的手段。

（海　珊　王　慧）

参 考 文 献

1. Rosenberg IH.Sarcopenia:origins and clinical relevance.J Nutr,1997,127:990S-991S.

2. Cruz-Jentoft AJ,Landi F,Schneider SM,et al.Prevalence of and interventions for sarcopenia in ageing adults:a systematic review. Report of the International Sarcopenia Initiative(EWGSOP and IWGS).Age Ageing,2014,43:748-59.

3. Spira D,Norman K,Nikolov J,et al.Prevalence and definition of sarcopenia in community dwelling older people：Data from the Berlin aging study II（BASE-II).Z Gerontol Geriatr,2016,49：94-99

4. Fielding RA,Vellas B,Evans WJ,et al.Sarcopenia：an undiagnosed condition in older adults.Current consensus definition：prevalence,etiology,and consequences.International working group on sarcopenia.J Am Med Dir Assoc,2011,12：249-56

5. CuestaF,FormigaF,Lopez-SotoA.Prevalence of sarcopenia in patients attending outpatient geriatric clinics：the ELLI study.Age Ageing,2015,44：807-809.

6. Cheng Q,Zhu XY,Zhang XM,et al.A cross-sectional study of loss of muscle mass corresponding to sarcopenia in healthy Chinese men and women：reference values,prevalence,and association with bone mass.J Bone Miner Metab,2014,32：78-88

7. Cruz-Jentoft AJ,Landi F,Schneider SM,et al.Prevalence of and interventions for sarcopenia in ageing adults：a systematic review. Report of the International Sarcopenia Initiative（EWGSOP and IWGS).Age Ageing,2014,43：748-759

8. Ling CH,de Craen AJ,Slagboom PE et al.Accuracy of direct segmental multi-frequency bioimpedance analysis in the assessment of total body and segmental body composition in middle-aged adult population.Clin Nutr,2011,30：610-615.

9. Anderson LJ,Erceg DN,Schroeder ET,et al.Utility of multifrequency bioelectrical impedance compared with dualenergy x-ray absorptiometry for assessment of total and regional body composition varies between men and women.Nutr Res,2012,32：479-485.

10. Chen LK,Liu LK,Woo J,et al.Sarcopenia in Asia：consensus report of the Asian Working Group for Sarcopenia.J Am Med Dir Assoc,2014,15：95-101.

11. Tieland M,van de Rest O,Dirks ML,et al.Protein supplementation improves physical performance in frail elderly people：a randomized,double-blind,placebo-controlled trial.J Am Med Dir Assoc,2012.13：720-726.

12. Rodacki CL,Rodacki AL,Pereira G,et al.Fish-oil supplementation enhances the effects of strength training in elderly women.Am J Clin Nutr,2012,95：428-436.

13. Scott D,Blizzard L,Fell J,Ding C,et al.A prospective study of the associations between 25-hydroxy-vitamin D,sarcopenia progression and physical activity in older adults.Clin Endocrinol（Oxf),2010,73：581-587.

14. Waters DL,Baumgartner RN,Garry PJ,et al.Advantages of dietary,exercise-related,and therapeutic interventions to prevent and treat sarcopenia in adult patients：an update.Clin Interv Aging,2010,7：259-270.

15. Ceglia L.Vitamin D and its role in skeletal muscle.Curr Opin Clin Nutr Metab Care,2009,12：628-633.

16. Cruz-Jentoft AJ,Landi F,Schneider SM,et al.Prevalence of and interventions for sarcopenia in ageing adults：a systematic review. Report of the International Sarcopenia Initiative（EWGSOP and IWGS).Age Ageing,2014,43：748-759.

17. Murphy RA,Mourtzakis M,Chu QS,et al.,Skeletal muscle depletion is associated with reduced plasma（n-3）fatty acids in non-small cell lung cancer patients.J Nutr,2010,140：1602-1606.

18. Kim HK,Suzuki T,Saito K,et al.Effects of exercise and amino acid supplementation on body composition and physical function in community-dwelling elderly Japanese sarcopenic women：a randomized controlled trial.J Am Geriatr Soc,2012,60：16-23.

第 22 章

吞 咽 障 碍

吞咽障碍（dysphagia）是指由于下颌、双唇、舌、软腭、咽喉、食管括约肌或食管功能受损，不能安全有效地将食物由口送到胃内取得足够营养和水分的过程。吞咽障碍发生的原因可能是功能性也可能是器质性，可能为局部病变或者全身病变所引起。在所有吞咽障碍患者中，老年人占绝大多数。在社会逐渐老龄化的今天，吞咽障碍越来越引起医护人员的重视，吞咽障碍可能引起营养不良，吸入性肺炎等严重不良后果。对于老年吞咽障碍，早期诊断、早期治疗，是降低死亡率、提高生活质量的重要环节。

一、分 型

从临床表现可将老年吞咽障碍分为两种类型。一种为口咽型吞咽障碍，一种为食管型吞咽障碍。口咽型吞咽障碍是指由于食管以上或接近食管入口的病变引起的吞咽困难。此类患者常主诉为食物梗阻在喉部，鼻咽反流，或吞咽时呛咳，常见于脑卒中、中枢神经退行性变、局部结构性改变，也是老年人最常见的吞咽障碍。食管型吞咽困难是指食物进入食管口后向下运送过程有困难。常由于神经肌肉性疾病或机械梗阻性病变所致。详细询问病史，有助于初步鉴别吞咽障碍的类型。

二、危 险 因 素

1. 年龄因素　在 60 岁以下人群中，吞咽障碍多与肿瘤或其他器质性疾病相关。而 60 岁以上的人群中，它则与衰老本身或者神经系统疾病相关。随着年龄的增长，口腔、咽、喉与食管等部位的组织结构发生退行性变、黏膜萎缩、神经末梢感受器反射逐渐迟钝、肌肉变性、食管括约肌柔顺度下降，老年人的吞咽功能易出现障碍，同时老年患者逐渐衰弱，合并多种疾病，尤其是神经系统疾病，认知功能下降，进食大量药物，视力下降、情绪抑郁等也是导致患者吞咽功能下降的原因。吞咽障碍可导致营养不良及肌肉萎缩，而后者加重了吞咽障碍的程度，这些因素在老年人中就会构成不良循环，相互影响。

2. 衰弱　相对于健康老人，衰弱的患者患吞咽障碍的风险更大。衰弱老人有许多与吞咽障碍相关危险因素，包括功能受损、营养不良、肌少症、多病共存等。在一项研究中显示，衰弱老人在急性病老年病房中，吞咽障碍的患病率更高。

3. 食物形态　是否吞咽困难，是否发生误咽与吞咽物的质地、粘度有关。吞咽障碍者摄入稀薄液体食物，更容易引起吸入性肺炎。

4. 体位　平卧位或低坐位胃内容物易反流至口咽部经气道入肺。90° 坐姿对终生吞咽障碍患者是最佳的进食体位。侧卧位则采用健侧卧位，利用重力作用使食物聚集在健侧口腔，以减少食物聚集在患侧口腔，导致残留引起误吸。

5. 神经系统疾病

（1）痴呆：痴呆患者的吞咽障碍患病率可达93%。意识损害越严重，吞咽障碍发生率越高，同样，认知功能越差，吞咽障碍的发生越多。在痴呆患者中，吞咽障碍的发生率根据痴呆症的类型有所不同。研究发现，额颞叶痴呆和语义性痴呆患者吞咽障碍的发病率分别为26%和20%，远高于阿尔茨海默病患者的发病率（7%）。

（2）帕金森病：有研究表明，约39%的帕金森患者出现了与吞咽障碍相关的误吸。而另一项吞咽速度测定显示，80%的帕金森患者吞咽速度明显低于健康对照组。

（3）卒中：包括所有影响位于脑干的吞咽中枢或者参与调节吞咽反射神经，如第Ⅴ、Ⅶ、Ⅸ、Ⅹ、Ⅻ脑神经的病变。吞咽障碍是卒中患者最常见的并发症之一，发生率高达51%。约有50%的卒中患者的误吸为无症状误吸。而误吸导致的吸入性肺炎是卒中患者死亡的重要原因之一。

6. 消化系统疾病　在老年人中，与动力性吞咽障碍有关的疾病包括胃食管反流、食管痉挛、硬皮病等。而与机械性吞咽障碍有关的疾病包括各种原因导致的消化道狭窄、食管肿瘤、动脉瘤以及药源性食管损伤等。动力性吞咽障碍表现为吞咽液体固体均有困难，而机械性吞咽障碍在早期仅表现为吞咽固体困难。

7. 社会环境因素　对于老年患者，社会环境及疾病导致的心理障碍也是导致出现功能性吞咽障碍的重要原因。

三、临 床 表 现

吞咽障碍的临床表现是多方面的，不仅可表现为进食问题，还可以表现为一些非特异性症状及体征。常见的临床表现包括：流涎、饮水呛咳、进食时出现哽噎、吞咽后口腔食物残留、频繁的清嗓动作、进食费力、反流、进食后呕吐、肺部感染以及隐性误吸。

四、并 发 症

老年患者的吞咽障碍引起严重的并发症，对患者的健康有很大的影响，包括营养状况、患者功能和生活质量。

1. 营养不良和脱水　吞咽障碍是导致老年患者营养不良的主要原因之一。而吞咽障碍的程度与营养不良的发生率呈正比。颈部肌肉和舌部肌肉的无力、肌少症和衰弱都是导致吞咽障碍引起营养不良的原因。

而脱水也是老年患者吞咽障碍导致的一个重要问题。因吞咽障碍而减少液体的摄入会导致内环境紊乱，从而导致住院老年患者的死亡率增加。

营养不良及脱水作为吞咽障碍的并发症，可导致肌肉减少、功能减退、免疫力下降、创面难以愈合、低血容量、衰弱等不良后果。

2. 误吸　卒中后吞咽障碍的患者误吸的发病率为51%~73%。而误吸也是卒中患者在1个月之内死亡的第3大原因。误吸的发生率与患者的体位、食物的性状也有密切的关系。误吸也是需要优先处理的并发症。食物残渣、分泌物等误吸至气管和肺，会出现反复肺部感染，甚至出现窒息，可能危及生命。

3. 社会心理问题　吞咽障碍的患者多有焦虑、抑郁情绪。患者因害怕呛咳、难以忍受吞咽障碍的痛苦而产生的食物的抗拒心理。而这种心理问题又会导致食欲下降、摄入不足，进而导致营养不良。

五、评 　 　估

对于怀疑有吞咽障碍的患者，首先需要进行评估，评估流程（图22-1）。首先明确是否有吞咽障碍的存在，然后确定患者是否有误吸的风险，是否需要改变营养方式，为进一步检查和治疗提供依据。对于怀疑有吞咽障碍的患者，首先需采集临床病史，明确患者的临床症状和临床表现，完成相关评估。吞咽障碍的评估方法较多，可分为量表法和检查法。

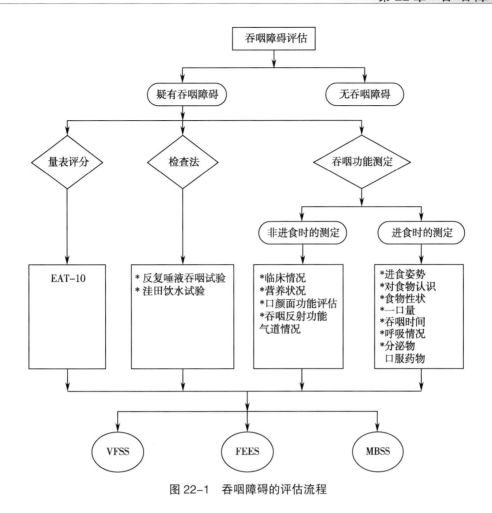

图 22-1 吞咽障碍的评估流程

1. 进食评估问卷调查工具 10（eating assessment tool 10，EAT-10） 有 10 项关于吞咽障碍的相关问题，每项评分分为 4 个等级，0 分为无障碍，4 分为严重障碍，如果评分在 3 分以上视为吞咽功能异常。EAT-10 有助于识别误吸的征兆和隐性误吸以及异常吞咽的体征。与饮水试验合用，可提高筛查试验的敏感性和特异性。

2. 反复唾液吞咽试验（repetitive saliva swallowing test，PSST） 被检查者原则采用坐姿，检查者将手指放于患者的喉结及舌骨处，让其尽量快速反复吞咽，观察在 30 秒内患者吞咽次数和活动度。对于高龄患者，30 秒之内完成 3 次即可。它是一种评估反复吞咽的能力、与误吸相关性高、较为安全的筛查检查。

3. 洼田饮水试验 洼田饮水试验是日本学者洼田俊夫提出的评定吞咽障碍的实验方法，通过饮水 30ml 来观察所需时间和呛咳情况，来判断患者有无吞咽障碍。该检查可反映吞咽障碍的程度，分级清楚，简单易行。利于选择有治疗适应证的患者。局限性在于：该检查根据患者主观感觉，就有可能与实验室检查结果不一致。

4. 吞咽功能评估 分为非进食状态下的评估及进食状态下的评估。非进食状态下评估包括患者的基本临床情况，营养状况，口颜面运动功能的检查，吞咽反射的情况，一般运动能力的评估，气道状况。而进食状态的下的直接摄食评估，包括进食姿势，食物性状，对食物的认识，一口量，呼吸情况，进食吞咽时间，分泌物的情况，口服药物评估等。这些都对于医生选择治疗方案非常重要。

5. 仪器评估 仪器检测能更直观准确评估吞咽情况，对于诊断及选择合适的治疗方案意义重大。临床上最常使用的是视频透视吞咽检查（videofluoroscopic swallowing study，VFSS）、吞咽造影检查（modified barium swallowing study，MBSS）和纤维内镜吞咽功能检查（fibreoptic endoscopic evaluation of swallowing，FEES）。

VFSS：是检测吞咽功能最常用的方法，能对整个吞咽过程进行详细评估和分析。该方法适用于所有可疑吞咽障碍的患者，但是对于不能配合检查、无吞咽动作、不能经口进食以及无法搬动的患者不适用。

MBSS：能够检测吞咽障碍的结构性或功能性异常的病因，能发现吞咽障碍出现部位、程度和代偿情况，能作为观察治疗效果的依据。

FEES：可在直视下观察平静呼吸、用力呼吸、咳嗽、说话和吞咽过程中鼻、咽喉、会厌等功能情况，了解进食时食物积聚的位置及量，判断是否存在误吸。但是因为内镜操作本身存在风险性，所以对于高龄老人以及有明显出血倾向的患者要慎用。

六、治　疗

1. 吞咽障碍的治疗流程（图 22-2）

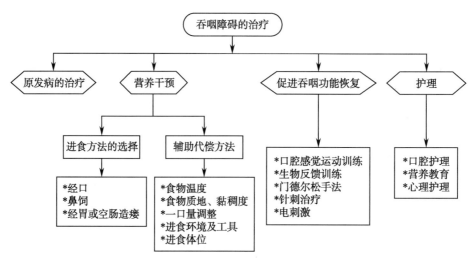

图 22-2　吞咽障碍的治疗流程

2. 基础疾病的治疗　与系统性疾病相关的吞咽障碍常随原发疾病的改善而改善，包括帕金森病、甲状腺功能异常、卒中等等。对于消化道疾病导致的吞咽障碍，随着疾病的治疗，症状能够明确改善。所以，首先应针对基础疾病进行相关治疗。但是对于肿瘤常需要手术切除或者放化疗，但是这些治疗本身常可因损伤吞咽器官的重要功能而导致吞咽障碍。所以对于该类患者，除了要选择合适的治疗方式，还要考虑相关的功能康复治疗。

3. 营养干预　对于吞咽障碍老人的营养干预，重点是预防误吸、脱水，纠正营养不良。主要通过选择合适的进食方法以及辅助代偿方法来进行干预。

（1）进食方式的选择：进食方式的选择包括经口、鼻饲、经胃造瘘术喂养、经空肠造瘘喂养或全肠道外营养等。医生应该根据患者的功能状况进行选择。临床上对于不能进食的患者，鼻饲是较常使用的做法。但是鼻饲会增加老人社交活动的心理负担，承受长期置管的不适感，并且并不减少误吸的风险。目前临床上逐渐使用内镜下经皮胃造瘘术或经空肠造瘘术，但是替代的喂养方式也并不能完全避免误吸的发生。

（2）辅助代偿方法：辅助代偿方法包括对食物温度、质地黏稠度、一口量、进食环境和工具的选择以及对体位的要求。

1）食物温度：日本仙台的 Ebihara 等发现食物温度接近体温时吞咽反射被推迟，而温差增大时，吞咽时间会有所缩短。因此，运用凉、刺激性食物有可能可以改善吞咽障碍。

2）食物的质地和黏稠度：对于吞咽障碍的老年患者，我们建议以半流质、全流质及糊状食物为宜，可加入增稠剂以增加食物的黏稠度从而增加食物进入咽喉的时间。尽量避免进食松软、需咀嚼、有骨头、温度高的热流质食物。

3）一口量的调整：调整每口进入口腔的食物，旨在利于口腔期食团形成、食团向咽腔推送以及顺利进入食管。若入口量过多，会从口中漏出或者残留在咽部而引起误吸；若量太少，则无法诱发吞咽反射。推荐的一口量为 5~20ml。速度宜慢，每口等前一口吞咽完全后再喂，可避免 2 次食物重叠入口的情况，以减少误咽的危险。

4）进食的环境和工具：进食的环境宜明亮整洁，尽量选择一家人一起进食，而餐具应选用薄而小的汤勺合适。

5）进食的体位：正常人选取坐位进食，卧床患者的床头需抬高 30°~45°。头的翻转程度与最大吞咽体积有明显的关系。头稍前倾可促使软骨盖住气道，可一定程度上减少食物分流到气道引起误吸的风险。吞咽时可将患者头偏向瘫痪侧，挤压患侧梨状隐窝，防止食物滞留。进食后应保持进食体位 30 分钟以上，防止胃内及食管内的食物反流。鼻饲患者餐后要保持原姿势 30 分钟以上，1 小时之内不要吸痰、翻身、拍背，以减少发生误吸的风险。

4. 促进吞咽功能恢复　此类方法旨在通过改善生理功能来提高吞咽的安全性。专家推荐的方法包括口腔感觉运动训练、生物反馈训练、寒冷刺激、门德尔松手法、针刺治疗、电刺激、呼吸训练以及食管扩张术。对于各种提高吞咽功能的训练，均需做到个体化，多种方法联合治疗，效果更好。

5. 对于吞咽障碍的患者，吞咽康复的护理尤其重要。

（1）口腔护理：维持和改善口腔卫生是一种适宜、有效的治疗措施，口腔护理的程度与质量是吸入性肺炎另一个强有力的预测因素。口腔的清洁度会直接影响日常的唾液误吸后发生肺部感染的风险大小。

（2）营养教育：护理人员的营养知识的提高，也有助于其为患者服务的医院和信心的提升。必要时应联合营养科医生指定针对性强、个体化的营养方案。

（3）针对患者的营养教育：受教育水平能显著影响人们的饮食行为和营养知识。因此在教育时需要考虑教育对象的接受程度而选择合适的教育方式。

（4）心理护理：吞咽障碍是老年人的常见多发病。在为患者开展康复功能训练的同时，需要重视老年患者的心理状况，必要时注意心理功能的训练。根据患者自身的情况、认知能力，结合家属的支持来进行心理护理，始终使患者保持良好的心态和充足的信心。

七、总　　结

老年吞咽障碍是常见的老年综合征。对于老年吞咽障碍患者的评估及治疗需要一个多专业多学科的团队。这个团队的成员应该包括老年科医师、康复医师、营养师、护士、心理治疗师及家属、护工等。小组的成员应该分工明确，相互配合，才能为吞障碍患者提供个体化、优质的服务，减少并发症的发生，提高吞咽障碍的老人的生活质量。

（邹雨珮）

参 考 文 献

1. 李平，张艺军，何燕，等 . 老年吞咽障碍患者的营养干预研究进展 . 实用老年病学，2017，2：184-187.

2. Verdonschot RJ，Baijens LW，Serroyen JL，et al.Symptoms of anxiety and depression assessed with the hospital anxiety and depression scale in patients with oropharyngeal dysphagia.Psychosom Res，2013，75（5）：451-455

3. 尚克中，程英升 . 吞咽障碍诊断学 . 北京：人民卫生出版社，2005.

4. 中国吞咽障碍康复评估和治疗专家共识组 . 中国吞咽障碍康复评估与治疗专家共识（2013）. 中华物理医学与康复杂志，2013，35（12）：916-929.

5. Laura WJ Baijens，Pere Vlave，Patrick Cras，et al.European Society for Swallow Disorders-European Union Geriatric Medicine Society white paper：oropharyngeal dysphagia as a geriatric syndrome.Clinical Interventions in Aging，2016，11：1403-1428.

6. 窦祖林 . 吞咽障碍评估与治疗 . 北京：人民卫生出版社，2017.

第 23 章

认 知 障 碍

第一节　认知功能障碍相关定义

认知功能障碍是指大脑在记忆、注意、语言、执行、推理、计算力和定向力等方面出现任何一项及多项功能受损的现象。程度从轻度认知功能障碍（mild cognition impairment，MCI）到痴呆不等。MCI 患者开始出现认知功能的下降，但个体的日常生活能力未受影响，往往未能引起重视。老年期痴呆是以认知障碍表现为核心，伴有精神行为症状，导致日常生活行为能力下降的一组疾病。

第二节　轻度认知功能障碍的诊断和分型

一、MCI

特指有轻度记忆或认知损害但没有达到痴呆的过渡状态，那么 MCI 的诊断流程分为 3 步：①根据病史和某些客观检查如神经心理评估筛查出 MCI 患者；②根据认知损害的特征区分 MCI 的临床亚型；③进一步寻找可能的病因。

二、MCI 的诊断标准

需同时符合以下条件：①患者或知情者主观感觉有认知功能的下降；②客观检查有认知功能受损；③日常生活功能基本正常；④不符合痴呆的诊断标准。

三、MCI 分类

目前分为遗忘型（aMCI）和非遗忘型（non-amnestic MCI，naMCI），那么 aMCI 常被认为是 AD 的前驱状态，naMCI 进展为非阿尔茨海默痴呆可能性更大。

第三节　痴呆的诊断和分型

根据病因的不同，临床上将老年期痴呆分为阿尔茨海默病（Alzheimer's disease，AD）、血管性痴呆（vascular dementia，VaD）、路易体痴呆（dementia with lewy bodies，DLB）、帕金森病痴呆（Parkinson's disease dementia，PDD）、额颞叶痴呆（frontotemporal dementia，FTD）等。

1. AD　主要表现为记忆和其他认知功能障碍，早期出现情景记忆障碍，特别是近事遗忘，可伴有不同程度的精神行为症状，逐渐影响日常生活能力和社会功能。临床上对疑似 AD 痴呆的患者，应进一步检查排除其他原因导致的认知功能障碍。如果神经心理量表提示情景记忆明显下降，MRI（包括冠状位）证实内侧颞叶和（或）海马萎缩，脑脊液 Aβ42 下降、总 Tau/磷酸化 Tau 升高，PET 显示双侧颞顶叶葡萄糖代谢率降低和 Aβ 沉积证据，均支持 AD 痴呆的诊断。AD 诊断标准参照 2011 年美国国家衰老研究所和阿尔茨海默病学会（NIA-AA）标准，该标准将 AD 标准分为 AD 所致痴呆标准、AD 所致轻度认知损害标准、以及一个为研究目的定义的新分类—临床前 AD 标准，或者参考 2014 版 IWG2 诊断标准进行 AD 诊断，提高对不典型 AD 的诊断意识，包括后部变异型 AD（后皮质萎缩）、logopenic 变异型 AD（logopenic 型进行性失语）、额部变异型 AD 及唐氏综合征变异型 AD。

2. VaD 是具有脑血管病依据和以认知功能损害为核心表现的痴呆症状，且两者存在相关性。认知损害多在卒中时达到高峰，卒中后 3 个月内的认知功能有明显改善。诊断要点：①有 1 个以上血管危险因素；②存在 1 个以上认知域的损害；③血管性事件和认知损害相关；④认知功能障碍多呈急剧恶化或波动性、阶梯式病程。VaD 的诊断标准按照中国 2011 年血管性认知障碍的诊断标准及 2014 年 Vas-Cog 发表的 VaD 诊断。

3. DLB 和 PDD 是以波动性认知障碍、反复发作的视幻觉和锥体外系症状为主，震颤相对少见。既往临床上采用 "1 年原则" 进行区分：锥体外系症状出现 1 年后发生的痴呆，倾向于 PDD；而锥体外系症状出现 1 年以内甚至之前出现的痴呆，倾向于 DLB。DLB 诊断标准参考 DLB 国际专家组 2012 诊断标准。而对于 PDD 的诊断标准参考 PDD 国际专家组 2007 年诊断标准。

4. FTD 是一组以进行性精神行为异常、执行功能障碍和语言损害为主要特征的痴呆综合征，其病理特征为选择性的额叶和（或）颞叶进行性萎缩。FTD 分为 2 种临床类型：行为变异型和原发性进行性失语，后者又可分为语义性痴呆和进行性非流利性失语症。此外，FTD 的特殊类型包括进行性核上性麻痹和皮质基底节综合征及 FTD 合并运动神经元病等。诊断标准参考 2014 年额颞叶变性（FTLD）中国专家共识。

第四节　认知功能障碍常用神经心理学测查量表

一、认知功能评估

目前对于认知功能的评估有很多表格，最常用的认知筛查量表是简明精神状态检查量表（mini-mental state examination，MMSE），其总分为 30 分，识别痴呆的界限为文盲组 ≤ 17 分，小学组 ≤ 20 分，中学或以上组 ≤ 24 分。痴呆自评 8 项问卷（ascertain dementia 8 questionnaire，AD8）作为一种简单敏感的筛查工具用于识别早期痴呆，认知损害的界限分为 ≥ 2 分。蒙特利尔认知评估量表（Montreal cognitive assessment scale，MoCA）对 MCI 和痴呆的特异性和敏感性较高，总分为 30 分，不同版本的 MoCA 的痴呆划分有差别，在 22~26 分。迷你认知评估量表（mini cognitive testing，mini-cog）是一种简短的认知筛查工具，适合于门诊初筛使用，≤ 3 分提示认知功能受损。

二、精神行为症状评估

痴呆患者经常出现知觉、思维内容、心境及行为的紊乱，比如焦虑、抑郁、淡漠、激越、妄想、幻觉、睡眠障碍等，这些都被称为痴呆的精神和行为症状（behavioral and psychological symptoms of dementia，BPSD）。对这些心理行为症状的评估常用的量表有神经精神病学调查表（the neuropsychiatric inventory，NPI）和老年抑郁量表（geriatric depression scale，GDS），其中 NPI 是对痴呆患者常见的 10 种异常行为的严重程度和频率进行评估，而 GDS 适用于 56 岁以上的老年人，能够更敏感地检查老年抑郁患者的躯体症状，满分 30 分，≤ 10 分无抑郁症状，11~20 分可能有抑郁症状，≥ 21 分为肯定有抑郁症状。除此之外，还有 AD 行为病理评定量表（behavioral pathology in Alzheimer's disease，BEHAVE-AD）和 Cohen-Mansfield 激越调查表（Cohen-Mansfield agitation inventory，CMAI）。

三、日常生活能力评估

日常生活能力（activity of daily living，ADL）量表共有 14 项，包括日常性和工具性两部分，满分 64 分，低于 16 分，为完全正常，大于 16 分有不同程度的功能下降。

第五节 认知功能相关辅助检查

一、常规体液检查

血液中血常规、红细胞沉降率、电解质、血糖、肝肾功能、同型半胱氨酸、甲状腺功能、B 族维生素、叶酸、梅毒和人类免疫缺陷病毒（HIV）等检测。有条件者可以进一步检测：脑脊液常规、生化、细胞学、Tau 蛋白、Aβ42 检测、基因检测、脑组织活检等。

二、神经影像学

头部 MRI 检查（包括冠状位海马扫描），若条件限制，可选择 CT 扫描。有条件者可进一步行正电子发射型计算机断层成像（positron emission tomography，PET）、单光子放射计算机断层成像（single-photon-emission computed tomography，SPECT）检查。

第六节 认知功能障碍相关危险因素

大量研究发现导致认知功能障碍的主要危险因素包括：人口学因素（年龄、性别、家族史等）、遗传学因素、生活方式（吸烟、不合理饮食、缺乏锻炼）及个人史（教育水平低下、头部外伤）等。

1. 疾病 对于老年认知功能障碍而言，年龄已经成为影响认知功能障碍的最重要因素，除此之外，临床上发现老年人很多疾病也与认知功能障碍相关，如心血管系统疾病、糖尿病、慢性阻塞性肺疾病、甲状腺疾病等。心血管系统疾病如房颤、冠心病等对认知损害的风险较健康人更高，研究者发现 2 型糖尿病及胰岛素抵抗与认知功能障碍有一定联系，并发现这与大脑海马细胞的胰岛素抵抗有关。另有研究发现高血压与认知障碍相关，主要与高血压造成的微血管病变有关，降压治疗能减少认知障碍的发生。流行病学调查发现慢性阻塞性肺疾病与轻度认知功能损害呈正相关，可能与慢性炎症机制有关。对中国老年人群的研究发现甲状腺功能亢进或低下也与认知功能损害有一定关系。近期有研究发现某些自身免疫性疾病如 Addison 病、多发性硬化、系统性红斑狼疮等可以增加 AD 及 VaD 的患病风险。

2. 其他因素 除了慢性疾病对认知功能的影响，其他因素比如乙醇滥用、病毒感染、真菌感染、梅毒及 HIV 感染等对认知功能也有一定影响。有研究发现乙醇滥用与多种认知障碍有关，主要机制可能是导致淀粉样蛋白沉积和损伤大脑海马区域的记忆功能。某些类型的中枢神经系统感染可以导致痴呆，如单纯疱疹病毒引起内颞叶出血坏死，导致认知障碍。某些真菌感染，如球真菌性脑膜炎会表现为记忆力下降。梅毒感染导致痴呆的临床表现为明显行为紊乱，包括幻觉、妄想、躁狂等。HIV 感染者的痴呆表现为注意力不集中，执行能力障碍和精神运动迟缓。传染性朊蛋白病也可引起痴呆，并且呈现出快速进展。临床上某些镇静及抗精神病类药物会增加痴呆的风险。而正常压力脑积水也会导致认知功能损害，临床表现为步态障碍、尿失禁、痴呆三联征。除此之外，还有颅内占位性病变及副肿瘤综合征均有一定的认知功能损害的表现，临床上应积极治疗原发疾病。研究发现高同型半胱氨酸血症会导致白质损害、大脑萎缩，也是痴呆的一个原因。另外也有研究发现更年期的中年女性，内分泌系统的改变导致 AD 生物标志物出现异常，加速神经系统的衰老退化。

第七节 认知功能障碍的防治

认知功能障碍的治疗主要包括药物治疗和非药物治疗，其中非药物治疗包括心理/社会行为治疗和康复治疗。治疗的目标主要是延缓疾病进展，提高生活能力，延长生存期，减轻照料者负担等。

1. MCI 的防治　目前尚无有效的药物可以延缓或停止 MCI 向痴呆的转变，然而有证据提示改善生活方式如健康饮食和规律运动锻炼可以一定程度上改善认知功能。

2. 痴呆的药物治疗

（1）AD：明确诊断的 AD 患者可以选用胆碱酯酶抑制剂治疗，胆碱酯酶抑制剂存在剂量效应关系。中重度 AD 患者可选用高剂量的胆碱酯酶抑制剂作为治疗药物，但应遵循起始低剂量逐渐滴定的给药原则，并注意药物可能出现的不良反应。目前对于多奈哌齐，临床上为 5mg/d 的起始用量，逐渐增加至 10mg/d。也有研究发现 23mg/d 的使用会更好地改善认知功能，但副作用则是消化道不良反应，比如呕吐、腹泻等。明确诊断为中 - 重度 AD 患者可以选用美金刚与多奈哌齐、卡巴拉汀联合治疗，对出现明显精神行为症状的重度 AD 患者，尤其推荐胆碱酯酶抑制剂与美金刚联合使用。近来不少研究开发出许多抗 Aβ 单克隆抗体药物，但在临床试验中均以失败告终，比如进行了 4 年临床试验的索拉珠单抗在 Ⅲ 期临床试验也以失败告终。

（2）VaD：胆碱酯酶抑制剂比如多奈哌齐可用于治疗 VaD，而美金刚被证明在 AD/VaD 混合型痴呆患者中有一定的作用。而其他辅助药物比如说尼莫地平、胞磷胆碱、长春西汀等药物已经在 VaD 的治疗中被研究，但具体是否具有效果还有待考量。

（3）PDD 和 DLB：胆碱酯酶抑制剂多奈哌齐、卡巴拉汀及加兰他敏可改善 DLB、PDD 的认知功能，且能减轻淡漠、焦虑、幻觉、妄想及行为紊乱伴发精神症状。

（4）FTD：额颞叶痴呆无有效药物治疗。临床上常用的药物包括选择性 5- 羟色胺再摄取抑制剂、非典型抗精神病药物、乙酰胆碱酯酶抑制剂、N- 甲基 -D- 天门冬氨酸受体拮抗剂等。小剂量非典型抗精神病药物（如利培酮、奥氮平）可改善 FTD 的精神行为症状，但存在嗜睡、体质量增加、锥体外系症状等作用，而且会增加高龄患者的死亡风险。

（5）其他类型的痴呆：包括克 - 雅病性痴呆、梅毒晚期麻痹性痴呆、人类免疫缺陷病性痴呆等，或因感染病毒、细菌后引发的痴呆，以及亨廷顿病性痴呆、正常颅压脑积水和其他因缺乏维生素 B1、烟酸、维生素 B12、叶酸的代谢性疾病并发痴呆（即特定疾病的痴呆）。这些痴呆中，尚无胆碱酯酶抑制剂治疗报道，应根据病因进行对因治疗。

3. 痴呆的非药物治疗　尽早控制危险因素（高血压、血糖、血脂、肥胖），推荐戒烟，锻炼身体，调整生活方式（地中海饮食、规律运动、认知锻炼、参加社会活动）、干预血管危险因素（控制血压、血糖、血脂、代谢综合征、心脏病等）。那么近年来对于非药物治疗如锻炼疗法、理疗、按摩疗法、音乐疗法的研究逐渐被引起重视。研究发现运动对于皮层下梗死引起的认知功能障碍有改善作用，可增加神经营养因子生物学利用度及刺激内皮细胞功能。也有研究发现与久坐 40 岁左右中年人比较，同龄人经常锻炼者在 65 岁以后不太可能患老年痴呆症。总的来说，非药物治疗可以维持或增加患者的独立性、认知功能，还有助于控制患者的精神行为症状。

（1）轻度痴呆患者的照料：轻度痴呆患者的交流障碍最初常表现为轻度的寻词困难，或者是跟不上谈话的节奏，理解速度和表达速度减慢。轻度痴呆患者往往会认识到这些问题，在与别人交流时常会感到无奈和挫折，可使用记事本等协助记忆的方法可以改善患者的交流能力。鼓励患者表达自己的不适和主诉，因为随着病情的进展，患者正确表述自己感受的能力会随之减退。如果患者不能正确表达自己的情感与不适，照料者就要加强自己的倾听和理解能力，并对患者提供感情上的支持。可让患者使用小便条、日历、卡片、日记本等帮助记忆。每天规律作息，适当运动，健康心态生活。鼓励患者自己料理生活、参加社会活动、回忆往事，如翻看老照片。若有些痴呆患者合并有焦虑和抑郁情绪，照料者应引导和帮助患者倾诉内心感受，并给予心理疏导。

（2）中度痴呆患者的照料：中度痴呆患者的交流能力衰退的更为明显，而任何外界应激和压力都会使症状加重。由于患者与别人交谈和理解能力的不断衰退，患者会逐渐退出自己所拥有的社会活动与交流。在这一阶段应该鼓励患者多参加一些社会交往活动，以保持患者尚存的交流与沟通能力。可以让其参加一些时间不太长、人数又不太多的社会活动。与患者一起追忆往事也是很好的方法。并且为防走丢，可佩戴定位手表或带写有家人联系方式的腕带。根据不同方面如注意、语言、视觉感知、问题解决和执行能力等的评估结果进行单项和综合整体性认知康复治疗。尤其要管理好厨房用具，尽量不让患者一个人做饭，在电源插座上加放电源封口。当患者出现精神行为改变时，先寻找诱发因素，给予正确引导。

（3）重度痴呆患者的照料：重度痴呆患者往往不能表达自己的需求，也不能理解别人话语。患者的日常生活能力明显下降，会出现各种妄想、幻觉及夜间异常行为。因长期卧床、大小便失禁，应积极预防肺部感染、泌尿系感染、压疮、坠床等各种并发症。此期由于进食困难和吞咽障碍会导致患者营养不良，因给予其足够长的进餐时间，严重进食障碍者可留置胃管或空肠营养管。非言语性的交流很重要。照料者须从患者的只言片语中或身体语言中去领会患者的意图和不适表现。照料者应定时对卧床痴呆患者进行肢体关节的被动活动，防止关节畸形和肌肉萎缩。在国外已经形成较完整的重症痴呆姑息治疗体系，在我国尚需要法律、法规、伦理和社会道德等层面的进一步完善。

（刘晓蕾）

参 考 文 献

1. Dubois B,Feldman H H,Jacova C,et al.Advancing research diagnostic criteria for Alzheimer's disease:the IWG-2 criteria.Lancet Neurol,2014,13(6):614-629.

2. Sachdev P,Kalaria R,O'Brien J,et al.Diagnostic criteria for vascular cognitive disorders:a VASCOG statement.Alzheimer Dis Assoc Disord,2014,28(3):206-218.

3. Zaidi S,Kat M G,de Jonghe J F.Clinician and caregiver agreement on neuropsychiatric symptom severity:a study using the Neuropsychiatric Inventory-Clinician rating scale(NPI-C).Int Psychogeriatr,2014,26(7):1139-1145.

4. Xie Z,Lv X,Hu Y,et al.Development and validation of the geriatric depression inventory in Chinese culture.Int Psychogeriatr,2015,27(9):1505-1511.

5. Geda Y E,Roberts R O,Mielke M M,et al.Baseline neuropsychiatric symptoms and the risk of incident mild cognitive impairment:a population-based study.Am J Psychiatry,2014,171(5):572-581.

6. Koskas P,Henry-Feugeas M C,Feugeas J P,et al.The Lawton Instrumental Activities Daily Living/Activities Daily Living Scales:A Sensitive Test to Alzheimer Disease in Community-Dwelling Elderly People.J Geriatr Psychiatry Neurol,2014,27(2):85-93.

7. Biessels G J,Reagan L P:Hippocampal insulin resistance and cognitive dysfunction.Nat Rev Neurosci,2015,16(11):660-671.

8. Csiszar A,Tarantini S,Fulop G A,et al.Hypertension impairs neurovascular coupling and promotes microvascular injury:role in exacerbation of Alzheimer's disease.Geroscience,2017.

9. Hu Y,Wang Z C,Guo Q H,et al.Is thyroid status associated with cognitive impairment in elderly patients in China.BMC Endocr Disord,2016,16:11.

10. Wotton C J,Goldacre M J.Associations between specific autoimmune diseases and subsequent dementia:retrospective record-linkage cohort study.UK,J Epidemiol Community Health,2017,71(6):576-583.

11. Venkataraman A,Kalk N,Sewell G,et al.Alcohol and Alzheimer's Disease-Does Alcohol Dependence Contribute to Beta-Amyloid Deposition,Neuroinflammation and Neurodegeneration in Alzheimer's Disease.Alcohol Alcohol,2017,52(2):151-158.

12. Staples M C,Mandyam C D.Thinking after Drinking:Impaired Hippocampal-Dependent Cognition in Human Alcoholics and Animal Models of Alcohol Dependence.Front Psychiatry,2016,7:162.

13. Agostini S,Mancuso R,Baglio F,et al.High avidity HSV-1 antibodies correlate with absence of amnestic Mild Cognitive Impairment conversion to Alzheimer's disease.Brain Behav Immun,2016,58:254-260.

14. Mosconi L,Berti V,Quinn C,et al.Sex differences in Alzheimer risk:Brain imaging of endocrine vs chronologic aging.Neurology,2017.

15. Sanford A M.Mild Cognitive Impairment.Clin Geriatr Med,2017,33(3):325-337.

16. Chen R,Chan P T,Chu H,et al.Treatment effects between monotherapy of donepezil versus combination with memantine for Alzheimer disease:A meta-analysis.PLoS One,2017,12(8):e183586.

17. Sacks C A,Avorn J,Kesselheim A S.The Failure of Solanezumab—How the FDA Saved Taxpayers Billions.N Engl J Med,2017,376(18):1706-1708.

18. Farooq M U,Min J,Goshgarian C,et al.Pharmacotherapy for Vascular Cognitive Impairment.CNS Drugs,2017.

19. Adelman R D,Tmanova L L,Delgado D,et al.Caregiver burden:a clinical review.JAMA,2014,311(10):1052-1060.

20. Petriwskyj A,Gibson A,Parker D,et al.Family involvement in decision making for people with dementia in residential aged care：a systematic review of quantitative literature.Int J Evid Based Healthc,2014,12(2):64-86.

第 24 章

谵　妄

谵妄（delirium）也称为急性意识紊乱，是一组以急性注意力以及认知功能障碍为特征的临床综合征，是住院老年患者中最常见的并发症，尤其多见于术后、ICU 和姑息病房。谵妄具有潜在的破坏性，常常是一系列负性临床事件的起始，引起功能下降、丧失独立生活能力，入院甚至死亡。然而，谵妄也常被漏诊、误诊和误治。谵妄如能被早期发现及干预，可以显著降低患者的死亡率和住院时间，改善预后，减少认知功能的损害和生活质量的损失。因此，及时、正确的识别、预防和治疗谵妄具有重要的临床意义。

第一节　谵妄的定义

谵妄的定义及诊断标准随着其研究的深入而不断的进展与更新。根据美国《精神疾病诊断与统计手册第五版》（Diagnostic and Statistical Manual of Mental Disorders-V，DSM-V）的定义：谵妄是急性发作的脑功能紊乱，以注意力涣散、意识紊乱、定向力障碍为核心症状，伴认知功能损害、言语散乱、感知功能异常等。特点是：可以由多种原因诱发，有日轻夜重的波动特点，常被称之为"日落现象"，是需要临床紧急处理的一种综合征。常伴发于躯体疾病加重、感染、低灌注、缺氧状态、手术时或手术后。

第二节　谵妄的流行病学与预后

随增龄出现的大脑储备功能下降使谵妄的发病率随着年龄的增长而增加。在 55 岁以上的普通人群，谵妄发生率为 1.1%，当年龄超过 65 岁，每增加 1 岁将使谵妄的风险增加 2%。因此，无论是处于医院还是照护机构中的老年人群，谵妄都十分常见。研究显示：在普通老年病房或老年护理照护机构中，谵妄的发病率为 20%~29%；对于更为脆弱老年患者，其发病率明显上升，如术后谵妄的发生率在 65 岁以上的老年患者中可达 15-53%，在姑息病房中其发生率可达 47%，而在重症监护室（ICU）中其发生率可以高达 80%。

对于老年患者，谵妄不仅常见，亦危害巨大，常常与负性临床结局紧密相关，如延长患者住院时间，增加住院费用、再入院率、入住照护机构几率及死亡率等。一篇来自 JAMA 的系统评价显示，发生谵妄的老年患者死亡风险是对照组的 1.9 倍，入住照护机构风险是对照组的 2.41 倍，发生痴呆的风险是对照组的 12 倍。

尽管如此，由于谵妄症状持续时间短、快速波动、临床表现不特异等特点，同时临床医师对其认知率和诊断率低下，谵妄常常被漏诊、误诊及误治。研究显示即使在美国也有约 32%~67% 的谵妄患者未被诊断，西方国家的研究表明 84%~95% 的老年谵妄患者未被临床医生所识别及治疗，而在国内诊断率更低。因此，谵妄的诊断和防治应该引起广大老年科医师的重视。

第三节　谵妄的病因与病理生理

一、谵妄的病因

基于目前谵妄病因学的研究，有学者提出谵妄主要为一种广泛大脑氧合代谢及神经传导功能紊乱所导致的非特异神经精神表现。因此，尽管单一因素可导致谵妄，但与其他老年综合征类似，谵妄常常由多种致病因素引起，是患者自身因素（易患因素）与有害刺激（诱发因素）相互作用的结果。因此，当谵妄发生时，常常需要临床医师尽可能仔细搜寻所有的潜在致病因素并给予相应的干预。相对年轻、健康的患者可能会在受到多种、连续的打击（如麻醉、手术等）才诱发谵妄，而相对脆弱的老年患者，如合并痴呆和多种共病，一些相对温和的刺激（如安眠药）就可能诱发谵妄。

1. 谵妄的易患因素　易患因素是指一些增加老年患者的脆弱性，使其易于发生谵妄的危险因素。表 24-1 总结了常见的易患因素。这些易患因素往往是慢性的、不易逆转的，如高龄、合并认知功能损害或痴呆、合并多种躯体疾病等。易患因素越多，老年人越容易发生谵妄。

表 24-1　谵妄的易患因素

人口学特点：	合并躯体疾病：
– 年龄 >65 岁	– 严重疾病
– 男性	– 多种共病
认知功能：	– 慢性肾脏或肝脏疾病
– 痴呆	– 卒中病史
– 认知功能损害	– 神经系统疾病
– 既往谵妄病史	– 代谢紊乱
– 抑郁	– 骨折或创伤
视觉或听觉损害	– 终末期疾病
药物：	– 感染 HIV
– 多药共用	功能状态：
– 使用精神活性药物	– 日常生活能力依赖，无法走动
– 酗酒	– 疼痛
	– 便秘
	长期睡眠剥夺

2. 谵妄的诱发因素　在易患因素的基础上，任何机体内外环境的紊乱均可促发谵妄的发生，成为诱发因素，并且常是多种诱因共同参与。为了方便记忆，常见的诱发因素可总结为：DELIRIUM（表 24-2）。

表 24-2　谵妄的诱发因素

D：药物（Drugs）：

　– 药物副反应或药物过量

　– 镇静镇痛类药（阿片类、苯二氮䓬类、巴比妥类等）、抗胆碱药、皮质激素、化疗药物、免疫治疗药物、抗癫痫药物、抗抑郁药、治疗帕金森的药物、抗生素。

　– 多药共用

　– 戒断反应：乙醇、安眠药、巴比妥类药物

E：视觉及听力下降（Eyes and ears）：光照不足、隔离等

L：低灌注状态（Low-flow states）：低氧血症、充血性心力衰竭心肌梗死、COPD、休克等

I：感染（Infections）：呼吸道感染、泌尿道感染、败血症等

R：大小便潴留、束缚（Retention or Restraints）：
- 尿潴留、便秘
- 束缚

I：颅内疾病、医源性因素（Intracranial or Iatrogenic）：
- 神经系统疾病：脑膜炎或脑炎、脑血管疾病、蛛网膜卜腔出血、高血压脑病、头部创伤、癫痫等
- 医源性因素：手术（骨科、心脏、腹部）、麻醉、体外循环、留置导尿管等

U：脱水、营养不良、睡眠不足、疼痛（Underhydration，Undernutrition，Undersleep，Uncontrolled pain）：
- 水、食物摄入不足，饥饿
- 低蛋白血症
- 睡眠不足
- 疼痛

M：代谢紊乱（Metabolic disorders）：
- 电解质紊乱
- 血糖波动
- 酸碱平衡紊乱
- 维生素缺乏：维生素 B_{12}、叶酸、烟酸等
- 中毒：铅、汞、乙醇等
- 内分泌系统疾病：甲状腺功能亢进或减退、肾上腺皮质危象、垂体功能减退、甲状旁腺功能亢进或减退

二、谵妄的病理生理

谵妄的病理生理机制尚不清楚，目前主流的假说有：

神经递质学说：脑内多种神经递质的相对缺乏可能是谵妄的主要致病基础，其中以胆碱能系统尤为重要。另外，多巴胺系统功能亢进，以及其他神经递质如去甲肾上腺素、γ-氨基丁酸、血清素的改变也促进谵妄的发生。

炎症假说：外周来源的细胞因子可能诱发及促进大脑炎症。另外，促炎细胞因子对神经递质的合成、释放及传递也具有明显的影响而与谵妄的发生相关。

应激假说：皮质激素含量升高与谵妄的发生相关。老年患者皮质激素反馈调节功能受损可能导致血皮质醇升高而易于诱发谵妄。

神经损伤假说：各种脑部疾病或躯体疾病导致大脑缺血性损伤或代谢障碍可引起神经细胞损伤，导致神经递质合成、分泌障碍或神经传导异常，进而诱发谵妄。

第四节 谵妄的临床表现和类型

一、谵妄的临床表现

急性起病及注意力障碍是谵妄最核心的临床表现：

谵妄症状起病急，持续数小时或数天，同时具有明显波动性与间歇性，症状的表现形式、强度可在几十分钟、一小时或一天内即发生明显变化。注意力或意识状态的改变可突然出现或转换，但多在夜间恶化，有日轻夜重特点。如患者可能在夜间出现幻觉、胡言乱语，而在清晨又似乎一切正常。由于以上特点，谵妄早期症状易被忽视，直到症状进一步恶化才被识别。

谵妄另一典型症状为注意力涣散，表现为难以集中、保持并转移注意力，可表现为易分心、无法维持

对话或眼神交流、需要多次重复问题等。患者难以完成简单的重复指令，如倒数月份、连续 100-7 测试等。

谵妄的其他主要症状包括：

（1）意识状态改变：可表现为淡漠、嗜睡、浅昏迷等意识状态降低的表现，也可以变现为警醒、易激惹、烦躁、攻击行为等意识状态过度增强的表现。

（2）思维混乱：可表现为对话离题、意思不明确、语无伦次或突然转移话题等。

（3）认知功能障碍：可出现记忆障碍、时间、空间、人物的定向功能障碍，无法回答正确的时间地点，无法认出自己的亲属等。

（4）知觉障碍：可出现知觉的鉴别和整合能力下降，表现为各种形式的错觉、幻觉妄想等，以视幻视居多。

（5）睡眠周期紊乱：可出现睡眠倒错，白天昏睡，晚上失眠。

二、谵妄的临床类型

根据谵妄的临床表现的不同，可以分为如下三种类型：

活动亢进型（hyperactive）：是最易被识别的亚型，主要表现为警觉、烦躁、易激惹、对刺激过度敏感等，可有幻觉、妄想或破坏性、攻击性精神行为如大喊大叫、拒绝配合医疗等。

活动抑制型（hypoactive）：老年患者中本型更为常见，可表现为疲倦、淡漠、嗜睡、情绪低落、活动减少等。因症状不易被察觉，常被漏诊，但是这类患者往往比活动亢进型患者预后更差。

混合型谵妄：具有上述两种谵妄类型，症状在亢进和抑制之间反复波动。

第五节　谵妄的筛查、诊断与鉴别诊断

一、谵妄的诊断标准

谵妄的诊断依赖全面、详细的病史回顾及体格检查。获得可靠的病史、判断是否为急性起病、与基础认知功能状态相比出现明显的波动性改变常常是建立诊断的第一步。同时，详细的病史、体格检查与个体化的实验室或影像学检查也有助于确定诱发谵妄的病因。

目前诊断谵妄的"金标准"主要依据 DSM-V，要求满足以下 5 个条件，具体标准如下：

A. 注意力及意识紊乱：如注意力涣散、难以集中并保持注意力、环境定向力下降。

B. 急性起病：与基线相比，患者在数小时至数天内注意力、意识状态及认知功能出现明显变化，并且一天内症状常有波动。

C. 伴有认知功能损害：如记忆功能损害、定向力障碍、语言障碍、视力或其他知觉障碍。

D. 注意障碍、意识障碍和认知功能障碍不能用其他已经存在的神经认知障碍解释，且不是在昏迷等严重的意识水平下降的情况下。

E. 通过病史、体格检查或实验室检查可发现潜在的病因，如全身性疾病、药物中毒、突然停药、以及多因素联合作用。

二、谵妄的筛查方法

由于 DSM-V 诊断标准相对复杂，常常需要有经验的专科医生（例如老年科、神经内科、精神科医生）通过床旁详细的神经精神评估了解患者的精神状况。同时谵妄具有起病急、波动性及间歇性等特点，因此在临床上使用金标准诊断谵妄可行性低，谵妄患者易被漏诊及误诊。为了快速识别谵妄，提高谵妄诊断的准确度，在临床工作中，常使用一些量表进行谵妄的筛查。谵妄量表（confusion assessment method，CAM）是目前使用最广泛的，也被认为是最有效的谵妄筛查工具，具有良好的敏感性（94%）、特异性（89%）与研究者间一致性（图 24-1）。在使用 CAM 量表前，必须对患者进行认知功能和注意力评估（图 24-2），如 3 个词语的记忆力测验，数字广度测验（digit span）等从而客观的了解患者的短时

记忆能力和注意力。另外，还需询问患者家属以及护理人员患者的基线精神心理状态、认知功能等以判断患者此次症状是否为急性发病，病情是否波动？CAM快速筛查量表包含4种症状特征，诊断谵妄必须同时符合特征1（急性发作）和特征2（注意力不集中）这2条，并且至少满足特征3（思维混乱）或者特征4（意识状态改变）其中的1条或2条。

特征1. 急性起病，病程具有波动性。
- 患者的精神状态是否较基础水平发生了急性变化？
- 患者异常的行为改变是否在一天内具有波动性？症状时有时无或症状严重程度时好时坏？

特征2. 注意力不集中
- 患者的注意力是否不易集中？易分心或很难与其进行交流？

特征3. 思维混乱
- 患者是否具有思维混乱或思维不连贯（对话不切题、意思不明确、语无伦次或突然转移话题）？

特征4. 意识状态的改变
- 患者的神志是否正常？意识状态可分为：清晰、过分警觉、嗜睡（易叫醒）、昏睡（不易叫醒）、昏迷（不能叫醒）

诊断谵妄：符合特征1及特征2，并符合特征3或特征4任一条。

图 24-1 CAM 量表

- 数字广度测验——顺背或者倒背数字，正背5个或者倒背4个为正常；
- 正数以及倒数星期一到星期天，一月到十二月；
- 听到某个字母举手；
- 给患者看图片，要求患者记忆并且回忆。

图 24-2 常用的注意力测试方法

三、谵妄的鉴别诊断

谵妄主要需要与痴呆、抑郁及其他非器质性精神障碍相鉴别（表24-3）。痴呆患者也可能出现记忆力和定向力障碍，甚至出现精神行为异常，但痴呆患者的认知功能障碍常常是缓慢发生，逐渐加重且长期存在的，患者可能没有其他影响认知功能的躯体疾病。另外，痴呆患者的认知功能如果出现急性、波动性的变化，则提示谵妄可能叠加于痴呆之上发生。抑郁症患者也可能会出现类似谵妄的动作迟缓，但抑郁患者常常表现为心境低落、亚急性病程，且症状无明显波动。其他精神疾病患者多无意识障碍，且多有精神疾病病史。总的说来，谵妄与其他疾病最重要的区别在于急性起病、注意力不集中且症状具有波动性变化。

表 24-3 谵妄的鉴别诊断

特点	谵妄	痴呆	抑郁发作
起病状态	急（几小时至几天）	缓慢进展（几周至几月）	急（几天至几周）
病程	波动性，一天内可见波动周期	相对稳定	相对稳定
持续时间	几天至几周	几月至几年	几周至几月
意识状态	下降	正常	正常
注意力	注意力受损	正常，严重病例除外	可能受损

续表

特点	谵妄	痴呆	抑郁发作
幻觉	视幻觉为主	通常无幻觉	听幻觉为主
妄想	一过性，无系统性	通常无妄想	持续的、系统性妄想
定向力障碍	有	可能	可能
记忆力	即时记忆及近期记忆受损，远期记忆正常	即时记忆正常，近期记忆较远期记忆受损更严重	可能有记忆力损害
精神运动障碍	精神运动性兴奋或抑制，或快速转换	一般正常	从运动迟缓至运动兴奋（焦虑型抑郁症）
言语	语无伦次，语言不连贯	表达、造句困难，持续言语	一般正常
伴随躯体疾病或药物中毒	存在	一般不存在	一般不存在

第六节　谵妄的预防

谵妄的预防重于治疗，研究估计 30%~40% 的谵妄病例是可以预防的。预防也是减少谵妄、其并发症及相关负性临床事件最有效的手段。预防谵妄的重点在于尽可能的去除诱因、针对危险因素、并强调多学科团队干预的非药物性预防方案。医务人员首先全面评估患者，针对患者存在的具体的危险因素，个体化的提供相应的多学科团队干预方案。谵妄的 NICE 指南是目前最权威的循证医学指南（表 24-4），提出了针对以下 10 条危险因素的综合性预防措施。指南强调预先评估患者，根据每个患者的危险因素，量身定做相应的预防措施。

表 24-4　谵妄的综合性预防措施

危险因素	预防措施
认知功能或定向力损害	• 提供合适的光照及清晰的环境指示标志，时钟及日历需放置在患者轻松可见的区域，钟表、日历的数字要求大号数字 • 通过反复介绍环境和人员使患者重定向。如介绍你在哪里，你是谁，主管医护人员是谁 • 鼓励患者进行益智活动，例如打牌，下棋，拼图等 • 鼓励患者的亲属和朋友探访
脱水或便秘	• 鼓励患者多饮水。如不能保证饮水量，考虑静脉输液 • 如患者需要限制入量，考虑相关专科的会诊意见并保持出入量平衡 • 鼓励进食蔬菜、水果等高纤维素食物，定时排便
低氧血症	• 及时发现评估低氧血症 • 监测患者的血氧浓度，保持氧饱和度 >90%
活动受限	• 鼓励术后患者尽早开始恢复活动 • 鼓励下床行走，如需要为患者提供辅助行走器具（拐杖、助行器等） • 鼓励所有患者主动活动性锻炼，包括不能行走的患者
感染	• 及时发现和治疗感染 • 避免不必要的插管（如尿管等） • 严格执行院感控制措施（例如手卫生等）
多药共用	• 在临床药师的参与下，评估药物，减少患者用药种类 • 避免会引起谵妄症状加重的药物（例如哌替啶，抗精神病药物，苯二氮䓬类药物）

续表

危险因素	预防措施
疼痛	• 正确评估患者疼痛水平，对言语沟通困难的患者评估其他非语言的疼痛征象，如体征，表情等 • 对任何怀疑有疼痛的患者都需进行疼痛的评估与管理
营养不良	• 在营养师的参与下改善营养状况 • 确保患者的假牙正常
听力和视觉障碍	• 去除可逆病因（例如清除耳道耵聍） • 向患者提供助听器或者老花眼镜，检查助听器和眼镜处于正常状态
睡眠障碍	• 尽量避免在夜间睡眠时间进行医护活动 • 调整夜间给药时间避免打扰睡眠 • 睡眠时间尽可能地减少噪音

第七节　谵妄的治疗

　　尽管近三十年来谵妄研究取得了长足的进展，但是谵妄的死亡率和致残率仍然未得到明显改善，所有研究证据表明，谵妄的治疗效果不如预防。目前对于谵妄的治疗还是强调早期发现和早期治疗。由此，我们可以看到预防谵妄、早期筛查发现谵妄的重要性。谵妄的治疗流程见图 24-3。

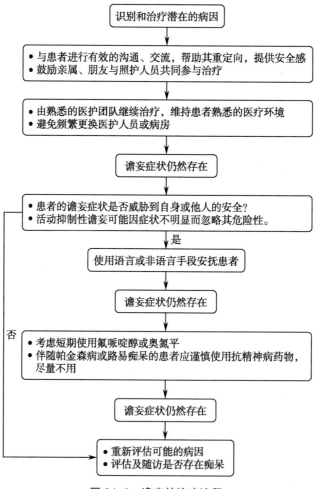

图 24-3　谵妄的治疗流程

一、一般治疗措施

谵妄的治疗取决于病因，一旦发生谵妄，应通过详细的病史回顾、体格检查及针对性的实验室或影像学检查明确病因，尽可能、尽早地改善易患因素，去除诱发因素，积极给予对症治疗，预防并发症，如调整药物，给予感染患者抗生素，给予发热患者降温措施，脱水患者给予补液，纠正电解质酸碱平衡紊乱等。

二、谵妄的非药物治疗

谵妄的非药物治疗适合所有谵妄患者，是谵妄的基础治疗手段，强调多学科干预、医护团队和家属共同参与治疗。其治疗手段非常类似于谵妄的预防措施，主要方法包括恢复定向力、行为治疗等。手段包括：鼓励亲属的陪伴、交流与照护；使用钟表、挂历、或家中熟悉的物品等制造安静、舒适的环境；通过多种手段尽可能的改善患者视力与听力，在交流中反复提醒患者时间、地点以帮助患者定向；鼓励患者参与自我管理及维持活动能力，调整睡眠周期正常化等。

三、谵妄的药物治疗

药物治疗原则：①单药治疗比联合药物好，可以降低药物不良反应和药物相互作用；②以小剂量开始；③选择抗胆碱能活性低的药物；④尽可能快的停药，主要纠正引起谵妄的潜在原因；⑤持续应用非药物干预措施。

许多抗精神病药物、镇静药物均有诱发或加重谵妄的可能，并且增加患者死亡和痴呆患者卒中风险。同时使用任何药物来治疗行为改变均可能及进一步掩盖患者精神状态的异常改变，使其更难以监测与治疗。另外，目前并无证据提示药物（包括抗胆碱酯酶药物、抗精神病药物及苯二氮䓬类药物）治疗谵妄具有明确、显著的疗效，美国食品药品管理局（Food and Drug Administration，FDA）亦没有批准任何一种药物可以用于治疗谵妄。因此，在通常情况下，我们不提倡使用药物治疗谵妄。目前药物治疗仅限于患者出现激越行为，威胁到自身或他人安全，并且非药物治疗手段无效时。尽管如此，一些短效的抗精神病药物，如氟哌啶醇可用于改善患者的精神行为异常。常用的谵妄治疗药物如下：

氟哌啶醇：是治疗谵妄首选的药物，仅用于严重激越的患者。在所有主要神经镇静药物中，抗胆碱能活性最低，镇静效果较弱。用法：小剂量 0.5~1mg 口服，每天一至两次，4~6 小时达到高峰，需要时可每隔四小时增加一次剂量，也可 0.5~1mg 肌注，20~40 分钟达到高峰，观察 30~60 分钟，必要时可重复给药直到患者恢复平静。用药前应严密监测患者生命体征。在初始治疗后的 24 小时，维持剂量为负荷剂量的一半并分次给药。一旦治疗有效后，此后每天应逐渐减量直至停用。氟哌啶醇常见不良反应包括锥体外系症状和心血管不良反应，尤其是在剂量超过 3mg/ 天时，可以表现为 QT 间期延长、高 / 低血压；抑郁焦虑、激越、静坐不能等。伴随戒断症状、肝功能不全、帕金森病、路易体痴呆的患者应禁用。

新型的抗精神病药物：临床常用奥氮平、利培酮与喹硫平，可用于控制激越症状，疗效与氟哌啶醇相当但锥体外系不良反应更少。主要的副作用为 QT 间期延长。但目前支持该类药物治疗谵妄的证据不足，仅经过了非对照临床实验验证。另外，所有的抗精神病药物均有增加患者死亡及痴呆患者脑卒中的可能性，因此推荐短期谨慎使用。用法：奥氮平，口服，2.5~5mg，每天一次；利培酮：0.5mg，口服，每天 2 次；喹硫平：25mg 口服，每天两次。

苯二氮䓬类：属二线用药，通常应该避免使用，因其本身可能易导致谵妄和增加患者躁动。最佳适应证是乙醇和苯二氮䓬类撤药后或者癫痫导致的谵妄发作，相对适应证是肝性脑病所致谵妄。代表药物有罗拉西泮（0.5~1.0mg 口服或静脉），其半衰期为 15~20 小时。有时候也会作为抗精神病药物的辅助以加强镇静及减少锥体外系不良反应。常见副作用有呼吸抑制、过度镇静等。

（刘龚翔　岳冀蓉）

参 考 文 献

1. Inouye S K, Westendorp R G J, Saczynski J S.Delirium in elderly people.The Lancet,2013,383 :911-922

2. National Clinical Guideline Centre.Delirium:diagnosis,prevention and management(full guideline)(July 2010)［OL］.

3. Oh E S,Fong T G,Hshieh T T,et al.Delirium in Older Persons:Advances in Diagnosis and Treatment.Jama,2017,318(12):1161.

4. Guthrie P F,Rayborn S,Butcher H K.Evidence-Based Practice Guideline:Delirium.Journal of gerontological nursing,2018,44(2): 14-24.

5. Delirium in Elderly Patients.Springer,2018.

第 25 章

睡 眠 障 碍

第一节 基 本 概 念

一、定 义

睡眠障碍（sleep disorder）是指睡眠的数量或质量异常，或是在睡眠中或睡眠–觉醒交替时发生异常的行为或生理事件。可由多种因素引起，常与躯体疾病有关。由于老人大脑皮质功能的减退，新陈代谢的减慢，体力活动的减少，因此老人的睡眠时间比青壮年少，一般每天 5~7 小时。随着增龄，客观的睡眠结构改变主要表现为：夜间觉醒次数增加、睡眠潜伏期延长、早醒，Ⅲ期睡眠明显减少。但相关研究显示，老年人主观抱怨睡眠问题较年轻人少；健康状况良好的老年人往往自觉主观睡眠质量较高。此外，新近研究指出，老年人对睡眠质量的主观体验受不同种族文化的影响而有所差异，欧洲老年人主观失眠率为 37.2%，美国 27.1%，日本仅 6.6%。

睡眠障碍作为老年综合征之一，广泛分为以下几类：①失眠症：包括原发失眠和继发失眠；②嗜睡；③睡眠–觉醒节律紊乱；④睡眠呼吸障碍；⑤睡眠运动障碍等。睡眠障碍可以单独作为某类疾病予以诊断，也可以作为某类或某些疾病与睡眠改变的一组临床症状群。老年人群睡眠障碍的发生可以由多种原因诱发，表现为一种或多种睡眠障碍，常和其他疾病共存，与呼吸道疾病、失能、认知功能下降、抑郁以及药物使用密切相关。长期反复睡眠障碍会影响老年人其他共存疾病的治疗和康复，加重或诱发其他疾病，是威胁老年人身心健康的重要因素。

二、流 行 病 学

1. 患病率和危害　随着社会的老龄化，老年人睡眠障碍的发生率不断升高。近 60% 的社区老年人一周中会出现 1 次或数次睡眠问题。2002 年国际精神卫生和神经学基金会调查显示，全球有 27% 的人存在睡眠障碍，我国人群中有 45.5% 有睡眠问题，其中老年人占 56.7%。国内上海社区居民睡眠质量调查显示：41.5% 居民存在睡眠质量下降，其中老年女性占 45.8%，老年男性占 35.8%。

在一项关于 9000 名年龄大于 65 岁的老年人的研究中，42% 的老年人同时存在入睡困难和维持睡眠困难。老年人的失眠的发生和死亡率增加明显相关。另一项关于 185 名健康老人的前瞻性研究显示入睡时间超过 30 分钟和睡眠效率（睡眠时间/在床上待的时间）低于 80% 均是增加老年人死亡率的危险因素。睡眠障碍严重威胁老年人身体健康，有研究报道，长期失眠会增加心血管疾病、内分泌系统疾病的发病风险，损害生活质量。此外，认知功能下降、注意力不集中、平衡力下降也与睡眠质量差有关。

2. 危险因素　睡眠障碍在老人群中非常常见，其发生非单纯一个因素造成，往往是多种因素共同作用的结果。常见的睡眠障碍危险因素包括如下几方面：

（1）年龄因素：随着年龄的增大，睡眠结构发生很多变化，我们已在上文中介绍。老年人昼夜节律生理变化是增龄本身的一个基本特征。年龄越大，其伴随的器官系统的生理储备下降越明显，抵抗和忍受外界影响睡眠应激源能力下降。

（2）不良的睡眠习惯：老年人白天活动量减少，很容易在沙发或床上打盹，造成白天睡眠过多，而夜间难以入睡。此外，睡前吸烟、饮酒等习惯也会影响睡眠质量。

（3）不良的睡眠环境：老年人睡眠较浅，容易惊醒，环境中噪音太大，光照过量，都会影响老年人的睡眠。

（4）躯体疾病的影响：老年人常合并各种躯体疾病，这些疾病引起夜间的咳嗽气喘、疼痛、尿急尿频等都会影响睡眠。因病重或瘫痪而长期卧床的老年人，睡眠时间不规律，导致睡眠节律异常。

（5）精神疾病的影响：除躯体疾病外，心理因素也是导致睡眠障碍发生的一个常见因素。其中抑郁与睡眠障碍的关系最为密切。此外，焦虑也和睡眠障碍存在相关性。

（6）药物或饮食的影响：老年人因合并疾病较多，存在多种药物公用，导致药物不良反应的发生率增高，其中很多药物经常引起睡眠障碍：如激素、甲状腺素、某些抗抑郁药物等。另外，老年人临睡前大量饮茶、抽烟也会影响睡眠质量。

（7）原发睡眠障碍：阻塞性睡眠呼吸暂停低通气综合征、不宁腿综合征等也是导致睡眠障碍的重要疾病。

三、临 床 表 现

老年睡眠障碍常常表现为早醒，入睡困难，入睡时间延长，夜间易醒，醒后难以入睡，夜间睡眠断断续续，白天容易打盹。其中白天打盹是老年时期最常见的睡眠问题。最近一项研究显示老年人的每天在上床睡觉前已经累计比年轻人多睡了 2 小时。另外老年男性较老年女性更容易出现白天过度嗜睡（发生率分别为 12.0% 和 6.0%）。有研究发现白天过度嗜睡与慢性疾病、早醒、夜间打鼾、严重抑郁相关。

老年人睡眠障碍主要特点是常合并其他老年疾病和问题。老年人睡眠障碍多与精神疾病合并，抑郁就是其中最常见的疾病，同时抑郁情绪也可以预测睡眠问题的发生。已有很多研究证实未治疗的睡眠障碍是新发抑郁或抑郁复发的危险因素。此外，存在躯体疾病的老年人也容易主诉睡眠困难。在 2003 年美国睡眠基金的关于 65 岁以上人群的调查研究中，躯体疾病越多的老年人有更多关于睡眠困难的主诉，以合并心血管和肺部疾病为主。此外，关节炎带来的疼痛、癌症、糖尿病、慢性阻塞性肺病导致的呼吸困难、前列腺增生伴随的夜尿增多、脑血管疾病所致的认知功能下降以及帕金森氏病都常常合并睡眠障碍。

第二节 睡眠障碍临床类型

一、失 眠 症

失眠（insomnia）是指各种原因引起的睡眠不足，包括睡眠时间、睡眠深度及体力恢复的不足。常表现为入睡困难（入睡时间超过 30 分钟）、维持睡眠困难（整夜觉醒次数 ≥ 2 次）、早醒、睡眠质量下降和总睡眠时间减少（通常少于 6 小时）；失眠者白天出现精神不振、疲乏、易激惹、困倦和抑郁等日间功能障碍表现。这种情况至少每周发生 3 次，并至少持续 1 个月（ICD-10），而《精神类疾病诊断和统计手册》（DSM-V）要求至少持续 3 个月才符合诊断。

老年人群的失眠可划分为原发性失眠（primary insomnia）和继发性失眠（comorbid insomnia）。原发性失眠是指无明确病因，或在排除了其他可以引起失眠的病因后仍遗留失眠症状。继发性失眠是指伴发于躯体疾病（如心肺疾病，认知功能下降，疼痛），精神疾病（抑郁、焦虑），药物使用，以及其他睡眠障碍（阻塞性睡眠呼吸暂停低通气综合征、不宁腿综合征）的失眠。伴发性失眠在老年人群中更为常见，伴发性失眠并不是指其他合并疾病"导致"失眠发生，而是失眠和这些疾病同时存在，并且都需要临床医生关注和治疗。

二、睡眠运动障碍

睡眠运动障碍为睡眠疾病的一大类别，包括睡眠周期性肢体运动、不宁腿综合征、夜间发作性肌张力障碍、睡眠磨牙等。最常见的睡眠运动障碍为周期性肢体运动和不宁腿综合征。

睡眠周期性肢体运动（periodic limb movement，PLM）是指睡眠中发生的一种反复周期性异常肢体运动，主要在下肢，多发生在快速动眼相睡眠期，表现为单侧或双侧腿部刻板、重复的快速屈曲或伸展运动。其病因尚不清楚，可能与脑多巴系统功能障碍以及下肢血流量减少有关。PLM 在 30 岁以下很少见，50 岁以上的发生率为 29%。

不宁腿综合征（restless legs syndrome，RLS）是指在休息或夜间睡眠时，双下肢出现一种自发的、难以忍受的异常痛苦的感觉，运动、按摩双下肢可暂时缓解这种感觉的一种综合征。其发病机制尚不清楚，但推测脑黑质多巴胺转运体减少，导致细胞内铁缺乏可能在其中起着关键致病作用。我国 RLS 患病率为 1.2%~5%，年龄增加发病率逐渐增加，尤其在 70~80 岁年龄段其发病率明显增加。

RLS 可分为原发性和继发性两种。原发性（或特发性）RLS 一般在较早年龄发病，发病原因不清楚，部分具有家族遗传性。遗传是 RLS 的主要危险因素之一。若一级亲属患 RLS，其本人患 RLS 的风险增加 3.3 倍。65% 患者有家族史，多为常染色体显性遗传。法国和意大利报道 RLS 与染色体 *12q* 和 *14q* 基因突变有关。冰岛队列研究报道了其与染色体 *6p21.2* 基因突变有关。继发性 RLS 常由合并铁缺乏的疾病导致，常见疾病包括缺铁性贫血，终末期肾病以及妊娠。

不宁腿综合征患者通常主诉休息或夜间睡觉时双下肢感觉异常，引发双下肢活动，这种不适感可以是蠕动感、蚁走感、瘙痒、触电感、烧灼感甚至是疼痛感。最终导致失眠，白天睡眠增多。感觉异常位于肢体深部，以累及下肢为主，部分患者可累及上肢甚至躯干。症状存在昼夜节律，夜间加重，白天减轻。异常感觉在休息时会加重，持续活动如来回踱步、摩擦双下肢、伸展肢体等可使症状部分或全部缓解。如果出现以下情况，将支持 RLS 诊断：①阳性家族史；②合并睡眠周期性肢体运动；③多巴胺能药物治疗有效。

三、昼夜节律睡眠障碍

昼夜节律睡眠障碍（circadian rhythm sleep disorders，CRSD）是指个体睡眠与觉醒的生物节律与所处的环境模式不协调而引起的睡眠障碍。在老年人群中常见的昼夜节律睡眠障碍类型为睡眠相位提前障碍（advanced sleep phase disorder，ASPD），睡眠 – 觉醒周期比常规睡眠 – 觉醒周期提前数小时，但睡眠周期本身正常。

ASPD 在临床上表现为夜晚睡的早，清晨醒得早。其特征是以习惯性和不自觉睡眠 – 觉醒周期比常规周期提前数小时，但睡眠本身正常。患者在晚上 6~9 点入睡，凌晨 2~5 点醒来，常常合并清醒时期过度睡眠和睡眠维持困难。患者常抱怨于下午或傍晚出现持续和难以抑制的思睡，从而影响其整个下午的活动。由于早醒后影响他人休息，及周围环境不合时宜的睡眠习惯，常常造成老年患者的社会功能下降。ASPD 作为老年人群最常见的昼夜节律睡眠障碍类型，其患病率为 1%~7%，且随着年龄增长，发病率增加。

四、阻塞性睡眠呼吸暂停低通气综合征（OSAS）

阻塞性睡眠呼吸暂停（obstructive sleep apnea syndrome，OSAS）是在睡眠中反复发作的上气道完全塌陷（呼吸暂停）或部分阻塞（低通气）而导致间歇性低氧血症和高碳酸血症，夜间血压波动、皮质微觉醒、睡眠碎片化，氧化应激增加等症状组成的慢性综合征。美国睡眠基金会（National Sleep Foundation）2014 年公布，约 10% 以上的成年人可能罹患 OSAS，远高于曾经认为的 3%~4%。老年患者 OSAS 患病率更高，约 50%。睡眠呼吸暂停低通气指数（AHI）是评估 OSAS 严重程度的主要指标：$5 < AHI \leq 15$ 次 /h，轻度 OSA；$15 < AHI \leq 30$ 次 /h，中度 OSA；$AHI > 30$ 次 /h，重度 OSA。随着 AHI 的增加，死亡风险显著增高。OSAS 除了与心脑血管疾病、2 型糖尿病的发病与死亡风险独立相关外，还与老年患者认知障碍和痴呆风险有关。此外，OSAS 也会增加外科术后并发症风险，延长住院时间。

第三节　睡眠障碍的评估

一、初　筛

对于老年人睡眠障碍的评估应该重视主诉，比如：入睡困难、夜间容易醒、醒后不能重新入睡；白天容易打盹、无法集中精力等。但是很多老年人虽然存在睡眠问题，却认为年龄增加睡眠质量就应该下降，很少以睡眠问题为主诉就医。因此，需要以问卷形式主动了解老年人睡眠状态，同时应调查与老年人同屋睡觉者以及照顾者。图 25-1 提供了初始调查使用的 12 个问题。如果调查对象在初始调查中存在睡眠问题，可进行进一步询问症状表现（图 25-2）。

1. 您一般在夜间什么时候上床睡觉？早上什么时候醒来？
2. 您是否经常夜间入睡困难？
3. 您在夜间要醒来几次？
4. 如果您在夜间醒来，再次入睡是否很困难？
5. 跟您同屋睡觉的人是否曾说过您睡觉时有打鼾、喘息或有呼吸暂停？
6. 跟您同屋睡觉的人是否曾说过您睡觉时有踢腿、下肢划水等动作？
7. 您是否知道自己睡觉时有梦游、进食、撞击它物、踢腿或尖叫？
8. 您在白天是否会睡觉或者感到很累？
9. 您在白天是否会打盹一次或多次？
10. 您在白天是否经常不经意时就打盹？
11. 您需要睡多长时间，白天时才能维持正常生活功能和保持警觉？
12. 您是否服用任何药物或采取任何措施帮助夜间入睡？

图 25-1　睡眠状态初始调查问卷

1. 您在休息或睡觉时总有双腿不舒服的感觉或者总是双腿来回摩擦？
2. 您是否经常起夜上厕所？
3. 如果您有白天打盹现象，每天打盹几次，每次持续多长时间？
4. 您每日白天体力活动量有多少？
5. 您白天是否大部分时间都受到自然阳光的照射？
6. 您每天服用什么药物？这些药物都在什么时候服用？
7. 您服用的药物后有什么不适吗？
8. 您每天白天和晚上分别服用多少咖啡因（包括咖啡、茶、可乐）和酒精？
9. 您是否经常感到悲伤或焦虑？
10. 您最近是否遭受了巨大的创伤？

图 25-2　睡眠状态进一步调查问卷

二、一般医学评估

1. 病史　回顾调查对象 ①是否存在躯体疾病，如高血压、糖尿病、脑卒中、冠心病、肿瘤、骨质疏松、慢性疼痛、胃食管反流、慢性肺部疾病、充血性心力衰竭、慢性肾病、前列腺增生等；②是否精神疾病如焦虑、抑郁等以及认知功能下降；③用药情况以及有无药物依赖。

2. 体格检查　严格的体格检查可以帮助判断老年人是否其他合并疾病，同时可以帮助评估睡眠障碍对老年人日常健康的影响。①一般状态：精神状态、敏感程度、身体协调性及对事物的认知能力；②生命体征：呼吸、血压、脉搏；③颈部检查：是否有甲状腺肿大；④眼和耳鼻喉科检查；⑤疼痛评估。

3. 实验室检查　血、尿、便常规，肝、肾、电解质、血糖、血脂、甲状腺功能等。

4. 影像学检查　胸片、CT 和 MRI 检查。

三、睡眠相关辅助检查

1. 多导睡眠图（polysomnography，PSG）　这是目前记录最详细准确的睡眠状态检测方式，其包括心电图、脑电图、眼动电图、肌电图、腿动、体位、鼾声指数、口鼻气流、胸腹运动、血氧饱和度、心率和血压等。通过脑电图、眼动电图和肌电图数据对睡眠进行分期，获得夜间睡眠参数以及呼吸暂停及低通气时间等。PSG 不作为常规检查，在初始睡眠评估和常规体格检查后发现有下列情况考虑行 PSG 检查：

（1）主要标准：习惯性打鼾 / 干扰性打鼾；睡眠期呼吸停止或有窒息感；原因不明的白天嗜睡或缺乏熟睡感；原因不明的睡眠期心律失常；原因不明的血氧饱和度降低。

（2）次要标准中的危险因素：肥胖，40 岁以上男性，闭经后女性，甲状腺功能减退，脑血管疾病，神经肌肉疾病，鼻咽喉机构异常发现（鼻塞、扁桃体肥大、巨舌、软腭过长、咽部气道狭窄）等。PSG 主要用于睡眠障碍的评估和鉴别诊断。

2. 睡眠体动记录仪（actigraphy）　睡眠体动仪通常戴在手腕、踝部或躯干以记录睡眠时身体运动情况，记录的数据可以通过软件处理，获得夜间睡眠参数，如睡眠潜伏期、觉醒的次数和时间、总睡眠时间、睡眠效率等。体动记录仪使用便捷、成本低，可以在家记录睡眠情况，睡眠情况更接近于自然睡眠模式。因此，2005 年睡眠障碍国际分类标准第 2 版（ICSD-2）中推荐体动记录仪作为睡眠疾病的一种辅助检查手段。体动记录仪可以在无 PSG 的监测条件时作为替代手段评估患者夜间总睡眠时间和睡眠模式，但相对 PSG，体动记录仪对睡眠测定精确性差。

四、精神心理评估

睡眠障碍患者的精神心理评估主要包括焦虑、抑郁、心理障碍，以上的疾病可以引起睡眠障碍或以睡眠障碍为首发症状。这些疾病的评估主要是通过功能性量表测试。焦虑自评量表（SAS）能够比较准确地反映有焦虑倾向患者的主观感受，评估受试者焦虑程度。老年抑郁量表（GDS）是常用的老年抑郁筛查量表，通过自评问卷回答，初步定性分析老年人情绪状态，以了解患者是否存在睡眠问题所致抑郁。

五、睡眠环境评估

睡眠质量直接受到睡眠环境的影响，良好的睡眠环境可以提高睡眠质量。舒适的睡眠环境包括安静、整洁、光线幽暗、空气清新、通风良好、温度湿度适宜以及寝具舒适等。不良的睡眠环境是指周围嘈杂、光线过亮等导致睡眠舒适感下降，睡眠质量受影响。

六、睡眠卫生习惯和行为评估

老年人睡眠障碍常常与某些不良生活行为和习惯有关，比如在床上看电视、看书，担心不能入睡，睡前聊天等。临床医生必须认识到许多老年人对这些行为已经习以为常，在介绍自己病史时不会主动提供这些生活习惯和行为的情况，除非特意询问他们。所以在进行睡眠评估时，常规询问睡眠卫生习惯和行为情况（图 25-3）。

1. 白天频繁打盹。
2. 花太多时间在床上。
3. 白天活动不够。
4. 深夜运动。
5. 白天光照不足。
6. 过度摄入咖啡因。
7. 晚上饮酒。
8. 晚上吸烟。
9. 较晚进食大量食物。

图 25-3　影响睡眠的习惯和行为

七、常用的失眠评估量表

常用的失眠评估量表包括失眠严重程度指数、匹兹堡睡眠质量指数、睡眠日记、多维疲乏量表 / 疲乏严重程度量表（表 25-1）。

表 25-1　常用失眠评估工具

常用量表	说明
睡眠日记	
失眠严重程度指数	≥ 15 分（临床意义，中度失眠）
匹兹堡睡眠质量指数	全球应用最广的睡眠质量评估量表，可用于一般人群、精神障碍者、睡眠障碍者；了解最近 1 个月的睡眠情况。
多维疲乏量表 / 疲乏严重程度量表	测量白天疲乏，更适用于失眠而非白天嗜睡的评估

1. 睡眠日记　睡眠日记可以了解患者 2~4 周前睡眠情况。对于初次就诊的患者可教会患者怎么记录睡眠日记，2~4 周后再根据日记进行睡眠质量评估（表 25-2）。

表 25-2　睡眠日记

星期	一	二	三	四	五	六	日
早上起床后 2 小时内填写							
昨晚关灯上床的时间							
早上起床时间							
昨晚入睡（睡着）的时间							
容易							
较容易（过了一会）							
困难							
中间醒了几次 / 多少分钟							
昨晚一共睡着几个小时							
睡眠是否被噪声、灯光、刺激、温度、不舒适感等打扰							
早上起床后感觉：轻松、一般、疲乏							
晚饭后睡觉前填写							
我在哪个时间饮用了含咖啡因的饮料：早上、中午、晚上、没有饮用							
我运动了至少 20 分钟：早上、中午、晚上、没有							

续表

星期	一	二	三	四	五	六	日
白天服了什么药?							
白天是否打盹儿?							
白天在做事时困倦嗜睡:无、轻微、中度、高度							
整个白天的心情:非常开心、开心、不开心、非常不开心							
睡前 1~3 小时,我服用过:酒、饱饭、咖啡、无							
睡前,我的床上活动:看书、看电子产品、沐浴、做放松运动							

2. 失眠严重程度指数 用于测评失眠的严重程度。0~7 分:无显著临床意义;8~14 分:亚临床失眠;15~21 分:中度失眠;22~28 分:严重失眠(表 25-3)。

表 25-3 失眠严重程度指数量表

(1)描述你当前(或最近一周)失眠问题的严重程度:

	无	轻度	中度	重度	极重度
入睡困难	0	1	2	3	4
维持睡眠困难	0	1	2	3	4
早醒	0	1	2	3	4

(2)对你当前睡眠模式的满意度:

很满意	满意	一般	不满意	很不满意
0	1	2	3	4

(3)你认为你的睡眠问题在多大程度上干扰了你的日间功能(如日间疲劳、处理工作和日常事务的能力、注意力、记忆力、情绪等):

没有干扰	轻微	有些	较多	很多干扰
0	1	2	3	4

(4)与其他人相比,你的失眠问题对你的生活质量有多大程度的影响或损害:

没有	一点	有些	较多	很多
0	1	2	3	4

(5)你对自己当前睡眠问题有多大程度的焦虑和烦扰:

没有	一点	有些	较多	很多
0	1	2	3	4

3. 匹兹堡睡眠指数量表(Pittsburgh sleep quality index,PSQI) 匹兹堡睡眠指数量表(表 25-4)是目前应用最广的睡眠质量评估量表,可以用于一般人群、精神障碍患者、睡眠障碍患者睡眠质量调查,也可以应用于睡眠治疗疗效观察,以及睡眠质量和心身健康、社会功能等相关性研究的评定工具。

匹兹堡睡眠指数量表了解患者最近一个月的睡眠情况,可以初步了解睡眠潜伏期、睡眠效率、睡眠总时间,以及夜间睡眠对白天功能的影响。

表 25-4　匹兹堡睡眠质量指数量（PSQI）表

备注：如果回答 30~60min，填入平均值 45（30~60）min

条目	项目	评分			
		0 分	1 分	2 分	3 分
1	近 1 个月，晚上上床睡觉通常在_____点钟				
2	近 1 个月，从上床到入睡通常需要_____（　）min	□≤ 15min	□ 16~30min	□ 31~60min	□ >60min
3	近 1 个月，通常早上_____点起床				
4	近 1 个月，每夜通常实际睡眠_____（　）小时（不等于卧床时间）				
5	近 1 个月，因下列情况影响睡眠而烦恼				
	a. 入睡困难（30min 内不能入睡）	□无	□ <1 次 / 周	□ 1~2 次 / 周	□≥ 3 次 / 周
	b. 夜间易醒或早醒	□无	□ <1 次 / 周	□ 1~2 次 / 周	□≥ 3 次 / 周
	c. 夜间去厕所	□无	□ <1 次 / 周	□ 1~2 次 / 周	□≥ 3 次 / 周
	d. 呼吸不畅	□无	□ <1 次 / 周	□ 1~2 次 / 周	□≥ 3 次 / 周
	e. 咳嗽或鼾声高	□无	□ <1 次 / 周	□ 1~2 次 / 周	□≥ 3 次 / 周
	f. 感觉冷	□无	□ <1 次 / 周	□ 1~2 次 / 周	□≥ 3 次 / 周
	g. 感觉热	□无	□ <1 次 / 周	□ 1~2 次 / 周	□≥ 3 次 / 周
	h. 做噩梦	□无	□ <1 次 / 周	□ 1~2 次 / 周	□≥ 3 次 / 周
	i. 疼痛不适	□无	□ <1 次 / 周	□ 1~2 次 / 周	□≥ 3 次 / 周
	j. 其他影响睡眠的事情	□无	□ <1 次 / 周	□ 1~2 次 / 周	□≥ 3 次 / 周
	如有，请说明：				
6	近 1 个月，总的来说，您认为您的睡眠质量：	□很好	□较好	□较差	□很差
7	近 1 个月，您用药物催眠的情况：	□无	□ <1 次 / 周	□ 1~2 次 / 周	□≥ 3 次 / 周
8	近 1 个月，您常感到困倦吗？	□无	□ <1 次 / 周	□ 1~2 次 / 周	□≥ 3 次 / 周
9	近 1 个月您做事情的精力不足吗？	□没有	□偶尔有	□有时有	□经常有

计分方法：　总分：_____

成分	内容	评分			
		0 分	1 分	2 分	3 分
A、睡眠质量	条目 6 计分	□很好	□较好	□较差	□很差
B、入睡时间	条目 2 和 5a 计分累计	□ 0 分	□ 1~2 分	□ 3~4 分	□ 5~6 分
C、睡眠时间	条目 4 计分	□≥ 7h	□ 6~7h（含 6h）	□ 5~6h（含 5h）	□ <5h
D、睡眠效率	以条目 1、3、4 的应答计算睡眠效率 *	□≥ 85%	□ 75%~84%	□ 65%~74%	□ <65%
E、睡眠障碍	条目 5b~5j 计分累计	□ 0 分	□ 1~9 分	□ 10~18 分	□ 19~27 分
F、催眠药物	条目 7 计分	□无	□ <1 次 / 周	□ 1~2 次 / 周	□≥ 3 次 / 周
G、日间功能障碍	条目 8 和 9 的计分累计	□ 0 分	□ 1~2 分	□ 3~4 分	□ 5~6 分

* 睡眠效率计算方法：

$$睡眠效率 = \frac{条目 4（睡眠时间）}{条目 3（起床时间）- 条目 1（上床时间）} \times 100\%$$

总分范围为 0~21，得分越高，表示睡眠质量越差。被试者完成试问需要 5~6 分钟。

八、常用的睡眠呼吸障碍量表

STOP-Bang（尤其用于术前 OSAS 筛查）和 Epworth 思睡量表（Epworth Sleepiness Scale，ESS）是目前用于睡眠呼吸障碍的常用量表（表 25-5）（表 25-6）。

表 25-5 STOP-Bang 量表

条目	问题	答案	
1	鼾声是否很大（超过正常谈话的声音或关着卧室门也能听到）?	A 是	B 否
2	您的老伴或其他人是否有发现过您睡眠时有呼吸暂停的现象?	A 是	B 否
3	您是否有高血压或正在治疗高血压?	A 是	B 否
4	BMI 是否超过 35?	A 是	B 否
5	年纪是否 ≥ 50 岁?	A 是	B 否
6	测量：颈围是否 ≥ 40cm	A 是	B 否
7	是否为男性?	A 是	B 否

以上问题回答"是"≥ 3 个：OSAS 高危；以上问题回答"是"<3 个：OSAS 低危

表 25-6 Epworth 思睡量表

编号	项目	白天打瞌睡的可能性			
		不会 0	可能性小 1	可能性中等 2	很可能 3
1	坐着阅读报刊时				
2	看电视时				
3	在公共场所坐着不动时（例如开会或看电影时）				
4	乘车旅行 1 小时不休息				
5	坐着与人谈话时				
6	下午躺下休息时				
7	午餐不喝酒，餐后安静地坐着时				
8	遇到堵车时，在停车的数分钟内				

分数越高表示思睡倾向越明显。国外报道正常值范围为 4.5 ± 3.3，如果得分 >11 表示存在过度

第四节 睡眠障碍临床管理

老年人睡眠障碍治疗的总体目标是尽可能改善患者睡眠质量，缓解症状，保持正常睡眠结构，维持和恢复社会功能，提高老年人生活质量。睡眠障碍的治疗首先明确睡眠障碍的伴发疾病，治疗和控制伴发疾病。同时，采用多种方式增加有效睡眠时间，避免药物干预带来的负面影响。睡眠障碍的治疗主要包括非药物治疗和药物治疗。

一、非药物治疗

老年失眠症的非药物治疗是除治疗伴发疾病以外的首选方法，包括认知行为治疗、睡眠限制 – 睡眠压缩治疗、睡眠卫生健康教育、光照疗法、中医药治疗、有氧锻炼和综合疗法等。而睡眠呼吸障碍（如 OSAS）首选持续气道正压通气疗法，必要时考虑手术。

1. 睡眠卫生习惯指导 与其他治疗措施共用,但其本身通常不足以治疗严重的睡眠障碍。了解患者睡眠习惯、是否存在可能影响睡眠的行为和环境因素。治疗者可以传授患者一些关于睡眠习惯的知识,教育其避免或改掉影响睡眠的习惯和行为。首先,改善睡眠环境,保持卧室安静、昏暗、清洁、温度适宜、空气清新,为加速睡眠创造一个最佳环境。其次,是改善不良的睡眠习惯(图25-4)。

1. 养成一个良好的睡前习惯,如保持睡前30分钟的放松期,睡前90分钟洗热水澡。
2. 保证卧室宁静和舒适。
3. 只有困倦时才上床。
4. 睡前2小时避免剧烈运动。
5. 睡前避免服用咖啡因、尼古丁、酒精等。
6. 避免在卧室运动,让卧室仅用于睡觉,不要在床上看电视或者工作。
7. 只在卧室睡觉。
8. 如果睡不着就离开卧室,只在疲倦时返回。
9. 保持固定的上床时间和起床时间。
10. 避免白天打盹;如果需要再打盹,限制在30分钟内,下午2点后。

图 25-4 睡眠卫生习惯的改进措施

2. 认知行为治疗(cognitive behavioral therapy,CBT) 认知行为治疗是一大类合并了认知治疗和行为治疗的心理治疗方法,是在睡眠卫生习惯指导、睡眠刺激控制和(或)睡眠限制等行为治疗基础上,同时进行认知干预的治疗。认知行为治疗在老年睡眠治疗有着重要地位,能明显减少使用药物治疗的几率以及药物剂量。CBT 干预失眠的 5 要素(图25-5)。

- 强调/正确认识不合适的睡眠认知:失眠患者往往过分夸大了睡眠对其生活的影响及他们需要更多的睡眠来恢复。这种不正确的信念会促使他们更加担心失眠带来的影响,且树立不切实际的期望。
- 睡眠卫生:建立固定的睡眠型态,减少夜间打扰。
- 刺激控制疗法(stimulus control therapy,SCT):美国睡眠医学会认为SCT是治疗慢性失眠的一线行为干预措施。慢性失眠可导致患者产生床和睡眠之间的消极联想,认为在床上很难放松。
  ▷ 典型指令:1)感到困倦时才躺上床;2)避免与睡眠不相容的行为(不要把床当作读书、看电视或工作的地方);3)醒来时间超过15分钟时离开卧室;无法睡着或开始感到焦虑时离开卧室。
- 睡眠限制疗法(sleep restriction therapy,SRT):许多失眠患者试图睡更多时间来弥补睡眠不足。而睡眠限制通过引起部分睡眠剥夺,反过来增加失眠患者在床上的实际睡眠。最终目标是打破失眠循环。
- 放松训练(relaxation techniques):对以"不能放松"为特征的患者(或伴有躯体疼痛不适者),这类干预最合适。包括:渐进性肌肉放松法、腹式呼吸、冥想。

图 25-5 CBT 干预失眠的 5 要素

3. 光照治疗 昼夜睡眠 - 觉醒节律异常参与老年睡眠障碍的发病,而光线是调节睡眠 - 觉醒节律的重要调节因素。光照疗法可帮助重新调整生物钟,对治疗睡眠 - 觉醒节律障碍有较好的疗效。对睡眠时相提前者,连续每天晚上 7~9 点给予 2 小时 4000lux 的光照,对于睡眠时相延迟的患者,清晨给予 4000lux 光照 2 小时,不仅能延迟睡眠节律,还能改善睡眠结构和睡眠质量。给予对于老年人可能无法耐受较长时间的光照,导致光照疗法的依从性和治疗效果降低。在初始治疗时,可以根据老年人的治疗反应进行光照时间和强度的调整。已有研究报道光照疗法的副作用,包括轻躁狂、轻度头痛、恶心和呕吐等。对于患有视网膜疾病、偏头痛、有躁狂倾向的患者慎用光照疗法。

4. 持续气道正压通气(continuous positive airway pressure,CPAP) 治疗中重度 OSAS 患者运用

CPAP治疗具有显著疗效。CPAP治疗能有效减少睡眠呼吸暂停及低通气事件的发生，纠正缺氧及呼吸努力相关的微觉醒，改善日间思睡，提高认知能力、记忆力和注意力。还可降低心脑血管并发症的发生率，如脑卒中、冠心病、心律失常等，甚至逆转导致原有心力衰竭加重的高危险性。

二、药 物 治 疗

临床治疗睡眠障碍的药物主要包括苯二氮䓬类、褪黑素受体激动剂和具有催眠效果的其他药物。

1. 苯二氮䓬类　传统苯二氮䓬类药物（benzodiazepine drugs，BZDs）是临床上常用的治疗睡眠障碍的药物。BZDs根据药物效力可分为：①短效制剂，包括咪达唑仑，三唑仑；②中效制剂，包括艾司唑仑、阿普唑仑、劳拉西泮；③长效制剂，包括地西泮、硝西泮、氯硝西泮、氟西泮。苯二氮䓬类药物可以缩短睡眠潜伏期、增加总睡眠时间。但在老年人中不良反应明显，包括日间困倦、头晕、跌倒、认知功能减退等。对有入睡困难患者推荐使用短效制剂，对睡眠维持困难的患者推荐使用中效制剂。长效制剂可能增加老年人髋骨骨折风险，不推荐在老年人群中使用。

2. 新型非苯二氮䓬类药物（non-benzodiazepine drugs，non-BZDs）　该类药物包括唑吡坦、唑吡坦控释剂、佐匹克隆、扎来普隆。由于此类药物半衰期短，次日残余效应被最大程度的降低，一般不产生日间困倦，治疗失眠较传统的苯二氮䓬类药物更安全，但有可能会在突然停药后发生一过性的失眠反弹。

3. 褪黑素　褪黑素参与调解睡眠-觉醒周期，可以改善时差变化引起的症状、睡眠时相延迟综合征和昼夜节律失调性睡眠障碍。褪黑素受体激动剂包括雷美尔痛、特斯美尔通、阿戈美拉汀等。雷美尔通是目前临床使用的褪黑素受体MT1和MT2激动剂，可缩短睡眠潜伏期、提高睡眠效率、增加总睡眠时间，可以用于治疗以入睡难为主诉的睡眠困难。

4. 其他药物　多巴胺能药物是治疗睡眠运动障碍的首选药物。复方左旋多巴制剂（多巴丝肼、卡左双多巴控释片）和多巴胺受体激动剂尤其是新型多巴胺受体激动剂如普拉克索、罗皮尼罗、吡贝地尔等，均是睡眠运动障碍的一线治疗药物。

抗组胺类药物（H_1受体拮抗剂）也有一定的催眠作用，但这些药物可引起不良反应，包括日间残留镇静作用、认知功能下降、谵妄等，不推荐使用或慎重应用。

对于合并抑郁症的老年睡眠障碍患者，可使用小剂量的具有镇静作用的抗抑郁药物如米氮平或曲拉唑酮，但不能作为睡眠障碍患者的首选药物。

（王艳艳　宋　怡）

参 考 文 献

1. Nalaka S.Gooneratne，Michael V.Vitiello.Sleep In Older Adults：Normative Changes，Sleep Disorders，and Treatment Options.Clin Geriatr Med，2014，30（3）：591-627.

2. Nicola Canessa，Luigi Ferini-Strambi.Sleep-Disordered Breathing and Cognitive Decline in Older Adults.JAMA，2011，306（6）：654-655.

3. Pallansch J，Li Y，Bena J，et al.Patient-Reported Outcomes in Older Adults With Obstructive Sleep Apnea Treated With Continuous Positive Airway Pressure Therapy.J Clin Sleep Med，2018，14（2）：215-222.

4. Daniel J.Buysse.Insomnia.JAMA，2013，309（7）：706-716.

5. Brewster GS，Riegel B，Gehrman PR.Insomnia in the Older Adult.Sleep Med Clin，2018，13（1）：13-19.

6. Daniel J.Buysse，A.John Rush，Charles F.Reynolds III.Clinical Management of Insomnia Disorder.JAMA，2017，318（20）：1973-1974.

7. Chen TY，Lee S，Buxton OM.A Greater Extent of Insomnia Symptoms and Physician-Recommended Sleep Medication Use Predict Fall Risk in Community-Dwelling Older Adults.Sleep，2017，40（11）.

8. Leng Y，Mc Evoy CT，Allen IE，et al.Association of Sleep-Disordered Breathing With Cognitive Function and Risk of Cognitive Impairment：A Systematic Review and Meta-analysis.JAMA Neurol，2017，74（10）：1237-1245.

9. Gooneratne NS.Complementary and alternative medicine for sleep disturbances in older adults.Clin Geriatr Med,2008,24(1):121-138.

10. Crowley K.Sleep and sleep disorders in older adults.Neuropsychol Rev,2011,21(1):41-53

11. Skottheim A,Lövheim H,Isaksson U,et al.Insomnia symptoms among old people in nursing homes.Int Psychogeriatr,2018,30(1):77-85.

12. Ma T,Shi G,Zhu Y et al.Sleep disturbances and risk of falls in an old Chinese population-Rugao Longevity and Ageing Study. Arch Gerontol Geriatr,2017,73:8-14.

13. 中华医学会神经病学分会睡眠障碍学组.中国成人失眠诊断与治疗指南.中华神经科杂志,2012,45(7):534.

14. Morita Y,Sasai-Sakuma T,Inoue Y,et al.Effects of acute morning and evening exercise on subjective and objective sleep quality in older individuals with insomnia.Sleep Med,2017,34:200-208.

15. Junxin Li,Michael V.Vitiello,Nalaka S.Gooneratne.Sleep in Normal Aging.Sleep Med Clin,2018,13(1):1-11.

16. Halter,Jeffrey B.Hazzard's Geriatric Medicine and Gerontology,6th ed.New York:McGraw-Hill,2009.

17. Junxin Li,Pamela Z.Cacchione,Nancy Hodgson,et al.Afternoon Napping and Cognition in Chinese Older Adults:Findings from the China Health and Retirement Longitudinal Study Baseline Assessment.J Am Geriatr Soc,2017,65(2):373-380.

18. Iranzo A.Parasomnias and Sleep-Related Movement Disorders in Older Adults.Sleep Med Clin,2018,13(1):51-61.

19. Wang S,Wu Y,Ungvari GS,et al.Sleep duration and its association with demographics,lifestyle factors,poor mental health and chronic diseases in older Chinese adults.Psychiatry Res,2017,257:212-218.

20. Chien MY,Wang LY,Chen HC.The Relationship of Sleep Duration with Obesity and Sarcopenia in Community-Dwelling Older Adults.Gerontology,2015,61(5):399-406.

第 26 章

头　晕

一、定　义

头晕是一组非特异性的临床症状，它是一种机体的空间感觉和定位觉的变形与扭曲，其症状包括眩晕、晕厥前兆、头昏以及失平衡。头晕是总的概念，眩晕或头昏均是头晕的组成部分。头晕患者可能单独出现眩晕、头昏、失平衡，也可以同时出现或相继出现。

1. 眩晕　眩晕是具有特异性的临床症状，是指患者主体对静态的客体或自身产生"运动"的错觉，表现为患者感受到周围物体旋转（视物旋转）或自身明显旋转感，也可表现为摇摆不稳、坠落感。根据疾病发生的部位，眩晕可分为周围性和中枢性。前者主要包括良性阵发性位置性眩晕（又称耳石症）、梅尼埃病、前庭神经炎等，后者主要包括外伤后眩晕、偏头痛相关性眩晕、小脑或脑干病变等。眩晕症状睁眼时明显加重，因此患者常常不敢睁眼，同时常伴有恶心、呕吐、多汗、血压升高等表现，有的可伴有眼震、共济失调。

2. 晕厥前兆　晕厥前兆是指晕厥前发生的头部昏沉感，伴黑矇、胸闷、心悸、乏力等症状。一般出现在直立性低血压、直立性调节障碍的患者。晕厥是指全脑的一过性缺血引起的意识障碍，不包括在头晕之中。

3. 头昏　头昏是指头部昏沉、不清晰感，可有头胀、头部发紧，症状可为阵发性或持续性。有些头昏症状是生理性的，比如过度疲劳、睡眠不足、长时间加班引起的头昏等，这些生理性的头昏经过调整可以纠正和恢复。病理性头昏的常见原因包括高血压、精神因素等。良性阵发性位置性眩晕患者在随体位或头位变化时多有短暂的强烈的眩晕感，随后更多的是眩晕后的头昏感。

4. 失平衡　失平衡是指活动中有站立不稳，或运动不稳的头晕症候，常见于帕金森病、共济失调症、周围神经病等。

二、流行病学及预后

头晕是常见的临床症状，是患者主要的门诊就诊原因之一。欧洲研究报道，普通人群中约 30% 的人有过中重度的头晕，其中 25% 为眩晕。我国研究发现 10 岁以上人群眩晕的总体患病率约为 4.1%。头晕的发病率随着年龄的增长而增加，60 岁以上老人一年内因严重的头晕症状而去门诊就诊的可能性为 20%，70 岁以上老人该可能性为 30%，而在 80 岁以上的高龄老人因头晕去门诊就诊的可能性则高达 50%。慢性头晕往往伴随一系列的症状，例如抑郁、焦虑、功能障碍、跌倒、晕厥等。长期慢性头晕会严重影响老年人的生活质量。有前瞻性的研究发现，有头晕症状的老年人比没有头晕症状的老年人发生残疾的可能性更大，并且，头晕与老年人的生活质量下降和社会参与下降有关。

三、病 理 生 理

人体的各种神经结构会随年龄增长而退化，包括前庭受体、中枢前庭神经元、小脑、视觉通路和本体感觉通路等，从而影响老年人的平衡感。

前庭器的听毛细胞数量以及前庭神经纤维数量会随年龄增长而减少。从功能上来看，半规管更容易随年龄增长而出现功能退化，紧接着是球囊，而椭圆囊相对来说功能较少退化。据报道，感受角度旋转的能力会随年龄增长而出现稳定的非对称性的减退。感受角度旋转能力下降的患者不能快速矫正眼球运动来补偿头部旋转，而快速眼球运动是保证视网膜形成稳定图像的关键，因此患者将出现动态视力缺失。前庭功能丧失的急性期出现的突发的前庭失对称将导致患者出现严重的旋转性眩晕，而老年患者中这种缓慢出现和缓慢进展的前庭等器官功能退化一般不会表现为眩晕。因此，老年患者常常主诉不能耐受运动、步态不稳、行走不安全感，特别是需要急转身时。这可以解释为什么老年良性阵发性位置性眩晕患者较少见旋转性眩晕。

虽然老年头晕患者的活跃性的前庭症状通常很轻微，但是其失平衡现象更加严重。前庭眼反射不对称是一个重要的预测跌倒的因素。老年患者在出现前庭功能丧失后补偿机制往往也会变弱，因此前庭神经炎将给老年患者带来更明显的损害。这背后的机制是多种非前庭子系统的退化。例如，中间前庭神经核有着丰富的连合纤维，它发挥着重要的前庭补偿作用，但其神经元的密度在健康老年人中是明显减少的。小脑的浦肯野细胞也以大约每十年2.5%的速度逐渐减少。同时，震动觉和触觉阈值、感知位置和关节运动方向的能力、以及肌力都在随着年龄的增长而不断减退。视觉调节、深度知觉、以及通过注视抑制眼球震颤的能力都在随着动眼神经系统的老化、扫视运动潜伏期的延长、以及扫视速度减慢而逐渐减退。

总的来说，为了保持平衡，大脑会动用前庭觉、视觉、本体感觉等所有可获得的感觉线索，中枢神经系统将这些感觉整合之后会启动适当的运动来反馈。年龄相关的平衡退化并不是一种独特的标准化现象，相反，它具有很大的个体差异。另外，由于患者的每一个感觉通道可能都已有部分损害，因此微小的新病变或急性损伤可能会不成比例地影响患者应对复杂的平衡场景的能力。目前人们正在努力明确哪些平衡检测结果异常会增加跌倒的风险，从而可以制订更具有针对性的治疗方案。由于衰老本身引起的不对称的、严重的、多通道的平衡障碍即会导致老年人出现头晕的症状，再加上老年人的前庭功能随年龄增长而不断退化，因此老年人特定病因的症状谱往往会被扭曲或放大。因此，在对老年患者进行头晕的诊断和治疗时应将这些因素考虑在内。

四、常 见 病 因

头晕在老年人群中比较普遍，老年患者的头晕与年轻人一样，首要的诊断目标都是寻找病因，从而进行病因治疗。许多老年患者头晕的病因并不单一，多为多种疾病共同作用的结果。目前研究调查表明，引起老年人头晕最常见的原因是周围性前庭系统性头晕，包括良性阵发性位置性眩晕，双侧前庭功能丧失，梅尼埃病和前庭神经元炎。中枢性头晕较周围性头晕少见，而且多继发于累及小脑和脑干的颅内血管性事件。一项研究发现，在65~95岁的老年患者中，44%的患者头晕的原因不止一种。有人称之为多感觉缺陷性头晕。研究者总结，有些老年患者头晕是由于单一因素所致，而很多老年患者头晕是由多种危险因素所致。一项研究纳入417例年龄在65~95岁的患者，发现大部分患者（69%）为晕厥前兆。基础心血管疾病是最常见的促发原因（占比57%），其次为前庭周围系统疾病（14%），精神疾病为10%。在25%的患者中，药物副作用是次要促发因素。

1. 药源性头晕　大多数老年人合并多种内科疾病，经常服用3种以上的药物。忽视老年人的药物代谢特点和药物之间的相互作用，都会加重药物不良反应，使医源性疾病的可能性增大，其中头晕的出现率最高。多药共用是引起直立性低血压和低血糖最常见的原因。多种药物可以引起头晕，其中包括阿普唑仑、地西泮、苯巴比妥等镇静药物，苯海拉明、异丙嗪等前庭抑制药物，庆大霉素、链霉素等耳毒性药物，卡马西平、苯妥英钠、锂剂等小脑毒性药物等。老年人常用的苯二氮䓬类镇静药物会引起平衡障碍、困倦、注意力下降。降压药物包括呋塞米、硝酸甘油、ACEI 等会引起直立性低血压，老年人会表现为体位性头晕、黑蒙甚至晕厥、跌倒。卡马西平、苯妥英钠等药物有小脑毒性副作用，会引起困倦，构音障碍、步态和肢体共济失调。

2. 良性阵发性位置性眩晕　良性阵发性位置性眩晕（benign paroxysmal positional vertigo，BPPV）是与头位变化相关的发作性眩晕，一般发作时间在 1 分钟之内，无耳蜗受损症状，没有神经系统阳性体征。诊断金标准是 Dix-Hallpike 位置试验诱发出典型的眼震。当头部位置改变时，脱落的耳石颗粒或碎片进入到某一半规管内并干扰了淋巴液的流动，从而导致 BPPV 的发生。耳石从耳石器上脱落，可能继发于创伤、迷路疾病和年龄相关的退化。所以，特发性 BPPV 的发病率随着年龄的增长而增加。研究调查表明，80 岁以上老年人 BPPV 的发病率可高达 50%，所有年龄段人群发病率大约 20%。临床上很多医生忽视基本的病史采集和体格检查，将良性阵发性位置性眩晕误诊为头颅 CT/MRI 所见的多发性腔隙性脑梗死或者颈椎 MRI 提示的颈椎病。有很多老年人，无论怎么询问，他们都否认有头位变化的头晕，但是 Dix-Hallpike 位置试验诱发出了典型的眩晕和眼震。因此，对于头晕的老年人，进行 Dix-Hallpike 位置试验，明确头晕的原因是非常有必要的。

3. 直立性低血压　老年人直立性低血压的发病率在 5%~30% 之间。直立性低血压定义为直立时的收缩压下降至少 20mmHg 或舒张压下降至少 10mmHg。但测量直立性低血压时会出现很多假阳性和假阴性结果。至少 50% 的老年性低血压者没有直立性低血压的症状而无需治疗（假阳性）。另外，测血压如果是随机的而并非症状发生时（比如早晨、进食后或者透析后）那么一些症状性的直立性低血压就很可能被遗漏（假阴性）。因此，确诊直立性低血压需要相应的病史和在适宜时间的血压值的阳性结果这两个条件。对于怀疑有直立性低血压的患者，反复多次测量血压是很有必要的。

4. 焦虑抑郁相关性头晕　精神性头晕在老年人中较常见。在一项纳入 72 岁及以上老年患者的研究中，研究者发现有 7 个因素与头晕独立相关：焦虑特质、抑郁症状、平衡功能受损、既往心肌梗死、直立性低血压、使用 5 种或以上药物、听力下降。焦虑抑郁相关性头晕主要表现为自身不稳感，有时担心平衡障碍的恐怖感，伴有头脑不清晰感，可伴随疲劳、乏力、入睡困难、心悸、食欲缺乏等躯体化症状。但是精神性头晕往往诊断困难，因为常常合并有器质性头晕。

5. 双侧前庭功能丧失　双侧前庭功能重度损伤的症状是前庭脊髓和前庭视觉反射丧失的结果。双侧前庭功能障碍（bilateral vestibular failure，BVF）并不少见，但遗憾的是普通的神经科和耳鼻喉科医师都不了解此病，造成很多的漏诊。一项纳入 500 例门诊患者的研究，发现在 80 岁以上的人群，双侧前庭功能丧失（BVF）是头晕最常见的原因。BVF 的病因很多，最常见的是庆大霉素中毒、脑膜炎后遗症、特发性病因和混合性病因，还有年龄相关的改变。临床表现为不稳感和视振动性幻觉，很少有眩晕。视振动性幻觉是前庭眼球反射消失的结果，患者会在身体或者头部运动时出现视物模糊。在暗处行走或者不平的路上行走时不稳感会加重。BVF 的诊断并不容易，除了典型的病史，进行玩偶试验和甩头试验以证实前庭眼球反射（vestibular-ocular reflex，VOR）的消失是很重要的。正式的前庭功能检查（冷热试验或旋转试验）对于确诊 BVF 是必要的，可以给出前庭功能丧失的定量结果。

6. 心律失常　心律失常是老年人头晕的常见原因。因为心脏疾病在老年人中发病率高，而且心律失常在脑血管自我调节功能受损时可迅速导致脑部血液灌注量减少。心率下降至 40 次 / 分以下或超过 170 次 / 分将影响脑的血流灌注。如果同时合并心衰，头晕可能进一步加重。阵发性心律失常相关性头晕常持续数秒而非数分钟，表现为头重脚轻和乏力感，有时伴心悸，可发展为晕厥，常有心脏病史。常见的诱发头晕的心律失常包括房颤、房扑、房室传导阻滞、病窦综合征等。阵发性的心律失常需要动态心电图来诊断。遗憾的是只有不到 10% 的疑诊患者被动态心电图监测到阵发性心律失常，反复监测可提高诊断率。

7. 梅尼埃病　梅尼埃病也是老年人头晕的一个常见原因，在 50 岁左右发病率最高，但是首次发病在 70 岁以上的少见。梅尼埃病的临床特点是发作性眩晕、听力减退、耳鸣及耳胀满感。常伴随恶心、呕吐、出汗和失平衡。诊断标准包括：①发作性眩晕 2 次或 2 次以上，持续 20 分钟至数小时；②波动性听力损失，至少 1 次纯音测听为感音神经性听力损害；③可伴有耳鸣和（或）耳胀感；④前庭功能检查：可有自发性眼震和（或）前庭功能异常；⑤排除其他疾病引起的眩晕。

8. 前庭神经元炎　前庭神经元炎临床表现为急性眩晕发作，伴有恶心、呕吐和向一侧倾倒，数日或数周内自然好转。诊断依据包括：①眩晕发作常持续 24 小时以上，部分患者病前有病毒感染史；②没有耳蜗症状，除外脑卒中和脑外伤；③眼震电图（electronystagmography，ENG）检查显示一侧前庭功能减退。

9. 中枢神经系统疾病　椎基底动脉短暂性脑缺血发作（transient ischemic attack，TIA）所致的头晕，一般年龄超过 55 岁，临床表现为突发的自发性眩晕持续数分钟，通常伴随后循环缺血的其他症状，比如面部麻木、复视等，常合并有高血压、糖尿病、高脂血症等血管病危险因素。多数椎基底动脉 TIA 的眩晕发作持续几分钟或 1~2 小时，持续 6 个月以上的头晕一般不考虑椎基底动脉 TIA 的诊断。散在的桥脑血管病变最近被确认是慢性平衡障碍很常见的原因。其他导致老年人头晕的中枢神经系统疾病还包括脑干或者小脑短暂性缺血发作或梗死引起的头晕，周围神经病，帕金森病，小脑疾病等。

10. 系统性疾病　老年患者常合并多种疾病，包括贫血、甲状腺功能低下、低氧血症、眼部疾患、感染、低血糖、充血性心力衰竭、电解质紊乱等，均可能导致老年人头晕发作。这种全身疾病相关性头晕主要表现为自身不稳感或者头晕眼花，通常不伴有眩晕感和眼震。

五、检查和评估

1. 病史采集　病史采集是头晕患者诊断中最重要的，研究显示一半以上有平衡障碍的老年人在描述症状时是模糊不清，前后不一致的。应详细询问所有头晕患者的症状表现形式、持续时间、诱发因素和伴随症状，这对于明确头晕患者的病因是非常重要的。另外还需要询问用药情况和饮酒史。

2. 眼球震颤的检查　眼球震颤检查是头晕患者最先需要做的检查。眼球震颤的出现提示头晕是眩晕。包括直视性眼球震颤和凝视诱发性眼球震颤。直视性眼球震颤要求患者注视正前方的一个静止物体，仔细观察患者是否出现眼震，记录眼震的类型和方向。凝视诱发性眼球震颤方法是将视靶从患者双眼正前方 30cm 处，向左、右、上、下等方向分别偏移 30°，观察眼球震颤出现的方向和类型。有时眼球震颤不容易观察到，更微弱的眼球震颤可以通过眼底镜检查或者眼震电图仪检查发现。眼球震颤的某些特征可能提示眩晕病因为中枢性或外周性。不同的眼球震颤类型提示可能引起头晕的不同疾病。

3. 位置性试验　位置性试验是确诊良性阵发性位置性眩晕的唯一证据，是诊断头晕患者的基本内容。双侧均应进行位置性试验。Dix-Hallpik 位置性试验的操作方法：检查者用双手把持患者头部，迅速将其由坐位转为卧位，与此同时逐渐旋转其头部至一侧 45°，并使其头向后悬垂于检查台外，与水平面呈 45°。以上体位改变使患者出现眩晕和眼球震颤。

4. 听力评估　听力下降常提示头晕为周围性。应询问患者是否有听力下降、持续时间和进程，是单侧还是双侧的听力下降。进行拇指 - 手指弹响摩擦试验时，检查者应双手从远端开始，逐渐移向患者耳前，比较患者两只耳朵分别开始听到声音的距离。所有出现耳鸣、听力障碍的头晕患者都应该进行纯音听力检测，区别传导性和感音神经性耳聋。头晕患者的感音神经性耳聋多见于梅尼埃病。单侧或者明显不对称的感音神经性耳聋患者应进行 MRI 检查，排除占位性病变。

5. 直立性低血压的检查　如头晕患者提供有直立性低血压的病史，需要测量直立性低血压来证实。患者休息数分钟后，先测量仰卧位血压，然后测量患者直立三分钟后的血压，与仰卧位血压比较，直立性的收缩压至少下降 20mmHg 或舒张压至少下降 10mmHg 时才能确诊为直立性低血压。

6. 影像学检查　引起头晕的绝大多数疾病并不会出现头部影像学的异常。对头晕患者进行神经影像学检查主要是为了排除结构性疾病。当头晕患者出现神经系统的临床症状或体征，比如肢体麻木或者瘫痪，单侧的耳鸣或听力丧失，肢体运动不协调、无力等，可行头部影像学检查。

六、治 疗

引起头晕的原因众多，治疗方法也不尽相同。总的来讲包括病因治疗、对症治疗和前庭康复三个基本内容。

首先，在急性期时注意卧床休息，避免声音和光线的刺激，注意预防跌倒、坠床等意外的发生，同时评估跌倒的风险。对急性期出现剧烈呕吐的患者可使用抗组胺药（异丙嗪、苯海拉明等）、抗胆碱能药物（东莨菪碱等）和苯二氮䓬类等前庭抑制剂来控制症状。常用的止吐剂有甲氧氯普胺和氯丙嗪等。前庭抑制剂主要通过抑制神经递质而发挥作用，但是会抑制中枢代偿机制的建立，故应用时间不宜过长，在急性期症状控制后应尽早停用。另外，前庭抑制剂不适合于前庭功能永久损害的患者。同时注意饮食调整，关注患者的心理治疗和健康教育。心理治疗可消除眩晕造成的恐惧和焦虑、抑郁情绪，必要时可使用抗焦虑、抑郁的药物。

然后尽早找出头晕的病因，纠正可逆转的因素，例如贫血、代谢紊乱、甲状腺功能异常、焦虑抑郁等情况。对于老年人，需要高度怀疑有无良性阵发性位置性眩晕的可能性，因为良性阵发性位置性眩晕的治疗方法简便、安全性高、效果良好。确诊良性阵发性位置性眩晕的患者可进行手法复位，例如 Epley 或 Semont 手法复位。手法复位的关键在于熟练掌握受累半规管的解剖结构，采用专门的手法将耳石从受累的半规管中移回到球囊。对于确诊的患者应立即进行手法复位，从而快速缓解症状。另外，应对患者进行有关耳石复位的健康教育。抗组胺药物和苯二氮䓬类药物对良性阵发性位置性眩晕患者来讲是相对禁忌的，因为此类药物会增加老年人发生跌倒和尿潴留的风险，延迟患者的症状缓解。

对于前庭神经元炎的患者建议使用糖皮质激素，治疗过程中注意监测激素相关不良反应；呕吐停止后建议停用前庭抑制剂，因为前庭抑制剂可能会影响中枢代偿机制的建立；尽早开始进行前庭康复训练。

梅尼埃病患者需要限制钠盐的摄入，既往常常使用的利尿剂、钙离子拮抗剂、血管扩张剂等在治疗梅尼埃病的疗效尚未得到确切的研究证实。倍他司汀是组胺 H3 受体拮抗剂，一些研究证实了其治疗梅尼埃病的有效性。

对于一些特殊病因的药物难以控制的眩晕可能需要考虑手术治疗。小脑卒中和不稳定的心律失常所引发的头晕需住院紧急处理。

前庭康复训练主要针对因前庭功能低下或前庭功能丧失而出现失平衡的患者。这些失平衡症状往往持续时间长，且常规药物治疗无效。常用的训练方法包括适应、替代、行走及站立训练等。其目的是通过训练重建视觉、本体感觉和前庭的传入信息整合功能，改善平衡功能，减少振动幻觉等。

（李思远　唐天娇）

参 考 文 献

1. Post RE, Dickerson LM. Dizziness: a diagnostic approach. Am Fam Physician, 2010, 82 (4): 361–369.

2. Barin K, Dodson EE. Dizziness in the elderly. Otolaryngol Clin North Am, 2011, 44 (2): 437–454.

3. Agrawal Y, Ward BK, Minor LB. Vestibular dysfunction: prevalence, impact and need for targeted treatment. J Vestib Res, 2013, 23: 113–117.

4. Li C, Layman AJ, Geary R, et al. Epidemiology of vestibuloocular reflex function: data from the Baltimore longitudinal study of aging. Otol Neurotol, 2015, 36: 267–272.

5. Agrawal Y, Davalos-Bichara M, Zuniga MG, et al. Head impulse test abnormalities and influence on gait speed and falls in older individuals. Otol Neurotol, 2013, 34: 1729–1735.

6. Batuecas-Caletrio A, Trinidad-Ruiz G, Zschaeck C, et al. Benign paroxysmal positional vertigo in the elderly. Gerontology, 2013, 59: 408–412.

7. Ekvall Hansson E,Magnusson M.Vestibular asymmetry predicts falls among elderly patients with multi-sensory dizziness.BMC Geriatr,2013,13:77.

8. Yesmin T,Ara S,Umar BU,et al.Numbers of Purkinje cell with increasing age-a post mortem study.Faridpur Med Coll J,2011,6:92-94.

9. BarinK,Dodson EE.Dizziness in the elderly.Otolaryngol Clin North Am,2011,44:437-454.

10. Fernández L,Breinbauer HA,Delano PH.Vertigo and dizziness in the elderly.Front Neurol,2015,6:144.

11. Jahn K,Kressig RW,Bridenbaugh SA,et al.Dizziness and unstable gait in old age—etiology,diagnosis and treatment.Dtsch Arztebl Int,2015,112:387-393.

第 27 章

晕 厥

晕厥（syncope）是一种常见的临床症状，表现为突发、短暂、完全性意识丧失，导致机体不能维持姿势性张力，但能迅速自行恢复，其机制可能是大脑低灌注所致，具有致残甚至致死的危险。晕厥随着年龄增长，发病率随之上升，尤其好发于 70 岁以上老年人，是造成老年人跌倒的重要原因之一。导致晕厥的病因十分复杂，且存在多种诱发因素，因此，老年患者（>75 岁）发生晕厥往往预后不良。及时识别和干预晕厥的危险因素，减少晕厥的反复发生是减少老年人致残和死亡的重要手段。

第一节 老年晕厥的定义和流行病学

一、定 义

晕厥是由于各种原因引起的一过性脑血流灌注不足导致的短暂性意识丧失，伴全身肌肉无力，不能保持正常姿势而倒地。一般发生迅速、无任何医疗干预可自行完全恢复。晕厥由多种原因引起，但癫痫（epilepsy）、低血糖等代谢异常、药物或乙醇过量以及头颅外伤所致脑震荡或貌似意识丧失（如假性晕厥（pseudosyncope）等原因引起的意识丧失，由于机制不同不属于传统意义上晕厥的范畴。

二、流 行 病 学

研究显示 19% 的人一生中会发生晕厥，女性（22%）略多于男性（15%），好发年龄为 20 岁、60 岁和 80 岁。晕厥的患病率高达 41%，复发性晕厥发生率为 13.5%。其中，反射性晕厥（reflex syncope）最为常见（21%），其次是心源性晕厥（cardiac syncope）（9%）和直立性低血压（orthostatic hypotension，OH）（9%），不明原因的晕厥占 37%。老年人与晕厥相关的住院和死亡风险更大。一项调查报告显示，急诊科有 670 万例晕厥患者，占所有急诊患者的 0.77%。其中，大于 80 岁的急诊晕厥患者中，58% 需要住院治疗。Framingham 研究显示，随着年龄的增加，晕厥的发病率逐渐上升，70 岁以后发病率急剧增加。70~79 岁的老年患者占总患病人数的 25%，是年轻人群的 3~4 倍。老年人晕厥的年发病率为 7%，总患病率为 23%，2 年复发率为 30%。因晕厥住院的患者中，约 80% 是 65 岁及以上的老年人。老年人晕厥复发的预测因素包括：主动脉狭窄、肾功能受损、房室或左束支传导阻滞、男性、慢性阻塞性肺疾病、心力衰竭、心房颤动、年龄、引起直立性低血压的药物。大部分晕厥预后良好，但在少数患者，晕厥是猝死的先兆表现。

第二节　老年晕厥的分类和病理生理

一、分　类

晕厥主要分为反射性（神经介导性）晕厥、直立性低血压及直立不耐受综合征和心源性晕厥 3 类（表 27-1）。

1. 反射性（神经介导性）晕厥　为最常见的一类晕厥，常常发生在年轻人中。指各种原因反射引起血管舒张、心动过缓、系统性低血压，从而导致脑血流减少。包括血管迷走性晕厥（vasovagal syncope）、颈动脉窦综合征（carotid sinus syndrome）和情景性晕厥（situational syncope）。

2. 直立性低血压及直立不耐受综合征　直立性低血压指由卧位或坐位变为直立位时，收缩压下降 ≥ 20mmHg 或舒张压下降 ≥ 10mmHg，出现晕厥或近似晕厥。在老年人中很常见，一般很少发生在 40 岁以下的年轻人。直立不耐受综合征是指直立位时血液循环异常导致的症状和体征。晕厥是其中一种症状，还包括频发、复发或持续性头晕、心悸、颤抖、全身无力、视力模糊、运动不耐受和站立疲劳等。

3. 心源性晕厥　包括心律失常性晕厥和器质性心血管疾病性晕厥，是危险性最高、预后较差的一类晕厥，常发生于老年人群中。由于心指数降低、血流受阻、血管扩张或急性血管夹层导致的心动过缓、心动过速或低血压引起的晕厥。

表 27-1　晕厥的分类

▶反射性（神经介导性）晕厥

- 血管迷走性晕厥

  应激、恐惧、疼痛、有害刺激、高温、医疗器械检查等

- 颈动脉窦综合征

  头部旋转、剃须、紧领等

  无法解释的跌倒

- 情景性晕厥

  咳嗽、打喷嚏、吞咽、排便、排尿、运动后、餐后等

▶直立性低血压性晕厥

- 原发性自主神经功能衰竭

  单纯自主神经功能衰竭、多系统萎缩、没有自主神经异常的帕金森病、路易体痴呆等

- 继发性自主神经功能衰竭

  糖尿病、淀粉样变性、尿毒症、脊髓损伤等

- 药物所致的直立性低血压

  乙醇、血管扩张剂、利尿剂、抗抑郁药等

- 血容量不足

  出血、腹泻、呕吐等

▶心源性晕厥

- 心律失常性晕厥

  心动过缓：窦房结功能障碍（如病窦综合征）、房室传导阻滞、置入装置故障

  心动过速：室上性（如心房颤动伴预激综合征）、室性（特发性、继发于器质性心脏病）、药物所致的心动过缓或心动过速、遗传性心律失常综合征（如长 / 短 QT 综合征、Brugada 综合征、儿茶酚胺敏感性室速等）

续表

- 器质性心血管疾病性晕厥

  心脏：心脏瓣膜病、急性心肌梗死、肥厚性心肌病、心房黏液瘤、心包疾病/填塞、先天性冠状动脉疾病、人工心脏瓣膜功能障碍

  其他心血管：肺栓塞、急性主动脉夹层、肺动脉高压等

二、病 理 生 理

晕厥的病理生理的共同特点是：体循环血压下降伴脑血流量灌注减少。老年人常常有多病共存和年龄相关的生理学改变。当某些轻度急性过程叠加时，可引起急性的脑血流减少，如患有高血压和动脉粥样硬化的老年患者，本身就有脑血流减少，在某些情况下，如体位变化时，可进一步减少脑血流。此外，老年患者往往服用多种药物，有些药物通过血管张力和容量改变也可进一步减少脑血流。

1. 年龄相关的心血管改变　压力感受器敏感性随着年龄增加而降低，表现为对低血压刺激的血管反应降低。这可能是由于对β肾上腺素介导的血管扩张反应迟钝，再加上血浆去甲肾上腺素水平增加障碍和老年人对急性低血压的去甲肾上腺素反应受损。压力感受器反射敏感性减退，老年人在低血压情况下可能无法通过增加心率和血管张力来维持脑血流。这样，老年人对血管扩张剂的作用和降血压药更敏感，在容量丧失、出血、直立位的情况下更加重低血压。

2. 维持细胞外液能力改变　随着年龄增长，当限制钠摄入时，肾保钠的能力受损，血浆基础肾素和醛固酮水平也降低。这些改变可能增加老年人发生直立性低血压和晕厥的风险，并且使用利尿剂、限盐、直立位也容易使老年人发生上述问题。

第三节　老年晕厥的评估和诊断

一、初 步 评 估

1. 目的

（1）明确是否为晕厥？

（2）能否明确晕厥的病因？

（3）是否是高危患者？

2. 内容　包括详细的病史询问、体格检查（包括测量不同体位血压）、心电图和酌情选择如下检查：①颈动脉窦按摩；②超声心动图；③24 小时动态心电图；④立卧位试验和（或）直立倾斜试验；⑤血液检查和（或）神经检查（图 27-1）。

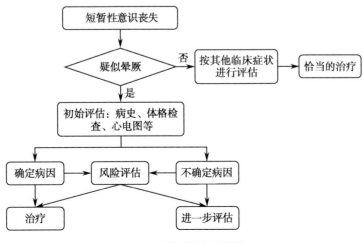

图 27-1　晕厥的初始评估

（1）病史询问和体格检查：晕厥是一种常见的临床表现，其原因可能是多种因素导致的，因此临床评估非常困难。诊断晕厥首先要根据病史确定患者是否为晕厥，因为癫痫、昏迷、假性晕厥等容易与晕厥混淆。询问病史主要集中于晕厥发生时的情景，生理性反应的前驱症状，患者的自述，旁观者对晕厥事件及生命体征的观察及晕厥后症状。如晕厥与进餐、体力活动、前驱症状持续的时间关系有助于鉴别神经介导性与心源性晕厥。老年患者的并发症和药物使用也是非常重要的因素，应详细了解他们的既往用药史、家族史，着重了解有无晕厥或猝死的病史。体格检查应包括卧位、坐位和站立位血压和心率的变化（表27-2）。

表 27-2　晕厥发作重要的病史特征

> ▶ 发作之前

　　体位（卧位、坐位或直立位）

　　活动状态（静息、体位改变、锻炼中或锻炼后、排尿中或排尿后、大便、咳嗽、吞咽）

　　诱因（如拥挤或不通风的地方、长时间站立、餐后）以及情景性事件（如恐惧、剧烈疼痛、颈部运动）

> ▶ 发作当时

　　恶心、呕吐、腹部不适、畏寒、出汗、颈部或肩部疼痛、视物模糊、头晕

　　心悸

> ▶ 发作当时目击者

　　跌倒方式（猛然倒下或呈跪姿），皮肤颜色（苍白、发绀、潮红），意识丧失持续时间，呼吸情况（打鼾），肌肉活动（强直、阵挛、强直-阵挛、细小肌阵挛、自动症），与跌倒相关的肌肉异常活动，咬舌

> ▶ 发作结束

　　有无恶心、呕吐、出汗、畏寒、意识模糊、肌肉痛、皮肤颜色，有无外伤、胸痛、心悸、大小便失禁

> ▶ 患者背景

　　猝死家族史、先天性心律失常心脏病或昏倒

　　既往心脏病史

　　神经系统病史（帕金森病、癫痫、嗜睡症）

　　代谢性疾病（糖尿病等）

　　药物（降压药、抗心绞痛药、抗抑郁药、抗心律失常药、利尿剂、以及延长 QT 间期药物）或者其他药物（包括乙醇）

　　对于晕厥反复发作的病例，应搜集反复发作的信息，诸如从第一次发作的时间以及发作的频率

（2）心电图检查：静息 12 导联心电图对晕厥患者的初始评估有用。可以提供晕厥发作的潜在和具体病因的信息（如缓慢心律失常伴窦性停搏或高度传导阻滞，室性心律失常，这可能提示晕厥或心源性猝死潜在的致心律失常性机制）。预激综合征、Brugada、长 QT 综合征、或致心律失常性右室心肌病（ARVC）患者有特征性的心电图改变，可以促使进一步检查。

（3）实验室检查：当确定为晕厥后，还需要进一步做各项检查明确病因。

1）怀疑为心源性晕厥，应做脑钠肽和高敏肌钙蛋白测定、超声心动图、运动负荷试验、24 小时或 48 小时或 72 小时动态心电监测、植入式心脏监测记录仪、心脏电生理检查、冠状动脉造影等。

2）考虑直立性低血压时，应做卧立位试验，即分别测量平卧位和立即站立位血压，必要时站立位血压应延长至 3~5 分钟。当与基线值相比，收缩压下降 ≥ 20mmHg 或舒张压下降 ≥ 10mmHg 时，即为阳性。

3）怀疑为血管迷走性晕厥时，应做直立倾斜试验，且该试验有助于鉴别惊厥性晕厥和癫痫，还有

助于假性晕厥的诊断。

4）怀疑为神经系统疾病时，应做脑电图、头颈部 CT 或 MRI 扫描和颈动脉多普勒超声等。

5）怀疑颈动脉窦过敏或颈动脉窦性晕厥时，可做颈动脉窦按摩。当按摩颈动脉窦导致心脏停搏时间 >3 秒和（或）收缩压下降 >50mmHg 时，诊断为颈动脉窦过敏。当伴有晕厥时，诊断为颈动脉窦性晕厥。检查时要分别在卧位和立位依次按摩右侧和左侧颈动脉窦，10 秒内诱发晕厥症状即可做出诊断，整个过程要持续监测心率和血压。颈动脉有斑块的患者不能进行此项检查，以免引起脑栓塞。

二、危 险 评 估

晕厥是多种原因引起的一种症状，导致晕厥的原因既可能是良性的，也可能威胁生命。因此对晕厥进行危险分层对于指导治疗和减少长期患病率和死亡率都非常重要。但目前的临床研究具有许多混杂因素，按照其提供的证据对患者进行高中低危分组并不十分可靠。不同研究对于病史中的危险因素、体格检查、实验室检查、研究终点、不良事件发生率、不良事件发生间隔都不同。因此，2017 年美国晕厥指南建议把目前研究数据分为短期危险（关系到急诊及晕厥发生后 30 天内的预后）和长期危险（随访到 12 个月）（表 27-3）。

表 27-3 晕厥短期和长期的危险因素

短期危险因素（≤ 30 天）	长期危险因素（>30 天）
病史：门诊患者诊所或急诊室评估	
男性	男性
年老（>60 岁）	年老
没有先兆症状	晕厥前无恶心、呕吐
意识丧失前有心悸	室性心律失常
劳累性晕厥	肿瘤
结构性心脏病	结构性心脏病
心力衰竭	心力衰竭
脑血管疾病	脑血管疾病
心源性猝死家族史	糖尿病
外伤	CHADS-2 评分高
体格检查和实验室检查	
异常心电图	异常心电图
出血迹象	肾小球滤过率降低
持续的生命体征异常	
肌钙蛋白阳性	

CHADS-2：包括充血性心力衰竭、高血压、≥ 75 岁、糖尿病、卒中或短暂性脑缺血发作。

三、诊断（晕厥的诊断流程图见图 27-2）

1. 首先根据详细的病史询问确定是否为晕厥，鉴别其他原因如癫痫、昏迷、假性晕厥引起的意识丧失。

2. 根据病史采集、体格检查、心电图和其他实验室检查明确晕厥的病因。

3. 通过晕厥的危险评估，判断哪些晕厥类型应住院评估和治疗，哪些类型应门诊处理或随访。

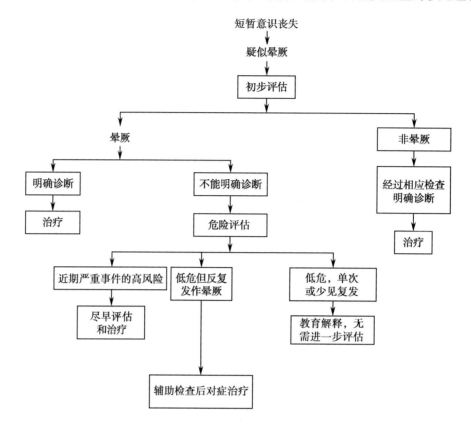

图 27-2　晕厥的诊断流程图

第四节　老年晕厥的治疗

一、治疗目的和原则

治疗晕厥的目的在于延长患者寿命，防止躯体损伤，避免复发。不同病因的晕厥，治疗目的不同。例如：室性心动过速所致的晕厥，死亡风险显然是主要的。而反射性晕厥则是预防复发和（或）限制损伤。总的来说，针对晕厥的病因和机制，决定最终采取合适的治疗方案。但是，对某些疾病病因不明确或对或对目前治疗无效时（如对于退行性房室传导阻滞就缺乏特别的治疗手段），则应针对导致大脑灌注不足的发病机制进行治疗。原则上，晕厥的治疗框架尽可能地以危险分层为基础。

1. 按病因治疗措施

（1）反射性（神经介导性）晕厥的治疗：治疗目的主要是防止复发和相关的损伤，改善生活质量。对患者进行教育是此类晕厥非药物治疗的基础，让患者了解这类晕厥是一种良性情况，早期识别前驱症状，并尽可能地避免诱发因素（如热闹拥挤的环境，血容量减少）。对于发作十分频繁、影响到生活质量等的晕厥应给予其他治疗。

1）物理治疗：非药物（物理）治疗是反射性晕厥的一线治疗方案。双腿交叉或双手紧握和上肢紧绷能够显著升高反射性晕厥患者的血压，从而能在多数情况下使患者避免或延迟晕厥发生。另外，对于高度敏感的年轻患者，可进行倾斜训练，即直立位诱发血管迷走神经兴奋，强迫站立，逐渐延长时间，可减少晕厥的复发。

2）药物治疗：目前用于治疗反射性晕厥的药物包括 β 受体阻滞剂、丙吡胺、东莨菪碱、茶碱、麻黄碱、依替福林、米多君、可乐定和 5- 羟色胺重吸收抑制剂等，但治疗效果均欠佳。既往有学者认为 β 受体阻滞剂可能有效，但 5 项长期随访研究证实该类药物对反射性晕厥无效。由于反射性晕厥时外周血管常常不能适当的收缩，有学者认为可用 α 受体激动剂（依替福林和米多君）进行治疗。但研究发现依替福林不能降低晕厥发作的频率。而米多君能显著降低晕厥的发生率，但对尿量有一定影响，故老年男性患者应慎用。另外，反射性晕厥患者长期单独使用 α 受体激动剂疗效欠佳，对于偶发患者不推荐长期使用。目前氟氢可的松广泛用于成年反射性晕厥患者，但尚无试验证据支持。

3）心脏起搏：心脏起搏对于反射性晕厥的治疗意义不大，除非发现严重的心动过缓。

（2）直立性低血压和直立性不耐受综合征

1）非药物治疗：健康教育和生活方式的改变可显著改善直立性低血压的症状。对于药物诱发的自主神经功能障碍的治疗原则是消除药物作用和扩充血容量。对无高血压的患者，可摄入足够的盐和水（每天摄入 2~3L 水和 10g 氯化钠）。睡眠时抬高床头 10° 可预防夜间多尿，维持适量的体液分布及改善夜间血压。老年患者可使用腹带或弹力袜减轻下肢血液蓄积。有先兆症状的患者可进行"物理抗压动作"如双腿交叉和蹲坐。对餐后低血压者可采用少食多餐，避免大量饱餐。

2）药物治疗：对慢性自主神经功能异常的患者，α 受体激动剂米多君是其首选药物，并得到 FDA 批准。米多君可升高卧位和直立位血压，从而减缓直立性低血压的症状。氟氢可的松（0.1~0.3mg/d）是一种盐皮质激素，可促进水钠潴留和扩充血容量，升高血压改善晕厥症状。其他治疗如奥曲肽用于餐后低血压，促红细胞生成素用于贫血者等。

（3）心源性晕厥

1）心律失常性晕厥：

①窦房结功能异常：心动过缓或窦房结恢复时间异常（>525ms）引起的晕厥，植入心脏起搏器效果显著。但长期随访中发现，仍有不到 20% 起搏治疗后的患者发生晕厥，这可能与窦房结异常相关的反射性减压机制有关。另外，停用加重或诱发心动过缓的药物也是预防晕厥复发的主要方法之一。如果没有合适的替代药物，必须进行心脏起搏。消融治疗可用于以快 – 慢综合征为主要表现的病态窦房结综合征，但仅有少数患者用于晕厥的一级预防。

②房室传导系统疾病：房室传导阻滞引起的晕厥应行心脏起搏治疗。对于房室传导阻滞合并左心射血分数低下、心力衰竭及完全性左束支传导阻滞或无左束支传导阻滞 QRS 间期延长的患者，应进行双心室起搏。

③阵发性室上性心动过速和室性心动过速：对于房室结折返性心动过速、房室折返性心动过速以及典型心房扑动引起的晕厥患者应首选导管消融。药物治疗仅限于准备消融前或者消融失败的患者。尖端扭转性室性心动过速导致的晕厥也很常见，如果是药物引起的 QT 间期延长，应立即停药。心脏正常或心功能轻度受损的患者，若出现室性心动过速引起的晕厥可选择导管消融和（或）药物治疗。对于心功能受损、室性心动过速或室颤引起的晕厥患者，应植入埋藏式心脏复律除颤器（ICD）。ICD 虽不能防止晕厥的复发，但可减少心源性猝死的风险。

2）心律植入装置功能异常：少数情况下，起搏器故障可诱发先兆晕厥或晕厥。植入装置的脉冲发生器电池耗尽或出现故障以及电极脱位引起的晕厥，应替换电极或重新植入装置。对有房室逆向传导的起搏器综合征患者应重新设置起搏程序，必要时需更换起搏器（如用双腔起搏替代心室单腔起搏）。对于 ICD 引起的晕厥应再次设定程序［如更积极抗心律失常起搏和（或）更早放电］，若还不能解决问题者，可采用抗心律失常药物或导管消融治疗。

3）器质性心血管疾病性晕厥：此类晕厥常见于老年患者，其治疗目的不仅是预防晕厥复发，还要治疗基础疾病和减少心脏性猝死的风险。严重主动脉瓣狭窄和心房黏液瘤引发的晕厥应行外科手术。继发于急性心血管疾病的晕厥，如肺栓塞、心肌梗死或心脏压塞，应针对原发病治疗。肥厚型心肌病（有或无左室流出道梗阻）的晕厥，大部分患者应植入 ICD 防止心源性猝死，但目前并没有证据显示降低流出道压差能改善晕厥。对左室流出道梗阻患者应考虑外科手术、肥厚相关血管的化学消融治疗。大多数心肌梗死导致的晕厥应用药物或血管重建。由原发性肺动脉高压或限制性心肌病所致的晕厥，通常很难纠正原发病。

4）心源性猝死高危患者伴不明原因的晕厥：对于不明原因的缺血性或非缺血性心肌病伴 LVEF ≤ 35% 或心衰者应植入 ICD；肥厚性心肌病伴不明原因晕厥，其猝死风险较高，应植入 ICD；约 1/3 致心律失常性右室心肌病（ARVC）会发生晕厥，应植入 ICD；长 QT 综合征有高危因素应考虑 β 受体阻滞剂和植入 ICD 联合治疗；LVEF 正常和电生理检查阴性者不建议安装 ICD。ICD 植入后患者仍可能发生晕厥，但可明显提高患者的生存率。

（丁　香）

参 考 文 献

1. Shen WK, Sheldon RS, Benditt DG, et al.J Am Coll Cardio, 2017, 70 (5) : e39-e110.

2. 刘少稳.2017 美国晕厥指南解读.浙江医学, 2017, 39 (7) : 499-500.

3. Goyal P, Maurer MS.Syncope in older adults.J Geriatr Cardiol, 2016, 13 (5) : 380-386.

4. Kenny RA, Brignole M, Dan GA, et al.Syncope Unit : rationale and requirement-the European Heart Rhythm Association position statement endorsed by the Heart Rhythm Society.Europace, 2015, 17 (9) : 1325-1340.

5. Walsh K, Hoffmayer K, Hamdan MH.Syncope : Diagnosis and Management.Curr Probl Cardiol, 2015, 40 (2) : 51-86.

6. 葛宁.晕厥.新概念老年医学.北京:北京大学医学出版社, 2015.

7. 刘文玲, 胡大一, 郭继鸿, 等.晕厥诊断与治疗中国专家共识 (2014 年更新版).中华内科杂志, 2014, 53 (11) : 916-925.

8. Puppala VK, Dickinson O, Benditt DG.Syncope : Classification and risk stratification.J Cardiol, 2014, 63 (3) : 171-177.

9. Kułakowski P.Syncope update 2013 : diagnosis and treatment.Kardiol Pol, 2013, 71 (3) : 215-223.

10. Ruwald MH.Epidemiological studies on syncope.Dan Med J, 2013, 60 (9) : B4702.

11. Saklani P, Krahn A, Klein G.Syncope.Circulation, 2013, 127 (12) : 1330-1339.

12. Sheldon RS, Morillo CA, Krahn AD, et al.Standardized Approaches to the Investigation of Syncope : Canadian Cardiovascular Society Position Paper.Canadian Journal of Cardiology, 2011, 27 : 246-253.

第 28 章

尿 失 禁

尿失禁（urinary incontinence）是以膀胱不能维持其控制排尿的功能、尿液不自主地流出为特征，多因素所致综合征。其发病率随着年龄的增加而增加。尿失禁虽然不直接危及老年人的生命，但可引起许多并发症，严重影响老年人的日常生活和社会功能的实现，给老年人的心理造成极大压力，影响着老年人健康指数的提升和总体生活质量的提高。因此，早期识别、正确诊断和及时防治老年性尿失禁具有重要的临床意义。

第一节 尿失禁的定义和流行病学特点

一、定 义

国际尿控协会（International Continence Society，ICS）的最新定义认为，尿失禁是一种给患者及照料者带来社会及卫生问题的尿液非随意流失。尿失禁是一临床症状、异常体征和临床问题，但尿失禁不能被看作是一种疾病，因为大多数情况下，导致尿失禁的确切病因并不清楚，常常是多因素所致。

二、流行病学特点

尿失禁的流行病学调查多采用问卷方式。调查结果显示该疾患患病率差异较大，可能与采用的尿失禁定义、测量方法、研究人群特征和调查方法等都有关系。国际上多个流行病学调查报告指出，尿失禁在不同人群中的患病率范围为17%~45%。随着年龄的增长，尿失禁的患病率相应升高。大约有15%~38%的老年人受尿失禁的困扰。这一比率在老年女性中比男性高。2008年美国一项大型非妊娠妇女现况调查显示中至重度尿失禁（至少每周有1次或每月有多于1次的漏尿）的患病率在年龄20~39岁组为7%，40~59岁组为17%，60~70岁组为23%，80岁及以上老年人组高达32%。2009年美国一项有关社区男性尿失禁流行病学、危险因素及预防的系统评价显示过去1年中至少有1次尿失禁的患病率在19~44岁组为4.8%，45~64岁组为11.2%，65岁及以上组增至21.1%。与社区相比，住在养老院（nursing homes）的老年男性人群尿失禁患病率明显增高，大约为45%~72%。2009年美国一项现况调查显示养老院的老年女性尿失禁患病率高达60%~78%。另一项调查显示养老院老年男性尿失禁患病率也明显高于社区，大约为45%~72%。在美国因尿失禁入住养老院比例大约为6%~10%。有认知功能障碍的老年人更易发生尿失禁。研究显示伴认知功能受损的衰弱老年女性发生尿失禁的风险性是认知功能正常老年女性的1.5~3.5倍。不同种族尿失禁患病情况报道差异较大。目前研究显示男性尿失禁患病情况并无种族差异，但女性尿失禁患病的种族差异目前尚不肯定。一些研究显示非西班牙裔白人女性尿失禁患病率高于非裔美国人女性；白种人和墨西哥美国女性尿失禁患病率高于黑人女性；但有些研究并未发现女性尿失禁患病情况存在种族差异。2000 年我国北京地区对 18 周岁以上的健康人群调查显示尿失禁总患病率为 29.4%，其中女性 46.5%，男性 12.1%。2004 年武汉市对年龄在 11~89 岁的社区人群调查提示尿失禁总患病率为 23.5%，女性为 30.2%，老年女性高达 49.2%。

　　尿失禁虽然不直接危及患者的生命，但可引起许多并发症，严重降低了老年患者的生活质量。尿失禁患者易出现会阴部湿疹、溃疡、泌尿系感染、甚至跌倒和骨折等。心理上，老年尿失禁患者常感到羞耻、压抑等，更易出现抑郁、孤独等精神性改变。尿失禁导致的社会经济负担也非常明显。1993 年美国用于尿失禁治疗的总费用已超过了该年透析治疗加冠脉搭桥手术费用的总和，约 150 亿美元。2000 年，美国尿失禁相关的治疗总费用增至约 200 亿美元，其中用于老年人尿失禁相关治疗费用在过去 10 年间翻倍增长。我国尚无这方面数据统计发表。随着世界人口老龄化，我国将成为世界上最大的人口老龄化国家，无疑尿失禁亦将成为我国老年医学科、泌尿外科医师的主要任务之一。

第二节　尿失禁的分类、病因及临床表现

　　无论哪一个年龄段，控尿功能不但依赖于下尿路功能和神经支配的完整性以及盆底肌肉、膀胱颈和后尿道周围筋膜以及韧带对尿道的支持，同时也与泌尿系统外的因素如精神状态、四肢的活动能力有关。老年人常伴有行动不便，反应缓慢，年龄相关的下尿路解剖和功能改变以及易患一些影响神经生理完整性的疾病等，以上种种原因是老年人发生尿失禁的易发因素。但尿失禁并不是正常衰老的一部分，尿失禁发生在任何年龄都是不正常的。

　　尿失禁可以根据症状持续时间、临床表现或生理上的异常进行分类。但临床上，目前倾向把尿失禁分为暂时性和下尿路疾病所致的尿失禁（也称持续性尿失禁，persistent urinary incontinence）。前者反映的主要是泌尿系统以外的因素。

一、暂时性尿失禁

　　暂时性尿失禁（reversible urinary incontinence）约占老年性尿失禁的 1/3。引起暂时性尿失禁常见有 4 大类可逆性原因，为便于记忆，人们常将 4 大原因的英文单词的第一个字母排在一起成为"DRIP"（意为"水滴"）。对每位有尿失禁的老年人，临床医师应首先努力寻找这些可逆原因。如果尿失禁是由上述范围的急性疾患引起，往往可以恢复正常。如果暂时性尿失禁未得到妥善处理，其症状亦会长期存在，但不能就此判定是下尿路的功能失调所致。

　　1. 谵妄（D，delirium）　由于患者一过性的神志不清，导致尿失禁，一旦患者神志恢复，症状即缓解。这类患者无需特殊处理。

　　2. 活动能力受限（R，restricted mobility）　尿失禁可以是老年患者不能到达厕所的结果。许多可治疗的疾病和许多情况可导致老年患者活动受限，如关节炎、髋部畸形、体力不够、心力衰竭、视力不佳、卒中等问题。

　　3. 感染、炎症和便秘（I，infection，inflammation，impaction of stool）　老年人常患泌尿系感染，可引起尿频、尿急、尿痛，严重时可出现急迫性尿失禁。一般控制感染后，症状可得到改善。萎缩性尿道炎和阴道炎是老年女性常见的疾病，可出现下尿路症状，表现为尿频、尿急，严重者造成压力性尿失禁。适当的雌激素替代治疗可缓解轻度压力性尿失禁。便秘作为尿失禁的原因在住院的老年患者中可高达 10%。其发病机制涉及到阿片类受体刺激剂或膀胱或尿道的机械性功能紊乱。患者常出现尿急或充盈性尿失禁的症状，同时典型地伴有大便失禁。解除嵌顿的粪便就能恢复正常排尿。

　　4. 尿排出量过多和药物的影响（P，polyuria，pharmaceuticals）　尿排出量过多的原因有摄入液体过多、利尿药、代谢性疾病（如糖尿病、高钙血症）、伴有液体负荷过多的疾病包括心力衰竭、低蛋白血症和药物引起的周围性水肿（如非类固醇抗感染药和一些钙离子拮抗剂）。当尿失禁在夜间发生时，可能与周围性水肿伴有的因素同时存在。同时，药物可影响患者的神经、精神状态以及膀胱的储尿和排

尿功能，药物也是老年人暂时性尿失禁的重要原因之一。

二、持续性尿失禁

在暂时性尿失禁的原因已经明确并经纠正后，如果尿失禁仍持续存在，应考虑持续性尿失禁，多为下尿路疾病所致。尽管下尿路疾病的发生率随年龄增长，但下尿路疾病的发病情况老年人与年轻人类似。下尿路因素引起尿失禁包括膀胱过度活动（overactive bladder，OAB）或逼尿肌过度活动（detrusor overactivity，DO）、压力性尿失禁（stress urinary incontinence）、膀胱出口梗阻和逼尿肌活动低下（bladder outlet obstruction and detrusor underactivity）。临床实践中，根据临床表现，常将持续性尿失禁分型为急迫性尿失禁、压力性尿失禁、充盈性尿失禁和混合性尿失禁。

1. 膀胱过度活动所致急迫性尿失禁　膀胱过度活动是老年性尿失禁患者最常见的病因。临床表现为急迫性尿失禁（urge urinary incontinence）的综合征：尿频、尿急，尿急感来得很快。夜间多尿和尿失禁常见。排尿后残余尿量一般不多，一般残余尿量 >50~100ml 提示有出口梗阻。OAB 的病因尚不十分明确，目前认为有以下 4 种：①逼尿肌不稳定：由非神经源性因素所致，储尿期逼尿肌异常收缩引起相应的临床症状；②膀胱感觉过敏：在较小的膀胱容量时即出现排尿欲；③尿道及盆底肌功能异常；④其他原因：如精神行为异常，激素代谢失调等。根据发病机制膀胱过度活动分为两种类型：①逼尿肌反射亢进（detrusor hyperreflexia）：有明确的神经系统疾病，如脊髓损伤、脑血管疾病、帕金森病和老年性痴呆等；②逼尿肌不稳定（detrusor instability）：非神经系统疾病所致，原因多为下尿路梗阻、泌尿系感染、肿瘤和异物刺激等。由于老年人常有中枢神经疾病如脑卒中等，也可因为老龄化或下尿路梗阻出现细胞连接的改变，因此对以上老年性膀胱过度活动两种类型鉴别很困难，目前尚无可靠方法。

老年性逼尿肌过度活动有两种生理性表现形式：一种是逼尿肌过度活动，但逼尿肌收缩力正常；另一种是逼尿肌过度活动伴逼尿肌收缩力受损（detrusor hyperactivity with impaired contractility，DHIC）。DHIC 是老年逼尿肌过度活动患者最常见的表现形式，临床上常表现为尿急、尿频，尿流率下降，残余尿增多，甚至出现膀胱小梁小室形成，易与前列腺增生混淆。采用抗胆碱能抑制剂治疗 DHIC 常诱发尿潴留。

2. 压力性尿失禁　压力性尿失禁（stress urinary incontinence）是老年女性中第二位最常见的尿失禁类型。临床表现为在腹压增高时如喷嚏、咳嗽、笑、弯腰、或者站起时出现不自主的尿液自尿道外口漏出（同时没有膀胱收缩）。主要原因是盆底肌肉松弛所致，其次为固有扩约肌缺失（intrinsic sphincter deficiency），这通常是由于操作性创伤或尿道萎缩等所致。研究显示与女性压力性尿失禁较明确相关的因素有年龄、生育、盆腔脏器脱垂、肥胖、种族和遗传因素；可能相关的危险因素有雌激素水平下降、子宫切除术、吸烟、高强度体育锻炼、便秘、肠道功能紊乱、咖啡因摄入和慢性咳嗽等。男性压力性尿失禁主要见于前列腺术后患者。

3. 膀胱出口梗阻　膀胱出口梗阻是老年男性第二位最常见的尿失禁病因，但是有梗阻的大多数患者并无尿失禁。常见原因为良性前列腺增生、前列腺癌和尿道狭窄。在老年女性，出口梗阻少见，其常见原因是以前因尿失禁手术后或阴道前壁膨出而致的尿道扭曲。因梗阻而有尿失禁的患者临床多表现为排尿后的尿点点滴滴。如果发生继发性逼尿肌过度活动，男女性均可表现为急迫性尿失禁综合征。在此基础上如果有逼尿肌失代偿发生，严重时可表现为充盈性尿失禁（overflow urinary incontinence）。

4. 逼尿肌活动低下　逼尿肌活动低下（detrusor underactivity）所致尿失禁在老年性尿失禁中约占 5%~10%，可导致尿潴留以及充盈性尿失禁。原因包括支配膀胱的神经受损（如椎间盘压缩或肿瘤累及），糖尿病自主神经病变，帕金森病等。在有慢性出口梗阻的患者，逼尿肌可发生纤维变性，所以即使当梗阻解除，膀胱仍然不能正常地排空。临床上值得注意的是严重的逼尿肌活动低下的症状有时与逼尿肌过度活动类似，例如尿频、尿急、夜尿，因此在开始治疗逼尿肌过度活动时，务必先排除尿潴留。

老年人持续性尿失禁常为多因素所致，表现为混合性尿失禁，如老年女性尿失禁多表现为压力性和急迫性尿失禁的综合症状（如尿急、尿频、夜尿增多合并腹压增高漏尿等）；老年男性尿失禁常表现为急迫性和充盈性尿失禁的症状（尿急、尿频、夜尿增多合并排尿困难、尿潴留等）。明确尿失禁类型有助于合理选择有效的治疗方法。

第三节 尿失禁的诊断

正确地诊断老年患者是否存在尿失禁，尿失禁临床类型及其病因有赖于详细地了解患者的病史、排尿记录、特殊的体格检查及相关的实验室及影像学检查。

一、病 史

在询问病史时，应重点了解有无引起尿失禁的暂时性病因和膀胱尿道功能性损害的病因。一般情况应包括患者的日常生活能力及可能产生尿失禁的相关病史。在注意泌尿系统病史的同时，还应注意全身疾病史。3 项尿失禁问题问卷（the 3 incontinence questions，3IQ）可帮助临床医师鉴别急迫性尿失禁和压力性尿失禁（表 28-1）。

表 28-1 3 项尿失禁问题问卷（3 Incontinence Questions，3IQ）

1. 在过去 3 个月中，你有漏尿吗？（即使小便量少）
   □ 有 □ 无（如选择"无"，结束问卷）
2. 在过去 3 个月中，你有漏尿吗？（以下选项可以多选）
   □ 当你进行某些体力活动时，如咳嗽、打喷嚏、提重物、或运动？
   □ 当你尿急或想排空膀胱时，你没有足够的时间到达卫生间？
   □ 不进行体力活动，就无尿急感？
3. 在过去 3 个月中，你经常漏尿吗？（只选一项）
   □ 当你进行某些体力活动时，如咳嗽、打喷嚏、提重物、或运动？
   □ 当你尿急或想排空膀胱时，你没有足够的时间到达卫生间？
   □ 不进行体力活动，就无尿急感？
   □ 体力活动频度与尿急感发生频度相似？

根据对以上 3 个问题的回答结果，确定尿失禁的类型

对 3 个问题的回答结果	尿失禁类型
体力活动时经常发生漏尿	单纯压力性尿失禁或以压力性尿失禁为主
经常有尿急感，想排空膀胱	单纯急迫性尿失禁或以急迫性尿失禁为主
不进行体力活动，无尿急感	其他原因或以其他原因为主
体力活动与尿急感发生频度类似	混合性尿失禁

引自 "Brown JS，Bradley CS，Subak LL，et al.The sensitivity and specificity of a simple test to distinguish between urge and stress urinary incontinence.Ann Intern Med 2006；144：715"

二、排 尿 记 录

排尿记录（voiding record）能客观记录患者的排尿情况，是尿失禁诊断的基础（表 28-2）。一般需要记录 2~3 天的排尿情况，包括排尿时间，排尿前感觉（如有无尿急和尿失禁等），是否伴有其他症状（如尿痛和下腹痛），是否有诱发尿失禁的因素（如活动，咳嗽等），每次排尿量等。

表 28-2 排尿记录表

姓名： 日期：

排尿时间 / 尿量	尿急？	漏尿？	备注？	饮水时间、类型和量
早 6：00				
中午 12：00				
下午 6：00				
午夜 12：00				

三、体 格 检 查

体检应重点了解患者有无活动受限制，如步态异常；有无认知功能障碍及情绪性格改变；有无神经系统受损的体征；有无心衰，四肢水肿等。直肠指检了解肛门扩约肌的张力，前列腺大小及质地。女性应对外生殖器进行检查，了解有无阴道前后壁的膨出，有无子宫下垂，萎缩性阴道炎等。压力性检查（standing full bladder stress test）有助于鉴别压力性尿失禁和逼尿肌过度活动所致的急迫性尿失禁。当膀胱充盈，患者取接近于直立体位，两腿岔开，嘱患者咳嗽，观察有无尿液漏出。如随着咳嗽尿液漏出而咳嗽停止后漏尿消失者很可能为压力性尿失禁，而咳嗽后出现尿急感觉之后才有尿液漏出者很可能为逼尿肌过度活动。

四、实验室及影像学检查

最基本的实验室检查应有尿常规、尿培养、血糖、肾功能和血清电解质等。影像检查主要包括超声、内镜（包括膀胱镜和尿道镜）和尿动力学检查（urodynamic testing），此 3 项检查可评价逼尿肌或括约肌功能，从而判断是急迫性还是压力性尿失禁。此外，可进行残余尿测定（postvoid residual volume，PVR）。用 B 超或导尿方法测量残余尿，可为诊断及治疗提供依据。如患者经一般检查不能确诊，或经验性保守治疗失败，或准备进行手术治疗前均应进行尿动力学检查，对老年人来说尿动力学检查是安全可靠的。

可见，老年性尿失禁的诊断主要依据主观症状和客观检查，其诊断步骤及内容包括：①确定诊断；②程度诊断；③分型诊断；④病因诊断，⑤合并疾病诊断。确定诊断目的是确定有无尿失禁；程度诊断目的是确定尿失禁严重程度（可参考国际尿失禁咨询委员会尿失禁问卷表简表（ICI-Q-SF，见表 28-3）；分型诊断是确定尿失禁类型：是暂时性尿失禁或持续性尿失禁？若是持续性尿失禁，进一步尚需确定是急迫性、压力性、充盈性、或混合性等；病因诊断是明确引起该类型尿失禁的可逆因素或潜在可能的病因，如首先筛查有无引起尿失禁的可逆因素：谵妄、活动功能受限、尿路感染、抗精神病药物等；常见合并疾病诊断是确定与该类型尿失禁常见伴随的疾患，如女性压力性尿失禁需要确定是否合并有膀胱过度活动症、盆腔脏器脱垂、排尿困难等。明确以上 5 方面诊断要点有助于临床医师合理选择治疗不同类型尿失禁的最佳方案。

表 28-3　国际尿失禁咨询委员会尿失禁问卷表简表（ICI-Q-SF）

许多患者时常漏尿，该表将用于调查尿失禁的发生率和尿失禁对患者的影响程度。仔细回想你近 4 周来的症状，尽可能回答以下问题。

1. 您的出生日期：　　　　　　　　　　年　　　　月　　　　日

2. 性别（在空格处打√）　　　　　　　男　　　　　　　女

3. 您漏尿的次数？
（在一空格内打√）

从来不漏尿	0
1 星期大约漏尿 1 次或经常不到 1 次	1
一星期漏尿 2 次或 3 次	2
每天大约漏尿 1 次	3
1 天漏尿数次	4
一直漏尿	5

4. 我们想知道您认为自己漏尿的量是多少?

在通常情况下，您的漏尿量是多少（不管您是否使用了防护用品）

（在一空格内打√）

不漏尿	☐	0
少量漏尿	☐	2
中等量漏尿	☐	4
大量漏尿	☐	6

5. 总体上看，漏尿对您日常生活影响程度如何?

请在 0（表示没有影响）~10（表示有很大影响）之间的某个数字上画圈

0   1   2   3   4   5   6   7   8   9   10

没有影响   有很大影响

ICI-Q-SF 评分（把第 3、4、5 个问题的分数相加）： ☐

6. 什么时候发生漏尿?

（请在与您情况相符合的那些空格打√）

从不漏尿	☐
未能到达厕所就会有尿液漏出	☐
在咳嗽或打喷嚏时漏尿	☐
在睡着时漏尿	☐
在活动或体育运动时漏尿	☐
在小便完和穿好衣服时漏尿	☐
在没有明显理由的情况下漏尿	☐
在所有时间内漏尿	☐

非常感谢您回答以上的问题!

第四节   尿失禁的防治

老年性尿失禁的治疗目标就是最大程度地缓解尿失禁症状、降低并发症的发生、提高老年人的日常生活能力和生活质量。治疗原则为去除可逆性或加重尿失禁因素、控制潜在的基础疾病和对症处理尿失禁症状。治疗方案选择应视具体情况而定。暂时性尿失禁患者，如能及时去除病因，尿失禁症状会随之消失。不能及时针对病因治疗的，也能通过改善患者的一般状况，减轻尿失禁症状。持续性尿失禁多与下尿路疾病或其他潜在疾患有关，需分清原因，分别处理，包括非药物治疗和药物治疗，首选非药物疗法。

一、膀胱过度活动所致急迫性尿失禁的治疗

首先应针对病因治疗，如帕金森病，脊髓多发性结节硬化等一些能控制症状的神经系统疾病的治疗能明显改善逼尿肌过度活动所致的急迫性尿失禁。对老年逼尿肌过度活动患者并无明显的病因，可能老年性痴呆或年老体弱为仅有的线索，可直接采用对症治疗。包括非药物和药物治疗，以首先采用非药物治疗为治疗原则。

1. 非药物治疗

（1）解除尿失禁暂时性因素：适当调整饮水时间和量（如减少夜间饮水量），以便能在适当时间排尿，以避免环境的影响或给患者及时提供床旁坐便椅或尿壶。

（2）膀胱行为治疗：2014年中国泌尿外科疾病诊断治疗指南有关膀胱过度活动症推荐膀胱行为训练方法有：①延迟排尿，延长排尿间隔时间，逐渐使每次排尿量大于300ml。治疗原理是重新学习和掌握控制排尿的技能；打断精神因素的恶性循环；降低膀胱的敏感性。禁忌证为低顺应性膀胱，充盈期末逼尿肌压大于$40cmH_2O$的尿失禁患者。该方法需配合充分的思想工作和排尿日记等。②定时排尿（timed toileting），对老年人有认知能力，与医师配合，可根据患者排尿记录，如憋尿超过3小时会出现尿失禁，可指导患者2小时排尿一次，期间可能会出现数次尿急，嘱患者尽量忍住（如收缩肛门、双腿交叉等方法抑制尿急感），一旦患者在2小时内能保持控尿，逐步延长排尿间隔直至达到满意的潴尿时间及控尿状态。该方法不适合伴有严重尿频的老年人。

（3）提示排尿法：对认知障碍的老年人可采用提示排尿法，如根据排尿记录患者每3小时出现尿失禁，即要求患者每2小时排尿一次，同时注意改善老人的起居环境，便于老人上厕所。

（4）其他辅助治疗：提供尿垫，尿裤，采用避孕套等外部集尿装置等使用于顽固性尿失禁患者。一般不主张留置尿管。

2. 药物治疗 2014年中国泌尿外科疾病诊断治疗指南有关膀胱过度活动症药物治疗原则推荐如下：

（1）一线药物：目前国内常用M受体阻滞剂，包括托特罗定（tolterodine，即舍尼亭）1~2mg，每天2次和索利那新（solifenacin，商品名vesicare）5~10mg，每天1次。其他M受体阻滞剂包括奥昔布宁（oxybutynin）和丙哌唯林（propiverine）。该类药物作用机制为：①通过拮抗M抗体，抑制逼尿肌收缩，改善膀胱感觉功能及抑制逼尿肌不稳定收缩可能；②对膀胱具有高选择性作用，这一特性是上述药物能成为一线治疗药物的主要依据，从而使此类药物在保证了疗效的基础上，最大限度减少副作用。

M受体阻滞剂主要副作用为口干、便秘、眼干、视力模糊、尿潴留等。缓释剂型导致口干发生率低于速释型，应首先考虑使用缓释剂。闭角型青光眼的老年患者不能使用M受体阻滞剂。

（2）其他可选药物：①镇静、抗焦虑药：如丙咪嗪、多虑平和地西泮等；②钙通道阻断剂：异搏定、心痛定等；③前列腺素合成抑制剂：如吲哚美辛等；④其他：黄酮哌酯疗效不确切，中草药制剂尚缺乏可信的临床试验报告。

以上非药物和药物治疗方法为2014年中国泌尿外科疾病诊断治疗指南有关膀胱过度活动症推荐的首选治疗策略。

3. 可选的其他治疗 该指南同时指出：出现以下4类情况为改变首选治疗的指征，可选择其他治疗方式：①治疗无效；②患者不能坚持治疗或要求更换治疗方法；③出现或可能出现不可耐受的副作用；④治疗过程中尿流率明显下降或剩余尿量明显增多。指南推荐的其他可选治疗方法及适应证如下：

（1）A型肉毒素膀胱逼尿肌多点注射：对M受体阻滞剂治疗效果欠佳或不能耐受M受体阻滞剂副作用者，可以使用A型肉毒素膀胱逼尿肌多点注射治疗。

（2）膀胱灌注辣椒素或RTX：以上物质可参与膀胱感觉传入，灌注后降低膀胱感觉传入，对严重的膀胱感觉过敏者可试用。

（3）神经调节：经阴道、肛门、经皮电神经调节治疗以及磁刺激治疗，对部分患者有效。骶神经电调节治疗，对部分顽固的膀胱过度活动综合征患者有效。

（4）外科手术：应严格掌握手术指征，仅适用于严重低顺应性膀胱、膀胱容量过小，且危害上尿路功能，经其他治疗无效者。手术方法可选自体膀胱扩大术和尿流改道术。

（5）针灸治疗：有资料显示针刺有助缓解症状。

二、压力性尿失禁的治疗

女性和男性压力性尿失禁病因不一样，以下分别叙述其治疗方法。

1. 女性压力性尿失禁治疗　2014 年中国泌尿外科疾病诊断治疗指南有关女性压力性尿失禁治疗方法推荐有非手术治疗和手术治疗。

非手术治疗：包括保守治疗和药物治疗。

1）保守治疗

①高度推荐：A. 控制体重：肥胖是女性压力性尿失禁的明确危险因素，减轻体重可改善尿失禁的症状。B. 盆底肌训练（pelvic floor muscle training，PFMT）：PFMT 对女性压力性尿失禁的预防和治疗作用已为众多的荟萃分析和随机对照研究所证实。研究提示对有认知能力的老年女性患者进行盆底肌训练（每天 30~200 次的盆底肌肉收缩），压力性尿失禁症状明显改善，每天漏尿次数明显减少，该治疗效果可持续 3~6 个月。此法方便易行、有效，适用于各种类型的压力性尿失禁。但停止训练后的持续时间尚不明确，目前缺乏长期随机对照试验研究。目前尚无统一的盆底肌训练方法，共识是必须使盆底肌达到相当的训练量才可能有效。可参照如下方法实施：持续收缩盆底肌（提肛运动）2~6 秒，松弛休息 2~6 秒，如此反复 10~15 次为一组。每天训练 3~8 组，持续 8 周以上或更长。PFMT 可结合生物反馈、电刺激治疗进行。

②推荐：生物反馈是借助置于阴道或直肠内的电子生物反馈治疗仪，监视盆底肌肉的肌电活动，并将这些信息转换成视觉和听觉信号反馈给患者，指导患者进行正确的、自主的盆底肌肉训练，形成条件反射。与单纯盆底肌训练比较，生物反馈更为直观和易于掌握、短期内疗效优于单纯盆底肌训练，但远期疗效尚不明确。

③可选：A. 生活方式的调节，目前尚不明确咖啡因摄入、体育运动、饮水量、吸烟与压力性尿失禁的发生相关。B. 电刺激治疗：电刺激治疗是利用置于阴道、直肠内、或可植入袖状线性电极和皮肤表面电极，有规律的对盆底肌肉群或神经进行刺激，增强肛提肌及其他盆底肌肉及尿道周围横纹肌的功能，以增加控尿能力。单独应用电刺激治疗对压力性尿失禁的疗效尚不明确，尚需大样本、长期随访的随机对照研究。会阴完全失神经支配者是其禁忌证。相对禁忌证包括心脏起搏器植入、妊娠、重度盆腔器官脱垂、下尿路感染、萎缩性阴道炎、阴道感染和出血。C. 磁刺激治疗：是一种完全非侵入式的治疗方式，可有效改善患者的症状，但应用时间较短，有待大样本随机对照研究。

2）药物治疗：主要作用原理在于增加尿道闭合压，提高尿道关闭功能，目前常用药物有以下几种：

①推荐：A. 度洛西汀（Duloxetine）：度洛西汀是 5- 羟色胺及去甲肾上腺素再摄取抑制剂，阻断 5- 羟色胺及去甲肾上腺素的再摄取，升高二者的局部浓度，兴奋此处的生殖神经元，提高尿道括约肌的收缩力，增加尿道闭合压，减少漏尿。口服每次 40mg，每天 2 次，疗效多在 4 周内起效，需维持治疗至少 3 个月。可改善压力性尿失禁症状，结合盆底肌训练可获更好的疗效。常见副作用为恶心、呕吐、口干、便秘、乏力、头晕、失眠等。B. 雌激素：雌激素刺激尿道上皮生长；增加尿道黏膜静脉丛血供；影响膀胱尿道旁结缔组织的功能；增加支出盆底结构肌肉的张力；增加 α 肾上腺素能受体的数量和敏感性，提高 α 肾上腺素能受体激动剂的治疗效果。口服雌激素不能减少尿失禁，且有诱发和加重尿失禁的风险。对绝经后患者应选择阴道局部使用雌激素，用药剂量和时间仍有待进一步研究。可改善压力性尿失禁症状，配合盆底肌训练、α1- 肾上腺素受体激动剂可提高疗效。副作用有长期应用增加子宫内膜癌、卵巢癌、乳腺癌和心血管病的风险。

②可选：选择性 α1 - 肾上腺素受体激动剂。作用原理为选择性膀胱颈和后尿道的 α1 受体，使平滑肌收缩，尿道阻力增加。常用药为盐酸米多君，口服每次 2.5mg，每天 3 次。可改善压力性尿失禁症状，结合使用雌激素或盆底肌训练可获更好的疗效。副作用有高血压、恶心、口干、便秘、心悸、头痛、肢端发冷，严重者可发作脑卒中。

3）手术治疗：当保守治疗或药物治疗压力性尿失禁不满意时，应考虑手术治疗。手术治疗的主要适应证包括：①非手术治疗效果不佳或不能坚持，不能耐受，预期效果不佳的患者；②中重度压力性尿失禁，严重影响生活质量的患者；③生活质量要求较高的患者；④伴有盆腔脏器脱垂等盆底功能病变需行盆底重建者，同时存在压力性尿失禁时。行手术治疗前应注意：①告知患者压力性尿失禁本身只影响生活质量，并不致命；②征询患者及家属的意愿，在充分沟通的基础上做出是否手术的选择；③注意评估膀胱尿道功能，必要时应行尿动力学检查；④根据患者的具体情况选择术式。要考虑手术的疗效、并发症及手术费用，并尽量选择创伤小的术式；⑤尽量考虑到尿失禁的分类及分型；⑥应嘱咐患者术后坚持盆底肌训练和保持体型的重要性。

2. 男性压力性尿失禁的治疗　男性压力性尿失禁大多为前列腺术后，可以根据具体情况可选择以上保守治疗和药物治疗。考虑男性的特殊性，可选择避孕套等外部集尿装置或和女性一样选择尿垫或尿裤等方法以提高生活质量。

三、膀胱出口梗阻所致充盈性尿失禁的治疗

老年男性膀胱出口梗阻多因良性前列腺增生（benign prostatic hypertrophy，BPH）所致。而由 BPH 引起的尿失禁可为急迫性和充盈性。临床上 BPH 治疗主要包括药物治疗和外科治疗。

1. 药物治疗　目前各国指南推荐用于 BPH 的药物治疗包括 α 受体阻滞剂和 5α 还原酶抑制剂，适合于轻至中度 BPH 患者。

（1）α 受体阻滞剂：通过阻滞分布在前列腺和膀胱颈平滑肌表面的肾上腺素能受体，松弛平滑肌，达到缓解膀胱出口动力性梗阻的作用。各国指南推荐坦索罗辛（tamsulosin，哈乐）、多沙唑嗪（doxazosin，可多华）、阿夫唑嗪（桑塔）和特拉唑嗪（terazosin，高特灵）用于 BPH 的药物治疗。该类药物常见副作用包括头晕、头痛、无力、困倦、直立性低血压、逆行射精等。直立性低血压更容易发生于老年及高血压患者中。

（2）5α 还原酶抑制剂：通过抑制体内睾酮向双氢睾酮的转变，降低前列腺内双氢睾酮的含量，达到缩小前列腺体积，改善排尿困难的治疗目的。各国指南推荐的 5α 还原酶抑制剂有非那雄胺（finasteride，保列治）和依立雄胺（epristeride）。常见副作用包括勃起功能障碍、射精异常、性欲低下和其他，如男性乳房女性化、乳腺痛等。

2. 外科治疗　适合于症状较重者，尤其是药物治疗效果不佳或拒绝药物治疗的患者，可考虑外科治疗。目前经尿道前列腺电切术（transurethral resection of the prostate，TURP）仍是 BPH 治疗的"金标准"。老年男性由于长期膀胱出口梗阻，逼尿肌功能或多或少受到损害，解除梗阻后排尿功能的恢复远不如较年轻者（如小于 70 岁）。对身体极弱的高龄老人行耻骨上膀胱穿刺造瘘也是缓解症状，提高生活质量的有效方法。

四、逼尿肌活动低下的治疗

老年人逼尿肌活动低下往往与膀胱出口长时间梗阻导致逼尿肌受损或糖尿病所致的周围神经系统损害有关。另外，衰老导致的逼尿肌老化亦是原因之一。因此，应尽量进行病因治疗，如不能除去病因，则可选择间歇导尿或膀胱造瘘以提高患者生活质量。

五、预　防

对于老年人尿失禁患者，还应注意心理辅导，向患者及家属说明本病的发病情况及主要危害，解除其心理压力。熟悉尿失禁的常见危险因素，采取相应的预防措施。如老年女性压力性尿失禁的预防：对于家族中有尿失禁发生史、肥胖、吸烟、高强度体力运动以及多次生育史者，如出现尿失禁，应评估生活习惯与尿失禁发生的可能相关关系，并据此减少对易感因素的接触机会。

（吴红梅）

参 考 文 献

1. 王东文，许克新，李振华，等. 膀胱过度活动症诊断治疗指南 // 那彦群. 中国泌尿外科疾病诊断治疗指南(2014 年版). 北京：人民卫生出版社，2014：331-332.

2. 宋波,杨勇,沈宏,等 . 女性压力性尿失禁诊断治疗指南 // 那彦群 . 中国泌尿外科疾病诊断治疗指南 (2014 年版). 北京:人民卫生出版社,2014 :346-351.

3. 吴红梅,雷建国 . 老年性尿失禁 .// 董碧蓉 . 老年病学 . 成都:四川大学出版社,2009 :141-149.

4. 吴红梅,林秀芳 . 老年性尿失禁 // 董碧蓉 . 新概念老年医学 . 北京:北京大学医学出版社,2015 :245-259.

5. Clemens JQ.Urinary incontinence in men.Uptodate,2017.（http://www.uptodate.com）

6. Shamliyan TA,Wyman JF,Ping R,et al.Male Urinary Incontinence:Prevalence,Risk Factors,and Preventive Interventions. Reviews in Urology,2009,11（3）:145-165.

7. Dowling-Castronovo A,Bradway C.Urinary incontinence//Blotz M,capezuti E,Flmer T,et al.Evidence-based geriatric nursing protocols for best practice.4th ed.New York（NY）:Springer Publishing Company,2012 :363-387.

8. Brown JS,Bradley CS,Subak LL,et al.The sensitivity and specificity of a simple test to distinguish between urge and stress urinary incontinence.Ann Intern Med,2006,144 :715.

第 29 章

便　　秘

慢性便秘（chronic constipation）是一种常见的老年综合征。患者常表现为排便次数减少、粪便干硬，或排便费力、排便不尽感和（或）有肛门直肠内的阻塞感，甚至需要用手法帮助排便。便秘增加了老年人肠道肿瘤、认知功能障碍的发生风险，还会导致如粪便嵌塞、肠梗阻、肛裂等一系列并发症，在有心、脑血管疾病的人群，甚至会诱发患者死亡。便秘不仅严重影响老年人健康相关的生活质量，因反复多次就医、专科转诊、住院和外科手术，也给社会带来沉重的经济负担。

一、定　　义

不同的人对便秘的理解不同，在医生与患者之间，在不同的文化和地域之间，便秘的定义不同。对老年人便秘的诊断应当考虑以下因素：自我报告便秘症状、与肠功能相关的特异症状、每天泻剂使用情况。而对于有认知功能障碍的老年人，医生通常依靠照护者的观察进行判断。

根据罗马Ⅳ（Rome Ⅳ）标准，功能性便秘（functional constipation，FC）定义为符合下述特征中的任意 2 项或以上：1/4（25%）以上的排便感到费力，1/4（25%）以上的排便为干粪球或硬粪（Bristol粪便性状量表 1~2 型），1/4（25%）以上的排便有不尽感，1/4（25%）以上的排便有肛门直肠梗阻/堵塞感，1/4（25%）以上的排便需要手法辅助（如用手指协助排便、盆底支持），每周自发排便（spontaneous bowel movement，SBM）少于 3 次。在诊断前症状出现至少 6 个月，且近 3 个月符合以上诊断标准。不用泻剂时很少出现稀粪；并且不符合肠易激综合征（irritable bowel syndrome，IBS）的诊断标准。

二、流行病学和危险因素

由于对便秘的理解不同，以及在报告症状上的差异，加上定义、取样和人口统计学因素的不同，各国在老年人慢性便秘的患病率统计上也有所差异。

根据欧美等西方国家的报道，老年人患病率约为 24%~50%，社区老人慢性便秘患病率至少为20%，居住在养老机构的老人慢性便秘患病率可达 50%；在需要使用泻剂通便的调查中，社区居住的老年人有 10%~18% 每天使用泻剂，疗养院居住的老年人每天使用比例为 74%。

根据我国对便秘的报道，各地老年人便秘的患病率差异很大，在 3%~25% 之间，甚至有研究报告老年人患病率在 70% 左右。总的趋势是：乡村 > 城市，北方 > 南方，女性 > 男性，且随着年龄增加，便秘的患病率明显增加（表 29-1）。

表 29-1　我国慢性便秘的流行病学调查资料

年份（年）	抽样方法	样本量（例）	患病率（%）	男：女	老年人患病率（%）
2001	整群分层随机	2892	3.00	1：1.64	4.90
2001	整群分层随机	8252（老人）	11.50	1：1.21	11.50
2002	整群分层随机	2486	6.07	1：4.56	6.48
2003	整群分层随机	5107	11.60	1：1.48	22.11（70~80 岁）
2004	整群分层随机	3951	4.00	1：1.22	5.70
2004	整群分层随机	7220	11.60	1：1.47	17.60
2005	整群分层随机	3745	3.30	1：1.80	8.30
2007	随机抽样	545（社区老人）	67.87	1：1.36	67.87

来自：柯美云，王英凯.老年人慢性便秘的流行病学研究进展.实用老年医学，2010，24（2）：92-94

引起便秘的危险因素包括：年龄、女性、缺乏体力活动、低教育程度、低收入、多药共用、抑郁、躯体或性虐待等。有研究显示表明，摄入较少热量和食物的老年人更容易发生便秘。滥用泻药可加重便秘。有些药物和膳食因素也可引起便秘。

三、病因及病理生理

慢性便秘可能是由原发性结直肠功能障碍引起，或继发于若干其他致病因素（表 29-2）。而在老年患者中，便秘的病因常常是多因素的。

表 29-2　继发性便秘的原因

原因	举例
器质性	结直肠癌、肠外包块、炎症后、缺血或外科手术所致狭窄
内分泌或代谢性	糖尿病、甲状腺功能减退症、高钙血症、卟啉病、慢性肾功能不全、全垂体功能减退症、怀孕
神经性	脊髓损伤、帕金森病、截瘫、多发性硬化自主神经病变、希尔施普龙病（hirschsprung 病）、慢性假性肠梗阻
肌肉性	肌强直性营养不良、皮肌炎、硬皮病、淀粉样变性、慢性假性肠梗阻
肛门直肠性	肛裂、肛门狭窄、炎症性肠病、直肠炎
药物	阿片类药、降压药、三环类抗抑郁药、铁剂、抗癫痫药、抗帕金森药（抗胆碱能或多巴胺能药物）、钡剂
膳食或生活方式	低纤维饮食、脱水、缺乏运动的生活方式

来自：Uptodate 2017

按照病因，可将老年人慢性便秘分为原发性和继发性，原发性便秘是指结直肠和肛门功能性疾病引起的便秘，继发性便秘是指器质性疾病或药物引起的便秘。

（一）慢性功能性便秘（chronic functional constipation）

慢性功能性便秘是老年人最常见的便秘类型，占老年人便秘患者的绝大多数。功能性便秘与患者饮食因素、生活习惯、运动、排便习惯、精神情绪等密切相关。

功能性便秘的病理生理学机制尚未完全阐明，根据患者的肠道动力和直肠肛门功能改变的特点可将功能性便秘分为 4 个亚型：慢传输型便秘、排便障碍型便秘、混合型便秘和正常传输型便秘。

慢传输型便秘（slow transit constipation，STC）：以大便通过结肠的时间延长为特征。可能是由于原发性结肠平滑肌功能障碍（肌病）或原发性神经支配功能障碍（神经病）引起，或继发于排便运动失调。老年人由于结肠动力减退，容易发生慢传输型便秘，由于结肠传输时间延长，主要表现为排便次数减少、粪便干硬、排便费力。

排便障碍型便秘：也称出口梗阻型便秘，由于在排便过程中患者腹肌、直肠、肛门括约肌和盆底肌肉不能有效地协调运动，导致直肠排空障碍，患者难以或无法将大便从肛门直肠排出。主要表现为排便费力、排便不尽感、排便时肛门直肠堵塞感、排便费时、甚至需要手法辅助排便等，此型便秘在老年人中亦多见。

混合型便秘：患者同时存在结肠传输延缓和肛门直肠排便障碍的双重特点。

正常传输型便秘（normal transit constipation，NTC）：NTC 发病与精神心理异常等有关，多见于便秘型肠易激综合征（irritable bowel syndrome，IBS），以腹痛伴排便习惯改变为特征。这些患者可能存在或不存在结肠传输缓慢或运动失调，许多患者也存在内脏高敏感性。患者腹痛、腹部不适与便秘相关，排便后症状可缓解，老年人较为少见。

（二）器质性疾病相关性便秘（organic constipation）

导致老年人产生便秘的器质性疾病很多，肠道疾病、内分泌代谢性疾病、神经系统及肌肉疾病等均可引起便秘（表 29-3）。

表 29-3　导致老年人慢性便秘的常见器质性疾病

分类	疾病
肠道疾病	肿瘤、憩室病、痔疮、肛裂、炎症性肠病、腹壁疝、肠扭转、肠结核、直肠脱垂、直肠膨出、腹腔肿瘤或其他外压性疾病所致肠梗阻、既往有炎症性/外伤性/放射性或手术所致的肠道狭窄、盆腔或肛周手术史等
神经系统疾病	脑血管疾病、多发性硬化、帕金森病、外伤或肿瘤所致脊髓损伤、自主神经病变、认知障碍、痴呆等
肌肉疾病	淀粉样变性、硬皮病、系统性硬化症等
电解质紊乱	高钙血症、低钾血症、高镁血症等
内分泌和代谢疾病	糖尿病、甲状腺功能减退症、甲状旁腺功能亢进症等
心脏疾病	充血性心力衰竭等

来自：老年人慢性便秘的评估与处理专家共识（2017）

（三）药物相关性便秘（drug-induced constipation）

老年人常多病共存、多药共用，药物可以引起或加重老年人便秘。在遭受慢性疼痛或癌症相关疼痛的患者中，阿片类药物诱发的便秘很常见。许多老年人患有多种心脑血管疾病，需要长期服药治疗，而一些抗高血压药物如钙拮抗剂、利尿药等都可引起便秘；有的老年人患有一种或数种慢性疾病，长期或经常服用地西泮、抗抑郁等药物，会抑制肠道蠕动，引起便秘。除此以外，老年人常用的可引起或加重便秘的药物还有抗胆碱能药物、抗组胺药、抗帕金森病药、抗精神病药、解痉药、神经节阻滞剂、非甾体类抗炎药、含碳酸钙或氢氧化铝的抗酸剂、铋剂、铁剂、止泻药及某些抗菌药物等。

四、临　床　表　现

便秘是一个包括多种临床特征的综合征，在临床上主要表现为：排便不畅、排便次数减少、排便困难。在老年人群中，便秘与粪便嵌塞及大便失禁密切相关。粪便嵌塞可导致粪性溃疡、消化道出血以及贫血。

除了有导致便秘的原发病的相应表现外，便秘患者在临床上还会有排便障碍的表现及相应的伴发症状。排便障碍表现为：大便干球粪或硬粪、排便次数减少、排便用力、排便不尽感、直肠内梗阻或堵塞感、腹胀/胀气以及需用手法辅助排便。大肠癌引起的便秘可能会伴有黏液血便；肛裂患者会出现排便疼痛及鲜血便；甲状腺功能减退症的患者则伴随有怕冷、黏液水肿等。其他伴发症状还包括腹痛、腹胀；部分患者还伴有焦虑、心情烦躁等不适。

五、并发症及危害

老年人是心脑血管疾病的高发人群，便秘的老人由于排便费时费力，导致腹压增高、血压升高，心肌耗氧量增加，容易诱发脑出血、心绞痛，甚至心肌梗死等而危及生命。当粪便长时间停留在乙状结肠或直肠壶腹部时，粪便中的水分被大量吸收，粪块变硬，甚至形成坚硬的"粪石"，可堵塞肠腔导致肠梗阻，长时间压迫肠壁也可形成肠壁溃疡、肠道出血，严重者可导致肠穿孔，发生粪性腹膜炎而危及生命；粪便滞留在结肠，粪便中各种致癌物质浓度升高，与结肠黏膜接触时间延长，增加了老年人患结肠癌的风险；直肠内粪块压迫尿道，可导致尿潴留及尿道感染。患者用力排便，还可诱发或加重痔疮、直肠脱垂、憩室病、憩室炎等。老年便秘者腹内压长期增高，易诱发或加重腹壁疝，甚至诱发嵌顿疝。慢性便秘使肠腔压力增高，肠黏膜血供减少，增加了缺血性结肠炎的发生风险。慢性便秘可导致患者坐立不安，精神萎靡，注意力不集中，甚至失眠、焦虑、抑郁，从而影响工作和生活，降低工作效率和生活质量。老年人慢性便秘还可导致大便失禁（假性腹泻）、乙状结肠扭转等。

六、综　合　评　估

根据2017年《老年人慢性便秘的评估与处理专家共识》意见，老年人慢性便秘的综合评估包括危险因素评估和临床评估两部分。

（一）危险因素评估

包括对患者液体摄入情况、饮食情况、活动量、环境因素及精神心理因素的评估。

1. 液体摄入情况　人体每天大约有1000ml的液体从回肠进入结肠，但个人液体的需要量因人而异，每天液体摄入总量在1.5~2L为宜。当个体每天液体摄入总量（包括食物内的水分）少于1.5L时，会导致肠道内水分减少，造成粪便干结及粪便量减少，从而发生便秘。由于老年人渴觉减退，体内缺水时不一定会有口渴感，从而饮水减少，使得老年人肠道中水分减少，导致大便干燥。对患者尿量、皮肤弹性和口唇黏膜干燥程度的观察有助于临床医生判断患者的液体摄入量是否充足。

2. 饮食情况　膳食纤维能增加粪便体积，引起结肠膨胀并促进粪便推进运动。老年人牙齿松动、脱落，咀嚼功能障碍，在饮食选择上往往倾向于选择过于精细的食物，尤其不喜欢选择粗粮和水果，导致纤维素摄入过少。当纤维素摄入量不足（<25g/d）时，对肠壁的刺激作用减少，影响结肠传输时间、肠蠕动频率以及粪便量，从而导致便秘。

3. 活动量　活动量减少会增加便秘的风险。尤其是那些坐轮椅、卧病在床、躯体移动障碍的老年患者，由于长期缺乏运动，肠道蠕动功能减退，粪便在肠道内停留时间过长，水分被过多吸收，导致大便干结，从而诱发和加重便秘。同时运动量减少也导致了腹肌萎缩和肌力下降，使得屏气乏力，腹内压增加不足，也不利于排便。在衰弱以及久病卧床的老年住院患者中，活动量减少导致的便秘非常常见。

4. 环境因素　有些环境下不适宜排便，如排便场所缺乏私密性，如患者不能独立如厕、需要他人协助排便、厕所设施不便利等都可以引起老年人抑制便意，从而诱发或加重便秘。

5. 精神心理因素　老年人常面临多种问题，如丧偶、独居、多病，从而导致焦虑、抑郁、睡眠障碍等精神心理问题，对老年人的生活质量产生严重影响。精神心理因素还会影响患者胃肠道的感觉、运动和分泌功能，通过对副交感神经的抑制，钝化排便反射，从而诱发或加重便秘。因此，对老年便秘患者需要进行相关的精神心理因素评估，临床上可采用焦虑自评量表（SAS）和抑郁自评量表（SDS）等工具进行评估。

6. 社会支持　老年人慢性便秘与社会支持密切相关，研究发现增加社会支持可以降低老年人便秘的发病率，患者的生活质量和社会支持以及对支持的利用度呈正相关。社会支持包括客观支持和主观支持。客观支持包括物质上、经济上的直接援助以及稳定的婚姻、子女的关怀等；而主观支持指的是患者受尊重、被支持和被理解的情感上的满意程度。同时，社会支持还包括一个维度，也就是患者对社会支持的利用情况，以及利用他人支持和帮助的程度。《社会支持评定量表》可以帮助临床医生初步判断患者是否缺失社会支持。

（二）临床评估

诊治老年人便秘的第一步是排除便秘的继发性原因。常常可通过详细的病史询问和体格检查，以及进行相关检查完成诊断。在对便秘患者进行临床评估时，需要从以下几方面进行考虑。

1. 病史　重要的是要了解患者便秘的起病情况和持续时间，应特别注意是否有报警症状的出现，同时还需要评价伴随的疾病问题，并回顾用药清单。

（1）便秘的症状及粪便性状：临床医生需要详细询问患者便秘的症状，包括排便次数、排便习惯、便意情况、排便困难或不畅的特点、粪便性状等，是否伴随腹胀、腹痛、腹部不适等消化道症状，是否伴随胸闷、胸痛、气急、头晕等症状。粪便性状的评估可采用"Bristol 粪便形态分型"进行（图 29-1）。

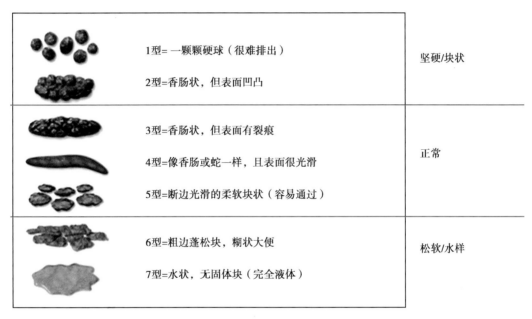

图 29-1　Bristol 粪便形态分型

（2）是否具有报警症状：报警症状往往提示患者可能存在器质性便秘，对近期便秘伴随症状发生变化的患者，鉴别诊断尤为重要。因此，多个指南均推荐，对年龄 >40 岁、有报警症状的患者应进行必要的实验室、影像学和结肠镜检查，以明确便秘是否为器质性疾病所致、是否伴有结直肠的形态学改变。报警症状包括：排便习惯改变、大便粗细改变、肠梗阻症状、近期新发生的便秘、治疗无效的重度持续性便秘、便血、粪便隐血试验阳性、贫血、消瘦、发热、腹痛、腹部包块、有结直肠息肉史、炎症性肠病和结直肠肿瘤家族史等。

（3）是否有与便秘相关的器质性疾病：通过仔细询问病史、体检，并进行必要的辅助检查如大便潜血、肛门直肠指检、腹部 CT、结肠镜等检查，明确患者是否存在前述可能引起便秘的器质性疾病。

（4）共病与全身状况：老年人器官功能随增龄衰退，常常多种慢性疾病共存。多病共存是衰弱的危险因素之一。作为老年综合征之一的衰弱（frailty）在老年人群中颇为常见，可使用 Fried 衰弱指数（fried frailty index）对患者进行评估。研究发现：健康老年人肠内粪便运转至直肠的时间 <5 天，而衰弱老年人可长达 8 天。衰弱老人肠道运动减弱，粪便在肠内滞留过久，导致水分被过度吸收，从而引起便秘。

（5）用药情况：老年人共病多，常多药共用，而多种药物可导致便秘或加重便秘，所以临床医生在对慢性便秘的老人进行评估时需仔细询问相关的用药情况：①是否有使用导致便秘的相关药物及药物使用情况；②泻药的使用情况：包括服用泻药的种类、剂量、频率、疗程，以及是否使用栓剂、灌肠剂或其他通便药，是否使用刺激性泻剂。老年人长期服用刺激性泻药，可损伤肠肌间神经丛，导致结肠对肠内容物刺激的反应性降低，结肠运动功能减弱，甚至失去自行排便的功能，形成所谓的"泻药结肠"。

（6）认知功能状况：老年便秘患者认知功能障碍的发生率高，便秘也会随认知功能障碍的加重而加重，因此，临床医生有必要了解患者的认知功能状况，从而制订个体化的便秘干预措施。可采用简易智力状态检查（mini-mental state examination，MMSE）量表评估患者的认知功能状况。

（7）营养状态：营养不良患者便秘的发生率高，便秘也会影响患者的进食、吸收，从而引起营养不良。对老年患者，可采用微型营养评定量表（mini-nutritional assessment，MNA）、微型营养评定简表（mini nutritional assessment short form，MNA-SF）或营养风险筛查 2002（nutritional risk screening 2002，NRS2002）进行营养筛查。

2. 体格检查　每个便秘的患者都应进行全面的体格检查，包括全身检查、腹部检查和肛门直肠指检，检查时要注意有无腹部压痛、腹部包块等。对于便秘患者来讲，肛门直肠指检尤为重要，通过检查，可以发现是否有粪便嵌塞、直肠肿块、直肠脱垂、肛裂、痔等情况，还可发现男性前列腺肥大、女性阴道后壁肿块，并了解肛门括约肌张力、用力排便时的张力，以及有无矛盾性或不松弛性的耻骨直肠肌运动。

3. 辅助检查

（1）实验室检查：推荐对便秘的患者进行常规的实验室检查，包括血常规、粪常规和隐血试验，可作为老年便秘患者的常规检查和定期随访的指标之一。代谢功能全套和甲状腺功能试验，可以帮助明确是否有代谢性疾病引起的便秘。但美国胃肠病学会指南声明："没有报警症状或体征（如便血、体重减轻 ≥ 4.5kg、结肠癌或炎症性肠病家族史、贫血、大便潜血试验阳性、近期新发便秘和治疗无效的重度持续性便秘）的慢性便秘患者，没有充分的证据推荐进行常规实验室检查。"

（2）特殊检查：对严重慢性便秘或有报警症状的老年患者还需要进行结直肠镜检查，以明确便秘是否为肠道器质性疾病所致。支持对患者进行腹部 CT 等影像学检查的证据有限。疑为功能性便秘患者可进行肠道动力和肛门直肠功能检测，包括结肠传输试验、肛门直肠测压、球囊逼出试验等，还可行肛门直肠（或盆底肌）表面肌电测量等。若为高龄患者或者有重要脏器疾病、活动不便的老年患者，临床医生还应充分考虑和评估患者对筛选检查的接受程度和可行性，避免过度检查。

1）内镜检查：结肠镜检查可直视结肠以排除黏膜病变（如孤立性直肠溃疡综合征、炎症、恶性肿瘤），如果患者具有报警症状应该进行该检查，而且肠镜也适用于结肠直肠癌筛查。

2）结肠传输试验：常用不透 X 线的标记物，含有 20 个标记物的早餐随试验餐吞服，相隔一定时间后（如在服标记物后 24、48、72 小时）拍摄腹部 X 线平片 1 张，计算排出率。正常情况下，服标记物 48~72 小时后，大部分标记物已经排出。简易法于 48 小时时拍摄腹部 X 线片 1 张，若 48 小时时大部分标志物在乙状结肠以上，可以在 72 小时时再摄片 1 张。根据标志物的分布计算结肠传输时间和排出率，判断是否存在结肠传输延缓、排便障碍。该方法简易、价廉、安全。对考虑手术治疗的 STC 患者，建议术前重复此检查，并延长检查时间至第 5 日。采用核素法可检测结肠各节段的传输时间，但价格昂贵，难以普及。

3）测压法：常用灌注式测压，分别检测肛门括约肌静息压、肛门外括约肌收缩压和用力排便时松弛压、直肠内注气后有无肛门直肠抑制反射，还可以测定直肠感知功能和直肠壁顺应性等。肛门直肠测压能评估肛门直肠的动力和感觉功能，监测用力排便时盆底肌有无不协调性收缩、是否存在直肠压力上升不足、是否缺乏肛门直肠抑制反射、直肠感觉阈值有无变化等。对难治性便秘患者，可以行 24 小时结肠压力监测，将传感器放置到结肠内，目前能在正常生理情况下连续 24~48 小时监测结肠压力变化，确定有无结肠无力，对治疗有指导意义。如结肠缺乏特异的推进性收缩波、结肠对睡醒和进餐缺乏反应，则有助于结肠无力的诊断。

4）球囊逼出试验：在直肠内放置球囊，充气或充水，并令受试者将其排出，可以反映肛门直肠对球囊（水囊或气囊）的排出能力，健康人可以在 60 秒内排出球囊。作为功能性排便障碍的筛查方法，球囊逼出试验简单、易行，可作为有无排出障碍的筛选试验，但结果正常并不能完全排除盆底肌不协调收缩的可能。对球囊逼出试验阳性患者，还需要做进一步的检查。

5）排粪造影：通常采用 X 线法，即将一定剂量的钡糊注入直肠，模拟生理性排便活动，在 X 线下动态观察排便过程中肛门直肠的功能和解剖结构变化。主要用于与便秘相关的肛门直肠疾病的诊断，如直肠黏膜脱垂、内套叠、直肠前突、肠疝（小肠或乙状结肠疝）、盆底下降综合征等。磁共振排粪造影具有能同时对比观察盆腔软组织结构、多平面成像、分辨率高、无辐射等优点。对难治性排便障碍型便秘，排粪造影是外科决定手术治疗方式的重要依据。

6）其他检查：肛门测压结合腔内超声检查能显示肛门括约肌有无局部张力缺陷和解剖异常，为手术定位提供线索。应用盆底肌电图，能帮助明确病变是否为肌源性。阴部神经潜伏期测定能显示有无神经传导异常。活检可进行直肠壁的肌间神经丛病理检查。

4. 便秘严重程度评估　根据便秘症状轻重以及对日常生活影响的程度分可将慢性便秘为轻度、中度、重度三种程度。轻度：症状较轻，不影响患者日常生活，可通过整体调整、短时间用药等恢复正常排便；重度：便秘症状重且持续，严重影响患者的工作、生活，需要药物治疗，不能停药或药物治疗无效；中度：介于轻度和重度之间。难治性便秘又称慢性顽固性便秘，属于重度便秘，是指经过药物及各种非手术治疗仍难以奏效、可能需要进行手术治疗的患者，常见于出口梗阻型便秘、结肠无力和重度 IBS 等患者。

七、诊 断 标 准

慢性便秘的诊断主要是基于症状，目前国际上公认的慢性便秘的诊断标准是借鉴罗马Ⅳ诊断标准中关于功能性便秘（functional constipation，FC）诊断标准所描述的症状和病程。此外，部分慢性便秘患者常常还表现出便意减少或缺乏便意、想排便而排不出（空排）、排便费时、每天排便量少的症状，有时会伴腹痛、腹胀、肛门直肠疼痛等症状。IBS-C 患者的腹痛、腹部不适等症状常在排便后获得改善。

罗马Ⅳ（Rome Ⅳ）功能性便秘（functional constipation，FC）的诊断标准：①必须包括下列 2 项或 2 项以上：1/4（25%）以上的排便感到费力，1/4（25%）以上的排便为干粪球或硬粪（Bristol 粪便性状量表 1~2 型），1/4（25%）以上的排便有不尽感，1/4（25%）以上的排便有肛门直肠梗阻 / 堵塞感，1/4（25%）以上的排便需要手法辅助（如用手指协助排便、盆底支持），每周自发排便（SBM）少于 3 次；②不用泻剂时很少出现稀粪；③不符合肠易激综合征的诊断标准。诊断前症状出现至少 6 个月，近 3 个月符合以上诊断标准。

当以研究为目的时，如患者符合阿片引起的便秘（opioid-induced constipation，OIC）的诊断标准，就不应诊断 FC，因为难以区分阿片的副作用和其他原因的便秘。但临床医生要注意 FC 和阿片引起的便秘二者可重叠。

八、处 　 理

慢性便秘的处理需要采取综合性的处理策略，其目的是缓解症状，恢复正常的肠道动力和排便生理功能。老年人慢性功能性便秘治疗的第一步是调整生活方式和膳食习惯。对生活方式和膳食调整无反应的患者，推荐容积性泻剂。对容积性泻剂无反应的患者，应考虑试验性使用渗透性泻剂。对渗透性泻剂治疗失败的患者，应考虑结肠促分泌剂（如鲁比前列素）。刺激性泻剂是有效的药物，但应避免长期使用，因为其在老年人群中长期使用的安全性不明确。粪便软化剂和栓剂（如甘油或比沙可啶栓剂）的临床疗效有限。灌肠剂应仅用于已便秘数日的患者预防粪便嵌塞。在治疗麻醉剂导致的便秘和麻痹性肠梗阻时，阿片类拮抗剂可能具有一定作用。对于排便运动失调患者，生物反馈疗法可能有帮助。

（一）调整生活方式

包括养成良好的排便习惯，增加食物中膳食纤维的摄入，增加水分的摄入，适度锻炼等。

1. 摄入足够的膳食纤维　膳食纤维能增加粪便体积，引起结肠膨胀并促进粪便推进运动，故摄入足够的膳食纤维是防治老年人发生慢性便秘的基础，因此，老年人应当摄入足够的膳食纤维的（≥ 25g/d）。

但由于富含膳食纤维的食物常常口感较差，且老年人的咀嚼功能减退，难以下咽，导致老年人不愿意去尝试膳食纤维丰富的食物，可以通过烹调工艺，如细切、粉碎、调味等将其制作成细软可口的食物。膳食纤维包括可溶性膳食纤维和不溶性膳食纤维，含可溶性纤维比例较高的食物细滑、口感好，还可以作为肠道菌群的底物，具有益生元作用，对老年人尤其合适。鲜嫩的蔬菜瓜果富含可溶性纤维、维生素和水分，应当成为慢性便秘老人膳食的重要组成部分。市售的菊糖粉剂是从菊苣等植物中提取的天然可溶纤维，是一种优质的膳食纤维补充剂，对吞咽障碍及管饲的老年便秘患者尤为适用。但膳食纤维促进排便可能需要数周起效。腹胀和肠胃胀气是纤维摄入增加时的常见不适主诉。

2. 摄入足够的水分　老年人要养成定时饮水和主动饮水的习惯，不要在感到口渴时才饮水，每天的饮水量以1500~1700ml为宜，每次50~100ml，一般推荐饮用温开水或淡茶水。但在针对一项健康志愿者的小型研究中，额外液体摄入与粪便排出增加无关。

3. 合理运动　散步、拳操等形式不限，以患者安全（不跌倒）、不感觉劳累为原则。要避免久坐，对卧床患者，即便是坐起、站立或能在床边走动，对于排便都是有益的。

4. 建立正确的排便习惯　鼓励患者建立规律的排便习惯。具有正常排便习惯的大多数患者，通常在每天大约同一时间排空大便。这个事实说明排便的启动在一定程度上是一种条件反射。可利用生理规律帮助患者建立排便条件反射，每天定时排便。由于起床和进餐后，结肠蠕动更为活跃。因此，排便的最佳时间通常是在起床和早餐后的头2小时内，可建议患者在晨起或餐后2小时内尝试排便，排便时集中注意力，减少外界因素的干扰。其他一般措施还包括定时排便训练，包括教育患者尝试排便至少一日2次，通常在餐后30分钟，且用力排便时间不得超过5分钟。

（二）药物治疗

1. 泻剂　老年人泻剂的使用应个体化，应熟悉患者的病史（如心脏和肾脏相关疾病）、药物的相互作用、药效和副作用。

（1）容积性泻剂：包括车前子、甲基纤维素、聚卡波非钙和小麦右旋糖酐。它们是天然或合成的多糖或纤维素衍生物，服用后不能被人体消化和吸收，主要通过吸收水分和增加粪便体积而发挥其轻泻作用，主要用于轻度便秘患者的治疗。这些泻剂在增加排便频率和软化大便方面有效，不良反应极少。它们可单独使用或与膳食纤维联合使用。用药过程中应注意补充适量水分，以防肠道机械性梗阻。粪便嵌塞、疑有肠梗阻的患者应慎用。该类泻药与华法林、地高辛、抗生素等同时服用时可能会影响后者的吸收。

尽管许多临床经验表明容积性泻剂的益处，但关于其有效性的客观证据不一致。一项系统评价发现，在慢性便秘患者中车前子能增加排便频率，但发现其他形式纤维（包括聚卡波非钙、甲基纤维素和麦麸）的证据不足。另一项系统评价得出了支持聚卡波非钙功效和安全性的证据，但支持车前子和甲基纤维素应用的证据较差。另有一项研究表明，在治疗轻至中度便秘时，李子干（西梅）作为一线治疗比车前子更有效。

（2）渗透性泻剂：对容积性泻剂无效的患者，应考虑使用渗透性泻剂。常用的药物有乳果糖、聚乙二醇以及盐类泻药（如硫酸镁等）。这类药物口服后在肠道内形成高渗状态，吸收大量水分，迅速增加粪便容积，同时加强对肠黏膜的刺激，增强肠道蠕动，促进排便，适用于轻度和中度便秘患者。其中，乳果糖还是一种益生元，有助于促进肠道有益菌群的生长，除少数患者因腹泻、胃肠胀气等不良反应需调整药物剂量外，一般可长期服用，特别适用于合并有慢性心功能不全和肾功能不全的老年便秘患者。高渗性泻盐主要有镁盐和磷酸盐，以硫酸镁最为常用，常见副作用是电解质紊乱，如高镁血症、高磷血症等，建议老年人以及肾功能减退者慎用。

已有证据证实低剂量聚乙二醇（polyethylene glycol，PEG）（17g/d）有效并在老年患者中耐受性良好。但是，大剂量PEG（34g/d）与腹胀、痉挛和肠胃胀气有关。

与安慰剂比较，乳果糖能增加老年人排便频率、减轻便秘症状和减少对其他泻剂的需求。但是在另一项研究中发现，乳果糖比低剂量PEG效果差，肛门排气的发生率也更高。

一项为期4周的研究纳入了老年便秘患者，表明山梨醇和乳果糖一样有效，且更便宜、耐受性更好。

（3）刺激性泻剂：包括比沙可啶、蓖麻油、蒽醌类药物（如大黄、番泻叶及麻仁丸、木香理气片、苁蓉润肠口服液、当归龙荟片、通便宁片等中成药）、酚酞等，该类药物通过对肠肌间神经丛的作用，刺激结肠收缩和蠕动，缩短结肠转运时间，同时还可刺激肠液分泌，改变肠黏膜电解质的转运，增加水、电解质的交换，从而起到促进排便的作用。该类药物起效快、效果好，临床应用广泛，但长期应用会影响肠道水电解质平衡和维生素吸收，并可引起不可逆的肠肌间神经丛损害，甚至导致大肠肌无力、药物依赖和大便失禁。酚酞因在动物实验中发现可能有致癌作用，已被撤出市场。长期服用醌类药物还可导致结肠黑变病。目前不主张老年患者长期服用刺激性泻剂，仅建议短期或间断性服用。

在一项研究中发现，与乳果糖相比，在疗养院的老年患者中联合服用番泻叶（一种刺激性泻剂）与纤维素，能改善大便的硬度和排便频率，并使大便排出更容易。

一项随机、双盲、有安慰剂对照的临床研究评价了比沙可啶的疗效。该研究中患者被随机分配到比沙可啶组（10mg）或安慰剂组，持续 4 周。与安慰剂组比较，比沙可啶组的每周完全自发排便（complete spontaneous bowel movements，CSBMs）平均次数、自发排便（spontaneous bowel movements，SBMs）次数、便秘相关症状和生活质量均显著改善，且比沙可啶治疗的耐受性良好。但是尚缺乏刺激性泻剂长期安全性证据。

（4）润滑性药物：主要是不被吸收的矿物油类，其作用是软化大便，润滑肠道，易于排便。包括液状石蜡、甘油和多库酯钠等。可以口服或制成灌肠剂，适合于避免排便用力的患者，如年老体弱者，或伴有高血压、心功能不全、动脉瘤以及痔疮、疝气、肛瘘等疾病的患者。采用润滑性药物制成的灌肠剂 10~50 ml/ 次灌肠，可润滑并刺激肠壁，软化粪便，特别适用于排便障碍型便秘（出口梗阻型便秘）以及粪便干结、粪便嵌塞的老年患者应用，安全有效。但该类药物容易发生脂质吸入性肺炎和肛周渗漏。长期使用液状石蜡可干扰人体脂溶性维生素的吸收，会导致脂溶性维生素缺乏，影响胡萝卜素、钙和磷的吸收，同时对于吞咽困难的老年患者还有误吸导致吸入性肺炎的危险，应尽量避免口服。

灌肠剂（自来水、磷酸钠、肥皂水）应仅在老年便秘患者必要时（即便秘数日后）使用，以防止粪便嵌顿。不良反应包括采用磷酸盐灌肠剂出现的电解质紊乱以及采用肥皂水灌肠剂出现的直肠黏膜损伤。

在一项回顾性病例系列研究中，老年人（平均年龄 80 岁，只有 1 例小于 70 岁）使用磷酸钠灌肠剂产生的并发症包括：低血压和血容量不足、高磷血症、低钾血症或高钾血症、代谢性酸中毒、重度低钙血症、肾功能衰竭和心电图改变（QT 间期延长）。所以不建议对年龄超过 70 岁的便秘患者使用磷酸钠灌肠剂。

2. 促动力药　主要针对慢传输型便秘有效，目前常用的促动力药物有多巴胺受体拮抗剂和胆碱酯酶抑制剂伊托必利、5- 羟色胺 4（5-HT$_4$）受体激动剂莫沙必利和普芦卡必利。

体内及体外研究显示，伊托必利可促进结肠运动；临床研究显示，伊托必利单用或与乳果糖口服溶液合用，对慢性便秘、甚至卒中后长期卧床的老年慢性便秘患者有一定疗效。

5- 羟色胺（5HT）是胃肠蠕动的关键调节剂。5-HT$_4$ 受体激动剂莫沙必利作用于肠神经末梢，释放运动性神经递质，拮抗抑制性神经递质或直接作用于平滑肌，增加肠道动力，促进排便，主要用于排便次数少、粪便干硬的慢传输型便秘患者。普芦卡必利是一种选择性高亲和力 5HT$_4$ 受体激动剂，可促进结肠蠕动，缩短结肠传输时间，而对胃排空和小肠传输无明显影响，可用于治疗老年人慢传输型便秘。在为期 4 周和 12 周的试验中已表明，在 65 岁或以上的患者中，普芦卡必利在 1mg 和 4mg 一日一次组的疗效优于安慰剂组，且安全性和耐受性良好。在临床试验中，普芦卡必利 2mg 能获得与 4mg 相当的疗效，因此 2mg 是临床实践中广泛使用的剂量。普芦卡必利的剂量可以根据临床反应逐渐增加剂量。国外研究认为，普芦卡必利与老年患者心血管不良事件无明显相关，安全性和耐受性良好，但缺乏在中国老年人群中的安全性研究资料。

促动力药物常见不良反应有腹泻、腹痛、恶心和头痛等。

3. 结肠促分泌素　代表药物有鲁比前列酮、利那洛肽，通过刺激肠液分泌，促进排便，目前中国尚未上市。

鲁比前列素是一种口服双环类脂肪酸，能激活肠道上皮细胞的 2 型氯通道，从而分泌氯化物和水到肠腔中。在为期 4 周的两项临床Ⅲ期研究中，与安慰剂比较，鲁比前列素 24μg/d 能显著增加排便频率并缓解其他便秘相关症状。在一项亚组分析中，鲁比前列素在老年患者中也证实有效。它最好保留用于其他方法未成功治疗的重度便秘患者。

利那洛肽是一种鸟苷酸环化酶 C 受体激动剂，能刺激肠液分泌和传输运动。在关于慢性便秘患者的两项大型临床Ⅲ期试验中，与安慰剂比较，在用药 12 周期间至少有 9 周，利那洛肽组（145μg 和 290μg 两种剂量）中每周 3 次或更多的 CSBMs 发生率显著提高，且 CSBMs 自基线增加 1 次或以上的发生率也显著提高（145μg 组：21% 和 16%；290μg 组：19% 和 21%；vs 安慰剂组：3% 和 6%）。最常见的剂量相关不良事件是腹泻，导致两个利那洛肽治疗组 4% 的患者中止治疗。虽然美国食品药品监督管理局已批准利那洛肽用于治疗慢性特发性便秘，但利那洛肽的长期风险和利益（特别是在老年人中）仍有待确定。

4. 微生态制剂　微生态制剂可以改善肠道内的微生态，促进肠道蠕动，有助于缓解便秘症状，可以作为老年人慢性便秘的辅助治疗。有荟萃分析报道：双歧杆菌三联活菌制剂与常规泻药联用可提高功能性便秘的疗效、降低复发率。

部分常用便秘治疗药物的循证医学评价见表 29-4。

表 29-4　便秘治疗药物的循证医学评价

分类	药物	证据水平	推荐级别
渗透性泻剂	乳果糖	Ⅰ级	A 级
	聚乙二醇	Ⅰ级	A 级
容积性泻剂	欧车前	Ⅱ级	B 级
	麦麸	Ⅲ级	C 级
	甲基纤维素	Ⅲ级	C 级
	聚卡波非钙	Ⅲ级	C 级
刺激性泻剂	比沙可啶	Ⅱ级	B 级
	番泻叶	Ⅲ级	C 级
软化剂	磺基丁二酸钠二辛酯	Ⅲ级	C 级
促动力药	普芦卡必利	Ⅰ级	A 级
促分泌药	鲁比前列酮	Ⅰ级	A 级
	利那洛肽	Ⅱ级	B 级

来自：老年人慢性便秘的评估与处理专家共识（2017）

5. 阿片拮抗药　两种外周作用的 μ 阿片受体拮抗剂即爱维莫潘和溴甲纳曲酮，对治疗麻醉剂诱发的便秘和麻痹性肠梗阻可能有一定的作用，但缺乏老年人中应用的资料。因为这些阿片受体拮抗剂在外周发挥作用，且不通过血脑屏障，所以它们并不会减弱阿片类药物的镇痛作用。

6. 药物治疗应用时的注意事项

（1）老年人慢性便秘的治疗以生活方式调整（足够的水分及纤维素摄入、合理运动、建立良好的排便习惯等）为基础。

（2）在老年人中使用泻剂应根据患者的病史、伴随疾病、药物相互作用和副作用而个体化。药物的选择上需考虑梯度用药，依次为容积性泻剂或渗透性泻剂—促分泌剂—刺激性泻剂。可视病情需要联合用药，如慢传输型患者可加用促动力药物，出口梗阻型便秘以及粪便干结、粪便嵌塞者可加用或首先使用灌肠剂等；在年龄超过 70 岁、接受灌肠剂治疗便秘的患者中，建议患者接受温水灌肠剂而不是磷酸钠灌肠剂。老年人应用磷酸钠灌肠剂可能发生以下并发症：低血压和血容量不足、高磷血症、低钾血症或高钾血症、代谢性酸中毒、重度低钙血症、肾功能衰竭和心电图改变（QT间期延长）。

（3）对轻度和中度慢性便秘患者，尤其是衰弱以及合并有高血压、心肾功能不全的老年患者，应慎用含镁、磷酸、钠、钾等的渗透性泻盐，宜选用温和、安全的乳果糖、聚乙二醇等泻剂，当一种药物疗效不佳时，可联合其他通便药治疗。

（4）要特别注意识别粪便嵌塞所致的假性腹泻，常常发生于粪便嵌塞的老年虚弱患者，由于粪块嵌塞在直肠壶腹部过久，导致直肠壶腹部扩张、直肠括约肌松弛，粪块上部稀便自粪块周围间断或持续下泻。

（三）中医中药治疗

按照症候，中医将老年人慢性便秘分为肠道实热症、肠道气滞症、肺脾气虚症、脾肾阳虚症及津亏血少症等症型。中药（包括中成药制剂和汤剂）、针灸和推拿是我国人民千百年来治疗便秘的有效方法，在临床上也有一定疗效，可能会改善便秘症状及焦虑抑郁情绪。但长期服用中药可能会发生药物性肝损伤以及其他不良反应，需特别注意。

（四）健全社会支持系统

根据社会支持评估结果，充分动员各方力量，健全患者的社会支持系统，并鼓励其充分使用社会支持系统。

（五）精神心理治疗

部分患者合并精神心理障碍、睡眠障碍等，对这部分患者要加强疏导，提高患者对便秘的认知水平，使患者充分认识到便秘是可防可治的，保持良好的心理状态、睡眠及饮食习惯有助于缓解便秘。当患者合并明显心理障碍时，需要加用抗抑郁焦虑的药物进行治疗。若患者存在严重精神心理异常，应将其转至精神心理专科接受专科治疗。

（六）认知功能训练及营养支持治疗

对存在认知功能障碍的慢性便秘患者，应进行相关的认知功能训练，包括时间及空间定向力训练、记忆力训练、注意力训练、语言沟通能力训练等，不仅可以改善患者的认知功能，还间接增加了患者的活动量、提高其日常生活能力，有利于便秘治疗，提高患者的生活质量。

对有营养不良的患者，应加强营养支持，改善患者的营养状态，提高患者肠道运动功能，从而改善患者便秘状况。

（七）生物反馈治疗

生物反馈疗法是一种无痛、无创、对盆底和腹壁肌肉群进行的认知和培训的方法。运用腹壁表面电极和肛塞表面电极的肌电图，指导患者改善对这些肌肉群的控制，通过反复训练患者排便时腹肌、盆底肌和肛门括约肌的适时舒张和收缩，消除两者在排便过程中的矛盾运动，促进排便。该法特别适用于有盆底功能障碍的排便障碍型便秘（功能性出口梗阻型便秘）患者，可持续改善患者的便秘症状、心理状况和生活质量。是该型便秘的一线治疗措施。由于生物反馈治疗成功与否的关键在于患者对治疗要领的掌握，因此不适用于有认知障碍的老年人群。

4项随机对照试验评价了生物反馈疗法在治疗排便运动失调中的效果，并得出结论认为，生物反馈普遍优于泻剂、标准治疗、假手术治疗、安慰剂和地西泮。还需要试验以确定生物反馈在老年人中的疗效。在这之前，对老年人身体能力和精神能力的个体化评估在评价生物反馈的潜在效果方面是重要的。

（八）手术治疗

手术治疗适用于那些症状严重影响工作和生活，经过规范的非手术治疗无效或疗效不佳，有明确的导致慢性便秘病因的重度便秘患者。一般认为手术治疗的适应证有：①有确切的结肠无张力的证据；②无出口处梗阻；③肛管有足够的张力；④便秘与焦虑、抑郁及精神障碍无关；⑤无弥漫性肠道运动失调的临床证据。

其实，在临床上真正需要手术治疗的顽固性便秘并不多见，如在美国，每年因慢传输型便秘需行手术治疗的患者仅104例。由于老年人手术风险大、术后并发症多，因此，老年人慢性便秘患者采取手术治疗应持谨慎态度。

（九）老年人慢性便秘的分级处理

《老年人慢性便秘的评估与处理专家共识》（2017）推荐根据老年患者的便秘类型、严重程度以及全身状况进行分级处理，这样既可以有效合理治疗，又可以减少不必要的检查、节约医疗费用。老年人慢性便秘的分级处理流程（图 29-2）。

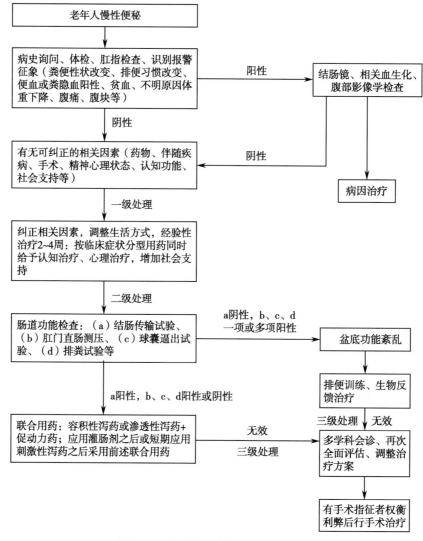

图 29-2　老年人慢性便秘的分级处理

1. 一级治疗　适用于多数轻 - 中度慢性便秘患者。经询问病史、体格检查、肛门直肠指检、粪常规和粪隐血试验，若存在报警征象，则需进一步进行相关检查以排除器质性便秘；经仔细询问和分析患者的用药情况，以排除药物性便秘。功能性的轻 - 中度慢性便秘患者推荐改进生活方式、摄入足够的水分和膳食纤维、多运动、建立规律的排便习惯、停止或减少可引起便秘的药物，在此基础上，根据患者临床表现判断便秘类型，采用容积型泻剂或渗透性泻剂治疗，必要时辅以促动力药；对于认知及心理评估异常的患者，应给予认知功能训练及心理疏导或药物治疗，同时增加社会支持。

2. 二级治疗　一级治疗无效，经进一步检查和评估排除器质性和药物性便秘的患者，须进行结肠传输试验、肛管直肠测压、球囊逼出试验等肠道功能检查，结合临床评估便秘类型，对不同类型的便秘采取相应的治疗措施。在改进生活方式的基础上，常常还需要联合应用通便药，必要时辅以生物反馈治疗或短期应用刺激性泻剂。并需要同时重视认知、心理和社会支持的评估，给予相应的处理。

3. 三级治疗　二级治疗无效者，应当再次进行全面评估（包括生活习惯、饮食结构、精神心理状态、肛管直肠结构和功能、排除可能引起便秘的腹部器质性疾病等），采用多学科综合治疗，对顽固性重度便秘患者可考虑采取手术治疗。

（黄晓丽　李晓冉）

参 考 文 献

1. Stewart W F,Liberman J N,Sandler R S,et al.Epidemiology of constipation（EPOC）study in the United States：relation of clinical subtypes to sociodemographic features.The American journal of gastroenterology,1999,94（12）：3530–3540.

2. Mearin F,Lacy BE,Chang L,et al.Bowel disorders..Gastroenterology,2016,（150）：1393–1407.

3. Towers A L,Burgio K L,Locher J L,et al.Constipation in the elderly：influence of dietary,psychological,and physiological factors.Journal of the American Geriatrics Society,1994,42：701.

4. Bharucha A E,Dorn S D,Lembo A,et al.American Gastroenterological Association medical position statement on constipation.Gastroenterology,2013,144（1）：211–217.

5. Lindberg G,Hamid S S,Malfertheiner P,et al.World Gastroenterology Organization global guideline：constipation—a global perspective.Journal of clinical gastroenterology,2011,45（6）：483–487.

6. Johanson JF,Morton D,Geenen J,Ueno R.Multicenter,4–week,double–blind,randomized,placebo–controlled trial of lubiprostone,a locally–acting type–2 chloride channel activator,in patients with chronic constipation.Am J Gastroentero,1 2008,103：170.

7. Quigley EM,Vandeplassche L,Kerstens R,Ausma J.Clinical trial：the efficacy,impact on quality of life,and safety and tolerability of prucalopride in severe chronic constipation—a 12–week,randomized,double–blind,placebo–controlled study.Aliment Pharmacol Ther,2009,29：315.

8. Martinez Gagliardo K,Clebis N K,Stabille S R,et al.Exercise reduces inhibitory neuroactivity and protects myenteric neurons from age–related neurodegeneration.Autonomic Neuroscience,2008,141（1）：31–37.

9. Rao S S C.Constipation：evaluation and treatment of colonic and anorectal motility disorders.Gastrointestinal endoscopy clinics of North America,2009,19（1）：117–139.

10. Chmielewska A,Szajewska H.Systematic review of randomised controlled trials：probiotics for functional constipation.World journal of gastroenterology：WJG,2010,16（1）：69.

11. 中华医学会消化病学分会胃肠动力学组,中华医学会外科学分会结直肠肛门外科学组.中国慢性便秘诊治指南（2013年,武汉）.中华消化杂志,2013,33（5）：291.

12. 于普林,李增金,郑宏,等.老年人便秘流行病学特点的初步分析.中华老年医学杂志,2001,20（2）：1–32.

13. 李增金,于普林.北京市部分地区城乡老年人便秘的现况调查.中国老年学杂志,2000,20（1）：1–2.

14. Fleming V,Wade WE.A review of laxative therapies for treatment of chronic constipation in older adults.Arn J Geriatr Pharmacother,2010,8（6）：514–550.

15. Gllegos–Orozco J,Foxx–Orenstein A,Sterler S.Chronic constipation in the elderly.Am J Gastroenterol,2012,107（1）：18–25.

16. Vazquez RM,Bouras EP.Epidemiology and management of chronic constipation in elderly patients.Clin Interv Aging,2015,10（2）：919–930.

17. 柯美云,王英凯.老年人慢性便秘的流行病学和研究进展.实用老年医学,2010,24（2）：92–94.

18. 中华医学会老年医学分会中华老年医学杂志编辑委员会.老年人慢性便秘的评估与处理专家共识.中国老年医学杂志,2017,36（4）：371–381.

19. 董碧蓉.新概念老年医学.北京.北京大学出版社,2015,2：291–305.

第 30 章

压 疮

第一节 压疮的基本概念

压疮是一种临床常见的皮肤损伤及健康问题，常见于活动受限的患者，尤其是住院或者长期居住于看护机构的人群。一旦发生压疮，将会导致住院日期的延长、再入院率增加以及医疗成本显著上升。调查研究显示，罹患单个压疮即可将住院时间延长五倍。据报道，在 1990 年至 2001 年间，压疮导致美国近 115 000 名患者死亡，此外增加了超过 21 000 名患者的死亡风险；而每一名压疮患者的治疗花费估计在 37 800 至 70 000 美元。美国每年花费在压疮治疗上的费用高达 110 亿美元。压疮已经成为全球范围内一个突出的医疗问题。老年人作为压疮的高危人群之一，如何降低老年人群的压疮发生率、提高老年人生存质量是老年医学研究的重点之一，也是医疗卫生机构的一个重要目标。

一、定 义

压疮（pressure ulcer）也称压力性溃疡，也常被称为褥疮（bedsore，decubitus ulcer），2007 年美国国家压疮专家咨询组（National Pressure Ulcer Advisory Panel，NPUAP）将压疮定义更新为：由于压力、剪切力和（或）摩擦力而导致的皮肤、皮下组织和肌肉以及骨骼的局限性损伤，常发生于骨隆突起出，众多因素与压疮发生与发展有关，但所起作用有待进一步探索。全球各地区或其他国家对压疮定义尽管表述不同，但关键内容没有明显差异。日本 2016 年 JAD 指南将压疮定义为：作用于机体的外力减少或阻断了骨与皮肤表层之间软组织的血供，如果这种外力持续存在，组织将会发生不可逆的缺血性损伤并最终进展成为压疮。美国国家压疮专家咨询组（American Pressure Ulcer Advisory Panel，NPUPA）和欧洲压疮专家咨询组（European Pressure Ulcer Advisory Panel，EPUAP）经过为期四年的合作，在 2009 年联合发布了《压疮预防与治疗临床实践指南》，指南将压疮定义为："皮肤或（和）皮下组织的局部损伤，通常位于骨隆突出部位。这种损伤一般是由压力或者压力联合剪切力引起，一些相关的或混杂的因素也与压疮有关，但这些因素对压疮发展的意义还有待进一步阐明"。2014 年，在第一版指南的基础上，泛太平洋压力损伤联盟（Pan Pacific Pressure Injury Alliance，PPPIA）加入NPUPA 和 EPUPA，三方联合修订发布《2014 压疮预防与治疗临床实践指南》，但未对压疮的定义作修改。

二、流 行 病 学

尽管压疮可以发生在任何年龄组的人群中，但根据调查研究，英国或美国 70% 的压疮发生在老年人。在所有的卫生保健机构中，压疮的发病率和患病率都很高。在住院的老年患者中，压疮的患病率估计为 15%；在疗养院中，患病率从 2.3% 到 28% 不等。在家庭保健机构中，压疮的患病率为 6%~9%，而在康复中心接受康复治疗的、罹患脊髓损伤、多发性创伤或慢性神经障碍等疾病患者中，因合并活动受限，患病率从 12% 到 25% 不等。

压疮的发生率因临床情况而异。住院期间的发病率在 8% 至 30% 之间。在一家大型企业养老连锁机构的数据库研究中报告的发病率为 2.2%；而对 255 名养老院居民进行的前瞻性观察研究中，这一比例为 24%。研究发现，一旦患者活动受限大于一周，压疮的发生率和发病率就会明显增加。压疮通常发生在首次住院后 2 周内，而在重症监护病房中，首次入院后 5 天内为压疮高发期。约有 11%~14% 的首次入住疗养院的老人会在最初的 4 周内形成新发压疮；而首次入住疗养院后两年内发生压疮的比例为 21%。另据报道，与高加索人群相比，养老机构中非洲裔美国人压疮的发病率和严重程度都更高；此外，黑人的压疮相关死亡率明显高于白人。

三、发病机制及危险因素

压疮的病因及机制及其复杂，虽然国内外学者进行了长期、大量的研究，但目前尚未明确，可能多种机制并存。压力、摩擦力、剪切力和潮湿是压疮发病中的四个重要物理因素及机制。而高龄、活动受限、营养不良以及其他一些疾病因素则可促进压疮的发生与发展。压疮可导致机体负氮平衡、免疫抑制、增加脓毒血症的风险、导致局部或全身的感染，增加院内死亡率以及延长住院时间。因此，了解压疮的病因及病理生理尤为重要。

1. 压力　持续作用于肢体的压力是导致压疮的首要因素，它通过限制或阻断毛细血管压力，造成局部组织的缺血和水肿，并最终导致压疮形成。研究发现，当组织承受的压力相当于终末毛细血管动脉压力 2 倍，且持续时间在 2 小时以上就可产生不可逆的组织损伤。而表皮比肌肉及皮下组织具备更强的耐压能力。因此，压疮可以发展至深部组织而表皮却完好。

2. 摩擦力　摩擦力发生在皮肤与物体表面接触发生相对移动时。

3. 剪切力　剪切力发生在两个组织面发生相反运动时。剪切力造成的组织相对移位可以造成更大范围内的组织缺血，比垂直产生的压力能具有破坏力。因此，相对于压力，剪切力能在更短的时间对深部组织产生更为明显的损伤。

4. 潮湿　潮湿能增加摩擦系数，促使皮肤和物体表面贴合的更紧密，进一步加重组织损伤。此外，潮湿还减弱了皮肤角质层的屏障作用，使得有害物质容易侵袭皮肤并有利于细菌感染。大小便失禁、大量出汗、伤口引流等均可导致局部皮肤长时间潮湿。而大小便失禁在患有认知功能障碍、意识障碍、活动障碍和卧床的老年患者中尤为常见。尿液和粪便不仅使局部皮肤处于潮湿的状态，还破坏了皮肤的弱酸性环境，刺激皮肤，产生疼痛，皮肤破损，细菌滋生，并发感染和压疮。

5. 营养状态　患者营养状态对压疮的发生发展有重要影响。良好的营养状态是压疮预防与愈合的前提，营养不良是导致压疮发生发展和难以愈合的重要危险因素。营养不良常见于罹患慢性病及衰弱的患者，老年人因为多器官功能减退或衰竭、营养摄入不足、营养状况差、发生压疮的风险显著增高且一旦发生伤口不易愈合。

6. 共病及并发症　老年人并发多种疾病均可增加罹患压疮的风险。研究表明，心血管疾病、骨折、糖尿病、神经系统疾病、认知功能障碍、风湿性疾病以及肌肉和关节的挛缩及痉挛均可增加压疮的发生风险。老年人罹患上述疾病的风险明显增高，因此老年人群发生压疮的风险也随之增加。

四、临　床　表　现

1. 局部皮损　皮肤充血、水疱、破损甚至坏死；周围皮肤弹性差；组织深层可受累，甚至出现肌炎或骨髓炎。

2. 疼痛及瘙痒　患者可出现不同程度的疼痛及瘙痒，但极度衰弱或感觉迟钝的患者即便出现较深的溃疡也可能不会出现疼痛。

3. 并发症　压疮并发感染后可出现败血症、脓毒血症以及坏疽等。

4. 部位　压疮的发生部位常与患者的体位相关，好发部位包括骶尾部、髂嵴部、大转子部以及足跟等骨隆突处。

五、临 床 分 期

NPUAP、EPUAP 以及 PPPIA 联合发布的《2014 版压疮的预防与治疗临床实践指南》中继续沿用了 NAUAP/EPUAP 2009 年更新的压疮分期。

1. Ⅰ期压疮　指压不变白的红斑。表现为局部皮肤完好，但出现压之不褪色的红斑，常位于骨隆突处。肤色较深则可能红斑颜色不易识别，但其颜色可能与周围皮肤不同。与邻近组织相比，这一区域可能会疼痛，发硬，柔软，发凉或发热（图30-1）。

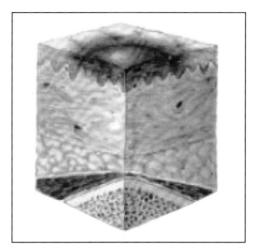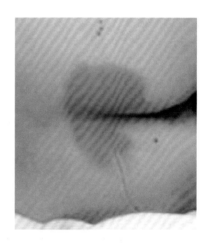

图 30-1　Ⅰ期压疮

2. Ⅱ期压疮　部分皮层缺失。部分皮层缺失表现为浅表的开放性溃疡，创面呈粉红色，无腐肉。也可表现为完整的或开放/破损的浆液性水疱。外观呈透亮或干燥的浅表溃疡，无腐肉及瘀伤（如有瘀伤常提示可能存在组织深部的损伤）。皮肤撕裂、医用胶布所致损伤、会阴部皮炎以及大小便等致浸渍糜烂或表皮脱落不应归为Ⅱ期压疮（图30-2）。

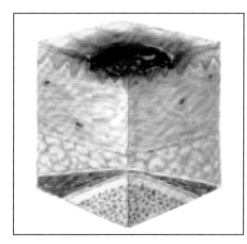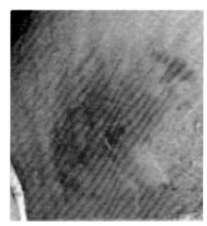

图 30-2　Ⅱ期压疮

3. Ⅲ期压疮　全皮层缺失。可见皮下脂肪，但无骨、肌腱以及肌肉的暴露。局部可有腐肉，但未掩盖组织缺失的深度。可形成窦道和潜行。Ⅲ期压疮的深度依解剖学位置而不同。鼻梁、耳朵、枕骨部和踝骨部因缺乏皮下组织，因此这些部位发生Ⅲ期压疮可呈浅表状。相反，脂肪多的区域可以发展成非常深的Ⅲ期压疮。骨骼和肌腱不可见或无法直接触及（图30-3）。

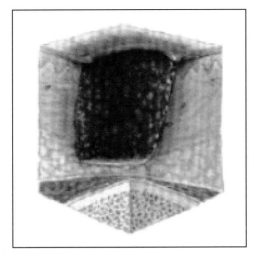
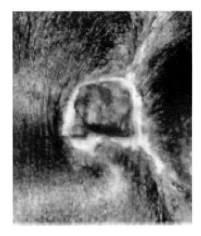

图 30-3　Ⅲ期压疮

4. Ⅳ期压疮　全层组织缺失。全层组织缺失，可见骨骼、肌腱或肌肉暴露。在创面基底部可见腐肉和焦痂覆盖，常形成窦道和潜行。Ⅳ期压疮的深度依解剖学位置而不同。鼻梁、耳朵、枕骨部和踝骨部等缺乏皮下组织的部位发生的压疮表现为浅表型。Ⅳ期压疮可波及肌肉和及其支撑结构（如筋膜、肌腱或关节囊），并可能引发骨髓炎。暴露的骨骼 / 肌腱肉眼可见或可直接触及（图30-4）。

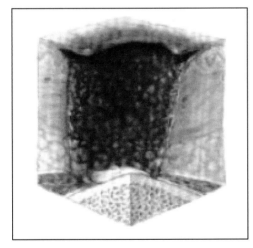
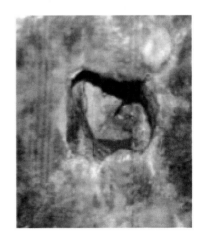

图 30-4　Ⅳ期压疮

5. 不可分期压疮　深度未知。表现为全层组织缺失，创面基底部腐肉覆盖（可呈黄色、棕褐色、灰色、绿色或者棕色）和（或）焦痂（可呈棕褐色、棕色或黑色）。在去除足够多的腐肉和（或）焦痂来暴露伤口基底部之前，常无法判断压疮的实际深度，也无法对压疮进行分期。足跟处的稳定型焦痂（干燥、紧密附着、完整而无红斑或波动感）可起到"机体天然（生物性）屏障"的作用，应予以保留（图30-5）。

6. 可疑深部组织损伤　深度未知。在皮肤完整且褪色的局部区域出现紫色或栗色，或形成充血的水疱，是由于压力和（或）剪切力所致皮下软组织受损导致。此部位与邻近组织相比，先出现痛感、发硬、糜烂、松软、发热或发凉。肤色较深的患者辨别深层组织损伤难度增加。进一步发展可能会在深色创面上出现扁薄（细小）的水疱。该创面可进一步演变，表面可有一薄层焦痂覆盖。即便采取最佳的治疗方法，也会迅速出现深层组织的暴露（图30-6）。

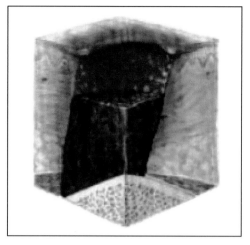
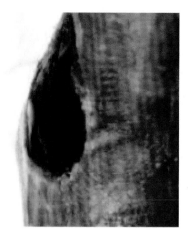

图 30-5　不可分期压疮

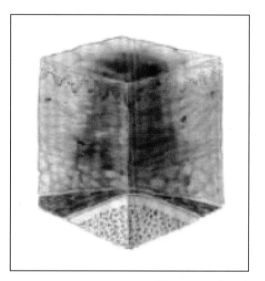
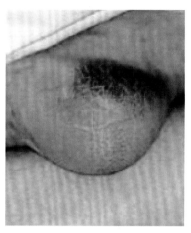

图 30-6　可疑深部组织损伤

第二节　压疮的评估

　　医护人员应在患者入院后的八小时以内进行全面的压疮风险评估以筛选出压疮的高风险患者，并且根据患者的病情变化反复评估。每次评估均要进行全面的皮肤检查，注意检查完好的皮肤是否出现新的变化。对筛选出的压疮高风险患者应及时制订相应的预防计划及措施。

一、风险因素的评估

　　首先需要评估患者的活动及肢体运动能力。我们将卧床或坐轮椅定义为活动能力障碍，而将肢体运动能力的减退以及频率的下降定义为肢体运动能力受限。运动及活动受限是压疮发生的必备条件，如果没有这两种情况则患者发生压疮的风险会明显降低。同时，对已发生压疮的患者我们还要评估病情进展以及新发压疮的风险。医护人员需要注意可能影响压疮发生的因素，包括：发热，高龄，认知能力水平，血液学指标，一般健康状况，灌注和氧合，营养状态不佳以及局部皮肤潮湿度增加等。所有医护人员都应当掌握皮肤全面评估的技巧，识别包括指压变白、局部皮温升高、水肿以及硬结等各种皮肤情况。

二、皮肤及组织的评估

为压疮风险评估的必备项目，与风险评估一样，应当在患者入院后 8 小时以内完成，并且持续于整个住院期间。当患者病情恶化时，应当增加评估的频率。而对于卧床等高风险患者，在每次进行体位变换时都应进行全面、简要、快速的皮肤评估，并将评估的重点放在骨隆突处。在进行皮肤组织的评估时同时还要对患者局部的疼痛做出评估。对医疗器械作用部位下方及周围受压的皮肤每天应进行至少两次检查以明确是否存在压力相关的损伤，尤其要警惕局部或全身水肿的患者，对这类患者应更加频繁的评估皮肤 – 器械的接触区域，避免局部贴合不良导致的皮损。

1. 识别早期损伤　压疮早期的皮肤组织损伤可表现为局部红斑，但是对于肤色较深的患者则可能不容易识别，因此在这种情况下，局部皮温、水肿、组织硬度的改变成为了评估早期压疮所致皮损的重要指标。

2. 指压或透明板变白法　将手指压在红斑区域共三秒，移开手指后，评估皮肤变白情况；或者使用透明板，在红斑区域施以均匀压力，受压期间观察透明压板之下的皮肤是否存在变白现象。

3. 皮温　皮温增加。

4. 水肿　局部水肿。

5. 组织硬度　与周围组织相比，受损部位组织硬度发生改变，可表现为硬结或硬化。

三、压疮伤口的评估

包括压疮部位、分期、大小、组织类型、颜色、伤口周围情况、创缘、窦道、潜行、瘘管、渗出以及气味等。

四、疼痛的评估

对压疮产生的疼痛可以作出定量的评估。选择疼痛评估量表时要考虑到患者的认知能力并充分考虑患者的肢体语言和非语言表现，综合患者对于压疮疼痛表述的语言，同时对压疮持续时间和相关疼痛以及引起疼痛频率加快或强度增强的因素加以评估，此外还要考虑疼痛对患者生活质量的影响。若疼痛随时间推移逐渐加大，则需要考虑是否存在压疮的恶化或是否并发感染。

五、并发症的评估

评估局部形成的瘘管、溃疡、蜂窝织炎、骨髓炎以及全身菌血症、营养不良等。其中感染的评估尤为重要，患者如果存在糖尿病、营养不良、缺氧或组织灌注不良、自体免疫疾病以及免疫抑制状态则需要高度警惕并发感染。

1. 高度怀疑局部感染　两周内无愈合迹象、脆弱的肉芽组织、异味、局部疼痛加重、周围组织温度升高、伤口分泌物增多、伤口分泌物性状改变（如血性或脓性分泌物）、创面坏死组织增多以及创面形成口袋状或桥接状肉芽。

2. 高度疑似有感染　有坏死组织或异物、压疮长时间不愈合、面积大或深度深以及存在反复被污染的可能。

3. 生物膜的形成　压疮 4 周以上不愈合、2 周内无任何愈合迹象、感染迹象、抗菌治疗无效。

六、评估时间及频率

1. 老年患者应在入院后尽快完成首次评估，NAUAP/EAUAP//PPPIL 指南推荐应在入院后 8 小时内完成。

2. 住院后每周至少评估一次。除在住院期间定期评估之外，病情和治疗发生改变时应随时进行重复评估。

3. 高危患者在每次变换体位时都应进行全面、简易的皮肤评估并记录下任何变化及处理措施。

4. 已患有压疮的患者，在每次更换敷料时需要重复评估，且至少每周一次全面评估。

七、压疮风险评估工具

压疮风险评估相关量表是以提高高危人群压疮检出率和预测效果为目的，对压疮风险量化及标准化而制定出的评估工具。理想的评估量表应具有预测价值高、灵敏度及特异性高以及使用方便等特点。使用标准化及量化的量表评估可以避免医务人员因临床经验的差异导致的判断不一致，帮助医务人员更准确的预测患者发生压疮的风险。

不同临床科室的患者因人群特点及基础疾病的不同导致压疮发生的危险因素存在差异。老年患者基础疾病复杂，可能更多合并营养状况差、衰弱、失能以及认知功能障碍等多方便问题。Branden 和 Norton 量表是各指南及医疗机构普遍推荐使用的评估量表。

Braden 量表最高分 23 分，最低 6 分在不同人群建立的不同的临界值均具有较好的敏感性和特异性。得分 15~18 分提示轻度风险；13~14 分提示中度风险；10~12 分提示高度危险；9 分以下提示极度危险（表 30-1）。

表 30-1 Braden 压疮量表

评分项目	1分	2分	3分	4分
感觉	完全丧失	严重丧失	轻度丧失	无损害
潮湿	持久潮湿	十分潮湿	偶尔潮湿	很少潮湿
活动状况	卧床不起	局限于坐	扶助行走	活动自如
行动能力	完全不能	严重限制	轻度限制	不受限制
营养状态	严重不良	不良	中等	良好
摩擦力和剪切力	有	有潜在危险	无	—

Norton 量表通过评估患者 5 个方面的状况作出风险评估。若在 12~14 分之间，表示可能发生压疮；如 <12 分则属于压疮高危人群（表 30-2）。

表 30-2 Norton 压疮评分表

计分	一般状况	精神状况	活动能力	行动能力	粪尿失禁
4	好	警觉	活动自如	不受限	无
3	一般	冷淡	扶助活动	轻度受限	偶尔
2	差	迷惑	依赖轮椅	很大受限	尿
1	很差	昏迷	卧床	不能运动	粪、尿

第三节 压疮的防治

一、压疮的治疗

1. 疼痛控制 压疮的疼痛管理原则在于镇痛和加强看护，尽可能减轻患者痛感和干扰频率，使患者感到舒适。

（1）处理伤口是应选择合适的敷料，尽可能减少敷料更换频率以减轻伤口疼痛。

（2）使用非药物及药物治疗措施减轻压疮相关疼痛。镇痛药物的处理参照世界卫生组织的阶梯镇痛方案。

（3）减轻医疗及护理操作导致的疼痛：可在操作时局部使用镇痛药或局麻药来减轻或消除压疮疼痛。

（4）对压疮慢性疼痛的控制：多学科医疗团队合作制定出控制慢性压疮疼痛的整体计划。

2. 伤口护理 清除创面残留物和敷料残留物对于进一步处理伤口非常重要，这也便于医护人员能够更好地观察伤口以进行评估

（1）清洗：研究显示绝大多数的创面仅需要使用生理盐水进行清洗。如果伤口存在易感染因素，或表面存在不宜清除的残留物、确诊感染、疑似感染或疑似严重细菌定植可以考虑使用消毒技术处理，可选择使用表面活性剂和（或）抗菌剂的清洗溶液。

（2）清创：在伤口灌注良好的情况下，压疮创面或创缘的失活组织清除将有利于压疮愈合。如果伤口延迟愈合（四周及以上），且常规伤口护理或抗生素治疗无效，高怀疑创面生物膜形成的时候也应考虑进行伤口清创。压疮最常用的清创方法有外科锐性清创、保守锐性清创、自溶清创、酶促清创、生物清创以及机械清创（包括超声和水刀）等。如果无引流或去除失活组织的紧急需要，可选择采取机械、自溶、酶促或生物方法进行清创。若有广泛的坏死、持续进展的蜂窝织炎、出现捻发音、波动感或继发于压疮相关感染的败血症，则推荐进行外科锐性清创。需注意的是，对于缺血肢体上的牢固、坚硬、干燥焦痂不推荐进行清创处理。对于存在免疫缺陷、局部供血障碍、败血症未接受有效抗生素治疗的患者应慎重考虑采取外科锐性清创。在对下肢部位的压疮进行清创时还要评估肢体的供血状态是否有利于压疮的愈合。清创处理应持续至伤口再无失活组织且有肉芽组织覆盖为止。

3. 感染及生物膜的处理 在对压疮伤口进行处理时，要注意预防交叉感染和自身感染。检查微生物负荷的金标准为伤口活检组织定量培养。若培养结果表明细菌负荷 $\geq 10^5$ CFU/g 组织或存在 β 溶血性链球菌，则考虑压疮感染诊断成立。对于仅有压疮局部感染的患者不需要全身使用抗生素，而对于清洁的压疮伤口经过 2 周局部抗感染治疗未能痊愈者，或 2~4 周的标准治疗仍旧有分泌物排出则可以考虑全身使用抗生素治疗，考虑使用针对革兰阴性、阳性的细菌以及厌氧菌等抗生素药物。目前局部使用抗生素仍存在争议。在短时间内可以使用具有一定效力的外用杀菌剂以达到控制细菌的生物负荷及控制和清除生物膜的目的。尽量避免使用过氧化氢及次氯酸钠等外用杀菌剂。并发骨髓炎的患者应充分控制病情，这是压疮愈合的前提。此外，解决营养缺陷、控制血糖、改善局部血供甚至减少免疫抑制治疗的强度等综合治疗措施都能从中获益。

4. 敷料 选取的敷料应当使得创面保持适当的湿润同时使周围皮肤保持干燥。各类敷料适用情况及使用注意见表30-3。目前尚不推荐常规使用生物敷料。

表 30-3　压疮的敷料应用

辅料种类	适用情况	使用备注
水胶体敷料	Ⅱ期压疮上干净的伤口部位/非感染的浅Ⅲ期压疮	在水胶体敷料下使用填充敷料充实死腔。去除敷料时要避免损失皮肤。
透明膜敷料	无免疫抑制的患者可考虑使用膜敷料进行自溶清创。	不可置于中重度渗出的创面；不可置于酶促清创剂、凝胶或软膏之上。
水凝胶敷料	适用于（1）浅表、渗出少的压疮；（2）干燥的创面；（3）疼痛创面；（4）没有明显深度和轮廓的压疮；（5）敷料移位风险大的压疮部位	没有临床感染、肉芽组织增生的压疮可考虑使用半液态水凝胶。
藻酸盐类敷料	中重度渗出压疮；存在感染压疮的联合治疗。	如有必要浸湿后再除去；若藻酸盐类敷料仍旧保持干燥可适当延长更换敷料间隔期。
泡沫敷料	渗出性Ⅱ期及Ⅲ期压疮；高渗出压疮。	避免使用单个小片状泡沫敷料处理渗出空腔样压疮。
银离子敷料	感染风险高的压疮；临床感染或严重细菌定植的压疮。	感染控制即停用；不可用于银离子过敏的患者。
蜂蜜敷料	Ⅱ期及Ⅲ期压疮	对蜂蜜过敏或对蜜蜂或蜂蜇过敏者应慎重使用。

续表

辅料种类	适用情况	使用备注
卡地姆碘敷料	中重度渗出压疮	肾功能不全、甲状腺疾患或碘过敏者避免使用；正在使用锂剂不建议使用；大型、较深伤口或长期使用会增加全身吸收的风险。
硅胶敷料	用作伤口接触层，促进无创式敷料的更换；防止创面周围脆弱组织的损伤。	
胶原基质敷料	难以愈合的 II、IV 期压疮	
纱布敷料	无其他辅料可选（高度渗出选择带有松网眼的纱布 / 渗出较少选择带有密网眼的纱布）。	持续保湿纱布优于干纱布；更换频率要高；避免紧密的填塞。

5. 生物物理疗法（表 30-4）

表 30-4 生物物理疗法的应用

生物物理疗法	适用情况	应用备注
电刺激	难治性 II 期压疮及所有 III、IV 期压疮	
电磁疗法	难治性 II 期压疮及 III、IV 期压疮	不得用于装有起搏器或其他电子植入设备的患者及器官移植者；发热、活动性出血、癫痫及脱水患者慎用。
光疗	传统治疗无效；重度细菌定植的、已接受清创和清洗的 III、IV 期压疮	为短期应用的辅助治疗措施；激光和红外线治疗不作为常规治疗方法。
超声波	低频（22.5，25 或 35kHz）超声，对坏死组织（非焦痂）进行清创处理；高频（MHz）超声作为感染压疮的辅助治疗。	目前不推荐将非接触式低频（40kHz）超声喷雾（NC-LFUS）用作常规治疗。
伤口负压治疗（NPWT）	深度 III、IV 类 / 期压疮的早期辅助治疗；无坏死组织的压疮。	不建议处理清创不充分、有坏死的伤口或恶性伤口；重要脏器裸露在外的伤口；无渗出的伤口；及患有未经处理的凝血疾病 / 骨髓炎或局部或全身临床感染的患者的伤口。
涡流及脉冲式冲洗治疗	不推荐作为常规治疗。	—
脉冲式冲洗治疗	—	考虑一个疗程的脉冲式冲洗治疗（带有抽吸操作）来进行伤口清洁和清创。
慢性伤口进行氧疗	—	不推荐高压氧和局部氧疗作为常规治疗手段。

6. 手术治疗 除进行外科引流及清创术外，对于保守治疗仍无法愈合的 III、IV 期压疮患者，或希望尽快创面闭合的患者，可由外科医生协助评估是否可以进行手术修复。

7. 其他治疗 生长因子、中药治疗均缺乏高级别的支持证据。此外，对老年患者及其陪护者进行压疮预防、治疗及其诱发风险因素等相关知识的健康教育指导将有利于部分压疮的恢复。鼓励患者摄入营养丰富的饮食，减少卧床、主动活动，对于卧床患者应鼓励其主动翻身。同时在压疮治疗过程中给予患者心理辅导，帮助其树立治疗的信心，鼓励其积极配合治疗。

二、压疮的预防

1. 营养支持 与营养师团队合作，定期、反复的对有压疮风险或已患压疮的患者进行营养状态的筛查和评估。营养评估包括监测患者体重，评估独立进食能力以及总能量的摄取。对有压疮或存在压疮风险的患者应当遵照营养及补液方面的相关指南制定出个体化营养治疗计划。营养摄入计划评估及制订应考虑总能量、补液量以及蛋白质、维生素以及矿物质的摄取

2. 体位变换与早期活动 对于没有禁忌证的压疮或存在压疮风险的患者应当定期的改变体位减少易发生压疮部位的受压时间，减轻皮肤组织的受压程度。如果因患者病情限制无法常规摆放体位，则需要考虑采取提供高规格床垫或病床等预防措施。变换体位时要避免压迫骨隆突处的红斑，同时避免皮肤受到压力和剪切力的作用。在对患者变换体位时，注意要进行抬举而不要在平面上拖动患者。对于可自行摆放体位的患者，应鼓励其采取 30°~40° 侧卧，避免采取诸如 90° 侧卧位或半坐卧位等会产生较大压力的躺卧姿势。而对于卧床患者，床头抬高应避免大于 30°，否则会增加剪切力的发生。在床上选择坐位时，应避免抬高床头或低头垂肩倚靠，以免对骶部和尾骨形成压力和剪切力。患有骶尾部或坐骨压疮的患者，要把坐姿次数限制在每天三次以内，每次最多 60 分钟，同时坐骨压疮的患者应避免采取完全直立坐姿的状态。行动能力受限的患者采取坐位时，应保持座位有足够的倾斜度，同时调整踏板和扶手的高度，使得患者保持一个合适的姿势，防止其从轮椅或椅子上向前滑落。卧床的患者一旦病情允许应当尽快的加大肢体活动的程度，尽快采取坐位并开始下床走动。

3. 支撑面 支撑面是指"用于压力再分布"的特殊装置，包括床垫、病床组套、床垫替代品、罩、坐垫或坐垫罩。支撑面的设计目的是为了增加肢体与支撑面接触的体表面积（以减少接触面压力），或者是序贯改变承受压力的肢体部位从而达到减少某个部位的受压时间。无论选择何种支撑面，仍旧需要定期对患者进行体位变换，但是根据所选择的支撑面不同，体位变换的频率可能会有所变化。对于所有经评估存在压疮形成风险或压疮患者，可选择使用高规格记忆性泡沫床垫。手术的老年患者在手术台上均应使用相应的减压设备。

4. 医疗器械相关压疮的预防 根据医疗器械的功能，尽可能选择能够避免压力和剪切力所致损伤的品种。在确保医疗器械安全的前提下，避免采取额外的压力来防止其脱落。对于医疗器械覆盖及周围的皮肤应当每天检查至少两次以评估周围组织是否存在压力损伤。对于存在局限性或全身性水肿的患者，应增加对皮肤－器械交界处皮肤组织的评估频率。只要患者病情允许就要避免使用可能会引起压疮的医疗器械。尽量保持医疗器械覆盖面下皮肤的干燥，可考虑使用预防性敷料来预防医疗器械相关性压疮，但是要注意避免预防性敷料的层叠所导致的压力增加。选择预防性敷料时应考虑到敷料控制皮肤潮湿和微环境的能力，同时要易于去除与更换。

5. 压疮预防的误区

（1）气圈：2014 NAUAP/EPUAP/PPPIA 压疮预防与治疗指南明确提出避免使用环形或圈形器械。研究显示，气圈等环形器械边缘产生的高压区域会损害组织，同时减少中央组织的供血，加之不透气、妨碍汗液蒸发，因此对压疮的预防及愈合更加不利，应当避免使用。

（2）按摩：传统观念认为按摩可以改善局部血液循环，从而有助于预防压疮，但目前的证据显示对皮肤受压后出现的反应性充血部位实施按摩会导致局部皮温升高，软组织更易受到损伤，从而加重局部的损害。

第四节 压疮的预后

大多数压疮通过积极的治疗能够得到愈合，但如果压疮的危险因素得不到有效控制和根本去除、患者的照护方式得不到有效改进，压疮则可能经久不愈或者即使短期愈合，远期复发的风险仍旧很高。

（马 瑶）

参 考 文 献

1. Allman RM，Goode PS，Patrick MM，et al.Pressure ulcer risk factors among hospitalized patients with activity limitation.JAMA，1995，273：865-870.

2. BJ Braden,N Bergstrom.Predictive validity of the braden scale for pressure sore risk in a nursing home population.Research in nursing & health,1994,17(6):459-470.

3. Britta Berglund RN,Gun Nordström RN.The Use of the Modified Norton Scale in Nursing-Home Patients.Scandinavian Journal of Caring Sciences,1995,9(3):165-169.

4. Cuddigan J,Ayello EA,Sussman C,et al.Pressure Ulcers in America:Prevalence,Incidence,and Implications for the Future. Reston,VA:National Pressure Ulcer Advisory Panel;2001.

5. 董碧蓉.新概念老年医学.北京:北京大学医学出版社,2015.

6. Jeffrey B.Halter,Joseph G.Ouslander,Stephanie Studenski,et al.Hazzard's Geriatric Medicine and Gerontology.(7th Edition).New York:McGrew-Hill Education/Medical,2016.

7. National Pressure Ulcer Advisory Panel,European Pressure Ulcer Advisory Panel and Pan Pacific Pressure Injury Alliance. Prevention and Treatment of Pressure Ulcers:Quick Reference Guide.2014

8. Reddy M,Gill SS,Rochon PA.Preventing pressure ulcers:a systematic review.JAMA,2006,296(8):974-984.

9. Stotts NA,Rodeheaver GT,Thomas DR,et al.An instrument to measure healing in pressure ulcers:development and validation of the Pressure Ulcer Scale for Healing(PUSH).J Gerontol Med Sci,2001,56A:M795-799.

10. Thomas DR,Goode PS,Huber Tarquine P,Allman RM.Hospital-acquired pressure ulcers and risk of death.J Am Geriatr Soc, 1996,44:1435-1440.

第 31 章

持续性疼痛

疼痛（pain）是老年患者最常见且严重影响日常活动能力的主诉之一，持续性疼痛（persistent pain）是长期失能的最常见原因。持续性疼痛往往导致功能障碍和残疾、焦虑抑郁情绪和睡眠障碍。因此，持续性疼痛是一个重要的医学和社会问题，对患者及其家人和朋友的生存质量、劳动力和整个社会造成影响。

第一节　疼痛的定义及发病机制

一、疼痛的定义

疼痛是一种复杂的主观感觉，反映真实的或可能的组织损害及由此引发的情感反应。定义将疼痛认定为一种躯体知觉，包括：①组织损伤刺激时身体产生的感觉；②伴随该感觉体验到的威胁；③这种体验到的威胁产生的不愉快或其他负性情绪。持续性疼痛定义为，疼痛持续时间超过机体损害或损伤所需痊愈的一般持续时间（通常为 3~6 个月）。

二、疼痛的流行病学

临床医生会在多种临床情况下遇到持续性疼痛症状的患者。持续性疼痛发病率随年龄稳步上升。据统计，社区老人 25%~50% 有各种疼痛，护理院老人 45%~80% 有持续性疼痛。美国疼痛占门诊就诊量的 20%，占全部处方的 12%，直接和间接花费超过 1000 亿美元。

三、疼痛的发病机制

持续性疼痛的发病机制复杂，涉及心理、生理及社会因素。

1. 心理因素　研究发现伤害性刺激和痛觉之间并非简单应答关系，刺激强度和疼痛强度不尽一致，有的疼痛由非伤害性刺激引起，均表明疼痛与心理密切相关。心理因素对疼痛性质、强度、时间及空间的感知、分辨和反应程度均有影响。

2. 生理因素　持续性疼痛的生理机制复杂，涉及各神经系统、神经递质及生化介质。包括脊髓敏化的形成、受损神经异位电活动、痛觉传导离子通道和受体异常以及中枢神经系统重构。

3. 社会因素　社会、精神和宗教的因素会影响患者内心的痛苦感觉。性格孤僻、自闭、社会遗弃会加重疼痛感觉，而被理解、有亲人陪伴、创造性活动、自我放松等可缓解疼痛。

四、持续性疼痛的临床特点

1. 疼痛常与基础病变不相符或没有可解释的器质性病变。

2. 疼痛发生、发展、持续或加重与心理因素如焦虑、抑郁、情绪应激等密切相关。

3. 疼痛部位常常不只限于一处，可以是多个部位　持续性疼痛最常见的部位是背部疼痛（10.1%），其次是下肢痛（7.1%），上肢痛（4.1%），头痛（3.5%）；持续性区域性疼痛占 11.1%；广泛性疼痛占 3.6%；大多数报告持续性疼痛的患者有 1 种以上类型的疼痛。

4. 其表现形式多为持续性的钝性疼痛，也有不规则的波动。

第二节　疼痛的分类

疼痛的分类方法很多，可按病理生理学机制、发作时间、强度等分类。明确患者的疼痛类型有助于制订合适的治疗计划，尽管多病因的慢性疼痛并不少见。

一、按疼痛性质分类

1. 伤害感受性疼痛（nociceptive pain）　由于伤害感受器受到机械、热、化学刺激或损伤引起。进一步分为躯体和内脏疼痛。躯体疼痛可明确定位，表现为刺痛、酸痛、跳痛、锐痛。内脏痛定位不清且难以描述，表现为绞痛、钝痛、隐痛。常见止痛药可满意控制。

2. 神经病理性疼痛（neuropathic pain）　由于中枢或周围神经受刺激产生的。疼痛性质为烧灼痛、麻刺痛和剧痛。常见原因包括带状疱疹后遗神经痛，卒中后中枢痛和截肢后幻肢痛。阿片类药物无效或需要较高剂量才有效果，可能对抗惊厥药、三环类抗忧郁药（TCAs）和抗心律失常药反应良好。

3. 混合性疼痛　兼有伤害感受性疼痛和神经病理性疼痛，包括顽固性腰腿痛、慢性下背痛和癌痛。

二、按病理生理分类

1. 神经病理性疼痛　周围神经性，包括带状疱疹后遗神经痛、糖尿病性神经病变；或中枢性疼痛，包括卒中后疼痛，多发性硬化。

2. 肌肉骨骼性疼痛　如背痛、肌筋膜疼痛综合征、踝关节疼痛等。

3. 炎症性疼痛　如炎性关节病、感染。

4. 机械性/压迫性疼痛　如肾结石、肿瘤包块扩张导致的内脏痛。

第三节　持续性疼痛的评估

恰当的评估是确定疼痛治疗方案关键性的一步。评估的主要目标是用最恰当的诊断和治疗方案来确定疼痛的病因及指导治疗。对显著及特征性疼痛综合征的鉴别和分类是选择特定治疗策略的基础。

一、影响老年人疼痛评估的因素

1. 老年患者自身原因　老年人由于认知和感觉功能受损、抑郁或认为衰老过程中必须忍受疼痛，往往不能或不愿主诉疼痛，尤其是认知功能损害者不大可能主诉疼痛，即使主诉疼痛亦可能不被相信。另外，老年人常担心药物成瘾、过量及副作用而不愿用阿片类药物；不熟悉疼痛治疗设备和装置，如患者自控镇痛（PCA）泵，也是影响疼痛评估的因素之一。

2. 医务人员方面的原因　缺乏适当的疼痛评估与处理的知识和技能，在工作中没有使用疼痛评估工具常规地评估和记录疼痛；有的对阿片类药物副作用过于担心，误解此类药物身体依赖、耐受或成瘾的概念；有的对衰老存在误解，误认为随着年龄的增长疼痛感受将减退，或者疼痛是衰老不可避免的结果，老年人不主诉疼痛就是不痛。

3. 照护者的原因 照护人员对持续性疼痛的重要性认识不足，对疼痛的态度都不积极，认为疼痛是衰老的一种正常预期结果；或者由于不了解患者病情，认为患者不说痛就不询问有关这方面的情况，低估了老年患者的疼痛情况；另外也有人因为害怕癌痛对患者带来痛苦，过高估计和过度治疗疼痛。

二、疼痛的评估内容

1. 病史 详尽的病史对于持续性疼痛患者的评估至关重要。疼痛评估应作为任何诊疗活动的常规部分，在医院和流动医疗机构中，疼痛已被称作"第五大生命体征"。熟悉患者以及来自患者家人、朋友和的照顾者的反馈信息都将帮助评估疼痛对患者生活的真实影响，并帮助制定合理的目标。

2. 疼痛的特征

（1）加重/触发和缓解因素；

（2）疼痛性质：烧灼痛、刺痛、钝痛、波动性痛；

（3）疼痛范围：疼痛地图描述；

（4）严重程度：疼痛量表评分；

（5）时间：疼痛发生和持续时间、频率。

3. 疼痛的影响

询问疼痛对患者功能（社会和躯体功能）和总体生存质量的影响。具体问题包括：

（1）社会和娱乐功能：多久参加一次愉快的活动，如看电影、音乐会、其他爱好、与朋友聚会或旅游？过去几周，疼痛对这些活动的影响到什么程度？

（2）情绪、情感与焦虑：疼痛是否影响你的精力、心境或人格？是否容易哭泣？

（3）人际关系：疼痛是否影响你与家人、重要的他人、朋友及同事之间的关系？

（4）职业：疼痛是否迫使你改变工作职责和（或）工作时间？你最后一次工作是什么时候，（如果有）为什么停止工作？

（5）睡眠：疼痛是否影响睡眠？过去一周影响几次？

（6）运动：多久做一次运动？过去一周内，疼痛如何影响你的运动？

4. 日常生活能力 应评估疼痛对基本日常生活能力（activity of daily living，ADL）的影响，评估患者自己洗澡、穿衣、如厕和进食的能力。同时询问独立生活的能力［工具性日常活动能力（instrumental activity of daily living，IADL）］，包括：购物、使用交通工具、做饭、家务、管理财务和药物的能力。

5. 疼痛强度评估 已经制定了许多衡量疼痛强度的不同方法，但没有哪一种量表明显优于另一种。常用的大多数量表都是单维度的。

（1）词语描述量表（verbal descriptor scale，VAS）：用"无痛、轻度痛、中度痛、重疼痛、无法忍受的痛"等描述，可在每次就诊时进行分级。部分患者使用口述量表更轻松。

（2）视觉模拟量表（visual analog scale，VAS）：为一条长 10cm 的直线，两端分别标有"无疼痛"和"最严重的疼痛"，患者在线上标记出最能代表疼痛强度的点。VAS 需要患者有一定抽象思维能力，可能不适合文化程度较低或认知损害者。

（3）数字评分量表（numerical rating scale，NRS）：临床常用，让患者将疼痛强度用数字 0（无痛）至 10（最痛）表示。0 无痛；1~3 轻度疼痛；4~6 中度疼痛；7~10 重度疼痛。

（4）面部表情疼痛量表（faces pain scale，FPS）：FPS 由六种表情构成。此法适合任何年龄，易于掌握，尤适用于急性疼痛、老人、小儿、表达能力丧失者（图 31-1）。

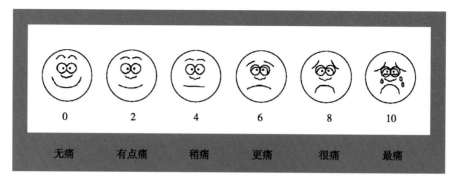

图 31-1 面部表情疼痛量表

（5）晚期老年痴呆症疼痛评估量表（C-PAINAD）：应用于晚期老年痴呆患者或不能有效表达疼痛的患者（表 31-1）。

表 31-1 晚期老年痴呆症疼痛评估量表（C-PAINAD）

项目	0	1	2
1. 呼吸	正常	偶尔呼吸困难 / 短时期的换气过度	呼吸困难兼发出吵闹声响 / 长时期的换气过度 /Cheyne-Strokes 呼吸
2. 负面声音表达	没有	偶尔呻吟 / 低沉的声音，带有负面的语气	重复性的叫嚷 / 大声呻吟 / 哭泣
3. 面部表情	微笑，或无表情	难过 / 恐惧 / 皱眉头	愁眉苦脸
4. 身体语言	轻松	绷紧 / 紧张步伐 / 坐立不安	僵硬 / 紧握拳头 / 膝盖提起 / 拉扯或推开 / 推撞
5. 可安抚程度	无需安抚	通过分散注意力或触摸、安慰，可安抚患者	通过分散注意力或触摸、安慰，也不可安抚患者

6. 评估既往和（或）治疗史 应了解既往的疼痛评估和治疗情况。在征得患者同意的情况下，应尝试从医生诊室、医院、影像学检查中心 / 实验室和药房获取所有的记录。提问应包括：

（1）是否曾有其他疼痛性疾病？

（2）医疗保健专业人员对你进行过哪些治疗？

（3）曾做过什么诊断 / 影像学检查？

（4）曾使用过什么药物？既往对药物/治疗的反应？包括给药方案、疗程、"按需使用"药物的频率、疗效、不良反应或其他副作用。

（5）是否有补充或替代治疗？如果有，治疗有帮助吗？

（6）是否使用中药、维生素或其他补充剂？是否有特殊的饮食习惯？

7. 患者的认知和心理因素 应将患者个人史和家族史作为行为评估的一部分。询问患者的支持系统非常重要。询问患者会影响疼痛康复过程的可能的不当行为模式。特别关注潜在心理障碍（如抑郁、焦虑）相关的病史或物质滥用（包括处方药）史。了解患者关于其疼痛的特定信念和先前的医疗保健经历。确定患者的治疗期望以及教育并告知患者这些期望和目标的现实程度非常关键。期望与现实之间的明显不匹配或差距会不可避免地造成患者对治疗的失望。

8. 体格检查 任何部位疼痛都需要全面的体格检查，详细的神经系统评估，往往有助于明确根本的病因，并进一步核实功能障碍的程度。如有需要，应作有关的实验室与放射学检查。

第四节 持续性疼痛的治疗

患者的宣教和让患者参与治疗决策是所有治疗持续性疼痛计划中的重要组成部分。如果可能，让患者家属或看护参与到治疗中来。

一、老年持续性疼痛的治疗原则

持续性疼痛的治疗选择通常分为 6 大类：药物方法、物理医学方法、行为医学方法、神经调节方法、介入方法和外科方法。最佳的患者结局通常是在一个多学科团队的协同下，联合使用多种方法实现的。药物应与其他治疗措施协同以达到最佳镇痛目标，同时治疗患者的合并症。对持续性疼痛的患者需进行持续的评估、教育和安慰，并帮助他们建立对疗效合理的预期。目前可用的治疗方法平均只能使疼痛减少约 30%，但即使是 30% 的部分缓解也可具有临床意义，可改善患者的生存质量。治疗的目标是缓解疼痛、改善功能、减少副作用。应遵循 3 个原则：

1. 明确诊断，积极对因治疗　许多情况下，疼痛常常是疾病的一种临床表现，如肺癌时可仅表现为不明原因的胸痛。因此，治疗前排除肿瘤和器质性疾病是非常重要和必要的。对继发于肿瘤、糖尿病等疾病所产生的持续性疼痛应以控制原发疾病为主。椎管狭窄或骨性关节炎造成的持续性疼痛，应认识到完全缓解或治愈这些疾病常常不可能。适当药物治疗的同时应加强心理支持治疗，以维持正常的生理状态为目的。某些与神经精神性疾病如抑郁症或老年痴呆等有关的持续性疼痛，治疗时则必须两方面兼顾。对于多种疼痛混合存在的患者治疗时还应根据实际情况进行调整。

2. 病理治疗和心理调节同步进行　老年人与外界联系较少，生理及心理上的痛苦难以得到及时的倾诉和理解，因而许多老年疼痛患者存在着不同程度的心理问题。治疗前应进行适当的心理状况评估，并予以适当的治疗。通过应用理疗、生物反馈、行为调整或其他社会心理学技术等多学科治疗技术可减少或消除药物治疗。

3. 多种方法综合治疗　持续性疼痛多病程长且影响因素多，特别是老年患者，使用单一方法治疗往往难以奏效，而多种方法的综合治疗则可达到较好的疗效。多重疗法定义为在一名医师指导下，联合使用不同疗法以获得疗效相加或降低副作用的目的。包括联合神经阻滞和药物治疗、康复治疗（如理疗）与神经调制或药物治疗、不同类型药物的联合治疗。如果某项治疗存在不能接受的副作用，应考虑多重疗法。多重治疗还可减少单一疗法随应用频率或药物剂量逐步上升而引起的副作用。

二、镇 痛 药 物

药物治疗是使用最广泛的缓解持续性疼痛的治疗选择。对于多数患者，联合使用不同作用机制的药物，可改善镇痛效果并减少副作用，因为每种药物的使用剂量可更低。不同个体对治疗的反应具有差异，没有哪一种方法适用于所有患者。对共存疾病应进行评估和治疗，尤其抑郁状态。

持续性疼痛治疗中的很多实践方法，来源于对癌症疼痛的治疗经验。世界卫生组织（World Health Organization，WHO）对癌症疼痛治疗的"镇痛阶梯"方法已经对癌症疼痛的治疗产生了广泛影响，且其中很多策略也被用于非恶性疼痛。以下是对 WHO 推荐的一个总结：

1. 经口服　药物应通过最有效和最舒适的途径给予，使患者可最大限度地掌控给药。

2. 按疗程　用于治疗中度至重度疼痛的镇痛药，应采用按时固定剂量方案进行给药，而不是"按需"给药。这样可获得更持续的疼痛缓解，因为患者无需因先前所用药物的大部分已被代谢而追加剂量。按计划给予镇痛药的患者会感到更加舒适，并且总体上用药更少。

3. 按阶梯　首先使用非阿片类药物（± 辅助药物）。然后，对于轻到中度伤害性疼痛，使用弱阿片类药物（如可待因），± 辅助药物，± 非阿片类药物。当疼痛持续存在时，对于中到重度疼痛，使用阿片类药物（如吗啡），± 辅助药物，± 非阿片类药物。

4. 个体化　关于缓解疼痛所需的阿片类药物的剂量，存在很大的患者间变异性。最大剂量因患者而异，在不产生无法耐受的副作用的情况下，缓解疼痛所需的剂量即为最大剂量。

5. 辅助药物　被用于增强镇痛药的效果、控制副作用并治疗与慢性疼痛有关的其他症状，如恶心、抑郁、镇静、失眠和焦虑。

三、根据疼痛类型选择治疗

选择恰当的初始治疗策略，取决于对疼痛原因和持续性疼痛综合征的类型的准确评估。特别要注意鉴别神经病理性疼痛和伤害性疼痛。

1. 神经病理性疼痛　首先去除病因，如解除可能的神经压迫。当需要药物治疗，首先充分考虑疼痛综合征的病理生理、其他症状和合并症、脏器储备功能、药代学/药效学和副作用。

不同疼痛治疗指南间比较一致的观点是，对大多数患者，神经病理性疼痛的初始治疗为抗抑郁剂（三环类抗抑郁剂或 SNRD）或钙通道 α-2-δ 配体（加巴喷丁和普瑞巴林），当病变局限可同时联合辅助局部治疗（如利多卡因）。阿片类药物应作为第二选择。在特定的患者，应早期考虑，如严重的顽固性疼痛，阵发性加重的剧痛，神经性癌痛。一项纳入 31 个试验 Cochrane 系统评价评估阿片类治疗神经性疼痛，发现与安慰剂比较，短期（<24 小时）阿片类治疗的效果模棱两可，中期（<12 周）阿片类有效（57% 的患者达到 33% 的疼痛缓解率，安慰剂仅 34% 患者），但是试验的偏倚高。

联合治疗通常需要，因为神经性疼痛对单一治疗的反应不到一半。然而，目前关于联合治疗有效性和安全性的证据远远不足。一些药物可推荐于特殊病因的神经性疼痛。如三叉神经痛一线治疗为卡马西平或奥卡西平。

目前的试验多关注单一药物治疗某种类型的疼痛。基本没有头对头比较不同药物治疗效果。而且研究周期较短（6~8 周），这对持续性疼痛不能充分体现治疗效果。

2. 伤害感受性疼痛　伤害感受性疼痛的初始药物治疗应考虑非麻醉和阿片类镇痛药。药物治疗与非药物治疗联合缓解疼痛。

当需要药物治疗，通常建议对乙酰氨基酚作为一线选择治疗骨关节炎和持续性后背痛的疼痛。然而，对乙酰氨基酚没有 NSAID 有效，当剂量大于 4g 每天时有潜在的肝毒性。

替代的一线药物是口服 NSAID，其对轻 - 中度持续性腰痛或骨关节炎有效。阿片类治疗持续性疼痛仅用于低药物滥用风险，以及经非阿片类和抗抑郁剂治疗仍表现为持续性疼痛者。需要明确的是长期阿片类治疗缓解疼痛和改善功能的证据有限，而且阿片类药物过量的危险随着调整剂量而增加。

四、镇痛药物具体建议

临床常使用的镇痛药包括非阿片类药（non-opioids）、阿片类药（opioids）、镇痛辅助药（adjuvant analgesics）（用于的副作用或加强镇痛作用）及其他药物共四类。常见药物见表 31-2。

表 31-2　老年人持续性疼痛的推荐药物

药物	推荐的起始剂量*	备注
非阿片镇痛药		
对乙酰氨基酚（泰诺林）	每 4h 325~500mg　每 6h 500~1000mg	最大剂量一般每天 4g，肝功能不全或有酗酒史的患者最大剂量减少 50%~75%
塞来昔布（西乐葆）	每天 100mg	较高剂量与胃肠道和心血管副作用发病率较高相关。心肌保护适应证的患者需要服用阿司匹林补充。因此，老年个体仍需同时进行胃黏膜保护
萘普生钠	220mg 每天 2 次	研究显示心血管毒性较小
布洛芬	200mg 每天 3 次	食品和药物管理局指出与阿司匹林同用会抑制后者的抗血小板作用，但该药的真正临床意义仍有待阐明，尚不清楚这是该药的独特作用还是其他 NSAID 的共性
双氯芬酸钠	50mg 每天 2 次或 75mg 缓释 每天	由于环氧合酶 -2 抑制剂的相对选择性，与其他传统 NSAID 相比，此制剂的心血管风险可能较高

药物	推荐的起始剂量 *	备注
阿片类镇痛药		
氢可酮 ++（Lorcet, Lortab, Norco, Vicodin, Vicoprofen）	每 4~6h 2.5~5mg	可用于急性反复发作、突发性或暴发性疼痛；每天速释剂量受限于对乙酰氨基酚和 NSAID 的固定剂量组合量。处方者需要考虑这些制剂每种非阿片类药物的量并非都相同 – 患者正在服用的其他对乙酰氨基酚或含有 NSAID 的制剂，包括非处方药
羟考酮 ++（OxyIR, Percocet, Percodan, Tylox, Combunox）	每 4~6h 2.5~5mg	可用于急性反复发作、突发性或暴发性疼痛；每天速释剂量受限于对乙酰氨基酚和 NSAID 的固定剂量组合量。速释羟考酮可以不加联合镇痛药而单独使用。处方医师应特别指出想让患者服用哪一种羟考酮以避免混淆或与其他镇痛药联合使用时产生毒性
吗啡		
速释（MSIR, Roxanol）	每 4h 2.5~10mg	剂型有片剂和浓缩口服液，最常用于突发性或暴发性疼痛，以及无法吞咽的患者
缓释（硫酸吗啡、kadian、MSContin、Oramorph SR）	每 8~24h 15mg（见每个具体制剂的说明书剂量指南）	初始剂量通常由速释阿片药的反应来确定或作为不同种长效阿片的替代品。吗啡的毒性代谢物可能会限制肾功能不全或需要高剂量治疗的患者使用。连续释放制剂，如果剂末复发经常发生，可能需要更频繁加量。与食物和酒精毒性相互作用明显
羟考酮		
速释型（oxy, Oxycodone, TaiLeNing）	每 4~6h 2.5~5mg	用于急性反复发作、突发性或暴发性疼痛；通过含对乙酰氨基酚或 NSAID 复方制剂限定每日剂量
缓释剂（Oxycontin）	每 12h 10mg	初始剂量通常由速释阿片药的反应来确定或作为不同种长效阿片的替代品。有些患者仅 8 小时镇痛效果，而某些虚弱老人镇痛时间可持续 12~24 小时
二氢吗啡酮（Hydromorphone, Methadone）	每 3~4h 1~2mg	用于暴发性痛或需不断重复给药者 当转换为其他阿片类药物时，半衰期不固定，呈非线性剂量等效关系 不推荐为一线用药
羟吗啡酮		
速释型（Opana IR, Oxymorphone）	每 6h 5mg	典型阿片类副作用 与食物、乙醇有明显相互作用
缓释型（Opana ER）	每 12h 5mg	初始剂量通常由速释阿片药的反应来确定或作为不同种长效阿片的替代品
经皮芬太尼（多瑞吉，Durogesic）	每 72h 12~25mcg/h 贴	初始剂量通常由速释阿片药的反应来确定或作为不同种长效阿片的替代品目前向需要 <60mg 每 24 小时口服吗啡当量的患者推荐的最低剂量贴剂。首剂的峰值效应需要 18~24 小时。疗效持续时间通常 3 天，但可能波动于 48~96 小时。达到稳态血浓度前可能需用 2~3 贴
辅助药物		
三环抗抑郁药		
地昔帕明（Norpramine），去甲替林（Aventyl min, Pamelor），阿米替林（Elavil）	睡前 10mg	老年患者有显著的副作用风险。抗胆碱能效应（视觉、尿、胃肠道）；心血管效应（静态平衡位、房室传导阻滞）。老年人较少能耐受每天 75~100mg 剂量

续表

药物	推荐的起始剂量*	备注
其他抗抑郁药 *		
洛西汀（Cymbalta）	每日 20mg	监测血压、头晕、认知影响和记忆。有多药物相互作用的情况
文拉法辛（怡诺思）	每日 37.5mg	文拉法辛与剂量相关的血压和心率升高有关
抗惊厥药		
卡马西平 （Carbamazepine）	每日 100mg	监测肝转氨酶（谷氨酸氨基转移酶，天门冬氨酸氨基转移酶）、全血计数、肌酐、尿素氮、电解质、血清卡马西平水平。多药物相互作用
加巴喷丁 （商品名 Neurontin）	睡前 100mg	监测镇静、共济失调、水肿
抗心律失常		
美西律（Mexitil）	150mg 每天 2 次	在基线和剂量稳定后监测心电图。传导阻滞、心动过缓的患者避免使用
其他药物		
糖皮质激素（如强的松，Orasone），	每天 5mg 泼尼松	尽可能低剂量，以防止类固醇副作用。短期可能出现液体潴留和血糖效果，长期可能出现心血管疾病和骨质脱钙
利多卡因（外用）（5% 利多卡因）	每天 12 小时 1~3 贴	监测皮疹或皮肤刺激

资料来自于：Pharmacological Management of Persistent Pain in Older Persons. American Geriatrics Society Panel on the Pharmacological Management of Persistent Pain in Older Persons. 2009

1. 非阿片类药物　适用于轻至中度疼痛，也可以是阿片类药的辅助用药，包括对乙酰氨基酚和非甾体抗炎药（nonsteroidal antiinflammatory drugs，NSAID），如阿司匹林、萘普生、布洛芬等。

（1）对乙酰氨基酚：是最常用的非处方口服镇痛药。目前仍未明确对乙酰氨基酚的镇痛机制。与NSAID 相比，对乙酰氨基酚不具抗炎作用。对于髋关节和膝关节骨关节炎的治疗，多个指南推荐使用对乙酰氨基酚进行镇痛。NSAID 和对乙酰氨基酚联用有协同作用。

对乙酰氨基酚过量可导致严重肝毒性，是美国急性肝衰竭最常见的原因。即使当对乙酰氨基酚处于治疗剂量时，也存在肝毒性方面的担忧，尤其是在长期饮酒或有肝病的患者中。关于对乙酰氨基酚的最大每天安全剂量，目前存在争议。以 4g/d 的剂量长期使用对乙酰氨基酚的安全性，目前已受到了质疑。某些（但并非所有）非处方对乙酰氨基酚的生产商已将每天最大剂量降至 3~3.25g。严重肝病或大量饮酒应被视为使用对乙酰氨基酚的一个相对禁忌证，这些患者的最大安全剂量通常被认为是 2g/d。其他可能与对乙酰氨基酚有关的不良反应包括：慢性肾病、高血压和消化性溃疡病。

（2）非甾体抗炎药：NSAID 主要适用于轻至中度疼痛，尤其是躯体性疼痛，但许多更新型的 NSAID复合物也可适用于重度疼痛。它们常被用于软组织损伤、拉伤、扭伤、头痛和关节炎相关疼痛。当与阿片类药物联合使用时，这些药物也可产生协同作用，使所需剂量减少。NSAID 的镇痛效果源自其在外周对环氧合酶（在炎症性疾病中起一种主要作用）的作用，以及对中枢神经系统（central nervous system，CNS）的作用。

NSAID 的副作用有胃肠道毒性如出血，抑制血小板聚集，肾功能损害，液体潴留和谵妄等。所以老年人用 NSAID 比用阿片类药更不安全，应尽可能避免全身性应用 NSAID。对于存在特定关节局部疼痛的患者，局部用 NSAID 可能是尝试治疗的一个合理选择。绝对禁忌证为活动性消化道溃疡、慢性肾脏疾病和心衰。相对禁忌证：高血压，幽门螺杆菌感染、既往消化道溃疡史、应用皮质激素或 SSRI。COX-2 抑制剂虽然减少了消化道出血风险，但增加了心血管事件风险。对胃肠道风险低者，推荐萘普生或布洛芬较合理，必要时同时给予PPI。如胃肠道风险高，但没有心血管风险，可考虑COX-2抑制剂，必要时同时低剂量阿司匹林。

2. 阿片类药 阿片类药物正被越来越多地用于治疗持续性疼痛，但它应仅用于存在中到重度持续性疼痛，且对功能或生存质量产生不利影响的患者。分为μ受体激动剂和激动剂拮抗剂两类。μ受体激动剂又称完全激动剂或吗啡类药物，是治疗急性疼痛和癌痛首选药物。目前缺乏支持阿片类药物长期治疗持续性疼痛有益的证据。一项系统评价纳入了39项针对使用阿片类药物治疗持续性疼痛患者的研究，结果发现没有支持阿片类药物具有长期获益的证据，但发现剂量依赖性严重伤害的风险增加（如药物过量的风险增加）。

在开始长期阿片类药物治疗前，应根据患者的病史、体格检查，以及对物质滥用、误用或成瘾的风险的评估，对个体患者的治疗风险和获益进行评估。老年人阿片类药首次剂量应比成人推荐剂量低25%~50%，不断逐步滴定剂量，缓慢增加25%至疼痛缓解而没有不能耐受的副作用剂量。治疗过程中不断重新评估治疗效果及副作用。

当开始阿片类药物治疗时，我们首选先用短效药物，然后转换为一种缓释剂定期给药，但关于某一特定方案的益处，或应首选长效还是短效药物，已有证据并不明确。应密切监测患者发生副作用的情况、依从性以及向目标进展的情况。药物误用风险较高的患者须进行尿液药物检查，该检查可能也有助于监测所有患者依从性的情况。当阿片类药物的剂量较大、开始治疗和剂量改变时，药物过量的风险最高。

老年患者需要注意的是，曲马多同时有与阿片受体结合以及抑制去甲肾上腺素和5-羟色胺再摄取两种机制。它可以降低癫痫发作阈值，所以不推荐用于有癫痫病史和同时服用其他能降低癫痫阈值药物的患者。慎用于同时服用其他含有5-羟色胺能药物的患者，以免出现5-羟色胺综合征（肌阵挛、躁动、腹部疼挛、高热、高血压，甚至死亡）。

预防、监测和评估阿片类药物相关副作用并加以处理，以增加耐受性。研究表明，阿片类药很少引起成瘾；恶心呕吐早期常见（需常规处方止吐药），一般数天逐渐消失；便秘比较顽固，通过调整饮食及使用药物也可纠正。嗜睡或精神朦胧通常在几天或几周内消退，但在某些患者中可持续存在。对于已经取得一定镇痛效果的患者，可尝试减少阿片类药物的剂量（最多减少25%）。呼吸抑制常由于加量过快、与其他中枢神经抑制剂合用所致。可用阿片受体拮抗剂纳洛酮拮抗（小剂量开始），可能诱发疼痛危象和急性戒断症状，建议仅用于呼吸频率<8次/分和氧饱和度<90%。

3. 镇痛辅助药物 镇痛辅助药物指有特定的适应证，又可有效治疗某些类型疼痛（如持续性疼痛，尤其是神经性疼痛）的药物。某些辅助药物被用于治疗疼痛治疗药物导致的副作用，而其他辅助药物可增强镇痛的效果。治疗的目标是最大限度镇痛并缓解精神痛苦。可单独使用或与镇痛药及非药物治疗联合使用，合用疗效更明显。

（1）抗癫痫药：在FDA批准用于治疗神经病理性疼痛的5种药物中，有3种是抗癫痫药，即加巴喷丁、普瑞巴林和卡马西平。用于带状疱疹后遗神经痛和痛性糖尿病神经病的治疗。治疗应从低剂量开始，逐渐加量至疼痛缓解或出现剂量限制性不良反应。普瑞巴林被设计成一种脂溶性γ-氨基丁酸（gamma aminobutyric acid，GABA）的类似物，以促进其通过血脑屏障扩散。普瑞巴林提供的镇痛作用可能比加巴喷丁更快速。卡马西平或其衍生物奥卡西平可作为特定的一线疗法用于三叉神经痛的治疗。

（2）抗抑郁药：应避免使用三环类抗抑郁药，因其副作用发生风险高。5-羟色胺和去甲肾上腺素再摄取抑制剂（SNRI）度洛西汀、文拉法辛治疗痛性糖尿病神经病和纤维肌痛有效，并且更近期的发现证实其对慢性腰痛和骨关节炎也有效，副作用较轻。

（3）苯二氮䓬类药物：被选择性用于伴有焦虑障碍的癌症患者和非癌症性疼痛患者。糖皮质激素可用于疼痛相关的炎性疾病或肿瘤骨转移。各种原因的骨痛可考虑使用降钙素，对肿瘤转移性骨痛磷酸盐类药物也有镇痛作用。

4. 局部用药物 与全身用药物相比，局部药物在疼痛治疗方面有几点潜在的优势：在疼痛部位给药、初始全身吸收率更低、全身作用更少且受患者欢迎。患者经常觉得局部用制剂比其等效口服制剂更安全。然而，局部使用也可达到较高的全身浓度，也可能发生全身性副作用。

局部用利多卡因对某些神经病理性疼痛有效。辣椒碱乳膏已被用于带状疱疹后遗神经痛、HIV 神经痛和糖尿病性神经病患者，对慢性肌肉骨骼性疼痛或神经病理性疼痛的缓解作用从效果较差到效果不等。局部用 NSAID 凝胶、喷雾剂或乳膏剂型可轻度缓解急性肌肉骨骼性疼痛。

五、非药物治疗

非药物方法单独应用对中、重度疼痛常无效，但可作为药物治疗的补充，提高疼痛缓解的效果，包括物理治疗、微创介入治疗及心理治疗等。

1. 物理治疗　包括光疗法、电疗法、磁疗法、超声波疗法、水疗法、按摩等。理疗可与药物治疗相配合。一份针对患者个体化定制的运动方案，是躯体训练或技能训练计划的核心。拉伸是恢复正常关节活动度（range of motion，ROM）的一个关键内容。肌肉训练集中于 3 个方面：力量、耐力和再教育。按摩从心理和生理上起安慰和镇痛作用，但必须由专科医生进行，老年人多有骨质疏松，没有专业知识容易造成骨折，出现严重后果。以下介绍几种简单容易操作的物理疗法：

（1）皮肤刺激：皮肤刺激包括热敷、冷敷、按摩、振动按摩法等，刺激部位可在疼痛部位或非疼痛部位（如疼痛的近端、远端或对侧），时间常为 20~30 分钟（冰敷 10 分钟内）。认知功能受损或在所敷部位感觉受损者，注意预防烫伤或组织损伤。冷比热更有效，可冷热交替缓解疼痛。

（2）分散注意力：分散疼痛注意力，将注意力集中于其他刺激上，包括与他人交谈、幽默、听音乐、看电视、唱歌、阅读等患者感兴趣的方法。愉快的心情可使患者对疼痛敏感度降低，能稳定情绪，解除焦虑。

（3）松弛：简单的松弛技术如深呼吸、腹式呼吸、打哈欠等。音乐、按摩等也是能达到松弛的方法。老年人对非药物措施常常有自己的经验和喜好。在实施前向患者描述缓解疼痛的非药物措施很重要，身体和心理疲劳可能干扰分散注意力和松弛等技术。

2. 微创介入治疗　包括神经阻滞、电刺激治疗、经皮椎体成形术、硬膜外腔镜治疗及吗啡镇痛泵植入术。一般用于药物及物理治疗效果不佳的持续性顽固性疼痛的补充治疗。最常用的介入操作是经皮注射，经皮肤插入小口径的针，并定向（常在影像学检查的辅助下）于所推测的"问题"部位。然后注入药物，通常是糖皮质激素和（或）局部麻醉剂。神经消融术（采用冷止痛射频热凝，或诸如酒精或苯酚等神经溶解剂）通常仅在严重癌症疼痛的情况下使用，具有这种情况的患者预后慎重。

非癌症性疼痛的介入操作包括：肋间神经阻滞、脊髓注射（硬膜外类固醇注射、选择性神经根注射、关节突关节内侧神经支注射）、枕神经注射，以及多个其他外周神经注射。对于严格筛选的患者，注射可能为其提供短期镇痛以有助于进行理疗；然而，有关注射可显著改善长期结局的证据有限。

3. 心理治疗　包括认知行为治疗（包括患者教育、行为技能训练和认知技能训练三部分）、放松治疗、操作行为治疗、生物反馈治疗等。疼痛总是伴随着消极的情绪，通过减轻患者的心理压力，可以帮助提高疼痛阈。患者情绪稳定、环境舒适、精神轻松可以增加对疼痛的耐受能力，利于缓解疼痛。充分调动患者积极的心理因素，克服消极的心理因素，增强希望和信心。

（舒德芬）

参 考 文 献

1. Kennedy J, Roll JM, Schraudner T, et al. Prevalence of persistent pain in the U.S. adult population: new data from the 2010 national health interview survey. J Pain, 2014, 15:979.

2. Henschke N, Kamper SJ, Maher CG. The epidemiology and economic consequences of pain. Mayo Clin Proc, 2015, 90:139.

3. Ellen WK Rosenquist, MD. Definition and pathogenesis of chronic pain. Uptodate (Jan 2015) Available at: http://www.uptodate.com/contents

4. Merskey H, Bogduk N. Classification of Chronic Pain. 2nd ed. IASP Press: Seattle, 1994.

5. Price DD.Psychological Mechanisms of Pain and Analgesia In Progress in Pain Research and Management.IASP Press：Seattle，1999.

6. Hardt J，Jacobsen C，Goldberg J，et al.Prevalence of chronic pain in a representative sample in the United States.Pain Med，2008，9：803.

7. Ellen WK Rosenquist.Evaluation of chronic pain in adults.Uptodate（Jun 2016）Available at：http：//www.uptodate.com/contents.

8. Lorenz KA，Sherbourne CD，Shugarman LR，et al.How reliable is pain as the fifth vital sign？ J Am Board Fam Med，2009，22：291.

9. Ellen WK Rosenquist，MD.Overview of the treatment of chronic pain.Uptodate（Apr 2017）Available at：http：//www.uptodate.com/contents.

10. Kamper SJ，Apeldoorn AT，Chiarotto A，et al.Multidisciplinary biopsychosocial rehabilitation for chronic low back pain：Cochrane systematic review and meta-analysis.BMJ，2015，350：h444.

11. Turk DC，Wilson HD，Cahana A.Treatment of chronic non-cancer pain.Lancet，2011，377：2226.

12. World Health Organization.Cancer pain releif.World Health Organization；Geneva，1990.

13. Finnerup NB，Attal N，Haroutounian S，et al.Pharmacotherapy for neuropathic pain in adults：a systematic review and meta-analysis.Lancet Neurol，2015，14：162.

14. Chou R，Turner JA，Devine EB，et al.The effectiveness and risks of long-term opioid therapy for chronic pain：a systematic review for a National Institutes of Health Pathways to Prevention Workshop.Ann Intern Med，2015，162：276.

第 32 章

多 重 用 药

一、定　义

多重用药（polypharmacy）是指对同一名患者同时使用了多种药物治疗，尽管目前对其尚无统一定义，但通常认为同时使用 5 种及以上药物即为多重用药。虽然目前定义的多重用药通常指的是处方药物，但更多的学者认为应将非处方药物（over-the-counter drug，OTC）及中草药一并考虑在内更为合适。

二、老年人多重用药的流行病学

老年人用药量占全社会用药量的 1/3 左右。WHO 资料显示，发展中国家住院患者的药物不良反应发生率为 10%~20%。美国调查发现，>65 岁人群中，66% 的人使用处方和非处方药，女性比男性服药更多，更多使用精神活性药物和治疗关节炎的药物。在任何时候，老年人平均服用 4.5 种处方药和 2.1 种非处方药，总计有 12~17 次的处方，且 60 岁以上的老年人群药物不良反应的发生率为 15.4%，而 60 岁以下的仅为 6.3%。流行病学调查显示，世界许多地区，老年人多药共用情况也很普遍，其比例高达 36%~89%。根据 2010 年美国疾病预防控制中心（centers for disease control and prevention，CDC）的一项报告，37% 的美国老年人每个月使用 5 种或以上处方药，自 1999 年美国的药物使用已经增长至 2 倍且仍在继续增长。47.3% 的老年患者在服用 OTC 药物，54.2% 的老年患者在服用保健品，约 58.6% 的老年患者服用至少一种非必要的药物。用药数量的增加与年龄、种族、性别、共病情况以及某些特殊疾病的存在有密切关系，如心血管疾病、内分泌疾病和胃肠道疾病。有多种慢性疾病和更频繁到临床医生处就诊的患者使用更多药物，并且被开具可能不适合药物的风险最大。用药种类越多，越容易产生药物间的相互作用（drug-drug interaction，DDI），导致药物不良反应（adverse drug reaction，ADR）的发生。而不恰当的用药和潜在的药物不良反应是导致不良的医疗结局的重要因素。

三、老年患者易发生多重用药的因素

许多慢性疾病的患病率随着年龄的增加而逐渐增高，这就导致老年人常常存在多病共存或患多种慢性疾病，即同时患有 2 种及以上的慢性疾病。在美国，约 2/3 超过 65 岁的美国医疗照顾保险受益者患有 2 种或以上慢性疾病，约 1/3 患有 4 种或以上慢性疾病。多病共存不仅使老年患者的死亡率、失能率明显提高，同时也是导致多重用药的直接因素。因为目前绝大多数医生的诊疗行为都是依据各个专业或疾病的临床实践指南进行的，而大多数临床实践指南旨在解决单一临床问题的诊断或治疗而制定。如果一个共病患者的每一种疾病的诊治方案都要依据指南而制订，那么他必然面临着多重用药的问题。例如，一名老年女性患者，同时患有慢性阻塞性肺病、2 型糖尿病、骨质疏松、高血压和骨性关节炎，根据各种相关指南，该患者应该同时使用 12 种药物，这显然是不符合临床实际情况的，并且可能存在治疗矛盾，因此就此类患者而言，完全遵循各种指南而制订其综合的治疗方案也许欠妥，这就需要临床医生慎重考虑，根据患者的病情，充分考虑药物 – 药物之间相互作用、药物 – 疾病之间相互作用，选择最优化的处方和最恰当的药物进行治疗，首先解决主要矛盾，不必要的药物可以暂停。

其次，老年患者常常因为患有多种疾病，而就诊于不同的医院和医生。如果医生之间、医患之间缺乏有效的沟通，就诊时医生并没有详细询问患者的用药史及用药记录，或患者无法正确描述自己的用药情况，就极有可能增加多重用药、重复用药以及错误处方的概率。

最后，许多老年患者存在听力、视力障碍以及认知功能障碍，容易发生重复服药、错误服药等问题。老年患者社会能力及人际关系退化，容易受到外界不实药物宣传的影响自行购买服用非处方药物或保健药物。也有部分老年患者过度关注自我健康状况，在自我认识层面上认为服药越多越好，缺乏有效的服药依从性，也都是增加多重用药的危险因素。

四、多重用药的危害

老年人群中的多药共用情况导致许多负性医疗结局的产生，包括医疗费用的增加，老年人日常生活能力（activity of daily living，ADL）损害、认知功能下降、跌倒、骨折、服药依从性下降以及营养不良、药物之间的相互作用增加及药物不良反应和药物不良事件的增加等。

1. 医疗费用的增加　多药共用带来的医疗费用的增加，不仅包括给老年患者个人及其家庭带来巨大经济负担，还包括增加社会医疗资源的浪费。回顾性队列研究发现，多药共用增加潜在的不恰当用药、老年患者的门诊就诊和住院风险，并使总的医疗费用增加 30%。瑞典的研究发现，服用 5 种及以上药物的老年患者药费增加 6.2%，服用 10 种及以上药物的患者药费增加 7.3%。

2. ADL 的损害　多药共用与老年患者的功能下降密切相关。服药超过 5 种的老年患者 IADLs 和日常活动能力明显下降，甚至可以导致老年患者的失能。在过去一年有跌倒史的患者中，高的用药比例与功能下降密切相关。具有处方权的医生应该意识到多药共用对于老年患者功能下降的影响。

3. 认知功能下降　认知功能障碍，无论是谵妄还是痴呆，均与多药共用相关。研究发现，住院的老年患者的用药数量是发生谵妄的危险因素之一。约有 22% 的用药数量小于 5 种的老年患者存在认知功能障碍，而当用药数量增加至 6~9 种时，存在认知功能障碍的老年人达到 33%，用药超过 10 种时则高达 54% 的老年患者存在认知功能障碍。

4. 跌倒和骨折　跌倒与老年患者的死亡率和患病率密切相关，某些药物可能是其跌倒的重要原因。用药的数量增加跌倒的风险。研究发现，老年患者的用药数量增加，其跌倒指数也随之增加，单脚站立试验的维持时间缩短。

5. 服药依从性下降　药物治疗方案复杂和多药共用可以直接导致老年人服药依从性下降。老年人非服药依从率为 43%~100%。而服药依从性差与潜在的疾病预后、治疗失败、住院和药物不良事件（adverse drug event，ADE）均有相关性。

6. 营养不良　多重用药还会影响患者的营养状态。前瞻性研究发现 50% 的营养不良或营养不良风险的老年患者服用 10 种以上的药物。多重用药的社区老年患者在纤维素、可溶性脂肪、维生素 B、矿物质等营养物质的摄入减少，而胆固醇、糖类以及食盐的摄入增加。

7. 药物之间的相互作用和药物不良反应　此外，多重用药带来的最大问题就是药物之间的相互作用（DDI）和药物不良反应（ADR）及不良事件（ADE）的发生率增高，并且已成为医疗事故的重要原因之一。前瞻性研究发现服用 5 种及以上药物的患者，药物之间相互作用的发生率高达 80%，并且随着用药数量的增加而增加。如一个患者服用 5~9 种药物，药物之间的相互作用的发生概率为 50%，当用药数量增加至 20 种时，DDI 的概率就达到 100%。社区老年人群中，约有 50% 的老年人存在潜在的药物之间的相互作用。而 DDI 则是发生 ADR 和 ADE 的一个常见原因。2005 年，美国约有 35% 的门诊老年患者和 40% 的住院老年患者发生过 ADE，大约 10% 的患者因为 ADE 就诊于急诊室。长照机构里服用 9

种及以上药物的老年患者发生 ADE 的概率较其他患者高 2 倍。正如人们所料，通常容易发生 ADE 的药物种类包括抗凝剂、非甾体抗炎药（non-steroidal anti-inflammatory drugs，NSAID）、治疗心血管疾病的药物、利尿剂、抗生素、抗癫痫药物、苯二氮䓬类药物和降糖药。用药种类越多，越容易产生药物间的相互作用，导致药物不良反应的发生，从而对老年患者产生不利的后果。据统计，联用 2 种药物 ADR 的发生率为 6%，联用 5 种者为 50%，联用 8 种者则为 100%。而老年人较成年人更容易发生药物不良反应，其发生率约为成年人的 4~8 倍。有研究发现通过药师干预或多学科团队的干预，可以明显减少老年患者的多药共用情况，提高老年患者的处方质量。

为什么老年人特别容易受多重用药影响，其原因众多，我们在这里简要归纳如下：

（1）由于老年人药代动力学的改变：对药物清除的能力降低，导致老年人更容易出现药物不良反应，并且这种风险随着用药总数的增加而增高。

（2）多重用药：增加了药物与药物之间相互作用、药物与疾病之间相互作用、以及药物不良反应的风险。

（3）多重用药是导致老年人股骨颈骨折的独立危险因素，特别是与跌倒相关的药物（如中枢神经系统兴奋剂等），其用药种类是骨折发生可能性的影响因子。

（4）多重用药增加了"处方瀑布链"发生的可能性。当发生药物不良反应时常常会被误解为老年患者出现新的疾病情况，大多数临床医生会开出新的药物来治疗新出现的临床问题，这就导致了"处方瀑布链"的发生，并形成恶性循环。

（5）多重用药可能导致老年人对药物的依赖性，还可能损害视力或认知功能。

（6）多重用药降低了老年人服药的依从性。

五、发生药物不良反应的危险因素及预测指标

由此可见，老年患者，尤其是多病共存和衰弱老人是多重用药和发生药物不良反应的高危人群。那么哪些是导致发生药物不良反应的危险因素呢？我们在这里进行了简要总结，主要包括：

1. 患者年龄 >85 岁

2. 患者体重过低或 BMI 过低

3. 患者同时患有 ≥ 6 种慢性病

4. 肾小球滤过率（creatinine clearance rate，Ccr）<50ml/min

5. 每天用药种类 ≥ 9 种

6. 每天用药剂次 ≥ 12 剂

7. 患者曾经有药物不良反应史

另外，对于住院老年患者，药物不良反应发生的预测指标包括：

1. 同时使用超过 4 种处方药

2. 住院时间超过 14 天

3. 同时患有 4 种及以上活动性疾病

4. 相对特殊的老年患者收入普通病房

5. 有饮酒史

6. 简易精神状态检查量表（mini-mental state examination，MMSE）得分低（痴呆、谵妄）

7. 住院用药方案加入 2~4 种新药

六、多重用药的预防及管理

多病共存的老年患者临床就诊频繁，常就诊于多个医疗保健机构（包括门诊部、住院部、急诊室、长期或康复机构，以及家庭护理）的代表不同学科的多名医护人员。医疗转换已被认定为医疗错误的一种高风险机会，尤其是对于复杂患者。来自不同医护人员的不一致推荐或重复医疗可导致患者困惑，造成不必要的费用和治疗负担。每次干预、住院或药物处方都可能造成潜在危害。在多病共存的老年患者

中，这些风险被放大。应仔细考虑每个治疗决策，以及决策是否符合患者偏好及潜在获益与负担和风险之间的整体平衡情况。

此外，为多重共存疾病且期望寿命可能有限的患者开具药物处方时，应考虑"获益所需时间（time to benefit，TTB）"这一概念。这个过程应根据老年患者现有的疾病情况，充分考虑患者的预期寿命及其治疗目标，最后决定一个新的处方。例如，如果一名老年患者的预期寿命已经很短了，那我们的治疗目标就应该降低，对于那些需要数年才能看到效果的预防性用药就不应该再纳入该患者的处方药中了。这一点在管理进展性痴呆患者中已得到充分的认识。此外，作为临终关怀治疗时，一些治疗性药物（如抗生素治疗肺炎）并不能提高老年患者的生存质量。

基于以上特点，我们在这里简要介绍一些老年人多药共用的管理策略。

1. 为老年人开处方应遵循以下十条原则。

（1）衡量是否利大于弊（用药是否必要）。

（2）这些方案是否安全。

（3）开新药时，开始剂量要低，增加要慢。考虑到老年人药代动力学和药效学的差异，增加药物的剂量应当谨慎，平衡患者所能耐受的最有效剂量。

（4）有肾脏损害、认知损害、肝功能异常和衰弱的老年人必须调整剂量，剂量的调整需要个体化，剂量通常减少 30%~40%，有时候对体弱的老年人可能减少更多。

（5）如果使用了多种药物，在不影响临床疗效的情况下，是否一些药物可以停止或者减少？口服的药物越简单越好。

（6）考虑潜在的药物间的不良反应，检查药物的过敏反应和禁忌证。

（7）为了避免毒性，可能必须对药物的浓度做监测。一些药物需要监测，包括氨基糖苷类（如庆大霉素）、抗心律不齐药（如地高辛）和抗癫痫药（如苯妥英）。华法林活性的监测是靠国际标准化比值。

（8）监督用药依从性和检查辅助用药是非常重要的。不要太信赖药物清单。正确确定药物的使用有时需要一次家访或者要求患者把所有药物带来检查。

（9）必要时（pro re nata，PRN）服药对于住院患者是不适宜的，因为患者的治疗失去了连续性（在医务人员不熟悉病情下）。

（10）注意药物副作用，特别是当患者的情况改变使得原来的服用方法不再适合时。

2. 注意药物治疗的副作用

（1）心血管药物和心脏病：在老年人，心动过缓是一种常见的传导缺陷。一些药物如 β 受体阻断剂、地高辛、钙离子通道阻断剂或者联合这些药物可能会使心律更慢（表 32-1）。同样，地高辛的治疗窗很窄，由肾脏排泄。因为老年人肾功能损害，地高辛中毒很常见。

表 32-1　具有重要临床意义的药物 - 疾病之间的相互作用

药物	疾病	临床影响
利尿剂	糖尿病	葡萄糖耐量下降
	营养不良	增加低血糖和电解质紊乱的风险
	尿频、尿急	可能导致尿失禁
ACEI 类药物	肾血管疾病（严重的）	使肾功能恶化
	压力性尿失禁	加重尿失禁（咳嗽）
β 受体阻滞剂	糖尿病	掩盖低血糖引起的交感反射
	慢性阻塞性肺病	增加支气管痉挛风险
	充血性心力衰竭	降低心肌收缩力
	外周血管病	增加间歇性跛行风险
麻醉性镇痛药	慢性便秘	加重症状及大便嵌塞

药物	疾病	临床影响
抗毒蕈碱药物、TCA、抗组胺药、其他具有抗胆碱能作用的药物	便秘、青光眼、前列腺增生、反流性食管炎	加重症状
抗精神病药物	帕金森	加重运动不能症状
精神药品	痴呆	进一步损害认知功能
NSAID	慢性充血性心力衰竭，正在用利尿剂的	加重心衰的风险

（2）有抗胆碱能作用的药物和认知损害：在老年人中，特别是轻症患者认知缺损可能未被认识。伴有认知缺损或痴呆的人对影响脑的药物更加敏感，这些药物可导致谵妄。这些药物包括抗胆碱能药或有抗胆碱能药功能的药物，如老一代抗组胺药、多巴胺促效剂、抗精神病药、三环类抗抑郁药（tricyclic antidepressants，TCA）。

（3）麻醉药和认知缺损：有认知缺损或痴呆的老年人用抗胆碱能药、麻醉药有可能引起谵妄。

3. 注意药物间的相互作用

（1）心血管药物

1）增强药物减慢心律的作用：减慢心律的所有药物可能出现这种问题，例如任何药物的联合像 β- 受体阻断剂、地高辛、一些钙离子通道阻断剂、胺碘酮或其他抗心律失常药。

2）引起脱水或肾功能恶化的药物的增强：一个典型的例子是血管紧张素转换酶抑制剂（angiotensin-converting enzyme inhibitors，ACEI）类药物和利尿剂一起使用。如果患者已经脱水或肾功能受损，ACEI 类药物加上利尿剂可能会加重急性肾功能衰竭。在加用 ACEI 类药物之前，利尿剂的剂量可能需要减量。密切的监测电解质和肾功能是非常重要的。

3）抗高血压药物作用的增强：联合服用抗高血压的药物包括 β- 受体阻断剂、钙离子通道阻断剂和 ACEI 类药物的患者，应当定期监测低血压、直立性低血压和心动过缓等症状。

4）钾代谢失常：许多利尿剂可引起低血钾。在血钾低的时候使用抗心律失常药（胺碘酮、索他洛尔），QT 间期延长（扭转型室性心动过速）发生会更加频繁。另一方面，若 ACEI 类药物、螺内酯、阿米洛利一起使用或同时补充钾，可能会发生高钾血症及其毒性。

（2）中枢神经系统药物增强影响认知功能的药物：酒精和安眠药一起用可以引起过度镇静作用。抗癫痫药物也可能出现安眠药的作用。如果不止一种药用来治疗癫痫，他们可能增加副作用如嗜睡或共济失调。同样，三环类抗抑郁药可引起嗜睡，可能产生抗癫痫药镇静作用。

（3）抗凝血药和其他药物：华法林的抗凝作用可能会被阿司匹林和其他抗血小板凝集药物（如双嘧达莫、氯吡格雷）增强。同样，抗生素（特别是口服的）可能会增强华法林的作用，因为后者可减少肠道细菌和影响维生素 K 的吸收。服用华法林的患者应当告诉给他开新药的医师，因为它可以和许多西药和中药相互作用，增加出血的风险。

4. 掌握正确评估老年人合理用药的步骤。

（1）患者每次就诊、开具新药或调整剂量时，常规回顾患者既往服用的药物，让患者带着所有的药物，包括处方药、OTC、维生素和任何草药或其他类型的补充剂随访，详细询问和记录每种药物的用途以及怎样和何时开始服用这些药物，为开具新的处方提供信息。

（2）没有继续用药指征的药物，应果断停药。

（3）检查患者有无潜在的感染和代谢改变，任何新的主诉或病情变化，包括躯体、认知或情感等方面的症状，都应该考虑是否存在药物之间的相互作用和药物不良反应。

（4）开具新药时，应考虑以下十大问题：①患者是否具有用药指征？②对于患者所患疾病，开出的新药是否有效？③给药的剂量是否正确？④治疗方法是否正确？⑤治疗的方法是否具有可操作性？⑥在临床实践中是否存在明显的药物 - 药物之间的相互作用？⑦在临床实践中是否存在明显的药物 - 疾病之间的相互作用？⑧是否存在不必要的重复给药？⑨药物治疗疗程是否合理？⑩和其他有相同治疗效果的同类药物相比，其费用是否最便宜？

5. 电子健康档案的应用 由于大多数临床实践的时间限制和医疗服务提供模式的以疾病为导向的碎片化性质，使得在目前医疗保健系统中有效地协调总体诊疗计划具有挑战性。老年患者的高质量医疗中一个必要组成部分是机构、医护人员及照料者间相互沟通的、统一诊疗方案协调。电子健康档案有助于协调诊疗，因为其能够帮助不同医护人员之间获得及分享信息，发现潜在用药错误和药物相互作用的可能显著提高。尽管这可以提高安全性，由档案生成的关于不重要或罕见相互作用的信息可能导致"提醒疲劳"。对于特别复杂的医疗决策，医护人员、患者及照料者之间的直接沟通常是填补知识缺口或达成共识的最佳方法。多学科团队的干预可能提供定期机会，使参与患者诊疗的多学科医护人员进行讨论，减少患者多重用药的风险。

（莫 莉）

参 考 文 献

1. 董碧蓉. 新概念老年医学. 北京:北京大学医学出版社,2015.

2. Robert LK. 老年医学临床精要. 岳冀蓉,主译. 第 7 版. 天津:天津科技翻译出版有限公司,2017.

3. Paula AR.Drug prescribing for older adults. ［2017-08-03］.https://www.uptodate.com.

4. Heather EW.Managing multiple comorbidities. ［2017-08-03］.https://www.uptodate.com.

5. Robert L.M.Clinical Consequences of Polypharmacy in Elderly.Expert Opin Drug Saf,2014,13(1):57-65.

6. Molokhia.Current and future perspectives on the management of polypharmacy.BMC Family Practice,2017,18(1):70.

7. Parameswaran N.N.Hospitalization in older patients due to adverse drug reactions-the need for a prediction tool.Clin Interv Aging,2016,11:497-505.

8. Johansson T.Impact of strategies to reduce polypharmacy on clinically relevant endpoints:a systematic review and meta-analysis.Br J Clin Pharmacol,2016,82(2):532-48.

9. Kirsten KV.Polypharmacy as commonly defined is an indicator of limited value in the assessment of drug-related problems.Br J Clin Pharmacol,2006,63(2):187-195.

10. Kasia JL.Polypharmacy in the Aging Patient:A Review of Glycemic Control in Older Adults With Type 2 Diabetes.JAMA,2016,315(10):1034-1045.

11. Li ML.Prevalence,risk factors and health outcomes associated with polypharmacy among urban community-dwelling older adults in multiethnic Malaysia.PLoS One,2017,12(3):e0173466.

12. Emma S.Risk Factors Associated with the Requirement for Pharmaceutical Intervention in the Hospital Setting:A Systematic Review of the Literature.Drugs Real World Outcomes,2016,3(3):241-263.

第33章

营养不良

第一节 老年人群营养不良现况

一、营养不良的相关术语

（一）老年人

按照国际规定，65 周岁及以上的人确定为老年人；在中国，60 周岁及以上即为老年人。

（二）营养风险（nutritional risk）

是指现存或潜在的营养因素相关的导致患者出现不利临床结局的风险，而非指营养不良发生的风险（the risk of malnutrition）。它的一个重要特征是营养风险和临床结局的密切关系，存在营养风险的患者由于营养因素导致不良结局的可能性大，有更多从营养支持中获益的机会。

（三）营养不良（malnutrition）

因能量、蛋白质及其他营养素缺乏或过度，导致机体功能乃至临床结局发生不良影响。

（四）营养筛查（nutrition risk screening）

营养风险筛查是快速、简单评估患者营养风险的过程。如果发现被筛查者存在营养风险，即可制订营养支持方案，一般由临床医师与营养师共同制订。

（五）营养评价（nutrition assessment）

通过膳食调查、体格检查、营养缺乏病检查和生物化学检查等方法，获得相关指标参数，并与相应正常值或参考值比较，得到有关人体营养状况的指标数据和综合评价的结论及改进建议。

（六）营养支持（nutritional support）

肠道或肠外途径为患者提供营养素。

（七）肠内营养（enteral nutrition，EN）

经消化道给予营养素的营养支持方式。根据营养制剂组成不同可分为整蛋白型和氨基酸型；根据途径的不同，分为口服营养补充（oral nutrition supplement，ONS）和管饲。

（八）肠外营养（parenteral nutrition，PN）

经静脉为无法经胃肠道摄取和利用营养物的患者提供包括氨基酸、脂肪、碳水化合物、维生素及矿物质在内的营养素，以抑制催化代谢，促进合成代谢并维持结构蛋白的功能的营养支持方式。

（九）家庭肠内营养（home nutrition administration）

指在家经胃肠道为患者提供机体所需能量和各种营养素的营养支持方式，包括经口服或管饲两种途径。

二、营养不良的患病率

老年人是营养不良的高风险人群，因地理分布、年龄、生活状况以及评估方法的不同，其营养不良的患病率有所差异。总的来说，长期照料机构中的老年人营养不良患病率最高。

一项包括欧洲、美国、南非4507个老人的SR发现，22.8%老人为营养不良。另一项SR包括伊朗的17个原始研究，发现住家老人营养不良的患病率为9.2%（95%CI 7.1~11.9），住院老人营养不良的患病率为21.6%（95%CI 12~38.6）。2012年，北京、上海、广州、成都和重庆五大城市53家医院、社区卫生服务中心或养老机构开展的多中心研究中6058名65岁以上的老人中，有55%的老人存在营养不良或营养风险。北京协和医院调查显示，外科老年住院患者营养不良高达41.6%，营养不良风险为20.8%。

营养不良不仅是蛋白质-能量不足，也包括微量元素、维生素和矿物质不足。正常老年人，维生素C营养不良发生率为20%，维生素A为10%，钙、锌离子分别为18%和16.8%。我国居民营养和健康状况调查显示，我国60岁以上老年人群营养缺乏率平均为12.4%，农村明显高于城市。

三、营养不良的危险因素

老年人群营养不良的危险因素可分为生理性因素、病理性因素、社会因素、心理因素等。最新的一篇系统评价研究报告了以下重要的危险因素（表33-1）。

表33-1 老年人群营养不良的危险因素

危险因素	统计结果
衰弱（机构老年人）	β：0.22；95%CI：1.01~1.54
过度用药	β：-0.62；95%CI：-0.98~-0.27
功能下降	OR：1.793；95%CI：1.163~2.765
帕金森病	OR：2.450；95%CI：1.006~5.965
便秘	OR：2.490；95%CI：1.185~4.964
年龄	OR：1.038；95%CI：1.001~1.077
自我健康评价为差	OR：3.30；95%CI：1.42~7.67
吞咽困难	OR：2.72；95%CI：1.25~5.95
养老机构	β：-1.89；95%CI：-2.38~-1.39
进食依赖	OR：2.257；95%CI：1.676~3.038
痴呆	OR：2.139；95%CI：1.343~3.407
对生活丧失兴趣	β：-0.58；95%CI：0.34~0.90
食欲不振	HR：1.63；95%CI：1.02~2.61

四、营养不良老人的预后

营养不良会给老年人带来一系列不良预后。营养不良的老人，生活质量下降、失能增加、健康相关生命年缩短，住院天数延长、住院费用增加、死亡率增高等。

Maria等评估了240位住院老年患者的营养状态，发现29%营养不良老人的基本日常生活能力（ADL）和高级日常生活能力（IADL）均明显下降。Kvamme等评估了3286名老年人的营养状况和健康相关生命质量，发现在营养不良老人，健康相关生命质量较低。另外，NHANES数据显示，体重下降≥5%的老年妇女，失能风险比体重稳定者高1倍。Shen等发现，营养不良的卒中患者的功能恢复更差。

Baumeister 等，使用 GNRI 评估 1999 名 55~74 岁者的营养状况并随访 10 年时间，发现低 GNRI 分数者比正常 GNRI 者高出约 47% 的总费用，50% 的住院风险，62% 的住院费用和 27% 后续药品费用；另有研究发现营养正常的手术患者住院时间更短（$P = 0.0002$，$RR = 3.3$［1.7~6.2］）。Kagansky 等随访 414 名 =75 岁的老年人 2 年，发现 MNA 量表评估的老年营养不良患者 1 年生存率 <50%，2 年存活率 <50%，而营养良好老人 2 年存活率 >70%。

第二节　营养不良的诊断

一、老年人群的营养风险筛查

营养风险筛查是快速、简单评估患者营养风险的过程。如果发现被筛查者存在营养风险，即可制订营养支持方案，一般由临床医师与营养师共同制订。

（一）筛查对象和时机

所有年龄 ≥ 65 岁、预计生存期 >3 个月的老年住院患者都应该接受例行营养风险筛查；在长期照料机构，老人在入住时及入住期间每个月需进行 1 次营养风险筛查；在康复机构，老人在入住时以及入住期间每 15 天需要进行 1 次营养风险筛查。

（二）营养风险筛查量表

对老年人群进行营养筛查和评估，这类量表有十数种之多。常用的有：

1. 营养风险筛查（nutritional risk screening，NRS） 2002 采用 BMI、近期体重减轻百分数及摄食变化来评估营养风险，用于住院患者。与微型营养评定（mini nutritional assessment，MNA）和主观全面评定（subjective global assessment，SGA）相比，NRS 2002 的敏感性为 39%~70%，特异性为 83%~93%。

2. 简化营养评定问卷（simplified nutrition assessment questionnaire，SNAQ） 用于社区老人和养老机构的老人，SNAQ 识别具有体重减轻 5% 风险的老年人的敏感性和特异性分别为 81.3% 和 76.4%，识别具有体重减轻 10% 风险的老年人的敏感性和特异性分别为 88.2% 和 83.5%。

3. 社区老年人饮食与营养风险评估（seniors in the community：risk evaluation for eating and nutrition，SCREEN Ⅱ）通过摄食情况、生理性进食障碍（咀嚼或吞咽困难）、体重变化和社会 / 功能方面的进食阻碍来评估营养风险。

4. 营养不良通用筛查工具（malnutrition universal screening tool，MUST） 筛查条目有 BMI、3~6 个月的体重减轻量，疾病导致持续 5 天厌食。当 BMI 无法获得时，可使用上臂中点围和主观评估的身体特征（身体非常单薄）来替代。MUST 在英国较常用，对识别住院患者的蛋白质能量营养不良尤其敏感。

5. 营养不良筛查工具（malnutrition screening tool，MST） 是针对急诊住院患者开发的，也适用于癌症患者。它只需问 2 个简单的问题：“你是否因食欲下降而进食较差？”和“近期是否非刻意的情况下出现体重减轻？”。相比 SGA，MST 对住院患者的敏感性是 74%~100%，特异性是 76%~93%。

6. 微型营养评定简表（mini nutritional assessment-short form，MNA-SF） 从完整 MNA 中选择了 6 个问题，在 BMI 无法获取时可以用小腿围替代。相比完整 MNA，MNA-SF 具有良好的敏感性。

敏感性和特异性在最高四分位数（分别为 >83% 和 >90%）的两种筛查工具是：MNA-SF 和 MST。

（三）营养奉献筛查的操作流程

中华医学会老年医学分会建议，对所有年龄 ≥ 65 岁、预计生存期 >3 个月的住院老年人都应进行例行营养风险筛查。具体分两步进行：

第一步：快速筛查问题

符合下列问题任 1 条，就进行第二步：非自主性体重下降；6 个月内体重下降 ≥ 10% 或者 3 个月内体重下降 ≥ 5%；经口摄入量比日常进食减少。

第二步：营养筛查

使用营养风险筛查（NRS 2002）（表 33-2）或微营养评定法简表（MNA-SF）（表 33-3）进行营养筛查。

表 33-2 NRS 2002 量表

评分	疾病严重程度	营养状态受损评分：	年龄
0	~	正常营养状态	≤ 70 岁
1	①慢性疾病患者因出现并发症而住院治疗 ②患者虚弱但不需卧床 ③蛋白质需要量略有增加，但可以通过口服和补充来弥补	① 3 个月内体重丢失 >5% ②或食物摄入量比正常需要量减少 25%~50%	>70 岁
2	①患者需要卧床，如腹部大手术后 ②蛋白质需要量相应增加，但大多数人仍可以通过人工营养得到恢复	①一般情况差或 2 个月内体重丢失 >5% ②或食物摄入量比正常需要量减少 25%~50%	~
3	①患者在加强病房中靠机械通气支持 ②蛋白质需要量增加而且不能被人工营养支持所弥补 ③通过人工营养可以使蛋白质分解和氮丢失明显减少	① BMI<18.5，且一般情况差 ②或 1 个月内体重丢失 >5%（或 3 个月体重下降 15%） ③或者前 1 周食物摄入比正常需要量减少75%~100%	~

注：NRS 评分 = 疾病严重程度 + 营养状态受损评分 + 年龄评分。总分 =3 分者：患者处于营养风险，开始制订营养治疗计划；总分 <3 分：每周复查营养风险筛查。

表 33-3 MNA-SF 量表

1. 既往 3 个月是否由于食欲下降、消化问题、拒绝或吞咽困难而摄食减少？
   0= 食欲下降明显；   1= 食欲中等度下降；   2= 食欲正常

2. 既往 1 个月体重下降多少？
   0= 大于 3kg；   1= 不清楚；
   2=1~3kg；   3= 无体重下降

3. 活动能力
   0= 需卧床或长期坐着；   1= 能轻微活动，但不能外出；   2= 能独立外出

4. 既往 3 个月内有无重大心理变化或急性疾病？
   0= 有；   1= 无

5. 是否有神经心理问题？
   0= 严重智力减退或抑郁；   1= 轻度智力减退；   2= 无

6. 1BMI（kg/m^2）
   0=BMI<19   1=19 ≤ BMI<21
   2=21 ≤ BMI<23；   3=BMI ≤ 23

7. 2 小腿围 CC（cm）
   0=CC 低于 31cm；   3=CC=31cm

注：MNA-SF 筛查时：如取得 BMI，按 BMI 进行筛查；特殊情况下，不能取得 BMI，采用 CC 进行筛查。MNA 评估时：不能用 CC 代替 BMI

二、老年人群的营养评估

营养评价是由营养专业人员收集老年人的病史、营养史、用药史、体格检查、人体测量学、实验室检查等数据，对其进行综合评估，制订营养干预计划。一般用于营养风险筛查后仍难以制订营养支持方案或不能确定是否存在营养风险的老年人。

病史、营养史以及体格检查：营养评估偏重于营养不良危险因素的询问，尤其是：头发、面色、眼、唇、舌、齿、龈、水肿、皮肤、指甲、心血管系统、消化系统、神经系统等。

人体测量学：常用的人体测量指标有：体重、体质指数（body mass index，BMI）、上臂围、小腿围、

腰围、臀围、皮褶厚度等。

实验室评估：血清白蛋白、转铁蛋白、前白蛋白、胆固醇、白细胞计数等通常用来作为营养状态的指标，但这些指标受到衰老、疾病、营养状态多方面因素影响，在解读这些指标结果时需相当谨慎（表33-4）。

表33-4 常用蛋白质营养评价的生化标志物

蛋白质	合成部位	半衰期	参考范围	临床意义	备注
白蛋白	肝脏	18天	>35g/L	摄入不足、长期或严重营养不良	受饮食、肝肾疾病影响，不能早期发现
前白蛋白	肝脏	1.9天	150~300mg/L	急性蛋白质营养不良	创伤、感染下降、肝病时下降
转铁蛋白	肝脏	8~9天	2.5~3.5g/L	营养治疗时上升最快，反应疗效的指标	受铁营养水平影响
纤维粘连蛋白	肝脏	4~24h	>50mg/L	早期蛋白质营养不良的敏感指标	受肝肾疾病的影响

第三节 营养支持技术

一、营养治疗原则

（一）营养干预指针
存在下列一项以上的患者即可采取营养支持。即：

1. 预计3~5天不能经口进食或无法达到推荐目标量的60%；
2. 6个月内体重丢失>10%或3个月内体重下降≥5%；
3. BMI<20kg/m^{2}者；
4. 已确定存在营养不良的指征或表现。

（二）老年人群的各种营养素的干预目标值如下（表33-5）：

表33-5 老年人群各种营养素干预目标值

营养素	目标量	备注
能量	20~30kcal/（kg·d）	先少后多、先慢后快、逐步过渡，尤其是长期营养不良者。急性期适当减少，康复期适当增加。严重营养不良者，尤其长期饥饿或禁食者，应严格控制起始喂养目标量，逐渐增加营养素摄入。低体重者按实际体重120%计算，肥胖者按理想体重计算
蛋白质	1.0~1.5g/（kg·d）	优质蛋白（乳清蛋白、酪蛋白及大豆蛋白）占50%以上。疾病恢复期推荐高蛋白饮食。慢性肾病者非替代治疗期，目标量在0.6~0.8g/（kg·d）；尚无证据表示，轻、中度慢性肾病者（肌酐清除率>30ml/min）需限制蛋白质摄入量
碳水化合物	总能量的50%~65%	疾病状态可适当增减。慢性阻塞性肺疾病患者，需降低碳水化合物摄入量
脂肪	不超过35%总能量	饱和脂肪酸应小于总能量的10%，多不饱和脂肪酸应占总能量的6%~11%，尽可能增加单不饱和脂肪酸比例。COPD者，建议高单不饱和脂肪酸饮食，机械通气者脂肪供能为20%~40%
膳食纤维	25~30g/d	

二、肠 内 营 养

（一）口服营养干预

1. 增加老人膳食摄入量

（1）膳食指导：对于老年人群，要注意预防营养不足的发生，首先需要保证充足的食物摄入，提高膳食质量，增加营养丰富、容易消化吸收的食物，尤其是奶类、瘦肉、鱼类、大豆制品等食物的摄入。其次，可以增加老年人的进餐次数，少量多餐，使食物得到充分的消化吸收，以保证需要的能量和营养素。此外，适当使用营养素补充剂，尤其是矿物质和维生素。最后，及时治疗老年人基础疾病以及控制危险因素，并定期监测营养情况。

（2）解除饮食限制：对于老年人来说，应尽可能解除饮食限制。59% 的体重减轻患者和 75.2% 的低白蛋白血症患者均在接受某种类型的饮食限制。对于年龄较大且营养风险高的糖尿病患者，定期监测血糖和调整用药优于饮食控制甚至是"无糖"饮食。短期内用普食替代糖尿病膳食可以增加热量摄入，且不会引起血糖控制总体恶化。

（3）提高食物的营养密度：在膳食中可添加奶粉、乳清蛋白、蛋清或豆腐来增加蛋白质含量，添加橄榄油或其他优质脂肪来增加脂肪含量。如果体重没有增加，可在两餐之间提供日间零食。每天给予复合维生素和矿物质补充剂，直到明确摄入不足的原因。

（4）食欲刺激药物：在体重减轻或存活不良的老年人中应用此类药物的研究很少。现有资料不足以明确开胃药应用于恶病质老年人是否恰当。

1）醋酸甲地孕酮：一种孕激素类药物，增加厌食或恶病质患者的体重，增加癌症或 AIDS 恶病质患者的体重并改善其食欲。2015 年 Beer 标准将醋酸甲地孕酮列为可能不适合 65 岁及以上患者的药物，只应对癌症或 AIDS 恶病质的老年人有限地尝试使用该药以刺激食欲。

2）屈大麻酚：改善晚期癌症患者食欲的效果不如甲地孕酮。因显著的中枢神经系统副作用限制了该药在大部分老年人中的应用。尚未充分研究屈大麻酚在老年人中的应用。

3）米氮平：一种抗抑郁药，常用于老年人抑郁和体重减轻的治疗。很少研究专门评估该药对体重减轻老人体重的影响。

4）食欲刺激素：一种内源性生长激素促分泌素（GHS），可刺激食欲和增加去脂体重。增加健康老年人的瘦体重，改善肌力和肌肉功能，但在肌少症、恶病质或体重减轻的老年人中的获益和安全性仍需进一步评估。其不良反应包括高血糖、头晕和恶心。

2. 口服营养补充（ONS） 口服营养补充是指经口进食营养补充剂的肠内营养方案。当老人的进食量不足目标量 80% 时，推荐 ONS。ONS 在两餐间使用，摄入量 400~600kcal/d 或 30g 蛋白质。当口服摄入不足目标量的 60% 时，继续 ONS，密切观察病情，必要时可考虑管饲进行营养支持。根据老人吞咽功能情况可以用增稠剂调整 ONS 质地，有效预防误吸。ONS 可在住院患者中开展，也可在社区居家老人中进行，以维持或增强老年人群的营养状态。

一项 meta 分析发现为营养不良高风险老人提供额外能量为 175~1000kcal/d，蛋白质为 10~36g/d，能使其体重增加，死亡率降低；尤其是接受含较高热量的 75 岁及以上的营养不良住院患者，并发症发生率更低。

（二）管饲

管饲是指通过留置人工管道进行肠内营养方案。置管部位有经鼻、经口、造瘘等途径，置管远端部位可到达胃、十二指肠和空肠。适用于：昏迷、吞咽障碍经口摄入不能或不足；经口摄入（包括 ONS）小于目标量 60%。

1. 管饲类别（表 33-6）

表 33-6　肠内营养管饲类别选择

疾病状态	短期管饲	长期管饲
无	鼻胃管	胃造口术（PEG）
有	鼻十二指肠 / 空肠管	空肠造口术（PEJ）

注：疾病状况：1. 胃或十二指肠连续性不完整；2. 胃动力障碍；3. 十二指肠或胰腺疾病

2. PEG/PEJ　PEG/PEJ 是在内镜引导及介入下，经皮穿刺放置胃造瘘管和（或）空肠营养管，达到肠内营养和（或）胃肠减压的目的，主要应用于神经科昏迷，吞咽困难，晚期肿瘤患者的营养支持。PEG/PEJ 可在患者床旁置管（尤其在 ICU 病房），置管成功率高、时间短，仅需局部麻醉，造瘘管留置时间长，操作后并发症低且轻微，是中长期肠内营养的首选方法。

3. 管饲的不良反应

（1）管饲时保持患者半坐位或床头抬高 30°~45°，可减少吸入性肺炎的发生。

（2）胃残余量：与吸入性肺炎相关，喂养 4 小时后胃残余量 >250ml，应考虑调整肠内营养的方法，包括改变导管位置、下调输注速度、换用 PEG/PEJ 或停用肠内营养等。

（3）堵管：是常见情况，原因包括高能量配方、含纤维配方、管道过细、不合适的导管给药、胃液反流导致整蛋白制剂变性凝固等。

（4）导管移位：可能导致多种并发症，除固定牢靠，还应密切观察导管位置，必要时应行影像学检查以确诊。

（5）避免再喂养综合征（RFS）：系经过长期饥饿或营养不良者，在接受营养后发生以低磷血症为特征的严重电解质代谢紊乱、葡萄糖耐受性下降和维生素缺乏，以及由此产生的一系列症状。因此，给予营养时应按循序渐进，最初给予总需要量的 25%，同时监测和纠正水电解质紊乱，并补充维生素 B_1，1 周后逐渐达到目标量。

（三）肠内营养

ONS 和管饲均是肠内营养措施，肠内营养是首选的营养干预措施。在老年人群中开展肠内营养具体推荐见表 33-7。

表 33-7　ESPEN 对老年人群肠内营养（EN）的推荐

推荐内容	推荐级别
营养不良或营养不良风险者，建议使用口服营养补充剂（ONS）增加能量、蛋白质和微量营养素的摄入，以维持或改善营养状况，提高生存率	A
衰弱老年人，建议使用 ONS 改善或维持营养状态	A
一般情况稳定（非疾病终末期）的衰弱老年人会从管饲（TF）中获益	B
重度神经性吞咽困难的老年患者，建议采用肠内营养（EN）保证能量和营养供应，进而维持或改善营养状况	A
髋部骨折、骨科术后的老年患者，建议使用 ONS 以减少并发症	A
抑郁症患者，建议使用 EN 克服严重的厌食症	C
ONS 和偶尔的 TF 能确保早中期痴呆患者得到充足的能量营养供给，预防营养不良	C
不推荐对终末期痴呆患者进行管饲（TF）	C
ONS，尤其高蛋白 ONS，可以降低患压疮的风险	A
基于积极的临床经验，EN 被推荐用于促进压力性溃疡的愈合	C
存在营养风险者，建议早期启动 ONS 和（或）或 TF（如营养摄入不足、3 个月非预期体重减轻 >5% 或 6 个月内 >10%、BMI<20kg/m^2）	B
重度神经性吞咽困难的老年患者中，EN 应尽快启动	C

推荐内容	推荐级别
神经性吞咽困难老年人，建议 EN 的同时强化吞咽治疗，直到能够经口从正常的食物中安全摄入足够的营养和热量	C
PEG 置管 3 小时后开始进行肠内营养	A
由于 PEG 与较少的治疗失败和更好的营养状态有关，对于长期进行营养支持的老年神经性吞咽困难患者，相较于鼻胃管（NGT），更推荐经皮内镜胃造瘘术（PEG）	A
预期 EN 超过 4 周者，推荐 PEG 进行 EN	A
膳食纤维有益于 TF 老年人维持正常的肠道功能	A

三、肠 外 营 养

（一）适应证

患者无法接受（消化道大出血、严重消化吸收障碍、顽固性呕吐、严重应激状态等）或耐受 EN。肠内营养进行 1 周后不能达到目标量的 60% 时，即可开始肠外营养。

（二）禁忌证

严重水电解质、酸碱平衡失调；出凝血功能紊乱；休克。

（三）途径

肠外营养的途径：外周静脉营养和中心静脉营养，在老年患者中以上两种途径均可使用，外周静脉途径不超过 10~14 天，液体渗透压不超过 850mOsmol/L，不宜用于液体量受限制的老人。故而，对于时间较长、液体受限的老人，建议予以中心静脉通路进行肠外营养。

在老年人群中开展肠外营养的具体推荐见表 33-8。

表 33-8 ESPEN 对老年人群肠外营养（PN）的推荐

推荐内容	推荐级别
年龄不是 PN 的禁忌证	C［Ⅳ］
PN 可用于 EN 无法满足营养需求者	C［Ⅳ］
未进食超过 3 天或饮食摄入不足超过 7~10 天，同时无法采用口服或肠内营养进行营养支持的老年人，推荐 PN	C［Ⅳ］
药理镇静或物理限制者使用 PN 是不合理的	C［Ⅳ］
PN 是一种对老年人群有用且有效的营养支持方法。但，ONS、EN 更为合理	B［Ⅲ］
胰岛素抵抗、高血糖和心、肾功能损害最为相关。这类患者可能需要高脂配方	C［Ⅳ］
应谨慎老年人群的维生素、微量元素，以及矿物质的缺乏	B［Ⅱb］
在老年人群中，中央静脉、外周静脉均可开展 P	C［Ⅳ］
采用外周静脉进行的 PN 时，渗透压应不高于 850mOsmol/l	B［Ⅲ］
皮下途径可能用于液体管理，以便矫正轻中度脱水，但不能满足其他营养需求	A［Ⅰa］
PN 能改善老年人和年轻人的营养状况。积极的身体康复对于肌肉增益是必不可少的	B［Ⅱb］
PN 能改善老年人营养状况，但改善幅度低于年轻患者	C［Ⅳ］
PN 可降低老年人和中年人的死亡率和发病率	C［Ⅳ］
长期 PN 对老年人生活质量的影响和年轻人相当	C［Ⅳ］
与其他年龄相比，PN 在老年患者中没有特异性并发症；但由于合并症情况，PN 在老年人群中的并发症往往更频繁	C［Ⅳ］
PN 的适应证在年轻人和老年人类似，在居家者和医院者之间同样类似	B［Ⅲ］

第四节 营养支持的随访

一、自我监测指标

营养情况的自我监测指标见表 33-9。

表 33-9 营养情况的自我监测

监测项目	非营养干预者	营养干预者
记录膳食	摄入食物种类及数量	摄入（包括水）食物种类及数量
营养支持	无	途径和摄入量，观察不良反应
体重监测	√	√
随访方案	每 3 个月，营养状况急剧恶化	每 2~4 周，营养状况急剧恶化

二、家庭营养支持的注意事项

（一）准备工作

1. 准备营养制剂的所有用具 在使用前须洗净消毒，操作前须洗手。粉剂应按说明书或医嘱配制，现配现用。营养液配制后暂时不用，可放冰箱冷藏保存，但冷藏 >24 小时后应弃去不再使用。管饲时营养液温度不宜过低。

2. 实施翻身和吸痰后进行营养支持 营养支持时，尽可能保持坐位；如不能坐立，应保持 30°~45° 半卧位，至少保持到管饲后半小时，以预防误吸。

3. 保持口腔清洁 尽量鼓励患者自己刷牙漱口。

（二）ONS 者的注意事项

ONS 在两餐间使用，摄入量 400~600kcal/d 或 30g 蛋白质。根据老人吞咽功能情况可以用增稠剂调整 ONS 质地，有效预防误吸。

（三）管饲者的注意事项

1. 评估胃内残余量 管饲前先回抽胃液确认饲管在胃内，胃残余量 >150 ml 时，暂停喂养 1 顿。

2. 冲管 管饲前后均以温开水 30ml 脉冲式冲洗管道，以管道上无食物残留为宜。持续滴入管饲过程中，应每 4 小时用 30ml 的温水冲洗 1 次。管饲过程中严禁注入任何药物，避免堵管。一旦堵管，应及时用 20ml 注射器以温开水脉冲式反复冲洗；不成功者，及时就医。若需要经饲管注药，应与管饲营养液分开时段进行。

3. 鼻饲管护理 妥善固定，防止脱管。更换固定的胶带 2 次 / 周。管饲后将胃管开口处夹闭。注意鼻饲管的深度。如不能使用 PEG/PEJ 者，应每个月更换 1 次鼻饲管。

4. PEG/PEJ 护理 当管饲超过 4 周时，推荐使用 PEG/PEJ。胃造瘘管固定在腹壁，避免管道滑脱。更换造瘘口纱布 1 次 / 天，保持造瘘周围皮肤清洁干燥。

（四）常见并发症的观察和处理

1. 便秘 适当增加饮水量和膳食纤维的摄入量，必要时应用药物通便。

2. 腹泻 轻度稀便积极寻找原因，比如喂养不当、营养制剂温度不当、喂养速度、通便药物过量等，及时纠正。严重腹泻者需及时就医。

3. 管饲时出现呛咳 立即停止喂养，抽空胃内所有食物，胃管尾端放入水碗内结合胃管体外长度判断胃管是否在胃内。如果在胃内，并完全恢复正常状态后继续喂养，可疑管道移位送医院就诊。

4. 胃潴留 管饲前先回抽胃液确认饲管在胃内，判断胃内残留的食物总量，胃残余量 >150ml 时，暂停喂养 1 顿。存在喂养不当，如速度、温度、药物及不洁饮食等应及时纠正。

5. 以下情况需及时就医 意外拔管、管道堵塞 / 断裂、管道移位、消化道出血（抽出鲜红色 / 咖啡色胃液、黑便）、水样便、腹胀、腹痛、呕吐、1 天内发生 2 次以上胃潴留、暂停喂养两次以上者、体重在 1 周增加 >2kg 及合并严重感染等其他病情变化。

（蒲虹杉）

参 考 文 献

1. Abolghasem Gorji H, Alikhani M, Mohseni M, et al.The Prevalence of Malnutrition in Iranian Elderly: A Review Article.Iran J Public Health, 2017, 46(12): 1603-1610.

2. Fávaromoreira NC, Krauschhofmann S, Matthys C, et al.Risk Factors for Malnutrition in Older Adults: A Systematic Review of the Literature Based on Longitudinal Data.Advances in Nutrition, 2016, 7(3): 507-522.

3. Oliveira MR, Fogaça KC, Leandromerhi VA.Nutritional status and functional capacity of hospitalized elderly.Nutrition Journal, 2009, 4(2): 47-48.

4. Shen HC, Chen HF, Peng LN, et al.Impact of nutritional status on long-term functional outcomes of post-acute stroke patients in Taiwan.Arch Gerontol Geriatr, 2011, 53: e149.

5. Kvamme JM, Olsen JA, Florholmen J, et al.Risk of malnutrition and health-related quality of life in community-living elderly men and women: The Tromsø study.Quality of Life Research, 2011, 20(4): 575-582.

6. Baumeister SE, Fischer B, Döring A, et al.The Geriatric Nutritional Risk Index predicts increased healthcare costs and hospitalization in a cohort of community-dwelling older adults: results from the MONICA/KORA Augsburg cohort study, 1994-2005.Nutrition, 2011, 27: 534.

7. Leandro-Merhi VA, de Aquino JL, Sales Chagas JF.Nutrition status and risk factors associated with length of hospital stay for surgical patients.JPEN J Parenter Enteral Nutr, 2011, 35: 241.

8. Skipper A, Ferguson M, Thompson K, et al.Nutrition screening tools: an analysis of the evidence.JPEN J Parenter Enteral Nutr, 2012, 36: 292.

9. Kaiser MJ, Bauer JM, Ramsch C, et al.Validation of the Mini Nutritional Assessment short-form (MNA-SF): a practical tool for identification of nutritional status.J Nutr Health Aging, 2009, 13: 782.

10. Skipper A, Ferguson M, Thompson K, et al.Nutrition screening tools: an analysis of the evidence.JPEN J Parenter Enteral Nutr, 2012, 36: 292.

11. 中华医学会老年医学分会. 老年医学（病）科临床营养管理指导意见. 中华老年医学杂志, 2015, 34(12): 1388-1395.

12. Ruiz Garcia V, López-Briz E, Carbonell Sanchis R, et al.Megestrol acetate for treatment of anorexia-cachexia syndrome.Cochrane Database Syst Rev, 2013: CD004310.

13. By the American Geriatrics Society 2015 Beers Criteria Update Expert Panel.American Geriatrics Society 2015 Updated Beers Criteria for Potentially Inappropriate Medication Use in Older Adults.J Am Geriatr Soc, 2015, 63: 2227.

14. White HK, Petrie CD, Landschulz W, et al.Effects of an oral growth hormone secretagogue in older adults.J Clin Endocrinol Metab, 2009, 94: 1198.

15. Boullata JI, Gilbert K, Sacks G, et al.A.S.P.E.N.Clinical Guidelines: Parenteral Nutrition Ordering, Order Review, Compounding, Labeling, and Dispensing.Journal of Parenteral and Enteral Nutrition, 2014.38(3): 334-377.

（蒲虹杉）

第 34 章

虐 待

老年人口虐待（elder mistreatment，elder abuse）是一个全球性的社会问题。由于生理的自然衰老、社会变迁过程中利益和分配的重新调整，老人满足自身需求的能力下降，而老人的利益和需求也容易受到忽视。随着人口老龄化和高龄化进程的加速，老年人被侵害和受虐待的现象与日俱增。即使在经济发达、人权高度重视的美英等国，也有近 10% 的老年人曾经遭受过各种形式的虐待。

老年人虐待可导致严重的身体伤害和长期的心理后果，引发抑郁、认知功能障碍、失能等临床问题，甚至危及老人的生命安全，增加死亡率。但这一严重的社会问题较长时间被隐匿在公众视野之外，得不到重视和解决。20 世纪 70 年代发达国家开始关注伴随经济高度发展所产生的老年虐待现象，开启了对老年虐待问题的研究。随着老人受虐研究的深入，以及法律、社会福利等措施的实施，老年虐待的干预取得了一定成效。但是，面对日益凸显的老年虐待现象，从事老年学及老年医学的医务工作者、研究人员、社会工作者及政府决策人员任务沉重，该问题需投入更多的关注。

一、定义和分类

1. 定义　不同国家对老人虐待有不同的理解，迄今为止，老人虐待还没有一个统一、公认的界定标准。目前普遍认可的定义是联合国经济及社会理事会 2002 年对老年人虐待的定义："在本应充满信任的任何关系中发生一次或多次致使老年人受到伤害或处境困难的行为，或以不采取适当行动方式致使老年人受到伤害或处境困难的行为。"

2. 分类　WHO 将老年虐待分为躯体虐待、心理虐待、经济虐待和疏于照料，这 4 种虐待可以同时发生。

（1）躯体虐待：躯体虐待（physical abuse）是指因暴力造成的躯体疼痛和身体伤害，有害身体的不适当的限制或禁闭，包括未经老人同意的性接触或性暴露。

（2）心理虐待：心理虐待（psychological or verbal abuse）指语言或行为造成的精神痛苦，包括指责、折磨、胁迫、惩罚，或剥夺老人的行动，不理睬老人或不尊重老年人的隐私，不为老人提供新闻或信息等。

（3）经济虐待：经济虐待（financial or material abuse）指不合法地剥夺金钱和资源，包括滥用老人的收入或经济资源，剥夺老年人使用和控制个人资金的权利，盗取老人的钱财，胁迫老人签契约、更改遗嘱或授权代理人，以及不为老人提供维持基本健康和生活所需的资金和资源等。

（4）疏于照料：疏于照料（neglect）是指不给老人提供适当的食物、干净的衣服、安全舒适的住所、良好的保健和个人卫生条件或其他必要的辅助用品，未能进行必要的监护以防止老人发生伤害等。

二 、 流 行 现 状

由于文化差异和各国对老年虐待定义和测量标准不尽相同，老年虐待率差异较大。2011 年 WHO 报道在欧洲国家每年有 400 万老人受到虐待。北美和南美地区患病率波动在 10%~47%，其他地区患病率在 2%~60% 之间。一项涉及欧洲、美国、加拿大、韩国等国的数据显示有 6% 的老年人受虐。有 1/4 的受照护老人遭到心理虐待。受虐老人往往存在不会说、不敢说、不愿说的情况，所以实际受虐数字可能更高。在遭受家庭虐待的美国老人中，女性老人占 2/3，明显多于男性老人；近 90% 的施虐者为家庭成员，其中有 2/3 的施虐者为老人的成年子女或配偶。在不发达地区和国家，政府和公众没有给予老年虐待足够的重视，鲜有虐待老人的报道，这些地区的情况至今不为人所知。

三 、 危 险 因 素

1. 高龄　高龄增加了老年人受虐、被忽视（包括自我忽视）的风险。一项研究表明美国 80 岁以上老人受虐率为 19%，其中超过一半的老人报告被忽视，接近一半的老人报告经济虐待、身体虐待和心理虐待。增龄也与自我忽视增加相关。

2. 性别　女性在所有类型的虐待中受虐率均高于男性。

3. 种族　美国非洲裔受虐风险增加，而西班牙裔和其他少数民族裔受虐风险低。关于自我忽视的报告在美国康涅狄格州城区的老年白人中更为普遍。

4. 失能　48% 的受虐老人存在无法自我照顾。工具性日常生活活动（instrumental activity of daily living，IADL）受损的老人自我忽视的风险增高。长期在自我照护方面能力受损的老人可能因为受虐而增加患病和死亡风险。

5. 痴呆　认知功能下降是自我忽视的预测因素。痴呆增加了老年受虐的风险，因痴呆致老人受虐而就诊的比例高于其他的原因（51% 和 30%）。

6. 抑郁　老年抑郁可导致自我照护及保护的能力下降。因抑郁致老人受虐而就诊的比例远高于其他原因（60% 和 12%）。

7. 髋部骨折史和卒中史　髋部骨折史和卒中史增加了社区老人自我忽视的风险。

8. 家庭压力　疾病、社会经济地位低下或照护者面临其他压力时，受虐风险增加。

9. 照护者不良　照护者有精神病史、滥用药物、暴力、反社会行为、抑郁、经济依赖等会增加受虐风险。

四 、 老年人受虐的可疑临床征象

当临床上出现以下征象时，要警惕老年人是否受到虐待，见表 34-1。

表 34-1　老年人受虐的可疑临床征象

躯体虐待

焦虑、神经质，尤其是对护理者

存在不同愈合阶段的擦伤，尤其是位于胳膊或大腿内侧

骨折，尤其是存在不同的愈合阶段

割裂伤

反复急诊就诊

反复跌倒

患者提供关于身体被虐待的供述

性虐待的征象：肛门生殖器区疼痛、阴道或直肠出血、外阴乳房有伤痕或裂伤

续表

心理虐待

不耐烦、易激惹，或护理者对患者存在无意义的行为

焦虑、恐惧、矛盾情绪，或患者对护理者有愤怒表情

患者提供关于心理被虐待的供述

经济虐待

存在患者财产被滥用的证据

患者无法说明金钱或财产数目或无法支付基本护理费用

存在需要通过实物交换来支付护理或服务的情况

无故失去社会保险或养老金

患者提供经济被剥夺的供述

疏于照料

挛缩	存在药物使用不正确
脱水	个人卫生状况差
抑郁	压疮
腹泻	反复跌倒
排便困难	反复住院治疗
营养不良	尿道灼烧感
无法对明显的疾病作出反应	患者提供被忽视的供述

来源自 Reuben DB，Herr KA，Pacala JT，et al.Geriatrics at your fingertips：2008-2009，10th Edition.New York：The American Geriatrics Society，2008.

五、筛　检

　　筛检可以识别和发现处于虐待风险的老年人，进而可以干预和阻止虐待事件发生。老年虐待不如童年期虐待容易识别和辨认，这就对筛检工具提出了较高要求。遗憾的是，老年虐待的筛检在现阶段尚未建立"金标准"。筛检量表缺乏统一的效度和信度标准，缺乏合理评分的等级设置。缺少恰当的筛查工具是老年虐待报告率低的原因之一。国内尚无符合中国文化背景及国情的老年虐待筛查量表；国外关于老年虐待筛查量表也为数不多。

　　国外有关虐待的筛检工具：①常用筛检工具：虐待指标筛检（IOA）、冲突策略量表（CTS）、照顾者虐待老年人评估量表（CASE）、老年虐待简要筛检量表（BASE）、Hwalek.Senstock 老年虐待筛检试验量表（H-S/EAST）、易受虐待筛查量表（vAss）；②其他筛检工具：配偶暴力筛检量表（PVS）、疑似老年虐待指数（EASI）、老年人评估量表（EAI）、老年人精神虐待量表（EPAS）、照顾者精神虐待行为调查表（CPEAB）、最小数据组的家庭照顾虐待筛检量表（MDS-HC）、对待衰老、生活安排及财产的健康态度的评估量表（HALF）、不同类型虐待或忽视的筛检量表（SVTAN）、筛查经济剥削的老年人经济剥削量表（OAFEM）等。

　　上述筛检工具存在着局限性，比如：目前虐待筛检工具大多不适用于痴呆老人等特殊人群；性虐待、自我忽视的情况在筛查量表中经常受到忽略；筛检工具大多是根据危险因素制订的，但许多危险因素还存在争议；没有检查对于不同文化群体是否有效。所以，老年虐待的筛检工具仍需要不断完善。

六、干　预

　　当确定老年人遭受虐待时，需要给予医疗、社会和法律干预。美国对虐待老人问题的研究开始得最早，已经开展 30 多年，在提供社会支持方面的很多做法是有借鉴意义的。美国就虐待老年人问题实行

了社会保护措施，设立了许多社会工作机构，例如成人保护服务机构（adult protect services，APS）和美国退休职工联合会；制定了法律规范；开展医疗援助。如果受虐老人被APS评估为理解力差、缺乏自我保护意识、周围环境不安全时，机构可制订计划帮助患者脱离危险（包括入院、要求法庭保护，以及转移到安全环境）。美国（除外13州和地区）已为受虐老人提供了紧急服务和非自愿的保护性服务。

1. 医疗干预　对受虐老人的援助以医疗诊断和药物治疗为主，美国有许多医院和医疗中心，尤其是以老年医学为主的机构有专门帮助受虐老人的治疗项目。精神病专家、外科专家、心理学家、医学社会工作者、老年病学护理员等专业工作者在援助受虐老人方面起重要作用。

得知老人受虐后，医务工作者的首要义务是与社会工作者及社区机构一起，确保老人安全，必要时进行家访。首先确保老人在家或护理院是安全的，然后根据情况进行一系列医疗干预。例如，治疗抑郁症、痴呆、糖尿病、高血压和感染等。如果受虐老人认为不需要干预，可强制进行医疗评估和治疗。有时，医疗干预和随访可能会遇到困难。比如，当法院要求对受虐老人在医疗诊所进行强制性评估或将其搬离不安全的家时，受虐者可能会有抵制情绪，甚至不配合医疗干预。此时，APS需进行后续行动，确保受虐老人遵循治疗计划。

2. 社会干预　向受虐老人提供社会支持是一个综合的社会工程，涉及广泛的专业领域和不同的社会资源。受虐老人可能面临多重挑战，包括住房不足、食物缺乏、因经济有限或体力不支就医困难等问题。APS可提供或激活其他机构的资源帮助老人。当照护不力时，APS会将患者从虐待性照护者处转移到安全的环境中。APS和法院有义务以最少的管制来保护自治受损的老人。

3. 报告　如果医务工作者认为老年人处于虐待的状态，应立即报告。报告是干预老年受虐的最常见措施。美国所有州都编写了关于向指定的政府机构报告老人受虐的法规。在美国所有辖区都有APS和长期护理监察专员方案。如果对如何报告有疑问，可向相关机构咨询。关于涉嫌虐待老人的报告和作证，美国很多州都制定了免除任何民事或刑事责任，前提是报告是善意的。如果报告是源于报告者的合理怀疑，政府将协助调查、评估和确认案件。报告还会起到动员APS启动资源和干预措施的作用。

七、预 防 措 施

老年虐待既是一个医学问题，也是一个社会问题。采取预防措施的目标是减少老年虐待的发生，将伤害降到最低，保护老年人权利，提高生活质量。

世界卫生组织在2011年指出关于老年受虐的预防还缺乏高质量研究。2016年发表的一份系统评价得到了同样的结论。以下措施在老年虐待的预防方面可能有效：

1. 建设老年人权益保障体系　树立老年人权益的强效屏障，加强多部门和多学科之间的合作，建议一个包括司法、道德、社会组织、政府机构等多部门、多渠道、多形式的老年人权益保护体系。

2. 提高所有临床工作者对老年虐待的认识　任何学科的医务工作者都可能与老年人接触。因此，不仅要求老年专科医生和护士认识到老年虐待的危险因素和警告标志，其他专业的临床工作者也应具备辨别能力。

3. 加强宣传教育　教育与老年人有工作接触的非医务工作者，包括银行工作人员、快递员、销售人员、急救人员、警察和长期照护机构工作人员。目的是消除因无知而导致的报告障碍。宣教内容的重点是告知危险因素、报警标志，以及如何报告等。

在社区内推进专门的公共教育活动，倡导尊老的社会风气。这种教育致力于使老年人和社区其他成员重视虐待老人的严重性，理解什么是虐待老人，能对这个问题采取什么措施；同时，帮助老人了解如何维护自身权益，以及在面临侵犯的情景下如何作出反应和采取哪些对策。

进行合理报告的宣传和教育。以下是关于老人受虐上报的常见误区：①未认识到对虐待的合理上报是法律义务；②不知道向哪些机构上报；③不知道对于善意的上报法律是免责的；④不知道上报是可以以保密形式进行的；⑤有些报告人以为需得到受虐者同意才能上报。因此，加强合理上报的宣教很有必要。

4. 规范对老人福利机构和服务机构的认证和监管　养老机构、医院、慈善机构的所有卫生职业人员都应接受老年虐待相关的专业知识培训，知晓如何识别和管理可疑的受虐者和受虐危险人群，识别可能发生老年虐待的家庭和机构，及早发现苗头，采取有效的干预措施。长期照护机构中，有犯罪前科、性攻击或其他暴力行为的居住者有潜在施虐的可能。长期照护机构中精神障碍的居住者比例高，往往具有侵略性、较年轻、好动等特点，可能对他人造成伤害。因此，除筛查外，还需对这些潜在施虐者进行适当的监控，安置报警装置，必要时将其与其他居住者隔离。

5. 行政干预　以下因素可能增加照护机构工作人员对居住老人的施虐风险：高强度工作压力、老人的负性情绪、工作人员的消极工作态度、有限的培训学习、工作人员有吸毒酗酒史、工作人员与照护老人配比低等。这些照护机构工作人员的不良环境或情绪需要通过行政干预和教育来处理。同时可为照顾者提供一定的渠道，倾诉心中想法、不满或困惑。

（何馥倩）

参 考 文 献

1. Acierno R, Hernandez MA, Amstadter AB, et al.Prevalence and correlates of emotional, physical, sexual, and financial abuse and potential neglect in the United States: the National Elder Mistreatments Study.Am J Public Health, 2010, 100(2): 292-297.

2. WHO.The Toronto declaration on the global prevention of elder abuse [DB/OL].Available at: http://www.who.int/ageing/publications/toronto_declaration/en/.

3. European report on preventing elder maltreatment.World Health Organization, Regional office for Europe, 2011, Available at: http://www.euro.who.int/__data/assets/pdf_file/0010/144676/e95110.pdf.

4. Dong XQ.Elder Abuse: Systematic Review and Implications for Practice.J Am Geriatr Soc, 2015, 63(6): 1214.

5. 赵媛媛, 黄玉君, 孙业桓. 老年虐待的研究进展. 中华流行病学杂志, 2014, 35(3): 333-337.

6. Sooryanarayana R, Choo WY, Hairi NN.A review on the prevalence and measurement of elder abuse in the community.Trauma Violence Abuse, 2013, 14(4): 316-325.

7. 李洋, 董晓梅, 王声湧. 我国城乡老年人虐待的流行现况及防治措施. 中华疾病控制杂志, 2013, 17(5): 437-441.

第 35 章

老年综合评估

第一节 基本概念

老年人在衰老的基础上常有多种慢性疾病、老年综合征 / 老年问题（geriatric syndrome/geriatric problem）、不同程度的功能障碍和接受多种药物治疗，还有复杂的心理、社会问题。生理、心理和社会因素三者息息相关，共同影响老年人的健康状态，也增加了诊疗难度。传统的医学评估（病史、体查及辅助检查）仅局限于疾病评估，不能反映功能、心理及社会方面的问题，已满足不了老年人评估的需要，要求有一个更全面的评估方法，以发现老年人所有现存的和潜在的问题。

一、定 义

老年综合评估（comprehensive geriatric assessment，CGA）是指采用多学科方法来评估老年人的躯体健康、功能状态、心理健康和社会环境状况，并制订和启动以保护老年人健康和功能状态为目的的治疗计划，最大限度地提高老年人的功能水平和生活质量。CGA 不单纯是评估，也包括评估后的处理，实际上是多学科团队（interdisciplinary teams）的诊断和处理的整合过程。它不同于传统的医学评估，还包括非医学方面的评估，如社会服务评估、社会学衍变而来的智能量表评估、康复医学衍变而来的功能评估等。CGA 强调老年人的功能状态和生活质量。如何全面的评估老年人的健康状况，一直是老年临床医学最具有挑战性的课题之一。其关键是要采用不同于成年人的观点来评估老年人，不仅在诊断疾病的可能性时要有不同的排序，同时也要关注老年综合征，并且要用较精细的量表来评估疾病的进程。年轻人的疾病起病急、恢复也快，而老年慢性疾病则不同，必须用量表来判断病情的细微进展和整体功能。

二、发 展 史

20 世纪 30 年代末期，英国人 Warren 首先提出了老年综合评估的概念。她从综合医院调到一家疗养院后，开始对那些"无救"的老年人进行详细评估并给予适当的康复治疗，结果使多数老年人摆脱了卧床状态，约 1/3 的患者康复出院，因而她提出老年人在入住养老机构前都要接受完整的评估与康复。此后 CGA 的概念逐步被临床所接受。20 世纪 70 年代，在美国退伍军人医院住院的老年人应用了 CGA，后来又用于门诊患者，发现 CGA 能够早期发现老年人复杂的医疗问题，干预后能够降低医疗费用、提高患者的满意度。为了追求老年人更好的健康愿望和较高层次的生活质量，美国国家健康研究院于 1987 年组织相关学科专家共同制定了 CGA 的相关内容，并作为老年医学一种新技术推广应用。经过 70 多年的发展，对各种评估量表不断修订，评估时间逐渐缩短。CGA 在西方国家已得到广泛的应用，现已成为老年病学中不可缺少的工具，也是老年医学的精髓所在。我国人口老龄化进展迅速，开展 CGA 将对提高我国老年病学的专科建设水平和老年人的生活质量具有重要意义。

三、评估目的与意义

CGA 能够及时识别和发现老年人频繁出现的健康问题（老年综合征），并分析哪些干预措施有助于维持老年人的功能水平和独立生活能力，依其医疗、心理和社会需求进行早期干预，目的在于维持功能水平和保证生活质量。老年人独立生活能力是实现社会功能的基本保证。CGA 还有多种目标（表 35-1），能为老年人提供相当多的益处，如提高疾病诊断的准确率、改善日常生活能力和认知功能、提高生活质量、降低医疗需求和费用、改善居住环境的适宜性、增加居家保健和社会服务的利用度等作用。

表 35-1　CGA 目标

1. 更关注预防医学而非急性病医疗	6. 建立医疗协调计划
2. 更关注改善或维持功能水平而非寻求"治愈"	7. 判断长期照护的必要性和地点
3. 为反复就诊、住院且难以随访管理的患者提供长期支持	8. 帮助患者有效地利用医疗资源
4. 为影响健康的疾病提供诊断帮助	9. 避免再次住院
5. 制订治疗和随访计划	

四、评估对象与时机

CGA 的适宜对象是病情复杂（有多种慢性疾病、老年综合征、伴有不同程度功能损害以及心理、社会问题）且有一定恢复潜力的虚弱老年人，因为他们从 CGA 中获益最多，不仅包括会诊，还有治疗、康复、长期随访、病案管理和卫生资源合理利用等方面。虚弱老年人是指具有以下三项之一者：①≥ 75 岁，有心身疾病老年人；②入住医疗、养老机构老年人；③日常生活能力受损老年人。严重疾病（急危重症、疾病晚期、重度痴呆、日常生活完全依赖者）或健康和相对健康的老年人不宜进行 CGA，因为他们不能从中获益。对于健康和较少慢性疾病的老年人，医疗的重点放在疾病预防与健康促进（改变生活行为、调整饮食、注射疫苗和疾病筛查等）。老年人功能状态是动态变化的，受医疗条件、心理状态、视听能力、节制力、营养和社会需要等因素的影响，因而在老年人不同时点进行功能评估是至关重要的。尽管 CGA 可作为常规年度或季度评估，但因该方法费时费力，通常在老年人情况发生变化时进行，如健康状况急骤恶化、功能衰退、居住环境改变、哀伤或遇到其他不寻常的应激事件等。

五、评估地点与人员

评估要考虑到老年人的病情、功能障碍、家庭支持和交通工具等因素。如病情加重而未影响到功能状态，可由社区医师来评估。一旦影响功能状态时，须到老年病医院或其他养老机构进行 CGA。如门诊不能迅速完成，则可能需住院评估。养老机构是进行评估的最佳场所，因为有多学科小组，有较充分的时间，备有床位可让不能久坐或久站的老年人使用。评估内容在不同地方侧重点不同。在医院，首先评估导致老年人入院的急性病和入院前的功能状态，随着病情的好转，应做社会支持和生活环境的评估。由于急性病影响老年人的功能状态，是否需要康复和康复潜在的获益有多大，通常在出院前做 CGA 更为妥当。在养老院，主要针对营养状态、日常生活能力和移动 / 平衡能力进行评估，而工具性日常生活能力则不太重要。在家庭评估主要强调环境因素（居家安全）、功能状态和社交方面等内容。CGA 需要一个多学科小组，通常由老年病医师、护师、药师、康复师、社会工作者等核心成员组成，必要时还需要心理师、营养师、职业治疗师等人员参与。大家集中在一起制定目标、分享资源、承担责任。一个高效的多学科小组的标志是具有灵活性、互相尊重，并始终关注老年人的需求和愿望。多学科小组制订的防治计划比单一专业人员更有效（1+1>2），是照顾老年人的一条捷径。CGA能否成功，取决于医患之间的有效沟通和信任关系。

六、评 估 内 容

包括功能评估、老年综合征评估及社会评估等，具体内容见以下各节。

七、评 估 程 序

老年人的问题是多方面的，而且相互影响，要彻底评估一位老年人是费时费力的。为了使评估过程更有效，可采取以下方法：①少而精的多学科团队；②使用设计良好的问卷，让老年人或照顾者在就诊前填好；③选择合适的筛选工具，因为许多标准化的量表可以帮助评估，但存在潜在的陷阱，选择的量表必须适合于评估的目的和进行的环境；④采用有利于电子化的评估表格；⑤个人档案管理活动与评价过程整合。CGA的程序如下：

（一）寻找合适的患者

选择能从CGA中获益的虚弱老年人作为调查对象，这是CGA成败与否的重要一环。

（二）收集资料

多学科小组共同制订切实可行的调查问卷，由专业人员进行调查。然后将获得的大量资料通过整理归纳出问题表，此表可依病情和诊断的变化而随时修改。问题表要超脱传统疾病的诊断格式，应同时包括短期或长期医疗诊断及问题（危及生命的急性疾病、慢性疾病的急性发作、亚急性和慢性疾病以及老年综合征）、所有影响日常生活功能的症状及危险因子（即使不是疾病诊断）、任何社会状况及过去史，以及可能需要积极干预或对将来处理有影响的因素（如独居）。

（三）多学科小组讨论

组织多学科小组的相关人员会诊，实际上，是对问卷结果进行多学科综合分析的过程。会诊的重点对象是具有复杂问题或可能有日常活动能力减退的高危老年人。会诊目的：①明确目前的健康问题：重点是针对影响预后的主要问题，如可治性的医疗问题及功能状态。老年人的最佳处理就是寻找可矫正的问题并加以治疗，这是老年病医师的首要任务。再多的康复、环境改造或同情心都无法补偿一个遗漏的诊断。②明确治疗目标：有近期目标和远期目标之分。③制订防治计划：分析哪些干预措施有助于维持老年人的功能水平和独立生活能力，拟定一个合理、可行、综合的防治计划，包括药物、饮食、运动、康复、心理、环境及社会等内容，同时要避免不同专业的治疗重复和冲突。如建议较多，应分清主次和先后次序，主要措施是指那些短期内可见明显效果的治疗方法，如停用导致谵妄的药物。老年病医师必须具有较强的组织能力，去整合其他专业人员所提供的评估信息和治疗建议，并结合老年人的实际情况，制订切实可行的防治计划，为老年人提供全方位的服务。④判断预后。

（四）防治计划的实施

应以老年病科医师为主，相关专业人员参与。医务人员的耐心指导、患者的积极参与和家属的支持与监督是取得疗效的关键。

（五）追踪随访

根据老年人问题的复杂程度、治疗方式和预期恢复情况，决定随访时间和细节。若患者无法达到预期的治疗目标时，应分析其可能原因，并作出适当的修正或调整治疗目标。

总之，要达到CGA的最终目标，必须重视以下几点：①评估对象必须是有一定恢复潜力的虚弱老年人；②根据老年人的具体情况制订切实可行的防治计划；③医疗人员、家属及照顾人员共同监督防治计划的实施。④积极随访。

第二节　功 能 评 估

目前，近 20% 的老年人处于部分或完全失能状态，依赖于他人的照料，给家庭和社会带来沉重的负担。传统的医学评估对急慢性疾病的诊疗十分有用，但临床诊断（脑卒中、关节炎等）有时无法体现老年人内在的能力和外在的行为表现，不能反映功能状态。功能是指老年人完成日常生活能力（activity of daily living，ADL），主要包括日常生活能力、移动 / 平衡能力和理解 / 交流能力。功能评估是以提高老年人生活质量和幸福指数为目的，采用定性和定量的方法来评估老年人执行日常生活活动、社交、娱乐和职业等能力。通过评估可以明确老年人日常生活所具备的能力和存在的问题，以便制订防治目标和计划。功能评估是 CGA 的重点，因为功能状态既是评估的内容，又是改进和维持的最终目标。老年医学的最高目标是维持和修复老年人的功能，以维持其独立生活能力。老年医学强调功能是基于以下三点：①功能是判断老年人是否需要医疗和社会服务的重要指标。②反映老年人心身健康状态的最佳指标是功能而不是疾病，因为功能状态较疾病更能预测老年人对医疗和社会服务的需求。③关注老年综合征，老年人的功能改变如跌倒、尿失禁、谵妄等，最能反映在日常生活活动之中，是健康受损最直接、最重要的线索。基于功能评估在老年人中的重要性，已将功能评估列入老年人体查中第六大生命体征（疼痛为第五大生命体征）。老年医学强调功能评估并非比诊断更重要，而是强调两者都是必需的，缺一不可。

一、日常生活能力

ADL 评估不仅是老年人功能状态的指标，也是评估老年人是否需要补偿服务的指标。ADL 可分 3 个层次评估：

（一）基本日常生活活动（basic activity of daily living，BADL）

BADL 表示维持老年人基本生活所需的自我照顾能力，如沐浴、穿衣、梳理、下床、大小便和进食等 6 项，可用 Katz 指数、Barthel 指数量表测定。通常最早丧失的功能为沐浴，最后丧失的是进食，恢复则反之。老年人沐浴功能缺失率最高，通常是需要家人帮助的原因。通过评估可明确 BADL 的缺失，有利于制订治疗目标和治疗计划，尽早进行补救，最大限度地保持老年人的自理能力。自理能力和社会支持程度是决定老年人在家居住还是去养老院的重要因素。老年人如仅存在沐浴部分依赖，家人需提供帮助；如多项功能无法独立完成时，不能独居，需雇用护工或送养老院。

（二）工具性日常生活活动（instrumental activity of daily living，IADL）

IADL 表示老年人在家独立生活能力，包括 BADL 未涉及的内容，如打电话、购物、煮饭、家务、洗衣、使用交通工具、理财、服药等 8 项，可用 Lawton 量表测定。如有 IADL 障碍，应提供相应的生活服务如送餐服务、代购物品等，尽可能维持老年人的独立生活能力。日常生活能力量表可综合评定患者的 BADL 和 IADL，且操作简单，适合于临床使用。

（三）高级日常生活活动（advanced activity of daily living，AADL）

AADL 表示老年人高级功能的活动，如参与社交、娱乐和职业等活动。这是反映老年人整体健康状况的指标。AADL 项目较多，因人而异，暂无相关量表可用，但可通过了解老年人一天的活动安排大致可得知。

各种功能的急性和亚急性变化都是疾病、心理或社会问题的标志。BADL 在反映基本病理损害方面优于 IADL，但 IADL 包括了老年人的学习能力，评估了其能力与外界的相互作用。AADL 受损比 BADL 和 IADL 出现早，一旦发生，就预示着更严重的功能降低，需要进一步做 BADL 和 IADL 的评估。

在上述自我报告量表中，有时因老年人主观原因可能出现高估或低估，而且这些以成绩为基础的量表是为实验设计的，临床并不实用，很难在康复护理以外的专科进行。因此，以执行为基础的量表（起立行走计时试验等）能提供主观测量以外的更多信息，临床应用广泛。若把两者结合起来，将会更准确地预测老年人的预期寿命、失能、医疗费用、养老院护理和死亡风险。

二、移动 / 平衡能力

临床进行功能评估主要集中于老年人的活动能力上，包括移动、步态和平衡等情况，以了解跌倒发生的风险。步态不稳定和跌倒在老年人中很常见，每年有 1/3 的居家老年人和半数养老院老年人发生跌倒，其中 10%~25% 后果严重。跌倒可导致骨折、软组织损伤、脑损伤和死亡，是老年人慢性致残的第三大原因。

（一）筛查问题

"您在近 1 年内有无跌倒或撞到其他物体（墙壁、椅子等）？"回答"是"者则需要做移动 / 平衡能力的评估。

（二）初筛试验

Morse 跌倒危险因素评估量表（FRA）专门用于预测跌倒可能性的量表。由跌倒史、>1 种疾病诊断、行走辅助、静脉治疗、步态、认知状态等 6 个条目组成。总分 125 分，评分 0~24 分提示无跌倒风险；25~45 分为跌倒低风险；>45 分为跌倒高风险。

（三）进一步检查

1. 起立行走计时试验（timed up-and-go test，TUGT）　该试验主要了解老年人的移动能力和步态，适用于能行走的老年人，如行走不稳可使用助步器来测试。让受试者从椅子（46cm 高）起身，尽快往前走 3m，然后转身走回椅子上坐下（共 6m）。记录完成试验的时间，正常人 <10 秒，≥ 15 秒为阳性，20 秒内完成者能独立活动，20~29 秒者有轻度依赖，≥ 30 秒者为重度依赖。还要观察有无坐立不稳、起坐困难、转身不连续、身体摇晃、路径偏移、抬脚高度降低、步幅缩小、走路磕磕绊绊、脚下打滑或几乎跌倒等，如发生跌倒，说明有严重异常。该试验的敏感性为 88%，特异性为 94%。不能完成试验者可见于髋、膝、踝关节病变、下肢或背部肌无力、小脑共济失调、帕金森、脑卒中后遗症等。另一个可替代性评估方法就是测量步速（gait speed），可作为预测将来能力丧失的一个指标。步速是疾病发生的指示灯，老年人正常步速为 0.8m/s，如能在 20 秒内走完 15 米，通常能独立行走。

2. 5 次起坐试验（five-times sit-to-stand test，FTSST）　该试验主要了解下肢肌力。受试者双手交叉放于胸前，从椅子（座高 46cm）上站立并坐下 5 次，尽可能快且不用手臂支撑，完成时间正常 <10 秒。如完成时间 >10 秒或不能完成 5 次起坐，表明下肢股四头肌无力，跌倒风险高，对预测将来发生功能障碍很有价值。

3. 改良 Romberg 试验　该试验主要了解平衡功能。让受试者先两脚分开站立，与肩同宽，如能保持平衡，可依次并脚站立，前后半脚站立，前后脚站立，每一步骤分别评估睁眼和闭眼的平衡性，记录维持平衡的时间，正常 >10 秒。如 10 秒内不能维持平衡者，跌倒风险增加。睁眼时不能维持平衡，提示视觉平衡能力受损；闭眼时不能维持平衡，则提示本体感平衡能力受损；睁眼、闭眼都不能维持平衡，提示小脑病变。

4. Tinetti 步态平衡量表　上述定性试验异常时，应进一步做此量表。它不仅可检测有无行动障碍，而且能量化其严重程度，辨别出步态和平衡项目中最易受影响的部分，有利于制订治疗计划。步态测试最高分 12 分，平衡测试最高分 16 分，总分 28 分；<19 分者跌倒风险高，19~24 分有跌倒的可能性。

三、理解 / 交流能力

（一）视力障碍

20%~30% ≥ 75 岁的老年人存在视力障碍，屈光不正、白内障、黄斑变性，糖尿病视网膜病变和青光眼是导致老年人失明的最常见原因。视力障碍不仅引起跌倒和车祸、消耗大量医疗资源，而且引起日常活动功能严重受损、生活质量降低。实际上，视力障碍比痴呆、谵妄、抑郁等老年综合征更糟糕。

1. 筛查问题　您看电视、看书等日常活动时，会因视力不佳而受影响？有影响者应做初筛检查。

2. 初筛试验　标准对数视力表进行检查，让受试者在 5m 远的地方读视力表，必要时可戴矫正视力的镜片。手持式卡如 Rosenbaum 视力筛查表（Rosenbaum Pocket Vision screener），应距受试者眼睛 35cm

处进行阅读。这些对判断近视或远视有帮助。异常者应做进一步检查。

3. 进一步检查 通过相关专科检查，明确病因，以便进行环境、药物和手术等干预，改善视力，提高生活质量。

（二）听力障碍

听力障碍是老年人第四位常见慢性病。30%~50% 老年人有听力障碍，可分为神经性耳聋（耳蜗疾病引起）、传导性耳聋（声音向内耳传导障碍）和混合性耳聋。听力障碍是一种良性疾病，但会对生活质量产生深远地影响。听力障碍与认知障碍和活动能力减退有关，还可产生家庭不和、脱离社会、丧失自尊心、抑郁等心理问题。此外，还影响医患交流，使询问病史和卫生宣教变得更困难。

1. 筛查问题 即低语试验，在受试者侧面距耳朵 15~30cm 处轻声说一个数字，然后让受试者重复。如听不到者应做初筛检查。

2. 初筛试验 简易老年听力障碍量表（hearing handicap inventory for elderly-short version，HHIF-S）：这是用于评价听力障碍对社会功能影响的工具，共 10 题，总分为 40 分，>24 分为重度听力障碍；耗时 5 分钟，总精确度 75%。异常者做进一步专科检查。

3. 进一步检查 如外耳道检查、听力测量仪、韦伯试验和林纳试验等，以确定是否需要配助听器、药物治疗和手术干预。

（三）认知能力

老年人认知功能减退很常见，可见于痴呆、谵妄、抑郁、语言障碍、注意力不集中、文化水平低下等。痴呆在老年人中很常见，>65 岁患病率 6%，>80 岁为 30%。由于病程进展缓慢，单凭简单的病史和方位测试不足以确诊。研究表明，37%~80% 痴呆未被临床诊断，但使用筛选工具则能检出，提示不用筛选工具则难以发现认知功能障碍。

1. 筛查问题 近期记忆减退是痴呆的首发症状，因此一个最佳的筛查问题就是先让受试者听 3 个不相关名词（国旗、皮球、树木），如 1 分钟后不能正确复述，需要做认知功能评估。另一个可选策略是在复述 3 个名词的基础上，再增加定向力测定（今天是星期几、几月、哪一年等），如出现 ≥ 3 个错误，诊断痴呆的敏感性和特异性近 90%。另一个评估执行能力的有用方法就是让受试者在 1 分钟之内尽可能多的说出四条腿动物的名称，如 <8~10 个动物名称或重复说出动物名称视为异常，需进一步评估。

2. 初筛试验 ①简明精神状态检查量表（mini-metal status examination，MMSE）：此量表广泛用于痴呆的筛查，主要检测定向力、注意力与计算力、记忆力、语言能力及视觉空间能力等。其敏感性 80%~90%，特异性 70%~80%。总分 30 分，若初中文化以上 ≤ 24 分、小学文化 ≤ 20 分、文盲 17 分时，提示认知功能损害。②痴呆简易认知评价（mini-cognitive assessment for dementia，Mini-Cog）：这是近年来被证实为痴呆筛查的有效工具。先让受试者听 3 个不相关名词（国旗、皮球、树木）；再做画钟试验（clock drawing test，CDT），主要检测组织能力和视觉空间能力，可反映额叶、颞顶叶的功能，而这两方面又是 MMSE 所涉及较少的），先画一个表盘，再填上数字，然后标出 11：10（正确记 2 分，有一处不正确为 0 分）；然后复述 3 个名词（3 分）。总分 5 分，0~2 分为阳性，需进一步评估，3~5 分为阴性。与 MMSE 相比，Mini-Cog 对非英语和高中以下的人群也具有很高的敏感度和特异性。

3. 进一步检查 上述结果异常提示有认知功能损害，但不能诊断为痴呆，因为有其他因素的影响，需要做进一步检查。初筛试验有认知功能障碍时，应进一步了解发生时间、速度以及对工作、生活的影响，可做认知功能筛查量表（cognitive assessment screening instrument，CASI）。了解痴呆严重程度可用临床痴呆量表（clinical dementia rating，CDR）。在评估痴呆原因时，除生化及神经影像学外，还要做哈钦斯缺血量表（Hachiski ischemic score，HIS）评估血管性痴呆的可能性。对可疑痴呆者，需要有明显智能下降并足以影响到患者的生活或工作方面的证据才确定痴呆的诊断。

谵妄是一种急性脑功能下降，伴波动性认知和意识障碍。由于大脑储备功能随增龄而明显降低，老年人谵妄患病率非常高，住院患者为 25%~50%，重症监护室可高达 80%。谵妄是住院老年人最常见的老年综合征之一，一旦发生，护理难度、住院时间、医疗费用、并发症和病死率都明显增加，应视为一种内科急症，需要及时准确地识别。由于谵妄的临床表现多样化和波动性，不易被临床医师所识别，其误诊和漏诊率高达 32%~67%。因此，谵妄是值得老年医学高度关注的临床问题。多个指南建议对具有危险因素的老年住院患者进行谵妄的常规筛查。①通过 3 个单词的记忆测验和数字广度测验，了解患者短时记忆力和注意力。②向家属和相关医务人员了解病情变化和被动情况。③进行谵妄量表（confusion assessment method，CAM）测定，这是谵妄一个简单、有效的筛选工具，其敏感性和特异性分别为 94% 和 89%，已成为老年病科医师用来诊断谵妄的最常用工具。若符合下列四项中的前两项及后两项之任一项即可视为谵妄。①急性发作且病程波动；②注意力不集中；③无组织的思考；④意识状态改变。诊断谵妄后，应做实验室及影像学等检查进一步分析其病因，以便及时干预，改善预后。

第三节　老年综合征评估

老年综合评估（comprehensive geriatric assessment，CGA）通过大量评估工具能够识别和发现老年人的健康问题，甚至超越了疾病临床表现的作用，但并不能替代病史询问、全面的体格检查和必要的辅助检查。CGA 本身就包含了利用传统医学评估方法对急慢性疾病进行诊断评估，在此基础上进一步关注老年人的整体健康状况，确定目前主要的医疗问题，制订恰当的处理策略，确保各种慢性疾病能得到合理规范的治疗。

老年综合征是指多种因素作用于多系统受损的老年人而发生相同的一种症状（老年问题）或一组症状（老年综合征），且不能确定其发病部位，也无法用传统的病名来概括，需要全方面的评估和对症治疗的老年特有病态。常见老年综合征 / 老年问题包括跌倒、尿失禁、谵妄、痴呆、抑郁、失眠、慢性疼痛、营养不良、肌少症、衰弱、压疮、视力障碍、听力障碍、多重用药、物质滥用、受虐等。老年综合征具有多因素所致、起病隐匿、治疗困难和趋于致残等特征，是影响老年人日常生活最重要的疾病，现已成为老年医学的核心内容之一。老年综合征是老年人发病的一个早期信号，及时诊疗可提高生活质量和降低医疗成本。在人力和时间有限的情况下，为了有效地发现老年人的健康问题，问诊时可将老年综合征 / 老年问题以问题为导向的方式，融入传统病史询问和查体之中，以筛查出老年人的健康问题，再做详细的评估。Moore 等学者建立了简易老年病学筛查评估表（表 35-2），对于筛查老年人一些可治性问题十分有用。老年综合征 / 老年问题多达 30 多种，下面扼要介绍几种。

表 35-2　简易老年病学筛查评估表

问题	评估方式	异常	处理方式
视力	1. 您从事日常活动（看电视、看书、开车）时，会因为视力不佳而受影响吗？ 2. 视力量表检查（Snellen chart 或 jaeger card）	回答：是 >20/40	专科检查
听力	1. 在患者侧方距耳朵 15~30cm 处轻声说话 2. 听力测量仪设定在 40 分贝，测定 1000 及 2000Hz 时的听力	听不到 任一耳听不到其中的频率	耳垢积塞否，若清除后仍听不到需专科检查
上肢功能	1. 双手举起放于头部后方 2. 拿起笔	无法完成	进一步关节检查 考虑康复
下肢功能	要求患者执行下述动作并计时：从椅子起身，尽快往前走 3m，再转身走回椅子，然后坐下	动作过程出现问题无法于 15 秒内完成 跌倒	平衡及步态评估 考虑康复
尿失禁	1. 在过去 1 年中，您是否有不自主漏尿而弄湿裤子的情形？ 2. 不自主漏尿的总天数是否超过 6 天以上？	回答：是	尿失禁评估
营养状态	1. 过去半年间，您的体重是否有减轻 >5%？ 2. 测量体重、身高、计算体重指数（BMI）	回答：是 BMI<18.5kg/m^2	营养评估

问题	评估方式	异常	处理方式
记忆	请患者记住 3 个名词，1 分钟后再询问	无法说出 3 个名词	简易智能量表
抑郁	您是否常觉得难过或忧郁？	回答：是	老年抑郁量表
活动功能	你执行下述活动是否有困难：费力活动（快走、骑脚踏车）、粗重的家务（如擦窗户或地板）、购物、洗澡或穿衣	回答：是	功能性评估 康复评估 环境评估

一、抑　　郁

老年人抑郁症很常见，社区老年人抑郁症发生率为 10%~32%，躯体疾病老年人高达 50%。老年人抑郁症表现不典型，可被认知损害、帕金森病所掩盖，诊断有一定的难度。

（一）筛查问题

一句简单的询问可作为筛查手段，如"您是否经常觉得悲伤或压抑？"，回答"是"者需做情感状态的评估。亦可选择患者健康问卷 -2（patient health questionnaire-2，PHQ-2）作为筛查问题，如 2 题总分 ≥ 3 分提示有抑郁风险，应进一步检查。

（二）初筛试验

临床上一直采用老年抑郁量表（geriatric depression scale，GDS）作为评估工具，原版 GDS-30 以 ≥ 11 分诊断抑郁症的敏感度为 84%，其特异性 95%。由于调查内容太多，后来简化为 GDS-15，以 ≥ 7 分作为诊断界值，其敏感度 72%，特异性 57%。还进一步简化为 GDS-5 和 GDS-4，其信效度与 GDS-15 相当，但临床上仍采用 GDS-15 为多。近年来，PHQ-9 被迅速用于筛查抑郁症，≥ 10 分诊断抑郁症的敏感性和特异性均为 88%。

（三）进一步检查

如抑郁是否由于疾病或药物引起？是否存在其他精神病？伴发病对抑郁症治疗有哪些影响？有无自杀风险？这都需要详细询问病史、全面体查及必要的辅助检查，进行综合分析。

二、营 养 不 良

老年人由于慢性病、失能、贫穷、咀嚼困难、社会隔绝和多重用药等原因，营养不良患病率非常高，社区老年人为 15%，住院老年人为 30%~40%，养老院可高达 50%。营养不良可延长住院时间，增加并发症发生率、病死率和再入院率，还可导致压疮、肌少症和衰弱等老年综合征。因此，临床要重视老年人营养不良的筛查。

（一）筛查问题

"您在 6 个月内体重减轻 >5% 或体重指数 <18.5kg/m² ？"，回答"是"者应做初筛试验。

（二）初筛试验

由于传统单一营养评价指标的局限性，目前多提倡采用综合性营养评价指标，以提高其敏感度和特异性。①简易营养评价精法（mini-nutritional assessment-short from，MNA-SF）：MNA 是一种专门为老年人设计的营养评价方法，在国外得到广泛应用。它既能诊断营养不良、预测营养不良风险，又能作为营养干预的评价指标。由于 MNA 涉及四大类共 18 个项目，调查较烦琐，后来将其简化为 6 项，称为 MNA-SF。与 MNA 相比，有相似信效度，简便易得，比较适用于临床。MNA-SF 总分 14 分，<7 分为营养不良，7~11 分为营养不良风险，≥ 12 分为营养良好。②营养风险筛查 2002（nutritional risk screening 2002，NRS 2002）：主要用于住院患者进行营养不良风险筛查，为营养支持提供依据，同样也适用于住院老年患者。NRS 2002 包括疾病严重程度、营养状态及年龄等三个部分。总分为 7 分，≥ 3 分提示存在营养不良风险，需要营养支持，改善预后；<3 分应定期筛查。

（三）进一步检查

如血清白蛋白、前白蛋白、胆固醇、血红蛋白及淋巴细胞计数等项目，以便进行综合分析。

三、肌　少　症

老年人因衰老、运动少、营养不良、慢性病控制欠佳等原因，导致肌少症患病率高，>60 岁为 10%，>70 岁为 20%，>80 岁可达 30%。肌少症使老年人更容易发生跌倒、失能、住院、死亡等不良事件，且临床表现不典型，应加强筛查。

（一）筛查问题

"您从床或从椅子上起身有无困难？"或"您过去 3 个月内有没有因为食欲、消化、咀嚼或吞咽等问题而减少食量？"，回答"是"者应做初筛试验。

（二）初筛试验

肌少症筛查问卷是针对身体活动能力下降的相关问题而设计的，主要用于社区老年人肌少症的筛查。该问卷包括肌力（Strength）、步行辅助（Assistance in walking）、从椅子上起身（rise from a chair）、上台阶（climb stairs）及跌倒（falls）等 5 个条目，（由这个条目的英文首字母命名为 SARC-F 问卷）。每个条目 0~2 分，总分 0~3 分表明无肌少症风险，4~10 分表示存在肌少症风险。

（三）进一步检查

1. 6 米日常步速　从静止开始，以平常步速向前行走 6 米，计算步速。以 <0.8m/ 秒表示身体活动能力降低。

2. 握力测定　采用电子握力仪测量优势手的握力，以男性 <26kg、女性 <18kg 代表肌力下降。

3. 肌容积测定　结果用肌容积指数 [肌容积（kg）/ 身高（m^2）] 表示。双能 X 线吸收测量法（DXA）男性 <7.0kg/m^2、女性 <5.4kg/m^2，或生物电阻测量法（BIA）男性 <7.0kg/m^2、女性 <5.7kg/m^2，表示肌容积减少。

欧洲肌少症诊断标准：只有肌容积减少，而步速和握力都正常，诊断肌少症前期。肌容积减少加上步速减慢或握力降低，诊断肌少症。肌容积减少，伴步速和握力都降低，诊断重度肌少症。

四、衰　　弱

衰弱是以身体活动能力降低和易损性增加为特征，不仅微小刺激可导致病情恶化，而且进行常规医疗干预风险也大。衰弱是老年人一种失能前状态，极易导致跌倒、失能、急性病、住院、医源性问题、死亡等不良事件。衰弱又是各种老年综合征的共同通路，严重影响生活质量，对健康预期寿命构成重大威胁，是老年医学的核心。由于临床表现不典型，常被误为衰老，应加强筛查与识别。

（一）筛查问题

"没有别人帮助，您是否很难完成大部分日常活动？"或"您是否食欲变差，吃的比以前少？"，回答"是"者应进一步评估。

（二）评估方法

1. Fried 衰弱标准　由原因不明的体重下降、疲乏、握力降低、步速减慢和体力活动减少等五项组成。判断标准：0 项表示无衰弱，1~2 项为衰弱前期，≥ 3 项诊断为衰弱。该方法虽排除了帕金森病、卒中史、认知损害和抑郁等慢性病，也未包括其他系统功能障碍以及部分变量不易测量等缺点，但仍然是目前临床应用最多的衰弱评估方法，可用于社区和住院老年人的评估。

2. FRAIL 量表　该量表包括疲劳感（fatigue）、阻力感（resistance）、活动少（ambulation）、多病共存（illniess）和体重减轻（loss of weight）等五项，由这 5 项英文首字组成 FRAIL 量表。判断标准：0 项表示无衰弱，1~2 项为衰弱前期，≥ 3 项诊断为衰弱。该量表简单，适合于临床快速评估。

第四节 社 会 评 估

老年人往往不仅有多种慢性疾病和老年综合征，接受多种药物治疗，而且还常合并有复杂的心理和社会问题。他们多不清楚这些心理社会问题，更很少主动向他人求助，但对管理计划的制订将会产生重要的影响。因此，医务人员应努力提高对老年人社会问题的敏感性。社会评估是一项费时、费力的工作，但详细、准确的评估可以帮助我们更好地了解老年人的社会支持情况、社会文化状况、经济情况、照顾者负担以及居家环境的安全性等，针对性予以干预支持和环境改造建议。

一、社 会 支 持

社会支持是指个体从社会支持网络获得的心理上和物质上的支持性资源，良好的社会支持一方面可以对应激状态下的个体提供保护，增强个体对压力的适应和应对能力，另一方面对维持一般的良好情绪体验具有重要意义。社会支持可来源于家人、朋友、同事和健康从业人员等。对于无法独立生活的老年人，家人和朋友能否提供帮助是决定可以居家养老，还是需要入住养老院的重要因素。即便是健康老年人，也需要了解老人如果患病后由谁来照顾，以便提早明确这些社会支持问题。

社会支持包含两类，一类是客观的或实际的支持，包括物质上的直接援助、社会网络和团体关系的存在和参与，另一类是主观的、体验到的情感上的支持，即个体在社会中被尊重、理解、支持的情感体验和满意程度。但个体对社会支持的利用存在很大差异，有的人虽可获得支持，却拒绝别人的帮助。因此，对社会支持系统的评估要把对支持的利用情况作为评估的第三维度。

评估老年人社会支持系统可采用肖水源设计的社会支持评定量表（social support rating scale，SSRS）。该量表包含客观支持、主观支持和对支持的利用度 3 个维度，共 10 个条目，设计合理、有效、简便，条目易于理解无歧义，具有良好的信度和效度，适合我国人群使用。3 个维度总得分越高，说明社会支持程度越好。

二、社 会 文 化

应了解老年人的文化背景、生活习惯、习俗、是否有宗教或其他信仰等。在任何情况下，老年人的文化、宗教信仰都要受到尊重。生前预嘱也是老年医疗护理服务的重要内容。一方面，老年人可因认知损害、急性疾病等不能对医疗作出表态，需要事先讨论老年人对医疗护理的总目标和选择，并指定代理人。另一方面，老年人面对临终时，应了解其对死亡的态度，是否愿意接受高级生命支持（如呼吸机、气管插管等）。有时需要进一步讨论延长生命、生活质量和生命支持的经济负担等内容。目的是充分尊重患者的知情权和自主权，帮助患者减轻痛苦，有尊严地离开，并合理利用医疗资源。

三、经 济 状 况

经济情况是决定老年人能否得到适宜医疗和生活照护的重要因素，对老年人的物质生活和文化生活有着广泛的影响。医务人员需要了解老年人收入能否满足其个人需要、是否需要他人支持。目前我国老年人经济支持主要来源于离退休金、国家补贴、家人供给、养老保险。可以询问一些简单的问题了解其经济情况，如"您的经济来源有哪些？"，"家庭有没有经济困难？"，"您的医疗费用支付形式是什么？"等。

四、照 顾 者 负 担

大于 75 岁的老年人与社会隔绝是很普遍的，当体弱多病时常需要照顾者。如果忽视对照顾者的照护，可能引起他们生理、心理的变化或疾病，进而影响对被照顾老年人的照护，使之活动减少、病情康复减缓甚至恶化。因此，医务人员应对照顾者的能力、工作量、被接受程度、需求等进行评估，并重视照顾者关注的重点问题，如询问照顾者"您在照顾这位老年人时，最担心的是什么？"。必要时可用照顾者负荷量表（caregiver burden inventory，CBI）评估。该量表共 5 个维度，24 个条目，从时间、发展、社交、生理、心理方面全面有效地评定照顾者负担，得分 0~96 分，得分越高，说明照顾者负担越重。

五、居家环境

功能状态是由老年人自身能力和外在环境共同决定的，因此，必须重视老年人所处的环境。环境评估包括环境的安全性和资源的可利用性。尤其对于衰弱和有活动或平衡障碍的老年人，需重点评估居家环境的安全性。有研究表明：近一半的家中跌倒与居家环境危险因素有关，对不能独自活动的老人来说，居家安全是预防跌倒的关键和基本措施。老年人居家环境设计最重要的是无障碍，方便老年人使用，基本要求如下。

（一）出入口

设置为斜坡，以方便轮椅使用者出入。斜坡倾斜角度 5° 左右，或每增长 30cm 坡度升高 2.5cm；两侧设 >5cm 高的突起围栏，以防轮子滑出；内外设 1.5m×1.5m 的平台与斜坡相接。老年人宜居住电梯房，如为楼梯房，楼梯间应注意光线充足，并设扶手。

（二）房间布置

房间尽量选择朝南或东南方向，设窗帘，多人间应有隔帘，以免灯光或阳光过强影响老人的休息及睡眠。门宽最好 >85cm，便于轮椅通过；以轨道式推拉门为宜，以方便视力障碍者、偏瘫和截瘫患者使用。地面应防滑、洁净。房间内的设施要简单实用，家具尽量靠墙摆放，不要在老年人常经过的地方摆放物品。家具以圆角为宜，避免锐角。座椅应硬度适宜，稳固并带扶手，便于老年人起坐。设床头灯或夜灯，以便老年人夜晚的行动。偏瘫的患者常发生半侧空间忽略和半侧身体忽略，故应将床头柜放在患侧，可促使患者转头看放在床头柜上的东西，并移动健侧上肢横过身体中线取所需物品。

（三）床的选择

注意床高矮合适，床垫软硬适中，最好配备活动床栏，便于老年人上下床。不能下床者，宜配置床上用餐的餐板或移动餐桌。被褥以棉质浅色为宜，便于观察异常情况。对于大小便失禁的老年人，必要时可加用中单或垫巾。

（四）卫生间设置

以坐式马桶为宜，两侧设扶手。沐浴设备可选用带扶手的浴椅或浴缸，浴缸和地板底部应放置防滑垫。洁具宜采用白色，便于观察排泄物异常状况。卫生纸、肥皂等清洁用品应放在老年人方便取用的地方。卫生间最好配置呼叫器，便于老年人及时呼叫照顾人员。

医务人员应了解老年人居家环境设置的基本要求，以老年人的活动范围为主进行评估，必要时可采用居家环境安全评估表，由老年人及家人填写。通过评估可开出环境改造的处方，如增加门的宽度、设置坡度，以便轮椅出行；移除可能导致老年人跌倒的物品如地毯；安装扶手、拉杆、升降马桶、防滑垫、电话和呼叫铃等，以提高环境的安全性。在资源可利用性方面，主要是评估失能老年人需要何种生活服务，如送餐服务、整理家务、代购物品、医疗护理等项目。目的是尽可能为老年人提供必要的帮助，维持其独立生活能力。

六、生活质量

生活质量是指不同文化和价值体系的个体对与他们的目标、期望、标准以及关心的事情有关的生活状况的体验。它是一个与个人躯体健康状况、心理状态、社会关系、个人信仰和所处环境等都有密切关系、内容复杂的概念，反映了个体客观的物质和精神生活状况的水平，也是现代医学衡量医疗护理措施有效性的重要指标。现代老年医学主张，应从目前的慢性病治疗模式转向失能预防模式，强调改善功能、延缓病情恶化和失能、防止并发症，提高老年人独立生活能力，这是老年医疗保健的最大特点。人们不再只是追求延长寿命，而是提高生活质量。任何一次诊疗护理措施都要权衡利弊，考虑对生活质量的影响。

按照评估目的和内容的不同，生活质量的评定有不同的方法，包括访谈法、观察法、主观报告法、标准化量表评定法等。其中标准化量表评定法具有客观性强、可比性好、标准化和易于操作等优点，是目前广为采用的方法。常用生活质量评估量表有简易健康调查量表（short form-36 health survey，SF-36）、诺丁汉健康量表、世界卫生组织生存质量测定量表、生活满意度指数、老年幸福度量表等。其中，SF-36 测量的范围广泛，包括躯体功能、躯体角色、机体疼痛、社会功能、心理卫生、情绪角色、活力和总体健康状况等 8 个领域，共 36 个条目。具有信效度高、评价方法程序化等优点，已广泛用于临床和科研领域。

（蹇在金）

参 考 文 献

1. 蹇在金.老年综合评估.中华老年医学杂志,2012,31(3):177-181.

2. 宋岳涛.老年综合评估.北京:中国协和医科大学出版社,2012:21.

3. 郝秋奎,李俊,董碧蓉,等.老年患者衰弱评估与干预中国专家共识.中华老年医学杂志,2017,31(3):251-255.

4. 陈锦贤.老年医学临床实践.北京:中国协和医科大学出版社,2018:7.

5. Solomon DH.Geriatric assessment:methods for clinical decision making.JAMA,1988,259(16):2450-2452.

6. Carlson C,Merel SE,Yukawa M.Geriatric syndromes and geriatric assessment for the generalist.Med Clin North Am,2015,99(2):263-279.

7. Wang SY,Shamliyan TA,Talley KM,et al.Not just specific diseases:systematic review of the association of geriatric syndromes with hospitalization or nursing home admission.Arch Gerontol Geriatr,2013,57(1):16-26.

8. Shi Q,Warren L,Saposnik G,et al.Confusion assessment method:a systematic review and meta-analysis of diagnostic accuracy.Neuropsychiatr Dis Treat,2013,9:1359-1370.

9. Laflamme GY,Rouleau DM,Leduc S,et al.The timed up-and-go test is an early predictor of functional outcome after hemiarthroplasty for femoral neck fracture.J Bone Joint Surg Am,2012,94(13):1175-1179.

第 36 章

老年围手术期评估和管理

第一节 老年外科患者

人口老龄化是指总人口中因年轻人口数量减少、年长人口数量增加而导致的老年人口比例相应增长的动态。国际上通常把 60 岁以上的人口占总人口比例达到 10%，或 65 岁以上人口占总人口的比重达到 7% 作为国家或地区进入老龄化社会的标准。老年人由于全身生理功能降低，同时并存多种疾病，对外科手术的耐受能力较差，手术的风险普遍比青壮年高。近年来越来越多的手术已不再将高龄作为手术的禁忌，但老年人的围手术期风险却远远高于年轻人。针对老年患者进行围手术期评估和管理尤为重要。

第二节 年龄如何增加手术风险

衰老是自然界存在的一种生物学法则，是生物体在整个生命周期中随时间进展表现出的形态和功能不断衰退的变化过程。衰老涉及多个环节的、复杂的生物学过程，可分为生理性衰老和病理性衰老。两者往往同时存在，相互作用，形成一系列复杂变化，很难严格区分。衰老受个体和外界环境影响很大，其速度、状态在不同个体存在明显差异。随着年龄的增长，尤其是步入老年阶段，人体的各项生理功能会逐渐下降，各个器官系统都会出现不同程度的生理或病理性变化，许多疾病的发生率明显增高，或是出现一些特征性的病症。

老年的急性疾病，如脑卒中、感染、骨折等，常较年轻患者病情重、并发症多、恢复慢、预后差，病死率也更高。老年慢性疾病，如心脑血管病、肿瘤、退行性疾病等，已成为影响老年人健康的最主要威胁。这类疾病在老年人中发生率更高，具有多种特征及不可逆的病理变化，病情常进行性加重，也可出现急性发作。老年人也可出现一些特有的病症，如认知障碍、跌倒、尿失禁等，这些病症的发生与组织、器官出现退行性改变有着非常密切的关系。临床上许多老年人常常多种疾病共存，一些症状或体征可能又不典型，病情复杂而且变化迅速，并发症多、药物的耐受性差、不良反应多。

老年人起病隐匿，与老化表现难以区分，往往延误诊断。由于感官功能下降、理解力下降，增加了沟通难度。临床表现不典型：由于慢性病之间的相互影响，造成病理机制和临床表现不一致，难以评估单一疾病的临床表现和严重程度。如衰弱高龄老年人肺部感染时，并不表现为发热、咳痰，而是出现纳差和谵妄。诱因不同：如肺部感染可以与吸入有关。检验或检查的参数不同：如血肌酐值不能反映老年人的实际肾功能情况，老年人的血压和血糖管理的达标值均高于成年患者。

诊疗过程还需考虑患者的意愿，家庭与社会的支持。老年患者有不同的文化背景、宗教信仰、价值观和世界观，这些决定了患者的意愿，影响医疗决策的制订。另外，家庭支持、社会支持、保险的差异和变化，影响诊疗行为和干预方案的制订与治疗的依从性。

第三节　具 体 因 素

一、机体退行性改变

老年人神经系统呈退行性改变，储备功能降低。在增龄变老的过程中，老年人常可表现出某些神经功能不全。例如，短程记忆能力降低，视、听、嗅等方面反应减弱，计算和快速理解能力逐渐下降，反应时间延长，迅速回忆信息的能力降低。最近的研究认为，在健康的老年人甚至到80岁以后长程记忆、信息储备、理解能力仍可保持良好。一般认为老年人心功能降低，心排血量可较青年人减少30%~50%。55岁以后每增加1岁，心排血量减少1%，心脏指数减少0.8%。但有人对完全健康的老年人进行检测时发现，在30~80岁期间，静息时心排血量、心脏指数与年轻人无明显差异。由于老年人心室肥厚，心室腔的弹性降低，舒张期充盈较慢，故更多依赖心房收缩，舒张功能障碍是老年人血流动力学功能不全的常见原因。诊断心脏舒张期功能障碍是通过心导管或超声心动图检查，血清 B 型心房利尿钠肽（brain natriuretic peptide，BNP）轻度升高也可以提示。75岁以上的老年患者轻度舒张功能障碍可达52.8%。呼吸系统的功能随年龄增长而减退，特别是呼吸储备和气体交换功能下降，在59岁以后呼吸功能减退明显，但女性减退较轻。由于通气调节功能改变致老年人高二氧化碳和低氧的通气反应降低，表现为潮气量增加不足，而通气频率仍维持在原水平，致分钟通气量无明显增加，极可能是呼吸中枢本身功能改变所致，易造成低氧血症，引起心律失常、心绞痛发作甚至心力衰竭。由于老年人气道、肺实质的改变，加之随年龄增加胸壁僵硬程度增加，以致老年人在应激时易发生低氧血症、高碳酸血症和酸中毒，围手术期应注意监测，维护和支持呼吸功能，防止呼吸并发症和呼吸衰竭的发生。所有老年人糖耐量均降低，其原因可能为胰岛素抵抗或胰岛素功能不全，也可能与年龄的增加所致肌肉等无脂肪组织减少，减少了储存碳水化合物场所有关。因此在围手术期对老年人不应静脉输用大量含糖液体。老年人肝脏重量减轻，肝细胞数量减少，肝血流也相应降低。

二、免 疫 因 素

老年人的免疫功能随年龄增长而下降，这就增加了对感染的易感性，还可产生自身免疫现象，表现为生成自身抗体或产生自身反应性 T 细胞，引起多器官的损伤而衰竭。免疫功能的下降主要是 T 细胞功能变化，包括增殖反应、细胞毒性、白细胞介素 -22 分泌和迟发过敏反应降低。而体液免疫反应在老年变化较小。

三、营 养 因 素

随着年龄的增加组织吸收和脂蛋白的利用减少，因而发生了清除障碍。同时脂肪合成酶的活性增强，而分解酶的活性降低，老年人脂肪组织中脂肪积累增多，许多细胞膜的脂肪含量也增多。老年斑就是脂质过氧化物脂褐素引起的。在衰老过程中，氨基酸转化速度明显变慢，故蛋白质合成代谢降低，包括酶和激素的生成。老年人的糖代谢明显降低，实验显示老年鼠脑线粒体的丙酮酸与 β2 羟丁酸的氧化物均随增龄而下降。同时，人体的糖耐量亦随增龄而下降。人体水分总量随年龄增高而减少，如从体液的分布看，则主要是细胞内液的减少。其原因是由于肾功能因肾小动脉硬化和肾小球破坏而发生了改变，从而不能调控水的平衡。细胞外液的主要成分钠和氯的总量没有年龄差异，但细胞内液的主要成分钾、镁和磷的总量却随老年细胞内液的减少而降低，从而影响细胞外液的渗透压及酸碱平衡，故老年人易发生脱水、水肿等现象。又因老年人对口渴不敏感，故补充充足的水分十分必要。

四、合 并 症

心血管疾病是老年人最常见的疾病，主要有高血压、冠心病、心律失常等。糖尿病可导致术后并发症发生率增高，易出现伤口感染、伤口不愈合等。老年人住院时常伴随呼吸系统疾病。老年人呼吸系统疾病主要为慢性支气管炎，肺气肿、肺心病，全麻对呼吸道、肺的刺激使呼吸道分泌物增多，肺活性物质减少，几乎所有患者存在双肺弥散的容量性肺不张和肺顺应性降低，食管下端括约肌张力减退易引起误吸导致肺部感染。老年外科患者约 30% 患有肾功能不全。

第四节 术 前 管 理

一、术 前 评 估

（一）病史及体格检查

了解患者既往是否有心脏、肺部及肝肾疾病等及其治疗经过，既往手术史、术中、术后的情况。有无饮酒、吸烟嗜好等。很多老年人因患多种疾病而同时应用多种药物。有研究表明，65 岁以上的老年人超过 90% 每周至少使用 1 种药物，40% 用 5 种或以上，12%~19% 用 10 种或以上药物，如降压药、β 受体阻滞剂、激素、利尿药、抗生素、单胺氧化酶抑制药、安眠药等，增加了治疗的难度。术前应了解治疗用药史，包括应用何种药物、用药时间、用量及反应情况，有无过敏史等。受体阻滞剂如无禁忌，应用至手术当日，可减少心血管系统并发症。冠状动脉介入治疗（percutaneous transluminal coronary intervention，PCI）术后的患者需双重抗血小板治疗，此类患者非心脏手术围手术期处理应由外科医师、麻醉医师和心内科医师共同商议，权衡出血风险和支架内血栓形成风险，针对患者不同的情况作出个体化决策。

术前常规对患者重要脏器做详细检查，观察患者的一般情况、精神状态、神志、瞳孔大小，体位及皮肤黏膜是否黄染。注意脉率、节律，必要时测双上肢血压。注意有无慢性心力衰竭的症状，如颈静脉怒张等。当患者年龄为 70 岁或以上时，实验室检查结果都有不同程度的异常。预测老年人术后不良后果最重要的因素不是特定实验室检查的异常结果，而是患者的 ASA 分级和外科手术本身的风险。

（二）呼吸系统评估

年龄增长对肺脏的影响包括结构和功能的进行性改变，引起呼吸系统的储备减少，容易发生低氧血症、高二氧化碳血症和酸中毒。对于合并肺部疾病的患者，术前应做肺功能和血气分析检查。肺功能检查有助于鉴别阻塞性或限制性肺疾病，预测术后呼吸系统并发症的风险。动脉血气分析有助于判断呼吸功能障碍的程度及类型。另外老年人呛咳、吞咽等保护性反射下降，易发生反流误吸性肺炎。

（三）心脏功能评估

对老年人来说，心脏危险评估的关键是对当前心功能状态的评价。对疑有心血管疾病的患者应行心脏超声、冠状动脉 CT、冠状动脉造影或心肌核素检查，以明确诊断并评估心功能。对心律失常或心肌缺血患者应行动态心电图检查。对于高血压患者择期手术应明确有无继发心、脑、肾并发症。患者如已植入起搏器，需了解起搏电极的位置、起搏方式、设定条件等，术前可请专科医师检查起搏系统是否正常工作、有无并发症、电池是否将要耗竭等。

（四）神经系统评估

老年人随年龄增长，神经系统呈退行性改变，发生围手术期谵妄和术后认知功能下降的风险升高。对术前有无法控制的癫痫、重症肌无力、帕金森病、阿尔茨海默病、多发性硬化症等慢性疾病的患者可请神经科医师会诊，进行术前评估；对有头痛、运动障碍、神志异常等合并或可疑中枢神经系统疾病的患者需术前请神经科医师明确诊断，行头部 CT、磁共振、脑电图等检查。

与青年人相比，老年人在情感障碍和心理异常方面发病率较高，如抑郁症。抑郁可能引起谵妄，延长住院时间，在整个围手术期应持续应用抗抑郁药。老年性痴呆在 65 岁及以上老年人中占 6%~8%。

（五）消化系统评估

老年人胃肠道血流量降低、胃黏膜有不同种程度的萎缩、胃酸低、胃排空时间延长、肠蠕动减弱。疼痛、创伤、禁食时间不足、糖尿病、肥胖或应用麻醉性镇痛药、β 肾上腺素能药物或抗胆碱药等，均可延迟胃排空或改变食管下端括约肌张力，增加误吸的风险。

（六）肝功能评估

老年人肝脏重量减轻、肝细胞数量减少、肝血流降低、合成蛋白质的能力降低。阿片类、巴比妥类、苯二氮䓬类、丙泊酚、依托咪酯、大多数非去极化肌松药等需经肝脏进行生物转化的药物血浆清除率降低。慢性肝病患者濒于失代偿时，手术和麻醉耐受力显著减退，择期手术前需要经过较长时间的严格准备；重度肝功能不全，如晚期肝硬化，常并存严重营养不良、消瘦、贫血、低蛋白血症、大量腹腔积液、凝血机制障碍、全身出血或肝性脑病前期等，手术危险性极高。

（七）肾功能评估

衰老对肾脏的主要影响是肾组织萎缩、肾单位数量下降，浓缩功能、滤过功能降低，肾血流进行性下降，肾脏对缺血更加敏感，经肾排出的麻醉药及其代谢产物消除半衰期延长。近年来，在人工肾透析治疗的前提下，慢性肾衰竭已不再是择期手术的绝对禁忌证，但对麻醉和手术的耐受力仍差。进行动静脉瘘血液透析的患者应避免在有动静脉瘘的一侧肢体上施行静脉穿刺置管或行缚扎无创血压袖带。

（八）内分泌系统及代谢

老年人基础代谢率降低，下丘脑体温调控区神经元减少，体温调节能力降低，血管收缩反应和寒战反应减弱，周围环境温度下降时易出现体温下降，手术期间应注意保温。糖耐量降低，围手术期不宜输注大量含糖液体。有甲状腺功能异常病史者需根据情况测定甲状腺功能。对稳定型甲状腺功能减退患者，适当补充甲状腺素治疗。对经常使用皮质激素治疗的患者，应了解用药剂量和最后一次用药时间。

二、治疗方式的选择

要考虑治疗方案的获益与风险及负担的比值，估计其预期寿命，从而大致判断干预方案能否最终让老年人获益。如果老年人的预期寿命有限，不足以从干预中获益，则失去了干预的意义。手术方案的选择要考虑全身情况和对手术承受能力。

三、术前支持治疗

（一）营养支持治疗

营养不良在老年人中较为常见，老年恶性肿瘤患者的营养不良发生率可高达40%以上。拟行手术治疗的患者如有较高的营养风险或已有营养不足，则需营养支持治疗。体重变化是一个简便而很有价值的营养指标，近期体重下降是营养不良的重要征象。内脏蛋白浓度测定是另一个重要的营养指标，血浆清蛋白（即白蛋白）浓度低于35g/L，转铁蛋白浓度低于2.4~2.8g/L，或前白蛋白浓度低于280~350g/L，都提示存在营养不良。测定值越低，营养不良越严重。营养不良可导致细胞代谢障碍、内环境紊乱和器官功能不良，患者对手术的耐受力明显降低，围手术死亡率增加。营养不良使组织修复、伤口愈合和抗感染的能力下降，术后吻合口瘘或各种感染的发生率增高。鉴此，必须在术前积极纠正患者的营养不良，以保证手术后的顺利康复。如果病情允许，可在手术前先予肠内营养或肠外营养支持1~2周，以纠正其营养不良，然后接受手术治疗。如果患者有比较明显的低清蛋白血症（低白蛋白血症），营养支持往往难以在较短时期内纠正，必要时可直接输注人体清蛋白（人血白蛋白）。营养不良患者常伴有贫血（血红蛋白<80g/L）。此时患者的血液携氧能力差，由于组织氧供不足而直接影响伤口愈合和器官功能，应在术前予间断输注血制品以纠正。贫血患者可每天输血200~400ml，术前使血红蛋白达到80g/L以上。

（二）改善肝、肾功能

急、慢性肝炎或肝硬化患者对手术的耐受性降低。由于不少患者在患肝病时没有明显症状，往往对此一无所知。因此，除详细询问病史，凡拟行择期手术者均应术前常规作肝功能检查，包括全套肝功能生化检查和肝脏的B超检查。急性肝炎或慢性肝炎活动期患者的择期手术应安排在病情稳定之后。肝硬化患者的手术适应证视其肝功能状态（按Child分级标准）而定。A级患者基本无手术禁忌，B级患者可作中等以下的手术。而C级患者对各种手术都属禁忌，为挽救生命的紧急手术是不得已而为之，但术后并发症发生率和死亡率较高。

由于胆道结石或胆胰肿瘤导致的梗阻性黄疸，肝功能也会有不同程度的异常。此时肝功能的变化与肝硬化患者有所不同，其肝细胞受破坏的程度比较轻，对手术的耐受性好于肝硬化患者。但也应作认真的术前处理。

导致慢性肾功能不全的病因很多，包括慢性肾炎、肾盂肾炎、肾动脉硬化、高血压、系统性红斑狼疮、糖尿病等。患者常有贫血、营养不良、体液平衡失调（高血钾、酸中毒等）以及易感染倾向等，影响手术的耐受性。术前应作尿常规及肾功能检查，以判断患者对手术的承受能力。已有肾衰竭的患者须酌情在术前采取血液净化（血液超滤或血液透析）措施。

（三）合理用药

老年人由于各器官系统随年龄的变化以及药代动力学（即吸收、分布、代谢和排泄）改变，老年人对药物敏感性发生变化，某些药物分布容积增加或清除减少可导致老年患者血浆药物浓度高于年轻患者。因此老年人群属于用药的特殊人群，用药需特别谨慎。

1. 吸收　老年人胃部运动功能减退，胃酸分泌减少，偏碱性药物解离降低而减少药物吸收；胃排空减慢，肠蠕动减弱，血流量减少，药物在胃肠内滞留时间延长，增加了对胃肠道的刺激，服同样剂量的药物，老年人血药浓度比青年人低，而胃肠道反应明显。在多重药物同时口服的前提下，药物间的相互作用将使其吸收受到影响：如抗酸药西咪替丁与其他药物地高辛、异烟肼、苯妥英钠、喹诺酮类之间的作用，铁剂与锌剂、钙剂之间的作用。还有些药物的吸收受疾病的影响，如内因子的减少使维生素 B_{12} 吸收受限。

2. 分布　药物的分布取决于体液总量、细胞外液量、血浆容量和体内脂肪含量。老年人由于体内含水量减少，脂肪组织增加，水溶性药物（乙醇、地高辛、锂剂）的表观分布容积变小，血药峰浓度和药理作用较高，而脂溶性药物，如地西泮等精神治疗药物在老年人的表观分布容积变大。老年人心肌收缩力减弱，组织灌注量减少，肝脏合成白蛋白能力下降，故降低的血浆蛋白含量直接影响了药物与蛋白质的结合，使游离型药物增加，药物作用增强。如正常成年人血浆中镇静安眠药地西泮的游离型药物（有药理作用）只占 1%，而在老年患者游离型药物由总量的 1% 增至 2%，药理作用也就成倍增加。

3. 代谢　肝脏是药物代谢的主要器官。有证据显示，老年人肝脏酶活性下降，影响药物的氧化（羟基化、脱烷基化和硫氧化作用）、还原和水解反应，药物半衰期延长，且男性比女性更为明显，所以应及时调整药物剂量。除肝脏酶系统变化外，肝血流量对药物的代谢和清除也有重要意义。60 岁以上老年人肝脏血流量减少至 25 岁时的 40%~50%，在使用阿司匹林、普萘洛尔、苯巴比妥等首过效应较明显的药物时，半衰期显著延长，作用和毒性显著增加。因此老年人服经肝代谢的药物，应减少剂量为青年人的 1/3~1/2，用药时间间隔应延长。

4. 排泄　大多数药物及其代谢产物排泄的主要器官为肾脏。老年肾功能改变可导致经肾代谢药物的半衰期明显延长，药物血浆水平显著上升。对于药物治疗指数（chemotherapeautic index）比较宽的药物（如青霉素），以上因素的临床影响较小，但对于药物治疗指数相对狭窄的药物（如地高辛、西咪替丁、氨基糖苷类药物），未及时减量导致的临床副作用不容小觑。在应用这类药物时，较小剂量起始、缓慢增量并规律监测血药水平尤为重要。一般情况下，60~80 岁老年人用成人剂量的 3/4~4/5，80 岁以上只用 1/2 即可。

四、术前功能锻炼

老年患者的呼吸道管理尤显重要，术前嘱患者禁烟，锻炼深呼吸，练习咳嗽排痰。腹部手术者应练习胸式深呼吸，胸部手术者应练习腹式深呼吸。

五、多学科联合评估

老年人疾病复杂，治疗难度大。MDT 有助于临床各科医生之间的合作，这使临床医疗模式发生了转变，由个体式经验性医疗模式转变为小组协作规范化医疗模式，确保了诊断和治疗的科学性、合理性，避免随意治疗、单一手段治疗，最大限度减少误诊误治的发生率。严格按照循证医学的证据，科学、合理、有计划实施个体化治疗，使患者在诊断和治疗的过程中最大获益。

六、心 理 辅 导

术前心理辅导：①讲解有关手术、疾病的相关知识。根据患者理解能力，讲解手术、麻醉原理和步骤，以及术中可能遇到的问题及处理方法。介绍医师、麻醉师的技术水平，使患者建立信心。②争取家属亲友的配合。家属亲友的情绪和言谈举止可直接影响患者的心情，良好的亲友关系能给患者以安慰和支持。③为患者创造温馨和谐的环境。

另外，在术前评估过程中对老年人的社会评估也很重要，关系到治疗方式的选择。主要包含家庭收入情况、家庭负担、子女赡养情况、医疗保险、养老保险和患者术后家庭成员对其长期照护的保障程度。

第五节　术 后 管 理

术后管理对于老年患者来说是非常重要的，手术后数小时内，患者对手术的急性反应和麻醉残留效应尚在，应在复苏室内，按特定的程序进行系统监护、严密观察。因为老年患者身体的各项功能减退，术后恢复会较为缓慢，且多数老年人都有基础疾病，术后管理对老年患者的预后至关重要。手术后患者的监测和处理的方式和项目根据患者的手术种类、病情严重程度而有所不同。检测方式可分为病房监护、苏醒监护和重症监护室（ICU）监护：①病房监测：术后直接送回病房的是脏器功能基本正常的中、小手术患者。由于患者都是接受比较简单的麻醉方式，患者术后基本处于清醒状态。患者回病房后可由病房护士做基本的生命体征监测；②苏醒室监测：术后送患者苏醒室的是病情比较复杂、手术较大的全麻患者。患者在手术结束时还未完全苏醒，或气管插管尚未拔除，或生命体征尚不平稳。患者在苏醒室内一般不超过2小时。待患者清醒、气管拔除后，如果生命体征很平稳，就可以转回病房；③ICU监测：对于脏器功能差、年老体弱、复杂手术后的患者，术后需要监测的项目很多，从神志恢复情况、生命体征，到各主要脏器的功能，都要非常周密、细致。更需要连续的监测资料，以助于判断病情的发展趋向。另外，先在复苏室的患者，如果在观察期间病情仍很重，例如患者一直处于昏迷状态，或因自主呼吸很微弱而不能脱离呼吸机，或生命体征很不稳定等，这类患者则应转送到重症监护室，继续予以周密监护并做积极的治疗。

一、术 后 处 理

（一）体位

术后合适的体位，有利于患者呼吸和循环等功能的发挥。应根据麻醉及患者全身状况、术式、疾病性质等进行选择，使患者感到舒适和便于活动，但要注意保护各种体腔引流管。全身麻醉尚未清醒的患者，应平卧、头转向一侧，使口腔内分泌物或呕吐物易于流出，避免吸入气管。蛛网膜下腔麻醉患者，应平卧或头低卧位12小时，以防止因脑脊液外渗而致头痛。全身麻醉清醒后、蛛网膜下腔麻醉12小时后、硬脊膜外腔麻醉、局部麻醉等患者，可根据手术需要安置体位。施行颅脑手术后，如无休克或昏迷，可取15°~30°头高脚低斜坡卧位。施行颈、胸手术后，多采用高半坐卧位，便于呼吸及有效引流。腹部手术后，多取低半坐卧位或斜坡卧位，以减少腹壁张力。脊柱或臀部手术后，可采用俯卧或仰卧位。腹腔内有污染的患者，在病情许可情况下，尽早改为半坐位或头高脚低位。休克患者，应取平卧位，或下肢抬高20°、头部和躯干抬高5°的特殊体位。肥胖患者可取侧卧位，有利于呼吸和静脉回流。

（二）监护

合理的术后监护是及时了解术后病情变化和治疗反应的重要保证。最基本的监护项目有以下几个方面。

1. 生命体征　每15~30分钟记录一次血压、脉搏和呼吸频率，直至病情平稳，随后的监护频率取决于手术情况和患者在复苏室的情况。留置的动脉导管有利于血压和脉搏的持续监测。同时经面罩或鼻导管给氧。有气管插管的患者，要及时吸痰和进行其他必要的呼吸系统治疗。

2. 中心静脉压　如果手术中有大量失血或体液丢失，手术后早期应监测中心静脉压。呼吸功能或心脏功能不全的患者有时采用 Swan-Ganz 导管以监测肺动脉压、肺动脉楔压及混合静脉血氧分压等。

3. 体液平衡　对于中等及较大的手术，术后要继续详细记录出入量，包括失血量、排尿量、胃肠减压量、各种引流的丢失量及液体的入量等，用来评估体液平衡和指导补液。尿量是反映生命器官血液灌流情况的重要指标，病情复杂的危重患者，应留置导尿管观察每小时尿量。手术及麻醉方式对患者的水、电解质和酸碱平衡影响较大；机械通气易致高氧血症、呼吸性碱中毒；腹腔镜手术由于 CO_2 气腹可使 $PaCO_2$ 升高，可形成高碳酸血症；泌尿系微创手术由于冲洗液通过创面进入循环，易形成循环高负荷；心肺手术对患者的血气影响更复杂，所以应及时行血气分析检查，早期发现问题并及时纠正。

4. 体温　在手术中，由于麻醉药物、吸入干冷气体、低温环境、手术区暴露、低温液体输入和冲洗等因素造成患者体温低于 36.0℃很常见。低体温使酶活性降低，导致心率和（或）呼吸减慢、心律失常增加、平均动脉压下降、麻醉苏醒延迟、凝血障碍、免疫功能紊乱、感染率上升等不良后果。低体温、凝血障碍及代谢性酸中毒，三者恶性循环、相互促进，死亡率极高，称为死亡三联征。所以术中及术后应注意患者的保温，如使用保温毯、输入加温液体、吸入保湿加温气体等。

5. 其他监护项目　根据原发病及手术情况而定。例如胰岛素瘤手术需定时测血糖、尿糖；颅脑手术应监测颅内压及苏醒程度；血管疾病患者术后应监测肢（趾）端末梢循环状况等。

（三）活动

患者手术后，原则上应该早期活动。早期活动有利于增加肺活量，减少肺部并发症，改善全身血液循环，促进切口愈合，减少因静脉血流缓慢并发深静脉血栓形成的发生率，还有利于肠道蠕动和膀胱收缩功能的恢复，从而减少腹胀和尿潴留的发生。若有休克、心力衰竭、严重感染、出血、极度衰弱等情况，以及有特殊制动要求的手术患者，则不宜早期活动。

术后的活动量应根据患者的耐受程度，逐步增加。在患者已清醒、麻醉作用消失后，尽早鼓励和协助患者在床上活动。术后早期，患者常因切口疼痛、体力消耗等原因而不愿活动，需要医护人员给予指导和帮助。深呼吸、四肢主动活动及间歇翻身，有利于促进静脉回流：鼓励患者咳痰。手术后第 1~3 天，可酌情离床活动。

（四）饮食和输液

1. 非腹部手术　视手术大小、麻醉方法和患者的反应决定。体表或肢体的手术，全身反应较轻者，术后即可进食；手术范围较大，全身反应较明显者，2~4 天后方可进食。局部麻醉者，手术如无任何不适或反应，术后即可进食；蛛网膜下腔麻醉和硬脊膜外腔麻醉者，术后 3~6 小时可开始进食；全身麻醉者，麻醉清醒，恶心、呕吐反应消失后方可进食。

2. 腹部手术　尤其是胃肠道手术后，一般需禁食 24~48 小时，待肠道蠕动恢复、肛门排气后，可开始从流质饮食逐步过渡到普通饮食。摄食量不足期间，需静脉输液补充水、电解质。不能进食持续超过 7 天者，需给予肠外营养支持。

（五）引流物的种类及处理

常用的引流物有烟卷、乳胶片、乳胶管、双套管及 T 管、胃肠减压管、导尿管等。具体选择应根据手术部位、病情及放置引流物的目的而定。乳胶片引流、烟卷引流需用一个安全别针或缝线在出皮肤处固定，以防滑入腹腔。为了保证引流通畅，引流管的位置必须合适，且术后要经常检查引流管有无阻塞、扭曲和脱出等情况。若引流液黏稠，可通过负压吸引防止堵塞。及时换药并应观察记录引流量和颜色的变化。置于皮下等较表浅部位的乳胶片引流一般在术后 1~2 天拔除。烟卷引流大都在术后 3 天左右拔除，放置过久则会失去引流作用且易致感染。如引流时间需 1 周以上者，应使用乳胶管或双套管引流。双套管引流有不易堵塞的优点，其内芯还可接入负压吸引，在手术部位形成局部负压区，可以引流更大范围的积液。还可通过外套管进行间歇冲洗，适用于肠瘘、胰腺炎、肝脏手术等引流物较为稠厚者。胸腔引流管接水封引流瓶，24 小时内引流量不超过 50~60ml，经物理诊断及胸部透视证实肺膨胀良好者，可于术后 36~48 小时内拔除；如为肺部手术，则需延至术后 48~96 小时拔管。胃肠减压一般可在胃肠道功能恢复。肛门排气后拔除。

（六）切口缝线拆除和愈合记录

缝线的拆除时间，可根据切口部位、局部血液供应情况及患者年龄、营养状况来决定。一般头、面、颈部术后 4~5 天拆线，下腹部、会阴部 6~7 天，胸部、上腹部、背部、臀部 7~9 天，四肢 10~12 天（近关节处可适当延长），减张缝线 14 天。青少年患者拆线时间可以适当缩短，年老、营养不良患者拆线时间则可延迟，有时可先间隔拆线，1~2 天后再将剩余缝线拆除。

初期完全缝合的切口可分为三类：①清洁切口，用"Ⅰ"表示，指无菌切口，如甲状腺大部分切除、疝修补术等；②清浩-污染切口，用"Ⅱ"表示，指手术时有可能被污染的切口，如胃大部切除、胆囊切除术等。皮肤不容易彻底灭菌的部位、6 小时内的切口经过清创后缝合、新缝合的切口再度切开者，也都属此类；③污染切口，用"Ⅲ"表示，指邻近感染区或组织直接暴露于感染区的切口，如穿孔阑尾的切除术、肠梗阻肠坏死的手术等。切口的愈合分为三级：①甲级愈合，用"甲"表示，指愈合优良，无不良反应；②乙级愈合，用"乙"表示，指愈合处有炎症反应，如红肿、硬结、血肿、积液等，但未化脓；③丙级愈合，用"丙"表示，指切口化脓，需要作切开引流等处理。应按照上述分类分级方法，观察切口愈合情况并做记录。如甲状腺大部切除术后愈合优良，则记为"Ⅰ/甲"；胃大部切除术后切口血肿，则记为"Ⅱ/乙"；阑尾穿孔切除术后切口愈合优良，则记为"Ⅲ/甲"等。

（七）各种不适的处理

1. 疼痛　麻醉作用消失后的切口疼痛，与手术部位、损伤程度、切口类型、患者对疼痛耐受程度等因素有关。胸部、腹腔及骨关节大手术后约 60% 的患者发生剧烈切口疼痛；而在头颈部、四肢及腹壁表浅手术后，仅 15% 的患者疼痛较重。凡是增加切口张力的动作，如咳嗽、翻身，都会加剧疼痛。切口疼痛在术后最初 24 小时内最剧烈，2~3 天后明显减轻。如果切口持续疼痛，或在减轻后再度加重，可能存在切口血肿、炎症乃至脓肿形成，应仔细检查，及时处理。

处理原则：疼痛除造成患者痛苦外，重者还可以影响各器官的生理功能，必须有效解除。指导患者在咳嗽、翻身、活动肢体时用手按压切口部位，以减少切口张力增加所致的疼痛。口服镇静、止痛类药物，对皮肤和肌肉性疼痛都有较好效果。大手术后 1~2 天内，常需用哌替啶作肌肉或皮下注射，必要时可间隔 4~6 小时重复使用。目前提倡大中手术后使用镇痛泵。

2. 发热　中等以上的手术患者术后可有不同程度的发热，一般升高幅度在 1.0℃ 左右，称为吸收热。如体温升高幅度过大，或恢复接近正常后再度发热，或发热持续不退，就应寻找原因。术后 24 小时内发热，常常是由于应激导致的代谢或内分泌异常、低血压、肺不张或输血反应所致。术后 3~6 天的发热，要警惕感染的可能，如静脉导管相关性感染、留置导尿管并发尿路感染、手术切口或肺部感染等。如果发热持续不退，要密切注意是否有更为严重的并发症发生，如体腔内术后残余脓肿等。

处理原则：除了应用退热药物或物理降温法对症处理外，更应从病史和术后不同阶段可能引起发热的原因做综合分析，针对性地行胸部 X 线平片、超声、CT、创口分泌液涂片和培养、血培养、尿液检查等明确诊断，进行相应治疗。

3. 恶心、呕吐　带见原因是麻醉反应，待麻醉作用消失后，即可停止。其他原因有颅内压增高、糖尿病酸中毒、尿毒症、低钾、低钠等。如腹部手术后出现反复呕吐，可能是胃瘫或肠梗阻。

处理原则：可先给阿托品、奋乃静或氯丙嗪等镇静、镇吐药物对症治疗，同时应尽早查明原因，进行针对性治疗，有胃潴留时应予胃肠减压。

4. 腹胀　术后早期腹胀是由于胃肠道蠕动受抑制所致。随着胃肠道蠕动恢复即可自行缓解。如术后已数日仍未排气且有腹胀可能是腹膜炎或其他原因所致的肠麻痹。如腹胀伴有阵发性绞痛、肠鸣音亢进，可能是早期肠粘连或其他原因（如腹内疝等）所引起的机械性肠梗阻，应做进一步检查和处理。严重腹胀可使膈肌升高，影响呼吸功能，也可使下腔静脉受压，影响血液回流，此外也会影响胃肠吻合和腹壁切口的愈合，需及时处理。

处理原则：可予以持续胃肠减压，放置肛管，以及高渗溶液低压灌肠等。如非肠道手术，亦可应用促进肠蠕动的药物如新斯的明肌内注射等。对于腹腔内感染或机械性肠梗阻，非手术治疗不见好转者，常需再次手术。

5. 呃逆　术后呃逆者并不少见。可能是神经中枢或膈肌直接受刺激引起。多为暂时性，但有时为顽固性。

处理原则：术后早期发生者，可采用压迫眶上缘，短时间吸入二氧化碳，抽吸胃内积气、积液，给予镇静或解痉药物等措施。上腹部手术后，出现顽固性呃逆，要特别警惕吻合口或十二指肠残端瘘、膈下感染之可能。应作 X 线片或超声检查，明确诊断后予以及时处理。如未查明原因且上述一般治疗无效时，可使用针灸或中药治疗，严重者可作颈部膈神经封闭治疗。

6. 尿潴留　较为多见，尤其是老年男性患者。全身麻醉或蛛网膜下腔麻醉后排尿反射受抑制、切口疼痛引起膀胱和后尿道括约肌反射性痉挛（尤其是骨盆及会阴部手术后），以及患者不习惯在床上排尿等，都是常见原因。凡术后 6~8 小时未排尿，或虽有排尿但尿量甚少、次数频繁，往往提示存在尿潴留。下腹部耻骨上区叩诊，可发现有明显浊音区，即表明有尿潴留。

处理原则：应安定患者情绪。如无禁忌，可协助患者坐于床沿或站立排尿。下腹部热敷，轻柔按摩，用止痛药解除切口疼痛，或用氨甲酰甲胆碱等刺激膀胱收缩药物，都能促使患者自行排尿。如无效，应行导尿术。尿潴留时间过长、导尿时尿液量超过 500ml 者，应留置导尿管 1~2 天，有利于膀胱壁肌肉收缩力恢复。腹会阴手术会破坏骶丛神经节，导尿管应至少放置 4~5 天。

二、术后并发症的处理

由于原有疾病本身、手术对机体造成的扰乱或原有疾病复发等因素引起的所有病症总称为术后并发症（postoperative complications）。绝大多数并发症发生在手术后早期。术前对患者病情、全身情况、危险因素的确切了解及相应的准备有助于预防术后并发症的发生。例如，术前戒烟 6 周可使肺部并发症的发生率从 50% 降至 10%。医护人员对患者的细致观察能使术后并发症尽早发现。术后并发症可分为两类：一类是各种手术后都可能发生的并发症，有其共性；另一类是与手术方式相关的特殊并发症，如胃大部切除术后的胃肠吻合口瘘等。

（一）出血

术中止血不完善、创面渗血未完全控制、原痉挛的小动脉断端舒张、结扎线脱落、凝血障碍、低体温等，都是造成术后出血的原因。

术后出血可以发生在手术切口、空腔脏器及体腔内。覆盖切口的敷料反复被血渗湿时，应考虑手术切口出血。体腔手术后的出血位置隐蔽，如腹部手术后腹腔内出血，早期临床表现往往不明显，只有通过密切、细致的临床观察，必要时进行腹腔穿刺或者超声检查，才能明确诊断。胸腔手术后，若胸腔引流量持续超过 100ml/h，就提示有内出血。若在术后早期出现失血性休克的各种临床表现：患者烦躁、心率增快（往往先于血压下降）、血压下降、中心静脉压低于 $5cmH_2O$、每小时尿量少于 25ml，以及输入足够血液后休克征象不好转或加重，或好转后又恶化者，都提示有术后出血可能。

术后出血应以预防为主。手术时务必做到严密止血，结扎血管规范牢靠，切口关闭前仔细检查，保证没有活动性出血。如发生术后出血，首先判断有无凝血机制障碍，可通过输血、输液，输注凝血因子、止血药物，纠正酸中毒，升高体温等措施进行非手术治疗。如上述措施无效，且确诊有内出血者，应紧急手术止血。

（二）切口感染

切口感染的原因除了细菌侵入外，还受血肿、异物、局部组织血供不良、全身抵抗力减弱等因素的影响。

临床表现：术后 3~4 天，切口疼痛加重，并伴有体温升高、脉率加速和白细胞计数增高。切口局部有红、肿、热和压痛，或有波动感等典型体征，必要时行局部穿刺，或拆除部分缝线撑开切口观察是否有分泌物，以明确诊断。分泌液应做细胞学检查，为选择有效抗生素提供依据。

切口感染的预防应着重于：①术中严格遵守无菌技术、手术操作轻柔精细，严密止血。②加强手术前、后处理，增强患者抗感染能力。③按规范预防性应用抗生素。如切口已有早期炎症现象，应采取使用有效的抗生素和局部理疗等，使其不发展为脓肿。已形成脓肿者，应切开引流，待创面清洁时，可考虑行二期缝合，以缩短愈合时间。

（三）切口裂开

切口裂开多见于腹部及肢体邻近关节部位。影响因素有①全身因素：营养不良使组织愈合能力差。在糖尿病、尿毒症、免疫抑制剂、黄疸、脓毒症、低蛋白血症、癌症、肥胖、接受皮质类固醇激素治疗的老年患者中常见；②局部因素：切口缝合技术有缺陷，如缝线打结不紧、组织对合不全等；腹腔内压力突然增高，如剧烈咳嗽或严重腹胀等；切口感染、积血、积液及经切口放置引流管使切口愈合不良。

腹壁切口裂开常发生于术后1周左右。患者在一次突然用力时，自觉切口剧痛，随即肠或网膜脱出，大量淡红色液体自切口流出。切口裂开可分为完全性的全层裂开和深层裂开而皮肤缝线完整的部分裂开。

预防措施：①对估计发生该并发症可能性很大的患者，在逐层缝合腹壁切口的基础上，加全层腹壁减张缝合；②应在良好麻醉、腹壁松弛条件下缝合切口，避免强行缝合造成腹膜等组织撕裂；③及时处理腹胀；④患者咳嗽时，最好平卧，以减轻咳嗽时横膈突然大幅度下降、骤然增加的腹内压力；⑤使用腹带加压包扎腹部切口等措施，也有一定的预防作用。

切口裂开后应立刻用无菌敷料覆盖，送手术室重新予以缝合，同时加用减张缝线。术后常有肠麻痹，应予胃肠减压。切口部分裂开的处理，视具体情况而定，如患者情况尚可，争取再次手术进行缝合。

（四）肺不张

常发生在胸、腹部大手术后，多见于老年人、长期吸烟和患有急、慢性呼吸道感染者。患者术后呼吸活动受到限制，肺泡和支气管内容易积聚分泌物，堵塞支气管则造成肺不张。

临床表现：术后早期发热、呼吸和心率增快，气管可向患侧偏移。胸部叩诊在肺底部有浊音或实音区，听诊有局限性湿性啰音、呼吸音减弱、消失或管状呼吸音。血气分析 PaO_2 下降和 $PaCO_2$ 升高，胸部 X 线或 CT 检查有典型的肺不张征象。继发感染时，体温明显升高，白细胞和中性粒细胞计数增加。

预防措施：①术前锻炼深呼吸，腹部手术者应练习胸式深呼吸，胸部手术者应练习腹式深呼吸；②术后避免限制呼吸的固定或绑扎；③术前2周停止吸烟以减少肺泡和支气管内的分泌液；④鼓励咳痰，利用体位或药物以利排出支气管内分泌物；⑤防止术后呕吐物或口腔分泌物误吸。

肺不张的治疗包括：鼓励患者深吸气、多翻身。帮助及教会患者咳痰：用双手按住患者季肋部或腹部切口两侧，在深吸气后用力咳痰，并作间断深呼吸。若痰液黏稠不易咳出，可使用蒸汽吸入、超声雾化器或口服氯化铵等。痰量过多而不易咳出者，可经支气管镜吸痰，必要时可考虑做气管切开。同时给予抗生素治疗。

（五）尿路感染

尿潴留和经尿道的器械操作或检查是术后并发尿路感染的常见原因，有尿路感染病史者更易发生。尿路感染多先发生于膀胱，若上行感染可引起肾盂炎和肾盂肾炎。

临床表现：急性膀胱炎的主要表现为尿频、尿急、尿痛，有时伴有排尿困难。一般无明显全身症状，尿液检查可见较多的红细胞和脓细胞。急性肾盂肾炎多见于女性，主要表现为怕冷、发热，肾区疼痛，白细胞计数升高，中段尿镜检可见大量白细胞和细菌。尿液培养大多数是革兰染色阴性的肠源性细菌。

防治措施：尽量避免不必要的留置导尿，术后尿管尽早拔除，此外还应预防和及时处理尿潴留。如尿潴留量超过500ml时，应放置导尿管作持续引流。安置导尿管和冲洗膀胱时，应严格掌握无菌技术。尿路感染的治疗，主要包括应用有效抗生素，维持充分的尿量，以及保持排尿通畅。

（六）下肢深静脉血栓形成

发生率与种族相关，是西方国家的常见手术后并发症，发病率高达30%~50%，我国发病率为2.6%，近年来发病率有所上升。鉴于下肢深静脉血栓形成后，早期可引起急性肺栓塞、后期可并发下肢深静脉功能不全，治疗非常棘手，因此应以预防为主。其发病原因与静脉壁损伤、血流缓慢和血液凝固性增高等因素有关。高龄、长期卧床、肥胖、口服避孕药、髋关节或盆腔手术、恶性肿瘤及静脉曲张等患者被视为高危人群。起初多为小腿深静脉血栓形成，表现为腓肠肌部位疼痛及压痛，都分患者可向上蔓延累及髂股静脉，表现为下肢肿胀、皮肤发白，伴有浅静脉曲张、腘窝或股管部位有压痛。严重者下肢深、浅静脉广泛受累，表现为股青肿。如并发感染，可出现畏寒、发热、心率加快和白细胞计数升高。

术中用电流刺激腓肠肌收缩、用充气袖带、弹力绷带或气靴外部挤压腓肠肌；术后补充足够的水分以减轻血液浓缩、降低血液黏滞度、抬高下肢、积极进行下肢运动、穿弹力袜促进下肢静脉回流等，可减少此症的发生。对高危人群可进行预防性抗凝治疗。确诊患者应卧床休息，避免用力排便、咳嗽等以防血栓脱落，可放置下腔静脉滤器防止肺栓塞。治疗主要是应用溶栓剂（首选尿激酶，仅限于病史不超过 3 天者）及抗凝剂（肝素、华法林），也可采用中药治疗。原发性髂股静脉血栓形成及股青肿、病程在 72 小时以内者，可通过手术或 Fogarty 导管行血栓摘除术，在 48 小时内进行治疗者效果较好。

（七）肝功能异常

全麻下手术的老年患者可以有 1% 的发生率。胰腺切除术、胆道引流术、门腔分流术等术后的发生率更高。临床表现不一，严重者可导致肝衰竭。术后黄疸是其常见临床表现，病因很多，但不外乎为肝前性、肝细胞性和阻塞性三类。

血细胞溶解、出血或血肿再吸收，营养不良，使用可以引起溶血的药物等都是造成术后肝前性胆红素增高的常见原因。其他原因有体外循环、先天性溶血病（如镰状细胞贫血）等。

肝脏毒性药物、感染及脓毒血症、术中失血及休克造成的肝脏缺血缺氧、输血性肝炎以及特殊手术后（如门体静脉分流术或肝大部切除术等），可造成术后肝细胞性肝功能异常，是术后黄疸的最常见原因。术后良性肝内胆汁淤积是与低血压和多次输血有关的术后黄疸。血清胆红素升高幅度不一，血清碱性磷酸酶亦较高，患者一般不发热。胆汁淤积亦可发生在接受肠外营养的患者。

术后阻塞性黄疸可见于肝、胆、胰等手术后，因胆管水肿、胆管损伤、胆管残留结石、肿瘤压迫胆管和胰腺炎等造成的胆汁引流不畅所致。

肝活检、超声波、CT 扫描和经内镜逆行胰胆管造影（endoscopic retrograde cholangiopancreatography，ERCP）对其诊断有一定的价值。这类患者可能随时会出现肾功能衰竭，因此对肾功能也必须密切监测。肝功能异常重在预防，一旦发生，尽可能明确病因，在积极治疗病因的同时，予以护肝及支持等治疗。

三、老年人常见疾病的围手术期管理

（一）腹腔镜胆囊切除术的围手术期管理

随着人口的老龄化和生活条件的改善，胆囊结石病的发病率呈逐年上升的趋势，其中 60 岁以上老年患者的增多尤为明显，因此，老年人胆囊疾病的外科治疗已受到广泛重视。

术前应对患者全面检查并积极治疗合并疾病，使心肺等重要脏器的功能达到最佳状态，对保证术中安全和术后恢复具有重要意义。老年人因机体抵抗力全面降低，实施大手术时，机体处于应激状态，使神经内分泌系统释放多种分解代谢激素，体内的肾上腺和糖皮质激素分泌增多，致糖原分解和糖异生增加，脂肪分解加速，血糖上升的同时可能产生大量酮体，不但增加了发生酮症酸中毒的危险性，而且因机体代谢和免疫功能受到影响，也增加了手术的危险性。此外手术时间、术中出血、手术范围等可变因素亦能改变糖尿病病情。值得注意的是此类患者在术后较易出现切口感染和愈合时间延长。对合并糖尿病患者术前口服降糖药或注射胰岛素，使血糖控制在 10mmol/L 以下；对高血压患者术前使用降压药使血压控制在 160/100mmHg 以下；对合并心律失常、心肌缺血、冠心病等患者，应及时请心内科会诊，纠正心律失常、改善心肌供血，术中心电监护，必要时术前先安装起搏器或行经皮腔内冠状动脉成形术；对慢性支气管炎伴哮喘患者，术前应控制哮喘并行肺功能检查。

根据术中具体情况决定顺行或逆行切除胆囊，术中操作应细心、牵拉脏器要轻柔，尽量缩短手术时间；术中应加强心电监护，建立气腹时应低压低流量注气（一般压力为 1.3~1.6kPa，流量为 1~1.5L/min），同时监测血氧饱和度，并根据血气分析结果调整血氧浓度及酸碱度，可根据患者具体情况，适当增加潮气量，术毕应排尽腹腔内残余的气体，以减少气腹造成的不良影响；腹腔镜探查时若发现胆囊周围粘连明显，胆囊三角解剖不清，或胆囊动脉出血，或发现胆囊十二指肠内瘘时，应及时转开腹手术。我们建议对老年患者行腹腔镜胆囊切除术时，应常规通过腹壁穿刺孔放置引流管于网膜孔处引流，以便术后观察，通常应放置 2~3 天，如无液体引出方可拔除。术后应严密监测患者生命体征变化，尤其是对有其他并存疾病的老年患者，应予心电监护、监测血氧饱和度和血气分析变化，同时继续治疗并存疾病。对有腹胀的患者应暂缓进食，并予以胃肠减压。对合并心肺疾病患者，要控制补液量和滴速，防治心衰，并予雾化吸入和化痰药，防治肺部感染。

（二）胃癌的围手术期管理

我国已步入老龄化，老年胃癌发病率增加。有资料表明 75 岁以上高龄胃癌的每年新发病例达 14.3 万，占所有新发胃癌总数的 21.1%。

确诊合并糖尿病者，术前空腹血糖要控制在 7.5~8.5mmol/L 水平，尿酮阴性。如患者入院前服用降糖药物控制血糖效果良好者，则每天监测空腹血糖和尿糖的同时服药至术前；入院前如血糖控制效果不好，则于术前 3 天用速效胰岛素来调整并控制血糖。术后补液，按正规胰岛素：葡萄糖 1:（3~4）的比例补液，并根据监测血糖水平进行调整，患者恢复饮食后，则改用皮下注射胰岛素或口服降糖药控制血糖。术前 30 分钟静脉推注广谱抗生素 1 次，术后采用广谱抗生素加甲硝唑抗感染。

合并心肌疾病和高血压的患者，心律不齐行动态心电图监测和心脏多普勒超声了解心肌射血分数，心率过缓则行窦房结功能试验，窦房结功能正常者不予特殊处理，窦房结功能不正常者则在术中予食管调搏，必要时术前安装临时心脏起搏器；降低高血压，使血压术前降至 150/90mmHg 左右，术前使用扩张冠状动脉药物增加冠脉的血流量及营养心肌，促进心肌代谢。术中麻醉科心电监护，必要时心内科医师术中会诊；术后加强动态心脏功能状况监测。以防止高血压引起的脑血管意外和急性心力衰竭。心功能 Ⅲ 级及以上或有严重心律失常应作为手术禁忌证。

合并呼吸系统疾病的患者应作肺功能测定，并给予有效的抗生素控制感染，平喘，止咳，祛痰等以减少呼吸道分泌物，控制哮喘发作，术前使用氨茶碱改善肺通气状况，以保证患者顺利度过手术期。

术前营养不良者术前 7~10 天的营养支持，调整血清白蛋白浓度为 30g/L 以上。对重度贫血者予输注血浆和同型红细胞，使血红蛋白达 9.0g/L 以上。手术前 0.5 小时予静脉应用抗生素和置鼻肠营养管；术中尽量减少出血，缩短手术时间，且将鼻肠营养管置于肠道吻合口下 30cm 以上；术后早期予肠内营养，术后第 1、3、5 天动态监测血红蛋白和肝肾功能、电解质情况，及时进行调整。

针对合并症进行有效治疗、改善全身营养状况，以提高手术耐受性，确保手术安全，是术前处理的关键。老年患者最常见并存病为高心血管疾病、呼吸系统疾病和糖尿病。此类患者必须在术前控制好血糖，积极纠正心律不齐，平稳高血压，使用扩张冠状动脉药物增加冠脉的血流量及营养心肌，促进心肌代谢。对呼吸系统疾病，平喘，止咳，祛痰，并给予有效的抗生素控制感染，以保证患者顺利度过手术期。

术后处理包括：预防肺部并发症，帮助和鼓励患者咳痰、排痰，给予雾化吸入和化痰药。控制静脉输液速度，有条件应测定中心静脉压指导输液。加强营养支持，以安全度过围手术期。术后应常规用全胃肠外营养（total parenteral nutrition，TPN）支持治疗，尽早开始肠内营养，有利于胃肠功能的恢复。对糖尿病患者，继续控制血糖。加强心脏监护，及时发现并治疗。

（三）结直肠癌腹腔镜根治术的围手术期管理

结直肠癌是胃肠道常见的恶性肿瘤，其患病率已占全部恶性肿瘤的第 3 位，病死率位于恶性肿瘤致死原因的第 5 位。结直肠肿瘤好发于老年人。由于老年患者体质差，生理功能衰退，加之合并高血压、心脏病、糖尿病等慢性疾病，常导致手术耐受差，术后康复慢，并发症较多。因此，正确的围手术期准备和处理对老年腹腔镜结直肠癌手术的顺利进行及术后康复具有重要意义。

术前常规检查，分析心、肺功能和血糖的检查结果，对重要脏器功能进行评估。

（1）进行相关科室的会诊，共同向患者及家属交待病情。

（2）合并原发性高血压患者：术前口服降压药物争取使血压控制在 140/95mmHg 以下，同时作心电图检查以确切地了解心脏情况，更好地进行心功能评估。

（3）有冠心病的患者：常规使用改善冠脉血供的药物，以此来增加心脏的储备，提高手术的耐受性。近 6 个月内有心肌梗死病史的患者，不宜进行择期手术。

（4）较严重心肌缺血、心律不齐的患者：请心内科医师会诊予以改善心肌缺血、纠正心律失常，对心动过缓，阿托品试验阴性者，安装临时心脏起搏器。

（5）合并有糖尿病的患者：口服降糖药或皮下注射胰岛素，测三餐前后血糖，使血糖控制在 11mmoL/L 以下，术前、术中、术后严格监测血糖，保持血糖的平稳。

（6）慢性支气管炎及肺气肿者：行肺通气功能测定及动脉血气分析，可行吹气球或简易呼吸器锻炼以加强肺功能。对长期吸烟患者术前禁烟 2 周。

（7）合并贫血、低蛋白血症的处理：术前常规营养支持，纠正患者状态，每天热量为 125~130kJ/kg。

（8）术中加强术中心电监护和血氧饱和度监测，手术时，应低压、低流量缓慢建立气腹，可在术中应用较低的气腹压力（10~12mmHg），不宜压力过高，尤其对于心肺功能欠佳的患者，以预防及降低腹压过高的不利影响，手术中合理补液，控制输液速度，注意单位时间内的输液量，防止心衰的发生。尽可能缩短手术时间。手术中注意辨清结构，防止损伤周围脏器，组织结构辨认不清时，及时中转开腹。

术后给以重症监护，建议 72 小时。

（1）予以扩张血管、心脏营养等药物治疗，充分镇静、止痛，注意控制输液总量，输液速度不宜过快，有计划地将液体均匀缓慢输注，以防止发生急性肺水肿、心力衰竭；术后进行 TPN，按照能量需要配比 3L 袋营养剂，提供合适的热量及氮供应。

（2）尽量不用或少用止血药物，并早期应用抗凝药物，以预防下肢深静脉血栓形成、肺栓塞、脑栓塞等并发症。

（3）术前有呼吸系统疾病患者：鼓励深呼吸、咳嗽、咳痰，给予超声雾化吸入以稀释痰液，静脉应用化痰药物及抗生素，以预防肺部感染的发生。

（4）鼓励术后早期下床活动，增强患者战胜疾病的信心。

（5）老年男性患者：拔管尿管前先试行夹闭，定时排尿，进行有计划的膀胱功能锻炼，拔尿管后嘱患者多饮水，预防拔尿管后的排尿困难及尿路感染的发生。

老年结直肠癌患者除心、脑、肺、肝、肾等重要器官衰退外，常伴有全身性的慢性疾病，如心脑血管疾病、慢性肺部疾病、糖尿病、肾功能不全等，手术的耐受力较低，接受手术以后，可能引发慢性疾病、隐匿性疾病的急性发作，或主要器官、系统衰竭，充分做好术前准备、术后监护，预防并发症发生，对老年患者安全度过围手术期及术后康复有重要意义。

（四）肺癌切除术的围手术期管理

高龄肺癌患者全肺切除术后并发症和病死率较其他年龄组明显升高。为确保手术过程的安全性，降低术后病死率，减少并发症的发生，认真做好围手术期处理尤为重要。

术前 1~2 周应采取有效的预防和治疗措施，包括：①常规间断吸氧，雾化吸入，解除支气管痉挛，加强呼吸功能锻炼，如深呼吸、胸腹式呼吸等。有效咳嗽、排痰；②常规给予抗生素治疗，预防和控制感染；③术前加强心肌营养支持，常规给予极化液、低分子右旋糖酐及二磷酸果糖等药物；④合并高血压及冠心病者，术前可选择使用或联合应用钙拮抗剂、ACEI 类药物及硝酸酯类药物等。宜控制血压至原血压的 20% 左右，即 18~20kPa；12~14kPa，缓解心绞痛症状；⑤合并糖尿病时术前 3~5 天将口服降糖药或长效胰岛素改为每天早、中餐前皮下注射短效胰岛素。睡前皮下注射中效胰岛素，逐渐调整剂量，使空腹血糖降至 6.7~8.33mmol/L 之间，餐后 2 小时血糖小于等于 10.1mmol/L。无酮症及电解质紊乱；⑥术前常规肺功能测定、登梯试验或屏气试验、平静状态下血气分析等检查，并根据检查结果评估手术切除的可行性。

术后患者体位改变应缓慢平稳，平卧后短暂开放胸腔调节管致气管居中，纵隔复位，以后再根据气管偏移及床旁胸部 X 线摄片调节液面。以低于支气管残端水平为宜。胸腔调节管每 2 小时开放 0.5~1.0 分钟。每天自调节管向胸腔注射抗生素药物。术后患者常规施行硬膜外镇痛，使用小剂量血管扩张药物，如硝普钠 0.1~0.3μg/（kg·min）或硝酸甘油 10~20μg/min，血压高时增加输注剂量将其控制在正常范围。加强咳嗽、排痰，保持呼吸道通畅，一旦出现呼吸衰竭立即用纤维支气管镜气管插管接呼吸机辅助通气；伴有心功能不全时临时静脉注射去乙酰毛花苷，静脉输注多巴胺 3~5μg/（kg·min），发生严重心律失常时根据其性质可静脉给予美托洛尔、胺碘酮或利多卡因等药物。对合并糖尿病者静脉注射 0.9% 生理盐水 + 胰岛素 50U 溶液。输注速度根据血糖测定值于 0.5~5U/h 范围内适当调节。

（五）股骨粗隆间骨折的围手术期管理

股骨粗隆部骨折多见于老年人。近年来，由于手术治疗具有能早期功能锻炼、关节运动恢复好、减少了长期卧床导致的心肺功能下降、褥疮和坠积性肺炎及泌尿系感染等并发症等优点，多主张采用内固定术以缩短治疗时间。高龄患者常并存各种内科合并症，强调该类手术的围手术期处理是确保高龄患者生命安全和手术成功的关键。高龄患者器官功能减退，加上骨折及疼痛的应激，代偿能力低下或不足，手术刺激可使病情恶化，并可诱发潜在性疾病。股骨粗隆部骨折多粉碎性和不稳定性，内固定物的固定和支撑能力大打折扣，易发生髋内翻。

术前对高龄患者全身状况进行准确的评估，是围手术期处理中的重要环节。建议按照以下标准确定能否手术：①日常生活能够自理。这是判定手术与否的首要标准。若伤前日常生活完全自理或基本自理，提示患者心肺功能具有一定的代偿能力；否则手术意义不大且危险增加；②心律失常、高血压、糖尿病等内科合并症获得控制，病情平稳；③半年内无心肌梗死病史，3 个月内无心绞痛病史；④无严重肺通气功能下降，可代偿；⑤轻度肝肾功能不全，但近期稳定；⑥无血栓形成病史、无出血倾向；⑦无严重骨质疏松。

拟行手术治疗者，术前即开始指导患者进行肌肉收缩、关节运动等功能锻炼。

粉碎性骨折骨块复位、内固定物置入比较困难、费时。髓外钉板类固定术的优点是直视下骨块复位效果好，较大骨块可用松质骨螺丝钉拉住固定，缺点是需要切开，创伤较大。常用钉板系统有 DHS，DCS 和鹅头钉等，后者对股骨头颈无加压作用，近年来逐渐弃用。髓内固定术有可闭合复位固定，手术创伤小等优点，缺点是粉碎性骨折插入导针困难，扩髓和插入主钉时推挤骨折块导致移位。常用的髓内系统有 Gamma 钉、重建钉和股骨近端钉等。虽然髓内固定具有生物力学的优势，但也有不少作者分别应用 DHS 或髓内系统治疗粗隆间骨折均取得了良好效果，认为 DHS 或髓内系统适用于各种类型的粗隆间骨折。选择手术方式需综合考虑骨折类型、内固定物特点以及患者对手术的耐受情况。

术后在继续监测、治疗内科合并症的同时，适当应用各种药物，对防止感染、应激性溃疡、下肢深静脉血栓形成等手术并发症以及卧床所致的骨质疏松有重要意义。对于功能锻炼的时机和强度，意见尚不一致。我们认为，高龄患者骨折愈合速度较慢，又常伴有骨质疏松，这就决定了任何形式的内固定都应看作是姑息性有限固定而非坚强固定。过分积极的锻炼，尤其是过早负重也是发生髋内翻的原因之一。应注意掌握术后患肢功能锻炼时机、方式和强度，防止矫枉过正。术后可鼓励患者进行早期肌肉收缩锻炼和床上关节活动，但不主张过早下地负重，建议在术后 1 个月左右 X 线片显示骨折线模糊，有骨痂生长时开始负重并逐渐增加，至 3 个月后才可完全负重。

（六）脑膜瘤的围手术期

随着我国进入老龄化社会及临床检查技术的发展，老年人脑膜瘤患病率及检出率正逐渐增加。老年人因自身特点，就诊时往往颅内已出现直径在 4.5cm 以上的大型、巨大型脑膜瘤，且老年患者常合并有基础性疾病，增加了手术难度。影响了临床救治率。

老年人脑组织生理性退变、萎缩，颅腔相对较大，肿瘤有较大的生长空间，局灶性神经系统受损症状及颅内压增高症状不明显，特别是肿瘤位于非功能区又无明显水肿时，因缺乏神经系统定位体征，常被忽视，甚至有相当部分脑膜瘤被误诊为其他疾病而延误治疗，发现时肿瘤体积往往较大，致使手术切除难度增加、手术时间延长，围手术期并发症明显增加。老年患者手术死亡率和手术并发症的发生率较非老年患者高。主要发生新发神经功能障碍或昏迷、术后血肿或脑梗死、脑脊液漏、肺部感染、深静脉血栓或肺栓塞、消化道出血、心律失常、心绞痛加重或心肌梗死、肝肾功能损害等围手术期并发症。

术前重视全身基础疾病的检查及有效治疗，可以防止手术并发症的发生。术前预处理：①积极润肠通便以利术后胃肠道功能恢复，及早恢复饮食；②给予盐酸氨溴索雾化，增强老年患者气道排痰能力；③常规口服卡马西平或丙戊酸钠片，预防围手术期癫痫发作；④针对肿瘤大小、水肿程度及中线移位情况，术前即给予甘露醇125ml脱水处理，避免术中急性脑膨出发生的可能；⑤若MRI显示脑膜瘤血供异常丰富，术前尽可能行肿瘤供血动脉介入栓塞处理以减少术中出血。

术后一般处理：老年患者全麻药代谢慢、体内蓄积较多，苏醒时间延长，待患者完全清醒或具有明显的咳嗽反射时才能拔除气管插管，同时加强呼吸道护理，必要时行气管切开术；及时发现、处理心律失常，特别是房颤者，极易引起血栓脱落造成脑梗死的发生；对于高血压病患者，术后如收缩压小于160mmHg暂不降压处理，以防血容量不足造成缺血性脑梗死、深静脉血栓等严重后果；监测心、肝、肾功能、血糖、电解质等；及时复查颅脑CT，观察颅内情况，指导脱水、止血等综合治疗；加强全身营养支持，昏迷患者应尽早鼻饲；尽早下床活动、功能锻炼，长期卧床或昏迷者早期肢体被动功能锻炼、穿戴弹力袜，防止深静脉血栓形成。

术后药物治疗：

（1）止血治疗：老年人脑膜瘤术后易出血，再次开颅行血肿清除术也不少见，术后3天常规、适量地给予止血药物预防性治疗，同时密切监测凝血功能。

（2）抗感染治疗：在老年脑膜瘤患者术后各种并发症中，肺部感染较常见。盐酸氨溴索在体内达到一定浓度时具有明显的直接抗感染能力，大剂量盐酸氨溴索还能提高肺泡氧合作用，减少老年患者术后呼吸道并发症。

（3）降颅压治疗：有学者提出大型脑膜瘤术后应强力脱水降颅压治疗。我们认为：大型及巨大型脑膜瘤术后瘤腔大，脑组织塌陷，易撕裂桥静脉，应根据脑水肿程度，适当调整脱水剂的使用。

（4）防治癫痫发作：癫痫发作可加重患者术后脑水肿、引发脑出血，危及生命。因此，术后继续给予丙戊酸钠等药物积极防治癫痫发作。

（5）提高机体免疫力：老年患者全身免疫力较差、应激能力明显下降。术前、后给予α-胸腺肽、人血白蛋白等可帮助患者抵抗麻醉、手术的打击，也有利于术后机体恢复。

另外，老年患者术后胃肠道黏膜屏障功能减退，易出现应激性溃疡和上消化道出血，术后即可加用抑酸药物预防性治疗。

（七）心脏手术的围手术期管理

随着人类平均寿命的延长及对生活质量的重视，老年及高龄患者心脏直视手术日益增多。但老年及高龄心脏病常合并其他系统疾病，围手术期管理难度大。

所有患者术前都应进行心肺脑肝肾重要器官的评估。凡无禁忌者（重度左冠状动脉主干病变、频发心绞痛、心功能Ⅲ~Ⅳ级）术前即开始呼吸功能锻炼和肺部理疗，并行肺功能检查以了解肺通气、换气障碍程度。糖尿病患者应用口服降糖药或皮下注射胰岛素，控制空腹血糖在6~8mmol/L。心功能低下、心房颤动患者应用洋地黄类药物。顽固性心绞痛药物控制不佳者放置主动脉内球囊反搏（intra-aortic balloon pump，IABP）并尽快手术。65岁以上及既往有脑梗死史者常规行颈动脉B超评估颈动脉狭窄程度。为避免术中止血困难，术前1周停用阿司匹林和氯吡格雷，而改用半衰期较短的低分子肝素治疗至术前12小时。所有病例术前抗心绞痛治疗，如硝酸甘油、β受体阻滞剂、钙离子通道阻滞剂均应用至术日清晨。

术后早期尽量减少口服药，避免使用对食欲有影响的降脂药和降糖药，必要时使用胰岛素调控血糖，加用开胃及通便药物，加强静脉营养支持。并鼓励患者尽早下床活动，促进胃肠蠕动，增进食欲。注意降压药物的使用，对于肾功能不全及合并神经精神症状的患者，尽量维持血压在正常范围的高值（SBP>130mmHg）。肾功能不全术后早期即少尿无尿者尽早进行血透。除外合并室壁瘤心功能欠佳的患者，术后无需常规加用洋地黄类药物。老年男性患者术后早期即需加用前列腺药物，避免拔除尿管后尿潴留。糖尿病是冠脉搭桥术围手术期死亡和脑卒中及感染等并发症的危险因素，对于老年患者尤其如此。术后早期应激反应强烈，血糖波动大，经静脉泵入短效胰岛素对血糖进行精细调节，进食后使用中长效胰岛素及降糖药控制血糖于6~10mmol/L，可有效减少相关并发症发生。

（八）子宫内膜癌的围手术期

老年子宫内膜癌患者与围手术期风险有较大关系的主要是合并糖尿病、心脏病及肾功能不全。对合并糖尿病的每例患者血糖水平的调节情况进行详细了解，采取多方位的降糖措施来控制血糖，以满足手术需要。当老年妇女并存2种以上的疾病时更应引起重视。老年子宫内膜癌合并糖尿病患者在围手术期常见的并发症主要有酮症酸中毒、高渗性非酮症糖尿病昏迷、低血糖，外科并发症主要是感染、切口愈合时间延长等。所以，首先应认真进行术前评估和术前准备，其次是严密的术中监护，包括监测术中血糖变化，防止血糖波动太大，可每1~2小时测血糖1次，保留静脉通道，便于术中血糖波动明显时快速补足胰岛素以稳定血糖，一般认为，在术中血糖控制在8~11mmoL/L时手术是安全的，若血糖高于11mmoL/L可在500ml生理盐水中加入50U胰岛素以微量泵调整滴速控制血糖。同时尽量缩短手术时间，减少手术出血量并注意术中止血，必要时放置引流管，既可引流渗液，减少感染机会，又便于术后观察病情。为降低感染机会，对于手术时间较长者，术中可给予广谱抗生素。切口缝合时要注意冲洗皮下，必要时给予减张缝合。再者术后密切监测血糖也是减少切口感染，促进愈合的关键，术后当天应2~4小时监测1次血糖和尿糖，平稳后改为每天1~3次，使术后血糖控制在7.8~11mmoL/L之间为佳，尿糖水平控制在+~++，但因为肾糖阈值随年龄的增加而增加，单一尿糖值不能作为老年患者调整胰岛素的用量指标，应根据血糖值进行测算。术后胰岛素的应用可采用从静脉维持到皮下注射到口服给药的逐步控制形式，一旦可以进食，则应及时改为口服给药或加用皮下注射，这样更安全有效，应注意的是当患者合并休克或者严重低血压时应尽量采用静脉给药的方式。

（李 喆 韦军民）

参 考 文 献

1. Partridge JS, Harari D, Martin FC, et al.The impact of pre-operative comprehensive geriatric assessment on postoperative outcomes in older patients undergoing scheduled surgery: a systematic review.Anaesthesia, 2013, 69 (s1): 8-16.

2. Lewendling L, Bihorac A, Baslanti TO, et al.Regional anesthesia as compared to general anesthesia for surgery in geriatric patients with hip fracture: Does it decrease morbidity, mortality and healthcare costs? Results of a single-centered study.Pain Medicine, 2012, 13 (7): 948-956.

3. Fang EF, Scheibye-Knudsen M, Jahn HJ, et al.A research agenda for aging in China in the 21st century Ageing Research Reviews, 2015, 24 (Pt B): 197-205.

4. Sing D C, Khanna R, Shaw J D, et al.Increasing Rates of Surgical Management of Multilevel Spinal Curvature in Elderly Patients. Spine Deform, 2016, 4 (5): 365-372.

5. Thorsteinsson K, Fonager K, Mérie C, et al.Age-dependent trends in postoperative mortality and preoperative comorbidity in isolated coronary artery bypass surgery: a nationwide study.European journal of cardio-thoracic surgery: official journal of the European Association for Cardio-thoracic Surgery, 2016, 49 (2): 391.

6. 张婧, 陈岩, 容俊芳. 术后认知功能障碍影响因素的研究进展. 中华老年多器官疾病杂志, 2017, 16 (2): 113-116.

7. Fraccaro P, Kontopantelis E, Sperrin M, et al.Predicting mortality from change-over-time in the Charlson Comorbidity Index: A retrospective cohort study in a data-intensive UK health system.Medicine, 2016, 95 (43): e4973.

8. Maillard J, Elia N, Haller C S, et al.Preoperative and early postoperative quality of life after major surgery-a prospective observational study.Health and Quality of Life Outcomes, 13, 1 (2015-02-04), 2015, 13 (1): 12.

9. Fleisher L A, Fleischmann K E, Auerbach A D, et al.2014 ACC/AHA guideline on perioperative cardiovascular evaluation and management of patients undergoing noncardiac surgery: a report of the American College of Cardiology/American Heart Association Task Force on Practice Guidelines.Journal of the American College of Cardiology, 2014, 64 (22): e77-e137.

10. Zheng L S, Gu E W, Peng X H, et al. [Effect of goal-directed haemodynamic management on the postoperative outcome in elderly patients with fragile cardiac function undergoing abdominal surgery].Zhonghua Yi Xue Za Zhi, 2016, 96 (43): 3464.

11. Goldfarb C A, Bansal A, Brophy R H.Ambulatory Surgical Centers: A Review of Complications and Adverse Events.Journal of the American Academy of Orthopedic Surgeons, 2017, 25 (1): 12.

12. 陆深泉,冯春善,黄英武,等.急性胆囊炎腹腔镜胆囊切除术与开腹手术的对比研究.中国微创外科杂志,2014,18(6):516-518.

13. Auais M,Morin S,Nadeau L,et al.Changes in frailty-related characteristics of the hip fracture population and their implications for healthcare services:evidence from Quebec,Canada..Osteoporosis International,2013,24(10):2713-2724.

14. Wyers C E,Reijven P L,Evers S M,et al.Cost-effectiveness of nutritional intervention in elderly subjects after hip fracture.A randomized controlled trial.Osteoporosis International,2013,24(1):151-162.

15. Ida S,Hiki N,Cho H,et al.Randomized clinical trial comparing standard diet with perioperative oral immunonutrition in total gastrectomy for gastric cancer.Br J Surg,2017,104(4):377.

16. Fujitani K,Tsujinaka T,Fujita J,et al.Prospective randomized trial of preoperative enteral immunonutrition followed by elective total gastrectomy for gastric cancer.Br J Surg,2012,99(5):621-629.

17. Cheng Y,Leng J,Tan J,et al.Proper surgical technique approved for early laparoscopic cholecystectomy for non-critically ill elderly patients with acute cholecystitis.Hepatogastroenterology,2013,60(124):688-691.

18. Song T,Liao B,Liu J,et al.Single-incision versus conventional laparoscopic cholecystectomy:a systematic review of available data..Surgical Laparoscopy Endoscopy & Percutaneous Techniques,2012,22(4):e190.

19. Sehgal R,Deasy J,Mcnamara D A,et al.Fast-Track for the Modern Colorectal Department.World Journal of Surgery,2012,36(10):2473-2480.

20. 马利阁,王凯,刘阳.老年骨折患者术后感染的危险因素分析.中华医院感染学杂志,2014,24(6):1476-1478.

21. Dorcaratto D,Grande L,Pera M.Enhanced Recovery in Gastrointestinal Surgery:Upper Gastrointestinal Surgery.Digestive Surgery,2013,30(1):70-78.

22. Matsuhashi N,Osada S,Yamaguchi K,et al.Oncologic outcomes of laparoscopic gastrectomy:a single-center safety and feasibility study.Surgical Endoscopy & Other Interventional Techniques,2013,27(6):1973-1979.

23. Yoon Y S,Han H S,Cho J Y,et al.Is Laparoscopy Contraindicated for Gallbladder Cancer? A 10-Year Prospective Cohort Study.Journal of the American College of Surgeons,2015,221(4):847-853.

24. Li Q,Yao G,Zhu X.High-dose Ambroxol Reduces Pulmonary Complications in Patients with Acute Cervical Spinal Cord Injury After Surgery.Neurocritical Care,2012,16(2):267-272.

25. Krzych L,Wybraniec M,Chudek J,et al.Perioperative management of cardiac surgery patients who are at the risk of acute kidney injury.Anaesthesiology Intensive Therapy,2013,45(3):155.

老年医学

下 篇

老年器官系统疾病

第 37 章

老年神经精神疾病

第一节 概 述

随着年龄的增长，人体全身各器官、组织老化，神经系统的衰老是导致机体衰老的重要因素。老年神经功能不良可以原发于神经基本的生物学功能的减退；亦可继发于年龄和其支持结构（心、肺、肾、内分泌系统等）衰退，以及许多损害的累积作用所致；此外，伤残和疾病损伤性的结果也可引起神经功能的改变。这三种改变在老年患者中常相互影响，形成一系列复杂的神经系统功能障碍。

一、老年人脑细胞学和神经化学

大脑衰老在细胞和分子方面与其他系统器官有许多共通之处，包括蛋白质、核酸和生物膜脂质的氧化损伤，能量代谢的减退以及细胞内外蛋白的聚集。然而，神经细胞表达的基因约为其他组织细胞的 50~100 倍，如此复杂的分子和结构使得神经系统有其独特的老化改变。衰老过程中的脑细胞和分子改变通过影响神经元，在诸如阿尔茨海默病（Alzheimer's disease，AD）、帕金森病（Parkinson's disease）和亨廷顿舞蹈病（huntington disease，HD）等退行性疾病中发挥了重要作用。

（一）大脑衰老的结构改变

人脑在 60 岁以后可出现渐进的萎缩。主要发生在大脑皮质，皮质变薄，脑回变窄，脑沟加宽加深，以额叶、颞叶最显著，皮质下灰质和小脑也发生萎缩。

在衰老过程中，脑内主要细胞形态都会发生结构改变，包括神经细胞死亡、树突伸缩、突触丢失和重组，以及胶质细胞（星形胶质细胞和小神经胶质细胞）反应。这些结构改变可由细胞骨架蛋白变化、细胞内 tau 蛋白和 α- 突触核蛋白等不可溶性蛋白沉积以及细胞外淀粉样变所致。控制细胞生长和运动的细胞信号传导途径改变可能引起了脑衰老过程中的适应性和病理结构改变。

1. 细胞骨架和突触改变 细胞骨架是真核细胞中与保持细胞形态结构和调节细胞运动有关的一种蛋白质纤维网架结构，由微管、微丝和中间纤维构成。一系列细胞骨架相关蛋白对维持细胞骨架的结构和功能起到了重要的作用，如微管相关蛋白（microtubule-associated proteins，MAPs）等。在衰老的过程当中，虽然大量的细胞骨架相关蛋白本身没有发生显著改变，但是细胞骨架的排列和细胞骨架相关蛋白的转译后修饰发生了变化，进而影响细胞骨架的正常功能。比如在中枢神经系统当中，伴随衰老可出现微管相关蛋白 Tau 蛋白的过度磷酸化。这种磷酸化的 Tau 蛋白与微管的结合活性差，可造成微管的组装过程受到影响，损害神经元相关神经递质的运输、存储和释放，进而导致学习记忆减退。

突触是神经元之间发生功能联系的部位，也是传递信息的关键部位。证据显示衰老过程中伴随着突触数量和结构的变化，这可能与树突形态和神经元数量的改变有关。衰老的大脑中，部分区域可能出现突触的数量减少，部分区域可能出现突触的代偿性体积增大。

与正常衰老对比，在神经变性疾病中神经元细胞骨架和突触的变化更为显著。如：在 AD 患者脑组织中，存在于变性神经元胞质的 Tau 蛋白聚集形成神经元纤维缠结，神经元内微管数量减少，而 Tau 蛋白增多；β 淀粉样蛋白（amyloid-β，Aβ）的异常沉积可对神经元突触造成兴奋毒性损害。

2. 血管病变　伴随衰老，脑血管出现退行性改变，如内膜增厚、弹性减弱、舒张功能下降，发生动脉粥样硬化和动脉硬化改变。这些改变易于诱发脑血管（包括缺血和出血）事件，造成老年人残疾或死亡。此外，随着脑血管退行性改变的逐步进展，脑血流速度逐渐减慢，脑供氧和糖代谢也同时相应减低，这些变化可进一步引发认知功能下降。目前研究认为，脑血管的老化改变可能与端粒的改变、内皮细胞和平滑肌细胞的氧化应激炎症反应等因素相关。

3. 淀粉样变性　Aβ 是由淀粉样前体蛋白（amyloid precursor protein，APP）经 β- 和 γ- 分泌酶的蛋白水解作用而产生的含有 39~43 个氨基酸的多肽。随着衰老，Aβ 在脑组织内的沉积增加。

Aβ 蛋白沉积形成的老年斑易聚集于海马和内嗅区皮质等与学习记忆有关的部位，可引起相应区域神经元的变性、死亡，出现与 AD 相似的病理变化。然而，相较正常的衰老，在 AD 中这种损害往往更加显著。沉积的 Aβ 具有神经毒性，可导致神经元更易受到代谢性、兴奋毒性和氧化损伤。此外，Aβ 的沉积也是老年人脑血管病变和炎症反应的原因之一。

（二）自由基与大脑衰老

自由基是指一类含有一个或多个未配对电子并能独立存在的基团，氧自由基是生物体内中最主要的自由基种类。自由基是体内代谢的必然产物，是生命活动所必需的物质。在正常生理条件下，人体内虽有自由基不断产生，又不断被体内的活性酶 [如：超氧化物歧化酶（superoxide dismutase，SOD）] 所清除。然而伴随增龄，机体对自由基的清除能力逐步下降，有害物质所导致的外源性自由基生成增多，导致自由基在体内的积聚并氧化损伤生物大分子，如脂质过氧化、蛋白质的氧化、DNA 氧化损伤等。在神经系统当中，自由基的积累可以导致神经元结构功能受损，引发 AD、PD 等神经变性疾病。

1. 脂质过氧化反应　脂质过氧化作用（lipid peroxidation）是指多不饱和脂肪酸和脂质的氧化变质。脂质过氧化作用能对细胞膜、脂蛋白以及其他含脂质结构产生严重的损害，进而影响细胞正常功能。AD 和肌萎缩侧索硬化症（amyotrophic lateral sclerosis，ALS）的细胞与动物实验表明，脂质过氧化反应可导致神经元易于兴奋性中毒及凋亡。若使用维生素 E 等抗氧化剂作用于引起 AD 或 ALS 表达突变的培养细胞和转基因鼠，则可阻断神经变性进程，反映出脂质过氧化反应是这些疾病的病因之一。

2. 蛋白质氧化作用　自由基对蛋白质的氧化损伤作用包括氨基酸的修饰，肽链的交联、聚合、裂解等。在正常衰老过程中，伴随着细胞内蛋白质氧化程度的增加。而在 AD 等神经变性疾病当中，脑组织蛋白质氧化的程度更加显著。退变神经元内的蛋白质氧化导致了细胞功能障碍和神经元变性。研究发现，Aβ 促进神经元氧化损伤，而氧化损伤又进一步加剧了 Aβ 的沉积。

3. DNA 损伤　自由基同样可以导致 DNA 氧化损伤。由于线粒体可产生大量的自由基，且细胞不具备线粒体 DNA 损伤的修复系统，故在衰老过程中，线粒体的 DNA 易于损伤。线粒体 DNA 损伤可导致电子传递障碍和腺苷三磷酸（adenosine triphosphate，ATP）生成减少，而且还会使线粒体阻断钙内流的重要功能减退，从而增加了神经元发生兴奋性中毒和凋亡的易感性。

4. 衰老和神经变性疾病的氧化应激机制　随着衰老的进展，不同细胞成分的氧化损伤逐渐增加，其中线粒体产生的氧化自由基具有关键作用。老年期能量和代谢减退可引起氧化自由基加速形成。近来关于限制热量摄入可延长啮齿类动物和非人类的灵长类动物的寿命研究显示了线粒体氧化自由基在老年期形成的重要性。维持低热量饮食（减少 30%~40% 热量）的大鼠和小鼠中，多种非神经元组织细胞的氧化应激水平（指蛋白质、脂质和 DNA 氧化）降低。目前认为其机制是由于线粒体能量代谢减少导致了线粒体 ROS 生成减少，从而自由基介导的细胞损伤变少。因此，氧化自由基的不断形成和由其引发的进行性细胞成分损伤是导致大脑衰老的原因之一。除了正常衰老时逐渐出现的氧化自由基损伤之外，另有特定的氧化应激始动因子在衰老相关的神经变性疾病中起到关键作用。例如，AD 中 Aβ 的生成和积聚增多是神经元氧化应激加剧的关键；黑质中 Fe^{2+} 水平升高引起了 PD 的多巴胺能神经元退变；大量

Ca^{2+} 内流以及血液中 Fe^{2+}、凝血酶等因素共同作用于卒中患者脑内，引起神经元损伤；HD 中亨廷顿蛋白三核苷酸重复序列可能诱导纹状体神经元发生氧化应激。

（三）衰老过程中脑能量代谢和线粒体功能的变化

衰老过程中，脑血管和神经元细胞本身的改变会导致神经元能量获得减少。而包括 AD 和 PD 在内的多种神经变性疾病可加速这种改变。

1. 脑代谢　正常老化时会出现葡萄糖应用减少和参与能量代谢的酶的改变，但不是剧烈的。研究证实，老化时脑的葡萄糖、酮体氧化、氧耗、脑局部糖应用和糖酵解复合物减少。另有研究显示，老年人脑细胞更易受到代谢应激影响，因此，老年人较青年人更易患代谢性脑病。与正常衰老对比，AD 脑组织中参与能量代谢的酶的活性严重减弱，神经元细胞膜的葡萄糖转运蛋白出现功能障碍，导致了更加严重的神经元能量代谢减退。

2. 线粒体功能　随着衰老的进展，线粒体逐步出现结构、功能的异常。目前认为氧化应激是线粒体损害的主要原因。线粒体功能障碍与多种神经变性疾病有关。如：AD 中受损脑部位可见细胞色素 C 氧化酶和 α – 酮戊二酸脱氢酶的活性明显降低；PD 中多巴胺能神经元暴露于有关发病机制的事件（如 MPTP 和 Fe^{2+}）可导致线粒体功能障碍。

（四）衰老过程中的神经元离子稳态

神经系统信号的传递是通过电信号或者化学信号进行的，其中电信号对于信息的快速和长距离传播有着重要意义。一系列离子通道参与对神经元电活动的调控，包括电压依赖型钠离子通道以及多种类型的钙离子和钾离子通道。此外，离子动力 ATP 酶在神经元兴奋后离子梯度的重建中也起着重要作用。随着衰老的进展，脑组织的电生理改变较为明显，如神经元动作电位阈值提高；海马神经元的后超极化增加以及海马突触传递的长时程增强受损等。

在发育期和成年人神经系统中，钙离子在调控神经元生存及可塑性方面有着重要作用。在发育期神经系统中，钙离子介导神经递质和神经营养因子作用于神经突生长、突触生成和细胞存活；在成年人神经系统中，钙离子参与调控突触前神经递质的释放和与学习、记忆相关的突触后改变。在衰老和相关神经变性疾病当中，神经元内钙离子结合蛋白的水平下降，氧化应激增强等因素可导致钙离子稳态的失调。

（五）衰老过程中神经递质的变化

神经递质是一类在化学性突触传递过程中发挥信息传递作用的物质，对保持神经系统正常功能十分重要。在正常衰老及神经变性疾病当中，中枢神经系统中会发生一系列神经递质的变化。

1. 胆碱能系统　胆碱能神经元对人类的学习和记忆起到了重要的作用。胆碱能信号途径的异常与认知功能的受损有关。乙酰胆碱是基底节等部位神经元的主要神经递质，在胆碱乙酰转移酶的作用下，由胆碱和乙酰辅酶 A 合成，与突触后膜胆碱能受体结合发挥作用后，被胆碱酯酶水解失去活性。正常衰老时，胆碱乙酰转移酶仅发生轻度改变或无变化，胆碱能受体（包括烟碱样和毒蕈碱受体）可出现改变，皮质、海马和纹状体的毒蕈碱受体以及海马的烟碱样受体均减少，丘脑内的烟碱样受体密度降低，而毒蕈碱受体却密度增加。在 AD 患者中，乙酰胆碱含量显著减少，胆碱能受体信号途径严重缺失，导致患者认知功能明显下降。

2. 多巴胺系统　多巴胺是一种单胺类神经递质，在运动、奖赏和决策等诸多重要生理功能中发挥作用。在衰老的过程中，多巴胺的合成及其受体、转运体的蛋白水平显著减少。这种减少的程度在不同的脑区不尽相同。伴随增龄，多巴胺受体与多巴胺结合能力也出现下降。多巴胺系统的老化改变是老年人运动能力退化的重要原因。

3. 单胺能　去甲肾上腺素和 5– 羟色胺是大脑中最主要的单胺类神经递质。去甲肾上腺素对内脏功能、情感和注意力具有调节作用，5– 羟色胺的氨基酸前体是色氨酸，参与饮水、呼吸、心跳、体温、睡眠和记忆的中枢调节过程。去甲肾上腺素能神经元主要位于蓝斑，5– 羟色胺能神经元主要位于中缝核，两种神经元都广泛突出并分布于大脑皮质。在大脑衰老过程中，大脑部分区域的去甲肾上腺素水平会升高，大脑皮质中的 α2 肾上腺素能受体会降低，而大脑皮质、海马和纹状体中的 5– 羟色胺水平会降低。衰老可导致 5- 羟色胺的诱导释放及结合位点的减少，可以是导致抑郁等情感异常的原因。

4. 氨基酸递质系统 在人体大脑中，谷氨酸是最主要的兴奋性神经递质。谷氨酸能激发离子通道型受体释放钙离子及钠离子。离子通道型谷氨酸受体的过度激活是导致许多诸如卒中、AD、PD 和 HD 等衰老相关的神经元变性的原因。衰老时，变性神经元表达的离子通道型谷氨酸受体可引起该受体水平降低。没有神经坏死的情况下，谷氨酸神经递质功能异常在疾病及衰老相关的神经功能紊乱中的作用还不清楚。大脑中主要的抑制型神经递质是 γ- 氨基丁酸〔γ-aminobutyric acid，GABA〕。尽管大脑衰老可导致谷氨酸脱羧酶及 GABA 结合位点减少，但其对 GABA 能系统的具体影响还不甚清楚。

（六）大脑衰老的神经内分泌改变

衰老机体往往伴随着神经内分泌系统的紊乱。随着衰老的进展，下丘脑 - 垂体 - 肾上腺轴活性逐渐增强，外周循环中的促肾上腺皮质激素和糖皮质激素的水平升高。在 AD 等神经变性疾病中，下丘脑 - 垂体 - 肾上腺轴活性的改变会更为明显。海马是糖皮质激素作用的敏感部位，糖皮质激素水平的增加是诱导和加速神经元尤其是海马神经元老化死亡的主要因素。因此，糖皮质激素水平对急性（如卒中）、慢性（如 AD）神经系统病变的预后有负面影响。此外，研究发现中枢神经系统是雌激素的重要靶点之一，在海马等与学习记忆相关的区域存在大量雌激素受体。因此，老年妇女认知功能的下降可能与雌激素水平的减低相关，提高循环雌激素水平可能会减缓或改善认知功能的下降。

（七）大脑衰老过程中免疫因子的变化

小胶质细胞是中枢神经系统内的固有免疫细胞，在中枢神经系统的生理病理过程中发挥着重要作用。在生理状态下，小胶质细胞体积较小，无吞噬能力，仅通过简单的吞饮清除代谢产物，维持脑稳态，当中枢神经系统发生炎症、感染、创伤等病理改变时，小胶质细胞迅速被激活并获得吞噬功能。在衰老以及神经变性疾病中，小胶质细胞激活增强，过度激活的小胶质细胞会释放出大量炎性介质（如 TNF-α、IL-1、IL-6 等），导致神经元损伤、死亡。因此，抑制小胶质细胞的过度激活及炎性因子的产生释放，或者提高小胶质细胞对 Aβ 等病理蛋白的清除对延缓衰老、抑制 AD 等神经变性疾病的进展十分重要。

（八）大脑衰老的神经营养因子

神经营养因子是一类神经系统来源的为神经元发育、生长及分化所必需的蛋白质。在整个生命过程中，神经营养因子对中枢及周围神经系统中神经元功能的保持，维持突触的生长及可塑性，防止神经元受损及凋亡，改善神经元损伤修复均具有重要的调控作用。主要的神经营养因子包括神经生长因子（nerve growth factor，NGF）、成纤维细胞生长因子（basic fibroblast growth factor，bFGF）、脑源性神经营养因子（brain-derived neurotrophic factor，BDNF）和胰岛素样生长因子（insulin like growth factor，IGF）。研究证实，神经营养因子可以减轻由衰老及神经变性疾病引起的相关神经损害。例如，NGF 可以促进和维持神经元的存活及分化，保持神经元的正常功能，还能调节钙超载引起的神经元损伤，抑制凋亡蛋白的活性，阻止神经元凋亡，还可增加超氧化物歧化酶的活性，清除过多的过氧化自由基。此外，BDNF 在衰老及 AD 等神经变性疾病患者体内的表达量呈不同程度的减少，提高 BDNF 表达水平可能会改善神经元功能，延缓病情进展。

（九）大脑衰老和神经变性疾病中的饮食因素

饮食因素可对衰老及相关神经变性疾病产生重要影响。大量与心血管疾病、肿瘤、糖尿病等有关的饮食危险因素同样也是 AD 和 PD 等中枢神经系统疾病的危险因素。

1. 热量摄入 热量限制，就是指在保障机体基础物质需要并且不出现营养不良的情况下限制机体的热量摄入。动物实验表明，从幼年开始每天减少正常摄食量的 20%~40%，不但不会引起营养不良，反而可以延长平均寿命，流行学资料提示个体在低热量摄入的情况下能降低 AD 和 PD 的风险。热量限制对神经系统的保护作用体现在增加神经元树突芽生、增殖，降低神经组织氧化应激反应，提高抗氧化酶活性，进而减轻细胞氧化损伤等方面。

2. 叶酸（同型半胱氨酸） 随着年龄的增加，血浆同型半胱氨酸的浓度逐渐增加。叶酸的摄入缺乏同样可导致血浆同型半胱氨酸水平增高。既往流行病学资料提示，血浆同型半胱氨酸水平的升高与 AD

的发生风险具有显著正相关性。通过动物实验，人们发现 AD 模型大鼠在高同型半胱氨酸水平时更容易发生学习、记忆功能下降等神经退行性改变，而补充叶酸可以部分逆转这种改变，一定程度上改善由高同型半胱氨酸血症所导致的学习和记忆功能减退。

3. 抗氧化剂　正常衰老过程中，神经元内存在过度的氧化应激，在神经退行性病变时更是如此。氧化应激可导致神经元变性、死亡和丢失，进而加重 AD 等神经退行性疾病发生与发展。积极的抗氧化措施可以延缓由氧化应激所致的神经系统损害。流行病学研究支持水果和蔬菜中的抗氧化剂对人体有保护作用。几种平常的饮食添加剂如维生素 E、肌酸和银杏叶等也有保护作用。但这些抗氧化剂对神经元的保护作用与热量限制摄入相比较还是较弱的。

4. 刺激性植物化学因子　流行病学研究提示，规律食用蔬菜和水果会降低发生神经退行性疾病的风险。神经变性疾病动物模型研究发现，一些植物化学品如萝卜硫素、姜黄素、白藜芦醇、大蒜素等能提高神经元的可塑性和存活率。这些植物化学品的功能不是直接的抗氧化剂，而是适当地刺激适应性应激反应以增加抗氧化酶、神经营养因子和其他对神经元有保护作用的蛋白产生。

二、正常衰老与病理性衰老的认知功能变化

（一）正常衰老对认知功能的影响

1. 一般智力功能　智力的评估通常通过对言语和行为测试的评分来进行。对衰老的研究一致显示，随着年龄的增长，言语能力的测试评分基本保持稳定；相反，非言语的创造性思维和解决新问题能力的测试评分则随着年龄增长而下降。随着年龄的老化，人的固定能力（通过经验获取信息和技术）基本保持完好，而流体智力，即需要灵活分析和解决问题的能力下降。许多横向和纵向的研究设计已经证实了上述规律。正常衰老对特殊认知功能的影响简要回顾见表 37-1。

表 37-1　正常衰老对认知功能的影响

	保存的认知功能	下降的认知功能
一般智力功能	固定，言语能力	流体，非言语能力，信息处理速度
注意力	持续注意，原始注意广度	分配性注意
执行功能	现实世界执行功能	新的执行任务
记忆	远期，程序性记忆和语义回忆	学习回忆新信息
语言	语言理解，词汇和句法能力	自发找词，言语流利性
视空间技能	构建，简单复制	心理旋转，复杂复制，心理组合
精神运动功能		反应时间

2. 注意力　注意力是指人的心理活动指向和集中于某种事物的能力。注意力主要包括四种特质，即注意的广度、注意的稳定性、注意的分配和注意的转移。随着年龄的增加，注意的稳定性（持续地把注意集中于某一特定的对象与活动的能力）和注意的广度（对于所注意的事物在一瞬间内清楚地觉察或认识的对象的数量）变化往往不明显。而注意的分配性，即在进行多种活动时能够把注意力平均分配到活动当中的能力会出现逐渐的下降。在老年人群当中，注意力往往会被知觉性和感觉性的变化、疾病、慢性疼痛、治疗和一些心理功能的紊乱（尤其焦虑和抑郁）所影响，因此在进行检查时，应予以甄别和排除。

3. 执行功能　执行功能包括控制行为、作出有意义的推理和适当的判断、计划并完成任务、同时处理多条信息（工作记忆）、完成复杂连续动作、解决简单和复杂问题的能力。随着年龄的增长，执行功能的神经心理学测试评分轻微下降。一些理论指出，工作记忆和执行功能的受损可能是与增龄相关的认知功能变化的基础。

4. 记忆　记忆是指获得的信息或经验在脑内储存和提取的过程。记忆的基本过程包括识记、保持、回忆再认三个环节。记忆会随年龄增加而衰退，如何区分正常衰老所致的记忆减退和病理性记忆减退显

得尤为重要。研究认为，短时记忆和情节记忆会随着年龄的增加而出现下降，而在远期记忆、程序记忆以及语音记忆方面，不同年龄的差异并不大。老年人短期记忆和情节记忆下降的原因可能包括工作记忆容量的减少和信息加工速度的减慢；注意分配能力以及稳定性下降等因素。

随着时间的变化，老年人在记忆的某些方面会出现一些变化。一般来讲，与年轻人相比，没有明显疾病的老年人学习新知识的能力下降。当给他们反复学习新知识的机会时，他们显示出较慢的学习曲线和所学总量的下降。此外，许多记忆进程并不随着年龄老化发生改变。远期记忆，即回忆过去很远时候的事件仍然相对保持完整，感觉记忆也是如此。并且由于老年患者经常受疾病困扰从而影响体格锻炼，程序性记忆基本不受老化的影响。语义记忆，如词汇和对世界的一般知识大部分基本不受影响，除非到了生命的末期。总的说来，正常衰老者的记忆功能对于其独立生活的需求是足够的。

5. 语言　语言能力整合了多层次的处理过程，随着年龄增长，一般的语言能力仍然基本保持。部分语言能力，尤其涉及语言输出功能，在老年人确实有所下降。同其他认知功能一样，许多潜在的外在因素如外伤、疾病和感觉破坏能够导致严重的语言功能障碍。

（1）语言理解：语言理解包括识别语言的简单和复杂规则并将视觉和听觉信息整合到一个有意义的概念中，语言理解一般很少与年龄相关的损害有关。一般认为语言理解在一生中基本保持相对完整。

（2）语言产生：老年人讲话，尽管有少量的重复，间歇时间长，用名词和其他模糊词增多，但基本句法能力没有随年龄增长发生大的变化。语义能力包括命名和检索长时储存信息的能力。在中年时期的词汇知识有一个稳定的增加，且这些知识在老年基本得到保持。老年患者经常抱怨的一种情况就是"话在嘴边"现象，即显著的找词困难。与命名困难经常伴随痴呆不同，这种变化似乎主要是由于检索而非储存信息困难，因此一旦给以提示即有明显的提升。

6. 视空间技能　视空间技能在人类日常生活中发挥着重要作用，如寻找路线、定位目标、使用地图导航等，是保持独立活动的必要条件。视空间技能主要包括视空间感知功能、视空间结构能力、视空间记忆、视空间执行能力和视空间注意力等，其中视空间感知功能是视空间技能的基础和第一要素。随着年龄增长，患者完成视空间感知测试速度下降，但在完成质量上显著提高。

7. 精神运动功能　与年龄相关的反应时间增加与认知处理速度的下降和外周运动技能的变化有关。年龄相关的脑多巴胺活性降低和脑室旁白质病变可能与认知速度和基本运动功能的下降有关。因此，完成需要速度和对刺激的迅速反应的测试任务的能力可能会下降。精神运动速度和反应时间的增加可能是年龄相关的神经认知测试（尤其需要感知速度、注意力和工作记忆等）变化的基础。

（二）常见年龄相关疾病对认知功能的影响

1. 心血管病　伴随增龄，越来越多的心血管病人群，具有与 AD 和血管性痴呆（vascular dementia, VD）相同的致病因素，导致心血管病人群中认知障碍的发生率增高。研究发现，冠心病、心力衰竭、心房颤动均与认知障碍风险具有显著地相关性。心血管疾患可引发心输出量下降、导致脑灌注不足，造成神经元及神经胶质细胞的缺血缺氧，引起认知功能下降。心血管病往往还存在动脉粥样硬化、内皮功能紊乱、氧化应激、炎性因子增多等机制，可导致神经元损伤以及脑组织结构的变化，影响认知功能。

2. 高血压　研究证实，高血压与认知功能障碍明确相关，高血压可作为认知功能障碍的一个独立危险因素。长期的血压增高可以导致脑白质损害；引起脑组织中小动脉硬化继而出现脑梗死；引发血压波动导致脑灌注不足；诱发焦虑、抑郁等不良情绪等；这些因素均可最终对认知功能产生损害。即便没有继发性疾病或者器官损害。原发性高血压也存在对认知的潜在影响，包括精神状态下降、反应时间减慢、注意力和警觉性下降、执行功能受损、言语流利性下降和视觉组织能力下降等。在一些高血压患者当中，记忆功能包括空间回忆、言语回忆和词语识别能力也可能受损。

3. 营养不良　营养不良是由于营养及能量的供应与人体为保证生长、发育及特殊功能需要之间的失衡引起的。老年人发生营养不良的危险性很高。蛋白质及脂质营养不良可以导致神经细胞膜结构的改变以及神经递质的变化，进而影响认知功能。碳水化合物是维持大脑能量代谢的来源，在碳水化合物缺乏时，认知功能同样受到影响。此外，多种微量元素，如 B 族维生素和锌、铁、铝等矿物质也对改善认知功能发挥着一定的作用。B 族维生素在同型半胱氨酸代谢中起着重要作用，后者水平的增高可促进衰老过程中认知功能的损害。

4. 2 型糖尿病　糖尿病是一种由于胰岛素分泌不足或作用缺陷引起的以血糖慢性增高为特征的代谢性疾病。老年期糖尿病以 2 型糖尿病为主。长期的血糖代谢紊乱易导致血管、神经、眼、心、肾等多部位出现功能障碍，亦可导致认知障碍的发生风险增高。流行病学资料表明 2 型糖尿病可作为认知功能障碍的独立危险因素。糖尿病合并的认知功能障碍以学习记忆能力减退以及语言、计算、理解、判断能力下降等为主要特征。糖尿病引起认知损害的机制涉及多个环节，除了糖 - 胰岛素代谢异常外，还与继发的神经 - 血管病变、细胞凋亡和炎症反应的增加等多种因素有关。

5. 缺氧

（1）慢性阻塞性肺疾病：肺气肿和慢性支气管炎阻塞气流，导致低氧血症和高碳酸血症。慢性阻塞性肺疾病对患者特殊认知功能的影响广泛且弥散，经常合并认知功能障碍，其对言语和视觉记忆、注意力、抽象能力、精神运动速度、信息处理速度和智商均可产生影响。这些认知功能的变化可能是由于低氧血症导致的。多数的研究提示氧疗能提高认知功能。抑郁症在慢性阻塞性肺病患者也很常见，必须作为认知损害的另外一个危险因素。

（2）阻塞性睡眠呼吸暂停：在老年群体中，阻塞性睡眠呼吸暂停（OSAS）很常见。OSAS 患者认知损害表现出多种症状，一般包括注意力、集中能力、执行功能、言语和视觉学习和工作记忆。与无 OSAS 的健康老年人相比，总体认知功能测试表现为有差异。OSAS 所致低氧血症的严重程度与认知功能相关，且持续的正压通气治疗使许多患者的认知功能提高。

6. 甲状腺功能减退症　老年期甲状腺激素水平的下降是发生老年认知功能障碍的重要危险因素。研究发现，甲状腺功能减退主要的神经心理学损害为精神运动速度和记忆力方面。甲状腺功能减退所致的认知损伤往往是可逆的，在接受甲状腺替代治疗的患者中，可以观察到认知功能的提升。部分老年人的甲状腺功能减退症状不典型，因此对于有认知障碍的患者应注意筛查。

7. 抑郁症　抑郁症是老年群体中越来越常见的疾病，估计其患病率为 11%~30%。抑郁症的多种危险因素包括社会支持的缺乏、家庭成员和近亲的死亡、社会角色的转变以及体力受限等。抑郁症的症状包括内在动力缺乏、执行功能受损、认知减慢、注意力和集中能力下降。轻度的记忆损害类似痴呆的早期症状，容易导致误诊或缺乏适当的治疗。由于抑郁症是认知损害的一个可逆性原因，在对老年患者进行评估时对抑郁症和痴呆的鉴别诊断是至关重要的。

8. 谵妄　老年人发生谵妄的危险性较高，尤其在手术等应激事件时。谵妄是一个可逆性的过程，其起病迅速，有显著的定向障碍、觉醒度下降、对环境的感知下降和注意力下降等特点，能够使其与大多的神经变性疾病鉴别。近期记忆受损，意识状态的改变是谵妄的主要表现，此外还可以出现幻觉、妄想和其他的思维过程改变。谵妄通常迅速缓解，但也可以持续数周。

（三）神经变性疾病

1. 阿尔茨海默病　阿尔茨海默病（AD）是老年期常见疾病之一，也是造成老年人失去日常生活能力的最常见疾病。AD 患者的记忆力会出现进行性丧失，在疾病晚期，忘记自己姓名，不认识家人，吃饭等简单的日常活动都严重依赖照料者。脑组织病理学诊断是 AD 确诊的金标准。美国神经语言障碍与卒中研究所 - 阿尔茨海默病与相关疾病协会（NINCDS-ADRDA）于 1984 年提出了第一代 AD 的临床诊断标准，规范了 AD 的临床诊疗，推动了 AD 研究工作进展。该诊断的核心内容包括以下几点：首先符合痴呆的标准；痴呆的发生和发展符合 AD 的临床特征；隐匿性起病、缓慢进行性恶化；排除其他原因所致的痴呆。此后，第二代诊断标准如 IWG、NIA-AA、DSM-5 等诊断标准也相继被推出。

（1）典型 AD 患者的认知损害

1）记忆：记忆可分为工作记忆、语义记忆、前瞻性记忆、内隐记忆和情景记忆。不同类型的记忆改变有助于认知障碍的鉴别诊断。AD 由于海马内侧颞叶萎缩而损害信息的储存，患者可出现严重的情景记忆障碍（有关生活情景的实况记忆）。情景记忆障碍是 AD 早期诊断与鉴别诊断的重要依据，也是 AD 诊断的核心症状。AD 患者的程序性记忆很少受损，远期记忆相对完整。

2）注意 / 执行功能：注意力是指人将感知和思维等心理活动指向和集中于某一事物的能力，AD 患者早期可能出现复杂注意与注意资源分配、注意转移与脱离受损，注意广度损害往往不明显。执行功能指有效启动并完成有目的活动的能力，核心成分包括抽象思维、工作记忆、定势转移和反应抑制等。执行功能的相关损害可出现在多种痴呆类型中。

3）语言：语言是交流的工具，包含了对文字的理解和运用。语言障碍是痴呆认知症状的主要表现之一，应尽可能对所有痴呆患者进行语言功能评估。典型 AD 患者早期语言障碍表现为找词困难、命名障碍与流畅性下降，而复述、发音没有损害，继而可出现语言空洞、理解能力轻度受损、书写障碍。随病情进展，阅读和书写能力进一步减退。最终出现刻板言语、缄默状态。正常老年人也会出现部分语言功能下降，但 AD 患者更明显。

4）视空间和结构能力：视空间结构功能受损在 AD 患者中很常见，一般出现晚于记忆和语言功能的损害，应尽可能对所有痴呆患者进行该功能评估。视空间结构功能受损患者可表现为不能正确临摹简单二维图形，不能判断物品的确切位置，在熟悉的地方迷路，甚至导致患者在自己的家里迷失并出现徘徊行为。

5）运动 / 运用功能：AD 患者可在疾病的初期阶段表现出步态、运动速度和总体活动水平的损害。研究发现，AD 和路易体痴呆更多重叠的患者更容易出现运动变化，如震颤和步态异常等。

失用症又称运用不能症，也是 AD 的典型临床表现之一，即患者在无理解困难及运动障碍的情况下，不能准确地执行其所了解的有目的的工作。中度至重度的失用症一般要到 AD 病程的晚期才可能出现。

（2）行为变化：抑郁症是 AD 患者的常见表现，经常表现为情感淡漠、冷漠，内在动力缺乏和情绪不稳定。易激惹、焦虑和偏执妄想在 AD 患者也很普遍，它们会随着疾病进展而加重，促使徘徊行为和攻击性行为的发生。随疾病进展亦会出现重复性和无目的性的行为。由于 AD 患者可表现出各种各样的行为异常，必须给患者家庭提供充分的有关痴呆知识，让他们得到社会支持，并具有足够的照顾患者所需的技能。

（3）意识缺陷：早期 AD 患者的意识缺陷的程度表现各异。无论起始点如何，意识缺陷随疾病进展而加重。即便患者可能确实承认他们的认知能力下降，但是由于执行功能的缺陷，这种意识不是"完整的"。如患者可能无法理解他们的认知缺陷如何影响特定的活动如驾驶、烹饪和理财。

（4）变异型 AD 症状：变异型 AD 有许多症状主要累及语言、视空间技能或者中枢执行功能。在这种情况下，在作出 AD 诊断前必须仔细考虑额颞叶痴呆、原发性进行性失语、路易体痴呆和其他痴呆的鉴别诊断。

2. 血管性痴呆　血管性痴呆（vascular dementia，VaD）是指由缺血性卒中、出血性卒中和造成记忆、认知和行为等脑区低灌注的脑血管疾病所致的严重认知功能障碍综合征。VaD 是仅次于 AD 的第二位常见的痴呆原因。根据美国国立神经病及卒中研究所 – 国际神经科学研究和教育学会（NINDS-AIREN）的标准，将痴呆分成六个血管亚型，即多发性梗死性痴呆、重要部位的单个梗死痴呆、小血管病性痴呆（包括微梗死性痴呆、皮质下动脉硬化性脑病、脑白质病变、脑淀粉样血管病）、低灌注、出血或复杂血管性痴呆。目前，NINDS-AIREN 血管性痴呆诊断标准使用最为广泛。它强调 3 个基本要素：①符合痴呆诊断标准；②要有脑血管病的证据，推荐 CT 或 MRI 影像学检查证据；③两者必须有相关性，至少有以下中的一项：在明确的卒中后 3 个月内发生痴呆；突然认识功能衰退，或波动性、阶梯样进行性认知功能损害。

小血管疾病引起的痴呆是血管性痴呆的最常见形式。在早期阶段，这些患者的认知功能特征一般表现为执行功能的缺损、言语流利性下降和反应迟缓，易激惹和内在动力缺乏也很常见。其他形式的血管性痴呆如多发大面积梗死和孤立重要部位梗死的认知功能障碍是具有高度特异性的，它取决于病灶的部位和数量。

3. 额颞叶痴呆　额颞叶痴呆（frontotemporal dementia，FTD）是一类以进行性精神行为异常、执行功能障碍和语言损害为主要特征的痴呆综合征，病理特征为选择性额叶和（或）颞叶的进行性萎缩。

FTD 是除 AD、DLB 外第三常见的神经变性痴呆，约占老年前期痴呆的 20%。FTD 患者临床症状包括明显的人格、情绪、行为改变和认知障碍，可合并帕金森综合征和运动神经元病。FTD 患者的人格、情感和行为改变出现早且突出。人格改变常表现为对家庭和工作漠不关心、举止不当、乱开玩笑、不修边幅及冲动性行为等。行为改变多表现为计划和自我调控行为改变。情感改变可表现为情绪多变、淡漠、抑郁、暴怒等。

FTD 主要应与 AD 鉴别诊断。FTD 的发病年龄一般是在 50~60 岁。平均而言，FTD 患者出现症状大约比 AD 患者早 10 年。在临床表现上，AD 患者通常早期出现记忆力下降和定向力受损，语言功能障碍多出现在中晚期，人格、情绪和行为的异常改变多在疾病晚期出现。FTD 患者的失用要比 AD 患者更为多见。研究表明多达 75% 经病理证实的 FTD 患者也满足"很可能 AD"的临床诊断标准，因此，应通过临床、影像、神经心理学等多方面手段进行鉴别诊断。

4. 帕金森痴呆　　帕金森病（Parkinson's disease，PD）是中脑黑质变性引起的以运动缓慢、静止性震颤、肌强直及姿势平衡障碍为主要临床特征的慢性神经系统退行性疾病。PD 主要发生于中老年人。正常衰老同样可伴随着运动功能的改变，因此，PD 早期常难以与正常衰老区别。健康老年人常可以因为其他疾病而出现类似的症状。举例来说，原发性震颤在老年人中十分多见，关节炎患者也常常表现为动作缓慢。

部分帕金森病患者在病程中会出现痴呆的表现，称之为帕金森病痴呆（Parkinson's disease dementia，PDD），通常情况下，PDD 患者通常表现为视空间能力缺陷、注意力障碍、执行能力障碍和轻度记忆受损。PDD 患者的识别功能一般是完整的，因此通常认为检索缺陷是导致记忆损害的原因。此外，PDD 患者的程序性学习可能受损，语言技巧如语言流利性和言语的机械性也常受到损害，亦可出现多种精神行为症状，包括幻觉、错觉、妄想、抑郁、情感淡漠、快速眼动睡眠障碍等。

5. 路易体痴呆　　路易体痴呆（dementia with Lewy bodies，DLB）是最常见的神经变性病之一，其主要的临床特点为波动性认知功能障碍、视幻觉和类似帕金森病的运动症状，患者的认知障碍常在运动症状之前出现，主要病理特征为路易体（LB），广泛分布于大脑皮层及脑干。

DLB 与 PDD 的鉴别较为困难，多基于认知功能障碍出现的时间。一般认为，帕金森病患者在运动症状出现 1 年后出现认知损害属于 PDD，更早出现认知障碍提示 DLB。DLB 和 AD 的鉴别诊断也很困难。患者出现视幻觉，同时 MMSE 测试超过 20 分应高度怀疑 DLB。DLB 较 AD 患者在视空间功能上表现更多的损害，在注意力受损方面与 AD 患者相当，但 DLB 患者有明显的注意力波动性。

6. 进行性核上性麻痹　　进行性核上性麻痹（progressive supranuclear palsy，PSP）是一种少见的神经系统变性疾病，多见于中老年男性。临床表现以假延髓麻痹、垂直性核上性眼肌麻痹、锥体外系肌僵直、步态共济失调和轻度痴呆为主要特征。PSP 的核心特点是垂直性核上性眼肌麻痹，可是这一特点在疾病的早期可以不出现，因此易与 PD 混淆。PSP 的认知功能损害主要包括思维缓慢、执行功能障碍和记忆障碍等，但不如 AD 严重。

7. 酒精相关性痴呆　　轻至中度饮酒可降低发生某些痴呆的危险性，包括 AD 和 VaD。但是长期和大量饮酒可能对认知有负面影响，且可能加剧其他痴呆的认知症状和脑损伤。由酗酒引起的营养不良（特别是维生素 B_1 的缺乏）是认知障碍的主要诱发因素。此外，肝病本身可以干扰维生素 B 在大脑中的调节，并且可能是长期饮酒所致多种认知和运动损害的一个因素。长期饮酒者即使戒断一段时间，神经认知测试仍然较差，并且许多人继续显示认知缺陷。

8. 朊病毒疾病　　朊病毒疾病是一类由异常朊蛋白所致的、累及人类和多种动物中枢神经系统的可传染的致死性海绵状脑病。克 - 雅病（Creutzfeldt–Jakob disease，CJD）是人类最为常见的朊病毒疾病，可导致迅速进展的痴呆，同时可伴有肌阵挛、锥体束及锥体外系损伤、视觉障碍等。克 - 雅病早期的认知损害是模糊和非特异性的，如记忆力和智能减退、注意力下降、工作能力下降。该病早期也常伴有精神症状，包括情感淡漠、情绪不稳定、睡眠障碍和食欲减退。随着疾病进展会出现反射亢进、共济失调、跳跃性眼球运动变化和尿失禁等。可结合脑电图的变化、磁共振成像的异常信号和脑脊液中异常的 14-3-3 蛋白作出诊断。

9. 正常压力脑积水　　正常压力脑积水是指以步态障碍、认知障碍和尿失禁三联征为临床表现，患者病情表现为不同程度的进行性发展，影像学检查具有脑室扩大，脑脊液压力测定在 70~200mmH$_2$O 的一组临床综合征。正常压力脑积水所致的痴呆症状往往出现较晚，而且有恢复的可能。由于导致老年人步态异常和尿失禁的病因较多，给早期诊断造成了困难。影像学证据和室内压测量有助于诊断。

（雷　平）

第二节　老年人精神状态和神经系统检查

一、衰老的正常神经系统表现

老年人神经系统疾病的诊断不仅需要识别异常的症状及体征，而且还必须认识何种改变是伴随正常衰老而表现出来的。临床医生需要运用精神状态及神经系统检查来辨别是疾病引起的神经系统功能障碍还是由衰老引起的神经系统退变。一份完整的精神状态评估及神经系统检查可以为形成合理的诊断假说提供必要的数据，并指导患者进行必需的实验室检查、影像及专科评估。

（一）正常老化神经系统检查的改变

1. 认知改变　正常老年人的认知改变主要表现在非言语智力、信息处理速度、新的执行任务、学习回忆新信息、找词、反应时间等方面，而言语智力、远期、程序性记忆和语言理解、词汇句法能力等常可保留，如老年人必须花更多的时间处理新信息、获取新学来的信息、新知识并形成记忆。

2. 脑神经功能变化　导致嗅觉改变因素包括黏膜或气道病变、筛板狭窄，嗅觉联合区受损等。视力下降常由角膜混浊、视网膜病变、黄斑病变或眼的光学障碍导致，也可以由于缺血和高血压所致。听力障碍的原因中，常见的外耳问题是耵聍嵌塞，内耳受损所致的听力障碍可为老年感音性耳聋、神经性耳聋、代谢性耳聋或耳蜗传导性耳聋。

3. 运动功能改变　伴随着衰老，肌肉体积变小及力量下降。四肢、肩带肌肉的减少、腹部肌肉的减弱造成脊柱前凸和腰背痛。伴随年龄增长老年人的运动速度及协调性也发生了改变，妨碍日常生活活动的能力（如穿衣、收拾碗筷、搬椅子等）以及平素的娱乐活动（如打高尔夫、玩圆盘游戏）。步态及姿势亦产生变化，如前后直线、用脚尖或脚跟行走困难，需适当调整姿势反射以避免跌倒。

4. 感觉功能改变　最常见的感觉系统改变是下肢振动觉及位置觉减退。下肢振动觉减退呈上升模式，表现为从足趾 – 踝 – 膝的振动觉减退。在非病理情况下，老年人痛觉及温度觉也减弱。轻度的位置觉异常者在做 Romberg 试验时可出现摇摆。

5. 腱反射改变　与年龄相关的最常见的腱反射改变是跟腱反射减弱或消失。其他反射通常存在但有所减弱。跖趾伸肌反射阳性（巴宾斯基征）不与年龄相关，但它往往提示上运动神经元潜在的病理状态。

6. 自主神经系统　包括流泪减少，体温失调，瞳孔对光反射和调节反射迟钝，心血管功能受损等，偶见直立性低血压（表 37-2）。

表 37-2　正常老化神经系统检查的改变

正常老化神经系统检查的改变	
精神运动迟缓	轻度运动迟缓
视觉减退	振动觉减少
瞳孔变小	Romberg 试验轻度摇摆
眼球上视能力减弱	轻度脊柱前凸，颈部及背部运动受限
听力下降，特别是口语	跟腱反射减弱
肌肉体积减小	

二、神经系统病史采集

主诉即患者就诊的最主要原因，包括主要症状、发病时间、病情变化情况。主诉往往是疾病定位和定性诊断的第一线索，在询问病史过程中应围绕主诉进行提问，对于病情叙述凌乱、无条理的患者，医生应加以引导，并进行分析和归纳。

病史的询问，包括发病后到就诊时症状的发生、发展和演变过程，各种症状发生的时间关系和相互关联，发病前的诱因和前驱症状等，是其他方法无法替代的。通常让患者以自己的语言叙述其症状。对于使用术语如"视物模糊"、"麻木"、"头晕"等描述症状的患者，应询问症状的具体表现，以免产生误解。对于不能以自己的症状为主线叙述的患者，应直接针对其主诉进行提问，但应避免诱导式提问。对于有意识丧失、理解/表达障碍的患者，家属或发病时周围旁观者提供的信息极为重要。有些患者就诊时会携带发病后进行的多种辅助检查结果，应对其进行客观分析，以形成完整的现病史。临床医生通过病史形成鉴别诊断并有重点地进行神经系统检查。病史指导诊断评估、制订治疗方案。而且有利于建立良好的医患关系，提高患者对治疗的依从性。

在病史采集过程中的重点主要包括以下几点：①症状的发生情况：包括初发症状的发生时间、发病形式（急性、亚急性、慢性、隐袭性、发作性、间歇性或周期性）、发病前可能的诱因和原因。②症状的特点：包括症状的部位、性质、累及范围和严重程度等。③症状的发展和演变：病程中症状有无加重、减轻、持续进展或无变化等，如有变化，变化过程是怎样的，引起变化的可能原因及影响因素。④伴随症状和相互关联：主要症状之外的伴随症状的特点、发生时间以及相互影响。⑤既往诊治情况：包括病程中的检查发现、曾经的诊断、治疗方法以及疗效等。⑥与现病有关的躯体疾病情况：是否合并存在其他系统疾病，这些疾病与现病发生、发展和变化的关系。⑦病程中的一般情况：包括睡眠、饮食、二便、体重、精神状态等。

此外，对患者既往史、个人史以及家族史的充分了解，也可辅助临床医生对疾病的诊断治疗形成更为严谨、完善的方案。

三、精神状态检查

精神状态检查包括观察性评估、认知评估、功能评估及神经精神评估。尽管其各自独立表现，但相互关联，共同反映患者的神经行为功能的特征。在神经疾病中，精神状态和认知功能异常多由以下原因导致：卒中、颅内肿瘤、颅内感染、代谢性脑病、神经变性病等。

（一）观察性评估

包括患者的意识水平、外表、情感、行为、动作、言语能力。

1. 意识水平　意识包括觉醒状态和意识内容两个部分。觉醒状态是指与睡眠呈周期性交替的清醒状态，由脑干网状激活系统和丘脑非特异性核团维持和激活。意识内容是指感知、思维、记忆、注意、智能、情感、意志活动等心理过程，还有通过言语、听觉、视觉、技巧性运动及复杂反应与外界环境保持联系的机敏力，属大脑皮层的功能。

意识障碍是脑和脑干功能活动的抑制状态，表现为人对自身及外界认识状态以及知觉、记忆、定向和情感等精神活动不同程度的异常。上行网状激活系统和大脑皮质的广泛损害可导致不同程度觉醒水平的障碍。觉醒障碍分为觉醒水平下降和觉醒过度。觉醒水平下降包括：嗜睡、昏睡、昏迷等。老年人觉醒水平下降常见于全身感染、心肺功能不全、脑膜脑炎、颅高压、毒性代谢产物堆积、颅脑外伤、癫痫发作、脑血管疾病等情况。过度觉醒状态以焦虑、自发的过度兴奋、激惹或攻击行为、震颤、癫痫发作或惊恐反应为特征。老年人过度的觉醒状态常见于代谢中毒性疾病如酒精戒断、停用麻醉剂及镇静催眠剂。其他原因包括肿瘤、病毒性脑炎、脑血管病和低氧血症等。意识内容的改变则主要由大脑皮质病变所致。

国际上常用Glasgow昏迷评定量表（表37-3）评价意识障碍的程度，最高15分，最低3分，分数越低昏迷程度越深。通常8分以上恢复可能性较大，7分以下预后不良，3~5分伴有脑干反射消失者有潜在死亡危险。

表 37-3 Glasgow 昏迷评定量表

检查项目	临床表现	评分
A 睁眼反应	自动睁眼	4
	呼之睁眼	3
	疼痛引起睁眼	2
	不睁眼	1
B 言语反应	定向正常	5
	应答错误	4
	言语错乱	3
	言语难辨	2
	不语	1
C 运动反应	能按指令发出动作	6
	对刺激能定位	5
	对刺激能躲避	4
	刺痛肢体屈曲反应	3
	刺痛肢体过伸反应	2
	无动作	1

2. 外表 通过观察一个患者的外表可辅助判断其精神状态。一般可观察其身材、体型、外观年龄、姿势、面部表情、卫生状况、目光、穿着等特征。蓬乱的外观可能提示痴呆、精神错乱、额叶病变或精神分裂症。老年人过度装扮、穿着华丽应高度怀疑躁狂症或额叶病变。帕金森病患者可呈现屈曲姿势而进行性核上性麻痹者则呈伸展僵硬姿势。

3. 情感状态 感情描述了外界现实的精神表现以及患者对外部现实的内部感知。而情绪是通过面部表情、躯体动作、语调及患者所描述的一些主观言语成分等表现出来的客观情感。

抑郁是老年人最常见的情绪障碍，常见于各种神经系统疾病。神经系统疾病中欣快感及躁狂较抑郁少见，欣快感常见于额叶功能障碍（如外伤、额颞叶退行性病变、感染）并继发于躁狂。焦虑常见于各种神经精神疾病状态，如焦虑症、代谢性脑病（如甲状腺功能亢进症、低氧血症）、中毒性疾病（如利多卡因中毒）、变性疾病（如阿尔茨海默病、帕金森病）。

情感强度缺乏的患者，可见于精神分裂症者的阴性症状、重症抑郁症或痴呆的患者。另一方面，情感增加的可见于双相型情感障碍、边缘型人格障碍。易变性是情感调控障碍的一个特点。情感不稳定者易激惹、易怒、抑郁、欣快。常在短时间内出现情感暴发。情绪易变常见于心境障碍如双相性疾病及某种人格障碍如边缘性人格障碍，亦见于额颞叶痴呆及假性延髓性麻痹。

4. 行为 行为观察能够揭示患者心理及神经功能状态的信息。局部脑病变可出现一系列人格变化。眶额部功能障碍以冲动及与检查者过度亲密、缺乏判断力或社交能力、反社会行为为特征。额叶背外侧病变可能出现注意力不集中易分散。额叶内侧病变可引起情感淡漠（缺乏主动性、缺少活力、情感的互动性、与社会隔绝）痴呆伴随思维僵硬、以自我为中心，情感反应范围缩小，情绪失控。

5. 动作 患者的行为动作亦可为神经精神系统疾病的诊断提供证据。精神运动迟滞（神经元中枢突及运动发育迟缓）提示血管性痴呆、皮质下神经功能障碍、帕金森综合征、额叶综合征或抑郁症。精神运动兴奋提示代谢性疾病、手足徐动症、癫痫发作、躁狂症或焦虑症。

6. 言语交流 检查者通过观察患者言语自发性、频率、节奏、音量、反应潜伏期、音调变化等，能够在病史交流中评估、了解患者的精神状态。缄默症可见于以下几种病理情况：无动性缄默症、植物状态、闭锁综合征、无反应性紧张性精神分裂症、左半球大面积病变。无动性缄默症以警觉状态下无语言表达为特征，患者睁眼状态，个体可随外界环境而变化，患者存在正常的睡眠 - 觉醒周期，但完全无活动力或仅对外界强烈的刺激表现出简单的运动或自发的姿势调整。无动性缄默症可见于前额大面积损伤，双侧扣带回损伤或中脑病变。患者处于植物状态时睁着眼睛并具正常睡眠 - 觉醒周期，这是无动缄默症区别于植物状态的地方。植物状态可见于重型颅脑外伤。闭锁综合征见于双侧脑桥病变，患者表现为言语不能及四肢瘫痪，而智能不受影响，可通过眼球运动和眨闭眼与外界交流。

语速加速见于躁狂症、帕金森病等；语速减慢见于精神运动迟滞。言语韵律打乱常见于影响基底核或右侧大脑半球的病变。语言踌躇或语言冗长见于找词困难的患者，如失语症、代谢性脑病、睡眠剥夺、疲乏、抑郁症、焦虑症或无失语的额叶背外侧病变患者。

（二）认知评估

系统的认知评估，包括一系列复杂的神经心理检测（如记忆、言语、空间视觉技能、执行能力）。患者的年龄、左或右利手、教育程度及社会文化背景都可影响认知功能，因此，在测试前及测试中需要评估这些因素。

1. 记忆力　记忆是既往经验在脑内的贮藏和再现的心理过程，包括信息的识记、保持和再现三个环节。根据记忆时间的长短可分为瞬时记忆、短时记忆和长时记忆。瞬时记忆检查方法可采用数字广度测验，采取 3~12 位随机数字，由检查者以每秒一个数的速度念出，让患者重复刚才的数串，然后逐渐增加给出数串的长度，直到患者不能完整重复为止。正常成人能够正确复述 5~9 位数字。应注意所用的数串必须是随机、无规律可循的。短时记忆检查方法可先让患者记一些非常简单的事物，如皮球、树木、国旗，或更为复杂一些的短句，其中各条目应属于不同的类别，确认记住这些条目后再继续进行其他测试，约 5 分钟后再次询问患者对这些词条的回忆情况。长时记忆检查方法可向患者询问如国家首都、在位主席、总理、家庭住址、电话号码、重大历史事件等。了解患者的记忆损害概况对诊断十分重要。例如，遗忘综合征患者常表现为外貌正常、疾病早期一过性逆行性遗忘，随后经历顺行性遗忘，具有完整的远事记忆等特点。精神性的记忆丧失可能包括遗忘症的各种模式，特别是对长期事件（如无法回忆孩子的生日、何时结婚等）的遗忘。

2. 言语　失语是指意识清楚情况下，由于优势侧大脑半球语言中枢的病变导致的语言表达或理解障碍。失语的临床检查包括六个方面：口语表达、理解力、复述能力、命名、阅读能力和书写能力。

口语表达分为言语的流畅及不流畅性。流畅性失语以自发性言语正常或过多，而保留正常的字句长度、完整的言语音调、语言信息贫乏为特点。Wernicke 失语、经皮质感觉性失语、感觉传导性失语和命名性失语都属流畅性失语。非流畅性失语以口语输出减少、回答简短、语法缺失、语汇贫乏、音律缩短，构音困难为特征。非流畅性失语包括运动性失语（Broca 失语）、经皮质运动性失语、完全性失语、经皮质混合性失语。

理解力可通过要求患者执行简单的口头指令（如张嘴、闭眼、握拳等）和含语法的复合句（如用左手摸鼻子、用右手摸左耳朵等）来检查。理解力损害常提示左侧颞顶叶功能损害。对于老年人而言，在检测理解力前应确定其听力完好，无法理解指令可能是听力不好而非理解能力差。

复述能力的评估通过要求患者重复检查者所用的词汇或短语等内容来评估。注意能否一字不错或不漏地准确复述，有无复述困难、错语复述、原词句缩短或延长或完全不能复述等。复述能力受损在感觉性失语、运动性失语、传导性失语、完全性失语中可出现，而在皮质性失语中保留正常。

命名测试要求患者给物体命名、给物体的一部分命名及说出物品的颜色。命名测试中的错误包括错语、委婉迂回的回答及简单的无应答。命名障碍可见于失语症、痴呆、谵妄状态或颅脑外伤。归咎于命名障碍前应排除患者的视力或识物能力的因素。

阅读能力评估要求患者朗读单字、单词、单句，执行写在纸上的指令等。评估前必须测试患者是否能够大声朗读及理解所读内容。而且需要确认并非视力原因导致的失读。大多失语症伴随失读，而失读并不常伴失语。

书写能力评估要求患者书写句子、造句、听写单词，抄写书报上的文字等。客观原因及失语症者均可导致书写不能。客观因素所致书写不能见于肢体轻瘫、失用症、震颤及舞蹈症所致的运动失调。写字过小症以书写句子、数字或字母时字迹越来越小为特征，是帕金森病的特征之一。失写不伴有失语的见于 Gerstmann 综合征（失写、失算、手指失认、肢体左右失定向）、失写伴失读、断裂性失写（出现于胼胝体损伤）。失写症也见于痴呆及谵妄。

3. 定向力　时间定向力首先通过询问今天是星期几、年、月、日来评估；空间定向力通过询问城市、国家、城市及目前的位置来评估；人物定向力可通过询问能否认出家属、朋友的评估。

4. 抽象能力　通过类比、比较差异、对习语或格言的解释来评估抽象能力。这些试验受习俗、教育程度影响较大。抽象能力异常是大脑功能障碍的非特异性表现。额叶功能障碍与抽象能力障碍的严重程度不成比例。

5. 判断及处理问题的能力　评估判断力有助于探究患者人际关系和社交能力。判断力受损见于许多神经病理状态。额叶 – 皮质下回路（如额颞叶痴呆、外伤及局部综合征）损害导致社交判断力改变。解决问题的能力可通过假设"如何去拜访在一个陌生的城市中的朋友"这一情景来评估。正确的答案包括运用电话簿、互联网或城市指南。

6. 视空间技能和执行功能　结构性任务（例如画钟试验）被广泛地运用于评估视空间能力。画钟试验要求患者画出一个钟面并标出正确的时针及分针，时针和分针要求用不同的长度标出。

视空间技能和执行功能障碍者可能会出现钟面缺失或指针不全，或画出一个小钟面，太小的钟面无法包含钟表所必需的数字，提示患者执行计划能力差。

7. 计算力　检查计算能力常用的方法是从 100 中连续减 7。计算能力与教育和职业有关。失算常伴随失语症，同时视空间功能障碍常导致患者无法正确排列数字。原发的计算不能（无法做数学题）常见于左侧大脑后部损伤。

（三）神经精神评估

神经精神检查包括评估意识形态、思想内容及洞察力。无脑部病变的老年人出现这些内容的紊乱是不正常的。应进一步寻求是否存在神经或精神方面的病变。

1. 思维形式　思维形式障碍如词不达意、病理性赘述、联想缺乏、不合逻辑、思维奔逸、思维中断等较少见于神经病理状态。连续性的与正确结论不相称的动作或思维，可见于失语症或痴呆者。不连贯性的言语或观念缺乏逻辑相关性，可见于谵妄、痴呆进展期的患者。

2. 思维内容　病理情况下常见几种思维内容障碍。错觉是最常见的一种精神障碍，它是对外部现实错误的、虚假的推断。错觉见于许多痴呆性疾病如阿尔茨海默病、路易体痴呆、血管性痴呆、额颞叶痴呆、亨廷顿病等。

3. 洞察力　神经精神疾病者洞察力下降，不知晓自己的疾病状态，因此评估患者对自己病情严重程度的自知力可以对诊断提供有利的信息并制订治疗方案。比如，阿尔茨海默病的患者对其记忆力和认知困难的自知力受损。然而血管性痴呆及路易体痴呆者对自己的认知障碍有更多的关注。右顶叶病变者可出现忽略、不在意、否认对侧异常情况。

4. 行为和人格　行为人格的改变包括以自我为中心、思维僵化、情绪失控、情绪反应低弱、情感淡漠、兴趣丧失和不关心他人的情感。目前尚无可用的简明的人格评定等级量表，但在特定的情况下可用神经精神量表问卷（NPI）来评估激惹、抑郁、焦虑、幻觉、错觉及呈植物性改变等人格改变。

四、神经系统检查

神经系统检查包括脑神经检查、运动系统检查、感觉系统检查、反射检查、脑膜刺激征检查和自主神经功能检查等。

（一）脑神经检查

1. Ⅰ对脑神经（嗅神经）　在正常的衰老中，嗅觉的丧失是非特异性的、临床所提供的信息无太多价值。嗅觉损害见于颅内肿瘤、感染、缺锌、维生素 A 缺乏、额叶功能障碍、维生素 B_{12} 缺乏、额叶肿瘤等。一般首先询问患者有无嗅幻觉等主观嗅觉障碍，观察鼻腔是否通畅，以除外局部病变，然后让患者闭目，堵塞一侧鼻孔，用带有花香或其他无刺激性气味的物体如香皂、牙膏和香烟等置于患者受检鼻孔。患者应该能够区分有无气味，并说出两种气味不同即可。

2. Ⅱ对脑神经（视神经） 视神经检查包括视力、视野和眼底。各种神经疾病或眼科疾病可使老年人视力损害。首先，检查角膜、巩膜及黏膜以评估是否存在结构异常。可采用国际标准视力表来分别检测远、近视力。

视野：可采用床旁对诊法粗略检测。检查者与患者面对面，与患者站或坐在同一高度，分别检查每个眼睛。患者注视检查者的鼻子，检查者从侧面张开手臂，要求患者区别1个或2个手指。必须分别测试各个象限。在分别测试两眼后，测双眼视野缺损。单眼视野缺损见于青光眼。视野突变应考虑潜在的血管病变。同侧的视野缺损反映视通路到视交叉的病变。

眼底检查：应在光线较暗环境下进行，检查时患者背光而坐或仰卧床上，正视前方。检查右眼时，检查者站在患者右侧，右手持检眼镜用右眼观察眼底，左眼相反。正常眼底可见视神经乳头呈圆形或椭圆形，边缘清楚，色淡红，视神经乳头中央区域的生理凹陷清晰，动静脉伴行，动脉色红，静脉色暗，动静脉比例为2:3，检查后应记录视神经乳头的形状大小、色泽、边缘及视网膜和血管情况。如发现视神经乳头水肿反映颅内压升高，表现为视神经乳头边界模糊或隆凸，正常的静脉搏动丧失。当颅内压增高时可在视神经乳头附近发现出血。青光眼时视神经乳头生理凹度扩大。

3. Ⅲ、Ⅳ、Ⅵ对脑神经（动眼、滑车、外展神经） 动眼、滑车、外展神经支配眼球运动、调节瞳孔反射、决定眼睑和眼球位置。滑车神经支配上斜肌，外展神经支配外直肌。动眼神经支配其余的眼外肌。动眼神经还支配眼睑提肌，动眼神经副交感纤维支配瞳孔。三对脑神经可同时检查。

眼部外观：嘱患者双眼平视前方，观察双侧睑裂是否对称，有无增大或变窄，有无上睑下垂，有无眼睑异常活动；眼球有无前突、内陷、斜视、偏斜。

眼球运动：患者头部固定不动，双眼注视检查者的手指，并随之向左、右、上、下、右上、右下、左上、左下八个方向转动，最后检查辐辏动作。观察有无眼球运动受限，是否存在复视及眼球震颤。如存在复视，应记录复视的方位、实像与虚像的位置关系。

瞳孔及其反射：①瞳孔大小、形状：正常瞳孔呈圆形，双侧等大，直径3~4mm。小于2mm为瞳孔缩小，大于5mm为瞳孔扩大，但儿童的瞳孔稍大，老年人稍小。②对光反射：检查时嘱患者注视远处，用电筒光从侧方分别照射瞳孔，观察收缩反应是否灵敏和对称，对光反射正常时即刻见到瞳孔缩小。照射侧瞳孔缩小为直接对光反射，对侧瞳孔缩小为间接对光反射。如直接和间接光反射均迟钝或消失，提示受检侧视神经损害；如直接对光反射消失，间接对光反射存在，提示受检侧动眼神经损害。③调节和辐辏反射：嘱患者双眼注视正前方约30cm处物品，然后迅速移动该物品至患者鼻根部，正常时可见双瞳缩小（调节反射）和双眼内聚（辐辏反射）。

老年人眼球运动度减弱，一些非特异性的变化包括瞳孔变小变迟钝、贝尔现象丧失（闭眼时眼球向上偏离）、头眼运动分离。临床医师应重视老年人新近出现的复视、不对称的瞳孔、眼球震颤、眼球向外运动受限及眼睑下垂常见的疾病。由于第Ⅵ对脑神经在颅内的行程最长，孤立的眼外肌麻痹可能是颅内压升高的一个体征。

4. Ⅴ对脑神经（三叉神经） 三叉神经为混合神经，主要支配面部感觉和咀嚼肌运动。三叉神经可分为眼支、上颌支和下颌支。第一、第二支是支配颜面部和角膜的单纯感觉神经。第三支是支配咀嚼肌感觉和运动神经。

感觉功能：可用圆头针、棉签末端搓成的细毛及盛冷、热水试管分别测试面部三叉神经分布区皮肤的痛、温和触觉，注意两侧对比，评价感觉有无减退、缺失、过敏等。

运动功能：首先观察是否有颞肌、咬肌萎缩，然后检查者将双手放置患者颞肌或咬肌，嘱患者做咀嚼动作，检查者体会双侧颞肌或咬肌的力量有无差别。嘱患者张口，以上下门齿中缝为参考标准，判定下颌有无偏斜。一侧三叉神经运动支损害，可引起患侧咀嚼肌力弱，张口下颌偏向患侧。

角膜反射：检查时嘱患者双眼向一侧注视，检查者用细棉絮自侧方轻触注视方向对侧的角膜外缘，正常状态下应表现为双眼瞬目动作，受试侧瞬目称为直接角膜反射，对侧瞬目为间接角膜反射。角膜反射经三叉神经眼支传入，中枢位于脑桥，经面神经传出，反射通路中任何部位病变均可引起角膜反射减弱或消失。

颅窝肿瘤或桥小脑角肿瘤可压迫三叉神经，角膜反射减弱同侧颜面部感觉消失。三叉神经痛是发作性疼痛，可通过触摸下颌支支配的区域触发。病因可能是三叉神经根部压迫性损害或脱髓鞘所致。

5. Ⅶ对脑神经（面神经）　面神经为混合神经，主要支配面部表情肌运动，还支配舌前 2/3 味觉纤维。

面肌运动：首先观察双侧额纹、眼裂、鼻唇沟和口角是否对称、有无肌痉挛，然后让患者做皱眉、瞬目、示齿、鼓腮和吹哨等动作。观察动作能否正常完成，双侧是否对称。一侧面神经或面神经核损害时（周围性面瘫）患侧所有表情肌均瘫痪，表现为额纹变浅或消失、眼睑闭合不全、鼻唇沟变浅，鼓腮和吹哨时漏气，示齿时口角偏向健侧。一侧皮质脑干束损害时（中枢性面瘫），病灶对侧眼裂以下面肌瘫痪。

感觉：检查时嘱患者屏气、伸舌，检查者以棉签蘸少许食糖、食盐、醋或奎宁溶液，轻涂于一侧舌前 2/3，嘱患者维持舌部不动，以手指出事先写在纸上的甜、咸、酸、苦四个字之一。先试可疑侧，再试对侧，每试一种溶液后需用温水漱口。需对两侧进行分别检查，并加以比较。面神经损害可使舌前 2/3 味觉丧失。

6. Ⅷ对脑神经（前庭蜗神经）

（1）蜗神经

1）听力检查：测试时，用棉球将患者一侧耳部塞住，用机械表声或音叉对另一耳听力进行检查，由远及近，直至能够听到声音为止，记录该距离，并用相同方法对对侧耳听力进行检测。两侧对比，并与检查者比较。如存在听力障碍，应进一步进行电测听检查。

2）Rinne 试验：将振动的音叉柄置于患者耳后乳突上（骨导），至听不到声音后再将音叉移到同侧耳旁（气导），直至听不到声音，用同样的方法检查另一侧。正常情况下，气导能听到的时间长于骨导，即气导＞骨导，称为 Rinne 试验阳性。传导性耳聋时，骨导＞气导，称为 Rinne 试验阴性，感音性耳聋时，虽气导＞骨导，但两者时间均缩短。

3）Weber 试验：将振动的音叉柄置于患者前额或额顶正中。正常时两耳感受到的声音相同，传导性耳聋时患侧较响，称为 Weber 试验阳性；感音性耳聋时健侧较响，称为 Weber 试验阴性。

（2）前庭神经：前庭神经病变时主要表现为眩晕、呕吐、眼球震颤和平衡失调。检查时可观察患者的上述症状，也可进行旋转试验和冷热水试验，分别通过加速和变温刺激引起两侧前庭神经核接受冲动不平衡而诱发眼震，注意该两项检查有诱发或加重眩晕的可能。

7. Ⅸ、Ⅹ对脑神经（舌咽和迷走神经）　第Ⅸ、Ⅹ对脑神经支配咽喉功能、味觉和咽反射，两者通常同时检查。

运动功能：询问患者有无吞咽困难和饮水呛咳，注意是否有声音嘶哑、鼻音或完全失音。嘱患者张口发"啊"音，观察双侧软腭上抬是否一致，悬雍垂是否偏斜。一侧舌咽和迷走神经麻痹时，患侧腭弓低垂，软腭上提力弱，悬雍垂偏向健侧；双侧麻痹时，双侧软腭上抬受限，甚至完全不能，悬雍垂居中。

感觉功能：用压舌板轻触患者两侧软腭及咽后壁黏膜，询问其有无感觉。舌后 1/3 味觉由舌咽神经支配，检查方法同面神经。

反射：嘱患者发"啊"音，用压舌板分别轻触两侧咽后壁黏膜，正常时患者出现作呕反应及软腭上提，双侧比较。咽反射的传入、传出均通过舌咽和迷走神经，中枢位于延髓，舌咽、迷走神经损害时，患侧咽反射减弱或消失。正常老年人，咽反射减弱，当伴随咳嗽反射减弱导致难以处理的支气管分泌物。

8. Ⅺ对脑神经（副神经）　脊髓副神经支配斜方肌上部和胸锁乳突肌。正常的老人斜方肌和胸锁乳突肌肌力弱并不常见，一旦出现斜方肌和胸锁乳突肌力弱须进一步检查。耸肩延缓提示同侧轻偏瘫。

9. Ⅻ对脑神经（舌下神经）　舌下神经支配舌内、舌外肌群。首先观察舌在口腔内位置、形态及有无肌纤维颤动,然后要求患者伸舌,观察有无舌体偏斜、舌肌萎缩。嘱患者以舌尖隔着面颊顶住检查者手指,比较两侧肌力。一侧舌下神经核或舌下神经病变时,伸舌可见舌体偏向患侧,舌肌萎缩,舌肌纤维颤动。一侧核上性病变时,伸舌可见舌体偏向病灶对侧,无舌肌萎缩及肌纤维颤动。双侧舌下神经病变时舌体不能伸出口外。

(二)运动系统检查

运动系统检查包括肌肉体积、肌张力、肌力、不自主运动、共济运动、姿势和步态等。

1. 肌肉体积　肌肉体积检查包括视觉外观检测及肌肉触诊。肌肉萎缩见于失用性、肌肉病变、神经和脊髓病变,继发性肌营养不良,系统性疾病或脑部进展性病变。在正常的老化过程中可见到手、脚、腓肠肌、肩胛带肌轻度瘦小但不伴有力弱。

2. 肌张力　肌张力是肌肉在静止松弛状态下的紧张度。神经系统病变可出现肌张力的增加或减少。肌张力下降表现为被检肌肉松弛,被动运动阻力减低,关节活动范围增大;可见于肌肉、周围神经、小脑病变、舞蹈病早期和上运动神经元病变的急性期。肌张力增高表现为被检肌肉质硬,被动运动阻力增加,关节活动范围缩小;可见于锥体束及锥体外系病变,帕金森病齿轮样肌张力增高在四肢最为明显。

3. 肌力　肌力是指主动运动时肌肉的收缩力,一般以关节为中心检查肌群的运动功能,主要由两种方式:①嘱患者随意活动各关节,观察活动状态有无异常,应双侧对比观察,然后检查者施以阻力对抗其运动,测试肌力大小;②嘱患者肢体维持某种姿势,检查者施力使其改变,以判断肌力强弱,注意两侧对比。肌力六级记录法参见表37-4。

远端肌力减弱见于周围神经病,相反近端肌力减弱多见于肌肉病变。局灶性肌力减弱需要仔细检查。轻偏瘫见于锥体束病变、在检查肌力时,检查者应通过检测各个肌群(如拇指外展)而不是整个肢体的(如手的握力)以确定细微的肌力减弱的体征。轻微的肌力减弱可见旋前肌的变异。

表 37-4　肌力的六级记录法

0 级	完全瘫痪,肌肉无收缩
1 级	肌肉可收缩,但不能活动关节而产生动作,仅触摸时可感知
2 级	肢体能在床面上移动,但不能抵抗自身重力,不能抬离床面
3 级	肢体能抵抗重力离开床面,但不能抵抗阻力
4 级	肢体能对抗阻力,但不完全
5 级	正常肌力

4. 不自主运动　检查中,检查者应观察患者是否有无目的的运动如震颤、舞蹈动作、运动障碍及投掷症等动作。通常描述震颤时,用动作性(是否与运动相伴随)或静止性(患肢运动时消失)表示。特发性震颤是一种良性、遗传性病变,包括手臂、腿、头、下颌和声音的顺动性及姿势障碍。特发性震颤常在少量饮酒后消失。

5. 共济运动　动作的准确完成需要参与动作的各肌肉在动作的不同阶段发挥不同的作用,密切配合。协调运动障碍造成动作不流畅、不准确以致不能顺利完成时,称为共济失调。首先观察患者穿衣、系纽扣、取物、书写、讲话、步态等是否协调,有无震颤、步态不稳、语言顿挫等。攻击运动的检查包括快速交替试验、指鼻试验、反击征、轮替试验、跟膝胫试验、起坐试验、闭目难立征试验等。随着年龄增长,老年人运动的协调性下降。对于小脑功能异常的,必须进行全面评估。

6. 姿势和步态　姿势和步态的维系有赖于运动、感觉和小脑功能。检查内容为观察患者坐、卧、站立、行走时的姿势。观察步态时要求患者快速从坐位站起,以较慢然后较快的速度行走,然后转身,该过程中注意观察患者起步、步幅、步基、速度、协调动作等的情况。必要时要求患者足跟行走、足尖行走、足跟挨足尖双足交替呈直线行走。走直线时可令患者首先睁眼然后闭眼,观察能否保持平衡。站立、行走时双足距离增宽提示平衡障碍,可见于小脑、深感觉通路及额叶病变。

常见异常步态包括痉挛性偏瘫步态(见于一侧锥体束病变)、痉挛性剪刀步态(见于双侧锥体束病变）、蹒跚步态（见于小脑、前庭或深感觉通路病变）、慌张步态（见于帕金森病）、摇摆步态（见于肌营养不良）、跨阈步态（见于腓总神经病变）、感觉性共济失调步态、小脑步态等。随着年龄增长，老年人姿势逐步呈屈曲、缓慢、轻微不平稳。当评估老年人步态时，应识别步态异常是否继发于关节炎或关节疼痛。

（三）感觉系统检查

感觉系统检查时嘱患者闭目，自病变部位开始，逐渐移向正常部位，如为感觉过敏则应由正常部位向病变部位检查。注意左右、远近端对比，必要时重复检查，切忌暗示性提问。

1. 浅感觉

（1）痛觉：检查时用大头针轻刺皮肤询问是否疼痛、疼痛程度如何。

（2）触觉：检查时用棉花捻成细条轻触患者皮肤，询问触碰部位，或者让患者计数触碰次数。

（3）温度觉：用装冷水和热水的玻璃试管，分别接触皮肤，辨别冷、热感。

2. 深感觉

（1）运动觉：让患者闭目，检查者用拇指和示指轻轻捏住患者手指或足趾关节两侧，上下移动 5° 左右，让患者辨别移动方向，如感觉不明显可加大活动幅度或测试较大关节如肘、腕、踝、膝关节等。

（2）位置觉：患者闭目，检查者将其肢体摆成某一姿势，请患者描述该姿势或用对侧肢体模仿。

（3）振动觉：将振动的音叉柄置于骨隆起处，如指/趾关节、桡尺骨茎突、鹰嘴、锁骨、肋骨、胸骨、髂前上棘、膝、胫骨、内外踝等处，询问有无振动感，两侧对比，注意感受的程度和持续时间。

深感觉减弱的常见病因有周围神经病、糖尿病、脊髓痨、维生素 B_{12} 缺乏和脊髓病等。

3. 复合（皮质）感觉　皮质感觉包括：两点辨别觉、实体觉、图形觉。

（1）两点辨别觉：患者闭目，检查者将钝双脚规分开一定距离，以相同的力量将双脚同时置于患者皮肤上，如患者感觉为两点，则逐渐缩小两脚间距，直至感觉为一点为止，此前一次两脚间距离即为患者所能分辨的两点间最小距离。正常状态下身体不同部位能分辨的两点间最小距离不同：指尖为 2~4mm，手背 2~3cm，躯干 6~7cm，前臂和小腿 4cm。检查时注意两侧对比。

（2）图形觉：患者闭目，用叩诊锤另一端在手掌上写出数字让患者辨别，应双侧对照。

（3）实体觉：患者闭目，令其用单手触摸并移动常用的物品。说出物品大小、形状和名称，注意两侧对比。

顶叶病变可出现对侧复合（皮质）感觉障碍。一般首先应评估基本的感觉模式，如果感觉缺失很显著，就不需评估皮质复合感觉。

（四）反射检查

反射检查较少受到意识状态、意志活动的影响，检查结果比较客观，但检查时仍要求患者保持放松和安静状态。检查时注意反射的改变程度和两侧是否对称，后者尤为重要。检查时应做到两侧肢体姿势相同，敲击力度和部位一致。根据反射的改变可分为亢进、活跃（或增强）、正常、减弱和消失。

1. 深反射　深反射是肌腱和关节反射。

肱二头肌反射：由 C_{5-6} 支配，经肌皮神经传导。患者取坐位或卧位，肘部半屈，检查者将左拇指（坐位）或中指（卧位）置于患者肘部肱二头肌腱上，右手持叩诊锤叩击左手指，反射为肱二头肌收缩，屈肘。

肱三头肌反射：由 C_{6-7} 支配，经桡神经传导。患者坐位或卧位，肘部半屈，检查者以左手托其肘关节，右手持叩诊锤直接叩击鹰嘴上方肱三头肌腱，反射为肱三头肌收缩，前臂伸展。

桡骨膜反射：由 C_{5-6} 支配，经桡神经传导。患者坐位或卧位，前臂半屈半旋前位，检查时用叩诊锤叩击桡骨茎突，反射为肱桡肌收缩，肘部屈曲、前臂旋前。

膝腱反射：由 L_{2-4} 支配，经股神经传导。患者取坐位时膝关节屈曲 90°，小腿自然下垂；仰卧位时检查者用左手从膝后托起关节，使其呈 120° 屈曲，右手用叩诊锤叩击髌骨下股四头肌肌腱，反射为股四头肌收缩，小腿伸展。

踝反射：由 S_{1-2} 支配，经胫神经传导。患者取仰卧位，屈膝约 90°，呈外展位，检查者用左手使足背屈成直角，叩击跟腱，反射为足跖屈；或俯卧位时，屈膝90°，检查者用左手按足跖，再叩击跟腱；或患者跪于床边，足悬于床外，叩击跟腱。反射为腓肠肌和比目鱼肌收缩，足跖屈。

阵挛：是腱反射高度亢进的表现，见于锥体束病变者。常见的有：

（1）髌阵挛：患者仰卧位，下肢伸直，检查者一手拇指和示指捏住髌骨上缘，另一手按住膝盖下方，突然而迅速地将髌骨向下方推动，并维持适当的推力，阳性反应为髌骨发生急速上下移动。

（2）踝阵挛：患者仰卧，检查者用左手托患者腘窝，使膝关节半屈曲，右手托其足底，迅速而突然向上用力，使足背屈，并维持适当的推力，跟腱发生节律性收缩，导致足部交替性屈伸。

Hoffmann 征：由 C_7~T_1 支配，经正中神经传导。检查者左手握患者腕部，使其腕部略背屈，患者手指屈曲，检查者以右手示指和中指夹住患者中指第二指节，以拇指快速地向下弹拨患者中指指甲，阳性反射为拇指屈曲内收和其他各指屈曲。

Rossolimo 征：由 L_5~S_1 支配，经胫神经传导。患者仰卧，双下肢伸直，检查者用手指或叩诊锤急促地弹拨或叩击足趾跖面，阳性反应为足趾向跖面屈曲。该征与 Hoffmann 征阳性可视为腱反射亢进表现，见于锥体束损害，也见于腱反射活跃的正常人。

腱反射减弱见于肌肉、周围神经病、神经根病变；腱反射增强见于上运动神经元病变。单侧反射亢进伴痉挛状态、对侧巴宾斯基征阳性提示锥体束受损。老年人深反射趋于减弱。正常的老年人踝反射可消失，但膝反射存在。颈背神经根和腰椎关节病变初期腱反射亢进，随疾病进展神经根粘连后深反射消失或减弱。

2. 浅反射　浅反射是刺激皮肤、黏膜、角膜等引起肌肉快速收缩反应。

腹壁反射：由 $T_{7~12}$ 支配，经肋间神经传导。患者仰卧，双膝屈曲，腹肌松弛，检查者用钝针或竹签沿肋弓下缘（$T_{7~8}$）、脐孔水平（$T_{9~10}$）和腹股沟上（$T_{11~12}$），由外向内沿平行的方向轻而快速地划过两侧腹壁皮肤，反应为该侧腹肌收缩，分别为上、中、下腹壁反射。肥胖者和经产妇可引不出。

提睾反射：由 $L_{1~2}$ 支配，经闭孔神经传入，生殖股神经传出。患者仰卧，双下肢略微分开，用钝针自上而下或自下而上轻划股内侧近腹股沟处皮肤，反应为该侧提睾肌收缩使睾丸上提。年老体衰者可引不出。

跖反射：由 $S_{1~2}$ 支配，经胫神经传导。用竹签轻划足底外侧，自足跟向前至小趾根部足掌时转向内侧，反射为足趾跖屈。

肛门反射：由 $S_{4~5}$ 支配，经肛尾神经传导。患者胸膝卧位或侧卧位，用竹签轻划肛门周围皮肤，反射为肛门外括约肌收缩。

3. 病理反射和原始反射　Babinski 征：是经典的病理反射，检查方法同跖反射，阳性反应为踇趾背屈，可伴其他足趾扇形展开，提示锥体束受损。

Babinski 等位征：包括：① Chaddock 征：由外踝下方向前划至足背外侧；② Oppenheim 征：用拇指和示指沿胫骨前缘自上向下用力下滑；③ Schaeffer 征：用手挤压足跟；④ Gordon 征：用手挤压腓肠肌。这些等位征的病理意义等同于 Babinski 征。

脑部病变或前额叶病变者出现抓握反射（无意识地紧握身边或手中的物体）。额叶病变或脑部弥漫性病变者出现吸吮反射（刺激唇部引出唇、舌、下颌吸吮动作）。老年人可出现掌颏反射（轻划鱼际肌出现同侧颏肌收缩），当出现单侧掌颏反射或反复刺激手掌不出现疲劳现象提示病理现象。轻打眉间可引出眉心反射（Myerson 征）。连续眨眼后，患者将止住进一步眨眼。帕金森病和基底核病变者则持续眨眼。

4. 自主神经反射　自主神经系统由交感神经和副交感神经系统组成。常用的检查方法如下。

一般检查：①皮肤情况，如色泽（苍白、潮红、发绀、色素沉着、色素脱失等）、温度（发热、发凉）、质地（光滑、变硬、增厚、变薄、水肿）、泌汗（出汗过多、过少或无汗）、有无溃疡及压疮等。②毛发和指甲，有无多毛、脱发、毛发稀疏、局部脱毛、指甲变厚、变形、松脆、脱落、失去正常光泽等。③瞳孔，正常的瞳孔对光反射和调节反射见脑神经部分。④括约肌功能，有无尿潴留、尿失禁、便秘、大便失禁。⑤性功能，有无阳痿、月经失调、性功能亢进。

竖毛试验：颈部或腋下皮肤受寒冷或搔划刺激，可出现竖毛肌（由交感神经支配）收缩，局部出现竖毛反应，毛囊隆起如鸡皮状，刺激后 7~10 秒最明显，15~20 秒后消失。竖毛反应一般扩展至脊髓横贯性损害的平面停止，可帮助判断脊髓损害的部位。

皮肤划痕试验：用钝竹签适度加压在患者皮肤划一条线，数秒钟后出现先白后红的线条，为正常反应；如划线后白线条存在时间超过 5 分钟，提示交感神经兴奋性增高；如红线条增宽、隆起，且持续数小时，提示副交感神经兴奋性增高或交感神经麻痹。

眼心反射：压迫眼球引起心率轻度减慢的变化称为眼心反射。先计数患者安静状态下的脉搏，后检查者以手指压迫患者双侧眼球，20~30 秒后再计数脉搏，正常情况下脉搏每分钟减慢 10~12 次。迷走神经亢进者每分钟脉搏数减慢超过 12 次，迷走神经麻痹者无反应。交感神经功能亢进者压迫后脉搏不减慢甚至加快，称为倒错反应。

卧立位试验：让患者安静平卧数分钟，计数 1 分钟脉搏，然后嘱患者直立，2 分钟后复测脉搏。正常情况下脉搏最多增加 10~12 次 / 分。如体位变换后每分钟脉搏增加超过 12 次，提示交感神经功能亢进。患者再由直立转为平卧，如体位变换后每分钟脉搏减慢超过 12 次，提示副交感神经功能亢进。

（雷 平）

第三节 脑血管疾病

一、概 述

脑血管疾病（cerebrovascular disease，CVD）是指脑血管病变所引起的脑功能障碍的一类疾病的总称。其发病率随年龄的增加而上升，是老年人的常见病、多发病，是我国老年人致残的主要原因。在我国人口老龄化日益加速的情况下，脑血管疾病的危害性日益突出。

（一）脑血管疾病分类

1995 年中华医学会神经病学分会全国第四届脑血管病会议，将我国脑血管病进行了分类，见表 37-5。

表 37-5 1995 年脑血管病分类（简表）

Ⅰ.短暂性脑缺血发作	（6）其他
1.颈内动脉系统	（7）原因未明
2.椎 - 基底动脉系统	Ⅲ.椎 - 基底动脉供血不足
Ⅱ.脑卒中	Ⅳ.脑血管性痴呆
1.蛛网膜下腔出血	Ⅴ.高血压脑病
2.脑出血	Ⅵ.颅内动脉瘤
3.脑梗死	Ⅶ.颅内血管畸形
（1）动脉粥样硬化性血栓性脑梗死	Ⅷ.脑动脉炎
（2）脑栓塞	Ⅸ.其他动脉疾病
（3）腔隙性梗死	Ⅹ.颅内静脉病、静脉窦及脑部静脉血栓形成
（4）出血性梗死	Ⅺ.颅外段动静脉疾病
（5）无症状性梗死	

（二）脑血管疾病病因

脑血管疾病的病因主要与全身血管病变和血液系统疾病有关，少数与脑局部病变相关，如先天畸形、外伤、肿瘤等。发病一般是在血管壁病变的基础上，加上血液成分和血流动力学的改变所致。常见的病因有如下几点：①动脉硬化；②动脉炎性病变；③动脉先天异常；④血管损伤；⑤血流动力学改变；⑥血液黏稠度增高；⑦血液凝血机制异常；⑧其他原因，包括血管外压迫、颅外栓子等。

（三）危险因素

一些与脑血管病的发病密切相关的因素被称为危险因素，主要如下：①高血压；②糖尿病；③血脂异常；④心脏病；⑤高同型半胱氨酸血症；⑥其他：包括遗传因素、吸烟、饮酒、肥胖、饮食因素以及缺乏身体活动等生活习惯也是脑血管病的危险因素。此外，代谢综合征、睡眠呼吸紊乱、高凝状态、口服避孕药、绝经后激素治疗、炎症和感染均被认为与脑血管病的发生发展密切相关。

二、短暂性脑缺血发作

短暂性脑缺血发作（transient ischemic attack，TIA）是指因脑血管病变引起的短暂性、局限性脑功能缺失或视网膜功能障碍，症状一般持续 10~15 分钟，多在 1 小时内恢复，最长不超过 24 小时，不遗留神经功能缺损症状和体征，影像学（CT、MRI）检查无责任病灶。

TIA 患者早期发生脑卒中的风险很高，TIA 患者 7 天内的脑卒中风险为 4%~10%，90 天内的脑卒中风险为 10%~20%。ABCD2 评分（表 37-6）被推荐应用于评估 TIA 患者的短期脑卒中风险，并辅助判断导致 TIA 的病因和可能的发病机制。

表 37-6　ABCD2 评分

A：年龄	≥ 60 岁	1 分
	<60 岁	0 分
B：血压	血压 ≥ 140/90mmHg	1 分
	其他	0 分
C：临床特征	单侧肢体无力	2 分
	不伴肢体无力的语言障碍	1 分
	其他	0 分
D：症状持续时间	≥ 60min	2 分
	10~59min	1 分
	<10min	0 分
E：糖尿病	患糖尿病	1 分
	无糖尿病	0 分

注：低危组：0~3 分；中危组：4~5 分；高危组：6~7 分。TIA 发病后 7 天内发生脑梗死风险，低危组：1.2%，中危组：6%~12%，高危组：11%~24%。对于进展性 TIA 患者（1 周发生 2 次或 2 次以上），即使 ABCD2 评分 ≤ 3 分，也应判定为卒中高危患者。

【病因及发病机制】

TIA 主要的发病机制

1. 血流动力学改变　在脑血管壁动脉粥样硬化或管腔狭窄的基础上，当出现低血压或血压波动时，引起病变血管的血流减少，发生一过性脑缺血症状。

2. 血液成分改变　某些血液系统疾病如真性红细胞增多症、血小板增多症等各种原因所致的血高凝状态都可引起 TIA。

3. 微栓子形成　微栓子主要来源于颅外动脉，随血液进入脑中阻塞小动脉后出现缺血症状，当栓子破碎或溶解移向远端时，血流恢复，症状消失。

4. 其他因素　颅内动脉炎和脑盗血综合征也会引起一过性脑缺血发作。

【病理】TIA 患者脑组织为一过性缺血，短时间内即恢复血流灌注，神经细胞尚未发生不可逆损害，因此组织学变化不明显。大部分老年 TIA 患者当中，颈部动脉、颅内动脉常存在动脉粥样硬化改变。

【临床表现】

TIA 好发于中老年人，患者多伴有脑血管病危险因素。劳累、寒冷、情绪激动、颈部过度活动、躯体的剧烈疼痛等是 TIA 发作的常见诱因。起病突然，迅速出现局限性神经功能或视网膜功能缺损，历时短暂，最长不超过 24 小时。发作后症状完全恢复，不遗留神经功能缺损体征，多有反复发作病史，每次发作的症状较为相似。

1. 颈内动脉系统 TIA　大脑中动脉供血区的 TIA 可出现缺血对侧肢体的单瘫、轻偏瘫、面瘫和舌瘫，可伴有偏身感觉障碍和对侧同向偏盲，优势半球受损常出现失语和失用，非优势半球受损可出现空间定向障碍。大脑前动脉供血区缺血可出现人格和情感障碍、对侧下肢无力等。颈内动脉主干 TIA 表现为眼动脉交叉瘫 [患侧单眼一过性黑蒙、失明和（或）对侧偏瘫及感觉障碍]，Horner 交叉（患侧 Horner 征、对侧偏瘫）。

2. 椎 - 基底动脉系统 TIA　最常见表现是发作性眩晕、恶心、呕吐、平衡障碍、眼球运动异常和复视。可有单侧或双侧面部、口周麻木，单独出现或伴有对侧肢体瘫痪、感觉障碍，呈现典型或不典型的脑干缺血综合征。此外，椎 - 基底动脉系统 TIA 还可出现下列几种特殊表现的临床综合征：①猝倒发作（drop attack）表现为患者转头或仰头时，下肢突然失去张力而跌倒，无意识障碍，常可很快自行站起，系下部脑干网状结构缺血所致。②短暂性全面遗忘症（transient global amnesia，TGA）：发作时出现短时间记忆丧失，患者对此有自知力，持续数分钟至数十分钟，发作时对时间、地点定向障碍，但谈话、书写和计算力正常，是大脑后动脉颞支缺血累及边缘系统的颞叶海马、海马旁回和穹窿所致。③单 / 双眼视力障碍发作：双侧大脑后动脉距状支缺血导致枕叶视皮层受累，引起暂时性皮层盲或视野缺损。

【辅助检查】

1. CT 和 MRI 检查　大多正常，部分病例（发作时间大于 60 分钟者）于弥散加权 MRI 可见片状缺血灶。

2. 彩色经颅多普勒（TCD）和颈动脉超声　可了解有无血管狭窄及动脉硬化动脉硬化程度，颈动脉超声可检出颈总动脉、颈总动脉分叉处和颈内动脉等动脉硬化性改变。

3. 其他　计算机成像血管造影（CTA）、磁共振显像血管造影（MRA）及数字减影血管造影（DSA）检查可进一步检出血管狭窄、动脉粥样硬化斑块。血液成分或流变学检查等对查找病因、判定预后及预防脑卒中具有指导意义。

【诊断】

主要依靠病史，诊断要点如下：①短暂性、发作性、局灶性而又可逆性的神经功能障碍，可反复发作多与动脉硬化有关，也可以是脑梗死的前驱发作；②符合颈内动脉或椎 - 基底动脉系统及其分支缺血表现；③每次发作持续时间通常在数分钟至 1 小时左右，症状和体征应在 24 小时以内完全消失；④多在中老年人发病；⑤ CT/MRI 检查能排除其他脑部疾病。符合上述特征的患者应高度怀疑为 TIA。

【鉴别诊断】

1. 部分性癫痫　常表现为脑皮质刺激性症状，可有持续数秒至数分钟的肢体抽搐或麻木针刺感，从躯体的一处开始，并向周围扩展，可有脑电图异常，CT/MRI 检查可能发现脑内局灶病变。

2. 梅尼埃病（Meniere diease）　发作性眩晕、恶心、呕吐与椎 - 基底动脉 TIA 相似，但每次持续发作时间往往超过 24 小时，伴有耳鸣、耳阻塞感，反复发作后听力减退等症状，除眼球震颤外，无其他神经系统定位体征，发病年龄较轻。

3. 偏头痛　可有视野中暗点、偏盲、偏侧麻木、偏身轻瘫等表现，但多起病于青春期，常有家族史，常有剧烈的头痛，发作时间可超过 24 小时，麦角胺制剂止痛有效。

4. 晕厥　心律失常、心肌梗死伴血压过低、心力衰竭、体位性低血压等可引起短暂性脑供血不足，出现头昏、晕倒和意识丧失，但常无神经系统局灶性症状和体征。动态心电图监测、超声心动图检查常有异常发现。

5. 其他　颅内肿瘤、脓肿、慢性硬膜下血肿、脑内寄生虫等亦可出现类似 TIA 发作症状。癔症性发作、严重的焦虑症等神经功能紊乱，有时类似 TIA 发作，但无神经系统局灶性症状和体征。一些眼科疾病，因突然出现的视力障碍与颈内动脉眼支缺血症状相似，但多无其他局灶性神经功能损害。代谢异常，如低血糖、高血糖、低钙与高钙血症、低钠血症等，应通过全身状况的检查排除。

【治疗】

1. 病因治疗   对 TIA 患者要积极查找病因，处理脑卒中的各种危险因素。建立健康的生活方式，停止吸烟、嗜酒、稳定情绪、改善睡眠，防止过劳等对减少 TIA 的发作也很重要。

2. 药物治疗

（1）抗血小板聚集剂：对非心源性 TIA 患者，建议给予口服抗血小板药物预防脑卒中发生。阿司匹林（50~325mg/d）或氯吡格雷（75mg/d）单药治疗可以作为首选抗血小板药物。阿司匹林（25mg/d）+缓释型双嘧达莫（200mg）2 次 /d 或西洛他唑（100mg）2 次 /d，均可作为阿司匹林和氯吡格雷的替代治疗药物。发病在 24 小时内，有高卒中复发风险（ABCD2 评分 ≥ 4 分）的急性非心源性 TIA 患者，应尽早给予氯吡格雷联合阿司匹林治疗 21 天（氯吡格雷首日负荷量 300mg），随后氯吡格雷单药治疗（75mg/d），总疗程为 90 天，此后，可单用氯吡格雷或阿司匹林作为长期二级预防一线用药。不推荐一般患者长期进行阿司匹林联合氯吡格雷的双重抗血小板治疗。

（2）抗凝：抗凝治疗不应作为 TIA 患者的常规治疗。①对伴有心房颤动、风湿性二尖瓣病变及人工机械瓣膜等的 TIA 患者，推荐口服华法林治疗，治疗目标为国际标准比值达到 2~3 或凝血酶原时间为正常值的 1.5 倍。②新型口服抗凝药可作为华法林的替代药物，新型口服抗凝药包括达比加群、利伐沙班、阿哌沙班以及依度沙班。③伴有房颤的患者如不能接受口服抗凝药物治疗，推荐应用抗血小板药物治疗。④钙拮抗剂：能阻止细胞内钙超载，防止血管痉挛，改善微循环。常用药物包括尼莫地平、氟桂利嗪等。

（3）其他：①对合并有血压升高的 TIA 患者，如无绝对禁忌，应在发病后数天启动降压治疗。②对于非心源性 TIA 患者，应予他汀类药物长期治疗。③对于合并有糖尿病或糖尿病前期的 TIA 患者，应进行生活方式和（或）药物干预以控制血糖水平。④对合并有血同型半胱氨酸增高的 TIA 患者，推荐补充叶酸、维生素 B_6、维生素 B_{12} 以降低血同型半胱氨酸水平。⑤对高纤维蛋白原血症的 TIA 患者，可选用降纤酶治疗。对老年 TIA 并有抗血小板聚集剂禁忌证或抵抗性者可选用活血化瘀性中药制剂治疗。

3. 手术和介入治疗   对有颈动脉或椎 – 基底动脉严重狭窄（>70%）的 TIA 患者，经抗血小板聚集剂治疗和（或）抗凝治疗效果不佳或病情有恶化趋势者，可考虑进行介入或手术治疗，老年患者应慎重评价应用风险。

【预后】

TIA 经治疗或治疗无效的病例，1/3 可自行缓解和停止发作；1/3 继续发作；1/3 将发展为脑梗死。

三、脑 梗 死

脑梗死（cerebral infarction, CI）又称缺血性脑卒中（cerebral ischemic stroke, CIS）是指脑部血液供应障碍，缺血缺氧所致的局限性脑组织缺血性坏死或软化。大部分患者均为急性起病，神经功能缺损症状持续 24 小时以上。

TOAST 分型是目前临床上较为常用的缺血性卒中病因分型方法。其将缺血性卒中分为：大动脉粥样硬化型、心源性栓塞型、小动脉闭塞型、其他病因明确型和不明原因型五型卒中。根据病因分型有助于判断预后、指导治疗和选择二级预防措施。美国国立卫生研究院卒中量表（the National Institutes of Health Stroke Scale, NIHSS）是目前国际上最常用的卒中评分量表，用于协助评估患者脑卒中的严重程度。

脑血栓形成（cerebral thrombosis, CT）是在各种原因引起的血管壁病变基础上脑动脉主干或分支动脉管腔狭窄、闭塞或血栓形成，在无足够侧支循环的情况下，该动脉供血区的脑组织发生急性缺血、缺氧性坏死，出现局灶性神经系统症状和体征。CT 是脑梗死最常见的类型，约占全部脑梗死的 60%。

【病因及发病机制】

1. 血管病变   动脉硬化是本病最常见原因，也是老年患者最常见的病因，特别是动脉粥样硬化，常伴高血压病，两者互为因果，糖尿病和高脂血症也可加速动脉粥样硬化的进程。少见的血管病变有动脉壁炎症，还可见于先天性血管畸形。

2. **血液成分改变** 如真性红细胞增多症、高纤维蛋白血症、血小板增多症、高黏血症、镰状贫血等均可致血栓形成。部分病例有抗磷脂抗体、蛋白 C、蛋白 S 以及抗血栓 Ⅲ 缺乏伴发的高凝状态等。

3. **其他** 药源性（如可卡因、安非他明）；此外，尚有极少数不明原因者。

【病理】

脑缺血性病变的早期，脑组织变化不明显，肉眼可见的变化要在数小时后才能辨认。病变区域出现肿胀、软化，灰白质分界不清。大面积脑梗死时，脑组织高度肿胀，可向对侧移位，导致脑疝形成。脑缺血性病变根据镜下病理表现分为 5 期：①超早期（1~6 小时）：病变脑组织变化不明显，可见病变部分血管内皮细胞神经、细胞及星形胶质细胞肿胀，线粒体肿胀空化；②急性期（6~24 小时）：缺血脑组织苍白、轻度肿胀，神经细胞、胶质细胞、内皮细胞明显缺血改变；③坏死期（24~48 小时）：大量神经细胞消失，胶质细胞坏变，中性粒细胞、淋巴、巨噬细胞浸润，脑组织明显水肿；④软化期（3 天 ~3 周）：病变区液化变软；⑤恢复期（3~4 周后）：小梗死灶可被肉芽组织所取代，形成胶质瘢痕，大的梗死灶中央液化，形成中风囊。

【临床表现】

多见于 50 岁以上患有动脉粥样硬化的中老年人，病前有 CVD 危险因素。常在安静或睡眠中发病，部分病例有 TIA 前驱症状。下面对不同部位脑梗死的临床表现作以下介绍。

1. **颈内动脉闭塞综合征** 颈内动脉闭塞常发生在颈内动脉分叉后，30%~40% 的病例可无症状。症状性闭塞可出现单眼一过性黑蒙，偶见永久性失明或 Horner 征。远端大脑中动脉血液供应不良，可出现对侧偏瘫、偏身感觉障碍、同向性偏盲等。优势半球受累可伴失语症，非优势半球可有体象障碍。

2. **大脑中动脉闭塞综合征**

（1）主干闭塞：导致病灶对侧中枢性面舌瘫和偏瘫、偏身感觉障碍和同向性偏盲。可伴有双眼向病灶侧凝视，优势半球受累出现完全性失语，非优势半球病变可有体象障碍，患者可以出现意识障碍。

（2）皮质支闭塞：①上分支闭塞可导致病灶对侧偏瘫和感觉缺失，Broca 失语（优势半球）或体象障碍（非优势半球）。②下分支闭塞较少单独出现，可导致 Wernicke 失语、命名性失语和行为障碍等，而无偏瘫。

（3）深穿支闭塞：①表现为对侧中枢性上下肢均等性偏瘫、可伴面舌瘫；②对侧偏身感觉障碍，可伴对侧同向性偏盲；③优势半球出现皮质下失语。

3. **大脑前动脉闭塞综合征**

（1）主干闭塞：①前交通动脉以前主干闭塞时，可因对侧动脉的侧支循环代偿不出现症状。但当双侧动脉起源于同一个大脑前动脉主干时，就会造成双侧大脑半球的前、内侧梗死，出现淡漠、欣快等精神症状、双侧脑性瘫痪、二便失禁、额叶性认知功能障碍。②前交通动脉以后主干闭塞时额叶内侧缺血，可出现对侧的足和下肢的感觉运动障碍，和上肢和肩部的轻瘫痪，面部和手部不受累。因旁中央小叶受累小便不易控制，病灶对侧出现强握、摸索及吸吮反射等额叶释放症状。

（2）皮质支闭塞：①对侧下肢远端为主的中枢性瘫痪，可伴感觉障碍；②对侧肢体短暂性共济失调，抢握反射及精神症状。

（3）深穿支闭塞：导致对侧中枢性面舌瘫，上肢近端轻瘫。

4. **大脑后动脉闭塞综合征**

（1）主干闭塞：可导致对侧同向性偏盲、偏瘫及偏身感觉障碍，丘脑综合征，主侧半球病变可有失读症。

（2）皮层支闭塞：①仔细检查可发现病灶对侧同向性偏盲或象限盲，伴黄斑回避；双侧病变可有皮质盲；②顶枕动脉闭塞可见对侧偏盲，可有不定型光幻觉痫性发作，主侧半球受累还可出现命名性失语；③距状动脉闭塞出现对侧偏盲或象限盲。

（3）深穿支闭塞：①丘脑穿通动脉闭塞产生红核丘脑综合征，表现为病灶侧舞蹈样不自主运动、意向性震颤、小脑性共济失调、对侧面部感觉障碍；②丘脑膝状体动脉闭塞产生丘脑综合征，表现为对侧深感觉障碍、自发性疼痛、感觉过度、轻偏瘫、共济失调和不自主运动，可有舞蹈、手足徐动症和震颤等锥体外系症状；③中脑支闭塞出现 Weber 综合征，表现为同侧动眼神经瘫痪，对侧中枢性面舌瘫和上下肢瘫；或 Benedikt 综合征，同侧动眼神经瘫痪，对侧不自主运动，对侧偏身深感觉和精细触觉障碍。

5. 椎 – 基底动脉闭塞综合征

（1）主干闭塞：常引起脑干广泛梗死，出现脑神经、锥体束及小脑症状，如眩晕、呕吐、四肢瘫、共济失调、脑水肿、消化道出血、昏迷和高热等。常因病情危重而死亡。

（2）中脑梗死：①Weber 综合征：同侧动眼神经麻痹和对侧面舌瘫和上下肢瘫；②Benedikt 综合征：同侧动眼神经瘫痪，对侧不自主运动，对侧偏身深感觉和精细触觉障碍；③Claude 综合征：同侧动眼神经麻痹，对侧小脑性共济失调；④Parinaud 综合征：表现为垂直注视麻痹。

（3）脑桥梗死：①Foville 综合征：同侧凝视麻痹、周围性面瘫，对侧肢体偏瘫；②Millard–Gubler 综合征：同侧外展、面神经麻痹，对侧肢体瘫痪；③Raymond–Cestan 综合征：同侧小脑性共济失调，对侧肢体及躯干深浅感觉障碍，同侧三叉神经感觉和运动障碍，双眼对侧凝视麻痹；④闭锁综合征（locked–in syndrome）：双侧脑桥基底部梗死，患者意识清楚，四肢瘫痪、双侧面瘫及延髓性麻痹，不能说话及吞咽，仅能以眼球上下运动示意。

（4）延髓梗死：最常见为 Wallenberg 综合征：表现为突发眩晕、恶心、呕吐；眼球震颤；吞咽困难；病灶侧软腭及声带麻痹；面部痛、温觉障碍；对侧半身痛、温觉障碍；共济失调；Horner 综合征。

（5）基底动脉末端闭塞：出现基底动脉尖综合征（top of the basilar syndrome，TOB）：基底动脉尖端分出双侧的小脑上动脉和大脑后动脉，闭塞后导致眼球运动异常、觉醒和行为障碍，可伴有记忆力丧失、对侧偏盲及皮层盲。中老年卒中，突发意识障碍并较快恢复，出现瞳孔改变、动眼神经麻痹、垂直凝视麻痹，无明显运动和感觉障碍，应想到该综合征的可能，如有皮质盲或偏盲严重记忆障碍更支持。CT 及 MRI 显示梗死灶可分布于双侧丘脑、枕叶、颞叶、脑干和小脑等多发病灶。

6. 分水岭脑梗死（cerebral watershed infarction，CWSI）　是一种相邻脑血管间供血区的边缘带梗死。各种原因所致的低血容量是分水岭梗死的常见病因。特别是原有动脉硬化已导致慢性脑供血不足的老年人，平时通过脑底动脉环从对侧脑动脉或其他侧支循环获得血液，一旦血压降低即可出现症状。另微栓子进入脑皮质血管分支也可引起本病。

7. 其他类型的脑梗死

（1）脑栓塞（cerebral embolism）：是指各种栓子随血流进入颅内动脉系统导致管腔急性闭塞，引起相应供血区脑组织缺血坏死及脑功能障碍。

（2）腔隙性脑梗死（lacunar infarct，LI）：是指发生在大脑半球深部或脑干深部的小穿通动脉，在长期高血压的基础上，血管壁发生病变，导致管腔闭塞，形成小的梗死灶。常见的发病部位有壳核、尾状核、内囊、丘脑及脑桥等。

【辅助检查】

1. 血液化验和心电图检查　血常规、血流变、血生化等以及心电图等，这些检查有利于发现脑梗死的危险因素，对鉴别诊断也有价值。

2. 神经影像学检查

（1）头颅 CT：早期对排除脑出血至关重要。脑梗死发病后的 24 小时内，一般无影像学改变，通常 2~5 天内大多能显示梗死病灶，见图 37-1。

（2）头颅 MRI：脑梗死发病后数小时，即可显示病灶，通常 T_1 加权像呈低信号，T_2 加权像呈高信号，见图 37-2。与 CT 相比，MRI 可以发现脑干、小脑及小灶梗死。功能性 MRI，如弥散加权成像（DWI）和灌注加权成像（PWI），可以在发病后的数分钟内检测到缺血性改变。

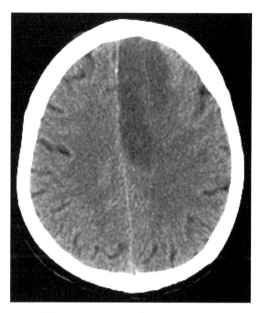

图 37-1　CT 示低密度脑梗死病灶

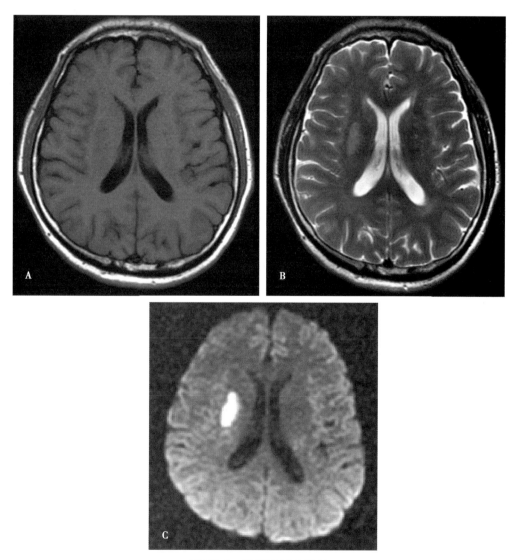

图 37-2　脑梗死 MRI 表现

A. T$_1$WI 相；B. T$_2$WI 相；C. DWI 相

3. 血管影像学检查

（1）TCD：对评估颅内外血管狭窄、闭塞、痉挛或血管侧支循环建立情况有帮助，目前也用于溶栓治疗监测。

（2）颈部血管超声：最常用的检测颈部动脉粥样硬化斑块的无创检查手段。

（3）磁共振血管成像（MRA）和计算机成像血管造影（CTA）：是无创性的血管成像技术，可以发现血管狭窄、闭塞及其他血管病变。但对于小血管显影不清，故不能替代DSA。

（4）选择性动脉导管脑血管造影（DSA）：是评价颅内外动脉血管最准确的诊断手段，但价格较贵，且有一定风险。

【诊断】

①急性起病；②局灶性神经功能缺损（一侧面部或肢体无力或麻木，语言障碍等），少数为全面神经功能缺损；③症状或体征持续时间不限（当影像学显示有责任缺血病灶时）；④排除非血管性病因；⑤脑CT/MRI排除脑出血。

【鉴别诊断】

1. 脑出血 见表37-7

表 37-7 脑梗死与脑出血的鉴别要点

	脑梗死	脑出血
发病年龄	多为60岁以上	多为60岁以下
起病状态	安静或睡眠中	活动中
起病速度	10余小时或1~2天症状达到高峰	数十分钟至数小时达到高峰
高血压史	多无	多有
全脑症状	轻或无	头痛呕吐、嗜睡、打哈欠等颅压高症状
意识障碍	通常较轻或无	较重
神经体征	非均等性偏瘫（大脑中动脉主干/皮质支）	多均等性偏瘫（基底节区）
头部CT	脑实质内低密度病灶	脑实质内高密度病灶
脑脊液	无色透明	血性（洗肉水样）

2. 脑栓塞 起病急骤，一般缺血范围较广，症状常较重，常有心脏病史，有栓子的来源，如风湿性心脏病等，特别是合并心房纤颤。

3. 颅内占位病变 硬膜下血肿、颅内肿瘤、脑脓肿等发病也较快，可出现偏瘫等局限性神经功能缺失症状，须行CT和（或）MRI以鉴别。

【治疗】

（一）特异性治疗

1. 改善脑血循环

（1）溶栓：溶栓治疗是目前最重要的恢复血流措施。

静脉溶栓：①对缺血性脑卒中发病3小时内和3~4.5小时的患者，应按照适应证和禁忌证（表37-8，表37-9）严格筛选患者，尽快静脉给予rtPA溶栓治疗。②如没有条件使用rtPA，且发病在6小时内，可参照表37-10适应证和禁忌证严格选择患者考虑静脉给予尿激酶。对于病情危重患者或高龄老年人（>80岁），应谨慎考虑和权衡溶栓的风险与获益。

表 37-8　3 小时内 rtPA 静脉溶栓的适应证、禁忌证及相对禁忌证

适应证

1. 有缺血性卒中导致的神经功能缺损症状

2. 症状出现 <3 小时

3. 年龄 ≥ 18 岁

4. 患者或家属签署知情同意书

禁忌证

1. 近 3 个月有重大头颅外伤史或卒中史

2. 可疑蛛网膜下腔出血

3. 近 1 周内有在不易压迫止血部位的动脉穿刺

4. 既往有颅内出血

5. 颅内肿瘤，动静脉畸形，动脉瘤

6. 近期有颅内或椎管内手术

7. 血压升高：收缩压 ≥ 180mmHg，或舒张压 ≥ 100mmHg，活动性内出血

8. 急性出血倾向，包括血小板计数低于 100×10^9/L 或其他情况

9. 48 小时内接受过肝素治疗（APTT 超出正常范围上限）

10. 已口服抗凝剂者 INR>17 或 PT>15 S

11. 目前正在使用凝血酶抑制剂或 X a 因子抑制剂，各种敏感的实验室检查异常（如 APTT、INR、血小板计数、ECT；TT 或恰当的 X a 因子活性测定等）

12. 血糖 <2.7mmol/L

13. CT 提示多脑叶梗死（低密度影 >1/3 大脑半球）

相对禁忌证

下列情况需谨慎考虑和权衡溶栓的风险与获益（即虽然存在一项或多项相对禁忌证，但并非绝对不能溶栓）：

1. 轻型卒中或症状快速改善的卒中

2. 妊娠

3. 痫性发作后出现的神经功能损害症状

4. 近 2 周内有大型外科手术或严重外伤

5. 近 3 周内有胃肠或泌尿系统出血

6. 近 3 个月内有心肌梗死史

注：rtPA：重组组织型纤溶酶原激活剂；INR：国际标准化比值；Am：活化部分凝血活酶时间；ECT：蛇静脉酶凝结时间；TT：凝血酶时间

表 37-9　3~4.5 小时内 rtPA 静脉溶栓的适应证、禁忌证和相对禁忌证

适应证

1. 缺血性卒中导致的神经功能缺损

2. 症状持续 3~4.5 小时

3. 年龄 ≥ 18 岁

4. 患者或家属签署知情同意书

禁忌证同表 37-8

相对禁忌证（在表 37-8 基础上另行补充如下）

1. 年龄 >80 岁

2. 严重卒中（NIHSS 评分 >25 分）

3. 口服抗凝药（不考虑 INR 水平）

4. 有糖尿病和缺血性卒中病史

注：NIHSS：美国国立卫生研究院卒中量表

表 37-10　6 小时内尿激酶静脉溶栓的适应证及禁忌证

适应证

1. 有缺血性卒中导致的神经功能缺损症状

2. 症状出现 <6 小时

3. 年龄 18~80 岁

4. 意识清楚或嗜睡

5. 脑 CT 无明显早期脑梗死低密度改变

6. 患者或家属签署知情同意书

禁忌证同表 37-8

（2）血管内介入治疗：包括动脉溶栓、桥接、机械取栓、血管成形和支架术。

1）动脉溶栓：发病 6 小时内由大脑中动脉闭塞导致的严重卒中且不适合静脉溶栓的患者，经过严格选择后可在有条件的医院进行动脉溶栓。由后循环大动脉闭塞导致的严重卒中且不适合静脉溶栓的患者，经过严格选择后可在有条件的单位进行动脉溶栓，应尽早进行避免时间延误。

2）介入性治疗：包括桥接、机械取栓、血管成形和支架术等，其与溶栓治疗的结合已越来越受到重视。

（3）抗血小板聚集治疗：①不符合溶栓适应证且无禁忌证的缺血性脑卒中患者应在发病后尽早给予口服阿司匹林。对于发病在 24 小时内且无禁忌证的非心源性轻型脑梗死患者（NIHSS 评分 ≤ 3 分），应尽早给予氯吡格雷联合阿司匹林治疗 21 天（氯吡格雷首日负荷量 300mg），随后氯吡格雷单药治疗（75mg/d），总疗程为 90 天。对于存在颅内大动脉粥样硬化性严重狭窄的非心源性脑梗死患者，可考虑给予阿司匹林联合氯吡格雷的双重抗血小板治疗。持续时间不超过 90 天。②溶栓治疗者，阿司匹林等抗血小板药物应在溶栓 24 小时后开始使用。③对不能耐受阿司匹林者，可考虑选用氯吡格雷等抗血小板治疗。

（4）抗凝治疗：存在争议，可选择药物包括普通肝素、低分子肝素、类肝素、口服抗凝剂和凝血酶抑制剂等。对大多数急性缺血性脑卒中患者，不推荐无选择地早期进行抗凝治疗。关于少数特殊患者的抗凝治疗，可在谨慎评估风险获益后慎重选择。

（5）降纤：对不适合溶栓并经过严格筛选的脑梗死患者，特别是高纤维蛋白血症者，可考虑选用；药物包括降纤酶、巴曲酶、安克洛酶等。

（6）扩容：对一般缺血性脑卒中患者，不推荐扩容。对于低血压或脑血流低灌注所致的急性脑梗死如分水岭梗死可考虑扩容治疗，但应注意可能加重脑水肿、心功能衰竭等并发症。

（7）扩张血管：目前仍缺乏血管扩张剂能改善缺血性脑卒中临床预后的证据。

（8）其他改善脑供血循环药物：包括丁苯酞、人尿激肽原酶等。

2. 神经保护治疗　缺乏有说服力的临床观察资料。常用药物包括胞磷胆碱、依达拉奉、脑活素、吡拉西坦、钙通道阻滞剂等。

3. 其他疗法　如高压氧和亚低温的疗效和安全性还需开展高质量的随机对照试验证实。

4. 中医中药　多种药物如三七、丹参、红花、水蛭、地龙、银杏叶制剂及针刺治疗等国内常有应用，尤其对于老年人耐受性较好，建议根据具体情况决定是否选用针刺或中成药治疗。

（二）一般处理

主要为对症治疗，维持生命体征。包括以下方面：①吸氧和通气支持，②心脏监测与心脏病变处理，③体温控制，④血压控制，⑤血糖控制，⑥营养支持等。

（三）急性期并发症

常见的并发症包括①脑水肿；②梗死后出血（出血转化）；③癫痫；④吞咽困难；⑤肺炎；⑥排尿障碍与尿路感染；⑦深静脉血栓形成和肺栓塞等。此外，卒中后抑郁（post-stroke depression，PSD）近年来越来越受到重视，PSD 可直接影响卒中患者神经功能恢复和回归社会的能力。对并发症的预防和及时合理的处理对患者的预后十分关键。

（四）早期康复

卒中后在病情稳定的情况下应尽早开始坐、站、走等活动。卧床者病情允许时应注意良姿位摆放。应重视语言、运动和心理等多方面的康复训练，目的是尽量恢复日常生活自理能力。

（五）早期开始二级预防

急性期卒中复发的风险很高，卒中后应尽早开始二级预防，主要包括血压、血糖水平的控制，以及抗血小板、抗凝及他汀类等药物的治疗。

【预后】

预后与多种因素有关。高龄、梗死灶大、基底动脉血栓、意识障碍重、有并发症等预后差。病死率约为 10%，致残率达 50% 以上。存活者中 40% 以上可复发，且复发次数越多，病死率和致残率越高。

四、脑　出　血

脑出血（cerebral haemorrhage，ICH）指原发性非外伤性脑实质内出血，也称自发性脑出血。占全部急性脑血管病的 20%~30%。急性期病死率为 30%~40%，是急性脑血管病中病死率最高的。

【病因及发病机制】

老年人群中以高血压为最常见病因，以合并小动脉硬化常见；其他病因包括脑动脉粥样硬化，血液病，脑淀粉样血管病，脑动脉炎，动脉瘤，动静脉畸形，烟雾病，硬膜静脉窦血栓形成，夹层动脉瘤、原发或转移性肿瘤、梗死性脑出血、抗凝或溶栓治疗等。

【病理】

脑出血的常见部位是壳核，占全部脑出血的 30%~50%。其次为丘脑、脑叶、脑桥、小脑及脑室等。

壳核出血常侵犯内囊和破入侧脑室，使血液充满脑室系统及蛛网膜下腔；丘脑出血常破入第三脑室和侧脑室，向外损伤内囊；脑桥及小脑出血直接破入蛛网膜下腔和第四脑室。非高血压性脑出血多位于皮质下。病理检查可见出血侧半球肿胀、充血，血液流入蛛网膜下腔或破入脑室。由于血肿的占位效应及周围脑组织水肿，可引起脑组织或脑室移位、变形甚至脑疝形成。新鲜的出血呈红色，红细胞降解后形成含铁血黄素而带棕色。血块溶解，吞噬细胞清除含铁血黄素和坏死的脑组织，胶质增生，小出血灶形成胶质瘢痕，大出血灶形成中风囊。

【临床表现】

老年人脑出血的临床表现与其他年龄人群大致相同，但又有其特殊性。随着年龄的增长，增加了老年人发生高血压的机会。高血压性脑出血常发生于 50~70 岁，男性略多，活动或激动时发病，可有剧烈头痛、呕吐、血压明显升高，临床症状数分钟至数小时达高峰。症状体征因出血部位和出血量而异。

1. 基底节区出血　其占全部脑出血的 70%，壳核出血最为常见，约占全部的 60%，丘脑出血占全部的 24%，尾状核出血少见。

（1）壳核出血：表现病灶对侧的中枢性面舌瘫，偏身感觉障碍、偏瘫和同向性偏盲，双眼球向病灶对侧同向凝视不能，主侧半球病变有失语；出血量大者可有意识障碍，出血量小者仅表现运动、感觉障碍，不伴头痛、呕吐。

（2）丘脑出血：可有对侧偏瘫、偏身感觉障碍；通常感觉障碍较运动障碍突出；深浅感觉均有障碍，而深感觉障碍更突出；可有特征性眼征，如上视障碍或凝视鼻尖、眼球偏斜或分离性斜视、眼球会聚障碍和无反应性小瞳孔；意识障碍多见且较重，出血波及下丘脑或破入第三脑室则出现昏迷加深、瞳孔缩小、去皮质强直等中线症状。

（3）尾状核出血：较少见，出血灶多位于尾状核的头部及体部。临床表现颇似蛛网膜下腔出血，常有头痛、呕吐，颈强直，Kernig 征，精神障碍等症状而无明显瘫痪，可有对侧中枢性面舌瘫；神经系统缺损症状并不多见。

2. 脑桥出血　小量出血可无意识障碍，表现交叉性瘫痪和共济失调性偏瘫，两眼向病灶侧凝视麻痹或核间性眼肌麻痹；大量出血累及双侧被盖及基底部，常破入第四脑室，患者迅即昏迷、针尖样瞳孔、呕吐咖啡样胃内容物、中枢性高热、中枢性呼吸障碍、眼球浮动、四肢瘫和去大脑强直发作等。多在 48 小时内死亡。

3. 脑叶出血　脑叶出血常由脑动静脉畸形，Moyamoya 病、血管淀粉样病变、肿瘤所致。出血以顶叶最常见，其次为颞叶、枕叶、额叶、岛叶或累及几个脑叶，还可以为单侧或双侧多发性血肿。常表现头痛、呕吐、脑膜刺激征及出血脑叶的局灶定位症状，如顶叶可有偏身感觉障碍、空间构象障碍；颞叶出血较突出的是语言症状，左颞叶出血有 Wernicke 失语，右颞叶出血可有精神症状如兴奋，失眠，记忆障碍，可有对侧面舌及上肢为主的瘫痪和对侧上象限盲。枕叶出血多有视物模糊、同向偏盲或象限盲及黄斑回避。额叶出血可有偏瘫，Broca 失语、摸索等。抽搐较其他部位出血常见，昏迷少见。

4. 小脑出血　发病突然，眩晕、共济失调明显，可伴有频繁呕吐、后枕部剧烈疼痛等。当出血量不大时，主要表现为小脑症状，如眼球震颤、病变侧共济失调、站立和步态不稳、肌张力降低及颈项强直、构音障碍和吟诗样语言，患者无偏瘫。出血量较大时可出现脑桥受压体征，如展神经麻痹、侧视麻痹、周围性面瘫、吞咽困难及出现肢体瘫痪和（或）锥体束征等。大量小脑出血，尤其是蚓部出血时，患者很快进入昏迷，双侧瞳孔缩小呈针尖样，呼吸节律不规则，有去脑强直发作，最后至枕骨大孔疝而死亡。

5. 脑室出血　原发性脑室出血由脑室内脉络丛动脉或室管膜下动脉破裂出血，血液流入脑室内所致。多数为小量脑室出血，常有头痛、呕吐、脑膜刺激征，一般无意识障碍及局灶性神经缺损症状；大量脑室出血常起病急骤，迅速出现昏迷、频繁呕吐、针尖样瞳孔、眼球分离斜视或浮动、四肢瘫痪或阵发性强直痉挛、去脑强直发作、高热、呼吸不规则、脉搏和血压不稳定等症状。继发性脑室出血是指脑实质出血破入脑室。

【辅助检查】

1. 头颅 CT 检查　是确诊脑出血的首选检查。CT 扫描能直观显示脑内血肿的大小与部位、是否有脑组织移位，有无破入脑室，以便决定治疗方针，还能动态观察演变过程，见图 37-3。

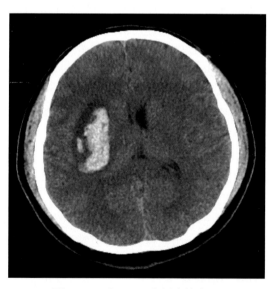

图 37-3　头 CT 示右侧壳核出血

2. 头颅 MRI 检查　急性期对幕上及小脑出血的价值不如 CT，对脑干出血优于 CT；血肿及周围的脑组织 MRI 表现较为复杂，主要受血肿所含血红蛋白的变化影响。

3. 脑血管造影　MRA、CTA 和 DSA 等可显示脑血管的位置、形态和分布等，并易于发现脑血管畸形，动脉瘤、Moyamoya 病等脑出血原因。

4. 脑脊液检查　在无条件进行 CT 检查时，对病情不十分严重，无明显颅内压增高的患者可进行腰椎穿刺，脑出血时脑脊液压力常升高，呈均匀血性。

5. 其他检查　要同时进行血、尿常规，血糖、肝肾功能、凝血功能、电解质及心电图等检查，有助于了解患者全身状态。

【诊断与鉴别诊断】

1. 诊断　中老年高血压患者在活动或情绪激动时，突然发病，迅速出现偏瘫、失语等局灶性神经缺失症状以及头痛、呕吐等高颅压症状，应考虑脑出血的可能性；如果颅脑 CT 检查发现出血灶，可以迅速明确诊断。

2. 鉴别诊断　①应与脑梗死相鉴别，见表 37-7；②对发病突然，迅速昏迷，局灶体征不明显的患者，应与可引起昏迷的全身性疾病如糖尿病、肝性脑病、尿毒症、急性酒精中毒、低血糖、药物中毒、CO 中毒等鉴别；③有头部外伤史者应与外伤性颅内血肿相鉴别。

【治疗】

1. 内科治疗

（1）一般治疗：一般卧床休息 2~4 周。保持呼吸道通畅，必要时行气管切开，危重患者应予以生命体征监测；有意识障碍、消化道出血宜禁食 24~48 小时，后酌情安放胃管，维持水电解质平衡和营养。加强护理，及时吸痰，昏迷患者可酌情用抗生素预防感染。

（2）降低颅内压：脑出血 48 小时水肿达高峰，维持 3~5 天或更长时间消退，脑水肿可使颅内压增高，导致脑疝，是脑出血主要死因。渗透性脱水剂甘露醇是最重要的降颅压药物，此外还有甘油果糖、甘油氯化钠等，应注意尿量、血钾及心肾功能。亦可酌情选用呋塞米、白蛋白。

（3）控制血压：老年脑出血患者，降血压应十分慎重。一般脑出血患者不要急于降压，因为脑出血后的血压升高是对颅内压升高的一种反射性自我调节，应先降颅内压后，再根据血压情况决定是否进行降血压治疗。

（4）亚低温治疗：局部亚低温治疗是脑出血的一种新的辅助治疗方法，能够减轻脑水肿，减少自由基生成，促进神经功能恢复，改善患者预后，且无不良反应，安全有效。

（5）止血药物：一般不用，若患者合并凝血功能障碍时，可应用，时间不超过 1 周。

（6）并发症的防治：常见并发症包括①感染：肺感染和泌尿系感染；②应激性溃疡；③中枢性高热；④中枢性低钠血症；⑤痫性发作；⑥下肢深静脉血栓形成等；针对并发症及时对症处理，对挽救患者生命，改善预后十分重要。

2. 手术治疗　手术目的主要是尽快清除血肿、降低颅内压、挽救生命，其次是尽可能早期减少血肿对周围脑组织的压迫，降低致残率。如患者全身状况允许的条件下，必要时可考虑手术治疗。

3. 康复治疗　病情稳定后宜尽早康复治疗，促进神经功能恢复，提高生活质量。如患者出现抑郁情绪可及时给予抗抑郁药及心理支持。

【预后】

与出血量、部位、病因及全身状况有关，脑干、丘脑、大量脑室出血预后差。

（雷　平）

参 考 文 献

1. 于普林．老年医学．北京：人民卫生出版社，2002.

2. Yongjun Wang，Yilong Wang，Xingquan Zhao，et al.Clopidogrel with Aspirin in Acute Minor Stroke or Transient Ischemic Attack. The new england journal of medicine，2013，369（1）：11-19.

3. Walter N.Kernan，Bruce Obviagele，Henry R Black，et al.Guidelines for the Prevention of Stroke in Patients With Stroke and Transient Ischemic Attack.Stroke，2014，45：e1-e77.

4. 汪耀．实用老年病学．北京：人民卫生出版社，2014.

5. 短暂性脑缺血发作中国专家共识组．短暂性脑缺血发作与轻型卒中抗血小板治疗中国专家共识（2014 年）．中华医学杂志，2014，94（27）：2092-2096.

6. 张蕴，雷平．实用临床老年病学．天津：天津科学技术出版社，2015.

7. 哈特．哈兹德老年医学．李小鹰，王建业，译．北京：人民军医出版社，2015.

8. 中华医学会神经病学分会,中华医学会神经病学分会脑血管病学组.中国急性缺血性脑卒中诊治指南 2014.中华神经科杂志,2015,48(4):246-257.

9. 中华医学会神经病学分会,中华医学会神经病学分会脑血管病学组.中国脑血管病一级预防指南 2015.中华神经科杂志,2015,48(8):629-643.

10. 中华医学会神经病学分会,中华医学会神经病学分会脑血管病学组.中国缺血性脑卒中和短暂性脑缺血发作二级预防指南 2014.中华神经科杂志,2015,48(4):258-273.

11. 吴江,贾建平.神经病学.第 3 版.北京:人民卫生出版社,2015.

12. William J.Powers, Alejandro A.Rabinstein, Teri Ackerson, et al.2018 Guidelines for the Early Management of Patients With Acute Ischemic Stroke.Stroke,2018,49:e1-e34.

第四节　阿尔茨海默病

　　阿尔茨海默病（Alzheimer's disease，AD）占所有老年人痴呆的 60%~70%。随着人口老龄化，到 2050 年可预计达到近 1800 万。AD 对患者、家庭和社会均造成严重的负担。据估计，每年的直接和间接支出超过 1500 亿美元。发病率在 65 岁每年是 200 人。发病率在 80 岁时是每年 1/10 人。超过 50% 的照顾者患上抑郁症或者重大疾病。

　　AD 病因诸多，但均尚未完全明确。所有病因产生相似的临床及病理结果。病理以炎性淀粉样斑块形成及神经原纤维缠结致进行性的皮层神经元凋亡为特征。Aβ 淀粉样蛋白是斑块的主要成分，过度磷酸化的 tau 蛋白则是神经原纤维缠结的主要成分。整个病理过程始于海马及内嗅皮层，逐渐蔓延至颞叶、顶叶、额叶的相关皮层区域，皮层乙酰胆碱相对性缺乏（源于基底节神经元的丢失），中枢性胆碱酯酶抑制剂可缓解该病临床症状。

一、发病机制

　　AD 大致分为两类，一类为相对罕见的早发性家族遗传性，已确定 3 个致病基因。另一类为常见的散发性，发病年龄为 65 岁以上。

　　AD 早发性家族遗传性为常染色体显性遗传，其淀粉样前体蛋白（APP）基因突变，Aβ 淀粉样蛋白的产生及处理过程出现异常，淀粉样蛋白前体或淀粉样蛋白的异常加工所产生的淀粉样多肽 Aβ1-42 在 AD 的病理过程中至关重要。它驱使下游 tau 蛋白加工异常，过度磷酸化的 tau 蛋白导致神经原纤维缠结。这也为散发性 AD 的分子病理学提供了线索。

　　在晚发病家族性 AD 谱系中，ApoE 是散发性 AD 易感基因位点。ApoE 具有基因多态性（ε2，ε3，ε4），AD 患者的一级亲属若继承 2 个 ε4 等位基因，其发生 AD 的终生风险高达 60%。ApoE-ε4 选择性作用于 Aβ 及 tau 蛋白，但是 Apo E-ε4 增加 AD 患病风险的机制目前未知。

二、临床特征

　　AD 始于并逐渐影响记忆、定向力、语言、视空间、执行、判断及洞察力。AD 早期发生抑郁很常见，而易激惹和行为脱抑制这些精神行为异常多见于 AD 晚期。最终患者的日常生活需全部依赖他人。AD 病程进展速度不一，从开始显示临床症状至重度痴呆通常为 5~15 年。

　　记忆障碍是指学习记忆新信息功能受损，症状包括：重复的发问或话语、乱放个人物品、忘记重要事件或约会、在熟悉的地方迷路。执行、判断及洞察力受损指推理及处理复杂任务的能力受损、判断力受损，症状包括：对危险缺乏理解、不能胜任财务管理、决断力差、不能计划复杂的或一连串的活动。视空间能力受损，症状包括：无法识别面孔或常见物品、视力良好不能发现正前方物品、不能使用简单的工具或衣物与躯体关系定向困难。语言功能受损（说、读、写），症状包括：说话时找词困难、犹豫、说话、拼写和书写错误。人格或行为举止改变，症状包括：非特异的情绪波动，比如激越、动机受损、主动性丧失、淡漠、动力缺乏、社会退缩、对先前所从事活动兴趣降低、悟性丧失、强迫行为、出现社会不当行为。

上述认知功能下降到日常生活自理独立性受损即进入痴呆阶段，日常生活自理能力（activity of daily living，ADL）下降，包括基本生活能力（大小便、吃饭、穿衣、个人卫生、洗澡、步行）和应用日常基本生活工具的能力（打电话、购物、管理钱财、烹调、整理家务、洗衣、吃药、坐车）。

三、临 床 诊 断

（一）AD 的国际诊断标准

根据 2011 年美国国立老年研究院及阿尔茨海默病协会（National Institute on Aging and the Alzheimer's Association workgroup）推出阿尔茨海默病重新定义的诊断标准（NIA–Alzheimer's Association criteria–Redefining AD）。将 AD 分为了 AD 临床前阶段（the preclinical of AD）、AD 轻度认知功能减退阶段（MCI due to AD）和 AD 的痴呆阶段（the dementia of AD），具体见表 37-11。

尽管确诊 AD 需要组织活检（极少完成）或是尸检，但是这些诊断标准在中度 AD 患者中的诊断特异性 ≥ 85%。可与淀粉样斑块结合的 florbetapirF18（Amyvid）示踪剂，通过正电子发射 X 线断层成像技术（PET），可显示痴呆患者脑内的老年斑，已经通过美国 FDA 认证用于 AD 的临床诊断。脑脊液中 Aβ，tau，磷酸化的 tau 蛋白测定协助 AD 诊断已经商业化，但由于为有创检查同时临床诊断仅具相对较好的准确性，故该项检测尚未广泛应用。

表 37-11　AD 的痴呆阶段诊断标准

符合很可能的痴呆诊断标准

具备以下认知或行为（神经 – 精神）症状时可以诊断为痴呆

1. 日常生活工作能力受损，且

2. 生活能力和执行能力较先前水平降低。且

3. 无法用谵妄或其他严重精神疾病来解释。

4. 认知损害可由以下方式发现或诊断：①病史采集（患者及知情者）；②客观认知评价（神经心理、精神状态测试，神经心理测试应在常规病史采集及精神状态检查不能提供确信诊断时进行）

5. 认知或行为受损至少包括以下中的 2 项：①学习记忆新信息功能受损，症状包括：重复的发问或话语、乱放个人物品、忘记重要事件或约会、在熟悉的地方迷路。②推理及处理复杂任务的能力受损、判断力受损，症状包括：对危险缺乏理解、不能胜任财务管理、决断力差、不能计划复杂的或一连串的活动。③视空间能力受损，症状包括：无法识别面孔或常见物品、视力良好不能发现正前方物品、不能使用简单的工具或衣物与躯体关系定向困难。④语言功能受损（说、读、写）。症状包括：说话时找词困难、犹豫，说话、拼写和书写错误。⑤人格或行为举止改变，症状包括：非特异的情绪波动，比如激越、动机受损、主动性丧失、淡漠、动力缺乏、社会退缩、对先前所从事活动兴趣降低、悟性丧失、强迫行为、出现社会不当行为。

熟练的临床医生根据患者和知情者所提供的日常生活事件的描述作出诊断。

符合很可能 AD 的诊断标准

符合痴呆诊断标准，并具以下特点

1. 隐匿起病，缓慢进展，数月至数年，并非数小时或数天

2. 报告或观察到明确的认知功能恶化，且

3. 病史及检测发现早期显著的认知障碍如下分类

（1）遗忘表现：AD 最常见症状，学习、回忆新近习得的知识功能受损，及至少一项认知功能受损证据。

（2）非遗忘表现：①语言障碍：最突出的缺损是找词困难，同时存在其他认知功能缺损。②视空间障碍：最突出的缺损是空间认知受损，包括：物体、面容、动作失认、失读，同时还表现其他认知区域受损。③执行功能障碍：最突出的缺损是推理、判断及解决问题能力受损，同时还表现其他认知区域受损。

4. 排除　①VaD；②DLB；③FTD；④其他

（二）诊断流程

1. 询问病史　详细询问是否有 AD 的临床表现及临床特征。

2. 神经系统检查　排除是否有锥体系及锥体外系体征。

3. 神经心理量表检测 以判断是否为痴呆及痴呆的程度。主要量表介绍如下：

1）筛查量表（A级）：简易精神状态检查（mini-mental state examination，MMSE）为痴呆的筛查量表，总分范围 0~30 分，轻度痴呆患者评分为 18~26 分，中度痴呆评分为 10~17 分，重度痴呆评分为 <10 分；蒙特利尔认知评估（Montreal cognitive assessment，MoCA）量表为 MCI 筛查量表，总分为 30 分，≤ 26 分为可疑 MCI 患者。

2）认知检测（B级）：包括检测情景记忆的加州言语学习测验（california verbal learning test，CVLT）和 Rey 听觉言语学习试验（the Rey auditory verbal learning test，RAVLT）；语义记忆的语义流畅性测验、图片命名任务、词语和图片定义测验；检测执行功能的言语流畅性测试、Wisconsin 卡片分类测验中的持续反应、连线测验（trail Making test）加工速度；检测言语功能的 Boston 命名测验、SIB-L 测试。还有常用于临床药物观察的阿尔茨海默病评定量表，认知（ADAS-Cog）检测量表及严重损害量表（severe impairment battery，SIB）。

3）日常生活能力量表（activity of daily living，ADL）（A级）痴呆日常生活能力检测量表。共 10 项，每项分 4 级，有两项或两项以上达 3 级（需要帮助）或 4 级（能力丧失）者，或总分 ≥ 26 分时，可认为有日常生活能力缺损。

4）神经精神科问卷（neuropsychiatric inventory，NPI）（B级）：检测 AD 的精神行为量表。

5）总体功能的评估（B级）：临床医师访谈时对病情变化的印象补充量表（clinician interview-based impression of change-plus，CIBIC-Plus）。

6）痴呆分级量表（B级）：临床痴呆评定（clinical dementia rating，CDR）痴呆分级量表，0 分为正常，0.5 分为 MCI，1 分为轻度痴呆，2 分为中度痴呆，3 分为重度痴呆。全面衰退量表（GDS），痴呆分级量表，分 7 个等级：①正常；②极轻；③轻度；④中度；⑤中重度；⑥重度；⑦极重度。

7）Hachinski 缺血量表（Hachinski ischemic scale，HIS）（A级）：AD 与血管性痴呆的鉴别量表，由 13 项组成。总分 ≥ 7 分为血管性痴呆，≤ 4 分为 AD，4~7 分为混合性痴呆。

4. 血清、血叶酸、维生素 B_{12}、甲状腺功能、肿瘤标记物检测（A级） 以排除由于叶酸、维生素 B_{12} 缺乏、甲状腺功能低下以及副肿瘤综合征导致的痴呆。血 ApoE4 基因检查有利于痴呆的诊断（B级）。

5. 脑脊液（B级） 近期研究发现，同时检测脑脊液中 $A\beta_{1-42}$ 和 tau 蛋白可能有特殊意义。据报道，AD 患者中约有 96% 的患者同时具有脑脊液 tau 蛋白或 p-tau 蛋白水平的增高和 $A\beta_{1-42}$ 的降低。

6. 脑电图（electroencephalogram，EEG）和脑电地形图（B级） AD 的 EEG 无特异性改变，早期可表现为普遍波幅下降和 α 节律变慢。继之可出现低和中波幅不规则活动，额叶 θ 波，渐发展为弥漫性低中波幅 θ 波和阵发中高波幅 δ 活动。其异常程度多和痴呆轻重有关。

长潜伏期事件相关电位（P300 或 P3）：我们的研究发现痴呆患者 P3 潜伏期延长，说明有认知功能障碍。N2~P3 幅度及 P3 面积减小，提示患者有感知能力下降。但 P3 检查不能作为痴呆的病因诊断。

7. 头颅 MRI 检查 可显示脑萎缩改变，即皮质萎缩（在先）及脑室扩大（在后），冠状位显示海马萎缩，可通过内侧颞叶萎缩视觉评定量表（MTA-scale）来评分（图 37-4），影像学检查还可帮助鉴别血管性痴呆。MTA-scale 分级：0 级，没有萎缩；1 级，仅有脉络膜裂的增宽；2 级，同时伴有侧脑室颞脚的扩大；3 级，海马体积中度缩小（高度下降）；4 级，海马体积重度缩小。

8. 正电子发射断层摄影（PET）（B级） 显示额、颞、顶叶代谢率及葡萄糖利用率均显著低下，Aβ 增多。图 37-5 FDDNP PET 显示 Aβ，AD 患者颞顶叶 Aβ 显示增多，正常对照 Aβ 显示较低；MRI 显示 AD 患者内侧颞叶萎缩，正常对照显示内侧颞叶正常；FDG PET 显示葡萄糖代谢，AD 患者颞顶叶葡萄糖代谢减低，正常对照显示葡萄糖代谢正常。

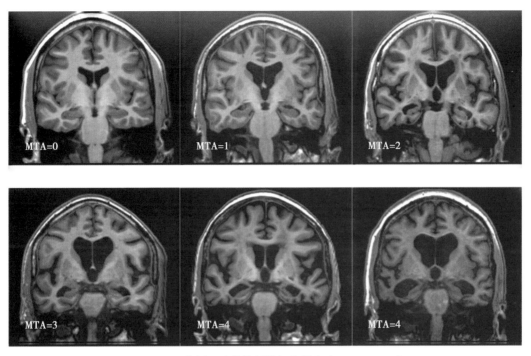

图 37-4　内侧颞叶萎缩视觉评定量表（MTA-scale）

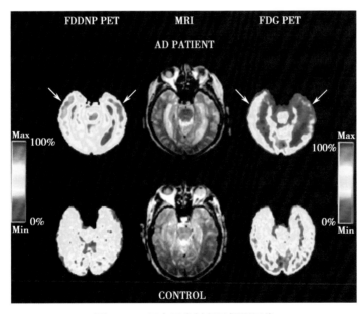

图 37-5　正电子发射断层摄影显像

四、预防与治疗

（一）老年痴呆的预防

以控制危险因素及致病因素为主，如控制血压、血糖、血脂等血管危险因素，避免独居、吸烟、饮酒等不良生活方式，加强锻炼、提高受教育程度、保持良好心理状态。治疗导致痴呆的疾病，如：脑血管病、正常颅压脑积水、感染及脑外伤等，尚未批准的有些药物可以预防痴呆，目前国际上围绕痴呆预防的药物临床研究均已失败，如：维生素、雌激素、阿司匹林及他汀类等。

尚无高级别甚至中级别的证据表明任何干预措施可以降低 AD 患病风险。低级别证据表明地中海饮食、叶酸、HMG-CoA 还原酶抑制剂（比如他汀类药物）、高教育水平、低酒精摄入、认知活动及体育运动（尤其高强度）可能降低 AD 患病风险。

一项中级别科学证据表明结合型雌激素和甲基化孕酮增加 AD 患病风险。一项低级别科学证据显示一些非甾体抗炎药物，抑郁症、糖尿病、中年高脂血症，正在使用烟草、创伤性脑损伤，农药接触，相对社会隔离增加 AD 患病风险。

（二）AD 多靶点治疗原则

根据国际上新近的较权威治疗指南：2010 年 EFNS 阿尔茨海默病诊疗指南（EFNS guidelines for the diagnosis and management of Alzheimer's Disease.European Journal of Neurology，2010）、2008 年 ANN 美国痴呆最新药物治疗临床操作指南（Ann Intern Med，2008，）及 2007 年 APA 阿尔茨海默病诊疗指南（Practice Guideline for the Treatment of Patients With Alzheimer's Disease and Other Dementias，published by American Psychiatric Association in October，2007），我们以上述指南为蓝本，建议 AD 治疗应注意如下原则：

1. AD 认知症状的治疗

（1）应用抗 AD 一线用药：AChEI 及美金刚。EFNS、ANN 及 APA 指南，均一致推荐乙酰胆碱酯酶抑制剂（AChEI：多奈哌齐、卡巴拉汀和加兰他敏）及谷氨酸 NMDA 拮抗剂（美金刚）为 AD 的一线治疗药物，无论是从病理机制还是临床大量的研究均验证了疗效的有效性和安全性。

1）乙酰胆碱酯酶抑制剂（AChEI）：中枢胆碱能系统变性，严重影响学习、记忆能力。AChEI 能抑制乙酰胆碱酯酶（AChE）对乙酰胆碱（ACh）降解，提高 ACh 来改善 AD 患者的认知等功能，还可激活蛋白激酶 C 减少 Aβ 淀粉样沉淀及过度磷酸化 tau（p-tau）蛋白生成。是目前应用广泛，研究最多，相对有效的一类药物。

他克林（Tacrine）：哌啶类药物，1993 年第一个获美国 FDA 所批准治疗轻至中度 AD 的 AChEI，其半衰期短，肝毒副作用大，约 50% 患者出现转氨酶升高，现已不被临床使用。

盐酸多奈哌齐（Donepezil）：哌啶类药物，是高选择性、可逆性 AChEI，1997 年第二个获美国 FDA 批准治疗轻至中度 AD，我国 1999 年上市用于治疗轻、中度 AD，2005 年 FDA 批准治疗重度 AD。其优点是服用方便，每天只需服用 1 片（5mg 或 10mg/d），作用时间长，半衰期为 70 小时，可出现胆碱能样外周反应，即恶心、呕吐、腹泻、头晕等。

重酒石酸卡巴拉汀（Rivastigmine）：氨基甲酸类药物，是一种假性不可逆性、双向胆碱酯酶抑制剂，可选择性结合皮质和海马等脑区的 AChE 及丁酰胆碱酯酶（BuChE），抑制两者对 ACh 降解。随着 AD 病情加重患者脑中的 BuChE 水平明显升高，并参与降解乙酰胆碱。2000 年美国 FDA 批准治疗轻至中度 AD，2005 年 FDA 批准治疗 PDD。可出现胆碱能样外周反应，即恶心、呕吐、腹泻、头晕等。

氢溴酸加兰他敏（Galantamine）：石属植物中分离的一种生物碱，使突触前烟碱受体发生变构，减少 ACh 重摄取，增加对 AChE 的抑制作用，是可逆性 AChEI，2001 年第三个获美国 FDA 批准治疗 AD 药，我国已完成临床试验，尚未上市。

石杉碱甲（Huperzine A）：石杉碱甲是中国科学院上海药物研究所从石杉属植物千层塔中分离得到的一种新生物碱，是我国首创的可逆性 AChEI，可出现口干、嗜睡、胃肠道反应、视力模糊等。

AChEI 可改善患者的症状而不能根治疾病，临床治疗出现副作用或效果不明显时可相互转换或合并应用。因此提高乙酰胆碱水平，促进其合成释放，减少其分解，提高其药物活性。

其他提高乙酰胆碱的药物，如：胆碱能受体激动剂（突触后选择性毒蕈碱样 M_1 受体激动剂 Xanomeline、特异性烟碱样受体激动剂）及突触前胆碱能受体拮抗剂 BIBN 等，尚未上市。

2）谷氨酸受体拮抗剂：谷氨酸生理作用通过 N- 甲基 -D- 天门冬氨酸（NMDA）及 AMPA 受体介导学习和记忆过程，AD 患者谷氨酸信号受到扰乱，导致认知功能受损及兴奋性毒性氨基酸的细胞毒性。AD 患者病理变化，使谷氨酸持续缓慢释放，激活 NMDA 受体，镁离子去阻断，钙离子细胞内流，背景噪声增强，信号转导紊乱，长时程增强（long-term potentiation，LTP）不能诱导，突触可塑性受损，学习记忆障碍，还可导致细胞持续去极化、肿胀、凋亡。

盐酸美金刚（盐酸 1- 氨基 -3，5 二甲基金刚烷，Akatinol Memaentine）是中亲和性、非竞争性 NMDA 受体拮抗剂，通过阻断 NMDA，纠正信号转导，保护神经元细胞。FDA 批准治疗中、重度痴呆，

2005 年在我国上市。每天服用剂量 10~20mg。

其他谷氨酸受体拮抗剂，如：AMPA（alpha-amino-3-hydroxy-5-methy l-4-isoxazole propionic acid）受体调节剂及 α4 和 α7 尼古丁受体激动剂，尼古丁受体位于谷氨酸能神经终末突触前膜，调节谷氨酸释放。均在临床试验阶段，在我国尚未上市。

（2）联合用药获益更大：APA 还指出，联合 AChEI 和美金刚治疗比单独应用 AChEI 可让患者更有效获益，相关研究显示，两者联合应用有相互增效的作用。

（3）应交代药物治疗的受益期望，以确保长期治疗：临床目前面临的问题在于，医生未与患者和家属详尽探讨患者的受益限于延缓疾病的发展或轻度好转，不能完全逆转或治愈疾病，致使许多患者在用药 2~3 个月后因感觉不到治疗效果而停药，以致疾病逐渐加重。

（4）注意药物的副作用：APA 指南提醒医生应用 AChEI 时，由于 ACh 外周 M 受体有降低血压、减慢心率、增加腺体分泌等作用，患有病态窦房结综合征或严重房室传导阻滞、急性胃炎、胃溃疡、严重哮喘或慢性阻塞性肺病的患者，应谨慎使用，但 ACh 副作用在用药 2~4 天后就会逐渐减轻，所以，如能忍受开始几天的不适，以后可能会无不适症状。

（5）坚持随访，对疗效进行评估：EFNS 指南建议，应至少每 3~6 个月随访一次，对治疗进行评估，如使用 MMSE，以根据评估结果调整药物的剂量及治疗方案，确保疗效的有效性。

2. AD 精神症状的处理

（1）寻找精神症状的病因，予非药物治疗：APA 指南指出，在处理 AD 的精神症状时，首先应对精神状况作出评估，包括：自杀、对自己和他人的威胁性、潜在攻击性评估，同时包括生活条件、居住环境的安全性、监护程度、被忽视或虐待的证据评估，EFNS 及 APA 指南均建议首先考虑根据评估的结果纠正其潜在的病因，采取非药物管理。AD 患者出现烦躁、焦虑、易怒、社交退缩、抑郁、注意力不集中、易激惹、攻击、跌倒、漫游及睡眠障碍等情况，照料者需掌握监督及照料的基本原理，包括：了解患者的能力会逐渐下降并适时调整对患者的期望；当患者功能骤降或出现新的症状时带患者寻求专业治疗；当患者变得过度不安或愤怒则满足患者的要求；避免能使患者受挫的过度复杂的任务；不要当面提及患者的缺陷；如果患者变得烦躁不安，仍要保持镇静、坚强和容忍，并重新定向；保持一致并避免不必要的更改；经常提出对患者有帮助的暗示；正式或非正式的可使患者获得最大快乐的活动方法，以改善行为和情绪。

（2）建议应用抗抑郁药物：EFNS 指南提出，对 AD 患者有抑郁、焦虑表现者建议应用抗抑郁药，如 5- 羟色胺重摄取抑制剂（SSRI）类药物治疗，SSRI 类药物会补充 AD 病理所致的 5-HT 降低，改善抑郁相关的神经精神症状，如攻击、焦虑、情感淡漠和精神病症，传统三环类抗抑郁药（如，阿米替林，丙米嗪）有抗胆碱能副作用，应该避免使用。

（3）抗精神病药能有效控制 AD 患者的精神行为异常，但其副作用大，应在不得不应用时少量短期使用：APA 指南有很好的证据推荐使用抗精神病类药物治疗 AD 患者的精神行为症状，但同时指出第二代（非典型）抗精神病药如阿立哌唑、喹硫平、奥氮平和利哌酮有很严重的副作用，包括增加死亡风险、心脑血管意外、迟发性运动障碍、体重增加、糖尿病、过度镇静、意识模糊和认知功能的恶化，因此，必须谨慎使用这类药物，应予最低有效剂量，还应告知患者和家属抗精神病药潜在的效益和风险，特别是死亡的风险。EFNS 指南指出，无论是传统的还是非典型抗精神病药物都能减少 BPSD，但是抗精神病药物有可能带来严重的副作用，多数都会提高卒中危险、增加死亡率、帕金森症和认知障碍，只有对因中到重度症状带来痛苦的患者在仔细评价风险收益关系，并与看护者及患者讨论后才能低剂量、短期用药。没有证据表明传统抗精神病药在卒中或死亡危险上比非典型抗精神病药更加安全，传统药物缺乏确定的证据而且副作用更大。

（4）苯二氮䓬类药仅偶尔可能对 AD 焦虑症状有一定作用：APA 指南认为，苯二氮䓬类药比抗精神病药有更多的副作用和更少的益处，只偶用于有些患者的激惹或焦虑较突出时，应该避免长期使用，苯二氮䓬类药物的副作用包括过度镇静、增加跌倒、呼吸抑制、认知功能恶化、谵妄及增加情绪低落的风险，劳拉西泮和奥沙西泮没有活性代谢产物，其作用优于半衰期较长的药物，如地西泮或氯硝西泮，而短效药物更易出现跌倒和髋关节骨折，苯二氮䓬类药物依赖也是一个值得关注的风险。

（5）情感稳定剂：APA指南指出，使用低剂量的卡马西平对AD激惹症状有中度受益，卡马西平没有被推荐为痴呆患者激惹症状的常规药物，使用抗精神病药物无效时，可以考虑使用卡马西平、丙戊酸盐。EFNS指南认为，卡马西平可能对攻击性行为有帮助，但多数丙戊酸试验结果阴性。在我们的临床实践中发现，某些AD患者有颞叶癫痫，很可能被误认为精神行为症状，抗癫痫药物很可能不仅对激惹、攻击精神症状有帮助，而是控制了癫痫所致的精神行为异常。

（6）睡眠障碍的治疗：各指南认为，包括曲唑酮、唑吡坦或扎来普隆药物的疗效数据很少，可结合患者的临床效果个体化治疗。而苯二氮䓬类药物因其日间镇静作用、耐受性、反跳性失眠、认知恶化、跌倒和谵妄的风险，所以不推荐使用或仅是短期使用。苯海拉明因其抗胆碱能作用不推荐使用。不应该只为治疗睡眠障碍而使用抗精神病药。

3. 控制AD危险因素　包括血压（高/低）、血脂、血糖、脑缺血及营养状态等。改善脑血液循环药：AD脑中有着明显的脑血管淀粉样变（CAA）及动脉粥样硬化，可使脑血管狭窄，脑血流减少，脑影像学可见脑白质疏松及SPECT验证了脑血流灌注减少现象，因此，改善脑血液循环，可减少继发性脑缺血导致的神经细胞功能损害。

4. 其他辅助手段辅助性促智药物

（1）非甾体抗炎药（NSAID）：AD老年斑周围有明显的免疫炎性反应，T淋巴细胞浸润，细胞因子、补体及与免疫反应相关蛋白的存在，而在年龄相匹配的健康对照组中则未发现此种现象。APA指南指出，单独应用NSAID，如阿司匹林，其临床研究未显示其有治疗AD的依据，但在控制AD的危险因素，如高血压、高脂血症、卒中时，建议应用阿司匹林。

（2）抗氧化剂：氧化应激反应增加Aβ神经毒性作用，抗氧化剂可以保护神经元免受Aβ诱导的神经毒性作用。如银杏叶制剂、维生素E和司来吉兰，各指南指出，尚无依据显示，抗氧化剂单独使用能使患者受益，目前对维生素E临床试验安全性的meta分析发现，有提高剂量依赖的死亡率，目前不再推荐使用维生素E。

（3）促智药物：脑代谢活化剂（甲磺酰麦角碱混合物，如脑通、二氢麦角碱、尼麦角林等）及吡咯烷酮衍生物（吡拉西坦、茴拉西坦、奈非西坦、奥拉西坦）。麦角碱类通过增强脑细胞的新陈代谢增加脑细胞摄氧和葡萄糖的作用，营养神经细胞促进神经递质传递，从而改善认知功能。吡咯烷酮衍生物，能增加脑代谢功能，其主要机制是作用于神经传递中的突触前膜离子通道。通过增强神经细胞的电位依赖性钙通道的电流，增强了钙离子的摄入，从而促进神经递质的释放。各指南未推荐此类药物常规使用，但指南亦指出，因其有效性和安全性还不确定，临床医生常用于有选择的患者或辅助性治疗。

（4）认知康复锻炼：APA指南建议应辅以康复治疗，包括刺激导向疗法，比如娱乐活动、艺术疗法、音乐疗法和宠物疗法。情感导向疗法，予支持性心理治疗，以解决患者早期的功能丧失。回忆性治疗，在改善情绪和行为症状方面有适度的研究支持。认知导向疗法，如针对特殊认知缺陷的本体定位、认知再训练和技能训练，但尚不能让患者持久受益。

5. AD治疗前景　国际上正在积极从事针对AD病因、病理机制药物的研究，以期治愈AD，其中部分制剂在Ⅱ期或Ⅲ期研究中宣布失败，如某些AD疫苗，还有一些尚处于研究中，尚未上市。

（彭丹涛）

参 考 文 献

1. Bateman RJ，Xiong C，Benzinger TLS，et al.Clinical and biomarker changes in dominantly inherited Alzheimer's disease.N Engl J Med，2012，367：795-804.

2. Carrillo MC，Brashear HR，Logovinsky V，et al.Can we prevent Alzheimer's disease？Secondary "prevention" trials in Alzheimer's disease.Alzheimers Dement，2013，9：123-131.

3. Castellani RJ，Perry G.Pathogenesis and disease-modifying therapy in Alzheimer's disease：the flat line of progress.Arch Med Res，

2012,43：694-698.

4. Iqbal K,Flory M,Soininen H.Clinical symptoms and symptom signatures of Alzheimer's disease subgroups.J Alzheimers Dis,2013, 37：475-481.

5. Ling SC,Polymenidou M,Cleveland DW.Converging mechanisms in ALS and FTD：disrupted RNA and protein homeostasis. Neuron,2013,79：416-438.

6. McKhann GM,Knopman DS,Chertkow H,et al.The diagnosis of dementia due to Alzheimer's disease：recommendations from the National Institute on Aging and the Alzheimer's Association workgroup.Alzheimers Dement,2017：263-269.

7. Perry DC,Miller BL.Frontotemporal dementia.Semin Neurol,2013,33：336-341.

第五节　帕金森病及相关疾病

一、帕 金 森 病

帕金森病（Parkinson's disease）是一种常见神经系统退行性疾病，病理上表现为中脑黑质多巴胺能神经元丢失、纹状体多巴胺递质减少，临床以运动迟缓、肌僵直、静止性震颤等运动症状以及嗅觉丧失等非运动症状为主要表现。1817 年英国医生 James Parkinson 首次报道该病，将其命名为震颤麻痹。根据发病年龄可分为 2 型：早发型，40~50 岁以前发病，常与遗传及基因突变有关，仅占 PD 的 10% 左右；晚发型，50 岁以后发病，多为散发性，环境因素起重要作用。患病率随增龄而逐步增加，55 岁以上人口患病率为 1%，65 岁以上则为 1.7%。2010 年人口普查显示 65 岁以上人口为 118 831 709 人，65 岁以上人口中 PD 患者已超过 200 万。

正常老年人由于神经系统、骨骼肌肉系统的衰老，神经传导速度减慢，骨质疏松，肌肉减少，运动灵活性及灵敏度下降，也会表现出动作变慢、平衡能力下降、步距变小、驼背等，与 PD 运动症状相似。而老年 PD 患者疾病初期由于运动症状轻微，也会被误认为是衰老而延误诊断，需要仔细鉴别。

帕金森病运动症状统称为帕金森症，包括运动迟缓、肌强直、静止性震颤和（或）姿势平衡障碍。以帕金森症为表现的疾病很多，传统上将其分为四类：原发性（即 PD）、继发性、非典型性和遗传变性。继发性帕金森综合征病因明确，如脑血管病、脑炎、重金属中毒、外伤、CO 中毒、以及鱼藤酮、百草枯、1- 甲基 -4- 苯基 -1，2，3，6 四氢吡啶（MPTP）暴露及具有多巴胺能耗竭或拮抗作用的药物等引起。非典型帕金森病又称帕金森叠加综合征，是指具有经典的 PD 运动症状和体征，但病变又累及其他神经系统如自主神经、小脑、动眼神经或皮质功能障碍等，包括多系统萎缩、进行性核上性麻痹、皮质基底节变性、路易体痴呆等。

（一）病因

PD 病因尚不清楚，一般认为与下述因素有关。

1. 脑老化　本病主要发生于中老年人，50 岁后发病率明显增高，且随增龄发病率进一步增高。提示发病与脑老化有某种关系。

2. 遗传　老年 PD 患者多为散发性，很少有家族史。就晚发型 PD 而言，约 2% 病例与 Parkin 基因突变有关，约 1% 的散发性 PD 患者呈现 LRRK2（Leucine-Rich Repeat Kinase 2）基因突变。与遗传相关的 PD 多为早发型，如 α- 突触核蛋白（α-synuclein）、DJ-1、Parkin 基因突变。

3. 环境因素　老年 PD 患者多为散发型，环境因素可能起更重要的作用。一些外源性或内源性毒素可导致黑质多巴胺能神经元凋亡，如 MPTP、一些除草剂及杀虫剂如百草枯和鱼藤酮、重金属锰等。但绝大多数患者并不能找到明确病因。

一般认为 PD 并非单一因素引起，而是多种因素共同作用的结果。其机制可能涉及以下几个方面：①蛋白质异常聚集；②氧化应激作用；③线粒体损害；④炎症；⑤谷氨酸兴奋性毒性。

（二）病理及病理机制

PD 的基本病理特征是：①中脑黑质致密带含色素的多巴胺能神经元变性脱失，到出现运动症状时，细胞脱失往往已达 50%~70%；②残存的神经元内含有路易（Lewy）小体，是一种嗜伊红包涵体，外周为暗淡的晕圈，内含大量 α- 突触核蛋白及泛素，为 PD 的病理标志；③星形和小胶质细胞增生。Braak 等研究发现，PD 病理改变并非传统上认为的是从黑质开始的。他将 PD 的病理变化进程分为六期。Ⅰ期累及延髓舌咽及迷走神经运动背核、中间网状带、嗅前核；Ⅱ期向上进展至脑桥被盖部；Ⅲ期病变达中脑黑质致密部，出现经典 PD 运动症状；Ⅳ期发展至基底前脑、中间皮质及古皮质，新皮质未受累及；Ⅴ期新皮质高级感觉联合区和前额叶皮质受累；Ⅵ期出现新皮质初级感觉联合区和运动前区病变，有时在初级感觉区和初级运动区有轻微改变。

PD 运动症状的基本机制是多巴胺递质减少。由于 α- 突触核蛋白的异常聚集，多巴胺神经元凋亡减少，多巴胺递质生成减少达 80% 时出现失能代偿，从而出现运动症状。

（三）临床表现

PD 临床表现可以分为两类：多巴胺能系统损害相关的运动症状和非多巴胺能系统损害相关的非运动症状。

1. 运动症状　运动症状是 PD 的核心症状，是诊断 PD 所必备的临床表现。该病起病隐袭，缓慢进展。以震颤、运动迟缓或僵直起病，症状常呈不对称性，多以一侧上肢开始出现症状，少数从下肢起病，逐渐扩展到另一侧肢体。即使到疾病中晚期，起病侧症状也常较非起病侧重。

（1）运动迟缓或少动（bradykinesia，akinesia）：其特征是动作速度缓慢、幅度变小。患者常诉说受累肢体无力，注意到字体越写越小，即"小字症"。行走时受累上肢伴随动作幅度小甚至无摆动。面部表情呆板、瞬目减少，称为面具脸。日常生活中各种动作笨拙，穿衣洗漱费力，起床翻身困难，起坐需要多次才能完成或需人扶持。影响到呼吸肌时可导致吸呼气压力不够，出现声音低沉、单调、嘶哑、重复言语、颤音及呐吃，常难以听懂，统称慌张言语。口咽部肌肉少动使吞咽困难，造成流涎，严重时无法进食。检查时可见轮替动作笨拙。

（2）静止性震颤（resting tremor）：是在静止状态下肌肉放松时出现的震颤，运动时减轻或消失，震颤频率多为 4~6Hz，典型者出现手指的节律性震颤使手部不断地做旋前旋后的动作，称为"搓丸样动作"，是 PD 特征性症状之一。多从一侧手部开始，逐渐扩展到其他肢体。早期震颤常为间歇性，中晚期变为持续性，部分患者晚期震颤可减轻。意志力可短暂控制震颤，但不持续。应激状态、兴奋或焦虑时震颤加重，主动运动和躯体肌肉完全放松时减轻或消失，睡眠和麻醉时完全终止。部分患者也可出现姿势性震颤。

（3）肌强直（muscular rigidity）：表现为促动肌和拮抗肌张力均增高，在做关节被动运动时，检查者感到有均匀的阻力，称为铅管样强直。同时伴有震颤者表现为"齿轮样强直"，即检查者在运动患者肢体时感到在均匀增高的阻力上有断续的停顿，有齿轮转动的感觉。肌强直可累及全身骨骼肌，以肩胛带和骨盆带肌的强直更为显著，出现平卧时头部常悬在半空持续数分钟，好似有一个"空气枕头"。患者也常感觉肌肉僵硬发紧。

（4）姿势和步态障碍（postural and gait disturbance）：随疾病进展，患者逐渐出现特殊的姿势，头部前倾，躯干俯屈，上肢之肘关节屈曲，腕关节伸直，双手置于前方，下肢之髋及膝关节略为屈曲。由于躯干两侧肌张力增高的不平衡，患者可能出现躯干向健侧侧弯，所谓 Pisa 综合征。疾病早期由于下肢动作迟缓，行走可呈拖拽步态。转弯需连续小碎步多步完成，行走步距变小，两足擦地行走且速度缓慢。可出现"冻结"步态，表现为起步困难，双脚似粘在地上，一旦迈开步后行走如常或接近正常，常出现于起步和转弯时；或出现慌张步态，表现为迈开步后就以极小的步伐向前冲去，越走越快，不能即时停步或转弯。病程进入中晚期时则出现姿势平衡障碍，行走时易于向前倾跌，严重影响生活质量。

2. 非运动症状（non-motor symptoms）　PD 的非运动症状可出现于 PD 各期，包括运动症状前期。有证据证明，嗅觉丧失、快速动眼期睡眠行为障碍、便秘及抑郁常是 PD 的前驱症状。在疾病的中晚期还会出现其他自主神经损害症状和精神病性症状。

（1）嗅觉障碍：80%~90% 的 PD 患者有嗅觉障碍，是 PD 患者重要的非运动症状。

（2）睡眠障碍：是老年 PD 患者常见症状，包括白天睡眠增多、失眠、睡眠发作及快速动眼期睡眠行为障碍（RBD）。有研究显示已确诊 PD 患者中 RBD 的发生率为 55%。患者常做噩梦，并梦中喊叫，出现肢体挥舞而受伤、坠床甚至骨折。

（3）情绪障碍：40%~60% 的 PD 患者出现抑郁和焦虑。但程度相对轻，出现妄想及自杀行为者少见。

（4）自主神经功能障碍：①消化道：便秘常见，是由于肠蠕动的运动徐缓所致，在老年患者尤为明显。还可出现纳差、恶心、呕吐、流涎增多等症状。②膀胱：半数以上的患者出现尿失禁、尿频和排尿不畅，多发生于中晚期 PD 患者。③性功能障碍：超过一半的患者存在性功能障碍，主要表现为性冷淡、勃起障碍、快感缺失。④皮肤：部分患者可有出汗异常增多或减少及头面部皮脂分泌异常增多。⑤体位性低血压：出现于疾病的中晚期，表现为从卧位或坐位起立后 3 分钟内收缩压持续下降 $\geq$ 30mmHg 或舒张压持续下降 $\geq$ 15mmHg，而出现全身乏力、头轻、思维迟钝甚至晕厥。

（5）认知和精神行为障碍：多见于老年和中晚期患者。有研究对 PD 患者随访 15 年，痴呆患病率达 48%。表现为执行功能受损，难以完成常规性任务；视觉分析能力和抽象空间综合技能减退；记忆力减退，注意力下降，语言理解、思维判断力也下降。幻觉妄想多见于疾病中晚期，早期幻觉的出现常与多巴胺能药物有关。此外，还可出现冲动控制障碍和冲动行为，常与抗帕金森病药物的使用相关。

（四）辅助检查

1. 常规的实验室检查及头颅结构影像学（CT 和磁共振）检查一般无异常改变。

2. 嗅觉检查　80% 以上的 PD 患者存在嗅觉障碍。常用检查方法包括宾夕法尼亚气味识别能力测试（University of Pennsylvania Smell Identification，UPSIT），嗅棒检查及 T&T 嗅觉测试。

3. 分子影像学　利用不同配体采用 SPECT 和 PET 方法可以显示纹状体多巴胺转运蛋白（dopamine transporter，DAT），在 PD 患者显著降低，而原发性震颤正常，可用于两者的鉴别。突触囊泡单胺转运蛋白（VMAT2）及氟多巴（^{18}F-fluorodopa）PET 显像 PD 患者也显著降低。但上述检查并不能与帕金森叠加综合征鉴别。^{131}I-Metaiodobenzylguanidine（MIBG）/SPECT 可以显示心脏交感神经突触后功能，PD 患者 ^{131}I-MIBG 摄取率显著下降，而帕金森叠加综合征或血管性帕金森综合征显示正常或轻微降低。

4. 经颅多普勒超声显像　90% 的 PD 患者黑质信号显示增强，但敏感性较高，特异性有限。

（五）诊断与鉴别诊断

尽管在诊断技术上有了长足进展，但 PD 生前诊断目前仍然依赖临床。1992 年英国 PD 协会脑库制定的 PD 诊断标准应用最广，随着对 PD 认识的加深，发现其中许多条件已不适用，2015 年国际 PD 与运动障碍学会（International Parkinson's Disease and Movement Disorders Society，MDS）推出新的诊断标准。

1. MDS-PD 诊断标准

（1）帕金森症的诊断：①运动缓慢，随意运动的缓慢，重复动作的速度及幅度进行性降低；②下述症状中至少一个：肌强直、静止性震颤（4~6Hz）。

（2）PD 诊断的支持性标准

1）对多巴胺能药物治疗具有明确且显著的有效应答：在初始治疗期间，患者的功能恢复正常或接近正常水平。在没有明确记录的情况下，初始治疗显著应答分为以下两种情况：①药物剂量增加时症状显著改善，减少时症状显著加重；不包括轻微的改变。以上改变通过客观评分（治疗后 UPDRS-Ⅲ 评分改善超过 30%）或主观（可靠的患者或看护者提供明确证实存在显著改变）记录。②明确且显著的"开 - 关"期波动；必须在某种程度上包括可预测的剂末现象。

2）出现左旋多巴诱导的异动症。

3）临床体格检查记录的单个肢体静止性震颤（既往或本次检查）。

4）存在嗅觉丧失或心脏 MIBG 闪烁显像法显示存在心脏去交感神经支配。

（3）绝对排除标准：出现下列任何一项即可排除 PD 诊断：

1）明确的小脑异常：比如小脑性步态、肢体共济失调或者小脑性眼动异常（持续凝视诱发的眼震、巨大的方波急跳、超节律扫视）。

2）向下的垂直性核上性凝视麻痹，或者选择性的向下的垂直性扫视减慢。

3）在发病的前5年内，诊断为很可能的行为变异型额颞叶痴呆或原发性进行性失语。

4）发病超过3年仍局限在下肢的帕金森综合征的表现。

5）采用多巴胺受体阻滞剂或多巴胺耗竭剂治疗，且剂量和时间过程与药物诱导的帕金森综合征一致。

6）尽管病情至少为中等严重程度，但对高剂量的左旋多巴治疗缺乏可观察到的疗效。高剂量是指左旋多巴剂量至少600mg/d。缺乏治疗反应应有患者或可靠证人明确证实，或客观检查证实（如MDS-UPDRS-Ⅲ减少≤3分）。由于轻度帕金森病及震颤可能对药物的疗效不显著，患者病情必须达到中等严重程度（MDS-UPDRS中强直或少动的至少1个评分项>2分）。

7）明确的皮层性的感觉丧失，明确的肢体观念运动性失用或者进行性失语。

8）突触前多巴胺能系统功能神经影像学检查正常。

9）明确记录的可导致帕金森综合征或疑似与患者症状相关的其他疾病，或者基于整体诊断学评估，专业评估医生感觉可能为其他综合征而不是PD。需说明，本标准并未将路易体痴呆作为PD之外的帕金森综合征。

（4）警示征象

1）在发病5年内出现快速进展的步态障碍，且需要使用轮椅。

2）发病5年或5年以上，运动症状或体征完全没有进展；需排除这种稳定是与治疗相关的。

3）早期出现的球部功能障碍：发病5年内出现严重的发音困难或构音障碍或严重的吞咽困难。

4）吸气性呼吸功能障碍：出现白天或夜间吸气性喘鸣或者频繁的吸气性叹气。

5）在发病5年内出现严重的自主神经功能障碍，包括：①体位性低血压：在站起后3分钟内，收缩压下降至少30mmHg或舒张压下降至少15mmHg，且患者不存在脱水、其他药物治疗或可能解释自主神经功能障碍的疾病。②在发病5年内出现严重的尿潴留或尿失禁（不包括女性长期或小量压力性尿失禁），且并不是简单的功能性尿失禁。对于男性患者尿潴留不是由于前列腺疾病引起的，且必须与勃起功能障碍相关。

6）在发病3年内由于平衡损害导致的反复（>1次/年）摔倒。

7）发病10年内出现不成比例地颈部前倾（肌张力障碍）或手足挛缩。

8）即使是病程到了5年也不出现任何一种常见的非运动症状，包括睡眠障碍（如失眠、日间过度嗜睡、快动眼期睡眠行为障碍）、自主神经功能障碍（便秘、日间尿急、症状性体位性低血压）、嗅觉减退、精神障碍（抑郁、焦虑或幻觉）。

9）其他原因不能解释的锥体束征，定义为锥体束性肢体无力或明确的病理性反射亢进（不包括轻微的反射不对称和孤立的跖伸反射）。

10）双侧对称性帕金森综合征：患者或看护者报告为双侧起病，没有明显的症状左右不对称，且客观体格检查也没有发现明显的双侧不对称的体征。

（5）临床确诊PD需要具备以下3项：①符合帕金森综合征的纳入标准，不符合绝对排除标准；②至少两条支持性标准；③没有警示征象。

（6）诊断很可能PD需要具备以下2项：①符合帕金森病的纳入标准，不符合绝对排除标准；②如果出现警示征象，需要通过支持性标准来抵消：如果出现1条警示征象，必须需要至少一条支持性标准；如果出现2条警示征象，必须需要至少2条支持性标准；不允许出现超过2条警示征象。

2. PD的鉴别诊断

（1）原发性震颤：震颤特点为某种姿势或动作时出现，放松时减轻或消失。多有家族史。震颤常为唯一症状，最常见部位为手部，其次为头部、下肢、言语、面部及躯干受累较少。没有肌强直、少动及姿势障碍等表现。饮酒后震颤减轻支持原发性震颤的诊断。鉴别困难时可行多巴胺转运蛋白PET或SPECT显像检查，原发性震颤呈现正常。

（2）进行性核上性麻痹：进行性核上性麻痹（PSP）临床变异较大，可分为7个类型，其中典型

PSP 即 PSP 理查森型（PSP-Richardson's syndrome，PSP-RS）占一半左右，其他类型包括帕金森综合征型（PSP-P）、纯少动伴冻结步态（PSP-PAFG）、皮质基底节综合征（PSP-CBS）、非流利型变异型原发性进行性失语（PSP-nfvPPA）、行为变异型额颞痴呆（PSP-bvFTA）和小脑型共济失调（PSP-C）等，易被误诊为帕金森病及其他神经变性病。PD 主要需要与 PSP-RS、PSP-P 及 PSP-PAFG 三个类型鉴别。PSP-RS 多于 50~70 岁发病。早期就易出现向后反复跌倒。头颈部倾向于伸直后仰，有时出现后退步态。构音障碍明显，有肢体僵直、少动等症状，垂直性核上性眼球运动麻痹伴姿势不稳易跌倒是该病特征性表现，患者常两眼向前或向上凝视，下视受限，因而下楼困难。最终眼球固定于中间位。常早期出现锥体束征。病情进展多迅速，一般 3~4 年后不能独自行走，5 年后常坐轮椅或卧床。PSP-P 早期与 PD 表现相似，但症状多呈对称性，左旋多巴无显著效果。PSP-PAFG 多以冻结步态为早期突出症状，左旋多巴无显著效果。

（3）血管性帕金森综合征（vascular Parkinsonism）：可见于宾斯旺格（Binswanger）病或基底节腔隙性梗死。多起病缓慢并逐渐进展或阶梯样进展。步态障碍是其突出表现，上肢症状轻微或不累及。常伴有假性延髓麻痹表现、锥体束征及痴呆。震颤和运动迟缓少见。头部影像学检查显示脑白质病变及脑小血管病的特点。治疗主要针对脑血管病，左旋多巴对运动症状有轻微疗效。

（4）多系统萎缩：需要与帕金森病进行鉴别的主要为多系统萎缩（MSA）的帕金森型（MSA-P）。MSA-P 中老年发病，为散发性并逐渐进展，其临床特征是早期出现运动迟缓和僵直，步态缓慢，可有姿势不稳，常双侧对称性发生，早期出现与多巴胺能药物使用无关的自主神经障碍，包括体位性低血压、尿失禁，男性患者常伴阳痿。震颤少见，可有腱反射增高及锥体束征。常规 1.5T/MRI 检查在 T_2WI 可发现壳核萎缩及外侧缘尤其是后部高信号，即壳核裂隙征，小脑中脚高信号及脑桥"十"字征。该病无特异治疗，主要对症处理。少部分患者对左旋多巴有一定的短期疗效。小脑型（MSA-C）由于其突出的小脑共济失调并不难鉴别。

（5）药物性帕金森综合征（drug-induced parkinsonism，DIP）：由多巴胺能耗竭剂和阻滞剂诱发。常见可引起 DIP 的药物包括：①抗精神病药中吩噻嗪类的三氟拉嗪、奋乃静、氟奋乃静，丁酰苯类的氟哌啶醇、达哌啶醇，硫杂蒽类的泰尔登以及新型抗精神病药如奥氮平、利培酮；②降血压药物如利血平；③止吐药甲氧氯普胺；④钙拮抗剂桂利嗪和氟桂利嗪；⑤治疗心绞痛药物曲美他嗪等。有以上服药史且出现帕金森症时仍在服用需考虑 DIP。DIP 多为双侧受累，症状对称，停药后症状多缓解或不再进展。

（6）皮质基底节变性（corticobasal degeneration，CBD）：较为罕见。根据临床及病理改变，CBD 可分为 5 型，涵盖约 87.1% 的最终临床诊断病例：皮质基底节综合征型（CBS，37.1%）、进行性核上性麻痹型（23.3%）、额颞叶痴呆型（13.8%）、AD 样痴呆型（8.1%）及失语型（4.8%）。此处主要介绍与 CBS 型鉴别。

起病隐匿，进行性加重。发病年龄 45~77 岁，平均 63.7 岁，男女均可发病。最常见的早期症状为显著的不对称性动作笨拙，近半患者伴有肌僵直，少数患者可有震颤。随疾病进展肌僵直逐渐加重而呈现无动性僵直，可有步态障碍及构音障碍。皮质损害表现为自发的或刺激诱发的肌阵挛、肢体失用、皮质性感觉缺失、异己手综合征以及痴呆等。可出现上视性眼球凝视麻痹。

头 CT 或 MRI 显示受累肢体对侧大脑顶叶及额叶不对称性皮质萎缩。无动性僵直、左旋多巴治疗无效、肌阵挛、异己手、失用症以及皮质感觉障碍与帕金森病明显不同，具有鉴别意义。

此外，PD 还应与正常颅压脑积水、夏伊 - 德雷格（Shy-Drager）综合征、脊髓型颈椎病及阿尔茨海默病等进行鉴别。

（六）治疗

由于 PD 属终生性疾病且缓慢进展，治疗时应从长远考虑，进行全程管理及综合治疗。目前不再提倡尽可能推迟药物治疗的理念，而提倡早诊断早治疗，尽早给药以延缓运动症状进展，提高生活质量。药物治疗是最核心的治疗方法，手术治疗可作为药物治疗的补充，还应进行运动康复及心理治疗。

1. 治疗药物

（1）左旋多巴或复方左旋多巴：是最有效的抗 PD 药物。左旋多巴单药治疗由于其有效剂量大副作用多现今已较少使用，现多用复方左旋多巴。复方左旋多巴由左旋多巴和脑外多巴脱羧酶抑制剂或再加

上儿茶酚 -O- 甲基转移酶抑制剂组成，国内有三种剂型：①多巴丝肼，是左旋多巴加苄丝肼合剂。②卡左双多巴控释片，为左旋多巴加卡比多巴合剂。控释片由于其生物利用度相对低，要达到标准片同样效果需增加 30% 左右的左旋多巴量。③参见 COMTI。

复方左旋多巴应从小剂量开始，逐渐增加到满意疗效为止，并以此剂量长期维持，但早期单药治疗时应控制在 400mg/d（指左旋多巴剂量）以内，以避免运动并发症的发生。近期的周围副作用包括胃肠道症状，如恶心、呕吐、食欲缺乏；心血管系统症状如直立性低血压、心律失常；也可见短暂性转氨酶增高。远期副作用包括症状波动（剂末现象、开关现象、异动症、晨僵等）、睡眠障碍和精神病性症状。

（2）多巴胺受体激动剂（DA）：包括麦角碱和非麦角碱两类。麦角碱类如溴隐亭、培高利特、Lisuride 等，非麦角碱类如吡贝地尔（Piribedil）、罗匹尼罗（Ropinirole）和普拉克索（Pramipexole）、罗替戈汀（Rotigoting）等。麦角碱类由于其心脏瓣膜纤维化等副作用，目前已不推荐使用。①吡贝地尔缓释片：D_2 和 D_3 受体激动剂，初始剂量为 50mg，1 次 /d，必要时间每隔 1 周后增加 50mg/d，有效剂量为 50~250mg/d，分次服；②普拉克索：D2 和 D3 受体激动剂。初始剂量为 0.375mg/d，分 3 次服用，每隔 5~7 天增加 0.375mg，达到满意疗效时为最佳剂量并以此剂量维持治疗。常用剂量为 0.75~2.25mg/d，最大剂量 4.5mg/d。现国内已上市普拉克索缓释片，每天服用一次，服用剂量与标准片相同；③罗匹尼罗：初始剂量为 0.25mg，3 次 /d。每隔 1 周增加 0.75mg/d，至 3mg/d。一般有效剂量为 3~9mg/d，分三次服用，最大剂量为 24mg/d。罗匹尼罗缓释片也已上市，每天服用一次更为方便；④罗替戈汀透皮贴膜：有每片 2mg、4mg、6mg 及 8mg 等规格，从 2mg 起始，每 24 小时换 1 贴。

（3）单胺氧化酶 B 抑制剂（MAOB-I）：包括司来吉兰（Selegiline）和雷沙吉兰（Rasagiline）。司来吉兰用法为 5~10mg/d，早、中午分 2 次服用。雷沙吉兰用法为 1mg/d，单次服用。副作用主要为口干、食欲缺乏、体位性低血压、多梦或幻觉等。与左旋多巴制剂合用时还可能加强左旋多巴的副作用如出现异动症。司来吉兰的副作用还有失眠。应避免与 5- 羟色胺再摄取抑制剂（SSRI）合用引起 5- 羟色胺综合征。

（4）金刚烷胺：对僵直、少动有一定疗效，对震颤的疗效稍弱。剂量一般为 0.1~0.3g/d，分 2~3 次服用，末次应在下午 4 点前服用。老年患者易诱发意识模糊及幻觉，使用时应注意。癫痫、严重胃溃疡、肝病患者慎用，肾功能不全者应减小剂量，避免体内蓄积。哺乳期妇女禁用。

（5）抗胆碱能药物：代表药物为苯海索，剂量一般为 1~2mg，2~3 次 /d。老年人不宜超过 4mg/d。对震颤有效，对少动和僵直基本无效。副作用包括记忆及认知功能损害，诱发和加重青光眼，引起尿潴留、便秘、精神症状等。60 岁以上及有认知功能障碍者如无必要应避免使用。

（6）儿茶酚胺 -O- 甲基转移酶抑制剂（COMT-I）：COMT-I 的作用机制是抑制 COMT，阻止左旋多巴在周围血及多巴胺在脑内的降解，延长左旋多巴的半衰期，从而改善运动波动。目前有两种药物：①恩托卡朋（entacapone）。可抑制外周的 COMT。因半衰期短，需与左旋多巴同时服用。每次 100~200mg，每天不超过 1600mg。②托卡朋（tolcapone）。可通过血 - 脑屏障，疗效强于恩他卡朋。本药每次服用 100~200mg，3 次 /d。常见副作用有口干、失眠、头晕、腹泻、转氨酶升高、腹痛、尿色改变等。由于托卡朋可能的严重肝毒性作用，不用于一线治疗。另外，COMT-I 可增加左旋多巴的副作用如幻觉、异动症等，服用时需减少左旋多巴剂量 30% 左右。恩他卡朋双多巴片是恩他卡朋与卡左双多巴的三合一制剂，服用方法参照以上原则。

2. 老年帕金森病患者的治疗　PD 的药物治疗有其共同的原则，即：①早诊断早治疗；②细水长流，不求全效，即从小剂量起始，逐渐增加达到合适的剂量并维持；③不宜突然停药，以免发生撤药恶性综合征。

老年 PD 患者有着与非老年患者不同的特点。老年患者尤其老年期起病的患者进展相对早发型 PD 快、左旋多巴的远期运动并发症发生率较早发型 PD 低、痴呆及精神病性症状发生率高、伴发的其他系统疾病多、合并用药多以及社会经济环境的改变等，因而在药物的选用上与早发 PD 有所不同。

（1）药物首选原则：老年 PD 患者由于运动并发症发生率低，常伴认知损害，一般首选左旋多巴类药物进行对症治疗。考虑到左旋多巴剂量超过 400mg/d 以上会增加异动症风险，已达 400mg/d 者在疗效减退后常选择联合用药，先加用多巴胺受体激动剂、MAOB-I、COMT-I 等。苯海索除非必要一般不用，金刚烷胺亦有抗胆碱能作用，也应慎用。

（2）运动并发症的治疗

1）内科治疗：①运动波动的治疗：运动波动（motor fluctuation）包括剂末现象、"开"期延迟或无"开"期、及"开–关"现象。其中剂末现象最为常见。处理原则：在复方左旋多巴常释剂型应用的同时，可加用 DA，或 COMT-I 及 MAOB-I；或改用恩他卡朋双多巴片和左旋多巴控释片，但需注意改用左旋多巴控释片时剂量要增加 20%~30%。另外要避免饮食（含蛋白质）对左旋多巴吸收及通过血–脑屏障的影响，减少全天蛋白摄入量或将蛋白饮食改到晚餐时食用可能有效。②异动症的治疗：异动症包括剂峰异动症、双相异动症和肌张力障碍。对剂峰异动症首先应考虑减少每次左旋多巴剂量，每天总剂量不变。如果是左旋多巴单药治疗，减药同时可加用 DA 或 COMT-I。金刚烷胺有轻微抗异动症作用。也可应用非典型抗精神病药物如氯氮平，应小剂量起始，逐渐增加剂量。需密切观察粒细胞减少的副作用。

2）外科治疗：脑深部电刺激术（deep brain stimulation，DBS），由于其微创、安全和可调控性而成为外科治疗的主要选择。对服用左旋多巴出现运动并发症者 DBS 有效且可改善运动症状。需注意的是，手术也是对症治疗，术后仍需药物配合治疗。一般病程需 5 年以上，经过最佳的药物治疗出现疗效减退及运动并发症，可以考虑手术治疗。手术年龄最好不超过 75 岁。如身体状态良好，经评估后也可放宽到 80 岁。

（3）非运动症状的治疗

1）精神症状的治疗：普拉克索、帕罗西汀及文拉法辛缓释胶囊有较强证据对 PD 抑郁有效。对于幻觉妄想等精神病性症状，首先应依次停用或减少苯海索、金刚烷胺、司来吉兰、多巴胺受体激动剂。或使用抗精神病药。推荐使用氯氮平和喹硫平，不推荐使用奥氮平，因奥氮平可加重锥体外系症状且疗效不肯定。老年患者对这些药物较敏感，应从最小剂量起始治疗，缓慢增加到有效剂量并监测不良反应。

2）认知障碍：卡巴拉汀及多奈哌齐对帕金森病痴呆有中等程度疗效，对伴随的幻觉也有轻度改善。

3）睡眠障碍：首先应注意抗 PD 药物对睡眠的影响。司来吉兰应在早中午服用，金刚烷胺服用时间不迟于下午 4 点服用。对于由于晚间药效不持续出现震颤或翻身困难导致失眠者，可睡前加服卡左双多巴控释片或多巴胺受体激动剂。也可选择适当的镇静安眠药。对于 RBD 患者，睡前给予氯硝西泮，起始时 0.5mg 就能奏效。白天睡眠过多特别是服药后出现者应减少药物特别是多巴胺受体激动剂剂量。

4）自主神经损害：对于便秘应促使患者多饮水多运动，多食粗纤维食物，尽可能不用抗胆碱能药物。乳果糖、莫沙比利等可改善便秘。对于症状性体位性低血压，首先应适当增加盐和水的摄入，平卧时抬高头位，穿弹力袜，改变体位时要缓慢。应适当减少多巴胺受体激动剂、单胺氧化酶抑制剂及左旋多巴的剂量。上述方法无效可用盐酸米多君或屈昔多巴。

3. 运动疗法　应鼓励患者多运动，有利于改善症状和延缓疾病进展。可根据患者运动症状选择运动方式，如太极拳、慢跑或快步走、健身操。有证据证明太极拳可以改善患者的平衡障碍。步歌疗法可一定程度上改善冻结步态。长期坚持运动有助于改善生活质量。

二、原发性震颤

原发性震颤（essential tremor）好发于中老年人，65 岁以上老年人的患病率为 5%，青少年也可发生。隐匿起病。

（一）临床表现

多有家族史，其发病率随年龄增长逐渐增高，震颤常为唯一症状，其特点为动作性或姿势性，部分老年患者可合并静止性震颤。最常见部位为上肢远端，其次为头部、下肢、言语、面部及躯干受累较少。震颤幅度较 PD 小，但频率更高，为 8~10Hz。没有肌强直、少动及姿势障碍等症状。部分患者可能伴有齿轮征。

（二）诊断标准

国际运动障碍学会及世界震颤组织提出了原发性震颤诊断标准：

1. 核心诊断标准   ①双手及前臂动作性震颤；②除齿轮征外，不伴有其他神经系统体征；③或仅有头部震颤，但不伴有头部异常姿势（如果头部有异常姿势，如倾斜或扭转，往往提示肌张力障碍）。

2. 次要诊断标准   ①病程超过 3 年；②有家族史；③饮酒后震颤减轻。

3. 排除标准   ①伴其他神经系统体征，或震颤前不久有外伤史；②由药物、焦虑、抑郁、甲亢等引起的震颤；③有精神性震颤病史；④突然起病或分段进展；⑤原发性直立性震颤；⑥仅有位置特异性或目标特异性震颤；⑦仅有言语、舌、颌或腿部震颤。

（三）治疗

没有特别有效的药物能完全控制震颤，酒精对控制症状有一定作用，但不宜长期使用。β 受体阻滞剂如普萘洛尔、阿罗洛尔有一定疗效；扑痫酮对上肢震颤有一定疗效，对严重震颤者可行立体定向丘脑切开术或深部脑刺激术。

三、多系统萎缩

多系统萎缩（multiple system atrophy，MSA）是发生于中枢神经系统退行性疾病之一，病因未明，呈散发性，为少突胶质细胞 α- 突触核蛋白病。MSA 平均发病率为（0.6~0.7）/10 万人，患病率为（3.4~4.9）/10 万人，而 40 岁以上人群中患病率为 7.8/10 万人。患者平均发病年龄 57.8 岁，无性别差异，发病后平均生存期为 9.8 年，极少患者生存期可超过 15 年。

（一）临床表现

MSA 临床表现主要涉及自主神经功能障碍、帕金森症、小脑性共济失调和锥体束征等，16%~42% 患者可伴有姿势异常（脊柱弯曲、严重的颈部前屈、手足肌张力障碍等）、流涎以及吞咽障碍等。早期出现进展性的自主神经功能障碍是 MSA 的主要特征，表现为性功能障碍、尿急、尿失禁或尿潴留、体位性低血压。病情进展较快，近一半患者在 3 年内行走需要帮助，6~8 年后患者通常完全卧床。根据症状的不同，可以分为以帕金森症为主要表现的 MSA-P 型和以小脑性共济失调为突出表现的 MSA-C 型。

1. MSA-P 型   以中轴的帕金森病为主要表现，出现运动迟缓、肌强直、姿势不稳等症状，静止性震颤较为少见，可有姿势性或动作性震颤。左旋多巴类药物疗效差，部分患者对左旋多巴虽有部分疗效，但不持久。

2. MSA-C 型   以小脑性共济失调为突出表现，出现步态不稳、肢体共济失调、或伴小脑性构音障碍、小脑性眼动障碍，晚期可出现自发性诱发性眼震。

3. 自主神经功能障碍   不管是 MSA-P 型还是 MSA-C 型，均伴有不同程度的自主神经功能障碍，泌尿生殖系统损害表现为尿频、尿急、尿失禁、夜尿频多、膀胱排空障碍和性功能障碍等。男性患者中，常先于帕金森病和小脑症状出现勃起功能障碍；心血管系统受累主要表现为体位性低血压，严重者出现晕厥。

（二）诊断

MSA 的诊断可分为三个层次。

1. 可能的 MSA   散发、进展性，成年（30 岁以上）起病，并具备以下特征：

（1）具有下面两项之一：①左旋多巴反应不良性帕金森症（运动迟缓，伴肌强直、震颤或姿势不稳）；②小脑功能障碍（步态共济失调，伴小脑性构音障碍、肢体共济失调或小脑性眼动障碍）。

（2）至少有下列 1 项自主神经功能不全的表现：①无其他病因可以解释的尿急、尿频或膀胱排空障碍，勃起功能障碍（男性）；②体位性低血压（但未达到"很可能的"MSA 的诊断标准）。

（3）至少有 1 项下列表现：

1）可能的 MSA-P 或 MSA-C：①巴宾斯基征阳性，伴腱反射活跃；②喘鸣；

2）可能的 MSA-P：①进展迅速的帕金森病；②对左旋多巴不敏感；③运动症状发作 3 年内出现姿

势不稳；④小脑功能障碍；⑤运动症状发作 5 年内出现吞咽困难；⑥ MRI 表现为壳核、小脑中脚、脑桥或小脑萎缩；⑦ ^{18}F-FDG-PET 表现为壳核、脑干或小脑低代谢；

3）可能的 MSA-C：①帕金森症；② MRI 表现为壳核、小脑中脚或脑桥萎缩；③ ^{18}F-FDG-PET 表现为壳核、脑干或小脑低代谢；④ SPECT 或 PET 表现为黑质纹状体突触前多巴胺能纤维去神经改变。

2. 很可能的 MSA　散发、进展性、成年（30 岁以上）起病，并具备以下特征：

（1）具有下面两项之一：①左旋多巴反应不良性帕金森综合征（运动迟缓，伴肌强直、震颤或姿势不稳）；②小脑功能障碍（步态共济失调，伴小脑性构音障碍、肢体共济失调或小脑性眼动障碍）。

（2）至少有 1 项以下自主神经功能障碍的表现：①尿失禁（不能控制膀胱排尿，男性合并勃起功能障碍）；②体位性低血压（站立 3 分钟收缩压下降 ≥ 30mmHg 和（或）舒张压下降 ≥ 15mmHg）。

3. 确诊的 MSA　需经脑组织尸检病理学证实在少突胶质细胞胞质内存在以 α- 突触核蛋白为主要成分的嗜酸性包涵体，并伴有橄榄脑桥小脑萎缩或黑质纹状体变性。

四、治　疗

无特异有效治疗，治疗主要是改善症状。约 40% 的 MSA-P 型患者对左旋多巴有一定疗效，但多不持久，由于可诱发或加重体位性低血压，要小剂量逐渐增加。少部分患者疗效虽不显著，但停药后症状会不可逆加重，故如无明显副作用，不建议停药。多巴胺受体激动剂对 MSA 多无效，但可试用于左旋多巴引起的肌张力障碍。对小脑性共济失调无特殊药物治疗。氯硝西泮对 MSA 的动作性震颤或肌阵挛有一定疗效。康复治疗对于改善运动症状或许有一定帮助。对体位性低血压，尽量避免多巴胺能药物的副作用，必要时可使用米多君或屈昔多巴，非药物治疗包括弹力袜等。

（陈海波　李淑华）

参 考 文 献

1. 贾建平 . 神经病学 . 北京：人民卫生出版社，2009.

2. 王维治 . 神经病学 . 第 2 版 . 北京：人民卫生出版社，2013.

3. 中华医学会神经病学分会帕金森病及运动障碍学组 .PD 治疗指南（第 3 版）. 中华神经科杂志，2014，47：428-433.

4. 中华医学会神经病学分会神经心理学与行为神经病学组及帕金森病与运动障碍学组 . 帕金森病抑郁、焦虑及精神病性障碍的诊断标准及治疗指南 . 中华神经科杂志，2013，46（1）：56-60.

5. 中华医学会神经病学分会帕金森病与运动障碍学组、神经心理学与行为神经病学组 . 帕金森病痴呆的诊断与治疗指南 . 中华神经科杂志，2011，44（9）：635-637.

6. 中华医学会神经病学分会帕金森病与运动障碍学组 . 多系统萎缩诊断标准中国专家共识 . 中华老年医学杂志，2017，36（10）：1055-1060.

7. 刘琦，苏闻，陈海波 . 已治疗帕金森病患者的精神病性障碍临床特点及相关因素分析 . 中华老年医学杂志，2013，32（3）：282-285.

8. 李淑华，陈海波，王振福，等 . 罗匹尼罗治疗帕金森病的多中心、随机、双盲、溴隐亭对照临床疗效和安全性评价 . 中华医学杂志，2013，93（25）：1952-1957.

9. 中华人民共和国国家统计局 .2010 年第六次全国人口普查主要数据公报（第 1 号），2011.

10. Ropper AH，Samuels MA，Klein JP.Adams and Victor's Principles of Neurology.10th ed.New York：McGraw-Hill Education，2014：1082-1095.

11. Donaldson IM，Marsden CD，Schneider SA，et al.Marsden's Book of Movement Disorders.New York：Oxford University Press，2012：159-370.

12. Braak H，Tredici KD，Rüb U，et al.Staging of brain pathology related to sporadic Parkinson's disease.Neurobiology of Aging，2003（24）：197-211.

13. Berardellia A，Wenningb GK，Antonini A，et al.EFNS/MDS-ES recommendations for the diagnosis of Parkinson's disease.

European Journal of Neurology 2013,20:16-34.

14. Postuma R,Berg D,Stem M,et al.MDS clinical diagnostic criteria for Parkinson's disease.Mov Disord,2015,30:1591-1599.

15. Lees AJ,Hardy J,Revesz T.Parkinson's disease.Lancet,2009,373:2055-2066.

16. Olanow CW,Stern MB,Sethi K,et al.The scientific and clinical basis for the treatment of Parkinson disease(2009).Neurology, 2009,72(suppl 4):S1-S136.

17. Olanow CW,Schapira AH.Therapeutic prospects for Parkinson disease.Ann Neurol,2013,74(3):337-347.

18. Arnulf I.REM Sleep Behavior Disorder:Motor Manifestations and Pathophysiology.Mov disord,2012,27:677-689.

19. Romenets SR,Gagnon JF,Latreille V,et al.Rapid Eye Movement Sleep Behavior Disorder and Subtypes of Parkinson's Disease. Mov disord,2012,27:996-1003.

20. Li F,Harmer P,Fitzgerald K,et al.Tai chi and postural stability in patients with Parkinson's disease.N Engl J Med,2012,366(6): 511-519.

21. Chen S,Chan P,Sun S,et al.The recommendations of Chinese Parkinson's disease and movement disorder society consensus on therapeutic management of Parkinson's disease.Translational Neurodegeneration,2016,5:12.

22. Fanciulli A and Wenning GK.Multiple-System Atrophy.N Engl J Med,2015,372:249-263.

第六节   其他神经变性病

除以上神经变性病以外，老年群体也是 TDP-43、tau 蛋白、α- 突触核蛋白相关疾病如：额颞叶变性、肌萎缩侧索硬化、进行性核上性麻痹、皮质基底节变性、路易体痴呆等的好发人群，分别介绍如下。

一、额颞叶变性

额颞叶变性（frontotemporal lobar degeneration，FTLD）是一组以进行性精神行为异常、执行功能障碍和语言损害为主要特征的痴呆综合征。临床表现为额颞叶痴呆。其病理特征为选择性额叶和（或）颞叶进行性萎缩。我国尚无 FTLD 的流行病学数据。欧美国家的发病率为（2.7~4.0）/（10 万人·年）。在 45~64 岁人群中，患病率为（15~22）/（10 万人·年）。在神经变性导致的痴呆症中，FTLD 为第三位原因，仅次于阿尔茨海默病和路易体痴呆。FTLD 发病年龄为 40~80 岁，以 45~64 岁最为常见，平均生存期为 6.6~11.0 年。

（一）病因

FTLD 病因尚不清楚。有少数家族性聚集的病例，考虑部分患者发病与遗传有关。已证实一些基因，如微管相关蛋白 -tau、颗粒蛋白前体、TARDNA 结合蛋白 43、含缬酪肽蛋白、动力蛋白结合蛋白 1、肉瘤融合蛋白和带电荷的多囊泡蛋白 2B 等基因变异以及 C9ORF72 六核苷酸重复扩增与家族性 FTLD 发病相关。

（二）病理及病理机制

FTLD 大体病理改变为额叶及前颞叶明显萎缩，后部脑区如顶叶、枕叶相对正常。侧脑室前角、颞角呈轻到中度扩大。镜下可见萎缩的脑皮质锥体细胞减少，额颞叶皮层Ⅱ~Ⅲ层神经元丢失明显，伴胶质细胞增生，残存的神经元内有微空泡变性。额颞叶皮层下白质有轴索及髓鞘脱失，胶质细胞增生。根据有无特异性包涵体，FTLD 主要分为两类：①存在 tau 包涵体的 FTLD：典型表现是 Pick 小体，多位于海马齿状回、杏仁核、额颞叶皮层，为孤立的圆形或卵圆形细胞浆内嗜银包涵体，tau 蛋白染色阳性；②存在 tau 蛋白染色阴性、而泛素和 TDP-43 染色阳性包涵体的 FTLD，该包涵体主要位于海马齿状回、额颞叶皮层Ⅱ层神经元及颅神经运动核的胞质内。

（三）临床表现

本病起病隐袭，缓慢进展，多在 70 岁以前发病。据早期及主要临床特征，FTLD 可以分为三类亚型。分别为行为变异型额颞叶痴呆、语义性痴呆和进行性非流畅性失语，其中语义性痴呆和进行性非流畅性失语可归为原发性进行性失语（primary progressive aphasia，PPA）。不同临床亚型与特定脑区萎缩相关，且随着疾病进展，不同亚型之间临床表现有重叠，且可能出现锥体外系及锥体束受累的症状及体征。

1. 行为变异型额颞叶痴呆　行为变异型额颞叶痴呆（behavioral variant of frontotemporal dementia，bvFTD）是一种以人格、社会行为和认知功能进行性恶化为主的临床综合征，约占 FTLD 的 50%，也是 FTLD 中病理特异性最强，遗传性最强的亚型。主要表现为进行性加重的行为异常、人际沟通能力和（或）执行能力下降，伴情感反应缺失、自主神经功能减退等。行为异常主要表现为淡漠、脱抑制、仪式性行为、刻板运动和口欲亢进。淡漠的特点为对个人事务漠不关心、不负责任、社会功能退缩，随着疾病进展，发展至不注意个人卫生及括约肌控制不能。脱抑制的表现为多种不适当社交行为，包括自制力降低、行为莽撞、易怒、对他人出言不逊、毫不掩饰地进行反社会行为（如入店行窃、妨碍交通）等。患者表现为行为冷酷、没有同情心、对行为的后果漠不关心、内省力缺乏、不承认自己患病或仅认为自己有轻微的记忆问题或找词困难。此外，部分患者宗教信仰、政治信念、着装风格、行为方式发生明显改变。重复动作如反复摩擦、捡拾、清嗓、徘徊、大量收集及囤积物品，以及暴饮暴食、饮食习惯改变、口周动作增多，把捡到的任何东西如废纸、垃圾等放入口中试探也比较常见。约半数患者伴发肌萎缩侧索硬化，可出现肌萎缩、肌束颤、锥体束征阳性等体征。

早期 bvFTD 患者常规神经心理学检查往往正常，随疾病进展逐渐出现认知改变如：注意力涣散、判断力、计划能力及组织能力下降。详细的认知检查可发现执行功能、注意力、工作记忆障碍等额叶功能损害，早期情景记忆及视空间功能相对保留。整体认知功能障碍发生相对较晚。

2. 语义性痴呆　语义性痴呆（semantic dementia，SD）是一种临床表现较一致的综合征。多以左侧优势半球颞叶受累为主，其典型表现为进行性流畅性失语，患者呈现严重的失命名，对口语和书写的单词理解受损，言语流畅但内容空洞，缺乏词汇，伴表层失读（拼音文字可以按照发音来读词，但不能阅读拼写不规则的词，如将 sew 读为 /su/，汉语方面将不规则字按规则字的发音阅读错误，如将"怠"读成"tǎi"，将"荧"读成"火"）和失写。语法、韵律及语言表达相对保留。失命名以分层的方式出现，如早期患者对狗的分类命名能力丧失，之后逐渐不能区分狗与猫，最后将所有的动物称为"东西"。重症和晚期患者出现人面失认症和物体失认症，可以出现更广泛的非语言功能受损。在认知检查过程中患者命名、词 – 图匹配、范畴言语流畅性损害明显，而情景记忆及视空间能力相对保留。右侧型 SD 相对少见，其主要表现为情景记忆受损、迷路和人格改变、强迫行为，语言缺陷较为少见，语义记忆受损限于人物、味道或食物，可出现人面失认症。发病 3 年以上的 SD 患者，左侧和右侧型的临床症状逐渐开始重叠，左侧型患者开始出现行为综合征，右侧型患者也出现广泛性语义和语言障碍。

3. 进行性非流畅性失语　进行性非流畅性失语（progressive non–fluent aphasia，PNFA）表现为进行性非流畅性语言表达障碍，以左侧半球前外侧裂周围的皮质萎缩为主。最早多表现为找词困难、命名障碍，逐渐出现词语、语法错误，然后出现理解障碍，可伴失读、失写。患者言语表达缓慢、吃力，有语法理解及表达障碍。言语失用症是 PNFA 的特征，其主要表现为言语启动困难、发音困难、语速慢、语序错误或音节遗漏。出现以发音为基础的语音障碍和命名性失语。相对孤立的语言功能损害至少持续 2 年以上，随着病情进展，可出现整体认知功能障碍及行为障碍。晚期通常为沉默不语，不能与人交流。神经心理学检查可发现非流利性失语、阅读困难、书写语法混乱、工作记忆障碍及执行功能障碍。情景记忆及视空间功能相对保留。

（四）辅助检查

早期脑电图检查多为正常，少数可见波幅降低，晚期背景活动低，可有不规则中波幅 δ 波，少数患者有尖波。MRI 显示额叶和颞叶萎缩是 FTLD 典型的影像学表现，是诊断 FTLD 的支持证据，bvFTD 患者右侧额叶和颞叶萎缩；而 PNFA 主要为左侧颞叶非对称性萎缩；SD 早期萎缩局限于左侧颞极，随病情进展可累及右侧颞极、左侧额叶和左侧顶叶皮质。SPECT 或 PET 可发现相应部位脑代谢或脑血流降低。

（五）诊断及鉴别诊断

1. bvFTD 诊断标准　主要依靠临床诊断，目前尚缺乏明确的生物标记物，目前采用国际 bvFTD 标准联盟的诊断标准（表 37-12）。

表 37-12　bvFTD 的诊断标准

bvFTD 的诊断标准
Ⅰ　神经系统退行性病变
必须存在行为和（或）认知功能进行性恶化才符合 bvFTD 的标准
Ⅱ　疑似 bvFTD
必须存在以下行为/认知表现（A~F）中的至少 3 项，且为持续性或复发性，而非单一或罕见事件
A 早期去抑制行为（至少存在下列症状 A1~A3 中的 1 个）：
A1 不恰当的社会行为
A2 缺乏礼仪或社会尊严感缺失
A3 冲动鲁莽或粗心大意。
B 早期出现冷漠和（或）迟钝。
C 早期出现缺乏同情/移情（至少存下列症状 C1 或 C2 中的 1 个）：
C1 对他人的要求和感觉缺乏反应
C2 缺乏兴趣、人际关系或个人情感。
D 早期出现持续性/强迫性/刻板性行为（至少存在下列症状 D1~D3 中的 1 个）：
D1 简单重复的动作
D2 复杂强迫性/刻板性行为
D3 刻板语言。
E 口欲亢进和饮食习惯改变（至少存在下列症状 E1~E3 中的 1 个）：
E1 饮食好恶改变
E2 饮食过量，烟酒摄入量增加
E3 异食癖。
F 神经心理表现：执行障碍合并相对较轻的记忆及视觉功能障碍
（至少存在下列症状 F1~F3 中的 1 个）：
F1 执行功能障碍
F2 相对较轻的情景记忆障碍
F3 相对较轻的视觉功能障碍。
Ⅲ　可能为 bvFTD 的诊断标准：必须存在下列所有症状（A~C）才符合标准：
A 符合疑似 bvFTD 的标准
B 生活或社会功能受损（照料者证据，或临床痴呆评定量表或功能性活动问卷评分的证据）
C 影像学表现符合 bvFTD（至少存在下列 C1、C2 中的 1 个）：
C1 CT 或 MRI 显示额叶和（或）前颞叶萎缩
C2 PET 或 SPECT 显示额叶和（或）前颞叶灌注或低代谢。
Ⅳ　病理确诊为 bvFTD 的诊断标准：必须存在下列 A 标准与 B 或 C 标准中的 1 项：
A 符合疑似 bvFTD 或可能的 bvFTD
B 活体组织检查或尸体组织检查有额颞叶变性的组织病理学证据
C 存在已知的致病基因突变。
Ⅴ　bvFTD 的排除标准：诊断 bvFTD 时下列 3 项均必须为否定；疑似 bvFTD 诊断时，C 可为肯定：
A 症状更可能是由其他神经系统非退行性疾病或内科疾病引起
B 行为异常更符合精神病学诊断
C 生物标记物强烈提示阿尔茨海默病或其他神经退行性病变。

注：早期指症状出现后的 3 年内

2. SD 的诊断　目前采用 PPA 研究者国际工作组建议的诊断标准，详述如下（表 37-13）：

表 37-13　SD 的诊断标准

SD 的诊断标准

Ⅰ　SD 的临床诊断

　　必须同时具备下列核心特征：

　　　　1. 命名障碍

　　　　2. 词汇理解障碍

　　必须具有下列其他诊断特征中的至少 3 项

　　　　1. 客体的语义知识障碍（低频率或低熟悉度的物品尤为明显）

　　　　2. 表层失读或失写

　　　　3. 复述功能保留

　　　　4. 言语生成（口语或语法）功能保留

Ⅱ　有影像学结果支持的 SD 的诊断

　　必须同时具有下列核心特征：

　　　　1. SD 的临床诊断

　　　　2. 影像学检查显示下列结果中的至少一项：

　　　　　　a. 显著的前颞叶萎缩；

　　　　　　b. SPECT 或 PET 显示有显著的前颞叶低灌注或代谢低下。

Ⅲ　具有明确病理证据的 SD

　　应符合下列 1 以及 2 或 3：

　　　　1. SD 的临床诊断

　　　　2. 特定的神经退行性病变的病理组织学证据（例如 FTLD-tau、FTLD-TDP、AD 或其他）

　　　　3. 存在已知的致病基因突变

3. PNFA 的诊断　目前采用 PPA 研究者国际工作组建议的诊断标准，详述如下（表 37-14）：

表 37-14　PNFA 的诊断标准

PNFA 的诊断标准

Ⅰ　PNFA 的临床诊断

　　至少具有下列核心特征之一：

　　　　1. 语言生成中的语法缺失

　　　　2. 说话费力、断断续续、带有不一致的语音错误和失真（言语失用）

　　至少具有下列其他特征中的 2 个及以上

　　　　1. 对语法较复杂的句子理解障碍

　　　　2. 对词汇的理解保留

　　　　3. 对客体的语义知识保留

Ⅱ　有影像学检查支持的 PNFA

　　应具有下列 2 项：

　　　　1. 应符合 PNFA 的临床诊断

　　　　2. 影像学检查必须至少具有以下 1 个及以上：

　　　　　　a. MRI 显示明显的左侧额叶后部和岛叶萎缩

　　　　　　b. SPECT 或 PET 显示明显的左额叶后部和岛叶低灌注或代谢低下

Ⅲ　具有明确病理证据的 PNFA

　　应符合下列 1 以及 2 或 3

　　　　1. 符合 PNFA 的临床诊断

　　　　2. 特定的神经退行性病变的病理组织学证据（例如 FTLD-tau、FTLD-TDP、AD 或其他相关的病理改变）

　　　　3. 存在已知的致病基因突变

4. 鉴别诊断　本病需与 FTLD 临床表现相似的其他可治疗的疾病如：代谢障碍、营养缺乏、中枢神经系统感染、药物滥用、脑血管疾病、重金属中毒、肿瘤及副肿瘤综合征等相鉴别。

重度抑郁或双相情感障碍有时表现类似于行为变异型 FTD，但这部分患者病情进展少，颅脑磁共振无额颞叶萎缩，可以鉴别。但部分 FTLD 患者在疾病初期仅表现为情绪及行为障碍，经常被误诊为抑郁、双相情感障碍等精神疾病，故需密切关注疾病进展，必要时行头磁共振检查，协助鉴别诊断。

阿尔茨海默病是认知障碍最常见的病因，早期出现遗忘、视空间定向力障碍等认知障碍，人格改变仅见于中晚期。头 MRI 可见内侧颞叶及顶叶萎缩。部分阿尔茨海默病额叶变异型患者可表现为执行功能障碍，临床上难以与 FTLD 鉴别。对只有执行功能障碍而无行为障碍或运动障碍的患者，需警惕阿尔茨海默病变异型的鉴别。除此之外，FDG-PET 可见颞叶后部及顶叶低代谢，Aβ PET 检查可见脑内淀粉样蛋白沉积，脑脊液 Aβ42 降低，磷酸化 tau 增高可鉴别阿尔茨海默病与 FTLD。

（六）治疗

本病主要以对症治疗为主。治疗分药物治疗及非药物治疗。

药物治疗主要针对精神行为异常及认知障碍两个方面。

1. 行为症状治疗　5- 羟色胺再摄取抑制剂如氟伏沙明、舍曲林和帕罗西汀可改善 FTLD 患者的行为综合征，如冲动、重复行为、饮食障碍等。严重的精神行为症状如激越、精神病性症状，且五羟色胺再摄取抑制剂治疗效果不明显，可加用小剂量非典型抗精神病药物如利培酮、喹硫平、奥氮平。但需要警惕锥体外系不良反应，增加继发性心脏病与感染的病死率。

2. 认知障碍的治疗　因 FTLD 患者脑内存在谷氨酸递质系统的异常，因此临床上可以使用 N- 甲基 -D- 天冬氨酸受体拮抗剂（如美金刚治疗），服药后可改善精神病性症状、改善额叶行为量表评分。安全性及耐受性良好。由于脑内不存在胆碱能递质系统的异常，临床研究也未发现胆碱酯酶抑制剂对 FTLD 有效的证据，且有可能导致精神症状恶化，故不宜使用胆碱酯酶抑制剂治疗 FTLD。

药物治疗并不能完全消除 FTLD 患者的症状，因此，需要在药物治疗的基础上联合行为治疗、物理治疗等非药物疗法，针对患者的特定需求，采用个体化的安全改善措施，改善患者症状，保护照料者安全。

二、肌萎缩侧索硬化

肌萎缩侧索硬化（amyotrophic lateral sclerosis，ALS）是运动神经元病中最常见的类型，是一种病因未明的致死性神经系统退行性疾病，于 1869 年由 Charcot 最先报道。主要病理特征为脊髓前角及脑干运动神经元广泛缺失，皮质脊髓束和初级运动皮质大锥体神经元变性及缺失。特征性临床表现为进行性加重的骨骼肌无力、肌肉萎缩、合并锥体束征，伴有言语不清、吞咽困难等球部症状，呼吸肌受累可出现呼吸困难、夜间睡眠呼吸暂停，并最终出现呼吸衰竭。发病率较低，为（0.4~2.6）人 /10 万人·年。患病率为（5~7）人 /10 万。大部分 ALS 为散发性，但 5%~10% 的 ALS 患者为家族性（familial ALS，FALS），目前将 FALS 分为 12 个亚型：ALS1-8、合并 ALS 的额颞叶痴呆综合征、X 性连锁遗传的 ALS、关岛型 ALS-Parkinson- 痴呆综合征、进行性下运动神经元病。一般中老年发病多见，生存期通常 3~5 年。

（一）病因及发病机制

ALS 病因及发病机制尚不清楚，可能与以下几方面因素有关。

1. 遗传因素　研究发现 FALS 发病与基因异常有关，目前发现与 FALS 相关的致病基因近 30 个。其中反式激活反应 -DNA 结合蛋白基因（TARDBP）、肉瘤融合基因（FUS）、9 号染色体开放阅读框 72（C9orf72）及 SOD1 是常见的致病基因。

已确定 20% 的 FALS 和 4% 的散发性 ALS 中有超氧化物歧化酶 1（superoxide dismutase 1，SOD1）基因突变。基因突变的 SOD1 在翻译后修饰过程中发生错误折叠，形成的异常二级结构影响 Cu^{2+} 与 Zn^{2+} 结合，致使其在细胞内的稳定性降低而异常聚集形成蛋白聚集体，引起线粒体功能紊乱和蛋白质合成障碍，并影响神经元轴浆运输及细胞功能从而致病。

C9orf72 六核苷酸 GGGGCC 重复扩张，出现于 40%FALS 及 20% 散发性 ALS 患者。其突变导致神经变性，其机制尚不清楚，可能与以下机制有关：单倍剂量不足；RNA 介导的毒性；扩展的 *C9orf72* 基因非 ATG/AUG 重复转录的二肽单倍毒性。

TARDBP 基因突变在 FALS 中占 5%~10%，TARDBP 编码 TDP-43，TDP-43 是人体内广泛存在的一类 DNA 转录抑制因子，在脊髓运动神经元中的主要功能是与低分子量微丝的 mRNA 结合，影响微丝及细胞支架形成。FUS 基因编码的是一类多功能蛋白，主要参与基因转录和表达的调控。*FUS* 基因突变在 FALS 中约占 5%。突变蛋白 TDP-43 及 FUS 从细胞核重新分布至细胞质内，从而导致了神经毒性。

2. 谷氨酸介导的神经毒性　谷氨酸是中枢神经系统中主要的兴奋性递质，其与突触后膜受体结合引起突触后膜兴奋，突触后膜受体过度兴奋会对突触后神经元及周围组织产生兴奋毒性。研究发现 ALS 患者血浆中谷氨酸水平升高，脑脊液中谷氨酸与天冬氨酸水平也较正常升高。ALS 转基因鼠脊髓中也发现谷氨酸基础水平及刺激释放水平均增高。

以下情况可能与 ALS 患者体内谷氨酸增高有关：① ALS 转基因鼠的运动神经元中，突触前膜的突触蛋白 I 磷酸化水平增加、突触蛋白 I 和肌动蛋白表达增加、糖原合成酶 3 表达下降，导致谷氨酸异常释放，突触间隙谷氨酸升高；②对 ALS 患者大脑运动皮层和脊髓研究发现，这些部位兴奋性氨基酸转运体 2 水平降低，该转运体参与突触间隙谷氨酸再摄取，其减少导致突触间隙谷氨酸含量增高。

谷氨酸释放增加、再摄取减少，导致突触间隙谷氨酸水平增高，突触后膜 NMDA 受体过度激活。NMDA 受体过度激活合并 AMPA 受体异常，引起持续性 Na^+ 和 Ca^{2+} 内流并消耗大量 ATP，同时激活多聚 ADP 核苷酸聚合酶，导致线粒体底物供应及葡萄糖利用障碍，使其对细胞呼吸的刺激下降，进而引起线粒体功能紊乱及运动神经元的退变死亡。

3. 氧化应激及线粒体功能障碍　氧化应激是因为机体内自由基及其产物水平超过抗氧化防御系统的清除能力。尸检发现 ALS 患者脊髓和大脑运动皮层中羰基衍生物水平升高，提示存在氨基酸的直接氧化；脊髓运动神经元中 3- 硝基酪氨酸水平升高，提示神经元中过氧亚硝酸盐介导的酪氨酸硝化反应发生异常；有研究发现，ALS 患者血浆及脑脊液中还测到蛋白质、核酸及脂质的氧化标志物水平升高。以上研究均提示 ALS 存在氧化应激引起的组织损伤及细胞学功能改变。

ALS 存在线粒体结构及功能的异常。电子显微镜可观察到 ALS 患者线粒体嵴及其内膜存在结构异常。SOD1 和 TDP-43 突变的基因鼠神经元中出现大量线粒体碎片。病理研究发现 ALS 患者运动神经元线粒体中柠檬酸合成减少，且氧化呼吸链复合体活性降低，该异常不仅仅出现于疾病进展期，在无症状期的动物模型中即可出现。此外，*SOD1*、*TARTDP*、*FUS* 等基因突变后的表达产物，以及野生型发生错误修饰及折叠的产物在线粒体内异常的沉积，可作用于线粒体膜而影响其功能。ALS 患者线粒体结构及功能的改变，导致能量合成及运输障碍，可能参与了 ALS 疾病的发生、发展。

4. 免疫炎症反应　尸检发现 ALS 患者存在免疫炎症相关细胞异常聚集。在患者的大脑皮层存在大量被激活的小胶质细胞；在脊髓侧索、皮质脊髓束、脊髓灰质中存在大量星形胶质细胞。小胶质细胞及星形胶质细胞是中枢神经系统内的免疫细胞，其被大量激活，提示 ALS 的发病可能有免疫炎症反应。此外，免疫学研究发现血清中有 20 种抗原可与 ALS 患者产生的高活性 IgG 结合，ALS 患者血清或脑脊液中抗运动神经元抗体可与运动神经元细胞膜的电压门控 Ca^{2+} 通道结合，引起胞浆及轴突末端 Ca^{2+} 水平升高，进而导致运动神经元的损伤及凋亡。提示 ALS 的发病可能有免疫机制的参与。

（二）病理

ALS 脑部外观基本正常，部分患者脊髓可见轻度萎缩。镜下病理改变如下：

（1）运动神经元减少或变性的证据：脊髓前角、脑干下部颅神经运动核（如舌下神经核、迷走神经核、面神经核、副神经核及三叉神经运动核）、中央前回 Betz 神经元减少，伴胶质细胞增生；脊髓前外侧柱颜色苍白，皮质脊髓束大型有髓鞘纤维减少；

（2）残存的脑干及脊髓前角运动神经元内出现多种胞浆包涵体：① Bunina 小体：HE 染色呈鲜粉红色、圆形直径 3~5μm 的嗜酸性包涵体，免疫组化可发现半胱氨酸蛋白酶抑制剂 C 和转铁蛋白；②线样包涵体：HE 染色中不易看到，p-TDP43 免疫组化染色可见到条索或管状胞质包涵体，可见于初级运动皮层、延髓、颈髓及腰髓的残存前角细胞内；③透明包涵体：HE 染色可见大的、形状不规则、颜色苍白的细胞质包涵体，可见于残存的 Betz 细胞、舌下神经及脊髓前角的运动神经元；④路易体样包涵体：

为圆形包涵体，有嗜酸性核心，其外有苍白晕圈，p-NFP（磷酸化神经丝蛋白）及 SOD1 免疫组化染色阳性；⑤其他包涵体：免疫组化染色发现，残存的运动神经元胞浆内可发现 p-NFP、SOD1、TDP-43、pTDP-43 或泛素染色阳性的颗粒样包涵体或其他包涵体。

（三）临床表现

ALS 多中年以后发病，国外报道发病年龄高峰为 50~60 岁，30 岁之前发病者少见，80 岁以后发病率下降。男女之比为（1.4~2.5）：1。中国 ALS 患者平均发病年龄 49.8 岁，中位生存时间 71 个月。本病起病隐袭，数月内缓慢持续性进展，偶见亚急性进展，除眼球运动肌肉及括约肌之外的任何随意肌均可受累及。晚期出现延髓麻痹及呼吸肌受累，多死于肺部感染。主要为上运动神经元及下运动神经元受损临床表现，部分患者伴有非运动症状。

1. 首发症状 以肢体无力起病者约占 70%，其中单侧上肢的肌无力或肌萎缩是常见的首发症状，开始表现为手指活动不灵及力弱，精细动作不准确，之后出现鱼际肌、小鱼际肌、骨间肌、蚓状肌萎缩，双手呈鹰爪形，逐渐向前臂、上臂及肩胛带肌群发展。少部分患者以双上肢、双下肢、四肢无力和肌萎缩为首发症状。约 25% 患者以延髓性麻痹为首发症状。随疾病进展，肌无力和肌萎缩可自局部扩展至所有骨骼肌，晚期出现呼吸肌麻痹危及生命。极少部分患者（<3%）以呼吸肌受累为首发表现，多见于 SOD1 基因突变的男性患者，以中轴症状如躯干前屈，头下垂为主要表现，伴有广泛束颤及明显的体重下降，疾病早期一般不影响四肢活动。

2. 上运动神经元受累及的表现 下肢僵直、无力、动作不协调、剪刀样及痉挛样步态。查体可表现为痉挛性肌张力增高、腱反射亢进、持续性髌阵挛及踝阵挛、Babinski 征、Hoffmann 征阳性。出现下颌反射等原始反射。此外在出现明显肌萎缩无力的区域，如果腱反射不低或活跃，即使没有病理征，也提示存在锥体束受损。

3. 下运动神经元受累的表现 主要表现为精细动作不灵活，伴肌肉无力、肌肉萎缩，大部分患者远端重于近端。少部分患者肌无力及肌萎缩自近端至远端发展。查体可见肢体肌肉萎缩、肌力减退、肌张力不高，合并上运动神经元病变时会出现腱反射活跃或亢进。

4. 延髓症状及体征 双侧皮质脑干束受累导致的痉挛性构音障碍可表现为言语缓慢、吃力、声音失真，伴有鼻音、饮水呛咳及吞咽困难。延髓颅神经运动核导致的延髓麻痹表现为迟缓性构音障碍、软腭活动受限、声音嘶哑、饮水呛咳、鼻音，可伴有舌肌萎缩、力弱及束颤。

5. 其他临床表现 35%~50% 的 ALS 患者有认知功能障碍，言语流畅性、语言、社会认知和执行功能是最常累及的认知域，其中执行功能障碍最早出现，之后逐渐出现语言、记忆障碍及其他认知障碍。淡漠约见于 10% 的 ALS 患者。5%~15% 的患者符合额颞叶痴呆诊断标准。约 22% 的患者存在各种感觉异常症状，如麻木、神经病理性疼痛、针刺感和痛温觉减退。神经系统体格检查感觉异常的比例为 20%，主要表现为震动觉、关节位置觉、针刺觉减退，温度觉受损。

（四）辅助检查

1. 血清肌酸磷酸激酶活性正常或轻度增高。余血生化检查未见明显异常。脑脊液常规、生化多正常。

2. 脑部 CT 检查无异常。MRI 检查不能提供确诊 ALS 的依据，但可发现锥体束走行部位的异常信号。也可排除结构性损害（如颅底、脑干、脊髓或椎管结构性病变）导致的上和（或）下运动神经元受累。

3. 神经电生理检查 当临床考虑为 ALS 时，需要进行神经电生理检查，以确认临床受累区域为下运动神经元病变，并发现在临床未受累区域也存在下运动神经元病变，并排除其他疾病。

（1）神经传导速度测定：主要用来诊断和排除周围神经疾病。①运动神经传导速度：远端潜伏期和神经传导速度通常正常，无运动神经部分传导阻滞或异常波形离散。随疾病进展，复合肌肉动作电位波幅可以明显降低，传导速度也可以有轻度减慢；②感觉神经传导速度：一般正常；③F 波：通常正常。当肌肉明显萎缩时，相应神经可见 F 波出现率下降，而神经传导速度相对正常。

（2）肌电图检查：下运动神经元病变时可有以下异常：①进行性失神经表现：主要包括纤颤电位、正锐波；②慢性失神经的表现：运动单位电位的时限增宽、波幅增高，通常伴有多相波增多；大力收缩时运动单位募集减少，波幅增高，严重时呈单纯相；大部分 ALS 可见发放不稳定、波形复杂的运动单位单位；③当同一肌肉肌电图检查表现为进行性失神经和慢性失神经共存时，对诊断 ALS 有更强的支持价值；④应对 4 个区域（脑干、颈、胸、腰骶）均进行肌电图的检测，对临床怀疑 ALS 的患者，需间隔 3 个月进行随访复查。

（五）诊断及鉴别诊断

1. 诊断

（1）ALS 诊断的基本条件：①病情进行性发展，通过病史，体检或电生理检查，证实临床症状或体征在一个区域内进行性发展，并从一个区域发展到其他区域；②临床、神经电生理或病理检查证实有下运动神经元受累的证据；③临床体检证实上运动神经元受累的证据；④排除其他疾病。

（2）ALS 的诊断分级：①临床确诊 ALS：通过临床或电生理检查，证实在 4 个区域中至少 3 个区域存在上、下运动神经元同时受累的证据；②临床拟诊 ALS：通过临床或电生理检查，证实在 4 个区域中至少有 2 个区域存在上、下运动神经元同时受累的证据；③临床可能 ALS：通过临床或电生理检查，证实仅有 1 个区域存在上、下运动神经元同时受累的证据，或者在 2 个或以上区域仅有上运动神经元受累的证据，已经行影像学和实验室检查排除了其他疾病。

2. 鉴别诊断

（1）颈椎病脊髓型：中老年患者多见，呈慢性进行性病程，因颈椎骨质增生及椎间盘退行性变导致脊髓压迫性损伤，可表现有肌萎缩，常伴上肢或肩部疼痛及条带样感觉障碍，肌束颤少见，一般无延髓麻痹症状。MRI 可见颈椎骨质增生、椎间孔变窄、椎间盘膨出或突出，胸锁乳突肌肌电图正常。

（2）多灶性运动神经病：又称多灶性脱髓鞘性运动神经病，隐匿起病，好发年龄 20~50 岁，男性多见，其临床表现为进行性非对称性肢体无力，以上肢为主，远端受累明显，腱反射多正常或减弱，病理征阴性。神经传导速度检查可见在运动神经存在持续性、多灶性传导阻滞而感觉神经没有或只有很轻的受累。臂丛 MRI 可见周围神经脱髓鞘改变，血清神经节苷脂抗体滴度升高。免疫球蛋白静脉注射疗效较好。

（3）原发性进展型多发性硬化：为中枢神经系统脱髓鞘性疾病，是多发性硬化的一种特殊类型，多见于 40 岁以后起病者，病程中无缓解、复发，可表现为下肢强直性无力、腱反射亢进、病理征阳性。但无肌萎缩、肌束颤，可伴有复视、视力下降、膀胱功能障碍、传导束型感觉异常、小脑症状及体征。MRI 可见颅内或脊髓脱髓鞘病灶，脑脊液寡克隆区带阳性。

（六）治疗

目前本病仍无法治愈。治疗包括延缓疾病进展治疗及对症支持治疗。

1. 延缓疾病进展治疗　利鲁唑是经多项临床研究证实可以在一定程度上延缓病情发展的药物，但对运动功能无改善，其用法为 50mg 每天 2 次口服，常见的不良反应为恶心、疲乏，个别患者可出现丙氨酸氨基转移酶增高等，需检测肝功能。当病程晚期已经使用有创呼吸机辅助呼吸时，不建议继续服用该药。其作用机制包括稳定电压门控钠通道的非激活状态、抑制突触前谷氨酸释放，激活突触后谷氨酸受体以促进谷氨酸再摄取等。2017 年美国 FDA 批准依达拉奉注射液用于 ALS，可减缓疾病进展。一疗程需连续进行 6 个周期，第 1 个月每天给药，持续 14 天，60mg，每天一次，第 2~6 个月每月连续治疗 10 天，每次 60mg，每天一次。老年患者建议 30mg，每天 2 次。

2. 对症支持治疗

（1）营养管理：①能够正常进食时，应采用均衡饮食。②吞咽困难时宜采用高蛋白、高热量饮食以保证营养摄入。③对于吞咽困难的患者应改为软食、半流食。对于颈部无力者，可调整进食姿势和用具。④当患者吞咽困难明显、体重下降或存在误吸风险时，应尽早进行经皮胃造瘘术以保证营养摄取，稳定体重，延长生存期，对于无法行经皮胃造瘘的患者，可采用鼻胃管进食。

（2）呼吸支持：定期检查肺功能，注意患者呼吸肌无力的早期表现，尽早使用双水平正压通气。开始无创通气的指征包括：端坐呼吸，或用力吸气鼻内压 <40cmH$_2$O，或最大吸气压 <60cmH$_2$O，或夜间血氧饱和度降低，或用力肺活量 <70%。当患者咳嗽无力时应使用吸痰器或人工辅助咳嗽，排除呼吸道

分泌物。当 ALS 进展，无创呼吸机不能维持血氧饱和度 >90%，或分泌物多无法排出时，可以选择有创呼吸机，但通常难以脱机。

（3）综合治疗：对疾病过程中伴发的症状如焦虑、抑郁、失眠、流涎、肢体痉挛、疼痛等，可根据情况，给予针对性的治疗，适当增加辅助设施，加强护理，预防并发症，提高生活质量。

三、进行性核上性麻痹

进行性核上性麻痹（progressive supranuclear palsy，PSP）是一种较为常见的帕金森叠加综合征，其病理改变主要为脑桥及中脑神经元变性及出现神经原纤维缠结。临床以核上性眼外肌麻痹及帕金森病为主要表现。1964 年 Steele、Richardson 及 Olszewski 首次对该病进行描述。文献报道欧美的患病率为（3.1~6.5）/10 万，日本患病率为（2~17）/10 万。我国尚无流行病学资料。PSP 发病年龄一般为 50~70 岁，平均发病年龄 63 岁，病程约 6~9 年。

（一）病因

PSP 病因尚不清楚，一般认为可能与下述因素有关。

1. 脑老化　本病多发于中老年人，50 岁之后发病率增高，70~74 岁为发病高峰（患病率 18/10 万），提示脑老化与发病具有某种联系。

2. 遗传因素　PSP 多为散发，很少有家族性的，但有研究发现微管相关蛋白 tau（microtubule-associated protein tau，MAPT）基因与 PSP 发病风险相关。基因研究包括全基因组测序分析发现 MAPT 的倒位多态性及单体特异性。MAPT 多态性影响 PSP 的发病风险。尽管机制不详，但 MAPT H1/H1 单体携带者发生 PSP 的危险比为 5.5。一个少见的编码 MAPT 变异的 152A → T 突变，可改变微管装配，是 PSP 及 FTLD 的强危险因子。MAPT 大部分变异来自 MAPT10 号外显子的剪接控制区，而 PSP 的病理特点是不溶性 tau 蛋白 4 倍体沉积，因此 MAPT10 号外显子的突变可以增加 tau 蛋白 4 倍体的生成，而导致疾病发生。

3. 环境因素　大部分 PSP 患者找不到病因。有报道在法国北部铬矿石及磷酸盐矿石加工聚集区域 PSP 患病率显著高于其他区域，其危险比为 12.3。也有文献报道长期饮用井水增加 PSP 的发病风险，提示环境因素可能在 PSP 发病中具有一定的作用。

（二）病理及病理机制

PSP 大体病理改变为额颞叶轻度萎缩，中脑重度萎缩，侧脑室扩大。镜下病理改变：①神经变性表现：导水管周围灰质、上丘、丘脑底核、红核、苍白球、黑质、动眼神经核、齿状核、蓝斑、顶盖前核、前庭神经核、延髓等部位不同程度的神经元减少，胶质细胞增生。在残存的神经元中出现神经原纤维缠结。②tau 蛋白沉积：tau 免疫染色可发现额叶皮层、纹状体、岛叶、基底节、杏仁核、海马、中脑及脑桥等部位 tau 蛋白广泛沉积的丛状星形胶质细胞、螺旋体、神经原纤维缠结、神经毡细丝。

PSP 神经生化改变累及多巴胺能的黑质纹状体通路、大脑皮层的胆碱能通路（特别是初级运动区与运动前区）及纹状体的 γ- 氨基酸能神经通路。除此之外 PSP 特征性的病理改变位于脑干，脚桥核涉及胆碱能、γ- 氨基酸能以及谷氨酸能神经递质的区域也受累及。

（三）临床表现

PSP 经典的临床表现为步态及平衡障碍、类似 PD 的少动、额叶性痴呆、因凝视麻痹导致的视觉障碍、痉挛性或共济失调性构音障碍、吞咽困难。非特异性的症状包括抑郁、睡眠障碍、尿失禁、便秘、失用症、震颤、肌张力障碍及颈后倾。因其病例特征由 Steel、Richardson 及 Olszewski 于 1964 年描述，故又称为 Richardson 综合征。之后的临床及病理研究发现 PSP 临床变异性很大。结合病理改变将其分为 PSP 理查森型（PSP-RS）、PSP 帕金森综合征型（PSP-P）、PSP 纯少动伴冻结步态型、PSP 皮质基底节综合征型（PSP-CBS）、PSP 非流利性变异性原发性进行性失语型、PSP 小脑共济失调型（PSP-C）、PSP 行为变异型额颞叶痴呆共 7 个亚型。其主要临床表现详述如下。

1. 眼球运动障碍及眼睑运动障碍　眼球运动障碍是本病特征性的表现之一。最早出现的多为垂直性向下扫视缓慢，之后逐渐出现凝视启动失用、跳跃式追踪、会聚不能及方波急跳，以及最具特异性的扫视启动延迟。症状性眼球运动障碍在疾病中晚期出现，其出现时间的中位数为 3.9 年。在病程后期，患者出现垂直凝视麻痹，一般而言向下凝视麻痹重于向上凝视麻痹，自发凝视重于指令凝视，反射性凝视最后受累。

PSP 患者瞬目频率下降及眼睑痉挛比较常见。与 PD 患者（10~15 次 / 分）及正常对照（20~25 次 / 分）相比 PSP 患者瞬目频率显著降低（5 次 / 分），这往往导致暴露性结膜炎及反应性流泪。约 1/3 患者出现眼睑痉挛，严重者导致功能性失明。

2. 运动障碍　大约 2/3 的 Richardson 综合征患者的首发症状是步态异常及姿势障碍。患者步行时呈大步状态、双膝部伸直僵硬，转弯时双下肢易交叉，容易跌倒。对 PSP- 帕金森型而言，跌倒发生稍晚，但其最终发生率为 81%。跌倒往往无诱因发生，易误诊为前庭病、晕厥、癫痫、脊髓病或后循环缺血。

约 41% 的患者在发病 2 年内出现构音障碍，随着病程进展，约 90% 的 PSP- 理查森型患者及 81% 的 PSP- 帕金森综合征型患者出现构音障碍。吞咽困难在发病 2 年后的发生率为 18%，发病 5 年后的发生率是 46%，出现时间中位数是 42~48 个月。因吞咽困难导致的吸入性肺炎是进展期 PSP 的主要风险及主要的致死原因。

冻结步态偶尔作为首发症状出现，有些患者只有冻结步态而无肌张力增高，因此而得名为 PSP- 纯少动伴冻结步态型。PSP 患者静止性震颤并不罕见，其发生率为 5%~10%，常见于疾病早期。动作性及姿势性震颤发生率约为 25%，其中 PSP 理查森型患者出现率约 10%，而 PSP- 帕金森综合征型患者出现率约 39%。PSP 患者躯干强直及少动明显，肢体强直及少动相对较轻微，快速对指检查幅度降低，在检查过程中，可保持该幅度完成检查，与 PD 患者快速对指幅度进行性降低不同。颈部后仰是 PSP 患者特异性的体征，但是敏感性不足，仅 10% 的患者出现。与颈部后仰相比颈部伸直更为常见，但常被忽视。

3. 认知及行为障碍　本病早期认知障碍主要以额叶功能障碍为主，如动作启动缓慢、分类能力、解决问题能力及抽象思维能力下降，以及智力活动迟缓、执行功能障碍，易误诊为额颞叶痴呆。在运动障碍中心，早期认知障碍发生率约为 30%，而随着疾病进展，最终 80% 以上患者认知障碍受累。这可能与 PSP 患者存在中枢感知加工迟缓有关。患者往往在接受指令后反应延迟达数分钟，如果伴有抑郁及淡漠易误诊为痴呆。显著的额叶功能障碍很少伴有激动、易激惹、失语及异常行为可以与阿尔茨海默病相鉴别。失用也可出现，有报道 36% 的 PSP 患者出现失用，且经常为单侧失用，易误诊为皮质基底节变性。失用检查顺序错误多于动作笨拙或空间错误。

PSP 额叶功能障碍明显，可表现为强握、凝视、言语重复、模仿行为如自发模仿检查者手部动作，以及在击掌检查中出现运动持续性重复。淡漠及抑郁较为常见。淡漠主要表现为漠不关心，即使对自己的疾病也是如此。有报道 91% 的患者存在淡漠。对姿势不稳的漠不关心，结合易冲动性，导致产生"火箭征"，患者在椅子上突然站起并试图行走，是导致跌倒的原因之一。抑郁可见于一半以上的患者。激动、易怒、脱抑制发生率较低，约见于 1/3 的患者。

4. 其他症状　本病常出现睡眠障碍，包括入睡困难及睡眠保持困难。总的睡眠效率为 43%。睡眠呼吸紊乱的发生率约为 55%，快动眼期睡眠行为障碍发生率约为 35%。不宁腿综合征发生率为 4%。由于睡眠 - 觉醒周期破碎，患者出现日间思睡，严重者持续处于一个昏睡状态，清醒时间较短。因脑桥网状核尾部变性，导致听觉惊吓反射及听觉眨眼反射消失或减弱，而帕金森病患者该反射基本正常。绝大多数患者有膀胱功能障碍，开始为尿急，42% 的患者进展为尿失禁。尿失禁出现时间平均为发病后 3.5 年。此外膀胱排空不足及逼尿肌过度兴奋也比较常见，但逼尿肌协同失调少见。

（四）辅助检查

1/2 患者有脑电图非特异性弥漫性异常，可见轻至中度弥漫性慢波。肌电图记录的听觉惊跳反应减低或消失。嗅觉检查及心脏间碘苄胍（MIBG）闪烁显像正常。

头颅 CT 可见中脑及脑桥萎缩，第三脑室和脚间池变宽，侧脑室扩大。头颅 MRI 正中矢状位 T_1WI MRI 可见中脑萎缩为主的特征性征象：①中脑被盖上缘平坦及蜂鸟征；②磁共振帕金森综合征指数（magnetic resonance parkinsonism index，MRPI）＝脑桥与中脑面积比值 × 小脑中脚 / 小脑上脚宽度比值 >13.55；③中脑和脑桥长轴的垂直线比值 <0.52 或中脑长轴垂直线 <9.35mm。

（五）诊断及鉴别诊断

PSP 诊断的金标准为病理诊断，随着对 PSP 病理及临床表型研究的进展，国内外分别颁布了 PSP 的临床诊断标准。中华医学会神经病学分会帕金森病及运动障碍学组于 2016 年拟定的中国进行性核上性麻痹临床诊断标准，PSP 诊断分为纳入条件、支持条件及排除条件。详述如下：

1. 诊断所需条件

（1）纳入条件：

1）隐匿起病，病程逐渐进展；

2）发病年龄≥ 30 岁；

3）临床症状：临床症状为并列条件，可以同时具有或单独存在。

Ⅰ. 姿势不稳：①病程第 1 年出现明显的反复跌倒；② 1 年后出现反复跌倒。

Ⅱ. 病程 2 年内出现：①垂直性核上性向下或向上扫视缓慢；②凝视麻痹。

Ⅲ. 病程 2 年后出现：①垂直性核上性向下或向上扫视缓慢；②凝视麻痹。

（2）支持条件：

1）中轴性肌强直或多巴胺抵抗的帕金森症；

2）早期的吞咽困难或构音障碍；

3）存在额叶认知功能障碍、冻结步态、非流利性失语或假性延髓性麻痹等无法用排除条件中所列疾病解释的临床表现；

4）头颅 MRI：正中矢状位 T_1WI MR 成像：①表现为以中脑萎缩为主的特征性征象：中脑背盖上缘平坦及蜂鸟征；②磁共振帕金森综合征指数（MR parkinsonism index，MRPI）= 脑桥与中脑的面积比值 × 小脑中脚 / 小脑上脚宽度比值 >13.55；③中脑和脑桥长轴的垂直线比值 <0.52 或中脑长轴垂直线 <9.35mm；

5）嗅觉检查和心脏 MIBG 闪烁显像正常。

（3）排除条件

1）有其他帕金森综合征病史；

2）与多巴胺能药物无关的幻觉和妄想；

3）严重不对称性帕金森病；

4）采用多巴胺受体阻滞剂或多巴胺耗竭剂治疗，且剂量和时间过程与药物诱导的帕金森综合征一致；

5）神经影像学有结构损害的依据（如基底核或脑干梗死、占位性病变等）；

6）阿尔茨海默病型皮质性痴呆；

7）局限性额叶或颞叶萎缩；

8）早期出现明显小脑共济失调；

9）早期显著的自主神经功能障碍。

2. 诊断分层

（1）临床确诊的 PSP-RS：必备纳入条件的 1）、2）、3）Ⅰ①和Ⅱ②及支持条件 4 中的两项；无排除条件。

（2）很可能的 PSP-RS：必备纳入条件的 1）、2）、3）Ⅰ①和Ⅱ①及支持条件 5；无排除条件。

（3）很可能的 PSP-P：必备纳入条件的 1）、2）、3）Ⅲ①或②和支持条件 1、5；无排除条件。

（4）可能的 PSP：必备纳入条件的 1）、2）、3）Ⅰ②或Ⅱ①或Ⅲ①伴有支持条件 1、2、3 其中一项；无排除条件 1~6。

3. 鉴别诊断　本病需与帕金森病、多系统萎缩、皮质基底节变性及血管性帕金森综合征相鉴别。

（1）帕金森病（Parkinson disease，PD）：其主要的临床表现为单侧发病，逐渐进展，起病时一般不伴有步态损害，跌倒多发生于疾病晚期。姿势及平衡障碍较晚期出现，不伴有眼球垂直运动障碍。大部分患者嗅觉减退，MIBG 心肌闪烁扫描存在心脏交感神经突触后功能障碍。常规磁共振检查无特征性改变。对复方左旋多巴治疗反应好，易出现复方左旋多巴诱发的运动障碍。

（2）多系统萎缩（multiple system atrophy，MSA）：其主要的临床表现包括自主神经功能障碍、帕金森病、小脑性共济失调及锥体束征，临床表现可以是以上四种表现的任意组合。根据临床表现的不同 MSA 分为 MSA-P 型（帕金森型）、MSA-C（小脑型）两个亚型。MSA-P 型以帕金森症为主要表现。MSA-C 型以小脑性共济失调为主要表现。两种类型早期均易出现严重的自主神经损害，如体位性低血压、小便失禁、阳痿等。

（3）皮质基底节变性（cortical basal degeneration，CBD）：多见于 60~70 岁，经典的特征性临床表现为逐渐进展、症状不对称性、复方左旋多巴治疗无效或效果不持续的帕金森症，伴有肌张力障碍、肌阵挛及皮质受损的体征如失用症、皮质复合觉障碍、异己手综合征等。也可同时出现锥体束征和核上性凝视麻痹，部分患者可早期出现跌倒，可出现痴呆。头颅 MRI 可见不对称性额顶叶萎缩。PET 可见局部葡萄糖代谢下降。

（4）血管性帕金森综合征：可见于宾斯旺格（Binswanger）病或基底节腔隙性梗死。前者步态障碍多见，伴动作缓慢和肌强直，可有假性延髓性麻痹、锥体束征。震颤少见或缺如。多起病隐袭，可有不同程度的自发缓解，对左旋多巴治疗效果差。脑梗死所致者常表现为偏侧症状，呈阶梯样进展。大多数患者有高血压、糖尿病或高脂血症等病史。头颅 MRI 可见皮质或皮质下的血管性损害。

（六）治疗

本病无有效治疗方法，主要以对症治疗为主。多巴胺能药物可以改善部分运动症状，线粒体保护治疗可能有轻微改善症状的作用。

1. 多巴胺能治疗　复方左旋多巴有助于改善 PSP 患者的肌张力增高及少动。约 1/3 的患者可通过复方左旋多巴治疗获得轻度改善，7% 的患者获得中等程度改善。复方左旋多巴治疗的反应率 PSP-P 为 50%，而 PSP-RS 仅为 14%。因部分患者仅对高剂量复方左旋多巴有反应，故只有复方左旋多巴治疗剂量超过 1200mg 仍无效才能得出复方左旋多巴治疗无效的结论。尽管治疗剂量较大，不良反应发生率仅为 23%（17% 轻度不良反应，6% 中度不良反应），左旋多巴诱导的运动并发症罕见。尽管部分患者早期对复方左旋多巴治疗反应好，但其疗效可能在数月内逐渐减退或消失。故需经常进行临床评估，指导治疗剂量调整。多巴胺受体激动剂也可用于治疗 PSP 患者的运动症状，但其疗效不优于复方左旋多巴，且副作用发生率相对较高，故一般不作为首选药物。

2. 其他药物治疗　线粒体营养素辅酶 Q10 可轻度改善 PSP 症状，并轻度改善认知功能评分。大剂量辅酶 Q10 治疗（2400mg/d）可轻微改善 PSP 症状。金刚烷胺可轻 - 中度改善步态障碍、吞咽困难及淡漠，效果持续数月，约 40% 的患者有效。治疗剂量 100~300mg/d。如果治疗 1 个月后症状仍无明显改善，则考虑停药。服用金刚烷胺数月后突然停药可导致症状恶化，故停药过程宜缓慢进行。肉毒素局部注射可治疗眼睑痉挛、眼睑失用、斜颈及颈后仰，但颈部肉毒素注射往往影响吞咽肌肉，导致误吸。喹硫平及氯氮平可改善 PSP 伴发的精神病性症状，且耐受性好，但使用氯氮平时需注意监测血粒细胞。多奈哌齐及利斯的明可用于治疗 PSP 伴发的痴呆症状，但有可能加重运动障碍，故在使用时需慎重考虑。

四、皮质基底节变性

皮质基底节变性（corticobasal degeneration，CBD）是一种罕见的病因未明的进展性神经变性疾病。以皮质、纹状体神经元和胶质细胞内 tau 蛋白沉积及神经原纤维缠结为病理特点。临床表现主要为非对称性少动强直综合征伴有高级皮层功能障碍。其临床表型多样，其中以 1967 年 Rebeiz、Kolodny、Richardson 首次描述的皮质基底节综合征型（corticobasal syndrome，CBS）最为典型及常见。因缺乏基于人群的流行病学调查数据，故其发病率不详。据一项大型运动障碍诊所病例报道，CBD-CBS 型约占帕金森综合征患者的 0.9%，其发病率可能低于 1/100 000 人口·年。CBD 发病年龄一般为 45~77 岁，目前经病理确诊的 CBD 患者最早发病年龄为 45 岁。平均病程约 6.3 年。

（一）病理

CBD 大体病理改变为额叶后部及顶叶不对称性萎缩，黑质及蓝斑区域含色素神经元色素脱失。镜下可见以下病理改变：①皮质神经元丢失，神经胶质细胞增生呈微小空泡样改变，皮层病变部位以额叶为主，可见气球样神经元；②黑质细胞减少，伴胶质细胞增生，外侧重于内侧；③tau 蛋白沉积于皮质及纹状体神经元及胶质细胞内，其中因 tau 蛋白沉积于星形细胞形成的星形细胞斑具有诊断价值。Tau 蛋白沉积主要位于黑质及胼胝体前部、初级运动区、躯体感觉皮层、壳核、边缘系统及脑干。

（二）临床表现

多中年晚期发病，病情进行性加重。CBD 经典的临床表现是 CBS，表现为进行性非对称性运动障碍，症状最初累及单个肢体，可表现为以下症状的组合：少动、远端肌强直、肌张力障碍、局灶性肌阵挛、观念运动性失用及异己肢综合征。基于临床及病理学的研究将 CBD 分为 5 型，涵盖约 87.1% 的最终临床诊断病例：CBD-CBS（37.1%）、PSP 型（CBD-PSP，23.3%）、额颞叶痴呆型（CBD-FTLD，13.8%）、阿尔茨海默样痴呆型（CBD-AD，8.1%）及进行性非流畅性失语型（CBD-PPA，4.8%），其主要临床表现详述如下。

1. 运动症状

（1）肌强直：是最常见的运动症状，约 85% 的患者出现非对称性肢体肌强直，57% 的患者首发症状为肢体肌强直。肢体肌强直开始仅累及一个肢体，随着病情进展，全部肢体均可受累及，肌张力增高程度较重，主要表现为帕金森病样铅管样肌强直，可伴有齿轮征。约 69% 的患者出现中轴性肌强直。约 76% 的患者出现少动或动作笨拙。

（2）步态异常：发生率为 73%。表现为伴随动作减少、少动及行走拖曳，可有步基增宽伴冻结。早期跌倒可见于 36% 的 CBD 患者，约 75% 的患者在病程中出现跌倒。

（3）震颤：发生率相对较低，约为 39%。震颤常为静止性、姿势性及动作性震颤的混合表现。

（4）肌张力障碍：发生率为 59%~71%。以肢体肌张力障碍起病的患者仅占 20%。多在起病后 2 年内出现，先出现一侧上肢肌张力障碍，下肢肌张力障碍先出现者罕见，逐渐发展为半侧肌张力障碍或累及对侧。肢体肌张力障碍主要表现为上臂、前臂、腕部、掌指关节内收、屈曲，指间关节伸直；髋关节屈曲、内旋膝部屈曲，足部内翻。

（5）肌阵挛：发生率为 55%~93%。但病理证实的 CBD 患者其肌阵挛的发生率仅为 27%，这可能与 CBD 漏诊率较高有关。肌阵挛多见于上肢，也可见于面部，可与肌张力障碍叠加。常为单个肢体肌阵挛，自主运动或刺激可加重症状。

（6）其他运动症状及体征：构音障碍也可以是 CBD 的首发症状，约 11% 的患者早期出现，5 年后随访其发生率可高达 70%。自发病至出现构音障碍的时间平均为 40 个月，吞咽困难自发病至出现的平均时间为 43 个月。约半数患者可出现腱反射亢进及病理征阳性等上运动神经元损害的体征。部分患者在疾病晚期会出现轻度眼球垂直扫视缓慢。

2. 高级皮层表现

（1）失用症：失用症是 CBD 诊断纳入标准的核心体征之一。在起病时其发生率为 45%，随着病情进展，其出现率可达 57%。上肢失用多见。因易与强直、少动、肌张力障碍等运动症状叠加，故评估失用较为困难。观念运动性失用症是 CBD 患者最常见的失用症类型，随疾病进展，CBD 患者可出现观念性失用。

（2）语言障碍：其程度可自轻微损害至进行性非流畅性失语，严重者可表现为完全缄默。因病变主要累及左侧额叶、顶叶、皮层下白质及胼胝体，故失语类型主要为命名性失语、Broca 失语、经皮层运动性失语，无感觉性失语。

（3）异己肢：是 CBD 患者突出表现之一，可见于 1/3 的 CBD 患者。典型表现为异己手综合征，是手部的一种无意识、有目的运动。患者感觉受累及的肢体的动作与自己无关，他不能控制手部的动作，手部具有不依赖于意识的自动运动能力。患者往往抱怨受累及的肢体"有自己的意志或想法"。或病变手有复杂的非故意的干扰正常动作的表现。

（4）认知及行为障碍：约 50% 的 CBD 患者发病时即存在认知障碍，随着病情进展，70% 的患者出现认知功能受影响。其中执行功能障碍伴发行为改变较为常见。也可出现易怒、脱抑制、性欲亢进、淡漠及反社会行为等额叶功能障碍。CBD 患者可出现明显的记忆障碍，但该记忆障碍经提示后可改善。视空间障碍及计算不能少见。

（5）高级皮层受累的其他表现：近半患者可出现皮质复合感觉减退，出现图形觉、实体觉减退或消失。视觉忽视、视觉失认、刺激认识不能和枕叶共济失调罕见。此外常伴有抑郁、淡漠。脱抑制及妄想较少出现。

（三）辅助检查

血、尿常规及生化检查正常。头颅 CT 及 MRI 可见受累肢体对侧额叶中后部、顶叶萎缩，脑干无明显萎缩。^{18}F-FDG/PET 检查可见 CBD 患者额、顶、颞叶及基底节有广泛的葡萄糖代谢减低，症状较重的对侧更加明显。纹状体 ^{18}F-dopa PET 检查示尾状核、壳核摄取不对称性减少，肢体受累对侧明显。

（四）诊断及鉴别诊断

CBD 临床病理相关性复杂，随时间变化临床表型会有变化，故临床诊断具有挑战性。CBD 有 5 种临床表型，其中 CBD-AD 常被误诊为阿尔茨海默病，而目前尚缺乏足够的方法在生前对这两种疾病进行临床诊断及鉴别诊断，目前尚无 CBD-AD 的诊断标准。本节仅介绍 CBD-CBS 型、CBD-FTLD、CBD-PPA 及 CBD-PSP 的诊断。CBD 诊断主要基于与病理相关的临床表型。

1. CBD 临床表型

（1）CBD-CBS 临床特点：

1）非对称性运动症状：①肢体强直或少动；②肢体肌张力障碍；③肢体肌阵挛；

2）皮质症状：①口颊部或肢体失用症；②皮质感觉障碍；③异己肢现象。

如果有 2 项非对称性运动症状加 2 项皮质症状，考虑为很可能 CBD-CBS；如果有 1 项非对称性运动症状加 1 项皮质症状，考虑可能 CBD-CBS。

（2）CBD-FTLD：主要表现为额叶行为 - 空间综合征。包括下述表现的 2 项即可考虑存在额叶行为 - 空间综合征：①执行功能障碍；②行为或人格改变；③视空间障碍。

（3）CBD-PPA：言语呐吃或语法错误加以下 1 项：①语法或句子理解障碍而单词理解相对保留；②讲话时发音迟疑，语音失真。

（4）CBD-PSP：满足以下症状其中 3 个即可考虑：①躯干或对称性肢体僵硬或运动困难；②姿势不稳或跌倒；③尿失禁；④行为改变；⑤核上性垂直凝视麻痹或垂直扫视速度下降。

2. CBD 诊断 2013 年行为神经病学、神经心理学及运动障碍专家联盟在文献回顾及共识的基础上颁布了 CBD 的最新诊断标准。基于病理学确诊的 CBD 患者的临床及病理资料，制定了很可能 CBD 的临床研究诊断标准及可能 CBD 的诊断标准，分别介绍如下：

（1）很可能 CBD 临床研究标准：

1）隐袭起病，逐渐进展；

2）症状持续至少 1 年；

3）发病年龄大于 50 岁，无家族史；

4）临床表现：①很可能 CBS；或②额叶行为 - 空间综合征（FBS），或非流利性原发性进行性失语 + 至少 1 个 CBS 的特点（CBS 特点参见 CBS 临床表型中①~⑥）；

5）tau 蛋白基因无改变。

（2）可能 CBD 临床诊断标准：

1）隐袭起病，逐渐进展；

2）症状持续至少 1 年；

3）无年龄限制，可以有家族史；

4）临床表型为①可能 CBS；或② FBS（额叶行为空间综合征）或非流畅性原发性进行性失语；或③ PSPS+ 至少 1 个 CBS 的特点；

5）Tau 蛋白基因可有突变。

3. 鉴别诊断 本病需与帕金森病、多系统萎缩、进行性核上性麻痹、阿尔茨海默病等疾病相鉴别。

（1）帕金森病：临床表现为单侧发病，逐渐进展，主要体征为动作减少、肌张力增高，静止性震颤，多伴有嗅觉减退、便秘、抑郁、焦虑、快动眼期睡眠行为障碍等表现。常规磁共振检查无不对称性额顶叶萎缩，复方左旋多巴治疗有持续明显的疗效，无失用、肌阵挛、皮层性感觉障碍及异己肢现象，与 CBD 不难鉴别。

（2）多系统萎缩 P 型（MSA-P）：其临床特征是早期出现运动迟缓和僵直，步态缓慢，可有姿势不稳，与 CBD 不同，MSA-P 常双侧对称性发生，且早期出现明显的自主神经障碍，可有腱反射增高及锥体束征。常规 MRI 检查在 T_2WI 可发现壳核萎缩及外侧缘尤其是后部高信号，即壳核裂隙征，小脑中脚高信号及桥脑"十"字征。小脑型（MSA-C）由于其突出的小脑共济失调并不难鉴别。

（3）进行性核上性麻痹（PSP）：临床变异较大，可分为 7 个类型，其中皮质基底节综合征（PSP-CBS）型易被误诊为 CBD，PSP-CBS 型多于 50~70 岁发病。同时具有皮质和基底节受累的表现，多为不对称性的肢体肌张力增高、动作迟缓、皮质感觉缺失、肌阵挛、失用和异己肢现象，早期难与 CBD 相鉴别，后期可以出现核上性凝视麻痹和跌倒，可与 CBD 相鉴别。

（4）阿尔茨海默病（AD）：主要表现为进行性认知功能减退，早期以记忆及视空间功能障碍为主要表现，随病情进展逐渐出现锥体外系症状、失用、失认、精神病性障碍等表现。磁共振可见海马萎缩，β- 淀粉样蛋白 PET 可显示颅内有淀粉样蛋白沉积。其记忆障碍经提示后不能改善、中晚期出现锥体外系症状及脑内 β- 淀粉样蛋白沉积可与 CBD-AD 相鉴别。

（五）治疗

目前本病以对症治疗为主，且疗效有限。多巴胺能药物轻微改善强直、少动等锥体外系症状，但疗效不持久，若患者对常规剂量复方左旋多巴治疗反应不理想，可在患者能耐受的范围内逐渐加至 900~1200mg/d，以改善锥体外系症状。丙戊酸、氯硝西泮或左乙拉西坦可用于治疗肌阵挛。肉毒素局部注射可治疗肌张力障碍，有助于减轻手部肌肉挛缩。此外物理治疗、职业治疗、语言康复等有助于患者改善运动症状。

五、路易体痴呆

路易体痴呆（dementia with Lewy bodies，DLB）是以波动性认知功能障碍、视幻觉及帕金森病为主要表现，并逐渐进展至痴呆的神经变性病。于 1961 年由 Okazaki 最先报道，约占老年期痴呆的 25%，其发病率仅次于 AD，居第二位。脑干核团和新皮质内出现含 α 突触核蛋白的细胞内包涵体 –Lewy 小体为其病理特征。多见于 60~90 岁人群，在 65 岁以上人群中，其患病率约为 0.7%。发病率约为 3.5/10 万人·年，男女比例约为 1.9:1。

（一）病因及危险因素

病因尚不清楚。研究发现高龄、高血压、高脂血症及 ApoEε4 等位基因携带者 DLB 发病的风险增加。DLB 很少有家族遗传倾向，但患者存在 CYP2D6B 等位基因过度表达及 *GBA1* 基因杂合比例增高，提示遗传因素与 DLB 发病可能相关。

（二）病理及病理机制

DLB 可见轻度额叶萎缩，其余大脑皮质萎缩不明显。镜下特征性的病理改变是出现细胞质内包涵体 – 路易小体，路易小体直径为 3~25μm，呈圆形或椭圆形，HE 染色为胞质内嗜伊红致密颗粒杂乱排列构成 1~10nm 的核心，电镜下可见中心部为嗜锇颗粒混有螺旋管或双螺旋丝，核心周围包绕均匀疏松排列的纤维成分，呈淡染的晕圈。Kosaka 等发现，DLB 患者路易小体广泛分布于皮质及皮质下，不一定都出现晕圈，但 α 突触核蛋白及泛素染色阳性。在黑质、脑干核团、边缘系统、海马旁回、杏仁核及皮质均可见路易小体。部分患者可出现 AD 样病理改变，如 β- 淀粉样蛋白沉积、神经原纤维缠结，但病理改变程度较 AD 轻。按照分布形式将 DLB 分为脑干型、过渡型、弥散型；根据是否存在 AD 样病理改变，将 DLB 分为普通型及纯粹型。除此之外 DLB 患者 Meynet 基底核细胞减少，皮质胆碱乙酰转移酶活性降低、多巴胺能神经元均减少，这些病理改变导致患者出现认知功能障碍及锥体外系症状。

（三）临床表现

多老年期发病，隐匿起病，逐渐进展。波动性认知障碍、锥体外系运动症状、精神障碍及快动眼睡眠行为障碍为本病的核心临床表现。除此之外，便秘及自主神经系统症状也相对比较常见。

1. **认知功能障碍**　在疾病早期可出现注意力、执行功能、视空间功能障碍。记忆力障碍如情景记忆及再认记忆相对较轻，或仅有记忆提取障碍。语言障碍早期不明显，范畴言语流畅性相对保留，而首字母言语流畅性损害明显。随着疾病进展，逐渐出现全面认知功能障碍，严重者表现为皮质及皮质下痴呆，影响社会交往、职业功能及日常生活能力。

波动性认知障碍在 DLB 早期出现并且逐渐进展，表现为无任何先兆，患者突然出现警觉力下降、注意力不集中、嗜睡、断续言语、凝视空中或表情茫然，可持续数分钟到数天，异常与正常交替出现，其中短暂性无反应状态是认知波动的极端形式。

2. **锥体外系症状**　晚于或与痴呆同时出现。约 85% 以上的患者出现帕金森症。常表现为运动迟缓、肌张力增高，静止性震颤少见，对复方左旋多巴治疗有一定疗效。

3. **精神障碍**　反复发作的视幻觉是最常见的核心症状，出现率约为 80%。多在疾病早期出现，视幻觉鲜明生动，内容具体，多为患者熟悉的人、动物等，患者可清晰描述所看到的视幻觉，并深信不疑。可伴发通过性幻觉（passage hallucination）、存在性错觉、视错觉、妄想、谵妄、躁动等精神异常。DLB 患者对神经安定剂高度敏感，30%~50% 患者应用后可突然出现认知损害、急性精神错乱、锥体外系症状加重，甚至引起严重的神经阻滞剂恶性综合征。

4. **快动眼期睡眠行为异常（REM sleep behavior disorder，RBD）**　RBD 是一种以 REM 睡眠期肌肉失迟缓缺乏并出现与梦境相关的复杂运动为特征的发作性疾病。其特征为在 REM 期出现持续或间歇性肌张力增高、多梦及梦境演绎行为，从肌肉抽动到各种复杂剧烈的行为动作均可出现，如讲话、唱歌、喊叫、挥拳、抓取、钳制、跳跃、坠床等。多数梦境都有暴力内容，常常伴随与梦境相关的暴力行为，可导致患者自伤或伤及他人。尸检证实的 DLB 患者，RBD 出现率为 76%，显著高于正常人群（4%）。

5. **其他临床表现**　DLB 患者常出现日间过度嗜睡、嗅觉减退及抑郁。便秘是 DLB 患者最常见的自主神经系统症状，出汗少、对热不耐受、尿失禁、性功能减退也较常见。约 15% 的患者会出现直立性低血压。

（四）辅助检查

1. **MRI 检查**　DLB 患者颞叶相对保留，有助于与阿尔茨海默病相鉴别。

2. **功能影像学检查**　^{123}I-FP-CIT-SPECT 多巴胺转运蛋白检查可发现 DLB 患者尾状核摄取减低，壳核更低，与阿尔茨海默病鉴别敏感性达 78%，特异性达 90%。^{18}F-FDG-PET 检查发现 DLB 患者枕区低代谢较 AD 显著，甚至出现扣带回岛征，与 AD 鉴别的敏感性为 77%，特异性为 80%。

3. **^{123}I-MIBG 心肌闪烁扫描**　显示 DLB 患者心肌摄取减低，心肌 / 纵隔摄取比显著低于 AD 患者，有助于与 AD 相鉴别，但 PD 患者也存在心肌摄取降低，故本检查不能用于 DLB 与 PDD 的鉴别。

4. 大部分 DLB 患者睡眠多导图可见 REM 期存在持续甚至亢进的骨骼肌活动。脑电图可见背景波幅降低，颞区 α 波减少，出现阵发性慢波。

（五）诊断及鉴别诊断

1. **诊断**　有波动性认知障碍、视幻觉和帕金森综合征的患者，应考虑 DLB 的可能。目前国际上使用的最新的诊断标准是 2017 年 DLB 国际联盟的诊断标准，详述如下：

（1）诊断 DLB 的必备条件：是符合痴呆的诊断，具体表现为进行性认知功能减退，影响社会、工作及日常生活能力。疾病早期无明显记忆障碍，随疾病进展可加重。早期出现明显的注意力障碍、执行功能障碍及视空间障碍。

（2）核心临床特征：共 4 项，前 3 项早期即可出现，且疾病全程均存在，分别为：①波动性认知功能障碍，伴有注意力及警觉性的明显变化；②反复发生的生动、具体的视幻觉；③RBD，可在认知障碍之前出现；④ 1 或多项自发性帕金森病主征（帕金森病主征分别为少动、静止性震颤或强直）。

（3）支持性临床特征：对神经安定剂高度敏感；姿势不稳；反复跌倒；晕厥或其他短暂性无法解释

的意识丧失；严重自主神经功能障碍（如便秘、体位性低血压、尿失禁、睡眠过度、嗅觉减退、其他形式的幻觉、系统性妄想、淡漠、焦虑和抑郁）。

（4）提示性生物标记物：SPECT 或 PET 检查显示多巴胺转运蛋白摄取降低；^{123}I-MIBG 心肌闪烁扫描显示心脏交感神经失神经现象；多导睡眠图证实的 REM 期骨骼肌失迟缓。

（5）支持性生物标记物：CT/MRI 扫描显示内侧颞叶结构相对保留；SPECT/PET 显示枕叶普遍低灌注/低代谢伴有或不伴有 FDG-PET 扣带回岛征；脑电图以后部慢波活动为主，伴有在前 α（5.5~7.5Hz）/θ（4~7Hz）区间内的周期性波动。

（6）很可能 DLB 的诊断：符合以下情况考虑很可能 DLB 诊断。①存在 2 项或多于 2 项核心临床特征，伴或不伴有提示性生物标记物；②只有一项核心临床特征加 1 项或 1 项以上提示性生物标记物。仅有生物标记物不能诊断很可能 DLB。

（7）可能 DLB 的诊断：符合以下情况考虑可能 DLB 诊断。①只有 1 项 DLB 的核心临床特征，不伴有提示性生物标记物；或②出现 1 项或 1 项以上提示性生物标记物，不伴有核心临床特征。

（8）不支持 DLB 诊断条件：①存在其他躯体疾病或脑部疾病包括脑血管病，足以解释部分或全部临床表现（尽管不能排除 DLB 诊断但严重程度足以提示混合性或多重病理机制导致临床表现）；②在严重痴呆情况下才出现帕金森症，并且帕金森症是唯一的核心临床特征。

2. 鉴别诊断

（1）阿尔茨海默病：典型 AD 患者认知障碍主要及早期表现为情景记忆障碍，非典型 AD 也分别具有独特损害表现，与以注意力、执行功能和视空间障碍为主的 DLB 不同。AD 患者锥体外系运动症状、视幻觉出现于疾病中晚期。头 MRI 可见内侧颞叶萎缩及皮质广泛萎缩，^{123}I-MIBG 心肌闪烁显像检查正常，纹状体多巴胺转运蛋白检查正常，头 ^{11}C-PIB-PET 可见广泛淀粉样蛋白沉积与 DLB 不同，可以具体进行鉴别诊断。

（2）帕金森病痴呆（PDD）：DLB 与 PDD 均属 α- 突触核蛋白病，在临床表现、神经心理检查、非运动症状、神经影像学方面均相似。路易体痴呆患者帕金森症表现往往不够典型，部分患者只具有帕金森症的 1 项主征，且对复方左旋多巴治疗效果不明显。2015 年国际运动障碍协会帕金森病诊断标准，痴呆不是帕金森病的排除标准，对于有痴呆的帕金森病患者，只要符合帕金森病诊断标准，仍可以诊断帕金森病。根据该标准，对符合帕金森病诊断的患者如果同时存在痴呆，考虑为 PDD 的诊断。而对存在帕金森症的，不符合帕金森病诊断标准，出现波动性认知障碍及其他核心临床表现，符合 DLB 诊断的患者，则考虑诊断为路易体痴呆。

（3）进行性核上性麻痹：出现眼球运动障碍前与 DLB 较难鉴别。PSP 认知障碍无波动性，视幻觉少见。头磁共振可见蜂鸟征及米老鼠征；^{123}I-MIBG 心肌闪烁扫描正常、头 FDG-PET 额叶中线皮层、扣带回、中脑、双侧尾状核/基底节区域低代谢等可与 DLB 相鉴别。

（六）治疗

目前尚无有效的治疗方法，主张加强早期识别和诊断，早期综合治疗，提高社区的识别率、进行科学的全程管理，采用多靶点药物联合治疗，并纳入非药物疗法，加强照料者教育等措施，以提高患者的生活质量。

1. 认知功能障碍治疗　胆碱酯酶抑制剂治疗 DLB 效果较好，除此之外谷氨酸受体拮抗剂美金刚耐受性好，可单药或与胆碱酯酶抑制剂联合治疗以改善患者的认知功能。

2. 精神症状治疗　抗精神药物可能增加痴呆患者，尤其是 DLB 患者死亡率，应尽可能避免使用，故对精神症状首选非药物治疗。胆碱酯酶抑制剂可改善淡漠、视幻觉及妄想，可用于伴有这些症状的 DLB 患者。若精神症状严重，必须用药时需注意小剂量短期使用。小剂量喹硫平相对耐受性良好，且不加重运动症状，可用于 DLB 患者精神症状的治疗。氯氮平可有效控制精神症状，但有导致粒细胞降低的风险，故需谨慎使用。对抑郁症状，可选用五羟色胺再摄取抑制剂、五羟色胺-去甲肾上腺素再摄取抑制剂及米氮平均可使用，但需要小剂量使用，剂量增加需缓慢。选择性血清五羟色胺 2A 受体反向激动剂哌马色林，可用于 DLB 患者情绪障碍的治疗。

3. 运动症状治疗　左旋多巴对 DLB 患者锥体外系运动症状的效果不明显，且可增加精神症状，故应小剂量使用。多巴胺受体激动剂不良反应较大，应谨慎应用。金刚烷胺、抗胆碱能药物往往加重认知障碍，故不建议使用。

4. 其他症状治疗　体位性低血压可穿弹力袜、增加水盐摄入，避免应用引起血压降低的药物，如无效可用盐酸米多君治疗，需注意药物不良反应。对 RBD 可使用小剂量氯硝西泮，需注意有加重认知障碍的风险。此外褪黑素也可用于 RBD 的治疗。

六、成人认知、行为疾病的评估方法

神经变性疾病往往存在认知及行为改变，对其进行神经心理评估是神经变性病患者认知及行为障碍临床诊断、鉴别诊断、疗效评价及科学研究的核心部分。在临床工作中需根据评估目的、功能、检查对象选择适宜量表，对认知功能、精神行为症状、日常生活和社会功能等进行全面评估。

根据检查领域的不同，认知评估量表可以分为以下四类：①痴呆筛查量表；②用于鉴别诊断的量表；③用来评价特定认知域损害的量表；④其他量表。

（一）痴呆筛查量表

痴呆筛查量表即整体评估量表，要求其在痴呆总体诊断方面具有高度的精确性，评估的主要目的是全面了解患者的认知状态、认知特征，为认知障碍和痴呆提供诊断依据。常用量表如下。

1. 简明精神状态检查量表（mini-mental state examination，MMSE）　是国内外应用最广泛的认知筛查量表，编制于 1975 年，内容覆盖定向力、记忆力、计算力、语言和视空间能力，但未覆盖执行功能，其对痴呆诊断的敏感性为 71%~92%，特异性为 56%~96%。MMSE 是国内推荐用于痴呆筛查的常用量表。

2. 蒙特利尔认知评估量表（Montreal cognitive assessment scale，MoCA）　覆盖注意力、执行功能、记忆、语言、视空间、视结构技能、抽象思维、计算力和定向力等认知域，其对轻度认知损害（MCI）和阿尔茨海默病的敏感度为 90%~100%，特异性为 87%，也可用于帕金森病痴呆的评估，但该量表尚缺乏公认的年龄和文化程度矫正的常模。

3. Mattis 痴呆评估量表（Mattis dementia rating scale，MDRS）　包括注意、启动与保持，概念形成、结构、记忆。其对痴呆诊断的敏感度为 98%，特异性为 97%。因其对注意、执行功能等额叶功能检查覆盖较多，可用于额颞叶痴呆或皮质下痴呆的评定和随访。

4. 修正版 Addenbrooke 认知检查（Addenbrooke's cognitive examination revised，ACE-R）　包括注意、工作记忆、语言、视空间功能、言语流畅性。对痴呆的敏感度为 94%，特异性为 89%。

5. 画钟试验（clock-drawing test，CDT）　是一个有效的认知测量工具，主要测查注意力、视空间功能等认知域，早期诊断痴呆的敏感度为 67%~90%，特异性达 97%，可用于认知障碍患者和器质性精神障碍患者。该检查方法简单易行，且受文化程度影响较小，可用于痴呆筛查。

（二）用于痴呆鉴别诊断的量表

除以上痴呆筛查量表外，一些相对较为复杂的神经心理学量表也可以用于痴呆的筛查和鉴别诊断，因其操作较为复杂，在国外常用来对痴呆进行鉴别诊断。

费城简明认知功能评定量表（Philadelphia brief assessment of cognition，PBAC）覆盖注意、语言、视空间功能、言语流畅性、情绪行为障碍等认知域。剑桥认知功能检查（Cambridge cognitive examination，CAMCOG）覆盖注意、语言、视空间功能、言语流畅性。这两个量表中，视空间功能检查部分对路易体痴呆敏感；字母流畅性和社会行为障碍检查部分对行为变异型额颞叶痴呆和皮质基底节变性较敏感，而语义性痴呆患者则出现视觉命名和范畴流畅性的选择性损害。额叶功能评定量表（frontal assessment battery，FAB）可以鉴别 80% 的行为变异型额颞叶痴呆。

（三）用来评价特定认知域损害的量表

特定认知域主要包括情景记忆、语义记忆、执行功能、视空间功能失语、失用等。

情景记忆是有关生活情景的实况记忆，对情景记忆的检查主要通过学习和延迟回忆测验。AD 患者主要表现为情景记忆障碍，线索提示和再认不能改善情景记忆成绩，而血管性痴呆和皮质下痴呆，病变主要累及信息的提取，故线索提示或再认能够改善记忆障碍成绩。故情景记忆检查可用于 AD 与皮质下或血管性痴呆的鉴别诊断。常用检查量表为加利福尼亚词语学习测验、Buschke 自由和线索提示回忆测验、Rey 听觉词语学习测验、韦氏记忆量表逻辑记忆分测验等。自由回忆和线索提示回忆之间的差别可以鉴别 AD 与非 AD 痴呆。抑郁患者可有反应迟缓、记忆力减退，易与痴呆混淆，荟萃分析发现词语延迟回忆能够鉴别抑郁和痴呆。

语义记忆是对一般知识的事实和概念的了解，通过语言、文字、数字等抽象性的了解来形成记忆。语义性痴呆患者在病程初期以语义性记忆障碍为突出表现，AD 患者在疾病后期也出现语义性记忆障碍。语义性记忆检查的常用方法为言语流畅性、视觉命名、词和图片定义等。

执行功能是有效启动并完成有目的活动的能力，是一系列复杂的认知过程，包括计划、启动、顺序、运行、反馈、决策和判断，其核心成分为抽象思维、工作记忆、定势转换。大量研究表明，帕金森病痴呆和路易体痴呆等皮质下痴呆患者注意功能和执行功能损害突出，部分血管性痴呆患者也会出现执行功能障碍，而皮质性痴呆（如 AD）执行功能障碍相对较晚受累。故执行功能障碍检查有助于皮质与皮质下痴呆的鉴别诊断。有多项神经心理学方法可对执行功能的不同环节进行评价：①抽象概括能力：韦氏成人智力量表相似性亚测验、图片完成亚测验；②精神灵活性：词语流畅性、口语词语联想测验、Mattis 痴呆量表的始动 - 保持分测验；③信息处理速度：数字连接试验 A、数字 - 符号测验、Stroop 测验、字母或图形删除测验；④判断力：韦氏成人智力量表领悟亚测验；⑤推理和转换能力：威斯康星卡片分类试验、连线测验 B；⑥对干扰的抑制能力：Stroop 测验 C 部分；⑦解决问题能力：复制 Rey 复杂图形、伦敦塔测验和迷宫测验。实际操作中，可根据检查重点不同，选择合适的测验工具。

回顾研究发现，路易体痴呆和皮质基底节变性患者会出现特定的视空间损害。有研究发现右侧颞叶变异型额颞叶痴呆患者存在熟悉人物再认障碍，包括面部失认和声音失认。阿尔茨海默病早期也会出现视空间障碍，因此有必要对痴呆患者进行视觉空间认知功能评估。常用的检查方法包括 3 类：①图形临摹或自画，如临摹交叉五边形（MMSE 检查中的一个项目）、临摹立方体、画钟测验等；②三维图案的拼接如韦氏成人智力量表积木测验和重叠图测验等；③空间关系判断和记忆，如线方向判断、Benton 视觉保留试验。与路易体痴呆不同，额颞叶痴呆患者视空间技能损害较轻。有报道积木测验联合记忆测验、言语流畅性测验可正确区别 77% 的额颞叶痴呆和 91% 的阿尔茨海默病患者。

语言是进行交流的手段和工具，包括对文字的理解和运用。痴呆患者可以存在语言障碍，早期 AD 患者可出现找词困难、语言空洞，随着疾病进展，阅读和书写能力进一步减退，最终发展至缄默。根据病变部位的不同，血管性痴呆患者可能出现各种类型的失语症。左侧外侧裂周为主要病变部位的进行性非流畅性失语和语义性痴呆以失语为主要突出症状，在发展至痴呆之前，单纯的失语可以存在数年。失语症的检查方法包括波士顿命名测验、词语流畅性测验、北京大学第一医院汉语失语症成套测验和汉语失语症检查法等方法，分别从听、说、读、写、复述、命名等方面评估患者的语言功能，判断失语类型，有助于疾病的定位和定性诊断。

失用症是在无理解障碍、无运动障碍的情况下，患者不能准确执行其所了解的有目的的动作。皮质性痴呆和皮质下痴呆患者均可出现运用障碍。失用症是皮质基底节变性患者突出的症状之一。AD 患者也可出现失用症，有失用的 AD 患者，疾病进展更加迅速。阿尔茨海默病评估量表认知部分（Alzheimer's disease assessment scale-cog, ADAS-cog）检查中的结构性练习、意向性练习、韦氏智力量表的积木分测验、汉语失语症成套测验中的听命令执行动作等分测验都可以用来进行运用功能的评价。

（四）其他量表

ADAS-cog 由 12 个条目组成，覆盖记忆力、定向力、语言、实践、注意力等方面，可评定阿尔茨海默病认知症状的严重程度，常用于轻中度阿尔茨海默病的疗效评估（改善 4 分及以上作为药物显效的诊断标准）。

痴呆患者可能会伴有行为和精神症状（behavioral and psychological symptoms of dementia, BPSD），如淡漠、激越、妄想、幻觉、攻击行为、情感障碍、饮食障碍、人格改变等。AD 患者早期表现为淡漠、抑郁和焦虑，中晚期可出现幻觉和激越；额颞叶痴呆早期的症状为人格改变；早期反复发生的视幻觉是路易体痴呆的核心特征之一。BPSD 对患者、家属和照料者造成心理负担，影响其生活质量，故对 BPSD 的评估有助于疾病的诊断、治疗及综合管理。

一些基于照料者的问卷可用于 BPSD 的检查，但部分量表来自于 AD 相关的检查，对非 AD 患者 BPSD 的敏感度及特异性不高。神经精神问卷（neuropsychiatric inventory，NPI）是为了用于患有 AD 和其他类型痴呆的患者而开发的，包括 10 项行为领域以及 2 项自主神经系统领域，广泛用于非 AD 患者药物观察的精神症状评价。Middelheim 额叶功能评分（Middelheim frontality score，MFS）可以有效评价额叶功能，有助于鉴别 AD 和额颞叶痴呆，敏感系和特异性达 90%。额颞叶行为评分（fronto-temporal behavioral scale）对早期额颞叶痴呆敏感性较高，可以将其与 AD 和血管性痴呆相鉴别，其敏感度为 91%，特异性为 95%。

痴呆的核心特点是日常生活能力的损害，对日常生活能力进行评价是痴呆诊断过程的一部分，由于大部分痴呆患者不能客观评价自己的日常能力，故此类量表多为基于照料者的调查问卷。主要涉及以下两部分的问题：①患者的基本生活能力（如进食、穿衣、洗浴）；②复杂的日常活动（如使用某些电器，财务管理以及购物能力）。经常使用的量表为 ADCS-ADL（AD cooperative study-ADL scale）问卷，该问卷为基于照料者的有 23 个项目组成的临床医生标准化问卷，评价患者近 4 周来的日常生活能力。此外工具性日常生活活动量表（instrumental activity of daily living，IADL）和痴呆残障评估量表（disability assessment of dementia，DAD）也用于痴呆患者日常生活能力评价。这些量表可以评估痴呆患者病情变化、治疗效果。有助于了解患者残存功能，制订合理的护理计划和综合治疗方案。

（李淑华　陈海波）

参 考 文 献

1. 中华医学会老年医学分会神经病学组额颞叶变性专家.额颞叶变性专家共识.中华神经科杂志,2014,47(5):351-356.

2. 陈璐,樊东升.中国散发性肌萎缩侧索硬化患者的自然病史与临床特征.中华内科杂志,2015,54:12-13.

3. 中华医学会神经病学分会肌电图与临床神经电生理学组,中华医学会神经病学分会神经肌肉病学组.中国肌萎缩侧索硬化诊断和治疗指南.中华神经科杂志,2012,45:531-533.

4. 中华医学会神经病学分会帕金森病及运动障碍学组,中国医师协会神经内科医师分会帕金森病及运动障碍专业委员会.中国进行性核上性麻痹临床诊断标准.中华神经科杂志,2016,49(4):272-276.

5. 崔瑞雪,牛娜,张颖,等.不同类型痴呆脑代谢改变图型.^{18}F-FDGPET 显像.中国现代神经疾病杂志,2014,14(4):303-308.

6. 中华医学会神经病学分会睡眠障碍学组.中国快速眼球运动睡眠行为障碍诊断与治疗专家共识.中华神经科杂志,2017,50:567-571.

7. 贾建平,王荫华,张振馨,等.中国痴呆与认知障碍诊治指南(三):神经心理评估的量表选择.中华医学杂志,2011,9:735-741.

8. Seltman RE,Matthews BR.Frontotemporal lobar degeneration:epidemiology,pathology,diagnosis and management.CNS Drugs,2012,26:841-870.

9. Knopman DS,Roberts RO.Estimating the number of persons with frontotemporal lobar degeneration in the US population.J Mol Neurosci,2011,45:330-335.

10. Snowden JS,Thompson JC,Stopford CL,et al.The clinical diagnosis of early-onset dementias:diagnostic accuracy and clinicopathological relationships.Brain,2011,134(9):2478-2492.

11. Rascovsky K,Hodges UR,Knopman D,et al.Sensitivity of revised diagnostic criteria for the behavioural variant of frontotemporal dementia.Brain,2011,134(9):2456-2477.

12. Es M A V,Hardiman O,Chio A,et al.Amyotrophic lateral sclerosis.Lancet,2017,390(10107):2084.

13. Tremolizzo L,Susani E,Lunetta C,et al.Primitive reflexes in amyotrophic lateral sclerosis.J Neurol,2014,26:1196-1202.

14. Grolez G,Moreau C,Danel-Brunaud V,et al.The value of magnetic resonance imaging as a biomarker for amyotrophic lateral sclerosis:a systematic review.BMC Neurol,2016,16:155.

15. Respondek G,Stamelou M,Kurz C,et al.The phenotypic spectrum of progressive supranuclear palsy:a retrospective multicenter

study of 100 definite cases.Mov Disord,2014,29(14):1758-1766.

16. Golbe L I.Progressive supranuclear palsy.Semin Neurol,2014,34(2):151-159.

17. Boxer AL,Yu JY,Golbe LI,et al.Advances in progressive supranuclear palsy:new diagnostic criteria,biomarkers,and therapeutic approaches.Lancet Neurol,2017,16(7):552-563.

18. Lefebvre DC,Golbe LI,Deramecourt V,et al.A geographical cluster of progressive supranuclear palsy in northern France.Neurol,2015,85(15):1293-1300.

19. Litvan I,Lees PS,Cunningham CR,et al.Environmental and occupational risk factors for progressive supranuclear palsy:case-control study.Mov Disord,2016,31(5):644-652.

20. Respondek G,Stamlou M,Kurz C,et al.The phenotypic spectrum of progressive supranuclear palsy:a retrospective multicenter study of 100 definite cases.Mov Disord,2014,29(14):1758-1766.

21. Tiraboschi P,Attems J,Thomas A,et al.Clinicians'ability to diagnose dementia with Lewy bodies is not affected by beta-amyloid load.Neurology,2015,84 :496-499.

22. Walker Z,Possin KL,Boeve BF,et al.Lewy body dementias.Lancet,2015,386 :1683-1697.

23. Tiraboschi P,Corso A,Guerra UP,et al.(123)I-2beta-carbomethoxy-3 beta-(4-iodophenyl)-N-(3-fluoropropyl)nortropane single photon emission computed tomography and(123)I-metaiodobenzylguanidine myocardial scintigraphy in differentiating dementia with Lewy bodies from other dementias:a comparative study.Ann Neurol,2016,80 :368-378.

24. Boot BP.Comprehensive treatment of dementia with Lewy bodies.Alzheimer Res Yher,2015,7 :45.

25. McKeith IG,Boeve BF,Dickson DW,et al.Diagnosis and management of dementia with Lewy bodies.Neurology,2017,89 :88-100.

第七节　创伤性脑损伤

创伤性脑损伤（traumatic brain injury，TBI）是创伤性死亡和残疾的主要原因，包括躯体致残及认知障碍。损伤的原因大多是跌倒、机动车事故、运动有关的事件以及遭遇袭击等，老年创伤性脑损伤的主要原因是跌倒。老年人的TBI需要长期康复，绝大多数（超过80%）是轻度TBI或脑震荡。

一、损　伤　类　型

由损伤导致的病变分为两种类型，一种需要外科干预，另一种则不需要。需要外科急诊处理的TBI病变有硬膜下血肿、硬膜外血肿、有占位效应的颅内出血及骨性损伤，如移位性骨折和椎体半脱位等。通常不需手术的病变包括局灶性、缺氧性损伤，弥漫性轴索损伤和弥漫性微血管损伤。

二、治　疗　措　施

1. 轻中度TBI的处理原则　轻中度TBI患者通常恢复快而且完全。轻度TBI或脑震荡的诊断只需确定患者受到的影响，但一般很困难，因为患者只是经历了短暂的意识改变，少数可有完全丧失意识，大多数伴有记忆障碍，患者不清楚损伤发生后自己是否受伤，常需目击者提供信息，询问目击者非常关键。可采用损伤判定筛查工具（a sideline point-of-injury screening tool），如标准化脑震荡评估（standardized assessment of concussion，SAC）或运动脑震荡评估工具第3版（sports concussion assessment tool，SCAT3），对患者进行筛查。SAC是一种测试受试者定向力、即时记忆、注意力和回忆的神经心理评估量表，得分小于25判定为异常。如果异常，患者则处于患脑震荡的高风险中，应该被送到医疗看护中心进行进一步评估、诊断和治疗。

在TBI早期处理中，神经科医师或处理TBI有经验的内科医师对患者应进行详细的病史采集、体格检查以及神经科专科检查，特别是认知功能的评估，这些都是非常重要的。在了解病史的过程中，医师应明确患者可能经历的感知改变、遗忘或意识丧失的持续时间，美国神经病学学会（AAN）指南依据上述持续时间的长短，对脑震荡程度进行了量化分级，异常感觉持续时间越长，分级越高，所需康复的时间也更长。除了AAN指南，其他可以使用的临床指南还包括有Cantu评分系统（Cantu Grading System）

和科罗拉多医学协会指南（Colorado Medical Society guidelines）。

神经影像学的检查可以帮助排查颅内出血或颅骨骨折，如果患者已失去意识、持续精神异常、GCS评分异常、局灶性神经功能缺损或者临床症状进行性恶化，则应该进行影像检查。但 CT 和 MRI 检查不能排除轻度 TBI 的临床诊断。

轻度 TBI 不需要太多的医疗干预，经过适当的康复，几乎所有患者都能痊愈，重要的是患者必须有足够的时间去康复，在完全恢复前，不应重返学习或者工作中。完全恢复前发生二次头部损伤是灾难性的，也叫二次损伤综合征（the second impact syndrome，SIS），会导致临床预后更差，甚至死亡。

轻度认知功能障碍的患者，没有特定药物来促进康复，应保证足够的休息时间。根据美国退伍军人卫生署和国防部（VA/DoD）脑震荡/轻度 TBI 管理临床实践指南，治疗的重点是改善患者的症状。头痛，通常作为患者最常见的症状，可以用对乙酰氨基酚或非甾体抗炎药治疗，如果出现偏头痛的特征，可以考虑使用曲普坦类药物。头晕可以用物理疗法治疗，影响到日常生活活动的严重头晕可用美克洛嗪（Meclizine）。失眠可以通过适当的睡眠卫生治疗予以调节，镇静剂一般在急性期使用，不过仅限于非苯二氮䓬类药物如唑吡坦。专科医师应评估患者的视觉和听觉症状。轻度 TBI 患者至少要经过 24 小时恢复才能重返学习或工作岗位。应经专业医师全面评估运动及认知功能，如不出现症状反复，并且患者认知表现良好，则允许患者进行完全正常的活动。

2. 重度 TBI 的处理原则　中重度 TBI，遵循"ABCD"治疗原则，即气道、呼吸、循环及神经功能障碍的治疗。所有患者均应进行详细的神经系统检查以确定神经功能受损的程度，同时进行格拉斯哥昏迷评分（Glasgow Coma Score，GCS）（表 37-15），GCS 量表评分可对 TBI 患者进行分类并量化其损伤程度。

表 37-15　格拉斯哥昏迷评分（GCS）

睁眼反应	言语反应	运动反应
1= 无反应	1= 无反应	1= 无反应
2= 疼痛刺激睁眼	2= 难以理解	2= 疼痛刺激有伸展反应
3= 指令性睁眼	3= 能理解，不连贯	3= 疼痛刺激有屈曲反应
4= 自动睁眼	4= 对话含糊	4= 疼痛刺激有逃避反应
	5= 正常	5= 疼痛定位
		6= 遵指令活动

重度 TBI 是指 GCS 评分小于等于 8 的患者，相关治疗指南，如脑创伤基金会制定的重度 TBI 的临床处理指南。早期处置是气道维护，通常是气管内插管。如果怀疑颅内压（intracranial pressure，ICP）升高，应将患者的头部保持居中位并抬高 30°，使用硬性颈托固定，直至可以评估颈椎稳定性为止。可按 0.5~1.0g/kg 的剂量静脉给予甘露醇，也可通过过度通气方式使 PCO_2 维持在 34~36mmHg，达到降低 ICP 目的。应保持 ICP 小于 20mmHg，脑灌注压（cerebral perfusion pressure，CPP）大于 60mmHg。尽快完成非增强头部 CT 检查，以确定损伤的程度和是否需要外科干预。

如 ICP 控制不良，可予静脉推注 23% 高渗盐水 50ml，然后通过中心静脉导管，按 75~125ml/h 连续输注 2% 或 3% 高渗盐水。若经过上述处理，ICP 仍未控制，则应考虑进行药物诱导性昏迷治疗或手术减压治疗。可以用戊巴比妥诱导药物性昏迷，先按 5mg/kg 负荷剂量静脉内给予，随后按 1~3mg/（kg·h）静脉维持。或使用丙泊酚，首次负荷剂量按 2mg/kg 静脉内给予，随后可静脉维持，其最大剂量可达 200μg/min。由于药物诱导性昏迷治疗的最终目的是控制 ICP 或脑电爆发性抑制，因此连续脑电的监测是很有必要的。经过以上这些处置后，ICP 仍持续升高提示预后不良，此时应考虑行额颞叶减压术和去骨瓣减压术。

为了维持患者脑灌注压（CPP），必须充分补液（adequately hydrated）。TBI 补液治疗的目的是为了增加血管和脑组织之间的渗透压梯度，因此，静脉补液要使用高渗性溶液，例如生理盐水，也可选择其他高渗性液体，如 3% 高渗盐水。如果静脉补液难以达到维持 CPP 的目标，可以加用血管活性药，首选如去甲肾上腺素和去氧肾上腺素，这两种药对脑血管舒缩作用影响最小。巴比妥类药物和丙泊酚是心肌抑制剂，因此当进行药物诱发性昏迷治疗时，则需要进行积极的心血管方面的处置。

老年患者常伴精神认知症状，当患者出现焦虑烦躁不安，可用劳拉西泮或氟哌啶醇治疗，如果效果欠佳，可静脉使用咪达唑仑或异丙酚。轻度疼痛，给予对乙酰氨基酚和非甾体抗炎药即可改善，对于中度至重度疼痛，则应使用麻醉性镇痛药例如芬太尼或吗啡。阿片类止痛药物亦可减轻疼痛，但因它们能被纳洛酮逆转，需随时重新评估患者神经功能状况。

TBI 患者一定要避免缺氧，癫痫和发热。尽量让患者的 PO_2 维持在约 100mmHg。在损伤后的前 7 天内可应用苯妥英钠，以减少早期癫痫的发作，7 天后可停用，如果再发癫痫，可再次使用该药物。出现发热时，可使用对乙酰氨基酚等退热药，必要时可使用冰毯退热。其他重要的处置还包括有，预防应激性胃溃疡、深静脉血栓形成（deep venous thrombosis，DVT）以及褥疮发生。患者的摄食喂养应尽早开始，以保证营养的维持。

过度通气只适用于最初几个小时的紧急处置，之后应尽量减少应用，因为 12 小时后，机体代谢补偿就抵消了由过度通气诱导的低碳酸血症所引起的呼吸性碱中毒的改善效果。

应对患者进行持续的 ICP 和 CPP 监测和反复的神经系统检查，脑水肿的高峰期发生于病后 48~96 小时，此后，水肿逐渐消退，临床症状随之改善。

TBI 的并发症是脑震荡后综合征（post-concussive syndrome，PCS），可以通过脑震荡后症状量表（post-concussion symptom scale，PCSS）和分级症状调查表（graded symptom checklist，GSC）对 PCS 进行诊断。PCS 最常见的症状是头痛、注意力不集中、食欲改变、睡眠异常和易激惹。PCS 的症状和持续时间变化很大，取决于不同患者的自身状态和 TBI 的严重程度。PCS 一般可持续数周，偶尔也有超过 1 年或更长时间。治疗主要是对症处理，对于头痛，非甾体抗炎药、偏头痛药物和生物反馈均能有效的改善；对于认知功能障碍，通过神经心理测试有助于确定适当的干预措施，其中包括认知行为治疗。

老年人的 TBI 常伴有多脏器功能衰竭，老年人脏器衰弱老化，创伤打击后易出现心肾功能衰竭，肺内感染及肝功异常，应及时处理。

三、预　　后

判定 TBI 预后最有用的预测指标是发病时的神经系统检查，很显然，神经系统检查的结果越好，恢复的可能性越大。初始 GCS 评分是非常可靠的预后指标，评分越低，患者神经功能恢复的可能性越小。

（彭丹涛）

参 考 文 献

1. American Academy of Neurology.Consensus Statement on TBI.Neurology,1997,48 :581-585.

2. Cushman JG,Agarwal N,Fabian TC,et al.EAST practice management guidelines work group:practice management guidelines for the management of mild traumatic brain injury:the EAST practice management guidelines work group.J Trauma,2001,51 :1016-1026.

3. Giza CC,Kutcher JS,Ashwal S,et al.Summary of evidence-based guideline update:Evaluation and management of concussion in sports:Report of the Guideline Development Subcommittee of the American Academy of Neurology.Neurology 2013,80 :2250-2257.

4. The Brain Trauma Foundation,The Amer Assn Neurol Surg and The Congress of Neurosurgery.Guidelines for the management of severe traumatic brain injury.J Neurotrauma,2007,24 :S1-106.

5. Group M O C W.VA/DoD Clinical Practice Guideline for Management of Concussion/Mild Traumatic Brain Injury.Journal of Rehabilitation Research & Development,2009,46(6):CP1.

6. Walters BC,Hadley MN,Hurlbert RJ,et al.Guidelines for the management of acute cervical spine and spinal cord injuries:2013 update.Neurosurgery,2013,60(Suppl 1):82-91.

第八节　癫　痫

一、定义和流行病学

癫痫发作（epileptic seizure）是指不同病因引起的、大脑神经元高度同步化的异常放电引起的、反复发作性、暂时性中枢神经系统功能失调。根据病变累及大脑的部位，临床可有不同的症状和体征，包括感觉、运动、自主神经、意识、精神、记忆、认知和（或）行为异常等。

癫痫（epilepsy）是表现为反复癫痫发作的慢性脑部疾病。患者脑部存在能导致癫痫反复发作的易感性。癫痫的诊断需要一次以上的癫痫发作，包括至少两次间隔超过 24 小时的无诱因性发作，或一次无诱因性发作加上其他检查能提示有高度可能的再次发作如癫痫样脑电图改变。癫痫的诊断涵盖了癫痫的神经生物学，认知，心理和社会影响等各方面。

癫痫综合征（epilepsy syndrome）是指由于特殊病因、特殊的发病机制组成的特定癫痫现象，其分类涉及多种因素，包括癫痫发作类型、病因、基因突变、神经影像和对治疗的反应等。癫痫综合征有许多不同的类型，其中主要有三种，即局灶性癫痫、特发性（遗传性）全面性癫痫和症状性全面性癫痫。

癫痫性脑病（epileptic encephalopathies）是指从病理学角度来看，癫痫活动本身导致的认知和行为障碍的严重程度可能已远远超过了预期（如皮质发育不良等），并且随着时间的推移而发生恶化。这些损害可以是全脑性的，或是更具选择性，并且呈进行性加重。任何一种癫痫都有可能导致这种脑病，而某些综合征本身即被视为癫痫性脑病。癫痫性脑病可以表现为一个严重的连续性疾病谱，并可能发生于任何年龄，是婴儿期和儿童早期最常见且最严重的疾病，可能导致脑的高级认知功能障碍。对于成人而言，如果长时间未能控制癫痫发作，同样会损害其认知功能。

癫痫是临床上最常见的神经系统疾病之一。流行病学调查显示，癫痫的患病率为 0.7%~1%，大约 10% 的普通人群在其一生当中可有一次癫痫发作。全球现有 5000 多万癫痫患者，我国患者近千万，每年新发患者 40 万 ~60 万。癫痫可发生在任何年龄，其发病呈双峰性，儿童（原因多为围产期损伤，感染和遗传因素）和老年人（原因多为脑卒中，肿瘤和痴呆）为两个发病高峰时期。

二、病因与病理

国际抗癫痫联盟（International League Against Epilepsy，ILAE）新定义认为癫痫是一种慢性的脑部疾病，由于许多急性疾病在急性期出现的癫痫发作由于其能随着原发病的好转而消失，因而不能将其作为癫痫的病因。只有这种疾病引起了长期、反复的癫痫发作才将其视为癫痫的病因。癫痫都是有病因的，但限于疾病认识的局限性，有些癫痫病因明确，有些病因仍在探索中（未知病因），前者称为继发性癫痫，后者称为特发性癫痫。

一些明显的结构性和代谢性病变可显著增加发展为癫痫的风险。随着磁共振（MRI）等技术的发展和应用，大大提高了对识别不同类型癫痫的病因的能力。部分性（局灶性）癫痫患者中，约 70% 的成人和 40% 的初发癫痫患儿提示有脑损伤或颅脑病变。常见的病变有海马硬化、神经细胞迁移障碍（如皮质发育不良）、颅脑肿瘤、脑血管病、颅脑外伤、中枢神经系统感染和自身免疫等。海马硬化是很常见的病变，可以单独存在，也可继发于由另一种癫痫引起的病灶（双重病理），病理表现为海马结构一些区域存在神经元脱失和胶质增生，海马硬化与颞叶癫痫和短期记忆功能障碍有关。

癫痫与遗传有关。随着分子遗传学和基因检测技术的发展，一些与特定的癫痫综合征有关的基因已经得到定位和克隆，一些癫痫综合征已能通过基因的检测进行诊断。许多基因突变发生在离子通道，因此也就导致神经元功能障碍和癫痫的发生。离子通道病的两个癫痫综合征分别是遗传性（全面性）癫痫伴热性惊厥附加症（GEFS +）和 Dravet 综合征（也称为婴儿严重肌阵挛性癫痫）。GEFS + 通常与电压门控钠通道基因 *SCN1A* 突变导致功能的部分丧失有关，而由此基因突变引起的功能完全丧失则导致 Dravet 综合征。GEFS + 可在任何年龄发病，儿童多见，家族不同患病成员发作类型各异，有些可能在 6 岁后出现热性惊厥（热性惊厥附加症），有些病患可有肌阵挛、失神发作或部分性发作。相比之下，Dravet 综合征发病年龄通常在 6~8 个月，表现为与间歇性发热相关的持续性半侧阵挛发作。成人型 Dravet 综合征的患者通常表现精神发育迟滞，伴有痉挛或共济失调、步态异常，以及偶发性夜间阵挛发作或其他类型的癫痫发作。识别 Dravet 综合征非常重要，因为某些抗癫痫药物（AEDs）可导致其持续性临床恶化（如拉莫三嗪，苯妥英钠），而另外一些 AEDs 治疗则非常有用（如托吡酯，左乙拉西坦，丙戊酸钠，苯二氮䓬类药物）。

三、临 床 表 现

（一）分类

癫痫发作按其临床症状和体征进行分类。癫痫发作的表现取决于以下几方面，包括异常放电起始部位是大部分大脑皮层或只是局限于某一脑区，所累及脑区的功能，以及随后异常放电在脑内的扩散传播形式。癫痫发作主要有两种类型：即局灶性发作和全面性发作。局灶性发作的异常放电起源并局限于一侧半球某一特定区域，可起源于皮层下结构，对于每一种发作类型而言，每次发作的起始部位固定，易于扩散，并可累及对侧皮层。全面性发作的起源分布在双侧大脑半球的某一点，并迅速扩散，可累及皮层和皮层下结构，但不一定包括整个皮层，全面性发作可以是不对称的。

同一患者的癫痫发作形式通常是刻板固定的，但也可以同时有多种发作类型，并且某一特定的发作也存在发作程度的不同。癫痫发作期间发生的行为称为癫痫发作症状，癫痫发作本身被称为发作，发生癫痫发作的时段被称为发作期，发作后到患者完全康复为止的时段为发作后期，两次癫痫发作之间的时段（几秒至几年不等）为发作间期。

关于癫痫发作类型的分类，国际抗癫痫联盟（ILAE）一直在不断地修订，表 37-16 为 2010 年的发作分类，新近 2017 年 ILAE 基于癫痫发作的病理学特点以及便于临床的可观察性和可操作性，重新进行了新的亚型分类，见表 37-17。癫痫综合征的分类严格遵循癫痫发作类型进行分类，主要分为三种类型：局灶性癫痫，特发性（原发性）全面性癫痫和症状性全面性癫痫。下面描述的具体癫痫发作类型和癫痫综合征仍基于 ILAE 广泛使用的分类方法。

表 37-16　2010 年 ILAE 关于癫痫发作类型的分类

发作的分类
全面性发作
强直 - 阵挛（可以任何形式进行组合）
失神
典型失神
不典型失神
伴特殊形式的失神
肌阵挛失神
眼睑肌阵挛失神
肌阵挛
肌阵挛
肌阵挛失神
肌阵挛强直
阵挛
强直
失张力
局灶性发作（根据发作时的意识损伤程度描述）
无意识或知觉损伤
伴有可见运动或自主神经成分 - 大致相对于"单纯部分性发作"
仅有主观的感觉或精神症状 - 大致相对于"先兆"
有意识或知觉损伤 - 大致相对于"复杂部分性发作"

续表

发作的分类
演变为双侧的惊厥性发作
包括强直、阵挛或强直和阵挛发作 – 代替 "继发性全面发作"
不确定的发作
癫痫性痉挛

表 37-17 2017 年 ILAE 关于癫痫发作类型分类的扩展版（expanded seizure classification）

发作的分类	
全面性发作	阵挛
运动性发作	癫痫性痉挛
强直 – 阵挛	运动过度
阵挛	肌阵挛
强直	强直
肌阵挛	非运动性发作
肌阵挛 – 强直 – 阵挛	自主神经
肌阵挛 – 失张力	行为中止
失张力	认知
癫痫性痉挛	情绪
非运动性发作（失神）	感觉
典型失神	局灶演变为双侧强直 – 阵挛发作
不典型失神	**不确定的发作**
肌阵挛失神	运动性发作
眼睑肌阵挛失神	强直 – 阵挛
局灶性发作	癫痫性痉挛
有或无意识损伤	非运动性发作
运动性发作	行为中止
自动症	**未分类发作**
失张力	

（二）临床表现

1. 部分性发作（癫痫发作类型）　部分性发作亦即局灶性发作，系大脑的局部区域存在部分异常神经元，间断性高度同步放电，募集影响周围的正常神经元随之同步放电，最终产生癫痫发作。如果控制这些异常神经元的放电，则可能不会出现临床症状，仅可通过 EEG 检测发现，这种情况称为亚临床发作或电性发作。

（1）单纯部分性发作：异常发作性放电仅累及皮层局部功能区域，即为单纯部分性发作（simple partial seizure，SPS），也叫无意识损伤的局灶性发作。出现不伴意识障碍的相应临床表现，如感觉、自主神经功能症状（如恶心或上腹胀气感）、异常思维（如恐惧，似曾相似感）或不自主运动。SPS 通常作为一种先兆和警示，提示将有更大的癫痫发作发生，约见于 60% 的局灶性癫痫患者。

SPS 期间，除了因发作本身导致患者特定功能的受限外，患者能对外界作出正常反应，因此可将 SPS 划分为无功能受损（仅内脏感觉）的 SPS 和伴有功能异常（如影响安全驾驶能力的肢体抽动）的 SPS。

SPS 的运动症状表现为局部肢体的阵挛或强直。局限于中央前回（Rolandic 区）的 SPS 如扩散波及皮层初级运动区的邻近区域，可按大脑皮层运动区分布顺序（如从口到手到臂至腿）移行发作阵挛性运动，称为杰克逊癫痫。

（2）复杂部分性发作：复杂部分发作（complex partial seizure，CPS）是伴意识损伤的局灶性发作，意识障碍程度可从最轻到完全丧失。在发作期间，尽管意识受损，但患者眼睛始终睁着，提示其仍处于觉醒状态；发作结束后，患者可能会闭眼，出现一定程度的发作后意识模糊、疲乏，有时会出现头痛，由于代谢需求增加，头痛的部位通常与致痫灶同侧。CPS 通常持续 1~3 分钟，可伴有数分钟至数小时的发作后状态。发作期间出现的特定症状和体征，能特征性地提示癫痫发作开始的部位（表 37–18）。致痫灶的定位非常重要，它可以预测病灶的病理性质并指导诊断性检查。

精神运动性、颞叶和边缘性发作，是过去用来描述 CPS 的各种发作行为的术语，但它们并不完全同义。并非所有复杂部分性发作都来自颞叶，也不都涉及边缘系统，同样，某些颞叶和边缘系统的征象未必伴有 CPS 应有的意识改变。

表 37–18　按症状和发作表现进行病变定位

部位	表现
颞叶	
钩 / 杏仁核	恶臭感
颞中回 / 颞下回	视觉改变：视物显小症，视物显大症
海马旁 – 海马区	似曾相识感；旧事如新感
杏仁核 – 隔区	恐惧，愉悦，愤怒，梦幻感
听觉皮层	嗓音，音乐
岛叶，前颞叶皮层	咂嘴，流涎，腹部症状，心律失常
额叶	
运动皮层	对侧面部、手指、手和足的阵挛性运动
运动前区皮层	对侧手臂伸展，运动过度
语言区	言语不能，失语症
外侧皮层	对侧眼球偏斜
双额叶皮层	失神样发作
顶叶皮层	感觉症状
枕叶皮层	视幻视（常为彩色），闪光暗点，视物变形

（3）继发性全面性惊厥大发作：局灶性发作放电扩散波及双侧大脑半球，会导致继发性全面性性发作。通常先有一个强直期，患者出现全身强直性伸展，持续 20~60 秒，然后逐渐进入较长的抑制即阵挛期，持续 1 分钟，因此描述为全面性强直阵挛（generalized tonic–clonic，GTC）发作。有些患者在发生强直 – 阵挛性发作前，先有少许阵挛性抽动，有些则只有强直或阵挛期出现。

当局灶性发作转变为继发性全面性大发作时，若患者出现致痫灶对侧上肢在身体前抬起并呈伸直状，而病灶同侧上肢因肘关节屈曲而置于胸前，称为"4"字征，这对致痫灶的定侧非常有用。

在惊厥发作开始时，由于气体强行通过紧张收缩的声门致患者大声尖叫，咽喉肌收缩将唾液挤出口腔出现口吐白沫。发作时患者双眼睁开、上翻，呼吸停止并可能出现发绀。口腔外伤特别舌咬伤是最常见的。常有尿失禁或大小便同时失禁。GTC 本身持续时间很少超过 2 分钟，从 GTC 到意识恢复持续 5~10 分钟。患者发作后表现为暂时性深度昏睡状，15~30 分钟内继以昏睡，意识模糊状态，有时伴有自动症行为。醒后患者会诉述头痛，肌肉酸痛，反应迟钝，乏力，或情绪变化，持续数小时至数天不等。GTC 引起导致许多显著而短暂的生理改变，包括低氧血症、乳酸中毒，血浆儿茶酚胺水平升高，以及肌酸激酶、催乳素、促肾上腺皮质激素和皮质醇等浓度增高。并发症有口腔外伤、脊椎压缩性骨折、肩关节脱位、吸入性肺炎以及猝死，后者可能与急性肺水肿，心律失常或窒息相关。

局灶性发作发作之后可出现暂时性的神经功能异常，提示致痫源皮层区域发生了发作后抑制，因此会有运动性发作后出现局部无力、感觉性发作后出现麻木的症状。这种可逆的神经功能障碍被称为托德麻痹（Todd paralysis），一般持续数分钟到数小时，很少超过 48 小时。发作后应立即检查患者，若能发现暂时性局部神经功能异常，可提示致痫源的部位或至少可判定致痫源的侧性。

2. 局灶性癫痫（癫痫综合征） 局灶性癫痫的特征在于反复的局灶性发作，它主要分为两类，即特发性和症状性。

（1）特发性局灶性癫痫：特发性局灶性癫痫被认为是与遗传发育异常有关，儿童期发病，青春期缓解消失。它包括有枕叶综合征、额叶综合征等多种类型，其中最常见的类型是伴有中央 – 中颞区棘波的良性癫痫（benign epilepsy with central midtemporal spikes，BECTS），也称为良性外侧裂性癫痫（benign Rolandic epilepsy，BRE），约占儿童癫痫的 15%。BECTS 发病年龄通常在 3~12 岁之间，发作表现为短暂的单纯部分性半侧面部运动或感觉症状，典型症状为一侧面部抽搐，言语停顿，流涎，以及面部、牙龈、舌头或内颊的感觉异常。有时症状可以很轻微，以至于可能被忽略。局灶性发作可能进展为半身阵挛性运动或半身强直性姿势，偶尔发生继发性全面强直阵挛性发作，多在睡眠期间出现。EEG 显示，背景活动正常，睡眠诱发可见中中央和中颞区固定的特征性癫痫样放电。相对其他大多数良性局灶性癫痫综合征，BECTS 的预后良好，青春期中后期临床发作消失，EEG 正常。BECTS 的预后不受治疗影响，但抗癫痫药物可以防止其反复发作。

（2）症状性局灶性癫痫：症状性局灶性癫痫是最常见的癫痫类型，并且按照发作时所累及的脑叶进行分类。颞叶癫痫最常见，其次是额叶癫痫，少见的是顶叶和枕叶癫痫。尽管有时不能确诊，但所有症状性局灶性癫痫患者的大脑皮质都有潜在的局灶性异常，如瘢痕组织、畸形、生长或基因表达异常。一般症状性局灶性癫痫患者通常只有一个致痫病灶，但病灶本身可波及影响多脑叶反馈通路。一些患者可有多个病灶，会导致相应的发作表现。

颞叶癫痫是成人最常见的癫痫综合征，至少占 40%，常常始发于儿童期或青春期，亦有成年期发病。可有热性惊厥史。大多数患者是复杂部分性发作，有些可继发全面性发作。内侧颞叶癫痫可累及海马和杏仁核区域，最常见的先兆症状是上腹胀气感或内脏异常感觉。其他不太常见的症状有恶臭感、似曾相识感（déjàvu）或其他思维异常。由于发作起源于颞叶内侧钩回或附近，嗅觉先兆被称为钩回发作。颞叶外侧（新皮层）发作可出现言语障碍（优势半球）、反复发声（非优势半球）、眨眼、以及成形的视幻觉或听幻觉。自动运动行为，即自动症（automatisms），常见于累及边缘系统（通常在颞叶）的癫痫发作。自动症包括口部征象（如撇嘴，反复吞咽）和重复性手部运动（手自动症）。

额叶癫痫根据受累部位至少有四种不同的发作类型。辅助运动区发作，病灶在额叶上回，其形式由头部和手臂组成的对侧偏转姿势，也称击剑姿势，表现为致痫灶对侧上肢外展，头部快速地转向该侧，致痫灶同侧上肢屈曲且保持在头部上方或横跨于胸前。外侧额叶发作，表现为头部和眼睛向病变对侧转向。运动过多性发作，病灶位于额叶，具体定位不明，表现为过于夸张性的肢体狂乱运动，常常与心因性非癫痫发作相混淆，因此，有时被称为假性发作（pseudopseudoseizures）。几乎所有运动过多性发作持续时间不超过 40 秒，通常夜间睡眠期间发生，平均每晚 1~5 次，而在清醒期间较少发生，患者在发作时通常伴有尖叫秽语。额叶失神发作（Frontal absence）相对罕见，是由于双侧额叶广泛同步放电引起，表现为凝视和类似典型或非典型失神发作。额叶运动皮层（中央前回）产生的癫痫发作则为典型的杰克逊发作。

顶叶癫痫和枕叶癫痫均是累及感觉结构，病初可仅有主观感觉症状。顶叶发作表现为躯体感觉症状或更高的认知功能障碍。躯体感觉症状，如杰克逊癫痫一样，可沿大脑皮层感觉区分布顺序逐渐移行扩散。枕叶发作表现为未成形或形成不良的视幻觉，这种视幻觉通常是彩色的，与偏头痛的视觉先兆不同，后者是黑色、灰色和白色。枕叶发作还可出现强制性眼球偏斜。反射性癫痫发作由特定的刺激促使诱发，例如触摸、乐曲、特定的运动、阅读、闪光灯或某些复杂的视觉图像。除了相对常见的青少年肌阵挛性癫痫的光敏反应之外，其他反射性癫痫发作相对罕见。由于顶、枕叶司管着感觉功能，因此把它归类为顶叶或枕叶癫痫的一种类型。

创伤后癫痫是一种症状性局灶性癫痫，创伤后癫痫发生与否与头部损伤的严重程度有关。脑贯通伤（例如子弹或弹片）后发生癫痫的相对风险是普通人群的近 600 倍，严重闭合性头部损伤发生癫痫比率约 20%。所谓严重闭合性头部损伤，即出现颅内出血（硬膜下，硬膜外，蛛网膜下或脑挫伤），持续时间超过 24 小时的意识丧失或遗忘，或神经系统检查持续异常，例如偏瘫或失语。大多数严重头部损伤的患者在伤后 1~2 年内发生癫痫发作，但也可能在 20 年或更长时间后出现。轻度闭合性头部损伤（无并发症的短暂性意识丧失，无颅骨骨折，无局灶性神经系统体征，无挫伤或血肿）患者发生癫痫发作的风险较低。创伤后癫痫临床表现上主要为肢体的抽搐，特别是多发颅脑损伤。头部损伤 1 周内出现癫痫发作不一定预示将来必定罹患癫痫。

3. 特发性全面性发作（发作类型）　特发性全面性发作是指病变从一开始即同时累及双侧大脑半球。特发性全面性发作应与局灶性发作有时具有相似的临床特征，但对治疗的反应却不同，应予区分。

（1）失神发作：主要见于儿童，特征为突发、瞬间意识丧失、凝视、节律性眨眼及轻度颈部失张力。多数失神发作持续不到 10 秒，如果持续时间超过 20 秒，则常伴有自动症存在，此时与局灶性发作难以鉴别。EEG 呈现特征性改变，呈双侧对称 3 次 / 秒棘慢波或多棘慢波。行为和意识在发作后立即恢复，如果在发作期间环境发生改变，则可存在短暂的意识模糊。无发作后期，通常事后对发作全无记忆。

（2）肌阵挛性发作：表现为单侧或双侧、同步或非同步性地快速而短暂的反复的肌肉抽动，不伴意识丧失。肌阵挛作为癫痫发作表现，必须同时在 EEG 上有相应的异常放电。其他类型的肌阵挛，如良性夜间（入睡前）抽动，皮质下和脊髓性肌阵挛等，EEG 无相关异常放电，不能认为是癫痫发作。肌阵挛性抽动可以是面部或手的小动，也可能是同时波及头部，四肢和躯干的广泛性双侧痉挛。反复肌阵挛性发作可逐渐加剧并演变为全面性强直 – 阵挛性发作。肌阵挛性发作任何时间都可发生，多在睡醒后不久发生群集性发作。

（3）特发性全面性强直阵挛性发作（generalized tonic-clonic seizure，GTCS）：是最常见的发作类型之一，以意识丧失和全身对称性抽搐为特征。发作前可先有少许肌阵挛性抽动，也可突然发作，发作时表现为持续 20~60 秒的强直期后，出现阵挛期，持续时间与前相似，最后是发作后状态。患者通常没有局灶体征，有时头部会发生转动，但无定位意义。如果忽视发作开始的征象，通常不能区分是特发性全面性发作或是因局灶性癫痫导致的继发性全面性发作。

4. 特发性全面性癫痫（癫痫综合征）　特发性全面性癫痫（IGE）是种多基因病，可能源于皮层丘脑回路的基因突变和多态性改变共同参与所致，目前仅有极少数 IGE 基因被证实，IGE 患者遗传概率约 10%，同一家族的不同成员通常临床表型不同，大多数 IGE 患者智力正常。

（1）儿童期失神性癫痫（childhood absence epilepsy，CAE）：是最常见的儿童癫痫类型。发病年龄 3~12 岁，多在 6~7 岁起病，表现为频繁的典型失神发作，每天可达数百次，有时在发病初期被误认为是注意力问题，可由过度通气诱发。50% 的 CAE 儿童可偶发 GTC 发作。CAE 具有自限性，其发作和 EEG 异常在成年早期即缓解消失。

（2）青少年肌阵挛性癫痫（juvenile myoclonic epilepsy，JME：）好发于 8~20 岁之间，其特征在于晨起醒后不久出现群集性肌阵挛性发作，临床表现为每次不到一秒的上肢的反复抽动，无意识障碍，持续数分钟至 30 分钟不等。JME 患者如果熬夜或饮酒，则特别容易发生 GTC 发作。JME 患者通常具有光敏性，即给予 5~20Hz 的闪光刺激后诱发以及 EEG 异常放电（光敏阵发性或光性惊厥反应）。这是一种反射性癫痫发作。某些 JME 患者也可有失神发作，EEG 结果类似于 CAE，但棘慢波频率稍快（3~4Hz）并常含有多棘波成分。JME 随年龄而逐渐减少，但与 CAE 不同，JME 发作可持续到成年或者终身。

IGE 不太常见的类型包括青少年失神性癫痫（juvenile absence epilepsy，JAE）和觉醒时全身性强直阵挛性发作（generalized tonic-clonic seizures on awaking，GTCA）。JAE 起病于青少年，主要的发作类型是失神发作，并和 JME 一样，发作可持续到成年。GTCA 主要的发作类型是惊厥大发作，常常发生于早晨觉醒。GTCA 可伴有失神发作和肌阵挛发作，但相对少见。

5. 症状性全面性发作（发作类型）　症状性全面性发作，多是由于患者早期脑内广泛或多灶性病变导致跨胼胝体或累及中脑结构的快速同步的异常放电活动引起。

（1）猝倒发作（drop seizures）：表现可以是强直性和（或）失张力性。猝倒意味着如果患者处于直立状态时，就会因失去保护性反射而摔倒。猝倒发作的患者经常发生头部损伤，因而建议他们戴头盔防护或由看护者直接照护。在强直性发作期间，患者上肢会突然以与身体成 90° 角向前伸出，同时整个身体僵硬，典型的摔倒是朝后倒地，而在失张力发作期间，由于维持姿势的肌肉突然失去张力，患者是向前摔倒。

（2）非典型失神发作（atypical absence seizures）：表现为凝视或精神迟缓伴有脑电图广泛的慢棘慢波放电（2.5Hz 或更少）。发作可能会持续几分钟甚至数小时。波动性意识障碍及发作开始和停止缓慢是非典型失神发作的特点。

6. 症状性全面性发作（癫痫综合征） 症状性全面性癫痫多见于早期即有颅内多发病灶或弥漫性脑功能障碍的患者，伴有一定程度发育迟缓。除了所有局灶性和特发性全面性癫痫的发作类型之外，症状性全面性癫痫的人还会出现强直性发作、失张力性发作以及非典型失神发作。

症状性全面性癫痫综合征最常见的是 Lennox-Gastaut 综合征（Lennox-Gastaut syndrome，LGS）和 West 综合征（West Syndrome）。

LGS 是由于弥漫或多灶性脑功能障碍引起的症状性全面性癫痫的常见形式。LGS 发病多见于 2~10 岁，60% 患儿存在脑病和发育迟缓，20% 有婴儿痉挛。5%~10% 的儿童期癫痫是 LGS，其特征是同时有强直性发作或失张力性发作、肌阵挛性发作和非典型失神发作等多种形式的发作，伴有广泛性 2.5Hz 或更慢的棘慢波为特征的 EEG 改变。在睡眠期间，EEG 呈现广泛性快速节律的爆发。LGS 还可能发生强直阵挛性发作和局灶性发作。几乎所有 LGS 患者均伴有发育迟缓和相关的行为障碍。LGS 是种需要监护的慢性疾病，若有猝倒发作，则建议其戴头盔防护。

婴儿痉挛（Infantile Spasms）出生后一年内发病，发病率大约为五千分之一，其原因包括围产期损伤，脑畸形，CNS 感染，结节性硬化和先天的代谢异常等。临床表现为屈曲性或伸性肌强直，肌阵挛或多种形式混合发作，每次持续 1~20 秒，也可有长达 20 分钟的群集性发作。West 综合征是指痉挛发作、精神发育迟滞和 EEG 高度失律（杂乱无序的癫痫样放电）三联征。婴儿痉挛预后不良，超过 90% 患儿出现精神发育迟缓，大多数进展为症状性全面性癫痫，只有小部分隐源性患者可以缓解恢复。

7. 其他发作类型 热性惊厥（febrile seizures）见于 6 岁以下儿童，发生率约 3%~5%。约 30% 的患儿可反复发作，尤其是首次发作发生在 1 岁以前或有热性惊厥的家族史，则复发的可能性更大。容易发生热性惊厥的患儿可能存在某些基因突变。大多数热性惊厥患儿没有远期影响，但增加了以后发生癫痫的风险，发生率在 2%~3%，但对于那些发作持续时间较长或局灶性热性惊厥（复杂热性惊厥）、有非热性惊厥发作的家族史或首次发作之前就有神经系统异常的患儿，这种风险则增为 10%~15%。

四、诊　　断

癫痫的诊断需遵循三步原则：①确定是否是癫痫发作；②明确癫痫发作类型以及是否是癫痫综合征；③确定癫痫的病因。

1. 病史和查体 病史是诊断癫痫的主要依据，应当了解发作过程中的具体表现，以及发作时的背景情况，这能提示某些急性病因，如药物戒断、中枢神经系统感染、创伤或卒中。成人近期发生的癫痫发作提示有颅内新发病变。既往有癫痫发作史则提示癫痫。癫痫发作前后或过程中出现的任何神经系统局灶性体征，均提示脑结构性病变。发作的形式和患者的年龄常常是诊断癫痫发作和癫痫类型的重要因素。

大多数癫痫患者体格检查结果正常。体检时应注意是否有神经系统局灶性体征，如轻微的面部瘫痪、手指精细动作笨拙或轻度反射亢进等，有一侧致痫灶的局灶性癫痫患者可能存在这些体征。仔细的皮肤检查有助于发现神经皮肤综合征的特征，例如 Sturge-Weber 综合征可见累及上眼睑的面部红葡萄酒色斑痣；结节性硬化症可见皮肤色素脱失斑及面部血管纤维瘤；神经纤维瘤可见咖啡牛奶斑和腋下雀斑等。

2. 脑电图（electroencephalography，EEG）检查 脑电图（EEG）是对癫痫发作和癫痫最有帮助的诊断性检查。EEG 结果能够帮助医师确定诊断、正确分类发作类型、识别癫痫综合征以及作出治疗决策。结合相应的临床表现，EEG 存在癫痫样放电 – 棘波或尖波，则强烈支持癫痫的诊断。反复癫痫发作患者中，局灶性癫痫样放电提示局灶性癫痫，而广泛性癫痫样放电通常提示全面性癫痫。大多数 EEG 检查是在癫痫发作间期进行的，单凭这种发作间期的 EEG 异常与否无法明确或排除癫痫的诊断。多达50% 的癫痫患者在最初 EEG 上可显示癫痫样放电异常。睡眠诱发试验会增加捕获脑部癫痫样放电活动的概率。连续 EEG 检查同样有助增加异常结果的发现。有少部分癫痫患者，即使通过各种诱发试验，其发作间期 EEG 仍显示正常。

发作间期 EEG 结果的判读受以下两方面的影响。一方面，约 2% 的正常人的 EEG 可出现癫痫样放电，特别是儿童；另一方面，EEG 的判读存在主观性，正常良性变异波和伪迹可被误判为癫痫样异常放电，并被错误地视为癫痫发作易感性的证据。

通过记录到临床发作过程中 EEG 出现特征性发作放电，即可明确癫痫的诊断。住院视频 EEG 监测（inpatient video-EEG long-term monitoring）能帮助医生发现临床发作时脑电变化，鉴别心因性非癫痫发作，为手术切除致痫灶进行定侧和定位。

3. 神经影像学检查 颅脑 MRI 能发现与脑结构病理性改变，是检测癫痫致痫灶的最佳方法之一。这些脑部病变包括海马硬化、神经元移行障碍、肿瘤、局限性萎缩、动静脉畸形和海绵状血管畸形等。完整的 MRI 影像资料包括常规和增强的冠状位和轴位的 T_1 加权、T_2 加权和反转恢复序列成像。如要发现颞叶海马病变，还应加做海马冠状位成像；怀疑血管畸形或创伤相关的陈旧性出血，则应加做 T_2 加权梯度回波成像（GRE）；怀疑因长时间发作而导致急性脑损伤所引起的细胞毒性水肿，应加做弥散加权成像（DWI）。

除确诊为伴有中央颞区棘波的良性癫痫（BECTS）或特发性全面性癫痫（例如 CAE 和 JME）的患者外，所有疑似癫痫患者均应进行头颅 MRI 检查。对于不能完成 MRI 检查的患者，可申请 CT 增强扫描，但效果不如 MRI 好。如癫痫发作伴神经系统体检异常或 EEG 显示局灶性慢波异常，应进行神经影像检查。如果发生癫痫发作形式的变化，临床无法解释，应当考虑再次进行神经影像检查，以评估是否有新发病变。

脑磁图（magnetoencephalography，MEG）是一种无创的功能成像技术，它将大脑皮层神经元电活动产生的磁信号在颅外采集处理后间磁信号源的空间位置融合对应于 MRI 图像的解剖部位，可直观地反映局部神经元的活动情况。MEG 可探测到皮层直径小于 3mm 的致痫灶电活动，可确定致痫灶与功能区的关系及语言中枢的位置，为癫痫术前评估提供了一个无创准确的定位方法。

正电子发射断层成像术（positron emission tomography，PET）和单光子发射计算机断层成像术（single-photon emission computed tomography，SPECT）是使用具有生理学活性的放射性标记的示踪剂对脑代谢活动（PET）或脑血流（SPECT）进行成像的技术。MRI 显示脑结构正常时，PET 或 SPECT 可能显示存在异常。与正常脑组织相比，致痫灶在癫痫发作间期呈低代谢（PET）或低血流（SPECT）改变，发作期则相应地呈现高代谢或高血流变化，因此通过发作期和发作间期的对比研究来定位致痫灶。

4. 其他相关检查 对于新诊断癫痫及应用抗癫痫药治疗前，应进行包括血清电解质、肝肾功能在内血生化和全血细胞计数检查。怀疑药物滥用，尤其是青少年发生原因不明癫痫发作时，应采集血或尿样筛查药物或毒物。怀疑与遗传相关又具有特殊临床表现的患者，特别是对因阳性检测结果会改变治疗方案的患者，应进行基因检测，例如 *SCN1A* 相关癫痫（Dravet 综合征）。如疑有脑膜炎、脑炎等中枢神经系统感染，则要行腰椎穿刺检查。反复全面性癫痫发作和癫痫持续状态可导致轻度的脑脊液蛋白含量升高和细胞数增多，持续时间不超过 48 小时。对初次全面性癫痫发作的年轻人，如果有心律失常、不明原因猝死或发作性意识丧失家族史，应进行心电图（ECG）检查。

五、鉴别诊断

癫痫发作是一种发作性事件，但并非所有发作性事件都是癫痫发作。误把其他疾病当作癫痫，将导致徒劳无效甚至有害的治疗，部分患者的"发作"应用抗癫痫药治疗无效，应考虑可能不是癫痫发作。许多疾病易与癫痫混淆（表 37-19），具体情况取决于患者年龄及发作的性质和情形，这些非癫痫发作性疾病可表现为突发、短暂的行为异常、反应无常、肌张力变化以及某种特殊姿势体位或肢体运动等。

表 37-19 类似癫痫发作的非癫痫发作性疾病

表现
运动障碍：皮质下肌阵挛，阵发性舞蹈徐动症，发作性共济失调，过度惊吓（惊恐症）
偏头痛：意识模糊，椎基底动脉型，视觉先兆
晕厥
行为和精神病变：心因性非癫痫发作（假性癫痫发作），过度换气综合征，惊恐/焦虑障碍
猝倒症（通常伴有发作性睡病）
短暂性脑缺血发作
低血糖

心因性非癫痫发作（psychogenic non-epileptic attacks，PNEA）：如成人假性癫痫发作和心因性非电性发作，常引发难治性"癫痫"。PNEA 是由于无意识的心理将情感冲突或应激因素转化为躯体化状态，类似癫痫发作。有些心因性发作的患者，同时亦伴有癫痫，应加以识别。确诊需要视频 EEG 记录，根据非典型和非刻板发作、情绪或精神性诱因、精神疾病病史、对抗痛药效果差以及多次发作间期 EEG 正常，均可提示心因性发作可能。PNEA 多见于女性。约 80% 的 PNEA 患者是躯体或性虐待的受害者。

伴过度换气的惊恐发作（panic attacks）：也叫焦虑发作，其表现可类似伴有情感、自主神经或特殊感觉症状的局灶性发作。患者常因过度换气导致口周和手指麻刺感，长时间过度换气还可出现肌肉颤搐或痉挛（手足搐搦），严重时发生晕厥。

晕厥：是指与心血管功能障碍相关的短暂性全脑灌注不足所致的一组症状，意识丧失仅持续数秒钟，很少超过 1 分钟，通常快速恢复。如果脑缺血非常严重，则晕厥发生时，可出现躯干强直性姿势或上下肢阵挛性抽搐，可伴有大小便失禁，称为惊厥性晕厥（convulsive syncope）。

偏头痛（migraine）：可能被误诊是癫痫发作，特别是当头痛不典型或症状较轻时更应注意鉴别。部分偏头痛患者存在视觉先兆，通常为黑色、灰色和白色，如果出现彩色的视觉先兆，则提示癫痫发作。基底动脉型偏头痛，通常发生于儿童和年轻成人，可表现为昏睡、情绪变化、意识模糊、定向障碍、眩晕、双侧视觉障碍和意识丧失等，也应与癫痫加以鉴别。

六、治 疗

1. 一般原则 如果症状性癫痫发作的病因得到纠正，则通常不需要给予抗癫痫药治疗。成年人发生单次、无诱因的癫痫发作且临床和实验室检查未见异常，一般不会再次发生癫痫发作，通常不需加用抗癫痫药。如果临床表现、神经影像学或 EEG 检查提示有局灶性神经系统异常，则患者有可能会发生反复的癫痫发作，此时需按照不同的发作类型，在初次发作后给予相应抗癫痫药物治疗，具体用药可参考 2013 年中国成人癫痫患者长程管理共识专家协作组制定的癫痫长程管理专家共识（表 37-20）。

表 37-20 新诊断癫痫患者初始药物的选择

发作类型	首选药物	一线药物
部分性癫痫发作	卡马西平或拉莫三嗪	奥卡西平、丙戊酸
全面强直阵挛发作	丙戊酸 *	拉莫三嗪、奥卡西平、卡马西平
失神发作	丙戊酸或乙琥胺	拉莫三嗪
肌阵挛发作	丙戊酸	左乙拉西坦、托吡酯
强直发作或失张力发作	丙戊酸	拉莫三嗪

注：* 请注意丙戊酸的致畸风险，如不适用可选拉莫三嗪。希望生育的妇女或女童使用丙戊酸时，应考虑胎儿可能的致畸风险和神经发育迟滞风险，特别是在高剂量或多药联合使用时

2. 药物治疗 癫痫发作具有反复性，治疗目标是消除发作。根据癫痫发作类型，选择合适的抗癫痫药（anti-epileptic drugs，AED），半数以上的癫痫患者可以完全有效控制且能良好耐受药物，仍有大约1/4的癫痫患者，用药无效或需要多药联合治疗。所有AED均具有潜在的毒副作用和特异质反应。一旦确定了发作类型和癫痫综合征，在综合考虑药物的疗效和毒副作用基础上，应选择相应的AED进行治疗。不同发作类型的AEDs选择及其可能的毒副作用如下。

（1）特发性全面性癫痫（CAE，JME，其他）

1）丙戊酸或拉莫三嗪：是治疗特发性全面性癫痫的一线药物，85%~90%的患者发作能得到完全控制。丙戊酸是新诊断特发性全面性癫痫的首选药物。丙戊酸钠可导致体重增长，与多囊卵巢综合征的发生相关，特别是青少年女性更多见。约5%的患者可有脱发，也能增加致畸风险。拉莫三嗪通常在治疗开始的前2个月，可出现少见的、严重的皮疹，包括中毒性表皮坏死溶解症和Stevens-Johnson综合征。缓慢剂量递增能明显降低该风险发生。丙戊酸钠能明显抑制拉莫三嗪的代谢，两者联用时应减少拉莫三嗪的剂量。拉莫三嗪偶尔加重肌阵挛性发作，但对大多数JME患者是有效的。

2）二线治疗药物：选择包括托吡酯、左乙拉西坦。儿童失神性癫痫，首选乙琥胺。如果出现惊厥发作，则选择丙戊酸钠或拉莫三嗪治疗。如果患者有频发失神发作或肌阵挛发作、每次发作超过5分钟并最终引起惊厥发作的病史，则选择苯二氮䓬类药物，如劳拉西泮或地西泮，以中止这种群集性发作并预防惊厥发生。卡马西平、奥卡西平、γ氨基丁酸类合成物包括加巴喷丁、普瑞巴林和噻加宾，可加重失神发作和肌阵挛发作，特发性全面性癫痫患者应避免使用这些AEDs。

（2）部分性癫痫：大多数AEDs均对部分性癫痫发作有效，应基于药物副作用和药代动力学特性选择一线AED。

卡马西平、奥卡西平、托吡酯、左乙拉西坦、拉莫三嗪是目前治疗部分性发作的一线药物。卡马西平和奥卡西平可能导致低钠血症。托吡酯可能导致体重减轻，也有出现认知损害和肾结石。左乙拉西坦可引起严重的情绪变化和明显的镇静，但通常耐受性良好。拉莫三嗪由于有皮疹风险，调整剂量时需要缓慢增加。

应用卡马西平或奥卡西平治疗前，亚裔患者应当检测HLA-B*1502等位基因，北欧裔患者应当检测HLA-A*3101等位基因。存在这些等位基因的患者，发生Stevens-Johnson综合征和中毒性表皮坏死溶解症的风险增加。

部分性发作的辅助治疗药物包括丙戊酸钠、普瑞巴林、加巴喷丁。加巴喷丁由于其吸收率随着剂量增加而降低，影响治疗效果，因此普瑞巴林是更好的选择。

（3）症状性全面性癫痫：所有AEDs对治疗症状性全面性癫痫均有一定效果，但很少能完全控制。最基本的治疗目标是应当控制更严重的癫痫发作发生，包括跌倒发作和惊厥，常需要多药联合治疗。

丙戊酸钠是常用的初始药物，需要联合用药时，拉莫三嗪、托吡酯、左乙拉西坦可能会增加疗效。

Dravet综合征以及相关综合征GEFS+选用托吡酯、左乙拉西坦和苯二氮䓬类药物，效果最好，拉莫三嗪和苯妥英钠则会加重Dravet综合征。

总之，AED给药剂量必须谨慎。仅少数AED可安全地以负荷剂量开始用药，大多数药物应当从小剂量开始，逐渐递增加剂量。药物治疗的指南为：①首选应当确定癫痫发作和癫痫类型，给予常规剂量的首选药物，然后加量直至发作完全控制或出现副作用（表37-21）；②如果药物达到中毒剂量时，癫痫发作仍持续存在，或发生严重副作用，应当尝试另一种药物；③在增加另一种药物前，不应停止使用原先使用的药物，否则可能发生癫痫持续状态；④如果两种药物均达到中毒剂量，癫痫发作仍持续存在，应接受较复杂的多药联合治疗和长程视频EEG监测；⑤一些AEDs如苯妥英钠和卡马西平，在中毒剂量时亦可导致癫痫发作；⑥应当首选缓释型和长效型AEDs；⑦鼓励患者遵循药物治疗方案服药，用药依从性差是发作控制较差的首要原因。

表 37-21 常用抗癫痫药的用法和有效浓度

通用名称	成人每天总剂量	给药频率（小时）	治疗浓度
丙戊酸钠	5~30mg/kg	8（缓释制剂为 12~24）	50~100μg/ml
卡马西平	400~1200mg	6~8（缓释制剂为 12）	6~12μg/ml
奥卡西平	600~2400mg	8~12	15~45μg/ml
加巴喷丁	900~2400mg	6~8	不确定
拉莫三嗪 *	100~700mg	12	2~15μg/ml
左乙拉西坦	500~3000mg	12	15~45μg/ml
苯妥英钠	100~300mg	24	10~20μg/ml
普瑞巴林	100~600mg	8~12	不确定
托吡酯	50~600mg	12	2~20μg/ml
乙琥胺	750~1500mg	8~12	40~100μg/ml

* 必须对拉莫三嗪初始剂量进行缓慢调整，这也常适用于其他药物。

（4）老年癫痫患者的用药管理：老年癫痫多为症状性癫痫，部分性发作占多数。首选单药治疗，ILAE 指南建议选用拉莫三嗪和加巴喷丁（A 级证据），注意肝肾功能情况，避免加药速度过快或药物用量过大。如需联合用药，可选拉莫三嗪和丙戊酸联用，两者在治疗上有协同作用。

老年患者由于肝肾功能减退，体内代谢改变，身体脂肪与非脂肪成分的总比值增加，使药物清除率下降。当肝功能异常时，可考虑选用拉莫三嗪、托吡酯、左乙拉西坦等对肝功能影响较小的药物。当肾小球滤过率下降时，水溶性药物如加巴喷丁的用药剂量应相应减少，而脂溶性药物如卡马西平则受肾小球滤过率的影响较小。对于肾功能不全的部分性发作的老年癫痫患者首选一线用药为拉莫三嗪和左乙拉西坦等。

老年癫痫患者常合并脑血管病、变性病、中毒和代谢性脑病等其他疾病。因此，老年患者除了AEDs 外常需服用多种其他药物，故在药物选择时应充分考虑其他药物与 AEDs 之间的相互作用。例如老年癫痫患者常患有心脑血管疾病，而脑血管病又是老年人癫痫最常见的原因。华法林在治疗老年心血管疾病中常用，而具有肝酶诱导作用的 AEDs 能加速华法林的代谢。因此尽可能选择无或较少引起药物间相互作用的新一代 AEDs，如拉莫三嗪、左乙拉西坦等。老年癫痫患者如合并抑郁焦虑或精神异常，可选择对精神行为影响小的药物如拉莫三嗪、奥卡西平、卡马西平、丙戊酸等。

（5）药物停用：许多癫痫患者经过长时间用药后不再癫痫发作。如果发作难以控制并且需要多药联合治疗，或发作控制前频发惊厥、神经系统检查发现局灶异常，或 AED 停药时 EEG 显示局灶性背景活动紊乱或癫痫样活动，则提示复发风险高，停药可能性小。如果单药治疗即可控制初始癫痫发作，缓解前发作次数相对较少，并且在 AEDs 逐渐减量前 EEG 和神经系统检查均正常，则停药成功的可能性很大。药物的停用应遵循缓慢和逐渐减量的原则，一般在完全控制发作 4~5 年后，根据患者情况逐渐减量，减量 1 年左右时间内临床和脑电图检查无发作者方可停药。

3. 癫痫手术　大多数癫痫患者通过药物即可控制发作。如果患者经过长时间正规单药治疗，或先后选用两种 AEDs 用药达到最大耐受剂量，以及一次正规的联合用药仍不见效，可考虑手术治疗。这种情况被称作药物难治性癫痫，约见于 25% 的症状性局灶性癫痫患者，患者可因此出现心理障碍，生活质量降低。如果进行合适的评估，选择手术治疗，则可消除癫痫发作，并恢复患者的正常神经功能。

4. 神经刺激器　迷走神经刺激器是类似于心脏起搏器的植入装置，程序化的刺激电极一般置于左侧颈部迷走神经。通过使用迷走神经刺激器治疗，约 70% 的部分性发作患者的发作能减少 50% 以上，减轻其发作的程度；对药物难治性局灶性癫痫发作亦有一定的疗效。

七、癫痫持续状态

1. 定义　癫痫持续状态（status epilepticus，SE）是高病死率和高致残率的神经科常见急危重症，部分性或全面性癫痫均可发生 SE。SE 适合临床应用的操作定义，即每次惊厥发作持续 5 分钟以上，或 2 次以上发作，发作间期意识未能完全恢复。

惊厥性癫痫持续状态（convulsive status epilepticus，CSE）是一种医学急症，表现为持续的肢体强直、阵挛或强直阵挛，并伴有意识障碍（包括意识模糊、嗜睡、昏睡、昏迷）。

微小发作持续状态（subtle status epilepticus，SSE），是非惊厥性癫痫持续状态（non-convulsive status epilepticus，NCSE）的一种类型，常发生在 CSE 发作后期，表现为不同程度意识障碍伴或不伴微小面肌、眼肌、肢体远端肌肉的节律性抽动，脑电图显示持续性痫性放电活动。

难治性癫痫持续状态（refractory status epilepticus，RSE），当足够剂量的一线抗 SE 药物，如苯二氮䓬类药物后续另一种 AED 治疗仍无法终止惊厥发作和脑电图痫性放电时，称为 RSE。

超级难治性癫痫持续状态（super-refractory status epilepticus，super-RSE）是指当麻醉药物治疗 SE 超过 24 小时（包括麻醉剂维持或减量过程），临床惊厥发作或脑电图痫性放电仍无法终止或复发时，则定义为 super-RSE。

2. 药物治疗　CSE 的治疗目标是迅速终止临床惊厥发作和脑电图痫性放电。①初始治疗首选劳拉西泮 0.1mg/kg（1~2mg/min）静脉注射。若无劳拉西泮，可选地西泮 10mg（2~5mg/min）后续苯妥英钠 18mg/kg（<50mg/min）静脉输注。若无苯妥英钠，可选地西泮 10mg（2~5mg/min）静脉注射后续 4mg/h 静脉泵注，或丙戊酸 15~45mg/kg（<6mg/kg·min）静脉推注后续 1~2mg/（kg·h）静脉泵注，或苯巴比妥 15~20mg/kg（50~100mg/min）静脉注射，或左乙拉西坦 1000~3000mg 静脉注射，或咪达唑仑 10mg 肌内注射（静脉通路无法建立时）。②首选药物失败，可后续其他 AEDs。③ CSE 终止标准为临床发作终止，脑电图痫性放电消失，患者意识恢复。CSE 终止后，即刻予以同种或同类肌内注射或口服药物过渡治疗，如苯巴比妥、丙戊酸、左乙拉西坦、氯硝西泮等；注意口服药物的替换需达到稳态血药浓度（5~7 个半衰期），在此期间，静脉药物至少持续 24 小时，并根据替换药物的血药浓度监测结果逐渐减量。

终止 RSE 的紧急处理是即刻静脉输注麻醉药物，予以必要的生命支持和器官保护。①推荐选择咪达唑仑［0.2mg/kg 静脉注射，后续持续静脉泵注 0.05~0.40mg/（kg·h）］，或丙泊酚［2~3mg/kg 静脉注射，可追加 1~2mg/kg 直至发作控制，后续持续静脉泵注 4~10mg/（kg·h）］。②脑电图痫样放电停止并维持 24~48 小时。③ RSE 终止后，即刻予以口服 AEDs，如左乙拉西坦、卡马西平（或奥卡西平）、丙戊酸等单药或联合药物治疗。口服药物的替换需达到稳态血药浓度（5~7 个半衰期），静脉用药至少持续 24~48 小时，方可依据替换药物血药浓度逐渐减少静脉输注麻醉药物。

控制 super-RSE 需要联系多种治疗方法，如氯胺酮麻醉和吸入性药物麻醉、轻度低温、免疫调节、外科手术和生酮饮食等，患者须在神经重症监护病房严密监护。

3. 对症治疗　保持呼吸道通畅，吸氧，监测生命体征，防止舌咬伤，防治脑水肿，控制感染和预防并发症，并予以营养支持治疗。

八、预　　后

60%~70% 的癫痫患者在确诊后 10 年内，能达到 5 年发作缓解，其中约半数不服用 AEDs，最终无癫痫发作。特发性癫痫、神经系统检查正常以及儿童早中期发病（新生儿发作除外）有自发缓解倾向，易被 AEDs 控制。约 30% 的患者在接受药物治疗后仍有发作，不能完全控制。

（汪仁斌　彭丹涛）

参 考 文 献

1. Wiebe S.The epilepsies // Goldman L,Schafer AI,eds.Goldman's Cecil Medicine.25th ed.Philadelphia,PA:Elsevier Saunders; 2016:403.

2. Fisher RS,Cross JH,D'Souza C,et al.Instruction manual for the ILAE 2017 operational.Classification of seizure types.Epilepsia, 2017,58(4):531-542.

3. 中华医学会神经病学分会脑电图与癫痫学组.抗癫痫药物应用专家共识.中华神经科杂志,2011,44(1):56-65.

4. 成人癫痫患者长程管理共识专家协作组.关于成人癫痫患者长程管理的专家共识.中华神经科杂志,2013,46(7): 496-499.

5. 中华医学会神经病学分会神经重症协作组.惊厥性癫痫持续状态监护与治疗(成人)中国专家共识.中华神经科杂志, 2014,47(9):661-666.

6. 冯智英.国际抗癫痫联盟关于发作和癫痫分类框架术语及概念最新修订版的解读.神经病学与神经康复学杂志,2016,12 (3):117-122.

第九节 老年期抑郁症

老年期抑郁症(depression in the elderly),是指发病于 60 岁以后,以持久的抑郁心境为主要临床相的一种精神障碍。抑郁心境不能归于躯体疾病或脑器质性疾病所致,如痴呆和心脑血管疾病所致的抑郁。

【流行病学】

抑郁症是老年期常见的精神疾病,是导致精神痛苦和生活质量下降的最常见原因,已成为一个严重的公共健康问题。一项来自 WHO 的研究数据显示,65 岁以上的老年人群抑郁障碍的患病率保守估计在 10%~15% 之间,甚至某些估计范围高达 45%。一项来源美国健康与营养状况调查 2009—2012 数据分析,有 7.6% 的美国人(年龄 ≥ 12 岁)在调查前的两周内出现过中度或重度的抑郁症状,超过 60 岁的发病率为 5.4%。从国外研究综合来看,老年期首次发病的抑郁障碍占所有老年期情感障碍的 40%~50% 以上。据(马辛等,2003)北京地区抑郁障碍流行病学调查显示,抑郁障碍的终生患病率为 6.87%,值得注意的是,65 岁以上(包括 65 岁)的患病率高于其他年龄段。一项 meta 分析,纳入 1987—2012 年间已发表的 81 篇,关于我国老年人抑郁症状患病率的文献,结果显示,我国老年人抑郁症状的合并患病率为 23.6%,其中老年女性抑郁症状患病率明显高于老年男性;年龄越大的老年人患病率越高,但这种增高无显著性差异;已婚的老年人的患病率明显低于单身(包括离婚、未婚或丧偶)的老年人;老年抑郁症状的患病率随着受教育程度的提高而降低。据 2010 年北京市精神障碍患病率调查显示,心境障碍的终身患病率为 49.9‰,其中重症抑郁障碍的终身患病率为 32.9‰,持续性抑郁障碍(恶劣心境)为 2.5‰,其他特定和未特定的抑郁障碍 11.8‰。

【病因】

老年抑郁症的病因尚不明确,可能与遗传、神经生化、病前性格、社会环境以及生活事件等因素相关。研究表明,相对于早年发病的抑郁症,老年抑郁的遗传倾向较小。老年抑郁症的病因更倾向与机体老化、脑细胞退行性改变、躯体疾病和频繁遭受的精神挫折有关。

随着年龄的增长,中枢神经系统神经递质,如 5- 羟色胺(5-HT)、去甲肾上腺素(NE)和多巴胺(DA)等,对老年期抑郁症的发病起着重要的作用。总体而言,5-HT、NE 和 DA 功能低下导致抑郁。同样,神经受体功能异常也与抑郁症发生相关。采用正电子发射断层摄影术(PET)研究 5-HT 受体的结果表明,随着年龄的增长,$5-HT_2$ 受体的结合在苍白球、壳核、前额叶均减少。

心境障碍患者存在神经内分泌功能失调,主要是下丘脑 - 垂体 - 肾上腺皮质轴和下丘脑 - 垂体 - 甲状腺轴的功能失调。自促皮质素释放因子(CRF)被发现后,它与精神疾病尤其是抑郁症的关系得到了广泛的研究。多数研究证实,重性抑郁症患者 CRF 分泌过高,且这种高分泌状态经有效的治疗后可以恢复正常。

伴随年龄增长而发生的睡眠周期紊乱，表明昼夜问题有可能成为老年期抑郁症的病因。对于生物节律变化的机制，目前所知甚少，一般认为它与单胺活性和丘脑下部神经内分泌功能状态有密切联系。生物节律的改变不能看作是解释老年期抑郁症的一个独立的模式，它可能是各种生化异常和社会环境因素等共同作用的结果。

关于抑郁症的研究被重复最多的发现是患者出现白质信号密度增强（WMH）及基底节深部灰质信号密度增强，而这些改变可能源于脑血管病变。这与 MRI 研究文献报道的高密度损害是老年性抑郁症主要的神经生物学基础的结果是一致的，如有人对 51 例老年抑郁症患者及 22 例对照进行比较，发现患者组的 WMH 显著增加。另一项大型研究中比较了 60 例老年（55 岁以上）抑郁症及 39 例对照，发现患者出现显著的深部白质密度增加。Taylor（2004）等研究发现，与对照组相比，老年抑郁组其额前回右上部的白质明显减少，提示此区白质的微结构变化与老年性抑郁症有关。PET 对抑郁症患者重复研究证实前部的额前区皮质右背外侧存在低的代谢特点，且抑郁恢复后，低代谢特征也恢复。研究发现，老年抑郁症与海马体积下降速度较快有关，且抑郁症复发患者的海马代谢异常更明显，抑郁反复发作增加痴呆（AD）的发病风险。

关于心理社会因素与老年期抑郁症的关系，人们早有认识。一方面是对躯体疾病及精神挫折的耐受能力日趋减退，另一方面遭遇各种心理刺激的机会却越来越多。老伴的亡故、子女的分居、地位的改变、经济的困窘、疾病的困扰等，都给予或加重老年人的孤独、寂寞、无用、无助之感，成为心境沮丧抑郁的根源。老年人在生理"老化"的同时，心理功能也随之老化，心理防御和心理适应的能力减退，一旦遭遇负性生活事件，便不易重建内环境的稳定，如果同时又缺乏社会支持，心理活动的平衡更难维持，有可能促发包括抑郁症在内的各种精神疾病。即使是中、轻度的负性生活事件也可能致病，这一点在老年人中具有重要意义。

总之，老年期抑郁障碍具有明显的异质性和复杂性，而脑器质性损害基础、躯体疾病共病、使用药物的影响，回避、依赖和挑剔等人格因素，低文化、贫困、独居和服务照料不良等社会因素，心理灵活性下降、负性生活事件、慢性应激和挫折等心理因素，功能损害、活动受限等躯体因素，导致老年人群罹患抑郁障碍的风险因素增加。

【临床表现】

老年期抑郁障碍的核心特征与其他年龄段发病者无差别，在 ICD-10 和《美国精神障碍诊断与统计手册（第五版）》（DSM-5）中并未将其单独进行讨论。但是，老年患者固有的生物、心理、社会因素不可避免地对抑郁障碍的临床表现产生影响。情绪低落无疑是抑郁症的主要临床表现。研究表明，与早年起病者比较，老年期抑郁症具有如下特点。

1. 疑病性　即疑病症状，大约 1/3 的老年患者以疑病为抑郁症的首发症状，表现为对正常躯体功能的过度注意，对轻度疾病的过分反应。有研究报道 60 岁以上的老年抑郁症中，具有疑病症状者男性患者为 65.7%，女性患者为 62%。

2. 激越性　即焦虑激动。表现为焦虑恐惧，搓手顿足，坐卧不安，惶惶不可终日；轻者喋喋不休，诉其体验及"不幸遭遇"；重者撕衣服、揪头发、焦虑万分，甚者出现自伤、自杀企图或行为，如割腕、勒颈、过量服药、触电。激越性抑郁症随年龄增长而增加，往往是比较严重的抑郁症的继发症状，也可能成为患者的主要症状。

3. 隐匿性　即抑郁症的躯体化症状。抑郁症状为躯体症状所掩盖，故称为"隐匿性抑郁症"。许多否认抑郁的老年患者表现为各种躯体症状，而情绪障碍很容易被家人所忽视，直到发现有自杀企图或行为时才到精神科就诊。

诸多的躯体症状可表现为：①疼痛综合征，如头痛、嘴疼、胸疼、背疼、腹疼及全身疼痛；②胸部症状：胸闷、心悸；③消化系统症状，如厌食、腹部不适、腹胀、便秘；④自主神经系统症状，如颜面潮红、手抖、出汗等。在这些症状中，以找不出器质性背景的头痛及其他躯体部位的疼痛为常见。此外，周身乏力、睡眠障碍也是常见症状。因此，在临床实践中对有各种躯体不适主诉，尤以各种疼痛，查不出具体病因，也缺乏相应的阳性体征，或有持续的疑病症状的老年患者，应考虑隐匿性抑郁症，不妨考虑使用抗抑郁药，若确属此症，则各种躯体不适感可消除或减轻。

4. 迟滞性　即抑郁症的精神行为的阻滞，通常是以随意运动缺乏或缓慢为特点，它影响患者的躯干及肢体活动，并伴发面部表情减少、言语阻滞。多数老年抑郁症患者表现为闷闷不乐，愁眉不展，兴趣索然，思考问题迟缓，对提问常不马上答复，需多次询问，才以简短、低弱的声音作答，思维内容贫乏，患者大部分时间处于缄默状态，行为缓慢，重则双目凝视，情感淡漠，无欲状，对周围事物无动于衷。抑郁症行为阻滞与心理过程缓慢具有一致性关系。

5. 妄想性　晚发抑郁症具有比较普遍的妄想性，有研究显示，60 岁以后起病的抑郁症有较丰富的妄想症状，以疑病妄想和虚无妄想最为典型，其次为被害妄想、关系妄想、贫穷妄想、罪恶妄想。这类妄想一般以老年人的心理状态为前提，同他们的生活环境和对生活的态度有关。

6. 抑郁症性假性痴呆　即表现为明显的认知功能障碍，类似痴呆状态，临床需要加以排查。这种抑郁症假性痴呆常见于老年人，这种认知障碍经过抗抑郁治疗可以改善，为可逆性认知功能障碍。但必须注意，某些器质性的、不可逆性痴呆也可以抑郁为早期表现，需加以鉴别。

7. 自杀倾向　抑郁症患者大多感到生活没有意义，度日如年，异常痛苦无法摆脱，最后只有一死了之。患者不只是感到某一种具体的活动没有意义，而是感到生活中的一切都没有意义，生活本身就没有意义。患者通常产生自杀观念，典型的陈述是："没有什么可值得我留恋的"，"我活着没有什么用处"，"我愿意一了百了"。自杀者有以下特点，越是计划周密准备行动，越是含而不露若无其事。这应引起高度警惕！

自杀是导致抑郁症患者死亡的最主要原因，有研究显示，自杀危险因素有：家族中有过自杀的成员；有强烈的绝望感及自责、自罪感，如两者同时存在，发生自杀的可能性极大，应高度警惕；以往有自杀企图者；有明确的自杀计划者，一定要询问抑郁症患者是否有详细的计划；有无引起不良心理的相关问题，比如失业、亲人亡故等；是否并存躯体疾病；是否缺乏家庭成员的支持，比如未婚者独居者，或家人漠不关心者。年老者比年轻者、女性比男性自杀的危险因素高。

由此可见，老年期抑郁症的临床表现具有比较明显的特殊性，这是由老化过程的心理和生理变化所致。

【诊断与鉴别诊断】

对怀疑是抑郁障碍的患者均应做全面的精神检查和必要的量表测查，以明确诊断和判定疾病严重程度。同时进行体格检查（包括神经系统检查），以排除躯体疾病的可能，也有助于发现一些作为患病诱因的躯体疾病。此外，还要注意辅助检查及实验室检查，尤其注意血糖、甲状腺功能、心电图等。迄今为止，尚无针对抑郁障碍的特异性检查项目，但地塞米松抑制试验和促甲状腺素释放激素抑制试验具有一定的参考意义。

1. 诊断　目前国内外尚无老年期精神障碍的分类，本病的诊断仍依据国内外现有的疾病分类与诊断标准。有些研究者认为，应制订老年期起病的抑郁症亚型，更有利于本病的深入探讨。当前，ICD-10《国际疾病和分类（第 10 版）》，DSM-5《美国精神障碍诊断与统计手册（第五版）》以及我国的 CCMD-3《中国精神障碍分类与诊断标准（第三版）》是精神障碍分类与诊断研究的重大成果。尽管在诊断概念和标准上仍存在某些差异，但在世界范围内广为流行，为国内外众多专业人员所接受。

抑郁障碍的诊断要依据症状特征、疾病的严重程度、病程特点和排除标准等方面进行分析和判断。以 CCMD-3 关于抑郁发作的诊断标准为例。首先明确抑郁发作以心境低落为主，与其处境不相称，可以从闷闷不乐到悲痛欲绝，甚至发生木僵。严重者可出现幻觉、妄想等精神病性症状。某些病例的焦虑与运动性激越很显著。其次，在症状标准方面：以心境低落为主，并至少有下列 4 项：①兴趣丧失、无愉快感；②精力减退或疲乏感；③精神运动性迟滞或激越；④自我评价过低、自责，或有内疚感；⑤联想困难或自觉思考能力下降；⑥反复出现想死的念头或有自杀、自伤行为；⑦睡眠障碍，如失眠、早醒，或睡眠过多；⑧食欲降低或体重明显减轻；⑨性欲减退。在严重标准方面：达到社会功能受损，给本人造成痛苦或不良后果。病程标准方面：①符合症状标准和严重标准至少已持续 2 周。②可存在某些分裂性，但不符合分裂症的诊断。若同时符合分裂症的症状标准，在分裂症状缓解后，满足抑郁发作标准至少2周。在排除标准方面：要排除器质性精神障碍，或精神活性物质和非成瘾物质所致抑郁。

抑郁障碍的诊断，在DSM-5除符合抑郁障碍诊断标准外，推荐进行编码与记录步骤。要明确是单次发作还是反复发作，对于考虑为反复发作，则发作的间歇期必须至少有连续的两个月，且间歇期达不到重性抑郁发作的诊断标准。同时要注明目前的严重程度，是否存在精神病性特征，可参见ICD-10。并建议进行相关状态的标注，如伴焦虑痛苦、伴混合特征、伴忧郁特征、伴非典型特征、伴心境协调的精神病性特征、伴心境不协调的精神病性特征、伴紧张症、伴围产期起病和伴季节性模式（仅仅用于反复发作类型）。

老年期抑郁症诊断要点：

（1）60岁以后缓慢起病，可有一定的诱发因素。

（2）除符合上述诊断标准外，还具有精神运动性激越和迟滞的表现，以及多种躯体化症状和疑病等妄想症状，并具有生物性症状的特点。

（3）除外脑器质性疾病及躯体疾病所致的抑郁综合征。

2. 鉴别诊断

（1）与继发性抑郁综合征相鉴别：老年期容易患脑器质性疾病和躯体疾病，也经常服用有关药物，这些情况都容易引起继发性抑郁综合征，如癌症（特别是胰腺癌）、病毒感染（如流行性感冒、肝炎）、内分泌性疾病、贫血、维生素B或叶酸缺乏、脑血管病、帕金森病、多发性硬化等。容易引起继发性抑郁的药物有甲基多巴、利血平、皮质类固醇等。继发性抑郁综合征的诊断主要依据病史、体格检查、神经系统检查以及实验室检查中可以发现与抑郁症有病因联系的特异性器质因素。例如继发于躯体疾病的抑郁综合征可依据下列要点诊断：①有躯体疾病的证据；②抑郁症状在躯体疾病之后发生，并随躯体疾病的病情变化而波动；③临床表现为躯体、神经系统的症状和体征，以及抑郁综合征。但值得注意的是，某些器质性疾病如癌症、感染以及帕金森病、Huntington病等，抑郁可以作为首发症状，出现于躯体症状之前，从而造成诊断的混淆，有的学者把这种情况称为预警性抑郁或先兆性抑郁。

（2）抑郁症性假性痴呆与老年期器质性痴呆的鉴别：在老年期抑郁症中，有些患者可出现既有抑郁症状，又有记忆、智能障碍的表现，称之为抑郁症性假性痴呆。而在脑器质性损害的老年期痴呆的病例中，在疾病初期也可能出现抑郁、焦虑状态，此时智能障碍尚未明确化。一般而言，抑郁性假性痴呆起病较快，有明显的发病时间，对记忆力减退有明确的体验，情绪障碍明显，行为活动较迟滞但执行准确，心理测查结果矛盾，脑影像检查缺乏可靠的支持，抗抑郁药治疗能有效改善认知功能。

与老年期抑郁相比较，阿尔茨海默病伴抑郁的症状不典型。抑郁情绪体验不突出，特别是抑郁症特有的情绪日夜变化、体重的变化和绝望感不明显。以思维困难、无用感和自杀观念更多见，并与认知功能损害正相关。

（3）与非精神障碍的丧恸反应相鉴别：生离死别是人生中的最大悲痛之事，老年期容易遇到丧偶、丧子或丧失亲人的严重生活事件，因此居丧（bereavement）期间的悲痛反应（grief）是十分常见的。悲痛反应的主要表现是空虚和失去的感受，而重性抑郁发作（MDE）是持续的抑郁心境和无力预见幸福或快乐，这样的考虑对于鉴别MDE和悲痛反应是有用的。

悲痛反应中的不快乐可能随着天数或周数的增加而减弱，并且呈波浪式出现，所谓是一阵阵的悲痛。这种波浪式的悲痛往往与想起逝者或提示逝者有关，其悲伤、失去亲人感是正常的情感体验，一般没有精力、丧失兴趣、频繁哭泣、睡眠问题、注意力不集中是常见的，不是丧失亲人后的额外症状。自罪自责可以表现在老年人，但不像在抑郁症时那样普遍。典型的悲痛反应在6个月内改善，一般不导致工作能力及社会适应能力的下降，能继续维持他们的生活，进行他们每天正常的活动，而抑郁症早期便有人际交往能力减退和工作能力下降。

（4）双相情感障碍（抑郁发作）：具有以下症状特征的抑郁发作应高度警惕为双相抑郁：①早年发病者；②显著心境不稳定、波动性大；③抑郁发作伴不典型特征，如食欲亢进、体重增加、睡眠过多、伴精神病性特征；④抑郁障碍频繁发作，如发病急骤、频繁、缓解快；⑤有抗抑郁剂所致躁狂史；⑥有双相障碍家族史；⑦病前具有情感旺盛或循环气质的抑郁患者。

（5）持续性抑郁障碍（恶劣心境）：此障碍由 DSM-Ⅳ 所定义的慢性重性抑郁障碍与恶劣心境障碍合并而来。DSM-5 强调，本障碍至少在 2 年内的多数日子里，一天中的多数时间中出现抑郁心境，既可以是主观的体验，也可以是他人的观察，但缺乏重性抑郁发作的诊断标准所含的 4 项症状（详见后续）。然而，与重性抑郁发作中的抑郁症状相比，持续性抑郁障碍中的抑郁症状在某个特定时期内获得缓解的可能性更小。

（6）其他特定的抑郁障碍：是指具备抑郁障碍的典型症状，但未能符合抑郁障碍任一种疾病的诊断标准的情况，包括反复发作的短期抑郁（至少每月 1 次，与月经周期无关的并持续 2~13 天）、短暂性抑郁发作（4~13 天）和症状不足的抑郁发作。

【治疗】

中国抑郁障碍防治指南明确提出抑郁障碍的治疗目标：①提高抑郁障碍治疗的显效率和临床治愈率，最大限度减少病残率和自杀率。成功治疗的关键在于彻底消除临床症状，减少复发风险。②提高生存质量，恢复社会功能，达到真正意义的治愈，而不仅是症状的消失。③预防复发：抑郁为高复发性疾病。药物虽非病因治疗，却可通过减少发作和降低基因激活的生化改变而减少复发，尤其对于既往有发作史、家族史、慢性躯体疾病、生活负担重、精神压力大、缺乏社会支持和物质依赖的高危人群。这一目标同样适用于老年期抑郁症。

目前提倡抑郁症治疗的全程评估，一般采取量表的实时评定，此外还包括既往发作的临床表现、发作的频度、既往治疗方法及疗效等方面的综合评定，以及心理社会因素和躯体疾病的评估。

1. 一般治疗　当今抗抑郁剂和电休克治疗虽然对抑郁症有较佳的疗效，但不能忽视一般性治疗。由于食欲缺乏和精神反应迟钝，患者的营养需要往往不能获得满足，故加强饮食护理和补充营养在医疗护理上十分重要。此外，对患者所伴发的任何躯体疾病，应不失时机地给予彻底治疗。

2. 心理治疗　抑郁症心理治疗的目标是减轻或缓解症状，改善患者对药物治疗的依从性，预防复发，恢复心理社会和职业功能，减轻或消除疾病所致的不良后果。目前认知行为疗法（cognitive-behavior therapy，CBT）应用较为广泛，研究证实，CBT 能够显著改善患者的症状，在急性期和维持期可以提高对药物仅有部分反应者的疗效；可降低抑郁症的复发概率；CBT 与药物的联合治疗，更为安全、更为疗效、更为持久；此外，CBT 对多种躯体疾病（如 2 型糖尿病、帕金森病等）所伴发的抑郁患者同样有效。

新近研究显示，附加 CBT 治疗能明显改善老年抑郁症患者的症状，提高患者的社会功能。由于老年患者理解能力降低，语言交流可能受到限制，非言语交流与支持对于改善老年抑郁症患者的无力感和自卑感也有效。老年患者社会支持方面相对较差，不仅要注意加强社会支持系统，而且要帮助患者正确认知、接受支持，并学会主动寻求社会支持、主动利用社会支持。

3. 药物治疗　中国抑郁障碍防治指南建议，一般不推荐 2 种以上抗抑郁药联用。但对难治性病例在足量、足疗程、同类型和不同类型抗抑郁药治疗无效或部分有效时才考虑联合用药，以增强疗效，弥补某些单药治疗的不足和减少不良反应。指南建议，抗抑郁药的联用，应选择两种不同类型或不同药理机制的药物。必要时也可选择抗抑郁药物合并增效剂治疗，临床常用的增效剂包括锂盐、丙戊酸钠、抗精神病药（利培酮、奥氮平、喹硫平等）、丁螺环酮、坦度螺酮、苯二氮䓬类或甲状腺素。增效剂的选择要以患者的疾病特征为依据，注重药物之间的相互作用，减少药物的不良反应。详见本章第十五节。

4. 改良电休克（MECT）治疗　电休克治疗（ECT）对老年人一般是安全的，对伴有心脏疾病者，ECT 可能比三环类抗抑郁剂更安全。在 ECT 过程中，谨慎地使用肌肉松弛剂和麻醉药，配合心电监护，以免发生骨折并发症，称之为改良电休克（MECT）治疗。因此，对于老年期抑郁症有严重自杀企图和行为以及伴有顽固的妄想症状者，严重激越者，呆滞拒食者以及用抗抑郁药物治疗无效或对药物副作用不能耐受者，无严重的心、脑血管疾病者，MECT 治疗是一种非常有效的治疗方法，能使患者的病情得到迅速缓解，有效率可高达 70%~90%。但有些观点认为电休克治疗会损伤患者的大脑、认知功能和躯体健康。

抑郁症为高复发性疾病，目前倡导全程治疗。抑郁症的全程治疗分为：急性期治疗、巩固治疗和维持治疗三期。单次发作的抑郁症，50%~85% 会有第 2 次发作，因此常需维持治疗以防止复发。

1. 急性期治疗　推荐 6~8 周。控制症状，尽量达到临床痊愈。治疗严重抑郁症时，一般药物治疗 2~4 周开始起效。如果患者用药治疗 4~6 周无效，老年期抑郁症患者用药治疗时间可延长至 6~8 周，改用其他作用机制不同的药物可能有效。

2. 巩固期治疗　至少 4~6 个月，在此期间患者病情不稳，复燃风险较大。原则上应继续使用急性期治疗有效的药物，并剂量不变。

3. 维持期治疗　抑郁症为高复发性疾病，因此需要维持治疗以防止复发。维持治疗结束后，病情稳定，可缓慢减药直至终止治疗，但应密切监测复发的早期征象，一旦发现有复发的早期征象，迅速恢复原治疗。有关维持治疗的时间意见不一。WHO 推荐仅发作一次（单次发作），症状轻，间歇期长（≥5 年）者，一般可不维持治疗。多数意见认为首次抑郁发作维持治疗为 6~8 个月；有两次以上的复发，特别是近 5 年有两次发作者应维持治疗。维持治疗的时间尚未有充分研究，一般倾向至少 2~3 年，多次复发者主张长期维持治疗。有资料表明，以急性期治疗剂量作为维持治疗的剂量，能更有效防止复发。新一代抗抑郁药不良反应少，耐受性好，服用简便，为维持治疗提供了方便。如需终止维持治疗，应缓慢（数周）减量，以便观察有无复发迹象，亦可减少撤药综合征。

【康复】

本病的发作形式有单相发作和反复发作。缓慢起病者多见。与年轻患者相比，老年抑郁症病程较长，平均发作持续时间超过 1 年，也明显长于早年发病的老年抑郁症患者，而且发作频繁，常常变为慢性。

与其他年龄组相比较，老年期抑郁预后不良。Post 指出，判断预后的有利因素为：① 70 岁以下；②发作期在两年以内；③早年发作恢复者；④阳性的情感病家族史；⑤外向的性格特征；⑥典型的抑郁症状。非常不利的因素为合并脑血管疾病及其躯体伴发病，近期急性的、长期持续性的疾病，被认为是预测抑郁症预后差的重要因素。此外，妄想的出现，缺乏社会支持系统，也可作为预后差的重要指征。

（毛佩贤）

参 考 文 献

1. 美国精神医学学会 . 精神障碍诊断与统计手册 . 第 5 版 . 张道龙 , 等译 . 北京 : 北京大学出版社 , 2015.

2. 闫芳 , 马辛 , 郭红利 , 等 . 2010 年北京市精神障碍患病率及社会人口学因素分析 . 中华精神科杂志 , 2017, 50 (6): 458-465.

3. 马辛 . 社区精神医学 . 北京 : 人民卫生出版社 , 2014.

4. 李凌江 , 马辛 . 中国抑郁障碍防治指南 . 第 2 版 . 北京 : 中华医学电子音像出版社 , 2015

5. 于欣 , 方贻儒 . 中国双相障碍防治指南 . 第 2 版 . 北京 : 中华医学电子音像出版社 , 2015

6. Li D, Zhang DJ, Shao JJ, et al. A meta-analysis of the prevalence of depressive symptoms in Chinese older adults. Arch Gerontol Geriatr, 2014 J, 58 (1): 1-9.

7. Pratt LA, Brody DJ. Depression in the U.S. household population, 2009-2012. NCHS Data Brief, 2014, 172: 1-8.

8. Harrison PJ. The neuropathology of primary mood disorder. Brain, 2002, 125: 1428-1449.

9. 尹秀茹 , 李素水 . 老年抑郁症脑结构变化的研究进展 . 国际精神病学杂志 , 2005, 32 (2): 129-131.

10. Taylor W, James R, Macfall, et al. Late-life depression and microstructural abnormalities in dorsolateral prefrontal cortex white matter. Am J Psychiatry, 2004, 161 (7): 1293-1296.

11. Dotson VM, et al. Recurrent depressive symptoms and the incidence of dementia and mild cognitive impairment. Neurology, 2010, 75 (1): 27-34.

12. Rabheru K. Special issues in the management of depression in older patients. Canadian journal of psychiatry, 2004 Mar, 49 (3 Suppl 1): 41S-50S.

13. Cássio M.C, Bottino Ricardo, Barcelos-Ferreira.Treatment of Depression in Older Adults. Curr Psychiatry Rep, 2012, 14 : 289-297.

14. 中华医学会精神医学分会老年精神医学组 . 老年期抑郁障碍诊疗专家共识 . 中华精神科杂志, 2017, 50 (5): 329-334.

15. 王娜, 毛佩贤, 李占江 . 认知行为治疗或支持性心理治疗联合药物治疗老年抑郁症的随机对照研究 . 中华精神科杂志, 2017, 50 (5): 371-376.

第十节　老年期焦虑障碍

广义而言, 将发病于 60 岁以后, 以焦虑症状为主要临床表现的一种精神障碍, 统称为老年期焦虑障碍。在 DSM-5 的焦虑障碍分类, 不再包括强迫性障碍、严重应激反应（及适应障碍）、分离（转换）性障碍和躯体形式障碍, 并予以相应的独立分类。因此, 本节涉及的老年期焦虑障碍仅为临床常见的惊恐障碍和广泛性焦虑障碍。

【流行病学】

鉴于焦虑障碍的分类、诊断标准和评估工具等方面的差异, 焦虑障碍的患病率可能会随国家、地区、时间和群体的不同而发生变化。国内一项荟萃分析（2013）显示, 老年人群焦虑障碍患病率为 7.1%。另有一项 Meta 分析, 老年焦虑障碍的患病率为 6.79% (5.61%~7.96%), 焦虑症状的患病率为 22.11% (16.8%~27.2%)。不同分类的老年焦虑障碍患者患病率各有不同, 相比而言, 广泛性焦虑障碍 (generalized anxiety disorder, GAD) 患病率较高, 而惊恐障碍 (panic disorder, PD) 则偏低（65 岁以后起病者少见, 约占 0.1%）。除 GAD 与广场恐怖症的起病年龄较大之外, 其余类别的焦虑障碍往往起病较早, 进入老年期后渐趋慢性化 (Andreescu C 等, 2015)。

【病因】

焦虑障碍的病因和发病机制涉及生物学因素与心理社会因素两大方面。

（一）生物学因素

双生子及家系研究发现, 焦虑障碍患者的一级亲属发病风险均明显高于正常人群的一级亲属, 提示该病有家族聚集性。新近研究发现, 5- 羟色胺转运体 (5-HTT) 是 GAD 的重要候选基因之一, *5-HTT* 基因相关功能性区域的多态性很可能参与 GAD 的发病（李春波等, 2005）; 22q11.2 基因可能是 GAD 的一个易感基因 (Fung WL, 2010)。国外研究支持脑源性神经营养因子 (BDNF) 的表达水平与基因突变（尤其是 rs6265）与 GAD 有关。有研究证实, 焦虑障碍的发生与去甲肾上腺素 (NE)、γ- 氨基丁酸 (GABA)、5- 羟色胺 (5-HT) 和多巴胺 (DA) 等脑内神经递质及下丘脑 – 垂体 – 肾上腺轴的异常有关。一些神经精神科用药（如影响 GABA 的抗焦虑药、影响 NE 或 5-HT 抗抑郁药等）通过作用于脑内的神经递质, 起到减缓焦虑的作用。功能影像研究发现, 一些脑区如脑干（主要是蓝斑）、杏仁核、海马体、前额叶及下丘脑背内侧的功能异常与焦虑障碍的发病相关。

（二）心理社会因素

与其他年龄段的患者类似, 老年焦虑障碍患者在病前可能遭遇过负性诱发事件。患者既往的不幸经历（尤其是童年经历）或创伤性事件, 在一定的诱因下, 通过置换、投射和逃避等防御机制表现出焦虑。精神动力学派认为, PD 是在外在情境因素的促发下, 对抗被压抑于无意识领域中由创伤性经历产生出的某种防御机制, 通过对抗这种无意识冲突的防御机制, 产生出惊恐发作; GAD 的患者为避免受其他更不安的内心无意识冲突的侵扰, 表现出具有保护作用的长期焦虑。而认知行为学派认为, 焦虑障碍是焦虑或恐惧反应与一些中性刺激的结合, 通过学习而不断强化。如 PD 是因患者对自身躯体感受过于敏感, 并对此做灾难化的评价和解释所致; GAD 是患者存在消极的自动化思维, 倾向将内外信息的危险性做过多的负性评价, 从而激发和强化了焦虑程序。

心理学家艾森克将人格特质划分为内外向性、神经质 / 情绪性与精神质几种类型, 其中, 具有高神经质的个体对应激性刺激较敏感, 更易患焦虑障碍。某些个性特征, 如内向、羞怯、心胸狭窄、敏感、易自责、依赖他人、警觉性高、悲观主义等, 在面临突如其来的负性事件时也更易发病。

【临床表现】

1. 惊恐障碍 是一种急性发作的焦虑障碍。在没有明显现实因素或特定情境的条件下，突然起病，表现为异常的不安和恐惧，惶惶不可终日，究竟怕什么患者也说不清楚，仅属于主观上的多虑，而缺乏客观的依据。严重的惊恐发作时，患者突然感到心悸、呼吸困难、胸痛、头晕、无力或紧张、恐惧、窒息，甚至出现濒死感。有时可出现非真实感（人格解体或现实解体）。临床检查可见震颤，多汗、心率增快、呼吸加速等交感神经功能亢进的症状。

发作呈阵发性，每次可持续数分钟至数小时不等。惊恐发作的频率可达到每周 1 次，严重时可每天 1 次，也可间隔数周或数月不发作。常为此成为急诊室的常客。在发作间隔期，患者时常存在预期性焦虑，担心惊恐发作存在威胁生命的疾病（如心脏病、癫痫）；担心自己的惊恐症状被周围人发现而导致对自己的负面评价；担心惊恐发作时自己会失控或"疯狂"。

2. 广泛性焦虑障碍 是一种以缺乏明确对象和具体内容的提心吊胆及紧张不安，并有显著的自主神经紊乱、肌肉紧张及运动性不安。患者常处于持续的焦虑和担心的状态中，如担心自己和家人的健康是否出现了问题，或者孩子发生了什么不幸等。症状繁杂，常见有苦恼，自责、心情紧张、易激惹。遇事总往坏处想，对困难过分夸大，常为身体的不适感而惶惶不可终日，经常出现大祸临头之感而忧虑不安、静坐不能，心惊肉跳，难以入睡。自觉全身肌肉紧张、头痛、背痛、口干、尿频、出汗、面红等自主神经功能紊乱的症状。易疲劳，注意力集中困难，思维出现空白，常常无法专注于眼前的事情。患者因难以忍受又无法解脱，而感到痛苦。

【诊断与鉴别诊断】

焦虑障碍的诊断，目前尚无病理生理和实验室的方法，主要根据发病过程、当时的临床表现和专业医生的精神检查，结合诊断标准综合分析进行诊断。现行的精神障碍分类与诊断标准有：ICD-10、DSM-4 和 CCMD-3。目前，国内外尚无针对老年期焦虑障碍的诊断标准，一般参照相关诊断标准作出临床诊断，可避免主观上的差异，提高一致性，便于学术交流。

广泛性焦虑障碍：诊断并不困难，患者以持续的原发性焦虑症状为主，无明确对象和固定内容的恐惧或提心吊胆伴自主神经症状或运动性不安。患者的社会功能受损，因难以忍受又无法解脱，而感到痛苦。症状持续存在至少 6 个月以上可以考虑广泛性焦虑障碍的诊断。

惊恐障碍：以无明显诱因和有关的特定情境的惊恐发作为主；患者因难以忍受又无法解脱，而感到痛苦；在 1 个月内至少有 3 次惊恐发作，或在首次发作后继发害怕再发作的焦虑持续 1 个月可以诊断为惊恐障碍。

焦虑情绪是人类常见的情绪活动，适当的焦虑对人们是有利的，具有保护性的意义。广泛性焦虑障碍与非病理性焦虑的区别在于：第一，与广泛性焦虑障碍有关的担心是过度的，通常会显著影响正常的社交功能；日常生活性的担心一般不会过度，是可以自己控制的，不会影响正常的社会功能。第二，广泛性焦虑障碍是在没有促发因素或无相应的因素下频繁发生，更为广泛、明显、令人痛苦，持续时间更长。第三，日常的担心一般不伴有躯体症状（例如，坐立不安，紧张烦躁，自主神经功能紊乱）。

鉴别诊断：应考虑甲状腺功能亢进，心肌梗死，嗜铬细胞瘤等内科疾病以及精神分裂症，抑郁症，脑动脉硬化性精神病等均可出现焦虑症状。但他们具有本身的病理生理特点、躯体症状和特定的临床表现。

神经衰弱：神经症的一种，其发病同样与心理社会因素等有关，主要为神经兴奋性增高、缺乏耐性，易兴奋、也易疲劳较突出，虽也可出现紧张、焦虑等表现，但其焦虑症状并不明显且呈现非发作性。

抑郁发作：抑郁发作的患者临床表现需符合抑郁发作的诊断标准，如具备抑郁发作的常见症状：如心境或情绪低落、兴趣缺失和乐趣丧失、意志消沉、精力下降、悲观厌世、食欲减退、睡眠障碍等，尤其是具备前三种核心症状，持续时间超过两周，且患者的社会功能明显受损。若患者符合抑郁发作的诊断则不诊断焦虑障碍。

躯体疾病（如高血压、甲状腺功能亢进、冠心病）：某些有躯体疾病的患者也可出现心慌、胸痛、胸闷等躯体不适，有时与焦虑症状极为类似，但患者既往有相应的躯体疾病史，且经过系统的躯体检查、实验室检查等各项检查结果支持相应躯体疾病的诊断，也有一些躯体疾病患者出现谵妄时可出现类似惊恐发作或焦虑的表现，但在消除谵妄后便不再出现，这些情况下均不应诊断焦虑障碍。这类患者还应与 DSM-5 中提到的一类"由于其他躯体疾病所致的焦虑障碍"的患者相鉴别，其鉴别要点主要根据后者的诊断标准：来自病史、躯体检查或实验室检验的证据显示，该焦虑或惊恐发作等表现是其他躯体疾病的直接的病理生理性结果；这些症状不能用其他精神障碍来更好地解释且并非仅仅出现于谵妄时；引起有临床意义的痛苦，或导致社交、职业或其他重要功能方面的损害。

强迫障碍：强迫障碍患者也可有紧张、焦虑等情绪表现，但患者担心或害怕的是自身的强迫观念（想法）或行为，而非客观现实中的具体事物或处境，常有明显的强迫观念或行为且有强烈的控制意愿，存在想要摆脱这些观念或行为却难以摆脱的冲突和痛苦，但回避行为并不明显。

精神分裂症：在幻觉或被害妄想等症状的影响下，精神分裂症患者也能出现类似恐怖症等焦虑障碍的紧张、恐惧、焦虑或回避等表现，但客观现实中并无明确的恐惧对象，其临床表现符合精神分裂症的诊断标准，以精神分裂症的特征性症状为主要临床表现，包括幻觉、妄想或思维逻辑障碍与自知力受损或缺失等症状，可作为与焦虑障碍相鉴别的要点。

【治疗】

中国焦虑障碍防治指南中指出 GAD 的治疗目标是：①提高临床有效率和临床治愈率；②恢复社会功能，提高生存质量；③预防复发。因此，提倡全程治疗策略。焦虑障碍的治疗包括药物治疗和心理治疗。

1. 药物治疗 主要包括抗焦虑药和抗抑郁药两大类。研究显示，药物可使 80% 的焦虑障碍患者病情缓解。

（1）抗抑郁药：种类较多。循证研究表明，选择性 5-HT 再摄取抑制剂（SSRIs，如艾司西酞普兰片、帕罗西汀和舍曲林）和 5-HT 与 NE 再摄取抑制剂（SNRIs，如文拉法辛和度洛西汀）可作为老年焦虑障碍短期和长期治疗的一线用药。一般需在 8 周内评价药物治疗的有效性，为促进获得长期的临床治愈并预防复燃，建议初始治疗有效的患者使用抗抑郁药物治疗 6~12 个月。

文拉法辛缓释剂型与度洛西汀对老年焦虑患者的治疗效果基本等同，也接近对年轻患者的不良反应，不过，其耐受性较 SSRIs 仍显不足，建议老年人在使用较高剂量文拉法辛时要监测血压（此时的血压升高呈剂量依赖性），个别报道提示有直立性低血压的副作用。

（2）抗焦虑药：包括苯二氮䓬类药和非苯二氮䓬类药。苯二氮䓬类药治疗 GAD 的疗效已被证实，但其安全性问题需要关注，特别是在老年患者中，苯二氮䓬类药长期使用（≥2 个月）易产生药物依赖性，不建议单独使用超过 2~4 周。同时，苯二氮䓬类药撤药综合征风险高，可能会增加患者的酒精滥用风险，对呼吸功能的抑制作用，肌肉松弛作用，不被推荐作为 GAD 治疗一线用药。有研究表明，非苯二氮䓬类药坦度螺酮和丁螺环酮对老年 GAD 的治疗效果和耐受性尚可，但需要进一步的证实。

鉴于长期使用苯二氮䓬类药物也会增加药物的耐受性与成瘾性，因而临床上主要采用抗抑郁药，尤其是伴有抑郁情绪时；而苯二氮䓬类药物只在急性期治疗中短期使用。对老年患者的用药选择需兼顾病情的严重程度、病程、对生活质量的影响、是否共病抑郁、认知损害与联用药物等多个方面，治疗时应小剂量起步、加药宜缓。

2. 心理治疗 鉴于社会心理因素对老年焦虑障碍患者的影响，可采用心理治疗，如认知行为治疗（CBT）、精神动力学治疗、内观疗法、支持性心理治疗等的手段治疗患者。

CBT 可通过使患者理解消极认知与负性情绪、继发反应间的关系，矫正患者的歪曲认知，达到消除或减少焦虑症状、调动其积极主动性的目的。一般可根据患者的临床特点，联合认知和行为等多种技术，如苏格拉底式提问、暴露与系统脱敏、放松训练、行为实验、问题解决、生物反馈、预防复发等，制订出个体化的治疗方案。支持性或精神动力性心理治疗尚缺少更多的循证支持。

CBT 联合药物的疗效更佳，焦虑障碍的治疗指南对此也更为推崇。

3. 艺术治疗 艺术能给人带来创作的喜悦、激发创作潜能、提高鉴赏力，还可让人忘却烦恼、舒缓不良情绪，是一种有效预防焦虑的方法，可分为音乐治疗、绘画治疗和舞蹈治疗及其他等类别。除此之外，如户内外写生或制作盆景、雕塑、陶瓷等，也可表达内心体验，使患者进入创作意境，改善情绪，获得乐趣。

4. 体育锻炼 研究发现，若老人每天都能在早晨或是下午坚持 1 个小时左右的适度锻炼，如慢跑、打太极拳、做瑜伽或健身操等，期间尽情宣泄郁闷、烦躁等负性情绪，将注意力转移到外界，减少不必要的担忧和紧张，有利于缓解和控制焦虑症状。

【病程及预后】

一般来说，焦虑障碍患者经系统治疗多数可获得临床改善。GAD 的病程多呈现慢性迁延的特点，其中约占 50% 的患者病情波动较大、时好时坏，需要长期治疗。PD 的病程特点也有慢性化趋势、病情易反复多次发作。

（王　娜　毛佩贤）

参 考 文 献

1. 吴文源. 焦虑障碍防治指南. 北京:人民卫生出版社,2010.

2. 胡强,万玉美,苏亮,等. 中国普通人群焦虑障碍患病率的荟萃分析. 中华精神科杂志,2013,46(4):204-210.

3. 苏亮,蔡亦蕴,施慎逊,等. 中国老年焦虑障碍患病率 Meta 分析. 临床精神医学杂志,2011,21(2):87-90.

4. 徐碧云. 广泛性焦虑障碍发病机制的研究进展. 四川精神病学,2012,25(3):188-191.

5. Andreescu C,Varon D.New research on anxiety disorders in the elderly and an update on evidence-based treatments.Curr Psychiatry Rep,2015,17(7):1-7.

6. 李春波,邹政,方芳,等.5- 羟色胺转运体启动子区多态性与焦虑症的关联研究. 中华精神科杂志,2005,38(2):89

7. Fung WL,McEvilly R,Fong J,et al.Elevated prevalence of generalized anxiety disorder in adults with 22q11.2 deletion syndrome. Am J psychiatry,2010,167(8):998.

8. 李梦瑶,吴彦,杜亚松. 焦虑障碍的谷氨酸学说研究进展. 上海交通大学学报(医学版),2014,34(04):459-463.

9. 徐碧云. 广泛性焦虑障碍发病机制的研究进展. 四川精神卫生,2012,25(03):188-191.

10. 张义,阿地拉·阿吉,佟钙玉,等. 米氮平联合 rTMS 治疗伴睡眠障碍的老年焦虑症患者的临床疗效. 国际精神病学杂志,2017,44(3):457-459.

11. Treating generalized anxiety disorder in the elderly.Why psychotherapy may be a better first choice than medication.Harvard Mental Health Letter,2009,26(3):1-3.

12. Hofmann S G,Asnaani A,Vonk I J J,et al.Erratum to:The Efficacy of Cognitive Behavioral Therapy:A Review of Meta-analyses. Cognitive Therapy&Research,2012,36(5):427.

13. Hendriks GJ,Oude Voshaar RC,Keijsers GPJ,et al.Cognitive-behavioural therapy for late-life anxiety disorders:a systematic review and meta-analysis.Acta Psychiatrica Scandinavica,2008,117:403-411.

14. Rawtaer MBBS MMed,Msocsci J Y,Johnson Fam MBBS MMed MRes,et al. Psychosocial interventions with art,music,Tai Chi and mindfulness for subsyndromal depression and anxiety in older adults:A naturalistic study in Singapore.Asia-Pacific Psychiatry.2015;7(3):240-250.

第十一节　晚发精神分裂症

无论是 ICD-10 还是 DSM-5 都不包括晚发精神分裂症的编码类别。晚发精神分裂症是指一组首发年龄大于 45 岁的精神分裂症患者。晚发精神分裂症的概念经历了复杂的演化过程，较为公认的是这部分患者起病较晚，符合精神分裂症诊断标准，又具有不同于一般精神分裂症的特点，可能是精神分裂症的一个亚型。但争议很多，主要包括起病年龄的界定；是否为一个独立的精神分裂症亚型；与其他老年期精神病的关系等。

【流行病学】

早在 1913 年就有晚发精神分裂症流行病学的报道,鉴于前述晚发精神分裂症诊断分歧,数据只能作为参考。调查显示,44 岁以后首发的精神分裂症年发病率为 12/10 万。Harris 和 Jeste 通过对文献的分析发现,50 岁以后发病者占住院精神分裂症患者的 13%,60 岁以后发病的占 7%,70 岁以上发病者仅占 3%,女性高于男性。另有研究发现,精神分裂症和偏执状态(65 岁及以上者)的年发病率为 0.27‰。国内目前尚缺乏相关研究资料。

【发病机制】

鉴于晚发精神分裂症的发病率较低,其病理生理学的探讨亦非常有限。除具有精神分裂症的共性外,尚具有病因学意义的发现如下,遗传学研究发现 CCR5 32-bp 等位基因缺失可能是晚发精神分裂症的易感因素。神经影像学研究发现晚发精神分裂症患者存在广泛的脑白质病变,脑室 – 脑比增加,以及额叶、颞叶和皮质下区域的萎缩和代谢率减退。

【临床表现】

所有见于早发性精神分裂症的症状均可见于晚发性精神分裂症。不过与早发精神分裂症患者相比,晚发者具有突出的妄想幻觉症状,且往往构成患者的主导症状。妄想在很大一部分患者中系统化,涉及精神和躯体的影响妄想。有时可见躯体、色情和夸大妄想。幻觉多见而且严重,以幻听多见,幻视、幻触、幻嗅也较常见,与妄想内容一致。多项研究证实,感官损害与幻觉妄想相关。Howard 等报道 83 名晚发性精神分裂症的症状:被害妄想 87%,非言语幻听 64%,第三人称言语幻听 51%,幻听 30%。

晚发精神分裂症患者思维形式障碍并不突出,思维贫乏、思维破裂、思维中断都较早发精神分裂症少见,情感保持较好,意志活动和社会功能衰退相对较轻,往往仍然非常关心家人,与人的交往和照料自己的生活保持较好。

晚发精神分裂症认知缺损与早发的总体特征相似,存在注意、学习记忆、言语、思维推理以及执行功能障碍。晚发精神分裂症患者具有类似痴呆的显著的神经心理改变,但与老年性痴呆的进行性认知减退本质不同。晚发精神分裂症(≥ 45 岁)相对于早发精神分裂症有以下特点,阳性家族史少有,女性发病多于男性,一般阳性症状常见,阴性症状少见,预后好于早发。

【治疗】

老年人用药需要考虑机体老化对药物代谢的影响。总的来说,老年人药物代谢动力学改变的特点是过程降低,绝大多数口服药物(被动转运吸收药物)吸收不变、主动转运吸收药物吸收减少,药物代谢能力减弱,药物排泄功能降低,药物消除半衰期延长、血药浓度增高等。

研究发现年龄对抗精神药物浓度有显著性影响,70 岁时不同抗精神病药物(如利培酮、奥氮平、喹硫平、氯氮平)的平均剂量调整浓度比 40 岁时高出约 30%~60%;80 岁时是 40 岁的 2 倍;90 岁时是 40 岁的 2~3 倍。其中,抗精神药物浓度随年龄的升高幅度分别为:利培酮(70 岁时,+44.2%;80 岁时,+81.4%;90 岁时,+141%)、喹硫平(70 岁时,男性 +27.2%,女性 +53.2%;80 岁时,男性 +54.8%,女性 +98.4%;90 岁时,男性 +99.6%,女性 +172%)、奥氮平(70 岁时,+28.1%;80 岁时,+57.5%;90 岁时,+106%)、氯氮平(70 岁时,+62.3%;80 岁时,+108%;90 岁时,+179%)。故老年人应用抗精神病药时,其剂量不建议超过年轻患者的一半,甚至更低。

根据当今国外包括美国、欧洲、世界精神卫生协会(WPA)治疗规则系统的建议,一般推荐第二代(非典型)抗精神病药,如利培酮、奥氮平、喹硫平等作为一线药物选用。此外,第二代抗精神病药阿立哌唑、齐拉西酮、氨磺必利也可考虑。第一代及第二代抗精神病药的氯氮平作为二线药物使用。根据我国目前实际用药情况调查,非典型抗精神病药氯丙嗪、氯氮平在国内应用比较广泛,医生有一定的临床用药经验,但考虑氯氮平诱发不良反应(EPS 除外)较其他抗精神病药多见,特别是粒细胞缺乏症及致痉挛发作,建议谨慎使用。

需要注意的是,老年使用抗精神病药易出现静坐不能、运动不能和帕金森综合征等锥体外系不良反应。迟发性运动障碍(TD)随年龄增长发生率增加,女性患者更明显。过度镇静明显,表现倦怠及白天嗜睡。体位性低血压发生率较高，出现跌伤，甚至诱发脑缺血或心肌缺血；也可引起心律失常、心肌收缩力减弱和心电图改变。常出现口干、便秘、尿潴留、大小便失禁和视力模糊等抗胆碱作用，甚至出现麻痹性肠梗阻。危险的是吞咽困难往往发生在锥体外系反应之前，容易引起噎食、呼吸道堵塞的严重不良事件。治疗中应加强观察和监测。慎用长效抗精神病药物。

（潘伟刚　毛佩贤）

参 考 文 献

1. 于普林 . 老年医学 . 第 2 版 . 北京：人民卫生出版社，2017.

2. Van Assche L，Morrens M，Luyten P，et al.The neuropsychology and neurobiology of late-onset schizophrenia and very-late-onset schizophrenia-like psychosis：A critical review.Neurosci Biobehav Rev，2017，83.

3. Rasmussen H B，Timm S，Wang A G，et al.Association between the CCR5 32-bp deletion allele and late onset of schizophrenia.Am J Psychiatry，2006，163（3）：507-511.

4. Castberg I，Westin A A，Skogvoll E，et al.Effects of age and gender on the serum levels of clozapine，olanzapine，risperidone，and quetiapine.Acta Psychiatr Scand，2017，136（5）：455-464.

第十二节　痴呆精神行为障碍

【定义】

1906 年德国神经病学家 Alzheimer 首次描述的 51 岁女性痴呆患者，除认知功能进行性下降外，还有幻觉、妄想、喊叫、行为紊乱等精神病性症状。这些症状不仅加重患者的痴呆症状，更影响患者及其照料者的生活质量，而且是造成照料者精神压抑的主要原因。部分痴呆类型的精神行为症状更突出，如路易体痴呆的视幻觉，额颞叶变性的脱抑制和攻击行为。但是痴呆的精神病性症状长期以来缺乏统一的描述和定义，直到 1996 年国际老年精神病学会（IPA）定义痴呆精神病性症状为痴呆患者经常出现的紊乱的幻觉、思维内容、心境或行为等症状，统称为痴呆的精神和行为症状（behavioral and psychological symptoms of dementia，BPSD）。

【流行病学】

目前 BPSD 缺少明确的诊断标准。BPSD 患病率因采用的评估工具、评估对象不同而有所差异。目前研究观点认为痴呆患者的整个疾病期几乎都会出现 BPSD，其总发生率为 70%~90%，30%~50% 出现妄想或幻觉，约 70% 会出现激越或攻击行为，62% 会出现焦虑症状，77% 会出现抑郁症状。BPSD 不同症状的患病率因痴呆类型和病期而有所不同，如约 43.5% 的阿尔茨海默病存在妄想，80% 的路易体痴呆存在幻觉。

【发病机制】

尽管各种类型痴呆的病理损害特点不同，但受损的神经元或神经通路都可能与 BPSD 密切相关。乙酰胆碱、5- 羟色胺、去甲肾上腺素、多巴胺、γ- 氨基丁酸等神经递质功能异常不仅与痴呆的认知症状密切相关，同样也是 BPSD 的重要的神经生化学基础。BPSD 的幻觉、妄想等精神病性症状与脑内多巴胺能神经元功能亢进有关。情感症状与 5- 羟色胺、去甲肾上腺素代谢异常及蓝斑神经元的受损程度密切相关。痴呆患者中缝核神经元受损后，可使皮质和脑脊液中 5- 羟色胺浓度降低或升高，5- 羟色胺浓度的改变与抑郁、焦虑、激越、坐立不安及攻击行为等有关。此外，痴呆患者脑内谷氨酸缺乏，引起谷氨酸与多巴胺之间的不平衡，也会导致精神性症状的出现。

神经影像学和生物标记物研究证实，BPSD 的发生可能与痴呆患者额叶 - 纹状体环路病变相关，也可能与神经系统退化、变性所致的神经网络受损有关。其中幻觉、妄想症状可能与双侧前额叶、左前扣带回、腹侧纹状体和丘脑枕区、顶叶、右侧枕叶等脑区的低代谢有关；抑郁症状与前额叶、扣带回代谢水平下降有关；淡漠症状主要与颞顶叶、后扣带回结构萎缩和功能下降有关；激越症状则与后扣带回、左侧海马、岛叶、颞上回和额下回脑区萎缩和代谢下降有关。

【临床表现】

1. 幻觉　其中幻听最常见，其次为幻视，如看到过去的人、儿童或者陌生人。应注意的是，幻觉可出现在亚急性谵妄状态。

2. 妄想　多以认知障碍为基础，表现由于失认而猜疑家属身份的冒充者综合征（Capgras 综合征），由于记忆力下降而怀疑别人偷东西的"被窃"妄想，其他常见的妄想还有认为家人有意抛弃、配偶不忠等。

3. 抑郁、焦虑　害怕独处和预期焦虑都是痴呆患者常见症状。其抑郁主要表现为悲伤、绝望，严重时拒绝进食、拒绝锻炼或甚至参加任何集体活动。其焦虑主要表现为持续性精神紧张不安，发作性的坐卧不宁，常伴有口干、心悸、胸闷、出冷汗、双手震颤等。

4. 激越、冲动　指痴呆患者在要求未获得满足时出现的紊乱行为，以过分的语言和动作行为为特征。可分为三种表现：攻击性言语、行为，表现为击打、撕咬、推搡、恐吓、骂人等；非攻击性言语表现为抱怨、反复要求被注意、喊叫以及灾难反应等；非攻击性行为表现为徘徊、重复行为、不正常的穿 /脱衣服等。

5. 人格改变　表现为固执、偏激、自私自利、不负责任、行为不顾社会规范、不知羞耻等。此外，睡眠障碍等颇为常见，表现昼夜倒错，夜间不睡，白天则萎靡、瞌睡，或者睡眠减少，严重时出现夕阳综合征。其表现见表 37-22。

表 37-22　痴呆常见的精神和行为症状

精神病性症状	抑郁、焦虑	情感淡漠	激越	其他
身份识别错误	担忧财产及健康	缺少社会交往	身体或语言上的攻击	不适当的性行为
疑心配偶出轨	抑郁症状	缺少情感体验	反复要求被注意	夕阳综合征
疑心被遗弃	害怕独处	缺少动机	坐立不安 / 踱步	灾难反应
疑心被害	寻求安慰	缺乏兴趣	抵制护理	人格改变
幻觉	焦虑症状		喊叫	睡眠障碍

【治疗】

治疗前的评定至关重要。近年来，相关量表的编制为 BPSD 的动态评价和疗效评估提供了客观的工具。目前在国际广泛采用且信度和效度较好的 2 个量表为阿尔茨海默病病理行为评分表（behavioral pathology in Alzheimer's disease rating scale，BEHAVE-AD）和神经精神科问卷（neuropsychiatric inventory，NPI）。前者由 Reisber 等 1987 年编制，能有效地评定痴呆患者的行为和精神症状，编制时借鉴了简明精神病评定量表和汉密尔顿抑郁量表的内容。后者由 Jeffrey Cummings 等 1994 年编制，通过对知情人进行访谈，可评定痴呆的 12 个精神与行为症状：幻觉、妄想、抑郁、焦虑、情感淡漠、易激惹、脱抑制、欣快、激越、行为异常、睡眠 / 夜间行为紊乱、食欲 / 饮食异常。

BPSD 的治疗应遵循个体化原则：①针对"靶症状"，切忌盲目治疗；②治疗目标为减轻或缓解症状的强度或频率；③改善痴呆患者生活质量。治疗应贯穿痴呆的全病程，即从无症状期的预防直至严重行为紊乱的干预。

对轻度痴呆患者的精神行为症状首选非药物干预和促智药物治疗。虽然 2005 年 4 月美国食品及药物管理局（FDA）等监管部门发布安全性警告，提示抗精神病药物增加老年痴呆患者死亡率和脑卒中的危险。但是当非药物干预与促智药物治疗无效，或者痴呆患者威胁到自身或他人安全时（如自伤、自杀行为，攻击行为等），或者严重症状（幻觉、妄想、易激惹、情感障碍、活动异常、睡眠障碍等）的应急治疗时，可考虑应用抗精神病药物治疗。

1. 促智药物治疗　不仅能够改善痴呆患者认知功能而且对精神行为症状也有改善作用。针对幻觉、淡漠、抑郁等症状，多奈哌齐等胆碱酯酶抑制剂有一定疗效；针对激越、冲动行为等症状，美金刚等谷氨酸受体拮抗剂有一定改善作用。

2. 非药物干预　通常由照料者进行，强调社会心理和（或）环境因素。具体干预手段的选择应该根据痴呆的特征、照料者情况、治疗的可及性以及干预后产生的反应来调整。详见表 37-23。

表 37-23　BPSD 非药物干预手段

认知干预	行为干预	环境调整	社交接触	支持治疗
重新定向	日常活动	减少噪音	简化语言	音乐治疗
线索提示	计划日程	提供熟悉的物品	一对一看护	芳香治疗
任务排序	控制活动量	减少混乱或视觉干扰	宠物治疗	按摩 / 触摸
	减少复杂性	图片提示	关注患者意愿	
	技能训练			

3. 药物治疗

（1）抗精神病药：推荐使用非典型抗精神病药物治疗，用药期间应按照对靶症状有效、缓慢滴定、最低有效剂量的治疗原则。一般以成人推荐起始剂量的 1/3~1/2 起始，在加强观察、谨慎评估下缓慢加量，目标剂量不宜过高，在症状控制后应及时减量维持或停药。若抗精神病药治疗在改善 BPSD 症状方面产生了足够疗效，即尝试在用药 3 个月内开始减量并停药，除非患者既往在减量过程中出现过症状的反复。

（2）抗抑郁药：用药原则与非痴呆老年患者类似。推荐选择性 5- 羟色胺再摄取抑制剂治疗，较三环、四环类等抗抑郁药物不良反应少，且对改善情绪及强迫症状也有效，用药方便，每天只需服药 1 次，较适合老年患者治疗。治疗量宜从小剂量开始用药，逐渐加量，不良反应主要有胃肠道症状、激越、失眠、静坐不能、震颤等。新近的研究表明，抗抑郁药对于痴呆患者的激越症状安全有效。

（3）抗焦虑药：痴呆患者的焦虑症状多不典型。针对患者焦虑、激惹和睡眠障碍，可短期合并苯二氮䓬类治疗。尽可能选择镇静不良反应较轻、中枢性肌松作用较弱、半衰期较短的药物，而且剂量尽可能小，使用时间亦尽可能短。

目前 BPSD 患病率较高，发病机制尚未完全明了，现阶段尚缺乏绝对安全有效的治疗手段，故应仔细选择合适的治疗。痴呆患者普遍年老体弱、机体代谢率低、对药物的不良反应敏感，应加强全面评估，实施个体化干预原则。在促智药治疗的基础上，首选非药物干预手段。对于非药物干预效果不佳，必须进行抗精神病药物治疗时，应综合考虑药物疗效和安全性，采用多途径、多方式、多靶点的综合治疗途径，可以把安全性风险降至最低。

（潘伟刚　毛佩贤）

参 考 文 献

1. Li X L, Hu N, Tan M S, et al. Behavioral and psychological symptoms in Alzheimer's disease. Biomed Res Int, 2014, 2014: 927804.

2. Ford A H. Neuropsychiatric aspects of dementia. Maturitas, 2014, 79 (2): 209-215.

3. Makovac E, Serra L, Spano B, et al. Different Patterns of Correlation between Grey and White Matter Integrity Account for Behavioral and Psychological Symptoms in Alzheimer's Disease. J Alzheimers Dis, 2016, 50 (2): 591-604.

4. Alves G S, Carvalho A F, de Amorim De Carvalho L, et al. Neuroimaging findings related to behavioral disturbances in Alzheimer's disease: a systematic review. Current Alzheimer Research, 2017, 14 (1): 61-75.

5. 中华医学会精神医学分会老年精神医学组. 神经认知障碍精神行为症状群临床诊疗专家共识. 中华精神科杂志, 2017, 50 (5): 335-339.

第十三节　老年期物质依赖

物质依赖是指人们反复使用某些物质，引起在生理或心理上对这些物质的依赖行为，这是一种慢性进行性、易复发的大脑疾病。常伴发其他躯体病及精神疾病，其特点是尽管知道有害结果仍持续性去寻求和使用。可能造成依赖性的物质有很多，老年人主要涉及酒精和镇静催眠药、镇痛药，这些物质可影响老年人的情绪、行为和意识状态，并具有以下共同特征：

1. 精神依赖　患者不顾使用这些物质的作用和后果，在精神上对它们产生依赖性而持续用药。精神依赖的产生与药物的种类（吗啡、海洛因、可待因、度冷丁、巴比妥类药物、酒精、苯丙胺、大麻、盐酸萘甲唑啉滴鼻液、曲马多等）和患者的个性有关。

2. 躯体依赖　患者在停用某些物质时产生躯体上的戒断症状（其表现和这些物质的药理作用相反）而强制要求继续使用该物质。

3. 药物的耐受性　某些药物在应用过程中产生的效应逐渐下降，若要取得满意或明显的药理效应，必须增加药物剂量。药量越用越大，可高达常用量的数倍或数十倍。

4. 对个人及社会的不良影响　长期用药可导致营养不良、代谢障碍、慢性中毒和机体抵抗力的削弱以及人格改变，如失去进取心、缺乏责任感、道德败坏，甚至出现违法乱纪行为。

（一）老年期酒精依赖

酒依赖是指长期过度饮酒造成机体精神或躯体改变而对酒产生一种依赖性，甚至出现精神障碍。老年期酒精依赖主要包括两种情况：年轻时就开始酗酒，直至老年期继续延续；老年期才开始酗酒，一般以前一种情况居多。

1. 生理影响　由于老年人体液和肌肉容积的减少、肝脏代谢速度也较年轻人慢，相同的酒精量对老年人的生理影响较年轻人更明显，老年人体内产生的血浓度会更高，肝脏对酒精的清除速率也减慢。有报道提出老年人中枢神经系统对酒精的敏感性增加，原因可能与靶细胞丢失、酒精所致的兴奋期缩短，以致老年人更快进入镇静期。酒精对老年人中枢神经系统的损害更为直接和持久。

2. 躯体并发症　长期大量饮酒会引发或加剧老年人的酒精性肝炎、脂肪肝、肝硬化、高脂血症、心脑血管疾病、高血压、营养不良、胃炎、胰腺炎等各类躯体疾病，也会加剧老年患者的原有疾病。

3. 社会心理危害　离异、和家人发生冲突、被配偶或子女抛弃等在老年酗酒者中发生的概率很高，这又会加剧其孤独感和被遗弃感，反而加重酗酒问题，也会增加其自杀的风险。

4. 常见精神科并发症

（1）抑郁情绪：部分老年酗酒者可能伴发抑郁；在自杀的老年人中，与饮酒相关的人占其中的 1/3。

（2）精神病性症状：老年酗酒者更多伴发嫉妒妄想和幻听，多见于男性。男性老年酗酒者多伴发阳痿，他们常将自责转化为对老伴儿有外遇的指责。幻听多为第三人称的评论性幻听，尤其夜间明显。

（3）安定类药物成瘾：酒依赖者常存在饮酒和安定类药物的同服现象，尤其老年酗酒者中更多见，但这种酒、药同服更加危险，它们协同作用会进一步抑制中枢神经，甚至会危及生命。

（4）痴呆：约有 10% 的痴呆患者为饮酒所致。酒精所致痴呆更多是外周疾病和小脑共济失调表现。

（5）戒断综合征：长期（2~3 周以上）、大量饮酒的酗酒者会在突然停酒或明显减量后出现急性戒酒综合征，或称戒酒综合征或脱瘾综合征，主要表现震颤、谵妄、抽搐、意识混乱、精神运动和自主神经过度兴奋。其发病机制是中枢神经系统失去酒精的抑制作用而造成大脑皮质或 β- 肾上腺素能神经过度兴奋所致。多发生在已有躯体依赖的酗酒者，但戒断症状在老年酗酒者中出现的概率低于年轻人，可能是因为老年人的中枢神经系统对酒精浓度降低的敏感性较青壮年偏低，震颤谵妄的出现率更偏低，然而一旦出现就会危及生命。老年酗酒者在住院期间可能会因突然停酒而引发震颤谵妄等戒断综合征。

酒依赖者给自己的身体、精神、家庭和社会带来的危害性是不能低估的，饮酒者一旦形成依赖就应当戒酒。从酒依赖的病因学看既有生物因素，亦有病理心理因素。所以，治疗应以多种疗法相结合，包括戒酒和戒断综合征的治疗。

避免患者再次接触酒精或含有酒精的饮料，可用拮抗剂戒酒（二硫化四乙基秋兰姆），能抑制乙醛脱氢酶、阻塞乙醇代谢、使体内乙醛聚积，再饮酒时产生强烈的恶心、呕吐、呼吸困难、心悸等躯体反应与不快感。

戒断综合征的治疗，可以选用与酒精的药理作用相似的安定类药物。注意首次要足量，不要缓慢加药，既可抑制戒断症状，又能预防可能发生的震颤谵妄、戒断性癫痫发作。但安定类药物使用时间不宜过长，以免发生药物依赖。若患者伴发明显的幻觉、疑心等精神病性症状时，可加用适量的抗精神病药物。

心理、行为治疗，通过认知行为疗法、家庭疗法、个体和团体心理治疗，激发患者对戒酒的愿望，引导其逐渐克服对酒精的依赖，鼓励其参加娱乐和康复活动，引导其逐步适应家庭、社会生活，促进其社会功能的恢复。为达到成功戒酒和避免复饮的可能，有时还需要患者的家人、亲友和同事们的介入和支持。

（二）老年期药物依赖

造成老年人药物依赖的主要原因有医源性因素（医生滥开处方，药品管理欠妥，患者长期连续服药）、社会心理因素（如为缓解躯体疾病、负性事件等所致的焦虑、失眠、疼痛），以及部分患者的敏感、情感脆弱等个性特点。此外，药物依赖的产生与药物本身药理特点有关。多数产生依赖性的药物具有中枢神经的药理作用，有产生情绪欣快的效应，解除紧张焦虑的作用，也有能改变人们的意识、感知和思维，产生某些奇突的或飘飘欲仙的体验。老年人群常见的药物依赖包括镇静催眠药和镇痛药。

1. 镇静催眠药依赖 由于大多老年人都有失眠、紧张等问题，长期使用一种或几种镇静催眠药，容易引发药物依赖和（或）交叉耐受性。可能会引起慢性中毒症状：①精神症状：困倦、注意力涣散、记忆力减退、焦虑、意识模糊、易激惹等；②躯体症状：头晕、口干、便秘、口苦、共济失调、精细运动失调、跌倒及其引发的外伤、大小便失禁等。

镇静催眠药依赖者一旦突然停药，容易引发戒断反应，包括精神症状：如焦虑、失眠、注意涣散、乏力倦怠等，重者可产生幻觉妄想或谵妄状态；躯体症状：恶心呕吐、食欲不振、胃部不适、肌肉疼痛、腹痛腹泻、震颤、癫痫发作。上述症状一般在停药后1~3天内发生，7~14天后逐渐消退。少数特别严重者可发生心律失常、心血管性虚脱及类似脑病的神经系统症状和体征。

2. 镇痛药物依赖 因患有慢性疼痛（如癌性疼痛）而长期服用吗啡、哌替啶、可待因、芬太尼等镇痛药，导致对上述药物的依赖。药物的精神及躯体依赖性和耐受性均极易产生，常用剂量连续使用2周即可成瘾，其中以海洛因的依赖作用最强，美沙酮的依赖作用最弱。戒断症状在停药4~16小时出现，第2、3天达高峰，可持续1周左右，少数可迁延数月。主要表现为失眠或嗜睡、食欲不振、焦虑、抑郁、打呵欠、流泪流涕、出汗、战栗、恶心、呕吐、腹痛腹泻、肌肉抽动和皮肤感觉异常。严重者可产生意识障碍、兴奋躁动、癫痫发作、循环或心力衰竭等。常用镇痛药APC依赖亦有报告。

为预防药物依赖的形成，医生用药时应严格掌握各种用药的适应证，尽量避免药物依赖的可能性，根据患者的病情适当选药，尽量单一小量用药，切勿长期大量用药，尤其不应超量和持续用药；使用镇静催眠药一般不应连续超过4~6周；如需继续使用，则应停药两周后，再重新用药；必要时可隔日或间歇轮替用药，避免滥用，其用药者应保持最小剂量，保持常规检查，并尽可能及早停药或减量。

（三）物质/药物使用所致神经认知障碍

物质/药物所致神经认知障碍在国内的精神科临床上比较少见，也往往难以获得及时、恰当的诊断。但在美国等发达国家，物质/药物所致神经认知障碍则相对常见，有人估计占所有神经认知障碍的1/5左右。在慢性重度酒精使用障碍（酒精依赖）患者中，估计大约有10%会最终出现神经认知障碍。

不同物质或药物导致神经认知障碍的机制不同。酒精及吸入性溶剂具有直接的神经毒性，造成永久的脑损害，从而导致持久性神经认知障碍。尸检研究发现，患者往往具有白质的体积减少及神经元的丧失，尤其是集中于上部额叶皮质。不同部位受损伤可引起不同类型的记忆障碍，如颞叶海马区受损主要引起空间记忆障碍，蓝斑、杏仁核区受损主要引起情感记忆障碍等。其他物质（如可卡因、阿片类等）

则可造成间接的脑损害，如苯丙胺类药物及可卡因滥用可以造成脑微小血管炎，继而出现神经认知障碍。此外，苯丙胺类兴奋剂等毒品则具有明显的神经毒性，对 5- 羟色胺（5-HT）神经元及多巴胺神经元均有明显的损害，且累及边缘系统、皮质、海马及杏仁核等多个区域，这些区域又与个体的认知功能密切相关。短期使用苯二氮䓬类药物可导致遗忘效应，这与药物的镇静功能密切相关。

以酒精所致的慢性神经认知障碍为例。慢性酒精中毒症状，包括记忆力减退、注意力不集中、情绪不稳、烦躁焦虑、恐惧、幻觉妄想或伴有神经衰弱、性功能减退、帕金森病和末梢神经炎等，躯体上可表现为鼻部发红、慢性胃炎、肝硬化和营养缺乏等。过量使用（中毒）或突然戒断可出现急性神经认知损害（甚至谵妄），老年酗酒者一次大量饮酒，可能会出现慢性酒中毒的急性发作，主要表现谵妄、幻视和幻触（凭空看到或触及各种恐怖形态的小动物等），有时在幻觉支配下出现紧张、恐惧或兴奋、冲动等行为异常，还有颜面充血、多汗、心率加快、蛋白尿等。

在 DSM-5 的分类中，酒精所致的持续性神经认知障碍分为两类：非遗忘 – 虚构型及遗忘 – 虚构型。这两种类型在临床表现及病因机制上完全不同。DSM-5 中的非遗忘 – 虚构型神经认知障碍在以往的绝大多数文献中称为酒精相关性痴呆（alcohol-related dementia），或简称为酒精性痴呆（alcoholic dementia）。这一类型继发于乙醇对中枢神经系统的直接神经毒性，其临床表现具有神经认知障碍的临床特征。而另一方面，DSM-5 中所列的遗忘 – 虚构型神经认知障碍则不属于痴呆，它属于遗忘障碍，以往又被称为柯萨科夫综合征（Korsakoff syndrome）。此综合征并非由酒精直接所致，其发生实际上是与维生素 B_1 缺乏有关。

酒精所致神经认知障碍起病隐袭、缓慢，一般发生在长期大量酗酒 10 年甚至数十年以后。多数患者的症状逐步进展，初期往往表现为近记忆障碍，然后扩展到远期记忆障碍，同时出现执行功能缺陷（尤其是评估复杂情况和判断能力）。除了认知缺陷，患者往往出现人格改变，如细腻情感的缺乏以及行为问题，如行为幼稚、缺乏礼貌或不注意礼节、自制力降低、冲动、判断理解力差等。

在评估可能的酒精性痴呆时，临床上要注意其他共患疾病的可能性，如维生素 B_{12} 缺乏、烟酸缺乏、肝性脑病、慢性硬膜下血肿等。上述问题往往可能与酒精性痴呆相互重叠或相混淆。就鉴别诊断而言，由于酒精所致神经认知障碍大多出现老年期（少数严重病例可以见于中年），因此应首先除外老年痴呆的其他常见类型。酒精所致神经认知障碍与其他神经认知障碍的重要区别在于，酒精性痴呆患者往往在戒酒后短期（6 个月内）症状会有所改善，然后则相对稳定。相反，其他神经认知障碍则往往为进展性病程，不太可能出现短期改善的临床特点。

（王　娜　毛佩贤）

参 考 文 献

1. 郝伟，王学义，周小波，等．酒精相关障碍的临床表现．中国药物滥用防治杂志，2017，23（4）：192-195．

2. 魏洁．精神活性物质的心理渴求及治疗研究进展．国际精神病学杂志，2009，36（4）：227-230．

3. 张敏，范震崴．老年人精神药物使用现状及影响因素的研究．中国地方病防治杂志，2017，32（11）：1241-1242．

4. 张小河．基层老年焦虑 / 抑郁患者药物滥用情况及其治疗对策分析．实用心脑肺血管病杂志，2014，22（9）：73-75．

5. Fry M，Kay S，Elliott RM．Emergency department presentations by older people for mental health or drug and alcohol conditions：A multicentre retrospective audit．Australas Emerg Nurs J，2017，20（4）：169-173．

6. Franchi C，Ardoino I，Nobili A，et al．Pattern of in-hospital changes in drug use in the older people from 2010 to 2016．Pharmacoepidemiology & Drug Safety，2017，26（12）．

7. Grant I，Adams K M．Neuropsychological assessment of neuropsychiatric and neuromedical disorders．New York：Oxford University Press，2009．

8. Stavro K，Pelletier J，Potvin S．Widespread and sustained cognitive deficits in alcoholism：a meta-analysis．Addict Biol，2013，18：203-213．

9. Moore D．Chapter 83 Neurocognitive Disorders // Tasman A，Kay J，Lieberman J.A，First M.B. & Riba M.B.Psychiatry，4th ed，Hoboken，NJ：Wiley & Sons，Ltd.；2015：1647-1705

第十四节　老年期人格障碍

人格是指个体在与环境相互作用过程中所表现出来的独特的行为模式、思维方式和情绪反应。人格障碍又称病态人格、异常人格或变态人格，是一种持久、固化的适应不良行为模式，也是人格发展的畸形与偏离状态。

人格障碍的形成原因大致有生物学原因（遗传等）、心理因素和社会文化因素。人格显著、持久地偏离所在社会文化环境的应有范围，形成较难适应环境的特定行为模式，明显干扰其家庭、社会与职业功能；这种偏离稳定而长期存在，源于青少年或更早，持续到成年甚至终生；个性上具有情绪不稳、与人合作困难、自制力差等特点；偏离的行为并非因为脑损伤、疾病或功能障碍所致；其障碍主要表现在情感、意志活动上，但思维和智力无异常，对自身人格缺陷不自知，难以从失败中吸取教训，为此在社交、工作和感情生活中常受挫；可能存在脑功能损害，但神经系统形态学病理变化不明显；一般能应付日常工作和生活，能理解自己行为的后果，也能在一定程度上理解社会对他们的评价，主观上常有痛苦感。

老年期人格障碍大多是以往人格障碍的延续，只是在程度上可能会有所改观，既往的表现在晚年期后会渐趋缓和，此外近年来国际疾病分类第11版（international classification of diseases，ICD-11）还提出晚发型人格障碍（这类人格障碍源于成年以后，或回溯病史、缺乏证据表明其人格障碍表现出现在成年以前）。总体上，老年期人格的基本类型与基本特征比较稳定，但由于每个人的人格基础、躯体状况和遭遇事件千差万别，老年期人格也有其变化的一面，其有可能受到下列老年人格特质的影响：①自我中心性：随着接触外界的减少，对他人的关注和兴趣也降低，相对比较关心和自我有关的事，表现固执、任性、刻板，其顽固程度日趋加重；②猜疑性：随着感知能力、体力和应付外界能力的减退，对外界认知困难，表现胡乱猜疑、嫉妒、乖僻，过分关注身体健康、害怕衰老和死亡等，是老年人自我保护的结果；③保守性：随着记忆、学习能力的减退，厌烦新生事物，偏爱旧习惯、旧观念；④幼稚：退回到年幼时的单纯、幼稚心态，属于心理自卫的一种现象。

此外，老年人群还可能受非生物学因素（包括衰老的自我感觉、社会和文化的因素、脱离社会等环境因素、负性事件）等因素的影响，老年期人格障碍既有与以往人格障碍类似的表现，也会在一定程度上发生变化，稳中有变，总体上稳大于变。

和其他人格障碍类似，老年期人格障碍在诊断上仍要以准确地收集患者的精神病史和具体表现为前提，目前仍缺乏理想的老年期人格障碍评估工具。根据各个类型的诊断标准，有可能一个患者符合一种或几种人格障碍的诊断。老年期人格障碍患者的疾病严重程度可能会随着老龄化的进程而逐渐减弱，其表现可能会有所改变，也可能存在与抑郁障碍、痴呆、精神分裂症等其他精神障碍的共病现象。

鉴别要点在于，了解详尽的精神障碍病史、具体表现、躯体疾病史、持续时间，参照人格障碍的诊断标准，区分症状出现的先后和主次关系、与所患躯体疾病或精神障碍的相关性。主要与引发个体人格改变的疾病，如脑损伤或脑器质性病变、重性精神疾病，尤其是精神分裂症、特别严重的应激性经历（如被劫持为人质或饱受折磨的囚犯）等相鉴别。

总之，人格障碍是根深蒂固的适应不良行为类型，在青少年期或更早已经出现，持续很长时间并贯穿整个生命过程。而应激或疾病导致的人格改变则有相对明确的起病界限。

治疗：治疗存在难度，总体疗效有限。

心理治疗：人格障碍者一般不会主动求医，常在与社会、环境有冲突、有情绪和睡眠问题时才会就诊；此类患者容易在治疗中制造矛盾，并利用矛盾转移对自身问题的注意力。注意要与患者建立良好的治疗联盟，帮其逐步认识和矫正不良的认知与习惯、重建良好的行为模式并对其积极改变予以鼓励和强化。很难直接改变患者的行为，但可让其尽量避免暴露在诱发不良行为的处境之中，如攻击型人格障碍并非所有场合都有攻击性，找到诱发其出现异常行为的场合或因素有重要意义，如强迫型人格具有"完美主义"倾向，可以让其从事紧张度不高、责任感较轻的工作。此外，要避免不成功的暗示，提供更多的发展正常人格的机会。

（1）解惑咨询：结合当前困扰与过去经历，可能有助于患者应对导致异常行为或痛苦感的情境，启发他们的自我反省并用正性情绪解决问题，可选择性应用于边缘型、反社会型人格障碍。

（2）支持性心理治疗：某些人格障碍者经数月心理支持治疗可能有部分改善，但对反社会人格障碍者可能需要数年。对于最初不愿接受治疗的反社会行为者，监管程序可能有效。

（3）动力性心理治疗：人格障碍的精神动力性治疗与其他形式的精神动力性治疗侧重点有所区别，前者更具指导性，很少强调重建既往事的，更注重如何与人交往、应对问题、处理个人感受，其中移情和反移情分析可有效澄清人际关系中的矛盾和问题。

（4）认知治疗：通过认知与行为治疗技术，帮助患者矫正不合理认知（也是人格障碍的特征之一），最终达到治疗情感和行为问题的目的。尽管有人认为该疗法效果甚好，但尚无对照试验进行验证。有人推崇将认知治疗与分析性心理治疗相结合的认知分析治疗，提出将它用于治疗边缘型人格障碍，但其疗效尚未得到验证。

教育和训练：主要针对有些患者的人际关系冲突，通过积极的教育、引导使其朝好的方向逐渐转化，收容工读学校、劳动教养机构对反社会型人格障碍患者的行为矫正也有一定的帮助。

药物治疗：药物无法改变人格，一般不主张长期、常规使用，只有患者出现情绪极度不稳、有冲动攻击行为时可适量给予情感稳定剂、抗精神病药，有一定的效果，但远期疗效不确定；焦虑明显时可短期、少量予以苯二氮䓬类、抗焦虑药。有报道称选择性 5-HT 再摄取抑制剂（如氟西汀）对分裂样人格障碍和边缘型人格障碍的潜在冲动行为可能有效。

老年期人格障碍者虽然可有缓慢、细微的改善，但总体预后欠佳。反社会型人格障碍者可能到老年期会稍有改观，但在社交、人际关系上仍有不同程度的问题（如对他人的敌意、冲动伤人等）。对边缘型人格障碍的预后报道各异，有研究提示：边缘型人格障碍的自杀率较高；部分边缘型人格障碍者在中年后可能会变更成表演型、回避型和强迫型等其他人格障碍的诊断；维持原诊断者常伴物质滥用或犯罪记录。

（王　娜　毛佩贤）

参 考 文 献

1. 于欣 . 老年精神病学 . 北京 : 北京大学医学出版社 ,2008.

2. 沈渔邨 . 精神病学 . 第 5 版 . 北京 : 人民出版社 ,2009.

3. 于恩彦 . 实用老年精神医学 . 杭州 : 浙江大学出版社 ,2013.

4. 张天宏 , 王兰兰 , 肖泽萍 , 等 . 等级诊断和多轴诊断体系在人格障碍诊断中的应用 . 中国神经精神疾病杂志 ,2011,37（4）: 214-217.

5. 岳秀娟 , 袁左鸣 . 老年慢性疾病患者人格状况的评价 . 中国老年学杂志 ,2011,31（24）:4923-4925.

6. 闫洋璐 , 陶琳瑾 , 蒋京川 . 老年人性格 . 中国老年学杂志 ,2015,35（20）:5966-5969.

7. 吴捷 , 张阔 . 人格、社会支持与老年人需要的关系 . 心理发展与教育 ,2011,27（4）:382-387.

第十五节　精神药物治疗

精神药物，系指主要作用于中枢神经系统，并能影响精神活动功能的药物，包括抗精神病药、抗抑郁药、抗躁狂药（心境稳定剂）和抗焦虑药四大类，对缓解症状，促进精神康复都起到积极作用。

1. 抗精神病药　在临床精神药理学方面，抗精神病药可能是药理机制最为复杂的一个药物类别。此类药物自 1952 年氯丙嗪问世，主要药理机制来源于其对多巴胺 -2（D_2）受体的阻断作用，这些药物通常被称为传统抗精神病药，有时又被称为经典抗精神病药。目前国内常用的包括：氯丙嗪、奋乃静、三氟拉嗪、氟奋乃静、甲硫达嗪、氟哌啶醇、泰尔登、舒必利等。从临床角度来说，相对于传统抗精神病药，第二代抗精神病药（又称非典型抗精神病药）很少出现锥体外系反应（EPS），而且对阴性症状有一定的疗效，其药理作用特点分为四类：① 5- 羟色胺和多巴胺受体阻滞剂（serotonin-dopamine antagonists，SDAs），如利培酮、齐拉西酮；②多受体作用药（multi-acting receptor targeted agents，MARTAs），如氯氮平、奥氮平、喹硫平、左替平（zotepine）；③选择性 D_2/D_3 受体阻滞剂，如氨磺必利（Amisulpride）；④多巴胺受体部分激动剂，如阿立哌唑。

抗精神病药的治疗作用包括：①抗精神病作用，即抗幻觉妄想作用（改善阳性症状）和激活或振奋作用（改善阴性症状）；②非特异性镇静作用（改善激越、兴奋或攻击）；③非典型抗精神病药的心境稳定剂作用；④预防复发作用。

抗精神病药使用过程中要密切监测药物不良反应。神经系统副作用锥体外系反应，包括急性肌张力障碍、静坐不能、帕金森症和迟发性运动障碍。尤其是老年患者更有可能发展为不可逆的迟发性运动障碍。抗胆碱能的副作用表现为口干、视力模糊、排尿困难和便秘等，严重反应包括尿潴留、麻痹性肠梗阻和口腔感染，直立性低血压、反射性心动过速以及射精的延迟或抑制。此外，体重增加、代谢综合征、QT 间期延长同样对老年患者具有一定的风险。

2. 抗抑郁药　抗抑郁药发展迅速，常用品种多达 20 余种。抗抑郁药是一类治疗各种抑郁状态的药物，不会提高正常人情绪。部分抗抑郁药对强迫、惊恐和焦虑情绪有治疗效果。目前将抗抑郁药分为：①三环类抗抑郁药（TCAs），包括在此基础上开发出来的杂环或四环类抗抑郁药；②单胺氧化酶抑制剂（MAOIs）；③选择性 5- 羟色胺再摄取抑制剂（SSRIs）；④选择性 5- 羟色胺及去甲肾上腺素再摄取抑制剂（SNRI）；⑤其他递质机制的抗抑郁药。前二类属传统抗抑郁药，后三类为新型抗抑郁药。

新型抗抑郁药的疗效与传统抗抑郁药相当或没有多大差异，但安全性和耐受性相对改善。除 MAOIs 只作为二线药物外，SSRIs、SNRI、其他递质机制的新型抗抑郁药以及 TCAs 均可作为一线抗抑郁药。SSRI、SNRI 类药物现已广泛用于老年抑郁障碍患者。SSRI 及三环类抗抑郁药（TCAs）对老年抑郁障碍的疗效相仿，但老年人对 SSRI 的耐受性远较三环类好。SSRI 最大的优点在于其抗胆碱能及心血管系统不良反应轻微，老年患者易耐受，可长期维持治疗。MAOIs 作为二线药物主要用于三环类或其他药物治疗无效的抑郁症，MAOIs 中毒性肝损害多见，且与许多药物及食物有相互作用而产生高血压危象，临床上不作为首选药物。详见表 37-24。

表 37-24　常用的几种抗抑郁药

类别	规格（mg）	剂量范围（mg/d）	主要不良反应	禁忌证
SSRIs				
氟西汀	20	20~60，早餐后顿服，剂量大，可分 2 次服用	胃肠道反应，头痛，失眠，焦虑，性功能障碍	禁与 MAOIs、氯米帕明、色氨酸等联用
帕罗西汀	20	20~60，同上	同上，抗胆碱能反应，镇静作用较强	同上
舍曲林	50	50~200，同上	同上	同上
氟伏沙明	50	50~300，晚顿服或午、晚分次服	同上，镇静作用较强	同上
西酞普兰	20	20~60，早餐后顿服，剂量大，可分 2 次服用	胃肠道反应，头痛，失眠，焦虑，性功能障碍	同上
艾司西酞普兰	5，10	10~20，早餐后顿服	同上	同上
SNRIs				
文拉法辛	25，75，150	75~300，速释剂分 2 次服，缓释剂早餐后顿服	胃肠道反应，血压轻度升高，性功能障碍，体重增加少	禁与 MAOIs 联用
度洛西汀	20，30，60	40~60，分 2 次服，或早餐后顿服	胃肠道反应，口干，疲乏嗜睡，出汗增多	禁与 MAOIs 联用

续表

类别	规格（mg）	剂量范围（mg/d）	主要不良反应	禁忌证
NaSSAs				
米氮平	15，30	15~45，分1~2次服用	镇静，口干，头晕，疲乏，体重增加，胆固醇升高，粒细胞减少（罕见），性功能障碍少	禁与MAOIs联用，出现感冒症状应查血象
TCAs				
阿米替林	25	50~250，分次服	过度镇静，体位性低血压，抗胆碱能不良反应	严重心肝肾病
米帕明	25	50~250，分次服	同上	同上
多赛平	25	50~250，分次服	同上	同上
氯米帕明	25	50~250，分次服	同上，抽搐	同上，癫痫
马普替林	25	50~250，分次服	同上，抽搐	同上，癫痫
NRI				
瑞波西汀	4	8~12，分次服	口干，便秘，失眠，勃起困难，排尿困难，尿潴留，心率加快，静坐不能，眩晕或体位性低血压	孕妇，哺乳期妇女，青光眼，前列腺增生，低血压，心脏病
NDRIs				
安非他酮	75	150~450，分次服	厌食，失眠，头痛，震颤，焦虑，幻觉妄想，抽搐。体重增加和性功能障碍少	癫痫，精神病，禁与MAOIs、氟西汀、锂盐联用
SMA				
曲唑酮	50	50~300，分次服	口干，镇静，头晕，倦睡，阴茎异常勃起	低血压，室性心律失常
奈法唑酮	50，100	50~300，分次服	头晕，乏力，口干，恶心，镇静，便秘，体位性低血压，肝脏损害	禁与地高辛、特非那定联用
SSRA				
噻奈普汀	12.5	25~37.5，分次服	口干，便秘，失眠，头晕，恶心，紧张	孕妇，哺乳期妇女，禁与MAOIs、联用
MAOIs				
吗氯贝胺	100，150	150~600，分次服	头痛，便秘，失眠，体位性低血压，肌阵挛，体重增加	禁与交感胺、SSRIs、SNRI联用

摘自中国精神障碍防治指南丛书《抑郁障碍防治指南》，下同。

3. 心境稳定剂　心境稳定剂（又称抗躁狂药）是治疗躁狂以及预防躁狂或抑郁发作的药物。主要包括锂盐（碳酸锂）和某些抗癫痫药如丙戊酸盐、卡马西平等。此外，所有的抗精神病药以及苯二氮䓬类药物如氯硝西泮、劳拉西泮等，对躁狂发作也有一定疗效。

碳酸锂是锂盐的一种口服制剂，为最常用的抗躁狂药。锂在肾脏与钠竞争重吸收，缺钠或肾脏疾病易导致体内锂的蓄积中毒。丙戊酸盐（丙戊酸钠和丙戊酸镁）对躁狂症的疗效与锂盐相当，对混合型、快速循环型情感障碍以及锂盐治疗无效者可能疗效更好，肝脏和胰腺疾病者慎用，孕妇禁用。拉莫三嗪主要用于双相情感障碍的复发预防以及双相抑郁的治疗，对严重躁狂发作疗效不确定，不良反应主要药疹，包括剥脱性皮炎和中毒性表皮坏死。卡马西平对治疗急性躁狂和预防躁狂发作均有效，尤其对锂盐治疗无效的、不能耐受锂盐副作用的以及快速循环发作的躁狂患者，可引起白细胞和血小板减少及肝损害，皮疹较多见，严重者可出现剥脱性皮炎。

4. 抗焦虑药 抗焦虑药主要包括苯二氮䓬类和非苯二氮䓬类（丁螺环酮、坦度螺酮）。此外，部分抗抑郁药和抗精神病药同样具有抗焦虑作用。β肾上腺素受体阻滞剂，如普萘洛尔，也具有改善焦虑的作用。

国内常用的苯二氮䓬类药物包括劳拉西泮、奥沙西泮、阿普唑仑、艾司唑仑、地西泮、硝西泮和氯硝西泮等，特点是抗焦虑作用强、起效快、疗效好，但可产生耐受性，应用数周后需调整剂量才能取得更好疗效；长期应用后可产生依赖性，包括躯体依赖和精神依赖。老年体弱者易出现共济失调、感知障碍、呼吸抑制等。

非苯二氮䓬类药物包括丁螺环酮和坦度螺酮，化学结构属于阿扎哌隆类，系 $5-HT_{1A}$ 受体的部分激动剂。临床上较苯二氮䓬类安全，通常剂量下没有明显的镇静、催眠作用，无明显的肌松和抗抽搐作用，产生药物依赖性和耐药性的可能性很低。

5. 老年患者使用精神药物的注意事项 老年人用药需要考虑机体老化对药物代谢的影响，老年人的药物代谢能力减退。一是老年人肝脏肝微粒体药物代谢酶活性下降，药物不能充分经肝微粒体药物代谢酶作用，结合成水溶性络合物从肾脏排出。二是肝血流量减少，使老年人肝脏首过效应大为减弱。此外，老年人肾脏体积减小、肾脏血流量下降、肾小球滤过率降低等，均说明老年人肾功能减退。血浆半衰期延长，用药剂量应向下调整，给药间隔应适当延长，特别是药物以原形排泄、治疗指数窄的药物（如碳酸锂）尤须引起注意。随着年龄增长，胃肠功能的改变、机体脂肪成分增多、血浆蛋白含量降低、血流量减少等，对于药物的吸收、分布会有一定的影响。因此，老年人在使用精神药物治疗容易出现不良反应。

（1）抗精神病药：易出现静坐不能、运动不能和帕金森综合征等锥体外系反应。迟发性运动障碍（TD）随年龄增长发生率增加，女性患者更明显。过度镇静明显，表现倦怠及白天嗜睡。体位性低血压发生率较高，出现跌伤，甚至诱发脑缺血或心肌缺血；也可引起心律失常、心肌收缩力减弱和心电图改变。常出现口干、便秘、尿潴留、大小便失禁和视力模糊等抗胆碱作用，甚至出现麻痹性肠梗阻。重要的是吞咽困难往往发生在锥体外系反应之前，容易引起噎食、呼吸道堵塞的严重不良事件。治疗中应加强观察和检测。慎用长效抗精神病药物。

（2）抗抑郁药：三环类抗抑郁药抗胆碱作用较强，老年人使用易引起轻度的意识障碍，发生率可高达 10%~20%。也易出现排尿困难，甚至尿潴留和麻痹性肠梗阻。抗抑郁药有阻断 $\alpha-$ 肾上腺素能受体的效应，老年人更容易出现体位性低血压。文拉法辛、度洛西汀、瑞波西汀均有升高血压的作用，故患有高血压、脑卒中的老年人应慎用。比较而言，米氮平和选择性 5- 羟色胺再摄取抑制剂（SSRIs）类抗抑郁药相对安全。

（3）苯二氮䓬类药：老年对本类药的中枢性抑制较敏感，尤其注射给药时容易引起呼吸抑制、低血压、肌无力、心动过缓或心跳停止。老年人服用本类药物也较易出现脱抑制的反常反应，反而表现为兴奋激越或失眠。因此，不建议老年人长期大量服用苯二氮䓬类药，如氯硝西泮镇静和肌肉松弛作用较强，且药物半衰期长，老年人服用后遗作用持续时间较长，易导致认知功能损害、过度镇静和跌倒现象。

老年患者使用精神药物治疗的原则：①起始剂量小：由于老年人对精神药物的敏感性明显高于青壮年人，对药物的吸收、代谢、排泄等能力较低下，血药浓度往往较高，故容易发生严重的不良反应。②加药速度慢：加药速度主要依据患者对药物的耐受性、病情的严重程度等，临床可采取滴定的方法进行加药。③治疗剂量少：一般有效剂量为成人剂量的 1/3~1/2。也不否认有些老人需要与年轻患者同样的剂量才能奏效，关键在于用药的个体化和缓慢加量及避免不良反应。④药物的选择：应选择使用不影响心血管系统、肝肾功能和易导致代谢综合征的药物。⑤注意药物之间的相互作用：肝脏的药物代谢酶（如细胞色素 P450 酶，英文缩写 CYP，有不同的亚型，如 CYP1A2、CYP2C19、CYP2D6 和 CYP3A4 等）

的活性存在个体和种族差异，并且会受到某些合用药物的抑制或诱导。老年人罹患躯体疾病的比率高，经常需要服用各种治疗躯体疾患的药物，联合用药的比例较高，因此要高度警惕药物之间的相互作用问题，避免出现影响疗效、加重不良药物反应的现象。⑥避免联合使用多种作用机制相当的精神药物，相互作用可以引发毒性不良反应。例如，单胺氧化酶抑制剂与三环抗抑郁剂或选择性 5- 羟色胺（5-HT）再摄取抑制剂合用，可以促发 5- 羟色胺（5-HT）综合征；抗精神病药、抗胆碱能药和三环抗抑郁合用，可以引起胆碱能危象。

（毛佩贤）

参 考 文 献

1. 李凌江, 马辛. 中国抑郁障碍防治指南. 第 2 版. 北京:中华医学电子音像出版社,2015.

2. 于欣, 方贻儒. 中国双相障碍防治指南. 第 2 版. 北京:中华医学电子音像出版社,2015.

3. 赵靖平. 精神药物治疗学. 北京:人民军医出版社,2005.

4. 江开达. 精神药理学. 北京:人民卫生出版社,2007.

5. 中华医学会精神病学分会. 精神分裂症防治指南. 第 2 版. 北京:人民卫生出版社,2015.

第 38 章

老年心血管系统疾病

第一节 概 述

机体成熟期之后开始衰老过程（aging process），即随时间增加，机体的各种功能逐渐退化，并导致对各种疾病时的生理储备能力下降，结果是导致机体的生存能力下降。衰老本身并不导致疾病，但衰老确实降低了发病的门槛，使疾病的易感性增加。衰老加强和加快疾病所产生的影响。随年龄增长，机体的微调能力下降，这个过程称为老化。

在出现衰老的人群中，很重要是预防临床和亚临床疾病，尤其是血管的老化。它是多种血管相关疾病的基础，如冠状动脉粥样硬化性心脏病、脑卒中、阿尔茨海默病等。

在衰老的研究中，患临床和亚临床疾病的患者并未被排除在外，使得对衰老在心血管系统中的影响产生一定的高估。在西方社会，人群冠状动脉粥样硬化非常普遍，它是隐蔽的、且可显著影响心脏功能的重要疾病之一。系统性动脉高血压则更为普遍。因此，对这两个最常见疾病合理的筛查，是谨慎辨别衰老和疾病的重要途径。

衰老除了对亚临床疾病有影响，对身体活动的灵活性也有影响。人类和许多动物由于年龄增大，肌肉和骨骼系统的老化，导致运动量能力下降。因此，很多老年人的活动量减少。

对于老年人，肥胖是另一个日益重要的、相对新的生活方式的相关因素。由于脂肪组织摄取过多热量，对几乎所有生理系统都有影响，包括随着年龄增加而出现的心血管疾病和更加肥胖。因此，老年人中出现的变化反映了所有因素的综合作用，包括与周期、长期的生活方式和疾病相关的变化，年龄本身的生物效应等。

一、衰老对心血管结构和功能的影响

1. 增龄导致心脏解剖结构上的改变　人类心脏重量随增龄而增加。30~90 岁之间，心脏重量每年增加 1~1.5g。心脏重量增加并不完全是因年龄增长而产生的肥厚现象，部分是因老年心脏的结缔组织增加、类脂质沉积，心脏各瓣膜和其他结构的钙化等。外观可见老年心脏随增龄而逐渐变为深褐色，心包膜下脂肪增多，心内膜增厚、硬化，乳头肌、心尖部出现增厚的白色斑块，左心室流出道纤维弹力组织增生，二尖瓣后叶产生广泛白色混浊物，主动脉瓣叶联合部粘连及钙化。老年人心肌纤维萎缩，心肌纤维体积与细胞核的比例减小，脂褐质在心肌细胞核的顶端积聚，并且随增龄呈直线增加。随年龄增加，心肌细胞线粒体膜的完整性下降，线粒体数减少，心肌细胞能量产生减少，心肌活力降低。自 60 岁起，窦房结出现纤维弹力组织增生、起搏细胞数减少；75 岁时起搏细胞数可比成年期减少 10% 左右。左束支、希氏束的数目也减少，均可引起房室传导阻滞。

2. 增龄引起的心脏功能改变　增龄引起解剖结构上改变的同时，心脏功能也随年龄增加而发生改变，主要表现在：

（1）对心律及传导系统的影响：随年龄增加，心律失常的发病率增高。

24 小时动态监测发现，老年人房性期前收缩的患病率达 88%。在运动实验中，80 岁以上老年人，有半数以上会发生单纯性室性期前收缩。所以，发生心房或心室期前收缩增加被认为是一个正常衰老过程。其具体机制可能是窦房结动脉或其发源动脉发生动脉粥样硬化，引起心房缺血及炎症、纤维化等，进而导致窦房结功能减退、房性心律失常发生率增加。

冠心病引起心肌缺血和心室扩大，可以导致心室过度牵张，心肌缺氧和心肌细胞内钾丢失，导致心肌细胞动作电位改变，引起室性心律失常。心室肌缺血，受损心室肌与正常心肌间的电生理不均匀性，可以诱发折返而引起反复发作或持续的室性心动过速。充血性心力衰竭是各种器质性心脏病的晚期表现，常伴有室性心律失常、房颤的发生。

（2）对心脏收缩和舒张功能的影响：随年龄增加，心肌收缩力明显下降，射血分数随年龄的增加而减少。舒张期充盈度减少，表现为舒张性心力衰竭的阈值降低，老年人心衰往往预后较差。

老年人左心室收缩性和舒张性情况并不均一。心脏部分心肌已经开始舒张时，其他部分仍然处于收缩状态。因左心室在充盈前的压力必须要低，延长的收缩期缩短了心室充盈时间。同时，由于心脏瓣膜随年龄增加功能逐渐退化，进一步加重了血流动力学的紊乱。

二、血 管 老 化

血管老化（vascular aging）是指随着年龄增加，血管逐渐丧失其原有功能，导致动脉僵硬度增加、脉搏波传播速率增加的现象。血管老化在人体衰老过程中表现最为突出。

一方面在于心脑血管疾病已经成为工业社会中老年人群居首的致残或致死原因。Framingham 心脏研究证实，对于心脑血管疾病，年龄始终是最不可忽视的危险因子，并且这一危险因素构成的威胁，超过其他绝大多数传统危险因子。另一方面，老年人常发生其他退行性改变，如阿尔茨海默病、骨质疏松症等，它们往往和血管老化受相似的危险因素，甚至共同的致病通路。

尽管年龄具有不可变更性，但并不意味衰老的过程不可干预。对血管老化进程中的重要靶点进行干预，或可成为临床上防治衰老的一个策略。

1. 老化对血管结构和功能的影响

（1）血管结构：血管老化突出特点之一是血管壁增厚以及血管弹性下降。

临床表现为脉压增大、单纯性收缩压升高以及血管树脉搏波传导速度增加。影像学突出表现是血管钙化积分增加、血管内膜弥漫性增厚以及血管腔径增大。

这系列表现源于血管微观结构上的表现。由于弹力纤维在机械牵拉以及酶解（如基质金属蛋白酶）作用下逐步减少，而胶原纤维则由于多种原因（糖基化作用、血管牵拉等）逐渐增多，血管壁弹力纤维和胶原纤维比例失衡。血管壁钙质增加也是血管老化突出形态学表现。目前实验证据认为，血管平滑肌细胞以及血管内皮细胞等，均可在一定条件下（如老化、糖尿病、肾功能衰竭等）发生改变，从而具有成骨细胞或软骨细胞表型，导致血管壁钙化。

（2）血管功能：随年龄增加，血管内皮功能也逐步下降，不仅见于肱动脉等肌性动脉，也见于微动脉。

血管内皮功能下降，不仅由于传统认识中 NO 生物合成能力随年龄增加逐渐衰退，也在于内皮素途径的异常。如在老年人中，内皮素 -1 表达增加，并同时伴随内皮素受体（endothelin，ET）的改变，包括 ETA（介导血管收缩受体）敏感性或密度增加，以及 ETB（介导血管舒张受体）功能受损。

2. 衰老导致血管结构功能改变的一般路径　在衰老进程中，细胞端粒缩短，DNA 损伤持续累积，氧化应激反应增加、发生表观遗传学修饰。而在遗传易感性的基础上（比如修复 DNA 损伤酶的缺陷），心血管危险因素可进一步加速血管的衰老进程。表观遗传学修饰，引起转录水平的变化，改变细胞功能，激活 DNA 损伤应答（DNA damage response，DDR）。DDR 感受器随之磷酸化并和 DNA 损伤域结合后，招募各类 DDR 蛋白。这些信号通路再激活下游的效应蛋白（如 p53），形成暂时性的生长停滞，以修复 DNA 损伤。如果修复成功，细胞得以继续增殖，血管组织也完成修复。然而不成功的 DNA 修复却会使细胞核以及线粒体的 DNA 损伤发生累积，细胞经历端粒依赖性或非依赖性衰老以及凋亡，分泌促炎症因子，形成衰老相关性分泌表型（senescence-associated secretory phenotype，SASP）之一。在衰老过程中，血管修复引起复制性衰老。促炎症状态以及由线粒体有氧代谢形成的活性氧（reactive oxygen species，ROS），招致应激性衰老发生。以上过程导致细胞功能发生异常，炎症反应随之发生，细胞外基质蛋白发生改变。后者结果包括胶原纤维和弹性纤维失衡、血管壁钙质沉着，从而形成血管壁的硬化和弹性下降。在炎症状态中，NO 和内皮素在血管组织的分泌表达也发生失衡，促使血管内皮功能的下降。

3. 血管老化进程中关键分子靶点举例　对于生物体而言，老化是涉及整个机体的系统性过程，数量庞杂的各种生物大分子牵涉其中，形成复杂的调控网络。以下分子称为关键分子，在于它们往往对多个过程进行调控。对其进行干预，或可使整个网络调控目标实现成为可能。

（1）去乙烯化酶（sirtuins）：属于 Ⅲ 类组蛋白脱乙酰基酶，还具有赖氨酸脱乙酰酶、单 - 二磷酸腺苷 - 核糖转移酶、琥珀酰酶的作用。其活性依赖于 NAD。由于其将诸多重要分子（如 Akt、eNOS、FoxO、mTOR、NF-κB、p53、PPARγ、Smad、TNFα）作为调控靶点，使其成为衰老过程中最关键的调控分子成为可能。在哺乳动物中，Sirtuin 家族包括 7 个成员，即 Sirt1~7。它们分别分布在核内、线粒体以及胞浆。目前 Sirt1 研究最为充分。人体研究显示，对 12~88 岁受试者的血管平滑肌进行检测，显示 Sirt1 的内源性表达和受试者年龄存在负相关。Sirtuin 家族也对糖脂代谢发挥作用。代谢综合征患者外周血单核细胞的 Sirt1 表达也处于低水平。Sirtuin 对血管老化的调控机制在于其所具备的抗氧化活性，这主要是指它增加过氧化氢酶活性，超氧化物歧化酶生成。伴随年龄的增长，Sirt1 表达下调，引起下游的 NF-κB 的乙酰化，其后发生炎症相关基因的转录。另一个重要分子 Foxo 在 Sirt1 的下调过程中发生乙酰化，Foxo 依赖的基因转录增加，细胞凋亡发生，细胞循环停止，代谢紊乱引起 ROS，衰老发生。最能证实 Sirtuin 的衰老调控作用的证据在于白藜芦醇等由植物中提取的天然 Sirtuin 激活剂具有抗衰老效应，它有效延长了酵母的生命，并可对啮齿动物的葡萄糖稳态以及线粒体功能发挥有益作用。此外，目前人工合成的 Sirt1 激活剂也在实验室中证实能够改善鼠类的糖代谢功能。

（2）活化蛋白激酶 D（Jun D）：是活化蛋白 -1（activated protein-1，AP-1）转录因子复合物，是近期发现的 Jun 家族一员。作为转录因子，它可以调节多个细胞过程，涉及氧化应激、细胞增殖和分化。比如，JunD 参与了 eNOS 的转录过程，也可以调节 NADPH 氧化酶的表达和活化，还调节多种氧自由基清除酶表达，减少 ROS 生成，从而拮抗氧化应激反应。敲除 JunD 后，老化标记物 p53 和 p16INK4a 上调，线粒体 DNA 发生损伤，端粒酶活性下降。所有这些过程都指示 JunD 对血管老化有着保护作用。和健康的年轻者比较，健康老年人的外周血单核细胞 JunD 表达明显下降；而过表达的个体其血管内皮功能得以保留。

（3）接头蛋白 p66Shc（adaptor protein p66Shc）：是 ShcA 基因编码的三种亚型蛋白之一，某些慢性刺激激活蛋白激酶 C β Ⅱ 同工酶，诱导 p66Shc 的 36 位丝氨酸磷酸化，诱导接头蛋白从胞浆转移至线粒体，通过氧化细胞色素 C 催化 ROS 生成，增加的 ROS 改变线粒体的渗透性，使促凋亡的细胞色素 c 释放，这一系列过程引发线粒体损伤和细胞死亡。对 p66Shc 实行基因敲除则可以对心血管损伤（糖尿病、心肌梗死、脑梗死）起到保护作用。在 2 型糖尿病患者和冠心病患者中，其单个核细胞的 p66Shc 基因表达增加。更需要注意的是，有实验证据支持 SIRT1/p53/p66Shc 的存在，这使得 p66Shc 在血管老化调控中的地位更加明确。

（4）生长分化因子 11（growth differentiation factor 11，GDF-11）：和肌生成抑制蛋白（myostatin）具有同源性，属于 TGFβ 超家族成员。在小鼠中，随年龄增加，TGFβ1 和肌生成抑制蛋白没有发生改变，但 GDF-11 下降。GDF-11 对于心脏的作用来自于小鼠的异时异种共生实验。在连体的小鼠中，高龄小鼠的心肌肥厚发生逆转，并且这种效应可以见于对高龄老鼠注射 GDF-11。GDF-11 还可以改善中枢神经系统的血流量，逆转老化小鼠发生的神经退行性变。不过，GDF-11 表现的神奇效果还有待进一步的研究阐释其中的分子机制。虽然 GDF-11 的研究引起了轰动，但后续的研究也遭到了大量的质疑，这有待进一步的研究才能确定。

（5）骨保护素（osteoprotegerin，OPG）：敲除 *OPG* 基因的小鼠，更早发生严重的骨质疏松和血管钙化，指示存在所谓骨骼 – 血管轴的存在。它调控着机体老化中的两端：脉管系统和骨骼系统。进一步的研究显示，所谓的骨骼 – 血管轴即 OPG/RANKL/RANK 轴。NF-κB 受体激活剂配体，即 receptor activator of nuclear factor κB ligand（RANKL），RANK 表达于单核细胞、巨噬细胞，RANKL 表达于间质细胞和成骨细胞。当两者结合后，引起 NF-κB 和 IκB 的解离。NF-κB 进入细胞核内，引起转录水平的变化。OPG 则和 RANK 竞争，干扰 RANK–RANKL 的结合；OPG 还和肿瘤坏死因子相关性凋亡诱导配体（tumor necrosis factor–related apoptosis inducing ligand，TRAIL）存在受体竞争关系，而后者可以诱导血管内皮细胞和血管平滑肌细胞的凋亡，OPG 抑制凋亡。以上各种通路共同的效应是减弱血管钙化的发生。目前，针对这一路径开发的新药 denosumab 已经用于骨质疏松的治疗。尽管在小鼠中该药抑制了血管的钙沉着，但对绝经后妇女并具有高危心血管危险因素的骨质疏松患者，其并未影响 3 年的主动脉钙化进展，降低不良心血管事件。但其对男性是否同样如此，需要进一步的研究进行阐释。

（6）成纤维细胞生长因子（fibroblast growth factor，FGF）21：FGF 是一种细胞因子超家族，具有调节细胞生长、分化和代谢的作用。人类 FGF 有 22 种，主要在肝、脂肪组织、胸腺和胰腺 β 细胞中表达，且受过氧化物酶体增殖物激活受体（peroxisome proliferators activated receptor，PPAR）α 和 PPARλ 的调节。

研究表明 FGF21 通过辅助受体 β-Klotho 结合（FGF R）1c 和（FGF R）2c 以及激活下游信号通路发挥作用。Lin 等在动脉粥样硬化患者和具有发展为动脉粥样硬化的高风险个体中发现血清 FGF21 水平升高。

此外，体内研究发现，在载脂蛋白 E 基因敲除小鼠主动脉中观察到 FGF21 表达水平上升。动物研究表明血清 FGF21 水平的升高能显著改善小鼠脂质代谢和减少动脉粥样硬化的斑块大小。此外，Lin 等还报道了 *FGF21* 基因缺陷 apoE 小鼠与对照组 ApoE 小鼠相比，基因缺陷 ApoE 小鼠的动脉粥样硬化斑块面积显著增加和小鼠死亡率上升，这意味着升高的血清 FGF21 具有抗动脉粥样硬化的作用，而非动脉粥样硬化发病的机制。并且研究还发现，FGF21 可通过抑制内质网应激介导的细胞凋亡，从而发挥抗动脉粥样硬化作用。

Chow 等研究发现，血清中升高的 FGF21 与女性的颈动脉内膜、中膜厚度呈正相关，提示 FGF21 可作为预测动脉粥样硬化发生的新型血清学标志物。

脂蛋白 a［Lp（a）］作为心、脑血管动脉粥样硬化性疾病的独立危险因素已得到公认。张存泰教授等对血管内皮细胞衰老模型的研究表明，FGF21 可以逆转血管内皮细胞的衰老。FGF21 通过抑制氧化应激诱导的细胞凋亡，从而发挥保护内皮细胞的作用。

三、心血管衰老的干预

1. 干预策略的研究　对于机体而言，老化进程发生于生命周期的终末阶段，但衰老过程却绝非如此。有证据表明，这一过程在胚胎期即已经开始发生。比如，胎儿动脉有氧化脂质和活化巨噬细胞的细微聚集，于出生时炎症即在动脉发生，这被看作是动脉粥样硬化的先兆；血管的弹性蛋白在出生不久就开始了衰老进程，但转换非常缓慢。因此，对衰老的干预不应该仅仅关注于最终末的阶段，而应着重于生命的全程。

2. 热量限制饮食　热量限制（caloric restriction，CR）指在提供机体充分营养成分如必需氨基酸、维生素等，保证机体不发生营养不良情况下，限制每天饮食摄取的总热量，又称为饮食限制（dietary restriction，DR）。是目前衰老机制及干预措施研究的一个重要模型，也是目前最获公认的延长生物体生命周期的措施。

最具说服力的证据来自于威斯康星大学的一项研究，即予热量限制饮食，有效减少了恒河猴衰老相关疾病（包括心血管疾病）的发生，延长其寿命。尽管 NIA 与之类似的实验并未获得相同的结果，但这种结果的差异更可能源自对照组饮食限制的不同。

热量限制饮食的作用机制包括对胰岛素 /IGF-1 通路、Sirtuin 通路、TOR 通路、DNA 修复甚至肠道菌群等多路径的干预。在非人灵长类的两个经典研究中，均显示热量限制饮食对糖代谢具有改善作用。需要提及的是，不同于威斯康星大学的研究全部采用成年恒河猴，NIA 的研究有部分实验对象处于青春期前阶段，并观察到性成熟的延迟（使用睾酮判断）。尽管这种延迟处于正常范围，但在人类，这种延迟是否还带来其他作用尚未可知。

3. 运动训练　运动训练（athletic training）对血管功能的改善已获得大量研究证实。如 CLEVER 研究（为期 6 个月比较监督下运动与基础支架治疗在外周动脉疾病所致间歇性跛行的疗效的研究）结果显示，药物治疗结合运动训练比药物治疗结合腔内治疗更能改善 6 分钟步行距离。

与热量限制饮食相似，运动对机体的作用来自多途径，包括 Sirtuin 信号通路。然而，对患病人群进行持续性的运动干预无疑非常困难，尤其对于高危患者。不过，运动训练更可能作为一个转化医学的窗口，能从中发现具有干预价值的靶分子。

4. 药物治疗　白藜芦醇（Resveratrol）是天然的 Sirtuins 激动剂，已经有类似物人工合成。尽管它们在动物试验中的效用已经得到证实，但目前尚未得出具有说服力的人体试验数据。

二甲双胍（Metformin）是另一个目前备受瞩目的药物，其对线粒体 NADH（nicotinamide adenine dinucleotide，还原型辅酶）具有抑制作用，进而增加胞浆 AMPK 浓度，引起包括 Sirtuins 在内的多个靶点发生变化。在动物试验中，其已经显示出可以延长生命周期的证据；近期一项针对假肢学研究与发展委员会（Committee on Prosthetics Research and Development，CPRD）研究数据的回顾性分析也显示，二甲双胍可减少全因死亡，即使相互配对的非糖尿病患者。基于这些研究，一项临床试验 –TAME 研究（Targeting Aging with Metformin），得以获得 FDA 批准，并预定在美国 2016 年冬天施行。来自不同机构的科学家正积极地募资，并向外招募，3000 位 70~80 岁患癌症、心脏病或痴呆症的老人参与此次人体试验。因而试验可能需要等待 5 年以上才能获知结果。

5. 输血治疗（blood transfusion treatment）　从 2005 年开始，美国的一些研究表明，把年轻小鼠的血液注入到老年小鼠体内，可以让老年小鼠返老还童。这给人一种提示，人类抗御衰老和延长寿命可以通过输入年轻人的血液来实现。尽管这种抗御衰老的方式存在伦理问题，但在当时被视为一种新的研究突破。

过去有几项研究表明，老年小鼠输入年轻血液后不仅生理功能得到改善，而且能焕发青春。这些研究入选了 2014 年科技十大突破。他们建立联体生活系统，即把年轻和老年两只小鼠通过手术连接在一起，使年轻小鼠的血液通过循环进入老年小鼠体内；老年小鼠包括认知功能、心脏及骨骼肌等水平都得到很大程度的提升，一项针对阿尔茨海默综合征患者的临床研究也在美国斯坦福大学神经学家托尼等的指导下展开，2017 年底一项小样本研究表明，该试验表明输血疗法不仅安全，而且受试者的独立生活能力得到很大改善。

衰老作为工业社会最普遍的健康问题受到日益增多的关注，文中列举的分子提供了对血管老化进行干预的可能。目前迫切需要将寄予厚望的药物进行具有信服力的临床研究。心血管事件或全因死亡自然应该作为研究的主要终点，但我们也需要一些良好的次级终点指标（特别是生物标记物），便于对抗衰老机制进行更深入的阐释，从而使实验室和临床在相互促进中发展。

四、老年人心血管疾病特点

老年人心血管疾病大部分起病隐袭，病史较长，进展缓慢；临床症状较年轻人明显，预后较差；老年人常存在多种慢性疾病，尤其伴有中枢神经系统疾病时，因表述困难而导致漏诊、误诊。

老年人心血管疾病的临床特点表现为：

（1）大部分起病隐袭、病史较长、进展缓慢，但可以在一些诱因下急转直下出现严重的临床事件。

（2）部分疾病临床症状较年轻人明显，如心绞痛，心律失常等。

（3）由于老年人心血管代偿能力差，其总体预后较差。

（4）老年人心血管疾病对其生活质量影响大。

（5）老年人心功能不全一旦发生，其死亡率较高。

总之，心脏和血管随年龄而发生的相关解剖和生理上的改变有不同程度的重要意义。一些可能没有实际功能意义，而另一些可能是衰老的伴随现象。这些增龄性解剖和生理的相关改变，都会导致老年人心脏和血管功能减退。与年轻人心血管疾病不同的是，老年人心血管疾病治疗更加困难，因为衰老导致了老年人整体的代偿功能的下降，同时因老年人常合并其他系统疾病，对药物和各种治疗手段的反应往往较差，而一些简单的诱因可以导致严重的后果。

五、小　　结

心脏和血管解剖生理学的年龄相关性改变，一些可能是衰老的伴随现象。其他例如在运动过程中的主动脉和室间隔的增厚和心脏功能的减弱类似疾病表现。一些与年龄有关的研究发现，老年人的心脏中，例如老年人的淀粉样变性和钙沉积环，是因为对疾病过程缺乏理解，而不是因为衰老。

根据当前可供参考的信息，时常无法区别是衰老的作用还是疾病的作用，尤其是在非常年老的心脏中。但是，许多年龄相关性改变有可能使临床疾病的阈值降低。因此，老年人群中表现为多样的心血管疾病，包括充血性心衰、高血压性肥厚性心肌病、瓣膜狭窄及反流、收缩期高血压、室上性心律失常、以及传导障碍等。

对这些年龄相关性变化，和普遍的生物衰老原则的认识，将有助于研究者在实验研究设计中避开可能的错误。也可以帮助临床医师对老年患者正确认识和处理。因为这些心血管功能和年龄相关性改变是可以改善的，并且已经被证明通过运动训练后是可以被阻止和逆转的，所以保持常规的、有规律的体能训练，对改善由于衰老对心血管功能的不良影响的缓和有重要意义。

（阮　磊　张存泰）

参 考 文 献

1. Takashi Nakagawa, Leonard Guarente.SnapShot: Sirtuins, NAD, and Aging.Cell Metabolism, 2014, 20 : 192-193.

2. Thompson AM, Wagner R, Rzucidlo EM.Age-related loss of SirT1 expression results in dysregulated human vascular smooth muscle cell function.Am J Physiol Heart Circ Physiol, 2014, 307 : H533-H541.

3. Howitz K T, Bitterman K J, Cohen H Y, et al.Small molecule activators of sirtuins extend Saccharomyces cerevisiae lifespan.Nature, 2003, 425(6954):191-196.

4. Paneni F, Osto E, Costantino S, et al.Deletion of the activated protein-1 transcription factor JunD induces oxidative stress and accelerates age-related endothelial dysfunction.Circulation, 2013, 127(11):1229-1240.

5. Loffredo FS, Steinhauser ML, Jay SM, et al..Growth differentiation factor 11 is a circulating factor that reverses age-related cardiac hypertrophy.Cell, 2013, 153 : 828-839.

6. Jinhua Yan, Jinli Wang, Huijin Huang, et al.Fibroblast growth factor 21 delayed endothelial replicative senescence and protected cells from H_2O_2-induced premature senescence through SIRT1.Am J Transl Res, 2017, 9(10):4492-4501.

7. Castellano JM, Mosher KI, Abbey RJ, et al.Human umbilical cord plasma proteins revitalize hippocampal function in aged mice. Nature, 2017, 544(7651):488-492.

第二节　高　血　压

高血压（hypertension）是老年人的常见疾病，是导致心脑血管疾病的重要危险因素。高血压可显著增加老年人发生缺血性心脏病、脑卒中、肾功能衰竭、主动脉与外周动脉疾病等靶器官损害的风险，是老年人致残、致死的主要原因之一。流行病学资料显示，美国老年人高血压病的患病率约为 50%，黑人高于白人。我国 2010 年慢性病监测数据表明，中国 60 岁以上居民中高血压患病率为 66.9%，女性高于男性（女性和男性患病率分别为 67.5% 和 64.1%），城市高于农村，东部高于西部。2009—2010 年在全国 13 个省市自治区的调查中，中国成年人群高血压标化患病率为 29.6%；18~44 岁、45~59 岁和 ≥ 60 岁的人群高血压患病率分别为 17.5%、40.1% 和 58.2%。60 岁以上高血压人群知晓率、治疗率和控制率，男性分别为 52.1%，44.2% 和 11.7%，女性分别为 62%、54.5% 和 12.8%，高于整体人群的 42.6%、34.1% 和 9.3%。在年龄 ≥ 80 岁的人群中，高血压的患病率更高，可达 70%~90%。这些数据说明老年人高血压病的患病率明显高于成年人。与中青年患者相比，老年人高血压在发病机制、临床表现和预后等方面均具有一定特殊性，尤其是单纯收缩期高血压作为老年高血压的一种特殊类型，在临床实践中应予以重视。

【发病机制】

老年高血压病的发病机制较为复杂，人体衰老改变在其发生与发展过程中起一定的作用，至少在三方面有别于成年人。

1. 大动脉粥样硬化　随着年龄增长，大动脉中层弹力纤维减少、胶原纤维增多、中层钙化及内膜粥样硬化，使大动脉弹性降低。大动脉僵硬造成压力波反射传导加快，反射波的叠加提前到收缩期，产生较高的收缩压。而舒张期主动脉无足够的弹性回缩来维持舒张压，故舒张压下降，脉压增大。因此老年人单纯收缩期高血压（isolated systolic hypertension，ISH）多见。

2. 外周血管阻力显著升高　有研究表明，20~40 岁人群外周血管阻力为（132.3 ± 6.2）kPa，而 60~70 岁为（207.5 ± 12.2）kPa，提示老年人外周血管阻力明显高于成年人。主要有两方面的原因：①器质性原因：随着年龄增长，小动脉粥样硬化的程度加重、管腔缩小甚至闭塞，导致血管阻力升高。②功能性原因：在衰老过程中，血管平滑肌对 β 受体的反应性降低，而对 α 受体的反应性却无明显变化，导致血管收缩占优势，外周血管阻力升高。在老年人高血压病的发生与发展过程中，外周血管阻力的显著升高起重要作用。

3. 细胞外容量增加　多数老年高血压患者血浆肾素水平和血管紧张素 II 水平低下，且对食物中摄入的钠敏感，导致细胞外容量增加。由于老年人动脉扩张度和容积降低，容积压力曲线左移，轻度的容量增加就可使血压尤其是收缩压明显升高。这也是临床上老年高血压对利尿剂治疗效果较好的原因之一。

【临床特点】

1. 单纯收缩期高血压多见　单纯收缩期高血压（isolated systolic hypertension，ISH）指收缩压升高超过正常范围而舒张压正常。诊断标准为：血压持续升高或 3 次以上非同日坐位收缩压 ≥ 140 mmHg，舒张压 <90mmHg，或袖带式电子血压计自测，收缩压 ≥ 135mmHg，舒张压 <85 mmHg。老年人收缩压水平随年龄增长而升高，舒张压亦随年龄增长平缓地升高，但经过平台期后在 60 岁左右呈缓慢下降趋势。在老年患者中，ISH 占半数以上，且随年龄增长，其患病率逐渐升高，成为老年高血压最为常见的类型。与舒张压相比，收缩压与高血压靶器官损害的关系更为密切，收缩压水平是心血管事件的独立预测因素。

2. 脉压增大　脉压是反映动脉弹性的重要指标，也是心血管事件发生的预测因子。正常人脉压值多在 30~40mmHg 之间，老年人脉压常明显增大，可达 50~100mmHg，甚至超过 100mmHg。老年人大动脉硬化其扩张能力降低，由此导致的脉压增大又可加速动脉壁和内皮功能损害，是心脑血管事件发生的主要原因。流行病学资料显示：60 岁以上老年人的基线脉压水平与全因死亡、心血管死亡、脑卒中和冠心病发病均呈显著正相关。

3. 血压波动大　随着年龄增长，动脉壁僵硬度增加，血管顺应性降低，动脉壁上的压力感受器敏感性降低，血压调节功能减退，致使老年高血压患者的血压波动范围明显大于成年人。老年高血压患者的血压更易随情绪、季节的变化而出现明显波动；血压晨峰现象在老年人中亦较多见。在部分老年人中，体位改变、进食后可引起体位性血压异常变化和餐后低血压（post-provisions hypotension，PPH）。老年高血压常伴随左心室肥厚、室性心律失常、冠状动脉以及颅内动脉病变等，血压急剧波动时，可显著增加心血管事件及靶器官损害的风险。老年人血压波动范围大，影响血压总体水平和治疗效果的评价，且增加降压治疗的难度，因此在药物选择需特别谨慎。

4. 易发生体位性血压变化　血压正常人群和高血压患者在体位改变时均可出现一定范围的血压波

动，这种血压波动超出了正常范围便可出现体位性低血压或体位性高血压。

直立性低血压（orthostatic hypotension，OH）是指从卧位改变为直立体位的 3 分钟内，收缩压下降 ≥ 20mmHg 或舒张压下降 ≥ 10mmHg，同时伴有低灌注的症状。OH 在年龄 65 岁及以上人群总体患病率可达 20%~50%。OH 是跌倒、晕厥和心血管事件的重要危险因素。老年人由于动脉硬化血管顺应性降低，同时压力感受器敏感性亦降低、心血管调节能力减弱，尤其是当高血压伴有自主神经功能障碍性疾病、低血容量，或应用降压药、扩血管药及精神类药物时更容易发生 OH。

体位性高血压（orthostatic hypertension，OHT）是体位性血压变化的另一常见类型。OHT 在人群中的患病率为 2.4%~20.3%。血压体位性升高包括卧位转为直立位后血压在短时间内升高及卧位转为直立位后血压持续升高两种情况。多数学者认为采用诊室立位激发试验或 20 分钟直立倾斜试验，以体位改变后收缩压升高 20mmHg 作为诊断标准。OHT 的发病机制可能与自主神经功能障碍、交感神经系统过度激活有关。研究证实，OHT 并不是一种良性的血压波动，OHT 和心血管疾病相关。研究表明 OHT 和外周动脉疾病、卒中的发生具有相关性；OHT 和高血压靶器官损害也有相关关系。在非高血压的年轻人群中，OHT 是高血压的预测因子，即正常血压个体如存在 OHT 情况则更容易发展为持续性高血压。

总之，在老年人高血压的诊断与疗效监测过程中需要注意监测立位血压。

5. 餐后低血压多见　餐后低血压（postprandial hypotension，PPH）是指餐后血压较餐前下降而表现出的一组临床综合征，一般认为符合下列 3 条标准之一即可诊断为：①餐后 2 小时内收缩压比餐前下降 20mmHg 以上；②餐前收缩压不低于 100 mmHg，而餐后 <90 mmHg；③餐后血压下降未达到上述标准，但出现餐后心脑缺血症状（心绞痛、乏力、晕厥、意识障碍）。

在老年人群较为常见。其发病机制主要是由于餐后内脏血流量增加、回心血量和心输出量减少，压力感受器敏感性减低，交感神经代偿功能不全；同时餐后具有扩血管作用的血管活性肽分泌增多所致。

PPH 在居家护理的老年人中患病率为 25%~38%，在我国住院老年患者中为 74.7%。荷兰一项研究报道住院老年人中 PPH 发生率达 67%。临床研究证实 PPH 和老年人无症状脑血管病、冠状动脉事件及死亡率相关。PPH 是老年人常见的血压异常变异，其发生与增龄相关。高碳水化合物、大量进食、热饮、胃排空快也是导致 PPH 的重要因素。高血压、糖尿病、OH、帕金森病、老年性痴呆、自主神经损害、多系统萎缩、瘫痪、血液透析等发生 PPH 的危险性亦明显增高。扩血管药物、利尿剂等均易诱发 PPH。上述情况在临床实践中应予以足够重视。

6. 高血压晨峰　老年人清晨高血压发生率高，60 岁以上老年人发生率约 44%。其发病主要是由于清晨交感神经的兴奋性增高或肾素 – 血管紧张素系统功能亢进所致。清晨高血压者心血管疾病病死率明显增加。及早控制清晨高血压有利于减少心血管事件的发生。为提高清晨高血压的检出应重视动态血压监测和家庭测压。

7. 血压昼夜节律异常多见　老年高血压患者常伴有血压昼夜节律的异常，表现为夜间血压下降幅度 <10%（非杓型）或 >20%（超杓型）、甚至表现为夜间血压不降反较白天升高（反杓型），使心、脑、肾等靶器官损害的危险性增加。这与老年人动脉硬化、血管壁僵硬度增加和血压调节中枢功能减退有关。

8. 白大衣高血压多见　与中青年患者相比，老年人诊室高血压更为多见。白大衣高血压（white coat hypertension，WCH）指患者仅在诊室内测得血压升高而诊室外血压正常的现象。诊断标准为未经治疗的老年患者经过多次随访诊室血压 ≥ 140/90 mmHg，而动态血压监测所测 24 小时平均血压 <130/80 mmHg、白天平均血压 <135/85 mmHg；或多次家庭血压监测血压均值 <135/85 mmHg。WCH 患者处理不当常导致过度降压治疗。其发病可能与患者在医疗环境中精神紧张、交感神经活性增强有关。多项研究发现：WCH 患者比血压正常人群更容易发展为持续性高血压。WCH 被视为持续性高血压和正常血压人群的中间状态，可引起一定程度的靶器官损害。对 WCH 患者进行及早识别、随访和干预，有利于患者血压控制和靶器官损害的防治。家庭自测血压和 24 小时动态血压监测是诊断 WCH 的重要手段。

9. 假性高血压　假性高血压（pseudohypertension，PHT）是指用普通袖带测压法所测血压值高于经动脉穿刺直接测的血压值，多见于动脉严重钙化的老年人。假性高血压也常见于糖尿病、尿毒症患者。患病率为 1.7%~50.0%，有随增龄而增加的趋势。其原因是由于各种因素导致严重的动脉硬化阻碍了血压测量时袖带对肱动脉的压迫，从而使血压测值假性升高。

假性高血压有两种情况：一种是直接测压完全正常，但袖带测压高于正常，称单纯假性高血压；另一种为直接测压高于正常，但袖带测压更高，为假性高血压现象。

假性高血压诊断标准尚不一致，我国高血压防治指南推荐的诊断标准为：袖带法所测血压值高于动脉内测压值，收缩压高≥10mmHg或舒张压高≥15mmHg。有创血压测量法（也称直接法）是检测假性高血压的"金标准"，但由于其难度高而且有创伤，故不适合高血压患者的普查及长期血压监测。

下列方法有助于识别假性高血压：①Osler手法对假性高血压的筛选有一定价值。采用袖带测压法，当袖带充气超过收缩压20mmHg时尚能及桡动脉或肱动脉搏动为Osler征阳性，提示患者存在假性高血压可能。但有作者认为其敏感性和特异性均较差。②血管造影显示前臂动脉钙化，亦有助于假性高血压的诊断。③自动次声血压探测仪通过分析低频柯氏音振动的能量来探测血压，能较好地反映动脉内血压值。

假性高血压由于检出困难，临床上常常被忽视，容易导致过度降压，引起心、脑血管供血不足等严重后果。因此，正确认识假性高血压，对临床高血压的诊治有十分重要的意义。存在以下情况时需考虑存在假性高血压的可能：①持续存在的高血压，无明显的靶器官损伤；②高血压患者经过抗高血压治疗后，出现晕厥等症状；③高血压患者经过规范降压药物种类和剂量的反复调整，血压状况并未改善或对高血压药物出现耐药的情况。

10. 难治性高血压　难治性高血压（refractory hypertension）是指在改善生活方式的基础上联合3种不同作用机制的降压药物（包括利尿剂）治疗至少1个月，血压仍不能达标，或至少需要4种降压药物才能使血压达标的情况。在老年人较为常见。

老年难治性高血压可能存在以下几方面原因：药物依从性较差；其他药物影响了降压药的作用；与年龄相关的血管重塑及交感紧张。近年来研究发现睡眠呼吸暂停（OSA）是导致老年人难治性高血压的一个重要原因。难治性高血压诊断时需排除由测量方法不当、治疗方案不妥及白大衣性高血压等因素导致的假性难治性高血压，并寻找影响血压的原因和并存的疾病因素，如用药的依从性、药物的相互作用等。排除上述因素后，需进行继发性高血压的筛查，并采取相应的治疗措施。

11. 并发症多　老年高血压常伴发动脉粥样硬化性疾病，如冠心病、脑血管病、外周血管病、缺血性肾病及血脂异常、糖尿病、老年痴呆等疾患。随着病情进展，血压持续升高，可导致靶器官损害，最终导致各种并发症。应进行综合评估并制订合理的治疗策略。在老年患者中脑血管病变较常见，应注意筛查评估。若患者存在严重双侧颈动脉狭窄同时伴颅内动脉狭窄，过度降压治疗可能会增加缺血性卒中的风险。

【诊断】

老年高血压的诊断标准与成年人相同，按照2010年《中国高血压防治指南》的标准，年龄≥65岁、血压持续或3次以上非同日坐位收缩压≥140mmHg和（或）舒张压≥90mmHg；老年人单纯收缩期高血压：收缩压≥140mmHg，舒张压<90mmHg。

老年高血压的诊断需注意以下问题。

1. 病史的询问　要详细询问高血压的患病时间和血压升高的程度，自觉症状和病情经过，还要了解与继发性高血压有关的体重变化或夜尿情况，有无四肢乏力或蛋白尿。询问与血压有关的药物（镇痛消炎药，中药，抗抑郁药等）服用史。因为原发性高血压的发病与遗传和环境有关，故还要详细询问高血压的家族史，仔细确认心血管疾病和肾疾病等症状或既往史，以作为诊断时的参考。

2. 血压测量的注意事项　规范的血压测量方法有助于老年高血压的正确诊断。

老年人血压测量时需注意以下问题：①患者取坐位测量血压，保持室内环境安静；②测量血压前需静坐至少5分钟；③血压袖带与心脏保持同一水平；④首次测量血压时应测双侧上肢血压，评估时应以较高一侧血压为准；⑤老年人体位性低血压多见，因此初次测量血压和调整用药后，应注意立位血压的测量；⑥老年人假性高血压多见，可采用Osler试验辅助诊断；⑦另外由于老年人血压的波动性较大，有时需要多次测量不同时间段的血压才能诊断。老年人白大衣高血压多见，家庭自测血压有助于提高血压评估的准确性。

3. 诊室外测压的重要性　家庭自测血压或 24 小时动态血压在判断高血压治疗疗效和预后方面具有十分重要的价值。老年高血压人群中 24 小时平均血压与心血管事件或死亡的相关性较诊室血压更为密切。动态血压监测亦有助于发现老年患者血压昼夜节律异常、清晨高血压、夜间低血压等异常血压形态，且老年人白大衣高血压和隐匿性高血压多见，诊室外血压测量具有不可替代的作用。

4. 听诊间隙（ausctltatorygap）　在血压测量过程中，当充气的袖带缓慢放气听到柯氏音的第一音后，有时可出现动脉搏动音短暂消失后又重复出现的现象，这时应该将最初听到动脉搏动音时的血压作为收缩压，但如果不注意测听，以第二次出现动脉搏动音时的血压作为收缩压往往会使血压测得值过低。

5. 与继发性高血压的鉴别　在诊断高血压时必须与继发性高血压相鉴别。在老年高血压患者中，内分泌性高血压（原发性醛固酮增多症、嗜铬细胞瘤或 Cushing 综合征等）发生率较低；肾实质性高血压和动脉硬化性肾血管性高血压相对较多，需进行鉴别。老年人慢性肾小球肾炎、糖尿病肾病、慢性肾盂肾炎及淀粉样变性等疾病较中青年高血压者更为多见，因此在询问病史时需了解患者高血压和蛋白尿等症状出现的时间顺序，以进行鉴别诊断。此外，肾血管性高血压也是老年继发性高血压的重要因素，如听到腹部血管杂音或在高血压治疗过程中血压急速上升、血压难以控制或应用血管紧张素转换酶抑制剂（ACEI）引起肾功能恶化时，均应考虑继发性高血压的可能。

【危险评估】

老年高血压患者在高血压的治疗前应进行必要的心血管风险的评估，根据血压水平、危险因素状况、靶器官损害、合并慢性肾脏病、糖尿病或心血管疾病情况将患者总体心血管风险界定为低危、中危、高危和极高危。在老年高血压患者，因为高龄也是危险因素之一，因此多在高危和极高危范围，临床上需给予高度重视。

近年来国内外指南强调对高血压患者进行无症状靶器官损害检查的重要性。微量白蛋白尿、脉搏波传导速度（PWV）增快、左心室肥厚和颈动脉斑块等是最常用的靶器官损害指标。结合老年高血压的病理生理特点，反映动脉血管结构与功能改变的靶器官损害指标，如脉搏波传导速度、肱踝指数、颈动脉内中膜厚度等被认为在评估老年患者心血管风险和预后意义中具有较大价值。

【治疗】

老年高血压的治疗目标是最大限度地降低患者心血管并发症及发生死亡的危险，提高其生活质量。需要治疗所有可逆性心血管危险因素、亚临床靶器官损害及各种并存的临床疾病。根据近年来我国高血压防治指南及老年高血压诊治专家建议推荐，老年人降压治疗目标值：年龄 ≥ 65 岁患者，血压应降至 150/90mmHg 以下，如能耐受可进一步降至 140/90mmHg 以下；年龄 ≥ 80 岁患者一般情况下不宜低于 130/60mmHg；老年人高血压合并糖尿病、冠心病、心力衰竭和肾功能不全患者降压目标应 <140/90mmHg。

生活方式干预应贯穿整个治疗过程。药物治疗方面，需要对危险因素、靶器官损伤及并存疾病进行综合治疗。老年人降压药物的选择应符合平稳、有效、安全、服药简单、依从性好等特点。常用降压药物包括钙离子拮抗剂（CCB）、ACEI、血管紧张素受体拮抗剂（ARB）、利尿剂和 β 受体阻滞剂五类，α 受体阻滞剂可应用于伴良性前列腺增生及难治高血压的患者。

1. 老年高血压非药物治疗　非药物治疗是高血压治疗的基础，包括纠正不良生活方式及不利于身心健康的行为和习惯。具体内容如下：

（1）减少钠盐的摄入：钠盐可增加高血压发病的风险，由于老年人群中盐敏感性高血压更为常见，限制食盐摄入更为重要。建议高血压患者每天摄盐量应少于 5g。同时，也应警惕过度严格限盐导致低钠对老年人的不利影响。

（2）调整膳食结构：鼓励老年人摄入多种新鲜蔬菜、水果、鱼类、豆制品、粗粮、脱脂奶及其他富含钾、钙、膳食纤维和多不饱和脂肪酸的食物。

（3）减少膳食脂肪及饱和脂肪酸摄入：饮食中脂肪含量应控制在总热量的 25% 以下，饱和脂肪酸的量应 <7%。

（4）戒烟：吸烟及二手烟增加高血压发病危险、使患者血管弹性降低、促进动脉粥样硬化斑块的进展，增加心脑血管事件发生率及病死率。戒烟并避免吸入二手烟对老年人血压控制，减少其心脑血管事件发生率和死亡率具有十分重要的意义。

（5）限酒：老年人应限制酒精摄入，不鼓励老年人饮酒。每天摄入酒精量>30g者，随饮酒量增加血压升高，降压药物疗效降低。成年男性每天饮用酒精量小于25g，女性少于15g。计算公式：纯酒精量（g）=饮酒量（ml）×酒精度数（%）×0.8。

（6）肥胖者适当减轻体重：建议将体重指数（BMI）控制在$25kg/m^2$以下。高血压患者体重指数降低可改善胰岛素抵抗、糖尿病、血脂异常和左心室肥厚。

（7）规律适度的运动：适量运动有利于减轻体重和改善胰岛素抵抗，提高心血管调节能力，降低血压。老年高血压患者可根据个人爱好和身体状况选择适合并容易坚持的运动方式，如快步行走，一般每周3~5次，每次30~60分钟。

（8）减轻精神压力，保持心理平衡，避免情绪波动。

需要注意的是，老年人（特别是高龄老年人）过于严格的控制饮食及限制食盐摄入可能导致营养障碍及电解质紊乱，如低钠血症。应根据患者具体情况选择个体化的饮食治疗方案。过快、过度减轻体重可导致患者体力不佳影响其生活质量，甚至导致抵抗力降低而易患其他系统疾病。因此，应鼓励老年人适度、逐渐减轻体重而非短期内过度降低体重。运动方式更应因人而异，需结合患者体质状况及并存疾病等情况制订适宜的运动方案。

2. 老年人药物治疗的特殊性：

（1）注意防止体位性低血压的发生：在药物治疗初期以及调整治疗方案过程中应注意监测立位血压，避免因体位性低血压或过度降压给患者带来的伤害。对于体位效应明显者应根据其坐、立位血压情况及患者的临床症状确定合适的目标血压；在治疗过程中严密观察患者血压和症状，逐步达标。

（2）降压治疗的J型曲线：是指血压下降至一定程度后，心血管事件或总死亡率反而增加的一种临床现象。老年高血压治疗的主要目的是保护靶器官，最大限度地降低患者心血管事件发生和死亡的风险。血压过度降低可影响各重要脏器的血流灌注，对患者产生不利影响。

冠心病患者舒张压水平低于65~70 mmHg时，可能会增加不良心脏事件的危险。对于伴有缺血性心脏病的老年ISH患者，在强调收缩压达标的同时，应避免过度降低舒张压。卒中与J形曲线的关系并不明显。由于我国老年人卒中发生率远高于西方人群，降压达标对老年高血压患者预防卒中尤为重要。

3. 药物选择和应用

（1）药物选择：老年人使用利尿剂和长效CCB疗效好、副作用较少，推荐用于无明显并发症的老年高血压患者的初始治疗。若患者已存在靶器官损害，或并存其他疾病和（或）心血管危险因素，则应根据具体情况选择降压药物。ISH首选利尿剂、CCB。伴糖尿病者首选ACEI或ARB，不能耐受或血压不达标时可选用或加用长效CCB。肾功能不全，若无禁忌证首选ACEI或ARB，可降低蛋白尿，改善肾功能，延缓肾功能不全进展，减少终末期肾病，严重肾功能不全时选用袢利尿剂。冠心病者如无禁忌证，首选β受体阻滞剂，对于血压难以控制的冠心病患者，可使用CCB。伴心衰者首选ACEI、β受体阻滞剂、利尿剂及醛固酮拮抗剂治疗，ACEI不能耐受时可用ARB替代，若血压不能达标，可加用非洛地平缓释剂或氨氯地平。伴哮喘、慢性阻塞性肺病、间歇性跛行的老年人首选CCB，而不能用β受体阻滞剂。在药物剂型选择方面，老年人应以长效制剂（谷峰比值>50%）为主，它不仅能提高依从性，而且能平稳降压、减少血压的波动、保护靶器官。

（2）药物应用

1）小剂量开始、缓慢增量：老年高血压患者降压治疗时降压药应从小剂量开始，在患者可以耐受的前提下，逐步降压达标，避免因过快降压所导致的重要器官供血不足。

2）顺序疗法：优先降压药物的使用方法有阶梯疗法和顺序疗法两种。当使用的第一种药物无效时，阶梯疗法在此基础上加第二种，如仍无效加第三种，如此类推。而顺序疗法则是更换另一种，如仍无效再换一种。老年人常常是多病共存、多药合用，药物不良反应发生率很高。老年人应优先采用顺序疗法，可以减少用药种类和药物不良反应。当多种药物无效时，再用阶梯疗法，即联合用药。

3）联合用药：老年高血压患者通常需服用两种或两种以上的降压药物才能使血压达标。老年人的联合用药应强调低剂量联合，既可增加疗效又可减少药物不良反应。近年的临床研究表明，以长效二氢吡啶类CCB为基础的联合降压治疗副作用小、疗效好，CCB与ACEI或ARB联合使用有更多临床获益；ACEI或ARB与利尿剂联合在老年高血压治疗中亦有较多的循证医学证据，推荐使用。利尿剂和β受体阻滞剂长期大剂量联合应用时可加重糖脂代谢异常，非二氢吡啶类CCB与β受体阻滞剂联合使用可诱发或加重缓慢性心律失常和心功能不全。

【常见高血压类型及治疗】

1. 老年单纯收缩期高血压　老年单纯收缩期高血压患者收缩压≥150mmHg，舒张压60~90mmHg，可起始单药治疗。收缩压≥160mmHg或高危者可联合用药。而舒张压<60mmHg时，降压治疗应以不加重舒张压进一步降低为前提。舒张压<60mmHg时，若收缩压140~150mmHg，宜观察，可不用药物治疗；若收缩压150~179mmHg，可谨慎用单药、小剂量降压药治疗，并密切观察；若收缩压≥180mmHg，则用小剂量降压药治疗，谨慎联合用药。降压药可用小剂量利尿剂、CCB，也可选择ACEI或ARB等。

2. 老年体位低血压伴卧位高血压　此类患者首先应鉴别病因，如存在血容量不足，则补充血容量；然后考虑有无药物因素（包括利尿剂、α受体阻滞剂、血管扩张剂、硝酸酯类、三环类抗抑郁药物和β受体阻滞剂等）和疾病因素（包括心脑血管疾病和神经系统疾病），并进行病因治疗。一旦明确诊断，应首先考虑非药物治疗。建议患者逐渐变换体位，做物理对抗动作如腿交叉、弯腰及紧绷肌肉等；必要时停用或减少降压药物用量，穿弹力袜、使用腹带等。根据情况应用容量扩张剂、血管收缩剂及改善贫血药物。卧位高血压-立位低血压综合征患者可在夜间使用短效降压药。

3. 老年人高血压合并餐后低血压　对该类患者主要是治疗基础疾病，纠正可能的诱因。症状不明显者可用非药物治疗，包括：餐前饮水、减少碳水化合物摄入、少量多餐，餐后取坐位或卧位，避免饮酒，血液透析患者避免血透时进食，降压药宜在两餐之间服用。药物治疗可采用减少内脏血流量、抑制葡萄糖吸收和增加外周血管阻力的药物，如咖啡因、阿卡波糖、古尔胶，但目前尚缺乏循证医学证据。

4. 白大衣高血压　白大衣高血压患者比血压正常人群更容易发展为持续性高血压，提示白大衣高血压需要干预，防止其发展为持续性高血压。对于无危险因素的白大衣高血压患者，可不予药物治疗，进行健康宣教、生活方式干预，并做好定期随访。对于合并代谢紊乱危险因素的患者，需要针对相应的危险因素进行药物治疗。此时药物治疗是对生活方式改变的补充（具体措施包括控制体重、调节糖代谢、调脂治疗等），以及定期随访（动态血压、血糖、血脂、体质量指数等）。对于合并无症状性靶器官损害的患者，在生活方式改变和血压监测的基础上，需给予相应药物治疗，包括降压、保护靶器官功能等药物治疗。

5. 高龄高血压　高龄老年高血压具有一定的临床特点。高龄高血压患者单纯性收缩期高血压增多，脉压增大；血压波动大，更易发生体位性血压波动合并晨峰高血压，也可表现为夜间血压持续性升高或餐后低血压；常伴有心肾功能不全和认知功能下降，死亡率高。且高龄老年高血压患者常伴多种疾病，用药种类较多，因此更容易发生药物不良反应。

高龄高血压患者治疗应从单药小剂量开始，结合患者自身特点，如年龄、血压波动类型、日常生活状态等制订个体化治疗方案，在强调降压达标的同时，需要注意伴随疾病的影响，并加强靶器官的保护，避免过度降压。根据患者对降压药的反应情况调整剂量或药物种类，在患者能耐受的前提下，在数周甚至数月内逐渐使血压达标。HYVET证实，80岁以上老年人群将血压控制在150/80mmHg以内，心血管死亡率下降23%，总死亡率下降21%，并节省医疗费用。因此高龄高血压患者进行合理的降压治疗，不仅能够保护靶器官，降低非致死性心血管事件的风险，而且能够显著降低死亡率。

同时，高龄老年人虚弱发生率升高，虚弱可加重不良预后，因此降压靶目标不宜太低，应重视在血压管理中进行虚弱评估。治疗过程中，应注意监测患者的立位血压和24小时动态血压；制订降压药物方案需综合评估多重用药的副作用。同时应注重老年综合评估，制订个性化营养支持方案、运动方案等，都将有助于对高龄患者血压水平的控制。

6. H 型高血压

H 型高血压是指伴有血同型半胱氨酸水平升高（Homocysteine，Hcy ≥ 10μmol/L）的原发性高血压。中国高血压患者中 H 型高血压的比例高达约 75%，随着年龄升高而升高，在老年人群更为普遍。H 型高血压高发可能是我国脑卒中高发和持续发展的重要原因，控制 H 型高血压是应对我国脑卒中高发的重要策略。Hcy 水平在 60~65 岁前与年龄呈正相关；60~65 岁后随年龄增加，Hcy 增速加快，这可能与老年人肾功能下降有关。Hcy 升高与高血压具有协同危害，高 Hcy 水平与高血压的发生、发展密切相关，且可显著降压药的降压疗效。

22 项随机对照临床研究的荟萃分析结果表明：叶酸治疗可显著降低脑卒中风险。中国脑卒中一级预防研究共纳入 20702 例 45~75 岁的中老年原发性高血压患者，随机给予依那普利叶酸片（10mg 依那普利 +0.8mg 叶酸，依叶）或依那普利 10mg 每日一片治疗，降压不达标者均随机联用 CCB 降压药或（和）利尿剂使降压达标，观察时间平均 4.5 年。结果表明：以依叶为基础的 H 型高血压治疗方案，较单纯降压治疗方案进一步显著降低 21% 首发脑卒中风险。

总之，高血压对于老年人的危害更大，老年高血压患者发生靶器官损害以及死亡的危险更高，积极控制老年患者的血压可使患者获得更大益处。治疗中我们应结合老年高血压的临床特点，遵循个体化治疗的原则，缓慢平稳降压。同时，要从整体上看待老年高血压个体，在降压治疗的同时，综合考虑并干预伴随的相关疾病和临床情况，才能最大限度地降低老年高血压患者的心脑血管事件的发生率和死亡率，提高患者生活质量。

（方宁远）

参 考 文 献

1. 中国高血压防治指南修订委员会 . 中国高血压防治指南 2010. 中华高血压杂志，2011，19：701-743.

2. 中华医学会心血管病学分会，中国老年学学会心脑血管病专业委员会 . 老年高血压的诊断与治疗中国专家共识(2011 版). 中华内科杂志，2012，51：76-82.

3. 中华医学会老年医学分会，中国医师协会高血压专业委员会 . 老年人高血压特点与临床诊治流程专家建议 . 中华高血压杂志，2014，22：689-701.

4. 中国老年医学学会高血压分会 . 高龄老年人血压管理中国专家共识 . 中国心血管杂志，2015，20（6）：401-409.

5. Chobanian AV，Bakris GL，Black HR，et al.Seventh report of the Joint National Committee on Prevention，Detection，Evaluation，and Treatment of High Blood Pressure.Hypertension，，2003，42（6）：1206-1252.

6. Kario K，Shimada K.Risers and extreme-dippers of nocturnal blood pressure in hypertension：antihypertensive strategy for nocturnal blood pressure.Clin Exp Hypertens，2004，26（2）：177-189.

7. Hansson L，Zanchetti A，Carruthers SG，et al.Effects of intensive blood-pressure lowering and low-dose aspirin in patients with hypertension：principal results of the Hypertension Optimal Treatment（HOT）randomised trial.Lancet，1998，351（9118）：1755-1762.

8. Aronow WS，Fleg JL，Pepine CJ，et al.ACCF/AHA 2011 Expert Consensus Document on Hypertension in the Elderly：a report of the American College of Cardiology Foundation Task Force on Clinical Expert Consensus documents developed in collaboration with the American Academy of Neurology，American Geriatrics Society，American Society for Preventive Cardiology，American Society of Hypertension，American Society of Nephrology，Association of Black Cardiologists，and European Society of Hypertension.J Am Coll Cardiol，2011，57（20）：2037-2114.

9. JW Wang，LX Zhang，F Wang，et al.Prevalence，Awareness，Treatment，and Control of Hypertension in China：Results From a National Survey.American Journal of Hypertension，2014，27（11）：1355-1361.

第三节　冠状动脉粥样硬化性心脏病

冠状动脉粥样硬化性心脏病（coronary atherosclerosis heart disease，CHD）简称冠心病，是指在冠状动脉粥样硬化的病理基础上（包括局部血管痉挛、血栓形成），发生心肌供血减少和（或）耗氧量增加而引起的以心肌缺氧、缺血甚至坏死为表现的一组心脏病，临床上又称缺血性心脏病（ischemic heart disease，IHD）。

研究显示，老年人群冠心病患病率和死亡率明显高于年轻人，且冠心病致死者的年龄大多在 65 岁以上；随着生活水平的提高，冠心病已成为老年心血管病患者的主要死亡原因。从发病地区分布上看北方高于南方，城市高于农村，职业分布上脑力劳动者高于体力劳动者，性别上一般男性多于女性，老年期后男女患病率接近。另有资料统计显示，冠心病死亡率最高的国家是俄罗斯，最低的是日本，我国属于较低的国家，但冠心病致死比例仍占老年人死亡原因的 50% 以上。

据最新的中国心血管病报告报道，2008 年国人冠心病患病率约 7.7‰，且呈上升趋势，冠心病死亡率也呈上升趋势。冠心病中急性心肌梗死（AMI）的病死率，从 45 岁开始会随年龄增加而增加，其递增趋势近似于指数关系。2014 年城市男性 60~65 岁年龄组 AMI 死亡率为 105/10 万，而 80~85 岁年龄组为 865/10 万，85 岁以上年龄组为 1954/10 万。同年龄组女性死亡率略低于男性，农村死亡率高于城市。可以看出，年龄是冠心病患病率和死亡率的重要影响因素。老年人是冠心病好发人群，冠心病又是老年人的首位死因，如何降低老年人冠心病的患病率和死亡率已成为当今的主要任务。

【病因和危险因素】

1. 基本病因　冠心病的基本病因是冠状动脉粥样硬化。冠心病一般在动脉粥样硬化的基础上发病，粥样硬化斑块可导致血管管腔严重狭窄，也可以合并发生血管痉挛或斑块破裂并继发局部血栓形成，部分或完全阻断血流，引起相应的心肌缺血或者坏死。冠状动脉粥样硬化的直接原因目前尚不清楚。

2. 危险因素　公认的危险因素包括高血压、脂代谢紊乱、糖尿病、吸烟、饮酒、缺少运动、早发心血管疾病家族史、增龄和肥胖等。因我国与西方国家存在人种、社会经济环境、饮食习惯等诸多差异，因此，冠心病的危险因素也有所不同；同时，临床不少冠心病患者并没有上述危险因素存在。因此，探索冠心病新的危险因素及其作用机制已成为近些年研究的热点领域。

（1）不可干预因素：包括性别、年龄、种族、家族史以及基因的类型等。

（2）可干预危险因素：包括血脂异常（如高胆固醇血症、高低密度载脂蛋白血症、低高密度载脂蛋白血症、高甘油三酯血症）、高血压、糖尿病、吸烟、超重或肥胖、体力活动缺乏、环境因素和性格类型等。

1）血脂异常（dyslipidemia）：国内外大量文献报道有关血脂异常与冠心病发生、发展关系密切。但不同类型脂质异常对冠心病的影响亦不同。血脂异常是中国人群心血管病的重要危险因素之一，血清总胆固醇（TC）增高，低密度脂蛋白胆固醇（LDL-C）增高或者高密度脂蛋白胆固醇（HDL-C）降低，均可增加冠心病的发病危险。其中 LDL-C 是动脉粥样硬化斑块内的重要成分，也是致病的核心因素。甘油三酯（TG）增高也增加发生冠心病的风险。诸多研究证明高脂血症是冠心病的独立危险因素，但尚未明确高 HDL-C 是否为冠心病的保护因素。在 80 岁以下老年人群中，血脂异常与动脉粥样硬化关系是确定的，但 LDL-C 增高的致病程度及其降低 LDL-C 的防病作用要弱于成年人。对于高龄老年人（>80 岁），TC 和 LDL-C 水平与冠心病的关系还不十分清楚，应用他汀类药物进行干预是否获益还缺乏大样本临床医学及循证医学的证据支持。

2）高血压（hypertension）：是增加冠心病患病危险的重要因素之一，也是我国心脑血管疾病危险因素中最为流行的一组疾病。高血压作为冠心病一个重要、独立危险因素已被众多研究所证明。根据 2002 年全国营养调查数据显示，我国年龄大于 60 岁人群的高血压病患病率为 49.1%，大约每 2 位老年人中有 1 人患高血压病，严重地影响患者寿命和生活质量。高血压的发病率随着年龄增加而增加，单纯收缩压增高、舒张压增高、脉压增高，都和冠心病发生关系密切，其中脉压增大是老年人心血管病重要的预测因素。血压增高可通过损伤血管内皮细胞，促进动脉粥样硬化发生。

3）糖尿病（diabetes mellitus）：流行病学研究表明，糖尿病是冠心病独立且最重要的危险因素。糖代谢紊乱损伤血管内皮，促进动脉粥样硬化的发生发展，因此，糖尿病患者动脉粥样硬化发生的时间更早且更常见。研究表明，在血糖调节受损的脂代谢紊乱患者中，LDL-C升高与血糖调节受损关系十分密切，是血糖调节受损引发冠心病的主要危险因子，其危险性远大于高血压和吸烟。

国际糖尿病联盟将糖耐量异常（IGT）和空腹血糖调节受损（IFG）看作是2型糖尿病主要危险因素和心血管疾病重要的危险标志。因而在血糖变化的早期进行检测和干预，可以同时有效地预防糖尿病和心血管疾病。

在老年人群中糖尿病和冠心病常常并存，并容易合并其他危险因素，被认为是预后不良的预测因素。一般认为，糖尿病是冠心病的等危症，即糖尿病一经诊断，其发生心血管病事件机会等同于冠心病。

4）吸烟（smoking）：流行病学研究证明，男性吸烟者发生致死性心肌梗死较不吸烟者的发生率增加2~3倍，女性吸烟者增加1.5~3倍，吸烟人群冠心病的猝死发生率男性和女性则分别增加10倍和4.5倍。吸烟主要通过损伤血管内皮、降低HDL-C、升高血浆纤维蛋白原和血管假性血友病因子增加动脉粥样硬化的发生风险。但有研究提示，吸烟致动脉粥样硬化的风险对中青年人群更为显著，这种风险可能随着增龄而减弱；70岁以上的吸烟老年人群与不吸烟者相比较，冠心病患病率无明显差异，因此老年人戒烟能否降低冠心病的发病率尚无定论。

5）肥胖（obesity）：是心血管病主要危险因素之一，肥胖可加重其他已知的冠心病危险因素的危险性，如高血压、血脂异常、糖尿病等，肥胖能使冠心病患病率比正常体重者高1倍。Framingham研究经过多因素分析排除其他危险因素对心脑血管病的影响后，超重和肥胖仍是导致心血管事件发生率升高的一个独立危险因素。体重指数（BMI）作为评价超重和肥胖的指标能较好地预测冠心病发病率和死亡率。但在老年人群中，一般主张要同时避免过度消瘦和肥胖，保持适当的体重。

6）年龄：冠心病是年龄相关性疾病，随着年龄增长，冠状动脉发生粥样硬化病变的危险性进行性增加。年龄增长本身就是冠心病发生发展的独立而重要的危险因素。

7）体力活动减少：有规律的适当强度的体力活动，有调整血脂异常、改善胰岛素敏感性，降低血压、减轻体重和改善血小板聚集等作用。体力活动与冠心病发病率呈负相关。体力活动减少者冠心病死亡危险较积极活动者高1.9倍，与高血压、血脂异常和吸烟的危险性相似。老年人体力活动比成年人明显减少，冠心病患病风险明显高于成年人。

8）社会心理因素：冠心病发病和心身状态、社会心理因素密切相关。老年人对躯体疾病和精神挫折的耐受能力日趋降低，遭受各种心理刺激机会越来越多，老年人精神因素对冠心病的影响要远远高于成年人。抑郁症已成为老年冠心病重要的危险因素。

冠心病及其很多危险因素多具有一些遗传特点，特别是有早发冠心病家族史的患者，更应该注意可控制危险因素的严格控制。持续或者经常在应激状态下工作、生活亦是冠状动脉粥样硬化发生的危险因素。另外，凝血因子异常，高半胱氨酸血症等也是常见的冠心病危险因素。个体化发病过程因人而异，多重危险因素集于一身则患病率增加，老年人群多有多重危险因素聚集，临床预防中特别要注意可控制因素的严格控制。

【发病机制】

1. 动脉粥样硬化（atherosclerosis，AS）和衰老（senescence）　动脉粥样硬化是心脑血管疾病的主要病理基础。其发病机制目前尚未完全清楚。发病机制学说有：脂质浸润学说、损伤反应学说、血管平滑肌细胞克隆学说、氧化应激学说、血栓形成学说、钙离子超负荷学说、免疫功能异常学说、剪切应力学说、炎症学说等。

越来越多证据表明，衰老是动脉粥样硬化的重要危险因素，并在所有其他已知因素得到控制情况下，可作为独立危险因素存在。同时动脉粥样硬化也可加速血管老化，在动脉粥样硬化患者中也可观察到相关细胞衰老改变。动脉粥样硬化斑块常表现出细胞增殖减少，不可逆的生长停滞和凋亡，DNA损伤，表观遗传修饰以及端粒缩短、功能障碍为特征的细胞衰老迹象。细胞衰老不仅与动脉粥样硬化发生有关，越来越多证据表明其促进动脉粥样硬化的发展。

即使在没有动脉粥样硬化情况下，血管老化也会导致动脉内膜和中膜增厚、管壁弹性逐渐减弱致最终丧失、管壁僵硬。血管老化的许多病理特征与动脉粥样硬化常并存。有人提出"鸡和蛋"的关系，即生物老化促进动脉粥样硬化，还是动脉粥样硬化促进血管老化和细胞衰老？目前还很难得出结论。

2. 心肌缺氧和缺血 冠心病发病的核心环节是心肌缺血、缺氧，突然发生的严重缺血可进一步引起心肌坏死。心肌氧供减少或耗氧增加都可出现心肌缺血并引发一系列临床症状。老年人对于缺氧的自身调节储备能力下降，同等程度冠状动脉病变或是更轻的心脏负荷在老年人中即可产生心肌缺血改变。

（1）稳定型冠心病（stable CHD）：冠状动脉粥样硬化斑块可导致严重的血管管腔固定性狭窄，静息状态下尚可满足相应心肌的供血，一旦心肌负荷增加，心肌耗氧量增加则产生心肌缺血症状。

（2）急性冠状动脉综合征（acute coronary syndrome，ACS）：多是由于冠状动脉斑块破裂基础上继发血栓形成和（或）血管痉挛导致部分或者完全阻塞冠脉血流的急性心肌缺血。老年人群中，既有心肌耗氧量增加因素参与，又有斑块破裂合并血栓形成影响血供的因素，使老年冠心病患者的病情更加复杂。

3. ACS 发病机制

（1）不稳定斑块破裂（vulnerable plaque rupture）：不稳定的动脉粥样硬化斑块破裂继发急性血栓形成和（或）冠状动脉痉挛是 ACS 发生的主要机制。应用血管内超声（intravenous ultrasound，IVUS）、光学相干断层成像（optical computer tomography，OCT）和冠状动脉计算机断层血管造影（computer tomography angiography，CTA）等技术进行的临床研究发现，不稳定斑块的形态学特征主要有以下特点：斑块多为偏心病变，且形状不规则，脂质核心较大，往往超过斑块体积的 40% 以及斑块纤维帽较薄等。剧烈活动、情绪激动、寒冷等因素使交感神经系统激活，导致血压增高、心率增快、心肌收缩力增强，从而使粥样斑块表面所受机械应力明显增加，引起不稳定斑块破裂，在此基础上可继发血栓形成，导致冠脉的急性闭塞或管腔的严重狭窄。

（2）血栓形成（thrombosis）：是 ACS 发生的重要病理生理基础，由于纤维帽破裂，脂质外溢，以及血管内皮下基质暴露于循环血液中，导致血小板的激活和聚集；损伤的组织会释放二磷酸腺苷（adenosine diphosphate，ADP）、肾上腺素和凝血酶等物质，在这些物质的作用下，血小板膜糖蛋白（glycoprotein，GP）Ⅱb/Ⅲa 受体的纤维蛋白原结合位点暴露，通过纤维蛋白原与邻近血小板连接，同时在 ADP、肾上腺素、血栓素 A_2 作用下，大量血小板聚集形成白色血栓。临床表现为不稳定性心绞痛（unstable angina，UA）或非 ST 段抬高性心肌梗死（non-ST segment elevated myocardial infarction，NSTEMI）。在血小板聚集活化的同时，血液中的凝血系统也被激活，斑块破裂后释放的组织因子，可通过外源性凝血途径激活 X 因子，进而激活凝血酶原为凝血酶，促使纤维蛋白原降解为纤维蛋白并最终形成交联的纤维蛋白网，流经的红细胞嵌入其中逐渐形成红色血栓而完全阻塞冠状动脉，临床表现为急性 ST 段抬高性心肌梗死（ST segment elevated myocardial infarction，STEMI）。综上，血栓形成的关键是血小板激活、聚集和凝血酶活化，强化抗血小板和抗凝治疗是防治急性血栓形成的主要措施。

（3）内皮细胞衰老：内皮细胞衰老使内皮型一氧化氮合酶（endothelial nitro-oxygen synthase，eNOS）的表达水平下降，内皮细胞抑制血小板聚集的能力也随之下降。同时衰老的内皮细胞可以增加组织因子的表达和活性，这是启动凝血过程的关键因子。

（4）炎症（inflammation）反应：炎症反应在 ACS 不稳定斑块发生、演变及破裂过程中也起重要作用。斑块内的炎症反应破坏斑块表面纤维组织的完整性，促进局部炎症反应，释放细胞因子。细胞因子可刺激血管内皮，改变内皮的天然抗凝特性；细胞因子还刺激内皮细胞和巨噬细胞合成内皮素，引起局部血管平滑肌的收缩。而炎症因子可抑制细胞外基质的合成并促使其退化，从而引起斑块的纤维帽变薄甚至破裂。通过黏附分子、单核细胞趋化蛋白、TNF-α 等炎症因子的激活，炎症细胞进入动脉粥样硬化斑块，加速动脉粥样硬化病理进程。炎症反应促使斑块出现腐蚀或破裂并继发血栓形成。研究证实，血清中与炎症反应有关的生物标志物如 TNF-α、C 反应蛋白、纤维蛋白原等升高，与冠脉斑块病变程度、数目及不稳定性密切相关。

在动脉粥样硬化进展过程中，巨噬细胞能够较多的表达清道夫受体，吞噬氧化的 LDL-C，形成大量泡沫细胞；还能使经免疫反应刺激的血管壁细胞分泌细胞因子及生长因子，促进血管中层平滑肌细胞的增生与迁移。除内膜层巨噬细胞的吞噬及分泌作用外，T 淋巴细胞的参与意义也较为重要。T 淋巴细胞可使更多免疫细胞进入并附着于血管内膜，使局部免疫应答信号增强。在斑块进展过程中，免疫反应介导的内皮损伤可促进炎性细胞黏附及脂质沉积，刺激血管平滑肌细胞增生并向内膜迁移，促进内皮细胞表达细胞因子、趋化因子及细胞黏附分子，促发血管粥样硬化斑块进展。

【老年冠心病的临床特点】

老年冠心病患者往往危险因素更多，病程更长，病变更为复杂，病情更为严重。其冠状动脉病变存有如下特点：

1. 病变多发　同一患者 3 支和多支病变比例明显高于普通成人，同一支冠状动脉常表现多处病变。

2. 病变程度重　常在多支和多处冠状动脉病变基础上合并一处或多处病变的完全或次全闭塞，导致长期慢性心肌缺血，侧支循环较成年人丰富。

3. 病变性质复杂　同一个病变常有多个特点，如同在一处病变上出现钙化、成角、溃疡、偏心以及血管迂曲、扩张、变形等。老年人斑块破裂、出血、血栓形成等急性病变也多于成年人。

4. 合并症多　常合并多种基础疾病，如高血压病、糖尿病、慢性肾病以及心肌病和心功能不全等。常合并多个器官功能不全。

5. 病变程度与临床表现不平行。

6. 常合并其他多器官或部位的动脉粥样硬化性狭窄。

【冠心病分型】

1. 稳定型冠心病　在老年人群的发病明显高于成年人组，主要包括典型或者不典型的稳定型心绞痛、无症状性心肌缺血、ACS 血运重建和药物治疗稳定后的患者（如陈旧性心肌梗死）和表现为慢性心力衰竭和（或）心律失常为主的缺血性心肌病。随着社会老龄化的进展，这部分患者将构成老年冠心病中的主要群体。

2. 急性冠状动脉综合征　ACS 主要包括 UA、NSTEMI 和 STEMI，广义概念还应包括原发性心脏骤停。这类疾病随年龄增长，发病表现趋于不典型，病情变化快，并发症高，预后差，是老年心血管疾病急救工作的重要群体。

急性心肌梗死（acute myocardial infarction，AMI）分型推荐应用全球定义，即分为：1 型 - 原发性；2 型 - 继发性，常继发于其他疾病，如严重贫血、创伤或手术等情况；3 型 - 心源性猝死（sudden cardiac death，SCD）；4a 型 - 经皮冠状动脉介入治疗（percutaneous coronary intervention，PCI）围手术期心肌梗死；4b 型 - 支架血栓形成相关；5 型 - 外科冠状动脉旁路移植术（CABG）相关。新指南强调，1 型 AMI 原因主要为动脉粥样斑块破裂、溃疡、裂纹、糜烂或夹层导致一支或多支冠状动脉血栓形成，进一步诱发血栓性阻塞，导致心肌血流减少和坏死，是 AMI 发病的主要类型。

冠心病各类型可相互转变，甚至交替出现。我们应该努力使不稳定性冠心病向稳定性转变，尽力保持和维护冠心病的稳定性，达到改善预后的目的。

虽然老年人冠心病患病率高，但有症状者发生比率较成人少，仅占 10%~30%。造成这种差异原因为：①老年人常采取宁静生活方式，活动少，难以达到诱发心肌缺血的负荷；②老年人易患神经病变，导致痛觉迟钝，无症状性心肌缺血发生率增高；③心肌、心包增龄性变化，致心肌缺血时气促较胸痛更易发生。

【老年稳定型冠心病】

1. 诊断方法选择

（1）心电图：常规 12 导联心电图最常用，最实用。稳定型心绞痛多数心电图正常，如心绞痛发作时即刻行心电图检查可能发现缺血性 ST 段下移或 T 波改变，并且症状缓解后 ST 段或 T 波改变恢复，具有重要诊断价值。但这种情况常不易获得。因此疑诊稳定型心绞痛者常需要行心电图运动试验或者动态心电图检测，才能更多的发现心肌缺血证据。

（2）负荷试验：包括平板运动心电图负荷试验、药物负荷超声心动图、负荷 – 静息核素心肌灌注扫描等检查。在稳定型冠心病者中，高龄人群行运动负荷心电图检查困难较大，或因为肌肉力量不足等原因常常造成假阴性；而因合并存在陈旧心肌梗死或左心室肥厚等问题，假阳性也较常见。虽然年龄不是运动负荷试验绝对禁忌证，但 80 岁及以上患者原则上不建议做运动负荷试验。如确有必要，建议行药物负荷试验，如腺苷负荷的核素心肌灌注扫描等检查。

（3）多排 CT 冠状动脉成像（CTA）：是唯一无创性直接评价冠状动脉病变形态的影像技术，不仅可显示冠状动脉病变部位、范围和程度，还可以判断斑块特点，包括软斑块、钙化斑块和混合性斑块。这一技术在一定程度上减少了有创性冠状动脉造影的应用，对老年冠心病患者的诊断、治疗策略的选择以及预后的评估有重要价值。但 CTA 不应作为常规体检项目，也不是胸痛患者的第一选择。对于可疑稳定性冠心病，伴有以下情况建议行 CTA 检查：①运动或药物负荷试验可疑阳性；②心电图可疑或无缺血改变，不能做负荷试验。高龄人群心律失常发生率较高，如频发期前收缩和心房颤动等。应视其心室率快慢及临床医师和患者意愿决定是否进行扫描检查。高龄人群吸气和屏气能力较弱，检查前呼吸训练尤为重要。严重的钙化病变（钙化积分大于 100 分）可导致 CTA 诊断冠心病的特异性和阳性预测值下降。值得注意的是，高龄患者进行 CTA 检查失败和并发症的发生率较高。

（4）有创性冠状动脉检查技术：最常用的冠状动脉造影（coronary angiography，CAG），可确定冠状动脉病变程度、范围和特殊病变，如侧支循环、心肌桥和先天性异常等。除了评价病变特点外，其重点在于可以直接指导冠脉介入和外科旁路手术血运重建治疗。

并非所有胸痛、心电图异常或稳定型冠心病患者均需要接受冠脉造影。2014 年美国指南更新中强调，稳定型冠心病患者经过优化药物治疗后，仍有无法接受的缺血症状，且患者愿意接受血运重建治疗时，推荐行冠脉造影检查。对以下 3 种情况患者推荐可行冠状动脉造影检查以明确冠状动脉病变：①临床特征以及无创检查结果高度提示严重缺血性心脏病；②患者无法行负荷试验或负荷试验结果不确定；③临床症状高危，负荷试验阴性。

对不同意或者不适合进行血运重建、LVEF>50% 且无创性检查结果提示低危、临床提示低危且未行无创性检查、无症状且无创性检查未提示缺血患者，不建议行冠状动脉造影检查。

临床上常在冠脉造影基础上，对一些复杂病变需结合 IVUS 技术、OCT 技术和血管内压力导丝技术进一步评价血管病变的形态和功能，并指导复杂冠状动脉病变的介入治疗。

血管内压力导丝技术可以测定冠状动脉血流储备分数（fractional flow reserve，FFR）是评价冠状动脉病变是否存在功能性异常的指标，即评估病变是否导致心肌缺血的有创性检测方法。有无功能性心肌缺血是决定预后的重要因素，因此，FFR 成为指导稳定型冠心病患者是否需要进行 PCI 的重要标准。

（5）其他：包括血、尿及便常规、肝肾功能、血离子、凝血情况、血脂、血糖、尿酸、脑钠肽和同型半胱氨酸等，应作为本病的常规检查，以评价周身状态和危险因素。心脏超声结合多普勒可评价心脏功能、室壁运动情况以及瓣膜状态。

2. 治疗前危险评估　对诊断稳定型冠心病患者，应进行危险评估，并根据危险评估制订治疗策略。评估内容要包括：

（1）临床情况：心绞痛发作的次数和诱发心绞痛发作的活动量；心力衰竭；陈旧性心肌梗死及心律失常情况（完全性左束支传导阻滞、Ⅱ～Ⅲ度房室传导阻滞、心房颤动、分支传导阻滞）；是否有外周血管疾病、糖尿病、慢性肾脏病、慢性阻塞性肺疾病、脑卒中、心脏外科手术史等。

（2）心脏检查：包括左心功能、冠状动脉病变的范围和严重程度以及对负荷试验的反应及临床评估。

存在以下客观证据者提示高危：①静息左心功能严重受损（LVEF <35%）；②既往无心肌梗死证据，静息心肌灌注缺损 ≥ 10%；③运动心电图显示低运动负荷出现严重缺血（ST 段压低 ≥ 0.2mV 或 ST 段抬

高)、室性心动过速/心室颤动；④超声心动图显示运动诱发左心室功能不全：运动峰值 LVEF<45% 或运动时 LVEF 降低 >10%；⑤可诱发心室壁运动异常（>2 个节段）；⑥ CTA 显示有近段的三支血管病变、左主干病变和左前降支近段病变。高危患者行血运重建治疗可能改善预后。

3. 治疗　包括药物治疗和血运重建。与药物治疗相比，对于高危的稳定性冠心病患者，接受血运重建治疗可减少心绞痛发作，改善生活质量，且不增加卒中、死亡和心肌梗死等主要不良事件发生率。药物洗脱支架临床应用使介入治疗术后再狭窄率明显降低，远期预后改善。

（1）优化内科保守治疗：是稳定型冠心病患者治疗的基础，缓解缺血症状和改善远期预后是主要目标。包括药物治疗及生活方式干预。

主要措施有：①饮食和体重控制，规律的体育锻炼；②戒烟；③无禁忌证者应用阿司匹林 75~300mg/d；④中等剂量他汀类药物；⑤合并高血压患者，应将血压控制在 <140/90mmHg；⑥糖尿病患者应控制血糖；⑦合并高血压、糖尿病、LVEF ≤ 40%、慢性肾脏病的稳定性冠心病患者，如无禁忌证，应予血管紧张素转换酶抑制剂（ACEI）。

（2）冠状动脉介入（PCI）治疗：PCI 进行血运重建可缓解症状，提高生活质量，改善运动能力，降低高危稳定性心绞痛患者的死亡率和心肌梗死发生率。

1）所有患者应在接受优化内科治疗后再决定是否行 PCI，不应将 PCI 作为缓解心绞痛的首选。PCI 治疗病变应是必需的干预治疗，可引起症状或降低远期生活质量的严重病变、缺血严重者，从 PCI 中获益更大。

2）慢性稳定型冠心病危险评估：是选择治疗方案的前提。考虑 PCI 指征时要从改善预后和改善症状两方面综合判断。PCI 治疗方式的选择应根据病变解剖学特点、治疗成功率、手术风险及远期预后，还有当地医疗条件，包括心脏外科技术和水平，并倾听患者治疗意愿。SYNTAX 积分，尤其是结合临床风险评估，有助于制订治疗策略。指南推荐的能改善预后的药物治疗及生活方式干预是控制或延缓稳定性冠心病进展、减少并发症、降低病残率和死亡率的关键。

3）PCI 应主要用于在有效药物治疗基础上仍有症状以及明确有较大范围心肌缺血证据的患者：对冠脉造影临界病变（狭窄程度 50%~70%），若术前未能充分评价患者心肌缺血程度，应考虑行 FFR 评估。PCI 干预非缺血性狭窄既不能改善稳定性冠心病患者的预后也不能减轻症状。

4）高龄高危稳定型冠心病患者：行 PCI 治疗较药物治疗获益更多。此类患者行 PCI 治疗早期风险轻度升高，但是药物治疗会因为缺血症状加重或顽固不缓解造成的后期再住院和再血管化治疗比例高达 50%，长期观察 PCI 治疗获益更多。高龄稳定性冠心病患者，充分药物治疗基础上如无缺血发作证据，不建议行 PCI 治疗。

进行 PCI 的注意事项：①高龄稳定型冠心病患者应充分平衡风险，90 岁以上患者原则上不建议介入诊断和治疗，除非发生 ACS；②高龄冠心病患者常多支血管病变共存，有条件可采用冠状动脉血流储备分数、血管内超声等腔内影像检查，以解决罪犯血管为原则；③注意围手术期的血糖、血压等管理，高龄患者建议常规采用桡动脉入路，同时注意预防对比剂肾病；④高龄患者治疗依从性差，后续接受抗凝治疗、有创操作概率增加，长期抗血小板治疗造成出血风险增加，应根据个体化原则选择双联抗血小板治疗时间短的新型药物涂层支架或裸金属支架。

（3）冠状动脉搭桥术（coronary aorta bypass grafts，CABG）：高龄稳定型冠心病患者，如身体条件允许，仍可在必要时考虑 CABG。与 PCI 治疗比较，CABG 术不需要长期双联抗血小板治疗，减少出血并发症发生。老年人因多病共存，手术并发症多，手术风险比成年人高。一般左主干和三支血管近端严重病变、周身整体情况良好者可考虑 CABG 外科手术。

4. 特殊类型

（1）无症状型冠心病（silent CHD）：是指有心肌梗死病史、血管重建病史和（或）有心电图缺血证据，影像学检查证实冠状动脉狭窄或负荷试验阳性提示心肌缺血但没有相应临床症状的临床情况。所以对既往有明确冠心病病史的患者，应定期进行无创性技术检查评估心肌缺血。对 80 岁及以上的患者，建议行动态心电图和 CTA 检查，以尽早发现无症状性心肌缺血。其处理策略参照稳定性冠心病患者，但目前尚缺乏直接证据。

（2）微血管型心绞痛（microvascular angina）：稳定型冠心病的特殊类型，患者多表现为劳力诱发心绞痛，有客观缺血证据或负荷试验阳性，但选择性冠状动脉造影正常，且可除外心外膜冠状动脉痉挛。微血管型心绞痛的治疗主要是缓解症状。硝酸酯类药物对半数患者有效。如果症状持续，可联合使用长效钙离子拮抗剂或 β 受体阻滞剂。伴高脂血症应使用他汀类药物，患高血压者可加用 ACEI 类药物，有助于改善基础内皮功能障碍。也可试用尼可地尔和代谢类药物曲美他嗪。

【老年急性冠状动脉综合征】

急性冠脉综合征是一组以急性心肌缺血为共同特征的临床综合征，包括不稳定心绞痛（UA）、非 ST 段抬高心梗（NSTEMI）和 ST 抬高心梗（STEMI）。老年 ACS 患者因其病变特点，病死率高于其他年龄组。老年 ACS 患者早期及时诊断比较困难，常不能给予理想的、及时的治疗，从而降低治疗获益。

老年患者 ACS 发病机制与其他年龄组患者无区别。其冠状动脉病变常呈现多支血管多部位弥漫病变特点。临床表现为 NSTEMI 的比例较高。建议对所有可疑心绞痛症状反复发作、持续不缓解，伴或不伴血流动力学不稳定的高龄患者，住院观察动态心电图和心肌标记物变化，并结合其他检查手段以及时确诊。

1. 老年 UA 和 NSTEMI 临床发病特点　患者病情常不稳定，可迅速进展为 STEMI，使病情加重，也可以控制好转为稳定型冠心病。及时正确诊断和处理至关重要。临床症状对判断 ACS 发生具有重要意义，但老年患者出现典型心绞痛症状的比例低于其他年龄患者。患者本身疼痛阈值变化、合并糖尿病等影响内脏感觉神经，骨关节肌肉合并症而服用非甾体抗炎药物，或有其他消化系统、呼吸系统、神经系统的慢性疾病干扰等，使多数老年患者不能明确是否发生心绞痛，甚至呈现无症状 ACS。如果表现以疼痛为主的，疼痛程度常偏重，部位可不典型，也可表现为气短、胸闷伴有出汗、乏力。发病可有诱因也可无诱因，持续时间多半较长，但一般不超过 30 分钟。服用硝酸酯、丹参丸和救心丸类等药物常有效。重要特点是发病频繁，发病持续时间渐长，症状逐渐加重，药物效果差，且临床缺乏特异性体征。

2. STEMI 临床发病特点　是冠心病中最重的一种类型，发病急，变化快，风险高。老年人群中这一风险比成年人更加显著，预后差，死亡率高，但采取及时而有效的治疗措施效果常显著。典型症状以心前区疼痛为主，较剧烈，时间长，一般超过 30 分钟，用药不缓解。也常有以异位性疼痛为主要表现者，如可为牙疼、颈部疼痛、上腹疼等。老年人常表现非疼痛性不典型首发症状，表现为呼吸困难、意识不清、晕厥、恶心呕吐、大汗伴乏力等，临床占 40%。表现为气促和意识障碍者随增龄而增多。老年 STEMI 患者病情常发展迅速，很快出现心律失常、心力衰竭甚至心源性休克表现。体征表现为血压升高或降低，心率可快可慢或心律不齐，第一心音常减弱，可以听到第三、四心音或奔马律、心尖部收缩期杂音，重者出现心力衰竭和心源性休克体征。

3. 心电图　心电图 ST 段及 T 波改变是确定 ACS 诊断、分类及预后判断的主要依据。

老年患者多数在发病时心电图变化与其他年龄组表现类似，但部分患者合并器质性或非器质性的室内传导阻滞而掩盖了 ST-T 的变化。此外，老年患者膳食状况较差，或受到医源性治疗影响（利尿剂、钙剂等），或合并慢性代谢性疾病、电解质紊乱，尤其血钾和血钙水平异常，常导致心电图 ST-T 异常表现，需要鉴别。

一般情况下的 UA 和 NSTEMI，常规心电图常能发现缺血性 ST 段下移或者 T 波倒置等改变，有时这种变化持续时间可能较长，且常有动态变化。心电图对于 STEMI 诊断价值极大，可发现不同程度 ST 段抬高及其演变，并可定位和判断梗死范围，但需要动态观察心电图演变过程。对 ACS 不稳定患者，早期间隔 15~30 分钟重复心电图检查在很多情况下非常必要。

4. 检验

（1）血尿便常规、血生化包括肝肾功能、血电解质、血脂、血糖、尿酸、凝血情况和同型半胱氨酸等应做本病常规检查，以评价周身状态和危险因素。

（2）心肌标记物：必须动态检查，包括肌钙蛋白（troponin）、肌酸激酶同工酶（creatine kinase MB subunit，CK-MB）、C反应蛋白（C-reactive protein，CRP）、脑钠肽（brain type natrium peptide，BNP）等，对诊断心肌梗死及其心功能评价具有重要价值。

肌钙蛋白 I 或肌钙蛋白 T 在 ACS 诊断过程中有决定性作用，是 UA 和 NSTEMI 区分的关键证据。但应注意临床上常见非 ACS 引起肌钙蛋白升高，其原因分心源性和非心源性，心源性常见于快速性心律失常（室性心动过速、心房扑动、心房颤动及阵发性室上性心动过速等）、慢性心力衰竭和部分特异或非特异性心肌病；非心源性多见于脱水、休克、重症感染、严重肾功能不全等情况。

5. 诊断的特点　老年急性 ACS 的诊断主要依据不稳定性的缺血性胸痛症状，有缺血和坏死特点的心电图改变，结合心脏特异性的生化标记物的改变，必要时进行有创和无创的冠状动脉检查进行诊断。对于 NSTEMI 要进行危险性分层，区分心绞痛和心肌梗死。对于 STEMI 特别注意心电图的早期改变要先于心脏生化标记物的异常，对于符合有定位特点的 ST 段抬高，结合症状要考虑及时的诊断，并采取有效的措施，不要等待生化学异常的改变而延误治疗时机。警惕老年人可能胸痛不显著，应予必要的动态心电监察及心肌损伤酶谱检查和复查等，并注意合并的其他疾病。

6. 老年急性冠脉综合征的再灌注治疗

（1）在现有的大规模临床试验中，老年患者在入选人群中构成比严重偏低，目前指南在老年冠心病患者管理方面存在知识缺口。美国心脏病学会（American Heart Association，AHA）联合美国心脏学院学会（American college of Cardiology，ACC）和美国老年病学会（American Geriatrics Society，AGS）发布的《老年心血管病患者管理知识缺口的科学声明》中建议，应着重对老年急性冠脉综合征患者，评价其保守治疗和积极治疗的风险与获益，建立危险评估工具，从而筛查可从积极干预中获益老年患者；要对初次接受经 PCI 的老年患者，对比药物洗脱支架与金属裸支架的长期预后；要根据年龄相关的血小板、凝血功能的变化和不同疾病状态，对比不同抗栓方案的疗效、获益和风险。这些在老年 ACS 中的重要干预策略，目前还缺乏循证医学的依据，还多局限于专家经验的水平。

（2）老年 STEMI 溶栓治疗：≥ 80 岁患者不建议溶栓治疗。高龄老年患者隐匿性出血风险较多，尤其是致命性出血性风险高于其他年龄组。但 80 岁以下年龄组，特别是 75 岁以下患者，循证医学依据充分，在没有合适介入治疗条件下，仍应积极考虑溶栓治疗。溶栓治疗时间应是越早越好，尽量在发病 6~12 小时之内。溶栓药物多选用特异性溶栓药，目前常用的有：组织型纤溶酶原激活剂（tPA）、重组链激酶（rSK）和尿激酶（UK）等。溶栓治疗禁忌证：①既往有过脑出血；②脑血管器质性病变；③颅内肿瘤；④缺血性脑卒中 3 个月内；⑤可疑主动脉夹层；⑥活动性出血或出血体质；⑦3 个月内头部外伤史；⑧未控制的高血压（>180/110mmHg）；⑨心肺复苏后。溶栓治疗成功的患者，也应该择期进行冠状动脉的检查，以决定进一步的治疗方案。

（3）ACS 血运重建（revascularization）治疗：包括 PCI 和 CABG，STEMI 早期血运重建极其重要，尽早开通闭塞的冠状动脉血管，挽救濒死的心肌，保护心脏功能是 STEMI 重要治疗措施，对于高龄 STEMI 老年人治疗效果更加明显。如果有条件，应争取在发病 6~12 小时内开通血管，完成冠状动脉血管再通。目前应用的技术包括血栓抽吸、球囊扩张、支架植入等。

老年重症，心源性休克，前壁大面积心梗尽管风险较高，但是介入治疗的获益会更大，应该积极考虑应用。在不具备早期 PCI 条件或 PCI 明显延迟的情况下，建议及时转运至可行早期 PCI 的医疗机构。《2015 中国急性 STEMI 诊断和治疗指南》中建议，对 STEMI 合并心源性休克患者，即使发病超过 12 小时，也建议采取直接 PCI 治疗。对未接受早期再灌注治疗、发病超过 24 小时、病变适合 PCI、且有心源性休克或血流动力学不稳定的患者，建议行 PCI 治疗。如果病变不适合 PCI，建议去有条件医疗单位考虑急诊 CABG 治疗。对于这类重症 ACS 患者，在主动脉球囊反搏的支持下早期完成 PCI 或 CABG 治疗，可改善患者的预后。

研究结果显示，年龄 ≥ 75 岁患者再血管化后病死率低于常规药物治疗，Non-STEMI 患者也应积极进行血运重建治疗（表 38-1）。常参考简易 TIMI 评分方法（表 38-2）。

表 38-1 非 ST 段抬高型 ACS 患者治疗策略的选择

治疗策略	指征
紧急有创性策略（2h 内）	顽固性心绞痛； 有心力衰竭症状或新出现的或加重的二尖瓣反流； 强化药物治疗后的复发性心绞痛、静息性心绞痛； 持续性室性心动过速
缺血驱动型策略	低风险积分（TIMI 积分 0 或 1） 肌钙蛋白阴性、女性患者 患者倾向于无高风险特征
早期有创性策略（24h 内）	无上述各项情况 肌钙蛋白一过性升高 新出现或可能是新出现的 ST 段压低
延迟有创性策略（24~72h 内）	无上述各项情况，但患者有糖尿病 肾功能不全 左心室收缩功能减退（射血分数 <0.40） 早期梗死后心绞痛 既往 6 个月内接受过经 PCI 既往接受过外科冠脉旁路手术 TIMI 积分 ≥ 2

表 38-2 简易 TIMI 评分方法

危险分层及危险判断

危险分层指标（每项指标 1 分）

①年龄 ≥ 65 岁；　　　　　　　　　　　②至少具有 3 个 CAD 危险因素；

③冠状动脉狭窄 ≥ 50%；　　　　　　　④心电图显示 ST 段变化；

⑤ 24 小时内至少有 2 次心绞痛发作；　⑥ 7 天内使用阿司匹林；

⑦心肌标志物升高

危险分层判断：　　低危 0~2 分；　　中危 3~4 分；　　高危 5~7 分。

7. 老年急性冠脉综合征的药物治疗

（1）他汀类：用他汀类药物积极降低 TC 和 LDL-C，在动脉粥样硬化的控制中尤为重要，不仅可预防动脉粥样硬化进展，而且是唯一有循证医学依据可以稳定和（或）逆转动脉粥样斑块的措施。在 80 岁以下人群中证据比较充分，但高龄老年人（≥ 80 岁）尚无调脂治疗专题研究。在 ACS 人群中仍然推荐他汀类药物应用。应从常规或较低剂量开始，并缓慢增加至合适剂量。高龄患者更需要格外注意肝肾功能、低体重和甲状腺功能异常等易于产生不良反应。另外老年人体质衰弱、患有其他重症，如恶性肿瘤、痴呆等也不适合应用。

（2）抗血小板（anti-platelet）：对于高龄 ACS 患者，尤其 STEMI 患者，应该尽早给予阿司匹林和氯吡格雷，双联抗血小板药物（dual anti-platelet therapy，DAPT）负荷量同时应用。血栓高负荷者可应用血小板 Ⅱb/ Ⅲa 受体拮抗剂替罗非班。急诊 PCI 术前特别应该强调顿服氯吡格雷 300mg 和阿司匹林 100~300mg，当然这样治疗下出现胃肠道或泌尿系统出血机会要高于其他年龄组患者，所以要加用质子泵抑制剂，对胃肠道大出血有一定的预防作用。新型二磷酸腺苷受体拮抗剂替格瑞洛尚未充分验证于高龄患者，不推荐作常规首选抗血小板药物应用。高龄 ACS 患者是否应维持 1 年双联抗血小板治疗尚存在争议。应根据临床出血风险酌情考虑，制订个体化的用药方案。

（3）抗凝（anti-coagulation）治疗：对于任何类型 ACS 患者，无禁忌证情况下可应用低分子肝素或磺达肝癸钠。包括 ≥ 80 岁高龄患者，但要注意老年人出血风险。对于老年女性、体重低、有肾功能不全者，应适当减少剂量。推荐降低至常规剂量的 1/2，使用时间 3~5 天。

（4）β 受体阻滞剂（β receptor blockers）：适用于各种类型 ACS 患者，是冠心病重要治疗选择，对于各种类型 ACS 均有益。可以改善心肌缺血，控制心绞痛，保护心功能，改善冠心病预后。所以无禁忌证，原则都要应用。常用有酒石酸和琥珀酸美托洛尔、比索洛尔。但老年人用药剂量宜偏小。对于心率和传导阻滞的发生耐受性低者，应从小剂量开始逐渐增加到合适剂量。并于开始时用短效药物，以防止发生不良反应，特别注意发生低血压、缓慢性心律失常、支气管哮喘等副作用，应反复评估患者临床状态，达到症状缓解并长期应用。

（5）肾素血管紧张素（renin-angiotensin system，RAS）抑制剂：主要包括血管紧张素转换酶抑制剂（angiotensin-converting enzyme inhibitors，ACEI）和血管紧张素受体阻断剂（angiotensin receptor blocker，ARB）。这类药物目前认为具有抗动脉粥样硬化和保护心脏功能的作用，并且可以改善临床预后，推荐在冠心病伴有心功能损伤或者有糖尿病时应用。

（6）抗心肌缺血：β 受体阻滞剂是抗心绞痛的一线药物，前面已经叙述。此外还有：①硝酸酯类（nitrates）：控制心绞痛一线药物，静脉应用适合于急性冠状动脉综合征的患者。对于血容量偏低的老年人应该特别注意其对血压的影响，有时可以发生体位性低血压，另外的副作用有头疼。②钙通道阻滞剂（calcium channel blockers）：此类药对冠状动脉痉挛所致的心绞痛有效。适用于 β 受体阻滞剂和硝酸酯类药物治疗无效或者效果不好的患者。药物的副作用有低血压，尤其是伴血容量不足者，故应从小量开始使用。临床上主要应用非二氢吡啶类钙通道阻滞剂硫氮䓬酮，并可以静脉应用。③目前还有改善心肌能量代谢的药物如曲美他嗪，尼可地尔及一些中药方剂，也可以用作改善心肌缺血治疗。

8. 其他　老年人常有多病共存，除高血压、糖尿病、高脂血症、痛风等危险因素以外，常合并有贫血、感染、甲亢、肾功能不全、肿瘤、老年综合征和脑血管疾病等，都可影响心肌耗氧和供氧，并影响冠心病本身诊断和治疗。多重周身因素常干扰对检查结果的判定，对高龄老人冠心病诊断要充分考虑到多病因素的影响。

冠心病伴多病共存者的治疗更常受多重用药的影响。药物本身副作用以及老年人群降低的药物耐受性以及药物之间相互影响，常常影响药物治疗效果，甚至可发生严重药物不良反应。综合考虑多病之间药物作用关系，合理应用必要药物，抓主要矛盾进行干预则极其必要。综合控制相关疾病也有利冠心病控制和恢复。

老年 STEMI 患者常见并发症有心力衰竭、心律失常、心源性休克、心室破裂、室壁瘤、梗死后综合征等，发生概率较成年人明显增多，院内死亡率至少比成年人高 3 倍。高龄老人冠心病并发症防治更缺乏临床研究数据。以成人指南和专家共识作为参考，主要根据临床经验采取个体化方案积极治疗和预防冠心病并发症，对改善冠心病的预后极其重要，详细参考心力衰竭和心律失常等章节。

【预防】

冠心病的一级预防主要为控制危险因素，特别是可控制的危险因素，主要包括高血压、血脂异常、吸烟、糖尿病、肥胖、体力活动减少、高尿酸血症等，控制这些危险因素是预防和治疗冠心病的基本环节；主要措施包括健康的生活方式，戒烟，控制高血压、糖尿病、降低低密度脂蛋白胆固醇等。尤其对于有家族遗传因素的患者更应该早期关注。此外，二级预防包括在以上措施的基础上防治血栓形成，改善心肌缺血，保护维持心脏收缩和节律的功能。

（田　文　齐国先）

参 考 文 献

1. 严激，陈康玉. 冠心病流行病学变迁的启示. 中国南方国际心血管病学术会议. 2012.

2. Jiang G，Wang D，Li W，et al. Coronary heart disease mortality in China：age，gender，and urban-rural gaps during epidemiological transition. Revista panamericana de salud publica，2012，31：317-324.

3. Dalen JE，Alpert JS，Goldberg RJ，et al. The epidemic of the 20（th）century：coronary heart disease. The American journal of medicine，2014，127：807-812.

4. Shal'nova SA,Deev AD.Coronary heart disease in Russia:prevalence and treatment(according to clinical-epidemiological data). Terapevticheskii arkhiv,2011,83:7-12.

5. 隋辉,陈伟伟,王文.《中国心血管病报告 2015》要点解读.中国心血管杂志,2016,21(4):259-261.

6. 陈伟伟,高润霖,刘力生,等.《中国心血管病报告 2017》概要.中国循环杂志,2018,1:1-8.

7. Genest J.Lipoprotein disorders and cardiovascular risk.Journal of inherited metabolic disease,2003,26:267-287.

8. Yang SH,Du Y,Li XL,et al.Triglyceride to High-Density Lipoprotein Cholesterol Ratio and Cardiovascular Events in Diabetics With Coronary Artery Disease.The American journal of the medical sciences,2017,354:117-124.

9. Wang Y,Ma H,Yang J,et al.Lipoprotein(a) is associated with left ventricular systolic dysfunction in a Chinese population of patients with hypertension and without coronary artery disease.Archives of medical science,2017,13:1078-1085.

10. Tani S,Yagi T,Atsumi W,et al.Relation between low-density lipoprotein cholesterol/apolipoprotein B ratio and triglyceride-rich lipoproteins in patients with coronary artery disease and type 2 diabetes mellitus:a cross-sectional study.Cardiovascular diabetology,2017,16:123.

11. Enkhmaa B,Shiwaku K,Anuurad E,et al.Prevalence of the metabolic syndrome using the Third Report of the National Cholesterol Educational Program Expert Panel on Detection,Evaluation,and Treatment of High Blood Cholesterol in Adults(ATP Ⅲ) and the modified ATP Ⅲ definitions for Japanese and Mongolians.Clinica chimica acta;international journal of clinical chemistry,2005, 352:105-113.

12. Melchionda N,Forlani G,Marchesini G,et al.WHO and ADA criteria for the diagnosis of diabetes mellitus in relation to body mass index.Insulin sensitivity and secretion in resulting subcategories of glucose tolerance.International journal of obesity and related metabolic disorders.journal of the International Association for the Study of Obesity,2002,26:90-96.

13. Zieske AW,McMahan CA,McGill HC,et al.Smoking is associated with advanced coronary atherosclerosis in youth. Atherosclerosis,2005,180:87-92.

14. Wang HL,Wang PC,Wu YW,et al.Factors Associated With Successful Smoking Cessation in Male Patients With Coronary Artery Disease at 3 Months After Hospital Discharge.Hu li za zhi The journal of nursing,2017,64:34-43.

15. Peng DD,Xie W,Yu ZX.Impact of interaction between CYP1A1 genetic polymorphisms and smoking on coronary artery disease in the Han of China.Clinical and experimental hypertension,2017,39:339-343.

16. Carroll AJ,Carnethon MR,Liu K,et al.Interaction between smoking and depressive symptoms with subclinical heart disease in the Coronary Artery Risk Development in Young Adults(CARDIA) study.Health psychology:official journal of the Division of Health Psychology,American Psychological Association,2017,36:101-111.

17. Kim KS,Owen WL,Williams D,Adams-Campbell LL:A comparison between BMI and Conicity index on predicting coronary heart disease:the Framingham Heart Study.Annals of epidemiology,2000,10:424-431.

18. Wang ZJ,Zhou YJ,Galper BZ,et al.Association of body mass index with mortality and cardiovascular events for patients with coronary artery disease:a systematic review and meta-analysis.Heart,2015,101:1631-1638.

19. Wang JC,Bennett M.Aging and atherosclerosis:mechanisms,functional consequences,and potential therapeutics for cellular senescence.Circulation research,2012,111:245-259.

20. 陈纪言,余丹青,周颖玲,等.冠状动脉不稳定斑块的血管内超声影像分析.中华超声影像学杂志,2003,12(12):713-715.

21. 陈桂浩.冠状动脉粥样硬化斑块的影像学成像方法及相应的优缺点.中国循环杂志,2017,32(6):622-624.

22. Silva GC,Abbas M,Khemais-Benkhiat S,et al.Replicative senescence promotes prothrombotic responses in endothelial cells: Role of NADPH oxidase-and cyclooxygenase-derived oxidative stress.Experimental gerontology,2017,93:7-15.

23. Fihn SD,Blankenship JC,Alexander KP,et al.2014 ACC/AHA/AATS/PCNA/SCAI/STS focused update of the guideline for the diagnosis and management of patients with stable ischemic heart disease:a report of the American College of Cardiology/ American Heart Association Task Force on Practice Guidelines,and the American Association for Thoracic Surgery,Preventive Cardiovascular Nurses Association,Society for Cardiovascular Angiography and Interventions,and Society of Thoracic Surgeons. Journal of the American College of Cardiology,2014,64:1929-1949.

24. Gibbons RJ,Balady GJ,Beasley JW,et al.ACC/AHA guidelines for exercise testing:executive summary.A report of the American College of Cardiology/American Heart Association Task Force on Practice Guidelines(Committee on Exercise Testing). Circulation,1997,96:345-354.

25. Silva AM, Armstrong AC, Silveira FJ, et al.Prevalence and factors associated with inappropriate use of treadmill exercise stress test for coronary artery disease：a cross-sectional study.BMC cardiovascular disorders,2015,15：54.

26. Wijeysundera HC, Bennell MC, Qiu F, et al.Comparative-effectiveness of revascularization versus routine medical therapy for stable ischemic heart disease：a population-based study.Journal of general internal medicine,2014,29：1031-1039.

27. Deedwania PC, Carbajal EV.Medical therapy versus myocardial revascularization in chronic coronary syndrome and stable angina. The American journal of medicine,2011,124：681-688.

28. Pursnani S, Korley F, Gopaul R, et al.Percutaneous coronary intervention versus optimal medical therapy in stable coronary artery disease：a systematic review and meta-analysis of randomized clinical trials.Circulation Cardiovascular interventions,2012,5：476-490.

29. Thomas S, Gokhale R, Boden WE, et al.A meta-analysis of randomized controlled trials comparing percutaneous coronary intervention with medical therapy in stable angina pectoris.The Canadian journal of cardiology,2013,29：472-482.

30. Pfisterer M.Trial of Invasive versus Medical therapy in Elderly patients I：Long-term outcome in elderly patients with chronic angina managed invasively versus by optimized medical therapy：four-year follow-up of the randomized Trial of Invasive versus Medical therapy in Elderly patients(TIME).Circulation,2004,110：1213-1218.

31. 中华医学会老年医学分会高龄老年冠心病诊治中国专家.高龄老年冠心病诊治中国专家共识.中华老年医学杂志,2016,35(7)：683-691.

32. Rich MW, Chyun DA, Skolnick AH, et al.American Heart Association Older Populations Committee of the Council on Clinical Cardiology CoC, Stroke Nursing CoCS, Anesthesia, Stroke C, American College of C, American Geriatrics S：Knowledge Gaps in Cardiovascular Care of the Older Adult Population：A Scientific Statement From the American Heart Association, American College of Cardiology, and American Geriatrics Society.Journal of the American College of Cardiology,2016,67：2419-2440.

第四节 心脏瓣膜病

近年随着人口老龄化进程加速，老年心脏瓣膜病发病率迅速上升，已经成为继高血压和冠心病之后威胁老年人健康第三大心血管疾病。老年心脏瓣膜病由多种病因导致，其中退行性改变是老年心瓣膜病主要原因。病变可是单个或多个瓣膜的结构或功能异常。

老年退行性心脏瓣膜病（senile degenerated heart valvular disease，SDHVD）指心脏瓣膜随着年龄增长而出现结缔组织退行性改变及纤维化，使得瓣膜增厚、变硬、变形及钙盐沉积，逐渐出现瓣膜钙化改变，而导致瓣膜狭窄和（或）关闭不全，主要累及主动脉瓣及二尖瓣。最常见且最具有临床意义是钙化性主动脉瓣狭窄和二尖瓣钙化，因此SDHVD又称为老年钙化性心脏瓣膜病。

【流行病学】

国外赫尔辛基老龄研究（Helsinki Ageing Study）显示，577名75~86岁健康者中有53%的人存在主动脉瓣膜钙化。以多普勒测量瓣口面积小于1.2 cm^{2}计算，75~76岁人群2.5%存在中度至重度主动脉瓣狭窄，85~86岁人群上升至8.1%。美国心血管健康研究（Cardiovascular Health Study）对5201例年龄大于65岁健康老年人进行调查，心脏超声筛查发现主动脉瓣硬化发生率为26%，主动脉瓣狭窄为2%。而大于75岁人群中，主动脉硬化发生率上升到37%，主动脉狭窄为2.6%。我国有研究资料显示，SDHVD患病率已高达13.4%，其中60~69岁、70~79岁和≥80岁三组人群患病率分别为7.7%、16.1%和25.7%。研究显示，SDHVD存在明显性别差异，主动脉瓣钙化者男女比例为4：1，二尖瓣钙化男女比例为1：4。

【危险因素】

目前资料证实，SDHVD危险因素包括增龄、性别、吸烟、高血压、遗传、钙代谢异常、糖尿病等。通过控制危险因素，可以改变病变的进程。

1. 随年龄的增加，瓣膜钙化发生率和严重程度都而增加，高龄患者中多瓣膜受累情况也较为多见。

2. 主动脉瓣钙化多见于男性，而二尖瓣钙化多见于女性。

3. 吸烟　可使 SDHVD 发生的危险性增加 35%。

4. 高血压病史患者 SDHVD 的危险性增加 20%，可能与高血压病容易造成瓣环损伤引起组织变性，加速钙化进程有关。

5. 钙化性主动脉瓣狭窄具有家族聚集性发病的特点。

6. 骨质脱钙异位沉积在瓣膜或瓣环上可能是导致本病发生的原因，椎骨脱钙造成的可能性最大。

7. 其他　如超重、高胆固醇血症、糖尿病等代谢异常情况。

【病理生理】

随着年龄增长（多见于 60 岁以上老年人），心瓣膜内膜可以逐渐增厚。组织学染色显示瓣膜的胶原纤维与弹性纤维增多，瓣膜不均匀增厚及硬化，可发生纤维的断裂与崩解，弹力纤维染色不规则。

1. 主动脉瓣钙化病变常见于瓣膜主动脉侧内膜下，半月瓣的小结增大、变硬，其中以无冠瓣最为明显。钙化通常由主动脉面基底部开始，沿主动脉瓣环沉积，逐渐向瓣膜游离缘扩展。钙化程度轻重不一，轻者可呈米粒状或针状钙化，重者钙化斑块可填塞整个瓦氏窦，但瓣膜间一般不发生粘连、融合及固定，常累及 2~3 个瓣叶。钙化也可延伸至纤维三角区，当肌部与膜部交界处有钙化时，可累及心脏传导系统，引起房室传导阻滞和束支传导阻滞。

2. 二尖瓣环钙化的病变主要累及二尖瓣环、二尖瓣后叶心室面及与其相应的左心室心内膜间，可沿瓣环形成"C"形钙化环。严重者尚可累及左心房、左心室和二尖瓣孔周围，形成僵硬的支架，限制后瓣活动。瓣环的钙化常常重于瓣叶的钙化，各瓣叶可同时受累。钙化不会造成瓣缘的粘连及融合，所以瓣口一般不会发生狭窄，但二尖瓣环钙化可以导致二尖瓣反流。二尖瓣环钙化扩展到左心房时，可以与心脏传导系统退化并存，并影响房室结、希氏束水平的传导，因此可以产生房内、房间传导阻滞、病态窦房结综合征及房室传导阻滞。

【临床表现】

SDHVD 自然病史的潜伏期长，常常经历多年缓慢进展的过程。早期瓣膜功能基本正常，临床常无明显症状而称为亚临床期，可以长达几十年甚至终身。随着病程进展而出现瓣膜损害加重，导致瓣膜关闭不全和（或）狭窄，血流动力学紊乱。临床出现相应的症状和体征，例如心悸、胸闷、气促，心脏瓣膜听诊区闻及杂音等。主动脉瓣狭窄是常见的老年心脏瓣膜病变之一，心绞痛、晕厥和充血性心衰是其典型的三大症状，其中又以心绞痛最为常见。房颤是二尖瓣病变常常出现的症状，当然还有逐步加重的充血性心衰表现。患者常常合并高血压、冠心病和肺心病等，容易造成症状体征的混淆而误诊、漏诊（表 38-3）。

表 38-3　SDHVD 分期

分期	定义	描述
A 期	危险期	患者具有发生心脏瓣膜病的危险因素
B 期	进展期	患者具有进展性心脏瓣膜病（无症状的轻中度病变）
C 期	无症状重度病变期	无症状重度病变
C1 期		左右心功能可以代偿
C2 期		左右心功能失代偿
D 期	有症状重度病变期	出现心脏瓣膜病导致的相关症状

1. 主动脉瓣钙化（aortic valve calcification）　钙化性主动脉瓣狭窄可引起心悸、乏力和疲劳等症状，出现呼吸困难、心力衰竭、心绞痛、晕厥及猝死，其中以呼吸困难与心力衰竭最常见。由于钙化病灶对心脏传导系统的影响，可产生严重的心律失常及传导功能障碍。慢性房颤发作可以促使心房内血栓形成，栓子或钙化斑块的脱落导致体循环栓塞表现。临床上主动脉瓣区可出现轻、中度收缩期杂音，但最佳听诊部位常在心尖部，多向腋下传导而不向颈部传导，可呈乐音样，一般无收缩早期喷射音。若出现

舒张期杂音则表明主动脉瓣钙化程度较重。

2. 二尖瓣环钙化（Mitral annulus calcification）　绝大多数患者无明显临床症状，在严重时可以出现明显疲劳、乏力且活动受限，可出现充血性心力衰竭导致劳力性或夜间阵发性呼吸困难。瓣口狭窄程度较轻，但若钙化物较大突向心腔时，可致瓣口相对狭窄。当瓣环钙化累及二尖瓣后叶时，出现二尖瓣关闭不全。二尖瓣环钙化引起的二尖瓣关闭不全体征与一般二尖瓣关闭不全相似，可以出现房颤、房室传导阻滞，也可以并发细菌性心内膜炎及体循环栓塞。

【辅助检查】

1. 心电图　非特异性改变，可以是正常心电图，也可以出现 P-R 间期延长、左心室肥厚、ST-T 改变，心律失常可以表现为心房颤动、房室传导阻滞或束支传导阻滞、病态窦房结综合征等。

2. 超声心动图　诊断该病最主要手段，可以明确诊断及追踪观察病情变化，并结合临床鉴别其他原有的瓣膜病。通常可见病变先发生在瓣叶的基底部，程度加重时钙化可沿纤维层扩展，但很少侵害瓣叶边缘，因此一般情况下瓣叶交界处无粘连融合。经食管超声心动图具有诊断主动脉瓣周钙化敏感性好的特点，但常规经胸超声心动图操作简单方便。

（1）主动脉瓣退行性变：主动脉瓣增厚及回声增强，可用瓣膜回声与主动脉根部后壁或相应左心房后壁回声相比较，钙化可呈斑点、结节及斑片状。单叶或 2 叶以上的瓣叶同时受累，无冠瓣受累率最高，其次为右冠瓣及左冠瓣。受累瓣膜活动受钙化物机械作用，开放幅度减少引起瓣口狭窄，影响闭合运动引起关闭不全。

（2）二尖瓣退行性变：瓣环钙化为主，瓣叶改变较少。表现为左心室后壁内膜前方与二尖瓣交界处前方有局限性增厚，呈斑点或斑块样反射增强，且与左心房及左心室不相连。灶性钙化见于环的一部分，以内侧二尖瓣交界处前方附着的中央处最明显。钙化也可侵入前叶的基底部，使瓣膜僵硬、缩小，造成瓣膜活动受限。收缩期瓣环不能相应缩小，加之钙化物的机械牵张而影响二尖瓣正常闭合，产生反流。若伴腱索和乳头肌钙化，则关闭不全程度加重，但很少产生二尖瓣狭窄。严重钙化表现为瓣环全部钙化，瓣环成为强回声反射改变。

3. 胸部 X 线检查　可见升主动脉扩张、主动脉弓有条状钙化影，侧位有时可见二尖瓣环钙化影。

4. 胸部 CT 检查　对主动脉瓣和主动脉钙化有较高的敏感性和特异性。

5. 胸部 MR 检查　可提供准确的瓣膜形态学改变，以及瓣膜狭窄和反流情况，还可了解心室大小、心肌质量和心功能等参数。

【诊断与鉴别诊断】

SDHVD 难于早期发现，一旦出现临床症状则代表瓣膜损害严重，对血流动力学影响较大。因此，临床症状的出现是其自然病程的一个转折点，提示病情迅速恶化，预后很差。

1. 早期诊断　有赖于细心听诊。往往心脏杂音要早于临床症状的出现。另外，超声心动图历来是诊断瓣膜病敏感、价廉、简易的无创方法，也是病变程度分型主要依据。

2. SDHVD 应该与以下疾病进行鉴别：

（1）风湿性心脏瓣膜病：主要侵犯二尖瓣，表现为瓣叶增厚、前后叶舒张期同向运动（城墙样改变）。SDHVD 主要侵犯二尖瓣环，二尖瓣后叶活动正常，舒张期前后叶仍呈反向运动。

（2）扩张性心肌病：由于心脏扩大，心脏各个瓣膜可以出现相对性关闭不全，临床上听诊可以听到心脏杂音，但超声心动图没有显示瓣膜增厚及瓣环钙化等改变。

（3）冠状动脉粥样硬化性心脏病：冠心病是 SDHVD 的易患因素，常常可以合并存在。当心肌缺血范围累及乳头肌时，可以表现出瓣膜的关闭不全，临床上听诊可以听到心脏杂音。临床上可行超声心动图检查了解是否存在瓣膜增厚及瓣环钙化等改变，必要时行核素运动心肌灌注显像或冠状动脉造影。

【治疗】

SDHVD 早期若无症状，不需要特别的治疗。当病程中出现症状和体征时，需要给予相应的处理。主要包括如下几个方面：

1. 内科治疗　目前尚无有效药物治疗方法可以阻止瓣膜退行性变。有文献报道他汀类药物和血管紧张素转换酶抑制剂等药物或有助于延缓瓣膜退行性变的病理生理过程。主要是加强基础疾病的治疗，预防和治疗并发症的发生发展。

积极治疗合并存在的高血压病、冠心病、高胆固醇血症、肥胖等疾病，并积极预防心力衰竭、心律失常、感染性心内膜炎、栓塞和晕厥等各种并发症。对于合并有心绞痛的患者，可以给予小剂量的硝酸甘油或β受体阻滞剂，但如果老年患者有心脏传导阻滞或哮喘等合并症时要慎用。应在明确病因的基础上加强晕厥的治疗，若是由于严重心动过缓引起的应考虑装起搏器，若是快速心房颤动诱发的应控制心率，而直接因为瓣膜严重狭窄导致的就应该考虑手术治疗以解除机械梗阻。

2. 外科与介入治疗

（1）外科治疗

1）对有明显血流动力学障碍的严重病变，公认治疗方法是人工心脏瓣膜置换术或瓣膜成形术，除非患者有明确的禁忌证。

瓣膜置换术包括传统经胸的瓣膜置换术（aortic valve replacement，AVR）和经导管主动脉瓣置换术（transcatheter aortic valve replacement，TAVR）两种，大多数人主张瓣膜置换术适应证为跨瓣压差 ≥ 6.65kPa（50mmHg），瓣口面积 ≤ 0.75cm^2 为"金标准"。术前需要进行冠脉造影以排除合并冠心病，如果合并冠心病时可以考虑同时行瓣膜置换术和冠状动脉搭桥术。

建议通过使用在线计算器如 STS（www.sts.org）确定每个个体的手术风险（表38-4）。目前单纯主动脉置换手术死亡率在 <70 岁患者是小于 3%~5%，而在老年患者是 5%~10%。增加手术死亡率的风险因素：年龄、合并症、女性、心功能差、急诊手术、左室功能不全、肺动脉高压、合并冠心病及曾行搭桥手术或瓣膜手术。值得注意的是，伴随疾病（例如，永久性神经系统缺陷或癌症）和严重衰弱对结局有重要影响，这部分患者可能并不适合主动脉瓣置换。

表38-4 外科手术或介入风险评估（2014 年 AHA/ACC 关于瓣膜病的指南）

	STS 评分（PROM）	体质衰弱程度	术后不能改善的受累主要器官数	手术难度
低危 符合所有标准	<4%	无	0 个	无
中危 符合任一情况	4%~8%	轻度	1 个	难度较大
高危 符合任一情况	>8%	中度 ~ 重度	2 个	难度很大
禁忌 有任一情况	1 年内发生手术相关死亡或并发症预估风险 >50%		3 个以上	难度极大

2）2017 年 AHA/ACC 关于瓣膜病的指南做如下推荐：①考虑进行 TAVR 或高危外科 AVR 的患者，推荐建立多学科心脏瓣膜团队以提供最优治疗方案，包括 VHD、心脏影像、介入心脏病、心脏麻醉和心脏外科等领域的专家；②有症状重度主动脉瓣狭窄（D 期）和无症状重度主动脉瓣狭窄（C 期）的患者，满足 AVR 指征，当手术风险低或中等时推荐行手术 AVR；③有症状重度主动脉瓣狭窄（D 期）、有外科 AVR 高风险的患者，基于患者具体手术风险和意愿，选择外科 AVR 或 TAVR 治疗；④有症状重度主动脉瓣狭窄（D 期）、有外科 AVR 禁忌的患者，TAVR 后生存时间预计超过 12 个月，推荐 TAVR；⑤有症状重度主动脉瓣狭窄（D 期）、手术风险中等的患者，TAVR 是外科 AVR 的一种合理替代方案，基于患者具体手术风险和意愿进行选择；⑥有症状重度主动脉瓣狭窄患者，经皮主动脉瓣球囊扩张或许可以考虑外科 AVR 或 TAVR 的过渡治疗；⑦患者如果有合并症会影响主动脉瓣狭窄修复带来的预期收益，不推荐 TAVR。

（2）介入治疗：无需开胸，具有创伤性小患者恢复较快的特点，在 SDHVD 治疗领域具有明显优势。既往主要是经皮瓣膜球囊成形术，近年来经皮瓣膜置换术发展非常迅速，特别是 TAVR。由于材料和方法学改进，TAVR 较之前成功率已经大幅提高（大于 75%），并且瓣膜开口面积和血流动力学参数得到即刻改善，临床疗效不亚于传统外科瓣膜置换术。安全性也明显得到改善，术后短期（2~6 个月）心脏事件发生率明显降低。

目前认为 TAVR 适应证有：心脏团队评估不适合行主动脉瓣外科置换术，重度症状性 AS 患者，在考虑其他合并症后，如果预测生存期 >1 年，可行 TAVR（Ⅰ，B）；重度症状性 AS 高危患者，如果仍可进行手术治疗，但心脏团队根据个体危险分层和解剖学适宜性，支持行 TAVR（Ⅱa，B）。美国 AHA/ACC 指南指出，主动脉瓣置换术不推荐用于预期寿命小于 1 年的患者，或有 2 年生存期但可能获益小于25% 的。PARTNER 研究中，STS 评分 ≥ 15、衰弱、钙化主动脉及以前有胸部疾病放疗史患者，不太可能从经导管主动脉瓣置换术中获益。

2010 年 10 月上海复旦大学附属中山医院完成我国首例 Corevalve 瓣膜自膨的 TAVR，目前为止已经在多家医院进行了数十例的手术，国内多家厂家同时进行相关器械国产化研究。

【预后】

尽管部分 SDHVD 患者可以长期无临床症状，预后良好，但随访发现其处于一种持续进展状态，每年瓣口面积约减少 $0.1cm^2$，是引起老年人心力衰竭和猝死的重要原因之一。目前对其真正的发病机制还不清楚，因此也尚无可靠的方法阻止疾病的发生发展。临床发现，有瓣膜硬化者心血管事件发生率明显高于无硬化者，其心血管死亡、急性心肌梗死、心力衰竭的相对风险分别高达 66%、46%、33%。目前认为加速病变的相关因素有如下几个方面：①与患者自身相关的因素，包括增龄、吸烟、高血压病、肥胖/糖尿病、慢性肾功能衰竭、合并冠心病等；②与血流动力学相关的因素，包括左室收缩功能异常或低心排、运动时有血流动力学改变、透析治疗等；③与瓣膜本身相关的因素，包括二尖瓣畸形、退行性主动脉瓣狭窄、瓣膜钙化合并反流、已存在轻到中度的狭窄等。

（林展翼）

参 考 文 献

1. 刘丽,赵玉生,王士雯,等.北京地区军队老年人群退行性心脏瓣膜病流行病学研究.中华流行病学杂志,2006,27：836-839.

2. Lindroos M,Kupari M,Heikkila J,et al.Prevalence of aortic valve abnormalities in the elderly:an echocardiographic study of a random population sample.J Am Coll Cardiol,1993,21：1220-1225.

3. Stewart BF,Siscovick D,Lind BK,et al.Clinical factors associated with calcificaortic valve disease.Cardiovascular Health Study.J Am Coll Cardiol,1997,29：630-634.

4. Iung B,Baron G,Butchart EG,et al.A prospective survey of patients with valvular heart disease in Europe:The Euro Heart Survey on Valvular Heart Disease.Eur Heart J,2003,24：1231-1243.

5. 王从容,王士雯,韦立新,等.老年退行性心脏瓣膜钙化的病理学研究.中华老年医学杂志,1995,14：220-222.

6. Probst V,Le Scouarnec S,Legendre A,et al.Familial aggregation of calcific aortic valve stenosis in the western part of France. Circulation,2006,113：856-860.

7. Katz R,Wong ND,Kronmal R,et al.Features of the metabolic syndrome and diabetes mellitus as predictors of aortic valve calcification in the multi ethnic study of atherosclerosis.Circulation,2006,113：2113-2119.

8. Briand M,Lemieux I,Dumesnil JG,et al.Metabolic syndrome negatively influences disease progression and prognosis in aortic stenosis.J Am Coll Cardiol,2006,47：2229-2236.

9. 李阳,孙轶,彭世义.老年退行性心脏瓣膜病超声心动图分析.实用老年医学,2010,14：220-222.

10. Rajamannan NM,Otto CM.Targeted therapy to prevent progression of calcific aortic stenosis.Circulation,2004,24：303-305.

11. Moura LM,Ramos SF,Zamorano JL,et al.Rosuvastatin affecting aortic valve endothelium to slow the progression of aortic stenosis. J Am Coll Cardiol,2007,49：554-561.

12. Kolh P,Kerzmann A,Lahaye L,et al.Cardiac surgery in octogenarians:peri-operative outcome and long term results.Eur Heart J, 2001,22：1235-1243.

13. Percutaneous balloon aortic valvuloplasty: Acute and 30 day follow up results in 674 patients from the NHLBI Balloon Valvuloplasty Registry. Circulation, 1991, 84: 2383-2397.

14. Otto CM, Mickel MC, Kennedy JW, et al. Three year outcome after balloon aortic valvuloplasty: Insights into prognosis of valvular aortic stenosis. Circulation, 1994, 89: 642-650.

15. Nishimura RA, Otto CM, Bonow RO, et al. 2014 AHA/ACC Guideline for the Management of Patients With Valvular Heart Disease. J Am Coll Cardiol, 2014, 63: 2438-2488

16. Cribier A, Eltchaninoff H, Bash A, et al. Percutaneous transcatheter implantation of an aortic valve prosthesis for calcific aortic stenosis: first human case description. Circulation, 2002, 106: 3006-3008.

17. Otto CM, Lind BK, Kitzman DW, et al. Association of aortic valve sclerosis with cardiovascular mortality and morbidity in the elderly. N Engl J Med, 1999, 341: 142-147.

18. Faggiano P, Aurigemma GP, Rusconi C, et al. Progression of valvular aortic stenosis in adults: literature review and clinical implications. Am Heart J, 1996, 132: 408-417.

19. Fox CS, Vasan RS, Parise H, et al. Mitral annular calcification predicts cardiovascular morbidity and mortality: the Framingham Heart Study. Circulation, 2003, 107: 1492-1496.

20. Goldbarg SH, Elmariah S, Miller MA, et al. Insights into degenerative aortic valve disease. J Am Coll Cardiol, 2007, 50: 1205-1213.

21. Nishimura RA, Otto CM, Bonow RO, , et al. 2017 AHA/ACC Focused Update of the 2014 AHA/ACC Guideline for the management of patients with valvular heart disease: A Report of the American College of Cardiology/American Heart Association Task Force on Clinical Practice Guidelines. J Am Coll Cardiol, 2017, 70: 252-289.

第五节　心力衰竭

心力衰竭（heart failure, HF）是由于任何心脏结构或功能异常导致心室充盈或射血受损的一组复杂临床综合征，主要表现为呼吸困难和乏力（活动耐量受限），以及液体潴留（肺部、内脏充血，外周水肿），是各种心脏疾病终末阶段的临床表现。随人口老龄化进程加快和高血压，冠心病等常见心血管病发病率的上升，心力衰竭（心衰）发病率正逐渐升高，是当今最重要的心血管病之一。美国 Framingham 研究显示，心衰主要是中老年疾病，在 45~94 岁年龄段，年龄每增加 10 岁，心衰的发病率升高 2 倍，50 岁年龄段患病率 1%，而 65 岁以上人群可达 6%~10%，到 80 岁增加了 10 倍，人群中心衰的患病率为 1.5%~2.0%，在住院的心衰患者中 80% 年龄 >65 岁。我国心衰流行病调查结果显示，心衰属于中老年疾病，患者中 ≥ 60 岁的患者占 50% 以上，死亡年龄更为偏高。因此心衰是一种严重危害人类健康的疾病，是老年人死亡的主要原因之一。

【发生机制和病理生理】

1. 发生机制　心衰是由于任何原因的初始心肌损伤（心肌梗死，血液动力负荷过重、炎症）引起心肌结构和功能的变化，最后导致心室充盈或射血功能受损。心衰的主要发病机制之一是心肌病理性重塑（cardiac remodelling）。神经内分泌系统（主要包括肾素 - 血管紧张素 - 醛固酮系统（RAAS）和交感神经系统）激活和心肌细胞死亡是心肌重塑的关键因素。神经内分泌系统激活的初始阶段对心功能起一定的代偿作用，但长时间过度的激活却加速了心衰的进展，多种内源性的神经内分泌因子，如去甲肾上腺素（noradrenaline, NE）、血管紧张素 Ⅱ（angiotensin Ⅱ, Ang Ⅱ）、醛固酮（aidosterone, Ald）、内皮素（endothelin）、肽类生长因子（如纤维细胞生长因子）、炎症细胞因子（如肿瘤坏死因子，白细胞介素 - 1β）等，在心衰患者中均表达增加。逐步损害心肌细胞的活性和功能，刺激心肌纤维化，促进心肌重塑，加重心肌损伤和心功能。心功能恶化又进一步激活神经内分泌因子的释放，形成恶性循环（图 38-1）。

由于心脏老化（cardiac aging），心肌细胞凋亡、坏死（如心肌梗死、心肌炎）等导致的心肌细胞的丧失，以及主动脉硬化、阻抗增加等因素，常导致代偿性心脏肥大和扩张。

2. 病理生理特点

（1）心排出量明显减低：正常情况下，由于心脏增龄性变化，老年人最大心排出量（17~20L/min）比成年人（25~30L/min）明显减少，老年人心衰时，心排出量较成年患者减少更为明显。运动负荷情况下，心脏泵血的反应能力减弱。

（2）较易发生低氧血症：老年患者由于增龄性呼吸功能减退、低心排出量、肺淤血、肺通气/血流比例失调等原因，容易出现低氧血症，即轻度心衰就可出现明显的低氧血症。

（3）对负荷的心率反应低下：因窦房结等传导组织的退行性变，老年人心衰时心率可不增快，即使在运动和发热等负荷情况下，心率增快也不明显。

（4）舒张型心功能不全更加常见：与年龄相关性动脉及心肌的硬化、心肌增生反应增加有关。

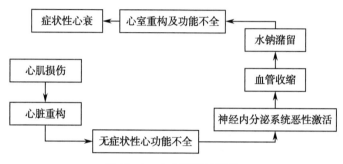

图 38-1　心力衰竭的进程

心肌损伤致心室扩张和肥大（心脏重塑），早期由于代偿作用，并不出现心衰症候群。最终，神经内分泌系统恶性激活，心功能不全进一步恶化，导致血管收缩过度、水钠潴留及临床心衰表现。

【病因及诱因】

1. 病因　老年人心衰病因常为高血压、缺血性心脏病、瓣膜性心脏病、糖尿病性心肌病以及贫血造成的心脏病。同时，老年人群中诊断为心肌淀粉样变的也越来越多（表 38-5）。

表 38-5　心力衰竭的病因

冠状动脉疾病	心肌梗死
	心肌缺血
心室负荷过重	压力负荷过重：主动脉和肺动脉狭窄，体循环和肺循环高血压
	容量负荷过重：瓣膜性心脏病，甲状腺功能亢进、慢性贫血、动静脉瘘、脚气病
心肌疾病	肥厚型心肌病
	扩张型心肌病
	淀粉样变性心肌病
	限制型心肌病
机械性舒张受限性疾病	二尖瓣、三尖瓣狭窄
	缩窄性心包炎

2. 多病因性　临床上老年人往往多病因共存，这些因素的整合对心脏的影响更大，使老年人心衰发展更迅速，症状不明显，病程更短、更复杂。

3. 诱因　心脏以外其他多种疾病的因素也将对心脏疾病产生影响，掩盖或加重心脏疾病的症状和体征，导致漏诊或误诊甚至误治。

老年人心衰主要诱因：①感染：尤其是呼吸道感染，如患肺炎的老年人9%死于心衰。②心肌缺血：心绞痛或无痛性心肌缺血可触发心衰，尤其老年人由于冠状动脉储备功能下降，心肌缺血时极易发生心脏收缩力下降。老年人发生心内膜下或小灶性心肌梗死即可诱发心衰。③心律失常：老年人心律失常诱发心衰占 6.7%~8.8%，尤其是快速心律失常，可使心肌耗氧量增加，心输出量减少，心脏功能受损，心房纤颤是器质性心脏病常见的心律失常，也是诱发心力衰竭最重要的因素。④老年患者长期卧床，容易产生深静脉血栓，发生慢性肺栓塞，增加右心室负荷，加重右心衰。⑤药物影响：很多药物影响心功能，尤其对于老年患者耐受力差，如 β 受体阻滞剂，非二氢吡啶类钙拮抗剂，某些抗心律失常药，吸入性及静脉注射的麻醉药和抗肿瘤药物均有负性肌力作用。雌激素，皮质激素和非甾体抗炎药能引起水钠潴留，以上药物可以触发和加重心衰。

【临床表现】

老年人心衰临床表现许多方面与非老年成人相似，但老年人解剖和生理功能的改变以及某些特殊病因，故有其自己的特点。

1. 症状不典型

（1）无症状：成年人心衰多有活动后气促，夜间阵发性呼吸困难和端坐呼吸等典型表现，而在老年人心衰中，即使已处于中度心衰可完全无症状，一旦存在某种诱因，则可发生重度心衰，危及生命。

（2）常有非特异性症状：①疲乏无力：不少老年人即使有心衰存在，但活动时并不感到明显气短，而是表现为极度疲倦、虚弱、不能行走。②大汗淋漓：尤其是不寻常的面颈部大汗淋漓，往往是心衰的现象。③慢性咳嗽：有些老年慢性心衰患者，特别是单纯左心衰竭，主要症状可为干咳，且白天站立或坐位时较轻，平卧或夜间卧床后加重，肺部可闻及哮鸣音及湿啰音，易误认为支气管炎或肺部感染而延误诊断。④胃肠道症状明显：老年人心衰时以恶心、呕吐、腹痛、腹胀等胃肠道症状表现较成年人多见，主要与肝、胃肠瘀血有关。⑤味觉异常：有些老年患者口腔内有一种令人讨厌的味道，由此导致精神苦恼、食欲减退及不断饮水，这种味觉异常可随心衰的控制而消失。⑥白天尿量减少而夜尿增多是部分患者的首发症状，这与心输出量减少而夜间静脉回流增多及卧位时肾血流灌注增加有关。⑦精神神经症状突出：老年心衰患者，往往已有不同程度脑动脉硬化，脑供血减少，从而导致病史叙述不清，意识障碍和失眠比年轻人更为常见。由于低心排血量所致脑血流减少，从而引起的精神神经症状较突出。主要表现为神志不清、反应迟钝、嗜睡和烦躁不安，有时误认为脑血管病变。

2. 体征　老年人心衰体征基本同其他成年人，但常因并存疾病所掩盖而较隐匿，易混淆。

（1）心浊音界缩小：由于老年性或阻塞性肺气肿，叩诊时心界常比实际心脏为小。

（2）心尖搏动移位：老年人由于脊柱后凸，胸廓畸形，常使心尖搏动移位，故此时不能作为心脏大小的指标。

（3）心率不快或心动过缓：成年人心衰时心率明显增快，而老年人因伴有窦房结功能低下或病态窦房结综合征，心率不快，甚至心动过缓。

（4）老年人肺部啰音不一定是心衰表现，不少是由于慢性支气管炎及其他肺部疾患所致，若伴有心动过速及奔马律，则应视为心衰表现，或如医师熟悉患者的体征，在呼吸困难时肺部湿啰音增多或范围扩大，则对心衰具有诊断价值。

（5）骶部水肿：长期卧床和衰弱的老年人，发生右心衰竭后水肿首发于骶部而非下肢。老年人踝部水肿即见于心衰，也常见于活动少，慢性静脉功能不全和低蛋白血症等，所以周围性水肿不是老年人心衰的可靠体征。

3. 并发症

（1）心律失常：以窦性心动过缓和心房纤颤最多见，室性心律失常，房室传导阻滞亦为常见，这些心律失常可诱发或加重心衰。

（2）肾功能不全：因肾灌注不足可引起尿少和肾前性氮质血症，心肾同时衰竭不仅增加了治疗的难度，而且增加了死亡率。

（3）水电解质及酸碱平衡失调：老年人心衰时因限钠，食欲减退，继发性醛固酮增加及利尿剂等因素，易发生低钾、低镁、低钠、低氯等电解质紊乱。还可发生代谢性碱中毒和酸中毒，使病情加重，恶化，加速死亡。

【诊断与鉴别诊断】

1. 诊断

（1）老年人心衰诊断标准与其他成年人基本相同（表 38-6）。

表 38-6　Framingham 心力衰竭诊断标准

主要指标	次要指标
夜间阵发性呼吸困难或端坐呼吸	踝部水肿
颈静脉怒张	夜间咳嗽
肺部湿啰音	劳力性呼吸困难
心脏扩大	肝大
急性肺水肿	胸膜腔积液
S_3 奔马律	肺活量较最大值降低 1/3
颈静脉压力 >16cmH$_2$O	心动过速（心率 >120/min）
循环时间 >25 秒	
主要或次要指标	
肝颈静脉反流征	治疗后体重减轻 ≥ 4.5kg（5 天内）
诊断心力衰竭 2 个主要指标或 1 个主要指标 +2 个次要指标	

（2）生物标志物诊断推荐：相比于 2013 年 ACCF/AHA 心力衰竭管理指南将 BNP 纳入心力衰竭诊断的一部分，2017 年 ACC/AHA/HFSA（美国心力衰竭学会）心力衰竭管理指南更新认为，在出现呼吸困难患者中，测定 BNP 有助于诊断或排除心力衰竭（Ⅰ类推荐）。2016 年 ESC 急性与慢性心力衰竭诊断与治疗指南建议，诊断急性心衰界值为 BNP>100 pg/ml，NT-proBNP>300pg/ml，MR-proANP>120 pg/ml。非急性心衰的正常上限：BNP<35 pg/ml，NT-proBNP<125 pg/ml，有助于排除急性心衰发作。

BNP 或 NT-proBNP 测定有助于判断慢性心力衰竭患者预后或疾病严重程度（Ⅰ类推荐）。此外 2017 年 ACC/AHA/HFSA 心力衰竭管理指南更新还建议，入院后进行基线 BNP 和（或）肌钙蛋白的检测有助于急性失代偿性心力衰竭患者预后评估（Ⅰ类推荐）。入院时 BNP 水平升高预示临床结局的风险增加，包括全因死亡率和心血管死亡率、复发率。

同样，无明显心肌缺血或冠状动脉疾病的急性失代偿性心力衰竭患者出现心肌肌钙蛋白水平的异常，预示着较差的临床预后和更高的死亡风险。表明这些生物标志物对心血管疾病风险评估具有潜在的预测价值。2017 年 ACC/AHA/HFSA 心力衰竭管理指南更新将其他标志物如心肌损伤或纤维化标志物对心力衰竭患者的预后判断降低为Ⅱb 类推荐。

（3）慢性心衰诊断流程：见图 38-2。

2. 鉴别诊断

（1）夜间阵发性呼吸困难：为左心衰特征性症状，对于伴有慢性支气管炎、肺气肿老年人，要注意排除是否因支气管内痰液堵塞所致。后者取坐位后不能马上缓解，在咳出痰液后症状才减轻。

（2）急性呼吸窘迫综合征（ARDS）：听诊双肺早期可无啰音，偶闻及哮鸣音，后期可闻及细湿啰音，常规吸氧，强心、利尿无效。

（3）肺部感染：两者可分别单独出现或两者兼有，前者一般有发热、畏寒、咳浓痰等临床表现。心衰患者呼吸困难加剧时可咳粉红色泡沫痰，肺部啰音明显，且随体位而变化，经利尿、强心和扩血管等治疗后可改善症状。

3. 老年人心衰常见类型分类

（1）根据时间：分为急性和慢性心力衰竭。

（2）根据部位：分为左心衰（肺循环淤血）、右心衰（体循环淤血）和全心衰竭（表 38-7）。

（3）根据功能障碍：分为收缩功能障碍与舒张功能障碍性心衰（表 38-8）。

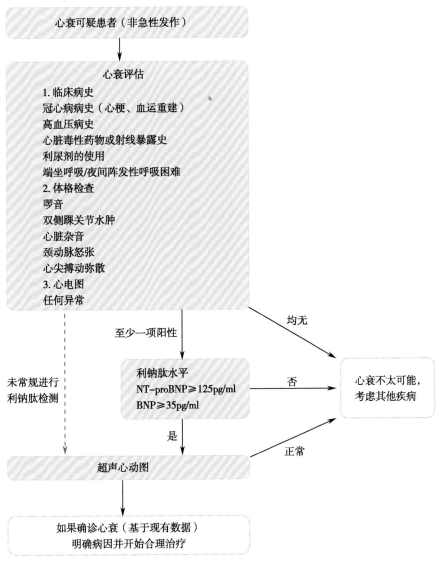

图 38-2 慢性心力衰竭诊断流程（2016 ESC 心力衰竭指南）

表 38-7 左、右心衰的诊断

	左心衰	右心衰
病史	多有冠心病、风心病	多有慢性左心衰竭
	高血压性心脏病	慢性肺、支气管病或
	心肌病、心肌炎等	急性肺栓塞等病史
症状	一般活动后气短	腹胀、右上腹痛
	平卧气短而高枕缓解	食欲不振、恶心、嗳气
	夜间干咳而坐位缓解	少尿、夜尿增多
	夜间阵发性呼吸困难	
体征	肺底呼吸音减弱	颈动脉搏动增强
	双肺底湿啰音	颈静脉怒张、肝大、双下肢水肿
	伴或不伴有哮鸣音	胸腹腔积液
	左室或左房扩大	心脏扩大
	心尖部舒张期奔马律	三尖瓣区舒张期奔马律

P2 亢进

续表

	左心衰	右心衰
实验室检查	胸片　双肺纹理增粗	心影增大，上腔静脉扩张搏动
	或见到 Kerley B 线	单纯右心衰时肺野可清晰
	EKG ptfV$_1$ 阳性	
	左室射血分数 <0.5 或正常	

表 38-8　心衰分类（2016 ESC 心力衰竭指南）

心衰类型	HFrEF	HFmrEF	HFpEF
标准 1	症状 ± 体征	症状 ± 体征	症状 ± 体征
2	LVEF<40%	LVEF 40%~49%	LVEF ⩾ 50%
3		1 钠尿肽水平增高	1 钠尿肽水平增高
		2 有相关结构性心脏病（左室肥厚或 / 和左房扩大）或舒张功能不全	2 有相关结构性心脏病（左室肥厚或 / 和左房扩大）或舒张功能不全

备注：① HFrEF = 射血分数降低的心衰；② HFmrEF = 射血分数处于中间范围的心衰；③ HFpEF = 射血分数保留的心衰；④ LAE = 左心房扩大；⑤ LVH = 左心室肥厚；⑥钠尿肽水平升高：BNP>35 pg/ml 和（或）NT-proBNP>125 pg/ml

（4）无症状左室功能不全：无临床"充血"症状，但已有左室功能障碍，射血分数降低。患者否认有心衰症状，主诉是全身不适和疲劳，而无咳嗽，劳力性呼吸困难，端坐呼吸、肺水肿等表现，体检可发现有第 3 心音或短的二尖瓣反流性收缩期杂音，胸部 X 线显示心胸比例增大和（或）肺淤血。

4. 心功能不全程度评估

（1）ACCF/AHA 心衰阶段分级及 NYHA 心功能分级比较：ACCF/AHA 颁布的心衰分级强调疾病的发生和进展，而 NYHA 分级强调运动能力和疾病的表现状态（表 38-9）。

表 38-9　ACCF/AHA 心衰分级与 NYHA 心功能分级比较

	ACCF/AHA HF 分阶段		NYHA 心功能分级
A	存在 HF 高危因素，但没有结构性心脏病或 HF 的症状	无	
B	有结构性心脏病，但没有 HF 的症状或体征	I	体力活动不受限制 日常体力活动不引起 HF 的症状。
C	有结构性心脏病，既往或当前有 HF 的症状	I	体力活动不受限制 日常体力活动不引起 HF 的症状。
		II	体力活动轻度受限。静息时舒适，日常体力活动即引起 HF 的症状
		III	体力活动显著受限。静息时舒适，低于日常活动可引起 HF 的症状
D	难治性 HF，需要特殊的干预处理	IV	进行任何体力活动都出现 HF 症状，或静息时有 HF 症状

（2）运动耐量测定：多采用活动平板或踏车分级运动试验，以症状限制极量或心率限制次极量强度为运动终点。Weber 根据耗氧量（VO$_{2max}$）和无氧酵解阈值（AT）将心衰分为 A、B、C、D 四级（表 38-10）。当然，应结合年龄、性别和一般状况对 VO$_{2max}$ 进行综合分析，而不能将其作为不变的指标，例如，对 60 岁男性而言，VO$_{2max}$ 为 14ml/（kg·m^2）代表达到了预期最大运动量的 60%，而对 30 岁的男子来说，则仅达到了 30%。

表 38-10 Weber 运动耐量分级及其评标准

分级	心功能损害程度	VO$_{2max}$ (m1/ (kg · m^2))	AT (m1/ (kg · m^2))	CI 峰值 (m1/ (kg · m^2))
A	无 ~ 轻度	>20	>14	8
B	轻 ~ 中度	16~20	11~14	6~8
C	中 ~ 重度	10~16	8~11	4~6
D	重度	<10	<8	<4

注：VO$_{2max}$：最大氧摄入量；AT：无氧代谢阈；CI：心排血指数

（3）六分钟步行试验：是一种简便、易行、安全有效的方法，尤其适于老年心力衰竭患者。要求患者在走廊里尽可能行走，测定六分钟内步行的距离。六分钟内若步行距离 <150m，表明心衰程度严重，150~450m 之间为中度心衰，>450m 为轻度心衰。

六分钟步行试验结果是独立的预测心衰致残率和死亡率的因子，可用于评价患者心脏储备功能，评价药物治疗疗效，是老年慢性心力衰竭患者最适合的运动试验。

（4）神经内分泌因素：心衰早期即开始的神经内分泌激活与死亡率直接相关。神经内分泌因素包括：去甲肾上腺素（NE）、血管紧张素 Ⅱ（Ang Ⅱ）、醛固酮（Ald）、N- 心钠素（NTANP）、脑钠肽（BNP）、细胞因子等。其中最有价值的是 BNP，血浆 BNP 水平大于 100pg/ml，可作为急性心衰的诊断依据。

【治疗】

1. 模式转变　心衰的治疗经历了如下模式改变：20 世纪 70 年代以前，仅以强心、利尿、限盐和休息，改善血流动力学异常治疗心衰，但不能降低再住院率，死亡率及改善预后；70 年代开始应用血管扩张剂，但仍不能降低死亡率及改善预后；80 年代开始应用肾素血管紧张素转换酶抑制剂（angiotensin-converting enzyme inhibitor，ACEI）确立了心力衰竭治疗新里程碑，肯定了以 ACEI 加利尿剂，加或不加洋地黄制剂为心衰的基本治疗。循证医学也证实可降低总死亡率并改善临床症状。90 年代多中心试验肯定了比索洛尔（bisoprolol），美托洛尔（metoprolol）及卡维地洛（carvedilol）的有益作用，确立了 β 受体阻滞剂在治疗慢性收缩性心衰的地位，可使总死亡率降低，并改善症状及提高生活质量。进入 21 世纪，发现醛固酮拮抗剂（mineralocorticoid receptor antagonist，MRA）是继 β 受体阻滞剂后又一个能显著降低心脏性猝死率并能长期使用的药物。这一有益作用，使此类药与 ACEI、β 受体阻滞剂并驾齐驱，成为心衰治疗的基石，被称作心衰治疗的"金三角"。如今大量新药如血管紧张素受体 - 脑啡肽酶抑制剂、伊伐布雷定以及新技术心室机械辅助装置等的问世，给心衰患者带来了新的选择。40 年来心衰治疗的概念已有根本性转变，从改善血流动力学到预防甚至逆转生物学进展，从短期药理学改善措施到机械辅助装置的长期应用性策略。

2. 治疗原则　防治病因，去除诱因，逆转心室重塑，最终达成降低死亡率及改善预后。心衰治疗流程见图 38-3。

老年心衰治疗原则与一般心衰类似，但由于老年人心衰时有其特点，故在治疗中有其特殊性，应密切注意，谨慎处理。

（1）去除或减缓基础病因：如①抗缺血：药物或冠脉血管重建、室壁瘤手术矫正；②瓣膜病：修补或换瓣；③其他：控制高血压、纠正贫血、甲状腺功能亢进治疗等。

（2）去除诱发因素：积极控制感染，去除心律失常，纠正贫血及电解质紊乱，并注意是否并发肺梗死等。

（3）改善生活方式

1）饮食及液体摄入：少量多餐，易于消化，保证足量蛋白质及钾的摄入。心衰患者常有口渴感，因此常导致摄入过量水分和低钠血症。对于严重低钠血症（血钠 <130mmol/L）和严重心衰的患者，液

体量宜限制在每天 1.5~2.0L，在气温高、呕吐、腹泻时可增加摄入量或减少利尿剂用量。在应用利尿剂，尿量增加时，钠盐饮食限制不必过严。

2）休息与锻炼：应避免不必要的长时间休息，以免引起血栓栓塞疾病，关节肌肉萎缩、僵硬以及排尿困难等并发症的发生，同时，长时间的休息易造成心脏神经官能症，不利于康复。

对于重度心衰可先采用床边坐立法，坐于床边的椅子，每天 2 次，依病情改善程度逐渐增加，直至步行每次 3~5 分钟，心衰稳定，心功能较好者，可在专业人员监护下进行症状限制性有氧运动，如步行，每周 3~5 次，每次 20~30 分钟，但避免做用力的等长运动。

（4）心理和精神异常干预：抑郁、焦虑等不良情绪能加重心衰，是心衰死亡的重要预后因素，及时心理疏导，甚至是使用抗焦虑药物很有必要。

3. 药物治疗

（1）利尿剂：老年心衰患者几乎都有不同程度的水钠潴留，因此，应用利尿剂是处理心衰的重要一环。利尿剂副作用较多，老年人各种生理代偿功能低下，尤易发生，故应严格掌握适应证。

老年患者应用利尿剂基本原则：①剂量适当：小量开始，缓慢利尿，不可过急，老年心衰患者利尿量以每天 1500ml 左右为宜。尽量选择口服利尿剂，如肌酐清除率（Ccr）>30ml/min，选双氢克尿噻 12.5~25mg，1~2 次/d；如 Ccr<30ml/min，只能应用袢利尿剂呋塞米 20mg，1~2 次/d；②保钾排钠利尿剂联合应用：尤其是保钾利尿剂螺内酯作为醛固酮受体拮抗药，在 2014 年中国心衰防治指南中，将其适应人群扩大到所有有心衰症状的患者，目标剂量 20mg/d；③监测血生化指标：老年人利尿治疗常致低钠血症和低钾血症，因此在用药前及用药期间监测血生化指标，有助于避免发生尿毒症，低钾和低钠血症；④联合用药：不要将利尿剂作为单一治疗，除非有禁忌证或不能耐受，必须与血管紧张素转换酶抑制剂（ACEI），β 受体阻滞剂合用；以减少由利尿剂激活的 RAAS 系统和交感神经系统的不良反应；⑤顽固心力衰竭治疗：出现利尿剂抵抗或顽固心力衰竭时，可静脉给予利尿剂，新指南推荐呋塞米静脉滴注 40 mg，继以 10~40 mg/h，或与多巴胺（或多巴酚丁胺）合用。但值得提醒的是，老年人用强利尿剂治疗时，发生尿失禁或尿潴留并不少见，应引起注意。对于有明显液体潴留或伴有肾功能受损的患者，首选袢利尿剂，呋塞米的剂量与效应呈线性关系，最大日剂量可达 160mg。新指南推荐了一种新型利尿剂托伐普坦，一种血管加压素 V2 受体拮抗剂，具有仅排水不利钠的作用，特别适合于顽固性水肿或低钠血症患者。

（2）肾素-血管紧张素系统（RAS）：血管紧张素转换酶抑制剂（ACEI）/血管紧张素受体阻断剂（ARB）/血管紧张素受体-脑啡肽酶抑制剂（angiotensin receptor neprilysin inhibitor，ARNI），此类药具有扩张动静脉，减轻心脏前后负荷，抑制神经内分泌的作用，可逆转左心室肥厚，防止心室重塑，不仅能缓解心力衰竭的症状，而且可降低心力衰竭的死亡率和提高生存率。

适应证和应用原则：① 2012 年欧洲心脏病协会（European Society of Cardiology，ESC）心衰诊治指南建议：左室射血分数 LVEF <40% 的心力衰竭患者，均需应用 ACEI；2013 年 ACCF/AHA 心衰管理指南建议：对所有有近期或远期心梗史或急性冠脉综合征并心功能降低的患者，应当使用 ACEI 以预防症状性心衰和降低死亡率，除非有禁忌证或不能耐受，而且需无限期终生应用。对于不能耐受 ACEI 的患者，尤其是使用 ACEI 后有咳嗽或血管神经性水肿的患者，换用 ARB 是适宜的。2017 年 ACC/AHA/HFSA 发布了心衰管理指南更新：建议能够耐受 ACEI 或 ARB、NYHA Ⅱ 或 Ⅲ 级、HFrEF 患者，使用 ARNI 替代 ACEI 或 ARB，以进一步降低发病率及死亡率（Ⅰ类推荐），推荐 ARNI 不应与 ACEI 同时使用或在最后一剂 ACEI 的 36 小时内服用（Ⅲ类推荐）。有血管性水肿病史的患者不应使用 ARNI（Ⅲ类推荐）。②老年人应以最小剂量开始，逐步递增至最大耐受量或目标剂量，应以耐受量为依据，而不以患者治疗反应来决定。剂量调整的快慢取决于每个患者的临床状况，一般每隔 1~2 周剂量倍增 1 次；③ ACEI 一般与利尿剂合用，亦可与 β 受体阻滞剂和（或）地高辛合用，一般不需补充钾盐；④应告知患者，症状改善常在给药后 2~3 个月才出现，能防止疾病的进展。但在双侧肾动脉狭窄、血肌酐 >265.2μmol/L，高血钾，严重低血压及左心室流出道梗阻等情况应慎用（表 38-11）。

表 38-11　2014 年中国慢性 HF-REF 常用的 ACEI/ARB 及剂量

药物	起始剂量	目标剂量
卡托普利	6.25mg tid	50mg tid
依那普利	2.5mg bid	10mg bid
福辛普利	5mg qd	20~30mg qd
赖诺普利	5mg qd	20~30mg qd
培哚普利	2mg qd	4~8mg qd
雷米普利	2.5mg qd	10mg qd
贝那普利	2.5mg qd	10~20mg qd
坎地沙坦	4mg qd	32mg qd
缬沙坦	20~40mg qd	80~160mg bid
氯沙坦	25mg qd	100~150mg qd
厄贝沙坦	75mg qd	300mg qd
替米沙坦	40mg qd	80mg qd
奥美沙坦	10mg qd	20~40mg qd

（3）β 受体阻滞剂（β receptor blockers）：选择性 $β_1$ 受体阻滞剂美托洛尔（Metoprolol）、比索洛尔（Bisoprolol）和兼有 $β_1/β_2$、$α_1$ 阻滞作用的卡维地洛（Carvedilol）是经过 3 大经典临床研究（CIBIS-II、MERIT-HF 和 COPERNICUS）证实的，具有降低心衰病死率和再住院率的有效药物。

应用原则：①所有慢性收缩性心力衰竭，NYHA 心功能 II、III 级患者（LVEF<45%），病情稳定者，除非有禁忌证或不能耐受；NYHA IVa 级患者在严密监护和专科医师指导下也可应用；②不能应用于"抢救"急性心力衰竭患者，包括难治性心力衰竭需静脉给药者；③必须从小剂量开始：琥珀酸美托洛尔 11.875mg/d，比索洛尔 1.25mg/d，维地洛 3.125mg/ 次，2 次 /d，每 2~4 周剂量加倍；④应在 ACEI、利尿剂、洋地黄基础上加用 β 受体阻滞剂；⑤目标剂量因人而异，每个心衰患者交感神经激活的程度不等。对 β 受体阻滞剂的耐受性亦不相同。因而剂量应以目标心率为准，至清晨静息心率 55~60 次 /min，即为最大耐受量或靶剂量；⑥应告知患者，症状改善常在治疗 2~3 个月后出现，不良反应发生在早期，但一般不妨碍应用，长期应用可防止疾病进展；⑦在用药后应密切观察：防止低血压，在治疗开始 3~5 天内注意有无心衰恶化和液体潴留，有无心动过缓或传导阻滞，并及时处理。

禁忌证：①支气管痉挛性疾病；②心动过缓（心率 <55 次 /min）；③二度及以上房室传导阻滞（除非已安装起搏器）；④有明显液体潴留，需大量利尿者，暂时不能应用。

老年人应用 β 受体阻滞药尤需注意：老年人因肾上腺素能受体功能相应降低，β 受体敏感性也降低，β 受体阻滞剂代谢清除能力减弱，常同时合并存在其他疾病，因此更应严密观察，从小剂量开始，逐渐调整剂量，用药更应个体化。

（4）醛固酮受体拮抗剂：心衰患者心室醛固酮生成及活化增加，导致心肌纤维化及重构加重，心功能进一步恶化。ACEI 或 ARB 不能很好地抑制醛固酮生成（源于醛固酮的"逃逸现象"），而醛固酮受体拮抗剂能有效抑制醛固酮带来的不利作用。研究发现螺内酯、依普利酮可降低心衰患者心源性猝死率，改善心衰预后。

2014 年中国心衰诊治指南建议：醛固酮受体拮抗剂适用于所有 LVEF ≤ 35%、NYHA II ~ IV 级的患者，且能与 ACEI、β 受体阻滞剂联用。醛固酮受体拮抗剂起始剂量宜小：螺内酯 10mg 每天 1 次，目标剂量为 20mg 每天 1 次；依普利酮 12.5mg 每天 1 次，目标剂量 50mg 每天 1 次。对于高血钾、中重度肾功能受损患者不宜使用。

（5）洋地黄制剂：慢性心力衰竭中使用的洋地黄为地高辛，研究显示对心衰患者总病死率的影响为中性，目前地高辛已不属于常规用药，应用的目的在于改善症状。

应用原则：①适用于 LVEF ≤ 45%，已应用利尿剂、ACEI/ARB、β 受体阻滞剂和醛固酮受体拮抗剂，患者症状仍不能缓解，尤其是伴快速心室率的心房颤动患者；②不主张早期应用，不推荐应用于 NYHA Ⅰ 级患者，也不适用于单纯舒张功能障碍性心衰；③应与利尿剂、ACEI 和 β 受体阻滞剂联用；④地高辛常用剂量 0.25mg/d，70 岁以上老年人或肾功能减退者宜给 0.125mg/d 或隔日一次。

老年心衰患者易发生洋地黄中毒，其原因为：①老年人肝功能减退，肾清除率降低；②随增龄心脏对洋地黄的敏感性增加；③老年心衰患者常同时患有多种疾病，同时服用多种药物，药物间的相互作用可使地高辛的浓度升高致洋地黄中毒，老年人洋地黄中毒与青年人中毒的表现基本相似，但可不以恶心、呕吐等胃肠症状开始，而是先出现头痛、头晕、色视、肌无力、神志改变等神经症状，故应注意认真识别，及时处理。

（6）窦房结电流抑制剂：伊伐布雷定是一种心脏窦房结起搏电流的选择性特异性抑制剂，能降低窦房结发放冲动的频率，从而减慢心率。对减少心肌耗氧，改善冠脉血流有一定作用。2017 年 ACC/AHA/HFSA 心衰管理指南更新：推荐对于 NYHA Ⅱ 或 Ⅲ 级，左心室射血分数（LVEF）≤ 35%，已使用最大耐受剂量 β 受体阻滞剂，静息心率仍 >70 次 /min 的慢性心力衰竭患者，使用伊伐布雷定治疗能使患者获益（Ⅱa 类推荐）。起始剂量 2.5mg bid，最大剂量 7.5mg bid，目标心率控制在 55~60 次 / 分。

（7）其他改善症状、疗效尚不能肯定的药物

1）正性肌力药物：适用于低心排血量综合征，缓解组织低灌注。当器官灌注恢复或循环淤血改善宜尽早停用。

多巴胺小剂量扩张肾动脉，促进利尿作用 [<3μg/（kg·min）]；大剂量具有正性肌力及收缩血管作用。一般从小剂量开始，逐步加量，适合短期应用。

多巴酚丁胺常用量 2~20μg/（kg·min），常见不良反应有心律失常、心动过速，偶尔加重心肌缺血而出现胸痛。

2）钙拮抗剂：对慢性收缩性心力衰竭缺乏有效证据，特别禁用有负性肌力作用的钙拮抗剂，临床试验仅显示氨氯地平和非洛地平在长期应用时对存活率无不利影响，亦不提高生存率。可用于治疗心衰患者和伴有心绞痛或高血压时。

3）Omega-3 脂肪酸：为一组多元不饱和脂肪酸，能降低胆固醇、甘油三酯，参与舒张血管及抗血小板聚集等作用。2013 年 ACCF/AHA 建议对于有 NYHA Ⅱ~Ⅳ 级症状，为降低心血管死亡率，补充 Omega-3 多不饱和脂肪酸作为辅助治疗是合理的，而对于心衰住院率未见明显益处。

4）能量代谢药物：心衰患者可能存在心肌细胞能量代谢障碍，部分改善能量代谢药物如曲美他嗪在冠心病指南中获得推荐，辅酶 Q10 和左卡尼汀在心衰研究中证据不强。

（8）不推荐使用的药物：2017 年 ACC/AHA/HFSA 心力衰竭管理指南更新：不推荐对 HFrEF 患者常规使用硝酸酯类或磷酸二酯酶 -5 抑制剂来改善生活质量（Ⅲ 类推荐）。噻唑烷二酮类（格列酮类）降糖药有引起心衰加重和增加心衰再住院的风险；非甾体抗炎药和环氧化酶 -2 抑制剂可引起水钠潴留、肾功能恶化及心衰加重。

（9）心衰合并心房颤动治疗：快速房颤可诱发心衰，或使心衰症状恶化，对持续性房颤不易转复为窦性心律者应联合应用地高辛及 β 受体阻滞剂，使心室率维持在 70~80 次 / 分，如果反应欠佳，可将胺碘酮与两者之一联用。如果上述方案治疗仍不理想，可考虑行房室结消融和起搏器或心脏再同步化治疗（CRT）。对于近期出现房颤者可推荐使用低剂量的胺碘酮转复（房颤持续时间超过 48 小时，需在节律控制前予抗凝治疗，或除外心房内血栓形成），心衰合并房颤患者发生栓塞并发症的危险性明显升高，需长期抗凝治疗。

4. 心衰的非药物治疗进展（图 38-3）

（1）心脏再同步化治疗（cardiac resynchronization therapy，CRT）：对于窦性心律，心电图 QRS 间期 ≥ 150 ms，QRS 波呈左束支传导阻滞形态，优化药物治疗后 LVEF ≤ 35% 的症状性心力衰竭患者（NYHA 分级 Ⅱ~Ⅳ 级），建议植入 CRT 以改善症状、提高生活质量及降低心力衰竭死亡率（Ⅰ，A）。

（2）植入型心律转复除颤器（implantable cardioverter-defibrillator，ICD）：对于症状性心力衰竭

（NYHA 分级 Ⅱ ~ Ⅲ 级），已接受至少 3 个月的优化药物治疗，但 LVEF ≤ 35%，预期能以良好功能状态生存 >1 年的患者，建议植入 ICD 以降低猝死和全因死亡风险［缺血性心肌病（急性心肌梗死 40 天以内除外；Ⅰ，A），扩张型心肌病（Ⅰ，B）］。

（3）其他植入式电子装置：心肌收缩调节器及通过靶向电刺激来调节自主神经系统的活动装置（包括迷走神经刺激、脊索刺激、颈动脉体消融及肾交感神经去除术）等。

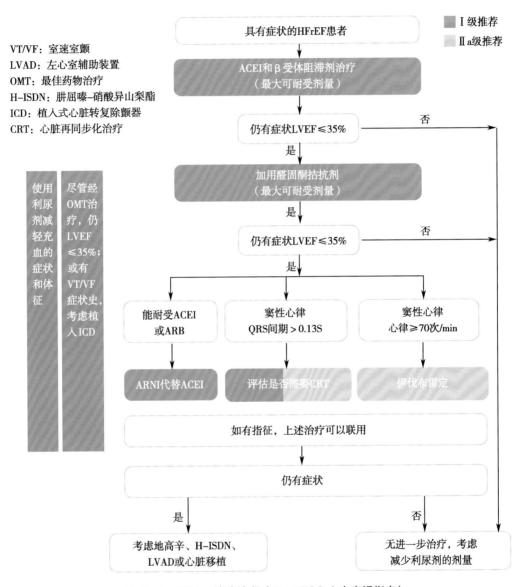

图 38-3　HFrEF 治疗流程（2016 ESC 心力衰竭指南）

（郭唐猛　成　蓓）

参 考 文 献

1. 成蓓,曾尔亢 . 老年病学 . 第 3 版 . 北京:科学出版社,2018.

2. Yancy CW,Jessup M,Bozkurt B, et al.American College of Cardiology Foundation；American Heart Association Task Force on Practice Guidelines.2013 ACCF/AHA guideline for the management of heart failure：a report of the American College of Cardiology Foundation/American Heart Association Task Force on Practice Guidelines.J Am Coll Cardiol,2013,62(16):e147-239.

3. 中华医学会心血管病学分会 . 中国心力衰竭诊断和治疗指南 2014. 中华心血管病杂志,2014,42(2):3-10.

4. Ponikowski P,Voors A A,Anker S D,et al.2016 ESC Guidelines for the Diagnosis and Treatment of Acute and Chronic Heart Failure.European Journal of Heart Failure,2016,18(8):2129.

5. Yancy C W,Jessup M,Bozkurt B,et al.2017 ACC/AHA/HFSA Focused Update of the 2013 ACCF/AHA Guideline for the Management of Heart Failure.Journal of the American College of Cardiology,2017,13(4):e27-e115.

第六节　心律失常

一、老年心律失常概述

心律失常（arrhythmia）是心脏活动的起源和（或）传导障碍，导致心脏搏动的频率和（或）节律的异常。

老年人心律失常高发，并随着年龄增长，心律失常发病率和病死率显著增加。衰老是多种心血管疾病发生发展的独立危险因素。老年心律失常可单独发病，亦可与其他心血管病伴发。临床表现为窦房结功能障碍、房室传导阻滞以及包括心房颤动、房性和室性期前收缩等各种心律失常。老年人心律失常预后与心律失常病因、诱因、导致血流动力障碍的严重程度相关，严重者急性发作可猝死，或导致加重心力衰竭。

（一）发病机制

增龄性老化，结构和功能明显变化（见本章第一节），其生物化学以及细胞生物学的变化，是老年心律失常的生理基础，并导致病理生理学状况改变。

老年心脏窦房结起搏细胞逐渐减少，心肌细胞及间质纤维化明显增加，伴有钠、钾、钙离子通道表达和功能异常，缝隙连接蛋白表达及分布异常，由 microRNA 调控的心脏电重构等一系列心脏结构及电生理出现改变。

1. 传导组织　纤维组织增生、脂肪组织浸润和肌性成分减少易发生传导障碍。而心肌纤维化导致窦房结内的起搏细胞数量减少，局部心肌电传导速度减慢，传导异质性增加，微折返形成概率增高，为心律失常的发生与维持提供了必要的基质。上述改变，研究认为增龄性改变可诱导丝裂原活化蛋白激酶 4 的失活，进而增加心肌细胞对血管紧张素 II 诱导的转化生长因子 β_1 信号的敏感性，进而促进心肌纤维化形成。

2. 心肌增龄导致离子通道重构是老年性心律失常发生另一重要机制　钠电流（INa）的减少会使动作电位幅度降低，时限延长，心房内传导速度减慢，这些改变有利于多环折返的形成，最终导致心律失常的发生。此外内向整流背景钾电流随年龄增加而发生改变，进而促进心房房颤发生和维持。此外老年 L 型 Ca^{2+} 通道 a1c 亚基的 mRNA 及表达水平有所下调，且 Ca^{2+}-ATP 酶 mRNA 及表达水平上调，这些改变可能直接导致心房肌细胞动作电位 90% 复极化的时限延长，动作电位平台期降低及 L 型 Ca^{2+} 通道电流峰值降低，进而诱导心律失常的发生。

3. JNK 活化水平及缝隙连接蛋白43（Cx43）　磷酸化水平增高心房内动作电位传导速度减慢，最终导致心脏传导系统受损为折返的形成奠定了基础，最终增加心律失常的发生风险。另外，microRNA 表达增龄性改变与心脏电重构诱导心律失常之间联系目前是研究热点，具体机制仍需要进一步探究。

（二）老年心律失常分类

老年心律失常按起源部位（窦性、房性或室上性、室性心律失常）及发生机制（自律性、折返性、触发性心律失常）的分类，与一般人群相同。

从强调治疗角度，按心律失常发生时心率的快慢分缓慢性心律失常和快速性心律失常。①老年人缓慢性心律失常发生率比年轻人高，尤其阻滞性心律失常，如窦房阻滞；房内、房间阻滞；室内、室间阻滞；房室阻滞等。相当比例的老年人还存在潜在性或隐匿性缓慢性心律失常，给药物治疗带来一定的顾虑与困难。②老年快速性心律失常中心房颤动多发，而持续室性心动过速、室颤常是猝死原因。

根据老年特殊的病理生理特点，老年心律失常分为退行性、病理性和混合型心律失常：

（1）老年退行性心律失常（senile degenerative cardiac arrhythmias）：不伴有心血管和其他疾病因素，

仅由老年增龄性退行性病变所导致的心律失常。如 Lev 氏病，是心脏双侧束支纤维化和传导阻滞的一种退行性、老年性疾病。又称原发性传导束退化症，临床特征包括：存在不明原因双束支或三分支阻滞；病程迁延缓慢；不伴其他心血管病（可伴轻度高血压）；经过数年可进展为二度或三度房室阻滞；尸检可见心脏纤维支架的硬化、钙化、甚至骨化。老年退行性病态窦房结综合征常见，临床特征为存在明确的病态窦房结综合征，不伴其他心血管疾病或病因。

（2）老年病理性心律失常（geriatrics rational arrhythmia）：老年人既往已有或新发心血管病，或由其他疾病因素导致心律失常发生。或使原有的心律失常明显加重。其心律失常常是疾病发生发展过程中的症状和表现。

老年人临床常见病因有：①冠心病心肌缺血，尤其心肌梗死是病理性心律失常最常见病因。老年人心肌梗死时心律失常发生率几乎 100%，尤以室性心律失常更多见，可自律性室早或室速，也可因折返引起；②充血性心衰是各种器质性心脏病晚期表现，80% 患者出现室性心律失常，40% 患者合并心房颤动；③高血压病是引起老年人房颤最常见原因，血压控制不佳者更易发生；④抗心律失常药物可引起致心律失常作用，发生率约 10%，老年患者中以缓慢性心律失常为多见，并常伴发室性心律失常；⑤其他：如电解质紊乱低钾、高钾、低钙等；肺心病；甲亢、甲减等内分泌疾病等。

（3）老年混合型心律失常（older hybrid arrhythmia）：在老年退行性病变基础上，合并其他心血管疾病或其他疾病，导致的心律失常。是临床最多见的老年心律失常。

（三）老年常见心律失常流行病学情况

1. 心房颤动（atrial fibrillation，AF）　房颤发病率随年龄增高而增高，是老年人最常见的心律失常之一。流行病学资料表明，70% 心房颤动患者年龄在 65~85 岁。60~70 岁老年人群房颤患病率3.7%~4.2%，而 80 岁以上者房颤发病率上升至 10%~17%。

房颤因其栓塞等一系列并发症，具有致死的高风险。2009 年美国所有死亡患者中，有 100 196 例提及患有心房颤动，其中 15 434 例患者死亡的根本原因是心房颤动。

2. 窦房结功能障碍　老年人群患病率最高。病态窦房结综合征指由于窦房结病变导致功能减退，并诱发多种心律失常的临床综合征。衰老状态下，窦房结体积和窦房结细胞的容积显著缩小，同时位于窦房结中央区 P 细胞数量也明显减少；研究还发现窦房结纤维化增加也与衰老有关。此外，窦房结离子通道蛋白表达的改变和心房重构也与窦房结功能障碍有关。

据统计，每 600 例年龄 >65 岁人群中就有一例有病态窦房结综合征。其平均发病年龄为 73~76 岁。在所有因病态窦房结综合征植入起搏器患者中年龄 >65 岁患者占 70%~80%。近 50% 病态窦房结综合征患者最终发展成为快慢综合征，这类患者有较高的死亡及脑卒中风险。

3. 继发性房室传导阻滞　常见房室传导异常包括影响窦房结、房室结及希氏束浦肯野系统。衰老与房室传导延迟以及对异丙肾上腺素不敏感，这一发现至少部分与 β 肾上腺素受体的减少有关。随着增龄，长 PR 间期及度房室传导阻滞的发生率随之增加。细胞凋亡也在房室传导阻滞的发展中起到了重要的作用。在孤立的房室传导阻滞中，房室结和希氏束浦肯野系统内及其周围可见微细的胶原纤维增加，这些胶原成分导致细胞间电活动的解偶联和传导速度减慢。

如冠心病、瓣膜病、浸润性疾病（淀粉样变、血红蛋白沉着症）、炎症性疾病（心包炎、心肌炎、风湿性心脏病、胶原血管疾病）等导致继发性房室传导阻滞在中老年人中更为常见。

4. 室性心律失常　在老年心律失常发病中为 2/3。70 岁以上老年人群约 3/4 中可见单个室性期前收缩。动态监护发现无症状老年受试者中室性心律失常发生率高达 60%~90%，其中二联律和三联律室性心律失常占 10%。90 岁以上受试者中，运动试验诱发室性心律失常发生率高达 60%。随年龄增长，室性早搏患病率和复杂程度增加。CHS 研究对 1372 名老年人进行 24 小时动态心电图检查发现，室性期前收缩发生率达 82%。80 岁以上无心脏疾病老年人中，发生率高达 96%。

持续性室性心动过速及心室颤动则是心源性猝死常见病因，是老年人死亡主要原因之一。美国每年有 18.4 万 ~46.2 万例老年人死于心源性猝死。

这些心律失常预后意义主要依赖于是否存在有潜在心血管疾病。心血管疾病患者中，频发室性异位心律可能严重影响生活质量，也可能恶化心肌功能并诱发心功能衰竭，并且可能是有症状持续性室性心律失常以及心脏骤停的先兆。

5. 房性期前收缩　患病率虽随年龄增长而增加，在健康志愿者及无症状的老年性受试者，尤其80岁以上老年人中超过80%，但这些心律失常并未提示不良预后。

（四）老年心律失常诊断和评估

1. 老年心律失常诊断应注意

（1）原发疾病和合并疾病的检查和诊断：包括常规检验、相应的影像和超声检查（略）。

（2）对心律失常病史：应了解心律失常初发或复发、既往用药史、此次发病治疗史等，评估病因、诱因以及心律失常对患者的影响。

2. 临床心血管检查　用来判别心律失常风险与预后：①非侵入性检查包括标准12导联体表心电图、心电图运动负荷试验或评估左心室收缩功能障碍严重程度的影像学检查、平均信号心电图的晚电位、能反映室性心律失常严重性的动态心电监测（包括动态心电图、体外或置入性心电监护）、Q-T间期复极不稳定的检测、Q-T离散度与T波电交替、心率变异性或压力反射敏感性的自我调节能力检测；②侵入性检查主要是心内电生理检查。

（1）12导联体表心电图：可帮助诊断许多心血管疾病，例如传导系统传导阻滞、束支传导阻滞、心室肥厚、新近发生心肌梗死。老年患者如QRS宽度>120ms并伴随严重心功能衰竭或QTc间期延长，则预示心脏性猝死风险较大。折返性室性心律失常在信号平均心电图上表现为晚电位，因此如果未检测到晚电位，在排除宽QRS心动过速作为老年冠状动脉疾病患者发生不明原因昏厥的病因时具有较高阴性预测价值。

（2）持续性心电图记录：如动态心电图，可用于鉴别频发的可疑心律失常事件、精确检测异位心律失常数量、评估心房颤动患者心室率控制、检测无症状非持续的室性心动过速等。在已知或疑似冠心病患者中，或在因缺血或儿茶酚胺触发、运动诱发心律失常患者中，带有或不带有超声心动图或放射性核素显影的运动心电图提供了重要的诊断及预测信息。采用超声心动图等影像技术评估左心室收缩功能以及其他如室间隔厚度、室壁厚度、瓣膜性心脏病的结构和功能，对于有心脏性猝死风险的室性心律失常患者进行危险分层是必需的。

（3）心内电生理检查：适应证分为诊断和治疗两类目的。在进行电生理检查之前，必须明确两个问题：一是从既往病史和无创性检查中获得的信息能否充分地解释临床表现？或用侵入性电生理检查确保诊断准确是否有必要？二是侵入性电生理检查的结果是否有助于指导治疗？

多数情况下，老年患者和年轻患者心内电生理检查指征相同。对于患缺血性心脏病、左心功能不全或晕厥的老年人，心内电生理检查对于心律失常的评估和心脏性猝死危险分层很有作用。

（五）治疗原则

1. 病因治疗　尤其对老年人多疾病、多用药的状况，是不可忽略的最基本和最重要的环节。改善原发疾病，去除诱因，是抗心律失常的基础之一。

2. 抗心律失常　必须根据心律失常类型以及由此引发的症状、血流动力学改变的缓急和轻重程度，参考个体临床状况，采取适当的治疗措施。

3. 药物治疗　抗心律失常药物是治疗多数心律失常的常用方法。药物选择和应用必须根据心律失常类型、是否有器质性心脏病、有否症状及轻重、有否血流动力学异常及其程度，权衡利弊选择药物。

老年人用抗心律失常药物应谨慎，注意肝肾功能和药物反应，警惕药物中毒和药物致心律失常作用（见本节第四部分）。

4. 非药物治疗　不同类型心律失常治疗措施和实施时间选择不同。必须根据老年患者个体具体情况选择（详见本节第五部分）。

总之，老年人群是心律失常高发群体，具有老年自身特点。随机体增龄所带来的心脏结构及功能的退行性改变，心律失常发病率不断增加，发病机制趋于复杂化。全面了解老年心律失常发病机制及临床表现，及时准确诊断、合理有效治疗，以改善老年患者生活质量，提高其生存率。

（肖　幸　张存泰）

参 考 文 献

1. Cooper LL,Odening KE,Hwang MS,et al.Electromechanical and structuralalterations in the aging rabbit heart and aorta.Am J Physiol Heart Circ Physiol,2012,302(8):H1625-H1635.

2. Luo T,Chang CX,Zhou X,et al.Characterization of atrial histopathological andelectrophysiological changes in a mouse model of aging.Int J Mol Med,2013,31(1):138-146.

3. Davies L,Jin J,Shen W,et al.Mkk4 is a negative regulator of the transforminggrowth factor beta 1 signaling associated with atrial remodeling and arrhythmogenesis with age.J Am Heart Assoc,2014,3(2):e000340.

4. Stein M,Boulaksil M,Jansen JA,et al.Reduction of fibrosis-related arrhythmias by chronic renin-angiotensin-aldosterone system inhibitors in an aged mousemodel.Am J Physiol Heart Circ Physiol,2010,299(2):H310-H321.

5. Jones SA,Lancaster MK.Progressive age-associated activation of JNK associateswith conduction disruption in the aged atrium. Mech Ageing Dev,2015,146-148 :72-80.

6. Jansen JA,van Veen TA,de Jong S,et al.Reduced Cx43 expression triggers increased fibrosis due to enhanced fibroblast activity. Circ Arrhythm Electrophysiol,2012,5(2):380-390.

7. Santalla M,Valverde CA,Harnichar E,et al.Aging and Ca MK Ⅱ alter intra-cellular Ca2 +transients and heart rhythm in Drosophila melanogaster.PLoS One,2014,9(7):e101871.

8. Zhang X,Azhar G,Williams E D,et al.MicroRNA Clusters in the Adult Mouse Heart:Age-Associated Changes.Biomed Research International,2015,2015(1):732397.

9. Go AS,Mozaffarian D,Roger VL,et al.Heart Disease and Stroke Statistics—2013 Update:A Report From the American Heart Association.Circulation,2013,127(1):e6-e245.

10. Goldberger J,Cain M,Hohnloser S,et al.American Heart Association/American College of Cardiology Foundation/Heart Rhythm Society scientific statemention noninvasive risk stratification techniques for identifying patients at risk forsudden cardiac death: a scientific statement from the American Heart Association Council on Clinical Cardiology Committee on Electrocardiography and Arrhythmias and Council on Epidemiology and Prevention.Circulation,2008,118(14):1497-1518.

11. Lakatta EG.Age-associated cardiovascular changes in health:impact on cardiovascular disease in older persons.Heart Fail Rev, 2002,7(1):29-49.

12. Brady PA,Shen WK.When is intracardiac electrophysiologic evaluation indicated in the older or very elderly patient ? Complications rates and data.Clin Geriatr Med,2002,18(2):339-60.

13. 郭继鸿 . 老年性心律失常 . 临床心电学杂志,2010,19(1):58-67.

14. Ginsberg G,Hattis D,Russ A,Sonawane B.Pharmacokinetic and pharmacodynamic factors that can affect sensitivity to neurotoxic sequelae in elderly individuals.Environ Health Perspect,2005,113(9):1243-1249.

15. 史松,王艳红,易金玲 . 动态心电图在老年冠心病患者心肌缺血和心律失常诊断中的价值 . 中国老年学杂志,2013,33(8): 1866-1867.

二、老年人缓慢性心律失常和起搏器治疗

缓慢性心律失常是临床常见心律失常，在老年人中发生率更高。临床症状主要取决于心动过缓程度，轻者起始隐匿，无症状或仅有轻度不适。严重时可出现血流动力学障碍、低血压、心绞痛，甚者可诱发心力衰竭、猝死，症状性心动过缓，是植入永久起搏器适应证。

【病因】

随着年龄增长，老年人窦房结起搏细胞逐渐减少，心肌细胞及间质纤维化增高，伴有钠、钾、钙离子通道表达和功能异常，缝隙连接蛋白表达及分布异常以及由 microRNA 调控的心脏电重构等一系列心脏结构及电生理出现改变，因此老年人容易出现缓慢性心律失常，具体见表 38-12。

表 38-12　老年人缓慢型心律失常常见病因

病因分类	疾病及疾病过程
增龄	窦房结起搏细胞逐渐减少，心肌细胞及间质纤维化增高等
缺血 / 梗死	下壁心肌梗死，尤其累及右冠状动脉
神经源性 / 反射性	血管迷走神经反射、高敏颈动脉窦综合征、腹腔内大出血、颅内高压
代谢 / 内分泌 / 环境因素	甲状腺功能减退、高钾血症、低体温
感染 / 感染后因素	锥虫病、棘球蚴病、病毒感染、梅毒感染
中毒	治疗剂量的处方药，药物过量，药物中毒

【分类】

根据病变发生部位，分为：病态窦房结综合征、房室传导阻滞（atrioventricular block，AVB）以及室内传导阻滞（表 38-13）。

表 38-13　缓慢性心律失常分类

缓慢性心律失常分类	缓慢性心律失常临床类型
窦房结功能障碍	窦性心动过缓；窦性停搏；快 - 慢综合征；变时性功能不全
房室传导阻滞 室内传导阻滞	一度房室传导阻滞；二度 Ⅰ 型房室传导阻滞；二度 Ⅱ 型房室传导阻滞；三度房室传导阻滞

【诊断】

1. 心电检查监测　心电图，尤其 24 小时动态心电图（Holter）等，可了解到最快和最慢心率、窦性停搏、窦房传导阻滞、房室传导阻滞等缓慢性心律失常，有助于明确诊断。对间歇性发生的缓慢性心律失常，有时需要反复多次行 Holter 检查以明确诊断。

2. 阿托品试验　对怀疑病态窦房结综合征者可行，方法：静注阿托品 1.5~2 mg，注射后 1、2、3、5、10、15 和 20 分钟分别描记心电图或示波连续观察。如窦性心律不能增快到 90 次 / 分和（或）出现窦房传导阻滞、交界区性心律、室上性心动过速为阳性。如窦性心律增快 > 90 次 / 分为阴性，多为迷走神经功能亢进。注意有青光眼或明显前列腺肥大患者慎用。

3. 心内电生理检查　包括评定窦房结功能、房室结功能以及希氏束浦肯野纤维系统功能。

具体方法：①应用一种低频率（比窦性心率低 10~20 次 / 分）和两种较高频率心房起搏 30~60 秒测定窦房结恢复时间和校正的窦房结恢复时间。②在基础状态和心房递增刺激下测量 HV 间期，评价希氏束浦肯野纤维系统功能。

4. 运动试验　包括踏车运动实验或平板运动试验。若运动后心率不能明显增加，提示窦房结功能不良。如果同时有伴随症状，是植入永久起搏器的适应证。

5. 植入性循环心电监测仪　是埋植皮下的长程心电图记录设备，目前电池寿命可长达 36 个月，当事件发生后患者激活其记录，则仪器能记录激活前及激活后一段时间内的心电图。其优点是能获得持续高质量的心电图记录及事件记录，因此能判断症状与心电图之间的相关性。缺点是为有创性的检查手段，一次投入的费用较昂贵。对于不明原因晕厥，怀疑与心律失常有关，但无足够临床证据的患者可进行植入性循环心电监测仪检查。

【评估】

关键在判断患者血流动力学是否稳定，如果不稳定需立即开展急救治疗。就诊时生命体征有助于判断血流动力学是否稳定，之后医生仍需要反复评估、测量患者生命体征以助于判断治疗效果。全面详细病史可为缓慢性心律失常诊断提供线索；12 导联心电图可发现持续存在的缓慢心律失常失常，还可发现其他心电图异常，如急性心肌梗死、高钾血症以及地高辛中毒等典型的心电图改变，从而有助于医生作出病因诊断。有时需要反复心电图检查以便发现异常。部分缓慢性心律失常是间断发作或进展的，需持续心电监护来进一步观察病情以明确诊断。

【治疗】

1. 急诊处理　包括药物治疗和临时起搏治疗。

（1）药物：阿托品仍然是治疗缓慢性心律失常一线药物，能显著提升心率及改善传导阻滞。需要强调，阿托品对二度Ⅱ型房室传导阻滞或三度房室传导阻滞可能无效。如果阿托品无效，可考虑应用异丙肾上腺素静脉滴注或静脉泵入治疗，但需警惕出现室性心动过速和心室颤动风险。急性心肌梗死引起缓慢性心律失常患者应用异丙肾上腺素治疗，因其可加重缺血是临床禁忌。

（2）临时心脏起搏器治疗：在药物无效或禁忌时，纠正严重缓慢性心律失常时需考虑应用。

2. 基本治疗　包括病因治疗、药物治疗、起搏器治疗。

（1）病因治疗：首先应尽可能地明确病因和去除病因，如急性心肌梗死进行冠状动脉血运重建，改善冠状动脉供血；心肌炎则可用能量合剂、大剂量维生素、丙种球蛋白等；外科术后损伤所致，用激素治疗减轻充血、水肿。

（2）药物治疗：主要包括阿托品和异丙肾上腺素。药物治疗只能用于紧急情况或临时挽救生命。长期治疗尚无可靠药物，中药参松养心胶囊、稳心颗粒等可能有一定效果。

（3）起搏治疗：常规起搏适应证：强调心动过缓相关症状是起搏器植入的前提。有起搏治疗适应证、而未予起搏治疗的传导阻滞患者一年死亡率可达 50%~60%。老年人缓慢性心律失常临床十分常见，严重者可引起严重血流动力学障碍。正确识别及处理，可提高生活质量及预防猝死。心动过缓药物治疗只能用于紧急情况或临时挽救生命，药物长期治疗疗效不肯定，有起搏治疗适应证者应安置心脏起搏器（表 38-14）。

表 38-14　心脏起搏器治疗适应证（2012 年 ACC/AHA/HRS、2013ESC 指南推荐）

病因		适应证
窦房结功能障碍	Ⅰ类	①症状性心动过缓，并有与心动过缓有关的证据； ②症状性变时功能不全； ③与常规量药物有关心动过缓
	Ⅱa类	①不明原因晕厥，经电生理检查发现窦房结功能不全； ② HR<40 次 /min，与症状很可能相关，但无客观记录证据
	Ⅱb类	清醒时心率经常 <40 次 /min，伴有轻微症状
房室传导阻滞	Ⅰ类	①症状性（包括心衰）三度和高度 AVB，或 AVB 引起室性心律失常； ②须用药物治疗引起的症状性三度和高度 AVB； ③醒时无症状窦性心律患者，窦性停搏 ≥ 3.0 s，或逸搏 <40 次 /min； ④症状房颤者，长间歇 ≥ 5.0 s； ⑤外科术后、AVN 消融后三度或高度 AVB； ⑥症状性二度 AVB，不论类型和阻滞部位； ⑦无症状三度 AVB，平均清醒心室率 40 次 /min 或以上，心脏扩大、或 LV 功能不良、或阻滞部位在 AVN 下； ⑧运动时出现的二度或三度 AVB，无心肌缺血
	Ⅱa类	①持续性三度 AVB，逸搏心率 >40 次 /min，无心脏扩大和症状； 无症状二度 AVB，电生理检查证实阻滞部位在希氏束或以下； ②症状性一度或二度 AVB，起搏器综合征样症状或血流动力学异常； ③无症状，窄 QRS 波的二度Ⅱ型 AVB
双束支三束支阻滞	Ⅰ类	①二度或间歇三度房室阻滞；②二度Ⅱ型房室阻滞；③交替性束支阻滞

（周　仑　张存泰）

参 考 文 献

1. Epstein AE,DiMarco JP,Ellenbogen KA,et al.2012 ACCF/AHA/HRS focused update incorporated into the ACCF/AHA/HRS 2008 guidelines for devicebased therapy of cardiac rhythm abnormalities:a report of the American College of Cardiology Foundation/AmericanHeart Association Task Force on Practice Guidelines and the Heart Rhythm Society.Circulation,2013,22(3):e283-e352.

2. Brignole M,Auricchio A,Baron-Esquivias G,et al.2013 ESCGuidelines on cardiac pacing and cardiac resynchronization therapy:the Task Force on cardiac pacing and resynchronization therapyof the European Society of Cardiology(ESC).Developed in collaboration with the European Heart Rhythm Association(EHRA).Europace,2013,15(8):1070-1118.

3. 张澍,华伟,黄德嘉,等.植入性心脏起搏器治疗——目前认识和建议(2010年修订版).中华心律失常学杂志,2010,14:245-259.

三、老年心房颤动的治疗

心房颤动(atrial fibrillation,AF)是一种老年病,患病率随年龄增长而增高。40岁的患病率为0.3%,而60~80岁的患病率达到5%~9%。老年人房颤发病率高的原因有两方面,一方面老年人心脏本身的退行性改变有关。随年龄的增加,心肌的重构增加,表现为兴奋性增加,心脏传导系统反而发生退行性变化:如纤维化、脂肪浸润及钙化等从而导致传导能力下降,容易发生心律失常。另一方面的原因是老年人随年龄的增加,器质性心脏病发病率增高。

【临床表现】

老年房颤有其独特之处,表现为:①多发生于器质性心脏病患者(冠心病及多种老年性疾病);②房颤的发作容易发生血流动力学障碍,易诱发心衰;③脑卒中发生率高。

房颤的症状取决于有无器质性心脏病、心功能基础情况、心室率快慢及发作形式等有关。基础状态比较好,无器质性心脏病患者可以没有明显的症状,一直到心电图检查或者通过听诊可以发现。反之,患者可有病因相关表现如心悸、气促、乏力和心前区不适感,尤以初发或阵发性者明显,严重者可出现晕厥、急性肺水肿、心绞痛或心源性休克等。

【治疗】

老年房颤治疗策略主要包括:房颤病因或诱因的治疗,节律控制,控制房颤心室率,抗凝,预防血栓栓塞事件。

【病因治疗】

房颤的发生在老年人许多时候是其他疾病的伴发症状,如急性左心衰时,患者除了出现端坐呼吸外,也容易发生房颤,房颤的发生也会加重心衰症状,而此时的治疗首先要纠正心衰,减轻容量负荷才是关键。另外如COPD急性发作时,也会发生房颤,很多时候改善缺氧等症状,房颤可以自行转复为窦性心律。

【节律控制】

能够做到节律控制对老年房颤来说是比较理想的状态,但老年人房颤多为永久性房颤,节律控制难度大。转复房颤的方法有药物复律和电复律两种方法。

可以使房颤转复为窦性心律常用药物有胺碘酮、普罗帕酮、伊布利特等。但转复前一定要充分评估患者的心脏功能及电解质情况等。心功能不全患者禁用Ⅰ类抗心律失常药物,在低钾低镁的情况下使用Ⅲ类抗心律失常药物容易诱发尖端扭转性室速。除胺碘酮和普罗帕酮外,其他抗心律失常药物均增加致心律失常作用,胺碘酮预防房颤的效果优于转复,胺碘酮优于Ⅰ类抗心律失常药物,可安全用于器质性心脏病,包括心衰患者,但转复较慢,决奈达隆不适用于中重度心衰患者。

另外一种行之有效的方法是电复律,电复律是一项安全和有效的传统治疗方法,成功率可达65%~90%。特别适用于持续性房颤伴血流动力学恶化的情况,如药物转复失败者可考虑行电复律。他的禁忌证主要有:洋地黄中毒、低钾血症、急性感染或炎症疾病、心力衰竭等。对于伴有器质性心脏病者难于维持窦性心律者不建议行电复律。老年人往往存在潜在病态窦房结综合征，电复律需要警惕心脏骤停。同时老年人往往合并肺部疾病，麻醉风险高，如果有严重肺部疾病需要小心麻醉过程中出现意外，特别是突发痰堵。

对于大于 48 小时的房颤复律，抗凝治疗遵循前三、后四的原则即复律前 3 周和复律后 4 周需要使用抗凝药物。

【频率控制】

对于无法恢复窦性心律或难以维持的房颤患者要进行控制心室率。控制心室率可以消除急性血流动力学障碍，改善心排血量，提高患者生活质量，提高运动耐量，预防心动过速性心肌病，减少血栓栓塞的机会。可以用于心室率控制的药物有：钙拮抗剂：维拉帕米、硫氮䓬酮（对于合并有 COPD 患者首选）；β 受体阻滞剂：美托洛尔、比索洛尔等（合并冠心病，交感神经紧张首选），地高辛：对充血性心衰者，必要时可联合利尿剂。但 TREAT-AF 研究表明：地高辛增加房颤死亡率。

对于老年人房颤的快心室率患者，一定要排除心衰和缺氧，不能盲目使用负性肌力药物控制心室率，改善心功能和缺氧才是控制心室率的关键。可以静脉使用胺碘酮。很多老年人房颤时心室率是偏慢的，注意潜在房室结功能障碍，必要时起搏治疗。

最近的 RACEII 的结果表明：房颤患者的静息心室率 <110 次 /min，心血管事件的发生率为 12.9%，而严格室率控制静息心室率 <90 次 /min，事件发生率为 14.9%。提示对房颤患者，特别是老年房颤患者心室律控制应该宽松。但伴严重左室功能障碍者急性期心室率控制目标为 80~100 次 /min。

【抗栓治疗】

房颤的主要危害是容易导致卒中，心房内特别是左心耳部位的异常血流导致血液易凝集成块，凝血块可能迁移到脑部而导致缺血性卒中。约 20% 的缺血性卒中是由于心源性因素引起的；其中房颤是最常见的病因，占到 15%，房颤是 80 岁以上人群脑梗死的首要原因占 36%。心房纤颤是心源性卒中的最常见原因，房颤是卒中的重要危险因素，增加危险 4~5 倍。

ESC2012 房颤指南推荐使用 CHA2DS2-VASc 评分评估卒中风险（表 38-15），2016 年老年人非瓣膜性心房颤动诊治中国专家建议特别提到：房颤抗栓治疗的核心是需要找到真正需要抗栓治疗的患者。（男性 CHA2DS2-VASc ≥ 1 分、女性 CHA2DS2-VASc ≥ 2 分），对血栓风险低危的患者（男性 CHA2DS2-VASc=0 分、女性 CHA2DS2-VASc=1 分），不需要抗栓治疗。值得注意的是 CHADS2 评分 =0 分的患者并不是真正血栓低危的患者，其年卒中事件发生率与 CHA2DS2-VASc 评分为 0~3 分者相当。

表 38-15 CHA2DS2 – VASc 评分

	危险因素	评分
C	充血性心衰	1
H	高血压	1
A_2	年龄 ≥ 75 岁	2
D	糖尿病	1
S_2	卒中 /TIA/ 血栓栓塞	2
V	血管疾病	1
A	年龄 65~74	1
Sc	女性	1

目前我国预防房颤血栓并发症的主要药物有：维生素 K 拮抗剂华法林或新型口服抗凝药（oral anticoagulants，NOACs）达比加群、利伐沙班。

华法林存在诸多临床使用局限，与众多食物和药物之间有相互作用，代谢的基因多态性治疗窗（有效与出血间剂量范围）窄，起效慢。但新型口服抗凝药价格昂贵，华法林目前仍然是我国老年房颤患者抗凝的主要用药。国内外房颤诊治指南推荐 INR 值维持于 2.0~3.0 之间，我国 2016 年老年非瓣膜病心房颤动诊治中国专家建议仍推荐年龄 ≥ 75 岁或 HAS-BLED 评分 ≥ 3 分的出血风险高危者，INR 维持在 1.6~2.5 或 2.0~3.0 之间。对于中危患者不愿意口服抗凝药物或者抗凝药物禁忌患者，评估出血风险后，视患者意愿可选用阿司匹林联合氯吡格雷，或者阿司匹林。但目前的证据证实，阿司匹林预防房颤卒中风险的作用有限，且在高龄老年患者中的安全性并不优于华法林。

高龄或出血高风险的老年房颤患者首次使用华法林可考虑住院观察。存在下列情况时暂不宜进行华法林治疗：围手术期（包括眼科和口腔手术）或外伤；高血压未获控制（血压 ≥ 160/100 mmHg）；严重性消化性溃疡；出血性疾病或出血倾向。

新型口服抗凝药作用靶点为单靶点，特异性高提升治疗可控性，引发抗凝治疗变革，对于 80 岁以上老年房颤患者，达比加群推荐剂量 110mg，一天 2 次。利伐沙班对老年患者（>65 岁）无需调整剂量，阿哌沙班推荐 2.5mg，一天 2 次。达比加群的直接凝血酶抑制剂克服了华法林固有局限。丹麦回顾性队列研究：达比加群与华法林相比，主要疗效与安全性终点均更优，达比加群治疗患者的死亡、颅内出血、肺栓塞和心肌梗死发生率较华法林更低。但新型口服抗凝药在老年房颤患者存在许多问题，比如缺乏长期应用安全性临床试验数据，老年人合并较多并发症，新型口服抗凝药的安全性需进一步评估，老年人合并症较多，肝肾功能较年轻人差，口服新型抗凝药的剂量的个体化问题需要进一步探讨，最为棘手的是新型口服抗凝药物导致的出血如何逆转，这些都需要进一步研究。

【房颤的其他治疗】

除了药物治疗以外，对于房颤还有许多侵入性的治疗手段如：经导管射频消融治疗，房室结消融 + 起搏治疗，体内心房转复除颤器，外科迷宫术（Maze）对于有抗凝禁忌或耐受性差的慢性房颤患者，经皮左心耳封堵术（PLAATO）可作为一种选择。

对于房颤发生的高危者（各种器质性心脏病患者）长期服用相关药物（ACEI、ARB、他汀类药物等），改善心肌重构，延缓患者心脏的形态学和功能重构，进而延缓和减少房颤的初发和复发。我们称之为老年人房颤的上游治疗。

房颤治疗的一些经验体会：房颤多发于老年人群，且危害在老年患者中更加严重，目前，导管消融尚不能作为老年房颤患者的一线治疗方案，特别是年龄大于 75 岁、左房大于 45mm 的患者，老年房颤患者控制心室率、适当抗凝治疗是主流。老年房颤患者更需要多维度的个体化治疗，消融技术和器械的改进、新药的研发将可能改善老年房颤患者的预后。

（阮　磊　张存泰）

参 考 文 献

1. European Heart Rhythm Association1，European Association for Cardio-Thoracic Surgery，Camm AJ，et al.Guidelines for the management of atrial fibrillation：the Task Force for the Management of Atrial Fibrillation of the European Society of Cardiology （ESC）.Europace，2010，12（10）：1360-1420.

2. January CT，Wann LS，Alpert JS，et al.2014 AHA/ACC/HRS Guideline for the Management of Patients With Atrial Fibrillation：A Report of the American College of Cardiology/American Heart Association Task Force on Practice Guidelines and the Heart Rhythm Society.J Am Coll Cardiol，2014，64（21）：2305-2307.

3. 陈灏珠 . 实用心脏病学 . 第 4 版 . 上海：上海科学技术出版社，2007.

4. 张存泰，刘晓晴 . 老年疾病诊疗指南 . 第 2 版 . 北京：科学出版社，2013.

5. Jeffrey Halter，Joseph Ouslander，Mary Tinetti，et al.Hazzard's Geriatric Medicine and Gerontology.6th Ed.McGraw-Hill Professional，2009

6.《老年人心房颤动诊治中国专家建议》写作组 . 老年人非瓣膜性心房颤动诊治中国专家建议（2016）. 中华老年医学杂志，2016，35（9）：915-928.

四、老年性快速性室性心律失常治疗

人口老龄化已成为全球性趋势。我国从 2001 年进入快速老龄化阶段，老年人口的年增长率达 3%

以上，远高于世界发达国家和经济转型国家水平。专家预计，2020 年我国老龄人口将有 2.48 亿，老龄化水平将达 17%，医学及整个社会将面临极大挑战。人口老龄化带来诸多严峻问题中，老年性心律失常可谓"重中之重"，不仅发生率高、危害性大，而且伴有诸多临床特征，使医生深感棘手。

【老年快速性心律失常机制】

60 岁以上人群发生心房和（或）心室速率明显增快，大于其自律性的心律失常，通常有老年退行性心律失常和老年病理性心律失常两种机制，可单独致病，也可相互作用，致使不同类型老年心律失常临床特征和治疗有所差异。

退行性心律失常是生理性疾病，原因为随年龄增加，老年人心脏形态结构退行性改变，心脏增重，心肌纤维化，心肌淀粉样变，瓣膜退化，传导系统改变以及心脏纤维支架的退行性变等，引起心脏收缩 / 舒张功能下降，心输出量下降，心脏电功能下降及紊乱，心律失常发生，并随年龄增加发生率逐年增高。老年病理性心律失常是器质性心脏病基础上并发的心律失常，常见病因为冠心病，其他包括高血压性心脏病、肺源性心脏病、甲亢性心肌病、风湿性心脏病等。本部分重点介绍埋藏式心律转复除颤器治疗。

【临床表现】

老年人快速性心律失常较缓慢性心律失常虽相对少见，但其发病突然、进展迅速、致死率高，尤其并发于缺血及非缺血性心肌病的快速性室性心律失常（图 38-4，图 38-5），极易导致心脏性猝死（sudden cardiac death，SCD），在临床工作中必须提前预防，及时发现，积极治疗。

【埋藏式心律转复除颤器治疗】

目前植入型心律转复除颤器（implantable cardioverter–defibrillator，ICD）是预防 SCD 的有效手段，自 1980 年首次在人体行 ICD 植入以来，目前在世界范围内已接受 ICD 治疗的患者有百万之多。

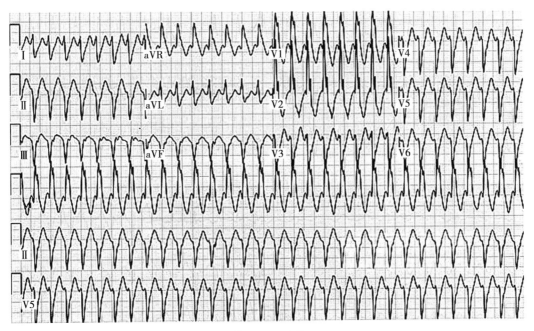

图 38-4 室扑

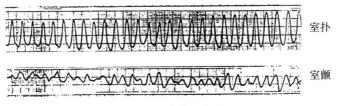

图 38-5 室扑、室颤

1. SCD 流行病学 目前全世界每年由于心血管疾病死亡的人数大约 1700 万，其中 25% 是由 SCD 构成，总数超过 400 万。不同地区的 SCD 发生率各不相同。美国的发病率大约为 60/10 万，并且男性（76/10 万）高于女性（45/10 万）。根据来自日本等不同亚洲国家的流行病学调查结果显示，每年 SCD 的发病率为（37~43）/10 万。我国 SCD 的发病率与此接近。2009 年，中国医学科学院阜外医院牵头开展了我国 SCD 流行病学调查，采用人群监测的方法，入选了 678 718 名居民，结果显示我国 SCD 发生率为 41.84/10 万，SCD 总数高达 54.4 万 / 年，占全世界的 13.6%。关于 SCD 的原因分类中，心律失常所致占 88%，其中室性心律失常占 83%（室性心动过速 62%、尖端扭转性室速 13%、原发性室颤 8%）。大部分患者发生 SCD 在医院外，因而无法得到及时有效的抢救。

2. ICD 在 SCD 中治疗地位 针对导致 SCD 的罪魁祸首 – 恶性室性心律失常，ICD（图 38-6、38-7）的问世为其治疗带来了革命性的影响。20 世纪末至 21 世纪初，多个关于 SCD 的 Ⅱ 级和 Ⅰ 级预防临床试验的结果充分证实了 ICD 治疗能有效降低 SCD 的发生率和高危患者的死亡率。

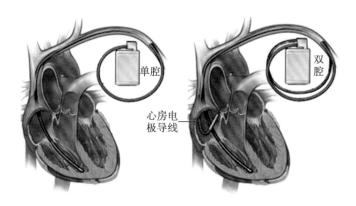

图 38-6 ICD 示意图

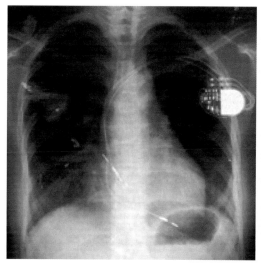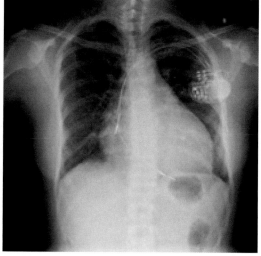

图 38-7 胸片示 ICD

最早进行的 SCD Ⅱ 级预防临床试验，其中最重要的 3 项研究是在 20 世纪 80 年代到 90 年代之间完成的 AVID 研究、CIDS 研究和 CASH 研究。这些试验将 ICD 治疗与抗心律失常药物治疗进行比较分析，结果显示，对于心脏骤停幸存者（心脏骤停后存活患者）和血流动力学不稳定的室速或室颤患者，ICD 治疗比抗心律失常治疗更有效。尽管 AVID 研究中对患者出院后的亚研究显示，对于左室射血分数（LVEF）小于 20% 或大于 35% 的患者，ICD 治疗并没有临床获益，但这并不能否定 ICD 的 Ⅱ 级预防作用。对以上三项研究的荟萃分析亦显示，ICD 治疗可以使患者的生存明显获益。

随后进行的 SCD Ⅰ 级预防临床试验主要包括：缺血性心肌病患者相关试验（MADIT 研究、MUSTT

研究、MADIT-Ⅱ 研究），非缺血性心肌病患者相关试验（AMIOVIRT 研究、DEFINITE 研究），心衰患者相关试验（SCD-HeFT 研究、COMPANION 研究），这些研究大部分是关于 LVEF 降低的结构性心脏病患者 SCD 的预防。MADIT 研究的目的是比较心肌梗死（MI）后 SCD 高危患者预防性植入 ICD 与传统药物治疗对总死亡率的影响，这项研究仅入选了 196 例患者就提前终止了，因为 ICD 治疗使患者明显获益，总死亡率较药物治疗组降低了 54%。DEFINITE 研究是目前最大的非缺血性心肌病患者 Ⅰ 级预防的前瞻性、随机、对照研究，共入选 458 例 LVEF ≤ 35%、存在非持续性室性心动过速（VT）的扩张性心肌病患者，分别接受抗心律失常药物及 ICD 治疗，虽然两年随访的全因死亡率没有统计学差异，但 ICD 治疗组可显著降低心律失常引起的死亡。另一项具有里程碑意义的 SCD-HeFT 研究，将缺血和非缺血性心肌病患者均纳入研究，结果显示 ICD 治疗可使中、重度心力衰竭患者死亡率降低 23%，并且疗效不受心力衰竭病因不同的影响。

上述关于 SCD 的 Ⅰ 级和 Ⅱ 级预防临床试验的结果充分证明了 ICD 治疗的作用和地位。因为 LVEF 降低的结构性心脏病患者人群较大，所以大部分临床试验针对的都是这部分患者，其他一些存在 SCD 高危风险的疾病（如 Brugada 综合征、长 QT 综合征、肥厚梗阻性心肌病等），因为人群相对较小，尚未进行大规模随机对照研究，但一些小规模观察性研究也证实了 ICD 对这部分患者的益处。

3. ICD 治疗适应证的拓展　在大量研究证实和指南推荐下，ICD 在临床的广泛应用和循证医学证据的不断积累，使其治疗的适应证也逐步扩大和拓展。ICD 最早植入的适应证是：顽固性室速 / 室颤（VF），药物治疗无效，并且至少发生过 2 次心脏骤停。后来适应证被放宽，患者只要发生 1 次心脏骤停，或有持续性 VT 伴血流动力学改变，而药物治疗无效，也不适合行外科手术治疗的患者。1999 年，ICD 治疗的使用范围扩展到有自发或可诱发持续性 VT。2003 年，ICD 适用范围再次扩展，包括对缺血性心肌病 SCD 高危患者（有陈旧性心肌梗死（MI）病史，LVEF 降低和 QRS 波群时限增宽）的预防。2005 年，ICD 适应证扩展到了对缺血性或非缺血性心肌病、LVEF ≤ 30%~35% 的 SCD 高危患者。2006 年，美国心脏病学会（ACC）、美国心脏病协会（AHA）和欧洲心脏病学会（ESC）共同制订了《室性心律失常及心脏猝死治疗指南》，强调了 ICD 对于猝死 Ⅰ 级预防的重要性。2008 年 ACC、AHA 和美国心律学会（HRS）公布的《心脏节律异常的装置治疗指南》最重要的更新是增加了对于慢性心力衰竭患者 SCD Ⅰ 级预防的适应证。2014 年，ACC、AHA 和 HRS 针对未纳入临床试验的患者联合发表了关于 ICD 应用的专家共识，主要针对以下 4 类人群：非 MI 导致的肌钙蛋白异常的患者、MI 40 天以内的患者、血运重建 90 天内的患者和首次诊断为非缺血性心肌病 9 个月内的患者，进行了 ICD 应用的推荐。2015 年，ESC 制订的《室性心律失常和心脏猝死预防管理指南》，增加了对于 MI 48 小时之内发生 VF 或血流动力学不稳定的 VT 患者植入 ICD 的推荐。

4. ICD 在老年 MI 患者中应用　现实中 70% 以上的 ICD 被植入 60 岁以上人群，大约 40% 的 ICD 被植入 70 岁以上的人群，大于 10% 的 ICD 被植入 80 岁以上的人群。在 MADIT-Ⅱ 研究的一项亚组分析中，入选 204 例 ≥ 75 岁的患者，发现在这个年龄段老年人拥有相似的 ICD 获益。然而，对于老年患者是否存在 ICD 获益仍然存在争议，老年患者可能伴随更多并发症，从而抵消了 ICD 治疗带来的获益。而且，高龄也是 ICD 植入住院死亡的独立预测因子。一项 ICD Ⅱ 级预防研究的荟萃分析显示，老年患者（≥ 75 岁）接受 ICD 治疗并没有降低总的心律失常死亡率。另一项 ICD Ⅰ 级预防研究荟萃分析也发现，在 60 岁以上人群中，ICD 治疗的生存获益并没有达到统计学差异。但最近一项 10 318 例 LVEF 降低的 MI 患者的研究显示，ICD 降低死亡风险的作用不受年龄或性别的影响。

随着我国进入快速老龄化社会，老年人口在未来数十年中将不断增加，年龄的增加引起的退行性心律失常，以及增龄引起的器质性心脏继发心律失常将越来越多常见，尤其是快速性室性心律失常引起的 SCD 的发生，是老年人死亡的一大杀手，严重威胁着老年人的生命健康。ICD 作为 SCD 预防及治疗的有效手段，较传统药物治疗带来了更好生存获益，也避免了抗心律失常药物的致心律失常作用，已经成为各类可能引起 SCD 心脏疾病的首选治疗方法。当然，目前的研究数据在老年人植入 ICD 治疗方面还存在不一致的方面，还需要更多临床证据对其进行阐明，还有更多的未知方面亟待探索。

（易　甫　王晓明）

参 考 文 献

1. Miller JD, Yousuf O, Berger RD.The implantable cardioverter defibrillator: An update.Trends Cardiovasc Med, 2009, 32 Suppl 2: S80-S82.

2. Mendis S, Davis S, Norrving B.Organizational update: the world health organization global status report on noncommunicable diseases 2014; one more landmark step in the combat against sroke and vascular disease.Stroke, 2015, 46(5): e121-e122.

3. Stecker EC, Reinier K, Marijon E, et al.Public health burden of sudden cardiac death in the United States.Circ Arrhythm Electrophysiol, 2014, 7(2): 212-217.

4. Hua W, Zhang LF, Wu YF, et al.Incidence of sudden cardiac death in China: analysis of 4 regional populations.J Am Coll Cardiol, 2009, 54(12): 1110-1118.

5. 易甫, 吴宾, 郭兰燕, 等. 心脏性猝死与植入型心脏转复除颤器. 心脏杂志, 2017, 29(4): 470-495.

6. A comparison of antiarrhythmic-drug therapy with implantable defibrillators in patients resuscitated from near-fatal ventricular arrhythmias.The Antiarrhythmics versus Implantable Defibrillators (AV-ID) Investigators. , 1997, 337(22): 1576-1583.

7. Connolly SJ, Gent M, Roberts RS, et al.Canadian implantable defibrillator study (CIDS): a randomized trial of the implantable cardioverter defibrillator against amiodarone.Circulation, 2000, 101(11): 1297-1302.

8. Kuck KH, Cappato R, Siebels J, et al.Randomized comparison of antiarrhythmic drug therapy with implantable defibrillators in patients resuscitated from cardiac arrest: the Cardiac Arrest Study Hamburg (CASH).Circulation, 2000, 102(7): 748-754.

9. Kadish A, Dyer A, Daubert JP, et al.Prophylactic defibrillator implantation in patients with nonischemic dilated cardiomyopathy.N Engl J Med, 2004, 350(21): 2151-2158.

10. Bardy GH, Lee KL, Mark DB, et al.Amiodarone or an implantable cardioverter-defibrillator for congestive heart failure.N Engl J Med, 2005, 352(3): 225-237.

11. Huang DT, Sesselberg HW, McNitt S, et al.Improved survival associated with prophylactic implantable defibrillators in elderly patients with prior myocardial infarction and depressed ventricular function: a MADIT-II substudy.J Cardiovasc Electrophysiol, 2007, 18(8): 833-838.

12. Epstein AE, Kay GN, Plumb VJ, et al.Implantable cardioverter-defibrillator prescription in the elderly.Heart Rhythm, 2009, 6(8): 1136-1143.

13. Krahn AD, Connolly SJ, Roberts RS, et al.Diminishing proportional risk of sudden death with advancing age: implications for prevention of sudden death.Am Heart J, 2004, 147(5): 837-840.

14. Panotopoulos PT, Axtell K, Anderson AJ, et al.Efficacy of the implantable cardioverter-defibrillator in the elderly.J Am Coll Cardiol, 1997, 29(3): 556-560.

15. Duray G, Richter S, Manegold J, et al.Efficacy and safety of ICD therapy in a population of elderly patients treated with optimal background medication.J Interv Card Electrophysiol, 2005, 14(3): 169-173.

16. Swindle JP, Rich MW, McCann P, et al.Implantable cardiac device procedures in older patients: use and in-hospital outcomes. Arch Intern Med, 2010, 170(7): 631-637.

17. Healey JS, Hallstrom AP, Kuck KH, et al.Role of the implantable defibrillator among elderly patients with a history of life-threatening ventricular arrhythmias.Eur Heart J, 2007, 28(14): 1746-1749.

18. Santangeli P, Di Biase L, Dello Russo A, et al.Meta-analysis: age and effectiveness of prophylactic implantable cardioverter-defibrillators.Ann Intern Med, 2010, 153(9): 592-599.

五、药源性心律失常

药源性心律失常（drug-induced arrhythmia）是指药物非治疗学目的引起的心律失常，或导致原有的心律失常加重与恶化，包括药物引起的心电生理改变。药物处于治疗学或亚治疗学水平引起的心律失常为原发性致心律失常作用；在有危险因素如电解质紊乱、心肌缺血、缺氧或药物性相互不良作用情况下发生的心律失常，称为继发性致心律失常作用。抗心律失常药物是引起药源性心律失常的最常见的药物，但值得重视的是许多非抗心律失常药亦可导致心律失常甚至引起猝死。药源性心律失常类型多种多样，如持续或非持续性室速、扭转型室速、心室扑动或颤动、室性早搏和室上性心律失常及传导阻滞等。

【危险因素】

根据是否可以纠正分为可纠正的和不可纠正的两类。不可纠正的危险因素主要是基础心脏疾病，如长期心力衰竭、离子通道多态性、传导系统发生解剖学改变等。可纠正危险因素包括电解质紊乱、药物相互作用等。此外，老年人由于经肾或肝的清除率降低，可提高某些药物或其代谢产物的血浆浓度，容易发生药源性心律失常，因此，在应用治疗指数窄的药物时需特别注意。

【机制】

机制复杂，多因药物对心脏电活动产生影响，导致心脏兴奋性异常，QT 间期延长而触发激动；或传导减慢促使折返发生，影响窦房结功能和房室传导，异位自律性增高；药物或通过影响心脏交感和迷走神经活动、血管活性物质分泌及心肌代谢紊乱等，导致心电不稳而致心律失常。心肌细胞离子通道功能状态、泵和交换体的活动及细胞之间的偶联状态等，是药源性心律失常发生的主要基础。

钠通道和心律失常密切相关。钠通道的激活可产生 Na^+ 的快速内流，形成心肌细胞膜去极化。INa 下降所致的传导速度减慢，增加折返性房性心律失常易患性。钠通道失活关闭不正常，可使动作电位时程明显延长。某些药物如乌头碱、anthopleurin-A、ATX II 等可激活钠通道引起心肌细胞复极晚期 Na^+ 内流增加，最终导致早后除极和快速性心律失常的发生。

钾通道阻断剂西沙比利所致扭转型室性心动过速患者，心肌细胞中发现有钠通道 SCN5A 亚基 L1825P 基因突变，治疗浓度的西沙比利能部分恢复钠通道 SCN5A 亚基 L1825p 在细胞膜表面表达，但随着 Na^+ 的持续内流，则易致获得性长 QT 综合征（LQTs）。钠通道 SCN5A 亚基变异是机体对药源性心律失常易感性增大主要因素之一。

L 型钙通道电流是构成心肌细胞动作电位平台期基础。新的研究发现 L 型钙通道在心肌细胞的表达与年龄、性别有关。在钾离子通道特异性阻断药 E4031 所致的获得型 QT 间期延长综合征中 L 型钙通道激活易致早后除极和尖端扭转型室速。IKr 为快速激活钾通道，是目前常用的 III 类抗心律失常药物作用靶点，LQTs 与 IKr 通道有关，HERG 和多态性 Mink 相关肽 1（MiRP1）基因分别编码 IKr 通道的 α 和 β 亚基。Ik 通道 MiRP1 糖基化位点受阻增加药源性心律失常发生风险。而功能异常的 Iks 也会增加药源性扭转型室性心动过速的发生概率。

【可致心律失常药物】

主要是抗心律失常药、平喘药、抗感染药、抗癫痫药及抗组胺药五大类药物。此外，吩噻嗪、三环类和四环类抗抑郁药，头孢类抗生素，喹诺酮类抗菌药等也能引起各型药源性心律失常。化疗药能导致药源性心律失常，蒽环类抗菌药会引发心房颤动，5- 氟尿嘧啶所致心律失常多继发于冠脉痉挛性心肌缺血后，顺铂能引起心房颤动，美法仑致心房颤动，白细胞介素 -2 可致快速心律失常，特别是房颤。中药或其制剂在临床上也能导致心律失常。乌头类、羊角拗、夹竹桃、全蝎、朱砂、青鱼胆、苦楝皮（川楝子）、曼陀罗等中药都有致心律失常作用；已有临床报道小活络丸、茵栀黄注射液、复方丹参片、藿香正气水、复方丹参注射液等中成药制剂会导致药源性心律失常（表 38-16、表 38-17）。

1. 药物导致 QT 间期延长和尖端扭转性室性心动过速（torsade de piontes，TdP）的主要机制　延迟整流钾通道中的快速成分通道的阻滞，从而最终使复极化延长；另外内向钠流增大或细胞表面功能性通道表达减少，导致心室复极化非均匀地延迟，形成多处返折，最终导致 TdP。药物诱发 TdP 的危险因素包括：低血钾、严重的低血镁、心动过缓、最近从房颤转复过来（特别是使用延长 QT 间期的药物）、心衰、地高辛、高药物浓度、快速输入使 QT 间期延长的药物、基线 QT 延长、女性、LQTS 以及离子通道的多态性等。目前通常被认为有 TdP 风险的药物有西沙比利、红霉素、克拉霉素等。还有一些药物如雷诺嗪、吲达帕胺、他克莫司、奥曲肽、伊拉地平、尼卡地平、伏立康唑等药物被认为延长 QT 间期，也有引起 TdP 的报道，但缺乏确切的证据。

表 38-16　通常被认为有 TdP 风险的药物

药物分类及作用		有 TdP 风险的药物
心血管用药	抗心绞痛药	苄普地尔
	抗心律失常药	丙吡胺；多非利特；伊布利特；普鲁卡因胺；奎尼丁；索他洛尔；胺碘酮
胃肠道	止吐	氯丙嗪
	胃肠动力药	西沙必利
抗癌药物		三氧化二砷
抗感染药	抗菌药	克拉霉素；司帕沙星；红霉素；喷他脒；氯喹；卤泛群
麻醉毒品		左醋美沙朵；美沙酮
抗精神病药物		氟哌啶醇；美索达嗪；硫利达嗪；匹莫齐特

表 38-17　延长 QT 间期和（或）与 TdP 有关但缺乏确切证据药物

药物分类	致 QT 间期延长和（或）在可能 TdP 有关药物
α- 阻滞剂	阿夫唑嗪
抗心绞痛药	雷诺嗪
抗心律失常药	氟卡尼
抗高血压药	伊拉地平；莫尔普利 / 氢氯噻嗪；尼卡地平
利尿剂	吲达帕胺
勃起功能障碍	伐地那非
成像造影剂	全氟丙烷脂质微球
催产药	催产素
止吐药	恩丹西酮；格拉司琼；多拉司琼
止泻药	奥曲肽
抗癌药物	他莫昔芬；拉帕替尼；尼罗替尼；舒尼替尼
免疫抑制剂	他克莫司
抗菌剂	阿奇霉素；加替沙星；吉米沙星；左氧氟沙星；莫西沙星；氧氟沙星；泰利霉素
抗真菌药	伏立康唑
抗病毒药	膦甲酸钠；金刚烷胺；阿扎那韦
抗惊厥药	苯丙氨酯；磷苯妥英钠
肌肉松弛剂	替扎尼定
镇静剂	水合氯醛
抗抑郁药	文拉法辛
抗精神病药物	齐拉西酮；氯氮平；喹硫平；利培酮；舍吲哚；帕潘
情绪稳定剂	锂

2. 可致心律失常药物

（1）几乎所有抗心律失常药物均可导致心律失常，基础心脏病对心律失常发生有重要影响。

Ⅰa 类代表药物有奎尼丁、普鲁卡因酰胺、N- 乙酰普鲁卡因胺、双异丙吡胺等，以奎尼丁的致心律失常作用最强，可以导致患者的晕厥，以 TdP 是最常见，尤其当 QT 间期 >0.60 秒以上时。Ⅰb 类代表药物有利多卡因、美西律，致心律失常发生率一般较低，在 1% 左右，但仍有致命性病例报道。Ⅰc 类代表药物有氟卡尼、恩卡尼、莫雷西嗪和普罗帕酮，这类药物抗心律失常作用较强，但其也容易导致心律失常。恩卡尼和氟卡尼可以引起室速、室扑或室颤等恶性心律失常。心律失常治疗上里程碑 CAST 试验表明在心肌梗死后应用氟卡尼、恩卡尼、莫雷西嗪治疗室性心律失常，其死亡率反而明显增加。普罗帕酮仍是目前广谱类抗心律失常药物，但要注意的是急性给药致心律失常发生率仍有 8% 左右。

Ⅲ类抗心律失常药代表药物是胺碘酮、索他洛尔、多菲利特等，其致心律失常作用较低。研究表明胺碘酮对心梗后患者死亡率的影响是中性的。Ⅲ类抗心律失常药阻断钾通道，导致复极化延长，因此仍有诱发 TdP 的可能，尤其合并低血钾时更易发生，可见于索他洛尔和多菲利特，胺碘酮较少见。

（2）正性肌力药物：多巴酚丁胺和米力农都是通过提高细胞内 cAMP 水平而通过钙对肌动蛋白－肌球蛋白结构的影响来增加心肌收缩力。多巴酚丁胺是通过 β 肾上腺素能受体介导的腺苷酸环化酶激活来使 cAMP 生成增加。多巴酚丁胺能提高窦房结的自律性，缩短心室不应期，提高传导速度，这些都可能导致室性心律失常和室上性心律失常。米力农是通过抑制磷酸二酯酶来防止 cAMP 在细胞内的酶促降解。米力农可以引起新发的房性心律失常、手术后房颤等室上性心律失常以及室性期前收缩、非持续和持续性室性心动过速甚至室颤等性心律失常。

地高辛是临床常用正性肌力药物，为 Na-K-ATP 酶泵抑制剂，其使心肌细胞内钙浓度升高，从而减慢窦房结传导，导致心脏自律性增高。地高辛中毒可以诱发各种类型的心律失常，但以室性早搏相对常见的，其次是任何程度的传导阻滞也可发生，如有房颤史的患者在心电图上表现出的是持续的房颤伴有传导阻滞和房室结逸搏。地高辛中毒特征性的心律失常包括阵发性房性心动过速伴有传导阻滞，快速性交界性节律以及双向性室性心动过速。地高辛中毒的危险因素包括药代动力学改变，特别是肾功能障碍和药物相互作用，以及电解质失衡，尤其是低血钾、低血镁和低血钙。

（3）导致缓慢性心律失常药物：如 β 受体阻滞剂和非二氢吡啶钙通道阻滞剂常用于减慢心率，而老年人由于窦房结功能下降，易合并缓慢性心律失常。用药应注意调整剂量。胺碘酮也均有 β 受体阻滞剂和钙通道阻滞剂性能，在临床上应用胺碘酮转复房颤和维持窦性心律时也应注意，有时可导致长 RR 间期诱发晕厥等。此外可乐定和右美托咪定均可导致心动过缓。

（4）其他药物

1）吸入性麻醉药：包括氟烷、恩氟烷、异氟烷、七氟烷和氯仿等，均可使心肌对儿茶酚胺变得敏感。七氟烷、氟烷和异氟烷能阻断 IKs 流，并可能减少复极储备，并引起心室复极化延长，QTc 间期延长。

2）β2 受体激动剂：常用的支气管扩张药，可能增加基础心率，虽目前没有证据表明这类药物能增加心血管死亡率、心血管相关的副作用或总体死亡率的风险，但在有潜在快速性心律失常患者，此类药物则有可能加重这种节律。

3）大剂量类固醇可引起猝死，或与严重心律失常相关。类固醇冲击治疗可引起心悸，主要是室性期前收缩，其机制和类固醇引起儿茶酚胺释放增加有关。有机磷农药中毒通过影响迷走神经，导致 QT 变化，多形性室性心动过速、心室纤颤等。

4）阿片碱类、前列腺素以及一些中草药如冰凉花、人参、茅膏菜根、小黑牛、甘草、白菜花、附子、一支蒿等也可引起心律失常。

【防治对策】

1. 预防　首先充分了解各种药物、尤其抗心律失常药物作用特点及可能的不良反应，严格掌握药物的适应证和用法用量，出现不良反应时立即停药，并对症治疗。用药前尽可能纠正易患因素如心肌缺血、缺氧、低血压、心功能不全、电解质紊乱（尤其是低钾、低镁和低钙）及酸中毒等；静脉使用抗心律失常药时注意心电监护，特别是并发心动过缓、传导阻滞和 Q-T 间期延长者尤应谨慎。同时根据患者性别、年龄、肝肾功能、心功能等状况，制订个性化用药方案。

2. 治疗　一旦发生药源性心律失常应立即停止使用该药，并给予心电监护，纠正电解质紊乱。血流动力学不稳定状态如顽固性室速、心室颤动一般考虑立即作电复律。传导阻滞、心动过缓及 TdP 可使用异丙肾上腺素或阿托品或超速起搏提高基础心率。TdP 可使用硫酸镁 2g 溶于液体中静脉缓慢注射后，以 1~2mg/min 维持静脉滴注。三环类抗抑郁药所致的心律失常，应给予碳酸氢钠，通过影响药物血浆蛋白结合率、改善血液 pH 或间接影响膜除极过程终止心律失常；治疗药源性心律失常时尽可能使用不延长 Q-T 间期的抗心律失常药，如利多卡因、美西律、溴苄铵、维拉帕米、β 受体阻滞药或苯妥英钠；并发 Q-T 间期延长的心律失常可使用异丙肾上腺素、阿托品和硫酸镁治疗。

（周　仑　张存泰）

参 考 文 献

1. KANG J, REYNOLDS WP, CHEN XL, et al.Mechanisms underlying the QT interval-prolonging effects of sevoflurane and its interactions with other QT prolonging drugs.Anesthesiology, 2006, 104 (5):1015-1022.

2. DREW BJ, ACKERMAN MJ, FUNK M, et al.Prevention of torsade de pointes in hospital settings:a scientific statement from the American Heart Association and the American College of Cardiology Foundation.Circulation, 2010, 121 (8):1047-1060.

3. KANNANKERIL PJ, RODEN DM.Drug-induced long QT and torsade de pointes:recent advances.Curr Opin Cardiol, 2007, 22 (1):39-43.

4. CURIGLIANO G, CIPOLLA C, DE BRAUD F.Drug-induced prolongation of the QT interval.N Engl J Med, 2004, 350 (25):2618-2621.

5. DREW BJ, ACKERMAN MJ, FUNK M, et al.Prevention of torsade de pointes in hospital settings:a scientific statement from the American Heart Association and the American College of Cardiology Foundation.Circulation, 2010, 121 (8):1047-1060.

6. Liu K, Yang T, Viswanathan PC, et al.New mechanism contributing to drug-induced arrhymia:rescue of a misprocessed LQT3 mutant.Circulation, 2005, 112 (21):3239-3246.

7. Qiu XS, Chauveau S, Anyukhovsky EP, et al.Increased late sodium current contributes to the electrophysiological effects of chronic, but not acute, dofetilide administration.Circulation, Arrhythmia and Electrophysiology, 2016, 9 (4):e003-655.

8. Nogawa H, Kawai T.HERG trafficking inhibition in drug-induced lethal cardiac arrhymia.European Journal of Pharmacology, 2014, 741:336.

六、心律失常治疗进展

随着增龄性改变，老年人机体的生理和免疫功能及其器官功能逐渐下降，衰老导致易损性增加，是老年患者发病的重要基础。同时老化性心脏改变是老年人心律失常发生的重要基础，导致老年人相关疾病的发病率与死亡率显著增加。对老年人心律失常疾病的认识、诊断及积极预防和治疗，是保障老年人健康长寿的重要环节。近些年随着基础理论的快速发展、技术和设备进步以及经验的积累，心律失常研究取得很大进展，大量临床试验开展和研究数据积累，使心律失常治疗从单纯经验式治疗进入循证医学时代。心律失常的治疗已经不仅仅局限于改善患者症状，而更多关注患者预后，使患者获益最大化。本文简介治疗心律失常较新的措施

（一）心房颤动（atrial fibrillation）与导管射频消融

1. 导管射频消融（catheter radiofrequency ablation，AF）　2015 年 Lancet 发表一项研究，分析了 50 年来心房颤动（房颤）的患病率、发病率、危险因素及死亡率的趋势。该研究纳入 9511 名自 1958 年至 2007 年 Framingham Heart 研究的参与者。结果显示通过常规心电图诊断的房颤患病率 50 年间明显增加，发病率的增加与 Holter 等检测手段的应用有关；在房颤诊断后 20 年的随访中，脑卒中发生率与死亡率均逐年降低；降低脑卒中和死亡风险需要尽早检出房颤，增强危险因素的控制和预防措施。

近 30 年，心律失常射频消融术得到快速推广普及。1994 年国内仅有 70 余家医院开展射频消融治疗心律失常，手术总例数仅 4500 例；而 2016 年完成心律失常导管消融 132 504 例，其中房颤导管射频消融 30 574 例（占 23.1%）。

房颤导管消融作为转复和维持窦性心律的有效手段，在房颤的节律控制中发挥越来越重要的作用。国际指南对导管消融的推荐级别不断提高，对于抗心律失常药物（AAD）治疗无效的症状性阵发性心房颤动（Ⅰ，A）和持续性心房颤动（Ⅱa，C）患者推荐导管射频消融，并提出导管消融可作为阵发性心房颤动一线治疗选择，即不经抗心律失常药物治疗直接接受导管消融。

最近发表的研究显示，导管消融不仅能控制患者症状，提高生活质量，而且能改善预后，降低卒中、心血管事件和死亡的发生。瑞典房颤消融研究应用倾向性积分匹配了2836例导管消融和2836例未消融人群，平均随访4年余，结果显示导管消融可使卒中率和死亡率降低50%以上。AATAC-AF研究随机入选102例导管消融和101例药物治疗患者，提示对于持续性心房颤动合并心力衰竭，导管消融较胺碘酮可显著降低患者住院率和死亡率。这些研究进一步奠定了导管消融在心房颤动治疗中的地位。

2. 标准消融 + 左心耳电隔离　　长程持续性房颤是目前最具挑战性房颤类型。尽管曾有左心耳电隔离的报道，但经验性左心耳电隔离能否改善房颤消融成功率一直处于未知状态。BELIEF研究共纳入173例长程持续性房颤患者，分为试验组（标准消融 + 左心耳电隔离，n=85）和对照组（标准消融，n=88），两组患者基线数据无明显差异，主要终点为房性心律失常复发。经过12个月随访，试验组无复发生存率明显高于对照组（56% 对 28%，*HR* 1.92，95%*CI* 1.3~2.9，P=0.001）。研究中复发患者均接受左心耳电隔离，试验组24个月随访的累积成功率显著高于对照组（76% 对 56%，*HR* 2.24，95%*CI*1.3~3.8，P=0.003）。该研究揭示，对于长程持续性房颤，标准消融 + 左心耳电隔离可能成为未来标准式样。

3. 冷冻球囊消融（cryoballoon ablation）（图38-8）　　作为治疗房颤的新技术，也进行了多项研究。一项国际多中心、随机对照试验将762名AAD不耐受的阵发性房颤患者随机分配至冷冻球囊消融组与射频消融组进行治疗，结果显示冷冻球囊消融治疗阵发性房颤，有效性和安全性不劣于射频消融，成为房颤消融治疗的新里程碑。另一项评估冷冻球囊消融治疗房颤效果的研究发现，139例阵发性房颤中47%的患者经单次手术后不再出现症状，61例持续性房颤中35.6%不再出现症状，两组无明显差异。相比射频消融，冷冻球囊消融围手术期并发症更常见（5.0% 对 12.2%，P=0.022），膈神经麻痹的比例更高（0 对 5.8%，P=0.002），提示冷冻球囊消融作为新技术，还需要不断积累经验，逐步减少手术并发症。

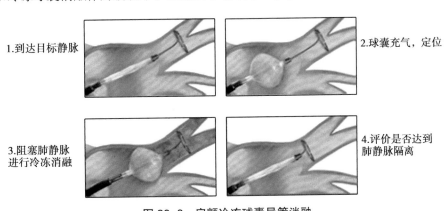

1. 到达目标静脉　　2. 球囊充气，定位　　3. 阻塞肺静脉进行冷冻消融　　4. 评价是否达到肺静脉隔离

图38-8　房颤冷冻球囊导管消融

（二）恶性室性心律失常与导管消融

我国心脏性猝死（SCD）发病率高，大部分发生在医院外而无法得到及时有效抢救。植入型心律转复除颤器（ICD）虽然可有效终止室速/室颤，但并不能预防其发生。导管消融作为治疗心脏性猝死、室性心动过速等恶性室性心律失常的有效手段得到迅速发展。

VTACH研究是一项多中心随机对照试验，纳入110例心肌梗死后室速患者［左心室射血分数（LVEF）≤50%］，平均随访22.5个月，ICD植入前预防性导管消融术延长了室速/室颤首次复发时间（18.6个月比5.9个月），明显降低了室速/室颤负荷。另一项多中心随机对照试验纳入了259例缺血性心肌病室速患者，这些患者均植入了ICD且AAD治疗无效，患者被随机分配接受继续服用基线AAD治疗的导管消融组或升级AAD治疗组，结果显示，消融组显著降低死亡、室速发作和ICD放电的复合终点。导管消融可明显降低室速发作，减少ICD放电次数，值得大力推广。

在Cano等人开展的一项前瞻性观察研究中，评价了CartoUnivu（图38-9）模块对室速和结构性心脏病患者行射频消融的治疗作用。CartoUnivu模块将二维放射线影像与三维电解剖图像融合为一幅图像，可以有效减少消融手术中频繁应用二维影像所受辐射量；部分亚组患者甚至几乎没有受到辐射（有效辐射剂量≤1mSv）。

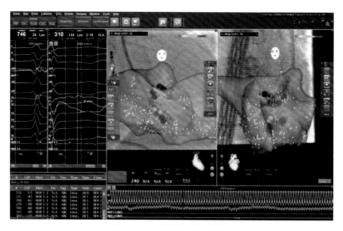

图 38-9 射频消融模块

（三）起搏器、心脏再同步化治疗及 ICD

1. 起搏器（pacemaker） 心脏起搏器的发展经历了近百年的历程，在心律失常治疗中发挥着重要的作用。我国植入起搏器的数量不仅逐年增加，类型也发生了显著变化，双腔起搏、频率适应性起搏等技术的应用比例明显提高。

无导线起搏器（图 38-10）：近年成为全球的关注热点。2016 年发表的经导管 MicraTM 起搏系统研究入选了 725 例患者以评价 MicraTM 经导管无导线起搏系统的安全性及有效性，6 个月随访显示 MicraTM 起搏系统的有效性和安全性分别为 96.0% 和 98.3%（基于永久性起搏器数据所设定的有效性和安全性目标分别为 80% 和 83%）。另一项研究入选了 526 例患者评价 Nanostim 经导管无导线起搏系统的安全性及有效性，6 个月随访植入成功率 95.8%，有效性和安全性分别为 90.0% 和 93.3%。这两项临床研究结果都证明了无导线起搏系统在人体使用是安全有效的，为无导线起搏系统的临床应用提供了重要依据。

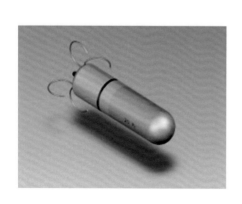
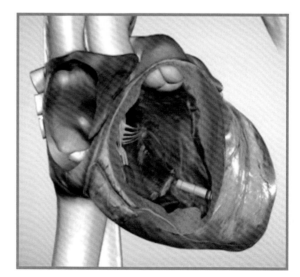

图 38-10 无导线起搏器

2. 心脏再同步化治疗（cardiac resynchronization therapy，CRT） 对于心电图 QRS 波增宽、收缩功能不全的慢性中、重度心力衰竭患者治疗有效，已经列入心脏起搏和心脏再同步化治疗指南 I A 类推荐，但仍有相当比例的患者对 CRT 无应答或应答不良，即心衰症状缓解不明显甚至心功能恶化。房室间期（A-V times）和室间间期（V-V times）设置不当是 CRT 无反应的一个重要原因。2016 年 HRS 会议上，发布了关于 SonR（将血流动力学传感器嵌入到心房导线，从而自动优化 CRT 的 A-V times 和 V-V times）治疗心力衰竭患者安全性与有效性的 RESPOND-CRT 研究的初步研究结果：与传统超声优化指导方法相比，SonR 亦表现了良好的安全性与显著地有效性（P<0.001），同时大多数亚组显示 SonR 驱动自动程控技术使 CRT 获得良好的临床应答，对心衰患者的预后产生了积极影响。

3. ICD　目前全世界每年由于心血管疾病死亡的人数大约 1700 万，SCD 占 25%，总数约 400 万。2009 年华伟等开展了我国 SCD 流行病学调查，入选了 678 718 名居民，结果显示我国 SCD 发生率为 41.84/10 万，SCD 总数高达 54.4 万 / 年，占全世界的 13.6%。关于 SCD 的原因分类中，心律失常所致占 88%，其中室性心律失常占 83%（室性心动过速 62%、尖端扭转性室速 13%、原发性室颤 8%），即室性心律失常占所有 SCD 的 73%。

JAMA 在 2015 年 6 月刊登一项研究，在 10 318 例心肌梗死后左心室射血分数（LVEF）≤ 0.35、年龄 ≥ 65 岁（平均年龄 78 岁）且符合指南推荐接受 ICD 一级预防的老年患者中，只有 8.1% 的患者在心肌梗死后 1 年内植入 ICD。随访 2 年，植入 ICD 患者死亡率明显低于未植入 ICD 患者（15.3% 对 26.4%），死亡风险相对降低幅度（36%）与 MADIT Ⅱ 研究中观察到的结果（31%）一致。该研究结果表明 ICD 能有效降低心肌梗死后老年心功能不良患者的死亡风险。

新型 ICD 装置：使 ICD 植入更加简便和安全。全皮下 ICD（S-ICD）（图 38-11）减少了颈静脉植入和电极导线相关的并发症，既往 IDE 研究和 EFFORTLESS 研究确定了 S-ICD 的有效除颤的地位。对于需要 ICD 一级预防，但经静脉 ICD 植入有较高风险、装置感染或导线故障、心内膜炎病史患者，S-ICD 更具优势。2016 年德国的一项研究再次证实了穿戴式 ICD（WCD）的有效性与安全性。其无需手术植入，方便移除，首次除颤有效率高（98%），不需旁观目击者及介入性干预，应用方法简单，误放电率低（<0.3%）且具有心律失常的诊断功能，使更多患者获益。

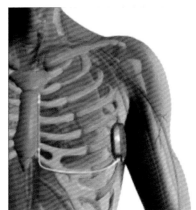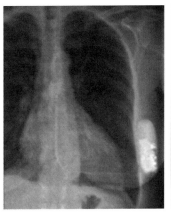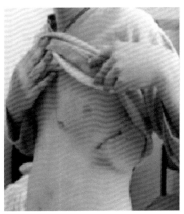

图 38-11　无导线起搏器

（四）药物治疗

早期心律失常抑制试验（CAST）结果显示，Ⅰc 类 AAD 虽然减少了心肌梗死后室性心律失常的发作，却增加了死亡率。自此药物治疗心律失常的理念发生了明显转变，AAD 不再以心律失常发作减少为标准，能否改善预后显得更为重要。早期被寄予厚望的决奈达隆在 PALLAS 试验和 ANDROMEDA 试验中由于增加心血管事件而应用受限；常规的研发方向仍是合成新型的离子通道，如晚钠通道抑制剂雷诺嗪。

我国中药学有数千年经验智慧，早在《黄帝内经》中就有心律失常方面记载，如《素问痹症》云："心痹者，脉不通，烦则心下鼓"。稳心颗粒开展了多项多中心对照试验，已经证明了在心律失常方面的疗效；黄家徽等将 110 例辨证为气虚血瘀型的室性早搏患者分为三组，治疗组 37 例口服红景三七胶囊有效率 91.89%，对照组一 37 例口服胺碘酮片有效率 78.38%，对照组二 36 例口服美托洛尔有效率 61.11%，三组比较（P<0.05），红景三七胶囊应用于室性早搏治疗效果明显。王欢通过 8 个参松养心胶囊治疗阵发性心房颤动临床研究行 meta 分析，得出参松养心胶囊联合常规西药治疗可有效改善阵发性心房颤动患者临床症状。这些研究在心律失常领域为中药国际化作出了积极的探索和尝试。

（五）生物技术

生物起搏研究一直较为活跃。近期发表的研究通过对人多能干细胞发育信号途径特定阶段的干预，使其分化为窦房结样起搏细胞。成功分化的细胞为 NKX2-5- 心肌细胞，能表达窦房结细胞系的标志，呈现出典型的起搏细胞动作电位、离子电流和变时性反应。将该细胞移植至大鼠心尖后可起搏宿主心脏组织，成功发挥了生物起搏作用。

近些年，心律失常治疗进展迅速，百家争鸣，百花齐放。我国心律失常临床实践已与国际先进水平基本保持同步，现阶段所有的心律失常介入诊治技术在中国均可开展；而在临床研究方面，由于高质量的临床研究起步较晚，仍处于追赶阶段。相信随着国内已经开展的大规模注册研究数据逐渐发表，随机对照临床试验的启动，中国会越来越多地为心律失常的治疗与研究领域作出贡献。

（易　甫　王晓明）

参 考 文 献

1. Schnabel RB，Yin X，Gona P，et al.50 year trends in atrial fibrillation prevalence，incidence，risk factors，and mortality in the Framingham Heart Study：a cohort study.Lancet，2015，386（9989）：154-162.

2. 马长生．心律失常 40 年：发展和展望．中华心血管病杂志，2017，45（08）：680-683.

3. Friberg L，Tabrizi F，Englund A.Catheter ablation for atrial fibrillation is associated with lower incidence of stroke and death：data from Swedish health registries.Eur Heart J，2016，37（31）：2478-2487.

4. Di Biase L，Mohanty P，Mohanty S，et al.Ablation Versus Amiodarone for Treatment of Persistent Atrial Fibrillation in Patients With Congestive Heart Failure and an Implanted Device：Results From the AATAC Multicenter Randomized Trial.Circulation，2016，133（17）：1637-1644.

5. Di Biase L，Burkhardt JD，Mohanty P，et al.Left Atrial Appendage Isolation in Patients With Longstanding Persistent AF Undergoing Catheter Ablation：BELIEF Trial.J Am Coll Cardiol，2016，68（18）：1929-1940.

6. Kuck KH，Brugada J，Fürnkranz A，et al.Cryoballon or Radiofrequency Ablation for Paroxysmal Atrial Fibrillation.N Engl J Med，2016，374（23）：2235-2245.

7. Davies AJ，Jackson N，Barlow M，et al.Long Term Follow-up of Pulmonary Vein Isolation Using Cryoballoon Ablation.Heart Lung & Circulation，2015，25（3）：290-295.

8. Berger WR，Krul SP，van der Pol JA，et al.Documented atrial fibrillation recurrences after pulmonary vein isolation are associated with diminished quality of life.J Cardiovasc Med（Hagerstown），2016，17：201-208.

9. Sapp JL，Wells GA，Parkash R，et al.Ventricular Tachycardia Ablation versus Escalation of Antiarrhythmic Drugs.N Engl J Med，2016，375（2）：111-121.

10. Cano Ó，Andrés A，Osca J，et al.Safety and Feasibility of a Minimally Fluoroscopic Approach for Ventricular Tachycardia Ablation in Patients With Structural Heart Disease.Circ Arrhythm Electrophysiol，2016，9（2）：e003706.

11. Reynolds D，Duray GZ，Omar R，et al.A Leadless Intracardiac Transcatheter Pacing System.N Engl J Med，2016，374（6）：533-541.

12. Reddy VY，Exner DV，Cantillon DJ，et al.Percutaneous Implantation of an Entirely Intracardiac Leadless Pacemaker.N Engl J Med，2015，373（12）：1125-1135.

13. Brugada J，Delnoy PP，Brachmann J，et al.Contractility sensor-guided optimization of cardiac resynchronization therapy：results from the RESPOND-CRT trial.Eur Heart J，2017，38（10）：730-738.

14. Mendis S，Davis S，Norrving B.Organizational update：the world health organization global status report on noncomminicable diseases 2014；one more landmark step in the combat against stroke and vascular disease.Stroke，2015，46（5）：e121-e122.

15. Hua W，Zhang LF，Wu YF，et al.Incidence of sudden cardiac death in China：analysis of 4 regional populations.J Am Coll Cardiol，2009，54（12）：1110-1118.

16. 易甫，吴宾，郭兰燕，等．心脏性猝死与植入型心脏转复除颤器．心脏杂志，2017，29（4）：470-495.

17. Pokorney SD，Miller AL，Chen AY，et al.Implantable Cardioverter-Defibrillator Use Among Medicare Patients With Low Ejection

Fraction After Acute Myocardial Infarction.JAMA,2015,313(24):2433-2440.

18. Brouwer TF,Yilmaz D,Lindeboom R,et al.Long-Term Clinical Outcomes of Subcutaneous Versus Transvenous Implantable Defibrillator Therapy.J Am Coll Cardiol,2016,68(19):2047-2055.

19. Wäßnig NK,Günther M,Quick S,et al.Experience With the Wearable Cardioverter-Defibrillator in Patients at High Risk for Sudden Cardiac Death.Circulation,2016,134(9):635-643.

20. Burke MC,Gold MR,Knight BP,et al.Safety and Efficacy of the Totally Subcutaneous Implantable Defibrillator:2-Year Results From a Pooled Analysis of the IDE Study and EFFORTLESS Registry.J Am Coll Cardiol,2015,65(16):1605-1615.

第七节　周围血管病

当前，慢性非传染性疾病已成为老年人致死、致残的主要原因，脑卒中、冠心病等因动脉粥样硬化所致的心脑血管病已引起了临床医生及患者的高度重视。动脉粥样硬化性疾病是一个连续发展的全身性疾病，即使在进行了相关危险因素及心血管病史的校正后，外周动脉硬化性疾病（peripheral arteriosclerosis disease，PAD）患者发生心血管事件与全因死亡率仍是无 PAD 患者的 1.6~2 倍，因此，PAD 已被认为是冠心病的等危征，故本章节重点介绍 PAD。同样，深静脉血栓形成（deep venous thrombosis，DVT）在老年患者尤其是长期卧床者中发生率高，由其导致的肺栓塞（pulmonary embolism，PE）是其严重的致死性并发症之一，但临床对这些周围血管病的了解与重视程度还有待进一步提高。

【定义】

周围血管病，亦称之为外周血管病（peripheral vascular disease，PVD），是一组慢性、进行性外周循环功能障碍综合征。临床上广义的 PVD 指除心脑血管以外的血管疾病的总称，包括动脉、静脉及淋巴三个系统的疾病。狭义的 PVD 主要指下肢动脉粥样硬化性狭窄 / 闭塞病变，使下肢出现慢性或急性缺血症状疾病，包括无症状性下肢动脉粥样硬化性疾病（lower extremityarteriosclerosis disease，LEAD）、间歇性跛行（intermittent claudication）、严重肢体缺血（critical limb ischemia，CLI）、急性肢体缺血（acute limb ischemia，ALI）。

周围静脉病变多发生在下肢，按血流动力学分为血液倒流性与血液回流障碍性两大类，前者主要包括单纯性下肢浅静脉曲张、原发性下肢深静脉瓣膜功能不全，后者主要指下肢 DVT 形成。

【流行病学】

PAD 患病率随年龄的增长而增高，就全球而言，在 45~49 岁组、55~59 岁组、65~69 组、85~89 岁组人群中的 PAD 患病率分别为 5%、7%、10% 和 18%。2010 年全球约有 2.02 亿 PAD 的患者。在美国，PAD 的患病率在 60 岁以下人群约为 3%，但在 70 岁以上人群的患病率可高达 15%~20%。国内李小鹰等 2003 年报道，北京万寿路地区 60~95 岁老年居民下肢动脉硬化性疾病的患病率为 16.4%，2010 年我国武汉地区 60 岁以上人群下肢动脉硬化性疾病的患病率为 24.1%。

据报道，老年人周围静脉疾病的患病率远高于 PAD，仅 DVT 就约占周围血管病的 40% 以上。

【病因与病理生理】

PAD 危险因素主要与高龄、吸烟、2 型糖尿病、高血压、高脂血症等有关。血清同型半胱氨酸水平升高及炎症因子如超敏 C 反应蛋白（high-sensitivity C-reactive protein，hs-CRP）等也参与了 PAD 的发生与发展。周围静脉疾病的危险因素除与肿瘤、手术、制动、骨折、妊娠、雌激素使用等有关外，还与 PAD 存在以下共同危险因素：增龄、吸烟、肥胖、高血压、糖尿病、血液高凝状态等。因此，PAD 与周围静脉疾病就如"一个硬币的两个面"。

PAD 的病理生理进程与心脑血管病类似，都是由于动脉粥样硬化所致，其始动因素是血管内皮损伤，进一步发生血管的炎症反应和动脉内膜脂质沉积，内膜增厚，斑块形成，逐渐引起血管壁纤维化和钙化，造成血管狭窄甚至管腔闭塞，也可因斑块内出血或其表面血栓形成而突然阻塞。

根据 Virchow 理论，周围静脉疾病主要与血流滞缓、血液高凝和静脉壁内皮损伤等因素有关。

1. 血液高凝状态　大型手术可引起血小板黏聚能力增强；术后纤维蛋白溶酶抑制剂水平升高，纤维蛋白降解减少，可形成血液的高凝状态。

2. 静脉血流滞缓 术中脊髓麻醉或全身麻醉可导致周围静脉扩张，静脉流速减慢，同时下肢肌肉麻痹，失去收缩功能；术后因切口疼痛或其他原因卧床休息，下肢肌肉处于松弛状态，致使血流滞缓，可诱发下肢深静脉血栓形成。

3. 静脉壁内皮损伤

（1）化学性损伤：静脉注射刺激性溶液可在不同程度上刺激静脉内膜，导致静脉炎和静脉血栓形成。

（2）机械性损伤：静脉局部挫伤、撕裂伤或骨折碎片创伤均可导致静脉血栓形成。

（3）感染性损伤：如化脓性血栓性静脉炎。

【临床表现】

周围血管病的临床表现因疾病的性质和病变部位的不同而不同。动脉狭窄或闭塞性病变发生在肢体动脉者可出现"5P"征，即无脉（pulselessness）、疼痛（pain）、苍白（pallor）、感觉异常（paresthesia）和运动障碍（paralysis）。下肢周围动脉闭塞性病变（peripheral arterial occlusive disease，PAOD）表现为运动后引起的间歇性跛行。如动脉狭窄或闭塞发生在锁骨下动脉近端，则可能出现锁骨下动脉盗血综合征，临床主要表现晕厥。如动脉狭窄或闭塞性病变发生在肾动脉则表现为肾性高血压。累及肠系膜上动脉则表现为肠绞痛。

PAD 可采用 Fontaine 分期与 Rutherford 分级。Fontaine 分期：Ⅰ期：无症状；Ⅱ期：间歇性跛行（其中跛行距离 ≥ 200 m 者为Ⅱa期，<200 m 者为Ⅱb期）；Ⅲ期：静息痛/夜间痛；Ⅳ期：下肢组织坏死/坏疽。Rutherford 分级：0级：无症状；1级：轻微跛行；2级：中度跛行；3级：重度跛行；4级：缺血性静息痛；5级：轻度组织丧失；6级：溃疡或坏疽（表38–18）。

周围静脉疾病多表现为肢体肿胀、酸痛、色素沉着、瘙痒、溃疡等。如发生静脉血栓栓塞症（venous thromboembolism，VTE），则可出现 DVT 和肺栓塞（pulmonary embolism，PE）的相关表现。

表 38–18 下肢动脉硬化性疾病的 Fontaine 分期与 Rutherford 分级

Fontaine 分期		Rutherford 分级	
分期	临床表现	分级	临床表现
Ⅰ	无症状	0	无症状
Ⅱa	轻微跛行	1	轻微跛行
Ⅱb	中至重度跛行	2	中度跛行
Ⅲ	缺血性静息痛	3	重度跛行
Ⅳ	溃疡或坏疽	4	缺血性静息痛
		5	轻度组织丧失
		6	溃疡或坏疽

【辅助检查】

1. 彩色超声多普勒检查 彩色超声多普勒是一种方便、价廉的周围血管病无创性检查方法，可以反映血管的解剖结构，检查管腔内部结构的早期病变，发现彩色血流信号及频谱多普勒信号异常。彩色超声波诊断下肢动脉疾病的敏感性和特异性分别为 89% 和 96%，尤其可作为诊断下肢深静脉血栓的首选检查方法。

2. 动脉硬化检测 动脉硬化检测可检测踝肱指数（ankle-brachial index，ABI）、趾肱指数（toe-brachial index，TBI）与肱踝脉搏波速度（brachial-ankle pulse wave velocity，baPWV）等指标。ABI 可反映下肢动脉血管狭窄的程度。正常人的 ABI 在 1.0~1.4 之间，ABI<0.90 可诊断下肢动脉硬化性病变。研究表明，ABI<0.90 诊断 PAD 的敏感性为 95%，特异性为 99%。

目前认为，当动脉钙化较严重时，TBI 较 ABI 对外周血管疾病有更大的预测价值。因此，联合测量 TBI 可以减少由于动脉钙化引起的单纯 ABI 诊断外周动脉病变的假阴性率。TBI 正常值 >0.70，TBI 在 0.60~0.70 之间提示动脉狭窄可能，TBI<0.60 可诊断动脉狭窄。TBI 诊断血管狭窄的敏感性高达 90%~100%，特异性在 65%~100% 之间。

脉搏波速度（pulse wave velocity，PWV）可以直接反应大动脉弹性。baPWV 可作为动脉粥样硬化性血管损害严重性的"指示器"。研究表明，baPWV> 1400cm/s 是检测动脉粥样硬化性心血管疾病的一个独立变量。baPWV 和 ABI 可成为老年患者心血管危险事件的重要预测因子。

3. 运动平板试验　运动平板用于静息状态 ABI 正常患者。如运动后 1 分钟 ABI 下降 20% 可诊断 PAD。

4. 影像学检查　CTA 和 MRA 有助于了解闭塞或狭窄血管的部位、程度以及支架或旁路术后病情的随访评估，是一种无创性血管影像学检查，在 PAD 的诊断、疗效判断及预后评估方面有重要的指导意义。DSA 可用于明确判断闭塞或狭窄血管的部位、程度及其侧支循环建立的情况，是动脉狭窄或闭塞性疾病诊断的金标准。

【诊断与风险评估】

1. Wells 预测评分（表 38-19）　是目前最常用的 VTE 预测工具，总分 12.5 分，根据其评估分值的高低，分为低危（<2 分）、中危（2~6 分）与高危（>6 分）。一般认为，4 分以上发生 PE 的风险较高。

表 38-19　Wells 预测 VTE 评分

因素	分值
预测因子	
既往 DVT 或 PE 病史	1.5
四周内有制动或手术史	1.5
活动期恶性肿瘤（治疗中、6 个月内治疗过或缓解期）	1
症状	
咯血	1
体征	
心室率 ≥ 100bpm	1.5
DVT 的临床表现与体征	3
临床判断	
除肺栓塞外其他诊断可能性小	3

2. 下肢动脉粥样硬化性疾病（LEAD）临床诊断标准

（1）有下肢症状（间歇性跛行、下肢静息痛、足温低、毛发少或足部皮肤发绀）、股动脉闻及杂音、足背动脉或胫后动脉搏动减弱或消失；

（2）静息 ABI<0.90，TBI<0.60，运动后下降 20%；

（3）超声多普勒检查与其他影像学检查（CTA、MRA、DSA）显示下肢动脉硬化狭窄或闭塞性病变。

3. 急性肢体缺血（ALI）诊断标准

（1）诊断标准：包括提示肢体危险的 5 "P" - 疼痛、麻痹、感觉异常、无脉和苍白（pain，paralysis，paresthesia，pulselessness，and pallor）。

（2）临床诊断动脉栓子根据：①突然发病或症状突然加重；②明确的栓子来源（包括心房纤维颤动、严重的扩张性心肌病、室壁瘤、大动脉或邻近动脉的动脉粥样硬化斑块、大动脉或动脉瘤血管壁血栓）；③先前无跛行或其他动脉闭塞症状，或正常动脉搏动和双侧肢体多普勒收缩压存在。

【治疗】

目的是减少心血管事件；改善肢体不适症状，提高患者生活质量。临床治疗目的要防止血栓延展和发生肺栓塞；防止血栓复发；防止发生血栓后综合征。

1. 非药物治疗　主要是生活方式干预，包括戒烟限酒、健康饮食、减轻体重、适当体育锻炼及保持心理平衡等。

2. 药物治疗

（1）控制高血压：PAD 患者中高血压的发生率是正常人群的 2~3 倍，降压治疗对于伴有高血压的 PAD 患者能够起到预防卒中、心肌梗死和血管性死亡的作用。建议无糖尿病的周围动脉疾病患者血压应控制至 140/90mmHg，合并有糖尿病和慢性肾功能不全的患者血压应控制至 130/80mmHg。

（2）降脂治疗：PAD 发展的危险指标包括 LDL 胆固醇浓度升高、甘油三酯水平升高和 HDL 胆固醇水平降低。研究表明，Lpa 水平升高是 PAD 的另一个独立危险因素。美国国家胆固醇教育项目（NCEP）推荐，PAD 患者应采取与冠心病患者一样的激进降血脂方案，使 LDL 胆固醇 <100mg/dl。如果饮食控制不能使 LDL 胆固醇降至 <100mg/dl，则推荐使用药物控制胆固醇。

（3）控制血糖：糖尿病患者较非糖尿病患者更易发展成为 PAD，糖尿病患者血管疾病的发展也更为严重。PAD 患者建议严格控制血糖，推荐空腹血糖水平应控制在 80~120mg/dl，餐后血糖 <180mg/dl，HbA1c 值应低于 7%。

（4）抗血小板：除控制明确存在的高危因素外，早期使用抗血小板药物对 PAD 患者有相当重要的意义。研究发现，PAD 患者每天服用 75~325mg 阿司匹林可防止其他部位的血管病变；不耐受阿司匹林的患者可应用氯吡格雷 75mg/d；与安慰剂相比，噻氯匹定可减少跛行患者 29% 的卒中、非致死性心肌梗死、致死性心肌梗死的危险性。

（5）降低同型半胱氨酸：高半胱氨酸血症可能是 PAD 发展中一个独立危险因素。采用叶酸、维生素 B_{12} 和维生素 B_6 治疗可以降低同型半胱氨酸水平，但对 PAD 患者是否有效目前尚不清楚。

（6）抗凝：PAD 患者可进行抗凝治疗，以防止溶栓过程中出现心脏栓子复发。动脉阻塞栓子含有大量血栓成分时，也可使用抗凝药物。目前多使用口服抗凝药，如：华法林、达比加群、利伐沙班等。但对于制动的Ⅲ、Ⅳ期患者需要使用肝素预防血栓形成。

（7）溶栓：PAD 患者间断、低剂量地给予溶栓药（如尿激酶）可降低纤维蛋白原，但其疗效不能肯定，且有一定的出血风险。

（8）前列腺素类药物：指征包括无法实施血管重建，或者血管重建后仍不能提供满意血流灌注，但暂不准备行截肢术者。研究表明，此类药物可明显促进溃疡愈合，减少静息痛，降低截肢率。

（9）其他：包括一些血管活性药物，如：萘呋胺、己酮可可碱、丁咯地尔，这些药物的疗效目前还缺乏明确的证据。

3. 外科手术治疗　通过重建血液循环，改善各部位缺血状态，促使肢体康复或降低截肢平面，提高生存质量，保护生命，延长寿命。包括切开取栓术与血管旁路手术。

4. 介入治疗　指征：症状影响患者的正常生活；药物治疗无效；有静息痛；皮肤溃疡及坏疽。介入治疗方法：局部动脉内药物灌注溶栓、经皮经腔血管成形术及血管内支架置入术、经皮血管腔内斑块旋磨及旋切术、血管腔内斑块超声消融等。

5. 其他

（1）生长因子：据报道，重组血管内皮生长因子（vascular endothelial growth factor，VEGF）、肝细胞生长因子（hepatocyte growth factor，HGF）、碱性成纤维细胞生长因子（basic fibroblast growth factor，bFGF）、胎盘生长因子（placental growth factor，PLGF）、血小板源性生长因子（platelet-derived growth factor，PDGF）等对周围血管疾病都有一定的治疗作用，推测与这些因子具有强力血管生成活性和（或）神经营养作用有关。

（2）细胞治疗：研究表明，内皮前体细胞（endothelial progenitor cells，EPCs）、骨髓源性促血管新生细胞（proangiogenic bone marrow-derived cells，BMDCs）及外周血源性促血管新生细胞（proangiogenic peripheral blood-derived cells，PBDCs）的移植治疗可有效改善 PAD 患者的下肢血供，缓解下肢疼痛，提高行走能力。细胞移植到缺血部位，可从先前存在的血管床发芽，分化形成新的毛细血管，改善和恢复下肢血流，达到治疗下肢缺血的目的。

（3）基因治疗：据报道，通过介入手段在缺血部位动脉注射已进行基因编码的生长因子，如VEGF、bFGF、血管生成素 -1（angiopoietin-1，Ang1）、bFGF 联合 VEGF、Ang-1 联合 VEGF 等，皆可促进缺血组织的血管生成，增加血流灌注，改善临床症状，已成为目前研究周围动脉疾病治疗的热点之一。

血红素氧合酶 -1（hemeoxygenase-1，HO-1）具有抗氧化应激、抗凋亡、细胞保护、免疫调节与促血管新生等作用。过表达 HO-1 的间充质细胞及脂肪干细胞移植治疗可有效改善心肌梗死动物模型的心功能，但对 PAD 的肢体缺血治疗作用尚不明确，还有待进一步研究。

可以预见，随着人口老龄化的日益明显，周围血管病必将和心脑血管疾病一样成为我国重大公共卫生问题之一。因此，临床医生在关注心脑血管疾病的同时，应重视周围血管病的早期筛查、早期发现与早期干预，加强对周围血管病的危险分层和风险评估，为患者提供个体化的治疗方案。应进一步提高临床医生和患者对这一类疾病的防治能力，通过改善生活方式和积极有效的危险因素干预，来改善患者的症状，提高患者的生活质量。尽管干细胞与基因治疗等新的治疗手段目前还存在诸多有待解决的问题，但无疑将为周围血管病的有效防治带来新的希望。

（鲁　翔）

参 考 文 献

1. 中华医学会老年医学分会,中华医学会外科学分会血管外科专业组,中华老年医学杂志编辑委员会.老年人四肢动脉粥样硬化性疾病诊治中国专家建议(2012).中华老年医学杂志, 2013,32(2):121-131.

2. 冯美江,鲁翔.老年人外周血管疾病.中华老年心脑血管病杂志,2014,8:895-896.

3. 何蕊,刘芳.糖尿病周围神经病变导致糖尿病足的机制.中华医学杂志,2016,96(32):2536-2538.

4. 李喆,叶蕴青,王墨扬,等.75 岁以上钙化性主动脉瓣狭窄患者影响其预后的危险因素分析.中国循环杂志,2016,31(8): 780-784.

5. Teodorescu VJ,Vavra A K,Kibbe MR.Peripheral arterial disease in women.J Vasc Surg,2013,57(4 Suppl):18S-26S.

6. Raval Z,Losordo DW.Cell therapy of peripheral arterial disease:from experimental findings to Clinical trials.Circ Res,2013, 112(9):1288-1302.

7. Tattersall MC,Johnson HM,Mason PJ.Contemporary and optimal medical management of peripheral arterial disease.Surg Clin North Am,2013,93(4):761-778.

8. van Wijk DF,Boekholdt SM,Wareham NJ,et al.C-reactive protein,fatal and nonfatal coronary artery disease,stroke,and peripheral artery disease in the prospective EPIC-Norfolk cohort study.Arterioscler Thromb Vasc Biol,2013,33(12):2888-2894.

9. Lambert MA,Belch.JF.Medical management of critical limb ischaemia:where do we stand today？ J Intern Med,2013,274(4): 295-307.

10. Grochot-Przeczek A,Dulak J,Jozkowicz A.Therapeutic angiogenesis for revascularization in peripheral artery disease.Gene, 2013,525:220-228.

11. Valentine EA,Ochroch EA.2016 American College of Cardiology/American Heart Association Guideline on the Management of Patients With Lower Extremity Peripheral Artery Disease:Perioperative Implications.J Cardiothorac Vasc Anesth,2017,31(5): 1543-1553.

12. Olinic DM,Tataru DA,Homorodean C,et al.Antithrombotic treatment in peripheral artery disease.Vasa,2017,21:1-10.

13. Conte SM,Vale PR.Peripheral arterial disease.Heart Lung Circ,2018,27(4):427-432.

14. Belkin N,Damrauer SM.Peripheral arterial disease genetics:progress to date and challenges ahead.Curr Cardiol Rep,2017, 19(12):131.

15. Henni S,Gabory G,Abraham P.Peripheral artery disease symptomatology and ischemia.Nurs Res,2018,67(1):3-5.

16. Becker RA,Cluff K,Duraisamy N,et al.Analysis of ischemic muscle in patients with peripheral artery disease using X-ray spectroscopy.J Surg Res,2017,220:79-87.

17. Espinola-Klein C.ESC guidelines 2017 on peripheral arterial diseases:Summary of the most important recommendations and innovations.Herz,2017,42(8):721-727.

18. Faltado AL Jr,Sandoval MAS,Kaw L.Peripheral arterial disease as seen on X-ray and arteriography.BMJ Case Rep,2017,2017.doi:10.1136/bcr-2017-221873.

第 39 章

老年呼吸系统疾病

第一节 概 述

呼吸系统疾病是老年人的常见病和多发病，随着我国老年人口比重的增加和老龄化进程的加速，罹患呼吸系统疾病的老年人口数量庞大并且逐年增加。因此，在整体把握老年医学的基础上，全面地了解呼吸系统衰老的过程、系统地掌握老年呼吸系统疾病的发生机制和疾病特点对于老年呼吸系统疾病的防治有着重要意义。

本章节首先简述了能体现呼吸系统衰老的多个因素，包括肺容积、最大呼气流速、肺活量、呼吸肌肌力、动脉血气和弥散量，以此展现呼吸系统衰老的客观性。然后，总结了老年呼吸系统疾病症状体征不典型、多病共存、病情重、变化快、病程长及预后差的特点，以期为临床工作中老年人呼吸系统疾病的诊治提供指导和参考。

一、老年人呼吸系统解剖生理特点

1. 肺容积（pulmonary volume） 肺内气体的容积称为肺容积（PV），通常肺容积可分为潮气量（TV）、补吸气量（IRV）、补呼气量（ERV）和余气量（RV），它们互不重叠，全部相加后等于肺总量（TLC）。TLC 是指尽最大努力主动吸气时呼吸系统内的气体容量。它是由最大的可活动的呼吸肌肉、肺部和胸壁的弹性回缩力决定的。

肺组织的弹性回缩力随着年龄的增长而减小，这使得肺部在呼吸时更容易扩张而达到 TLC。尽管弹性回缩力的减少理论上来说可增加 TLC，但是胸壁会随着机体衰老而逐渐变得僵硬。因此，即使肺组织本身更容易扩张，其进行最大吸气时并不能提高 PV，从而使得 TLC 在衰老的过程中通常保持不变。

最大呼气末尚存留于肺中不能再呼出的气量称为 RV。由于肺组织的弹性回缩力随着机体的衰老过程而逐渐减小，使得 RV 和 RV/TLC 逐渐增加。RV/TLC 异常增高称为过度通气，其常可在胸部 X 线检查中体现。最大吸气后再尽最大能力所呼出的气体量称为肺活量（VC），其是 TLC 和 RV 绝对肺容积的差值。当机体在衰老的过程中，TLC 相对恒定而 RV 逐渐增加，因而 VC 会随着年龄的增长而减小。

2. 最大呼气流速（peak expiratory flow） 肺功能检查时，机体将肺活量的气体用最快速度呼出即可检测到最大呼气流速，在临床上最常使用，也是敏感简便的最佳通气指标。最大呼气流速随着肺容积的改变而变化，更大的肺容积理论上来说意味着更快的呼气流速。用力呼气量是从深吸气开始，其最初的流速是由肺组织和胸壁的回缩力以及被检查者的用力程度决定的，并且也受被检查者呼吸肌产生胸腔正压的速度影响，而机体肺组织的内在特性则对最大呼气流速的最后阶段起决定性作用。随着机体的衰老，上述决定肺部最大呼气流速的各种因素的功能均在逐渐下降，从而使得机体肺部的最大呼气流速随着年龄的增大而降低。

3. 肺活量（vital capacity） 肺活量（VC）是指一次尽力吸气后再尽力呼出的气体总量。肺量计检测是目前最常用的肺通气功能检查，其可被老年人普遍接受。通过肺功能检查，可以得到第 1 秒用力呼气容积（FEV1）、用力肺活量（FVC）和 FEV1/FVC，其中 FEV1 是肺功能检查中最重要的数值。

可以通过 FEV1/FVC 的值和流速 – 容积（F–V）曲线来确定气道是否阻塞。正常年轻人的 F–V 曲线呈大概 45° 下降，相对应的是肺内气体减少地越来越快。当机体年龄增大、逐渐衰老时，F–V 曲线的峰值逐渐降低、下降过程中弯曲的弧度越发增大，其相对应的是在低肺容量时呼气流速的减少。正常成年人每 10 年减少约 1/3 的 FEV1，由于 FEV1 随着年龄增长而下降的幅度比 FVC 更多，所以 FEV1/FVC 也同样会逐渐下降。对于年龄大于 65 岁的老年患者而言，当 FEV1/FVC 的值小于 0.65 则通常提示气道阻塞。

老年人 FEV1 的下降除受衰老本身的因素影响之外，通常还被其他很多因素影响，如：与气道阻塞有关的重要因素（包括吸烟，肺气肿、慢性支气管炎或慢性阻塞性肺病，既往诊断有支气管哮喘，喘息综合征，工作环境暴露于粉尘、烟雾或有毒化学物质中）和与肺容积限制相关的因素（包括劳累性呼吸困难，肥胖或营养失调，高血压或低血压，心电图的主要导联异常，凹陷性踝部水肿，糖尿病药物治疗中，胸部手术史）。

4. 呼吸肌肌力（respiratory muscle strength） 呼吸肌的肌力大小和肌力持久性是另外一个影响呼吸功能的重要因素。健康老年人横膈膈肌的肌力强度大约比年轻人低 25%。当膈肌无力、腹部和胸壁的呼吸肌群也没有足够的力量使肺组织恢复到休息位时，VC 就会下降。并且随着年龄的增长，胸壁的顺应性也会随之下降，而这种情况会让呼吸肌的负荷逐渐加重。

由于膈肌肌力的检测相对比较容易，因此一般通过检测膈肌肌力来反应呼吸肌群的功能。患者缓慢呼气后，以最大力量从口器中吸气持续至少 2 秒，通过检测吸气对口器造成的压力来反应膈肌肌力。重复 3~5 次操作，以其中最大的压力称之为最大吸气压力（MIP）。相比较而言，男性的呼吸肌肌力比女性的要大，但两者的呼吸肌肌力均会随着年龄增长而下降。健康的 85 岁老年男性的平均 MIP 比 65 岁的健康老年男性要下降约 30%。MIP 的下降也与许多因素有关，包括握力强度下降、低体质量指数（营养不良）和近期吸烟史。MIP 的下降常常导致 FVC 下降。

5. 动脉血气（arterial blood gas） 健康成年人在 40 岁之前机体内有良好的酸碱平衡调控能力且肺功能正常，因此其动脉血的 pH 和二氧化碳分压（$PaCO_2$）不会发生变化。但随着年龄的增长，肺通气分布不均的情况增加，平均动脉氧分压（PaO_2）会在 40 岁之后的中年时期开始下降，直至进入老年期。而在 65~90 岁的老年人中，平均 PaO_2 会保持相对稳定，大约维持在 80mmHg。

6. 一氧化碳弥散量（CO diffusion capacity） 一氧化碳弥散量（DLCO）检测的是在一次呼吸过程中，被检测者吸入含一定量 CO 气体后屏气 10 秒再对呼出气体进行 CO 分析，其是衡量肺组织从环境中摄取氧气并向红细胞释放氧气的能力的测量值。DLCO 也是肺功能检查的一项常用指标，其在临床上能有效地应用于鉴别气道阻塞和限制性功能障碍。在健康成年人群中，DLCO 的绝对值随着体重、身高、性别和年龄等因素而变化，40 岁以后 DLCO 每年下降 5%。

二、老年呼吸系统疾病特点

1. 症状体征不典型 老年人由于神经系统衰退，机体对疾病因素所导致的刺激不敏感，因此很多情况下无明显的咳嗽、咳痰及胸痛等典型的呼吸系统疾病的相关症状。相反，却可以表现出呼吸系统之外如消化系统、神经系统或泌尿系统的不适症状。由于老年人呼吸功能减退，呼吸幅度小、力度低，对可能患有呼吸系统疾病的老年人进行查体时很多情况下并不能发现如干湿性啰音等典型体征。由于老年人肺组织自身衰退、结构变化等情况，即使在没有患呼吸系统相关疾病的基础上，肺部呼吸音性质也可能有所改变或长期可闻及细湿啰音，这种现象对老年呼吸系统疾病的诊断造成干扰。

2. 多病共存 老年呼吸系统疾病患者，除了本系统所患的疾病外，可能还会有其他系统疾病的存在。不同的疾病可以同时存在，也可以互为因果。因此，临床上在诊断老年人呼吸系统疾病的同时，应详细询问现病史和既往史，避免漏诊同时存在的其他疾病。患有呼吸系统疾病的老年人，在多种疾病共存的情况下，很容易发生多器官功能衰竭。这要求在给老年人治疗呼吸系统疾病的同时，还应兼顾其他系统的问题，拟制订出个体化、多学科的综合治疗方案。

3. 病情重、变化快 老年呼吸系统疾病患者，很大一部分无典型的症状和体征，确诊呼吸系统相关疾病时往往病情已很严重或趋于恶化阶段。同时由于机体的全面衰老，老年人组织器官的代偿能力差、储备低，发生严重的急性呼吸系统疾病或慢性呼吸系统疾病急性发作时，容易迅速出现疾病危象和器官功能衰竭。因此诊治老年人的呼吸系统相关疾病时应对患者的状态和疾病严重程度进行全面评估，在明确诊断后应高度重视并进行密切监护。

4. 病程长、预后差 老年人机体反应迟钝，疾病进展隐秘，且各脏器均处于不同程度的萎缩状态，机体内环境稳定性差、代偿能力减退。因此诊断有呼吸系统疾病的老年患者易并发水、电解质和酸碱平衡紊乱以及呼吸系统之外的感染性疾病。病情严重者还易并发意识障碍和多器官功能衰竭。同时，老年患者往往对治疗反应的敏感性差，药物不良反应多。这些机体的客观情况均表明，与中青年人比较而言，当老年人罹患呼吸系统相关疾病时，其病情长、恢复慢、预后差。

综上所述，本章节从了解老年人呼吸系统衰老的客观情况和把握老年呼吸系统疾病的特点出发，拟从发病机制、临床表现、辅助检查、诊断和防治等方面系统地阐述慢性阻塞性肺疾病、弥漫性肺实质疾病、肺炎、肺栓塞、呼吸衰竭、睡眠呼吸暂停低通气综合征和流感/呼吸道合胞病毒感染这几个在老年人群当中常见的呼吸系统疾病。

（陈 琼 肖 铜）

第二节 慢性阻塞性肺疾病

2017 版 GOLD（Global Initiative for Chronic Obstructive Disease）指南中重新修订了慢性阻塞性肺疾病（chronic obstructive pulmonary disease，COPD）的定义。COPD 是一种常见的以持续性呼吸道症状和气流受限为特征的可以预防和治疗的疾病，呼吸道症状和气流受限是由于气道和（或）肺泡暴露于有害颗粒物或气体造成的。较既往的指南定义不同，更新的定义中增加了"呼吸道症状"，与气道阻塞占据同样的地位，突出症状在 COPD 防治中的重要性。

WHO 公布，至 2020 年 COPD 将居全球死亡原因的第三位，世界疾病经济负担的第五位。在美国 COPD 的致残率位居第二，仅次于缺血性心脏病。随着年龄的增长，COPD 的发病率也逐渐提高。美国 CDC 调查发现 COPD 在 45~54 岁人群发病占据 6.6%，>64 岁人群发病占 12%。采用 FEV1/FVC 的固定比（F/R）和正常值的下限（lower limit of normal，LLN）两种不同的标准来研究气流受限的程度来诊断 COPD，2007-2010 年美国大样本的代表性样本研究发现，40~59 岁人群患病率为 8.1%（LLN）和 9.2%（FR），60~79 岁患病率为 14.4%（LLN）和 22.6%（FR），无论何种标准，均说明了 COPD 的发病率随年龄的增加而增加。

【病理变化】

COPD 病理生理的改变主要包括纤毛清除功能紊乱及黏液分泌亢进、肺功能改变、气道重塑、肺气肿及血管壁增厚。

随着年龄的增加，肺脏也会逐渐出现衰老。肺衰老主要表现为通气功能、气体分布、气体交换功能的下降，其中最关键的就是肺的弹性回缩功能下降，伴随着肺泡直径和体积增加以及在低肺容积下的用力呼气流量的减少；其他的病理生理改变也包括了呼吸肌力量减退和胸腔僵硬度增加。衰老使黏膜纤毛清除率下降、黏膜免疫力和血管储备功能降低。

肺衰老从 20~30 岁即开始逐渐出现并终生持续。损伤一直在积累，衰老虽然受基因调控，但是环境和内在因素的综合影响会使细胞维持和修复失败的概率增加。例如香烟烟雾会增加氧化应激，导致 DNA 损伤并加快衰老。衰老的特有表现是端粒酶的缩短，在 COPD 患者中也发现了端粒酶的缩短；同样衰老及 COPD 本身也可以促进端粒酶的缩短，COPD 被认为是加速肺衰老的疾病。

【临床表现】

咳嗽、呼吸困难、发热、胸痛、咯血等常见症状在老年 COPD 患者中均可以出现。但老年 COPD 却常常被漏诊，主要的原因是症状不典型，由于老年 COPD 很少单独存在，大部分均有合并症或并发症，如合并心力衰竭者，呼吸困难可能会仅被认为是心衰所致；以低氧血症和高碳酸血症为主的认知功能障碍、肌无力、眩晕、水肿；也有部分患者以谵妄为首要症状。由于基层医生和普通人群对疾病认识的不足及肺功能的局限性；还有哮喘患者忽视罹患 COPD 的可能、教育程度较低、职业尘埃、化学烟雾等，这些都可能导致 COPD 的漏诊。

【辅助检查】

1. 肺功能检查　肺功能检查用来判断有无气流受限，GOLD、美国胸科学会（ATS）、欧洲呼吸病协会（ERS）均认为肺功能是诊断 COPD 的"金标准"。GOLD 指南使用 FR（FEV1/FVC<0.7）来确认是否存在气道阻塞。然而近年发现这个比率可导致过度诊断气道阻塞，特别是在老年人中易出现，这种差异可能与衰老相关的肺弹性回缩减少有关。因此 LLN 被提出来定义为呼吸道阻塞。近来研究证明了这些方法之间的差异。Turkeshi 及其同事研究了超过 80 岁的 411 名成年人，结果显示使用 LLN 参考值时 9.2%的患者存在气道阻塞和使用 FR 时 27%的患者存在呼吸道阻塞，但没有很好的一致性（kappa 系数 0.40）。研究也发现 LLN 的气流受限与死亡率独立相关。由于比较两者的临床研究较少，LLN 对所用参考方程的依赖性以及缺少验证性纵向研究，因此不清楚哪一种方法是最合适的。

2017 版 GOLD 指南明确指出，气流受限的肺功能标准是吸入支气管舒张剂后 FEV1/FVC 的固定比率<0.70，该标准相对简单并且独立于参考值，已经在许多临床试验形成确凿证据基础。与使用基于 FEV1/FVC 正常下限的阈值（LLN）相比，使用 FEV1/FVC 固定比率来限定气流受限可能导致老年患者 COPD 的过度诊断，和<45 岁成人诊断频率偏低的问题，尤其是轻度患者。但使用固定比例的诊断标准导致误诊和过度治疗的风险是有限的，因为肺功能测定法诊断 COPD 只是临床建立的一个参数，附加参数是症状和其他风险因素。诊断的简单性和一致性对于繁忙的临床医生至关重要。因此，GOLD 倾向于使用固定比率。只有当 GOLD 和呼吸病学会对 LLN 的有效性确定之后，否则老年人群使用具有适当参考值（包括老年人群）的 LLN 方法来诊断阻塞性肺病还需谨慎。尽管需要通过肺功能来确诊 COPD，但必须认识到有认知和肢体缺陷的老年患者可能无法进行有效的检查，对这部分人群需要特定的治疗方案。

还有其他肺功能的测定方案，如肺容积、弥散程度（肺脏对一氧化碳的弥散能力，DLCO）。它们补充了肺功能测定所提供的信息，有助于解释与动力性过度充气和（或）运动性低氧血症有关的运动限制。吸气容量 / 总肺容量（IC/TLC）比率与生存率相关，IC/TLC 比值低（<0.25）的患者比比值大于 0.25 的患者的生存率更差。有证据表明，支气管扩张剂可能会降低过度充气的水平，并提高运动能力。测量减少的扩散能力可以评估休息和（或）运动诱发的低氧血症，这也可能提示存在肺动脉高压。低 DLCO 的患者或运动诱发呼吸困难的患者应进行 6 分钟步行试验（6MWT）。这个测试很容易，它提供了更多的重要信息，因为较短 6MWT 距离与住院风险和死亡率增加有关。评估疾病严重程度的最佳工具是综合评分，BODE 指数（体重指数，气流受限程度，呼吸困难及运动能力），这个评分比其他评估能更好地预测生存和医疗资源的利用率。

2. 影像学检查　对于 COPD 患者肺部 CT 一般不作为常规检查，但是对于老年 COPD 患者每年急性加重次数多，且易合并下呼吸道感染，胸部 CT 检查能更好评估感染状况，故感染较重的老年 COPD 可行胸部 CT 检查。呼吸病学会推荐肺部 CT 作为年龄在 55~74 岁之间正在吸烟者或曾经吸烟者（30 包 /年或更多）的有效的肺癌筛查工具。流行病学研究和肺癌筛查试验显示与非 COPD 吸烟者相比，COPD 患者的肺癌风险增加 2~4 倍，这种风险似乎与肺气肿的存在有关，因此 CT 成为这类患者的有效肺癌筛查手段。当然肺部 CT 也被用于确定肺气肿表型。对于部分上肺叶肺气肿的患者即使在有最佳药物治疗下仍有明显症状，这类患者可能成为手术或非手术肺减容的候选者，从而达到减轻症状的目的。

3. 可能的诊断技术　近年来替代肺功能的检查正在研究中，其中电子鼻技术是一种有前景的选择，它是模仿嗅觉上皮的一系列传感器。它基于六个用金属卟啉覆盖的微量平衡传感器与挥发性有机化合物经历频率变化，可以显示为一种图形呼吸印。已经证明这种技术对于肺癌，哮喘和 COPD 具有重要的诊断特性，老年 COPD 患者的初步结果是非常令人鼓舞的。该方法非常简单，便宜，高度可重复和安全。但是，到目前为止，电子鼻应该被视为研究工具，仍然需要大量研究来确定其诊断和分类性质。

【诊断与鉴别诊断】

1. 诊断　COPD 的诊断经常被遗漏，一项全球性研究（来自 27 个国家的 44 个研究点）发现 COPD 患病率介于 3.6%~19.0% 之间，其中仅有 26% 的患者曾进行肺功能测试。令人担忧的是老年 COPD 患者的诊断率更加低，主要原因包括合并症掩盖了 COPD 的症状、体弱者不能完成肺功能的检查。因此对于老年人任何有呼吸困难、慢性咳嗽或咳痰，多于秋冬季节受凉后发作或加重，且有暴露于危险因素病史的患者，临床上需要考虑老年 COPD 的诊断。

2. 鉴别诊断　老年 COPD 应与一些已知病因或具有特征病理表现的气流受限疾病，如支气管扩张、支气管哮喘、肺结核等鉴别。

【并发症及合并症】

1. 自发性气胸　肺气肿患者易并发自发性气胸，因基础肺功能差，且多为张力性气胸，病情长较重。因肺野透亮度高，常有肺大疱存在，气胸体征有时不典型，必要时行胸片或 CT 明确诊断。

2. 呼吸衰竭　COPD 呼吸功能严重受损可出现呼吸衰竭。有些重症患者处于慢性呼吸衰竭代偿期，在某些诱因如呼吸道感染、不适当氧疗、应用镇静剂过量或外科手术等影响下，通气和换气功能障碍进一步加重，可诱发急性呼吸衰竭，也称慢性呼吸衰竭急性加重或失代偿。

3. 慢性肺源性心脏病和右心衰　随着 COPD 的进展，外周气道阻塞、肺实质破坏和肺血管的异常等减少了肺气体交换能力，产生低氧血症，以后可出现高碳酸血症。低氧血症引起肺小动脉痉挛是肺动脉高压最主要的病因，早期缺氧解除后，肺动脉压可恢复正常。在心功能代偿期，可无右心衰竭表现。长期慢性缺氧引起肺小动脉平滑肌肥厚、内膜灶性坏死、纤维组织增生和血管狭窄，肺血管重构使肺动脉高压不可逆，而慢性缺氧导致红细胞增多，使血容量和血液黏度增高，也增加肺循环阻力，加重肺动脉高压，当呼吸系统病变进一步加重，动脉血气恶化时，肺动脉压显著增高，心脏负荷加重，加上心肌缺血和代谢病变等因素，可诱发右心衰竭。

4. 继发性红细胞增多症　慢性缺氧引起红细胞代偿性增多，以提高血氧含量和机体氧供。红细胞增多，全血容量相应增加、血液黏度增高，从而引起头痛、头晕、耳鸣、乏力等症状，并易发生血栓栓塞。

5. 系统性影响　COPD 的炎症不只局限肺部，也可以导致全身不良效应。全身炎症表现为全身氧化负荷异常增高、循环血液中细胞因子浓度异常增高以及炎症细胞异常活化等。患者骨质疏松、抑郁、慢性贫血及心血管疾病风险增加。COPD 的全身不良效应具有重要的临床意义，它可加剧患者的活动能力受限，使生活质量下降，预后变差。

6. 衰老、COPD、健康三者关系　近年来一个新的老年综合征引起大家的重视 – 骨骼肌减少症（sarcopenia，肌少症），是指增龄引起的骨骼肌质量下降，并伴有肌肉力量和（或）肌肉功能下降，其病因尚未完全阐明。肌少症包括呼吸肌肉的减少，可进一步引起呼吸困难。衰老伴随着骨质疏松、认知和情感功能障碍、睡眠障碍等，这些与 COPD 在一定程度上是相互影响的。例如，认知问题会不同程度地影响治疗依从性，睡眠问题可能会促使不适当使用呼吸抑制药物。此外，抑郁症与持续吸烟和死亡率增加有关。恶化的健康状况进一步加速了 COPD 的进展。因此，应该尽力打破这个恶性循环。

【评估】

1. 肺功能评估　即评估气流受限严重程度（GOLD 分级）。

2. 症状评估　根据患者咳嗽、气促、胸闷、自理能力、睡眠等情况进行评估，采用改良版英国医学研究委员会呼吸问卷（breathlessness measurement using the modified British Medical Research Council，mMRC）对呼吸困难严重程度进行评估，或采用 COPD 患者自我评估测试（COPD assessment test，CAT）问卷进行评估。

3. 急性加重风险评估　上一年发生 ≥ 2 次急性加重，或上一年因急性加重住院 1 次，预示以后频繁发生急性加重的风险大。GOLD 3 级和 GOLD 4 级的患者急性加重风险更高。研究发现较高的嗜酸性粒细胞计数可预测急性加重风险的增加。对于伴有嗜酸性粒细胞增高的急性加重患者，ICS/LABA 比单用 LABA 效果更为显著。血液嗜酸性粒细胞计数可作为有症状恶化病史 COPD 患者急性加重风险的生物标志物，可以预测 ICS 对预防急性加重治疗的效果，但是目前嗜酸性粒细胞计数在临床中应用的临界值仍不确定。

4. 综合评估　2017 年更新版的 GOLD 指南将 ABCD 评估进行了修订，将肺功能从 ABCD 分组中分离开来。针对治疗相关的推荐，尤其是涉及药物治疗时，将根据患者症状和急性加重史进行 ABCD 分组。但是，肺功能结合患者症状和急性加重史，在疾病诊断、预后预测和考虑其他治疗方式（尤其是非药物治疗）时，依然很重要。图 39-1，表 39-1 展示了修订的 ABCD 评估工具。

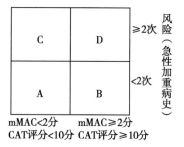

图 39-1　慢阻肺综合评估的示意图

表 39-1　慢阻肺的综合评估

组别	急性加重（次/年）	呼吸困难分级（级）	CAT 评分（分）
A 组	<2	<2	<10
B 组	<2	≥ 2	≥ 10
C 组	≥ 2	<2	<10
D 组	≥ 2	≥ 2	≥ 10

慢阻肺的病程可分为：

（1）稳定期：咳嗽、咳痰和气促等症状稳定或症状轻微，病情基本恢复到急性加重前的状态。

（2）加重期：患者呼吸道症状超过日常变异范围持续恶化，并需改变药物治疗方案，在疾病过程中，患者常有短期内咳嗽、咳痰和（或）喘息加重，痰量增多，脓性或黏液脓性痰，可伴有发热等炎症明显加重的表现。

在修订的评估工具中，患者需进行肺功能检查以确定气流受限的严重程度，也需要通过 mMRC 评估呼吸困难，或者使用 CAT 评估症状。另外，患者的急性加重史（包括既往入院情况）应该记录进去。举例：假设有两个患者，FEV1<30% 预计值，CAT 评分为 12，一个患者过去一年无急性加重，另一个患者过去一年有两次加重。既往的评估会将这两个患者都归为"GOLD D 组"。但是，根据上述的新评估方法，有三次加重的患者将会归为"GOLD 4 级，D 组"，这类患者的药物治疗选择，将会基于 ABCD 分组来治疗此时的主要问题（如，持续加重）。而另外一个患者，将会归为"GOLD 4 级，B 组"，治疗方案将有所不同。

【治疗】

所有 COPD 患者的治疗主要是针对疾病预防、减轻症状、提高运动力能和生活质量、减少急性发作的次数、阻止疾病恶化及合并症的出现。

1. 疾病预防　首要措施是戒烟，戒烟是一项重要的干预措施，因为它可以影响疾病的自然史，提高生存率。据估计，几乎有 1/5 的死亡与吸烟有关，干预戒烟可能会减少与吸烟有关的其他合并症。一项超过 13 000 名吸烟者的 COPD 患者的荟萃分析得出结论，使用替尼林和舌下含片尼古丁片增加戒烟率（风险比 2.6，置信区间 1.29~5.24）。药物疗法和行为治疗是帮助戒烟的最有效的组合。其次是疫苗接种，可以减少与下呼吸道感染和死亡率有关的并发症。与安慰剂组相比，无论疾病的严重程度如何，流感疫苗的使用均降低了 COPD 患者的流感相关急性呼吸系统疾病（ARI）的发生率（但不能阻止与流感无关的其他 ARIs），接受流感疫苗的患者死亡率降低。肺炎链球菌感染是导致老年人患病和死亡的重要原因，针对慢性肺部疾病老年患者的一项研究发现单独接种流感疫苗可降低 52% 的肺炎住院率，减少 70% 的死亡率，单独接种肺炎疫苗可降低 27% 的肺炎住院率，减少 34% 的死亡率。这两种疫苗一起接种则具有协同效应，其可降低 63% 的肺炎住院率和 81% 的死亡率，说明流感疫苗与肺炎链球菌疫苗联合接种对患有慢性肺部疾病的老年人有更多临床受益。且研究表明，肺炎疫苗和流感疫苗一起接种给老年人带来临床获益的同时，并不会增加不良反应的发生。因此对于老年 COPD 患者建议接种流感疫苗和肺炎链球菌疫苗。

2. 稳定期药物治疗　老年 COPD 稳定期管理的策略应基于个体症状评估和未来发生急性加重风险评估，不应局限于药物治疗，应该通过非药物治疗来完善，健康教育对所有老年 COPD 患者都是必要的。

2017 版 GOLD 指南对稳定期药物治疗推荐：

（1）支气管扩张剂：A 类证据：除了仅有偶发呼吸困难的患者外，LABA 和 LAMA 优于短效制剂；患者可以开始使用一种或两种长效支气管扩张剂治疗，使用一种长效支气管扩张剂治疗的患者有持续性呼吸困难，可以增加为两种；吸入支气管扩张剂优于口服支气管扩张剂；B 类证据：除非无法获得或无法负担长期使用上述支气管扩张剂，否则不予推荐茶碱治疗。

（2）激素：A 类证据：不推荐长期使用 ICS 单药治疗；使用长效支气管扩张剂仍有急性加重者，可以考虑 ICS 联合 LABA 的长期治疗；不推荐长期口服糖皮质激素；不推荐他汀治疗用于预防急性加重发作；仅在特定患者中推荐使用抗氧化黏液溶解剂；B 类证据：使用 LABA/ICS 或 LABA/LAMA/ICS 后仍有急性加重、慢性支气管炎、重到极重度气流阻塞的患者，可以考虑加入 PDE4 抑制剂；采用合适治疗后仍有急性加重的既往吸烟者，可以考虑使用大环内酯类药物。

（3）其他药物：B 类证据：严重遗传性 α-1 抗胰蛋白酶缺乏症和确诊肺气肿的患者，可能适合用 α-1 抗胰蛋白酶增补治疗；批准用于治疗原发性肺动脉高压的药物不推荐用于继发于 COPD 的肺动脉高压；可以考虑低剂量口服和肠外给予长效阿片类药物治疗病情严重 COPD 患者的呼吸困难；C 类证据：不推荐使用镇咳药物。

3. 急性加重期治疗　最常见的引起急性加重的原因是呼吸道感染，急性加重是呼吸道症状的急性恶化，治疗的目标是尽可能减少加重的不良影响，预防后续事件的发生。2017GOLD 指南对急性加重期治疗的一些建议有：吸入短效 β2 受体激动剂，伴或不伴短效抗胆碱能药物，推荐作为急性加重的起始支气管扩张剂治疗；出院前应该尽早开始长效支气管扩张剂的维持治疗；系统性糖皮质激素可以改善肺功能（FEV1）和氧合，缩短恢复时间和住院时长。疗程不应超过 5~7 天；如有指征时可以使用抗生素，能够缩短恢复时间，降低早期复发、治疗失败的风险，缩短住院时长。疗程应为 5~7 天；由于甲基黄嘌呤存在副作用，不推荐使用；非侵入性机械通气是治疗急性呼吸衰竭的首选通气模式；患者出现过急性加重发作后，应该开始采取预防急性加重发作的措施。

4. 2017 版 GOLD 指南对于 ABCD 各组的治疗建议如下（图 39-2）：

（1）A 组患者：所有 A 组患者都应该接受一种支气管扩张剂以缓解呼吸困难。根据患者的意愿可以选择短效或长效制剂。如果观察到症状获益应该继续使用支气管扩张剂。

（2）B 组患者：起始治疗应选择一种长效支气管扩张剂。长效支气管扩张剂优于间歇性使用短效制剂。没有证据表明哪一类长效支气管扩张剂缓解症状要优于另一种，可基于患者对治疗的反应来进行选择。单药治疗后呼吸困难仍持续的患者，推荐两药联合。严重呼吸困难的患者，或许可以考虑起始就用两药联合治疗。

（3）C 组患者：起始治疗应为一种长效支气管扩张剂。在两项头对头比较试验中，LAMA 在预防加重方面要优于 LABA，因此该组患者推荐起始用 LAMA。持续性加重的患者或许可以从两种支气管扩张剂联合（LABA/LAMA），或者 LABA 联合吸入糖皮质激素（LABA/ICS）中获益。因为 ICS 会增加肺炎的发生风险，第一选择是 LABA/LAMA。

（4）D 组患者：推荐起始使用 LABA/LAMA 联合治疗，因为在患者报告结局作为主要终点的研究中，LABA/LAMA 联合治疗要优于支气管扩张剂单药治疗在预防 D 组患者的急性加重发作、改善患者报告的其他结局方面，LABA/LAMA 联合要优于 LABA/ICS 联合。D 组患者接受 ICS 治疗发生肺炎的风险高。

如果开始只能选择一种支气管扩张剂，LAMA 在预防急性加重发作方面要优于 LABA。

LABA/ICS 可能是某些患者初始治疗的第一选择。这些患者可能存在或者疑似哮喘 -COPD 重叠综合征，和（或）嗜酸性粒细胞计数高。

接受 LABA/LAMA 治疗的患者出现急性加重发作，有两种推荐治疗方案：增加为 LABA/LAMA/ICS；

改为 LABA/ICS。如果 LABA/ICS 治疗对于急性加重 / 症状没有积极作用，可以加入 LAMA。

接受 LABA/LAMA/ICS 治疗的患者仍有急性加重发作，可以考虑以下方案：对以下患者考虑加入罗氟司特：FEV1<50% 预测值和慢性支气管炎，尤其是当患者在过去一年中至少有一次因为急性加重入院。既往吸烟者增加大环内酯类药物，做决策时应该考虑到发生耐药的可能性。停用 ICS，有数据显示 ICS 会增加不良反应的发生（包括肺炎），停用 ICS 无明显的危害。

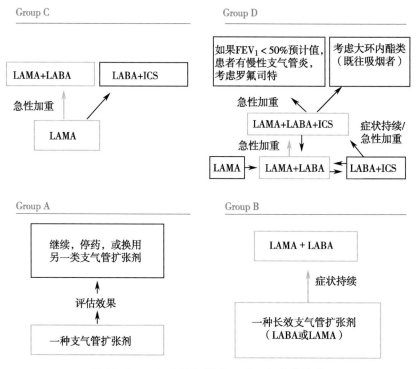

图 39-2 2017GOLD 指南 ABCD 组药物治疗

5. 呼吸支持治疗

（1）氧疗：老年 COPD 患者进行长期家庭氧疗（LTOT）可提高慢性呼吸衰竭患者的生存期。LTOT 应在Ⅳ级极重度 COPD 患者应用，具体指征：① $PO_2 \leq 55mmHg$（7.3kPa）或 $SaO_2 \leq 88\%$，有或没有高碳酸血症。② $PO_2 \leq 55\sim60mmHg$（7.3~8.0kPa）或 $SaO_2<89\%$，并肺动脉高压、心力衰竭、水肿或红细胞增多症。LTOT 一般是经鼻导管吸氧，低流量吸氧（1~2L/min），持续 15h/d 以上。长期氧疗的目的是使 $PO_2 \geq 60mmHg$（8.0kPa）或 $SaO_2 \geq 90\%$，这样才可以维持重要器官的功能，保护周围组织氧供。无严重合并症的老年 AECOPD 患者氧疗后更容易达到满意的氧合水平（$PO_2>60mmHg$（8.0kPa），$SaO_2>90\%$），但有可能发生潜在 CO_2 潴留。氧疗 30~60 分钟后复查动脉血气以确定氧合满意而未引起 CO_2 潴留或中毒。

（2）无创机械通气：应用无创正压通气（NPPV）可以降低 $PaCO_2$，减轻呼吸困难，从而降低插管及有创呼吸机的使用，缩短住院天数。NPPV 应用指征：AECOPD 患者经最佳药物治疗和氧疗后，有呼吸酸中毒，$PO_2>45\sim60mmHg$（6~8.0kPa）和 pH<7.36 或严重呼吸困难持续存在，应使用 NPPV。若 pH<7.25，则需准备插管。联合使用 CPAP 4~8cmH$_2$O 和 PSV 是治疗 COPD 最有效的模式，患者如有 NPPV 的禁忌证，应立即建立人工气道并收住 ICU。NPPV 禁忌证（符合下列条件之一）：呼吸抑制或停止，心血管系统功能不正常（低血压、心律失常和心肌梗死），嗜睡、意识障碍或不合作，易发生误吸者，痰液黏稠或有大量气道分泌物，近期曾行面部手术，头面部外伤，极度肥胖，严重胃肠胀气。

（3）有创机械通气：在积极药物治疗或 NPPV 后，患者呼吸衰竭仍进行性加重，出现危及生命的酸碱异常和（或）神志改变应用有创机械通气。具体指征有：不能耐受无创通气，或无创通气失败，或存在无创通气禁忌证，呼吸或心搏骤停，呼吸暂停导致意识障碍或窒息，意识模糊、镇静无效的精神运动型躁动，严重误吸，持续气道分泌物排出障碍，心率 <50 次 /min 且反应迟钝，严重血流动力学不稳定、

补液和血管活性药无效，严重的心律失常，危及生命的低氧血症。

6. 肺康复治疗 肺部康复是指患者可以通过重建其他非肺部脏器来改善运动耐量和呼吸困难，包括患者评估、运动训练、健康教育、营养干预和社会心理支持。建议 COPD 患者参加肺康复计划（psychosocial rehabilitation programs，PRP），鼓励患者增加锻炼和保持身体活动，恢复独立功能并减轻症状。老年 COPD 患者可能会因为呼吸困难逐渐变得活动受限；但是研究表明合并症的存在不会限制老年人运动能力、症状和生活质量的改善，应鼓励 COPD 患者参加肺康复计划。标准的 PRP 计划包括四肢的有氧运动，增强肌肉的力量和耐力，通过结合耐力训练对整体健康状况和肌肉力量有积极作用。对于老年人体弱的 COPD 患者，PRP 可以增加肌肉力量，步行速度和爬楼梯能力。不过有知功能障碍或痴呆的老年 COPD 患者康复训练效果不明显。研究表明如果患者坚持参加 PRP，呼吸困难、运动耐量下降等表现的改善可持续 12~18 个月，若继续 PRP 则获益时间可以继续延长。

7. 免疫调节剂 免疫紊乱是老年 COPD 疾病进展和加重的重要因素。对于老年 COPD 患者，基础疾病多，身体功能相对减退，适当使用免疫调节剂，可能提高患者对疾病的耐受，并可降低疾病严重程度。

8. 外科治疗 肺大疱切除术，在有指征的患者，术后可减轻患者呼吸困难并改善肺功能。肺减容术是通过切除部分肺组织，减少过度充气，改善呼吸肌做功，提高运动能力，对于部分上肺叶肺气肿的患者即使在有最佳药物治疗下仍有明显症状，这类患者可能成为手术或非手术肺减容的候选者，从而达到减轻症状的目的。肺移植手术可以改善生活质量，改善肺功能，但技术要求高，花费大，很难推广应用。因老年患者基础疾病多，合并症较多，一般若无十分适应证，则不推荐行外科手术治疗。

9. 姑息治疗 姑息治疗是针对病重病危随时有生命危险的患者的治疗方式，可以一定程度上促进身心健康，提高患者及其家属的生活质量。姑息治疗主要集中在 3 个方面：减轻或控制症状（主要是呼吸困难）；及时和持续地向患者和家属表示关怀；给予充分的心理、社会和精神支持。姑息治疗应纳入老年 COPD 重症患者的常规治疗中，特别是由于 COPD 恶化、呼吸衰竭、肺心病入住 ICU 的患者。

10. 合并症的治疗 老年 COPD 的预后并不乐观，且随着年龄增加治疗效果随之下降。其中合并症是影响老年 COPD 预后的主要因素。识别并治疗伴随疾病对老年 COPD 的预后有着重要作用。一般来说，存在合并症并不需要改变 COPD 的治疗，合并症应按照其应有的治疗方案进行。

（俞　巧）

参 考 文 献

1. Global Strategy for the Diagnosis, Management, and Prevention of Chronic Obstructive Lung Disease (GOLD) 2017. Available at: bhttp://goldcopd.org/gold-2017-global-strategy-diagnosis-management-prevention-copd/.

2. Murray CJ, Lopez AD. Measuring the global burden of disease. N Engl J Med, 2013, 369 (5): 448-457.

3. Lopez-Campos JL, Tan W, Soriano JB. Global burden of COPD. Respirology, 2016, 21 (1): 14-23.

4. Centersfor Disease Controland Prevention NCHS, 1998-2009. Available at: http://www.cdc.gov/nchs/data/databriefs/db63_tables.pdf#2. Accessed November 18, 2016.

5. Guder G, Brenner S, Angermann CE, et al. GOLD or lower limit of normal definition？ A comparison with expert-based diagnosis of chronic obstructive pulmonary disease in a prospective cohort-study. Respir Res, 2012, 13 (1): 13.

6. Parulekar AD, Martinez C, Tsai CL, et al. Examining the Effects of Age on Health Outcomes of Chronic Obstructive Pulmonary Disease: Results From the Genetic Epidemiology of Chronic Obstructive Pulmonary Disease Study and Evaluation of Chronic Obstructive Pulmonary Disease Longitudinally to Identify Predictive Surrogate Endpoints Cohorts. J Am Med DirAssoc, 2017, 18 (12): 1063-1068.

7. Mercado N, Ito K, Barnes PJ. Accelerated ageing of the lung in COPD: new concepts. Thorax, 2015, 70 (5): 482-489.

8. vanEerd EA, van der Meer RM, van Schayck OC, et al. Smoking cessation for people with chronic obstructive pulmonary disease.

Cochrane Database Syst Rev,2016,（8）:CD010744.

9. Turkeshi E,Vaes B,Andreeva E,et al.Airflow limitation by the global lungs initia-tive equations in a cohort of very old adults. EurRespir J,2015,46（1）:123-132.

10. Guell MR,Cejudo P,Ortega F,et al.Benefits of long-term pulmonary rehabilitation maintenance program in severe COPD patients:3 year follow-up.Am J RespirCrit Care Med,2017,195 :622-629.

第三节　间质性肺疾病

间质性肺疾病（interstitial lung disease，ILD）又称弥漫性肺实质性疾病（diffuse parenchymal lung disease，DPLD），是一组以弥漫性肺泡、肺实质炎症和肺间质纤维化为病理基础，以渐进性呼吸困难、限制性通气障碍和低氧血症为临床表现，弥漫性肺浸润阴影为影像学表现的不同种类疾病群的总称，病变不仅限于肺间质，还累及实质，弥漫分布于肺内。ILD 是不同疾病的症状群，有年龄相关性，如结节病、非特异性间质性肺炎等多发生于青或中年，而特发性肺纤维化（IPF）则多于 50 岁以后发病，2/3 的患者发病年龄在 60 岁以上，平均患病年龄是 66 岁。随着人口的老龄化，IPF 也将变成日益突出的影响老年患者身体健康的重要问题。对于老年 ILD 患者，其自身具有年龄大、基础病或者合并症多、合并用药多、临床表现特异性差以及检查或治疗耐受性差等特点，与青年患者有些不同之处（表 39-2）。因此，在进行老年 ILD 的诊治时必须考虑这些特点，进行综合性分析，达到减轻症状、避免副作用或并发症、改善生活质量等目的。

表 39-2　青年人与老年人间质性肺疾病的特点对比

	青年人	老年人
病种	结节病、组织细胞增多症、淋巴管肌瘤病、非特异性间质性肺炎、遗传因素导致的 ILD 多见	特发性肺纤维化多见
临床特点	表现典型，活动后呼吸困难、咳嗽多见，伴乏力，少发热	起病隐匿，表现不典型；合并高血压、糖尿病、冠心病者多，易误诊
影像学	因病种而异	IPF 多见蜂窝状和网状改变，并基线和胸膜下改变
肺穿刺	耐受	不耐受
肺功能	组织细胞增多症、淋巴管肌瘤病、非特异性间质性肺炎、结节病多无典型病变，多表现为气流受限、TLC 增加	受损者多见，典型表现包括：肺容积减少、弥散量下降、静态肺顺应性下降等
合并症	少	多，合并感染、COPD、肺气肿、糖尿病者多见
治疗效果	差	更差
预后	差	差

【病因】

目前 ILD 病因尚未完全明确，基本上有共同的两个病理过程：①肺泡腔、肺泡壁的炎症；②肺间质纤维化，初期病变，有炎症和免疫效应细胞参与，随着炎性 - 免疫反应的进展，肺泡壁、气道和血管最终都会发生不可逆的肺纤维化。从损伤到肺纤维化确切机制目前尚不明确。肺间质纤维化，导致肺泡气体交换功能丧失。

【临床表现】

1. 分类　目前 ILD 的分类多采用 2002 年由 ATS 和 ERS 推荐的分类（表 39-3）：第一类为已经找出病因的 ILD，如环境、职业因素或结缔组织病相关的 ILD 等。第二类为特发性间质性肺炎（IIP）；第三类为肉芽性 ILD，包括结节病、过敏性肺泡炎等；第四类为罕见的但具有临床病理学特征的间质性肺病，如肺淀粉样变、淋巴管平滑肌瘤病等。2013 年 AST 和 ERS 将 IIP 分三类（表 39-4）。

表 39-3 2002 年 ATS 和 ERS 推荐的 ILD 分类

已知原因的 ILD	特发性间质性肺炎（IIP）	肉芽肿性 ILD	其他的 ILD
与系统性疾病相关的 ILD（风湿病、血管炎、血管性疾病）；环境因素或药物所致的 ILD；有机、无机粉尘，药物		结节病 外源过敏性炎 韦格肉芽	淋巴管平滑肌瘤病 肺泡蛋白沉着症 肺淀粉样变

表 39-4 2013 年 AST 和 ERS 推荐的 IIP 分类

主要类型	罕见类型	不能分类
特发性肺纤维化（IPF）、非特异性间质性肺炎（NSIP）、呼吸性细支气管炎伴间质性肺病（RB-ILD）、脱屑性间质性肺炎（DIP）、隐源性机化性肺炎（COP）、急性间质性肺炎（AIP）	淋巴细胞性间质性肺炎（LIP）、特发性胸膜肺实质弹力纤维增生（IPPF）	

2. 症状和体征　大多数 ILD 起病较隐匿，进行性加重。主要表现为渐进性加重的劳力性呼吸困难、咳嗽，一般为干咳、少痰，胸痛、咯血少见，可以有乏力、消瘦、关节痛、发热等，晚期常发生以低氧血症为表现的呼吸衰竭。主要体征有呼吸运动减弱、双肺可闻及吸气末的细湿啰音或双下肺为著的爆裂音，也可见唇指发绀及杵状指（趾）等。老年 ILD 患者起病隐匿，表现不典型，当合并高血压、糖尿病、冠心病时，易误诊。

【辅助检查】

1. 影像学表现　胸部的影像学检查是 ILD 实用而有效的筛查手段，主要包括 X 线和 HRCT。X 线虽缺乏特异性，但可用于监测 ILD 患者的并发症。HRCT 特征性的表现结合相应的临床病史、体格检查可提示或支持某种特异性的临床诊断。

（1）X 线：对于所有疑似或明显 ILD 患者几乎都会做胸部 X 片，但胸部 X 线检查存在局限性，很难发现细微的肺间质性病变，一般只能看到 Kerley B 线、肺纹理增粗紊乱、严重者呈蜂窝状改变等，对 ILD 的整体敏感性很难衡量，有研究活检证实的 ILD 病例中至少有 10% 的胸片显示正常。但可使用胸片和肺功能，以记录病情程度的粗略变化。胸部 X 线检查可以检测到并发症（例如气胸，IPF 急性加重，感染，肺癌和心力衰竭）。老年人 ILD 的 X 线征象可能不典型，比如由于老年性肺气肿或 COPD 使肺体积无明显缩小、透亮度不减低等。

（2）HRCT：HRCT 常用于弥漫性肺疾病的诊断和鉴别诊断（特别是癌性淋巴管炎，特发性间质纤维化、肺气肿、支气管扩张等）。当出现典型 HRCT 表现时，HRCT 几乎可以代替进一步的病理学检查而作出明确诊断，被认为是目前诊断肺弥漫性病变的首选方法，可以分辨 ILD 的多种影像学表现。在 ILD 的诊断方面，HRCT 显著优于胸片。但它诊断准确性高度依赖于疾病。主要影像学表现为网状或线状影、结节影、囊状影、磨玻璃影、实变影等：①网状阴影：包括胸膜下弧线影、不规则线状影、不规则线状网状影，由细胞、液体或纤维组织引起的间质增厚所致。胸膜下弧形影为胸膜下 0.5cm 以内于胸壁内面弧线一致的曲线性影，病理基础支气管周围纤维性改变及周围肺泡萎缩，主要见于 IPF。不规则线状影，表现与胸膜面垂直的细线性影，以双下叶多见，为胸膜下小叶间隔增厚所致。不规则线状网状影，小叶内线、网状影，尤其多见于肺周围及基底部，是肺间质纤维化的特征，主要由增厚的小叶间质结构组成。②小结节状阴影：分实质性结节和间质性结节。实质性结节多为肺泡腔的填塞和肺泡腔内纤维化所致，CT 表现为边缘模糊且有逐渐融合成片状的趋势，但结节形态依然可辨，直径较大，常见于过敏性肺炎、闭塞性细支气管炎等。间质性结节为肺泡间隔增厚，结缔组织增生、纤维化形成，CT 表现为边缘锐利高密度影，边缘不融合，结节直径小于 5mm，多见于肉芽肿性疾病，如结节病、粟粒性结核、尘肺等。③胸膜下磨玻璃影：为均匀薄雾状高密度影，为非特异性病变，可见于感染、炎症、局灶性纤维化等。④网状结节影：指网络状形和小结节状形交织而成。⑤蜂窝肺改变：表现为小叶内间质增厚，小叶间隔增厚，蜂窝状阴影。但具体不同种类的 ILD 有不同的典型的影像学表现（表 39-5）。

表 39-5　特发性间质性肺炎关键诊断影像特征

特发性间质性肺炎	关键的诊断性影像学特征
特发性肺纤维化	蜂窝状和网状，并有基线和胸膜下改变
非特异性间质性肺炎	毛玻璃样阴影，网状影，和周围或支气管周围血管分布的牵引性支气管扩张，并先有基底改变
呼吸性细支气管炎相关间质性肺病	毛玻璃阴影，小叶中心、小叶上部叶多见
脱屑性间质性肺炎	周围毛玻璃样阴影与小的明确囊肿相关
隐源性机化性肺炎	片状、迁移性合并影，常与胸膜下，并伴磨玻璃影和环礁征
急性间质性肺炎	地图状分布的磨玻璃影（急性阶段）和巩固进展为牵引性支气管扩张（慢性期）
特发性淋巴样间质性肺炎	毛玻璃样阴影和支气管血管旁囊肿
特发性胸膜前纤维弹力纤维增生症	胸膜增生

2. 常规检测

（1）所有疑似 ILD 病例的初步检查应包括尿沉渣镜检，全血细胞计数，血清尿素，电解质和肌酐以及肝功能检查。其他检查包括自身抗体检测，血沉（ESR），C 反应蛋白（CRP），血清血管紧张素转换酶（ACE），肌酸激酶，尿钙，基线心脏检查和结核菌素试验等，根据临床情况而定，可用于鉴别诊断。所有检查的重要性必须根据临床评估和放射学来解释。

（2）肺功能用于评估疾病的严重程度：对于老年患者，肺功能测试异常者多见，因为老年人本身由于肺结构老化，肺实质及间质的构成物质发生改变，弹性回缩力减弱，气道容易阻塞，小气道阻力增加，顺应性减小，以及弥散功能减弱，肺功能受到影响。老年人若发生 ILD 则肺功能受到进一步损害。ILD 患者肺功能检查主要表现为限制性通气功能障碍和弥散功能降低，表现为肺活量和肺总量降低，呼吸浅快，主要为第 1 秒用力呼气量（FEV1）与用力肺活量（FVC）成比例下降，肺 CO 弥散量（DLCO）的下降，肺顺应性减低。组织细胞增多症 X、淋巴管肌瘤病、神经纤维瘤病和结节病，没有上述典型变化，以气道受限和 TLC 增加为主要表现。动态检测 FEV1、FVC 和 TLCO 等指标可对疾病的严重程度进行量化、监测疾病进展、预测死亡率。2008 年 ILD 指南中肺功能检测的建议摘要：①所有 ILD 患者都应该进行静息肺量测定和肺弥散功能测量，用于评估严重程度。②在 IPF 和纤维化 NSIP 中，TLCO 水平比其他静息肺功能变量更可靠地预测预后。TLCO 水平 <40% 预示纤维化 IIP 会进展。③在 IPF 中，FVC> 10% 或 TLCO> 15% 的患者在首 6~12 个月内死亡率较高。④ IPF 中，6 分钟步行试验的值的降低是比静息肺功能更强的预后决定因素，然而需要更多循证学证据。⑤评估 ILD 的严重程度时，最大运动数据相比于静息肺功能几乎没有差别，但它的值正常在排除临床上显著的弥漫性肺疾病是有用的。

（3）最大运动试验：最大运动试验比静息肺功能试验在检测 ILD 方面更敏感，尤其是肺泡 - 动脉氧气梯度的增加。但在临床实践中，运动试验多用于肺功能和胸部放射影像学正常但是临床症状明显的患者中。

3. 支气管肺泡灌洗（BAL）和经支气管肺活检（TBLB）　经支气管镜活检操作简便，安全性高，便于复查支气管肺泡灌洗液对回收液进行细胞分类以及有关生化或免疫学检查，对 ILD 诊断、鉴别诊断及疗效观察具有重要意义，但由于有时标本量太少，不能明确诊断。2008 年 ILD 指南指出如有需要，BAL 或 TBLB，应在开始治疗前进行。

（1）所有疑似感染，恶性肿瘤和少量 ILD 患者均应考虑 BAL。在这种情况下，BAL 可能是诊断性的。

（2）对于具有典型 IPF 临床特征和 HRCT 表现的患者，BAL 不需要作为诊断工具。

（3）在临床评估和 HRCT 扫描后诊断不确定的患者中，典型的 BAL 细胞概况可能使诊断过敏性肺炎或结节病的可信度更高。

（4）在诊断不确定和 BAL 被考虑的情况下，支气管肺泡灌洗应该在具有技术条件和专业知识的医院进行，并对 BAL 样本进行分析。

（5）所有接受 TBLB 的患者均应进行 BAL。

（6）TBLB 是可能患有 ILD 的患者的首选方案，其中小样本可能是诊断性的，特别是疾病涉及中心支气管。HRCT 应该用来指导活检部位。

（7）应该采取 4~6 个 TBLB 标本。

（8）在疑似结节病中，除 TBLB 外，还建议使用支气管内活检标本，因为它们常为阳性，发病率低，提高诊断量。

（9）不建议将 TBLB 作为疑似 IPF 病例的初步活检方法，在诊断罕见肺部疾病（肺泡蛋白沉积症除外）方面不可靠。

4. ILD 中的外科肺活检　如果临床、影像学、支气管镜结果都不特异，但临床高度怀疑 ILD 时，可用肺活检明确诊断。ILD 中肺的组织病理学呈现肺泡炎与肺间质纤维化，伴或不伴肉芽肿或血管炎。但对于老年人，多有糖尿病、肝硬化等多种合并症，需要根据患者情况权衡利弊再确定是否需要行活检。以下是 2008 年 ILD 指南对于肺活检的推荐：

（1）如有需要，应在开始治疗前进行手术肺活检。IPF 或其他间质性肺炎的可信病理诊断只能通过外科肺活检获得。在具有特征性 HRCT 和临床表现的情况下，可靠地进行 IPF 临床诊断。如果在可疑间质性肺炎的情况下进行手术活检，则必须从多个部位采集多于一个的活检标本，最好是从不同层面取的切片。

（2）胸腔镜（VATS）：比开胸肺活检在技术上更容易进行多肺叶肺活检。VATS 与开胸肺活检相比术后早期疼痛也较少。

（3）建议精确的活检部位以 HRCT 表现为基础。疑似 IIP 的患者，如果存在中度异常或相对正常的区域的话，应有针对性地确定 UIP 附近区域。

【诊断】

对于 ILD 患者来说，早期的诊断极为关键，但是通常由于早期患者没有明显的症状，加大了诊断的难度，基本是到晚期才能确诊，而这一时期处于不可逆的肺纤维化状态。

对于 ILD 并没有统一的诊断标准，过去认为是"金标准"的肺组织病理活检仍存争议。对于许多患者，特别是老年患者，病情过于严重而无法耐受肺组织活检，况且病理活检不能反映疾病的全部过程，故 2008 年 BTS 指南认为在这些影响因素下，肺组织活检不能作为一个"金标准"，但对于影像学不典型的患者，肺组织活检却是意义重大的。然而，如果不综合临床和影像学表现，肺组织活检可能会误导诊断。例如对于同时存在 UIP 和 NSIP 的过敏性肺炎（HP），其组织学表现可能不典型。结缔组织疾病可能表现为 UIP 但是其预后较 IPF 好。所以对于 ILD，应该采取由富有 ILD 诊断经验的肺病学专家、放射学专家、病理学专家之间多学科讨论（multi-disciplinary team，MDT），结合临床与影像学表现，肺组织病理活检来诊断。常规影像学检查（如胸片）对于 ILD 有一定提示作用，但是分辨率低，HRCT 可以大幅度提高了 ILD 患者早期诊断率，多为现在 ILD 患者的首选检查方法。影像学诊断不明时，多需借助活检或其他实验室检查等来明确诊断。MDT 已成为管理和指导治疗 ILD 的"金标准"和重要的一部分。对于老年 ILD，其诊断标准和诊断步骤也无特殊，但是在老年患者的间质性肺疾病的诊断中需要注意以下几点：①熟知老年的病理生理特点；②了解合并症情况：因为 >70 岁者，多肥胖，合并冠心病、肺功能重度障碍，手术危险性增加，因此严格掌握外科肺活检的适应证，权衡利弊，尤其是要对外科肺活检带来的确诊和对治疗的价值以及风险进行充分评估；③老年人与青年人相比较不能承受开胸肺活检可能带来的并发症等。而对于 IPF，2011 年 3 月，ATS/ERS/ 日本呼吸协会（JRS）/ 拉丁美洲胸协会（ALAT）在 *AMJ RespirCrit Care Med* 杂志联合发表了 IPF 诊治循证指南（简称新指南），新指南强调根据 HRCT 的 UIP 型特点可作为独立的 IPF 诊断手段，提出具备 UIP 典型 HRCT 表现的患者不必行病理活检，只需除外其他已知原因的 ILD；HRCT 表现为不符合 UIP 的患者，需进行外科肺活检，然后再结合其组织病理学及 HRCT 表现以明确诊断，新指南还明确指出对怀疑 IPF 的患者，行胸片检查意义不大，强调 MDT 在 IPF 诊断中的重要性，特别是在 HRCT 和病理组织学不一致的病例，MDT 将进一步增加正确诊断 IPF 的可能性。目前的 IPF 诊断标准为：①排除其他已知的间质性肺病（ILD）原因（例如家庭和职业环境暴露，结缔组织病和药物毒性）；②对于未做肺组织活检的患者，HRCT 表现为普通型间质性肺炎（UIP）；③对于做了肺组织活检的患者，应综合肺组织活检和 HRCT 表现。

【治疗】

目前，ILD 治疗方案暂不统一，老年人往往对治疗反应不佳，多采取综合治疗为主，以阻止疾病的发展、延长患者生存率、预防急性加重、减轻患者症状为目标，暂无任何治疗手段可以确切逆转或改变炎症及损伤的过程。对于已明确病因的 ILD 患者，首先应去除其病因及诱因，并且根据其不同的原发病给予相应的治疗，然后行综合性治疗。在开始治疗之前应仔细评估患者。所有患者均应有呼吸困难评分，肺功能检查，胸部 X 线片和胸部 HRCT 扫描。也可以考虑最大运动测试，例如 6 分钟步行试验。老年患者多合并感染、糖尿病、冠心病、肺气肿等基础疾病，治疗上应积极抗感染等针对并发症处理。ILD 的治疗方式有药物治疗、非药物治疗，目前指南没有找到足够的证据支持 IPF 患者使用任何特定的药物治疗，但是，一些药物的临床试验表明可能有益：

1. 药物治疗　主要包括激素、免疫抑制剂和细胞毒药物、免疫调节剂，还包括抗氧化剂、酪氨酸激酶抑制剂、抗纤维化药物、免疫调节剂、抗凝药、中成药等。药物可联合使用或单独应用，具体剂量和疗程应根据患者情况决定。

2011 年 IPF 指南指出：不建议 IPF 患者接受环孢素 A、秋水仙碱、皮质类固醇单药治疗、波生坦治疗、乙酰半胱氨酸单药治疗、联合使用皮质类固醇和免疫调节剂治疗；但大多数急性 IPF 急性加重的患者应接受皮质激素治疗；对于大多数患者，不推荐抗凝剂治疗、三联治疗（皮质类固醇激素，硫唑嘌呤和乙酰半胱氨酸联合治疗），但这些治疗可能是少数患者的合理选择；近年来抗纤维化药物酪氨酸激酶抑制剂（如尼达尼布、吡非尼酮）已用于临床，有研究表明使用者获得了较好疗效，可为 IPF 患者提供新的选择方案，列为在一定条件下推荐应用的药物之一。

2. 非药物疗法　包括分子靶向治疗、肺移植临床试验、肺长期氧疗、肺康复疗法、抗反流疗法、遗传学和基因组学治疗等，另外对症支持疗法和并发症治疗也是不可缺少的。

2011 年 IPF 指南指出：建议 IPF 患者和临床显著静息性低氧血症患者应接受长期氧疗；建议合适的 IPF 患者应进行肺移植；大多数因 IPF 导致呼吸衰竭的患者不应接受机械通气，但机械通气可能是少数患者的合理干预；大多数 IPF 患者应接受肺康复治疗，但肺功能康复在少数情况下可能是不合理的。与 IPF 经常相关的并发症和合并症：包括 IPF 急性加重、肺动脉高压、胃食管反流病、肥胖、肺气肿和阻塞性睡眠呼吸暂停。目前没有关于 IPF 患者进行肥胖，肺气肿和阻塞性睡眠呼吸暂停治疗方面的建议。

3. IPF 患者的肺移植转诊　对于合适的 IPF 患者应进行肺移植，但 IPF 患者的肺移植转诊有一定指征，一般不包括 65 岁以上和（或）伴有显著合并症的患者。如果患者处于疾病晚期（TLCO<40% 预测）或预后差（FVC 在 6~12 个月下降 >10% 或 6 个月随访期间 FVC 下降 >15%），应向移植中心转诊。

【康复】

ILD 患者临床上多表现为活动性呼吸困难和进行性加重，活动耐力下降是 ILD 患者常见的临床特征之一，可导致患者日常活动能力的下降，影响患者的生活质量。安全、适当的康复运动训练可增加患者肺容积、改善肺局部血液供应和肺弥散功能，增加患者运动耐受能力，提高患者的运动能力，改善呼吸困难症状和生活质量。主要包括：

1. 运动训练　包括全身耐力训练、局部肌肉训练。运动方式有散步、快走、慢跑、爬楼梯、骑自行车等，3~5 次 / 周，以运动后患者不出现明显气促或剧烈咳嗽为宜；

2. 呼吸肌训练　腹肌训练、吹气球、吹蜡烛、缩唇 – 膈式呼吸、全身性呼吸操等。

（王丽静）

参 考 文 献

1. 刘青,辛玉静.间质性肺疾病的研究进展.医学理论与实践,2017,30(14):2056-2057.

2. Travis WD,Costabel U,Hansell DM,et al.An official Ameri-can Thoracic society/European Respiratory Society statement:Update of the international multidisciplina classification of the idiopathic interstitial pneumonias.AJR,2013,188(6):733-748.

3. 王文献.肺间质性病变的影像学诊断和进展.中华肺部疾病杂志,2012,5(6):543.

4. Michael A.Kadoch.Idiopathic Interstitial Pneumonias:A RadiologyPathology Correlation Based on the Revised 2013 American Thoracic Society-European Respiratory Society Classification System.Curr Probl Diagn Radiol,2015,44:15-25.

5. Cottin V,Crestani B,Valeyre D,et al.Diagnosis and management of idiopathic pulmonary fibrosis:French practical guidelines. European Respiratory Review,2014,23(132):193.

6. Raghu G,Collard HR,Egan JJ,et al.An official ATS/ERS/JRS/ALAT statement:idiopathic pulmonary fibrosis:evidence-based guidelines for diagnosis and management.American Journal of Respiratory & Critical Care Medicine,2012,183(6):788.

7. 王云兵.间质性肺疾病的诊治新进展.现代医药卫生,2016,32(15):2371-2373.

第四节 肺   炎

老年肺炎（senile pneumonia）主要是指老年人（>65 岁）终末气道、肺泡和肺间质的炎症，可由病原微生物、理化因素、免疫损伤、过敏及药物所致。细菌性肺炎是老年肺炎最常见的类型，也是老年人群中最常见和最重要的感染性疾患，占老年感染性疾病的 54%。在抗菌药物应用以前，细菌性肺炎对老年人的健康威胁极大，抗菌药物的出现及发展曾一度使肺炎病死率明显下降。但近年来，尽管应用强力的抗菌药物和有效的疫苗，肺炎总的病死率不再降低，甚至有所上升。发病率和病死率高的原因与社会人口老龄化、吸烟、伴有基础疾病和免疫功能低下有关，如慢性阻塞性肺病、心力衰竭、肿瘤、糖尿病、尿毒症、神经疾病、药瘾、嗜酒、艾滋病、久病体衰、大型手术、应用免疫抑制剂和器官移植等。此外，亦与病原体变迁、医院获得性肺炎发病率增加、病原学诊断困难、不合理使用抗菌药物导致细菌耐药性增加等有关。然而由于老年肺炎起病隐匿，临床症状不典型，合并慢性基础疾病多，故多数病例易误诊为其他疾病，并且老年人机体抵抗力下降，重要脏器功能逐渐衰退，对药物的吸收、代谢、分布、作用与青壮年不同，此外老年肺炎经常参与其他危重晚期疾病的终末结局，所以老年肺炎的防治，必然越来越受到广大临床医师的关注。

【病因】

1. 老年人易患肺部感染的危险因素

（1）呼吸道组织结构退行性变：正常的呼吸道免疫防御机制（支气管内黏液-纤毛运载系统、肺泡巨噬细胞等细胞防御的完整性等）使气管隆凸以下的呼吸道保持无菌。是否发生肺炎决定于两个因素：病原体和宿主因素。如果病原体数量多，毒力强和（或）宿主呼吸道局部和全身免疫防御系统损害，即可发生肺炎。老年人由于上呼吸道黏膜和腺体萎缩，黏液、唾液分泌减少，黏膜-黏液系统的防御功能下降，病原体易在上呼吸道定植并且繁殖，成为老年肺炎发生的病原学条件。老年人喉头反射与咳嗽反射减弱等，导致上呼吸道保护性反射减弱，病原体容易进入下呼吸道；骨质疏松，脊柱后凸和肋软骨钙化，肋间肌和辅助呼吸肌萎缩，胸廓活动受限，并由扁平胸变为桶状胸，使肺通气功能下降；小气道周围弹力纤维减少，管壁弹性牵引力减弱，致使小气道变窄、塌陷，气道阻力增加。这些结构和功能的改变均影响异物和分泌物的排出，易导致感染。病原体可通过下列途径引起肺炎：①空气吸入；②血行播散；③邻近感染部位蔓延；④上呼吸道定植菌的误吸。肺炎还可通过误吸胃肠道的定植菌（胃食管反流）和通过人工气道吸入环境中的致病菌引起。

（2）合并多种慢性基础疾病：老年人常合并有多种内外科疾病，各器官功能衰退、营养缺乏状态等，易于导致老人的肺部感染率和病死率增加。临床观察发现，几乎所有老年肺炎患者患有一种或多种基础疾病，如神经系统疾病、糖尿病、慢性支气管炎、充血性心力衰竭、恶性肿瘤等。慢性基础疾病是老年肺炎重要的危险因素，通常情况下多种基础疾病也是在老年肺炎的诊断和治疗中具有挑战性的临床问题。①脑卒中：脑卒中后部分患者出现意识障碍，咳嗽反射消失或减弱。患者咳嗽、咳痰无力或痰液黏稠不易咳出；部分患者出现延髓性麻痹，吞咽障碍，经常发生误吸。②糖尿病：血糖过高使血浆渗透压升高，可抑制白细胞的吞噬功能，影响抗体的形成，导致呼吸道局限性免疫功能缺陷，不利于细菌的杀灭清除，且糖尿病时微循环障碍致肺毛细血管床缩减，肺内营养状况降低。糖尿病患者神经损害所致咳嗽反射抑制，反复感染致黏膜纤毛系统异常。③慢性支气管炎：慢性支气管炎患者纤毛柱状上皮鳞状化生，黏液腺体增多，炎症破坏管壁的平滑肌和软骨，造成管壁塌陷，使分泌物增多且不易排出，细菌易于繁殖。此外老年人胃肠道消化吸收功能的下降，消化酶分泌减少，影响营养的吸收，影响了患者的营养状况。且老年肺炎起病急骤，病情重，病后大多食欲不振，食物及水摄入量严重不足，患者处于营养不良状态，而感染又进一步促进营养消耗，两者形成恶性循环。

（3）免疫力减弱：老龄化带来的免疫老化也促进了老年人呼吸道感染的发生。胸腺退化、胸腺激素减少，老年人的巨噬细胞吞噬、趋化性和中性粒细胞杀菌作用等非特异性免疫反应低下，而通过淋巴细胞实现的特异性免疫反应更差。表现为 T 细胞减少及 IL-2 低下、NK 细胞增加以代偿地维持免疫功能，B 细胞亦减少，但 IgG 及 IgA 增加，唯补体系统改变不大，即体液性免疫相对稳定。所以，从肺泡防御角度而论，老龄人对受细胞性免疫制约的病毒、真菌及原虫以及细胞内寄生菌如结核分枝杆菌、军团菌和衣原体等的抵抗力均将降低。上述各种全身或局部的免疫功能障碍均可使老年肺炎的发病率进一步增高。

（4）其他因素：长期吸烟，各器官功能下降，御寒能力降低，容易受凉感染，加之行动障碍，长时间卧床，睡眠障碍而长期使用安眠药等均可增加老年人肺炎的易感性。

2. 老年肺炎的病因学特点 老年肺炎按照解剖学分为小叶性肺炎、大叶性肺炎、间质性肺炎；按照患病环境分为社区获得性肺炎（community acquired pneumonia，CAP）、医院获得性肺炎（hospital acquired pneumonia，HAP）；按照病因分为细菌性肺炎、病毒性肺炎、真菌性肺炎、非典型病原体所致肺炎、其他病原体所致肺炎及理化因素所致肺炎等。其中感染性肺炎的病原体中细菌占主要地位。老年肺炎病原菌的分布常与儿童和中青年有所不同，且受生活环境和机体状态的影响很大。

（1）老年社区获得性肺炎（CAP）：其病原分布在不同国家和地区差异很大，常见病原体为肺炎链球菌、流感嗜血杆菌、需氧革兰阴性杆菌、金黄色葡萄球菌、卡他莫拉菌、非典型致病菌等。肺炎链球菌和流感嗜血杆菌是老年 CAP 最常见的致病菌（占 50%~70%）；而革兰阴性杆菌（如肺炎克雷伯杆菌、铜绿假单胞菌、阴沟肠杆菌、大肠埃希菌等）和金黄色葡萄球菌在老年 CAP 中所占比例较少，但比青年人多见。也有学者认为，目前老年 CAP 感染已改变为革兰阴性杆菌感染为主，肺炎链球菌已不再是老年 CAP 的主要致病菌。非典型致病菌如肺炎支原体，嗜肺军团菌，肺炎衣原体在老年肺炎中也很常见。其共同特点是对 β- 内酰胺类抗生素均不敏感。近些年来非典型病原体，如肺炎支原体、肺炎衣原体、嗜肺军团菌等引起的 CAP 逐年增加，引起了人们的重视。对非典型病原体在老年 CAP 中的地位，各种报道说法不一。一般认为，肺炎支原体和肺炎衣原体在老年人和年轻人之间没有明显区别，但嗜肺军团菌更易发生于老年人和免疫力低下者，且多为重症 CAP，病死率较高。

（2）老年医院获得性肺炎（HAP）：革兰阴性杆菌是老年 HAP 最主要的致病菌，其中以铜绿假单胞菌和肺炎克雷伯杆菌最常见，其次为不动杆菌属、肠杆菌属、大肠埃希杆菌、流感杆菌等，金黄色葡萄球菌、肺炎链球菌和厌氧菌也比较多见。口咽部革兰阴性杆菌的寄植是 HAP 重要的危险因素，寄植率与住院时间和疾病的严重程度相关。其主要病原菌的特点如下：①铜绿假单胞菌：常见于气管插管或气管切开后的患者，以及长期应用抗生素、皮质激素和营养不良者。②流感杆菌：多见于早发的 HAP 和未使用过抗生素治疗的患者。③金黄色葡萄球菌：见于糖尿病、外伤、昏迷、肾功能衰竭、近期流感、已使用过多种抗生素（多为耐甲氧西林金黄色葡萄球菌感染）。

（3）混合细菌感染和耐药菌株感染在老年肺炎多见。如耐青霉素肺炎链球菌（PRSP），青霉素中介耐药肺炎链球菌（PISP），耐青霉素 G 金黄色葡萄球菌，耐甲氧西林金黄色葡萄球菌（MRSA），耐甲氧西林凝固酶阴性葡萄球菌（MRCNS）后者主要为耐甲氧西林表皮葡萄球菌（MRSE）以及耐 β- 内酰胺酶的革兰阴性杆菌等。汇总国内 20 世纪 90 年代中期，北京、上海、广州、武汉等地的监测资料，MRSA 占金黄色葡萄球菌的 35.28%，MRCNS 占凝固酶阴性葡萄球菌的 49.24%，且仍在持续缓慢增长，尤其是在老年 HAP 中比率更大。

（4）超广谱耐药菌株感染：近年来三代头孢和广谱 β- 内酰胺类抗生素的广泛应用，在长期住院及反复用药或中性粒细胞减少，免疫功能低下的老年下呼吸道感染患者的痰中，经常发现产超广谱 β- 内酰胺酶（extended-spectrum β-lactamases，ESBLs）的菌株。此外，超广谱耐药菌株亦可产生 Buch2 组 β-内酰胺酶，由 AmpC 基因编码为染色体介导，又称作 AmpC 酶，通常存在于肠杆菌科的肠杆菌属，弗劳地枸橼酸杆菌，黏质沙雷菌，莫根菌属，普鲁维登菌属和酮绿假单胞菌属。此外部分 AmpC 酶为质粒介导，常见于大肠埃希菌和肺炎克雷伯菌。上述两种超广谱耐药菌株对 2、3 代头孢霉素及头霉素，氨曲南以及酶抑制剂均不敏感，成为抗生素治疗中的瓶颈。

（5）厌氧菌感染：老年尤为多见。厌氧菌感染多见于有误吸倾向的患者，常伴有神经系统疾病，神志改变、吞咽障碍或应用镇静安定剂等情况。因为在吞咽障碍或熟睡时，咽部过多的厌氧菌极易吸入下呼吸道，此外，老年肠道慢性炎症或女性生殖道感染时在病灶中的厌氧菌，常可循血行播散引起肺炎。

（6）老年人属于免疫功能较低的人群，故一些条件致病菌、白色念珠菌、多种混合菌易引发肺炎。尤以 HAP，ICU 病房患者或接受机械通气的危重老人常见。

（7）病毒感染常为老年肺炎的先导，也可直接引起老年病毒性肺炎。临床常见到的病毒有：流感病毒、鼻病毒、单纯疱疹病毒、腺病毒、呼吸道融合胞合病毒等。

【病理】

病原体直接抵达下呼吸道后繁殖，引起肺泡毛细血管充血、水肿，肺泡内纤维蛋白渗出及细胞浸润。除了金黄色葡萄球菌、铜绿假单胞菌和肺炎克雷伯杆菌等可引起肺组织的坏死性病变易形成空洞外，肺炎治愈后多不遗留瘢痕，肺的结构与功能均可恢复。此外，老年肺炎具有一些特殊的病理学特点，老年人肺组织的基础病变十分复杂，老年人可能合并慢性支气管炎、肺气肿、支气管扩张、陈旧性肺结核等疾患。慢性支气管炎时管壁周围炎细胞浸润、纤维增生，破坏了管壁的平滑肌和软骨，造成管壁塌陷、管腔不规则，腔面弯曲、折叠、狭窄或者扩张，使支气管丧失排除分泌物的能力，而纤毛柱状上皮细胞失去纤毛，甚至化生成鳞状上皮失去了摆动能力即清除异物的功能，加上黏液腺体增多、痰液黏稠，分泌物不易排出，为细菌停留繁殖创造了有利条件。肺气肿时肺泡膨胀、肺泡壁弹力纤维断裂，呼气时肺泡失去弹性回缩功能，肺泡壁增厚，增加了气体交换障碍。部分老年人有大小不等的肺纤维化病灶，纤维化病灶即是肺内瘢痕，一旦肺内出现机化或者纤维化就意味着该部位失去了肺功能。其他肺外疾病如高血压、糖尿病引起血管病变，导致肺内血管壁增厚、管腔狭窄、血流减少，肺内通气血流比值下降和肺内营养状况降低。上述这部分老年人都是肺炎易感人群，而且一旦发生炎症，常常不容易吸收消散，病理上不能彻底痊愈，常留下一些痕迹如纤维化、机化等，使原来的病变加重。

【临床表现】

1. 临床表现不典型　老年肺炎起病隐匿，常缺乏发热、咳嗽、咳痰等典型肺炎症状。患者最常表现为健康状况逐渐恶化，包括食欲减退、厌食、倦怠、尿失禁、头晕、急性意识模糊、体重减轻、恶心、呕吐、腹痛、腹泻、精神萎靡或跌倒等非特异性症状。心动过速、呼吸急促常常是老年肺炎的早期表现；另一方面则表现为基础疾病的突然恶化或恢复缓慢，如心力衰竭在适当治疗中再次加重。老年肺炎缺乏典型体征：极少出现典型肺炎的语颤增强，支气管呼吸音等肺实变体征。可出现脉速、呼吸快、呼吸音减弱、肺底部可闻及湿啰音，但易于与并存的慢性支气管炎、心衰等相混淆。有时因患者症状不典型，肺部体征无特异性，医生缺乏经验而造成漏诊或误诊，导致老年肺炎的早期确诊率低于非老年组。

2. 发病迅速，病情恶化较多见，更易发生呼吸衰竭　呼吸系统解剖生理退化改变是老年人呼吸衰竭发病率高的基础。如同样的病原体、相同部位及范围的肺部感染，老年患者较非老年患者更易并发呼吸衰竭。特别是高龄患者，急性呼吸衰竭常是肺部病变的首发症状。

3. 并发症多　老年患者重要器官储备功能差，易合并各种并发症。最常见并发呼吸衰竭和心力衰竭，尤其已经有缺血性或高血压性心脏病的患者，心律失常颇常见。约 1/3 老年肺炎患者特别是年龄 >85 岁的患者易于并发急性意识障碍和精神障碍，如谵妄等。其他如酸碱失衡、水电解质紊乱、消化道大出血、急性心梗及多器官功能衰竭常见。

【辅助检查】

1. 血常规　多数老年患者血白细胞计数可在正常范围内，或仅有中性粒细胞偏高。因此，老年患者仅凭有无血象的升高来判断感染程度的轻重是不可靠的。

2. 痰培养　老年人较青壮年口咽部定植的革兰阴性杆菌增加。长期卧床、生活难以自理者口腔卫生状况差，口咽部细菌包括厌氧菌进一步增加，导致老年人咳痰标本细菌学检查的诊断价值进一步降低。加之，老年人常常无力咳嗽或者咳嗽反射减弱，很难获取来自下呼吸道的合格标本。即使某一次痰培养结果阳性，也很难鉴别是致病菌、定植菌还是污染菌。

3. 影像学　老年肺部感染的胸片或 CT 表现可呈多样性，缺乏特异性，多数病例胸片表现为肺纹理增多紊乱，沿肺纹理分布的小斑片状模糊影，密度不均，而典型的大叶性肺炎少见。也有些患者入院时胸部 X 线片显示两肺野清晰，24 小时后才出现浸润影。这是疾病发展的过程，但也有人认为与入院后给予输液和水化有关。老年人的一些常见疾病，如充血性心力衰竭、肺栓塞、肺不张、COPD、肺癌等，可以在胸部 X 线片上出现与肺炎相似的改变，易误诊为肺部感染。应详细询问病史和认真体格检查，并与既往胸片或 CT 相比较，动态观察影像学的变化。

【诊断与鉴别诊断】

老年肺炎的诊断流程

（1）确定肺炎的诊断是否成立：老年人肺炎的诊断同《中国成人社区获得性肺炎诊断和治疗指南（2016 年版）》中的标准。但应注意：胸部 X 线检查虽然传统上被认为是肺炎诊断的"金标准"，但在老年肺炎感染的早期、脱水状态和白细胞减少症的患者，X 线可表现为相对正常；COPD 和肺大疱的患者常无肺炎的典型表现；合并肺间质纤维化、ARDS 或充血性心衰时，肺炎难以与基础疾病相鉴别；痰液检查在老年肺炎诊断中的作用存在争议，因痰涂片和培养易受定植菌污染，特异性较差。经支气管镜的侵袭性检查虽然提高了检查的特异性，但存在安全性、操作困难和价格等问题。血培养对于住院患者应作为常规检查。血常规、生化检查和血气分析等有利于对疾病严重程度和预后进行判断。

（2）评价肺炎严重程度：病情评估对老年肺部感染十分重要。美国感染疾病协会/美国胸科协会（IDSA/ATS）重症肺炎的诊断标准是：主要标准：需要有创机械通气；感染性休克需要血管收缩剂治疗。次要标准：呼吸频率 $\geq$ 30 次/分；氧合指数（PaO_2/FiO_2）$\leq$ 250；多肺叶浸润；低体温（T<36℃）；白细胞减少（WBC<4.0×10^9/L）；血小板减少（血小板 <10.0×10^9/L）；低血压，需要强力的液体复苏；意识障碍/定向障碍；氮质血症（BUN $\geq$ 20mg/dl）。符合 1 项主要标准或 3 项次要标准以上者可诊断为重症肺炎，考虑收入 ICU 治疗。

（3）判断致病菌和其是否存在多重耐药菌（multi-drug resistence，MDR）：治疗前分析最可能的致病菌，尤其 MDR，对初期经验性治疗十分重要。可以根据全国或地区细菌监测数据，结合本单位的观察以及患者个体的情况（危险因素）判断致病菌。如 65 岁、3 个月内应用过 β- 内酰胺类抗生素、酗酒者、免疫抑制性疾病及多种并发疾病是老年人感染耐甲氧西林的肺炎链球菌（PRSP）的危险因素；而养老院的老年人、患有心脏病、多种并发病及最近用过抗菌药者具有感染肠杆菌科细菌的风险；铜绿假单胞菌感染的危险因素包括结构性肺疾病（支气管扩张）、激素治疗（泼尼松 >10mg/d）、广谱抗菌药治疗 >7 天及营养不良等；老年肺部感染多合并有吸入因素，60% 以上存在误吸，特别是因中枢神经系统疾患导致吞咽功能障碍的患者。HAP 患者感染多重耐药的危险因素包括：3 个月内使用过抗菌药物、住院 $\geq$ 5 天、在社区或医院病房中存在高频率耐药菌、有免疫抑制性疾病和（或）使用免疫抑制剂治疗以及具有以下各种基础疾病：昏迷、心力衰竭、糖尿病、肾功能不全、肿瘤、营养不良等、长期住院、使用了各种医疗器械，如插管和中心静脉置管等根据重要的相关病史，典型的临床表现及体征结合实验室检查和 X 线影像，一般确立诊断并不困难。肺炎链球菌肺炎 X 线胸片多为叶、段性肺实变，痰涂片为革兰阴性，成对排列的双球菌多见。军团菌肺炎胸片为片状阴影，双肺呈浸润性病变，病情较重，常并发消化神经系统等肺外症状。一般 β- 内酰胺类抗生素医治无效。金黄色葡萄球菌肺炎为较大片肺实变，可有肺空洞，咳黄色脓痰，涂片可见成堆革兰阳性球菌，在白细胞胞质内，可见被吞噬的细菌，病程较长。克雷伯菌肺炎胸片与干酪肺炎相似，有大片坏死和肺空洞，常咯血，痰呈半胶冻状，痰涂片可见革兰阴性短粗的荚膜杆菌，病程长，病情重。病毒性肺炎多发于冬春季节，暴发或散发流行，CT 显示间质性肺炎征象，白细胞正常，起病急，发热，头疼，全身酸痛，倦怠症状较突出。老年人偶可发生重症病毒肺炎。但缺乏胸部体征，确诊有赖病原学检查和血清学检查。

【治疗】

一旦确诊老年肺炎即应住院治疗。老年肺炎的抗菌治疗，原则上仍遵守"早期"、"适当"、"足量"、"短程"原则，并根据药敏结果及时调整用药。需要注意给药方式，老年人由于胃动力减弱、胃酸减少而影响口服药物吸收，因此宜选择静脉滴注或肌内注射的方法给药。由于老年人常伴多系统基础疾患，选用抗生素时，应注意药物的毒副作用并个体化用药，如氨基糖苷类抗生素和大部分头孢菌素是从肾脏排泄，故肾功能减退的患者应慎用；头孢哌酮、大环内酯类抗生素等从肝脏清除，有肝功能损害的患者应慎用；合并心力衰竭的患者，应控制输液量；合并基础疾病的患者，多有长期用药史，选择抗生素时应注意对基础疾病的影响，以及与其他药物的相互作用。因此，对于老年肺炎患者，如果能确定病原体，则针对性治疗；如果不能确定病原体，则尽量选择抗菌谱广、耐药少、作用快、毒性小、排泄快的抗生素，治疗时充分考虑致病菌的种类和血药浓度与不良反应。

1. 早期适当治疗　老年肺炎以混合感染多见，常有耐药菌，治疗必须及时，任何延误都可能是致命的。有研究表明，就诊 8 小时内开始抗菌药物治疗可降低老年肺炎 30 天的病死率，8 小时后，每延长 1 小时都会增加病死率。大量研究表明，起始抗生素治疗是否适当是决定预后的关键因素。国内外已有多项研究显示，初始不适当的抗生素治疗会增加抗生素的耐药性、延长住院时间和住院费用，并增加患者的院内死亡率。

2. 分析最可能的致病菌，重点考虑 MDR，采取经验性治疗　研究发现，既往使用过抗生素及其种类与细菌耐药性显著相关。长时间多种广谱抗生素应用可以改变患者正常微生物的寄生，杀死敏感的非致病菌，导致 ESBL 和（或）MRSA 的出现，而老年患者，免疫力低下，常常不能有效清除这些致病菌，致使 MDR 的感染率和病死率明显增加。

老年 CAP 与青年患者在致病菌、病情特点、身体状况等方面存在很大差异。对老年人 CAP 患者的初始经验性抗感染治疗的建议为：①第二代头孢菌素（头孢呋辛、头孢丙烯、头孢克洛等）单用或联用大环内酯类；② β- 内酰胺类 /β- 内酰胺酶抑制剂（如阿莫西林 / 克拉维酸、氨苄西林 / 舒巴坦）单用或联用大环内酯类；③呼吸喹诺酮类。

HAP 与 CAP 略有不同，其发病机制复杂、病原谱广、耐药菌多、病原学诊断困难，抗菌治疗效果多不尽人意。HAP 的最初经验性治疗，分为两类：①无多重耐药已知危险因素的、早发的、任何严重程度的肺部感染，可能病原体为肺炎链球菌、嗜血流感杆菌、甲氧西林敏感金黄色葡萄球菌（MSSA）和敏感的肠道革兰阴性杆菌（大肠埃希菌、肺炎克雷伯杆菌、变形杆菌和沙质黏雷杆菌），ATS 推荐使用头孢曲松；或左氧氟沙星、莫西沙星、环丙沙星；或氨苄青霉素加舒巴坦；或厄他培南。②对晚发的、有多重耐药危险因素的所有重症肺炎：常为多重耐药的铜绿假单胞菌、产 ESBL 的肺炎克雷伯杆菌和不动杆菌感染，ATS 推荐采用有抗铜绿假单胞菌活性的头孢菌素（或碳青霉烯类），或 β- 内酰胺类 /β- 内酰胺酶抑制剂联用有抗铜绿假单胞菌活性的氟喹诺酮类，或氨基糖苷类；MRSA 所致重症肺炎采用万古霉素或者利奈唑胺；军团菌所致重症肺炎采用大环内酯类或氟喹诺酮类。如果分离到产 ESBL 肠杆菌科细菌，则应避免使用第 3 代头孢菌素，最有效的药物是碳青霉烯类；铜绿假单胞菌感染推荐联合用药，单药治疗易发生耐药；对不动杆菌最具抗菌活性的是碳青霉烯类、舒巴坦、黏菌素和多黏菌素；厌氧菌感染在老年肺部感染中常见和具有独特性，对有隐性吸入者，应考虑覆盖这类细菌。

3. 足够合理剂量和恰当的治疗疗程　老年肺部感染的抗生素治疗也需要使用合理剂量，以保证最大疗效，防止耐药菌产生。治疗剂量不足不但不能杀灭细菌，导致临床治疗失败，而且还诱导耐药菌的产生；目前全球已达成共识，HAP 除铜绿假单胞菌外，恰当的初始治疗应努力将疗程从传统的 14~21 天缩短至 7 天。

4. 重视合并症的治疗　对伴发的基础疾病如糖尿病、心力衰竭、冠心病、心绞痛和心律失常等应同时积极治疗。长期卧床患者应注意下肢静脉血栓形成或肺栓塞的发生。

【康复】

老年肺炎的早期康复治疗十分重要。

1. 心理治疗　老年肺炎患者易合并多种慢性疾病，由于长期慢性疾病的折磨，患者心情焦虑抑郁，往往不配合治疗。医护人员应热情、耐心地对患者进行思想疏导，消除患者的不良情绪，树立康复信心。

2. 改善治疗环境　由于老年肺炎患者常伴有脱水、呼吸道干燥、痰液黏稠不易咳出，所以保持室内空气新鲜、湿润十分重要。在心功能正常情况下，每天液体量保持在 2000~2500ml 之间，有利于痰液排出。

3. 体位排痰　老年肺炎患者由于长期卧床，加之吞咽、咳嗽反射功能的受损，无力咳嗽。或易吸入口腔分泌物、食物等，使肺炎加重，痰液淤积，不利炎症吸收。应定期翻身，改变体位，鼓励患者深呼吸，加大肺活量，并拍打后背，促进痰液排出。

4. 营养支持治疗　老年肺炎由于感染、发热、呼吸衰竭的存在，机体代谢率增加，氮呈负平衡状态，为增强抵抗力机体需要新的蛋白质合成，以支持巨噬细胞、淋巴细胞活力，以及加速内脏蛋白合成、白细胞增加及增加酶活性、C 反应蛋白、免疫球蛋白及补体的合成，故老年肺炎患者能量及蛋白质的需求增加。且老年人严重基础疾病多，易出现严重营养不良，营养不良使患者的呼吸肌收缩功能、肺功能、免疫功能等严重受损，致使感染加重，是老年肺炎难治和加重的重要原因。营养状态直接影响患者的预后，因此老年肺炎的综合救治中，营养的补充是不容忽视的。对于不能进食、昏迷的患者应鼻饲给予充分的高热量、高蛋白、高维生素饮食，酌情给予静脉营养。

（何白梅）

参 考 文 献

1. Charles PG, Davis JS, Grayson ML.Rocket science and the Infectious Diseases Society of America/American Thoracic Society (IDSA/ATS) guidelines for severe community-acquired pneumonia.Clin Infect Dis, 2009, 48 (12): 1796-1797.

2. 中华医学会呼吸病学分会. 中国成人社区获得性肺炎诊断和治疗指南 (2016 年版). 中华结核和呼吸杂志, 2016, 39 (4): 253-279.

3. Marrie TJ, File TM Jr.Bacterial Pneumonia in Older Adults.Clin Geriatr Med, 2016, 32 (3): 459-477.

4. Teramoto S, Yoshida K, Hizawa N.Update on the pathogenesis and management of pneumonia in the elderly-roles of aspiration pneumonia.Respir Investig, 2015, 53 (5): 178-184.

第五节　肺　栓　塞

肺栓塞（pulmonary embolism，PE）是以各种栓子阻塞肺动脉系统为其发病原因的一组疾病或临床综合征的总称，包括肺血栓栓塞症（pulmonary thromboembolism，PTE）、脂肪栓塞综合征、羊水栓塞、空气栓塞等。

PTE 是来自静脉系统或右心的血栓阻塞肺动脉或其分支所致的疾病，以肺循环和呼吸功能障碍为其主要临床表现和病理生理特征。PTE 为 PE 最常见的类型，占 PE 中的绝大多数，通常所称的 PE 即指PTE。引起 PTE 的血栓主要来源于深静脉血栓形成（deep venous thrombosis，DVT）。DVT 与 PTE 实质上为一种疾病过程在不同部位、不同阶段的表现，两者合称为静脉血栓栓塞症（venous thromboembolism，VTE）。

急性肺栓塞造成肺动脉较广泛栓塞时，可引起肺动脉高压，至一定程度导致右心失代偿、右心扩大，出现急性肺源性心脏病。肺动脉发生栓塞后，若其支配的肺组织因血流受阻或中断而发生坏死，称为肺梗死（pulmonary infarction，PI）。由于肺组织的多重供血和供氧机制，PTE 中仅约有 15% 发生 PI。

PTE 的发病率和死亡率均随年龄的增加而增加。老年人群是 PE 的高危人群，但由于老年 PTE 患者往往伴有慢性阻塞性肺疾病、冠心病、脑血管疾病等基础疾病的临床表现，常存在与 PTE 类似的临床表现和实验室检查异常，致使 PTE 的诊断困难，漏诊率、误诊率、病死率均较高。如能早期诊断，并给予及时科学规范化的治疗可明显降低病死率。

【危险因素】

DVT 和 PTE 具有共同的危险因素，即 VTE 的危险因素，包括任何可以导致静脉血液淤滞、静脉系统内皮损伤和血液高凝状态的因素。危险因素包括原发性和继发性两类。

1. 原发性危险因素　由遗传变异引起，包括 V 因子突变、蛋白 C 的缺乏、蛋白 S 缺乏和抗凝血酶缺乏等，常以反复静脉血栓形成和栓塞为主要的临床表现。如患者，特别是 40 岁以下的年轻患者无明显诱因反复发生 DVT 和 PTE，或发病呈家族聚集倾向，应注意做相关原发性危险因素的检查。

2. 继发性危险因素　指后天获得的易发生 DVT 和 PTE 的多种病理和病理生理改变。包括骨折、创伤、手术、恶性肿瘤和口服避孕药等。上述危险因素既可以单独存在，也可以同时存在并发挥协同作用。

年龄是独立的危险因素，其原因尚不明确。多数学者认为与老年人体力活动减少、肌张力减低、基础疾病增加及血管内皮功能减弱等因素有关。PTE 临床可能性评估常用的评分方法有加拿大的 Wells 评分和修正的 Geneva 评分，其中修正的 Geneva 评分指由年龄 >65 岁加一分。

【病理和病理生理】

引起 PTE 的血栓可以来源于下腔静脉径路、上腔静脉径路或右心腔，其中大部分来源于下肢深静脉，特别是从腘静脉上端到髂静脉段的下肢近端深静脉（占 50%~90%）。肺血栓栓塞症可以发生于单侧，也可以发生于双侧，后者多于前者，右肺多于左肺，下肺多于上肺，发生于肺动脉主干较少。肺内可见新鲜血栓和陈旧血栓，大小不等。可见血栓机化和血管内膜偏心性纤维化，也可见血管腔内纤维间隔形成，隧道样再通。肺血管中层多正常，或见轻度增厚。

肺血栓栓塞症所致病理生理改变及其严重程度受多种因素影响，包括栓子的大小和数量、多次栓塞的间隔时间、是否同时存在其他心肺疾病、个体反应的差异及血栓溶解的快慢等。轻者几乎可以无任何异常改变，重者肺循环阻力突然增加，肺动脉压突然增加，心排血量急剧下降，患者出现休克、脑血管和冠状血管供血不足，导致晕厥甚至死亡。

若急性 PTE 后肺动脉内血栓未完全溶解，或反复发生 PTE，则可能形成慢性血栓栓塞性肺动脉高压（CTEPH），继而出现慢性肺源性心脏病，右心代偿性肥厚和右心衰竭。

【临床表现】

1. 症状　PTE 的症状多种多样，但均缺乏特异性，症状表现取决于栓子的大小、数量、栓塞的部位、发生的速度及基础心肺等器官的疾病。症状的严重程度亦有很大差别，可以从无症状、隐匿，到血流动力学不稳定，甚至发生猝死。常见症状为呼吸困难、胸痛、先兆晕厥、晕厥和（或）咯血。PTE 也可以完全无症状，仅在诊断其他疾病或尸检时意外发现。临床上有时出现所谓"三联征"，即同时出现呼吸困难、胸痛及咯血，但仅见于约 20% 的患者。老年 PTE 症状不典型，研究发现老年 PTE 患者胸膜性胸痛及咯血的发生率较非老年人低，呼吸困难和晕厥的发生率高于非老年人。

2. 体征　老年 PTE 和非老年 PTE 患者体征上没有明显差异。

（1）呼吸系统体征：呼吸急促最常见；发绀；肺部有时可闻及哮鸣音和（或）细湿啰音，肺野偶可闻及血管杂音；合并肺不张和胸腔积液时出现相应的体征。

（2）循环系统体征：心动过速；血压变化，严重时可出现血压下降甚至休克；颈静脉充盈或异常搏动；肺动脉瓣区第二心音（P2）亢进或分裂，三尖瓣区收缩期杂音。

（3）其他：可伴发热，多为低热，少数患者有 38℃ 以上的发热。

3. DVT 的症状和体征　在考虑 PTE 诊断的同时，必须注意是否存在 DVT，特别是下肢 DVT。其主要表现为患肢肿胀、周径增粗、疼痛或压痛、皮肤色素沉着，行走后患肢易疲劳或肿胀加重。但需注意，半数以上的下肢 DVT 患者无自觉症状和明显体征。

应测量双侧下肢的周径来评价其差别。进行大、小腿周径的测量点分别为髌骨上缘以上 15cm 处，髌骨下缘以下 10cm 处。双侧相差 >1cm 即考虑有临床意义。

【辅助检查】

1. 血浆 D- 二聚体（D-dimer）　敏感性高而特异性差。急性 PTE 时升高。若其含量低于 500μg/L，有重要的排除诊断价值。酶联免疫吸附法（ELISA）是较为可靠的检测方法。随着年龄的增长，D- 二聚体检测的特异性显著降低，年龄 >80 岁时，D- 二聚体 <500μg/L 的比例仅为 5%。目前，基于年龄有两种调整方案：① 60 岁以上老年患者筛查 PTE 时，D- 二聚体的界值提高到 750μg/L；②在 50 岁以上的人群中使用"年龄 ×10μg/L"作为 PTE 筛查的界值。在老年人群中根据"年龄 ×10μg/L"调整 D- 二聚体可以减少不必要的进一步影像学检查。基于这些研究结果，最新的急性 PTE 的诊断和管理指南中推荐了该年龄调整方案。

2. 动脉血气分析　常表现为低氧血症、低碳酸血症，肺泡 – 动脉血氧分压差［P（A-a）O_2］增大，部分患者的血气结果可以正常。老年 PTE 患者常合并心肺基础疾病，有假阳性可能。

3. 心电图　大多数病例表现为非特异性的心电图异常。最常见的改变为窦性心动过速。当有肺动脉及右心压力升高时，可出现 V1~V4 的 T 波倒置和 ST 段异常、S I Q ⅢT Ⅲ征（即 I 导联 S 波加深，Ⅲ导联出现 Q/q 波及 T 波倒置）、完全或不完全性右束支传导阻滞、肺型 P 波、电轴右偏及顺钟向转位等。对心电图改变，需作动态观察，注意与急性冠状动脉综合征相鉴别。

4. X 线胸片　可显示：①肺动脉阻塞征：区域性肺纹理变细、稀疏或消失，肺野透亮度增加；②肺动脉高压征及右心扩大征：右下肺动脉干增宽或伴截断征，肺动脉段膨隆以及右心室扩大；③肺组织继发改变：肺野局部片状阴影，尖端指向肺门和楔形阴影，肺不张或膨隆不全，肺不张侧可见横膈抬高，有时合并少至中量胸腔积液。胸片对 PTE 的诊断提示作用较小，老年 PTE 患者胸片缺乏特异性，但有助于鉴别诊断。

5. 超声心动图　在提示诊断和除外其他心血管疾病方面有重要价值。对于严重的 PTE 病例，可以发现右心室壁局部运动幅度降低；右心室和（或）右心房扩大；室间隔左移和运动异常；近端肺动脉扩张；三尖瓣反流速度增快；下腔静脉扩张，吸气时不萎陷。若在右心房或右心室发现血栓，同时患者的临床表现符合 PTE，可作出诊断。超声检查偶可因发现肺动脉近端的血栓而直接确认。若存在慢性血栓栓塞性肺动脉高压，可见右心室壁肥厚。老年 PTE 患者上述征象假阳性比例会增高。

6. 下肢深静脉超声检查　下肢为 DVT 最多发部位，超声检查为诊断 DVT 最简便的方法，若阳性可以诊断 DVT，同时对 PTE 有重要的提示意义。除常规下肢静脉超声外，对可疑患者推荐行加压超声显像检查，即通过探头压迫静脉观察等技术诊断 DVT，静脉不能被压陷或静脉腔内无血流信号为 DVT 的特定征象。对于严重肾功能衰竭不能行 CTPA 检查的老年患者，选择加压超声显像检查作为首选方法是可行的。但加压超声显像检查正常并不能排除 PTE。

7. 螺旋 CT　是目前最常用的 PTE 手段。采用特殊操作技术进行 CT 肺动脉造影（CTPA），能够准确发现段以上肺动脉内的血栓。①直接征象：肺动脉内的低密度充盈缺损，部分或完全包围在不透光的血液之间（轨道征），或者呈完全充盈缺损，远端血管不显影；②间接征象：肺野楔形密度增高影，条带状密度增高区或盘状肺不张，中心肺动脉扩张及远端血管分支减少或消失。CTPA 与传统核素肺扫描及肺动脉造影相比，创伤性小、检查成本低，具有较高的敏感度和特异性，可作为老年肺栓塞的首选确诊方法。但是，由于含碘对比剂对肾脏具有毒性作用，目前关于 CTPA 诊断结果的研究均将肌酐清除率 30ml/min 以下的患者排除在外。

8. 放射性核素肺通气 / 血流灌注扫描　是 PTE 的重要诊断方法。典型征象是呈肺段分布的肺血流灌注缺损，并与通气显像不匹配。一般可将扫描结果分为三类：①高度可能：其征象为至少 2 个或更多肺段的局部灌注缺损，而该部位通气良好或 X 线胸片无异常；②正常或接近正常；③非诊断性异常：其征象介于高度可能与正常。若结果呈高度可能，具有诊断意义。肺通气/灌注显像在老年人因多合并心肺疾病，诊断价值有限。

9. 磁共振显像（MRI） MRI 肺动脉造影（MAPA）对段以上肺动脉内血栓的诊断敏感性和特异性均较高。另可用于对碘造影剂过敏的患者。由于无需注射有肾毒性的对比剂，MRPA 最适用于老年人群。

10. 肺动脉造影 为诊断 PTE 的经典与参比方法。直接征象有肺动脉内造影剂充盈缺损，伴或不伴轨道征的血流阻断；间接征象有肺动脉造影剂流动缓慢，局部低灌注，静脉回流延迟等。属有创性检查技术，对老年人危险性大，有发生致命性或严重并发症的可能性，故应严格掌握其适应证。

【诊断】

PTE 的临床表现多样，有时隐匿，缺乏特异性，确诊需特殊检查。检出 PTE 的关键是提高诊断意识。2015 我国急性肺动脉栓塞和治疗指南推荐"三步走"策略，即第一步进行临床可能性评估，再进行初始危险分层，最后通过逐级选择检查手段以明确诊断。落实"三步走"诊断策略在老年人 PTE 的诊断是规范老年急性肺栓塞的诊治核心。

1. 临床可能性评估 对有疑似表现、特别是高危人群中出现疑似表现者，在进一步检查前首先应进行临床可能性评估。临床可能性评估在老年患者和年轻患者中是相似的。目前指南推荐的临床评估标准有加拿大 Wells 评分和修正的 Geneva 评分。而最近简化的 Wells 和 Geneva 法则更增加了临床的实用性，其有效性也得到了证实。Wells 和 Geneva 法评分细节基本类似。Wells 和 Geneva 评分量表见表 39-6、表 39-7。

2. 初始危险分层 对临床高度怀疑 PE 患者的严重程度进行初始危险分层。初始危险分层主要根据患者当前状态，只要存在休克或者持续低血压即为高危 PE。休克或持续低血压是指收缩压 <90mmHg，或收缩压下降 40mmHg 并持续 15 分钟以上，排除新发心律失常、血容量下降、脓毒血症。如无以上表现则为非高危 PE。根据危险分层决定下一步诊断策略。

表 39-6 Wells 评分量表

不同方式	原始版分值	简化版分值
既往 PE 或 DVT 病史	1.5	1
心率≥ 100 次 /min	1.5	1
过去 4 周内有手术或制动史	1.5	1
咯血	1	1
肿瘤活动期	1	1
DVT 临床表现	3	3
其他鉴别诊断的可能性低于 PE	3	1
临床概率		
三分类法（简化版不推荐三分类法）		
低	0~1	
中	2~6	
高	≥ 7	
两分类法		
PE 可能性小	0~4	0~1
PE 可能	≥ 5	≥ 2

表 39-7　Geneva 评分量表

不同方式	原始版分值	简版分值
既往 PE 或 DVT 病史	3	1
心率		
75~94 次 / 分	3	1
≥ 95 次 / 分	5	2
过去 1 月内手术史或骨折史	2	1
咯血	2	1
肿瘤活动期	2	1
单侧下肢痛	3	1
下肢深静脉触痛和单侧肿胀	4	1
年龄 >65 岁	1	1
临床概率		
三分类法		
低	0~3	0~1
中	4~10	2~4
高	≥ 11	≥ 5
两分类法		
PE 可能性小	0~5	0~2
PE 可能	≥ 6	≥ 3

3. 逐级选择检查　根据不同的初始危险分层，根据不同的诊断流程，逐级选择检查。对于伴休克或低血压的可疑 PE，临床可能性评估分值通常很高，首选 CTPA 明确诊断。若患者病情不稳定或医院条件有限无法行 CTPA，首选床旁超声心动图检查，若证实为右心功能障碍、右心血栓，支持 PE 诊断，无需进一步检查，直接启动治疗。一旦病情稳定，应考虑经 CTPA 最终确诊。对于不伴休克或低血压的可疑 PE，临床可能性评估概率为低、中或 PE 可能性小的患者，进行血浆二聚体检测，以减少不必要的影像学检查和辐射，如 D- 二聚体水平正常，可排除 PE。临床可能性评估概率为高的患者，需行 CTPA 明确诊断。若患者有重度肾功能不全不能行 CTPA，则考虑放射性核素 V/Q 扫描联合 CUS 检查进一步明确。

【PTE 的临床分型】

1. 急性肺血栓栓塞症

（1）高危（大面积）PTE：临床上以休克和低血压为主要表现，即体循环动脉收缩压 <90mmHg，或较基础值下降 ≥ 40mmHg 并持续 15 分钟以上。须除外新发生的心律失常、低血容量或感染中毒症等其他原因所致的血压下降。此型病死率 >15%，需要积极予以治疗。

（2）中危（次大面积）PTE：血流动力学稳定，但存在右心功能不全和（或）心肌损伤。此型患者可能出现病情恶化，临床病死率为 3%~15%，需要密切监测病情变化。

（3）低危（非大面积）PTE：血流动力学稳定，但存在右心功能不全和（或）心肌损伤。临床病死率 <1%。

2. 慢性血栓栓塞性肺动脉高压　多可追溯到呈慢性、进行性发展的肺动脉高压的相关临床表现，后期出现右心衰竭；影像学检查证实肺动脉阻塞，经常呈多部位、较广泛的阻塞，可见肺动脉内贴血管壁、环绕或偏心分布、有钙化倾向的团块状物等慢性栓塞征象；常可发现 DVT 的存在；右心导管检查示静息肺动脉平均压 >25mmHg，活动后肺动脉平均压 >30mmHg；超声心动图检查示右心室壁增厚（右

心室游离壁厚度 >5mm），符合慢性肺源性心脏病的诊断标准。

【鉴别诊断】

1. 冠状动脉粥样硬化性心脏病 部分 PTE 患者因血流动力学异常表现为胸闷、胸痛，心电图亦有心肌缺血变化，容易误诊为冠心病。冠心病往往有特征性的心肌酶学及心电图的动态变化，冠状动脉造影可以发现冠状动脉粥样硬化和堵塞。

2. 肺炎 部分 PTE 患者有咳嗽、胸痛、咯血症状，可有发热，影像学上可出现肺不张、肺部病变，容易误认为肺炎。肺炎有受凉、感冒病史，临床表现为畏寒、高热、咳脓性痰，血常规出现白细胞及中性粒细胞升高，抗菌治疗有效。

3. 主动脉夹层 PTE 可表现为胸痛，甚至休克。主动脉夹层胸痛更加剧烈，往往出现双侧肢体血压不对称，主动脉 CTA 或心血管超声可发现主动脉夹层征象。

4. 其他 PTE 可表现为晕厥、休克，可合并胸腔积液，需与其他原因所致胸腔积液、休克和晕厥相鉴别。

【治疗】

原有心肺疾病的老年人，PTE 引起的血流动力学变化常更严重，抗凝治疗虽可显著减低 PTE 死亡风险，但治疗引起出血的危险性也随年龄增加而增加。因此，与其他年龄相比较，老年人 PTE 的治疗有其特点，更具难度。

根据危险分层、基础疾病、各种治疗的适应证及禁忌证、年龄等因素，综合考虑制订治疗方案，如一般治疗、单纯抗凝治疗、介入治疗及外科治疗等。

1. 一般处理与呼吸循环支持治疗 对高度疑诊或确诊 PTE 的患者，应进行严密监护，监测呼吸、心率、血压、静脉压、心电图及动脉血气的变化；卧床休息，保持大便通畅，避免用力，以免促进深静脉血栓脱落；可适当使用镇静、止痛、镇咳等相应的对症治疗。酌情采用经鼻导管或面罩吸氧，以纠正低氧血症。注射阿托品降低迷走神经张力，防止肺血管和冠状动脉反射性痉挛；应用多巴酚丁胺和多巴胺以及去甲肾上腺素等以纠正右心功能不全并血压下降。

2. 溶栓治疗 主要适用于大面积 PTE 病例（有明显的呼吸困难、胸痛、低氧血症等）；对于次大面积 PTE，若无禁忌可考虑溶栓，但存在争议；对于血压和右心室运动功能均正常的病例，不宜溶栓。

溶栓的时间窗一般定为 14 天以内，但若近期有新发 PTE 征象可适当延长。溶栓应尽可能在 PTE 确诊的前提下慎重进行。对有明确溶栓指征的病例宜尽早开始溶栓。

溶栓治疗的主要并发症为出血。最严重的是颅内出血，发生率为 1%~2%，发生者近半数死亡。用药前应充分评估出血的危险性，必要时应配血，做好输血准备。溶栓前宜留置外周静脉套管针，以方便溶栓中采血监测，避免反复穿刺血管。

溶栓治疗的绝对禁忌证有活动性内出血和近期自发性颅内出血。相对禁忌证有：2 周内的大手术、分娩、器官活检或不能压迫止血部位的血管穿刺；2 个月内的缺血性脑卒中；10 天内的胃肠道出血；15 天内的严重创伤；1 个月内的神经外科或眼科手术；难于控制的重度高血压（收缩压 >180mmHg，舒张压 >110mmHg）；近期曾行心肺复苏；血小板计数 <100 × 10⁹/L；妊娠；细菌性心内膜炎；严重肝、肾功能不全；糖尿病出血性视网膜病变等。对于致命性大面积 PTE，上述绝对禁忌证亦可被视为相对禁忌证。

常用的溶栓药物有尿激酶（UK）、链激酶（SK）和重组组织型纤溶酶原激活剂（rt-PA）。溶栓方案与剂量：①尿激酶：负荷量 4400IU/kg，静注 10 分钟，随后以 2200IU/（kg·h）持续静滴 12 小时；另可考虑 2 小时溶栓方案：按 20 000IU/kg 剂量，持续静滴 2 小时。②链激酶：负荷量 250 000IU，静注 30 分钟，随后以 100 000IU/h 持续静滴 24 小时。链激酶具有抗原性，故用药前需肌注苯海拉明或地塞米松，以防止过敏反应。链激酶 6 个月内不宜再次使用。③ rt-PA：国内多中心研究结果提示 rtPA 50mg 持续静注 2 小时已经取得理想的溶栓效果，而将 rt-PA 增加到 100mg 并未能提高溶栓治疗的有效率，这与欧美的研究结果不同。因此推荐 rtPA 50mg 持续静注 2 小时的标准治疗方案。

使用尿激酶、链激酶溶栓时无需同时使用肝素治疗；但以 rt-PA 溶栓，当 rt-PA 注射结束后，应继续使用肝素。

用尿激酶、链激酶溶栓治疗后，应每 2~4 小时测定一次凝血酶原时间（PT）或活化部分的凝血酶原时间（APTT），当其水平降至正常值的一半时，即应启动规范的肝素治疗。

溶栓后应注意对临床及相关辅助检查情况进行动态观察，评估溶栓疗效。

3. 抗凝治疗　为 PTE 和 DVT 的基本治疗方法，可以有效地防止血栓再形成和复发，为机体发挥自身的纤溶机制溶解血栓创造条件。抗凝血药物主要有普通肝素（UFH）、低分子肝素（LMWH）和华法林（warfarin）。抗血小板药物的抗凝作用不能满足 PTE 或 DVT 的抗凝要求。

临床疑诊 PTE 时，即可开始使用 UFH 或 LMWH 进行有效的抗凝治疗。

应用 UFH/LMWH 前应测定基础 APTT、PT 及血常规（含血小板计数、血红蛋白）；应注意是否存在抗凝的禁忌证，如活动性出血、凝血功能障碍、未予控制的严重高血压等。对于确诊的 PTE 病例，大部分禁忌证属相对禁忌证。

（1）普通肝素的推荐用法：予 3000~5000IU 或按 80IU/kg 静注，继之以 18IU/（kg·h）持续静滴。在开始治疗后的最初 24 小时内每 4~6 小时测定 APTT，根据 APTT 调整剂量，尽快使 APTT 达到并维持于正常值的 1.5~2.5 倍。达稳定治疗水平后，改为每天测定 APTT 一次。肝素亦可用皮下注射方式给药。一般先予静注负荷量 300~5000IU，然后按 250IU/kg 剂量每 12 小时皮下注射一次。调节注射剂量，使注射后 6~8 小时的 APTT 达到治疗水平。

因可能会引起肝素诱导的血小板减少症（HIT），在使用肝素时，第 1 周每 1~2 天、第 2 周每 3~4 天必须复查血小板计数一次。若出现血小板迅速或持续降低达 30% 以上，或血小板计数 $<100 \times 10^9$/L，应停用肝素。

（2）低分子肝素的用法：根据体重给药，不需监测 APTT 和调整剂量。

UFH 或 LMWH 须至少使用 5 天，直到临床情况平稳。对大面积 PTE 或髂股静脉血栓，UFH 或 LMWH 需用至 10 天或更长。

（3）华法林：在肝素开始应用后的每 1~3 天加用口服抗凝剂华法林，初始剂量为 3.0~5.0mg。由于华法林需要数天才能发挥全部作用，因此与肝素需至少重叠应用 4~5 天，当连续两天测定的国际标准化比率（INR）达到 2.5（2.0~3.0）时，或 PT 延长至正常值的 1.5~5 倍时，方可停止使用肝素，单独口服华法林治疗。应根据 INR 或 PT 调节华法林的剂量。老年患者使用华法林治疗时应增加 INR 监测，尤其是急性疾病、饮食或合并用药发生变化时更应注意。

抗凝治疗的持续时间因人而异。一般口服华法林的疗程至少为 3~6 个月。部分病例的危险因素短期可以消除，例如服雌激素或临时制动，疗程可能为 3 个月即可；对于栓子来源不明的首发病例，需至少给予 6 个月的抗凝；对复发性 VTE、并发肺心病或危险因素长期存在者，抗凝治疗的时间应更为延长，达 12 个月或以上，甚至终生抗凝。

（4）新型抗凝剂：包括直接凝血酶抑制剂达吡加群和直接 Xa 因子抑制剂利伐沙班等。

4. 肺动脉血栓摘除术　该手术风险大，病死率高，需要较高的技术条件，仅适用于经积极的内科治疗无效的紧急情况，如致命性肺动脉主干或主要分支堵塞的大面积 PTE，或有溶栓禁忌者。老年 PE 患者手术风险大，并发症多，死亡率高，临床开展较少。

5. 肺动脉导管碎解和抽吸血栓　用导管碎解和抽吸肺动脉内巨大血栓，同时还可进行局部小剂量溶栓。适应证为肺动脉主干或主要分支的大面积 PTE，并存在以下情况者：溶栓或抗凝禁忌；经溶栓或积极的内科治疗无效；缺乏手术条件。

6. 放置腔静脉滤器　为防止下肢深静脉大块血栓再次脱落阻塞肺动脉，可考虑放置下腔静脉滤器。对于上肢 DVT 病例，还可应用上腔静脉滤器。置入滤器后如无禁忌证，宜长期口服华法林抗凝，定期复查有无滤器上血栓形成。

7. CTEPH 的治疗　若阻塞部位处于手术可及的肺动脉近端，可考虑行肺动脉血栓内膜剥脱术；口服华法林 3.0~5.0mg/d，根据 INR 调整剂量，保持 INR 为 2.0~3.0；反复发生下肢深静脉血栓脱落者，可放置下腔静脉滤器。

【预防】

对存在发生 DVT-PTE 危险因素的病例，宜根据临床情况采用相应的预防措施。主要方法为：

1. 机械预防措施　包括加压弹力袜、下肢间歇序贯加压充气泵或腔静脉滤器。

2. 药物预防措施　包括皮下注射小剂量肝素、低分子肝素和口服华法林。对重点高危人群，应根据病情轻重、年龄、是否合并其他危险因素等来评估发生 DVT-PTE 的危险性，并给予相应的预防措施。

（邹　勇）

参 考 文 献

1. Robert-Ebadi H, Mostaguir K, Hovens MM, et al. Assessing clinical probability of pulmonary embolism: prospective validation of the simplified Geneva score. J Thromb Haemost, 2017, 15 (9): 1764-1769.

2. Posadas-Martinez ML, Vazquez FJ, Giunta DH, et al. Performance of the Wells score in patients with suspected pulmonary embolism during hospitalization: a delayed-type cross sectional study in a community hospital. Thromb Res, 2014, 133 (2): 177-181.

3. Wilts IT, Le Gal G, Den Exter PL, et al. Performance of the age-adjusted cut-off for D-dimer in patients with cancer and suspected pulmonary embolism. Thromb Res, 2017, 152: 49-51.

第六节　呼吸衰竭

呼吸衰竭（respiratory failure，RF）是指各种原因引起的肺通气和（或）换气功能严重障碍，使静息状态下亦不能维持足够的气体交换，导致低氧血症伴（或不伴）高碳酸血症，进而引起一系列病理生理改变和相应临床表现的综合征。在老年人中，呼吸衰竭是常见危重急症。由于老年人呼吸系统形态和功能的改变导致老年呼吸衰竭发病率和患者数显著增加。老年人常常患有多种慢性基础疾病，如心脑血管疾病、神经系统疾病、糖尿病、恶性肿瘤等，老年患者呼吸道组织结构退行性变和衰老，老年患者免疫力减弱，由此诱发呼吸衰竭的患者随之增多，从而导致机械通气发生率明显增加。老年呼吸衰竭在发病原因、临床表现、诊断，尤其是治疗方面，与年轻患者比较具有许多不同之处和特点。

【老年人呼吸系统的生理性变化特点】

1. 正常老年人的肺脏结构发生如下变化　气管和支气管管径增粗，肺泡管和肺泡囊壁增厚，这导致肺的顺应性下降；肺泡膨胀，肺泡与肺泡之间的融合，这使得肺泡表面积减少；以上因素导致远端小气道提前塌陷，气体交换面积减少。这个过程与老年人的肺弹性组织减少、胶原增加有关，这可能是正常老年人长期处于低水平炎症反应状态的结果。

2. 随年龄增加，胸廓顺应性也下降　肋骨软骨钙化、脊柱后突和肋椎关节硬化等，引起胸廓前后径增加和膈肌变平，这导致呼吸肌做功增加，容易引起呼吸肌疲劳和脱机困难。对于正常的老年人，这种结构和生理的改变不会明显影响呼吸功能的改变。但对于罹患呼吸系统疾病的老年人，这种改变可以明显影响到病死率。以上改变导致肺活量和潮气量减少，残气量、功能残气量和闭合气量增加，弥散功能下降，最终发生呼吸衰竭。

3. 免疫力减弱和功能衰老　老龄化带来的免疫力减弱和功能衰老也更容易促进老年呼吸衰竭的发生。

4. 随年龄增加肺循环血量减少　肺上、下区血流分布的不均一性更加严重，通气血流比例严重失调，无效腔通气增加。此外，老年人的呼吸中枢和外周化学感受器对缺氧和高碳酸血症的反应性也明显下降。

因此，老年人以上生理性变化容易导致老年人肺功能的下降和呼吸衰竭的发生。

【病因】

完整的呼吸过程由相互衔接并同时进行的外呼吸、气体运输和内呼吸三个环节来完成。参与外呼吸即肺通气和肺换气的任何一个环节的严重病变，都可导致呼吸衰竭。包括：①气道阻塞性病变：气管 - 支气管的炎症、痉挛、异物、肿瘤、纤维化瘢痕等均可引起气道阻塞，如 COPD、哮喘急性加重时可引起气道痉挛、炎性水肿、分泌物阻塞气道等，导致肺通气不足或通气 / 血流比例失调，发生缺氧和（或）CO_2 潴留。②肺组织病变：各种累及肺泡和（或）肺间质的病变，如肺炎、肺气肿、弥漫性肺纤维化、重症肺结核、肺水肿、硅沉着病等，均可使有效弥散面积减少，肺顺应性降低、通气 / 血流比例失调，导致缺氧或合并 CO_2 潴留。③肺血管疾病：肺栓塞、肺血管炎等可引起通气 / 血流比例失调，或部分静脉血未经氧合直接流入肺静脉，导致呼吸衰竭。④胸廓与胸膜病变：严重的脊柱畸形、严重的自发性或外伤性气胸、胸部外伤所致的连枷胸、大量胸腔积液、胸膜肥厚与粘连、强直性脊柱炎等，均可限制胸廓活动和肺扩张，导致通气不足及吸入气体分布不均，导致呼吸衰竭发生。⑤神经肌肉疾病：脑血管疾病、颅脑外伤、脑炎以及镇静催眠药物中毒等可直接或间接抑制呼吸中枢。脊髓颈段或高位胸段损伤、多发性神经炎、重症肌无力、破伤风以及严重的钾代谢紊乱等可累及呼吸肌，造成呼吸肌无力、疲劳、麻痹，因呼吸动力下降而发生肺通气不足。⑥心脏疾病：各种缺血性心脏病、严重心瓣膜疾病、心肌病、心包疾病、严重心律失常等均可导致通气和换气功能障碍，从而导致缺氧和（或）CO_2 潴留。不同的老年呼吸衰竭的病因构成比与其他人群不尽相同，主要原因是引起老年人呼吸衰竭的基础疾病患病率不同。

1. **Ⅰ型呼吸衰竭的病因构成比与非老年人不同**　肺炎是老年人和中青年人发生Ⅰ型呼吸衰竭的共同的主要病因，不同的是老年肺炎占衰竭病因构成比明显大于中青年，老年人中因急性肺栓塞及肺水肿、肺不张引起的Ⅰ型吸衰竭也较中青年多见。相反，老年人呼吸衰竭因急性呼吸窘迫综合征引起的较中青年人少，引起老年人Ⅰ型呼吸衰竭的其他病因有间质性肺疾病、哮喘持续状态、严重急性呼吸综合征等。老年Ⅰ型呼吸衰竭低氧血症明显，且随着病情的进一步发展可出现高碳酸血症往往提示有呼吸肌疲劳，预后较差。

2. **Ⅱ型呼吸衰竭的病因构成比与非老年人不同**　COPD 是引起Ⅱ型呼吸衰竭的主要原因。老年人 COPD 导致的呼吸衰竭占Ⅱ型呼吸衰竭病因构成比明显高于中青年人，故 COPD 是老年Ⅱ型呼吸衰竭最常见最重要的原因。此外，老年Ⅱ型呼吸衰竭由Ⅰ型呼吸衰竭发展而来的也占一定比例，而非老年人则少见。老年人 COPD 造成的呼吸功能损害是逐渐加重的，经过较长时间发展为Ⅱ型呼吸衰竭，早期虽有低氧血症伴高碳酸血症，但常常发展缓慢，因此，肾脏有充分时间增加重吸收 HCO_3^-，血浆 pH 因得到缓冲而接近正常，生理功能障碍和代谢紊乱较轻，呈慢性稳定状态（代偿性呼吸性酸中毒，简称呼酸）；在此慢性呼吸衰竭基础上，如果合并呼吸系统感染，气道痉挛或并发气胸等情况，肺泡通气更加不足，在短时间内出现 PaO_2 显著下降和 $PaCO_2$ 显著升高，而呈急性恶化状态（失代偿性呼酸），称为慢性呼吸衰竭急性加重。在此基础上，一旦出现 PaO_2 重度下降，$PaO_2<50mmHg$（甚至 $<40mmHg$），甚至出现复合性酸碱平衡紊乱，pH<7.20，则病死率将显著增高。引起老年Ⅱ型呼吸衰竭的其他原因有脑血管意外导致中枢性呼吸泵衰竭、肺结核、呼吸系统肿瘤导致气道阻塞及胸腔积液等，也较非老年人多见。

3. **呼吸肌疲劳是老年人不可忽视的病因**　当机体能量供应不足或呼吸肌需求过多，呼吸肌易发生疲劳，是加重通气障碍从而使呼吸衰竭加重的重要原因。呼吸肌疲劳易发生于慢性呼吸负荷增加和能量供给不足的老年患者，是一种预后不良的表现。老年 COPD 患者由于长期呼吸做功增加，呼吸道感染及发热等因素又使呼吸肌负荷进一步加重，同时营养摄入不足，或消化吸收障碍，或营养支持治疗不力，很容易产生呼吸肌收缩无力而导致通气衰竭，这是诱发或加重老年人呼吸衰竭的不可忽视的重要原因。

4. **呼吸道感染是老年人最常见的诱因**　相同病原、相同部位及范围的呼吸道感染，非老年人很少引起呼吸衰竭，而老年患者常常诱发呼吸衰竭。老年人呼吸衰竭无论是Ⅰ型还是Ⅱ型，呼吸道感染均是最常见最重要的诱因。其他诱因有麻醉镇静剂、利尿剂应用不当时呼吸道分泌物积滞及高浓度吸氧所致肺损害等因素。呼吸道感染诱发呼吸衰竭，呼吸衰竭又加重感染，两者形成恶性循环，因此防治呼吸道感染对老年人具有十分重要的临床意义。

【发病机制和病理生理】

1. 发病机制 呼吸衰竭的基本异常是缺氧和二氧化碳潴留，各种病因通过肺通气不足、通气/血流比例失调、弥散障碍、肺内动-静脉解剖分流增加、氧耗量增加五个主要机制，使通气和（或）换气过程发生障碍，导致呼吸衰竭。临床上单一机制引起的呼吸衰竭很少见，往往是多种机制并存或随着病情的发展先后参与发挥作用。老年患者的发病机制与非老年人基本相同。

2. 病理生理 呼吸衰竭所致低氧血症和高碳酸血症对机体各器官系统均产生重要影响。低氧血症和高碳酸血症能够影响全身各系统脏器的代谢、功能甚至使组织结构发生变化。在呼吸衰竭的初始阶段，各系统脏器的功能和代谢可发生一系列代偿性反应，以改善组织供氧、调节酸碱平衡、适应内环境的变化。当呼吸衰竭进入严重阶段时，则出现失代偿，表现为各系统脏器严重的功能和代谢紊乱直至衰竭。

（1）对中枢神经系统的影响：脑组织的耗氧量很大，约占全身耗氧量的 1/5~1/4，因此中枢神经系统对缺氧最为敏感。缺氧的程度和缓急不同对中枢神经系统产生的影响也不同。急性缺氧数十秒钟内即可出现深昏迷或抽搐；缓慢而轻度的缺氧（$PaO_2<60mmHg$）可出现注意力不集中、智力减退、定向障碍和视力轻度减退；缺氧加重（$PaO_2<40~50mmHg$）可引起一系列神经精神症状如头痛、烦躁不安、神志恍惚、定向力和记忆力障碍、精神错乱以及嗜睡；缺氧进一步加重，低于 30mmHg 时，出现神志丧失乃至昏迷；PaO_2 低于 20mmHg 时，只需数分钟即可造成不可逆转的脑细胞损伤。

二氧化碳潴留使脑脊液中氢离子浓度增加，影响脑细胞代谢，引起细胞内酸中毒，降低脑细胞兴奋性，皮质活动受到抑制；但轻度的二氧化碳增加，对皮质下层刺激加强，可间接引起皮质兴奋。二氧化碳潴留时皮质下层受抑制，中枢神经处于麻痹状态，可引起头痛、头晕、烦躁不安、言语不清、精神错乱、扑翼样震颤、嗜睡、昏迷、抽搐和呼吸抑制等表现，这种由缺氧和二氧化碳潴留所致的神经精神障碍综合征称为肺性脑病，又称 CO_2 麻醉。

缺氧和二氧化碳潴留均会使脑血管扩张，血流阻力降低，脑血流量增多以代偿缺氧。缺氧和酸中毒还能引起血管内皮细胞损伤使血管通透性增高，导致脑间质水肿；缺氧使红细胞 ATP 生成减少，造成 Na^+-K^+ 泵功能障碍，引起细胞内 Na^+ 及水分增多，形成脑细胞水肿。以上情况均可引起脑组织充血、水肿和颅内压增高，压迫脑血管，进一步加重脑缺血、缺氧、形成恶性循环，严重时形成脑疝。此外，神经细胞内的酸中毒可引起抑制性神经递质 γ-氨基丁酸生成增多，加重中枢神经系统的代谢障碍和功能损害，也成为肺性脑病以及缺氧、休克等病理生理改变难以恢复的原因。

（2）对呼吸系统的影响：缺氧主要通过颈动脉窦和主动脉体化学感受器的反射作用刺激通气，反射性兴奋呼吸中枢，增强呼吸运动，使呼吸频率增快甚至出现呼吸窘迫；如缺氧程度缓慢加重，这种反射兴奋呼吸中枢的作用将变得迟钝，这时缺氧对呼吸中枢的直接作用是抑制作用，当 $PaO_2<30mmHg$ 时，此作用可大于反射性兴奋作用而使呼吸抑制。

二氧化碳是很强的呼吸中枢兴奋剂，当二氧化碳浓度急骤增加时，呼吸加深加快，通气量成倍增加。但慢性二氧化碳潴留，由于呼吸中枢反应迟钝、通过肾脏代偿使 pH 无下降及慢性呼吸道疾病所致呼吸道阻力增加、肺组织损害、胸廓运动障碍等原因，通气量并无增加，反而下降。当 $PaCO_2>80mmHg$ 时，会对呼吸中枢产生抑制和麻醉效应，此时呼吸运动主要靠低 PaO_2 对外周化学感受器的刺激作用来维持，因此对这种患者进行氧疗时，如吸入高浓度氧，由于解除了低氧对呼吸中枢的刺激作用，可造成呼吸抑制，在临床工作中应注意避免，特别是老年患者。

（3）对心脏、循环系统的影响：一定程度的缺氧和二氧化碳潴留可使心率反射性加快、心肌收缩力增强、心搏量增加，进而血压上升；加上冠脉血管由于受局部代谢产物的影响发生扩张，造成冠脉血流量增加。而严重的缺氧和二氧化碳潴留直接抑制心血管中枢，造成心脏活动抑制和血管扩张、血压下降、心律失常等严重后果。心肌对缺氧十分敏感，早期轻度缺氧即可引心电图的异常表现；急性严重缺氧可导致心室颤动或心脏骤停；长期慢性缺氧可导致心肌纤维化、心肌硬化。因此在呼吸衰竭的发病过程中，缺氧、肺动脉高压以及心肌受损等多种病理变化共同作用，最终导致肺源性心脏病的形成。

（4）对肾脏、肝脏和消化系统的影响：轻度缺氧时肾血流量、肾小球滤过量、尿量均有增加；但当

$PaO_2<40mmHg$ 时，肾血流量减少，肾功能受到抑制，可出现功能性肾功能不全；呼吸衰竭患者常常合并肾功能不全，若及时治疗，随着缺氧的改善，肾功能可以恢复。轻度二氧化碳潴留可扩张肾血管，增加肾血流量，使尿量增加；但当 $PaCO_2$ 超过 65mmHg 时，pH 明显降低，导致肾血管痉挛和血流减少，尿量减少，肾功能受损。缺氧可直接或间接损害肝细胞，使丙氨酸氨基转移酶上升，缺氧纠正后，肝功能可恢复正常。严重缺氧可使胃壁血管收缩，胃酸分泌增多，呼吸衰竭患者常常合并消化功能障碍，表现为消化不良、食欲不振，甚至出现胃黏膜糜烂、坏死，甚至溃疡和出血。在老年患者中，由于老年患者的生理性变化特点，呼吸衰竭引起的缺氧和二氧化碳潴留对肾脏、肝脏和消化系统的影响尤为明显和严重，其功能较非老年患者更难逆转。

（5）对酸碱平衡和电解质的影响：在持续或严重缺氧的患者体内，组织细胞能量代谢的中间过程，如三羧酸循环、氧化磷酸化和有关酶的活性受到抑制，可使机体无氧代谢增强，产生乳酸和无机磷引起代谢性酸中毒；此时患者表现为呼吸性酸中毒合并代谢性酸中毒，可出现血压下降、意识障碍、心律失常甚至心脏骤停。缺氧还导致能量生成不足，钠泵功能受损，钠和氢离子滞留于细胞内，钾离子转移至细胞外，形成细胞内酸中毒和高钾血症。

二氧化碳潴留可使 pH 明显降低，急性二氧化碳潴留对 pH 影响十分迅速；慢性二氧化碳潴留，肾脏可进行调节，通过减少碳酸氢盐的排出，可保持 pH 正常或轻度降低。但当体内二氧化碳长期增高时，HCO_3^- 也持续维持在较高水平，导致呼吸性酸中毒合并代谢性碱中毒，此时 pH 可处于正常范围，称为代偿性呼吸性酸中毒合并代谢性碱中毒。HCO_3^- 重吸收增加，可使氯离子排出增多而产生低氯血症。当呼吸衰竭恶化，二氧化碳潴留进一步加重，HCO_3^- 已不能代偿，pH 低于正常范围（小于 7.35），则呈现失代偿性呼吸性酸中毒合并代谢性碱中毒。

（6）对造血系统的影响：缺氧可使红细胞生成素增加，刺激骨髓引起继发性红细胞增多，虽可增加血液氧含量，但亦同时增加了血液黏稠度，加重了肺循环和右心负担。

【临床表现】

除原发疾病症状和呼吸困难外，主要是缺氧和二氧化碳潴留所致的各脏器系统功能损害和代谢紊乱的表现。

1. 呼吸困难症状　组织缺氧使组织转为无氧代谢产生乳酸，增加的血乳酸进一步刺激通气；动脉低氧血症可以通过刺激颈动脉体化学感受器导致通气增加，引起呼吸急促、呼吸深快、常常伴有过度通气。呼吸困难轻者仅感呼吸费力伴呼气延长；重者出现呼吸窘迫、呼吸浅快、节律异常以及全身发绀；严重肺部疾病或通气受限的低氧血症患者通气量几乎没有或仅有少许增加，并不会出现过度通气。如出现潮式呼吸、间停呼吸、慢频率呼吸等提示呼吸中枢受累。高碳酸血症呼吸衰竭患者可以表现为呼吸困难、呼吸急促和呼吸深快，但也可能表现为呼吸过缓和呼吸浅慢。

2. COPD 合并呼吸衰竭症状　COPD 是导致慢性呼吸衰竭最常见的原因。当 COPD 患者出现以下临床表现时常提示患者可能已经出现呼吸衰竭。临床表现包括：气胸；左心功能衰竭；需要机械通气；夜间血氧饱和度下降或呼吸暂停；合并感染、肾功能不全；对支气管扩张剂反应不佳；营养状态不良；胸腹壁矛盾运动；辅助呼吸肌的动用；奇脉；严重的肺动脉高压或肺心病；pH 小于 7.25；呼吸肌疲劳。发生呼吸衰竭前，COPD 患者常有全身乏力、引起呼吸困难加剧的上呼吸道症状、咳嗽、气道内痰液不易咳出以及运动耐量下降等症状。

3. 精神神经系统症状　早期轻度的组织缺氧可导致心理行为能力减退，特别影响完成复杂任务的能力以及抽象思维能力。中度的缺氧可使患者记忆力减退，定向力、判断力均降低，并有焦虑不安失眠，眩晕等。严重的组织缺氧可导致严重的意识状态改变，包括嗜睡、昏迷、抽搐甚至永久性低氧性脑损害。二氧化碳潴留时可有头痛、嗜睡、昏迷、肌肉震颤等。当缺氧和二氧化碳潴留严重出现神经精神症状时，即为肺性脑病。

4. 心血管系统症状　缺氧和二氧化碳潴留可引起心动过速、心律失常；同时可使肺动脉压力增高，右心负担加重而出现右心衰竭的症状。低氧血症时患者交感神经系统活性增强，导致呼吸频率增快、出汗、全身血管收缩而出现高血压。二氧化碳潴留使外周体表静脉扩张，皮肤湿暖多汗。严重缺氧和二氧化碳潴留可出现周围循环衰竭，导致心动过缓、血管舒张、血压下降以及心肌缺血、心肌梗死、心律失常甚至心力衰竭和心脏停搏。

5. 消化、泌尿、血液系统症状　严重呼吸衰竭对肝肾功能都有影响，部分患者伴有有肝功能异常，如转氨酶和胆红素的升高；部分患者伴有肾功能损害如血浆尿素氮增高，个别患者尿中可出现蛋白、红细胞和管型；因胃肠道黏膜屏障功能受损，导致胃肠道黏膜淤血水肿、糜烂渗血或发生应激性溃疡，严重者甚至出现上消化道出血；病情严重者可出现弥散性血管内凝血。

老年人呼吸衰竭的临床表现与非老年人并无质的差别，但在临床表现的主次、程度上老年人有诸多特点，主要原因是老年人脑、心、肺、血管、肝及肾对缺氧更为敏感。

老年人呼吸衰竭的临床特点：①从基础病到呼吸衰竭，发展迅猛。不少患者急性呼吸衰竭是首发症状。②咳嗽咳痰轻微，高龄老人可无咳嗽咳痰；而烦躁不安、反应迟钝或神志恍惚等神经精神症状常较突出。老年呼吸衰竭患者主诉呼吸困难者较少。另外患者虽 PaO_2 下降，但主诉无不适。③同时合并其他脏器衰竭者较多。常见心功能衰竭、肾功能衰竭或消化道出血。

【辅助检查】

1. 动脉血气分析　动脉血气分析对呼吸衰竭具有确诊意义，对判断呼吸衰竭和酸碱失衡的严重程度及指导治疗具有重要意义。常用的有以下指标：①动脉血氧分压（PaO_2）：指物理溶解于血液中氧分子所产生的压力。正常值为 95~100mmHg，正常人随年龄增加，氧分压逐渐降低，并受体位等因素的影响。②动脉血二氧化碳分压（$PaCO_2$）：指血液中物理溶解的二氧化碳所产生的压力。正常值35~45mmHg，平均值为 40mmHg。③ pH：为血液中氢离子浓度的负对数，表示血液酸碱度的指标。正常值 7.35~7.45，平均 7.40。pH<7.35 为酸血症，存在失代偿性酸中毒；pH>7.45 为碱血症，存在失代偿性碱中毒。④动脉血氧饱和度（SaO_2）：SaO_2 是指血液中氧合血红蛋白（HbO_2）的量与血红蛋白（Hb）总量的比值。正常值为 95%~98%，平均为 97%。⑤碱剩余（BE）：指在 37℃ CO_2 分压 40mmHg、SaO_2 100% 条件下，将血液滴定至 pH 7.4 所需要的酸碱量。BE 是人体代谢性酸碱失衡的定量指标。加酸量 BE 为正值，加碱量 BE 为负值，正常值为 0±3mmol/L。总之，pH 可反映机体的代偿情况，有助于鉴别急性或慢性呼吸衰竭。当 $PaCO_2$ 升高、pH 正常时，称为代偿性呼吸性酸中毒；若 $PaCO_2$ 升高、pH<7.35，则称为失代偿性呼吸性酸中毒。综合分析动脉血气分析的各项指标，可对呼吸衰竭和酸碱失衡的类型、严重程度和机体的代偿状况作出判断。

2. 其他检查　血常规检查白细胞及中性粒细胞增高提示细菌感染的存在；肝、肾功能有异常变化除提示医生应慎用一些治疗药物外，还提示缺氧对机体的影响；胸部影像学检查可显示肺部病变的性质、程度，为治疗提供依据；心肌酶学、心电图可提示心肌缺氧、受损情况；心脏彩超可提供心室大小和肺动脉压力水平；尽管在某些重症患者，肺功能检查受到限制，但我们能通过肺功能判断通气功能障碍的性质（阻塞性、限制性或混合性）及是否合并换气功能障碍，并对通气和换气功能障碍的严重程度作出判断。支气管镜检查对明确气道疾病和获取病理学证据具有重要意义。

【诊断】

老年人呼吸衰竭发展迅猛，死亡率极高。降低死亡率的关键在于早期诊断和及时正确治疗。根据患者急、慢性呼吸衰竭基础疾病的病史、缺氧和二氧化碳潴留的临床表现和相应的体征，以及动脉血氧分压和二氧化碳分压的检测，诊断并不困难。

1. 对于急性呼吸衰竭老年患者，只要动脉血气分析证实 PaO_2<60mmHg，伴有 $PaCO_2$ 正常或偏低<35mmHg，诊断 I 型呼吸衰竭；若 PaO_2<60mmHg 伴有 $PaCO_2$>50mmHg 即诊断为 II 型呼吸衰竭。若缺氧严重程度超过肺泡通气不足所致的高碳酸血症，则为混合型（I 型 + II 型）或 III 型呼吸衰竭，但需排除代谢性碱中毒致低通气引起的高碳酸血症。

2. 慢性呼吸衰竭时临床上常见的是 II 型呼吸衰竭，动脉血气分析结果为 PaO_2<60mmHg，并伴 $PaCO_2$>50mmHg。pH 改变不如 $PaCO_2$ 改变明显。另一种临床常见的情况是患者在吸氧情况下动脉血气分析示 PaO_2>60mmHg，但 $PaCO_2$ 仍高于正常水平，是 II 型呼吸衰竭吸氧后的表现。

3. $PaCO_2$ 大于 50mmHg 为高碳酸血症性呼吸衰竭，但代谢性酸中毒时除外。正常代谢性酸中毒情况下患者 pH 降低，机体会代偿地降低 $PaCO_2$ 以尽可能的维持正常的 pH，因此代谢性酸中毒时如果 $PaCO_2$ 降低反而升高，即使低于 45mmHg 仍存在高碳酸血症性呼吸衰竭，临床上应予以重视。

4. 临床治疗中尤其要重视对原因不明的气急患者进行动脉血气分析，如出现 $PaO_2<60mmHg$、$PaCO_2<35mmHg$、pH 大于 7.45，则要重复进行动脉血气分析，若仍为严重低氧血症和过度通气，即使 X 线平片无明显异常，仍应进一步行胸部 CT 或 CTA 等检查，并动态监测患者病情变化，以给予及时正确的治疗。

【治疗】

无论对老年患者急性呼吸衰竭还是慢性呼吸衰竭急性恶化的处理均要争分夺秒、果断积极、正确治疗。治疗总体原则是在保证气道通畅的前提下，尽快改善和纠正低氧血症、二氧化碳潴留和代谢功能紊乱，同时积极治疗引起呼吸衰竭的原发疾病，并注意去除诱发因素和对全身重要脏器功能进行严密监测和支持。治疗的主要目标是改善缺氧和二氧化碳潴留，为病因治疗赢得时机。

1. 建立畅通的气道　如果患者仅仅存在上呼吸道梗阻，迅速恢复和保持气道通畅是逆转呼吸衰竭最根本的方法。对于所有呼吸衰竭患者而言，建立有效的气道是维持通气、改善氧合和呼吸道给药的基础，也是救治呼吸衰竭最基本和最重要的一环。对于所有呼吸困难的患者都需要考虑是否存在原发性上呼吸道梗阻，尤其出现下列情况时：头颈部损伤、喉或气管可疑恶性肿瘤、伴有喘鸣的急性吸气性呼吸困难、甲状腺肿大或淋巴结病导致的颈部肿块，或是咽、喉、气管的感染或炎症。如果哮喘、COPD 患者有近期气管插管或气管切开史，存在因为气管或声门下狭窄而出现上呼吸道梗阻的风险。对于急性呼吸窘迫患者，尤其是老年人，需要警惕是否存在气道内异物。阻塞性睡眠呼吸暂停低通气综合征患者常于睡眠的某一特殊阶段发生频繁的间歇性上呼吸道梗阻。通畅气道的方法包括清除异物或促进痰液引流、解除支气管痉挛以及手术切除肿瘤等，如经上述方法气道梗阻无法解除，或存在严重的呼吸道梗阻，需紧急进行气管插管或气管切开建立人工气道。

(1) 应用支气管扩张药物：气道平滑肌收缩、大量分泌物潴留、气道炎症和水肿、肺弹性回缩力下降等引起的气道阻力增加是哮喘和其他慢性阻塞性肺疾病的主要特征；慢性阻塞性肺疾病所致呼吸衰竭者可有不同程度的支气管痉挛；其他原因如肺水肿、ARDS、肺炎等导致的呼吸衰竭由于呼吸道感染、炎症刺激也可使支气管平滑肌张力增高。支气管扩张剂直接作用于收缩的气道平滑肌，使其扩张后降低气道阻力，部分支气管扩张剂可能对气道炎症和水肿有间接治疗作用。及时和恰当应用支气管扩张药物对降低呼吸道阻力，保持呼吸道通畅十分重要。常用的支气管扩张药物有：β2 肾上腺素受体激动剂、抗胆碱能药、糖皮质激素、茶碱类和钙拮抗剂等。钙拮抗剂扩张支气管平滑肌的作用较弱，其主要用于治疗高血压、心律失常、缺血性心脏病并同时伴有阻塞性肺疾病和呼吸衰竭的患者。

(2) 稀化痰液、促进排痰：几乎所有的老年呼吸衰竭都有不同程度的原发或继发的呼吸道感染，呼吸道常积聚许多分泌物。加上老年患者呼吸急促、发热、饮水不足等原因，使痰液黏稠，可增加呼吸阻力，降低通气量，形成恶性循环。因此稀化痰液以利排出尤为重要。①补充水分、鼓励饮水、雾化吸入、静脉输液均可达到补充水分的目的。静脉补充水分时要注意老年患者心功能情况；②祛痰药物可酌情使用溴己新、氨溴索等。黏液溶解剂能直接作用于气道分泌物，特别是通过气管插管给药。在吸痰前可向气道内注入少量（3~5ml）生理盐水、高张盐水或高张碳酸氢钠，能更多地帮助清除气道分泌物。乙酰半胱氨酸可分解痰液蛋白中的二硫键，是一种有效的黏液溶解剂。鼓励患者咳嗽、排痰，可通过翻身拍背、体位引流、吸痰等方式，促进痰液排出。禁用强力镇咳药。对无力排痰、呼吸道分泌物黏稠及壅塞，上述措施不能充分有效地引流气道内痰液时，应考虑建立人工气道。人工气道包括气管插管和气管切开。

(3) 气管插管和气管切开：呼吸衰竭患者经内科一般治疗不见好转，符合下列指征者可进行气管插管或气管切开：①难于解除的上呼吸道梗阻（如急性喉炎）；②需要清除大量下呼吸道分泌物（如肺炎）；③吞咽麻痹或深昏迷时防止误吸（如急性多发性神经根炎）；④需要进行有效的机械通气。老年患者心肺储备功能差，难以耐受低氧血症和高碳酸血症，是否建立人工气道，应主要考虑病情是否需要，高龄不应成为延迟建立人工气道的理由；在施行气管插管或气管切开时，也应采取措施减少并发症的发生，如用纤维支气管镜引导以减少盲目插管的创伤，有时可在气管切开前先行插入气管插管，清理气道并行一定时间机械通气，使缺氧和 CO_2 潴留得到部分纠正，病情较为稳定后再行气管切开手术，使老年呼吸衰竭患者安全度过手术的机会增加。

2. 合理氧疗 几乎所有老年呼吸衰竭患者都需要进行氧疗，氧疗是治疗老年慢性呼吸衰竭的重要和首要措施之一。氧疗装置设备的选择由所需吸入氧浓度、患者和医生的熟悉程度、不同吸入氧浓度潜在的副作用、患者的分钟通气量决定。合理氧疗，可以纠正低氧血症，降低呼吸及心脏负荷。判断患者是否缺氧最客观的依据是动脉血气分析。对于 I 型呼吸衰竭患者无 CO_2 潴留，机体的主要损害来自于缺氧，可采取按需给氧，使 PaO_2 达到 60mmHg 以上。对于 II 型呼吸衰竭患者有 CO_2 潴留，氧疗的原则为低浓度（<35%）持续给氧。因为 II 型呼吸衰竭患者的呼吸中枢对 CO_2 的敏感性降低，主要依靠缺氧刺激外周化学感受器兴奋呼吸，若不限制给氧，氧分压迅速达到较高水平，低氧对呼吸的兴奋作用减弱或消失，呼吸被抑制，从而使病情加重；严重缺氧时氧离曲线处陡直段，PaO_2 轻度上升即可引起 SaO_2 较大的变化；吸入高浓度的氧解除低氧性肺血管收缩，血液重新分布加重 V/Q 失调。慢性 II 型呼吸衰竭氧疗开始可吸入 24% 的氧，以后略提高氧浓度，但通常不超过 32%~35%。II 型呼吸衰竭患者接受氧疗后，$PaCO_2$ 可能有一定程度的升高，若轻度升高且保持某一稳定水平不再升高，则所吸氧浓度为合理氧浓度；若患者吸氧后 $PaCO_2$ 明显上升，应降低吸氧浓度，密切观察；若患者 $PaCO_2$ 继续升高，而低氧血症无改善，则应考虑应用机械通气。

老年呼吸衰竭患者常用的氧疗装置为鼻导管或鼻塞吸氧，鼻导管或鼻塞吸氧简便、易行，不影响咳痰、进食、说话，不存在重复呼吸，适于持续给氧；但吸氧浓度不恒定，当患者潮气量较大时易受影响。面罩吸氧的氧浓度可调节而且较恒定，但对咳痰、进食有一定影响；普通面罩吸氧的氧浓度可达较高水平，但氧浓度难以正确预计，适用于暂无条件行机械通气的严重低氧而无 CO_2 潴留的患者。过度通气的呼吸衰竭患者合并呼吸性碱中毒时也可考虑面罩吸氧。高压氧治疗主要适用于外呼吸功能正常，而氧在血液的运输发生障碍所导致的呼吸衰竭如一氧化碳中毒、氰化物中毒及减压病等。因此合理的氧疗装置选择可提高呼吸衰竭治疗效果。现在提倡对符合指征的慢阻肺呼吸衰竭患者进行长期家庭氧疗（LTOT）；每天吸氧 >15 小时，可降低肺循环阻力和肺动脉压，增强心肌收缩力，改善心、肾功能，提高患者活动耐力，延长生存时间。

3. 改善通气，改善二氧化碳潴留 建立和保持通畅的呼吸道是改善通气的先决条件，在此基础上可采取下列措施：

（1）呼吸兴奋剂的应用：过去，COPD 急性呼吸衰竭被认为是呼吸驱动不足，所以常使用呼吸兴奋剂；然而使用呼吸兴奋剂后，反而加重了呼吸肌疲劳，因此呼吸衰竭时应用呼吸兴奋剂的价值一直存在争议。一方面认为，呼吸兴奋剂可以防止用氧后的呼吸抑制；药物对患者有催醒作用，使患者神志清醒，配合体位引流、促进排痰。另一方面则认为，呼吸兴奋剂增加呼吸功和氧耗量，部分抵消了吸氧引起的一些有利于患者的作用。一般来说，对于中枢抑制为主的患者，呼吸兴奋剂有较好的疗效，但不可无限制地加大剂量，剂量过大可引起惊厥；对于神经传导系统和呼吸肌病变，以及肺炎、肺水肿和广泛间质纤维化的换气功能障碍者，呼吸兴奋剂有弊无利，不宜使用；对于心搏骤停引起的呼吸抑制，呼吸兴奋剂可加重脑缺氧，不宜使用。总之，随着呼吸机的普遍应用，呼吸兴奋剂已经较少使用，仅作为辅助治疗手段。尼可刹米和洛贝林是目前我国临床上最常用的呼吸兴奋剂，可直接和通过刺激颈动脉体化学感受器间接兴奋呼吸中枢，使呼吸加深加快，并提高呼吸中枢对 CO_2 敏感性。

（2）机械通气：机械通气是抢救呼吸衰竭患者生命的重要治疗措施。对于严重呼吸衰竭患者，如氧疗后低氧血症持续存在、意识障碍、气道分泌物多且排痰障碍、呼吸肌疲劳、血流动力学不稳定、严重低氧血症或二氧化碳潴留（如 PaO_2<45mmHg 或 $PaCO_2$>70mmHg）、合并多器官功能损害等，经过积极治疗病情无改善甚至恶化，宜尽早进行机械通气，以维持合适的通气量、改善氧合、减轻呼吸做功、维持循环稳定。根据病情需要选用无创机械通气或有创机械通气。在慢性阻塞性肺疾病急性加重早期给予无创机械通气可以缓解呼吸肌疲劳，防止呼吸功能不全加重，减少后期气管插管率，改善预后。老年呼吸衰竭以慢性呼吸衰竭多见，因机体有足够的时间进行代偿，虽严重缺氧和二氧化碳潴留，机体仍可耐受，一般在无急性失代偿时无需机械通气。若经过氧疗（FiO_2 达 50%）后，PaO_2 仍仅为 35~45mmHg，或痰液滞留无法消除者应开始机械通气。

1）无创正压通气：无创正压通气最适合慢性肺部疾病急性加重出现 II 型呼吸衰竭的患者，可增加潮气量并减少呼吸功，是 COPD 急性加重的一线治疗，可改善氧合，减少二氧化碳潴留，纠正酸中毒，减少机械通气的需要，缩短住院时间，提高生存率。也可用于急性心功能不全引起的呼吸衰竭患者，可以减轻心脏后负荷，改善氧合，缓解呼吸困难，但对于高危患者要注意有无心肌缺血发生。急性肺损伤一般不考虑应用无创正压通气。掌握无创正压通气的适应证至关重要，如患者治疗前 pH 很低（<7.30），神志情况较差，基础疾病较多时，往往预示无创通气可能失败。另外应注意无创正压通气的模式和设置，必须保证充足的人员配置和时间安排，在刚开始治疗的几个小时内，应密切观察，为了减少漏气及克服鼻腔阻力，应尽量采用口鼻面罩，如果治疗有效且患者习惯经鼻呼吸，可改成鼻面罩以提高患者的舒适度。

2）肺保护性通气策略：有创机械通气是一把双刃剑，应用不当可引起肺组织损伤，主要并发症为机械相关性肺损伤。其主要发生原因为压力伤、容积伤、不张伤和生物伤。目前肺保护策略机械通气采用小潮气量通气是循证医学中 A 级推荐证据。

3）"开放肺"通气策略：所谓"开放肺"通气策略是让有萎缩趋势的肺复张，并在整个呼吸周期保持复张状态，以肺内分流小于 10% 为理想水平，同时能在较低呼吸道压的情况下保持理想的气体交换。肺泡复张手法是指在机械通气过程中间断地给予高于常规平均气道压的压力并且维持一定时间（一般不超过 2 分钟）。肺泡复张手法的方法包括持续充气、叹气、高频通气、高频震荡通气、高水平 PEEP 等方法，及采用持续气道正压通气（CPAP）、PCV 及双水平正压通气（BiPAP）等通气模式。机械通气的辅助措施包括仰卧位通气、液体通气、气管内吹气、一氧化氮吸入以及体外膜氧合等技术。

4）内源性 PEEP 的处理：当通气需求增加或存在严重气道阻塞时，上一次呼吸尚未完全结束，下一次吸气即开始进行。呼吸气流一直持续到呼气末，提示在呼气末，肺泡与大气压之间仍存在正的压力梯度，从而出现肺泡呼吸末正压（PEEP）。这种方式产生的 PEEP 称之为内源性 PEEP（PEEPi）。高水平的 PEEPi 会对肺的顺应性、呼吸做功、心血管功能造成不利的影响，并通过影响通气分布从而影响气体交换。COPD 患者如果在机械通气时产生 PEEPi，会进一步加重低氧血症和高碳酸血症。PEEPi 的另一个副作用是在辅助通气模式下会增加患者的呼吸做功，在该模式下，当呼吸机感知到回路中的负压时，则启动送气，但如果存在肺泡内呼吸末正压，则吸气肌收缩不能立刻产生相对大气压而言的负压，因此患者需要增加额外的呼吸做功。在这种情况下，通过在呼吸机回路中施加 PEEP（外源性 PEEP），以改变启动呼吸机送气所需的压力绝对值。理想情况是，通过使用较低的外源性 PEEP 能减少呼吸做功，而并不加重肺的过度充气。通常推荐的"外源性"PEEP 值为 75%~85%PEEPi。

4. 控制感染　感染是呼吸衰竭患者最常见的诱因，呼吸衰竭能否逆转的关键问题之一是呼吸道和肺部感染能否得到有效控制。应注意以下几个问题。

（1）病原微生物的确定：这对于选择适宜的抗菌药物非常重要。痰细菌培养仍是目前临床上最常用的方法。但当前痰细菌学检查方面存在不少问题，主要是痰液收集和检查不符合要求，因而影响结果的准确性与治疗效果。痰细菌学检查要点：①最好清晨留痰，用 1%~3% 过氧化氢漱口三次留痰最好；②尽可能在使用抗菌药物之前采集痰标本；③收集痰液后迅速送化验室，否则口腔内污染菌易繁殖；④痰涂片检查，每低倍视野上皮细胞少于 10 个同时白细胞超过 25 个者为合格痰标本；⑤应反复多次送检；⑥怀疑特殊病原微生物感染如厌氧菌、真菌等，须选用相应培养液；⑦应选择脓性、黏液脓性或血丝痰。

（2）初始抗菌药物的选择：应根据患者的年龄、基础疾病情况、各地区菌群分布特征以及痰涂片结果选用适当的抗菌药物，以后按痰培养药敏结果加以调整。不少 COPD 所致呼吸衰竭的患者已用过许多抗菌药物，发生急性感染加重时，要联合、足量应用广谱、高效、耐酶的抗菌药物。在使用抗菌药物的过程中要注意加强排痰措施，尽可能畅通呼吸道，以利于感染的控制。各医院及重症医学科的医生应当了解本地细菌的敏感性、耐药性的发生频率，并尽可能减少当地的耐药菌（如限制性抗生素的使用）。

5. 纠正酸碱失衡和电解质紊乱　老年呼吸衰竭患者的酸碱失衡有以下特点：①发生率高；②类型复杂，常见的有呼吸性酸中毒、呼吸性酸中毒 + 代谢性碱中毒、呼吸性酸中毒 + 代谢性酸中毒、呼吸性碱中毒等；③变化迅速；④病死率高，特别是呼吸性酸中毒 + 代谢性酸中毒和呼吸性酸中毒 + 代谢性碱中毒者。

呼吸性酸中毒是因为肺泡通气不足，二氧化碳潴留所致，只有增加肺泡通气量才能有效地纠正呼吸性酸中毒。呼吸性酸中毒合并代谢性碱中毒，后者常由于应用机械通气时二氧化碳排出过快、补充较多碱性药物、长期应用糖皮质激素和大量利尿剂等所致。治疗上应首先预防或减少医源性因素，机械通气时通气量不要过大，使 $PaCO_2$ 渐缓下降，同时注意补充氯化钾。呼吸性酸中毒合并代谢性酸中毒时，后者由于缺氧、血容量不足、心功能障碍、周围循环不良等因素使固定酸如乳酸等增加，此时 pH 可明显降低而影响血压并导致心律失常，当 pH<7.20 时除提高通气量，纠正二氧化碳潴留外，可以考虑适量应用碱性药物，但应避免过多 $NaHCO_3$ 进入体内而加重二氧化碳潴留。呼吸性碱中毒时要去除过度通气的原因，充分给氧，必要时可予重复呼吸。

6. 肺性脑病的治疗　肺性脑病主要由高碳酸血症和低氧血症引起的脑水肿引起。所以治疗肺性脑病时给予相应呼吸衰竭处理措施外，还应给予降低颅内压、减轻脑水肿的措施。并控制精神症状。

（1）糖皮质激素：糖皮质激素具有降颅压、减轻脑水肿、解除支气管痉挛等作用。用药期间应注意①使用有效抗菌药物，避免感染恶化；②使用胃黏膜保护药，防止诱发消化道出血。

（2）脱水剂：一般选用 20% 甘露醇，每次 0.5~1.0g/kg，快速静滴，每天 1~2 次。但易引起血液浓缩和电解质紊乱，心功能不全和红细胞增多者慎用。

7. 防治消化道出血　对于严重缺氧和二氧化碳潴留的患者，可常规给予西咪替丁或雷尼替丁口服以预防消化道大出血。若出现大量呕血或柏油样大便可给予输新鲜血，并静脉给予 H_2 受体拮抗剂或质子泵抑制剂。根本治疗在于纠正缺氧和二氧化碳潴留。

8. 休克的处理　分析休克原因，针对病因采取措施，在保证血容量的基础上应用血管活性药物如多巴胺、间羟胺等维持血压。

9. 营养支持治疗　营养不良可造成全身和呼吸道抗病能力降低；黏膜屏障功能减弱，白细胞吞噬杀伤能力受损；呼吸肌收缩能力下降，易致泵衰竭或发生呼吸机撤离困难等。因此，营养支持治疗亦是呼吸衰竭治疗重要部分，应予以重视。昏迷或吞咽障碍患者给予鼻饲饮食，胃肠功能差的患者可予静脉营养。应提高蛋白质比例。不宜给过多的葡萄糖，因后者在体内代谢产生较多的二氧化碳，加重呼吸系统负担。提升患者免疫力，合并重症感染时可以考虑注射胸腺法新或静注免疫球蛋白。

（周东波）

参考文献

1. 钟南山,刘又宁.呼吸病学.北京:人民卫生出版社,2015:874-890.

2. 于普林,郑松柏,蹇在金,等.老年病学.北京:人民卫生出版社,2017:339-347.

3. 葛均波,徐永健.内科学.北京:人民卫生出版社,2016:138-149.

4. 蔡柏蔷,李龙芸.协和呼吸病学.北京:中国协和医科大学出版社,2013.

5. Vo P,Kharasch VS.Respiratory failure.Pediatr Rev,2014,35(11):476-84;quiz 485-486.

6. Carbonelli C,Vezzani G,Grimaldi T,et al.An unusual diagnosis of increasing respiratory failure after lung resection.Intern Emerg Med,2014,9(8):891-892.

7. Wada H,Akiyama Y,Takeda H,et al.Social isolation in individuals with chronic respiratory failure undergoing long-term oxygen therapy.J Am Geriatr Soc,2014,62(9):1807-1808.

8. Abe Y,Kondo T,Yamane Y,et al.The efficacy of an oxygen mask with reservoir bag in patients with respiratory failure.Tokai J Exp Clin Med,2010,35(4):144-147.

9. Mac Sweeney R,Devereaux PJ,McAuley DF.Beta 2 antagonism in acute respiratory failure.Crit Care,2010,14(6):1012.

10. Nee PA,Al-Jubouri MA,Gray AJ,et al.Critical care in the emergency department:acute respiratory failure.Emerg Med J,2011,

28(2):94-97.

11. Scala R.Respiratory High-Dependency Care Units for the burden of acute respiratory failure.Eur J Intern Med,2012,23(4):302-308.

12. Laghi F,Goyal A.Auto-PEEP in respiratory failure.Minerva Anestesiol,2012,78(2):201-221.

13. Freeman BD,Morris PE.Tracheostomy practice in adults with acute respiratory failure.Crit Care Med,2012,40(10):2890-2896.

14. Ferrer M,Cosentini R,Nava S.The use of non-invasive ventilation during acute respiratory failure due to pneumonia.Eur J Intern Med,2012,23(5):420-428.

第七节　睡眠呼吸暂停低通气综合征

睡眠呼吸暂停低通气综合征（sleep apnea-hypopnea syndrome，SAHS）是指睡眠过程中由于上气道完全阻塞或部分阻塞和（或）呼吸中枢驱动降低导致睡眠状态下反复出现呼吸暂停和（或）低通气，导致慢性间断性缺氧从而产生一系列病理生理改变，包括睡眠结构的片段化（表现为频繁微觉醒，白天嗜睡，记忆力下降，生存质量下降）、代谢失调、氧化应激失调和炎症反应，从而造成心脑血管疾病、代谢性疾病、机体氧化应激及炎症等多系统功能损害。病情逐渐发展可出现肺动脉高压、肺心病、呼吸衰竭、高血压、冠心病、心律失常、心脑血管意外等严重并发症。分类上包括阻塞型睡眠呼吸暂停低通气综合征（obstructive sleep apnea-hypopnea syndrome，OSAHS）、中枢型睡眠呼吸暂停综合征（central sleep apnea syn-drome，CSAS）、混合性睡眠呼吸暂停综合征（mixed sleep apnea syn-drome，MSAS）。临床上以 OSAHS 最为常见；OSAHS 主要特征表现为夜间睡眠片段化和间歇性缺氧，并可引发心脑肺血管并发症乃至多脏器损害，严重影响生活质量和寿命，且与老年常见的代谢紊乱综合征相关。目前认为 OSAHS 是一种系统性疾病，也是全身多种疾患的独立危险因素，并与人体衰老明显相关。国外资料显示，OSAHS 在成年人中的患病率为 2%~4%，在老年人中，随着年龄的增加，SAHS 的发生率呈增多趋势，其患病率高达 20%~40%。未经治疗的重度 OSAHS 患者 5 年病死率高达 11%~13%。SAHS 是一种严重危害老年健康的疾病，目前广大患者和医务工作者对本病的严重性、重要性和普遍性尚缺乏足够的认识，同时临床诊治中也存在许多不规范的情况。因此必须重视老年 SAHS 的早期诊断、治疗和预防。

【病因及发病机制】

到目前为止，OSAHS 的发病机制尚不完全清楚，但已知它与年龄、性别、肥胖、上气道解剖因素、遗传因素、饮酒、吸烟及服用镇静药物等多种危险因素相关，而对于老年人，上述危险因素的强度并未减弱，同时由于老年人独有的生理特点，使老年 OSAHS 的病因和发病机制具有其独特性，简要归纳如下：

1. 肥胖　肥胖的判定标准为体重超过标准体重的 20% 或以上，体质量指数（body mass index，BMI）≥ 24kg/m²。多项研究证实，肥胖是老年 OSAHS 患者的一个重要危险因素，但随着年龄的增长，其影响强度逐渐减弱。肥胖导致 OSAHS 的发病机制可能有以下几个方面：①脂肪组织的增加可导致呼吸道负荷增加，上呼吸道肌肉中的脂肪组织沉积使上气道内径减小，从而导致咽腔狭窄。②咽侧壁脂肪组织堆积使呼吸道肌肉收缩能力下降，肌肉塌陷导致咽腔内径减小，最终导致呼吸暂停或低通气。

2. 年龄和性别　国外的流行病学调查显示 OSAHS 患病率随年龄增长而增加；早期研究认为男性 SAHS 发病率多于女性，但女性绝经期后患病者逐渐增多。

3. 解剖结构的异常　上气道解剖学异常包括鼻腔阻塞（鼻中隔偏曲、鼻甲肥大、鼻息肉、鼻部肿瘤等）、Ⅱ度以上扁桃体肥大、软腭松弛、悬雍垂过长、过粗、咽腔狭窄、咽部肿瘤、咽腔黏膜肥厚、腺样体增生、舌体肥大、舌根后坠、下颌后缩、颞颌关节功能障碍及小颌畸形等。过去普遍认为老年 SAHS 是由于中枢系统疾病引起的 CSAS，但近年来的研究表明，老年 SAHS 患者中仍以 OSAHS 多见，其可能的原因是随着年龄的增加，上气道扩张肌的肌张力衰退以及上气道顺应性减弱，这种老年特有的睡眠期间上气道功能性塌陷变化，是老年 SAHS 特有的危险因素。此外鼻咽部肿瘤、淀粉样变性等病变也可使老年人上气道解剖结构发生异常，从而导致呼吸暂停或低通气。

4. 环路增益（loop gain） 环路增益是机体对呼吸紊乱的反应（过度通气）和呼吸紊乱自身（即呼吸暂停或呼吸浅慢）的比值；研究表明环路增益在 OSAHS 的发生发展中起一定作用。

5. 生活习性和药物应用 老年患者往往长期大量饮酒和重度吸烟，老年患者夜间睡眠质量差需要服用镇静催眠药物，均是加重或诱发 OSAHS 的重要因素。

6. 其他相关老年易患疾病 包括甲状腺功能低下、肢端肥大症、垂体功能减退、淀粉样变性、声带麻痹、其他神经肌肉疾患（如帕金森病）、长期胃食管反流等，都与 OSAHS 的发生发展相关。

7. 觉醒阈值降低 研究表明随着年龄的增长，睡眠 – 觉醒模式变得不稳定，其结构发生了明显的变化，1 期睡眠明显增多，3、4 期睡眠明显减少，这种变化与异常的呼吸暂停低通气指数（AHI）高发生率之间存在相关性。短暂的觉醒在老年人中更为常见，正常老年人的觉醒指数约为 15 次 /h，而合并有睡眠障碍的老年人是正常老年人的两倍。年龄增长带来的这种睡眠 – 觉醒周期的变化，会进一步导致周期性呼吸暂停，从而更容易出现睡眠呼吸障碍。

【病理】

老年睡眠呼吸暂停低通气综合征患者发生的病理改变大致可分为三大方面：

1. 病因及高危因素 本身的病理改变如鼻中隔偏曲、鼻甲肥大、鼻息肉、扁桃体肥大、腺样体增生、悬雍垂水肿肥大、舌体肥大等，以及某些相关疾病如甲状腺功能低下、肢端肥大症、淀粉样变性等发生的各种病理改变。

2. 由于长期反复打鼾对上气道组织损害引起的炎性改变，外观可见咽部黏膜充血、水肿、咽腔不同程度狭窄，镜下可见多种炎症细胞浸润，主要是淋巴细胞。

3. 睡眠呼吸暂停低通气引起的靶器官损害或合并症时相应病理改变，包括心肌、全身血管，特别是冠状动脉、颈动脉、脑动脉、肾动脉、眼底动脉发生粥样硬化、狭窄、阻塞等。

【临床表现】

老年 OSAHS 患者除夜尿增多和合并症增多外，临床症状与中青年 OSAHS 患者相似。有研究表明老年人比中青年人更瘦，病情倾向于更轻，这种现象可能与体重下降和衰老有关。由于老年 OSAHS 临床表现无特异性，对于精力不足和嗜睡的老年患者，临床医师必须警惕 OSAHS 的可能。现就老年 OSAHS 临床表现总结如下：

1. 夜间睡眠过程中，打鼾是主要症状，且鼾声不规律，鼾声高低不等，常常是鼾声和呼吸暂停交替出现，呼吸及睡眠节律紊乱，反复出现呼吸暂停及觉醒，自觉憋气，呼吸停止后突然憋醒，常伴有翻身、四肢不自主运动甚至抽搐，或突然坐起，感觉心慌、胸闷或心前区不适，部分患者出现恐惧感；夜尿增多或可出现遗尿；夜间多汗。值得注意的是，老年人患者夜间憋醒的发生率明显降低，而夜间尿频的发生率明显增高。

2. 晨起头痛，头晕，口干；白天嗜睡明显，常常出现难以抑制的嗜睡，轻者表现为日间工作或学习的注意力下降，重者白天困倦、看书、看电视、坐车打盹；严重时活动状态下也嗜睡，甚至与人谈话、开车或用餐时也打瞌睡；但老年人嗜睡程度与其严重度不呈正相关；记忆力下降；严重者出现心理、智能、行为异常等。患者体重可有进行性增加。患者性功能下降。

3. 老年患者具有较高的合并症，可能合并难治性高血压、冠心病、心律失常（特别是以慢 – 快心律失常为主）、充血性心力衰竭、肺源性心脏病、脑卒中、2 型糖尿病及胰岛素抵抗、肾功能损害及蛋白尿、红细胞增多症等；在女性 OSA 患者中合并多囊卵巢综合征的比例较一般人群高。

【辅助检查】

1. 体格检查及常规检查项目

（1）身高、体质量指数（BMI）：注意体脂分布特点。BMI 用于筛查、诊断老年男性 OSAHS 切点为 22，灵敏度达 90%，漏诊率为 10%，BMI 确诊 OSAHS 的切点为 29。BMI 可作为有效、简单、经济的初筛和诊断指标。OSAHS 与非 OSAHS 患者头颈部脂肪分布情况的差异明显，OSAHS 患者口咽部的脂肪分布增多，使口咽部软组织增厚，咽腔内径缩小，而出现反复呼吸暂停。

（2）体格检查：包括血压、颈围、腰围、颌面形态、鼻腔、咽喉部检查。颈围在一定程度上可以作为筛查 OSAHS 的指标，适用于中、重度患者的预测，尤其对女性的预测；同时可作为乡镇医师、社区医院或体检医师筛查和预测中、重度 OSAHS 患者的简易方法。特别注意有无鼻甲肥大、鼻中隔偏曲、下颌后缩、小颌畸形、咽腔狭窄、扁桃体肥大、腺样体肥大以及舌体肥大；心、肺、脑、神经系统检查等；必要时进行 24 小时动态血压测定。

（3）血细胞计数：特别是红细胞计数、血细胞比容、平均红细胞体积、平均红细胞血红蛋白浓度。

（4）动脉血气分析。

（5）空腹血脂、血糖测定。

（6）生化指标与基因多态性：研究表明，许多生化指标与 OSAHS 具有相关性。基质金属蛋白酶 -9（MMP-9）、游离脂肪酸（FFA）、三酰甘油（TG）、总胆固醇（TC）、低密度脂蛋白胆固醇（LDL-C）、瘦素、血清胰岛素样生长因子 -1（IGF-1）、血单核细胞（NK-κB）、细胞间黏附分子 -1（ICAM-1）、血清半胱氨酸蛋白酶抑制剂（Cys-C）、血清促红细胞生成素（EPO）等与呼吸暂停低通气指数（AHI）呈正相关，与 $LSaO_2$、$MSaO_2$ 分别呈负相关。OSAHS 的发病与血管紧张素 II -1 型受体（AT1-R）基因 A/C 多态性相关联，基因型 AC 和等位基因 C 可能是 OSAHS 发病的危险因素。有 30%~40% 的 OSAHS 患者有载脂蛋白 E（ApoE）基因多肽性的表达，目前 ApoE 作为血脂代谢中重要蛋白质已成为一个新的研究亮点，对 OSAHS 等相关疾病的治疗和评估预后具有临床应用价值。

（7）影像学检查

1）头颅 X 线检查：能观察头颅、上颌、下颌、牙以及侧面组织相互结构及相互位置关系，确定骨前移的位置；通过测量头颅侧位片，基本能反映阻塞的部位、阻塞的程度。

2）CT 检查：CT 可提供从咽部至喉部上气道周围软组织及拱形结构的清晰轴向断面图像，作为术前检查，对 OSAHS 患者上呼吸道狭窄部位进行定位。螺旋 CT 出现后，其图像处理速度及功能更为强大，重建上气道形态可对气道狭窄部位作出判断，并可获得被检查者睡眠中不同呼吸周期的三维图像，对运动中的呼吸道作出动态判断，测定气道功能。现在不断发展的多平面容积重建法，在麻醉下进行，尽量接近夜间睡眠状态。药物诱导睡眠状态下实时 CT 扫描、双源 CT、MDCT、多层螺旋 CT（MSCT）、Muller 动作 CT、三维成像技术，已经普遍用于 OSAHS 定位、定量、定性诊断，更接近睡眠时的体位，准确诊断 OSAHS 患者咽腔狭窄部位、程度，对临床治疗方案具有重要的指导作用。

3）磁共振成像（MRI）：MRI 是研究 OSAHS 患者上气道及周围软组织形态的主要手段；MRI 是目前能较准确反映 OSAHS 患者上呼吸道真实形态的检查方法；MRI 可进行静态和连续动态扫描，观察睡眠和清醒状态下上气道狭窄的部位及变化，图像清晰，但价格昂贵。其优点是无创伤、无辐射、高分辨率、任意截面成像以及可较长时间连续观察患者睡眠时呼吸道变化。超快速 MRI 的成像在观察、分析 OSAHS 上气道的阻塞方面尤其是在患者睡眠状态下有独特优点。

（8）心电图：必要时进行 24 小时动态心电图和血压的监测。

（9）部分患者应检查甲状腺功能和甲状腺 B 超。

（10）内镜检查：上气道内镜检查可对 OSAHS 整个上气道进行全面的观察，对 OSAHS 的诊断有较大作用。以吸气相时气道横截面积减少 >75% 为重度狭窄，减少 50%~75% 为中度狭窄，减少 25%~50% 为轻度狭窄。应用计算机辅助纤维喉镜检查结合闭口堵鼻深吸气（Muller）检查法预测手术显效符合率为 75%。

（11）上气道 - 食管压力监测：睡眠时咽部及食管内压力持续检测是将压力传感器分别置于鼻咽、悬雍垂最下端、会厌水平和食管内，对阻塞部位能准确定位，食管内压波动是否消失还是区分阻塞性与中枢性呼吸暂停唯一可靠的方法。

2. 初筛诊断仪检查　由于近年来技术的不断改进和更新，现在已有多种初筛仪上市，如 Embletta 睡眠初筛仪、血氧仪、脉氧仪、便携式睡眠检测仪（PMD）、上气道压力测定仪等。但多采用便携式睡眠监测仪，监测指标包括血氧饱和度、口鼻气流、胸腹运动或单纯血氧饱和度；主要适用于基层医院或由于睡眠环境改变、导联连接后影响睡眠的患者、病重不能到睡眠室进行检测的老年患者；此外还可用于治疗前后对比及患者的随访。

3. 多导睡眠图（polysomnography，PSG）监测

（1）整夜 PSG 监测：PSG 一般是指有 6 个通道和 ≥ 6 个参数的睡眠记录仪，目前最多的有 64 个通道，是一种通过全夜监测患者睡眠状态时生理、病理指标的主要的监测仪器；包括二导脑电图（EEG）、二导眼电图（EOG）、下颌肌电图（EMG）、心电图（ECG）、口鼻呼吸气流、胸腹呼吸运动、血氧饱和度（SaO_2）、体位、鼾声、胫前肌 EMG 等；正规监测一般需要整夜不少于 7 小时的睡眠。PSG 是目前诊断睡眠疾病特别是鼾症、OSAHS 最重要的方法和"金标准"。适应证为：①因肥胖、打鼾临床上怀疑为 OSAHS 者；②临床上其他症状、体征支持患有 OSAHS，如难以解释的白天嗜睡或疲劳、晨起口干或顽固性慢性干咳；③难以解释的白天低氧血症或红细胞增多症；④顽固性高血压、顽固性心力衰竭、原因不明的夜间心律失常、夜间心绞痛，在老年患者中应该引起特别重视；⑤顽固性难治性糖尿病及胰岛素抵抗；⑥脑卒中、癫痫、老年痴呆及认知功能障碍；⑦不明原因的性功能障碍或减退；⑧ OSAHS 患者术前常规检查；⑨进行各种治疗后对 SAHS 的随访效果评估；⑩诊断或排除其他睡眠障碍性疾患。

（2）夜间分段 PSG 监测：在同一晚上的前 2~4 小时进行 PSG 监测，之后进行 2~4 小时的持续气道正压（continuous positive airway pressure，CPAP）通气压力调定。其优点在于可以减少检查和治疗费用，只推荐在以下情况采用：① AHI>20 次 /h，反复出现持续时间较长的睡眠呼吸暂停或低通气，伴有严重的低氧血症；②因睡眠后期快动眼相（rapid eye movement，REM）睡眠增多，CPAP 压力调定的时间应 >3 小时；③当患者处于平卧位时，CPAP 压力可以完全消除 REM 及非 REM 睡眠期的所有呼吸暂停、低通气及鼾声。如果不能满足以上条件，应进行整夜 PSG 监测并另选一个整夜时间进行 CPAP 压力调定。

4. 嗜睡的评价

（1）嗜睡的主观评价：主要有 Epworth 嗜睡量表（Epworth sleepiness scale，ESS）和斯坦福嗜睡量表（Stanford sleepiness scale，SSS），现多采用 ESS 嗜睡量表（表 39-8）。

表 39-8　Epworth 嗜睡量表

在以下情况有无打盹、嗜睡的可能性	从不（0）	很少（1）	有时（2）	经常（3）
坐着阅读时				
看电视时				
在公共场所坐着不动时				
长时间坐车时中间不休息（超过 1 小时）				
坐着与人谈话时、饭后休息时（未饮酒）				
开车等红绿灯时				
下午静卧休息时				

（2）嗜睡的客观评价：应用 PSG 可以对患者白天嗜睡进行客观评价。多次睡眠潜伏期试验（multiple sleep latency test，MSLT），是通过让患者白天进行一系列的小睡来客观判断其白天嗜睡程度的一种检查方法。每两小时测试一次，每次小睡持续 30 分钟，计算患者入睡的平均潜伏时间及异常 REM 睡眠出现的次数，睡眠潜伏时间 <5 分钟者为嗜睡，5~10 分钟为可疑嗜睡，>10 分钟者为正常。MSLT 不常规用于 OSAHS 的诊断、评估及疗效判断，但是 OSAHS 患者在治疗过程中仍有嗜睡，应进行 MSLT 以除外发作性睡病。

5. 微动敏感床垫式睡眠监测系统（MSMSMS）　MSMSMS 是使用人体微动敏感充气式床垫传感器系统，在准自然条件下，监测人体的睡眠生理信号，监测时无需任何电极和绑缚，安全而且无干扰。可监测患者睡眠时的心动周期、呼吸、体动等生理信号，以此为依据鉴别睡眠状态以及分辨不同的睡眠时相。系统可进行睡眠结构分析，与传统 PSG 相比，醒睡分辨的准确率、基本睡眠分期准确率均高于 PSG，可准确判断有无 OSAHS。MSMSMS 对 OSAHS 的诊断与 PSG 有较好的一致性，可以作为一种睡眠监测方法试用于临床工作。从睡眠效率和睡眠结构两方面的监测结果比较，床垫系统明显好于 PSG。目前认为 MSMSMS 是一种准确、简单的无干扰睡眠检测方法，能可靠地用于心率、呼吸频率、睡眠时间

和呼吸事件的监测，为群体的睡眠检测提供了一种客观的无干扰的检测新模式，因而为推动睡眠研究提供一种新的动力。

【诊断与鉴别诊断】

临床工作中诊断老年人 OSAHS 的方法较多，例如：症状体征、鼻咽喉镜检查、药物诱导睡眠下的影像学检查、Epworth 睡眠量表（Epworth sleepiness scale，ESS）、PSG 检查、食管内压检查、家庭睡眠呼吸暂停监测（home sleep apnea testing，HSAT）等，但确诊 OSAHS 仍非易事。目前公认的 OSAHS 诊断金标准仍然是 PSG 检查。但是，由于实验室 PSG 检查价格较高、实施较烦琐等缺点使得其在临床上应用受到一定的限制，在一定程度上 PSG 是否有望被 HSAT、MSMSMS 所代替，甚至可以通过一些主观检查或问卷调查来诊断 OSAHS；2016 年美国睡眠医学会（American Academy of Sleep Medicine，AASM）组织专家团队检索 2005 年以来的相关文献并进行 Meta 分析，在 2005 年及 2007 年两版有关 PSG 及便携式监测仪用于 OSAHS 诊断的临床实践指南基础上进一步完善，形成了 2016 年新版指南。现就指南的结论扼要归纳如下：① OSAHS 的诊断应该包括综合的睡眠评估及足够的随访；② PSG 检查仍然是诊断 OSAHS 的金标准，相对于整晚 PSG，如果临床合适，可以优先选择分段 PSG 来诊断；③ HSAT 可作为成人 OSAHS 诊断标准，但敏感性略低于 PSG，指南指出，对于并不复杂的有症状体征且高度怀疑中 - 重度 OSAHS 的成人患者，推荐使用 PSG 或设备技术足够的 HSAT 检查；不推荐应用 HAST 诊断有伴发疾病的可疑 OSAHS 患者；④在客观检查缺乏的情况下也不推荐应用问卷调查等方法来诊断 OSAHS，对于任何程度的 OSAHS 患者，调查问卷等主观评价方式准确度很低。

1. 诊断标准　主要根据病史、体征和 PSE 监测结果。临床有典型的夜间睡眠打鼾伴呼吸暂停、日间嗜睡（ESS 评分 ≥ 9 分）等症状，查体可见上气道任何部位的狭窄及阻塞，经 PSG 监测提示每夜 7 小时睡眠中呼吸暂停及低通气反复发作在 30 次以上，或 AHI ≥ 5 次 / 小时可诊断 OSAHS；对于日间嗜睡不明显（ESS 评分 <9 分）者 AHI=10 次 /h 或 AHI=5 次 /h，存在认知功能障碍、高血压、冠心病、脑血管疾病、糖尿病和失眠等 1 项或 1 项以上 OSAHS 合并症也可确立诊断。对于老年人 OSA 患者，目前无相应的独立诊断标准，对老年人进行诊断，仍然沿用上述诊断标准。

2. OSAHS 病情分度　应当充分考虑临床症状、合并症情况、AHI 及夜间 SaO_2 等实验室指标，根据 AHI 和夜间 SaO_2 将 OSAHS 分为轻、中、重度，其中以 AHI 作为主要判断标准，夜间最低 SaO_2 作为参考（表 39-9）。

表 39-9　成人 OSAHS 病情程度与呼吸暂停低通气指数（AHI）和（或）低氧血症程度判断依据

程度	AHI（次 /h）
轻度	5~15
中度	>15~30
重度	>30

程度	最低 SaO_2（%）
轻度	85~90
中度	80~<85
重度	<80

由于临床上有些 OSAHS 患者的 AHI 增高和最低 SaO_2 降低程度并不平行，目前推荐以 AHI 为标准对 OSAHS 病情程度评判，注明低氧血症情况。例如 AHI 为 25 次 /h，最低 SaO_2 为 88%，则报告为"中度 OSAHS 合并轻度低氧血症"。即使 PSG 指标判断病情程度较轻，如合并高血压、缺血性心脏病、脑卒中及 2 型糖尿病等相关疾病，应积极治疗。

3. 临床诊断时应明确合并症和并发症的发生情况　OSAHS 可能引起以下病变或问题，对于老年 OSAHS 患者尤为注意：

（1）引起或加重高血压（夜间及晨起高血压）；

（2）冠心病、夜间心绞痛及心肌梗死；

（3）夜间发生严重心律失常、室性早搏、心动过速、窦性停搏、窦房传导阻滞及房室传导阻滞；

（4）2 型糖尿病及胰岛素抵抗；

（5）夜间反复发作左心衰竭；

（6）脑血栓、脑出血；

（7）癫痫发作；

（8）痴呆症；

（9）精神异常：焦虑、抑郁、语言混乱、行为怪异、性格变化、幻视及幻听；

（10）肺动脉高压、重叠综合征及肺源性心脏病；

（11）呼吸衰竭；

（12）夜间支气管哮喘（简称哮喘）；

（13）继发性红细胞增多及血液黏滞度增高；

（14）遗尿；

（15）性功能障碍：阳痿及性欲减退；

（16）胃食管反流；

（17）神经衰弱；

（18）妊娠高血压或先兆子痫；

（19）肾功能损害；

（20）肝功能损害；

（21）肥胖加重；

（22）小儿发育延迟或智力低于同龄儿童正常水平；

（23）重大交通事故。

4. 简易诊断方法和标准　用于基层缺乏专门诊断仪器的单位，主要根据病史、体检、血氧饱和度监测等，其诊断标准如下：①至少具有 2 项主要危险因素；尤其是表现为肥胖、颈粗短或有小颌或下颌后缩，咽腔狭窄或有扁桃体Ⅱ度肥大，悬雍垂肥大，或甲状腺功能低下、肢端肥大症或神经系统明显异常；②中重度打鼾（鼾声响亮程度大于普通人说话声音为中度打鼾，鼾声响亮程度以至同一房间的人无法入睡为重度打鼾）、夜间呼吸不规律，或有屏气和憋醒（观察时间应不少于 15min）；③夜间睡眠节律紊乱，特别是频繁觉醒；④白天嗜睡（ESS 评分 >9 分）；⑤ SaO_2 监测趋势图可见典型变化、ODI>10 次 /h；⑥引发 1 个或 1 个以上重要器官损害。符合以上 6 条者即可作出初步诊断，有条件的单位可进一步进行 PSG 监测。

5. 鉴别诊断　老年人 OSAHS 的症状易与一般衰老症状相混淆，老年人由于体内各系统、器官衰老，免疫功能下降，出现记忆力减退、反应迟钝、性格改变、易困倦乏力以及夜尿增多等症状，而这些又都是 OSAHS 常见的临床表现，所以要详细询问老年人的睡眠病史，注意鉴别。还应与以下疾病进行鉴别：

（1）单纯鼾症：单纯打鼾指夜间有不同程度鼾症，但几乎没有呼吸气流阻塞发生，常有睡眠片断或日间功能受损，如睡眠不解乏，白天困倦，注意力、记忆力下降，工作效率降低等。临床上将打鼾不符合 OSAHS 诊断标准者，诊断为单纯鼾症。一般需要进行睡眠监测鉴别，AHI<5 次 /h，白天无症状。

（2）上气道阻力综合征：上气道阻力综合征（upper airway resistance syndrome，UARS）也是一种夜间睡眠呼吸紊乱疾病。有人认为 UARS 是 OSAHS 的早期阶段。患者临床症状与 OSAHS 有相似之处，如白天极度困倦、嗜睡、乏力等，睡眠时伴有或不伴有打鼾，但 EEG 上显示：睡眠时频繁出现与呼吸努力相关的微觉醒，微觉醒指数 >10 次 /h，及上气道阻力增加引起的明显的呼吸努力，伴有胸内负压增高，而没有明显呼吸暂停或低通气，AHI<5 次 /h。如果使用 CPAP 试验性治疗，白天嗜睡能明显改善，也可间接考虑 UARS。

（3）发作性睡病：主要临床表现为白天嗜睡、猝倒、睡眠瘫痪（或称睡眠麻痹）和睡眠幻觉。多发生在青少年，其嗜睡、疲乏的程度比 OSAHS 更严重，所有发作性睡病的患者白天都爱睡。发作性睡病的患者体检没有特异性发现。主要根据为多次小睡潜伏试验（multiple sleep latency test，MSLT）判断。只有在白天嗜睡伴 MSLT 出现 2 个或多个的睡眠起始快速眼动睡眠和有猝倒病史时才能诊断为发作性睡病。如果没有猝倒病史，即使出现白天嗜睡，MSLT 快眼动睡眠或睡眠瘫痪和睡前幻觉也不能诊断为发作性睡病。鉴别时应注意询问发病年龄、主要症状及 PSG 监测的结果，同时应注意该病与 OSAHS 合并的可能性很大，临床上不可漏诊。

（4）肥胖低通气综合征（obesity hypoventilation syndrome，OHS）：是由于过度肥胖，引起呼吸系统的负荷过度、呼吸中枢驱动减弱，而导致呼吸疾病。OHS 的定义为：肥胖（BMI ≥ 30 kg/m^2）和清醒时的 CO_2 潴留（$PaCO_2$ ≥ 45 mmHg），同时存在睡眠呼吸疾患。睡眠时的 $PaCO_2$ 较清醒时上升 10mmHg，还同时存在氧饱和度持续减低。在 OHS 中，大约 90% 的患者存在 OSAHS，但 OHS 的低通气不同于 OSAHS 的低通气（hypopnea），OHS 的低通气是指肺泡低通气（hypoventilation），是真正意义上的低通气；而 OSAHS 的低通气是 OSA 患者在多导睡眠图上所出现的阻塞性呼吸事件，表现为气流幅度的降低。OHA 患者存在 3 种类型的睡眠呼吸疾病：阻塞性睡眠呼吸暂停和低通气、上气道阻力增加所致的阻塞性低通气和中枢性低通气；在发生阻塞性呼吸事件期间，分钟通气量增加。临床上 OHS 患者除有 OSAHS 的典型表现（如乏力、嗜睡、打鼾、夜间窒息和晨起头痛）外，还有 OSAHS 所没有的呼吸困难、下肢水肿和清醒时的低氧血症。肥胖可引起限制性通气功能障碍；OHS 会产生肺动脉高压、肺心病。OHS 可通过临床表现、血气监测、多导睡眠图监测等多种途径结合作出正确诊断。

（5）不宁腿综合征和睡眠中周期性腿动：不宁腿综合征患者日间犯困，晚间强烈需求腿动，常伴异样不适感，安静或卧位时严重，活动时缓解，夜间入睡前加重，PSG 监测有典型的周期性腿动，应和睡眠呼吸事件相关的腿动鉴别。后者经 CPAP 治疗后常可消失。通过详细向患者及同室睡眠者询问患者睡眠病史，结合查体和 PSG 监测结果可以鉴别。

【治疗】

SAHS 是一种系统性疾病，因此 SAHS 治疗的目的不单是降低 AHI、提高睡眠血氧水平，重要的是为了提高生活质量、降低患者多器官和多系统合并症特别是心脑血管意外的发生率。其治疗原则包括：于轻度无症状、无并发症的患者可根据患者自己的愿望采取保守治疗；对于轻度患者日间症状明显或伴有任何心血管并发症都应给予积极治疗；对于中、重度患者和年老体弱患者不论有无伴随症状都应该积极治疗；对于并发症及合并症应给予相应及时治疗。治疗方案应该具备有效性、安全性和可接受性。目前临床上常用的 OSAHS 治疗手段大致上分为手术治疗和非手术治疗两种。非手术治疗包括非手术减肥、体位治疗、器械装置治疗以及药物治疗。其中器械装置治疗是非手术治疗的主要部分，包括持续气道内正压通气（CPAP）治疗、口腔矫治器治疗等。手术治疗包括从鼻道、咽喉、口腔、气管及下颌等多个平面部位的手术，通过去除或扩张上气道通气的狭窄部位达到解除上气道狭窄的目的。

1. 体位疗法　体位疗法即通过改变睡眠的体位姿势，由仰卧位改为侧卧位或俯卧位，来减轻OSAHS 的症状，改善患者睡眠呼吸紊乱，提高睡眠质量，可以延缓或阻止病情发展。有研究报道大于50% 的患者为仰卧位依赖型 OSAHS，仰卧位时的 AHI 超过其他体位时的 2 倍。舌根和软腭后移可以造成上气道管腔狭窄或阻塞，是睡眠呼吸暂停的一个主要原因，侧卧位时，可避免舌根与软腭后移而阻塞上气道。由于老年人血运功能降低，如长期保持某一侧位，容易引起褥疮，且睡眠后体位为无意识性的，亦不能保持长期侧卧位。如为治疗 OSAHS 而被动频繁更换侧卧位，会使患者频繁觉醒，对睡眠质量会有一定影响，故体位疗法只能作为辅助疗法。近期报道采用单纯俯卧位睡眠治疗轻中度 OSAHS，使用一种特殊装置使患者在睡眠中保持俯卧位，该装置由一种特制的枕头组成，安装在中间带有小洞的桌子上，可以使患者俯卧位睡眠时头部在 180° 范围内自由伸展，有较好的舒适性，并可通过对抗重力对上气道的影响，减轻了睡眠时上气道的闭合和塌陷，相对于侧卧位，可能更有利于减轻睡眠呼吸暂停。但是，俯卧位在一定程度上限制了呼吸时胸廓的扩张，对循环和呼吸可能产生不利影响，老年人更不容易耐受和接受，长期采用俯卧位睡眠有无其他不良反应尚不明确。

2. 减轻体质量　肥胖是 OSAHS 最重要的危险因素之一。肥胖者舌、咽部及腭部等上气道及颈部脂肪过度沉积、浸润，使软组织体积增大，上气道顺应性异常，仰卧位睡眠时进一步塌陷压迫气道，从而导致阻塞性呼吸暂停。另外，肥胖者腹部脂肪较多，使横膈抬高，降低了肺活量，而胸部脂肪的增加使胸廓顺应性下降，这也是造成阻塞性睡眠呼吸暂停的一个因素。通过饮食控制减轻体质量对于肥胖的 OSAHS 患者应是首要的建议。有研究表明，体质量指数（BMI）每升高一个标准差，OSAHS 的危险率会增高 4 倍。需要注意的是，在减肥过程中，还需要考虑老年人的耐受性。

3. 器械治疗

（1）持续气道正压通气：现有的循证医学证据表明，CPAP 是治疗 OSAHS 的最佳选择和最有效措施，也是老年人 OSAHS 患者的首选治疗方法。国内外的相关研究证实 CPAP 不仅能减轻或消除睡眠呼吸暂停，更为重要的是长期 CPAP 治疗还可以降低与 OSAHS 相关的系统性损伤，改善 OSAHS 患者的预后。包括普通、智能型 CPAP（Auto CPAP）通气及双水平气道正压（BiPAP）通气，以 CPAP 最为常用，老年慢性阻塞性肺疾病患者合并 CO_2 潴留明显者建议使用 BiPAP。

适应证包括：①中、重度 OSAHS 患者（AHI>15 次/h）；②轻度 OSAHS（AHI 5~15 次/h）患者但症状明显（如白天嗜睡、认知障碍、抑郁等），合并或并发心脑血管疾病和糖尿病等；③经过其他治疗（如 UPP 手术、口腔矫正器等）后仍存在的 OSAHS；④ OSAHS 合并 COPD 者，即"重叠综合征"：CPAP 或 BiPAP 治疗具有提高血氧和降低二氧化碳的双重作用，还可以用于该类患者的长期家庭治疗；⑤患者的围手术期治疗；⑥慢性充血性心力衰竭患者，合并或不合并中枢性呼吸暂停，CPAP 治疗都显示了可靠的疗效。以下情况应慎用：①胸部 X 线或 CT 检查发现肺大疱；②气胸或纵隔气肿；③血压明显降低（血压低于 90/60mmHg）或休克时；④急性心肌梗死患者血流动力学指标不稳定者；⑤脑脊液漏、颅脑外伤或颅内积气；⑥急性中耳炎、鼻炎、鼻窦炎感染未控制时；⑦青光眼。

CPAP 治疗的不良反应及对策：有由气流和压力对鼻腔刺激造成的鼻塞，鼻罩气味引起或加重的过敏性鼻炎等，可给予麻黄碱和局部皮质激素。面罩的不匹配和头带过紧等可增加患者不适，发生鼻周围局部皮肤破损，应调换舒适匹配的面罩和加强对患者指导。患者对 CPAP 舒适程度不满意者，可以改用 BIPAP 或自动 CPAP。反复鼻出血、脑脊液鼻漏、肺大疱、气胸、昏迷、严重循环血量不足患者应视为 CPAP 禁忌。

CPAP 压力的调定：设定合适的 CPAP 压力水平是保证疗效的关键。理想的压力水平是指能够消除在各睡眠期及各种体位睡眠时出现的呼吸暂停及打鼾所需的最低压力水平，并保持整夜睡眠中的 SaO_2 在正常水平（>90%），并能为患者所接受。如用 Auto CPAP 进行压力调定，选择 90%~95% 可信限的压力水平。①初始压力的设定：可以从较低的压力开始，如 4~6cmH$_2$O（1cmH$_2$O=0.098kpa）多数患者可以耐受。② CPAP 压力人工调定：临床观察有鼾声或呼吸不规律，或血氧监测有 SaO_2 下降、睡眠监测中发现呼吸暂停时，将 CPAP 压力上调 0.5~1.0cmH$_2$O；鼾声或呼吸暂停消失，SaO_2 平稳后，保持 CPAP 压力或下调 0.5~1.0cmH$_2$O 观察临床情况及血氧监测，反复此过程以获得最佳 CPAP 压力。有条件的单位可应用自动调定压力的 CPAP（Auto CPAP）进行压力调定。对于重度患者及心功能不全、重度低氧和二氧化碳潴留患者，治疗开始的 5~7 天内应住院进行密切监护和及时调整压力。

气道正压治疗的疗效体现：①睡眠期鼾声、憋气消退，无间歇性缺氧，SaO_2 正常。②白天嗜睡明显改善或消失，其他伴随症状如忧郁症显著好转或消失。③相关并发症，如高血压、冠心病、心律失常、糖尿病和脑卒中等得到改善。

（2）口腔矫治器：它是一种放置在口腔内治疗 OSAHS 的口腔矫正装置。其工作原理是将软腭上抬以减少振动消除鼾声，或牵引舌体向前伴下颌前移，使上气道前壁向前、上气道扩大，或引导下颌向前伴舌体前移动使气道扩张。适应证：适用于单纯鼾症及轻中度的 OSAHS 患者，特别是有下颌后缩者。对于不能耐受手术或手术效果不佳者可以试用，也可作为 CPAP 治疗的补充治疗。禁忌证：重度下颌关节炎或功能障碍，严重牙周病，严重牙列缺失者不宜使用。临床常用的有软腭作用器、舌牵引器和下颌前移器等三种，其中下颌前移器的种类最多。可调适口腔矫治器较一体式更易为患者接受，由于其可调的特点对提高疗效和减少使用的不适起到较好的作用。其疗效决定于治疗前 AHI 的大小，以治疗后 AHI 减低 50% 为有效标准，AHI<60 次/h 者有效率为 70%，>60 次/h 者仅为 22%。观察发现亚洲人群下颌结构异常发病率高，较适合口腔矫治器治疗，它还有轻便、简便，较易耐受、费用低廉、易于推广等优点。口腔矫治器治疗适合国情，是一种值得推荐和普及的重要治疗措施。接受治疗者上下颌需分别有10个以上不松动的牙齿、无义齿，下颌关节无活动障碍，下颌可向前移动至少6mm以上，老年人患者往往达不到以上要求，故口腔矫治器在老年人患者应用中受到一定限制。需要指出的是口腔矫治器不能根治 OSAHS，必须每晚整夜使用。

4. 外科手术治疗　手术治疗是 OSAHS 治疗的组成部分，包括耳鼻咽喉科手术和口腔矫治手术，但仅适合于手术确实可解除上气道阻塞的患者，需严格掌握手术适应证。对有明确的手术可以解除的上气道解剖学狭窄者，应根据适应证来确定相应的手术治疗，疗效的关键在于准确地判断阻塞的部位和手术可行性。老年患者由于基础疾病多，手术耐受性较差，受到多方面条件的限制。手术治疗的原则和发展趋势强调安全性、有效性、微创性、保持咽部器官的正常功能。单一的、简便安全的手术被称为一期手术，包括鼻中隔偏曲的矫正术，肥大鼻甲切除术，单纯扁桃体切除术和悬雍垂腭咽成形术（uvulopalatopharyngoplasty，UPPP），正颌外科的颏舌肌前移术及舌骨悬吊术等。这类手术仅适合于上气道口咽部阻塞（包括咽部黏膜组织肥厚、咽腔狭小、悬雍垂肥大、软腭过低、扁桃体肥大）并且 AHI<20 次 /h 者；肥胖者及 AHI>20 次 /h 者均不适用；对于某些非肥胖而口咽部阻塞明显的重度 OSAHS 患者，可以考虑在应用 CPAP 治疗 1~2 个月，其夜间呼吸暂停及低氧已基本纠正情况下试行 UPPP 手术治疗。一期不能奏效的患者才可以考虑二期手术，包括下颌前徙术、双颌前徙术、舌体相关手术、气管切开术和气管造口术等。手术治疗能完全解除上气道的狭窄和阻塞，使 AHI 指数持续下降到正常，即 5 次 / 小时以下的可能性较小。30 多年的临床手术治疗实践显示，手术后患者能持续保持上气道完全通畅的比例不是很高。因此，近年来发达国家对 OSA 治疗首选手术的趋势在不断下降，越来越多地考虑手术的实际效果，手术的适应证也越来越严格，即只有那些手术确可以解除的上气道阻塞，才被称为具有实际临床疗效的适应证。主要指那些轻中度确有手术可以解除的上气道阻塞的 OSA 患者。术前要仔细确定上气道阻塞的平面和评价手术可能的效果及手术的可行性与安全性。客观地向患者讲明手术可能取得的效果和副作用，尊重患者的选择手术与非手术治疗的意愿。强调手术治疗的规范化和个体化的结合，以确保疗效的可靠。同时注重术后的随访，术后 PSG 的监测在治疗的任何阶段都是必要的，对于术后 AHI 不能达到要求者，要进行其他非手术治疗的补充，以保证患者的疗效。值得注意的是术后鼾声减弱或消失并不意味着有效地消除了呼吸暂停，无鼾声的呼吸暂停易被误认为 OSAHS 已被治愈，会延误进一步的治疗。尽可能避免对于手术不能解除的上气道阻塞患者实施没有必要的手术。手术治疗也要与 CPAP 治疗一样，在治疗的不同时间定期评价患者多系统合并症情况，如对高血压、心律失常和糖尿病等的预防和治疗作用。

5. 药物治疗　目前尚未发现任何直接解除上气道解剖学狭窄的药物，药物治疗还没有作为常规治疗手段，药物仅仅是辅助治疗。对于过敏性鼻炎所致的 OSAHS，可选用非镇静的抗组胺药物（如氯雷他定）及表面激素解除鼻塞症状；鼻塞的患者，夜间睡眠前可试用鼻血管收缩剂（麻黄素、奈唑啉等）；纠正引起 OSAHS 或使之加重的基础疾病，如应用甲状腺素治疗甲状腺功能减退等。近年来一种针对白天嗜睡的新药莫达非尼（modafmil），可用于一些接受了 CPAP 后仍有白天嗜睡患者的辅助用药，每天 1 次，每次 200~400 mg，毒副作用小，无成瘾性。国内外一些研究表明，茶碱缓释片（用法：茶碱缓释片 200 mg，每晚 1 次，长期服用）可对抗腺苷抑制呼吸中枢驱动的作用，增强患者吸气的努力，因此认为可用于治疗 OSAHS，降低轻、中度 OSAHS 呼吸暂停及低通气的发生次数，有效改善夜间低氧状况，但疗效还需大规模临床试验予以印证。乙酰唑胺是一种碳酸酐酶抑制剂，能增加呼吸中枢的驱动力，改善睡眠时的通气状况，改善某些 OSAHS 的 AHI 和白天嗜睡症状，可作为 CPAP 的辅助治疗方法。噻唑烷二酮类胰岛素增效剂罗格列酮通过减轻胰岛素抵抗，下调血清和脂肪组织抵抗素、瘦素 mRNA 及蛋白表达，从而发挥其对 OSAHS 的干预作用，可能为药物治疗 OSAHS 提供了新的思路。中医认为 OSAHS 本虚标实，所涉及病理因素有痰、湿、气、血瘀，其主要病机有痰湿内蕴、气滞血瘀、心阳不足及肺脾肾虚，越来越多的研究表明，中医药治疗 OSAHS 可能有一定疗效，为临床不能耐受 CPAP 治疗的患者提供新的治疗选择。

6. 其他疗法　有学者采用经皮无创的双向电流脉冲刺激舌下颏舌肌治疗 OSAHS，有效率达

77.27%，其机制是以适当的双向电流脉冲刺激舌下颏舌肌，使以颏舌肌为主的上气道扩张肌使舌体向前运动，扩大舌咽气道，从而降低上气道阻力，改善夜间低氧血症，使睡眠结构得以改善，达到治疗目的，为 OSAHS 的治疗提供了新的临床思路。但经皮电刺激治疗 OSAHS 的确切适应证还有待确定，且长期疗效和临床依从性还有待研究。

【康复指导】

对老年 OSAHS 患者均应进行多方面的康复指导，包括：

（1）减肥、控制饮食和体重、适当运动：减肥是治疗的重要措施，试验证实减肥可以减轻肥胖型 OSA 患者咽部气道狭窄、降低 AHI 和改善睡眠低氧程度，体重减低 10% 可以使 AHI 降低近 50%；对腹型肥胖患者实施胃减容术后 80% 的患者可以使 AHI 降低到正常范围。

（2）戒酒、戒烟、慎用镇静催眠药物及其他可引起或加重 OSAHS 的药物。

（3）养成良好的睡眠习惯、保证睡眠时间和质量以及侧卧位睡眠，多数 OSAHS 患者体位治疗（保持侧卧而非仰卧位睡眠）可以收到一定的疗效，对于体位性 OSA 患者来说尤为显著。

（4）适当抬高床头：将头抬高 30° 的体位在维持睡眠上气道稳定性方面优于侧卧位。

（5）白天避免过度劳累。

（6）加强健康教育和宣教，使患者充分认识 OSAHS 的危害性，提升患者接受无创气道正压通气等治疗的依从性。

（周东波）

参 考 文 献

1. 中华医学会呼吸病学分会睡眠呼吸障碍学组 . 阻塞性睡眠呼吸暂停低通气综合征诊治指南（2011 年修正版）. 中华结核和呼吸杂志，2012，35（1）：9-12.

2. 钟南山，刘又宁 . 呼吸病学 . 北京：人民卫生出版社，2015.

3. 睡眠呼吸暂停与心血管疾病专家共识写作组 . 睡眠呼吸暂停与心血管疾病专家共识 . 中华结核和呼吸杂志，2009，32（11）：812-820.

4. 中华医学会呼吸病分会睡眠学组，中华医学会糖尿病分会 . 阻塞性睡眠呼吸暂停与糖尿病共识 . 中华结核和呼吸杂志，2010，33（5）：326-330.

5. 中华医学会呼吸病分会睡眠呼吸病学组 . 睡眠呼吸暂停人群高血压患病率的多中心研究 . 中华结核和呼吸杂志，2007，30：894-897.

6. He QY, Chen BY, Zhang XL, et al.Relationship of daytime blood pressure and severity of dbstructive sleep apnea among Chinese：a multi-center investigation in China.Chin Med J, 2010, 123：18-22.

7. 中华医学会耳鼻咽喉头颈外科学分会咽喉学组 . 阻塞性睡眠呼吸暂停低通气综合征诊断和外科治疗指南 . 中华耳鼻咽喉头颈外科杂志，2009，44：95-96.

8. Peppard PE, Young T, Barnet JH, et al.Increased prevalence of sleep-disordered breathing in adults.Am J Epideemiol, 2013, 177（9）：1006-1014.

9. Franklin KA, Lindberg E.Obstructive sleep apnea is a common disorder in the population-a review on the epidemiology of sleep apnea.J Thorac Dis, 2015, 7（8）：1311-122.

10. Colvin LJ, Collop NA.Commercial Motor Vehicle Driver Obstructive Sleep Apnea Screening and Treatment in the United States：An Update and Recommendation Overview.J Clin Sleep Med, 2016, 12（1）：113-125.

11. Fuseti M, Fioretti AB, Valenti M, et al.Cardiovascular and metabolic comorbidities in patients with obstructive sleep apnoea syndrome.Acta Otorhinolaryngol Ital, 2012, 32（5）：320-325.

12. 李静，殷梅，程雷 . 美国睡眠医学学会 2016 年版成人阻塞性睡眠呼吸暂停诊断指南解读 . 山东大学耳鼻喉眼学报，2017，31（1）：18-20.

13. 魏丁，王蓓 . 老年阻塞性睡眠呼吸暂停低通气综合征发病机制的研究进展 . 实用老年医学，2014，28（3）：188-192.

14. 徐琰，杨宇 . 老年阻塞性睡眠呼吸暂停综合征治疗的研究进展 . 实用老年医学，2014，28（3）：196-200.

第八节 流感病毒和呼吸道合胞病毒

一、流感病毒

【病原学】

流行性感冒病毒（influenza virus，简称流感病毒）属于正黏病毒科，为单股、负链、分节段 RNA 病毒。常为球形囊膜病毒，包括一个带核酸中心的外壳，该核酸中心由单链 RNA 构成。流感病毒根据核蛋白和基质蛋白分为甲、乙、丙、丁四型，引起人类流感流行的主要是甲型和乙型流感病毒。甲、乙型毒株都带有 8 个不同的 RNA 节段，其基因组分别编码至少 10 和 11 种蛋白。由于基因组是分节段的，故易产生同型不同株间基因重配，同时流感病毒 RNA 在复制过程中不具有校正功能，其发生突变的频率要高于其他病毒。

甲型流感病毒根据其表面血凝素（hemagglutinin，HA）和神经氨酸酶（neuraminidase，NA）蛋白结构及其基因特性又可分成许多亚型，至今甲型流感病毒已发现的血凝素有 18 个亚型（H1-18），神经氨酸酶有 11 个亚型（N1-11）。血凝素与呼吸道上皮细胞表面的一种糖蛋白结合，以便病毒通过形成内涵体而进入细胞，病毒再利用细胞内的装置来进行自我复制。每年新的突变选择性地导致血凝素的细微改变，使流感病毒发生变异（抗原漂移），这也是每年都要注射流感疫苗的原因。神经氨酸酶表面突起使末端唾液酸残基从被感染细胞表面的糖类部分裂开，病毒体得以释放以便继续感染其他细胞，这也是抗病毒药物的关键靶点。

甲型流感病毒在动物中广泛存在，如禽类特别是水禽，同时还有猪、马、海豹、鲸鱼和水貂等哺乳动物。流感病毒的另一种变异形式为抗原转变，通常由人间流行的流感病毒和动物流感病毒重配后产生，或动物流感病毒发生重大变异后产生，由于抗原变异大，人群普遍缺乏免疫力，可导致流感大流行，如 2009 年流感大流行的甲型 H1N1 病毒［A（H1N1）pdm09］。人是乙型流感病毒的自然宿主，在海豹和雪貂中也有发现，其变异较少，不引起大流行。

流感病毒很容易被紫外线和加热灭活，通常 56℃ 30 分钟可被灭活。流感病毒在 pH<5 或 >9，感染性很快被破坏。流感病毒是包膜病毒，对于所有能影响膜的试剂都敏感，包括离子和非离子清洁剂、氯化剂和有机溶剂。

【流行病学】

流感病毒感染在流行病学上最显著的特点为：突然暴发，迅速扩散，从而造成不同程度的流行。流感具有一定的季节性（我国北方地区流行高峰一般发生在冬春季，而南方地区全年流行，高峰多发生在夏季和冬季），一般流行 3~4 周后会自然停止，发病率高但病死率低。在不同时期、不同地区、同一地区的不同时期的流感病毒优势毒株和活动强度都不尽相同。气候因素是流感季节性的最强预测因素，包括最低气温、日照时长和最大降雨量。其中，低温是北方地区冬季流感发生和年度周期性强度的预测因子，而南方地区春季的流感活动主要与降雨量有关。这为我国分区域确定流感疫苗免疫接种的合适时机提供了依据。2013 年一项针对我国不同区域流感季节性研究显示，A 型流感的年度周期性随纬度增加而增强，且其在空间和季节特征上呈多样化形式，在我国华北、东北、西北及青藏地区的青海（纬度 =33°N 的地区），呈冬季流行模式，为每年 1~2 月单一年度高峰；华东、华中及大部分西南地区（纬度 27~33°N 的地区），为每年 1~2 月和 6~8 月的双周期高峰；在华南及云南省（纬度 <27°N 的地区），呈每年 4~6 月单一年度高峰。而 B 型流感在我国大部分地区呈单一冬季高发。国家流感中心网站（www.cnic.org.cn）提供每周更新的我国流感流行病学和病原学监测信息。

1. 传染源 流感患者和隐性感染者是流感的主要传染源。从潜伏期末到发病的急性期都有传染性。成人患季节性流感（无并发症）期间，病毒在呼吸道分泌物中一般持续排毒 3~6 天。住院的成人患者可以在发病后持续一周或更长的时间散播有感染性的病毒。人 H5N1 禽流感病例中，长期排毒很常见（1~3 周）。包括艾滋病在内的免疫缺陷患者也会出现病毒排毒周期延长。

2. **传播途径**　流感主要通过空气飞沫传播，也可通过口腔、鼻腔、眼睛等处黏膜直接或间接接触传播。接触患者的呼吸道分泌物、体液和污染病毒的物品也可能引起感染。通过气溶胶经呼吸道传播有待进一步确认。

3. **易感人群**　人群普遍易感。流感病毒常常发生变异，例如甲型流感病毒在人群免疫压力下，每隔 2~3 年就会有流行病学上重要的抗原变异株出现，引起大流行。年龄 ≥ 65 岁的老年人是流感感染的高危人群，出现流感样症状后易发展为重症病例，应给予高度重视，尽早进行流感病毒相关检测及其他必要检查。大流行期间老年人和长期在护理院中接受治疗的人患流感并发症的风险较高。在社区居住的老年人中，流感的住院率是 125~228/10 万人。慢性疾病的存在增加发生流感并发症的风险，如慢性肺疾病、充血性心衰、糖尿病、慢性肾衰等。

4. **疾病负担**　流感病毒感染可引起严重的病毒性肺炎、继发性细菌性肺炎、脑炎、心肌炎等严重并发症，以及原有慢性疾病的急性加重，可导致患者出现严重的临床结局，甚至死亡。由于老年人存在免疫反应降低、肺顺应性下降、呼吸肌肌力减弱、咳嗽反射减弱、多病共存及营养不良等因素，因此，老年人是流感病毒感染的高危人群，流感在老年人中具有高住院率及高死亡率的特点。余宏杰等研究发现，2010 年、2011 年湖北荆州地区 65 岁及以上老年人中确诊流感导致的严重急性呼吸道感染病例住院率分别为 141/10 万和 89/10 万。冯录召等在我国城市人口中的流感相关超额死亡研究显示，因为流感所致的呼吸系统和循环系统疾病的超额死亡率分别为 12.4/10 万和 8.8/10 万，其中 86% 的流感相关超额死亡发生在 65 岁及以上的人群中。流感住院患者中 60 岁及以上年龄组经济负担显著高于 60 岁以下年龄组，平均住院费用分别为 2735 美元 / 次和 1417~1621 美元 / 次。其中，60 岁及以上人群流感住院病例的经济负担是我国当年人均年收入的 1.14 倍。

【发病机制】

带有流感病毒颗粒的飞沫吸入呼吸道后，病毒的神经氨酸酶破坏神经氨酸，使黏蛋白水解，糖蛋白受体暴露。甲、乙型流感病毒通过 HA 结合上皮细胞含有唾液酸受体的细胞表面启动感染。流感病毒通过细胞内吞作用进入细胞。在病毒包膜上含有 M2 多肽的离子通道在胞内体中被酸性 pH 激活，使核衣壳蛋白释放到胞浆（脱壳）。核衣壳蛋白被转运到宿主细胞核，病毒基因组在细胞核内进行转录和复制。病毒核蛋白在胞质合成后，进入胞核和病毒 RNA 结合形成核壳体，并输出到细胞质。病毒膜蛋白经完整加工修饰后，嵌入细胞膜内。核壳体与嵌有病毒特异性膜蛋白的细胞膜紧密结合，以出芽方式释放子代病毒颗粒（芽生）。NA 清除病毒与细胞膜之间以及呼吸道黏液中的唾液酸，以便于病毒颗粒能到达其他的上皮细胞。最后，宿主的蛋白酶将 HA 水解为 HA1 和 HA2，使病毒颗粒获得感染性。流感病毒成功感染少数细胞后，复制出大量新的子代病毒颗粒，这些病毒颗粒通过呼吸道黏膜扩散并感染其他细胞。

流感临床症状可能与促炎症细胞因子、趋化因子有关。流感病毒体外感染人呼吸道上皮细胞，可导致 IL-6、IL-8、IL-11、TNF-α、RANTES 和其他介质的产生。临床人体感染试验中，鼻腔灌洗液中的一系列细胞因子都会升高，包括：IFN-α、IFN-γ、IL-6、TNF-α、IL-8、IL-1β、IL-10、MCP-10 和 MIP-1α/MIP-1β，血液中的 IL-6 和 TNF-α 也会升高。老年人细胞免疫和体液免疫功能下降，流感病毒感染后 2~4 周机体内血清抗体水平将达到高峰，但是老年人可能至少需要 4 周才能达到抗体高峰。细胞免疫中，CD4+T 和 CD8+T 淋巴细胞发挥着重要作用，而老年人体内 T 淋巴细胞数目减少且增殖能力下降，因此，老年人免疫应答反应相对较低。

【临床表现】

在年轻健康个体，患流感后的临床表现为突然起病，高热，体温可达 39~40℃，可有畏寒、寒战，多伴头痛、全身肌肉关节酸痛、极度乏力、食欲减退等全身症状，常有咽喉痛、干咳，可有鼻塞流涕、胸骨后不适等。颜面潮红，结膜外眦轻度充血。如无并发症呈自限性过程，多于 3~4 天后体温逐渐消退，全身症状好转，但咳嗽、体力恢复常需 1~2 周。轻症者如普通感冒，症状轻，2~3 天可恢复。

老年人临床表现往往不典型，或者只是轻微的咳嗽和基础体温的改变。无论基于临床表现还是诊断性试验，诊断流感时一个很重要的因素是要有流感病毒的地区流行。假如一个社区或疗养院遭遇了流感的暴发，尤其是在发病的高峰时期，那么一个老年人出现发热和咳嗽就会增加患流感的可能性。

因老年人常常存有呼吸系统、心血管系统等原发病，因此老年人感染流感病毒后病情多较重，病情进展快，发生肺炎率高于青壮年人，其他系统损伤主要包括流感病毒性心肌炎导致的心电图异常、心功能衰竭、急性心肌梗死，也可并发脑炎，神经系统损伤，肌炎和横纹肌溶解综合征，危重症患者可发展为多器官功能衰竭（MODF）和弥漫性血管内凝血（DIC）等，甚至死亡。

【诊断】

流行病学资料是诊断流感的主要依据之一，结合典型临床表现不难诊断，但在流行初期，散发或轻型的病例诊断比较困难。确诊往往需要实验室检查。主要诊断依据如下。

1. 流行病学史　在流行季节，一个单位或地区出现大量上呼吸道感染患者或医院门诊、急诊上呼吸道感染患者明显增加。

2. 临床症状　急性起病，畏寒、高热、头痛、头晕、全身酸痛、乏力等中毒症状。可伴有咽痛、流涕、流泪、咳嗽等呼吸道症状。少数病例有食欲减退，伴有腹痛、腹胀、呕吐和腹泻等消化道症状。

3. 辅助检查　①外周血象：白细胞总数不高或偏低，淋巴细胞相对增加，重症患者多有白细胞总数及淋巴细胞下降。②胸部影像学检查：重症患者胸部 X 线检查可显示单侧或双侧肺炎，少数可伴有胸腔积液等。③病毒特异抗原及其基因检查：取患者呼吸道标本或肺标本，采用免疫荧光或酶联免疫法检测甲、乙型流感病毒型特异的核蛋白（NP）或基质蛋白（M1）及亚型特异的血凝素蛋白。还可用反转录 - 聚合酶链反应（RT-PCR）法检测编码上述蛋白的特异基因片段。④病毒分离：从患者呼吸道标本（如鼻咽分泌物、口腔含漱液、气管吸出物）或肺标本中分离出流感病毒。⑤通过将第④项中采集的标本接种到马达犬肾（MDCK）细胞过夜增殖后，进行第③项中有关检查。⑥血清学检查：急性期（发病后 7 天内采集）和恢复期（间隔 2~3 周采集）双份血清进行抗体测定，后者抗体滴度与前者相比有 4 倍或以上升高，有助于确诊和回顾性诊断。

4. 诊断分类　疑似病例：具备流行病学史和临床症状；确诊病例：满足疑似病例标准，同时实验室检查符合上述第③或④或⑤或⑥中任何一项。

【鉴别诊断】

除流感病毒外，多种病毒、细菌等病原体，亦可引起类似症状，如呼吸道合胞病毒、鼻病毒、腺病毒、副流感病毒、冠状病毒，以及肺炎支原体、衣原体和嗜肺军团菌感染等。临床均表现为不同程度的畏寒、发热、乏力、头痛、肌痛、咳嗽、咳痰、胸闷和气促，称为流感样疾病（influenza like illness，ILI）。虽不易区分，但某些临床特点可提供参考。确诊需依据实验室检查，如病原体分离、血清学检查和核酸检测。

1. 普通感冒　普通感冒可由多种呼吸道病毒感染引起。除注意收集流行病学资料以外，通常流感全身症状比普通感冒重，而普通感冒呼吸道局部症状更突出，两者临床表现鉴别见表 39-10。

表 39-10　普通感冒与流感的鉴别

种类	发热	头痛	全身疼痛	疲乏、虚弱	鼻塞、喷嚏、咽痛	胸部不适及咳嗽	并发症
普通感冒	少见	少见	轻微	轻微	常见	轻度至中度	少见
流感	常高热，持续 3~4d	显著	常见且严重	早期出现，显著，可持续 2~3 周	有时伴有	常见，可能严重	支气管炎、肺炎，可危及生命

2. 严重急性呼吸综合征（SARS）　SARS 是由 SARS 冠状病毒引起的一种具有明显传染性，可累及多个脏器、系统的特殊肺炎，临床上以发热、乏力、头痛、肌肉关节疼痛等全身症状和干咳、胸闷、呼吸困难等呼吸道症状为主要表现。部分病例可有腹泻等消化道症状，胸部 X 线检查可见肺部炎性浸润影，实验室检查示外周血白细胞计数正常或降低，抗菌药物治疗无效。重症病例则表现为明显呼吸困难，并迅速发展成为急性呼吸窘迫综合征。根据流行病学史，临床症状和体征，一般实验室检查，胸部 X 线影像学变化，配合 SARS 病原学检测阳性，排除其他疾病，可作出 SARS 的诊断。

3. 肺炎支原体感染　发热、头痛、肌痛等全身症状较流感轻，呛咳症状较明显，或伴少量黏痰。

胸部X线检查可见两肺纹理增深，并发肺炎时可见肺部斑片状阴影等间质肺炎表现。痰及咽拭子标本分离肺炎支原体可确诊，但技术要求较高，检出率低。血清学检查对诊断有一定帮助。核酸探针或PCR有助于早期快速诊断，但对实验室有严格要求。

4. 衣原体感染　发热、头痛、肌痛等全身症状较流感轻，可引起鼻窦炎、咽喉炎、中耳炎、气管-支气管炎和肺炎。实验室检查可帮助鉴别诊断，包括病原体分离、血清学检查和PCR检测。

5. 嗜肺军团菌感染　夏秋季发病较多，并常与空调系统及水源污染有关。起病较急，畏寒、发热、头痛等，全身症状较明显，呼吸道症状表现为咳嗽、黏痰、血痰、胸闷、气促，少数可发展为ARDS；呼吸道以外的症状亦常见，如腹泻、精神症状，以及心功能和肾功能障碍，胸部X线检查示炎症浸润影。呼吸道分泌物、痰、血培养阳性可确定诊断，但检出率低。呼吸道分泌物直接荧光抗体法检测抗原核液和核酸探针与PCR检查，对早期诊断有帮助。血清、尿间接免疫荧光抗体测定，亦具诊断意义。

【治疗】

1. 基本原则

（1）根据病情严重程度评估确定治疗场所。

（2）在发病36小时或48小时内尽早开始抗流感病毒药物治疗：虽然有资料表明发病48小时后使用神经氨酸酶抑制剂亦可以有效，但是大多数研究证明早期治疗疗效更为肯定。

（3）避免盲目或不恰当使用抗菌药物：仅在流感继发细菌性肺炎、中耳炎和鼻窦炎等时才有使用抗生素的指征。从1918年西班牙流感直至2009年甲型H1N1流感的研究都表明，流感继发细菌性肺炎最常见病原菌为肺炎链球菌、金黄色葡萄球菌、流感嗜血杆菌等，类似社区获得性肺炎，可以选择阿莫西林、阿莫西林/克拉维酸、二代或三代头孢菌素（头孢曲松、头孢噻肟）或呼吸喹诺酮类。如果所在地区甲氧西林耐药金黄色葡萄球菌（MRSA）分离率高，特别是存在社区相关性甲氧西林耐药金黄色葡萄球菌（CA-MRSA）时，应当使用糖肽类或利奈唑胺；倘若病情不重，根据药敏亦可以选择价格低廉的复方磺胺甲基异噁唑或克林霉素。在2009年甲型H1N1流感流行时，原发性病毒性肺炎较继发细菌性肺炎更常见，应注意两者的鉴别。一般地说，中、后期（≥5天）出现的肺炎，影像学上呈现叶、段分布的局限性或融合性肺部浸润或实变（而非弥漫性间质性病变），临床上持续发热、咳黄脓痰，提示细菌性肺炎，需要使用抗生素，药物选择如前述。重症流感住院期间（包括应用机械通气期间）发生肺炎，则按医院获得性肺炎（含呼吸机相关肺炎）恰当、合理选用抗生素。

（4）合理使用对症治疗药物：与普通感冒不同，目前已有特异性抗流感病毒药物。流感患者只要早期应用抗病毒药物，大多不再需要对症治疗（解热镇痛、缓解鼻黏膜充血、抗过敏、止咳等药物）。如果使用，应提高针对性，不一定都用复方制剂。

2. 抗流感病毒药物治疗

（1）推荐使用：

1）凡实验室病原学确认或高度怀疑流感、且有发生并发症高危因素的成人和儿童患者，不论基础疾病、流感疫苗免疫状态以及流感病情严重程度，都应当在发病48小时内给予治疗。

2）实验室确认或高度怀疑流感以及需要住院的患者，不论基础疾病、流感疫苗免疫状态，如果发病48小时后标本流感病毒检测阳性，亦推荐应用抗病毒药物治疗。

（2）考虑使用：

1）临床怀疑流感存在并发症高危因素、发病>48小时病情没有改善和48小时后标本检测阳性的流感门诊患者。

2）临床高度怀疑或实验室确认流感、没有并发症危险因素、发病<48小时就诊，但希望缩短病程并进而减低可能出现并发症的危险性，或者与流感高危并发症患者有密切接触史的门诊患者，可以考虑使用抗病毒药物治疗。其中症状显著且持续>48小时的患者也可以从抗病毒治疗获益，但其安全性和疗效尚无前瞻性研究评价。

（3）药物：

1）神经氨酸酶抑制剂：作用机制是阻止病毒由被感染细胞释放和入侵邻近细胞，减少病毒在体内的复制，对甲、乙型流感均具活性。在我国上市的有三个品种，即奥司他韦（Oseltamivir）、扎那米韦（Zanamivir）和最近在日本等部分国家被批准静脉使用的帕拉米韦（Peramivir），那尼纳米韦（Laninamivir）目前在我国还没有上市。大量临床研究显示，神经氨酸酶抑制剂治疗能有效缓解流感患者的症状，缩短病程和住院时间，减少并发症，节省医疗费用，并有可能降低某些人群的病死率，特别是在发病 48 小时内早期使用。奥司他韦为口服剂型，批准用于 >1 岁儿童和成人，<1 岁儿童其安全性和有效性缺少足够资料；不良反应包括胃肠道症状、咳嗽和支气管炎、头晕和疲劳以及神经系统症状（头痛、失眠、眩晕），曾报道有抽搐和神经精神障碍，主要见于儿童和青少年，但不能确定与药物的因果关系。此外，偶有皮疹、过敏反应和肝胆系统异常。扎那米韦为粉雾吸入剂型，用于 >5 岁（英国）或 7 岁（美国）儿童和成人，对照研究证明它与奥司他韦疗效没有差别。偶可引起支气管痉挛和过敏反应，对有哮喘等基础疾病的患者要慎重，其他不良反应较少。

2）M2 离子通道阻滞剂：阻断流感病毒 M2 蛋白的离子通道，从而抑制病毒复制，但仅对甲型流感病毒有抑制作用。包括金刚烷胺（Amantadine）和金刚乙胺（Rimantadine）两个品种，神经系统不良反应有神经质、焦虑、注意力不集中和轻度头痛等，多见于金刚烷胺；胃肠道反应有恶心、呕吐，大多比较轻微，停药后可迅速消失。

【预防】

季节性流感在人与人间传播能力很强，与有限的有效治疗措施相比积极防控更为重要。

1. 加强个人卫生知识宣传教育

（1）保持室内空气流通，流行高峰期避免去人群聚集场所。

（2）咳嗽、打喷嚏时应使用纸巾等，避免飞沫传播。

（3）经常彻底洗手，避免脏手接触口、眼、鼻。

（4）流行期间如出现流感样症状及时就医，并减少接触他人，尽量居家休息。

2. 接种流感疫苗　接种流感疫苗是其他方法不可替代的最有效预防流感及其并发症的手段。疫苗需每年接种方能获有效保护，疫苗毒株的更换由 WHO 根据全球监测结果来决定。我国有关疫苗接种的技术指导意见参见中国疾病预防控制中心网站信息（www.chinacdc.cn）。

目前国际上已经上市的流感疫苗有流感灭活疫苗（inactivated influenza vaccine，IIV）、流感减毒活疫苗（live attenuated influenza vaccine，LAIV）和重组流感疫苗（recombinant influenza vaccine，RIV），均包括三价或四价疫苗。其中，流感灭活疫苗包括全病毒疫苗、裂解病毒疫苗和亚单位疫苗 3 种。我国目前应用的流感疫苗均为三价灭活流感疫苗（trivalent inactivated influenza vaccine，TIV），四价疫苗即将上市。

（1）优先接种人群：≥ 60 岁老人；慢性基础疾病者，如患心脑血管疾病、慢性呼吸系统疾病、肝肾功能不全、血液病、神经系统疾病、神经肌肉功能障碍、代谢性疾病及患免疫抑制性疾病或免疫功能低下者；医疗卫生机构和养老院、疗养院工作的医护人员，患流感后并发症风险较高人群的家庭成员和看护人员，接种流感疫苗不仅可保护其自身，同时也可有效减少将病毒传给流感高危人群的机会。

（2）禁忌者：对卵蛋白或任何疫苗过敏者；中、重度急性发热者；曾患吉兰 – 巴雷综合征者；医师认为其他不能接种流感疫苗者。

（3）接种方法和时机：年龄 ≥ 60 岁的老年人每年流感流行季节前接种一剂 TIV。因流感病毒容易发生变异，流感疫苗需每年接种才可能获得较好的保护作用。每次接种剂量为 0.5ml。首选上臂三角肌肌内注射，血小板减少症或其他出血性疾病患者在肌内注射时可能发生出血危险，应采用皮下注射。

3. 抗病毒药物　药物预防不能代替疫苗接种，只能作为没有接种疫苗或接种疫苗后尚未获得免疫能力的高合并症风险人群的紧急临时预防措施。应选择对流行毒株敏感的抗病毒药物作为预防药物，疗程应由医师决定，一般 1~2 周。对于虽已接种疫苗但因各种原因导致免疫抑制，预计难于获得有效免疫效果者，是否要追加抗病毒药物预防及投药时机、疗程、剂量等也应由医师来作出判断。

金刚烷胺和金刚乙胺只对预防 A 型流感病毒有效，神经氨酸酶抑制剂扎那米韦和奥司他韦对 A 型和 B 型流感病毒都有作用。这些药物对预防流感的有效性是 70%~90%，在出现症状的 48 小时内使用可以减轻临床症状的严重程度。2005 年，CDC 提示大多数的 H3N2 流感菌株已经对金刚烷胺和金刚乙胺产生耐药，因此，当耐药株流行时不推荐使用这些抗病毒药物。由于存在中枢神经系统不良反应的潜在风险，金刚烷胺在老年人中使用亦减少。相反，扎那米韦和奥司他韦不良反应较少。然而，大多数社区患者就诊时症状超过 48 小时，故使用此类药物进行治疗的可行性减少。

二、呼吸道合胞病毒

呼吸道合胞病毒（respiratory syncytial virus，RSV）在老年人中是仅次于流感病毒的主要呼吸道病毒性抗原体，疗养院中体弱的老年人特别容易患 RSV 感染的并发症。

【病原学】

呼吸道合胞病毒为单负链 RNA 病毒，属于副黏液病毒科肺炎病毒属，但比其他副黏液病毒小，病毒颗粒直径为 90~130nm，是有包膜的 RNA 病毒，其基因组可编码十种不同的 mRNA，每一种指示转录翻译单独的病毒蛋白，在呼吸道合胞病毒的 8 种结构蛋白中，有两种是外膜糖蛋白，为 F 和 G，它们不具备血凝素，溶血素或神经氨酸酶结构，但有细胞融合因子，这两种糖蛋白在病毒的早期复制过程中对抗原结构的保护是非常重要的。G 蛋白有助于病毒贴近宿主细胞，而 F 蛋白则引起病毒包膜与宿主细胞膜的融合，它们表面都具有特异性的抗原决定簇，F 蛋白在细胞介导的免疫反应中可作为靶抗原被识别，最近运用单克隆抗体技术和基因工程技术对抗原结构分析表明，利用 G 蛋白的不同可以区别 A、B群，利用限制性片断长度分析可以区分出群与群之间更进一步的差别，尽管有些宿主有针对此病毒的特异性抗体，但病毒抗原性的改变可导致病毒对宿主致病力的改变。其重要特征是一生中 RSV 再感染可频繁发生。RSV 感染不产生牢固的免疫力，因此疫苗的开发是一个巨大的挑战。

根据抗原性的不同，RSV 可分为 A、B 两个亚型，是急性呼吸道感染中最常见的一种病毒性病原体，主要感染 2 岁以下的婴幼儿、免疫缺陷患者以及老年人，一般引起鼻炎、感冒等上呼吸道感染，但也可引起下呼吸的疾病，在免疫损伤人群中可引起较高的死亡率。RSV 感染呈季节性变化，由于地理位置和气候不同，不同的地方呈现不同的流行趋势。呼吸道合胞病毒在 65 岁以上老年人中有较高的发病和死亡率，尤其对有心肺疾病的体弱老年人危害更大。

【流行病学】

呼吸道合胞病毒是冬春季引起老年人急性呼吸道感染的重要病原体，临床医生应把控制 RSV 感染作为老年急性呼吸道感染的重要防治目标之一，其流行时间持续 4~5 个月，从 8 月份到次年早春。有报道通过病毒培养发现，下呼吸道感染的老年患者中有 1/6 的患者由 RSV 引起，有的对老年患者的研究也发现有 10% 由 RSV 引起。每年全球范围内大约有一千万人受到合胞病毒感染。根据美国呼吸道肠道病毒监测系统（NREVSS）报告，在美国 RSV 是冬季急性呼吸道疾患暴发流行的常见原因。在我国，RSV感染的发病率冬春季多见于北方，夏秋季可见于南方。但国内有关老年人 RSV 感染的大型流行病学研究报告极少见。

RSV 的潜伏期是 3~5 天，大多数人感染后都会出现呼吸道症状。婴幼儿感染后却长时间排出较高滴度的病毒，而成年人一般排出低滴度的病毒，持续 3~6 天。RSV 通过大的飞沫和分泌物直接或间接传染。RSV 感染在我国不但有散发流行，而且还曾引起数次大规模的暴发流行。有报道称 RSV 感染后，因改变了气道抵抗力和加重支气管阻塞性，最终导致 RSV 肺炎，部分老年人可引起严重肺炎，甚至发展成急性呼吸窘迫综合征。1999-2003 年纽约州罗彻斯特市进行的一项队列研究包括 608 名年龄 ≥ 65岁的健康老年人，46 人（8%）发生 RSV 感染，而高危老年人（定义为有充血性心力衰竭或慢性肺疾病者）有 56（10%）发生 RSV 感染，两组老年人分别有 17% 和 23% 就诊，高危组中有 16% 需要住院治疗。疗养院暴发流行期间所报道的呼吸道合胞病毒发生率差异大，介于 2%~90%。在田纳西州 81 000 家疗养院中进行的一项回顾性研究中评估疾病负担，分析一般社区中病毒活性与心肺疾病住院、医疗资源使用和死亡的关系，结果显示 RSV 占 15/1000 人住院和 7/1000 人死亡，但该研究局限在于 RSV 的诊断未在个体水平上再确认。Kaplan 的报道表明 25% 老年人的呼吸系统疾病由 RSV 引起，依次是鼻病毒（9%）、副黏液病毒（6%）和流感病毒（1%），RSV 通常和流感病毒难以区分，往往同时相伴发生。Birmingham称 RSV 和流感病毒在老年人发病率和致死率方面同样重要，最近 Gutman 研究报道，有呼吸系统疾病的

10% 住院老年患者患 RSV，11% 患甲型流感，病死率分别为 10% 和 6%。

【免疫病学】

RSV 感染后产生免疫球蛋白的作用也是有争议的。对成人的研究表明 RSV 再次感染与血清中抗体水平无关，但与局部分泌型的抗体水平有关。Hall 等的研究证明血清中针对 F 和 G 蛋白的抗体与保护反应有关，老年 RSV 感染患者，血清中 RSV 特异型抗体 IgG 持续在较高水平，高峰出现在发病后 11~30 天，85%RSV 细胞培养阳性老年患者血清中 IgG 前后呈 4 倍增高。有趣的是，支气管肺炎患者血清中 RSV 抗体效价与症状较轻的患者相比在最初还呈较高水平。这些提示细胞介导的免疫反应与 RSV 的感染无多大关系。

【临床表现】

RSV 通过传染性分泌物直接或间接传染，临床表现一般较轻，但感染而无症状者比较少见。老人一般表现为轻微的鼻黏膜充血，也有发热、厌食、肺炎、支气管炎，严重者可导致死亡。通常老年人的呼吸道黏膜处于干燥状态，但在感染时比儿童的呼吸道更具黏性。

【诊断】

目前对老年人 RSV 感染的诊断比较困难，诊断方法包括呼吸道分泌物的病毒培养和抗原检测，核酸扩增法或血清学方法。前三项检查应用于及时诊断，但病毒培养的敏感性只有 50%。由于老年患者潜伏期较短，呼吸道黏膜又比较干燥，因此对儿童有效的细胞培养法和免疫学快速诊断法都不很有效。广泛使用于老年人的鼻咽拭子标本无论是对细胞培养还是对抗体的快速诊断试验都不客观。在老年患者，细胞培养法的敏感性与回顾性血清特异性 IgM 的检测（酶标法）相比为 50%。最近，聚合酶链式反应已用于婴幼儿 RSV 诊断，敏感性 94.6%，特异性为 97%，但对老年人 RSV 感染的诊断价值难以预计。

虽然 IgM 的临床价值有限，但对老年人血清中 IgM 的检测已有报道，81% 的老年人感染 RSV 后血清中有 IgM 特异性抗体，对 70% 的患者，用一份血清可在发病后一周作出确诊。然而，另一份研究却表明特异性 IgM 的产生只在 11.5% 的老人出现。老年人血中 IgM 的产生不像年轻人那样有连续性，所以这种方法对老年人急性感染的诊断价值也是有争议的。

【鉴别诊断】

需与其他病毒感染性疾病相鉴别，主要靠病毒培养，特异性抗原检测及核酸扩增来确诊。

【治疗】

对于感染 RSV 的老年患者，主要的支持治疗是护理，包括必要时补液、氧疗、退热治疗等。上市的具有抗 RSV 病毒作用的药物仅有利巴韦林。

【预防】

RSV 主要通过飞沫和接触传播。在疗养院等易感人群中，勤洗手可以减少 RSV 的传播。目前，还没有公认有效的 RSV 疫苗上市。

（谢明萱）

参 考 文 献

1. 哈特等,哈兹德老年医学.第 6 版.李小鹰,王建业,等译.北京:人民军医出版社,2015:1751-1755.

2. 钟南山,刘又宁.呼吸病学.北京:人民卫生出版社,2015:874-890.

3. 于普林,郑松柏,蹇在金,等.老年病学.北京:人民卫生出版社,2017:339-347.

4. 流行性感冒诊断与治疗指南(2011 年版).社区医学杂志,2011,9(5):66-74.

5. 老年人流感和肺炎链球菌疫苗接种中国专家建议写作组,中华老年医学杂志编辑部.老年人流感和肺炎链球菌疫苗接种中国专家建议.中华老年医学杂志,2018,37(2):113-122.

6. Polack FP.The changing landscape of respiratory syncytial virus.Vaccine,2015,33(47):6473-6478.

7. Boktor SW,Hafner JW.Influenza.USA:StatPearls Publishing,2017.

8. Schweitzer JW,Justice NA.Respiratory Syncytial Virus Infection(RSV).USA:StatPearls Publishing,2017.

9. Petrova VN,Russell CA.The evolution of seasonal influenza viruses.Nat Rev Microbiol,2018,16(1):47-60.

第 40 章

老年消化系统疾病

第一节 概 述

消化系统从结构到功能随增龄发生了的一系列的衰老（aging）与退化（degeneration），这些变化使老年人对消化系统疾病的易感性增加，直接或间接地参与了老年人的诸多消化系统疾病的发生发展，同时也对老年人营养物质的摄取、消化、吸收及利用造成一定影响。本节就近些年来对消化系统老化的研究进展及其与临床的关系做一概述。

一、口 腔

口腔是食物进行消化的第一站。其老化表现主要有：①牙齿松动和脱落，严重影响食物的咀嚼及粉碎；②颞下颌关节磨损，咀嚼肌萎缩，咬合力下降，咀嚼无力；③唾液腺分泌减少：40%以上老年人因唾液腺的基础分泌量减少而发生口干，唾液腺组织学研究见腺泡萎缩、数量减少，腺泡细胞出现空泡变性，腺体导管周围纤维化，唾液中具抗炎作用的分泌性白细胞蛋白酶抑制因子（SLPI）随增龄下降；④老年人味觉和嗅觉钝化，味蕾更新缓慢，舌肌萎缩，舌上举力降低；⑤老年人口腔黏膜分泌 SIgA 的能力降低，有学者用口服活性疫苗诱导老年人口腔的分泌，其抗感染能力增强，这间接说明，老年人群的 SIgA 水平呈下降趋势。

这些变化明显影响老年人的食欲和摄食的种类，阻碍食物在口腔的初步消化，增加了牙龈炎、龋齿、口腔溃疡、牙周炎等口腔疾病的发生风险。

二、口 咽

随着年龄增长，口咽部发生一系列与吞咽功能相关的动力异常，导致吞咽功能改变，如咽部滞留、咽部传导时间延长等。这可能与老年人咽部刺激阈值升高、舌驱动力和咽部收缩幅度降低以及咽部缩短等有关。在 ≥ 87 岁人群中有 16% 主诉吞咽障碍；美国的一项调查显示，吞咽异常在总人口中的发生率为 6.9%，居家养护老年人群中的发生率高达 30%~40%；老年人吞咽反射减退，容易发生食物误吸，而误吸所致的吸入性肺炎常危及高龄老人的生命。

三、食 管

食管的主要功能是输送食物，因此有关食管动力增龄变化的研究较多，主要包括：①上食管括约肌的收缩压力下降，松弛延缓；②食管收缩幅度下降，出现多相替补收缩波，多为无效蠕动；③食管壁顺应性扩张减退；④下食管括约肌张力下降，松弛不完全。有学者对 86 例 80 岁以上无症状的老年人做食管放射成像检查发现，食管功能异常者约 40%。老年人的这些食管动力障碍称为"老年性食管"（presbyesophagus），是老年人发生胃食管反流病（GERD）、食管 – 咽反流、吞咽困难、误吸等疾病的重要原因。在临床上不少老年人会出现胸痛、进食停滞感等吞咽困难表现，少数高龄患者还可发生食管内固体食物嵌塞等情况，也与老年人食管动力障碍有关。

四、胃

胃有暂时储存和消化食物的功能，其增龄变化有：①泌酸功能：约 90% 老年人具有良好的胃液酸化能力（图 40-1），少数老年人存在低胃酸症主要是由严重的萎缩性胃炎（A 型胃炎）或严重的 Hp 感染所致。近期研究表明：人胃底腺、壁细胞的形态学及质子泵（H^+-K^+-ATP 酶）的表达研究，随增龄无明显退化表现，从物质结构上支持老年人仍有良好泌酸功能的新观念。因此，老年人应用抑酸剂无需调整剂量。②分泌胃蛋白酶原功能：胃蛋白酶原由主细胞分泌，对健康人胃底腺主细胞超微结构研究发现：80 岁以上者主细胞分泌颗粒面积分数（58.32%）低于中青年组（66.20%），提示 80 岁以上老年人主细胞分泌胃蛋白酶能力减退，可能是老年人功能性消化不良高发的原因之一。③黏膜防御 – 修复能力：胃黏膜的防御修复因素包括黏液 – 碳酸氢盐屏障、胃黏膜屏障（上皮细胞紧密连接及上皮细胞再生）、胃黏膜下血流及前列腺素等相关细胞因子。众多人体及动物实验研究均提示：老年人胃黏膜的防御 – 修复机制是退化的，可能是老年人慢性糜烂性胃炎、胃溃疡、应激性溃疡和 NSAID 溃疡高发的重要原因之一。④运动功能：老年人胃排空延迟，尤其是液体食物和含脂类食物胃排空延迟更明显。通过胃电图以及 ^{13}C- 乙酸呼气试验发现老年人餐后胃收缩力降低，胃电波幅降低。放射性核素技术测定胃排空，老年和青年男性胃半排空时间（T1/2）分别为（195±75）分钟和（53±23）分钟。研究发现：老年大鼠胃肠肌间神经丛神经元数目下降，ICCs（即 Cajal 间质细胞，为胃肠运动的起搏细胞）数量和体积均随增龄减少。显然胃排空延迟是老年人易发功能性消化不良、胃轻瘫等的重要原因之一，而促动力药物是治疗这些疾病的基本药物。

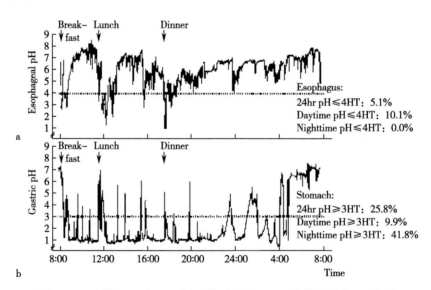

图 40-1 女性，98 岁，无幽门螺杆菌感染，24h 食管及胃内 pH 监测

五、小 肠

小肠是营养物质消化吸收的主要场所，增龄变化有：①吸收功能：随年龄增长，小肠表面积逐渐减少（平均减少 10%/ 年），黏膜下层的集合淋巴结较青年人少。但因小肠长度长（3~5m），黏膜面积大，储备功能强大，很少发生吸收不良，但 80 岁以上的老年人吸收功能有明显降低。老年人消化腺（尤其是胰腺）结构退化、分泌消化酶的潜在功能降低，对脂肪吸收的储备能力有限，当大量食用脂类食物时易发生脂肪泻。老年人小肠对钙的吸收是随增龄而逐渐减少的，原因是老年人血清 1，25–

二羟维生素 D 含量及小肠黏膜上皮细胞胞浆中的受体密度随增龄下降，故补充活性维生素 D、增加食源性钙或补充钙剂，对防治老年人骨质疏松是必需的。②肠道菌群：老年人肠道菌群老化，表现为球菌/杆菌比例增高，双歧杆菌等有益菌减少，而大肠埃希菌等条件致病菌增加。日本一项研究发现：老年人肠道内的厚壁菌及双歧杆菌（具有抗炎作用的菌群）比例下降，而某些促炎细菌如肠杆菌属随增龄增加，老年人肠道黏膜上皮细胞分泌的促炎因子与抗炎因子比例失调，增加了黏膜上皮细胞的通透性，与老年人常见的低度炎症关系密切。③运动功能：小肠运动主要包括节段性收缩和蠕动，目前对小肠动力是否随年龄增长而降低尚有争议，一些研究表明小肠运动不存在显著的增龄变化。老年人小肠收缩频率、移行复合运动（MMC）和集簇收缩降低，但整体运动功能储备良好。

六、结 肠

结肠的主要功能是吸收水分、形成粪便。老年人结肠发生了以下变化：①水分的吸收能力下降。②上皮细胞复制明显，凋亡减少。对 Fisher344 大鼠的研究指出，22 个月龄老年大鼠较 4 个月龄者上皮细胞复制活性增加 50%~80%，凋亡相关的 caspase8 和 9 的活性水平降低 50%~75%。这使得上皮细胞易发生继发性基因突变，对致癌物的敏感性增加，也许是老年人结肠肿瘤高发的重要原因之一。③运动功能：一项 Fisher344 大鼠的研究指出，肠内神经元数量随增龄减少，其中 27 个月龄老年大鼠远端结肠神经丛密度减少约 32%，伴随着神经节萎缩，神经元数目减少、体积缩小，同时交感神经传入纤维和内脏神经纤维的神经元轴突出现明显肿胀和萎缩。肠内神经中异常神经节比例升高，正常神经节比例下降，导致神经递质释放减少，对信号反应性减弱，导致结肠传输时间延长，同时发现结肠肠壁胶原增加、张力减退，因此老年人易患便秘及憩室病。结肠动力障碍是导致老年人慢传输型便秘（STC）的重要原因。

七、直肠和肛管

直肠的主要功能是储存粪便及排便。其增龄变化主要表现在动力学上：直肠壁弹性下降，产生便意的压力阈值升高，腔内最大静息压与最大排挤压均降低，粪块通过时间延长。肛管外括约肌（EAS）为随意肌，受脊神经支配，而肛管内括约肌（IAS）则受 ENS 支配。肛管最大收缩压降低、对直肠容量扩张的敏感性降低。这些变化可能是老年人排便困难、便秘或大便失禁的主要原因。

此外，老年人常见的焦虑、抑郁等精神心理异常亦为影响胃肠动力的重要因素，可通过脑-肠轴，即通过大脑皮质影响下丘脑和自主神经系统，进而影响胃肠动力和内脏感觉功能。

八、肝 脏

肝脏老化的主要表现为：①由于肝内脂褐素沉积及重量、体积下降，出现"褐色萎缩"。Calloway 等报道：肝脏重量在 30~40 岁平均 1926g，60~70 岁下降最明显，70 岁以上老年人与青年人相比重量平均下降约 25%，肝脏体积缩小 20%~40%；②肝血流量随增龄而明显减少，25 岁以后肝血流量每年递减 0.5%~1.5%，65 岁时约为青年人的 40%~50%，90 岁时约为青年人的 30%；③老年人"肝药酶"（细胞色素 P450）的活性，随增龄而降低，且不易受药物诱导而增加活性，如对丙米嗪、茶碱等的廓清率下降 18%~45%；④组织学：老年人肝细胞排列疏松紊乱，细胞体积增大变圆，数目减少，边界模糊甚至消失，实质/间质比降低；⑤超微结构：老年人肝细胞内线粒体体积增大、数量及面积分数减少，内质网面积减少，脂褐素沉积增加，肝窦内皮细胞增厚，筛孔减少。从上述可见，老年人肝脏的质与量都发生了不利改变，但肝脏储备功能巨大，完全能满足健康老人日常生活需要。然而，老化的肝脏对应激（如创伤、休克等）和外来被代谢物质（如毒物、药物及某些食物）的超量耐受能力降低，尤其是高龄老人在遭受急性创伤、休克、罹患危重症时，易合并肝功能受损甚至肝功能衰竭；老年人药物性肝病发生率亦明显增高，故应重视老年人肝脏的保护。

九、胰 腺

胰腺随增龄变化明显，包括：①重量下降：健康人胰腺在 50 岁开始减轻，80 岁时可减至 40g 左右；

对 115 例 21~90 岁的健康人胰腺 MRI 检查发现，老年人胰腺萎缩、分叶，脂肪变明显；超声检查显示 40 岁以后胰腺回声随年龄渐增加，80 岁以上人群中胰腺回声显著高于正常肝脏回声。②形态学：老年人胰腺腺泡萎缩减少，50 岁后可减少至 60%；腺细胞空泡化，酶原颗粒减少，同时伴有胰管扩张及腺泡间结缔组织增生纤维化。对老年大鼠的胰腺组织学观察发现：胰腺小叶间结缔组织增生，腺细胞减少、空泡化明显，胞核固缩，线粒体脱水、肿胀，粗面内质网扩张，出现脂滴，溶酶体增多，腺泡细胞内粗面内质网排列松散，细胞顶部酶原颗粒减少。胰腺细胞再生能力也随增龄下降。③胰腺外分泌功能：老年人胰酶分泌量及活性随增龄呈直线下降，老年胰腺对营养物质刺激的反应性降低，分泌的胰液酶的内容和量都减少。尽管如此，在临床上，即使是高龄健康老人，脂肪泻也较为少见，提示老年胰腺仍有良好的代偿能力，但对脂类食物的超量耐受能力显然是降低的，是老年人宜低脂饮食的另一个原因。

机体在生长发育成熟后（25~30 岁）开始走向衰退，但各器官老化的年龄顺序有所不同，消化系统中，口腔、咽喉是 40 岁，胰腺是 50 岁，胃、食管、肠道是 55 岁，而肝脏储备功能则在 70 岁才出现明显衰退。

消化系统随增龄发生了一系列变化，尤以高龄老年人明显，这些变化属于生理性的，但是他使消化系统的储备功能显著降低，对疾病的易感性增高，对应激和疾病耐受性降低。这些变化也对营养物质的摄取、消化及吸收有一定影响，但由于健康老年人消化系统有强大的储备能力，完全能够代偿，只要摄取充足，一般不会造成主要营养素缺乏。当老年人患有全身性疾病（如糖尿病、心力衰竭、呼吸衰竭、感染等）或消化系统本身的疾病时，则较青年人更易出现消化功能紊乱及营养不良。消化系统的老化是诸多老年人消化系统疾病发生、发展和高发的基础，深入研究并揭示消化系统各器官老化的特点、规律及其内在机制，对进一步阐明老年人消化系统疾病的发病机制、提高其诊治水平具有重要意义。

（郑松柏）

参 考 文 献

1. Choi J，Park IS，Kim S，et al.Analysis of age-related changes in the functional morphologies of salivary glands in mice.Archives of Oral Biology，2013，58（11）：1635-1642.

2. Putten G，Visschere LD，Wierink C，et al.The importance of oral health in（frail）elderly　people-a review.European Geriatric Medicine，2013，4：339-344.

3. Nishikubo，K.Quantitative evaluation of age-related alteration of swallowing function：Videofluoroscopic and manometric studies. Auris Nasus Larynx，2014，7（2）：1-4.

4. Khan A，Carmona A，Traube M.Dysphagia in the Elderly.Clin Geriatr Med，2014，30：43-53.

5. Powley TL，Mittal RK，Baronowsky EA，et al，Architecture of vagal motor units controlling striated muscle of esophagus：Peripheral elements patterning peristalsis？　Autonomic Neuroscience，2013，179（1-2）：90-98.

6. 郑松柏. 老年人胃食管返流病. 中华老年医学杂志，2009，25（4）：265-266.

7. 庄艳，郑松柏. 老年人胃酸的现代认识. 老年医学与保健.2012，18（03）：183-189.

8. 庄艳，郑松柏，俞彰，等. 老年人胃壁细胞超微结构和氢 - 钾腺苷三磷酸酶增龄性变化. 中华老年医学杂志，2012，31（05）：413-416.

9. 庄艳，郑松柏，肖立，等. 人体胃底腺组织学和壁细胞超微结构的增龄变化研究. 中华老年多器官疾病杂志，2012，11（05）：324-328.

10. 陈敏敏，郑松柏，肖立，等. 胃窦幽门腺组织学和超微结构的增龄变化研究. 中华老年医学杂志，2014，33（8）：887-890.

11. 刘菲，陈敏敏，郑松柏. 增龄对胃黏膜血流影响的研究进展. 中国老年学杂志，2013（13）：3259-3262.

12. Gomez-Pinilla PJ，Gibbons SJ，Sarr MG，et al.Changes in interstitial cells of cajal with age in the human stomach and colon. Neurogastroenterol Motil，2011，23（1）：36-44.

13. Biagi E，Candela M，Turroni S，et al.Ageing and gut microbes：Perspectives for health　maintenance and longevity. Pharmacological Research，2013，69（1）：11-20.

14. Man AL，Claudio NG，Nicoletti C.The impact of ageing on the intestinal epithelial barrier and immune system.Cellular Immunology，2014，289（1-2）：112-118.

15. Britton E，McLaughlin JT.Ageing and the gut.Proc Nutr Soc，2013，72（1）：173–177.

16. Wang C，Houghton MJ，Gamage PP，et al.Changes in the innervation of the mouse internal anal sphincter during aging. Neurogastroenterol Motil，2013，25（7）：e469–e477.

17. 杜杰，郑松柏.肝脏老化与临床.老年医学与保健，2011，17（6）：383–386.

18. Sato T，Ito K，Tamada T，et al.Age–related changes in normal adult pancreas：MR imaging evaluation.European Journal of Radiology，2012，81（9）：2093–2098.

19. 姚健凤，郑松柏.老年胰腺的外分泌功能.老年医学与保健，2010，2：120–123.

20. Chantarojanasiri T，Hirooka Y.Age–related changes in pancreatic elasticity：When should we be concerned about their effect on strain elastography?Ultrasonics，2016，69：90–96.

第二节　胃食管反流病

胃食管反流病（gastroesophageal reflux disease，GERD）是因胃内容物反流入食管、咽、喉、肺引起不适症状和（或）并发症的一种疾病。目前一般根据食管内镜表现，将 GERD 分为三种类型：常规内镜下食管下段无明显炎症及黏膜破损者称为非糜烂性反流病（non–erosive reflux disease，NERD），也称内镜阴性的 GERD；食管下端存在柱状上皮化生者称为 Barrett 食管（Barrett's esophagus，BE）；食管下端炎症明显且存在黏膜破损者称为反流性食管炎（reflux esophagitis，RE），也称糜烂性食管炎（erosive esophagitis，EE），三者统称为 GERD 相关性疾病。GERD 是常见病，欧美人群患病率为 7%~15%，而我国北京、上海 GERD 人群患病率为 5.77%。GERD 患病率随增龄而增加，老年人是 GERD 的高发人群，欧美国家老年人 GERD 患病率高达 20%~35%。国内老年人 RE 检出率为 8.9%，中青年人为 4.3%。但是，老年人 GERD 临床症状常常较轻、不典型，易被漏诊，因此实际患病率可能更高。

【病因与发病机制】

GERD 的直接致病因素是反流至食管的胃和（或）肠内容物，尤其是其中的胃酸、胃蛋白酶、胆盐、胰酶等。GERD 的发病机制包括食管抗反流屏障功能失调、下食管括约肌（LES）压力下降或一过性松弛增加、反流物的质和量、食管内反流物清除障碍、食管局部黏膜防御能力下降、胃排空延迟等方面。在这些方面老年人与中青人比较有更显著的变化：①受老化影响，老年人 LES 压力低于中青年人；②老年人因心脑血管及肺部疾病而常用的某些药物，如 α- 受体阻断剂、β- 受体兴奋剂、抗胆碱能药物、钙拮抗剂、硝酸盐类、左旋多巴、止痛剂、茶碱类药物等，可降低 LES 压力（表 40-1）；③老年人 GERD 常伴有食管裂孔疝（图 40-2），破坏了胃食管结合部的正常解剖关系，造成 LES 移位、His 角及膈食管韧带对 LES 的外压作用减弱，造成 LES 松弛；④食管内反流物的清除有赖于食管蠕动、唾液重力、唾液对反流物稀释与中和作用，但老年人食管蠕动减弱，蠕动幅度下降，无推动的自发性收缩增加以及唾液分泌量明显减少，从而增加了食管黏膜在反流物中的暴露时间；⑤老年人胃排空能力下降，胃内压增高，超过 LES 压力导致反流发生；⑥老年人常用的某些药物可直接损伤食管黏膜（表 40-2）；⑦此外，老年人食管上皮再生修复能力降低，食管黏膜抵抗反流物损伤的能力减弱。

表 40-1　引起下食管括约肌压力降低的常见药物（Common Drugs that Reduce LES pressure）

Alpha–adrenergic antagonists
Anticholinergics
Benzodiazepines
Calcium antagonists
Levodopa
Nicotine
Nitrates
Opioid analgesics
Progestogens Theophylline

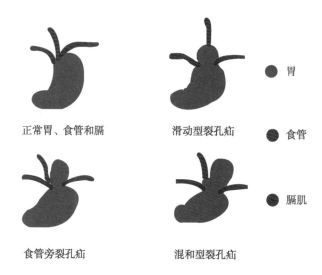

图 40-2　食管裂孔疝的 3 种类型

表 40-2　可能引起老年人食管损伤的常用药物
（Commonly Used Drugs that May Induce Esophageal Injury in the Elderly）

Alendronic acid
Aspirin
Doxycycline and other tetracycline
Emepronium bromide
Ferrous sulfate or succinate
Mexiletine
NSAID
Potassium chloride
Quinidine
Theophylline

【病理】

NERD 在光镜下基本无异常，但在电镜下可见细胞连接已有破坏。RE 的基本病理变化是：①复层鳞状上皮细胞层增生；②固有层中性粒细胞浸润；③黏膜固有层向上皮腔面延长；④糜烂和溃疡；⑤食管胃连接处可出现 Barrett 食管改变。Barrett 食管是指齿状线 2cm 以上出现柱状上皮替代鳞状上皮。老年人 GERD 的病理变化的特点是 RE 的病变较中青年患者重，在 Barrett 食管的基础易于发生异型增生和腺癌。

【临床表现】

包括食管症状（如反酸、烧心、胸痛、吞咽困难等）和食管外表现（如反流性咳嗽、反流性咽喉炎、反流性哮喘、吸入性肺炎等）（图 40-3）。与中青年人 GERD 比较，老年患者有以下临床特点：①反酸、烧心等典型症状较少见或缺如，与内镜下的病变程度不一致，而食欲缺乏、呕吐、吞咽困难、贫血、体重减轻等非典型症状相对多见；②伴出血［呕血和（或）黑便］、以急性上消化道出血入院相对较多；③老年人 GERD 的相关伴发病以食管裂孔疝和残胃较多，而中青年 RE 患者伴发十二指肠溃疡较多；④老年人 GERD 伴发呼吸系统并发症的较多，反流物长期刺激损伤咽喉而致其慢性炎症甚至溃疡，表现为咽痛、咽下困难、异物感及声音嘶哑等，临床诊断为反流性咽喉炎；老年人 GERD 伴发的呼吸道症状为呛咳、一过性窒息感、慢性咳嗽、哮喘等，尤以夜间为甚，为反流物误入气道所致，临床上诊断为吸入性支气管炎、吸入性肺炎、支气管哮喘、肺脓肿、肺间质纤维化等。

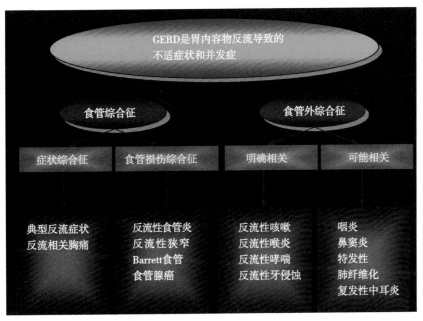

图 40-3　GERD 的临床表现

【实验室及其他检查】

一、内镜检查

目前常用于 RE 内镜诊断及分级的标准有：Savary-Miller 标准：

Ⅰ级　孤立糜烂灶与红斑灶和（或）渗出；

Ⅱ级　散在糜烂和溃疡，未波及食管全周；

Ⅲ级　糜烂和溃疡波及食管全周，但未形成狭窄；

Ⅳ级　慢性病损或溃疡伴食管纤维化、狭窄、短食管和（或）柱状上皮食管。

洛杉矶标准：

A 级　黏膜破损局限于黏膜皱襞上，且长度 <0.5cm；

B 级　黏膜破损局限于黏膜皱襞上，其中至少 1 个黏膜破损长度 >0.5cm；

C 级　黏膜破损相互融合，但少于食管周径的 75%；

D 级　黏膜破损相互融合，至少侵犯食管周径的 75% 以上，见图 40-4。

国内外报道 RE 分级构成趋势相同，即Ⅰ级→Ⅳ级或 A 级→ D 级的百分比逐渐降低，但老年 RE 患者病变较重的百分比都显著高于中青年患者，这可能是老年人 RE 患者易于伴发出血的原因所在。RE 伴发 Barrett 食管及异型增生随增龄而增加，以老年男性较多。

老年人 Barrett 食管也不少见，见图 40-5，但国人由其发展而来的食管腺癌并不多见。

二、食管测压和食管 24 小时 pH 监测

是诊断 GERD 的重要检查手段。可测定 LES 的长度和部位、LES 压、LES 松弛压、食管体部压力及食管上括约肌压力指标和 24 小时内 pH<4 的时间百分比、pH<4 的次数、持续 5 分钟以上的反流次数及最长反流时间等反流指标。老年人 GERD 的特点是这些指标变化更明显。

三、食管多通道腔内阻抗（multichannel intraluminal impedance，MII）技术

该技术不仅能识别食管内容物的运动方向，而且与 24 h 食管 pH 监测联合还可以识别酸反流、弱酸反流、弱碱反流以及液体、气体和混合反流，与食管测压联合应用可评价食管的运动功能，是一种能全面监测食管功能及胃食管反流物性质和成分的方法。

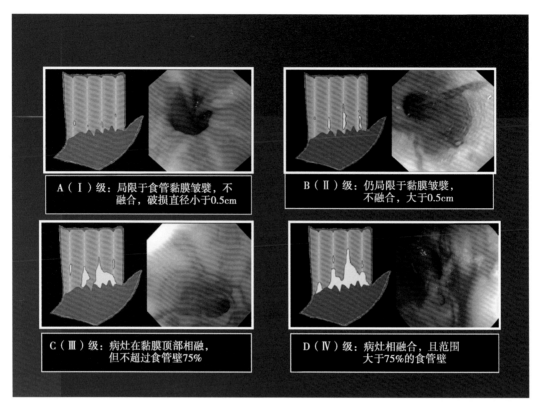

图 40-4 RE 的洛杉矶分类标准

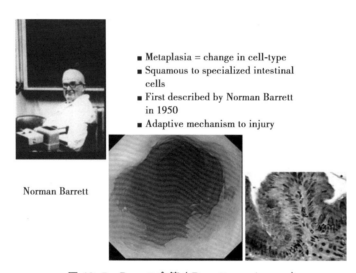

- Metaplasia = change in cell-type
- Squamous to specialized intestinal cells
- First described by Norman Barrett in 1950
- Adaptive mechanism to injury

Norman Barrett

图 40-5 Barrett 食管（Barrett esophagus）

四、食管吞钡 X 线检查

仅对严重的食管炎（Ⅳ级或 D 级）、食管狭窄及食管癌有诊断价值。

【诊断与鉴别诊断】

显然内镜检查是诊断 RE 的"金标准"。内镜检查不仅可以确诊膜破损、食管炎性狭窄，还可以通过活检确诊是否存在 Barrett 食管、异型增生及癌变。24 小时 pH 或胆汁监测对 GERD 有辅助诊断价值，食管吞钡摄片对 RE 是否伴有食管狭窄及食管裂孔疝具有确诊价值。老年人 GERD 诊断与鉴别诊断要注意以下几点：①由于老年人食管痛觉减退，尤其是 RE 伴柱状上皮化生（Barrett 食管）时，食管对胃酸刺激的敏感性减退，不少老年 RE 患者症状不典型、较轻甚至缺失，但食管病变可能已经较重，因此要积极做胃镜检查；②部分老年人 RE 患者，食管症状不明显或缺失，而突出表现为长期咽痛、咽部溃疡、声音嘶哑、慢性咳嗽、哮喘及反复发生的吸入性肺炎等食管外疾病，应考虑是否存在 GERD，并做相关检查；③当老年人出现吞咽困难、呕血或黑便、体重减轻等"警报症状"（warning symptoms），必须做胃镜检查；④ GERD 之胸痛要通过内镜、食管吞钡摄片、24 小时 pH 监测等检查与其他可能引起非心源性胸痛的疾病鉴别，如贲门失弛缓症、弥漫性食管痉挛、胡桃夹食管、消化性溃疡、胆石症等；⑤由于老年人也是冠心病的高危高发人群，因此老年人 GERD 之胸痛要特别注意与冠心病所致心源性胸痛鉴别。

【治疗】

老年人 GERD 治疗的目标是：缓解症状（食管症状及食管外症状）、愈合食管破损黏膜、预防和治疗并发症、防止复发。

一、改进生活方式

包括禁烟、抬高床头、减肥，少食油腻食物、果汁、咖啡、番茄制品，不饮酒，睡前 2~3 小时禁食、禁饮等。改进生活方式的目的是减少膳食后胃食管反流的次数，促进食管对反流物的廓清，是治疗 GERD 的基础。同时尽量避免使用降低 LES 压力、影响食管廓清功能及损伤食管黏膜的药物。

二、抑酸治疗（抗分泌治疗）

（一）老年人的胃酸

长期以来一直认为老年人的胃泌酸等功能与机体的其他组织器官功能一样，是随增龄而减退的，因此，普遍认为老年人的胃酸是减少的或缺乏的。但近 20 余年的研究逐渐革新了这一观念。80%~90%的老年人胃泌酸能力与中青年人相当，具有良好的酸化胃内容物（to acidify gastric contents）的能力，10%~20% 的老年人存在低胃酸症（hypochlorhydria，胃内 pH ≥ 3.5），主要是由严重的萎缩性 A 型胃炎或严重的 H.pylori 感染所致。

（二）H_2 受体拮抗剂

目前常用的 H_2 受体拮抗剂包括西咪替丁、雷尼替丁、法莫替丁和尼扎替丁（nizatidine）。相当剂量的 H_2 受体拮抗剂治疗 RE 的疗效相近，均可抑制 60%~70% 的胃酸分泌，8 周愈合率约 60%，适合轻症病例，对中、重症病例效果较差，其优点是价格低廉。H_2 受体拮抗剂对细胞色素 P_{450} 系统有抑制作用，因此可降低某些药物（如茶碱、华法林等）的代谢，对肾功能不全的患者要根据肾功能调节用量，所以老年人应用 H_2 受体拮抗剂要注意监测其潜在的不良反应及药物相互作用。

（三）质子泵抑制剂

质子泵抑制剂（proton pump inhibitors，PPIs）是治疗 GERD 的首选药物。

1. 常用种类及标准剂量　目前常用 PPIs 包括奥美拉唑（Omeprazole）、兰索拉唑（Lansoprazole）、潘妥拉唑（Pantoprazole）、雷贝拉唑（Rabeprazole）和埃索美拉唑（Esomeprazole），标准剂量分别为 20mg/ 粒，30mg/ 粒，40mg/ 粒，10mg/ 粒，40mg/ 粒。

2. 抑酸要求及所需剂量、疗程和疗效　愈合 RE 理想的抑酸要求是每天 24 小时中有 18 小时胃内 pH 在 4 以上，一般每天口服标准剂量的 PPI 即可达到上述要求，疗程一般为 8~12 周。相当剂量的 PPIs 治疗 RE 的疗效类似。与其他治疗 RE 的药物相比，PPIs 可以更快地缓解症状、更快地愈合破损的食管黏膜，治疗老年人 RE 8 周愈合率在 85%~95% 之间。由于老年人泌酸功能并未减退，因此治疗老年人 RE 的 PPIs 剂量与中青年患者相同。

3. 老年人应用 PPIs 的安全性　PPIs 均快速经肝脏代谢和肾脏排泄，血浆半衰期 0.5~1 小时，不会引起蓄积，因此，一般老年患者应用 PPIs 具有良好的安全性，也无需调整剂量。虽然从理论讲持续的胃酸抑制产生高胃泌素血症，可能有致癌作用，但至今尚未观察到这类病例。PPIs 常见不良反应轻微，严重不良反应罕见，但对于高龄老年患者及严重肝肾功能不全的患者应酌情减量，同时需注意与常用药物间的相互作用。当长疗程和（或）大剂量应用时，可能产生一系列潜在的不良反应，如骨质疏松、维生素 B_{12} 的缺乏、缺铁性贫血、吸入性肺炎、小肠污染综合征等，应引起重视。因此，应严格掌握 PPI 应用的适应证，尽量避免不必要的长疗程、大剂量应用。5 种 PPIs 的药代动力学和药物间相互作用归纳为表 40-3。

表 40-3 5 种 PPIs 的药代动力学和药物间相互作用比较

	奥美拉唑	兰索拉唑	潘妥拉唑	埃索美拉唑	雷贝拉唑
标准剂量（mg/d）	20	30	40	20	10
起效速度	-	+++	-	+++	++++
对 CYP2C19 的依赖	++++	+++	++	++	±
曲线下面积（AUC）	++++	+++	++	+	-
潜在的药物间相互作用	++++	++	±	++	+
生物利用度（%）	30~40	80	77	64	52
半衰期（h）	0.5~1	1.5	1.9	1.2~1.5	0.7~1.5
蛋白结合率（%）	95	97	98	97	96.3

注：- 表示慢或无，± 表示很低或很少，+ 表示低，++ 表示中等，+++ 表示快、高或强，++++ 表示更快、更强

三、促动力剂和黏膜保护剂

促动力剂包括甲氧氯普胺、多潘立酮、莫沙比利（Mosapride）、伊托比利（Itopride）等。研究证明这些药物有增加 LES 压力，促进食管蠕动，改善胃排空，减少食管酸暴露的时间等作用，但单独应用疗效不理想，可与 H_2 受体拮抗剂或 PPIs 合用治疗老年人 GERD。甲氧氯普胺在老年人可导致锥体外系反应，剂量应控制在 15mg/d；国外报道多潘立酮可致老年人严重心律失常，剂量应控制在 30mg/d；莫沙比利为选择性 5-HT$_4$ 受体激动剂，应避免与可延长 Q-T 间期的药物如氟卡尼、胺碘酮等合用。常用的黏膜保护剂有硫糖铝、铋剂、铝碳酸镁等，其主要作用是在食管糜烂或溃疡病灶表面形成一层保护膜，对胃酸、胃蛋白酶、胆盐等起屏障作用，可缓解症状、促进黏膜破损愈合，对轻症 GERD 的疗效与 H_2 受体拮抗剂相似。其中的铝碳酸镁还有中和胃酸和胆盐作用，更适合于胆汁反流性食管炎。虽然这类药物吸收很少，但对肾功能不全及高龄老年人不宜长期应用，一般以每年 2 个月为限，以避免体内铝和铋蓄积，造成不良后果。

四、维 持 治 疗

由于老年人发生 GERD 的危险因素随增龄而加重或增加，因此老年人 GERD 是一种慢性复发性疾病，因此，绝大多数老年人需要维持治疗，甚至终身治疗。在前述可用于治疗 GERD 的药物中，PPIs 是维持治疗的最佳选择。维持治疗目前推荐采用递减（step down）策略，即先以 8~12 周足够剂量的 PPIs 控制症状、愈合破损的食管黏膜，然后逐渐减量，寻找能控制症状的最低 PPIs 剂量。不同的患者，维持治疗所需剂量不同，通常可采取全量维持、半量维持、隔日服药维持、按需服药维持等，但经验证明维持治疗的剂量不宜过低，否则容易反复。

夜间酸突破（NAB）也是老年人 GERD 常见现象，控制措施是早、晚餐前服用标准剂量的 PPIs 或早餐前服用标准剂量的 PPIs、晚上睡前加用 H_2 受体拮抗剂或增加 PPIs 剂量等。

五、手 术 治 疗

（一）抗反流手术

包括开放性的和经腹腔镜胃底折叠术以及经胃镜抗反流手术，腹腔镜及内镜微创手术显然更适合于老年患者，特别是合并有食管裂孔疝的患者。抗反流手术的主要目的是希望能够"根治"GERD，但不

少经过手术的患者到后来仍需要通过抑酸治疗来达到最佳症状缓解，因此，曾经学术界对GERD的抗反流手术治疗持谨慎态度；然而，新近不少报道认为，腹腔镜抗反流技术日臻完善，安全性和有效性不断提高，对老年患者亦是如此。

（二）开放性手术

GERD合并的食管腺癌和经过内镜下食管扩张术治疗无效的瘢痕性食管狭窄，需开放性手术治疗。

总之，老年人GERD患病率高，在发病机制、临床表现和治疗策略等方面均有特点，掌握这些方面的特点，对精准治疗老年人GERD尤为重要。

（郑松柏）

参 考 文 献

1. Katz PO, Gerson LB, Vela MF.Guidelines for the diagnosis and management of gastroesophageal reflux disease.Am J Gastroenterol, 2013, 108 (3): 308-328.

2. Soumekh A, Schnoll-Sussman F H, Katz P O.Reflux and Acid Peptic Diseases in the Elderly.Clin Geriatr Med, 2014, 30: 29-41.

3. K Furuta, Y Kinoshita, Y Kushiyama, et al.Comparisons of symptoms reported by elderly and non-elderly patients with GERD.J Gastroenterol, 2012, 47: 144-149.

4. 方秀才.胃食管反流病诊断中应注意的关键问题.临床内科杂志, 2016, 33 (6): 368-370.

5. Zhang W, Zheng SB, Zhuang Y, et al.H+/K+ ATPase expression in human parietal cells and gastric acid secretion in elderly individuals.JDD, 2013, 14: 366-372.

6. Fei L, Rossetti G, Moccia F, et al.Is the advanced age a contraindication to GERD laparoscopic surgery?Results of a long term follow-up.BMC Surgery, 2013, 13 (Suppl 2): S13.

7. 中华医学会老年医学分会，《中华老年医学杂志》编辑委员会.老年人质子泵抑制剂合理应用专家共识.中华老年医学杂志, 2015, 34 (10): 1045-1052.

8. 涂蕾, 侯晓华.胃食管反流病非药物治疗的展望.临床内科杂志, 2016, 33 (6): 375-377.

第三节　功能性消化不良

功能性消化不良（functional dyspepsia，FD）是指一组源自上腹部、持续存在或反复发生的综合征，主要包括上腹部疼痛或烧灼感、上腹胀闷或早饱感或餐后饱胀、食欲不振、嗳气、恶心或呕吐等症状，但上消化道内镜、肝胆胰影像学和生化检查均未见明显异常。前述检查有明显异常者称为器质性消化不良（organic dyspepsia，OD）。老年人上消化道结构及功能存在生理性退化现象，是FD高危高发人群。比利时一项多中心调查报告：消化不良症状发生率随增龄增高，65岁以上老年人高达24.4%，我国广东地区普通人群的消化不良症状流行病学调查显示老年人消化不良症状的发生率为24.5%。

一、病因及病理生理

FD的发病机制尚未完全阐明，目前认为主要包括以下几个方面：

1. **动力障碍**　运动功能障碍是FD的主要发病基础，约40%的FD患者存在胃排空延缓。老年人的胃电活动和胃动力变化主要包括胃电活动减弱、节律紊乱，胃运动功能减退；胃电图测定显示：老年人胃电波幅较青年人显著降低，基本胃电节律紊乱百分率明显高于青年人；老年人餐后胃蠕动和收缩力降低，胃排空延迟，以低体力活动者为著；这些改变可能主要与肠神经系统（ENS）的改变（肠神经元数量减少和Cajal间质细胞丢失）以及自主神经功能异常有关。胃动力减退可能是老年人FD高发的重要因素之一。

2. **内脏高敏感**　FD患者对胃扩张刺激产生不适感的严重程度明显高于健康对照者，表明FD患者存在内脏高敏感，主要表现为胃肠道对化学性刺激或机械性扩张的阈值降低，如对酸、温度感觉过敏，近端胃对机械扩张的敏感性增加等。内脏高敏感可解释患者餐后出现的上腹饱胀或隐痛、早饱等症状。

3. 胃酸分泌异常 在年轻的 FD 患者中，胃酸分泌异常表现为基础胃酸分泌在正常范围，但刺激可引起酸分泌增加，临床上可表现为酸相关症状，如空腹时上腹部不适或疼痛、进食后减轻等。传统观念认为老年人胃酸分泌是减少的，事实并非如此，绝大多数老年人仍有良好的泌酸能力，甚至代偿性增加。

4. 消化酶分泌不足 老年人分泌消化酶的腺体（唾液腺、胃底腺、胰腺等）形态学退化，分泌功能减退。有大样本的调查研究显示：老年人胰腺外分泌功能不全随增龄而增加，平均发生率为 11.5%，严重不全的发生率为 5.1%。

5. 幽门螺杆菌（H.pylori）感染 老年人 H.pylori 感染率显著高于中青年人。多数国内外共识意见将有消化不良症状的 H.pylori 感染者归入 FD 范畴，H.pylori 感染可能通过诱发胃肠动力障碍、增加胃酸分泌、增强内脏敏感及影响脑 – 肠轴等环节参与了 FD 的发生。但京都共识认为：只当有消化不良症状的 H.pylori 感染者、H.pylori 被根除后症状仍不缓解或缓解后又复发者才能列入 FD。

6. 精神心理因素 越来越多的研究提示 FD 与心理因素密切相关，尤其是部分老年人因退休后社会角色变化、罹患多种慢性疾病，加之社会家庭等因素，心理障碍者明显增加，而消化不良症状迁延不愈又会加重精神心理负担，由此，精神心理因素与消化不良症状相互影响，互为因果，形成恶性循环。

7. 其他因素 老年人胆汁分泌减少、生活方式、饮食结构、环境、遗传、急性胃肠炎史等因素可能也与 FD 的发病有关。

二、临床表现

消化不良的主要症状为：①餐后饱胀：食物长时间存留于胃内引起的不适感；②早饱感：指进食少许食物即感胃部饱满，不能继续进餐；③上腹痛：位于胸骨剑突下与脐水平以上、两侧锁骨中线之间区域的疼痛；④上腹烧灼感：局部灼热感，与烧心有所不同，烧心是指胸骨后烧灼样疼痛或不适，是胃食管反流病（GERD）的典型症状。

询问病史时需了解：①消化不良症状及其程度和频度；②症状的发生与进餐的关系，有无夜间出现症状以及症状与体位、排便的关系；③进食量有无改变，有无身体质量下降以及营养状况；④患者的进食行为、心理状态以及是否影响生活质量；⑤有无重叠症状，如烧心、反酸、腹泻或便秘等；⑥有无发热、疲乏、无力等全身症状；⑦有无胃肠道肿瘤家族史、食管胃恶性肿瘤史、消化性溃疡史；⑧是否患有易致消化不良的老年人常见慢性病；⑨是否服用易致消化不良症状的老年人常用药物。

特别注意患者有无报警症状及体征：呕血或黑便、贫血、无法解释的体重减轻（＞体重的 10%）、进行性吞咽困难，吞咽疼痛、持续性呕吐及淋巴结肿大或腹部肿块等。这些症状或体征常是 OD 的表现。

三、辅助检查

对初诊的消化不良患者，应在详细采集病史、进行体格检查的基础上有针对性地选择辅助检查。上消化道内镜常列为首选，其他辅助检查包括 H.pylori 检测、腹部影像学（超声、CT、MR 等）检查、血生化及消化系统肿瘤标志物检测等。对怀疑消化系统以外疾病引起的消化不良患者，应选择相应的检查以明确病因诊断；对症状严重或对常规治疗效果不明显的 FD 患者，可根据条件选择胃电图、胃排空、胃容纳功能和感知功能检查，评估动力和感知功能，指导治疗方案的调整。

四、诊断与鉴别诊断

FD 患者临床表现的个体差异性大，根据主要症状特点、与症状相关的病理生理学机制，可将 FD 分为两个亚型，即餐后不适综合征（postprandial distress syndrome，PDS）和上腹痛综合征（epigastric pain syndrome，EPS）（表 40-4）。临床上两个亚型常有重叠，有时可能难以区分，但分型对选择治疗有一定帮助。老年人 FD 的诊断可参考罗马Ⅲ及罗马Ⅳ诊断标准。

表 40-4 功能性消化不良的罗马 Ⅲ/Ⅳ诊断标准

功能性消化不良的诊断标准

必须包括：

1. 以下 1 项或多项：①餐后饱胀；②早饱感；③上腹痛；④上腹烧灼感

2. 无可以解释上述症状的结构性疾病的证据（包括胃镜检查）

餐后不适综合征的诊断标准

必须包括以下 1 项或 2 项：

1. 发生在进平常餐量后的餐后饱胀，每周发作数次

2. 早饱感使其不能完成平常餐量的进食，每周发作数次

诊断前症状出现至少 6 个月，近 3 个月症状符合以上标准

支持诊断的条件有：

1. 上腹胀或餐后恶心或过度嗳气

2. 可同时存在上腹痛综合征

上腹痛综合征的诊断标准

必须包括以下所有项：

1. 至少中等程度的上腹部疼痛或烧灼感，每周至少 1 次

2. 疼痛为间断性

3. 不放射或不在腹部其他区域 / 胸部出现

4. 排便或排气后不缓解

5. 不符合胆囊或 Oddi 括约肌功能障碍的诊断标准

诊断前症状出现至少 6 个月，近 3 个月症状符合以上标准

支持诊断的条件有：

1. 疼痛可为烧灼样，但不向胸骨后传导

2. 疼痛常因进食诱发或缓解，但也可发生在空腹状态

3. 可同时存在餐后不适综合征

老年人既是 FD 的高发人群，也是 OD 的高发人群，因此，FD 主要应与 OD 鉴别。常引起 OD 的疾病有：胃食管反流病、食管癌、消化性溃疡、慢性活动性胃炎、胃癌、十二指肠肿瘤、慢性胆囊炎、胆石症、胆道恶性肿瘤、慢性胰腺炎、胰腺癌等；FD 与肠易激综合征、慢性便秘及精神障碍性疾病常有重叠，亦应注意鉴别；此外，老年人还需排除慢性心功能不全、肺心病、帕金森病、脑供血不足等易致消化不良的老年人常见慢性病以及服用 NSAID、抗菌药物、抗帕金森病药和降糖药等药物所致的消化不良症状。

老年人功能性消化不良的诊断流程见图 40-6。

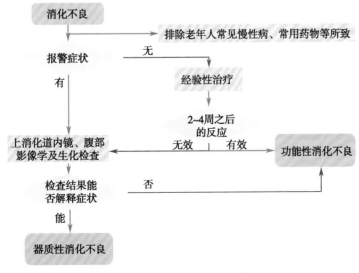

图 40-6 老年人功能性消化不良的诊断流程

五、治　疗

FD 的治疗目的在于迅速缓解症状，提高患者的生活质量，去除诱因，恢复正常生理功能，预防复发。FD 的治疗应依据其病理生理学异常选择个体化的治疗方案。

（一）一般治疗

建立良好的医患关系，取得患者的信任；帮助患者正确认识、理解病情，树立战胜疾病的信心；指导患者改善生活方式，调整饮食结构和习惯：以 PDS 为主的患者，建议食用易消化的食物、低脂饮食、少食多餐等；以 EPS 为主的患者则建议食用胃排空较慢、对胃分泌刺激较少的食物等。

（二）药物治疗

与进餐相关的消化不良（如 PDS）可首选促动力剂或合用抑酸剂；非进餐相关的消化不良／酸相关性消化不良（如 EPS）可选用抑酸剂，必要时合用促动力剂。经验性治疗的时间一般为 2~4 周，无效者应行进一步检查，排除器质性疾病或调整治疗方案。促胃动力、抑酸、根除 H.pylori 是 FD 的一线治疗措施。

1. 促动力剂　促动力剂可通过加速胃排空、降低内脏高敏感、促进胃窦动力、止吐等多种机制，明显改善进餐相关的上腹部症状，如餐后上腹饱胀、早饱等症状。常用的促动力剂包括：

（1）多巴胺受体拮抗剂：①甲氧氯普胺（Metoclopramide），为多巴胺 D_2 受体拮抗剂和中枢 5-HT$_4$ 受体激动剂，具有较强的中枢镇吐作用，能增强胃动力，改善消化不良症状。但可导致锥体外系反应，尤其是在虚弱的老年患者，因此，老年人慎用或减少剂量，常用剂量是 5mg，每天 3 次。②多潘立酮（Domperidone）为选择性外周多巴胺 D_2 受体拮抗剂，能增加胃窦和十二指肠动力，促进胃排空，改善消化不良症状，常用剂量为 10mg，每天 3 次。因国外有该药导致心脏猝死及严重心律失常的报道，建议老年人仅用于缓解恶心和呕吐症状，剂量不宜超过 30mg/d。

（2）5-HT$_4$ 受体激动剂：莫沙必利（Mosapride）为强效选择性 5-HT$_4$ 受体激动剂，通过兴奋胃肠道胆碱能中间神经元和肌间神经丛的 5-HT$_4$ 受体促进乙酰胆碱（Ach）释放，增强胃肠运动，是胃肠动力障碍疾病的常用药物。常用剂量为 5mg，每天 3 次。应避免与可延长 Q-T 间期的药物如氟卡尼、胺碘酮等合用。西尼必利（Cinitapride）是高选择性 5-HT$_4$ 受体激动剂，1mg，每天 3 次，餐前 15 分钟服用，国内即将上市。

（3）多巴胺 D_2 受体拮抗剂和乙酰胆碱酯酶抑制剂：伊托必利（Itopride），可协同增加胃肠道乙酰胆碱浓度，增加十二指肠快波幅度和频率，加速胃排空，减少十二指肠胃反流，从而发挥促动力作用，对 FD 疗效确切。伊托必利与 5-HT$_4$ 受体无亲和力，无 Q-T 间期延长所致的心血管不良事件风险，经黄素单加氧酶（而非 CYP450 酶）代谢，药物间相互作用少，因此，对老年人具有良好的安全性。

常用促动力药的作用机制见图 40-7，临床常用促动力药比较见表 40-5。

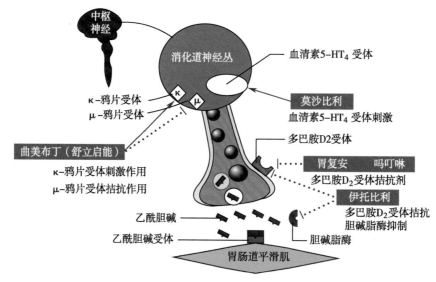

图 40-7　常用促动力药的作用机制

表 40-5　临床常用促动力药比较

	甲氧氯普胺	多潘立酮	莫沙比利	伊托必利	西尼必利	普芦卡比利	曲美布汀
代谢途径	CYP2D6	CYP3A4	CYP3A4	黄素单加氧酶	CYP3A4、CYP2C8	85% 以原型排出体外	不明
作用机制	D_2 受体拮抗剂，中枢 $5-HT_4$ 受体激动剂	外周多巴胺 D_2 受体拮抗剂	$5-HT_4$ 受体激动剂	多巴胺 D_2 受体拮抗剂和胆碱酯酶抑制剂	D_2 受体拮抗剂 和 $5-HT_4$ 受体激动剂	高选择性 $5-HT_4$ 受体激动剂	阿片受体激动剂（双向调节）
锥体外系作用	有	无	无	无	无	无	无
心脏副作用	极少	国外有报道	尚未见报道	无	少	有争议	无
血清泌乳素升高	常见	常见	无	偶有	不明	无	无
药物间相互作用	多	较多	较多	最少	较少	较少	较少
主要适应症	消化不良 GERD	消化不良 GERD	消化不良 GERD	消化不良 GERD/CFC	消化不良	慢性功能性便秘（CFC）	IBS、腹泻便秘交替

2. 抑酸剂　抑酸剂广泛应用于 FD 的治疗，适用于非进餐相关消化不良中上腹痛、烧灼感为主要症状者，抑酸剂包括 H_2 受体拮抗剂（H_2RA）和质子泵抑制剂（PPI）。治疗 FD 的抑酸要求为：24 小时胃内 pH>3 的时间 ≥ 12 小时。常用 H_2RA 有西咪替丁、雷尼替丁、法莫替丁、尼扎替丁等，一般用标准剂量，即西咪替丁 400mg、雷尼替丁 150mg、法莫替丁 20mg，尼扎替丁 150mg，每天 2 次。常用 PPI 制剂有奥美拉唑、兰索拉唑、泮托拉唑、雷贝拉唑和埃索美拉唑等，常用其标准剂量，即奥美拉唑 20mg、兰索拉唑 30mg、泮托拉唑 40mg、雷贝拉唑 10mg、埃索美拉唑 20mg，每天早餐前半小时 1 次。抑酸治疗疗程为 4~6 周，此后可停药或按需服药。

3. 根除 H.pylori　目前推荐四联方案作为根除 H.pylori 的初治方案。但高龄（≥ 80 岁）患者对药物的耐受性差，因此，对合并 H.pylori 感染的高龄 FD 患者，应权衡抗 H.pylori 治疗的利弊，建议在应用促动力剂、抑酸剂治疗无效时，再考虑根除 H.pylori，并与患者充分沟通，征得患者同意。

4. 消化酶制剂　老年患者尤其是高龄患者，可在前述治疗的同时或无效时应用消化酶制剂，目前国内常用的消化酶制剂有：胰酶肠溶胶囊、复方消化酶胶囊、复方阿嗪米特肠溶片和米曲菌胰酶片等，均以胰酶为主。

5. 精神心理治疗　对抑酸剂、促动力剂治疗和 H.pylori 根除后仍无效且伴有明显精神心理障碍的患者，应进行行为、认知治疗和心理干预，对经过必要检查已排除 OD 的患者，应给予患者必要而充分的心理支撑，在此基础上，也可选择三环类抗抑郁药或 $5-HT_4$ 再摄取抑制剂（SSRI）。精神心理治疗不仅可缓解症状，还可提高患者的生活质量。

6. 中医药治疗　我国传统的中医药对 FD 的治疗也有一定的疗效。按照症候，中医将 FD 分为脾虚气滞、肝胃不和、脾胃湿热、脾胃虚寒、寒热错杂等证候，多种汤药或中成药均有一定的疗效，此外，针灸或针灸与中药联用，也是治疗 FD 可选择的措施之一。

7. 其他治疗　抗酸剂及胃黏膜保护剂：氢氧化铝、铝碳酸镁、铋剂及替普瑞酮等可减轻消化不良症状。铝碳酸镁除具有抗酸作用外，还具有吸附胆汁的功能，伴有胆汁反流者优先选用。但该类药物可能诱发或加重便秘，老年便秘患者慎用。

老年人功能性消化不良治疗的流程见图 40-8。

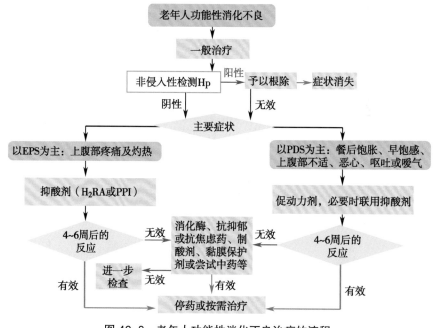

图 40-8　老年人功能性消化不良治疗的流程

（郑松柏）

参 考 文 献

1. Ghoshal UC, Singh R, Chang FY, et al.Functional Dyspepsia Consensus Team of the Asian Neurogastroenterology and Motility Association and the Asian Pacific Association of Gastroenterology.Epidemiology of uninvestigated and functional dyspepsia in Asia: facts and fiction.J Neurogastroenterol Motil, 2011, 17 (3): 235-244.

2. 李小雯, 郑松柏. 老年人消化道动力异常及其机制研究进展. 胃肠病学, 2014, 19 (12): 746-749.

3. Miwa H, Ghoshal UC, Fock KM, et al.Asian consensus report on functional dyspepsia.J GastroenterolHepatol, 2012, 27 (4): 626-641.

4. Zhang W, Zheng SB, Zhuang Y, et al.H+/K+ ATPase expression in human parietal cells and gastric acid secretion in elderly individuals.Journal of digestive diseases, 2013, 14 (7): 366-372.

5. Hiroto Miwa, MotoyasuKusano, TomiyasuArisawa, et al, Evidence-based clinical practice guidelines for functional dyspepsia.J Gastroenterol, 2015, 50 (2): 125-39.

6. Sugano K, Tack J, Kuipers EJ, et al.Kyoto global consensus report on *Hlicobacter pylori* gastritis.Gut, 2015, 64 (9): 1353-1367.

7. 中华医学会消化病学分会胃肠动力学组、胃肠功能性疾病协作组. 中国功能性消化不良专家共识意见. 中华消化杂志, 2016, 36 (4): 217-229.

8. Drossman D A.Functional Gastrointestinal Disorders: History, Pathophysiology, Clinical Features, and Rome Ⅳ.Gastroenterology, 2016, 150 : 1262-127.

9. 中华医学会老年医学分会, 中华老年医学杂志编委会. 老年人功能性消化不良诊治专家共识. 中华老年医学杂志, 2015, 34 (7): 698-705.

第四节　慢 性 胃 炎

慢性胃炎（chronic gastritis）是由各种病因引起的胃黏膜慢性炎症，是老年人常见多发疾病，目前尚缺乏统一的病因分类。根据病理组织学改变结合内镜表现，可分为非萎缩性与萎缩性两大类，慢性非萎缩性胃炎是指不伴有胃黏膜萎缩性改变，胃黏膜层以炎性细胞浸润为主的慢性炎症；慢性萎缩性胃炎是指已发生萎缩性改变，可伴有上皮增殖异常。老年人慢性胃炎无论萎缩性还是非萎缩性，患病率都随年龄增长而上升，50%~70% 的老年人存在萎缩性胃炎，但慢性胃炎的患病率在不同国家与地区间存在较大差异，这可能与幽门螺杆菌感染率及遗传背景的差异有关。幽门螺杆菌感染可随年龄增加而上升，而萎缩与肠上皮化生也会随年龄增加而多发。

【病因和发病机制】

（一）幽门螺杆菌感染（Helicobacter pylori，Hp）

幽门螺杆菌感染与慢性胃炎尤其是萎缩性胃炎的发生密切相关，随着年龄的增加慢性胃炎的患病率呈上升趋势，幽门螺杆菌定植于黏膜层与上皮细胞表面，通过尿素酶分解尿素，产生的氨可中和反渗入黏液内，有助于定居繁殖，使感染慢性化，通过分泌空泡毒素 A 等物质引起黏膜炎症反应，其菌体胞壁还可作为抗原诱导自身免疫反应，从而导致黏膜长期慢性炎症损伤。

（二）长期服用非甾体抗炎药

老年人通常患有心、脑血管疾病，是长期服用非甾体抗炎药的常见人群。非甾体抗炎药通过损伤胃黏膜屏障，导致胃内 H 离子反向弥渗损伤黏膜，引起胃黏膜慢性损伤。

（三）胆汁反流

胃肠道动力异常尤其是幽门括约肌功能不全可导致十二指肠液反流入胃，其中胆汁成分削弱黏液层对黏膜的保护，并直接导致胃黏膜慢性炎症损伤，胆汁反流易导致胃黏膜肠上皮化生及萎缩发生。老年人萎缩性胃炎多发与萎缩、肠上皮化生随年龄增加多发有关。

（四）衰老导致的生理功能减退

衰老可引起老年人胃黏膜退行性改变，使胃黏膜再生修复功能减退，屏障功能下降，上皮增殖功能减退，并加重萎缩的发生。

通常老年人慢性胃炎是多种致病因素协同作用的结果，心理因素也参与了部分患者的发病。

【临床表现】

慢性胃炎患者无特异性临床表现，部分患者可无任何症状，有症状老年人患者较中青年患者多，症状主要表现为上腹痛、腹胀、早饱感、嗳气，与消化不良症状相似。体征多不明显，有时上腹轻压痛。通常患者症状的严重程度与内镜所见及病理组织学分级并不完全一致。

【胃镜检查】

胃镜检查同时取活组织行病理组织学检查是诊断慢性胃炎最可靠的方法，内镜下非萎缩性胃炎表现为黏膜红斑、黏膜粗糙或出血点，可有水肿、充血渗出等表现；慢性萎缩性胃炎镜下表现为黏膜红白相间，以白为主，部分黏膜血管显露，可伴黏膜颗粒或结节状表现。可同时存在糜烂、出血或胆汁反流现象。

放大内镜结合染色：电子放大内镜可显示胃黏膜微小结构并指导病变黏膜活检，对慢性胃炎的诊断与鉴别诊断，及早发现上皮内瘤变和肠化具参考价值。共聚焦激光显微内镜：有助于实时辨认胃小凹、上皮细胞、杯状细胞等细微结构变化，可提高肠化生及上皮内瘤变的诊断准确率。建议分别在胃窦、胃角和胃体部位取活检，可疑病灶处另外多取活检。

【组织学病理】

慢性胃炎的主要组织学特征是炎症、萎缩、肠上皮化生与上皮内瘤变。

（一）炎症

炎症表现为以淋巴细胞、浆细胞为主的慢性炎症细胞浸润，幽门螺杆菌感染时炎症呈多病灶分布，可见淋巴滤泡形成。炎症的活动度是指中性粒细胞浸润。

（二）化生

长期慢性炎症使胃黏膜固有腺体被杯状细胞所取代，化生可分为小肠型和大肠型，小肠型无明显癌前病变意义，但大肠型或不完全型肠化与胃癌发生有关。

（三）萎缩

组织学上可分为非化生性萎缩与化生性萎缩，非化生性萎缩是指固有腺体被纤维组织或纤维肌性组织代替，或长期慢性炎症损伤导致固有腺体数量减少。化生性萎缩表现为胃黏膜固有腺体被肠化生或假幽门腺化生所取代。

（四）上皮内瘤变

又称异型增生，系胃上皮或化生的肠上皮在再生过程中发育异常，表现为细胞异型性，增生的上皮细胞拥挤，有分层，核增大失去极性，有丝分裂相增多，腺体结构紊乱，是胃癌的癌前病变。

【幽门螺杆菌检测】

幽门螺杆菌检测可分为侵入性和非侵入性两类，侵入性检测系在胃镜取活组织行病理学检查的同时检测幽门螺杆菌，或对活检组织块行快速尿素酶检查，两者结合可提高诊断准确率。非侵入性主要通过 ^{13}C 尿素呼气试验或粪便幽门螺杆菌抗原检测，血清抗幽门螺杆菌 IgG 抗体检测有助于流行病学研究。^{13}C 尿素呼气试验是幽门螺杆菌根除治疗后复查的首选方法，敏感性与特异性均较高。

【诊断】

胃镜及组织学检查是慢性胃炎确诊所必需的，幽门螺杆菌检测有助于病因诊断。怀疑自身免疫性胃炎应检测血清抗壁细胞抗体。血清维生素 B_{12} 浓度及内因子抗体检测有助恶性贫血的诊断。

【治疗】

老年人慢性胃炎的治疗目的是缓解症状和改善黏膜组织学异常，应尽可能针对病因，遵循个体化原则。部分无症状慢性胃炎患者，排除内镜下糜烂、出血等损伤，可以暂不治疗。

（一）幽门螺杆菌根除治疗

老年人慢性活动性胃炎伴幽门螺杆菌感染者，或长期服用非甾体抗炎药的感染者，应进行全面评估后，酌情考虑行幽门螺杆菌根除治疗。我国第五次幽门螺杆菌感染处理共识推荐的根除方案为铋剂四联方案：PPI+ 铋剂 + 两种抗生素，疗程为 10 天或 14 天。根除治疗 4 周后应常规进行幽门螺杆菌复查，评估的最佳方法是无创性 ^{13}C 尿素呼气试验。

对于老年人慢性胃炎伴幽门螺杆菌感染，是否根除幽门螺杆菌以预防胃癌发生，应视年龄、黏膜萎缩及上皮内瘤变情况酌情而定。

（二）黏膜保护剂

NSAID 药物及胆汁反流是胃黏膜损伤的常见病因，可破坏黏膜屏障功能，继而产生炎症、糜烂、出血和上皮化生等病变，黏膜保护剂如替普瑞酮、铝碳酸镁制剂、瑞巴派特等具有增强黏膜液分泌，促进黏膜血流及黏膜修复等多重作用，是老年人慢性胃炎的常用治疗方法。对伴有胆汁反流者，应选用有结合胆酸作用的铝碳酸镁制剂，通过结合胆酸减轻或消除胆汁反流导致的黏膜损伤。

（三）抑酸剂或抗酸剂

抑酸剂或抗酸剂可减轻胃酸及胃蛋白酶对黏膜屏障的破坏，促进糜烂胃黏膜的愈合，对缓解上腹痛及上腹烧灼感具明显作用。抗酸剂如铝碳酸镁制剂起效迅速，但作用相对短暂；抑酸剂如各种 PPI 作用较强，抑酸作用持久，可根据病情或症状严重程度选用。老年人慢性胃炎 PPI 选择应考虑药物的代谢途径及药物间相互作用，同时服用氯吡格雷的患者，推荐选用泮托拉唑或雷贝拉唑。

（四）促动力药

上腹饱胀、恶心或呕吐等症状的发生可能与胃排空迟缓相关，促动力药可有效改善上述症状。伊托必利为多巴胺 D_2 受体拮抗剂和乙酰胆碱酯酶抑制剂，可显著改善消化不良症状，且不良反应发生率低。多潘立酮在老年人中可引发严重心律失常甚至心源性猝死，不推荐在老年人中使用。

（五）消化酶制剂

消化酶制剂对中上腹饱胀、纳差等消化功能低下的患者有一定作用。推荐患者餐中服用，效果优于餐前及餐后服用，目的是在进食同时补充消化酶。我国常用的消化酶制剂种类较多，常用的有米曲菌胰酶片、胰酶肠溶胶囊、复方阿嗪米特肠溶片等。

（六）抗抑郁药或抗焦虑药

精神心理因素与部分患者焦虑或抑郁症状相关，并加重了消化不良症状。这部分患者常规治疗的疗效差，应用抗抑郁药或抗焦虑药可明显改善消化不良症状。可酌情合规选用选择性 5-HT 再摄取抑制剂（SSRI），或三环类抗抑郁药复方制剂如氟哌噻吨美利曲辛。

（七）抗氧化剂

具有生物活性功能的维生素、微量元素硒以及叶酸可用于老年人慢性胃炎的辅助治疗，可能降低胃癌发生的风险。

（八）中医中药

中医中药可缓解部分老年人慢性胃炎的消化不良症状，康复新液对黏膜损伤具有一定修复作用，猴菇菌片可缓解腹痛、腹胀症状，具有一定黏膜保护作用。

【预后】

慢性非萎缩性胃炎预后良好，可酌情内镜随访。对于病理组织学有中 – 重度萎缩并伴有肠化的患者应每年随访 1 次，伴低级别上皮内瘤变者应每 6 个月随访一次，高级别上皮内瘤变应视病情与个人体质，酌情采用内镜下治疗或手术治疗。

（王小众）

参 考 文 献

1. 刘文忠,谢勇,陆红,等 . 第五次全国幽门螺杆菌感染处理共识报告 . 中华消化杂志,2017,37（6）:364–378.

2. Du Y,Bai Y,Xie P,et al.Chronic gastritis in China.a national multi–center survey.BMC gastroenterol,2014,14 :21.

3. Nomura S,Ida K,Terao S,et al.Endoscopic diagnosis of gastric mucosal atrophy:multicenter prospective study.Dig Endosc,2014,26 :709–719.

4. Zhao Z,Yin Z,Wang S,et al.Meta–analysis:The diagnostic efficacy of chromoendoscopy for early gastric cancer and premalignant gastric lesions.J Gastroenterol Hepatol,2016,31 :1539–1545.

5. Li Z,Zuo XL,Li CQ,et al.New Classification of Gastric Pit Patterns and Vessel Architecture Using Probe–based Confocal Laser Endomicroscopy.J Gastroenterol,2016,50 :23–32.

6. Gonzalez CA,Sanz–Anquela JM,Gisbert JP,et al.Utility of subtyping intestinal metaplasia as marker of gastric cancer risk.A review of the evidence.Int J Cancer,2013,133（5）:1023–1032.

7. Sugano K,Tack J,Kuipers EJ,et al.Kyoto global consensus report on Helicobacter pylori gastritis.Gut,2015,64 :1353–1367.

第五节　消化性溃疡

消化性溃疡病（peptic ulcer disease，PUD）是一类胃肠黏膜缺损或断裂深达固有肌层的疾病，并可导致消化道出血、梗阻、穿孔、癌变等并发症。消化性溃疡常发生在胃酸和胃蛋白酶可到达的部位，尤其在胃窦部和十二指肠球部最易发生，故通常称的消化性溃疡特指胃溃疡（gastric ulcer，GU）或十二指肠溃疡（duodenal ulcer，DU）。

十二指肠溃疡好发于年轻人，发病高峰年龄为 20~50 岁。胃溃疡则多见于中老年人，发病高峰年龄为 40~60 岁。据近年来的流行病学调查，与 PUD 发病密切相关的幽门螺杆菌（Hp）感染率随年龄增长而增加，因此 PUD 的发病率在年轻人群中有所下降，但老年人 PUD 的发病率呈逐年增加趋势。老年消化性溃疡患者症状多不典型，易复发，且并发症多，死亡率高。据资料统计，美国因 PUD 相关的死亡患者中 80% 为大于 65 岁的老年人。国内一份研究资料也显示，在 18 870 例 PUD 中，60 岁以上者占 14.9%。由于老年人合并心脑血管疾病或慢性疼痛，常服用非甾体抗炎药（NSAID），导致 NSAID 相关性 PUD 明显增多。非 Hp 非药物的特发性消化性溃疡患者（特发性 PUD）在老年患者中更为常见，究其原因与胃、十二指肠屏障功能下降有关。

【病因】

具有损害作用的侵袭因素与黏膜自身防御 / 修复因素在胃十二指肠黏膜中失去平衡导致消化性溃疡发生，这是目前较为公认的发病机制。GU 与 DU 在发病机制上有所不同，GU 主要是防御 / 修复因素作用减弱，而 DU 则主要是侵袭因素增强。

消化性溃疡存在多种可能病因，包括生物性、物理性和化学性病因。其中主要包括胃酸、胃蛋白酶和幽门螺杆菌，此外还有胆盐、非甾体抗炎药等；少数消化性溃疡可能继发于病毒感染等少见病因。其他如遗传因素、精神因素、环境因素、胃排空异常、吸烟、营养、其他药物、多器官衰竭等与消化性溃疡的发生也有一定关系（表40-6）。

表40-6　消化性溃疡的危险因素

消化性溃疡的危险因素
Hp感染
NSAID和小剂量阿司匹林
高胃泌素血症（如卓-艾综合征）
肿瘤
甲状旁腺功能亢进
其他药物（如激素、双磷酸盐）
其他感染（如巨细胞、单纯疱疹病毒）
严重烧伤、头部外伤、创伤或多器官功能衰竭的危重患者

一定水平的胃酸存在是绝大多数消化性溃疡发病的必要条件，1910年Schwartz的名言"无酸，无溃疡"，迄今仍是治疗消化性溃疡的理论基础。同时幽门螺杆菌感染是大多数消化性溃疡，特别是十二指肠溃疡的重要病因。幽门螺杆菌感染导致发生消化性溃疡，其致病的基本过程是胃黏膜受到幽门螺杆菌感染后，在其毒素因子作用下，出现局部炎症反应及高胃泌素血症，生长激素合成、分泌水平降低，胃蛋白酶和胃酸水平升高，导致溃疡形成。已得到肯定的其他常见病因还包括老年患者中常用的非甾体抗炎药（包括小剂量阿司匹林）和应激状态。非甾体抗炎药损伤胃黏膜的原因，除了药物对胃黏膜的直接刺激作用外，其根本原因是由于这类药物抑制体内的环氧化酶活性而干扰了胃、十二指肠黏膜前列腺素的合成，削弱了胃、十二指肠黏膜的保护作用。

胃十二指肠黏膜的防御/修复因素主要包括黏液-碳酸盐、黏膜屏障、黏膜血流和内源性前列腺素等。老年人胃酸、胃蛋白酶分泌较年轻人减少，但黏膜的防御修复能力减弱更明显，这与老年人常有动脉粥样硬化而使胃黏膜血供减少亦有一定关系。

【病理】

十二指肠溃疡在年轻人中常见，老年人群则胃溃疡多见，其中位于胃体中上部的高位溃疡和胃巨大溃疡更为多见。

胃溃疡多发生在胃窦胃体交界的小弯侧和胃角，少数也可发生在胃窦、胃体和幽门前区。老年人胃黏膜肠化范围上移，发生于胃近端的高位溃疡比例增高。胃溃疡的边界常较清楚，多为单发。大小常介于5~20mm，偶有巨大溃疡，直径大于25mm。巨大溃疡需与恶性溃疡鉴别。

十二指肠溃疡好发于十二指肠球部前壁，以单发为多。溃疡呈圆形，也有的呈椭圆形和线形。溃疡长径介于5~20mm，溃疡底部往往附有灰白苔。

【临床表现】

老年人消化性溃疡与年轻人相比，有其特点：①症状不典型：老年人消化性溃疡者中无症状或者症状不明显不典型者多见，上腹痛多无规律。老年人以高位溃疡较多，疼痛可向背部及剑突下放射，有的患者还可向心前区放射，易与心绞痛混淆。有的老年人以食欲不振、厌食、恶心、呕吐、吞咽困难、体重下降、贫血等为主诉，这又容易与消化不良或老年衰老综合征相混淆。②并发症多：因无症状性消化性溃疡在老年人中多见，在NSAID诱发的溃疡中占30%左右，老年人又无主动行胃镜检查之意愿，多在发生出血、穿孔等并发症时始被发现。③难愈合、易复发。老年人合并基础疾病多，多有营养不良的风险，而又因心脑血管疾病或慢性疼痛等因素无法完全停用NSAID或抗凝药物，消化性溃疡难以达到黏膜愈合。

1. 症状不典型

（1）疼痛不典型：消化性溃疡典型的临床表现为上腹部节律性疼痛，往往与饮食相关，如GU疼痛多出现在餐后 1 小时左右，1~2 小时后逐渐缓解，直至下一餐后再出现，即饱餐痛；DU 的疼痛常在餐前或空腹时，饮食或服用止酸药后缓解，即饥饿痛。但老年人消化性溃疡疼痛常不典型，常缺乏典型症状，疼痛部位模糊，难以定位，缺乏节律性，甚至完全缺乏上腹疼痛症状。据文献报道，无疼痛的老年消化性溃疡患者约占 35%，而年轻人只有 8%。若溃疡靠近贲门，可出现吞咽困难、胸骨下紧迫感或疼痛，易误诊为食管病变、心绞痛等。

（2）老年人常以并发症首诊：13% 的老年患者以上消化道出血、穿孔、贫血等并发症为首发表现就诊。

（3）体重减轻可能是唯一或首发表现：老年消化性溃疡患者，常因呕吐和食欲减退，以及与年龄相关的肌肉萎缩和营养贮备减少使体重减轻。体重减轻往往成为唯一或首发表现，易误诊为恶性肿瘤。

2. 并发症出现多

（1）消化道出血：老年人消化性溃疡合并消化道出血最为常见，为年轻人的 4~10 倍。由于老年消化性溃疡具有溃疡深、面积大、动脉血管硬化收缩差等特点，故常常呈持续性出血或反复出血，或有出血倾向。再出血的预测因子包括低血压、溃疡底部有新近出血灶如血管显露、凝血块（Forrest Ⅰa-Ⅱb），有以上征象者，再出血危险率高达 80%，死亡率为 29%~60%。老年人因消化性溃疡合并出血而死亡的危险因素包括伴有其他严重疾病、应用 NSAID、需输红细胞 >5 单位、需输注血小板或 FFP。老年人出血的死亡率明显高于年轻人，是构成老年消化性溃疡的第一位死因。有较高危临床特征（如住院期间有心动过速、低血压、血性呕吐物或血性鼻胃吸出物）的患者，在入院 12~24 小时内接受内镜检查，有可能改善临床转归。有作者研究观察了 70 例年龄大于 75 岁的 PUD 出血病例，其总死亡率为 17.6%，GU 出血死亡率 2 倍于 DU 出血者，老年出血病例 50% 出血前缺乏先兆症状。60 岁以上老人的巨大 GU，直径 >3cm 者，合并出血更为常见。另外，特发性 PUD 更易并发出血，香港一项随访 7 年的前瞻性队列研究显示，特发性 PUD 的再出血率为 42.3%，远远高于 Hp 阳性的患者，后者在进行抗 Hp 治疗后再出血率为 11.2%。

（2）穿孔：穿孔是消化性溃疡第二位常见急诊并发症。在老年人中胃溃疡的穿孔发生率为 20%，与十二指肠球部溃疡发生率相似，大于 75 岁的病例因穿孔而死亡高达 50%，且胃溃疡穿孔的死亡率远远高于十二指肠溃疡穿孔。在老年胃溃疡患者中胃体、胃底溃疡穿孔的死亡率最高，幸在胃的远端溃疡发生穿孔更为常见。老年 PUD 合并穿孔，常缺乏典型急性腹膜炎的临床表现，常无法提供 PUD 病史，有时以心衰、休克、神志不清、毒血症为主要表现。大多数穿孔需外科处理，老年患者行穿孔修补术较为合适。

（3）幽门梗阻：自从抑酸药应用于临床后，已很少见到 PUD 所致的幽门梗阻。大多数发生于十二指肠球部溃疡所致的十二指肠球部有持久瘢痕，致使幽门出口梗阻。老年消化性溃疡并发幽门梗阻的发生率高于中青年人，易诱发脱水和酸中毒。与其他并发症相比，幽门梗阻死亡率相对较低。

（4）癌变：发生率约为 3%，尤其是伴有 Hp 感染和（或）异型增生者，更需严密关注。

3. 老年消化性溃疡复发率高　本病治愈后 1 年复发率为 10.3%，以后每年递增约 10%。单纯用 H_2 受体拮抗剂治疗者停药后 1 年内复发率为 50%~80%，80% 复发溃疡位于瘢痕部位及其附近。老年患者复发率高可能与下列因素有关：①老年人溃疡大而深、愈合差；②老年患者合并疾病多，如肝硬化、脑血管疾病、糖尿病、动脉硬化等，可导致胃黏膜屏障减弱和调节胃肠道功能的自主神经功能紊乱；③老年人因多病共存，须用多种药物治疗，有些药物（解热镇痛剂、糖皮质激素等）可引起溃疡复发；④老年人胃排空延长，易导致胃潴留，引起胃溃疡；⑤ Hp 感染随增龄而升高，可能与老年消化性溃疡的发生及复发有关。

【辅助检查】

1. 幽门螺杆菌检测　Hp 感染的诊断已成为消化性溃疡的常规检测项目，其检测方法包括侵入性和非侵入性两大类，前者需做胃镜检查和胃黏膜活检。目前常用的侵入性检测方法包括快速尿素酶试验、病理切片 H-E 染色、微需氧培养、和聚合酶链反应等；非侵入性的 Hp 检测方法包括：尿素呼气试验、血清 Hp 抗体、粪便 Hp 抗原试验。尿素呼气试验包括 ^{13}C 和 ^{14}C 尿素呼气试验，是最常用的非侵入性试验，具有检测准确率高、操作方便和不受 Hp 在胃内灶性分布的影响，但是胃部分切除术后的患者不推荐用该方法，因准确率显著下降，建议采用侵入性检测方法。尿素呼气试验也被推荐为根除治疗后复查的检测手段。基于单克隆抗体的粪便抗原试验准确性与尿素呼气试验相当，适合于配合欠佳的人群。血清学试验常规检测 Hp 抗体 IgG，阳性不一定是现症感染，不能用于根除治疗后复查，多用于作 Hp 的流行病学调查，但对消化性溃疡出血、胃 MALT 淋巴瘤和胃黏膜严重萎缩的患者因使用 PPI 等干扰因素或者 Hp 菌量少而导致假阴性，而血清学检测不受影响，故阳性则诊断现症感染。胃镜检查如需活检，也推荐快速尿素酶方法检测，最好从胃窦和胃体各取 1 块组织检测，但不推荐作为根除治疗后的评估试验。目前，随着内镜设备和技术的发展，内镜下观察 Hp 感染征象已成为可能。除血清学和分子生物学检测外，Hp 检测前必须停用 PPI 至少 2 周，停用抗菌药物、铋剂和某些具有抗菌作用的中药至少 4 周。

2. 粪潜血试验　有一部分活动性溃疡患者的粪潜血试验可呈阳性反应，当溃疡愈合后粪潜血转阴。粪潜血试验虽无诊断学意义，如果连续检测对判断溃疡病好转与否有一定帮助。

3. 血清胃泌素测定　消化性溃疡患者血清胃泌素较正常人高。若对反复复发的消化性溃疡或者怀疑胃泌素瘤应作此检查。胃泌素瘤患者血清胃泌素和胃酸同时升高。

4. 内镜检查　对 PUD 的确诊首推内镜检查，特别是老年人的 GU 更应用胃镜来确诊。由于胃镜技术发展迅速，管径细、视野清晰，镜子柔软易操作，整个检查迅速、安全、痛苦不大。一致认为老年人胃镜检查的危险性并不比年轻人多。胃镜检查不但能精确测量溃疡病灶的大小，溃疡周围炎症的轻重，还可对溃疡进行分期，可提供临床用药参考。所有胃溃疡均需作胃镜以鉴别良恶性，特别是巨大胃溃疡，更应在内镜下作多部位活检（在溃疡边缘及溃疡底取 4~6 个活检标本）以鉴别恶性溃疡。且也强调以胃镜随访，老年患者切忌因服用抗溃疡药物后症状消失，而忽视胃镜复查，因即使是恶性溃疡，经现有抑酸药治疗后，也可使临床症状好转。故在治疗 2~3 月后不论症状是否好转，应再次复查胃镜，一直观察到溃疡已完全愈合，活检标本未找到肿瘤细胞才终止内镜随访，这也是鉴别良、恶性溃疡的重要措施。

根据内镜下表现及进一步出血的可能性，还可对高危溃疡进行内镜下止血。可通过热凝治疗、放置止血夹（机械治疗）和注射肾上腺素、酒精、硬化剂（注射治疗）等。电凝治疗、机械治疗单独或者联合注射治疗效果更高，但不推荐单独行注射治疗。

5. X 线钡餐检查　该法是诊断 PUD 的沿用方法，现多采用气钡双重造影，确诊率可达 80%~90%。当 X 线下发现有龛影存在即可确诊 PUD。此外 X 线钡餐检查还可发现胃大弯侧的痉挛切迹、十二指肠球部激惹征和球部畸形，这些称溃疡病的间接征象，结合临床典型症状也可作出判断。但 X 线钡餐不能取活检，所以对疑有恶性病变、临床疑有 PUD 但 X 线阴性，或用药后症状不能缓解者，应作胃镜检查。目前临床上有以胃镜代替 X 线钡餐检查的趋势。

【诊断与鉴别诊断】

病史是诊断消化性溃疡的初步依据，但确诊靠内镜检查。结合内镜和病史，诊断一般不难。

鉴别诊断：部分老年人消化性溃疡患者的症状较典型，可作出初步诊断。对疑诊患者可行 X 线钡餐检查，如发现典型龛影，可确定诊断。如 X 线钡餐检查仍不能明确诊断，或良、恶性溃疡鉴别有困难时，应行内镜检查并做活检。老年消化性溃疡须与功能性消化不良、癌性溃疡、胃泌素瘤鉴别。前两者内镜结合活组织检查可提供明确的鉴别，后者需做胃酸分泌和血清胃泌素测定。老年消化性溃疡还应与胆囊结石、胆囊炎鉴别，腹部超声检查可提供鉴别的证据。当高位溃疡出现吞咽困难时，应与食管裂孔疝和憩室病鉴别。少数患者出现胸骨后疼痛，心电检查、心肌酶谱等有助于与心源性疾病鉴别。

【治疗】

消化性溃疡的治疗目标在于：①缓解临床症状；②促进溃疡愈合；③防止溃疡复发；④减少并发症。消化性溃疡在不同的患者病因不尽相同，发病机制亦各异，所以应分析患者其可能涉及的致病因素及病理生理，给予适当的处理。

1. 调整生活方式　PUD 的药物治疗固然重要，但平时生活习惯对 PUD 的防治也不能忽视，应注意以下几点：

（1）养成良好的饮食习惯：目前尚无足够证据说明哪些食物可以促进溃疡愈合，或哪些食物对溃疡不利，故也不必过分强调限制饮食和改变常年形成的饮食习惯，但应注意以下几点：饮食须细嚼慢咽；有规律的定时进食，切勿暴食暴饮；在溃疡活动期，少食多餐为宜，但一旦症状得到控制，即可恢复一日三餐；避免餐间零食，睡前不宜进食；平时避免浓茶、咖啡等饮料；不宜多饮牛奶和豆浆。

（2）情绪稳定，劳逸结合：临床上因焦虑、忧伤、怨恨、紧张等情绪，强烈的精神刺激导致 PUD 的发生和复发常见。因此患者应注意情绪稳定，劳逸结合。如有不可避免的强烈精神刺激，应及时预防性服用抗溃疡药物。外出旅游，生活规律有变化时，应携带药物及时服用。

（3）慎用致溃疡药物：老年人服用致溃疡药物是常有的现象。非甾体抗炎药，如吲哚美辛、芬必得、萘普生等；小剂量阿司匹林；其他药物有糖皮质激素、甲氨蝶呤、利血平等，均具有致溃疡作用。因此尽量避免服用此类药物，如属必需，则应与保护胃黏膜的药物同时服用。

（4）忌烟酒：吸烟与 PUD 的发生密切相关，且影响溃疡愈合，故有吸烟习惯者，应彻底戒烟。酒精对胃黏膜的损伤作用有不同的报道，一般认为在溃疡的活动期应忌酒，平时可饮少量低度酒，切忌高度酒。

2. 药物治疗　由于许多治疗消化性溃疡的新药临床试验，常把 70 岁以上的老人排除，或老年患者由于伴发疾病的存在，常服用其他药物而未被纳入临床研究。因此缺少新药治疗老年人 PUD 的临床试验结果。已有研究肯定了 H_2 受体拮抗剂雷尼替丁治疗老年人 DU 的疗效。Koop 等研究了 2000 例 DU 活动期的门诊病例，给予足量的雷尼替丁治疗或维持治疗后，观察其溃疡愈合和复发率，评估了 >65 岁以上的老年人和年轻人的治疗相比，结论是不论溃疡大小或是否服用 NSAID，老年人的活动期 DU 愈合较延迟。雷尼替丁的不良反应，与安慰剂对比无增加现象。Pilotto 等以质子泵抑制剂奥美拉唑 20mg 或 40mg 短程治疗老年 PUD，其安全性和愈合率与年轻人无差别，但主张以每天奥美拉唑 20mg 治疗老年人活动性 PUD 为宜。

（1）老年人 PUD 治疗中的特殊问题：止酸剂对 PUD 有较好的愈合率，需每天多次服用和含有钠盐，适应人群范围较窄。H_2 受体拮抗剂只需每天服用一次，给患者带来了方便。但西咪替丁、雷尼替丁等与药物相互作用多，导致干扰其他药物代谢而受到应用限制。前列腺素合成剂米索前列醇有抑制胃酸分泌和增加胃黏膜防护的作用，虽对溃疡的愈合不及 H_2 受体拮抗剂，但有防止 NSAID 所致 PUD 的作用，最适于服用 NSAID 的老年人群的预防，特别对既往有 PUD 者，或同时伴有不能耐受因溃疡合并出血的其他疾病者。

所有质子泵抑制剂（PPI），如奥美拉唑、兰索拉唑、泮托拉唑、雷贝拉唑和艾司奥美拉唑等均有抑制壁细胞的 H^+-K^+-ATP 酶的作用，在老年人中应用安全有效。老年消化性溃疡的治疗实践表明，PPI 是基础性治疗药物，有替代 H_2 受体拮抗剂之势。PPI 特异性地作用于胃底腺壁细胞内胃酸分泌的最后环节 H^+-K^+-ATP 酶（即质子泵），与质子泵不可逆结合使其失去活性，从而高效抑制胃酸分泌，使胃内 pH 24 小时维持在较高水平，是目前作用最强的胃酸分泌抑制剂。老年消化性溃疡的抑酸目标包括每天胃内 pH>3 的时间超过 18 小时。5 种 PPI 均可选用，应用标准剂量 PPI，早餐前半小时服用，十二指肠球部溃疡连续使用 4 周，胃溃疡连续使用 6~8 周。对于 Hp 阳性的消化性溃疡病，在抗 Hp 治疗结束后，仍因继续应用 PPI 至疗程结束。

（2）合并 Hp 感染问题：Hp 感染相关的消化性溃疡，根除 Hp 后可明显减少 PUD 复发，达到完全治愈 PUD 的目的。因此消化性溃疡不论是活动期或愈合期，不论是否有合并症，均应行 Hp 检测，如 Hp 阳性，均应作根除 Hp。目前老年消化性溃疡的 Hp 根除治疗首选含铋剂的四联方案，以一种质子泵抑制剂（为治疗 PUD 的加倍剂量）+ 铋剂 + 两种抗生素，疗程为 10 天或 14 天（表 40-7）。目前 Hp 对克拉霉素、甲硝唑、左氧氟沙星耐药率呈上升趋势，但对阿莫西林、四环素和呋喃唑酮的耐药率仍很低。方案的选择需根据当地的 Hp 抗生素耐药率和个人药物使用情况、权衡疗效、药物费用、不良反应等。初次治疗失败后可在其余方案中选择一种方法进行补救治疗。另有作者建议序贯治疗：先以 PPI+ 阿莫西林，5 天后改为 PPI 另加二种抗生素的三联 5 天，对老年人溃疡病的 Hp 感染的根治率可高达 94%。抑酸剂在根除方案中有重要作用，需选择作用稳定、疗效高、受 *CYP2C19* 基因多态性影响较小的 PPI。老年人根除 Hp 的抑酸药不应减量，如奥美拉唑仍应每天 40mg；老年人常服用多种药物，抗 HP 药应与其他药分开服用；老年人的肝肾功能处于边缘状态，代偿能力差，对药物的耐受性差，故对肝肾功能有一定损害作用的药物应慎用，必要时应监测肝肾功能，尽量选用对 Hp 无耐药的低剂量、短疗程方案为宜。

表 40-7　老年消化性溃疡的 Hp 根除治疗

方案	抗生素 1	抗生素 2
1	阿莫西林 1 000mg, 2 次 /d	克拉霉素 500mg, 2 次 /d
2	阿莫西林 1 000mg, 2 次 /d	左氧氟沙星 500mg, 1 次 /d 或 200mg, 2 次 /d
3	阿莫西林 1 000mg, 2 次 /d	呋喃唑酮 100mg, 2 次 /d
4	四环素 500mg, 3 次 /d 或 4 次 /d	甲硝唑 400mg, 3 次 /d 或 4 次 /d
5	四环素 500mg, 3 次 /d 或 4 次 /d	呋喃唑酮 100mg, 2 次 /d
6	阿莫西林 1000mg, 2 次 /d	甲硝唑 400mg, 3 次 /d 或 4 次 /d
7	阿莫西林 1000mg, 2 次 /d	四环素 500mg, 3 次 /d 或 4 次 /d

注：标准剂量（质子泵抑制剂 + 铋剂）（2 次 /d，餐前半小时口服）+2 种抗生素（餐后口服）。标准剂量质子泵抑制剂为艾司奥美拉唑 20mg、雷贝拉唑 10mg（或 20mg）、奥美拉唑 20mg、兰索拉唑 30mg、潘托拉唑 40mg、艾普拉唑 5mg，以上选一；标准剂量铋剂为枸橼酸铋钾 220mg（果胶铋标准剂量待确定）

（3）NSAID 相关消化性溃疡：NSAID 类药物在老年人群中广泛使用，老年人群中 NSAID 相关消化性溃疡较常见，对这类消化性溃疡患者应当进行 Hp 检测和相应的治疗，如能停用 NSAID 药物可取得更好的疗效。如须长期服用 NSAID 的老年人群，只进行 Hp 根除治疗不能有效预防消化道并发症的复发，因此应当采用 NSAID 的最低有效剂量，以及联合预防性使用 PPI 或者前列腺素类似物米索前列醇是有益的。选择性 COX-2 抑制剂与传统 NSAID 有相似的抗炎止痛作用，但能明显减少消化道并发症发生。有研究显示，在溃疡愈合患者中使用 COX-2 抑制剂治疗比传统 NSAID 联合 PPI 治疗发生消化道并发症比例降低，选择性 COX-2 抑制剂联合 PPI 较单独使用对预防溃疡出血的复发更有效。但是选择性 COX-2 抑制剂增加心血管事件和血栓形成的风险，需权衡利弊。

（4）需要长期服用抗血小板聚集药物治疗的老年消化性溃疡患者：年龄大于 65 周岁、有消化道出血、溃疡病史、双联抗血小板治疗、合用华法林等抗凝药物、合用 NSAID 或糖皮质激素、Hp 感染、饮酒吸烟等均是使用抗血小板药物易发生消化道损伤的高危因素。患者服用阿司匹林一旦出现溃疡并发症如消化道出血应静脉使用 PPI，并进行内镜检查，对出血高风险的溃疡应进行止血治疗。检测并治疗 Hp，同时给予 PPI 二级预防可有效减少阿司匹林导致的消化道出血复发。一旦出现溃疡活动性出血，常需停用抗血小板药物直到出血情况稳定，但是会增加血栓事件风险，尤其是 ACS、植入裸金属支架 1 个月内、药物涂层支架 6 个月内的患者，应尽量避免完全停用抗血小板药物，可考虑减少药物种类和剂量。何时恢复服用较为安全是一个很有争议的话题。理论上在溃疡完全愈合前即开始服用阿司匹林可增加溃疡出血复发，但是延迟用药使高危人群心脑血管事件发生增加。总体上，仔细权衡继续服用阿司匹林的近期和远期风险以及预防急性冠脉综合征的益处十分重要。一旦心脑血管事件并发症超过溃疡并发症复发就应该立即恢复服用阿司匹林，一般在经过 PPI 治疗或内镜下止血后，在严密监测下至少观察 24 小时，若没有发生再出血，可重新开始抗血小板治疗，但需要与 PPI 联合应用，同时密切监测患者出血复发的可能。对于严重消化道出血威胁生命时，可能需要停用所有抗凝和抗血小板药物，停药 3~5 天后若出血情况稳定，可重新开始使用阿司匹林或氯吡格雷，尤其是心血管高危风险人群。

（5）特发性消化性溃疡的治疗：应用抑酸剂（PPI 或 H_2 受体拮抗剂）亦有一定疗效，但不能根治。也有研究指出长期应用抑酸剂不能减少该类型患者的再出血率和死亡率。但亦有研究认为使用抑酸剂并不是引起溃疡死亡的独立预判因素。应用抑酸剂可能在老年的体弱患者中更受裨益，而对于特发性消化性溃疡患者中长期使用 PPI 或其他胃黏膜保护剂的疗效，有待进一步研究。

（6）维持治疗：高龄被视为溃疡复发的危险因素之一。溃疡治愈后继续持续治疗能减少溃疡复发和溃疡并发症的发生。长期维持治疗适用于 Hp 阴性，而有反复复发，发生溃疡并发症的老年消化性溃疡患者，以及伴有不能耐受溃疡相关并发症的其他疾病者。老年溃疡患者如持续服用 NSAID，也是维持治疗的适应证。一般在前 6 个月维持使用 PPI，6 个月后视情况可改用 H_2 受体拮抗剂或间断使用 PPI。但需警惕的是，老年人消化性溃疡常无临床症状，故不能以溃疡复发的临床症状来判断是否需作维持治疗。

（7）PPI 长期应用的安全性问题：PPI 是治疗胃酸相关疾病最有效的药物，该类药物总体安全性良好。一般不良反应包括腹泻、恶心、胃肠胀气等，老年人发生率略高。近年来长期使用 PPI 后的不良反应显现，其在老年患者中发生的可能性更大。PPI 长期应用存在以下潜在的不良反应：骨质疏松与骨折、肺炎、肠道感染（如难辨梭菌、沙门氏菌、弯曲杆菌感染）、缺铁性贫血、维生素 B_{12}、维生素 D 吸收障碍、低镁血症、胃底腺息肉等。在老年人群中使用 PPI 时应坚持个体化原则、认真权衡 PPI 治疗的利弊、严格掌握适应证、剂量和疗程，选择合适的剂型，正确的服用时间，将 PPI 的风险降到最低。在老年人群长期应用 PPI 时应重视安全性监测，虽潜在不良反应少见或者罕见，但仍应保持警惕，及时识别和处理并发症，必要时停用 PPI。

（陈新宇　朱　琴）

参 考 文 献

1. Lanas A, Chan FKL.Peptic ulcer disease.Lancet, 2017, 390（10094）：613-624.

2. Laine L.Upper Gastrointestinal Bleeding Due to a Peptic Ulcer.N Engl J Med, 2016, 374（24）：2367-2376.

3. Kuipers EJ, Blaser MJ.Acid peptic disease.Goldmanns Cecil Medicine, 24th ed.Elsevier saunders, 2012：886-895.

4. 中华医学会消化病学分会幽门螺杆菌和消化性溃疡学组，全国幽门螺杆菌研究协作组.第五次全国幽门螺杆菌感染处理共识报告.中华消化杂志, 2017, 37（6）：364-378.

5. 中华医学会老年医学分会，《中华老年医学杂志》编辑委员会.老年人质子泵抑制剂合理应用专家共识.中华老年医学杂志, 2015, 34（10）：1045-1052.

第六节　消化道出血

消化道出血（gastrointestinal hemorrhage）在老年人中常见，每年约有 1% 的老年人因消化道出血而住院。根据出血的部位，将消化道出血分为上消化道出血或下消化道出血，上消化道出血部位指屈氏（Trietz）韧带以上的食管、胃、十二指肠、上段空肠以及胰管和胆管胃肠吻合口术后的空肠出血。屈氏韧带以下的肠道，包括空肠、回肠、结肠以及直肠，其病变引起的出血称为下消化道出血。

上消化道出血

【概述及流行病学】

上消化道出血（upper gastrointestinal hemorrhage）的发病率约为 40~172/10 万人年，但不同年龄组发病率有显著差异。在老年人群（> 60 岁）中，上消化道出血发病率可达 400~500/10 万人年，在高龄老年人群（> 80 岁）中则可达到 1000/10 万人年。70 岁以上老年人群中上消化道出血的发病率较 30 岁以下成人高 20~30 倍。在美国，高达 70% 的上消化道出血发生于年龄大于 60 岁的人群中。近 10~20 年来，与 Hp 相关的消化性溃疡发病率下降，一般人群中上消化道出血的发病率有下降趋势，这在西方国家尤为明显。但老年人群中上消化道出血发病率的变化趋势稍有不同，这主要是因为人群中服用 NSAID 包括阿司匹林和其他抗血小板药物者的比率在上升，服用这些药物可增加消化性溃疡发病和出血的危险性，故老年人上消化道出血的发病率有一定上升。

【病因】

老年人消化道出血病因构成谱虽与非老年人相比无明显差异，但各病因构成比与非老年人相比存在差异。对 2000—2012 年上消化道出血老年患者（年龄 ≥ 60 岁）1853 例调查发现，相对于中青年患者，老年患者上消化道出血的病因构成有所改变，主要病因依次为胃溃疡（24.1%）、恶性肿瘤（22.5%）、急性胃黏膜病变（15.9%）、十二指肠球部溃疡（13.9%）、食管静脉曲张（9.2%）；相对于青年人，老年性上消化道出血病因更复杂，老年人中少见病因的比例更多。

上消化道出血的病因根据解剖结构可归纳如下：

1. 食管疾病　食管炎、食管癌、食管损伤、主动脉瘤破入食管、纵隔肿瘤或脓肿破入食管。

2. 胃十二指肠疾病　消化性溃疡、胃癌、胃泌素瘤、血管畸形（Dieulafoy 病）、急性糜烂出血性胃炎、胃血管异常、胃黏膜脱垂、急性胃扩张、胃扭转、膈裂孔疝、十二指肠憩室炎、急性糜烂性十二指肠炎、胃手术后病变、主动脉瘤破入胃或十二指肠等。

3. 门脉高压引起的食管胃底静脉曲张破裂或门脉高压性胃病。

4. 上消化道邻近器官或组织的疾病

（1）胆道出血：胆管或胆囊结石、胆道蛔虫病、胆囊或胆管癌、术后胆总管引流管造成的胆道受压坏死、肝癌、肝脓肿或肝血管瘤破入胆道。

（2）胰腺疾病累及十二指肠：胰腺癌、急性胰腺炎并发脓肿溃破。

5. 全身性疾病

（1）血管性疾病：过敏性紫癜、遗传性出血性毛细血管扩张、弹性假黄瘤、动脉粥样硬化等。

（2）血液病：血友病、血小板减少性紫癜、白血病、弥散性血管内凝血及其他凝血机制障碍。

（3）尿毒症。

（4）结缔组织病：结节性多动脉炎、系统性红斑狼疮或其他血管炎。

（5）急性感染：流行性出血热、钩端螺旋体病等。

（6）应激相关胃黏膜损伤：创伤、烧伤或大手术后，休克，肾上腺糖皮质激素治疗后，脑血管意外或其他颅脑病变，肺气肿与肺源性心脏病等引起的应激状态。

【临床表现】

上消化道出血的临床表现主要取决于出血的量及速度。上消化道缓慢出血或少量出血时，临床症状比较轻微；若在 24 小时内上消化道大量出血，可致血流动力学紊乱、器官功能障碍。

1. 呕血和黑便　是上消化道出血的特征性表现。出血部位在幽门以上者可以同时有呕血和黑便，出血量少而速度慢的幽门以上病变往往仅见黑便。出血部位在幽门以下者可表现为黑便，但当出血量大、速度快的幽门以下的病变也可因血液反流入胃引起呕血。

2. 失血性周围循环衰竭　出血量 400ml 以内可无症状，出血量中等可引起贫血或进行性贫血、头晕、软弱无力，突然起立可产生黑矇、晕厥、口渴、肢体冷感及血压偏低等。大量出血达全身血量 30%~50% 即可产生休克，表现为烦躁不安或神志不清、面色苍白、四肢湿冷、口唇发绀、呼吸困难、血压下降至测不到、脉搏快而弱等，若处理不当，可导致死亡。

3. 氮质血症　在上消化道大量出血后，由于大量血液蛋白质的消化产物在肠道被吸收，血中尿素氮浓度可暂时增高，称为肠源性氮质血症。一般于出血后数小时血尿素氮开始上升，约 24~48 小时可达高峰，3~4 天后降至正常。

4. 贫血和血象变化　急性大出血后均有失血性贫血，出血早期，血红蛋白浓度、红细胞计数及血细胞比容可无明显变化，一般需要经 3~4 小时以上才出现贫血。上消化道大出血 2~5 小时后，白细胞计数可明显升高，止血后 2~3 天才恢复正常。但肝硬化和脾功能亢进者，则白细胞计数可不增高。

5. 发热　中度或大量出血患者，可在 24 小时内出现发热，多在 38.5℃ 以下，持续数日至 1 周不等。可能与分解产物吸收、体内蛋白质破坏、循环衰竭致体温调节中枢不稳定有关。

6. 老年人消化道出血的特点　老年性上消化道出血具有起病急、发病快、伴随疾病多、临床经过凶险的特点。

（1）出血前消化道症状少：老年人对腹部不适及疼痛的敏感性降低。老年人群无痛性溃疡的比率可高达 50%，显著高于一般人群（15%~25%）；当老年患者因应激发生胃黏膜糜烂等病变时，消化道不适症状时常被引起应激的原发性疾病所掩盖，故在上消化道出血前往往无消化道不适的主诉。

（2）伴随其他脏器严重疾病的概率增加：脑血管意外、心肌梗死、呼吸衰竭、肾功能不全、肝硬化等严重疾病的发生率在老年人群中显著增加，老年患者的上消化道出血可伴发亦或是继发于这些疾病。

（3）再出血率高：老年患者对损伤组织的修复能力差，同时常伴有心、肺、脑、肝、肾及胃肠道血管异常等疾病，这些疾病可降低消化道出血的治疗效果，导致反复的消化道出血。

（4）预后差、死亡率高：大出血后老年患者机体代偿功能差，易诱发脑、心、肾、肝、胃肠道等重要器官功能不全，器官功能不全又可影响止血的疗效。尽管消化道出血的预防和治疗方法已有很大进展，但老年患者消化道出血的总体死亡率仍维持在高位 5%~10%，明显高于非老年患者。

【诊断与鉴别诊断】

1. 上消化道出血诊断的确立

（1）呕血、呕吐物隐血试验呈阳性，同时排除消化道以外的出血因素（如口、咽、鼻部出血、源于心肺疾病的咯血等）后，可作出上消化道出血的诊断。

（2）黑便或柏油样粪便、粪隐血试验呈阳性，除外饮食、药物因素（口服禽兽血液、铁剂）及下消化道病灶出血或有内镜或影像学检查证实上消化道存在出血病灶时可作出上消化道出血的诊断。黑便大多来自上消化道出血，而血便大多来自下消化道出血。但是，上消化道短时间内大量出血亦可表现为暗红色甚至鲜红色血便，此时如不伴呕血，常难与下消化道出血鉴别，应在病情稳定后即做急诊胃镜检查，协助诊断。

（3）表现为周围循环衰竭而无呕血、黑便的消化道大出血患者，直肠指检及内镜检查有助于发现尚未排出的血便。

2. 出血严重程度的估计和周围循环状态的判断　每天消化道出血 >5~10ml，粪便隐血试验阳性；每天出血量 50~100ml 可出现黑便。胃内储积血量在 250~300 ml 可引起呕血。一次出血量不超过 400ml 时，一般不引起全身症状。出血量超过 400~500ml，可出现头昏、心慌、乏力等全身症状。短时间内出血量超过 1000ml，可出现周围循环衰竭表现：头昏、心慌、乏力、心率加快、突然站立时晕厥、面色苍白、四肢湿冷、血压偏低，严重者呈休克状态。血红蛋白浓度、红细胞计数及血细胞比容可作为估计出血量的参考。

老年人脏器代偿功能较年轻人弱，常合并冠心病、高血压病、脑动脉硬化等疾病，急性消化道出血时，即使出血量不大亦可诱发心、肝、肾、脑等重要脏器的并发症。急性上消化道出血的严重程度可参照表 40-8 进行评估。

表 40-8　上消化道出血病情严重程度分级

分级	失血量	血压	心率	血红蛋白	症状	休克指数
轻度	<500ml	基本正常	正常	无变化	头昏	0.5
中度	500~1 000ml	下降	>100 次 /min	70~100g/L	晕厥、口渴、少尿	1.0
重度	>1 500ml	收缩压 < 80mmHg	>120 次 /min	<70g/L	肢冷、少尿、意识模糊	>1.5

除表 40-8 的评估标准之外，多部国际指南中还推荐了其他经过临床验证的预后评分体系来评估患者的病情严重度，以指导后续治疗。这类评分中应用较为广泛的有：① Rockall 评分系统分级（表 40-9）：Rockall 评分系统用于评估患者的病死率，是目前临床广泛使用的评分依据之一，该系统依据患者年龄、休克状况、伴发病、内镜诊断和内镜下出血征象 5 项指标，将患者分为高危、中危或低危人群，其取值范围为 0~11 分，积分 ≥ 5 分为高危，3~4 分为中危，0~2 分为低危。② blatchford 评分（表 40-10）：blatchford 评分系统用于在内镜检查前预判哪些患者需要接受输血、内镜检查或手术等后续干预措施，其取值范围为 0~23 分，积分 ≥ 6 分为中高危，积分 <6 分为低危。blatchford 评分在预测上消化道出血患者病死率方面与 Rockall 评分准确性相当，而在预测输血率、手术率等方面则优于 Rockall 评分。

表 40-9　Rockall 评分系统

变量	评分
年龄（岁）	
<60	0
60~79	1
≥ 80	2
休克状况	
无休克 [a]	0
心动过速 [b]	1
低血压 [c]	2
伴发病	
无	0
心力衰竭、缺血性心脏病或其他重要伴发病	2
肾功能衰竭、肝功能衰竭和癌肿播散	3
内镜诊断	
无病变，Mallory-Weiss 综合征	0
溃疡等其他病变	1
上消化道恶性疾病	2
内镜下出血征象	
无或有黑斑	0
上消化道血液潴留，黏附血凝块，血管显露或喷血	2

注：积分 ≥ 5 分为高危，3~4 分为中危，0~2 分为低危；a 收缩压 >100mmHg，心率 <100 次 /min；b 收缩压 >100mmHg，心率 >100 次 /min；c 收缩压 <100 mmHg，心率 >100 次 /min；Mallory-Weiss 综合征为食管黏膜撕裂症

表 40-10　blatchford 评分系统

项目及检测结果	评分
收缩压（mmHg）	
100~109	1
90~99	2
<90	3
血尿素氮（mmol/L）	
6.5~7.9	2
8.0~9.9	3
10.0~24.9	4
≥ 25.0	6
血红蛋白（g/L）	
男性	
120~129	1
100~119	3
<100	6
女性	
100~119	1
<100	6
其他表现	
脉搏 ≥ 100 次 /min	1
黑便	1
晕厥	2
肝脏疾病	2
心力衰竭	2

注：积分 ≥ 6 分为中高危，<6 分为低危

3. 出血的病因诊断

（1）病史、症状与体征：病史可为出血的病因诊断提供重要线索。慢性、周期性、节律性上腹痛多提示出血来自消化性溃疡，特别是在出血前疼痛加剧，出血后减轻或缓解，更有助于消化性溃疡的诊断。有服用非甾体抗感染药等损伤胃黏膜的药物或应激状态者，可能为急性糜烂出血性胃炎。过去有病毒性肝炎、血吸虫病或酗酒病史，并有肝病与门脉高压的临床表现者，可能是食管胃底静脉曲张破裂出血或门脉高压性胃病出血。近期出现上腹痛，伴有厌食、消瘦者，应警惕胃癌的可能性。

（2）胃镜检查：是目前诊断上消化道出血病因的首选检查方法。胃镜检查在直视下顺序观察食管、胃、十二指肠球部直至降段，从而判断出血病变的部位、病因及出血情况。急诊胃镜检查是指在出血后24~48 小时内进行检查。

（3）X 线钡餐检查：X 线钡餐检查目前已多被胃镜检查所代替，故主要适用于有胃镜检查禁忌证或不愿进行胃镜检查者，但对经胃镜检查出血原因未明、疑病变在十二指肠降段以下小肠段，则有特殊诊断价值。检查一般在出血停止、病情稳定 3 天后谨慎操作。

（4）选择性动脉造影：在某些特殊情况下，如患者处于上消化道持续严重大量出血紧急状态，以至于胃镜检查无法安全进行或因积血影响视野而无法判断出血灶，此时行选择性肠系膜动脉造影可能发现出血部位。

（5）放射性核素扫描：经内镜及 X 线检查阴性的病例，可做放射性核素扫描。其方法是采用核素 ^{99m}锝标记患者的红细胞后再行扫描，当有活动性出血，且出血速度能达到 0.1ml/min，核素便可以显示出血部位。

由于胃镜检查能探查十二指肠降段以上的消化道病变，动脉造影及核素扫描较少应用于上消化道出血的诊断。

（6）CT 和 MR：对消化道黏膜下病灶、侵犯消化道的腔外病灶及胰胆管疾病诊断具有特殊价值。

4. 持续出血或再出血征象　上消化道大出血经过恰当治疗，可于短时间内停止出血。由于肠道内积血需经数日才能排尽，故不能以黑便作为持续出血的指标。当出现下列征象时考虑持续出血或出血停止后再出血：①呕血或黑便次数增多，呕吐物呈鲜红色或排出暗红血便，或伴有肠鸣音活跃；②经快速输液输血，周围循环衰竭的表现未见明显改善，或虽暂时好转而又恶化，中心静脉压仍有波动，或稳定后又再下降；③红细胞计数、血红蛋白与血细胞比容继续下降，网织红细胞计数持续增高；④补液与尿量足够的情况下，血尿素氮持续或再次增高；⑤胃管抽出物有较多新鲜血；⑥内镜下表现为喷血或渗血不止者；⑦选择性动脉造影呈阳性者。

【治疗】

1. 一般治疗　大出血宜取卧位休息，头侧位，以免大量呕血时血液反流引起窒息，必要时吸氧，活动性出血时禁食。停用抗凝及抗血小板聚集药。加强护理，严密监测生命体征，如血压、脉搏、呼吸、出血量及每小时尿量，保持静脉通路，必要时进行中心静脉压测定和心电监护。

2. 补充血容量　与青壮年相比，老年患者应更积极纠正贫血，预防贫血诱发的心脑血管疾病。当血红蛋白低于 80g/L 时，应立即输入足够量全血。肝硬化患者应输入新鲜血。开始输液应快，但老年人及心功能不全者输血输液不宜过多过快，否则可导致肺水肿，最好进行中心静脉压监测。如果血源困难可给右旋糖酐或其他血浆代用品。

3. 止血措施

（1）药物治疗：①近年来对消化性溃疡疗效最有效的药物是质子泵抑制（PPI），H_2 受体拮抗剂（H_2RA）如法莫替丁、西咪替丁或雷尼替丁在基层医院亦较常用。上述三种药物在血止后皆改为口服。对消化性溃疡和糜烂性胃炎出血，可用去甲肾上腺素 8mg 加入冰盐水 100ml 口服或作鼻胃管滴注，也可使用凝血酶口服帮助止血。②食管、胃底静脉曲张破裂出血时，使用生长抑素对上消化道出血的止血效果良好，短期使用几乎没有严重不良反应，但价格较贵。垂体后叶素亦是临床常用药物，但不宜用于高血压病及冠心病患者，故老年人不作为首选用药。

（2）内镜直视下止血：对于门脉高压出血者，可采取①急诊食管曲张静脉套扎术；②注射组织胶或硬化剂如乙氧硬化醇、鱼肝酸油钠等。一般多主张注射后用 PPI 或 H_2 受体拮抗剂，以减少硬化剂注射后因胃酸引起溃疡与出血；对于非门脉高压出血者，可采取：①局部注射 1/10 000 肾上腺素盐水；②采用 APC 电凝止血；③血管夹（钛夹）等方法止血。

（3）三腔气囊管压迫止血：适用于食管、胃底静脉曲张破裂出血。如药物止血效果不佳，可考虑使用。该方法即时止血效果明显，但必须严格遵守技术操作规程以保证止血效果，并防止窒息、吸入性肺炎等并发症发生。

（4）血管介入技术：对于血管造影时明确的血管异常病灶，可行血管栓塞止血。

（5）手术治疗：经上述处理后，消化道仍持续出血不止危及生命时，可考虑手术治疗。

下消化道出血

【概述及流行病学】

下消化道出血（lower gastrointestinal hemorrhage）的发病率低于上消化道出血，一般占消化道出血的 20%~30%。老年人下消化道出血的发病率显著高于一般人群，70~80 岁人群中下消化道出血的发病率较 30 岁以下成人高 30~50 倍。这是因为在老年人群中，引起下消化道出血的肠道血管病变、结肠憩室、缺血性结肠炎、肿瘤等疾病的发病率显著高于年轻人群。同时，服用非甾体抗炎药（NSAID）包括阿司匹林不仅可诱发消化性溃疡和胃黏膜糜烂，还可损伤下消化道黏膜而导致出血。老年人群中服用 NSAID 包括阿司匹林的比率在上升，这在一定程度上从另一方面解释了老年人群下消化道出血发病率为何呈上升趋势。

【病因】

老年人下消化道出血前五种病因依次为结肠癌、结肠息肉、肛周疾病（包括内痔、肛裂及肛管炎等）、炎症性肠病、缺血性结肠炎。

（1）肿瘤：肿瘤是下消化道出血的最主要病因之一，以结肠癌最常见，小肠以平滑肌瘤，平滑肌肉瘤、淋巴瘤多见。其他有小肠腺瘤、血管瘤、类癌、黑色素癌。出血原因是表面糜烂坏死累及血管。

（2）息肉：占下消化道出血的 33%，以结肠直肠为多发，出血原因常为息肉表面糜烂坏死累及血管。

（3）肠道感染：细菌、真菌、寄生虫感染引起肠糜烂溃疡出血，常见于肠伤寒、肠结核、阿米巴肠病、细菌性痢疾、急性出血坏死性小肠炎、钩虫病等。

（4）炎症性肠病和免疫疾病：炎症性肠病包括溃疡性结肠炎、克罗恩病，约有 20% 并发出血，肠道白塞（Behcet）病合并出血。

（5）血管畸形：先天性血管畸形、遗传性毛细血管扩张症、老年性黏膜下退行性变所致血管扩张和畸形。病灶多发生在右半结肠，发病随着年龄的增长而增加。

（6）其他肠道疾病：肠憩室、缺血性肠病、肠套叠、肠气囊肿、门脉高压性结肠病、结肠静脉曲张、放射性肠炎以及内痔、外痔等肛周疾病。

（7）全身疾病：血液病、血管性疾病（过敏性紫癜）、尿毒症性肠炎。

【临床表现】

1. 便血　出血部位及出血量、出血速度不同，临床表现各异。肠道不同部位的出血表现为不同颜色的粪便，可以呈黑便、暗红色大便或红色便；肠道出血量少时表现为黑便或粪便潜血，出血量大则排出鲜血便；肛门直肠的病变多为鲜红血便，多不与粪便相混，或便后滴血。

2. 失血性周围循环衰竭　小量（400ml 以下）、慢性出血多无明显自觉症状。急性、大量出血时血容量锐减，出现头晕、心慌、冷汗、乏力、口干等症状，甚或晕厥、四肢冰凉、尿少、烦躁不安、心率加快，脉搏快而微弱，如果不能及时止血或补充血容量，血压逐渐下降，进入失血性休克状态。

3. 贫血　急性大出血后均有失血性贫血，出血早期，血红蛋白浓度、红细胞计数及血细胞比容可无明显变化，一般需要经 3~4 小时以上才出现贫血。

4. 发热　中度或重度出血患者，可在 24 小时内出现发热，多在 38.5℃ 以下，持续数日至一周不等。可能与分解产物吸收、体内蛋白质破坏、循环衰竭致体温调节中枢不稳定有关。

5. 原发疾病的症状及体征　根据原发疾病的不同，可以伴有其他相应的临床表现，如腹痛、发热、肠梗阻、腹部包块、蜘蛛痣、腹壁静脉曲张、黄疸、食欲缺乏、消瘦、腹水等。

【诊断与鉴别诊断】

血便或粪隐血阳性并内镜检查或血管造影发现下消化道活动性出血灶。粪便镜检见红细胞多为下消化道出血，可确立下消化道出血的诊断。

病因诊断：

（1）病史：根据患者病史及临床表现，初步判断老年人下消化道出血的可能病因，老年人基础病较多，临床表现亦各有特点：

1）便血伴有急性中下腹痛、里急后重者，多为大肠出血；

2）原因不明的肠梗阻、腹部包块、便血，多为大肠癌；

3）有冠心病、高血压、风湿性心脏病、心房纤颤、心肌梗死、人工瓣膜、心脏搭桥手术的患者出现腹痛、便血，要考虑缺血性肠病；

4）突然腹痛、休克、便血者应注意主动脉瘤破裂；

5）腹部剧痛、有出血点是过敏性紫癜的表现；

6）便血伴发热者应注意感染性疾病；

7）便秘的患者，大便时过度用力，突然便血或有直肠脱垂应注意粪块所导致的直肠溃疡出血；

8）有宫颈癌、卵巢癌、前列腺癌等盆腔肿瘤接受放疗的患者出现便血应考虑放射性肠炎；

9）肛指检查：可发现肛门、直肠疾病。

（2）实验室检查

1）粪便检查：镜检见红细胞多为下消化道出血；白细胞或脓细胞为肠道炎症，查见虫卵或滋养体，或培养出致病菌有利于诊断。

2）血红蛋白和血细胞比容：有助于估计失血程度。

3）血尿素氮测定：多不升高，可与上消化道出血鉴别。

（3）内镜及影像学检查

1）内镜检查：依据原发病及出血部位不同，选择大肠镜、小肠镜、胶囊内镜以明确病出血病因及出血部位。结直肠病变是下消化道出血最常见部位，下消化道出血首选大肠镜检查，可以诊断结直肠及回肠末端病变。小肠镜、胶囊内镜对小肠出血的诊断具有重要意义。

2）X 线钡剂检查：包括钡剂灌肠及全消化道钡剂造影检查。该方法当前主要用于肠镜阴性或不能耐受肠镜检查的患者，用于急性大量出血已停止且病情稳定的患者的病因诊断。对肿瘤，憩室等肠道疾病诊断价值较大。该方法对平坦病灶及小病灶不敏感，易漏诊，同时发现病灶时不能取活检。

3）血管造影：通过数字减影技术，血管内注入造影剂观察造影剂外溢的部位，判断肠道出血部位。腹腔动脉和肠系膜上下动脉造影对肠道血管畸形和肿瘤等诊断的价值很大。

4）放射性核素显像：放射性核素显像检查法是通过静脉注射 ^{99m} 锝胶体标记患者的红细胞，再行腹部扫描，当探测到标记物从血管外溢的证据，可初步判定出血部位。

5）CT 及 MRI：根据原发疾病的需要，可以选择 CT、MRI 行小肠、结肠造影等探查肠道、尤其是肠壁外病灶，协助诊断。

6）手术探查：各种检查未能明确出血灶，持续大出血危及生命，必须手术探查，术中可借助内镜帮助寻找病灶。

7）下消化道出血的诊断步骤：老年人共病多，上述各项检查要根据患者的耐受性及必要性实施。多数下消化道出血患者根据血便、实验室检查、大肠镜检查，必要时配合 CT 肠道造影或小肠钡剂造影检查，诊断并不困难。如果经过上述检查仍然不能诊断时，可做腹腔动脉造影或核素扫描，或小肠镜、胶囊内镜检查。出血不止危及生命时可行手术探查，术中可辅以内镜检查。

【治疗】

根据原发疾病不同、出血量及速度不同，治疗原则各异。

1. 对症治疗　慢性、小量出血主要是针对原发疾病（病因）治疗。急性大量出血时应该卧床休息、禁食；密切观察病情变化，保持静脉通路并测定中心静脉压。保持患者呼吸道通畅，避免呕血时引起窒息。并针对原发疾病采取相应的治疗。

2. 补充血容量　急性大量出血时，应迅速静脉输液，维持血容量，防止血压下降；老年人对贫血耐受性差，严重贫血极易诱发心脑血管不良事件发生，故老年人在血红蛋白低于 8g/dl，即应考虑输血。

3. 内镜治疗　急诊肠镜如能发现病灶，可试行内镜下止血治疗。具体方法有：氩离子凝固止血（APC）、电凝止血（包括单极或多极电凝）、冷冻止血、热探头止血以及对出血病灶喷洒肾上腺素、凝血酶等药物止血、钛夹夹闭出血灶。对憩室所致的出血不宜采用 APC、电凝等止血方法，以免导致肠穿孔。

4. 药物治疗　生长抑素、巴曲酶、氨甲环酸有一定止血作用，血管加压素不宜用于高血压病及冠心病患者，故在老年人群中应谨慎应用。

5. 动脉栓塞治疗　在选择性血管造影显示出血部位后，做超选择插管，在出血灶注入栓塞剂止血。动脉栓塞治疗可能引起肠梗死，肠道缺血性疾病所致的消化道出血属禁忌。对拟进行肠段手术切除的病例，可作为暂时止血用。

6. 手术治疗　在出血原因和出血部位不明确的情况下，不主张盲目行剖腹探查，若有下列情况时可考虑剖腹探查术：①活动性大出血并出现血流动力学不稳定，不允许做动脉造影或其他检查；②上述检查未发现出血部位，但出血仍在持续；③反复类似的严重出血。

（姚健凤　郑松柏）

参 考 文 献

1. 刘文忠. 老年人消化道出血. 胃肠病学, 2015, 20(10): 577-580.

2. 王海燕, 顿晓熠, 柏愚, 等. 中国上消化道出血的临床流行病学分析. 中华消化内镜杂志, 2013, 30(2): 83-86.

3. 中国医师协会急诊医师分会. 急性上消化道出血急诊诊治流程专家共识. 中国急救医学, 2015, 10: 865-873.

4. Yu Bai, Jun Peng, Jun Gao, et al. Epidemiology of lower gastrointestinal bleeding in China: Single-center series and systematic analysis of Chinese literature with 53951 patients. Journal of Gastroenterology and Hepatology, 2011(26): 678-682.

5. 中华医学会消化内镜学分会. 急性非静脉曲张性上消化道出血诊治指南(2015 年, 南昌). 中华医学杂志, 2016, 96(4): 254-259.

6. 刘振珍, 王英凯, 唐岚, 等. 老年人下消化道出血的诊治进展. 中国老年学杂志, 2011, 31(5): 1709-1711.

7. Laine L. CLINICAL PRACTICE. Upper Gastrointestinal Bleeding Due to a Peptic Ulcer. N Engl J Med, 2016, 374(24): 2367-2376.

8. Dae Bum Kim, Woo Chul Chung, Seok Jong Lee, et al. Analysis of risk factor and clinical characteristics of angiodysplasia presenting as upper gastrointestinal bleeding. Korean J Intern Med, 2016, 31(4): 669-677.

第七节　药物性肝损伤

【定义】

药物性肝损伤（drug-induced liver injury，DILI）是指由各类处方或非处方的化学药物、生物制剂、传统中药（TCM）、天然药（NM）、保健品（HP）、膳食补充剂（DS）及其代谢产物乃至辅料等所诱发的肝损伤。

在已上市的化学性或生物性药物中，约 1100 种以上具有潜在的肝毒性，会引起药物肝损伤，很多药物的赋形剂、中草药以及保健药亦有导致肝损伤的可能，急性肝损伤是药物性肝病最常见的发病形式，约占报道病例数的 90% 以上，少数患者可发生急性肝衰竭（acute hepatic failure，ALF），是临床监测和防治的重点。

由于老年人肝脏在形态学、功能上发生了一系列的改变，包括：肝细胞数减少、体积增大、双核细胞数目增多、线粒体数目减少、线粒体和内质网的老化比肝细胞本身快、肝细胞酶活性下降、解毒功能降低、蛋白合成能力降低等。因此，老年人 DILI 的发病率明显增高。而且，其临床特点和预后与中青年有很大的不同。

【流行病学】

（一）发病率

欧美国家的资料显示：DIL1 占全部药物不良反应的 6%~8%，占成人非病毒性肝炎发病率的 30%~40%，25% 的急性肝衰竭由药物引起，50% 的肝功能异常与用药有关。美国一项长达 32 年的回顾性研究显示，DILI 是最主要的药物不良反应之一，其中：肝毒性 32%、心血管事件 12%、室性心动过速 33%、血液系统风险 9%、神经毒性 2%、其他 12%。在发达国家，DILI 发病率介于 1/100 000~20/100 000 或更低。2002 年法国报道 DILI 年发病率约为 13.9/100 000。

我国目前报道的 DILI 发病率主要来自相关医疗机构的住院或门诊患者，其中急性 DILI 约占急性肝损伤住院比例的 20%；由于缺乏面向普通人群的大规模 DILI 流行病学数据，故尚不清楚 DILI 在人群中的确切发病率。我国人口基数庞大，临床药物种类繁多，人群不规范用药较为普通，医务人员和公众对药物安全性问题和 DILI 的认知尚不够，因此 DILI 发病率有逐年升高趋势。由于不同地区用药种类、用药习惯（剂量和疗程）、不同种族及不同人群药物代谢酶的基因多态性等差异，使得 DILI 的种类和发病率存在地区差异。

国内文献显示：全年龄段人群中，DILI 占所有肝病的比例为 2%~5%，而老年人群达 9%；全年龄段人群中，DILI 占急性肝病发病率的 10%，而老年人群达 38%。老年人群中 DILI 所占肝病的比例高达 20%，远高于中青年人群的 10%。以急性肝病入院的老年患者中，40% 为 DILI。

（二）引起 DILI 的药物

常见的引起 DILI 的药物有非甾体抗炎药（NSAID）、抗感染药物（含抗结核药物）、抗肿瘤药物、中枢神经系统用药、心血管系统用药、代谢性疾病用药、激素类药物、某些生物制剂和 TCM-NM-HP-DS 等。

在欧美发达国家，NSAID、抗感染药物、心血管药物、抗结核药等是导致 DILI 的常见原因，其中，对乙酰氨基酚是引起 ALF 最主要的原因。国内报道导致 DILI 的常见药物包括：传统中药（TCM）（23%）、抗感染药（17.6%）、抗肿瘤药（15%）、激素类药（14%）、心血管药物（10%）、$NSADI_S$（8.7%）、免疫抑制剂（4.7%）、镇静和神经精神药物（2.6%）等。

我国等亚洲国家，中草（成）药致 DILI 发病率仅次于抗结核药，占 20.97%。日本的调查研究发现保健品、民间偏方及传统草药引起的 DILI 比例在不断增高，中药引起的重症 DILI 占 32.86%，远远高于其他药物。中国老年人群中，导致 DILI 的常见药物依次为：中药及中成药、心脑血管疾病药物、抗肿瘤药物、抗生素等。资料显示：药物性肝损伤的 18%~20% 由中药（中草药、中成药）引起，原因十分复杂，包括：①药物本身因素：品种混杂误用、制备不当；②临床前的动物安全性评价缺陷；③临床应用不当：疗程、剂量、方剂配伍、多种中西药联合应用；④特异性体质；⑤自身肝损害背景等。但是，由于组分复杂，很难确定究竟是哪些成分引起肝损伤。

随着结核发病呈全球上升的趋势，抗结核药致 DILI 应引起临床重视。几种常用抗结核药对肝脏均有一定损害，由于多重耐药性肺结核增多，导致抗结核药使用剂量增大、种类增多，联合用药使 DILI 的发生率明显增高。文献报道，异烟肼致 DILI 的发生率为 1.6%~10%，然而，与利福平合用时 DILI 发生率会增高 3.5~10 倍。

【发病机制】

DILI 发病机制复杂，往往是多种机制先后或共同作用的结果，迄今尚未充分阐明。通常可概括为药物的直接肝毒性和特异质性肝毒性作用，其过程包括药物及代谢产物导致的"上游"事件以及肝脏靶细胞损伤通路和保护通路失衡构成的"下游"事件。

药物的直接肝毒性是指摄入体内的药物和（或）其代谢产物对肝脏产生的直接损伤，往往呈剂量依赖性，可预测。药物的直接肝毒性可进一步引起免疫和炎症应答等其他肝损伤机制。

特异质性肝毒性往往不可预测，与剂量无关。其发生机制包括：药物代谢酶、跨膜转运蛋白及溶质转运蛋白的基因多态性可导致这些酶或转运蛋白功能异常，而 HLA 的基因多态性可导致对某些药物较易产生适应性免疫答应，这些基因多态性及其表观遗传特点可增加宿主对 DILI 的易感性等。

【DILI 的临床分型】

1. 急性 DILI 和慢性 DILI　急性 DILI 占绝大多数，5.7%~20% 的急性 DILI 可发展为慢性 DILI。慢性 DILI 指 DILI 发生 6 个月后，血清 ALT、AST、ALP 及 TBiI 仍持续异常，或存在门静脉高压或慢性肝损害的影像学和组织学证据。

2. 肝细胞型、胆汁淤积型、混合型和肝血管损伤型 DILI 是基于受损靶细胞类型的分类。

前三种类型在临床上主要根据临床表型及血清 ALT、ALP 和 R 值进行判断。R=（ALT 实测值 /ALT ULN）/（ALP 实测值 /ALP ULN）。根据 1989 年国际医学科学组织理事会（CIOMS）确立的标准，药物性肝损害分为肝细胞性、胆汁淤积性和混合性。后由 FDA 药物肝毒性委员会修订。诊断标准如下：①肝细胞损伤型：ALT ≥ 3ULN 且 R ≥ 5；②胆汁淤积型：ALP ≥ 2ULN 且 R ≤ 2；③混合型：ALT ≥ 3ULN，ALP ≥ 2ULN，且 2<R<5；④肝血管损伤型 DILI 以肝窦及中央静脉等肝脏小静脉的受损为主要特征，表现为肝窦阻塞综合征（HSOS）或肝小静脉闭塞征（HVOD）；而门静脉小支内皮的广泛损伤可引起门静脉栓塞和特发性门静脉高压征；⑤其他 DILI 类型如肝紫斑病、肝脏良性和恶性肿瘤等。不同药物可导致相同类型肝损伤，同一种药物也可导致不同类型的肝损伤。

老年人急性药物性肝损伤的临床研究显示：老年组肝损伤类型以肝细胞型为主；胆汁淤积型肝损伤较中、青年组多见。老年人治愈好转率较中、青年组低。

3. 固有型 DILI 和特异质性 DILI　是基于发病机制的分类。固有型 DILI（intrinsic DILI）具有可预测性，与药物剂量密切相关，剂量越高易导致肝损伤，潜伏期短，个体差异不显著。由于药审越来越严谨，固有型 DILI 已较少见。特异质 DILI（IDILI）具有不可预测性，临床上较多见，个体差异显著，与药物剂量的关系相对不大，动物实验难以复制，临床表现多样化。IDILI 又可分为免疫特异质性 DILI 和遗传特异质性 DILI。免疫特异质可分为两种情况，一种是超敏性，起病早（用药后 1~6 周），再次用药可快速导致肝损害，临床表现为发热、皮疹、嗜酸性粒细胞增多等，但很少出现自身抗体；另一种缓慢发生，体内可能出现多种自身抗体，可表现为 AIH 或类似 PBC 和 PSC 等自身免疫性肝病，多无发热、皮疹、嗜酸性粒细胞增多等表现。遗传特异质性则与个体药物代谢酶、转运蛋白以及个体组织相容性抗原（HLA）的遗传多态性相关。

【临床表现】

急性 DILI 的临床表现通常无特异性。潜伏期差异很大，可短至 1 至数日、长达数月。多数患者可无明显症状，仅有血清 ALT、AST 及 ALP、GGT 等肝脏生化指标不同程度的升高。部分患者可有乏力、食欲减退、厌油、肝区胀痛及上腹不适等消化道症状。淤胆明显者可有全身皮肤黄染、大便颜色变浅或瘙痒等。少数患者可有发热、皮疹、嗜酸性粒细胞增多、关节酸痛等过敏表现。

慢性 DILI 在临床上可表现为慢性肝炎、肝纤维化、代偿性和失代偿性肝硬化、AIH 样 DILI、慢性肝内胆汁淤积和胆管消失综合征（VBDS）等。

老年人 DILI 往往起病隐匿，大多无症状（61.4%），可表现为乏力，食欲减退，恶心呕吐（36.4%）；黄疸（9.1%）；低热（5.7%）；皮肤瘙痒（4.5%）等。老年人 DILI 潜伏期较长（3 天 ~4 个月），潜伏期大于 30 天者，老年组 24.2%，中青年组 8.3%。老年人 DILI 往往在密切观察随访中发现，老年患者初发肝功能异常，应更多考虑是否为药物性肝病。

【诊断和鉴别诊断】

首先，应该判断可疑药物与肝损伤的因果关系，其次，需要排除可能造成肝损伤的所有原因。药物性肝损伤（DILI）诊断思路见图 40-9。药物性肝损伤（DILI）诊断流程见图 40-10，RUCAM 是目前比较公认的 DILI 诊断评估标准，该评估方案设计最为合理、要素最全面、操作最方便、诊断准确率相对较高。RUCAM 量表（表 40-11）根据评分结果将药物与肝损伤的因果关系分为 5 级。极可能：> 8 分；很可能：6~8 分；可能：3~5 分；不太可能：1~2 分；可排除：≤ 0 分。

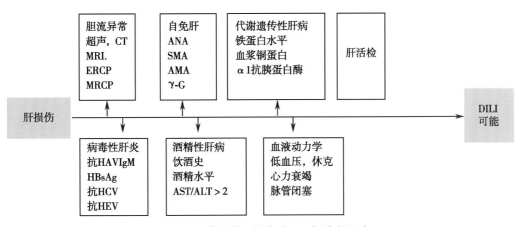

图 40-9　药物性肝损伤（DILI）诊断思路

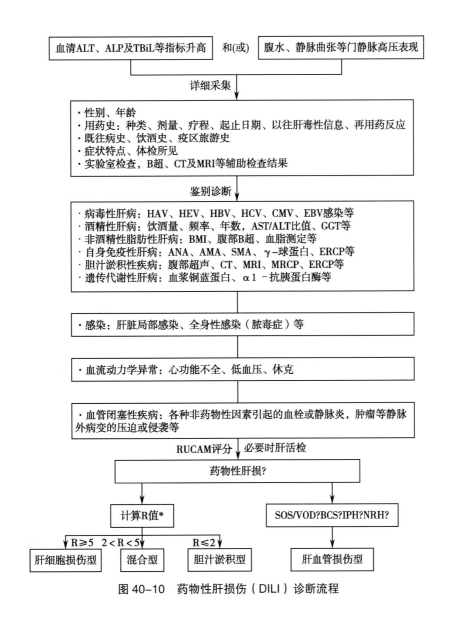

图 40-10　药物性肝损伤（DILI）诊断流程

表 40-11　RUCAM 从因果关系评估量表

内容	肝细胞型		胆汁淤积或混合型		评价
1、服药至发病时间					
不相关 未知	反应前已开始服药或停药后超过 15 天 无法获得计算服药至发病时间		反应前已开始服药或停药后超过 30 天		无相关性 无法评价
	初次治疗	随后的治疗	初次治疗	随后的治疗	计分
从服药开始					
提示	5~90 天	1~15 天	5~90 天	1~90 天	+2
可疑	＜ 5 天或＞ 90 天	＞ 15 天	＜ 5 天或＞ 90 天	＞ 90 天	+1
从停药开始					
可疑	≤ 15 天	≤ 15 天	≤ 30 天	≤ 30 天	+1
2、病程	ALT 峰值与 ALT 正常上限之间差值		ALP（或 TB）峰值与 ALP 正常上限之间差值		
停药后					
高度提示	8 天内降低＞ 50%		不适用		+3
提示	30 天内降低≥ 50%		180 天内降低≥ 50%		+2
可疑	在 30 天后不适用		180 天内降低＜ 50%		+1
无结论	没有相关资料或在 30 天后下降≥ 50%		不变、上升或没有资料		0
与药物作用相反	30 天后下降＜ 50% 或再升高		不适用		−2
如果药物仍在使用					
无结论	所有情况				0
3、危险因子	酒精		酒精或怀孕		
有					+1
无					0
年龄≥ 55 岁					+1
年龄＜ 55 岁					0
4、伴随用药					
无或伴随用药至发病时间不符合					0
伴随用药至发病时间合适或提示					+1
伴随用药已知有肝毒性且至发病时间符合或提示					+2
有证据伴随用药至肝损					+3
5、除外其他原因					
（1）近期有 HAV 感染、HBV 感染			（1）和（2）完全排除		+2
HSV 感染			（1）中 5 个原因排除		+1
胆道梗阻、酗酒（AST/ALT ≥ 2）			（1）中 4-5 个原因排除		0
近期急性低血压或休克（特别有重大的心脏疾病）			（1）中少于 4 个原因排除		−2
（2）重要疾病并发症：临床和 / 或实验室提示 CMV、EBV 或疱疹病毒感染					−3
6、药物既往肝损报告：①药物反应在说明书中已标明 +2　　②有报道但未标明 +1　　③未报道过有反应 0					
7、再用药反应					
阳性	单用该药 ALT 升高≥ 2ULN		单用该药至 ALP（或 TB）升高≥ 2ULN		+3
可疑	再用同样药 ALT 升高≥ 2ULN		再用同样药至 ALP（或 TB）升高≥ 2ULN		+1
阴性	再用同样药 ALT 升高仍在正常范围		再用同样药至 ALP（或 TB）升高仍在正常范围		−2
未做或不可判断	其他状况		其他状况		0

【治疗】

DILI 的基本治疗原则是：①及时停用可疑肝损伤药物，尽量避免再次使用可疑或同类药物；②应充分权衡停药引起原发病进展和继续用药导致肝损伤加重的风险；③根据 DILI 的临床类型选用适当的药物治疗；④ ALF/SALF 等重症患者必要时可考虑紧急肝移植。

（一）停药

及时停用可疑的肝损伤药物是最为重要的治疗措施。怀疑 DILI 诊断后立即停药，约 95% 患者可自行改善甚至痊愈；少数发展为慢性，极少数进展为 ALF/SALF。对固有型 DILI，在原发疾病必须治疗而无其他替代治疗手段时可酌情减少剂量。

（二）药物治疗

异甘草酸镁可用于治疗 ALT 明显升高的急性肝细胞型或混合型 DILI。轻 - 中度肝细胞损伤型和混合型 DILI 可用双环醇和甘草酸制剂或水飞蓟素。胆汁淤积型 DILI 可用熊去氧胆酸或腺苷蛋氨酸等。重型患者可选用 N - 乙酰半胱氨酸（NAC）。NAC 可清除多种自由基，临床越早应用效果越好。成人一般用法：50~150mg/（kg·d），总疗程不低于 3 天。糖皮质激素对 DILI 的疗效尚缺乏随机对照研究，应严格掌握治疗适应证，适用于超敏或自身免疫征象明显且停用肝损伤药物后生化指标改善不明显甚至继续恶化的患者，并应充分权衡治疗收益和可能的不良反应。

（三）肝移植

对出现肝性脑病和严重凝血功能障碍的 ALF/SALF，以及失代偿性肝硬化，可考虑肝移植。

（四）预后

急性 DILI 患者大多预后良好。慢性 DILI 的预后总体上好于组织学类型相似的非药物性慢性肝损伤。胆汁淤积型 DILI 一般在停药 3 个月 ~3 年恢复；少数患者病情迁延，最终可出现严重的胆管消失及胆汁淤积性肝硬化，预后不良，药物性 ALF/SALF 病死率高，必要时需做肝移植。美国 ALF 研究小组收集的 133 例药物性 ALF 患者中，3 周内未行肝移植者生存率仅为 23%，接受肝移植者生存率为 42%。Hy's 法则对判断 DILI 预后有重要参考价值。若在临床试验数据库中发现符合 Hy's 法则的案例，应高度重视相关药物的肝毒性问题。

老年人肝脏代谢功能降低，肾脏清除能力下降，机体代偿能力下降，临床症状不典型，起病隐匿，潜伏期长。因此，老年人 DILI 难以被及时识别，预后往往较中青年差，尤其胆汁淤积型肝损伤患者。临床上，应高度重视老年人 DILI 的预防和监测。

（张　玉）

参 考 文 献

1. Bjornsson ES.Epidemiology and risk factors for idiosyncratic drug-induced liver injury.Semin Liver Dis,2014,34（2）：115-122.

2. Martinez MA,Vuppalanchi R,Fontana RJ,et al.Clinical and histologic features of azithromycin-induced liver injury.Clin Gastroenterol Hepatol,2015,13（2）：369-376.

3. 中华医学会肝病学分会药物性肝病学组．药物性肝损伤诊治指南．肝脏,2015,20（10）：750-762.

4. 林佳瑶,张玉．老年人药物性肝损伤的临床特点及发病机制．中国老年学杂志,2013,8：（33）：4098-4101.

5. 王悦之,张玉．老年药物性肝损伤的研究进展．临床肝胆病杂志,2016,32（4）：821-824.

6. 王悦之,张玉,2006 年 2011 年国内老年药物性肝损伤的临床特点．胃肠病学和肝病学杂志,2012,21（5）473-476.

7. Fontana R J,Hayashi P H,Gu J,et al.Idiosyncratic drug-induced liver injury is associated with substantial morbidity and mortality within 6 months from onset.Gastroenterology,2014,147（1）：96-108.

8. Kootte AM,Siegel AM,Koorenh of M.Generalised peliosis hepatis mimicking metastases after long-term use of oral contraceptives. Neth J Med,2015,73（1）：41-43.

9. Bjornsson ES,Epidemiology and risk factors for idiosyncratic drug-induced liver injury.Semin Liver Dis,2014,34：115-122.

第八节 胰腺疾病

急性胰腺炎

急性胰腺炎（acute pancreatitis，AP）是胰腺的急性炎症过程，在不同程度上波及邻近组织和其他脏器系统，其临床表现为急性起病，有上腹疼痛，伴有不同程度的腹膜炎体征，常有呕吐、发热、心率加快、白细胞上升，血、尿和腹水淀粉酶升高。随着我国医疗水平的提高、人口老龄化进程的加快，老年人群的 AP 患病率随之升高。

【病因和发病机制】

急性胰腺炎的病因甚多，其中胆道疾病和酒精最常见，超过 70% 的病例是由此引起的。而老年人以胆源性为主。

1. 胆道疾病 胆石症及胆道感染等是急性胰腺炎的主要病因。由于 70%~80% 的胰管与胆总管汇合成共同通道开口于十二指肠壶腹部，一旦结石、蛔虫嵌顿在壶腹部，胆管内炎症或胆石移行时损伤 Oddi 括约肌等，将使胰管流出不畅，胰管内高压。微小胆石容易导致急性胰腺炎，因其在胆道系统内的流动性，增加了临床诊断的困难。

2. 酒精 许多机制可能诱发酒精性胰腺炎的发展，包括 Oddi 括约肌的异常痉挛刺激胰腺分泌，一些小导管被蛋白栓阻塞，酒精的直接毒性作用影响代谢产物。酒精也可能改变胰液中潜在的破坏性蛋白酶的数量。

3. 药物和毒素 能引起急性胰腺炎的药物和毒素包括杀虫剂、甲醇、有机磷农药及在印度西部发现的蝎子毒液等。

4. 其他原因 有遗传因素；创伤和医源性因素及复杂的特发性因素包括自身免疫性疾病、肾和心脏移植、腮腺炎感染和柯萨奇病毒感染等。

【病理】

我们将胰腺炎的病理分为两型：急性间质性胰腺炎及急性出血性胰腺炎。后者的发病率和死亡率均高于前者。由损伤转变成胰腺炎的基本机制是消化酶的细胞内活化和自身消化。胰腺酶原在细胞内转化为活性酶涉及几个途径，①通过溶酶体释放的水解蛋白酶 B，胰蛋白酶源转化成胰蛋白酶，②细胞内 Ca^{2+} 信号的干扰，③胰蛋白酶原的自身活化。在胰腺炎，有炎症介质的产生和释放，包括细胞因子（例如肿瘤坏死因子）和趋化因子（如白细胞介素 -6），这些因子刺激炎性细胞增生聚集，增强活化作用和炎症细胞对血管壁的黏附，或造成直接的细胞损伤。炎症介质可导致全身炎症反应综合征（SIRS），活化的白细胞可导致远处器官损伤及多器官衰竭的发展。SIRS 和胰腺感染是急性胰腺炎死亡的两个主要原因。

【临床表现】

胰腺炎的典型症状是腹痛，恶心和呕吐。疼痛通常是保持不变，没有像肠或肾绞痛那样典型的变化形式。疼痛经常位于上腹部并放射至胸椎区中线处，通常会持续几天，不能由呕吐缓解。随着疼痛的加剧，腹部从局部压痛到明显广泛反跳痛，腹肌紧张和腹胀。肠鸣音减少或因肠梗阻而缺失，可出现黄疸。严重发作时可出现低血压，呼吸急促，心动过速以及高热，体温通常低于 38.5℃。皮肤可能会出现因皮下脂肪坏死而产生硬化和红斑。在严重的坏死性胰腺炎，大瘀斑有时会出现在腹部两侧（Grey Turner 征）或脐区（Cullen 征），这些瘀斑都是胰腺内血液沿筋膜层面穿行至此所致。而老年急性胰腺炎的一个重要特点是临床表现不典型，部分患者无明显腹痛和腹膜刺激征，而以休克、器官功能障碍为主要表现。故临床上老年患者，尤其是伴有胆系疾病的老年患者出现严重的腹胀、呕吐，不明原因的休克、急性多器官功能损害，不明原因的发热，伴或不伴黄疸，均要引起重视，要除外 AP 的可能，须及时行血、尿淀粉酶等检查，以减少误诊率。

【辅助检查】

（一）实验室检查

1. 血清淀粉酶　急性胰腺炎的诊断是根据临床表现和血清淀粉酶和脂肪酶的水平来判断的。大多数但并非所有的急性胰腺炎患者都有高胰酶血症。通常情况下，血清淀粉酶水平上升很快，症状发生的 2~12 小时，血清淀粉酶即可升高，然后在未来 3~5 天慢慢下降到正常值。高淀粉酶血症对评估预后没有价值。血清淀粉酶增高不是胰腺炎的特有指征，但血清淀粉酶显著升高（超过 3 倍正常上限）和严重的腹痛支持患者的重症胰腺炎的诊断。

2. 血清脂肪酶　血清脂肪酶于起病后 24~72 小时开始升高，持续 7~10 天，其敏感性和特异性均略优于血淀粉酶。脂肪酶的水平升高持续的时间更长，因此可以帮助症状过后胰腺炎的诊断。

（二）影像

1. 腹部超声　腹部超声是一个最好的检测胆囊结石的无创测试。胰脏发炎时由于实质水肿，腹部超声可能会出现回声，是急性胰腺炎的常规初筛影像学检查，因受肠道积气的干扰，对胰腺形态观察常不满意。

2. 腹部 CT　平扫有助于确定有无胰腺炎，胰周炎性改变及胸、腹腔积液；增强 CT 有助于确定胰腺坏死程度，一般应在起病 1 周左右进行（表 40-12）。

表 40-12　急性胰腺炎 CT 评分

积分	胰腺炎症反应	胰腺坏死	胰腺外并发症
0	胰腺形态正常	无坏死	
2	胰腺 + 胰周炎性改变	坏死 <30%	胸、腹腔积液，脾、门静脉血栓，胃流出道梗阻等
4	单发或多个积液区或胰周脂肪坏死	坏死 >30%	
评分 ≥ 4 分为 MSAP 或 SAP			

【诊断】

一般应具备下列 3 条中的任意两条：①急性、持续中上腹痛；②血淀粉酶或脂肪酶 > 正常值上限 3 倍；③急性胰腺炎的典型影像学改变。

【鉴别诊断】

急性胰腺炎必须区别于一些情况导致的上腹部疼痛，恶心和呕吐，如胆石症、消化性溃疡、心肌梗死、急性肠梗阻等。

【治疗】

老年 AP 的治疗以非手术治疗为主，即使有手术指征，也要严格选择手术时机及方式。治疗急性胰腺炎的主要目标是寻找并去除病因及控制炎症。需密切监护，支持性治疗，减少胰液分泌，镇痛，预防和抗感染，内镜或手术去除病因等治疗。

【并发症】

（一）局部并发症

患者轻度至重度的急性胰腺炎在症状初步改善后，出现新的发热（尤其是体温高于 38.5℃），白细胞增多，血培养阳性或其他证据的败血症出现，应首先怀疑感染性胰腺坏死。对中性粒细胞和细菌的出现也应高度怀疑感染性胰腺坏死，并应紧急手术治疗，因为感染性胰腺坏死保守治疗的患者的死亡率大于 60%。急性胰腺炎患者胰腺假囊肿发生率在 10%~20%。较小的囊肿可自行消失，不用特殊处理。囊肿存在已超过 6 周直径大于 5cm，通常需要治疗。急性胰腺炎可引起腹水，富含大量胰淀粉酶和蛋白质的液体，因胰胆管或假性囊肿与腹腔相通逸入腹腔。

（二）全身并发症

肾和呼吸衰竭是急性胰腺炎的两个严重全身并发症。低血容量降低了肾脏灌注量，会发生肾功能衰竭。轻微和短暂呼吸衰竭被认为是膈下炎症的结果，夹板呼吸，肺不张。低蛋白血症和流体超载可能是重要的因素。有些患者进展到类似于呼吸衰竭的急性呼吸窘迫综合征。治疗主要是支持疗法，因为具体治疗胰腺炎相关急性呼吸窘迫综合征的方案尚未确定。

【预后】

轻症患者常在 1 周左右康复，不留后遗症。重症胰腺炎伴局部坏死者死亡率约 20%~30%，伴弥漫性坏死者死亡率可达 50%~80%，急性重症胰腺炎伴有 MOF 者，病死率几乎达 100%。老年人急性胰腺炎的并发症多，患者耐受性差，抵抗力低下，病死率极高。

慢性胰腺炎

慢性胰腺炎（chronic pancreatitis，CP）是由不同因素造成的胰腺组织和功能的持续性损害，最终导致胰腺内、外分泌功能永久性丧失。

【病因】

老年人慢性胰腺炎的病因，西方国家以慢性酒精中毒为主，而我国则以胆道疾病为主，约占 36%~65%，以胆囊、胆管结石为主，另外尚有胆囊炎、胆道不明原因狭窄、胆胰壶腹括约肌功能障碍等。少数情况下，由创伤或长期代谢紊乱，如高血钙和高甘油三酯血症，也能引发慢性胰腺炎。在极少数情况下，胰腺炎可作为一个常染色体显性遗传疾病，并表现为急性或慢性胰腺炎与胰石病。另外慢性胰腺炎还与自身免疫性疾病、营养因素、遗传因素有关。大约有 20% 的老年慢性胰腺炎病例列入"特发"型。

【临床表现】

典型病例可出现五联征：上腹疼痛、胰腺钙化、胰腺假性囊肿、糖尿病和脂肪泻。但老年患者症状不典型，临床表现轻重不一，其临床特点：①发病急、病情较重。急性出血坏死性胰腺炎 90% 发生在慢性胰腺炎基础上，故对老年人不明原因的上腹痛应予警惕，防止胰腺炎发展成为出血坏死性胰腺炎。②腹痛较轻微，这与老年人对疼痛反应较迟钝有关，加之常无腹肌紧张和反跳痛等体征，易致漏诊。③脂肪泻与糖尿病发生率高，由于本病胰腺内、外分泌功能损害，可出现脂肪泻、消化不良及脂溶性维生素缺乏症及糖尿病或糖耐量异常。

【辅助检查】

（一）影像学检查

1. X 线　胰腺区域可见钙化灶或结石影。

2. 超声与超声内镜（endoscopic ultrasonography，EUS）　超声检查通常作为慢性胰腺炎的初筛检查，可显示胰腺形态改变，胰管狭窄、扩张、结石或钙化及囊肿等征象，但灵敏度和特异性较差。EUS 除显示形态特征外，还可以辅助穿刺活检组织学诊断。

3. 计算机断层成像（computed tomography，CT）　慢性胰腺炎诊断首选检查方法。对中晚期病变诊断准确性较高，对早期病变诊断价值有限。可见胰腺实质增大或萎缩、胰腺钙化、结石形成、主胰管扩张及假性囊肿形成等征象。

4. 磁共振成像（magnetic resonance imaging，MRI）和磁共振胰胆管造影（magnetic resonance cholangiopancreatography，MRCP）　MRI 诊断价值与 CT 相似。MRCP 可以清晰地显示胰管病变的部位、程度和范围。胰泌素增强 MRCP 能间接反映胰腺的外分泌功能，有助于慢性胰腺炎的早期诊断。

5. 内镜逆行胰胆管造影（endoscopic retrograde cholangiopancreatography，ERCP）　主要显示胰管形态，以往是诊断慢性胰腺炎的重要依据。但作为有创性检查，目前多被 MRCP 和 EUS 替代，仅在诊断困难或需要治疗操作时选用。

6. 胰管镜　直接观察胰管内病变，同时能收集胰液、细胞刷片及组织活检等检查，对慢性胰腺炎早期诊断及胰腺癌鉴别诊断有意义，但老年人开展较少。

（二）胰腺功能检查

1. 胰腺外分泌功能检查　分为直接外分泌功能试验和间接外分泌功能试验，包括胰泌素试验、

Lundh 试验、血 / 尿苯甲酸 – 酪氨酸 – 对氨基苯甲酸（BT–PABA）试验、粪便弹力蛋白酶 I 测定及 ^{13}C–甘油三酯呼吸试验等。灵敏度和特异性较低，仅在胰腺功能严重受损时才有阳性结果，临床应用和诊断价值有限，不常规开展。

2. 胰腺内分泌功能检查　包括血清 CCK 测定、血浆胰多肽测定、血浆胰岛素浓度测定等。

（三）其他实验室检查

急性发作时血清淀粉酶、脂肪酶可升高；胰源性胸腹水中淀粉酶明显升高。血清 CA19–9 可以增高，通常升幅较小，如明显升高应警惕合并胰腺癌可能。其他指标如 IgG4、血钙、血脂、甲状旁腺素的检测有助于慢性胰腺炎的病因诊断。

（四）胰腺活检

组织活检是慢性胰腺炎诊断的确定性标准，但其操作和临床开展受技术条件限制，不推荐常规使用。

【诊断标准】

诊断条件包括：①或②任何一项典型表现，或者①或②疑似表现加③、④和⑤中任何两项可以确诊（表 40–13）。

表 40–13　慢性胰腺炎的诊断条件

①影像学特征性表现

　典型表现（下列任何一项）：

　　a. 胰管结石

　　b. 分布于整个胰腺的多发性钙化

　　c. MRCP 显示主胰管不规则扩张和全胰腺散在的不同程度的分支胰管不规则扩张

　　d. ERCP 显示近侧主胰管完全或部分狭窄（胰管结石、蛋白栓或炎性狭窄），伴远端主胰管和分支胰管不规则扩张

　不典型表现（下列任何一项）

　　a. MRCP 显示主胰管不规则扩张和全胰腺散在的不同程度的分支胰管不规则扩张

　　b. ERCP 显示全胰腺散在不同程度的分支胰管扩张，或单纯主胰管不规则扩张或伴有蛋白栓

　　c. CT 显示主胰管全程不规则扩张伴胰腺形态不规则改变

　　d. 超声或超声内镜显示胰腺内高回声病变（结石或蛋白栓），或胰管不规则扩张伴胰腺形态不规则改变

②组织学特征性表现

　典型表现：胰腺外分泌实质减少伴不规则纤维化；纤维化主要分布于小叶间隙形成"硬化"样小叶结节改变

　不典型表现：胰腺外分泌实质减少伴小叶间纤维化或小叶内和小叶间纤维化

③典型上腹部疼痛或用其他疾病不能解释的上腹部疼痛，伴或不伴体重减轻

④血清和尿胰酶水平异常：任一 a 或 b

　　a. 连续多点观察血清胰酶高于或低于正常值

　　b. 连续多点观察尿胰酶高于正常值

⑤腺体外分泌功能试验异常：任何胰腺外分泌功能试验在 6 个月内 2 次以上检测结果异常

注：ERCP 为内镜逆行胰胆管造影；MRCP 为磁共振胰胆管造影

【治疗和预后】

老年人慢性胰腺炎的处理应防治胆系疾患、高钙、高脂血症和禁酒，在急性发作期的治疗同急性胰腺炎，间歇期可间断服用利胆药。胰源性腹泻可限制脂肪摄入，补充胰酶片、脂溶性维生素、叶酸和维生素 B_{12} 等。有糖尿病者作相应处理。老年人应以内科治疗为主，如内科治疗腹痛无效、阻塞性黄疸、胰腺囊肿、十二指肠梗阻、脾静脉栓塞等并发症，可行手术治疗。手术方法基本上包括胰管引流和胰腺切除术。

老年慢性胰腺炎预后不良，15%~20% 死于并发症，如严重营养不良、糖尿病，大约 4% 的患者发展为胰腺癌。积极治疗胆管疾病、不饮含酒精饮料、补充营养和使用胰酶制剂，控制糖尿病等有益于改善患者的生活质量及预后。

胰　腺　癌

胰腺癌（pancreatic carcinoma）通常是指腺管癌，胰腺肿瘤中 90% 来源于胰腺导管的上皮细胞。胰腺癌发病率随年龄增长迅速增高，60~65 岁为高发年龄。在美国，胰腺癌患者年龄中位数为 72 岁，50~54 岁发病率为 10.4/10 万，75~79 岁急剧上升至 73.5/10 万，79 岁以后继续上升。

【病因】

胰腺癌的发病原因与发病机制迄今尚未阐明。流行病学调查资料提示发病率增高可能与长期吸烟、高脂肪和高动物蛋白饮食、酗酒、某些化学致癌物、内分泌代谢紊乱、胰腺慢性疾病及遗传等因素有关。一般认为可能由于环境因素与遗传因素共同作用的结果。

【病理学】

胰腺癌可发生于胰腺任何部位，胰头癌约占 60%，腺体尾癌约占 20%，弥漫性约占 10%，还有少数部位不明确。胰腺癌大多为导管细胞癌，占胰腺癌的 90% 以上，为白色多纤维、易产生粘连的硬癌；少数为腺泡细胞癌，质地较软，易出血坏死，又称髓样癌。其他如黏液性囊腺癌、胰岛细胞癌等少见。肿瘤侵入周围的肠系膜血管、神经周区和淋巴管道或淋巴结。胰头癌临床表现经常与胆道或胰管的堵塞或压迫有关，也可侵入或压迫十二指肠，胃和结肠。胰腺癌发展较快，且胰腺血管、淋巴管丰富，腺泡又无包膜，易发生早期转移；转移的方式有直接蔓延、淋巴转移、血行转移和沿神经鞘转移四种。

【临床表现】

早期症状包括非特异性腹部不适，恶心，呕吐，睡眠困难，食欲减退，全身不适。以往以为胰头肿块导致初期临床表现是无痛性黄疸，然而更常见的症状是上腹部疼痛，阻塞性黄疸和体重减轻。这些症状提示应进行胰和胆道系统检查，但是他们多出现在肿瘤晚期。由于胰腺癌对远端胆总管的压迫堵塞导致一个明显肿胀的无痛性胆囊被称为 Courvoisier 征。患者可能表现为浅或深静脉血栓形成（Trousseau 综合征），最常见的实验室异常包括贫血和碱性磷酸酶，血清胆红素和转氨酶的升高。大约 80% 的患者有与胆道梗阻相关的黄疸。高达 80% 的患者有糖尿病或高血糖，并且胰腺癌应与新发糖尿病患者（患者大于 50 岁且没有糖尿病家族史）的发病原因进行鉴别。

【辅助检查】

1. 影像学表现　对怀疑有胰腺肿瘤的所有患者首选的影像学检查是胰腺 CT 扫描。CT 扫描能对血管侵入和转移情况提供重要的信息，且评估手术切除的准确性达到大约 90%。CT 扫描结果不能确诊的患者可做超声内镜。当必须术前活检时最好用内镜下细针穿刺术以尽量减少肿瘤扩散，但患者若有潜在可切除疾病时可直接进行手术。假阴性活检结果的多由胰管腺癌促纤维增生性反应导致。腹腔镜可以识别腹腔内腹膜或肝脏表面的转移。CT 扫描有原发的或转移性的不可切除肿瘤时通过对原发或继发部位进行细针穿刺活检得到准确诊断。

2. 生物标志物　肿瘤标志物的临床作用是有限的。CA19-9，与循环黏蛋白相关的唾液酸 Lewisa 抗原，是胰腺疾病的最广泛使用的标记。最常用的检测水平是 37U/ml，敏感性 81%~85%，特异性 81%~90%，CA19-9 水平高于 1000U/ml 与不可切除性疾病有关。虽然这个测试不能替代组织学诊断，但对于监测治疗反应是有帮助的。另外还有 CA242、CA50、CA125、CEA、胰癌胚抗原等，对诊断胰腺癌均有提示意义。

【诊断和鉴别诊断】

本病的早期诊断困难，出现明显食欲减退、上腹痛、进行性消瘦和黄疸，上腹扪及肿块；影像学检查发现胰腺有占位时，诊断胰腺癌并不困难，但属晚期，绝大多数已丧失手术的时机。因此，近期出现下列临床表现者应重视：①起病含糊，多无明显诱因；②上腹不适部位较深，范围较广，患者常不易用手指精确点出腹部不适的范围；③不能解释的乏力和进行性消瘦；④不能解释的糖尿病或糖尿病突然加重；⑤多发性深静脉血栓或游走性静脉炎；⑥有胰腺癌家族史、大量吸烟、慢性胰腺炎者。应密切随访检查。胰腺癌应与慢性胰腺炎、壶腹癌、胆总管癌等相鉴别。

【治疗和预后】

对未转移的胰腺癌患者，首选的治疗方法就是手术切除。现在多推荐伴有或不伴有远端胃切除的胰十二指肠切除术和扩大的淋巴结清扫术。对不能手术者常作姑息性短路手术、化学疗法和放射治疗。术前化疗和放疗尚未成为治疗的标准，但根据病情可考虑使用。对局部不可切除的患者通常在辅助放疗后采用化疗和放射治疗相结合的方法。本病预后甚差，中位生存期 6 个月左右，对直径 ≤ 2cm 的小胰腺癌行根治性切除后，其 5 年生存率为 19%~41%，但由于临床确诊的患者大多属于中、晚期，加之老年患者基础情况差，多病共存，不能耐受手术，手术切除率极低。因此，如何早诊断，早治疗，提高治愈率，仍然是十分迫切待解决的问题。

（江　华　耿莎莎）

参 考 文 献

1. 中华医学会消化病学分会胰腺疾病学组. 中国急性胰腺炎诊治指南（上海）. 中国实用内科杂志，2013，33（7）：530-535.

2. 中华医学会外科学分会胰腺外科学组. 慢性胰腺炎诊治指南（2014）. 中华外科杂志，2015，53（04）：214-246.

3. KAMISAWA T，WOOD L D，ITOI T，et al.Pancreatic cancer.Lancet，2016，388（10039）：73-85.

4. Goldman Cecil Medicine，25th，2015.

5. SMITH RA，ANDREWS KS.Cancer screening in the United States，2017：a review of current American Cancer Society guideline and current issues in cancer screeing.CA Cancer J Clin，2017，67（2）：100-121.

6. CHAITEERAKIJ R，PETERSEN GM.Metformin use and survival of patients with pancreatic cancer：a cautionary lesson.J Clin Oncol，2016，34（16）：1898-1904.

第九节　胆 道 感 染

老年胆道感染系指发生于 60 岁以上老年人的胆囊炎和不同部位的胆管炎，分为急性胆囊炎，慢性胆囊炎和急性胆管炎。其主要病因为胆道梗阻和胆汁淤积，胆道结石是导致梗阻的主要原因，而反复感染可促进结石形成，并进一步加重胆道梗阻。

急性胆囊炎

（一）病因与发病机制

急性胆囊炎（acute cholecystitis）是胆囊管梗阻和细菌感染引起的炎症。约 95% 以上的患者有胆囊结石，称为结石性胆囊炎；5% 的患者胆囊无结石，称为非结石性胆囊炎。老年急性胆囊炎发病率为 13%~50%，其中 80 岁以上人群发病率可达 38%~50%。

1. 老年急性结石性胆囊炎　初期的炎症是结石直接损伤受压部位的胆囊黏膜引起，细菌感染是在胆汁淤滞的情况下出现。其主要病因为：①胆囊管梗阻；②胆道逆行感染。

2. 老年急性非结石性胆囊炎　病因不清，约 70% 患者伴有动脉粥样硬化。致病因素主要是胆汁淤滞和缺血，导致细菌繁殖且供血减少。老年非结石性胆囊炎的危险因素包括：肥胖、药物、2 型糖尿病、淤胆、肿瘤、肠外营养等。可能诱发急性胆囊炎的药物有：纤维素类、噻嗪类、第三代头孢类药物、红霉素、氨苄西林等。此外，老年人胃肠蠕动功能减弱，胆囊排空能力下降，可以导致胆汁长期淤积，进而引起胆汁成分改变，导致胆囊黏膜损伤，亦可引发胆囊炎。

胆囊动脉多为一支终末支，由于老年人多伴有血管硬化，可累及胆囊血管，影响胆囊局部组织供血、一旦发生胆囊炎，胆囊黏膜受低血流灌注产生缺血性损害；急性炎症及胆汁淤积导致胆囊内压力增高，胆囊壁内细小动脉痉挛、栓塞，容易导致胆囊缺血、坏疽；高浓度的胆汁酸对胆囊黏膜具有强烈的刺激作用，可以加速胆囊黏膜坏死、脱落，出现胆囊化脓、穿孔，形成腹膜炎、膈下脓肿、感染性休克等。

（二）临床表现

急性胆囊炎典型临床表现为右上腹痛、恶心、呕吐与发热。老年患者临床表现常不典型，多以低热为首发表现，寒战、高热不常见。30%~40% 老年患者可表现为右上腹痛，恶心和呕吐相对少见。右上腹痛向右肩背部放射，疼痛呈持续性，阵发性加剧，可伴随有恶心、呕吐。当胆管并发炎症或炎症导致肝门淋巴结肿大时，可出现黄疸。典型局部体征为右上腹压痛，老年患者局部体征不典型，可有肝区叩诊阳性，压痛不明显，Murphy 征少见。全身体征有体温升高，脉搏加快，呼吸加快，血压下降等，如出现胆囊穿孔，炎症加重时，可表现感染性休克。

老年患者各种条件反射减弱，反应迟钝，对疼痛的感知能力下降，对感染或疼痛的反应性较差。加上老年患者由于运动量减少，多伴有腹部肌肉萎缩、松弛，临床症状与体征往往比实际病理变化轻，就诊往往不及时。国内有研究显示老年胆道感染患者从发病到就医时间超过 72 小时者约 46%。

（三）辅助检查

1. 实验室检查

（1）白细胞总数及中性粒细胞：约 85% 患者白细胞计数增高，老年人可不升高。C 反应蛋白通常在发病 24 小时后升高。

（2）血清胆红素：单纯急性胆囊炎者血清总胆红素通常不超过 34μmol/L，合并胆总管结石时，表现为直接胆红素明显升高。

（3）血清转氨酶：40%~50% 老年急性胆囊炎患者出现血清转氨酶升高，多在正常上限 8 倍以下。

2. 影像学检查

（1）B 型超声：是明确诊断、病情评估的首要检查，准确率为 85%~95%，特征为：①胆囊增大、囊壁增厚（>4mm），明显水肿时见"双边征"；②囊内结石显示强回声，后有声影。

（2）X 线检查：近 20% 的急性胆囊结石可以在 X 线平片中显影，化脓性胆囊炎或胆囊积液，也可显示出肿大的胆囊或炎性组织包块阴影。此项检查通常不作为首选。

（3）CT 检查：CT 可显示胆囊壁增厚超过 4mm，若胆囊结石嵌顿于胆囊管导致胆囊显著增大，胆囊浆膜下层周围组织和脂肪因继发性水肿而呈低密度环，胆囊穿孔可见胆囊窝部呈液平脓肿，如胆囊壁或胆囊内显像有气泡，为"气肿性胆囊炎"，提示胆囊已坏疽。有并发症而不能确诊的患者必须行 CT 检查。

（四）诊断与鉴别诊断

1. 诊断　对有右上腹突发性疼痛，并向右肩背部放射，伴有发热，恶心，呕吐，体检右上腹压痛和肌卫，Murphy 征阳性，白细胞计数增高，B 超示胆囊壁水肿，即可确诊为本病，老年患者临床表现不典型，多仅表现为发热伴食欲减退，增加诊断上的难度，需借助实验室检查和影像学检查。

老年急性胆囊炎可按严重程度分为 Ⅰ~Ⅲ 级，及时正确的判断患者病情的严重程度，对改善预后很重要。

Ⅲ 级重度急性胆囊炎。符合以下器官或系统损害至少一项：

（1）心血管系统功能障碍：低血压需要多巴胺 ≥ 5μg/（kg·min），或任何剂量去甲肾上腺素；

（2）神经系统功能障碍：意识水平下降；

（3）呼吸系统功能障碍：氧合指数（PaO_2/FiO_2）<300;

（4）肾功能障碍：进行性少尿，肌酐 >2.0mg/dl；

（5）肝功异常：PT-INR>1.5

Ⅱ 级中度急性胆囊炎，具备以下情形之一：①白细胞计数升高（>18 000/mm^3）；②右上腹可触及包块；③症状持续时间 >72 小时；④局部炎症表现（坏疽性胆囊炎，胆囊周围脓肿，肝脓肿，胆汁性腹膜炎，气肿性胆囊炎）。

Ⅰ 级轻度急性胆囊炎：不符合 Ⅲ 级和 Ⅱ 级标准的急性胆囊炎，也可定义为没有器官功能异常的健康患者，胆囊轻度炎症改变，对此类患者施行胆囊切除术相对低危，安全。

2. 鉴别诊断

（1）十二指肠溃疡穿孔：多数患者有溃疡病史，其腹痛程度较剧烈，呈连续的刀割样痛，有时可致患者处于休克状态，腹壁强直显著，常呈"板样"，压痛，反跳痛明显；肠鸣音消失；腹部 X 线检查可发现膈下有游离气体，唯少数病例无典型溃疡病史，穿孔较小或慢性穿孔者病状不典型，可造成诊断上的困难。

（2）急性胰腺炎：腹痛多位于上腹正中或偏左，体征不如急性胆囊炎明显，Murphy 征阴性；血清淀粉酶、脂肪酶升高幅度显著；B 超显示胰腺肿大，边界不清等而无急性胆囊炎征象；CT 检查对诊断急性胰腺炎较 B 超更为可靠，因为 B 超常因腹部胀气而胰腺显示不清。

（3）高位急性阑尾炎：典型症状包括：转移性腹痛，腹壁压痛，腹肌强直均可局限于右上腹，老年人多不典型，易误诊为急性胆囊炎，但 B 超无急性胆囊炎征象及 Rovsing 征阳性（按左下腹可引起阑尾部位的疼痛）有助于鉴别，此外，饮食诱因、胆囊炎的反复发作史，疼痛的特点等，对鉴别诊断也有参考价值。

（4）急性肠梗阻：肠梗阻常伴有肠鸣音亢进，"金属音"或气过水声，腹痛无放射性，腹肌亦不紧张，X 线检查可见腹部有液平面。

（5）右肾结石：发热少见，患者多伴有腰背痛，放射至会阴部，肾区有叩击痛，有肉眼血尿或显微镜下血尿，X 线腹部平片可显示阳性结石，B 超可见肾结石或伴肾盂扩张。

（6）右侧大叶性肺炎和胸膜炎：患者也可有右上腹痛，压痛和肌卫而与急性胆囊炎相混，但该病早期多有高热、咳嗽、胸痛等症状，胸部检查肺呼吸音减低，可闻及啰音或胸膜摩擦音，X 线胸片有助于诊断。

（7）冠状动脉病变：心绞痛时疼痛常可涉及上腹正中或右上腹，老年急性腹痛患者必须作心电图检查，必要时行心肌酶谱检查，以资鉴别。

（五）治疗和预后

老年急性胆囊炎以内科保守治疗为先，待全身情况稳定，视患者全身情况再考虑外科手术。内科治疗包括：禁食、胃肠减压，纠正水、电解质异常，给予抗感染治疗。抗生素可选用对革兰阴性细菌及厌氧菌有效的，采取联合用药原则。还应监测血糖及心、肺、肾等器官功能，治疗并存疾病。

老年急性化脓性胆囊炎患者，常合并多种基础疾病，全身基础状况差，常无法耐受手术，在保守治疗过程中较易出现肺部感染、肝肾功能不全等并发症，进而危及生命。此时应及早考虑行经皮经肝胆囊穿刺引流术（percutaneous transhepatic gallbladder drainage，PTGD）和超声内镜引导下胆囊穿刺引流术（endoscopic ultrasound gallbladder drainage，EUS-GD）。由于老年患者生理功能下降，抗病能力差，往往合并多种疾病，如高血压、糖尿病、冠心病、慢性支气管炎、肺气肿、肾功能减退等，增加了手术治疗的风险和难度，手术死亡率可达 14%~19%。但当患者出现以下情况时，宜选用手术治疗：①胆囊炎伴严重的胆道感染；②胆囊炎出现并发症，如胆囊坏疽性炎症、积脓、穿孔等。

慢性胆囊炎

慢性胆囊炎（chronic cholecystitis）是胆囊持续的、反复发作的炎症过程，超过 90% 的患者有胆囊结石，根据胆囊内是否存在结石，分为结石性胆囊炎与非结石性胆囊炎。非结石性胆囊炎是由细菌、病毒感染或胆盐与胰酶引起的慢性胆囊炎。

（一）病因与发病机制

慢性胆囊炎的发病率与急性胆囊炎相近，随着炎症反复发作，可使胆囊与周围组织粘连、囊壁增厚并逐渐瘢痕化，最终导致胆囊萎缩，失去功能。老年患者可出现瓷化胆囊，即伴有结石的慢性萎缩性胆囊炎，结石引起的炎症长期刺激，导致胆囊壁钙化而形成，钙化可局限于黏膜，肌层或两者皆有。

（二）临床表现

1. 临床症状　餐后饱胀、嗳气，持续性右上腹钝痛或不适感；有恶心、嗳气、反酸、腹胀和胃部灼热等消化不良症状；右下肩胛区疼痛；进食高脂或油腻食物后症状加重；病情经过有急性发作和缓解相交替的特点，急性期与急性胆囊炎症状相同，缓解期可无任何症状。

2. 体征　老年患者体征多不典型。胆囊区可有轻度压痛和叩击痛，但无反跳痛；胆汁淤积病例可扪到胀大的胆囊；急性发作时右上腹可有肌紧张，体温正常或有低热，偶可出现黄疸。Murphy 征或呈阳性。

（三）辅助检查

1. 实验室检查 慢性胆囊炎实验室检查无特征性提示，部分老年患者可有 r-GT 和碱性磷酸酶升高。

2. 影像学检查

（1）B 超：如发现胆囊结石、胆囊壁增厚、缩小或变形，有诊断意义。

（2）腹部 X 线平片：如系慢性胆囊炎，可发现胆结石、胀大的胆囊、胆囊钙化斑和胆囊乳状不透明阴影等。

（3）胆囊造影：可发现胆结石、胆囊缩小或变形、胆囊浓缩及收缩功能不良、胆囊显影淡薄等慢性胆囊炎影像。当胆囊不显影时，如能除外系肝功能损害或肝脏代谢功能失常所致，则可能是慢性胆囊炎。

（四）诊断与鉴别诊断

1. 诊断 ①持续性右上腹钝痛或不适感，或伴有右肩胛区疼痛；②有恶心、嗳气、反酸、腹胀和胃部灼热等消化不良症状，进食油腻食物后加重；③病程长，病情经过有急性发作和缓解交替的特点；④胆囊区可有轻度压痛的叩击痛；⑤胆汁中黏液增多，白细胞成堆，细菌培养阳性；⑥ B 超可见胆囊结石，胆囊壁增厚，胆囊缩小或变形；⑦胆囊造影可见胆结石，胆囊缩小或变形，胆囊收缩功能不良，或胆囊显影淡薄等。

2. 鉴别诊断 应注意与消化性溃疡、慢性胃炎、消化不良、慢性病毒性肝炎、肠 - 脑互动异常和慢性泌尿道感染等鉴别。

（五）治疗和预后

对于症状轻、不影响正常生活的老年患者，可选用低脂饮食，不需要药物治疗。口服药物治疗：①利胆药物可口服消炎利胆片；②溶石疗法如系胆固醇结石引起者，可用熊去氧胆酸溶石治疗。文献报道，溶石有效率可达 60% 左右。

急性胆管炎

急性胆管炎（acute cholangitis）是指细菌感染所致肝、内外胆管的急性炎症。

（一）病因和发病机制

我国老年急性胆管炎最常见的病因是胆总管结石，其次为胆道寄生虫和恶性肿瘤、胆道良性病变引起的狭窄，原发性硬化性胆管炎较为少见。与老年急性胆囊炎类似，老年患者由于机体抗病能力差，器官功能衰退，对炎症刺激反应不及时，合并多种基础疾病等因素，急性胆管炎可在短时间内迅速发展、急剧恶化，如治疗不及时，胆管压力进一步增高，往往很快发展为急性梗阻性化脓性胆管炎（acute obstructive suppurative cholangitis，AOSC）。当胆管内压力超过 $25cmH_2O$，超过肝细胞分泌压时，胆小管内膜受损、坏死、破溃，胆汁中的细菌和毒素可逆行进入肝窦，大量脓性胆汁进入血液，称胆血反流，引起全身炎性反应、感染性休克、多器官功能衰竭。老年 AOSC 的死亡率可高达 26%~30%，居老年良性胆道疾病的首位。

（二）临床表现

急性胆管炎典型临床表现称为 Charcot 三联征，即腹痛、寒战发热、黄疸，如伴有休克和神经中枢系统受抑制表现，则称为 Reynolds 五联征。典型体征为腹膜刺激征。但老年患者临床表现不典型，以发热、寒战多见，老年患者腹膜刺激征少见。

（三）辅助检查

1. 实验室检查 白细胞计数升高，老年患者 >18 000/mm³，肝功能有不同程度的损害，凝血酶原时间延长。老年患者多有氧分压下降，氧饱和度降低。直接胆红素升高是本病特征之一，常伴有肝酶升高，伴有胰管受阻时，可有胰酶升高。

2. B 型超声　是快速简便的非创伤检查手段，其声像特征为：①肝内外胆管扩张（肝内胆管超 3mm，肝总管超过 6mm）；②胆管壁增厚；③胆管腔内透声差，可见光点或絮状物回声；④胆管下段常见结石声像。

3. CT 检查　CT 诊断特征包括肝内外胆管扩张，管壁发生广泛性毛糙增厚，胆管梗阻端可见致密结石影（靶征、环征或新月征），提示胆总管结石。CT 还可明确胆管梗阻位置以及梗阻程度，如管腔内液体 CT 值超过 48HU，则提示管腔内脓液，诊断为化脓性胆管炎。

（四）诊断与鉴别诊断

1. 诊断　具有 Charcot 三联征者即可诊断为急性胆管炎，在此基础上伴有休克和精神症状者，可诊断为急性重症胆管炎。由于老年患者症状多不典型，因此需要结合辅助检查结果（影像学提示肝内外胆管扩张，血液炎性指标升高，直接胆红素和肝酶、胰酶升高）。

老年急性胆管炎按严重程度分为 Ⅰ ~ Ⅲ 级：

Ⅲ级重度急性胆管炎符合以下器官或系统损害至少一项：①心血管系统功能障碍低血压需要多巴胺 ≥ 5μg/（kg·min），或任何剂量去甲肾上腺素；②神经系统功能障碍意识障碍；③呼吸系统功能障碍 $PaO_2/FiO_2<300$；④肾功能障碍少尿，肌酐 >2.0mg/dl；⑤肝功能异常 PT-INR>1.5；⑥血液系统功能障碍血小板计数 <100 000/mm^3。

Ⅱ级中度急性胆管炎，具备以下情形之一：①白细胞计数异常（白细胞总数 >12 000/mm^3 或 <4000/mm^3）；②高热体温 ≥ 39℃；③年龄 ≥ 75 岁；④高胆红素血症（总胆红素 ≥ 5mg/dl）；⑤低白蛋白血症（<STD × 0.7）。

Ⅰ级轻度急性胆管炎，初诊不符合Ⅲ级和Ⅱ级标准的急性胆管炎。

2. 鉴别诊断

（1）急性胆囊炎：影像学可见胆囊明显增大，胆囊壁增厚。胆红素多正常，肝内外胆管无扩张或扩张不明显。

（2）其他：鉴别诊断同急性胆囊炎。

（五）治疗与预后

老年患者宜首先采用非手术方法。

（1）禁食，同时保证有效的肠外营养支持，维持有效血容量；

（2）解痉、镇痛和利胆：50% 硫酸镁溶液常有较好的效果，用量为 30~50ml，一次服用或 10ml，每天 3 次；

（3）联合应用抗生素：应根据血或胆汁细菌培养以及药物敏感试验，及时调整抗生素；

（4）积极对症治疗，重视对老年人多种共存疾病的处理，维持出入量稳定、酸碱电解质平衡，纠正休克，防治并发急性心脑血管事件；

（5）重症急性胆管炎、急性梗阻性化脓性胆管炎患者，应尽早行内镜鼻胆管引流术（endoscopic naso-biliary drainage ENBD），或经皮经肝胆管穿刺引流术（percutaneous transhepaticcholangio-dainage，PTCD）。

如上述非手术治疗后 12~24 小时病情无明显改善，应即进行手术。即使休克不易纠正，也应争取手术引流。

老年急性胆管炎患者死亡的主要原因是败血症、中毒性休克、胆源性肝脓肿、胆道出血及多器官功能衰竭等严重并发症。老年患者由于全身基础差，各脏器功能储备低，更容易出现器官功能损伤及病情的急剧恶化，进展为急性重症胆管炎，其死亡率可达 30%。在老年患者，早期的正确诊断和综合治疗是降低临床病死率的关键。

（万　军　石　卉）

参 考 文 献

1. Takada T.Tokyo Guidelines 2018 :updated Tokyo Guidelines for the management of acute cholangitis/acute cholecystitis.J Hepatobiliary Pancreat Sci,2018,25(1):1-2.

2. Mayumi T,Okamoto K,Takada T,et al.Tokyo Guidelines 2018 :management bundles for acute cholangitis and cholecystitis.J Hepatobiliary Pancreat Sci,2018,25(1):96-100.

3. Yokoe M,Hata J,Takada T,et al.Tokyo Guidelines 2018 :diagnostic criteria and severity grading of acute cholecystitis.J Hepatobiliary Pancreat Sci,2018,25(1):41-54.

4. John D,Cull Jose M,Velasco,et al.Management of Acute Cholecystitis:Prevalence of Percutaneous Cholecystostomy and Delayed Cholecystectomy in the Elderly.J Gastrointest Surg,2014,18(2):328-333.

5. 中华医学会外科学分会胆道外科学组.急性胆道系统感染的诊断和治疗指南(2011版).中华消化外科杂志,2011,10(1):9-13.

6. Bergman S,Al-Bader M,Sourial N,et al.Recurrence of biliary disease following non-operative management in elderly patients.Surg Endosc,2015,29(12):3485-3490.

7. García-Alonso FJ1,de Lucas Gallego M,Bonillo Cambrodón D,et al.Gallstone-related disease in the elderly:is there room for improvement?Dig Dis Sci,2015,60(6):1770-1777.

8. 周春妹,胡必杰,吕媛.卫生部全国细菌耐药监测网2011年胆汁培养病原菌耐药监测.中国临床药理学杂志,2012,28(12):933-936.

第十节　结 肠 梗 阻

一、概　　述

肠道内容物不能顺利地通过肠管,称为肠梗阻(intestinal obstruction),肠梗阻是多种原因所致的临床综合征。随着我国人口的老龄化,老年肠梗阻的发病率逐渐上升,其中男性多于女性,病因以肿瘤和肠粘连为主,结肠癌术后肠粘连的危险因素包括老年人和女性,可反复发作,3年内累计发病率在14%以上。肠梗阻的病因还包括肠扭转和腹外疝,老年帕金森患者容易发生乙状结肠扭转,而且可能反复发作。由于老年人动脉粥样硬化发病率高,肠系膜血管疾病引起的肠梗阻增多。老年人常因临床表现不典型而造成诊断延误,也因为器官功能的衰退、免疫力下降、基础疾病较多,容易出现术后并发症,死亡率比较高。

二、病　　因

按发病原因分为机械性肠梗阻,功能性肠梗阻和血运性肠梗阻。

(一)机械性肠梗阻

由于肠腔堵塞、肠外病变压迫或肠管粘连使得肠管成角,导致肠道内容物通过受阻。老年人常见于肠道肿瘤、粪块、胆道结石落入肠腔、蛔虫团和异物等引起肠腔堵塞。肠外压迫可见于嵌顿性疝、肠粘连时束带卡压、肠扭转和肠套叠。

(二)功能性肠梗阻

分为麻痹性肠梗阻和痉挛性肠梗阻,前者是由于肠壁神经肌肉麻痹,多见于急性腹膜炎和开腹手术后;后者是由于痉挛导致肠蠕动消失,发病机制较复杂,与寄生虫感染、异物、肠道黏膜溃疡、肠道手术、腹部外伤或肠套叠等引起的神经反射有关,也可见于神经毒素或食物中毒所致。

(三)血运性肠梗阻

肠系膜血管栓塞或血栓形成导致肠道血供障碍所致,多见于有心脑血管病史的老年人。

肠梗阻的其他分类有：①单纯性肠梗阻，指仅有肠道内容物通过受阻而无血运障碍的肠梗阻；当合并肠道血运障碍时，则为绞窄性肠梗阻；②高位肠梗阻：发生于空肠上段或以上者；位置较低的则为低位肠梗阻；③根据梗阻程度分为完全性肠梗阻和不完全性肠梗阻；④根据发病缓急分为急性肠梗阻和慢性肠梗阻；⑤肠管两端均受阻的为闭袢性肠梗阻，见于肠扭转以及发生于结肠的肠梗阻，后者因为回盲瓣的作用而导致肠道两端受阻。

三、病 理 生 理

肠梗阻将导致机体发生一系列复杂的病理生理变化。

（一）肠道血液循环改变

肠扭转、嵌顿性疝和血运性肠梗阻发生时，肠道血液循环已经出现障碍。当单纯性肠梗阻进展为绞窄性肠梗阻时，肠腔压力升高、肠道内容物通过受阻、肠腔内气体和液体积聚，而梗阻近端肠道反射性蠕动增加、分泌增多，显著增加了肠腔内压力，导致肠壁静脉和淋巴回流受阻、肠壁充血水肿、毛细血管通透性增加，血液渗透到肠腔、组织间隙和腹腔。由于肠壁缺血缺氧，肠黏膜上皮损害，更加剧了肠腔内渗液渗血，因此绞窄性肠梗阻会出现频繁呕血或便血。同时大量的血性液体渗入腹腔，腹部平片可见肠间隙增宽。受累的肠袢越长，失血量越大，亦是导致肠梗阻患者死亡的原因之一。

（二）内环境紊乱

通常肠道分泌的液体主要被肠黏膜重吸收，只有少量随粪便排出。随着肠梗阻病情的进展，肠道重吸收功能障碍，肠道持续分泌，同时由于肠道血运障碍，血液和组织液渗出，机体逐渐出现水、电解质和酸碱平衡紊乱，导致脱水；如梗阻部位在十二指肠，可因为丢失大量胃酸而出现代谢性碱中毒，低位梗阻则因为丢失大量碱性肠液出现代谢性酸中毒；此时钠、钾、氯离子等随消化液而丢失，将影响机体多种生理功能；肠管严重扩张可导致呼吸困难、呼吸性酸中毒；肠管严重扩张时压迫上腔静脉，使静脉回流障碍，加剧了脱水，可发生低血容量性休克；绞窄性肠梗阻时大量血液丢失，也可发生低血容量休克。

（三）感染和中毒

肠梗阻时肠道内容物通过受阻，有利于肠道细菌的快速繁殖；肠壁缺血坏死，使得肠道细菌易位至腹腔大量繁殖、产生毒素并经腹腔吸收，或者通过血管进入血液循环，引起严重感染、中毒性休克甚至多器官功能衰竭。

四、临 床 表 现

（一）症状

1. **腹痛** 机械性肠梗阻表现为阵发性绞痛，伴有肠鸣，自觉有"气块"窜动，并受阻于某一部位；麻痹性肠梗阻可以无腹痛。高位小肠梗阻绞痛可以不严重，中段或低位肠梗阻则呈剧烈的绞痛，位于脐周或定位不确切。单纯性肠梗阻可有腹痛，但无腹膜刺激征。

2. **呕吐** 梗阻以后，肠管的逆蠕动使患者发生呕吐。肠梗阻部位越高，呕吐出现越早、越频繁。高位梗阻时呕吐物主要为胃、十二指肠内容物。低位梗阻时，呕吐出现迟，吐出物可为粪样。绞窄性肠梗阻的呕吐物呈棕褐色或血性，麻痹性肠梗阻时，呕吐物多为溢出性。

3. **腹胀** 通常在梗阻发生一段时间后出现，其程度与梗阻部位有关。高位梗阻腹胀不明显。低位肠梗阻及麻痹性肠梗阻时，腹胀明显。闭袢性肠梗阻病变局限，常出现不对称的腹胀。麻痹性肠梗阻则全腹部均匀腹胀，伴肠鸣音减弱或者消失。

4. **停止自肛门排气排便** 完全性肠梗阻的患者不再排气排便，但是高位梗阻的早期，由于梗阻以下肠道有残存粪便和气体，仍可自行或者灌肠后排出，不能因此否定梗阻的存在。绞窄性肠梗阻、结肠肿瘤、憩室或胆石梗阻的患者可排出血便或黑便。

（二）体征

1. **心率** 低血容量与严重失水会导致心率加快，绞窄性肠梗阻时由于毒素的吸收，心率加快更为明显。

2. 体温　正常或略有升高。体温升高是肠管绞窄或肠管坏死的征象。

3. 腹部体征　注意是否有手术瘢痕，肥胖患者应注意腹股沟疝和股疝。机械性肠梗阻可见肠型和蠕动波，听诊肠鸣音亢进，有气过水声或金属音。绞窄性肠梗阻可出现腹膜刺激征、腹水征，压痛的包块常为绞窄的肠袢。肿瘤或者蛔虫所致的肠梗阻，也可触及腹部包块或索条团块。

4. 直肠指诊　直肠指检触及肿块时，可能为直肠肿瘤、极度发硬的肠套叠的头部或低位肠腔外肿瘤。

五、辅 助 检 查

（一）血液检查

单纯性肠梗阻的早期无明显变化，随着病情进展，可出现脱水、血液浓缩导致外周血白细胞升高。当白细胞和中性粒细胞计数明显增加时，可能为绞窄性肠梗阻。血气分析、电解质、尿素氮和肌酐的测定有助于了解水、电解质紊乱和酸碱失衡的程度，D- 二聚体和 C 反应蛋白有辅助诊断价值。

（二）呕吐物和粪便检查

如见大量红细胞或隐血阳性，需考虑肠管有血运障碍。

（三）腹部 X 线平片

肠梗阻的首选检查，可显示积气肠袢和阶梯状分布的气液平面。

（四）B 超

当肠管积气较少时，可以显示扩张肠管的形态，能显示肠梗阻引起的腹水；当肠管积气较多时，诊断困难。

（五）CT 检查

有助于判断梗阻部位和梗阻原因。粘连性肠梗阻可显示粘连的部位以及肠管和腹壁的关系；肿瘤性肠梗阻可见梗阻部位的软组织肿块、肠壁不规则增厚和淋巴结肿大；胆石性梗阻可见胆道积气、肠袢扩张积液积气以及肠管内钙化的结石；腹股沟疝导致梗阻表现为腹股沟皮下疝囊形成，移行段位于疝口处，肠壁增厚，增强后强化程度较轻；肠套叠表现为腹腔内分层状软组织肿块呈同心圆改变。肠系膜动脉造影用于诊断绞窄性肠梗阻和血运性肠梗阻；低位肠梗阻可考虑钡灌肠。

六、诊断和鉴别诊断

老年人常常有便秘，容易忽略排气排便停止的症状，而且老年人的疼痛反应迟钝，肠梗阻发生后常不能及时就诊，肠梗阻的症状和体征也不典型，给病情的判断和诊断带来困难。特别是绞窄性肠梗阻，延误诊治将会带来严重后果。

（一）肠梗阻与其他疾病的鉴别

根据腹痛、呕吐、腹胀、停止自肛门排气排便四大症状和 X 线表现，一般可作出诊断。症状不典型者，需要与输尿管结石、卵巢囊肿蒂扭转、急性胰腺炎等鉴别，腹部 CT 有助于明确诊断。

（二）梗阻原因

老年肠梗阻的病因多为肿瘤，且发现时已属中晚期。发病部位以左半结肠多见，其次是横结肠、右半结肠和直肠。粘连性肠梗阻是第二位病因，与腹部手术、损伤或者炎症史有关。肠扭转是第三位的病因，老年人多见于乙状结肠扭转，年轻人主要是回结肠部位扭转。此外嵌顿性或绞窄性腹外疝以及粪块堵塞，在老年肠梗阻中也较常见，因此要仔细询问患者是否有排便障碍，必要时行肛门指检，同时检查可能发生腹外疝的部位。

（三）单纯性梗阻还是绞窄性梗阻

一旦诊断绞窄性梗阻，必须尽快手术治疗。绞窄性肠梗阻有以下临床表现：①起病急骤，初期为持续性剧烈疼痛，或持续性疼痛伴阵发性加重，肠鸣音可不亢进，有时出现腰背部痛，出现剧烈而频繁的呕吐；②病情发展迅速，早期出现休克；③腹膜刺激征、发热、白细胞总数增高；④不对称性腹胀，腹部局部隆起或触及压痛的肿块；⑤呕吐物、胃肠减压引流液、肛门排出物为血性，或腹腔穿刺出血性液体；⑥经非手术治疗后症状体征改善不明显；⑦腹部 X 片见孤立、突出胀大的肠袢，不随时间而改变位置，或有假肿瘤阴影、或肠间隙增宽，提示有腹水。

（四）其他类型肠梗阻的鉴别

1. 机械性肠梗阻临床表现典型，X 片显示梗阻部位以下肠管正常。麻痹性肠梗阻则因肠蠕动减弱而腹胀显著，X 片显示全部肠管充气扩张。

2. 高位肠梗阻呕吐出现早而频繁，多为胃液和未消化食物；低位肠梗阻呕吐出现迟，可呕出少量粪样物。

3. 完全性肠梗阻症状重，X 片显示梗阻部位以下肠管无气体，不完全性肠梗阻症状多不明显，X 片显示梗阻部位以下肠管有气体。

七、治疗及预后

肠梗阻的治疗原则是纠正机体的生理紊乱和解除梗阻。治疗方法根据肠梗阻的类型、部位和患者的全身状况而定。

（一）基础治疗

1. 胃肠减压 降低肠腔压力，缓解腹胀腹痛，改善肠壁血液循环，减少细菌繁殖和毒素吸收，有利于改善局部病变和全身状况。

2. 纠正内环境紊乱 补液的量和种类根据症状、体征、尿量、电解质和血气分析结果而定。单纯性肠梗阻，特别是早期，补液就可以解决生理紊乱。当出现绞窄性肠梗阻时，需要输注白蛋白、血浆或血浆代用品，以维持体内液体平衡。

3. 抗感染 应用针对肠道细菌和厌氧菌的抗生素，特别是绞窄性肠梗阻和手术治疗的患者。

（二）非手术治疗

适用于单纯性肠梗阻、麻痹性肠梗阻、痉挛性肠梗阻和粪块等堵塞导致的肠梗阻。如肛门指检发现粪块等堵塞物，可予肥皂水或液体石蜡灌肠，同时用手指掏出堵塞物；肿瘤所致的肠梗阻，可置入自膨式金属支架，支架置入可以为手术争取时间，也可用于姑息治疗，而且并发症较少。乙状结肠扭转多见于老年男性，在发病早期可以行肠镜复位；回盲部扭转通常需要手术。如果患者经上述方法处理无效，需立即手术。

（三）手术治疗

手术适应证：①出现持续性腹痛、消化道出血、高热、休克、不对称性腹胀、腹膜炎体征、X 片显示孤立胀大的肠袢、腹穿见血性液体等，提示出现绞窄坏死性肠梗阻可能；②经 24~72 小时保守治疗仍无缓解，即使病情无进展，仍需手术；③明确是腹股沟嵌顿疝或者少见的腹内疝、闭孔疝导致的肠梗阻，容易绞窄，一旦明确诊断应及时手术；④剧烈腹痛时应警惕肠系膜血管栓塞，或血管血栓形成闭塞，应及时手术；⑤对于肿瘤性肠梗阻，有学者报道，70 岁以下患者首选急诊切除或 I 期吻合，感染率和死亡率并不高；然而对于老年衰弱者，急诊手术死亡率可达 32%；如果先经置入支架或造口以减轻肠道压力，然后再行肿瘤切除，则会明显降低老年衰弱患者的病死率。大约三分之一的老年人发生绞窄性肠梗阻时并没有确切的证据，早期手术的并发症明显要低，所以应该积极手术。手术的目的是解除梗阻，去除病因。

（邵　耘）

参 考 文 献

1. Seo GH1, Choe EK, Park KJ, et al.Incidence of Adhesive Bowel Obstruction After Colon Cancer Surgery and its Risk Factors: A Nationwide Claim Study.Ann Surg, 2017.

2. Blackley S, Maguire C, Daniels T.Seven cases of sigmoid volvulus in Parkinson's disease.Seven cases of sigmoid volvulus in

Parkinson's disease.J R Coll Physicians Edinb,2016,46(3):157-159.

3. Consolo P,Giacobbe G,Cintolo M,et al.Colonic acute alignant obstructions:effectiveness of self-expanding metallic stent as bridge to surgery.Turk J Gastroenterol,2017,28(1):40-45.

4. Perrot L,Fohlen A,Alves A,et al.Management of the colonic volvulus in 2016.J Visc Surg,2016,153(3):183-192.

5. Lin BQ1,Wang RL,Li QX,et al.Investigation of treatment methods in obstructive colorectal cancer.JBOUN,2015,20(3):756-761.

6. Tanis PJ,Paulino Pereira NR,van Hooft JE,et al.Resection of Obstructive Left-Sided Colon Cancer at a National Level:A Prospective Analysis of Short-Term Outcomes in 1,816 Patients.Dig Surg,2015,32(5):317-324.

第十一节　结肠憩室病

【概况】

结肠憩室是结肠壁内的结构改变，典型的形成囊袋状。憩室形成因结肠壁的环形肌缺陷而导致的结肠黏膜和黏膜下层向外膨出，通常位于血管穿过结肠的部位。真性憩室是指肠壁全层向外膨出。如果仅仅是肠道的黏膜层通过肌层疝出，则为假性憩室。

没有任何症状和体征的憩室称为结肠憩室病（diverticulosis）；一旦出现了症状，就要用憩室性疾病（diverticular disease）这个术语，后者包括了憩室炎（diverticulitis）和有症状无并发症的憩室性疾病（symptomatic uncomplicated diverticular disease，SUDD）；憩室炎又可分为急性憩室炎和慢性憩室炎，后者再分为慢性复发性憩室炎和与憩室病相关的节段性结肠炎（segmental colitis associated with diverticulosis，SCAD）。

憩室病的患病率随着年龄增长而增高，随着社会老龄化，其发生率在逐年上升，因憩室性疾病住院的患者也逐年增加。60岁及以上的老年人约50%有憩室病，到了80岁，约70%的老人患有憩室病。有10%~25%的憩室病患者将发生并发症，比如：憩室炎。西方和发达地区憩室性疾病的患病率比非洲和亚洲地区高。

憩室发生的部位有地域差异。在西方国家，大多数憩室病位于乙状结肠；而在亚洲，右半结肠的憩室则占主导，产生这种地域差异的原因还不清楚。

【病因与发病机制】

迄今为止，憩室病的确切机制并不清楚，多个因素均与憩室病的发生有关，包括：年龄、饮食、遗传、动力、微生态和炎症等。

最易被接受的理论是，随着年龄增长，肠道黏膜层退化，结肠内压力增加，在直小血管的穿入处形成凸起，导致憩室形成。也有研究认为，是因为结缔组织改变，比如胶原纤维的交联或者基质金属蛋白酶表达的变化，而非年龄本身，增加了憩室发生的风险。

动力理论的核心是随着年老，包括肠肌间神经丛、胶质细胞和Cajal间质细胞等的神经元发生退化，神经元的丢失引起肠壁收缩不协调，继而压力增加，发生憩室病。

饮食的纤维摄入与发生憩室病的风险呈负相关。虽然纤维素可能并不能防止憩室的形成，但它对预防憩室性疾病有作用，高纤维素摄入者更少出现憩室性疾病的并发症，素食可以减少憩室性疾病患者的住院和死亡风险。高红肉饮食、高脂肪饮食是憩室发生的危险因子。肥胖与憩室炎风险相关。

药物因素，包括非甾体消炎药、糖皮质激素和鸦片类药物等，是憩室炎和憩室出血的相关危险因素。可能有保护作用的药物有钙通道阻滞剂和他汀类药物，高维生素D水平也可以减少憩室炎住院的风险。动脉粥样硬化被认为是憩室出血的主要原因。非甾体消炎药、脑血管疾病和高尿酸血症是憩室出血的预测因子，而最有意义的危险因素是正在使用的非甾体消炎药。

遗传因素在憩室病的发生中起重要作用。在瑞典进行了一项包含104 452对双胞胎憩室病患病情况的研究，当一位双生子有憩室病时，另一位发生憩室病的比值比为7.15（95%CI，4.82~10.61），而双合子双胞胎的比值比为3.20（95%CI，2.21~4.63）。一些特殊的基因，比如TNFSF15 SNP rs7848647在憩室炎及憩室并发症中起一定作用。

　　近年来发现，微生态改变在憩室炎发生中起一定的作用。长时间的粪便淤积产生慢性微生态失调，从而形成慢性炎症状态。与无憩室炎的患者相比，憩室炎患者的厚壁菌 / 拟杆菌比值增加，并且变形菌门的总量也增加。

　　炎症与症状性憩室病和其并发症均有关系。憩室病患者的显微镜下炎症增加，包括慢性淋巴细胞浸润、活性的中性粒细胞浸润，以及肿瘤坏死因子 α 表达增加。与憩室病相关的节段性结肠炎，局部也有显微镜下的慢性炎症。

【临床表现】

　　结肠憩室的临床表现多种多样：可以表现为无症状性的憩室病，也可以表现为出血（如憩室出血）或者炎症（如憩室炎），憩室炎可以发生感染、脓肿、脓毒血症、腹膜炎和穿孔等。

　　急性憩室炎可以表现为轻度间断的疼痛，或者慢性重度不缓解的腹痛。发热和排便习惯改变很常见。便秘见于约 50% 的患者，腹泻见于 25%~35% 的患者。其他症状包括恶心、呕吐和尿路症状等。

　　在有并发症的病例中，患者可能出现蜂窝织炎、脓肿、腹膜炎、窦道形成或者梗阻。典型的表现是，感染在局部播散，累及炎症的局部区域（比如膀胱和髂关节）或通过门脉循环导致肝脏脓肿。一旦出现明显的腹膜炎，腹部查体可以发现腹肌紧张、肌卫和反跳痛。实验室检查可发现白细胞和炎性因子升高。

　　与憩室病相关的节段性结肠炎并不常见，这种情况可能经常被误认为炎症性肠病，尤其是克罗恩病。典型的病变憩室有红斑，可以看到局部有分泌物的质脆黏膜，憩室周围的黏膜也可能受累。口疮样的溃疡并不常见，一旦出现则提示克罗恩病。组织学上，炎症反应显示的是慢性结肠炎，无肉芽肿形成，通常直肠不会受累。

　　憩室性疾病患者约 3%~5% 可以出现憩室出血，便血是常见的临床表现，根据出血部位和出血量的不同，可以表现为黑便、暗红色 – 鲜红色血便。大量出血将发生血流动力学改变。80% 以上的结肠憩室出血可以自行停止，但也经常再发。

　　并非所有憩室性疾病的患者都有相同的疾病相关风险，转归和治疗需求也各不相同。因此，需要将结肠憩室性疾病进行分类，便于在选择治疗前将疾病进行精确分类、分级。

　　Hinchey 分类法是最为常用的急性憩室炎分类法，将病变分为以下四级：Hinchey Ⅰ– 局限性的脓肿（结肠旁），Hinchey Ⅱ– 盆腔脓肿，Hinchey Ⅲ– 化脓性腹膜炎（腹腔内出现脓液），Hinchey Ⅳ– 粪汁性腹膜炎（肠穿孔致粪便进入腹腔）。由于该分类法仅仅只关注了与结肠穿孔相关的并发症，因此有一定局限性。

　　近年来，德国胃肠病学和消化疾病学会提出了一个改良的分类法，将憩室性疾病分为五型，各型根据不同临床表现又分出亚型，如此可以根据不同亚型的病变对诊断、治疗和预后进行精细分层，具体分型见表 40-14。

表 40-14　德国胃肠病学和消化疾病学会结肠憩室性疾病的分类

0 型	无症状性憩室病	随机发现：无症状无疾病
1 型	无并发症的急性憩室性疾病 / 憩室炎	
1a	无憩室周围炎的憩室炎 / 憩室性疾病	由憩室引起的症状 有炎症的证据（实验室检查）：可以出现典型的断层影像
1b	有蜂窝织炎性憩室周围炎的憩室炎	有炎症的证据（实验室检查）：必须出现断层影像：蜂窝织炎性憩室炎
2 型	有并发症的急性憩室炎	
	在 1b 型基础上，再加上：	
2a	微小脓肿	隐匿性穿孔，小脓肿（≤ 1cm） 极少量的结肠周围气体
2b	大的脓肿	结肠周围或结肠系膜脓肿（＞ 1cm）
2c	游离性穿孔	游离性穿孔，游离气体 / 液体 弥漫性腹膜炎

续表

2c1	化脓性腹膜炎	
2c2	粪汁性腹膜炎	
3 型	慢性憩室性疾病	
	复发性或有持续症状的憩室性疾病	
3a	有症状无并发症的憩室性疾病	典型的临床特征
		有炎症的证据（实验室检查）：可以出现
3b	无并发症的复发性憩室炎	有炎症的证据（实验室检查）：现证
		断层影像：典型的
3c	有并发症的复发性憩室炎	确认有狭窄、瘘管、团块状的肿物
4 型	憩室出血	确认有出血源

引自：Digestion.2014；90（3）：190-207.

流行病学研究提示憩室性疾病与肠易激综合征的发生相关，其他滞后的长期并发症包括抑郁、焦虑和慢性腹痛。研究发现有憩室性疾病的患者，不论其在憩室性疾病发病期间还是之后，均对患者的生活质量有显著影响。患者会报告一些与憩室性疾病相关的负面的社会心理和躯体症状。即使患者没有活动性憩室性疾病相关的症状，患者也会特异性地将他们的情感改变归因于憩室性疾病。

【诊断与鉴别诊断】

（一）诊断

通过典型的症状可以临床诊断憩室性疾病，更为常见的是用放射学手段或结肠镜进行确诊。

钡剂灌肠造影通常被用于憩室性疾病的诊断。钡剂充盈的憩室表现为突出于肠腔外的圆形或烧瓶状阴影，与肠腔间有细颈相通。大小不一，一般直径在1~2mm 到1~2cm 之间，少数直径为4~5cm。

近年来，CT 已经作为一种诊断憩室性疾病的标准方法，腹部和盆腔 CT 以及 CT 仿真肠镜均有助于该病的诊断，可以判断疾病的程度和并发症，尤其在急诊情形下，更为常用。腹部和盆腔 CT 检查后，Hinchey 分类系统可以用于评估憩室炎的严重程度。典型 CT 表现为结肠壁通过一狭颈向外突出，局部形成突入邻近脂肪组织内的含气囊腔（图40-11）。慢性憩室病，通常肠腔增厚，肠腔不易扩张。憩室炎的特点是肠壁显著不规则增厚，伴周围脂肪间隙内见条索影，通常不伴有周围淋巴结肿大。

在无法进行结肠镜检查或者没有完成结肠镜检查的患者中，增强 CT 和选择性血管造影是一个很好的选择。增强 CT 对判断结肠憩室活动性出血有一定帮助。

结肠镜是诊断结肠憩室病的主要手段。在进行结肠镜检筛查时，无症状憩室是一个常见的偶然发现。但结肠镜并不用于急性憩室炎的确认，因为在急性憩室炎时，结肠镜检查有可能由于注气而导致其穿孔。虽然结肠镜检可以发现憩室炎，并且可见于多达2% 的结肠镜筛查中，它并不能确定一些特定的并发症比如脓肿。镜下可以观察到憩室表现为边缘清楚的圆形或椭圆形肠壁下陷，周围黏膜正常；开口可为广口，小者也可呈点、线状，憩室大小、深度不一。囊内可见血管纹理和黏膜，或可见腔内粪便，有时见粪便嵌顿于憩室开口。憩室炎时，可见开口及附近黏膜充血、水肿、糜烂及炎性渗出物。正在出血的憩室可见血液停留于其内（图40-12），或者可见新鲜血液从憩室内流出或渗出。

（二）鉴别诊断

一些情况可能会类似急性憩室炎，比如溃疡性结肠炎和克罗恩病可以出现类似的腹痛和排便习惯改变，在重症病例都可以出现发热等；缺血性结肠炎的表现也可以与急性憩室炎相似，因结肠血供不足，导致缺血部位的弥漫腹痛或局限性腹痛，出现排便习惯改变和低热，关键的区别在于，缺血性结肠炎经常出现血性腹泻，这在憩室炎并不是典型的表现，除非出现了憩室出血。也需要与感染性胃肠炎和急性阑尾炎鉴别。

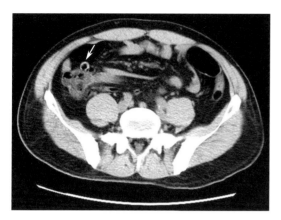

图 40-11　CT 断层影像可见升结肠肠壁外邻近
脂肪组织内的含气囊腔（箭头所示）

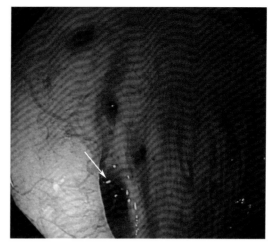

图 40-12　憩室出血，憩室腔内可见血性液体
（箭头所示）

【治疗及预后】

对于无并发症的憩室炎患者，可给予肠道休息和抗生素治疗。如果没有全身毒性症状，患者可以在门诊安全地口服抗生素治疗；而中 - 重症患者，比如在 CT 上发现了并发症的证据，则需要住院治疗，静脉应用抗生素和肠道休息，并请外科会诊。无并发症的憩室炎几乎无需急诊外科处理。

抗生素需要兼顾需氧和厌氧的革兰阴性细菌。使用抗生素治疗的一个重要目的是减少憩室并发症和复发的风险，由于在无并发症憩室炎中这些风险极低，最新的美国胃肠病学会指南推荐在无并发症憩室炎患者中抗生素的使用是选择性的，而非常规的。

高达 16% 的急性憩室炎患者可以有憩室脓肿。一旦出现脓肿，一定要外科治疗或者经皮穿刺引流。经保守治疗无法改善的患者可能需要紧急外科手术治疗。由于有持续存在的炎症，大部分患者需要分步进行外科处置，包括病变区域的切除、暂时性结肠造口术等。

对于结肠憩室出血的患者，可以选择内镜治疗或者血管介入手术。内镜治疗技术包括局部肾上腺素注射、热凝治疗、止血钛夹夹闭（图 40-13）和套扎治疗等；通过血管介入手术可以经动脉注入血管加压素和封堵剂等以止血。10%~25% 的出血患者由于血流动力学不稳定而需要紧急手术治疗，根据情况行开腹手术或者经腹腔镜手术。

憩室破裂穿孔导致腹膜炎很少见，为 1%~2%，而一旦出现这种情况，死亡率可达 20%。有高达 12% 的憩室炎患者可以出现瘘管形成，大部分瘘管累及邻近器官，最常见为膀胱，其次为阴道、皮肤和肠道等。一旦出现上述情形，广谱抗生素和外科干预是必需的。

与憩室病相关的节段性结肠炎并不常见，如果症状持续存在，可能就需要局部外科切除受累区域。做外科手术必须要慎重，因为一些数据显示憩室病相关的节段性结肠炎可能是炎症性肠病的前驱病变，如果是克罗恩病，外科手术是无法治愈的。

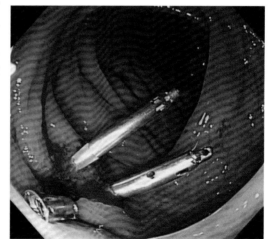

图 40-13　憩室出血，局部以钛夹止血

目前指南建议在发生憩室炎 4~8 周后方可进行结肠镜检查。

【预防】

除了外科手术切除以外，还没有理想的方法可以预防憩室性疾病的复发，文献报道的憩室炎复发风险为 7%~62%。目前已知的一些预防和治疗憩室性疾病的方法包括膳食纤维、抗炎药物和抗生素等。

低纤维素作为憩室疾病的证据并不明晰，同理，增加纤维摄入是否能预防憩室疾病也不清楚。最近的 AGA 指南推荐在发生了憩室炎后增加纤维摄入，但仅仅是一个有条件性的推荐，证据等级低。

基于在憩室病相关的节段性结肠炎病例中发现有慢性炎症，以及在组织学上发现的炎症证据，一些研究评估了使用 5-ASA 衍生物作为预防性治疗的作用。最近的 AGA 指南指出，目前还没有合适的证据推荐在出现憩室炎后使用 5-ASA 制剂。

一些研究评估了抗生素的预防作用，其基础在于改变了可能触发炎症及后续症状的肠道微生态。有研究发现在有症状无并发症的憩室性疾病患者中应用利福昔明可以减少反复发作性憩室炎的复发，而且与 5-ASA 产品相比，似乎更为有效。但 AGA 指南目前不推荐使用利福昔明作为预防用药。

益生菌改变肠道微生态，研究指出益生菌有可能预防有症状无并发症的憩室性疾病的复发。

（王刚石　侯柏村）

参 考 文 献

1. Tursi A,Papa A,Danese S.Review article:the pathophysiology and medical management of diverticulosis and diverticular disease of the colon.Aliment Pharmacol Ther,2015,42(6):664-684.

2. Pfützer RH,Kruis W.Management of diverticular disease.Nat Rev Gastroenterol Hepatol,2015,12(11):629-638.

3. Kruis W,Germer CT,Leifeld L.German Society for Gastroenterology,Digestive and Metabolic Diseases and The German Society for General and Visceral Surgery.Diverticular disease:guidelines of the german society for gastroenterology,digestive and metabolic diseases and the german society for general and visceral surgery.Digestion,2014,90(3):190-207.

4. Peery AF.Recent Advances in Diverticular Disease.Curr Gastroenterol Rep,2016,18(7):37.

5. Cirocchi R,Grassi V,Cavaliere D,et al.New Trends in Acute Management of Colonic Diverticular Bleeding:A Systematic Review. Medicine(Baltimore),2015,94(44):e1710.

6. Stollman N,Smalley W,Hirano I.AGA Institute Clinical Guidelines Committee.American Gastroenterological Association Institute Guideline on the Management of Acute Diverticulitis.Gastroenterology,2015,149(7):1944-1949.

第十二节　缺血性肠病

随着全社会老年人口的迅速增加，缺血性肠病（ischemic bowel disease，IBD）这种好发于老年人群的疾病也受到越来越多的关注，所报道的病例也越来越多。由于该病的症状及体征不典型、缺乏特异性检查手段，常导致早期诊断困难，容易漏诊、误诊，影响预后，有报道因延误诊治而需要手术治疗的患者每年约 1.43/10000，术后死亡率达 21%。不同形式的缺血性肠病在诊断和治疗方案以及预后方面也有明显不同，因此早期诊断缺血性肠病并且准确掌握老年人缺血性肠病的临床特点十分重要。

一、概　　况

（一）概念

IBD 是指由于某种原因引起肠壁急性或慢性供血不足而出现一系列临床症状的一种肠道缺血性疾病，可不同程度地累及小肠、部分大肠或全部肠段。根据供应肠道血流的血管受损部位以及缺血导致肠道损伤的程度与范围等因素，分为急性肠系膜缺血（acute mesenteric ischemia，AMI）、慢性肠系膜缺血（chronic mesenteric ischemia，CMI）和缺血性结肠炎（ischemic colitis，IC）。2015 年美国胃肠病学会提出用结肠缺血（colon ischemia，CI）这一术语代替 IC，尚未被广泛接受。

AMI 是指由梗阻或非梗阻性因素引起的肠系膜血管灌注急性减少。包括肠系膜动脉栓塞（acute mesenteric artery embolus，AMAE）、肠系膜动脉血栓形成（acute mesenteric artery thrombosis，AMAT）、肠系膜静脉血栓形成（acute mesenteric venous thrombosis，AMVT）、非闭塞性肠系膜缺血（non-occlusive mesenteric artery ischemia，NOMAI）。CMI 又称为肠绞痛，是指肠系膜动脉狭窄或闭塞导致的肠道慢性或

持续性低灌注。AMI 和 CMI 合称为肠系膜缺血（mesenteric ischemia，MI）。IC 是指结肠供血减少，不足以维持细胞代谢功能而导致的肠道可逆性或不可逆性缺血性损伤。可逆性损伤包括结肠病变（上皮下出血或水肿）、结肠炎，通常结肠病变可在 3 天内恢复，而结肠炎可持续数月；不可逆性损伤包括结肠狭窄、坏疽及暴发性结肠炎，较为罕见的是慢性缺血性结肠炎及由菌群移位导致的反复性败血症。Brandt 等将 IC 分为 6 类，即可逆性缺血性结肠病变、短暂性缺血性结肠病变、慢性溃疡性缺血性结肠病变、结肠狭窄、坏疽及暴发性全结肠型。孤立性右半结肠缺血（isolated fight colon ischemia，IRCI）、全结肠缺血是 IC 的特殊形式。

（二）流行病学

IBD 患病率呈上升趋势，目前国内尚无其患病率的确切流行病学资料。国外文献报道，急诊监护病房中 AMI 患者比率为 0.1%。在老年 IBD 患者中，AMI、CMI 和 IC 分别占 45%、5% 和 50%。MI 中绝大多数为 AMI，AMI 的发病率为 12.6/10（万人·年），由急性肠系膜上动脉闭塞引起的 AMI 发病率约为 8.6/10（万人·年），由非闭塞性肠系膜缺血引起的 AMI 发病率约为 2/10（万人·年），由肠系膜静脉血栓形成引起的 AMI 发病率约为 1.8/10（万人·年）。AMI 在 >70 岁的人群中发病率呈指数上升。CMI 通常发生在年龄 >60 岁的老人，男女比例为 1:3，当 CMI 进展为 AMI 时，其死亡率 >50%。IC 是最常见的肠道缺血性改变，占因急性下消化道出血性疾病住院患者的 15%，发病率约为 16.4~17.7/10（万人·年），死亡率为 4%~12%，2 年复发率为 3%~5%，5 年复发率为 7.5%~10%。由于影像诊断技术的进步，近 30 年来缺血性结肠炎的病例增加了 4 倍。国内资料表明大约 90% 缺血性结肠炎患者发病年龄超过 60 岁，成人 40 岁前的发病率几乎为零，65 岁后的发病率为每年 1.19‰，本病男女患病比例约为 1:1.48。

二、病因与发病机制

胃肠道的血供几乎全部来自腹腔动脉、肠系膜上动脉和肠系膜下动脉。正常静息状态，胃肠道动脉血流量占心排血量的 10%~20%，进餐或排便等消化道活动增加时可使胃肠道的血流量明显增加。任何原因造成营养肠道的动脉或静脉血流障碍，都可能诱发相应肠道出现缺血性损伤。血管病变、血容量不足和高凝状态是发病的主要病理基础，肠道缺血缺氧及再灌注损伤是主要病理过程，黏膜下层有大量含铁血黄素细胞和纤维素性血栓是主要病理特征。

MI 患者约 1/2 由动脉闭塞性因素引起、1/3 由非闭塞性因素引起，其余的 MI 多由肠系膜静脉血栓形成引起。由肠系膜上动脉栓塞、肠系膜上动脉血栓形成、非闭塞性因素、肠系膜静脉或门静脉血栓形成导致的 AMI 所占比例分别为 40%~50%、20%~30%、25%、5%~15%。栓子主要来源于二尖瓣狭窄所致的心房血栓、心肌梗死后的附壁血栓、感染性心内膜炎形成的脓毒性栓子等，肠系膜上动脉与腹主动脉几乎平行、管径较粗，栓子易随血流堵塞在血管狭窄或分叉处；动脉血栓形成与高血压、动脉粥样硬化、血管损伤或炎性反应等有关；肠系膜静脉血栓形成常见于门静脉高压、腹部手术或外伤、腹腔或下肢感染、血液高凝状态等；非闭塞性因素与严重的继发性低灌注、持久的内脏血管收缩有关。95% 以上的 CMI 与弥漫性动脉粥样硬化有关，其他病因包括多发性大动脉炎、血管炎、纤维肌层发育不良、放射线照射、恶性肿瘤等。与小肠相比，结肠因相对血流缓慢、微循环系统欠发达更易出现缺血。肠系膜上、下动脉对结肠供血移行区称为"分水岭"区，在分水岭区有两个血供薄弱点，分别是 Griffith 点（位于结肠脾曲）、Sudek 点（位于直肠乙状结肠交界处），这两个部位 IC 最常见。有文献指出左半结肠缺血、右半结肠缺血分别约占 IC 的 75%、25%，而直肠由于有双重血供，故缺血情况少见。

诱发 IBD 的其他危险因素包括吸烟、饮酒、剧烈运动等，某些疾病和药物以及医源性因素也可能诱发，常见疾病包括冠心病、心律失常、心力衰竭、血栓形成、高血压、动脉粥样硬化、糖尿病、血脂异常、便秘、机械性肠梗阻、各种原因所致的休克等，药物因素如某些利尿药、非甾体抗炎药、达那唑、阿洛司琼、地高辛、雌激素、苯异丙胺、可卡因滥用等；医源性因素如冠状动脉搭桥术、动脉瘤切除术、肠切除术、妇科手术、肠镜、钡灌肠检查等。

三、临床表现

IBD 的临床表现多种多样，与临床类型及病情严重程度相关，具有症状不典型、体征无特异性、症状与体征不相符的特点。

AMI 的"三联征"：剧烈上腹痛或脐周痛而无相应的体征、器质性心脏病合并房颤、强烈胃肠排空症状（肠鸣音亢进、恶心、呕吐或腹泻）。AMI 常以突发剧烈腹痛，伴频繁呕吐和腹泻为主要症状，腹痛可由最初的内脏性疼痛迅速发展为剧烈而持续的绞痛，多位于上腹及脐周，但也有 15%~25% 的患者无腹痛症状，仅表现为不明原因的腹胀和消化道出血。早期查体腹部平软、几乎没有压痛和反跳痛，提示肠壁尚未发生明显坏死。如果腹部压痛明显，伴有反跳痛、肌紧张，则强烈提示肠坏死，可出现发热、恶心、呕吐、呕血、肠梗阻、脓毒症表现等，严重者可出现感染性休克，甚至死亡。

CMI 临床症状更为少见，典型症状包括餐后腹痛、畏食和体重减轻。主要表现为反复发生的与进食有关的腹痛，多位于脐周及左下腹，呈持续性钝痛，多于餐后 15~30 分钟出现，1~2 小时达高峰，随后腹痛逐渐减轻，至下餐进食前逐步缓解，蹲坐位或卧位可使部分患者腹痛缓解，约 80% 的患者存在体重减轻。体征少见且缺乏特异性，约有 50% 的患者存在上腹部收缩期血管杂音。

IC 常见的临床症状包括腹痛、便急、血便或血性腹泻。腹痛多呈阵发性绞痛或持续性绞痛，部位多在左侧腹部及脐周，伴排便急迫感，24 小时之内可出现鲜红色或暗红色血便或血性腹泻，但出血量一般不多，基本不需输血；由于大量肠液渗出、肠蠕动过快及肠黏膜坏死导致腹泻，部分患者可出现里急后重；其他症状有厌食、发热、恶心、呕吐、腹胀等。体检可见腹部轻中度压痛，病情严重出现肠坏疽时，可有反跳痛、肌紧张；病变肠段扩张时可出现腹部不对称性膨隆，肠鸣音可亢进、减弱，甚至消失；直肠指诊可见血便。IRIC 作为 IC 的特殊形式，其主要症状为腹痛，较少有便血及直肠出血。

四、辅助检查

（一）实验室检查

IBD 患者可有血白细胞（WBC）、碱性磷酸酶（ALP）、肌酸激酶（CK）、乳酸脱氢酶（LDH）升高，大便潜血阳性，但这些对诊断价值不大，而 D- 二聚体（D-D）、D- 乳酸、肠脂肪酸结合蛋白（I-FABP）在肠缺血时可升高，对疾病的诊断具有一定价值。

D- 二聚体（D-dimmer，D-D）：是纤维蛋白降解终产物，是临床诊断血栓及栓塞性疾病的重要指标。当 D-D>0.9mg/L 时，对于 IBD 诊断的准确率为 69%、敏感度为 60%、特异性为 92%，且对病情的进展有提示作用，D-D 显著升高提示有肠道坏疽的可能；当 D-D>3.17mg/L 时，其敏感性和特异性可接近 CT 血管造影。

D- 乳酸：是 L- 乳酸的异构体，是肠道细菌发酵作用产物之一，正常情况下，D- 乳酸不能透过肠黏膜屏障吸收入血，人体自身组织亦不产生 D- 乳酸，血中的 D- 乳酸水平的变化与肠通透性密切相关，可反映肠道屏障功能状态。当肠道发生急性缺血、缺氧损伤时，肠黏膜通透性增加，D- 乳酸即可通过受损黏膜经循环入血，可能是肠缺血检测的早期指标。

肠脂肪酸结合蛋白（intestinal fatty acid binding protein，I-FABP）位于肠绒毛顶部成熟肠细胞胞质内，正常情况下血中 I-FABP 为阴性，当发生缺血损伤时，肠绒毛释放 I-FABP 入血。I-FABP 对缺血性肠病具有良好的敏感性，但特异性稍差。有研究认为 I-FABP 与 D-D 两者联合检测，其准确性、敏感度、特异性均显著升高。

（二）影像学检查

1. 腹部平片 腹部平片不仅是为了明确 IBD 的诊断，更重要的是为了排除其他原因导致的急性腹部疼痛。当肠系膜缺血导致的肠梗阻范围较广，病情逐渐进展时，腹部平片可见小肠或右半结肠胀气，表现为形状不定的小肠或回肠肠袢。需要注意的是腹部平片多无异常发现，平片检查正常不能排除急性肠系膜缺血的诊断。

2. X 线钡灌肠 可见肠黏膜紊乱不规则，皱襞增厚、管腔狭窄、管壁僵硬等，"指压痕"征是 IBD

的特征性 X 线表现，反映黏膜下出血和水肿，有溃疡时管壁可见锯齿状改变或龛影。因 X 线不能显示肠系膜血管病变，故对 MI 的诊断价值有限，阴性结果也不能排除 MI。需注意该检查在消化道出血期、腹膜刺激征阳性者不宜进行。

3. 超声　B 型超声能显示腹腔动脉、肠系膜动脉和肠系膜上静脉的狭窄和闭塞；脉冲多普勒超声能测定血流速度，对血管狭窄有较高的诊断价值，其他征象有：肠壁增厚、腹水、膈下积气、门静脉 – 肠系膜静脉内积气等，可用于 IBD 的筛查和鉴别。对于诊断肠系膜血管闭塞具有高特异性、低敏感度，在评估非闭塞性肠系膜缺血及远端血管闭塞方面存在局限性。

4. CT 和 CTA　能更全面地显示病变的部位及范围，有助于鉴别其他原因导致的急性或慢性腹痛。也可用于术前肠道血管评估，是大多数患者的首选。对 AMI 诊断的敏感度为 71%~96%、特异性为 92%~94%。并可早期诊断出非闭塞性肠系膜缺血。CT 增强扫描和 CT 血管成像（CTA）可观察肠系膜动脉主干及其二级分支的解剖情况，但对观察三级以下分支不可靠，是诊断 IBD 十分重要的辅助检查方法。直接征象为肠系膜血管内充盈缺损或不显影，间接征象包括肠腔扩张积液、肠壁增厚、肠壁积气、肠系膜静脉或门静脉积气、腹腔积液、肠壁密度改变等。CMI 直接征象为动脉狭窄、动脉不显影、腔内充盈缺损等；间接征象有血管壁钙化、侧支形成、肠腔扩张、肠系膜水肿、肠壁增厚。非透壁性 IC 可见肠壁增厚、指印征、靶征等。透壁性 IC 可见肠腔狭窄、中毒性巨结肠、积气征；肠管完全闭塞，增强 CT 示肠壁无强化、肠腔扩张。

5. MRI 和 MRA　MRI 的影像发现与 CT 相似，但其敏感度和特异性稍低，不适用于急症患者。MRA 是完善评估腹部血管疾病的较好方法，对 CMI 诊断的敏感度为 100%、特异性为 95%，对腹腔干和肠系膜上动脉起始处的重度狭窄或闭塞有高度敏感性和特异性，但不能有效评估上述血管远端、肠系膜下动脉狭窄情况及非闭塞性肠系膜缺血。MRI 对判断血栓的新旧、鉴别可逆性和不可逆性肠缺血有很高价值。

6. 血管造影　是 AMI 诊断的"金标准"，能鉴别栓塞与血栓形成，有助于发现病变部位和范围，可为手术治疗、血管内药物灌注治疗提供参考依据。对非闭塞性肠系膜缺血的诊断有着显著优势，是诊断肠系膜动脉痉挛导致的非闭塞性肠系膜缺血的唯一方法。早期行该项检查可提高 MI 的存活率，对诊断 AMI 的敏感度为 74%~100%、特异性为 100%。严重低血容量、低血压的患者禁用。由于血管造影是一项有创性检查方法，费用较高，且可能发生相关并发症，故不作为常规检查手段。

7. 其他　用同位素 ^{99} 锝（^{99}Tc）和 ^{111} 铟（^{111}In）放射性核素标记血小板的单克隆抗体，注射人体后行照相，能显示急性肠系膜血管闭塞的缺血区，目前该技术已逐步用于临床，估计有一定的应用前景。国外近年报道，白蛋白 – 钴结合试验是急性肠缺血的一个新的有用的诊断指标，敏感性达 100%，特异性为 85.7%。

（三）结肠镜检查

结肠镜是诊断结肠缺血的重要手段，能确定病变的部位、范围及严重程度，同时能行病理组织学检查，有助于与其他炎性肠病、结肠癌等相鉴别。对于疑诊 IC 的患者，在出现症状 48 小时内行结肠镜检查（因黏膜下出血通常较快被吸收）具有确诊意义。检查前不一定必须行肠道准备，检查时结肠内避免多充气及滑行，发现坏疽终止检查；肠坏疽、肠穿孔时禁止行肠镜检查。镜下表现为肠黏膜充血、水肿、瘀斑、黏膜下出血，黏膜呈暗红色，血管网消失，可有部分黏膜坏死、溃疡形成，反复发作或慢性患者可有肠腔狭窄。病变部分与正常肠段之间界限清晰，一旦缺血改善，其症状消失快，病变恢复快，是与其他肠炎鉴别的关键之一。镜下所见出血结节是 IC 的特征性表现，由黏膜下出血或水肿形成所致。病理组织学可见黏膜下层有大量纤维素血栓和含铁血黄素细胞，为此病特征。AMI 如累及结肠，内镜改变与 IC 大致相同；CMI 内镜检查无确切意义，但可排除其他疾病。

五、诊断与鉴别诊断

缺血性肠病尚无统一的诊断方法，主要依靠综合病史、危险因素、临床表现及辅助检查等作出判断。有条件者最好进行 CTA、MRA 或血管造影检查，提高 IBD 的诊断率（图 40-14）。

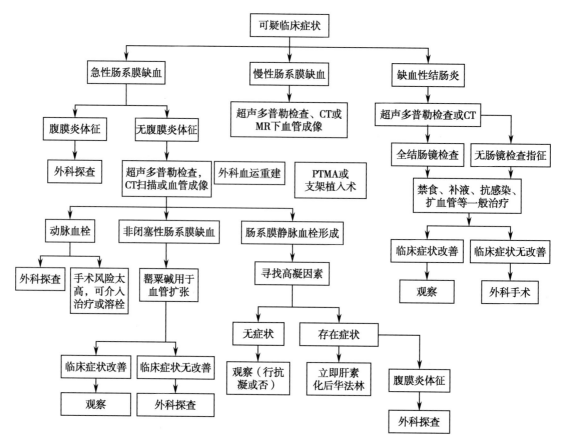

图 40-14 缺血性肠病的诊治流程

AMI 主要表现为腹痛、恶心、呕吐，当患者出现与体征不相符的剧烈腹痛时应考虑 AMI 的可能。腹部 X 线检查可见"指压痕"征、黏膜下肌层或浆膜下气囊征。CT 检查可见肠系膜上动脉不显影、腔内充盈缺损。动脉造影有助于鉴别诊断。肠黏膜组织病理学检查以缺血性改变为主要特点，如伴有血管炎、血栓形成及血管栓塞病变者即可确诊。

CMI 主要表现为腹痛、食欲缺乏、腹胀，26.7% 患者有体重下降。当患者出现进餐后腹痛伴有食欲缺乏、体重下降等表现时，应考虑 CMI。患者呈慢性病容，消瘦，腹软无压痛，上腹部常可闻及血管杂音。动脉造影、CT 血管成像、核磁血管成像、超声等影像学检查有助于诊断 CMI。确认 CMI 腹痛是一复杂的问题，因为导致慢性腹痛的病因较多，即使存在重度腹腔动脉、肠系膜上动脉、肠系膜下动脉狭窄也不一定产生腹痛症状，因此要做好鉴别诊断。

老年人出现不明原因的腹痛、血便、腹泻或腹部急腹症表现者应警惕 IC 的可能，便血在 AMI 及 CMI 中均不常见，根据病情选择肠镜检查，必要时行血管造影。依据病程，内镜下缺血性结肠炎可分为 3 期：急性期（1~3 天）：黏膜不同程度的水肿、充血、瘀斑、出血、糜烂，血管网消失，严重水肿者皱襞增厚如肿块，称假瘤征。亚急性期（3~7 天）：此期多形成溃疡，溃疡成纵行或匍行分布，边界清楚，周围黏膜充血、水肿。慢性期（2 周~3 个月）：表现为水肿逐渐消失，有肉芽组织及瘢痕形成，严重者导致肠腔狭窄及纤维化。

IBD 需与下列疾病相鉴别：

胆囊炎和胆石症：常有胆绞痛病史。疼痛主要位于右上腹，常常放射至右肩部。体格检查右上腹压痛，墨菲征阳性。化验检查肝功胰酶常有异常。B 超、CT 或 MRI 有助于鉴别。

急性胰腺炎：急性上腹痛、恶心、呕吐、发热。化验检查血淀粉酶和脂肪酶升高。B 超以及 CT 检查胰腺增大、炎性渗出有助于确诊。

慢性胰腺炎：反复发作或持续性腹痛、腹泻，或脂肪泻、消瘦、黄疸、腹部包块和糖尿病等，ERCP 和 CT 有助鉴别。

胰腺癌：临床表现为上腹痛、进行性消瘦和黄疸。上腹扪及肿块，影像学检查可见胰腺占位性病变。

消化性溃疡急性穿孔：常有溃疡病史。腹部隐痛不适基础上突然出现剧烈腹痛。查体腹部压痛，反跳痛。叩诊肝浊音界消失。腹部 X 线检查膈下有游离气体。

溃疡性结肠炎：腹痛、腹泻，多伴有脓血便。肠镜检查肠黏膜充血、水肿，散在浅溃疡。可有假息肉形成。病变分布多为连续性。

结肠肿瘤：常有腹痛或腹泻，便血症状，严重时出现肠梗阻临床表现。化验检查可有癌胚抗原增高。肠镜检查发现结肠占位性病变可确定诊断。

六、治疗及预后

IBD 的治疗包括内科治疗、介入治疗和手术治疗，以减轻肠道缺血损伤，促进损伤组织修复为目的（图 40-14）。

（一）一般治疗原则

对怀疑 IBD 的患者应根据情况调整饮食，必要时胃肠减压、静脉营养支持。危重者应密切监测血压、脉搏、每小时尿量，必要时测中心静脉压或肺毛细血管楔压，积极治疗原发病，纠正水、电解质平衡紊乱。吸氧有助于减轻肠道的缺氧损伤。

（二）内科治疗

1. AMI 的治疗

（1）初期处理：禁食，静脉营养支持，有休克表现的患者要纠正低血压、低血容量和心律失常，包括减轻急性充血性心力衰竭。

（2）早期应用广谱抗生素：AMI 患者血培养阳性的比例高。应用抗生素可防止肠缺血症状加重、诱发或加速肠管坏死；慎用肾上腺糖皮质激素，以免坏死毒素扩散，抗菌谱应该覆盖需氧及厌氧菌，尤其是抗革兰阴性菌抗生素，常用喹诺酮类和甲硝唑，严重感染者可用三代头孢菌素。

（3）应用血管扩张剂：AMI 一经诊断应立即用罂粟碱 30mg 肌内注射，继以 30mg/h 的速率经静脉泵入，疗程 3~7 天，少数患者可用至 2 周。同时尽可能避免使用血管收缩剂、洋地黄类药物以防肠穿孔。

（4）抗栓治疗：急性期可用阿司匹林 200~300mg/d 或氯吡格雷 150~300mg/d 抗血小板治疗，应密切观察，防治出血；抗凝及溶栓治疗主要适用于肠系膜静脉血栓形成，确诊后尽早使用尿激酶 50 万 U，静脉滴注，1 次 /d；并给予肝素 20mg，静脉滴注，1 次 /6h。抗凝治疗不能溶解已形成的血栓，但能抑制血栓蔓延，配合机体自身的纤溶系统溶解血栓。对于急性肠系膜动脉血栓，一旦诊断，对有适应证者应尽早进行介入治疗。

年龄大于 70 岁，诊断延迟超过 24 小时，伴休克、酸中毒的患者，预后差。国外报道，AMI 患者 90 天、1 年和 3 年累积生存率分别为 59%、43% 和 32%。急性肠缺血的诊断如不能在肠梗死前作出诊断，死亡率可达 60%~70%。

2. CMI 的治疗

（1）轻症患者，应重新调整饮食，少食多餐。避免进食过多或进食不易消化的食物；

（2）餐后腹痛症状明显的患者，亦可禁食，给予肠外营养；

（3）应用血管扩张剂，如丹参、低分子右旋糖酐等。

3. IC 的治疗　①禁食。②静脉营养。③应用广谱抗生素。④积极治疗心血管系统原发病。停用血管收缩药（肾上腺素、多巴胺等）。⑤应用肛管排气缓解结肠扩张。⑥应用血管扩张药物：如罂粟碱 30mg，肌内注射，1 次 /8h，必要时可静脉滴注；前列地尔 10μg，静脉滴注，1 次 /d；或丹参 30~60ml 加入 250~500ml 葡萄糖注射液，静脉滴注，1~2 次 /d。疗程 3~7 天，少数患者需 2 周。⑦持续进行血常规和血生化监测，直到病情稳定。⑧若患者腹部触痛加重，出现肌紧张、反跳痛、体温升高及肠麻痹，表明有肠梗死，需立即行手术治疗。

通常情况下，大多数 IC 为自限性。轻症患者恢复快，不留后遗症。重症患者经积极处理，约半数可在 24~48 小时内缓解，1~2 周病变愈合，严重者 3~7 个月愈合；10%~20% 患者发生不可逆损害，如肠坏疽、中毒性巨结肠、溃疡延迟不愈、肠管严重狭窄等，则需手术治疗。对于无症状肠腔狭窄者，应密切随访。与 IC 死亡相关的危险因素包括：年龄 ≥ 60 岁、男性、IRCI、伴小肠缺血、全结肠缺血、存在慢性阻塞性肺疾病等。

（三）缺血性肠病的介入治疗

1. AMI 的介入治疗

（1）适应证：①肠系膜上动脉主干阻塞、无明确肠管坏死证据、血管造影能够找见肠系膜上动脉开口者；②存在外科治疗的高风险因素（如心脏病、慢性阻塞性肺气肿、动脉夹层等）、确诊时无肠坏死证据；③外科治疗后再发血栓、无再次手术机会，有进一步治疗价值者。

（2）禁忌证：①就诊时已有肠坏死的临床表现；②导管不能找见肠系膜上动脉开口者；③存在不利血管解剖因素，如严重动脉迂曲、合并腹主动脉瘤 - 肠系膜上动脉瘤，预期操作难度大、风险高、技术成功率低；④存在肾功能不全，不是绝对禁忌证，但介入治疗后预后较差。

（3）方法：①溶栓治疗：可经导管选择性注入尿激酶 20 万 U、罂粟碱 30~120mg。同时配合全身抗凝及扩张血管药物的应用；②机械性清除栓子：可用导管抽吸栓子和血栓，或者用器械清除栓子和血栓；③其他：术中给予解痉剂、用血管内保护器、置入支架等。

2. CMI 的介入治疗　介入治疗对 CMI 效果欠佳，治疗的目的是解除腹痛、改善营养不良、预防突发肠梗死。一般认为腹腔动脉或肠系膜上动脉狭窄 >70%，且有典型餐后腹痛症状者可进行球囊扩张术或置入支架；对无症状的肠系膜上动脉狭窄，特别是狭窄程度 >50%，也可以考虑给予积极治疗，因为肠系膜上动脉狭窄是急性血栓形成的基础，最终有 15%~20% 患者发生急性血栓形成。

（四）手术治疗

内科治疗在轻度肠系膜动脉狭窄性疾病的治疗中能够取得较好的疗效，但于中重度肠系膜上动脉狭窄或闭塞疗效较差，往往需要借助外科手术的方法才能取得较好的效果。

1. 手术适应证　①急性肠系膜动脉栓塞；②急性肠系膜动脉血栓形成；③慢性肠系膜动脉闭塞性疾病，内科保守治疗无效；④任何形式的肠系膜动脉缺血性疾病，并出现剧烈腹痛、压痛、腹肌紧张、腹腔抽出血性液体者均应急诊手术；⑤具有典型的症状和动脉造影确定肠系膜上动脉或腹腔干显著狭窄或闭塞者。

2. 手术禁忌证　①年老体弱合并严重的心脑肺血管疾病及重要脏器的功能障碍不能耐受手术、同时未发现肠坏死迹象者；②动脉造影显示主动脉、肠系膜上动脉和腹腔干动脉病变广泛，预计手术效果差者。

3. 手术方法　包括肠系膜上动脉切开取栓术、肠系膜上动脉远端与右髂总动脉侧侧吻合术、动脉移位、血管移植动脉搭桥等。

（徐世平　吴本俨）

参 考 文 献

1. 缺血性肠病诊治中国专家建议（2011）写作组 . 老年人缺血性肠病诊治中国专家建议（2011）. 中华老年医学杂志,2011, 30（1）:1-6.

2. 秦耿,赵洪川 . 缺血性肠病的诊治现状及进展 . 中日友好医院学报,2012,26（2）:112-114.

3. 袁凤仪,朱峰 刘德军,等 . 缺血性肠病的诊治进展 . 中国临床保健杂志,2016,19（3）:324-328.

4. 付婷婷,王炳元 . 缺血性肠病研究进展 . 中国临床医生杂志,2016,44（12）:12-16.

5. 袁凤仪,吴本俨 . 急性肠系膜缺血 196 例临床特点分析 . 中华老年多器官疾病杂志,2016,15（4）:260-264.

6. J.M.Kärkkäinen.Acute mesenteric ischemia in elderly patients.EXPERT REVIEW OF GASTROENTEROLOGY & HEPATOLOGY,2016,10（9）:985-988.

7. Misiakos EP,Tsapralis D,Karatzas T,et al.Advents in the Diagnosis and Management of ischemic Colitis.Front Surg,2017,4 :47.

8. Mastoraki A, Mastoraki S, Tziava E, et al. Mesenteric ischemia: Pathogenesis and challenging diagnostic and therapeutic modalities. World J Gastrointest Pathophysiol, 2016, 7(1): 125-130.

第十三节　结肠血管畸形

结肠血管畸形（colonic vascular malformation，CVM）又称结肠血管扩张症或结肠血管发育不良，一般指正常黏膜和黏膜下畸形静脉以及毛细血管所发生的扩张性病变，表现为管壁变薄，血管扩张。是不明原因的下消化道出血，尤其是老年人反复出现的不明原因下消化道出血常见病因之一。本病发病无性别差异，20~30 岁和 60~70 岁是该病的两个发病年龄高峰。

一、发病机制

胃肠道血管畸形大多数病变位于盲肠、升结肠，比例高达 54%~100%，40%~75% 患者有多发病灶，11%~20% 患者同时存在小肠病变。目前该病的病因和发病机制尚未完全阐明，推测可能与以下因素有关：

1. 先天性血管发育异常　胃肠道血管畸形组织学表现为血管从浆膜层一直到黏膜下层、黏膜层，其管径未见逐渐减小，甚至呈锐角进入黏膜层，故认为会导致病变处血液交换障碍，使相对粗大的血管表面黏膜由于缺少细小分支和毛细血管供血而易产生缺血、坏死，暴露的血管更易受到机械性损伤或消化液的侵蚀损伤，引起消化道出血。

2. 胃肠黏膜慢性缺血　慢性心肺功能不全、主动脉瓣狭窄和慢性肾衰竭等患者的肠道血管畸形发病率明显升高。有资料显示 60 岁以上血管畸形并出血患者中，20%~25% 同时有主动脉瓣狭窄。上述疾病可能使胃肠黏膜灌注压降低和慢性缺氧，造成局部黏膜缺血，导致血管扩张、迂曲、黏膜变薄、形成糜烂、坏死和浅溃疡以及畸形血管裸露，而最终引起出血。20%~35% 的慢性肾功能不全合并消化道出血的患者同时存在血管发育不良，慢性肾功能不全增加了血管畸形的发生率，而肾功能不全促使血管畸形更易于出血。

3. 后天获得性退行性变　结肠血管畸形的发病率随年龄增长而增加，60 岁以上者多见，其中 70 岁以上者占绝大多数。由于结肠血管畸形多见于老年人，故推测其与黏膜下静脉随年龄增长而发生的退行性变有关。正常肠道周期性蠕动、扩张，肠壁黏膜下静脉进入肌层时，黏膜下小静脉受肌肉收缩阻力的影响，血流呈间断性和低程度阻塞，逐渐导致静脉血管扩张。然后静脉流出压力上升，相继累及黏膜、黏膜下小动脉、毛细血管和小静脉系统，使毛细血管扩张、迂曲。毛细血管前括约肌失去功能，最终形成小动脉、小静脉直接交通而导致动静脉分流，形成动静脉瘘和黏膜下血管扩张。根据 Laplace 定律，在一定腔内压情况下，肠壁压力与肠腔直径成正比，由于右半结肠肠腔相对较大，该处肠壁张力也较强，较易引起肠黏膜下静脉间断和部分受阻，这可以解释为何结肠血管畸形多见于右半结肠。

4. 血管生成因子表达增加　有研究表明，结肠血管畸形患者血液中血管生成因子表达增加，推测血管生成因子表达增加可能是结肠血管畸形的病因之一，但血管生成因子在其发病中的具体作用尚需进一步研究。

5. 血管性血友病　有研究报道了先天性或获得性血管性血友病与血管发育异常之间的相关性，在多种具有血管内高剪切力状态的心脏疾病中发现这一现象，如室间隔缺损、重度主动脉瓣狭窄、肥厚型梗阻性心肌病，及使用心室辅助装置和体外生命支持装置的情况。但具体机制目前尚不明确。

二、分类和临床表现

1. 血管瘤　血管瘤通常是良性，可发生于消化道任何部位，以直肠和结肠多见。呈单发或多发的紫蓝色无蒂息肉样隆起。消化道恶性血管源性肿瘤包括血管肉瘤和血管内皮瘤。血管瘤患者常因反复无痛性便血而就诊，便血呈鲜红、紫黑色或黑便，有时混杂血块，可进行性加重，常伴有慢性缺铁性贫血。

2. 先天性或全身性疾病相关的血管异常　即遗传性出血性毛细血管扩张症，可位于胃肠道任何部位，系遗传性，有家族史伴皮肤毛细血管扩张症，一般出血量不大。

3. 获得性和散发性病变 如血管发育异常、辐射诱导的血管扩张和 Dieulafoy 病变，可发生于全消化道，结肠最多见。结肠血管畸形最常见于右半结肠，多见于老年人。约有 3%~6% 的下消化道出血是由血管畸形导致的。临床上，90% 以上的结肠血管畸形从未出血。血管畸形导致的出血通常是隐匿的消化道失血，表现为大便潜血阳性或缺铁性贫血，有时也可为显性失血，如黑便、呕血。非出血性结肠血管畸形发生出血的风险尚不明确。病灶的数目与是否同时存在凝血病或血小板功能障碍可能是决定是否出血的重要因素。对于曾因结肠血管畸形出现消化道出血者，再次出血的风险升高。

三、诊　断

1. 结肠镜 结肠血管畸形内镜下特征性表现为致密的网状血管丛，其中的血管呈树枝状或星状分布，畸形的血管显著发红，这与血管中的红细胞未流经毛细血管而含氧量高有关，有时血管畸形周围可见苍白的黏膜晕，这是由于小动静脉分流后导致的周围黏膜贫血。结肠镜对于发现血管发育异常的敏感性并不清楚，其敏感性可能约80%。齐滕裕等将胃肠道血管畸形分为 3 型：Ⅰ型，平坦树枝状、雾状血管瘤样、线状及火花样扩展的毛细血管扩张；Ⅱ型，平坦或稍隆起，1~10mm 边界清楚的红色斑，形态大都为圆形或星形，似有鲜血附着；Ⅲ型，边缘稍隆起性病变如黏膜下肿瘤，隆起的顶点呈凹陷状，中央为鲜红色。在结肠血管畸形并发出血的患者中，内镜下可见有的病变区黏膜有轻度糜烂、黏膜下出血斑、血凝块覆盖甚至有活动出血等表现。在失血过多、血容量下降的患者中，血管扩张经常变得不明显。为明确诊断，这些患者需要在补充血容量后重复进行内镜检查。对于肠道准备不佳的患者或当病变位于结肠袋皱襞后时，血管畸形可能难以观察（图 40-15）。

2. 放射影像学检查

（1）CT 血管造影（computed tomography angiography，CTA）或磁共振血管成像（magnetic resonance angiography，MRA）：CTA 或 MRA 可提供另一种诊断血管畸形的方法。与结肠镜和标准血管造影相比，CTA 血管造影的敏感性和特异性分别为 70% 和 100%。

（2）血管造影：对于急性出血患者，选择性血管造影检查有助于明确诊断。选择性腹腔动脉造影必须在有活动性出血时才能成功地表示出血的部位，若出血停止，可考虑将导管留置在血管内 24 小时，一旦有出血即行造影可望获得诊断。血管造影的主要征象有：①动脉期可见血管丛，常见于回结肠动脉支的末端；②动脉后期可见静脉早期显影；③充盈的静脉延迟排空，即在其他肠系膜静脉分支造影剂已排空时仍然显影。若在肠腔内看到外溢的造影剂可确定是出血的病灶（图 40-16）。

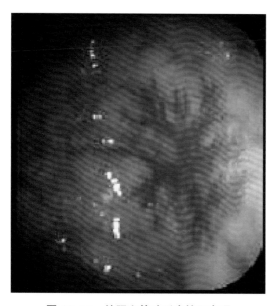

图 40-15　结肠血管畸形内镜下表现

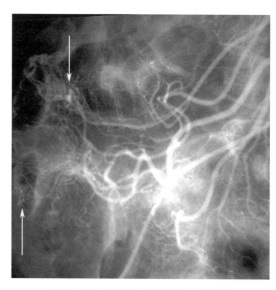

图 40-16　结肠血管畸形的造影表现

（3）⁹⁹Tc-红细胞示踪技术诊断 Dieulafoy 病已有成功的报道，在内镜检查、选择性腹腔动脉造影均未发现出血点时，⁹⁹Tc-红细胞检查有助于发现出血点。

四、治　疗

目前认为结肠镜筛查过程中偶然发现的结肠血管畸形不应当进行治疗。对于隐形或显性消化道出血的患者，若结肠镜检查发现血管畸形则应该进行治疗，无论能否确认血管畸形为出血原因。治疗方法如下：

1. 内镜治疗

（1）氩气刀（argon plasma coagulation，APC）：氩气刀使用电离气体将高频能量传递到组织。这项技术已用于多种出血性病变，包括血管发育异常。APC 安全，并且是用于治疗血管发育异常的最常用、最成功的方法，尤其对于右半结肠的病变。APC 以其操作简易、费用低及报道的凝固深度有限而广泛应用。在 APC 治疗前黏膜下注射盐水可避免深层肠壁损伤。

（2）电凝、机械止血：双极或热凝固治疗对于结肠血管畸形治疗有效。机械止血具有避免组织损伤的优势，尤其适用于服用抗凝剂或抗血小板药物的患者或凝血功能障碍的患者。

（3）硬化剂、激光：硬化剂注射治疗和激光不是常用的治疗血管发育异常的方法。注射硬化剂（如十四烷硫酸钠或乙醇胺）可治疗上消化道和结肠的血管畸形病变。氩激光和 Nd-YAG 激光用于治疗整个胃肠道的血管发育异常。然而，这些技术需要昂贵的设备和专门的培训，并且在右半结肠应用 Nd-YAG 激光治疗的患者中多达 15% 发生并发症。

2. 血管造影　血管造影既是检查手段，又是治疗手段。可确定活动性出血部位，并能通过栓塞或灌注加压素来止血。虽然微弹簧圈栓塞术比血管加压素注射可能更成功，但并发症发生率也更高。血管造影一般仅用于出血危及生命但不适合手术的患者，或期望在手术切除之前定位病灶的患者。

3. 手术　对于确定为出血来源的病变，手术切除具有确定性疗效。然而，胃肠道其他部位的病变可反复出血。手术后再次出血的原因包括：未完全切除最初的血管发育异常病变、动脉造影漏诊和手术时遗漏的隐匿性病变，以及手术后出现新的病变。对于出血病灶明确的需要大量输血或出血危及生命的患者，可考虑手术。术前或术中肠镜检查或血管造影可有助于定位病灶。如上文讨论的那样，主动脉瓣手术可减少血管发育异常合并主动脉瓣狭窄患者的出血。

4. 药物治疗

（1）雌激素：已用于治疗遗传性出血性毛细血管扩张症（Osler-Weber-Rendu 综合征）、终末期肾病和血管性血友病患者的消化道出血。

（2）血管生成抑制剂：如沙利度胺，在血管畸形的治疗中可能具有一定的作用。沙利度胺除了引起出生缺陷外，还与静脉血栓形成、周围神经病变及暴发性肝衰竭有关。当反复发作性或难治性出血患者经其他治疗失败时，采用沙利度胺治疗有效。此外，由于沙利度胺的致畸作用，育龄期女性应在开始使用沙利度胺治疗之前至少 1 个月以及停用该药后 1 个月采取两种可靠的方式避孕。

（3）奥曲肽：对于部分反复出血的结肠血管畸形患者治疗有效。患者开始长期治疗后，输血需求量显著降低。存在难治性出血的患者可从长期奥曲肽治疗中获益。

（张　攀　许　乐）

参 考 文 献

1. Brock AS, Cook JL, Ranney N, et al. Clinical problem-solving. A not-so-obscure cause of gastrointestinal bleeding. N Engl J Med, 2015, 372: 556-561.

2. Jackson CS, Gerson LB. Management of gastrointestinal angiodysplastic lesions (GIADs): a systematic review and meta-analysis. Am J Gastroenterol, 2014, 109(4): 474-483.

3. Ge ZZ, Chen HM, Gao YJ, et al. Efficacy of thalidomide for refractory gastrointestinal bleeding from vascular malformation.

Gastroenterology,2011,141(5):1629-1637.

4. 陈灏珠,林果为,王吉耀.肠道血管发育不良.实用内科学.第 14 版.北京:人民卫生出版社,2013:1985-1986.

5. Lee Goldman.Goldman-Cecil Medicine.25th edition.Elsevier,2016.

第十四节 炎症性肠病

炎症性肠病（inflammatory bowel disease，IBD）是一组病因未明的慢性非特异性肠道炎症性疾病，包括溃疡性结肠炎（ulcerative colitis，UC）和克罗恩病（Crohn's disease，CD）。

一、溃疡性结肠炎

【概况】

UC 是一种病因尚不十分清楚的慢性非特异性肠道炎症性疾病。病变主要限于大肠的黏膜与黏膜下层。临床表现为腹泻、黏液脓血便、腹痛。病情轻重不等，多呈反复发作的慢性病程。

UC 最常发生于青壮年期，根据我国资料统计，发病高峰年龄为 20~49 岁，男女发病率无明显差异。IBD 在全球各个国家发病率逐年增高，其中年龄大于 60 岁的老年患者约占到 10%~30%。60 岁以上老年人的 UC 发病率高于 CD 发病率，在欧美国家为 1.8/100 000~20/100 000，亚太地区的发病率远低于此。

【病因与发病机制】

UC 的发病机制尚未完全阐明。大量流行病学研究显示遗传因素、环境因素、免疫调节紊乱等多因素参与了其发病过程，发病呈明显的种族差异和家庭聚集性。

1. 吸烟和戒烟　吸烟对 UC 的发生、复发具有保护作用，而戒烟为 UC 的危险因素。已戒烟的 UC 患者重新吸烟能改善症状。

2. 阑尾切除术　阑尾切除术为 UC 的保护因素，校正吸烟等重要影响因素后，在 20 岁之前行阑尾切除术仍有相当显著的保护作用。

3. 家族史　IBD 的发病具有种族差异和家族聚集性，西方国家 UC 患者有阳性家族史者达 5%~18%，而我国有家族史者罕见（仅约 1.48%）。老年人 UC 的家族史比年轻患者少见。

4. 非甾体抗炎药（NSAID）　NSAID 可抑制前列腺素分泌，增加肠道通透性，从而损伤肠黏膜。

5. 抗菌药物　生理状态下，肠道菌群的组成处于相对平衡状态，与肠道的代谢、营养、免疫功能关系密切，并能抵御外来微生物入侵。长期使用抗菌药物可改变肠道菌群组成，进而损伤肠黏膜。

6. 肠道感染　肠道感染作为 UC 危险因素的机制可能与抗菌药物相同，即通过破坏肠道微生态平衡而损伤肠黏膜。国内外研究均证实肠道感染可增加 UC 的近远期发生风险。

7. 应激和心理因素　应激在 IBD 的病因和发病机制中起重要作用，因此临床医师在 UC 诊治中应注意患者的心理应激问题。

【临床表现】

为持续或反复发作的腹泻、黏液脓血便伴腹痛、里急后重和不同程度的全身症状如发热、体重减轻，病程多在 4~6 周以上。可有肠外表现。与年轻患者相比，老年人 UC 的首发临床表现相似，肠外表现少见，腹泻、腹痛和体重减轻少见，这可能和病变范围有关，老年人 UC 左半结肠病变多见，单纯直肠病变少见，广泛结肠病变少见。

【辅助检查】

1. 结肠镜检查　是 UC 诊断的主要依据。典型的病变多从直肠开始，呈连续性、弥漫性分布，表现为：①黏膜血管纹理模糊、紊乱或消失、充血、水肿、质脆、自发性或接触性出血和脓性分泌物附着，亦常见黏膜粗糙、呈细颗粒状；②病变明显处可见弥漫性、多发性糜烂或溃疡；③可见结肠袋变浅、变钝或消失以及假息肉、黏膜桥等。

2. 黏膜活检组织学检查

（1）活动期：①固有膜内弥漫性、急性、慢性炎性细胞浸润，包括中性粒细胞、淋巴细胞、浆细胞、嗜酸性粒细胞等，尤其是上皮细胞间有中性粒细胞浸润和隐窝炎，乃至形成隐窝脓肿；②隐窝结构改变：隐窝大小、形态不规则，排列紊乱，杯状细胞减少等；③可见黏膜表面糜烂、浅溃疡形成和肉芽组织增生。

（2）缓解期：①黏膜糜烂或溃疡愈合；②固有膜内中性粒细胞浸润减少或消失，慢性炎性细胞浸润减少；③隐窝结构改变：隐窝结构改变可加重，如隐窝减少、萎缩，可见 Paneth 细胞化生（结肠脾曲以远）。

3. 钡剂灌肠检查　主要改变为：①黏膜粗乱和（或）颗粒样改变；②肠管边缘呈锯齿状或毛刺样改变，肠壁有多发性小充盈缺损；③肠管短缩，袋囊消失呈铅管样。

4. 实验室检查　UC 缺乏特异性实验室检查。UC 活动期间可见外周血白细胞、血小板、CRP、血沉异常，慢性病例常见低色素小细胞性贫血，急性重症病例常见低钾血症和低蛋白血症。核周型抗中性粒细胞胞浆抗体（pANCA）阳性往往与 UC 相关，抗酿酒酵母菌抗体（ASCA）阳性往往与 CD 相关，对鉴别两者有一定意义。中性粒细胞源性蛋白质如钙卫蛋白、乳铁蛋白、弹性蛋白酶、溶菌酶等在 IBD 患者的粪便中表达升高。

【诊断】

一个完整的诊断应包括疾病的临床类型、严重程度、病情分期、病变范围和并发症。

1. 临床类型　可简单分为初发型和慢性复发型。初发型指无既往病史而首次发作。慢性复发型指临床缓解期再次出现症状，临床上最常见。

2. 严重程度　可分为轻度、中度和重度（表 40-15）。

表 40-15　改良 Truelove 和 Witts 疾病严重程度分型

项目	轻度	重度
排便（次 /d）	<4	≥ 6
便血	轻或无	重
脉搏（次 /min）	正常	>90
体温（℃）	正常	>37.8
血红蛋白	正常	<75% 正常值
血沉（mm/h）	<30	>30

注：中度介于轻、重度之间

3. 病情分期　可分为活动期和缓解期。详见 Southland 疾病活动指数（DAI），也称 Mayo 指数（表 40-16）。

表 40-16　Southland DAI

项目	计分			
	0	1	2	3
腹泻	正常	超过正常 1~2 次 /d	超过正常 3~4 次 /d	超过正常 5 次 /d
便血	无	少许	明显	以血为主
黏膜表现	正常	轻度质脆	中度质脆	重度质脆伴渗出
医师评估病情	正常	轻度	中度	重度

注：总分 ≤ 2 分为临床缓解，3~5 分为轻度活动，6~10 分为中度活动，11~12 分为重度活动

4. 病变范围　蒙特利尔分型（表 40-17）。

表 40-17　蒙特利尔分型

分型	分布	结肠镜下所见炎症病变累及的最大范围
E1	直肠	局限于直肠，未达乙状结肠
E2	左半结肠	累及左半结肠
E3	广泛结肠	广泛病变累及脾曲以近乃至全结肠

5. 肠外表现和并发症　①肠外表现：包括皮肤黏膜表现（如口腔溃疡、结节性红斑和坏疽性脓皮病）、关节损害（如外周关节炎、脊柱关节炎等）、眼部病变（如虹膜炎、巩膜炎、葡萄膜炎等）、肝胆疾病（如脂肪肝、原发性硬化性胆管炎、胆石症等）、血栓栓塞性疾病等。②并发症：包括中毒性巨结肠、肠穿孔、下消化道大出血、上皮内瘤变以及癌变。

【鉴别诊断】

老年人 IBD 的误诊率可达 60%，显著高于年轻患者 15% 的误诊率，需要鉴别的疾病较年轻患者更多（详见 CD 鉴别诊断）。

【治疗】

治疗目标是诱导并维持临床缓解以及黏膜愈合，防治并发症，改善生存质量。治疗方案的选择建立在对病情进行全面评估的基础上。主要根据病情活动性的严重程度和病变累及的范围制订治疗方案，老年人 UC 的治疗方案与缓解率与年轻患者类似，但影响老年患者治疗的因素很多，包括与年龄相关的体内药物代谢动力学改变，并患多种慢性疾病、多重用药和潜在药物之间的相互作用或药物禁忌证等。

1. 活动期的治疗

（1）氨基水杨酸制剂：是治疗轻度和中度 UC 的主要药物。包括传统的柳氮磺吡啶（SASP）和其他各种不同类型的 5- 氨基水杨酸（5-ASA）制剂，包括美沙拉嗪、奥沙拉嗪和巴柳氮，以 5-ASA 含量计，SASP、巴柳氮、奥沙拉嗪 1g 分别相当于美沙拉嗪 0.4g、0.36g 和 1g。SASP 疗效与其他 5-ASA 制剂相似，但不良反应远较 5-ASA 制剂多见，活动期用药剂量 SASP 3~4g/d。给药方式包括口服、局部栓剂和灌肠。由于老年人的药物清除率下降，或合并心、肾功能不全，老年患者使用氨基水杨酸制剂可能产生肾毒性，应注意密切监测肾功能。

（2）糖皮质激素：中度 UC 应用足量氨基水杨酸制剂治疗后（一般 2~4 周）症状控制不佳者，尤其是病变较广泛者，应及时改用激素。按泼尼松 0.75~1mg/（kg·d）给药。重度 UC 首选静脉甲泼尼龙 40~60mg/d，或氢化可的松 300~400mg/d。达到症状缓解后开始逐渐缓慢减量至停药，注意快速减量会导致早期复发。老年患者长期使用激素可能出现严重的副作用，如感染、骨质疏松相关性骨折、股骨头坏死、心理精神状态改变、液体潴留和眼部疾病（青光眼）等。

（3）硫嘌呤类药物：适用于激素无效或激素依赖者，详见 CD 治疗。

（4）生物制剂：详见 CD 治疗。

2. 缓解期的维持治疗　除轻度初发病例、很少复发且复发时为轻度易于控制者外，均应接受维持治疗。氨基水杨酸制剂的维持剂量一般为半量，疗程为 3~5 年或更长。硫嘌呤类药物用于激素依赖者、氨基水杨酸制剂不耐受者，剂量与诱导缓解时相同。激素不能作为维持治疗药物。英夫利西单抗（IFX）诱导缓解后继续 IFX 维持。

3. 外科手术治疗

（1）绝对指征：大出血、穿孔、癌变以及高度疑为癌变。

（2）相对指征：①积极内科治疗无效的重度 UC，合并中毒性巨结肠内科治疗无效者宜更早行外科干预。②内科治疗疗效不佳和（或）药物不良反应已严重影响生活质量者，可考虑外科手术。

4. 粪菌移植（fecal microbiota transplantation，FMT）　是一种从健康捐赠者粪便中分离功能菌群，将其移植至患者消化道，从而重建患者肠道菌群的微生态治疗方法。目前 FMT 被视为一种特殊的器官移植，用于治疗艰难梭菌感染、IBD、肠易激综合征、代谢综合征等疾病。肠道菌群失调和肠黏膜屏障功能受损是 IBD 的发病特征，FMT 通过改善肠道菌群，调节肠屏障功能和通透性，调节黏膜免疫，从而达到治疗目的。FMT 治疗 UC 的疗效要好于 CD，展示了较好的临床应用前景，为 IBD 的治疗提供了新途径。

【预后】

UC 一般呈慢性过程，大部分患者反复发作，轻型及长期缓解者预后较好。重度、有并发症及年龄超过 60 岁者预后不良，但近年由于治疗水平提高，病死率已明显下降。慢性持续活动或反复发作频繁者预后较差，但如能合理选择手术治疗，亦可望恢复。病程漫长者癌变危险性增加，应注意随访。

二、克 罗 恩 病

【概况】

CD 是消化道的慢性肉芽肿性透壁性炎症，病变可累及从口腔至肛门的任何部位，多见于末段回肠和邻近结肠，呈节段性或跳跃式分布。本病有终身复发倾向，重者迁延不愈，预后不良。

CD 可发生于任何年龄，最常发生于青年期，根据我国资料统计，发病高峰年龄为 18~35 岁，男性略多于女性（男∶女约为 1.5∶1），近十余年来本病就诊人数呈逐步增加的趋势非常明显。CD 在西方国家常见，60 岁以上老年人 CD 的发病率在欧洲为 1/100 000~10/100 000，新西兰的发病率最高，可达50/100 000，其余亚太地区的发病率低于欧洲。

【病因与发病机制】

CD 的病因与发病机制迄今不明，可能是感染、饮食等环境因素作用于遗传易感人群的肠黏膜，引起机体的自身免疫反应所致。

1. 感染、肠道菌群和肠道免疫

（1）致病菌：多年来，人们认为 CD 的发生可能与感染有关，但未找到明确的特异病原菌。

（2）肠道菌群：肠道共生菌作为抗原刺激物，引起肠道持续免疫反应。当肠道受到抗原刺激或免疫耐受紊乱时，引起细胞介导反应或体液免疫反应。Th1 细胞产生 IL-2 和 IFN-γ，引起细胞介导的免疫反应和迟发超敏反应。Th2 细胞产生 IL-2、IL-4、IL-10 和其他细胞因子，引起体液免疫，产生抗体。研究发现 CD 以 Th1 介导的免疫反应为主，而 UC 以 Th2 为主。

2. 遗传学　资料显示 CD 的发病有遗传倾向，CD 患者的亲属发病率高于普通人群，单卵双生子 CD 共患率高于双卵双生子，白种人的发病率高于其他人种。

3. 环境因素　在 CD 发病中起重要作用。CD 在发达国家多见，在发展中国家相对少见。发展中国家如中国随着经济的发展，生活水平的提高，近年 CD 发病有增加的趋势。母乳喂养对 IBD 的发生有保护作用。吸烟是 CD 发生的危险因素。

【临床表现】

CD 临床表现呈多样化，包括消化道表现、全身表现、肠外表现以及并发症。消化道表现主要为腹泻、腹痛，可有血便；全身表现主要为体重减轻、发热、食欲不振、疲劳、贫血等；肠外表现与 UC 相似；并发症常见瘘管、腹腔脓肿、肠狭窄和梗阻、肛周病变（肛周脓肿、肛周瘘管、皮赘、肛裂等），消化道大出血、急性穿孔较少见，病程长者可发生癌变。腹泻、腹痛、体重减轻是 CD 的常见症状，如伴肠外表现和（或）肛周病变则高度疑为本病。肛周脓肿和肛周瘘管可为少部分 CD 患者的首诊表现，应予注意。

与年轻患者相比，老年人 CD 的首发临床表现中便血多见，腹痛少见，全身症状如发热和体重减轻少见，肠外表现少见。老年人 CD 的肠道病变较局限，结肠病变（L2）较回肠末端病变（L1）多见，回结肠病变（L3）少见，瘘管和肠狭窄少见。

【辅助检查】

1. 内镜检查

（1）结肠镜检查：镜下一般表现为节段性、非对称性的各种黏膜炎症，其中具有特征性的表现为非连续性病变、纵行溃疡和卵石样外观。

（2）小肠胶囊内镜检查（SBCE）：SBCE 对发现小肠黏膜异常相当敏感，主要适用于疑诊 CD 但结肠镜和小肠放射影像学检查阴性者。

（3）小肠镜检查：小肠镜下 CD 病变特征与结肠镜所见相同。

（4）胃镜检查：少部分 CD 病变可累及食管、胃和十二指肠，但一般很少单独累及。原则上胃镜检查应列为 CD 的检查常规，尤其是有上消化道症状者。

2. 影像学检查

（1）CT 或 MR 肠道显像（CT/MR enterography，CTE/MRE）：是迄今评估小肠炎性病变的标准影像学检查。活动期 CD 典型的 CTE 表现为肠壁明显增厚（>4mm）；肠黏膜明显强化伴有肠壁分层改变，黏膜内环和浆膜外环明显强化，呈"靶征"或"双晕征"；肠系膜血管增多、扩张、扭曲，呈"木梳征"；相应系膜脂肪密度增高、模糊；肠系膜淋巴结肿大等。

（2）钡剂灌肠和小肠钡剂造影：X 线所见为多发性、跳跃性病变，病变处见裂隙状溃疡、卵石样改变、假息肉、肠腔狭窄、僵硬，可见瘘管。

（3）腹部超声检查：对发现瘘管、脓肿和炎性包块具有一定价值。

3. 黏膜活检组织病理学检查　①固有膜炎性细胞呈局灶性不连续浸润；②裂隙状溃疡；③阿弗他溃疡；④隐窝结构异常，腺体增生，个别隐窝脓肿，黏液分泌减少不明显，可见幽门腺化生或 Paneth 细胞化生；⑤非干酪样坏死性肉芽肿；⑥以淋巴细胞和浆细胞为主的慢性炎性细胞浸润，以固有膜底部和黏膜下层为重，常见淋巴滤泡形成；⑦黏膜下淋巴管扩张；⑧神经节细胞增生和（或）神经节周围炎。

【诊断】

CD 缺乏诊断的"金标准"，世界卫生组织（WHO）提出 6 个诊断要点的 CD 诊断标准（表 40-18）。

表 40-18　WHO 推荐的 CD 诊断标准

项目	临床	放射影像学	内镜	活检	手术标本
①非连续性或节段样改变		+	+		+
②卵石样外观或纵行溃疡		+	+		+
③全壁性炎性反应改变	+（腹块）	+（狭窄）[a]	+（狭窄）		+
④非干酪样肉芽肿				+	+
⑤裂沟、瘘管	+	+			+
⑥肛周病变	+			+	+

注：具有①、②、③者为疑诊，再加上④、⑤、⑥三者之一可确诊；具备第④项者，只要加上①、②、③三者之二亦可确诊；[a] 应用现代技术 CTE 或 MRE 检查多可清楚显示全壁炎而不必仅局限于发现狭窄

1. 临床类型　推荐按蒙特利尔 CD 表型分类法进行分型（表 40-19）。

表 40-19　CD 的蒙特利尔分型

项目	分型		
确诊年龄（A）	A1	≤ 16 岁	
	A2	17~40 岁	
	A3	>40 岁	
病变部位（L）	L1	回肠末端	L1+L4[b]
	L2	结肠	L2+L4[b]
	L3	回结肠	L3+L4[b]
	L4	上消化道	
疾病行为（B）	B1[a]	非狭窄非穿透	B1p[c]
	B2	狭窄	B2p[c]
	B3	穿透	B3p[c]

注：B1[a] 随着时间推移 B1 可发展为 B2 或 B3；L4[b] 可与 L1、L2、L3 同时存在；p[c] 为肛周病变，可与 B1、B2、B3 同时存在

2. 疾病活动性的严重程度　Harvey 和 Bradshaw 的简化 CDAI 计算法评估疾病活动性的严重程度以及进行疗效评价（表 40-20）。

表 40-20　简化 CDAI 计算法

项目	0 分	1 分	2 分	3 分	4 分
一般情况	良好	稍差	差	不良	极差
腹痛	无	轻	中	重	–
腹块	无	可疑	确定	伴触痛	–
腹泻			稀便每天 1 次记 1 分		
伴随疾病[a]			每种症状记 1 分		

注：≤ 4 分为缓解期；5~8 分为中度活动期；≥ 9 分为重度活动期。
[a] 伴随疾病包括：关节痛、虹膜炎、结节性红斑、坏疽性脓皮病、阿弗他溃疡、裂沟、新瘘管、脓肿等

【鉴别诊断】

1. 肠结核　回结肠型 CD 与肠结核的临床表现、结肠镜下及活检所见常无特征性区别，鉴别相当困难，详见表 40-21。活检组织结核分枝杆菌 DNA 检测阳性有助肠结核诊断，IFN-γ 释放试验（如 T-SPOT. TB）阴性有助排除肠结核，CT 检查见腹腔肿大淋巴结坏死有助肠结核诊断。必要时予诊断性抗结核治疗进行鉴别。

表 40-21　CD 与肠结核的鉴别

临床及病理	CD	肠结核
临床要点		
便血	多见	少见
肠瘘	多见	少见
肛门病变	约 1/2	少见
器官脓肿	多见	少见
复发率	高	低
病理要点		
裂隙样溃疡	常见	少见
黏膜下层	增宽	闭锁，伴肌层断裂
肉芽肿	非干酪样，小	干酪样，大

2. 结肠憩室炎　老年人多见，可并发便血、肠穿孔、脓肿或瘘管形成，与 IBD 表现相似。

3. 缺血性肠炎　多见于老年患者，多有高血压、糖尿病或便秘等高危因素，一般先有突发性腹痛，继而便血。通常不累及直肠，组织学可见含铁血黄素的巨噬细胞，结肠黏膜中浅表上皮常遭破坏，深层隐窝不受累。大多数发作呈自限性。

4. 放射性肠炎　见于盆腔接受放射治疗的患者，通常直肠乙状结肠受累最明显，回肠也可受累。表现为腹痛、腹泻，可有黏液血便。

5. 显微镜下结肠炎　包括胶原性结肠炎和淋巴细胞性结肠炎，表现为无痛性大量腹泻不伴便血，内镜检查通常正常，诊断有赖于上皮细胞层下发现增厚的胶原带或上皮内淋巴细胞增多。

6. 肠道白塞病　白塞病可以累及小肠，在病理上极似 CD。疼痛性口腔溃疡、眼部症状及外阴溃疡通常是其主要临床表现，很少有肠道不适主诉。

7. 感染性肠炎　耶尔森菌、空肠弯曲杆菌、艰难梭菌、血吸虫病、阿米巴肠病、CMV、HIV 等感

染要与 IBD 鉴别，粪便或血清的病原学和免疫学检测有助鉴别。

8. **药物相关性肠炎**　老年人常用的 NSAID 药物可引起腹泻、便血、肠道溃疡或穿孔。

9. **肿瘤**　老年人出现便血、腹块等表现，要排除大肠癌、小肠肿瘤和淋巴瘤。

10. **UC**　详见表 40-22。

表 40-22　UC 与 CD 鉴别

项目	UC	CD
症状	脓血便多见	有腹泻但脓血便少见
病变分布	病变连续	呈节段性
直肠受累	绝大多数受累	少见
肠腔狭窄	少见，中心性	多见，偏心性
内镜表现	溃疡浅，黏膜弥漫性充血水肿，颗粒状，脆性增加	纵行溃疡、卵石样外观，病变间黏膜外观正常（非弥漫性）
活检特征	固有膜全层弥漫性炎症、隐窝脓肿、隐窝结构明显异常、杯状细胞减少	裂隙状溃疡、非干酪样肉芽肿、黏膜下层淋巴细胞聚集

【治疗】

1. **活动期的治疗**

（1）必须戒烟。强调营养支持。

（2）氨基水杨酸制剂：包括 SASP、美沙拉秦、奥沙拉秦和巴柳氮，适用于结肠型，末端回肠型和回结肠型应使用美沙拉秦。一般用于轻度活动期的治疗。

（3）糖皮质激素：中度活动期 CD 治疗的首选。按泼尼松 0.75~1mg/（kg·d）给药，达到症状完全缓解开始减量，每周减 5mg，减至 20mg/d 时每周减 2.5mg 至停用，快速减量会导致早期复发。对老年患者尤其应注意药物相关不良反应，宜同时补充钙剂和维生素 D。

（4）免疫抑制剂：硫嘌呤类药物包括硫唑嘌呤（AZA）和 6-巯基嘌呤（6-MP），适用于激素无效或激素依赖者，欧美推荐 AZA 的目标剂量为 1.5~2.5mg/（kg·d），6-MP 为 0.75~1.5mg/（kg·d）。研究证明这类免疫抑制剂对诱导活动期 CD 缓解与激素有协同作用，但起效慢（AZA 用药 12~16 周后才达到最大疗效），因此其作用主要是在激素诱导症状缓解后，继续维持撤离激素的缓解。此类药物常见严重不良反应为骨髓抑制，可发生急性胰腺炎、肝损伤，老年人使用硫唑嘌呤有增加感染以及发生淋巴瘤和非黑色素瘤皮肤癌的风险。AZA 或 6-MP 无效或不能耐受者，可换用甲氨蝶呤（MTX）。其他免疫抑制剂如环孢素、他克莫司也可用于治疗 IBD。

（5）生物制剂：抗 TNF-α 制剂包括英夫利西单抗（infliximab，IFX）、阿达木单抗（adalimumab）、赛妥珠单抗（certolizumab）和戈利木单抗（golimumab）。IFX 可抑制 TNF-α 的生物活性，并诱导分泌 TNF-α 的免疫细胞凋亡，可用于激素和免疫抑制剂治疗无效或获激素依赖者或不能耐受上述药物治疗者。使用方法为 5mg/kg，静脉滴注，在第 0、2、6 周给予作为诱导缓解，随后每隔 8 周给予相同剂量作长程维持治疗。使用 IFX 前接受激素治疗时应继续原来治疗，在取得临床完全缓解后将激素逐步减量直至停用。那他珠单抗（natalizumab）是一种人源化抗 α_4 整合素单克隆抗体，维多珠单抗（vedolizumab）是一种人源化抗 $\alpha_4\beta_7$ 整合素单克隆抗体，国外研究已肯定其对 IBD 的疗效。与年轻患者相比，使用生物制剂的老年患者并发严重感染的危险性增高。

2. **药物诱导缓解后的维持治疗**　使用氨基水杨酸制剂诱导缓解后仍以氨基水杨酸制剂作为缓解期的维持治疗。激素不应用于维持缓解，AZA 是激素诱导缓解后用于维持缓解最常用的药物，AZA 不能耐受者可考虑换用 6-MP。使用 IFX 诱导缓解后应以 IFX 维持治疗。

3. **手术治疗**　与 UC 不同，CD 手术切除病变肠段不能彻底解决复发问题而且复发率极高，因此 CD 应以内科治疗为基础。手术适应证主要针对并发症，包括：完全性机械性肠梗阻、内科治疗无效的瘘管或脓肿、急性穿孔、内科治疗无效的大出血和癌变。

4. FMT 详见 UC 治疗。

【预后】

本病可经治疗好转，也可自行缓解。但多数患者反复发作，迁延不愈。其中相当部分患者在病程中因出现并发症而需手术治疗甚至多次手术治疗，预后不佳。

（黄 海 于晓峰）

参 考 文 献

1. Sturm A，Maaser C，Mendall M，et al.European Crohn's and colitis organisation topical review on IBD in the elderly.Journal of Crohn's and Colitis，2017，11（3）：263-273.

2. Gisbert JP，Chaparro M.Systematic review with meta-analysis：inflammatory bowel disease in the elderly.Alimentary Pharmacology and Therapeutics，2014，39（5）：459-477.

3. Magro F，Gionchetti P，Eliakim R，et al.Third European evidence-based consensus on diagnosis and management of ulcerative Colitis.Part 1：Definitions，diagnosis，extra-intestinal，manifestations，pregnancy，cancer surveillance，surgery，and ileo-anal pouch disorders.Journal of Crohn's and Colitis，2017，11（6）：649-670.

4. Harbord M，Eliakim R，Bettenworth D，et al.Third European evidence-based consensus on diagnosis and management of ulcerative colitis.Part 2：Current management.Journal of Crohn's and Colitis，2017，11（7）：769-784.

5. Gomollón F，Dignass A，Annese V，et al.3rd European evidence-based consensus on the diagnosis and management of Crohn's disease 2016.Part 1：Diagnosis and medical management.Journal of Crohn's and Colitis，2017，11（1）：3-25.

6. Ooi CJ，Makharia GK，Hilmi I，et al.Asia Pacific consensus statements on Crohn's disease.Part 1：Definition，diagnosis，and epidemiology.Journal of Gastroenterology and Hepatology，2016，31（1）：45-55.

7. Ooi CJ，Makharia GK，Hilmi I，et al.Asia-Pacific consensus statements on Crohn's disease.Part 2：Management.Journal of Gastroenterology and Hepatology，2016，31（1）：56-68.

第十五节　难辨梭菌性肠炎

一、概　　况

难辨梭菌性肠炎（clostridium difficile enterocolitis，CDC）是因使用抗生素导致肠道菌群失调，由难辨梭状芽胞杆菌（clostridium difficile，CD）在肠道大量繁殖引起的肠炎。病变主要发生在结肠，亦可累及小肠。由于本病与使用抗生素相关，以前称抗生素相关性肠炎。病情严重者肠道覆盖点片状黄白或黄绿色假膜，并可从大便排出片状黏膜，故又称假膜性肠炎（pseudomembranous colitis，PMC）。本病最主要临床症状是腹泻，称为难辨梭状芽胞杆菌相关性腹泻（clostridium difficile associated diarrhea，CDAD），约占抗生素相关性腹泻（antibiotic associated diarrhea，AAD）的 15%~25%。

CDC 是一种常见的医院内感染性疾病，发病者绝大多数为老年人，常见于较长时间使用某些广谱抗生素、化疗、使用免疫抑制剂或免疫低下、糖尿病、肾功能衰竭、胃肠手术、管饲、肠道准备、营养不良、炎症性肠病（尤其是溃疡性结肠炎）等的住院患者。老年患者常伴随心肺脑疾病、恶性肿瘤、糖尿病等慢性疾病，且普遍存在肝肾功能下降，对药物的代谢功能降低，造成药物在体内蓄积现象加剧，因而老年患者住院期间更易发生 CDC。

随着抗生素的普遍应用，CDC 的发病率也逐年提高，如不及时诊断和合理治疗，病死率可达15%~24%。来自北美的资料显示：美国成人住院患者 CDC 发病率为 8.75/ 万住院日，每年患者超过 25万，其中至少 1.4 万人死于该种疾病；加拿大 CDC 发病率从 1997 年的 3.8/ 万住院日上升至 2005 年的9.5/ 万住院日，2004 年住院患者平均发病率是 22.5/1000，粗略估计死亡率为 24.8%。在亚洲，韩国的一项多中心研究发现，成人住院患者 CDC 发病率从 2004 年 1.7/ 万住院日上升至 2008 年的 2.7/ 万住院日；

国内有研究发现住院患者常规粪便检测 CD 的阳性率为 13%，其中有 83% 患者 3 个月内使用过广谱抗生素；国内其他研究提示住院患者 CDC 的发病率为 17.1/ 万住院患者，2001 年广州报道了一起小区域暴发流行的情况，其中老年住院患者的死亡率高达 40%。

二、病因及发病机制

本病的致病菌是 CD，属革兰阳性专性厌氧杆菌，有鞭毛，可形成芽胞，繁殖体如暴露于空气中会很快死亡，而芽胞在外界环境中可存活数月，耐干燥、耐热并能抵抗多种消毒剂，是唯一可引起院内感染的厌氧菌。主要通过粪 – 口途径传播。CD 被认为是一种条件致病菌，广泛存在于自然界的土壤、水、各种动物粪便及人类肠道、阴道、尿道中，健康成人阳性携带率为 2%~3%，而住院患者的携带率为 10%~15%。

长期、联合使用广谱或多种抗生素后，对抗生素耐药的 CD 因失去了肠道中部分正常菌群的拮抗和制约，从而大量繁殖。该菌主要产生 A 毒素（肠毒素）、B 毒素（细胞毒素）、动力改变因子及不稳定因子 4 种毒素。A 毒素是主要的致病因子，通过激活巨噬细胞、肥大细胞及中性粒细胞，释放强效的炎症递质和细胞因子，引起局部黏膜血管通透性增加、黏液分泌、炎性细胞浸润、出血及绒毛损害，甚至黏膜坏死；B 毒素可刺激单核细胞释放炎性细胞因子，造成局部变态反应使黏膜变性坏死，纤维素、黏蛋白渗出形成黄白或黄绿色假膜；动力改变因子除能引起黏膜损伤外，更重要的是能激发肠道平滑肌肌电位而加重腹泻；不稳定因子的作用类似于霍乱弧菌、大肠埃希菌的肠毒素，引起肠液分泌增加，但不引起组织损伤。金黄色葡萄球菌和真菌亦可在 CDC 患者的粪便中检出，但仅是伴随菌而已，并不起致病作用。

有研究发现，除万古霉素外，几乎所有的抗生素均可诱发本病，尤其是克林霉素、氟喹诺酮类和第三代头孢菌素，而且联合使用抗生素发生 CDC 的概率比单一使用抗生素所发生的概率更高。同时质子泵抑制剂治疗会造成胃内 pH 升高，胃酸的屏障作用减弱，导致胃内细菌过度繁殖，造成患者对胃和近段小肠异位细菌感染更为敏感，从而增加胃肠炎发生的危险，有研究发现在偶发 CDC 治疗中使用 PPI，使得再发 CDC 风险增加 42%。国外有研究报道，CDC 还与抗组胺剂、激素、细胞毒药物、全身及肠道局部免疫功能、治疗措施等其他多种因素有关。

三、临床表现

CDC 一般在应用抗生素期间或停药后不久发病，潜伏期目前尚不清楚，最早可出现在开始用药后数小时至 2 天之内，最晚可于停药后 3 周内出现，1/2~2/3 的患者发生于抗菌药物治疗后 4 天内。主要临床表现为：

1. 腹泻 腹泻是其主要症状，可为突然发生，每天 3~20 次不等，大便量每天可在 1500~2500ml 之间，最多者可达 4000ml，多为黄绿色稀水便，奇臭，少数可为黏液血便，典型的患者粪便中可见漂浮膜状物，从数毫米到数厘米大小不等。尽管腹泻是其典型表现，但严重病例中毒性巨结肠和麻痹性肠梗阻可以少有或没有腹泻。

2. 腹痛或腹胀 表现为腹部间歇性疼痛，随排便可缓解，伴有肠鸣，部分患者出现局部肌卫、反跳痛。腹胀进行性加重者，可出现肠麻痹和肠扩张，发生中毒性巨结肠、肠梗阻以及肠穿孔等严重并发症，甚至死亡。

3. 毒血症状 CD 毒素吸收可产生毒血症，表现为发热、乏力、低血压和休克等症状，甚至出现水电解质紊乱、急性肾功能不全，有些患者可表现为谵妄、定向力障碍等。

临床上按病情可分为轻、中、重和复杂型 4 型：

1. 轻型 仅有腹泻症状，体温正常，无脱水及酸中毒的表现，外周血 WBC 正常，大便可有脓细胞，隐血试验阳性。停用抗菌药物数天症状即缓解。

2. 中型 病情比轻型重，但没有重型和复杂型的临床表现。腹泻症状明显，低热，可有脱水、酸中毒的表现，WBC（10~15）× 10^9/L，大便呈蛋花样，有假膜和血便。

3. 重型 患者出现低蛋白血症（血清白蛋白 <3g/dl），同时出现下列情形之一：① WBC>15×10⁹/L；②血肌酐较基线升高 > 50%；③腹部压痛明显且能排除其他因素所致；④患者有严重的腹泻症状或脓血便，腹痛明显，中度以上发热，脱水、酸中毒明显；⑤血便常见，假膜呈大片或管状。

4. 复杂型 符合重型诊断标准且出现下列情况之一者考虑复杂型：患者病情需要入住 ICU；出现低血压（需要或不需要血管活性药物维持）；与 CD 感染相关的高热，体温 ≥ 38.5℃；意识改变；肠梗阻、中毒性巨结肠或明显的腹胀；WBC ≥ 35×10⁹/L 或 <2×10⁹/L；血清乳酸 >2.2 mmol/L；有器官功能衰竭的证据。患者常因脱水、电解质紊乱、休克、DIC、肠出血或肠穿孔而陷入危重状态，预后较差。

四、辅 助 检 查

（一）实验室检查

1. 常规检测 血常规常提示白细胞及中性粒细胞计数增多；便常规可见白细胞。

2. 细菌学检测 细菌培养和细菌毒素测定是目前公认的 CD 感染诊断的"金标准"。一般情况下，仅主张对腹泻患者进行 CD 检测，对于疑似有 CD 感染的肠梗阻患者，应通过直肠拭子进行检测，在进行针对性治疗前留取新鲜大便 10~20g，在 15~30 分钟内送检。用 CCFA（Cefoxin Cycloserin fruclose Agar）培养基或 CD 显色培养基 37℃厌氧菌培养 48 小时，然后对可疑菌落进行细菌学鉴定，可有阳性结果，但阳性率较低，对病灶组织行厌氧菌培养阳性率可达 87.5%。

3. 毒素检测 粪内细菌毒素检测具有确诊价值。由于 CD 毒素室温下易降解，应于取材后 2 小时内送检并立即检测；如不能立即检测，则需将标本置于 4℃冰箱保存，不超过 3 天。毒素检测包括细胞毒性试验（cell cytotoxicity assay，CCTA）即细胞毒性中和试验（cell cytotoxin neutralization assay，CCNA）、产毒素培养（toxigenic culture，TC）和毒素免疫检测，CCTA 是实验室诊断 CD 的金标准，特异性强，敏感度高，但操作烦琐，耗时长（48~72 小时），判定结果需要一定经验的技术人员，不适宜临床常规检测；TC 是实验室诊断 CD 的参考方法，可用于流行病学监测，并作为评价其他检测方法的参考标准；毒素免疫检测包括 ELISA、EIAs 等方法，特异性高（>90%），能区分产毒株和非产毒株，并且检测周期短，数小时即可出结果，操作简便，应用广泛，但是敏感度较低（39%~76%），不能单独用于 CD 感染的实验室诊断，目前，EIAs 检测 CD 毒素常和谷氨酸脱氢酶（glutamate dehydrogenase，GDH）检测或核酸扩增技术（nucleic acid amplification test，NAAT）联合应用，用于 CD 感染实验室两步法或三步法诊断。

4. 难辨梭菌毒素基因检测 可采用实时 PCR 等分子生物学技术，可定性检测粪便样本中的 CD 毒素基因。通常可在 2 小时内完成检测，还可以检测基因的突变和缺失，预测高产毒菌株 RT027 型 CD。NAAT 具有高敏感度和特异性，可作为唯一的独立测试技术检测产毒素 CD，且检测时间短，能够及时隔离和治疗 CDC 患者，从而减少院内传播的机会，并改善患者预后，但其检测成本较高。

5. 谷氨酸脱氢酶检测 GDH 是所有 CD 高水平表达的代谢酶，可用于筛查疑似 CDC 患者粪便样本中是否存在 CD。通常使用酶免疫方法（enzyme immunoassays，EIAs）直接检测粪便标本中的 GDH 抗原。检测时间 1~2 小时，操作简便且成本较低。该试验具有较高的敏感性（>90%）、特异性（>90%）和阴性预测值（95%~100%），但同 CD 培养一样，不能区分菌株是否产生毒素，近 20% 的 GDH 阳性患者的 CD 不产生毒素。该方法可作为一种高度敏感的初筛试验，GDH 试验阴性，可直接报告临床用于排除 CDC；GDH 试验阳性需要进一步检测其毒素或毒素基因进行确证。

（二）腹部超声检查

超声影像表现具有一定特征性，即肠壁层次结构可见，黏膜及黏膜下层明显增厚呈低回声，界限欠清晰；黏膜层线状回声欠连续；黏膜面尚光滑，肠蠕动明显减弱，超声在 CDC 的诊断中有一定临床价值。

（三）X 线和 CT 检查

腹部平片可见肠积气但无液平，也可显示有肠麻痹或轻、中度结肠扩张。一般不主张钡剂灌肠检查，以免发生并发症。CDC 最常见的 CT 表现是结肠壁增厚（弥漫性或节段性），在确定结肠病变范围方面，CT 优于肠镜，特别是严重病例不能耐受肠镜的 CDC 患者。另外，CDC 患者 CT 上还可见到肠壁小结节，结肠周围束带样改变，"靶征"，肠壁水肿，腹腔积液，肠腔扩张，当肠壁显著增厚并折叠时，可形成所谓相对特异性的"手风琴征"（accordion sign），CT 阳性率在 50% 左右。

（四）内镜检查

通过结肠镜检查和镜下刷片或活检假膜、组织进行革兰细菌染色，可快速作出诊断，为临床能尽快有效的治疗提供有价值的参考，因此结肠镜检查应列为诊断 CDC 的首选方法。其主要的镜下表现为：早期在病变肠段可见散在充血斑，表面覆有点状假膜，继而相互融合成大小不等的微隆起，表面覆以黄白色或黄绿色假膜样病灶，病灶间黏膜正常或充血水肿，呈连续性分布，病变进展时假膜融合成片，弥漫性地覆盖黏膜，假膜可呈黄白色、灰黄色及黄绿色等，不易剥除，如剥除假膜可见黏膜面浅溃疡伴糜烂、出血，严重者肠黏膜呈剥脱性改变及大量渗血，其假膜具有特征性和确诊意义。虽然结肠镜是 CDC 早期诊断的有效手段，但重症患者应该注意检验指征和进镜深度。

五、诊断与鉴别诊断

（一）诊断

临床上患者有大量或长期使用抗生素的病史，或者正在应用抗生素，尤其是重症、年老体弱、手术后、恶性肿瘤等患者，突然出现非特异性腹泻、腹胀、腹痛、发热等症状，都要怀疑本病。除了常规检测之外，要立即进行粪便 CD 毒素检测和 CD 培养，必要时行肠镜检查，对肠镜检查风险较大或不能耐受的患者应进行腹部 CT 检查。如果粪便检测 CD 毒素或产毒素 CD 结果阳性，或培养分离获得产毒素的 CD 菌株，或内镜下、组织病理检查显示假膜性肠炎均可确诊。

目前对 CD 感染的实验室诊断流程推荐使用两步法或三步法进行：①三步法：首先使用 GDH 试验初筛，GDH 阳性进行毒素 EIAs 试验，两者结果不一致使用 CCTA、TC 或 NAAT 确证。②两步法：即同步联合检测 GDH 和毒素 EIAs 试验，两者结果不一致使用 CCTA、TC 或 NAAT 确证。

（二）鉴别诊断

1. 急性胃肠炎 一般有不洁饮食史，无较长时间应用抗生素的病史。

2. 细菌性痢疾 多有里急后重，脓血便，粪便普通培养阳性。

3. 缺血性结肠炎 本病多见于老年人，好发于结肠脾曲、降结肠和乙状结肠，无抗生素应用的相关病史，结肠镜下可见黏膜水肿、节段性散在溃疡、出血灶等。

4. 炎症性肠病 可有腹泻、血便等临床表现，但多见于中青年人，与抗生素应用无关。溃疡性结肠炎多见于左半结肠，黏膜充血水肿和浅小溃疡，病情可反复发作，粪便检查没有假膜和相关病原体。Crohn 病主要见于回肠末端，但胃肠道各部均可累及，病变呈跳跃式，各病灶之间的肠黏膜可正常。

六、治疗及预后

临床上对于高度疑似或已确诊的 CDC 患者应给予早期积极治疗。

1. 停用相关抗生素 在抗生素应用过程中，患者出现腹泻，就应考虑假膜性肠炎的可能，应立即停用相关抗生素。对于必须应用抗生素的患者，可根据细菌学检查更换针对性更强的窄谱抗菌药物。

2. 对症支持治疗 应注意纠正失水、电解质和酸碱平衡紊乱，根据患者情况补充血容量，可适当补充血浆或白蛋白，如有低血压可用升压药物。强调的是腹痛、腹泻一般不宜应用抗胆碱能药物及麻醉止痛剂等抑制肠蠕动的药物，以免加重毒素吸收和诱发中毒性巨结肠。

3. 抗难辨梭状芽胞菌治疗 对于轻中型 CDC 患者，推荐使用甲硝唑，用量为 200mg 口服，q6h~q8h，疗程 10~14 天，由于其使用安全、价格便宜，同时可避免出现耐万古肠球菌，因而常被作为首选用药。

重型 CDC 患者推荐使用万古霉素 125mg 口服，q6h，疗程 10~14 天。

复杂型 CDC 推荐万古霉素 500 mg 口服，q6h，配伍甲硝唑 500mg 口服，q8h；患者一旦病情稳定，万古霉素即应减量至 125mg，q6h，同时停用甲硝唑，口服给药受限或完全性肠梗阻的患者，可经 Foley 导管给予万古霉素 500mg（溶于 100ml 生理盐水）直肠保留灌肠，q6h，配伍甲硝唑 500mg，静脉输注，q8h，该项治疗存在结肠穿孔的风险。

大多患者可迅速退热，腹泻逐渐停止，平均时间约 3 天。若治疗无效说明 CDC 进展非常严重或者存在其他疾病引起的腹泻，可考虑增加剂量或者换药。需要强调的是，用药疗程要足，一般需治疗 2 周左右，过早停药可导致病情复发。

其他抗生素如杆菌肽、替考拉宁、夫西地酸等亦可治疗本病，但应用较少。与甲硝唑及万古霉素相比，杆菌肽疗效较差且价格较高，仅用于不能口服甲硝唑或万古霉素者。替考拉宁和夫西地酸疗效与甲硝唑或万古霉素近似，但无口服制剂。利福平和利福昔明均有抗 CD 的活性，后者口服肠道不吸收，可在肠腔内达高浓度，具有良好的安全性，但耐药菌株的出现限制了其应用。雷莫拉宁是一种新的糖肽类抗生素，主要作用于革兰阳性菌，临床研究发现，雷莫拉宁有效率与万古霉素相似，复发率高于万古霉素，但差异无统计学意义。硝唑尼特是一种抗寄生虫药物，近期研究表明其有效率不低于甲硝唑和万古霉素。非达霉素有显著疗效且复发率低，推荐应用于初次复发或有复发风险、多次复发及有严重疾病患者。

4. 微生态治疗

（1）益生菌治疗：益生菌可显著降低 CDC 的发生率并且是 CDC 的有效治疗手段。临床上以乳酸菌、双歧杆菌等应用较为广泛。在口服的同时，也可将益生菌制剂适量稀释后进行保留灌肠。

（2）粪菌移植（fecal microbiota transplantation，FMT）：目前被认为是抗生素治疗无效后的最后一道防线。FMT 治疗 CDC 的机制虽尚不明确，但有报道可能是由于健康人粪便中的菌群能维持健康供者的正常功能，因而可最终在受者肠道内重建适合受者的功能菌群。有报道 FMT 治疗 CDC 的总治愈率高达 98%，其中 91% 的患者仅通过一次移植即达到治愈效果，然而医学伦理学和安全性问题还有待临床进一步研究。

5. 疫苗治疗　人们在不断对难辨梭菌疫苗进行研究，主要分为被动免疫型疫苗、主动免疫型疫苗、口服活菌疫苗及 DNA 疫苗，但口前尚未有可用于人体的疫苗正式上市，一些针对 A 毒素与 B 毒素受体结合区的基因重组疫苗在动物实验中取得了良好的防治效果，如采用生态菌表达 A 毒素与 B 毒素受体结合区，其生物安全性及有效性均高，是开发艰难梭菌疫苗的一个研究方向。CD 类毒素疫苗是另一种正处在研究阶段的非抗生素类治疗药物，动物实验及健康人群的试验均证明了其有效性和安全性，但仍需进一步的研究去证实其在老年人和高危人群中的应用价值，一旦接种成功，将为复发高危患者带来希望。

6. 复发患者的治疗　CDC 易复发，大多数复发出现于停药后 7~14 天，最迟可发生于停药后 2 个月内。初次感染治疗成功后复发率为 15%~30%，2 次复发后的再复发率 35%~65%，少数患者甚至可于数年内反复发作。复发的原因很多，可能与抗生素不能彻底清除 CD 孢子，或感染外源性新菌株有关。而抗生素治疗本身不能改善菌群紊乱、重建正常菌群屏障，仍易发生 CD 感染。复发的危险因素有：年龄（65 岁以上），女性，既往 CD 感染的次数，合并基础疾病，长期应用非抗 CD 的其他抗生素，血清抗 CD 毒素 A 抗体水平低等。质子泵抑制剂的应用可能是 CD 感染复发的原因之一。复发应当与治疗失败相鉴别。治疗失败应当换药，而首次复发仍可应用初次治疗药物（甲硝唑或万古霉素）。多次复发应考虑在抗生素基础上加用其他治疗方法，包括毒素结合治疗、生物治疗和静脉滴注丙种球蛋白等，推荐使用粪菌移植。

（1）抗生素治疗：大多数复发可重复 1 个疗程甲硝唑（轻中度患者）或万古霉素（重症患者）治疗，60%~70% 有效，原来使用甲硝唑者，亦可改用万古霉素治疗。多次复发患者的处理是难点。据报道，万古霉素递减疗法（125mg，q6h×（10~14）d；125mg，q12h×7d；125mg，qd×7d；125mg，q3d×14d）有一定疗效。也可应用万古霉素联合或序贯利福平治疗。

（2）毒素结合治疗：由于艰难梭菌仅局限于肠腔内，不会侵入血液或引起其他部位的感染。因此，结合 CD 毒素可阻断这一过程，从而治疗 CD 相关性腹泻。Tolevamer 是一种无抗菌活性、肠道不吸收的阴离子大分子聚合体,不影响肠道正常菌群,临床试验证实其治疗有效患者的复发率明显低于万古霉素和甲硝唑。考来烯胺是阴离子交换树脂,可结合毒素后排出体外,常用剂量为 2~4g 每天 3 次或每天 4 次,最大剂量为 24g/d,主要的不良反应是便秘。由于其影响抗生素的吸收,需在应用抗生素 2 小时以后服用。

7. 外科治疗　对治疗无效的重症患者以及并发中毒性巨结肠、结肠穿孔等急腹症患者应予以全结肠切除和回肠造瘘术。但手术病死率极高。

8. 预后　多数 CDC 患者经停用抗生素和积极治疗后可恢复,但重型患者病死率较高。严重的腹胀、白细胞升高、低蛋白血症是预后不良的独立危险因素。作为临床医师需要准确掌握各种抗生素的抗菌谱,并在应用的过程中严格按照抗生素的使用标准,做到及时有效,使患者在最短的时间内得到康复,从根本上降低本病的发生。

(徐世平　吴本俨)

参 考 文 献

1. 冒朋飞,金建荣. 难辨梭状芽孢杆菌感染的研究进展. 医学综述,2015,21(1):79-81.

2. 李杨. 难辨梭状芽孢杆菌的感染现状实验室检测及治疗. 山西医药杂志,2014,43(13):1532-1534.

3. 徐亚青,邓敏. 难辨梭状芽胞杆菌医院感染的流行病学特征及感染控制现状分析. 中华医院感染学杂志,2013,23(2):5073-5075.

4. 张彦红,王慧,李凤娥. 伪膜性肠炎的诊断及治疗进展. 医学综述,2015,21(8):1401-1403.

5. 中国医师协会检验医师分会感染性疾病检验医学专家委员会. 中国成人艰难梭菌感染诊断和治疗专家共识. 协和医学杂志,2017,8(3):131-138.

6. Surawicz CM,Brandt LJ,Binion D.G.et al.Guidelines for Diagnosis,Treatment,and Prevention of Clostridium diffi cile Infections. Am J Gastroenterol,2013,108:478-498.

7. Linsky A,Gupta K,Lawler EV,et a1.Proton pump inhibitors and risk for recurrent clostridium diffieile.Infection Arch Intern Med,2010,170(9):772—778.

8. 杨蕊梦,江新青,罗良平,等. CT 对难辨梭状芽孢杆菌相关性伪膜性肠炎的诊断价值. 临床放射学杂志,2013,32(7):988-990.

9. 刘云燕,丁百静. 粪微生态移植治疗难辨梭状芽孢杆菌感染的研究现状. 胃肠病学和肝病学杂志,2015,24(10):1257-1259.

10. 徐樨巍,王燕. 艰难梭菌相关性腹泻诊治现状. 北京医学,2015,37(6):511-512.

第十六节　慢 性 便 秘

便秘(constipation)在各年龄阶段都可出现,但随着增龄患病率不断增加,是影响老年人健康最常见的问题之一。国内外目前较为公认的便秘定义为:排便次数减少,粪便干硬和(或)排便困难。西方国家资料显示一般人群中便秘的发生率为 16% 左右,60 岁以上老年人慢性便秘患病率可达到 30%~40%,老年女性是老年男性的 2~3 倍。国内多项流行病学调查显示 60 岁以上人群慢性便秘的患病率为 15%~20%,女性高于男性,70 岁以后增幅明显。一些报道的慢性便秘患病率不同,有的甚至相差较大,可能与种族、地域、诊断标准及调查方法不同有关。老年便秘患者经常使用泻剂,伴随着各种并发症的出现,生活质量明显下降。

【病因与发病机制】

(一)生活方式

由于老年人机体退行性改变,摄入的膳食纤维不足,饮水不够,肠腔内容物减弱了对肠道的刺激;老年人体能下降或疾病因素导致的活动量减少,影响了肠道的推动;部分老年人尤其是高龄老人腹部、盆底肌肉和肛门内外括约肌舒缩功能失调加重了排便困难;老年人常常合并肛门周围疾病,如痔疮等,影响正常的排便过程；一些患者忽视正常的排便习惯，肠内容物滞留体内时间延长，水分被过度吸收，造成粪便干结。

（二）药物使用

老年人整体功能下降及共病的特点，带来了多重用药和药物不良反应问题，许多药物都可能引起便秘。如抗胆碱类药物，阿片类止痛药，非甾体抗炎药，三环类抗抑郁药，抗组胺药，抗震颤麻痹药，含铝、钙离子的抗酸剂，铁补充剂，利尿剂，钙离子拮抗剂，考来烯胺等。

（三）疾病因素

老年人慢性便秘的常见疾病见表 40-23。

表 40-23　导致老年人慢性便秘的常见疾病

分类	疾病
肠道疾病	肿瘤、憩室病、痔疮、肛裂、炎症性肠病、腹壁疝、肠扭转、肠结核、直肠脱垂、直肠膨出、腹腔肿瘤或其他外压型疾病所致肠梗阻、既往有炎症性 / 外伤性 / 放射性或手术所致的肠道狭窄、盆腔或肛周疾病手术史等
神经系统疾病	脑血管疾病、多发性硬化、帕金森病、外伤或肿瘤所致脊髓损伤、自主神经病变、认知障碍、痴呆等
肌肉疾病	淀粉样变性、硬皮病、系统性硬化症等
电解质紊乱	高钙血症、低钾血症、高镁血症等
内分泌和代谢疾病	糖尿病、甲状腺功能减退症、甲状旁腺功能亢进症等
心脏疾病	充血性心力衰竭等

（四）精神心理因素

研究发现抑郁、焦虑及不良心理状态与老年人便秘相关，不良生活事件常常引起老年人的情绪反应，从而影响排便反射。

老年人便秘可分为原发性和继发性，原发性便秘大多属于功能性便秘，而继发性便秘多与器质性疾病和药物有关。正常排便的生理过程，有多系统参与，受多因素影响，其解剖结构和功能正常是基本的条件。有研究显示老年人内源性肠肌间神经丛功能障碍可导致肠道运动度下降；左半结肠的胶原沉积增多会影响结肠的顺应性和收缩推动力；与年龄相关的抑制性神经元密度的减少和缺陷会导致乙状结肠运动失调；肛门直肠功能障碍，骨盆底肌肉协同障碍与增龄尤其是高龄老人相关。

【临床表现】

（一）症状与体征

排便次数减少，大多数患者每周排便少于 3 次，粪便常常干硬，呈条块或颗粒状，也有患者粪便并不干硬，但难以排出，常发生肛裂或内外痔导致的出血，粪便表面附着鲜红色血液或便后滴血。

一般功能性便秘无特殊体征，部分患者肛门指诊时可发现直肠内的干硬粪块，一些疾病造成的继发性便秘患者，可以发现相应疾病的体征。

（二）常见并发症

1. 粪便嵌塞　是慢性便秘最常见的并发症，也是导致老年人住院和潜在致命风险的重要原因，体质较差的患者可能是病情加重的非特异性表现。

2. 诱发心、脑血管病的发作　老年人排便耗时费力，易出现心悸、头晕、出汗等症状，甚至引起短暂性脑缺血、心肌梗死、脑卒中等严重事件。

3. 大便失禁　长时间便秘可造成粪块阻塞，其上段不能运行的粪便出现液化流至直肠末端，由于老年人肛门内外括约肌的舒缩功能障碍，粪液从肛管流出形成大便失禁。

4. 尿潴留 / 下尿道症状　直肠乙状结肠的粪便对膀胱颈的压迫会造成尿潴留，国外有针对老年妇女和男性的研究显示，便秘与下尿道症状有明确的相关性。

5. 乙状结肠扭转 研究发现体质较弱老年人乙状结肠扭转的主要原因是由便秘造成，乙状结肠扭转又是引起肠梗阻的常见原因。

6. 憩室病 30%~60% 的 60 岁以上的发达国家老年人都会发生左结肠憩室病，病因学研究将其归因于老年人结肠肌层变薄，张力减低，低纤维膳食导致的排便费力，肠道管腔内压增高。

7. 直肠脱垂和肛周疾病 便秘患者排便时间的延长可导致不同程度的直肠脱垂和肛周疾病，出现肛门疼痛、肛周炎等。

【辅助检查】

（一）一般检查

1. 粪常规和隐血试验 作为慢性便秘的常规检查和筛查项目，应观察患者粪便的形态，有无黏液和血液的附着。

2. 腹部 X 线平片 能显示肠腔扩张和液气平面等，初步判断有无器质性疾病，结肠、直肠的粪便状况等，也有利于诊断和治疗的选择。

3. 结肠 X 线气钡造影 对了解便秘原因有一定帮助，可以发现肿瘤，巨结肠，冗长结肠等，是诊断器质性结肠疾病的主要方法之一。

4. 结肠镜 可直接观察直肠和结肠肠腔及黏膜情况，大部分便秘患者结肠黏膜无明显异常，一些长期服用恩醌类泻剂的老年患者，镜下可见黏膜异常色素沉着，形成具有特征性图案称为结肠黑变病（图 40-17）。

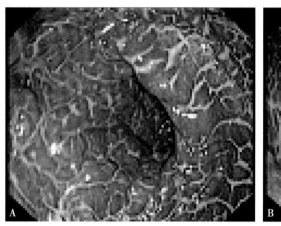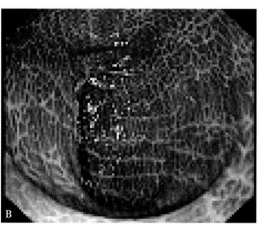

图 40-17 结肠黑变病

（二）特殊检查

1. 结肠传输试验（colonic transit test） 主要是了解结肠运动功能和功能性便秘的诊断分型，方法有 X 线标记物示踪法和核素显像法，根据标志物的分布和显像计算结肠传输时间。前者方法简单易行，不需特殊设备，易于推广开展；后者检查结果较准确，但设备价格昂贵。

2. 直肠肛门压力测定（anorectal manometry） 将压力传感器置入直肠或肛管内测定压力的变化，评估直肠及肛门的感知功能和动力状况，有助于便秘的诊断分型和治疗方法的选择。

3. 球囊排出试验 在直肠壶腹内放置球囊，向球囊注入不同容积的气体或温水，让受试者排出，主要用于了解便秘患者的排便动力和直肠的敏感性，可作为有无排出障碍的筛查试验。

4. 排粪造影 一般采用 X 法，将钡剂模拟粪便注入直肠内，动态观察排便过程中肛门和直肠的功能变化和解剖异常。磁共振排粪造影多平面成像，分辨率高，无辐射，排粪造影是对难治性排便障碍决定手术方式的重要依据。

5. 其他检查 盆底肌电图能记录肛管括约肌的肌电图波幅和动作电位，可以判断有无肌源性病变；阴部神经潜伏期测定能显示阴部神经有无损伤；肛门超声内镜检查可了解肛门括约肌有无缺损和功能异常，为手术定位提供线索。

【诊断与鉴别诊断】

（一）诊断

1. 诊断标准 慢性便秘的诊断主要根据症状、体征及其他有关检查的结果，可借鉴功能性便秘罗马Ⅳ诊断标准，见表 40-24。

表 40-24 罗马Ⅳ标准中功能性便秘的诊断标准

诊断标准
1. 必须包括下列 2 项以上
a. 至少 25% 的排便感到费力
b. 至少 25% 的排便为干球粪或硬粪
c. 至少 25% 的排便有不尽感
d. 至少 25% 的排便有肛门直肠梗阻、堵塞感
e. 至少 25% 的排便需要手法辅助（如用手指协助排便，盆底支持）
f. 每周自发排便少于 3 次
2. 不用泻药时很少出现稀便
3. 不符合肠易激综合征的诊断标准

注：诊断前症状出现至少 6 个月，且近 3 个月症状符合以上诊断标准，如果患者符合阿片引起的便秘诊断标准，就不应该诊断为功能性便秘，但要注意两者可重叠

2. 便秘类型 按照病理生理学特点，功能性便秘分为慢传输型便秘、排便障碍型便秘既往称之为出口梗阻性便秘、正常传输型便秘。慢传输型便秘的特点为排便次数减少、粪便干硬、排便困难。排便障碍型便秘主要表现为排便费力、排便不尽感、排便时肛门直肠堵塞感、排便费时、需要手法辅助排便等，分为不协调性排便和直肠推进力不足 2 个亚型。

3. 便秘程度 可根据便秘症状的轻重及对生活影响的程度分为轻度、中度、重度。轻度：症状较轻，不影响正常生活，可通过生活调整或短期用药等恢复正常排便；重度：便秘症状重且持续，严重影响工作和生活，需要药物治疗或者治疗无效；中度：介于轻度和中度之间。

（二）鉴别诊断

老年人便秘要注意与其他器质性疾病和药物造成的便秘相鉴别，要通过病史、症状和辅助检查结果进行认真的分析，不要轻易作出功能型便秘的诊断，特别对有报警征象如便血、粪隐血试验阳性、贫血、消瘦、明显腹痛、腹部包块、结直肠息肉、肿瘤家族史的患者，要防止误诊和遗漏重要疾病。

【老年人便秘综合评估】

老年人作为特殊的人群，在便秘的诊断过程中要进行相应的综合评估。由于便秘的原因较多且老年人便秘又有其自身的特点及危险因素，因此需要对患者的躯体、认知、心理及社会关系进行评估，要仔细地询问病史，了解症状的发生发展过程。包括食物、饮水、活动、情绪、排便次数、排便习惯、手法辅助、粪便性状、药品使用、伴随疾病、全身状况、排便环境、社会支持等。从而掌握老年患者真实的疾病状况及严重程度，制订个体化综合治疗方案，提高治疗效果。

【治疗】

（一）一般治疗

首先要对患者进行健康教育，进行生活方式与习惯的调整和必要的心理和行为疗法。要注意膳食纤维与水的摄入，患者膳食纤维的摄入量为 30~40g/d，水的摄入应在 1500~2000ml/d，可促进结肠的推进性蠕动。有心、肾身疾病的患者，要注意监测液体对疾病的影响。

行为疗法主要是训练并建立每天排便的良好习惯，一般在晨起或餐后胃结肠反射时间为宜，定时模

拟排便，建立正常的排便反射。要根据自己的身体状况进行必要的活动与锻炼，即使行动不便的患者可在床上锻炼腹肌、提肛肌，练习排便动作。

（二）药物治疗

临床上常用治疗便秘的药物见表40-25。

表40-25　常用泻剂的作用机制和主要药物

种类	作用机制及注意事项	主要药物
容积性泻剂	吸水膨胀性特点，可使粪便的水分及体积增加，促进排便	麦麸、欧车前、甲基纤维素、聚卡波非钙等
渗透性泻剂	肠道内形成高渗状态，增加粪便水分与体积，刺激肠道蠕动，盐类泻药硫酸镁，一般临时应用	聚乙二醇、乳果糖、硫酸镁等
刺激性泻剂	增强肠道动力，刺激肠液分泌，避免长期使用。	比沙可啶、番泻叶、大黄、蓖麻油等
润滑性泻剂	多含油脂，可以软化粪便，润滑肠腔，帮助排便。甘油、液体石蜡，一般临时应用，多选用灌肠、栓剂。	甘油、液体石蜡
促动力药	5-羟色胺受体激动剂增加肌间神经丛节后末梢释放乙酰胆碱，多巴胺受体拮抗剂和胆碱酯酶抑制剂，产生胃肠道促动力作用。	普芦卡比利、莫沙必利、伊托必利
促分泌药	刺激肠液的分泌，软化粪便，促进排便。	鲁比前列酮、利那洛肽

老年人便秘的药物治疗应依次考虑容积性泻剂，渗透性泻剂，润滑性泻剂，可选用口服微生态制剂作为辅助治疗。慢传输型便秘可用加促动力药，促分泌药目前国内使用资料不多，该类药物可刺激肠液的分泌，软化粪便，促进排便。

（三）中医中药治疗

慢性便秘属中医"便秘"范畴，按证候分为肠道实热证、肠道气滞证、肺脾气虚证、脾肾阳虚证、津亏血少证，辨证治疗，随症加减，一些中成药口服、灌肠、针灸、按摩、推拿等也有很好的疗效。

（四）精神心理治疗

要特别关注有精神心理障碍的患者，进行心理指导、认知治疗等综合干预，根据病情使用抗焦虑、抑郁药，对严重心理精神障碍患者，可请心理精神专科医生会诊或转入专科病房进行治疗。

（五）生物反馈治疗

生物反馈治疗主要通过训练患者排便时腹肌、盆底肌和肛门括约肌的舒缩功能，消除排便时的不协调运动，常用于盆底肌功能障碍所致的便秘。

（六）外科治疗

经过正规的非手术治疗后疗效不好，检查结果有明确的病理解剖和功能异常问题可考虑手术治疗，对慢传输型便秘，排便障碍型便秘及混合型便秘都有专门的手术指征，由于老年人全身各系统疾病较多，手术风险较大，应充分考虑手术治疗的利弊关系，严格掌握好手术适应证和手术方式的选择。

【预后】

慢性便秘是影响老年人心身健康的常见疾病，大多数轻-中度功能性便秘患者通过调整生活方式、心理疏导和一般药物治疗，效果比较好。对药物和器质性疾病引起的便秘，要及时停药或调整药物，治疗相应的疾病。对重度难治性便秘患者进行全面整体的综合评估，从而进行个体化包括手术的综合治疗。

（严　祥）

参 考 文 献

1. Emmanuel A, Mattace-Raso F, Neri MC, et al．？ Constipation in older people：A consensus statement.Int J Clin Pract,2017,71(1)：e12920.

2. Roque MV,Bouras EP.Epidemiology and management of chronic constipation in elderly patients.Clinical Interventions in Aging,2015,10：919-930.

3. 严祥,许婷.关注老年人便秘的一些问题.中华老年病电子杂志,2015,2(3):10-13.

4. Gallegos-Orozco JF,Foxx-Orenstein AE,Sterler SM,et al.Chronic Constipation in the Elderly.American Journal of Gastroenterology,2012,107(1):18-26.

5. 中华医学会老年医学分会 中华老年医学杂志编辑委员会.老年人慢性便秘的评估与处理专家共识.中华老年医学杂志,2017,36(4):371-381.

6. 李小鹰,王建业,主译.哈兹德老年医学.第6版.北京:人民军医出版社,2015.

7. 中华医学会消化病学分会胃肠动力学组 中华医学会外科学分会结直肠肛门外科学组.中国慢性便秘诊治指南(2013年,武汉).中华消化杂志,2013,33(5):291-297.

8. Giorgio RD,Ruggeri E,Stanghellini V,et al.Chronic constipation in the elderly:a primer for the gastroenterologist.BMC Gastroenterology,2015,15(1):130.

9. Bharucha AE,Dorn SD,Lembo A,et al.American Gastroenterological Association Medical position Statement on Constipation.Gastroenterology,2013,144：211-217.

第 41 章

老年内分泌代谢疾病

第一节 概　述

一、内分泌系统的老化和老年内分泌学

老年内分泌学是老年医学和内分泌学领域的一个新的分支，产生于 20 世纪后期，研究衰老时各项内分泌激素及相关疾病的改变及其关系。内分泌系统的衰老相关变化普遍发生于老年人群。不同于年龄相关疾病导致的内分泌变化，内分泌系统的衰老以老年人维持内环境稳态平衡的能力减弱为特征，表明激素的合成、代谢和靶器官对激素的敏感性随增龄发生了不同程度的变化，尽管这些改变在基础状态下可能不够明显，但一旦机体内分泌调节稳态平衡的能力减弱到一定程度，较小的应激源可能就会造成内稳态的显著失衡以及机体的较大损伤。因此内分泌系统的衰老既是器官老化的一部分，更是几乎所有衰老相关疾病发生、发展的重要病理生理基础，对此应该加以重视和加深认识。

老年人生理性衰老变化（如睡眠障碍、体脂增加、骨质疏松等）与内分泌系统改变密切相关，而多种老年综合征是在多种激素共同作用或者缺失下发生的，如骨骼肌减少症（Sarcopenia）与睾酮、维生素 D、生长激素等激素的增龄性变化关系密切，但目前还缺乏深入的研究。

老年内分泌疾病具有不同于一般成年人的特点。比如老年人下丘脑 - 垂体 - 甲状腺轴功能紊乱很常见，临床上呈现的特殊性是全方位的：老年人甲状腺功能亢进症（甲亢）往往表现为淡漠型而非兴奋型，容易被误诊；甲状腺功能减退症（甲减）的症状如纳差、乏力、怕冷、便秘、皮肤干燥等又与正常衰老十分相似，容易被漏诊；老年人亚临床甲状腺功能减退症（亚甲减）的患病率高达 12%~26%，主要原因为：①敏感 TSH 检验技术的应用；②正常情况下，TSH 水平随增龄而升高，甚至高水平 TSH 还可能与长寿有关。因此仅依靠 TSH 水平来判断可能显著高估老年人亚甲减的患病率。由于目前年龄相关的 TSH 正常值参考范围尚缺乏相关数据，导致较难去把握老年亚甲减患者的治疗时机及治疗目标，也难以开展个体化治疗。因此，我们非常有必要加深对老年内分泌疾病特点的了解，熟悉相关疾病的诊疗原则，掌握相关临床注意事项，最终造福老年人的健康。

早期研究提出在老年人中使用激素替代疗法（hormone replacement therapy，HRT），即通过人工补充因衰老而分泌减少的激素，来实现延缓衰老、"返老还童"的目的。但是内分泌各个轴及其下游活性产物作用广泛且复杂，简单的替代或阻断治疗必将带来更多的不良反应。总之，内分泌代谢与老年健康及衰老相关疾病发生、发展、结局的相互关系还不十分清楚，相关干预研究前景广阔，非常值得我们为之努力。

二、老年人激素的变化和神经内分泌调节

中年后随增龄，内分泌各个轴及其激素的产生和降解、靶器官对于激素的敏感性都将发生不同程度的变化。老年人激素变化的重要特点有：①与生长发育、生殖功能相关的激素水平明显下降，如生长激素（growth hormone，GH）/胰岛素样生长因子 –1（insulin–like growth factor–1，IGF–1）、下丘脑 – 垂体性腺轴、性激素前体物质脱氢表雄酮（dehydroepiandrosterone，DHEA）和硫酸脱氢表雄酮（dehydroepiandrosterone sulfate，DHEAS）、雌激素和催乳素、睾酮等；而卵泡刺激素（follicle–Stimulating hormone，FSH）、黄体生成素（luteinizing hormone，LH）、去甲肾上腺素及甲状旁腺素（parathyroid hormone，PTH）水平逐渐升高；②部分激素的分泌随增龄改变，如促甲状腺激素（thyroid stimulating hormone，TSH）随增龄上升和醛固酮随增龄下降，但目前缺乏年龄相关的正常参考值范围；③某些靶组织对激素的敏感性下降，如胰岛素。老年人的内分泌系统变化见表 41–1。

表 41–1　老年人激素基础分泌量与血浓度和代谢水平

	基础分泌量	对刺激的反应性 （增加的分泌量）	血浓度	受体水平的代谢 （包括组织感受性）
GnRH	↓（大鼠）	↓	–	–
GHRH	↓（大鼠）	↓	–	–
TRH	→	↓	→	–
GH	→	→	→	–
TSH	↑	→	↑	→?
ACTH	→	→	→	–
FSH	↑	↑	↑	–
LH	↑	→	→	–
AVP	↓	→	↓	–
T_4	→	→	→/↓	↑/?
T_3	↓	↓	↓↓	↓/?
PTH	↑	↑	↑	–
皮质醇	→	↓	→/↓	–
雄激素	↓	↓	↓	–
醛固酮	↓	↓	↓↓	–
肾素	↓	↓	↓	–
血管紧张素	↓	↓	↓↓	–
肾上腺素	→	↓	↑	–
去甲肾上腺素	↑			
雌激素	↓	↓	↓	–
睾酮	↓	↓	↓	–
胰岛素	→	↓	→	↓
胰高血糖素	→	→	→	–
胸腺素	↓	↓	↓	–

注：空白者不详；?：尚有疑议；↓：下降；↑：升高；→：无明显变化；GnRH：促性腺激素释放激素；GHRH：生长激素释放激素；TRH：促甲状腺激素释放激素；GH：生长激素；TSH：促甲状腺激素；ACTH：促肾上腺皮质激素；FSH：卵泡刺激素；LH：黄体生成素；AVP：精氨酸血管加压素；PTH：甲状旁腺素

目前被研究最多的是 GH/IGF-1 系统、皮质醇 /DHEA 系统、睾酮 / 雌激素系统这三个系统。

1. 下丘脑、垂体　垂体促肾上腺皮质激素（adrenocorticotropic hormone，ACTH）、TSH 及 GH 分泌的昼夜节律、幅度都有所改变，其中 GH 的改变具有临床意义。

GH：中年以后，人体的基础或者激发后 GH、IGF-1 水平以每 10 年减少 14% 的速度逐渐下降。GH 分泌减少突出表现为肌肉量减少、脂肪量相对或绝对增加；GH 的补充治疗可以增加肌肉量、减少脂肪量。长期及大剂量应用重组 GH 后可出现高血压、软组织水肿、关节痛、糖尿病等不良反应。目前重组人 GH 仅限于明确的下丘脑 - 垂体疾病所致的 GH 缺乏症患者使用。

催乳素：老年人催乳素分泌与认知有关。其分泌频率没有变化，但脉冲分泌的幅度减小，夜间分泌高峰下降。老年人催乳素水平升高可能与以下因素有关：应激、剧烈运动、下丘脑和垂体肿瘤、原发性甲状腺功能减退症、慢性肾功能衰竭、药物（雌激素、阿片类、西咪替丁、多巴胺拮抗剂）等。高催乳素血症可致继发性性腺功能减退以及骨质疏松。

抗利尿激素（antidiuretic hormone，ADH）：老年人 ADH 的调节作用下降，表现为在低血压或者低血容量的情况下，ADH 不能足够释放代偿。此外，ADH 对肾脏的作用减弱、醛固酮水平降低、心房利尿钠肽增加、渴感减弱，都使得老年人容易发生脱水。老年人也可能出现 ADH 相对过多的情况，表现为基础或渗透压刺激（盐水输注）后 ADH 分泌增加，加之老年人肾脏对水的清除减少使其容易发生低钠血症。长期低钠将引起骨钙的丢失乃至骨质疏松。

2. 肾上腺

（1）皮质醇：老年人分泌节律改变的主要特点为：①由于皮质醇的产生及清除均下降，基础血皮质醇水平不变；②皮质醇脉冲分泌的幅度下降；③夜间皮质醇浓度最低点提前，皮质醇水平较年轻人高。以上改变的幅度相对较小，不影响肾上腺皮质对急性疾病（如低血糖）的反应。

（2）醛固酮：老年人醛固酮水平在基础和激发状态（如低钠、直立体位）均下降，而 ACTH 刺激的醛固酮释放正常，故醛固酮水平下降的主要原因为老年人肾素活性下降。合并肾功能不全的老年人容易发生尿钠增多、低钠血症、高钾血症。由于老年人醛固酮水平下降，因此原发性醛固酮增多症的老年患者其血、尿醛固酮水平反而可能在正常范围内。

（3）DHEA：雄激素、雌激素的前体物质 DHEA 的水平随增龄而下降，这是一种衰老生物标志物。

（4）去甲肾上腺素和肾上腺素：老年人肾上腺素水平基本不变或轻度降低；去甲肾上腺素水平升高，但应激时增加的幅度较年轻时显著减少，这种变化使老年人对应激的反应减弱，容易受到损害，如对低血糖的反应减弱，导致容易进展为低血糖昏迷。

3. 下丘脑 - 垂体 - 甲状腺轴　老年人甲状腺激素的生成率和降解率均下降，甲状腺素结合球蛋白水平轻微下降，总三碘甲状腺原氨酸（total triiodothyronine，TT_3）、游离三碘甲状腺原氨酸（free T3，FT_3）水平随增龄下降，而游离甲状腺素（free tetraiodothyronine，FT_4）水平保持相对稳定，反 T_3（reverse T3，rT_3）水平则随增龄而增加。TSH 水平是判断甲状腺功能的一项敏感指标，与甲状腺激素水平呈负相关。血清 TSH 水平随增龄而增加，65 岁以上平均每年上升 1% 左右，寿命特长者（如百岁老人）的 TSH 水平常常较高，部分个体与遗传因素有关。TSH 水平在一定范围内增高可能是老年人机体防止分解代谢的一种适应机制。与年龄相关的 TSH 浓度增高还可能是由于 TSH 生物活性随增龄下降之故。

4. 甲状旁腺　老年人 PTH 水平升高，其原因与低钙、高磷状态与维生素 D 缺乏相关。低钙源于老年人钙的摄入和肠道吸收都减少。维生素 D 缺乏与维生素 D 的摄入、皮肤的合成、肾脏的羟化减少相关。PTH 升高可以增加骨钙的释放，加重骨质疏松。维生素 D 缺乏也是骨质疏松、跌倒、骨折的原因之一，近年来还发现维生素 D 缺乏与心血管事件、乳腺癌、结肠癌、抑郁等疾病有关。

5. 下丘脑 - 垂体 - 性腺轴　老年相关的内分泌改变以性腺最明显。

（1）女性：绝经后女性卵巢分泌雌激素和雄激素迅速下降，而 FSH 和 LH 升高，至 75 岁后 FSH 和 LH 才开始下降。激素替代治疗仅被推荐用于缓解女性更年期症状，短期应用。

（2）男性：下丘脑 - 垂体 - 性腺轴的改变在男性中比较缓慢。LH 和 FSH 水平正常或轻度升高。尽管睾酮的清除率下降，但老年人总睾酮水平仍逐渐下降，30 岁后睾酮每 10 年下降约 10%，而性激素结合球蛋白升高（正常高值），故游离睾酮也降低。睾酮下降与机体脂肪增加、肌肉减少、乏力、抑郁、贫血、勃起障碍等症状有关，因而睾酮替代治疗可轻度增加骨密度、肌肉量和力量，以及可能改善向心性肥胖、胰岛素抵抗、勃起功能障碍及认知功能。睾酮替代治疗的不良反应为高血压、前列腺增生和前列腺癌、红细胞增多症、睡眠呼吸暂停加重等。故目前睾酮替代治疗仅推荐用于有雄激素缺乏的症状和体征，且游离睾酮或生物可利用睾酮降低的患者。

6. 胰岛　胰岛可能是与发生衰老相关慢性病（糖尿病）关系最密切的内分泌组织。胰岛 β 细胞数量中年后每年约减少 0.5%。且老年人胰岛 β 细胞胰岛素分泌功能缺陷常见，主要表现在葡萄糖负荷后第一时相（或早时相）分泌峰值减弱或消失，不足以有效抑制胰岛 α 细胞分泌胰高血糖素，导致胰岛素第二时相（或晚时相）分泌呈代偿性升高及峰值后移，回落至基础值缓慢，与进食引起的肠糖吸收时间不匹配，部分呈现高胰岛素血症、餐后高血糖和下餐前低血糖。同时胰岛素敏感性下降，其产生的机制包括胰岛素受体数目减少、亲和力下降以及受体后缺陷，从而使靶细胞（主要是骨骼肌、脂肪和肝脏）对胰岛素的敏感性下降，表现为胰岛素相对不足，继发代偿性高胰岛素血症，加重了胰岛 β 细胞分泌胰岛素的负荷。长期作用使胰岛 β 细胞分泌功能逐渐衰退，发展到一定程度，将失去调控血糖稳态的能力，导致老年人糖尿病的患病率随增龄而逐渐增加。部分老年人胰岛素原与胰岛素的比例增加，说明胰岛素分泌质量也有缺陷。

7. 松果体 – 褪黑素　松果体的形态及功能与年龄密切相关。随着年龄的增长，腺体将逐渐出现钙化，其腺体体积及所含细胞数量、大小出现递减，进而引起褪黑素（N– 乙酰 –5– 甲氧色胺）的合成和分泌量减少、分泌生物节律紊乱。这将导致机体的内部调节功能及与外界的协调能力出现下降，机体出现渐进性的退行性改变，表现为衰老。通过动物实验发现，切除松果体会缩短大鼠寿命，腺体切除后大鼠表现出一系列衰老样症状，如血中胆固醇升高、高血压、皮肤色素沉积、前列腺素 E1 减少、抗癌能力降低等。

褪黑素是一种广泛存在于机体的强效自由基清除剂，同时还是机体中调节氧化还原活性的一种重要的酶，在哺乳动物中主要由松果体所分泌。褪黑素的分泌具有昼夜节律，其中光照对其节律影响最为明显，可通过作用于哺乳动物的眼睛进而影响松果体合成褪黑素，亦可直接作用于较低级脊椎动物及鸟类的松果体，对其分泌节律产生影响，夜晚暴露于光照下可迅速抑制褪黑素合成。褪黑素参与机体的多种生物学行为，比如控制生物周期节律，调节睡眠，调节免疫，调节血压，调整人类情绪和行为，保护视网膜免受损伤，清除氧自由基和抑制肿瘤生长等，对维持机体正常的生理学功能非常重要。老年人褪黑素水平下降，与睡眠障碍有关。睡前服用小剂量的褪黑素可以改善睡眠。

8. 脂肪组织

（1）瘦素：瘦素主要由脂肪组织分泌，作用主要是减少食欲、产生饱感，还与能量代谢及行为相关。随着年龄的增加女性瘦素水平下降，老年男性因睾酮水平下降使瘦素增加；其敏感性在细胞水平减退，可产生瘦素抵抗；老年人瘦素的作用仅为年轻人的 1/5。这些变化使老年人食量减少、代谢降低。

（2）脂联素：有研究发现女性脂联素水平与年龄关系不大，70 岁以上男性的脂联素水平较年轻男性为高，长寿者脂联素水平较高。

（刘幼硕　钟佳燏）

参 考 文 献

1. Junnila RK, List EO, Berryman DE, et al. The GH/IGF–1 axis in ageing and longevity. Nat Rev Endocrinol, 2013, 9（6）:366–376.

2. Jones CM, Boelaert K. The Endocrinology of Ageing: A Mini–Review. Gerontology, 2015, 61（4）:291–300.

3. 刘幼硕. 老年人内分泌系统特点与疾病. 中华老年医学杂志, 2005, 24（8）:637–639.

4. 肖海鹏, 苏磊. 老年人内分泌系统的变化. 中华内分泌代谢杂志, 2014, 30（9）:809–812.

5. Galano A, Tan DX, Reiter RJ. Melatonin as a natural ally against oxidative stress: a physicochemical examination. Journal of pineal research, 2011, 51（1）:1–16.

6. Jenwitheesuk A,Nopparat C,Mukda S,et al.Melatonin regulates aging and neurodegeneration through energy metabolism, epigenetics,autophagy and circadian rhythm pathways.International journal of molecular sciences,2014,15(9):16848-16884.

7. Scholtens RM,van Munster BC,van Kempen MF,et al.Physiological melatonin levels in healthy older people：A systematic review. Journal of psychosomatic research,2016,86：20-27.

第二节　糖　尿　病

糖尿病（diabetes mellitus，DM）是十分常见的衰老相关疾病或老年慢性病。它是由于胰岛素分泌和（或）作用的缺陷所引起的以慢性高血糖为特征的一种代谢性疾病，与遗传、环境和免疫等多种因素有关。由于长期的碳水化合物、脂肪以及蛋白质代谢紊乱，引起多系统损害，导致眼、肾、神经、心脏、血管等组织器官慢性进行性损害及功能减退、衰竭；病情严重或应激时可发生急性严重代谢紊乱，如糖尿病酮症酸中毒（diabetic ketoacidosis，DKA）、高渗高血糖综合征（hyperglycemic hyperosmolar syndrome，HHS）。我国老年人糖尿病现患病率达 20%，而老年人糖尿病前期的比例更高达 25%，换言之，我国 60 岁以上的老年人糖尿病加上糖尿病前期的比例目前高达 45%。糖尿病是严重威胁老年健康的社会公共卫生问题，给发展中国家和发达国家都带来重大挑战，对发展中国家尤其如此。

【病因】

老年糖尿病类型主要是 2 型，少数是 1 型，两者都是由遗传因素和环境因素共同作用而形成的多基因遗传性复杂病，发病机制至今尚未完全阐明。不同类型其病因不尽相同，即使在同一类型中也存在异质性。总的来说，影响胰岛素抵抗（insulin resistance，IR）和（或）胰岛 β 细胞分泌功能的两个环节，达到一定程度均可导致糖尿病。胰岛 α 细胞功能异常和胰高血糖素样肽 -1（glucagon-like peptide，GLP-1）分泌缺陷可能在老年 2 型糖尿病发病中也起到一定作用。

个别老年糖尿病是由内分泌疾病（甲状腺功能亢进症、肢端肥大症、库欣综合征、胰高血糖素瘤、嗜铬细胞瘤、醛固酮瘤等）、严重的肝脏或胰腺疾病以及药物（如甲状腺激素、糖皮质激素、烟酸、β- 肾上腺素能激动剂、噻嗪类利尿剂、α- 干扰素、苯妥英钠和二氮嗪等）等因素引起的。

1. 老年 2 型糖尿病

（1）胰岛素抵抗：老年糖尿病绝大多数（95% 以上）为 2 型，均有不同程度的胰岛素抵抗，即胰岛素所具有的生物效应低于预计水平。其产生的机制包括胰岛素受体数目减少、亲和力下降以及受体后缺陷，从而使靶组织（特别是骨骼肌、肝脏）对胰岛素的敏感性下降，表现为胰岛素相对不足，继发代偿性高胰岛素血症，加重了胰岛 β 细胞分泌胰岛素的负担。长期作用使胰岛 β 细胞分泌功能逐步衰退，发展到一定程度，将失去调控血糖稳态的能力，使老年人糖尿病的患病率随增龄而逐渐增加。

（2）胰岛素分泌异常：胰岛 β 细胞的数量在中年后每年约减少 0.5%，且老年人胰岛素分泌模式异常的情况较普遍。主要表现为葡萄糖负荷后胰岛素第一时相（或早时相）分泌峰值减弱或消失，不足以有效抑制胰岛 α 细胞分泌胰高血糖素，导致胰岛素第二时相（或晚时相）分泌呈代偿性升高及峰值后移，回落至基础值缓慢，与进食引起的肠糖吸收时间不匹配，可能表现出高胰岛素血症、餐后高血糖和下餐前低血糖。相应地，临床上首先出现糖耐量减低（impaired glucose tolerance，IGT）和空腹血糖调节受损（impaired fasting glucose，IFG），两者可分别或同时存在，称为糖尿病前期；最终进展为糖尿病。从糖耐量正常到糖耐量减低直至 2 型糖尿病的发展过程中，β 细胞的功能呈进行性减退、衰竭。

2. 老年 1 型糖尿病　近年来，由于胰岛 β 细胞自身免疫抗体检测技术的发展，老年 1 型糖尿病时有发现。老年 1 型糖尿病的比例约占 5% 以下，此型与 HLA 相关联，由于病毒感染或其他未明原因，引起自身免疫性胰岛炎，使胰岛 β 细胞被破坏而发生糖尿病。

【临床表现】

1. 起病隐匿、缺乏典型"三多一少"症状　新诊断的老年糖尿病患者约有 2/3 无典型"三多一少"（多尿、多饮、多食和体重减轻）症状，常常因健康查体、感染、出现相关并发症（糖尿病肾病、糖尿病性视网膜病变、动脉粥样硬化性疾病、中枢神经和周围神经以及自主神经病变、糖尿病足、牙周病和皮肤病变等）、手术、心脑血管病发作或者其他各种疾病就诊时才被发现患有糖尿病。

2. 并发症相关表现广泛多样　老年糖尿病患者尚可出现多汗、腹泻、便秘、尿潴留、肢体麻木、皮肤瘙痒、肌肉乏力酸痛、肩关节痛、性功能减退、认知功能降低等症状，还可出现抑郁焦虑症等。这些症状可能与糖尿病有内在联系，应系统评估是否为老年糖尿病引起的神经、血管等并发症。老年糖尿病可并发白内障和视网膜病变，此并发症高发且失明率高；动脉粥样硬化性疾病（主要侵犯主动脉、冠状动脉、脑动脉、肾动脉和下肢动脉等）患病率高，发病更早，进展更快。

3. 常并发感染，并发酮症酸中毒、高渗高血糖综合征，死亡率高　常并发各种感染，特别是呼吸道、泌尿系统、胆囊炎和皮肤感染（包括细菌、真菌感染），老年患者常因这些感染相关症状就诊而发现糖尿病。老年糖尿病还易感染肺结核。此外，老年糖尿病应激时更易出现急性严重代谢紊乱，主要是高渗高血糖综合征，这是老年糖尿病所特有的危重并发症，主要诱发因素有：①感染、心血管事件、肾功能衰竭、创伤、手术等；②糖皮质激素、利尿剂等药物；③口渴感知受损、腹泻、液体摄入不足等导致脱水；④不慎饮用或静脉输入高糖液体。糖尿病酮症酸中毒虽在老年患者中不常见，但死亡率高。

4. 多种老年慢性疾病与糖尿病共存，多重用药风险高　老年糖尿病常伴随多种老年慢性疾病，所以常出现多种病重叠的情况，如高血压病、肥胖症、高脂血症、高黏血症、冠心病、心绞痛、心力衰竭、心律失常、脑卒中、蛋白尿、肾衰竭等。由于罹患多种疾病，通常需要同时服用多种药物，药物之间容易产生相互作用，多重用药风险增高，可能会影响治疗效果和（或）增加不良反应的发生概率。

5. 容易出现低血糖，较难得到及时诊治，后果较严重　老年糖尿病患者容易出现低血糖，尤其是饮食控制过严、肝肾功能不全、衰弱、痴呆和（或）使用胰岛素、长效促胰岛素分泌剂时。老年人低血糖时，常常缺乏交感神经兴奋症状（心悸、出汗等），且对低血糖的代偿功能减退，加上对低血糖的认知不足，往往导致得不到及时诊治，直至发展为低血糖昏迷，并且容易引起严重不良事件，如跌倒和骨折，甚至引起心、脑血管事件。反复发作低血糖可促进痴呆的发生。阿司匹林、磺脲类、单胺氧化酶抑制剂可增加低血糖反应，β受体阻滞剂可掩盖低血糖症状。

6. 老年糖尿病有特殊的类别　如功能依赖（尤其衰弱、痴呆）和临终关怀。糖尿病是导致老年人功能依赖（半失能、失能）的重要危险因素之一，衰弱、痴呆又是功能依赖老年人中的特殊类型，对血糖管理有着特殊需求。临终关怀患者疾病严重，预期寿命短于1年。以上这些临床情况需要特别的关注和管理。

【辅助检查】

糖代谢状态的检测：点血糖反映某一时刻血浆葡萄糖的具体值，可在任何时候进行测定。其中空腹血糖（fasting plasma glucose，FPG）、餐前血糖、2小时餐后血糖、睡前血糖、夜间2：00~3：00的血糖和随机血糖对了解血糖的特定特征具有较大意义。糖化血红蛋白（hemoglobin A1C，HbA1c）与糖尿病的并发症具有密切关系，是评价糖尿病血糖控制状态的金标准。

尿糖测定则可间接反映血糖变化。在临床实际工作中，胰岛素及C肽释放试验可用来帮助了解胰岛分泌功能。其他辅助检查包括胰岛素抵抗状态、自身免疫抗体检查及重要脏器功能评价指标，如测定血液中肝酶和肾功能指标，计算24小时肌酐清除率，进行心电图及心、肝、肾的超声检查。

【诊断与鉴别诊断】

我国目前采用国际上通用的WHO糖尿病专家委员会（1999）提出的诊断和分类标准，要点如下：糖尿病诊断是基于FPG、任意时间或口服葡萄糖耐量试验（oral glucose tolerance test，OGTT）中2小时血糖（2h-postprandial glucose，2h PG）。用于糖尿病临床诊断的血糖，推荐采用葡萄糖氧化酶法测定的静脉血浆葡萄糖；空腹指至少8小时内无任何热量摄入；任意时间指一日内任何时间，无论上一次进餐时间及食物摄入量；糖尿病症状指多尿、烦渴多饮、多食和难于解释的体重减轻。FPG为3.9~6.0mmol/L为正常，6.1~6.9mmol/L为空腹血糖受损（IFG），7.0mmol/L应考虑糖尿病；OGTT中2h PG<7.0mmol/L为正常糖耐量，7.8~11.0mmol/L为糖耐量低减（IGT）；2h PG>11.1mmol/L应考虑糖尿病。对于无糖尿病症状、仅一次血糖值达到糖尿病诊断标准者，必须在另一天复查核实而确定诊断；如复查结果未达到糖尿病诊断，应定期复查。IFG 或 IGT 的诊断应根据 3 个月内的两次 OGTT 结果，用其平均值来判断。严重疾病或应激情况下，可发生应激性高血糖，但这种代谢紊乱常为暂时性和自限性，因此在应激时，不能根据此时的血糖诊断糖尿病，必须在应激消除后复查才能明确其糖代谢状况。

至今尚无公认的老年人特定的糖尿病诊断标准。HbA1c 能稳定和可靠地反映患者 8~12 周内平均血糖水平，但由于我国有关 HbA1c 诊断糖尿病切点的相关资料尚不足，故目前在我国尚不推荐采用 HbA1c 诊断糖尿病。

主要是对 1 型糖尿病和 2 型糖尿病进行鉴别诊断，两者的区别总的来说是相对的，临床上主要根据临床特点和发病过程。如果成年后起病、体力活动不足、起病较缓、症状较轻、营养过剩、酮症酸中毒倾向不明显、早期无需依赖胰岛素维持生命，结合胰岛 β 细胞自身抗体阴性和 β 细胞功能缺陷相对较轻，临床归为 2 型糖尿病，绝大部分老年糖尿病为 2 型。但随着我国鉴别 1 型糖尿病和 2 型糖尿病相关资料的积累，尤其是检测胰岛 β 细胞自身抗体技术的进步，已将一些高龄 1 型糖尿病（主要是成人迟发性自身免疫性糖尿病，latent autoimmune diabetes in adults，LADA）从原分类为 2 型糖尿病的人群中鉴别出来，这有利于准确指导治疗。总之，老年糖尿病的分型与一般糖尿病一样，需要进行临床综合分析判断；在兼具两者特征时，可先做一个临时性分型用于指导治疗。

对老年糖尿病的各种并发症及伴发病如肥胖症（包括肥胖型肌少症）、高血压病、血脂异常等需进行相应检查和诊断，使患者得到及时和全面治疗、综合管理。

老年综合征是 70 岁以上老年人的常见健康问题，尤其是衰弱、痴呆、失能等。如果老年糖尿病患者伴随这些情况，将需要特别的关注和管理。应该由老年病科或内科医师采用老年综合评估（Comprehensive Geriatric Assessment，CGA）这一识别和管理老年综合征的工具，将老年衰弱、痴呆、失能诊断出来，便于配合老年糖尿病的分类管理。

【治疗】

目前仍缺乏病因治疗。管理老年糖尿病的理念或指导原则：与其他年龄糖尿病一样需考虑糖尿病及其并发症、伴发病的内在关系，早期和全面控制糖尿病慢性并发症，特别是心血管疾病的危险因素；特别强调要考虑老年患者的功能状态、个人意愿和预期寿命；特别强调通过早期识别病情恶化以避免住院；特别强调建立个体化护理计划，维持老年人的独立性和生活质量，直至有尊严地死去。老年综合评估是实现以上管理理念的必要的工具。

根据 IDF 老年 2 型糖尿病管理全球指南，老年患者（70 岁以上）采用老年综合评估，按照功能分为三类：功能独立患者，其日常生活没有受到明显影响，只需要很少或不需要看护；功能依赖患者，其生活自理能力丧失，日常活动受到明显限制，需要额外的看护；其中用老年综合评估确认的衰弱（包括衰弱前期）、痴呆两个亚类患者需要特别的关注，需要放宽血糖控制目标、简化治疗方案、使用低风险的降糖药、提供家属教育和增强交流技巧；临终关怀患者，其疾病严重，预期寿命短于 1 年，这类患者需采取姑息治疗，减轻疼痛、控制症状、心理安抚以提高生活质量是非常重要的。

1. 治疗目标、模式和方法　老年糖尿病治疗的近期目标是通过控制高血糖和相关代谢紊乱，消除糖尿病症状和防止出现急性严重代谢紊乱；远期目标是通过良好的代谢控制，延缓糖尿病慢性并发症的发生、发展，维持良好健康和生活自理能力，提高生活质量，延长健康寿命。

管理老年糖尿病最好的模式是以患者为中心的多学科团队式管理，并建立定期随访和评估系统。国际糖尿病联盟（International Diabetes Federation，IDF）提出糖尿病综合管理"五驾马车"同样适合老年患者，即糖尿病教育、医学营养治疗、运动治疗、血糖监测和药物治疗。

各种功能分类患者的血糖控制目标：根据 IDF 老年 2 型糖尿病管理全球指南，血糖控制目标随患者功能分类而不同：功能独立患者，通常 HbA1c 的目标是 7.0%~7.5%；功能依赖患者，通常 HbA1c 的目标是 7.0%~8.0%；功能依赖的亚类衰弱、痴呆患者 HbA1c 目标放宽到 8.5%；临终关怀患者，其血糖控制目标是避免出现症状性高血糖；在终末阶段，考虑适当的终止治疗。

2. 糖尿病患者教育　对所有老年糖尿病患者都应提供教育。其中对功能独立患者应接受全面的糖尿病教育，充分认识糖尿病并掌握自我管理技能。对功能依赖患者，糖尿病教育还应提供给家属和看护者，尤其是痴呆患者的教育应直接面向其家属和看护者。临终关怀患者应特别关注让其安心，以及阻止糖尿病急性并发症。

3. 医学营养治疗

（1）基本原则：医学营养治疗是所有年龄组糖尿病的基础管理措施。然而，对老年糖尿病患者有一些额外的考虑因素。总的原则是确定合理的总能量摄入，合理而均衡地分配各种营养物质，提供最佳营养以改善老年人的健康状况，纠正代谢紊乱和达到良好的代谢控制，减少心血管事件的风险，维持理想体重和体力。

（2）总的特点：老年糖尿病患者中营养不良很常见，与发生压疮、谵妄和抑郁有关，会增加住院和死亡的危险。老年糖尿病患者的营养计划应个体化，综合考虑老年人的饮食喜好、习惯、文化和身体、认知状态。总体上患者年龄越大能量需求越低，但蛋白质和微量元素的需求与成人相似，因此在限制能量摄入时经常缺乏蛋白质和微量元素，应重视并予以及时补充。如果老年患者食物摄入不能满足营养需要，可采取少食多餐、餐间给予口服营养补充剂等方法进行补充。

（3）各种功能分类患者的饮食要点：对功能独立的老年患者，应鼓励和协助其达到并保持正常体重，每餐提供足量的碳水化合物，但应避免过量的糖、软饮料和果汁。在功能依赖的老年患者中，对衰弱患者应通过评估确认其是否存在营养不足、失调和体重下降，并采取合适的营养计划，提供高蛋白和适当提高热能摄入，以改善营养和功能状态，不提倡减肥；对痴呆患者应确认其是否存在进食困难。对临终关怀的老年患者，需综合考虑患者和家属意愿，以及相关伦理学问题，决定是否采取管饲或胃肠外营养支持措施。

4. 运动治疗

（1）基本原则：体育锻炼是老年糖尿病管理的一个必要的部分。尽管增龄和糖尿病都削弱老年健康及体能，规律而合适的运动不仅可使血糖平稳下降，减少降糖药的用量，增进心、肺、脑功能，改善整体素质，预防呼吸道及泌尿道的继发感染，还可使老年患者在移动能力、平衡能力、减少跌倒风险、改善心情、提高生活质量等方面获益。对于脑卒中后遗症、心肌梗死后、骨折卧床和腰腿痛患者，也应作些床边、床上或轮椅上的肢体活动和体位变化，以改善功能状态，获得相对较高的自我健康认定和心理上的满足。应在医师指导下进行有规律的合适运动，循序渐进，并长期坚持；注意监测血糖和调整降糖药物，以免发生低血糖；血糖波动过大、明显低血糖、糖尿病急性并发症和严重慢性并发症者暂不适宜运动。

（2）各类功能分类患者的运动要点：①对功能独立的老年患者，其运动目标与成人糖尿病目标一致。②对功能依赖的老年患者，鼓励低强度的室内训练项目，维持日常生活的活动及移动能力，卧床或坐轮椅的患者可雇用物理治疗师进行训练，以维持手脚力量及灵活性；③对衰弱患者提供轻度阻力和平衡能力训练，以改善体能尤其是下肢力量，阻止机体功能的恶化；④对痴呆患者，运动要点是保证最安全前提下从事有效的维持功能的训练；⑤对临终关怀的老年患者，则鼓励根据老年人自己的能力和身体状况，接受一些训练。

5. 病情监测

（1）血糖监测：包括空腹血糖、餐后血糖和 HbA1c。一般应用便携式血糖仪进行自我血糖监测（self-monitoring of blood glucose，SMBG），指导调整降糖治疗。持续血糖监测（continuous glucose monitoring，CGM）可作为补充，对于发现无症状低血糖和更加精细地调整降糖治疗方案很有帮助。HbA1c 用于评价长期血糖控制情况，也是临床指导调整降糖治疗方案的重要依据，开始治疗时每 3 个月检测 1 次，血糖达标后每年监测 2 次。

（2）其他心血管疾病危险因素监测：每次就诊时均应测量血压，控制在正常范围，并避免低于120/60mmHg；服用降压药的患者还应测量立位血压，以排除体位性低血压，尤其是存在糖尿病神经病变的患者；每年检测 1 次血脂。

（3）并发症监测：每年至少 1 次检测和评价心、肾、神经、眼底和下肢动脉等情况；根据糖尿病足风险高低，每 3、6 个月或每年 1 次进行足部检查和评估，及时给予相应处理。

6. 高血糖的药物治疗 在饮食和运动不能使血糖达标时应及时应用降糖药物治疗。老年糖尿病群体尤其是衰弱和痴呆患者的特点给血糖控制带来极大挑战，特别需要使用安全性高的降糖药物。

二甲双胍：是 2 型糖尿病患者控制高血糖的一线用药和联合用药中的基础用药。它能通过抑制肝糖输出、改善靶组织对胰岛素的敏感性、增加对葡萄糖的摄取和利用从而降低血糖，可以使 HbA1c 降低 1%~2%。二甲双胍不增加体重，并可改善血脂谱和高黏状态，有助于延缓或改善糖尿病血管并发症，还被认为可以延缓糖尿病前期发展为临床糖尿病，并且在单独用药时几乎不出现低血糖。不良反应主要以消化道不良反应常见，乳酸性酸中毒是最严重的副作用，但十分罕见。老年患者使用此类药物需谨慎并减量使用，同时注意以下几点：①从低剂量开始，逐渐加量，因胃肠道不良反应常见，在无法耐受时应减量使用或者停药，饭后服用可减低消化道不良反应；②肾功能不全（肾小球滤过率 <60ml/min）、肝功能不全、缺氧及高热患者忌用；慢性胃肠病、慢性营养不良不宜使用；③合并急性严重代谢紊乱、严重感染、大手术不宜使用；④行静脉注射碘造影剂检查前至少停用 5 天。

磺脲类：这类药物可促进胰岛 β 细胞分泌胰岛素，降糖效果明显，使 HbA1c 降低 1%~2%。可单独使用，也可以和其他口服降糖药联合使用，但易引起严重低血糖和体重增加。老年患者使用此类药物时需注意以下几点：①从低剂量开始，逐渐加量，不联合使用两种磺脲类降糖；②选用短效、中效制剂，如格列吡嗪、格列齐特，其控释或缓释剂每日 1 次较少引起低血糖；③新一代长效磺脲类如格列美脲具有血糖依赖性降糖、用量少、给药方便和低血糖风险小的特点，对老年糖尿病患者有益；长效磺脲类格列本脲容易引起严重而持续的低血糖，老年患者应避免使用；④轻、中度肾功能不全的老年患者可以选择格列喹酮。

格列奈类：是一类快速作用的非磺脲类促胰岛素分泌剂，在胰岛 β 细胞膜上的结合位点与磺脲类不同。主要通过刺激胰岛素的早时相分泌而降低餐后血糖，具有吸收快、起效快和作用时间短的特点，可以使 HbA1c 降低 0.5%~2%。较适合以餐后高血糖为主的老年患者，可单独或与二甲双胍、噻唑烷二酮类等联合使用。常见的不良反应是低血糖和体重增加，但低血糖的风险和程度都比磺脲类明显减轻。临床上可选用瑞格列奈、那格列奈、米格列奈。

α- 葡萄糖苷酶抑制剂：这类药物通过竞争性抑制小肠绒毛刷状缘的 α- 葡萄糖苷酶，阻止淀粉、糊精和双糖（如蔗糖）等碳水化合物在肠道的分解，延迟吸收，主要降低餐后血糖，可以使 HbA1c 降低 0.5%~0.8%。该药不增加体重，在胃肠道中吸收不足 1%，一般不引起低血糖，因此对老年糖尿病患者相对安全。不良反应常见的是腹胀、排气增多或腹泻。老年患者使用此类药物时需注意以下几点：①阿卡波糖主要抑制 α- 淀粉酶，伏格列波糖主要抑制麦芽糖酶和蔗糖酶，米格列醇是蔗糖酶的高效抑制剂，都应在进食第一口主食后立即服用；②从小剂量开始，逐渐加量是减少胃肠道不良反应的有效方法；③单用本药不引起低血糖，但如与促胰岛素分泌剂或胰岛素联合使用仍可发生低血糖，一旦发生，应直接给予葡萄糖口服或静脉注射，进食双糖（如蔗糖）或淀粉类无效。

噻唑烷二酮类：主要通过激活过氧化物酶体增殖物激活受体 γ（peroxisome proliferator activated receptor γ，PPARγ）起作用，增加靶组织对胰岛素的敏感性而降低血糖，可以使 HbA1c 降低 1.0%~1.5%。可改善血脂谱和高黏状态，单独使用时不导致低血糖。常见的不良反应是体重增加和水肿，与胰岛素合用时更加明显。老年患者使用此类药物时需注意以下几点：①罗格列酮可增加糖尿病患者心血管事件风险，在我国已严格限制使用；②此类药还与骨折及心力衰竭风险增加有关，严重骨质疏松或有骨折病史、心功能分级（new york heart association，NYHA）2 级以上禁用；③单用本药不引起低血糖，但如与磺脲类或胰岛素联合使用时可增加发生低血糖的风险。

胰岛素：老年人因为肝肾功能减退或受损，口服降糖药受到很多限制，且糖尿病的晚期并发症较多，必要时应及时、果断使用胰岛素控制血糖。常用于以下情况：①两种以上口服降糖药且达到较大剂量仍不能满意控制血糖；或显著消瘦、营养不良患者；②各种严重的糖尿病急性高血糖并发症或慢性并发症；③肝肾功能明显受损或老年病危重期，如急性心肌梗死、心力衰竭、呼吸衰竭、重症感染、脑卒中等；④中度以上手术的围术期。

老年患者使用胰岛素需注意以下几点：①胰岛素治疗应在综合治疗基础上进行，一般从 1 天 1 次基础胰岛素开始，如不能控制血糖再改为餐前胰岛素加基础胰岛素，或者每天 1~3 次预混胰岛素；②应力求选用模拟生理性胰岛素分泌模式的制剂，即餐前胰岛素用短效胰岛素类似物提供，而基础胰岛素用长效胰岛素类似物提供，尽量减少低血糖发生风险；③应推荐选用老年患者容易看清数字、听见声音的胰岛素笔型注射器；④胰岛素主要不良反应是低血糖、水肿、注射部位脂肪营养不良和过敏反应，应加强血糖监测；⑤发生高渗高血糖综合征或酮症酸中毒时，采用小剂量（短效）胰岛素治疗方案，积极补液，前者补液要比后者更为积极，同时纠正电解质及酸碱平衡失调，处理诱发病和防治并发症。

GLP-1 受体激动剂和二肽基肽酶Ⅳ（dipeptidyl peptidase Ⅳ, DPP-4）抑制剂：两类都是基于肠促胰素的降糖药。GLP-1 受体激动剂通过激动 GLP-1 受体而发挥降糖作用，目前有艾塞那肽和利拉鲁肽用于临床，约可使 HbA1c 降低 1.0%~1.5%；均需皮下注射，可单独或与其他降糖药联合使用，常见不良反应是胃肠道反应。DPP-4 抑制剂是通过抑制 DPP-4 活性而减少 GLP-1 失活，提高内源性 GLP-1 水平，约可使 HbA1c 降低 0.5%~1.0%，单独使用不增加低血糖的风险，也不增加体重。但此两类药物目前尚缺乏在老年患者中的应用经验。

（刘幼硕　王艳姣）

参 考 文 献

1. Dunning T, Sinclair A, Colagiuri S.New IDF Guideline for managing type 2 diabetes in older people.Diabetes Res Clin Pract, 2014, 103(3):538-540.

2. http://www.idf/guidelines/managing-older-people-type-2-diabetes.

3. Yang W, Lu J, Weng J, et al.China National Diabetes and Metabolic Disorders Study Group.Prevalence of diabetes among men and women in China.N Engl J Med, 2010, 362(12):1090-1101.

4. Kalyani RR, Egan JM.Diabetes and altered glucose metabolism with aging.Endocrinol MetabClin North Am, 2013, 42(2):333-347.

5. Fontana L, Hu FB.Optimal body weight for health and longevity: bridging basic, clinical, and population research.Aging Cell, 2014, 13(3):391-400.

6. Lipska KJ, Krumholz H, Soones T, et al.Polypharmacy in the Aging Patient: A Review of Glycemic Control in Older Adults With Type 2 Diabetes.JAMA, 2016, 315(10):1034-1045.

7. 刘幼硕. 老年人糖尿病的流行病学病因和临床特点. 中华老年医学杂志, 2005, 24(9):718-719.

8. 刘幼硕. 老年人糖尿病的诊断及治疗要点. 中华老年医学杂志, 2005, 24(10):798-800.

9. Cadore EL, Izquierdo M.Exercise interventions in polypathological aging patients that coexist with diabetes mellitus: improving functional status and quality of life.Age(Dordr), 2015, 37(3):64.

10. 中国老年学学会老年医学会老年内分泌代谢专业委员会, 老年糖尿病诊疗措施专家共识编写组. 老年糖尿病诊疗措施专家共识(2013 年版). 中华内科杂志, 2014, 53(3):243-251.

11. 中华医学会糖尿病学分会. 中国 2 型糖尿病防治指南(2013 年版). 中华糖尿病杂志, 2014, 6(7):447-498.

第三节　血脂紊乱

血脂紊乱（dyslipidemia）是脂质代谢障碍的表现，属于代谢性疾病，是指血浆中一种或多种脂质成分的增高或降低、脂蛋白量和（或）质的改变。血脂紊乱被公认为动脉粥样硬化性心血管疾病（ASVCD）的独立危险因素，大规模临床试验及流行病学结果表明，积极治疗血脂紊乱是 ASVCD 防治的重要组成部分。

血脂是血浆中胆固醇（TC）、甘油三酯（TG）和类脂（如磷脂等）的总称。血脂水平随增龄发生变化，基因、环境因素和生活方式与衰老过程中的脂代谢变化密切相关。根据美国胆固醇教育计划第 3 版成人治疗指南（NCEP ATP Ⅲ），随着年龄增加，高胆固醇血症患者显著增多 >65 岁的人群中 TC>5.2mmol/L（200mg/dl）的男性占 60%、女性占 77%。我国的流行病学调查显示，男性在 65 岁以前，TC、LDL-C 和 TG 水平随年龄增加逐渐升高，以后随年龄增加逐渐降低；中青年女性 TC 水平低于男性，女性绝经后 TC 水平较同年龄男性高。在增龄过程中，HDL-C 水平相对稳定；与欧美国家相比，我国老年人的 TC、LDL-C 和 TG 水平低于西方人群，以轻中度增高为主。近 30 年来，国民血脂水平逐步升高，血脂异常患病率明显增加。2012 年全国调查结果显示，成人 TC 平均为 4.50mmol/L，高胆固醇血症的患病率为 4.9%；TG 平均为 1.38mmol/L，高 TG 血症的患病率为 13.1%；高密度脂蛋白胆固醇（high-density lipoprotein cholesterol，HDL-C）平均为 1.19mmol/L，低 HDL-C 血症的患病率为 33.9%。中国成人血脂异常总体患病率高达 40.40%，较 2002 年呈大幅度上升。未来中国成人血脂异常患病及相关疾病负担将继续加重。

【病因】

血脂紊乱的发生是由于脂蛋白生成加速或者降解减少，抑或两者同时存在。原发的血脂紊乱可能是由于单基因突变所致的生物化学缺陷，也可能是多基因或者多因子所致。继发的血脂紊乱在老年人中更常见，是由于肥胖、糖尿病、甲状腺功能减退以及肝、肾疾病等系统性疾病所致。此外，某些药物，如利尿剂、β 受体阻滞剂、糖皮质激素等也可能引起继发性血脂升高。

人们提出了许多机制用来说明与年龄相关的血脂蛋白浓度的变化，尤其是 LDL-C 的浓度变化。这些机制包括与年龄相关的进食油脂增加、肥胖、体育锻炼减少，健康状况下降以及肝细胞上 LDL 受体数量随年龄增长而逐渐减少、功能减退。血脂紊乱是心脑血管疾病的独立危险因素，随着年龄增长，动脉粥样硬化发生率增加，老年人是发生心脑血管事件的高危人群。

【临床表现】

多数血脂紊乱的老年患者无任何症状和体征，常于血液常规生化检查时被发现。脂质在血管内皮沉积可引起动脉粥样硬化，由此引起心脑血管和周围血管病变，因此血脂紊乱的首发症状往往与心血管疾病症状相关。

TG 水平中度升高会导致脂肪肝和胰腺炎，如果 TG 水平继续升高则会在背部、肘部、臀部、膝部、手足等部位出现黄色瘤。严重的高甘油三酯血症［TC>5.2mmol/L（200mg/dl）］会导致视网膜的动静脉呈白乳状，形成脂血症视网膜炎。某些形式的高脂血症可以导致肝脾增大，从而出现上腹不适感或者压痛，而患有罕见的 β 脂蛋白不良血症的患者则可能出现手掌黄斑和结节状的黄色瘤。

【辅助检查】

2016 年《中国成人血脂异常防治指南》首次建议：40 岁以上男性和绝经期后女性每年检测 1 次血脂，ASCVD 患者及其高危人群每 3~6 个月检测 1 次血脂。常规检测血脂基本项目应包含 TC、TG、HDL-C 和 LDL-C。其中只要有 1 项异常，即诊断"血脂异常"。

血脂检查的重点对象包括：①有动脉粥样硬化性心血管病病史者；②有高血压、糖尿病、肥胖、吸烟等多种心血管病危险因素者；③有早发性心血管病家族史者（指一级直系亲属中，男性 55 岁前或女性 65 岁前患缺血性心血管病者），或有家族性高胆固醇血症患者；④皮肤或肌腱黄色瘤及跟腱增厚者；⑤外周动脉粥样硬化性血管病患者。

【诊断与鉴别诊断】

鉴于目前老年人群的研究数据缺乏，建议老年人血脂紊乱的分类和合适的血脂水平参考 2016 年《中国成人血脂异常防治指南》制定的标准（表 41-2），诊断老年人血脂异常时应重视全身系统性疾病，如肥胖、糖尿病、甲状腺功能减退、梗阻性肝病、肾病综合征、慢性肾衰竭等和部分药物的使用，如利尿剂、β 受体阻滞剂、糖皮质激素等以及酒精摄入、吸烟引起的继发性血脂异常。对老年患者而言，检测甲状腺功能十分重要，因为亚临床型甲状腺功能减退症与继发性血脂异常相关。

然而，国内外大规模前瞻性流行病学调查结果一致显示，患有心血管疾病的危险性不仅取决于个体具有某一危险因素的严重程度，更取决于个体同时具有危险因素的数目，而仅依靠血脂检查结果并不能真实反映出被检查者的血脂健康水平。当前，根据 ASVCD 发病的综合危险大小来决定血脂干预的强度，已成为国内外相关指南所共同采纳的原则。

因此，2011 年 ESC/EAS 血脂指南取消了"血脂合适范围"的描述，更加强调根据危险分层指导治疗策略，建议采用 SCORE 系统将患者的心血管风险分为极高危、高危、中危或低危，以此指导治疗策略的制订。2016年《中国成人血脂异常防治指南》也同步推荐根据病情、存在的危险因素、年龄、家族史等更加定量的因素来进行血脂异常危险分层（表41-3）。结合血脂水平来综合评估心血管病发病危险，将人群进行危险性分类，此种分类也可用于指导临床开展血脂异常的干预。

同时，在经过以目前临床证据为指导的标准治疗后，仍有部分人群表现为高TG血症和低HDL-C为主的血脂紊乱，这些人群仍有心血管剩留风险，即发生大血管、微血管事件的风险。对此进行干预是ASVCD预防的重要组成部分。对患者进行充分全面的心血管剩留风险评估，以此为基础制订合理的干预策略，尽早、完全地纠正血脂异常，从而最大程度地降低心血管风险。

表41-2 一级预防人群血脂合适水平和异常分层标准 [mmol/L (mg/dl)]

分层	TC	LDL-C	HDL-C	非HDL-C	TG
合适范围	<5.2 (200)	<3.4 (130)		<4.1 (160)	<1.70 (150)
边缘升高	5.2~6.2 (200~240)	3.4~4.1 (130~160)		4.1~4.9 (160~190)	1.7~2.3 (150~200)
升高	≥6.2 (240)	≥4.2 (160)		≥4.9 (190)	≥2.3 (200)
降低			<1.0 (40)		

表41-3 血脂异常危险分层方案（mmol/L）

危险因素个数		TC 3.1~4.19（或）LDL-C 1.8~2.6	TC 4.1~5.2（或）LDL-C 2.6~3.4	TC 5.2~7.2（或）LDL-C 3.4~4.9
无高血压	0~1个	低危	低危	低危
	2个	低危	低危	中危
	3个	低危	中危	中危
有高血压	0~1个	低危	低危	低危
	2个	低危	中危	中危
	3个	中危	高危	高危
		高危	高危	高危

注：危险因素包括年龄（男≥45岁，女≥55岁）、吸烟、低HDL-C
低危：10年危险性<5%；中危：10年危险性5%~10%；高危：10年危险性≥10%或年龄大于40岁的糖尿病

【治疗】

对老年人群的流行病学研究显示，老年人总死亡率及心血管疾病病死率与LDL-C水平呈U形关系，LDL-C<2mmol/L（77mg/dl）或>5mmol/L（193mg/dl）时，总死亡率及心血管疾病病死率升高；LDL-C在3~4mmol/（115~154mg/dl）时总死亡率及心血管疾病病死率最低。老年人TC与心脑血管疾病关系的研究为矛盾结果，多年来人们担心降低TC水平对老年人可能存在不利影响，严重影响了调脂药物的临床应用。大量循证医学证据显示，他汀类药物显著减少老年人心血管事件和心血管死亡，强化降脂治疗对老年患者非常有益。另外近年研究显示，血脂异常患者即使经过大剂量他汀类药物强化降胆固醇治疗后仍面临很高的心血管剩留风险，而在2型糖尿病、肥胖、代谢综合征和（或）心血管病患者中，TG升高和HDL-C降低是构成心血管剩留风险的主要血脂异常表型。因此，在关注高胆固醇血症的危害性以及强调他汀类药物在心血管疾病防治中基石地位的同时，亦应充分重视对TG增高等其他类型血脂异常的筛查和干预。老年人血脂紊乱治疗的目标水平基于循证医学证据，结合我国近10~20年随访结果，2016年《中国成人血脂异常防治指南》指出，调脂治疗防治冠心病的临床益处不受年龄影响，对于老年心血管危险人群同样应进行积极调脂治疗并长期坚持治疗。推荐参考2016年《中国成人血脂异常防治指南》，根据老年患者的血脂水平和合并的危险因素确定调脂治疗的目标水平（表41-4）。

表 41-4   血脂异常患者开始降 LDL-C/ 非 -HDL-C 治疗目标值［mmol/L（mg/dl）］

危险等级	LDL-C	非 HDL-C
低危、中危	<3.4（130）	<4.1（160）
高危	<2.6（100）	<3.4（130）
极高危：ASCVD 患者	<1.8（70）	<2.6（100）

1. 生活方式的干预   2011 年 ESC/EAS 指南与我国血脂管理指南一致强调治疗性生活方式改变（TLC）是控制血脂异常的基本和首要措施。国际动脉粥样硬化学会于 2013 年 7 月发布的《全球血脂异常诊治建议》也指出生活方式干预的主要目的是降低 LDL-C 和非 HDL-C，其次是减少其他危险因素。提倡坚持健康饮食（低盐、低脂、低糖、碳水化合物占每日食物总热卡的 50%~65%、均衡营养、减少饱和脂肪和高热能食物摄入），如每日摄入胆固醇应低于 300mg（一个鸡蛋黄约含胆固醇 200mg，因此，一个正常人每天吃一个鸡蛋是允许的）。提倡减轻体重、规律进行有氧运动，并采取针对其他心血管病危险因素的措施，如戒烟限酒、限盐以降低血压等。

2. 药物治疗   对许多患有血脂紊乱存在冠心病风险的老年人而言，治疗性生活方式干预不能有效降低 LDL-C 水平以达到控制目标，需要在健康生活方式改变的基础上开始个体化的调脂药物治疗。临床上供选用的调脂药物主要有他汀类、贝特类、烟酸类、树脂类药物和胆固醇吸收抑制剂，以及其他具有调脂作用的药物。

他汀类：在肝脏合成胆固醇的过程中，羟甲基戊二酰辅酶 A（HMG-CoA）还原酶催化其中的限速反应，他汀类药物可以抑制 HMG-CoA 还原酶，从而减少胆固醇的生成。这类药物有如下作用：上调肝细胞的 LDL 受体，从而使含有 ApoE 和 ApoB 的脂蛋白从循环中清除增多，还使肝脏合成、分泌的脂蛋白减少。他汀类药物降低 LDL-C 水平、增加其清除，并减少极低密度脂蛋白和中等密度脂蛋白（非 HDL-C）等残存颗粒的分泌。所以他汀类药物对 LDL-C 和 TG 水平升高的患者是有效的。他汀类治疗给老年人带来的绝对受益较非老年群体更大。临床常用制剂有阿托伐他汀、辛伐他汀、洛伐他汀、氟伐他汀、瑞舒伐他汀、匹伐他汀等。他汀类药物是目前临床上最重要、应用最广的降脂药。现有的临床证据表明，他汀类药物治疗可显著减少老年人心脑血管事件。他汀可在任何时间段每天服用 1 次，但在晚上服用时 LDL-C 降低幅度可稍有增多。应用他汀取得预期疗效后应继续长期应用，如能耐受应避免停用。如果应用他汀类后发生不良反应，可采用换用另一种他汀、减少剂量、隔日服用或换用非他汀类调脂药等方法处理。

血脂康胶囊虽被归入调脂中药，但其调脂机制与他汀类似，系通过现代 GMP 标准工艺，由特制红曲加入稻米生物发酵精制而成，主要成分为 13 种天然复合他汀，系无晶型结构的洛伐他汀及其同类物。中国冠心病二级预防研究（CCSPS）及其他临床研究证实，血脂康胶囊能够降低胆固醇，并显著降低冠心病患者总死亡率、冠心病死亡率以及心血管事件发生率，不良反应少。

贝特类：贝特类药物降低 VLDL 的产生、增加富含 TG 的脂蛋白的清除。后者是通过过氧化物酶体增殖物激活受体 PPAR-α 以及增强脂蛋白脂肪酶的脂解活性来实现的。贝特类药物还能升高 HDL-C 和 ApoAI 的水平，适用于 TG 高、HDL-C 低的患者。临床常用制剂有非诺贝特、苯扎贝特、吉非贝齐等。临床试验结果提示贝特类药物能使高 TG 伴低 HDL-C 人群心血管事件的危险降低 10% 左右，以降低非致死性心肌梗死和冠状动脉血运重建术为主，对心血管死亡、致死性心肌梗死或卒中无明显影响。

烟酸类：烟酸也称作维生素 B_3，属人体必需维生素。大剂量烟酸能抑制脂蛋白的合成，减少肝脏产生 VLDL，且通过抑制脂肪组织中激素敏感脂酶活性，从而抑制游离脂肪酸的外周代谢，从而减少肝脏产生 TG、分泌 VLDL，并减少 LDL 颗粒。烟酸促进 ApoAI 产生增多，因此可以升高 HDL-C 的水平。临床常用制剂有烟酸、阿昔莫司等。临床试验结果荟萃分析发现，烟酸无论是单用还是与其他调脂药物合用均可改善心血管预后，但 AIM-HIGH 研究结果显示，烟酸缓释制剂虽然提高了 HDL-C 水平、降低 TG 水平，但并未减少心脏病发作、卒中或其他的心血管事件。同时在他汀基础上联合烟酸的临床研究提示与单用他汀相比无心血管保护作用。相关临床试验结果的公布对烟酸类药物在心血管病防治中的地位产生较大影响，欧美多国已将烟酸类药物淡出调脂药物市场。

胆酸螯合剂：胆酸螯合剂为碱性阴离子交换树脂，可阻断肠道内胆汁酸中胆固醇的重吸收。这类药上调 7α- 羟化酶促使肝细胞中更多的胆固醇转变成胆汁酸，从而肝细胞中 TC 的含量下降、LDL 受体表达增多，LDL 和 VLDL 残粒从循环中的清除增加。同时，胆汁酸多价螯合剂使肝脏胆固醇合成增加，从一定程度上否定了螯合剂的降 LDL-C 的作用。树脂类药物一般作为治疗高胆固醇血症的二线用药。TG 水平高的患者应用树脂类药物需要注意该类药物会使肝脏产生更多的 VLDL 而致 TG 升高。临床常用制剂有考来烯胺、考来替哌等。此类药物的绝对禁忌证为异常 β 脂蛋白血症和血清 TG>4.5mmol/L（400mg/dl）。

胆固醇吸收抑制剂：胆固醇吸收抑制剂依折麦布抑制肠道吸收胆固醇，使胆汁及食物中运送至肝脏的胆固醇减少，且减少致动脉粥样硬化的残余颗粒中 VLDL、LDL 胆固醇的含量。肠道向肝脏运输的胆固醇减少使得肝细胞 LDL 受体活性增强，从而导致循环中 LDL 的清除增多。IMPROVEIT 研究表明 ACS 患者在辛伐他汀基础上加用依折麦布能够进一步降低心血管事件。SHARP 研究显示依折麦布和辛伐他汀联合治疗对改善慢性肾脏疾病（chronic kidney disease，CKD）患者的心血管疾病预后具有良好作用。

普罗布考：可以通过渗入到脂蛋白颗粒中影响脂蛋白代谢，降低 TC、LDL-C，也可降低 HDL-C，可用于高胆固醇血症的治疗。主要适用于高胆固醇血症，尤其是 HoFH 及黄色瘤患者，有减轻皮肤黄色瘤的作用。室性心律失常、QT 间期延长、血钾过低者禁用。

其他调脂药物：①高纯度鱼油：鱼油主要成分为 n-3 脂肪酸即 ω-3 脂肪酸，可降低 TG 和轻度升高 HDL-C。早期有临床研究显示高纯度鱼油制剂可降低心血管事件，但未被随后的临床试验证实。②脂必泰是一种红曲与中药（山楂、泽泻、白术）的复合制剂，具有轻中度降低胆固醇作用。该药的不良反应少见。③多廿烷醇是从甘蔗蜡中提纯的一种含有 8 种高级脂肪伯醇的混合物，调脂作用起效慢，不良反应少见。

新型调脂药物：近年来在国外已有 3 种新型调脂药被批准临床应用，分别为：①微粒体 TG 转移蛋白抑制剂，洛美他派（Lomitapide）。于 2012 年由美国食品药品监督管理局（Food and Drug Administration，FDA）批准上市，主要用于治疗 HoFH。该药不良反应发生率较高，主要表现为转氨酶升高或脂肪肝。②载脂蛋白 B100 合成抑制剂米泊美生（Mipomersen）是第 2 代反义寡核苷酸，2013 年 FDA 批准可单独或与其他调脂药联合用于治疗 HoFH。作用机制是针对 Apo B 信使核糖核酸（messenger ribonucleic acid，mRNA）转录的反义寡核苷酸，减少 VLDL 的生成和分泌，降低 LDL-C 水平，可使 LDL-C 降低 25%。该药最常见的不良反应为注射部位反应，包括局部红疹、肿胀、瘙痒、疼痛，绝大多数不良反应属于轻中度。③前蛋白转化酶枯草溶菌素 9/kexin9 型（PCSK9）抑制剂，PCSK9 是肝脏合成的分泌型丝氨酸蛋白酶，可与 LDL 受体结合并使其降解，从而减少 LDL 受体对血清 LDL-C 的清除。通过抑制 PCSK9，可阻止 LDL 受体降解，促进 LDL-C 的清除。PCSK9 抑制剂以 PCSK9 单克隆抗体发展最为迅速，其中 Alirocumab、Evolocumab 和 Bococizumab 研究较多。研究结果显示 PCSK9 抑制剂无论单独应用或与他汀类药物联合应用均明显降低血清 LDL-C 水平，同时可改善其他血脂指标，包括 HDL-C、Lpα 等。国内尚处于临床试验阶段。

综上，老年人群同样应该遵循 2016 年《中国成人血脂异常防治指南》，根据患者心脑血管疾病的危险分层及个体特点选择调脂药物，如无特殊原因或禁忌证，应鼓励具有多种心脑血管疾病危险因素的老年人使用他汀类药物。当最大剂量他汀类药物治疗未能达到 LDL-C 目标或不耐受大剂量他汀类药物，可联合使用依折麦布。如果 LDL-C 达标，而非 HDL-C 和 TG 水平明显升高，可加用贝特类药物、烟酸或高剂量的 n-3 脂肪酸，TG 明显升高的患者，需要及时干预，预防急性胰腺炎的发生。

3. 老年人药物治疗的安全性　降脂药物较为常见的不良反应是胃肠道不适，少数的不良反应为肝功能异常和肌病，肾损伤、周围神经病变等也曾有报道。总体而言，随着老年人降脂治疗研究的深入，已经证明老年人使用降脂药物是安全有效的；但是无论是血脂紊乱还是药动学、药效学，老年人均有其独特特点，尤其是 80 岁以上的高龄老年人常患有多种慢性疾病需服用多种药物，降脂治疗应在遵循一般原则的前提下，进行个体化治疗，建议应从小剂量开始，并充分考虑到药物相关副作用，尽可能单药调脂，以避免药物相关肌病的发生，应根据治疗效果调整调脂药物剂量并严密监测肝肾功能和肌酸激酶，从而使调脂治疗的获益最大化。因尚无高龄老年患者他汀类药物治疗靶目标的随机对照研究，对高龄老年人他汀类药物治疗的靶目标不做特别推荐。现有研究表明，高龄老年高胆固醇血症合并心血管疾病或糖尿病患者可从调脂治疗中获益。

4. 特殊人群血脂异常的管理　高血压、糖尿病、卒中等老年人群的血脂管理，同样遵循在 ASCVD 发病危险评估基础上，结合伴随疾病特点开展血脂个性化管理。

糖尿病合并血脂异常主要表现为 TG 升高，HDL-C 降低，LDL-C 升高或正常。调脂治疗可以显著降低糖尿病患者发生心血管事件的危险。应根据心血管疾病危险程度确定 LDL-C 目标水平。老年糖尿病患者血清 LDL-C 水平应控制在 2.6mmol/L（100mg/dl）以下，保持 HDL-C 目标值在 1.0mol/L（40mg/dl）以上。糖尿病患者血脂异常的处理需按照危险分层干预管理。根据血脂异常特点，首选他汀类药物治疗，如合并高 TG 伴或不伴低 HDL-C 者，可采用他汀类与贝特类药物联合应用。

老年高血压合并血脂异常者，调脂治疗应根据不同危险程度确定调脂目标值。调脂治疗能够使多数高血压患者获得很好的效益，特别是在减少冠心病事件方面可能更为突出。因此，高血压指南建议，中等危险的高血压患者均应启动他汀治疗。

代谢综合征是一组以肥胖、高血糖（糖调节受损或糖尿病）、高血压以及血脂异常［高 TG 血症和（或）低 HDL-C 血症］集结发病的临床综合征，特点是机体代谢上相互关联的危险因素在同一个体的组合。这些因素直接促进 ASCVD 的发生，也增加 2 型糖尿病的发病危险。目前，国际上有关代谢综合征组分中的血脂异常的判断切点已基本达成共识：空腹 TG ≥ 1.7mmol/L（150mg/dl）和（或）空腹 HDL-C<1.0mmol/L（40mg/dl）。代谢综合征的主要防治目标是预防 ASCVD 以及 2 型糖尿病，对已有 ASCVD 者要预防心血管事件再发。积极持久的生活方式干预是达到治疗目标的重要措施。原则上应先启动生活方式治疗，如果不能达到目标，则应针对各个组分采取相应药物治疗。结合剩留风险现状与我国人群特点，在使用他汀类药物降低 LDL-C 的同时，也应重视高 TG 血症和低 HDL-C 水平为特征的致动脉粥样硬化性血脂异常的干预。代谢综合征血脂代谢紊乱方面的治疗目标是 LDL-C<2.6mmol/L（100mg/dl）、TG<1.7mmol/L（150mg/dl）、HDL-C ≥ 1.0mmol/L（40mg/dl）。

慢性肾脏疾病（CKD）常伴随血脂代谢异常并促进 ASCVD 的发生。尚无临床研究对 CKD 患者 LDL-C 治疗目标进行探索。在可耐受的前提下，推荐 CKD 患者应接受他汀类治疗。治疗目标：轻、中度 CKD 者 LDL-C<2.6mmol/L，非 HDL-C<3.4mmol/L；重度 CKD、CKD 合并高血压或糖尿病者 LDL-C<1.8mmol/L，非 HDL-C<2.6mmol/L。推荐中等强度他汀类治疗，必要时联合胆固醇吸收抑制剂。终末期肾病（end stage renal disease，ESRD）和血液透析患者，需仔细评估降胆固醇治疗的风险和获益，建议药物选择和 LDL-C 目标个体化。CKD 患者是他汀类引起肌病的高危人群，尤其是在肾功能进行性减退或肾小球滤过率（GFR）<30ml/（min·1.73m²）时，并且发病风险与他汀剂量密切相关，故应避免大剂量应用。中等强度他汀治疗 LDL-C 能达标时，推荐联合应用依折麦布。贝特类可升高肌酐水平，中重度 CKD 患者与他汀联用时，可能增加肌病风险。

对于非心源性缺血性卒中或短暂性脑缺血发作（transient ischemic attack，TIA）患者，无论是否伴有其他动脉粥样硬化证据，均推荐给予他汀类药物长期治疗，以减少卒中和心血管事件危险。若患者基线 LDL-C ≥ 2.6mmol/L（100mg/dl），他汀类药物治疗效果证据明确；而基线 LDL-C<2.6mmol/L（100mg/dl）时，目前尚缺乏临床证据。颅内大动脉粥样硬化性狭窄（狭窄率 70%~99%）导致的缺血性卒中或 TIA 患者，推荐目标值为 LDL-C<1.8mol/L（70mg/dl）。长期使用他汀类药物治疗总体上是安全的。有脑出血病史的非心源性缺血性卒中或 TIA 患者应权衡风险和获益合理使用他汀类药物。

总之，目前血脂异常防治指南已经深入临床实际，但关于他汀类药物治疗的研究与争论仍未停止。65 岁以上老年人的他汀治疗，无论是一级预防还是二级预防，总体是获益的。但对于 80 岁以上老年人存在是否还要进一步分层、制订新的他汀治疗目标及剂量选择的问题。目前已经公布的关于降脂治疗的临床试验缺乏 80 岁以上人群研究的结果，缺乏专为高龄老年人设计的前瞻、随机、对照、大规模临床试验。

【康复】

在血脂研究领域，针对 LDL-C 降脂达标是老年人血脂紊乱治疗的主要目标，非 HDL-C 是次要目标。CARE、LIPID、HPS、IDEAL、MEGA、HPS-DM、CORONA、SPARCL、SHARP 等针对或纳入老年群体的临床研究均证实无论有无多病共存，他汀类药物都能降低 ASCVD 的病死率，减少心血管事件。HDL-C 升高和综合降脂治疗对老年人预后的影响是未来应关注的热点，期待更多专为老年人群设计的大规模随机临床试验，以解决老年人降脂治疗中存在的问题。

（贺洁宇　刘幼硕）

参 考 文 献

1. 中国成人血脂异常防治指南制订联合委员会.中国成人血脂异常防治指南(2016 年修订版).中国循环杂志,2016,31(10):937-953.

2. 中华医学会心血管病学分会循证医学评论专家组,中国老年学学会心脑血管病专业委员会.甘油三酯增高的血脂异常防治中国专家共识.中华心血管病杂志,2011,39(9):793-796.

3. 血脂异常老年人使用他汀类药物中国专家共识组.血脂异常老年人使用他汀类药物中国专家共识.中华内科杂志,2015,54(5):467-477.

4. 血脂相关性心血管剩留风险控制中国专家共识组.血脂相关性心血管剩留风险控制中国专家共识.中国心血管病研究,2012,10(7):481-489.

5. 中华医学会内分泌学分会脂代谢学组.中国 2 型糖尿病合并血脂异常防治专家共识(2017 年修订版).中华内分泌代谢杂志,2017,33(11):925-936.

6. 2014 年中国胆固醇教育计划血脂异常防治建议专家组 中华心血管病杂志编辑委员会血脂与动脉粥样硬化循证工作组 中华医学会心血管病分会流行病学组.2014 年中国胆固醇教育计划血脂异常防治专家建议.中华心血管病杂志,2014,42(8):633-636.

7. 中国胆固醇教育计划专家委员会 中国医师协会心血管内科医师分会 中国老年学学会心脑血管病专业委员会 中国康复医学会心血管病专业委员会.选择性胆固醇吸收抑制剂临床应用专家共识(2015).中华心血管病杂志,2015,43(5):394-398.

8. Jellinger PS,Handelsman Y,Rosenblit PD,et al.American Association of Clinical Endocrinologists and American College of Endocrinology Guidelines for Management of Dyslipidemia and Prevention of Cardiovascular Disease.Endocr Pratt,2017,23(4):479-497.

9. Alan JG,Joshua IB,Zachary TB,et al.AACE/ACE Consensus Statement by the American Association of Clinical Endocrinologists and American College of Endocrinology Guidelines on the Comprehensive Type 2 Diabetes Management Algorithm-2016 Executive Summary.Endocr Pratt,2016,22(1):84-113.

10. Fox CS,Golden SH,Anderson C,et al.Update on Prevention of Cardiovascular Disease in Adults With Type 2 Diabetes Mellitus in Light of Recent Evidence:A Scientific Statement From the American Heart Association and the American Diabetes Association.Diabetes Care,2015,38(9):1777-1803.

11. Patrick BM,Peter W.Association of British Clinical Diabetologists-Renal Association(ABCD-RA)Clinical Practice Guidelines for Management of Lipids in Adults with Diabetes Mellitus and Nephropathy and/or Chronic Kidney Disease.Br J Diabetes,2017,17:64-72.

12. Kidney Disease:Improving Global Outcomes(KDIGO)Lipid Work Group.KDIGO Clinical Practice Guideline for Lipid Management in Chronic Kidney Disease.Kidney Int.Suppl,2013,3:259-305.

13. European Association for Cardiovascular Prevention&Rehabilitation.ESC/EAS Guidelines for the management of dyslipidaemias:the Task Force for the managemen of dyslipidaemias of the European Society of Cardiology(ESC)and the European Atherosclerosis Society(EAS).Eur Heart J,2011,32(14):1769-1818.

14. Stone NJ,Robinson J,Lichtenstein AH,et al.2013 ACC/AHA Guideline On the Treatment of Blood Cholesterol to Reduce Atherosclerotic Cardiovascular Risk in Adults:Report of the American College of Cardiology/American Heart Association Task Force on

Practice Guidelines.A Coil Cardiol,2014,63(25 PtB):2889-2934.

15. Expert Dyslipidemia Panel,Grundy SM.An International Atherosclerosis Society Position Paper:Global recomendations for the management of dyslipidemia.J Clin Lipidol,2013,7(6):561-565.

第四节　高尿酸血症

高尿酸血症（hyperuricemia）是嘌呤代谢障碍引起的代谢性疾病。一般而言，血尿酸水平在成年后随增龄而增高，临床多见于中老年男性，而女性多在绝经期后发病。此外，血尿酸水平的高低还受家族遗传、饮食习惯、地区以及体表面积等多重因素影响。血尿酸在37℃的饱和浓度约为420μmol/L（7mg/dl），高于此值即为高尿酸血症。随着人们生活水平的提高，高嘌呤、高蛋白饮食增加，其尿酸水平呈增高趋势，我国目前高尿酸血症患病率达5%~24%，接近西方发达国家水平，成为威胁老年人健康的主要疾病之一。我国沿海地区高尿酸血症患病率高于内陆地区，与沿海地区经济较发达、生活水平及营养条件较好，又喜食海鲜、肉汤等高嘌呤、高蛋白食品有关。高尿酸血症临床上分为原发性和继发性两大类，前者多由先天性嘌呤代谢异常所致，常与肥胖、糖脂代谢紊乱、高血压、动脉粥样硬化、冠心病等聚集发生，后者则由某些系统性疾病或者药物引起。

【病因】

尿酸（uric acid）是人体嘌呤代谢的终产物，正常情况下人体每天尿酸的产生和排泄基本上保持动态平衡。人体嘌呤来源有两种，内源性为自身合成或核酸降解，约占体内尿酸总量的80%；外源性为摄入嘌呤饮食，约占体内尿酸总量的20%。每天新产生尿酸共约750mg，30%从肠道和胆管排泄，70%经肾脏排泄，增加血尿酸生成和（或）抑制排泄的因素均可导致血尿酸水平升高。80%~90%的高尿酸血症具有尿酸排泄障碍，且以肾小管分泌减少最为重要；肌酐清除率减少5%~25%，即可导致高尿酸血症，而老年人随增龄肌酐清除率降低，随增龄肾小管分泌尿酸不足和尿酸净重吸收增加时，血尿酸水平均可增高。尿酸生成增多主要由酶的缺陷所致。

原发性高尿酸血症常伴有肥胖、糖脂代谢紊乱、高血压、动脉粥样硬化、冠心病等，目前认为与胰岛素抵抗有关。继发性高尿酸血症则主要由于肾脏疾病致尿酸排泄减少，或者骨髓增生性疾病致尿酸生成增多，以及某些药物抑制尿酸排泄等多种原因所致。

高尿酸血症使尿酸盐从超饱和细胞外液沉积于组织或器官，大部分高尿酸血症可无临床症状（无症状高尿酸血症），部分患者有急性痛风性关节炎反复发作、痛风石形成、尿酸性肾结石和尿酸性肾病等。

【临床表现】

临床多见于中老年男性，而女性多在绝经期后发病。临床上5%~15%高尿酸血症患者发展为痛风，表现为痛风性关节炎、痛风石、痛风性肾病和尿酸性肾结石。

1. 无症状期　老年人高尿酸血症大部分可无临床症状，仅有波动性或持续性高尿酸血症，有些终身不出现症状，但随年龄增长痛风的患病率增加，并与高尿酸血症的水平和持续时间有关。

2. 急性痛风性关节炎期、痛风石和慢性关节炎期　老年人急性痛风性关节炎中90%为单关节炎，50%的首发症状为第一跖趾关节炎，其余为趾、踝、膝、腕、指、肘关节，而老年女性甚至会出现多关节炎。急性发作时多在午夜或清晨突然起病，关节剧痛，呈撕裂样、刀割样或咬噬样，难以忍受，数小时内出现受累关节红、肿、热、痛和功能障碍；单侧第一跖趾关节最常见；发作呈自限性，2周内自行缓解；可伴或不伴有高尿酸血症；可有发热；秋水仙碱可以迅速缓解关节症状。痛风石是痛风的特征性临床表现，典型部位在耳廓，也常见于反复发作的关节周围，以及鹰嘴、跟腱、髌骨滑囊等处，还可在眼睑皮下组织中发生，外观为隆起的大小不一的黄白色赘生物，表面菲薄，破溃后排出白色粉状或糊状物经久不愈，但较少继发感染。慢性关节炎期是由于关节内大量沉积的痛风石造成关节骨质破坏、关节周围组织纤维化、继发退行性改变等，临床表现为持续关节肿痛、压痛、畸形和关节功能障碍。

老年人痛风有如下特点：老年患者比一般成年人较少发生急性痛风性关节炎。<60岁的患者中80%~90%有急性单关节炎症状，而老年痛风患者只有50%有此症状；老年患者往往以亚急性或慢性多

关节炎的关节不适发病。症状通常比较隐匿，与一般成年人相比较多累及手的小关节；老年女性患者的发病率比一般成年女性明显增高。由于雌激素的作用，生育期妇女血尿酸水平明显低于同龄男性，发生痛风者罕见，而老年女性体内雌激素水平下降，发生痛风者明显增多；老年患者骨关节炎和痛风石常共存。

3. 肾脏病变　由于长期高尿酸血症、其他肾损害慢性疾病共存和服用非甾体抗炎药（non-steroidal anti-inflammatory drugs，NSAIDs）等原因，导致老年患者肾功能受损常见，较早期即可出现痛风石肾脏沉积，有时无急性痛风性关节炎发作病史。主要表现在两方面：

痛风性肾病：血液中过多的尿酸盐结晶沉积于肾脏可产生间质性肾炎，起病隐匿，通常早期仅有轻微蛋白尿且间歇性出现，只有当尿酸盐浓度长期升高，才可能成为引起慢性肾脏疾病的原因，呈持续性蛋白尿，伴有肾浓缩功能受损时夜尿增多，直至进展为终末期肾衰竭，少数患者表现为急性肾衰竭。

尿酸性肾石病：部分老年高尿酸血症患者肾脏有尿酸结石，呈泥沙样，常无症状，结石较大者可发生肾绞痛和血尿，还可因结石引起梗阻导致肾积水及感染，甚至急性肾衰竭。

【辅助检查】

1. 血液检查　血尿酸升高是痛风患者重要的临床生化特点，通常采用尿酸酶法进行测定，男性正常值上限为 416μmol/L，绝经期前的女性较男性约低 59.4μmol/L。关节炎发作期间可有外周白细胞增多，血沉加快。尿酸性肾病影响肾小球滤过功能时，可出现血尿素氮和肌酐升高。

2. 滑囊液检查　通过关节腔穿刺术抽取滑囊液，在偏振光显微镜下可发现白细胞中有双折光的针形尿酸钠结晶。关节炎急性发作期检出率一般在 95% 以上。

3. 痛风石活检　对表皮下的痛风结节可行组织活检，通过偏振光显微镜可发现其中有大量的尿酸盐结晶。也可通过紫脲酸铵试验、尿酸氧化酶分解及紫外线分光光度计测定等方法分析活检组织中的化学成分。

4. 其他检查　包括尿液检查、酶活性测定和相关基因突变分析、饮食治疗试验等。

【诊断与鉴别诊断】

通常将正常嘌呤饮食状态下，非同日两次空腹血尿酸水平男性和绝经后女性 >420μmol/L（7.0ml/dl）、绝经前女性 >350μmol/L（6.0mg/dl）定义为高尿酸血症，老年高尿酸血症目前采用同一标准。中老年男性如出现特征性关节炎表现、尿路结石或肾绞痛发作，伴有高尿酸血症应考虑痛风。关节液穿刺或痛风石活检证实为尿酸盐结晶可确诊。秋水仙碱诊断性治疗在急性痛风性关节炎期有诊断价值。

临床上根据尿酸生成与排泄状况将高尿酸血症分为排泄不良型、生成过多型和混合型。实验室根据血和尿尿酸水平计算出尿酸清除率（尿酸清除率 = 尿尿酸 × 每分钟尿量 / 血尿酸），依据尿酸排泄和清除率确定高尿酸血症的类型。

1. 尿酸排泄不良型　尿酸排泄 <600mg/24h 或者 <0.48mg/（kg·h）尿酸清除率 <6.2ml/min，为尿酸排泄不良型，约占高尿酸血症的 90%。任何原因引起肾小球滤过减少、肾小管对尿酸盐重吸收增加或者肾小管排泌尿酸盐减少时，均可引起尿酸排泄减少，从而导致高尿酸血症。临床上可能引起尿酸排泄减少的疾病或因素包括特发性、慢性肾功能不全、酸碱代谢失衡（常见的有乳酸酸中毒、糖尿病酮症或饥饿性酮症）、内分泌疾病（如甲状腺功能减退症、甲状旁腺功能亢进症等）、理化因素（如酒精中毒、铍或铅中毒）以及药物影响等。影响尿酸排泄的常用药物包括水杨酸盐、利尿剂、左旋多巴、乙胺丁醇、吡嗪酰胺、烟酸、环孢素和喹诺酮类、青霉素类药物等，这些药物大多数在老年人中更常使用。阿司匹林对尿酸代谢具有双重作用，大剂量阿司匹林（>3g/d）明显抑制肾小管对尿酸的重吸收，使尿酸排泄增多；小剂量阿司匹林（<325mg/d）可降低老年人尿酸清除能力。

2. 尿酸生成过多型　尿酸排泄 >800mg/24h 或者 >0.51mg/（kg·h），尿酸清除率 >6.2ml/min，为尿酸生成过多型，仅占高尿酸血症的 10%。摄食过多富含嘌呤的食物可能增加尿酸生成，但其影响有限，其临床意义在于可能成为痛风发作的诱因。大多数尿酸生成过多系内源性，嘌呤核苷酸是生成尿酸的重要中间产物，前者在多种重要酶的催化下逐步转变为尿酸，酶功能异常常见于某些遗传性疾病。老年人较常见的血液系统疾病如骨髓增殖性疾病、细胞增多症、溶血性疾病，以及银屑病、Paget 病、横纹肌溶解和剧烈运动等均可使内源性尿酸生成增加。

3. 混合型　尿酸排泄 >80mg/24h 或者 >0.51mg/（kg·h），尿酸清除率 <6.2ml/min，为混合型高尿酸血症，与尿酸内源性生成过多和肾脏排泄减少均有关。临床可见于葡萄糖 -6- 磷酸酶缺陷、果糖 -1- 磷酸醛缩酶缺陷的患者以及饮酒、休克等状况。这类患者除酶缺陷导致尿酸合成增多外，常合并乳酸酸中毒或肾小管酸中毒，从而肾小管对尿酸的分泌减少。

主要注意排除继发性高尿酸血症、类风湿性关节炎、创伤性关节炎、关节软骨钙化所致假性痛风以及非尿酸性肾石病。

【治疗】

原发性高尿酸血症和痛风的防治目的是降低尿酸，预防尿酸盐在组织中沉积；迅速终止急性痛风性关节炎的发作；防止尿酸结石形成和肾功能损害。药物治疗应按照临床分期进行，并遵循个体化原则。

治疗高尿酸血症不仅可预防痛风的发生，同时有助于高血压、冠心病、糖尿病、代谢综合征等慢性疾病的防治。由于老年人容易发生药物相关不良反应，因此更强调非药物治疗。限制高嘌呤饮食（如肉类、海鲜、动物内脏、浓肉汤等及饮酒，尤其是啤酒），低蛋白和低糖饮食，戒酒、运动和减体重等有助于降低血尿酸水平，是基本治疗措施。对于轻度高尿酸血症 420~470μmol/L（7.0~8.0mg/dl）的无症状者而言，单纯通过生活方式的改变即可能逆转这种异常。建议经过权衡利弊后去除可能造成尿酸升高的药物，如噻嗪类利尿剂、复方降压片、水杨酸盐、左旋多巴、乙胺丁醇、吡嗪酰胺、烟酸、环孢素和喹诺酮类药物等，小剂量阿司匹林（<325mg/d）尽管升高血尿酸，但作为心血管疾病的防治手段不建议停用。应积极治疗各种影响尿酸代谢的疾病。

1. 高尿酸血症的治疗　对于无症状高尿酸血症，仅在以下 3 种情况下考虑降尿酸药物治疗：①持续高尿酸水平，男性 770μmol/L（13mg/dl），女性 590μmol/L（10mg/dl）；②每日尿尿酸排泄 >1100mg（6.5mmol），有 50% 的风险产生尿酸结石，若经低嘌呤饮食控制后每日尿尿酸排泄仍 >1000mg（5.9mmol），应给予别嘌醇治疗，以达到排泄率 <800mg/d（4.8mmol/d）；③接受放疗或化疗的患者，当血尿酸浓度男性 >710~770μmol/L（12~13mg/dl）、女性 >590μmol/L（10mg/dl）时，应积极使用药物来控制血尿酸水平。建议合并心血管危险因素或心血管疾病的无症状高尿酸血症患者，血尿酸值 >470μmol/L（8mg/dl）时给予药物治疗；而无心血管危险因素或心血管疾病者，血尿酸 >530μmol/L（9mg/dl）时给予药物治疗。目前对痛风患者推荐的降低血尿酸目标值为 <350μmol/L（6mg/dl），理想值为 290~350μmol/L（5~6mg/dl）。

常用的降尿酸药物有：

促尿酸排泄药物：大多数痛风患者属于尿酸排泄减少型（普通饮食、尿酸排泄 <800mg/24h；无嘌呤饮食、尿酸排泄 <600mg/24h），若肌酐清除率 >60ml/min、无痛风性肾结石病时可应用此类药物。常用的促尿酸排泄剂有苯溴马隆、丙磺舒、磺吡酮等，国内现有苯溴马隆，用法 50mg/d，渐增至 100mg/d，主要不良反应为可能促进肾结石和痛风的发生、消化道症状如腹泻，偶见皮疹、皮肤瘙痒、过敏性结膜炎和粒细胞减少等。用药期间应密切监测肝功能。另外，中度以上肾功能受损者，应选择抑制尿酸生成药。

抑制尿酸生成药物：别嘌醇是痛风患者降尿酸治疗的一线用药，主要用于尿酸生成过多的高尿酸患者（尿酸排泄 >800mg/24h），可用于肾功能不全、痛风石沉积、肾结石、对促尿酸排泄剂无效或禁忌的患者。老年人的起始剂量通常为 50~100mg 隔日 1 次，然后每两周增加 50~100mg/d，直至血尿酸浓度低于 357.0μmol/L（6mg/dl）。血肌酐水平 ≥ 177.0μmol/L（2mg/dl）或肌酐清除率 <50ml/min，别嘌醇应减量使用，并避免应用非甾体抗炎镇痛药（NSAIDs）。目前老年患者临床常用的别嘌醇剂量为 200mg 或者更少，可能对该药的临床疗效有影响。有部分患者服药后血尿酸水平不能降至 357.0μmol/L，为难治性痛风，此时联合使用苯溴马隆，仍可有效降低尿酸水平。少数患者使用别嘌醇可发生危及生命的不良反应，包括出现麻疹样皮疹或斑丘疹、血管炎、肝炎以及肾衰。

新型降尿酸药物非布司他为非嘌呤类黄嘌呤氧化酶选择性抑制剂，具有比别嘌醇更强的特异性抑制作用。该药主要通过肝脏氧化和糖酯化作用代谢，经肾脏排泄较少，对肾功能影响小，轻、中度肾功能损害的患者无需调整剂量。不推荐用于一般的无症状高尿酸症患者，主要适用于对别嘌醇过敏、耐受性差、不宜使用促尿酸排泄药物或难治性痛风患者，口服推荐剂量为 40mg，每日 1 次。在其治疗初期，经常出现急性痛风的频繁发作，建议同时服用 NSAIDs 或秋水仙碱，无需终止非布司他治疗。常见不良反应主要有肝功能异常、恶心、关节痛和皮疹，非布司他禁用于正在接受硫唑嘌呤、巯嘌呤治疗的患者。

尿酸酶（uricase）和聚乙二醇尿酸酶（PEG-uricase）：可以将尿酸降解为可溶性尿囊素（allantoine），提高溶解性，易于排泄。尿酸酶还可以有效预防和治疗肿瘤溶解综合征。聚乙二醇尿酸酶可延长尿酸酶作用时间但有潜在的免疫原性，输液反应也较常见，仅用于传统降尿酸治疗无效的成年难治性痛风患者。

碱化尿液：用药期间应服用碳酸氢钠碱化尿液，维持尿 pH 在 6.5 左右，有利于尿酸盐结晶溶解和从尿液排出。pH>7.0 易形成草酸钙及其他类结石，因此碱化尿液要监测尿 pH，特别是肾结石患者。医师还应强调患者必须大量饮水，保证每日尿量在 2000ml 以上，避免治疗中可能出现的输尿管结石或肾结石。

2. 急性痛风性关节炎的治疗　绝对卧床，抬高患肢，避免负重。以下 3 类药物均应早期、足量使用，有效后及时逐步减停。急性发作期不开始降血尿酸治疗，已服降尿酸药物者发作时不需停用，以免引起血尿酸波动，延长发作时间或引起转移性发作。

非甾体抗炎镇痛药（NSAIDs）：各种 NSAIDs 均可有效缓解急性痛风性关节炎症状，现已成为一线用药。肾功能正常且无消化道出血危险的老年患者在急性痛风性关节炎发作时，越早使用 NSAIDs，缓解症状的效果越好，直至症状完全消失后 24 小时，2~3 天内减量。非选择性 NSAIDs 常见的不良反应是胃肠道症状，也可能影响血小板功能、加重肾功能不全，在老年人中应用时需谨慎。必须用时尽量选择短效制剂，同时应监测血压、肌酐和电解质变化。选择性环氧化酶 2（COX-2）抑制剂胃肠道不良反应比非选择性 NSAIDs 少，但应注意其心血管系统的不良反应。

秋水仙碱：是治疗急性痛风性关节炎的特效药物，常规用法可有效缓解急性炎症。但其不良反应较多，以腹泻和呕吐最常见，可导致严重脱水，还可引起骨髓抑制、脱发、肝功能损害、过敏和神经毒性等。肝、肾、心功能不全以及心律失常的患者更容易发生秋水仙碱中毒。由于不良反应与剂量有关，可减量使用，如秋水仙碱 0.5mg，每天 1~2 次，对部分老年患者有效，可缩短急性发作的病程，同时不良反应显著降低，但起效较缓慢，因此可在用药第一天合用 NSAIDs。

糖皮质激素：主要有如下注意事项：当肾功能不全的患者发作急性痛风时，不宜选用秋水仙碱或 NSAIDs，以免加重肾功能恶化，应选用糖皮质激素，有明显的疗效，但应除外感染；对单个或两个关节受累者，关节腔内注射糖皮质激素可缓解症状，有利于减少全身不良反应，要注意使用前先排除细菌性关节炎；老年人在使用糖皮质激素时应注意监测血糖、血压、电解质、精神神经症状等，如同时合并糖尿病，用药将十分棘手，更需密切关注血糖变化，必要时使用胰岛素控制血糖；为避免停用激素后症状反跳，停药时可加用小剂量 NSAIDs 或秋水仙碱。

3. 痛风性关节炎发作间歇期和慢性期的处理　每年发作 2 次以上的急性痛风患者，在间歇期开始降尿酸药物治疗最为经济合理。建议急性痛风性关节炎发作等控制症状治疗 2~3 周后开始加用降尿酸治疗药物，把血尿酸水平控制在 270~390μmol/L（4.6~6.6mg/dl）可以预防痛风性关节炎再次急性发作，控制在 290μmol/L（5mg/dl）以下有助于痛风石吸收。较大痛风石或经皮破溃者可手术剔除。

4. 预防痛风性关节炎急性发作的治疗　指在降血尿酸治疗同时给予预防痛风急性发作的药物治疗。给予低剂量秋水仙碱或 NSAIDs 半年到 1 年以预防急性发作，治疗目标为血尿酸水平降至 350μmol/L（6mg/dl）以下且患者无痛风发作后 3~6 个月。但长时间用药要注意不良反应，特别是肾功能损伤，且会增加医疗费用，因此目前对于预防性治疗仍有争议。

5. 老年常见共病的治疗　老年患者常合并多种慢性疾病，主要有高血压、冠心病、高脂血症和糖尿病等，治疗上既有一致性，也常常有矛盾冲突，必须兼顾或者分清主次、缓急而制订治疗方案，宗旨是有利于患者生活质量及重要器官功能的维持和改善。

虽然对于合并高血压的老年高尿酸血症和痛风患者，最好避免使用噻嗪类利尿剂，但怎样使用利尿剂仍取决于病情的主次和缓急之需要，需密切关注尿酸水平和痛风发作的情况。降压药氯沙坦、氨氯地平兼有降尿酸作用，二甲双胍、阿托伐他汀、非诺贝特在降糖、调脂的同时，均有不同程度的降尿酸作用，建议可按患者共病情况适当选用。喹诺酮类、青霉素等抗生素大多由肾脏排泄，会影响尿酸的排出，因此老年高尿酸血症患者应尽量避免使用喹诺酮类和青霉素类抗生素，以防止诱发急性痛风性关节炎。

（刘幼硕　王　翼）

参 考 文 献

1. 贾滢,田慧,邵迎红,等.老年男性高尿酸血症临床特点及相关危险因素分析.中华老年多器官疾病杂志,2012,11(9):81-86.

2. 中华医学会风湿病学分会.原发性痛风诊断和治疗指南.中华风湿病学杂志,2011,15(6):410-413.

3. Zhu Y,Pandya BJ,Choi HK.Comorbidities of gout and hyperuricemia in the US general population:NHANES 2007-2008.Am J Med,2012,125(7):679-687.

4. Qiu L,Cheng XQ,Wu J,et al.Prevalence of hyperuricemia and its related risk factors in healthy adults from Northern and Northeastern Chinese provinces.C Public Health,2013,13 :664.

5. Khanna D,Khanna PP,Fitzgerald JD,et al.2012 American College of Rheumatology guidelines for management of gout.Part 2 : therapy and antiinflammatory prophylaxis of acute gouty arthritis.Arthritis Care Res(Hoboken),2012,64(10):1447-1461.

6. Kalish VB.Obesity in Older Adults.Prim Care,2016,43(1):137-144.

7. Buch A,Carmeli E,Boker LK,et al.Muscle function and fat content in relation to sarcopenia,obesity and frailty of old age—An overview.Exp Gerontol,2016,76 :25-32.

8. Mathus-Vliegen EM;Obesity Management Task Force of the European Association for the Study of Obesity.Prevalence, pathophysiology,health consequences and treatment options of obesity in the elderly:a guideline.Obes Facts,2012,5(3):460-483.

第五节 肥 胖 症

肥胖症（obesity）指体内脂肪堆积过多和（或）分布异常、体重增加，是遗传因素、环境因素等多种因素相互作用所引起的慢性代谢性疾病。无明显病因可寻者称单纯性肥胖症，肥胖还可作为某些疾病（如甲状腺功能减退症）的临床表现之一，又称为继发性肥胖症。老年人肥胖症指的是60岁以上的老年人出现或存在的肥胖。近年来我国老年人肥胖症患病率上升，据我国2005年14省市中老年人肥胖超重流行病学调查，在男性中，45~54岁间超重患病率最高（44.57%），55~64岁间肥胖患病率最高（13.60%）；在女性中，55~64岁间超重患病率最高（40.10%），65~74岁间肥胖患病率最高（19.97%）。肥胖症作为代谢综合征的主要组分之一，增加发生2型糖尿病、高脂血症、退行性膝关节炎、脂肪肝、阻塞性睡眠呼吸暂停综合征、心脑血管病、痛风和肿瘤等疾病的风险，老年人肥胖以及减肥干预还可加重衰弱病情。不太严重的肥胖也可明显增加发生上述疾病的风险，这是中国及亚洲人群的特点。

成人的体重指数（body mass index，BMI）随着增龄而逐渐增加，50~59岁达到峰值，60岁后，体重和BMI维持在较稳定水平或出现下降趋势。更重要的是，老年人的身体成分变化明显，在20~30岁以后，非脂肪组织量（fat-free mass，FFM）呈进行性降低，而脂肪量进行性增加，但70岁以后，脂肪组织量也常常显著降低。此外，随着增龄，体脂重新分布，腹内脂肪增多明显快于皮下脂肪，肌肉加速减少，各种组织的肌肉/脂肪比例均下降。

因为老年人肌肉/脂肪比例下降和身高变矮，BMI不能反映老年人内脏和肌肉脂肪沉积状况，也不能反映腹部脂肪状况。肌肉/脂肪比例下降将明显低估脂肪沉积的程度，而身材变矮又将高估脂肪沉积的程度。因此，有学者提出改用膝高（knee height）或臂距来代替身高计算BMI，但目前尚未建立诊断截点。以中年期为基线，老年期体脂增加36%~56%，80岁后一般降低。

【病因】

老年肥胖症可有各种不同病因，同一患者也可有几种因素同时存在。总的来说，老年人肥胖的主要原因是热能摄入超过人体总能量的消耗（total energy expenditure，TEE），即无论多食，还是消耗减少，或两者兼有，多余的热能储存于脂肪细胞中，均可引起肥胖症。多数研究发现，老年人的热能摄取并未增加，有些人甚至减少，所以老年人肥胖的主要原因在于总能量消耗减少。成年后随着增龄，影响 TEE 的静息代谢率（resting metabolic rate，RMR，约占 TEE 的 70%）、食物的产能效应、体力活动（约占 20%）均降低，其中 RMR 在成年后每 10 年下降 2%~3%，主要原因是非脂肪组织量减少（约占 RMR 的 75%）所致。生长激素分泌减少、组织对甲状腺激素的反应性降低、睾酮缺乏和瘦素抵抗也是引起老年人总能量消耗减少和导致肥胖的主要原因。

【临床表现】

长期肥胖的致病作用包括增加下列疾病或并发症的发病率，包括：胰岛素抵抗、2 型糖尿病、高脂血症、退行性膝关节炎、脂肪肝、胆石症、胆囊炎和胆囊癌、肥胖-低通气综合征、阻塞性睡眠呼吸暂停综合征、心脑血管病、痛风、结肠和直肠癌、男性良性前列腺增生和前列腺癌、女性子宫内膜癌和乳腺癌、白内障；此外皮肤皱褶易发生皮炎、擦烂，并容易合并化脓性或真菌感染，且麻醉或手术并发症增多。肥胖症及其一系列慢性伴随病、并发症，导致老年人活动不便、自我感觉不良，产生焦虑、抑郁等身心相关问题，生活质量下降；如同时肌肉消瘦（肌少症性肥胖），则更加严重影响老年患者健康和寿命。但有研究表明，超重或者轻度肥胖的老年人对危重症的耐受性强于体重正常和体重不足者。

【辅助检查】

肥胖症的辅助检查主要用于确定肥胖的类型、程度及并发症。主要通过体脂测量确定全身和局部脂肪贮积的程度，包括身高-体重推算、体质指数、腰围和腰臀比、中心型肥胖指数、皮褶厚度和臂围。此外还有一些特殊检查评价肥胖及其风险，包括脂肪细胞计数及脂肪细胞脂质测定、双能 X 线吸收法体脂测量、磁共振成像、心脏功能评价及组织活检。

【诊断与鉴别诊断】

目前尚未建立中国老年人特有的肥胖症诊断标准，因此沿用一般成人诊断标准。2003 年《中国成人超重和肥胖症预防控制指南（试用）》以 BMI 值 ≥ 24kg/m^2 为超重，≥ 28kg/m^2 为肥胖，其中 BMI 值 28.0~29.9kg/m^2 为 Ⅰ 级肥胖，≥ 30kg/m^2 为 Ⅱ 级肥胖。男性腰围 85cm 和女性腰围 80cm 为腹型肥胖。应注意肥胖症并非单纯体重增加，若体重增加是肌肉发达，则不应认为肥胖。用 CT 或 MRI 扫描腹部第 4~5 腰椎间水平面计算内脏脂肪面积时，以腹内脂肪面积 100cm^2 作为判断腹内脂肪增多的切点。

老年人肥胖症主要注意与原发性甲状腺功能减退症引起的继发性肥胖症，以及与服用抗精神病药物、糖皮质激素有关的继发性肥胖症相鉴别。

【治疗】

老年肥胖病的治疗的两个主要环节是减少热能摄取及增加热能消耗，只有当热能摄取低于热能消耗，达到一定程度负平衡，才能把储存的脂肪动员出来消耗掉，以达到合理减肥的目标。减肥策略强调以改变生活行为观念和习惯、调整饮食总量和构成、增加体力运动为主的综合治疗，并自觉地长期坚持，必要时辅以药物或手术治疗，且不应依赖药物，以避免发生不良反应。

1. 合理减肥　不同年龄段的减肥治疗效果有明显差别。合理减肥能明显降低 80 岁以下的老年人总死亡率，但是老年人不宜过分减肥。因为在减肥过程中，随着脂肪组织减少，肌肉和骨骼成分也同时丢失，可能会引起肌少症和骨质疏松，因此老年人过度减肥有一定风险。一般成年人和老年人减肥后，体重下降的约 75% 来自脂肪组织，而非脂肪组织的丢失约占 25%。一般成年肥胖者节食加上阻抗运动或耐力锻炼有助于保存较多的非脂肪组织（减少量从 25% 降至 12%），防止发生肌少症和骨质疏松，但高龄老年人阻抗运动或耐力锻炼保存非脂肪组织的作用较差或不明显。老年人减肥重点仍是强调生活方式干预和体力活动，是治疗肥胖症最重要的步骤。

2. 生活方式干预　大部分年轻人或中年人治疗肥胖的生活方式干预方法亦适用于老年肥胖。一是注意改变进食行为，包括进食方式和环境，例如增加咀嚼次数、减慢进食速度、避免进食时边看电视或边听广播，并在疲乏、厌烦、抑郁期间应克服进食冲动。二是强调低热量饮食加运动治疗。医学营养治疗是防治老年肥胖症的重要措施之一，其基本原则是：①保证低热量、低脂肪饮食，其余各种营养素平衡，维持机体代谢的需要。合理的饮食构成极为重要，既要使老年肥胖者获得较好的生活乐趣，又要有利于减肥。②主张总热量的限制要逐渐进行，体重降低不宜过快过猛，否则患者难以忍受与坚持。③强调饮食结构的合理搭配，在确定总热量后，对三大营养成分（碳水化合物、蛋白质、脂肪）进行合理的搭配，主要选择复杂碳水化合物及富含可溶性食物纤维素的碳水化合物，如豆类、小麦、大米、根茎类等，并适当增加膳食纤维（新鲜蔬菜、水果等）、非吸收食物及无热量液体以满足饱腹感。应适当选择质量较高的动物蛋白质，如瘦肉、鱼类、蛋类、无皮鸡肉、牛奶、酸奶等。脂肪摄入应重点控制饱和脂肪酸（如猪油）。老年肥胖患者要限制饮酒，并控制盐的摄入量，如合并高血压，每天食盐摄入量应少于 6g，合并心力衰竭则应少于 3g。低热量饮食（500~1000kcal/d），一般每周可减轻体重 0.4~0.9kg，6 个月减轻原体重的 8%~10%。同时要增加体力活动、减少静坐时间，运动方式和运动量应适合患者具体情况，注意循序渐进。快步行走、太极拳、体操、爬楼梯、平道自行车以及轻微的家务劳动等低强度的运动适用于年龄大、体质较差的患者。鼓励多步行，以恢复体力和减轻衰弱。在整个运动过程中及运动后要重视患者的自我感觉，当发生严重呼吸费力或胸前区压迫感、头晕、眼花、大汗、面色苍白等现象或不能耐受运动者，应立即停止运动。

3. 药物治疗 不建议应用减肥药物治疗老年肥胖，仅严重肥胖者可试用奥利司他（Orlistat）。对伴有 2 型糖尿病的肥胖老年人，可选用兼有减重作用的降糖药，如二甲双胍、GLP-1 类似物。禁用西布曲明（Sibutramine），因其增加心血管疾病风险。

4. 手术治疗 一般成年人 BMI 35.0~39.9kg/m² 者伴有一种以上的肥胖相关性并发症（如心衰、2 型糖尿病、高血压、睡眠呼吸暂停综合征等）或 BMI ≥ 40kg/m² 而一般治疗无效时可采用减肥手术治疗。老年患者尚无足够的临床资料。

（刘幼硕 李 爽）

参 考 文 献

1. 杨泽,郑宏,于普林,等.1997~1998 年 12 地区老年人群的肥胖现状调查.中华老年医学杂志,2003,22(3):176-179.

2. 徐丹凤,孙建琴.老年人少肌性肥胖的研究进展.中华老年医学杂志,2013,32(9):1017-1020.

3. 王艳姣,杨宇,刘幼硕.采用肥胖参数筛查和诊断老年男性阻塞性睡眠呼吸暂停低通气综合征的研究.中华老年医学杂志,2009,28(10):824-827.

第六节 甲状腺功能亢进症

甲状腺功能亢进症（hyperthyroidism）简称甲亢，是指甲状腺腺体本身产生甲状腺激素过多而引起的以神经、循环、消化等系统兴奋性增高和代谢亢进为主要表现的一组临床综合征，其病因包括弥漫性毒性甲状腺肿（graves disease）、结节性毒性甲状腺肿和甲状腺自主高功能腺瘤（plummer disease）等。老年人甲亢的患病率约为 0.5%~3.0%，60 岁以上患者占甲亢总人数的 10.0%~20.0%。与一般成人甲亢比较，老年人甲亢的特殊性是全方位的：从流行病学、病因构成、症状、体征到诊治方法的选择，都有着很大的不同。因此常常把甲亢作为老年与非老年共患疾病中，老年患者的特殊性十分突出的一个典型疾病。

【病因】

全部甲亢患者中 80% 以上由 Graves 病引起，而老年人甲亢的病因 Graves 病和结节性毒性甲状腺肿所占比例大约相等。此外，老年人因患其他疾病，服用含碘药物（如胺碘酮）的机会增多，因此碘甲亢的发生率也较高。

【病理】

1. 滤泡增生肥大伴淋巴细胞浸润

2. 球后脂肪细胞和免疫细胞浸润与水肿

3. 胫前黏液性水肿

4. 多种组织的非特异性病变

【临床表现】

1. 临床表现　　主要由循环中甲状腺激素过多引起。症状主要有：易激动、烦躁失眠、心悸、乏力、畏热、多汗、消瘦、食欲亢进、大便次数增多或腹泻。可伴发周期性瘫痪和近端肌肉进行性无力、萎缩，后者称为甲亢性肌病，以肩胛带和骨盆带肌群受累为主。偶有伴发重症肌无力。体征：Graves 病患者有程度不等的甲状腺肿大。甲状腺肿为弥漫性，质地中等（病史较久或食用含碘食物较多者可坚韧），无压痛。甲状腺上、下极可以触及震颤，闻及血管杂音。结节性毒性甲状腺肿可触及结节性肿大的甲状腺；甲状腺自主性高功能腺瘤可扪及孤立结节。心血管系统表现有心率增快、心脏扩大、心律失常、心房颤动、脉压增大等。少数病例下肢胫骨前皮肤可见黏液性水肿。眼部表现分为单纯性突眼和浸润性突眼两类，前者表现为眼球轻度突出，眼裂增宽，瞬目减少；后者表现为眼球明显突出，超出眼球突度参考值上限的 3mm 以上，患者自诉有眼内异物感、胀痛、畏光、流泪、复视、斜视、视力下降。检查见眼睑肿胀，结膜充血水肿，眼球活动受限，严重者眼球固定，眼睑闭合不全，角膜外露而形成角膜溃疡、全眼炎，甚至失明。

2. 甲状腺危象（thyroid Crisis）　　也称甲亢危象，是甲状腺毒症急性加重的一个综合征，发生原因与循环内甲状腺激素水平增高有关。多发生于较重甲亢未予治疗或治疗不充分的患者。常见诱因有感染、手术、创伤、精神刺激等。临床表现有高热或过高热、大汗、心动过速、烦躁、焦虑不安、谵妄、恶心、呕吐、腹泻，严重患者可有心衰、休克及昏迷等。

3. 甲状腺毒症性心脏病（thyrotoxic heart disease）　　是由于甲状腺毒症对心脏的作用，对老年患者诱发和加重已有或潜在缺血性心脏病，甚至发生心力衰竭（心脏泵衰竭）。老年甲亢患者还常常发生心房颤动。

4. 老年患者的特点　　由于组织对甲状腺激素的反应能力减弱以及衰老等因素的影响，老年人的甲亢起病较隐匿；因 Graves 病所致者较少，因此甲状腺肿大、突眼征不明显或缺如而呈不典型甲亢；淡漠型甲亢（apathetic hyperthyroidism）多见于老年人，高代谢症状不典型，相反表现为乏力、心悸、厌食、淡漠、抑郁、嗜睡、体重明显减少，骨质疏松、骨折的危险性增加；临床上经常可以看到老年人因房颤、心力衰竭首诊从而发现甲亢的情况。

【辅助检查】

促甲状腺激素（TSH）浓度的变化是反映甲状腺功能最敏感的指标。敏感 TSH（sTSH，检测极限可达 0.005mU/L）是筛查甲亢的第一线指标，甲亢时 TSH 通常 <0.1mU/L。sTSH 使得诊断亚临床甲亢成为可能，因为后者甲状腺激素水平正常，仅有 TSH 水平的改变。

血清总甲状腺素（TT_4）稳定、重复性好，是诊断甲亢的主要指标之一。但是血清甲状腺激素结合球蛋白（TBG）的量和蛋白与激素结合力的变化都会影响测定的结果。例如老年人常见的低蛋白血症等可以引起 TBG 降低，导致 TT4 减低。

血清游离甲状腺素（FT_4）、游离三碘甲腺原氨酸（FT_3）与甲状腺激素的生物效应密切相关，所以是诊断临床甲亢的主要指标。但因血中 FT_4、FT_3 含量甚微，测定的稳定性不如 TT_4、TT_3。血清总三碘甲状腺原氨酸（TT_3）与 TT_4 在大多数甲亢时同时升高。T_3 型甲状腺毒症时仅有 TT_3 增高。

放射性核素扫描和甲状腺 B 超对鉴别甲亢的病因是 Graves 病、结节性毒性甲状腺肿还是甲状腺自主高功能腺瘤具有较大价值。

【诊断与鉴别诊断】

1. 诊断程序　　甲状腺毒症的诊断：①测定血清 TSH、TT_4、FT_4、TT_3、FT_3 的水平；②确定甲状腺毒症是否来源于甲状腺的功能亢进；③确定甲亢的原因，如 Graves 病、结节性毒性甲状腺肿、甲状腺自主高功能腺瘤等。

2. 甲亢的诊断　　高代谢症状和体征；血清 TT_4、FT_4 增高，TSH 减低；甲状腺肿大或结节。具备以上三项诊断即可成立。应注意的是，老年患者淡漠型甲亢较多见，高代谢症状不明显，突出表现为明显消瘦或心房颤动，常无弥漫性甲状腺肿大。T_3 型甲亢仅有血清 TT_3 增高。

3. 甲状腺毒症性心脏病的诊断　临床中如有以下线索需考虑老年甲状腺毒症性心脏病的可能：阵发性或持续性房颤、心房扑动、心室率快而洋地黄制剂无效；对洋地黄类和利尿剂效果不显著的心力衰竭；心绞痛经扩张冠状动脉的药物治疗后未见好转，且脉压大，血脂正常或偏低者；无其他原因可解释的心脏扩大或心电图异常；伴有不明原因的进行性消瘦、腹泻、焦虑、抑郁和失眠。与甲亢相关的大部分心血管系统表现经治疗甲亢后是可逆的。

4. 亚临床甲亢的诊断　是甲亢的最温和形式，临床上主要根据血清 TSH 低于正常参考范围，游离 T_3 和 T_4 浓度正常而诊断。迄今大多数研究表明老年亚临床甲亢与发生房颤的危险性、心血管事件及死亡风险增加关联，还增加发生老年轻度认知功能障碍和痴呆症的风险。

临床上老年患者常因明显消瘦而被误诊为恶性肿瘤，因心房颤动被误诊为冠心病。所以老年人不明原因的突然消瘦、新发生心房颤动时应考虑本病。

甲亢的原因鉴别：主要是鉴别 Graves 病、结节性毒性甲状腺肿和甲状腺自主高功能腺瘤。伴浸润性突眼、甲状腺受体抗体（thyrotrophin receptor antibody，TRAb）和甲状腺受体刺激抗体（thyroid stimulating antibody，TSAb）阳性、胫前黏液性水肿等均支持 Graves 病的诊断。结节性毒性甲状腺肿、甲状腺自主高功能腺瘤的诊断主要依靠放射性核素扫描和甲状腺 B 超。Graves 病的放射性核素扫描可见核素均质性的分布增强；结节性毒性甲状腺肿者可见核素分布不均，增强和减弱区呈灶处分布；甲状腺高自主功能腺瘤则仅在肿瘤区有核素浓聚，其他区域的核素分布稀疏。甲状腺 B 超可以发现结节和肿瘤，还可观察甲状腺血流、钙化和颈部淋巴结，对于鉴别老年甲亢的三大原因具有较大价值。

【治疗】

1. 治疗方法　目前，治疗甲亢的方法主要有抗甲状腺药物、手术和放射性碘（^{131}I）治疗。老年人如应用抗甲状腺药物治疗甲亢，发生药物不良反应的风险增高，且甲亢复发率在 50% 左右，而 ^{131}I 治疗甲亢的复发率仅为 1%~4%。考虑到老年甲亢患者合并症较多，^{131}I 治疗疗效确切而且可避免手术风险，因此，对于严重甲亢的老年患者，尤其是患有严重合并症，包括心血管并发症例如房颤、心衰或肺动脉高压，或肾衰竭、感染、创伤、控制不佳的糖尿病以及脑血管或肺部疾病等优先选择 ^{131}I 治疗。^{131}I 治疗后，甲状腺激素大量释放入血液可能加重心脏疾患，甚至导致甲亢危象，因此要告知患者，在 ^{131}I 治疗后一旦出现高热、大汗、心动过速（>140 次 /min）、烦躁和焦虑、严重的呕吐或腹泻时，需立即到医院就诊。老年重症 Graves 病建议先应用抗甲状腺药物甲巯咪唑（Methimazole，MMI）控制，待病情稳定后根据临床情况再进行 ^{131}I 治疗。若情况紧急需立即控制甲亢时，在应用初始剂量的抗甲状腺药物丙硫氧嘧啶（Propylthiouracil，PTU）或 MMI 后，可应用复方碘化钠溶液阻断甲状腺激素的释放。对于心脏症状不稳定的患者，可静脉注射 β 受体阻滞剂快速降低心率。利尿剂仍是慢性充血性心衰（chronic heart failure，CHF）的主要治疗。在甲亢导致的 CHF 中可应用地高辛，但应注意甲亢患者地高辛的治疗剂量和中毒剂量很接近，加之老年患者随增龄肾小球滤过率下降，易出现洋地黄中毒。甲亢经治疗后缓解，心悸、快速型心律失常等常可好转。甲状腺激素水平正常后，部分房颤可自发复律，其中大多数复律发生在甲状腺功能恢复正常的 3 周内。老年患者如果在甲状腺功能正常 4 个月后仍然存在房颤，或在甲状腺功能正常前房颤已超过 13 个月，自发转复率低。在合并心力衰竭、左房扩大显著或其他增加系统性栓塞危险的情况下，或长期持续房颤的患者中应予以抗凝治疗。

2. ^{131}I 治疗不良反应　甲状腺功能减退症（甲减）是 ^{131}I 治疗难以避免的结果。甲减的发生率每年增加 5% 左右，10 年达到 40%~70%。治疗后 2~4 周症状减轻，甲状腺缩小；6~12 周甲状腺功能恢复至正常。未治愈者 6 个月后进行第二次治疗，第二次治疗采取首次 1.5 倍的剂量。^{131}I 治疗后要定期监测甲状腺功能，每 4 周一次，尽早发现甲减，及时给予甲状腺素替代治疗，这种替代治疗需终生服药。

3. 亚临床甲亢的治疗　亚临床甲亢进展至临床甲亢的发生率低，因此是否治疗尚有争议。一般在 65 岁以上老年人中 TSH<0.1mU/L 时应给予治疗，0.1mU/L ≤ TSH ≤ 0.5mU/L 的老年患者有与甲亢一致的症状、房颤、不能解释的体重减轻、骨质疏松的症状时也应该治疗，并根据患者情况进行随访。血清

TSH 恢复正常后，心血管功能可能会显著改善。一般选用抗甲状腺药物治疗。

4. 手术　对于甲状腺肿大显著、有压迫症状；或者高度怀疑甲状腺恶性肿瘤的老年患者需采取手术治疗。

5. 其他　老年甲亢患者使用 β 受体拮抗剂以阻断甲状腺激素对心脏的兴奋作用，阻断外周组织 T_4 向 T_3 的转化，可较快控制甲亢的临床症状。对于有慢性阻塞性肺病的老年患者，可选用选择性 $β_1$ 受体拮抗剂，如阿替洛尔、美托洛尔等，以减少不良反应。

甲亢患者应当食用无碘食盐，忌用含碘药物和含碘造影剂。复方碘化钠溶液仅在手术前和甲状腺危象时使用。

（刘幼硕　黄　武）

参 考 文 献

1. 中华医学会内分泌学分会,中国甲状腺疾病诊治指南编写组.中国甲状腺疾病诊治指南——甲状腺功能亢进症.中华内科杂志,2007,46(10):876–882.

2. 中华医学会内分泌学分会,中国甲状腺疾病诊治指南编写组.中国甲状腺疾病诊治指南——甲状腺功能减退症.中华内科杂志,2007,46(11):967–971.

3. Papaleontiou M,Haymart MR.Approach to and treatment of thyroid disorders in the elderly.Med Clin North Am,2012,96(2):297–310.

4. Chaker L,Baumgartner C,den Elzen WP,et al;Thyroid Studies Collaboration.Subclinical hypothyroidism and the risk of stroke events and fatal stroke:an individual participant data analysis.J Clin Endocrinol Metab,2015,100(6):2181–2191.

5. Tabatabaie V,Surks MI.The aging thyroid.Curr Opin Endocrinol Diabetes Obes,2013,20(5):455–459.

6. Visser WE,Visser TJ,Peeters RP.Thyroid disorders in older adults.Endocrinol Metab Clin North Am,2013,42 :(2):287–303.

7. Bremner AP,Feddema P,Leedman PJ.et al.Age–related changes in thyroid function:a longitudinal study of a community–based cohort.J Clin Endocrinol Metab,2012,97(5):1554–1562.

8. 刘幼硕.老年甲状腺功能亢进症.中华老年医学杂志,2005,24(11):878–880.

9. Papaleontiou M,Haymart MR.Approach to and treatment of thyroid disorders in the elderly.Med Clin North Am,2012,96(2):297–310.

10. Palmeiro C,Davila MI,Bhat M,et al.Subclinical hyperthyroidism and cardiovascular risk:recommendations for treatment.Cardiol Rev,2013,21(6):300–308.

第七节　甲状腺功能减退症

甲状腺功能减退症（hypothyroidism）简称甲减，是由各种原因导致的低甲状腺激素血症或甲状腺激素抵抗而引起的全身性低代谢综合征，其病理特征是黏多糖在组织和皮肤堆积，表现为黏液性水肿。甲减的检出率在成年后随增龄增加，女性更加显著。国外流行病学调查显示，大于 65 岁的老年人中临床甲减患病率 1.5%~3%，亚临床甲减患病率高达 12%~26%。亚临床甲减是近年老年医学界和内分泌学界共同关注的热点，比如老年亚临床甲减到底对寿命、对心血管事件及全因死亡风险增加有何影响？给予甲状腺素替代治疗是否可以改善老年人亚临床甲减患者的生活质量？这些问题的解决对于促进健康长寿有着重要意义。

促甲状腺激素（TSH）水平是判断甲状腺功能的一项敏感指标，与甲状腺激素水平成负相关。血清 TSH 水平随增龄而增加，65 岁以上平均每年上升 1% 左右；TT_3、FT_3 水平随增龄下降，而 FT_4 水平保持相对稳定，rT_3 水平则随增龄而增加。寿命特长者（如百岁老人）的 TSH 水平常常较高，部分与遗传有关。

TSH 水平在一定范围内增高为何与长寿有关？一种解释是，TSH 水平在一定范围内轻度升高代表了甲状腺激素生物活性有轻度下降，进而使基础代谢率降低，可能是老年人对自身分解代谢随增龄而增强的一种适应机制。与年龄相关的 TSH 水平增高还可能是由于 TSH 生物活性随增龄下降之故。

1. 根据病变发生的部位分类　原发性甲减（primary hypothyroidism）：老年人甲减绝大部分为原发性甲减，

由甲状腺腺体本身病变引起的甲减，占全部甲减的 95% 以上，由自身免疫、甲状腺手术和甲亢 ^{131}I 治疗所致。

中枢性甲减（central hypothyroidism）：由下丘脑和垂体病变引起的促甲状腺激素释放激素（TRH）或者 TSH 产生和分泌减少所致的甲减，垂体外照射、垂体大腺瘤、颅咽管瘤及产后大出血是其较常见的原因；其中由于下丘脑病变引起的甲减称为三发性甲减（tertiary hypothyroidism）。

甲状腺激素抵抗综合征：由于甲状腺激素在外周组织实现生物效应障碍引起的综合征。

2. 根据病变的原因分类　自身免疫性甲减、药物性或碘过量性甲减、手术后甲减、^{131}I 治疗后甲减、特发性甲减、垂体或下丘脑肿瘤手术后甲减等。

3. 根据甲状腺功能减低的程度分类　临床甲减（overt hypothyroidism）和亚临床甲减（subclinical hypothyroidism）。

【病因】

老年人甲减的主要病因是慢性淋巴细胞性甲状腺炎、萎缩性甲状腺炎，其次是碘过量、甲状腺治疗损伤（手术、^{131}I、外照射等）和药物（如锂盐、硫脲类、咪唑类、α- 干扰素等）。老年人服用含碘药物如胺碘酮（Amiodarone）的机会增多，因此胺碘酮致甲减的发生率也较高，达 10%~20%。

【临床表现】

老年人甲减非常容易与衰老本身伴随的症状混淆而不易引起足够重视，而亚临床甲减患者更缺乏特异、显著的症状及体征。

1. 病史　详细询问病史有助于本病的诊断，如甲亢 ^{131}I 治疗史及慢性淋巴细胞性甲状腺炎病史、Graves 病和家族史等。

2. 临床表现　本病发病隐匿，病程较长，不少患者缺乏特异症状和体征。症状主要表现以代谢率减低和交感神经兴奋性下降为主，病情轻的早期患者可以没有特异症状。典型患者畏寒、乏力、手足肿胀感、嗜睡、记忆力减退、少汗、关节疼痛、体重增加、便秘等。

3. 体格检查　典型患者可有表情呆滞、反应迟钝、声音嘶哑、听力障碍，面色苍白、颜面和（或）眼睑水肿、唇厚舌大、常有齿痕，皮肤干燥、粗糙、脱皮屑、皮肤温度低、水肿、手脚掌皮肤可呈姜黄色，毛发稀疏干燥，跟腱反射时间延长，脉率缓慢。少数病例出现胫前黏液性水肿。本病累及心脏可以出现心包积液和心力衰竭。重症患者可发生黏液性水肿昏迷。

【辅助检查】

1. 血清 TSH、TT4 和 FT4　原发性甲减血清 TSH 增高，TT$_4$ 和 FT$_4$ 均降低。TSH 增高以及 TT$_4$ 和 FT$_4$ 降低的水平与病情程度相关。血清 TT$_3$、FT$_3$ 早期正常，晚期减低。因为 T$_3$ 主要来源于外周组织 T$_4$ 的转换，所以不作为诊断原发性甲减的必备指标。亚临床甲减仅有 TSH 增高，TT$_4$ 和 FT$_4$ 正常。随着激素测定技术日益发展，现在已经能够早期检出更多的老年亚临床甲减。

2. 甲状腺过氧化物酶抗体（TPOAb）、甲状腺球蛋白抗体（TgAb）　两者是确定原发性甲减病因的重要指标和诊断自身免疫甲状腺炎（包括慢性淋巴细胞性甲状腺炎、萎缩性甲状腺炎）的主要指标。一般认为 TPOAb 的意义较为肯定。我国学者经过对甲状腺抗体阳性、甲状腺功能正常的个体随访五年发现，当初访时 TPOAb>50IU/ml 和 TgAb>40IU/ml，临床甲减和亚临床甲减的发生率显著增加。

3. 其他检查　轻、中度贫血，血清总胆固醇、心肌酶谱可以升高，少数病例血清泌乳素升高、蝶鞍增大。

【诊断与鉴别诊断】

1. 甲减的实验室诊断　实验室检查血清 TSH 增高，FT$_4$ 减低，原发性甲减的诊断即可成立。进一步寻找甲减的病因如果 TPOAb 阳性，可考虑甲减的病因为自身免疫甲状腺炎。

实验室检查血清 TSH 减低或者正常，TT$_4$、FT$_4$ 减低，考虑中枢性甲减。

2. 亚临床甲减的诊断　亚临床甲减的诊断依据是血清 TSH 水平增高，而血清 FT$_4$ 正常。目前仍然采用未按年龄分组的 TSH 参考值范围，可能显著高估老年人中的亚临床甲减患病率，尤其是在高龄及长寿老年人中。影响亚临床甲减发展为临床甲减的主要因素有两个：血清 TSH 水平和甲状腺自身抗体，两个因素有叠加作用。亚临床甲减患者常常发生脂质代谢紊乱，表现为总胆固醇、甘油三酯、低密度脂蛋白胆固醇的升高和高密度脂蛋白胆固醇的降低，构成动脉粥样硬化和心肌梗死的独立危险因素。这些变化可以在治疗后得到明显改善，尤其是 TSH 值大于 10mU/L 时。

3. 鉴别诊断

（1）贫血：应与其他原因的贫血鉴别。

（2）蝶鞍增大：应与垂体瘤鉴别。原发性甲减时 TRH 分泌增加可以导致高 PRL 血症、溢乳及蝶鞍增大，酷似垂体催乳素瘤，可通过 MRI 鉴别。

（3）心包积液：需与其他原因的心包积液鉴别。

（4）水肿：主要与特发性水肿鉴别。

（5）低 T_3 综合征：也称为甲状腺功能正常的病态综合征（euthyroid sick syndrome，ESS），指非甲状腺疾病原因引起的血中 T_3 降低的综合征。严重的全身性疾病、创伤和心理疾病等都可导致血甲状腺激素水平的改变，它反映了机体内分泌系统对疾病的适应性反应。主要表现在血清 TT_3、FT_3 水平减低，血清 rT_3 增高，血清 T_4、TSH 水平正常。疾病的严重程度一般与 T_3 降低的程度相关，疾病危重时也可出现 T_4 水平降低。ESS 的发生是由于：① 5'-脱碘酶的活性被抑制，在外周组织中 T_4 向 T_3 转换减少，所以 T_3 水平降低；② T_4 的内环脱碘酶被激活，T_3 转换为 rT_3 增加，故血清 rT_3 增高。

【治疗】

临床甲减的老年患者均应给予左旋甲状腺素（L-T_4）的替代治疗及对症治疗，替代治疗常为终生性，应遵循起始小剂量、缓慢调整剂量、密切随访监测的原则，过度治疗易于引起不良反应。如出现心绞痛发作、心律失常或精神症状，应及时减量或停药。甲状腺激素替代治疗对于阻止亚临床甲减发展为临床甲减的效果尚不确切，对降低血清胆固醇有一定效果，强调采取个体化处理策略。

1. 临床甲减的 L-T4 替代治疗　治疗的目标是将血清 TSH 和甲状腺激素水平恢复到正常范围内，通常需要终生服药。治疗的剂量取决于患者的病情、年龄、体重和个体差异。老年患者需要的 L-T_4 替代剂量常常较低，大约 1.0μg/（kg·d）。T_4 的半衰期是 7 天，所以可以每天早晨服药一次。甲状腺片是动物甲状腺的冻干制剂，因其甲状腺激素含量不稳定和 T_3 含量过高现已很少使用，尤其不适合老年患者。服药方法：老年患者服用 L-T_4 前要常规检查心脏状态，一般从 25~50μg/d 开始，每 1~2 周增加 25μg，直到达到治疗目标。患缺血性心脏病的老年患者的起始剂量宜更小，调整剂量宜更慢，防止诱发心绞痛或加重心肌缺血。补充甲状腺激素，重新建立下丘脑–垂体–甲状腺轴的平衡一般需要 4~6 周，所以治疗初期每 4~6 周测定激素指标，然后根据检查结果调整 L-T_4 剂量，直到达到治疗的目标。治疗达标后，需要每 6~12 个月复查一次激素指标。

2. 亚临床甲减的处理　特别强调根据老年综合评估（CGA）结果及甲状腺功能、血脂和心脏状态采取个体化处理策略。由于亚临床甲减引起的血脂异常可以促进动脉粥样硬化的发生和发展，部分亚临床甲减发展为临床甲减，因此目前认为在下述情况需要给予 L-T_4 治疗：高胆固醇血症、血清 TSH>10mu/L。对于 60~75 岁的患者，合理的替代治疗的目标是将 TSH 控制在 3~4mU/L 之间，75 岁以上的控制在 4~6mU/L。对于血清 TSH 4~10mIU/L 的老年亚临床甲减患者而言：①如合并甲状腺自身抗体阳性则需更密切地监测；② 85 岁以上高龄老年患者，不建议行常规 L-T_4 替代治疗，但应在 6~12 个月之间复测 TSH 水平有无改善或进展；③长寿及百岁老人一般不予 L-T_4 替代治疗。

3. 黏液水肿性昏迷的治疗　补充甲状腺激素：首选 T_3（liothyronine）静脉注射，每 4 小时 10μg，直至患者症状改善，清醒后改为口服；或 L-T_4 首次静脉注射 300μg，以后每日 50μg，至患者清醒后改为口服。如无注射剂可予片剂鼻饲，T_3 20~30μg，每 4~6 小时一次，以后每 6 小时 5~15μg；或 L-T_4 首次 100~200μg，以后每日 50μg，至患者清醒后改为口服。保温、供氧、保持呼吸道通畅，必要时行气管切开、机械通气等。氢化可的松 200~300mg/d 持续静滴，患者清醒后逐渐减量。根据需要补液，但是入水量不宜过多。控制感染，治疗原发疾病。

（刘幼硕　詹俊鲲）

参 考 文 献

1. Hyland KA, Arnold AM, Lee JS, et al.Persistent subclinical hypothyroidism and cardiovascularrisk in the elderly: the cardiovascular health study.J Clin Endocrinol Metab,2013,98(2):533-540.

2. Joffe RT, Pearce EN, Hennessey JV, et al.Subclinical hypothyroidism, mood, and cognition in older adults: a review.Int J Geriatr Psychiatry,2013,28(2):111-118.

3. Parsaik AK, Singh B, Roberts RO, et al.Hypothyroidism and risk of mild cognitive impairment in elderly persons: a population-based study.JAMA Neurol,2014,71(2):201-207.

4. Virgini VS, Wijsman LW, Rodondi N, et al.Subclinical thyroid dysfunction and functional capacity among elderly.Thyroid,2014,24(2):208-214.

5. 王艳姣,刘幼硕.长寿与老年甲状腺功能异常.中华内分泌代谢杂志,2014,30(11):1031-1034.

6. 翟晓丹,单忠艳.老年人亚临床甲状腺功能减退诊断和治疗中的困惑.中华内分泌代谢杂志,2014,30(12):1140-1143.

第八节　原发性甲状旁腺功能亢进症

甲状旁腺功能亢进症（hyperparathyroidism，甲旁亢）可分为原发性、继发性、三发性和假性四类。原发性甲状旁腺功能亢进症（primary hyperparathyroidism，PHPT；简称原发性甲旁亢）是由于甲状旁腺本身病变引起的 PTH 合成和分泌过多。继发性甲状旁腺功能亢进症（secondary hyperparathyroidism，SHPT；简称继发性甲旁亢）是由于各种原因所致的低钙血症刺激甲状旁腺增生肥大，分泌过多 PTH 所致，常见于慢性肾病、骨质软化症、小肠吸收不良症、维生素 D 缺乏与羟化障碍等疾病。三发性甲旁亢（tertiary hyperparathyroidism；简称三发性甲旁亢）是在继发性甲旁亢基础上，由于腺体受到持久刺激，部分增生组织转变为腺瘤伴功能亢进，自主分泌过多 PTH，常见于慢性肾病和肾脏移植后。假性甲状旁腺功能亢进症（pseudohyperparathyroidism；简称假性甲旁亢）是由于非甲状旁腺组织（如肺、肝、肾和卵巢等）恶性肿瘤分泌 PTH 样肽、PTH 相关肽（PTH-related polypeptide，PTHrP）、前列腺素、破骨细胞活化因子（osteoclast-activating Factors，OAF）等导致的高钙血症，而甲状旁腺功能被抑制，血清 PTH 正常或降低。本部分主要讨论原发性甲状旁腺功能亢进症。

约 80% 的正常人有四个甲状旁腺，13% 的有 3 个，6% 的有 5 个，少数人可达 10 个之多。甲状旁腺实质主要由排列成索、团的腺上皮和丰富的穿孔型毛细血管及网状纤维组成。早期，甲状旁腺细胞分化为主细胞，10 岁以后才出现嗜酸性细胞。甲状旁腺主要有以下几种细胞构成：①主细胞：幼年时期的甲状旁腺主要由主细胞（chief cell）组成。主细胞是合成及分泌 PTH 的细胞。②透明细胞：透明细胞胞质颗粒内含 PTH，以胞吐方式排放。③嗜酸性细胞：嗜酸性细胞由主细胞转化而来，同时可见两者间的过渡型细胞（transitional cell）。在正常甲状旁腺中，嗜酸性细胞既不合成也不分泌 PTH。但是，在甲状旁腺腺瘤患者的嗜酸性细胞中含丰富的粗面内质网、分泌颗粒及巨大高尔基复合体，能合成及分泌过量 PTH。

甲状旁腺素（parathyroid hormone，PTH）由甲状旁腺分泌，在生长发育期和老年期高，成年期低，对维持机体钙磷平衡和骨代谢起着重要作用。PTH 与骨、肾等组织的靶细胞表面受体结合，激活一系列生理生化反应，使血钙浓度升高。升高的血钙反馈作用于甲状旁腺，降低 PTH 分泌，使血液中的钙浓度维持在正常范围内，保证机体内环境的相对稳定。

PTH 的生理作用主要有：①促进骨质吸收，促进骨的转换，动员骨钙入血，升高血钙。PTH 对各型骨细胞都有影响。首先，在 PTH 的作用下，破骨细胞数目增多，功能增强，骨吸收加速；其次，成骨细胞随之增加，骨的代谢转换和新骨生成加快。②抑制近曲小管对磷和 HCO_3^- 的重吸收，加速肾脏排出磷酸盐，尿磷排出增多，血磷下降；PTH 还促进远曲肾小管对钙的重吸收，使肾小管管腔中的钙浓度下降。但是，由于肾小球对钙的滤过负荷高，所以 PTH 分泌过多时（一般血钙水平在 12mg/dl），尿排出的钙量仍是增多的。③促进 1，25-（OH）$_2$D 的生成。在 PTH 的作用下，肾脏的 1α- 羟化酶活性增强，25-（OH）D 的 1α- 羟化反应加速，生成的 1，25-（OH）$_2$D 促进肠钙、磷吸收，减少尿钙排泄，进一步升高血钙。④间接促进肠吸收钙和减少尿钙排泄。⑤大剂量 PTH 对血管、胃肠、子宫和输精管平滑肌均有直接松弛作用。

PTH 对骨的作用：机体不断地进行骨矿物质沉积及释出。在正常成人骨溶解与骨形成的速度是平衡的，如果骨吸收比骨形成速度快，就会发生骨质疏松等，如果没有足量的钙盐沉积到骨基质就会发生骨质软化。PTH 通过几种途径增加破骨细胞的活性和数量，刺激骨吸收。破骨细胞是一能从骨基质中释放钙离子进入血液的细胞。当给予 PTH 后，机体的破骨细胞增加。PTH 直接刺激破骨前身细胞，增加成熟的破骨细胞的数量。PTH 也可通过从成骨或基质细胞来的信号促进破骨细胞的增殖和分化。PTH 与成骨细胞或成骨细胞前身细胞结合，抑制其活性，包括抑制 1 型胶原的合成和骨基质蛋白的合成。并且也能抑制成骨前身细胞向成熟的成骨细胞转变。在骨内 PTH 增加骨形成率，这是由于机体对从破骨细胞骨吸收中释放出的生长因子，如 IGF-1，IGF-2 及 TGF-β 的反应所致。因而，在骨组织中，PTH 既促进骨吸收，又促进骨形成。在过高浓度 PTH 作用下，破骨细胞活性超过成骨细胞，导致骨丢失大于骨形成。而在适当浓度的 PTH 作用下，成骨细胞活性超过破骨细胞，骨形成大于骨吸收。PTH 促进骨转换的作用依赖于活性维生素 D。如果缺乏 1，25-（OH）$_2$D，即使有大量 PTH，骨的吸收和形成能力均下降。骨组织对 PTH 的反应速度有两种：①快速效应：全身用 PTH 后，可在 1 小时内测出血清 Ca^{2+} 浓度升高，其来源是骨细胞的骨盐溶解释放作用。②慢效应：继骨细胞恢复活力之后，破骨细胞功能被兴奋，细胞数增加，促进骨吸收。骨内膜及骨外膜下出现破骨细胞对骨的吸收。这些现象在持续静脉注射 PTH 半小时左右开始，1~24 小时最明显。

PTH 对肾的作用：①对 Ca^{2+} 重吸收作用的影响：肾小球滤过液中的钙几乎全部被重吸收，65% 在近曲小管通过被动的旁细胞途径重吸收。钠重吸收引起的跨膜电压变化决定了钙的转运率。PTH 对近曲小管的钙重吸收没有影响。20% 在 Henle 袢升支粗段被重吸收，另 10% 在远曲小管和集合管被重吸收。在升支粗段，50% 经被动的旁细胞途径重吸收。其余在升支粗段吸收的钙和在远曲肾小管吸收的钙均是在 PTH 调节下，以经细胞途径吸收的。②对磷重吸收的抑制作用：磷重吸收主要在近曲肾小管，约 80% 的肾小球滤过磷在此被重吸收。8%~10% 的磷在远曲肾小管被重吸收，其余 10%~12% 由尿排出体外。因此，正常人肾小管的磷重吸收率约 88%。PTH 在近端和远端肾小管强烈地抑制磷的重吸收，但以近曲肾小管的作用最明显。PTH 对肾的作用可归纳为：① PTH 轻度抑制近曲小管对 Ca^{2+}、Mg^{2+} 及氨基酸的重吸收，在远曲小管从肾小球滤过液中增加钙和镁的重吸收；②抑制肾小管重吸收磷和碳酸盐，而磷和 HCO$_3^-$ 排出增加；③激活 1α 羟化酶，后者可促进 1，25-（OH）$_2$D 的生成。

PTH 对肠的作用：间接促进肠道主动吸收钙。PTH 激活肾脏 1α 羟化酶后，将 25-（OH）D 转变为 1，25-（OH）$_2$D。PTH 刺激肠黏膜合成钙结合蛋白，促进肠钙、镁及无机磷的吸收。这是 PTH 刺激肾脏近曲小管细胞羟化酶活性，使低活性的 25-（OH）D 转化成高活性 1，25-（OH）$_2$D 的结果。1，25-（OH）2D 增加了小肠钙的吸收，对维持正常的血钙浓度具有重要作用。

PHPT 的自然发病率 2.5~3.0/10 万 / 年，发病率约为就诊人数的 0.1%。采用血钙常规筛查后的年发病率较前增加了 3~4 倍。女性多于男性，约 2：1~4：1；60 岁以上女性明显高于其他年龄组，但也可见于幼儿和儿童。国外报道，老年人原发性甲旁亢患病率较高，大多数患者为绝经后女性，发病多在绝经后的前 10 年，但也可发生于任何年龄。Heath 等调查发现，当地 >60 岁的老年女性中，甲旁亢的发病率为 188/10 万人，在 >60 岁的老年男性中发病率为 92/10 万；而我国报道的甲旁亢患者多在 20~50 岁之间。尸检发现，7% 的老年人有甲状旁腺结节或腺瘤，颈部放射治疗者的发病率增至 4%~11%。PHPT 通常呈散发性发病，偶尔呈家族性或为多发性内分泌肿瘤（multiple endocrine neoplasia，MEN）综合征的表现之一。

【病因】

引起 PHPT 的基本病因有：①甲状旁腺腺瘤；②甲状旁腺腺癌；③ MEN-1；④甲状旁腺弥漫性增生；⑤异位 PTH/PTHrP 分泌综合征；⑥钙受体基因突变（家族性低尿钙性高钙血症或新生儿重症甲状旁

腺功能亢进）。

【病理】

1. 甲状旁腺腺瘤 多为单个腺瘤（>80%），极少数（1%~5%）有2个或2个以上的腺瘤，偶尔为腺癌；6%~10% 为异位（胸腺、甲状腺、心包膜或食管后）腺瘤。

2. 甲状旁腺增生 多发性甲状旁腺病/增生（multiglandular parathyroid disease/hyperplasia）的病因未明，患者不存在刺激甲状旁腺增生的因素（如血钙降低或维生素D缺乏）。

3. 甲状旁腺腺癌 少见（约1%），平均发病年龄约50岁，男女比例相当。坚硬，呈灰白色，可有包膜和血管浸润或局部淋巴结和远处转移，喉返神经、食管及气管常遭侵犯。

4. 甲状旁腺囊肿 甲状旁腺囊肿约占甲状旁腺病变的3%，亦可分为功能性甲状旁腺囊肿（functional parathyroid cysts）和非功能性甲状旁腺囊肿（nonfunctional parathyroid cysts）两种，前者（85%）多于后者（15%）；囊肿液体清亮或浑浊。

【临床表现】

甲状旁腺功能亢进多见于30岁以上患者，女性多见。临床上表现为高钙血症、高钙尿症、低磷血症和高磷尿症，从而引起多系统多器官病变，表现为骨骼病变、肾脏病变、消化系统症状等。其一般症状多由高血钙所致，可伴有全身疲乏、食欲不振、腹痉挛、便秘、疲倦、口渴、多饮、多尿、失眠和心律失常，广泛的骨关节疼痛，严重者可至行走困难等症状。与非老年患者比较，老年甲旁亢患者缺乏特异的临床表现。

PHPT 的主要表现在骨骼和泌尿系统，包括多发性肾石病（nephrolithiasis）及广泛性骨吸收等。20世纪70年代以来，PHPT 的临床表现变迁很大，由于广泛开展 PTH 测定，大多数病例得到早期诊断，典型和严重型 PHPT 已经相当少见。现在，大多数患者在获得诊断时没有明显的躯体症状，而精神神经症状较前增多（尤其是老年病例）。极少数情况下，该病虽可突然发作，但往往可以查出严重的慢性并发症，如肾衰、肾石病与心血管病变等；病情严重者伴有明显脱水和昏迷（甲状旁腺危象）。

1. 高钙血症伴低磷血症

（1）高钙血症：高钙血症的临床表现涉及多个系统。症状出现与否及其程度与血游离钙升高的程度、速度及患者的耐受性有关。高钙血症的主要危险是高钙危象和肾间质钙盐沉积引起的肾衰竭，偶尔导致消化性溃疡或急性胰腺炎。神经精神症状以乏力、倦怠、软弱、淡漠为多见；病情继续发展时，出现头痛、肌无力、腱反射抑制、抑郁、易激动、步态不稳、语言障碍、听觉和视力障碍、定向力丧失、木僵、精神行为异常等神经精神表现。一般血清钙 3.0~3.75mmol/L 时出现神经衰弱样综合征；4.0mmol/L 时出现精神症状；>4.0mmol/L 时，因细胞外液钙过高或 PTH 对脑组织有神经毒作用而神经精神症状。个别老年 PHPT 患者以高血钙危象（hypercalcemia crisis）、甲状旁腺危象（parathyroid crisis）起病，其发病急剧或病程凶险。患者食欲极差，顽固性恶心、呕吐、便秘、腹泻或腹痛、烦渴、多尿、脱水、氮质血症、虚弱无力、易激惹、嗜睡；最后出现高热、木僵、抽搐和昏迷。PHPT 患者由于严重高钙血症可引起高血钙危象。高血钙危象属内分泌急症，常因急性心衰或肾脏衰竭而猝死，主要见于恶性肿瘤所致的高钙血症患者。常见的诱因为老年伴肾衰、少尿、感染、服用维生素D等。临床上，当血钙 ≥ 3.75mmol/L（15mg/ml）必须按高血钙危象处理。

（2）低磷血症：为了维持血钙（尤其是离子钙）的正常浓度，机体可动员骨钙随时入血。血磷受摄入磷的影响较明显；摄入磷不足时，机体不会像缺钙那样立即动员骨磷入血，而是先出现血磷降低。PHPT 由于 PTH 分泌过多，肾小管磷的重吸收率下降，血磷降低往往明显而持续。重度低血磷可使脑细胞内钙磷浓度改变或因无机磷缺乏，体内高能磷酸化合物减少而影响神经传导功能。血磷减低使红细胞内 2,3-二磷酸甘油酸（2,3-DPG）减少，影响氧与血红蛋白解离，引起一系列中枢神经系统缺氧症状，如眩晕、溶血、出血、感染、肌无力或横纹肌溶解；累及心肌和呼吸肌可致心律失常、心力衰竭和呼吸衰竭、抽搐昏迷，甚至死亡。

2. 骨骼系统表现 80% 的典型患者以骨骼病变表现为主或与泌尿系结石相伴，但亦可以单纯骨量减少和骨质疏松为主要表现，而纤维性囊性骨炎少见。在 X 线片下，可表现为骨质疏松、骨质软化、骨质硬化、棕色瘤、自发性骨折或者多种病变并存。

骨－关节疼痛与骨畸形：骨骼受累的主要表现为广泛性骨关节疼痛，伴明显压痛、骨密度降低、牙齿松动与脱落。初始症状主要是腰腿痛，逐渐发展到全身骨关节活动受限，严重时不能起床，不能触碰和翻身。轻微外力作用即可引起病理性骨折。重者有骨畸形，如胸廓塌陷变窄、椎体变形、骨盆畸形、四肢弯曲和身材变矮等。

骨膜下骨吸收与骨内膜下骨吸收：为 PTH 分泌增多的有力依据。骨皮质内缘骨吸收称为骨内膜下骨吸收（subendosteal absorption），骨吸收的程度不等，骨密度减低，重者骨皮质变薄、骨髓腔增大。骨膜下骨吸收（subperiosteal absorption）常发生于双手的短管状骨，骨皮质外缘呈花边状或毛刺状，失去骨皮质缘的光滑锐利外观，严重者呈局限性骨缺损。骨膜下骨质吸收是诊断甲旁亢的可靠征象，但以下两点值得注意：①轻型或早期患者可无此表现；②继发性甲旁亢（特别是慢性肾病－矿物质骨病）亦可有此种表现，应注意鉴别。X 线检查对诊断有重要意义。X 线片上除局部区域有囊性变或蜂房样变之外，其余牙槽骨或颌骨体均有不同程度的不规则、不均一吸收、骨质疏松或骨纹理消失。颌骨囊性改变多呈现大小不等的蜂房样改变，其密度差别悬殊。颌骨棕色瘤则与其有相似表现，因此，应注意与颌骨囊性改变如：骨巨细胞瘤、角化囊肿、造釉细胞瘤等疾病鉴别。颌骨多囊性瘤样改变在 X 线片上出现是该病的早期症状之一。颌骨往往多为广泛骨结构改变，除局部区域有囊性变或蜂房样变之外，其余牙槽骨或颌骨体均有不同程度的骨小梁减少、影像模糊不清，可见毛玻璃样改变，骨皮质变薄，骨髓部分被纤维组织所代替，复查的 X 片上难于发现骨溶解后新骨形成的征象。颌骨受累最常见，常为双侧受累，牙齿硬板消失。

牙周硬板膜消失：为 PTH 分泌增多的早期表现。牙周硬板膜为牙的骨衣，X 线片下为高密度白线样结构围绕于牙根周围。甲旁亢患者的此膜消失。此征象并非特征性改变，Paget 骨病（paget disease of bone）、佝偻病、维生素 C 缺乏症时亦可有类似改变，应注意鉴别。

骨囊性变与病理性骨折：该病是局部发生严重骨吸收的一种表现，包括破骨细胞瘤（棕色瘤）和骨皮质囊肿（cortical cysts）。前者为较大的骨质密度减低区，圆形或不规则形，与正常骨分界清楚，可发生于骨盆骨，锁骨外 1/3 端、长骨、下颌骨、肋骨等处，直径 2~8cm。骨骼呈局限性膨隆，并有压痛。易误诊为巨细胞瘤，患处易发生骨折，可表现为弯曲变形如青枝骨折（greenstick fracture）；病理性骨折的常见部位为四肢长骨、肋骨、脊椎骨、锁骨、骨盆。骨折反复发生，骨折处骨痂明显增多。骨髓被纤维结缔组织填充，出现继发性贫血和白细胞减少等。病程长及病情重者在破坏的旧骨与膨大的新骨处形成囊肿，囊腔中充满成纤维细胞、钙化不良的新骨及大量毛细血管，巨大多核的破骨细胞衬于囊壁，形成纤维性囊性骨炎，较大的囊肿常有陈旧性出血而呈棕黄色（棕色瘤，brown tumor）。棕色瘤为甲旁亢的特异表现，具有较高的诊断价值，但可被误诊为骨巨细胞瘤、骨囊肿或骨纤维异常增殖症（fibrous dysplasia）。但是，以下特点可与骨肿瘤相区别：棕色瘤发生在骨质软化的背景上，常呈分叶状，多发生于长骨骨干，有时，棕色瘤巨大而伴有骨折；当甲旁亢病因去除后，棕色瘤可消失。发生于脊椎的较大棕色瘤可压迫神经，引起相应症状。由于局部的骨力学性能很差，病理性骨折是骨囊性变的常见并发症。

颅骨颗粒状高密度影与软组织钙化：在骨密度减低的背景上，颅骨出现大小不等、界限不清的颗粒状高密度影，使颅骨呈现密度不均的斑点状，并夹杂小圆形低密度区，以额骨明显。颅骨内外板模糊不清，板障增厚，呈毛玻璃或颗粒状。软骨钙质沉着症（chondrocalcinosis）和假痛风（pseudogout）在 PHPT 中亦较常见。

3. 泌尿系统表现　长期高钙血症影响肾小管的浓缩功能，同时尿钙和磷排量增多，患者常有烦渴、多饮、多尿和反复发生的肾脏或输尿管结石。表现为肾绞痛或输尿管痉挛，血尿或砂石尿等，也可表现为肾钙盐沉着症（nephrocalcinosis）。结石一般由草酸钙或磷酸钙组成。结石反复发生或大结石形成可以引起尿路阻塞和感染，一般手术后可恢复正常，少数可发展为肾衰竭。肾钙质沉着症也可引起肾功能下降和磷酸盐滞留。单纯肾石病而无骨 X 线骨病变的甲旁亢患者较少见。

【辅助诊断】

诊断 PHPT 的血液检查主要包括血钙和血 PTH。PHPT 的定位诊断方法包括 B 超、核素扫描、CT、

MRI、数字减影血管造影等。第 1 次颈部探查前的定位诊断主要是仔细的颈部扪诊，符合率约 30%。高分辨 B 超可显示甲状旁腺腺瘤，其阳性率也较高。如第 1 次手术失败，则再次手术前的定位诊断尤其重要。

【诊断与鉴别诊断】

临床上，PHPT 的诊断主要围绕高钙血症伴高 PTH 血症两个问题进行。首先是确立高钙血症。因为血清总钙受血清白蛋白的干扰，测定血清总钙时应同时测定血清白蛋白，以便计算校正钙：校正钙 = 实测钙 +（40- 实测白蛋白）× 0.02。测定离子钙时应同时测血 pH，以便纠正所测结果。对于高钙血症伴高 PTH 血症或血清 PTH 不适当正常患者，应进一步排除非 PHPT 所致的高 PTH 血症。

PHPT 的诊断依据是：①多次血清总钙 >2.5mmol/L，且血清白蛋白无显著变化（接近 40g/L），伴有口渴、多饮、多尿、尿浓缩功能减退、食欲不振、恶心、呕吐等症状；②血清磷低下或达正常下限（<1.13mmol/L）；③血清氯化物上升或达正常上限（>106mmol/L）；④血 ALP 升高或达正常上限；⑤尿钙排泄增加或达正常上限（>300mg/d）；⑥复发性尿路结石伴骨吸收加速（广泛纤维囊性骨炎、骨膜下骨吸收、牙周硬板膜消失、病理性骨折、弥漫性骨量减少）；⑦血 PTH 增高（>0.6ng/ml）且不被高钙血症抑制；⑧无恶性肿瘤或合并恶性肿瘤者在手术切除后上述症状依然存在。除上述依据外，PHPT 的诊断一般还应该包括以下两点，一是明确甲状旁腺病变的性质（甲状旁腺腺瘤、腺癌或增生），因为病因不同，处理方法各异；二是从 PHPT 患者中识别出 MEN-1、MEN-2、家族性低尿钙性高钙血症、新生儿重症甲旁亢症（NSHPT）或神经纤维瘤病（neurofibromatosis）等，因为其治疗措施与一般 PHPT 差别甚大。血清 PTH 升高、高钙血症和低磷血症是诊断 PHPT 的基本条件。但是，高血钙可被低蛋白血症掩盖，应注意予以校正。如临床与实验室检查结果不一致，多次测定血清钙正常，分析结果时应注意是否合并有维生素 D 缺乏、慢性肾病、慢性胰腺炎、甲状旁腺腺瘤栓塞和低蛋白血症等；后者的血清总钙正常，游离钙水平仍然增高。维生素 D 缺乏促进 PTH 分泌，患者的血 25-（OH）D 越低，血 PTH 越高。血钙正常的 PHPT 患者在服用维生素 D 后，血清钙迅速增高，有助于诊断。临床上凡有高血钙、低血磷、骨骼病变、肾结石、消化性溃疡等临床表现的患者，不论是单独存在或复合共存，都应考虑 PHPT 可能，应反复测定血钙和 PTH。甲状旁腺不适当分泌 PTH 并不受高血钙的负反馈调节是诊断 PHPT 的重要依据，在没有高钙血症时，仍要警惕血钙正常性 PHPT 可能，不能用"血钙正常"来否定 PHPT 的存在。低磷血症的诊断价值不如高钙血症，但高钙血症伴低磷血症是 PHPT 诊断的有力证据。静脉钙输注抑制试验（intravenous calcium suppression test）对早期诊断 PHPT 有一定帮助。

肿瘤相关性高钙血症：恶性肿瘤所致的高钙血症又称为假性甲旁亢，系由全身各器官，特别是肺、肾、肝等部位恶性肿瘤引起血钙升高，并非甲状旁腺本身病变，亦不包括骨骼转移所致高钙血症，常见于疾病的晚期，特点是血钙显著升高，PTH 降低或检测不到（PTHrP 明显升高）。肿瘤相关性高钙血症的临床特点是：①肺、肝、甲状腺、肾、肾上腺、前列腺、乳腺和卵巢肿瘤的溶骨性转移。骨骼受损部位很少在肘和膝部位以下，血磷正常，血 PTH 正常或降低。临床上有原发肿瘤的特征性表现。②患者（包括异位性 PTH 综合征）不存在溶骨性的骨转移癌，但肿瘤（非甲状旁腺）能分泌体液因子引起高钙血症。假性甲旁亢的病情进展快、症状严重、常有贫血，常有原发恶性肿瘤的临床表现，短期内体重明显下降、血清 PTH 不增高。本病多见于老年人，可能的原因与肿瘤细胞分泌 PTHrP 有关，或者与前列腺素 E2 升高、刺激骨腺苷酸环化酶和骨质吸收或破骨细胞刺激因子，导致血钙升高。治疗措施为切除肿瘤，或用吲哚美辛和阿司匹林治疗前列腺素增高引起的高钙血症。

局限性溶骨性高钙血症：局限性溶骨性高钙血症（local osteolytic hypercalcemia）的特点是存在局限性溶骨性病变。"种子加土壤学说"（seed and soil hypothesis）认为，肿瘤细胞进入骨组织后，因骨组织为肿瘤的生长和增殖提供了极好的条件，故局部的溶骨性病变发展迅速。多发性骨髓瘤可有局部和全身性骨痛、骨质破坏及高钙血症。通常球蛋白、特异性免疫球蛋白增高、血沉增快、尿中本 - 周（Bence-Jones）蛋白阳性，骨髓可见瘤细胞。血 ALP 正常或轻度增高，血 PTH 和 PTHrP 均正常或降低。

【治疗】

1. **手术治疗**　PHPT 主要依靠手术治疗，双侧颈部探查及甲状旁腺肿瘤切除术为本病的经典治疗方案，主要适用于甲状旁腺癌和家族性 PHPT（如 MEN-1、FIHP 和 HPT-JT），术后必须进行病情监测。非家族性 PHPT 可选用影像和 PTH 监测下的微创手术治疗，不能耐受手术或不能完全切除肿瘤的患者应采用非手术治疗。老年患者及非老年患者在手术成功率、手术并发症发生率等方面差别不大，手术对于两组患者均有较好的疗效，但老年患者的手术治疗率却远低于非老年患者。

2. 非手术治疗　治疗的目的旨在减少钙的摄入，降低高钙血症。限制食物中钙和锂的摄入量，忌饮牛奶，注意补充钠、钾和镁盐等，忌用噻嗪类利尿剂、碱性药物和抗惊厥药物。慢性高血钙者可口服 H_2 受体拮抗剂，如西咪替丁（Cimetidine，0.2g，每日 3 次）或肾上腺能阻滞剂（如普萘洛尔，10mg，每日 3 次）；绝经后女性患者可加用雌激素、孕激素或结合雌激素治疗。

（1）一般 PHPT 的药物治疗：药物治疗用于不能手术治疗的老年患者、无症状的轻型患者或血钙正常患者。建议 PHPT 患者在不能接受手术治疗时，应用双膦酸盐和激素替代治疗保护骨骼，雷诺昔芬（Raloxifene）和拟钙化合物（Calcimimetics）纠正血钙与血清 PTH 的证据充足，但对骨转换与 BMD 无明确作用。目前常用的药物有降钙素、磷酸盐、双膦酸盐、钙受体调节剂、雌激素受体调节剂（selective estrogen receptor modulator，SERM）和无升高血钙作用的维生素 D 制剂等。其中降钙素和磷酸盐主要用于高血钙危象的治疗。无升高血钙作用的维生素 D 制剂在慢性肾病所致的甲旁亢中有较好疗效。PHPT 患者体内存在高 PTH、低 25-（OH）D 血症现象，提示患者伴有维生素 D 不足或缺乏，是应用此类药物的合适对象；当血清 25-（OH）D 降低时，亦可使用其他类型的维生素 D，但偶尔加重高钙血症。

（2）高血钙危象抢救：血清钙 >3.75mmol/L（15mg/ml）时，可发生高血钙危象，若抢救不力，常导致患者突然死亡。因此血钙 >3.75mmol/L 者，即使无症状或症状不明显，亦应按高血钙危象处理。在 PHPT 危象治疗措施中，应注意以下几点：①必须特别注重迅速扩充血容量和有效利尿，这是 PHPT 危象抢救成功的关键；②一般血液透析、静脉注射中性磷溶液、降钙素和依地酸二钠（EDTA 钠盐）等措施的降血钙作用迅速，但维持的时间均较短，多数不超过 6 小时；③除肿瘤性高钙血危象外，卓能膦酸盐（Zoledronate）的降低血钙作用能维持数天；④糖皮质激素的短期降血钙作用机制尚不明确，长期使用反而会引起继发性血钙升高；⑤高钙血症危象必须同时应用多种治疗方法，并去除原发病因；⑥急诊抢救手术前血钙应控制在 3.5mmol/L 以内。

（袁凌青　钟佳燏）

参 考 文 献

1. Heath H, Hodgson SF, Kennedy MA. Primary hyperparathyroidism, incidence, morbidity and potential economic impact in a community. N Engl Med, 1980, 30 (2):189-193.

2. 中华医学会骨质疏松和骨矿盐疾病分会, 中华医学会内分泌分会代谢性骨病学组. 原发性甲状旁腺功能亢进症诊疗指南. 中华骨质疏松和骨矿盐疾病杂志, 2014, 97 (3):187-197.

3. 闫双通, 田慧, 李春霖, 等. 老年人原发性甲状旁腺功能亢进症临床特征分析. 中华老年医学杂志, 2008, 27 (10):721-723.

第九节　Paget 骨病

Paget 骨病（Paget disease of bone，PDB）又称变形性骨炎或畸形性骨炎（osteitis deformans），是局部骨组织的一种骨重建（bone remodeling）亢进性疾病。其病变特点是病灶处的骨重建（骨吸收、骨形成和骨矿化）增加；由于过高的破骨细胞数量增多及活性增强引起高速骨溶解，并导致成骨细胞增加和骨形成过多，形成的交织骨结构脆弱；骨盐及胶原的转换率增加，骨髓纤维化和血管过多致骨局限性膨大。由于骨形成和骨吸收之间失衡导致骨面积增大和骨畸形。Paget 骨病可能包括了数种不同的临床类型。

Paget 骨病在老年人群中是仅次于骨质疏松的常见代谢性骨病，好发于中老年人，55 岁以上中老年人群中约 3%~4% 受累，70~80 岁以上发病率高达 10% 以上。发病无性别差异，具有家族遗传特点，有阳性家族史者一般约占 15%，最高达 40%。本病的流行具有显著的地理和人种特异性。Paget 骨病主要流行于盎格鲁撒克逊人（Anglo-Saxon）后代中。Paget 骨病的高危环境可能主要是病毒感染或其相关因素。本病的地域分布明显，英国的英格兰和威尔士地区最常见，但近几年有证据表明，英美两国的发病率正在下降，下降的原因可能与环境因素有关。在北欧、中东阿拉伯，中国、日本该病少见。在法国、意大利及西班牙等国，发病率居中。亚洲地区少见，我国北京、河北、河南、山东、湖南、甘肃等省及台湾地区均有报道。

【病因】

病因和发病机制未明。目前研究认为，Paget 骨病很可能是一种以局限性高速骨溶解为特征的临床综合征，而高速骨溶解的基本原因是 OPG-RANK-RANKL 信号分子或相关基因的突变。病毒感染、内分泌功能紊乱和自主神经功能紊乱也在 Paget 骨病的发病中起了重要作用。因此，Paget 骨病是一种基因与环境相互作用而导致疾病的典型例子。

1. **OPG 及相关基因突变**　本病的家族聚集现象明显，家族性 Paget 骨病以常染色体显性方式遗传。近年的研究发现，Paget 骨病很可能是一种遗传综合征。全基因组扫描发现了四个易感基因或遗传位点：破骨细胞的调节因子 RANK 插入突变（TNFRSF11A）、护骨素（osteoprotegerin，OPG）失活性突变（TNFRSF11B）和 RANK 配体（RANKL）多态性有关。

Paget 骨病致病基因可能还包括 SQSTM1 以及 SQSTM1 相关基因。此外，含 Valosin 蛋白（valosin-containing protein，VCP）基因突变除引起 Paget 骨病外，还导致遗传性包涵体肌病综合征（syndrome of hereditary inclusion body myopathy）和前颞型痴呆（fronto-temporal dementia）。一部分儿童型 Paget 骨病与 TNFRSF II B 的纯合子缺失导致 OPG 缺乏有关。青少年 Paget 骨病常伴有进展性视网膜病。25%~30% 的家族性和部分散发性 PDB 与 Sequestosome 基因 1（编码 NF-κB 途径中的支架蛋白）突变（如 P392L）有关。

2. **RANKL 和维生素 D 受体过敏感**　Paget 骨病的骨病理学特点是破骨细胞数目明显增多、活性增高。IL-6 通过 NF-κB 信号途径导致破骨细胞的功能调节失常，因而可认为 Paget 骨病是一种与 NF-κB 信号调节失常有关的疾病。其过程大约是 IL-6 升高引起 RANKL 分泌增加，从而导致破骨性谱系细胞（包括前身细胞和成熟破骨细胞）生成过多和破骨细胞活性增强。破骨细胞前身细胞对 1, 25-（OH）$_2$D 过敏感的原因不是这些细胞的维生素 D 受体（VDR）过多或 VDR 变异。用 GST/VDR 融合蛋白进一步发现，该类患者的破骨细胞前身细胞表达的 TAF II -20（TF II D 家族成员中的一种）增多，其意义是：当 TAF II -20 含量够多时，破骨细胞前身细胞的分化就不依赖于 1, 25-（OH）$_2$D，所以在 1, 25-（OH）$_2$D 很低时，破骨细胞的生成仍是加速的。

3. **危险因素包括病毒组分**　麻疹病毒感染：Paget 骨病患者的破骨细胞能检出麻疹病毒抗原，并在破骨细胞和培养的骨组织细胞中发现麻疹病毒核壳蛋白抗原。而且除破骨细胞和外周血单核细胞外，在病变部位的成骨细胞、骨细胞、成纤维细胞、单核细胞和淋巴细胞中也存在麻疹病毒感染的证据，但伴有氟骨症、骨折和甲旁亢者为阴性。

其他病毒感染：连续病理切片还发现破骨细胞中存在呼吸道融合病毒核壳蛋白抗原。在 Paget 骨病病变部位的细胞培养和骨切片中发现存在抗呼吸道融合病毒阳性反应，但抗麻疹病毒、副流感病毒、流感病毒 A 和 B、单纯疱疹病毒和风疹病毒的反应均为阴性。一些口腔细菌（如 actinobacillus actinomycetemcomitans）具有溶骨作用，另外一些致牙周炎细菌亦可活化破骨细胞。

4. **内分泌功能紊乱和自主神经功能障碍**　Gutteridge 对 30 例 Paget 骨病和甲旁亢行甲状旁腺切除术后的跟踪结果支持内分泌功能紊乱假说。肾上腺皮质功能不全患者并无 Paget 骨病的骨骼异常，相反，本病需要用肾上腺糖皮质激素来缓解疼痛。Paget 骨病的发病与患者骨髓基质细胞过度表达 RANKL 和破骨细胞及其前身细胞对 RANKL 反应过度敏感有关。

滋养骨的动脉血量增加导致骨质局部充血，进而促使成骨细胞代偿性增加和新生骨的异常增加，并可造成骨组织结构紊乱。骨小梁骨化不全，骨皮质为尚未骨化的类骨质替代，皮质和骨髓界限不清，骨质疏松，负重后畸形；继而成骨细胞活性增强，骨质由疏松变脆变硬，容易发生病理性骨折。

【病理与临床表现】

本病的骨损伤与骨肿瘤（尤其是多发性骨髓瘤）有许多共同特点，表现在：①病变局部的破骨细胞生成增多，骨吸收增强、加速；②导致破骨细胞数目增多和活性增强的原因相类似，都是过多 IL-6 和 RANKL 介导的结果；③病变的形态表现类似，而且 Paget 骨病易于并发骨肉瘤和其他骨肿瘤；④用双膦酸盐等药物治疗的效果较佳。只要能抑制破骨细胞的增生、分化和活性，就可达到控制骨病变之目的。

1. 异常新骨形成　病变部位的破骨细胞在病变初期数量急剧增加，众多的异形破骨细胞聚集于 Haversian 管、骨内膜面及骨小梁的表面，破骨细胞数目增多，细胞变大，细胞核显著增多（正常时约 2~3 个核，本病时常多达数十个核或 100 个核以上），骨吸收活性明显增强。病程一般延续十天左右，此间通过抗破骨细胞药物治疗可控制病情。骨形成增加，但形成的新骨结构异常，主要为不规则的和不成熟的交织骨，呈骨痂状。随着病程的发展，新骨被重吸收，此时的破骨细胞在形态上也有明显异常。电镜下可见细胞内的微丝（microfilament）形如网状，位于核的附近或细胞质中。破骨细胞内的微丝生成和聚集为本病的特征性表现，并认为这是病毒感染的征象。此外，有时还可见到包涵体或病毒（样）核壳。在骨吸收部位有大量的成骨细胞聚集，骨形成亦相应增强。细胞内的粗面内质网、线粒体和高尔基体发育良好。骨基质结构紊乱，可见大量的"嵌合样"外观的交织骨形成，黏合线不规则，基质与交织骨交替地混杂排列。骨小梁被破骨细胞侵袭，邻近吸收区的髓腔内有板层骨和交织骨形成的新骨带，偶尔可见血性囊肿，并出现含铁血黄素的巨噬细胞。该病累及的程度和部位具有明显的不均一性。常见多个部位受累，最常见的部位有骨盆、腰椎和股骨。95% 以上的患者初期无明显症状，仅 X 线证实为 Paget 骨病。除骨折外，该病的发作具有隐袭性，30% 的患者有长达 10 年的骨病症状，难以与其他骨关节疾病相区分。

多数患者临床表现不明显，当有合并症而进行 X 线检查或检测血 ALP 时才被意外发现。本病的常见主诉是骨痛，表现为局部病灶的固定性钝痛，呈烧灼感，常在夜晚发作或加重。偶尔出现锐痛或放射性疼痛。骨痛的机制不明，可能与骨膜膨胀或骨髓充血刺激感觉神经有关。疼痛也可能是合并症所致，如关节退行性变和钙化性血管周围炎等。负重可使下肢、脊椎和骨盆的疼痛加重。严重骨痛者在局部往往可发现体温上升、骨内压增大，伴疲劳无力甚至衰竭或嗜睡。早期的颅骨病变为额骨和枕骨的局部溶骨性病变，骨髓透过缺损的骨外板而使病变部呈紫红色，但无疼痛或其他症状。高钙血症和高钙尿症仅见于一些病变广泛和长期活动者，部分可能与合并原发性甲旁亢有关。有些患者因尿酸过多可导致高尿酸血症，出现肾石病。Paget 骨病累及骨骼达 30% 以上时，或单独累及颅骨时，可出现心排出量增加。重症者常并发心瓣膜钙化及相关病变。主动脉狭窄达 30%，完全性房室传导阻滞、不完全性房室传导阻滞、束支传导阻滞和左室肥厚的发生率分别为 11%、11%、20% 和 13%。重度颅底陷入时可伴有动脉"盗血"综合征。Paget 骨病患者的动脉硬化性钙化的程度与范围均明显比健康同龄人严重，Paget 骨病与动脉硬化存在一定的病理生理联系。

2. 骨增生硬化　破骨细胞开始减少，作用衰减；成骨细胞增多聚集在骨表面，形成新的板骨层，呈镶嵌图形。不整齐的锯状板层骨互相叠加，表明骨吸收和骨形成交替进行，无法保存完整的骨单位，邻近的骨髓逐渐为结缔组织所代替。

颅骨：颅骨吸收阶段可持续多年，颅骨周径逐渐增大，可伴有感觉神经性听觉障碍。颅骨外板增生可引起颅底孔道变窄，压迫脑神经，其好发部位为颞骨岩部，故常合并听神经功能障碍，导致感觉性听力丧失、中耳骨化和慢性炎症等病变，或导致视乳头水肿、眼肌病变、突眼，视神经萎缩及失明。后期导致头痛、痴呆、脑干或小脑功能障碍。

颅骨受累时表现为局限性 BMD 降低，起始于外板，疏松部的边缘光滑；有时可发展到整个颅骨穹窿。后期出现片状骨硬化，主要发生于内板，出现皮质增厚，内、外板失去正常分界。颅基部受累时，颅底内陷，蝶鞍变小，不规则。上颌受累较下颌骨多见，导致面部畸形。开始为颅骨外板向内板蔓延的"局限性骨质疏松"，其边界清晰。此后由于骨质吸收区过度修复，形成骨质硬化或粗糙的骨小梁。在颅骨则表现为"棉花球"状致密影。此后局限性骨质吸收与骨质硬化病变混合存在，颅骨内、外板界限消失，颅骨增厚，有"骨性狮面"及扁平颅底或颅底凹陷征。

脊椎：累及脊椎（主要发生在腰骶段）时，引起腰痛，与局部的骨损害、脊髓压迫性损伤、骨质疏松及脊椎关节炎症、硬脊膜外脂肪钙化、脊椎局部软组织增生、局部出血、脊椎骨折后的肉瘤样变性（sarcomatic degeneration）等有关；持续性腰痛的另一个原因是脊髓缺血，与病变形成过多的动脉侧支循环（称为动脉盗血综合征，arterial steal syndrome）有关。腰椎侧弯，脊髓受压，少数患者甚至逐渐出现下肢麻木乃至痉挛性瘫痪；波及颈椎可出现颈椎脱位，累及股骨和胫骨等下肢长骨可出现膝内翻、下肢外旋、胫骨向前向外弯曲、髋或膝关节活动明显受限；肢体长短不对称，关节变硬，张力增加，外伤后愈合困难，易形成骨折。骨盆骨病变早期的症状不明显，只是进展到硬化阶段才有耻骨加宽、髋臼内陷和髋关节活动受限。

骨皮质加厚，骨髓腔阻塞，新生骨硬而脆，股骨和胫骨常呈侧弯或前弯畸形；颅骨外板出现增生性硬化病灶，外形明显增大、畸形。骨盆受累可导致髋臼突出（髋关节内陷）。Paget 骨病的骨代谢十分活跃，骨重建量可达正常的 10 倍以上（正常的骨重建单位约为 10% 或更少），病变骨和正常骨的结构分界明显。骨体积增加，常伴有微骨折和畸形，新生骨脆性增加，胶原纤维排列紊乱，板层结构不稳定，容易折断。从病程发展上看，同一病灶中上述 3 个阶段并非绝对分开，很多情况下同步或交错发生，少数病灶可有癌变。伴甲状旁腺功能亢进时，有不规则板层骨碎片，绕以纤维性骨炎，或有棕色瘤及囊性骨炎，但骨黏合线很少。骨折后的骨痂有板层骨结构及黏合线，但骨单位完整，新骨形成规则。脊椎受累时表现为椎体中央粗糙，如栅栏状，边缘变厚；也可表现为椎体中心和两侧横突密度增高，由 3 个点状影构成一倒置三角形者被称为"鼠面（Mouse Face）"征，可分为Ⅰ度和Ⅱ度。"鼠面征"对 Paget 骨病的诊断有重要意义。随后椎体增大，并出现压缩性骨折。椎体被压缩变形，椎体周围骨皮质增厚，表现为"框样椎体"。

长骨病变：以股骨、胫骨和肱骨受累多见。早期典型表现为"V"形吸收区，皮质骨呈非对称性膨胀，病灶溶骨，长度增长，呈弓状畸形。骨小梁纹理粗乱，骨髓腔硬化狭窄。骨膜下有完全或不完全裂纹性骨折。长骨病变的早期可呈"草叶样"改变，在病变与正常骨质间有"V- 型骨质稀疏区"，长骨弯曲变形，凸面易发生不完全骨折，骨折线与骨干长轴垂直，愈合延迟；凹面骨皮质则多增厚、致密，有时可使骨髓腔变窄或闭塞。儿童期 Paget 骨病或在合并维生素 D 缺乏时，其表现与佝偻病相似（胫骨弯曲）；但是随着病情进展，胫骨 Paget 病（Paget's Disease of the Tibia）出现皮质骨扩张型增厚（Thickened Expanded Cortex）、溶骨病灶及应激性骨折。

骨盆：约 2/3 的患者可有骨盆病变，多表现为 BMD 减低和畸形，可伴不规则囊性变低密度囊状透明影与灰浆状高密度病变混杂存在或髋臼稍内陷；核素骨显像可见"鼠面征"及放射性摄取增高。骨盆入口为三角形，股骨头变形致髋内翻畸形或髋臼突出，髋关节间隙狭小（应与退行性关节炎相区别），外上象限负重区狭窄。骨盆变形呈"香炉状"，表现为髂骨翼外翻、骨盆口呈三角形、髋臼及股骨头内陷。骨盆的髂耻线增厚表现为"碗边征"。髂骨、坐骨内低密度囊状透明影与灰浆状高密度病变混杂存在，右侧髋臼稍内陷；有时可见骨显像放射性浓聚区，放射性摄取增高呈"鼠面征"。

3. 病情反复与恶性变　骨关节病变主要有关节畸形、退行性关节病变、软骨钙盐沉积、假性痛风、钙化性关节周围炎等。骨折有三种类型，即裂纹骨折、长骨断裂和椎体压缩性骨折。可在轻微外伤或无外伤情况下发生，骨折不愈合率达 40%。骨病变畸形可能导致关节畸形，但 Paget 骨病本身很少侵犯关节软骨面；当骨畸形累及髋关节相邻部位时，因运动应力异常可导致关节异常磨损，软骨缺损，而下层出现假血管瘤样物，晚期出现髋臼内陷。膝关节也有类似情况，在远离病灶的部位可出现钙化。

多发性骨肉瘤样变性病变是 Paget 骨病最严重的并发症之一，病变可发生于任何部位，多见于老年病例。多数为骨肉瘤，亦可为纤维肉瘤或其他类型的肉瘤，继发性骨巨细胞瘤或合并骨巨细胞瘤者（多为良性，偶为恶性）少见。Paget 骨病合并骨肉瘤（Paget 骨肉瘤）主要发生于 Paget 骨病的老年患者伴多骨损害时。Paget 骨肉瘤应与转移性骨肿瘤鉴别。Paget 骨病患者发生骨肉瘤的概率为正常人的数千倍以上，其发病机制未明。伴发肉瘤的患者有骨痛、肿胀和病理性骨折，其预后差，化疗和手术仅能控制症状，而对病变本身无明显疗效。放射治疗和截肢可减轻疼痛。术后 5 年存活率为 5%~8%。

4. 骨吸收和骨硬化转化　早期为溶骨期，X 线片上可见界限分明的圆形局限性骨质疏松区；第二阶段为不匀称的骨溶解和硬化表现；骨质硬化为第三阶段的突出表现，皮质增厚，骨小梁增粗，骨病变部位常呈海绵状改变或为紊乱结构，两种情况可单独或同时出现。海绵状结构较为常见，骨质粗糙、骨干增宽、骨小梁紊乱。骨皮质被海绵状结构所代替，骨髓腔和骨皮质间的界限不清；广泛不规则的骨质致密，或匀称一致如粉笔状、颗粒状或灰浆样。X 线表现可反映疾病的病理变化过程。X 线平片征象大致有骨质吸收、骨质硬化及两者的混合型 3 种类型。同一病例或同一病变内不同类型的病变可互相转化。早期 X 线表现为骨质溶解吸收，以颅骨明显。

15%~20% 的患者因骨重建对钙的需求增加，血钙廓清加速导致血 PTH 上升。骨受累部位广泛的患者或合并原发性甲旁亢时有高血钙症和高尿钙症。血 ALP 水平与病变范围和病变的活动程度有关。体积小的骨骼病变（约 10%）ALP 正常。颅骨病变时 ALP 升高。如并发骨肉瘤，ALP 可急剧增高，酸性磷酸酶和 5- 核苷酸酶也可升高。正常人在低明胶饮食时的尿羟脯氨酸的排泄量低于 50mg/d，而 Paget 骨病患者因其骨重建旺盛，尿羟脯氨酸排泄量可高达 2000mg/d。此外，尿羟赖氨酸也能反映骨重建活动的水平和本病的病变程度。血组织蛋白酶 K（cathepsin K）也是反映破骨细胞功能的良好指标。

5. 骨折　骨折是本病的主要并发症，并且容易发生骨骼畸形。

6. 非骨组织表现

（1）五官部位：眼病多见于青少年 Paget 骨病，表现为进展型视网膜病、血管样条纹症（angioid streaks）和视力障碍。TNFRSF11B 突变导致的青少年 Paget 骨病患者几乎均伴有耳聋。

（2）包涵体肌病 –Paget 骨病 – 前额痴呆（inclusion body myopathy associated with Paget's disease of the bone and fronto-temporal dementia，IBMPFD；OMIM167320）：是 p97/VCP 突变引起的常染色体显性遗传性骨病。

（3）神经系统的病变：主要是骨质硬化和肥厚压迫神经所致，以颅神经症状为突出。

【诊断与鉴别诊断】

1. 诊断　X 线检查有助于诊断受累及的病灶区。骨端受累、溶骨区界限清晰、楔形透光区、广泛性硬化、骨体积增大、骨小梁变粗等有助于诊断。当骨病变轻微或不典型时，可用 MRI 和骨显像来分析微小病变的特征，有助于本病的早期诊断。对于 X 线难以显示的肋骨、胸骨或颈椎的单骨性 Paget 病（monostotic paget disease），可用 18FDG 或 99mTc 标记的多膦酸盐、双膦酸盐扫描或 18F- 氟化物 PET 协助诊断，可显示骨的血流增加和骨转换增加，确定多灶及孤立区状况，有助于估计病变范围。

2. 鉴别诊断

（1）BMD 增高：应与成骨性骨转移癌、骨髓纤维化、肾性骨病、氟骨症、纤维异常增殖症和结节性硬化症鉴别。出现广泛的 BMD 增高时，应与成骨性骨转移癌（尤其是前列腺癌骨转移）、骨髓纤维化、肾性骨病、氟骨症、纤维异常增殖症和结节性硬化症相鉴别。

（2）颅骨肥大：应与额骨内板肥厚症、纤维异常增殖症和骨转移癌等鉴别。Paget 骨病累及颅骨时可出现颅骨肥大，应与额骨内板肥厚症、纤维异常增殖症和骨转移癌等鉴别。本病骨盆骨硬化呈非对称性或单侧分布、受累骨增大、骨小梁增粗。累及脊椎时，病变椎体呈框架征，四周浓密。而血管瘤所致者表现为纵向骨小梁增粗。

【治疗】

短期治疗的目的为降低骨转换和缓解症状，降低神经系统并发症、骨骼畸形、改善听力；长期治疗的目的是防止骨关节炎、诱导缓解、防止疾病进一步发展，降低致残率。

1. 一般治疗　Paget 病的疼痛治疗可采用非甾体消炎药（NSAIDS）或 COX-2 抑制剂。小剂量三环类抗抑郁药对部分患者有效。由于骨关节炎或神经根压迫引起的疼痛可采用阿片类镇痛剂、针灸、电刺激神经疗法、水疗、关节置换、手术或辅助行走器治疗。

由于 Paget 病患者骨形成增加，因此老年患者需每日补钙 1000~1500mg、维生素 D 400~800U，特别是对于经过二膦酸盐或降钙素治疗的患者常并发继发性甲旁亢，个别甚至发生三发性甲旁亢，补充钙剂和维生素 D 采用尤为重要。

2. 抗骨吸收药物治疗　大部分患者症状轻微或无症状，无需治疗。患者多因疼痛、畸形、活动困难或因并发症（如骨折、肉瘤样变及其他器官继发性病变等）而就诊。药物治疗的前提是：①患者疼痛剧烈，经 X 线和核素检查能明确病变者；②心功能衰竭或心排出量明显增高；③高钙血症和因高尿钙而导致反复发作肾石病者；④骨的代谢转换率升高和骨病变明显者。曾经用于本病治疗的药物有降钙素、普卡霉素（Plicamycin）、光辉霉素、胰高血糖素、放线菌素 D、依普拉芬（Ipriflavone）和硝酸镓（Galliumnitrate）等，这些药物主要是抑制破骨细胞活性，但这些药物均被二膦酸盐所取代。

二膦酸盐为抗骨吸收药物，当病变骨出现纤维发育不良（fibrous dysplasia）或溶骨性损害时，均可使用二膦酸盐制剂，可抑制骨和软组织钙化，阻滞骨吸收和破骨细胞增殖。对早期的骨痛、骨内压增大、骨吸收亢进和中期的镶嵌状板层骨增生并骨畸形有特殊疗效，但应慎用或禁用于晚期的骨硬化，特别是伴有明显的颅底和颈椎骨增生硬化的患者，因为有可能导致加重神经压迫或导致颈椎骨折或移位等严重并发症。

FDA 批准用于 Paget 病治疗的二膦酸盐主要有以下几种。根据 2000 年西方骨质疏松联盟会议的建议，Etidronate 不宜再用于本病的治疗，要尽量使用第二或第三代二膦酸盐（如阿仑膦酸盐，Alendronate；Pamidronate），因为它们改善骨病变、纠正骨代谢异常的作用明显强于 Etidronate。Pamidronate 的优点是作用强，药效时限长，短程治疗可缓解达数月之久，但抑制骨矿化作用也大。其不良反应是首次服用或注射后会有低热，有轻度暂时性低钙血症、低磷血症和淋巴细胞减少等。同时口服元素钙 500mg/d 可预防和减轻低钙血症和继发性高 PTH 血症。一般用量是 30~90mg 加入 0.9% 生理盐水或 5% 葡萄糖 250~500ml 中静滴 1~4 小时以上。在静注溶液中本药浓度不应大于 15mg/125ml，每个疗程最大总量为 90mg，治疗总量取决于治疗前的血钙浓度。与传统的鲑鱼降钙素和羟乙膦酸钠的作用相比，Alendronate 对骨重建生化指标的下降作用仅为 80%，但缓解期可达 1 年以上。其不良反应是恶心、消化道不适等。建议剂量为 40mg/d，早晨空腹，避免卧位，200~300ml 白开水送服。服药后 30 分钟进食，同服元素钙 500mg/d 以防止低钙血症。6 个月为 1 疗程，1 年后指标升高时再复治。

替鲁膦酸钠（Tiludronate）和利塞膦酸盐（Risedronate）的建议剂量为 30mg/d，连服 84 天后停药。与羟乙膦酸钠比较，本药的主要优点是疗程短，缓解期长，止痛效果明显。在药物选用中应注意，羟乙膦酸钠效果稳定，患者依从性好。帕米二膦酸盐对病情较轻的患者效果佳，静脉滴注 1 次可维持疗效 1 年，重症患者需多次滴注。新近的一项研究表明，当氨基二膦酸盐在临床使用中产生抗体时，用同类的药物（如阿仑膦酸盐，Alendronate）仍能缓解病症。当上述二膦酸盐制剂的疗效不佳时，建议改用作用最强的唑来膦酸盐，临床研究经证实，唑来膦酸盐可有效降低患者 ALP 并缓解症状，但目前应用于儿童患者的经验缺乏。奈立膦酸（Neridronic Acid）为含氮二膦酸盐的一种衍生物，其作用机制与其他二膦酸盐相似，但奈立膦酸与正在进行骨重建骨组织的亲和力最高。用于治疗 PDB 时，可静脉注射 200mg，完全缓解率 65%，骨转换率下降 75%，一般仅单用 1 次。但是，二膦酸盐虽可抑制骨吸收，但不能预防病变复发。

降钙素一般不作为本病治疗的常规首选药物，因其不能使破骨细胞凋亡。一般仅在缺乏二膦酸盐或需要紧急控制症状（如手术中）时使用降钙素。其主要作用是延缓骨吸收，迅速抑制破骨细胞的功能并减少其数量。一般可用鲑鱼降钙素（salmon calcitonin），每次 100U，每周 3~4 次；4 周后改为每次 50U 维持，每周 3 次。鼻腔喷药和直肠栓剂有相同效果，注意测定血 ALP 和尿羟脯氨酸水平。4~8 周后判断其治疗效果。治疗有效的标准为骨的代谢转换率降至正常而不出现明显的低钙血症。儿童使用降钙素后，因骨吸收受抑制较成人快，同时尿钙、磷、钠和尿酸排泄增加，胃酸和胰液分泌下降，小肠电解质分泌增加，易出现低钙血症。

3. 普卡霉素治疗　普卡霉素（Mithramycine）又称光辉霉素，为细胞毒性抗生素，仅用于严重难治性 Paget 骨病。该药能抑制 RNA 和蛋白质合成，同时也抑制前破骨细胞的活性，缓解疼痛。有效剂量为每天 15~25μg/kg，一般静脉使用 10 天。主要不良反应有肝毒性和骨髓抑制等，常与地塞米松合用。

4. 手术治疗　手术治疗的适用证是：①多发性骨折；②需要长期固定者；③脊椎或神经根受压；

④严重畸形；⑤预防或处置肉瘤。手术治疗时，必须配合应用相应的二膦酸盐药物治疗。

　　在上述条件下，颅底陷入、瘫痪、四肢畸形和病理性骨折的手术治疗通常需要使用降钙素等来确保手术的安全性和减少术后并发症。为减少术中出血，促进术后伤口愈合，一般在手术前应服用 1 周至数个月的药物。合并复发性肾结石、高钙血症、痛风、充血性心力衰竭的患者更应在术前接受一段时间的药物治疗。严重畸形应于病情稳定时及时进行截骨术治疗。骨折发生时，应一并纠正骨畸形。合并脊髓压迫症状时可进行椎体截除减压术。对恶性变者应及时行截肢术，按继发性恶性骨肿瘤进行综合治疗。

（袁凌青　林　潇）

参 考 文 献

1. 沈霖 .Paget's 骨病研究进展 . 临床内科杂志 ,2016,33(9):592-595.

2. I Bertoldi,L Cantarini,G Filippou,et al.Paget's disease.Reumatismo,2014,66(2):171-183.

3. Haddaway MJ,Davie MW,McCall IW,et al.Effect of age and gender on the number and distribution of sites in Paget's disease of bone.Br J Radiol,2007,80(955):532-536.

第 42 章

老年血液系统疾病

第一节 概 述

【老年人血液系统特点】

在衰老过程中，血液系统也和其他生理系统一样有一系列改变。造血系统的衰老通常表现为对应激造血反应迟钝，也有人认为其与老年肿瘤、自身免疫性疾病及感染的发生有关。目前对这种反应的病理学基础尚不清楚，但对人类造血系统的认识已经有了很大的提高。在衰老过程血液系统变化多数突破性发现是从小鼠模型试验中取得的，尚未达到完全共识，有待进一步研究。

1. 造血系统的生物学 造血系统来源于一小群造血干细胞（HSCs）。这群 HSCs 既可以自我复制，又可以分化成成熟的各种红系、粒系、巨核系细胞。HSCs 先变成一系列定向祖细胞和前体细胞，再分化成成熟的细胞。每一种定向祖细胞或前体细胞都会减少 HSCs 自我复制的潜能，而使其易朝特定的谱系分化（图 42-1）。HSCs 及其所在的基质微环境，加上可影响细胞增殖的造血因子，这三者之间复杂的相互反应密切地调节着造血系统。体内造血系统的有序发展和内环境的稳定都要求在自我更新、分化、成熟和细胞丢失之间保持严格的平衡。

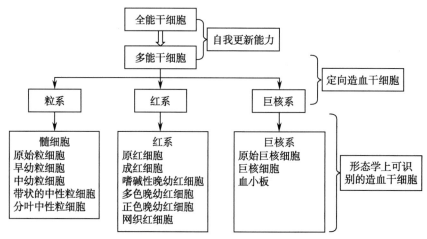

图 42-1 从多能造血干细胞前体到原始造血细胞的层次与结构

2. 衰老过程血液系统常见改变及相关影响 人类出生后，骨髓是主要的造血组织（红骨髓），随着年龄的增长红骨髓减少，骨髓中的脂肪组织（黄骨髓）逐渐增多。据观察，30 岁以后骨髓造血组织开始减少，80 岁时造血组织仅相当于青年人的 29%。临床表现老年人应激能力减低。青年人在应激状态（如外伤、手术等原因发生急性大出血）下，平时不造血的一部分黄骨髓迅速转变为造血的红骨髓，增强机体的造血功能，恢复人体正常所需的血细胞。而老年人这种应激能力明显减退。此外，参与造血的脾脏、胸腺、扁桃体及淋巴结重量下降。

随着年龄逐年增长，年龄相关的造血因子的减少，特别是骨髓间质细胞的减少导致了造血干细胞对压力的反应迟钝（表 42-1）。然而，对于人类，可获得的数据表明：至少在严重感染时，年轻人和老年人粒细胞 - 巨噬细胞集落刺激因子（GM-CSF）上升的水平相当。老年贫血患者的促红细胞生成素（EPO）水平和年轻人的没有显著差异。已经被换气的红系干细胞反应性的改变可能是引起健康老年人不可解释性贫血的原因。与在相同条件下被激发的年轻小鼠相比，老年小鼠的骨髓生成细胞反应迟钝。也有研究人员发现，在衰老过程中生长因子 IL-6 的产生增加，因此，可以 CFU-GM 得出一个观点：衰老与不同生长因子的产生不足或者过剩引起的造血环境失调有关。

表 42-1 调节造血的细胞因子

淋巴因子	主要的生物学性质
IL-1	激活静息的 T 细胞；引起发热；激活内皮细胞和巨噬细胞
IL-2	活性 T 细胞生长因子；其他淋巴因子的综合
IL-3	支持多能骨髓干细胞生长
IL-6	B 细胞生长因子
IL-7	B 细胞和 T 细胞生长因子
IL-12	促进幼稚 CD4$^+$T 细胞分化成 Th1 亚型
干细胞因子（SCF）	促进原始祖细胞增殖
粒系 - 单核系集落刺激因子（GM-CSF）	促进中性粒细胞，酸性粒细胞和巨核细胞系细胞的生长
粒系集落刺激因子（G-CSF）	促进中性粒细胞的生长
单核系集落刺激因子（M-CSF）	促进单核细胞和巨噬细胞的生长
EPO	促进红细胞的生长
TPO	刺激巨核细胞和血小板的产生

造血系统衰老的一个主要问题是多能造血干细胞（HSC）是否具有有限的复制能力。已经证实年龄对特定的 HSC 数量和已分化的骨髓造血细胞数量有影响。在小鼠体内，与年龄无关的红细胞数量（BFU-E，CFU-E）或粒 - 单核系（CFU-GM）祖细胞的数量减少。血液中红细胞的生存不随年龄而改变，血清铁和血红蛋白铁的循环不受年龄影响，血液中红细胞计数也是正常的。仅由于血清容量的增加，老年小鼠看起来像"贫血"。有证据表明基本的造血功能并不随年龄增长而改变。然而，当造血需求增加时，老年造血系统的表现为能力不足。老年小鼠在骨髓衰竭后其受细菌感染的可能性比年轻小鼠要大，对越接近最大预期寿命的小鼠，其造血系统就越脆弱。因此，衰老的造血系统的主要特点是在面对刺激诱导的造血需求时其反应低下，而且不能维持造血功能。

从器官水平或细胞水平评价年龄对造血作用的影响，证明了老年人造血储备能力的下降，因而更易衰老。给一个相同的刺激，老年人与年轻人相比，老年人的造血异常可能发生较早，而且较严重。人类早期造血与年龄的关系仍需要进一步阐明，就像大多数在 HSC 生物学方面的突破来自于小鼠模型一样。假如不能在大型动物身上作基因敲除或一系列移植试验，那么更多的努力将被花费在试验策略上。通过测定粒细胞端粒酶的平均长度或在逆转录病毒介导的基因转移后利用基因示踪技术，人们已经在大、小动物身上对 HSC 的动力学和复制频率做了研究。研究结果表明：与猫和老鼠相比，狒狒和猴子的 HSC

复制的更慢。然而，相对动物的寿命来说，HSC 复制的平均时间对该物种来说是合理的且是不变的。

基因组不稳定、DNA 修复的损伤、遗传因素和后天环境变化等因素影响了造血系统的衰老，我们对此已有了进一步的认识。过早老化症、DNA 修复缺陷和 HSC 功能损伤之间的联系进一步强调了这一点。因此，DNA 损伤的累积，可能是年龄相关的衰退的统一机制。现可获得的几个新的动物模型，其拥有不同的 DNA 修复途径，揭示了特定的 DNA 修复途径与保留或损伤干细胞功能之间的联系。对这些途径的分析显示了干细胞可能有逆转造血系统逐渐衰退的功能。

3. 外周血改变

（1）红细胞：有关老年人红细胞（RBC）和血红蛋白（Hb）的正常值，到目前为止尚无统一标准。一般认为正常高龄老年人的红细胞和血红蛋白水平略低于正常青壮年。也有作者认为，家庭生活较好，且可自由活动的健康老年人，其血细胞水平可达到正常成人水平，即使年岁已高仍能保持正常状态。反之，在经济上不能独立，失去生活自理能力的老年人，其 RBC 及 Hb 有所降低。有报道指出老年人红细胞寿命缩短，一些抗氧化酶活性减低，红细胞系统中的原始红细胞及红细胞集落形成单位（CFU-E）数目减少，提示干细胞增殖减低（图 42-2）。

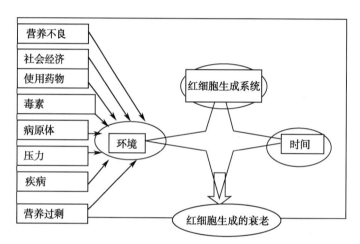

图 42-2　可能改变与年龄相关红细胞生成递减的外部变量

（2）白细胞：多数学者认为老年人白细胞总数和形态与青壮年比较无明显变化。但也有研究发现60 岁以上老年人中性粒细胞有核右移趋势（中性粒细胞分核增多）。淋巴细胞和单核细胞略有升高，白细胞功能下降，白细胞的应激能力较青年人低，这可能是老年人易多发生各种感染和感染后迁延不愈的重要原因之一。

（3）血小板：一般认为老年人血小板数量与青壮年无明显差异，但也有报道老年人血小板数、容积和分布的最高频率高于青壮年组。老年人血小板在血液循环中的运转时间缩短，说明老年人血小板寿命缩短，新生的血小板增多，新生的血小板富含开放管道系统，故其黏附、聚集、释放功能活跃。此外，老年人血小板的磷脂成分不同于青壮年，老年人血小板膜上的磷脂成分异常，血小板膜上胆固醇 / 磷脂比升高，这些变化可致血小板聚集功能亢进，血栓烷 A_2（TXA_2）产生增加。老年人血小板钙增多，促血小板聚集蛋白增高，纤维蛋白及黏附蛋白 - 纤维连接蛋白的水平随年龄增高而增多，可能是体内血小板聚集性增高的原因之一。以上改变是老年人易发生血栓和栓塞性疾病的重要因素。

（4）单核细胞和巨噬细胞：循环中的单核细胞在组织中转变成巨噬细胞，并且成为处理抗原的主要细胞。这些细胞的数量和功能并未受到衰老过程的影响，年龄对树突细胞功能的影响目前尚缺少研究资料。

（5）其他成分：老年人随年龄增高，血浆白蛋白降低，球蛋白升高，白、球蛋白比例下降。血脂升高较青、壮年多见，血钙、磷轻度降低，镁略有升高。

【老年人免疫系统特点】

免疫系统是人类机体在与自然环境作斗争的漫长过程中逐渐建立和完善起来的防御体系，是一个由多种成分组成的极其复杂的网络。免疫功能减退和失调是老年人生命过程中最明显的特征之一，对老年人健康产生极为不利的影响。随着医学科学的发展，已知人类在衰老过程中免疫系统有不同程度的改变，但仍有许多问题尚待进一步研究认识。

1. 老年人胸腺、脾脏、扁桃体等免疫器官重量下降，淋巴结中滤泡减少，功能减退 一般认为外周血中 T、B 淋巴细胞的总数随年龄增加无明显改变。也有学者认为老年人 T 淋巴细胞总数下降。

2. 老年人细胞免疫功能下降 老年人的吞噬细胞（包括中性粒细胞、单核/巨噬细胞）代谢活力和吞噬作用下降。自然杀伤细胞（NK 细胞）是一种不需要事先经过抗原性致敏作用却具有直接杀伤病毒感染与肿瘤细胞的免疫细胞，现已证明 NK 细胞可杀伤多种病毒（如单纯疱疹病毒、EB 病毒、巨细胞病毒等）感染的靶细胞。老年人主要因骨髓与脾产生 NK 细胞的数量减少，活力趋于下降，但杀伤力是否下降，目前尚不清楚。有学者认为随年龄增长，T 细胞在外周血中总数变化不大，而增殖和活性随胸腺退化而渐趋下降，使细胞免疫功能减弱；而易导致恶性肿瘤发生。抑制性 T 细胞（Ts、CD8$^+$）功能下降，难以抑制自身抗原性物质的产生；主要组织相容性复合体（MHC）的改变，可导致 T 细胞识别功能的改变，其结果可导致机体对病原体的排斥效应减弱而易患各种感染性疾病；在 T 细胞亚群中关键性的辅助性 T 细胞（Th、CD4$^+$）活性明显下降，势必影响多种淋巴因子的产生而进一步促使排斥功能的减弱，特别是辅助 B 细胞产生高亲和抗体功能障碍而减少控制感染的能力。总之，老年人细胞免疫调节网络，干扰了细胞内外信息传递功能，是造成免疫功能衰老的重要因素之一。

3. 老年人 B 细胞免疫功能改变 已有学者发现老年人 B 细胞成熟过程明显减慢，成熟周期延长，B 细胞各亚型活力不同程度下降，周转率也表现不同程度减退。B 细胞表面的免疫球蛋白（Ig）浓度降低。T 细胞驱动的 B 细胞应答性受抑制。B 细胞对各种特异抗原刺激抗体反应能力下降。用 B 细胞生长因子刺激 B 细胞检查其分裂功能，发现尽管老年人的 B 细胞增殖仅为年轻人的 1/2，但血清 IgG 和 IgA 产生细胞分化功能亢进，老年人 T 细胞分泌的生长因子活性约为青年人的 3 倍，这可能是老年人血清 IgG 和 IgA 高值和自身抗体阳性率升高的原因之一。老年人高亲和性抗体生成减少，可能是由于比 B 细胞更重要的 Th 细胞受损所致。随着年龄增高，自身抗体明显增加，针对核酸、平滑肌、线粒体、淋巴细胞和胃壁细胞等的自身抗体增高。也有学者认为自身抗体增高可能与 Ts 细胞活性减弱有关。

此外，在体液免疫中，补体系统的免疫防护作用在正常老年人中仍然保持，但在慢性肝脏病（乙型肝炎、丙型肝炎及肝硬化等）老年人补体系统功能衰退，特别对清除免疫复合物有明显影响。Najjar 等发现一种被称为 Tuftsin 的物质来源于脾脏，也存在于血清中，也有称其为吞噬肽，在吞噬细胞上有 Tuftsin 受体，该物质直接作用于白细胞，促发吞噬作用，还能增强吞噬细胞、NK 细胞及中性粒细胞抗感染微生物及杀伤肿瘤作用，该物质的缺失与脾切除密切相关，切脾后其水平下降，易发生凶险感染，老年人尤甚。因此，对老年人的切脾治疗，应高度慎重。有作者认为免疫调节失衡的老年人革兰阴性杆菌感染后易导致隐匿性、亚急性或慢性 DIC。

总之，随着衰老而出现的免疫系统的复杂变化可能是老年人感染和肿瘤发病率高于年轻人的重要因素。

【老年人中常见或多发倾向的血液病】

1. 贫血 贫血在老年人中常见。首先是缺铁性贫血，由于老年胃肠道疾病、痔等慢性失血，或饮食习惯不良，进含铁食物少。其次是巨幼细胞性贫血，多由与进食少或饮食质量差（饮食中含叶酸和维生素 B_{12} 的食物少），患有胃肠道疾病影响叶酸或维生素 B_{12} 的吸收。此外，继发性贫血在老年人中也不少见，如慢性病性贫血，由于慢性感染、炎症或恶性肿瘤所致。系统疾病性贫血如肾性贫血、肝病所致贫血在老年人中较多见。此外，骨髓增生异常综合征（myelodysplastic syndromes，MDS）在老年人中也不少见。曾有学者观察发现营养不良、缺铁及出血等一般常见的贫血原因无关住院患者中 60 岁以上老年人贫血发生率明显增高，其中 60~79 岁住院老年人贫血发生率为 35.5%，80 岁以上住院老年人贫血发生率则高达 49% 以上。

2. 血液肿瘤 在血液肿瘤中，除各年龄段均可发生的血液肿瘤外，一些血液肿瘤在老年人中有多发倾向。慢性淋巴细胞白血病，1/3 发生在 60 岁以上。多发性骨髓瘤发病年龄高峰在 60 岁左右，40 岁以下发病少见。淋巴瘤第二个发病年龄高峰在 40 岁以后；原发性巨球蛋白血症和重链病发病年龄也多在 40 岁以上。上述肿瘤为什么会在老年人中有多发倾向，目前原因尚不十分清楚，老年人免疫功能缺陷，各器官功能减退可能是重要原因。

3. 出血与血栓性疾病 老年性紫癜、过敏性紫癜及血小板减少性紫癜在老年人中常见，这可能与老年人毛细血管脆性增加及免疫功能紊乱等因素有关。血栓栓塞性疾病是老年人中常见的血液系统疾病，发病年龄多在 50 岁以后，随着年龄增高发病率增加。致病因素是多方面的，老年人动脉粥样硬化造成血管损伤是血栓形成和栓塞的主要原因。血小板聚集和黏附功能增强、血流速度缓慢、血液黏稠度增高、淋巴因子或其他血液成分异常均可导致血栓栓塞性疾病。

【老年人血液病的临床特点】

衰老是很多慢性疾病的独立危险因子。流行病学研究显示 50% 以上的老年人患有 3 种以上的慢性疾病且存在鲜明的个体特征。老年血液病患者具有老年疾病的一般特点，如多种疾病同时存在、临床症状表现不典型、肿瘤发病率高及易致多器官功能衰竭等。老年血液病也有一些特点值得临床医生注意。

1. 老年人血液病一般起病隐匿，进展缓慢，早期临床表现不典型，或被同时存在的其他疾病所掩盖 如在老年人中较为常见的贫血，早期常无症状，或同时患有老年精神异常性疾病（老年人贫血也可和儿童一样出现精神症状），不能正确表达自己的痛苦，即使患者有异常表现，也未引起家人或医护人员注意，直到血红蛋白降至很低，在常规体检或因其他疾病就医，甚至出现贫血合并症后进行血常规检查才被发现。又如多发性骨髓瘤，发病早期无症状，有时仅有轻度腰痛或某一受累部位轻度疼痛未引起注意，常规检查一般不包含本病有关检查项目。因起病隐匿，进展缓慢，常在疾病晚期才被发现。

2. 老年血液病中继发者较常见 如继发于各种原因的贫血，继发性骨髓异常增生综合征（myelodysplastic syndromes，MDS）等。有作者认为老年血液病易并发弥散性血管内凝血。

3. 老年血液病患者易并发多器官功能衰竭。如老年人患急性白血病易并发心脏、肾脏及肝脏等重要器官功能衰竭。这可能与老年人存在不同程度的器官衰老改变及功能下降有关。此外，可能存在遍及全身的动脉硬化，一个器官功能衰竭后通过低排血量、低灌注、局部缺血、肿瘤浸润及毒血症等多种复杂机制导致多器官功能衰竭。

4. 老年血液病常合并感染 众所周知，血液疾病易合并各种感染，特别是老年血液病患者更易合并感染，在我们的临床实践中发现在老年血液肿瘤的治疗进程中，几乎都会出现轻重不同的感染，有的感染可能是致命性的。血液肿瘤患者发热，即使找不到感染部位，但抗感染仍可有效，这说明感染可能存在于某些隐匿部位。因此，在老年血液病的治疗过程中防治感染很重要，特别是老年血液肿瘤患者更为重要。如保护性隔离，限制探视，注意陪护人员的卫生状况（若陪护人员发生感冒或其他感染性疾病，应立即更换）。此外，在入院查体发现患者已有某些感染，也应积极治疗，如皮肤指甲真菌感染、慢性中耳炎等。因为血液肿瘤患者多在治疗过程中进行放、化疗，在这些治疗过程患者免疫功能进一步下降，可能导致自身原有感染的进一步扩散。

（朱宏丽 翟 冰）

第二节 老年贫血

贫血不是一种独立的疾病，而是一种病理状态，指的是单位体积内血红蛋白的浓度、红细胞数量或血细胞比容低于相同年龄、性别和地区的正常值。血液循环中，血红蛋白浓度、红细胞数量和血细胞比容的检测结果受多种生理和生理因素的影响。在生理影响因素方面，由于老年人生活经历丰富、居住地区比低年龄组人群多，如高海拔地区（图 42-3）的居住史等。在判断血液常规检查时，需综合考虑。在病理方面，老年人常常合并有多种疾病，都可能会影响血液常规检查时血红蛋白浓度、红细胞数量和血细胞比容是否正常的判断。如合并有充血性心力衰竭时，血液往往存在稀释情况，是否存在贫血，是否需要对血红蛋白浓度、红细胞数量和血细胞比容检查偏低时进行干预，都需要综合判断。

目前，国内外对65岁以上老年人血红蛋白浓度、红细胞数量和血细胞比容的正常参考值尚无统一标准。实际上，老年人上述指标是否低于65岁以下低年龄组健康人群尚无定论。我国目前也缺乏健康老年人血红蛋白浓度、红细胞数量和血细胞比容的流行病学资料。意大利Cevenini E等人开展的1项包括1160例、90岁及以上健康老年人的流行病学调查结果表明，不同性别老年人血红蛋白、红细胞数量和血细胞比容存在差异，但与65岁以下年龄组同性别人群则无统计学差异。目前国内外比较一致的观点认为，老年人骨髓的造血功能随年龄增加而减低，即老年人的造血贮备功能减退，这不一定会反映在健康老年人的血液检查指标上，但这会在感染、肿瘤、营养不佳等疾病存在时更容易体现出来。即老年人的血红蛋白浓度与65岁以下的低年龄组无明显差别，但合并其他疾病时更容易出现贫血。

须知，贫血是一组症状，既可以是许多疾病的一种临床表现，也可以是一种疾病的早期反应。对任何出现贫血的患者，需在明确病因的基础上进行有针对性的治疗。因此，在未确定贫血的病因之前，除非危及生命的紧急情况，一般不要进行治疗，以免贻误诊断或带来不必要的不良后果。

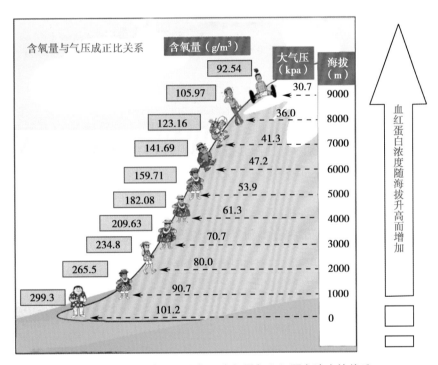

图42-3 海拔高度、大气压含氧量与血红蛋白浓度的关系

参考资料1.海拔高度与静脉血血红蛋白浓度具有一定的线性相关关系。参见：新颜，师谦友，葛淼.青春期女性血红蛋白参考值与海拔高度的曲线模型分析.山西医科大学学报，2006，37（1）：53-55.

【老年贫血的流行病学特征】

在人类整个生命过程中，贫血的发病率具有显著的年龄和性别特征。在欧美发达国家，贫血患病率最低的年龄段为17~49岁之间，为1.7%。而85岁以上的老年男性则贫血的发病率最高，为26.1%。与欧美国家不完全相同。2005年中国疾病预防控制中心对我国城乡207 077位居民进行了血常规检查，结果表明，我国婴幼儿和60岁以上老年人贫血患病率较高，分别为31.1%和29.1%，育龄期妇女也是贫血的高危人群，贫血患病率达19.9%。尤其值得注意的是，80岁以上老年人群的贫血患病率由于居住地的不同而各有特征。贫血患病率总的趋势是，大城市居民贫血的患病率要低于中小城市，而城市居民的患病率要低于农村居住人口。在北京、上海、广州等大城市，80岁以上老年人群的贫血患病率为26.2%。而在中小城市，贫血患病率男性高达44.0%，女性高达32.6%。而在农村，这一数字分别为53.5%和50.8%（表42-2）。

表 42-2 我国老年人群贫血的患病率（%）*

年龄（岁）	全部性别			男性			女性		
	合计	城市	农村	合计	城市	农村	合计	城市	农村
65-	27.2	20.2	29.9	26.9	18.4	30.2	27.5	22.0	29.6
70-	29.4	21.9	32.2	29.5	20.1	32.9	29.5	24.1	31.5
75-	34.1	27.7	36.3	36.7	28.6	39.6	31.3	26.7	32.9
80-	40.1	34.1	42.2	43.1	37.9	44.9	37.4	31.0	39.6

* 节选自：朴建华，赖建强，荫士安，等．中国居民贫血状况研究．营养学报，2005，27（4）：268-275

【老年贫血的定义】

如前所述，贫血（anemia）是指人体外周血血细胞比容减少，低于正常范围下限的一种常见的临床症状。由于血细胞比容测定方法复杂，临床上以血红蛋白（Hb）浓度来代替。我国血液病学家认为在我国海平面地区，成年男性 Hb<120g/L，成年女性（非妊娠）Hb<110g/L，孕妇 Hb<100g/L 就有贫血。对不同海拔地区血红蛋白的浓度，需经校正后方可用于临床诊断，具体的矫正方法可参考以下公式：

$$校正后的血红蛋白浓度 = 原诊断标准 \times \left[1+4\% \times \frac{居住地海拔高度（米）}{1000} \right]$$

目前一般认为，老年人的血红蛋白浓度、血细胞比容以及红细胞数量与 65 岁以下年龄人群并无差别，因此目前并没有专门针对老年人群贫血的特殊诊断标准。国内仍然沿用世界卫生组织（WHO）诊断贫血的标准制定我国成年人贫血的诊断标准，这一标准也同样适用于 65 岁以上的老年人群。但这并没有把种族和性别差异考虑在内。实际上，血红蛋白浓度介于 130~150g/L 之间的老年女性，其体能状态要明显优于血红蛋白为 120g/L 的人群。

【老年贫血的分类】

目前，用于贫血的分类方法较多，根据红细胞形态、骨髓的增生程度、贫血发病的机制等有多个分类方法。临床常用的贫血分类包括红细胞分类和骨髓细胞形态学分类（表 42-3）。

表 42-3 贫血的细胞形态学分类标准

类型	MCV（fl）	MCH（pg）	MCHC（g/L）
大细胞性贫血	>100	>34	320~360
正常细胞性贫血	80~100	27~34	320~360
单纯小细胞性贫血	<80	<27	320~360
小细胞低色素性贫血	<80	<27	<320

注：上述检测结果均为血细胞分析仪检测数据

由于贫血的程度对治疗的选择有指导意义，因此，在诊断贫血以后，需要对贫血的程度进行分级。目前，国内普遍采用的贫血严重程度均以血红蛋白浓度检测值为指标进行分级（表 42-4）。具体应用时须参考不同地区海拔高度。

表 42-4 贫血的严重程度分级

类型	血红蛋白浓度（g/L）
轻度贫血	>90 低于正常参考值
中度贫血	61~90
重度贫血	31~60
极重度	≤ 30

注：上述检测结果均为血细胞分析仪检测数据

【老年人常见的贫血】

衰老见于机体的全部器官和系统，涉及所有正常的细胞、组织、器官及彼此之间的联系功能。骨髓也不可避免的随年龄的增加而有所改变。年龄相关的骨髓改变包括：骨髓内的细胞减少、骨髓增生异常和贫血。在65岁以上老年人，骨髓内脂肪增加的同时，细胞会减少至约30%。年龄相关的骨重塑和骨质疏松失衡也见于骨小梁，这本身也会导致造血减少。

贫血在老年人群并非少见，其发病原因多种多样。大概可归纳为：血液系统疾病、非血液系统疾病的继发性贫血和不明原因贫血。

（一）缺铁性贫血

缺铁性贫血是老年人群中最常见的一种贫血类型，是由于各种原因导致体内铁缺乏而引起的贫血，除了营养不足的因素以外，最常见于慢性消化道失血。一旦确诊，需积极查找病因。

1. 诊断　符合以下（2）及其他任何一条，均可诊断：

（1）有明确的缺铁病因和相应的临床表现。

（2）血常规检查：小细胞低色素贫血：男性 Hb<120g/L，女 Hb<110g/L；MCV<80fl，MCH<27pg，MCHC<0.32；红细胞形态可有明显低色素表现。

（3）铁代谢指标：血清（血浆）铁 8.95μmol/L（50μg/dl），总铁结合力 >64.44μmol/L（360μg/dl），运铁蛋白饱和度 <0.15，血清铁蛋白（SF）12μg/L。

（4）骨髓：铁染色显示骨髓小粒可染铁消失，铁粒幼红细胞 <15%。

（5）铁剂治疗有效。

参考资料：关于血清铁蛋白在诊断老年缺铁性贫血中的正常参考值和影响因素。

通常认为骨髓小粒可染铁消失是诊断缺铁的公认标准，采用此标准时必须骨髓涂片制作良好，富有骨髓小粒，铁染色才有意义。因此，其他铁参数的评价可以和骨髓铁染色相比较，从而获得缺铁的合理诊断标准。血清铁蛋白直接反映体内铁的贮备量。因此，血清铁蛋白的含量可作为诊断体内铁缺乏的重要参考指标。如将体内铁的贮备量100mg作为铁耗竭的指标，则将诊断缺铁的血清铁蛋白SF定为12μg/L是合理的。

但很多因素都可以导致血清铁蛋白的升高而引起缺铁性贫血的诊断出现困难。如炎症性疾病、恶性肿瘤、风湿免疫系统疾病和肝病等都可以引起血清铁蛋白的异常变化，此时血清铁蛋白的浓度就不仅仅反映体内铁的贮备含量了。在合并有上述多种疾病时，血清铁蛋白的含量如在50μg/L，也可以认为存在缺铁。

2. 缺铁性贫血的治疗原则

（1）去除缺铁病因：积极查找缺铁的病因永远是第一位的。很多肿瘤性疾病都是以缺铁性贫血为首发表现的。其他如风湿系统疾病、感染性疾病和肝病等也有不同程度的缺铁表现。

（2）口服补充铁剂：目前临床有多种口服剂型铁剂，如硫酸亚铁、琥珀酸亚铁、富马酸亚铁和多糖铁等。可根据患者缺铁性贫血的严重程度和其他伴发疾病酌情选用。

（3）静脉补充铁剂：对不能耐受口服铁剂或消化道由于各种原因导致铁不能被有效吸收的病例需要静脉补充铁剂。

（二）巨幼细胞贫血

巨幼细胞贫血是由于叶酸或维生素 B_{12} 缺乏而导致的一组大细胞性贫血，其中内因子缺乏所致的维生素 B_{12} 缺乏的巨幼细胞贫血被称为恶性贫血。

1. 诊断

（1）临床表现：有贫血的临床症状，可伴有消化道的症状或神经系统症状，如下肢对称性深部感觉及振动感消失、平衡失调及步行障碍。亦可同时出现周围神经病变及精神忧郁。

（2）血常规检查：大细胞贫血，MCV>100fl，白细胞和血小板也常减少。中性粒细胞核分叶过多。

（3）骨髓检查：典型的巨幼红细胞生成，巨幼红细胞 10%，粒细胞系统及巨核细胞系统亦有巨型变。

（4）生化检查：血清维生素 B_{12} 测定（放射免疫法）<74~103pmol/L（100~140ng/ml）或血清叶酸测定（放射免疫法）<6.91nmol/L（3ng/ml）。

2. 治疗

（1）治疗原发病：由于各种原因导致小肠病变所致叶酸或维生素 B_{12} 吸收障碍，应积极治疗原发病。

（2）补充缺乏的相关物质：根据缺什么补什么的原则，补足缺量和储存量。

（3）加强有关营养知识宣传：克服不适当的烹调方法，纠正偏食习惯。

（4）适当输血：本病在恰当补充相应的物质后，一般情况下无需输血。但在高龄，合并有严重感染、心衰等情况下，适当输注红细胞以改善全身状况。

（三）慢性病贫血（anemia of chronic disease）

慢性病贫血（anemia of chronic disease）指的是与慢性感染、炎症和一些恶性肿瘤相关的轻至中度贫血（Hb 70~120g/L）。发病率仅次于缺铁性贫血。虽然最新名称炎症性贫血（anemia of inflammation，AI）不仅能反映慢性病性贫血的病理生理学机制，且已得到多数血液病学家认可，但目前多数仍沿用慢性病贫血这一称谓。

1. 诊断

（1）临床表现：贫血多为轻度至中度；常伴有慢性感染、炎症或肿瘤。

（2）实验室检查：多为正细胞正色素性贫血，也可以为小细胞低色素性贫血，但 MCV 很少 <72fl；网织红细胞多正常；骨髓细胞铁染色示红系细胞内铁粒减少，而在巨噬细胞内铁粒增多；血清铁及总铁结合力均低于正常，运铁蛋白饱和度正常或稍低；血清铁蛋白可高于正常水平。

2. 治疗　对感染、炎症或恶性肿瘤等疾病的贫血需进行充分的诊断性检查。需明确是否存在可逆性或具有更大潜在危险的原因，如隐匿性失血、铁、维生素 B_{12} 和叶酸缺乏、溶血以及具有更大潜在的危险病因。在确诊为慢性病贫血以后，对原发病的有效控制可纠正贫血。如针对原发病的治疗无效且患者出现贫血相关症状或并发症时，应考虑给予特异性治疗。

（1）患者存在中重度贫血且有临床症状时：需应急性输血治疗。

（2）对其他不需要应急性输血的慢性病贫血患者：可酌情选用促红细胞生成素治疗，具体应用需参考本节促红细胞生成素部分。

（四）不明原因贫血

在年轻人和中老年贫血患者，大多数都可找到贫血的病因。但在老年贫血患者，情况就复杂得多。大约有多达三分之一的老年贫血患者，采用临床常规检查方法无法明确病因。老年不明原因贫血的特点是贫血程度轻微，一般为正细胞正色素性，血红蛋白浓度多在 100~120g/L 之间，骨髓为低增生性。

老年不明原因贫血可能与老年人的肾功能减退导致的血清促红细胞生成素浓度偏低有关，也可能是骨髓增生异常的早期表现。当然，其他原因也不能完全排除，如红细胞寿命的缩短，红系祖细胞对促红细胞生成素的反应性下降等。同时也不排除与尚未发现的其他潜在疾病有关。

总之，尽管一些老年人贫血原因不明，但一定要积极查找病因，找出可能存在的潜在疾病，以免漏诊和误诊，贻误治疗时机。

（五）贫血的不良影响

在老年人群，贫血可产生多种不良后果。贫血导致死亡率增加、心血管疾病的发病率增加和程度加重、体力活动下降，并且可以增加跌倒和骨折风险。对老年人而言，不仅重度贫血具有上述不良影响，轻至中度贫血也有类似不良后果

1. 全因死亡率　在老年人群，贫血可导致老年人群的死亡率增加。与同年龄组血红蛋白正常者相比，贫血患者死亡的风险增加将近一半。且随着血红蛋白浓度的下降，死亡的风险逐渐增加。

2. 心血管疾病　在老年人，血红蛋白浓度的下降可增加左心室直径。中至重度贫血患者，更容易出现左心室心肌肥厚，发生心脏舒张功能不全。

贫血也是老年急性心肌梗死不良预后的独立因素。对急性心肌梗死患者而言，如果同时存在贫血，

则死亡率明显增加。如能及时纠正贫血，使红细胞比容保持在 33% 以上，则急性心肌梗死贫血患者的 30 天病死率会明显下降。

3. 跌倒和骨折　在老年人群，贫血是跌倒的独立预后风险因素。在 65 岁以上老年人群当中，跌倒的风险因素包括：年龄、性别、季节、居住地区、酒精、痴呆、帕金森病、机械或运动、神志、抽搐、癫痫、青光眼和贫血。此外，伴有贫血的老年人更容易出现跌倒相关性骨折。因此，对贫血一时无法纠正的老年人，需格外警惕跌倒的风险。跌倒后，一定要尽量排除是否存在骨折以免漏诊。

4. 认知障碍和老年痴呆　如前所述，我国 65 岁以上老年人当中，大约有四分之一患有贫血。这部分人群的死亡率要明显高于无贫血者。且患有贫血的老年人，体质更差，更容易罹患各种疾病。老年贫血患者更容易出现痴呆，且认知功能退化的速度更快。这种血红蛋白浓度与认知功能减退的相关关系与贫血的种类和病因无关。从这一角度看，早期发现贫血，及时进行认知功能评估，可能会有助于改善老年人的认知功能状态。

关于贫血会加快老年认知功能退化的机制，目前尚无明确结论，但一般认为与以下因素有关：

首先，慢性贫血患者大脑长期处于低氧状态，这就可能会损害大脑而导致痴呆。在老年高血压病患者，贫血与脑白质病变有关。有多篇大样本的循证医学证据表明，贫血会导致脑白质病变密度增加，激发多种类型的认知功能异常。

其次，慢性肾病性贫血也可能与认知功能退化和痴呆发生有关。红细胞生成素受体除了调节红细胞生成以外，在大脑中也有分布。在脑卒中和缺氧的动物模型中发现，红细胞受体对大脑具有保护作用。促红细胞生成素的水平下降，也可能会增加神经的退化而导致痴呆。

再次，微量元素和维生素缺乏，如铁和维生素 B_{12} 的缺乏也和认知功能退化和痴呆的发生密切相关。铁在大脑内有一定的贮备，在氧的运输过程中发挥重要作用，一旦缺乏有可能导致缺氧和认知功能下降。维生素 B_{12} 的缺乏也和阿尔茨海默病和血管性痴呆的发病密切相关。

最后，贫血本身也可能是老年机体整体状况变差的表现之一。大量研究已经证明，贫血与多种疾病的预后不良密切相关。因此，贫血与大脑认知功能异常的内在机制尚需进一步研究。

【老年贫血的治疗】

1. 治疗原则　老年贫血患者的病因各异，一旦发现贫血需尽快评估贫血严重程度，并给予相应治疗。

对急性贫血，是否需紧急治疗并不以贫血的严重程度（血红蛋白浓度的高低）而定，如急性大出血，尽管血红蛋白不是很低，但已经严重影响了心脏等重要脏器的功能，则需紧急采取包括输血在内的紧急措施，以免发生意外而危及生命。

对于慢性贫血，最重要的是针对贫血病因进行治疗。由于老年贫血病因复杂，相当一部分患者难以明确病因。此时，需根据患者的具体情况，如血红蛋白浓度、合并疾病的类型、心脑血管疾病的病史、肾功能状体等，选择相应的治疗方法。

2. 治疗方法

（1）红细胞输注：对老年贫血患者而言，血红蛋白浓度不是判断是否需要输血的唯一指标。

在低年龄组，轻度贫血患者可通过增加心率、血液重新分布、红细胞促进氧释放等代偿机制而无临床症状。但在老年人，由于心脏贮备功能减退，可能无法通过增加心率和心搏量来代偿，所以对贫血的耐受性就差。

对于老年贫血患者输血的指征，我国尚缺乏指南性意见，而国外比较大的临床流行病学结论也彼此相互矛盾。故目前比较公认的意见是老年贫血患者输血治疗的标准指征为根据患者的不同情况来决定是否需要输血。主要包括：患者的贫血症状、合并的心血管疾病类型、程度和心脏对贫血的代偿情况、肾功能异常的代偿情况等。

需要注意的是，主张输注红细胞而非全血。在输血过程中，需要注意容量负荷增加引起的心功能变化，并注意电解质平衡等。

（2）促红细胞生成素：对老年贫血患者，存在以下情况可以考虑应用促红细胞生成素：①终末期肾病贫血；②拟进行择期手术的慢性病贫血；③骨髓增生异常综合征；④化疗导致的骨髓抑制。

但在临床实际应用过程中，使用促红细胞生成素一定要充分评估风险和收益，评估血栓性疾病的风险。

3. 老年贫血的治疗目标　高水平的血红蛋白浓度并不是治疗的终极目标。对于儿童和青壮年，贫血的治疗目标无疑是要使血红蛋白达到正常。但对老年人来说，情况比较复杂。对于患有心脑血管疾病、肿瘤相关性高凝状态或控制不理想的高血压等贫血患者，血红蛋白的水平不宜过高。虽然目前尚无老年贫血的统一治疗标准，但一般认为使血红蛋白浓度恢复到 100~120g/L 就达到治疗目标了。

（卢学春）

参 考 文 献

1. Cevenini E，Cotichini R，Stazi MA，et al.the GEHA Project Consortium.Health status and 6 years survival of 552 90+ Italian sib-ships recruited within the EU Project GEHA（GEnetics of Healthy Ageing）.Age（Dordr），2013，doi：10.1007/s11357-013-9604-1.

2. 新颜，师谦友，葛淼 . 青春期女性血红蛋白参考值与海拔高度的曲线模型分析 . 山西医科大学学报，2006，37（1）：53-55.

3. Kaushansky K，Lichtman MA，Beutler E，et al.Williams Hematology.2011.8th ed.China Translation and Printing Services，Ltd，119.

4. 张之南，沈悌 . 血液病诊断及疗效标准 . 第 3 版 . 北京：科学出版社，2007.

5. Goodnough LT，Schrier SL.Evaluation and management of anemia in the elderly.Am J Hematol，2013.doi：10.1002/ajh.23598.

6. Barr PJ，Bailie KE.Transfusion thresholds in FOCUS.N Engl J Med，2011，65：2532-2533.

7. 朴建华，赖建强，荫士安，等 . 中国居民贫血状况研究 . 营养学报，2005，27（4）：268-275.

8. Eisenstaedt R，Penninx BW，Woodman RC.Anemia in the elderly：current understanding and emerging concepts.Blood Rev，2006，20（4）：213-226.

第三节　老年白细胞系统疾病

对外来入侵的病原体，白细胞通过吞噬作用和免疫反应来发挥主要的宿主防御机制，包括粒细胞即中性粒细胞、嗜碱性粒细胞、嗜酸性粒细胞和单个核细胞即单核细胞和淋巴细胞。白细胞疾病通常是指一类或多类白细胞产生过剩或产生不足引起的疾病，包括白细胞质和量的变化，其中很大一部分属血液系统肿瘤。可从病因、发病机制、累及细胞系、疾病的性质、白细胞的数量或质量等方面进行分类。白细胞功能异常而导致的白细胞疾病是比较少见的，这类疾病的白细胞数量通常是正常的。白细胞疾病的严重程度与白细胞的数量、累及的白细胞亚型、成熟度以及功能状态有关（表 42-5）。

白细胞疾病的初期临床表现多种多样，但通常以感染的症状和体征为主。不管是良性还是恶性的白细胞疾病，通常都会引起红细胞和血小板的异常。因此，疾病的症状和体征可能会包括贫血相关的表现（如乏力、倦怠等）和（或）血小板减少的表现（如易青紫、黏膜和胃肠道的出血、血尿等）。通过详细的病史询问、仔细的体格检查、外周血的评估以及必要时的骨髓检查，可以明确多数患者的诊断。

表 42-5　白细胞疾病

Ⅰ . 生成减少

　A. 药物或毒物抑制而引起的短暂或长期的白细胞减少

　B. 继发于叶酸或维生素 B_{12} 缺乏而引起的髓系无效造血

　C. 骨髓造血功能衰竭（再障）

　D. 肿瘤性疾病（如骨髓增生异常综合征、急性白血病、大颗粒淋巴细胞白血病）

Ⅱ . 破坏增加

　继发于风湿性疾病、Felty 综合征和恶性淋巴增殖性疾病的免疫性白细胞减少

Ⅲ.脾功能亢进

  肝硬化所致的充血性脾肿大、戈谢病等

Ⅳ.白细胞非肿瘤性增生

  压力反应性增生（如感染）

  药物反应性增生（如糖皮质激素、粒细胞集落刺激因子）

  其他反应性增生（如炎症）

Ⅴ.肿瘤性疾病

  原发性血液系统疾病

  骨髓增生异常综合征

  急性白血病

    a 急性粒细胞性白血病

    b 急性淋巴细胞白血病

  慢性白血病

    a 慢性淋巴细胞白血病

    b 慢性粒细胞白血病

    c 毛细胞白血病

    d 大颗粒淋巴细胞白血病

  其他骨髓增殖性疾病

  非霍奇金淋巴瘤（骨髓受累）

  恶性肿瘤转移至骨髓

    常见于乳腺癌、肺癌、前列腺癌、淋巴瘤

Ⅵ.白细胞数量正常但功能异常

  糖尿病：损害多形核中性粒细胞功能

  慢性肾功能不全：损害多形核中性粒细胞和淋巴细胞功能

  药物（如糖皮质激素）

一、白细胞减少性疾病

（一）白细胞减少症和粒细胞减少症

成人外周血白细胞计数持续 $<4 \times 10^9/L$ 称白细胞减少症（leukopenia），此时白细胞分类正常，但多数情况下粒细胞（主要是中性粒细胞）比例降低，当中性粒细胞 $<1.5 \times 10^9/L$ 可称为粒细胞减少症。

【病因】

白细胞减少症和（或）粒细胞减少症原发者（原因不明）少见，多为继发性。常见的发病机制为：粒细胞增生减低，如感染、电离辐射、抗肿瘤或其他药物影响；粒细胞成熟障碍，见于巨幼细胞性贫血、再生障碍性贫血、骨髓增生异常综合征等；粒细胞寿命缩短，如脾功能亢进、感染、炎症或某些药物作用；粒细胞分布异常，循环池内的粒细胞迁移至边缘池，粒细胞计数减少，注射肾上腺激素后，粒细胞从边缘池进入循环池，计数恢复正常，此种情况与过敏、病毒血症、溶血及血流动力学改变等因素有关。

继发性白细胞减少和（或）粒细胞减少常见于以下情况：①感染：包括各种病毒、细菌、立克次体和原虫感染；②化学或物理因素：除抗肿瘤药物、苯类、电离辐射外，某些药物对个体敏感者也可引起发病，如磺胺药物、氯霉素、硫氧嘧啶等；③某些血液病：如再生障碍性贫血、巨幼细胞性贫血、阵发性睡眠性血红蛋白尿、骨髓增生异常综合征；④脾功能亢进；⑤结缔组织病：如系统性红斑狼疮及费尔蒂（Felty）综合征；⑥非血液系统恶性肿瘤转移至骨髓；⑦内分泌疾病：如黏液性水肿或垂体功能减退；⑧过敏性休克和对异体蛋白反应的早期；⑨处于白细胞单采术期间的供者。原发性或遗传性白细胞和粒细胞减少主要有：慢性原发性中性粒细胞减少症、慢性家族性中性粒细胞减少症及周期性中性粒细胞减少症。

白细胞减少的原因各个年龄组相似，在老年组任何严重的感染均可能引起白细胞减少，而在年轻人白细胞减少通常是由于病毒性疾病。影响精神的药物、心血管药物以及抗生素在老年组最常引起白细胞减少。老年人通常服用许多处方药和非处方药，是发生药物相关性中性粒细胞减少或全血细胞减少的高危人群，因而他们更易发生白细胞减少。

【治疗】

原则上老年人治疗方案同一般人群：①尽可能去除一切可能导致白细胞和粒细胞减少的因素；治疗原发病。②注意营养，供给足够的维生素 C 和 B 族维生素。③积极防治各种感染，为提高免疫功能，可适当予以丙种球蛋白、胸腺肽等。④刺激白细胞生长的药物：该类药物种类很多，包括维生素 B_4、维生素 B_6、利血生、氨肽素、鲨肝醇、肌苷及碳酸锂（20~30mg，每天 3 次，口服，连用 4~6 周，如有效，继续维持此剂量治疗一个月，待白细胞数稳定后逐渐减量，注意有肾病、心衰、甲状腺病和正在用利尿剂的患者不宜选用）。一般认为上述药物疗效不肯定。⑤免疫抑制剂：确诊为免疫性粒细胞减少者，可用糖皮质激素类；无效者可试用其他免疫抑制剂，如硫唑嘌呤 100~150mg/d，分 2~3 次口服；长春新碱 1~2mg，每周一次，无效停用；环磷酰胺 100~150mg/d，口服，用药 4~6 周，无效停药，有效者可用最小剂量维持适当时间。⑥明显脾大，脾功能亢进者，可考虑脾切除治疗。⑦细胞因子治疗：在伴有反复感染，难以控制的情况下，可在抗感染的基础上加用粒细胞集落刺激因子（G-CSF），300μg 皮下注射，每日或隔日一次，或粒细胞 - 巨噬细胞集落刺激因子（GM-CSF），300μg 皮下注射，每日或隔日一次。以上用药至白细胞和粒细胞正常后逐渐减量至停用。

由于老年人的特点，在治疗方面应更积极。一旦发现此类患者，应尽可能住院进行保护性隔离。在高龄患者，由于其多病性，反应迟缓，一些器官平时就有慢性感染存在（如呼吸道、牙龈、外阴等部位的慢性感染），在粒细胞缺乏的情况下，难以避免发生严重感染，因此此类患者在诊断时即使未发现明确感染灶，也应予以预防性抗生素治疗。若已有明确感染，即使临床表现不严重，也应予以强有力的抗生素治疗，如抗细菌感染治疗效果不满意，应加用抗真菌药物。同时应用粒细胞集落刺激因子（G-CSF）或粒细胞 - 巨噬细胞集落刺激因子（GM-CSF）150~300μg，分两次皮下注射，直至粒细胞上升至 0.5×10^9/L 以上，减量观察后停药。老年人粒细胞缺乏应用粒细胞输注和肾上腺皮质激素治疗应慎重，因其副作用的出现可能使治疗变得更为复杂，故一般不用。若发生感染性休克，在使用其他抗感染治疗的同时，短暂应用地塞米松静滴也能收到较好效果。此外，老年人常有贫血、白蛋白减低、免疫能力低下，因而在上述治疗的同时，积极的支持治疗也很重要，如纠正贫血、补充白蛋白、静脉输注丙种球蛋白等。

（二）粒细胞缺乏症

成人外周血中粒细胞绝对值 $<0.5 \times 10^9$/L，称粒细胞缺乏症（agrnulocytosis）。由于本病起病急骤，病情凶险，故又称急性粒细胞缺乏症。一般分为原因不明的原发性粒细胞缺乏症和继发性粒细胞缺乏症，以后者多见，常见的病因有：①药物引起的变态反应所致粒细胞的免疫性破坏：如解热止痛药（氨基比林等）、抗生素类（青霉素、氯霉素等）、磺胺类、镇静药、抗甲状腺药（甲硫咪唑、硫氧嘧啶等）。②药物对骨髓粒细胞增殖的直接抑制作用：如一定剂量的抗肿瘤药物。③电离辐射。由于个体差异，上述导致急性粒细胞缺乏的原因，如药物的种类、剂量、电离辐射的剂量均有差别。药物所致的变态反应性粒细胞缺乏发病机制一般认为有：①半抗原型：药物本身为半抗原，在敏感患者体内存在与粒细胞膜蛋白结合成完全抗原，刺激机体产生抗粒细胞抗体，引起粒细胞的破坏与溶解。②"无辜旁观者"型：如甲

状腺药物在敏感者体内，先与血浆蛋白结合成抗原，刺激机体产生 IgM 抗原，与抗原形成免疫复合物，非特异性地吸附于中性粒细胞膜表面，激活补体，破坏粒细胞。③蛋白载体型：可能在某些药物先与血浆蛋白结合，进而吸附于粒细胞的膜蛋白上，三者构成完全抗原，刺激机体产生抗体，在补体的作用下破坏已致敏的粒细胞。④自身抗体型：药物或其他代谢产物与粒细胞蛋白结合，使膜抗原决定簇发生变异，形成自身抗体破坏已致敏的粒细胞。

【临床表现】

起病急骤，由于大量粒细胞破坏，可有突然畏寒，发热及出汗。随后，有 2~3 天临床缓解期，患者仅感乏力不适。继之发生严重细菌感染、寒战、高热、头痛、咽痛等。口腔、咽喉、直肠、阴道或子宫黏膜可发生坏死性溃疡，并可迅速发展成脓毒血症。局部淋巴结肿大、疼痛，少数患者肝脾肿大，甚至出现黄疸。药物所致者多在用药 7~14 天后突然发病，或在再次给药即刻发病，药物剂量不是主要因素。

【实验室检查】

白细胞可降至（0~0.1）× 10^9/L，中性粒细胞降至 1%~2%，淋巴细胞比例相对升高，血红蛋白和血小板可正常或轻至中度下降，血沉加快，C 反应蛋白增高。骨髓粒细胞增生减低，各阶段比例下降，可有成熟受阻现象，严重者骨髓中几乎见不到粒细胞。

【诊断】

根据病史、临床表现及相关实验室检查做出诊断。

【治疗】

本病以往死亡率可高达 50%~90%，随着抗生素的进步，细胞分离机的出现，造血细胞因子的临床应用，死亡率已大为降低。治疗主要措施：①去除一切可能致病的因素。②严格隔离，良好的口腔、皮肤及外阴等的护理工作也很重要。③抗生素应用：在无明确感染灶的情况下可予以预防性抗生素，一旦感染明确应根据细菌情况，给予强有力的抗生素控制感染。④抗生素不能控制感染的情况下，病情超过 3~5 天时需加用抗真菌治疗。⑤造血细胞因子：粒细胞集落刺激因子（G-CSF）或粒细胞 – 巨噬细胞集落刺激因子（GM-CSF）治疗本病有良好效果。两者常用剂量为 3~15μg/（kg·d），待血象达到正常后，可适当减量至停用。⑥肾上腺皮质激素：可用于变态反应性粒细胞缺乏症，40~60mg/d，口服，但由于其免疫抑制作用，易致感染加重，是否使用，尚有争议。⑦静脉输注人免疫球蛋白 10~20g/d，尤其对于免疫功能紊乱所致的粒细胞缺乏症，更有适应证。⑧泛细胞保护剂：对于免疫性粒细胞减少者可以配合其他治疗应用。⑨支持治疗：保护脏器功能，纠正贫血、补充白蛋白、给予胸腺肽等也是治疗成功的关键。目前多不主张给予单纯粒细胞输注。

二、白细胞增多症

成人外周血白细胞计数 >10 × 10^9/L，称之为白细胞增多症。白细胞增多不是一种独立的疾病，只是一种血液学的异常，多种疾病均可反映为白细胞增多。白细胞增多症常以某一类型白细胞增高为主，包括中性粒细胞、嗜酸性粒细胞、嗜碱性粒细胞、淋巴细胞或单核细胞增高。由于中性粒细胞在血液循环池中的比例可达 50%~70%，又有相当的储存量，故中性粒细胞变化对白细胞计数影响最大。

1. 良性白细胞增多症　最常见的能引起白细胞持续增加的原因是肿瘤性疾病。不过，也有一些非肿瘤的因素可以导致白细胞一系或多系增加。这类白细胞增多症中最常见的是感染时中性粒细胞的增多。会出现分化过程中的核左移现象，主要表现为杆状核细胞和其他尚未成熟的粒细胞的增加，包括中幼粒细胞和晚幼粒细胞。这种正常形态的粒细胞增多也可见于外源性类固醇激素使用时。白细胞某一亚群升高（如嗜酸性粒细胞或嗜碱性粒细胞）可见于照射或疾病。白细胞增多症的遗传性和家族性原因（如唐氏综合征）很少见且幼年时即可发现。

2. 感染　感染能够刺激骨髓边缘储存池中的中性粒细胞快速释放，中性粒细胞增多症常见于急性细菌性感染，病毒感染少见。其中杆状核粒细胞和晚幼粒细胞增多常见。外周血涂片中很容易见到这些细胞内的中毒颗粒。类白血病反应易与恶性疾病尤其是慢性粒细胞白血病混淆。其主要以白细胞增多

$>50 \times 10^9/L$，早幼粒细胞、中幼粒细胞甚至原始细胞这些未成熟粒细胞增加所导致的明显核左移为特征，碱性磷酸酶积分明显升高且 Ph 染色体阴性。类白血病反应并不常见，出现这种情况要注意可能有潜在的骨髓疾病。

3. 药物引起的白细胞增多　皮质激素是引起白细胞升高尤其是中性粒细胞升高的最常见原因。机制包括降低中性粒细胞的黏附并促进其从骨髓储存池释放。造血集落刺激因子如 G-CSF、GM-CSF 主要是用来刺激粒细胞的增多，锂能通过与 CSF 相同的途径来引起粒细胞增多。β 肾上腺素能药物也可以刺激中性粒细胞从边缘池快速释放。

4. 其他反应性白细胞增多　轻度的白细胞增多（$12\sim20 \times 10^9/L$）可见于应激状态下，使中性粒细胞从边缘池释放到循环池。这种应激性刺激包括运动、癫痫发作、麻醉和手术等。中性粒细胞增多还与急性炎症和组织坏死有关。如烧伤、电击、类风湿性关节炎都可导致中性粒细胞增多。慢性炎症疾病如结肠炎、类风湿性关节炎、脉管炎可引起骨髓中性粒细胞中度增加和释放，从而造成一定程度的白细胞增多。轻、中度白细胞增多症（$WBC<30 \times 10^9/L$）也与一些尚未累及到骨髓的恶性疾病有关。

单独的白细胞亚群增多可伴随或不伴随白细胞总数的增加。单核细胞增多症常与炎性疾病、特殊性感染、自身免疫性疾病或肉芽肿性疾病以及许多恶性疾病有关。嗜酸细胞增多症（$>0.6 \times 10^9/L$）通常与药物、感染（如真菌、寄生虫）、过敏性疾病、脉管炎或恶性疾病有关。淋巴细胞增多常见于恶性疾病，但也可见于感染。

三、类白血病反应

类白血病反应（leukemoid reaction）指某些因素刺激机体造血组织引起的一种类似白血病的血液学改变，即白细胞总数显著增高（少数正常或减少）和（或）外周血中出现幼稚血细胞，甚或伴有贫血和血小板减少。类白血病反应是一种暂时性的白细胞增生反应，并非由白血病引起，常随病因去除而很快消失。按各种血细胞系列，类白血病反应可分为中性粒细胞、单核细胞、嗜酸性粒细胞及淋巴细胞等，临床以中性粒细胞类白血病反应较多见。

【病因】

常与各种感染、中毒、恶性肿瘤、代谢紊乱、变态反应疾病、组织损伤等有关。

1. 感染　感染是类白血病反应的最常见原因，病原体主要有细菌、螺旋体、原虫、病毒等，常见类型为粒细胞型、淋巴细胞型、单核细胞型以及嗜酸性粒细胞型类白血病反应。

2. 恶性肿瘤　多见于胃癌、支气管肺癌、乳腺癌、肾脏、胰腺、泌尿系统肿瘤以及生殖细胞癌；淋巴瘤、脑肿瘤、黑色素瘤以及多发性骨髓瘤中少见。

3. 中毒　化学因素如汞、有机磷、苯、亚硝酸盐等中毒，药物性包括砷剂、解热镇痛药、磺胺药、肾上腺素、糖皮质激素、锂盐等，其他如子痫、一氧化碳中毒、四氯乙烷中毒、尿毒症、酮症酸中毒、食物中毒等。

4. 代谢和内分泌疾病　惊厥、甲状腺危象等。

5. 血液系统疾病　如大剂量阿糖胞苷治疗急性白血病缓解后、任何原因引起的大出血、急性血管内溶血等。

6. 变态反应性疾病　剥脱性皮炎、过敏性肺炎等。

7. 急性组织损伤　如外伤性组织创伤（颅脑外伤、挤压综合征等）、大面积烧伤、肺梗死、心肌梗死、电休克等。

8. 其他　如高热中毒、电离辐射性疾病、脾切除后等。

【发病机制】

外周血白细胞增高是细胞产生或释放的异常，可能伴有清除、破坏的缺陷，其具体机制不一致，目前可能机制有：①血细胞的再分布血管边缘池的白细胞向循环池大量转移；②骨髓贮存池释放白细胞量迅速增多，此大多由严重炎症或感染引起，可能与粒细胞集落刺激因子（G-CSF）分泌增多有关；③白细胞生成增多，由细菌内毒素、肾上腺皮质激素、各种集落刺激因子刺激祖细胞，促使迅速增殖与分化。

【临床类型】

1. 中性粒细胞类白血病反应　白细胞总数可高达（50~120）×10⁹/L 并有少数幼稚细胞，多见于严重细菌性感染、癌症转移、出血或溶血及颗粒细胞缺乏症的恢复期。有时白细胞高达 220×10⁹/L，血液中出现中幼粒、早幼粒及少数原粒细胞，甚至呈现慢性粒细胞白血病血象。后者见于播散性结核、肿瘤骨转移、淋巴瘤、持续癫痫、化学中毒等。

2. 淋巴细胞类白血病反应　最常见于婴幼儿百日咳。白细胞数高达 200×10⁹/L，伴有成熟小淋巴细胞显著增多。疱疹样皮炎、表皮脱落性皮炎、水痘、转移性黑色素瘤也可发生类似慢性淋巴细胞白血病的血象。传染性单核细胞增多症、流行性腮腺炎、病毒性肝炎及某些药物过敏可发生类似急性淋巴细胞类白血病反应。

3. 单核细胞性类白血病反应　淋巴结核、肠结核及纵隔畸胎瘤患者血中可出现单核细胞性类白血病反应；白细胞可高达 80×10⁹/L，单核细胞占 42%。

4. 嗜酸性粒细胞类白血病反应　寄生虫病如急性血吸虫、阿米巴病等及黑色素瘤的个别病例血中嗜酸性粒细胞增高。

【诊断和鉴别诊断】

1. 有明确的病因　如感染、中毒、恶性肿瘤、大出血、急性溶血、过敏性休克、服药史等。

2. 实验室检查　①红细胞与血红蛋白测定值一般正常，血小板计数正常。②粒细胞型类白血病反应：白细胞计数可多达 30×10⁹/L 以上或外周血出现幼稚粒细胞；血象中成熟中性粒细胞胞浆中往往出现中毒性颗粒和空泡，骨髓象除了有增生、左移及中毒性改变外，没有白血病细胞的形态畸形等，没有染色体异常；成熟中性粒细胞碱性磷酸酶的积分则明显增高。③淋巴细胞型类白血病反应：白细胞计数轻度或明显增多，分类中成熟淋巴细胞占 40% 以上，并可有幼稚淋巴细胞出现。④单核细胞型类白血病反应：白细胞计数在 30×10⁹/L，单核 >30%，并可有幼稚单核细胞出现。⑤嗜酸性粒细胞型类白血病反应：血象中嗜酸性粒细胞增多，以成熟型为主，骨髓中原始细胞不增多，也无嗜酸性粒细胞形态异常以及 Ph 染色体等。⑥血象中有幼红及幼粒细胞，骨髓中除红系增生外，尚有粒系增生，但无红白血病中的细胞畸形；其他骨髓疾病如结核、纤维化、恶性肿瘤转移等所致的幼粒红细胞增多症亦应注意鉴别。⑦白细胞不增多型类白血病反应：白细胞计数不增多，但血象中出现幼稚血细胞。

3. 治疗结果　去除原发病后，血象变化随之恢复正常。

【治疗】

积极治疗原发疾病。

四、白　血　病

白细胞的恶性疾病包括白血病的四个主要亚型，即急性髓细胞性白血病、急性淋巴细胞白血病、慢性粒细胞性白血病、慢性淋巴细胞白血病、骨髓增生异常综合征、骨髓增殖性肿瘤、毛细胞白血病、大颗粒淋巴细胞白血病、骨髓转移癌、以及非霍奇金淋巴瘤骨髓受累。老年人在这些疾病易发人群中占很大比例。实际上，年龄相关的各种白血病发生率在老年人中都是升高的（图 42-4）。由于老年人群最易发病，所以从人群年龄角度来说这些疾病的负担一定会上升。

对多数恶性血液系统疾病来说，近十年来治疗效果已经有了很大改善。但由于多种原因，老年患者的治疗反应率和治愈率仍较低。究其原因主要与老年患者中较常见慢性白血病、骨髓增生异常综合征以及骨髓增殖性肿瘤这些疾病限制了老年人对急性白血病更为积极治疗方案的耐受性，以及临床实验老年患者参与较少、老年患者中更易出现多种预后不良因素有关。随着对老年患者特定临床实验关注以及低毒、靶向治疗药物的不断发展，老年恶性白细胞疾病的疗效将会得到改善。

不同性别人群年龄相关白血病发生率调查

（17个登记组2000—2003）

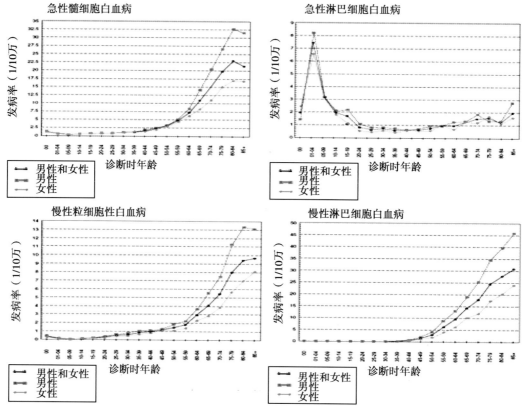

图 42-4 年龄相关白血病发生率

随着人口老龄化，老年急性髓细胞性白血病（acute myeloid leukemia，AML）的发病率越来越高。来自美国国家癌症研究所的数据表明，80~84 岁发病率为 23/100 000，85 岁以上发病率为 21.2/100 000，较年轻患者发病率增加了约 20 倍。高龄老年急性髓系白血病的生物学特点、临床表现以及治疗反应均不同于年轻人，主要表现为：①细胞遗传学异常发生率高；②治疗相关白血病多；③常有前驱血液系统疾病病史；④常有多药耐药基因表达；⑤合并症多，对化疗耐受性差。高龄 AML 的治疗目前尚无统一的方案，而且由于受到以上多种因素的影响，高龄 AML 治疗效果欠佳，生存期短。Kantarjian 等报道，若对老年 AML 进行标准化疗，80 岁以上、复杂核型、肌酐 >1.3mg/dl、PS2-4 分与 8 周死亡率相关。其中 80 岁以上老年患者 8 周死亡率为 16%，如同时具有 2、3、4 个危险因素，则 8 周死亡率分别为 31%、55% 和 71%。因此对于 80 岁以上老年 AML 患者进行标准化疗是不合适的。但在高龄老年患者中常用的治疗策略如小剂量阿糖胞苷化疗方案、单纯支持治疗等，并没有明显延长生存期，80 岁以上 AML 的平均生存期约 3 个月左右。因此对于高龄 AML 目前的治疗模式已由单一的化疗转向针对白血病细胞特异性靶点的药物治疗，有多种正在研究的新药如：人源化抗 CD33 单克隆抗体、酪氨酸激酶抑制剂、5 - 氮胞苷、5- 杂氮 -2'- 脱氧胞苷、蛋白酶体抑制剂、抗血管生成药物、FLT3 和抗凋亡抑制剂等。其中地西他滨便是去甲基化药物的代表。

（一）急性白血病

白血病是造血组织的原发恶性肿瘤性疾病，以外周血和骨髓中某种幼稚造血细胞异常增生及骨髓和全身脏器同一类型的白血病细胞广泛浸润为特征。一般不形成实体性肿块。由于白血病细胞影响正常造血功能。临床上常有贫血，发热，感染，出血和不同程度肝、脾、淋巴结肿大。

急性白血病约占肿瘤总发生率的 5%，主要是一种老年人的疾病，其发病率随年龄增长而稳定升高，超过 50% 的 AML 患者是 60 岁以上老年人，中位诊断年龄是 67 岁，所有年龄组白血病发病率约为 15/10 万，但在 40 岁时发病率开始增高，到 80 岁时发病率接近 160/10 万，80% 的成人急性白血病为 AML，儿童白血病的 80% 是淋巴细胞白血病，而老年人 ALL 发病率约为儿童的 4 倍。美国癌症学会估计 2006 年新诊断的患者约有 11 930 例，死亡患者约有 9040 例，且发病率随年龄增加。流行病学调查及最终结果统计 2000—2003 年超过 55% 的新诊断 AML 患者诊断时年龄在 65~65 岁以上。白血病的治疗在年轻患者中已取得了很大进展，但在老年患者结果仍然很差。其病因主要与电离辐射、接触高浓度苯、长期低剂量的各种烷化剂治疗、慢性骨髓疾病（如 MDS、真性红细胞增多症、PNH 以及再生障碍性贫血有时也随之发生急性进展性白血病）、病毒感染等与白血病的高发生率有关。在老年人中，疾病的发生可能为隐匿性的，伴有进行性的无力、苍白、健康状态的改变以及谵妄。

老年 AML 的生物学特征：AML 起源于原始的造血干细胞；诊断时多系受累和三系增生不良的发生率高；前驱血液疾病高发性，如诊断 AML 之前有全血细胞减少；克隆性缓解发生频率高，CR 期短，复发率较高；白血病细胞的干细胞样表型；预后不良的核型出现频率高，如 −7/7q−、−5/5q−、11q 或 11p 异常，+8，复杂或多发的细胞遗传学异常；预后良好核型出现频率低，如 t（8；21）、t（15；917）、inv（16）；MDR-1 表达频率高，白血病细胞将药物泵出的能力较高。

老年 AML 患者自身的临床特点：耐受强化疗的能力降低；由于造血功能的年龄相关性缺陷，化疗后的增生不良持续时间长；危及生命的感染发生率高；重要脏器发生年龄有关的病变（如肾脏、肝脏、心血管和呼吸系统）；同时患多种疾病的频率高；与年龄有关的抗肿瘤药物药代动力学改变导致强化疗的血液和血液外毒性增加；免疫功能发生年龄相关性下降；异基因和自体干细胞移植过程的适宜性和（或）可行性减少；即使有临床或生物学适宜性，非专业医生和家庭医生不愿意涉及老年人的强化疗；社会家庭、认识上的问题阻碍了强化疗方案的实施。

未治患者于临床发病后 4~6 个月死亡。一些患者发病后数天内死亡。感染、出血、老龄、高幼稚细胞数以及染色体异常被认为是预后不良的指标，而 Auer 小体的存在和肝炎的发生则是有益于预后的指标。一般认为老龄是不良预后的指标，大多数研究将老年定义为超过 50 或 60 岁。在治疗老年白血病过程中最大的问题是他们不能耐受因较强的诱导化疗方案所致的长期的全血细胞减少。老年人常常伴有比年轻人复杂的核型，多药耐药基因的高水平表达和活性增高，并且较多的老年患者经历过原发的骨髓疾病，如 MDS。原来有骨髓疾病的（如 MDS 或 PV）或继发于烷化剂治疗的白血病也是不良预后的指标。

【病因与发病机制】

白血病病因尚未查明，大量的动物实验提示可能与下列因素有关：

1. 病毒因素　目前已能从多种患白血病的动物分离到 RNA 病毒，此种病毒在特定的环境下再接种到有关的动物，能使其发生白血病。

2. 物理因素　接触 γ 射线达一定剂量后可使慢性粒细胞白血病与急性白血病的发病率增加。在日本广岛和长崎原子弹爆炸的幸存者中，白血病的发病率明显增高，说明单次超量放射线照射与白血病发病的关系密切。原子弹爆炸 18~24 个月后 2000 米以内受害幸存者中白血病发病率逐年增加，直到第 6~8 年达到最高峰，然后下降；13 年后还比对照组高，20 年后发病率才下降至一般水平。且白血病的发病率与原子弹爆炸中心的距离呈正比，再次说明了发病率与照射剂量的正比关系。接受放射治疗的患者也可发生白血病。诊断性照射是否会引起白血病尚无确切证据，但孕妇胎内照射可增加出生后婴儿发生白血病的危险性。

3. 化学因素　能引起骨髓损伤的药物可导致白血病的发生。药物引起的全血细胞减少是白血病的早期表现，还是伴随的造血紊乱促使白血病的发病增加尚不清楚。化学物质中苯及甲苯与白血病的发生有一定关系。苯引起白血病时有染色体异常。化学药物中氯霉素、苯丁唑酮、安眠镇静药物、溶剂、杀虫剂等均被怀疑可能诱发白血病。抗肿瘤药物也可能引起白血病。

4. 其他因素　关于家族性或遗传性倾向尚有待进一步深入研究。同卵双生子中，一人患急性白血病，另一人患白血病的机会比正常人高 25%，且所患类型为同一个类型。先天愚型常易发生白血病，其机制不详。

【临床表现】

老年白血病临床表现与其他年龄组相同，主要与血液中正常细胞的减少以及白血病细胞浸润有关，各种急性白血病的临床表现大致相同，但有些类型或亚型有其独特之处。急性白血病约有半数发病较急，半数发病较缓慢。最初的症状常为出血、发热与局部淋巴结肿大及其有关症状。急性白血病为原始与早期幼稚细胞在骨髓中急剧增生的恶性疾病，若不及时治疗，白血病细胞将经血液浸润至全身组织，并在短时间内致命。主要分为淋巴与非淋巴细胞两大类，此两类不仅细胞形态有区别，年龄分布与治疗反应也不同，但其表现形式与并发症是相同的。贫血、发热和感染、出血、骨及关节疼痛、中枢神经系统白血病（CNL）、淋巴结和肝脾肿大、白血病细胞浸润口腔黏膜可引起齿龈肿胀或巨舌、皮肤浸润的表现有白血病疹（leukemids）及结节斑块和溃疡等皮肤、急性白血病的肺部表现可由感染、浸润及白细胞淤滞等引起。

初诊时有肺浸润的占5%，尸检中发现者占50%。肺浸润以AML和AMMoL常见，浸润多位于肺泡间隔，尤以血管和小支气管周围为著，但引起肺动脉栓塞，导致肺梗死者罕见，极少数可出现空洞。肺门和纵隔淋巴结肿大发生率分别为27%和36%。因浸润出现渗出性胸膜炎及血性胸水者多见于ALL，亦可见于AmoL，并可与结核等并存。肺部浸润的X线表现可呈弥漫性网状结节样改变，也可散在分布；和感染并存可呈片状阴影。肺部血管的白细胞淤滞可导致呼吸窘迫综合征，主要见于高白细胞AL，病死率高。心肌及心包浸润尸检可达35%，多见于ALL；有临床症状的仅5%，可表现为心肌炎、心率紊乱、心衰，偶有心包炎表现。

性腺浸润占4%~27%，约2%的ALL病例初诊时即有睾丸白血病，是第二个髓外复发的部位。AML发生机会少于ALL，较多见于非霍奇金淋巴瘤的白血病期，三者性腺浸润发生率分别为3.7%、7.4%和23.5%。病变睾丸可无症状，常呈双侧或单侧弥漫性肿大，质硬，不透光，可经局部穿刺或活检证实。卵巢白血病少见。阴茎异常勃起常见于AL患者，可能与海绵体内白血病细胞栓塞有关。

约25%的患者在确诊白血病时胃肠道已有白血病浸润，但临床表现少见；即使有症状也与浸润程度不相称，表现为腹痛、腹泻、胃肠道出血盲肠炎症、肠梗阻等。白血病肾脏浸润率可达52%。白血病细胞可浸润甲状腺、胰腺、下丘脑和垂体后叶，且可并发糖尿、低血糖或尿崩症等。低血糖系外周血大量白血病细胞"窃取"血糖所致。AL的生化代谢紊乱常是多因素的，化疗可使之加重，造成症状的复杂化，严重者可致死，故需及时纠正。AL生化代谢紊乱的因素主要有：①高尿酸血症：这是AL最常见的代谢紊乱。由于AL细胞的高代谢状态，尿酸可增高，尤其诱导缓解化疗后，白血病细胞大量崩解，使血浆尿酸浓度显著增高。大量尿酸由尿中排泄，可导致严重肾病，甚至急性肾功能衰竭。②电解质紊乱：变化多端，无一定规律性。低钠血症较多见，可由于原发性或继发于化疗药物如环磷酰胺、长春新碱所引起的抗利尿激素分泌过多综合征。高钾血症常见于白血病细胞大量崩解时；低钾血症见于AMMOL及AMOL，因其血清溶菌酶增高，导致肾小管损害。高钙血症的出现常提示预后不佳，患者出现乏力、嗜睡、恶心、烦渴等精神症状，常伴骨痛、骨质疏松、溶骨性病变和病理性骨折，其发生机制是白血病细胞可合成甲状旁腺素、前列腺素或溶骨因子，导致血钙增高及骨骼损害，缓解期血钙可恢复正常。低钙血症也是化疗中严重并发症。高镁血症常见于白血病活动期。代谢性酸中毒常由于乳酸积聚引起，多见于AL活动期大量白血病细胞的无氧糖酵解所致，亦有并发于深部真菌感染者。

【实验室检查】

1. 血象　AL初诊时多有不同程度贫血，且呈进行性发展。贫血呈正细胞性，仅少数有红细胞大小不等、嗜碱性点彩、多染性红细胞及幼红细胞，半数病例网织红细胞数偏低。白血病可引起血型抗原的减弱，造成血型鉴定困难。外周血白细胞计数可降低、正常、增高或显著增高；约50%的AML和30%的ALL病例白细胞计数可低于5×10^9/L，甚至低于1×10^9/L，也有超过100×10^9/L，称为高白细胞急性白血病。外周血分类显示原始和幼稚（早幼）细胞百分比显著增多，正常白细胞所占比例明显减少。血小板可有不同程度减少，约半数以上病例低于60×10^9/L。

2. 骨髓象　初诊时多呈增生活跃、明显活跃或极度活跃，分类中原始和幼稚（早幼）细胞大量增生，而正常造血细胞如幼红细胞和巨核细胞则明显受抑。约10%的AML病例骨髓活检中呈增生减低，称为低增生性急性白血病。分类中原始细胞比例平均为 64.4%，最低 10%，最高占 99.2%，对原始细胞比例在 30% 左右者可称为低百分比原始细胞急性白血病。白血病细胞具有共同形态特点：大小不一，多数体积增大，核浆比例增大，细胞核形态不规则常有异形，核染色质粗糙，分布不均，核仁较正常原始细胞大而显著，核分裂象多见，核浆发育失衡，细胞分化停止在原始或幼稚（早幼）细胞阶段，而趋向于稍成熟的细胞极少见，杆状核及分叶核粒细胞尚有保留，呈现所谓白血病细胞"裂孔"现象。Auer 小体是白血病细胞的形态标记，系嗜苯胺蓝颗粒聚集和浓缩过程紊乱融合而成，其出现率如下：AML（42.2%），AMMOL（36.8%），APL（34.9%），AEL（25%），AMOL（19%）；一般不会出现于 ALL 病例中，CML 病例原粒细胞危象中找到 Auer 小体亦属罕见。Phi 小体在 AML 中检出率可达 92%，其诊断价值较 Auer 小体为高。不同类型的急性白血病，其细胞形态特征亦可不同。

3. 骨髓病理组织学　FAB 分型方法是根据骨髓细胞涂片的形态进行分类（型），不适用于组织学病理分型。近年来骨髓活检采用 PCF 固定，塑料薄切片及 H-Giemsa-E 染色方法代替传统甲醛固定，石蜡包埋，HE 染色方法，基本上可以在切片上区分 AML 的主要 7 型。其他类型如 M2b，M4EO，M5b，M7 亚型亦可初步区分。

4. 细胞免疫学检查　白血病细胞本身未发现特异性白血病抗原，免疫分型的原理是基于白血病细胞病变时分化阻滞学说。白血病细胞与正常髓系和淋巴系祖细胞一样，会出现某个造血细胞发育阶段的抗原表达特征。由于细胞分化级系缺乏绝对界限，白血病抗原常用一组级系相关的抗原来确定。根据欧洲 EGIL 免疫分型建议，如果在骨髓和外周血中具有某些分化相关抗原的淋巴细胞超过 30%、髓系细胞超过 20% 时，考虑为白血病细胞。急性非淋巴细胞白血病的常用免疫表型标记有 CD9、CD11、CD12、CD13、CD14、CD15、CD32、CD33、CD36、CD41、CD42、CD71 和 HLA-DR，急性非淋巴细胞白血病 M4、M5 型常高表达 CD11c、CD14，M3 型常不表达 HLA-DR；高表达 CD13 的患者预后较差，生存期短，而高表达 CD32 的患者生存期通常较长。急性淋巴细胞白血病（非 T 细胞型）的免疫检测标记常有 HLA-DR、CD9、CD10、CD19、CD20、CD22 和 SmIg；急性 T 淋巴细胞白血病的免疫检测标记通常有 CD1a、CD2、CD3、CD4、CD5、CD7、CD8 和 TdT。细胞表面免疫学标记对白血病分型诊断以 ALL 最为成熟，将 ALL 分为 T-ALL 和 B-ALL。B 系分为 pro-B（B- Ⅰ），普通（Common）B（B- Ⅱ），pre-B（B- Ⅲ）和成熟（mature）B（B- Ⅳ）。T-ALL 按照胸腺细胞分化期分类，但目前认为其临床意义不大，因为 T-ALL 预后都很差。

5. 细胞遗传学和分子生物学特征　研究显示 80%~90% 急性白血病有克隆性染色体异常，染色体分析不仅有重要的诊断和预后意义，还能显示白血病转化和增殖的分子损伤相关位点。用细胞遗传学方法检测白血病主要利用两类参数，染色体数目（DNA 含量）和非随机性染色体易位。据报道，与临床有关的染色体数量改变主要有两种：超二倍体（>50 条染色体者）预后较好，易诱发细胞凋亡；亚二倍体（<45 条染色体）预后差，易位常见。ALL 约 66% 的病例有特异性染色体变化，在有染色体畸变的 AML 中约 60% 的有特异性染色体变化，因此亦成为急性白血病诊断的要点。

（1）t（9；22）（q34；q11）：即 9 号染色体长臂与 22 号染色体长臂易位，主要发生于慢性粒细胞白血病，可见于 ALL、M1 及 M2 型急性白血病。

（2）t（8；21）（q22；q22）：即 8 号染色体长臂与 21 号染色体长臂易位，多见于 M2 型，有此类染色体异常易于形成绿色瘤，对治疗反应不佳，而且白血病完全缓解后易于复发。主要见于年轻人，50 岁以上患者少见。染色体异常的粒细胞显示一定程度的分化成熟。形态特征为：原始细胞大，含异常粗大的颗粒，原始细胞及以下更成熟的粒细胞常含细小 Auer 小体。根据形态可预测此类染色体异常。该染色体异常几乎只见于 M2。在 M2 染色体异常中，t（8；21）占 40%。80% 的 t（8；21）伴有附加染色体异常，大多数为性染色体缺失，其次是 9q-。从染色体易位的断裂点已经分离出确切的嵌合基因 AML1/ETO（ETG8），90% 以上的 M2b 可以用 PCR 方法检测出来，即便染色体没有明显变化；往往临床复发前 2~4 个月，AML1-ETG8 显著增高，而持续缓解患者，随着治疗的深入明显降低。MIC 建议将此类型命名为 M2/t（8；21）。

（3）t（15；17）（q22；q12）：即 15 号染色体长臂与 17 号染色体长臂易位，为 M3 的特征性改变，此染色体易位有助于 M3 的诊断。几乎只见于 M3 及 M3v。至少 90% 的 M3 及 M3v 患者有此染色体异常。1/3 病例附加有 +8 染色体异常。其嵌合基因为 PML/RARα，100% 的 M3 可用 PCR 方法检测出来。MIC 建议命名为 M3 或 M3v/t（15；17）。

（4）inv/del（16）：即 16 号染色体插入或缺失异常，多见于 M4 型，此染色体异常产生的蛋白质可促使白血病的发生。此类染色体异常与 M4Eo 明显相关，MIC 建议的命名为 M4Eo/inv（16）。此类型突变的患者化疗后缓解率高，但中枢神经系统受累多见，常表现为颅内白血病团块。可检测出 CBFB-MYH11 嵌合基因。

（5）t/del（11）（q23）：即 11 号染色体易位或缺失异常，多见于 M5 型，此染色体异常在 M5 的发病中有重要作用，有此染色体异常治疗效果常较差。包括累及 11q23 的所有染色体异常，其中最常见的为 t（9；11），其次为 t（11；19）（q23；p13），t（10；11）（p11-15；q23），t（11；17）（q23；q21-25）。此类染色体异常特征性地累及单核细胞，约 50% 见于 M5a，部分也见于 ALL。有 11q23 染色体异常的急性白血病常见于先天性及婴儿型急性白血病，是预后恶劣的指标之一，其易位基因为 MLL。MIC 建议的命名为 M5a/t（11q）。

（6）t（8；16）（p11；p13）：即 8 号染色体短臂与 16 号染色体短臂易位，多见于 M5b 或 M4，有此染色体异常的患者易发生髓外白血病浸润、出血和早期死亡。

（7）t（9；22）（q34；q11）：t（9；22）：又称 Ph 染色体，主要见于慢性髓性白血病（CML），很少见于 AML。在 AML 中主要见于 M1。与 CML 的 Ph 染色体不同，AML 的染色体异常仅见于部分细胞，大部分的细胞为正常二倍体细胞，且随白血病的缓解 Ph 染色体消失。而 CML 的 Ph 染色体几乎见于 100% 的 CML 细胞，治疗缓解后仍存在。MIC 建议的分型为 M1/t（9；22）。其嵌合基因为 BCR/ABL，可用 PCR 方法检测出来。

（8）t（6；9）（p21-22；q34）：多见于 M2 或 M4，与骨髓的嗜碱性粒细胞明显相关。约 20% 的病例曾有骨髓增生异常综合征（MDS）的历史。MIC 建议的分型为 M2/t（6；9）。

（9）inv（3）（q21；26）：可见于 M1，M2，M4，M7，亦可见于由 MDS 演变的 AML。有此染色体异常的白血病其血小板的绝对值或相对值升高。MIC 建议的命名为 M1/inv（3）。

（10）t（8；16）（p11；p13）：见于 M5b。MIC 建议的命名为 M5b/t（8；16）。

（11）t/del（12）（p11-13）：部分见于 M2 或 M4。在 M2 病例中，至少部分原始细胞含有一些嗜碱颗粒，此种颗粒在电镜下更易辨认。MIC 建议的命名为 M2Baso/t（12p）。

（12）+4：主要见于 M2 或 M4。MIC 建议的命名为 M4/+4。

（13）其他：ALL 最常见的染色体异常为 Ph 染色体，其预后不佳；t（4；11）（q21；q23）与 ALL-L2；t（1；19）（q23；q13）与 ALL-L1（伴 cIg 表达）；t（8；14）（q24；q32）与 ALL-L3。儿童 ALL 的染色体异常是一独立的预后因素。

6. 骨髓细胞培养 AL 活动期，正常粒单系祖细胞集落形成（GM-CFU）严重受抑甚至为零，而白血病祖细胞（L-CFU）增高；当缓解时 L-CFU 不生长或极少量集落，GM-CFU 恢复到正常水平。集落生长恢复正常较形态学缓解为早，故动态随访对预测疗效和监察复发有意义。另外通过细胞培养可以测定抗白血病药物敏感度，指导药物应用的个体化。

7. 残留白血病的检测 白血病发病是由于患者体内大量白血病细胞蓄积所致，发病时白血病细胞总数达到 10^{12}。治疗达到完全缓解（CR）时体内仍可有 10^8 白血病细胞。近年来由于新的化学药物不断发现以及医学技术的进展，CR 率有了明显增高，一些患者已经治愈。迄今儿童白血病 5 年以上生存率达到 70% 以上，成人也达到 30%。但如果治疗不彻底，体内仍存在少量残留的白血病细胞，一些患者最终会复发。患者完全缓解后体内仍然存在的少量白血病细胞称为微小残留病变（minimal residual diseases，MRD）。MRD 占血细胞总数的 1/10000~1/1000 以下，常规形态学检查不能检测出来，为彻底治愈白血病，需要发展检测残留白血病细胞的新方法。目前已有的一些较为敏感的检测方法主要包括 3 种：荧光原位杂交（fluorescence in situ hybridization，FISH）、多聚酶链式反应（PCR）和流式细胞术（FACS）。这些方法的共同之处就是利用白血病细胞自身特征作为标志，多数类型的白血病细胞都有染色体核型异常，基因重排或者表面抗原的变化，这些标志都已经被用来检测 MRD。

【诊断】

AL 的诊断一般并不困难。除临床症状、体征与血象外，骨髓形态学分类是诊断白血病的主要依据，特别是原始细胞（原粒细胞、原单核细胞及原淋巴细胞）。急性髓细胞系白血病的诊断步骤如图 42-5 所示：

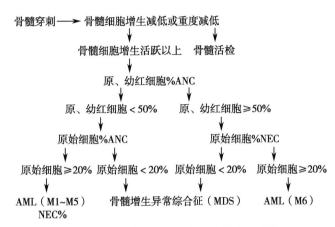

图 42-5　急性髓细胞系白血病的诊断步骤

注：ANC：指全部骨髓有核细胞；NEC：非红系的骨髓有核细胞（除原始幼稚红细胞）；原始细胞指 Ⅰ 型 + Ⅱ 型。

【鉴别诊断】

在进行骨髓检查之前，某些临床表现易造成误诊，如儿童急性白血病因发热、关节肿痛、心动过速易误诊为风湿热；有全血细胞减少的临床表现易误诊为再生障碍性贫血；某些急性白血病初起时可呈单系血细胞减少而误诊为粒细胞缺乏症和血小板减少性紫癜；但只要及时做骨髓检查即可明确诊断。ALL 的诊断需注意和传染性单核细胞增多症、传染性淋巴细胞增多症及儿童神经母细胞瘤伴骨髓浸润相鉴别；药物性粒细胞缺乏症的恢复期，骨髓可有早幼粒细胞显著增多及粒细胞类白血病反应，需注意与 AML 鉴别；低增生性急性白血病要注意和再生障碍性贫血相鉴别；这些疾病只要通过仔细检查骨髓都不难甄别。AML 和骨髓增生异常综合征（MDS）的界限有时仍有混淆，FAB 协作组提出以原始细胞 ≥ 30% 为急性白血病的诊断标准，并对 Ⅰ 型和 Ⅱ 型原粒细胞作了形态描述：Ⅰ 型细胞无颗粒，Ⅱ 型原粒细胞具有少量细小颗粒，此后世界各国均统一使用此标准。该协作组于 1985 年提出了全部骨髓有核细胞（ANC）计数原始细胞和除外骨髓中原始及幼稚红细胞（NEC）计数原始细胞两个指标的诊断标准，即在原始及幼红细胞 ≥ 50% 时，NEC 的原始细胞 ≥ 30%，即使 ANC 的原始细胞 <30% 亦可诊断 AML 的 M6，以与 MDS 鉴别。但在实际工作中，单独计数原始细胞百分比 ≥ 30% 时，在诊断 AML-M$_{2b}$ 及 M$_3$ 时仍可能有误差，不少 M$_{2b}$ 是以异常的中型中幼粒细胞为主，M$_3$ 是以多颗粒异常的早幼粒细胞为主，原始粒细胞不一定 ≥ 30% 仍可诊断 AML-M$_{2b}$ 或 M$_3$。M$_4$ 和 M$_5$ 中的单核细胞系除原始细胞外，还要加幼稚单核细胞；急性淋巴细胞白血病中的原始细胞应包括原淋巴细胞及幼稚淋巴细胞。

【分型诊断】

AL 分型与选择治疗方案和预后估计有密切关系。2000~2001 年 WHO 从形态学、免疫表型、遗传学和临床特征方面将急性髓细胞白血病组织学分型分为三类：

1. 急性髓系白血病（AML）

AML 伴有重现性细胞遗传学易位

AML t（8；21）（q22，q22）

AML（CBF）α/ETO

APL［AML 伴有 t（15；17）（q22；q11-12）及其变异体，PML/RARα］

AML 伴有骨髓异常嗜酸性粒细胞［inv（16）（p13；q22）或 t（16；16）（p13；q11）CBFβ/MYH11X］

AML 伴有 11q23（MLL）异常；

AML 伴有多系增生异常

此前有骨髓增生异常综合征（MDS）

此前无 MDS；

AML 和 MDS，治疗相关性

烷化剂相关性

鬼臼毒素相关性（有些可能是淋巴细胞性）

其他；

AML 不另做分类（延用 FAB 标准）

M0- 急性粒细胞白血病低分化型

M1- 急性粒细胞白血病未分化型

M2- 急性粒细胞白血病部分分化型

M3- 急性早幼粒细胞白血病

M4- 急性粒单核细胞白血病

M5- 急性单核细胞白血病

M6- 急性红白血病

M7- 急性巨核细胞性白血病

急性嗜碱性粒细胞白血病

急性全髓增殖症伴有骨髓纤维化；

2. 急性双表型白血病

3. 急性淋巴细胞白血病划入 B 细胞肿瘤及 T 细胞和 NK 细胞肿瘤中。

WHO 新分类方法将急性白血病诊断标准确定为骨髓中原幼细胞比例 >20%。

【疗效标准】

国内按 1987 年 11 月江苏苏州全国白血病化学治疗讨论会提出的疗效标准。

1. 完全缓解（CR）

（1）临床无白血病细胞浸润所致的症状和体征：生活正常或接近正常。

（2）血象：Hb ≥ 100g/L（男性），或 ≥ 90g/L（女性或儿童），中性粒细胞绝对值 ≥ 1.5×10^9/L，血小板 ≥ 100×10^9/L。外周血白细胞分类中无白血病细胞。

（3）骨髓象：原粒细胞（Ⅰ + Ⅱ）型（原始单核 + 幼稚单核细胞或原始淋巴 + 幼稚淋巴细胞）≤ 5%，红细胞及巨核细胞系正常。其中 M2b 型原粒细胞（Ⅰ + Ⅱ）≤ 5%，中性中幼粒细胞比例在正常范围；M3：原粒细胞 + 早幼粒细胞 ≤ 5%；M4：原粒细胞（Ⅰ + Ⅱ）型 + 原始及幼稚单核细胞 ≤ 5%；M5：原单核细胞（Ⅰ + Ⅱ）型及幼稚单核细胞 ≤ 5%；M6：原粒细胞（Ⅰ + Ⅱ）型 ≤ 5%，原红细胞及幼红细胞比例基本正常；M7：粒细胞、红细胞两系比例正常，原巨核细胞 + 幼稚巨核细胞基本消失；急性淋巴细胞白血病：原淋巴细胞 + 幼稚淋巴细胞 ≤ 5%。

2. 部分缓解（PR） 骨髓原粒细胞（Ⅰ + Ⅱ）型（原单核 + 幼稚单核细胞或原淋巴细胞 + 幼稚淋巴细胞）>5% 而 ≤ 20%；或临床、血象中有一项未达完全缓解标准者。

3. 白血病复发 有下列三者之一者称为复发：

（1）原粒细胞（Ⅰ + Ⅱ）型（原单 + 幼单或原淋 + 幼淋）>5% 又 ≤ 20%，经过有效抗白血病治疗一个疗程仍未能达到骨髓象完全缓解标准者。

（2）骨髓原粒细胞Ⅰ型 + Ⅱ型（原单 + 幼单或原淋 + 幼淋）>20% 者。

（3）髓外白血病细胞浸润。

4. 持续完全缓解（CCR） 是指从治疗后完全缓解之日起计算，期间无白血病复发达 3~5 年以上者。

5. 长期存活 急性白血病自确诊之日起，存活时间（包括无病或带病生存）达 5 年或 5 年以上者。

6. 临床治愈 是指停止化学治疗 5 年或无病生存（disease free survival，DFS）达 10 年者（凡统计生存率时，应包括诱导治疗不足一疗程者；诱导治疗满一个疗程及以上者应归入疗效统计范围）。

国外标准：完全缓解①临床上无白血病体征；②外周血中性粒细胞 $>1.0 \times 10^9/L$，血小板 $>100 \times 10^9/L$；③骨髓细胞增生程度正常，原始细胞 $\leqslant 5\%$。

【预后因素】

1. 治疗前的预后因素　主要因素有以下几种：①年龄：这是 AL 重要的、独立的预后因素，且随年龄增长疗效愈差。ALL 中 2~6 岁者预后明显优于此年龄组外者，前者 CR 可达 95%，5 年无病存活率可达 65%，而后者的 CR 率仅 35%~65%，5 年存活率仅 20%~40%；年龄 >35 或 60 岁的 ALL 疗效更差，其 5 年存活率 <10%。AML 在儿童 CR 率可达 80% 以上，<50 岁的成人 AML 的 CR 率为 53%；70~79 岁者 CR 率 39%，>75 岁者 CR 率为 22%。②外周血白细胞数：初诊时的白细胞数是 AL 最重要的预后因素之一，对 CR 率、CR 期和 DFS 均有十分重要的影响，对 ALL 的影响更大，白细胞 $\geqslant 100 \times 10^9/L$ 预后及治疗效果差。③治疗前有骨髓增生异常综合征（MDS）或继发于药物、放射线治疗者：有重要预后价值，此类患者的 CR 率低，生存期短。④细胞遗传学异常：ALL 最重要的异常是 Ph 染色体存在或具有 t（9；22），阳性者 CR 期及存活期短，预后更差；其次为 t（4；11）染色体易位，大多数有此异常者具有髓系抗原，提示可能为更早期的干细胞来源。AML 与 ALL 相似，具有上述染色体异常者预后及治疗反应差；而伴有 t（15；17）、t（8；21）和 16 号染色体倒位的 AML 预后好。⑤免疫学分型：T-ALL 约占 ALL 的 10%~15%，多发生于年轻人，易伴有高白细胞数、肝脾淋巴结肿大，并易伴中枢系统白血病，对治疗和预后较差。⑥FAB 分型：对 ALL，FAB 分型预后因素尚不统一；对 AML，FAB 亚型的预后意义较 ALL 具有更多的参考价值。AML-M3 预后好，CR 率高，存活时间长；M5 亚型预后差尤其是伴高白细胞者预后更差。⑦血象和骨髓象：预后的意义差别很大，尚不统一。⑧白血病浸润体征：ALL 治疗前有肝脾淋巴结肿大者 CR 率低，CR 期短，但这些因素常受细胞遗传学、免疫学和年龄、白细胞数等因素的影响。初诊时纵隔肿块是预后不良的指标。⑨其他预后因素：如性别，女性预后较男性好，低 LDH 水平（<300U/L）预后好，而高 LDH 水平（>1000U/L）CR 率低；治疗前有严重感染等并发症者疗效差。

2. 治疗相关的预后因素　最重要的是诱导化疗达 CR 的时间，快速 CR（1~2 疗程内）的 AL，CR 期和生存期均明显长于 CR 慢者。CR 后治疗对 AL 的预后亦有重要影响，且其对 AL 能否长期存活的影响较诱导化疗更大；CR 后停止治疗者长期存活的机会明显少于接受正规 CR 后治疗者，以大中剂量 Ara-C 或 MTX 为主的 CR 后治疗及 BMT 可以进一步增加 AL 的存活期。

【老年急性白血病的治疗】

白血病的治疗在年轻患者中已取得了很大进展，但在老年患者中结果仍然很差。在老年人，疾病的发生可能为隐匿性的，伴有进行性的无力、苍白、健康状态的改变以及谵妄。老年急性白血病中难治性白血病发生率高，是由其生物学特点决定的。其主要的特点有：①细胞遗传学异常发生率高：异常核型在老年白血病中非常常见，各种染色体异常比年轻人中发生率要高。与预后不良有关的染色体异常如 5 号或 7 号染色体异常在老年人中常见，而与预后良好有关的染色体异常如 t（8；21）、t（15；17）、inv（16）则在年轻人中更常见。在老年急性淋巴细胞白血病中 65% 的患者均有染色体的异常，其中最常见的是 Ph1 染色体异常和高倍体。多个研究均证实了老年急性白血病中提示不良预后的细胞遗传学异常发生率高，完全缓解率低。②治疗相关白血病多：在老年白血病中部分患者可以找到明确的病因如有放疗或化疗史。随着年龄的增高发生各种恶性肿瘤的机会越来越高，因此伴随着各种恶性肿瘤的放疗或化疗机会较年轻患者增高，而由放疗或化疗导致的继发性白血病也增多，此种白血病以 AML 为多见。两种以上的肿瘤也给治疗增加了难度。③常有血液系统疾病病史：24%~40% 的老年白血病患者之前有骨髓增生异常综合征或骨髓增殖性疾病史。④MDR1 基因表达：MDR1 基因的表达在老年患者达 70%，而在年轻人中只有 30%。⑤合并症多：老年患者常有慢性心、肝、肺、肾等疾病，化疗相关的毒性大，多数患者不能耐受强化疗，从而限制了药物的使用。比如老年人有年龄相关的左室射血分数下降，会限制阿霉素和米托蒽醌的使用。有内科基础疾病的患者其平均生存期、平均完全缓解持续时间均短于无内科基础疾病的患者。正是因为这些特点决定了老年白血病患者往往原发耐药或是治疗后缓解维持时间短，容易复发，成为难治或复发性白血病。因此个体化的治疗和强有力的支持治疗是治疗成功、生存期延长的关键，对老年急性白血病的治疗应该强调个体化治疗，结合患者特点采用不同的治疗方案，尤其对于难治耐药的患者，完全缓解可能不是最主要的追求目标，而改善患者生活质量、并使患者在带瘤生存下尽量延长生存期可能是更好的选择。

近年来，急性白血病的治疗水平已有巨大进展，如骨髓移植、生物调节剂的应用和基因治疗以及微量残留白血病与多药耐药的检测和逆转等新的治疗手段层出不穷，但化学治疗仍是白血病最重要和基本的方法，也是其他治疗的基础。随着细胞分子生物学、细胞免疫学以及遗传学的深入研究，对白血病的实质有了更多的了解；而且更为合理的大剂量联合用药、早期强化治疗、新药的不断发现、对脑膜及睾丸等"庇护所"白血病的防治以及支持治疗的加强，使儿童 ALL 完全缓解（CR）率达 90%~95%，存活率约为 50%，成人 ALL 也可达 70%~90% 的完全缓解率以及 30%~50% 的 5 年存活率；儿童 AML 病例 CR 率在 40%~50%，5 年无病生存率为 30%~50%，成人 AML5 年无病生存率为 20%~40%。但在老年患者由于其自身特点以及白血病细胞生物学特性，治疗结果仍然很差。

老年急性白血病难治性的特点使我们必须提前判断预后，因此如何对老年急性白血病进行危险分层，从而调整治疗，已经成为一个亟需解决的问题。普通成年人白血病已经有较好的预后判断模型，但是对于老年急性白血病而言尚无统一认可的判断指标。2006 年 Hagop Kantarjian 等通过对 998 例患者的研究发现，与诱导治疗 8 周死亡相关的不良预后因素包括：年龄 ≥ 75 岁、ECOG 评分 ≥ 2 分、复杂核型、在层流室外治疗、肌酐 >1.3mg/dl、有前驱血液系统疾病史超过 12 个月。根据以上预后因素将老年急性白血病分为低危、中危和高危组，低危组为无不良预后因素，中危组为有 1~2 个危险因素，高危组为具有 3 个以上的危险因素。高危组患者占 25%~30%，期望完全缓解率小于 20%，治疗后 8 周的死亡率超过 50%，1 年生存率小于 10%。而低危组患者，有良好的预后，期望完全缓解率为超过 60%，8 周死亡率为 10%，1 年生存率为 50% 以上。对复发耐药的患者而言，年龄、完全缓解持续时间、细胞遗传学是最主要的预后因素。

普遍认为年龄 >65 岁的老年患者治疗强度应较成年 AL 有所降低，而在 60~65 岁时可按成人剂量治疗。近年来，老年综合评估（comprehensive geriatric assessment，CGA）在肿瘤治疗中受到关注，CGA 是近年来兴起的一种评估老年患者功能学特征的老年学工具，其利用一系列功能量表来多维度地评估老年患者的健康问题，全面关注与老年人健康和功能状态相关的所有问题，从医学问题、躯体和认知功能、心理状态和社会支持等多层面对老年患者进行全面评估（图 42-6）。

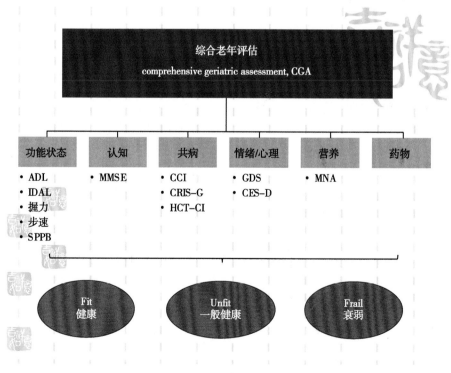

图 42-6　老年综合评估

由于老年患者耐受强化疗的能力降低，化疗后骨髓增生不良持续时间长，危及生命的感染发生率高，重要脏器常伴年龄有关的病变（如肾脏、肝脏、心血管和呼吸系统），同时患多种疾病的频率高，以及免疫功能、药物代谢能力发生年龄相关性下降，故应调节治疗策略。经文献分析提示与单纯支持治疗相比较，选择能够耐受的较强化疗可以使老年 AML 患者获得较好的生存质量并延长生存期，新的治疗方法出现将会给老年白血病患者带来希望。

急性髓细胞白血病（AML）是成人急性白血病中最常见的一种，发病率每年大约 12 000 例。初诊的中位年龄为 65~70 岁，并且随着年龄增长发病率也随之增加，在美国大于 65 岁与小于 65 岁的发病率分别是 17.6/10 万和 1.8/10 万。AML 在世界范围内老年人口中发病率的增加可能是归因于人类整体预期寿命的增加，癌症患者成功应用化疗药物和放射疗法，以及工业化导致环境毒素长期暴露等原因。

对老年患者治疗的态度：尽管 AML 在老年人中发病率很高，但截止到目前对于 AML 的研究还多数集中在年轻患者中，很多治疗的研究成果都不能直接应用于老年人。这反映了无论是医生还是患者都愿对老年人进行抗白血病治疗以及研究。Menzin 等报道，≥ 85 岁的 AML 患者只有 7% 接受化学治疗，而 65~70 岁的 AML 患者也只有 49% 的治疗机会。近几年治疗机会的增加也多数局限于年轻患者中。老年人也应该获得治疗，延长生存率。

老年 AML 患者接受治疗首先取决于患者和医生态度的转变，医生和患者要有治疗成功的信心。Juliusson 等利用瑞典白血病组织的资料进行了回顾性分析研究，指出虽然 70~79 岁的患者接受治疗后的 5 年生存率没有显著差异。在瑞典地区患者和医生都认为，老年 AML 患者接受化学疗法等治疗是合情合理的。尽管年龄是影响治疗预后的一个重要因素，此外，还有其他的一些因素可以影响预后。

对治疗结果进行预测时，年龄是治疗时考虑的一个重要因素，而且高龄因素很可能与不利的细胞遗传学、较差的身体状态、较低的外周血白细胞数以及骨髓幼稚细胞数低百分比相关。高龄因素也可能与诱导后高死亡率、低 CR 率和生存期短相关。另外还有一些预后因素包括器官功能和不可控的感染以及一些抗化疗因素。细胞遗传学被认为是影响 AML 治疗效果的重要因素，虽然老年 AML 患者的治疗效果要差于年轻患者，但总体而言，具有有利细胞遗传学特征患者的疗效要优于不良核型的患者。近来有研究证实生存率与细胞遗传学密切相关。也有研究证实不利的细胞遗传学特征是影响老年患者总体生存的独立预后因素。对于治疗前的细胞遗传学究竟是不是影响老年 AML 患者选择化疗药物的重要因素这一问题，目前学者们还是存在争议的。最近有文献报道在正常核型的患者中 NPM1 突变是预后良好的因素，尤其对于 ≥ 70 岁的老年患者。另外还有影响老年患者 CR 的预后因素，即在白血病细胞中由 MRD1 介导的耐药性的产生，还有造血紊乱现象如 MDS 和 MPD 的存在。

支持治疗：白血病发展过程中或化疗过程中，可出现一系列并发症，有些并发症甚至严重威胁患者生命，导致治疗失败甚或死亡，因此积极防治并发症是白血病治疗中一个十分关键的问题。白血病的化学治疗十分重要，但由于老年患者自身的发病特点如多病性等为白血病的治疗增添困难，治疗的同时要从大内科的角度，兼顾患者的各个脏器功能情况，注重脏器功能的保护，给予强有力的支持治疗，使化疗得以顺利进行。如坠积性肺炎在老年患者更易发生，患者长期卧床，呼吸道分泌物排不出来，坠积于肺内，会导致肺感染，合并慢性支气管炎的老年人长期卧床更容易出现肺炎；卧床患者因肌肉不运动，下肢静脉血回流缓慢，容易形成血栓，堵塞静脉，出现肢体肿胀、疼痛；长期卧床患者全身骨骼脱钙明显，大量钙盐从肾脏排出。如饮水不多，钙盐易在肾脏或膀胱形成结石或引起感染；长期卧床患者容易压伤皮肤，形成褥疮，最容易发生的部位是骶尾部，此处骶骨向后凸出，皮肤血运较差，一旦出现褥疮不易愈合。老年人尤其是脊柱骨折伴截瘫的患者更容易发生，应特别注意，褥疮是中老年长期卧床患者最常见的并发症。在治疗时加用胸腺肽、黄芪多糖等，白细胞开始下降时给予人免疫球蛋白、集落刺激因子等可有效防止感染，减少并发症发生；有文献报道化疗前 30 分钟静滴阿米福汀（一种正常细胞的广谱保护剂）可减轻化疗引起的骨髓抑制以及肾脏受损；糖尿病患者应用糖皮质激素时注意监测血糖，调整降糖药物，避免血糖的大幅度波动；蒽环类药物应用前后给予心肌保护剂如左卡尼汀、磷酸肌酸钠、二磷酸果糖等保护心肌等，均可有效减少治疗相关并发症。

【感染的防治】

1. 感染的预防　由于粒细胞缺乏、免疫功能减低、黏膜屏障受到破坏等多方面因素，感染是急性白血病最常见的症状之一，因此感染的预防及控制对白血病的治疗至关重要。感染的预防包括保持环境整洁（如每日行房间紫外线照射 20 分钟 / 次，2~3 次 / 日，房间安装空气净化器等）、严格静脉穿刺的无菌操作（操作人员穿刺前必须认真洗手，静脉插管者应予以精心护理）、保持皮肤黏膜清洁（利福平、氯霉素等滴眼液点双眼；洗必泰、鱼肝油滴鼻等）、保持口腔卫生（每日以 1∶5000 呋喃西林液漱口 3~4 次，口腔溃疡者局部涂以溃疡散或行局部紫外线照射，鹅口疮者涂以 2% 甲紫及含服制霉菌素 50 万单位，每日 3~4 次）、保持大便通畅（老年人常有便秘，可适当给予通便药物，原有肛周疾病者应每日行 1∶5000 高锰酸钾或洗必泰坐浴 1 次）、严重粒细胞缺乏者予以一般广谱抗生素（即使体温正常）。

2. 感染的治疗

（1）感染的部位和菌群：常见的感染部位有皮肤、黏膜、软组织感染、上及下呼吸道感染、消化道和尿路感染等。住院早期以大肠埃希菌、肺炎克雷伯菌为最多，铜绿假单胞菌、真菌、葡萄球菌次之。多年来调查研究表明，革兰阴性杆菌所占比例持续增多，但近几年来又有所下降，而革兰阳性球菌则有增加趋势。最常见的铜绿假单胞菌、肺炎克雷伯菌及硝酸盐阴性杆菌仍是主要的革兰阴性病原菌，以往占主要的大肠埃希菌及产气杆菌已较以前少见。阴沟肠杆菌虽所占比例不大但有增多趋势。革兰阳性菌中表皮葡萄球菌、金黄色葡萄球菌及粪链球菌是最主要的。

（2）抗生素应用原则：急性白血病并发感染的主要原因是免疫功能减低和粒细胞缺乏，因此，抗生素应用与其他疾病不同，一旦对怀疑有感染发热患者应千方百计寻找病原菌及药敏。在细菌培养有阳性结果前，立即按经验早期应用广谱高效杀菌剂，原则是早期、联合应用相互间有协同作用的抗生素，如氨基糖苷类与 β 内酰胺类抗生素联合、两种内酰胺类药物联合等，目前主张降阶梯治疗，最好静脉内给药，剂量要充分，以后再根据病原学检查及药敏试验结果，针对不同病原调整用药，部分患者很难获得阳性培养结果，此时应根据经验选药，控制感染的扩散。抗生素的选择还要考虑到老年人的特点，尽量减少和避免影响脏器功能。

（3）感染期间的支持治疗：对由于粒细胞缺乏症所引起的感染，在抗感染的同时给予 G-CSF 皮下注射，使中性粒细胞在 1.0×10^9/L 以上；丙种球蛋白 10g/ 次静脉输注；和（或）配合使用胸腺肽治疗；如有贫血应适当输成分血，使血红蛋白维持在 100g/L 以上；一般不主张输注粒细胞。

（4）病毒感染的防治：带状疱疹、单纯疱疹病毒、以及巨细胞病毒等是缓解期患者的主要感染病原，肝炎病毒感染多因输血所致，阿昔洛韦对疱疹病毒感染治疗有明显效果。在白细胞下降过程中，也可预防性输注人免疫球蛋白、胸腺肽等，这对病毒感染的预防和治疗有一定效果。病毒感染可用阿昔洛韦或更昔洛韦每日一次静注，或口服每日 2~3 次；也可用 α- 干扰素肌注。

（5）真菌感染的防治：可导致人类致病的常见真菌主要是酵母菌和霉菌两大类，其中近平滑念珠菌和白色念珠菌等酵母菌主要通过导管侵袭人体；白色念珠菌、热带念珠菌、光滑念珠菌和克柔念珠菌主要通过消化道侵犯人体；霉菌主要通过呼吸道吸入。正常情况下，近 1/3 的健康个体口腔和消化道中都有念珠菌定植，当人体免疫功能受到损害时真菌就会乘虚而入；此外，当因感染等因素应用广谱抗生素时，正常菌群环境受到破坏，真菌被选择出来。在此两种情况下，真菌先引起局部感染，进而发展成播散性感染；曲霉则不同，该菌存在于空气、水等周围环境中，非人体正常的寄生菌，可被患者吸入而致病。常用的抗真菌药物为唑类（代表药物为氟康唑、伊曲康唑等）、多烯类（代表药物为两性霉素 B）和棘球白素类（代表药物卡泊芬净）三类。抗真菌药物可通过多种途径干涉真菌的生理过程，唑类和多烯类分别作用在乙酰辅酶 A →角鲨烯→羊毛甾醇→麦角固醇的合成通路中，5- 氟胞嘧啶等核苷类药物作用于核酸的合成，尼可霉素可影响甲壳质的形成，而棘球白素类药物则可抑制葡聚糖的合成。作用于真菌核酸合成和蛋白质合成的药物也会作用于人体的类似过程，因而有较大毒性，而麦角固醇在人体内不存在，因而唑类和多烯类药物的毒性相对较低。唑类抗生素是治疗侵袭性真菌感染的基本用药，包括氟康唑、伏立康唑、雷夫康唑（尚未上市）、伊曲康唑和泊沙康唑（尚未上市）等，除氟康唑抗菌谱较窄外，其他唑类抗真菌谱均较宽，棘球白素类药物与唑类相似，但其肝肾毒性相对较小，在老年人中应用较为安全，且对肺孢子菌有一定疗效。两性霉素 B 是目前抗菌谱最广的药物，其对肺孢子菌活性较低。根据治疗目的和病程不同，可将抗真菌治疗分为预防、经验、积极治疗和针对性治疗四类。当预期患者可能出现长时间的重度粒细胞减少症或粒细胞缺乏，或有发展为侵袭性真菌感染的危险性很大时，即应开始预防治疗，此时患者处于发病高危险状态，但尚无明确证据；预防治疗的目的是将难以诊断、治疗代价高昂、疗效差的深部真菌感染的数量减少至最低程度；对中性粒细胞减少患者进行抗真菌预防治疗结果分析显示，预防治疗可有效降低需用两性霉素 B 经验治疗的用量、浅表性真菌感染及与真菌感染有关的死亡率，但不能降低曲菌的感染和总体死亡率；常用于预防治疗的药物有唑类如氟康唑、伊曲康唑、伏立康唑、酮康唑、咪康唑，棘球白素类如卡泊芬净，以及两性霉素 B；氟康唑用于预防酵母菌感染时作用明确而安全，但对曲菌感染的预防无效，而伊曲康唑可有效预防曲菌感染，其作用与口服两性霉素 B 相近而副作用略低；预防治疗对念珠菌感染明确有效，对曲霉菌也有较好疗效，同时能一定程度上降低患者死亡率。卡泊芬净类药物在老年人，尤其在脏器功能不全时应用较为安全，且抗菌谱较广。经验治疗在患者极有可能罹患侵袭性真菌感染时开始，如患者有持续重度粒细胞减少或粒细胞缺乏、不明原因发热而且广谱抗生素治疗无效，以及不能排除侵袭性真菌感染的可能时，目前常用的有以下几种：两性霉素 B、两性霉素 B 脂质体和伊曲康唑、伏立康唑以及卡泊芬净。当实验室检查结果（如半乳甘露聚糖的 ELISA 检测曲霉细胞壁成分）、放射影像学（X 线胸片显示肺部有光晕征、CT 扫描显示有新月形空气透亮征和空洞都是侵袭性真菌感染的特征性表现）和临床征象均提示真菌感染，同时获得真菌病原学证据（在血液、痰液或支气管肺泡灌洗液中检出或培养出真菌），患者已非常可能有侵袭性真菌感染，此时必须采取积极的治疗措施。侵袭性真菌感染诊断需满足三个条件，即宿主因素、临床表现和真菌学检查。宿主因素包括中性粒细胞减少、移植物抗宿主病、超过三星期的皮质类固醇治疗、超过四天的不明原因发热且对广谱抗生素治疗无效、体温 <36℃ 或 >38℃ 有真菌感染病史 /AIDS 感染 / 应用免疫抑制剂或粒细胞减少超过 10 天以上；临床表现则分为主要指标（包括下呼吸道感染的光晕征、新月形空气透亮征和空洞；鼻窦感染和中枢神经系统的相应放射学表现；慢性播散性念珠菌病，表现为肝或脾中的牛眼样损伤；播散性真菌感染还有不明原因的丘疹或结节皮肤损伤、脉络膜视网膜炎和眼内炎）和次要指标（包括下呼吸道感染咳嗽、胸痛、咯血、呼吸困难等症状；鼻窦感染表现有鼻分泌物、鼻塞和鼻溃疡等；中枢神经系统感染需满足脑脊液生化指标异常、癫痫发作等神经病灶表现以及精神变化和脑膜刺激征等表现），主要指标需要达到一个以上，次要指标则需要至少两个。确诊侵袭性真菌感染需要满足四个条件即宿主因素、临床表现、组织依据和真菌学依据，若仅缺少组织依据，则患有侵袭性真菌感染的可能性很大，若患者仅有宿主因素及临床表现和真菌学依据两者之一，则诊断可能性将大幅降低。

　　白血病患者常有中性粒细胞减少甚至缺乏，因而容易发生真菌感染，如真菌感染局限在口腔或咽部，可涂搽制霉菌素，50 万单位每日三次，也可配合局部紫外线照射。当中性粒细胞绝对值 $<1.0 \times 10^9/L$ 持续 7 天以上时，深部真菌感染发生率增高，常见的真菌是念珠菌病和曲霉菌病。氟康唑为深部真菌感染疗效较为肯定药物，全身性念珠菌病或隐球菌病等，可予口服或静脉注射氟康唑，第一日 400mg，以后每日 200mg，疗程视临床反应而定。为预防患者在化疗时发生真菌感染，可每日口服 50mg。伊曲康唑和两性霉素 B 抗真菌谱较氟康唑广，对浅部或深部真菌病均有较好疗效，对曲霉菌感染的预防和治疗效果较好。美国 5 个移植中心对异基因造血干细胞移植患者分别应用伊曲康唑或氟康唑连续治疗 100 天，用法为伊曲康唑 200mg/ 次，静脉注射，每日两次，连续两天后改为 200mg 每日一次，连续 12 天；然后改为口服伊曲康唑口服液 200mg 每日两次，直至疗程结束（100 天）。氟康唑口服或静脉注射用量均为 400mg，每日一次，连续 100 天。酮康唑对芽生菌作用最好，对粪球孢子菌、念珠菌及组织胞浆菌均有效，但对曲霉菌疗效较差。酮康唑用量为每日 0.2g 每日一次或每日两

次。多烯类抗真菌药物－两性霉素 B 优点是抗真菌谱广，疗效确切，耐药菌少，半衰期长（24 小时），可一日一次用药，但由于其毒性大、不良反应多（即刻反应、肝肾毒性、血液学毒性、低钾、心脏等）、给药需从小剂量递增、对某些真菌疗效差或无作用（如曲霉菌、毛霉菌、皮炎牙生菌等）、静滴时间长以及蛋白结合率高达 90% 以上而血药浓度较低不能进入脑脊液等缺点，尤其是其毒副作用，限制了其应用。含脂两性霉素 B 主要分布于肝脾肺等组织，肾毒性较两性霉素 B 减低，即刻反应也减轻，适用于深部系统性真菌感染伴有显著肾功能减退及不能耐受两性霉素 B 常规制剂者或经两性霉素 B 常规治疗无效者。氟胞嘧啶对隐球菌属、念珠菌属、光滑念珠菌等作用好，对着色真菌、少数曲菌有一定作用，与两性霉素 B 联合有协同作用，该药口服吸收迅速完全，蛋白结合率低，可进入脑脊液，炎症时可达血中浓度的 50%~90%，剂型有口服和静脉两种，其缺点是抗真菌谱窄、肝脏及血液和神经系统不良反应较多，且单用时极易引起耐药。老年患者容易发生脏器功能衰竭，用药时需更多的考虑药物的毒副作用，在使用两性霉素 B 时尤其要注意，笔者体会，卡泊芬净、伊曲康唑类药物在老年人群较为安全，且抗真菌谱广，患者耐受性较好。

疑有其他病原菌，如奴卡菌病用磺胺嘧啶，每日口服 4~8g，疗程要长。肺孢子菌肺炎用喷他脒 3~5mg/kg，每日深部肌注一次，12~14 日为一疗程，或口服乙胺嘧啶 25mg 每日四次。毒浆虫病可并用乙胺嘧啶和磺胺嘧啶。

纠正贫血。纠正贫血最有效方法为积极治疗白血病，使之获得完全缓解。显著贫血者可酌量输注红细胞或输全血。自身免疫溶血性贫血可用肾上腺皮质激素。疾病开始缓解而血红蛋白恢复不满意者，可加用丙睾酮注射、司坦唑口服或红细胞生成素 3000~10 000U 隔日一次皮下注射。老年患者输血时应注意防止心力衰竭，输血前后给予速尿等减轻心脏负荷。

出血的防治。白血病的有效治疗本身是纠正出血的最有效方法。当血小板 ≤ 20×10⁹/L，或已有较多皮肤出血点、瘀斑，或已有口、鼻黏膜出血者，应及时输注新鲜单采血小板，每次 1~2 单位，每周 1~2 次，并给予肾上腺皮质激素。急性白血病（尤其是 M3 型）易并发弥散性血管内凝血，一经肯定诊断，应迅速给肝素治疗，持续至凝血象好转；当弥散性血管内凝血并发纤维蛋白溶解症时，可在肝素治疗同时并用抗纤溶药物（如对氨甲苯酸、氨甲环酸等）局部出血（如鼻咽部）用填塞或明胶海绵止血；对有严重肝肾功能损害、广泛血管损伤、败血症、血小板减少或低纤维蛋白血症者，肝素应慎用，可低剂量（50U/kg）皮下注射，6~12 小时 1 次，或低分子肝素同时补充纤维蛋白原，输注血小板及足量血浆和浓集红细胞，以防止并治疗休克。

高尿酸血症。大量白血病细胞破坏分解时血尿酸增高；偶尔也可自发发生。当血清尿酸高于 892.5μmol/L 时可有高尿酸血症肾病的危险。有时尿路为尿酸结石所梗阻，引起少尿等急性肾功能衰竭。别嘌醇为黄嘌呤氧化酶抑制剂，阻断次黄嘌呤和黄嘌呤变为尿酸，可纠正血尿酸过高。剂量为 10mg/kg，每日 3 次口服，计 5~6 天。当血尿酸超过 600μmol/L 儿，应大量输液和碱化尿液。

【治疗药物的选择】

1. AML 的传统药物治疗的选择　20 世纪 60 年代采用单一化学物治疗 AML，完全缓解率多在 40% 以下，当时几乎无长期无病存活病例；20 世纪 70 年代采用联合化疗以来 CR 率在 60%~70%，但长期无病存活率在 20% 以下；20 世纪 80 年代以来虽然 CR 率未改善，但 5 年无病存活率已达 20%~40%。目前对初治 AML 的目的，不仅是为了取得完全缓解，还要进一步应争取长期无病存活。与其他年龄组一样，老年 AML 治疗也按照诱导缓解、缓解后治疗原则进行，但由于老年 AML 自身的生物学特征有以下特点：①诊断时多系受累和三系增生不良的发生率高。②前驱血液疾病高发性，如诊断 AML 之前有全血细胞减少或骨髓增生异常综合征（MDS）。③完全缓解率（CR）期短，复发率较高。④白血病细胞的干细胞样表型。⑤预后不良的核型出现频率高，如 -7/7q-、-5/5q-、11q 或 11p 异常，+8，复杂或多发的细胞遗传学异常；预后良好核型出现频率低，如 t（8；21）、t（15；17）、inv（16）。⑥ MDR-1 表达频率高，白血病细胞将药物泵出的能力较高。⑦对化疗耐受性下降，易致感染、出血和心、肝、肾、肺功能衰竭。因而在治疗上总体疗效较其他年龄组差，国外文献报道 CR 率不足 50%；无复发生存时间平均少于 12 个月，用药的剂量也要比成人组减少 1/3~1/2。治疗上对一般情况好，无严重并发症者应采用经典的 DA 或 IA 等方案化疗；对一般状况差，有重要脏器功能病变的或由 MDS 转化而来者，则采用减量方案治疗，如低剂量阿糖胞苷（LD-Ara-C），剂量为 10~20mg/m^2，连用 15~21 天，持续皮下或静脉点滴。其 CR 率为 10%~70%，相差颇大。但无论采用何种方法，强有力的支持治疗必不可少。进展缓慢的 AML 患者（冒烟型白血病），可以等待观察（wait and see），同时对血细胞减少者给予支持治疗。也可采用单药化疗，如羟基脲控制白细胞增多，（或单用去甲氧柔红霉素），其总生存率较接受强化疗组明显延长；或缓和的联合化疗，如口服药物联合化疗，如 ETI（IDA+VP16+TG）或 TAD（TG+ARA-C+DNR），以期减少早期死亡并改善存活质量，CR 率为 23%~60%，平均生存期为 3.7~9.9 个月。低剂量阿糖胞苷（LD-Ara-C10mg/m^2）每 12 小时一次，连续 14~21 天可使 32%~35% 获得 CR，但仍有多数患者会发生骨髓增生低下。由于减量的缓和联合化疗和 LD-Ara-C 对老年 AML 疗效均不理想，近年来也有不少作者主张采用较强烈的联合化疗。用药基本上与成人一致，CR 率为 40%~65%。标准强烈化疗血液学和血液以外的毒性明显增加，治疗相关死亡率增高缓解后治疗意见也不统一。大多数老年患者不能耐受强的巩固治疗，可用缓和的化疗，亦可采用小剂量阿糖胞苷 [5~20mg/（m^2·d）]，或小剂量三尖杉酯碱（0.5~1mg/d）静滴，6-TG 口服等治疗。FLAG（福达拉滨 +Ara.C+ 粒细胞集落刺激因子）方案可克服 MDRI 介导的化学耐药；脂质体柔红霉素，对心肌毒性小，耐受性好；细胞保护剂（氨磷汀 Amifostine）可以减少化疗对脏器的损伤，有助于骨髓抑制尽快恢复，并能增加白血病细胞对化疗的敏感性。

对于老年患者治疗药物和剂量的选择尤为重要。Lowenberg 等指出治疗 60~65 岁的 AML 患者，柔红霉素剂量分别是 90mg/m^2 和 45mg/m^2，而治疗后 CR 率分别是 73% 和 51%，无病生存率分别是 29% 和 14%，总生存率分别是 38% 和 23%。Pautas 等报道治疗 50~70 岁的 AML 患者时，采用标准剂量阿糖胞苷另加 80mg/m^2 柔红霉素 3 次 /d 或 12mg/（m^2·d）共 3~4 天，结果是总体 CR 率 77%。总而言之，与不利特征的年轻患者比较，传统药物阿糖胞苷加蒽环类药物较更能提高老年患者的治疗效果。

2. AML 新治疗药物的选择　抗 CD33 单抗吉妥珠单抗（GO）被批准用于治疗初次复发的 ≥ 60 岁的 AML 患者。一项关于 GO 安全性和有效性的研究，入组 277 例首次复发的 AML 患者（平均年龄为 61 岁），总体反应率为 26%（包括 13%CR 和 13%CRp），CR 和 CRp 患者的平均无复发生存时间分别为 6.4 个月和 4.5 个月，3~4 级高胆红素血症和肝酶升高的发生率分别为 29% 和 15%。

核苷腺苷类似物氯法拉滨被批准用于治疗难治的或复发的儿科 ALL 患者。氯法拉滨也被认为可以单独或者与其他药物联合治疗老年 AML。Faderl 等报道了一项关于氯法拉滨的临床 Ⅱ 期试验，患者 ≥ 50 岁、初诊 AML、氯法拉滨（40mg/m^2，1 小时注射完毕，共 2~6 天）加阿糖胞苷 [1g/（m^2·d）]，2 小时注射完毕，共 5 天）。60 例患者入组，总体反应率为 60%（52%CR，8%CRp），骨髓抑制发生率高但其他毒性级别较低（2 级或更低），4 例（7%）患者死亡。另有一项关于氯法拉滨的研究，入组 70 例 ≥ 60 岁的 AML 患者（平均年龄为 61 岁），诱导期治疗采用氯法拉滨 [30mg/（m^2·d），5 天] 联合或不联合阿糖胞苷（20mg/m^2，皮下注射，14 天），巩固期治疗采用氯法拉滨（3 天）加或不加阿糖胞苷（7 天），联合治疗与不联合治疗者 CR 率分别为 63% 和 31%（平均为 56%），诱导期死亡率分别为 19% 和 31%，联合治疗的无事件生存（EFS）更长（联合与不联合分别为 7.1 个月和 1.7 个月），统计学差异显著，但总生存无差异（11.4 个月和 5.8 个月）。

法尼基转移酶抑制剂（tipifarnib）对治疗 ≥ 65 岁未治疗过的 AML 患者和 MDS 有效。Lancet 等报道 158 例高危险评分的 AML 患者（平均年龄 74 岁）口服此药 14% 获得 CR，不利的核型、≥ 75 岁和较差的身体状态都与生存负相关。也有文献报道，法尼基转移酶抑制剂和依托泊苷联合治疗 ≥ 70 岁患者，CR 率为 30%。另外有研究证实，老年复发性或难治性 AML 患者，口服一种新的脱氧胞苷类似物 Sapacitabine 有效。

克罗拉滨（Cloretazine）为一种新型的烷化剂，单药治疗复发或难治性 AML 的期临床 Ⅰ、Ⅱ 试验效果良好，反应率显著而毒性轻微。

近年来也可单用 Decitabine 成功治疗老年 AML，其缓解率与 LD-ARA-C 相近，一般状态较好的

75 岁以下老年患者可采用 15mg/（m^2·d），连续 3~5 天，75 岁以上患者或一般状态较差者可用 10mg/（m^2·d），连续 3~5 天或隔日一次共 3~7 次给药。Cashen 等报道，≥ 55 岁（平均年龄 74 岁）的 AML 患者地西他滨（decitabine）20mg/m^2 连续给药 5 天后，总体反应率为 25%。另外还有很多药物包括 Voreloxin、林妥珠单抗（lintuzumab）、三氧化二砷以及氨基肽酶抑制剂 Tosedostat 都正在进行治疗 AML 的研究。

3. 急性髓细胞白血病缓解后治疗　急性髓细胞白血病缓解后若不再治疗，其中位缓解期仅 4 个月。为了争取长期无病存活，缓解后继续治疗是必要的。传统的缓解后治疗应用原诱导缓解方案巩固 1~2 疗程，然后单药（6- 巯嘌呤、环磷酰胺或氨甲蝶呤）口服或多种药物单独连贯治疗，维持 1~3 年，期间定期用较强烈或原诱导缓解方案强化，第一年每个月强化一次，第二年每 2~3 个月强化一次，总的疗程一般在 2 年以上。采用上述传统的缓解后治疗方案，其中位缓解期多为 1~2 年，CR 后长期无病存活者为 20%~30%。老年患者在治疗间歇和（或）缓解后可应用细胞因子如白介素 Ⅱ、α- 干扰素等治疗。对老年患者多不主张进行更强烈的巩固化疗，应在保证生活治疗的前提下，给予有力的支持治疗，适当地进行针对性的化疗。

4. 难治或复发性 AML 的治疗　复发的概念并不一致，多数学者认为，AML 的 CR 期骨髓中原始细胞数 >5% 或出现髓外白血病均称为复发，前者为髓内复发，后者为髓外复发。复发的主要原因在于白血病细胞原发耐药性的存在，成功的诱导化疗后原发性耐药细胞虽大幅度减少，但并未被彻底杀灭，残留的耐药细胞持续存在而导致复发。所谓难治性白血病标准有：①经标准化疗两疗程未缓解；②首次 CR 后 6 个月内复发；③第一次缓解后 6 个月以上复发而用原诱导缓解方案治疗无效者；④二次或多次复发者。与复发不同，难治性白血病除原发耐药性存在外，尚与继发性耐药及非耐药性失败如白血病细胞过度快速增生，超过化疗对其杀伤作用有关。

对难治、复发性 AML 来说，其治疗策略首先应选择与原用药物无交叉耐药的药物，以组成新的治疗方案。如疾病仍未缓解，必须采用与常规药物作用机制迥然不同的抗白血病新药。总之，凡患者系青年或中年；一般情况尚好，系复发的早期病例，尽量采用较强烈方案。对于高龄患者，由于其临床一般情况较差，甚至已属疾病晚期，只能酌情使用较保守治疗。

到目前为止，针对老年患者的最优治疗方案仍存在争议，推荐方案从单用支持治疗到标准侵袭性治疗不一。由 Lowenberg 等进行的随机对照研究证实，对经过选择的 65 岁或 65 岁以上的患者采用诱导化疗比单独采用支持治疗能使生存期延长。该研究证明对选择性老年患者侵袭性治疗可能有潜在的益处。不过，该人群预后仍不佳。试图去提高老年 AML 患者治疗反应率的方法包括减低标准治疗方案剂量。这些措施使患者的诱导死亡率下降了，但完全缓解率并没有提高。急性早幼粒细胞白血病患者用口服全反式维 A 酸联合化疗取得了很好的治疗效果。但 AML-M3 在老年患者中并不常见。其他更多的侵袭性治疗包括造血干细胞移植由于并发症及相关毒性发生率很高，限制了在老年患者中的使用。不过，支持治疗的改进使得老年患者进行强化治疗的研究逐渐增多。中位完全缓解持续时间大约 1 年，大约 15% 的 60 岁以上白血病患者能够治愈。获得完全缓解的患者应该在缓解后继续治疗以防止或推迟复发。不过，对老年患者来说缓解后治疗的确切作用及最佳方案目前仍不明确。

对老年 AML 患者治疗决定应个体化。决定前应对患者肿瘤生物学（细胞遗传学分组）以及对合并症和功能状态等临床特征的生理状体进行评估，从而进行危险度分层。对伴随预后较好的染色体异常及一般状态较好的老年患者应该考虑侵袭性治疗方案。肿瘤生物学特点显示高危或一般状况差的患者应该考虑一些临床试验中的新方法或支持治疗，以取得生活质量的改善。

5. 急性淋巴细胞白血病的治疗　急性淋巴细胞白血病（ALL）是儿童的主要疾病，老年患者经年龄调整后的发病率是增高的。目前儿童 ALL 在大多数患者中成为能够治愈的疾病，而成人 ALL 与儿童 ALL 是不同的疾病。首先表现在完全缓解率上，其次，同样治疗方案所达到的缓解持续时间和治愈的可能性在成人与儿童有很大区别。尽管成人 ALL 患者诱导化疗后缓解率可达 90% 以上，但是大多数患者在几个月到几年内复发。国外的临床研究报告约有 35%~45% 的患者可获得长期生存，国内的长期生存率为 25% 左右。对于 ALL 治疗影响预后的重要因素包括年龄、细胞遗传学和免疫表型。预后较差主要与一些染色体易位如 Ph 染色体 t（9；22）、t（4；11）、t（8；14）、t（2；8）、t（8；22）有关，表型为混合白血病（也叫双表型白血病）的预后也较差。

成人 ALL 的治疗策略一直是血液学关注的热点，美国血液学年会通过对目前发表的以及正在开展的临床研究进行归纳和评述，试图找到 ALL 的最佳治疗策略。儿科化疗方案中 L-ASP 的用量几乎是成人化疗方案中 2 倍以上。加大化疗强度会带来化疗毒副作用的增加，但随着目前支持治疗手段的逐渐加强，较年轻的成人患者也可耐受儿科化疗方案。来自欧美 7 个国家的研究结果表明，儿科化疗方案与成人方案相比，CR 率没有明显提高，长期生存却得到显著改善。儿科方案的优势主要体现在小于 <45 岁的患者中，大于 >45 岁的患者没有显著性差异。

ALL 的诱导化疗与急性髓细胞白血病有很大不同，常用药物包括泼尼松、长春新碱、柔红霉素以及门冬酰胺酶。儿童对这些药物有良好的耐受性，但随年龄增长对药物的耐受性会变差。在强化治疗方案基础上，成人完全缓解的持续时间大约在 2 年左右，其中五年无病生存的患者约有 35%~45%，而老年患者的预后是比较差的，其主要原因之一是由于合并症的存在以及对药物毒性易感性的增加，从而导致无法采用最大剂量的理想化疗方案。在诱导过程中，由于感染或出血而导致的死亡率在老年患者中可达到 10%~20%。

老年 ALL 患者与儿童相比长期生存少。通常老年 ALL 患者定义为高危，此外还有白细胞数高达 2×10^9/L 以上、纵隔肿块、L2/L3 形态、T- 细胞或 B 细胞白血病，以及神经系统受累均为高危表现。治疗方案原则上采用成人 ALL 治疗方案，但要适合于老年人的特点，方案中药物种类不宜过多，一般以 2~3 种为宜，药物剂量也要偏小，可为成人的 1/2~2/3，通常包括长春新碱、泼尼松以及其他药物（柔红霉素、环磷酰胺、L-ASP、口服 VP16 或羟基脲、LD-AraC 等）组成的联合方案，但多数老年患者在治疗缓解后的第一年内复发；对于 Ph+ 的 ALL 用伊玛替尼（STI571）400~600mg/d，可能有一定效果；CD20 表达阳性可联合利妥昔单克隆抗体。最为重要的是在治疗中需结合患者体质情况、脏器功能状态和化疗反应因素随时调整治疗方案，强有力的支持治疗尤为重要。

中枢神经系统白血病的预防治疗是儿童 ALL 治疗中的标准要求。虽然成人中枢神经系统白血病的发生率低于儿童，但治疗中枢神经系统白血病仍是成人 ALL 治疗的一部分。这些治疗措施包括鞘内注射甲氨蝶呤联合大剂量的系统治疗如大剂量甲氨蝶呤和阿糖胞苷或颅脑照射。

难治或复发病例的治疗。其概念同 AML，治疗途径可从以下三个方面：一是采用诱导治疗方案，对复发病例仍有 50% 的 CR 机会；二是采用新药组成不同的方案进行再诱导治疗；三是采用中剂量或大剂量化疗，具体方案尚无一致认识，但对老年患者多不适宜。复发病例对再诱导的反应决定于第一次缓解期长短，CRl 期越长越好。老年患者在支持治疗基础上，多采取新药联合或序贯治疗，如有 CD20 表达阳性的急淋白血病可联合单克隆抗体，有 Ph1 染色体者可加用格列卫，剂量在 400~600mg/d，或给予小剂量 IL-2 联合化疗药物等等。复发病例再诱导缓解后仅少于 5% 的患者能获得长期存活，所以对难治或复发病例，如有条件也应争取异基因或自身骨髓移植。

异基因造血干细胞移植（Allo-HSCT）是一种有望治愈 ALL 的方法，但伴发的大剂量化疗和移植物抗宿主病（GVHD），移植相关死亡率（TRM）限制了 Allo-HSCT 的应用。在早期的临床研究中，高危患者接受 Allo-HSCT 后长期生存显著优于维持化疗或者自体造血干细胞移植，而在标危患者中，TRM 却抵消了 Allo-HSCT 降低复发率的优势。因此，对于这些患者在缓解后的治疗策略，一直存在较大的争议，结果导致美国 NCCN 至今没有关于 ALL 的治疗指南。英国 MRC/ECOG 研究结果的公布具有划时代的意义。作为迄今为止针对 ALL 的最大的随机对照研究，无论高危还是标危患者，均在相同的诱导化疗达到缓解后根据有无合适的供者而分入接受 Allo-HSCT 或接受自体干细胞移植或维持化疗组。结果显示，标危 ALL 患者两组的 10 年累计复发率分别为 27% 和 50%，而 5 年的总生存率则分别为 63% 和 51%（P=0.01）。目前越来越多的研究证实，无论高危还是标危的 ALL 患者，只要没有禁忌证，均应把 Allo-HSCT 作为缓解后的一线治疗选择，这一观点逐渐成为共识。

老年 ALL 患者预后较差，接受常规化疗后长期生存率仅为 10%~20%，而且难以耐受更大强度的化疗方案或者清髓预处理方案的造血干细胞移植，对这些患者的治疗始终是一个难点。而使用非清髓预处理方案（RIC）的 Allo-HSCT 减少了相关的毒性作用，却保留了 GVL 效应，可使更多的患者接受造血干细胞移植，从而为老年 ALL 患者的治疗带来了曙光。

成人 ALL 的治疗在最近十年取得了显著进步，在诱导化疗阶段，儿科化疗方案的推广改善了年轻患者的生存情况。而基于 MRC/ECOG 研究的结论，Allo-HSCT 在标危和高危患者中均可作为一线治疗策略，无关供者和 RIC-HSCT 的应用则使更多的患者有机会接受移植治疗。MRD 的监测可以提示预后。Ph（+）ALL 患者在接受了伊马替尼的治疗后有望获得长期的无病生存，Allo-HSCT 即使在伊马替尼时代依然有望进一步延长这些患者的生存，第二代 TKI 治疗 Ph（+）ALL 目前仍处在临床研究中，疗效需要更多临床资料的证实。

2009 年 ASH 报道了一种正在进行 II 期临床研究的药物 MT103，这是一种将 CD19 单抗和 CD3 单抗的 V 区链接在一起的小分子物质，通过连接 CD19$^+$ 的肿瘤细胞和 CD3$^+$ 的 T 细胞，由 T 细胞发挥细胞毒性作用，对 Ph（+）和 Ph（-）的 ALL 肿瘤细胞均有杀伤作用。在通过诱导化疗达到缓解后，使用 MT103 维持治疗，在随访 2~47 个月后，未接受 Allo-HSCT 的 ALL 患者仍有 81% 处于分子生物学缓解期，是一种非常有发展潜力的药物。

对于不能进行标准化疗的患者，为了降低化疗药物的毒性并提高疗效，目前的治疗模式已由单一的联合化疗转向针对白血病细胞特异性靶点的药物，有多种正在研究的新药如：人源化抗 CD33 单克隆抗体、酪氨酸激酶抑制剂、5- 氮胞苷、5- 杂氮 -2'- 脱氧胞苷、蛋白酶体抑制剂、抗血管生成药物、FLT3 和抗凋亡抑制剂等。这些新药由于其作用机制不同于常规的化疗药物，因此对难治或复发的患者也表现出了部分的疗效，但是仍然需要大量的临床研究来进一步证实。老年急性白血病在临床表现、治疗和预后上，均有与一般成年人不同的特点，因此决定了其难治性的特点，其治疗效果差，缓解率低。不过随着对老年急性白血病的不断深入研究，其发病机制必将被逐步阐明，治疗方法也必将会取得不断进展，预后也会逐步改善。

参 考 文 献

1. Mchayleh W, Foon K, Redner R, et al. Gemtuzumab ozogamicin as first-line treatment in patients aged 70 years or older with acute myeloid leukemia. Cancer, 2010, 116 (12): 3001-3005.

2. Burnett A K, Russell N H, Kell J, et al. European development of clofarabine as treatment for older patients with acute myeloid leukemia considered unsuitable for intensive chemotherapy. Journal of Clinical Oncology Official Journal of the American Society of Clinical Oncology, 2010, 28 (14): 2389-2395.

3. Suzushima H, Wada N, Yamasaki H, et al. Low-dose cytarabine and aclarubicin in combination with granulocyte colony-stimulating factor for elderly patients with previously untreated acute myeloid leukemia. Leukemia Research, 2010, 34 (5): 610-614.

4. Deschler B, De-Witte T R, Lubbert M. Treatment decision-making for older patients with high-risk myelodysplastic syndrome or acute myeloid leukemia: problems and approaches. Haematologica, 2006, 91 (11): 1513-1522.

5. 姚善谦，朱宏丽. 老年血液病学. 北京：军事医学出版社，2006.

（二）慢性粒细胞白血病

慢性粒细胞白血病（chronic granulocytic leukemia，CML）简称慢粒，是一种骨髓增殖性肿瘤，造血干细胞克隆恶性增生，表现为粒细胞增多和细胞体积增大，除粒系外，红系、巨核系、B 淋巴细胞系，有时整个 T 淋巴细胞系都可累及。临床以脾肿大、粒细胞增多及外周血中出现多量的中幼及晚幼粒细胞为特征。累及的细胞系均可找到肿瘤标记染色体 -Ph 染色体，即 t（9；22）（q34；q11）易位形成的费城染色体（Ph）异常，形成的 BCR-ABL 融合基因引起造血干细胞克隆性扩增（HSCs），提示起始细胞在全能干细胞水平。慢粒常常起始于慢性期，如不进行干预则可进展为终末的急变期，最终大多转化为急性白血病。

慢粒发病率各国并不一致，国外文献报道年发病率约为 1/10 万；我国的发病率为 0.36/10 万；约占所有白血病的 20%，占慢性白血病的 95%，发病年龄大多在 20~60 岁，5~20 岁仅占慢粒 10% 左右，中位年龄在 45~50 岁间，男性略多于女性。

【病因和发病机制】

放射线照射是慢粒较为肯定的病因。日本广岛和长崎原子弹爆炸后幸存者、美国强直性脊柱炎接受放疗后以及宫颈癌放疗的患者中，慢粒的发生率明显高于未接触者。化学毒物和药物也能诱发慢粒，如长期接触苯可诱发慢粒。慢粒患者中 HLA 抗原系统中 CW3 和 CW4 出现频率较正常人为高，提示系易患慢粒的可能遗传性标志。

95% 以上慢粒患者中可发现有 Ph 染色体，即 t（9；22）（q34；q11），如无 Ph 染色体者可有 bcr/abl 基因重排，可能是异常的融合基因比异常的染色体出现更早，也可能是 PCR 技术比染色体技术检测更精确有关，Ph 阳性者预后较阴性者为佳。Ph 染色体是 9 号染色体上的原癌基因 c-abl 与 22 号染色体上的 bcr 基因（break point cluster region，断裂点簇集区）发生易位融合，融合的 abl/bcr 基因转录成一段 8.5Kb 的融合 mRNA；编码生成的融合蛋白称为 P210，具有增强的酪氨酸蛋白激酶的活性，导致粒细胞转化和增殖。目前认为其在慢粒的形成及恶性表型方面起重要作用。一般情况下，根据 BCR-ABL 融合基因的不同可以分为三种类型：P190，P210 和 P230，每一种类型对应一种独特的白血病类型。例如，P190 一般总是见于急性 B 淋巴细胞白血病；P210 主要见于慢粒、某些类型的急性淋巴细胞白血病和髓系白血病；P230 一般见于轻型慢粒。BCR-ABL 能够激活多种信号通路，包括 Ras 小分子 GTP 酶、有丝分裂原活化蛋白激酶（MAPK）、转录诱导和激活因子（STAT）、c-jun N- 末端激酶（JNK/SAPK）、磷酸肌醇 3- 激酶（PI3K）、活化 B 细胞的核因子 kappa 轻链增强子（NF-B）和髓细胞组织增生癌基因（c-Myc）。BCR-ABL 通过激活这些信号通路促进白血病细胞的生存和增殖，减少凋亡。实验研究通过逆转录病毒将 abl/bcr 基因转入鼠骨髓细胞，以产生表达 P210 的异常细胞克隆，移植入同基因鼠则发生类似慢粒的表现。BCR-ABL 是一种非受体型酪氨酸激酶，很显然，阻断 BCR-ABL 的酪氨酸激酶活性，是治疗慢粒的直接策略。

CML 是一种单一干细胞恶性转型的获得性疾病，受累的干细胞具有分化潜力，粒系祖细胞明显增殖，但对增殖调节机制的反应有缺陷，敏感性降低，导致中期造血细胞，尤其是粒细胞的生成过度，外周血液内粒细胞池扩张为起始的多步骤过程，此即慢性期，随即进展至加速期，最终至急变期。

【临床表现】

起病缓慢，早期多可无任何症状，约 45% 的患者诊断时无明显自觉症状，部分患者因有脾肿大或白细胞增多在定期体检中发现而确诊。

慢性期临床症状主要与白细胞数增多、贫血以及粒细胞和血小板功能不全相关，如易疲倦，乏力，食欲缺乏，多汗和体重减轻。部分患者因脾肿大压迫而产生上腹部不适，食后腹胀。有的患者有出血症状。肝脾肿大是最常见的体征，就诊时约 90% 的患者有脾肿大，肿大程度常显著，可在左肋缘下数厘米至肚脐部，质坚无压痛，少数患者可因发生脾梗死而出现显著腹痛及局部压痛和摩擦音，个别病例因脾窦内白血病细胞浸润使门静脉血流阻力增加，以至发生门脉高压症。脾破裂罕见。肝脏亦常肿大，但程度较轻。淋巴结肿大较少见，但可作为早期急变的首发表现。由于高代谢可出现低热消瘦和出汗。疾病早期甚少有感染。明显的贫血及出血多在疾病急变期才出现。当白细胞明显增高时可见静脉扩张，充盈迂曲。病程中可有视网膜及视神经乳头水肿、眼底出血伴渗出物及结节等。临床上约 15% 慢性期患者于病程中可出现白细胞计数 $\geq 300 \times 10^9$/L，即称高白细胞症（hyperleukocytosis），可发生白细胞淤滞，有高黏稠综合征，导致肺、脑、眼、耳等器官组织出现相应循环衰竭的情况，表现为耳鸣、头昏、甚至中枢神经系统出血或呼吸窘迫综合征。嗜碱性粒细胞明显增多也可发生高组胺血症。个别患者可出现溶骨损害。胸骨压痛较常见，多在胸骨体部。皮肤出现浸润性肿块，称为粒细胞肉瘤。

加速期特征为：患者临床上贫血和血小板减少程度加重，骨髓和外周血中原始细胞比例增高（$\geq 15\%$，但 <30%）或早幼粒和原始细胞比例增高（原始粒细胞和早幼粒细胞 $\geq 30\%$，但原始细胞 <30%。由于嗜碱性粒细胞增多、嗜酸性粒细胞增多（常 $\geq 20\%$）、二系或三系细胞病态造血、骨髓纤维

化等情况可出现相应的临床表现。

急变期患者特征为骨髓和外周血内原粒细胞≥30%（或原淋巴细胞≥20%），其中转型为 AML（CD13 和（或）CD33 表达，SBB 和 POX 阳性）的约为 70%，10% 为急性巨核细胞白血病（CD42 和（或）CD16 表达）或少见类型的红白血病（血型糖蛋白 A 表达）。CML 转型为淋巴细胞白血病者一般为 B 细胞系前体细胞性（CD10、CD19、CD20、TdT 表达），约占病例的 15%~30%；T 细胞型罕见。

【实验室检查】

1. 血象 白细胞极大多数都增多，一般在 $30 \times 10^9/L$ 以上，最高超过 $1000 \times 10^9/L$。未予治疗的患者白细胞总数上升很快，分类中多为以中性杆状核和晚幼粒细胞占优势，余为中幼粒和分叶核细胞，原和早幼粒细胞很少。嗜酸及嗜碱性粒细胞绝对值均可增多。淋巴细胞百分比降低但绝对值也多增高。确诊时红细胞可能正常，少数甚至增多。随病情进展呈现轻度贫血，属正常细胞正常色素型，可出现红细胞形态大小不一，偶见异形红细胞。血片分类中发现少量中、晚期幼红细胞。网织红细胞计数正常或轻度增多。血小板计数早期正常或中度增高，疾病进展过程中可逐渐增加达 $1000 \times 10^9/L$，而晚期血小板则减少。

2. 骨髓象 有核细胞极度增生，以粒细胞占优势，粒红比可增至（10~50）:1。各期粒细胞均有，分类与外周血中相似，主要为晚幼粒细胞，带状核和分叶核次之，嗜酸和嗜碱性粒细胞也增多，原粒和早幼粒细胞一般不超过 5%~10%，幼红细胞和巨核细胞在早期可呈增生活跃象，但在晚期则生成受抑制，晚期骨髓内纤维组织呈不同程度增多，导致干抽。

3. 骨髓病理组织学 骨髓增生极度活跃，呈填塞性。骨髓细胞成分以粒系增生占绝大优势，脂肪细胞基本消失，其中以中晚幼以下阶段细胞增生突出，原始及早幼阶段细胞多靠近骨小梁分布（幼稚细胞带），分叶和杆状核细胞多位于骨小梁之间中央部位。巨核细胞呈中等大小，以单圆核巨核细胞增生为主，根据巨核细胞数分为：

（1）粒系细胞增生型（即经典型，占 45%）：粒系增生，巨核细胞正常或减少或难以见到，网状纤维不多。此型 69% 可发生急变，组织形态可转为 M1、M2a 或 M4，2% 发生骨髓纤维化 / 骨髓硬化（MF/OMS）。

（2）粒系增生伴巨核细胞增多型：占 55%，Ph 染色体通常为阳性，巨核细胞显著增生（>13 个 /HPF），主要为中小型单圆核巨核细胞，70% 可伴发骨髓纤维化（网状纤维 +++~++++），21% 发生急变。

4. 中性粒细胞碱性磷酸酶检测（NAP） NAP 活性显著降低，常常完全缺失，约 15% 患者在进入急变期时可正常或稍增高，进入缓解期后又可恢复正常。NAP 检测有助于与类白血病反应及其他骨髓增殖性疾病相区别，也可作为预后指标。

5. 细胞遗传学检测 Ph 染色体为慢粒的标记染色体，存在于所有血细胞包括粒细胞、幼红细胞、单核细胞和巨核细胞中，但不存在于大多数淋巴细胞及成纤维细胞中。此染色体异常是后天获得的，在慢粒缓解期一般仍存在。另有约 20% 患者，除了 Ph 染色体外，还可存在 Y 染色体缺失或 +8。当进入加速期或急变期时，约 75% 患者出现 Ph 染色体以外的染色体核型异常，主要有额外的 22 号长臂缺失、-17、+8 及 +19 等。

6. 分子遗传学检测 bcr/abl mRNA 可作为 CML 的特异标志，Southern 杂交分子探针检测技术分析 bcr 基因重组和逆转录 / 聚合酶链反应（RT/PCR）技术检测 abl/bcr 融合基因 mRNA，对于 Ph 染色体阴性的慢粒有进一步确诊的价值。此外 PCR 技术可从 10^5~10^7 正常细胞中检测出一个融合基因阳性的肿瘤细胞，因此对于监测治疗效果及检测 α- 干扰素治疗或骨髓移植后 Ph 染色体转阴患者的微小残留病灶的检测也有很大价值。近来发现 CML 的急变与 p53 抑癌基因突变有关。

7. 血清生化测定 血清维生素 B_{12} 浓度和 B_{12} 结合力均显著增高，增高的幅度与白细胞增多程度呈正比，前者未经治疗可超过正常的 15 倍；治疗缓解后血清维生素 B_{12} 仍可高出正常 4 倍。由于粒细胞能产生运输维生素 B_{12} 的转钴蛋白Ⅰ，慢粒细胞破裂分解释放大量维生素 B_{12} 结合蛋白。慢粒缓解时血清维生素 B_{12} 浓度仍高，说明粒细胞有无效生成。血清尿酸，乳酸脱氢酶浓度也均增高，化疗后因粒细胞破坏而更为明显。

【分型与分期】

1. 分型 一般可分为三种类型。

（1）典型慢粒：即 Ph 阳性，abl/bcr 重组基因阳性的慢粒，占 90% 以上；在 Ph 阴性患者中又有 5% 左右 bcr 重组基因阳性，称 Ph 阴性、abl/bcr 阳性慢粒，其临床表现、治疗反应及预后与 Ph 阳性、abl/bcr 阳性慢粒相似，同属于典型慢粒。

（2）不典型慢粒：又称 Ph 阴性、abl/bcr 阴性的慢粒，占所有慢粒的 5%，近年来已不把该型诊断为慢粒，而将其归入骨髓增殖性疾病。患者一般年龄较大（中位年龄 >65 岁），脾脏轻度肿大，白细胞数增高较少，分类中单核细胞较多，贫血多见，血小板数多减少，治疗效果差，预后不良。由于患者在临床表现、血象、病态造血及预后上更接近于 MDS 4 型，即慢性粒单细胞白血病，目前倾向于将此类 Ph 阴性、abl/bcr 阴性的慢粒归入慢性粒单细胞白血病。

（3）幼儿型慢粒：发生于 4 岁以下幼儿或婴儿的慢粒，临床上极少见，约占儿童白血病的 2%。患儿常有颜面湿疹样皮疹，巨大红斑丘疹或黄色瘤，易患中耳炎、化脓性淋巴结炎和反复呼吸道感染。淋巴结肿大明显而脾肿大相对较轻，出血症状出现较早。白细胞计数中度增高而单核细胞常增多，HbF 却异常增高至 40%~50%，Ph 染色体阴性。对白消安疗效较差。中数生存期 <2 年。

2. 分期 根据我国 1989 年第二届全国白血病学术会议上制定的分期标准如下：

（1）慢性期：慢性期有如下临床表现：

1）无症状或有低热、乏力、多汗、体重减轻等症状。

2）血象：白细胞数增高，主要为中性中、晚幼粒和杆状核，原始粒细胞（Ⅰ+Ⅱ型）<5%~10%，嗜酸和（或）嗜碱性粒细胞增多，可有少量有核红细胞。

3）骨髓象：增生明显至极度活跃，以粒系增生为主，中性中、晚幼及杆状核粒细胞增多，原始粒细胞（Ⅰ+Ⅱ型）<10%。

4）细胞遗传学：有 Ph 染色体。

5）粒巨噬细胞集落形成（CFU-GM）集落或集簇较正常明显增加。

（2）加速期（或称增殖期）：具备下列症状中二项者可考虑本期：

1）不明原因发热、贫血、出血加重和（或）骨骼疼痛。

2）脾进行性肿大。

3）非药物引起的血小板进行性减少或增高。

4）外周血和（或）骨髓中原始细胞（Ⅰ+Ⅱ型）>10%。

5）外周血嗜碱性粒细胞 >20%。

6）骨髓中有显著胶原纤维增生。

7）出现 Ph 染色体以外的其他染色体异常。

8）对传统的抗慢粒药物无效。

9）CFU-GM 增殖和分化缺陷，集簇增多，集簇/集落比值增高。有 20%~25% 的患者无明显加速期阶段而直接进入急变期。加速期可持续半年至一年半最后进入急变期。

（3）急变期：具备下列之一者可诊断本期。

1）原始粒细胞（Ⅰ+Ⅱ型）或淋巴母细胞+幼淋巴细胞或原单加幼单在外周血或骨髓中 >20%；

2）外周血中原始+早幼粒 >30%。

3）骨髓中原始+早幼粒 >50%。

4）有髓外原始细胞浸润：此期临床症状、体征比加速期更恶化，CFU-GM 培养呈小簇生长或不生长。

5）有部分患者就诊时血和骨髓的原始及早幼粒细胞比例较高（>20%），但对传统的羟基脲或白消安治疗反应好，此时不能诊断为加速期或急变期。而部分患者出现髓外幼稚细胞浸润应诊为急变期。慢粒急变通常为急粒变或急粒单变，约 10% 患者可见红变，偶见巨核细胞变、早幼粒变或嗜碱粒变，1/3 的患者可见淋变，有些病例可呈粒淋双表型变。一旦急变后，往往在 3~6 个月内死于各种并发症。

【诊断和鉴别诊断】

诊断标准

1. Ph 染色体阳性和（或）bcr/abl 融合基因阳性并有以下任何一项者可诊断：

（1）外周血白细胞升高，以中性粒细胞为主，不成熟粒细胞 >20%，原始细胞（Ⅰ型 + Ⅱ型）<5%~10%。

（2）骨髓粒系高度增生，以中性中晚幼粒细胞、杆状核粒细胞增多为主，原始细胞（Ⅰ型 + Ⅱ型）<10%。

2. Ph 染色体阴性和 bcr/abl 融合基因阴性者须有以下 1~4 中的三项加第 5 项可诊断：

（1）脾大。

（2）外周血：白细胞计数持续升高 >3 × 10⁹/L，以中性粒细胞为主，不成熟粒细胞 >10%，嗜碱性粒细胞增多，原始细胞（Ⅰ型 + Ⅱ型）<5%~10%。

（3）骨髓象：增生明显至极度活跃，以中性中、晚幼、杆状粒细胞增多为主，原始细胞（Ⅰ型 + Ⅱ型）<10%。

（4）NAP 积分降低。

（5）能排除类白血病反应、慢性粒单核细胞白血病或其他类型的骨髓增生异常综合征、其他骨髓增殖性疾病。

鉴别诊断

慢粒有贫血及脾大时需与肝硬化、血吸虫病、淋巴瘤等鉴别。慢粒外周血白细胞计数明显增高需与类白血病反应鉴别。慢粒伴血小板增多、骨髓纤维化时需与其他骨髓增殖性疾病如原发性血小板增多症和原发性骨髓纤维化进行鉴别。

【治疗】

慢性期治疗

1. 化疗

（1）白消安：是一种烷化剂，能选择性抑制较成熟的幼粒细胞，对原早幼粒细胞及淋巴细胞无作用。常用剂量 4~6mg/d，一般服药后 10~14 天白细胞数开始下降，按减少速度调整剂量。当白细胞数 <5.0 × 10⁹/L 或血小板 <100 × 10⁹/L 时则需停药，停药后作用仍可持续两周。长期应用可引起皮肤色素沉着，肺间质纤维化，老年患者需注意剂量、用药间隔和心肺功能等；年轻患者可出现停经、睾丸萎缩等。白消安虽然可有 70% 左右的缓解率，但不能抑制 Ph 阳性细胞克隆，单用白消安不能防止急变或延长患者的慢性期，其至报告有促使变异作用，所以目前临床已较少应用。

（2）羟基脲：是一种周期特异性抑制 DNA 合成的药物，起效快但维持时间短。适用于慢性期、加速期及准备作骨髓移植的患者。一般开始剂量 2g/d，如白细胞数明显增多，剂量可达 6g/d。白细胞数下降后减量，直至完全缓解，以后用 0.5~1g/d 维持。由于本药作用时间短，几乎无迟发毒性反应，目前作为慢粒治疗的首选药。本药的血液学缓解率与白消安相似，单用本药不能清除 Ph 阳性细胞。

2. 靶向治疗　目前认为慢性粒细胞性白血病慢性期的主要发病原因是 bcr-abl 致癌基因激活的酪氨酸激酶，伊马替尼是选择性的 bcr-abl 酪氨酸激酶抑制剂，能够特异性地抑制 abl 酪氨酸激酶，因而阻断了 CML 细胞的增殖和 CML 前体细胞的克隆形成，在 Ph 染色体阳性的 CML 患者各个阶段的治疗中均取得了显著疗效，尤其是对加速期和异基因移植后复发患者疗效较其他治疗显著，可获得血液学和分子生物学缓解。推荐剂量为慢性期剂量 400mg/ 天，加速期和急变期 600mg/ 天。老年患者应用过程中易出现水肿等副作用，可小剂量泼尼松联合利尿剂减轻症状。伊马替尼是第一代酪氨酸激酶抑制剂。在 IRIS（STI-571 和干扰素治疗慢粒的随机对照国际研究）中，伊马替尼治疗慢粒的疗效取得了巨大成功。在 19 个月的随访后，主要的细胞遗传学缓解率（85%：22%，P<0.001）和完全细胞遗传学缓解率

（CCyR74%：9%，P<0.001）方面，伊马替尼的疗效显著优于干扰素+阿糖胞苷。且在用药12个月时，估计的主要分子遗传学缓解率（MMR，即BCR-ABL转录水平下降至校正后基线的0.1%）分别为39%和2%，这说明伊马替尼对清除微小残留也有效。在不良反应方面，伊马替尼也优于干扰素。在伊马替尼治疗后8年，累积的CCyR可达83%，总体生存率（OS）为85%，其中55%最初随即分配至伊马替尼组患者仍然处于CCyR。最近一项单中心研究分析了伊马替尼治疗初诊慢粒慢性期患者的疗效，结果与IRIS相似。一共有204例患者，在随访5年后，63%患者至少为部分细胞遗传学缓解（PCyR）。这些数据说明，虽然伊马替尼治疗慢粒的有效率和生存率较高，但仍然有35%左右的患者不能耐受药物的副作用或出现原发及获得性耐药。但这些患者可能对其他治疗有效。

伊马替尼耐药慢粒患者的治疗：相当一部分患者会最终出现对甲磺酸伊马替尼耐药，有些患者还会因严重不良反应而停药。欧洲白血病网（ELN）最新推荐，对于伊马替尼400mg/d初始治疗失败的患者，推荐采用第二代TKI尼洛替尼治疗，并将伊马替尼400mg/d初始治疗失败的定义为：3个月未达到CHR；6个月未达到CyR；12个月未达到PcyR；18个月未达到CcyR；任何时间，之前达到的CCyR或CHR；疾病进展或出现耐药。NCCN最新版治疗指南推荐，对于伊马替尼400mg/d初始治疗患者，出现以下事件推荐患者接受尼洛替尼治疗：3个月未达到血液学反应或者血液学复发；6个月未达到CyR；12个月未达到PCyR或者细胞遗传学复发；18个月未达到CCyR或者细胞遗传学复发的Bcr-Abl。

二代酪氨酸激酶抑制剂，期望能够解决伊马替尼耐药和不良反应严重的问题。尼洛替尼（AMN107）是二代酪氨酸激酶抑制剂，结构与伊马替尼相似，其作用比伊马替尼强20~50倍以上，对BCR/ABL具有更高的选择性和亲合性，对除T315I以外的其他多种突变克隆也有效。以伊马替尼耐药或不能耐受患者为研究对象的2期临床试验表明，尼洛替尼对慢粒慢性期患者疗效迅速而稳定，且能加速出现分子遗传学缓解。目前已经完成了有关尼洛替尼治疗慢粒的Ⅰ期和Ⅱ期临床试验，包括了慢性期、加速器和急变期的不同阶段病例。给药方案：每日2次，每次400mg，间隔12小时给药；服药前2小时和服药后1小时不能进食；不推荐增加剂量至600mg，BID，不应该进行临床试验以外的治疗方案；>65岁的老年患者不需要特别的剂量调整；肾功能损害的患者不需要特别的剂量调整，因为尼洛替尼只有一小部分通过肾脏代谢；肝损害的患者，不推荐用于转氨酶高于正常上限2.5倍或者胆红素高于正常上限1.5倍的患者。

3. 干扰素　α-干扰素500万~900万单位每日皮下或肌注一次，对慢性期早期患者的血液学完全缓解率达70%~80%，细胞遗传学反应率为40%~60%，其中25%左右获细胞遗传学完全缓解，中数生存期60~65个月。Ph完全抑制平均需时22个月，部分抑制平均需时18个月；完全缓解组持续时间较长，可达2~8年。α-干扰素的疗效与慢粒的临床分期及剂量有关，要争取早期治疗，剂量要大，停药后要复发，且不能防止急变。

4. 联合化疗　多药联合强烈化疗也被用来治疗慢粒以达到消灭Ph阳性克隆，延长缓解期。据报道，强烈的联合化疗使约1/3患者的Ph阳性细胞率从80%~100%降低至33%左右，中数生存期延长至50~65个月，但未能明显减少进入加速期的发生率，所以当前尚未被广泛应用。

5. 其他药物　包括二溴甘露醇、6-巯嘌呤、苯丁酸氮芥、环磷酰胺、靛玉红及异靛甲等，其中靛玉红是我国从中药青黛中提取的治疗慢粒药物，异靛甲为其衍生物。这些虽都能使慢粒达一定程度血液学缓解，但疗效尚不及白消安及羟基脲，可作为二线药物。

6. 放射治疗　在脾区做深度X线照射，主要适用于脾极度肿大及白细胞数明显增多患者。照射第15~20天白细胞可见下降，脾显著缩小，血红蛋白缓慢上升。本治疗显效快但缓解期短。

7. 骨髓移植　同种异基因骨髓移植是迄今治愈慢粒最有希望的疗法。慢性期作骨髓移植无病存活率达45%~70%，复发率约20%，显著高于加速期或急变期。在慢性期采集自体骨髓冷冻保存，一旦患者进入加速期或急变期，通过自体骨髓移植可使者重新恢复至慢性期，但持续时间很短。但由于老年患者自身特点，不适宜进行骨髓移植。近年来随着免疫学和相关学科的进步，非清髓骨髓移植可能使70岁左右老年患者受益。慢性期患者作自体骨髓移植可出现短暂的细胞遗传学缓解，问题是骨髓移植物体外净化尚待研究。

8. 辅助治疗 在慢粒复发或复发时为防止高尿酸血症引起尿酸性肾病，可服用别嘌醇 300mg/d，补充水分和利尿。如白细胞计数过高 >100×10⁹/L，为防止白细胞淤滞可用血细胞分离机进行粒细胞单采。

加速期和急变期治疗

一旦进入加速期或急变期应按急性白血病治疗，酪氨酸激酶抑制剂伊马替尼可使部分患者获得缓解或重新进入慢性期。在加速期行骨髓移植仍有 15%~25% 患者可长期无病生存，但急变期时的骨髓移植疗效很差。急变期的化疗方案根据急变类型而定，急粒变时可选用急性粒细胞白血病的联合化疗方案，其中大剂量 Ara-C 加米托蒽醌疗效似较好，α- 干扰素治疗有效率仅 20%~30%。急淋变时按照急性淋巴细胞白血病的治疗方案约有 30%~40% 患者可获缓解，但持续时间短，中数缓解期约 4 个月。由于老年患者不能够耐受移植，可选择干扰素和（或）伊马替尼。

【疗效标准】

1. 完全缓解 临床无贫血、出血、感染及白血病细胞浸润表现；血象中血红蛋白 >100g/L，白血病总数 <10×10⁹/L，分类无幼稚细胞，血小板（100~400）×10⁹/L；骨髓象正常。

2. 部分缓解 临床表现、血象、骨髓象三项中有一项或两项未达完全缓解标准。

3. 未缓解 临床表现、血象、骨髓象三项均未达完全缓解标准者及无效者。

【病程和预后】

慢粒预后较差，中数生存期大多为 3 年，<20% 患者生存期超过 5 年。异基因骨髓移植开展以来，慢粒预后已有明显改善。骨髓移植 HLA 相配者，1990 年国际骨髓移植登记处报告 5 年无病存活率慢性期为（45%±4%），加速期为（32%±6%），急变期为（9%±6%），充分说明异基因骨髓移植为治疗慢粒唯一有效的方法，但是早期诊断，及时移植是关键。

（三）慢性淋巴细胞白血病

慢性淋巴细胞白血病（chronic lymphocytic leukemia，CLL）/ 小淋巴细胞淋巴瘤（SLL）是主要发生在中老年人群的一种成熟 B 淋巴细胞克隆增殖性肿瘤，以淋巴细胞在外周血、骨髓、脾脏和淋巴结聚集为特征，欧美国家占白血病的 25%~30%。国内报告仅占白血病的 3.5%，近年来发病率也有增多趋势，多见于老年人。发病年龄高峰在 60~80 岁，平均年龄 50 岁，90% 的 CLL 患者年龄在 50 岁以上，绝大部分患者年龄在 60 岁以上，男性多于女性，男女比例 2∶1，青少年中极少见，50 岁以下发病不足 10%~15%，欧美资料 B-CLL 占 95% 以上，T-CLL 仅占 1%~5%。国内报告 T-CLL 略高于欧美组。T-CLL 发病年龄比 B-CLL 轻。到目前为止，本病尚不能治愈，但多种治疗干预措施能有效地改善预后。CLL 总平均生存期约为 9 年。

【病因】

慢性淋巴细胞白血病病因不清。家族相关性约为 10%，家族中有慢淋患者的人群自身免疫性疾病、其他血液系统肿瘤以及实体瘤的发生率增高，意义不明的克隆性淋巴细胞增多症发生率接近 3.5%，提示本病有遗传因素参与。慢淋常伴随其他淋巴增殖性疾病。CLL 是唯一的一种与辐射、烷化剂或其他白血病相关化学物质无关的白血病。

【临床表现】

起病隐袭，病程进展缓慢，约 1/5~1/4 患者无症状，在常规查体或查血常规时发现。在进展缓慢的类型，患者可有正常的寿命，多死于慢淋无关的原因。在进展型患者多于诊断后的 1~2 年内死亡。最常见的症状是疲劳、乏力以及活动耐力降低等贫血症状。在很多老年人冠状动脉或脑血管疾病的加重可能是首发表现。可有全身浅表淋巴结对称性进行性肿大，滑车上或腘窝淋巴结均可肿大，质中等硬，无压痛，深部淋巴结（如纵隔、腹膜后等）也可肿大。脾脏进行性肿大，可呈巨脾，肝中等程度肿大。血细胞减少，尤其是贫血和血小板减少常是骨髓衰竭的标志，与疾病进展有关。少数患者可表现扁桃体肿大，晚期患者因免疫功能低下可出现各种感染，病毒感染如带状疱疹常见。慢淋患者常有 T 细胞功能受损，感染发生率在 80% 以上，约 60% 死于各种感染，其中皮肤黏膜感染最为常见，包括肺、鼻窦、皮肤的细菌感染最多见；在未予治疗时机会致病性和病毒感染少见。个别患者有唾液腺、泪腺的肿大，称为 Mikuliz 综合征。部分患者（约 20%）可并发自身免疫性溶血性贫血，表现为黄疸、贫血、网织红细胞增高、直接 Coombs 试验阳性；也可并发血小板减少性紫癜（约 2%）。有的 CLL 患者在疾病晚期可出现幼淋变，骨髓及外周血中部分细胞形态似大淋巴细胞，但染色质疏松有明显的核仁，其数量波动较大，占有核细胞的 10%~80%，除此类细胞外尚可见到原有的成熟小淋巴细胞，故又称 CLL/PLL（幼淋转化型的慢性淋巴细胞白血病），常伴巨脾，淋巴结肿大不十分明显，对治疗反应不佳。约 10% 慢淋患者可转变成弥漫性大细胞型的高度恶性淋巴瘤（Richter syndrome，RS），其发生机制不明。CLL 约有 9%~20% 可继发第二肿瘤，如黑色素瘤、软组织肉瘤、结肠或直肠癌、肺癌、多发性骨髓瘤等，第二肿瘤不一定是 B 淋巴细胞克隆演变所致。T-CLL 常有皮肤受累，很少有淋巴结肿大及治疗反应差的特征。

【实验室检查】

白细胞增高 ≥ 10×10^9/L，成熟小淋巴细胞 ≥ 60%，绝对值 >5×10^9/L，可伴有贫血和（或）血小板减少。骨髓增生极度活跃，成熟淋巴细胞 ≥ 30%。骨髓、淋巴结及脏器组织活检可见成熟小淋巴细胞广泛浸润。免疫表型一个以上 B 细胞标志（CD19、CD20、CD23、CD25），共表达 T 细胞相关的抗原如 CD5 及 CD23 阳性。染色体改变：分带技术见 B-CLL 常见的染色体改变为 12 号染色体三体性（+12），可达 30%~50%；其次为 14 号染色体长臂增多（14q$^+$）或减少（14q$^-$）等，有人认为 +12 和正常核型均发生在早期或疾病的稳定阶段，而多种复杂的染色体异常多发生在疾病的活动期或晚期。50%~75% 患者有低 γ- 球蛋白血症，随着病程加重，少数患者可出现无丙种球蛋白血症，约 5% 患者可出现血清单克隆免疫球蛋白血症，主要是 IgM，IgG 及 IgA 较少见，个别患者有冷球蛋白血症。尿中偶有轻链排出增多。

【分期、预后及鉴别诊断】

1. 诊断　达到以下 3 项标准可以诊断：①外周血 B 淋巴细胞（CD19$^+$ 细胞）计数 ≥ 5×10^9/L；B 淋巴细胞 < 少于 5×10^9/L 时，如存在 CLL 细胞骨髓浸润所致的血细胞减少，也可诊断 CLL。②外周血涂片中特征性的表现为小的、形态成熟的淋巴细胞显著增多，其细胞质少、核致密、核仁不明显、染色质部分聚集，并易见涂抹细胞。外周血淋巴细胞中不典型淋巴细胞及幼稚淋巴细胞 ≤ 55%。③典型的免疫表型：CD19$^+$、CD5$^+$、CD23$^+$、CD10$^-$、FMC7$^-$、CD43$^{+/-}$、CCND1$^-$；表面免疫球蛋白（sIg）、CD20 及 CD79b 弱表达（dim）。流式细胞学确认 B 细胞的克隆性，即 B 细胞表面限制性表达 κ 或 λ 轻链（κ:λ>3:1 或 <0.3:1）或 >25% 的 B 细胞 sIg 不表达。

SLL：与 CLL 是同一种疾病的不同表现。淋巴组织具有 CLL 的细胞形态与免疫表型特征。确诊主要依赖病理组织学及免疫组化检查。临床特征：①淋巴结和（或）脾、肝大；②无血细胞减少；③外周血 B 淋巴细胞 <5×10^9/L。CLL 与 SLL 的主要区别在于前者主要累及外周血和骨髓，而后者则主要累及淋巴结和骨髓。Ann Arbor Ⅰ期 SLL 可局部放疗，其他 SLL 的治疗指征和治疗选择同 CLL，以下均称为 CLL。

单克隆 B 淋巴细胞增多症（MBL）：MBL 是指健康个体外周血存在低水平的单克隆 B 淋巴细胞。诊断标准：① B 细胞克隆性异常；②外周血 B 淋巴细胞 <5×10^9/L；③无肝、脾、淋巴结肿大（所有淋巴结长径均 <1.5cm）；④无贫血及血小板减少；⑤无慢性淋巴增殖性疾病（CLPD）的其他临床症状。根据免疫表型分为三型：CLL 表型、不典型 CLL 表型和非 CLL 表型。对于后两者需全面检查，如影像学、骨髓活检等，以排除白血病期非霍奇金淋巴瘤。

2. 分期及预后　CLL 患者的中位生存期约 10 年，但不同患者的预后呈高度异质性。性别、年龄、体能状态、伴随疾病、外周血淋巴细胞计数及倍增时间，以及乳酸脱氢酶（LDH）、β$_2$ 微球蛋白（β$_2$-MG）、胸苷激酶 1（TK1）等临床和实验指标是重要的传统预后因素。而临床上评估预后最常使用 Rai 和 Binet 两种临床分期系统（表 42-6）。这两种分期均仅依赖体检和简单实验室检查，不需要进行超声、CT 或 MRI 扫描等影像学检查。

表 42-6　慢性淋巴细胞白血病的临床分期系统

分期	定义	中位生存期（年）
Bioct 分期		
Bioct A	HGB ≥ 100g/L,PLT ≥ 100 × 10⁹/L<3 个淋巴区域 ᵃ	>10
Bioct B	HGB ≥ 100g/L,PLT ≥ 100 × 10⁹/L ≥ 3 个淋巴区域	7
Bioct C	HGB<100g/L, 和（或）PLT<100 × 10⁹/L	5
Rai 分期		
低危		
Rai 0	ALC>15 × 10⁹/L	>10
中危		7–9
Rai Ⅰ	ALC>15 × 10⁹/L+ 淋巴结肿大	
Rai Ⅱ	ALC>15 × 10⁹/L+ 肝和（或）脾肿大 + 淋巴结肿大	
高危		15.5
Rai Ⅲ	ALC>15 × 10⁹/L+HGB<110g/L+ 淋巴结 / 肝 / 脾肿大	
Rai Ⅳ	ALC>15 × 10⁹/L+PLT<100 × 10⁹/L+ 淋巴结 / 肝 / 脾肿大	

注 :a:5 个淋巴区域包括颈、腋下、腹股沟（单侧或双侧均计为 1 个区域）、肝和脾；ALC：外周血淋巴细胞绝对值；免疫性血细胞减少不作为分期的标准

这两种临床分期系统存在以下缺陷：①处于同一分期的患者，其疾病发展过程存在异质性；②不能预测早期患者疾病是否进展以及进展的速度。由于多数患者诊断时处于疾病早期，故需要新的预后标志。目前预后意义比较明确的有免疫球蛋白重链基因可变区（IGHV）突变状态及片段使用、染色体异常（包括 CpG 刺激的染色体核型分析，FISH 检测 del（13q）、+12、del（11q）（ATM 基因缺失）、del（17p）、p53 基因缺失等）、基因突变（p53、NOTCH1、SF3B1、BIRC3、MYD88）、CD38、ZAP70 及 CD49d 表达等。具有 del（17p）和（或）p53 基因突变的患者预后最差；del（11q）是另一个预后不良标志，但免疫化疗可以改善其预后。将以上临床特征、实验室指标和 CLL 细胞的生物学特征相结合，可以更精确地预测患者预后及危险分层。

3. 鉴别诊断　根据外周血淋巴细胞计数明显升高、典型的淋巴细胞形态及免疫表型特征，大多数 CLL 患者容易诊断，但尚需与其他疾病，特别是其他 B 细胞慢性淋巴增殖性疾病（B-CLPD）相鉴别。根据 CLL 免疫表型积分系统（CD5⁺、CD23⁺、FMC7⁻、sIg^dim、CD22/CD79b^dim/⁻ 各积 1 分；CD5⁻、CD23⁻、FMC7⁺、sIg^moderate/bright、CD22/CD79b^moderate/bright 各积 0 分），CLL 的积分为 4~5，其他 B-CLPD 为 0~2 分。积分 <4 分的患者特别需要结合淋巴结、脾脏、骨髓组织细胞学及遗传学检查等进行鉴别诊断，具体参照《中国 B 细胞慢性淋巴增殖性疾病诊断专家共识（2014 版）》。

B- 幼淋巴细胞白血病（B-PLL）：两者有较多相似之处。B-PLL 老年人多见，一般无淋巴结肿大或轻度肿大，但白细胞增多、脾大明显（常为巨脾）。血和骨髓中多为大淋巴细胞且有核仁。对治疗反应差，预后不佳。免疫表型方面对鼠 RBC 玫瑰花结为阴性，对全 TCD₅ 反应阴性，但对 FMC₇ 为阳性。

B- 多毛细胞白血病（B-HCL）：多见于老年人，常有脾大，但少有淋巴结大。全血细胞减少，细胞表面可见较长的毛状物突起为其特征，在相差显微镜下更为清晰。TRAP 为阳性。骨髓干抽。免疫表型：B-HCL 的 SmIg 反应较强，CD5、CD23 为阴性，PMC7、CD22、CD25、Bly-7 阳性，而 B-CLL 则与以上相反。

淋巴瘤：淋巴瘤患者淋巴结肿大、脾大和 B-CLL 有相似之处。在结节型淋巴瘤或其他白血病期

的淋巴瘤，当血中出现小裂结节淋巴瘤细胞时，即所谓淋巴肉瘤细胞白血病，有时很难与 B-CLL 鉴别。在免疫表型上：淋巴瘤小裂细胞的 SmIg 为阳性，鼠 RBC 玫瑰花结弱阳性或阴性反应，CD10 阳性，FMC、CD22 均为强阳性，淋巴结病理活检可证实为结节性或弥漫性小裂细胞淋巴瘤。

巨球蛋白血症：多见于老年人，淋巴结、肝脾肿大，伴有高黏滞血症。外周血或骨髓中见较多浆细胞样淋巴细胞或淋巴细胞样浆细胞，胞浆丰富、蓝染、核染色质较紧密。细胞膜及胞浆中 IgM 强阳性，血清免疫电泳示 IgM 副蛋白；免疫表型：CD38、PCA-1 均阳性，而其他 B 细胞抗体均为阴性。

传染性单核细胞增多症：多发生于儿童及青少年，多表现为发热、咽峡炎、淋巴结肿大，外周血异形淋巴细胞增多，嗜异凝聚反应阳性可以协助诊断，该病在一段时间后肿大淋巴结变小，血象恢复正常。

急性淋巴细胞白血病：外周血表现为原始、幼稚淋巴细胞增高，骨髓穿刺及活检常可以明确诊断。

【治疗】

CLL 治疗的首要目标应该是改善患者（包括老年患者）的缓解质量。21 世纪之前 CLL 几乎不可治愈，完全缓解甚少，生存期无明显改善。由于 B-CLL 是非增殖性的（细胞处于 G0/G1 期），细胞通过某些机制逃脱了凋亡。一些细胞因子如 IL-4/IL-4R 可以上调 Bcl-2 使 CLL 细胞增加了抗凋亡能力，其他一些能影响凋亡的微环境因素包括树突状细胞、骨髓基质细胞以及凋亡抑制因子等。由于 CLL 细胞的上述特点，治疗上与其他白血病不同，完全缓解不是治疗的目的，如何减少和（或）避免并发症、控制疾病进展是 CLL 尤其是老年患者的治疗目标。Ⅰ 期仅有淋巴细胞轻度增多，病情稳定，一般无须化疗，以定期观察、对症治疗为主。Ⅱ、Ⅲ 期患者症状明显，淋巴结和脾逐渐肿大，则应予以积极治疗。

CLL 治疗由过去的观察等待 – 苯丁酸氮芥 – 保守治疗逐渐发展为化疗：单药或联合方案（如氟达拉滨，氟达拉滨 + 环磷酰胺，其他嘌呤类似物）；免疫化疗：美罗华 + 化疗（基于氟达拉滨，苯达莫斯汀，苯丁酸氮芥等），阿仑单抗 + 化疗；移植：自体，异体，减低剂量异基因移植（RIC allo ± DLI）；免疫调节类来那度胺；其他 ofatumumab，GA101，lumiliximab，galiximab 等。

治疗指征

不是所有 CLL 都需要治疗，只有具备以下至少 1 项时方可开始治疗。

1. 进行性骨髓衰竭的证据 表现为血红蛋白和（或）血小板进行性减少。

2. 巨脾（如左肋缘下 >6cm）或进行性或有症状的脾肿大。

3. 巨块型淋巴结肿大（如最长直径 >10cm）或进行性或有症状的淋巴结肿大。

4. 进行性淋巴细胞增多：如 2 个月内淋巴细胞增多 >50%，或淋巴细胞倍增时间（LDT）<6 个月。当初始淋巴细胞 <30×10^9/L，不能单凭 LDT 作为治疗指征。

5. 淋巴细胞计数 >200×10^9/L，或存在白细胞淤滞症状。

6. 自身免疫性溶血性贫血（AIHA）和（或）免疫性血小板减少症（ITP）对皮质类固醇或其他标准治疗反应不佳。

7. 至少存在下列一种疾病相关症状：①在以前 6 个月内无明显原因的体重下降 ≥ 10%；②严重疲乏（如 ECOG 体能状态 ≥ 2；不能进行常规活动）；③无感染证据，体温 >38.0℃，持续两周或两周以上；④无感染证据，夜间盗汗 > 超过 1 个月。

8. 临床试验 符合所参加临床试验的入组条件。

不符合上述治疗指征的患者，每 2~6 个月随访 1 次，随访内容包括临床症状及体征、肝脏脾脏及淋巴结肿大情况和血常规等。

治疗前评估

治疗前（包括复发患者治疗前）必须对患者进行全面评估。评估的内容包括：①病史和体格检查：特别是淋巴结（包括咽淋巴环和肝脾大小）；②体能状态：ECOG 和（或）疾病累积评分表（CIRS）评分；③症状：盗汗、发热、体重减轻；④血常规检测：包括白细胞计数及分类、血小板计数、血红蛋白等；⑤血清生化检测，包括肝肾功能、电解质、LDH、β_2-MG 等；⑥骨髓活检 ± 涂片：治疗前、疗效评估及鉴别血细胞减少原因时进行，典型病例的诊断、常规随访无需骨髓检查；⑦常规染色体核型分析（CpG 刺激）；⑧ HBV 检测；⑨有条件的单位尽可能进行 FISH 检测 del（13q）、+12、del（11q）、del（17p），建议开展分子生物学技术检测 p53、IGHV、NOTCH1、SF3B1、BIRC3、MYD88 等基因突变，以帮助判断预后和指导治疗。

特殊情况下检测：免疫球蛋白定量；网织红细胞计数和直接抗人球蛋白试验（怀疑有溶血时必做）；超声心动图检查（拟采用蒽环类或蒽醌类药物治疗时）；颈、胸、腹、盆腔增强 CT 检查等。

一线治疗选择

根据 FISH 结果［del（17p）和 del（11q）］、年龄及身体状态进行分层治疗。患者的体能状态和实际年龄均为重要的参考因素；治疗前评估患者的伴发疾病（CIRS 评分）和身体适应性极其重要。体能状态良好（包括肌酐清除率 ≥ 70ml/min 及 CIRS 评分 ≤ 6 分）的患者建议选择一线标准治疗，其他患者则使用减低剂量化疗或支持治疗。

1. 无 del（17p）/p53 基因突变或 del（11q）CLL 患者的治疗方案推荐（按优先顺序）：

（1）对于存在严重伴随疾病的虚弱患者（不能耐受嘌呤类似物）：①苯丁酸氮芥 ± 泼尼松 ± 利妥昔单抗（RTX）；②环磷酰胺 ± 泼尼松 ±RTX；③ RTX；④皮质类固醇冲击疗法。

（2）对于 ≥ 70 岁或存在严重伴随疾病（CIRS 评分 >6 分）的 <70 岁患者：①苯达莫司汀 ±RTX；②苯丁酸氮芥 ± 泼尼松 ±RTX；③环磷酰胺 ± 泼尼松 ±RTX；④ RTX；⑤氟达拉滨 ±RTX；⑥克拉屈滨 ±RTX。多认为氟达拉滨单磷酸盐作为慢淋的首选治疗用药，缓解率远远高于烷化剂，标准剂量为 25~30mg/（m²·d），静脉点滴，连用 5 天，间歇 4 周重复用药，但由于老年患者自身多病性等特点，常常不能耐受，老年用药应个体化，可以 25~30mg/m² 隔日或每周 1~2 次，用药前 30 分钟给予地塞米松 5~10mg 静脉注射，注意碱化尿液，或口服剂型 10~20mg/d 连续用药，根据血象调整用药时间；同时可以给予人免疫球蛋白 10g 静滴，有条件者联合应用胸腺肽可减少感染发生率，但由于病例数不多，仅供参考。2- 氯脱氧腺苷（2-CDA），成人 0.05~0.2mg/（kg·d），静脉点滴，连用 7 天，有效率约 55%。脱氧肋间型霉素（DCF），约 25% 患者有效，对 B-CLL，4mg/（m²·d），每周或每 2 周静脉点滴，对顽固性 T-CLL，5~10mg/（m²·d），静脉点滴，连用 3~5 天。笔者体会，70 岁以上老年患者多难以耐受标准治疗方案，容易发生溶瘤反应及各种致命性并发症，用药方法应高度个体化，可先用氟达拉滨将瘤负荷降低，再用美罗华巩固治疗，剂量用法同前腺苷类似物治疗。高龄不能耐受化疗的难治性进展期慢淋或并发自身免疫性溶血性贫血或血小板减少性紫癜患者抗 CD20 单克隆抗体（美罗华）可以从 100mg/ 日起应用，每周 2~3 次，用药过程中根据治疗反应可同时给予硝酸甘油类或碳酸氢钠静滴。

无论是烷化剂还是腺苷类似物治疗 CLL 时，都可能出现血红蛋白、血小板或白细胞的免疫相关性减低，美罗华可有效改善这一情况，笔者体会，CLL 治疗后出现上述情况可以应用氨磷汀，可有效改善症状，但病例数较少，尚有待于临床上进一步验证，用法参见 MDS 的治疗。高龄慢性淋巴细胞白血病患者，应用含氟达拉滨的 RF 个体化治疗方案，可以获得较好的疗效并很好的耐受，是一种安全、有效的选择。

（3）对于 <70 岁且无严重伴随疾病（CIRS 评分 ≤ 6 分）：①氟达拉滨 + 环磷酰胺 ±RTX± 米托蒽醌（FC± RTX ±M）；②苯达莫司汀 ±RTX；③氟达拉滨 ±RTX；④苯丁酸氮芥 ± 泼尼松 ±RTX；⑤环磷酰胺 ± 泼尼松 ± RTX。

2. 伴 del（17p）/p53 基因突变 CLL 患者的治疗方案推荐（按优先顺序）：

（1）目前所有治疗方案疗效不佳，建议参加临床试验。

（2）HDMP（（大剂量甲泼尼龙））±RTX ± 新鲜冰冻血浆（（FFP））。

（3）调整的 Hyper-CVAD ± RTX。

（4）氟达拉滨 + 环磷酰胺 ±RTX。

（5）氟达拉滨 ±RTX。

（6）苯达莫司汀 ±RTX。

（7）苯丁酸氮芥 ± 泼尼松 ± RTX。

（8）环磷酰胺 ± 泼尼松 ± RTX。

3. 伴 del（11q）CLL 患者的治疗方案推荐（按优先顺序）：

（1）≥ 70 岁或 <70 岁但存在严重伴随疾病（CIRS 评分 >6 分）的患者：

①苯达莫司汀 ±RTX；②苯丁酸氮芥 ± 泼尼松 ± RTX；③环磷酰胺 ± 泼尼松 ± RTX；④减低剂量的氟达拉滨 + 环磷酰胺 ± RTX；⑤ RTX；⑥氟达拉滨 ± RTX。

（2）<70 岁且无严重伴随疾病（CIRS 评分 ≤ 6 分）：

①氟达拉滨 + 环磷酰胺 ± RTX；②苯达莫司汀 ± RTX；③氟达拉滨 ± RTX；④苯丁酸氮芥 ± 泼尼松 ± RTX；⑤环磷酰胺 ± 泼尼松 ± RTX。

复发、难治患者的治疗选择

定义：复发是指患者达到完全缓解（CR）或部分缓解（PR），≥ 6 个月后疾病进展（PD）；难治是指治疗失败（未获 CR 或 PR）或最后 1 次化疗后 <6 个月 PD。

复发、难治患者的治疗指征、治疗前检查同一线治疗，在选择治疗方案时除考虑患者的年龄、体能状态及遗传学等预后因素外，应同时综合考虑患者既往治疗方案的疗效（包括持续缓解时间）及耐受性等因素。

1. 无 del（17p）/p53 基因突变患者的治疗方案推荐（按优先顺序）：

（1）持续缓解 ≥ 2 年：重复一线治疗方案或选用新方案。（2）持续缓解 <2 年：首选一线治疗未用过的治疗方案。

≥ 70 岁或存在严重伴随疾病（CIRS 评分 >6 分）的 <70 岁患者：①苯达莫司汀 ±RTX；②减低剂量的氟达拉滨 + 环磷酰胺 ± RTX；③ HDMP ± RTX；④来那度胺 / 沙利度胺 ± RTX；⑤剂量密集 RTX；⑥新鲜冰冻血浆 + RTX；⑦苯丁酸氮芥 ± 泼尼松 ± RTX；⑧环磷酰胺 ± 泼尼松 ± RTX。

<70 岁且无严重伴随疾病（CIRS 评分 ≤ 6 分）：①氟达拉滨 + 环磷酰胺 ± RTX；②苯达莫司汀 ± RTX；③ HDMP ± RTX；④调整的 HyperCVAD ± RTX；⑤来那度胺 / 沙利度胺 ± RTX；⑥ OFAR（奥沙利铂 + 氟达拉滨 + 阿糖胞苷 ± RTX）；⑦苯丁酸氮芥 ± 泼尼松 ± RTX；⑧环磷酰胺 ± 泼尼松 ± RTX。

2. 伴 del（17p）/p53 基因突变 CLL 患者的治疗方案推荐（按优先顺序，首选一线治疗未用过的治疗方案）：

（1）目前所有治疗方案疗效不佳，建议参加临床试验。

（2）HDMP ± RTX ± 新鲜冰冻血浆。

（3）调整的 HyperCVAD ± RTX。

（4）氟达拉滨 + 环磷酰胺 ± RTX。

（5）苯达莫司汀 ± RTX。

（6）来那度胺 / 沙利度胺 ± RTX。

（7）OFAR。

（8）苯丁酸氮芥 ± 泼尼松 ± RTX。

（9）环磷酰胺 ± 泼尼松 ± RTX。

维持治疗

目前无标准维持治疗方案，不推荐常规维持治疗，可以进行科学设计的维持治疗探索。

新药治疗

近年来，BTK 抑制剂代表药物伊布替尼使 CLL/SLL 的治疗又有了新的突破，其治疗机制为 BTK 是清晰的靶点，阻断 BCR 通路可以有效地抑制肿瘤增殖；这一新型的靶向治疗药物，能克服 IGHV 未突变 /11q-/17p-/TP53 等 CLL/MCL 患者不良预后，显著改善患者生存；BTK 结合与剂量和时间相关性强，使用方法每日一次，420mg 为 CLL 临床可靠剂量，560mg 为 MCL 的临床有效剂量；不规范的剂量减低会影响 PFS 与 ORR；文献报道其安全性高，不良事件相对化疗显著减低，单药口服改变以传统联合化疗为主的治疗方式，甚至给患者带来老年健康人一样的生活质量与生存；并认为未来新型靶向药物将很有希望取代传统的化疗方案，期待无化疗时代的到来。

近年来欧美国家针对CLL的治疗药开发获得快速发展，已经上市或即将上市的药物包括阿仑单抗、GA101、奥法木单抗（Ofatumumab）、Idelalisib 等，如有合适的临床试验，值得积极参加。

造血干细胞移植

自体造血干细胞移植有可能改善患者的无进展生存（PFS），但并不延长总生存（OS）期，不推荐常规采用。异基因造血干细胞移植是CLL的唯一治愈手段，但由于CLL主要为老年患者，仅少数适合移植。适应证：①氟达拉滨耐药：对以氟达拉滨为基础的治疗无反应或治疗后12个月内复发；②具有p53基因异常的患者；③伴del（11q），治疗仅达≤PR的患者；④ Richter 转化患者。

并发症治疗

1. Richter 综合征　伴有弥漫大B细胞淋巴瘤/霍奇金淋巴瘤转化的CLL患者，大多数预后很差，中位生存期大多不超过1年，治疗建议参照侵袭性淋巴瘤的治疗策略及方案。

2. 自身免疫性血细胞减少症　激素是一线治疗。激素无效的患者可选择行静脉注射丙种球蛋白（IVIG）、RTX、环孢素及脾切除等治疗。

3. 感染　感染的防治包括：CLL患者化疗前后病毒、细菌、真菌感染的预防和治疗；乙肝病毒携带者治疗中的预防等。

支持治疗

积极防治各种感染，包括细菌、真菌及病毒感染，早期发现、早期处理。有低γ-球蛋白血症反复出现感染者，可定期静脉点滴丙种球蛋白10g/次连续3~5天。胸腺肽α1对于感染的预防也有一定效果，有条件者可适当应用，方法为每周2次，皮下注射。加强脏器功能的保护，以及营养支持治疗。

【疗效标准】

在CLL患者的治疗中应定期进行疗效评估，诱导治疗通常以6个疗程为宜，建议治疗3~4个疗程时进行中期疗效评估，疗效标准见表42-7。

表42-7　慢性淋巴细胞白血病疗效标准

参数		完全缓解	部分缓解	疾病进展
A组：反映肿瘤负荷				
淋巴结肿大	无 >1.5cm		缩小≥50%	增大≥50%
肝肿大	无		缩小≥50%	增大≥50%
脾肿大	无		缩小≥50%	增大≥50%
ALC	<4.0×10⁹/L		较基线降低≥50%	较基线升高≥50%
骨髓	增生正常，淋巴细胞比例<0.300。			
	无淋巴小结，增生低下则为不完全缓解			
B组：反映造血系统功能				
PLT	>100×10⁹/L		>100×10⁹/L或较基线升高≥50%	较基线降低≥50%
HGB	>110g/L		>110g/L或较基线升高≥50%	较基线降低>20g/L
ANC	>1.5×10⁹/L		>1.5×10⁹/L或较基线升高≥50%	

注：ALC：外周血淋巴组织绝对值；ANC：外周血中性粒细胞绝对值

CR：达到表42-7所有标准，无疾病相关症状；不完全CR（CRi）：除骨髓未恢复正常外，其他符合CR标准；PR：至少达到2个A组标准+1个B组标准；疾病稳定（SD）：疾病无进展同时不能达到

PR；PD：达到任何 1 个 A 组或 B 组标准；复发：患者达到 CR 或 PR，$\geqslant 6$ 个月后 PD；难治：治疗失败（未获 CR 或 PR）或最后 1 次化疗后 <6 个月 PD；微小残留病阴性：多色流式细胞术检测残存白血病细胞 $<1 \times 10^{-4}$。

燃瘤反应（tumor flare reaction）：来那度胺等免疫调节剂治疗后引起的疼痛性淋巴结肿大、淋巴细胞增多、皮疹和骨痛。

伴淋巴细胞增高的 PR：B 细胞受体信号通路的小分子抑制剂如 BTK 抑制剂依鲁替尼和 PI3Kd 抑制剂 Idelalisib 治疗后出现短暂淋巴细胞增高，淋巴结、脾脏缩小。此时单纯的淋巴细胞增高不作为疾病进展标准。

【随访】

完成诱导治疗（一般 6 个疗程）达 CR 或 PR 的患者，应该定期进行随访，包括每 3 个月血细胞计数及肝、脾、淋巴结触诊检查等。应该特别注意免疫性血细胞减少症（AIHA、ITP）、继发恶性肿瘤（包括骨髓增生异常综合征、急性髓系白血病及实体瘤等）的出现。

（四）低增生性急性白血病

低增生性急性白血病（hypoplastic acute Leukemia or hypocellular leukemia，HAL）是一种骨髓有核细胞增生减低的少见的特殊类型急性白血病，临床上须与再生障碍性贫血及骨髓增生异常综合征相鉴别。发病常与某些物质损害骨髓有关。除具有急性白血病的一般症状外，其主要特点为全血细胞减少，血片中可见少量原始或幼稚细胞，骨髓增生低下，有核细胞少，但原始细胞占有核细胞的 30% 以上。多数患者无肝、脾及淋巴结肿大。根据临床表现可分为两种类型：①缓进型：在此类白血病中较多见，多为老年人，起病隐匿，病程进展较缓慢，初期症状不明显，常无明显肝脾淋巴结肿大，病程可持续数月甚至数年；②急进型：多为青壮年，起病较急，病情进展快，常有明显的发热、贫血和出血，肝、脾、淋巴结肿大和胸骨压痛较突出，骨髓中原始细胞较多，接近典型的急性白血病。其临床表现和治疗上有特殊性，都有异于一般急性白血病，因此提高对此类白血病的认识，早期发现早期诊断，早期治疗对患者预后有重要意义。

【诊断】

全血细胞减少患者，除考虑到一些常见的疾病外，对病程进展迅速的应注意与低增生急性白血病急进型鉴别，对病程进展较缓慢，年龄较大的患者应注意排除低增生性白血病缓进型；应在不同部位做两次以上骨髓涂片和骨髓活体组织检查，证实增生低下，骨髓分类原始细胞 >20% 即可成立诊断。关于本病的细胞类型，以急性粒细胞型多见，但也可有其他细胞类型，如急性单核细胞型，急性淋巴细胞型，多数学者认为以统称为低增生性急性白血病为宜。

【诊断标准】

临床上肝、脾、淋巴结一般不肿大；实验室检查示外周血常呈全血细胞减少，偶见原始细胞或幼稚细胞；两次以上不同部位骨髓检查均呈增生减低，有核细胞少，但原始细胞在 30% 以上；骨髓活检证实为本病。全血细胞减少，仅 1/3 患者可见少量（6%~8%）原始细胞。骨髓呈灶性增生低下，原始细胞占 40% 以上，个别仅 25% 左右。骨髓活检造血细胞 <50%，骨髓涂片原及早幼细胞 >20% 可诊断本病。骨髓组织病理学为骨髓增生程度低于 20%，脂肪细胞增多，幼稚细胞呈散在或小片状均一浸润；较成熟阶段的粒、红系细胞较少或缺乏，巨核细胞明显减少或缺乏。细胞类型以急粒为多见，多为 M4 或 M5 型。由于幼稚细胞成分较单一，与骨髓增生异常综合征不同，后者细胞成分较杂，不均一，可资鉴别。

【治疗】

由于此类白血病患者多年龄大，骨髓增生低下，难以耐受目前常规化疗或大剂量化疗，故国内外学者多主张治疗应以支持治疗为主，可采用小剂量化疗，如阿糖胞苷 5~20mg/（m² · d）或三尖杉酯碱 0.1~1.0mg/d，静脉点滴或皮下注射，或小剂量足叶乙甙 25mg/d 或隔日口服等。有些年轻患者，无严重合并症，全身状况良好，也可选择常规化疗或大剂量化疗，在获得完全缓解后进行造血干细胞移植。也有学者认为治疗应采取灵活原则，对年龄较大或老年人起病隐袭者可用小剂量化疗或仅用支持治疗，可减少合并症，延长生存期。对年轻起病较急症状明显者，可在积极支持治疗的条件下，选择常规剂量或大剂量化疗，以求迅速缓解或在缓解后进行造血干细胞移植，有些达到治愈。国内有报告应用小剂量米托蒽醌治疗低增生性白血病（包括初发和复发），方法为米托蒽醌 5mg/d 静点，连用 5~7 天，如用药后未缓解，间歇 2~3 周再用 1 疗程，缓解后再用其他标准方案进行治疗，该方案对年龄较大的初治者可能有益缓解。有人对 29 例低增生急性白血病用不同方法治疗结果进行比较，单用支持治疗、中等剂量化疗和大剂量化疗，其中数生存期分别为 5.175 及 40 个月，以大剂量化疗生存期最长，完全缓解率 73%，因而认为如果患者能够耐受，强烈化疗对此类白血病治疗较为适宜。对此类白血病的治疗应根据患者的具体情况制订治疗方案，有条件接受常规或大剂量化疗的患者应尽量应用，以求尽快获得完全缓解。对全身情况差、年龄大者，也可考虑在积极支持（包括中医中药支持治疗）情况下予以小剂量或超小剂量化疗，单用支持治疗很难获得白血病完全缓解，合并症也很难控制。

【预后】

关于低增生急性白血病的预后，由于此类患者较少见，大系列报告不多，各家报告不一。一般认为病程比普通急性白血病长，发展缓慢，但也有人认为这主要针对低增生急性白血病缓进型而言。而急进型病程和预后与一般急性白血病无大区别。总之，此类白血病的预后个体差异较大，与患者年龄、全身状况、诊断时疾病状态及适当治疗有关。随着白血病的治疗发展，其预后也有些不断改观。

（朱宏丽　翟　冰）

第四节　淋　巴　瘤

恶性淋巴瘤（malignant lymphoma，ML），简称淋巴瘤，起源于淋巴结和结外淋巴组织，其发生与免疫应答过程中淋巴细胞增殖分化产生的某种免疫细胞恶变有关。淋巴组织遍布全身且与单核巨噬系统、血液系统密切相关，所以淋巴瘤可发生在身体的任何部位。淋巴瘤通常以实体瘤形式生长，其特征性的临床表现是无痛性进行性的淋巴结肿大，可伴发热、消瘦、盗汗等非特异性的全身消耗症状。淋巴结、扁桃体、脾及骨髓是最易受累的部位，因淋巴瘤累及部位不同而有各种临床表现。如累及浅表淋巴结时可表现为体表包块，如累及纵隔、腹腔淋巴结时可表现为周围组织器官的压迫症状如呼吸困难、肠梗阻等。晚期因广泛播散可使全身组织器官受到浸润，可见到各系统受损害的临床表现，最后出现恶病质。

根据组织病理学改变，淋巴瘤可分为霍奇金淋巴瘤（Hodgkin lymphoma，HL）和非霍奇金淋巴瘤（non-Hodgkin lymphoma，NHL）两大类。

【流行病学】

根据美国国家癌症流行病学监测委员会（SEER）、欧洲各国癌症登记处及世界卫生组织（WHO）国际癌症研究局（IARC）的最新统计数据表明，自 20 世纪 70 年代以来，在全球范围内 NHL 的发病率呈显著上升趋势，20 世纪 70~80 年代，发病率以每年 3%~4% 的速度增加，20 世纪 90 年代上升速度减慢，大约以每年 1%~2% 的速度增加，截至目前几乎翻了一倍；死亡率以 20 世纪 80 年代上升最显著，在当代医学取得巨大进步、全身大多数肿瘤死亡率普遍下降的今天，NHL 是少数死亡率还在上升的肿瘤类型之一。进一步人群特征分析显示，NHL 发病率和死亡率上升见于男女两性、各个种族和各年龄人群；地理分布分析表明，美国和欧洲发达国家的 NHL 发病率高于亚洲、非洲和其他不发达地区，城市人群高于农村，但农村上升更快。相比之下，20 世纪 60 年代以来，全球和地区范围内，HL 的发病率和死亡率呈显著下降趋势。表 42-8 列举了 WHO 有关淋巴瘤流行病学统计的最新数据，可以看出，NHL 的发病率和死亡率显著高于 HL，以美国最高，其次为欧洲国家、日本，中国相对较低，低于全球水平。

淋巴瘤可发生于任何年龄，人群发病率随着年龄增长而逐渐增加（图 42-7），47.8% 发生在 60 岁以上人群（图 42-8）。60 岁以前，累积发病风险有两个高峰，分别为 15~39 岁和 55~59 岁；60 岁以后，随年龄增长，累积发病风险逐渐升高（图 42-9）。男女之比 1.44 : 1。

表 42-8　全球、美国、欧洲、日本和中国淋巴瘤流行病学统计结果

	NHL				HL			
	人数	发病率	人数	死亡率	人数	发病率	人数	死亡率
全球	356431	5.1	191599	2.7	67919	1	29902	0.4
美国	66126	13.7	19159	3.3	8220	2.4	1351	0.3
欧洲	87765	7	38367	2.6	17422	2.1	4572	0.4
日本	15101	5.1	9299	2.5	730	0.4	144	0.1
中国	32016	2.1	18487	1.2	5600	0.4	2734	0.2

注：数据来自 GLOBOCAN2008（IARC）Section of Cancer Information. 发病率和死亡率以每年每 100，000 人新发和死亡人数计算（人 /10 万 / 年），均已进行年龄标准化。

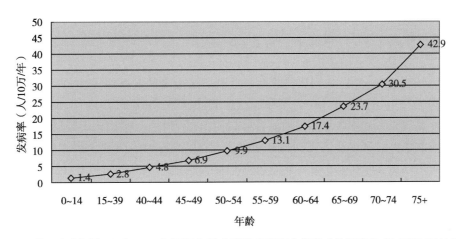

图 42-7　淋巴瘤（包括 HL 和 NHL）不同年龄人群发病率变化趋势（数据来自 GLOBOCAN 2008）

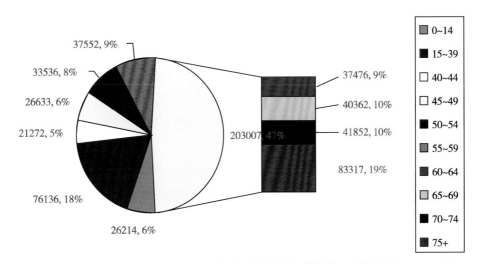

图 42-8　2008 年全球淋巴瘤（包括 HL 和 NHL）发病人数及年龄构成比（数据来自 GLOBOCAN 2008）

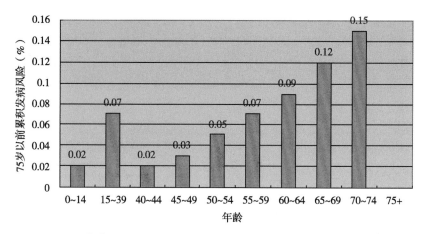

图 42-9 全球淋巴瘤年龄累积发病风险（数据来自 GLOBOCAN 2008）

【病因及发病机制】

淋巴瘤的病因和发病机制不完全清楚。它是在机体内外因素的共同作用下、不同发育阶段的免疫活性细胞发生分化和增殖异常引起的疾病，其发生、发展涉及遗传、病毒、理化因素、免疫状态等诸多方面。但病毒学说颇受重视。

已检测到患者在 HL 患病前后体内 EB 病毒（Epstein-Barr virus，EBV）抗体水平发生了变化。此外，采用分子生物学方法在 30%~50% 的 HL 病例中，可以持续检测到 R-S 细胞中的 EBV-DNA 或其基因产物；另有一部分患者在电镜下可见 EB 病毒颗粒。这些证据提示 EB 病毒与 HL 的关系极为密切，但其确切致病机制仍不清楚。EB 病毒也可能是器官移植后淋巴瘤和 AIDS 相关淋巴瘤的病因。对非洲儿童 Burkitt 淋巴瘤的研究表明，在淋巴瘤组织传代培养中分离出 EB 病毒且 80% 以上的患者血清中 EB 病毒抗体滴度明显增高，提示 EB 病毒可能是 Burkitt 淋巴瘤的病因。其他可能与淋巴瘤发病相关的微生物见表 42-9。

先天性或获得性免疫功能缺陷是 NHL 发生的相关危险因素，NHL 发病率在严重免疫缺陷者中增高。器官移植后长期应用免疫抑制剂者，NHL 的风险增加 2~15 倍。在人类免疫缺陷病毒（human immunodeficiency virus，HIV）感染者，NHL 的风险随生存期的延长而上升，发病率较普通人群增加 60~100 倍。此外，NHL 发病率在自身免疫性疾病（包括类风湿关节炎、系统性红斑狼疮和干燥综合征）患者中上升了数倍。

表 42-9 与淋巴瘤发病相关的微生物

微生物	淋巴瘤类型
成人 T 细胞白血病 / 淋巴瘤病毒 I 型（human T-cell lymphotropic virus type I，HTLV-I）	成人 T 细胞白血病 / 淋巴瘤
成人 T 细胞白血病 / 淋巴瘤病毒 II 型（human T-cell lymphotropic virus type II，HTLV-II）	皮肤 T 细胞淋巴瘤
人疱疹病毒 8 型（human herpes virus 8，HHV-8）	原发于体腔的淋巴瘤
丙型肝炎病毒（hepatitis C virus，HCV）	B 细胞性非霍奇金淋巴瘤
幽门螺杆菌（helicobacter pylori，HP）	胃黏膜相关淋巴组织（mucosa associated lymphoid tissue，MALT）淋巴瘤

【病理和分型】

根据病理、临床特点以及预后转归等将淋巴瘤分为 HL 和 NHL 两类。在组织病理学上，HL 的恶性细胞为 Reed-Sternberg 细胞（R-S 细胞）及其变异细胞；NHL 的恶性细胞则为恶变细胞克隆性增殖产生的大量淋巴瘤细胞，除来源于中枢淋巴细胞的 T 淋巴母细胞淋巴瘤及源于组织细胞的组织细胞淋巴瘤外，NHL 均来源于经抗原刺激后处于不同转化、发育阶段的 T、B 或非 T 非 B 淋巴细胞。因此，NHL 有完全不同于 HL 的病理和临床特点。HL 为单一疾病，经过合理治疗，有较好预后。NHL 具有高度异质性，由一组不同病理亚型、不同恶性程度的疾病组成。

（一）霍奇金淋巴瘤

R-S 细胞是 HL 的特点，来源于被激活的生发中心后期 B 细胞。R-S 细胞大小不一，约 20~60μm，多数较大，形态极不规则。核外形不规则，可呈"镜影"状，也可呈多叶或多核。核染色质粗细不等，核仁大而明显，可达核的 1/3。目前普遍采用 1965 年 Rye 会议的 HL 分型方法（表 42-10）。国内以混合细胞型为最常见，结节硬化型次之，其他各型均少见。各型并非固定不变，淋巴细胞为主型易向其他各型转化，仅结节硬化型较为固定。HL 的组织分型与预后密切相关。HL 通常从原发部位向邻近淋巴结依次转移，越过邻近淋巴结向远处淋巴结区的跳跃性播散较少见。

表 42-10　霍奇金淋巴瘤的病理分型

病理类型	临床特点
淋巴细胞为主型	病变局限，预后较好
结节硬化型	年轻人多见，诊断时多为 I / Ⅱ 期，预后尚可
混合细胞型	有播散倾向，预后相对较差
淋巴细胞减少型	老年多见，诊断时多为 Ⅲ、Ⅳ 期，预后极差

（二）非霍奇金淋巴瘤

NHL 大部分为 B 细胞性，受侵犯的淋巴结切面外观呈鱼肉样。镜下正常的淋巴结结构破坏，皮质和髓质分界不清，淋巴滤泡和淋巴窦可消失。增生或浸润的淋巴瘤细胞成分单一、排列紧密。NHL 一般发展迅速，易发生早期远处扩散，所以 NHL 有多中心起源倾向，有的病例在临床确诊时已播散全身。与 HL 相比，NHL 更易累及结外淋巴组织，即包括起病时以淋巴结累及为主，病程中逐渐累及结外组织、器官，也包括起病时即为结外器官累及为主的情况，此种通常定义为原发性结外组织器官淋巴瘤。在病理分型上，NHL 要比 HL 复杂得多，曾提出多个分类方法，比如 Rappaport 分类法、Lukes-Collins 分类法、Kiel 分类法等，且随着认识的深入，分型尚在不断地发展中，以下为当前的分型概况。

1982 年美国国立癌症研究所根据形态学表现、恶性程度和自然病程等预后因素制订了 NHL 国际工作分类（international working formulation，IWF）。尽管 IWF 分类与病程、疗效及预后等临床规律有一定的符合，但未能反映肿瘤细胞免疫表型（B 细胞或 T 细胞来源）。2000 年 WHO 提出了淋巴组织肿瘤分型方案。该方案既考虑了形态学特点，也反映了应用单克隆抗体、细胞遗传学和分子生物学等新技术对淋巴瘤的新认识和确定的新病种，该方案在国际上已被广泛采用，且不断有新的亚型补充进去。本节主要介绍老年人常见的淋巴瘤类型。

1. 弥漫性大 B 细胞淋巴瘤（diffuse large B cell lymphoma，DLBCL）　DLBCL 是最常见的侵袭性 NHL 类型，占成人 NHL 的 30%~40%，在发展中国家还要高些。国内几组较大宗病例的病理报告中，DLBCL 在 NHL 中占 25%~51%。DLBCL 可发生于任何年龄，但以中老年为多，中位年龄 60~70 岁，男性略多于女性，男女比例约为 1.3：1。DLBCL 的病因仍不清楚。通常是原发的，但少数也可是其他低侵袭性淋巴瘤发展和转化而来，称为继发性的，如滤泡淋巴瘤、慢性淋巴细胞白血病 / 小淋巴细胞性淋巴瘤、边缘带 B 细胞淋巴瘤和结节性淋巴细胞为主型霍奇金淋巴瘤。DLBCL 可发生在结内和结外，原发结外的可高达 40%，结外最常见的部位是胃肠道和皮肤。

镜下，大的淋巴样细胞弥漫性侵及淋巴结或结外组织，淋巴结正常结构消失，可见纤维化条索。DLBCL 细胞形态不一，可有多种形态变异型如中心母细胞型、免疫母细胞型、富于 T 细胞 / 组织细胞型、间变型，但诊断各种变异型的可重复性差。DLBCL 表达 B 细胞抗原如 CD19、CD20、CD22、CD79α，此外 CD10 的阳性率约为 25%~50%，BCL-2 阳性率约为 30%~50%，BCL-6 阳性率约为 70%。50%~70% 病例表达表面或胞浆免疫球蛋白。CD30 阳性主要见于间变大 B 细胞淋巴瘤。Ki-67 增殖指数一般大于 40%，有的甚至高达 90% 以上。

细胞遗传学分析表明，DLBCL 并没有统一的特异性细胞遗传学标志。与其他 B 细胞来源的 NHL 相似，大多数 DLBCL 病例有免疫球蛋白重链和轻链基因的重排。滤泡性淋巴瘤标志的遗传学异常 t（14；18）在 DLBCL 中的阳性率约为 20%~30%。往往很多病例呈现出复杂的细胞遗传学异常。

最近采用 cDNA 微阵列技术（芯片）研究发现，根据基因表达谱不同可将 DLBCL 分为 2 种不同亚型，即生发中心细胞型（germinal center B-like DLBCL，GC-like DLBCL）和非生发中心细胞型（non-GC like），后者表达的基因通常在外周血 B 细胞体外活化时诱导产生，因此也称为活化 B 细胞样 DLBCL（activated B-cell-like DLBCL，ABC-like DLBCL，ABC 样 DLBCL）。这种基于基因表达谱的分型方法，不仅提示 DLBCL 在细胞起源上存在差异，而且也与预后密切相关。生发中心细胞型和非生发中心细胞型的 5 年总体生存率分别为 76% 和 16%。由于微阵列技术需要新鲜或冰冻组织，不便于临床应用，新近研究表明，联合运用 CD10、BCL-6 和 MUM1 三个分子的免疫组化作为指标，就可方便地鉴别出生发中心细胞型和非生发中心细胞型，CD10$^+$ 或 CD10$^-$BCL-6$^+$MUM1$^-$ 者为生发中心细胞型，而其他为非生发中心细胞型。而且采用这种免疫组化方法鉴别出的两种类型在 5 年生存率上与微阵列技术区分的两种类型相似，分别为 76% 和 34%。

总之，DLBCL 在形态学、免疫学、细胞遗传学、临床病程和治疗学上仍是一种异质性很强的 NHL 亚型，发病机制错综复杂，涉及了染色体易位、异常体细胞高频突变、基因扩增、缺失和突变等。

2. B 细胞慢性淋巴细胞白血病 / 小淋巴细胞性淋巴瘤（chronic lymphocytic leukemia/small lymphocytic lymphoma，CLL/SLL）　小淋巴细胞淋巴瘤（small lymphocytic lymphoma，SLL）是一种低度恶性 B 细胞非霍奇金淋巴瘤，为小的成熟淋巴细胞恶性增殖，临床上与慢性淋巴细胞白血病（chronic lymphocytic leukemia，CLL）有重叠，新的 WHO 淋巴组织肿瘤分类认为两者是同一疾病的不同发展阶段，SLL 是指具有组织形态和 CLL 免疫表型，但没有白血病表现的病例。本节以 CLL 进行论述，SLL 可参照 CLL。

CLL 是老年人常见的慢性白血病类型，多发生于 60 岁以上，诊断时中位年龄 65 岁，男女之比为 2:1。初诊时所有 CLL 病例都同时有骨髓和外周血受累并且白细胞计数超过 10×10^9/L，淋巴细胞比例 ≥50%，淋巴细胞绝对值超过 5×10^9/L，骨髓中淋巴细胞 ≥40%，以成熟淋巴细胞为主可诊断。淋巴结、肝、脾是典型的受累部位。当只有组织学证据而没有骨髓和外周血受累时才做出 SLL 的诊断，但病情可进展，最终至全身播散。此外，CLL 可向弥漫大 B 细胞淋巴瘤转化，称为 Richter 综合征，或出现类似幼淋巴细胞白血病血象，均表明该病具有临床侵袭性。

CLL 的淋巴细胞为单克隆性，起源于 B 细胞，典型的免疫表型为胞膜免疫球蛋白弱阳性，CD19$^+$、CD20$^+$、CD5$^+$、CD23$^+$、CD22$^-$、FMC7、CD11c、CD79β 阴性或弱阳性，CD10、cyclinD1 阴性。这些免疫表型有助于与其他淋巴增殖性疾病鉴别。

采用荧光原位杂交（fluorescence in situ hybridization，FISH）可以检测到 80% 的 CLL 患者有染色体异常。预后较好的核型为单纯 13q$^-$ 和正常核型，预后较差的核型包括 12 号染色体三体、11q$^-$ 和 17p$^-$。分子生物学研究发现，半数以上 CLL 病例有免疫球蛋白重链可变区（IgV$_H$）基因的突变，突变者比非突变者的预后明显好。此外，CD38 和 ZAP-70 分子的表达均可作为 CLL 预后的独立指标，两者阳性预后差。因此，应用这些遗传和分子的改变结合其他预后因素如临床分期、淋巴细胞倍增时间、骨髓浸润状态、症状等可对 CLL 病例进行可靠的预后判断。

3. 黏膜相关淋巴组织结外边缘区 B 细胞淋巴瘤（extranodal marginal zone B-cell lymphoma of mucosa-associated lymphoid tissue，MALT lymphoma）　简称 MALT 淋巴瘤。

黏膜相关淋巴组织（MALT）主要分布在胃肠道、涎腺、甲状腺、眼眶、结膜、肺、皮肤、胸腺和乳腺等。MALT 淋巴瘤是一种结外淋巴瘤，占所有 B 细胞淋巴瘤的 7%~8%，胃肠道是最常见的原发部位，约占原发 MALT 淋巴瘤的 50%，其中胃又是最常见的部位，易发生在老年人，中位年龄 61~69 岁。本病为低度恶性，呈惰性的临床过程，预后相对好，但有可能向大 B 细胞淋巴瘤转化。绝大多数病例发病时为早期（Ⅰ、Ⅱ期），侵犯骨髓、肝、脾的很少见。

MALT 淋巴瘤的主要病理特征是淋巴上皮灶，表现为上皮组织中淋巴瘤细胞聚集而形成的单个灶状浸润。免疫表型与正常边缘带 B 细胞完全一致，即 CD19、CD20、CD79α 均阳性，而 CD5、CD10、CD23、cyclinD1 阴性，单克隆免疫球蛋白主要为胞膜阳性。诊断 MALT 淋巴瘤时要注意组织中的高度恶性成分，表现为大细胞数量增加，融合成簇状或片状结构。

有研究表明，胃 MALT 淋巴瘤与幽门螺杆菌（HP）感染相关，一部分病例采用抗 HP 治疗可获得缓解。MALT 淋巴瘤分子遗传学研究表明，常见的染色体异常为 t（11；18）（q21；q21）和 3 号染色体三体，但不存在 t（14；18）和 t（11；14）易位。

4. 套细胞淋巴瘤（mantle cell lymphoma，MCL）　MCL 是一种非常独特的病理类型，通常认为它的细胞学起源是来自淋巴滤泡中的套细胞。本病约占全部 NHL 的 3%~5%，多为老年发病，中位年龄大约 60 岁，男性居多，男女之比至少 2∶1。淋巴结是最常累及的部位，脾、骨髓（伴或不伴血液受累）也是较常见的部位。最常见的结外累及部位是胃肠道和咽淋巴环。多数患者诊断时已属晚期（Ⅲ、Ⅳ期），表现为脾、淋巴结肿大和骨髓受累。

从分子遗传学角度看，MCL 普遍存在染色体易位 t（11；14）（q13；q32），该易位使得 11 号染色体上的 bcl-1/cyclinD1 基因连接到 14 号染色体上的免疫球蛋白重链增强子区域，进而促使肿瘤细胞中特征性地出现细胞周期调控蛋白 cyclinD1 高表达。因此，cyclinD1 的免疫染色是鉴定 MCL 的敏感而特异的方法。

MCL 的恶性程度介于惰性 NHL 和侵袭性 NHL 之间，它的形态学表现与其他惰性淋巴瘤相似，但生存率很低，不到其他惰性淋巴瘤的平均生存期的一半。MCL 病例的平均生存期为 2~3 年，因此，根据它的侵袭性生物学行为和自然病程，现在被认为是侵袭性 NHL 淋巴瘤。从治疗反应看，MCL 对治疗的反应不像侵袭性淋巴瘤那样敏感，而与惰性淋巴瘤类似，采用目前的标准治疗方法是不可治愈的。可见，MCL 是一种兼具有惰性淋巴瘤和侵袭性淋巴瘤两者的不良特征的一种类型。

【临床分期】

根据组织病理学作出淋巴瘤的诊断和分类分型诊断后，还需根据淋巴瘤的分布范围，按照 Ann Arbor（1966 年）提出的 HL 临床分期方案（NHL 也参照使用）分期，见表 42-11。

为了做好临床分期和分组的诊断，应该从询问病史、体格检查、实验室检查、影像学检查、骨髓活检 5 个方面进行全面评估，以充分了解病变的侵犯程度和范围。

表 42-11　Ann Arbor 临床分期

Ⅰ期：病变仅限于 1 个淋巴结区（Ⅰ）或单个结外器官局部受累（ⅠE）

Ⅱ期：病变累及横膈同侧两个或更多的淋巴结区（Ⅱ），或病变局限侵犯淋巴结以外器官及横膈同侧 1 个以上淋巴结区（ⅡE）

Ⅲ期：横膈上下均有淋巴结病变（Ⅲ），可伴脾累及（ⅢS）、结外器官局限受累（ⅢE），或脾与局限性结外器官受累（ⅢSE）

Ⅳ期：1 个或多个结外器官受到广泛性或播散性侵犯，伴或不伴淋巴结肿大。肝或骨髓只要受到累及均属Ⅳ期

注：累及的部位可采用下列记录符号：E：结外；X：直径 10cm 以上的巨块；M：骨髓；S：脾；H：肝；O：骨骼；D：皮肤；P：胸膜；L：肺。
每一个临床分期按全身症状的有无分为 A、B 两组。无症状者为 A，有症状者为 B。全身症状包括三个方面：①发热 38℃以上，连续 3 天以上，且无感染原因；② 6 个月内体重减轻 10% 以上；③盗汗：即入睡后出汗。

【临床表现】

无痛性进行性的淋巴结肿大或局部肿块是淋巴瘤共同的临床表现，具有以下两个特点：①全身性：

淋巴结和淋巴组织遍布全身且与单核－巨噬细胞系统、血液系统相互沟通，故淋巴瘤可发生在身体的任何部位。其中淋巴结、扁桃体、脾及骨髓是最易受到累及的部位。此外，常伴全身症状：发热、消瘦、盗汗，最后出现恶病质。②多样性：组织器官不同，受压迫或浸润的范围和程度不同，引起的症状也不同。当淋巴瘤浸润血液和骨髓时可形成淋巴瘤白血病，如浸润皮肤时则表现为蕈样肉芽肿或红皮病，累及胃肠道时可表现为腹痛、腹部包块、胃肠道梗阻、出血或穿孔。

【辅助检查】

（一）血液和骨髓

淋巴瘤进展可侵犯骨髓或血液，当骨髓被广泛浸润或发生脾功能亢进时，血细胞减少。骨髓涂片可找到淋巴样瘤细胞，如见到 R-S 细胞则为 HL 骨髓浸润的依据，活检、骨髓液的流式细胞分析可提高阳性率。

（二）其他化验检查

疾病活动期可有血沉增速、β2 微球蛋白升高，血清乳酸脱氢酶（LDH）升高提示预后不良。如血清碱性磷酸酶或血钙增加，提示骨骼累及。B 细胞 NHL 可并发抗人球蛋白试验阳性或阴性的溶血性贫血。中枢神经系统累及时脑脊液压力及蛋白升高。此外，肝肾功能检查可协助判断肝脏、肾脏累及情况。

（三）影像学检查

可作为全面评价肿瘤侵犯范围的客观依据，根据检查部位分为：

1. 浅表淋巴结的检查　常用 B 超检查，可以发现体检时触诊的遗漏。

2. 纵隔与肺的检查　胸部摄片可了解纵隔增宽、肺门增大、胸水及肺部病灶等情况，胸部 CT 可确定纵隔与肺门淋巴结肿大。

3. 腹腔、盆腔淋巴结检查　可采用 B 超、CT 检查确定腹腔、盆腔淋巴结肿大情况，B 超检查准确性不及 CT。

4. 肝、脾的检查　肝、脾为淋巴瘤常见的累及器官，可采用 B 超、CT 和 MRI 进行检查，对于单发或多发结节可以发现，但对于弥漫性浸润或粟粒样小病灶难以发现。一般认为有两种以上影像学检查同时显示实质性占位病变时，才能确定肝、脾受累。

5. 全身 PET/CT 检查　PET/CT 用于淋巴瘤的检查是最近几年发展起来的新技术，是一种根据生化影像来进行肿瘤定性定位的诊断方法。它整合了肿瘤对放射性物质代谢功能显像和 CT 的解剖定位优点，可以清楚显示淋巴瘤病灶及部位。

6. 胃肠道检查　对于可疑淋巴瘤侵犯胃肠道的病例，可进行胃肠道气钡双重造影和胃肠镜的检查，尤其对于胃肠道原发性淋巴瘤，可通过胃肠镜进行组织学活检以确立诊断。

（四）病理学检查

病理学检查是诊断淋巴瘤的基本方法。除了根据组织及细胞形态特点，还要结合免疫组化检查，有条件的还应进行细胞遗传学检测，目的是尽量明确病理类型，这对制订治疗计划有着重要的指导意义。目前推荐采用 2000 年 WHO 分类法。完整的淋巴结活检需要注意：选取较大的淋巴结，完整地取出，避免挤压，切开后在玻片上作淋巴结印片，然后置于固定液中。淋巴结印片 Wright 染色后作细胞病理形态学检查，固定的淋巴结经切片和 HE 染色做组织病理学检查。深部淋巴结可依靠 B 超或 CT 引导下细针穿刺涂片，做细胞病理形态学检查。

剖腹探查：一般不易接受。但必须为诊断及临床分期提供可靠依据时，如发热待查病例、脾脏占位，临床高度怀疑淋巴瘤、B 超发现腹腔淋巴结肿大但无浅表淋巴结或病灶可供活检的情况下，为肯定诊断，有时需要剖腹探查，同时切除脾脏并做活检。

【诊断和鉴别诊断】

目前对淋巴瘤缺乏有效的筛查手段，教育群众提高防癌意识是早期发现疾病的重要手段。如果出现无痛的单个或多发浅表淋巴结肿大，应该考虑到淋巴瘤，如果肿大的淋巴结具有无痛、饱满、质韧等特点，就更加支持淋巴瘤，需进一步做病理检查。有的患者浅表淋巴结不大，但有不明原因的发热、盗汗、体重下降等症状，或者出现腹部包块、肝、脾肿大和疼痛，或出现快速发展的面颈部肿胀、呼吸困难，经检查可发现有纵隔或腹膜后淋巴结肿大等情况，也应考虑到淋巴瘤的诊断。

淋巴瘤须与其他淋巴结肿大疾病相鉴别，包括淋巴结反应性增生、慢性淋巴结炎、淋巴结结核、传染性单核细胞增多症、结节病、血管滤泡性淋巴结增生症（Castleman's Disease，Castleman 病，CD）、假性淋巴瘤、巨大淋巴结增生、淋巴结转移癌、噬血细胞综合征、淋巴细胞白血病等。结外淋巴瘤须与相应器官的其他恶性肿瘤相鉴别。淋巴瘤与上述疾病的临床特点和实验室检查虽有许多不同之处，可进行鉴别诊断，但关键是应尽早取得病理或细胞学证据，明确诊断。与这些疾病的鉴别最终应依靠病理诊断。

淋巴瘤完整的诊断应该包括三部分：病理学检查、临床分期和预后评价。前两者前面已论述。预后评价是指对可能影响淋巴瘤预后的因素进行检查和评价，以指导治疗策略的制订。已有的研究表明，淋巴瘤的预后与以下因素有关：①年龄；②肿块大小（>5cm）；③结外受累；④脾受累；⑤血沉增快；⑥ B 症状；⑦病变受累 ≥ 3 个区域；⑧ LDH 升高；⑨分期；⑩病理类型等。

1993 年国际 NHL 预后因素研究组提出了侵袭性 NHL 的国际预后指标（international prognostic index，IPI），将预后分为低危、低中危、高中危、高危四类，这与患者的完全缓解（complete remission，CR）和总生存（overall survival，OS）直接相关。之后 IPI 的有效性在 T 细胞淋巴瘤和惰性淋巴瘤中也得到了证实。关于 IPI 各项指标及危险分类见表 42-12。

表 42-12　NHL 的 IPI 评分

危险因素 [*]	年龄 >60 岁
	LDH> 正常
	一般体力状况（ECOG）≥ 2 级
	临床分期 Ⅲ 或 Ⅳ 期
	结外器官受累数目 >1 个

根据危险因素分为四组：

危险程度	危险因素得分
低危组	0 或 1
低中危组	2
中高危组	3
高危组	4 或 5

[*]：每项危险因素为 1 分

【治疗】

（一）以化疗为主的化、放疗结合的综合治疗

1. 霍奇金淋巴瘤　HL 一般是从原发部位向邻近引流淋巴结依次转移，因此放疗区域除累及的淋巴结和组织以外，还应包括可能侵及的淋巴结和组织，实施扩大照射。对于 Ⅰ A 和 Ⅱ A 期以放疗为主，膈上用斗篷式，膈下用倒 "Y" 字式。对于 Ⅰ B、Ⅱ B、Ⅲ A、Ⅲ B 和 Ⅳ 期采用联合化疗加局部照射治疗。放疗剂量为 30~40Gy，3~4 周为一疗程。研究表明，联合化疗对 HL 的疗效不逊于放疗。HL 是第一种用化疗能治愈的恶性肿瘤。目前首选的化疗方案为 ABVD，此方案对生育功能影响小，不引起继发性肿瘤。ABVD 方案治疗缓解后巩固 2 个疗程（不少于 6 个疗程），即结束治疗。如 ABVD 方案失败，可考虑大剂量化疗或造血干细胞移植。ABVD 方案具体用药见表 42-13。

表 42-13 ABVD 化疗方案

药物	用法	备注
阿霉素（A）	$25mg/m^2$	4 种药均在第 1 及第 15 天静脉注射 1 次 两疗程间可间歇 2 周
博来霉素（B）	$10mg/m^2$	
长春碱（V）	$6mg/m^2$	
氮烯咪胺（D）	$375mg/m^2$	

2. 非霍奇金淋巴瘤 NHL 的多中心发生的倾向决定其治疗策略应以化疗为主。化疗的疗效取决于 NHL 病理类型。

（1）低度恶性淋巴瘤：又称惰性淋巴瘤，在老年人主要包括 SLL、MALT 淋巴瘤、淋巴浆细胞淋巴瘤。惰性淋巴瘤发展较慢，化、放疗有效，但不易缓解。对于早期病例，主张观察和等待的姑息治疗原则，尽可能推迟化疗。如病情发展，可单独给以苯丁酸氮芥（4~12mg，每日口服）或环磷酰胺（100mg，每日口服）。联合化疗可用 COP 或 CHOP 方案（表 42-14）。进展期不能控制者可选用 CF 方案（环磷酰胺 $0.6g/m^2$，静脉注射一次，氟达拉滨（fludarabine）$25mg/m^2$，静脉滴注，每天一次，共 3 天）。对于 CD20$^+$ 的 B 细胞淋巴瘤可用人源化的鼠抗人 CD20 单抗（利妥昔单抗，rituximab，R）治疗，单用有效率达 48%，与化疗联合可进一步提高疗效。对于胃 MALT 淋巴瘤可使用抗生素杀灭 HP，部分患者症状可得到改善，甚至淋巴瘤消失。

表 42-14 NHL 常用化疗方案

方案	药物	剂量和用法
COP	环磷酰胺	$400mg/（m^2 \cdot d）$，口服，第 1~5 天
	长春新碱	$1.4mg/m^2$，静注，第 1 天
	泼尼松	$60~90mg/（m^2 \cdot d）$，口服，第 1~5 天
R-CHOP	利妥昔单抗	$375mg/m^2$，静滴，第 0 天
	环磷酰胺	$750mg/m^2$，静滴，第 1 天
	阿霉素	$50mg/m^2$，静滴，第 1 天
	长春新碱	$1.4mg/m^2$，静注，第 1 天
	泼尼松	$60~90mg/（m^2 \cdot d）$，口服，第 1~5 天

（2）中、高度恶性淋巴瘤：又称侵袭性淋巴瘤，在老年人主要包括 DLBCL 和 MCL。这组淋巴瘤不论分期均应以化疗为主，对化疗残留肿块、巨块或中枢神经系统累及者，予以补充局部放疗。目前 CHOP 方案是中、高度 NHL 的标准治疗方案。对于老年 NHL 患者，由于合并慢性病多，脏器功能基础差，通常给以减量，采用标准剂量的 1/2~2/3 量，以增强患者的耐受性，减少化疗相关严重合并症的发生。同时在方案的第 3 天开始用 G-CSF，用药方案为 $5\mu g/kg$，5~8 天，可减少白细胞下降。CHOP 方案每 2~3 周为一疗程，4 个疗程不能缓解，应改变化疗方案。完全缓解后巩固 2 个疗程，就可结束治疗，但不应少于 6 个疗程。长期维持治疗并无好处。对于 CD20$^+$ 的病例，在化疗前加用利妥昔单抗，即 R-CHOP 方案，可获得更好的疗效。对于复发、难治性病例，可换用二线方案，如 EPOCH-R、HyperCVAD-R 等，但这些方案毒性大，不适于老年人。

（二）生物治疗

1. 单克隆抗体 NHL 大部分为 B 细胞性，后者接近 90% 表达 CD20，HL 的淋巴细胞为主型也高表达 CD20。凡是 CD20 阳性的 B 细胞淋巴瘤均可用利妥昔单抗治疗。利妥昔单抗与化疗方案联合称为免疫化疗，其疗效要明显优于两者单用。也有报道，在淋巴瘤缓解后单用利妥昔单抗进行维持治疗，可降低复发率。

2. 干扰素 对于某些类型淋巴瘤的缓解后维持治疗可能具有一定疗效。

3. 靶向药物 主要指针对相对特异靶点的药物如蛋白酶体抑制剂硼替佐米、组蛋白去乙酰化酶抑制剂 Virinostat 等。这些药物治疗淋巴瘤目前仍处于临床试验研究阶段，具体疗效有待于进一步观察。

4. 细胞免疫治疗　细胞因子诱导的杀伤（cytokine induced killer，CIK）细胞是新一代的过继免疫细胞治疗方法，对人体内多种恶性肿瘤均显示出了一定的疗效。CIK 细胞是外周血单个核细胞体外经过多种细胞因子（rhIFN-γ、rhIL-2 和 anti-CD3 McAb 等）共同诱导而获得的一群异质细胞，主要效应细胞同时表达 CD3 和 CD56 两种膜蛋白分子，故也被称为 NK 细胞样 T 淋巴细胞，兼具有 T 淋巴细胞强大的抗瘤活性和 NK 细胞非 MHC 限制性杀瘤特点。笔者对 9 例平均年龄 83 岁的老年 B 细胞恶性淋巴瘤患者进行了至少 4 个疗程的自体 CIK 细胞输注，初步观察表明，自体 CIK 细胞治疗安全、有效。未来有待于进一步扩大病例数以证实其疗效。

（三）造血干细胞移植

对于侵袭性淋巴瘤病例，可选择采用自体造血干细胞移植治疗获得根治。对于复发难治性淋巴瘤，可考虑高剂量化疗联合造血干细胞移植。但对于老年 NHL，造血干细胞移植不适合。

（四）手术治疗

对于以急腹症起病、脾脏原发性淋巴瘤及合并脾功能亢进者，可给予手术切除肿瘤病灶或脾脏，不仅能够减瘤、缓解症状、为诊断提供组织标本，而且可以提高血象，为以后化疗创造有利条件。

需要着重指出的是，包括淋巴瘤在内的所有老年期肿瘤，其治疗要比年轻患者复杂得多。老年肿瘤学已发展成一门独立学科，是老年病学和肿瘤学的交叉学科。根据现代老年肿瘤治疗观点，老年淋巴瘤的治疗应在老年人健康状况评估的基础上，对所患淋巴瘤的生物学特性、患者生活质量进行全面评价，以制订个性化的治疗方案和随访计划。目前，国际上已经开始应用衰老综合评估系统（comprehensive geriatric assessment，CGA）对老年肿瘤患者进行健康状况评估，指导治疗。CGA 是由一系列有效的评分系统构成，涉及到了人口学（年龄、性别）、健康状况（合并症情况）、功能（行为状态、日常活动评分、日常功能性活动评分）、认知（精神状态评分）、情绪（老年性退化评分）、营养状态（血清白蛋白、三头肌皮肤褶、转铁蛋白）及社交与经济（生活条件、收入等）。多项研究表明，CGA 对有效维持老年肿瘤患者的身体功能状态是有益的。因此，在老年淋巴瘤的治疗中除了考虑淋巴瘤本身的治疗外，更应注重对老年患者的综合治疗和支持治疗。

【并发症】

在淋巴瘤的治疗过程中，常见的并发症大体包括两类：淋巴瘤进展相关并发症和治疗相关并发症。在临床上有时两类并发症不能截然分开，但在治疗上相同。对于老年淋巴瘤病例，并发症更常见、表现复杂多样、程度更重，因而对淋巴瘤本身的治疗影响更大，往往在处理并发症的过程中，淋巴瘤因为无法得到及时治疗而进展，这也是老年淋巴瘤治疗效果不佳的重要原因之一。在老年淋巴瘤的病程中主要并发症及其处理方法如下。

（一）骨髓抑制

其原因即可为淋巴瘤进展侵犯骨髓造成造血受抑，也可为化疗后骨髓抑制。表现为血象一系、二系或三系减少，相应的会出现感染、出血及贫血症状。治疗上首先找到骨髓受抑原因，对于淋巴瘤累及骨髓，应该尽快控制其进展；临床上一旦出现造血抑制，通常是给予积极的抗感染、输血及止血等对症支持治疗，同时应用 G-CSF、促红细胞生成素（EPO）及血小板生成素（TPO）等造血生长因子促进造血尽快恢复。最近研究表明，广谱细胞保护剂氨磷汀（amifostine）可有效促进造血的恢复，对老年患者亦有此作用。在老年淋巴瘤患者化疗时联合使用氨磷汀可对多器官进行保护，同时减低骨髓抑制程度从而增加患者的耐受性。

（二）重要脏器功能不全

老年人存在衰老相关的脏器功能贮备低下，加之常合并多种慢性基础病（如高血压、冠心病、慢性阻塞性肺疾病、糖尿病、脑梗死等）和淋巴瘤浸润组织器官，因此，老年淋巴瘤患者治疗期间容易发生重要脏器功能不全，如心功能不全、各种心律失常、呼吸衰竭、不同程度的肝肾功能不全以及胰腺功能受损。对于这些情况，一般采取的治疗措施包括：积极治疗慢性基础病、加用保护脏器的药物、对症治疗以及尽快控制淋巴瘤进展。

（三）急腹症

主要见于胃肠道原发性淋巴瘤，肝脏、脾脏、胰腺等腹腔实质性器官的原发性淋巴瘤，发病机制为淋巴瘤侵犯胃肠道和腹腔实质性脏器，造成胃肠道出血、穿孔或梗阻，以及实质器官的梗死或破裂，从而引起急腹症。临床上具有发病急、病情重、风险高的特点，除一般内科治疗原则外，必要时需外科手术干预。

（四）肿瘤溶解综合征

肿瘤溶解综合征（acute tumor lysis syndrome，ATLS）主要病理生理机制为肿瘤细胞大量溶解破坏，快速释放细胞内毒性代谢产物，超过了肝脏代谢和肾脏排泄的能力，蓄积体内导致 ATLS 发生，其主要表现为高钾血症、高磷低钙血症、顽固性代谢性酸中毒和急性肾功能不全等。研究发现，ATLS 在高危 NHL 的发生率可达 42%，而只有不到 6% 的患者出现显著临床症状。ATLS 发生的促发因素包括，①肿瘤类型：Burkitt 淋巴瘤、淋巴母细胞淋巴瘤、急性淋巴细胞白血病或增殖速度快、对治疗敏感的实体瘤；②肿瘤负荷或肿瘤侵犯范围：大肿块（>10cm）、LDH>2 倍正常上限或白细胞计数 >25 × 10^9/L；③肾功能：已存在肾衰或少尿；④尿酸水平：大于 450μmol/L（7.5mg/dL）；⑤有效的或迅速地减瘤治疗。在老年淋巴瘤，同时具有多项促发因素是发生 ATLS 的诱因。ATLS 死亡率高，诊断主要依靠实验室检查。治疗方法为：别嘌醇口服 300~600mg/d 至尿酸恢复正常；如出现高钾血症则缓慢静脉滴注葡萄糖酸钙（100~200mg/kg）和 10% 葡萄糖 1000~2000ml 加胰岛素（4g 葡萄糖：1IU 胰岛素）。为增加肾血流灌注量可静滴小剂量多巴胺，部分患者可并用利尿剂如呋塞米，以增加尿量、促进代谢产物的排出。低钙不易纠正，应考虑有低镁存在，可缓慢静脉滴注硫酸镁（25~100mg/kg）。需着重指出的是，在上述治疗的同时给予水化，若酸中毒难以纠正及合并肾衰竭者，可给予血液滤过治疗。国外有研究应用重组尿酸氧化酶类药物（如 Rasburicase），其降低血尿酸水平的作用强于别嘌醇，且可预防嘌呤结晶引起的肾衰竭。但此药价格昂贵，尚未在我国广泛使用。

【预后】

淋巴瘤的治疗已取得了很大进步，HL 已成为化疗可治愈的肿瘤之一。由于 NHL 病理类型复杂，各类型的预后差异很大。一般来讲，惰性类型的预后要好于侵袭性类型，B 细胞型要好于 T 和 NK 细胞型，年轻人要好于老年人。此外，在诊断 NHL 时，可根据 IPI 评分来判断预后，2 年和 5 年生存率见表 42-15。

表 42-15　NHL 的预后

预后	IPI 评分	CR 率	2 年生存率	5 年生存率
低危	0~1	87%	84%	73%
低中危	2	67%	66%	50%
高中危	3	55%	54%	43%
高危	4~5	44%	34%	26%

（杨　波　朱宏丽）

第五节　多发性骨髓瘤

【概述】

多发性骨髓瘤（multiple myeloma，MM）是浆细胞异常增生的恶性肿瘤，骨髓中大量异常浆细胞（即骨髓瘤细胞）增殖，并以单克隆免疫球蛋白和（或）轻链大量分泌为特征，引起骨骼破坏、贫血、感染、出血、肾功能损害和免疫功能异常。多发性骨髓瘤患者中年龄大于 60 岁的称为老年多发性骨髓瘤。MM 在美国其发病率为 3/10 万，已超过白血病，仅次于淋巴瘤，居血液恶性疾病的第 2 位。亚洲的发病率为 1/10 万，我国尚无完全的统计学资料，估计为 1/10 万左右。MM 是老年人易患的肿瘤，诊断时的中位年龄为 65 岁，发病年龄高峰为 60~80 岁，<40 岁的患者仅占 2%~3%，所以 MM 患者中，大部分是老年多发性骨髓瘤，随着我国人口寿命的不断增长，MM 的发病率呈增多趋势。在诊断过程中，老年 MM 患者出现的首发症状往往不容易被患者或者首诊医生考虑到为 MM，从而容易出现误诊，如骨质疏松、骨痛等症状，容易被认为是缺钙，延误治疗时机；在治疗过程中，因为老年患者常合并有其他基础病，如糖尿病、冠心病等，使得治疗受到很大的局限，不适当的治疗往往会导致治疗失败，还有可能危及生命，其中位生存期仅 3~4 年，较年轻患者明显缩短。

【病因】

本病病因尚不明确，可能与下列因素有关。

1. 慢性感染及炎症　如慢性骨髓炎、慢性肝炎、肾盂肾炎、结核等可伴有浆细胞恶性增生。这可能是由于抗原长期慢性刺激网状内皮系统的结果，另外，根据动物实验观察，发现本病可能直接因病毒感染而引起，提示任何导致网状内皮系统受慢性刺激后可能引起骨髓瘤的发生的可能。

2. 电离辐射　由于多发性骨髓瘤的发病率在从事放射线工作者较一般人群为高，电离辐射被认为是发病原因之一。自 1950—1976 年对日本原子弹爆炸后幸存者的研究表明，接受空气量 100cGy 后本病发病率是正常人的 4.7 倍。

3. 细胞遗传学　在多发性骨髓瘤患者中细胞遗传学异常发生率很高。70% 的患者有 DNA 多倍体。bcl-l 和 bcl-2 基因重排（15%~20% 患者），bcl-2 蛋白高表达。c-myc RNA 和蛋白过度表达（80% 患者）。N-ras 突变（50% 患者）。在视网膜母细胞瘤和恶性浆细胞中，p53 抑癌基因发生突变和缺失。骨髓瘤细胞甚至在治疗前就可以表达耐药基因（MDR）。

关于多发性骨髓瘤的起源存在不同的学说，其中较为公认的是肿瘤前体细胞学说。认为骨髓中 TdT⁻、CALLA⁺ 的前 B 细胞受到某种抗原的刺激，发生增殖、恶变，中间不经过 sIg⁺B 细胞阶段直接分化 CALLA⁺ 的前浆细胞，由前浆细胞发生克隆性扩增，分化为恶性浆细胞，形成骨髓瘤。另外 CALLA⁺ 细胞可以进入外周血，引起骨髓瘤的播散，形成多发性病灶。外周血中正常分化的前 B 细胞向静止期 B 细胞转化的过程中受到抗原刺激，发生恶变，重新返回接种于骨髓内，转变为肿瘤前体细胞，发生多发性骨髓瘤。

【细胞学】

1. 骨髓瘤细胞的细胞动力学　多发性骨髓瘤早期即临床前期，细胞增殖时间少于 72 小时，约经过 1~2 年的时间，临床上才逐渐出现骨髓瘤的表现。而当其临床表现明显时，瘤细胞增殖时间逐渐延长，约为 4~6 个月。当肿瘤增殖达一定容积时，骨髓瘤细胞数可保持在水平线上数月甚至数年，多发性骨髓瘤细胞属于终末细胞，需靠具有克隆扩增和分化能力的处于较早分化时期的恶变 B 细胞增殖分化而补充。此期谓之细胞稳定期。研究表明，如在细胞稳定期杀灭骨髓瘤细胞，同时增殖期瘤细胞也随之增加。因此，治疗过程中应用细胞周期非特异性药物的同时，要加用细胞周期特异性的药物才能取得较好的疗效。

2. 骨髓瘤细胞的单克隆免疫球蛋白合成率　骨髓瘤细胞有巨大免疫球蛋白（M 蛋白）的合成能力，在 2~4 小时内所产生的 M 蛋白相当于细胞内所含的免疫球蛋白总量。研究推算得出：每个骨髓瘤细胞约含 M 蛋白 500 万 ~10 000 万分子，每个骨髓瘤细胞每天合成 M 蛋白为 2.5~38pg。

3. 患者体内骨髓瘤细胞的总数　体内骨髓瘤细胞的总数与临床的严重度（如溶骨性病变的程度）呈正比。当有多发性溶骨性病变时，体内瘤细胞已超过 2×10^{12} 个。若瘤细胞的总量约占体重的 5%~7% 则可以致死。

【细胞免疫学变化】

1. T 细胞亚群的改变　多发性骨髓瘤患者外周血 T 细胞亚群改变有如下特点：外周血淋巴细胞绝对数降低，T3⁺、T4⁺、细胞的绝对数和百分率在 Ⅰ、Ⅱ、Ⅲ 期均降低，T8⁺ 细胞绝对数 Ⅰ 期升高，Ⅱ 及 Ⅲ 期正常，百分率各期均升高。T4/T8 比值在各期均下降。T8⁺ 细胞升高被认为是机体早期的一种代偿，借以拟制肿瘤克隆的增殖。

2. T 细胞功能的改变　Perri 等研究得出多发性骨髓瘤患者 Th 细胞功能正常，而 Ts 抑制 B 细胞活性较正常为高，而且多发性骨髓瘤患者的 B 细胞对多发性骨髓瘤的 Ts 细胞活性更加敏感。由于 T 细胞功能缺陷，机体正常多克隆免疫球蛋白合成及分泌减少，体内无免疫活性的 M 蛋白异常增多。此外患者的粒细胞的吞噬杀伤和趋化功能明显低下，抗体依赖的细胞毒作用降低，NK 细胞活性下降，导致机体对病原微生物的易感性提高。

3. 细胞因子活性的改变　多发性骨髓瘤患者外周血细胞因子产生异常与多发性骨髓瘤发生有关的细胞因子有 IL-1、IL-2、IL-4、IL-5、IL-6 等。研究表明 B 细胞刺激因子 -1（BSF-1）减少导致外周血 B 细胞减少，从而使正常免疫球蛋白合成受抑制。骨髓瘤细胞能分泌 IL-6（BSF-2），其表面又有 BSF-2 受体，通过自身正反馈作用促进肿瘤的增殖。Cimino 等的研究发现患者血清中 IL-1 及 SLR-2R 与正常对照无差别。关于 IL-2 水平变化的研究尚无定论。

4. B 淋巴细胞变化　Tienhaara 等研究表明：多发性骨髓瘤患者外周血 B 淋巴细胞总数、CD20$^+$ 细胞绝对数和百分比相应年龄的对照组明显减低。因此，与 B 淋巴细胞相应的免疫功能亦低下或缺陷。

【临床表现】

老年多发性骨髓瘤起病多徐缓，患者可有数月至 10 多年的无症状期。在此期，可有血沉增快、M 球蛋白或原因不明的蛋白尿，此谓"临床前期"。

老年多发性骨髓瘤的临床表现复杂多样。国内 2547 例多发性骨髓瘤临床分析，主要为骨痛、贫血、发热、感染、出血、肾功能不全、关节痛、消化道症状、神经系统症状、骨骼变形及病理性骨折等。临床表现主要由于恶性增生的浆细胞、骨骼及髓外组织的浸润及 M 球蛋白增多所致。国内老年 MM 确诊较国外患者晚，除一些地区经济落后和医疗水平不平衡之外，不可忽视的原因是非血液科医师对该病认识不足引起误诊，约 40%~60% 患者曾经被误诊为骨关节疾病、慢性肾炎、营养性贫血或转移癌等，老年 MM 误诊率高，需要各科医生对本病加强认识，提高警惕，及早明确诊断。

（一）浸润性临床表现

1. 骨痛　骨髓瘤细胞在骨髓腔内相对无限增生、侵犯骨骼和骨膜，引起骨痛。骨痛常是早期和主要症状，其中以腰骶痛最常见，其次是胸痛、肢体和其他部位疼痛。老年 MM 早期疼痛较轻，可为游走性或间歇性，因而易误为风湿痛或骨质疏松引起的骨痛。后期疼痛较剧烈，可以局限于局部，因活动、负重而加重，经休息及治疗后减轻。骨痛常为早期诊断的重要线索。

2. 骨骼变形和病理性骨折　骨髓瘤细胞浸润，破坏影响皮质血液供应，引起弥漫性骨质疏松局限性骨质破坏并可形成局部肿块，且常呈多发性。胸、肋、锁骨连接处发生棉球样结节，对本病有诊断意义。骨质破坏处易引起病理性骨折，且往往多处骨折同时存在。老年 MM 骨损害的程度明显重于非老年 MM，因为老年患者往往本身存在骨质疏松，而疾病本身又易致骨质疏松，老年人行动不便，易跌倒及对患者的安全保护意识不强是危险因素。由于老年患者本身存在的骨质疏松，较年轻人容易出现骨折，所以也容易误诊为老年人非病理性的骨折，在诊断时要特别注意。另外，老年 MM 一旦出现骨折，活动受限，感染、褥疮的发生率会增多，降低患者的生存质量，缩短患者的生存期。

3. 造血器官的损害　由于肿瘤灶主要在红骨髓中，故贫血常见，可为首发症状，贫血多为中度，后期严重；血小板减少多见，可伴有出血症状。老年人出现一系甚至三系减少的并不少见，老年 MM 的造血器官的损害需要与老年骨髓增生异常综合征、慢性再生障碍性贫血、肾性贫血、结缔组织病、营养不良性贫血相鉴别。

4. 髓外浸润　受侵器官组织中以脾、肝、淋巴结、肾脏为最常见。呼吸道和口腔中单发软组织骨髓瘤的机会较其他部位为多，要与各部位的肿瘤相鉴别。

5. 神经系统病变　可首发或后期出现。最多见为胸、腰椎脊髓受压引起截瘫。病理性骨折也是造成脊髓压迫的另一重要原因，且多数病例在截瘫前可出现相应的灼性神经根疼痛。颅骨肿瘤可直接压迫引起相应的临床症状。周围神经病损以进行性、对称性四肢远端感觉运动障碍为主。老年 MM 要特别注意与神经系统的肿瘤占位、出血、血栓等疾病相鉴别。

（二）大量 M 蛋白及其多肽链引起的临床表现

1. 易感染性　M 蛋白的大量产生，正常免疫球蛋白形成减少和 γ 球蛋白分解代谢增加，是易感染的主要原因。本病患者容易感染，较正常人高 15 倍。老年 MM，常有肺部的基础疾病，男性常有长年吸烟史，感染应当尤为重视。近年来以革兰阴性杆菌感染为主；病毒（如带状疱疹）感染也有所增多，感染常是本病致死的主要原因。

2. 肾功能损害　半数左右多发性骨髓瘤患者有肾功能损害。肾脏病变可作为首发症状或在病程中发生，尿蛋白常有本 - 周蛋白存在。M 蛋白及其多肽链可致肾小管变性、扩张、阻塞，导致肾单位的破坏和肾功能衰竭。肾功能衰竭可为慢性或急性，是本病仅次于感染的死亡原因。要注意与慢性肾功能衰竭等非肿瘤因素导致的肾损害相鉴别。

3. 高黏滞综合征　多发性骨髓瘤患者血液黏滞度增高与血清中大量 M 蛋白增多和蛋白本身黏滞度变化有关。血液黏滞度增高后影响血液循环和毛细血管内的灌注，引起组织器官淤血和缺血、缺氧改变。其中以脑、眼、肾、肢端最为明显。老年 MM 因为常有高血压、糖尿病、高血脂，发生高黏滞综合征时，容易被忽视或误诊，在临床上要特别小心。

4. 出血倾血　为本病常见，原因不一。老年人血管脆性增加、血小板生成减少、M 蛋白导致血小板功能障碍、M 蛋白直接抑制Ⅷ因子活性等都是引致或加重出血的原因。

（三）其他

1. 伴有其他肿瘤　尸检可见本病患者约有 19% 可合并其他肿瘤，这些肿瘤中非淋巴 - 网状系统肿瘤发生率明显增加，尤其是乳房癌、脑瘤、胆道肿瘤。也有报告合并霍奇金病、淋巴肉瘤、网状细胞肉瘤、骨髓纤维化、Kaposi 肉瘤等。

2. 与自身免疫性疾病关系密切　Golderberg 等报告其风湿性关节炎发生率远远高于一般居民发生率。也有报道伴发皮肌炎等疾病者。

【实验室检查】

（一）周围血象

贫血一般为中度。贫血属正常细胞正常色素型。红细胞大小不一，血中可见少量幼粒、幼红细胞。晚期由于骨髓浸润和化疗药物的抑制而常有全血细胞减少。红细胞沉降率由于血浆球蛋白显著增多而显著增快。

（二）骨髓检查

骨髓穿刺活检对本病具有特异诊断的意义。病变部位显示骨髓有核细胞多呈增生活跃或明显活跃。当浆细胞在 10% 以上，伴有形态异常，应考虑本病的可能。骨髓瘤细胞大小形态不一，核染色质较疏松细致，核周淡染环多消失。胞浆嗜碱、深蓝、不透明泡沫状，有的瘤细胞胞浆内有 Russell 小体。有的其胞浆内充满大而浅蓝色空泡并具立体感，谓之葡萄状细胞（grape cell）。并可见双核、三核及少数多核的瘤细胞。怀疑本病但穿刺阴性应注意：①骨髓组织黏滞度大，且其中夹杂有瘤细胞极度增生及造血细胞贫乏的区域，如穿刺部位恰在增生不良的区域则不易取得骨髓组织；②本病初期，骨髓病变呈局灶性；③结节性分布，因此宜做多部位、定期穿刺。由于胸骨易受累，必要时胸骨穿刺应是重要诊断步骤。可结合 X 线于病变部位穿刺以期较高的阳性率。

（三）异常球蛋白

1. 本 - 周（凝溶）蛋白　50%~80% 的骨髓瘤患者尿本 - 周蛋白阳性。此病初期，本 - 周蛋白常间歇出现，晚期才经常出现，因此，本 - 周蛋白阴性，亦不能排除本病，应反复、定期查尿。此外，本 - 周蛋白亦非此病特有，其他疾病如骨骼转移癌、多发性肉瘤、纤维囊性瘤等多种疾病亦可呈阳性反应。

2. 高球蛋白血症和 M 蛋白出现　约 95% 的患者血清球蛋白增多，白球蛋白比例倒置。做醋酸纤维膜电冰可见一异常电泳图形，即 M 球蛋白，其主要为一染色浓而密集的单峰突起的免疫球蛋白区带，少数有双峰。应用免疫电泳，按 M 蛋白成分的不同，可分为：①IgG 型占 50%~60%；②IgA 型占 20%~25%；③凝溶蛋白或轻链型占 20%；④IgD 型占 1.5%，常伴有 λ 轻链；⑤IgE 型和 IgM 型，仅占 0.5% 和 0.1%；⑥"非分泌型"骨髓瘤，其血清中不能分离出 M 蛋白，约占 1%。

（四）其他

由于骨质广泛破坏，大量的钙进入血液循环，出现高钙血症；晚期及肾功能不全患者，血磷可显著升高。血清碱性磷酸酶大多正常或轻度升高，此与骨转移癌有区别。血清尿素氮和肌酐增高。

【X线检查】

（一）早期X线检查

本病早期骨骼X线检查常无阳性改变。根据肿瘤细胞动力学研究，只有当单位瘤细胞增殖至一定数量时才能出现X线可见的破坏灶。放大摄影有助于较早期发现。

（二）广泛性骨质疏松改变

该症状表现为广泛性骨质密度减低，骨小梁变稀变细，骨皮质变薄，并有栗粒状骨质破坏，皮质不均，断续不连。出现骨质疏松部位易发病理性骨折，尤以肋骨、脊椎易发。

（三）多发性骨质破坏

肿瘤生长迅速者，常表现为伴有软组织肿块和边缘模糊的溶骨性破坏；生长慢者，则为边缘清楚的膨胀改变。骨质破坏有以下几种表现形式：

1. 穿凿状　瘤细胞为多发性局限性增殖形成球形瘤结时，表现为多发性圆形透亮区，无硬化边缘，亦无骨膜改变，病灶边缘锐利。以颅骨为最多见。

2. 蜂窝状　为多数大小近似的囊状骨破坏区，相互靠近重叠。

3. 鼠咬状　系边缘模糊的齿状破坏区，融合成为大片破坏。

4. 皂泡状　囊状骨缺损大小不一，以弯曲的薄壁为间隔。

5. 蛋壳状　见于长骨端，系严重的骨破坏后残留下的薄层骨皮质。

（四）硬化性骨质改变

很少见，且出现硬化性骨质改变的部位及方式亦呈多样性表现。

【其他辅助检查】

近年来发现对多发性骨髓瘤者行CT扫描有以下优点：①证实X线检查结果；②更好确定病变的范围尤其是髓外浸润病灶的范围；③在病变早期，发现X线检查阴性的多发性骨髓瘤病灶等。

由于多发性骨髓瘤患者的骨骼侵犯主要为溶骨性。骨骼形成增加的测定方法如碱性磷酸酶与放射性核素扫描均无帮助。

【临床分型、分期】

（一）一般分型

有孤立型、多发型、弥漫型、髓外型、白血病型等5型，各型间可互相转化。

（二）根据免疫球蛋白分型

分为：IgM型、IgA型、IgG型、IgD型、IgE型、轻链型、非分泌型等。

（三）特殊类型

定名为冒烟性骨髓瘤，孤立性骨髓瘤，两种以上M蛋白的骨髓瘤，半分子IgA多发性骨髓瘤等。

（四）分期

按Duriie分期标准如下：

Ⅰ期：须符合下列条件：血红蛋白>100g/L（10g/dl）血钙正常，骨骼X线正常或呈孤立型溶骨病变，M球蛋白IgG<50g/L（5g/dl）、IgA<30g/L（3g/dl），尿轻链<4g/d，骨髓瘤细胞总数<0.6×10^{12} 个/m²。

Ⅲ期：须符合下列一项或多项，血红蛋白<85g/L（8.5g/dl），血钙>0.26mmol/L（1.3mg/dl），明显多发性溶骨损害；M球蛋白明显增多IgG>70g/L（7g/dl），IgA>50g/L（5g/dl），尿轻链>12g/d，骨髓瘤细胞>$(1~2) \times 10^{12}/m^2$。

Ⅱ期：处于Ⅰ、Ⅲ期之间。

【诊断与鉴别诊断】

典型的多发性骨髓瘤病例诊断并不困难，但不典型病例极易误诊，文献报道，初诊MM误诊率达60%以上。主要依据骨髓穿刺活检发现异常浆细胞浸润，X线片发现骨质破坏性改变，血清电泳检出M蛋白和（或）尿中存在轻链。预示肿瘤负荷的因素：骨髓浆细胞浸润>50%、低白蛋白血症、血小板减少症。13 号染色体缺失、血 β-2 微球蛋白增高一般认为是预后差的因素，诊断的同时还应做好鉴别诊断。

（一）骨髓穿刺活检发现大量骨髓瘤细胞

此为最主要的诊断依据。但浆细胞增多也可见于类风湿关节炎、骨髓内肿瘤转移、慢性炎症等诸多疾病，但在上述疾病中，浆细胞一般不超过 10%，且无形态异常。

（二）骨质破坏性改变

此需与肿瘤骨转移、老年性骨质疏松、甲状旁腺功能亢进等相鉴别。

（三）高球蛋白血症

主要为 M 蛋白和（或）蛋白尿（尿中可检出本 – 周蛋白），但 M 蛋白及本 – 周蛋白尚可见于其他疾病如转移癌、巨球蛋白血症、多发性肉瘤等。

国内诊断标准：

（1）骨髓中浆细胞 >15%，并有异常浆细胞（骨髓瘤细胞）或骨髓活检为浆细胞瘤为最主要诊断依据。

（2）血清中出现大量单克隆免疫球蛋白（M 蛋白），IgG>35g/L；IGA>20g/L；IGD>2.0/L；IgE>2.0g/L；IgM>15g/L 或尿中出现单克隆免疫球蛋白轻链，轻链排出 >1g/24 小时。

（3）无其他原因的溶骨病变或广泛性骨质疏松。

【治疗】

老年多发性骨髓瘤（MM），由于本身随着年龄的增长，各脏器功能明显衰退，常并发多种疾病，免疫能力低下，而且骨髓造血能力和应激性差，所以联合化疗量宜小，在发病之初就应当制订整体的治疗方案。

（一）针对其他基础性疾病（与多发性骨髓瘤无关）的治疗和调整

如冠心病、高血压、糖尿病、血栓性疾病、肺部疾病，应密切观察，积极调整用药，在治疗前全面评价身体状况，以便推测患者耐受化疗的情况。

（二）针对与老年 MM 相关的临床表现的治疗

1. 骨痛、骨骼变形和病理性骨折　可休息、适当活动，减少病变骨负重，并应根据疼痛的分级，WHO 镇痛阶梯方案治疗。环磷酰胺与糖皮质激素以及放疗在治疗 MM 过程中，亦有缓解疼痛的作用。另外应用二磷酸盐类药物抑制破骨细胞。以前认为 MM 主要与定位在骨髓的单克隆浆细胞过量增殖激活破骨细胞活性而造成骨破坏。骨髓微环境：主要通过间质细胞与疾病的进展密切相关。MM 的骨髓瘤细胞通过细胞外的基质和间质细胞的黏附分子相互粘连。间质细胞间一些信号途径的激活增加了利于瘤细胞增殖和生存的细胞因子的产生，并增强了通过抗凋亡机制起作用的耐药。双膦酸盐不仅干扰骨髓微环境抑制间质细胞的生存，而且阻止浆细胞和间质细胞的联系。Ferretti 等通过试验阐述了唑来膦酸抗肿瘤活性的可能机制。Ochiai 等对 12 例复发难治 MM 患者采用依卡膦酸盐（incadronate）+TD 方案（TID）治疗。沙利度胺（T）：300mg/d；依卡膦酸盐（I）10mg/d，静脉给予每周 1 次；地塞米松（DEX）：12mg/d，第 1~4 天。每 21 天为一个周期。缓解率 78%，溶骨性疼痛症状在 TID 治疗 1 个周期后迅速改善。可见 TID 是可行且有希望的治疗方法。此外病变骨局部放疗、承重骨病损填充骨水泥、应用固定架固定骨折两端等均可以酌情考虑，血钙低的患者应同时加强补钙。另外加强护理，防止褥疮的发生。

2. 贫血　应首先注意有无合并其他原因的贫血，如营养不良性贫血等，要同时注意纠正，加强叶酸、维生素 B$_{12}$ 的补充，因为可能会经常输注红细胞，有体内铁负荷增多的风险，所以老年 MM 补充铁剂要慎重，除非证明合并有缺铁的情况。约 73% 的 MM 患者确诊时存在贫血，应用重组红细胞生成素（EPO）和输血是主要治疗手段，约 2/3 的患者对 EPO 有反应，但耐受性好。2 周后 Hb 水平上升，降低输血要求并改善生活质量。根据患者对贫血的耐受情况决定是否输注红细胞和输注红细胞的频率，一般来说，老年患者血红蛋白应维持在 80g/L 以上，但如果需要化疗或者患者自身有心脑血管的基础病，或者维持在 80g/L 时仍有贫血症状，这些对血液灌注要求较高的患者可以适当增多输血频率，使血红蛋白维持在较高的水平，以维持患者正常生活为准。长期大量输血的患者要注意监测血清铁蛋白的水平，以免发生体内铁的过量蓄积。

3. 出血　多见于血小板减少时合并出现，可以是发病时同时存在，也可以是治疗后骨髓抑制时出现，无论如何，老年人出现血小板减少一定密切关注，如果没有任何出血表现，血小板在（20~30）×10^9/L时应严密观察，如有出血表现应及时输注血细胞分离机机采的血小板。老年人出血除了血小板低外，还应该注意凝血功能，如果有凝血因子的缺乏，要及时补充，还需要警惕弥漫性血管内凝血（DIC）的情况。此外，老年人血管因素出现的出血并不少见，可以在慎重考虑下，权衡利弊，可以采用介入栓塞或外科手段解决。总的来说，老年MM出现出血症状时，在出血时应该加以鉴别出血原因，如果能通过内科手段解决，就不主张外科手段，因为老年MM的手术并发症较年轻人增多。

4. 髓外浸润、神经系统病变　受侵器官组织中的软组织骨髓瘤，在排除各部位的其他肿瘤后，如果不引起压迫症状，可以仅治疗MM，不用单独处理，如果产生压迫症状，可以考虑局部放疗或手术切除，特别需要注意的是，如果是椎管内软组织骨髓瘤，截瘫的危险很大，放疗后早期的组织肿胀可能会加重压迫症状，为了保全患者双下肢的功能，手术应及早考虑，慎重实施，围手术期的护理需要特别注意。

5. 感染　MM并发感染的发生率与死亡率高，应及时加用抗生素、粒细胞集落生成刺激因子、静点免疫球蛋白，必要时加用抗真菌与抗病毒药物。患者本身容易出现病毒（如带状疱疹）感染，也可以是化疗后免疫功能下降后容易出现，在国内，应用硼替佐米治疗的患者，发生带状疱疹的较多，所以建议在应用硼替佐米治疗时，应用无环鸟苷预防。此外，老年自身容易出现细菌、真菌的感染，加上本病患者容易感染，较正常人高15倍，而且长期应用激素为主的治疗方案，更容易出现感染，体温有时升高不明显或正常，遮盖症状，延误治疗。总之，老年MM基础病多，本病也容易出现感染，感染后症状不明显，治疗反应往往不如意，所以老年MM感染的危险性增加，要密切注意监测，及早发现，及早治疗。

6. 肾功能损害　可以应用透析降低血中肌苷、尿素氮的水平；可以应用血浆置换去除一部分免疫球蛋白，减少M蛋白及其多肽链在肾小管的沉积；可以通过化疗，控制本病的发展，减少M蛋白及其多肽链的产生。

7. 高黏滞综合征　应用血浆置换去除一部分免疫球蛋白，减少M蛋白的水平，另外通过化疗，减少M蛋白及其多肽链的产生。

（三）针对老年MM的治疗

1. 化疗　这是治疗MM的最基本、最常用的治疗方法，在过去40年中应用美法仑加泼尼松（MP方案）以及多种药物联合化疗的M2方案（长春新碱、卡氮芥、美法仑、环磷酰胺、泼尼松）可使50%~60%的患者达到预期疗效。在老年患者M2方案较MP方案远期生存并无明显差异，对于老年患者，尤其是65岁以上的高龄患者，常规化疗无论具体方案如何，中位生存期都不超过3年，所以首选MP方案。美法仑，2mg，3次/d，服用7天，泼尼松，20mg，3次/d，服用7天，7天之后泼尼松逐渐减量至停用，每45天为一个治疗周期。但是，如果患者身体条件好，考虑到可能会应用自体造血干细胞移植时，应用美法仑必须慎重，可能会导致造血干细胞动员失败。

2. 应用α-干扰素　剂量为300~600万U/次，每周3次，可以提高患者的治疗反应率，延长患者的无病生存期与总生存期（Os）。如果患者考虑到可能会应用自体造血干细胞移植时，应用α-干扰素也必须慎重，可能会导致植入失败。

3. 应用VAD方案（长春新碱、阿霉素、地塞米松）　因为不影响造血干细胞动员，对于老年患者，仅在考虑该患者有可能做自体造血干细胞移植时，或先前治疗对烷化剂耐药的患者可以选用，可取得较高的缓解率，此方案中，地塞米松起主导作用。VAD方案的特点是：①初治的MM患者可有67%的反应率，完全缓解（CR）率可达30%，对MP方案耐药患者亦可取得较好疗效；②起效快，2个疗程可达到预期疗效；③不损伤干细胞，准备进行自体造血干细胞移植（SCT）可行此方案）；④不影响肾功能，适用于MM合并肾功能不全的患者。但是此方案地塞米松用量大，反复应用会出现血糖升高，易发生感染，并且缓解期不持久。高龄患者、有糖尿病基础病及有感染基础病的老年患者一定慎重使用。

4. 沙利度胺（thalidomide）及其衍生物　应用沙利度胺（400mg/d）单药治疗 MM，30%~40% 的复发或难治的 MM 患者可获得部分缓解（PR），对于不能耐受大剂量的患者，小剂量（100~200mg/d）沙利度胺亦可取得较好的疗效。而沙利度胺与地塞米松或化疗药物联合治疗 MM 可获得更显著的疗效。沙利度胺治疗 MM 的机制：①抑制血管新生：MM 患者骨髓中存在着微小的新生血管，活动期的 MM 患者骨髓微血管密度比非活动期高大 5 倍，而且和骨髓中 MM 细胞比例增多有关。沙利度胺有抗 MM 细胞血管新生的作用。用沙利度胺治疗有效的 MM 患者，骨髓血管密度明显减少。②免疫调节：沙利度胺可抑制肿瘤坏死因子，抑制 MM 细胞因子分泌，可改变 MM 细胞与骨髓基质细胞的黏附，并能诱导 CD8+ 淋巴细胞、NK 细胞产生干扰素和 IL-2，直接杀伤 MM 细胞。还可下调细胞间黏附分子，使白细胞的黏附和趋化受抑制，从而调节免疫。③直接消灭 MM 细胞：沙利度胺可抑制 MM 细胞的增殖，并促进 MM 细胞凋亡。经试验证明沙利度胺对初治和复发难治 MM 患者均可作为一线治疗，在治疗时必须注意其血栓形成的副作用，在国外报道约为 11%，可应用阿司匹林、小剂量华法林控制，因为足量华法林容易导致出血并发症，在老年患者不建议应用。

单用沙利度胺方案：Glasmacher 等报道对 1674 例复发难治患者单用沙利度胺，不同试验组采用剂量 50~600mg/d 不等，完全缓解（CR）+ 部分缓解（PR 即 M 蛋白下降 >50%）为 29.4%，轻微缓解（MR）或疾病稳定（SD）分别为 13.8%、11.0%。严重副作用最常见是嗜睡、便秘、神经病变，血栓 - 栓塞发生率 3%。可见沙利度胺对复发难治患者有效。

MPT 方案：此方案可作为初治 MM 的一线用药。Palumbo 等对 129 例初治 MM 患者比较了美法仑（M）、泼尼松（P）、沙利度胺（T）-MPT 方案与传统的 MP 方案的差别。其中 MPT 组 T 用 100mg/d，两组的 M、P 剂量相同，每 28 天为一周期，共用 6 个周期。MPT 组和 MP 组 CR+PR 率分别为 >60%、47.6%；其中接近完全缓解（nCR）/CR 为 27.9%、7.2%；两年生存期为 54%、27%；3 年生存期为 80%、64%。副作用 MPT 组明显高于 MP 组，但肝素的预防使用使血栓栓塞发生由 20% 降至 3%。因而 MPT 方案可作为初治 MM 有效的一线治疗。并且预防性使用抗凝剂可降低血栓的发生。

TD 方案对初治、复发难治 MM 患者可作一线用药。Rajkumar 等报道了对 207 例初治 MM 患者使用沙利度胺（T）和地塞米松（Dex）（TD 方案）与单用 Dex 的差别。TD 组 T 为 200mg/d，服用 4 周，Dex 为 40mg/d，第 1~4，9~12，17~20 天，循环 4 周。Dex 组同 TD 组中的 Dex。总缓解率 TD 组 63%，Dex 组 41%；M 蛋白下降为 72%、50%。Ⅲ级以上副作用 TD 组明显升高，深静脉血栓（DVT）TD 组更易发生。总之对初治患者 TD 方案优于单用 Dex，但必须处理同时出现的较大副作用。Wang 等通过对 26 例高瘤负荷初治患者（血钙 >115mg/L，HB<85g/L）的采用 TD 方案，总有效率 73%，3 个月内早期死亡 <5%，中位生存时间 30 个月，平均缓解时间 25 个月，没有Ⅲ或Ⅳ级副作用。严重感染发生率 12%。因而 TD 方案对初治患者缓解率高，严重并发症发生率低。

AD-TD 方案 + 阿司匹林，Hassoun 等报道对 42 例初治 MM 患者采用 AD-TD+ 阿司匹林方案：即 AD 为 2 或 3 个月，TD 为 2 个月，同时预防用抗生素和阿司匹林 81mg/d。缓解率达 84.4%，CR 为 15.5%，nCR 为 20%，PR 为 48.9%，SD 为 4.4%，疾病进展（PD）4.4%。尽管有 2% 患者发生血栓并发症，但多数患者都能良好耐受此方案。因而 AD-TD 方案 + 小剂量阿司匹林预防深静脉血栓不但取得很高的缓解率、易于耐受，并且治疗的相关死亡率较低。阿司匹林的使用可预防深静脉血栓。

沙利度胺的免疫分子类似物 CC-5013（lenalidomide）和 CC-4047（imatinib）目前正在研究中。实验表明 CC-5013 和 CC-4047 在结构和功能上与沙利度胺类似，在免疫调节和抗肿瘤作用上增强了，但毒性减少了。Rajkumar 等报道使用 lenalidomide 和地塞米松治疗 34 名初治 MM 患者，口服 lenalidomide 剂量为 25mg/d，第 1~21 天，地塞米松 40mg/d，第 1~4，9~12，17~20；每 28 天为一周期。总有效率 91%，CR 率 6%，PR 或 nCR 为 32%。47% 的患者出现Ⅲ级或以上非血液系统毒性，最常见是疲劳（15%），肌无力（6%），焦虑（6%），肺炎（6%），皮疹（6%）。可见 lenalidomide 联合地塞米松对初治患者是非常有效的治疗方法，其副作用是可治的。

5. 蛋白酶体抑制剂（Velcade，Bortezomib，PS-341，硼替佐米）　本药物是治疗 MM 最有前途的新药。2003 年 5 月美国 FDA 批准用于临床并于 2004 年 4 月在欧洲正式认可，此药在临床应用发展迅速，即将在我国用于临床。Velcade 是一种选择性蛋白酶体抑制剂，它可下调细胞周期相关的多酶复合体。蛋白酶体具有水解内源性核因子 κB（NF-κB）抑制因子的作用，使 NF-κB 活化，而 NF-κB 是促进 MM 细胞生长、存活和耐药的重要因子。Velcade 通过抑制 NF-κB 诱导 MM 细胞（包括耐药的 MM 细胞）凋亡，下调 MM 细胞与基质细胞表达的黏附分子进而减少细胞因子的分泌，抑制耐药。一组由北美、欧洲、以色列等 95 家治疗 MM 中心参加的国际性开放的临床研究显示：Velcade 明显改善疾病的平均进展时间，其疗效要优于大剂量地塞米松。临床试验表明：单药 Velcade 治疗复发难治的 MM（n=202），总反应率（ORR=CR+PR+MR）为 35%，CR+PR 为 27%；Velcade+ 脂质体阿霉素联合治疗 MM 显示了 81% 的 ORR 及 30%CR。

注射用硼替佐米临床用法：用法用量为 $1.3mg/m^2$ 静脉推注 3~5 秒，于治疗第 1、4、8、11 天时给药（两次给药之间至少间歇 72 小时），每 21 天为一个疗程，最多进行 8 个疗程，确认完全缓解（CR）的患者继续治疗 2 个疗程。

注射用硼替佐米在多发性骨髓瘤治疗中的地位：注射用硼替佐米治疗多发性骨髓瘤疗效显著。注射用硼替佐米和多种化疗药物联合具有疗效叠加及协同效应，包括地塞米松、阿霉素、沙利度胺、美法仑等。注射用硼替佐米的联合方案用于复发难治性多发性骨髓瘤的总缓解率（CR+PR）达 50%~80%。注射用硼替佐米（V）与地塞米松、美法仑（M）、泼尼松（P）、沙利度胺、多柔比星（阿霉素）等的联合治疗也可用于多发性骨髓瘤初治患者，上述联合方案均取得了较好的疗效。其中，MPV 方案疗效显著，MPV 与 MP 两种方案进行对比的国际多中心研究正在进行中，MPV 方案有可能成为老年 MM 患者的标准治疗方案。总的来说，注射用硼替佐米治疗多发性骨髓瘤起效迅速，中位显效时间为 38 天；能够克服大部分不良预后因素，保持显著疗效，联合方案的总缓解率达 50%~80%；可显著延长疾病进展时间和总生存期，有效提高患者生活质量。注射用硼替佐米被广泛用于多发性骨髓瘤首次复发和多次复发后的治疗，为患者带来明显的生存获益。

注射用硼替佐米的安全性研究：注射用硼替佐米对复发难治性 MM 的 II 期临床试验 SUMMIT 和 CREST（228 例 MM 患者均接受注射用硼替佐米 $1.3mg/m^2$ 标准方案治疗）的安全性汇总分析显示，主要不良事件包括恶心、腹泻、食欲减退或厌食、便秘、呕吐等消化道症状，血小板减少、贫血等血液毒性反应，以及疲乏、周围神经病变等。所有这些不良事件大部分属于 I ~ II 级毒性反应，无脱发、黏膜炎以及直接的肝肾心毒性等其他化疗药物常见的毒性反应。与注射用硼替佐米治疗相关的主要不良事件是可预见的，大部分可逆转和恢复，通过对症处理以及应用注射用硼替佐米的剂量调整方案能够很好地加以控制。总的来说，注射用硼替佐米治疗的耐受性良好，在高龄患者也可以应用。

硼替佐米单药方案：Berenson 等对 63 例复发和难治 MM 患者采用硼替佐米治疗，在第 1、4、8、11 天给予硼替佐米 1.0 或 $1.3mg/m^2$，每 21 天为 1 个周期，共 8 个周期。若第 2 周期进展或第 4 周期仍疾病未改善加用地塞米松。观察到持续使用硼替佐米（加或不加地塞米松）超过 6 个月（14 个周期）是安全的，其毒性是可治的，III / IV 级毒性包括血小板减少症（29%），能够在每周期休息的阶段恢复，腹泻（11%）、贫血（11%）、中性粒细胞减少症（10%）、神经病变并不常见。硼替佐米治疗复发难治 MM 的临床预后因素并不受性别、种族、用药完成状况、13 号染色体缺失、既往前治疗方案的类型与数量、血红蛋白浓度、血 β-2 微球蛋白等的影响，低缓解率的影响因素是年龄（≤ 65 岁缓解率为 32%，≥ 65 岁缓解率为 19%）和骨髓浆细胞浸润程度（浸润 >50% 的缓解率为 20%，浸润 ≤ 50% 的缓解率为 35%）。Richardson 等比较了硼替佐米、地塞米松对 669 例复发 MM 患者的作用。硼替佐米用于 1~3 次化疗后复发的患者，疾病进展时可两者同用。发现硼替佐米组具有高缓解率、进展前时间长、生存时间长的优点。

硼替佐米 + 地塞米松方案：Jagannath 等研究了硼替佐米单药和联合地塞米松治疗 30 例初发有症状的 MM 患者。硼替佐米 $1.3mg/m^2$，每 21 天为 1 个周期，共 6 周期，2 周期未达 PR 或 4 周期未达 CR 者加地塞米松 40mg/d。发现缓解（CR+PR）率为 88%、CR 为 6%、nCR 为 9%、PR 为 28%。最常见的 ≥ II 级副作用包括感觉神经病变（31%）、便秘（28%）、肌痛（28%）、疲乏（25%），此治疗不影响干细胞动员和采集。可见对初治患者单用硼替佐米或联用地塞米松是一个能达到高度 CR/nCR 的有效的诱导治疗方案，其毒性是可治的。老年人可以应用。

硼替佐米 + 沙利度胺方案：目前国内正在进行对初治 MM 患者采用硼替佐米和沙利度胺的临床观察实验，观察它们能否作为初治患者的一线治疗。

硼替佐米 + 美法仑方案：在实验模型中硼替佐米和美法仑就表现出具有协同作用。Berenson 等对 35 例复发、难治 MM 患者采用硼替佐米 + 美法仑方案，硼替佐米 0.7~1.0mg/m²，第 1、4、8、11 天 28 天为 1 个周期，8 个循环。口服美法仑剂量从 0.025mg/kg 增加至 0.25mg/kg，第 1~4 天，最大耐受剂量硼替佐米为 1.0.mg/m²，合用美法仑 0.10mg/kg，缓解（CR、PR、MR）率 68%，相关的 ≥ Ⅲ 级的毒性最常见的是骨髓抑制，是可治的。

6. 砷剂（三氧化二砷、硫化砷）　可诱导 MM 细胞凋亡，抑制血管新生和 IL-6 及血管内皮细胞生长因子（VEGF）的分泌，临床研究表明：三氧化二砷 0.15mg/（kg·d），连续 30~60 天，对于复发耐药的 MM 患者，总有效率可达 25%~40%。

7. 自体造血干细胞移植　对于老年 MM 患者，自体造血干细胞移植要结合患者身体一般情况，极为慎重考虑。与标准常规化疗相比较，大剂量化疗（HDT）联合 SCT 提高了 CR、无事故存活率（ESF）和 OS。Badeos A 一组对 70 例高龄 MM（≥ 70 岁）患者的研究表明：HDT+ 自体 SCT 是可行的，中位 CR 持续时间为 1.5 年，3 年 EFS 及 OS 分别为 20% 和 31%。该老年组的移植相关死亡率（TRM）为 16%。Maloney DG 对于初治的 MM 患者采用双次移植（自体 / 异基因）的治疗方法：标准美法仑 200mg/m² 之后进行自体 SCT，60~90 天内应用低剂量 200CGY 全身照射，采用更易耐受的"微"预处理方案进行 NMAT，自体移植可控制肿瘤，而 NMAT 主要作为免疫疗法。自体移植的 CR 达 20%，行 NMAT 后上升至 60%，而 TRM 仅 4%，有 81% 的患者移植后的生存为 12~37 个月，该方法 CR 率高，易耐受。

8. 异基因造血干细胞移植　老年人多发性骨髓瘤不选择，异基因移植虽然是目前治愈 MM 的唯一方法，但是清髓性异基因移植的 TRM100 天时高达 35%~50%。随着异基因移植技术的完善，移植后的长期存活率及 TRM 明显优于 10 年前。非清髓骨髓移植（NMAT）的 TRM 较低，但移植物抗宿主病（GVHD）发生率高。GVHD 有抗肿瘤作用，有利于控制病情，但也增加了 TRM。3 年后的 NMAT 与清髓性移植的 TRM 相似，因此 NMAT 的应用时机和作用仍在研究中。

（朱宏丽　翟　冰）

第六节　老年出凝血及血栓性疾病

出血是临床上常见的症状，是许多疾病的一种临床表现，是机体内止血功能发生障碍所引起的异常情况，尤其在老年人中更为多见。人类在进化过程中逐步建立起完善的止血系统，正常止血功能是维持生命所必需的生理功能，是机体保持稳定状态的重要机制之一，是保护机体在轻微损伤后，防止大量出血所必需的生理功能，由血管、血小板及凝血机制三方面因素共同完成。任何一方的缺陷即导致出血性疾病。人体血管因各种原因受到损伤时，血液可从血管内流出，此时机体通过一系列生理性反应使出血行止（即止血），止血过程有多种机制参与，包括一系列复杂的生理过程和生化反应。出血可以是自发的，也可发生在外伤、手术等诱发或促发因素之后，轻者只表现为局部渗血，或皮肤、黏膜下出血，短时间内自动、压迫或治疗后止血，重者局部大量出血（如消化道、泌尿道等处出血，皮下、肌肉出血）或全身性出血，引起出血性休克，或在重要脏器内出血，如颅内出血，引起死亡。出血的原因应从两方面去寻找：①局部原因所引起的出血；②出血性疾病所引起的出血。局部原因所致出血，是由于局部炎症、溃烂、外伤等原因所致小血管破裂或手术时血管结扎不当或脱落引起的，如鼻黏膜炎症引起的鼻出血，牙周炎引起的牙龈出血，肺结核空洞并发略血，胃及十二指肠溃疡、门静脉高压所致食管静脉曲张破裂、消化道癌肿组织、外周血管溃破所致消化道出血，肾肿瘤引起的血尿，痔疮出血，创伤所致关节出血、肌肉血肿等，诊断一般并不困难。出血性疾病是指正常止、凝血，纤维蛋白溶解（纤溶）系统功能障碍或失常所引起的，以出血为主要表现的疾病、病理过程或症状，可以是原发性、先天性或遗传性的，或继发于各种疾病（如肝脏病、尿毒症等），或作为一个病理过程成为并发症，或是有些疾病的早期（如革兰阴性菌败血症）或后期（如休克后期、癌肿广泛转移）的表现，发病机制不同，治疗方法也各异，常需要与局部因素所引起的出血相鉴别。一般来讲，老年人凝血缺陷临床表现、诊断及治疗上与其他年龄组一致，但一些遗传性出血性疾病在老年人少见。正常人血液流出血管后能凝固成块，之后凝块又能溶解的现象早已被人注意到，而对其发生机制，经过了数百年的探索和研究，才有了今天较为深入的认识，但对正常人，尤其是老年人凝血止血过程的病理机制仍有许多问题有待进一步研究。

一、正常凝血

正常凝血系统包括凝血和抗凝血两方面功能。两者之间的动态平衡是人体维持正常体内血液流动状态，防止血液丢失（失血），血栓形成及血栓栓塞的关键。若凝血功能亢进可出现局部或广泛血栓形成和血栓栓塞；若凝血功能衰退可出现局部或多部位出血。凝血是一系列的酶解过程，在这一过程中，多种凝血因子相继经酶解激活，由无活性的前体转为活性形式，直至最终形成凝血酶，而且每种酶解反应均有放大效应。多种物质参与凝血过程。

（一）凝血功能

1. 血管及血管内皮功能　首先表现在机体受损后局部及附近血管立即收缩，血流显著缓慢，甚至阻断血流而限制出血。近年对血管内皮细胞在出、凝血功能方面所起的作用进行了许多研究。发现血管内皮细胞（vascular endothelial cell，VEC）是一种多功能细胞，除屏障、物质转运与非特异性免疫功能外，还对血液流变学、血管通畅性、血管运动、凝血、抗凝及纤维蛋白溶解具有调节作用。VEC 可以合成与释放许多生物活性物质。在生理条件下，VEC 主要表现为抗血栓形成的特性，在受损或病理刺激（如炎症介质：肿瘤坏死因子）条件下，VEC 主要表现为促进止血或血栓形成以及炎症过程的发展。VEC 的反应形式与内容完全取决于刺激的性质和数量，有些是快速而短暂的，有些是缓慢而持久的。VEC 对血管的紧张性，血小板的活性，血液凝固及纤维蛋白溶解的调节均起作用。

2. 血小板功能　血小板由骨髓中巨核细胞分割产生释放入血液循环。其重要功能是参与凝血过程，此外还参与炎症免疫反应及支撑内皮完整的功能，在体内生存 7~10 天。血小板在止血过程中发生活化反应，主要包括黏附 - 变形 - 释放 - 聚集等反应。血小板在二期止血的血液凝固过程中起重要作用，主要表现在血小板含有包括血小板纤维蛋白原、凝血因子Ⅴ、凝血因子Ⅷ/vWF（抗血管性血友病因子）、凝血因子Ⅹ与凝血因子ⅩⅢ等内源性因子，这些凝血因子在血小板活化过程中释放，参与凝血过程。此外血小板表面的促凝活性，胶原诱导的凝血活性及接触产物等在凝血过程起不同作用。

3. 凝血因子的功能　国际凝血因子命名委员会根据发现先后顺序以罗马数字命名，简称因子（factor，F）Ⅰ~ⅩⅢ。其中 FⅣ是钙离子，FⅥ是血清中活化的 FⅤ，不再视为独立的凝血因子。凝血因子的活化形式是以在它们名称的右下位置以英文字母 a（如Ⅶa、Ⅻa）。凝血因子均为蛋白质，除 FⅢ外，其他均存在于新鲜血浆中，多数是在肝脏中合成，其中 FⅡ、Ⅶ、Ⅸ、Ⅹ的合成需要维生素 K 参与，各凝血因子特征见表 42-16。

表 42-16　凝血因子种类及特点

因子	同义名	染色体	生物半衰期（h）	生成部位	血浆浓度（mg/L）	是否依赖 VitK	血清中有无	BaSO₄ 吸附血浆是否存在	功能
Ⅰ	纤维蛋白	$4q^{26}-q^{28}$	90	肝	2 000~4 000	否	无	存在	凝块结构
Ⅱ	凝血酶原	$11q^{11}-q^{12}$	60	肝	100~200	是	无	否	酶原
Ⅲ	组织因子	$1q^{21-22}$		内皮巨核细胞等	0	否	无		细胞辅因子

续表

因子	同义名	染色体	生物半衰期（h）	生成部位	血浆浓度（mg/L）	是否依赖VitK	血清中有无	BaSO$_4$吸附血浆是否存在	功能
V	前加速因子	1q$^{21\text{-}25}$	12~36	肝	10	否	无	存在	血浆辅因子
VII	前转化素	13q^{34}	6~8	肝	0.5~2	是	有	否	酶原
VIII	抗血友病甲因子	Xq^{28}	12	肝、内皮细胞	0.1	否	无	存在	血浆辅因子
IX	抗血友病乙因子	Xq$^{26\text{-}27。3}$	12	肝	5	是	有	否	酶原
X	Stuart 因子	13q^{32}-q^{ter}	48~2	肝	10	是	有	否	酶原
XI	抗血友病丙因子	4q^{35}	48~84	肝	5	否	有	存在但减少 1/3	酶原
XII	Hageman 因子	5q^{33}-q^{ter}	48~52	肝	30	否	有	存在	酶原
XIII	纤维蛋白稳定因子	6p$^{24\text{-}25}$	72~120	肝\骨髓	10	否	无	存在	酰胺基转移

4. 凝血途径　凝血是一系列凝血因子相继激活的过程，最终凝结生成凝血酶，形成纤维蛋白块。以往凝血途径分为内源性和外源性凝血途径。现已认识到内源途径中的接触系统在启动体内凝血方面所起的作用微乎其微，体内凝血的启动主要通过外源性凝血途径。外源性凝血因子 F Ⅶ a 复合激活，也激活内源性凝血因子途径中的 F Ⅸ。

（1）外源性凝血途径：外源性凝血途径体主要的凝血启动途径。称其为外源性途径并不是指有来自体外的物质参与凝血，是指原本不与血液直接接触的组织因子（TF）释放到血液中参与启动凝血。TF是一种内在蛋白，存在于血管内皮细胞，单核细胞及巨噬细胞等多种细胞内，是 F Ⅶ 的辅因子，可使活化的 F Ⅶ 的活性增加 20~100 倍。内毒素和细胞因子，如白介素 -1，肿瘤坏死因子可诱导巨噬细胞和内皮细胞生成 TF。F Ⅶ 合成依赖维生素 K。虽然它以酶原形式合成，但酶原形式的 F Ⅶ 已具有轻微的蛋白酶性，可自我活化为 F Ⅶ a，F Ⅶ a 再反馈激活 F Ⅶ。F Ⅶ a 与 TF 结合，形成 TF/F Ⅶ a 复合物，汇集在活化的单核细胞和受伤的内皮细胞等细胞表面，激活 F Ｘ。除了激活 F Ｘ 外，TF/F Ⅶ a 也激活内源性凝血途径中的 F Ⅸ，由此外源性和内源性途径联系起来。激活的 F Ｘ（F Ｘ a）仍结合在细胞膜上，在 F Ｖ 的辅助下使凝血酶原转化为凝血酶。

（2）内源性凝血途径：内源性凝血途径是指启动凝血的相关因子存在于血管内。血管损伤时，内皮完整性被破坏，内皮下胶原暴露，F Ⅻ 与带负电荷的胶原接触而被激活，转变为 Ⅻ a。Ⅻ a 激活 F Ⅺ。在 Ca^{2+} 存在的条件下，F Ⅺ a 激活 F Ⅸ。F Ⅸ a F Ⅷ：C 及 PF–3（血小板 3 因子）在 Ca^{2+} 的参与下形成复合物，激活 F Ｘ。凝血过程进入共同途径。

（3）凝血共同途径：F Ｘ a 形成后，将凝血酶原转化为凝血酶。凝血酶原与其他依赖维生素 K 的凝血因子相似，也具有特定的结构域，可结合钙离子，可与辅因子（F Ｖ）相互作用。F Ｘ a、F Ｘ、磷脂和钙离子共同构成凝血酶原复合物，四者相互作用可使凝血酶原活化的速度明显增加。血小板上形成的凝血酶原复合物中的 F Ｖ 可能是由血小板自身分泌出来的，它是 F Ｘ a 与活化血小板结合的受体。

（4）纤维蛋白形成：凝血酶作用于多种底物，包括纤维蛋白原、F ⅩⅢ、F Ｖ、F Ⅷ、血小板膜蛋白 V 和蛋白 C 等。凝血酶还可激活血小板。因此凝血酶在止血栓形成过程中起主导作用，并通过自身反馈调节，制约着止血栓形成的速度。凝血酶对 F Ⅷ 和 F Ｖ 的活化可加速 F Ｘ 和凝血酶原复合物的生成，正反馈使凝血酶和纤维蛋白的生成倍增。当凝血过程主要发生在活化的血小板表面时，凝血酶的生成速度相对较慢，而在巨噬细胞、活化的内皮细胞和肿瘤细胞表面的组织因子（TF）参与下，外源凝血途径被激活，凝血酶的生成相对较快。纤维蛋白的前体是纤维蛋白原，是一种大分子糖蛋白。血浆和血小板颗粒浓度高。纤维蛋白原可与许多蛋白相互结合相互作用，如FXⅢ、纤维连接蛋白、α2-抗纤溶酶、纤溶酶原及纤溶酶原活化物。纤维蛋白在凝血酶的作用下释放出纤维蛋白肽A和肽B，形成纤维蛋白单体和多聚体。血浆中FXⅢ为四条链的前体分子，FXⅢ被凝血酶活化后作用于纤维蛋白多聚体，使交叉连接成纤维蛋白块，并进一步网络血小板和红细胞，最终形成牢固的止血栓。另外，FXⅢa还可介导α2-抗纤溶酶与纤维蛋白的连接，使纤维蛋白凝块不易溶解。纤维蛋白的结构、浓度异常，或与凝血酶或FXⅢ相互作用的异常可致出血或血栓形成。

（二）抗凝血机制

正常人中存在凝血系统，同时也存在抗凝血系统，凝血反应过程中的每个阶段均受抗凝血相应机制的制约，如体内凝血的启动及凝血因子的活化，必然同时引起凝血抑制物的干预，又如纤维蛋白的沉积必然引起抗纤溶活性的增加。

1. 体液抗凝功能　体液抗凝在体内抗凝起重要作用，主要包括一组丝氨酸蛋白酶抑制物（CI抑制物），存在于血浆中。CI抑制物是接触系统的主要抑制物，能抑制血浆中95%的FXⅡa和5%以上的激肽释放酶。α1-抗胰蛋白酶是FXⅠa的主要抑制物，α2巨球蛋白可抑制激肽释放酶。抗凝血酶Ⅲ（AT-Ⅲ）主要抑制凝血酶、FXa和FⅨa。肝素辅助因子Ⅱ（HC-Ⅱ）属丝氨酸蛋白酶抑制物，在有肝素存在的情况下选择性灭活凝血酶。蛋白C抑制物主要抑制凝血途径中的两个辅因子，即FV和FⅧ。内皮细胞膜上TM（凝血酶调节蛋白）是凝血酶的受体蛋白，凝血酶与之结合后不再起降解纤维蛋白原的作用，而激活循环中的PC（蛋白C）。活化的PC在辅因子SP的辅助下降解结合在细胞膜上的FVa和FⅧa，从而抑制凝血。

2. 细胞抗凝功能　存在于肝、脾、淋巴结和骨髓中的单核-巨噬细胞系统在抗凝血过程中也起重要作用，能迅速吞噬和清除已活化的凝血因子，如Xa、凝血酶、纤维蛋白原降解产物、组织凝血活酶及免疫复合物等，防止血管内皮纤维蛋白沉积，使血流保持通畅。

（三）纤维蛋白溶解

在生理状态下，体内纤维蛋白不断生成，而生成的纤维蛋白又不断被溶解，这一系列纤维蛋白溶解反应过程，称纤维蛋白溶解系统（简称纤溶系统）。纤溶系统与血液凝固是人体重要的生理功能，两者既存在矛盾，而又具有统一的动态平衡。纤溶机制是一系列蛋白酶催化的连锁反应。纤溶系统相当复杂，其除纤溶酶与纤维蛋白之间的生物化学反应外，常与血管壁及血小板等成分有密切关系。纤溶系统主要包括以下内容。

1. 纤溶酶原和纤溶酶　纤溶酶原主要存在于血浆和白细胞中，经纤溶酶原激活剂使其活化裂解后产生纤溶酶，纤溶酶水解纤维蛋白和（或）纤维蛋白原形成的降解产物（FDP）。

2. 纤溶酶原激活剂　此类激活剂存在于血液、体液和组织中，也可由微生物产生。具有蛋白水解酶作用，对纤溶酶有特异活性。

3. 纤溶酶原激活剂抑制物　这类抑制物存在于血浆中，通常以酶原的形式存在，当其被体内蛋白酶激活，即可转变为有生物活性的抑制物，发挥其抗凝或抗纤溶的作用。

4. 纤溶酶抑制物　血液中有许多蛋白酶抑制物，具有抗纤溶作用，其中α2-抗纤溶酶是纤溶酶的主要抑制物，AT-Ⅲ也是广谱抑制物。纤溶酶作用于纤维蛋白原产生FDP。在生理状态下，血中含有少量FDP，若超过10mg/L，提示有纤溶亢进的意义。

二、老年人止血和凝血功能的改变

近年一致认为随着年龄的增长，老年人的止血和凝血功能发生了一些改变。但在某些具体问题上尚有争议。20世纪后期我国学者就指出血栓栓塞性心脑血管疾病已成为老年人的主要疾病，在老年人的死因中，这类疾病已占第一位，这说明老年人的止血和凝血功能与年轻人比较有改变。但这些改变是多方面的，还有一些问题有待进一步认识。

（一）血管改变

老年人血管随年龄增长发生变化。主要包括：①血管壁增厚，主要由于细胞和细胞外基质发生重新组合，内皮下组织由于胶原、单核细胞和平滑肌的堆积所致。血管中层的胶原也随年龄而增多。比较 29 岁及 73 岁老年人的主动脉壁，后者主动脉管壁增厚，但弹性蛋白减少，弹性蛋白纤维有许多断裂口。中层中的平滑肌随年龄而移入内皮下组织，至老年时可加倍。②血管对舒缩血管活性物质的反应性改变，如比较老年人与 30 岁以下年轻人的冠状动脉，发现对乙酰胆碱的扩血管反应减弱，甚至起相反作用，引起冠状动脉收缩。乙酰胆碱使冠状动脉血流量增高与年龄呈反比。③血管活性及调节内皮细胞（EC）生长的物质改变。主要表现在前列环素（PGI2）的形成随年龄增加而减少，用尸体解剖所取得的 EC 进行培养，60~70 岁老年人的 EC 形成及 PGI2 低于 2~27 岁，对 PGI2 的增殖抑制作用反应减弱。多数学者认为 PGI2/TXA2（血栓烷 A2）的比值，老年期低于中青年。内皮源性舒张因子（EDRF）形成减少，老年人由于血流动力学改变及血管壁上脂肪的浸润，EC 的 EDRF 活性减低。有高血压、高胆固醇血症和动脉粥样硬化的老年人，血管 EC 形成 EDRF 减少。内皮素（ET）的释放随年龄而增高，但反应性减低。EC 的生长调节障碍。PGI2 及 EDRF 的减少也影响 EC 的生长。

综合血管结构、代谢、血管活性物质形成以及血管对舒张物质的反应随年龄改变，可造成以下倾向性的后果：即有利于血栓形成；有利于脂质沉积导致动脉粥样硬化和血管壁的弹性和顺应性下降，脆性增高。

（二）血小板改变

老年人群血小板主要有以下改变：①一般认为老年人血小板数量与年轻人无明显差异，但也有报道老年人血小板数、容积和容积分布的最高频率高于青年人组，老年人血小板在血液循环中的运转时间缩短，说明老年人的血小板寿命缩短，新生的血小板增多。新生的血小板富含开放管道系统，故其黏附、聚集、释放功能活跃。②老年人血小板的磷脂成分不同于年轻人，花生四烯酸（AA）代谢增强。老年人血小板膜上的磷脂成分异常，磷脂酰肌醇（PI）、磷脂酰乙醇胺（PE）的单价不饱和脂肪酸和磷脂酰胆碱（PC）增加，PC 中亚油酸和 AA 减少，老年人血小板膜上胆固醇 / 磷脂比值升高，这些变化可致血小板聚集功能亢进，TXA2 的产生增加。③老年人血小板中钙离子增多，这可能是老年人血小板的肾上腺素受体功能低下，环腺苷酸（cAMP）水平下降的原因。④老年人促血小板聚集蛋白增高，血浆中 vW 增高，纤维蛋白原及黏附蛋白 - 纤维连接蛋白（FN）的水平随年龄而增高，可能是体内血小板聚集性增高的原因之一。

（三）凝血因子的改变

早在 20 世纪 80 年代，已有报道老年人血液凝固性增高，原因是血浆中纤维蛋白原 F XII、F XIII 增高。以后证明，血浆中纤维蛋白原随年龄而升高。有学者认为老年人伴有高纤维蛋白原血症者难以进入高龄期，而长寿者纤维蛋白原往往较低。也有报告纤维蛋白、血浆黏度和 HDL 胆固醇呈明显季节性变化，寒冷季节时明显高于温暖月份，气温对老年人血浆纤维蛋白原水平的影响要比对年轻者大。不少研究结果提示 FV：C、FⅧ都随年龄而升高，并认为老年人血中 FⅦ增高与 VLDL- 胆固醇和甘油三酯的升高有关联。老年男性若有高尿酸血症，则可通过高甘油三酯血症，导致血浆中 FⅦ升高，成为动脉硬化的危险因素。但女性这种相关表现不明显。国内学者检测大系列健康人的 FV：C、Ⅷ：C、vWF：Ag、纤维蛋白原的血浆水平，结果表明，FV：C、Ⅷ：C、vWF：Ag 及纤维蛋白原随年龄增长而有不同程度的升高。也有认为随着年龄增长，凝血因子出现被激活的现象。

（四）抗凝血因子的改变

研究结果表明随着年龄的增高，AT-Ⅲ水平下降。国内学者检测大系列健康老年人 AT-Ⅲ水平，与健康年轻人比较，结果老年人除 80 岁以上女性外，AT-Ⅲ活性均较低。但 AT-Ⅲ抗原老年人却不比中青年低，老年女性的 AT-Ⅲ活性较男性高。也有报道 AT-Ⅲ抗原要到 70 岁以后才会减低。总之，老年人 AT-Ⅲ下降的问题，尚有争议和许多有待进一步研究的问题。血栓调节蛋白（TM）是由 EC 产生并存在于 EC 表面的跨膜蛋白，是蛋白 C 系统中的组成部分，在调节凝血功能中起重要作用。当内皮细胞受损或急性应激状态下，血浆中的 TM 水平可升高。国外有研究发现 TM 有随年龄增高而增加的趋势，老年人 TM 水平较年轻人高，但其作用机制有待进一步研究。

（五）纤维蛋白溶解系统的改变

国外不少学者认为老年人血浆中阻滞型纤溶酶原活化剂（t-PA）的活性降低，并明确 t-PA 活性的降低并非 t-PA 含量减少所致，而是由于其活性被抑制物 - 纤溶酶原活化剂抑制物（PAI）抑制所致。国内也有学者报告血浆 t-PA 活性随着年龄的增加而降低，老年组明显低于年轻组。但也有不同研究结果，认为血浆 PAI 活性有随年龄增高而升高的趋势。总之在这方面还存在一些不同的认识，但从多数和总体研究结果来看。老年人在纤溶活性方面来看是倾向低下的，这可解释为何老年人容易发生血栓栓塞性疾病。

（六）血液流变学改变

已有许多研究结果表明，血浆黏度随年龄而升高。老年人血浆黏度明显高于青年人的因素很多，其中最重要的因素是纤维蛋白原升高。影响血黏度的因素有：温度、渗透压、PH、红细胞膜及内容物结构、血细胞比容和血浆蛋白成分。血浆蛋白的分子量越大，血浆黏度也越高。链状结构的蛋白质对血浆黏度的影响比球状蛋白大。纤维蛋白原是一种分子量达 34 万的大分子蛋白质，结构呈哑铃状，故其水平的升高会使血浆黏度升高。纤维连接蛋白是由两个分子量为 25 万的亚单位所构成，也是大分子蛋白质，具有黏附功能。老年人全血黏度比年轻人高，其原因除因血浆黏度高外，红细胞变形能力下降也是重要因素之一。现已观察到红细胞的变形能力随着年龄增长而减弱，年龄与红细胞的变形能力成负相关。近年发现老年人的白细胞变形能力也较年轻人低。

根据以上老年人血管、血小板、凝血因子、抗凝血因子、纤维蛋白溶解系统及血液流变学改变，有学者认为这些变化造成一种老年人的"生理性"病理变化 - 老年血栓前状态。现已证明，纤维蛋白原和 F Ⅶ 的升高是动脉粥样硬化、冠心病、心肌梗死的危险因素。因此老年人应定期查体，有条件者对以上项目进行检测，如发现异常，应对上述疾病的发生采取某些预防措施。

三、老年人出凝血和血栓性疾病

（一）病因及分类

根据止血和凝血的机制可将出血性疾病分为以下 3 类：

1. 血管因素 血管壁的结构和功能是否正常和止血有密切关系。而血管壁的结构与血管周围组织的正常与否也有关系。另外血管内皮细胞能合成内皮下一些黏附蛋白，这些黏附蛋白，不仅为血管内皮细胞提供了一个适宜附着面，同时可和血小板表面受体结合，诱导血小板黏附，聚集，形成止血栓。该组疾病包括血管外因素异常如 Ehlers-Danlos 综合征、弹性假黄瘤、Marfan 综合征、成骨发育不全症、高胱氨酸尿症、老年性紫癜等；和血管因素如先天性血管壁异常、过敏性血管异常、感染性血管异常，及其他如维生素 C 缺乏症、药源性紫癜、恶病质性紫癜、人为性紫癜等。

2. 血小板因素 血小板的止血功能包括血小板黏附、聚集、释放及促凝活性等，血小板数量或质量异常可引起出血。血小板异常包括血小板功能缺陷即遗传性如血管性血友病、巨形血小板病、血小板无力症等及获得性血小板功能缺陷如肝脏疾病、尿毒症、骨髓增生综合征、巨球蛋白血症、纤维蛋白溶解亢进等；以及血小板减少或增多症。

3. 凝血因子异常 包括先天性如凝血活酶生成障碍、凝血酶生成障碍、纤维蛋白生成障碍等及获得性凝血因子异常如维生素 K 缺乏症、肝脏疾病、肾病综合征、淀粉样变等。

（二）诊断

出血倾向是许多不同疾病及不同出血原因的共同表现。为明确其原因，必须将临床及实验室资料综合进行分析，既了解患者的过去史，并结合现在出血情况才能得出正确结论。而其中实验室检查更为重要。

1. 病史 如自幼即有出血，轻微损伤、外伤或小手术后流血不止，应考虑为遗传性出血性疾病，在老年人较少见；成年后出血应考虑获得性为多，需查找原发病；皮肤、黏膜紫癜伴腹痛、关节痛且血小板正常者应考虑过敏性紫癜；皮肤黏膜紫癜等，血小板计数低则需血小板减少性紫癜。

血管性或血小板性疾病与凝血障碍的临床鉴别

临床表现	血管或血小板因素所致出血性疾病	凝血障碍所致出血性疾病
出血部位	多为皮肤黏膜点状浅表出血，范围较广	多为深部血肿，较局限，也可皮肤大片瘀斑
关节血肿	很少见	多见于血友病
浅表创伤后出血	常较重	不重

2. 体格检查　应注意出血的性状和部位。过敏性紫癜好发于两下肢及臀部，大小不等，对称分布，且可伴有皮疹及等麻疹。血小板减少性紫癜或血小板功能障碍性疾病常为针尖样出血点，呈全身性散在性分布。维生素 C 缺乏症表现为毛囊周围出血。遗传性毛细血管扩张症表现为唇、舌及面颊部的血管病变。肝脾肿大、淋巴结肿大、黄疸等，可提供临床上原发病诊断。

3. 实验室检查　由于化验方法繁多，测试应分两步进行。

（1）筛选试验：对大多数病例可明确诊断。常用的项目包括毛细血管脆性试验、出血时间、血小板计数、周围血片检查、试管法凝血时间、血块退缩时间、白陶土部分凝血活酶时间（KPTT），凝血酶原时间。

（2）特殊检查：凡上述过筛试验尚不足以明确诊断时，可考虑下列一些特殊检查。

1）血小板黏附功能：一般用玻璃珠柱法，计数黏附前后的血小板数，算出黏附率。

2）血小板聚集功能：加入肾上腺素、ADP、胶原、凝血酶、瑞斯托霉素等不同诱聚剂，测定聚集的第一波及释放反应引起的第二波聚集的速度及强度。

3）凝血酶原消耗试验：即血清凝血酶原时间，主要测定凝血第一步产物的活性，现已有活化凝血活酶时间，故此法已较少用。

4）凝血活酶生成试验：包括复杂和简单两种，主要将吸附血浆（含因子Ⅷ、Ⅸ、Ⅻ、Ⅴ），血清（含因子Ⅸ、Ⅹ、Ⅺ、Ⅻ），血小板悬液及 Ca^{2+} 相混合孵育，观察其对基质血浆凝固所需要的时间。现在有凝血因子单抗后，该法因费时间已不如以前应用多。

5）凝血酶时间测定：反映凝血系统的第三阶段反应。如延长，表示纤维蛋白原量的减少或有质的异常。也可表示存在有抗凝血酶物质，如存在纤维蛋白降解产物或肝素类物质。

6）凝血因子活动度测定：将测定标本加入已知凝血因子缺乏的标本中，根据凝血时间延长的程度与正常对照比较，确定凝血因子活动度，自有凝血因子单抗后，用免疫法测定更好。

7）有关因子的含量及活性测定：采用免疫酶标法。凝血因子活性测定可采用有色基质底物观察。

（三）治疗

1. 病因治疗　对获得性的出血性疾病，必须针对病因，进行积极处理，才能达到治疗的目的。药物性的血小板减少较常见，需引起足够重视，要合理用药；肝病引起的需积极改善肝功能。对遗传性出血性疾病一类，目前尚缺乏根治措施，基因治疗尚未普遍应用，应强调预防外伤，必要手术时，需补足缺乏的凝血因子，保证手术中及术后不发生出血，至伤口愈合为止。现已有基因工程合成的凝血因子可利用，并经过去病毒处理，临床应用较安全。

2. 止血问题　必须针对性选择，避免滥用止血药，血管性、血小板性出血则应采用压迫止血、改善血管通透性药物，免疫抑制剂，补充血小板等。凝血因子缺乏则替代补充，纤溶亢进则抗纤溶等。

（四）常见疾病

1. 血管性紫癜　血管性紫癜（vascular purpura）是血管壁及周围组织异常所致的出血性疾病。其临床特点是轻微外伤或没有任何直接原因，下肢或躯干出现瘀点或瘀斑，很少有血肿。有关血小板及凝血机制的检查在正常范围内。本病原因复杂，在老年人中以后天获得性者多见，故在此对先天性及遗传性者叙述从简。

（1）老年性紫癜（senile purpura）：见于老年人，年龄越大发病的机会越多，男性多于女性。当老年人同时伴有营养不良时较为多见。本病发病机制是由于皮下结缔组织中的胶原、弹性蛋白、脂肪等组织萎缩、松弛，以致血管得不到正常的支撑，使血管在压力增大时脆性增加。也有人将其归入机械性紫癜（mechanical purpura）。临床表现为慢性起病，身体暴露部位如面部、颈部、手背、前臂及小腿部出现深红带紫色的，直径约 1~2cm 大小的瘀斑。瘀斑可自发或受挫后出现，吸收缓慢而持续数周，留下一片棕色色素沉着。实验室检查时血小板和止血功能通常正常。本病治疗以改善营养，适当补充维生素 C，无需其他特殊治疗。在做各种有创伤操作后，应注意局部压迫止血。

（2）直立性紫癜：老年女性或下肢静脉曲张的老年人，久立或长时间行走活动后，由于血管内压和毛细血管脆性增加或出现静脉功能不全，导致血液外渗而引起紫癜。一般发生于下肢远端，慢性反复发作后，由于出血、含铁血黄素沉着，下肢皮肤可呈暗红色，上肢下垂过久也可发生，但很少见。本病又称机械性紫癜或体位性紫癜，在治疗上无特殊方法，可适当补充维生素 C，避免长期站立，也可穿弹力袜。

（3）感染性紫癜：病毒及立克次体感染、亚急性细菌性心内膜炎、脑膜炎、伤寒杆菌、铜绿假单胞菌、白喉杆菌感染及天花麻疹等均可引起感染性紫癜。感染性紫癜的发病机制多为复合性的，包括病原体或毒素对内皮细胞的直接损伤、免疫复合物性血管炎、败血性栓塞、弥散性血管内凝血、血小板减少等。肿瘤坏死因子（TNF）、白介素 –1（IL-1）等细胞因子水平的高低与病情的严重程度成正相关。紫癜可出现在疾病的急性期或恢复期，不同的病原体多表现为相似的皮肤出血表现，有些病原体可出现特征性的紫癜。束臂实验多呈阳性，偶可见血小板减少。治疗主要在治疗原发病及并发症。

（4）代谢性紫癜：营养不良、挑食、嗜酒、老年人、透析治疗均可引起维生素 C 缺乏，维生素 C 是形成胶原和皮肤基质所必需的物质。维生素 C 缺乏可引起代谢性紫癜（metabolic purpura）。在维生素 C 缺乏时脯氨酸羟化酶的活化受到影响，胶原中的脯氨酸和赖氨酸不能羟基化，使正常胶原数量减少。此外，胶原的螺旋状结构受到影响而发生质量异常。在维生素 C 摄入不足 2~3 个月，即可出现维生素 C 缺乏的临床表现，如毛囊角化、皮肤毛囊周围出血，也可发生口腔黏膜出血性牙龈炎、肌肉出血（儿童可出现骨膜下出血）。严重者可出现胃肠道及脑出血、皮肤大片瘀斑和其他内脏出血。实验室检查可表现毛细血管脆性增加，少数患者有血小板减少、血小板功能异常、黏附功能缺陷、出血时间延长。诊断主要根据病史、临床表现，也可通过估算维生素 C 摄入量和测定的白细胞中的水平或经试验性治疗以明确诊断。治疗主要补充维生素 C 及有关支持治疗。此外长期服糖皮质激素和库欣综合征可致类固醇性紫癜，由于皮肤结缔组织萎缩，对渗出的红细胞缺乏吞噬能力等因素所致。临床表现皮肤出现瘀斑或瘀点，多见于四肢，胃肠道出血也常见。代谢性紫癜在治疗原发病或停用糖皮质激素之后可使紫癜消失。糖尿病患者，由于糖代谢异常，全身毛细血管床均可出现异常，尤以视网膜和肾脏常见，而紫癜罕见，有关实验室检查一般正常。

（5）过敏性紫癜（anaphylactoid purpura）：是一组临床常见的，由不同原因所致，基本病理特征为小血管炎的血管性紫癜，又称出血性毛细血管中毒症或许兰 – 亨诺紫癜（Henoch-schonlein 综合征）。发病高峰在冬春季节。属于一种毛细血管变态反应性出血性疾病，可能与血管的自体免疫损伤有关。临床特点除紫癜外，常有过敏性皮疹如荨麻疹、多形红斑及血管神经性水肿、关节炎、腹痛及肾炎等症状。本病在老年人中较少见。

【病因及发病机制】

大多数患者发病原因不明，可能导致发病的原因较多。由于机体对某些过敏发生变态反应而引起毛细血管的通透性和脆性增高，过敏原可由于多种因素引起，但其直接致病原因往往很难确定。与本病发生有关的因素有：①感染：包括细菌、病毒和寄生虫等，常见的细菌感染有 β- 溶血性链球菌，病毒有风疹、流感、麻疹、水痘、腮腺炎、肝炎等；②食物：鱼、虾、蟹、蛋、牛奶等异性蛋白质；③药物：青霉素、链霉素、金霉素、磺胺类、异烟肼、阿托品、水杨酸钠、奎宁、丙酸睾酮、乙胺嗪、氢氯噻嗪等；④其他：如寒冷、外伤、虫咬、更年期、精神因素、花粉吸入或疫苗注射等。

【病理】

主要病理改变为无菌性的广泛毛细血管及小动脉炎症，引起皮下、黏膜下及浆膜下组织的血管周围浸润及血浆血样渗出。主要累及皮肤、肾、浆膜、滑膜等。肾脏可呈弥漫性或局灶性肾小球肾炎改变；皮肤病变为真皮层毛细血管炎性变化，并有出血和水肿。偶可累及肺、胸膜、心脏及脑神经血管，造成相应损害。

【临床表现】

患者多在发病前 1~2 周感全身不适，低热、乏力及上呼吸道感染等呼吸道症状，随之出现典型临床症状。也有突然起病，以对称性紫癜、关节痛、腹痛和黑便及血尿为特征。多以皮肤紫癜为首发症状，皮肤表现初期可为荨麻疹样皮疹或紫癜，微痒。紫癜呈红色或紫红色，可为斑片状或丘疹，压之不褪色，可融合成片，重者出现血性疱疹、皮肤溃疡或坏死，紫癜可呈分批出现倾向，每批间隔数日至数周不等，多呈对称性分布，以四肢（尤为下肢）的伸侧部位多见，常以踝、膝、和肘部的皮疹最密集，紫癜较少累及面部、掌心足底和躯干，一般在 1~2 周内消退，不留痕迹，偶有迁延数周不愈。春秋季节好发。少数病例在紫癜前先有关节、腹部或肾脏等症状，易造成早期诊断的困难。

1）皮肤症状：是临床上最常见的症状。一般表现为紫癜，多在前驱症状 2~3 天后出现，常对称性分布，呈大小不等紫红色，略高出皮肤，可互相融合，以下肢及臀部多见，分批出现，亦可反复发作，初为鲜红色，继而为暗红色、褐色，常伴荨麻疹、多形性红斑及局限性或弥漫性水肿，偶有痒感。严重的紫癜可融合成大疱，发生中心出血性坏死。有的伴有局限性水肿。

2）腹部症状：由于血性液体渗入肠壁，腹痛常呈绞痛，呈阵发性，多位于右下腹和脐周，亦可遍布全腹，可有压痛但无肌紧张，严重者可合并呕吐及消化道出血（呕血、便血等）；腹痛约发生于 50% 的病例，常在出疹的 1~7 天。由于肠蠕动紊乱，可诱发肠套叠，在小儿多见，肠坏死、肠穿孔者少见。

3）关节症状：关节可有轻微疼痛或明显的红、肿、痛及活动障碍，多见于膝、踝、肘、腕等大关节，呈游走性；主要为关节周围病变，反复发作，但不遗留关节畸形，易误诊为风湿性关节炎。又称 Schonlein 型。

4）肾脏症状：肾炎是本病最常见的并发症之一。病变见于 1/3~1/2 患者，一般于紫癜出现后 1~8 周内发生，可持续数月或数年，主要表现为血尿、蛋白尿、水肿、高血压。约 6% 发展为慢性肾炎或肾病综合征，个别严重病例死于尿毒症。有时与 IgA 肾炎无法区别，后者多见于青壮年，常呈全程血尿而无全身症状，未见单核及 T 细胞浸润可助鉴别。

5）神经系统及其他症状：少数患者在出现紫癜后，病变可累及脑及脑膜血管，表现为各种神经系统症状，如头痛、头晕、呕吐、癫痫、偏瘫、意识模糊、烦躁不安、谵妄、昏迷等。病变累及呼吸道时，可出现哮喘、咯血、胸膜炎症状，声带水肿引起呼吸道阻塞，临床也少见。

根据临床表现，依其症状和体征不同，分为以下几种类型：①单纯型（也称紫癜型）：此型常见，主要表现为皮肤紫癜，其形态及特征如上所述，重者可出现皮肤水肿，皮疹中央可见出血和坏死。②腹型（Henoch 型）除皮疹外，因消化道黏膜及腹膜脏层毛细血管受累，而产生一系列消化道症状和体征，如恶心、呕吐、呕血、腹泻及黏液血便等。其中腹痛最常见，多为阵发性绞痛，多位于脐周、下腹或全腹，发作时可因腹肌紧张及明显压痛、肠鸣音亢进而误诊为外科急腹症。③关节型（Schönlein 型）除皮肤紫癜外，因关节部位血管受累出现关节肿胀、疼痛、压痛及功能障碍等表现。多发生于膝、踝、肘、腕等四肢大关节。呈游走性、反复性发作，经数日而愈，不遗留畸形。④肾型：为病情严重表现，发生率可高达 12%~40%。在皮肤紫癜基础上，因肾小球毛细血管炎性反应而出现血尿、蛋白尿及管型尿，偶见水肿、高血压及肾功能衰竭等表现。肾脏损害多发生于紫癜出现后一周，也可延迟出现。多在 3~4 周内恢复，少数患者因反复发作而演变为慢性肾炎或肾病综合征。⑤混合型：皮肤紫癜合并其他临床表现。除以上分型临床表现外，中枢神经系统受累，偶可导致短暂轻瘫、抽搐、脑神经麻痹、蛛网膜下腔出血、昏迷。肺部受累较罕见，主要表现肺出血和间质病变。肺出血多在过敏性紫癜发病数年后出现，女性较多，患者可出现呼吸困难、胸痛和咯血等症状。其他少见的受累部位有胸膜、心脏及睾丸等。

【实验室检查】

血小板计数、功能检查及凝血检查正常。白细胞轻度至中度升高，可伴有嗜酸性粒细胞增高。尿常规检查在肾型患者可出现血尿、蛋白尿及管型尿。大部分患者毛细血管脆性试验阳性。毛细血管镜检查可见毛细血管扩张，扭曲及渗出性炎性改变。约 50% 患者有血清 IgA 增高。极少数患者可表现肾功能不全，肌酐、尿素氮增高。

【诊断与鉴别诊断】

诊断主要根据以下特点：①临床表现：发病前 2~3 周常有低热、咽痛、上呼吸道感染及全身不适等症状。紫癜形态及分布特点。少数患者先有腹痛、关节痛，两周后再出现皮肤紫癜。②实验室检查：血小板计数正常，血小板功能和凝血时间正常。③组织学检查：受累部位皮肤真皮层小血管周围中性粒细胞聚集，血管可有灶性纤维样坏死，上皮细胞增生和红细胞渗出管外。免疫荧光检查显示血管炎病灶有IgA 和 C3 在真皮层血管壁沉着。④能排除其他疾病引起的血管炎，如冷球蛋白综合征、良性高球蛋白性紫癜、环行毛细血管扩张性紫癜、色素沉着性紫癜性苔藓样皮炎等。

鉴别诊断：如有典型临床表现及有关实验室检查，本病诊断一般不困难。对有以下情况者应注意鉴别，对于未出现典型皮疹而先有消化道出血，尤其是结肠、直肠出血的患者，内镜下肠黏膜活检可能有助于诊断。对少数腹痛症状先于皮肤紫癜的病例应与急腹症相鉴别。肾炎型患者需与急性肾小球肾炎、IgA 肾病等相鉴别，必要时需行肾活检及免疫荧光染色检查。当以阴囊水肿、紫癜和睾丸疼痛为首发表现时需与睾丸扭转相鉴别。女性患者需除外系统性红斑狼疮。成年患者需除外冷球蛋白血症和巨球蛋白血症等所引起的紫癜。老年人由于其多病性，易发生各种感染等特点，应注意其原发病诊断和治疗。

【治疗】

本病是一种多种因素所导致的疾病在治疗方面首先应尽可能去除各种可引起过敏性紫癜的原因，包括前述各种感染、药物、驱除寄生虫以及某些食物等。常用治疗包括：①抗组织胺类药物：异丙嗪、氯苯那敏、阿司咪唑、去氯羟嗪及静脉注射钙剂等。②改善血管通透性药物：维生素 C（大剂量 5~10g/d），静脉注射疗效较好，持续用药 5~7 天，也可用曲克芦丁等。③糖皮质激素：糖皮质激素有抑制抗原抗体反应、减轻炎性渗出、改善血管通透性等作用。常用剂量泼尼松 30mg/d，顿服或分次口服。重症患者可用氢化可的松 100~200mg/d 或地塞米松 5~15mg/d 静脉滴注。症状减轻可改为口服。逐渐减量，用药一般不超过 30 天。肾型紫癜可酌情延长用药时间。④对症治疗及支持治疗：腹痛较重者可适当应用阿托品、山莨菪碱口服或皮下注射。呕吐严重者可用止吐药，伴有呕吐便血者，可用抑制胃酸分泌的药物。支持治疗也很重要，特别在老年人常有营养不良，注意补充营养。同时患有其他疾病，要在不影响治疗过敏性紫癜的情况下，同时进行治疗。

上述治疗方法若效果不满意，或近期内反复发作，可酌情应用免疫抑制治疗，如硫唑嘌呤、环孢素、环磷酰胺等。有学者观察到雷公藤治疗过敏性紫癜与肾上腺皮质激素相比具有收效快、复发率低、不良反应少等优点。常用剂量每日 1~1.5mg/kg，分 2~3 次口服，疗程 3 个月。肾型过敏性紫癜可用抗凝治疗，初用标准肝素钠 100~200U/（kg·d），静脉滴注，还可用小剂量肝素抗凝治疗：肝素 10~20U/（kg·h）×4 周，使 APTT 维持至正常值的 1.5~2.0 倍，4 周后改用华法林 4~15mg/d，2 周后改用维持量 3~5mg/d，连续用药 2~4 个月，使凝血酶原时间维持在正常的 1.5~2.0 倍。中医中药治疗，以凉血解毒活血化瘀为主，适用于慢性反复发作的患者或肾型紫癜患者。

【预后】

本病多在 1~2 个月内自行缓解，通常呈自限性。少数患者可转为慢性。半数以上缓解的患者于 2 年内出现一次或多次复发。预后差或死亡的患者多为慢性紫癜肾病患者，95% 以上患者预后良好。

【疗效标准】

显效：治疗后一切症状消失，有关检查正常，观察一年未复发者可视为临床痊愈。与未治疗或其他治疗相比，达到痊愈所需时间显著缩短，并发症发生率及一年内复发率显著减少可视为治疗显效。

有效：治疗后病情明显好转，但未恢复正常，可视为临床好转。与未治疗组相比达此程度所需时间明显缩短，可视为有效。若治疗后痊愈但 2 个月内又复发者视为近期有效。

无效：治疗后病情好转的程度和所需时间与未治疗组相比无显著差别。

2. 原发性血小板减少性紫癜 原发性血小板减少性紫癜（idiopathic thrombocytopenic purpura，ITP）指无明显外源性病因引起的血小板减少，大多由于免疫反应引起的血小板破坏增加，故又称为自身免疫性血小板减少性紫癜，是一类较为常见的出血性疾病，其特点为血小板寿命缩短，骨髓巨核细胞增多，80%~90% 病例的血清或血小板表面有 IgG 抗体，脾脏无明显肿大。根据发病机制、诱发因素和病程，ITP 分为急性型及慢性型。

【病因及发病机制】

急性型：多发生在病毒感染或上呼吸道感染的恢复期，如风疹、麻疹、腮腺炎等。传染性单核细胞增多症、巨细胞病毒感染和病毒性肝炎患者也可有短暂血小板减少。患者血清中有较高的抗病毒抗体，血小板表面相关抗体明显增高。发病机制可能是包括病毒抗原在内的抗原－抗体复合物与血小板 Fc 受体结合，或是病毒改变了血小板结构使其具有抗原性，或是病毒抗原产生自身抗体，与血小板膜起交叉反应损伤血小板，并被吞噬细胞所清除。封闭吞噬细胞或脾切除，均可使病情减轻，表明吞噬细胞和脾脏对发病机制也有影响。

慢性 ITP：发病前常无前驱感染史，目前认为发病是由于血小板结构抗原变化引起的自身抗体所致。80%~90% 病例有血小板表面相关抗体（PAIg），其中 95% 为 PAIgG，2/3 为 PAIgG 和 PAIgM，少数为 PAIgA 或 PAC3。抗体直接作用于血小板膜上糖蛋白 Ⅱ b / Ⅲ a，少数作用于 GPIb–Ix 复合物，使血小板寿命缩短和功能改变。其含量与血小板寿命成负相关。已经证实脾脏是血小板抗体产生的主要场所，慢性 ITP 患者脾脏所产生的 IgG 比对照脾高 7 倍左右，体外脾组织培养能合成 IgG，脾脏内单核–巨噬细胞又能清除致敏血小板，清除率与 IgG 含量成正相关。部分患者切脾后血小板迅速上升，少数不上升者可能是由于致敏血小板在肝内被清除。骨髓中也可以检出血小板特异性 IgG。抗血小板抗体的合成首先在脾脏，骨髓和其他淋巴组织也有产生；皮质激素能抑制骨髓产生 IgG，但不能抑制脾细胞产生 IgG。在 ITP 患者中，NK 细胞数目正常，但其活性缺存在缺陷，可能与患者 T 细胞免疫调节功能异常有关。血小板和巨核细胞的抗原结构相似，因此 ITP 患者的抗血小板抗体不仅抗血小板相关抗原，也抗巨核细胞上的相关抗原，损害血小板的生成。血小板动力学研究发现巨核细胞数和血小板更新率是正常人 2~9 倍，但仍不能平衡血小板的破坏，提示存在血小板无效生成。本病常发生于育龄妇女，或妊娠期容易复发，表明雌激素参与发病，有人认为可能是雌激素增加脾脏对血小板的吞噬和破坏作用。

【临床表现】

（1）急性型 常见于儿童，占免疫性血小板减少病例的 90%。男女发病率近似。发病前 1~3 周 84% 患者有呼吸道或其他病毒感染史，也可见于细菌感染者，因此秋冬季发病最多。起病急骤、可有发热、畏寒、突然发生广泛而严重的皮肤黏膜紫癜，甚至大片瘀斑或血肿。皮肤瘀点多为全身性，以下肢为多，分布均匀。黏膜出血多见于鼻、齿龈、口腔血疱。胃肠道及泌尿系出血并不少见，颅内出血少见，但可危及生命。脾脏常不大。血小板显著减少。病程多为自限性，80% 以上患者可自行缓解，平均病程 4~6 周。少数可迁延半年或数年以上转为慢性。急性型占成人的 10% 以下。

（2）慢性型 慢性型一般起病较缓慢或隐袭，常表现为皮肤与黏膜出血。出血症状相对较轻，常呈持续性或反复发作，持续发作时血小板减少；反复发作者，可持续数周或数月。缓解期长短不一，可为1个月、数月或数年。皮肤可有紫癜和瘀斑，可发生于任何部位，四肢远侧端尤为多见。黏膜出血程度不一，以鼻及齿龈、月经过多为主要表现，口腔和黏膜次之，血尿和胃肠道出血也可见到。本病在搔抓皮肤或外伤后，可发生皮肤瘀斑，但关节和视网膜出血少见。出血症状与血小板数量有关。当外周血小板计数 $<20 \times 10^9/L$，可并发严重的出血症状。在老年患者（>60 岁），血小板计数相同情况下，其出血严重程度明显高于年轻患者。本病出血原因主要为血小板计数减少，此外，血小板功能障碍也可能起作用。

【实验室检查】

（1）血象　急性型血小板常严重减少，多数低于 $20 \times 10^9/L$。失血过多时可引起继发性贫血。白细胞数一般正常，部分病例出现淋巴细胞相对增多和嗜酸性粒细胞增多。慢性型血小板中度减少，通常在（30~80）$\times 10^9/L$ 之间，较急性型为高，可见畸形、巨大血小板及血小板碎片，血小板减少而平均体积增大，为本病特异性表现。贫血多与失血程度成比例，通常为正细胞性贫血。若出血持续而严重，可引起缺铁性贫血。如有急性严重出血，可见网织红细胞增多。白细胞总数及分类计数一般正常。

（2）骨髓检查　急性型骨髓中巨核细胞数量增多，可见很多巨核细胞外形"光滑"，提示未成熟的巨核细胞增多，其核分叶少或无分叶，胞浆中可见空泡、变性及颗粒缺乏等改变。慢性型骨髓中巨核细胞明显增多，但胞质中颗粒减少，嗜碱性较强，产生血小板的巨核细胞明显减少或缺乏，胞质中出现空泡、变性。在少数病程较长的难治性 ITP 患者，骨髓中巨核细胞数可减少，其原因可能与抗血小板抗体、血小板第 IV 因子和 β 血小板球蛋白等因子对巨核细胞的抑制有关。

（3）免疫学指标检测　血小板表面相关抗体（PAIgG、PAIgA、PAIgM）和血小板相关补体（PAC3）的测定对 ITP 诊断有重要意义，对本病的疗效观察和预后估计也有一定的价值，在急慢性 ITP 时可升高正常的 100 倍以上，其中以 PAIgG 升高较常见，阳性率可高达 80%~95%，缓解时降至正常；约 90% 的病例血小板抗体与血小板数成负相关。由于 ITP 的血小板减少是由于患者的 PAIgG 和 PAIgM 增高而导致血小板破坏增多，继而导致骨髓巨核细胞代偿性增生，血小板更新率加快，血小板生成增加并释放出年幼体大的血小板。

【诊断与鉴别诊断】

（1）诊断

1）国内诊断标准：根据第二届全国血液学学术会议拟定的诊断标准草案，经临床试用后，于 1986 年 12 月首届中华血液学会全国血栓与止血学术会议修订如下：

多次化验检查血小板计数减少；脾脏不增大或仅轻度增大；骨髓检查巨核细胞数增多或正常，有成熟障碍；以下五点应具备任何一点：①泼尼松治疗有效；②切脾治疗有效；③ PAIgG 增多；④ PAC3 增多；⑤血小板寿命缩短。排除继发性血小板减少症。

2）国外诊断标准

A. Kelton 计分式诊断标准：查体除血小板减少所致体征外，其他正常，脾不增大（1分）；实验室检查按以下标准打分：血小板减少或血小板减少合并缺铁性贫血（1分），PAIgG 增高（1分），传染性单核细胞增多症及系统性红斑狼疮的实验室检查阴性（1分），骨髓巨核细胞数增加（1分），血小板寿命缩短（1分），泼尼松或切脾治疗后血小板数正常（2分），7分以上可确诊为 ITP，5分以上可能为 ITP，3分或 4 分不可能为 ITP。

B. Karpatkin 标准：有血小板破坏增加证据，表现为血小板减少和血小板寿命缩短，可见巨大血小板；骨髓巨核细胞数增加，有血小板形成障碍、缺乏颗粒、空泡形成、胞浆和核变性改变；血小板相关抗体增高（5%~10% 病例可不增高）；除外其他原发病（SLE、淋巴瘤、甲亢、DIC、药物引起的血小板减少等）；脾不增大（儿童病例可触及）。

（2）鉴别诊断　急性 ITP 需与慢性 ITP 相鉴别（表 42-17）。

表 42-17　急性 ITP 与慢性 ITP 的鉴别

	急性型	慢性型
主要发病年龄	2~6 岁小儿	成人，20~40 岁
性别差异	无	男：女为 1：3
发病前感染史	1~3 周前常有	常无
起病情况	急	缓慢
口腔与舌黏膜出血	严重时有	一般无
血小板计数	常 $<20 \times 10^9/L$	$（30~80）\times 10^9/L$
嗜酸性粒细胞计数增多	常见	少见
淋巴细胞增多	常见	少见
骨髓中巨核细胞	正常或增多，不成熟型	正常或明显增多，但产生血小板者减少或缺如
病程	2~6 周，最长 6 个月	数月至数年
自发性缓解	80%	少见，常反复发作

慢性型须与其他原因引起的血小板减少相鉴别，后者一般有原发病或明显的致病因素，并有相应的临床和检验特点：

1）生成障碍性血小板减少：无巨核细胞性血小板减少性紫癜，再生障碍性贫血，药物引起的巨核细胞生成障碍，维生素 B_{12} 或叶酸缺乏所引起的恶性贫血，阵发性睡眠性血红蛋白尿后期。这些患者，血小板减少，少数虽可增多，但血小板寿命正常。

2）微血管病：使血小板破坏加快，导致血小板减少。见于各种原因所引起的小血管炎，海绵状血管瘤及人工心脏瓣膜综合征等。这些疾病中，血小板减少常伴红细胞破坏所致贫血。此外尚有原发病或病因的表现。

3）脾功能亢进：使血小板在脾内阻留和破坏增多，引起血小板减少。除脾大和血小板减少外，尚有白细胞减少及贫血，且有引起脾功能亢进的原发病。

4）系统性红斑狼疮（SLE）：可表现为血小板减少，有时是其早期唯一表现。故在诊断 ITP 时需检测抗核抗体、抗双链 DNA 等自身抗体，以排除 SLE。

5）Evans 综合征：这是 ITP 伴免疫性溶血性贫血的一种综合征，可以是原发性或继发性，临床上除有血小板减少所引起的出血症状外，尚有黄疸、贫血等征象，Coombs 试验常（＋），抗核因子阳性率也相当高。

6）遗传性血小板减少性紫癜：为常染色体显性遗传，幼年时即有出血倾向，常有家族史，临床表现与 ITP 相似，但血小板抗体阴性。

【疗效标准】

（1）显效　血小板恢复正常，无出血症状，持续 3 个月以上。维持 2 年以上无复发者为基本治愈。

（2）良效　血小板上升至 $50 \times 10^9/L$ 或较原水平上升 $30 \times 10^9/L$ 以上，无或基本无出血症状，持续 2 个月以上。

（3）进步　血小板有所上升。出血症状改善，持续 2 周以上。

（4）无效　血小板计数及出血症状无改善或恶化。

【病程与预后】

急性 ITP 尽管在起病时有严重血小板减少及出血症状，但约 80% 患者可恢复正常，且不受治疗影响；半数患者通常在 3 周内可以好转，半数患者 6 周内血小板恢复正常，80%~90% 患者半年内治愈；少数病例有多次反复发作，常由感染或接种疫苗引起，死亡率约为 1%，主要死因是颅内出血。慢性型一般病程较长，常呈持续或反复发作，缓解时间长短不一，可为1个月、数月或数年，少数患者自发性缓解后不再复发；严重的血小板减少者，可因颅内出血或重要脏器出血而死亡。

【预防与治疗】

对于急性型ITP，由于80%以上患者可自行恢复，故有人主张在急性感染后发病，出血轻微者可仔细观察。鉴于1%患儿可死于颅内出血，多数人推荐对于血小板严重减少者可短期内给予泼尼松治疗[1~3mg/（kg·d）]，可使血小板迅速上升。颅内出血者可施行紧急脾切除联合大剂量皮质激素治疗。少数6~12个月不能恢复者，建议脾切除，但在儿童脾切除应推迟到5岁以后进行。

对于慢性型ITP，常呈间歇性反复发作，其治疗方案可分为紧急治疗、长期治疗、难治性ITP的治疗、实验性治疗、中医中药治疗几个方面；紧急治疗旨在为长期治疗提供时间；各种感染可加重血小板的破坏，使外周血小板计数进一步降低，出血症状加重；慢性型患者应注意感染的预防。

（1）一般支持治疗 急性出血严重者应注意休息，防止各种创伤及颅内出血。患本病的妊娠妇女自然流产率增加一倍，并有早产和胎盘早期剥离等并发病。由于血小板自身抗体可通过胎盘，引起新生儿血小板减少（约65%可持续1~3周），亦应引起注意。另外可用一般止血药如肾上腺色腙、氨甲环酸、酚磺乙胺、巴曲酶等。出血严重时可输血小板6~8单位/次，可每4~6小时重复输注或新鲜血（采血6小时以内为宜）。因患者循环中有血小板抗体，输入的血小板很快被破坏，故血小板计数并无明显增加，但可使毛细血管脆性得到改善而减轻出血。

（2）肾上腺皮质激素 为治疗ITP的主要药物，其主要机制为：①抑制单核巨噬细胞系统（尤其是脾）的吞噬功能，延长附有抗体的血小板寿命；②使毛细血管脆性减低，出血时间缩短；③抑制抗血小板抗体的生成，抑制抗原抗体反应，减少血小板破坏，增加血小板有效生成，有人认为可抑制抗血小板抗体，减少血小板破坏，有人认为长期、大剂量应用有可能影响抗体合成，但此种情况下，因骨髓中脂肪组织增多，障碍了巨核细胞的增殖和成熟，血小板的生成反而可以减少。

治疗慢性ITP首选泼尼松或相应剂量的其他皮质激素。皮质激素可使约60%~80%患者病情获得改善，其中仅10%~15%能达到缓解。原则上皮质激素对ITP的疗效要达到血小板升至100×10^9/L以上，但实践中通常以血小板升至50×10^9/L以上、出血症状改善及不需要长期大剂量激素治疗为临床指标，上述指标能稳定3个月以上为临床治疗有效。

初治病例泼尼松首次应用剂量为1~1.25mg/kg，分3次口服，少数可选用泼尼松龙或氢化可的松。ITP患者治疗反应与泼尼松剂量有关，剂量20mg以下者疗效为45%，21~39mg者为62%，超过40mg以上者疗效约76%。一般治疗1~3天内即开始有所好转，至5~10天可出现更明显的效果，2周左右血小板上升，3~4周后逐渐减量维持，直至每天用5~10mg，维持3~6个月后停药。常规治疗无效时加大剂量可有效，停药后复发者，可重新用药。大剂量泼尼松治疗一般不超过10天；如果治疗10天仍无明显疗效，即使再延长大剂量治疗时间也不一定有更好的效果。皮质激素的疗效与年龄及性别无关，而与治疗是否及时有关；多数人认为治疗越早，完全缓解率愈高。病程在3个月以内者，缓解率（完全和部分缓解）为50%~80%；病程在1年左右者为60%；病程超过4年以上者大多无效。

（3）脾切除 脾切除是治疗本病最有效方法之一。作用机制是减少血小板抗体产生，消除血小板破坏场所。切除指征：①经过皮质激素和各种内科治疗无效，病程超过6个月以上者；②激素治疗虽有效，但停药或减量后复发，或需要较大剂量（泼尼松30mg/d以上）维持才能控制出血者；③激素治疗有禁忌证，或随访有困难者；④有颅内出血倾向，经内科治疗无效者。手术相对禁忌证有：①ITP首次发作，尤其是儿童；②患有心脏病等严重疾病不能耐受手术；③妊娠妇女；④2岁以下患儿切脾后可发生难以控制的感染。为防止术中出血，术前、术后应给激素治疗。对以往长期应用激素治疗者，术前2~3天要加大剂量。切脾有效者，术后出血立即停止，术后24~48小时内血小板上升，10天左右达高峰，50%~90%患者可获得完全和持续缓解，其余部分患者血小板有一定程度上升和出血改善，部分病例切脾无效或术后数年复发，可能因肝脏破坏血小板或与副脾有关。对切脾无效或复发时，可再用激素治疗。

（4）免疫抑制剂 适用于激素治疗或切脾无效或不易用皮质激素和（或）脾切除患者。作用机制是

抑制单核 – 巨噬细胞的吞噬功能，抑制细胞和体液免疫反应，增加血小板生成。常用药物及剂量：①长春新碱：每周 1~2mg 静滴，每一疗程约 4~6 周，一般用药后 1 周左右血小板上升，但作用不持久，停药后约 2~3 周多又复发；也有报告间歇性给药而可维持血小板不下降。②环磷酰胺：口服 2~3mg/（kg·d），或 0.3~0.6/m² 静脉注射，每 3 周一次，约半数患者有效。一般需 3~6 周才获效果，血小板回升后再维持 4~6 周，其完全缓解率约 25%~40%。③硫唑嘌呤：口服每日 1~3mg，常需 2 个月以上见效，该药较为安全，可长期应用维持量，但完全缓解者不多见。临床上与泼尼松合用，疗效更佳。

（5）难治性 ITP 的治疗　难治性 ITP 是指经上述治疗无效的患者，这类病例并不少见，近年来常用的治疗措施有①达那唑（danazol）：该药物系雄性激素衍生物，对其他治疗反应不佳者中 2/3 的患者有效；剂量为 0.4~0.6g/d，疗程 2 个月以上，血小板一般于用药后 2~6 周上升疗效可维持 2~13 个月；其可能的作用机制是调节 T 细胞免疫功能，抑制抗体产生，减少血小板破坏。副作用与雄性激素相似，肝功能受损；少数患者用该药后，出现血小板计数下降，应予注意。②大剂量丙种球蛋白（HD-IgG）静脉滴注。通过封闭单核 – 巨噬细胞 Fc 受体，抑制抗体产生、抑制抗体与血小板结合来发挥作用。剂量为每日 0.4mg/（kg·d）静脉滴注，连续 5 天，可使 2/3 的患者血小板升高，但疗效短暂。适用于严重出血，脾切除或妊娠前准备。每 1~6 周可重复一次。③长春新碱 1~2mg 溶于 500~1000ml 生理盐水中，缓慢静脉滴注 6~8 小时，每周一次，连续 4~6 周，疗效较静脉注射好。④抗 Rh（D）抗体和抗 Fc-γ 受体抗体静脉输注已用于难治性 ITP，疗效尚待进一步观察。⑤他莫昔芬（tamoxifen，Novadex，三苯氧胺）系一种非类固醇的抗雌激素药物，适用于泼尼松治疗无效及不愿接受脾切除者，对月经量过多者及血小板相关免疫球蛋白升高者尤为适用。方法为 10mg 每日三次，连续服用 3 个月，见效者继续服用至血小板升达正常后再维持 2 个月停药，无效者停用该药。副作用偶见轻度外阴瘙痒、白带增多，无肝肾功能损伤。优点为一旦治疗有效，疗效较稳定，无明显副作用。⑥环孢素。此药物是一种强的免疫抑制剂。一般认为其作用机制是抑制由 T 淋巴细胞释放的淋巴因子 – 白介素 2（IL-2），其作用的主要靶细胞为 Th 细胞。剂量为每日 10mg/（kg·d），分两次服用，小剂量短期使用很少出现副作用。⑦新鲜冰冻血浆与长春新碱联合疗法，疗效尚待证实。方法为在原用药基础上，每日静脉输注新鲜冰冻血浆 200ml，连续 5~7 天，同时或在输血浆前给长春新碱 2mg。⑧大剂量甲基泼尼松龙，能明显抑制网状内皮系统功能，减少血小板破坏，收效迅速，对急性、严重出血者更为适用，对慢性病例疗效尚有争议。剂量为每日 1000mg/d，连用 3 天，约半数患者有效。

（6）其他治疗手段　血浆置换可减少循环中抗体和免疫复合物，使血小板上升，短期内多次血浆交换可提高疗效；血小板数输注可暂时提高血小板数，但在体内迅速破坏，反复输注易产生同种抗体，仅适用于威胁生命的严重出血或各种紧急手术情况；小剂量肝素：肝素可中和血小板第Ⅳ因子对巨核细胞的抑制作用，使巨核细胞的生长发育得以恢复，方法为肝素 1250U/ 次腹部脐周皮下注射，每日 2 次，有效者血小板上升时间为 10~23 天；维生素 C：剂量为每日 2g，晨空腹顿服，生效约 2~12 周，其机制不明；秋水仙碱剂量为 0.6mg，每天 2~4 次，生效时间在用药后 2 周内，副作用为轻度腹泻，可口服给药，无神经系统副作用，便于长期使用，作用机制不明，可能同长春新碱；氨苯砜治疗老年性 ITP，单独应用该药剂量为 75mg/d，用药前需排除 G6PD 缺乏症，其作用机制不明，可能与其影响巨噬细胞介导的细胞毒性有关；干扰素（IFN）：30 300 万单位 / 次，皮下注射，隔日或每周 3 次，共 12 次，治疗的可能机制与调整 B 细胞活性以及影响巨噬细胞破坏血小板功能有关；重氮胸腺嘧啶脱氧核苷　有抗人类免疫缺陷病毒（HIV）的作用，对无 HIV 感染者是否有效尚不清楚；neurotropin 是一种镇痛与抗过敏药物，日本学者发现其在动物模型中有调节免疫作用，并发现其对艾滋病患者有升高血小板的作用用于治疗儿童慢性 ITP，每天 4~8 片，12 周后 1/3 左右患者血小板数明显上升，有效率达 61.3%；其他如葡萄球菌蛋白 A 柱吸附血浆等也试用于难治性 ITP 患者。

3. 继发性血小板减少性紫癜　继发性血小板减少性紫癜是指有明确病因或在一些原发病基础上发生的血小板减少症。

【病因和发病机制】

（1）血小板生成障碍：凡影响巨核细胞生成因素均可引起血小板减少，主要病因如下：

1）电离辐射：X 线、γ 射线和中子流有很强的穿透力，对机体有直接与间接损伤作用。血小板减少是造血功能受损的表现之一，可见于急慢性放射病。

2）化学因素：如烷化剂、抗代谢和细胞毒药物，以及抗生素类（氯霉素、磺胺药）、解热镇痛药（保泰松、吲哚美辛）、抗甲状腺药（他巴唑、卡比马唑）、抗糖尿病药（氯磺丙脲）、抗癫痫药（苯妥英钠）、苯及无机砷等，此类药物干扰 DNA 合成，抑制细胞丝状分裂，表现为骨髓增生低下和全血细胞减少。另有一些药物如氯噻嗪类、雌激素、甲苯磺丁脲等选择性抑制巨核细胞，使血小板生成减少。

3）骨髓病性贫血：如骨髓转移癌、白血病、骨髓瘤、骨髓纤维化等，异常细胞浸润骨髓，造血干细胞受抑制，全血细胞减少。

4）多能干细胞病变：如再生障碍性贫血、阵发性睡眠性血红蛋白尿、Fanconi 综合征。

5）感染性血小板减少：如病毒性肝炎、登革热、艾滋病及败血症等，可能是病原体抑制骨髓造血使巨核细胞生成减少。

6）血小板无效生成：见于维生素 B_{12}、叶酸缺乏，血小板生成素缺乏、红白血病及骨髓增生异常综合征等，特征为骨髓巨核细胞数量正常或增多，但血小板产率降低，血小板寿命一般正常。

7）血小板生成调控紊乱：见于血小板生成素缺乏和周期性血小板减少症。

8）遗传性血小板减少：如 TAR 综合征、血小板性血管性血友病和先天性无巨核细胞性血小板减少性紫癜。

（2）血小板破坏增加或消耗过多：血小板过早破坏或消耗过多，导致周围血中血小板减少。血小板寿命缩短，而骨髓中巨核细胞数正常或代偿增生，常见病因分为免疫性破坏和非免疫性破坏两种。

其中免疫性破坏有如下几种情况：

1）药物相关抗体：药物与血浆蛋白结合成为抗原，产生相应抗体，或药物作为半抗原与血小板蛋白质结合成全抗原，产生相应抗体。药物 – 抗体复合物激活补体，损伤血小板，或是药物代谢产物致敏血小板，被单核 – 吞噬系统吞噬。这类药物有奎宁、奎尼丁、砷剂、洋地黄毒苷、甲基多巴、甑波芬、肝素以及镇静、安眠、抗惊厥药物等。

2）某些免疫反应异常疾病：如系统性红斑狼疮、Evan 综合征、淋巴细胞白血病、淋巴瘤、骨髓瘤等均可引起免疫性血小板破坏。

3）感染相关血小板减少：常见于病毒及细菌感染，如流感、麻疹、水痘、出血热、肝炎、伤寒及败血症等。这与病毒抗原 – 抗体复合物致敏血小板或血中 PAIgG 水平升高引起血小板过多破坏有关。

4）同种免疫性血小板减少，见于输血后紫癜及新生儿紫癜。这是由于同种血小板抗体直接作用或抗原 – 抗体复合物结合到血小板表面引起。

非免疫性破坏的因素主要有血管内膜粗糙、血管内异物引起血小板机械性破坏。如血管炎、人工心脏瓣膜、动脉插管、体外循环、血液透析等。弥散性血管内凝血、血栓性血小板减少性紫癜、溶血尿毒症综合征均伴有血小板减少，此与血小板消耗过多有关。

（3）血小板分布异常：各种原因脾肿大，如脾肿瘤、脾充血、脾浸润（戈谢病、尼曼 – 皮克病）、黑热病及原发性脾功能亢进症等，脾脏对血小板扣留增加。低温使脾脏潴留血小板增加均可引起血小板减少。

继发性血小板减少往往是综合因素，如感染、药物、肿瘤不仅抑制骨髓造血，同时还有免疫性血小板破坏或分布上的异常。大量输注库血不仅引起稀释性血小板减少，同时库血中含有促凝因子或小血栓阻塞微循环使血小板消耗增加。

【临床表现】

患者有原发病表现或发病前有某种病因接触史，同时有皮肤、黏膜出血、鼻血、口腔血泡、黑便、月经过多或术后伤口渗血等，颅内出血是主要死亡原因。轻、中度血小板减少可无出血表现。

实验室检查：除血小板减少外，可有束臂试验阳性、出血时间延长、血块退缩不佳，免疫性血小板减少血中可见血小板抗体，凝血象检查正常。生成障碍性骨髓中巨核细胞减少；而破坏、消耗过多或分布异常时，巨核细胞正常或增多，可伴有成熟障碍。

【诊断】

患者有出血症状伴血小板减少，同时有下列征象时应考虑本病：①发病前有服药、妊娠或输血史；②既往有出血史或家族出血史；③伴有发热、畏寒等感染症状；④体检有肝、脾、淋巴结肿大，尤其是明显脾肿大者；⑤失血不多而贫血较重者。骨髓涂片或活检对骨髓病性贫血及再生障碍性贫血有重要诊断意义。若因脾肿大作脾切除，脾脏病理检查可能有助于发现引起血小板减少的病因。

【治疗】

主要针对原发病。出血严重时肾上腺皮质激素可改善症状，必要时输注血小板悬液或血液交换治疗。药物性血小板减少立即停服可疑药物，停药后出血自动好转，大多在 7~10 天血小板恢复正常。感染性血小板减少应积极抗感染治疗，一般在感染控制后 2~6 周血小板恢复正常，感染引起骨髓抑制者病程迁延较长。对脾功能亢进者，可做脾切除治疗。

4. 获得性血小板功能障碍性疾病　这是一组血小板计数正常而因血小板黏附、聚集、释放、促凝活性等功能缺陷而引起的出血性疾病。临床表现为血管、血小板型皮肤、黏膜出血，严重度随病因而异。根据血小板黏附、聚集、释放功能测定以及血小板生物化学成分分析，此类疾病分为先天性和获得性两大类。获得性血小板功能障碍性疾病的病因甚多，其发生率远远高于先天性血小板功能缺陷，发病机制复杂，同一病因可引起多种血小板功能异常，常见病因如下：

（1）药物因素：按照作用机制分为：①影响血小板膜的药物：β 内酰胺类抗生素如青霉素、头孢菌素，氯霉素血浆扩容剂如低分子和中分子右旋糖酐，及抗凝剂如肝素等。通过阻断血小板膜受体和膜糖蛋白，抑制血小板的黏附和聚集功能，部分通过抑制血小板释放反应；②抑制血小板环氧化酶药物：如阿司匹林、吲哚美辛等，使花生四烯酸不能合成前列腺内过氧化物和 TXA_2，影响血小板聚集；③作用于血小板环磷酸腺苷（cAMP）系统的药物：如双嘧达莫、茶碱、咖啡因、前列环素、异丙肾上腺素等，通过抑制磷酸二酯酶或活化腺苷酸环化酶、使血小板内 cAMP 增多，抑制血小板聚集。

（2）疾病因素

1）某些血液类疾病：①骨髓增殖性疾病（MPD）：包括原发性血小板增多症、真性红细胞增多症、骨髓纤维化及慢性粒细胞白血病。出血和血栓形成是 MPD 重要的致残及致死原因，MPD 血小板异常是多方面的，包括形态异常、致密颗粒和 α 颗粒减少、膜异常、花生四烯酸代谢等方面的异常。有获得性贮存池病、血小板膜缺陷和膜糖蛋白含量改变。②异常球蛋白血症：血小板功能异常与血浆单克隆免疫球蛋白（M 蛋白）浓度相关，M 蛋白可抑制血小板的所有功能，如聚集、释放、促凝活性及血块退缩等，可能与异常蛋白覆盖于血小板表面，影响血小板功能。③白血病和骨髓增生异常综合征：血小板功能缺陷可能与贮存池内 ADP 含量不足或释放功能异常有关；AL、HCL、MDS 可有血小板体积增大、形态异常伴颗粒异常；在急性早幼粒细胞白血病患者可发生获得性血小板无力症；HCL 患者存在获得性 vWD。

2）尿毒症：出血原因复杂，有血管发育不良、血小板减少、凝血机制障碍、贫血以及血管内皮损伤等异常，血小板功能障碍是出血的重要原因。患者血浆中的尿素及其代谢产物损害血小板功能，表现为出血时间延长；血小板黏附降低，对 ADP、肾上腺素、胶原等诱导的聚集反应减少；血小板膜磷脂释放花生四烯酸、TXA_2 生成、致密颗粒及其内容物、α 颗粒分泌均减少，血小板内 cAMP 升高，血小板 PF3 活性降低，血块退缩不良等。与肾功能衰竭程度明显相关。

3）心肺旁路手术：血小板功能异常表现为出血时间延长、血小板聚集降低及血小板 α 颗粒和（或）致密颗粒内容物减少，主要是由于体外循环过程中血小板活化并形成碎片；此外血小板膜 α2 肾上腺素受体和纤维蛋白原受体减少也起一定作用，其严重程度与手术持续时间有关。

4）其他疾病：如肝病、弥漫性血管内凝血、输注贮存血小板、系统性红斑狼疮、甲状腺功能减退和其他免疫复合物介导疾病，可能因获得性贮存池病引起血小板功能异常。

【治疗原则】

首先要处理原发病和停服有关药物，严重出血时应输新鲜血液或血小板悬液。

5. 获得性凝血机制障碍性疾病　主要由于其他基础疾病的影响，引起血浆中凝血因子的减少或缺乏，或循环中产生抗凝物质，其发病机制主要有以下三个方面。

凝血因子的产生不足：大多数凝血因子在肝内合成，严重的肝病是引起许多凝血因子生成缺乏的主要原因。此外，凝血酶原及因子Ⅶ、Ⅸ、Ⅹ的合成都需要维生素 K，各种原因引起的维生素 K 缺乏症也可导致凝血酶原及因子Ⅶ、Ⅸ、Ⅹ的缺乏症。

凝血因子消耗过多：常见为 DIC 及纤维蛋白溶解亢进。在 DIC 中，纤维蛋白原及多种凝血因子被大量消耗，纤维蛋白溶解亢进，因此纤维蛋白及其他凝血因子大量溶解而缺乏。

血液中存在抗凝物质：血中抗凝物质可对抗一种或多种凝血因子作用。临床上见于一些自身免疫性疾病；血友病 A 患者多次输血后可产生因子Ⅷ的抗体；肝素及双香豆素类药物为医源性抗凝物质。

依赖维生素 K 凝血因子缺乏症

【病因及发病机制】

依赖维生素 K 的凝血因子和调节蛋白 – 凝血酶原、FⅦ、FⅨ、FⅩ、蛋白 C 和蛋白 S 均需维生素 K 参与在肝脏内合成，故又称维生素 K 依赖因子。生理情况下，上述蛋白质因子在其翻译后加工过程中，其 N 端的一些谷氨酸残基需进行由羧基化酶催化的加 γ 羧基化反应，而维生素 K 是此酶促反应必不可缺的辅助因子。维生素 K 缺乏时，肝脏合成的上述凝血因子和蛋白 γ 羧基化水平低，无功能。这些异常蛋白质虽仍有一定的抗原性，但不能以正常的方式与磷脂和 Ca^{2+} 结合发挥正常凝血或抗凝活性。近年来认为，γ 羧基化酶分子对蛋白质前体上 γ 羧基化位点的正确识别可能和前导肽与成熟蛋白质 N 端之间的一个前肽的序列有关。其中主要原因有：①严重肝病如晚期肝硬化，重症肝炎、失代偿期肝硬化、中毒性肝病和晚期肝癌等，因肝实质细胞受损，并有维生素 K 的摄入、吸收、代谢和利用障碍，致使肝细胞不能合成正常的依赖维生素 K 的凝血因子，代之以异常的无谷氨酸残基或低 γ 羧基化的凝血因子合成。缺乏的程度与肝病的轻重一致，可见皮肤瘀斑、黏膜出血、内脏出血等。②吸收不良：正常人由于维生素 K 来源丰富，一般不会发生维生素 K 缺乏，但严重厌食、严格限制脂肪类食物或伴严重感染者可因摄入不足而导致维生素 K 相对缺乏；胆盐缺乏，如由胆石症、胆道肿瘤或炎症阻碍胆汁分泌，影响维生素 K 的吸收；或肠道由于小肠瘘管、广泛的小肠切除等影响肠吸收；口服油类润滑使脂溶性维生素 K 随油剂排泄体外；长期口服抗生素，肠道细菌群受抑制，以致细菌合成的维生素 K 不足。③口服维生素 K 拮抗剂如双香豆素和茚满二酮类的分子结构与维生素 K 相似，在体内以竞争性抑制的方式阻断维生素 K 的还原反应，从而干扰了依赖维生素 K 凝血因子的合成；对已合成的凝血因子并无直接影响，故在体外并无抗凝作用，在体内其抗凝作用要待已合成的依赖维生素 K 的凝血因子消耗到一定程度后才会发挥抗凝作用。此外敌鼠（diphacinone）是抗凝血杀鼠药，误服可干扰肝脏对维生素 K 的利用。④新生儿出血症：出生后 2~7 天的新生儿，尤其是早产儿，最易发生维生素 K 缺乏所致的出血，其发病机制为：脂溶性维生素 K 不易通过胎盘，出生后 2~4 天的新生儿由母体提供的维生素 K 已基本耗尽；新生儿肠道菌群尚未建立；肝脏合成蛋白因子的功能尚不完善；母亲在围生期接受口服抗凝剂、抗癫痫药和苯巴妥镇静时，也易导致新生儿出血；母乳中维生素 K 较牛乳中为低。⑤弥散性血管内凝血：除纤维蛋白原和血小板减少外也有上述四种凝血因子的严重缺乏。

获得性维生素 K 缺乏症中多数是一组有关凝血因子的缺乏，但也可见单独凝血因子的缺乏：①获得性因子Ⅸ缺乏症：肾病综合征患者可以尿中丢失维生素 K 依赖因子，尤以因子Ⅸ丢失最多，若每天尿蛋白丢失超过 10g，患者可出现因子Ⅸ缺乏，其机制不明；用肾上腺皮质激素治疗缓解时，FⅨ水平可恢复正常。戈谢病（Gaocher）患者血浆 FⅨ半衰期缩短，其血浆水平降低，约 72% 患者 FⅨ活性降至正常值的 1%~34%，可能系 FⅨ被脑苷脂沉淀而减少。一般无出血症状。②因子Ⅹ缺乏症：淀粉样变及急性白血病的患者可出现因子Ⅹ的单独缺乏，可能是淀粉样物质可吸附或灭活因子Ⅹ有关，特点为血浆

FX 活性可降至正常值的 1% 以下，凝血酶原时间、蝰蛇毒时间和 APTT 明显延长，而其他凝血因子正常；临床上有出血症状。此外系统性红斑狼疮可引起凝血酶原缺乏，发生机制不明。广谱抗生素的应用，除影响维生素 K 依赖因子合成外，也可引起单一的因子 Ⅱ、Ⅶ、Ⅸ、Ⅹ 缺乏。

【临床表现】

出血症状轻重不一，与原发病的性质及引起凝血因子缺乏的程度有关。一般表现为皮肤、黏膜自发性出血，也可有血尿、胃肠道出血、月经过多或手术、外伤后出血增多，但未见深部血肿和关节腔出血。除出血外尚有原发病的临床表现。新生儿的出血大多于出生后 2~3 天脐带残端及胃肠道出血。轻症患者 4~5 天自愈，重者也可发生颅内出血死亡。

【实验室检查】

凝血酶原时间及部分凝血活酶时间延长，而凝血酶凝固时间正常。严重者可有凝血时间延长。鉴别凝血酶原、因子Ⅶ、Ⅸ、Ⅹ 的缺乏，可用凝血酶原时间纠正试验和蝰蛇毒时间。注射维生素 K_1 5~10mg 后 24~48 小时，测定凝血酶原时间，有助鉴别肝病及维生素 K 缺乏症。后者凝血酶原时间有明显改善，而前者改善不明显或无改善。

【治疗】

原则上治疗原发病因或原发疾病。

（1）维生素 K 缺乏症：静脉或肌内注射维生素 K_1 即可纠正。长期吸收不良应每周肌内注射维生素 K_1 10mg。对凝血功能明显障碍有出血症状或作外科手术前准备时可输凝血酶原复合物，以补充凝血因子的不足。

（2）新生儿出血症并发出血时，可肌内或静脉注射维生素 K_1 0.5~1.0mg/d，连续 3~4 天。注射大剂量维生素 K_1 可引起溶血性贫血及核黄疸，甚至死亡。对出血严重的病例应立即输新鲜血浆或凝血酶原复合物 10U/kg，每 4~6 小时一次。目前不主张产妇产前服维生素 K 作为预防措施，因维生素 K 的胎盘通过率不高。

（3）双香豆素类药物过量引起出血：应立即停用抗凝剂，静脉或肌内注射维生素 K_1 10~50mg/d，至出血控制为止。严重出血者，应输新鲜血浆和凝血酶原复合物，以迅速止血。

（4）对严重肝病引起出血：除补充维生素 K 依赖的凝血因子外，如有需要尚需输入血小板。如需补充因子Ⅷ、Ⅴ时应输新鲜血浆。肝病时有肝素样物质增加时，可用鱼精蛋白中和，剂量 1~1.5mg 可中和肝素 1mg，每日 1~3 次，每次静脉注射不超过 50mg。有弥散性性血管内凝血时，治疗参照有关章节。

获得性因子ⅩⅢ缺乏症

【病因及发病机制】

获得性因子ⅩⅢ缺乏较先天性常见，可由于合成障碍、因子灭活、消耗过多或血浆中有抑制物质存在引起。常见疾病有：肝硬化（30%~36%）、急性肝炎（22%~25%）和肝转移癌（40%~75%）；淋巴瘤（36%~60%）、急性白血病（44%~54%）、慢性白血病（2%~37%）、骨髓瘤（37%~67%）、恶性贫血（50%）、自身免疫性溶血性贫血（40%）；系统性红斑狼疮（25%）、类风湿性关节炎（36%）和尿毒症（30%）等。遗传性因子Ⅷ缺乏症输注血浆后、结核病患者应用异烟肼治疗以及以往健康人均可产生因子ⅩⅢ拮抗物。

【临床表现】

因子ⅩⅢ的减低可致程度不同的延迟性出血，主要表现在皮肤黏膜出血，自发性出血不重，但在外伤或手术后出血倾向可能较为显著；也见于外伤后创面愈合延迟或不佳和孕妇流产等。L Lorand 将 FⅩⅢ抑制物分为 3 型：Ⅰ型主要阻碍 FⅩⅢ的激活过程，临床上有严重出血；Ⅱ型灭活 FⅩⅢ a，也引起严重出血；Ⅲ型抑制 FⅩⅢ a 对纤维蛋白单体的作用，出血症状较轻。

【实验室检查】

可用 FⅩⅢ a 筛选实验和（或）单碘醋酸耐量试验作定性诊断；免疫火箭电泳法检测 FⅩⅢ α 和 β 亚基的抗原。

【治疗】

主要针对原发病。实验室检查异常而临床无出血症状者可不予治疗；对有出血症状和有创伤者应输注血浆或冷沉淀物，2~3ml（U）/kg，每3~4天一次可达止血效果；对FXIII抗体所致FXIII减少的患者，除输入较大剂量的血浆制品外，尚可应用免疫抑制剂，但效果不甚理想。

获得性纤维蛋白原缺乏症

【病因及发病机制】

本病较遗传性纤维蛋白原缺乏症明显多见，继发于某些疾病。主要有以下几种：

（1）纤维蛋白原产生不足：纤维蛋白原在肝脏中产生，因此肝细胞严重损害或坏死时纤维蛋白原可以减少，并与肝实质损害的程度呈正比。各种严重的肝病如重症肝炎、肝硬化、急性或亚急性肝坏死、慢性活动性肝炎等，血浆中纤维蛋白原可极度减少，但罕见低于1.0g/L者，多在1.4~1.7g/L。各种梗阻性黄疸如合并肝实质改变时也可有不同程度的纤维蛋白原缺乏。晚期癌肿的纤维蛋白原减少症，受全身恶病质的影响，与蛋白质合成障碍有关。

（2）纤维蛋白原消耗增加：暴发性紫癜、血栓性血小板减少性紫癜及巨大海绵血管瘤等病例的局部血栓，可引起血浆纤维蛋白原的消耗。严重的纤维蛋白原缺乏，主要见于弥漫性血管内凝血，由于纤维蛋白原大量消耗及继发性纤维蛋白原溶解共同作用所致。

（3）纤维蛋白原破坏增多：正常人体内血液凝固和纤维蛋白溶解处于动态平衡。体内含有纤维蛋白溶酶原。组织和血管内皮细胞中含有活化素，可使纤维蛋白溶酶原激活成纤维蛋白溶酶，具有活性蛋白水解酶的作用，可分解纤维蛋白原及凝血因子。正常人体内血液循环中含有极少量活化素，且活性低，因此不会激活大量纤维蛋白溶酶等。一旦血中形成较多纤维蛋白溶酶，立即会被抗纤维蛋白溶酶中和。但是，当体内活化酶大量增多或纤溶系统抑制物减少，在血中出现非纤溶酶性蛋白分解酶，结果产生纤维蛋白原的过度溶解，称为原发性纤维蛋白原溶解症。常见于心、肺、前列腺、子宫及胰腺等器官的晚期癌肿或广泛手术，这些组织内含有较多的活化素，可以激活纤维蛋白溶酶原。当体外循环，低温麻醉或重症肝病时，活化素清除能力减弱，也有利于原发性纤溶的发生。白血病、淋巴瘤、真红、转移性癌等患者血液中，可出现非纤溶酶性蛋白质分解酶。弥散性血管内凝血所致的继发性纤维蛋白溶解，其发生率较原发性纤维蛋白溶解多，两者临床表现和实验检查有所类似，但治疗方法不同，应仔细鉴别。纤维蛋白溶解也可为局限性，如前列腺切除后，由于伤口暴露于尿激酶，渗血增加，伤口愈合延缓。

【临床表现】

除原发疾病征象外，可有严重的出血症状。患者原先可无出血，而于分娩或手术中大量出血或渗血不止，血液可以完全不凝固，或仅凝成很细小疏松的血块。更为严重者可有皮肤、黏膜的大片瘀斑或体腔出血。

【实验室检查】

（1）纤维蛋白原缺乏症：凝血时间延长，凝血块细小疏松，悬浮于血清中。如纤维蛋白原完全缺乏则血液不凝固。部分凝血活酶时间及凝血酶原时间显著延长。凝血酶时间延长或完全不凝固，但须除外有抗凝物质存在。正常血浆或纤维蛋白原均可纠正这些异常。另外，纤维蛋白原定量测定，其含量减少。

（2）纤维蛋白溶解症：血块溶解法包括血浆凝块溶解法，正常人48小时也不溶解，纤维蛋白溶解症中血块溶解和缩小。全血或血浆间接溶解法，若患者血液不凝固，可将患者及正常人血液凝固后逐渐溶解，说明有纤维蛋白原溶解症。

（3）优球蛋白溶解试验：优球蛋白溶解时间明显缩短。纤维蛋白原极度减少时，本试验可呈假阴性。

（4）纤维蛋白溶酶原定量测定：正常值为7~12U/ml。纤维蛋白溶酶降低是纤维蛋白原溶解症的一项重要指标。

（5）纤维蛋白（原）降解产物（FDP）测定：血及尿中FDP增高。

【治疗】

在积极治疗原发病的基础上，采用下述治疗方法：

（1）纤维蛋白原缺乏症的治疗：可输入全血或血浆。每输入全血 200ml 或血浆 100ml，可提高血浆纤维蛋白原约 10mg/dl。严重纤维蛋白原缺乏者以输入纤维蛋白原精制品为宜，因血液中含有纤溶酶原，输入后可加剧纤维蛋白溶解。

（2）纤维蛋白原消耗过多的治疗：参阅弥散性血管内凝血章节。

（3）纤维蛋白溶解症的治疗：采用抗纤溶药物。常用 6- 氨基己酸：首次静脉注射 4~6g，以后每 1~2 小时静脉滴注 1g；氨甲环酸（AMCA）：每日 250~500mg 静脉注射或滴注；氨甲苯酸（对羧基苄胺 PAMBA）：每日 400~800mg 静滴，止血效果比 6- 氨基己酸强 5~10 倍。抑胰肽酶（aprotinin）：治疗纤溶亢进有效，因其作用谱较广，不仅能抑制纤溶酶，且能与其他丝氨酸蛋白酶起作用，如胰蛋白酶、糜蛋白酶、激肽释放酶、激活的凝血因子（$XIIa$、XIa、IXa、$VIIa$ 等）。

（4）获得性循环抗凝物质增多综合征

【病因和发病机制】

广义的获得性循环抗凝物质包括医源性及内生性两种，但重点指后者。

（1）医源性抗凝物质：主要有肝素及双香豆素抗凝药两种。肝素与抗凝血酶Ⅲ（AT- Ⅲ）的赖氨酸残基结合，能加速和加强对凝血酶、XIa、Xa、IXa 的中和作用，抑制凝血活酶形成，且不同浓度肝素对血小板的聚集功能有不同影响；此外，肝素还有促纤溶作用、剂量相关地增强血管对白蛋白及红细胞的通透性等作用。循环中肝素增多时，凝血时间及部分凝血活酶时间延长。双香豆素抗凝药对肝内羧基化酶有抑制作用，引起维生素 K 依赖因子缺乏，使凝血酶原时间延长。以上两类药物如量过大可引起出血倾向。肝素过量可用鱼精蛋白治疗，静脉注射 1~1.5mg 可以中和 1mg 肝素，使其灭活。双香豆素类药物过量的治疗见"依赖维生素 K 凝血因子缺乏症"。

（2）凝血因子内生性抑制物质：指在某些病理状况下，血液循环中可出现抗凝物质，引起出血。目前认为循环中抗凝血物质大多数与免疫有关的物质，可以抑制凝血不同阶段某些凝血因子的活性或与凝血因子相互反应而发生抑制作用。

1）FⅧ的抑制物：在获得性循环抗凝物质增多症中较多见。病因可能有①部分血友病患者反复多次输新鲜血浆、全血或抗血友病球蛋白，产生了 FⅧ的抗体。但其产物与输血次数、频率及种类无平行关系。可能与家族特异性或与人类的白细胞抗原（HLA）有关。发生率占 5%~21%；②伴随免疫反应或免疫反应疾病如系统性红斑狼疮、类风湿性关节炎、溃疡性结肠炎、支气管哮喘、恶性肿瘤、多形性红斑、药物反应（如青霉素等）；③自发性获得性 FⅧ抑制物。50% 患者无相关疾病，属自发性，多发生于 70 岁以上老年人，尤其老年男性；④健康妇女在妊娠后期或产后 1 个到数月内产生。FⅧ抑制物是一种抗体，绝大多数属 IgG，亚型多为 IgG4，κ 型轻链居多；少数为 IgG 和 IgM 混合存在或 IgA 型。该抗体主要是抑制 FⅧ的促凝活性，不影响其与 vWF 的结合，不结合补体，有一定的种系特异性。

2）其他凝血因子抑制物：①FⅨ的抑制物：血友病 B 的患者长期输血或 FⅨ制剂可产生发生率约为 2.4%~2.8%，重型者可达 16%，罕见于正常人。这种抑制物性质也是抗体，大多数属 IgG；用大剂量 FⅨ制剂、FⅦ制剂或与免疫抑制剂合用，可以迅速中和这种抗体，原则同 FⅧ抑制物。②FⅤ抑制物：少见，结核病、输血、感染、手术、药物（链霉素、庆大霉素、青霉素）可能与本病的发生有关，机制不明。临床上可无症状，或有严重致死性出血；多数患者的抗 FⅤ抗体在 10 个月内消失，属多克隆 IgG，少数同时存在 IgA 或 IgM 型抗体；一般不需治疗，输冷冻血浆或血小板有效，必要时可用免疫抑制剂治疗。③FⅡ、FⅦ抑制物：少见，FⅡ抑制物可见于局部用凝血酶治疗、SLE、手术后的患者；FⅦ抑制物也可见于 SLE 患者，或老年人无特殊原因。④FⅪ、FⅫ、FⅩⅢ及纤维蛋白原、纤维蛋白稳定或纤维蛋白聚合抑制物。可发生于 SLE、多发性骨髓瘤，M 蛋白可抑制纤维蛋白原转变为纤维蛋白或纤维蛋白单体的聚合；FⅩⅢ抑制物很少见，常发生于应用某些药物（异烟肼、苯妥英钠、青霉素）之后，也可见于 FⅩⅢ缺乏症，发生率仅为 1%，治疗困难。⑤vWF 抑制物：遗传性血管性血友病反复多次输注血浆制品后可产生抗 vWF：Ag 抗体，一般发生在 3 型 vWD，抗体多为多克隆 IgG 型，影响 vWF 瑞斯托霉素辅因子（vWF：RcoF）功能；纯合子基因缺失与产生有关，一般不引起严重出血，也不影响常规治疗效果。获得性者可见于健康老年人，或见于 SLE、淋巴增生、骨髓增生性疾病或甲状腺功能低下的患者；治疗主要为病因治疗，有出血者输注冷沉淀物及含有 vWF 活性的 F Ⅷ浓缩物，有的患者静注免疫球蛋白有效。

【临床表现】

随原发病而不同。出血表现与抗凝物质对凝血因子灭活程度而定。抗 FⅧ抗体严重者可使Ⅷ活性下降为零，有典型血友病的出血症状，可因严重的出血死亡。FV、F IX 者临床出血症状较轻，但有外伤或手术后可能出血较重；系统性红斑狼疮临床上无显著出血，但外科手术中可出现出血并发症。

【实验检查】

在正常人的血液或去钙的血浆中加入少量患者血浆后，凝血时间、部分凝血活酶时间及复钙时间延长，则提示有抗凝物质存在。本病与凝血因子缺乏症的区别，在于后者血浆中加入少量正常人血浆即能纠正，而有抗凝物质者则不能纠正。FⅧ缺乏可测抗凝物质滴度及做抗体中和试验。肝素样抗凝物可作凝血酶时间甲苯胺蓝纠正试验证实。

【治疗】

积极治疗原发病。部分患者可自动缓解。如有抗 FⅧ抗体时，可大量输入 FⅧ制剂或血浆充分中和抗体，若中和无效可行血浆置换法治疗。也有输入凝血酶原复合物可获得止血，可能与输入 FIX、FX 有关。也有主张大剂量丙种球蛋白可拮抗 FⅧ抗体活力及抗体中和。近年认为对健康人或用抗生素后出现 FⅧ抑制物增高的患者用泼尼松联合免疫抑制剂有一定疗效。患者输 FIX 中和抑制物减轻出血为主要措施。FⅧ抑制物引起出血时可输新鲜血浆和近期库存血浆中和抗体止血。糖皮质激素及免疫抑制剂对系统性红斑狼疮引起抗体有时可能有效。鱼精蛋白治疗肝素样抗凝物质，常有明显疗效。

6. 弥散性血管内凝血　弥散性血管内凝血（disseminate intravascular coagulation，DIC）是指小血管内发生凝血，形成广泛的微血栓，大量的凝血因子被消耗，并继发激活纤维蛋白溶解，因而引起严重的广泛的全身性出血。发生于许多疾病的病理过程中，它不是一种独立的疾病而是病理过程中的一个中间环节或称为综合征。本病也被称为：①去纤维蛋白综合征；②消耗性凝血病；③血管内凝血 – 去纤维蛋白溶解综合征等不同的名称。本病在临床上可有出血、休克、器官损害、溶血等一系列的主要表现，病势凶险，死亡率高。由于老年人是恶性肿瘤的高发人群，又有多病性等特点，所用药物较多，易发生各种感染，因此 DIC 在老年人群较为常见。

【病因】

引起 DIC 的病因很多，归纳起来有五个方面①感染性疾病：最常见，约占发病总数的 1/3 以上，见于细菌、病毒、立克次体以及原虫感染、螺旋体感染、真菌感染等。②恶性肿瘤：约占 DIC 患者的 20%~28.3%。癌肿引起者多发生于晚期，临床表现以慢性型为主，可见于前列腺、肺、乳腺、胃、胰腺、胆囊、结肠、卵巢、膀胱、肝、食管和肾脏肿瘤等；各种类型白血病（包括急性白血病和慢性粒细胞性白血病急变期），其中以急性早幼粒细胞白血病诱发者较为多见，该型尤其在化疗后更易发生，发生率为 37%~65%，出血死亡率为 9%~12%；恶性组织细胞病、淋巴瘤和慢性淋巴细胞性白血病在化疗后亦可引起 DIC。③外科手术及创伤：约占 DIC 的 12.7%~15%。可见于胃、肺、胰腺、子宫、心脏、胸腔、肾脏、胆道等手术，大面积烧伤、挤压综合征、骨折、毒蛇咬伤、脑组织创伤、肾脏移植排斥反应等。巨大海绵窦血管瘤也可引起 DIC，以慢性型多见。④产科意外：约占 DIC 的 8.6%~20%，可见于羊水栓塞、妊娠中毒症等。⑤内科与儿科疾病：约占 DIC 的 15%~21.4%，心血管疾病如恶性高血压、各种原因引起的休克、持续性低血压、肺梗死、主动脉瘤、心肌梗死、低氧血症等；消化系统疾病如急性坏死性胰腺炎、急性出血性坏死性胰腺炎、急性肝功能衰竭、晚期肝硬化等；肾脏疾病如急性肾小管坏死与肾皮质坏死、肾病综合征、狼疮性肾病等；免疫性疾病如溶血性输血反应、药物过敏反应、SLE、多动脉炎、急性血管炎、系统性硬化症、输液反应等；内分泌系统疾病如糖尿病酸中毒、库欣综合征等；其他内科疾病如中暑、一氧化碳中毒、乳酸性酸中毒、脂肪栓塞、阵发性睡眠性血红蛋白尿等；儿科疾病如新生儿败血症、严重呼吸窘迫综合征、溶血尿毒症综合征、新生儿窒息、新生儿硬肿症等。

【发病机制】

DIC 的发病机制复杂，是由于凝血酶的生成而引起的众多凝血蛋白继发性活化和消耗的一种病理综合征，内源性和外源性凝血系统等都参与 DIC 的启动过程。

（1）血管内凝血：人体血液接触组织因子或因子Ⅻ被受损内膜所活化，通过内外源凝血系统的活化，都可以产生血管内凝血，但以接触大量组织因子为最常见促发途径。①外源性凝血系统被活化：组织因子进入血液循环，被磷脂包裹后活化，继而激活因子Ⅶ促使血液凝固。外源性或病理性促凝物质进入血流，如蛇毒、颅脑损伤后的脑组织、产科并发症时的子宫内容物、前列腺手术后的前列腺组织、急性早幼粒细胞颗粒、某些分泌黏蛋白的腺瘤，都有组织因子活性，肿瘤细胞尚可衍生 FX 活化物而直接激活 FX，并发血栓形成。急性过敏性或免疫性血管炎时，小血管内皮细胞广泛受损，释出组织因子，并使血液与基底膜下的结缔组织相接触。②内源性凝血系统：FⅫ被激活见于血管内皮受损，内皮下基底膜和胶原组织暴露，血流中 FⅫ接触胶原组织被激活，血型不合引起的溶血反应或药物诱发的抗原抗体反应可伴有广泛的血管内凝血；严重细菌感染，尤其是革兰阴性的细菌所产生的内毒素通过直接与间接两条途径诱发 DIC，直接途径为内毒素和血小板、白细胞、高密度脂蛋白结合成一种复合体损伤内皮细胞；内毒素促使单核巨噬细胞、内皮细胞和中性多核粒细胞产生白介素 1（IL-1），IL-1 中介内毒素损伤内皮细胞。间接途径为炎症反应诱导产生肿瘤坏死因子（TNF）和血小板活化因子（PAF）；TNF 下调血栓调节蛋白（thrombomodulin）并抑制组织纤溶酶原活化剂，上调 t-PA 抑制物（PAI）、组织因子和 PAF；造成凝血与抗凝血调节失衡；TNF 还激活外周单个核细胞（PMNC）增强其趋化性，通过特异性内皮和中性分叶核粒细胞（PMN）黏附蛋白（AP）的上调作用黏附于内皮细胞；PAF 促进血小板聚集，脱颗粒，引起单核细胞、中性多核粒细胞趋化反应，促使中性多核粒细胞损伤内皮细胞；此外，病毒感染、缺氧酸中毒和中暑等亦可引起内皮细胞损伤。细菌内毒素、血浆中游离饱和脂肪酸、某些抗原抗体复合物以及体外循环的表面接触等均可直接激活 FⅫ。另外，在某些情况下，FⅪ可不通过 FⅫa 的作用而被直接激活，如当内皮受损时，血小板与内皮下结缔组织的胶原接触后可产生胶原诱导的促凝活性（CICA），该物质可激活 FⅪ；急性胰腺炎时大量蛋白酶进入血液循环，亦可激活 FⅪ，且可使凝血酶原转变为凝血酶，并诱导血小板聚集，促发 DIC。在感染中引起 DIC 的病理是复杂的，也是多方面的，缓激肽对血管有强烈的舒张作用，是感染中引起血压下降和发生休克的一方面原因。内毒素损伤内皮细胞通过下列途径：①内毒素在机体肝、肺、肾脏内与血小板、白细胞及高密度脂蛋白形成复合物，侵犯内皮细胞，引起核变形、空泡形成和核仁丢失，以及细胞代谢减慢，最终引起内皮细胞脱落。②内毒素在 IL-1、IL-8、TNF、PAF 等介导下损伤内皮细胞。内毒素可促使单核巨噬细胞、血管内皮细胞、中性粒细胞等合成和释放；在炎症反应等情况下，由 T 细胞产生的 TNF 与 IL-1 以及内毒素可诱导内皮细胞表面因子的合成，促进中性粒细胞黏附，介导内毒素的损伤作用；TNF 激活中性多形核细胞增强其趋化性，通过内皮细胞白细胞黏附分子（ELAM-1）和 PMN（CD_w18）黏附蛋白的上调作用黏附于内皮细胞，损伤内皮细胞。③炎症反应诱导产生的 PAF 可诱导血小板聚集、脱颗粒，促进中性粒细胞和单核细胞的趋化性，促使中性粒细胞与内皮细胞相互发生反应，导致内皮损伤。④炎症反应时，补体被激活，促进白细胞黏附功能，中性粒细胞释放溶酶体酶损伤内皮细胞。

（2）防护和代偿功能：机体有几种防护和代偿 DIC 的功能。微循环的内皮表面通过三种机制有效地去除 DIC 过程中所产生的凝血酶①结合在内皮表面硫酸肝素上的抗凝血酶 – Ⅲ能中和凝血酶，继而生成凝血酶 – 抗凝血酶 – Ⅲ复合物（TAT）。②在内皮细胞表面的血栓调节蛋白（TM），能与凝血酶相结合而废除后者对纤维蛋白原、FⅧ和血小板的促凝作用，同时 TM– 凝血酶复合物能活化血浆蛋白 C；活化的蛋白 C（APC）是一种生理性抗凝物质，能使 FVa、FⅧa 降解，并通过中和 PAI 而刺激纤溶过程。③组织因子途径抑制剂（tissue factor pathway inhibitor，TFPI）是一种内皮细胞生成的生理抗凝物，血浆水平 <2nmol/L，在 DIC 中 TFPI 有消耗；在少量组织因子生成情况下，TFPI 能灭活组织因子 –FⅦa 复合物，并抑制 FXa 活性。故维持微循环灌注对维护微循环内皮细胞功能、清除促凝活性至关重要，若大量促凝活性生成或进入微循环，压倒机体的防护功能即发生 DIC。网状内皮系统能去除组织因子及

可溶性纤维蛋白单体，故对DIC起重要的代偿和防卫功能，如肝实质细胞能清除循环中的FⅨa、FⅩa、FⅪa，并合成被消耗的凝血因子、纤溶因子，如纤溶酶原、α2抗纤溶酶和蛋白C、蛋白S、AT-Ⅲ，起着某些防护和代偿作用；骨髓属网状内皮系统，通过增加血小板生成而对DIC起重要代偿作用，但骨髓巨核细胞反应需一定时间，发生DIC后，即使治疗有效，也需几天时间使循环中血小板上升。所有诱发DIC的基础疾病都可使机体的防护和代偿功能受阻，如白血病可消耗或抑制巨核细胞；肝病可损害合成凝血因子和清除被活化凝血因子的功能；严重全身性感染处于休克状态的患者，因微循环灌注不足而削弱了机体抑制凝血的功能。

（3）凝血因子消耗与纤维蛋白溶解：血栓形成将消耗血小板及凝血因子，引起严重的血小板减少症，并伴血浆凝血因子水平明显降低，DIC的后果常取决于其程度、诱发速率、凝血酶与纤溶活性等因素之间的平衡和相互影响。急性DIC，如子宫破裂，短期内大量组织因子进入血流，以至机体防护功能来不及产生反应，纤维蛋白原、凝血酶原、FⅤ、FⅧ、FⅩⅢ严重消耗，其中FⅤ、FⅧ作为辅因子几乎被完全耗竭，凝血酶原转化为凝血酶后为AT-Ⅲ中和并清除，消耗也增加；另一方面凝血酶可刺激血管内皮释放纤溶酶原活化物；血小板减少使血小板生成的PAI-1减少，纤溶酶原活化加速；凝血活化过程中生成的FⅩa、FⅫa碎片可激活纤溶酶原，后者生成的纤溶酶是一种强力的丝氨酸蛋白酶，可消化纤维蛋白原及纤维蛋白，形成相应的降解产物，分别称之为FDP（fibrinogen degradation products）及fdp（fibrin degradation products），临床上统称为FDP，具有抗凝性及抗血小板聚集功能，将加重出血。因此急性DIC患者常有明显的临床症状。在血栓性血管阻塞同时可有以出血；系一种消耗与抗凝同时并存的矛盾现象。慢性DIC如转移性腺癌，血流持续或间歇地接触少量组织因子，机体防护功能未被压倒，能对消耗性凝血、抗凝蛋白消耗及纤溶提供完全或部分的补充或加强，故慢性DIC可缺乏或很少有临床症状；血小板、纤维蛋白原周转加速、3P试验阳性及血清FDP增加表明DIC的代偿反应，其他指标可阴性；有时机体对慢性DIC的过度代偿可表现为血小板增多、纤维蛋白原升高及其他凝血因子增多；当机体防护功能衰竭，微血栓在血管内广泛沉着，DIC不断扩大和延续，与病理生理相应的介导物质大量消耗，以及由此而产生的有害反应，导致病情危重，使临床处理极为困难。

在DIC凝血激活反应机制中可归纳为内皮损伤与组织损伤两方面，近年来认为对DIC发病起主导作用的是外来性诱发因素作用于血管内皮细胞、单核细胞和巨噬细胞引起促凝活性。与DIC病理过程密切相关的物质为凝血酶及纤溶酶，而血管内皮具有调节凝血与纤溶的作用。

【病理生理】

可分为三个时期：①高凝血期。为DIC发病早期，凝血因子相继被激活，血液凝固性增高，形成大量凝血酶，将纤维蛋白原肽A、肽B片段切下，形成可溶性纤维蛋白原单体（FM）游离于血浆，FM相互聚合，在FⅩⅢa作用下成为交联性的纤维蛋白，在微血管内（如肾、肝、皮肤等处）沉积形成微血栓；血小板激活与聚集也参与了微血栓的组成。②消耗性低凝血期。由于体内大量血栓形成，消耗了纤维蛋白原以及因子Ⅶ、Ⅹ、Ⅴ、Ⅷ、Ⅻ等，导致这些因子浓度不断降低，FⅧ和FⅤ浓度的降低还可能由于纤溶酶或激活的蛋白C使之灭活而引起的；FⅧ:C降低较FⅧR:Ag更为显著；血小板被激活后聚集形成血小板微血栓而被消耗；其他血浆因子也可减少，如激肽原、AT-Ⅲ和α2纤溶酶抑制物血浓度降低；DIC时FⅫ被激活所产生的Ⅻa、Ⅻ碎片（Ⅻf）和稀释通透因子（pf/DIL）可激活激肽释放酶原，形成激肽释放酶，该酶可使激肽原转变为缓激肽，因而消耗了激肽原及激肽释放酶原；AT-Ⅲ和α2-纤溶酶抑制物（α2-PI）血浓度因其分别与激活的凝血因子和纤溶酶结合不断消耗而降低；缓激肽的生成使机体血管通透性增加，发生低血压与休克，造成血流动力学的严重障碍，加重DIC的发展；因本期发生凝血障碍，临床表现有出血倾向。③继发性纤溶期。DIC时凝血机制被过度激活，微血栓大量沉积在小血管，刺激血管内皮细胞，通过t-PA的释放，以及Ⅻa与凝血酶、激肽释放酶的作用而激活纤溶系统，大量纤溶酶出现于血液循环中，除降解纤维蛋白（原）成其降解产物外，还能水解各种因子如Ⅴ、Ⅷ、凝血酶原等使之进一步减少；白细胞或其他细胞释放的蛋白酶也可降解纤维蛋白，纤维蛋白（原）降解产物统称为FDP（包括X、Y、D和E等碎片），FDP具有强大的抗凝作用，X及Y碎片的抗凝作用较D和E强；此阶段中因凝血因子进一步消耗、纤维蛋白（原）降解、FDP强大的抗凝作用出血症状进一步加重。在 DIC 发生过程中，由于大量微血栓沉积于微循环，影响血液供应，引起所累及的组织器官功能障碍与损害；微血栓的沉积也造成回心血量的减少，引起血流动力学调节的紊乱、血液循环障碍；DIC 过程中生成的缓激肽与激活的补体成分可进一步加重血液循环的障碍，导致休克发生；DIC 时血管内皮受损与微血栓沉积造成微血管狭窄，DIC 缺氧酸中毒导致红细胞可塑性与变形能力降低影响红细胞顺利通过，造成红细胞变形、损伤、破碎，易被巨噬细胞破坏、吞噬，发生溶血性贫血；根据机体的代偿功能情况，DIC 可分为过度代偿、代偿和失代偿三期，DIC 早期，机体代偿功能良好，对消耗的凝血因子和血小板能代偿增生，甚至增生的因子超过正常水平，不因凝血因子的大量消耗而表现低凝出血，可影响 DIC 的临床表现与实验室检查。

在 90% 的 DIC 尸解的病例中，可发现微血管内有微血栓形成及纤维蛋白沉着，以肺、肾、胃肠道、肾上腺等器官中较多见。较小的微血栓在苏木精 - 伊红染色中可被忽略，可用 Mallory 磷钨酸苏木家染色或用电镜加以观察，对尸解中未发现血栓的也可能是由于尸解后发生纤维蛋白的溶解所致，肾脏的检查中可发现有肾小管坏死或两侧严重的皮质坏死，少数病例的肺部可有非栓塞性内膜炎或肺部透明样病变。

【临床表现】

极轻微的病例可仅有实验室的异常，临床表现按起病急缓、症状轻重可分为急性与慢性两类，以急性为主，起病急骤，可在数小时至 1~2 天发病，病程凶险，表现为严重广泛的出血，常伴短暂或持久的血压下降，可见于严重感染、羊水栓塞、溶血性输血反应、外科大手术后等情况。慢性型起病缓慢，病程较长，可持续几周以上，症状隐匿，以栓塞为主，症状可被原发病的症状掩盖，早期出血不严重，可见于癌肿播散、死胎潴留、海绵窦性血管瘤、SLE 等。DIC 的主要症状表现为出血、休克、栓塞、溶血四个方面：

（1）出血：急性型发生率占 84%~100%，慢性型不严重。在 DIC 早期可无出血症状，相反血液凝固性增高，静脉采血时常出现针筒内血液凝固现象；在消耗性低凝血期尤其是伴继发性纤溶时，发生大量广泛的出血，出血可随原发病变而不同，皮肤出血呈一处或多处的大片瘀斑或血肿，产科意外有大量的阴道流血，在手术中发生时，伤口可渗血不止或血不凝固。在局部注射的部位则有针孔持续渗血。严重的病例也可有胃肠道、肺或泌尿道出血，颅内出血是致死的主要病变之一。特殊少见的暴发性紫癜多发生于感染，特别是儿童流行性脑膜炎的患者从皮肤紫癜可发展成界限清楚的紫黑色皮肤坏死及下肢坏疽，出血以双侧下肢及臀部为主。

（2）休克：DIC 的基础疾病和 DIC 本身都可诱发休克。急性型占 42%~83%，表现为一时性或持久性血压降低，原因为：①由于微循环障碍，回心血量减少。②大量出血致血容量不足。③ DIC 的病理过程中激肽生成，补体激活，可致血管扩张，血管床增加，血流灌注更趋不足；此外血管通透性增加，血浆外渗，进一步降低血管内血容量。④微循环障碍，血流淤滞，局部营养代谢障碍，引起小血管调节功能紊乱，小血管扩张。见于严重的病例，休克的程度与出血量不成比例，以革兰阴性杆菌败血症引起的 DIC 最常见，可与 DIC 形成恶性循环，这是病情严重，预后不良的征兆。休克一旦发生后会加重 DIC，引起器官功能障碍。

（3）微血管栓塞症状：可发生于全身各脏器，器官内血管中有血栓时可伴有相应器官的缺血性功能障碍或甚至功能衰竭，如肾（肾功能受累者约占 25%~67%）、肺、肾上腺和皮肤、肝（22%~57%）。DIC 患者可因肝小血管血栓形成并发肝细胞功能障碍，伴黄疸，脑（微栓子、大栓子、低血容量和脑出血等能引起非特异性神经症状，包括昏迷、谵妄、短暂灶性神经症状或脑膜炎样脑膜刺激症状）、胃肠道、胰及心脏功能障碍等。在慢性的病例中比较明显，如恶性肿瘤中 Trousseau 综合征可见到临床有游走性血栓性静脉炎，血管瘤患者可伴有 Kasabach Messitt 综合征。以肺部及肾脏易常见，肾脏有血栓时常有腰痛、血尿、蛋白尿、少尿，甚至尿毒症及急性肾功能衰竭，肺栓塞可引起呼吸困难、发绀、呼吸窘迫综合征。脑组织受累可表现为神志模糊、嗜睡、昏迷；静脉受累可发生动静脉血栓栓塞的症状。

（4）溶血：又称红细胞破碎综合征，引起的贫血也可称为微血管病性溶血性贫血，近年来认为内毒素、纤溶降解产物、D 碎片可以通过激活补体 - 粒细胞 - 自由基途径损伤红细胞膜参与溶血过程。常较轻微，一般不容易觉察。

【实验室检查】

在典型的 DIC 中，血小板计数和血浆纤维蛋白原以及其他凝血因子都减少，表现为凝血酶原时间（PT）、凝血酶时间（TT）、活化部分凝血活酶时间（APTT）均延长，3P 或乙醇胶试验阳性，FDP 阳性，血片中异形红细胞 >2%。但由于受各种因素影响，DIC 实验室检查结果的变异性较大：①高凝期：凝血时间、APTT 可不延长反而缩短，血小板黏附性增高，血黏度增高。②消耗性低凝期：血小板数减少，PT、APTT 延长，纤维蛋白原减少，因该期纤溶活力已开始增强，纤维蛋白（原）被降解，形成 FDP，3P 试验常阳性。③继发性纤溶期：3P 试验阳性，但至后期，因可溶性纤维蛋白单体不复存在，均降解为 E、D 碎片，造成 3P 试验阴性。

初步的化验项目中包括血小板计数，APTT 及 PT 和纤维蛋白原的含量测定。诊断必须结合临床全面加以分析，必要时进行动态观察，然后作出较客观的判断，且不可单凭实验室检查的某项结果阳性或阴性去肯定或否定 DIC 的诊断。下面的实验检查方法有助于 DIC 早期诊断：① D-D 二聚体测定。在 DIC 异常率为 93.7%，非 DIC 仅为 20%；DIC 时 D- 二聚体含量平均在 2000μg/L（ng/ml）以上（正常 <75μg/L）；② AT-Ⅲ活性测定：DIC 时异常率为 89.5%，非 DIC 仅 6%，急性型者异常率为 97%，慢性型者 70%；③ FPA 测定：DIC 时异常率为 89.5%，非 DIC 者仅 13%，正常值为高压液相层析法（1.08±0.44）pmol/ml，放免法（0.32~2.04）nmol/L（pmol/ml）；④凝血酶 - 抗凝血酶复合物（TAT）：DIC 时增高，正常对照（1.7±0.3）μg/L；⑤纤溶酶 -α2 纤溶酶抑制复合物（PIC）：DIC 时增高，正常对照（0.2±0.1）mg/L；⑥ PF4 及 β-TG 含量测定：DIC 时增高；⑦纤维蛋白原肽链碎片测定：DIC 时肽链 B$_\beta$15~42 碎片升高，正常对照（1.56±1.20）nmol/L（pmol/ml）；⑧血浆可溶性纤维蛋白测定：在诊断 DIC 前期有意义，可能预示脏器并发病变；⑨血浆血栓调节蛋白（Thrombomodulin，TM）测定：DIC 发生时（42.0±20.85）μg/L（ng/ml），正常对照（15.36±4.85）μg/L，DIC 缓解时 TM 显著降低；开始时 TM 浓度较高的预后较差，伴有脏器衰竭者 TM 浓度较不伴者高。有人认为 DIC 发作前一周时，FDP（-），PT（-），纤维蛋白原（-），血小板数不降低；而此时 TAT（+），PIC（+），D- 二聚体（+），此三项检查有助于 DIC 前期的诊断。

【诊断及鉴别诊断】

DIC 是在一些原发病的基础上发生的，因此在一些有可能发生 DIC 的疾病中提高警惕，可以早期明确诊断。从临床的症状中，特别要注意到突然出现在原发病中难以解释的大量或广泛的出血、血液凝固障碍、难以纠正的顽固性休克、血管内栓塞及器官功能衰竭，急性的症状以大量出血为主；慢性的以栓塞为主，而可无明显的大量出血。

（1）急性 DIC：病情严重，病程仅数小时至数天，常因大出血或休克、脏器功能衰竭在短期内死亡，因而快速诊断十分重要。根据 1999 年中华医学会血栓与止血学术会议公布的 DIC 诊断标准修订方案，DIC 诊断一般标准有以下：①存在易引起 DIC 的基础疾病，如感染、恶性肿瘤、大型手术及创伤等。②有下列两项以上的临床表现：严重或多发性出血倾向；不能用原发病解释的微循环衰竭或休克；广泛性皮肤、黏膜栓塞、灶性缺血性坏死、脱落及溃疡形成，或不明原因的肺、肾、脑等脏器功能衰竭；抗凝治疗有效。③实验室检查符合下列条件：同时有下列三项以上异常实验：Ⅰ.血小板计数 <100×10^9/L 或呈进行性下降（肝病、白血病患者应 <50×10^9/L）；或有下述两项以上血浆血小板活化产物升高：β血小板球蛋白（β-TG）、血小板第 4 因子（PF4）、血栓素 B2（TXB2）或血小板颗粒膜蛋白 -140（P- 选择素，MGP-140）；Ⅱ.血浆纤维蛋白原含量 <1.5g/L 或进行性下降或超过 4g/L（白血病及其他恶性肿瘤 <1.8g/L，肝病 <1.0g/L）；Ⅲ.3P 试验阳性，或血浆 FDP>20mg/L（肝病 FDP>60mg/L），或 D 二聚体水平升高（阳性）；Ⅳ.凝血酶原时间（PT）缩短或延长 3 秒以上，或呈动态变化（肝病时延长 5 秒以上）；Ⅴ.AT-Ⅲ含量及活性降低；Ⅵ.纤溶酶原含量及活性降低；Ⅶ.FⅧ：C 活性低于 50%（肝病者为必备项目）；Ⅷ.血浆内皮素 -1（ET-1）含量 >80pg/ml 或凝血酶调节蛋白（TM）增高。此外，对于疑难或特殊病例应有下列一项以上异常：Ⅰ.血浆凝血酶原碎片 1+2（F1+2）、凝血酶 - 抗凝血酶（TAT）复合物或纤维蛋白肽 A（FPA）含量增高；Ⅱ.血浆组织因子（TF）含量增高（阳性）或组织因子途径抑制物（TFPI）水平下降；Ⅲ.血浆可溶性纤维蛋白原单体（SFM）含量增高；Ⅳ.血浆纤溶酶 - 抗纤溶酶复合物（PAP）水平升高。

（2）慢性 DIC：病程可长达数月，症状较轻，在老年人群较多见，可见于转移癌、巨大血管瘤患者。由于持续及低度的血管内凝血启动、体内调节机制能充分代偿，可不致产生严重的临床症状。凝血活性能被充分中和，以及被消耗的止血成分合成增加，相应的 DIC 实验室指标仅显示轻度异常。如血小板计数轻度减少，纤维蛋白原水平、PT、APTT 等可正常。另一方面 FDP、D- 二聚体水平常有增加。DIC 时外周血涂片中易见红细胞碎片。

（3）伴有原发性纤维蛋白溶解的 DIC：DIC 伴有原发性纤维蛋白溶解时，凝血和纤溶同时被激活，但原发纤溶和 DIC 伴发的继发性原发性纤维蛋白溶解两者难以确切区分，两者都可出现血小板计数减少、D- 二聚体水平升高、全血块溶解时间缩短、优球蛋白溶解时间缩短以及 FDP 水平显著增高等。本症多见于 APL、恶性高热、前列腺癌转移等。

【治疗方案及药物】

（1）对病因及原发病的治疗：原发病的治疗是 DIC 治疗的一项根本措施，如积极控制感染、抗肿瘤治疗等，原发疾病不能控制往往是治疗失败的主要原因。

（2）支持疗法：与 DIC 同时存在的缺氧、血容量不足、低血压、休克等可影响治疗的结果应当尽力加以纠正，提高疗效。如输液、输血、补充血容量，解除血管痉挛改善微循环，保证微循环灌流充足，维持血压以及纠正电解质酸碱平衡失调等支持疗法也是重要措施之一。

（3）抗凝治疗：目的在于阻断血管内凝血的进行。常用的 DIC 治疗药物有以下几种：

1）肝素：肝素是强力抗凝剂，可抑制凝血活酶生成，凝血酶的形成，抑制凝血酶对 Fg 的水解作用。DIC 时是否使用肝素目前意见尚不一致，有人认为 DIC 的治疗应首先针对病因，如迅速去除病因，加强支持疗法不一定用肝素，或仅选择性地用。多数学者认为若临床症状符合 DIC，实验室检查结果也支持 DIC 诊断时，应立即使用肝素，以尽早阻断 DIC 进一步发展，同时加强支持疗法，补充凝血因子及血小板可获较好疗效。凡不能迅速去除病因的 DIC 都可考虑应用肝素，使用原则宜早不宜晚，肝素使用指征：①羊水栓塞，胎盘早期剥离，死胎潴留等产科意外；②严重不合型溶血性输血反应；③严重感染、败血症；④放射病；⑤某些急性肝功能衰竭；⑥急性白血病。对仅为 DIC 疑似的病例，或仅有化验阳性时，应严格掌握指征。对有栓塞症状为主，确诊 DIC 的病例，则应争取早用，防止病情发展加重。

肝素治疗剂量意见不完全一致，目前多数学者认为应根据具体情况而定，即所谓肝素治疗的个体化。若 DIC 诊断明确，则可使用肝素首剂 1.0mg/kg 静注或静滴，以后 0.5~1.0mg/kg 每 6 小时一次静滴，1 小时滴完，3 小时后作凝血时间（试管法）测定，作为监测肝素治疗剂量的措施。若患者的凝血时间延长到正常值的 1 倍左右，提示肝素使用剂量合适。以后可根据实验室检查，特别是凝血时间及临床出血情况调整剂量。若患者处于高凝状态，诊断尚未肯定，使用肝素剂量宜偏小，0.25~0.5mg/kg，每 12 小时皮下注射一次，常选择腹壁皮下注射较为方便。在急性早幼粒细胞白血病患者易并发 DIC，化疗中更易发生 DIC，发生率约为 27%~60%，因而主张在化疗或诱导分化治疗时出现 DIC 可使用小剂量肝素治疗，剂量为 10~20mg，每 12 小时皮下注射一次。肝素使用剂量应结合具体情况调节：①根据 DIC 的临床类型与病期，急性型、重症 DIC 早期，肝素用量可增加至每天 160~240mg，维持 3~5 天，DIC 晚期或慢性型每天 80~120mg，在慢性型可持续 1~2 周或更长；②酸中毒时肝素灭活快，用量宜偏大；③肝肾功能障碍时，肝素灭活排出慢，用量宜小；④血小板重度减少，凝血因子明显低下时，应减少肝素用量；⑤血浆 AT- Ⅲ减少时，肝素用量适当增加，但应设法提高 AT- Ⅲ水平。

使用肝素的疗程必须根据原发病、临床症状及实验室检查结果而定，若病因已去除，则应及早停用肝素。产科以外的疗程一般只需数小时至 1~2 天。病因去除，临床情况好转，出血停止，血压稳定，发绀消失，可停用肝素；但不可骤停以免复发，停药 6~8 小时应复查凝血指标，以后每天检查一次，连续 3~5 天，以观察凝血紊乱是否消失或 DIC 是否复发。肝素治疗过程中，若凝血时间超过 30 分钟以上，一般情况恶化，出血增加，则提示肝素过量，应立即停用，并以硫酸鱼精蛋白中和体内过量肝素；鱼精蛋白 1mg 可中和肝素 1mg，一般以硫酸鱼精蛋白加入 25% 葡萄糖 20ml，静脉缓慢注入（约 3~10 分钟），每 8~12 小时一次，每次注入量不宜超过 50mg。

肝素治疗无效可能与下列因素有关：①病因未去除：因肝素不能阻断内毒素对单核、粒、血管壁内皮细胞补体及激肽系统的直接或间接激活与损伤作用；②血小板因素：血小板大量破坏，血小板第Ⅳ因子大量释放于血液循环中，拮抗肝素的作用；③ AT-Ⅲ减少：因肝素的主要抗凝作用是通过 AT-Ⅲ发挥的，DIC 过程中 AT-Ⅲ消耗过多，造成肝素作用减弱，此时应考虑输入 AT-Ⅲ或新鲜血浆以提高AT-Ⅲ血浓度；④后期继发性纤溶。DIC 后期进入以继发性纤溶为主的阶段，且伴多种恶性循环，肝素所起作用已经不大。由于低分子肝素主要作用于 FXa，DIC 发生几乎都是首先形成 Xa，而后形成凝血酶，因而低分子肝素抗 DIC 疗效优于一般肝素。

2）抗凝血酶 - Ⅲ：有抗凝血酶、Ⅴa 等作用，实验研究证实 AT-Ⅲ可提高 DIC 疗效，且不改变血浆蛋白 S 与 C 的浓度。

3）水蛭素：动物实验已证明其有预防静脉与动脉血栓形成、预防 DIC 的作用，在 DIC 治疗上有良好应用前景，但目前积累的经验还不多，有待于进一步研究。

4）蛋白 C：具有抗凝作用，抑制激活的因子Ⅴ和Ⅷ，其临床前研究正进行中。

5）重组人可溶性血栓调节蛋白（rhs-TM）：TM 是内皮细胞膜上糖蛋白，中和凝血酶促凝活性，与凝血酶形成的复合物加速蛋白 C 的激活，用于动物模型可见血小板数和 Fg 回升，FDP 下降，肾小球纤维蛋白沉积减少，与肝素作用相似，对 APTT 的延长作用不如肝素。

（4）抗血小板功能药物：血小板的黏附和聚集是 DIC 发病机制中的重要环节之一，因而抗血小板功能药物在 DIC 中的应用已有不少研究与实践。常用的是：①双嘧达莫，成人剂量每日 400~800mg，分三次口服，或 100~200mg 置于 100ml 葡萄糖液中静脉滴注，每 4~6 小时重复一次，可与右旋糖酐、阿司匹林合并使用。②阿司匹林：每日 1.2~1.5g，分三次口服，适用于轻型病例或高度怀疑而诊断尚未肯定者。③低分子右旋糖酐：可降低红细胞和血小板的黏附性，防止血小板聚集，降低血黏度，有利于受损内皮修复，并有抗凝血酶作用。6% 低分子右旋糖酐有利于微循环的改善；中分子的右旋糖酐抗血小板聚集作用较强。每次 500ml 静滴，每天 1~2 次。④其他抗血小板药：近年研究主要集中于血小板活化因子抑制剂的研究，尚未用于临床。

（5）抗纤溶药物：一般在继发性纤溶作为主要的出血因素时用，常用药包括：① 6- 氨基己酸：4~10g/d 静滴，输注速度保持在 0.5~1.0g/h，最大剂量可达 20g，静注过快可使血压下降。②对羧基苄胺：600~800mg/d 静滴或分次静注。③止血环酸：500~700mg/d 静滴或分次静注。④抑胰肽酶：可抑制纤溶酶活性，每次 4~8 万 U，必要时可在 8~12 小时后重复一次。

（6）补充或提高所缺乏的血小板或凝血因子：DIC 时消耗大量凝血因子与血小板是造成 DIC 出血的主要原因，因此补充缺乏的凝血因子与血小板亦是治疗 DIC 的一项重要措施。①输新鲜全血，除输入凝血因子外，尚可纠正贫血；②输新鲜血浆或冻干血浆；③输纤维蛋白原：提高其血浓度至 2g/L（每输入 1~1.5g 可使血浓度升高 50mg/L，一般每次 2~4g 静滴）；④输凝血酶原复合物（PPSB）：内含因子Ⅱ、Ⅶ、Ⅸ、Ⅹ，每瓶 200U，相当于 200ml 新鲜血浆内前述诸因子的含量，以 5% 葡萄糖溶液稀释，30 分钟内滴完；⑤输抗血友病球蛋白（AHG）浓缩剂；⑥输血小板浓缩液，每次 8U 以上，输入的血小板有效作用时间约为 48 小时，视病情需要可重复输入；⑦注射维生素 K_1，40mg/d 静滴或分次静注。需注意的是 DIC 病因未去除之前单独输入上述制品会使 DIC 恶化，须合并使用小剂量肝素抗凝，一般在 200ml 全血或血浆中加入肝素 10~20mg（5~10U 肝素 /ml 血浆或全血）。

（7）肾上腺皮质激素：可治疗某些 DIC 原发病，如结缔组织病、变态反应病、暴发性紫癜及溶血反应等，可抑制纤溶活性，往往用于 DIC 晚期纤溶亢进时。氢化可的松 100~300mg/d 或 5~10mg/d 分 1~2 次静滴，并在肝素抗凝治疗基础上使用。

【疗效标准】

国内标准：

（1）痊愈：①出血、休克、脏器功能不全等 DIC 表现消失；②低血压、瘀斑等体征消失；③血小板计数、纤维蛋白原含量以及其他凝血象和实验室指标全部恢复正常。

（2）显效：以上三项指标中有两项符合要求者。

（3）无效：经过治疗症状与体征和实验室指标无好转，或病情恶化者。

（郭　搏）

第七节　老年骨髓增生异常综合征

骨髓增生异常综合征（myelodysplastic syndrome,MDS）被看作是白血病前期，包括了一组以无效造血、外周血三系细胞减少、骨髓增生明显活跃为特征的异质性的克隆性血液系统疾病。这类疾病中受累的细胞不能进一步成熟分化而导致细胞减少。临床以严重的全血细胞减少而导致死亡以及向急性白血病转化的高风险为特征。

骨髓增生异常综合征的确切发病率尚不明确，估计在美国每年约有 15 000~20 000 新发病例。大约 2/3 的患者是老年男性。骨髓增生异常综合征是很明确的老年性疾病，中位诊断年龄在 65~70 岁。其命名混乱，文献中包括临界白血病、亚急性髓细胞白血病、冒烟性白血病、髓系增生异常综合征和白血病前期。

MDS 的诊断主要依靠外周血和骨髓检查。对于全血细胞减少的患者一定要注意此病的可能。临床研究发现，MDS 诊断时大多数患者的血红蛋白 <110g/L，血小板 $<100 \times 10^9/L$，中性粒细胞 <1000（中性粒细胞 $<1000 \times 10^9/L$）。对于长期持续血细胞数量减少的老年患者要格外警惕早期 MDS 的可能。很多患者在诊断时没有症状，但应详细询问病史，包括反复的感染、青紫和出血。MDS 的鉴别诊断包括急性髓细胞白血病、再生障碍性贫血、巨幼细胞性贫血、铜缺乏、病毒感染（HIV）、大颗粒淋巴细胞白血病以及重金属中毒。

早期的血液学检查包括全血细胞计数和分类、网织红细胞计数、红细胞内叶酸水平、维生素 B_{12} 水平、铁代谢指标以及外周血涂片检查。外周血涂片可见巨红细胞、低颗粒发育异常的中性粒细胞。遗传学检查和骨髓活检对于确诊 MDS 是必要的。骨髓表现为增生明显活跃，有病态造血。染色体异常对 MDS 的诊断和病程发展有重要意义。常见的有 5、7、8、17、20 号染色体异常。

MDS 的分类已经过 10 多年的变迁。1982 年 FAB 协作组根据外周血和骨髓特征把 MDS 分为 5 大类，包括难治性贫血（RA）、难治性贫血伴铁粒幼细胞增多（RAS）、难治性贫血伴原始细胞增多（RAEB）、难治性贫血伴原始细胞增多转化中（RAEB-T）、慢性粒单核细胞白血病（CMML）。具体详见表 42-18。

表 42-18　骨髓增生异常综合征分类特征及预后

FAB 亚型	外周血原始细胞（%）	骨髓原始细胞（%）	转为白血病（%）	中位生存期（月）
难治性贫血（RA）	<1	<5	10	70
难治性贫血伴铁粒幼细胞增多（RAS）	<1	<5	15	65
慢性粒单核细胞白血病（CMML）	<5	≤ 20	30	10
难治性贫血伴原始细胞增多（RAEB）	<5	5~20	40	10
难治性贫血伴原始细胞增多转化中（RAEB-T）	≥ 5	21~30	60	5

世界卫生组织提出了一个更为详细的分类，该分类综合了包括染色体异常的疾病生物学特征。该分类详细情况见表 42-19，此分类更好地反映了 MDS 的异质性。WHO 分型和 FAB 分型有一些非常重要的不同点。如 WHO 分型中把原始细胞 ≥ 20%（RAEBT）定义为急性白血病；把 CMML 定义为骨髓增生异常综合征／骨髓增殖性疾病；把 5q- 综合征作为一种独立的 MDS 类型。

MDS 具有很大的异质性，自然病程变化大，可以表现为相对慢性、惰性的疾病病程，也可以表现为急性暴发性的、进展性的病程。现已明确能导致 MDS 的诱变剂与不良预后有关，年龄大也是一个不良的预后因素。MDS 的异质性使初发 MDS 的精确预后评估变得更为复杂。国际预后评分系统（IPSS）（表 42-20）根据患者诊断时的遗传学、形态学和临床资料而对患者进行危险度分层。其 IPSS 评分系统是通过对 816 个患者的分析而建立的。该系统强调特殊的染色体异常、骨髓原始细胞数量以及血细胞减少所累及的血细胞系列是 MDS 预后中最重要的因素。风险评分根据这些因素并将其分为低危、中危1、中危2 和高危四类（表 42-21）。IPSS 评分系统阐明了之前分类系统的局限，并对此改进，且与临床实践和以后的试验设计紧密相关。

MDS 的有效治疗方法很少。不过近年来对高危 MDS 以及有特殊染色体异常的 MDS 亚型的治疗有了很大进展。目前的治疗多根据危险度分层而采用合适的治疗方法。NCCC 指南推荐把患者分为低危（IPSS 低危、中危 -1）和高危（IPSS 中危 -2、高危）两组。对于低危患者以支持治疗为主，目的是控制血细胞减少的相关症状。对于 MDS 的大多数患者来说，红细胞和血小板输注以及抗生素预防感染这些支持治疗已成为标准治疗方法。造血生长因子如促红细胞生成素对于有反应的患者可以用来减少输血次数。随着时间的延长，多数患者会形成输血依赖，从而造成铁负荷过多。当红细胞输注在 20~30 个单位或血清铁蛋白 >2500mg/L 时应该给予去铁治疗。对于高危患者如一般状况差以及经过积极治疗可能有并发症的成人患者来说，支持治疗也是必需的。

表 42-19　骨髓增生异常综合征 WHO 分型（2000）

分型	外周血表现	骨髓表现
难治性贫血（RA）	贫血	仅红系发育不良
	无或极少原始细胞	原始细胞 <5%
		环状铁粒幼细胞 <15%
难治性贫血伴环状 铁粒幼细胞增多（RAS）	贫血	仅红系发育不良
	无原始细胞	原始细胞 <5%
		环状铁粒幼细胞 ≥ 15%
难治性血细胞减少伴 多系增生不良	血细胞减少（两系或三系）	两系或三系细胞增生不良 ≥ 10%
	无或少量原始细胞	原始细胞 <5%
	无棒状小体	无棒状小体
（RCMD）	单核细胞 <1 × 10⁹/L	环状铁粒幼细胞 <15%
难治性血细胞减少 伴多系增生不良及环状铁粒幼细胞 （RCMD-RS）	血细胞减少	两系或三系细胞增生不良 ≥ 10%
	无或少量原始细胞	原始细胞 <5%
	无棒状小体	无棒状小体
	单核细胞 <1 × 10⁹/L	环状铁粒幼细胞 ≥ 15%
难治性贫血伴 原始细胞增多 -1 （RAEB-1）	血细胞减少	一系或多系增生不良
	原始细胞 <5%	原始细胞 5%~9%
	无棒状小体	无棒状小体
	单核细胞 <1 × 10⁹/L	
难治性贫血伴 原始细胞增多 -2 （RAEB-2）	血细胞减少	一系或多系增生不良
	原始细胞 5%~19%	原始细胞 10%~19%
	棒状小体 ±	棒状小体 ±
	单核细胞 <1 × 10⁹/L	
骨髓增生异常综合征 不能分类 （MDS-U）	血细胞减少	一系增生不良（髓系）
	无或少量原始细胞	原始细胞 <5%
	无棒状小体	无棒状小体
MDS 伴有孤立 del（5q） （5q- 综合征）	贫血	低分叶巨核细胞正常或增加
	血小板正常或轻度增加	原始细胞 <5%
	原始细胞 <5%	孤立的 5q31 染色体缺失
		无棒状小体

$$ $$

表 42-20　MDS 国际预后评分系统（IPSS）

预后因素	积分 0				
	0	0.5	1.0	1.5	2.0
骨髓原始细胞（%）	<5	5~10	–	11~20	21~30
染色体核型	好	中等	差	–	–
血细胞减少	无 / 一系	两系 / 三系	–	–	–

表 42-21　IPSS 评分系统的中位生存期

IPSS 危险度	总评分	中位生存期（年）
低危	0	5.7
中危 -1	0.5~1.0	3.5
中危 -2	1.5~2.0	1.2
高危	≥ 2.5	0.4

　　IPSS 高危组患者与其他组相比，更易出现与全血细胞减少相关的死亡风险，在诊断后的较短时间内有向急性白血病转化的高风险。Silverman 和 Kornblith 发表的文章中指出在国际合作中心肿瘤组和白血病组（CALGB）的随机试验研究发现，MDS 患者接受 5- 氮杂胞苷治疗后其生存期、生活质量以及向白血病转化时间等都有改善。该大样本随机研究得出明确结论，支持 5- 氮杂胞苷作为 MDS 治疗的标准方法。近期 FDA 批准地西他滨用于高危 MDS 的治疗。地西他滨是第二类胞嘧啶核苷酸类似物，其主要通过抑制 DNA 甲基化而发挥作用。这些药物都有相关毒性，但对于一般状况较好的老年高危 MDS 患者来说是主要的治疗方法。高强度治疗如异基因造血干细胞移植，尽管可能是治愈 MDS 的唯一方法，但由于治疗相关疾病的高发病率和死亡率，因此即使在有供者的年轻患者中其应用也仍受到限制。

　　对于 5q- 综合征的患者治疗方法有更多进展。这种 MDS 亚型被定义为仅有 5 号染色体长臂缺失，且不存在其他染色体异常。5q- 综合征的典型表现是难治性贫血，由于大多数患者并不进展为急性白血病，因此被认为是预后较好的一类 MDS。近期临床研究发现，雷那度胺作为一种口服免疫调节药，能够明显地减少输血次数并能逆转 5q- 综合征患者的细胞遗传学异常。该药已被作为输血依赖性、5q- 综合征这类低危患者的标准治疗方法，并且强调了 MDS 患者细胞遗传学评估在临床和治疗中的重要性。

【流行病学】

　　MDS 是一种好发于老年人的恶性血液病。在欧美国家，其年发病率在大于 50 岁人群中与年龄呈直线关系，50~59 岁人群为 5.3/10 万，60~69 岁为 15/10 万，70 岁以上为 50/10 万，平均发病年龄为 60~75 岁。国内 MDS 发病率缺乏广泛统计资料，协和医院 2010 年 MDS 患者发病年龄分析多在 40~60 岁，平均年龄 50 岁左右，较西方国家年轻。国内外报告均显示 MDS 男性患者略多于女性。

【病因与发病机制】

　　MDS 是一种骨髓干细胞克隆性疾病，其中 80%~90% 属于原发性，10%~20% 属于继发性。原发性 MDS 病因尚不清楚。有实验证明，MDS 发病可能与逆转录病毒作用和（或）细胞原癌基因突变、抑癌基因缺失或表达异常等因素有关。涉及 MDS 发病的常见原癌基因为 N-ras 基因，发生在 12、13、61 外显子处，突变后 N-ras 基因编码蛋白表达异常，干扰了细胞正常增生和分化信号，导致细胞增生和分化异常。也有报告 MDS 患者 P53、Rb 抑癌基因表达异常，但上述基因改变多在 MDS 较晚期 RAEB、RAEB-t 患者中发生，在早期 RA、RAS 中较少，提示尚不能完全用基因突变解释 MDS 发病原因。继发性 MDS 常有明显发病诱因，主要与放射线或细胞毒制剂接触有关。

目前用 G6PD 同工酶类型、X 染色体伴限制性长度片段多态性甲基化、X 染色体失活分析等方法已确定大部分 MDS 是病变发生在造血干细胞水平的克隆病，因而不但髓系、红系、巨核系细胞受累，淋巴细胞亦受影响，导致 T、B 细胞数量和功能异常，表现为免疫缺陷或自身免疫性疾病。但多数患者发病可仅局限在粒、红、巨核系。

MDS 的发病具有阶段性，可能与不同原癌基因和抑癌基因的变化有关。原癌基因变化包括基因过量表达、扩张、重排、易位、点突变等，抑癌基因变化包括等位基因丢失、缺失、重排、突变、表达下降等。造血干细胞在不同的增生分化阶段受到不同的原癌基因和抑癌基因调控，并通过其表达产物如生长因子、细胞表面受体、酪氨酸激酶等完成。这些表达产物直接参与细胞增生分化的各个生理步骤。如某一生理环节由于原癌基因或抑癌基因调控失常，引起细胞增生分化的紊乱，导致 MDS 或其他疾病。

在 MDS 发病初期，有原癌基因或抑癌基因变化的造血干细胞虽然伴有自身增生分化功能的某种异常，但仍可长期处于相对稳定阶段，患者可仅有轻度贫血，白细胞或血小板减少。当这一异常克隆进展恶化，从而衍生出另一种伴有染色体畸变的亚克隆干细胞，干细胞有更明显的增生分化异常，导致细胞凋亡比例增加，使外周血三系细胞进一步减少，形成骨髓过度增生伴有病态造血表现。过度增生的异常克隆造血干细胞常有两种演变途径：一种由于过度增生逐渐演变为造血能力衰亡，骨髓转为增生低下，临床表现为造血功能衰竭，此为 MDS 多数患者死亡原因。另一种演变为急性白血病，化疗效果差，不易缓解，或缓解期短，预后极差。

【临床表现】

MDS 临床表现无特殊性，最常见的为缓慢进行性贫血症状。对老年人，贫血常使原有的慢性心、肺疾病加重，严重的粒细胞缺乏可降低患者的抵抗力，表现为反复发生的感染及发热。严重的血小板降低可导致皮肤瘀斑、鼻出血、牙龈出血及内脏出血。原因不明的发热占 10%~15%，多数为低热。仅少数起病急骤，有高热。有出血症状的占 20% 左右。脾肿大、淋巴结肿大占 25%，脾肿大多数为轻度。本病发展成急性白血病后，病程短促，疗效很差。

特殊类型临床表现：

1. 5q- 综合征　多见于老年女性，临床表现为难治性巨细胞贫血，临床病情长期稳定，极少转变为急性白血病。50% 患者可有脾大，血小板正常或增加，骨髓中最突出的表现是有低分叶或无分叶的巨核细胞，常合并中等程度病态造血，但粒系造血正常。

2. 单体 7 综合征　多见于之前接受过化疗的患者，单体 7 很少单独出现，常合并其他染色体畸变。孤立的单体 7 染色体畸变常见于儿童，可出现在 FAB 分型各亚型，大多数有肝脾肿大、贫血及不同程度白细胞和血小板减少，25% 患者有单核细胞增多。单体 7 为预后不良指标，部分患者可发展为急性白血病。

3. 11q- 综合征　大多伴有其他染色体异常。大部分为环形铁粒幼细胞性难治性贫血（RAS）型，一部分为难治性贫血伴原始细胞增多（RAEB）型。临床上 20%RAS 型患者有 11q-。

【实验室检查】

1. 血细胞形态学　血象及骨髓象中血细胞形态和数量的异常变化是诊断的主要依据。大多数病例的造血细胞呈显著增生，部分病例增生活跃或明显活跃，仅极少数病例增生低下。90% 的病例有不同程度的病态造血。血象中全血细胞减少的病例占 50% 以上。各系细胞形态的变化归纳如下：

（1）红系：骨髓中的红系细胞可有核的变化，包括核畸形、核碎裂或巨幼样变。细胞浆可有点彩或嗜多色性。血涂片中也可有巨幼红细胞、幼红细胞及红细胞的畸形。红细胞可有双色性变。幼红细胞 PAS 染色可呈阳性。

（2）粒系：在 RAEB 及 RAEB-t 两型中，原始细胞明显增多，包括 I 型及 II 型。II 型的形态与 I 型相似，但胞浆内可有少量的细颗粒，与 I 型细胞的区别要根据核浆各方面的特点，II 型细胞尚需与早幼粒细胞区别。由于原始细胞的数目对诊断及分型都很重要，因此原始细胞的分类要求必须正确。在骨髓细胞计数中，如红系的比例占 40% 以上，须除外红系病变进行粒系细胞的单独计数。粒系细胞的形态变化有核浆发育不平衡、核分叶过多或过少、假 Pelger-Huet 畸形、胞浆嗜碱性强、颗粒可减少或缺乏并分布不均匀等。

（3）巨核细胞：骨髓中有小淋巴样的微巨核细胞，大小为 <800mm，有单个核或多个小圆核。血片中有巨大或畸形的血小板。

（4）细胞化学：粒细胞中的碱性磷酸酶明显下降，过氧化酶活性可降低。红系细胞糖原染色（PAS）阳性。骨髓中储铁增加，出现环状铁粒幼细胞。茶酚醋酸脂酶及氯醋酸脂酶可呈双重阳性。

2. 骨髓活检　骨髓增生伴异常造血表现，原始细胞及幼稚细胞在骨髓血窦中央部位呈小簇状分布（幼稚前体细胞异常定位 ALIP）。有核红细胞聚集成堆，形成原红细胞岛，红细胞成熟障碍，小巨核增多，网状纤维增多。

3. 染色体检查　MDS 中有染色体异常的病例占 50% 以上，有染色体异常的病例较染色体正常的预后差。在非整倍体的病例中，亚二倍体的比超 2 倍体预后差，存活期短。染色体的变化还有助于了解疾病的发展和演变，如 MDS 进一步向急性白血病转化时，染色体的畸变也常有进一步的变化。常见的染色体的变化为 3q-、-5、5q-、-7、7q-、+8、+9、11q-、12q-、20q-、-18、-19、t（1；7）、t（2；11）等。

4. 骨髓细胞培养　在 RAEB 及 RAEB-t 的病例中，大多数细胞培养的生长不正常，表现为粒 - 单系细胞形成单位（GM-CFU）集落的生长减少，集簇 / 集落的比例增加，血清中的集落刺激因子（CSF）增加。细胞培养对本病的诊断有参考价值。细胞培养生长异常者，白血病的发生率比生长正常的高。如果血清中 CSF 逐渐增加，集落形成进行性减少，也提示白血病转化的可能增加，生存期缩短。

5. 超微结构　幼红细胞中的线粒体内可见到铁沉着，细胞核中可有核泡及核裂，粒细胞中可见到嗜天青颗粒的大小不一。也可见到有增大的变形颗粒，血小板中的颗粒变形，巨核细胞中颗粒减少。

6. 免疫学检查　患者的抑制性 T 细胞增高，CD4$^+$/CD8$^+$ 比例下降。免疫球蛋白可增高或减低。

【诊断及鉴别诊断】

1. 国内诊断标准　国内血液学工作者曾三次对 FAB 诊断标准（表 42-22）进行修订，并根据 1994 年全国血细胞学术交流会的再次讨论，现修订其诊断标准如下：

（1）以贫血为主要症状，可兼有发热或出血。

（2）全血细胞减少或任意一，二系血细胞减少，伴巨大红细胞、巨大血小板、多核红细胞等病态造血现象。

（3）骨髓三系或两系或任一系病态造血。

（4）除外其他伴有病态造血的疾病如慢性粒细胞白血病、原发性骨髓纤维化、红白血病、原发性血小板增多症、急性非淋巴细胞白血病（M2b）、非造血组织肿瘤等。

（5）除外红系增生疾病如溶血性贫血、巨幼细胞性贫血等。

（6）除外全血减少的疾病如再生障碍性贫血等。

表 42-22　FAB 骨髓增生异常综合征的分型及主要诊断标准（1982）

MDS 分型	血象	骨髓象
难治性贫血（RA）	原始细胞 <1%	原始细胞 <5%
难治性贫血伴环状铁粒幼细胞（RAS）	原始细胞 <1%	环状铁粒幼细胞 >15%
难治性贫血伴原细胞增多（RAEB）	原始细胞 <5%	原始细胞 5%~20%
难治性贫血伴原始细胞增多（RAEB-t）	原始细胞 >5%	原始细胞 20%~30%，Auer 小体（±）
慢性粒 - 单细胞白血病（CMML）	单核细胞 >1.0×10^9/L	原始细胞 5%~20%

2. WHO 关于 MDS 的诊断标准和分类　见表 42-23。

表 42-23　WHO 关于 MDS 分型及诊断标准（2001）

疾病名称	血象	骨髓象
难治性贫血（RA）	贫血 无或罕见原始细胞	仅有红系病态造血，原始细胞 <5% 环形铁粒幼细胞 <15%
难治性贫血伴环形铁粒幼细胞（RARS）	贫血 无原始细胞	仅有红系病态造血，原始细胞 <5% 环形铁粒幼细胞 ≥ 15%
难治性血细胞减少伴有多系病态造血（RCMD）	血细胞减少（2 系或全血细胞） 无或罕见原始细胞 无 Auer 小体 单核细胞 <1 × 10⁹/L	2 系或多系病态造血的细胞数 ≥ 10% 骨髓原始细胞 <5% 无 Auer 小体 环形铁粒幼细胞 <15%
难治性血细胞减少伴有多系病态造血和环形铁粒幼细胞增多（RCMD-RS）	全血细胞减少（2 系或多系） 无或罕见原始细胞 无 Auer 小体 单核细胞 <1 × 10⁹/L	2 系或多系病态造血的细胞数 ≥ 10% 环形铁粒幼细胞 ≥ 15% 骨髓原始细胞 <5% 无 Auer 小体
难治性贫血伴有原始细胞增多 -1（RAEB-1）	全血细胞减少，原始细胞 <5% 无 Auer 小体 单核细胞 <1 × 10⁹/L	1 系或多系病态造血 骨髓原始细胞 5%~10% 无 Auer 小体
难治性贫血伴有原始细胞增多 -2（RAEB-2）	全血细胞减少 原始细胞 <5% Auer 小体 ± 单核细胞 <1 × 10⁹/L	1 系或多系病态造血 骨髓原始细胞 11%~20% Auer 小体 ±
骨髓增生异常综合征 - 未分类（MDS-U）	全血细胞减少（2 系或多系） 无或罕见原始细胞 无 Auer 小体	单系病态造血：髓细胞 1 系受累 骨髓原始细胞 <5% 无 Auer 小体
5q- 综合征	贫血 血小板数量一般正常或增多 原始细胞 <5%	低分叶核巨核细胞的数量正常或增多 骨髓原始细胞 <5% 仅有 5q 缺失的细胞遗传学异常 无 Auer 小体

3. 鉴别诊断　通过病史询问、外周血检查和骨髓形态学检查以及新的诊断技术，如流式细胞术、细胞遗传学、分子生物学技术等，MDS 的诊断有了很大提高。与 MDS 容易混淆的疾病主要有慢性粒细胞白血病、真性红细胞增多症、原发性血小板增多症、骨髓纤维化、巨核细胞白血病等骨髓增生性疾病。涉及全血细胞减少，需与再生障碍性贫血、阵发性睡眠性血红蛋白尿鉴别。因红细胞巨幼样变而需与巨幼细胞贫血鉴别。此外还需与低增生性白血病、红白血病、非造血组织肿瘤、特发性血小板减少性紫癜等疾病相鉴别。

【预后】

MDS 的中位生存期报道不一。研究显示不同 FAB 亚型的中位生存期及白血病转化率明显不同。除 FAB 分型外，其他影响预后的独立因素有：①特异性染色体改变和 2 个以上畸变的复杂核型改变者预后差；②骨髓组织学中有 ALIP 现象者预后差；③外周血中检测到 CD34⁺ 细胞预后差；④骨髓纤维组织增多或纤维化者预后差。

1997 年英、美、法等国提出的国际积分系统（IPSS）提出一个能准确判断 MDS 预后的评分标准（表 42-24）。

表 42-24 评价 MDS 预后的国际积分系统（IPSS）（1997）

预后相关变量	评分值				
	0	0.5	1.0	1.5	2.0
骨髓原始细胞百分数（%）	<5%	5~10	–	11~20	21~30
染色体核型	好	中等	坏		
细胞减少（系）	0/1	2/3			

不同危险组的积分：①低度，0；②中度 –1 型，0.5~1.0；③中度 –2 型，1.5~2.0；④高度，≥ 2.5。核型：①好，正常或有以下几种之一核型，包括 –Y，del（5q），del（20q）；②坏，复杂（≥ 3 种异常核型改变或 7 号染色体异常）；③中等，介于两者之间。细胞减少：① Hb<100g/L；②中性粒细胞 $<1.5 \times 10^9$/L；③血小板 $<100 \times 10^9$/L。

【治疗】

除了造血干细胞移植可以使一部分患者痊愈外，目前还没有能够根治 MDS 的方法。近年来随着一些新的治疗手段和药物的出现，MDS 的疗效逐步提高。其治疗原则主要取决于患者能否受益、改善症状或延长生存期。应结合患者 IPSS 或 FAB 分型、年龄、对生活质量要求、经济能力等综合判断制订出适宜方案。2007 年 ASCO 会议中提出，MDS 的治疗目标是延长生存期、提高生活质量、尽可能增加完全缓解率。目前抗凋亡治疗和生长因子多用于低危 MDS，而抗增殖药物、酪氨酸酶抑制剂、法尼基转移酶抑制剂对高危 MDS 有效。下面对几种常用的治疗方法进行介绍。

1. 支持治疗 对大多数 MDS 患者来说，支持治疗是改善生活质量、延长生存期的基本治疗。主要包括成分输血和预防感染两个方面。包括合理应用抗生素、给予人免疫球蛋白静脉输注、胸腺肽等。对于老年人来说由于其他治疗药物的毒副作用，因此支持治疗更为重要。其他对症治疗方法包括补充叶酸、维生素 B_{12} 及大剂量维生素 B_6。

2. 刺激造血药物治疗

（1）雄激素：雄激素进入人体内经过还原酶作用生成 5α、5β 两种二氢睾丸酮，5α 睾酮可刺激肾脏分泌红细胞生成素（EPO），5β 睾酮可促使静止期造血干细胞向对 EPO 有反应阶段分化。同时睾酮可增强造血细胞对 EPO 的反应性，促进骨髓造血。常用药物：①司坦唑醇：6~12mg/d，疗程 3~12 个月，不良反应主要为肝功能损伤、女性患者男性化及停经；②达那唑 600~800mg/d，疗程 3~6 个月。

（2）肾上腺皮质激素：刺激造血的机制目前尚不清楚，可能与皮质激素提高机体新陈代谢率、促进 EPO 分泌及抑制对造血有害的自身免疫机制有关。常用药物：①泼尼松，剂量 1mg/（kg·d），疗程 3 个月以上。②大剂量甲泼尼龙，剂量 1g/d，连用 3 天。长期应用肾上腺皮质激素可诱发糖尿病、高血压、消化道出血及水钠潴留、骨质疏松等并发症。

（3）造血生长因子：其药效学机制为刺激骨髓中残存正常祖细胞的增殖分化、诱导 MDS 克隆分化、促进强化患者造血功能恢复。常用造血生长因子：①促红细胞生成素（EPO）50~300U/（kg·d），皮下注射，每日 1 次或每周 3 次，疗程 3~12 个月。②粒细胞集落刺激因子（G-CSF）0.1~3μg/（kg·d）。副作用有低热、恶心、呕吐、骨骼痛、肌肉痛。③白介素 11（IL-11），刺激巨核细胞增殖，使血小板生成增加。25~50μg/（kg·d），疗程 2~8 周。部分病例可发生尿潴留、心房纤颤或心房扑动。④白介素 3（IL-3）是糖蛋白类激素，有促进造血及调节免疫作用的功能，国内目前尚未应用。剂量为 50~200mg/（kg·d），皮下注射，疗程 2~3 周。

3. 诱导分化剂治疗

（1）维 A 酸：本品为维生素 A 的衍生物，能增强造血干细胞对 G-CSF 和 EPO 的作用，使造血细胞增殖加强，同时药物对肿瘤细胞的生长有抑制作用，能诱导肿瘤及白血病分化。近年来，文献中已有不少成功的经验报道用维 A 酸治疗 RA，取得了较为持久的疗效。剂量 10~60mg/d，疗程 1~3 个月。副作用有口唇发炎、干裂、黏膜炎、皮肤红斑、关节痛、恶心、肝功能损害等。

（2）骨化三醇（1α，$25-$二羟胆骨化醇）：有诱导分化作用，对 MDS 有效，可使血象中粒细胞及血小板计数增加。口服剂量为每日 $2\mu g$，至少 12 周。副作用包括高血钙症、厌食、恶心、烦渴、多尿、嗜睡等。也有作者报道效果不满意。

（3）5-氮杂胞苷（5'-azacytidine）：2004 年被美国 FDA 批准用于 MDS 的治疗，能抑制 DNA 甲基转移酶，降低 DNA 甲基化，抑制集落生长，诱导异常细胞分化。主要用于高危 MDS 患者，可将转白血病时间从 13 个月延长到 21 个月。参考用法：$75mg/（m^2 \cdot d）$ 静滴 7 天，或 $45mg/（m^2 \cdot d）$ 连用 3 天为 1 疗程，5~7 周重复一次，共 6~8 个疗程。

（4）地西他滨（5'-aza-deoxycytidine，decitabine）：与 5-氮杂胞苷作用相似，有去甲基化作用。剂量为 $15~20g/（m^2 \cdot d）$，静滴 10 天为 1 个疗程。

（5）阿米福汀：是一种泛细胞保护剂（pancytoprotective agent），冷战时期研制出的最有效防核辐射药物。1995 年开始用于化疗时的肾脏防护，1996 年用于头颈部肿瘤患者放疗所致的口腔干燥症。近年来的实验证明，阿米福汀能够保护正常骨髓造血功能和组织细胞，而不保护肿瘤组织，并可使瘤细胞对化疗敏感性有不同程度的提高。研究发现阿米福汀不仅能刺激正常造血干/祖细胞生长，对细胞凋亡及分化也有双重作用，而造血干/祖细胞的过度凋亡可能与 MDS 的血细胞减少有关。基于阿米福汀能够促进 MDS 患者骨髓造血祖细胞的生长并抑制骨髓单个核细胞发生凋亡的特性，目前已被单独或联合用于治疗 MDS，并取得了一定疗效。笔者近年来用阿米福汀联合 rhu-EPO 治疗多例高龄 MDS 患者，取得了较好的疗效。阿米福汀具有改善骨髓造血功能、减少血细胞输注、延长输血间隔、提高生活质量的作用。目前正在进一步临床和实验研究中。用法：阿米福汀 0.4g/d，连续静滴 5 天，休息 2 天为一疗程，连续 4~6 周后评估疗效。用阿米福汀前注意给 2~5mg 地塞米松和止吐剂预防胃肠道副作用，同时注意碱化尿液。EPO 剂量为 3000~6000U/d，皮下注射，隔日或每日一次。该方法对于高龄、不具备化疗和干细胞移植的 MDS 患者，尤其是老年 MDS 患者更为适宜。在该剂量范围内，阿米福汀的毒副作用轻微，主要是一过性的胃肠道反应和血压变化，肝肾功能损害和过敏反应都属于罕见不良反应。

4. 化疗　标准剂量或大剂量强化疗主要应用于中青年高危组 MDS（RAEB 或 RAEB-t）、由 MDS 转化的急性非淋巴细胞白血病（post MDS-AML）、各种治疗无效且有转化趋向的患者，可以取得一定的缓解率。常用化疗方案包括 FA、IA、FAI、TA、CAT、IAE 等多种方案。但临床结果显示，尽管化疗提高了 MDS 患者的 CR 率，但对于高龄组患者早期死亡率亦较高。Okamoto 等根据年龄超过 60 岁、机体状况评分大于 2 和骨髓增生低下三种危险因素分别将化疗剂量减量为标准量的 80%（有一种危险因素）或 60%（有两种以上危险因素）。43 例 RAEB-t 和 post MDS-AML 患者的 CR 率为 60%，而早期死亡率只有 5%。标准剂量组、80% 剂量组和 60% 剂量组的 CR 率分别为 55%、63% 和 80%，三者之间差异无统计学意义。虽然化疗剂量不同，60 岁以上组和 60 岁以下组总的生存期和无病生存期差异均无统计学意义。因此，对于高危组 MDS 和 post MDS-AML 患者应根据个体化原则采用合适的剂量，以降低早期死亡率而不影响缓解率和生存率。

对老年人，由于机体状况较差或常伴有诸如慢性肺病、心血管病及糖尿病等不适于标准或强化疗的因素，并且治疗中可能出现感染和出血等严重并发症，必须采用小剂量化疗。①近年来不少人提出用小剂量阿糖胞苷治疗，剂量一般为 $10mg/m^2$，每日两次，皮下注射或静脉滴注，7~21 天为一疗程，有效率可达 40%~50%，但疗效短暂。一般认为这种治疗的作用可能是诱导分化，但也有骨髓抑制的作用。②小剂量阿克拉霉素（LD-Acla）剂量为 $3~14mg/（m^2 \cdot d）$ 静滴 7~10 天为 1 疗程，部分 RAEB-t 患者可获 CR 或 PR。③去甲氧柔红霉素（IDA）可用于治疗 MDS-RAEB 及 RAEB-t，部分患者可获 CR。④小剂量鬼臼乙叉甙（LD-VP16）剂量为 50mg/d［$24~37mg/（m^2 \cdot d）$］静滴，每周 2~7 次为 1 疗程。⑤小剂量三尖杉酯碱（LD-Har）剂量为 1~2mg/d 静滴，7~10 天为 1 疗程。⑥小剂量联合化疗：可采用 ATRA+LD-Ara-C+LD-Har 方案。

5. 免疫调节剂治疗　沙利度胺（thalidomide）对 MDS 患者的有效性约 19%~56%，但由于其具有明显的毒副作用而降低了患者的耐受性。Lenalidomide（CC-5013）是沙利度胺类似物，目前已被美国 FDA 批准用于治疗低、中危伴有 5q- 的 MDS 患者。Lenalidomide 具有抗血管生成和免疫调节作用，由于毒副作用相对较小，因此有较好的应用前景。

6. 造血干细胞移植　文献报告异基因骨髓移植治疗 RAEB、RAEB-t 及已转化为急性白血病的 MDS 患者，约 60% 左右取得长期存活，曾有 1 例存活 4.5 年，但死于移植相关的并发症计 32%。移植方法，特别是预处理尚待改进。年轻患者、骨髓无纤维化、化疗取得缓解，如有组织配型供者，可以考虑造血干细胞移植。

【疗效标准】

目前国内外尚无统一判断 MDS 疗效的标准，因而造成各家报道疗效不一，差异较大。

1. 国内标准

（1）基本缓解：贫血、出血症状消失；外周血血红蛋白达 100g/L，白细胞达 4×10^9/L，血小板达（80~100）$\times 10^9$/L，分类无幼稚细胞；骨髓中原 + 早幼细胞 <5%，至少维持半年。

（2）部分缓解：贫血及出血症状消失，三系血细胞有一定恢复，血中原 + 早幼细胞 <5%，骨髓原 + 早幼细胞较前减少 50%，维持至少 3 个月。

（3）进步：贫血及出血症状好转，不输血而血红蛋白较治疗前 1 个月内的常见值增加 30g/L，原 + 早幼细胞数减少。

（4）无效：经充分治疗不能达到上述标准者。

2. 欧洲 MDS 协作组标准

（1）完全缓解：血红蛋白 >120g/L，粒细胞 >1.5×10^9/L，血小板 >100×10^9/L，骨髓原始细胞 <5%，病态造血消失。

（2）部分缓解：血红蛋白、粒细胞、血小板较治疗前增加 50% 以上，不再输血，网织红细胞 >1%，骨髓原始细胞明显减少，至少不再增加，肿大脏器缩小至少 50% 以上。

（3）微效：血红蛋白比治疗前增加 20g/L，粒细胞增加 1×10^9/L，血小板增加 20×10^9/L，输血次数减少 50% 以上，外周血、骨髓原始细胞无增加；上述 5 项指标中达到 3 项以上。

（4）稳定：无变化。

（5）恶化：血细胞减少加重，外周血原始细胞 >5%，骨髓原始细胞 >30% 及任何指标符合进展。

3. MDS 国际工作组新的疗效标准　以前认为 MDS 是一种髓系克隆性造血系统疾病，故常以类似急性白血病的疗效标准来衡量 MDS 的疗效，强调完全缓解率及无病生存率。但 MDS 恶性克隆生物学本质不同于急性白血病，疾病临床表现、进程互不相同、骨髓造血细胞对化疗的反应不同。因此，必须从 MDS 恶性克隆的独特生物学特征及临床特点着手，重新认识 MDS 治疗目的并制定合理的疗效评定标准。MDS 国际工作组认为，治疗 MDS 的两大目标一是减少因贫血、白细胞减少、血小板低引起的并发症，二是提高患者的生存质量。MDS 疗效标准应反映血液学指标的改善及能否保持疾病处于稳定状态而不恶化。MDS 疗效评价标准分为四个水平：改变疾病自然病程的反应、细胞遗传学反应、生活质量反应、血液学反应。

（1）改变疾病的自然病程：

1）完全缓解（CR）：

骨髓检查：重复骨髓检查原始细胞 <5%，所有细胞系均正常成熟分化，没有明显病态造血。如红系前体细胞在骨髓有核细胞的 50% 以下，则根据全部有核细胞计算原始细胞比例。如红系前体细胞占骨髓有核细胞 50% 以上，则原始细胞比例按照非红系细胞计算。

外周血检查（绝对数值必须持续至少 2 个月）：血红蛋白 >110g/L（不输血，不用促红细胞生成素）；中性粒细胞 ≥ 1.5×10^9/L（不用细胞刺激因子）；血小板 ≥ 100×10^9/L（不用血小板生长因子）；原始细胞，0%；无病态造血。

2）部分缓解（PR）（绝对数值必须持续至少 2 个月）：除以下内容外，满足所有 CR 标准：骨髓检查：与治疗前相比，骨髓幼稚细胞下降 50% 或以上，或者 FAB 分型比治疗前的分型有所好转。细胞数量和形态不计。

3）稳定：未达 PR，但在 2 个月时间内也没有明显恶化。

4）失败：在治疗过程中患者死亡、或细胞缺乏加重、骨髓原始细胞比例增加，或进展至更严重的 FAB MDS 亚型。

5）CR 或 PR 后复发（以下任一种）：

Ⅰ.骨髓原始细胞比例回到治疗前水平；

Ⅱ.与 PR 或 CR 时的粒细胞或血小板数量相比，下降了 50% 或以上；

Ⅲ.血红蛋白浓度至少下降 20g/L，或输血依赖。

6）疾病进展：

Ⅰ.对原始细胞 <5% 的患者：原始细胞增加 50% 或以上，原始细胞数量超过 5%；

Ⅱ.对原始细胞介于 5%~10% 之间的患者：增加 50% 或以上，原始细胞超过 10%；

Ⅲ.对原始细胞介于 10%~20% 之间的患者：增加 50% 或以上，原始细胞超过 20%；

Ⅳ.对原始细胞介于 20%~30% 之间的患者：增加 50% 或以上，原始细胞超过 30%；

Ⅴ.满足下述 1 或多项内容：与 CR 或 PR 时的最大粒细胞或血小板数量相比，细胞数量下降 50% 或以上，血红蛋白浓度下降 20g/L 以上，或输血依赖。

7）疾病转化：疾病转化成 AML（原始细胞为 30% 或以上）。

（2）遗传学标准（至少分析 20 个分裂相）：

1）主要标准：治疗前有染色体核型异常，治疗后消失。

2）次要标准：异常核型细胞数减少 50% 或更多。

（3）生活质量：生活质量评估遵循FACT调查表，生活质量改善侧重于机体生理状况、功能、情感、社会和精神生活等方面。

（4）血液学指标改善标准（HI）（以下标准需在无细胞毒性治疗情况下持续 2 个月）：

1）红系反应（HI-E）：

Ⅰ.主要反应：对治疗前血红蛋白低于 110g/L 的患者，血红蛋白增加量超过 20g/L；对 RBC 输血依赖患者，脱离输血。

Ⅱ.次要反应：对治疗前血红蛋白低于 110g/L 的患者，血红蛋白增加 10~20g/L；对 RBC 输血依赖患者，输血量减少 50%。

2）血小板反应（HI-P）：

Ⅰ.主要反应：对于治疗前血小板数量低于 100×10^9/L 的患者，绝对数量上升 30×10^9/L 或以上；对血小板输注依赖者，血小板数量稳定，脱离血小板输注。

Ⅱ.次要反应：对于治疗前血小板数量低于 100×10^9/L 的患者，绝对数量上升 10×10^9/L 或在原来的基础上增加 50% 或以上，但少于 30×10^9/L。

3）中性粒细胞反应（HI-N）：

Ⅰ.主要反应：对于治疗前中性粒细胞绝对数量（ANC）小于 1.5×10^9/L 的患者，至少增加 100%，或绝对数量上升 0.5×10^9/L 或以上；

Ⅱ.次要反应：对于治疗前 ANC 小于 1.5×10^9/L 的患者，至少增加 100%，但绝对增加数量小于 0.5×10^9/L。

4）进展/HI 后复发：满足以下 1 或多项内容：①中性粒细胞或血小板从治疗后最高水平下降了 50% 以上；②血红蛋白至少降低 20g/L；③有输血依赖性。

MDS 国际工作组提出的新标准从 4 个方面反映疗效，这一新标准的提出将使不同的中心协作组之间 MDS 的疗效有可比性，促进临床工作者推出更合理有效的治疗方案，也可推动适合中国人群 MDS 疗效标准的研究。

（朱宏丽 翟 冰）

参 考 文 献

1. 达万明,裴雪涛. 现代血液病学. 北京：人民军医出版社,2003.

2. 达万明. 骨髓增生异常综合征研究的某些进展. 中华内科杂志,2000,39(5):39.

3. 姚善谦,朱宏丽.老年血液病学.北京:军事医学科学出版社,2006.

4. American Society of Clinical Oncology Educational Book,(43rd ASCO meeting),2007.

5. Lichtman.Williams Hematology.seventh edition.McGraw-Hill Professional,2006.

6. American Society of hematology Educational Book,(48rd ASH meeting),2006.

7. 李素霞,朱宏丽,卢学春,等.氨磷汀在骨髓增生异常综合征中的应用.中国实验血液学,2007,1,86-90.

第八节 老年骨髓纤维化

骨髓纤维化,从广义上说是指骨髓中弥漫性纤维组织增生、造血组织中纤维组织增多的一种骨髓病理现象;可见于多种恶性和非恶性疾病。恶性病中以恶性血液病为主,可见于慢性白血病、真性红细胞增多症等骨髓增殖性疾病晚期,慢性特发性骨髓纤维化(CIMF),毛细胞白血病,多发性骨髓瘤,及乳腺癌、肺癌、胃癌、前列腺癌等肿瘤骨髓转移;非恶性病中有感染性疾病(结核、组织胞浆菌病等),自身免疫系统疾病(系统性红斑狼疮、硬皮病等),肾性营养不良、维生素 D 缺乏、甲状旁腺功能亢进或减退、放射、灰色血小板增多症、Paget 病及苯中毒等。有病因则为继发性骨髓纤维化,均由其他明确的疾病所致;无病因为原发性或特发性骨髓纤维化。该病发病年龄以老年多见,所以也属于老年性疾病。下面将重点介绍原发性骨髓纤维化。

【疾病定义】

原发性骨髓纤维化(MF),是一种慢性骨髓增殖性疾病,又称慢性特发性骨髓纤维化(CIMF),表现为骨髓内巨核细胞、粒细胞的增殖,伴有或发展为原因不明的骨髓弥漫性纤维组织增生,常有髓外造血(或称髓外化生),主要在脾,其次在肝、淋巴结等。主要表现为脾脏显著肿大、幼粒-幼红细胞性贫血,外周血出现幼红细胞、成熟红细胞的多形性并有较多泪滴样红细胞,以及不同程度的骨质硬化,骨髓干抽等特征。

本病发病率约 0.2/10 万~2/10 万人口。患者多为中老年,发病年龄多在 40 岁以上(50~70 岁之间),男性略高于女性。

临床上可分为两个阶段,纤维化前期和纤维化期。70%~80% 的患者在初诊时已为纤维化期,于纤维化前期就诊的患者仅约占 20%~30%。

【病因和发病机制】

到目前为止,本病发病原因尚不清楚,较多的资料表明,CIMF 时造血异常的血细胞来自一个干细胞克隆,表现为造血细胞的克隆性增生,包括红系、巨核细胞、粒细胞、单核细胞、甚至有报道 T 和(或)B 细胞,为造血干细胞疾病。但是成纤维细胞为非克隆性,骨髓纤维化的出现为反应性非瘤性增生。关于 CIMF 的发病机制尚不能用单一的模式解释,可能与干细胞的异常、血管新生以及细胞因子等有关,增生的血细胞引起骨髓功能紊乱时,胶原纤维与巨核细胞及血小板相接触,导致血小板衍化生长因子(PDGF)及转化生长因子 β(TGF-β)的释放,后两者均可刺激原纤维细胞的分裂和增殖。在本病早期骨髓组织中的纤维组织增生还较轻的时候,造血组织增生就相当活跃,脾、肝和淋巴结内大量的髓外造血已存在,故认为肝、脾、淋巴结中的大量髓外造血(髓外化生)与骨髓中的血细胞增生属同一过程,是骨髓增生性疾病特有的表现。CIMF 循环血 CD34$^+$ 细胞表面抗原分析发现 CD38low 和 Thy-1$^+$ 的细胞明显增多,表明比正常循环血 CD34$^+$ 细胞处于更早期阶段。这些早期造血干细胞的来源可能来源于骨髓内漏出。近期有人发现骨髓血管内造血,这可能是由于纤维组织增生导致骨髓内血窦变形,从而使造血干、祖细胞进入血窦,然后进入血液循环。正常情况下,循环中的造血干、祖细胞在脾脏滞留、破坏。CIMF 患者,由于造血干、祖细胞过多进入循环,超过了脾脏的能力,外周血则出现上述早期的造血祖细胞并且定居在脾脏增殖,另有研究发现脾脏的成纤维细胞能分泌一系列细胞因子、黏附因子,非常适于造血干、祖细胞的生存、增殖,尤其 CIMF 脾脏的成纤维细胞高表达 ICAM-1 和 VLA-4。巨核细胞由于其 TPO 受体的异常导致对 TPO 的敏感性增强。过度增生的巨核细胞及血小板异常释放 TGF-β、PDGF、b-FGF(成纤维细胞生长因子)、EGF(上皮细胞生长因子)及钙调蛋白等,参与纤维组织的形成。新的资料表明单一巨核细胞不能诱导骨髓纤维化，需联合单核细胞才能发挥作用。总之，纤维组织增多的机制目前认为不是成纤维细胞的恶性增殖，而是由巨核细胞和其他骨髓细胞异常的生成和释放PDGF、TGF-β等细胞因子刺激了成纤维细胞增殖和网硬蛋白的生成。骨髓网硬蛋白增多被定为慢性特发性骨髓纤维化的纤维化期，在其他慢性骨髓增殖性疾病中被认为疾病进展。

另外目前研究还发现CIMF患者骨髓中血管新生比较明显，约70%患者微血管增加（3~4级），且微血管密度越高，病情越重，并与髓内、髓外造血有关。

近年来，基因水平的研究发现GATA-1突变、JAK2V617F突变均与CIMF的发生相关。GATA-1突变影响到巨核细胞的分化功能和生长因子释放功能，从而参与骨髓纤维化的发生。JAK2V617F突变是指在JAK2基因的假激酶结构域JH2的密码子617中，鸟嘌呤被胸腺嘧啶替代，导致缬氨酸被苯丙氨酸替代，形成的JAK2V617F是一种组成性酪氨酸激酶，能激活JAK-STAT信号传导途径，当JAK2V617F和血小板生成素受体（MPL）、促红细胞生成素受体（EPOR）或粒细胞集落刺激因子受体（G-CSFR）共表达时，这种激活作用更强。JAK2V617F突变是一种在造血干、祖细胞水平获得的体细胞突变，因此是克隆标志。大部分骨髓增殖性疾病中均可见JAK2V617F突变，其中在CIMF中，阳性率为35%~57%。

【临床表现】

起病缓慢，早期症状不典型，例如乏力、食欲减退及左上腹痛等。多数人于脾肿大出现后数年才就医。逐渐表现为脾大引起的压迫症状、贫血加重症状、高代谢症状及胸腹腔淋巴结髓外造血产生相应的压迫症状及刺激症状等。少数有骨骼疼痛和出血。严重的贫血和出血为本病的晚期表现。

1. 症状

（1）脾大引起的症状：巨脾常使患者产生左上腹不适感及下坠感、左上腹痛等，压迫胃使患者感到饱胀，脾梗死时局部可出现剧烈疼痛。巨大的脾使门静脉血流增加、肝及门静脉血栓形成，可导致门静脉高压。但产生腹水及门脉侧支循环者少见。也有合并肝硬化者。

（2）贫血、出血：在就诊时，约有2/3的病例出现贫血症状，表现为乏力、易疲倦、活动后气促、心悸，症状的轻重与贫血程度一致。本病的出血倾向可能与血小板减少、血小板功能异常或某系凝血因子不足有关，常表现为皮肤瘀斑、瘀点，有时可发生视网膜出血和胃肠道出血。

（3）高代谢症状：患者表现为消瘦、低热、盗汗；血尿酸增高，少数病例可因高尿酸血症并发痛风及肾结石。

2. 体征

（1）巨脾：是本病特征，见于几乎所有骨髓纤维化病例，质地多坚硬、表面光滑，并无触痛。未经治疗的骨髓纤维化患者的脾脏大约每年在肋缘下增大1cm左右，可根据患者脾脏大小了解其病程。

（2）肝大：另有1/2~1/4病例在诊断时已出现肝大，一方面是门脉血流增多导致，同时肝脏也是髓外造血器官，这对切脾后的患者尤其重要。但大部分患者肝大不如脾大明显。

（3）明显的浅表淋巴结肿大：较为少见。

3. 实验室检查

（1）血液：血液细胞形态具有明显特征，成熟红细胞形态大小不一，有畸形，常可发现泪滴形或椭圆形红细胞，具有辅助诊断价值。有核红细胞出现于约80%病例，网织红细胞通常在0.02~0.05之间，白细胞数增多或正常，但很少超过50×10^9/L，以成熟粒细胞为主，中幼及晚幼粒可达10%~20%，甚至出现少数原粒及早幼粒细胞。本病早期和进展缓慢的病例，贫血可有可无，血红蛋白在90~150g/L，若贫血发生也仅是轻度的，随着病情进展，血红蛋白可降至70g/L以下。贫血属正细胞正色素性，明显者可伴有白细胞减少。可见巨核细胞碎片和巨型血小板，血小板功能也不正常。约70%患者中性粒细胞碱性磷酸酶活性增高。

（2）骨髓：骨质坚硬，多部位穿刺常失败，由于骨髓中纤维组织大量增生，常呈"干抽"现象。疾病早期骨髓造血细胞仍可增生，特别是粒系和巨核细胞，但后期显示增生低下，有时可获局灶性增生像。骨髓活组织病理切片可见大量非均匀一致的纤维组织增生，骨小梁间造血组织全部或部分被纤维组织替代，网硬蛋白结构明显。活检标本中有的可见到新骨形成，称为骨硬化症。

（3）染色体：染色体异常多见，但无特异性的异常。无 Ph 染色体。

（4）肝、淋巴结穿刺：均可看到髓外造血，脾穿刺物涂片可见除淋巴细胞外，粒、红及巨核三系细胞均增生，类似骨髓穿刺涂片，尤以巨核细胞增多最明显。肝穿结果与脾类似，特别在肝窦中有巨核细胞及幼稚细胞增生。淋巴结中亦有少量髓外造血。

（5）生化：血尿酸增高、血乳酸脱氢酶、溶菌酶增高，血清白蛋白和胆固醇常降低。

（6）X 线检查：约 30%~50% 患者有骨质硬化症像，骨质密度增高，小梁变粗、模糊，并有不规则透亮区，骨干骨内膜可有不规则增厚，也可见骨质疏松。病变好发于盆骨、脊柱、长骨近端和肋骨。一般膝关节以下病变较少见，颅骨仅偶尔累及。

【诊断与鉴别诊断】

对于中老年人，发现巨脾，外周血象有泪滴形红细胞及幼粒 – 幼红细胞性贫血，骨髓多次"干抽"，进一步活检如发现纤维组织增生则有利于诊断。偶有骨髓纤维化程度轻的，多部位得到的骨髓标本均显示造血细胞增生活跃，则需进一步脾、肝穿刺，证实存在髓外造血灶有助于本病诊断。WHO 新制定的诊断标准如下（表 42-25）。

表 42-25　CIMF 诊断标准（WHO 2001）

	纤维化前期	纤维化期
临床	无或轻微的肝、脾肿大	中度至显著的肝、脾肿大
外周血	轻度贫血，轻、中度白细胞增多，轻到显著的血小板增高，可见或无幼粒、幼红细胞，可见或无异型红细胞，少许泪滴样细胞	中、重度贫血，白细胞低、正中、重度贫血，白细胞低、正常或升高，血小板降低、正常或升高，可见幼粒、幼红细胞，红细胞形态异常明显伴泪滴样细胞低、正常或升高，可见幼粒、幼红细胞，红细胞形态异常明显伴泪滴样细胞
骨髓	细胞容量增加，中性粒细胞增生，巨核细胞增生和不典型增生（巨核细胞成堆，异常分叶核，裸核），轻微或无网硬蛋白	网硬蛋白、胶原纤维增生，细胞容量减少，髓窦扩大伴腔内造血，显著的局核增生和不典型增生，骨硬化

【常被误诊而需要鉴别的疾病】

1. 慢性粒细胞白血病　此病虽也具有脾大、白细胞增多等表现，但其中性粒细胞碱性磷酸酶活性减低，存在 Ph 染色体，Bcr–Abl 基因阳性，这与骨髓纤维化明显不同。

2. 骨髓转移癌　骨髓转移癌可发生局部小范围的骨髓纤维化并可侵占骨髓造血组织而产生骨髓病性贫血。但骨髓转移癌患者骨髓中找到癌细胞的机会大，身体其他部位大都也能发现原发肿瘤的表现，全身情况差，但不一定有巨脾，病程短，一般可根据原发肿瘤的表现来鉴别，老年人群肿瘤发病率略高，诊断原发性骨髓纤维化时需注意排查肿瘤情况。

3. 多毛细胞白血病　本病患者也常有巨脾、贫血，骨髓穿刺也常出现干抽，但多毛细胞白血病有全血细胞减少，血液和骨髓中均有较多带有纤毛的淋巴细胞，但无骨纤的其他特点。

4. 其他　慢性放射病、苯中毒、播散性结核、系统性红斑狼疮、甲状旁腺功能减退或亢进症、肾性佝偻病及血液系统肿瘤如淋巴瘤、多发性骨髓瘤等各有其特点。

【治疗】

由于骨髓纤维化发病隐袭，病情进展缓慢，在疾病早期如症状不明显、贫血和脾肿大均不严重时，一般无需特殊治疗或对症治疗。骨髓纤维化的治疗要根据病情、病程不同而选择。对于老年患者要在控制本病病情的基础上，加强对症治疗，缓解症状，尽量减少诱发其他并发症，提高生活质量，延长生存期。

1. 传统治疗

（1）纠正贫血：严重贫血时输注红细胞，将血细胞比容保持在 0.25 以上。

（2）雄激素：可加速幼红细胞的成熟和释放，但改善贫血效果不肯定，可予司坦唑醇 2mg，3/d，口服，疗程 >3 个月；丙酸睾酮 100mg，肌注，1/d 或 3/ 周。泼尼松：对于合并溶血患者，可予较大剂量泼尼松，1mg/（kg·d），2~3周病情稳定后逐渐减量。

（3）化疗：当白细胞、血小板明显增多，同时出现显著脾大、高代谢症状而骨髓造血障碍不很明显时，可给小剂量化疗。一般予烷化剂治疗：白消安片4mg/d，或羟基脲1.0~1.5g/d，口服。脾脏缩小、白细胞、血小板降至正常时减为维持量或停用。

（4）活化维生素 D3 骨化三醇：可抑制巨核细胞增殖，诱导髓细胞向单核及巨噬细胞转化的作用。口服0.5~1.0μg/d，个别病例有效。

（5）干扰素 -α：可抑制巨核细胞及骨髓成纤维细胞的生长。

（6）脾切除：适应证有：①有脾大引起的压迫、疼痛症状，患者难以忍受；②无法控制溶血；③并发食管静脉破裂出血。脾切后，可能使肝脏迅速增大或血小板增多，加重血栓形成，故应权衡利弊，慎重考虑。

（7）部分脾栓塞术（PSE）：使脾脏发生部分梗死，体积缩小并可部分抑制脾功能，但治疗骨髓纤维化伴巨脾的疗效和并发症尚需病例累积以明确。

2. 新的治疗方法　传统的治疗方法有一定的疗效（包括雄性激素、糖皮质激素、干扰素、羟基脲、白消安片和美法仑等），但作用甚微，主要作用是能部分改善临床症状，但对延长病程无明显作用。近年来陆续有新的治疗措施报道：如沙利度胺（thalidomide）、格列卫治疗，初步结果显示疗效还是比较明显，有进一步研究的价值；同时造血干细胞移植治疗的病例也逐渐增多。

（1）沙利度胺：沙利度胺是通过抑制血管内皮细胞生长因子（VEGF）和成纤维细胞生长因子（bFGF）而表现为抗血管新生的特性，它已被成功的用于多发性骨髓瘤的治疗，并取得令人满意的疗效。到今天为止，估计近千例的 CIMF 患者采用递增的方法服用沙利度胺治疗（每天100~800mg）。沙利度胺单药治疗约有20%的患者贫血改善，25%~80%的血小板有反应，但对于脾大作用甚微。目前认为该药是治疗 CIMF 最有希望的药物之一，但由于其无法耐受的副作用，使得大部分患者最终停止用药（3个月内50%以上，最终约91%）。近日 Mesa 报道用小剂量的沙利度胺联合泼尼松治疗21例患者。具体用药方案是头3个月每天服用沙利度胺50mg，同时口服泼尼松，第一个月0.5mg/（kg·d），第二个月0.25mg/（kg·d），第三个月0.125mg/（kg·d）。三个月后治疗有效的继续服用沙利度胺3个月。结果显示，20例（95%）患者完成了该治疗方案，13例（62%）治疗有反应。在10例依赖红细胞输注的患者中，治疗后7例有改善，4例脱离了输血。在8例血小板减少的患者中，治疗后血小板提高在50%以上的占6例（75%）。21例中脾脏缩小50%以上的有4例（19%）。由此可见 Mesa 所用的治疗方案是安全的，患者可以耐受的，而且通过对比疗效与常规单用沙利度胺相似。沙利度胺的疗效、副作用及对生活质量的影响与常规治疗方法（如羟基脲，干扰素等）相比，有何优缺点还需进一步的研究。

（2）格列卫（伊马替尼，Imatinib mesylate，STI571）：格列卫是酪氨酸激酶抑制剂。C-kit（CD117）（在 CIMF 患者的 CD34+ 细胞高）和血小板源性生长因子受体（PDGF-R）对于纤维化的生成可能起到一定的作用，所以抑制此两种酶可能就抑制了纤维化的发展。在 II 期临床试验中 Tefferi 报道了23例 CIMF 患者接受了每天400mg 的格列卫治疗，由于其副作用，16例患者（70%）分别在1~12周停止了继续用药（中性粒细胞减少6例，肌肉疼痛5例，血小板减少4例，水肿3例，腹泻和高胆汁血症1例）。包括减量后用药，11例（48%）患者完成了3个月以上的治疗。疗效显示无1例贫血改善，11例血小板增高在50%以上（无原血小板低于 100×10^9/L 者），2例脾脏有所缩小，结果令人失望。同样的结果也见于其他的报道。可见 C-kit 和 PDGF-R 的高表达并不能预示 CIMF 对格列卫有治疗反应。在 CIMF 的早期应用格列卫或联合其他药物应用还需进一步的研究。

（3）其他：用于临床研究的药物还有 R115777 和 SU5416 等：MD Anderson 癌症研究中心用 R115777 治疗8例患者，初步结果显示2例贫血有改善，4例脾大有反应，2例因毒副作用而退出。在 Giles 报道中，SU5416 治疗 CIMF 也显示了一定的疗效。由于病例数太少，目前尚不能得出肯定的结论。

3. 造血干细胞移植　自体造血干细胞移植治疗 CIMF 的报道不多，一组17例患者的结果显示，移植后中位时间3个月，可评价的8例患者中5例出现网硬蛋白和胶原纤维减少，11例移植前红细胞输注依赖者移植后脱离了红细胞的输注，另有部分患者脾脏明显缩小、骨痛缓解，但随访观察，疗效维持最长的时间 39 个月，可见自体造血干细胞移植治疗 CIMF 的疗效也是有限的。目前认为异基因造血干细胞移植可能是唯一能根治本病或延长该病患者生存期的方法。异基因造血干细胞移植治疗 CIMF 的报道越来越多并且该方法有望根治本病，但何时进行移植，仍有不同的看法。Fred Hutchinson 癌症研究中心的临床经验、Guardiola 的 55 例患者的报道和加拿大 25 例患者的研究结果表明，具有较好预后因素的患者（血红蛋白 >100g/L，无或轻微的全身症状，无白细胞 >30×10^9/L，外周血无幼稚细胞，无高危的细胞学异常如 8 三体或 12p−）移植后 5 年存活率均 >50%，而差的患者 <20%，从而得出结论认为到疾病出现进展时再作移植就失去了移植的最佳时期。在 Cervantes 的报道中，具有较好预后因素的患者即使不进行造血干细胞移植其 5 年存活率超过了 70%，加上无移植后的并发症及相关的生活质量问题，所以有人认为早期进行造血干细胞移植还需进一步的研究。非清髓造血干细胞移植或减毒的造血干细胞移植是近几年发展出来的一个技术，目的是通过降低预处理方案的剂量即保证供者细胞的植入，又能减低对患者机体的毒性，从而降低移植相关的死亡率的一个移植方案。采用该方案目前报道的病例数尚不多，在 EBMT 登记的有 27 例，初步的结果显示，78% 的患者中性粒细胞恢复到 0.5×10^9/L 以上的时间为 21 天，67% 的患者血小板恢复到 20×10^9/L 以上的时间为 30 天，可见该方法用于 CIMF 的治疗是可行的，但目前的病例数尚不能与常规方法治疗的疗效相比较，所以仍需进一步的研究观察。

【预后】

CIMF 进展缓慢，病程 1~20 年不等，确诊后中位生存时间约在 3.5~5.5 年之间，2 年和 5 年的生存率分别为 68% 和 40%，少数人可生存 10 年以上，约 20% 可演变为急性白血病。死因多为严重贫血、心力衰竭、出血、反复感染。因预后差异较大，近年来确认了以下几项预后因素：

1. 年龄　CIMF 中位发病年龄为 65 岁，随着发病年龄的增长，生存期逐渐缩短。研究显示，年龄 ≤ 60 岁的患者中位生存期约为 80 个月，而 >60 岁的患者中位生存期约为 36 个月。多因素分析也显示年龄增大是预后不良因素。年轻患者生存期长可能由于一般状况好、处于疾病早期、未合并其他疾病等，而老年患者相对易合并其他疾病，如心脑血管疾病等，常导致死亡。

2. 血红蛋白值　50% 左右的 CIMF 患者存在不同程度的贫血，造成贫血的原因是多方面的，如：红系增生低下、无效造血、骨髓纤维化、自身免疫性溶血和脾功能亢进等，且脾脏肿大造成血浆容量增大、血液稀释，也是导致贫血的原因之一。血红蛋白 ≥ 100g/L 者中位生存期约为 80 个月，而血红蛋白 <100g/L 者仅为 25 个月左右。贫血是一项公认的独立预后不良因素。

3. 白细胞计数　本病患者外周血白细胞计数可增高或减低。白细胞计数 <4×10^9/L 或白细胞计数 >30×10^9/L 提示预后不良。外周血原始细胞的出现（≥ 1%）具有预后不良意义，与转化为白血病及生存期缩短密切相关。外周血幼稚粒细胞 >10% 的患者预后亦较差。

4. 血小板计数　血小板计数减少患者预后较差。血小板计数减少与骨髓衰竭及脾功能亢进有关。

5. CD34$^+$ 细胞　外周血 CD34$^+$ 细胞水平是一项反映 CIMF 疾病进展和对治疗反应的指标。本病患者外周血 CD34$^+$ 细胞数显著高于正常人，且随着病情的进展而增高，并与生存期短、向白血病转化相关。外周血中 CD34$^+$ 细胞 >300×10^6/L 者，约 50% 在一年内可能进展为白血病。

6. 细胞遗传学　本病患者染色体异常的发生率约 30%~50%，常见的核型改变有 13q−、20q−、+8、7q−、12q−、+1q 等，少数患者有复合染色体异常。出现上述染色体异常患者预后不佳，特别是 7q− 和 12q−，与生存期缩短显著相关。

7. 骨髓组织学　本病患者骨髓组织学变化差异大，但研究显示骨髓纤维化程度与疾病进展、生存期长短无显著相关性，与肝、脾肿大及髓外造血亦无相关性；而骨髓血管新生状况与生存期及脾脏大小相关，并伴随骨髓巨核细胞的聚集。有中或重度微血管密度增加的患者其中位生存期显著短于无或轻度增加者。

8. 全身症状　在诊断时有明显高代谢等全身症状者预后较差，但大多数研究证实肝、脾肿大与预后无关。

【骨髓纤维化的预防与调理】

1. 预防　主要针对于继发性骨髓纤维化：避免接触放射线及苯、铅等化学物质。因职业需要经常暴露在这些损害性因素下者应严格执行防护措施。日常生活、饮食起居应有规律，劳逸结合，饮食应有节制，尤其要注意勿进食过多煎炸、熏烤、过焦、胶制食物，避免、排除不良情绪的影响，保持乐观、活泼的心理状态，进行适当的体育活动，如慢跑、打太极拳等以通畅气血、调节身心。若患有慢粒、骨髓炎、骨结核等疾病者，应积极、耐心、持久、规范地治疗，防止病情进一步发展变化，尤其强调应用中医药辨证论治以减轻西药的毒副作用、调补身体，可减少继发骨髓纤维化。

2. 调理

（1）生活调理：适当加强锻炼，增强体质，以减少发生感染的机会。生活起居有规律。

（2）饮食调理：加强营养，多补充蛋白质及各种维生素。可适当多进补肾、养血的食物，如核桃。红枣、花生等。适用于贫血、虚弱等症状及化疗后骨髓抑制者。

（3）精神调理：保持豁达乐观情绪，树立战胜疾病的信心，培养坚强的意志。

（朱宏丽　翟　冰）

参 考 文 献

1. 陆林，肖志坚，韩忠朝. 原发性骨髓纤维化的预后因素及治疗研究现况. 中华血液学杂志，2004，25（11）：703-704.

2. Mesa RA，Elliott MA，Schroeder G，et al.Durable responses to thalidomide-based drug therapy for myelofibrosis with myeloid metaplasia.Mayo Clin Proc.，2004；79（7）：883.

3. Haferlach T，Kern W，Schnittger S，et al.Modern diagnostics in chronic myeloproliferative diseases（CMPDs）.Ann Hematol，2004，83 Suppl 1：S59-S61.

4. Tiziano B，Giovanni B，Alberto G，et al.Practice guidelines for the therapy of essential thrombocythemia.A statement from the Italian Society of Hematology，the Italian Society of Experimental Hematology and the Italian Group for Bone Marrow Transplantation. Haematologica，2004，89：215-232.

5. Deeg HJ，Gooley TA，Flowers ME，et al.Allogeneic hematopoietic stem cell transplantation for myelofibrosis. Blood，2003，102（12）：3912-3918.

6. Mesa RA，Steensma DP，Pardanani A，et al.A phase 2 trial of combination low-dose thalidomide and prednisone for the treatment of myelofibrosis with myeloid metaplasia.Blood，2003，101（7）：2534-2541.

7. Cortes J，Albitar M，Thomas D，et al.Efficacy of the farnesyl transferase inhibitor R115777 on chronic myeloid leukemia and other hematologic malignancies.Blood，2003，101：1692-1697.

8. Giles FJ，Cooper MA，Silverman L，et al.Phase Ⅱ study of SU5416-a small molecule，vascular endothelial growth factor tyrosine-kinase receptor inhibitor in patients with refractory myloproliferative disease.Cancer，2003，97：1920-1928.

9. Daly A，Song K，Nevill T，et al.Stem cell transplantation for myelofibrosis：a report from two Canadian centers.Bone Marrow Transplant，2003，32（1）：35-40.

10. Tefferi A，Mesa RA，Gray LA，et al.Phase 2 trial of imatinib mesylate in myelofibrosis with myeloid metaplasia.Blood，2002，99（10）：3854-3856.

11. 达万明，裴雪涛. 现代血液病学. 北京：人民军医出版社，2003.

12. James W V，Nancy L H，Richard D B.The World Health Organization classification of the myeloid neoplasns.Blood，2002，100：2292-2301.

13. Hessling J，Kroger N，Werner M，et al.Dose-reduced conditioning regimen followed by allogeneic stem cell transplantation in patients with myelofibrosis with myeloid metaplasia.Br J Haematol，2002，119（3）：769-772.

14. 邓家栋，杨崇礼，杨天楹. 邓家栋血液学. 上海：上海科技出版社，2001.

15. 谢元芳，潘丽萍，李承荣. 604 例老年人贫血临床分析. 临床荟萃，2001，16：402.

16. Griesshammer M，Bergmann L，Hafner M.Treatment and clinical course of essential thrombocythemia（ET）：preliminary results of a prospective multicenter trial.Blood，1998，92 suppl 1：1750（abstract）.

17. Cortelazzo S，Finazzi G，Ruggeri M，et al.Hydroxyurea for patients with essential thrombocythemia and a high risk of thrombosis.N Engl J Med，1995，332：1132-1136.

18. Silverstein MN.Anagrelide Study Group.Anagrelide，a therapy for thrombocythemic states：experience in 577 patients.Am J Med，1992，92：69-76.

第43章

老年风湿免疫性疾病

第一节 概　述

人口老龄化已成为当前世界人口发展的必然趋势，也是我们必须面临的一个重要社会问题。随着老年人口的增加，老年医学越来越引起人们的关注。机体各系统随着衰老都会逐渐发生改变，人体的免疫功能亦会逐渐下降，而造成老年人免疫功能下降的主要原因是 T 淋巴细胞、B 淋巴细胞及其他免疫细胞免疫功能的降低。风湿免疫性疾病是指影响骨骼、关节及其周围软组织，如肌肉、滑囊、肌腱、筋膜、神经等的一组疾病。肌肉、骨骼系统疾病是老年人群中特别突出的问题，如骨关节炎。因此，老年人群的风湿免疫性疾病是绝对不能忽视的问题。

常见于老年人的风湿免疫性疾病有类风湿关节炎、系统性血管炎、骨关节炎、风湿性多肌痛、痛风等；其次是干燥综合征、系统性红斑狼疮、多肌炎与皮肌炎、硬皮病、反应性关节炎、银屑病关节炎等；其他相对少见的，如强直性脊柱炎、大动脉炎、白塞病、成人斯蒂尔病等。

老年人风湿免疫性疾病常见的临床表现包括长期发热、消瘦、关节肿痛、肌痛、咳嗽、咯血等，由于这些临床表现不特异，故常常被误诊为感染、肿瘤等，从而得不到早期诊断。实验室检查方面可有白细胞减少、贫血、血小板减少、蛋白尿、血尿、C 反应蛋白升高、免疫球蛋白升高、补体降低等。自身免疫相关的指标，如类风湿因子、抗 CCP 抗体、抗核抗体、ANCA 等，对于明确诊断至关重要。必要时需要组织病理学检查以明确诊断，如唇腺活检、肌肉活检或肾脏穿刺活检。

影像学检查方面，X 线片是骨与关节最基本的影像学检查，CT 用于骨与关节的早期病变或重叠组织的病变。MRI 的软组织对比度更高，能使肌肉、肌腱、韧带、滑膜、关节软骨、纤维软骨得到直接的显示，但 MRI 的局限性是对骨皮质的侵蚀性破坏、滑膜反应、钙化或骨化不如 X 线平片和 CT 敏感。此外，多普勒超声对于关节及其周围软组织炎症的早期诊断和治疗后评估也有重要意义。

治疗方案的选择需要结合老年患者自身的疾病特点。由于老年患者各器官功能和储备能力下降，对药物的吸收、分布、代谢和排泄能力减弱，且可能合并消化道和心血管等其他系统疾病，服用药物种类较多，药物间的相互作用可能影响药物的疗效和不良反应。因此，在治疗老年风湿免疫性疾病时要把握好在最小有效剂量范围内联合用药，同时要特别重视药物不良反应的发生。

老年患者多有骨关节和肌肉受累，容易合并有肢体的功能障碍、残疾和骨质疏松等，造成身体的平衡感差，跌倒风险极大，预防跌倒显得尤为重要。因此，要尽可能减量或停用镇静催眠药、抗抑郁药、抗精神病药等，改善增加跌倒风险的环境因素，预防体位性低血压及视觉或听觉损害等，以期最大限度地降低跌倒发生率。

治疗上常用的药物包括：①非甾体抗炎药：是一大类具有抗炎镇痛作用改善关节症状的药物；②改

变病情抗风湿药（DMARDs）：具有改善和延缓病情进展的作用，如甲氨蝶呤、来氟米特、柳氮磺吡啶、羟氯喹等；③免疫抑制剂：用于有严重脏器受累的患者，常用药物有环磷酰胺、硫唑嘌呤、霉酚酸酯、环孢素、他克莫司等；④糖皮质激素：是风湿免疫性疾病的基本药物，用于急性炎症期或重症患者；⑤生物制剂：是目前重要的治疗方法，包括肿瘤坏死因子 TNF-α 拮抗剂、白细胞介素 IL-1 拮抗剂、IL-6 拮抗剂、CD20 单克隆抗体、贝利单抗等，这类药物起效快、效果显著；⑥其他药物，如植物药雷公藤、白芍总苷。此外，新型小分子药物酪氨酸激酶（JAK）抑制剂托法替布已应用于临床。

手术治疗用于药物无法改善的病变，有关节矫形术、关节置换术、滑膜切除术等。

（黄慈波　郑俊杰）

参 考 文 献

1. 美国老年医学会. 现代老年医学概要. 第 6 版. 田新平, 谢海燕, 沈悌, 译. 北京: 中国协和医科大学出版社, 2012.
2. 菲尔斯坦. 凯利风湿病学. 第 9 版. 栗占国, 译. 北京: 北京大学医学出版社, 2015.
3. 王秋梅, 刘晓红. 老年综合评估在老年医学中的应用. 中华老年多器官疾病杂志, 2016, 15(8): 561-564.

第二节　类风湿关节炎

类风湿关节炎（rheumatoid arthritis, RA）是一种原因不明的以慢性、进行性、侵袭性关节炎为主要表现的全身性自身免疫性疾病。主要病变部位在关节滑膜，也可累及关节外的其他器官和系统。它可发生在任何年龄，发病高峰年龄为 30~50 岁。其患病率随年龄的增加而增加，现在已知发病率和患病率增加至约 85 岁，随着人口老龄化，老年 RA 越来越受到人们的关注。

通常人们把 60 岁以上的 RA 患者称为老年 RA，这其中又分两种情况：一种是 60 岁以后发病的 RA，称为老年发病的类风湿关节炎（elderly-onset rheumatoid arthritis, EORA），另一种是 60 岁以前发病，携带疾病进入老年，即非老年发病的类风湿性关节炎（NEORA）。老年类风湿关节炎在临床表现、诊断和治疗等方面都有与非老年类风湿关节炎不同的特点，尤其 EORA 更是如此（表 43-1）。

表 43-1　EORA 与 NEORA 临床特点的比较

	EORA	NEORA
发病年龄	>60 岁	30~50
受累关节数	单关节	多关节
受累部位	大中关节为主	小关节
关节炎发作类型	急起发作常见	缓慢发作
RF	少见	多见
性别差异	1 :（1~2）	1 :（2~4）
ESR（CRP）升高	++	+
HLA 分型	DRB1*01	DRB1*04
糖皮质激素疗效	++	+

【流行病学】

RA 是全球性疾病，发病率在 0.01%~0.05%，患病率为 0.18%~1.07%，其发病率和患病率存在着人种和地区差异。发病率和患病率的种族差异表现为印第安人高于白种人，白种人高于亚洲黄种人；发达国家较高，发展中国家较低。中国 RA 患病率约为 0.32%~0.36%。

本病可发生于任何年龄，发病高峰在 30~50 岁之间。女性多发，男女之比约为 1 : 3。

RA 的发病率随年龄增长而增加，老年发病的 RA 约占老年人群的 2%，约占 RA 患者的 10%~33%。

与 60 岁前发病的 RA 相比，老年发病的 RA 性别差异变小，男女之比约为 1 :（1.5~2）。

【病因】

RA 的病因目前尚不明确，有研究认为遗传易感者在反复感染诱导下，发生自身免疫反应，内分泌和环境因素则增加了这种易感性。

1. 感染因素　包括多种致病微生物，如病毒、细菌、支原体和寄生虫等。EB 病毒和结核分枝杆菌可能通过"分子模拟"，引发机体的自身免疫反应，诱发 RA 的发生。此外，细小病毒（parvovirus）、巨细胞病毒、肝炎病毒及多种逆转录病毒如慢病毒、1 型人 T 细胞病毒（HTLA-1）、1 型和 2 型人类免疫缺陷病毒（HIV）等也可能与 RA 发病有关联。

2. 遗传因素　单卵双生子同患 RA 的几率为 27%，而在异卵双生子则为 13%，均远高于普通人群。显示遗传因素在本病的发生当中具有重要作用。大量研究也显示，人类白细胞抗原（HLA）表型与 RA 发病有着密切关系。

老年发病的 RA 的易感 HLA 表型可能有所不同。有研究显示老年发病的 RA 与 HLA-DRB1*01 关联度更大，而非青年发病的 RA 常见的 HLADRB1*04。

3. 内分泌因素　本病男女发病比率为 1 : 3，更年期女性的发病率明显高于同龄男性及老年女性，80 岁后男女发病率相似。这提示性激素参与了 RA 的发生、发展。除性激素外，泌乳素、下丘脑-垂体-肾上腺轴和皮质醇均可能对 RA 的发生和演变产生影响。

4. 其他因素　寒冷、潮湿、疲劳、外伤、吸烟及精神刺激等因素均可诱导 RA 的发病。

【临床表现】

RA 的主要病理改变发生于可动关节的滑膜内，临床表现虽然以关节症状为主，但全身表现及脏器受累亦不少见，大约 40% 的 RA 患者在病程中会出现关节外器官受累。

大多数 RA 起病缓慢，发病初期症状不典型，可表现为一个或几个关节的僵硬、肿胀或疼痛。少数 RA（8%~15%），呈快速起病，几天或数周内出现典型的关节症状。这种起病方式多见于老年发病患者。15%~20% 的患者起病介于前两者之间称为亚急性起病。

RA 的病程大致可分为三类，第一类为进展型，最常见，占 65%~70%，自发病以后，临床表现没有明显的自发缓解征象，病情持续发展；除关节症状外，部分患者可伴有乏力、体重下降、低热、肌肉酸痛等全身症状，需要长期持续治疗。第二类为间歇型，即病情呈间歇性发作，两次发作之间可有数个月的缓解期，占 15%~20%。第三类则为长期临床缓解，两次急性发作之间病情缓解可长达数年甚至数十年之久，约占 10%。

1. 关节表现　RA 的关节症状表现多样，早期主要表现为关节的滑膜炎症，具有炎症性（红、肿、热、痛）关节病的共同点。典型关节表现为缓慢起病的对称性、多小关节炎症。而在老年起病的 RA 患者中，急性起病、单关节或少关节炎更为常见。主要以手、腕、足小关节受累多见（>90%），并常为本病的首发症状；也可出现肩、肘、膝、髋等大关节炎症。各关节受累频率从高到低依次为：掌指、腕、近端指间关节、跖趾、肩、膝、踝、肘、颈及下颌关节；脊柱除颈椎受累多见外，其余胸、腰及骶髂关节极少受累。

RA 的关节症状通常有以下几种表现形式：

（1）晨僵：是指患者清晨出现关节部位的发紧和僵硬感，这种感觉在活动后可明显改善。与其他关节炎相比，RA 晨僵最为突出，可持续 1 个小时以上。晨僵时间和程度可作为评价病情活动和观察病情变化的指标。

（2）关节痛及压痛：关节痛及压痛常常是 RA 发病的最早症状。多呈持续性、对称性，常见部位是近端指间关节、掌指关节、腕关节，也可累及肘、膝、足等。

（3）关节肿胀：关节肿常呈对称性，可见于任何关节，但以双手近端指间关节、掌指关节及腕关节受累最为常见。主要是由于关节腔积液、滑膜增生及组织水肿而致。

（4）关节畸形：常出现于病程中晚期，由于滑膜增生、软骨破坏，或关节周围肌肉萎缩及韧带牵拉的综合作用引起关节半脱位或脱位。关节畸形最常见于近端指间关节、掌指关节及腕关节，如屈曲畸形、强直、天鹅颈样畸形及钮孔花畸形等。

（5）骨质疏松：骨质疏松在本病非常常见，并随病程迁延而增多。其原因可能与失用综合征、成骨细胞功能降低、溶骨作用增强有关。

（6）关节功能障碍：由于关节炎症的持续存在，导致受累关节局部的损害和修复反复进行，最终使增生的滑膜发生纤维化及钙化，导致关节强直，初期以纤维化强直为主，晚期则为骨性强直，关节功能完全丧失。

2. 关节外表现　RA虽以关节受累为特征，但关节外表现也是RA全身表现的一部分。大约40%的RA患者在病程中会出现关节外系统、器官受累（如：骨骼和肌肉、皮肤、眼、肺部、心脏、肾脏、血管、唾液腺、中枢与周围神经系统以及骨髓）。全身表现包括乏力、发热、消瘦、贫血、情感障碍等，并可先于关节表现出现于发病的早期。RA的关节外受累是病情严重的标志，并且与总体并发症发病率和早期死亡率升高相关。

（1）类风湿结节：大约15%~20%的类风湿因子阳性的RA患者有类风湿结节。结节呈圆形或椭圆形，质地较硬，直径自数毫米至数厘米不等，一个或数个位于皮下，常附着于骨膜上。多见于关节隆突部及经常受压处，如前臂尺侧及鹰嘴突处，亦可见于体内（如：肺部）或体表任何部位（如：腱鞘）。

（2）血管炎：类风湿血管炎病理改变是坏死性血管炎，主要累及病变组织的小动脉，亦可侵犯微静脉。常见于病情严重，有类风湿结节、高滴度类风湿因子、血沉快、贫血、血小板增多、补体低的患者，发生率低于1%。常出现于皮肤，也可累及内脏，如心、肺、肠道、肾、胰、脾、淋巴结及睾丸等，导致相应器官动脉炎。

（3）血液系统表现：贫血是RA关节外表现较为常见的症状，大多为轻度、正细胞正色素性贫血。贫血与RA的活动性，特别是与关节炎的严重程度有关。部分患者可出现血小板、嗜酸细胞增多，可能与疾病活动有关。

活动期RA患者可有淋巴结肿大，肿大淋巴结可活动，常无压痛，常见于腋窝、腹股沟和滑车上，随着疾病被控制，淋巴结可缩小。

（4）肺及胸膜表现：10%~30%的本病患者可出现肺部病变，较常见的有肺间质纤维化、胸膜炎，也可见结节性肺病、肺血管炎和肺动脉高压。

（5）心脏病变：心血管疾病是RA患者的主要死因之一，约占50%。急慢性RA炎症均可引起心脏损害。心脏病变可分为心包炎、偶见传导障碍。心包炎最常见，发生率可达10%以上。心肌炎、心内膜炎及心脏瓣膜病变也不少见，但多无临床表现。另外，本病也是早发动脉粥样硬化和心血管疾病的独立危险因素。

（6）肾脏病变：肾脏损害少见，而且相对轻微，进展缓慢，常表现为单纯镜下血尿或蛋白尿或两者兼有，偶见肾病综合征。病变中系膜增生性肾小球肾炎最常见，约占25%~50%，淀粉样变约占5%~15%。

（7）眼部病变：干燥性角结膜炎是最常见的眼部受累表现，见于10%~35%的RA患者，其严重程度不一定与RA相平行。需要注意是否有继发性干燥综合征发生。眼部其他病变有巩膜炎和浅层巩膜炎，与血管、关节炎活动相关，需要积极救治。

（8）其他：本病也可因血管炎、淀粉样变而引起消化系统、肝脏、脾脏、胰腺等损害。

3. 几个特殊类型的RA疾病

（1）Felty综合征：是指RA伴有脾肿大及粒细胞减少的三联征。见于1%的RA患者，多伴有贫血、血小板减少、血沉增快、RF及HLA-DR4阳性。部分病例可为ANA或抗组蛋白抗体阳性。

（2）反复型风湿症：是一种反复急性发作的关节炎。以单个或少数关节起病，可在几小时内达高峰，持续数小时至数天，发作间期关节完全正常。部分RF、ACPA阳性，血沉增快。HLA-DR4阳性者的患者可转变成典型RA。

（3）缓解型血清阴性对称性滑膜炎伴凹陷性水肿综合征（Syndrome of remitting seronegative symmetric synovitis with pitting edema, RS3PE）：该病多见于老年人，其特征是突发的对称性手背凹陷性水肿、腕关节滑囊炎及手指屈肌腱鞘炎。病变亦可累及足和踝关节。RS3PE 患者的 RF 多为阴性，亦无 X 线片可见的关节破坏。部分病例表达 HLA-B7。

【诊断与鉴别诊断】

1. RA 诊断 主要根据病史及典型的临床表现，对中晚期患者，诊断一般不难。国际上应用较广泛的诊断标准仍是 1987 年美国风湿病学会制订的 RA 分类标准（表 43-2），符合表中 7 项中至少 4 项者可诊断为 RA。该标准的敏感性为 94%，特异性为 89%，对早期、不典型及非活动性 RA 容易漏诊。因此 2010 年美国风湿病学会及欧洲抗风湿病联盟（EULAR）共同推出新的 RA 分类标准（表 43-3）。

表 43-2 1987 年美国风湿病学会制订的 RA 分类诊断标准

1. 晨僵，持续至少 1 小时。
2. 至少三个关节区的关节炎 关节肿痛涉及双侧近端指间关节、掌指关节、腕关节、肘关节、跖趾关节、踝关节、膝关节共 14 个关节区中至少 3 个。
3. 手关节炎 关节肿胀累及近端指间关节，或掌指关节，或腕关节。
4. 对称性关节炎 同时出现左、右两侧的对称性关节炎（近端指间关节、掌指关节及跖趾关节不要求完全对称）。
5. 类风湿结节。
6. RF 阳性（所用方法在正常人的检出率 <5%）。
7. 手和腕关节 X 线片 显示骨侵蚀或骨质疏松。

注：表中 1~4 项必须持续超过 6 周

表 43-3 2010 年 ACR/EULAR 标准

关节受累（0~5 分）
　1 个大中关节（0 分）
　2~10 个大中关节（1 分）
　1~3 个小关节（2 分）
　4~10 个小关节（3 分）
　>10 个关节且至少有 1 个小关节（5 分）
自身抗体（0~3 分）
　RF 和 ACPA 均阴性（0 分）
　RF 或 ACPA 阳性（2 分）
　RF 或 ACPA 强阳性（3 分）
急性相反应物（0~1 分）
　ESR 和 CRP 均正常（0 分）
　ESR 或 CRP 增高（1 分）
病程（0~1 分）
　<6 周（0 分）
　≥6 周（1 分）

总积分达到或超过 6 分，诊断为 RA
当 1 个或 1 个以上关节肿胀，排除其他疾病所致，影像学有典型的 RA 侵蚀可诊断为 RA，无需采用本分类标准。
注：关节受累是指评估时关节肿胀和压痛，不包括远端指间关节、拇腕掌关节和第 1 跖趾关节。
小关节：包括掌指关节、近端指间关节、第 2~5 跖趾关节、拇指掌关节和腕关节。
中、大关节：指肩、肘、髋、膝、踝关节。
ACPA：抗环瓜氨酸肽抗体；阳性：超过正常值 3 倍以内；强阳性：超过正常值 3 倍以上

2. 鉴别诊断

（1）强直性脊柱炎：本病主要侵犯脊柱、骶髂关节。以周围关节受累为首发症状者，需与 RA 相鉴别。其特点是：①青年男性较为多见；②主要侵犯骶髂关节及脊柱，外周关节受累多以下肢关节为主，常有跟腱炎；③ 90% 以上患者 HLA-B27 阳性；④类风湿因子阴性；⑤骶髂关节及脊柱的 X 线改变有助于鉴别。

（2）骨性关节炎：该病为退行性骨关节病，中老年人多发，主要累及膝、脊柱等负重关节，近端指间关节和腕关节受累较少，手部可见 Heberden 结节和 Bouchard 结节。血沉、类风湿因子、ACPA 均为正常，X 线可见到关节间隙狭窄、关节边缘呈唇样增生或骨疣形成。

（3）银屑病关节炎：多关节炎型，常有手关节受累，与 RA 相似。银屑病关节炎以手指远端指间关节受累为主，有特征性皮疹和指甲病变，类风湿因子阴性，可有 HLA-B27 阳性。

（4）痛风：痛风性关节炎有时与 RA 相似，如关节炎反复发作，有皮下结节（痛风石）。但痛风性关节炎多见于男性，好发部位为第一跖趾关节或跗关节，也可侵犯踝、膝、肘、腕及手关节。发病急骤，在数小时内出现红、肿、热、痛。伴有高尿酸血症。

（5）系统性红斑狼疮：少数以双手或腕关节炎为首发症状，并可出现近端指间关节肿胀和晨僵。但这些患者多伴有发热、光过敏、面部蝶形红斑等症状，检查可发现血细胞减少、蛋白尿、抗核抗体、抗ENA 抗体阳性等。

【治疗】

RA 目前尚无法根治，发病初期 2~3 年的致残率较高，3 年内关节破坏达 70%。因此积极治疗关节炎症，控制临床症状，防止关节破坏，保护关节功能，最大限度地提高患者的生活质量，是现阶段 RA 的治疗目标。及早、联合应用改善病情抗风湿药药物，控制 RA 病变的进展，根据患者的病情特点、对药物的反应及副作用等选择个体化治疗方案，并适时开展功能锻炼，保护关节功能是 RA 治疗的基本原则。

RA 的治疗主要包括一般治疗、药物和外科治疗等。

1. 一般治疗　在关节肿痛明显者应强调休息及关节制动，而在关节肿痛缓解后应注意关节的功能锻炼。此外，理疗、外用药对缓解关节症状有一定作用。

2. 药物治疗　治疗原则：①诊断明确的类风湿关节炎患者，均应采取目标治疗策略，即达到持续的疾病缓解或低疾病活动度；②开始治疗或更改方案后每 1~3 个月应评估病情直到完全缓解或低度活动；病情处于缓解或低疾病活动度时，可以每 3~6 个月进行随访；③根据疾病活动度情况可采用 DMARDs 单药（首选 MTX），或 DMARDs 联合治疗；④经上述治疗疾病活动度仍为中高度活动者，加用 bDMARDs 或者托法替尼；⑤病情达到临床缓解后，需要减量维持药物治疗。

治疗 RA 的常用药物分为五大类，即非甾体抗炎药（nonsteroid antiinflammatory drugs，NSAIDs）、改善病情的抗风湿药（disease modifying antirheumatic drugs，DMARDs）、糖皮质激素、生物制剂和植物药。

（1）NSAIDs：主要通过抑制炎症性环氧化酶 -2（COX-2）活性，减少炎症性前列腺素合成而具有抗炎、止痛、退热、消肿作用。由于其同时对生理性环氧化酶 -1 的抑制，导致正常生理需要的前列腺素生成减少，出现相应的不良反应。其中胃肠道不良反应最常见，如：恶心、呕吐、腹痛、腹泻、腹胀、食欲不佳，严重者有消化道溃疡、出血、穿孔等；其他不良反应如肝肾损害、骨髓造血障碍也不罕见，少数患者可发生过敏反应（皮疹、哮喘），以及耳鸣、听力下降、无菌性脑膜炎等。使用时应避免两种或以上的 NSAID 联合应用，因为联用不会增加药效，但副作用增加；如因疗效不佳更换品种时，应至少观察两周以上；用药时应严密监测副作用的发生，即采取相应措施。

老年患者由于脏器功能减退，或者罹患其他慢性疾病，长期应用 NSAIDs 更易引起严重消化系统不良反应，肾脏损害发生率较高；此外，还可能诱发和加重心衰。因此，使用时更应慎重选择。开始用药后，应定期监测血象、肝肾功能等指标，发现不良反应及时调整用药。在老年患者合用胃黏膜保护剂，如 H_2 受体阻断剂、质子泵抑制剂或前列腺素制剂等是较好的选择。另外，选用环氧合酶 -2 选择性抑制剂，如美洛昔康、塞来昔布等，可明显减少消化道不良反应，对老年患者较为适用。如果患者存在需抗血小板治疗的基础疾病如心脑血管病时，必要时应合用小剂量阿司匹林。以下是常用的几种非甾体抗炎药（表 43-4）：

表 43-4　RA 常用的 NSAID

分类	英文	半衰期（小时）	每日总剂量（mg）	每次剂量（mg）	次 / 日
丙酸衍生物					
布洛芬	Ibuprofen	2	1200~3200	400~600	3
洛索洛芬	Loxoprofen	1.2	180	60	3
苯酰酸衍生物					
双氯芬酸	Diclofenac	2	75~150	25~50	3
吲哚酰酸类					
吲哚美辛	Indometacin	3~11	75	25	3
舒林酸	Sulindac	18	400	200	2
吡喃羧酸类					
依托度酸	Etodotac	8.3	400~1000	400~1000	1
非酸性类					
萘丁美酮	Nabumetone	24	1000~2000	1000	1~2
昔康类					
炎痛昔康	Piroxicam	30~86	20	20	1
烯醇酸类					
美洛昔康	Meloxicam	20	15	7.5~15	1
磺酰苯胺类					
尼美舒利	Nimesulide	2~5	400	100~200	2
昔布类					
塞来昔布	Celecoxib	11	200~400	100~200	1~2
依托考昔	Eloricoxib	22	120	60~120	1

（2）DMARDs：该类药物多为免疫抑制剂或免疫调节剂，起效较慢，临床症状的明显改善大约需
1~6 个月，故又称慢作用药。它虽不具备即刻止痛和抗炎作用，但起效后抗炎效果持久，有减缓关节的
侵蚀、破坏、改善和延缓病情进展的作用。

临床多主张尽早采用几种药物联合治疗的方案，以达到增加疗效，减少副作用，早期达到缓解病情
发展的目的。一般首选甲氨蝶呤，并且将它作为联合治疗的基本药物。常用药物见表 43-5。

表 43-5　RA 常用 DMARDs

药物	起效时间（月）	常用剂量（mg）	给药途径	毒性反应
甲氨蝶呤	1~2	7.5~15 每周	口服、肌内注射、静脉滴注	胃肠道症状、口腔炎、皮疹、脱发，偶有骨髓抑制、肝脏毒性，肺间质病变（罕见但严重，可能危及生命）
柳氮磺吡啶	1~2	1000 每日 2~3 次	口服	皮疹，偶有骨髓抑制、胃肠道不耐受。对磺胺过敏者不宜服用
来氟米特	1~2	10~20 每日 1 次	口服	腹泻、瘙痒、可逆性转氨酶升高，脱发、皮疹
羟氯喹	2~4	200 每日 1~2 次	口服	偶有皮疹、腹泻，罕有视网膜毒性，禁用于窦房结功能不全，传导阻滞者
艾拉莫德	1~2	25 每日 1~2 次	口服	肝损害、胃肠道反应、口腔炎、皮疹

药物	起效时间 （月）	常用剂量 （mg）	给药途径	毒性反应
托法替尼	0.5~1	5~10 每日 2 次	口服	头痛、恶心、呕吐、腹泻、头晕、定向障碍、心力衰竭、急性粒细胞减少、血小板减少以及贫血

（3）糖皮质激素（glucocorticoid，简称激素）：一般不作为治疗 RA 的首选药物。使用糖皮质激素的原则是小剂量、短疗程，同时应用 DMARDs 治疗。小剂量糖皮质激素（每天泼尼松 10mg 或等效其他激素）能迅速减轻关节疼痛、肿胀，缓解多数患者的症状，并作为 DMARDs 起效前的"桥梁"作用。一般在下述四种情况可选用激素：①类风湿血管炎，包括多发性单神经炎、类风湿肺及浆膜炎等；②过渡治疗，在重症 RA 患者，可用小量激素缓解病情；③经正规 DMARDs 治疗无效的患者；④局部应用，如关节腔内注射可有效缓解关节的炎症。

对于起病较急，关节外表现较多或合并风湿性多肌痛的老年 RA 患者，激素可作为首选，以便迅速控制症状，随病情改善可将激素逐渐减量或停用。对于因为不良反应等原因不宜使用 NSAID 的老年患者，小剂量激素是一种较安全的一线药物。需要注意的是，应用激素的同时需要合用 DMARD，以达到完全控制病情的目的。此外，激素可导致骨量减少，增加骨折的危险性，建议同时补钙剂及维生素 D 预防骨质疏松及缺血性骨坏死。

（4）生物制剂：20 世纪 90 年代末开始在 RA 治疗中应用的具有明确靶点的新型药物（表 43-6）。其药物靶点主要集中在与 RA 发病、发展相关的细胞因子和 T、B 免疫细胞上。与传统 DMARD 相比，生物制剂具有起效快、患者总体耐受性好，延缓、抑制骨破坏效果显著，亦称为生物 DMARD。与传统 DMARD 联用，疗效优于单用传统或生物 DMARDs。

目前，生物制剂的适应证国内外并无统一标准。一般常用于传统 DMARD 无效、相对禁忌或者早期出现进行性关节破坏的患者，目前应用较多的是 TNF-α 拮抗剂。

TNF-α 拮抗剂应用的禁忌证包括各种活动感染、最近 12 个月内的假体关节关节炎、NYHA 分级 Ⅲ 级以上的充血性心衰、恶性肿瘤、既往脱髓鞘综合征或多发性硬化病史、妊娠或哺乳期妇女。

表 43-6　用于 RA 治疗的生物制剂

药物名称（商品名）	作用机制	用法用量	起效时间	副作用
Etanercept（Enbrel）	可溶性 TNF-α 受体	皮下注射：25mg 每周两次或 50mg 每周一次	几天至 4 个月	感染时禁用、轻微的注射局部反应，罕见脱髓鞘反应
Infliximab（Remicade）	TNF-α 拮抗剂	初次分别于第 0、2、6 周静脉注射；3mg/kg，以后每 8 周注射一次	几天至 4 个月	输液反应、感染，罕见脱髓鞘反应
Adalimumab（Humira）	TNF-α 拮抗剂	皮下注射：40mg，每两周一次	几天至 4 个月	输注反应、感染（包括结核复发）、罕见脱髓鞘反应
Anakinra（Kineret）	IL-1 受体拮抗剂	皮下注射：100~150mg，每日一次	12 周之内起效可持续至 24 周	感染、中性粒细胞下降、头痛、眩晕、恶心，罕见超敏反应

续表

药物名称（商品名）	作用机制	用法用量	起效时间	副作用
Rituximab（MabThera）	抗人 CD20 单抗	静脉注射，500~1000mg，每两周一次，连用 2~3 次	12~24 周	初次输液反应、感染
Abatacept（Orencia）	T 细胞抑制剂	初用时分别于第 0、2、4 周静脉注射，500~1000mg/ 次，以后每四周一次	16 周	头痛、鼻咽炎、恶心、感染、注射反应；不宜与其他生物制剂联用，慎用于慢性阻塞性肺病患者

（5）植物药：植物药在国内 RA 治疗上的应用比较广泛，对减轻关节症状，改善生存质量有其独特作用。由于缺乏科学的、大样本的对照研究，其远期效果及不良作用亟待进一步研究。目前，临床应用的从植物药提取的多种药物，如雷公藤多苷、白芍总苷、青藤碱等，对 RA 有一定的疗效。

1）青藤碱：口服，每次 20~80mg，每天 2~3 次。主要不良反应为皮疹、皮肤瘙痒，少数患者可有白血病、血小板减少，偶见胃肠不适、恶心、头痛、多汗等。孕妇、哺乳期妇女以及哮喘患者禁用。

2）白芍总苷：口服，每次 600mg，每天 2~3 次。可引起大便次数增多以及轻度腹痛、腹胀，偶见皮疹。

3）雷公藤多苷：口服，每次 10~20mg，每天 2~3 次。主要不良反应有白细胞、血小板减少，可引起月经紊乱、精子减少，可导致肝损害和消化道症状。孕妇、育龄及儿童患者忌用。

老年 RA 患者肝脏代谢功能及肾小球清除率降低，导致药物代谢动力学改变；出现关节外脏器受累的比例较青年人增多，如肺间质病变；伴发老年人常见疾病如心血管、肝肾疾病、眼部疾病、骨质疏松、糖尿病等的机会增加，存在和多种伴随药物相互作用等因素的影响，药物治疗的不良反应明显增加。而目前的治疗方案均来自于青壮年 RA 患者的治疗，缺乏老年 RA 治疗的大样本研究。因此，在老年 RA 治疗选择联合用药方案及确定药物剂量时，应充分考虑到上述影响因素，特别要注意个体化用药，并进行密切的临床观察。

3. 外科治疗　经正规内科治疗无效及严重关节功能障碍的患者，可采用外科治疗。常用的手术主要有滑膜切除术、关节形成术、软组织松解或修复手术、关节融合术等。但手术并不能根治 RA，故术后仍需内科药物治疗。

（高　明）

参 考 文 献

1. 栗占国, 张奉春, 鲍春德. 类风湿关节炎. 北京: 人民卫生出版社, 2009.

2. 李雪, 栗占国. 2015 年亚洲太平洋地区风湿病学学会联盟类风湿关节炎治疗建议. 中华风湿病学杂志, 2016, 20（4）: 286-288.

3. 刘雅, 等. 托法替尼治疗类风湿关节炎临床疗效的荟萃分析. 中华风湿病学杂志. 2015, 19, 10: 674-677.

4. 刘兴振, 范洁, 赵东宝. 托法替尼治疗类风湿关节炎有效性和安全性研究进展. 中华风湿病学杂志. 2015, 7: 490-492.

5. Myasoedova E, Crowson C S, Turesson C, et al. Incidence of extraarticular rheumatoid arthritis in Olmsted County, Minnesota, in 1995-2007 versus 1985-1994: a population-based study. J Rheumatol, 2011, 38（6）: 983-989.

6. Firestein GS, Budd R, Harris ED, et al. Kelley's Textbook of Rheumatology, 8th ed. 1981-2131.

7. Jasvinder A.Singh, 1 Kenneth G.Saag, et al. 2015 American College of Rheumatology Guideline for the Treatment of Rheumatoid Arthritis. ARTHRITIS & RHEUMATOLOGY, 2016, 68（1）: 1-26.

第三节　反应性关节炎

【概述】

反应性关节炎（reactive arthritis，ReA）是一种特定部位（胃肠道或泌尿生殖道）感染后出现的关节炎，以单关节炎、炎性腰背痛、关节外症状为主要表现，属于脊柱关节病的一种。部分患者表现为 Reiter 综合征：关节炎、尿道炎（男性）或宫颈炎（女性）、眼炎（结膜炎或葡萄膜炎）三联征。ReA 的发病与感染有关，具体发病机制不明，患者关节液细菌培养为阴性，有假设认为细菌抗原或细菌降解产物持续存在于关节，产生过度的自身免疫反应。

【流行病学】

反应性关节炎多为 20~40 岁发病，白种人多见，也可见于儿童及老年人，通常由胃肠道、泌尿生殖道感染诱发。由胃肠道感染诱发的 ReA 男女发病率相当，由沙眼衣原体感染导致的 ReA 多见于男性患者。年发病率约在（1~30）/10 万人。

【病因及发病机制】

引起反应性关节炎的常见微生物包括肠道、泌尿生殖道、咽部及呼吸道感染菌群（表 43-7）。这些微生物多为革兰染色阴性，具有黏附黏膜表面侵入宿主细胞的特性。

ReA 患者的 HLA-B27 阳性率达 50%~80%。HLA-B27 携带者发生反应性关节炎的机会增加 50 倍。研究发现肠道及泌尿生殖道感染引起的反应性关节炎与易感基因 HLA-B27 有关。该基因阳性患者的中性粒细胞活性增强，并可能因此增强对致病细菌的免疫反应。同时，HLA-B27 可延长细胞内病原菌的存活时间，从而增强了 T 细胞对该病原菌及其抗原肽的反应性。

但 HLA-B27 基因不是 ReA 的唯一致病原因，也不是其必需的条件，该基因阴性者同样可罹患 ReA。研究发现许多反应性关节炎患者的滑膜和滑膜白细胞可检测到沙眼衣原体的 DNA 和 RNA，以及志贺杆菌的抗原成分。而热休克蛋白及其多肽片段均可诱发反应性关节炎患者 T 细胞增殖，从而产生关节炎。另有学者发现沙门菌外膜蛋白可刺激滑膜细胞产生 IL-17/IL-23。由此可见微生物因素在 HLA-B27 阴性的 ReA 患者中起主要作用。

表 43-7　引起反应性关节炎常见的病原菌

反应性关节炎的病原菌	
常见病原菌	沙眼衣原体
	沙门菌
	志贺菌
	空肠弯曲杆菌
	耶尔森菌
	链球菌
少见病原菌	肺炎衣原体
	人类免疫缺陷病毒
	难辨梭菌

【临床表现】

通常有前驱感染症状如腹泻、排尿困难、尿频等。部分男性患者表现为前列腺炎，女性患者表现为宫颈炎、输卵管炎和阴道炎。关节炎多于感染 1~3 周（最多 6 周）后出现。

1. 关节肌肉表现　通常急性起病，全身症状有不适、乏力及发热等。典型症状为非对称性的少关节炎，主要累及下肢大关节如膝关节、踝关节、足部关节。上肢关节及中轴关节受累少见，中轴关节受累以骶髂关节、腰椎多见，胸椎及颈椎受累少见。大约 30% 患者出现急性腰背痛，夜间疼痛加重，可放射至臀部。附着点炎（包括跟腱炎和足底筋膜炎）常见，指 / 趾炎可见于 40% 的患者。关节炎的平均病程为 4~5 个月，47% 的患者关节炎症状持续超过 2 年，该病有复发倾向，部分患者可出现关节畸形。

2. 泌尿生殖道炎症　男性患者通常由尿频、尿急、排尿困难及尿道烧灼感等。漩涡状龟头炎见于 20%~40% 的患者，为尿道口和阴茎头的无痛性红斑，伴有浅表溃疡，皮损边界清楚，离心性生长。外阴或阴道黏膜可出现类似皮损，边界清楚，红斑和斑块结痂等。女性患者可为轻微的膀胱炎和宫颈炎等。

3. 眼部受累　关节外表现以眼部受累多见，约 50%~75% 的患者为结膜炎和急性前葡萄膜炎。通常表现为发红、疼痛、畏光、视物模糊。慢性患者可有角膜炎、角膜溃疡、巩膜炎、球后视神经炎及前房积血等症状。

4. 皮肤黏膜表现　皮肤受累表现形式多样，5%~30% 的患者存在脂溢性皮肤角化病，在关节炎起病 1~2 个月后即可出现。最常见的部位为跖区、手掌、阴囊、躯干和头皮，形成斑疹、丘疹或结节，最终形成角化型斑块。指 / 趾端受累可表现为痛性糜烂、脓疱及痂下脓疱，大约见于 20%~30% 的患者。指甲受累起初表现为无痛性红肿，后逐渐出现指甲角化，指甲营养障碍、增厚、出现类似真菌感染的脊状或银屑病样角化。口腔黏膜也可受累，30%~60% 的患者口腔和咽部黏膜表现为红斑、斑块、糜烂和出血。结节红斑是反应性关节炎少见表现，与耶尔森菌感染有关，多见于女性患者。

5. 心脏表现　约 10% 患者出现心脏表现，主要为主动脉瓣关闭不全、心脏传导阻滞、心包炎。瓣膜病变和心脏传导阻滞可发生于疾病早期，而心包炎多于长病程患者中出现。

6. 其他　肾小球肾炎和 IgA 肾病、血栓性浅表性静脉炎、紫癜、淀粉样变性、颅神经和周围神经病均是少见的并发症。

【实验室检查】

1. 病原体检测　泌尿系感染进行尿细菌或尿道拭子 PCR 检测，肠道感染进行粪便细菌培养，有助于病原微生物的确定。血清抗体检测意义不大。

2. 炎症指标　通常白细胞升高明显，急性期反应物如红细胞沉降率和 C 反应蛋白升高。关节液白细胞升高，以中性粒细胞为主。

3. HLA-B27 检测　HLA-B27 阳性有助于该病的诊断，阳性率大约为 50%~80%。

【影像学检查】

常见受累部位为肌腱附着点（跟腱、足底筋膜）、骶髂关节、胸腰椎等处。疾病早期 X 线可无任何异常或仅为软组织肿胀。随着病程进展，可出现病变部位骨侵蚀。MRI 检查可见骶髂关节骨髓水肿和炎症，滑膜炎或附着点炎，长病程的患者可有骨含量减少、骨刺形成或关节侵蚀等表现。

【诊断】

目前 ReA 的诊断多采用 1996 年 Kingsley 与 Sieper 提出的分类标准（表 43-8）。

表 43-8　1996 年反应性关节炎分类标准

典型的外周关节炎	下肢为主的非对称寡关节炎
前驱感染的证据	a. 如果 4 周前有临床典型的腹泻或尿道炎，则实验室证据可有可无
	b. 如果缺乏感染的临床证据，必须有感染的实验室证据
排除引起关节炎的其他原因	其他脊柱关节病、感染性关节炎、莱姆病及链球菌导致的 ReA
非必备条件	HLA-B27 阳性，关节外表现（如结膜炎、虹膜炎、皮肤、心脏与神经系统病变等），或典型脊柱关节病的临床表现（如炎性下腰痛、交替性臀区疼痛、肌腱端炎或虹膜炎）

【鉴别诊断】

反应性关节炎须与多种疾病，如细菌性关节炎、痛风性关节炎及脊柱关节病的其他类型相鉴别。

细菌性关节炎：该病多为单关节炎，急性起病，多有发热、乏力等全身症状，关节局部可有红肿热痛表现，血白细胞升高明显，以中性粒细胞升高为主，与反应性关节炎有诸多相似之处，关节液细菌涂片或培养阳性有助于鉴别。

痛风性关节炎：多见于中老年男性，发病急骤，常累及第一跖趾关节和跗骨关节，关节红肿疼痛剧烈，血尿酸升高明显，关节液偏振光显微镜可见尿酸盐结晶。

炎症性肠病：包括溃疡性结肠炎和克罗恩病，表现为腹泻、黏液脓血便或腹部包块及肠梗阻，结肠镜可见肠道黏膜多发溃疡，结肠镜及病理有助于鉴别。

银屑病关节炎：多见于中年人，以手指或足趾远端关节受累更为常见，发病前或病程中出现银屑病的皮肤或指甲病变。

强直性脊柱炎：本病以青年男性多发，主要侵犯骶髂关节及脊柱，部分患者可出现下肢非对称性的关节炎，HLA-B27 阳性，骶髂关节炎及脊柱的 X 线有助于鉴别诊断。

白塞病：本病主要表现为口腔溃疡、外阴溃疡及皮肤结节红斑/脓丘疹。可有关节炎，但通常较轻，有特异性的针刺反应，本病病理基础为血管炎，可有动脉栓塞及静脉血栓形成。

莱姆病：是一种以蜱为媒介的螺旋体感染性疾病。青壮年多见，以野外工作和林业工人感染率高，神经系统损害为该病最主要的临床表现，可有慢性游走性红斑、心脏或关节病变。

【治疗】

治疗目的主要是改善症状、控制病情，防止关节破坏。

1. 非甾体类解热镇痛消炎药（non-steroidal anti-inflammatory drug，NSAID） 这类药物主要通过抑制环氧化酶（COX）活性，减少前列腺素合成而具有抗炎、止痛、退热及减轻关节肿胀的作用。NSAID 对缓解患者的关节肿痛、改善全身症状有重要作用。常用药物有布洛芬、洛索洛芬、双氯芬酸、美洛昔康、塞来昔布等。其主要不良反应包括胃肠道症状、肝肾功能损害、增加心血管不良事件风险等。

2. 抗感染治疗 荟萃分析显示抗感染治疗不能缓解症状，且不能改变反应性关节炎病程。轻至中度细菌感染不建议应用抗生素治疗。但对于严重细菌性胃肠道感染仍需抗生素治疗。抗感染治疗以大环内酯类抗生素为主。

3. 糖皮质激素 局部注射糖皮质激素可有效缓解关节肿痛。适用于单关节炎或少关节炎。短期口服激素治疗适用于对 NSAID、关节内注射激素无效，或多关节受累的患者。激素用量 20~40mg/d，激素逐渐减量至最低有效剂量，尽量避免长期口服激素治疗。

4. 慢作用抗风湿病药（disease-modifying anti-rheumatic drugs，DMARD） 适用于 NSAID 或激素治疗无效的慢性关节炎患者。最常用的药物为柳氮磺吡啶和甲氨蝶呤（MTX）。MTX 用量 10~20mg/周，柳氮磺吡啶 500mg，每天 3 次，逐渐加量至 2g/d。常见的不良反应：胃肠道不适，中枢神经系统毒性，皮疹、淋巴细胞、中性粒细胞减少、溶血性贫血等。需每 2~4 周监测血象、肝肾功能。MTX 主要用于 ReA 的外周关节炎。在多关节炎患者，在发病 3 个月内开始应用免疫抑制剂治疗效果较好。

5. 生物制剂 应用 DMARD 的治疗效果需观察 3~4 个月，若无效考虑生物制剂 TNF-α 抑制剂如依那西普、英夫利昔单抗、阿达木单抗。传统 DMARD 对于附着点炎或指/趾炎通常无效，可考虑 TNF-α 抑制剂的治疗。目前应用生物制剂治疗 ReA 的报道多局限于病例报道和小规模研究。

【预后】

反应性关节炎的自然病程约 6~12 个月，25%~50% 患者可能复发，25% 患者发展为慢性关节炎。伴有脂溢性皮肤角化症的患者预后较差。

（冯 敏）

参 考 文 献

1. Selmi C, Gershwin ME.Diagnosis and classification of reactive arthritis.Autoimmun Rev, 2014, 13(4-5):546-549.

2. Schmitt K, Schmitt MD.Reactive Arthritis.Infect Dis Clin North Am, 2017, 31(2):265-277.

3. 蒋明, DAVID YU, 林孝义, 等.中华风湿病学.北京：华夏出版社, 2004.

4. Gerard HC,Carter JD,Hudson AP.Chlamydia trachomatis is present and metabolically active during the remitting phase in synovial tissues from patients with chronic chlamydia-induced reactive arthritis.Am J Med Sci,2013,346(1):22-25.

5. Carter JD,Inman RD,Whittum-Hudson J,et al.Chlamydia and chronic arthritis.Ann Med,2012,44(8):784-792.

6. 反应性关节炎诊断及治疗指南.中华风湿病学杂志,2010,14(10):702-704.

7. Stavropoulos PG,Soura E,Kanelleas A,et al.Antoniou Reactive Arthritis.JEADV,2015,29:415-424.

8. Spondyloarthritis in Over 16s:Diagnosis and Management.London:National Institute for Health and Care Excellence(UK);2017 Feb.ISBN-13:978-1-4731-2354-0.

9. Garcia FH,Azan A,Iraheta I,et al.Potential risk factors for reactive arthritis and persistence of symptoms at 2 years:a case-control study with longitudinal follow-up.Clin Rheumatol,2018,37(2):415-422.

10. Brinster A,Guillot X,Prati C,et al.Anti-TNF treatment of reactive arthritis.A monocentric experience.Joint Bone Spine,2017,84(2):237-238.

第四节　晚发系统性红斑狼疮

【概述】

系统性红斑狼疮（systemic lupus erythematosus，SLE）是一种多发于青年女性累及多脏器的自身免疫性的炎症性结缔组织病。病因尚未阐明，患者血清中存在以抗核抗体（anti-nuclear antibody，ANA）为代表的多种自身抗体。与器官特异性自身免疫性疾病如甲状腺炎、糖尿病和重症肌无力等不同，系统性红斑狼疮（SLE）是多种症状和体征的集合的一种疾病。SLE临床表现具有多样性，随时间推移临床表现不断积累和病程的波动性对临床医师是极大的挑战。除极个别患者外，实验室检查均发现抗核抗体（ANA）存在。SLE的患病率因人种而异，全球平均患病率为（12~39）/10万，黑人患病率最高，约为100/10万。我国汉族患病率居全球第二位，为（30.13~70.41）/10万。SLE的男女比例约为1:9，尤以20~40岁的育龄女性高发，但其他年龄组也有发病。

晚发系统性红斑狼疮的标准，文献中有以50岁以后发病为限，也有以60岁以后为限，一般认为发病年龄均在50岁以上。综合文献报道，晚发系统性红斑狼疮的发病率占系统性红斑狼疮的6%~12%。Baker等汇集文献所列的1426例系统性红斑狼疮患者，其中165例为50岁以后发病，占12%，最年长者为83岁。文献报道晚发系统性红斑狼疮和中青年系统性红斑狼疮同样均以女性占多数，但有人提出50岁以后发病的男性系统性红斑狼疮比例有所增加，Miller等发现晚发系统性红斑狼疮中，男性约占25%。

晚发系统性红斑狼疮的发病率、临床表现的多样化、实验室检查、治疗及预后等方面与年轻系统性红斑狼疮均有差异。

晚发系统性红斑狼疮（50岁以后发病）发病隐匿，从发病到确诊的时间较长，且早期一般表现为非特异性和慢性消耗性疾病的症状，如乏力、消瘦、不典型皮肤病变等。肾脏病变、神经系统病变等重要脏器受累发生较晚，且损害程度较轻，抗核抗体的滴度较低，晚发系统性红斑狼疮患者存活时间长，预后好，因此治疗上应酌情选择适当的免疫抑制剂，糖皮质激素用量不宜过大。

【病因和发病机制】

病因和发病机制不清，与遗传、激素水平、环境等多种因素有关。

1. 遗传

（1）系统性红斑狼疮的发病家族聚集倾向：0.4%~0.5%的SLE患者的一级或二级亲属患SLE或其他自身免疫性疾病；单卵双生子同患SLE的比率可高达70%（24%~69%），而异卵双生子该比率为2%~9%。流行病学及家系调查SLE患者的一级亲属中再患SLE者8倍于普通家庭，单卵双胞胎SLE的发病率是异卵双胞胎的5~10倍。SLE患者的家族中也常有其他CTD的患者，提示SLE的发病与易感基因有关。

（2）易感基因：SLE的发病与多个基因相关，仅少数病例与单基因缺陷有关。目前发现与SLE有关的基因位点有 50 余个，多为 HLA Ⅱ、Ⅲ 类基因，如 HLA Ⅱ 类 D 区的 *DR2*、*DR3*、*DQA1*、*DQB1* 和 HLA Ⅲ 类基因中 *C4AQ*。已有研究证实中国人群 16 号染色体 q12 区存在系统性红斑狼疮易感基因。有学者在 4 个亚洲汉族人群中进行大样本验证，发现了 *CDKN1B*、*TET3* 等 5 个与系统性红斑狼疮相关的易感基因。另外一组学者通过对 12 000 多例中国汉族红斑狼疮患者和健康对照样本进行研究，发现了 5 个与汉族人群发病密切相关的易感基因 *ETS1*、*IKZF1*、*RASGRP3*、*SLC15A4* 和 *TNIP1*，并确定了 4 个新的易感位点；研究同时验证了在欧洲人中发现的 7 个易感基因在汉族人中同样存在。目前推测多个基因与某些环境因素相互作用，改变了正常的免疫耐受性而致 SLE 发病。

2. 环境因素

（1）阳光：SLE 患者常在日光曝晒后发病，推测是因某些波长的紫外线使皮肤上皮细胞出现凋亡，新抗原暴露而成为自身抗原。

（2）药物、化学试剂：可使得 DNA 甲基化程度降低，或作为半抗原与体内蛋白结合，刺激淋巴细胞活化，从而诱发药物相关性狼疮。

（3）感染微生物病原体等：也是 SLE 发病的重要因素。

3. 雌激素　女性 SLE 患者比例明显高于男性，在更年期前阶段为 9∶1，而在儿童及老年人则降至 3∶1。妊娠常使得 SLE 病情加重。长期口服含雌激素的避孕药或者接受激素替代治疗均可以增加发生 SLE 的风险。推测是由于雌激素与淋巴细胞受体结合，增进淋巴细胞的活化及生存，因此延长了免疫反应的持续时间。

【病理】

狼疮皮肤病变的病理表现以镜下血管炎为主，狼疮肾炎表现为免疫复合物沉积的肾小球肾炎。其他的狼疮肾脏病理改变可以有血栓性的微血管病、肾小球足细胞病、塌陷型肾小球硬化（表 43-9、表 43-10）。

表 43-9　2003 年 LN 病理分型简化版（ISN/RPS）

分型	病理类型
Ⅰ 型	轻微系膜性 LN
Ⅱ 型	系膜增生性 LN
Ⅲ 型	局灶性 LN（应列出活动性或硬化性病变及程度）
Ⅳ 型	弥漫节段性（Ⅳ-S）或弥漫性球性（Ⅳ-G）LN（应列出纤维素样坏死、新月体及程度）
Ⅴ 型	膜性 LN（可合并 Ⅲ 型或Ⅳ/Ⅲ 型病变，应复合性诊断）
Ⅵ 型	晚期的硬化 LN

注：分型应注明肾小管萎缩、肾间质细胞浸润和纤维化、肾血管硬化和其他血管病变的严重程度（轻度、中度、重度及比例）

表 43-10　活动性和慢性肾小球病变病理区别

肾小球活动性病变	肾小球慢性病变
毛细血管内细胞增生伴或不伴白细胞浸润、血管腔狭窄	肾小球硬化（节段性、球性）
核碎裂	纤维性黏连
纤维素样坏死	纤维素样坏死
肾小球基底膜断裂	肾小球基底膜断裂
新月体（细胞性或纤维细胞性）	新月体（细胞性或纤维细胞性）
光镜见内皮下复合物（"白金耳"）	
毛细血管腔内免疫复合物沉积（透明血栓）	

【临床表现】

晚发系统性红斑狼疮起病隐匿，多为良性经过，罕有一开始即出现典型的系统性红斑狼疮症状，如光过敏、蝶形红斑、脱发、狼疮脑病、狼疮肾炎、狼疮血管炎等，更多表现为非特异性和慢性消耗性疾病的症状，如发热、疲劳、消瘦、肌痛和关节痛，尤其容易出现胸膜炎、心包炎、肺部累及、继发干燥综合征和关节炎表现。由于晚发系统性红斑狼疮初发症状无明显特异性，加之部分病例又是男性，故几乎每例在确诊前均经过广泛的诊断性检测，其内容涉及可能存在的潜在性肿瘤、结核、原因不明的感染或内分泌疾病。Baker 等报道晚发系统性红斑狼疮从发病至确诊时间平均35.9 个月，最长达28 年，其中2 年以上确诊者占19%。老年患者如出现上述非特异性临床表现，应长期追随观察，警惕有无系统性红斑狼疮的发展趋势。

晚发系统性红斑狼疮脏器受累也有其自身特点，肾脏病变包括肾病综合征、局灶性增殖性肾小球肾炎和膜性肾小球肾炎等。文献报道，肾炎的发生率有随年龄增长而增加的趋势。晚发系统性红斑狼疮肺部受累较普遍，如无菌性肺炎、肺间质纤维化和胸膜炎等。约1/4 病例可有精神、神经表现，其中2/3 有精神病发作或器质性脑综合征，1/3 有末梢神经病，McDonald 报告10 例晚发系统性红斑狼疮患者，9 例出现狼疮所致的神经系统表现，其形式多样，变化多端，全部病例的精神、神经学特征均出现在发病后一年内，临床恢复普遍满意，4 例完全恢复。晚发系统性红斑狼疮继发干燥综合征发生率较高，其原因尚不清楚（表43-11）。

表 43-11　晚发狼疮与早发狼疮的主要区别

	晚发狼疮（≥ 50 岁）	早发狼疮（<50 岁）
狼疮群体中的发生率	3%~18%	82%~97%
女 / 男比例	低（2.5~9）：1	高（9~14.4）：1
临床表现	关节炎 胸膜炎 心包炎 肌炎 肺间质纤维化 继发干燥综合征	蝶形红斑 光过敏 紫癜 血管炎 雷诺现象 神经精神 狼疮 狼疮肾炎
血清学异常	RF+ 低补体血症少见	淋巴结病变 抗 ds~DNA+ 抗 Sm+ 抗 RNP+ 低补体血症多见
起病方式	隐匿	不隐匿
诊断周期	有报道9.6 个月（4.8~24 个月）有报道37.1 个月（0~144 个月）	有报道6 个月（2.4~12 个月）
疾病经过	良性	较严重
治疗	NSAID 低到中等剂量激素 AZA、MTX 多用 较少应用 CTX、MMF	HCQ 中到大剂量激素 CTX MMF 利妥昔单抗 贝利单抗
伴随疾病	心血管疾病 糖尿病 感染肿瘤	少见
常见死亡原因	感染 心血管事件 恶性肿瘤 药物导致的并发症	多为狼疮本身病变及治疗并发症如狼疮肾炎 感染等

1. **皮肤黏膜表现**　皮肤是最常见的受累器官之一，见于80%~90% 患者。正如 SLE 本身的症状和体征具有多样性，皮肤黏膜损害亦有多种表现。11 条标准中有4 条与皮肤黏膜表现相关。根据皮损特点和病程的不同，SLE 特异性皮肤表现可分为慢性、亚急性和急性三类，这与皮肤外表现或实验室检查无关。

最常见的慢性皮肤表现是盘状红斑狼疮 DLE 可作为系统性红斑狼疮的一部分，或者独立存在并且不伴有自身抗体（2%~10% 将发展为 SLE）。DLE 皮损为境界清楚的红斑，表面附有黏着性鳞屑。剥离鳞屑，其下可见扩张的毛囊口，最常分布于颜面、头皮、耳廓、耳后和颈部，非阳光暴露部分亦可受累，皮损可出现扩大，边缘为新发的红色硬斑，中央萎缩性瘢痕较为特异，毛囊破坏可造成非可逆性脱发。DLE 病程早期真皮中大量黏蛋白聚集可造成皮损的水肿性改变，但较为罕见。狼疮性脂膜炎亦称深部狼疮，是慢性皮肤表现中较少见的类型，表现为累及深部真皮和皮下脂肪的硬结，无表皮层和表面皮肤受累，随病情进展，表面皮肤可因皮下结节黏连牵拉而出现凹陷性改变。

亚急性皮肤红斑狼疮（subacute cutaneous lupus erythematosus，SCLE）见于 7%~27% 的患者，好发于白种女性。典型表现为广泛的对称性浅表皮损，多见于日光照射部位如肩部、上肢伸侧、胸上部、背部和颈部，初为较小的鳞屑性红斑，可进展为丘疹鳞屑型（银屑病型）或环状多环型皮损，后者常融合成片伴有中央色素脱失，通常两者均不遗留瘢痕。SCLE 患者抗 SSA/Ro 核糖核蛋白抗体多呈阳性。

颧部红斑或蝶形红斑是 SLE 最典型的皮肤表现，属于急性皮疹的范畴，见于 30%~60% 患者。但是典型的蝶形红斑在晚发狼疮患者中不多见。这种水肿性红斑形似蝴蝶，它的身体跨在鼻的基底部，两个翅膀伸展到颧突。皮疹还可以见于前额和下颌，但通常不累及鼻唇沟。它不表现为散在的丘疹和脓疱疹，可由此与酒糟鼻相鉴别。皮疹常急性出现，可持续数日。炎症后改变常见，特别是在色素性皮肤的患者。蝶形红斑可因日光照射诱发或加重，患者身体其他部位也可出现光过敏性红斑但没有蝶形红斑。光过敏和蝶形红斑是相互独立的诊断标准，虽然在大部分患者中两者同时存在。此外，SLE 急性皮肤表现的另一种类型是广泛的麻疹样或发疹性皮疹。

SLE 患者的脱发可呈弥漫性或斑片状的，可逆性或永久性的，后者由头皮盘状红斑而致。鬓角处头发易于断裂，即"狼疮发"。

黏膜病变是 SLE 表现的一部分，可累及口腔（最常见）、鼻腔和肛门、生殖器。口腔黏膜病变可见于颊黏膜和舌面，但以上腭溃疡最为典型。通常为无痛性，也可因溃疡中央凹陷而出现疼痛。

血管炎是 SLE 皮肤病变的又一种类型，表现为荨麻疹、紫癜、指/趾溃疡、指腹红斑以及片状出血等。

由于 SLE 皮肤病变是病情活动的重要标志，查体时应对易于忽视的部位如头皮、耳廓、耳后、上腭、指尖和手掌等进行仔细检查。

2. 骨骼肌肉系统表现　关节痛是 SLE 最常见的首发症状，发生率高达 76%~100%。部分患者仅有关节痛而无炎症表现，有些患者则表现为典型的关节炎，包括关节红、肿、热、痛和活动受限。值得注意的是，患者关节疼痛程度与查体时滑膜炎的程度并不一定成比例。关节炎可累及任意关节，但以对称性双手小关节（近端指间关节和掌指关节）、腕、膝关节受累最为常见，脊柱多无受累。关节炎可呈一过性表现，于 24 小时内缓解，或较为持续。这些特点是部分患者初期被考虑有早期类风湿关节炎（RA）的原因。与 RA 不同的是，SLE 的关节炎为非侵蚀性，通常不会导致畸形。若有关节变形如尺侧偏斜、过屈、过伸等，通常可以还原复位。这种手指活动性增加，可以复位的变形，是继发于关节周围组织如关节囊、韧带和肌腱受累而出现的，被称为 Jaccoud 关节病。偶可出现侵蚀性病变，此时难以与 RA 鉴别；但通常 SLE 患者的侵蚀性病变并不会出现进展，这与关节囊压力与半脱位造成的机械状态改变有关。

关节腔积液程度较轻，外观清亮或轻度浑浊，黏度和黏蛋白凝块良好，未反映出显著的炎症。抗核抗体可为阳性，白细胞计数常 <2000/mm^3，以单核细胞为主，表现为漏出液或渗出液。血清/关节腔积液的补体、总蛋白、IgG 比值都可以是 1，提示蛋白按比例进入关节腔；或仅有补体水平 >1，则提示关节腔内存在补体局部消耗，而不是单纯血清补体下降。大量关节腔积液伴局部发热应警惕感染性关节炎。SLE 患者也可以出现类风湿结节和类风湿因子阳性，但并不常见。

骨坏死发生率为 5%~10%，以股骨头受累最常见，还可累及股骨髁、距骨和肱骨头。距骨头、桡骨头、腕骨和掌骨等偶可受累。骨坏死常两侧对称，但并不一定同时出现。大多数病例与应用皮质类固醇有关，还可因雷诺现象、小血管炎、脂肪栓塞和抗磷脂抗体等所致。患者常主诉定位于某一个关节的运动时持续性疼痛，休息后可缓解。

肌痛和肌无力常累及三角肌和股四头肌，可作为病情活动的伴随症状。小于 15% 患者可出现明显的肌炎表现伴肌酸激酶（CPK）升高，但极高 CPK 罕见。肌电图（EMG）和肌活检结果从正常到皮肌炎 / 多发性肌炎的表现不等。此外，应用糖皮质激素或抗疟药也可导致肌病。值得强调的是晚发狼疮患者容易感到肌痛。

3. 肾、输尿管、膀胱等器官表现　肾是 SLE 的特征性受累器官。几乎所有关于预后的研究都表明狼疮性肾炎是预后不良的重要指标。1/2~2/3 患者可有肾受累，多表现为蛋白尿（尿试纸检测 2+，>500mg/24h）。肾损伤有多种类型，评定时主要根据肾活检分类，也可以参考临床表现。世界卫生组织最早根据组织学和免疫复合物的位置对狼疮性肾炎进行了分类。2003 年国际肾病学会和肾病理事会（ISN/RPS）对该分类进行了修订。新的分类努力从病变范围的局灶性或弥漫性病变分布的节段性或球性及病变性质的活动性指标和慢性指标三个方向对 LN 进行了评估。此次分类使 LN 各型的界定更为明确和细化，特别强调了与临床的结合。此外，还将弥漫增殖型肾炎分为节段型和球型。目前尚不确定该组织学分型是否会对临床治疗和预后评估产生影响。V 型定义为单纯膜型狼疮性肾炎，若合并增殖性病变，则两个型分别都要写出，如 V + Ⅲ 型或 V + Ⅳ 型。

绝大多数患者肾活检异常，特别是用电镜和免疫荧光进行检查时。弥漫增殖型肾炎和进展性局灶增殖型肾炎的预后比膜型和系膜型差。

初始的临床评估应包括尿常规和尿显微镜检。即使尿常规提示尿蛋白仅 1+，也应常规检测基线时 24 小时尿蛋白和尿肌酐水平，特别是在抗 dsDNA 阳性伴补体水平降低的患者。由于留取 24 小时尿液标本较为烦琐，很多医师采用次尿蛋白 / 肌酐的比值以评估蛋白尿程度。尿沉渣可无明显异常（见于系膜型或膜型）或有红细胞管型（见于增殖性病变）。尿蛋白阴性时，持续血尿 >5 个红细胞 / 高倍视野（排除其他因素如月经）和（或）脓尿 >5 个白细胞 / 高倍视野（排除感染）也提示狼疮性肾炎（除非病理提示血尿时病变局限于系膜区、脓尿时局限于间质内）。单纯肌酐升高而蛋白尿阴性较为少见，但可见于晚期肾功能不全患者。血清低白蛋白血症也提示持续蛋白尿。超出年龄、种族和性别对应范围的孤立性血压升高，应警惕有无肾病变。

肾活检并非诊断狼疮性肾炎所必需，但在临床表现并不明确时具有极大的诊断意义。由于肾活检可提示有无进展性病变的病理特点如新月体，有学者认为肾活检是决定治疗方案的依据。若临床表现良性病变类型，但活检有进展性的病理证据，则支持烷化剂环磷酰胺的应用，尽管该药可能导致卵巢功能早衰。例如，有些患者抗 ds-DNA 抗体滴度快速上升伴补体降低，但蛋白尿程度轻（400mg~1g），尿沉渣无明显异常，肌酐正常，也没有其他需要积极免疫抑制剂治疗的系统受累表现；而另一患者大量蛋白尿符合肾病综合征标准，尿沉渣提示活动性病变，但血清学指标正常。在这些难以确定治疗方案的情况下，肾活检可提供极为有用的信息。相反，在不可逆的晚期硬化性病变时停用积极治疗也很重要。由此，若肾病可以决定治疗方案的不同或为研究所需要，应完善肾活检。双肾 B 超也有助于指导治疗，肾脏变小、回声增强提示治疗成功率较低。尿蛋白是评估狼疮性肾炎活动性的重要指标。新发尿蛋白 500mg 即有显著意义，但膜性肾病患者尿蛋白持续为 500mg~2g 时病情仍可能是稳定的。此时，病情加重应定义为尿蛋白比基线值增加 1 倍以上。高血压可反映肾病的活动度，并可加重肾功能损害，需要密切监测血压。

值得关注的是无症状狼疮性肾炎依据临床表现来判断会低估肾脏的真实受累程度，因为一些患者可能存在明显的病理学异常（本情况较罕见）、但却没有任何肾脏受累的临床征象。

近年学者们也逐渐关注到狼疮的肾小球足细胞病、塌陷型肾小球硬化等肾脏病变。

在狼疮患者中已成功开展肾移植治疗。移植后，狼疮性肾炎仍有可能复发，甚至在没有临床表现或血清学活动证据时出现，但并不一定造成移植肾失败。在终末期肾病患者中，SLE 的临床表现和血清学活动性指标可能有改善，但该说法目前也受到了质疑。

部分狼疮患者的狼疮病情活动仅表现为双侧肾盂输尿管扩张、膀胱容积减小、血压升高，伴或者不伴有肠管扩张、肠壁增厚，此时可以补体不低，患者低蛋白血症明显，肾功能不全，出现恶病质表现，患者可以无其他典型的狼疮活动表现如发热、白细胞减少、尿蛋白、自免溶血、心包积液等。此时，影像学可以见到"齿梳征"，需要大剂量糖皮质激素加 CTX 等免疫抑制剂治疗。治疗疗程较长，患者才能缓解。

4. 神经系统表现　约 2/3 的 SLE 患者可出现神经精神症状，发病机制不明。假设的机制包括血管病变造成血管闭塞、白细胞聚集或栓塞以及抗体介导的神经元细胞损伤和功能紊乱。神经精神狼疮包括中枢、周围和自主神经系统的神经病变，以及排除了其他原因的精神症状。这些表现可在同一患者中单次或反复出现，可与其他系统同时受累或单独发生。ACR 标准中神经精神狼疮仅包括癫痫和精神症状，进一步描述神经系统受累表现对于诊断的重要性已日益突出。为了扩大标准，ACR 特别委员会制订了报告准则、实验室检查和影像学评估的规范指南，以及 SLE 中能观察到的 19 种神经精神表现的定义。

精神症状有多种形式，包括情绪障碍、焦虑和精神病。由于长期慢性疾病的精神压力以及药物、感染和代谢紊乱等因素，精神症状是否与狼疮疾病本身相关较难明确。患者可有显著的认知障碍如注意力缺陷、精神不集中、记忆受损和造句困难等，可通过神经精神测试或功能级别下降的表现得到证实。另一种弥漫性神经功能紊乱是急性意识模糊状态，患者表现为意识或觉醒障碍，不能集中、维持或转换注意力，可伴有认知障碍和（或）情绪、行为和情感变化。上述症状多急性出现，病情可有波动性，表现从轻度意识改变到昏迷等。

中枢神经系统受累可出现局灶性或全身性癫痫发作。头疼较为常见，是否仅与 SLE 相关仍有争议。狼疮性头疼为严重的持续性头疼，麻醉性止痛无效，但单纯的严重偏头痛也可有相似表现。良性颅内高压也可引起头疼。类狼疮性硬化症罕见，患者有神经缺陷表现，症状与多发性硬化症类似。脊髓病和无菌性脑膜炎罕见。舞蹈病是 SLE 相关的运动障碍中最常见的类型，但并不多见，它与脑血管事件均被认为与抗磷脂抗体有关。

颅神经病变可造成视野缺损、失明、视神经乳头水肿、眼球震颤、上睑下垂、耳鸣、眩晕和面神经麻痹等。周围神经受累表现为运动性、感觉性、混合性病变或多发性单神经炎。横贯性脊髓炎较少见，可出现下肢瘫痪、感觉缺失和括约肌功能障碍。亦有急性炎症性脱髓鞘性多发性神经根炎（吉兰 – 巴雷综合征）的报道。

脑脊液检查有助于排除感染，但对神经精神狼疮并无特异性，仅 1/3 患者可有细胞数和（或）蛋白水平升高。急性期脑脊液可完全正常。头颅 CT 可用于大多数占位性病变和颅内出血的初步诊断。磁共振成像（MRI）可显示脑白质或灰质中血管损伤的组织病理学改变。MRI 异常多为局灶性病变，其与临床症状的相关性较低。

5. 心血管系统表现　SLE 可有多种心血管并发症，以心包炎最为常见，发生率为 6%~45%。患者常主诉胸骨后或心前区疼痛，运动如吸气、咳嗽、吞咽、转身和前屈时加重。疼痛可剧烈并持续数周，或程度轻微且仅持续数小时。可出现心包摩擦音，部分无症状患者亦可闻及。尽管心电图可见典型 T 波改变，但超声心电图是最佳诊断途径。心包积液少量或中等量，为淡黄色或血性渗出液，白细胞计数升高以中性粒细胞为主。离心后沉淀细胞中可见狼疮细胞。心脏压塞和缩窄性心包炎较罕见。若年轻女性出现呼吸困难和胸膜性胸痛，需要与 SLE 鉴别并完善 ANA 检查。

SLE 心肌受累并不常见，见于 <10% 患者，可表现为发热、呼吸困难、心悸、心脏杂音、窦性心动过速、室性心律失常、心脏传导障碍和充血性心力衰竭等。经皮心内膜心肌活检有助于诊断。严重心脏瓣膜病变可引起血流动力学改变并出现临床症状，需行人工瓣膜置换术。主动脉瓣关闭不全最为常见，与纤维素样变性、纤维化造成瓣膜变形、瓣膜炎、细菌性心内膜炎、主动脉炎和 Libman-Sacks 心内膜炎有关。Libman-Sacks 非典型疣状心内膜炎是 SLE 心脏受累的特异性表现，为直径 1~4mm 的疣状赘生物，主要位于三尖瓣和二尖瓣。狼疮活动的临床和免疫学指标或治疗均与心脏瓣膜病的出现或变化无时间相关性。SLE 患者行手术和牙科操作时建议预防性使用抗生素。

动脉粥样硬化加速是 SLE 患者死亡的重要原因，已引起极大关注。SLE 患者心肌梗死的死亡率比例比年龄和性别匹配的对照人群高 10 倍。尸检结果也支持临床数据：严重的冠状动脉粥样硬化在 SLE 患者中高达 40%，而在死亡年龄匹配的对照人群中仅为 2%。SLE 动脉粥样硬化的危险因素包括高胆固醇血症、高血压和狼疮疾病本身、皮质类固醇可引起血脂升高。冠状动脉炎罕见，可与粥样硬化性心脏病并存。数个 SLE 队列研究表明，冠状动脉粥样硬化疾病如心绞痛和心肌梗死的发生率为 6%~12%。用 B 超测量颈动脉斑块和内膜中层厚度的方法更为敏感，175 例 SLE 女性患者中 40% 可见灶性斑块。

近期有两篇文章进一步证实了 SLE 与早发动脉粥样硬化的关系。Roman 等在一项横断面研究中对 197 例 SLE 患者及 197 例对照行颈动脉超声和超声心动图检查，并评估了冠状动脉疾病（CAD）的危险因素。结果表明，SLE 患者早发动脉粥样硬化与传统的心血管疾病危险因素无关。斑块与年龄、病程长、损伤指数高、环磷酰胺和抗疟药应用较少以及抗 Sm 抗体阳性率低等独立相关。Asanuma 等用电子束 CT（EBCT）对 65 例 SLE 患者和 69 例对照进行评估，结果表明 SLE 患者的冠脉钙化积分更高，并独立于其他动脉粥样硬化的危险因素。此外，根据年龄分层进行分析，SLE 患者出现冠状动脉钙化的年龄较对照组小。

6. 胸膜和肺　肺及相邻结构在 SLE 中受累常见，但与肾和中枢神经系统并发症相比一般不危及生命。约 30% 患者在其一生中可有不同程度的胸膜病变，表现为胸膜炎伴胸痛或胸腔积液。胸膜炎较心包炎更常见，疼痛程度较为剧烈，需要与肺栓塞或感染相鉴别。胸腔积液多为双侧渗出液，量较小，外观清亮，蛋白含量增高、糖含量正常，白细胞计数 <10 000/mm^3，以中性粒细胞或淋巴细胞为主，补体水平降低。

肺部受累表现包括肺炎、肺泡出血、肺栓塞、肺动脉高压和肺萎缩综合征等。急性狼疮性肺炎是指急性出现的肺感染发热伴肺部炎症，突出的表现为胸膜性胸痛、咯血和呼吸困难。急性狼疮性肺炎还可出现弥漫性肺泡出血，死亡率高达 50%，可以没有咯血表现，但血细胞比容进行性下降和肺部浸润性病变提示弥漫性肺泡出血的可能。少数患者（<10%）可出现慢性病变，表现为进行性呼吸困难、干咳、双肺底啰音和弥漫性肺间质浸润。

胸部影像正常且无显著低氧血症的患者若出现进行性呼吸困难，应警惕肺动脉高压。肺功能检查可提示限制性通气功能障碍伴一氧化碳弥散能力下降，可通过超声心动图和心导管检查进一步证实诊断，患者常伴有雷诺现象。应评估有无肺内血栓和（或）多发性肺栓塞，特别是在抗磷脂抗体阳性的患者。近期研究表明由于肺阻力增高，肺动脉高压的病情随时间逐渐进展。

7. 其他较少累及的器官表现

（1）胃肠道和肝：胃肠道受累可有多种表现，但对大多数患者而言并不能作为诊断依据。腹膜是 SLE 最少受累的浆膜。腹膜受累的症状包括反跳痛阳性、发热、恶心、呕吐和腹泻等，需要与其他急腹症或感染鉴别以避免外科手术介入。胰腺炎和肠道血管炎也可造成 SLE 患者腹痛。肠系膜血管炎也可引起便血、腹疼。蛋白丢失性肠病、假性肠梗阻、肠壁增厚等 SLE 导致的表现可以见到。笔者的数位患者表现为肠管扩张伴双侧输尿管及肾盂扩张、高血压、肾功能不全、恶病质，经过大剂量糖皮质激素、CTX 治疗后好转。SLE 相关的肝病变少见，但是狼疮可以肝损害为首要表现，笔者接触的一位青年女性初诊即出现肝脏衰竭，确诊狼疮，经过糖皮质激素及免疫抑制剂好转。但在疾病活动期和（或）应用非甾体抗炎药（NSAID）、硫唑嘌呤和甲氨蝶呤后，可出现转氨酶升高。若患者有持续肝炎表现而又未用损伤肝的药物，应行肝活检明确病因。类狼疮肝炎的概念最早由 Bearn 于 1956 年提出，起初被认为是 SLE 的表现之一。但是类狼疮肝炎是根据血清学和组织学进行诊断的，是慢性活动肝炎的一个亚类，患者并不一定合并狼疮。在符合 ACR 标准的 SLE 患者中，类狼疮肝炎的发生率 <10%。

（2）眼：SLE 最常见的眼部病变是视网膜"棉絮斑"，其次是角膜和结膜受累，葡萄膜炎或巩膜炎罕见。有些系统性红斑狼疮患者可以在全身病情稳定的前提下出现急性视网膜中央静脉阻塞，笔者曾接诊一例年轻男性患者，经大剂量糖皮质激素及 CTX 及眼科的激光治疗、雷珠单抗注射眼底病变好转。

抗疟药造成的视网膜损害尽管极为少见，但与原发病视网膜受累相比，是引起视力下降更常见的原因，与局灶缺血相关，好发于视网膜后部，常累及视神经乳头，呈灰白色棉絮状渗出病灶，平均直径约为视神经盘宽度的 1/3，其组织学特点是细胞样体。

（3）抗磷脂抗体综合征：SLE 可继发抗磷脂抗体综合征（antiphospholipid antibody syndrome，APS），临床表现为反复动脉和（或）静脉血栓形成、习惯性流产、血小板减少、皮肤网状青斑和心瓣膜赘生物等，患者血清中多次检出高滴度抗磷脂抗体。有些 APS 患者在数天或数周内迅速在多个重要器官出现血栓栓塞，导致脏器功能衰竭，十分凶险，称为"灾难性抗磷脂综合征（catastrophic antiphospholipid antibody syndrome，CAPS）"。

（4）干燥综合征（Sjögren's syndrome，SS）：有约 30% 的 SLE 并存 SS，甚至有患者以唾液腺和泪腺功能不全所致的口眼干燥症状为突出和首发表现，但血清学具有典型 SLE 特异性抗体，多年后方出现其他 SLE 系统损害。

【辅助检查】

1. 实验室检查

（1）一般检查：SLE 患者活动期常出现一系或多系血细胞减少；尿蛋白、尿异形红细胞和管型尿提示 LN。

NPSLE 者常有脑脊液压力及蛋白含量的升高，细胞数可轻度增多，氯化物和葡萄糖水平多正常。

SLE 患者的血沉和 C 反应蛋白一般增高不明显，血沉还受贫血、低蛋白血症和高脂血症影响，特异性较差；而以关节炎、血管炎为突出表现者或合并严重感染者，C 反应蛋白增高更为显著。补体（CH50、C3 和 C4）降低常提示 SLE 病情活动的可能，可作为评价疗效和监测病情复发的指标之一。部分 SLE 患者的 γ 球蛋白水平有不同程度的增高。

（2）自身抗体：血清中存在多种自身抗体是 SLE 的重要特征，也是诊断 SLE 的主要依据，还可指示疾病活动性及可能累及的脏器。常见的自身抗体为抗核抗体谱、抗磷脂抗体和抗组织细胞抗体。

1）抗核抗体谱：有抗核抗体（ANA）、抗双链 DNA（double-stranded DNA，dsDNA）抗体、抗可提取核抗原（extractable nuclearantigen，ENA）抗体。

ANA：见于约 80% 的 SLE 患者，但它特异性较低（65%），还见于其他结缔组织病、慢性感染、部分淋巴增殖性疾病和部分正常人。

抗 dsDNA 抗体：是 SLE 的特异性抗体，特异性高达 95%，其滴度与疾病活动性密切相关，滴度增高者 SLE 病情活动的风险高。

抗 ENA 抗体：是一组临床意义不相同的抗体：其包括抗 Smith（Sm）抗体：是 SLE 的标记性抗体。其特异性 99%，但敏感性仅 25%，且与病情活动性无关；抗 U1 核糖核蛋白（U1RNP）抗体：阳性率 40%，对 SLE 诊断特异性不高，往往与 SLE 的雷诺现象、肌炎、肺间质病变和肺动脉高压相关；抗 SSA（Ro）抗体：与 SLE 中出现光过敏、血管炎、皮损、白细胞减低、平滑肌受累、新生儿狼疮等相关。抗 SSB（La）抗体：与抗 SSA 抗体相关联，与继发干燥综合征有关，但阳性率低于抗 SSA（Ro）抗体。抗核糖体 RNP（rRNP）抗体：也是 SLE 特异性较高的抗体，提示发生精神神经狼疮的风险高，且多表现为精神异常和情感障碍。抗 rRNP 抗体阳性者也易出现其他重要内脏的损害。

2）抗磷脂抗体：包括抗心磷脂抗体、抗 β2 糖蛋白 1（β-2 glycoprotein 1，β-2GP1）抗体等对自身不同磷脂成分的自身抗体，患者常出现梅毒血清试验假阳性和狼疮抗凝物（lupus anticoagulant，LA）阳性。有助于 SLE 继发性 APS 的诊断。

3）抗组织细胞抗体：抗红细胞膜抗体，以 Coombs 试验测得，抗血小板相关抗体导致血小板减少，抗神经元抗体多见于 NPSLE。

4）其他：有少数的患者血清可出现类风湿因子（RF）和抗中性粒细胞胞浆抗体（ANCA）。抗组蛋白（histone）抗体亦是抗核抗体谱之一，部分亚型与药物性狼疮（drug-induced lupus，DIL）相关。

2. 影像学检查　磁共振成像（MRI）和 CT 可发现患者脑血管和脑实质早期病变；胸部高分辨 CT 有助于肺间质性病变的发现和随访。超声心动图对心包积液、心肌、心瓣膜病变、肺动脉高压等有较高敏感性。

【诊断和鉴别诊断】

1. 诊断标准　目前临床仍普遍采用美国风湿病学会（ACR）1997 年推荐的 SLE 分类标准指导 SLE 的诊断（表 43-12）。该分类标准的 11 项中，符合 4 项或 4 项以上者，在排除感染、肿瘤和其他结缔组织病后，可诊断 SLE。其敏感性和特异性分别为 95％和 85％。

SLE 的分类标准仍在不断更新完善之中，2009 年和 2012 年 SLE 国际临床协作组（SLICC）分别对 ACR 的分类标准进行了修订（表 43-13），提高了诊断的敏感性，但尚需在临床应用中不断验证。2017 EULAR/ACR SLE 分类标准见表 43-14。

表 43-12　1997 年 ACR SLE 分类标准

美国风湿病学院推荐的 SLE 分类标准（1997 年）。SLE 分类标准的 11 项中，符合 4 项或 4 项以上者，可诊断 SLE。其敏感性和特异性均 >90%
1. 颊部红斑　固定红斑，扁平或隆起，在两颧突出的部位
2. 盘状红斑　片状隆起于皮肤的红斑，黏附有角质脱屑和毛囊栓；陈旧病变可发生萎缩性瘢痕
3. 光过敏　对日光有明显的反应，引起皮疹，从病史中得知或医生观察到
4. 口腔溃疡　经医生观察到的口腔或鼻咽部溃疡，一般无痛性
5. 关节炎　非侵蚀性关节炎，累及 2 个或更多的外周关节，有压痛，肿胀或积液
6. 浆膜炎　胸膜炎或心包炎
7. 肾脏病变　尿蛋白 >0.5/24 小时或 +++，或管型（红细胞、血红蛋白、颗粒或混合管型）
8. 神经病变　癫痫发作或精神病，排除药物或已知的代谢紊乱的影响
9. 血液学疾病　溶血性贫血，或白细胞减少，或淋巴细胞减少，或血小板减少
10. 免疫学异常　抗 ds-DNA 抗体阳性，或抗 Sm 抗体阳性，或抗磷脂抗体阳性（后者包括抗心磷脂抗体、或抗狼疮抗凝物阳性、或至少持续 6 个月的梅毒血清试验假阳性的三者中具备一项阳性。）
11. 抗核抗体　在任何时候和未用药物诱发"药物性狼疮"的情况下，抗核抗体滴度异常

表 43-13　2010 年 SLICC 修改的 ACR 系统性红斑狼疮分类标准

临床标准	免疫学标准
1. 急性或亚急性皮肤狼疮	1. ANA 高于实验室参考值范围
2. 慢性皮肤狼疮	2. 抗 ds-DNA 高于实验室参考值范围（ELISA 法另外，用此法检测，需两次高于实验室参考值范围）
3. 口腔 / 鼻溃疡	3. 抗 sm 阳性
4. 不留瘢痕的脱发	4. 抗磷脂抗体 ①狼疮抗凝物阳性 ②梅毒血清学试验假阳性 ③抗心磷脂抗体 – 至少两倍正常值或中高滴度 ④抗 β2 糖蛋白 1 阳性
5. 炎症性滑膜炎，内科医生观察到的两个或两个以上关节肿胀或伴晨僵的关节触痛	5. 低补体 ①低 C3 ②低 C4 ③低 CH50
6. 浆膜炎	6. 在无溶血性贫血者，直接 Coombs 试验阳性
7. 肾脏：用尿蛋白 / 肌酐比值（或 24 小时尿蛋白）算，至少 500mg/d，或有红细胞管型	

临床标准	免疫学标准
8. 神经系统：癫痫发作，精神病，多发性单神经炎，脊髓炎，外周或颅神经病变，脑炎（急性精神混乱状态）	
9. 溶血性贫血	
10. 白细胞减少（至少一次 <4000/mm³）或淋巴细胞减少（至少一次 <1000/mm³）	
11. 至少一次血小板减少（<100 000/mm³）	

患者如果满足下列条件至少一条，则归类于系统性红斑狼疮：

①有活检证实的狼疮肾炎，伴有 ANA 阳性或抗 ds-DNA 阳性；②患者满足分类标准中的 4 条，其中包括至少一条临床标准和一条免疫学标准；③在入选的患者中应用此标准，较 ACR 标准有更好的敏感性（94%vs86%），并与 ACR 标准有大致相同的特异性（92%vs93%），同时明显减少误分类（P=0.0082）

表 43-14　2017 EULAR/ACR SLE 分类标准（尚无正式文献出版）

纳入标准：ANA 阳性（Hep2 免疫荧光法 ≥ 1 : 80）

临床领域及标准	权重	免疫学领域及标准	权重
全身方面		抗磷脂抗体方面	
发热 >38.3℃	2	抗心磷脂抗体 IgG>40GPL 单位或抗 β2-GP1 IgG>40 单位或狼疮抗凝物阳性	2
皮肤方面		补体方面	
非瘢痕性脱发	2	低 C3 或低 C4	3
口腔溃疡	2	低 C3 和低 C4	4
亚急性皮肤或盘状狼疮	4	高度特异性抗体方面	
急性皮肤狼疮	6	Anti-dsDNS 阳性	6
关节炎方面		Anti-Sm 阳性	6
≥ 2 个关节滑膜炎或 ≥ 2 个压痛关节 + ≥ 30 分钟的晨僵	6		
神经系统方面			
谵妄	2		
精神症状	3		
癫痫	5		
浆膜炎方面			
胸腔积液或心包积液	5		
急性心包积液	6		
血液系统方面			
白细胞减少（<4 × 10⁹/L）	3		
血小板减少（<100 × 10⁹/L）	4		
免疫性溶血	4		

临床领域及标准	权重	免疫学领域及标准	权重
肾脏方面			
蛋白尿 >0.5g/d	4		
肾穿病理 Ⅱ 或 Ⅴ 型狼疮肾炎	8		
肾穿病理 Ⅲ 或 Ⅳ 型狼疮肾炎	10		

权重积分 ≥ 10 分的患者可以分类诊断为 SLE。
特别说明：
对于每条标准，需排除感染、恶性肿瘤、药物等原因；
既往符合某条标准可以计分；
标准不必同时发生；
至少符合一条临床标准；
在每个方面，只有最高权重标准的得分计入总分。

2. 鉴别诊断　SLE 存在多系统累及，每种临床表现均须与相应的各系统疾病相鉴别，如多关节炎需与类风湿关节炎相鉴别，NPSLE 需与中枢神经系统感染鉴别。SLE 可出现多种自身抗体及不典型临床表现，尚须与其他结缔组织病和系统性血管炎等鉴别。有些药物如异烟肼等，如长期服用，可引起类似 SLE 表现（药物性狼疮），但极少有神经系统表现和肾炎，一般抗 dsDNA 抗体、抗 Sm 抗体阴性，血清补体常正常，可资鉴别。

鉴于 SLE 的临床表现较多变，鉴别诊断范围也相应较宽。本专题未全面罗列所有可能的鉴别诊断，仅介绍其中一些。

（1）RA：其可能难以将早期 RA 与 SLE 中的关节炎相鉴别，因为这两种疾病都会引起关节压痛和肿胀。在存在更具破坏性的 RA 患者中，疾病后期可观察到天鹅颈畸形、尺侧偏移软组织松弛等特征，但一些 SLE 患者可能也存在这些特征。然而，重要的鉴别特征为 SLE 中的关节畸形通常可复原，普通 X 线摄影显示其极少为侵蚀性。在 SLE 患者中还可能观察到 RA 的一些关节外表现，包括浆膜炎、干燥症状、皮下结节、贫血和乏力。这些特征更常见于疾病较严重或晚期的 RA 患者中。存在抗 CCP 等血清学异常更加支持 RA 的诊断，这些异常有助于鉴别疾病。应认识到，高达 1/2 的 RA 患者都可能为 ANA 阳性。而 RF 可能存在于约 1/3 的 SLE 患者中。

（2）Rhupus 综合征：这一术语已被用于描述 SLE 和 RA 特征相重叠的患者。关于 Rhupus 综合征是一种临床及免疫学上的独特疾病，还是 SLE 与 RA 的真正重叠，或者是 SLE 患者的一个亚组，目前仍有争议。除了血清学与 SLE 和 RA 相一致，一些被归类为 Rhupus 综合征的患者可能还存在对 SLE 不典型的侵蚀性关节病。

（3）MCTD：MCTD 特征为具有 SLE、系统性硬化症（systemic sclerosis，SSc）及 PM 的重叠特征，以及存在高滴度的抗 U1RNP 抗体。然而，MCTD 的诊断常较复杂，因为该病的很多典型特征会相继发生，通常持续数年。此外，一些 MCTD 患者在临床病程期间可能进展为另一种结缔组织病，包括 SLE。

（4）UCTD：如上所述，UCTD 患者存在提示系统性自身免疫性疾病的症状和体征，但并不满足一种确切结缔组织病（如 SLE 或 MCTD）的分类标准。这些患者可能存在关节炎、关节痛、雷诺现象等症状，以及难以与早期 SLE 相鉴别的血清学发现。大多数 UCTD 患者会保持不明确的表现，且其病症轻微。

（5）SSc：通常会观察到 SSc 患者同时存在雷诺现象和胃食管反流，但这些表现为非特异，SLE 患者或健康个体也可能存在。相比之下，肢端硬化、毛细血管扩张、钙质沉着以及恶性高血压伴急性肾功能衰竭更符合 SSc 而非 SLE。此外，大多数 SSc 患者都为 ANA 阳性，而 SSc 患者并不常存在其他血清学指标，如对 SLE 的特异性更高的抗 dsDNA 和抗 Sm 抗体。相应地，SSc 患者通常会表达抗 Scl-70 抗原（拓扑异构酶 I）的抗体或抗着丝粒蛋白的抗体。在这些疾病相重叠的情况中（如 MCTD 病例），鉴别 SSc 与 SLE 可能尤其困难。

（6）干燥综合征：干燥综合征患者可能存在可在 SLE 中观察到的腺外表现，如神经系统及肺部异常。然而，干燥综合征患者应具有干燥性角膜结膜炎和口干燥症的客观体征，以及唾液腺活检的特征性表现（并非 SLE 的典型表现）。干燥综合征患者通常也会表达抗 Ro 和 La 抗原的抗体。

（7）血管炎：中等及小血管血管炎如结节性多动脉炎（polyarteritis nodosa，PAN）、肉芽肿性多血管炎（granulomatosis with polyangiitis，GPA；即 Wegener 肉芽肿）或显微镜下多血管炎（microscopic polyangiitis，MPA）患者可能出现 SLE 的重叠特征，包括全身症状、皮肤病损、神经病变以及肾功能障碍。然而，存在这些类型血管炎的患者通常为 ANA 阴性。

（8）Behçet 综合征：几乎所有 Behçet 综合征患者都存在口疮，且 SLE 患者可能也存在。其他的重叠特征包括炎症性眼病、神经系统疾病、血管病和关节炎。然而，Behçet 患者常为男性和 ANA 阴性。同样，任何大小的血管受累都常为 Behçet 综合征的特点，而非 SLE 的特点。

（9）DM 和 PM：SLE 患者可出现低级别肌炎，而 DM 及 PM 患者通常会出现更明显的近端肌肉无力。约 30% 的 DM 及 PM 患者为 ANA 阳性，而几乎所有 SLE 患者都为 ANA 阳性。DM 患者可能存在特征性皮肤表现，包括 Gottron 丘疹、向阳性皮疹和光分布性皮肤异色症（包括披肩征和 V 字征）。DM 和 PM 患者不存在 SLE 的典型临床表现，如口腔溃疡、关节炎、肾炎以及血液系统异常。DM 或 PM 患者也可能表达肌炎特定性抗体，如抗 Jo-1。

（10）成人 Still 病（adult Stills disease，AOSD）：SLE 患者中常见 AOSD 的一些临床表现，如发热、关节炎或关节痛以及淋巴结肿大。然而，AOSD 患者通常会出现白细胞增多而非在 SLE 患者中观察到的白细胞减少，且这些患者通常为 ANA 阴性。

（11）Kikuchi：该病是一种良性组织细胞坏死性淋巴结炎，通常为自限性。就诊时的临床特征包括淋巴结肿大、发热、肌痛、关节痛以及肝脾肿大（较少见）。已有报道称该病与 SLE 相关，但其临床病程通常良好，通常在 4 个月内自发缓解。根据淋巴结活检显示组织细胞浸润即可诊断为 Kikuchi 病。

（12）血清病：SLE 患者通常存在血清病中的很多临床特点，如发热、淋巴结肿大、皮疹和关节痛。此外，疾病严重发作期间时的补体（包括 C3 和 C4）测定值可能降低，与 SLE 一样。然而，与 SLE 不同，该病通常为 ANA 阴性且病程往往为自限性。

（13）纤维肌痛：SLE 患者可能出现广泛性关节痛、肌痛和乏力，与纤维肌痛患者非常相似。然而，纤维肌痛患者并不存在 SLE 的其他典型特征，如光敏性皮炎、关节炎以及多系统器官受累。然而，与一般人群相比，全身风湿性疾病患者更常发生纤维肌痛；因此 SLE 患者可能伴发纤维肌痛。

（14）感染：一些病毒感染可能引发 SLE 中的症状及体征，包括巨细胞病毒（cytomegalovirus，CMV）和 EB 病毒。此外，EB 病毒感染可能导致 ANA 阳性。人类细小病毒 B19 可引起在 SLE 中观察到的流感样症状和血液系统异常（如白细胞减少和血小板减少），且患者可能出现关节痛或关节炎。

其他可能表现为多系统受累的病毒感染包括 HIV、HBV 和 HCV。然而，通过血清学检查可对此类病毒进行诊断。在合适的情况下，还应考虑一些细菌感染，如沙门菌属或结核。

（15）多发性硬化（multiple sclerosis，MS）：虽然较罕见，但 SLE 患者可能出现颅神经病变，必须与 MS 相鉴别。MS 的特征为单侧视神经炎和锥体综合征，以及 MRI 检测出的提示空间及时间播散的病变。

（16）恶性肿瘤：白血病或骨髓增生异常综合征可能出现血液系统及全身症状，与 SLE 中的症状相似。然而，B 细胞及 T 细胞单克隆扩增（由免疫表型分析测定）、单核细胞增多症或大红细胞症可鉴别这些恶性肿瘤与 SLE。淋巴瘤患者通常还会出现其他表现，如脾肿大、淋巴结肿大或乳酸脱氢酶（lactate dehydrogenase，LDH）水平升高。通过组织（常为淋巴结）切除活检中的发现可能鉴别血管免疫母细胞性 T 细胞淋巴瘤（angioimmunoblastic T cell lymphoma，AITL）患者。

（17）血栓性血小板减少性紫癜（thrombotic thrombocytopenic purpura，TTP）：虽然 SLE 患者可能存

在发热或血小板减少，但 TTP 患者还存在微血管病性溶血性贫血、急性肾功能不全、波动性神经系统表现和（或）ADAMSTS13 水平较低。

3. SLE 病情的判断　SLE 病情的严重程度应从两个方面来评估：一方面是 SLE 的疾病活动性，反映了脏器的急性可逆性损伤，活动度越高则提示需要更及时而积极的免疫抑制治疗；另一方面是 SLE 或治疗药物所致的慢性不可逆性脏器损伤功能障碍，提示 SLE 的远期预后相关。前者反复发作，可不断向后者转化累积。

【治疗】

目前 SLE 尚不能根治，但经合理治疗后可以达到长期缓解。晚发狼疮的治疗应该结合老年人的特点，警惕激素导致的胃肠道溃疡糜烂出血，警惕心血管事件增加等。治疗应强调早期诊断、早期治疗，遵循个体化原则。糖皮质激素（以下简称"激素"）联合免疫抑制剂依然是主要治疗策略。SLE 的治疗原则是急性期及早用药，积极诱导病情缓解；病情缓解后采用维持巩固治疗使其长期维持于稳定状态，保护重要脏器功能并减少药物副作用。应重视晚发 SLE 的并发症（包括感染、动脉粥样硬化、高血压、血脂异常、糖尿病、骨质疏松等）的预防及治疗。针对患者及其家庭的教育对于加强治疗依从性，保证患者规律随访、及时就诊甚为重要。

1. 一般治疗　非药物性治疗极为重要，包括：①进行患者教育，使之对疾病树立正确认识和乐观情绪；②急性活动期要加强休息，病情稳定的慢性患者可适当工作，但注意勿过劳；③及早发现和治疗感染；④避免长期使用可能诱发狼疮的药物，如避孕药等；⑤避免强阳光曝晒和紫外线照射；⑥缓解期才可作防疫注射，但尽量避免采用活疫苗。

SLE 的一般性药物治疗主要针对 SLE 不同器官和系统损害，给予相应的支持对症治疗，如 NPSLE 者可予降颅压、抗癫痫、抗精神病药物治疗；LN 大量尿蛋白者应限制蛋白饮食、输注白蛋白及 ACEI 治疗；合并高血压、高血脂、糖尿病患者应予降压、调脂、降糖等治疗。

2. 轻症狼疮的治疗　轻型 SLE 是指虽有狼疮活动，但症状轻微，仅表现光过敏、皮疹、关节炎或轻度浆膜炎，而无明显内脏损害者。药物治疗包括：

（1）非甾体抗炎药（NSAID）：可用于短期控制关节炎。应注意长期应用使得胃肠道和肾脏等方面的不良反应风险增加。

（2）抗疟药：目前常用羟氯喹 0.4g 每天分两次口服，6.5mg/kg，羟氯喹在脂肪中较少分布，因此有学者建议羟氯喹 5 mg/kg。可控制皮疹和减轻光过敏，更有助于维持 SLE 病情稳定并减少激素剂量，是 SLE 的基础用药之一。笔者一位患者晚发 SLE，躯干大量环状红斑样皮疹，活检提示 SLE 相关，化验 ANA1：640 颗粒型阳性，抗 Sm+，抗 SSA+，抗 SSB+，使用羟氯喹后 2 周即迅速好转。用药超过 6 个月者，应每半年到一年检查视野和眼底，心动过缓或有传导阻滞者禁用抗疟药。

（3）激素：可短期局部应用激素治疗皮疹，但面部应尽量避免外用强效激素类药物，一旦使用，不应超过一周。对于抗疟药和 NSAID 治疗效果不佳的轻型狼疮，也可加用中小剂量激素，必要时联用硫唑嘌呤（azathioprine）、甲氨蝶呤（methotrexate）等免疫抑制剂有助于激素减量。

3. 狼疮累及重要脏器的治疗

（1）激素：在诱导缓解期，根据病情活动性采用泼尼松 0.5~1mg/kg 每日口服，病情改善后 2~6 周内缓慢减量。如果病情允许，以小于 10mg/d 的剂量长期维持。当存在狼疮危象时予甲泼尼龙冲击治疗，即 500~1000mg，静脉滴注每天 1 次，连用 3~5 天为 1 疗程。如病情需要，1~2 周后可重复使用。激素冲击疗法对狼疮危象常具有立竿见影的效果，能迅速诱导缓解，但是冲击疗法只能解决 SLE 病情的急性活动，随后的治疗必须联合使用大剂量激素与免疫抑制剂（如环磷酰胺或霉酚酸酯），否则随着激素逐渐减量，病情极易反复。需强调的是，在大剂量激素冲击治疗前或治疗中应密切观察有无感染征象，并及时给予相应的抗感染治疗。

（2）免疫抑制剂：大多数 SLE 患者在应用激素的同时需加用免疫抑制剂联合治疗，以利于更好地控制 SLE 活动，保护重要脏器功能，减少复发，以及减少长期激素的需要量和激素副作用。在中枢神经系统、肾脏和心肺等重要脏器受累时，建议在诱导缓解期首选环磷酰胺或霉酚酸酯治疗，并至少应用 6

个月以上。在维持治疗中，可根据病情选择一种免疫抑制剂长期维持。目前认为羟氯喹作为 SLE 的维持治疗，可在诱导缓解和维持治疗中长期应用。

（3）其他药物治疗：病情危重或一线治疗困难的病例，可选择使用静脉注射大剂量免疫球蛋白（IVIG）、血浆置换治疗。近年来生物制剂也逐渐应用于 SLE 的治疗，如抗 B 淋巴刺激因子的全人源化抗体，贝利木单抗（Belimumab）和利妥昔单抗（Rituximab）。

【预后】

目前 SLE 患者诊断后的 2 年存活率已经从 30 年前的 50% 提高到了 90%，10 年存活率为 80%~90%。但是，由于晚发狼疮患者合并的疾病较多，故预后不容乐观。

（王　芳）

参 考 文 献

1. 菲尔斯坦．凯利风湿病学．第 9 版．栗占国，译．北京：北京大学医学出版社，2015.

2. 中华医学会风湿病学分会．系统性红斑狼疮诊断及治疗指南．中华风湿病学，2010，14（5）：342-346.

3. Schmajuk G，Hoyer B F，Aringer M，et al.Multi-center Delphi Exercise Reveals Important Key Items for Classifying Systemic Lupus Erythematosus.Arthritis Care Res（Hoboken），2017.

4. Tunnicliffe DJ，Singh-Grewal D，Kim S，et al.Diagnosis，Monitoring，and Treatment of Systemic Lupus Erythematosus：A Systematic Review of Clinical Practice Guidelines.Arthritis Care Res（Hoboken），2015，67（10）：1440-1452.

5. Yu C，Gershwin ME，Chang C.Diagnostic criteria for systemic lupus erythematosus：a critical review.J Autoimmun，2014，48-49：10-13.

6. Arnaud L，Mathian A，Boddaert J，et al.Late-onset systemic lupus erythematosus：epidemiology，diagnosis and treatment.Drugs Aging，2012，29（3）：181-189.

7. Medlin JL，Hansen KE，Fitz SR，et al.A systematic review and meta-analysis of cutaneous manifestations in late-versus early-onset systemic lupus erythematosus.Semin Arthritis Rheum，2016，45（6）：691-697.

8. Kaul A，Gordon C，Crow M K，et al.Systemic lupus erythematosus.Nature Reviews Disease Primers，2016，2：16039.

9. Merrill JT，Buyon JP，Utset T.A 2014 update on the management of patients with systemic lupus erythematosus.Semin Arthritis Rheum，2014，44（2）：e1-2.

10. Chen F，Zhang L，Wang G，et al.A case of very late-onset systemic lupus erythematosus and updated pooled analysis of late-onset cases in the literature.Rheumatol Int，2012，32（10）：2993-2997.

第五节　干燥综合征

【概述】

干燥综合征（Sjogren syndrome，SS）是老年人常见的一种系统性自身免疫病。主要累及外分泌腺，典型表现为口、眼干燥，也可累及腺体外其他器官，而出现多系统损害的症状。受累器官可见大量淋巴细胞浸润，血清中可检测到多种自身抗体。

本病中老年女性多见，男女比为 1：（9~20）。发病年龄多在 40~50 岁，我国人群的患病率为 0.29%~0.77%。老年人群中患病率为 3%~4%。

【病因和发病机制】

1. 遗传因素　同正常对照人群相比，原发性干燥综合征患者有 HLA-B8，HLA-DR3，HLA-DRw52 分子高表达。临床上还发现某些 HLA 基因与干燥综合征自身抗体的产生和严重程度相关。如具有 HLA-DQ 抗原的干燥综合征患者多具有高滴度的抗 SSA、抗 SSB 抗体，且临床症状较重。

2. 病毒感染　研究发现，多种病毒与干燥综合征的发病和病情持续有关。如 EB 病毒、疱疹病毒 6 型、巨细胞病毒、逆转录病毒、丙型肝炎病毒等。

3. 性激素　干燥综合征患者体内雌激素水平升高，且干燥综合征患者大多数为女性，推测与雌激素升高有关。

一般认为它的发生发展可分为三个阶段：①某一环境因子作用于有遗传敏感性的个体引起自身免疫反应；②外分泌腺有原位免疫反应，可吸引更多的 T 细胞到达腺体内，由此而产生的细胞因子使炎症持续下去并激活 B 淋巴细胞，导致机体体液免疫和细胞免疫的异常；③不断产生的炎症引起组织损伤。

【病理】

本病主要有两种病理改变：外分泌腺炎及血管炎。在柱状上皮细胞组成的外分泌腺体间有大量淋巴细胞包括浆细胞及单核细胞的浸润，这种聚集的淋巴细胞浸润性病变是本病的特征性病理改变。它出现在唾液腺（包括小唾液腺）、泪腺、肾间质、肺间质、消化道黏膜、肝汇管区、胆小管及淋巴结，最终导致局部导管和腺体的上皮细胞增生，继之退化、萎缩、破坏、以纤维组织代之，甚至丧失其应有的功能。血管炎可由冷球蛋白血症、高球蛋白血症及免疫复合物沉积引起，是本病并发肾小球肾炎、神经系统病变、皮疹、雷诺现象的病理基础。

【临床表现】

多数干燥综合征患者有泪腺和唾液腺功能受损。疾病进展缓慢，开始可有黏膜干燥或非特异性症状，经过 8~10 年，疾病逐渐进展并达到干燥综合征的诊断标准（图 43-1~ 图 43-5）。

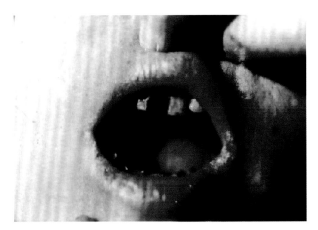

图 43-1　干燥综合征口腔受累的临床表现

干燥综合征的口腔检查特异性表现：舌面干燥，牙齿变黑，小片脱落，只留残根

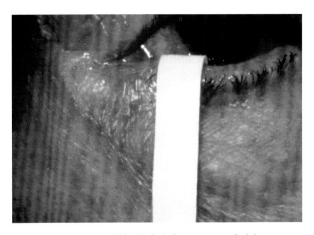

图 43-2　希尔默试验（Schirmer 试验）

<5mm 滤纸湿 /5min

希尔默试验为反映泪腺基础分泌的实验。在有 / 无表面麻醉情况下，将标准滤纸放在下眼睑外侧，叮嘱被测者注视前方，5min 后滤纸变色小于 5mm 为阳性（正常人的滤纸湿长度不少于 10mm/5min）

1. 局部表现

（1）口干燥症：因唾腺病变，使唾液黏蛋白缺少而引起下述常见症状：①口干，吞咽较干的食物困难，严重者需频频饮水，进固体食物时必须伴水或流食送下，有时夜间须起床饮水等；②猖獗性龋齿，表现为牙齿逐渐变黑，继而小片脱落，最终只留残根，是本病的特征之一；③成人腮腺炎，50% 患者表现有间歇性交替性腮腺肿痛，累及单侧或双侧，大部分在 10 天左右可以自行消退，但有时持续性肿大；④舌部表现为唾液浑浊、舌痛、舌面干裂、舌乳头萎缩而光滑；⑤口腔黏膜出现溃疡或继发感染。

（2）干燥性角结膜炎：因泪腺分泌的黏蛋白减少而出现眼干，下眼睑沙砾感，眼内眦分泌物黏着，流泪减少，严重者哭泣时也无泪液分泌。结膜角膜红肿、瘙痒，眼睛疲劳和光过敏。这些症状由角膜和球结膜上皮损害引起，称为干燥性角结膜炎。70 岁以上老年干燥综合征眼部客观检查阳性率较其他年龄组减低。

上下呼吸道的黏膜腺分泌减少可致鼻干、咽干和气管干燥（气管干燥症）。胃肠道外分泌腺分泌减少可致食管黏膜萎缩，萎缩性胃炎和亚临床胰腺炎。老年人因为消化功能低下，各种症状很容易被误诊或掩盖。

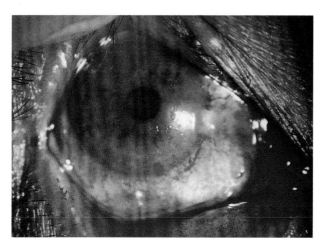

图 43-3　Rose Bengal 角膜染色

在受检眼下穹部滴 1% 虎红眼液约 20μl，轻揉上下睑使其弥散分布，然后用生理盐水冲洗，呈玫瑰色者为阳性。Bijsterveld 把眼表分为三个区域，用于虎红染色的评分，依次为鼻侧球结膜、角膜和颞侧球结膜，每一个区域评为 0~3 分，0 分无染色，1 分为少许点状染色，2 分为介于 1 分和 3 分两者之间的较多点状染色，3 分为全染色

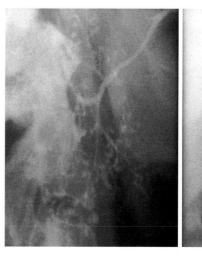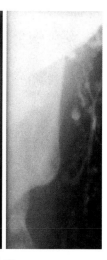

图 43-4　腮腺造影

腮腺管注入碘化油 1~2ml，消毒棉球压迫腮腺管口，摄充盈相 X 线片，含醋 5min，再摄排空相 X 线片。结果具有典型表现为阳性。包括：末梢导管的斑点状扩张，小球状扩张，导管扩张融合成腔洞状，导管破坏，造影剂外溢，主导管无改变，分支导管稀疏甚至不显影

2. 系统表现　除口眼干燥表现外患者还可出现全身症状如乏力、低热等。约有 2/3 患者出现系统损害。

（1）皮肤：皮肤病变的病理基础为局部血管炎。有下列表现：①紫癜样皮疹：多见于下肢，发生率约为 11%，为米粒大小边界清楚的红丘疹，压之不褪色，分批出现；②结节红斑较为少见；③雷诺现象：发生率约为 37%，多不严重，不引起指端溃疡或相应组织萎缩。

（2）骨骼肌肉：约 60% 以上的患者出现关节痛。仅小部分表现有关节肿胀但多不严重且呈一过性。关节结构的破坏非本病的特点。肌炎见于约 5% 的患者。很多老年人会合并有骨关节炎，关节痛的发生率高于普通患者。

（3）肾：国内报道有 30%~50% 患者有肾损害，主要累及远端肾小管，表现为因 1 型肾小管酸中毒而引起

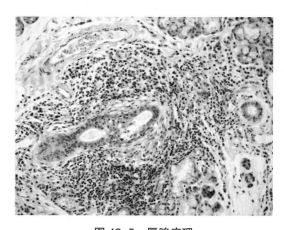

图 43-5　唇腺病理

下唇腺病理示淋巴细胞灶 ≥ 1（指 4mm² 组织内至少有 50 个淋巴细胞聚集于唇腺间质者为一灶）

的低血钾性肌肉麻痹，严重者出现肾钙化、肾结石及软骨病。在老年人中，常发生严重的骨质疏松。

（4）肺：约 14% 的患者有肺部受累。间质病变可表现为非特异性间质性肺炎、寻常型间质性肺炎，以淋巴细胞间质性肺炎最具特征性。一些患者会有肺大疱，另有小部分患者出现肺动脉高压。有肺纤维化及重度肺动脉高压者预后不佳。

（5）消化系统：胃肠道可以因其黏膜层的外分泌腺体病变而出现萎缩性胃炎、胃酸减少、消化不良等非特异性症状。肝脏损害见于约 20% 的患者中，临床谱从黄疸至无临床症状而有肝功能损害不等。肝脏病理呈多样，以肝内小胆管壁及其周围淋巴细胞浸润，界板破坏等改变为突出。慢性胰腺炎亦非罕见。

（6）神经：累及神经系统的发生率约为 5%，以周围神经损害为多见。原发性干燥综合征伴有血管炎的患者可有多灶性，复发性和进展性神经病变，如轻偏瘫，横纹肌病变，半身感觉缺失，癫痫发作和

运动疾病；也有无菌性脑膜炎和多发性硬化的发生。

（7）血液系统：很多患者无任何主观症状，在查体时发现血细胞减少。白细胞减少发生率为 13%，13% 的患者出现血小板减少。贫血的发生率约为 20%。干燥综合征的早期患者淋巴结病变的发生率为 14%。约 6% 患者进展为淋巴瘤，临床诊治中需要格外警惕。

（8）实验室检查

1）自身抗体：本病可有多种自身抗体出现，45.7% 的患者可有抗核抗体滴度升高，抗 SSA、抗 SSB 抗体的阳性率分别为 70% 和 40%（70 岁以上老年人阳性率低于其他年龄组），约 5%~10% 可以出现抗 RNP 抗体和抗着丝点抗体。43% 的患者类风湿因子阳性，约 20% 的患者出现抗心磷脂抗体。近年来，抗 α- 胞衬蛋白抗体诊断干燥综合征敏感性为 52%~95%，特异性为 87%~100%，β- 胞衬蛋白也有一定意义。Ⅲ 型毒蕈样乙酰胆碱（M3）受体抗体与 SS 有关。抗 M3 受体抗体对 SS 诊断的敏感性为 80%~90%，特异性为 90%。

2）免疫球蛋白：由于淋巴细胞高度增殖，90% 以上的患者有高球蛋白血症，呈多克隆性且强度高，可引起紫癜、血沉快等。少数患者出现巨球蛋白血症，或单克隆性高丙种球蛋白血症，或冷球蛋白血症；患者尤其是老年人出现这些情况时，需警惕并发恶性淋巴瘤或多发性骨髓瘤的可能。

国外学者研究提示，口干、眼干在 70 岁以上干燥综合征的发病率分别为 98%、91%。由于口干、眼干的症状在正常老年人中也较常见（在 80 岁以上的老年人群的发生率为 3%~4%），因此应综合实验室检查做出诊断。本文作者总结了 84 例干燥综合征患者的临床资料，发现大于 60 岁以上老年组患者口干、眼干及猖獗龋的阳性率分别为 80.0%、76.7% 及 43.3%，明显高于中青年组 57.4%、51.9% 及 20.4%；类风湿因子（RF）升高及抗 SSA 抗体，抗 SSB 抗体阳性的概率分别为 13.0%、36.7% 及 16.7%，明显低于中青年组 44.4%、59.3% 及 42.6%；老年组白细胞减低及甲状腺受累的阳性率分别为 13.3% 及 10.0%，均低于中青年组 48.1% 及 37.0%（以上 $P<0.05$）。因此，老年干燥综合征的诊断应依据更多的实验室及唇腺活检资料。

【诊断和鉴别诊断】

干燥综合征缺乏特异的临床表现和实验室检查，因而迄今无公认的诊断标准。目前应用的是 2002 年干燥综合征国际分类（诊断）标准，内容如下（表 43-15、表 43-16）：

表 43-15 干燥综合征分类标准的项目

口腔症状：3 项中有 1 项或 1 项以上

  1. 每日感觉口干持续 3 个月以上；

  2. 成年后腮腺反复或持续肿大；

  3. 吞咽干性食物时需用水帮助。

眼部症状：3 项中有 1 项或 1 项以上

  1. 每日感到不能忍受的眼干持续 3 个月以上；

  2. 有反复的砂子进眼或砂磨感觉；

  3. 每日需用人工泪液 3 次或 3 次以上。

眼部体征：下述检查任 1 项或 1 项以上阳性

  1. Schirmer 试验（+）（≤ 5mm/5min）；

  2. 角膜染色（+）（≥ 4vanBijsterveld 计分法）。

组织学病理检查：

  下唇腺淋巴细胞灶 ≥ 1。（指 4mm² 组织内至少有 50 个淋巴细胞聚集于唇腺间质者为一灶）。

唾液腺受损：下述检查任 1 项或 1 项以上阳性

1. 唾液流率（+），即 15min 内只收集到自然流出唾液 ≤ 1.5ml（正常人 >1.5ml）；

2. 腮腺造影（+），即可见末端腺体造影剂外溢呈点状、球状的阴影；

3. 唾液腺同位素检查（+），即唾腺吸收、浓聚、排出核素功能差。

自身抗体：

抗 SSA 或抗 SSB（+）（双扩散法）

表 43-16　上述项目的具体分类

1. 原发性干燥综合征：无任何潜在疾病的情况下，有下述 2 条则可诊断：

　　a. 符合表 43-15 中 4 条或 4 条以上，但必须含有条目Ⅳ（组织学检查）或条目Ⅵ（自身抗体）；

　　b. 条目Ⅲ、Ⅳ、Ⅴ、Ⅵ4 条中任 3 条阳性。

2. 继发性干燥综合征：

　　患者有潜在的疾病（如任一结缔组织病），而符合表 43-15 的Ⅰ和Ⅱ中任 1 条，同时符合条目Ⅲ、Ⅳ、Ⅴ中任 2 条。

3. 必须排除：

　　颈头面部放疗史，丙肝病毒感染，AIDS，淋巴瘤，结节病，GVH 病，抗乙酰胆碱药的应用（如阿托品、莨菪碱、溴丙胺太林、颠茄等）。

上述诊断标准经我国的初步验证，其特异性为 98%，敏感性为 87%。在临床工作中干燥综合征的诊断要结合患者的具体情况，既不应受限于本标准，以免遗漏早期不典型患者，但又要具备本标准中有力的依据，例如重视本标准中的血清学和唇腺病理结果，以免造成误诊。对于老年人，因自身抗体出现的阳性率随年龄的增加而增加，且多器官功能衰退，关节痛，疲劳，抑郁等症状可能由其他疾病引起，很多症状也极容易被忽视，故诊断标准的敏感性和特异性均受影响，临床上一定要综合分析，合理判断。

干燥综合征须和其他导致口干、眼干和腮腺肿大的疾病鉴别。如 HIV 感染，丙型肝炎病毒感染和结节病。对于老年口干患者，首先应排除药物因素所致，很多抗抑郁药，抗精神病药，抗高血压药都有抗胆碱能或抗肾上腺能作用，极易引起口干的症状出现。

同时，一些其他的自身免疫病也可以有口干、眼干等症状，需要与干燥综合征相鉴别。如系统性红斑狼疮多见于青年女性，可有发热，甚至高热，而干燥综合征患者很少有高热；系统性红斑狼疮可有特征性的颧部皮疹，抗 ds-DNA 抗体阳性、低补体血症等，而干燥综合征口眼干燥明显，肾小管酸中毒为其常见而主要的肾损害，高球蛋白血症明显，低补体血症少见，预后良好。

类风湿关节炎也可有口干、眼干等症状，但以关节骨破坏、畸形和功能受限为主，而干燥综合征较少有关节破坏、畸形。

米库利兹病：可以口眼干燥为主要表现，伴有双侧泪腺肿大，唾液腺肿大，血清中多缺乏抗核抗体、抗 SSA 及抗 SSB 抗体，以 IgG4 水平升高及组织中可见到 IgG4 阳性细胞大于 50% 为特征。

【治疗与预防】

目前对 pSS 的治疗目的主要是缓解患者症状，阻止疾病的发展和延长患者的生存期，尚无可以根治疾病的方法。对 pSS 的理想治疗不但是要缓解患者口、眼干燥的症状，更重要的是终止或抑制患者体内发生的异常的免疫反应，保护患者脏器功能，并减少淋巴瘤的发生。pSS 的治疗包括 3 个层次：①唾液和泪液的替代治疗以改善症状；②增强 pSS 外分泌腺的残余功能，刺激唾液和泪液分泌；③系统用药。

1. 对症治疗

（1）口干燥症：应避免吸烟、饮酒，避免服用引起口干加重的药物如阿托品、吩噻嗪、三环类抗抑郁药，解痉药，抗帕金森药，避免长期应用 H_2 受体阻滞剂包括西咪替丁、雷尼替丁及法莫替丁等。此外，人工唾液因口感较差，目前较少应用。

茴三硫片（25mg/ 次，每日三次）可缓解口干症状；溴己新片有黏液溶解作用，每日三次，16mg/次口服，可以改善口干症状。

中药制剂如白芍总苷对缓解干燥综合征的干燥症状及关节疼痛有效，用法为 1~2 片 / 次，每日 2~3 次，偶有患者出现腹泻，但对症治疗（中药陈皮代茶饮）多能好转，若不能好转可以减量为 1 片 / 次，每日 2~3 次。本文作者研究发现，干燥综合征老年患者对白芍总苷具有很好的耐受性和依从性，可能与老年人胃肠道功能低下，普遍存在便秘现象，白芍总苷有一定的缓泻作用有关。

（2）眼干燥症：应尽量避免应用降低泪液分泌的制剂如利尿剂、抗高血压药和抗抑郁药。使用人造泪液（5% 羧甲基纤维素）滴眼可以缓解眼干症状，玻璃酸钠滴眼液也可以保护角膜。如果出现角膜溃疡，建议做眼修补和用硼酸软膏治疗。含有糖皮质激素的眼药水对眼干疗效不佳且能引起角结膜上皮细胞的变性和穿孔，故不宜应用。对于极度干燥的患者，可考虑应用泪点封闭术。

（3）肌肉、关节痛：可用非甾体抗炎镇痛药，如布洛芬。对有消化性溃疡及胃肠道不良反应者及老年人，可用选择性或特异性 COX-2 受体抑制剂如塞来昔布胶囊 100~200mg/ 次，1~2 次 / 日，美洛昔康 7.5~15mg/ 次，1~2 次 / 日等，但对合并严重心脏病的患者应慎重使用。羟氯喹 6~7mg/（kg·d），每天最大剂量 <400mg，可用于缓解 PSS 患者的疲劳、关节痛和肌痛等症状。

（4）低血钾症：纠正低钾血症的麻痹发作可采用静脉补钾（氯化钾），待病情平稳后改口服钾盐制剂（如 10% 枸橼酸钾 10ml/ 次，3 次 / 日），有的患者需终身服用，以防低血钾再次发生。

（5）系统损害：对有神经系统病变、肾小管酸中毒、肺间质性病变、肝脏损害、血小板降低，肌炎及高丙种球蛋白血症等腺体外受累者，则须根据病情轻重给予肾上腺皮质激素及免疫抑制剂治疗，剂量因疾病的轻重不同而异。糖皮质激素剂量应根据病情轻重决定。如果出现由 pSS 导致的中枢神经系统病变，应该采用大剂量糖皮质激素静脉冲击治疗。

2. 常见治疗药物

（1）羟氯喹：羟氯喹 200~400mg/d［6~7mg/（kg·d）］，可以降低 pSS 患者免疫球蛋白水平。在一些研究中也可以改善唾液腺功能。根据目前的临床资料，当患者除眼干的症状外，还出现关节肌肉疼痛、乏力以及低热等全身症状时，羟氯喹是一个合理的治疗选择。

（2）免疫抑制剂：如甲氨蝶呤 0.2~0.3mg/kg，每周 1 次；硫唑嘌呤 1~2mg/（kg·d）；环孢素 2.5~5mg/（kg·d）；环磷酰胺 1~2mg/（kg·d）或（0.5~1）g 每个月 1 次，其中环磷酰胺最常用。对于出现神经系统受累或血小板减少的患者可静脉注射用大剂量免疫球蛋白（IVIG）0.4g/（kg·d），连用 3~5 天，必要时可以重复使用。对于合并原发性胆汁性肝硬化的患者可使用熊去氧胆酸治疗。

（3）生物制剂：自身反应性 B 细胞的异常激活是 pSS 发病的重要因素之一。目前有越来越多的临床试验表明，使用抗 CD20 抗体和抗 CD22 抗体进行 B 细胞清除治疗可以改善 SS 病情。抗 CD20 单克隆抗体 – 利妥昔单抗（Rituximab）最早被用于 B 细胞淋巴瘤的治疗，后在自身免疫病治疗中也取得了一定的疗效。它对 pSS 常规治疗效果不佳的患者，且有严重的关节炎、严重的血细胞减少、周围神经病变以及相关的淋巴瘤均有较好的疗效。研究报道，利妥昔单抗 375mg/m²，每周 1 次，12 周后患者主观症状显著缓解，唾液腺有残余功能的患者唾液流率也有明显增加。pSS 患者使用利妥昔单抗发生血清病样不良反应的概率较高，同时使用较大剂量的糖皮质激素有可能减少这种不良反应的发生。利妥昔单抗能否最终改变 PSS 病程，消除 pSS 外分泌腺体中的异常免疫反应，还需要更长时间、更大样本的观察。根据 pSS 发病机制有针对性地采用新的生物制剂、免疫治疗以及基因治疗，将为 pSS 的治疗带来希望。

值得注意的是，由于老年人各器官功能衰退，且很多人同时存在高血压、糖尿病、冠心病及肾功能不全等基础疾病，因此，在选择激素及免疫抑制剂治疗时宜相对保守，随年龄增加应适当减小药物剂量，且在应用时，一定要分清各种疾病的轻重缓急，同时需严密监测预防药物不良反应发生。

【预后】

本病预后较好。无内脏受累者多可长期生存。有内脏损害者经恰当治疗后大多可以控制病情达到缓解。

（程永静）

参 考 文 献

1. 赖蓓,陈巧林,栗占国.免疫印迹法检测抗胆碱能毒蕈碱受体抗体及其在干燥综合征诊断中的意义.中华风湿病学杂志,2005,9:409-412.

2. 黄清水,乐爱平,罗忠勤,等.抗 α- 胞衬蛋白抗体对干燥综合征的诊断价值:一项 meta 分析.中华医学杂志,2008,88:2971-2976.

3. 程永静,王芳,黄慈波.老年干燥综合征患者的临床特点及相关因素分析.中华老年医学杂志,2011,30:667-670.

4. 赵岩,贾宁,魏丽,等.原发性干燥综合征 2002 年国际分类(诊断)标准的临床验证.中华风湿病学杂志,2003,7:537-540.

5. 中华医学会风湿病学分会.干燥综合征的诊断和治疗指南.中华风湿病学杂志,2011,14:766-768.

6. 菲尔斯坦.凯利风湿病学.第 9 版.栗占国,译.北京:北京大学医学出版社,2015.

第六节　IgG4 相关性疾病

IgG4 相关性疾病（IgG4-related disease，IgG4-RD）是一种可以累及多个器官或系统的以炎性纤维化为特点的疾病。它可以造成器官肿大、组织破坏、甚至器官功能衰竭。由于累及的器官不同，它曾被认为是自身免疫性胰腺炎的一种类型，或是干燥综合征的一种类型，曾被称为"Mikulicz 病" "Küttner 瘤"等。直到近十年，它才被认为是一种独立的疾病。2015 年颁布《IgG4 相关性疾病管理和治疗的国际指南共识》。

IgG4 相关性疾病常累及多个器官，临床表现复杂多样，易误诊、漏诊。及时诊断治疗本病，可以控制、甚至逆转疾病的进展。有肿瘤病史的患者罹患 IgG4-RD 是正常人群的 2.5 倍，IgG4-RD 患者患肿瘤的概率是正常人群的 3 倍。所以，及早发现、诊断和治疗 IgG4 相关疾病具有重要的临床意义。

IgG4-RD 主要在中老年男性发病，多数情况下患病率男性多于女性，可以表现为自身免疫性胰腺炎、IgG4 相关性硬化性胆管炎、IgG4 相关性肺病、腹膜后纤维化、Riedel 甲状腺炎、IgG4 相关肾小管间质性肾炎等。以头颈部器官受累者，例如 IgG4 相关唾液腺炎和 IgG4 相关眼病，男女发病比例比较接近。

【病因和发病机制】

本病的病因及发病机制尚不清楚。推测 CD4$^+$ 的细胞毒 T 细胞在 IgG4-RD 的发病中有重要的作用。

【病理】

虽然本病累及组织多，但不同器官的组织病理学及免疫组织化学染色表现一致。受累组织有 IgG4 阳性浆细胞和淋巴细胞为主的淋巴浆细胞性浸润，伴席纹状纤维化，通常伴闭塞性静脉炎，可以有轻度嗜酸性粒细胞增多。IgG4 阳性浆细胞及淋巴浆细胞浸润可以见于其他类似 IgG4-RD 的疾病，例如恶性肿瘤、肉芽肿性血管炎等。而席纹状纤维化及闭塞性静脉炎是特征性表现。

【临床表现】

本病以器官受累为主要表现，受累器官不同，临床表现不同。有些患者在疾病诊断前可有体重显著下降，40% 可以出现哮喘或变态反应性疾病表现，有些会出现类似风湿免疫性疾病表现。IgG4-RD 可累及一个或多个脏器，常表现为受累脏器内亚急性包块生成或脏器的弥漫性肿大。60%~90% 的 IgG4-RD 患者有多个脏器受累。

1. IgG4- 相关性自身免疫性胰腺炎　1 型（IgG4 相关性）自身免疫性胰腺炎是典型的 IgG4-RD。常表现为胰腺肿块或无痛性阻塞性黄疸，可表现为急性、复发性或慢性胰腺炎，且常伴有糖尿病。腹部

CT 显示：特征性"腊肠形"胰腺弥漫性肿大，胰腺周围有水肿。大多数患者同时伴有另一种 IgG4-RD 表现。

2. 泪腺、唾液腺肿大　IgG4 相关性泪腺炎，常双侧受累。可有眼眶假瘤及眼眶肌炎。IgG4 相关性唾液腺炎，可以出现单侧或双侧颌下腺肿大、腮腺肿大或慢性硬化性唾液腺炎。虽然泪腺和唾液腺有显著肿大，口干、眼干发生少，症状相对较轻。有些唾液腺炎可以先于自身免疫性胰腺炎出现。

3. 腹膜后纤维化　IgG4 相关性腹膜后纤维化可能累及肾下腹主动脉、髂动脉。可出现慢性炎症性和纤维化改变，累及输尿管而造成尿路梗阻。

4. 内分泌器官受累　IgG4-RD 甲状腺受累有两种类型：Reidel 甲状腺炎（IgG4 相关性甲状腺疾病）和桥本甲状腺炎的纤维变异型。

5. IgG4-RD 肾受累　临床上表现为原因不明的急性或慢性肾功能不全、微量蛋白尿，偶有显微镜下血尿、或肿物引起的尿路梗阻。主要包括 IgG4- 相关性肾小管间质性肾炎和 IgG4- 相关性膜性肾病。

6. IgG4 相关性肺病　IgG4 相关性肺病可以无症状或表现为咳嗽、咯血、呼吸困难、胸膜炎或胸痛。有 4 种肺受累类型的报道：实性结节、支气管血管型、肺泡间质型、圆形、磨玻璃样不透光区。

【辅助检查】

1. 血液检查

（1）血清 IgG4：通常高于正常上限（>135mg/dl），3%~30% 的 IgG4-RD 患者血清 IgG4 水平正常。IgG4 升高受患者来源的地区、病变累及器官数目，以及 IgG4 检测方法的影响，它的升高程度与疾病的严重程度相关。但该指标的特异性不高，可见于多种疾病。

（2）血液中浆母细胞：IgG4-RD 患者血液中浆母细胞增高，血液中浆母细胞用于诊断 IgG4-RD 及评估疾病活动度。

（3）补体：IgG4-RD 可以有低补体血症，特别是有肾小管间质肾炎的患者病情活动时可以有血清 C3 和 C4 水平降低。

2. 影像学　CT、磁共振成像（magnetic resonance imaging，MRI）或 PET 扫描可表现出弥漫性和局灶性器官浸润以及炎症和纤维化。

3. 病理　受累组织有 IgG4 阳性浆细胞和淋巴细胞为主的淋巴浆细胞性浸润，伴席纹状纤维化，通常伴闭塞性静脉炎，可以有轻度组织嗜酸性粒细胞增多。每高倍镜下 IgG4 阳性浸润的细胞大于 10 个和 IgG4$^+$/IgG$^+$ 细胞比例 >40% 利于诊断 IgG4-RD。IgG4-RD 虽然有特征性的病理表现，诊断时仍要排除肿瘤及其他类似 IgG4-RD 的疾病。

【诊断和鉴别诊断】

根据全面的病史询问、体格检查、实验室及影像检查可以拟诊断为 IgG4-RD，结合组织病理学的特征表现可以确诊为 IgG4-RD。2011 年 CD-IgG4 的诊断标准被广泛使用（见附录）。2017 年有日本学者提出 IgG4 相关性疾病及 IgG4-RD 器官受累的诊断。如果患者有 IgG4 的器官受累，血清 IgG4>135mg/dl，组织中 IgG4$^+$/IgG$^+$ 细胞比例 >40% 时可以诊断 IgG4-RD。如果患者临床上或影像学有 IgG4-RD 受累器官的特征性表现且对激素治疗有效，可以诊断器官受累的 IgG4-RD。但到目前为止，任何诊断标准都尚未得到美国风湿病协会认定。由于在临床上本病与很多疾病相似，因而确诊前仍需要进行鉴别诊断。

1. 多中心或局灶性 Castleman 病　原因未明的反应性淋巴结病之一。局灶性青年人多见，多中心性发病年龄晚，中位年龄 57 岁。临床上以深部或浅表淋巴结显著肿大为特点部分病例可伴全身症状和（或）多系统损害。病理上有明显的淋巴滤泡、血管及浆细胞呈不同程度的增生。多数病例手术切除肿大的淋巴结后，效果良好。

2. RosaiDorfman 病　多见于儿童及青年，多为良性疾病，有自限性。典型症状为双侧颈部淋巴结无痛性肿大伴有发热、中性粒细胞升高、血沉加快，高球蛋白血症等临床症状。淋巴结病理显示淋巴滤泡萎缩，生发中心不明显。淋巴窦高度扩张，窦内充满增生的单核或多核的组织细胞，同时伴有淋巴细胞、浆细胞及中性粒细胞。

3. 原发性硬化性胆管炎　IgG4 相关性硬化性导管炎组织病理显示 IgG4 阳性浆细胞浸润和严重的

间质纤维化、血清 IgG4 水平升高，存在胆外器官的 IgG4-RD 的临床表现，对激素治疗有效也可用于鉴别。

【治疗】

本病多数情况下需要治疗，如仅有淋巴结肿大，或轻度颌下腺肿大时可以观察。治疗分为两个阶段。诱导缓解阶段：使用糖皮质激素，泼尼松 30~40mg/d，多数患者在 2~4 周开始起效，表现为症状开始减轻，血清 IgG4 水平开始下降，之后以每 2 周 10mg/d 速度减量，直到达到 20mg/d 的剂量。再以每 2 周 5mg/d 速度减量。维持阶段：多数病例需要小剂量维持至少 3~6 个月。很多日本专家建议激素可以维持至 3 年。除日本外的多国专家认为，由于单用糖皮质激素最终会导致治疗失败，或长期使用激素导致出现激素相关副作用风险增大，所以推荐使用糖皮质激素同时给予免疫抑制剂。对于曾经糖皮质激素治疗有效后复发的病例仍可以使用糖皮质激素进行治疗。但目前 IgG4-RD 国际专家共识尚建立在个案报道和病例系列研究阶段。对于糖皮质激素效果不佳者，可以使用"抗 CD20 单抗"利妥昔单抗。也有使用阿巴西普治疗对利妥昔单抗无效的病例报道。除药物治疗外，一些病变例如胆道、输尿管狭窄的病例也可以进行外科干预（胆道或输尿管支架）。病理改变为高度纤维化病灶对当前可用的所有药物反应均较差，手术干预效果优于内科治疗。

【预后】

IgG4-RD 的异质性较强，少数患者可以自发缓解或暂时缓解，但多数病情持续进展或反复发作，最终导致病情慢性化，发生不可逆器官结构改变，造成受累器官的功能衰竭。早发现、早诊断、早治疗可以阻止病变的进展。

（赖　蓓）

参 考 文 献

1. 陈雨,张文 . 解读首个《IgG4 相关性疾病管理和治疗的国际共识指南》. 中华临床免疫和变态反应杂志,2015,9(3):159-162.

2. Khosroshahi A,Wallace ZS,Crowe JL,et al.International Consensus Guidance Statement on the Management and Treatment of IgG4-Related Disease.Arthritis Rheumatol,2015,67(7):1688-1699.

3. Emanuele BC,John H S.IgG4-related disease.Curr Opin Rheumatol,2017,29:223-227.

4. Hisanori U,Kazuichi O,Mitsuhiro K,et al.How to diagnose IgG4-related disease.Ann Rheum Dis,2017:1-2.

5. Hisanori U,Kazuichi O,Takuji N,et al.Current approach to the diagnosis of IgG4-related disease-Combination of comprehensive diagnostic and organ-specific criteria.MOD RHEUMATO,2017,27(3):381-391.

第七节　系统性硬化症

系统性硬化症（systemic sclerosis，SSc）是一种原因不明的以局限性或弥漫性皮肤增厚和纤维化为特征的结缔组织病。除皮肤受累外，还可出现消化道、肺脏、肾脏、心脏等器官受累。本病呈全球性分布，黑人发病率略高，高发年龄为 30~50 岁，女性约为男性的 3~4 倍，儿童相对少见。

【病因和发病机制】

SSc 的病因及发病机制并不完全清楚，可能是在遗传因素、环境因素等作用下，机体免疫功能异常，产生各种细胞因子，如转化生长因子 -β（transforming growth factor-β，TGF-β）、白介素 -1、血小板衍生生长因子（platelet derived growth factor，PDGF）、白介素 -2 等，使成纤维细胞分泌胶原增加，同时引起微血管结构和反应性异常，导致皮肤和内脏的纤维化。

1. **遗传易感性**　SSc 在一级亲属中的发病风险高于普通人群。美国的一项研究表明，SSc 患者一级亲属发生该病概率为 1.6%，高于一般人群的 0.026%，相关风险为 13，家族史为其最强的已知危险因素。一项双胞胎研究报道，尽管同卵双生子和异卵双生子的抗核抗体阳性率分别高达 90% 和 40%，双胞胎的共患率相对较低（4.7%），但雷诺病和肺纤维化在 SSc 患者的家系发病率显著增加。还有研究发现 SSc 的发病与 HLA-DRB1*1104、DQA1*0501 和 DQB1*0301 单倍型高度相关。

2. 环境因素及职业暴露　一项包含 16 项观察性研究的荟萃分析证实，有职业性二氧化硅粉尘接触史的人群发生该病的风险高达 15 倍。其他相关的职业暴露包括聚氯乙烯、三氯乙烯和有机溶剂。有些药物会引起 SSc 样疾病。已有研究显示抗肿瘤药物博来霉素会诱发小鼠皮肤和肺纤维化，其他潜在药物包括喷他佐辛、多西紫杉醇和紫杉醇及可卡因。肿瘤放疗与新发 SSc 及原有 SSc 纤维化加重可能相关。

3. 感染因素　有研究显示，病毒如人巨细胞病毒（human cytomegalovirus，hCMV）和微小病毒 B19 也是本病的潜在诱发因素。SSc 患者血清中存在抗 hCMV 抗体，它们可识别 hCMV 上的 UL83 和 UL94 蛋白表位。抗 UL94 抗体能诱导内皮细胞凋亡和成纤维细胞活化，提示抗病毒抗体在组织损伤中起直接作用。一些 SSc 患者的抗拓扑异构酶 I 抗体与 hCMV 来源的蛋白质存在交叉反应，可能为 hCMV 感染与 SSc 之间分子模拟作为潜在发病机制提供证据。

SSc 患者体内存在炎症、自身免疫反应、血管病变和纤维化的证据，自身免疫反应和血管病变常先于临床发病并导致纤维化进展。血管病变和组织纤维化进一步加重了慢性自身免疫和炎症反应。

【病理】

SSc 的特征性病理学表现：硬变皮肤活检可见网状真皮致密胶原纤维增多，表皮变薄，表皮突消失，皮肤附属器萎缩；真皮和皮下组织内可见 T 淋巴细胞大量聚集。

【临床表现】

SSc 患者可出现疲乏、无力、体重下降等慢性消耗性表现，发热少见。

1. 雷诺现象　SSc 最多见的早期表现就是雷诺现象和隐匿性肢端和（或）面部肿胀。雷诺现象是双手、双足、耳垂、鼻尖等部位在遇冷或情绪波动时出现苍白、发绀、潮红三相颜色反应的现象。皮肤对低温的反应造成远端血管、前毛细血管微动脉及动静脉吻合处的闭塞，引起皮肤苍白，继而变紫。外界刺激结束后 10~15 分钟，血管痉挛恢复，指（趾）端颜色变为正常，呈红色或斑点样杂色，这种改变也称为发作性血管痉挛。70% 的病例以雷诺现象为首发症状，可先于其他症状（手指肿胀、关节炎、脏器损害）1~2 年或同时发生。持续或反复发作的雷诺现象可致手指组织纤维化、指（趾）硬化及溃疡、局部缺血，严重者可出现指（趾）短缩。

2. 皮肤表现　几乎所有病例的皮肤受累均从手指开始。临床上将 SSc 的皮肤病变分为水肿期、硬化期及萎缩期，但实际表现并没有严格的时间界限。水肿期双手及手指出现无痛性肿胀，非可凹性，典型者手指肿如腊肠，也称腊肠指；手指关节僵硬、疼痛，握拳受限。皮肤水肿性改变也可见于面部、四肢和躯干等部位。

水肿期持续数周或数月后进入硬化期，皮肤硬化仍以手指受累最为常见，也最为明显。表现为皮肤横纹不清，皮肤紧亮，呈蜡样光泽，紧贴于皮下组织，不易捏起。可伴随面部、颈部皮肤硬化，皮肤紧绷，口周可见放射状沟纹，口唇变薄，鼻端变尖。如皮肤病变发展至前臂后相对停止，则称为局限性硬化症；如硬化范围继续向上臂、肩部、前胸、背部、腹部及下肢发展，则称为弥漫性硬化症。受累皮肤可出现色素沉着或是色素脱失。

硬化期常持续 1~3 年甚至更长，随炎症反应和纤维化进程的消退，逐渐进入萎缩期。萎缩期浅表真皮变薄变脆，表皮松弛。通常皮肤受累范围和严重程度在 3 年内达高峰。

其他皮肤表现有毛细血管扩张及皮下钙化。毛细血管扩张是由于一些毛细血管破坏、堵塞，而另外一些毛细血管迂曲扩张所致，多见于面部。皮下钙化多见于手指、鹰嘴周围、髌骨上囊、坐骨结节及踝关节侧面等部位。这种钙质沉着的主要成分为羟磷酸钙，是一种晶体状物质，多见于局限性硬皮病，能使皮肤形成溃疡甚至局部继发感染。CREST 综合征的患者，皮下钙化及毛细血管扩张常更为明显。

3. 骨和关节病变　关节及肌肉痛也为早期常见症状。由于皮肤纤维增生并与关节紧贴致使关节挛缩和功能受限。腱鞘纤维化使得受累关节在运动时尤其腕、踝及膝关节，可感觉到皮革样摩擦感。长期慢性指（趾）缺血，可发生远端骨溶解。屈曲挛缩的部位也可出现骨性溃疡。

4. 肺间质病变　SSc 肺脏病变仅次于胃肠道，多呈隐匿性。由纤维化肺泡炎进展为肺间质纤维化或血管内膜纤维化，以及平滑肌增生造成的肺血管病变都会损伤肺的换气功能。SSc 继发肺间质病变早期可无明显症状，随病情进展渐出现活动后气短，活动耐量减低；后期出现干咳，双肺可闻及爆裂音。胸痛并不常见，如出现，要注意与肌肉炎症、反流性食管炎、胸膜炎和心包炎鉴别。弥漫性硬化症，尤其抗 Scl-70 抗体阳性者肺间质纤维化更为显著。

X 线显示双肺弥漫性磨玻璃影、纤维索条、网状、网结节状阴影，以中下肺野最为明显，晚期表现为蜂窝肺，甚至肺动脉高压。

5. 肺动脉高压　肺动脉高压是 SSc 晚期并发症，发生率为 5%~33%，多数出现在诊断 7~9 年以后。其病理改变为肺动脉内膜纤维化、中膜肥大及肺动脉扩张、肺小动脉广泛阻塞和动静脉吻合。

早期不易察觉，当进展到不可逆病变出现，可表现为进行性加重的呼吸困难、发绀和肺动脉压力增高，最后出现右心衰症状及体征，如下肢水肿，肝大及 P2 亢进。胸部 X 线示双侧肺动脉扩张，肺野外周血管减少，右心扩大。肺功能提示弥散功能减低。右心导管检查是诊断肺动脉高压的金标准。超声心动检查因其无创且简便易行成为临床应用广泛的早期评估工具。SSc 患者应每年行肺功能和超声心动图检查以评估病情进展情况。

6. 消化系统　消化道受累仅次于皮肤和雷诺现象，主要为食管运动障碍和食管下端括约肌功能受损，表现为食管下 2/3 蠕动异常，出现吞咽困难和吞咽疼痛。食管下端括约肌功能受损典型症状为胸骨后烧灼感，伴反酸、烧心。慢性胃食管反流持续不愈可导致糜烂出血性食管炎、Barret 食管、食管下端狭窄等并发症。胃较少累及。小肠蠕动减弱可能无症状，也可能引起严重的慢性假性肠梗阻，表现为腹胀、腹痛、甚至呕吐。局部肠液中的细菌也可因小肠蠕动减弱而过度生长，引起小肠吸收不良，导致腹胀、腹痛、腹泻及体重减轻。结肠运动减弱可引起顽固性便秘。直肠括约肌纤维化可引起难以克服的大便失禁和直肠脱垂。

7. 肾脏　SSc 肾脏病变以血管损害为主，肾小球病变并不常见。如出现突发的恶性高血压、血浆肾素水平升高和血肌酐进行性上升，伴有头痛、视力改变、肺水肿和脑病等症状时，需警惕硬皮病肾危象。实验室检查除血肌酐增高，蛋白尿和（或）镜下血尿外，可有微血管溶血性贫血和血小板减少。如处理不及时，常在数周内死于心衰及尿毒症。

8. 其他脏器　如心脏病变，病理检查发现约 80% 病例有片状心肌纤维化，临床表现为胸闷、气短、心悸及水肿，超声心动图可有心包肥厚或心包积液，但临床上心肌炎或心脏压塞并不多见。

【辅助检查】

1. 常规检查　血常规可发现轻至中度贫血，部分患者可有白细胞减低。累及肾脏可出现尿蛋白、镜下血尿、管型尿。血沉（ESR）和 C 反应蛋白（CRP）可正常或升高。

2. 免疫学检查　约 90% 以上 SSc 患者的抗核抗体（antinuclear antibody，ANA）呈阳性，多为斑点型或核仁型，其相对特异性抗体包括抗 Scl-70 抗体及抗着丝点抗体。抗 Scl-70 抗体阳性率偏低，约 20%~30%。在 CREST 综合征患者中，约 50%~90% 抗着丝点抗体阳性，而在弥漫性硬皮病中仅为 10%。类风湿因子（rheumatoid factor，RF）阳性率约为 30%。20% 的患者抗 U1RNP 抗体阳性。

3. 影像学检查

（1）X 线片：双手 X 线可有不规则的骨侵蚀，关节间隙变窄，少数 SSc 患者有末节指骨吸收，并伴有软组织萎缩和皮下钙质沉着。胸部 X 线检查早期显示肺间质纹理增粗，典型者呈网状结节样改变，以基底部最为明显。

（2）高分辨 CT：能够更清楚显示肺纤维化，好发于肺基底部及胸膜下，以网状影、磨玻璃影、牵拉性支气管扩张及蜂窝肺为主要表现。

（3）食管钡餐：早期即可发现食管下端轻度扩张，蠕动减弱。钡餐在食管内滞留时间延长，严重者运动明显减弱，甚至完全消失，食管明显扩张。

4. 肺功能检查　肺功能检查是判断肺部病变简单有效的方法之一。常可见肺容量减低及限制性通气功能障碍。

5. 甲襞微循环检查　SSc 患者特征性微循环异常表现为毛细血管襻的动脉支和静脉支粗糙扩张，毛细血管襻顶部增宽，血流缓慢，血细胞淤积，部分区域毛细血管襻消失。

【诊断和鉴别诊断】

分类标准是以研究疾病为目标而提出，可作为诊断的指南。1980年美国风湿病协会（ACR）建立了系统性硬化的初步分类标准。

（一）ACR1980年系统性硬化初步分类标准

1. 主要诊断标准　近端皮肤硬化。掌指关节、跖趾关节近端皮肤出现典型硬皮病皮肤变化（皮肤紧厚、非凹陷性硬化），其他部位如肢端、面、颈、躯体等部位的皮肤出现相同病变，常为双侧对称性。

2. 次要诊断标准

（1）肢端硬化：硬皮病样皮肤变化限于手指、足趾末端。

（2）肢端凹陷性瘢痕和指（趾）腹软组织垫减少：因肢端缺血造成，需排除创伤等外源性因素引起。

（3）双肺基底部纤维化：胸部X线示双下肺纹理呈线结网状影，甚至弥漫性斑点状或蜂窝状，而无原发肺脏改变。

符合主要诊断标准或两项以上次要诊断标准可诊断为SSc。

（二）ACR1988年修订的SSc分类标准

1. 弥漫性皮肤系统性硬化症（diffuse cutaneous systemic sclerosis，DSSc）

（1）雷诺现象发生1~2年内出现皮肤改变。

（2）除肢体远端与近端、面部皮肤受累外，躯干部皮肤也受累。

（3）早期即出现明显肺间质病变、肾功能衰竭、弥漫性胃肠病变和心肌受累、腱鞘摩擦音。

（4）抗Scl-70抗体阳性。

（5）甲襞毛细血管环扩张和缺失。

2. 局限性皮肤系统硬化症（limited cutaneous systemic sclerosis，LSSc）　包括CREST综合征，即同时具备钙质沉着、雷诺现象、食管运动障碍、皮肤硬化及毛细血管扩张表现的一组临床综合征。

（1）雷诺现象发生数年（偶有数十年）后出现皮肤改变。

（2）皮肤病变局限于双手、双足、肘、膝关节远端肢体和面颈部。

（3）后期发生肺动脉高压、伴或不伴肺间质纤维化、皮肤钙化、毛细血管扩张、三叉神经痛。

（4）抗着丝点抗体（ACA）阳性。

（5）甲襞毛细血管环扩张，常无毛细血管环的缺失。

3. 无皮肤表现的系统性硬化（sine scleroderma）　具有特征性内脏器官受累表现及特征性血管、血清学异常，但无明显临床皮肤变化。

4. 重叠综合征（overlap syndrome）　指SSc同时伴有符合诊断标准的系统性红斑狼疮、多发性肌炎或皮肌炎、类风湿关节炎等疾病。

5. 未分化结缔组织病（undifferentiated connective tissue disease）　雷诺现象伴有系统性硬化的部分临床和（或）血清学特点，如肢端溃疡、手指肿胀、甲襞毛细血管异常、抗着丝点抗体阳性，但无皮肤硬化，也无特征性内脏器受累。

（三）2013年ACR/EULAR联合发布新分类标准（表43-17）

需与SSc鉴别的其他结缔组织病：

1. 混合性结缔组织病　也有雷诺现象、手指肿胀及食管运动功能减低及心、肺、肾等多系统损害，但本病无指端溃疡及末节指（趾）骨吸收现象，无弥漫性皮肤硬化，抗RNP抗体高滴度阳性，抗着丝点抗体和抗Scl-70抗体阴性。

2. 类风湿关节炎　以对称性手小关节肿痛发病时容易混淆，但类风湿关节炎常伴有明显晨僵且时间长，无皮肤硬化，类风湿因子多呈高滴度阳性，关节影像学检查可见侵蚀样破坏。

3. 硬肿病　起病突然，弥漫性皮肤发硬，但手足不受累，无雷诺现象，可自行缓解，抗核抗体及抗Scl-70抗体阴性。

表 43-17　2013 年 ACR/EULAR 联合发布新分类标准

主要条目	亚条目	权重 / 评分
双手指皮肤增厚并		
渐近至掌指关节（足以诊断）		9
手指皮肤增厚（仅计最高分）	手指肿胀	2
指端硬化		4
指端损害（仅计最高分）	指尖溃疡	2
指尖凹陷性瘢痕		3
毛细血管扩张		2
甲襞毛细血管异常		2
肺动脉高压和（或）间质性肺病肺动脉高压		2
间质性肺病		2
雷诺现象		3
SSc 相关抗体（最高 3 分）	抗着丝点抗体	3
抗拓扑异构酶 I 抗体		
抗 RNA 聚合酶Ⅲ抗体		

注：总得分为各项最高评分的总和。总得分 >9 分即可归类为 SSc 患者

4. 嗜酸性筋膜炎　有远端皮肤硬化，并可向四肢近端躯干扩展，但无雷诺现象及内脏受累，受累组织及外周血嗜酸细胞明显升高，抗核抗体阴性。也有学者认为该病是介于局限性硬皮病和弥漫型硬皮病之间的中间类型。

【治疗】

SSc 目前尚无特效药物，治疗目的早期在于阻止新的皮肤和脏器受累，晚期在于改善已出现的症状。激素在 SSc 治疗中的地位一直饱受争议。1979 年 Steigerwald 对历年文献进系统总结后，将激素治疗硬化症的疗效归纳为四点：①对减轻骨骼肌症状有效；②对水肿期皮肤改变有效；③对内脏病变无效；④没有足够证据证明激素能促发肾脏或其他内脏病变。也有学者认为，应对激素治疗内脏病变的疗效做重新评估，特别是在治疗剂量上需要认真探索。晚期特别合并氮质血症的患者，糖皮质激素能促进肾血管闭塞性改变，故应禁用。

2017 年欧洲抗风湿病联盟（EULAR）基于文献报道，提出了新的治疗推荐意见，具体见表 43-18。

表 43-18　EULAR 关于 SSc 治疗的推荐意见更新

器官受累	证据级别		推荐强度
雷诺现象	推荐使用二氢吡啶类钙通道拮抗剂，1a		a
	常用口服硝苯地平作为一线治疗，1a		
	此外可考虑 5- 磷酸二酯酶抑制剂		
	严重雷诺现象应使用静脉注射伊洛前列素	1a	a
	可考虑使用氟西汀	3	c
肢端溃疡	应考虑静脉注射伊洛前列素 1b		a
	应考虑使用 5- 磷酸二酯酶抑制剂 1a		a
	应考虑使用波生坦以减少新发肢端溃疡 1b		a

续表

器官受累		证据级别	推荐强度
肺动脉高压	内皮素受体拮抗剂、5-磷酸二酯酶抑制剂	1b	b
	或利奥西呱	1b	b
	严重肺高压推荐静脉注射依前列醇	1b	a
	前列环素类似物	1b	b
皮肤及肺部病变	甲氨蝶呤治疗早期弥漫性皮肤病变	1b	a
	环磷酰胺治疗间质性肺病，尤进展性	1b	a
	快速进展且存在器官衰竭风险者应考虑使用造血干细胞移植 * 1b		a
硬皮病肾危象	一经诊断，尽快使用血管紧张素酶抑制剂	3	c
	应用糖皮质激素治疗时监测血压及肾功能	3	c
胃肠道受累	质子泵抑制剂治疗胃食管反流，预防食管溃疡和狭窄	1a	c
	促动力药治疗症状性胃肠动力减低	3	c
	间断或定期用抗生素治疗症状性小肠细菌过度生长	3	d

* 为避免治疗相关不良反应及早期治疗相关的死亡风险，严格筛选患者及医疗团队的治疗经验至关重要

　　此外，鉴于目前免疫抑制剂及新型生物制剂的疗效证据不够充分，故未进行阐述。其他治疗包括患者教育、心理治疗以及疾病管理等也有助于病情的稳定。

【预后】

　　本病的严重程度和病情进展个体差异较大，轻症者仅有少部分皮肤受累，且限于手部及面部；重症者呈弥漫性皮肤硬化且发展迅速，往往伴有脏器损害。前者进展缓慢，在内脏受累前可经过数十年之久，预后相对较好；而后者预后相对较差。

（王　钱）

参 考 文 献

1. Frech T,Khanna D,Markewitz B,et al.Heritability of vasculopathy,autoimmune disease,and fibrosis in systemic sclerosis：apopulation-based study.Arthritis Rheum,2010,62(7):2109-2116.

2. Arnett FC,Gourh P,Shete S,et al.Major histocompatibility complex(MHC)class Ⅱ alleles,haplotypes and epitopes which confersusceptibility or protection in systemic sclerosis:analyses in 1300 Caucasian,African-American and Hispanic cases and 1000 controls.Ann Rheum Dis,2010,69(5):822-827.

3. McCormic ZD,Khuder SS,Aryal BK,et al.Occupational silica exposure as a risk factor for scleroderma:a meta-analysis.Int Arch OccupEnviron Health,2010,83(7):763-769.

4. 姚海红，白玛央金.2017年欧洲抗风湿病联盟对系统性硬化病治疗推荐意见的更新.中华风湿病学杂志,2017,21(8):575-576.

5. 菲尔斯坦.凯利风湿病学.第9版.栗占国,译.北京:北京大学医学出版社,2015.

6. Frank van den Hoogen,Dinesh Khanna,Jaap Fransen,et al.2013 classification criteria for systemic sclerosis:an American college of rheumatology/European league against rheumatism collaborative initiative.Ann Rheum Dis,2013,72(11):1747-1755.

7. Kowal-Bielecka O,Fransen J,Avouac J,et al.Update of EULAR recommendations for the treatment of systemic sclerosis.Ann Rheum Dis,2017,76(8):1327-1329.

第八节　ANCA 相关性血管炎

　　系统性血管炎（systemic vasculitis）是以血管炎症反应为主要病理改变的一组异质性疾病。已知

的系统性血管炎分类标准见 2012 年 CHCC 血管炎分类共识（表 43-19），其中抗中性粒细胞胞浆抗体（ANCA）相关性血管炎（ANCA associated vasculitis，AAV）在老年人群中多发。因老年人免疫防御、免疫监视、免疫自稳功能逐渐衰退，老年系统性血管炎临床表现、治疗和预后具有不同于其他年龄段的特点。本章节主要阐述老年 ANCA 相关性血管炎。

ANCA 相关血管炎是一组以毛细血管、微动脉和微静脉受累为主的系统性血管炎，血清中存在针对靶抗原蛋白酶 3（PR3）或髓过氧化物酶（MPO）的 ANCA，包括肉芽肿性多血管炎（GPA）、显微镜下多血管炎（MPA）和嗜酸性肉芽肿性多血管炎（EGPA）。

表 43-19   2012 年 CHCC 血管炎分类专家共识

类型		疾病
大血管性血管炎		巨细胞动脉炎
		大动脉炎
中等血管性血管炎		结节性多动脉炎
		川崎病
小血管性血管炎	ANCA 相关性血管炎	显微镜下多血管炎
		肉芽肿性多血管炎
		嗜酸性肉芽肿性多血管炎
	免疫复合物血管炎	抗肾小球基底膜疾病
		IgA 相关性血管炎
		冷球蛋白症血管炎
		低补体荨麻疹性血管炎
多血管性血管炎		白塞病
		Cogan 综合征
单一脏器血管炎		皮肤血管炎
		原发性中枢神经血管炎
系统性疾病相关性血管炎		继发于类风湿关节炎、系统性红斑狼疮等
可能病因相关性血管炎		丙肝病毒、药物、肿瘤等

【病因和发病机制】

老年 ANCA 相关性血管炎病因和发病机制尚不明确，与感染、肿瘤、药物和环境关系密切。可能发病机制包括免疫复合物沉积于血管壁、细胞免疫参与肉芽肿性病变等。ANCA 是老年 ANCA 相关性血管炎常见的自身抗体，可直接损伤血管壁。

【病理】

病理表现为小血管和微血管管壁及其周围的炎症改变，导致管腔变窄、循环受阻、受累器官功能障碍。肉芽肿性多血管炎病理特点为坏死性肉芽肿性血管炎；嗜酸性肉芽肿性多血管炎病理特点为坏死性血管炎、组织嗜酸性粒细胞浸润和血管外肉芽肿；显微镜下多血管炎病理特点为坏死性肾小球肾炎和肺毛细血管炎。

【临床表现】

因老年患者常合并基础疾病、且器官功能退化，故老年 ANCA 相关性血管炎临床表现复杂多样，可因受累血管及病理特点不同而表现各异，局限于某一脏器、亦可累及全身多个系统。可能的表现为：不明原因的发热，难以解释的全身症状；多脏器、多系统炎症性病变；反常的缺血和血栓事件；进展迅速的脏器功能衰竭。

1. 全身症状 为非特异性，常见表现为发热、乏力、盗汗和体重减轻。

2. 关节和肌肉表现常见 表现为游走性多关节疼痛和肌痛，以腓肠肌痉挛性疼痛最具特征性；还可有肌炎表现。

3. 上呼吸道症状 与非老年患者比较，老年ANCA相关性血管炎患者耳鼻喉方面表现少，p-ANCA阳性率高。GPA患者上呼吸道症状包括脓血涕、鼻窦炎、鼻黏膜溃疡和结痂、鼻出血，严重者会出现鼻中隔穿孔，鼻骨破坏、出现鞍鼻；患者还会出现中耳炎、听力下降、耳聋等；部分患者出现声门下狭窄，导致声音嘶哑和呼吸喘鸣。EGPA过敏性鼻炎常见，伴有反复发作的鼻窦炎和鼻息肉。

4. 下呼吸道症状（肺部） 肺部受累是老年ANCA相关性血管炎的特征性表现，临床表现为咳嗽、咯血、胸闷、胸痛、气短等。影像学表现可见肺部结节、伴或不伴空洞形成、弥漫性肺泡出血、肺间质改变、实变或渗出影。EGPA可出现嗜酸性粒细胞性肺炎，肺部病变有浸润易变的特点。哮喘可在诊断EGPA之前多年出现。

5. 肾脏病变 肾脏损伤也是老年ANCA相关性血管炎的特征表现，常见于GPA、MPA和ANCA阳性的EGPA老年患者。以肾小球肾炎为主要表现，包括异常形态为主的镜下血尿、蛋白尿及红细胞管型，可进展为急性肾功能不全和恶性高血压，是AAV患者的预后指标。

6. 眼部 以GPA最为常见，表现为眼球突出、结膜炎、角膜溃疡、表层巩膜炎、虹膜炎、视网膜血管炎、视神经及眼肌损伤、视力障碍、失明等。

7. 皮肤 主要有网状青斑、紫癜、瘀点、瘀斑、荨麻疹、皮下结节、坏死性溃疡、肢端缺血及坏疽等。

8. 神经系统 以外周神经病变最为常见，多发性单神经炎病变EGPA多见。

9. 消化系统 EGPA表现为嗜酸性粒细胞性胃肠炎，以腹痛、腹泻及消化道出血最常见。严重时可出现穿孔。

10. 心脏损害 EGPA可表现为嗜酸性粒细胞浸润心肌及冠状动脉血管炎，死亡率高。

【辅助检查】

1. 急性期非特异性的炎症指标升高 轻度贫血、WBC和PLT升高、ESR和CRP升高等。

2. 抗中性粒细胞胞浆抗体（ANCA） 系统性血管炎ANCA可表现为阴性，ANCA阳性相关的疾病见表43-20。

3. 影像学检查 包括血管超声、血管造影、血管增强CT以及MRI/MRA评估病变：管壁增厚、管腔狭窄或动脉瘤形成。

表 43-20 ANCA 分型及临床意义

名称	荧光核型	靶抗原	临床意义
C-ANCA	胞浆型	PR-3	主要见于肉芽肿性多血管炎、嗜酸性肉芽肿性多血管炎；亦可见于系统性疾病相关性血管炎、可能病因相关性血管炎（药物性、感染等）
P-ANCA	核周型	MPO	主要见于显微镜下多血管炎；还可见于自身免疫性肝病、炎症性肠病；亦可见于系统性疾病相关性血管炎、可能病因相关性血管炎（药物性、感染等）

【诊断】

1. 肉芽肿伴多血管炎（韦格纳肉芽肿）分类标准（表43-21）

表 43-21 1990 年美国风湿病学会肉芽肿性多血管炎（韦格纳肉芽肿）分类标准

鼻或口腔炎症	痛性或无痛性口腔溃疡，脓性或血性鼻腔分泌物
胸部X线片异常	胸部X线片示结节、固定浸润病灶或空洞
尿沉渣异常	镜下血尿（红细胞>5，高倍视野）或出现红细胞管型
病理性肉芽肿性炎性改变	动脉壁或动脉周围、或血管（动脉或微动脉）外区域有中性粒细胞浸润形成肉芽肿性炎性改变

具备以上2项或2项以上者，可诊断为肉芽肿性多血管炎，敏感性88.2%，特异性92.0%。

2. 嗜酸性肉芽肿性多血管炎（Churg-Strauss 综合征）分类标准（表 43-22）

表 43-22 1990 年美国风湿病学会嗜酸性肉芽肿性多血管炎分类标准

哮喘	喘鸣史或呼气时有弥漫高调啰音
嗜酸性粒细胞增多	白细胞计数中嗜酸性粒细胞 >10%
单发或多发神经病变	由于系统性血管炎所致单神经病变、多发单神经病变或多神经病变（即手套、袜套样分布）
非固定性肺浸润	由于系统性血管炎所致胸片上迁移性或暂时性肺浸润（不包括固定浸润影）
鼻窦炎	急性或慢性鼻窦疼痛或牙痛史，或影像检查示鼻窦不透光
血管外嗜酸性粒细胞浸润	病理示动脉、微动脉、静脉外周有嗜酸性粒细胞浸润

具备以上 4 项或 4 项以上者，可诊断为嗜酸性肉芽肿性多血管炎，敏感性 85%，特异性 99.7%

3. 显微镜下多血管炎 诊断尚无统一标准，以下情况有助于 MPA 的诊断：①中老年，以男性多见；②具有上述起病的前驱症状；③肾脏损害表现：蛋白尿、血尿和（或）急进性肾功能不全等；④伴有肺部或肺肾综合征的临床表现；⑤伴有胃肠道、心脏、眼、耳、关节等全身各器官受累表现；⑥ ANCA 阳性；⑦肾、肺活检有助于诊断。

【鉴别诊断】

以某一系统症状为突出表现者应与该系统其他疾病相鉴别。包括淋巴瘤样肉芽肿病、肺出血 - 肾炎综合征、复发性多软骨炎等。

【治疗】

1. 评估禁忌证，祛除诱因（感染等）。

2. 根据疾病分期制订方案 疾病活动期糖皮质激素联合免疫抑制剂（环磷酰胺、环孢素 A、甲氨蝶呤、硫唑嘌呤、霉酚酸酯）、生物制剂（IL-6 受体拮抗剂、TNF-α 拮抗剂）诱导缓解，注意依据病情轻重、老年人肝肾功能选择不同剂量的个体化治疗；疾病缓解期糖皮质激素联合免疫抑制剂逐渐减量并巩固维持；长期随访及时评估是否出现疾病复发、药物不良反应。

3. 抗血小板、抗凝治疗。

4. 出现弥漫肺泡出血、急进性肾小球肾炎等重症表现时，进行血液净化治疗可尽早控制病情。

5. 外科治疗。

【预后】

老年是 ANCA 相关性血管炎的独立危险因素。治疗方面，与非老年 ANCA 相关性血管炎患者相比，可适当降低糖皮质激素和免疫抑制剂治疗强度以减少药物副作用，疗效可与常规剂量等同；一项 93 例的回顾性研究显示，减低免疫抑制剂剂量使得 41 例老年 ANCA 相关性血管炎（年龄大于 65 岁）患者临床获益。老年 ANCA 相关性血管炎预后差，死亡率高，主要原因是老年心血管基线死亡率高，其他原因包括感染、终末期肾病等。

（陈颖娟）

参 考 文 献

1. Haris Á, Polner K, Arányi J, et al.Clinical outcomes of ANCA-associated vasculitis in elderly patients.Int Urol Nephrol,2014,46（8）：1595-1600.

2. Judge PK, Reschen ME, Haynes R, et al.Outcomes of Elderly Patients with Anti-Neutrophil Cytoplasmic Autoantibody-Associated Vasculitis Treated with Immunosuppressive Therapy.Nephron,2016,133（4）：223-231.

3. 菲尔斯坦.凯利风湿病学.第 9 版.栗占国,译.北京:北京大学医学出版社,2015.

第九节　风湿性症状与肿瘤

风湿性疾病与肿瘤疾病的关系密切，两者共存的表现形式有：风湿性疾病合并肿瘤，恶性肿瘤以风湿病为首发表现即副肿瘤相关性风湿综合征，恶性肿瘤复发或者转移表现为风湿样症状。各种风湿性疾病及其症状均可见于肿瘤性疾病，而风湿病患者具有肿瘤易感性，发生恶性肿瘤的危险性也较普通人群高。

（一）风湿性疾病合并肿瘤

风湿病患者罹患肿瘤的风险会增加，风湿性疾病合并肿瘤的原因考虑：①风湿性疾病导致免疫调节异常，机体免疫功能紊乱 CD4/CD8 比例失调，抑制性 T 细胞功能相对不足，使 B 细胞过度增生，部分恶变发展为淋巴瘤；病理因子激活癌基因，使恶性细胞株增殖和扩大；② T 细胞免疫监视功能的下降，不能及时清除体内突变或癌变的细胞株而并发肿瘤；③滑膜和肿瘤组织之间具有共同的抗原决定簇，从而发生交叉反应；④另外免疫抑制剂治疗（环磷酰胺、肿瘤坏死因子 α 抑制剂、硫唑嘌呤等）使肿瘤细胞逃脱免疫监视，导致肿瘤发生；⑤与病毒感染有关，比如 EB 病毒感染与干燥综合征及淋巴瘤；某些致病因子在诱发疾病的同时可能激活癌基因。

常见的风湿病并发的肿瘤有：类风湿关节炎易并发血液系统肿瘤（淋巴瘤、多发性骨髓瘤）、肺癌、胃肠道恶性肿瘤和乳腺癌等；系统性红斑狼疮易并发淋巴瘤、乳腺癌、甲状腺癌、宫颈癌、鼻咽癌及胃肠道恶性肿瘤，原发性干燥综合征易并发淋巴瘤、多发性骨髓瘤；炎性肌病易并发乳腺癌、卵巢癌、肺癌、胃癌、肝癌和淋巴瘤多见，系统性硬化以肺癌、乳腺癌和食管癌多见。从确诊原发性结缔组织病到确诊并发恶性肿瘤的时间不等，当患者出现风湿病难以解释的临床表现和检查资料或常规治疗无效时应警惕是否出现合并肿瘤的情况，需加强恶性肿瘤筛查。

（二）副肿瘤相关性风湿综合征

副肿瘤相关性风湿综合征指恶性肿瘤模拟风湿性疾病，以风湿样综合征（皮肤、肌肉、骨骼、关节等症状）为其突出表现，是肿瘤引起的风湿性疾病样的临床表现的总和。风湿样表现可以早于、同步于或晚于恶性肿瘤的其他症状。副肿瘤相关性风湿综合征与肿瘤的直接侵袭或转移无关，由于其基础疾病——肿瘤常处于隐匿状态而不易被发现，因而与原发性风湿性疾病难以区别，易混淆临床诊疗并导致不良预后。其发病机制目前尚不明确，一般认为与肿瘤形成过程中诱发自身免疫性疾病相关，其中包括体液免疫与细胞免疫。肿瘤诱发的免疫调节异常可刺激抗体生成，以及针对肿瘤细胞的抗体与机体自身抗原之间可发生交叉反应。

副肿瘤相关性关节表现比较常见的有肥厚性骨关节病（hypertrophic osteoarthropathy，HOA）、副肿瘤性多关节炎（paraneoplastic polyarthritis，PP）、血清阴性滑膜炎伴凹陷性水肿综合征（remitting seronegative symmetrical synovitis with pitting edema，RS3PE）、掌筋膜炎及关节炎（palmar fasciitis and polyarthritis syndrome，PFPAS）。HOA 最常见于肺癌，典型表现为胫骨及股骨疼痛，邻近关节疼痛或滑膜炎，杵状指，X 线片可见骨膜增生。恶性肿瘤患者可出现多关节炎，而当多关节炎与恶性肿瘤在短期内相继或同时出现，且随着恶性肿瘤的治疗关节症状有明显好转时，提示为副肿瘤性多关节炎可能，其主要表现为对称性关节炎；但多具有以下特点：有关节外表现，无类风湿结节，缺乏特异性组织学、影像学特征，抗核抗体、类风湿因子阴性，类风湿关节炎家族史阴性。RS3PE 多见于老年人，主要表现为对称性小关节受累（手关节、腕关节、屈肌腱鞘），伴手足背部可凹性水肿，类风湿因子阴性，对激素有显著效果，目前认为是某些恶性肿瘤的早期表现。PFPAS 最常见于卵巢腺癌、乳腺癌等女性生殖系统肿瘤，主要表现为掌指关节、近端指间关节、腕关节炎性表现，程度较轻，同时合并双手屈曲挛缩，严重时可形成掌筋膜挛缩症。

副肿瘤相关皮肤表现较多见的为副肿瘤天疱疮，红皮病。副肿瘤天疱疮主要临床特点为：①广泛性、顽固性、痛性口腔黏膜糜烂和溃疡，也可累及眼结膜、外阴黏膜，激素治疗效果差；②躯干部位可表现为多形性皮疹，手心、脚心皮疹是副肿瘤天疱疮较特异表现；③自身抗体阳性，包括抗桥粒核心糖蛋白抗体、抗血小板溶素抗体。红皮病也与恶性肿瘤相关，尤其是 T 细胞淋巴瘤、胃癌。尽管红皮病常与患者既往的皮肤病史（牛皮癣、异位皮炎、角膜炎）、药物、结节病、皮肌炎、嗜酸性粒细胞增多症相关，但对于无基础皮肤病、未接触药物、且皮肤活检未见恶性肿瘤浸润者需警惕副肿瘤相关皮肤表现。红皮病主要表现为周身皮肤弥漫性发红、丘疹、浸润、肿胀、脱屑，尤其在面部及褶皱处。皮肤黏膜也可受累，表现为口腔溃疡及女性生殖道、尿道、肛周黏膜病变。故对于年龄较大的、无皮肤基础疾病的、新发红皮病或突发皮肤红斑、非血小板减少性紫癜、副肿瘤天疱疮、恶性溃疡及对常规治疗反应不佳的患者，应积极进行筛查肿瘤。

副肿瘤综合征也可表现为肌肉疼痛、无力，但与炎性肌病不同的是，副肿瘤相关肌肉表现主要特点多为年龄较大、肌肉表现更重、进展迅速，如急性坏死性肌病，广泛性、对称性肌萎缩，且远端肌肉受累、吞咽困难、低 C4 血症等表现更为常见。肌外表现、间质性肺病、抗核抗体阳性、抗 Jo-1 抗体阳性等表现则相对少见。因此，临床上当炎性肌病患者表现为广泛性、对称性肌萎缩，肌力与肌萎缩不成比例，出现急性坏死性肌病，或远端肌肉受累、肌外表现为主时，提示可能潜在肿瘤。

副肿瘤相关风湿综合征的原发肿瘤以多发性骨髓瘤、肺癌及前列腺癌最为常见，其次为非霍奇金淋巴瘤、结肠癌、急性淋巴细胞白血病、乳腺癌。其病程往往与原发肿瘤相平行，它的出现或复发预示着原发肿瘤的复发或转移，随着恶性肿瘤的治疗，副肿瘤相关风湿综合征的症状也可得到缓解。对于已确诊者可停用风湿性疾病相关激素及免疫抑制剂治疗，以治疗原发肿瘤为主，行原发肿瘤切除、放化疗。另外，目前认为长期免疫抑制治疗可导致恶性肿瘤事件的发生，如甲氨蝶呤、环磷酰胺、硫唑嘌呤是常见的有致癌作用的免疫抑制剂，而关于抗肿瘤坏死因子 TNF-α 抑制剂的致癌相关不良作用目前仍有争议，TNF-α 为肿瘤扩散的拮抗剂，理论上抗 TNF-α 抑制剂为肿瘤患者的禁用药物，虽然大部分研究表明抗 TNF-α 抑制剂的应用不增加肿瘤发病率，但有 Meta 分析表明英夫利昔、阿达木单抗可增加淋巴瘤、结直肠癌、乳腺癌、肺癌等发病风险，因此建议对于疑似恶性肿瘤的免疫病患者在应用抗 TNF-α 抑制剂前需仔细权衡利弊并加强随诊。副肿瘤相关性风湿综合征应以治疗原发肿瘤为主。肿瘤的治疗可有效地缓解相关的风湿性并发症。

以风湿症为表现的恶性肿瘤误诊率高，其症状的复杂性与多样性导致其往往很难与原发的风湿病相鉴别，有时与肿瘤直接浸润引起症状也很难鉴别。当风湿样表现早于或同步于恶性肿瘤的其他症状时，往往早期识别困难，从而耽误了诊断和治疗，错失最佳诊治时机，导致预后的恶化。因此提高认识，加强风湿病与肿瘤的鉴别诊断非常重要。如老年人出现不典型的风湿病样表现时（包括肥厚性骨关节病、副肿瘤性多关节炎、血清阴性滑膜炎伴凹陷性水肿综合征、掌筋膜炎及关节炎、红皮病、副肿瘤天疱疮、远端肌无力或肌痛、急性坏死性肌病等），或对于典型风湿病症状者出现以下难以解释的表现时（包括体重减轻、纳差、不明原因发热等恶病质表现，肝脾淋巴结肿大等网状内皮系统增生表现，不明原因包块，血液系统异常、肿瘤标志物升高，缺乏特异性免疫学指标），或常规治疗、激素及免疫治疗效果不佳等情况时，均需加强肿瘤相关筛查及随访。即使有抗体阳性，也需高度警惕潜在恶性肿瘤的风险。

（三）恶性肿瘤与风湿性症状并存的其他情况

恶性肿瘤复发或者骨转移也可表现为风湿样症状。多见于转移癌、原发于滑膜和关节旁的肿瘤及全身性肿瘤，如甲状腺癌骨转移、白血病等。其次，恶性肿瘤患者化疗后也可以出现风湿性或者骨骼肌肉性表现，典型的表现是化疗后几周至几个月出现症状，包括肌痛、僵硬、关节痛和累及手小关节、踝关节及膝关节的关节炎等。这种情况可见于乳腺癌、卵巢癌、NHL 等患者，其中关节炎为非炎症性、自限性、游走性的。

总之，风湿性症状可以是肿瘤侵犯的直接影响，也可以是肿瘤治疗后的结果，或者表现为影响远处部位的副癌综合征。虽然恶性肿瘤在老年人中发病率较高，但因其临床表现复杂多样，病变部位隐匿，肿瘤早期缺乏特征性症状常被误诊。当常见风湿性疾病的出现非典型特征、进展性的临床表现、实验室及影像学检查异常、常规治疗反应差、病情反复等表现时应警惕恶性肿瘤存在的可能，需进行年龄相关恶性肿瘤的筛查。

（赵丽珂）

参 考 文 献

1. Machado RI,Braz Ade S,Freire EA.Incidence of neoplasms in the most prevalent autoimmune rheumatic diseases:a systematic review.Rev Bras Reumatol,2014,54：131-139.
2. 谷俊杰,张冰清,张昀,等 . 副肿瘤相关性风湿综合征 . 中华临床免疫和变态反应杂志,2016,10(1):57-62.
3. 菲尔斯坦 . 凯利风湿病学 . 第 9 版 . 栗占国,译 . 北京:北京大学医学出版社,2015.

第十节　肌　病

骨骼肌是人体中重要并且分布极其广泛的器官,骨骼肌疾病在老年人群中非常常见,该疾病对老年人机体的功能及生活质量均有很重要的影响。肌病通常可以分为炎症性及非炎症性。本章将对老年人常见的几种肌病进行简要阐述。

一、特发性炎症性肌病

特发性炎症性肌病(idiopathic inflammatory myopathy,IIM)是一组与自身免疫性因素相关的,具体病因未明的,以四肢近端肌群进行性肌无力为主要表现的骨骼肌炎症性疾病。一般依靠肌酸激酶(creatine kinase,CK)、肌电图及肌活检协助诊断。其中以多发性肌炎、皮肌炎最为常见,还包括包涵体肌炎、免疫介导坏死性肌病、非特异性肌炎等。

(一)多发性肌炎与皮肌炎

【病因】

多发性肌炎(polymyositis,PM)与皮肌炎(dermatomyositis,DM)的确切病因尚不清楚,目前的研究提示可能是在一定的遗传背景下,特定的环境因素(感染、药物/食物、合并恶性肿瘤等)诱发了自身免疫反应,导致肌肉炎症和损伤。

【临床表现】

PM 及 DM 均以女性多见,可发生于各年龄阶段,其中 PM 约 1/3 发生于老年患者,DM 约 1/4 发生于老年患者。

PM 以慢性或亚急性起病的对称性四肢近端无力为主要表现,上肢近端肌肉受累时表现为抬臂困难、不能梳头,下肢近端肌肉受累时表现为抬腿困难、不能上楼梯、蹲起困难。约 1/2 患者合并颈屈肌无力,表现为平卧时抬头困难。约 1/2 患者同时伴有肌痛或肌压痛。晚期患者可出现肌萎缩。部分患者可累及咽喉肌、膈肌、心肌、消化道平滑肌等出现吞咽/发声困难、呼吸困难、心律失常/心衰、消化功能异常等症状。患者常合并疲劳、发热、消瘦等全身症状,还可以出现肺间质纤维化、关节炎等肌肉外脏器受累。

DM 患者除有 PM 类似的肌肉症状外,还合并皮肤改变,包括:向阳性皮疹(紫色或淡紫色眶周或皮疹)、Gottron 疹(手、肘、膝伸侧略隆起的紫色或红色丘疹)、V 领征(头面部及颈部 V 形区光敏感性皮疹)、披肩征、技工手(手掌、手指粗糙、角化样皮疹)等。

PM/DM 与肿瘤密切相关,DM 发生肿瘤的概率较 PM 更高。血液肿瘤(如淋巴瘤)和实体瘤(如肺、卵巢、乳房、结肠肿瘤等)均可发生,肿瘤可发生于 PM/DM 诊断前、诊断时或诊断后。因此在 PM/DM 诊断时、复发时、常规免疫抑制剂治疗效果不佳时有必要进行肿瘤筛查。许多合并肿瘤的 PM/DM 患者在切除肿瘤后肌肉症状可以获得明显改善。

此外还有一类患者,临床上仅有 DM 的皮肤表现,肌肉活检亦符合 DM,但在 6 个月或更长的病程中未出现肌炎的临床及实验室表现,被称为无肌病性皮肌炎(amyopathic dermatomyositis,ADM)。部分 ADM 患者以后会发展为典型皮肌炎。ADM 患者易并发恶性肿瘤和肺间质纤维化,抗 MDA5 抗体是发生肺间质纤维化和预后不良的危险因素。

【辅助检查】

大多数患者 CK 升高，部分慢性或广泛肌萎缩患者 CK 可正常。CK 升高程度与肌肉损伤程度平行，通常先于肌力及肌电图改变。其他肌酶如醛缩酶、天冬氨酸转移酶、丙氨酸转移酶、乳酸脱氢酶等也通常会出现一定程度的升高。常出现肌炎特异性抗体（包括抗 Jo-1、Mi-2、PL-7、PL-12、SRP、EJ、OJ、KS 抗体等）和（或）肌炎相关性抗体（包括抗 Ku-72、抗 Ku-86、抗 PM-Scl 抗体等）阳性。90% 的患者有肌电图异常，常表现为短时、小振幅、早期复极多相运动单元动作电位（motor unit action potentials，MUAPs），50% 的患者有典型三联征表现，即短时小型的多相 MUAPs，纤颤电位、正弦波，插入性激惹和异常的高频放电。

【病理】

肌活检应尽量选择中度无力的肌肉部分，HE 染色的病理改变包括肌纤维大小不一、变性、坏死、再生、炎细胞浸润等；免疫组化可见肌细胞表达 MHC-I 类分子，PM 浸润的炎症细胞主要为 $CD8^+T$ 细胞，呈多灶状分布在肌纤维周围及肌纤维内，而 DM 浸润的炎症细胞主要为 B 细胞及 $CD4^+T$ 细胞，分布于血管周围或束间隔及其周围，束周萎缩也是 DM 的特征性病理改变。

【诊断与鉴别诊断】

目前应用的仍主要为 1975 年 Bohan/Peter 提出的标准（表 43-23），该标准简单、操作性强，且敏感性较高，但不能区分包涵体肌炎和部分肌营养不良，特异度相对低。欧洲神经肌肉肌病中心（European NeuroMuscular Centre，ENMC）在 2004 年进一步提出了 IIMs 分类标准（表 43-24），该标准特异性好，是目前较为公认的分类标准，但相对复杂，其中的部分抗体及病理染色尚未广泛开展。

表 43-23 Bohan/Peter 建议的 PM/DM 分类标准

1. 对称性近端肌无力：肩胛带肌和颈前屈肌对称性无力，持续数周至数月，伴或不伴食管或呼吸肌肉受累

2. 肌肉活检异常：肌纤维变性，坏死，细胞吞噬，再生，嗜碱变性，核膜变大，核仁明显，筋膜周围结构萎缩，纤维大小不一，伴炎性渗出

3. 血清肌酶升高：如肌酸激酶、醛缩酶、天冬氨酸转移酶、丙氨酸转移酶、乳酸脱氢酶

4. 肌电图示肌源性损害：肌电图有三联征改变：即短时、小型的多相运动电位，纤颤电位、正弦波，插入性激惹和异常的高频放电

5. 典型的皮肤损害：①眶周皮疹：眼睑呈淡紫色，眶周水肿；② Gottron 征：掌指及近端指间关节背面的红斑性鳞屑疹；③膝、肘、踝关节、面、颈和上半身出现的红斑性皮疹

判定标准：确诊 PM 应符合 1~4 条；拟诊断为 PM 应符合 1~4 条中任意 3 条；可疑 PM 符合 1~4 条中任意 2 条；确诊 DM 应符合第 5 条加 1~4 条中任意 3 条；拟诊断为 DM 应符合第 5 条及 1~4 条中任意 2 条；可疑 DM 应符合第 5 条及 1~4 条中任意 1 条。

PM 需要与多种疾病进行鉴别诊断，包括包涵体肌炎、感染相关性肌病、甲状腺相关性肌病、代谢性肌病、药物性肌病、肌营养不良症、嗜酸性粒细胞增多性肌炎、肿瘤相关性肌病等。本章下文将对老年人常见的其他肌病进行阐述。

【治疗】

糖皮质激素是治疗 PM 及 DM 的首选，起始剂量通常为泼尼松 1~2mg/（kg·d），患者常在用药 1~2 个月后症状开始改善，此时可开始逐渐减量激素。严重的快速进展的患者可予以激素冲击（可联合免疫抑制剂）治疗。激素治疗无效或减量困难的患者，应考虑诊断是否正确、是否初始治疗时间过短或减药过快、是否合并类固醇肌病，若诊断无误，应加用免疫抑制剂（最常用的是硫唑嘌呤和甲氨蝶呤，无效的难治性患者可试用吗替麦考酚酯或环孢素）。难治性患者可考虑试用大剂量丙种球蛋白、生物制剂（肿瘤坏死因子拮抗剂、CD20 单抗等）。抗疟药常用于治疗 DM 的皮疹，但可诱导肌病的发生，应注意鉴别。环磷酰胺常用于合并肺间质纤维化患者的治疗。

表 43-24　国际肌肉协作组织建议的 IIM 分类标准

诊断要求	诊断标准
1. 临床标准 包含标准： A. 常 >18 岁发作，非特异性肌炎及 DM 可在儿童期发作 B. 亚急性或隐匿性发作 C. 肌无力：对称性近端 > 远端，颈屈肌 > 颈伸肌 D.DM 典型皮疹：眶周水肿性紫色皮疹；Gottron 征，颈部 V 型征，披肩征 排除标准： A.IBM 的临床表现：非对称性肌无力，腕 / 手屈肌与三角肌同样无力或更差，伸肌和（或）踝背屈与屈髋同样无力或更差 B. 眼肌无力，特发性发音困难，颈伸 > 颈屈无力 C. 药物中毒性肌病，内分泌疾病（甲状腺功能亢进症、甲状旁腺功能亢进症、甲状腺功能低下），淀粉样变，家族性肌营养不良病或近端运动神经病 2. 血清 CK 水平升高 3. 其他实验室标准 A. 肌电图检查 包含标准：（Ⅰ）纤颤电位的插入性和自发性活动增加，正相波或复合的重复放电；（Ⅱ）形态测定分析显示存在短时限，小幅多相性运动单元动作电位（MUAPs） 排除标准：（Ⅰ）肌强直性放电提示近端肌强直性营养不良或其他传导通道性病变；（Ⅱ）形态分析显示为长时限，大幅多相性 MUAPs；（Ⅲ）用力收缩所募集的 MUAP 类型减少 B. 磁共振成像 STIR 显示肌组织内弥漫或片状信号增强（水肿） C. 肌炎特异性抗体 4. 肌活检标准 A. 炎性细胞（T 细胞）包绕和浸润至非坏死性肌内膜 B.CD8⁺T 细胞包绕非坏死肌内膜但浸润至非坏死肌内膜不确定，或明显的 MHC-I 分子表达 C. 束周萎缩 D. 小血管膜攻击复合物（MAC）沉积，或毛细血管密度降低，或光镜见内皮细胞中有管状包涵体，或束周纤维 MHC-I 表达 E. 血管周围、肌束膜有炎性细胞浸润 F. 肌内膜散在的 CD8⁺T 细胞浸润，但是否包绕或浸润至肌纤维不肯定 G. 大量的肌纤维坏死为突出表现，炎性细胞不明显或只有少量散布在血管周，肌束膜浸润不明显 H.MAC 沉积于小血管或 EM 见烟斗柄状毛细管，但内皮细胞中是否有管状包涵体不确定 I. 可能是 IBM 表现：镶边空泡，碎片状红纤维，细胞色素过氧化物酶染色阴性 J.MAC 沉积于非坏死肌纤维内膜，及其他提示免疫病理有关的肌营养不良	多发性肌炎（PM） 确诊 PM： 1. 符合所有临床标准，排除皮疹 2. 血清 CK 升高 3. 肌活检包括 A，排除 C，D，H，I 拟诊断为 PM： 1. 符合所有临床标准，排除皮疹 2. 血清 CK 升高 3. 其他实验室标准中的 1/3 条 4. 肌活检标准包括 B，排除 C，D，H，I 皮肌炎（DM） 确诊 DM： 1. 符合所有临床标准 2. 肌活检包括 C 拟诊断为 DM： 1. 符合所有临床标准 2. 肌活检包括 D 或 E，或 CK 升高，或其他实验室指标的 1/3 条 无疾病性皮肌炎： 1. DM 典型的皮疹 2. 皮肤活检证明毛细血管密度降低，沿真皮 - 表皮交界处 MAC 沉积，MAC 周伴大量角化细胞 3. 没有客观的肌无力 4. CK 正常 5. 肌电图正常 6. 如果做肌活检，无典型的 DM 表现 可疑无皮炎性皮肌炎： 1. 符合所有临床标准，排除皮疹 2. 血清 CK 升高 3. 其他实验室指标的 1/3 条 4. 肌活检标准中符合 C 或 D 非特异性肌炎： 1. 符合所有临床标准，排除皮疹 2. 血清 CK 升高 3. 其他实验室指标的 1/3 条 4. 肌活检标准中符合 E 或 F，并排除所有其他表现 免疫介导的坏死性肌病： 1. 符合所有临床标准，排除皮疹 2. 血清 CK 升高 3. 其他实验室指标的 1/3 条 4. 肌活检标准包括 G，排除所有其他表现

（二）包涵体肌炎（Inclusion body myositis，IBM）

【病因】

包涵体肌炎分为家族性包涵体肌炎及散发性包涵体肌炎。家族性包涵体肌炎非常罕见，为常染色体显性或隐性遗传病。散发性包涵体肌炎病因尚不明确，可能是遗传和环境共同作用的结果，导致肌纤维内出现异常蛋白沉积及炎症浸润。

【临床表现】

家族性包涵体肌炎多于成年初期发病，散发性包涵体肌炎则好发于中老年人，50岁以后起病者常见，男性多见。以缓慢进行性肌无力和肌萎缩为主要特点，可累及四肢近端及远端肌群，远端肌群症状等同或重于近端肌群，前臂屈肌重于伸肌。少数患者累及咽喉肌出现吞咽困难。肌无力及肌萎缩程度呈正比。可出现抗核抗体阳性，也可合并系统性红斑狼疮、皮肌炎、干燥综合征等其他自身免疫性疾病，部分患者有周围神经病变，一般不合并恶性肿瘤或肺间质病变。

【辅助检查】

CK可正常或轻中度升高。肌电图符合肌源性损害，部分可合并神经源性或周围神经损害。

【病理】

IBM主要的肌肉病理特征包括：①炎细胞浸润（家族性IBM缺乏炎症特征）；②镶边空泡肌纤维；③细胞内类淀粉物质沉积；④电镜可见胞质或核内15~18nm的管丝包涵体。

【诊断与鉴别诊断】

IBM诊断主要依靠病理，根据中华医学会神经病学分会神经肌肉病学组提供的诊断标准，若肌肉活检符合上述4个病理特点，可确诊IBM，临床和实验室的个别表现可有可无；对于有典型临床表现、实验室检查，但肌肉活检未见典型病理改变的患者考虑疑诊。

IBM常被误诊为激素不敏感的PM，需要注意鉴别。

【治疗】

包涵体肌炎目前尚无有效的治疗措施，大部分文献认为糖皮质激素、免疫抑制剂、丙种球蛋白等治疗均对本病无明显效果。糖皮质激素可降低患者血清CK水平，使患者短时间内出现病情稳定甚至改善，但亦可增加肌细胞内淀粉样蛋白的沉积或诱发类固醇肌病；大剂量丙种球蛋白可能能够改善部分患者的生活质量及吞咽功能。

二、甲状腺相关性肌病

（一）甲状腺功能亢进相关肌病（hyperthyroid myopathy）

【病因】

甲状腺功能亢进相关肌病，顾名思义是由甲状腺功能亢进导致的肌肉病变，本病与甲状腺激素水平升高相关。过量的甲状腺激素可使基础代谢率升高，导致骨骼肌的分解代谢。

【临床表现】

通常隐袭起病并且进展缓慢。平均发病年龄在40~50岁后期。老年甲状腺功能亢进在女性中更为常见。临床上通常表现为近端肌无力、肌痛、乏力、活动耐量减低、肌萎缩等。

【辅助检查】

CK水平通常是正常的，甲状腺危象时可能会升高。在肌力正常的患者中大约有三分之一可出现肌电图异常，通常表现为短期MUAPs以及近端肌群多相电位增强。

【病理】

肌活检通常正常或呈现轻度病变，包括不同程度的脂肪浸润、纤维萎缩以及神经末梢损伤等。

【诊断】

典型的临床表现加上甲状腺激素水平升高，诊断并不复杂。

【治疗】

甲亢相关肌病以治疗甲状腺疾病为主，肌肉病变在甲状腺功能恢复正常后是可逆的。

（二）甲状腺功能减退相关肌病（hypothyroid myopathy）

【病因】

甲状腺功能减退相关肌病，顾名思义是由甲状腺功能减退导致的肌肉病变，本病与甲状腺激素水平降低相关。线粒体功能障碍、肌浆内钙离子摄取水平下降导致肌肉收缩缓慢、松弛延缓，而肌肉收缩后钙离子主动摄取减慢导致肌肉放松迟缓，出现类似肌强直表现的症状。

【临床表现】

通常隐袭起病并且进展缓慢，并且多见于全身低代谢表现不明显的患者，容易造成误诊。而甲状腺功能减退是老年人常见的甲状腺疾病，故老年人出现肌肉病变应注意本病的可能性。临床上通常表现为近端肌无力、肌痛、活动耐量减低、肌痉挛等症状。体格检查肌力下降程度通常较患者主观感受轻，可有腱反射减低或肌肥大。

【辅助检查】

多数患者 CK 升高。大多数肌电图正常或非特异性肌源性改变，少数可见纤颤电位、正相锐波或复合波的反复发放，MUAPs 呈现肌源性损害表现。

【病理】

病理学改变为非特异性，肌纤维肥大伴有细胞核增多，少数肌纤维坏死伴黏液样沉积。

【诊断】

对有相关临床表现的患者进行甲状腺功能筛查有助于诊断。

【治疗】

甲亢相关肌病在甲状腺功能恢复正常后是可逆的，应用甲状腺激素替代治疗效果良好。

三、药物相关肌病

（一）他汀相关肌病

【病因】

他汀相关肌病（statins associated myopathy，SAM）与应用他汀类为主的降脂药物有关，其发病机制目前尚不清楚，可能的原因包括：他汀降低了作为细胞膜主要成分的胆固醇水平，肌纤维膜胆固醇耗竭导致肌细胞损伤；他汀可影响辅酶 Q10 水平，辅酶 Q10 耗竭导致线粒体功能障碍，影响骨骼肌能量代谢；他汀在减少血管平滑肌增殖以控制动脉粥样硬化的同时亦可造成骨骼肌细胞凋亡，导致肌损伤。另外还有少数患者体内可以检测到抗 3- 羟基 -3- 甲基戊二酰辅酶 A 还原酶（3-hydroxy-3-methylglutaryl-coenzyme A Reductase，HMGCR）抗体，这类患者可以表现为坏死性肌病，被称为抗 HMGCR 抗体介导的坏死性肌病。这类患者在应用他汀类药物后，可诱导肌肉组织中 HMGCR 表达增高，进一步诱发自身免疫反应，导致肌细胞损伤，而再生的肌纤维中也存在 HMGCR 高表达，故该类患者即使停用他汀类药物后肌肉症状仍然会持续进展。

【临床表现】

大多数患者呈自限性病程，轻者可表现为无症状性 CK 升高，多数表现为乏力、肌痛，重症者可以出现横纹肌溶解。抗 HMGCR 抗体介导的坏死性肌病以慢性起病的肌无力、肌痛为主要表现，肌无力程度与抗体滴度呈正相关。

目前已上市的他汀类药物均有导致肌病的报道。危险因素包括：大剂量用药、高龄、低体重、肾功能不全、肝脏疾病、甲减、糖尿病、应激，合并服用其他调脂药或同时服用通过细胞色素 P450 及 3A4 途径代谢的药物（如烟酸、红霉素、地尔硫䓬以及环孢素等）。

【辅助检查】

多数患者 CK 升高。肌电图通常正常，但广泛坏死性肌病患者可表现为插入的自发电位以及小振幅、短时间、多相的 MUAPs 增多。抗 HMGCR 抗体介导的坏死性肌病 CK 升高水平均与抗体滴度成正相关，肌电图呈现活动性肌源性损害。

【病理】

轻症患者肌肉活检可以正常，中重度患者可出现散在的肌纤维坏死、吞噬现象、小纤维再生以及肌纤维代谢异常。抗 HMGCR 抗体介导的坏死性肌病病理以肌纤维变性、坏死为主，伴弥漫性或多灶性 MHC Ⅰ类分子表达上调，较少出现炎细胞浸润。

【诊断】

典型的临床症状结合他汀类降脂药用药史有助于诊断，对于停用他汀类药物后症状及 CK 无改善者需考虑抗 HMGCR 抗体介导的坏死性肌病的可能性。

【治疗】

绝大多数患者停药后肌病可逆、早期干预预后良好。建议接受他汀治疗的患者定期行 CK 检测。通常建议若患者无明显症状，常规检查发现 CK 升高，小于 3 倍正常值者可继续在密切监测下治疗，6 周内复查；CK 升高在 3~10 倍正常值范围内者，根据原发病情况，予以减量或停用他汀，密切监测，6 周内复查；CK 升高 >10 倍者，予以停药，4 周内复查；CK 超过 10 倍正常值者按照横纹肌溶解处理、启动紧急救治。若服用他汀期间出现肌痛、肌无力或尿液颜色加深症状时，也应立即停药。

抗 HMGCR 抗体介导的坏死性肌病患者激素［1mg/（kg·d）起始逐渐减量］及免疫抑制剂（甲氨蝶呤、环磷酰胺、环孢素、吗替麦考酚酯等）治疗有效，但激素或免疫抑制剂减量过程中病情容易反复，呈现自身免疫性疾病的特点，难治性患者也可以考虑丙种球蛋白、血浆置换、CD20 单抗等治疗。

（二）类固醇肌病

【病因】

类固醇肌病（steroid myopahty，SM）是由外源性或内源性类固醇水平过高导致的肌肉病变。几乎所有的合成糖皮质激素均可引起本病，以含氟糖皮质激素（如地塞米松、倍氯米松等）更易诱发，也可见于内源性皮质类固醇增多患者。糖皮质激素可以降低蛋白合成速度、提高蛋白分解速度，从而导致肌肉病变。

【临床表现】

本病好发于中老年人群，是药物性肌病中最常见的类型，类固醇肌病的发生与糖皮质激素的应用时间及剂量无必然相关性，可出现急性或慢性肌病。急性肌病患者通常发生于短时间大剂量使用糖皮质激素时，也有发生于应用小剂量激素后的病案报道，营养不良、多器官衰竭及败血症患者发生风险更高，临床表现为进行性四肢肌群无力，重者可累及呼吸肌群，伴肌痛；慢性肌病患者通常发生于长期应用糖皮质激素后，以缓慢进展的近端肌群（尤其是骨盆带肌）无痛性肌萎缩为主要表现，常伴有库欣面容。

【辅助检查】

急性肌病患者通常 CK 明显升高，慢性患者的 CK 常正常或轻度升高。急性坏死性肌病主要表现为潜伏期短的低波幅、短时程多相 MUAPs，伴大量异常自发电活动；急性肌浆球蛋白缺失性肌病则以形态正常的 MUAPs 为主，伴有多少不等的低波幅、短时程多相 MUAPs，自发活动少见；慢性肌病主要表现为低波幅和短时程的 MUAPs。

【病理】

急性肌病的病理表现主要有两种：急性坏死性肌病，呈现广泛的肌纤维坏死；肌浆球蛋白缺失性肌病，呈现弥漫性肌纤维萎缩，Ⅰ型和Ⅱ型肌纤维均可受累；慢性肌病呈选择性Ⅱ型（尤其是Ⅱb）肌纤维萎缩，无明显坏死、再生和血管改变。

【诊断】

接受糖皮质激素治疗或本身合并有库欣病的患者出现肌无力、肌痛症状需考虑本病的可能，结合 CK、肌电图、肌肉活检等并不难诊断。但对于接受糖皮质激素治疗的有肌肉症状的患者（如 PM、系统性红斑狼疮、混合性结缔组织病等），若治疗效果欠佳应注意区分原发病及类固醇肌病。

【治疗】

诊断类固醇肌病后，在病情允许的情况下应中断糖皮质激素治疗，内源性糖皮质激素增加的患者应针对原发病进行治疗，在停药或内源性糖皮质激素水平改善后 3~4 周可观察到肌力恢复，慢性型可在数周至数月完全恢复，急性型恢复通常需半年以上且肌力恢复不完全。

（三）其他药物相关肌病

大剂量应用氯喹、羟氯喹可引起神经肌病，氯喹 / 羟氯喹在风湿性疾病患者中有着广泛的应用，并且因其较高的安全性在老年患者中也有较多应用，因此有抗疟药用药史的患者出现肌肉症状需要考虑本病的可能性。多数患者表现为隐匿出现的近端肌群无痛性肌无力，通常下肢先出现，伴周围神经病变症状，少数患者可累及颜面部、心肌、眼肌、喉肌。CK 水平正常或轻度升高。肌电图可见肌源性损害、神经传导速度减慢。肌肉病理表现为典型的空泡性肌病。停药 3~6 个月后通常可缓解，但心肌受累往往预后不佳。

用于治疗类风湿关节炎的青霉胺可引起多肌炎或皮肌炎，发生率约为 1%，临床特点、肌电图、病理与特发性炎症性肌病相似。肌病的发生与药物剂量无关，停药 6 周至半年左右可恢复，糖皮质激素可作为辅助治疗手段。

用于治疗痛风性关节炎的秋水仙碱可引起空泡性肌病，伴周围神经症状，常在用药数月后产生，表现为亚急性起病的近端肌无力、腱反射消失、CK 水平升高等。停药 4~6 周后肌无力症状可好转，但神经病变需要较长的恢复期。

四、酒精性肌病

【病因】

酒精性肌病与长期酒精摄入相关，在长期嗜酒的人群中，40%~60% 的患者可出现肌肉损伤。乙醇可以通过直接细胞损伤和影响糖代谢、电解质代谢等途径间接导致肌细胞损伤。

【临床表现】

过度饮酒在老年人群中是一个重要的问题，因此老年人出现肌病表现时应考虑到酒精性肌病的可能性。临床可以呈现慢性、亚急性或急性表现。慢性酒精中毒性肌病是最常见的类型，以逐渐进展的肌无力和肌萎缩为主要表现，主要影响肢带肌，以骨盆带肌最容易受累，可伴有肌萎缩，可合并周围神经病变及精神症状，肌痛不明显。长期过量饮酒者在大量饮酒后可出现急性横纹肌溶解。

【辅助检查】

慢性患者通常 CK 正常或轻度升高，急性患者通常显著升高。肌电图在急性及亚急性的患者中呈现肌源性炎性改变，慢性患者中则通常呈现非炎症性肌病改变。

【病理】

肌活检呈现急性或亚急性炎症及坏死表现，慢性肌病患者中还可见 Ⅱ 型纤维萎缩表现。

【诊断】

典型临床症状结合饮酒史不难诊断，但需注意排除合并其他神经肌肉病的可能性。

【治疗】

酒精性肌病经戒酒，配合肢体锻炼、改善营养后症状可在数月后恢复，肌力恢复相对较慢且常不完全。

五、其 他 肌 病

软骨病是一种由于维生素 D 缺乏导致骨矿化障碍的骨代谢疾病。老年人维生素 D 缺乏的风险增加，因此老年人出现肌肉症状需考虑软骨病的可能性。主要表现为远端肌无力、鸭步步态、非特异性骨痛。CK 通常正常。肌电图表现为肌病性改变，MUAPs 呈低振幅短时间表现。肌活检表现为最低限度的炎性浸润。软骨病在应用维生素 D 治疗后是可逆的。

线粒体肌病与线粒体功能障碍相关。通常表现为眼睑下垂及由于眼肌麻痹导致的复视，病程慢性进行性加重。肌活检可见不规则红纤维（果莫里三色染色法）。CK 通常轻度升高，通常无肌红蛋白尿。肌电图正常。线粒体肌病除物理治疗以及补充维生素保证营养供给外，尚无特异性治疗方案。

迟发型肌营养不良是一种退行性肌病，表现为肌纤维缺失、纤维形态改变、肌纤维坏死以及其他一些非特异性改变。通常首发于年轻患者，在老年时可复发或加重。肌营养不良可分为面肩肱型肌营养不良、眼咽型肌营养不良、肢带型肌营养不良。CK 可升高或正常。肌电图呈非特异性肌病表现。目前无有效的治疗方案，以对症支持治疗、防止误吸及失用为主。

淀粉样变肌病与淀粉样变性病相关。CK 通常升高。肌电图呈现非特异炎性改变。肌活检可见肌纤维及血管壁周围细胞外淀粉样物质沉积，有时也可见炎性改变。治疗需控制原发病。

（杜莹珏）

参 考 文 献

1. Halter JB，Ouslander JG，Tinetti ME，et al. 哈德兹老年医学 . 第 6 版 . 李小鹰，王建业，译 . 北京：人民军医出版社，2015.

2. 菲尔斯坦 . 凯利风湿病学 . 第 9 版 . 栗占国，译 . 北京：北京大学医学出版社，2015.

3. 中华医学会风湿病学分会 . 多发性肌炎和皮肌炎的诊断及治疗指南 . 中华风湿病学杂志，2010，14（12）：828-831.

4. 中华医学会神经病学分会 . 中国多发性肌炎诊治共识 . 中华神经科杂志，2015，48（11）：946-949.

5. 焦宇琼，林洁，蔡爽，等 . 他汀类药物相关抗 HMGCR 抗体介导坏死性肌病的研究 . 中国临床神经科学，2017，25（2）：191-197.

第十一节　巨细胞动脉炎和风湿性多肌痛

【概述】

巨细胞动脉炎（giant cell arteritis，GCA）和风湿性多肌痛（polymyalgia rheumatic，PMR）都是发生于老年人的疾病，见于 50 岁以上的成人。它们的流行病学特征相似，并且常常发生于同一个体，两者之间具有一定的相关性，女性多于男性。

巨细胞动脉炎是成人最常见的系统性血管炎，是一种侵犯患者颈动脉颅外分支为主的系统性血管炎。在 19 世纪，Jonathon Hutchinson 首次描述了一位颞动脉触痛的患者的症状，此后逐渐明确了本病的特点。它是一种慢性肉芽肿性血管炎，由于 GCA 的病因不明，曾经也被称为颞动脉炎、颅动脉炎和肉芽肿性动脉炎。GCA 以颞部头痛、间歇性下颌运动障碍以及失明为临床特点，发病年龄均在 50 岁以上。

1957 年，Barber 首次描述了风湿性多肌痛。PMR 是一种以四肢和躯干近端肌肉疼痛为特点的临床综合征，对小剂量激素治疗反应敏感；常表现为颈、肩胛带和骨盆带肌中 2 个或 2 个以上部位的疼痛及僵硬，持续 30 分钟或更长时间，症状持续不少于 1 个月的时间，同时伴有血沉增快。该病多见于 50 岁以上患者，诊断需排除类风湿关节炎、慢性感染、肌炎以及恶性肿瘤等疾病。

在一些 GCA 的病例分析中，40%~60% 的患者具有 PMR，20%~40% 的患者以 PMR 为首发症状，但 PMR 发展为 GCA 的比例却很低，而且 PMR 可以出现在其他血管炎中，更有患者出现远端关节的滑膜炎，因此有学者认为 PMR 和 GCA 是一种病因导致的两种疾病过程，此差异可能源于相同的基因易感性和某些未知因素所致。

【流行病学】

GCA 和 PMR 发病具有年龄和人种的特点。GCA 和 PMR 主要影响老年人，发病年龄高峰为 60~80 岁。GCA 和 PMR 的发病率随年龄的增长而成倍增加。在不同人群中的发病率差异较大，主要见于欧美的白种人，其他人种发病相对较少。

GCA 在 50 岁以上人群中发病率从 0.1/10 万到 77/10 万不等，其发生有遗传易感性。研究证实 GCA 与人类白细胞抗原（HLA）Ⅱ类区域的基因相关。GCA 是目前已知的与 HLA Ⅱ类基因最为相关的一种系统性血管炎。GCA 和 PMR 的易感性也同肿瘤坏死因子、细胞间黏附分子和白介素 18（IL-18）的基因多态性相关。GCA 的发病与环境危险因素、吸烟、病原体感染（肺炎支原体、带状疱疹病毒、细小病毒和 1 型副流感病毒等）等也有一定的相关性。性别和健康状态同样影响 GCA 的发病。女性发病的概率是男性的 2 倍。

PMR 患病率是 GCA 的 2~3 倍。PMR 和 GCA 相同，与 HLA-DR4 基因相关。

【病因与发病机制】

GCA 和 PMR 的病因并不清楚。虽然两者的发病与年龄、地域分布以及人种相关，但它们在发病机制中的具体作用却不甚清楚。体液免疫和细胞免疫都参与了 GCA 的发病。GCA 和 PMR 受累组织存在的特异细胞因子影响疾病的临床表现，两者的细胞因子构成特点有所不同。在 GCA 中，受累的颞动脉存在 T 淋巴细胞产生的 IFN-γ 和 IL-2，巨噬细胞产生的 IL-6β、IL-6 以及转移生长因子（TGF-β）。IL-6 在 GCA 和 PMR 中都有升高，且其水平与病情活动度相关。GCA 中 IFN-γ 是病变中关键的细胞因子，与巨细胞形成、内膜增厚、组织缺血以及新生血管形成有关。在 PMR 中颞动脉可检出 TGF-β、IL-1 以及 IL-2 的转录因子，但无 IFN-γ 转录因子。

在 GCA 患者病变动脉中常有多核巨细胞，它除有吞噬功能外还具有重要的分泌功能，可以分泌血小板转化生长因子，后者可刺激血管内膜增生。还可以分泌血管内皮生长因子，是动脉血管壁形成新生血管的关键介质。向心性的同轴的血管内皮增生是 GCA 重要的潜在病理损伤机制。血管内膜的增生是对损伤做出反应的结果，同时也是一种修复机制，其中血小板转化生长因子是一种重要的动脉内膜增生的刺激因子。

在 GCA 中，几乎所有的损伤都和效应巨噬细胞有关，巨噬细胞通过对分泌 IFN-γ 的 T 淋巴细胞的调节，进行与以往不同的分化途径，并获得一系列潜在的损伤能力。在 GCA 中，巨噬细胞能分泌促炎症细胞因子加重炎症。此外，位于血管中膜的巨噬细胞通过脂质过氧化物酶的作用发挥氧化破坏作用，攻击血管的平滑肌细胞及其基质成分；这些巨噬细胞还提供活性氧中间体，与氮中间体共同引起内皮细胞蛋白的消化作用；中膜的巨噬细胞还产生氧自由基以及金属蛋白酶，导致中膜弹性层的裂解。动脉中层的巨噬细胞除了可以释放组织破坏酶，还可通过分泌细胞因子（如血小板生长因子、血管内皮细胞生长因子）介导组织修复，导致内膜增生，从而发生血管阻塞，血流受阻。炎症也是影响内皮细胞、引起新生血管形成的重要因素，这一炎症过程主要发生在内膜与中膜的交界处以及血管的外膜层。因此动脉内膜及中膜是 GCA 的主要损伤部位。

细胞黏附分子也影响 GCA 的发病，而且内皮细胞也在其中起重要作用。黏附因子参与了白细胞向血管受损处迁徙以及细胞间相互作用的过程，而这些过程参与肉芽肿的形成。黏附因子在新生血管的表达远大于血管的其他部位。PMR 患者血清 E 选择素水平升高。

在 GCA 和 PMR，部分受累动脉血管内弹力膜的细胞内或连接处发现球蛋白和补体的沉积，这一发现提示血液内有针对血管壁的抗体或免疫复合物的存在。GCA 和 PMR 患者血清中的循环免疫复合物水平在疾病活动期升高，其浓度与 ESR 和 γ- 球蛋白水平成正相关，在病情缓解后下降。GCA 肉芽肿形成的病理特征更多的提示了细胞免疫在 GCA 发病机制中的作用。

【病理改变】

在 GCA 中，血管炎最常累及主动脉弓分支血管，偶而可累及全身任何动脉以及一些静脉。受累血管呈节段性分布或片状分布，也可累及较长血管。严重受累的血管多见于颞浅动脉、椎动脉以及眼动脉和睫后动脉，其次为颅内动脉、颅外动脉以及视网膜中央动脉。主动脉近段以及远端、颈内及颈外动脉、锁骨下动脉、肱动脉以及腹部动脉受累亦较常见。在一些病例中，即使症状已经缓解，动脉活检仍有持续性的、慢性炎症存在。在大体病理上，GCA 容易形成动脉瘤、夹层和狭窄。

在 GCA 疾病早期或受损较轻微的病例中，可见淋巴细胞的聚集，局限于内外弹力层或外膜，通常可见内膜增厚并伴有明显的细胞浸润。病变严重时血管全层均可受累。动脉血管壁坏死组织以及肉芽肿中可见含有巨噬细胞碎片和异物的多核巨细胞、组织细胞、以辅助 T 细胞为主的淋巴细胞、部分浆细胞和成纤维细胞。嗜酸性粒细胞也可出现，但中性粒细胞较少见。炎症活动部位可有血栓形成。炎症在中膜弹力层与内膜连接处最为明显，可见弹力纤维的破碎和裂解，这与局部聚集的巨细胞密切相关。坏死的血管处少见纤维素样坏死。巨细胞并非见于全段血管，通过增加血管炎病理检查的范围，可以提高巨细胞的检出率。血管炎进入慢性期后，会出现细胞浸润消失、内膜纤维增生、内膜增厚等现象。终末器官的受累与相应血管的闭塞有关。

PMR 除了可能出现的血管炎，较少有其他病理学改变。偶见肉芽肿性心肌炎和肝炎的报道。PMR 肌活检多无异常，或有非特异性的 II 型肌纤维萎缩。部分 PMR 患者可有膝关节、胸锁关节、肩关节以及骶髂关节等处以淋巴细胞浸润为主的滑膜炎。多数滑膜炎为亚临床型，磁共振可见关节滑膜炎，同位素检查提示部分患者骨对锝盐的摄入增加。

【临床表现】

GCA 和 PMR 平均发病年龄为 79 岁，范围为 50~90 岁。偶尔会有年轻病例的报道。典型病例常常隐匿起病，可持续数周到数月。部分患者急性起病，发病突然。

1. 巨细胞动脉炎　GCA 的患者可有疲劳、体重下降、全身不适和发热等全身症状。其典型症状包括：头痛、视觉症状和颌跛行。

GCA 最常见表现为头痛，约见于 3/4 的患者。头痛部位主要集中在颞区，可位于头颅的任何部位包括枕部。疼痛程度可从轻度疼痛到重度疼痛。

视觉症状在 GCA 中常见，特别是视力丧失和复视。视力丧失可以是单侧的或双侧的、一过性的或永久性的、部分的或完全的。视觉丧失的发生率为 20% 或以下。GCA 的另一种潜在并发症是眼肌麻痹。复视通常由缺血引起的眼运动神经麻痹所致，可于治疗后缓解。GCA 累及动眼神经时通常不累及瞳孔。

肌肉的间歇性运动障碍可发生在咀嚼肌（颌跛行）和四肢。偶尔累及舌肌和与吞咽相关的肌群。面动脉受累时会出现咀嚼肌痉挛。严重的血管狭窄可导致相应部位的坏死。

大约 40% 的患者症状不典型，表现为不明原因的发热。10% 的患者有显著的呼吸道症状，特别是咳嗽。其他还可以表现为咽喉痛、牙痛、舌痛和舌梗死。大约 30% 患者出现神经系统受累，表现各异。最常见的是神经病变，可以是单神经病和周围性多神经病。并可以累及上肢或下肢。一过性脑缺血或脑卒中可发生在 GCA，但老年人群缺血事件的确切病因判定相对困难。在 GCA 中部分患者可出现主动脉瘤、夹层动脉瘤、肢体跛行和雷诺现象等症状。女性患者偶尔表现为乳房或卵巢肿块。

2. 风湿性多肌痛　PMR 患者在发病前身体较为健康。发病时 50% 以上患者有全身表现，如疲倦、低热、体重下降，并可能作为首发症状。不合并 GCA 的患者很少出现高峰热。关节痛和肌痛可突然发生，也可隐匿进展，在确诊之前可表现为不适疲倦和抑郁，并伴有疼痛和僵硬。在大多数患者中，肩胛带常最早出现症状，其余患者以髋关节和颈部受累首发，逐渐累及双侧部位。症状主要集中在近端肢体、中轴肌肉和肌腱附着点。晨僵和静止后的"胶着感"是突出表现。

【实验室检查】

PMR 和 GCA 的实验室检查结果相似。这两种疾病在活动期通常都表现为轻到中度的正色素性贫血。白细胞及其分类计数一般为正常。血沉和 C 反应蛋白水平显著升高是这两种疾病的共有特征。极少数患者在整个炎症过程中（包括活动期 GCA）都不会出现血沉增快。因此，血沉正常不能排除这两种疾病。血小板计数常升高。患者血清 IL-6 水平升高，与炎症活动程度保持一致。

血浆蛋白质通常为非特异性变化，包括白蛋白降低，α_2- 球蛋白、纤维蛋白原和其他急性时相反应蛋白升高。还可出现 γ- 球蛋白和补体轻度升高。抗核抗体和类风湿因子常为阴性。

约 1/3 的 GCA 患者可出现肝功能异常，但在 PMR 患者中略少。碱性磷酸酶升高最为常见，可出现天门冬氨酸氨基转移酶升高和凝血酶原时间延长。肾功能和尿液分析通常正常。

血清肌酸激酶和其他反映骨骼肌损害的酶水平是正常的。肌电图通常正常，肌活检表现为正常组织学特性或仅有轻度失用性肌萎缩。

GCA 或 PMR 的滑液分析表现出轻度的炎性反应的证据，包括滑液白细胞计数升高，其中 40%~50% 为多形核白细胞。

【诊断与鉴别诊断】

GCA 的临床表现多样，极易发生误诊和漏诊。对于 50 岁以上不明原因发热，伴有颈肩腰背四肢疼痛，活动障碍，血沉和（或）C 反应蛋白升高，在排除类风湿关节炎（RA）、炎性肌病、肿瘤、感染等其他疾病后要考虑 PMR 诊断。如同时伴有视力丧失、复视、头痛等症状则应考虑到 GCA 可能。

美国风湿病学会已制订 GCA 的分类标准（表 43-25）。同时 PMR 现也已有三个分类方法（表 43-26）。其中在 2012 年的标准中还纳入了超声检查的内容。

表 43-25　1990 年美国风湿病学会巨细胞动脉炎分类标准

判定标准 *	定义
发病年龄 ≥ 50 岁	出现症状或发现异常的年龄 ≥ 50 岁
新发生的头痛	新发生的或不同性质的局限性头痛
颞动脉异常	颞动脉触痛或脉搏减弱，与颈动脉硬化无关
红细胞沉降率升高	韦氏法检测 ≥ 50mm/h
动脉活检异常	动脉活检显示以单核细胞为主的浸润或常伴有多核巨细胞的肉芽肿性炎症为特征的血管炎

* 血管炎患者诊断巨细胞动脉炎需要存在上述五条标准中至少三条，具备任意三条或三条以上时该诊断标准的敏感性为 93.5%，特异性为 91.2%

表 43-26　风湿性多肌痛诊断及分类标准 *

Chuang 及其同事提出的诊断标准（1982）

年龄 ≥ 50 岁

对称性疼痛和僵硬至少 1 个月，累及至少 2 个部位颈部或躯干，肩或上肢近侧，臀部或大腿近端

红细胞沉降率 >40mm/h

排除巨细胞动脉炎以外的其他疾病

Healey 的诊断标准（1984）

疼痛持续至少 1 个月并累及下列至少两个部位，颈部、肩、骨盆带

晨僵持续 >1h

对泼尼松治疗反应迅速（≤ 20mg/d）

排除其他能引起骨骼肌肉系统症状的疾病

年龄 >50 岁

红细胞沉降率 >40mm/h

Dasgupta 及其同事的诊断标准（2012）

年龄 ≥ 50 岁，双侧肩关节疼痛，以及 C 反应蛋白和（或）ESR 异常

	不包括超声检查的积分（0~6）	包括超声检查的积分（0~8）**
晨僵持续 >45min	2	2
臀部疼痛或活动幅度受限	1	1
类风湿因子或抗瓜氨酸蛋白抗体检测阴性	2	2
没有其他关节受累	1	1
至少一侧肩关节有三角肌下滑囊炎和（或肱二头肌腱鞘炎）和（或）盂肱关节滑囊炎（后部或腋窝）以及至少一侧髋关节滑囊炎和（或）转子滑囊炎	不适用	1
两侧肩关节有三角肌下滑囊炎、肱二头肌腱鞘炎或盂肱关节滑囊炎	不适用	1

* 每个诊断标准所描述的表现存在时才可诊断风湿性多肌痛。

** 在没有超声检查结果时，≥ 4 分即可定义为风湿性多肌痛；在有超声检查结果时，需 ≥ 5 分可定义为风湿性多肌痛。

很多疾病的表现与 GCA 的表现类似。除血管炎外，在老年人中多种原因可以导致单侧的视觉丧失，包括动脉硬化所致的血栓栓塞性疾病。老年患者出现全身症状并伴有贫血和血沉增快等症状也可能是隐匿性感染或恶性肿瘤（特别是淋巴瘤和多发性骨髓瘤）所导致的。这些疾病通过血清学检查及影像学检查可进行鉴别。系统性淀粉样变的表现与 GCA 非常相似，通过活检标本刚果红染色可资鉴别。老年患者的多关节炎更可能是由类风湿关节炎所致。

PMR 患者与部分早期类风湿关节炎区分比较困难，特别对类风湿因子阴性以及手足关节尚未表现出明显滑膜炎的患者。多发性肌炎患者肌无力的症状明显多于疼痛，同时肌酶水平升高，肌电图异常。某些慢性感染患者如感染性心内膜炎，可有与 PMR 相似的表现。纤维肌痛患者没有典型的晨僵，并且实验室检查结果为正常。缓解性血清阴性滑膜炎伴凹陷性水肿综合征（RS3PE 综合征）难以和 PMR 鉴别。这两种疾病可能存在某种相关性。RS3PE 综合征表现为远端关节的急性对称性多关节炎，伴有手足凹陷性水肿。这两种疾病都对非甾体抗炎药（NSAID）和小剂量泼尼松治疗反应良好（表43-27）。

表 43-27　巨细胞动脉炎和风湿性多肌痛的鉴别诊断

疾病类型	特定疾病
巨细胞动脉炎	—
潜在感染	结核、细菌性心内膜炎、HIV
恶性肿瘤	淋巴瘤、恶性骨髓瘤
系统性淀粉样变	—
其他形式的血管炎	大动脉炎、ANCA 相关性肉芽肿性血管炎、结节性多动脉炎、原发性中枢神经系统血管炎、其他导致前部缺血性视神经病变的血管疾病
风湿性多肌痛	—
早期类风湿关节炎	—
多发性肌炎	—
慢性感染	细菌性心内膜炎
纤维肌痛综合征	—
药物反应	他汀类药物
内分泌疾病	甲状腺功能减退
缓解性血清阴性滑膜炎伴凹陷性水肿综合征	—

【治疗及预后】

1. 风湿性多肌痛治疗方案及原则

（1）一般治疗：消除患者的顾虑至关重要，遵循医嘱，合理用药，防止病情复发；进行适当的锻炼，防止肌肉萎缩。

（2）药物治疗

1）糖皮质激素：小剂量糖皮质激素治疗为首选用药，一般泼尼松 10~15mg/d 口服。1 周内症状迅速改善，CRP 可短期恢复正常，ESR 逐渐下降，2~4 周后泼尼松缓慢减量。每 2~3 周减 2.5mg，维持量 5~10mg/d，随着病情稳定时间的延长，部分患者的维持量可减为 3~5mg/d。对病情较重，发热、肌痛、活动明显受限者，可以泼尼松 15~30mg/d，随着症状好转，ESR 接近正常，然后逐渐减量维持，维持用药一般 1~2 年。减量过早、过快或停药过早，是导致病情复发的主要原因，多数患者在两年内可停用糖皮质激素，但国外报道 PMR 维持治疗的平均时间约为 3 年，少数患者需小量维持多年。但停药后仍需随访观察，一般 5 年不复发可认为病情完全缓解。

应该强调，对老年人长期使用糖皮质激素应特别注意其不良反应及并发症（如高血压、糖尿病、白内障、骨质疏松），并及时给予相应的治疗。

2）非甾体抗炎药：对初发或较轻病例可试用非甾体抗炎药，如双氯芬酸、美洛昔康、塞来昔布等。10%~20% 的风湿性多肌痛患者单用非甾体抗炎药就可以控制症状，但应注意预防非甾体抗炎药的并发症。

3）免疫抑制剂：对使用糖皮质激素有禁忌证，或效果不佳、或减量困难、或不良反应严重者，可联合使用免疫抑制剂甲氨蝶呤 7.5~15mg/ 周，或其他免疫抑制剂如硫唑嘌呤、来氟米特、环孢素、环磷酰胺等。

PMR 经合理治疗病情可迅速缓解或痊愈；也可迁延不愈或反复发作；疾病后期可出现失用性肌萎缩等严重情况。PMR 大多预后良好。

2. 巨细胞动脉炎治疗方案及原则　糖皮质激素是治疗 GCA 的主要药物，当强烈怀疑 GCA 诊断时应尽快开始糖皮质激素治疗。糖皮质激素治疗 2 周甚至更长时间也不会改变颞动脉活检的诊断结果。联合免疫抑制剂（如环磷酰胺）治疗有利于尽快控制血管炎症，减少并发症。

（1）诱导治疗：首选泼尼松 40~60mg/d，顿服或分次口服。一般在 2~4 周内头痛等症状可见明显减轻。眼部病变对治疗反应相对较慢，可同时进行局部治疗。必要时可使用甲泼尼龙冲击治疗。免疫抑制剂一般首选环磷酰胺。根据病情可采用环磷酰胺 0.5~0.75g/m² 静脉滴注，3~4 周 1 次；或环磷酰胺 0.2g，静脉注射，隔日 1 次。疗程和剂量依据病情反应而定。甲氨蝶呤 7.5~25mg，每周 1 次，口服或深部肌内注射或静脉注射用药。对糖皮质激素和免疫抑制剂无效的患者，英夫利西单抗可能有一定的作用，疗效有待进一步研究证实。使用免疫抑制剂期间应注意定期查血常规、尿常规和肝功能、肾功能，避免不良反应。

（2）维持治疗：经上述治疗 2~4 周，病情得到基本控制，ESR 接近正常时，可考虑糖皮质激素减量，通常每 1~2 周减 5~10mg，至 20mg/d 改为每周减 10%，一般维持量为 5~10mg/d，大部分患者在 1~2 年内可停用糖皮质激素，少数患者需要小剂量糖皮质激素维持治疗几年。维持治疗用糖皮质激素或糖皮质激素加免疫抑制剂如环磷酰胺或甲氨蝶呤，环磷酰胺可 2~3 个月 1 次。

（3）辅助治疗：由于 GCA 患者会发生治疗相关的不良反应，如骨折、无菌性股骨头坏死、糖尿病、高血压、消化道出血、感染等，建议补充钙和维生素 D，骨密度减低时应给予双膦酸盐治疗，小剂量阿司匹林和质子泵抑制剂可和糖皮质激素联合使用。

（刘爱华）

参 考 文 献

1. 蒋明 . 现代临床医学丛书 – 风湿病学 . 北京 : 科学出版社 ,1995.

2. 菲尔斯坦 . 凯利风湿病学 . 第 9 版 . 栗占国 , 译 . 北京 : 北京大学医学出版社 ,2015.

第十二节　纤维肌痛综合征

纤维肌痛综合征（fibromyaIgia syndrome，FMS）是以慢性广泛性疼痛为主要特点的一种临床综合征，常伴有睡眠障碍、抑郁、疲劳和认知障碍，发病率为 2%~8%。主要累及女性，发病率是男性的 8~9 倍。有流行病学资料显示，美国有超过 500 万 FMS 患者，在成年人中的发病率为 2%~5%，且近年来该病的发病率有逐年递增的趋势。文献报道 FMS 老年患者多为年龄 65 岁或以上，发病年龄为 60 岁或以上。老年患者中，90% 为女性患者。FMS 老年患者常伴有骨关节炎，引起颈椎及腰椎的椎管狭窄常见。

【病因和发病机制】

FMS 发病机制至今仍不清楚。目前认为睡眠障碍、自主神经异常、内分泌异常、中枢敏感化可能是 FMS 的重要发病机制。也有研究提示遗传，自身免疫，细胞因子也可能参与了发病过程。病因方面，有身体疲劳的自我感觉效应、心理压力、睡眠不足和寒冷天气因素等。在老年患者中发病率较低，确诊 FMS 前，很多老年患者曾接受过糖皮质激素治疗，从而更容易出现骨质疏松，该比例高于年轻患者。

1. 遗传　FMS 的发病有一定的遗传倾向，FMS 患者一级亲属发生 FMS 的危险比普通人群高 8 倍。5- 羟色胺（5-HTT）基因调节区的单核苷酸多态性在 FMS 患者中出现的频率要明显高于普通人群，5-HTT2A 受体基因多态性与 FMS 发病有关。

2. 自身免疫　FMS 患者的表皮和真皮交界处可看到网状皮肤着色异常和颗粒状物沉积，符合免疫性疾病的皮肤改变。FMS 患者中不仅抗 5-HTT、抗神经节苷脂抗体水平高于普通人群，且抗凝血活酶抗体和抗 Gm1 抗体水平升高。但这些抗体是 FMS 患者自身免疫应答增强的结果，无特异性，且与临床表现无相关性。FMS 患者有一种抗相对分子质量为 68 000 和（或）48 000 的自身抗体，且多出现于 FMS 伴慢性疲劳综合征和认知功能减退明显的患者。有 41% 的 FMS 患者血清中会出现一种以上的抗甲状腺自身抗体，是健康人的 2 倍；伴有抗甲状腺抗体的 FMS 患者，痛觉过敏症状比无此抗体的 FMS 患者重。

3. 细胞因子　细胞因子可引起痛觉过敏、乏力、睡眠异常、痛觉异常、焦虑、肌肉疼痛和认知功能减退。IL-1β、IL-6、TNFα 均直接与中枢神经系统和周围神经系统的神经性疼痛有关。机体对感染、炎症或创伤等的正常应答会激活免疫细胞释放炎性细胞因子，这些细胞因子可引起脑组织和脊髓组织中的胶质细胞释放炎性细胞因子，具有很强的增强疼痛感受的作用。P 物质是 FMS 中重要的神经介质，在 FMS 患者的中枢敏感化中起重要作用。IL-8 是一种致炎因子，是交感神经痛的重要介质，P 物质可刺激 IL-8 表达。FMS 患者中观察到 IL-4 水平降低，与患者对疼痛的感知增强，对阿片具有相对抵抗性有关。

【病理】

目前研究公认 FMS 患者肌肉组织无特异性损伤。近年国外有学者提出肌肉微循环障碍假说，即肌肉组织内微循环的改变导致肌肉内痛觉感受器的致敏而出现疼痛、疲劳、肌无力等一系列临床症状。在对 FMS 患者股四头肌活检中发现股四头肌肌细胞基膜空袖、脂褐质小体和其他退行性改变。在股外侧肌组织活检中发现 FMS 患者股外侧肌组织中 3 种主要的氨基酸（羟脯氨酸、羟赖氨酸、脯氨酸）水平有所减少，这种改变可能降低肌肉微损伤的阈值，使得肌肉组织更易发生非特异性损伤。

【临床表现】

FMS 主要表现为疼痛、疲劳、睡眠障碍和情绪紊乱。

1. 疼痛　全身广泛存在疼痛是 FMS 的主要特征。一般起病隐匿，大部分患者就诊时不能准确回忆起疼痛开始的时间。也有部分患者疼痛出现于外伤之后，并由局部逐渐扩展到其他部位。FMS 的疼痛呈弥散性，一般很难准确定位，常遍布全身各处，以颈部、肩部、脊柱和髋部最常见。疼痛性质多样，疼痛程度时轻时重，休息常不能缓解，不适当的活动和锻炼可使症状加重。劳累、应激、精神压力以及寒冷、阴雨气候等均可加重病情。老年患者疼痛症状持续时间高于年轻患者，但老年患者疼痛部位计数少于年轻患者。

2. 压痛　FMS 唯一可靠的体征即全身对称分布的压痛点。在压痛点部位，患者对"按压"反应异常敏感，出现痛苦的表情或拒压、后退等防卫性反应。这些压痛点弥散分布于全身。常位于骨突起部位或肌腱、韧带附着点等处，仔细检查这些部位均无局部红肿、皮温升高等客观改变。大多数 FMS 患者压痛点的分布具有一致性，已确定的 9 对（18 个）解剖位点为：枕骨下肌肉附着点两侧、第 5~7 颈椎横突间隙前面的两侧、两侧斜方肌上缘中点、两侧肩胛棘上方近内侧缘的起始部、两侧第 2 肋骨与软骨交界处的外上缘、两侧肱骨外上髁远端 2cm 处、两侧臀部外上象限的臀肌前皱襞处、两侧大转子的后方、两侧膝脂肪垫关节褶皱线内侧。肘关节的中间压痛点在老年患者较年轻患者少见。

3. 疲劳及睡眠障碍 约90%以上的患者主诉易疲劳，约15%可出现不同程度的劳动能力下降，甚至无法从事普通家务劳动。患者常诉即使在清晨醒后也有明显疲倦感。90%～98%的患者伴有睡眠障碍，表现为多梦、易醒、甚至失眠等。精神紧张、过度劳累及气候变化等均可加重上述症状。一般性疲劳，早晨疲劳，睡眠不好，夜晚觉醒，24小时内整体僵硬，全身伤害，以上都是FMS老年患者的常见症状。

4. 神经、精神症状 情感障碍是FMS常见临床症状，表现为情绪低落，对自己病情的过度关注，甚至呈严重的焦虑、抑郁状态。很多患者出现注意力难以集中、记忆缺失、执行功能减退等认知障碍。一半以上FMS患者伴有头痛，以偏头痛最为多见。眩晕、发作性头晕以及四肢麻木、刺痛、蚁走感也是常见症状，但无任何神经系统异常的客观证据。自我评估焦虑或紧张和慢性功能性头痛在FMS年轻患者中比老年患者多见。

5. 关节症状 患者常诉关节疼痛，但无明显客观体征，常伴有晨僵，活动后逐渐好转，持续时间常>1小时。颈部区域及头部疼痛和僵硬感在FMS老年患者中受累少于年轻患者。FMS老年患者手及手指肿胀多于年轻患者。而感觉异常的部位中，FMS老年患者较少累及手、手臂和前臂。

6. 其他症状 约30%以上患者可出现肠易激综合征，部分患者有虚弱、盗汗、体质量波动以及口干、眼干等表现，也有部分患者出现膀胱刺激症状、雷诺现象、不宁腿综合征等。

【辅助检查】

1. 常规实验室检查 血常规、血生化检查、红细胞沉降率（ESR）、C反应蛋白（CRP）、肌酶、类风湿因子等均无明显异常。部分患者存在体内激素水平紊乱，如血清促肾上腺皮质激素、促性腺激素释放激素、生长激素、类胰岛素生长激素–1、甲状腺素等异常，脑脊液中P物质浓度可升高，偶有血清低滴度抗核抗体阳性或轻度C3水平减低。

2. 评估量表 纤维肌痛影响问卷（F1Q）、疼痛视觉模拟评分法（VAS），Beck抑郁量表（BDI）、McGiⅡ疼痛问卷调查、汉密尔顿焦虑量表、汉密尔顿抑郁量表等可以出现异常，有助于评价病情。

3. 影像学检查 通常使用功能性磁共振成像（fMRI）进行影像学检查。FMS患者可能出现额叶皮质、杏仁核、海马和扣带回等激活反应异常，以及相互之间的纤维联络异常。

【诊断与鉴别诊断】

1. 诊断 诊断标准：根据美国风湿病学会（ACR）1990年诊断标准，具体为：①临床症状：全身广泛性疼痛，持续≥3个月（躯体两侧、腰部以上和以下、中轴骨骼（颈椎或前胸或胸骨或下背部）等部位同时疼痛时认为是全身性疼痛）；②体征：阳性压痛点≥11个（18个特定压痛点，包括枕骨下肌肉附着处、斜方肌上缘中点、第5至第7颈椎横突间隙的前面、双肩胛内侧缘冈上肌起点、肱骨外上髁远端2cm处、第二肋骨与软骨交界处外侧上缘、臀肌前皱褶处、大转子突起的后缘膝节间隙上方内侧脂肪垫中央，共9对），以4kg的力量按压。同时符合上述2个条件者，诊断即可成立。

2. 鉴别诊断

（1）慢性疲劳综合征：该病以持续或反复发作的慢性疲劳为主要特征，与FMS的表现极为相似，但前者常突发起病，伴有上呼吸道感染或流感样症状，可出现反复低热、咽喉痛、颈或腋下淋巴结压痛，实验室检查常有抗EB病毒包膜抗原抗体阳性。值得提出的是，慢性疲劳综合征与FMS有多项重叠症状，常同时存在，甚至有研究者认为它们本质上可能是同一疾病的2种不同表现。

（2）肌筋膜痛综合征：本病男性多见，系由肌筋膜痛性激发点受刺激所引起的局限性肌肉疼痛，常伴有远距离牵涉痛，肌肉激发点周围常可触及痛性拉紧的带状或条索状包块，可伴有受累肌肉的运动和牵张范围受限、肌力减弱等。

（3）风湿性多肌痛：本病为急性或亚急性起病，主要表现为颈、肩带、骨盆带肌肉对称性疼痛，无肌无力或肌萎缩。可有正色素正细胞性贫血，ESR及CRP明显升高为其特征，对小剂量糖皮质激素敏感。

（4）神经、精神系统疾病：FMS患者出现头痛、头晕、四肢麻木、刺痛、蚁走感等症状时需与神经系统疾病相鉴别。出现情感障碍或认知障碍时需注意排除原发性精神疾病或某些器质性疾病所致的精神症状。

【治疗】

1. 一般治疗 其治疗方法包括锻炼、物理治疗和心理治疗等。热水淋浴和加热垫的疗效在老年患者中持续的时间更长。

2. 药物治疗

（1）抗抑郁药

1）三环类抗抑郁药（TCAs）：去甲肾上腺素和 5- 羟色胺是大脑、脊髓对痛觉信息传递下行调制系统的重要神经递质，TCAs 可以通过抑制去甲肾上腺素和 5- 羟色胺再摄取，下调痛觉传导，从而发挥镇痛作用。研究显示小剂量阿米替林（25~50mg/d）可以使 1/3 的 FMS 患者疼痛缓解。多数 TCAs 具有抗胆碱能、阻断组胺和 α1 肾上腺素受体作用，因此往往会导致嗜睡、口干、便秘等不良反应，所以耐受性相对较差。

环苯扎林是一种具有三环结构的中枢性肌松药。虽然肌电图没有显示 FMS 患者存在肌肉痉挛，但肌肉痉挛仍可能是引起疼痛重要因素。一项荟萃分析证实在早期使用环苯扎林（10~40mg/d）可以缓解疼痛和改善睡眠，但对压痛和疲劳无改善，而且嗜睡、口干、眩晕等不良反应高达 85%，脱失率高。

2）选择性 5- 羟色胺再摄取抑制剂（SSRIs）：氟西汀、帕罗西汀、舍曲林等药物主要抑制 5- 羟色胺再摄取，也影响去甲肾上腺素的再摄取，这为 SSRIs 发挥止痛作用提供了可能。临床试验发现氟西汀（20~80mg/d）能够改善患者疼痛、晨僵，减少压痛点数量，降低压痛阈值，抑郁症状改善明显。氟西汀（20mg/d）与环苯扎林（10mg/d）或阿米替林（25mg/d）合用的疗效更为显著。在与单胺氧化酶抑制剂等药物合用时须警惕"5- 羟色胺综合征"的发生。

3）5- 羟色胺和去甲肾上腺素再摄取抑制剂（SNRIs）：度洛西汀是一种新型 SNRIs，主要用于重性抑郁障碍、糖尿病性神经病理性疼痛、广泛性焦虑障碍、FMS，多项随机对照研究显示度洛西汀（60mg/d）治疗组与安慰剂组相比，度洛西汀可以有效降低 FMS 患者压痛点疼痛阈值，缓解疼痛、晨僵、疲劳症状，提高生活质量，并且能改善抑郁、焦虑等精神症状。

米那普仑对去甲肾上腺素再摄取抑制作用是 5- 羟色胺的 3 倍。研究显示米那普仑（200mg/d，分两次口服）可明显缓解患者的疼痛，改善晨僵和疲劳，且药物耐受性较好。建议起始剂量应该从 12.5mg/d 开始，逐渐加量到 100mg/d 以上，加量时间应超过一周，根据病情可加量到 200mg/d。

（2）抗惊厥药物：普瑞巴林是一种 1- 氨基丁酸类似物，通过与神经元突触前膜电压门控钙离子通道 α2-δ 亚基结合，减少 P 物质、谷氨酸等兴奋性神经递质的过度释放，发挥镇痛作用。已有荟萃分析证实普瑞巴林能够显著缓解 FMS 患者的疼痛、改善睡眠、提高生活质量，但对改善疲劳和焦虑的研究结果并不稳定，且无改善抑郁的证据。

（3）镇痛药：多项研究证实曲马多可以有效治疗 FMS。它除了有较弱的受体激动作用，还能抑制去甲肾上腺素和 5- 羟色胺再摄取，这可能是曲马多发挥作用的关键。

【预后】

FMS 一经诊断，对患者的宣传教育极为重要，给患者以安慰和解释，使其理解该病的确存在，无任何内脏器官受损，可以得到有效的治疗，不会严重恶化或威胁生命。有研究报道单纯药物治疗的患者中，有 57% 的患者可症状缓解，主要表现为疼痛程度较前减轻、疲劳和睡眠障碍等较前改善；30% 的症状无明显缓解。联合治疗的患者中 80% 的临床症状均得到不同程度的缓解。

（黄　嘉）

参 考 文 献

1. Wolfe F，Smythe HA，Yunus MB，et al.The American Collegeof Rheumatology 1990 criteria for the classification of fibromyalgia：

report of the Multicenter Criteria Committec.ArthritisRheum,1990,33：160-172.

2. 田新平,曾小峰.纤维肌痛综合征的发病机制研究与药物治疗进展.中华内科杂志,2010,49：714-716.

3. 中华医学会风湿病学分会.纤维肌痛综合征诊断和治疗指南.中华风湿病学杂志,2011,15：559-561.

4. Yunus MB,Holt GS,MasiAT,et al.Fibromyalgia Syndrome Among the ElderlyComparison with Younger Patients.Pain Med,2015,9：1709-1719.

第 44 章

老年感染性疾病

随着年龄增长，老年人免疫功能和组织器官代谢能力下降，心脏、肝脏和肾脏等重要脏器代偿功能不足；老年患者常合并多种基础疾病，如慢性阻塞性肺病、糖尿病、心脑血管疾病及恶性肿瘤等；老年患者常需要多重用药，包括糖皮质激素、免疫抑制剂和抗肿瘤药物等；部分老年人长期居住养老机构或住院治疗，卧床或残疾，接受侵入性操作，如鼻饲管、留置尿管或深静脉置管等；因此，与青壮年相比，老年人更易患各种感染性疾病。老年患者感染性疾病的种类众多，常见类型包括呼吸系统感染、尿路感染、腹腔感染、血流感染、褥疮和皮肤软组织感染等。老年人群感染性疾病的致病菌病原谱分布与总体人群存在差异，混合致病菌感染发生率高，多重耐药（multidrug-resistant，MDR）甚至泛耐药（extensively drug resistant，XDR）为主的致病菌比例增高，二重感染机会增加。同时，老年人罹患感染后，症状体征不典型；病情变化快，病程长，并发症多；治疗疗效差，抗菌药物的不良反应发生率高，这些都增加老年感染性疾病的治疗难度。据统计，感染是 65 岁以上老年人最主要的死因，感染导致的死亡率高达 40%；同时感染也与其他疾病引起的死亡息息相关。本章着重探讨影响老年患者感染的易感性、老年常见感染性疾病的诊断和治疗要点、老年人群预防接种以及老年患者抗菌药物合理使用原则。

第一节 老年人的易感性

相对于普通人群，老年人更易罹患多种感染性疾病，且死亡率更高，其原因包括环境暴露增加、高龄而导致的生理功能衰退、多种慢病共存及免疫功能变化等，其中免疫功能变化起着重要作用。

在机体衰老过程中，适应性免疫反应（adaptive immunity response）显著下降，表现为免疫衰老（immunosenescence），即随年龄增长免疫系统的结构和功能发生改变，涉及免疫细胞的生成、转移、增殖、分化和活化等各个阶段，包括 T 细胞功能和 B 细胞反应性的改变，中性粒细胞、巨噬细胞和自然杀伤（natural killer，NK）细胞吞噬功能的降低等。而固有免疫反应（innate immunity response）被激活，导致机体呈现系统性、低水平、慢性无菌炎症状态，即炎症老化（inflammaging）。免疫衰老和炎症老化会导致机体免疫系统对抗原刺激的应答能力下降，最终引发机体内环境的改变以及固有免疫和获得性免疫的双重损伤，使老年人对疫苗反应减弱，患感染性疾病、自身免疫病和癌症的风险增加。

人体通过固有（先天）免疫和适应性（后天）免疫两种免疫方式来清除病原体和肿瘤细胞。两者相对独立而又相互作用。当机体遭受外界攻击时，固有免疫反应快速，但不完全；获得性免疫反应缓慢，更为精确。固有免疫具有相对严格的结构限制性；由 T 和 B 淋巴细胞介导的适应性免疫具有相当的广泛性、通用性和可变性。

一、固有免疫的变化

固有免疫系统是机体区别"自我"（如宿主蛋白）与"非我"（如病原微生物）的第一道防线。固有免疫系统由树突状细胞（dendritic cells，DCs）、吞噬细胞、NK 细胞及补体系统等组成。当异体抗原刺激机体时，固有免疫细胞反应迅速，大量细胞信号受体活化，启动细胞因子和共刺激分子产生和释放，参与免疫反应，该过程不依赖于免疫记忆及记忆淋巴细胞的参与。

1. 衰老相关树突状细胞的改变　DCs 是最重要的抗原提呈细胞（antigen presenting cells，APC），在发挥 T 细胞功能以及连接固有免疫和适应性免疫过程中发挥枢纽作用。DCs 起源于骨髓 CD34$^+$ 的造血干细胞，分为浆细胞 DCs（pDCs）和髓样 DCs（mDCs）两个主要亚群。

一般而言，老化引起 DCs 功能降低。通过年龄分组，对健康人群外周血样本进行免疫荧光分析的结果显示，在衰老过程中，循环 DCs 的两个主要亚群数量均显著下降。同时，DCs 分泌的细胞因子受到衰老进程的影响。Della 等报道，在老年人群中脂多糖介导的 pDCs 分泌白介素（interleukin，IL）-12 减少。Panda 等发现，多种 Toll 样受体（Toll-like receptor，TLR）激动剂刺激后，老年人群 pDCs 分泌肿瘤坏死因子（Tumor necrosis factor，TNF）-α、IL-6 和 IL-12 减少，提示 DCs 表面的 TLR 水平和信号应答能力减弱，而 TLR 诱导细胞因子产生的程度与流感疫苗抗体的应答强度紧密相关。一项在健康老年组（≥ 65 岁）与青年组（20~40 岁）人群 DCs 启动抗流感病毒 T 细胞免疫应答能力的研究中发现，老年组在感染流感病毒后，DCs 的 TNF-α 分泌减少，膜表面 HLA-I 类分子表达下降，呈现低成熟状态，同时，DCs 对流感病毒特异性 CD8$^+$T 细胞的诱导能力削弱，导致老年人抗感染能力下降。

DCs，尤其是 mDC，在老化发生时，不仅吞噬和趋化作用、产生 IL-12 等基本功能发生改变，而且递呈抗原、活化初始 CD4$^+$T 细胞的能力也发生变化，即老化的 DCs 不能有效的刺激 T、B 淋巴细胞。生长因子作用于单核细胞来源的 DCs 可减弱 DCs 老化相关的功能性改变，同时，单核细胞来源的 DCs 可以模仿体内感染部位的炎性 DCs，这可能是炎症老化的潜在机制。此外，DCs 处理抗原能力降低的同时伴随共刺激分子表达及功能的改变。研究表明，健康老年人 DCs 保留了将抗原递呈给 T 细胞的能力，但体弱老年人 DCs 共刺激分子的表达及 IL-12 的产生减少，因此，其诱导 T 细胞增殖的能力受损。最终，即使无刺激存在，伴随老化的发生，老年人的 DCs 通过产生较多的 IL-6 及 TNF-α 导致了持续的炎性环境形成。

2. 衰老相关自然杀伤细胞的改变　NK 细胞是天然免疫系统中的重要效应细胞群体，在机体抵抗病原微生物感染及抗肿瘤中起重要作用。研究表明，衰老显著影响 NK 细胞的数量、表型及功能；在健康老年人群外周血中 NK 细胞 CD56^{bright} 亚群数量减少，而成熟的 CD56^{dim} 细胞和 CD56$^-$CD16$^+$ 细胞数量上升，表达 CD57 的高分化 NK 细胞数量上升尤为显著。与年轻人群相比，老年人群 NK 细胞表型的改变降低了细胞毒性激活受体（如 NKp30、NKp46 和 DNAM-1 等）的表达水平（图 44-1）。

NK 细胞除发挥细胞毒性作用，还分泌细胞因子。研究表明，衰老影响 NK 细胞分泌细胞因子的水平，如巨噬细胞炎性蛋白（macrophages inflammatory protein，MIP）-1a 以及 IL-8 随着增龄显著减少。健康老年人虽然单个 NK 细胞介导的细胞毒性降低，但由于 NK 细胞总数增加，维持了细胞的整体活性；患有慢性疾病或衰弱的老年人群，NK 细胞介导的细胞毒作用降低、相关的细胞因子分泌减少，从而增加感染和死亡。通过对人和小鼠的体外研究发现，衰老减弱 NK 细胞的成熟和细胞毒性与三磷酸肌醇产生受损密切相关。另有研究显示，在衰老个体，CD56^{bright} 和 CD56^{dim} 比率显著升高，与年龄成正相关，而 CD56^{bright} NK 细胞数量与 C 反应蛋白水平负相关，提示慢性炎症参与此过程。

3. 衰老相关吞噬细胞的改变　中性粒细胞（neutrophil）是外周血中重要的吞噬细胞，具有数量多、寿命短、更新快的特点，其通过产生过氧化氢与卤化物、髓过氧化物酶（myeloperoxidase，MPO）组成 MPO 杀菌系统；在补体或抗体介导的调理作用下，对病原体发挥强大的吞噬和杀伤作用。证据显示老年人外周血中中性粒细胞数量虽没有明显下降；但吞噬能力、产生活性氧、胞内杀伤和脱颗粒能力下降，进而削弱中性粒细胞的功能。

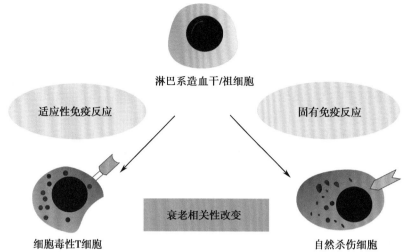

淋巴系造血干/祖细胞

适应性免疫反应

固有免疫反应

衰老相关性改变

细胞毒性T细胞

自然杀伤细胞

T细胞群	NK细胞群
幼稚T细胞生成降低和淋巴细胞数量下降	NK细胞数目增多
稳态机制障碍：	NK细胞亚型重塑：
T细胞受体多样性减少	↓CD56^{bright}
功能性T细胞亚群失衡	↑CD56$^-$
非功能性记忆T细胞的聚集	表型改变：
表型改变：	↓NKp30和NKp46
↑CD28$^-$细胞	↓DNAM-1
↑KLRG-1+细胞	↓NKG2A
↑CD152$^+$细胞	↑KIR?
↑CD45RO+细胞	↑NKG2C
↑自然杀伤细胞相关性受体胞膜表面表达	↑CD57
↑CD57$^+$细胞	NK细胞功能降低：
CD8 T细胞功能削弱：	受损的细胞毒性功能(单细胞水平)
T细胞激活和信号通路功能衰竭	↓细胞因子生成能力
T细胞增殖功能下降(细胞衰老、端粒缩短)	↓细胞因子反应性
↓INF-γ	维持不变的ADCC

图 44-1　固有免疫细胞和适应性免疫细胞的衰老相关性改变

DNAM-1：DNAX accessory molecule-1，DNAX 辅助分子 -1。KLRG-1: killer cell lectin-like receptor subfamily G, member 1, 杀伤细胞凝集素样受体亚家族 G-1。KIR: killer immunoglobulin-like receptors, 杀伤免疫球白样受体。IFN-γ: Interferon-gamma, 干扰素 -γ。ADCC: antibody-dependent cell-mediated cytotoxicity, 抗体依赖的细胞介导的细胞毒性作用

　　巨噬细胞（macrophage）是病原体侵入上皮黏膜屏障后最先接触的细胞，专门吞噬和杀死细胞内的病原体，对肿瘤细胞亦有细胞毒性作用，还发挥抗原呈递作用。细菌能激活巨噬细胞产生大量化学物质和细胞因子，启动急性炎症反应，增强自身的杀菌活性，刺激其他细胞产生细胞因子，提高 T 辅助淋巴细胞（T helper lymphocytes, Th）的活性。研究表明，人及大鼠体内巨噬细胞的功能随着衰老而下降。同时，衰老的巨噬细胞分泌 MIP-1a、MIP-1b 和 MIP-2 的能力下降，从而影响特异性免疫应答的激活，导致老年人抗感染免疫力下降。

　　4. 衰老相关肥大细胞改变　肥大细胞（mastocyte）来源于未分化的间质细胞，广泛分布于皮肤及内脏黏膜下的微血管周围。分泌多种细胞因子，参与免疫调节（T/B 细胞，APC 细胞活化）；表达 MHC 分子，B7 分子，具有 APC 功能；表达大量的 IgE Fc 受体，释放过敏介质；还具有弱吞噬功能。研究证实，从 22 周到 85 岁的人群，真皮中的肥大细胞随着增龄不断增加，无性别差异；相关分析表明，年龄相关的肥大细胞的增加与真皮中总成纤维细胞数目及增殖细胞核抗原（proliferating cell nuclear antigen, PCNA）阳性成纤维细胞的百分比降低之间有显著相关性，提示肥大细胞可能是皮肤组织损伤及老化改变潜在的机制。

二、获得性免疫的变化

1. 衰老与 T 细胞　胸腺是中枢免疫器官，是 T 细胞的生成场所，胸腺上皮产生的胸腺素、胸腺体液因子、血清胸腺因子等均可诱导 T 淋巴细胞分化成熟，增强细胞免疫反应并调节机体免疫平衡。机体衰老时胸腺萎缩，T 细胞发育、分化、成熟出现障碍，表现为胸腺向外周输出幼稚 T 细胞数目减少，而记忆性 T 细胞增多，这两种细胞数目变化可降低老年人群对新抗原产生免疫应答的水平。调节性 T 细胞（tegulatory T lymphocytes，Treg）是 T 细胞的特殊亚群。研究表明，高龄小鼠 Treg 数目增加，这与转录因子 Foxp3 上游增强子的甲基化导致 Foxp3 mRNA 及蛋白质表达水平升高有关。对于 CD4$^+$ 效应细胞及 Treg 变化的研究发现，幼稚 Treg 随着衰老减少，而记忆性 Treg 增加；Th 细胞亚群 Th1 和 Th2 无明显变化，而 Th17 减少；且老年组 Treg/ 效应性 T 细胞比值较年轻组显著增加。

研究表明，衰老过程中 T 细胞系统包括 T 细胞数量、细胞膜表面分子、T 细胞亚群数量及功能的变化会导致机体的免疫功能异常。T 细胞衰老的重要特征之一是效应 T 细胞表面协同刺激分子表达的改变，如 CD28 表达下调，CD28 可与 APC 上的 B7 分子结合，为 T 细胞活化提供重要的第二信号，CD28 的表达下调显著影响了机体的免疫应答水平。CD28 分子表达下调可促进 IL-2 分泌减少，IL-2 水平的下降又使 CD28 表达水平进一步降低，形成正反馈调控体系，导致自身反应性 T 细胞增殖，诱发自身免疫性疾病。

Fas 与 FasL 属于 TNFR/TNF 超家族成员，其结合可诱发细胞凋亡。研究表明，老年人群 T 细胞表面 Fas 表达水平增加，老龄组接受抗原刺激后，FasL$^+$ T 细胞比例升高，DNA 裂解片段显著增多，提示 T 细胞凋亡增多。TNF-α 是重要的促炎因子，老龄鼠及老年人 T 细胞分泌 TNF-α 显著升高，引起细胞凋亡增多。此外，在机体衰老机制研究中，其他促炎因子如 IL-4、IL-6、IL-10 和 INF-γ 等分泌增多；而 DCs 表面共刺激分子 CD86 表达下调，扰乱机体氧化还原微环境，显著抑制 T 细胞增殖。

研究发现，蛋白酪氨酸磷酸酶 SHP-1 可抑制衰老过程中的 T 细胞活化，药物抑制 SHP-1 后，老年组 T 细胞抗原受体（T cell antigen receptor，TCR）/CD28 依赖的淋巴细胞增殖和 IL-2 分泌恢复至青年组水平。衰老过程中，CD4$^+$ T 双特异性磷酸酶 6（dual-specificity phosphatase-6，DUSP-6）的表达水平增加，导致 TCR 信号中细胞外调解蛋白激酶活性减弱，TCR 功能遭到破坏。此外，衰老 CD4$^+$ T 细胞中 IKK-NF-κB 信号通路异常激活，抑制 CD4$^+$ T 细胞中 JNK 通路活性，使 T 细胞大量分泌 TNF-α 等促炎因子，导致免疫功能紊乱。

2. 衰老与 B 细胞　B 淋巴细胞在机体的体液免疫及细胞免疫均发挥重要作用。衰老个体 B 细胞分化发育改变，即淋巴样干细胞减少，髓样干细胞增多，向祖 B 细胞分化的能力下降；祖 B 细胞向前 B 细胞（pre-B）发育的过程中，免疫球蛋白基因重排激活酶表达下降，导致 pre-B 显著减少。研究显示，IgM 型记忆性 B 细胞数量在老年人组与年轻人组无显著差异，但其绝对数量下降，导致接种抗肺炎球菌多糖疫苗的老年人体内特异性抗体浓度降低，进而增加感染肺炎链球菌的风险。

衰老机体中，B 细胞分化障碍与 T 细胞协同作用的缺陷有关。表达在 B 细胞表面的 CD23 分子是 C 型凝集素受体超家族成员，亦是 B 细胞活化的早期标志。高龄小鼠 B 细胞表面可与 T 细胞或重组 IL-4 结合的 CD23 表达明显减少，B7 分子表达减少，表面 Igα/Igβ/BCR 表达减少，导致 T 细胞依赖的 B 细胞活化障碍，B 细胞增殖能力下降。

B 细胞表面协同刺激分子的表达下降可影响 B 细胞的功能及抗体分泌。高龄机体 T 细胞表达 CD40L、CD28 减少，CD28-B7、CD40L-CD40 结合减少，分泌细胞因子减少，T、B 细胞间相互作用减弱，T、B 细胞活化均受障碍，因此 B 细胞不能分化为产生抗体的浆细胞及应答记忆细胞。研究发现，随增龄抗 CD40/IL-4 刺激的 CD19$^+$ B 细胞类别转换能力明显下降，同时促进 E47 表达，引发活化诱导胞苷脱氨酶（activation-induced cytidine deaminase，AID）及 IgG 缺陷。亦有研究表明，高龄鼠中成熟的滤泡 B 细胞获得产生促炎因子 TNF-α 的能力，导致 E47/E2A 和 AID 的表达减少；给予抗 TNF-α 抗体中和治疗后，E47/E2A 和 AID 表达水平可恢复。AID 是体细胞高频突变及类别转换重组所必需的蛋白质，在抗体亲和力成熟中发挥重要作用。因此衰老可能影响了 AID 过程，减弱了对外来抗原的刺激应答能力，改变了体液免疫应答水平。

三、其他易感因素

老年人感染的危险因素很难完全归咎于免疫衰老和炎症老化。老年人的组织器官退行性变，合并各种慢性疾病，也是并发各种感染、尤其某些特殊部位感染的重要原因。

随着年龄的增长，基础疾病增多，咳嗽反射功能的下降，黏液纤毛的清除功能下降，口腔、上呼吸道的定植菌增加，吞咽功能障碍发生增多，吸入性肺炎发生率增高，从而导致老年人群下呼吸道感染致病菌的病原谱分布与总体人群相比出现差异，革兰阴性肠杆菌科细菌、铜绿假单胞菌、金黄色葡萄球菌和厌氧菌等的比例增加。又如老年人尿液抑菌特性缺失、肾酸化尿液功能下降以及膀胱排尿不畅，易发生泌尿道感染。老年人胆汁中常带菌，胃酸缺乏、憩室形成，胃液和胃黏膜中易有细菌生长，为胆系感染、胃肠道感染易于发生的重要原因。老年人常合并严重基础疾病、住院治疗、使用质子泵抑制剂、暴露于广谱抗菌药物、使用免疫抑制剂或免疫低下、糖尿病、肾功能衰竭、胃肠手术、管饲、营养不良等因素容易导致他们发生艰难梭菌的感染。另外，伴有基础疾病的老年住院患者，因免疫功能低下，且多重用药（如抗菌药物、糖皮质激素、免疫抑制剂和抗肿瘤药物等），致病菌复杂且致病力强，因此导致难治性感染增加，血流感染发生率高，继而脓毒症、脓毒性休克、多脏器功能不全（multiple organ dysfunction syndrome，MODS）的发生率亦相应升高，病情变化快，并发症多，死亡率高。

参 考 文 献

1. Pera A，Campos C，Ló pez N，et al.Immunosenescence：Implications for response to infection and vaccination in older people. Maturitas，2015，82（1）：50-55.

2. Franceschi C，Garagnani P，Vitale G，et al.Inflammaging and′ Garb-aging′.Trends Endocrinol Metab，2017，28（3）：199-212.

3. Yoshikawa TT，Norman DC.Geriatric Infectious Diseases：Current Concepts on Diagnosis and Management.J Am Geriatr Soc，2017，65（3）：631-641.

4. Huffman DM，Justice JN，Stout MB，et al.Evaluating Health Span in Preclinical Models of Aging and Disease：Guidelines，Challenges，and Opportunities for Geroscience.J Gerontol A Biol Sci Med Sci，2016，71（11）：1395-1406.

5. 王敏.免疫衰老与固有免疫细胞的相关研究进展.基础医学与临床，2016，36（1）：125-129.

6. 陈陆俊，杨焕凤，蒋敬.免疫细胞在衰老中的作用机制.临床检验杂志，2015，33（11）：830-833.

第二节　老年感染的诊断与治疗要点

一、老年感染性疾病的临床特点

1. 老年人感染机会增多　老年人的组织器官呈退行性变，免疫防御功能降低，常伴有各种慢性疾病，是各种感染性疾病的高危人群。如老年人常入住养老院或住院治疗，使用质子泵抑制剂，暴露于广谱抗菌药物，使用免疫抑制剂或免疫低下，容易发生艰难梭菌的感染。此外，老年人因免疫衰老和炎症老化等因素，感染不易被识别，血流感染悄然发生，是脓毒症、感染性休克高危人群。

2. 老年人感染临床表现不典型　老年人罹患感染后，常出现非特异性症状，如精神状态改变（谵妄、嗜睡或昏迷）、呼吸急促等，常是老年人感染的征兆；其他非特异性的感染表现，包括低体温、食欲不振、脱水、虚弱、眩晕、跌倒和尿失禁；同时，老年患者因认知功能障碍，谵妄发生率高；加之老年人共患病和并发症增加，均会掩盖和延迟感染的诊断。研究发现30%~40%老年人发生严重感染时并无发热，因此，对老年患者，无发热者亦需警惕感染之可能，早期实验室检查和器械检查有利于疾病诊断、综合评估病情。

3. 老年人易感染的常见致病菌　据统计，老年人感染的常见病原菌常为革兰阴性杆菌，如大肠埃希菌、克雷伯菌属、流感嗜血杆菌、肠杆菌属、变形杆菌属、沙雷菌属和铜绿假单胞菌等，此外也可为金黄色葡萄球菌、肠球菌属、肺炎链球菌、溶血性链球菌等革兰阳性球菌，其他尚有真菌及厌氧菌等。此外，老年人也是产 ESBLs 肠杆菌科细菌、MDR 非发酵革兰阴性杆菌、MRSA 等耐药菌感染的高危人群。

4. 病程特征　老年患者局部防御功能及全身免疫功能低下，生理储备功能减退，多种疾病同时并存，一旦感染发生，病情可迅速恶化，出现脓毒症、感染性休克、消化道出血、弥漫性血管内凝血等，并可迅速发展为多器官功能衰竭，给治疗带来极大挑战。而老年自身生理病理特点及糖尿病、肺气肿、脑血管病后遗症等因素，使感染反复，迁延难愈，病死率高。

5. 抗菌药物的不良反应发生率高　60 岁以上老年患者的药物不良反应发生率高达 15.8%。老年人肝脏血流量降低，肝脏生物合成与生物转化的能力减退，使一些在肝内代谢的药物，如大环内酯类、克林霉素等在血液及组织中浓度增加，半衰期延长，容易发生抗菌药物不良反应；老年人的肾体积变小，肾血流量减少，肾小球硬化，肾小管排泄功能降低，使一些主要从肾脏排泄的药物，如青霉素、头孢菌素、万古霉素等半衰期延长，清除减慢，导致血药浓度增高，也会增加抗菌药物不良反应的发生率；喹诺酮类药物可能引起抽搐、癫痫甚至严重中枢神经系统不良反应，对于伴有肾功能减退或中枢神经系统基础疾病的老年患者中更易于发生。此外，老年患者也是抗菌药物相关性腹泻的高危人群。因此，对于老年患者，需要合理使用抗菌药物，加强不良反应监测，注意临床观察，定期复查肝、肾功能等相关指标，必要时进行血药浓度监测。

二、老年常见感染性疾病及综合征的诊治要点

1. 肺部感染　老年人感染性疾病中，肺部感染居首位。据统计，肺部感染在老年人各种直接死因中位居第 4 位，是 ≥ 80 岁老年人死因的第 1 位。老年肺炎起病隐匿，临床表现不典型，基础疾病和合并症多，致病菌复杂，易于产生耐药，病程迁移，病死率高。因此，正确识别和早期治疗尤显重要，而个体化抗菌药物的选择是老年肺炎治疗成功的关键。

根据发病地点不同，老年肺炎可分为社区获得性肺炎（community acquired pneumonia，CAP）、医院获得性肺炎（hospital acquired pneumonia，HAP）、健康护理相关肺炎（healthcare-associated pneumonia，HCAP）和呼吸机相关性肺炎（ventilator-associated pneumonia，VAP）。越来越多的研究证实，HCAP 患者并不存在 MDR 感染的高风险，HCAP 的概念不能准确地鉴别发生耐药病原菌感染的高危患者，而且 HCAP 患者较高的病死率与较高的耐药菌感染率之间并无联系。2016 年美国感染性疾病学会（Infectious Diseases Society of America，IDSA）和美国胸科学会（American Thoracic Society，ATS）的 HAP 指南剔除了 HCAP 相关内容。相比与医疗机构的接触史，患者本身的特点（高龄、基础疾病等）是更重要的肺炎独立预后因素。此外，吸入性肺炎为老年人肺炎的常见类型；隐性误吸在老年人中，尤其是存在中枢神经系统疾病的患者中尤为常见，是老年肺炎高发和难治的重要原因。

老年肺炎的诊断须以指南为基础，同时注意其临床特殊性：①胸部 X 线检查虽然传统上被认为是肺炎诊断的金标准，但在老年肺炎感染的早期、脱水状态和白细胞减少症的患者，X 线可表现为相对正常；②慢性阻塞性肺疾病和肺大疱的患者常无肺炎的典型表现；③合并肺间质纤维化、急性呼吸窘迫综合征或充血性心衰时，肺炎难以与基础疾病相鉴别；④痰液检查在老年肺炎诊断中的作用存争议，因为痰涂片和培养易受定植菌污染，特异性较差。经纤维支气管镜的侵袭性检查虽然提高了检查的特异性，但存在安全性、操作困难和价格等问题；血培养对于住院患者可作为常规检查；血常规、生化检查和血气分析等有利于对疾病严重程度和预后进行评估。2016 年 IDSA/ATS 的 HAP/VAP 指南不推荐一些生物标志物如 C 反应蛋白（C-reactive protein，CRP）、降钙素原（procalcitonin，PCT）、可溶性髓系细胞表达触发受体（Soluble triggering receptor expressed on myeloid cells，sTREM）-1、和肽素、中前心房利钠肽（mid-regional pro-atrial natriuretic-peptide，MR-proANP）等指标和临床感染评分用于诊断及指导用药；推荐 PCT 水平联合临床标准用于指导抗菌药物停药。

老年肺炎与青年患者在致病菌、病情特点、身体状况等方面存在很大差异，应对患者的免疫状况、基础疾病及临床表现等进行综合评估。CAP 严重程度的评分系统各具特点（如 CURB-65、PSI 评分、CURSO 评分、SMART-COP 评分等），可作为辅助评价工具，为临床诊治提供帮助；但还应结合患者个体情况，动态观察病情变化，做出临床决策。重症 CAP 需积极救治，有条件时收住 ICU 治疗，诊断须

符合下列 1 项主要标准或 ≥ 3 项次要标准者；主要标准：①需要气管插管行机械通气治疗；②脓毒症休克经积极液体复苏后仍需要血管活性药物治疗；次要标准：①呼吸频率 ≥ 30 次 /min；②氧合指数 ≤ 250mmHg（1mmHg=0.133kPa）；③多肺叶浸润；④意识障碍和（或）定向障碍；⑤血尿素氮 ≥ 7.14 mmol/L；⑥收缩压 <90mmHg 需要积极的液体复苏。

在确立临床诊断并安排合理病原学检查及标本采样后，需要结合当地 CAP/HAP/VAP 病原菌流行及其药敏情况，根据患者年龄、基础疾病、临床症状、实验室及影像学检查、肝肾功能、既往用药和药物敏感性情况分析最有可能的病原体并评估耐药风险，选择恰当的抗感染药物和给药方案，及时实施初始经验性抗感染治疗。需注意的是，老年肺部感染病原体复杂多样。CAP 中，肺炎链球菌较一般人群少，流感嗜血杆菌、金黄色葡萄球菌、克雷伯杆菌属以及其他革兰阴性杆菌、厌氧菌为常见。老年吸入性肺炎的常见病原体多为以厌氧菌为主的复合菌。老年 HAP 混合感染多见，细菌耐药率高，常出现 MDR。革兰阴性菌及厌氧菌为主的复合菌多见，其中大肠埃希菌、肺炎克雷伯杆菌、铜绿假单胞菌（pseudomonas aeruginosa，PA）、鲍曼不动杆菌占主导地位，金黄色葡萄球菌、肠球菌及军团菌感染近年来增多，耐甲氧西林金黄色葡萄球菌（methicillin-resistant golden grape ball，MRSA）和产超广谱 β 内酰胺酶（extended spectrum beta-lactamases，ESBLs）的肠杆菌的检出率逐年升高。此外，真菌在老年人 HAP 中已成为重要条件致病菌。老年 VAP 的病原菌仍以革兰阴性菌为主，其次为革兰阳性菌和真菌，相关菌株耐药性逐渐增高，包括鲍曼不动杆菌和铜绿假单胞菌泛耐药菌株、MRSA 和耐甲氧西林表皮葡萄球菌（methicillin resistant staphylococcus epidermidis，MRSE），易合并真菌感染。一旦获得病原学结果，可参考体外药敏试验结果进行目标性治疗。

抗菌治疗过程中需重视对老年肺部感染患者的全身综合性治疗和护理，配合镇咳、祛痰、吸氧、补液、支持疗法等综合治疗：①老年人容易因为呼吸道痉挛而加重缺氧，应特别注意加强解痉、平喘和化痰治疗，必要时短期使用激素；②补充营养和水分：给予高蛋白、高维生素饮食，适当多饮水，以利于湿化痰液；③协助排痰：对长期卧床、久病体弱、排痰无力患者须定时翻身拍背促进痰液排出；痰液黏稠而不易排出者湿化呼吸道；痰量较多，排痰困难的患者可行机械吸痰；④注意基础疾病的治疗；⑤避免强效镇咳剂、麻醉剂、大剂量镇静剂的应用，以避免呼吸中枢、咳嗽中枢的抑制；⑥注意电解质及酸碱平衡，必要时早期开展机械通气治疗；⑦指导患者或家属掌握正确的进食或喂食的方法，防止误吸。

老年 CAP 的预防措施包括肺炎链球菌疫苗和流感疫苗的接种、戒烟、保持良好营养状态等。老年人还需注意口腔清洁，并进行呼吸和耐寒锻炼。老年 HAP 的预防措施包括：减少交叉感染，包括医护人员良好的个人消毒、医疗器械消毒、严格的感染控制操作规程、隔离耐药菌感染的患者等；减少患者口咽和胃部的细菌定植，防止吸入及气道管理等。

2. 尿路感染和无症状菌尿　泌尿系感染即尿路感染（urinary tract infection，UTI）是肾脏、输尿管、膀胱和尿道等泌尿系统各个部位感染的总称。UTI 的发病率居高不下，占医院感染的第 2 位，仅次于呼吸道感染；也是住院及社区老年人群中最常见的感染性疾病之一。老年 UTI 患者在临床上具有病因复杂、影响因素多、症状不典型、病情较重、病情迁延、容易复发等特点，严重者还会导致血流感染甚至肾功能衰竭。

UTI 系尿路上皮对细菌侵入的炎症反应，通常伴有诊断意义的菌尿和脓尿。无症状菌尿（asymptomatic bacteria，ASB）指患者无尿路感染症状，但中段尿培养连续两次（同一菌株），尿细菌数 >10^5 菌落形成单位（Colony-forming units，CFU）/ml，尿中白细胞计数 >10 个 /mm^3。尿路感染按感染部位可分为上尿路感染和下尿路感染（lower UTI，LUTI）。依据两次感染之间的关系可以分为孤立或散发感染（isolated or sporadic infection）和反复发作性感染（recurrent urinary tract infections，RUTI）；RUTI 可以进一步分为再感染和复发。按照感染发生时的尿路状态还可分单纯性尿路感染，复杂性尿路感染包括导管相关的感染（catheter associated urinary tract infection，CAUTI）和尿脓毒血症等。

尿路感染随增龄患病率增高，伴随年龄增长，尿路结石、尿路狭窄、泌尿系肿瘤等疾病发生率增高，可导致尿液积聚，细菌不易被冲洗清除，而在局部大量繁殖引起 UTI。同时，老年人全身及局部的免疫反应下降，对感染及其他应激反应能力下降；肾脏及膀胱黏膜处于相对缺血的状态，骨盆肌肉松弛、习惯性便秘等加剧局部黏膜的血液循环不良；老年男性前列腺增生、前列腺液分泌减少，亦导致局部梗阻、抵抗力降低。老年人共患病多、营养不良、常因病滥用止痛药、非类固醇消炎药等，均易导致老年UTI，甚至慢性间质性肾炎或慢性肾盂肾炎。此外，部分老年人患有糖尿病，易合并自主神经病变，引起神经源性膀胱，导致膀胱不能排空、尿液潴留或尿失禁、尿反流、细菌逆行，增加 LUTI 的机会。

老年人 UTI 患病率男女比为 1∶2，一般成年女性 UTI 的患病率为 3.0%~4.5%，65~75 岁老年女性为20%，80 岁以上则增加至 20%~50%。这与老年女性独特的解剖结构和生理特性有关。老年女性雌激素水平下降，尿道和膀胱黏膜下组织萎缩、硬化、血管减少，局部分泌的 IgA 减少，保护机制减弱；阴道上皮萎缩，阴道内 pH 升高，肠道细菌易在阴道及尿道口生长繁殖，更易反复发生 LUTI。

老年人 UTI 的临床特点包括：①起病隐匿，临床症状不典型，尿路刺激症不明显，首发症状可表现为下腹及会阴区不适、骶部酸痛、精神萎靡、食欲减退、恶心、呕吐，易掩盖泌尿系统病情。②患者可同时存在多项实验室检查指标异常，如白细胞升高或降低、贫血、低蛋白血症、肝功能及肾功能异常、电解质紊乱、凝血功能异常等。③尿培养以检出革兰阴性杆菌为主，大肠埃希菌最多，其次为奇异变形杆菌、肺炎克雷伯菌及金黄色葡萄球菌和粪肠球菌。在社区老年女性中，大肠埃希菌的尿培养阳性率高达 70%，其余的病原菌如奇异变形杆菌属、肺炎克雷伯菌属、肠球菌属和 B 型链球菌仅为 5%。而在长期住院的老年女性人群中，大肠埃希菌仍是最常见的病原菌，此外肺炎克雷伯菌属、奇异变形杆菌、枸橼酸杆菌属和铜绿假单胞菌等革兰阴性菌也较常见；而 B 型溶血性链球菌和肠球菌属等革兰阳性菌常和无症状性感染相关。对于无症状性或有症状性 UTI 的老年男性而言，肠球菌属（18%）和大肠埃希菌（18%）最为常见；凝固酶阴性葡萄球菌（coagulase negative staphylococci，CNS）、假单胞菌属和链球菌属也较为常见。CAUTI 患者的尿液中有多种细菌生长，通常为 2~5 种。由于反复使用抗生素，这类细菌容易产生 MDR，其中以铜绿假单胞菌和斯氏普罗威登斯菌最为常见。④基础疾病多，主要包括心脑血管病、糖尿病、慢性阻塞性肺疾病、尿路梗阻性疾病等，增加治疗难度。⑤病情进展迅速，易出现休克、尿潴留、水电解质紊乱、肾功能不全及 MODS，预后差。

老年 UTI 的诊断要结合症状、体征、实验室检查以及影像学检查等进行综合判断。老年人常缺乏尿频、尿痛、血尿、耻骨上区不适和腰骶部疼痛等典型的症状或体征，实验室检查结果是重要的诊断标准。治疗前的清洁中段尿培养结果是诊断 UTI 最可靠的指标，其他常用指标包括亚硝酸盐（nitrite，NIT）、白细胞酯酶（leukocyte esterase，LEU）、尿沉渣显微镜检、尿蛋白等。IDSA 和欧洲临床微生物学和感染疾病学会（European society for clinical microbiology and infectious diseases，ESCMID）规定的 UTI 细菌培养菌落计数数量标准为：急性非复杂性膀胱炎中段尿培养 ≥ 10^3 CFU/ml；急性非复杂性肾盂肾炎中段尿培养 ≥ 10^4CFU/ml；女性中段尿培养 ≥ 10^5CFU/ml、男性中段尿培养或女性复杂性 UTI 尿标本培养 ≥ 10^4CFU/ml。

对于需要长期照护的老年人，因基础疾病、留置尿管，交流障碍、高发的慢性泌尿系症状（排尿困难、尿频尿急、夜尿症）、缺少确切的临床 ASB 的诊断金标准，对 UTI 的诊断存在诸多困难。2012 年美国医疗协会对于无留置尿管、需要长期护理老年人的 UTI 诊断标准做出更新，包括标准一和标准二。标准一：至少有以下 1 项症状或体征：①急性排尿困难，或睾丸、附睾或前列腺痛、肿胀或压痛。②发热或尿 LEU 阳性，和至少下列 1 项泌尿系局部症状：急性肋脊角痛或压痛；耻骨上痛；肉眼血尿；新出现的或加重的尿失禁、尿急或尿频。③没有发热或尿 LEU 阳性时，须有大于 2 项的 UTI 症状。标准二：具有以下 1 项的微生物学次要标准：①在同一尿标本中菌落数 ≥ 10^5CFU/ml，同时 <2 种微生物；②在非留置的尿管中收集的尿标本中存在任何 >10^2CFU/ml 的微生物。

对于老年人 RUTI、复发性肾盂肾炎、合并无痛血尿或怀疑合并有泌尿系结石或梗阻时，推荐进行进一步的影像学检查，首选泌尿系超声，其他包括腹部平片、CT、静脉尿路造影等。女性慢性、复发性、难治性尿路感染须行盆腔检查。怀疑合并膀胱肿瘤或结石时，需考虑实施侵入性检查。

UTI 的治疗包括一般治疗、抗菌药物治疗和外科治疗。抗菌治疗方案包括抗菌药物的选用品种、剂量、给药次数、给药途径、疗程等，需综合考虑病原菌、感染部位、感染程度和患者的生理、病理情况。老年人 ABS 一般不需要治疗，除非需要行泌尿道手术操作的患者，术前和术后适当予以抗菌药物。对于下尿路感染的患者，可予口服治疗，选取口服吸收良好的抗菌药物品种；对于上尿路感染，初始实施静脉注射用药，病情稳定后可酌情改为口服药物。抗菌药物疗程因感染不同而异，对于急性单纯性下尿路感染，疗程基本少于 7 天；上尿路感染，如急性肾盂肾炎疗程一般为 2 周。RUTI 应区分是复发还是再感染，如果细菌持续存在，参照复杂性尿路感染治疗原则，采取外科手术方式去除或治疗感染灶并给予相应的抗菌药物治疗；再感染患者，通常尿路解剖和功能是正常的，治疗主要分为急性发作期的治疗（同急性非复杂性膀胱炎的抗菌药物短程疗法）和发作间期的预防。有症状念珠菌尿均需要接受治疗，可参照标本培养结果和药敏试验结果选择药物。

3. 血流感染和感染性心内膜炎　血流感染（bloodstream infection，BSI）是全球最为严重的感染性疾病之一。近年来，随着侵入性诊疗技术的开展，广谱抗生素、激素及免疫抑制剂的广泛应用，BSI 的患病率有增高趋势，且耐药菌株的感染比例攀升。老年患者身体功能及认知功能减退、免疫力低下，且常合并多种基础疾病，是 BSI 的常见易感人群。资料显示 ≥ 65 岁老年住院患者 BSI 的发病率是 <65 岁患者的 12.8 倍，年龄（≥ 75 岁）是老年患者 BSI 预后的独立危险因素，80 岁以上老年人 BSI 发病率是 60~79 岁年龄段的 3 倍，而合理的抗生素治疗是 BSI 预后的保护性因素。对于老年患者，尤其是 MDR 感染及重症患者，BSI 总体病死率居高不下。

BSI 指由细菌、真菌等病原微生物和毒素侵入血液循环，引起全身性的感染、中毒和炎症反应综合征（systemic inflammatory response syndrome，SIRS），严重者可引起血压下降、凝血和纤溶系统的改变，导致休克、弥漫性血管内凝血（disseminated intravascular coagulation，DIC）和 MODS。若病原菌只是短暂入血，没有产生明显的毒血症状，称之为菌血症（bacteremia）；若毒血症状明显，称之为败血症（septicemia）。若感染发生的机体反应失控导致的致命性的脏器功能不全，称为脓毒症（sepsis）；脓毒症伴有严重的循环、细胞功能、代谢异常，血容量充足情况下仍需要缩血管药物来维持平均压，定义为感染性休克（septic shock）。

BSI 依据患者罹患地点可分为医院获得性血流感染、社区获得性血流感染；依据感染源性质可分为原发性血流感染、继发性血流感染，导管相关性血流感染（catheter-related bloodstream infection，CRBSI）归属于原发性血流感染。按照是否有复杂因素分为非复杂性和复杂性血流感染。非复杂性血流感染指血培养阳性，无心内膜炎，无人工装置，血培养于治疗后 2~4 天内转阴，经有效治疗后 72 小时内退热，无迁移性感染灶的患者。不符合上述定义者即为复杂性血流感染，如感染性心内膜炎。

BSI 主要临床表现为：骤发寒战、高热、心动过速、呼吸急促、皮疹、肝脾肿大和神志改变等一系列临床症状，严重者可引起休克、DIC 和 MODS。老年 BSI 患者的临床表现和炎症指标相对不特异，增加了延误和错用抗感染治疗的机会。75% 的老年 BSI 会出现发热，少数会出现低体温，寒战发生的概率低于年轻人。神志改变和急性肾损伤在老年 BSI 更常见。国外报道，老年 BSI 常见的感染来源为泌尿系感染，国内则多来源于呼吸系统感染；同时，随着侵入性操作的增多，CRBSI 已引起广泛重视。石娜等人的研究提示：感染史、白蛋白 <35g/L、血糖 >6.1mmol/L、中性粒细胞计数 <2.0×10^9/L、中心静脉置管 ≥ 14 天是老年医院获得性血流感染的独立危险因素。而张伟等通过多因素回归分析显示：使用中心静脉置管或输液港 ≥ 7 天、使用质子泵抑制剂 ≥ 3 天是老年 BSI 发生的独立危险因素。

BSI 因地域、研究人群、感染途径、暴露因素不同，病原谱也有所不同。CNS 和金黄色葡萄球菌主要见于 CRBSI；革兰阴性杆菌主要见于下呼吸道感染、腹腔置管和留置尿管继发的 BSI；大部分不明原因的 BSI 病原菌为革兰阳性球菌，其中以 CNS 最常见。老年患者 BSI，革兰阴性菌多于阳性菌，无论社区或是院内来源，其中大肠埃希菌是最常见的病原体，其次为肺炎克雷伯杆菌。由于创伤诊疗及一些药物的不合理应用等，革兰阴性菌中高耐药的非发酵菌检出越来越多，主要为鲍曼不动杆菌和铜绿假单胞菌。研究表明，MRSA 和耐万古霉素的肠球菌（vancomycin-resistant enterococcus，VRE）在老年住院患者 BSI 中呈上升态势。随着抗生素联合使用增加、免疫抑制人群增多，念珠菌血症在老年患者中的发病率逐年增加，病死率高达 25%~60%，同时，由于氟康唑的广泛经验性使用，念珠菌对于氟康唑的耐药呈逐年上升趋势，其中非白色念珠菌（如光滑念珠菌、克柔念珠菌）的耐药现象日趋严重。

感染性心内膜炎（infectious endocarditis，IE）既可认为是独立的感染性疾病，也可认为是 BSI 的严重并发症。50% 的 IE 诊断时大于 60 岁。IE 在老年不明原因发热（fever of unknown origin，FUO）病因中所占比例日渐增多，可能与人口老龄化、老年钙化性心瓣膜病发病率上升、安装人工瓣膜的老年人增加、风湿性心脏病新发病例减少、老年人危险因素多等有关。人工瓣膜感染在老年患者中较年轻人常见。初始感染部位包括口腔、泌尿生殖道（尤其是在侵入性操作之后）以及皮肤；此外，细菌经消化道以及泌尿道造成 IE 在老年患者群中不断增多。老年 IE 缺乏特异性症状和体征，如脾肿大、Osler 结节、Janeway 损伤、Roth 斑等，可能仅表现为嗜睡、疲乏、周身乏力、厌食、消瘦等。老年患者的心脏杂音可能被误认为心瓣膜钙化或退行性改变所致而被忽略。使用改良 Duke 标准诊断 IE 时发现，老年患者与年轻患者在长期发热、心力衰竭、血栓形成、神经系统病变等方面并无差异，但老年患者肾功能不全和肿瘤发生率高。链球菌和葡萄球菌是主要病原体，同时肠球菌的致病率在增加。疑似 IE 者应尽快行血培养和心脏超声检查。

BSI 治疗的关键是抗感染治疗。一旦临床高度怀疑 BSI，应按患者原发病灶、免疫功能状况、发病场所及其他流行病学资料综合推测其可能的病原菌，个体化的选用抗菌药物，并尽早开始经验治疗。在给予抗菌药物治疗前应留取血液及感染相关其他标本（如导管尖端、尿液等）送培养，在获悉结果后及时转换为靶向治疗。同时，去除感染诱因，综合治疗，集束化管理，加强防控。IE 抗感染治疗的关键在于清除赘生物中病原微生物，建议联合应用两种具有协同作用的抗菌药物、大剂量用药以使感染部位达到有效药物浓度、长疗程给药，必要时外科治疗。

4. 抗菌药物相关性腹泻　抗菌药物相关性腹泻（antibiotic associated diarrhea，AAD）是指应用抗菌药物后发生的、与抗菌药物有关的腹泻，多见于长期、大量和使用广谱抗菌药物者。通常在开始使用抗菌药物后 4~10 天发病，但变异较大。大多数 AAD 患者病情轻微、甚至是自限性的，但严重者诱发威胁生命的假膜性结肠炎，甚至 MODS。几乎所有的抗菌药物都可以引起 AAD，不同抗菌药物、不同病区和不同医院，AAD 的发病率不同，一般在 5%~39%。AAD 的危险因素除了抗菌药物种类（尤其是林可霉素、青霉素类及头孢菌素等）外，还包括年龄、抗菌药物应用的时间、基础疾病的严重程度、住院时间、既往有肠道疾病史、鼻饲饮食、医疗干预措施等。老年患者是 AAD 的高危人群，老年病区、老年护理院是发生 AAD 的高危场所。

AAD 的病因和发病机制比较复杂，主要包括：①艰难梭菌（*Clostridium difficile*）感染，其他病原体有产肠毒素的产气荚膜梭菌、金黄色葡萄球菌、克雷伯菌属、念珠菌等，尚可合并肠道机会菌，如变形杆菌属、假单胞菌属、非伤寒沙门菌属等的细菌感染；②抗菌药物使肠道生理性细菌明显减少，使多糖发酵成短链脂肪酸减少，未经发酵的多糖不易被吸收，滞留于肠道而引起渗透性腹泻；③抗菌药物的直接作用可引起肠黏膜损害、肠上皮纤毛萎缩及细胞内酶的活性降低，或者与肠道内胆汁结合使脂肪吸收减少，从而导致吸收障碍性腹泻。

艰难梭菌是一种革兰阳性厌氧芽胞杆菌，是医院获得性 AAD 的主要致病菌之一，主要感染老年人和衰弱的住院及养老院患者。临床上，约 15%~25% 的 AAD，50%~75% 的抗菌药物相关性结肠炎和 95%~100% 的假膜性肠炎（pseudomembranous colitis，PMC）是由艰难梭菌感染（clostridium difficile infection，CDI）引起。CDI 主要是由产毒素艰难梭菌过度繁殖导致肠道菌群失调并释放致病毒素所引起。肠毒素（毒素 A）通过黏膜上皮细胞的 cAMP 系统使水、盐分泌增加而致分泌性腹泻，甚至引起黏膜出血；肠黏膜通透性增加，从而使细胞毒素（毒素 B）有可能直接到达肠壁肌层作用于平滑肌导致肠运动功能紊乱；二元毒素可增加疾病的严重程度。欧美国家 CDI 发生率和严重程度的增加，很大程度上与高致病的 RT027 菌株流行有关；我国 CDI 主要流行菌株为 TR017、RT046 和 RT012。

AAD 的典型临床表现是腹泻、粪便呈水样便或血样便；常常伴有上腹痉挛性疼痛、腹胀和发热等；腹泻严重者可伴有脱水、酸中毒及电解质紊乱、外周血白细胞显著增多、水肿和低蛋白血症等。CDI 按照疾病严重程度可分为轻中度 CDI、重度 CDI、严重或复杂性 CDI、复发性 CDI。其中，复发性 CDI 目前尚缺乏统一有效的治疗方法。研究发现：高龄、白细胞增多、肾衰竭、潜在疾病与重度或复杂性 CDI 相关；高龄、CDI 确诊后抗菌药物的继续使用、质子泵抑制剂的使用、菌株的类型与 CDI 复发相关。相对而言，老年患者 CDI 腹泻病程较长，但发热及腹痛等症状的发生率较低。

凡伴有腹泻的住院患者都应进行艰难梭菌检测，检测方法包括粪便培养、谷氨酸脱氢酶的检测、PCR 法检测 16s RNA、细胞培养细胞毒素中和试验（cell culture cytotoxicity neutralization assay，CCCNA）、毒素 A 和毒素 B 酶免疫分析法（enzyme immunoassay，EIA）、毒力生成培养（toxigenic culture，TC）等。指南推荐 EIA 用作初筛试验；美国医疗保健流行病学学会 /IDSA 推荐：对于 EIA 阳性的标本再进一步 CCCNA 或 TC（两步法）；美国胃肠病学会推荐：EIA 阳性者进行核酸扩增技术（nucleic acid amplification techniques，NAAT）检测，或者与 EIA 毒素检测试验不一致者再行 NAAT 检测（三步法）。AAD 亦可能是由于渗透机制而非感染性机制所引起，禁食试验后症状消失是渗透性腹泻的鉴别要点。

AAD 治疗的首要措施是停用相关抗菌药物，其他治疗取决于感染严重程度和类型；影响病情严重和复杂程度的 3 个因素分别为年龄、外周血白细胞计数峰值和血清肌酐峰值。甲硝唑为临床首选用药，用于初次、轻中度 CDI 的治疗，甲硝唑治疗无效或有禁忌的患者可采用万古霉素治疗，非达霉素、替加环素等也有可能成为推荐用药。对于仍需使用广谱抗菌药物治疗其他部位感染的 CDI 患者，尽可能替换正在使用的诱发 CDI 的抗菌药物，特别是头孢菌素、克林霉素和喹诺酮类，或尽可能缩短疗程。若调整药物后 CDI 有所缓解，应给予 CDI 标准疗程 10~14 天。若诱发 CDI 的抗菌药物无法替代或停药，则抗 CDI 疗程需要延长，直到抗菌药物疗程结束后 1 周。重症 CDI 患者应进行腹部 CT 检查，明确是否存在中毒性巨结肠或全结肠炎，以尽早确定外科干预的时机。其他措施包括加强防控、对症支持治疗、微生态治疗（粪便移植、益生菌）及免疫治疗等。

5. 结核病和潜伏结核感染　结核病以肺结核为主，是严重危害人民群众身体健康的重大传染病之一。据世界卫生组织（World Health Organization，WHO）统计，中国是全球 22 个结核病高负担国家之一，每年估计有 980 000 例结核病新发病例，位居全球第 3 位。全国第五次结核病流行病学抽样调查结果显示：活动性肺结核患病率随年龄的增长而逐年上升，于 75~79 岁达高峰，1541/10 万；其中男性和女性患病略有差异，分别于 75~79 岁、70~74 岁达到高峰；涂阳患病率和菌阳患病率亦随年龄增长而增高。令人担忧的是，全世界 1/3 的耐药结核病例出现在中国，60 岁以上的涂阳肺结核患者中耐药率达 39.7%，而且老年结核患者的发现延迟使其成为结核病主要传染源之一。为此，《全国结核病防治规划（2011—2015 年）》已明确将老年人列入结核病筛查的重点人群之一，旨在促进老年结核病的早期诊断、早期治疗，及时控制传染源，改善老年结核病的治疗转归。

结核分枝杆菌（mycobacterium tuberculosis，Mtb）感染的个体可发展为活动性结核病（TB diseases，TBD），而表现出相应的临床症状、体征；Mtb 通常感染并破坏肺以及淋巴系统，但其他器官如脑、中枢神经系统、循环系统、泌尿系统、骨骼、关节、甚至皮肤亦可受感染（肺外结核）。其他结核分枝杆菌复合群成员，如牛分枝杆菌、卡氏分枝杆菌、田鼠分枝杆菌亦可引起结核，但通常不感染健康成年人。近年，与临床相关的主要非结核分枝杆菌（nontuberculous mycobacteria，NTM）感染，如马尔摩分枝杆菌（95%）、苏尔加分枝杆菌（76%）、鸟分枝杆菌复合群（56%）、脓肿分枝杆菌（35%）和龟分枝杆菌（31%），呈现上升趋势，也已引起广泛关注。

潜伏结核感染（latent tuberculosis infection，LTBI）系 Mtb 感染了个体而无临床疾病的证据。据估算全球约 22 亿人为 LTBI。LTBI 患者一生中发展为 TBD 的概率是 5%~10%。多数在感染的最初 5 年内发病，是否发展为 TBD，主要取决于患者的免疫状况。通过抗结核预防治疗可有效减低结核发病，有效率是 60%~90%。是否选择抗结核预防治疗应结合当地结核潜伏感染人群数量、抗结核预防用药不良反应及抗结核预防治疗可行性等综合衡量。

老年结核病具有其临床特点，包括：①临床表现不典型：老年人肺结核发病隐匿，加之对结核病防治相关知识认知缺陷，常忽略就医；且老年人常伴存多种慢性疾病，如慢性阻塞性肺疾病、心血管疾病等，这些疾病往往掩盖结核病的症状或将结核病的症状归因于基础病。"结核中毒症状"和呼吸道症状是肺结核患者较为典型的临床表现。研究显示，老年肺结核患者的症状以咳嗽、咳痰、呼吸困难及食欲不振为主，而发热、咯血、盗汗等结核中毒症状出现频率较低。此外，老年重症患者中应警惕全身播散性、无反应性结核病的可能。②影像学表现不典型：老年肺结核胸部影像呈多态性，病变范围广，病灶部位不典型，累及肺野数多，实变更多见，而诸如结节、树芽征等典型肺结核的影像学改变相对少见。此外，老年肺结核影像学还具有新旧病灶交叉存在、易见淋巴结肿大、胸腔积液、胸膜肥厚表现等影像学特征。③结核菌素试验敏感性降低，仅为 20%~30%。④复发率及耐药率高：老年人往往伴有一种或多种并发疾病，病程长且复治和难治者居多，对抗结核药物的耐受性和依从性较差、不良反应危害更大。⑤防控措施效果有限，对老年人 LTBI 的筛查和治疗缺乏研究和评价；因合并多种疾病，治疗时院内感染控制难以落实。此外，对于老年结核病的重视程度也还远远不够，缺乏对弱势群体的社会支持。因此，针对结核病疫情老龄化的应对措施充满挑战。

我国《"十三五"全国结核病防治规划》强调实施结核病诊疗规范。各级定点医疗机构要根据肺结核门诊诊疗规范、临床路径和结核病防治工作规范等有关技术指南要求，对肺结核患者进行诊疗，推广使用固定剂量复合制剂。注重发挥中医药在结核病治疗、康复中的作用。目前新的结核病诊断方法、药物、治疗方案、疫苗研发的流程也在持续进展，但仍相对缓慢。

2016 年 12 月，ATS、IDSA 和美国疾病预防控制中心（Centers for Disease Control and Prevention，CDC）联合发布成人及儿童结核病的诊断指南。该指南提出了 23 条循证建议，其中 6 条为强推荐。有学者认为，该指南更适合 TBD 和 LTBI 低流行的发达国家的临床医师；对于中到高结核流行地区，WHO的指南更为合适。同年，新加坡卫生部发布了结核病的预防、诊断和管理指南，对我国结核病防治亦有参考价值。该指南针对结核病的传播和发病机制，临床诊断，影像学诊断，实验室诊断，结核病的治疗，公共健康筛查和感染控制，结核病接触调查和筛选等内容共提出了 69 条推荐意见。推荐要点如下：不明原因咳嗽 3 周以上，须考虑肺结核病的可能，须进行 X 线检查；咳嗽伴胸部 X 线异常者，常常按照肺部感染接受经验性抗菌药物治疗，由于氟喹诺酮类可能掩盖或延误肺结核病的诊断，应避免使用此类抗菌药物；应督促初级保健机构的执业医师及时将疑诊结核病的患者向结核病防治机构或有结核病诊治经验的专家转诊；疑诊肺结核患者需取 2 份痰标本，其中 1 份为清晨留取，进行痰涂片结核菌镜检及结核菌培养。对于难以留取痰液者，如脑卒中患者，应当考虑其他办法取得痰液，如诱导痰、胃液灌洗等；对于患有肺外疾病者，应当进行胸部 X 线检查，以确定有无合并肺结核；同时进行痰液检查，以确定是否具有传染性；对新诊断肺结核患者，须排查 HIV 感染和糖尿病。所有结核病疑似患者，无论痰涂片结果如何，均需进行相关标本结核分枝杆菌培养；痰液核酸扩增试验不作为常规项目；对于怀疑存在 MDR-TB 患者，可以采取呼吸道标本进行快速分子生物学试验作为初始检验，如 Genotype MTBDRplus、Xpert MTB/RIF；经 Xpert MTB/RIF 检测发现存在 rpoB 基因突变，在经药物敏感性表型试验证实之前，可以作为存在 MDR-TB 的替代证据。对于肺外结核，临床高度怀疑结核病时，采取适当的体液或组织标本进行核酸扩增试验有助于明确诊断。胸腹水腺苷脱氨酶（adenosine deaminase，ADA）检测有助于结核病诊断；不推荐进行痰液 ADA 检测诊断肺结核。

结核病治疗指南亦不断有所更新，如《WHO 药物敏感结核病治疗和患者关怀指南（2017 更新版）》、《WHO 耐药结核病治疗指南（2016 更新版）》、《2016 ATS/CDC/IDSA 临床实践指南：药物敏感性结核的治疗》以及 2016 年英国国家健康与临床优选研究所发布的结核病治疗指南等，为各国结核病诊治提供了科学指导。

目前，老年结核病的治疗仍需遵循早期、规律、联用、适量和全程的原则，结合老年 PK/PD 特点，根据不同年龄段及患者的合并症、药物代谢途径和不良反应，科学地制订个体化的方案。

（1）根据年龄段选择药物：低龄老年（60~69 岁）初治肺结核患者可采用我国推荐的标准化疗方案，即 2HREZ/4-7HR 方案（H：异烟肼，R：利福平，E：乙胺丁醇，Z：吡嗪酰胺），强化期每 1~2 周检查 1 次肝肾功能和血常规，如有不适症状（如恶心、厌食等）须及时复查。吡嗪酰胺的剂量应逐渐增加，如果患者不能接受吡嗪酰胺和利福平，则可将吡嗪酰胺改为左氧氟沙星，将利福平改为利福喷汀，减少不良反应，提高治疗的依从性。中龄老年（70~79 岁）肺结核患者一般采用 3~4 种药物组成的治疗方案，应根据体重等情况制订利福喷汀和乙胺丁醇剂量，必要时适当减量。高龄老年（≥ 80 岁）肺结核患者采用 2~3 种抗结核药物的治疗方案为宜，必要时可根据年龄选择安全剂量范围的低限，不宜选用莫西沙星和吡嗪酰胺。

（2）根据具体病情及合并疾病选择药物：初治和复治时应首先筛查患者是否耐药，对初治或复治非耐药肺结核患者，可根据不同年龄段选择药物数量；耐药肺结核患者则应根据耐药程度选择药物。整个治疗过程中要定期监测血细胞、肝肾功能或视力、听力、前庭功能，如有不良反应，及时调整用药；有条件做血药浓度监测来指导用药。

耐药和耐多药：常需要根据既往用药史、药物敏感试验结果及肝肾功能情况选用二线抗结核药物，如卷曲霉素或阿米卡星、丙硫异烟胺及氟喹诺酮类药物等组成的联合化疗方案；制订 MDR-TB 方案的原则是选择至少 2~3 种敏感或未曾使用过的抗结核药，防止对新加用药物产生耐药性。上述二线抗结核药物的不良反应较多，老年人常不易耐受。

合并肝脏疾病：在肾功能正常的情况下，选择主要经肾脏排泄的药物，慎用或禁用肝脏毒性较大的药物，如丙硫异烟胺、吡嗪酰胺和对氨基水杨酸等。对老年 MDR-TB 患者，应从常规剂量的 1/2 开始治疗，逐渐增加剂量。

合并肾脏疾病：在肝功能正常的情况下，选择主要经过肝脏代谢的药物，而经肾脏排泄的药物，如左氧氟沙星和乙胺丁醇应适当减量，避免使用有肾毒性和耳毒性的药物，必要时隔日给药。

合并白细胞和血小板减少：这类患者应选择对白细胞和血小板影响较小的药物，且应逐一尝试增加，要注意排查有无合并血液系统疾病，动态监测白细胞和血小板。

（3）对症治疗：不仅要化痰、止咳，还要警惕长期使用具有广谱抗菌作用的抗结核药物所致肠道菌群紊乱和机会性感染等，必要时，对反复继发非特异性炎症的老年患者给予适当的免疫支持治疗。

（4）加强治疗监管：WHO 推出了直接监督下治疗（directly observed treatment，DOT）的化疗管理模式。结核患者化疗的管理原则上要求严格执行 DOT，尤其是 MDR-TB 患者。对不能实施 DOT 的菌阳患者和菌阴肺结核患者也要采用家庭访视、家庭督导等方法，加强治疗管理。

参 考 文 献

1. Kalil AC，Metersky ML，Klompas M，et al.Management of Adults with Hospital-acquired and Ventilator-associated Pneumonia：2016 Clinical Practice Guidelines by the Infectious Diseases Society of America and the American Thoracic Society.Clin Infect Dis，2016，63（5）：e61-e111.

2. 吴剑卿，王云.老年肺部感染的诊断和治疗进展.实用老年医学，2014，9：711-714.

3. 中华医学会呼吸病学分会.中国成人社区获得性肺炎诊断和治疗指南（2016 年版）.中华结核和呼吸杂志，2016，39（4）：253-279.

4. 董碧蓉.老年肺炎诊治与预防策略.中国社区医师杂志，2013，35：21-22.

5. 尿路感染诊断与治疗中国专家共识编写组.尿路感染诊断与治疗中国专家共识（2015 版）- 尿路感染抗菌药物选择策略及特殊类型尿路感染的治疗建议.中华泌尿外科杂志，2015，36（4）：245-248.

6. 尿路感染诊断与治疗中国专家共识编写组.尿路感染诊断与治疗中国专家共识（2015 版）- 复杂性尿路感染.中华泌尿外科杂志，2015，36（4）：241-244.

7. 徐科，黄云腾，石博文.老年人下尿路感染的易感因素分析及治疗策略.实用老年医学，2016，30（7）：541-544.

8. 李海皓，丁明霞.老年人泌尿系感染的病原学特点.实用老年医学，2016，30（7）：539-541.

9. David van Duin.Diagnostic Challenges and Opportunities in Older Adults with Infectious Diseases.Clinical Infectious Diseases，2012，54（7）：973-978.

10. 陈晶晶，赵宗珉.感染性疾病所致老年不明原因发热.实用老年医学，2017，31（2）：103-106.

11. 柏淑禹，张伟.老年患者医院获得性血流感染的临床回顾性研究.中华老年医学，2016，25（8）：871-875.

12. 石娜，徐卫，章虹霞等.老年患者医院血流感染危险因素的病例对照研究.中华医院感染学杂志，2011，21（3）：473-474.

13. 中国医师协会检验医师分会感染性疾病检验医学专家委员会.中国成人艰难梭菌感染诊断和治疗专家共识.协和医学杂志，2017，8（2-3）：131-138.

14. Surawicz CM，Brandt LJ，Binion DG，et al.Guidelines for diagnosis，treatment，and prevention of Clostridium difficile infections.Am J Gastroenterol，2013，108（4）：478-498.

15. 阮巧玲，张文宏.艰难梭菌感染诊疗进展.中华传染病杂志，2014，32（11）：692-695.

16. Lewinsohn DM，Leonard MK，LoBue PA，et al.Official American Thoracic Society/Infectious Diseases Society of America/Centers for Disease Control and Prevention Clinical Practice Guidelines：Diagnosis of Tuberculosis in Adults and Children.Clin Infect Dis，

2017,64（2）:111-115.

17. Wang YT,Chee CB,Hsu LY,et al.Ministry of Health Clinical Practice Guidelines:Prevention,Diagnosis and Management of Tuberculosis.Singapore Med J,2016,57（3）:118-124.

18. 高微微.老年肺结核患者治疗问题探讨.中华结核和呼吸杂志,2014,37（10）:732-733.

19. 李晓贞.老年肺结核病的诊治现状及进展.中国卫生产业,2016,33:183-185.

第三节　老年人群预防接种

疫苗是降低感染性疾病相关发病率和死亡率最有效的方式之一。成人疫苗的应用实施较儿童疫苗更加复杂。共患病影响疫苗的推荐,如流感嗜血杆菌疫苗或脑膜炎球菌疫苗被推荐于无脾成人,但没有年龄特异的推荐。目前对部分疫苗的潜在获益和局限性仍有质疑,对支付者责任和赔偿也很难界定。

老年人往往是慢病患者。流感和由肺炎链球菌感染引起的肺炎是老年人,尤其慢病患者发病和死亡的重要原因。研究证实,流感疫苗免疫接种对于 ≥ 65 岁老年人,保护率为 30%~40%,能减轻感染者症状,降低因流感及肺炎住院治疗或死亡的危险性;多价肺炎球菌疫苗预防老年人群侵袭性肺炎球菌性疾病（invasive pneumococcal diseases,IPD）的有效率为 60%~70%。如果同时接种流感和肺炎球菌疫苗将会取得较好的预防效果。WHO 和美国免疫实践咨询委员会（The Advisory Committee on Immunization Practice,ACIP）推荐老年人和慢性疾病患者联合接种流感及肺炎球菌疫苗,以达到完善的预防和保护效果。

我国老龄人口流感疫苗接种率低下,肺炎球菌疫苗的接种率更低。近年,我国疾病预防控制中心推荐并督促 60 岁以上的老年人每年注射流感疫苗及 23 价肺炎链球菌疫苗,尤其是具有特定慢性病的老年患者。

一、流　感　疫　苗

流感的季节性流行导致全球每年 5%~10% 的成人和 20%~30% 的儿童罹患流感,300 万 ~500 万重症病例,25 万 ~50 万人死亡。流感的住院和死亡主要发生在孕妇、婴幼儿、老年人和慢性基础疾病患者。流感是老年人重要死因,与其他年龄组相比,流感相关住院负担和死亡风险在老年人群最高。此外,比利时、澳大利亚、法国等针对养老院、疗养院等机构开展的调查发现,集体机构容易出现流感暴发,这些机构的老年人全年均存在流感感染的风险。

全球流感监测结果显示,自 2009 年以来,A（H1N1）pdm09、A（H3N2）、B 型 Yamagata 系和 Victoria 系流感病毒株在人群中共同循环。同一时期的不同地区,流感病毒的活动强度和优势毒株不尽相同。每年 2 月和 9 月,WHO 根据流感监测结果,分别针对南北半球下一个流感季节的季节性流感疫苗候选株进行预测性推荐。2015 年度 WHO 推荐的北半球三价流感疫苗组分为:A/California/7V2009（N1H1）类似株、A/Texas/50/2012（H3N2）类似株和 B/Massachusetts/2/2012（Yamagata 系）类似株。WHO 推荐的四价流感疫苗组分包含 B 型毒株的 2 个系,为上述 3 个毒株及 B/Brisbane/60/2008（Victoria系）类似株。

流感疫苗既能诱导体液免疫又能诱导细胞免疫。流感疫苗接种主要诱导针对流感病毒表面糖蛋白的抗体,即抗血凝素（hemagglutinin,HA）抗体和抗神经氨酸酶（neuraminidase,NA）抗体。人体对灭活疫苗产生血清抗体的强弱与年龄和接种前抗体水平有关。在外周血中,流感病毒特异性抗体产生细胞的数量在接种后 1 周达到高峰,而血清抗体水平在流感病毒感染或健康人群接种疫苗后 2~4 周达到高峰,但在未接触过流感抗原者和老年人中需要 4 周或更长时间才能达到高峰。人体对感染流感病毒或接种流感疫苗后获得的免疫力会随时间衰减,其程度与年龄和身体状况、疫苗抗原等因素有关,临床试验证据提示,接种灭活流感疫苗对抗原类似毒株的保护作用可维持 6~8 个月。老年人可能由于免疫系统退化,导致其对流感疫苗的免疫原性下降。根据欧盟药品评价局和美国食品药品管理局（Food and Drug Administration,FDA）的标准,要求流感疫苗接种后:①血凝素抑制（hemagglutination inhibition,HI）抗体 ≥ 1:40;②血清阳转率,即免疫接种前 HI 抗体 <1:10,免疫后 HI 抗体 ≥ 1:40,或免疫接种前 HI 抗体 ≥ 1:10,免疫接种后 HI 抗体几何平均滴度（geometric mean titers,GMT）增长 ≥ 4 倍。

目前，我国季节性流感疫苗属于二类疫苗，公民自费、自愿接种。部分地区如广东省珠海、浙江省宁波和江苏省苏州等地将流感疫苗纳入医疗或社会保险的报销范围，个别地区如北京市、新疆维吾尔自治区克拉玛依市等通过政府财政补助实施了特定人群免费接种政策。我国批准上市的流感疫苗均为三价灭活流感疫苗（trivalent inactivated influenza vaccine，TIV），可用于 ≥ 6 月龄人群接种，包括 0.25ml 和 0.5ml 两种剂型。≥ 60 岁年龄人群患流感后死亡风险最高，是流感疫苗接种的重要目标人群。虽然较多证据表明，现有流感疫苗在老年人中的效果不如成年人，但疫苗接种仍是目前保护老年人免于罹患流感的最有效手段。特定慢性病患者，包括心血管疾病（单纯高血压除外）、慢性呼吸系统疾病、肝肾功能不全、血液病、神经系统疾病、神经肌肉功能障碍、代谢性疾病（包括糖尿病）等慢性病患者及患免疫抑制疾病或免疫功能低下者，患重症流感的风险很高，亦应优先接种流感疫苗。

流感疫苗接种方法：①成人仅需接种 1 剂。通常接种流感疫苗 2~4 周后，可产生具有保护水平的抗体，6~8 个月后抗体滴度开始衰减。我国各地每年流感活动高峰出现和持续时间不同，为保证受种者在流感高发季节前获得免疫保护，各地在疫苗可及后，尽快接种。② TIV 应肌内或深度皮下注射。因为血小板减少症或其他出血性疾病患者在肌内注射时可能发生出血危险，应采用皮下注射。③对鸡蛋或对疫苗中任一成分过敏者不宜接种流感疫苗。伴或不伴发热症状的轻中度急性疾病者，建议症状消退后再接种。④一旦出现不良反应或事件应及时启动疑似预防接种异常反应（adverse events following immunization，AEFI）监测系统，并按照《全国疑似预防接种异常反应监测方案》要求，开展 AEFI 的监测报告、调查诊断、处置等工作。

二、肺炎链球菌疫苗

肺炎链球菌是导致我国儿童和老年人发病和死亡的重要病原体。肺炎链球菌性疾病分侵袭性和非侵袭性两类。IPD 是指肺炎链球菌侵入与外环境无直接相通、原本无菌的部位和组织所致感染，主要包括脑膜炎、菌血症和菌血症性肺炎，以及脓毒症、脓胸、骨髓炎、心包炎、心内膜炎、腹膜炎和化脓性关节炎等少见感染。IPD 中 80%~90% 为菌血症性肺炎，5%~10% 是脑膜炎，胸膜炎和关节炎等不足 5%。非侵袭性肺炎链球菌性疾病主要包括急性中耳炎、鼻窦炎和非菌血症性肺炎。临床诊断的肺炎链球菌性肺炎 80% 为非菌血症性肺炎，20% 为菌血症性肺炎。大多数肺炎链球菌性疾病呈散发状态，暴发不常见，但在封闭人群如养老院可发生暴发。

肺炎链球菌血清型分布因调查时间、区域和研究人群的不同而异。多数血清型被证实可以导致严重疾病，但全球各年龄组 80% 以上的 IPD 与 20~30 种血清型有关。疫苗的广泛使用可能导致人群中肺炎链球菌血清型分布发生变化，因此需要持续监测及评价。目前我国市售肺炎链球菌疫苗有两种，肺炎链球菌结合疫苗（pneumococcal conjugate vaccine，PCV）和肺炎链球菌多糖疫苗（pneumococcal polysaccharides vaccine，PPV）。PCV 是将肺炎链球菌多糖通过化学方法结合于具有免疫原性的蛋白载体，能更好地增强免疫反应并诱导免疫记忆。国际上已上市的 PCV 有 PCV7、PCV10 和 PCV13，我国目前上市的是 PCV7，用于婴幼儿和儿童免疫接种。23 价肺炎球菌多糖疫苗（PPV23）包含 23 种纯化的肺炎链球菌多糖抗原，主要用于 60 岁及以上老年人和 2~59 岁伴高危因素的人群，高危因素包括慢性基础病、功能性或解剖性无脾以及免疫功能受损。

肺炎链球菌多糖抗原能诱导血清型特异性 IgG（以 IgG2 亚型为主）、IgM 和 IgA 抗体，增强调理吞噬，促使白细胞和吞噬细胞杀灭肺炎链球菌，对肺炎链球菌感染具有特异性保护作用。针对荚膜多糖的免疫反应水平与年龄和血清型有关。总体上老年人针对 PPV23 的功能性抗体水平低于年轻人，不同血清型免疫反应水平不同。80% 以上的健康年轻人免疫后 2~3 周血清特异性抗体呈 2 倍以上升高。患有酒精肝、慢性阻塞性肺病和胰岛素抵抗型糖尿病的老年人，抗体反应水平较低；免疫力受损者对 PPV23 的免疫反应降低，甚至无反应。PPV23 接种后抗体水平升高，并随着时间延长而降低，健康成人一般 5 年内能维持较高水平，曾有报道老年人免疫后 4~7 年抗体降至基线水平。总体而言，在免疫力正常的成人和患有基础疾病但免疫缺陷不严重的人群，PPV23 预防 IPD 的效果为 50%~80%，而在免疫力受损或高龄人群中的效果尚未被证实。

PPV23接种方法：①基础接种：对于≥60岁老年人和2~59岁伴高危因素的人群，基础接种为1剂。②再次接种：像其他多糖疫苗一样，PPV23不产生长久保护，而成人肺炎链球菌感染发病率随年龄增加而上升，因此可能需要复种。综合WHO的推荐和各国应用实践考虑，不推荐常规进行PPV23的复种，也不推荐多次接种PPV23，只推荐特定高危人群的复种。③采用肌内或皮下接种。因为肌内注射所致注射部位反应率较低，故作为首选方案。疫苗同时接种应分别选择不同部位。④禁忌证：对PPV23疫苗中任何成分过敏者禁用；如果既往接种PPV23出现超敏反应，则禁止再次接种；发热、急性感染、慢性病急性发作期，应推迟接种。⑤PPV23可与流感疫苗同时接种，且接种观察到的局部不良反应无增加，相应疫苗抗体水平也无下降。⑥需进行接种记录、统计报告和疑似预防接种异常反应监测。

三、其他老年人疫苗

1. **带状疱疹病毒灭活疫苗** 带状疱疹是由水痘-带状疱疹病毒（varicella zoster virus，VZV）的感染引起。初次感染VZV会引起水痘，以后病毒可长期潜伏在脊髓后根神经节或者脑神经感觉神经节内。当机体受到某种刺激如创伤、疲劳、恶性肿瘤或病后虚弱等，导致机体抵抗力下降时，潜伏病毒被激活，沿感觉神经轴索下行到达该神经所支配区域的皮肤内复制可引起带状疱疹（herpes zoster，HZ），同时受累神经发生炎症、坏死，产生神经痛。带状疱疹所引发的皮肤疱疹、疼痛、神经痛及其他严重后遗症对于患者生活质量有较大影响。由于老年患者体质较弱，且通常同时患多种疾病，因此受HZ的影响更严重。相对于抗病毒治疗效果的局限性，疫苗在控制HZ发病方面有着重要作用。ZOSTAVAX是FDA批准的VZV灭活疫苗，用于预防带状疱疹，尚未在中国上市。

2. **破伤风、白喉、百日咳疫苗** 破伤风由存活于土壤、灰尘和粪便中的破伤风杆菌引起，可致瘫痪。这种细菌通常通过深伤口进入人体。白喉是一种严重的细菌感染，通常会导致严重喉咙痛、腺体肿大、发热和寒战，如果未被适当地诊断和治疗，可能导致严重并发症，如心脏衰竭或麻痹。百日咳是一种具有高度传染性的疾病，可引起无法控制的咳嗽，可在养老院和医院的老年人中暴发流行。2012年，ACIP推荐18岁以上成年及老年人，一次性接种破伤风、白喉、百日咳疫苗（tetanus，diphtheria，and pertussis，Tdap）加强剂；未接种过Tdap的65岁以上的个体应及时接种。该推荐不仅能预防破伤风、白喉和百日咳在个体中的发病，而且还能预防该疾病在易感人群中的传播。

参 考 文 献

1. Pilkinton MA，Talbot HK.Update on vaccination guidelines for older adults.J Am Geriatr Soc，2015，63（3）：584-588.
2. 冯录召，杨鹏，张涛，等．中国季节性流感疫苗应用技术指南（2014—2015）．中华流行病学杂志，2014，35（12）：1295-1319.
3. 中华预防医学会．肺炎链球菌性疾病相关疫苗应用技术指南（2012版）．中华流行病学杂志，2012，33（11）：1101-1110.

第四节 老年人抗菌药物

由于抗菌药物在老年人体内的药代动力学改变，尤其是清除减少，血药浓度增高，血浆半衰期延长；以及老年人常合并慢性疾病，多重用药；老年患者的致病菌病原谱改变，耐药细菌比例高，且应用抗菌药物疗程延长，易引起药物不良反应；因此，必须根据老年人特点合理应用抗菌药物。

一、老年患者药代动力学特点

与青壮年相比，老年人体内各组成成分、血流量和生理功能均有较大变化；除脂肪组织增多外，其他如无脂肪体重、重要脏器的血流量、全身含水量、心输出量、血浆白蛋白、肾功能等均见减低；抗菌药物的体内过程，包括吸收、分布、代谢和排泄发生变化，其中药物清除过程受影响最大。

1. **药物的吸收** 随年龄增长，消化道功能和组织形态发生改变，这些因素均会改变药物吸收的速率和程度：①老年人胃黏膜萎缩，胃酸分泌减少，胃液pH增高，使一些药物的离子化和溶解度发生改变，如胃酸降低影响氨苄西林酯、氟康唑、喹诺酮类药物的吸收。②老年人胃肠道血流量和黏膜表面具有吸收功能的细胞数量减少，使口服药物的吸收速率和程度降低。③胃肠道黏膜和平滑肌萎缩及其运动功能减弱，胃排空减慢，胃肠肌张力和动力降低，使药物在胃肠道停留时间延长，影响药物的吸收。④老年患者体力活动减少，局部组织衰退和血液循环较差，使肌注药物吸收亦减少。

2. 药物的分布 老年机体成分的变化和血浆蛋白的改变均会导致药物分布异常：①随年龄增长，全身及细胞内含水量减少，去脂肪组织如肌肉占体重的比例亦减少，年轻人去脂肪组织占体重的19%，而 60~80 岁老年人仅占 12%；老年人脂肪组织相对增多，占体重的 36%~38%，而年轻人仅为18%~20%；使得水溶性药物的分布容积减低，脂溶性者则增高。②老年人的心输出量以每年 1% 递减，加上局部血流量减少，影响药物的分布。③老年人肝脏功能减退，蛋白合成减少，血中白蛋白浓度较年轻人减少约 20%，致抗菌药物蛋白结合率降低，游离药物浓度升高，使用与血浆蛋白结合率高的药物时，如氯唑西林、苯唑西林、克林霉素等，分子量小的游离药物较易分布至组织和体液中，药物作用增强，易出现毒性反应。

3. 药物的代谢 大部分药物主要在肝脏进行代谢。老年人肝组织缩小（20~40 岁成人肝脏约重 1200g，70 岁老年人肝脏约为 741g），局部血流量减少（60 岁以上老年人肝脏血流量为年轻人的55%~60%），肝微粒体药物氧化酶活性降低，导致肝脏内抗菌药物代谢减少，清除缓慢，半衰期延长，毒副作用增加。因此，老年患者尤其是有明确肝功能损害者，应避免使用主要由肝脏代谢的药物，如红霉素酯化物、利福平、两性霉素 B 等；对于同时经肝脏代谢和肾脏排泄的药物应慎用并减量使用，如青霉素类、头孢菌素类等。

4. 药物的排泄 老年人心输出量减少，肾动脉硬化，肾基底膜增厚等退行性变，使有效肾单位数明显减少，肾清除功能减退。正常成年人的肾小球滤过率随年龄增长而逐渐降低，肾小管分泌和重吸收功能随之减退，药物半衰期延长，药物易在体内蓄积，毒副反应增加。因此，老年患者尤其是有明确肾功能损害者，应避免使用对肾脏有毒性的药物，如四环素类、多黏菌素和呋喃类等；慎用主要由肾脏代谢的药物，如氨基糖苷类、万古霉素和两性霉素 B 等；应根据肾功能情况调整给药剂量和给药间期。有条件时，应根据所测去脂肪体重、内生肌酐清除率和血药浓度水平制订合理的个体化给药方案。

二、老年人感染抗菌药物的合理应用原则

应根据老年感染性疾病特点进行个体化治疗。

1. 警惕老年感染患者临床症状体征不明显易导致的误诊和漏诊，注意老年患者意识形态或认知功能的改变，一旦确定感染立即选用抗菌药物，宜选择低毒、杀菌剂；尽力寻找感染源，明确病原菌及其对药物的敏感性，实施目标性治疗。

2. 根据不同感染部位选择组织浓度高的药物，结合老年人的病理生理特点，老年患者药物代谢动力学 / 药效学（pharmacokinetics/pharmacodynamics，PK/PD）特点，选择合适的给药剂量和用药方式，适当疗程和策略，优化抗菌药物治疗。

3. 经验性治疗 需充分评估可能的病原体及其耐药性；参考国内外感染性疾病诊治指南和抗菌药物指导原则，结合当地病原体流行病学和耐药监测资料，选择敏感性高的抗生素；目标治疗应根据药敏结果选择合适的抗菌药物。对于 MDR 革兰阴性菌尤其是非发酵菌感染推荐联合治疗，足量的药物和充分的疗程，药物的选择应结合药敏结果和患者病情进行决策。

4. 综合评估 密切关注老年患者各个脏器功能指标变化，尽量做到个体化给药。老年感染患者抗菌药物剂量一般应为成人剂量的 2/3~3/4，肾功能减退患者还应酌情调整用药，并尽可能做血药浓度监测，使得治疗在安全、有效的条件下进行。

5. 综合治疗 在治疗感染性疾病的同时应积极治疗基础疾病，尽可能去除高危因素，给予最佳支持治疗和良好护理；实施药学检测，如发生不良事件，应立即采取相应措施。

三、老年人耐药菌感染抗菌药物的选择

细菌耐药是全球面临的公共卫生问题和挑战。2009—2015 年中国细菌耐药监测网（Chinese bacterial resistance monitoring network，CHINET）监测结果显示临床分离细菌中的耐药现象普遍存在，中国细菌耐药形势严峻（图 44-2）。院内感染、多次感染、混合感染、机会性感染以及细菌耐药发生率高并出现 MDR 菌株，是老年感染性疾病病原学的特点。

老年耐药菌感染抗菌药物的选择，需要综合考虑如下临床情况：

（1）感染地点：社区、医院或养老院？

（2）感染部位：肺部、尿路、腹腔或导管相关？

（3）细菌种类：产 ESBLs 的肠杆菌、MRSA、鲍曼不动杆菌、铜绿假单胞菌、嗜麦芽窄食单胞菌等？

（4）细菌来源：痰培养、中段尿培养、血培养或引流液培养？

（5）基础疾病：糖尿病、脑血管疾病、肿瘤或自身免疫疾病？

（6）病情状况：有创治疗、抗菌治疗、脏器功能？

（7）药物特点：PK/PD 原理；

（8）结合指南及当地流行病学和耐药监测资料等。

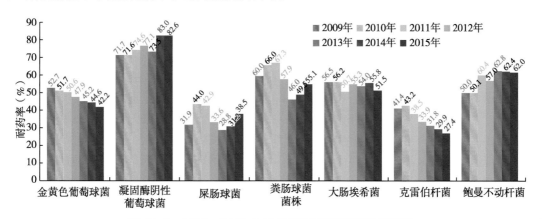

图 44-2　2009—2015 年 CHINET 细菌耐药率监测情况

1. 产 ESBLs 肠杆菌科细菌感染的抗菌治疗　产 ESBLs 肠杆菌感染的主要危险因素包括高龄（年龄 ≥ 65 岁）、基础疾病（如糖尿病、免疫功能低下）、留置导管、存在结石或梗阻、既往曾有产 ESBLs 细菌感染、反复住院（包括护理院）、曾入住重症监护病房、呼吸机辅助通气、反复使用抗菌药物等。抗菌药物应选择：①碳青霉烯类：对产 ESBLs 菌株具有高度抗菌活性，是重症感染患者的首选。② β- 内酰胺类 / 酶抑制剂复合制剂：头孢哌酮 – 舒巴坦和哌拉西林 – 他唑巴坦，可用于轻中度感染患者的主要选择，常需适当增加给药剂量和次数；对于敏感菌株所致下尿路感染，部分患者可口服阿莫西林 – 克拉维酸钾。③头霉素类和氧头孢烯类：可用于产 ESBLs 敏感菌株所致的轻中度感染的选择或用于降阶梯治疗。④氟喹诺酮类：不适用于产 ESBLs 菌株的经验性治疗，可作为重症感染的联合用药。⑤多黏菌素和替加环素：主要用于碳青霉烯类抗生素耐药菌株所致感染的治疗，或用于 β 内酰胺类抗生素过敏患者产 ESBLs 肠杆菌感染的治疗。⑥磷霉素和呋喃妥因：磷霉素可作为非复杂性尿路感染的治疗药物，对于其他系统的感染不作为首选。呋喃妥因可用于轻症尿路感染或尿路感染的序贯治疗或维持治疗，也用于反复发作性尿路感染的预防用药，耐受性欠佳。

2. 鲍曼不动杆菌感染的抗菌治疗　鲍曼不动杆菌具有极强的环境适应能力和获得外源性耐药基因的能力，因而极易造成 MDR 菌株在医院内的播散流行。对于非多重耐药鲍曼不动杆菌感染，可根据药敏结果选用 β- 内酰胺类等抗菌药物。对于 MDR 鲍曼不动杆菌感染，根据药敏选用头孢哌酮 – 舒巴坦、氨苄西林 – 舒巴坦或碳青霉烯类等敏感抗生素，可联合氨基糖苷类或喹诺酮类等抗菌药物。对于 XDR

鲍曼不动杆菌感染常采用两药联合方案，甚至三药联合方案。两药联合用药方案常包括：以舒巴坦或含舒巴坦的复合制剂为基础的联合、以替加环素或以多黏菌素为基础的联合，三类药物之间常互相组合或分别选择药敏结果证实最低抑菌浓度（minimal inhibitory concentration，MIC）较低的其他药物进行联合。全耐药（pan drug resistant，PDR）鲍曼不动杆菌感染除可以选择上述联合治疗方案外，常需通过联合药敏试验筛选有效的抗菌药物联合治疗。

3. 铜绿假单胞菌感染的抗菌治疗　铜绿假单胞菌是医院获得性感染重要的条件致病菌，具有易定植、易变异和多耐药的特点。PA 在呼吸道的定植极为常见，PA 下呼吸道感染的危险因素，包括皮肤黏膜屏障发生破坏，如气管插管、留置中心静脉导管或胃管、免疫功能低下、慢性结构性肺病、长期住院，尤其是长期住 ICU、曾经长期使用广谱抗菌药物致菌群失调等。对于非多重耐药铜绿假单胞菌感染或病情较轻的患者可采取具有抗假单胞菌活性抗菌药物的单药治疗，通常采用 β- 内酰胺类抗生素，如酶抑制剂复合制剂、头孢菌素类（头孢他啶、头孢吡肟）或碳青霉烯类。氟喹诺酮类和氨基糖苷类可在 β- 内酰胺类过敏或其他原因不能使用时采用，或作为联合治疗用药。对多重耐药铜绿假单胞菌（MDR-PA）感染或重症患者常需要以敏感的 β- 内酰胺类抗生素为基础的联合治疗，并尽可能避免患者近期使用过的抗菌药物。β- 内酰胺类抗生素与氨基糖苷类或氟喹诺酮类抗菌药物联合可提高对铜绿假单胞菌的抗菌活性，荟萃分析结果显示，联合用药组病死率均低于单药治疗组。铜绿假单胞菌肺炎治疗的国内外指南均推荐联合用药，包括抗假单胞菌 β- 内酰胺类 + 氨基糖苷类，或抗假单胞菌 β- 内酰胺类 + 抗假单胞菌喹诺酮类，或抗假单胞菌喹诺酮类 + 氨基糖苷类；也可采用双 β- 内酰胺类联合治疗。而对碳青霉烯类耐药尤其是 XDR 或 PDR 铜绿假单胞菌的肺部感染，国外推荐上述联合的基础上再联合多黏菌素进行治疗。

4. 嗜麦芽窄食单胞菌感染的抗菌治疗　嗜麦芽窄食单胞菌是广泛存在于自然界和医院环境的革兰阴性条件致病菌，致病力弱，其感染常出现在老年、免疫力低下、病情危重的患者，可引起免疫力低下患者肺部感染、血流感染、皮肤软组织感染、腹腔感染、颅内感染、尿路感染等。常用治疗选用药物有复方新诺明、β- 内酰胺类 -β- 内酰胺酶抑制剂合剂（头孢哌酮 – 舒巴坦、替卡西林 – 克拉维酸）、氟喹诺酮类（环丙沙星、左氧氟沙星、莫西沙星）、四环素类（米诺环素、多西环素）、替加环素和多黏菌素。头孢菌素耐药率高，且应用过程中可诱导耐药；碳青霉烯类抗生素天然耐药；氨基糖苷类耐药率也高。

依据以上致病菌选择不同抗菌药物的同时，老年患者的基础疾病也非常值得关注，如肝功能异常者则应选用哌拉西林 – 他唑巴坦、头孢他啶、头孢吡肟、亚胺培南、美罗培南和帕尼培南；重症感染伴有明显消化道症状、中枢急性病变或癫痫患者，应选择美罗培南和帕尼培南；对于有出血倾向的患者选用头孢哌酮或头孢哌酮 – 舒巴坦，同时需加用维生素 K_1；氟喹诺酮类药物应用于老年患者时则需注意肌腱病、校正后 Q-T 间期延长和精神症状的变化等。

5. 革兰阳性菌所致老年感染性疾病的治疗　对于 MRSA 感染治疗药物可以选择万古霉素、替考拉宁、夫西地酸、利奈唑胺、达托霉素和磷霉素，其中肾功能不全者可选择利奈唑胺、替加环素和夫西地酸，肝功能异常者可选择万古霉素、替考拉宁、利奈唑胺和达托霉素。肠球菌属感染治疗可选择万古霉素、替考拉宁和利奈唑胺，耐药肠球菌属则只能选择利奈唑胺和达托霉素。应用万古霉素和替考拉宁治疗时应注意监测肾功能，尤其是万古霉素应用时应避免与氨基糖苷类、利尿剂等肾毒性药物合用，且万古霉素治疗窗窄，谷浓度为 10~15mg/ml 时达有效血药浓度，但 >15mg/ml 时肾毒性增加。利奈唑胺应用过程中可引起血小板减少、白细胞降低及血压升高等风险，老年患者常见高血压和血象异常，疗程中应密切观察，对于肾功能不全和轻度肝功能异常损害者无须减量。达托霉素主要用于敏感菌所致皮肤与软组织感染，大约引起 2.8% 的患者肌酸磷酸激酶升高，老年患者中肌病较常见，需要密切观察，应用达托霉素时建议停用他汀类药物。替加环素抗菌谱可同时覆盖革兰阳性菌和革兰阴性菌，但对铜绿假单胞菌活性较弱，老年患者在应用时需密切随访肝功能并同时注意消化道反应。磷霉素钠为广谱杀菌类抗菌药物，杀菌范围包括 MRSA 和铜绿假单胞菌，消化道症状（尤其腹泻）较为常见，老年患者、心功能不全和高血压患者需注意高钠血症及电解质水平的变化。

6. 老年深部真菌感染的治疗　老年侵袭性真菌感染诊断较为困难，病死率高，能否得到及时恰当的治疗，是决定患者预后的关键。目前提倡依据患者的诊断级别、可能的病原体和病情的严重程度进行分层治疗，分为预防性治疗、经验性治疗、抢先治疗和确诊治疗。通常对于侵袭性真菌感染高危人群，主张有针对性的预防治疗；原发性侵袭性真菌感染多见于社区获得性感染（如肺隐球菌病），宿主可无真菌感染的危险因素，病程相对缓和，凶险程度较轻，尽可能确诊后再选择治疗；继发性侵袭性真菌感染大多为医院获得性感染，宿主存在较明确的真菌感染高危因素，病程急骤和凶险，需综合分析和判断，及时行经验治疗或抢先治疗。

2016 年 IDSA 发布新版念珠菌临床实践指南，内容包括念珠菌血症、重症监护病房念珠菌病、新生儿念珠菌病、中枢神经系统感染以及黏膜感染等诊治，推荐意见共 140 条。对于非粒细胞缺乏患者念珠菌血症，初始治疗推荐棘白菌素类；非危重患者和氟康唑敏感念珠菌感染患者，氟康唑可作为备选方案或降阶梯方案；对于可疑吡咯类和棘白菌素类药物耐药的念珠菌感染患者，推荐两性霉素 B 含脂制剂；伏立康唑口服制剂推荐用于克柔念珠菌感染的菌血症降阶梯治疗；对于无明显迁徙病灶的念珠菌血症，建议停药时间为念珠菌从血液清除且念珠菌血症临床症状缓解后 2 周。老年患者需注意的是，肌酐清除率 <50ml/min，氟康唑剂量减半；中度肝功能不全者，卡泊芬净减量应用；轻中度肝硬化患者，伏立康唑剂量减半，中重度肾功能不全者，伏立康唑不经静脉给药，仍可用口服。

同样，2016 年 IDSA 发布了新版《曲霉菌病诊治指南》对曲霉菌病的诊断和治疗、慢性肺曲霉菌病的管理等方面内容进行了更新。指南推荐用于侵袭性曲菌病（invasive aspergillosis，IA）治疗和预防的药物包括三唑类（伊曲康唑、伏立康唑、泊沙康唑、艾沙康唑）、两性霉素 B 及脂质体和棘白菌素类（米卡芬净或卡泊芬净）。多数患者可优选三唑类药物防治 IA，推荐进行治疗药物的监测。两性霉素 B 脱氧胆酸盐及其脂质衍生物是曲霉菌感染初始治疗及伏立康唑无法给药时补救治疗的适宜选择。对于长期中性粒细胞减少患者及肺移植接受者，可考虑使用两性霉素 B 雾化吸入制剂进行预防性治疗。棘白菌素是补救治疗 IA 的有效药物（单用或联合用药），但不建议作为 IA 常规单药治疗用药。需要注意的是，三唑类抗真菌药物与其他药物的相互作用相对较多，使用前需充分考虑药物相互作用及相关不良反应。

（许　伟　吴剑卿）

参 考 文 献

1. 白艳,王睿.老年患者感染特点与优化抗菌治疗研究进展.中华老年多器官疾病杂志,2016,15(4):307-311.

2. 中华医学会呼吸病学分会感染学组.铜绿假单胞菌下呼吸道感染诊治专家共识.中华结核和呼吸杂志,2014,37(1):9-15.

3. 周华,周建英,俞云松.多重耐药革兰阴性杆菌感染诊治专家共识解读.中华内科杂志,2014,53(12):984-987.

4. 周华,李光辉,陈佰义.中国产超广谱 β 国内酰胺酶肠杆菌科细菌感染应对策略专家共识.中华医学杂志,2014,94(24):1847-1856.

5. Pappas PG,Kauffman CA,Andes DR,et al.Clinical Practice Guideline for the Management of Candidiasis:2016 Update by the Infectious Diseases Society of America.Clin Infect Dis,2016,62(4):e1-e50.

6. Patterson TF,Thompson GR 3rd,Denning DW,Practice Guidelines for the Diagnosis and Management of Aspergillosis:2016 Update by the Infectious Diseases Society of America.Clin Infect Dis,2016,63(4):e1-e60.

7. 汪复,张婴元.实用抗感染治疗学.第 2 版.北京:人民卫生出版社,2013.

第 45 章

老年骨关节系统疾病

第一节 概　述

由于神经、肌肉功能的降低，成年人自 50 岁后平均每年丢失 1%~2% 的肌肉量，并伴有 3%~4% 的肌肉力量下降。这种随增龄发生的肌肉骨骼系统的慢性衰退是导致老年人全身状态进行性衰弱，以及晚年失能的主要原因。在美国，大约 30% 的女性和 15% 的男性自 60 岁以后就无法提起 4.5kg 以上的重物，50% 的女性和 40% 的男性感觉弯腰、屈膝以及蹲跪困难，并且高达 40% 以上的老年人日常活动受限制，独立活动能力下降。很多因素会导致老年人机体活动能力下降，这其中最主要的一个因素就是肌肉虚弱（dynapenia）。事实上，虚弱使老年人功能受限的概率增加了 4 倍，死亡率增加了 2 倍。既往观点认为肌肉量的丢失是老年人虚弱的主要原因，但是近来越来越多的研究证实其他解剖和生理因素也参与了老年人肌肉虚弱的形成。总体而言，人体肌肉力量和强度的决定因素包括两个方面：①神经系统的作用；②骨骼肌本身的特征。简要的形成机制见图 45-1。

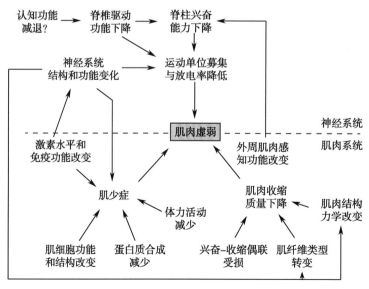

图 45-1　老年人肌肉虚弱的形成机制

一、神经肌肉系统的老化

随着年龄的增长，神经系统形态和功能的改变促进了骨骼肌的数量和功能损伤（即肌肉无力和运动

四、机体的生物力学改变

普通大众和许多专业人士的观点仍认为，伴随老龄化而来的疾病和功能丧失是不可避免的，也是"衰老过程"本身的结果。然而，这些由于衰老而导致的生理衰退和生理储备的减少，实际上是由真正的疾病（通常是轻微的或亚临床的）、决定衰老的基因以及环境影响的相互作用而产生的结果。体力活动水平（physical activity level）与许多慢性疾病相关，包括心血管疾病（CVD）、脑卒中、高血压、2型糖尿病、骨质疏松症、肥胖、结肠癌和乳腺癌、抑郁症和痴呆等。本章节仅仅讨论由于骨骼关节系统老化引起的生物力学改变以及运动生理与功能的变化。

1. 年龄相关的肌肉强度和力量的改变　肌肉强度和力量在40岁左右达到高峰，此后逐渐下降，至80岁时，肌肉力量约为峰值的30%~40%。骨骼肌强度和力量是由肌肉质量和神经功能决定的，老化与骨骼肌质量受损显著相关。通过改善肌肉功能（如肌肉细胞增大）或改善神经功能（如学习和训练），肌肉的强度和力量都可以得到提高。

"肌肉质量"的概念被用来描述肌肉强度/力量和肌肉质量（即肌肉强度/力量相对于肌肉大小）之间的关系。一般来说，肌肉质量以每年约2.5%的速度下降，而肌肉横截面积则以每年约1%的速度下降。虽然对于肌肉质量应该如何衡量还没有普遍的共识，但"肌肉质量"应该包含了许多因素，包括神经支配、毛细血管密度、疲劳、肌内脂肪含量、蛋白质代谢、线粒体功能、氧化损伤、糖代谢等。在这些因素中，都有与年龄有关的进行性恶化，从而被认为老化影响肌肉的质量。

2. 年龄相关的运动能力改变　随着年龄的增长，身体功能和独立能力的下降的关键的原因之一就是耐力运动能力的下降。最好的耐力运动能力的生理测量方式是在检测有氧运动过程中的最大/峰值耗氧量（VO_{2max}或者VO_{2peak}）。研究表明，VO_{2peak}的下降并不是与年龄线性相关的，而是加速下降的。从30岁开始VO_{2peak}大约每10年下降了5%，但从70岁开始加速到每10年下降20%以上。在所有年龄组中，长期进行耐力训练的人比他们的同年龄的人具有更高的最大摄氧量，说明耐力运动锻炼可以减轻与年龄相关的最大摄氧量的下降。

3. 老年人跌倒　老年人骨骼肌肉功能下降后最严重的问题就是跌倒，跌倒导致骨折、长期卧床、感染、失能等是老年人死亡的重要原因。即使跌倒不会造成伤害，也会对老年人的自信和独立性产生严重的负面影响。事实上，对摔倒的恐惧，伴随着机体活动能力的下降，会导致老年人户外活动的减少和社交活动的减少。老年女性比老年男性更容易跌倒和受伤。并且，跌倒导致的髋部骨折是致命性的，尤其是老年妇女。约20%的髋部骨折的妇女在骨折后的第一年死亡，另外有20%不再能恢复行走能力。65年以上的跌倒大多数（78.3%）发生在住宅附近。

人们对跌倒尚有普遍性的认识，但对跌倒发生相关的机制却知之甚少。跌倒的危险因素分为内在因素和外在因素。内在因素包括肌肉骨骼力量下降、体力活动水平下降、认知障碍、抑郁、视力缺陷、下肢感觉和力量缺陷、卒中、头晕、药物、异常平衡和步态、使用辅助器具和高龄（超过80岁）。外在因素包括环境因素，比如楼梯、旅行等。多种危险因素的存在增加了跌倒的风险。摔倒通常是老年人自述跌倒的原因，但事实上53%的摔倒是绊倒所致。因此，对于老年人群内外因素的逐一筛查并纠正是防止跌倒的有效途径。

（刘　娟）

参 考 文 献

1. Kandel ER, Schwartz JH, Jessell TM, et al. Principles of Neural Science, 5th ed. New York (NY): McGraw-Hill Medical; 2012. Chapters 33-38.

2. Cummings SR, Studenski S, Ferrucci L. A diagnosis of dismobility—giving mobility clinical visibility. A mobility working group recommendation. JAMA, 2014, 311 (20): 2061-2062.

3. Morioka S, Fukumoto T, Hiyamizu M, et al. Changes in the equilibrium of standing on one leg at various life stages. Curr Gerontol

Geriatr Res,2012:516283.

4. Peel NM,Kuys SS,Klein K.Gait speed as a measure of geriatric assessment in clinical settings:a systematic review.J Gerontol Med Sci,2012,68:39-46.

5. Richardson JK,Demott T,Allet L,et al.The hip strength:ankle proprioceptive threshold ratio predicts falls and injury in diabetic neuropathy.Muscle Nerve,2014,50:437-442.

6. Rosso AL,Sanders JL,Arnold AM,et al.Multisystem physiologic impairments and changes in gait speed of older adults.J Gerontol A Biol Med Sci,2015,70:319-324.

7. Studenski S,Perera S,Patel K,et al.Gait speed and survival in older adults.JAMA,2011,305(1):50-58.

8. The American Geriatrics Society Panel of Falls in Older Persons.Guideline for prevention of falls in older persons.J Am Geriatr Soc,2011,59:148-157.

第二节 骨 关 节 炎

骨关节炎（osteoarthritis OA），又称退行性骨性关节病（degenerative osteoarthrosis）、老年性骨关节炎、增生性关节炎等，是一种由于多种原因引起的关节软骨退行性变性、纤维化、磨损剥脱，软骨下骨硬化、囊性变，关节边缘骨赘形成，滑膜炎症增生，进而导致关节囊和韧带挛缩的退行性疾病，在老年人中这种退行性疾病的发生尤为常见。基于中国六大行政区划的流行病学调查显示，中国 40 岁以上人群原发性骨关节炎总体患病率为 46.3%，并呈现随年龄增长而增高的趋势。骨关节炎严重影响中老年人群的身体健康和生活质量，较其他疾病更易影响老年患者的行为能力，是导致老年人群功能受损、关节疼痛不适甚至残疾、造成经济损失和影响社会发展的主要疾病之一。

OA 的特征表现为：关节软骨破坏、边缘骨质增生、骨赘形成、软骨下骨改变、滑膜和关节腔等一系列生化和形态学改变。其症状为逐渐发展并加重的活动后疼痛或扳机样改变，活动后僵硬缓解时间 <30 分钟，偶尔有关节肿胀。

骨关节炎分原发性（特发性）或继发性（继发于某些特定因素）。原发性 OA 多发生于中老年人，无明确的全身或局部诱因，与遗传和体质因素有一定的关系。原发性骨关节炎根据累及的部位详细分类（如手、足、膝、髋）。如原发性 OA 累及多个关节，可归为原发性全身性 OA。继发性 OA 可发生于壮年，是由软骨微小环境改变而引起，包括严重创伤，先天性关节畸形，代谢缺陷（如血色病、Wilson 病），感染（感染性关节炎），内分泌和神经源性疾病的因素改变了透明软骨的正常结构和功能，如类风湿关节炎（rheumatoid arthritis RA）、痛风和软骨钙质沉着病等。原发性 OA 和继发性 OA 有时很难鉴别。

【病因及发病机制】

1. 年龄　骨关节炎是最常见的关节疾病，在 80 岁左右的老年人几乎普遍存在。老化的关节软骨改变了细胞功能和软骨性质，而且对细胞因子和生长因子有不同的应答反应，大样本群体调查和实验证据表明 OA 与年龄有明显关联。国外流行病学资料显示骨关节炎患病率与年龄相关，60 岁以上的为 50%，75 岁以上的为 80%；国内对京郊农民膝关节骨关节炎患病率的调查结果显示，>60 岁人群的患病率为 78.5%；国内研究发现，原发性骨关节炎患病率随年龄增长而增高，与国内外其他研究结果基本一致。这种趋势可能是因为一些生物因素随着年龄增加而改变的结果，包括软骨细胞对促进修复的生长因子反应性降低，韧带松弛、关节不稳、肌力减弱等。分子生物学研究表明，随着年龄增加，细胞增殖能力减退甚至停止，细胞难以更新导致功能减退。随着年龄的增长，关节软骨含水量和亲水性黏多糖减少，软骨减少甚至有时关节软骨可完全退化，活动时由于关节两端骨面直接接触而引起剧痛。

2. 肥胖　肥胖人群骨关节软骨单位面积所承受的负荷将增加，导致负重关节的骨关节炎发病率明显升高，最为明显的就是膝关节。欧洲一项流行病学调查研究发现体重指数（BMI）与膝关节 OA 症状出现呈正相关趋势，BMI 在 20~30 之间的人群，膝关节首发症状出现年龄比总体人群提前约 4.5 年；BMI 大于 30 的人群膝关节 OA 首发症状出现的年龄比总体人群提早约 9.3 年。另外肥胖患者不仅负重关节骨关节炎发病率高，非负重关节，如远端指间关节的发病率也比正常体重人群高。肥胖可能通过两种机制促进骨性关节炎的发生，首先肥胖者增加了承重关节的负荷，促进关节软骨的破坏；其次肥胖产生一种慢性低度的炎症，肥胖相关性炎症导致血清中的炎性因子、脂肪因子的表达异常，这些中间产物诱发骨性关节炎的发生。

3. 体力活动及累积劳损　体力活动通过有害的负荷或由其引起的损伤导致关节 OA 的发生。体力活动时由于骨血流动力学改变，在骨髓腔容积不变的前提下增加内容物引起压力增高，表现为持续存在的骨内压力增高。这种改变一方面可使软骨下骨发生骨坏死，坏死的骨小梁在吸收重建过程中使软骨下骨硬化增加，吸收震荡能力下降，使软骨受力不均，局部压力变大，进而导致或加重软骨的损伤。另一方面还可能导致关节滑液酸碱度下降，成分改变，干扰并破坏软骨细胞的正常代谢，造成细胞变性坏死、胶原纤维解聚、蛋白多糖分解、软骨下骨破坏和修复等病理生理过程的发生，最终产生骨性关节炎。累积性劳损或损伤是加重老年人骨关节炎的重要危险因素，同时也是骨关节炎急性疼痛的诱发因素之一。多项横向研究表明，膝关节损伤和膝关节 OA 之间有一定的相关性，而且膝关节损伤与单侧或双侧膝关节 OA 都有关系。

4. 细胞因子、酶类及细胞凋亡　大量与关节软骨退变有关的细胞因子在 OA 早期基因表达水平显著升高，如急性关节内创伤患者其关节内滑液中含有高水平的 TNF-α，提示滑膜细胞的功能异常乃至变性导致急性关节内创伤和 OA。滑液中 TNF-α 水平升高，可激活多形核细胞，刺激滑膜细胞前列腺素 E_2 产生，增加骨、软骨的破坏，抑制和（或）干扰软骨细胞表型的表达等。滑液中白细胞介素 –1（IL–1）水平与 OA 严重程度成正相关，IL–1 通过多种途径介导了 IL–1 敏感基因的启动和表达，如金属基质蛋白酶（MMP）和诱导型一氧化氮合成酶（iNOS）等，产生大量 MMP 和 NO 破坏关节软骨。研究发现早期 OA 滑液中磷脂酶 A2（PLA2）、MMP–3、组织金属蛋白酶抑制剂（TIMP）水平增高，而在晚期骨关节炎的关节灌洗液中 PLA2、MMP–3、MMP–1 和 TIMP–1 浓度增加，这些酶类水平随着骨关节炎严重程度而升高。此外，关节软骨细胞受损时释放溶菌酶于滑液中，关节软骨破坏程度与溶菌酶含量呈正比，提示 OA 关节软骨破坏与软骨细胞损伤也有关。OA 中存在明显的软骨细胞凋亡，主要位于软骨表层和中层。动物实验诱导 OA 形成，早期出现软骨表层细胞凋亡，以后凋亡呈增加趋势，晚期出现全层软骨细胞大量凋亡。

5. 性别　研究表明老年女性患者因雌激素缺乏有 OA 的发病概率增加的风险，而雌激素替代治疗可以预防绝经后妇女的诸多慢性病包括骨关节炎，减少膝关节置换术后或全髋置换术后的再修补手术。

6. 遗传因素　流行病学资料表明，OA 具有较强的遗传倾向，目前一些研究已经确定并证实了 OA 相关易感基因的存在，OA 的发病更倾向于复杂的多基因调控作用。目前发现可能参与 OA 发病的基因包括：雌激素受体基因多态性、ASPN 和 GDF–5 基因、HLA–DRB 及 HLA–A 基因、维生素 D 受体（VDR）基因、聚合蛋白基因等。

【病理】

正常关节具有较低的摩擦系数，如无异常过劳和损伤，关节就不会磨损。透明软骨没有血管、神经和淋巴管，由 95% 的水和细胞外软骨基质及 5% 的软骨细胞组成。软骨细胞是体内细胞周期最长的细胞，而软骨的健康状态和功能取决于负重和活动时的泵作用，即加压时排出使用过的液体和物质，并使其进入关节腔，然后再进入小静脉；减压时再膨胀，呈高水合状态，同时吸收必需的营养物质。

OA 开始于机械损伤导致的组织破坏（如半月板撕裂），从滑液至软骨传递炎性介质。组织破坏刺激软骨细胞修复，从而使蛋白多糖与胶原合成增加，降解软骨的酶与炎症因子产生增多，炎症介质触发炎性周期，进一步刺激软骨细胞和滑膜衬里细胞，使软骨细胞发生程序性细胞死亡（凋亡），最终破坏软骨。一旦软骨破坏，暴露的骨组织即开始出现致密化和硬化改变。

软骨下骨的退化通常与关节软骨缺损有关，软骨下骨硬化合并进展性软骨退化被广泛认为是骨关节炎的重要标志。骨关节炎早期软骨下骨微损伤发生率极高，微损伤是由于关节超负荷所导致的骨疲劳而引起，可表现出两种不同的形式：线性微损伤和弥漫性微损伤。线性微损伤主要表现为短间隙的裂缝，而弥漫性微损伤主要表现为骨基质成簇的亚细微米级的微裂隙。线性骨微损伤可继发骨细胞损伤乃至骨细胞凋亡，从而刺激破骨细胞性骨吸收和启动微损伤的修复。弥漫性微损伤不导致骨细胞凋亡，也不激活病灶骨重塑来清除和取代损伤的区域，这可能与缺少足够集中的损伤来启动骨凋亡的应答有关。在骨关节炎中期或晚期，常可观测到骨髓水肿样变（bone marrow edema-like lesions，BMELs），BMELs 发生在软骨下骨硬化骨和松质骨之间的过渡区域，代表这个区域的慢性应力损伤。关节应力的增加，关节软骨损伤和修复的平衡被打破，导致骨损伤加重从而引起血管出血、纤维蛋白渗出和纤维组织增生。如果重复的应力损伤可以被代偿，骨硬化的损伤区域就会增大而 BMELs 不会进展。然而，如果损伤大于修复，那过渡区域就会塌陷并不再修复从而形成 BMELs。在中期、晚期骨关节炎的 X 线、MRI，常可以观测到软骨下骨中空洞的病灶，通常称之为软骨下骨囊肿（subchondral bone cysts，SBCs），这些病灶的病因和发病机制仍不清楚。在软骨下骨囊肿中，纤维组织增生，前列腺素 E_2 等蛋白因子增多，可促使囊肿进一步增大。有报道显示，骨关节炎患者的关节软骨下骨囊肿越多，病情就越严重，需施行关节置换的可能性越高。

OA 可累及所有关节。软骨下骨变硬，后发生坏死，继而骨质疏松，发展为软骨下囊肿。骨修复的过程可造成软骨下硬化及在骨边缘形成骨赘，骨赘形成似乎可以稳定关节。滑膜产生炎症和增厚，使得产生的滑液黏度降低，体积增加。关节周围肌腱和韧带绷紧，引起肌腱炎和挛缩。随着关节活动度降低，周围肌肉变薄而无法支持。半月板出现裂隙，形成碎片。

脊柱的 OA 会产生椎间盘水平前纵韧带显著增厚及增生形成横脊，侵占脊髓前部；黄韧带肥厚及增生常压迫脊髓后部。

随着年龄增加，负重关节的抗损伤能力逐渐降低，软骨细胞对促进修复的生长因子反应性明显降低；关节囊的松弛度随着年龄增大而增加，造成关节的相对不稳，使得关节及关节软骨更易受到损伤；关节周围肌力逐渐减弱和神经反应减慢，使关节吸收震荡功能随年龄增大而明显减退，因此骨关节炎成为老化所致的老年人群常见疾病之一。

【临床表现】

本病好发于膝、髋、手（远端指间关节、第一腕掌关节）、足（第一跖趾关节、足跟）、脊柱（颈椎及腰椎）等负重或活动较多的关节。

（一）总体表现

1. 关节疼痛及压痛　最常见的表现是关节局部的疼痛和压痛，负重关节及双手最易受累。一般早期为轻度或中度间断性隐痛，休息时好转，活动后加重，疼痛常与天气变化有关。随病情进展可出现持续性疼痛或夜间痛，导致活动受限。关节局部可有压痛，伴有关节肿胀时尤为明显。疼痛在阴雨、潮湿天气会加重。

2. 关节肿大　早期为关节周围的局限性肿胀，随病情进展可出现关节弥漫性肿胀、滑囊增厚或伴关节积液，可出现赫伯登结节（Heberden node，HN）和布夏尔结节（Bouchard node，BN），后期可在关节部位触及骨赘。

3. 关节僵硬　可出现晨起或关节静止一段时间后僵硬感，也称为晨僵，活动后可缓解。关节僵硬在气压降低或空气湿度增加时加重，关节僵硬时间一般较短，数分钟至十几分钟，很少超过半小时。

4. 关节摩擦音（感）　由于关节软骨破坏、关节表面粗糙、不平，关节活动时出现骨摩擦音（感），多见于膝关节。

5. 关节无力、活动受限　由于关节肿痛，活动减少，肌肉萎缩，软组织挛缩等引起关节无力，活动受限。关节活动受限发生缓慢，早期表现为关节活动不灵活，以后关节活动范围减小，行走时腿软或关节绞锁，不能完全伸直或活动障碍，还可因关节内的游离体或软骨碎片的活动而导致"绞锁"现象的发生。

（二）不同部位 OA 的表现特点

1. 手部关节　以远端指间关节受累最为常见。表现为关节伸侧面的两侧骨性膨大，称赫伯登结节，近端指间关节伸侧出现者则称为布夏尔结节。可伴有结节局部的轻度红肿、疼痛和压痛。第一腕掌关节受累后，其基底部的骨质增生可出现方形手畸形，手指关节增生及侧向半脱位可导致蛇样畸形。

2. 膝关节　膝关节受累在临床上最为常见。危险因素有肥胖、膝外伤和半月板切除。主要表现为膝关节疼痛，活动后加重，下楼梯更明显，休息后缓解。严重者可出现膝内翻或膝外翻畸形。关节局部有肿胀、压痛、屈伸运动受限，多有骨摩擦音。

3. 髋关节 男性髋关节受累多于女性，单侧多于双侧。多表现为局部间断性钝痛，随病情发展可呈持续性疼痛。部分患者的疼痛可以放射到腹股沟、大腿内侧及臀部。髋关节运动障碍多在内旋和外展位，随后可出现内收、外旋和伸展受限。可出现步态异常。

4. 足部关节 跖趾关节常常受累，可出现局部疼痛、压痛和骨性肥大，可出现足外翻等畸形。足底可出现骨刺，导致行走困难。

5. 脊柱 颈椎受累比较常见，腰椎 3、4 椎体为多发部位。可有椎体和后突关节的增生和骨赘，引起局部的疼痛和僵硬感，压迫局部血管和神经时可出现相应的放射痛和神经症状。颈椎受累压迫椎 – 基底动脉可引起脑供血不足的症状。腰椎骨质增生导致椎管狭窄时可出现间歇性跛行以及马尾综合征。

（三）特殊类型 OA（属原发性 OA）的临床表现

1. 原发性全身性 OA 以远端指间关节、近端指间关节和第一腕掌关节为好发部位，膝、髋、跖趾关节和脊柱也可受累。症状呈发作性，可有受累关节积液、红肿等表现。重者可有红细胞沉降率（ESR）及 C 反应蛋白（CRP）增高。

2. 侵蚀性炎症性 OA 常见于绝经后女性，主要累及远端及近端指间关节和腕掌关节，有家族性及反复急性发作的特点。受累关节出现疼痛和触痛，最终导致关节畸形和强直。患者的滑膜检查可见明显的增生性滑膜炎、免疫复合物沉积和血管翳的形成。少数患者最终发展为类风湿关节炎（RA）。部分患者合并干燥综合征（Sjogren syndrome，SS）。X 线可见明显的骨赘生成和软骨下骨硬化。晚期可见明显的骨侵蚀和关节骨性强直。

3. 弥漫性特发性骨质增生症 弥漫性特发性骨质增生症（diffuse idiopathic skeletal hyperostosis，DISH）是一种特殊的脊柱骨质增生症，好发于老年男性，肥胖者较多。病变累及整个脊柱，特别是颈椎，呈弥漫性骨质增生，脊柱韧带广泛增生骨化，伴邻近骨皮质增生，椎小关节和椎间盘保持完整。一般无明显症状，少数可有肩背痛、发僵、手指麻木或腰痛等症状，病变严重时会出现椎管狭窄。X 线可见特征性椎体前纵及后纵韧带的钙化，以下胸段为著，一般连续 4 个或 4 个以上椎体受累，可伴广泛骨质增生。

【辅助检查】

包括影像学检查和实验室检查。

1. 影像学检查 影像学检查不仅可帮助确诊 OA，而且有助于评估关节损伤的严重程度，评价疾病进展性和治疗反应，及早发现疾病或相关的并发症。

X 线为常规检查手段，放射学的特征性表现为：软骨下骨质硬化、软骨下囊性变及骨赘形成、关节间隙变窄等，严重时关节变形及半脱位，是 OA 诊断的重要依据。放射学表现的严重程度与临床症状的严重程度和功能状态并没有严格的相关性，许多明显影像学改变的关节并无典型症状，而有典型症状的关节仅发生轻微的影像学改变。

磁共振检查不常用，但有助于发现关节相关组织的病变，如软骨损伤、关节滑液渗出、软骨下骨髓水肿、滑膜炎和半月板或韧带损伤，还可用于排除肿瘤和缺血性骨坏死等。

超声有助于检测关节少量渗出、滑膜增殖、骨赘、腘窝囊肿、炎症反应，也有助于鉴别手部侵蚀性和非侵蚀性的 OA。

2. 实验室检查 在 OA 患者中实验室检查多是正常的，血常规、蛋白电泳、免疫复合物及血清补体等指标一般在正常范围。伴有滑膜炎的患者可出现 CRP 和 ESR 轻度升高，但需排除其他疾病（如 RA）或引起继发性 OA 的潜在疾病的影响。继发性 OA 患者可出现原发病的实验室检查异常，如有关节积液，滑膜液分析可将其与炎性关节病进行鉴别：在 OA 患者中，关节液透明、淡黄色、黏稠度正常或略降低，但黏蛋白凝固良好，轻度白细胞增多，以单个核细胞为主；在不常见的关节处发生骨关节炎往往提示该症状是继发的，需进一步寻找原发病（例如：内分泌、代谢性、肿瘤性、生物机械性）。

【诊断与鉴别诊断】

诊断 OA 主要根据患者的症状、体征、影像学检查及实验室检查。采用美国风湿病协会 1995 年修订的诊断标准及中国 2007 年骨关节炎诊治指南，该标准包含临床和放射学标准，其中手关节 OA 分类标准中无放射学改变，其敏感性为 92%，特异性为 98%；膝关节 OA 分类标准的敏感性和特异性分别是 91% 和 86%。

（一）手关节 OA 诊断标准（临床标准）

1. 近 1 个月大多数时间有手关节疼痛，发酸，发僵；

2. 10 个指间关节中，有骨性膨大的关节 ≥ 2 个；

3. 掌指关节肿胀 ≤ 2 个；

4. 远端指间关节骨性膨大 >2 个；

5. 10 个指间关节中，畸形关节 ≥ 1 个。

同时满足第 1、2、3、4 条或第 1、2、3、5 条则可诊断为手关节 OA。

注：10 个指间关节为双侧第二、三、远端及近端指间关节，双侧第一腕掌关节。

（二）膝关节 OA 诊断标准

临床标准

1. 近 1 个月内反复出现膝关节疼痛；

2. 有骨摩擦音；

3. 晨僵时间 ≤ 30 分钟；

4. 年龄 ≥ 38 岁；

5. 有骨性膨大。

同时满足第 1、2、3、4 条或第 1、2、5 条或第 1、4、5 条者即可诊断为膝关节 OA。

临床 + 放射学 + 实验室标准：

1. 近 1 个月内反复出现膝关节疼痛；

2. X 线片提示（站立或负重位）关节间隙变窄、软骨下骨硬化和（或）囊性变、关节缘骨赘形成；

3. 关节液（至少 2 次）清亮、黏稠，WBC<2000 个 /ml；

4. 中老年患者（年龄 ≥ 40 岁）；

5. 晨僵 ≤ 30min；

6. 活动时有骨摩擦音（感）。

同时满足第 1、2 条或第 1、3、5、6 条或第 1、4、5、6 条者即可诊断为膝关节 OA。

（三）髋关节 OA 诊断标准

临床标准

1. 近 1 个月内反复出现髋关节疼痛；

2. 内旋 <15°；

3. ESR<45mm/h；

4. 屈曲 <115°；

5. 内旋 >15°；

6. 晨僵时间 <60 分钟；

7. 年龄 >50 岁；

8. 内旋时疼痛。

同时满足第 1、2、3 条或第 1、2、4 条或第 1、5、6、7、8 条者即可诊断为髋关节 OA。

临床 + 放射学 + 实验室标准：

1. 近 1 个月内反复出现髋关节疼痛；

2. 红细胞沉降率 ≤ 20mm/h；

3. X 线片示骨赘形成，髋臼缘增生；

4. X 线片示髋关节间隙狭窄。

同时满足第 1、2、3 条或第 1、3、4 条者即可诊断为髋关节 OA。

注：髋关节 OA 诊断标准的敏感性和特异性分别为 91% 和 89%。该标准对于区分 OA 和炎性关节病的意义较大，对早期 OA 的诊断意义有限。

（四）鉴别诊断

1. 类风湿关节炎（rheumatoid arthritis RA）　可发生于任何年龄，属自身免疫性疾病，常发生于手指近端或掌指关节，大关节以单关节为主，有晨僵、关节肿胀、关节畸形、僵硬明显、查血沉高，类风湿因子可阳性。中、晚期照片显示关节破坏明显。

2. 强直性脊柱炎（Ankylosing spondylitis AS）　是一种有家族遗传倾向的自身免疫性疾病。本病好发于年轻男性，以 16~30 岁常见，但也有老年人患病。男：女约为 10:1，受累关节以骶髂关节为首发，继而影响脊柱及髋、膝或其他关节。早期表现为下腰部疼痛、僵硬，晚期为关节活动或行走障碍，X线片可显示骶髂关节或其他关节破坏融合，化验血沉快，组织相容性抗原（HLA-B27）阳性率在 96%以上。

3. 银屑病关节炎　本病好发于中年人，起病较缓慢，以远端指（趾）间关节、掌指关节、跖关节、膝关节和腕关节等四肢关节受累为主，关节病变常不对称，可有关节畸形。病程中可出现银屑病患者的皮肤和指（趾）甲病变。

4. 痛风性关节炎　本病多发于中年以上男性，常表现为反复发作的急性关节炎，最常累及第一跖趾关节和跗骨关节，也可侵犯膝、踝、肘、腕及手关节，表现为关节红、肿、热和剧烈疼痛，血尿酸水平升高，滑液中可查到尿酸盐结晶。慢性者可出现肾脏损害，在关节周围和耳廓等部位可出现痛风石。

5. 感染性关节炎　本病患者有感染史或结核病史，关节疼痛症状明显，甚至不能活动。发热，局部有红、肿、热。关节穿刺液为脓性或血性，抗感染或抗结核有效。

几种关节炎的鉴别要点见表 45-1

表 45-1　几种关节炎的鉴别

疾病名称	发病率	年龄	发病情况	体温	关节液检查	
					白细胞	细菌
骨关节炎	最常见	中、老年人	男 = 女，慢	正常	正常	阴性
类风湿关节炎	较常见	各年龄段	男 < 女，慢	可稍高	增多	阴性
强直性脊柱炎	较常见	青、壮年	男 > 女，慢	可稍高	增多	阴性
银屑病关节炎	较常见	各年龄段	男 = 女，慢	可稍高	增多	阴性
痛风性关节炎	较常见	中、老年人	男 > 女，较急	可升高	增多	阴性
感染性关节炎	较少见	儿童、青壮年	男 = 女，急性	高	很多	化脓细菌

【治疗】

治疗目的在于缓解疼痛、阻止和延缓疾病的进展、矫正畸形、改善或恢复关节功能、改善生活质量。

治疗的总体原则是非药物治疗（物理治疗等）与药物治疗相结合，必要时手术治疗。治疗方案应个体化，结合患者自身情况，如年龄、性别、体重，并充分考虑患者的危险因素、受累关节的部位、关节结构改变、炎症情况、疼痛程度、伴发病等具体情况来选择合适的治疗方案。

（一）非药物治疗

非药物治疗是药物治疗及手术治疗等手段的基础。对于初次就诊且症状不重的 OA 患者非药物治疗是首选的治疗方式，目的是减轻疼痛、改善功能，使患者能够很好地认识疾病的性质和预后。

1. 患者教育　减轻体重，进行有氧锻炼（如游泳、自行车等）；减少不合理的运动，适量开展活动；

避免不良姿势，避免长时间跑、跳、蹲等；减少或避免爬楼梯；进行关节功能训练，如膝关节在非负重位下屈伸活动，以保持关节最大活动度；进行肌力训练，如髋关节 OA 应注意外展肌群的训练；改善日常生活方式也有助于疾病的改善。腰椎、髋或膝 OA 的患者应避免使用软椅或卧床，睡眠时使用有床板的平板床，使用前倾且设计舒适的汽车座椅，进行身体姿势训练，穿合适的鞋子或运动鞋等，同时应坚持工作和锻炼。

2. 物理治疗 主要通过物理方法，包括热疗、水疗、超声波、针灸、按摩、牵引、经皮神经电刺激（TENS）等，增加局部血液循环、减轻炎症反应。

3. 行动支持 病变在脊柱、膝、第一掌指骨的关节炎患者，使用不同的器械支持治疗可减轻疼痛，改善功能。其作用原理主要是采用手杖、拐杖、助行器等器械减少受累关节负重。

4. 改变负重力线 根据 OA 所伴发的内翻或外翻畸形情况，采用相应的矫形支具或矫形鞋，以平衡各关节面的负荷。

（二）药物治疗

如非药物治疗无效，可根据关节疼痛情况选择药物治疗。

1. 局部药物治疗 局部外用药可以有效缓解关节轻中度疼痛，且不良反应轻微。对于手和膝关节 OA，在采用口服药前，建议首先选择局部药物治疗。局部药物治疗可使用各种非甾体抗炎药（NSAIDs）的乳胶剂、膏剂、贴剂和非 NSAIDs 擦剂（辣椒碱等）。而对于中重度疼痛可联合使用局部药物与口服 NSAIDs。

2. 关节腔注射 ①糖皮质激素。对 NSAIDs 药物治疗 4~6 周无效的严重骨关节炎或不能耐受 NSAIDs 药物治疗、持续疼痛、炎症明显的患者，可行关节腔内注射糖皮质激素。但关节内糖皮质激素注射仅用于骨关节炎患者短期缓解疼痛和改善关节功能。关节腔内注射如果超出 4 个月一次的频率给药可能导致软骨和关节破坏，并增加感染的风险。因此，不主张首选关节腔内注射糖皮质激素的治疗，亦不推荐长时间反复多次使用，一般每年最多不超过 3~4 次。②透明质酸钠，关节腔内注射透明质酸钠类药物可以补充关节滑液，减少骨端摩擦，减轻疼痛，改善症状，且药物副作用小。但是需要专业人士进行关节腔注射，并且注射前应把陈旧关节液抽吸掉。

3. 全身镇痛药物 依据给药途径，分为口服药物、针剂以及栓剂。

（1）用药原则：①由于骨关节炎患者大多数为中老年人群，大多存在基础疾病，用药前进行基础疾病风险评估，避免出现严重药物副作用（主要是胃肠道及心脑血管副作用）。②尽量使用个人有效的最低剂量，避免药物过量或滥用，避免同类药物重复使用。③定期监测血常规、肝肾功能、凝血功能等指标，及时发现药物潜在的风险。

（2）用药方法：① OA 患者一般选用对乙酰氨基酚，每日最大剂量不超过 4000mg。②对乙酰氨基酚治疗效果不佳的 OA 患者，在权衡患者胃肠道、肝、肾、心血管疾病风险后，可根据具体情况使用 NSAIDs。NSAIDs 包括非选择性 NSAIDs（布洛芬，双氯酚酸等）和选择性 COX-2 抑制剂（美洛昔康，塞来昔布等）。在个体患者中口服 NSAIDs 的疗效与不良反应不尽相同，应参考药物说明书并对患者个体化评估后选择性用药。如果患者胃肠道不良反应的危险性较高，可选用选择性 COX-2 抑制剂，或者选用非选择性 NSAIDs 联合胃黏膜保护剂，如 H_2 受体拮抗剂、质子泵抑制剂或米索前列醇等。③其他镇痛药物，作用于中枢神经系统，效果较 NSAIDs 类药物强，一般不作为首选药物，主要用在 NSAIDs 治疗无效或不耐受的患者，主要药物有曲马多、阿片类镇痛剂等。④当患病关节的肌肉受牵拉而引起疼痛时，偶尔可应用肌松药（通常小剂量给予），但在老年人群中弊大于利。

4. 其他药物 包括氨基葡萄糖、双醋瑞因、鳄梨大豆未皂化物、多西环素等。此类药物在一定程度上可延缓病程、改善患者症状，但总体效果不佳。

（三）外科治疗

对于内科保守治疗无效的严重骨关节炎患者，日常活动受限时，可按需要行手术治疗。治疗目的为进一步协助诊断，减轻或消除疼痛，防止或矫正畸形，防止关节破坏加重，改善关节功能。治疗的方式主要关节镜（内镜）手术和开放手术。

目前手术治疗方法主要有：

1. 关节镜下清理　对患者创伤小，术后患者恢复快。关节镜下能清除关节内变性的滑膜、骨赘、软骨等，但并不能改变关节炎病因，仅仅有部分缓解疼痛的作用，且对严重病例不推荐使用。

2. 胫骨高位截骨　对患者近期关节功能改善、缓解疼痛和改善负重均有一定的效果，但其对远期疗效尚不明确。

3. 腓骨近端截骨　仅适用于关节内侧间隙狭窄引起的关节严重内翻畸形的患者，而且相关临床研究较少，远期预后尚需观察。

4. 关节置换　是严重骨关节炎最终的手术治疗方式，用人工方法重新塑造关节，效果明确。但是手术较大，并且对关节稳定性，关节附着处肌腱、韧带，肌肉和骨骼均有破坏和影响，其并发症及预后受手术操作、手术方式、医务人员经验、患者体质等多种因素的影响。

（张爱森）

参 考 文 献

1. 薛庆云,王坤正,裴福,等.中国40岁以上人群原发性骨关节炎患病状况调查.中华骨科杂志,2015,35(12):1206-1212.

2. 中华医学会骨科学分会.骨关节炎诊治指南(2007年版).中华骨科杂志,2007,27(10):793-796.

3. 王斌,邢丹,林剑浩.骨关节炎诊治指南的临床转化应用.中华关节外科杂志(电子版),2017,11(1):104-108.

4. 郑晓芬.骨关节炎发病机制和治疗的最新进展.中国组织工程研究,2017,21(20):3255-3262.

5. 叶臻,李民,陈定佳.骨关节炎软骨下骨的微结构改变.中国骨质疏松杂志,2016,22(5):624-627.

6. 刘振刚.骨关节炎致病因素和发病机制研究进展.第十届中国南方骨质疏松论坛暨重庆市医学会骨质疏松年会论文集.重庆,2014.1-11.

7. Olivier Bruyère,Cyrus Cooper,Jean-Pierre Pelletier,et al.A consensus statement on the European Society for Clinical and Economic Aspects of Osteoporosis and Osteoarthritis(ESCEO)algorithm for the management of knee osteoarthritis——From evidence-based medicine to the real-life setting.Seminars in Arthritis and Rheumatism,2016,45(4):S3-S11.

第三节　颈　椎　病

颈椎病（Cervical Spondylosis）又称颈椎综合征，是由于颈椎椎间盘退行性改变及其继发病理改变累及其周围组织结构（神经根、脊髓、椎动脉、交感神经等）而出现的疾病。仅有颈椎的退行性改变而无临床表现者则称为颈椎退行性改变。

【流行病学】

随着低头工作人群增多，颈椎病的患病率不断上升，据调查，我国颈椎病患病率约为3.8%~17.6%，男女之比约为6:1，中老年人发病率尤其高。由于人口老龄化，颈椎病患病率不断上升，本病已经成为严重影响人们健康的重要慢性疾病。

【分型】

根据受累组织和结构的不同，颈椎病分为：

1. 颈型颈椎病　临床上较多见，是在颈部肌肉、韧带、关节囊急慢性损伤、椎间盘退化变性、椎体不稳和小关节错位等病变的基础上，机体受疲劳、睡眠姿势不当等外界因素的影响，使颈椎过伸或过屈，导致颈项部某些肌肉、韧带、神经受到牵张或压迫所致。多在夜间或晨起时发病，有自然缓解和反复发作的倾向。

2. 神经根型颈椎病　因椎间盘退变、突出、节段性不稳定、骨质增生等在椎管内或椎间孔处刺激和压迫颈神经根所致。多为单侧、单根发病，表现为与神经根分布一致的感觉、反射及运动障碍。是最常见的颈椎病类型。

3. 脊髓型颈椎病　是由于椎间盘突出、骨赘形成、韧带骨化造成椎管的继发性狭窄，压迫脊髓或引起缺血，导致脊髓功能障碍，造成肢体瘫痪，致残率高，是引起脊髓损伤最常见的原因。

4. 交感型颈椎病　由于椎间盘退变和节段性不稳定等因素，刺激颈椎周围的交感神经末梢，产生交感神经功能紊乱，多表现为交感神经兴奋症状，少数为抑制症状，还常伴有椎 - 基底动脉系统供血不足的表现。

5. 椎动脉型颈椎病　颈椎节段性不稳定和椎间隙狭窄造成椎动脉扭曲并受到挤压；椎体边缘及钩椎关节等处的骨赘直接压迫椎动脉或刺激椎动脉周围的交感神经，使椎动脉痉挛，导致椎 - 基底供血不全而出现症状。

6. 其他型颈椎病　主要指食管压迫型，由于椎体前缘骨赘较大，向前刺激或压迫食管，引起吞咽困难，此型临床上少见。

7. 混合型颈椎病　如有两种以上颈椎病类型同时存在，称为混合型颈椎病，常见于病程较长的老年患者。

【病因及发病机制】

颈椎病病因与发病机制尚未完全清楚，目前认为与颈椎退行性改变、慢性劳损及外伤有关。

1. 颈椎退行性变　是颈椎病发病的主要原因，以椎间盘的退变最为重要，早期纤维环纤维组织出现透明变性，后逐渐出现裂纹甚至完全断裂。髓核退变多继发于纤维环变性，并逐渐为纤维组织所替代。当椎间盘内部压力增加时，髓核向四周隆突，使椎间盘间隙变窄、椎管受压迫。椎间盘退变引起继发性的椎间不稳定，局部压力增高产生韧带及骨膜与骨皮质分离，形成韧带 - 椎间盘间隙，并进一步产生韧带 - 椎间盘间隙血肿，血肿直接刺激局部神经末梢，产生颈椎病的症状。随着时间的延长，血肿发生机化，最后形成突向椎管或椎体前缘的骨赘。骨赘连同膨出的纤维环等，在椎间盘部位形成一个突向椎管内的混合物，压迫颈神经或脊髓。钩椎关节的骨赘还可从前向后突入椎间孔压迫神经根及椎动脉，产生严重的颈椎病症状。研究表明老年人中高达 95% 的男性和 89% 的女性虽然无症状，却有一个甚至多个颈椎呈退行性改变，最常累及 C_5、C_6。

2. 慢性劳损　指超过正常生理活动所能耐受阈值的各种超限活动引起的损伤。常见因素包括不良的姿势，如睡眠姿势不良，长时间低头工作，长时间躺在床上看电视等，不适当的体育锻炼等。这些不良的姿势都会加重颈椎的慢性劳损。

3. 先天性病变或头颈部外伤　颈椎的先天性畸形、发育性椎管狭窄者更易发生颈椎病；头颈部外伤与颈椎病的发生发展有明显的关系，许多颈椎病患者早期曾有颈部外伤史。不同形式的外伤可造成局部软组织损伤、颈椎稳定结构破坏、颈椎体骨折、椎间盘退变加速、脊髓缺血损伤、神经根损害等，诱发临床症状的出现。

【临床表现】

根据受累的组织不同，颈椎病临床表现多样。

1. 颈型颈椎病

（1）颈项强直、疼痛，也可出现头晕。

（2）临床检查：急性期颈椎活动绝对受限。颈椎旁肌、$T_{1\sim7}$ 椎旁或斜方肌、胸锁乳头肌有压痛。

2. 神经根型颈椎病　依据神经根受压程度不同而表现出不同的症状。

（1）最早出现颈痛和颈部发僵。

（2）上肢放射性疼痛或麻木，沿受累神经根的走行和支配区放射，具有特征性，称为根型疼痛，症状的出现与缓解和颈部的位置和姿势关系明显。

（3）患侧上肢感觉沉重、握力减退，晚期可出现肌肉萎缩。

（4）临床检查：颈部僵直、活动受限。患侧颈部肌肉紧张，棘突、棘突旁、肩胛骨内侧缘以及受累神经根所支配的肌肉有压痛。椎间孔部位出现压痛并伴上肢放射性疼痛或麻木或使原有症状加重具有定位意义。椎间孔挤压试验阳性，臂丛神经牵拉试验阳性。

3. 脊髓型颈椎病　是最严重的一种类型，其致残率高，临床症状根据脊髓受压的部位和程度的不同而变化。

（1）患者首先出现一侧或双侧下肢麻木、沉重感，随后逐渐出现行走困难，严重者步态不稳，双脚有踩棉花感。

（2）出现一侧或双侧上肢麻木、疼痛，双手无力，精细动作难完成。

（3）胸腹部或双下肢出现有如皮带样的捆绑感，称为"束带感"，同时下肢可有烧灼感、冰凉感。

（4）部分患者出现膀胱和直肠功能障碍，出现排尿排便障碍和性功能减退。病情进一步发展，可致肢体瘫痪。

（5）临床检查：颈部多无体征。上肢或躯干出现节段性分布的浅感觉障碍区，深感觉多正常，肌力下降。四肢肌张力增高，腱反射活跃或亢进，病理反射阳性，浅反射减弱或消失。

4. 交感性颈椎病　椎间盘退变和节段性不稳定等因素刺激颈椎周围的交感神经末梢，导致交感神经功能紊乱。

（1）头部症状：头晕、头痛、记忆力减退、注意力不易集中等。

（2）眼耳鼻喉部症状：眼胀、视物不清、耳鸣、听力下降、鼻塞、口干、味觉改变。

（3）胃肠道症状：恶心、呕吐、腹胀、腹泻等。

（4）心血管症状：心悸、胸闷、心律失常、血压变化等。

（5）面部或某一肢体多汗、无汗，有时感觉疼痛、麻木但又不按神经节段或走行分布。

以上症状往往与颈部活动有明显关系，卧位或休息后好转。

（6）临床检查：颈部活动多正常、颈椎棘突间或椎旁小关节周围的软组织压痛。主要体征有心率过快、过缓，血压高低不稳，低头和仰头试验可诱发症状发作或加重。

5. 椎动脉型颈椎病　老年患者中发病率较高。

（1）发作性眩晕，复视伴眼震。有时伴恶心、呕吐、耳鸣或听力下降。与颈部位置改变有关。

（2）下肢突然无力猝倒，但意识清醒，多在头颈处于某一位置时发生。

（3）偶有肢体麻木、感觉异常。可出现一过性瘫痪，发作性昏迷。

（4）临床检查：转颈试验阳性，低头、仰头试验阳性等。

【辅助检查】

1. X线　是颈部最基本的检查技术。对判断损伤的严重程度、治疗方法选择和评价等提供依据。常拍摄全颈椎正侧位片，颈椎伸屈动态侧位片，斜位片，必要时拍摄颈1~2张口位片和断层片。正位片可见钩椎关节变尖或横向增生、椎间隙狭窄；侧位片见颈椎顺列不佳、反曲、椎间隙狭窄、椎体前后缘骨赘形成、椎体上下缘骨质硬化等；过屈、过伸侧位可有节段性不稳定；左、右斜位片可见椎间孔缩小、变形。

2. 电子计算机断层扫描（CT）　对骨组织显像好，可确切判定颈椎椎体与椎管矢状径的大小，椎间关节退变程度，横突孔大小，椎间盘突出的部位、程度、有无钙化，后纵韧带骨化情况，椎体增生的部位等多方面情况及与神经根的关系。

3. 颈部磁共振（MRI）　可清晰显示椎管内、脊髓内部及脊髓受压部位的形态改变，对颈椎损伤、颈椎病及肿瘤的诊断具有重要价值。能准确诊断椎间盘突出，显示颈椎骨折与椎间盘突出向后压迫硬脊膜囊的范围和程度，反映脊髓损伤后的病理变化，是脊髓型颈椎病诊断最有价值的工具，在预测病情进展和手术预后方面有广泛的研究前景。

4. 其他　经颅彩色多普勒（TCD）、数字减影血管造影（DSA）、MRA等检查可探查椎-基底动脉血流，推测椎动脉缺血情况，是检查椎动脉供血不足的有效手段，也是诊断椎动脉型颈椎病的常用检查手段。肌电图有助于鉴别肌肉萎缩的病因，如判断是肌肉源性还是神经源性，帮助了解神经损伤的部位、范围和程度。

【诊断与鉴别诊断】

1. 颈型　具有典型的落枕史及上述颈项部症状体征；影像学检查可正常或仅有生理曲度改变或轻度椎间隙狭窄，少有骨赘形成。需排除椎间隙、骨髓炎等感染，外伤性骨折引起的急性疼痛，慢性病理学骨折、强直性脊柱炎等引起的慢性疼痛。

2. **神经根型**　具有根性分布的症状（麻木、疼痛）和体征；椎间孔挤压试验和（或）臂丛牵拉试验阳性；影像学所见与临床表现相符合。排除颈椎外病变（胸廓出口综合征、网球肘、腕管综合征、肘管综合征、肩周炎、肱二头肌长头腱鞘炎等）所致的疼痛。

3. **脊髓型颈椎病**　出现颈段脊髓损害的临床症状及体征。影像学显示颈椎退行性改变、颈椎管狭窄，并存在与临床表现相符合的颈脊髓压迫；排除进行性肌萎缩性脊髓侧索硬化症、脊髓肿瘤、脊髓损伤、继发性粘连性蛛网膜炎、多发性末梢神经炎等。

4. **交感型颈椎病**　诊断较难，目前尚缺乏客观的诊断指标。患者有交感神经功能紊乱的表现，影像学显示颈椎节段性不稳定。对部分症状不典型的患者，如果行星状神经节结封闭或颈椎高位硬膜外封闭后症状减轻，则有助于诊断。老年人如患此型颈椎病常常引起心律失常，需要与其他类型的心律失常相鉴别。

5. **椎动脉型颈椎病**　曾有猝倒发作并伴有颈性眩晕；旋颈试验阳性、颈部运动试验阳性；影像学显示节段性不稳定或钩椎关节增生。眩晕在本型颈椎病中常见，也是老年患者最常见的主诉，诊断时特别要注意排除其他原因导致眩晕，如耳源性眩晕有如梅尼埃病和耳内听动脉栓塞等；眼源性眩晕有屈光不正、青光眼等眼科疾患；脑源性眩晕有腔隙性脑梗死、脑部肿瘤、脑外伤后遗症等；血管源性眩晕有椎 - 基底动脉供血不全、高血压病、冠心病、嗜铬细胞瘤等。

【治疗】

颈椎病主要有手术治疗和非手术治疗两种。大部分颈椎病患者经非手术治疗效果优良，仅小部分患者经非手术治疗无效或病情严重而需要手术治疗。一项为期 10 年的前瞻性随机研究显示，对于轻度的脊髓型颈椎病，保守治疗和手术治疗并没有显著的临床预后差异，而对于中重度脊髓型颈椎病，手术治疗仍然是标准治疗，并且是预防疾病进展最有效的手段。

（一）非手术治疗

90%~95% 的颈椎病患者经过非手术治疗可痊愈或缓解。非手术治疗主要采用中医、西医、中西医结合以及康复治疗等综合疗法。

1. **卧床休息**　可减少颈椎负荷，利于椎间关节的创伤炎症消退，减轻症状。仰卧位时，枕高 10~15cm，置于颈后；侧卧位时，枕高应与肩宽一致，保持颈椎生理弯曲。

2. **药物治疗**　中医药以分型辩证用药，可服用一些散风除湿、活血化瘀、舒筋止痛类中药。疼痛明显者可口服或外用一些非甾体抗炎镇痛药或肌松药；有肢体麻木等神经损伤的患者可使用一些营养神经药。但这些药物不能从根本上治疗颈椎病。

3. **康复治疗**

（1）物理因子治疗：主要作用是扩张血管、改善局部血液循环，解除肌肉和血管的痉挛，消除神经根、脊髓及周围软组织的炎症、水肿，减轻粘连，促进神经和肌肉功能恢复。常用治疗方法有直流电离子导入、中频电、超短波、光疗、磁疗等。

（2）牵引治疗：颈椎牵引是治疗颈椎病常用且有效的方法，有利于解除颈部肌肉痉挛，松解软组织粘连，牵伸挛缩的关节囊和韧带；改善颈椎的正常生理弯曲；解除神经根的刺激和压迫；减轻椎间盘内压力。常用枕颌布带牵引法，间歇牵引的重量为其自身体重的 10%~20%，持续牵引则应适当减轻。禁忌证：牵引后明显不适或症状加重，经调整牵引参数仍无改善者；脊髓受压明显、节段不稳严重者；年迈椎骨关节退行性变严重、椎管明显狭窄、韧带及关节囊钙化骨化严重者。

（3）手法治疗：由专业医务人员排除禁忌证后对脊椎进行推动、牵拉、旋转，调整脊椎的解剖及生物力学关系，松解相关肌肉和软组织，改善关节功能、缓解痉挛。常用的方法有中国传统的按摩推拿手法和麦肯基方法等西方手法。

（4）运动治疗：采用合适的运动方式对颈部乃至全身进行锻炼，增强颈肩背肌的肌力，稳定颈椎，改善椎间关节功能，增加颈椎活动范围，减轻肌肉痉挛，消除疼痛。常用的运动疗法：颈椎柔韧性练习、颈肌肌力训练、颈椎矫正训练、跑步等。适用于各型颈椎病症状缓解期及术后恢复期的患者。

（5）矫形支具应用：用于固定和保护颈椎，矫正颈椎的异常力学关系，减轻颈部疼痛，防止颈椎过伸、过屈、过度转动，避免脊髓、神经进一步受损，减轻脊髓水肿，减轻椎间关节创伤性反应。最常用的有颈围、颈托，用于各型颈椎病急性期或症状严重的患者。但应避免不合理的长期使用，以免导致颈肌无力及颈椎活动度不良。

（二）手术治疗

主要目的是解除椎间盘突出、骨赘形成或韧带钙化对脊髓或血管的严重压迫，重建颈椎的稳定性。

脊髓型颈椎病一旦确诊，经非手术治疗无效且病情日益加重者应积极手术治疗；神经根型颈椎病症状严重或出现了肌肉运动障碍；其他各型颈椎病经保守治疗无效或反复发作的，均可考虑手术治疗。

手术分为颈前路和颈后路。前路手术为经颈前入路切除病变的椎间盘和骨刺并行椎体间植骨。优点是脊髓获得直接减压、植骨块融合后颈椎获得永久性稳定。后路手术为经颈后入路扩大颈椎管，使脊髓获得减压。老年颈椎病常合并严重的骨质疏松，矢状面失衡及脊柱整体失衡，重建并维持颈椎矢状面平衡是老年颈椎手术长期预后的关键。

术后骨科医师、康复医师及护士应针对患者具体情况制订切合实际、有效的康复治疗计划，巩固手术疗效，缓解手术带来的创伤。

（盛云露）

参 考 文 献

1. 励建安. 康复医学. 北京：人民卫生出版社，2014.

2. 龙明. 外科学. 第 7 版. 北京：人民卫生出版社，2014.

3. 中国康复医学会. 中国颈椎病诊治与康复指南. 北京：中国康复医学会，2015.

4. 张永刚，张宏志. 颈椎病的基本概念、分型及诊治原则. 中华全科医师杂志，2007，6（3）：135-138.

5. 刘济学. 颈椎病诊治进展. 第三届全国中西医结合骨科微创学术交流会论文集. 成都：中国中西医结合学会，2013，47-54.

6. M Toledano，JD Bartleson.Cervical Spondylotic Myelopathy.Neurol Clin，2013，31（1）：287-305.

第四节　腰　腿　痛

腰腿痛以腰痛、腿痛为主要临床表现，包括腰、背、腿、臀等 1 个或多个部位的酸软、麻木或疼痛，并不是一种疾病，而是一组症状。腰腿痛的发病率高，尤其在老年人群中，发病率高达 60%~80%。其中最常见的疼痛部位为下肢（64.1%），其次为腰骶部（39.6%）。腰腿痛的病因复杂，临床表现多样，临床上需要通过仔细的询问病史、体格检查和影像学检查，才能作出较为准确的诊断结果和治疗方案。腰腿痛的治疗花费巨大，且治疗效果与花费不呈正比。对于大多数患者，腰腿痛的原因难以查明。通过自我治疗，腰腿痛常在数周内缓解。但仍有 1/3 的患者，急性发作后 1 年内仍有持续性中重度疼痛，且 1/5 的患者存在活动受限。因此，由于腰腿痛常见、花费大、可转为慢性，并且可导致严重的活动障碍，对该疾病进行有效的评估和处理非常重要。

【发病特点】

一、腰腿痛常见的危险因素

1. 年龄　年龄是腰腿痛的独立危险因素，随着年龄的增加，腰部肌肉、韧带以及骨和关节易于发生退行性变，导致腰腿痛。

2. 工作性质　长期进行负重、弯腰、扭转活动，或从事导致全身振动的职业如卡车司机，容易导致腰腿部受伤或增加腰腿部负荷，引起腰腿痛。

3. 姿势不良　坐站时姿势不正确，会增加腰腿部的负荷，引起肌肉疲劳或疼痛。

4. 肥胖　肥胖会增加关节负荷，加速关节退变。在 BMI 超过 30 的肥胖人群，腰腿痛发病率明显增加。

5. 关节炎 关节炎时关节软骨的组织结构和功能改变，导致不同程度的关节疼痛。

6. 骨质疏松 骨质疏松可引起全身骨痛，尤以腰背痛最为多见。

7. 其他 情绪紧张或抑郁，吸烟等，均可引起或加剧腰腿痛。

二、老年人腰腿痛的常见病因

（一）腰椎本身病变引起的腰腿痛

1. 腰椎间盘退行性变 椎间盘随年龄增加逐渐发生退行性变，表现为椎间盘细胞数量减少、基质合成减少而降解增加，导致椎间盘厚度减少、椎间盘失水变性而丧失弹性，不能缓冲震荡；同时腰椎在长期负荷或外力损伤的作用下，易导致椎间盘纤维环破裂、髓核突出；加之腰椎的一系列退行性变，如黄韧带肥厚、后纵韧带骨化以及骨质疏松或骨质增生等，严重者可导致椎管和神经孔进行性狭窄，产生神经根压迫症状，引起腰腿疼痛。

2. 腰椎间盘突出 老年人由于腰椎间盘变性、纤维环破裂、髓核突出、腰椎韧带松弛等原因，极易发生腰椎间盘突出，压迫刺激神经根或马尾神经，并在局部产生大量的炎性介质，导致神经根缺血、水肿而产生疼痛。但在老年人中单纯的椎间盘突出比较少见，多数合并腰椎不稳和椎管狭窄。

3. 腰椎管狭窄 老年人椎间盘退变、突出，关节突增生内聚，黄韧带肥厚等改变，均会引起椎管的狭窄，导致神经根压迫症状。

4. 骨质疏松 老年人骨质疏松的患病率超过 70%。疼痛是骨质疏松最常见、最主要的表现，尤以腰背痛最为多见。骨质疏松性疼痛的产生是多方面的，考虑与如下因素有关：①破骨细胞溶骨导致；②机械应力导致微骨折；③骨骼畸形所致的肌肉韧带受力异常；④严重的低骨量衰竭，长期卧床、制动所致；⑤脆性骨折所致。

5. 其他腰椎疾病 强直性脊柱炎、脊柱畸形、腰椎不稳、腰椎滑脱、腰椎结核、骨髓炎、腰椎肿瘤等均可引起腰痛。

（二）其他原因引起的腰腿痛

1. 急慢性腰肌劳损 腰肌劳损又称功能性腰痛或腰背肌筋膜炎，常因外力反复牵拉或挤压，引发腰骶部肌肉、筋膜、韧带等软组织慢性损伤，进而出现局部无菌性炎症。大多数患者有外伤史或长期弯腰劳动或长期的坐姿不当，使得其腰肌长期处于紧张状态，导致腰肌劳损，引起腰背疼痛。

2. 腹腔脏器疾病 如消化性溃疡、胰腺炎、泌尿系统结石、肾盂肾炎、前列腺炎、盆腔炎、泌尿系统肿瘤、主动脉夹层等疾病，均可能有不同程度、不同性质的腰背痛表现。

3. 带状疱疹 老年人及免疫低下患者易发生带状疱疹，导致疱疹区域神经痛。带状疱疹及后遗神经痛发生的确切机制尚未完全阐明，多数学者认为其与病毒感染急性发作后神经组织内的炎症水肿和出血以及所遗留的瘢痕有关，亦有观点认为患带状疱疹后遗神经痛患者的神经系统受到水痘－带状疱疹病毒广泛而严重的损害，神经节神经元细胞数量显著减少，外周神经尤其是有髓鞘的粗神经纤维轴突减少和明显的胶原化，脊髓后根神经节内慢性炎症细胞浸润，以及中枢敏感化是后遗神经痛的发病机制。

4. 精神性因素 焦虑、忧郁等神经症，常因焦虑、悲观情绪和肌紧张而产生腰痛；紧张、快节奏的工作所致的紧张疲劳综合征疼痛；癔症患者因心理紊乱，对疼痛的耐受力降低，也可产生全身无定位性疼痛。

【临床特点】

（一）腰椎本身病变引起的腰腿痛

1. 腰椎间盘退行性变 多发生于老年人，由于腰椎间盘退行性变的程度不同，腰腿痛的表现不同，为非特异性，多表现为：晨起后出现疼痛，适当活动后可缓解，活动过多或负重过大后疼痛又逐渐加重，同时可出现活动受限的情况。体格检查亦无特异性，可能存在与症状相关的影像学异常。

2. 腰椎间盘突出 主要表现为腰痛伴一侧或双侧下肢放射痛和（或）麻木，站立时减轻，坐位时加重，该病是引起腰腿痛最常见的原因。体格检查可见：踝反射或膝反射受损，同侧或交叉直腿抬高试验阳性、蹬趾、踝关节或股四头肌乏力，下肢感觉缺失。腰椎 CT 或 MRI 检查可见腰椎间盘突出的表现。

3. 腰椎管狭窄　该病随年龄增长发病率增加，50 岁前少见；有三大特征：严重腿痛、间歇性跛行、坐位时无疼痛。体格检查：症状多、体征少，是该病的特点。患者骨科专科查体往往无明确的阳性体征，直腿抬高试验常为阴性。部分患者可出现腰部过伸试验阳性，肌力、腱反射、感觉异常。腰椎 CT 或 MRI 检查可见腰椎椎管狭窄的表现。

4. 骨质疏松　老年男性及绝经后女性多发，骨质疏松引起的腰背痛无特异性，多为钝痛，无固定压痛点，并向脊柱两侧扩散；若胸腰椎发生骨质疏松性骨折，则可出现急性疼痛，体位改变时尤为明显，该骨折部位相应的棘突出现叩击痛。行双能 X 线骨密度检查可明确诊断。

（二）其他原因引起的腰腿痛

1. 急慢性腰肌劳损　主要症状为腰部酸痛，常伴有腰肌紧张，可伴臀部或大腿后方放射痛，活动或弯腰后症状加重，休息后缓解。

2. 腹腔脏器疾病　腰背痛的程度、性质取决于不同的脏器病变，有原发病的表现。

3. 带状疱疹　老年及免疫低下患者常见，多出现单侧皮肤疱疹，疼痛为典型的神经痛，大部分患者表现为烧灼样的深部疼痛、针刺样或电击样痛，伴感觉异常，如感觉过敏以及难以忍受的瘙痒。症状夜间为重。

4. 精神性因素　可引起腰腿痛，疼痛非特异性，患者存在心理或情绪异常，无明确的临床或解剖学异常。

【诊断要点】

因腰腿痛不是一种疾病，而是一组症状，病因、临床表现十分复杂，因此需要将临床症状、体征与影像学检查及其他辅助检查紧密结合，综合分析，根据各自特点最后作出正确诊断。

（一）症状

仔细询问患者腰痛的诱因、部位、性质、持续时间，是否伴有腿部疼痛、大小便失禁，有无外伤史，近期有无感染，近期用药情况，以及其他基础疾病等病史，协助明确腰腿痛的原因。

腰腿痛持续时间对疼痛转归及指导治疗有重要意义。急性腰腿痛大多数无法确定病因，多与创伤及肌肉韧带拉伤有关，且多数能在 4 周内好转。慢性疼痛常持续不缓解或反复发作，易导致功能障碍。亚急性疼痛可看作是急性和慢性的过渡期。因此，建议根据疼痛持续时间将腰腿痛分类：急性腰腿痛：持续时间小于 4 周；亚急性腰腿痛：持续时间 4~12 周；慢性腰腿痛：持续时间超过 12 周。

（二）体格检查

检查腰背部疼痛区域有无压痛、叩痛、感觉异常，可行腰椎活动度及脊柱稳定性评定，检查双下肢有无感觉受损、肌力下降，踝反射或膝反射是否受损，同侧或交叉直腿抬高试验是否阳性。

（三）辅助检查

双能 X 线骨密度检查，是目前临床上诊断骨质疏松的"金标准"，绝经后女性和老年男性需要进行此项检查以明确有无骨质疏松及评估骨质疏松程度。

影像学检查（X 线片、CT 及 MRI）在腰腿痛的诊断中有重要的作用。X 线平片可显示椎体的形态、有无退行性变、椎间隙有无狭窄、有无骨折、肿瘤等征象；CT 平扫可清楚显示椎管横断面的骨性结构和软组织影，可以显示腰椎间盘纤维环破裂、髓核突出钙化的轮廓，以及突出方向和与邻近组织的关系。MRI 可显示多个节段的神经组织和周围的软组织结构，并且能很好地显示终板改变和椎间盘变性、脱水的程度，提高了腰痛的诊断水平，使得对疾病的定位更准确，为行精确的手术治疗奠定了基础。

MRI 检查有许多长处，如对脊髓及神经根的压迫判断准确，对椎间盘退变敏感性高等。但它不能替代其他影像学检查。因为 MRI 在诊断腰椎不稳、强直性脊柱炎等疾病方面不如 X 线平片，在判断椎间盘的钙化、后纵韧带骨化、骨性椎管狭窄和小关节骨质增生等方面不如 CT 准确。因此，在临床工作中需要结合患者的实际情况，予以综合考虑，选择适当的检查方法。

1. 存在下列情况时建议立即进行以下检查：

（1）X 线或 CT 和血沉：存在癌症主要危险因素时（如癌症患者新发腰痛，癌症多种危险因素，或临床上高度怀疑癌症）。

（2）MRI

1）脊髓感染危险因素（发热且有静脉注射用药史或近期感染史患者的新发腰痛）。

2）马尾综合征的特征或危险因素（新发尿潴留，大便失禁，鞍区麻木）。

3）严重神经功能受损（多神经水平的进展性运动功能减退或缺失）。

2. 存在下列情况时建议试验性治疗后再进行以下检查：

（1）需进行 X 线或 CT，和（或）血沉：

1）存在癌症较弱的危险因素时（不明原因体重减轻，年龄大于 50 岁）。

2）强直性脊柱炎的特征或危险因素（晨僵，活动后减轻，交替的一侧臀部疼痛，下半夜疼痛所致的惊醒）。

3）椎体压缩性骨折危险因素［骨质疏松史，激素使用史，严重创伤，高龄（女性超过 65 岁，男性超过 75 岁）］。

（2）需进行 MRI 检查的情况：

1）在准备进行手术或硬膜外激素注射治疗的患者，存在神经根病的症状和体征（L_4、L_5 或 S_1 神经根支配区域的腰痛伴腿痛，同侧或交叉直腿抬高试验阳性）。

2）准备进行手术的患者存在椎管狭窄症状或危险因素（放射性下肢痛，高龄，间歇性跛行）。

3. 存在下列情况时不建议检查：

（1）不符合立即检查的条件，试验性治疗 1 个月后腰痛减轻或缓解。

（2）曾进行过影像学检查而临床症状无变化。

总之，腰痛患者的临床评估需要集中在鉴别可能存在的严重疾病、神经根病、心理因素上。临床医生应该将疼痛分为急性、亚急性、慢性，因其疼痛转归和治疗措施不同。大多数急性腰痛患者不需要影像学检查，只有当可能具有严重系统性疾病、骨折、脊髓受压、椎管狭窄或考虑手术的患者需要影像学检查。

【治疗特点】

（一）急性腰腿痛的治疗特点

1. 大多数急性、非特异性的腰腿痛可自行恢复。

2. 临床医生应告知患者腰腿痛是很常见的，4 周内 50%~75% 的患者能够自行恢复，6 周内超过 90% 的患者能够自行恢复，即使是腰椎间盘突出的患者，大多也不需要手术治疗。

3. 在其自我恢复过程中，控制疼痛及维持功能是大多数急性腰腿痛患者的目标。

（二）慢性腰腿痛的治疗特点

1. 慢性腰腿痛难控制且易反复发作。

2. 患者需要了解治疗的目标是维持功能，即使不可能达到完全控制疼痛。

3. 寻找慢性腰腿痛相关的社会心理因素很重要，且应该鼓励患者参与对自己的腰腿痛的管理和治疗。

4. 对许多患者，功能的改善更取决于其心理而不是药物。

【治疗】

（一）对于患者活动和锻炼强度的医疗建议

1. 对于急性、亚急性、慢性腰腿痛，已有充分证据证明长期卧床是不利的。

2. 虽然急性疼痛时不宜开始针对腰部的锻炼，但医生应该鼓励患者尽可能进行平时同样强度的活动。

3. 虽然需要短期调整工作以促进恢复，但大多数非特异性腰腿痛患者可以很快恢复工作。

4. 如果没有潜在严重疾病征象，医生应该鼓励患者尽可能少卧床，多活动，尽快工作。

（二）治疗方法

1. 药物治疗

（1）有多种药物，对乙酰氨基酚和非甾体抗炎药是一线药物。

（2）一线药物无效时，可考虑短期使用肌松剂及阿片类药物。

（3）研究发现肌松剂并不比非甾体抗炎药有效，且副作用大；研究同样发现阿片类药物并不比乙酰氨基酚和非甾体抗炎药有效，且易上瘾。

（4）抗抑郁药度洛西汀被批准用于治疗慢性腰腿痛，但所有抗抑郁药均不适用于急性腰腿痛。

（5）抗痉挛药物如卡马西平对于治疗神经根性腰腿痛，有少许有益的证据。

（6）已有很好的证据证明全身应用糖皮质激素不能减轻慢性腰腿痛。

（7）硬膜外激素注射治疗常用于治疗椎间盘突出患者的神经根病变，但研究显示其只有少许短期益处，长期随访益处消失。

2. 其他非药物治疗措施

（1）其他治疗措施中，可能有益的是脊柱推拿、按摩及针灸。

（2）其他疗法如局部热疗、牵引、经皮电神经刺激、超声波、低频激光治疗、短波等，虽然也是安全的，但有益的证据很少，且花费高，不推荐。

3. 手术　大多数腰腿痛不需要外科治疗，对于不伴有神经功能异常的慢性疼痛，手术的疗效尚不清楚。但在下列情况下需要手术治疗：

（1）怀疑脊髓或马尾受压，以及怀疑脊柱感染的腰腿痛者，需要立即进行外科处理以减少神经功能的丧失。

（2）大小便失禁的患者需要立即进行外科处理，尤其尿潴留及尿失禁者、会阴部感觉减退、坐骨神经痛、感觉运动功能障碍、严重或进展性的单侧或双侧运动障碍。

（3）怀疑恶化的椎管狭窄、神经功能障碍、保守治疗无效的疼痛，可考虑择期手术。

（4）踝关节和踇趾功能障碍、踝反射消失、足部感觉障碍，间歇性跛行，持续性腿痛重于腰痛，可考虑手术。

总之，大多数急性、非特异性的腰腿痛可自行恢复；医生应该鼓励患者尽可能少卧床，进行平时同样强度的活动；如果症状持续，医生应该首先考虑非药物治疗，如运动疗法、脊柱推拿、按摩、针灸、心理治疗；如果必须止痛，则对乙酰氨基酚和非甾体抗炎药是一线药物；短期使用肌松剂及阿片类药物需谨慎，抗抑郁药对部分慢性疼痛的患者可能有效；心理因素易导致长期慢性疼痛，因此慢性疼痛时需要重视患者的心理；紧急外科手术治疗适用于下列情况：癌症、感染、急性神经受压，或怀疑马尾综合征时；非紧急外科治疗对于下列患者可能适用：持续性腰腿痛、非急性神经受压，或椎管狭窄。

（祁寒梅）

参 考 文 献

1. Chou Roger.In the clinic.Low back pain.Ann Intern Med,2014,160(11):ITC6,1–16.

2. Nathan Patrick,Eric Emanski,Mark A.Knaub.Acute and Chronic Low Back Pain.Med Clin North Am,2016,100(1):169–181.

3. 林进.老年人腰腿痛.中华老年医学杂志,2015,34(6):587–588.

4. 位新维,陈志信.对骨质疏松性慢性疼痛：如何认知和预防？中国组织工程研究,2014,18(38):6194–6199.

第五节　腰椎管狭窄症

腰椎管狭窄症（lumbar spinal stenosis，LSS）是指由于先天或后天因素所致的腰椎椎管或椎间孔狭窄，进而引起腰椎神经组织受压、血液循环障碍，出现以臀部或下肢疼痛、神经源性间歇性跛行、伴或不伴腰痛症状的一组综合征。LSS 主要由衰老引起的腰椎间盘、黄韧带、关节面的退行性变所致。随着人口老龄化程度的提高，LSS 的发病率有逐年升高的趋势。目前，美国有超过 20 万的 LSS 患者，50 岁以上的美国人，LSS 的发病率高达 5‰，LSS 更是 65 岁以上的美国人行脊柱手术最常见的病因。LSS 是引起中老年人腰腿痛、行走能力下降的重要原因，目前大多数患者可通过各种非手术治疗使症状缓解，但部分患者仍需手术治疗。美国每年因本病产生的医疗费用超过 1000 亿美元，已成为严重的社会经济负担。

【发病原因】

老年腰椎管狭窄形成的原因一直有多种学说，多数学者认为，与退行性变形成的骨性因素和软组织病理改变造成的椎管管腔及神经根管的狭窄有关。老年人随着年龄的增长，腰椎间盘首先退变，随之而来的是椎体唇样增生，后方小关节增生、肥大、内聚，突入椎管，当上关节突肥大增生时，在下腰椎（L_{3-5}）由上关节突背面与椎体后缘间组成的侧隐窝发生狭窄，通过此处的神经根可能被压迫。黄韧带增厚、椎板肥大均占据椎管内一定的空间，形成退变性腰椎管狭窄。腰椎滑脱是引起老年腰椎管狭窄的另一原因，腰椎滑脱后，上位椎体的下关节突向前移，引起该平面椎管矢状径减小，硬膜囊及神经根可能受压。另外，手术、外伤、肿瘤等也可引起老年人腰椎管狭窄。

【诊断要点】

（一）症状

腰椎管狭窄症的临床症状常不典型，典型症状是神经源性间歇性跛行，部分患者仅在特殊体位下才出现症状，即在站立或背伸时出现，坐位或弯腰前屈后缓解。患者可伴有腰背部疼痛及下肢放射痛，可伴有感觉异常，如麻木、酸胀、针刺感、肢体发凉等。部分狭窄较重的患者可出现大小便异常或障碍，较少发展为失禁表现。可出现足部背伸无力或不能，也可有足趾无力表现。

（二）体征

症状多、体征少是该病的特点。患者骨科专科查体往往无明确的阳性体征，直腿抬高试验常为阴性。部分患者可出现腰部过伸试验阳性，肌力、腱反射和感觉异常。

（三）辅助检查

1. X 线片　X 线片可以观察骨性结构的变化，各种征象中椎弓根变短是 LSS 的特征性表现。

2. CT 检查　CT 扫描对侧隐窝狭窄和椎间孔狭窄诊断最有价值，更具优越性。CT 对骨组织显像好，可以清楚显示椎管横断面形状，并可直接测量其矢状径及面积，观察有无椎间盘突出、黄韧带肥厚或骨化、关节突增生等情况，为 LSS 的诊断提供了直接依据。CT 的局限性在于对软组织分辨率低，不能对硬膜囊和神经根显影。且不少 LSS 患者的 CT 扫描显示中央椎管和侧隐窝均狭窄，但临床症状却有很大区别，很难准确判定引起症状的狭窄部位。

3. MRI 检查　MRI 检查对 LSS 的诊断价值优于 X 线片及 CT，能提供清晰的软组织对比度，具有多维成像特点，对黄韧带的大小形态均良好显示，在矢状面上显示椎间盘及后纵韧带病变，能明确椎管狭窄的范围，这对于黄韧带肥厚的诊断、手术减压范围的确定有十分重要的意义。但 MRI 对骨组织显像较差，也不可避免增加了无临床意义的假阳性结果。

4. 椎管造影　椎管造影可以从多方位观察椎管狭窄情况，还可以进行脊髓造影后 CT（CTM）横断面的检查，利用对比度的差异，能准确反映侧隐窝狭窄程度和神经根受压的情况。CTM 及其重建技术更能直观地反映出狭窄的部位及严重情况。在 CT、MRI 不能确定诊断时，应用椎管造影检查仍是有益的。但椎管造影是有创伤的检查，存在相关的并发症，应用较少。

5. 神经电生理等其他检查　下肢神经的体感诱发电位（somatosensory evoked potentials，SEP）检查，较临床体征更敏感，中央型腰椎管狭窄，临床可无阳性体征，但腓总和（或）胫后神经 SEP 可有改变，潜伏期时间延长或波幅降低，可供临床参考，特别是股神经 SEP，对腰椎管狭窄的节段长度有重要意义。由于标准的肌电图检查和神经传导研究很少应用于腰椎管狭窄的诊断，电生理检查只是被推荐用于排除其他疾病，并没有应用于临床常规中。对于老年患者还需要行血糖、血脂检测及双下肢的血管彩超检查，以排除周围血管源性疾病。

（四）诊断

腰椎管狭窄症的诊断主要依赖于症状及影像学特征，一般症状重，体征轻。诊断时需结合症状、体征和影像学特征综合考虑，并排除其他疾病的影响，如血管源性间歇性跛行、肿瘤等。

【治疗特点】

（一）非手术治疗

发病初期或症状较轻的患者，可采取非手术治疗，能够缓解症状、延缓病情进展，但非手术治疗的作用常较为短暂及有限，长期疗效不确切。非手术治疗包括以下几个方面：

1. 发病初期患者卧床休息常可获得较好疗效。

2. 指导患者避免久坐、弯腰、负重等，养成良好的生活工作习惯，避免受凉，适度减轻体重，有助于改善症状并延缓疾病进展。

3. 积极进行腰背部肌肉锻炼。

4. 适度牵引往往对发病初期、退变尚不严重的病例有较好的疗效，有学者认为按摩、针灸、电疗、热疗等治疗均存在较为肯定的近期疗效。

5. 腰围或支具治疗，可增加腰椎稳定性，改善腰椎矢状位及冠状位平衡，早期疗效肯定，注意同时配合腰背部肌肉锻炼，避免长期佩戴而引起的腰背肌肉无力。

6. 对于症状明显的患者，可予以 NSAIDS 类药物、神经营养及促进神经修复类药物、硬膜外类固醇注射治疗，以减轻症状。

（二）手术治疗

1. 手术治疗适应证如下　症状持续存在且保守治疗 3 个月不好转；症状严重影响生活，如明显的下肢疼痛，典型的神经源性间歇性跛行症状，行走距离 <500m；存在客观神经损害体征如下肢感觉减退、下肢肌肉萎缩、下肢肌力下降。这些患者宜及早手术。对于能够耐受手术的老年人，手术能够有效缓解症状，且相对安全。

2. 手术原则　①个性化原则：主要针对责任节段及不同的腰椎管狭窄类型，结合身体状况选择个体化治疗方案。②减压原则：充分减压，切除全部致压物（增生的骨质、黄韧带、椎间盘、小关节），恢复神经根游离度。③安全性原则：优化减压顺序（相对压迫较轻处开始，多为中线逐渐向两侧的椎板、黄韧带、小关节进行减压），术中注意精细操作，必要时采用术中神经电生理监测。④生物力学原则：有限减压、尽量保留脊柱中、后柱结构，避免过多的去除关节突关节，若减压造成腰椎节段性不稳需同时进行融合内固定治疗。⑤微创化原则：尽可能缩短手术及麻醉时间，减少出血量，减少软组织牵拉、损伤，减小手术切口。⑥控制社会成本：严格按照阶梯化治疗理念规范治疗策略，避免不必要的经济开支。

3. 手术方法及推荐适应证

（1）腰椎后路单纯减压手术：腰椎稳定性良好，预期减压术后无腰椎不稳的腰椎管狭窄症。

（2）腰椎减压融合术（ALIF/PLF/PLIF/TLIF）：存在腰椎不稳或退变性畸形（滑脱或侧弯），以及减压术后预期会出现腰椎不稳的腰椎管狭窄症。

（3）腰椎非融合技术（棘突间动态稳定装置、腰椎前路人工椎间盘置换）：轻度或中度腰椎管狭窄且稳定性良好。

（4）Topping-off 手术：术前融合相邻节段已有中度以上退变，预期可能出现邻近节段退变的腰椎管狭窄症，但此手术方式能否预防邻近节段退变尚存在争议。

（5）椎间盘镜或椎间孔镜技术（MED/PELD）：轻度或中度 1~2 个节段的腰椎管狭窄症。

（6）微创侧前方椎间融合（DLIF/XLIF）联合经皮椎弓根内固定手术：用于治疗轻、中度腰椎管狭窄症，小于 I 度的腰椎滑脱症，对 II 度及以上腰椎滑脱不建议采用。

4. 康复及术后注意事项　术后根据患者病情及术后恢复情况，尽早在医护人员指导下下地活动并进行功能锻炼。分别在术后 1、3、6 个月及 1 年时定期复查 X 线，必要时可行 MRI 检查。嘱患者加强腰背肌肉锻炼、避免久坐久站、弯腰负重。

（祁寒梅）

参 考 文 献

1. Mohammed F Shamji, Thomas Mroz, Wellington Hsu, et al.Management of Degenerative Lumbar Spinal Stenosis in the Elderly. Neurosurgery, 2015, 77 (Suppl 4): S68-S74.
2. 腰椎管狭窄症手术治疗规范中国专家共识组.腰椎管狭窄症手术治疗规范中国专家共识.中华医学杂志,2014,94(35): 2724-2725.
3. 汪大明,杨庆国.老年性腰椎管狭窄症的诊断及治疗概况.颈腰痛杂志,2013,34(3):247-250.

第六节 骨质疏松症

【概述】

骨质疏松症（osteoporosis，OP）是一种以骨量低下、骨微结构破坏，导致骨脆性增加，易发生骨折为特征的全身性骨代谢性疾病。

OP是人类最常见的骨疾病，更多见于白种人，女性和老年人。随着年龄的增长，OP的发生率也飞速上升。目前全球已进入了老龄化社会，2015年世界卫生组织公布数据显示，全球60岁以上的老年人口已达9.01亿，至2050年将急剧增加至20亿。目前我国已成为了世界上老年人口数量最多的国家。有数据显示，到2020年，我国将有2.86亿人罹患骨量下降或骨质疏松症。OP已成为中老年人的常见性疾病。

OP是老年人骨折发生的关键因素。据报道50岁以后发生骨质疏松的女性在未来10年内出现髋部、脊柱、前臂或肱骨近端骨折的可能性高达45%；65岁以上老年人跌倒时，87%的人会造成骨质疏松性骨折。因此，OP严重威胁着中老年人的身体健康和生活质量，已成为全球性的公共健康卫生问题。

【分型】

根据影响骨代谢的因素，OP分为原发性骨质疏松症，继发性骨质疏松症和特发性骨质疏松症。

原发性骨质疏松症又分为Ⅰ型和Ⅱ型（表45-2）。Ⅰ型即绝经后骨质疏松症（postmenopausal osteoporosis，PMOP），主要由于雌激素缺乏所致，女性的发病率为男性的6倍以上，常发生于绝经后5~10年内的女性，其中多数患者的骨转换率（turnover rate）增高，亦称高转换型OP，骨质的快速丢失主要发生在小梁骨，尤其是脊椎、桡骨远端、股骨颈和Ward三角区。Ⅱ型为老年性骨质疏松症，老年人70岁后发生的骨质疏松，病因未明，但与衰老有直接关系。

表 45-2 原发性骨质疏松症两型特点

项目	Ⅰ型	Ⅱ型
年龄	50~70岁	>70岁
性别比（男：女）	1:6	1:2
骨量丢失	主要为松质骨	松质骨、皮质骨
丢失速率	加速	不加速
骨折部位	椎体（压缩性）和远端桡骨、髋部	椎体（多个楔状）髋骨
甲状旁腺素	降低	增加
维生素 K_2	减少	减少
钙吸收	减少	减少
25（OH）D → 转化为1, 25（OH）$_2D_3$	继发性降低	原发性降低
主要因素	绝经	年龄老化

（源自中国人群骨质疏松症防治手册2013版）

【病因与发病机制】

老年人的骨质疏松是一种复杂的、由多种因素产生的慢性病变过程。引起老年性骨丢失的因素十分复杂，近年来研究结果显示其发病与以下因素密切相关（图45-4）。

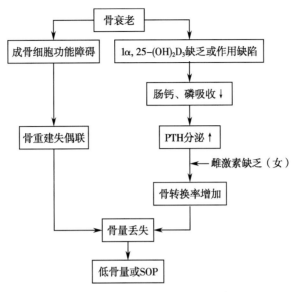

图45-4　衰老在骨质疏松发病中的作用

（一）内分泌因素

1. 性激素　性激素在骨生成和维持骨量方面起着重要的作用，老年人性激素分泌减少是导致骨质疏松的重要原因之一。

（1）雌激素缺乏：在骨重建过程中，雌激素的作用是减慢骨重建速率，故具有抗骨丢失作用。雌激素可减少骨重建循环次数，其机制是降低破骨细胞（osteoclast，OC）和成骨细胞（osteoblast，OB）的生成速率。但雌激素缺乏并不能解释骨重建平衡为何向成骨活性低于破骨活性的方向移动。雌激素对成熟骨组织细胞的作用是促进OC凋亡，对抗OB和骨细胞凋亡。目前认为，雌激素对OB和骨细胞的作用主要来源于"核受体"功能，但也与细胞外信号调节激酶的信号转导途径及Src/Shc途径（位于胞浆内的小泡中）有关。雌激素缺乏时，这种非核受体作用减弱，OC和OB生成均增加，骨重建速率增加。加上OB和骨细胞凋亡，导致骨形成和骨吸收的失平衡，骨吸收多于骨形成。另外，雌激素缺乏可能主要使一些细胞因子的表达发生紊乱，刺激骨髓的OC前身——粒细胞巨噬细胞-集落形成单位（GM-CFU）分化成为OC，而且抑制OC的凋亡，使其寿命延长，导致骨吸收增加。

因此，雌激素缺乏的最终后果是引起OC功能亢进，使骨吸收多于骨形成而发生骨量丢失。

（2）孕激素缺乏：近年来的研究显示孕激素与骨代谢也有一定关系。孕激素对骨的作用与雌激素类似，但也有不同之处。孕激素与其受体结合后，对靶基因的表达进行调节。此外，孕激素也可通过其在成骨细胞膜上的非基因组作用，调节成骨细胞的活性，调节途径为膜结合位点-胞浆Ca^{2+}、IP3和DAG。孕激素受体（progesterone receptor，PR）有A、B两种异构体，两者的基因相同而转录所需要的启动子不同，但两种启动子均可被雌激素诱导活化，一般B型（PR-B）异构体的转录活性强于PR-A，而PR-A可下调PR-B和其他类固醇激素受体（尤其是ER）的转录活性。在许多情况下，可能存在雌、孕激素的串语（cross-talk）现象，PR可被雌激素激活，因此，雌激素对骨代谢的一些作用可能是通过PR介导的。

孕激素（或孕激素加雌激素）促进成骨细胞前身细胞的增殖，增加碱性磷酸酶阳性克隆的数目，增加胰岛素样生长因子2（IGF-2）的分泌量，抑制白介素6（IL-6）分泌。孕激素还可促进胰岛素样生长因子结合蛋白5（IGFBP-5）的表达，而这种结合蛋白在骨骼中的特殊作用是增强IGF-1和IGF-2对OB的促有丝分裂作用。研究发现，孕酮增加细胞膜型基质金属蛋白酶-1（MT1-MMP）的蛋白和信使RNA （mRNA）在 MG63 细胞的表达，促进骨形成。

（3）雄激素缺乏：研究发现，血清中的去氢异雄酮硫酸盐与腰椎、股骨颈和桡骨的骨密度（bone mineral density，BMD）呈正相关。老年人和绝经后妇女的血睾酮及其类似物均明显下降。

在骨细胞上雄激素受体和 P450 芳香化酶的发现和功能的确定为雄激素调节骨代谢提供了两种可能的机制：①直接通过雄激素受体发挥作用；②在骨微环境中将雄激素芳香化为雌激素而起作用。越来越多的研究表明雄激素也如雌激素一样，可通过调节骨微环境中的细胞因子、生长因子等局部调节因子（包括 IL-6、IGFs、转化生长因子 β（TGFβ）和成纤维细胞生长因子（FGF）等）的产生来调控骨代谢过程。

2. 甲状旁腺激素　老年人存在肾功能生理性减退，表现为 1，25-（OH）$_2$D$_3$ 生成减少，血钙降低，进而刺激甲状旁腺激素（parathyroid hormone，PTH）分泌，故 PTH 水平随年龄增加而升高。一般认为老年人的骨质疏松和甲状旁腺功能亢进有关。PTH 分泌增加不但加速骨量丢失，还损害神经肌肉的功能。但是也有研究表明，有椎体骨折的患者，血 PTH 水平和年龄相匹配的对照组无明显差异。尽管药理剂量的降钙素在高骨转换的人群中可以预防骨量丢失并增加骨量，但降钙素缺乏对骨质疏松发病无明确意义。

3. 降钙素　有研究提示降钙素储备功能的降低可能参与了骨质疏松症的发生。北京协和医院内分泌科对绝经前和绝经后的健康志愿者进行静脉滴注降钙素兴奋试验，未见降钙素储备功能有显著差别，而骨量减少和骨质疏松症患者的降钙素储备功能则都降低，后者更为明显，而且血降钙素水平与年龄成负相关。因此血降钙素水平的降低可能是老年人以及绝经后女性易患骨质疏松的原因之一。

4. 钙和维生素 D 的摄入量　钙是骨矿物质中最主要的成分，钙摄入不足必然影响骨矿化；维生素 D 则有促进骨细胞活性的作用。老年人由于牙齿脱落及消化功能降低，胃纳差、进食少，致使蛋白质、钙、磷、维生素及微量元素摄入不足和营养不良，特别是维生素 D 缺乏。另外，从外界摄取和皮肤合成的维生素 D 需要在肾脏作用下转化为有活性的维生素 D$_3$，老年人由于年龄增长，肾功能减退而转化酶也随之减少，导致维生素 D 不能被有效活化。

（二）体力活动和制动

人一生中骨骼肌组织要减少 20%~30%，称为肌少症（sarcopenia）。随着增龄而骨骼肌量减少的原因是多种多样的，并常常伴有低骨量或 OP，两者互为因果。由于肌肉量的下降，老年人活动减少，又可形成消瘦和 OP 之间的恶性循环。由此而导致的体力活动功能下降，食欲不振，身体平衡能力差，易跌倒等又进一步加重肌肉消耗和 OP。相反，良好的体育锻炼和体力活动可预防 OP 的发生。

由于主动或被动原因使机体制动（immobilization），骨骼失去机械应力的刺激，OB 活性被抑制，而 OC 活性增强，导致所谓的"失用性 OP（disuse osteoporosis）"，失用性 OP 主要见于长期卧床、骨骼肌麻痹、严重外伤和昏迷的患者。

（三）局部因子

老年性 OP 患者松质骨中骨形态发生蛋白 2（BMP-2）及 BMP-7mRNA 的表达明显降低，这可能是老年性 OP 的发病机制之一。

【病理及生理基础】

随着年龄的增长，老年性骨代谢中骨重建处于负平衡，一方面是破骨细胞导致的骨吸收增加；另一方面是由于成骨细胞功能的衰减导致骨形成减少。这是老年性骨质疏松的细胞学基础。

（一）骨吸收增加

人在 30 岁左右基本达到骨峰值。以后的 30 年，骨量尤其是骨松质的骨量逐渐减少，但即使在低峰值骨量的人群中，脆性骨折也较罕见。绝经后妇女 Colles 骨折增加，椎体骨折和髋部骨折在 60 岁以上妇女和 80 岁以上男性逐渐增加。骨吸收增加是骨骼脆性增加的主要原因。在骨重建的周期中，骨吸收所需要的时间明显短于骨形成所需要的时间，因此骨吸收部位增多，不仅引起骨量减少，还会引起骨微结构的改变，导致骨骼脆性增加。老年人高水平骨转换生化指标所反映的骨重建增加，是不依赖于

BMD 的骨折增加的危险因素。

（二）骨形成减少

尽管在青春期和青年期骨吸收是高的，但机体的骨量在这一阶段也是增加的。绝经后和增龄引起的骨量丢失与骨形成相对减少有关。以平均骨墙厚度衡量，随着年龄增加，每个骨结构单位的骨形成量都是减少的。该减少可能和骨骼生长因子随年龄增长而下降，间充质干细胞向脂肪细胞分化增加，成骨细胞分化减少有关。因此对骨质疏松患者进行骨活检，经常显示骨形成减少。

（三）低骨峰值和骨强度

双胞胎研究显示 85% 的峰值骨量、骨转换和骨折风险是由遗传决定的。人们已经研究了一些候选基因（包括维生素 D 受体、雌激素受体、胶原、细胞因子、载脂蛋白 E、生长因子）的多态性对峰值骨量、骨重建、骨折危险的影响。结果通常提示影响较小或其影响并不一致。可能由于样本量小，无法很好确定对照人群，或受到其他相关基因的影响。另外遗传因素也受环境因素的影响。

大量研究显示，和骨量相关的特异性基因定位在许多染色体上，它们不仅影响骨峰值，还影响骨的微结构和骨转换，并在男性和女性中有所不同。

尽管影响骨峰值和骨强度的决定因素是遗传因素，儿童期和青春期仍有其他一些因素会影响骨峰值的获得。包括营养尤其是钙的摄入、运动和疾病。雌激素对男性和女性都很重要，不仅调节骨重建，也决定骨骺愈合的时间。

（四）内分泌和旁分泌激素的致病作用

在细胞水平，骨组织中的成骨性谱系细胞、破骨性谱系细胞之间的作用相互影响、相互平衡维持着骨的正常重建与代谢。在组织水平，细胞因子参与骨的代谢调节，一方面影响骨组织细胞的活化，另一方面也对代谢酶和调节激素的基因表达有调节作用，从而形成多个层面的、相互联系和制约的骨重建调节网络。在这些骨重建的调节因素中，任何层面和任何环节的失常均可导致骨重建功能紊乱，当骨形成小于骨吸收时，即可发生 OP 或其他类型的代谢性骨病。

1. 内分泌激素与 OP　原发性 OP 患者的生长激素（growth hormone，GH）的脉冲性分泌可消失，血清 IGF-1 水平下降；应激时，糖皮质激素反应时间延长。上述这些改变均可能使原发性 OP 的病情恶化。雌激素可调节 RANKL 和 M-CSF 所介导的骨形成，其作用途径涉及 c-Jun。M-CSF 是单核 - 吞噬细胞增殖、分化的关键性调节因子，雌激素可下调 M-CSF 表达，抑制 OC 功能，亦可调节人肥大细胞中细胞因子的分泌。骨吸收时积聚大量的肥大细胞，在体外培养时诱导 OPG 的表达，促进骨形成。在缺乏雌激素时，肥大细胞分泌 TNF-α 和 IL-6 增多。

2. 旁分泌激素、细胞因子与 OP 骨髓中存在的造血干细胞（hematopoietic stem cells）和间充质干细胞（mesenchymal stem cells）是 OB 和 OC 的前身细胞。这些干细胞可分泌许多旁分泌因子，它们作用于骨组织细胞，调节骨代谢。此外，血管、软骨、肌肉、肌腱、滑膜液、血小板、白细胞等也可分泌许多细胞因子来调节骨代谢。

【临床表现】

（一）骨痛和肌无力

骨质疏松是一种骨质逐渐丢失的疾病，骨质丢失轻者无明显不适症状，骨质进一步降低的患者可能出现"腰背部或全身弥漫性疼痛"等诉说，负重能力下降或不能负重。腰背痛是骨质疏松性疼痛中最常见症状，约 67% 为局限性腰背疼痛，9% 为腰背痛伴四肢放射痛。由于患者的负重能力减弱，活动后常导致肌肉劳损和肌痉挛，使疼痛加重。四肢骨折或者髋部骨折时局部疼痛加重，检查发现压痛区（点），可见畸形和骨折的阳性体征。

（二）身材缩短

常见于椎体压缩性骨折，有或者无明确诱因，可单发或多发，患者出现上部量（头颅至耻骨联合上缘）小于下部量（耻骨联合上缘至足底），常发现或被人发现身材变矮，严重者伴驼背，胸廓畸形者出现胸闷、气短、呼吸困难，甚至发绀等表现。心输出量、肺活量、肺最大换气量下降，常伴发呼吸道感染及心肺功能不全。

（三）骨折

常因轻微活动或创伤而诱发，弯腰、负重、挤压或摔倒后发生骨折。多发部位为脊椎、髋部和前臂；但其他部位亦可发生，如肋骨、盆骨、肱骨甚至锁骨和胸骨等。

1. 脊椎压缩性骨折　多见于绝经后骨质疏松患者，发生骨折后出现突发性腰痛，卧床而取被动体位，但一般无脊髓或神经根压迫体征。腰椎压缩性骨折后常导致胸廓畸形、胸廓容量变小，使得心输出量下降，肺容量减小，导致心肺功能障碍。

2. 髋部骨折　多见于老年性骨质疏松患者，通常在摔倒或挤压后发生，骨折部位多在股骨颈部（股骨颈骨折，完全性股骨颈骨折多需手术治疗，预后不佳）。髋部骨折的特点是：①髋部骨折后 1 年内的死亡率高达 50%，幸存者有 50%~75% 的患者伴活动受限，生活自理能力明显下降或丧失。如患者长期卧床，更加重骨质丢失，常因并发感染、心血管病或慢性衰竭而死亡。②骨坏死率及不愈合率高：由于解剖上的原因，骨折部位承受的扭转和剪切应力大，影响骨折复位的稳定性，又由于股骨头血供的特殊性，骨折不愈合率高；骨折后股骨头缺血，还可造成股骨头缺血坏死，其发生率约为 20%~40%。③致畸致残率高：髋部转子间骨折常有髋内翻、下肢外旋、缩短等畸形，从而影响下肢功能，其发生率高达50%。④康复缓慢：高龄患者由于体能恢复差，对康复和护理有较高的要求。

3. 其他骨折　前臂及胫骨远端骨折常见于绝经后骨质疏松，而股骨、胫骨及肱骨近端及骨盆骨折常见于老年性骨质疏松。肋骨、盆骨及锁骨和胸骨骨折比较少见。

【诊断和鉴别诊断】

（一）骨质疏松症的诊断

目前临床上用于诊断骨质疏松的通用指标是发生了脆性骨折或骨密度测定。

脆性骨折是指由于轻微损伤引起，如从站立的高度或较低处跌倒而导致的骨折。凡发生过脆性骨折即可临床诊断为骨质疏松症，绝经后妇女或老年男性在无外伤的情况下发现有中下段胸椎或腰椎压缩性骨折也可诊断为骨质疏松症。

双能 X 线吸收测定法（DXA 法）为目前世界上测定骨密度的金标准（表 45-3）。世界卫生组织（World Health Organization WHO）推荐的骨质疏松诊断标准是基于 DXA 法测定的髋部、脊柱或前臂骨密度值。髋部总体、股骨颈或脊柱骨密度作为诊断标准，三者中取最低值；但在无法检查髋部和脊柱骨密度时，建议检测前臂骨密度（桡骨前 1/3）作为诊断标准。

表 45-3　WHO 推荐的骨质疏松诊断标准（基于 DXA 法）

诊断	T 值
正常	T 值 ≥ –1.0
骨量低下	–2.5<T 值 <–1.0
骨质疏松	T 值 ≤ –2.5

注意：

1. 目前 WHO 对于骨质疏松的诊断建立在 T 值而非骨密度测定上　该定义仅适用于绝经后女性及50 岁以上的男性；

2. T 值用于表示绝经后妇女和大于 50 岁男性的骨密度水平。T 值 =（测定值 – 骨峰值）/ 同性别正常成人骨密度标准差

3. 对于儿童、绝经前妇女及小于 50 岁的男性，其骨密度水平建议用 Z 值表示：

Z 值 =（测定值 – 同龄人骨密度均值）/ 同性别同龄人骨密度标准差，对于绝经前女性，Z 值 <–2 需要寻找病因。

4. 对于 DXA 结果的分析需要注意以下几方面：

（1）腰椎两侧必须包括足够的软组织，否则骨密度将被低估；

（2）人造物品（外科夹 / 脐环 / 钡剂 / 纽扣 / 硬币等）或局部结构改变（骨赘 / 韧带骨赘 / 压缩性骨

折／大动脉钙化）可导致骨密度假性升高；

（3）骨缺乏（椎板切除术／脊柱裂）或椎体旋转（如特发性脊柱侧弯）可假性降低骨密度；

（4）所有可用的椎体均需被用来分析，局部受累的椎体需要删除；

（5）2 个椎体的数据可得出诊断结论，仅有一个椎体时不可用于诊断；

（6）椎体间 T 值相差大于 1 时需排除结构异常。

（二）骨质疏松症的实验室检查

1. 检测血常规、尿常规、便常规、肝功能、肾功能以及血、尿中有关矿物质含量与钙、磷代谢调节指标，以评价骨代谢状况。临床常用的指标有血钙、血磷、血镁、尿钙、尿磷、尿镁、甲状旁腺素、降钙素、25 羟维生素 D_3。老年性骨质疏松患者血和尿钙、磷水平一般正常，而镁降低。

2. 骨吸收和形成主要标志物　绝经后骨质疏松多数表现为骨形成和骨吸收过程增高，称高转换型。而老年性骨质疏松症多数表现为骨形成和骨吸收的生化指标正常或降低，称低转换型。血清碱性磷酸酶、骨特异性碱性磷酸酶、骨钙素、骨保护素、Ⅰ型胶原羧基端前肽、Ⅰ型胶原氨基端前肽、血清抗酒石酸酸性磷酸酶、Ⅰ型胶原羧基末端肽、Ⅰ型胶原氨基末端肽、尿吡啶啉（Pyr）、尿脱氧吡啶啉（D-Pyr）、尿Ⅰ型胶原羧基末端肽、尿Ⅰ型胶原氨基末端肽、尿钙／肌酐比值。

（三）骨质疏松症的诊断程序

1. 根据患者的性别、年龄、形体、病史及临床症状，用生理年龄预诊法做初步诊断。

2. 做骨密度检查，在中小医院可应用 X 线、pDXA 和 RA 骨密度仪，有条件的大医院应用中枢型双能 X 线床式骨密度仪；根据测量结果和上述诊断标准综合判断是否患有骨质疏松症及其严重程度。

3. 配合生化检查、X 线片等手段作鉴别诊断　判定是原发性还是继发性骨质疏松症，是绝经后骨质疏松症还是老年性骨质疏松症。

（四）骨质疏松症的鉴别诊断

1. 继发性骨质疏松症　继发性骨质疏松症是由其他疾病或药物等一些因素所诱发的骨质疏松症，分为：①内分泌性疾病；②骨髓增生性疾病；③药物性骨量减少；④营养缺乏性疾病；⑤慢性疾病（明显的实质器官疾病，结缔组织疾病）；⑥先天性疾病；⑦失用性骨丢失；⑧其他能引起 OP 的疾病和因素。临床上诊断原发性骨质疏松症之前，应该与各种疾病和药物所致的继发性骨质疏松鉴别。

2. 其他骨代谢疾病

（1）骨软化症（osteomalacia）：即成人的佝偻病。病因：为维生素 D、钙磷及维生素 K（尤其是维生素 K_2）的缺乏，多见于寒冷、贫困地区经产妇，少数病例为肾小管病变或酶缺乏、肝病、抗惊厥药等所致。一般表现为：骨质软化，骨样组织增生，骨骼变形。早期临床表现：腰酸腿痛、行动不便、骨骼压痛，偶有抽搐或麻木，骨质疏松、骨骼变形，并可出现骨折或假性骨折或成人的青枝骨折、骨盆 X 线片常呈三叶形上口。椎体受压而成楔形骨折或双凹形变形。营养因素引起者可改善饮食，补充维生素 D、钙剂及维生素 K_2 并增加活动。

（2）骨硬化症：骨硬化症（石骨症）可分两型，即幼儿型（也为恶性型）和成人型（良性型）。易发生骨折，多位于骨干部，其愈合不延迟。因骨髓腔变窄，引起进行性贫血，髓外造血器官可代偿性增大。氟中毒时重者表现为不同程度躯干关节酸痛，活动受限。氟斑牙为易见体征。良性型多见于成年人，通常无症状或症状轻微，常因自发性骨折或体格检查时被发现。当骨硬化增生引起茎乳孔缩窄时，可出现面瘫。贫血见于半数良性型患者。另外少见的石骨症为：常染色体隐性遗传的石骨症、常染色体隐性遗传的中间型石骨症、碳脱水酶 1 缺陷综合征、常染色体显性遗传的石骨症。

（3）畸形性骨炎：又称变形性骨炎或 Paget 骨病，是一种原因不明的慢性病症，是老年人群中第二常见的骨病变，仅次于骨质疏松。表现为过量的局部骨组织重吸收和随后过量的骨再生修复，造成病变骨骼增厚、脆弱。本病好发于 40 岁以上，发病率约 3%，40 岁以下患者极少见到。大多数病例发病早期无临床症状，多在拍摄 X 线片时意外发现。当病变产生疼痛、畸形、病理性骨折、神经受卡压、关节结构功能异常时，临床症状变得明显。任何骨都可被累及，最常见的部位依次为骨盆、腰椎、股骨、颅骨和胸骨。约 1% 患者可恶变为骨肉瘤。血清碱性磷酸酶升高、尿羟脯氨酸排泄量增加。血清钙、磷含量一般正常。影像学检查特征为骨质疏松，继有新骨形成，新骨呈海绵型和无定型两种，以海绵型多见，骨皮质为海绵结构所替代，骨髓腔与皮质界限不清；无定型者骨密度增高，结构异常，皮质增厚。

【治疗与预防】

原发性 OP 是一种慢性的、病因复杂的代谢性骨病，其治疗必须是综合性的。根据目前的研究结果，原发性 OP 的防治要遵守下列基本原则：①在任何情况下，对任何患者都不能过分强调某一种治疗措施而排斥另外的防治方法。②要特别强调对本症的早期预防和早期治疗。③由于本症是一种进行性发展的疾病，因此治疗方法、疗程的选择必须考虑疗效、费用和不良反应等主要因素。尤其要注意治疗终点（即预防骨折的发生，减少骨折发生率）效果的评价。

（一）一般治疗

1. 纠正不良生活习惯

（1）戒烟：男女性吸烟均增加 OP 发生率，绝经后妇女和低体重者吸烟可能更具危险性。骨吸收率升高，而形成率不变，故 BMD 较低，易发生脊椎压缩性骨折。

（2）防止肥胖和过度运动：一般认为，肥胖对儿童和成年人的骨代谢有正性的有利作用，但近年的研究结果提示，体重过重和肥胖者的 BMD 并不能达到同体重同年龄者的水平，而且常伴有儿童与成人期骨折发生率的升高。因而可以认为，肥胖并非骨的一种保护性因素。

2. 补充蛋白质，改善营养状况 老年人由于蛋白质摄入不足常导致营养不良，后者是老年性 OP 的主要原因之一，同时也是肌肉功能减退的病因。发生骨折后，骨折更难愈合，预后更差，死亡率更高。

3. 避免使用致 OP 的药物 长期使用抗癫痫药物可引起骨代谢的各种异常，使血清 1α，$25-(OH)_2D_3$ 下降，使 BMD 下降。一般酶诱导性药如（如 phenytoin、苯巴比妥、卡巴马嗪、primidone）较非酶诱导性药物（如 valproic、lamotrigine、clonazepam、gabapentin、topamirate 和 ethosaximide 等）更易使 BMD 下降。因此，服用这些药物者应定期监测 BMD 和血清 VD 水平。

4. 止痛 有疼痛者可给予适量非甾体镇痛剂，如阿司匹林（乙酰水杨酸）片，$0.3\sim0.6g/$ 次，每日不超过 3 次；或吲哚美辛片，$25mg/$ 次，每日 3 次；吲哚拉辛 $150mg/$ 次，3 次 /d。塞来昔布（celecoxib celebrex）可特异性抑制 COX-2，从而阻止炎性前列腺素类物质的生成，对炎症性 OP 和 OP 性疼痛有一定止痛作用，每次 $100\sim200mg$，每日 $1\sim2$ 次。

如发生骨折，或遇顽固性 OP 性疼痛（腰痛为主）时，首先应排除可能存在的继发性甲状旁腺功能亢进、1α，$25-(OH)_2D_3$ 缺乏和（或）肾小管的损害，随后考虑短期应用降钙素制剂。如依降钙素（Elcatonin）20 单位，每周肌注 1 次，连用 $3\sim4$ 周。本药为半人工合成的鳗鱼降钙素，有过敏史者慎用或禁用，或改用其他全人工合成降钙素制剂。

5. 其他治疗 主要包括多种中医中药方法、从事户外活动、戒除烟酒、少饮咖啡，停用对 OP 防治不利的药物等。饮食中的氯化钠摄入量对骨代谢也有一定影响，主要通过增加钙的排泄而起间接作用。高钠饮食者，尿钙的排出量增加 $42\pm12mg/d$，加入枸橼酸钾后，可使尿钙排出量减少 $8\pm14mg/d$，因而，一方面要限制钠的摄入量，另一方面可适当补充钾盐，这有助于预防 OP 的发生。此外，适当补钾对 OP 有辅助治疗作用。

（二）骨健康基本补充剂

1. 钙剂 钙摄入可减缓骨的丢失，改善骨矿化。我国营养协会推荐成人每日钙摄入量 800mg（元素钙）是获得理想骨峰值维护骨骼健康的适宜剂量，如果饮食中钙供给不足可选用钙剂补充；绝经后妇女和老年人每日钙摄入推荐量为 1000mg。目前的膳食营养调查显示我国老年人平均每日从饮食中获得钙 400mg，故平均每日应补充钙剂约 $500\sim600mg$。用于治疗骨质疏松症时，应与其他药物联合应用。目前尚无充分的证据表明单纯补钙可替代其他抗骨质疏松的药物治疗。钙剂选择要考虑其有效性和安全性。

2. 维生素 D 促进钙的吸收、对骨骼健康、维持肌力、改善身体稳定性、降低骨折风险有益。成年人推荐剂量 200IU（5μg）/d；老年人因缺乏日照以及摄入和吸收障碍，故推荐剂量为 400~800IU（10~20μg）/d。维生素 D 用于治疗骨质疏松时，剂量应该为 800~1200IU（20~40μg）/d，还可与其他药物联合使用。

活性维生素 D 及其类似物包括 1，25 双羟维生素 D_3（骨化三醇）和 1α 羟基维生素 D_3（α- 骨化醇）。前者因不再需要肝脏肾脏羟化酶羟化就有活性效应，故得名为活性维生素 D。而 1α 羟基维生素 D_3 则需要经 25 羟化酶羟化为 1，25 双羟维生素 D_3 才具活性效应。所以活性维生素 D 及其类似物更适合老年人、肾功能不全、1α 羟化酶缺乏的患者。

（三）药物治疗

1. 药物干预适应证　具备以下情况之一者，需考虑药物治疗：

（1）确诊骨质疏松者（骨密度：T ≤ –2.5 者），无论是否有过骨折；

（2）骨量低下患者（骨密度：–2.5<T 值 ≤ –1.0）并存在一项以上骨质疏松危险因素，无论是否有过骨折；

（3）无骨密度测定条件时，具备以下情况之一者，也需考虑药物治疗：

1）已发生过脆性骨折

2）OSTA 筛查为高风险

3）FRAX 工具计算出髋部骨折概率 ≥ 3%，或任何重要的骨质疏松性骨折发生概率 ≥ 20%（暂借国外的治疗阈值，目前还没有中国人的治疗阈值。）

2. 抗骨质疏松药物　抗骨质疏松的药物有多种，其作用机制包括抑制骨吸收或促进骨形成，也有药物兼有这两种作用。

（1）双膦酸盐类（Bisphosphonates）

1）化学结构与活性：30 多年前 Fleisch 等发现存在于血浆和尿液中的焦磷酸盐有抑制异位钙化的作用，但其易被水解代谢，双膦酸盐类药物以 P–C–P 基团取代焦磷酸盐结构中的 P–O–P 基团就能改变焦磷酸盐的理化性质，增加对水解酶的稳定性，改变其生物学性质及毒理作用（图 45–5）。

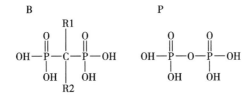

图 45–5　双磷酸盐及焦磷酸盐结构式（B 双磷酸盐；P 焦磷酸盐）

双膦酸盐的构效关系至今尚未十分清楚。但已明确其基本结构 P–C–P 是产生活性的必要条件。各药的作用强度取决于 C 原子上取代侧链的类型（图 45–6）。

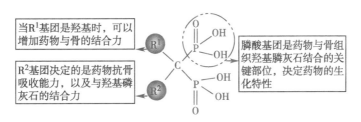

当 R^1 基团是羟基时，可以增加药物与骨的结合力

R^2 基团决定的是药物抗骨吸收能力，以及与羟基磷灰石的结合力

膦酸基团是药物与骨组织羟基磷灰石结合的关键部位，决定药物的生化特性

图 45–6　双膦酸盐的构效关系

2）作用机制及药理作用：吸收后分布于骨骼中，特别是转换率高的部位，破骨细胞破坏骨骼时，分解羟基磷灰石，释放的药物通过皱褶缘进入破骨细胞。

非含氮双膦酸盐在破骨细胞内产生毒性的 ATP 类似物，诱导细胞死亡从而抑制破骨效应。

含氮双膦酸盐药物能抑制法尼基焦磷酸合成酶－一种通过甲羟戊酸途径合成长链脂肪酸的酶（胆固

醇合成途径），干扰破骨细胞胞膜形成，诱发凋亡（图45-7）。

3）药物代谢：双膦酸盐吸收、分布和排泄相对稳定。口服双膦酸盐药物仅有大约0.6%被吸收，食物中如含铁或钙等阳性离子则更限制吸收。双磷酸盐血浆半衰期仅15~60分钟，大部分被清除，估计口服吸收量的50%能到达骨矿化部位，剩余50%经肾脏排泄。其在骨中半衰期相当长，根据种属及骨更新率不同，双膦酸盐在骨中的滞留时间为1~10年。

4）临床应用

第一代双膦酸盐类药物：依替膦酸钠

第二代双膦酸盐类药物：氯膦酸钠、帕米膦酸钠和替鲁膦酸钠

最新一代双膦酸盐类药物：阿仑膦酸钠、奈立膦酸钠、奥帕膦酸钠、利塞膦酸钠以及伊班膦酸钠、唑来膦酸。

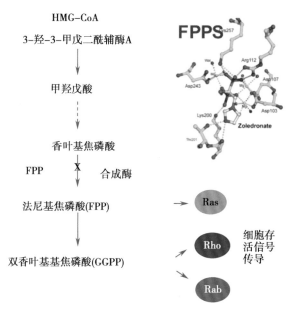

图45-7 双磷酸盐的作用机制

目前临床常用的双膦酸盐：阿仑膦酸钠最早于1995年在美国被批准用于骨质疏松治疗；利塞膦酸盐于1998年被批准用于Paget病的治疗，2000年被批准用于骨质疏松治疗；唑来膦酸盐最早于2001年用于恶性肿瘤骨转移治疗，2007年被批准用于骨质疏松；伊班膦酸盐于2005年开始用于治疗骨质疏松（图45-8）。

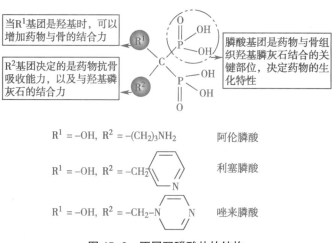

图45-8 不同双磷酸盐的结构

口服注意事项：进食、服用其他药物前半小时，用白开水送服，服药后至少 30 分钟之内应避免躺卧。不应在就寝时及清早起床前服用，否则会增加发生食管不良反应的危险。

老年患者或伴有轻至中度肾功能不全的患者（肌酐清除率 35~60ml/min）不需要调整剂量。对于更严重的肾功能不全患者（肌酐清除率 <35ml/min），不推荐使用。

静脉使用注意事项：给药至少 15 分钟以上。不推荐严重肾功能不全患者使用（肌酐清除率小于 35ml/min）。在给予本品前，应对患者的血清肌酐水平进行评估。给药前必须对患者进行适当的补水，对于老年患者和接受利尿剂治疗的患者尤为重要。在给予本品治疗前，患有低钙血症的患者需服用足量的钙和维生素 D。

5）不良反应

Ⅰ.上消化道副作用及食管癌；

Ⅱ.急性期反应：包括发热、肌肉疼痛、乏力、骨痛；

Ⅲ.不典型骨折：通常发生在股骨干及转子下区，其特点为：常有骨折部位前驱性疼痛、皮质骨增厚、自发性或轻微暴力下骨折、有时为双侧骨折、骨折端呈横断性、断端皮质中层有突出的喙（图 45-9）；

Ⅳ.下颌骨坏死（图 45-10）；

Ⅴ.房颤；

Ⅵ.其他：眼部副作用—葡萄膜炎、巩膜炎、巩膜周围炎。

皮肤副作用：Stevens-Johnson 综合征、中毒性表皮剥脱。

低钙血症：在口服双膦酸盐治疗中极少发生，并且程度较轻，保持适当的钙、镁等微量元素补充可以减少低血钙的发生。

肝毒性：见于少数个案报道。

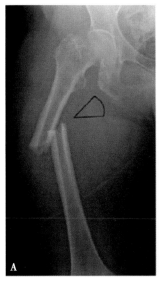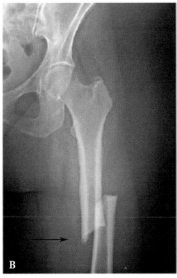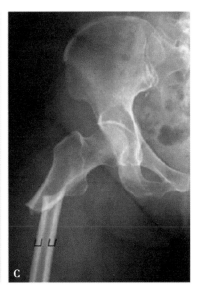

图 45-9　髋部不典型骨折

（2）降钙素（Calcitonin）：降钙素是一种钙调节激素，能抑制破骨细胞的活性并能减少破骨细胞的数量，从而减少骨量丢失并增加骨量。降钙素类药物另一突出的特点是能明显缓解骨痛。对骨质疏松骨折或骨骼变形所致的慢性疼痛及骨肿瘤等疾病引起的骨痛均有效。更适合有骨痛的骨质疏松症患者。目前临床上有两种制剂：鲑鱼降钙素和鳗鱼降钙素类似物。

适应证：SFDA 批准的适应证为治疗绝经后骨质疏松症。

疗效：临床研究证明降钙素可增加骨质疏松症患者腰椎和髋部的骨密度，每日 200IU 合成的鲑鱼降钙素鼻喷剂降低发生椎体及非椎体骨折风险；能明显缓解骨痛。

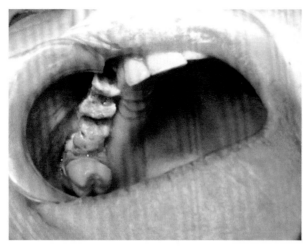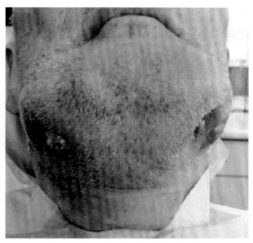

图 45-10 下颌骨坏死

用法：鲑鱼降钙素鼻喷剂 200IU/d；注射剂 50IU/ 次，皮下或肌内注射，根据病情每周 2~7 次。鳗鱼降钙素 20IU/ 周，肌内注射。

注意事项：少数患者可有面部潮红、恶心等不良反应，偶有过敏现象，可按照药品说明书的要求确定是否要做过敏试验。

（3）选择性雌激素受体调节剂（SERMs）：SERMs 不是雌激素，其特点是选择性地作用于雌激素靶器官，与不同的雌激素受体结合后，发生不同的生物效应。如已在国内外上市的 SERMs 雷洛昔芬在骨骼上与雌激素受体结合，表现出类雌激素的活性，抑制骨吸收。而在乳腺和子宫上，则表现为抗雌激素的活性，因而不刺激乳腺和子宫。

适应证：国内已被 SFDA 批准的适应证为治疗绝经后骨质疏松症。

疗效：临床试验表明雷洛昔芬（Raloxifene）可降低骨转化至女性绝经前水平，阻止骨丢失，增加骨密度降低发生椎体骨折的风险，降低雌激素受体阳性浸润性乳腺癌的发生率。

用法：每日一片，雷洛昔芬 60mg。

注意事项：少数患者服药期间会出现潮热和下肢痉挛症状。潮热症状严重的围绝经期的妇女暂不宜用。

（4）甲状旁腺激素（PTH）：PTH 是当前促进骨形成药物的代表性药物；小剂量的 rhPTH（1~34）有促进骨形成作用。

适应证：已被批准用于治疗男性和女性严重骨质疏松症。

疗效：临床试验表明 rhPTH（1~34）能有效治疗绝经后骨质疏松症提高骨密度，降低椎体和非椎体骨折发生的风险。

用法：注射制剂，一般剂量 20μg/d，皮下注射。

注意事项：一定要在专业医生指导下应用，用药期间应监测血钙水平，防止高钙血症的发生。治疗时间不宜超过 2 年。

（5）雌激素类：雌激素类药物能抑制骨转换，阻止骨丢失。包括雌激素（ET）和雌、孕激素（EPT）补充疗法。能降低骨质疏松性椎体、非椎体骨折风险，是防治绝经后骨质疏松的有效手段。

适应证：60 岁以前围绝经和绝经后妇女，特别是有绝经症状（如潮热、出汗等）及泌尿生殖道萎缩症状的妇女。

禁忌证：雌激素依赖性肿瘤（乳腺癌、子宫内膜癌）、血栓性疾病、不明原因阴道出血、活动性肝病及结缔组织病为绝对禁忌证。子宫肌瘤、子宫内膜异位症、乳腺癌家族史、胆囊疾病和垂体泌乳素瘤者慎用。

疗效：临床研究证明雌激素类药物能增加骨质疏松症患者腰椎和髋部的骨密度，降低发生椎体及非椎体骨折风险；明显缓解绝经相关症状。

建议激素补充治疗遵循以下原则：

①明确的适应证和禁忌证（保证利大于弊）；②绝经早期（<60 岁）开始用，收益更大风险更小；③应用最低有效剂量；④治疗方案个体化；⑤局部问题局部治疗；⑥坚持定期随访和安全性监测（尤其是乳腺和子宫）；⑦是否继续用药应根据每位患者的特点每年进行利弊评估。

（6）RANKL 单克隆抗体：目前国外已上市的狄诺塞麦是一种人源化的单克隆抗体类生物制剂 -RANKL（破骨细胞分化因子受体）单克隆抗体。它能抑制破骨细胞的形成，从而减少骨吸收。其效果具有骨选择性，且随药物被中断而停止。用法为狄诺塞麦 60mg 皮下注射 /6 个月。可能出现的副作用：感染、颌骨坏死、非典型骨折等。

（7）锶盐：锶的化学结构与钙和镁相似，在正常人体软组织、血液、骨骼和牙齿中存在少量的锶。人工合成的锶盐雷奈酸锶（Strontium Ranelate）是新一代的抗骨质疏松药物。

【预防】

1. 采取一定的预防措施　如摄入足够的钙、维生素 D 锻炼等，能在很大程度减轻骨质疏松症，预防严重并发症出现。

2. 应尽量减少骨质疏松症患者跌倒几率，以减少骨折的发生。适量运动能提高灵敏度以及平衡能力对于预防老年人跌倒有一定帮助。对于容易引起跌倒的疾病及损伤应及时加以有效地治疗。避免使用影响身体平衡的药物。

3. 对绝经后妇女，公认的措施是及早补充雌激素或雌、孕激素合剂。

（俞　静）

参 考 文 献

1. Khalid AB，Krum SA.Estrogen receptors alpha and beta in bone.Bone，2016，87：130-135.

2. Liang X，Glowacki J，Hahne J，et al.Dehydroepiandrosterone Stimulation of Osteoblastogenesis in Human MSCs Requires IGF-I Signaling.J Cell Biochem，2016，117（8）：1769-1774.

3. van Driel M，van Leeuwen JPTM.Vitamin D endocrinology of bone mineralization.Mol Cell Endocrinol，2017，15（453）：46-51.

4. Santos L，Elliott-Sale KJ，Sale C.Exercise and bone health across the lifespan.Biogerontology，2017，18（6）：931-946.

5. Tsung-Rong Kuo，Chih-Hwa Chen.Bone biomarker for the clinical assessment of osteoporosis：recent developments and future perspectives.Biomark Res，2017，18（5）：18.

6. Sundeep Khosla，Lorenz C Hofbauer.Osteoporosis treatment：recent developments and ongoing challenges.Lancet Diabetes Endocrinol，2017，5（11）：898-907.

7. Fazil M，Baboota S，Sahni JK，Ameeduzzafar，Ali J.Bisphosphonates：therapeutics potential and recent advances in drug delivery.Drug Deliv，2015，22（1）：1-9.

8. Iglesias JE，Salum FG，Figueiredo MA，Cherubini K.Important aspects concerning alendronate-related osteonecrosis of the jaws：a literature review.Gerodontology，2015，32（3）：169-178.

9. Burkard D，Beckett T，Kourtjian E，et al.Effects of bone remodeling agents following teriparatide treatment.Osteoporos Int，2018 Mar 14.

第七节　骨质疏松性骨折

骨质疏松性骨折（脆性骨折）是指原发性骨质疏松导致骨密度和骨质量下降，骨强度减低，轻微暴力（如平地或身体重心高度跌倒所引起的损伤）甚至日常活动中即可发生的骨折，亦称为脆性骨折，是骨质疏松最严重的后果。常见的骨折部位是脊柱、髋部、桡骨远端和肱骨近端。骨质疏松骨折发生率很高，据报道美国 45 岁以上人群中每年有 1500 万 ~2000 万人患骨质疏松，而其中约有 20 万人发生骨折。到 2000 年约 50 万人发生骨折。2013 年 Svedbom 等报告，欧盟每年约有 350 万例新的脆性骨折发生，仅仅在 2010 年脆性骨折就产生了 37 亿欧元的医疗消费，造成了 43 000 人的死亡。

女性一生中骨质疏松骨折的发生率明显高于乳腺癌、子宫内膜癌和卵巢癌发病的总和，男性则高于前列腺癌。其骨折发生率之高、医疗费用之大令人惊讶。另外，老年人骨折后治疗难度大，因骨质量不好，内、外固定失败率高，加之老年人身体体质相对较差，合并症和并发症多，骨折后死亡率和残废率也高。老年人身体及生活自理能力差，在家庭中经济地位往往较低，所以骨折后有时也得不到及时有效的治疗。

【病因】

1. 骨质疏松 骨质疏松是骨折发生的高危因素。骨质疏松骨折与创伤性骨折不同，是基于全身骨质疏松存在的一个局部骨组织病变，是骨强度下降的明确体现，也是骨质疏松的最终结果。骨质疏松是造成骨强度下降，骨折发生率增加的根源。骨质疏松骨折患者卧床制动后，将发生快速骨丢失，会加重骨质疏松症。此外，骨折部位骨量低，骨质量差，且多为粉碎性骨折，复位困难，不易达到满意效果。骨折愈合过程缓慢甚至不愈合，同一部位及其他部位再次发生骨折的风险明显增大。

2. 暴力因素 强大的暴力无疑会造成骨折的发生，但老年人骨折的发生往往是较小的暴力，如平地摔倒、滑倒，老年人自控能力差，反应能力和自我保护能力也差，加上经常服用一些安眠、镇静药物，使之更容易受伤，据观察，老年人摔倒时间常发生在黄昏或夜间。外伤机会多、骨质量差，使老年人骨折发生率居高不下。

3. 不能及时就诊 老年人摔伤往往在家中及夜间，因暴力小、患者及家庭人员往往认为摔得不重，休息下就会好起来，所以未及时就诊，卧床后各种并发症的出现会影响治疗、甚至错过治疗时期。

4. 多次骨折 因为骨质疏松为全身性疾病，受累骨骼较多，松质骨较多的部位影响较大，在受暴力后均可发生骨折，所以老年人常常有多次骨折史或多处骨折史。对于髋部骨折，不仅仅是影响关节功能，而且骨折后 1 年内有 20% 的患者死于各种并发症，有 20% 的患者再次骨折，存活者中有约 50% 致残。女性骨质疏松性椎体骨折再骨折风险是未发生椎体骨折的 4 倍。

【临床表现】

骨折的一般表现包括疼痛、压痛、肿胀和功能障碍。但骨质疏松骨折患者也可没有疼痛或仅有轻微疼痛，或表现为原有疼痛加重。功能障碍也可很轻微，甚至患肢仍可活动。骨折的特有表现包括畸形、骨擦感（音）、反常活动。此外，还可合并骨质疏松的表现，如身高变矮，脊柱侧凸或驼背畸形等。总体而言，骨质疏松骨折多为粉碎性骨折，内固定稳定性差，骨痂形成与成熟迟缓，再骨折风险高，致残率、致死率高。

1. 髋部骨折 主要为股骨颈骨折和粗隆间骨折，往往为摔倒引起、摔伤后臀部着地，髋部疼痛剧烈、不能再站立或行走。患侧肢体也不敢移动。也不愿让人搬动。查体时见患侧肢体短缩、外旋、髋部轻度屈曲畸形。髋关节中央有压痛、肢体纵向叩击痛，粗隆间骨折时大粗隆附近肿胀、皮下淤血。

2. 脊柱骨折 脊柱是骨质疏松骨折中最为常见的部位，老年人以胸、腰椎骨折多见，其中绝大部分发生在胸、腰连接处（胸腰段骨折），包括椎体压缩性骨折和椎体爆裂性骨折。往往为摔伤后，臀部着地的力量传导至胸腰段所致，患者感到骨折处剧痛，不能坐起和翻身，如骨折块移位进入椎管、损伤脊髓时，会出现双下肢功能障碍、甚至大、小便失禁。查体时发现脊柱后突、局部压痛和叩痛，重点检查双下肢肌力，感觉和反射是否减弱或缺失。引起疼痛的骨折椎体即为疼痛责任椎体，可根据骨折节段局部的压痛、叩击痛，结合 MRI 或 ECT 结果综合判断。

3. 肱骨近端颈骨折 肩部外伤（肩部撞击）或手部支撑着地的患者易患肱骨近端颈骨折。外伤后肩部肿痛，患肢不能活动、只能用健侧手部托住患侧肘部。因骨质条件欠佳，常导致复位和固定困难，尤其粉碎性骨折，严重影响关节功能。

4. 桡骨远端骨折 往往有手撑地的情况，骨折腕部剧痛、肿胀、变形、只能由健侧手部括住患侧腕部。根据暴力方向不同可分为 Colles 骨折和 Smith 骨折，临床以前者多见。

对合并其他部位有恶性肿瘤的老年人，出现骨折时应询问肿瘤病史，松质骨是肿瘤转移常见部位，需仔细检查以排除或确定骨转移瘤造成的病理性骨折。

【诊断】

（一）骨折风险评估工具

骨折风险评估工具（fracture risk assessment tool，FRAX）是 2008 年世界卫生组织推荐的一种可用于评估患者 10 年骨折风险的工具。评估部位是髋部或者其他核心区域，包括脊柱、腕部和骨盆。目的在于结合临床危险因素预测患者的骨折风险。这些危险因素包括年龄、性别、身高、体重、脆性骨折史、家族髋部骨折史、吸烟行为、激素治疗史、类风湿性关节炎、继发性骨质疏松、饮酒及股骨颈骨密度值。目前在互联网可直接访问该软件，网址为 http：//www.sheffield.ac.uk/FRAX/index.aspx。

（二）病史、临床表现及体征

仔细询问外伤发生的时间、地点、暴力大小，是否有其他系统合并损伤，日常生活活动能力如何，内科疾病的种类与数量等基本情况以有利于治疗方案的制订。典型的骨质疏松临床表现如疼痛、脊柱变形（如身高缩短、驼背），一旦骨折则有骨折的临床体征，如骨折部位疼痛、肿胀、皮下淤血、瘀斑、肢体功能障碍等，也可有畸形、骨擦音（感）、异常活动等骨折的专有体征，此外，还需观察患者反应能力、言语能力，心肺情况，局部肿胀、压痛、淤血，肢体和关节的体置，双下肢有无神经体征等。

（三）辅助检查

1. 双能 X 线吸收测定法　DXA 法为目前测定骨密度的金标准。世界卫生组织（WHO）推荐的骨质疏松诊断标准是基于 DXA 法测定的髋部、脊柱或前臂骨密度值。髋部总体、股骨颈或脊柱骨密度作为诊断标准，三者中取最低值；但在无法检查髋部和脊柱骨密度时，建议检测前臂骨密度（桡骨前 1/3）作为诊断依据。具体见骨质疏松章节。骨密度检查可在术前或术后进行，如果患者实在不便搬动而无法进行骨密度检查时，结合一些次要指标，如高龄、女性、轻微或无外伤情况下多处骨折，X 线或 CT 片显示骨皮质变薄，骨小梁减少、断裂，第二掌骨骨皮质指数下降等也有助于骨质疏松骨折的诊断。

2. X 线片　X 线片是诊断骨折最简单、有效的办法、一般的骨折都能在 X 线片上显示，并可观察和确定骨折部位、移位方向和程度、进行分型、分度，这在髋部骨折诊断时尤为重要。

（1）股骨颈骨折的 Garden 分度：① Ⅰ 度：不完全骨折；② Ⅱ 度：完全骨折，但无移位；③ Ⅲ 度：完全骨折、轻度移位；④ Ⅳ 度：完全骨折、明显移位。

（2）转子间骨折：① Ⅰ 型：转子间骨折，大、小转子未撕脱；② Ⅱ 型：大、小转子间骨折、小转子撕脱、内翻移位；③ Ⅲ 型：大、小转子间粉碎骨折，大、小转子均有撕脱；④ Ⅳ 型：大、小转子间骨折伴转子下骨折。

（3）肱骨近端骨折：肱骨近段分成四个部位即大结节、小结节、肱骨头和肱骨干。移位判断标准为骨块移位 >1cm 或成角大于 45°。依骨折移位情况分为：Ⅰ、Ⅱ、Ⅲ、Ⅳ 部分骨折。① Ⅰ 部分骨折：即肱骨近端有二块以上的骨块，但无明显移位；② Ⅱ 部分骨折：四部分中有一处骨折移位；③ Ⅲ 部分骨折：四部分中有二处骨折移位；④ Ⅳ 部分骨折：四部分中有三处骨折移位。

（4）脊柱压缩性骨折：根据 Genant 等 X 线分型标准将骨质疏松性脊柱压缩性骨折分为轻度（20%~25%）、中度（25%~40%）和重度（>40%）。

3. CT 扫描　CT 扫描对髋部骨折、肱骨近端骨折、桡骨远端骨折行 CT 检查时可观察骨折粉碎、移位情况；骨折是否累及关节面，同时确定有无合并髋臼、肩关节盂骨折，为治疗提供依据。但不一定作为常规检查。CT 扫描对脊柱骨折的诊断特别有意义。可观察骨折椎体的椎管是否完整；是否有骨块后移进入椎管，以间接判断脊髓受损情况。

4. MRI　MRI 对平片不能显示骨折，而临床又须确定是否骨折时可采取此检查方法。脊柱骨折如病情允许，可行 MRI 检查，以直接观察脊髓受损情况，为治疗提供依据并可帮助判断预后。常用于判断椎体压缩骨折是否愈合、疼痛责任椎体及发现隐匿性骨折，并进行鉴别诊断等。

5. 全身骨扫描　全身骨扫描作为骨折检查手段少用，是 X 线片的一种辅助手段，适用于无法行 MRI 检查的患者或排除肿瘤骨转移等。

6. 实验室检查　诊断原发性骨质疏松性骨折时，应排除转移性骨肿瘤、胸腰椎结核、多发性骨髓瘤、甲状旁腺功能亢进等内分泌疾病、类风湿性关节炎等免疫性疾病、长期服用糖皮质激素或其他影响骨代谢药物以及各种先天或获得性骨代谢异常疾病。具体见骨质疏松章节。

【治疗特点】

1. 合并症多　老年人骨折治疗与成年人相比有许多不同之处。其要求高、难度大。老年骨折患者合并症多，要求骨科医生既要掌握骨折的治疗，又要对老年人各系统的合并症的诊断、治疗也要有所熟悉。要求对老年骨折患者同时进行骨科疾病和内科疾病的治疗。同时，也要求从事老年创伤的骨科医生，熟悉一些内科疾病的处理。提高老年骨折患者治疗的安全性、降低死亡率。对老年人骨折，特别是髋部骨折的治疗应采取既慎重又积极的态度。详细询问病史，做全面、仔细的体格检查，对健康状况作出客观的评价，并有周密的术前准备和处理，且需与其他科室合作，必要时行术中及术后的监测，及时发现和处理各种并发症，制订早期康复训练计划和措施，能使治疗取得理想的效果。

2. 术后并发症多　老年人本来体质差，免疫功能低下，抵抗感染能力低。骨折和手术双重打击后容易出现肺部或泌尿系统等各种感染、褥疮、肢体深静脉血栓等并发症。术后应对各种可能的并发症进行积极的治疗和预防。老年人术后康复慢，骨折治疗效果不如成年人快。但如果因怕出现术后并发症而不去采取积极的手术治疗，只采取保守治疗，骨折的死亡率特别是髋部骨折后的死亡率会明显升高。因老年人长期卧床后引起的各种全身并发症难以避免。据观察创伤后，老年人长期卧床、肺炎及各种感染的发生率明显升高。虽然老年人术后并发症多，但只要术前调理好，严格掌握手术适应证，手术治疗在降低死亡率及致残率方面有着保守治疗无可比拟的优点。因此，对老年骨折患者，特别是髋部骨折，应积极创造条件，做好术前准备，尽可能行手术治疗。

3. 骨质疏松、骨质量差　老年人因出现骨量丢失及骨内微结构改变，导致骨的强度减弱，轻微暴力后即可发生骨折。骨折后因骨的强度低，也给骨折的内固定带来困难。因内固定过于坚强后会引起骨折处骨质压缩，内固定物在骨内切割，导致治疗失败。

【治疗】

复位、固定、功能锻炼和抗骨质疏松治疗是治疗骨质疏松骨折的基本原则，强调个体化。骨质疏松性骨折围手术期不仅要控制其并存疾病、关注下肢深静脉血栓形成的诊治，还要非常注意保护骨折部位的血供，尤其合并有血管性疾病或糖尿病患者的下肢。在尽可能不加重局部血运障碍的前提下将骨折复位，在骨折固定牢固的前提下尽可能早期进行功能锻炼，使骨折愈合和功能恢复均达到比较理想的结果。同时合理选择和使用抗骨质疏松药物，避免骨质疏松加重或发生再骨折。

复位和固定应以方法简便、安全有效为原则，以尽早恢复伤前生活质量为目的。应尽量选择创伤小、对关节功能影响少的方法，不应强求骨折的解剖复位，而应着重于组织修复和功能恢复。对于的确需进行手术的患者，要充分考虑骨质疏松骨折骨质量差、愈合缓慢等不同于一般创伤性骨折的特点，可酌情采用以下措施：①使用特殊内固定器材，如锁定加压钢板、粗螺纹螺钉、具有特殊涂层材料的内固定器材等；②使用应力遮挡较少的内固定器材，减少骨量的进一步丢失；③采用特殊的内固定技术，如螺钉固定时穿过双侧骨皮质，增加把持力；④采用内固定强化技术，如螺钉周围使用骨水泥、膨胀器及生物材料强化；⑤骨缺损严重者，可考虑采用自体或异体骨移植以及生物材料（骨水泥、碳酸钙等）充填；⑥视骨折固定的牢固程度、骨折部位及患者的全身情况，酌情选用外固定。外固定应可靠，保持足够的时间，并尽可能减少对骨折邻近关节的固定。总之，针对内固定物的选择，有条件者尽量选用髓内固定，若选用钢板螺钉固定，则不要拘于仅大于骨折端直径 4~5 倍钢板长度的要求，选择相对长些的钢板可分散每枚固定螺钉的应力，减少螺丝松动，减少固定失效的几率。选用锁定钢板、运用锁定技术进行内固定，以提高其固定的整体稳定性。

（一）髋部骨折

髋部骨折包括股骨颈骨折和转子间骨折，发生率高、危害最大，所以对它的治疗应引起足够重视。

髋部骨折为严重骨质疏松骨折，一般需要外科治疗，非手术治疗主要用于不适合麻醉或手术的患者。所以，髋部骨折应首选手术治疗而不是保守治疗。一般来说，股骨转子间骨折建议首选髓内固定，髓内固定基本适用于所有类型的转子间骨折。转子间骨折的血运丰富，骨折不愈合者少见，即便内固定质量较差，如果术后采取适当的补救措施（如减少髋关节活动，患肢负重时间适当延后），其内固定治疗的效果还是良好的，所以，关节置换仅适用于一些特殊病例。股骨颈骨折的手术方式选择需要参考的因素较多，如年轻患者，不管何种骨折类型，应该首先考虑内固定，面对年老体弱者，更倾向于关节置换，对于无移位或移位轻的骨折类型应使用空心加压螺钉固定，60 岁以上、移位大的不稳定型骨折应首选关节置换。

1. 非手术治疗

（1）指征：①存在多种并存症、伴有重要器官功能不全或衰竭，短期内难以纠正；②伤前活动能力很差、或长期卧床不起，已失去了负重和行走功能，或存在严重意识障碍；③预期生存期不超过 6 个月；④无移位的稳定型转子间骨折和 I 度股骨颈骨折。

（2）方法：①下肢骨牵引术：于胫骨结节或股骨髁上穿针牵引。维持外展、中立位，并保持肢体长度。②骨牵引 8 周以上可改用下肢皮肤牵引或长袜套式牵引。③也可用"丁"字鞋于外展、中立位维持位置。④骨折愈合时间需 10~12 周。

（3）注意事项：治疗期间应注意加强观察护理，预防褥疮、肺炎的发生，按摩和被动活动肢体、预防下肢深静脉血栓形成。应定期测量肢体长度，进行床旁 X 线摄片，避免发生过度牵引、短缩、内翻及旋转畸形。在下地负重前应经临床检查与 X 线摄片检查确定已骨性愈合。粉碎性、不稳定型骨折，虽已有骨痂愈合如过早负重仍能出现髋内翻畸形。对大部分非手术治疗患者而言，髋内翻和肢体不同程度的短缩比较常见，原因是骨痂尚未完全矿化成熟时，强大的内收肌肌力与较弱的外展肌力相比易导致发生上述畸形的倾向。

2. 手术治疗

（1）目的：准确复位，坚强固定，早期离床活动、防止长期卧床引起的致命性并发症。

（2）指征：凡患者健康状况允许，能耐受麻醉和手术治疗者，对各种类型的转子间骨折和 II、III、IV 度股骨颈骨折均可考虑采用手术治疗。手术禁忌证：①急性心梗或脑出血病史 3 个月以内者；②伤侧肢体已形成深静脉血栓者；③衰老、长期卧床不起或已失去负重、行走功能者；④难以纠正的心、肺、肝、肾等器官功能衰竭。

年龄不是老年人髋骨骨折是否适合手术治疗的决定性因素，患者的全身健康状况，与内脏功能状态是直接影响预后的重要因素。后者与并发症及死亡率有密切的相关性。

1）股骨颈骨折：II 度可选择内固定术。对于 III 度和 IV 度股骨颈骨折，60 岁以下可行闭合复位或切开复位内固定，60 岁以上可行人工关节置换术。选择股骨头置换还是髋关节置换，主要根据患者的年龄、全身状况、预期寿命等因素来决定，对于高龄、全身状况较差、预期寿命短者，可考虑行人工股骨头置换，以缩短手术时间，减少术中出血，满足基本的日常生活要求，否则行人工全髋关节置换术。

2）转子间骨折：I、II、III、IV 型骨折均采取闭合复位内固定术。既往常选用钢板内固定，但近年来为了减少手术创伤和缩短手术时间，已广泛采用股骨近端髓内钉固定术，效果较好。人工髋关节置换不作为转子间骨折的常规治疗方法，仅当作一种补充手段。

（二）肱骨近端骨折

肱骨近端骨折的治疗原则是争取理想的复位，尽可能保留肱骨头的血循环，保持骨折端的稳定、并尽早开始功能训练。肱骨近端骨折中 80%~85% 为轻度移位骨折、一般可采用非手术治疗，适用于无移位或轻度移位，或不能耐受麻醉或手术的患者。大多数 Neer 分型二部分骨折也可采用非手术治疗。明显移位的结节骨折常需手术复位固定。而三、四部分骨折多需手术治疗。通常认为，手术内固定是肱骨近端骨质疏松性骨折首选，但至于是采用钢板螺钉还是髓内钉固定尚有一些争议。一般来说，锁定钢板内固定能覆盖所有需要内固定的骨折类型，但手术创伤相对较大。但对于严重粉碎性或伴肱骨头骨折的高龄患者，可行关节置换术。

1. 一部分骨折　用颈腕吊带，三角巾将患肢保护于胸前，腋窝部垫一棉垫。2周左右开始适当做一些轻微锻炼，悬吊6~8周，定期照X线片。

2. 二部分骨折　解剖颈骨折：如为年轻人、可切开复位内固定。老年人如复位固定困难，可一期行人工肱骨头置换。外科颈骨折：闭合复位三角巾悬吊或直接用悬吊石膏。如移位明显，估计闭合复位困难，或有软组织嵌入时，一期行切复位内固定术。大、小结节骨折时，如有移位也一般需切开复位内固定术。

3. 三部分骨折　手术复位困难，原则上应切开复位内固定。老年人可一期行人工肱骨头置换术。

4. 四部分骨折　常发生于骨质疏松的老年人。人工肱骨头置换是较好的选择。

（三）脊柱骨折

非手术治疗适用于症状或体征较轻，影像学检查显示为轻度椎体压缩骨折，或不能耐受手术者。治疗可采用卧床、支具及药物等方法，定期行X线片复查，了解病变情况。椎体强化手术包括椎体成形术和椎体后凸成形术，是目前最常用的微创手术治疗方法，适用于非手术治疗无效、疼痛剧烈、不稳定骨折、椎体骨折不愈合或椎体内部囊性变、椎体坏死、不宜长时间卧床者。高龄患者宜考虑早期手术，可有效缩短卧床时间，减少骨折并发症的发生。对于有神经压迫症状和体征、严重后凸畸形、需行截骨矫形以及不适合微创手术的不稳定椎体骨折患者，可考虑行开放手术治疗。

1. 稳定型骨折　即椎体压缩<1/3或单纯附件骨折。可卧硬床6~8周、卧床翻身时应采用"滚圆术"式。

2. 不稳定型骨折　年龄大、平时活动能力差、骨质疏松严重时采取卧床休息等保守治疗。年龄小于70岁以下，平时活动较多、身体状况较好的患者则可采取骨折复位内固定手术

3. 椎体爆裂骨折合并脊髓损伤　应积极做好术前准备。尽快行椎管减压术。是否做内固定或选用内固定类型，视患者情况而定。同时积极做保护脊髓的治疗。

（四）桡骨远端骨折

以损伤时暴力类型，对骨折作具体分型，可分为Colles骨折，Smith骨折，还有Barton骨折。对暴力小、移位轻，可恢复关节面平整及正常掌倾角和尺偏角、能够恢复桡骨茎突高度的骨折，可采取手法复位，小夹板或石膏外固定等非手术治疗。对骨折累及关节面或骨折粉碎明显、不稳定的桡骨远端骨折，以及手法复位后桡骨短缩超过3mm、侧位X线片示背侧成角超过10°，关节面台阶超过2mm，手法复位不满意者可采用手术治疗，目的是恢复关节面的平整及相邻关节面的吻合关系，重建关节的稳定性以及恢复无痛且功能良好的腕关节。手术方法可根据骨折的具体情况选择，包括克氏钉内固定、外固定支架固定、切开复位钢板、螺丝钉内固定术等。

（五）骨质疏松骨折的基础治疗和药物治疗

老年骨折患者一般都伴有骨质疏松症，此种骨折在70岁以上人群中多见，是老年退化型骨质疏松症（Ⅱ型骨质疏松症）的主要并发症之一。骨质疏松症是全身骨骼系统的病变，除了对骨折部位进行必需的外科治疗外，全身抗骨质疏松治疗也是十分必要的，否则随增龄而骨质量进一步退化，将导致其他部位的骨折发生或已愈合部位的再骨折。骨折组的低骨量，在与同性别同年龄组的非骨折人群骨量值相比有显著性差异，因此在进行外科治疗的同时，不能忽视骨质疏松症的治疗。

基础治疗包括钙剂和维生素D。骨质疏松骨折后，应用钙剂和活性维生素D可提高患者成骨活性指标，增加骨痂面积。常用的活性VIT-D3包括骨化三醇（1，25（OH)$_2$D$_3$）及1α-（OH）D$_3$两种。老年人肠道黏膜细胞的VIT-D$_3$受体减少、活性降低，肾脏的25羟化酶减少，都是导致老年性骨质疏松症的重要原因。因此补充活性维生素D$_3$是十分有益的治疗方法，推荐剂量为400~800IU，骨化三醇用量每日0.25μg~0.5μg即可，当用于治疗骨质疏松症或骨质疏松骨折时，可达800~1000IU。同时应当适量补充钙剂，推荐绝经后女性和老年人每日摄入的钙量为1000mg，我国老年人每日从饮食中能摄取的钙约400mg，所以，每天应该补充元素钙为500~600mg，并摄取含钙量较高的食物。VIT-D$_3$还有调节神经-肌肉功能的作用，改善肌肉功能防止跌倒是对老年骨质疏松症是十分有益的。

治疗骨质疏松的药物较多，包括抗骨吸收类药物，如双磷酸盐、狄诺塞麦、降钙素、雌激素等；以及促骨形成药，如特立帕肽；具体可参考骨质疏松章节。骨质疏松骨折后，应用双磷酸盐会出现骨痂增大、矿化增加，规范的双磷酸盐治疗对骨折愈合无不利影响。使用特立帕肽，可促进骨折区骨痂形成。骨质疏松骨折内固定手术后，应用双磷酸盐类药物可抑制骨量的进一步丢失，提高内固定物的稳定性，降低内固定物移位的发生率。人工关节置换术后，应用双磷酸盐类药物可提高髋部骨量，减少假体周围骨丢失，降低假体松动的发生率。

老年骨折患者早期可选用降钙素治疗，并适量补充钙剂，降钙素具有很强的破骨细胞抑制作用。同时有中枢性镇痛作用。因此，在骨折急性期应用降钙素可在抑制活跃的骨吸收的同时又起到止痛的效果。对于既往发生过脆性骨折或有骨折高风险的患者，更推荐使用狄诺塞麦、特立帕肽或唑来膦酸等药物，阿仑膦酸和利塞膦酸仅作为次选药物，不推荐伊班膦酸和雷洛昔芬。总之，对于骨质疏松骨折而言，总的治疗原则为早期的基础治疗联合抗骨吸收药，后期的基础治疗联合促骨形成药或抗骨吸收药。

【康复】

骨质疏松骨折患者的康复治疗既要遵循一般骨折术后的康复规律，又要考虑到患者骨质量差、内固定不牢固及骨折愈合缓慢的特点。强调早期进行肌肉、关节的被动和主动锻炼，尽早活动未固定的关节，尽量减少卧床时间。对骨质疏松骨折患者除防治骨折引起的局部并发症外，还应重视全身状况的改善，积极防治下肢深静脉血栓、坠积性肺炎、泌尿系感染和褥疮等并发症，降低致残率及病死率。

在条件允许的前提下，骨质疏松性骨折患者应该尽早进行康复训练。术后康复对于治疗结果有重要影响，一个完善的康复治疗计划不仅能使伤肢功能得到早期恢复，而且对患者体能的恢复与各脏器功能的恢复至关重要。合理的康复锻炼有利于恢复关节功能，改善肌力、肌张力，防止或减少肌肉萎缩，增加肌肉的活动能力及平衡能力，有利于骨重建和愈合，有利于预防或减少再骨折。尤其对于老年患者，在肢体功能康复与体能康复方面应当并重。有些老年患者骨折已达到基本愈合、但仍不能进行负重和行走，原因是健康状况差，体力尚未恢复以致影响康复进程及最终治疗结果。

术后应及时发现并纠正重要脏器的功能障碍，使之尽早恢复到正常生理功能的水平。补充必要的营养物质与能量、开展全身性支持疗法这两项措施对老年体弱患者尤为重要。此外进行必要心理治疗与心理护理、解除患者精神压力、焦虑、情绪低落、忧郁，这对较内向的患者是不可缺少的。解除了心理压力才能使患者重新建立信心，积极参与和配合康复训练的进程，并在出院后坚持康复训练计划。体能的恢复是全身健康水平改善及心理康复的一个综合性标志。

对于脊柱和髋部骨折，在内固定或关节置换术基础上，应鼓励患者在医护人员的指导下尽早坐起和站立，以缩短卧床时间，减少卧床并发症。髋部骨折术后宜循序渐进地进行关节功能的主动活动和被动运动，尤其是患肢主动活动。肌肉的等长收缩与等张收缩，关节的被动与主动运动不仅对肢体运动功能的恢复有利，而且对骨折的愈合也有帮助。采用髓内固定或关节置换的患者，术后可尽早尝试患肢部分负重，采用锁定钢板等髓外固定技术的患者，患肢下地负重时间需适当延迟。关节置换术后早期，应根据采用的手术入路，适当限制关节活动范围。椎体成形术后 12 小时，患者可尝试坐起，24 小时后可尝试站立，腰背部肌肉力量训练和平衡训练有助于加速患者恢复。肩关节骨折后的康复训练通常由被动活动开始，可在上肢吊带或外展架上行前屈、外旋运动，待疼痛缓解后，逐步开始行主动肌力锻炼和关节活动度训练等。

术后骨科医师、康复医师及护士应针对患者具体情况制订出切合实际、有效的康复训练计划。对于已愈合的骨折患者，根据自己的能力积极参加运动是不错的选择。至于运动方式可以考虑快步走、哑铃操、举重等，步行是相对安全的运动项目。对个体而言，需要依据年龄、身体状况、活动能力等进行选择。最终目标是骨折的早期愈合，全身健康状况和生活活动能力恢复到伤前水平，使患者生活质量得到改善。

（程　鹏　丁国宪）

参 考 文 献

1. 刘利民.《骨质疏松性骨折诊疗指南》《原发性骨质疏松症诊疗指南》联合解读.北京医学,2017,3(2):180-182

2. 中华医学会骨科学分会骨质疏松学组.骨质疏松性骨折诊疗指南.中华骨科杂志,2017,37(1):1-10.

3. 邱贵兴,裴福兴,胡侦明,等.中国骨质疏松性骨折诊疗指南(骨质疏松性骨折诊断及治疗原则).中华骨与关节外科杂志,2015(5):85-88.

4. 印平,马远征,马迅,等.骨质疏松性椎体压缩性骨折的治疗指南.中国骨质疏松杂志,2015(6):643-648

第 46 章

老年泌尿系统疾病

第一节 概 述

一、肾脏的衰老

随着科学技术及医学的进步和发展，人口老龄化已成为当今社会面临的重要问题。随着年龄的增加，肾脏的解剖结构和生化代谢方面都发生了不同程度的退行性变化，导致肾脏发生老年性功能改变，其肾脏疾病的发病率、发病机制及临床表现均与年轻人有所不同，临床上具有病因复杂、影响因素多、表现不典型及病情较重、病程迁延等特点。同时，由于老年人常患多种疾病、应用多种药物，更使其肾脏疾病变的错综复杂。

肾脏衰老表现在形态学改变、功能性改变和病理性改变。形态学改变包括肾实质减少；功能性改变包括肾脏血管阻力增加、肾血流量降低及肾小球滤过分数增加；病理改变如肾小管萎缩、间质纤维化和肾小球硬化。由于肾脏在组织结构上的退化，导致衰老肾脏对外界刺激如血管紧张素、高盐、氧化应激、缺血再灌注损伤的预防能力减弱，较年轻人更易出现肾功能衰竭。

随着年龄的增长，完整和正常的肾小球数目进行性减少。年龄与肾小球数目呈反比，与肾小球的体积和肾脏的重量也呈反比。肾小球数还与患者对高血压和肾脏疾病的易感性明显相关。

随着年龄的增长，硬化性肾小球的数量逐渐增多，尤其是在肾皮质外带更为明显，肾脏血管阻力增加。衰老的肾脏体积较小，肾实质尤其是肾皮质变薄，故肾血流量明显减少。65 岁以上老年人的肾血浆流量仅为青年人的一半，男性减少较女性更为显著。通常认为在 40 岁之后 GFR 随年龄增长而逐渐降低，80 岁以上肾功能将损失 30%~40%。肾脏储备能力是肾小球滤过率（glomerular filtration rate，GFR）由基础（静息状态值）增加到最高限度的能力。正常人肾脏一般情况下无须发挥最大的滤过功能便能满足机体需要，但随着生理要求增高或肾脏疾病的进展，则需动用其贮备功能以适应内环境的变化。目前公认蛋白质或氨基酸负荷可调动及检测肾贮备。健康老年人的负荷 - 基础差值较健康成人有所降低，表明肾贮备降低，因而发生急性缺血或其他损害时，老年人群更易出现急性肾衰竭。

随着年龄的增长，肾小管的数量和体积逐渐减少。40 岁以后，功能性肾小管组织按照每年 1% 的速度递减，近曲肾小管的体积也明显缩小；肾小管尤其是远曲小管的长度变短，出现管腔扩张、憩室和囊肿；肾小管萎缩，肾小管上皮细胞出现凋亡和空泡样变性；肾间质体积明显增加和间质纤维化逐渐明显，并偶见炎细胞浸润。老年人肾小管间质功能的改变可以造成钠的吸收和排泄障碍，肾小管水及渗透压平衡功能损害，肾小管排酸、重吸收和重新合成碳酸氢根的功能损害，肾小管对各种物质转运的储备功能降低。

二、肾功能衰退的机制

（一）机体衰老

机体衰老可能是由于多个基因激活引起的，这些基因是从祖先环境进化而来的，目前进化理论认为能够抑制人类生命的过度延长，衰老是无可避免的。体细胞衰老（somatic cellular senescence，SCS）被认为是导致机体衰老的生物机制中的关键因素。SCS 是指细胞仍然存活并有代谢活性，但不能再重新进入细胞周期。人体细胞在体外培养时只能进行几次有限的细胞分裂，2009 年发现细胞衰老可能与端粒缩短有关。端粒位于真核染色体末端，是帽状核蛋白组成的重复 DNA 序列特异性蛋白。当端粒受损或缩短时端粒的保护功能失效同时触发细胞应答激活 DNA 修复机制，活化能阻止 DNA 复制和其他被 p53 磷酸化的细胞增殖的因素。活化的 p53 可以通过上调凋亡基因或细胞周期蛋白依赖性激酶抑制剂视网膜母细胞瘤蛋白低磷酸化（p21CIP1/WAF1）启动细胞凋亡或衰老。应激因素（如氧化应激）也可以加速端粒损伤或直接破坏 DNA，从而通过共济失调 - 毛细血管扩张突变基因（ataxia-telangiectasia，ATM）/Rad-3 相关蛋白（ATM and Rad-3 related，ATR）和 p53 诱导 DNA 损伤。p53 还能以应激依赖性方式被 p19ARF 感应或人类 p14ARF 激活，然后与小鼠双微体 2（mouse double minute 2，MDM2）或人类双微体（human double minute 2，HDM2）结合从而抑制 p53 泛素化及降解。除了端粒损伤或 p53 途径，不同细胞应激（如氧化应激、代谢应激、癌基因）导致的不依赖端粒的生长停滞也被称为"刺激和应激引导的衰老样"停滞（stress-induced senescence-like arrest，STASIS）也可导致 SCS。STASIS 通常与 p16NK4 表达水平升高相关，p16INK4a 是细胞周期依赖性激酶 4、6 的抑制剂，也参与改变染色质结构。

（二）SCS 在肾脏衰老表型

发生急性肾损伤时，肾小管上皮细胞脱落，存活的细胞通过快速进入细胞周期以恢复小管结构的完整性。然而，当衰老肾脏发生急性肾损伤时，很难启动充足的细胞更新，从而导致细胞更新应答不充分。肾脏 p16INK4a 的积聚不仅见于正常衰老的肾脏中，也可见于多种形式的肾损伤中，如移植后应激可诱导衰老的发生，因此当移植肾出现 p16INK4a 高表达时，可能提示移植肾恶化（如肾小管萎缩、间质纤维化），移植肾出现 SCS 高度聚积可能提示恶化加剧。移植肾脏活检 p16INK4a 的表达可以作为肾脏生理寿命和移植预后的生物标志物。来自老年供体的肾脏不仅在移植后衰老加快，并且这种衰老是附加在移植前已经发生的一定程度衰老的基础上的。

（三）非上皮细胞中的 SCS

目前已公认 SCS 可通过降低肾小管上皮细胞功能和修复能力而在肾脏衰老过程中起有害作用，但此能力可能存在细胞类型依赖性机制。当肾小管上皮细胞发生不可逆转的生长停滞时，将影响小管结构的完整性；然而当间质成纤维细胞发生生长停滞时，情况则是相反的。活化的间质成纤维细胞是介导肾脏纤维化的关键因素，其衰老后可以产生基质金属酶，诱导胶原降解，从而抑制纤维化的进展。p16INK4a 是细胞周期依赖性激酶抑制剂，Wolstein 等在单侧输尿管闭塞模型中，敲除 p16INK4a 基因后，小鼠表现为间质细胞增殖增加、炎症和细胞外基质沉积增加，从而推测 SCS 可能通过 p16INK4a 下调细胞增殖和基质生成，减轻损伤后纤维化。

（四）线粒体衰老

线粒体是产生活性氧（reactive oxygen species，ROS）的主要细胞器，根据衰老线粒体蛋白理论，由于脂质和 DNA 直接暴露于 ROS，从而成为衰老过程中氧化性损伤的主要靶目标。核 DNA 可以受组蛋白保护，然而端粒和各种修复酶 mtDNA 对于 ROS 诱导的应激没有任何保护机制或明显的修复系统。因此，相对于核 DNA，氧化应激主要影响 mtDNA。如果 mtDNA 在 ROS 相关应激下发生突变，线粒体功能障碍将进一步增加 ROS 水平，从而造成恶性循环。由于肾脏细胞消耗大量的线粒体产生的能量，因此线粒体衰老将可能影响肾脏稳态和肾脏衰老。

Dpinho 等研究发现端粒功能障碍与线粒体衰老之间存在直接的分子联系，端粒功能障碍诱发的 p53 可直接抑制过氧化物酶体增殖活化受体 γ 辅助活化因子 1α（α subunit of peroxisome proliferators-activated receptor-γ coactivator-1，PGC-1α）和过氧化物酶体增殖活化受体 γ 辅助活化因子 1β（β subunit of peroxisome proliferators-activated receptor-γ coactivator-1，PGC-1β）的表达，这两个基因是转录共激活因子小家族成员，是调控线粒体生物合成和功能的主要调节因子。通过活化 p53 抑制 PGC 网可导致衰老组织常见的改变，如线粒体生物功能受损、呼吸功能降低以及 ROS 生成增加。因此，推测端粒因衰老发生的耗损是通过 p53 诱导转录子变化导致线粒体衰老，这一关联可解释细胞衰老是怎样影响器官（如肾脏）的能量供应。如果端粒功能障碍损害细胞的能量供应，那么就容易发生肾小管变性及萎缩。去乙酰化酶 1（sirtuin type 1，SIRT1）作为依赖烟酰胺腺嘌呤二核苷酸（nicotinamide adenine dinucleotide，NAD）的组蛋白脱乙酰可以稳定 PGC-1α，通过热量限制可以干预哺乳动物衰老。SIRT1 在肾脏衰老过程中充当关键的细胞保护因子，这与 SIRT1 稳定 PGC 网、维持充足的线粒体功能是一致的。

（五）线粒体功能和肾素 – 血管紧张素 – 醛固酮系统

肾素 – 血管紧张素 – 醛固酮系统（renin-angiotensin-aldosterone system，RAAS）是血压、血流稳态和心血管生理学的重要调节系统，RAAS 参与心血管疾病的发生，RAAS 阻滞剂可以用于治疗高血压、肾脏和心血管疾病。血管紧张素 II（angiotensin II，Ang II）是 RAAS 主要效应分子，可以刺激醛固酮释放肾上腺素并通过其血管收缩和储钠作用增加血压。在细胞水平，Ang II 可引起增殖、促炎、纤维化活化等病理变化这些变化主要由 Ag II 1 型受体（AT1R）介导。多项研究表明，Ang II 不仅存在于细胞核中，也存在于线粒体中，与胞浆和线粒体 ROS 生成相关。通过 AT1R 介导正常衰老过程，增加线粒体的氧化损伤，影响线粒体功能，因此 AT1R 为损伤性受体。除 AT1R 外，Ang II 还可由 2 型受体（AT2R）介导起反应。Abadir 等早前发现线粒体血管紧张素系统，研究证实 Ang II 和 AT2R 位于线粒体内膜，且活化的 AT2R 可增加线粒体一氧化氮的生成从而抑制呼吸链功能，减轻线粒体的氧化损伤，因此 AT2R 是保护性受体。Abadir 等发现了与年龄相关的阈值开关，即老年小鼠出现线粒体 AT2R 表达降低或增加，这一阈值开关可被长期药物 AT1R 阻断剂（氯沙坦）逆转。AT1R 阻断剂可以显著增加心脏组织一氧化氧的生成，同时降低过氧化氢的形成，增加动脉和静脉血管弹性，还可以保护肾脏组织线粒体，延缓 ATP 产生引起的与年龄相关的功能下降。研究结果提示，AT1R 基因缺失可以通过改善肾小管上皮细胞年龄相关的线粒体全功能障碍而使小鼠的寿命延长。除肾小管上皮细胞外，还有研究提示 Ang II 可破坏内皮细胞正常结构，使内皮细胞功能受损，促进肾脏衰老。

SCS 在肾脏衰老和肾脏疾病的发生发展中起重要作用，无论是临床研究和基础研究均发现 SCS 对实体器官移植的影响，抑制 SCS 进展的治疗可能改善肾移植的长期预后，因此可作为新的治疗途径和手段。

三、肾功能损伤的后果

肾功能损伤包括急性肾功能损伤和慢性肾功能损伤。急性和慢性肾脏综合征的疾病状态和阶段可以根据血清肌酐浓度或肾小球滤过率（GFR）进行划分，两种综合征进一步发展导致的肾脏损伤，都需要肾脏替代治疗。

慢性肾脏疾病与急性肾脏损伤两者互为危险因素，并且两者都是心血管疾病的危险因素。急性肾脏损伤患者院内死亡率非常高，死亡首先发生在需要透析的患者中。很多观察性研究都显示，相当大一部分急性肾脏损伤患者，甚至是之前没有肾脏疾病的患者，经常能恢复一些肾脏功能，但是随后会发展成慢性肾脏疾病终末期。急性肾脏损伤和慢性肾脏疾病均能增加心血管疾病的风险。冠状动脉造影后的急性肾脏损伤患者具有心血管病，心肌梗死和血管再栓塞的住院治疗风险。急性肾脏损伤的严重性与心衰住院治疗相关。与曾经发生过心肌梗死相比，卒中、心衰或心肌梗死住院患者的急性肾脏损伤相关死亡率更高。在动物模型中，慢性肾脏疾病显著的增加了败血症及其导致的急性肾脏损伤的严重性。

（赵艳峰　赵　班）

参 考 文 献

1. Yang HC，Fogo AB.Fibrosis and renal aging.Kidney Int Suppl（2011），2014，4（1）：75-78.

2. Jacobi C，Homme M，Melk A.Is cellular senescence important in pediatric kidney disease？ PediatrNephrol，2011，26（12）：2121-

2131.

3. Wills LP,Schnellmann RG.Telomeres and telomerase in renal health.J Am SocNephrol,2011,22(1):39-41.

4. Naesens M.Replicative senescence in kidney aging,renal disease,and renal transplantation.Discov Med,2011,11(56):65-75.

5. Pijacka W,Clifford B,Tilburgs C,et al.Protective role of female gender in programmed accelerated renal aging in the rat.Physiol Rep,2015,3(4):e12342.

6. Humphreys BD,Czerniak S,DiRocco DP,et al.Repair of injured proximal tubule does not involve specialized progenitors. ProcNatlAcadSci USA,2011,108(22):9226-9231.

7. Pitiyage GN,Slijepcevic P,Gabrani A,et al.Senescent mesenchymal cells accumulate in human fibrosis by a telomere-independent mechanism and ameliorate fibrosis through matrix metalloproteinases.J Pathol,2011,223(5):604-617.

8. Sahin E,Colla S,Liesa M,et al.Telomere dysfunction induces metabolic and mitochondrial compromise.Nature,2011,470(7334): 359-365.

9. Perico N,Remuzzi G,Benigni A.Aging and the kidney.Curr Opin Nephrol Hypertens,2011,20(3):312-317.

10. Abadir PM,Foster DB,Crow M,et al.Identification and characterization of a functional mitochondrial angiotensin system.Proc Natl Acad Sci USA,2011,108(36):14849-14854.

11. Li DG,Sun XF,Chen XM.Underlying mechanism of renal aging.Chin J Mult Organ Dis Elderly,2016,15(4):302-306.

第二节 急性肾损伤

急性肾损伤（acute kidney injury，AKI）是由多种病因引起的，临床表现为肾功能在数天或数周内迅速恶化、体内代谢产物潴留、肾小球滤过率下降以及由此引起的水、电解质及酸碱平衡紊乱的临床综合征。老年人由于全身器官功能退化，对疾病的反应以及发生损伤后修复能力下降等，故在 AKI 人群中占有很大比例，并且研究证实，年龄是 AKI 发生的独立危险因素。因此，随着人口老龄化进程的加快，老年 AKI 以逐年增长的趋势成为不可忽视的临床问题。

【流行病学】

由于老年人肾脏的退行性变化及患有多种疾病，使老年人接受药物干预、治疗性介入或手术的概率增加，也使得老年人对各种致病因素（如缺血、感染、药物肾损伤等）的易感性增加。因此，急性肾损伤在老年患者中较为常见。研究表明，一般人群 AKI 的年发病率大约在 486/100 万 ~630/100 万人之间，老年人 AKI 的发病率更高。国外一项调查显示，60~80 岁之间需要透析治疗的严重 AKI 年发生率大约在 1000/100 万 ~5000/100 万人之间。我国 2015 年的统计数据显示普通人群 AKI 发病率大约为 2%，而老年人群 AKI 的发生率和年龄明显相关，不同年龄组（66 岁 ~69 岁，70 岁 ~74 岁，75 岁 ~79 岁，80 岁 ~84 岁，≥85 岁）的发生率分别为 13.6%、18.1%、24.9%、34.2% 和 46.9%。

【病因】

老年 AKI 常见原因包括肾脏缺血、肾毒性药物以及感染及创伤的控制欠佳等（表 46-1）。有研究提示，老年人医院内获得性急性肾损伤（hospital aquired acute kidney injury，HA-AKI）的发生率为 54%，明显高于社区获得性急性肾损伤（community-acquired AKI，CA-AKI）。老年人急性肾损伤以肾前性为主，多因素综合病因分析显示：与感染（56%）相关为首位病因，其次是与低血容量（30.7%）、肿瘤（26%）、心功能衰竭（25.3%）、肾毒性药物（22%）、手术（14%），肾脏疾病（14.7%）及肾后性疾病（8.7%）相关。单因素病因分析显示与低血容量相关为首位病因（21.6%）。值得注意的是，老年 AKI 多由多种病因共同导致，其死亡率高达 53.3%，HA-AKI 的死亡率是 CA-AKI 的 1.87 倍。另有研究提示，老年患者肾前性因素以大量失液或严重摄入不足（57.5%）、感染（42.5%）为主，非老年患者则以创伤（65.0%）、感染（20.0%）为主；老年患者肾性因素以药物中毒（60.0%）、生物中毒（25.0%）为主，非老年患者多见于急性肾脏疾病（65.3%）、生物中毒（13.3%）；老年患者肾后性（12.5%）显著高于非老年患者（4.1%）。老年患者原发慢性病（90.0%）及多器官功能障碍综合征（37.5%）高于非老年组（分别为 16.0%、5.3%）；老年组病死率为 57.5% 显著高于非老年组的 13.3%（$P<0.01$）。

表 46-1　老年急性肾损伤的常见原因

病因	常见情况
肾供血不足	失血、脱水引起血容量不足：大手术、脓毒症、呕吐、腹泻、利尿剂、消化道出血等
	肾动脉或静脉血栓：血栓多来自心肌梗死后附壁血栓、感染性心内膜炎及主动脉粥样性硬化性斑块脱落
	心力衰竭
	极度低血压（休克）
	肝功能衰竭（肝肾综合征）
药物毒性	抗生素：新霉素、庆大霉素等氨基糖苷类药物（青霉素和头孢菌素类易引起过敏性间质性肾炎）
	非固醇类消炎药：吲哚美辛、布洛芬、舒林酸、萘普生、氨基比林、非纳西丁
	降压药：血管紧张素转化酶抑制剂/血管紧张素受体拮抗剂
	中草药：含汞与含马兜铃酸制剂，如木通
	抗肿瘤药：顺铂、丝裂霉素
感染	泌尿系统、呼吸系统及胆道等部位的感染，导致严重脓毒症及感染性休克
尿路梗阻	前列腺肥大
	尿结石
	肿瘤
其他	变态反应、造影剂

【临床表现】

由于病因和发病机制的差异，老年 AKI 的临床表现有各自的特征。

老年人急性肾小管坏死的临床表现及病程经过与其他年龄组相仿，但病情常较重，其心血管、呼吸系统并发症以及高血钾等电解质紊乱的发生率明显增加，并易发生较严重的多器官衰竭。老年人肾功能常恢复缓慢或不能完全恢复。国外学者报告，70 岁以上的老年急性肾小管坏死患者肾功能稳定的恢复时间平均需 11.2 天，肾功能完全恢复正常者仅 28%；而 70 岁以下者肾功能稳定的恢复时间仅需 7.7 天，43% 患者的肾功能可完全恢复正常。国内资料表明，老年急性肾小管坏死患者肾功能完全恢复者仅 3.2%，明显低于 20~40 岁的成年人（57.7%）。

老年人发生了许多可以影响药物代谢的生理改变，可导致药物的药理作用和毒性发生变化，容易造成肾损伤。老年人药物肾损伤，以急性肾小管间质性肾炎最为常见。除发生率较高以外，其他特征与年轻人无显著差别。常见的致病药物包括：各类抗生素、造影剂、利尿剂、血管紧张素转化酶抑制剂/血管紧张素受体拮抗剂类药物、非类固醇类抗炎药、环孢素等。

在广泛动脉粥样硬化的老年患者中，动脉插管抗凝和纤溶治疗可能并发动脉硬化栓塞性肾脏疾病。自发的肾血管胆固醇栓塞在放射或外科的动脉血管介入手术后很常见，这些手术包括颈动脉、冠状动脉、肾动脉、腹部动脉造影、主动脉手术、经皮冠状动脉或肾动脉成形术。这些患者的肾功能衰竭是不可逆的，并逐渐恶化，同时还可能伴有其他系统胆固醇栓塞的症状，包括紫癜、腹部、腰部或下肢皮肤的青紫色网纹、消化道出血、胰腺炎、心肌梗死、脑梗死、远端足趾缺血性坏死等，但往往并不出现嗜酸性细胞增多、嗜酸性细胞尿、补体水平降低等在内的胆固醇栓塞的实验室证据。

有前列腺增生的老年患者常常出现尿路梗阻症状，且血肌酐和尿素氮进行性升高。女性患者的输尿管梗阻常由子宫或宫颈的恶性肿瘤引起。其他的腹膜后或盆腔恶性肿瘤如淋巴瘤、膀胱癌或直肠癌等在老年患者中也常常表现为急性肾衰竭。但尿频、排尿困难等尿路梗阻的典型症状在老年患者中不一定都会表现出来。尿路梗阻症状的延迟表现可能导致不可逆的肾功能损害。对这些患者，必须询问抗胆碱能药物的使用史、行残余尿检查以及肾脏超声检查。尿路梗阻引起的尿路感染可能损伤肾小管功能，减少肾血流量，并降低肾小球滤过率（glomerular filtration rate，GFR）。

【诊断与鉴别诊断】

目前广泛应用改善全球肾脏病预后组织（Kidney Disease: Improving Global Outcomes, KDIGO）有关 AKI 临床指南推荐的诊断标准和分期标准。AKI 被定义为满足以下任意一条：在 48 小时之内，血肌酐（Serum creatinine, SCr）增加 $\geq 0.3mg/dl$（$\geq 26.5\mu mol/L$）或 SCr 增加 ≥ 1.5 倍基线值，这个基线值是已知或假定为发生在之前 7 天之内；尿量 <0.5ml/（kg·h）达 6 小时。AKI 的严重程度分期根据下列标准（表 46-2）。

表 46-2 KDIGO 指南 AKI 的分级标准

分级	血清肌酐	尿量
1	基础值的 1.5 倍 ~1.9 倍或增加 $\geq 0.3mg/dl$（$\geq 26.5\mu mol/L$）	<0.5ml/（kg·h）（6~12h 内）
2	基础值的 2.0 倍 ~2.9 倍	<0.5ml/（kg·h）（$\geq 12h$）
3	基础值的 3.0 倍或肌酐升高至 $\geq 4.0mg/dl$（$\geq 353.6\mu mol/L$）开始进行肾脏替代治疗或年龄 <18 岁时，eGFR 下降至 <35ml/min.$1.73m^2$	<0.3ml/（kg·h）（$\geq 24h$ 或无尿 $\geq 12h$）

尽管 KDIGO 指南表明 AKI 的诊断和分期是基于 SCr 和尿量的变化，但由于 SCr 受年龄、性别、体重、血容量、肌肉量、营养状况、蛋白质摄入和药物等因素的影响，单纯采用 SCr 难以准确评估临床患者，尤其是老年患者的肾脏功能，具体原因包括：①肾脏功能必须达到一个稳态时，SCr 才有诊断价值；②肌酐水平与肌肉含量有关，在相同水平的肾功能时，老年人的 SCr 值应该更低一些；③ SCr 的升高通常会比 GFR 变化延迟 48~72 小时，不能敏感地反映肾功能的实时变化；④患者 SCr 的基线值常常无法知晓，致 AKI 的发病率始终存在高估或低估；⑤非 ICU 病房的患者并不会每天检测 SCr 值。因此，近几年的研究着重于发现新的 AKI 早期敏感生物标志物，如中性粒细胞明胶酶相关脂质运载蛋白、肾损伤分子 1、白细胞介素 18、胱抑素 C（cystatin C）等。但这些新的生物标志物在临床中的应用仍存在一些局限性。因此，在老年 AKI 诊断中可能还需要综合分析各种指标的变化。

根据原发病因、急骤出现的进行性氮质血症伴少尿，结合临床表现和实验室检查，一般不难做出急性肾损伤的诊断，但首先需要与慢性肾功能不全相鉴别。临床上，慢性肾功能不全患者通常具有以下特点有助于鉴别：①既往有慢性肾脏病史，平时有多尿或夜尿增多表现；② B 超显示双肾缩小、结构紊乱；③常有贫血，指甲肌酐或头发肌酐异常增高；④患者呈慢性病容、具有慢性肾功能不全相关的心血管病变、电解质紊乱、代谢性酸中毒等并发症表现。对于以往存在慢性肾脏病的患者，某些诱因作用可造成其肾功能急剧恶化，临床上被称为慢性肾脏病基础上的急性肾损伤。由于此类患者常兼有急性肾损伤及慢性肾功能不全的临床特点，容易误诊为慢性肾功能不全而使其失去治疗时机。

【治疗和预后】

老年 AKI 一旦发生，以对症、支持治疗，积极寻找 AKI 发生的病因，纠正可逆转因素，减缓肾功能损伤进一步加重为主。目前缺乏有效预防和治疗 AKI 的药物。老年患者更容易发生快速进展的低血容量状态，恰当的液体复苏更应当保证，必要时尽早应用侵入性的心血管监测，避免不恰当的补液诱发心衰。目前液体复苏治疗的支柱仍是等渗的晶体液。其他药物如碳酸氢钠、小剂量多巴胺、促红细胞生成素、他汀类药物、N－乙酰半胱氨酸等的疗效并不确定。

大多数合并 AKI 的危重患者最终需要肾脏替代治疗（renal replacement therapy, RRT）。高龄已不是 AKI 进行 RRT 的禁忌证，多数老年 AKI 对 RRT 具有很好的耐受性、有效性和安全性。但何时开始 RRT 仍有争议，目前认为利尿剂抵抗的 AKI 具有 RRT 治疗的指征。RRT 有助于清除 AKI 患者体内的液体和溶质潴留，帮助患者渡过肾功能丢失期，有助于肾功能的恢复。关于 AKI 行 RRT 的形式及强度目前并没有统一的临床实践指南，可选择血液透析或腹膜透析，但持续性肾脏替代治疗（continuous renal replacement therapy，CRRT）具有更加稳定的血流动力学，可能更适合老年 AKI。CRRT 剂量的设定应根据治疗目的、患者代谢情况、营养需求、患者残存肾功能、心血管状态、透析管路和血流量状况、有效治疗时间等因素来综合考虑。目前 KDIGO 的 AKI 指南推荐 RRT 的治疗剂量应不低于 20~25ml/（kg·h），对于合并有感染和多脏器功能衰竭（multiple organ dysfunction syndrome，MODS）的患者，治疗剂量 >35ml/（kg·h）可能会取得更好的疗效。老年 AKI 行 RRT 治疗时较易出现低血压、出血、电解质与渗透压改变引起神经系统并发症，临床中需要警惕。

老年 AKI 的临床预后与 AKI 分期、AKI 病因特征及并发症等密切相关。老年 AKI 患者发生终末期肾病（end-stage renal disease，ESRD）的危险是非 AKI 患者的 13 倍。影响老年 AKI 预后的主要因素可能包括：年龄 ≥ 70 岁以上、原发病复杂、心血管或肺部并发症、存在基础肾脏疾病、严重电解质紊乱、营养不良、败血症等未能及时纠正、需 RRT 的患者。此外，老年人常因急性肾损伤诱发多器官衰竭，有时急性肾衰竭作为多器官衰竭的表现之一而存在，此时预后极其凶险。但在发生多器官衰竭时决定预后的可能并非年龄，而主要是在于造成肾衰的诱因是否及时被去除以及其他脏器功能恢复的程度。

【预防】

老年 AKI 的预防策略在于早期发现并关注容易诱发 AKI 的因素，主要包括避免发生血容量不足、使用肾毒性药物、造影剂等。谨慎使用易造成血容量不足的药物如利尿剂和泻药等，一旦发现血容量不足应当立即纠正。此外因为高龄和并存疾病多，老年人更应当注意药物之间的配伍和避免肾毒性药物。对主要经肾脏排泄的药物应根据肾小球滤过率调整剂量，至常规成人剂量的 1/2 或 1/3，或延长给药间歇。对于用药者应严密监测临床表现及肾功能等有关生化指标，必要时监测血药浓度的动态变化，一旦出现毒副作用立即给予及时处理。造影剂使用前后水化治疗，并且尽可能减少用量和使用等渗或低渗离子型造影剂。此外，还需积极控制感染、心衰、低蛋白血症等合并症。

（王　琼　刘莉莉　毛永辉）

参 考 文 献

1. Bolignano D，Mattace-Raso F，Sijbrands EJ，et al. The aging kidney revisited：a systematic review. Aging Res Rev，2014，14（1）：65-80.

2. Eknoyan G，Lameire N，Eckardt K，et al. Kidney disease：improving global outcomes（KDIGO）acute kidney injury work group. KDIGO clinical practice guideline for acute kidney injury. Kidney Int Suppl，2012，2：1-138.

3. Yang L，Xing G，Wang L，et al. Acute kidney injury in China：a cross-sectional survey. Lancet，2015，386（10002）：1465-1471.

4. 黎磊石，刘志红. 中国肾脏病学. 北京：人民军医出版社，2008.

5. 王海燕. 肾脏病学. 第 3 版. 北京：人民卫生出版社，2009.

6. Gaudry S，Hajage D，Schortgen F，et al. Initiation strategies for renal-replacement therapy in the intensive care unit. N Engl J Med，2016，375（2）：122-133.

第三节　慢性肾脏病

随着年龄的增加，肾脏的解剖结构和生化代谢方面都发生了不同程度的退行性变化，进而导致肾脏发生老年性功能改变。因此，慢性肾脏病（chronic kidney disease，CKD）的患病率随年龄而逐渐增加。一般而言，普通人群中 CKD 的患病率为 10%~13%，但是 75 岁以上患病率接近 50%。老年 CKD 的发病机制及临床表现均与年轻人有所不同，临床上具有病因复杂、影响因素多、表现不典型及病情较重、病程迁延等特点。同时，由于老年人常患多种疾病、应用多种药物，更使其肾脏病变错综复杂。

【老年肾脏的病理生理特性】

衰老是所有物种生命的自然进程，肾脏衰老性改变通常始于 40 岁，50 岁左右为加速期，表现为肾单位逐渐丢失，肾小球硬化、肾小管萎缩及间质纤维化，肾小球、肾小管功能及血流动力学改变，水、电解质紊乱等。由于肾脏在组织结构上的退化，导致衰老肾脏对外界刺激如血管紧张素、高盐、氧化应激、缺血再灌注损伤等的防御能力减弱，较年轻人肾脏更易出现肾功能衰竭。

1. 肾小球功能　随着年龄的增长，完整和正常的肾小球数量进行性减少。正常成年人每侧肾脏的肾小球数大约为 33 万 ~110 万个，肾小球体积与肾小球数量呈现明显的负相关。解放军总医院尸检资料表明，老年人硬化性肾小球数与代偿肥大的肾小球数相平行，且硬化性肾小球的百分数越大，代偿肥大的肾小球也越多。随着年龄的增长，硬化性肾小球的数量逐渐增多，尤其是在肾皮质外带更为明显。健康成年人 30 岁后即可出现肾小球硬化的表现，但比例一般不超过 3%，60~69 岁则可增高至 10%，70~79 岁组高达 19%，80 岁以上老年人约 25% 的肾小球完全硬化。随年龄增长的肾小球硬化数目可以用以下的公式进行推算：肾小球硬化的比例（%）＝［（年龄 /2）－10］%。

正常成人安静时每分钟有 1200ml 血液流过两侧肾，相当于心排血量的 1/5~1/4。衰老的肾脏体积较小，肾实质尤其是肾皮质变薄，故肾血流量明显减少。40 岁以后肾血流量以每年 1.5%~1.9% 速率递减。65 岁以上老年人的肾血浆流量仅为青年人的一半，男性减少较女性更为显著。

肾小球滤过率（glomerular filtration rate，GFR）是评价肾脏功能的重要指标。通常认为在 40 岁之后 GFR 随年龄增长而逐渐降低，每年平均降低速率为 0.75~1ml/（min·1.73m²）。80 岁以上肾功能将损失 30%~40%。美国纵向调查显示，大约 1/3 的人群在 20 年内，GFR 并没有随着年龄的增长发生变化，另外 1/3 的人则随着年龄的增长，GFR 出现加速恶化，这种变化主要与平均动脉压的升高明显相关。但所有老年人的肾小球滤过功能的判断不能一概而论应做个体分析。

肾脏储备能力是肾小球滤过率由基础（静息状态值）增加到最高限度的能力。正常人肾脏一般情况下无需发挥最大的滤过功能便能满足机体需要，但随着生理要求增高或肾脏疾病的进展，则需动用其贮备功能以适应内环境的变化。目前公认蛋白质或氨基酸负荷可调动及监测肾贮备。健康老年人的负荷－基础差值较健康成人有所降低，表明肾贮备降低，因而发生急性缺血或其他损害时，老年人群更易出现急性肾衰竭。

2. 肾小管间质功能　肾小管的数量和体积随着年龄的增长逐渐减少，40 岁以后，功能性肾小管组织按照每年 1% 的速度递减，近曲肾小管的体积也明显缩小；肾小管尤其是远曲小管的长度变短，出现管腔扩张、憩室和囊肿；肾小管萎缩，肾小管上皮细胞出现凋亡和空泡样变性；肾间质体积明显增加和间质纤维化逐渐明显，并偶见炎细胞浸润。肾小管间质的病变如肾小管萎缩、间质纤维化等通常给人的印象是慢性的、静止的和不可逆的改变，但实际上这些病灶却代表着一个活动的病变过程，如局灶的肾小管细胞增殖、肌成纤维细胞的激活、巨噬细胞的浸润、炎症因子和黏附分子的产生、肾小管周边毛细血管的丧失、细胞凋亡等，所以肾小管间质结构和功能的老年性改变应引起临床医师的高度重视。

老年人肾小管间质功能的改变可以造成以下几方面的问题：钠的吸收和排泄障碍，容易造成机体的钠平衡失调；肾小管水及渗透压平衡功能损害，尿液的浓缩稀释功能出现障碍，容易造成血容量不足和脱水状况；肾小管排酸、重吸收和重新合成碳酸氢根的功能损害，有时可能引起代谢性酸中毒；肾小管对各种物质转运的储备功能降低，可以引起钙、磷代谢失衡，影响某些药物的代谢等；肾小管间质损伤后，可以影响肾素血管紧张素、前列腺素、激肽类物质、1，25- 二羟维生素 D_3 及红细胞生成素等合成、影响抗利尿激素和利钠因子的反应性。

【流行病学】

流行病学资料显示，CKD 已呈流行趋势。我国几宗大规模流行病学调查显示，20 岁以上成年人 CKD 的患病率在 10% 左右，与西方国家的患病率相似。而随着年龄的增加，CKD 患病率也呈增加趋势。2004 年底，中国 60 岁及以上人口已达到 1.43 亿，占我国总人口的 10.97%，并以每年 302 万人的速度增长，平均每年增长 2.85%。由此可见，我国是较早进入老龄社会的发展中国家。老年人不但具有更多的 CKD 危险因素和更高的 CKD 患病率，而且老年 CKD 患者合并症多，发生心脑血管疾病和进展到终末期肾脏病（end stage renal disease，ESRD）的机会更多。因此，我国在保障老年人健康方面的挑战更为严峻。

据美国 1999—2004 年全国健康与营养调查（National Health and Nutrition Examination Survey，NHANES）的数据显示，60 岁以上的美国人慢性肾脏疾病的患病率为 39.4%。据美国肾脏数据系统的报道，美国大于 65 岁的透析患者已从 1973 年的 5.10%，1990 年的 38.10% 升至 2004 年的 60.13%。北京大学医学院 2006 年在北京市石景山 4 个社区中对 40 岁以上人群（其中 60 岁以上占 70%）进行的非随机抽样调查发现，慢性肾脏病患病率高达 12%。中国各大中城市 2006 年慢性肾衰竭行透析治疗的患者中，超过 60 岁的患者占 49.2%。因此，老年人慢性肾脏病已对我国医疗、社会、经济等各个方面产生了较大影响，对老年慢性肾脏病的预防、早期诊断及治疗应给予高度的重视与关注。

【病因】

美国 60 岁以上人群中最常见的 CKD 和 ESRD 的病因是糖尿病肾病，其次是高血压性肾动脉硬化。我国尚无较大规模的统计资料，并且很多老年 CKD 患者的病因还不是很清楚。现有的流行病学研究提示血管疾病可能是老年 CKD 的主要发病因素。老年 CKD 患者中，普遍存在多种心血管疾病的危险因素，包括糖尿病、高血压及肥胖症，并且通常合并有蛋白尿和 GFR 的下降。此外，与年轻人相比，老年人因慢性肾小球肾炎所致慢性肾衰竭者明显减少，而继发性疾病导致的慢性肾功能不全显著增多。传统的肾脏疾病如膜性肾病、肾淀粉样变性、骨髓瘤肾损害、干燥综合征及其他继发性间质 – 小管性肾炎等疾病也都好发于老年人，引起老年人的肾功能衰竭。

【临床表现】

老年 CKD 患者往往隐袭起病，缺乏特异性表现。国内对 415 例老年 CKD 患者的单中心调查显示，首发症状主要是食欲不振、恶心、乏力、水肿、胸闷、头晕等不典型症状，甚至没有任何症状，仅实验室检查发现肾功能异常。同时，由于受肌肉容积及营养状态不良的影响，早期老年 CKD 患者血清肌酐往往增高不明显，也易导致误漏诊或延误诊断。当肾功能进展到一定阶段时，老年 CKD 患者除了会出现贫血、代谢性酸中毒、高血压等并发症症状以外，有时神经精神症状常较突出，并且与年轻人相比上述并发症可能出现早且严重。若采用肾活检方法，可发现临床上表现为慢性肾衰竭的老年人中有 20% 尚存在可以治疗的病变。因此若老年患者出现原因不明的短期内肾功能急剧恶化，有可能是在慢性肾脏病的基础上发生了急性肾衰竭，患者易并发多器官功能衰竭，危及生命。

老年 CKD 伴随疾病明显增多。除了一些常见基础疾病如糖尿病、高血压、充血性心力衰竭、尿路梗阻等，老年人有较多机会接受药物治疗（如利尿药、抗生素、降压药、非甾体消炎药、造影剂）和手术治疗（如心脏及血管手术），进一步增加了肾脏损伤的机会。老年人对缺血、缺氧、炎症、肾毒性药物的反应明显重于青年组。老年 AKI 中只有 30% 肾功能完全恢复，这些急性损伤的逐渐累积、迁延，加重老年 CKD 的进展。

【诊断与鉴别诊断】

改善全球肾脏病预后组织（Kidney Disease：Improving Global Outcomes，KDIGO）于 2012 年颁布新指南，调整了 CKD 的定义：肾脏结构或功能异常，持续时间 >3 个月，且这种结构或功能的异常对健康有影响。同时建立了考虑病因、GFR 和尿白蛋白水平的 CKD 联合分级系统，制定了危险分层模型以判断预后，推荐应用 CKD-EPI 公式估算 GFR 水平。GFR 分级和白蛋白尿分级标准见表 46-3 和表 46-4。

表 46-3　慢性肾脏病患者肾小球滤过率分级

GFR 类别	GFR［ml/（min·1.73m^2）］	术语
G1	>90	正常或高
G2	60~89	轻度下降
G3a	45~59	轻到中度下降
G3b	30~44	中到重度下降
G4	15~29	重度下降
G5	<15	肾功能衰竭

表 46-4　慢性肾脏病患者尿白蛋白分级

分级	AER	ACR		评价
	（mg/24h）	mg/mmol	mg/g	
A1	<30	<3	<30	正常或轻度升高
A2	30~300	3~30	30~300	中度升高
A3	>300	>30	>300	重度升高

老年 CKD 患者使用上述评估系统时需注意以下问题。首先，在评估肾功能方面，由于血清肌酐水平受到肌肉含量、饮食等许多因素的影响，因此，所有基于血清肌酐的 GFR 评估公式在实际应用特别是在老年人群中应用时均会出现一定的偏倚；其次，在 CKD 分期方面，由于肾脏随年龄增长自然老化，基于 GFR 的分期对老年患者存在过度诊断的可能；还有，相当部分老年人 CKD 仅多表现为 GFR 下降，而白蛋白尿并不明显，该部分患者远期预后并不差。

老年人由于年龄、合并症等因素，相当部分患者无法通过肾穿刺病理检查明确诊断，而各种慢性肾脏病发展至后期有类似的表现：肾硬化（肾小球硬化、肾小管萎缩及肾间质纤维化）及肾功能损害、尿毒症。尽管如此，临床中我们仍应尽可能明确肾功能不全的原因，以利于判断预后及系统性疾病所致肾脏以外脏器损伤的治疗及预后判断。

【治疗】

老年 CKD 的治疗手段需要综合权衡。在相同 GFR 水平下，老年人 CKD 面临死亡、心梗和卒中的风险要大于发展至终末期肾病的风险。但通过减缓肾功能损伤，改善代谢酸中毒、贫血和高磷血症等，可以降低心血管事件的发生风险，使老年 CKD 患者受益。

1. 非透析治疗　老年慢性肾功能不全患者在治疗后仍可得到与年轻人同样满意的疗效，对老年患者亦应采取积极态度予以治疗。老年人慢性肾功能不全的非透析治疗原则及方法与成年人基本相同。

老年 CKD 患者高血压的治疗应充分考虑其年龄、脉压、心血管疾病和其他并发症以及 CKD 进展风险，个体化确定患者的血压靶目标。对大多数老年 CKD 患者应用血管紧张素转化酶抑制剂 / 血管紧张素受体拮抗剂（angiotensin-converting enzyme inhibitors/Angiotensin II receptor blocker，ACEI/ARB）延缓疾病进展尚缺乏证据。特别合并血容量不足或利尿剂应用过多，如肾动脉狭窄、明显左心衰竭、同时应用非甾体抗炎药时，尚有增加肾脏损伤的风险。

贫血常在 GFR<30ml/（min·1.73m^2）出现，但老年 CKD 患者往往更早出现。治疗包括应用促红细胞生成素及造血原料的补充。2012 年 KDIGO 指南建议一般情况下，使用促红细胞生成素维持血红蛋白浓度不应超过 115g/L。过高的血红蛋白并不降低心血管疾病发生率，甚至会导致心血管事件和死亡。然而对于合并心血管并发症的老年 CKD 人群，该目标值是否合适，尚不明确。

老年人群随着年龄增长会逐步出现骨量减少、骨质疏松。CKD 患者由于低钙血症、继发性甲状旁腺功能减退等原因更易发生骨质疏松。与老年非 CKD 比较，老年 CKD 患者钙磷代谢紊乱患病率明显升高（56.0% vs 2.2%），老年 CKD 患者骨质疏松患病率也明显高于中青年 CKD 患者（20.69% vs 3.92%）。提示老年 CKD 患者在年龄和慢性肾病双重因素作用下，更易发生慢性肾病——矿物质和骨异常（chronic kidney disease-mineral and bone disorder，CKD-MBD）。因此，应从 CKD 早期进行骨代谢相关指标全面评估，有针对性治疗，以提高老年慢性肾病患者生活质量。

此外，老年人易合并急性肾损伤，在治疗慢性肾功能不全之前，首先应注意鉴别，排除急性肾衰竭存在的可能性，同时注意找出肾功能恶化的可逆因素（如水、电解质紊乱、血压波动、感染或用药不当等），并应积极治疗伴随存在的其他系统性疾病。

2. 透析治疗　老年终末期 CKD 患者需透析治疗还是保守治疗并无统一答案，发达国家老年终末期 CKD 患者已逐渐从保守治疗转变为透析治疗。高龄不是透析的禁忌证，没有其他主要脏器功能不全的老年人完全可以适应并耐受透析治疗。有研究报道，65 岁以上老龄透析患者的死亡危险度较非老年组高 1

倍以上，诸多影响因素中包括了种族、心脑血管疾病、肿瘤、消化道出血、糖尿病及心理疾患等，但不同国家老年患者的死亡率及危险因素有明显差异。在血液透析技术方面由于老年人血管条件差，应加强血管通路的管理，老年患者的动静脉内瘘阻塞的发生率明显高于非老年组，部分老年人血管资源已基本耗竭，因此开展动静脉内瘘成形术时机的选择及如何保护有限的血管资源将是影响患者透析充分性及生存状况关键问题。有些老年患者在应用肝素或低分子肝素后出现了严重的血小板下降或消化道出血而被迫转腹透，或因透析不充分并发代谢性脑病，此类患者选择使用枸橼酸钠抗凝治疗及新型抗凝药物可能更佳。

对患有心血管疾病且血流动力学状态不稳定的老年人，首选透析方式为腹膜透析。临床研究显示，老年人 ESRD 患者的心血管并发症发生率较高，短时血透的老年人易因低血压导致的缺血而出现相应并发症；而腹膜透析的并发症在老年人与青年人之间并无明显差别。老年人接受透析治疗的疗效与其他年龄组差别不太大。只要处理得当，其并发症的出现也可以减少到一定程度。

生活质量的改善最为重要，应从机体各器官功能状况、预后问题、认知状态、社会支持、治疗负担、视力或听力状况以及营养状况等多方面进行评估。对于具有良好的基线生活质量的老年人，肾脏替代治疗是一个合适的选择。

3. 肾移植　年龄本身不应作为肾移植的禁忌条件。许多研究认为，老年 ESRD 患者接受肾移植的生存率优于透析治疗。美国 2007 年的统计资料表明，老年肾移植受者（≥ 70 岁）比透析患者总体死亡风险降低 41%，且与年轻患者相比较，老年肾移植患者围手术期病死率、移植肾功能延迟恢复发生率、平均住院时间、重复住院次数及短期和长期人、肾存活率无明显差异。由于肾移植可大大改善患者生活质量，因此老年 ESRD 患者可以接受肾移植。在老年患者中，心血管事件及感染是移植肾功能丧失的主要原因，因此对老年人肾移植前各方面情况的评估应更为谨慎。

（王　琼　刘莉莉　毛永辉）

参 考 文 献

1. 李小鹰 . 中华老年医学 . 北京：人民卫生出版社，2016.

2. 郑丰，蔡广研，陈建 . 现代老年肾病诊治重点与难点 . 北京：人民军医出版社，2015.

3. LuXia Zhang，PuHong Zhang，Fang Wang，et al.Prevalence and factors associated with CKD：A Population Study From Beijing.Am J Kidney Dis，2008，51：373-384.

4. Kidney disease：Improving Global Outcomes（KDIGO）CKD-MBD Work Group.The 2012 Kidney disease：Improving KDIGO Global Outcomes（KDIGO）Clinical practice guideline for evaluation and management of CKD.Kidney Int Suppl，2013，3：19.

5. Kidney disease：Improving Global Outcomes（KDIGO）CKD-MBD Work Group.KDIGO clinical practice guideline for anemia in chronic kidney disease.Kidney Int Suppl，2012，2：282.

6. 赵慧，李晓玫，王玉 . 老年人慢性肾脏病研究现状 . 中华老年医学杂志，2014，33（2）：214-218.

第四节　肾小球疾病

肾小球毛细血管形态和（或）功能性的损伤即肾小球疾病。肾小球疾病不是单一的疾病，而是由多种病因和多种发病机制引起的一组疾病，病理类型各异，临床表现常有重叠。根据病因可分为原发性（病因不明的起始于肾小球的疾病）、继发性（全身系统性疾病的一部分在肾小球疾病体现）和遗传性（遗传变异基因所致）。尽管病因很多，但大多数肾小球疾病患者表现为肾病或肾炎这两种形式之一，主要取决于尿沉渣检查和蛋白尿的程度。原发性肾小球疾病的临床分型分为急性肾小球肾炎、急进性肾小球肾炎、慢性肾小球肾炎、无症状性血尿和（或）蛋白尿、肾病综合征。

目前肾小球疾病的发病机制尚未完全清楚，现认为免疫反应介导的炎症损伤、遗传因素在肾小球疾病中发挥着重要的作用。免疫学发病机制包括体液免疫、细胞免疫、补体的激活及其调节。目前认为肾小球疾病的发病与 T 细胞、B 细胞激活，炎症细胞浸润，炎症因子产生，免疫球蛋白沉积，免疫复合物形成有关。抗原成分及来源多样，包括肾脏固有成分（如磷脂酶 A2 受体、Ⅳ型胶原 α3 链非胶原区等）、非肾脏自身抗原（如 DNA 核小体复合物、异常糖基化 IgA、轻链等）、外源性（如牛血清蛋白、丙肝病毒、细菌、其他病原微生物、疫苗等）。随着年龄的增加，肾脏的形态和功能都发生了不同程度的退行性变化。增龄引起完整和正常的肾小球数目进行性减少。随着肾小球、肾小管和肾血管改变，肾间质纤维化程度逐渐明显。肾脏功能上表现为肾血流减少，肾小球滤过率下降，肾小管浓缩稀释功能、酸化功能以及重吸收功能低下，内分泌能力降低。

随着老年患者实施肾活检的增多，老年肾小球疾病的诊断率也明显上升。肾脏的老年性功能改变，使其肾脏疾病的发病率、发病机制及临床表现均与年轻人有所不同，临床上具有病因复杂、影响因素多、表现不典型及病情较重、病程迁延等特点。与青年人相比，老年人原发性肾小球疾病的诊断首先需排除系统性疾病所致的继发性肾脏病如糖尿病肾病、系统性血管炎、多发性骨髓瘤等疾病后方可诊断。

一、原发性肾小球疾病

（一）急性肾小球肾炎

【定义】

急性肾小球肾炎（acute glomerulonephritis）简称急性肾炎，是一组以急性肾炎综合征为主要临床表现的常见肾脏病。以急性起病，出现血尿、蛋白尿、水肿、高血压，并可伴有一过性肾功能损伤。常出现于感染之后，多种病原微生物如细菌、病毒及寄生虫均可以致病，但绝大多数为链球菌感染后肾小球肾炎（post-streptococal glomerulonephritis，PSGN）。本病主要发生于儿童群体中，老年患者发病率虽然明显低于儿童，但并非罕见，且诊断困难，病情较重，应引起足够重视。

【病因和发病机制】

PSGN 为 A 组 β- 溶血链球菌感染所致的感染后免疫反应。所有的致肾炎菌株均有共同的致肾炎抗原性，感染后是否发病取决于宿主的易感性。诱发免疫反应后可通过循环免疫复合物沉积于肾小球致病，或种植于肾小球的抗原与循环中的特异抗体相结合形成原位免疫复合物，激活补体，引起免疫损伤和炎症。单次致肾炎链球菌株感染后形成的免疫复合物沉积，肾小球尚有能力清除，中断免疫—炎症的恶性循环，使急性肾炎病变呈自限性。

【病理】

肾脏体积可较正常增大，病变类型为毛细血管内增生性肾小球肾炎。光镜下病变主要是弥漫性内皮及系膜细胞增生伴细胞浸润，毛细血管管腔变窄。免疫荧光检查可见 IgG 及 C3 沿毛细血管壁呈粗颗粒状沉积。电镜检查可见上皮下电子致密物呈"驼峰样"沉积。

【临床表现】

大部分病例发病前 1~3 周常有呼吸道感染或皮肤脓疱病等链球菌感染史，呼吸道感染者潜伏期较皮肤感染者短。临床表现各异，从无症状性镜下血尿到典型的急性肾炎综合征不等。典型症状的表现为：①血尿：30%~50% 的患者出现肉眼血尿；②水肿：约 2/3 患者因水钠潴留而出现全身水肿；③高血压：50%~90% 患者出现轻度到重度不等的高血压，老年患者更为多见；④急性肾衰竭：少尿或无尿，血肌酐升高，暂时性氮质血症、电解质紊乱及代谢性酸中毒；⑤严重循环充血：多发生于疾病早期，老年患者发生率明显高于青年人，由体内水钠潴留，容量负荷加重及高血压所致，表现为烦躁不安、气急、心率加快、肺底可闻及湿啰音。

【辅助检查】

1. 尿液检查 伴或不伴红细胞管型的血尿、不同程度蛋白尿（5% 就诊时可达到肾病范围）、无菌性白细胞尿；

2. 补体 约 90% 的患者在病程初期 C3 和总补体活性（CH50）显著下降，起病后 4~8 周内恢复正常；

3. 抗链球菌溶血素（anti-streptolysin O，ASO）滴度升高，是近期感染的证据；

4. 病原菌培养　仅 25% 患者皮肤或咽部链球菌培养呈阳性。

【诊断与鉴别诊断】

以急性肾炎综合征为表现，病前 1~3 周有前驱感染史，有链球菌培养及 ASO 滴度升高，血清 C3 下降，病情在发病 8 周内逐渐减轻到完全恢复正常可确诊为 PSGN。对不典型者须经多次尿常规检查并结合血清补体动态改变作出诊断。若肾小球滤过率进行性下降或病情于 2 个月尚未见好转应及时做肾活检，以明确诊断。

诊断时需与急性全身感染性发热疾病、急性泌尿系感染、以急性肾炎综合征起病的肾小球疾病（其他病原体感染后的急性肾炎、系膜增生性肾小球肾炎、膜增生性肾小球肾炎等）、急进性肾小球肾炎、系统性疾病肾脏受累（如狼疮性肾炎、紫癜性肾炎）等疾病相鉴别。

【治疗与预后】

本病是自限性疾病，治疗不宜使用糖皮质激素等免疫抑制剂，应以休息、对症、支持为主，预防和治疗水钠潴留，消除临床症状和并发症，限制水钠摄入和使用髓袢利尿剂，急性发作期必要时透析治疗。由于本病主要为链球菌感染后造成的免疫反应，急性发作时感染灶多数已经得到控制，对于针对链球菌的抗生素的必要性有争议。但是在细菌病灶培养阳性时，应积极应用抗生素治疗，有预防病菌传播的作用。对于反复发作的慢性扁桃体炎，待病情稳定后可考虑做扁桃体摘除。术前、术后两周需注射青霉素。

本病预后一般良好，病程 6 个月至 1 年，目前影响急性肾炎近期预后的主要问题为少尿、急性肾衰竭。急性肾炎后急性肾衰竭多见于老年人。一般认为老年患者远期预后不佳，有持续性高血压、大量蛋白尿或肾功能不全者预后可能较差，且急性并发症（心力衰竭、肺淤血）及慢性进展性肾小球疾病的发病率均高。

（二）急进性肾小球肾炎

急进性肾小球肾炎（rapidly progressive glomerulonephritis，RPGN）又称急进性肾炎，指在急性肾炎综合征基础上短期内（数日至数周）出现进行性少尿、无尿，肾功能急骤进展的一组临床综合征，是肾小球肾炎中最严重的类型。其最常见的形态学特征是广泛大新月体形成，因此术语 RPGN 通常指新月体性肾小球肾炎。

【病因及分型】

新月体性肾炎病因多样，根据肾脏免疫病理主要分为三型：

Ⅰ型：由于循环中存在的抗肾小球基底膜（glomerular basement membrane，GBM）抗体与 GBM 抗原相结合激活补体而致病，又称抗 GBM 抗体型 RPGN。当伴有肺出血时称为 Goodpasture 病、不伴肺出血则称抗 GBM 肾小球肾炎。

Ⅱ型：因肾小球内循环免疫复合物的沉积或原位免疫复合物形成，激活补体而致病，又称免疫复合物型 RPGN。在大多数情况下，患者的血清学和组织学表现都提示存在基础疾病，如 IgA 肾病、狼疮性肾炎、混合性冷球蛋白血症等。极少数情况下，膜性肾病患者也会有新月体形成，此时新月体形成的机制尚不清楚。

Ⅲ型：因肾组织免疫荧光法或电镜检查仅有少量或无免疫复合物沉积，又称寡免疫型 RPGN。约 70%~80% 患者血清中存在抗中性粒细胞胞浆抗体（antineutrophil cytoplasmic antibodies，ANCA），临床多数存在系统性血管炎的全身症状。

其他特殊类型：①"双抗体阳性"RPGN，部分患者同时具有抗 GBM 阳性和 ANCA 阳性；②特发性 RPGN，不符合任何一种已知成分的免疫复合物型 RPGN 或 ANCA 阴性的寡免疫复合物型 RPGN。

Ⅰ型 RPGN 患者约半数以上有上呼吸道感染病史，其中多为病毒性感染，少数为典型的链球菌感染，但感染与 RPGN 的发病关系并不确定。某些化学试剂、强氧化剂、汽油等碳氢化合物，可能与此型 RPGN 有关。某些药物，如肼屈嗪、丙硫氧嘧啶（PTU）与部分Ⅲ型 RPGN 相关。RPGN 的诱发因素包括吸烟、吸毒、接触碳氢化合物等。

【病理】

光学显微镜可见肾小囊内新月体形成为 RPGN 的特征性病理改变，受累肾小球达 50% 以上，病变范围占肾小囊面积的 50% 以上，严重者可充满整个肾小囊。病变早期为细胞新月体，后期为纤维新月体。严重时包曼囊壁破裂，导致肾小球周围炎症，系膜细胞及内皮细胞也可明显增生。另一少见类型为开始时肾小球毛细血管丛坏死病变，肾小球几乎完全破坏，继之被瘢痕组织所代替，而肾小球囊腔的新月体数量和程度都较轻。免疫病理学检查是分型的主要依据，Ⅰ型 RPGN 的早期 IgG 及 C3 沿肾小球毛细血管壁呈光滑线条状分布。Ⅱ型 RPGN 与其基础疾病有关：如系膜区 IgA 沉积提示 IgA 肾病；感染后肾小球肾炎表现为 IgG 及 C3 沿毛细血管壁呈粗颗粒状沉积；狼疮性肾炎则 IgG、IgA、IgM、C3 和 C1q 的免疫荧光染色呈"满堂亮"表现。Ⅲ型 RPGN 肾小球内无或仅有微量免疫沉积物。电镜检查可见 GBM 呈卷曲压缩状，可见断裂。Ⅰ、Ⅲ型无或仅有少量电子致密物沉积，Ⅱ型在 GBM 的上皮侧、内皮侧、GBM 内及系膜区可有电子致密物。

【临床表现】

多数患者在发病前 1 个月有前驱感染史，起病多较急，病情可急骤进展，也可隐匿起病，初始症状仅为乏力或水肿。以急性肾炎综合征为表现者，在早期出现少尿或无尿，进行性肾功能恶化并发展成尿毒症。可同时伴有肉眼血尿，持续时间不等，但镜下血尿持续存在。约半数患者在开始少尿时出现水肿，一旦出现难以消退；起病时部分患者伴有高血压，也有在起病之后过程中出现高血压，常呈持续性，不易自行下降；肾功能损害呈持续加重。患者常有中度贫血。Ⅰ型患者可能出现肺出血和咯血，这通常是由抗肺泡基底膜抗体引起。Ⅱ型患者约半数可伴肾病综合征，Ⅲ型患者常有全身性症状，如不明原因的发热、乏力、关节痛或咯血等系统性血管炎表现。

【辅助检查】

免疫学检查异常主要有抗 GBM 抗体阳性（Ⅰ型）和 ANCA 阳性（Ⅲ型）。Ⅱ型患者的血液循环复合物及冷球蛋白可呈阳性，并可伴血清 C3 降低。B 超等影像学检查常显示双肾增大。临床若怀疑为 RPGN 应积极行肾穿刺进行明确诊断，若肾穿刺前血肌酐 >400μmol/L 者，应透析以确保肾穿刺顺利进行。

【诊断与鉴别诊断】

对存在提示 RPGN 临床表现的患者，准确且及时的诊断非常必要。应尽快完成实验室检查，包括 ANCA、抗 GBM 抗体、补体成分、抗核抗体等，并尽早肾活检。若病理证实为新月体肾炎则诊断成立。还应对 RPGN 作进一步病因诊断。通过询问病史，积极寻找多系统疾病的肾外表现，结合实验室检查及肾病理，有助于确定诊断。

RPGN 应注意与下列疾病相鉴别：引起急性肾炎综合征的其他肾小球疾病，如 IgA 肾病、急性感染后肾小球肾炎、冷球蛋白血症肾损害等；引起少尿性急性肾衰竭的非肾小球疾病，包括急性肾小管坏死、急性过敏性间质肾炎、梗阻性肾病、恶性高血压肾损害等。

【治疗与预后】

包括针对急性免疫介导性炎症病变的强化治疗以及针对肾脏病变后果（如水钠潴留，高血压、尿毒症、感染等）的对症治疗两方面。尤其强调在早期做出病因诊断和免疫病理分型的基础上尽快进行激素联合免疫抑制剂强化治疗。对重症患者在肾活检结果回报前，可启动初始经验性治疗，包括静脉甲泼尼龙冲击治疗，静脉应用环磷酰胺，并考虑行血浆置换，特别是当存在咯血时。但老年人应用糖皮质激素和化疗药物的毒副作用也增大，因此强调个体化治疗。

1. 糖皮质激素 多采用冲击疗法。甲泼尼龙 500~1000mg 静脉滴注，连续 3 天，必要时间隔 3~7 天可再用 1 疗程，以后改为口服泼尼松（或泼尼松龙）1mg/（kg·d）（总量不超过 80mg/d），3~6 个月后递减，糖皮质激素维持时间长短根据原发病不同而异。激素治疗作为基础治疗，一般需联用其他免疫抑制剂治疗，单用激素疗效有限，且面临更高的复发率。激素应用过程中，应注意继发感染，水钠潴留等不良反应。

2. **免疫抑制剂**　常用环磷酰胺（Cyclophosphamide，CTX）具体方案详见下文"原发性小血管炎肾损害"。CTX 常见副作用为肝功能损害、骨髓抑制、消化道症状、性腺抑制、出血性膀胱炎和致癌作用。硫唑嘌呤常用于维持期治疗，缓解后硫唑嘌呤 100mg/d 继续治疗 6~12 个月巩固疗效。

3. **血浆置换**　是 I 型 RPGN 的首选治疗方法。每天或隔天应用新鲜血浆或 5% 白蛋白将患者血浆置换出 2~4L。如患者出现无尿，血肌酐 >600μmol/L，肾活检中 85% 的肾小球有大新月体时则不再建议应用血浆置换，除非患者出现肺大出血时用于挽救生命。血浆置换的主要副作用是感染、出血、溶血及低血钙等。

4. **替代治疗**　凡已达到透析指征者，应立即透析。对强化治疗无效的晚期病例或肾功能已无法逆转者，则有赖于长期维持透析。肾移植应在病情静止半年，特别是 I 型患者血中抗 GBM 抗体需转阴后半年进行。

影响预后的主要因素有：

1. **免疫病理类型**　Ⅲ 型较好，I 型差，Ⅱ 型居中；

2. **强化治疗是否及时**　临床上无尿、少尿、血肌酐 <530μmol/L，病理尚未显示广泛不可逆病变（纤维性新月体，肾小球硬化或间质纤维化）时，即开始治疗者预后较好；

3. **老年患者相对预后较差。**

本病缓解后长期转归多逐渐转为慢性病变并发展为慢性肾衰竭，故治疗中应注意采取有效措施保护残存肾功能，延缓疾病进展和慢性肾衰竭的发生。

（三）IgA 肾病

IgA 肾病（IgA nephropathy，IgAN）是指免疫球蛋白 A 在肾小球系膜区异常沉积所导致的慢性肾小球肾炎。IgA 肾病是大部分发达国家中引起原发性肾小球肾炎的最常见病变，在亚洲人和白人中 IgA 肾病的发生率最高，在我国是导致终末期肾脏病最重要的原因。在我国一项包括了 13 519 例肾脏活检的研究中，IgA 肾病占所有原发性肾小球肾炎病例的 45%。患者可能发病于任何年龄，16~35 岁患者占总发患者数的 80%，男女发病之比为 2 : 1~6 : 1。大于 60 岁的比例约占 1.7%，老年是影响其预后不良的危险因素。

【病因与发病机制】

IgA 肾病是免疫复合物介导的肾小球疾病，其病因和确切的发病机制尚未完全阐明，目前认为与免疫、遗传等因素有关。IgA1 分子糖基化的异常是致 IgA 肾病的关键原因。异常的 IgA1 分子自身聚合或作为自身抗原与体内的 IgG 或 IgA1 抗体结合，形成免疫复合物，沉积于肾小球系膜区，促进炎症反应和补体激活，导致系膜细胞增生和细胞外基质合成增多。IgA1 分子合成、释放及其在外周血中的持续存在、与系膜细胞结合沉积以及触发炎症反应是参与 IgA 肾病发病的三个重要环节。

【病理】

IgA 肾病的病理表现多样，从肾小球基本正常到弥漫系膜增生性病变、新月体形成、以及局灶节段硬化性病变。免疫荧光是确诊该病的重要手段，其特征性改变为以 IgA 为主的免疫球蛋白在肾小球系膜区呈团块状或颗粒状弥漫沉积。光镜下肾小球系膜增生是最主要最核心的病变。电镜下肾小球系膜区、旁系膜区可见高密度电子致密物沉积。2009 年国际 IgA 肾病协作组发表了 IgA 肾病的牛津分型，以系膜细胞增生（M）、毛细血管内增生（E）、节段性肾小球硬化（S）、肾小管萎缩、间质纤维化（T）4 项指标作为病理参数，进行量化分级，可较好的反映 IgA 肾病的组织病理改变。此外研究发现，肾组织 M、E、S 和 T 病变与肾活检时患者 24 小时尿蛋白定量、血压水平以及肾小球滤过率等临床指标密切相关，可被用于评价 IgA 肾病患者的肾脏预后。

【临床表现与辅助检查】

IgA 肾病临床表现多样，可以表现为孤立性血尿、反复发作性肉眼血尿、无症状性血尿和蛋白尿，也可合并水肿、高血压、肾功能减退，表现为肾炎综合征或肾病综合征。约 40%~50% 患者有一次或反复发作的肉眼血尿，通常在上呼吸道感染后数小时至 2 日内，可由细菌性扁桃体炎引起，也可由其他病毒感染引起，少数于胃肠道或尿道感染后发生。IgA 肾病也可表现为持续性大量蛋白尿（尿蛋白 ≥ 3.5g/d），其至肾病综合征，病理表现常为弥漫性系膜增生。约 10% 患者确诊时已有肾功能减退，尤其是确诊时年龄较大的患者，常伴有高血压。约 40% 患者血清 IgA 值增高。

【诊断与鉴别诊断】

根据上述临床表现应考虑 IgA 肾病可能，确诊依靠肾脏免疫病理。但需与急性链球菌感染后肾炎、其他病理类型的慢性肾小球肾炎急性发作、新月体肾炎等鉴别。也需要鉴别继发性 IgA 肾病，包括：过敏性紫癜、病毒性肝炎、肝硬化、系统性红斑狼疮、强直性脊柱炎、类风湿性关节炎、混合性结缔组织病、结节性多动脉炎、结节性红斑、银屑病、溃疡性结肠炎、克罗恩病、肿瘤等。

【治疗与预后】

IgA 肾病处理原则包括防治感染、控制血压、减少尿蛋白、避免劳累、脱水、肾毒性药物的使用，定期复查。

1. 对于孤立性血尿、没有或有极少尿蛋白（<500~1000mg/d）且 GFR 正常的患者，每 6~12 个月应对其进行定期监测。

2. 持续性蛋白尿（>1g/d）、GFR 正常或仅轻度下降、肾活检中仅轻度或中度组织学改变者，初始给予非免疫抑制性治疗来延缓疾病进展，首选血管紧张素转化酶抑制剂（angiotensin-converting enzyme inhibitor，ACEI）或血管紧张素受体拮抗剂（angiotensin receptor blocker，ARB），治疗的目标为尿蛋白 <1g/d，血压低于 130/80mmHg。老年人应用 ACEI/ARB 前要排除肾动脉狭窄和严重肾功能衰竭，从小剂量用起，监测肾功能，避免血压降得过低。

3. 如果使用最大耐受剂量的 ACEI 和 ARB，尿蛋白仍 >1g/d，宜加用糖皮质激素治疗。可给予泼尼松 0.6~1.0mg/（kg·d），4~8 周后酌情减量，总疗程 6~12 个月。如激素反应不佳或有禁忌证，可应用免疫抑制剂治疗。除了考虑尿蛋白的量以外，还要考虑肾活检病理改变。明显的炎细胞浸润、系膜细胞增殖、细胞性新月体形成，是应用激素和免疫抑制剂的适应证。

4. 以肾病综合征为表现、无血尿、肾功能正常、肾病理学表现是微小病变肾病的特征同时伴 IgA 沉积其治疗方法与微小病变肾病患者相同。

5. 对于肾脏已缩小、绝大多数肾小球已球性硬化、血肌酐 >442μmol/L 的 IgA 肾病患者，给予慢性肾脏病一体化治疗，延缓肾功能恶化的速度，减少并发症。蛋白尿、高血压、肾功能损伤是 IgA 肾病预后的最强的独立预测因子。病理危险因素方面，系膜细胞增生、局灶节段肾小球硬化、球性硬化、广泛的新月体形成、小管萎缩／间质纤维化均被认为是提示预后不良的病理指标。

（四）肾病综合征

肾病综合征（nephrotic syndrome，NS）是肾小球疾病最常见的一组临床综合征，最基本的特征是大量蛋白尿（≥3.5g/24h）和低白蛋白血症（≤30g/L），常有水肿及高脂血症。老年人和其他年龄的成年人发病率相当，60 岁以上占 18%。原发性肾病综合征是老年人原发性肾小球疾病最常见的临床表现。

【病因】

肾病综合征根据病因分为原发性和继发性。前者诊断主要依靠排除继发性原因。引起原发性肾病综合征的病理类型中膜性肾病及微小病变型肾病最为常见。老年人原发性肾病综合征最常见的类型是膜性肾病，其次为微小病变。同时，老年人由于易患多种疾病，故继发性肾病综合征较年轻人多见，应着重考虑代谢性及肿瘤方面原因。65 岁以上患者中糖尿病肾病及淀粉样变肾病发病率仅次于原发性肾小球疾病，由淀粉样变性引起的肾病综合征占 13%~15%。

【临床表现】

老年人症状常常不典型，常于感染、受凉、劳累后起病，起病过程可急可缓。大量蛋白尿（超过 3.5g/d）和低蛋白血症（小于 30g/L）是肾病综合征必备的两个特征。老年人肝脏代偿合成白蛋白的能力差，故低蛋白血症常常较严重。水肿除与低蛋白血症有关，还与老年人肾脏在水钠排泄方面的障碍有关。严重水肿如伴有大量胸腔积液、心包积液或肺间质水肿等会引起呼吸困难和心肺功能不全。老年患者由于可能存在基础脂代谢异常，肾病综合征时肝脏代偿性合成白蛋白和脂蛋白增加，加之存在脂质转运障碍，故较一般人更易出现高脂血症。

【常见并发症】

1. 感染　是最常见且严重的并发症。高龄、全身营养状态较差、长期使用激素和（或）免疫抑制剂、严重低蛋白血症的老年患者是感染的高危人群。

2. 血栓、栓塞性并发症　以肾静脉血栓最为多见，多表现隐匿，也可有蛋白尿加重、血尿、甚至肾衰竭等血栓症状，膜性肾病、膜增生性肾炎及淀粉样变的老年患者血栓、栓塞性并发症的发生率明显增多。此外肺栓塞、下肢静脉血栓也不少见。一般认为，当血浆白蛋白低于 20g/L（特发性膜性肾病低于 25g/L）时可给予抗凝治疗，抗凝同时可辅以抗血小板药。抗凝及溶栓治疗时应避免药物过量导致出血。

3. 营养不良　在疾病缓解前常难以完全纠正代谢紊乱，但应调整饮食中蛋白和脂肪的量和结构，减少代谢紊乱的影响。

4. 急性肾损伤　是最严重的并发症，需鉴别以下原因：药物导致急性间质性肾炎或急性肾小管坏死；并发急性肾静脉血栓；有效循环血容量不足引起的肾前性急性肾损伤；急进性肾炎、特发性急性肾损伤。

【诊断与鉴别诊断】

诊断标准：①大量蛋白尿 ≥ 3.5g/d；②低白蛋白血症，血清白蛋白 <30g/L；③水肿；④高脂血症。前两条是诊断所必需。肾病综合征诊断后需进一步确定其病因和病理类型。如有糖尿病、肾淀粉样变、系统性红斑狼疮、多发性骨髓瘤等疾病存在时，应首先考虑继发性肾病综合征的可能。鉴于老年患者病因复杂、病理类型多样的特点，宜尽早行肾活检以明确诊断。

【治疗与预后】

老年人肾病综合征的治疗与其他年龄组相同。肾病综合征的治疗不应仅以减少或消除尿蛋白为目的，还应重视保护肾功能，延缓肾功能恶化的程度，预防并发症的发生。不同病理类型的原发性肾病综合征的治疗应坚持个体化，以免滥用激素或免疫抑制剂导致感染等并发症的发生。此外老年患者合并基础疾病多，血管顺应性下降，血压波动大，治疗需注重个体化，兼顾用药对肾功能的损害情况。

1. 膜性肾病

膜性肾病（membranous nephropathy，MN）是老年肾病综合征患者最常见的病理类型，其病理学改变在光镜下肾小球呈弥漫性病变，早期仅于肾小球基底膜上皮侧见少量散在分布的嗜复红小颗粒，进而有钉突形成，基底膜逐渐增厚。免疫病理显示 IgG 呈颗粒状沿肾小球毛细血管袢分布，多数患者可伴有 C3 沉积。电镜下可见上皮侧见电子致密物沉积，常伴有广泛足突融合。其疾病特点为病程长，病情变化缓慢，部分病例存在自发缓解倾向。国外的数据表明，老年与年轻患者发病率之比为 13∶4。

【病因与发病机制】

根据病因分为特发性膜性肾病（idiopathic membranous nephropathy，IMN）和继发性膜性肾病（secondary membranous nephropathy，SMN）。成人 MN 通常为特发性的（约 75% 的病例）。继发性病因包括肿瘤、感染、药物（卡托普利、氯吡格雷、非类固醇类抗炎药物、青霉胺）、重金属中毒及自身免疫性疾病（系统性红斑狼疮、类风湿性关节炎、糖尿病、自身免疫性甲状腺炎、银屑病）等。国外报道显示在肾活检病理为膜性病变者中，特发性 MN 与继发性 MN 的比例为（1.65~3.82）∶1。而我国 IMN 与 SMN 的比例为 0.42∶1，提示我国 SMN 发生率显著高于国外。

在临床工作中，排除了上述能够引起膜性肾病的继发性因素但又与特发性膜性肾病病理表现又不相符的病理类型，通过病理表现可诊断为原因不明的不典型膜性肾病，即肾脏病理不仅有基底膜的病变，也存在免疫复合物在系膜区和毛细血管壁沉积，荧光显微镜下观察可见满堂亮的表现。

膜性肾病的发病机制仍未阐明，肾小球上皮细胞膜上某些抗原的自身抗体与抗原结合，在上皮细胞下和基底膜外侧形成原位免疫复合物，激活补体形成膜攻击复合物，继而引起足细胞形态学改变并引发大量蛋白尿。研究发现磷脂酶 A2（phosphlipase A2，PLA2）存在于特发性膜性肾病患者的免疫沉积物中，磷脂酶A2受体（phospholipase A2 receptor，PLA2R）及PLA2R抗体在继发性膜性肾病及不典型膜性肾病中检出率低。此外，特发性膜性肾病中肾脏沉积的IgG亚型以IgG4为主。对IgG4、PLA2R的研究不仅可能为诊断膜性肾病、判断病情活动及复发提供无创性的手段，还可进一步的阐明该疾病的发病机制。

【临床表现】

老年MN的临床表现呈多样性，70%~80%的患者以NS起病，表现为大量蛋白尿，低白蛋白血症，并有水肿逐渐加重。约20%的患者表现为以无症状性的蛋白尿起病，多为非选择性蛋白尿。15%的患者出现高血压，高血压在MN发病前后均可发生，随着MN的发展，患者出现高血压的概率逐渐升高。MN患者常存在高凝状态，容易形成血栓，多为肾静脉血栓（40%），常伴有腰痛、血尿、肾功能异常。少数患者会出现肾功能的突然恶化。据统计，老年MN患者出现舒张压升高和肾功能异常较成年人多见，水肿严重时老年患者易发感染及心功能不全。

【诊断和鉴别诊断】

老年患者由于各器官生理功能逐渐退化及机体抵抗能力下降，常合并感染、高血压、糖尿病及冠心病等多种基础疾病，容易掩盖病情发展，给疾病诊断带来很大困难，及时肾活检对诊治有重要的指导意义。但由于老年人常有动脉硬化和高血压等疾病，穿刺术后出血风险偏高，应严格把握肾活检指征。MN主要依赖病理诊断，排除糖尿病肾病、乙型肝炎病毒相关性肾炎、狼疮性肾炎等继发因素后即可确诊。血PLA2R抗体阳性有助于IMN的诊断。有时仅凭临床情况往往不能鉴别特发性MN和继发性MN，电镜和免疫荧光检查的某些发现能够提示继发性因素。

据报道，多达5%~20%的成人MN肾病患者会发生恶性肿瘤，特别是65岁以上者；其中实体瘤最常见（主要是前列腺癌、肺癌或胃肠道癌），其次是血液系统恶性肿瘤，例如慢性淋巴细胞白血病。在对年龄和性别进行校正后，MN肾病患者出现恶性肿瘤的风险可为普通人群的2~12倍。肿瘤相关性MN肾病理上可以与特发性MN无区别，少数患者在确诊MN后3~4年才发现肿瘤。鉴别的重要依据是详细的病史、特异性的临床表现、临床检查如肿瘤标志物测定，建议对于老年膜性肾病患者均常规做乙状结肠镜和腹部超声检查除外腹部肿瘤，严密随访，监测肿瘤的存在。

【治疗与预后】

患者的临床自然病程差异悬殊，表现出三种转归形式：自发缓解、持续蛋白尿伴肾功能稳定、持续蛋白尿伴肾功能进行性减退。特发性膜性肾病治疗包括对症治疗，主要是控制血压、利尿消肿、减少蛋白尿、延缓肾功能不全；治疗并发症和合并症，如高脂血症、血栓、骨病、感染等；免疫抑制治疗，以延缓或阻止免疫介导的反应。

免疫抑制剂治疗适应证：①尿蛋白持续>4g/d，在抗高血压和抗蛋白尿治疗至少6个月的观察中，仍然超过50%基线值，没有显著下降；②出现严重、威胁生命的肾病综合征相关的症状；③SCr在诊断后6~12个月内上升30%或者更多，但eGFR不小于25~30ml/（min·1.73m^2），并且这种改变不能用并发症解释。SCr持续>3.5mg/dl（>309μmol/L或eGFR<30ml/（min·1.73m^2）），超声检查肾脏缩小（如长度<8cm），或者伴发严重、可能威胁生命的感染时，不要使用免疫抑制剂。初始治疗可选择按月交替口服和静脉使用糖皮质激素和口服烷化剂治疗方案，环磷酰胺2.0~2.5mg/（kg·d）联合糖皮质激素至少6个月。激素/烷化剂的周期治疗方案：第1个月，甲泼尼龙1g/d静脉注射3天，然后口服甲泼尼龙0.5mg/（kg·d），27天；第2个月，CTX1.5~2mg/（kg·d），30天；以后交替重复第1个月、第2个月的方法。老年膜性肾病在治疗时应密切监测病情，尽量缩短激素和免疫抑制药的疗程，减少剂量，尤其是合并糖尿病、骨质疏松的患者。对糖皮质激素联合烷化剂耐受性差或疾病频繁复发者，可换用替代治疗环孢素或他克莫司等钙调神经磷酸酶抑制药或霉酚酸酯联合低剂量糖皮质激素治疗。环孢素：3.5~5.0mg/（kg·d），分两次口服，每12小时一次，同时服用泼尼松0.15mg/（kg·d），共使用6个月。他克莫司：0.05~0.075mg/（kg·d），分两次口服，每12小时一次，疗程6个月，可不合用糖皮质激素。无论环孢素或他克莫司均建议从低剂量开始，逐渐增加，以避免急性肾脏毒性。对于老年患者，免疫抑制治疗应考虑用于疾病进展高风险且最大限度保守治疗无效的患者，并在考虑给予免疫抑制治疗前，必

须进行仔细检查以排除潜在恶性肿瘤。

膜性肾病自发病 2 年内有 20%~35% 可自行缓解，15%~30% 的患者缓解后复发，约 50% 部分缓解，缓解可发生在病程的 18~20 个月，老年膜性肾病预后比较差。50% 患者会持续存在肾病综合征，其中 30% 会在 10 年内进展至终末期肾脏病（end stage renal disease，ESRD）。预后与年龄、性别、蛋白尿的程度、发病时的肾功能状态有关（表 46-5）。

表 46-5 IMN5 年期间进展至肾功能不全的［eGFR ≤ 60ml/（min·1.73m²）］的风险

	持续性蛋白尿	起病时 肌酐清除率	评估期间 肌酐清除率变化	风险
低危	<4g/d，持续 >6 个月	正常	稳定	<8%
中危	4~8g/d，持续 >6 个月	正常 / 接近正常	稳定	约 50%
高危	>8g，>3 个月	低于正常（MN 所致）	下降	约 75%

2. 微小病变肾病

微小病变肾病（minimal change disease，MCD）好发于儿童及青少年，占 80% 左右，但在 60 岁后发病率又呈增加趋势，位居老年肾病综合征的第二位。其病理学改变，光镜下肾小球结构大致正常、免疫荧光典型者肾小球内各种免疫球蛋白及补体均阴性，电镜下仅以足细胞足突广泛消失，无电子致密物沉积。MCD 发病机制目前仍未明确，可能与 T 细胞功能异常及由其产生的某些淋巴因子使肾小球毛细血管壁通透性增加有关。老年人应用非甾体抗炎药机会增多，成为老年继发性 MCD 的主要原因。

【临床表现】

起病常无明显诱因，也可有上呼吸道感染等前驱表现，常突然起病，表现为肾病综合征。水肿一般较明显，始于颜面部，短期内波及全身，并随体位发生改变。血尿不突出，约 20% 的患者仅有轻微的镜下血尿，血尿明显者应警惕肾静脉血栓或同时存在其他导致血尿的疾病。老年 MCD 患者高血压较其他年龄段多见。老年患者易于出现急性肾损伤，有资料显示大量蛋白尿（一般 >10g/d）、低白蛋白血症（血白蛋白 <20g/L），平均在发病后 4 周出现急性肾衰竭，大多数患者肾功能可恢复，但所需时间较长，平均约为 7 周。

【治疗与预后】

老年 MCD 患者 80%~90% 对激素治疗有效，单用可完全或部分缓解，但激素起效时间延迟。与年轻患者相比复发率较低，复发后对再次治疗依然敏感。使用激素有相对禁忌证或不能耐受大剂量激素患者，建议口服环磷酰胺或钙调神经磷酸酶抑制药（环孢素或他克莫司）治疗。非频繁复发 MCD 患者，建议采用与初发 MCD 相同的治疗方案，重新大剂量激素治疗。值得注意的是老年患者治疗过程中药物不良反应发生率较年轻人明显增高。大剂量的糖皮质激素的作用下极易出现高血糖、骨质疏松，严重时可出现股骨头坏死和病理性骨折。因此老年患者用药需谨慎，疗程不宜过长，注意观察患者临床表现并及时监测各项指标。

3. 局灶节段性肾小球硬化

局灶节段性肾小球硬化（focal segmental glomerular sclerosis，FSGS），病变特征是部分（局灶）肾小球和（或）肾小球部分毛细血管襻（节段）发生硬化性改变，病变首先累及肾皮质深层的髓旁肾小球，早期就可以出现明显的肾小管 - 间质病变。此型在老年患者中少见，在 60 岁或以上患者发病率约 2%。

【临床表现】

所有患者均有不同程度的蛋白尿，大多数以起病隐匿的肾病综合征首发，10%~30% 的患者为非肾病性蛋白尿，80% 以上患者尿蛋白呈非选择性，即尿中以分子量较大的蛋白质（如 IgG、C3）为主。镜下血尿常见（约占 2/3 左右），可有肉眼血尿。约 1/3 患者有不同程度的肾功能不全，1/3 患者可有高血压。

常有肾小管功能异常表现，如肾小管酸中毒，低分子量蛋白尿、糖尿、尿浓缩稀释功能异常等。与青年人相比，老年 FSGS 肾病综合征的高血压和肾功能不全的发生率相对更高。

【治疗及预后】

有肾病综合征表现者，给予免疫抑制治疗。初治首选糖皮质激素足量 1mg/（kg·d），最大不超过 80mg/（kg·d），治疗 8~16 周，总疗程大于 6 个月。对于有激素相对禁忌，如肥胖、糖尿病、严重骨质疏松或年龄大于 70 岁的老年患者，可以选用钙调磷酸酶抑制剂，联合或不联合小剂量激素，疗程 12 个月。激素治疗无效的患者，应迅速减量，在 4~6 周内停药。非肾病范围蛋白尿且肾功能正常者，多数病情进展缓慢，首选 ACEI/ARB 以降低蛋白尿，控制血压，减缓肾小球硬化的进展。

FSGS 最可靠的预后因素是药物的治疗效果，经治疗能获得较长时间缓解者预后好，未经治疗或治疗不能缓解的患者将进展为 ESRD。此外，高龄、大量蛋白尿、高血压、和肾功能受损及病理上肾小球硬化间质纤维化的程度均是反映预后的指标。

4. 膜增生性肾小球肾炎

膜增生性肾小球炎（membranoproliferative glomerulonephritis，MPGN），基本病变是肾小球基底膜增厚伴免疫沉积物，系膜增生伴插入。根据电子致密物的沉积部位及基底膜特点进一步分为三型。MPGN 占所有肾活检证实的肾小球肾炎的 7%~10%。有报道称，老年人诊断为 MPGN 的患者占所有老年肾活检患者的比例显著高于青年人。临床表现类似，都可表现为肾炎或肾病综合征、高血压、经常伴低补体血症。

【诊断和鉴别诊断】

临床上出现血尿、蛋白尿、肾功能不全、高血压、尤其是低补体血症时应高度考虑 MPGN。诊断 MPGN 需要排除所有继发性因素，特别是对中老年患者，需要与糖尿病肾病、淀粉样变肾病、狼疮性肾炎、过敏性紫癜肾炎、感染后肾炎等常见疾病相鉴别。

【治疗和预后】

对于老年原发性 MPGN 的治疗经验十分缺乏，目前临床缓解率不足 1/3。成人原发性 MPGN 治疗缺乏循证医学证据，多从儿科治疗经验中借鉴，成人疗效比儿童差。对肾功能正常的无症状蛋白尿患者不推荐使用特殊治疗，可使用 ACEI 和（或）ARB 治疗，如临床表现为肾病综合征和进行性肾功能减退者，需接受口服环磷酰胺或吗替麦考酚酯联合隔日或每日小剂量激素进行初始治疗。此外近期利妥昔单抗（rituximab，RTX）作为一种可与 B 细胞 CD20 抗原特异性结合的人鼠嵌合单克隆抗体，引发 B 淋巴细胞溶解，已应用于儿童频繁复发、激素依赖、激素耐药肾病综合征临床治疗。

（王　环　王海涛）

参 考 文 献

1. Floege J，Amann K.Primary glomerulonephritides.Lancet，2016，387（10032）：2036-2048.

2. Singh SK，Jeansson M，Quaggin SE.New insights into the pathogenesis of cellular crescents.Curr Opin Nephrol Hypertense，2011，20（3）：258-262.

3. Moroni G，Ponticelli C.Rapidly progressive crescentic glomerulonephritis：Early treatment is a must.Autoimmunity Reviews，2014，13（7）：723-729.

4. 初荣，刘晓静，郑欣，等．最新 KDIGO 急性肾损伤指南在新月体肾炎中的应用．中华临床医师杂志：电子版，2013（6）：16-19.

5. Al HT，Hussein MH，Al MH，et al.Pathophysiology of IgA Nephropathy.Advances in Anatomic Pathology，2017，24（1）：56.

6. Ponticelli C，Locatelli F.Corticosteroids in IgA Nephropathy.American Journal of Kidney Diseases the Official Journal of the National Kidney Foundation，2017，353（9170）：2159-2160.

7. Park KS，Han SH，Kie JH，et al.Comparison of the Haas and the Oxford classifications for prediction of renal outcome in patients with IgA nephropathy.Human Pathology，2014，45（2）：236-243.

8. Nishi S，Ubara Y，Utsunomiya Y，et al.Evidence-based clinical practice guidelines for nephrotic syndrome 2014.Clinical &

Experimental Nephrology,2016,20(3):342-370.

9. 中国成人肾病综合征免疫抑制治疗专家组.中国成人肾病综合征免疫抑制治疗专家共识.中华肾脏病杂志,2014,30(6):467-474.

10. Kamei K,Nakanishi K,Ito S,et al.Long-term results of a randomized controlled trial in childhood IgA nephropathy.Clinical Journal of the American Society of Nephrology Cjasn,2011,6(6):1301.

11. Qin W,Beck LH Jr,Zeng C,et al.Anti-phospholipase A2 receptor Antibody in membranous nephropathy.J Am Soe Nephrol,2011,22(6):1137-1143.

12. Qin HZ,Zhang MC,Le WB,et al.Combined Assessment of Phospholipase A2 Receptor Autoantibodies and Glomerular Deposits in Membranous Nephropathy.Journal of the American Society of Nephrology,2016,27(10):3195-3203.

13. Pinto H,Oliveira N,Costa F,et al.Minimal change disease with maximum immunosuppression:successful treatment of steroid-dependent minimal change disease with rituximab.Bmj Case Rep,2018.

14. Lim BJ,Yang JW,Do WS,et al.Pathogenesis of Focal Segmental Glomerulosclerosis.Journal of Pathology & Translational Medicine,2016,50(6):405.

15. Suyama K,Kawasaki Y,Miyazaki K,et al.Rituximab and low-dose cyclosporine combination therapy for steroid-resistant focal segmental glomerulosclerosis.Pediatrics International,2016,58(3):219-223.

16. Sethi S.Fervenza FC.Membranoproliferative glomerulonephritis—a new look at an old entity.N Engl J Med,2012,366(12):1119-1131.

17. Sethi S,Fervenza FC,Zhang Y,et al.Proliferative glomemlonephritis secondary to dysfunction of the alternative pathway of complement.Clin J Am Soc Nephrol,2011,6(5):1009-1017.

18. Chen Q,Müller D,Rudolph B,et al.Combined C3b and factor B autoantibodies and MPGN type Ⅱ.N Engl J Med,2011,365(24):2340-2342.

19. Dalvin LA,Fervenza FC,Sethi S,et al.Manifestations of Complement-Mediated and Immune Complex-Mediated Membranoproliferative Glomerulonephritis:A Comparative Consecutive Series.Ophthalmology,2016,123(7):1588-1594.

二、继发性肾小球疾病

（一）糖尿病肾病

近年来，随着糖尿病的发病率逐年上升，老年糖尿病的患病率也不断上升。糖尿病肾病（diabetic nephropathy，DN）是糖尿病最主要的微血管并发症之一，是目前引起终末期肾脏病（end stage renal disease，ESRD）的首要原因，也是糖尿病患者主要死因之一。2007 年美国肾脏病基金会建议由糖尿病导致的慢性肾脏疾病命名为糖尿病肾脏疾病（diabetic kidney disease，DKD），以取代之前使用的"糖尿病肾病（DN）"。DKD 是指由糖尿病引起的病变，可累及全肾，包括肾小球、肾小管、肾间质、肾血管等。临床上以持续性白蛋白尿和（或）肾小球滤过率（glomerular Filtration Rate，GFR）进行性下降为主要特征，可进展为 ESRD。

【病因及发病机制】

糖尿病肾病的发生、发展是由多种因素综合作用所致的疾病，其发病机制复杂，迄今尚未完全清楚。引起糖尿病肾病的危险因素有遗传与种族因素、年龄、性别、高血压、糖尿病病程、高尿酸血症、糖化血红蛋白水平等。目前普遍认为与持久的高血糖状态、糖代谢紊乱、血流动力学改变、多元醇通路的激活、晚期糖基化终末产物的积累、肾素血管紧张素醛固酮系统激活、生长因子及炎症信号的激活等有关。

由于身体功能的下降，且常伴有其他系统的疾病，使得老年糖尿病肾病成为复杂的疾病。老年 DN 的病理改变常常呈多样性，这可能与身体功能衰退、高血压及动脉粥样硬化导致的大血管病变在老年人群疾病中占主导地位有关。肾脏易受衰老和糖尿病的影响，衰老引起肾形态和功能改变，包括严重的血管病变、胶原沉积所致纤维化和肾小球硬化。健康老年人的肾活检标本显示系膜细胞与内皮细胞增生、足细胞消融、系膜增生、基底膜增厚，与糖尿病肾病的病理改变相似。老年糖尿病患者中糖尿病肾小球肾病典型特点包括系膜增生、肾小球基底膜增厚、K-W 结节，伴有严重的血管病变。糖尿病促进组织细胞衰老，减弱老年肾脏有限的组织修复能力。并且高血糖激发的氧化应激进一步减弱肾细胞的修复能力，加速衰老进程。在患者和动物模型均发现，有蛋白尿表现的糖尿病相关肾病与衰老相关肾病具有重叠的基因位点，提示有共同的信号通路。晚期糖基化终末产物（advanced glycation end products，AGEs）的沉积也是衰老与糖尿病的共同病理改变，两者均可刺激 AGEs 受体表达升高，促进炎症反应与氧化应激的发生。

【临床表现】

蛋白尿是糖尿病肾病最主要的表现，并且随着病情的发展尿蛋白排泄量逐渐增多。2014 年美国糖尿病协会（ADA）专家共识中指出，DKD 诊断主要包括肾小球滤过率（glomerular filtration rate，GFR）低于 60ml/（min·1.73m^2）或尿白蛋白/肌酐比值（urinary albumin/creatinine ratio，ACR）高于 30mg/g 持续超过 3 个月。临床分为五期：Ⅰ、Ⅱ 期为临床前期；Ⅲ 期：早期 DN 期，以持续性微量白蛋白尿为标志；Ⅳ 期：临床 DN 期，以显性白蛋白尿为标志，ACR>30mg/g；Ⅴ 期：肾衰竭期。DN 起病隐匿，一旦进入大量蛋白尿期后，即临床Ⅳ期，进展至 ESRD 的速度大约为其他肾脏病变的 14 倍。约 25% 的患者在 6 年内、50% 的患者在 10 年内、75% 的患者在 15 年内将会发展为 ESRD。从出现尿蛋白到死于尿毒症平均间隔 10 年，尿蛋白定量大于 3g/d 者多在 6 年内死亡。

高血压是糖尿病肾病晚期的表现。在出现肾病之前，血压已有升高的趋势。高血压又可加速肾病的发展，合并高血压者常在更短时间内出现肾衰竭。而有效的降压治疗可延缓肾病的发展。进展到临床糖尿病肾病的患者，其他糖尿病并发症也很常见，如合并糖尿病视网膜病变，心血管病变和神经病变等。

老年患者的表现不典型，伴随 GFR 降低可无蛋白尿排泄。相反有些糖尿病患者的蛋白尿由其他疾病引起。伴随衰老过程，肾功能下降，GFR 降低，可能会被误认为中度 CKD。因此测定 GFR 时要注意进行年龄校正。老年糖尿病患者常合并其他疾病，如高血压、肾小球肾炎和肾盂肾炎等。

【病理】

糖尿病肾病的主要病变是细胞外基质增生，所以又被称为糖尿病肾小球硬化症（diabetic glomeruloselerosis），病变包括：肾小球肥大、肾小球基底膜和肾小管基底膜增厚、肾小球系膜基质增多、肾小球无细胞性结节状硬化、肾小囊玻璃滴状病变、肾小球毛细血管祥的纤维素样或类脂样帽状病变及肾小球毛细血管微血管瘤形成。进展期肾小球毛细血管基底膜弥漫增厚，系膜基质增生，仅有少量系膜细胞增生，进而病变肾小球的系膜基质重度增生，形成结节状硬化，该结节在 PASM 染色下，呈同心圆状排列，称 Kimmelstiel-Wilson 结节或 K-W 结节。K-W 结节主要位于肾小球毛细血管祥中心区，体积大小不等，后期体积增大，常与微血管瘤相邻，并挤压毛细血管腔。结节性糖尿病肾小球硬化症可能是由弥漫性糖尿病肾小球硬化症发展而来。2010 年，肾脏病理学会研究委员会首次提出了糖尿病肾病病理分级标准，在 1 型和 2 型糖尿病患者中均适用。根据肾脏组织光镜、电镜及免疫荧光染色的改变对肾小球损害和肾小管/肾血管损伤分别进行分级、分度。肾小球损害分为 4 级：Ⅰ 级：GBM 增厚；Ⅱa 级：轻度系膜增生；Ⅱb 级：重度系膜增生；Ⅲ 级：一个以上结节性硬化（K-W 结节）；Ⅳ 级：晚期糖尿病肾小球硬化。肾小管间质用间质纤维化和肾小管萎缩、间质炎症的程度评分，肾血管损伤按血管透明变性和大血管硬化的程度评分。此外，由于糖尿病患者的抵抗力下降和免疫功能异常，可能会伴发肾小球肾炎，如毛细血管内增生性肾小球肾炎、膜性肾病、新月体性肾小球肾炎、狼疮性肾炎、IgA 肾病、乙肝病毒相关性肾炎、冷球蛋白肾病、肾小管间质肾病等。

【诊断与鉴别诊断】

根据美国肾脏病基金会（NKF）肾脏病预后质量倡议（K/DOQI）指南标准（2007 年），英国国民医疗服务（NHS）标准（2010 年），我国 2014 年糖尿病肾病防治专家共识等诊断标准，推荐采用下表诊断标准（表 46-6），符合任何一项者可考虑为糖尿病肾脏病变（适用于 1 型及 2 型糖尿病）：

诊断时，出现以下情况之一的应考虑由其他原因引起的 CKD：①无糖尿病视网膜病变；②GFR 较低或迅速下降；③蛋白尿急剧增多或有肾病综合征；④顽固性高血压；⑤尿沉渣活动表现；⑥其他系统性疾病的症状或体征；⑦血管紧张素转换酶抑制剂（ACEI）或血管紧张素 Ⅱ 受体拮抗剂（ARB）类药物开始治疗后 2~3 个月内肾小球滤过率下降超过 30%。

表 46-6　糖尿病肾病诊断标准

美国肾脏基金会肾脏病预后质量倡议（NKF-K/DOQI）指南标准	在大部分糖尿病患者中，出现以下任何一条者考虑肾脏损伤是由糖尿病引起的 （1）大量蛋白尿 （2）糖尿病视网膜病变伴微量白蛋白尿 （3）10 年以上糖尿病病程的 1 型糖尿病患者出现微量白蛋白尿
中华医学会糖尿病学分会微血管并发症学组工作建议	（1）大量白蛋白尿 （2）糖尿病视网膜病变伴任何一期慢性肾脏病 （3）10 年以上糖尿病病程的 1 型糖尿病患者出现微量白蛋白尿

　　根据 NKF/KDOQI 指南、NHS 等标准，强调白蛋白尿是 2 型糖尿病肾脏病变诊断的必要依据，但不能涵盖正常白蛋白尿的糖尿病肾病，忽略了 GFR 的诊断价值。考虑到 ADA 指南建议每年检测 CKD，2014 我国的专家共识提出糖尿病视网膜病变并 CKD 任何一期的诊断标准，避免遗漏白蛋白尿正常但 eGFR 下降的糖尿病肾病。

　　病理活检被认为是糖尿病肾病诊断的金标准，不能依据临床病史排除其他肾脏疾病时，需考虑进行肾穿刺以确诊。

　　【治疗】

　　1. 血糖控制目标应遵循个体化原则　ADA 推荐对于成人非妊娠糖尿病患者的血糖控制目标为糖化血红蛋白 <7%。然而老年人随年龄增长常伴有器官功能减退，伴心、肾、肝、肺功能不全者，应注意口服降糖药的适应证和禁忌证。因老年人对低血糖耐受性差，特别在病程长、已有高危心脑血管风险的老年患者，低血糖可以诱发心、脑血管事件，甚至导致死亡。因此在治疗中对于功能减退的老年糖尿病患者，强化血糖治疗不仅会降低老年人的生活质量、增加低血糖发生率，而且有可能增加其死亡风险。所以应该把提高生活质量作为老年糖尿病人群血糖控制的主要目标。血糖控制目标应遵循个体化原则，可略宽于一般成人。

　　2. 控制血压，纠正血脂紊乱　2012 年改善全球肾脏病预后组织（KDIGO）公布，糖尿病及慢性肾病临床实践指南中关于血压的调控指标为糖尿病肾病患者的血压 <140/90mmHg，合并蛋白尿患者的血压 <130/80mmHg。老年患者随着年龄增长，收缩压升高，舒张压降低，血压特点为单纯收缩期高血压。对于老年糖尿病患者的血压控制目标定为 140/90mmHg 更合理，对于虚弱的老年患者，150/90mmHg 也可接受，且显著降压比较危险。老年患者通过控制血脂、血压以及阿司匹林抗血小板治疗来减少心脑血管风险和事件所获得的益处大于严格控制血糖。

　　3. 其他　严格的低蛋白饮食对老年患者比较危险，降低了热量与蛋白质的摄入。肾病范围蛋白尿与肾病综合征患者应避免低蛋白饮食，否则引起营养不良。老年糖尿病肾病患者应慎用或禁用非甾体抗炎药（Non-Steroidal Antiinflammatory Drugs，NSAID），尤其是已应用利尿药、ACEI 和 ARB 的患者。

　　（二）原发性小血管炎肾损害

　　系统性血管炎是以血管壁的炎症和纤维素样坏死为病理特征的一组异质性疾病。在 2012 年美国 Chapel Hill 召开的国际会议上，系统性血管炎根据受累血管的大小被分为大血管炎，中等血管炎和小血管炎。小血管炎包括免疫复合物型小血管炎和抗中性粒细胞胞浆抗体（anti-neutrophil cytoplasmic antibody，ANCA）相关小血管炎。ANCA 相关小血管炎（ANCA-associated vasculitis，AAV）包括显微镜下型多血管炎（microscopic polyangiitis，MPA）、肉芽肿性多血管炎（granulomatous polyangiitis，GPA）和嗜酸性肉芽肿性多血管炎（eosinophilic granulomatous polyangiitis，EGPA）。抗中性粒细胞胞浆抗体（ANCA）是一种以中性粒细胞和单核细胞胞浆成分为靶抗原的自身抗体，是 ANCA 相关小血管炎的特异性血清学诊断指标。ANCA 相关小血管炎可累及全身各个系统，其中以肺和肾脏受累最为多见。肾脏病理表现为寡免疫复合物沉积性坏死性新月体肾炎。在我国，MPA 占 ANCA 相关小血管炎的 80% 以上，而其中 MPO-ANCA 阳性的 MPA 占了绝大部分。甚至在 GPA 患者中，也有大约 60% 的患者为 MPO-ANCA 阳性。在老年 AAV 患者中，MPA 所占的比例均高于在年轻人 AAV 患者中 MPA 的比例。患者血清 ANCA 靶抗原的构成也有类似的现象，即在老年 AAV 患者中，抗 MPO 抗体阳性者所占的比例高于在年轻人 AAV 患者中抗 MPO 抗体阳性者所占的比例。

【病因与发病机制】

ANCA 相关小血管炎病因不清，发病机制复杂。中性粒细胞、致病性的 ANCA、补体旁路途径的活化是 ANCA 相关小血管炎发病的核心环节。ANCA 介导下的中性粒细胞发生呼吸爆发、脱颗粒，释放中性粒细胞胞外诱捕网，损伤内皮细胞。同时活化的中性粒细胞可以在这个过程中释放各种细胞因子及蛋白水解酶，活化补体旁路途径，杀伤血管内皮细胞。T 淋巴细胞和抗内皮细胞抗体等其他免疫成分也在 ANCA 相关小血管炎的发病机制中发挥相应的作用。

【病理】

AAV 的肾脏基本病理变化是以寡免疫复合物沉积性坏死性新月体性肾炎为特征，即免疫荧光和电镜检查一般无免疫复合物或电子致密物沉着，或仅呈微量沉着。光学显微镜下多表现为局灶节段性肾小球毛细血管袢坏死和新月体形成。肾小球毛细血管袢坏死区域肾小球基底膜断裂，包曼囊壁粘连、破裂，肾小球周围可伴有多核巨细胞。肾间质病变一般与肾小球病变程度相平行，表现不同程度、范围不一的淋巴细胞、单核细胞和浆细胞浸润，晚期呈现间质纤维化和小管萎缩。

【临床表现】

肾脏是 AAV 最常受累的器官，活动期多表现为血尿和蛋白尿，缓解期血尿可消失。肾功能受累常见，半数以上表现为急进性肾小球肾炎，亦有部分患者肾脏病变表现隐袭，确诊时已呈现慢性肾衰竭。MPA 的肾脏受累发生率较 WG 高，病变严重且陈旧性病变较多。相关分析显示，肾功能受损的程度与年龄成正相关。有研究表明 65 岁以上的老年患者在就诊时的 SCr 水平显著高于 65 岁以下的 AAV 患者，且就诊时肾功能达到需要透析的水平者的比例也显著高于 65 岁以下的 AAV 患者。肾外损害方面，老年 AAV 肾损害患者的耳、鼻和咽喉部受累的比例明显低于年轻患者，而老年患者肺脏受累更重，发生肺大出血的比例较年轻患者的高。

【诊断】

临床上多数患者呈全身多系统受累表现，化验指标呈现炎症反应时应高度怀疑本病的可能。ANCA 阳性支持诊断。组织活检如见到典型的寡免疫复合物沉积性小血管炎病变即可确诊。典型肾脏病理改变是肾小球毛细血管袢纤维素样坏死和（或）新月体形成。

疾病严重程度：①轻度疾病：即血清肌酐水平正常且无红细胞管型或蛋白尿，并且也没有危及生命或脏器的表现，如肺出血、脑血管炎、进行性神经、胃肠道出血、心包炎等。②中度至重度疾病：患者可能存在危及脏器或生命的表现，包括（但不限于）明显的肺出血或肾功能迅速恶化。

【治疗】

治疗分为两阶段：①诱导缓解期，应用糖皮质激素联合其他免疫抑制药物控制急性炎症反应，减少脏器的进一步损伤。治疗目标是诱导达到完全缓解，即不存在活动性疾病；②维持缓解期，控制疾病复发为目的。

初始治疗方案取决于疾病的严重程度及脏器系统的受累情况：

1. 轻度疾病　糖皮质激素联合甲氨蝶呤，对于甲氨蝶呤治疗过程中无反应或病情仍在进展的患者，应给予环磷酰胺或利妥昔单抗治疗。

2. 中度至重度疾病　糖皮质激素联合环磷酰胺（口服或静脉给药）或联合利妥昔单抗的治疗方案。对于环磷酰胺有使用禁忌或不愿使用的患者，推荐采用利妥昔单抗联合糖皮质激素。

3. 对于存在以下一种或以上情况，在环磷酰胺联合糖皮质激素治疗的基础上加用血浆置换。①血清肌酐水平高于 5.7mg/dl（500μmol/L）；②需要透析；③肺出血；④抗肾小球基底膜（GBM）抗体阳性。

4. 对机会性感染的预防治疗。

【诱导缓解期治疗方案】

1. 糖皮质激素　甲泼尼龙静脉冲击治疗（7~15mg/kg，最大剂量为 500~1000mg/d，共 3 天），应用于有坏死性或新月体性肾小球肾炎或更严重呼吸系统疾病患者。口服激素，从第 1 天开始，如果给予甲泼尼龙冲击治疗则从第 4 天开始，口服泼尼松 1mg/（kg·d）（最大剂量为 60~80mg/d），持续 2~4 周。若病情出现显著改善，则逐渐减量至停药，目标是在 2 个月结束时减量至 20mg/d，总持续时间 6~9 个月。

2. 环磷酰胺　每日口服 1.5~2mg/（kg·d），或若静脉给药，0.5g/m²，每 2 周 1 次。持续治疗直到诱导出现稳定的缓解状态（通常在 3~6 个月）。两种方案都用于临床，但倾向于选择静脉给药。应用过程应密切监测白细胞与中性粒细胞的计数，并及时调整药物剂量。对于老年患者和肾功能不全者，环磷酰胺酌情减量。

3. 基于利妥昔单抗的治疗方案　375mg/m²，每周 1 次，持续 4 周。或利妥昔单抗 1g／次，14 天后再次给予 1g 剂量。

4. 血浆置换　每次 60ml/kg，共 7 次，持续 2 周。对于没有出血或没有近期肾活检的患者，首选白蛋白置换液。对于有出血风险或近期行肾活检的患者，在置换治疗结束时给予新鲜冰冻血浆代替白蛋白；对于活动性出血患者，首选新鲜冰冻血浆作为置换液。

5. 预防肺孢子菌肺炎（pneumocystis pneumonia，PCP）　对于应用环磷酰胺联合糖皮质激素的患者，使用复方磺胺甲噁唑（80mg/400mg）每日 1 片；或一次 2 片，每周 3 次。对于应用甲氨蝶呤联合糖皮质激素治疗的患者可使用阿托伐醌预防治疗。对于 PCP 的预防应直至 CD4⁺T 细胞计数超过 300/μl。

【维持缓解期治疗方案】

如初始治疗采用环磷酰胺方案，应该在白细胞计数大于 4000 个 /μl 且中性粒细胞绝对计数大于 1500 个 /μl 之后，再开始维持治疗，持续 12~24 个月。对于多次复发的患者，可能需要更长期的治疗。可选用甲氨蝶呤、硫唑嘌呤或利妥昔单抗开始维持治疗。eGFR 低于 50ml/（min·1.73m²）时选用硫唑嘌呤，初始剂量为 2mg/（kg·d）。在诱导治疗开始后 1 年时，硫唑嘌呤的剂量可降至 1.5mg/（kg·d）。

（三）肾脏意义的单克隆免疫球蛋白血症

肾脏意义的单克隆免疫球蛋白病（monoclonal gammopathy of renal significance，MGRS）是由国际肾脏病和单克隆免疫球蛋白病研究组于 2012 年首次提出的一种副蛋白血症肾损伤。经典的单克隆免疫球蛋白病包括意义未明的单克隆免疫球蛋白病（monoclonal gammopathy of undetermined significance，MGUS）、冒烟型骨髓瘤、骨髓瘤及原发性淀粉样变性。在某些肾病患者，血液循环中出现单克隆免疫球蛋白（monoclonal immunoglobulin，MIg），但达不到多发性骨髓瘤（multiple myeloma，MM）、华氏巨球蛋白血症（WM）、慢性淋巴细胞白血病（CLL）或其他恶性淋巴瘤的诊断标准。单克隆免疫球蛋白病又称副蛋白血症，是以浆细胞克隆性增殖并产生具有相同氨基酸序列的单克隆免疫球蛋白（Ig）或其片段（M 蛋白）为特征的一组疾病。长期以来，考虑到这些患者血清学改变接近意义未明的单克隆免疫球蛋白血症（MGUS），瘤负荷低，常采取保守治疗，但肾功能逐渐进展，预后差，死亡率较高。2012 年国际肾脏病与单克隆 γ 球蛋白研究组（IKMG）将由 MIg 或其片段直接沉积和（或）其继发性作用导致的肾脏损害命名为肾脏意义的单克隆免疫球蛋白血症（MGRS），以区分仅有良性血液学异常、并不伴有器官损害的 MGUS。与 MGUS 的概念相比，MGRS 突出强调了靶器官肾脏的损害。MGRS 的特点为骨髓克隆性浆细胞 <10%、血清中 M 蛋白 <3g/L 且伴有不同程度的肾损伤，是肿瘤前期克隆性疾病，并可通过浆细胞不断的克隆扩增引起 MM 和其他淋巴浆细胞肿瘤。MGRS 的临床表现包括血尿、蛋白尿、肾功能异常，以及副蛋白血症引起的其他脏器损伤。MGRS 包括了一系列由不同肾脏疾病构成的疾病谱（表 46-7），可累及肾脏的各部分，包括肾小球、肾小管、肾间质、肾血管等，造成一系列不同的肾脏疾病，伴或不伴其他器官的损害，包括传统的淀粉样变性病（amyloidosis）、单克隆免疫球蛋白沉积病（MIDD）、冷球蛋白血症肾损害（cryoglobulinemia）、轻链近端肾小管病（LCPT）、轻链管型肾病（LCCN），也包括近年来逐渐认识的增生性肾小球肾炎伴单克隆免疫球蛋白沉积（PGMID）、C3 肾小球肾炎伴单克隆免疫球蛋白沉积（C3MID）等。有研究显示，MGRS 患者年龄多在 50 岁以上，且存在一

定的性别差异，单克隆免疫球蛋白沉积病（MIDD）和淀粉样变性多见于男性。

表 46-7 单克隆免疫球蛋白血症肾病疾病谱

肾脏伴其他系统性损害
    淀粉样变性病
    单克隆免疫球蛋白沉积病
    冷球蛋白血症
肾脏局部损害
    轻链近端肾小管病
    轻链管型肾病
    伴特殊有形结构的肾小球肾炎
    免疫触须样肾小球病
    纤维样肾小球病
    不伴特殊有形结构的肾小球肾炎
    增生性肾小球肾炎伴单克隆免疫球蛋白沉积
    膜增殖性肾小球肾炎伴单克隆免疫球蛋白沉积
    膜性肾病伴单克隆免疫球蛋白沉积
    C3 肾小球病伴单克隆免疫球蛋白沉积
    其他伴单克隆免疫球蛋白沉积的肾小球肾炎

【发病机制】

单克隆免疫球蛋白包括重链（ν、α、μ、δ、ε）或轻链（κ、λ），轻链分为恒定区（CL）和可变区（VL），恒定区根据其结构的不同，又分为 κ 轻链和 λ 轻链。可变区由 4 个片段 FR1、FR2、FR3、FR4 构成框架，再由 CDR1、CDR2、CDR3 这 3 个区插入到框架之间。FR2 和 FR3 变异的 λ 轻链更容易聚集形成淀粉样物质，CDR1、CDR3 变异的 κ 轻链常导致轻链沉积病，而 CD3 变异的 κ 或 λ 轻链容易和 Tamm-Horsfall 蛋白结合导致管型肾病。MIg 根据自身的理化性质（如分子量、电荷等）沉积于肾脏组织的不同部位。其中一部分在沉积的部位直接致病，还有一小部分通过补体调节异常间接致病，例如 C3 肾炎、致密物沉积病和非典型溶血尿毒症。MGRS 以轻链淀粉样变性、管型肾病和轻链沉积病比较常见。目前此三种疾病的发病机制尚未阐明，虽都为轻链沉积，但表现形式均不相同，可能与轻链的变异位点有关。

【分类】

根据 MIg 在 MGRS 发病机制中的作用，将其分为 3 类：

1. MIg 直接沉积或作用于肾组织，包括淀粉样变、单克隆免疫球蛋白沉积病、管型肾病、轻链近端肾小管病、结晶贮积性组织细胞病等。其共同特点是致病性的 MIg 或其片段直接沉积或蓄积于肾组织内。

2. MIg 继发形成免疫复合物或冷球蛋白沉积物，导致形态学类似免疫复合物介导的肾小球肾炎，但肾组织内沉积物具有 MIg 沉积的特征，包括冷球蛋白血症性肾小球肾炎、增生性肾小球肾炎伴 MIg 沉积、免疫触须样肾小球病等。

3. MIg 介导其他炎症介质包括细胞因子或作为自身抗体导致其他类型的肾脏疾病，包括 C3 肾小球病伴单克隆免疫球蛋白沉积、血栓性微血管病伴单克隆免疫球蛋白沉积（MIg 导致血管内皮生长因子异常表达）等。其中，有研究发现 λ 轻链二聚体可作为自身抗体，与补体旁路调节蛋白 H 因子相结合，导致补体旁路的过度激活，形成致密物沉积病。

【诊断】

MGRS 临床表现缺乏特异性，确诊需肾活检。MGRS 临床诊断流程：年龄 $\geqslant$ 50 岁的患者发现尿常规检查异常和（或）肾功能异常时，首先应行血、尿免疫固定电泳、血轻链检查，随后根据肾活检结果明确具体病理类型和致病单克隆免疫球蛋白，必要时需配合骨髓活检和（或）淋巴结活检。目前并未对MGRS的诊断标准进行明确的界定。综合文献报道，归纳其主要诊断要点包括血液中出现 M 蛋白（完整的免疫球蛋白或轻链、重链）；具有肾脏受累的表现，伴或不伴全身系统性损害；肾脏疾病的发病机制直接或间接地与 MIg 的作用有关。在诊断过程中应综合病理检查结果、肿瘤相关抗原类型、肾功能及其他脏器的临床表现等多方面因素。

【治疗】

MGRS 的治疗原则是抑制浆细胞产生 MIg，虽然 MGRS 中浆细胞恶性程度较低，但行积极治疗仍能延缓疾病的发展及肾功能恶化，增加肾移植的成功率，减少移植后的复发、降低死亡率等。临床上治疗 MGRS 的目的不仅是治疗其导致的肾脏疾病，更重要的是控制异常克隆的免疫球蛋白，但是目前为止尚无可以完全抑制副蛋白在肾脏中沉积及清除已沉积副蛋白的方法。治疗方案的选择要综合考虑治疗反应、药物不良反应、患者一般状况、肾功能等。MGRS 治疗主要包括干扰浆细胞产生 MIg、拮抗 MIg 的毒性、抑制蛋白质异常折叠等。在治疗 B 细胞异常克隆的同时，还应根据患者的实际情况针对肾脏病变进行对症治疗，控制高血压和蛋白尿，充分水化，碱化尿液。对肾病综合征的患者要预防感染和血栓形成。

（四）老年肾淀粉样变性

淀粉样变性是结缔组织内淀粉样物质在细胞内外沉积的一种慢性浸润性病变，累及肾脏者称为肾淀粉样变。肾淀粉样变性是指多种原因诱导的以特异性糖蛋白 - 淀粉样蛋白在肾脏沉积而引起的肾脏病理改变。在肾脏病中约占全部肾活检的 0.21%~10%，是老年非糖尿病继发性肾病综合征的常见病因之一。有报道在老年肾脏病中，肾淀粉样变占肾病综合征的 9.1%~15%。

【发病机制与分型】

肾淀粉样变性是由于连续或重复地产生过量的淀粉样前体蛋白或产生不正常的淀粉样前体蛋白。目前认为微球蛋白在形成淀粉样沉积中起重要作用。肾淀粉样变性可分为原发性和继发性两大类，根据不同的淀粉样蛋白沉积，又可分为不同的类型。根据致病前体蛋白分类主要有免疫球蛋白轻链（AL）型和淀粉样蛋白（AA）型、免疫球蛋白重链（AH）型、转甲状腺素蛋白（ATTR）型等。AL 型为我国最常见类型，多为原发性、多发性骨髓瘤和浆细胞病合并淀粉样变。AA 型淀粉样变性病与炎症反应有关，ATTR 型与老年系统性淀粉样变性及家族性淀粉样多发性神经病相关。

【病理】

光镜下可见无结构的特殊蛋白不均匀地沉积于肾小球、小动脉乃至肾间质，刚果红染色阳性。偏振光下呈现苹果绿双折光现象。使用免疫荧光或免疫组化的方法对相应的淀粉样蛋白进行染色具有诊断和鉴别意义。电镜下发现特征性 8~10nm 不分支的细纤维，在诊断早期淀粉样变性病中具有重要作用。

【临床表现】

蛋白尿是早期常见症状，通常尿蛋白的选择性差，可出现肾病综合征。蛋白尿的严重程度并不一定与肾内淀粉样蛋白的沉积范围相关，偶有镜下血尿，若出现肉眼血尿则可能是膀胱受累所致。肾外表现取决于淀粉样物质沉积的部位，心脏受累可致心脏肥大、心律失常和心力衰竭；胃肠道受累可出现便秘、腹泻，还可出现巨舌、肝脾肿大等；皮肤受累则出现瘀斑、色素沉着、皮肤增厚等改变。B 超常提示双侧肾脏增大，随病变发展可发生肾衰竭。

【诊断】

肾淀粉样变的临床表现均为非特异性，早期诊断较为困难。对于 50 岁以上男性，出现或部分出现大量蛋白尿、肾病综合征、肾功能损害、多脏器肿大、肝脾增大，应高度怀疑淀粉样变，行血、尿免疫固定电泳联合检查的敏感性可达到 90%。肾活检病理检查是确诊的金标准，病理检查刚果红染色阳性和电镜下发现特征性 8~10nm 不分支的细纤维。对于表现为肾病综合征不接受肾活检的老年患者或肾活检风险较高时，应积极行腹壁脂肪、直肠活检或口腔黏膜、淋巴结活检，以明确诊断、指导治疗、判断预后。正确的分型诊断对治疗方案的选择至关重要。肾组织免疫荧光和免疫组化染色仍是目前肾淀粉样变性分型诊断的主要方法，但该法对 AL 和 AA 型肾淀粉样变性不易鉴别并易使遗传性肾淀粉样变性漏诊或者误诊。以质谱技术为基础的蛋白质组学方法能直接检测致病蛋白，是较理想的一种检测手段，但目前尚未普及展开，故临床分型仍需结合各型临床特点综合判断。目前临床误诊为原发性微小病变、局灶节段肾小球硬化、膜性肾病者多见。在临床上对于表现为肾病综合征的老年患者一定要注意排除 AL 型肾淀粉样变性的可能。

【治疗】

不同亚型治疗方案不同，故治疗成败的关键在于明确亚型诊断。治疗包括减少前体蛋白生成、抑制原始纤维的形成和聚集、针对淀粉样沉积中附加成分的治疗、肾脏替代治疗等。AL 型肾淀粉样变性是我国老年肾淀粉样变性最常见的类型，目前没有令人满意的治疗方案，各种治疗方案缓解率不高而不良反应多，故临床仍要根据临床表现进行个体化选择治疗方案，并密切关注药物的不良反应。

（五）多发性骨髓瘤肾损害

多发性骨髓瘤（multiple myeloma，MM）是浆细胞异常增生的恶性疾病，约占恶性血液病的 10%。MM 是中老年常见的一种恶性肿瘤，中位年龄为 70 岁，确诊病例中 85% 是 60 岁以上的患者。异常浆细胞无限制增生并浸润骨骼和软组织，引起骨痛、病理性骨折、贫血、感染、出血、肾功能损害、高钙血症等多种表现，如大量的异常球蛋白从尿液中排出而引起的肾脏病变称为骨髓瘤肾病（myeloma nephropathy，MMN），发生率为 60%~90%。31% 新诊断的 MM 患者最终发展成为肾衰竭，其中高达 13% 的患者会发展成为 ESRD 而需要透析支持，严重影响患者的生存质量。

【病因与发病机制】

病因尚未完全阐明，可能与遗传因素、病毒感染、电离辐射、慢性抗原刺激等因素有关。MM 的主要发病因素是游离轻链蛋白和高钙血症促使 Tamm-Horsfall 蛋白聚集在远端小管及集合管，形成阻塞性管型。其他原因包括高尿酸血症、肾淀粉样变性、高黏滞血症、骨髓瘤浸润等。

【病理】

光镜下可见肾小管中较多管型，伴周围巨噬细胞反应。肾小管可出现变性、坏死、萎缩；间质炎性细胞浸润、纤维化。较少见骨髓瘤细胞浸润。免疫荧光，管型为 κ 或 λ 单一阳性。电镜下管型可呈结晶样结构。

【临床表现】

在生理性肾功能减退的基础上，老年 MM 患者容易发生肾病理改变。研究显示老年 MM 患者比中年 MM 患者更容易发生肾损害，主要表现为蛋白尿、血尿（发生率为 75%）及肾功能不全（发生率为 55%）。MM 患者浆细胞异常增殖的同时能合成大量异常免疫球蛋白，MM 肾损害患者尿本周蛋白阳性与肾功能损害存在相关性。有肾损害的老年 MM 患者以男性多见，骨髓象异常细胞较多，全身骨质破坏较严重，贫血程度更重，更易出现代谢紊乱如高尿酸血症、高钙血症；同时，男性、低白蛋白血症、贫血及代谢紊乱为老年 MM 患者发生肾功能不全的危险因素。

【诊断】

MM 诊断标准及分期见血液系统。当老年人出现原因不明的肾功能不全、贫血与肾功能损害程度不呈正比，肾功能不全伴高钙血症及高球蛋白血症时，应警惕 MM 伴肾功能不全的发生。该疾病的确诊需要相关的实验室检查，必要时进一步行骨髓穿刺活检、血和尿免疫蛋白电泳检查。MM 肾损害的诊断标准：①骨髓单克隆浆细胞比例 ≥ 10% 和（或）组织活检证明有浆细胞瘤；②血清蛋白电泳发现有 M 蛋白；③骨骼 X 线检查有溶骨性损害；④持续蛋白尿、管型尿或肾功能衰竭，排除其他原因所致肾损害。具备上述前 3 条之 2 条加第 4 条即可诊断。

【治疗】

MM 肾损害的治疗措施包括去除危险因素、碱化尿液、透析治疗、化疗或血浆置换减少血、尿中轻链蛋白等。伴有肾功能不全的 MM 患者对于传统化疗反应差，早期死亡率高，生存时间明显低于未伴有肾功能不全的患者。临床研究表明，硼替佐米基础化疗方案对于治疗初发合并肾功能不全的 MM 患者安全、有效，适用于各种程度肾功能不全的患者。国际骨髓瘤工作组推荐选择硼替佐米联合大剂量地塞米松治疗肾衰竭患者。老年 MM 患者可根据年龄和耐受性考虑硼替佐米皮下给药及每周 1 次方案，并调整地塞米松和其他药物的剂量，以减轻副作用并提高患者耐受性，在延长治疗周期使总给药剂量不变的情况下，不影响疗效。并在常规化疗的基础上，积极对症处理碱化尿液、纠正贫血等，预防肾脏发生进一步损害。

（王　环　王海涛）

参 考 文 献

1. Ruggenenti P,Cravedi P,Remuzzi G.The RAAS in the pathogenesis and treatment of diabetic nephropathy.Nature Reviews Nephrology,2016,6(6):319.

2. Kim S,Na KY.Clinical implications of pathologic diagnosis and classification for diabetic nephropathy.Diabetes Res Clin Pract,2012,97(3):418-424.

3. 肖艳华,张玉梅,俞丽萍.老年糖尿病患者并发症的临床分析.糖尿病新世界,2016,19(18):61-62.

4. Jennette JC,Nachman PH.ANCA Glomerulonephritis and Vasculitis.Clinical Journal of the American Society of Nephrology Cjasn,2017:CJN.02500317.

5. Jennette JC,Falk RJ,Bacon PA,et al.2012 revised International Chapel Hill Consensus Conference Nomenclature of Vasculitides. Arthritis R heum,2013,65(1):1-11.

6 崔丽娟,吴淋淋,周盈,等.老年原发性抗中性粒细胞胞浆抗体相关性小血管炎患者的临床及病理特点 中国老年学,2014(23):6642-6644.

7. 毛欣悦,何奕昕,李冰.肾脏意义的单克隆免疫球蛋白病的研究进展.临床内科杂志,2017,34(7):500-501.

8. 王妍,王顼,孙世仁.肾脏意义的单克隆免疫球蛋白血症的治疗进展.临床内科杂志,2017,34(7):441-444.

9. Bridoux F,Leung N,Hutchison CA,et al.Diagnosis of monoclonal gammopathy of renal significance.Kidney International,2015,87(4):698-711.

10. Rosner MH,Edeani A,Yanagita M,et al.Paraprotein-Related Kidney Disease:Diagnosing and Treating Monoclonal Gammopathy of Renal Significance.Clin J Am Soc Nephrol,2016,11(12):2280-2287.

11. 杨淑芬,黄琴,赵甜甜,等.老年肾淀粉样变性病的临床及相关因素分析.中国医师杂志,2014,16(1):105-107.

12. Decourt A,Gondouin B,Delaroziere JC,et al.Trends in Survival and Renal Recovery in Patients with Multiple Myeloma or Light-Chain Amyloidosis on Chronic Dialysis.Clinical Journal of the American Society of Nephrology Cjasn,2016,11(3):431.

13. Rajkumar SV.Multiple myeloma:2011 update on diagnosis,risk-stratification,and management.American Journal of Hematology,2016,88(3):719-734.

14. Tuchman SA,Shapiro GR,Ershler WB,et al.Multiple Myeloma in the Very Old:An IASIA Conference Report.Journal of the National Cancer Institute,2014,106(5):2504-2511.

15. Michels TC,Petersen KE.Multiple Myeloma:Diagnosis and Treatment.American Family Physician,2017,95(6):373.

第五节　肾小管间质疾病

肾小管间质疾病（tubulointerstitial nephropathy，TIN），或称间质性肾炎（interstitial nephritis）是一组由多种病因引起、主要累及肾间质和肾小管、无原发性肾小球损害的肾脏疾病。其主要的病理特点表现为小管 – 间质的炎症性和（或）退行性损害。根据发病的急、慢和病理改变不同分为急性或慢性间质性肾炎。发病率缺乏确切统计资料。

一、急性间质性肾炎

急性间质性肾炎（acute interstitial nephritis，AIN），又称急性肾小管 – 间质性肾炎，是一组以肾间质炎性细胞浸润及肾小管变性为主要病理表现的急性肾脏病，是导致急性肾损伤的病因之一。

【病因与发病机制】

常见病因有药物性过敏、感染、自身免疫性疾病、恶性肿瘤、代谢性疾病等。其中药物为最主要的病因，无任何致病因素者称为特发性 AIN。特发性 AIN 的发病机制可能与细胞免疫有关，具体还有待进一步研究证实。

（一）药物相关性 AIN

药物所引起的 AIN 所占的比例大约为 50% 左右，是目前 AIN 产生的首要原因。其中抗生素是首要因素，多见于青霉素、头孢菌素，其次是非甾体抗炎药（Non-Steroidal Antiinflammatory Drug，NSAID）。老年引起 AIN 的首要原因是抗生素，依次为青霉素、喹诺酮类药物、头孢菌素。老年人使用质子泵抑制剂较年轻人 AIN 患病风险更高，其中奥美拉唑引起的 AIN 报道最多。还有其他药物也可引起 AIN，如抗肿瘤药物顺氯胺铂，抗结核药物利福平，非甾体抗炎药美洛昔康等。同时一些含有马兜铃酸的中草药，如关木通等也有相关报道引起 AIN。药物引发的 AIN 的机制主要是免疫反应所导致，其细胞免疫是主要类型，也有部分体液免疫参与。

（二）感染相关性 AIN

感染是引起 AIN 的另一重要原因，占到 AIN 的 5%~10%。引起感染相关性 AIN 的病原体主要有细菌、真菌、病毒、支原体等，但细菌是其中最常见的原因。感染相关的 AIN 可分为肾内感染和全身性感染，肾内感染常见于急性肾盂肾炎和肾结核，全身感染如细菌、病毒、寄生虫等均可引起 AIN。其发病机制主要与免疫反应有关。老年人，尤其是合并其他疾病的患者，败血症引起的急性肾损伤明显增加了肾功能不良结局及死亡的风险。

（三）其他因素相关性 AIN

部分自身免疫性疾病，如肉芽肿性血管炎、系统性红斑狼疮等可导致 AIN，其发病机制与机体的全身免疫反应有关。来自美国梅奥诊所的研究发现自身免疫性疾病占到 AIN 病因的 20%，高于感染引起的肾间质病变，其中包括结节病、干燥综合征、特发性间质性肾炎、IgG4 相关性肾病等。淋巴瘤和白血病等恶性肿瘤可侵犯肾脏，其病理表现为间质性改变。艾滋病患者中间质性肾炎也多见，可能与艾滋病病毒（human immunodeficiency virus，HIV）感染、免疫、继发感染以及药物治疗有关。

【病理】

光镜检查可见肾间质水肿，弥漫性淋巴细胞及单核细胞浸润，散在嗜酸性粒细胞浸润，并偶见肉芽肿。肾小管上皮细胞呈严重空泡及颗粒变性，刷状缘脱落，管腔扩张，而肾小球及肾血管正常。药物及全身感染所引起的 AIN 以淋巴细胞和浆细胞为主，还可见嗜酸性粒细胞；特发性间质性肾炎主要是单核细胞、淋巴细胞，偶见嗜酸性粒细胞浸润；细菌直接感染时以中性粒细胞浸润为主，病毒感染时则以单核细胞浸润为主。免疫荧光检查多阴性，有时可见 IgG 及 C3 沿肾小管基底膜呈线状或颗粒状沉积。电镜可见肾小球脏层上皮细胞足突广泛融合。

【临床表现与辅助检查】

AIN 的临床表现复杂而多变。药物所导致的 AIN 典型临床表现是应用已知的致损伤性药物后出现急性肾衰竭、并伴有白细胞尿、白细胞管型、血尿等泌尿系统表现。少数情况下可以出现全身性变态反应三联征：皮疹、发热及外周血嗜酸性粒细胞增多，但发生率小于 10%~15%。老年患者典型症状更少见，常表现低热、全身乏力、食欲缺乏，而少尿或无尿等急性肾损伤表现显著。感染所导致的 AIN 常有发热、恶心、寒战等感染表现。自身免疫性疾病所导致的 AIN 的多表现为该自身免疫性疾病的临床表现。特发性 AIN 临床多表现为皮疹、乏力、肌肉疼痛，部分患者伴淋巴结肿大。老年患者较年轻患者有更高的基础血肌酐水平，AIN 发生后，老年人峰值血肌酐水平更高，需要透析的比例升高，进展为终末期肾脏病（end stage renal disease，ESRD）风险明显增加。

AIN 尿检典型表现为蛋白尿、镜下血尿、含嗜酸性粒细胞的白细胞尿。蛋白尿多为轻度，通常 <1g/d，但是 NSAIDs 却可同时引起肾小球微小病变，出现大量蛋白尿（>3.5g/d），呈肾病综合征表现。血液分析示嗜酸性粒细胞百分比升高，可伴有 IgE 升高及酸碱、电解质紊乱。肾小管功能异常则根据累及小管的部位及程度不同而表现不同，可有肾性糖尿、肾小管酸中毒、低渗尿、Fanconi 综合征等。特发性间质性肾炎可伴有血沉快、嗜酸性粒细胞增多、球蛋白及 C 反应蛋白升高，常出现无菌性白细胞尿（可伴白细胞管型，早期还可发现嗜酸性粒细胞尿）、血尿及蛋白尿。

【诊断】

依据病史、临床表现及实验室检查，一般不难做出临床诊断，但肾脏病理活检是确诊 AIN 的金标准。在老年患者，尤其是基础疾病较多或身体虚弱的老年患者，诊断 AIN 多根据患者用药史、临床表现及实验室检查，很少行肾活检，这也使得老年患者 AIN 患病率的统计值偏低。但事实证明高龄并不是肾活检的禁忌证，肾活检对老年肾脏疾病的诊断及评价预后起着重要意义，随着老年肾病的增加，临床诊断应结合肾脏病理检查。老年患者中急性肾损伤及肾病综合征是行肾活检的主要因素。引起急性肾损伤的原因除了 AIN 外，还有肾前性及肾后性等多种原因，治疗措施大不相同，所以对于老年患者早期行肾活检明确病因显得十分重要。

【治疗】

（一）一般治疗

主要包括加强营养支持、维持酸碱平衡、避免感染、纠正水和电解质紊乱等。

（二）去除病因

对有明确原因引起的急性间质肾炎要去除病因。对确切药物引起的要停用相关药物。对败血症性间质性肾炎应尽早通过血培养明确病原菌并及时消除致病病原菌。对由代谢性疾病及自身免疫性疾病引起的应积极治疗原发病。

（三）免疫抑制治疗

对于是否应用糖皮质激素和（或）环磷酰胺等免疫抑制剂目前仍有争议。鉴于激素治疗可能有益且短期治疗相对安全，对于停用致损伤药物后 3~7 天内血清肌酐无明显改善的患者，多数学者主张早期使用激素治疗，有利于 AIN 患者肾功能恢复。激素的使用指征：①肾功能急剧恶化；②停用药物后肾功能恢复延迟；③严重肾衰竭透析治疗。治疗的最佳剂量和持续时间尚不明确，一般予口服泼尼松，起始剂量 30~40mg，疾病好转即逐渐减量，可以使用 4~6 周后停用，通常不超过 2~3 个月。对于肾活检证实伴有显著慢性损害（如明显的间质纤维化、肾小管萎缩和极轻微或无急性炎症）的情况不需要行免疫抑制治疗。当肾活检不可行时，对于病史强烈提示急性药物诱导性 AIN 的患者，经验性尝试糖皮质激素疗法是合理的替代选择。

（四）血液净化治疗

血肌酐明显升高或合并高血钾、心衰、肺水肿等有血液净化指征者，应行血液净化治疗。

（五）其他治疗方法

研究报道，用肿瘤坏死因子 α（tumor necrosis factor，TNF-α）抗体治疗激素无效的结节病间质性肾炎患者取得了明显效果。此外学者对多种生长因子、氧自由基清除剂及中药材冬虫夏草对 AIN 的治疗效果也已展开了研究。

二、慢性间质性肾炎

慢性间质性肾炎（chronic interstitial nephritis，CIN）又称慢性肾小管 - 间质性肾炎（chronic tubulointerstitial disease），是一组由多种病因引起的、以肾间质单核细胞浸润、肾小管萎缩和间质纤维化为特点的慢性肾脏疾病，又称为慢性肾小管间质肾病。

【病因与发病机制】

CIN 病因多种多样，常见病因有：①药物及中毒性肾病：镇痛药、环孢素 A、含马兜铃酸药物，如关木通、广防己、青木香等、重金属（如铅、镉、砷等）；②感染性疾病：各种病原体所致的肾盂肾炎；③系统性疾病：免疫性（SLE、干燥综合征、肉芽肿性血管炎、结节病、慢性移植排斥）、代谢异常（低钾血症、高钙血症、尿酸性肾病）；血液疾病（多发性骨髓瘤、轻链病、淀粉样变、镰状细胞贫血）。④尿路疾病：梗阻性肾病、膀胱输尿管反流；⑤遗传性疾病：髓质囊性肾病、多囊肾和遗传性间质性肾炎；⑥其他：放射性肾病、特发性 CIN 等。

CIN 的发病机制复杂，目前尚未阐明。有研究指出肾小管上皮间质细胞转分化在小管间质纤维化的启动和进展中起到决定性的作用。其次，CIN 通常伴有单核细胞浸润，提示免疫机制介导了疾病的进展。间质免疫识别假说提出感染颗粒或药物分子的成分可以与内源性肾脏抗原发生交叉反应或者改变内源性肾脏抗原，因此，理论上针对上述诱因的免疫反应也可以激活间质的慢性炎症反应。另外，一些药物或毒物可以通过损伤细胞膜、改变细胞膜通透性及转运功能、影响酶类与核酸的活性，造成肾脏直接损害。肾小管上皮细胞也可以自身激活，参与炎症反应的放大，加剧肾组织病理损害，直接影响病变的预后。

【病理】

CIN 的组织病理学以进行性间质纤维化和硬化为特征。光镜下肾间质呈多灶状或大片纤维化，伴或不伴淋巴及单核细胞浸润，肾小管病变可表现为小管基底膜增厚与破裂、小管萎缩以及管腔内出现白细胞管型，肾小球出现缺血性皱缩或硬化。老年慢性间质性肾炎主要具有下特点：肾小球因缺血出现硬化、缩小或肾小球正常，小动脉管壁增厚；患者肾小管与肾间质开始萎缩，早期症状表现为肾间质病灶单核淋巴细胞浸润。免疫荧光检查阴性。电镜检查在肾间质中可见大量胶原纤维束。

【临床表现与辅助检查】

慢性间质性肾炎多缓慢隐袭进展，多数 CIN 患者表现为原发病的全身症状。又因其病因多种，大部分患者直到进入 ESRD，临床表现才明显。早期以肾小管功能障碍为主，患者常表现为逐渐出现的多尿或夜尿增多，一般无水肿。而后肾小球功能也受损，早期肌酐清除率下降，随之血清肌酐逐渐升高，直至进入终末期肾病，出现慢性肾衰竭的症状，如恶心、呕吐、厌食等。

老年慢性间质性肾炎一般主要会出现镜下血尿、肾小球滤过率下降、肾小管损伤、贫血及双肾萎缩等临床表现，肉眼可见症状较少。患者早期出现严重性贫血，与肾功能损害不能同步进展。此外老年 CIN 临床尿蛋白量较少。

【诊断与鉴别诊断】

据临床表现可高度疑诊，确诊仍需病理检查。慢性间质性肾炎需要根据病史和临床病理特征进一步明确病因。与以下疾病鉴别困难时考虑肾穿：①高血压肾损害，临床表现类似于 CIN，但长期高血压病史，伴有心脏、眼底等靶器官损害有助于鉴别；②慢性肾小球肾炎，常有显著蛋白尿、血尿、水肿及高血压，肾小球功能损害先于肾小管；③糖尿病肾病，有长期明确的糖尿病史，逐渐增加的蛋白尿，伴有眼底损害，后期出现顽固性水肿、高血压、肾功能损害等，早期易误诊为慢性间质性肾炎。

【治疗与预后】

对早期 CIN 病例，应积极去除病因，控制感染，及时停用致敏药物、处理原发病。早期应用 ACEI 或者 ARB 有延缓进展的作用，建议将收缩压控制在 130mmHg 以下。如出现慢性肾衰竭，应予非透析保守治疗，以延缓肾损害进展；若已进入终末期则应进行肾脏替代治疗。对并发的肾小管酸中毒、肾性贫血及高血压，应使用碳酸氢钠或枸橼酸合剂纠正酸中毒，使用促红细胞生成素纠正贫血及降压治疗。

慢性肾间质肾炎的预后取决于病因、病变程度及合并症如心血管疾病、糖尿病等。干燥综合征、药物间质性肾炎预后较好，而镇痛剂肾病和中毒性肾病则预后较差。

（王　环　王海涛）

参 考 文 献

1. Praga M, Sevillano A, Auñón P, et al. Changes in the aetiology, clinical presentation and management of acute interstitial nephritis, an increasingly common cause of acute kidney injury. Nephrology, dialysis, transplantation: official publication of the European Dialysis and Transplant Association-European Renal Association, 2015, 30(9): 1472-1479.

2. 任海滨，俞香宝，孙彬，等. 53 例急性间质性肾炎临床病理分析. 临床肾脏病杂志，2013，(13): 519-522.

3. Muriithi AK, Leung N, Valeri AM, et al. Clinical characteristics causes and outcomes of acute interstitial nephritis in the elderly. Kidney Int, 2014, 87(2): 458-464.

4. Blank M L, Parkin L, Paul C, et al. A nationwide nested case-control study indicates an increased risk of acute interstitial nephritis with proton pump inhibitor use. Kidney international, 2014, 86(4): 837-844.

5. Praga M,Gonzalez E.Acute interstitial nephritis.Kidney international,2010,77(11):956-961.

6. Praga M,Sevillano A,Au6n P,et al.Changes in the aetiology,clinteal presentation and management of acute interstitial nephritis, an increasingly common cause of acute kidney injury.Nephrology Dialysis Transplantation,2015,30(9):1472-1479.

7. Hamzic-Mehmedbasic A,Rebic D,Balavac M,et al.Clinical Analysis of Etiology,Risk Factors and Outcome in Patients with Acute Kidney Injury.Materia socio medica,2015,27(2):70-74.

8. Muriithi AK,Leung N,Valeri AM,et al.Biopsy-proven acute interstitial nephritis,1993-2011:a ease series.American Journal of Kidney Diseases,2014,64(4):558-566.

9. Parkhie SM,Fine DM,Lucas GM,et al.Characteristics of patients with HIV and biopsy-proven acute interstitial nephritis.Clinical Journal of the American Society of Nephrology,2010,5(5):798-804.

10. Zhu P,Zhao M.The Renal Histopathology Spectrum of Elderly Patients with Kidney Diseases:A Study of 430 Patients in a Single Chinese Center.Medicine,2014,93(28):e226.

11. Brown CM,Scheven L,OKelly P,et al.Renal histology in the elderly:indications and outcomes.Journal of nephrolagy,2012,25(2):240-244.

12. Raza MN,Hadid M,Keen CE,et al.Acute tubulointerstitial nephritis.treatment with steroid and impact on renal outcomes.Nephrology,2012,17(8):748-753.

13. 丁小强,邹建洲.急性间质性肾炎的临床病理分析.中华肾脏病杂志,2014,6(04):248-249.

第六节　肾血管疾病

一、肾血管分布

肾脏是多血管的器官。双肾动脉起自腹主动脉的两侧,后逐渐分支为肾动脉、叶间动脉、弓状动脉、小叶间动脉、入球小动脉、肾小球毛细血管袢、出球小动脉、肾小管周毛细血管网,之后汇入到与动脉相伴行的静脉系统,逐级为小叶间静脉、弓状静脉、叶间静脉、肾静脉,最后注入下腔静脉。

肾动脉、叶间动脉、弓状动脉属于中等动脉,有较厚的平滑肌,内膜较厚,管腔较大;小叶间动脉、入球小动脉属于小动脉和细动脉,内膜较薄,平滑肌较少;毛细血管仅有内皮细胞和基底膜。静脉管壁平滑肌很少。

二、肾血管病病因

肾血管病可由多种病因引起,任何一级血管的受累都可导致肾血管病,临床表现亦多种多样。其中肾动脉狭窄、肾动脉胆固醇结晶栓塞及肾静脉血栓最具有代表性。其中,动脉粥样硬化引起的肾动脉狭窄在老年人群中最多见。近年来,随着动脉粥样硬化的发生率升高和各种有创检查技术及介入治疗技术的广泛应用,胆固醇结晶栓塞也日益增多,应引起高度重视。故本章着重阐述肾动脉狭窄及肾动脉胆固醇结晶栓塞(表46-8)。

表 46-8　肾血管病的病因

病因	大血管	中血管	小血管
血管炎	多发性大动脉炎	结节性多动脉炎	原发性小血管炎
代谢异常	动脉粥样硬化性肾动脉狭窄		
血栓	肾动脉血栓 肾静脉血栓	肾静脉血栓	
栓塞	肾动脉栓塞	肾动脉栓塞	肾动脉胆固醇结晶栓塞
高血压			良性高血压肾小动脉硬化症
其他	纤维肌性发育不良		血栓性微血管病

三、肾动脉狭窄

肾动脉狭窄（renal artery stenosis，RAS）是指不同病因导致的单侧或双侧肾脏动脉主干或主要分支的狭窄，当狭窄大于 50% 导致肾内血流动力学改变，肾内发生缺血性病变，继发肾素血管紧张素系统激活，导致肾血管性高血压和肾功能不全。

【病因】

RAS 主要的病因包括动脉粥样硬化（atherosclerotic renal arterial stenosis，ARAS）、大动脉炎及纤维肌性发育不良。

ARAS 占 RAS 病因的 70%~90%，是近年来老年患者终末期肾病（end stage renal disease，ESRD）病因中增长最快的病变。大多数动脉粥样硬化病变发生在距肾动脉起始部 1cm 处，可发生在单侧或者双侧。动脉粥样硬化可局限在肾动脉，但更多的是弥漫性病变。研究显示 RAS 在动脉硬化症患者更易发生，并且提示同时有肾外广泛严重的动脉粥样硬化。动脉粥样硬化是西方国家肾动脉狭窄的最常见原因，以往我国以大动脉炎发生率最高，但近年来，随着人口平均寿命的延长，动脉粥样硬化性肾动脉狭窄（atherosclerotic RAS，ARAS）逐渐成为 RAS 主要病因。

纤维肌性发育不良常见于青少年，伴有严重的难以控制的高血压。大动脉炎多发生于中青年女性，可伴有无脉症及风湿免疫疾病的特征。少见的病因包括肾动脉瘤、肾动脉栓塞、肾动脉损伤和腹主动脉瘤压迫、肾移植术后移植肾动脉狭窄等。

本节重点阐述老年人群中常见的 ARAS。

【流行病学】

男性 RAS 的患病率是女性的将近两倍（9.1%vs5.5%，P=0.053）。迄今尚无整个人群 ARAS 的流行病学资料，研究仅限于高危人群。国外学者调查发现，ARAS 在疑为冠心病患者中，患病率为 14%~17%；在确诊的冠心病患者中，患病率为 12.7%~27.9%；在脑卒中患者中为 10.4%~30%；在周围血管疾病患者中，ARAS 检出率最高，下肢血管血栓栓塞性疾病患者中检出率为 40%。来自美国的资料显示，动脉粥样硬化性肾血管病在 65 岁以上的住院患者中，年患病率为 0.5~3.7/1000。在 50 岁以上伴进行性肾功能不全的患者中，5%~22% 为缺血性肾血管病。在肾功能不全的老年患者中，近 25% 伴有未诊断的 RAS。尸检发现，>50 岁患者中 27% 为 RAS（狭窄 ≥ 50%），而在有舒张期高血压（>100mmHg）病史的患者中这一比例增加至 53%。我国在这方面的资料较少，ARAS 在冠心病患者中的患病率为 17%~25.9%。RAS 是 10%~15% 的肾透析患者发生终末期肾病的原因。

【危险因素】

现已公认糖尿病、高胆固醇血症是动脉粥样硬化的危险因素。亦有研究显示吸烟、脉压、血肌酐及冠状动脉狭窄积分、纤维蛋白原、同型半胱氨酸、脂蛋白、C 反应蛋白等对 ARAS 和肾功能的预测有重要价值。在年龄、体重指数、血肌酐、高血压史、糖尿病病史、缺血性脑血管病病史与顽固性高血压这些因素中年龄、高血压和冠状动脉多支血管病变为 ARAS 的独立危险因素。

【临床表现】

临床主要表现为肾血管性高血压和缺血性肾病。

1. **肾血管性高血压**　肾血管疾病是继发性高血压的一个重要且有可能被纠正的病因。肾血管性高血压的发生率因人而异。在血压轻至中度升高的患者中，肾血管性高血压占比不到 1%。相反，在急性（即使是在已有血压升高的基础上发生）、重度或难治性高血压患者中，肾血管性高血压的患病率要高得多。

肾缺血导致肾素血管紧张素醛固酮系统（RAAS）激活，引起肾血管性高血压。肾动脉狭窄，尤其是双侧 RAS 可加重原发性高血压。高血压的临床特点为：① 50 岁以上患者，突然发生的快速进展的高血压或恶性高血压；②高血压发病年龄 <30 岁（特别是女性患者）；③高血压起病后 6 个月内迅速进展；④以前稳定的高血压突然恶化；⑤服用 3 种以上降压药物仍难以控制的高血压。

高血压得不到控制可导致器官衰竭，如充血性心力衰竭、反复发作性急性肺水肿、高血压脑病等。

左心扩大和心衰的最主要原因是高血压。肾缺血导致 RAAS 激活，醛固酮不仅促进高血压，而且也和导致左心室扩大的心肌纤维化和心衰患者心室重构有关。左心室纤维化和扩大导致舒张和收缩功能不全。对于患 ARAS 的患者，肾动脉血管成形术很少能治愈高血压，但是能够改善血压的控制。

2. 缺血性肾病　部分患者以肾功能异常作为首发症状，老年人不明原因的肾功能不全应高度怀疑缺血性肾病可能。该病可由严重的双肾动脉狭窄或者独肾伴 RAS 所致。肾功能不全的发生一方面是由于受累肾脏的低血流灌注，另一方面是由于高血压、糖尿病等引起的肾脏结构的改变。可出现以下表现形式：①老年人或高血压患者出现原因不明的肾功能不全；②服用血管紧张素转换酶抑制剂（ACEI）或血管紧张素Ⅱ受体拮抗剂（ARB）后突然发生且迅速进展的肾功能恶化或肾功能衰竭；③伴有单侧肾脏萎缩的氮质血症；④全身性动脉粥样硬化患者最近发生不能解释的氮质血症；⑤肾小管 – 间质受损明显时可出现肾小管浓缩功能障碍，表现夜尿增多、尿渗透压降低等。

【相关检查】

1. 检查指征　符合下列所有标准的患者有必要接受检查是否存在肾血管疾病：

（1）临床表现提示有继发性高血压病因，而不是原发性高血压。这些表现可能包括：重度和（或）难治性高血压；血压在先前稳定水平的基础上急性升高；患者在年轻时出现高血压但无相关家族史；在开始肾素 – 血管紧张素系统抑制剂治疗后，血清肌酐水平不明原因地急性且持续升高超过 30%；弥漫性动脉粥样硬化患者发生中至重度高血压；其他原因不能解释的双侧肾不对称；或速发型肺水肿反复发作等。

（2）患者似乎不存在其他的继发性高血压病因，如原发性肾病、原发性醛固酮增多症或嗜铬细胞瘤。

（3）如果发现有明显狭窄病变，计划采取干预措施。

2006 年美国心脏病学会（American College of Cardiology，ACC）/ 美国心脏协会（American Heart Association，AHA）关于外周动脉疾病的指南中提到：针对肾动脉狭窄的检查只适用于表现出有临床意义症状且将要进行矫正治疗的患者。诊断肾动脉狭窄的金标准是肾动脉造影。初始检查时可以采用以下非侵入性检查方法。

2. 非侵入性检查　见表 46-9。

表 46-9　RAS 非侵入性检查的比较

检查	优点	缺点	敏感度	特异度	用途
彩色多普勒超声	简便、价格低廉、准确度高	①耗时长；②对远端、副肾动脉很难检查，对狭窄的判定限于定性；③肥胖、肠内积气患者不易检出；④依赖于操作者经验	85%	92%	筛查 RAS 的首选检查
螺旋 CT 成像（CTA）	和肾动脉造影相比，观察动脉管腔和管壁更清晰，更清楚地显示粥样硬化斑块的性质	造影剂用量大，造影注射时间长，易致造影剂肾病	对于狭窄 >50% 的病变，64%~99%	对于狭窄 >50% 的病变，92%~99%	无创诊断 RAS 的最佳方法
磁共振成像（MRA）	较好的显示肾动脉的解剖结构；所用造影剂肾毒性小；作为肾衰竭患者的优先选择	①所用造影剂（Gd–DTPA）可引起肾纤维化，肾小球滤过率小于 30ml/min 时不能应用；②只能提供肾动脉的解剖结构；③禁用于体内有金属物、幽居恐惧症患者	62%~100%	84%~96%	
放射性核素肾动态显像及卡托普利肾图	不依赖解剖结构评价肾功能；测定分肾功能；对肾实质血流灌注不足的诊断敏感，有助于判断预后	①检查前准备要求高（停用 ACEI/ARB72h）；②不能用于存在 ACEI/ARB 禁忌证患者；③不用于 RAS 筛查	70%~98%	70%~98%	

使用多普勒超声检查，收缩期峰流速超过 200cm/s 提示狭窄大于 60%，但也有研究指出收缩期峰流速大于 300cm/s 为有血流动力学意义的阈值。在 CT 和 MR 血管造影检查中，双侧肾动脉狭窄均超过 75% 或 50% 以上的狭窄伴狭窄下游的扩张，则提示患者存在显著的双侧肾动脉狭窄。

对于肾功能正常或接近正常的患者，上述检查都可作为动脉内血管造影之前的微创性诊断评估手段。这些检查对于近端血管病变的准确性最高。

对于肾功能不全的患者，如果出现以下表现，考虑评估肾血管疾病：①不明原因的进行性肾衰，偶有急性加重，如果仅剩的具有功能的一侧动脉进展至完全堵塞，还会出现无尿；②尿沉渣无明显异常，几乎没有细胞和管型，或者有轻至中度蛋白尿；③一侧肾缩小。对这些患者进行检查的主要指征是：肾功能进行性下降，速发型肺水肿反复发作以及高血压控制不佳。非侵入性检查和血管造影都有风险，包括造影剂诱发的急性肾损伤、MRA 时使用钆剂导致的肾源性系统性纤维化，以及动脉造影引起的动脉粥样硬化栓塞。所以，对于肾功能不全患者，建议首选多普勒超声作为初始非侵入性诊断检查；对于 eGFR 低于 30ml/min 的患者，虽然有放射造影剂肾病的风险，仍倾向于选择 CTA，并积极采取措施来预防造影剂的肾毒性。

超声造影（contrast enhanced ultrasonography，CEUS）是一种诊断肾脏疾病的新方法，是通过经外周静脉团注对比剂，可以增强肾血流的显示，改进对肾血管的采样难度，在一定程度上弥补了常规超声的不足。其微泡对比剂安全性高、耐受性良好，不会扩散到血管外，不经肾脏排泄，与 CT 或 MR 成像相比，无辐射，成本低，并可实现实时多维成像。但对操作者技术要求很高。对肾功能不全患者及老年患者不失为一种更好的选择。

3. 侵入性检查　肾动脉血管造影（DSA）。肾动脉血管造影是诊断 RAS 的金标准。其检查的同时可进行介入治疗是其优势，但是检查时需要动脉插管，属侵入性检查，术后并发症多，具有发生造影剂肾病和动脉粥样硬化栓塞性肾病的危险，费用昂贵，尤其对高龄、合并多脏器病变的患者无法实施，临床应用有一定的限制。肾动脉血管造影不作为 RAS 的筛查手段，尤其对患有其他疾病的老年人。其仅适用于拟行肾动脉介入治疗的患者。

【肾动脉狭窄的理想诊断程序】

1. 鉴别主肾动脉和副肾动脉　RAS 的诊断依赖于影像学检查，没有单一的非侵入性影像学检查是特异的、敏感性高的，因而需要综合多个影像学检查做出判断。非侵入性检查的结果仅供参考，最终确诊还需肾动脉血管造影。

2. 定位诊断　判断狭窄部位是在肾动脉的近端开口处，还是在肾动脉的远端近肾门处，或肾内小动脉，抑或是整根肾动脉都有狭窄；是单侧狭窄，或是累及双侧。

3. 确定病因（如动脉粥样硬化、纤维肌性发育不良）　如动脉粥样硬化性狭窄，在血管壁上可见粥样斑块或钙化斑块。纤维肌性发育不良表现为肾动脉呈串珠样狭窄。大动脉炎的特点是病变可累及腹主动脉或头臂动脉。

4. 确定血流动力学异常　RAS 的血流动力学严重程度可以通过测量跨病变压力阶差进行确定。

5. 确定血运重建术可能的临床获益率（表 46-10）。

表 46-10　血管重建术可能获益或无效的临床线索

血管重建术可能获益	血管重建术可能无效
重度、难控制的高血压，或既往血压平稳近期血压急性升高（A 级）	血压通过药物可以维持稳定（A 级）
高血压对 ACEI/ARB 有效（C 级）	肾功能稳定（C 级）
反复发作的肺水肿，不能用心功能解释（C 级）	基础血肌酐 >3~4mg/dl（C 级）或患侧 GFR<10ml/min（C 级）
难以解释的进展性肾衰竭（A 级）	患侧肾脏长径 <8cm（C 级）
应用 ACEI/ARB 出现的急性肾衰竭（C 级）	患侧肾脏阻力指数 >80（C 级）
血压降低的同时肾功能不能维持（C 级）	

6. 诊断可能对治疗产生影响的伴随病变（腹主动脉瘤、肾肿物等）。

7. 经皮介入或外科血运重建后判断再狭窄。

【治疗】

目前 RAS 的治疗方案有 3 种：药物治疗、介入治疗和手术治疗。2006 年 ACC/AHA 发布的外周血管病指南指出：药物治疗为了控制血压，对于所有单侧肾动脉狭窄的患者都适用；介入治疗即经皮血管成形及支架置入术，适用于有显著血流动力学异常的患者，如对降压药抵抗、不耐受、恶性高血压、反复发生肺水肿的患者；外科手术适用于复杂的血管病变。

1. 药物治疗　伴有 ARAS 者为预防心血管事件的发生，应强化药物治疗，包括降压、降糖、应用他汀类、阿司匹林等（表 46-11），同时还要戒烟及保持健康的饮食和生活方式。

表 46-11　老年 ARAS 患者的危险因素及治疗药物

危险因素	治疗药物	治疗目标	说明
高血压	ACEI/ARB 钙离子拮抗剂（CCB）β 阻滞剂	血压 <140/90mmHg；血压 <130/80mmHg（糖尿病或蛋白尿）	多采用两种或两种以上联合，以 CCB 和 β 阻滞剂为主；ACEI/ARB 对肾性高血压控制好，有利于减缓肾脏病进展，但对双侧 RAS 及孤立 RAS 导致的容量依赖型高血压是绝对禁忌。
高脂血症	他汀类	胆固醇 <3.38mmol/L 低密度脂蛋白 <2.6mmol/L	老年患者严格的血脂控制未见明显的益处，血脂调节需慎重。如有慢性肾脏病，需使用小剂量他汀类和对胆固醇吸收有抑制的作用的降脂药。
糖尿病		Hb1Ac<7mg/dl	老年患者注意血糖的个体化，必要时可放宽标准。
抗血小板药物	阿司匹林、氯吡格雷		对于 75 对以上老年患者增加出血风险；肾功能不全的老年患者会加重肾脏损害。
慢性肾脏病		除以上因素外，控制贫血及甲旁亢	尽量避免药物、造影剂、心衰、低血压等导致的肾损伤。

2. 介入治疗　由于药物治疗对肾血管严重狭窄或闭塞无明显疗效，临床上往往需要进行肾动脉血运重建，恢复肾血流量，控制高血压，防止肾功能进一步恶化或治疗严重肾动脉狭窄，保障慢性心力衰竭或心肌病患者可更安全地使用血管紧张素转化酶抑制剂类药物等。介入治疗主要包括经皮腔内肾动脉成形术（percutaneous transluminal renal angioplasty，PTRA）、肾动脉支架置入术（percutaneous transluminal renal angioplasty with stent，PTAS）、置入血栓保护装置以及药物涂层支架等。近来有不少临床试验对介入治疗的安全性和有效性提出质疑，但只要临床医师严格掌握适应证，介入治疗会有明确的疗效。

2006 年 AHA/ACC 指南认为肾动脉血运重建术指征为肾动脉狭窄程度 ≥ 70%，同时：①治疗 RAS 的药物难以控制高血压和进行性肾功能损害者；②有与 RAS 相关的心力衰竭或阵发性肺水肿；③有与 RAS 相关的不稳定心绞痛。支架术用于：①动脉粥样硬化性 RAS 开口病变；②肌纤维发育不良球囊扩张失败。对于无症状单侧 RAS 的介入治疗目前尚无循证医学证据。

中华医学会老年分会的 ARAS 治疗的专家建议着重强调了介入治疗的适应证：当血管直径狭窄 ≥ 70%，跨狭窄收缩压差 >20mmHg，并伴有以下一项以上的临床情况，才考虑行介入治疗：①高血压 Ⅲ 级；②无法用其他原因解释的突发性或进行性肾功能恶化；③短期内患侧肾脏出现萎缩；④使用血管紧张素转化酶抑制剂或血管紧张素拮抗剂后肾功能出现恶化；⑤伴不稳定型心绞痛；⑥反复发作的急性肺水肿与左心室收缩功能不匹配。当有以下情况时，不建议进行介入治疗：①患侧肾脏长径 <7.0cm 和（或）肾内段动脉阻力指数 >0.8；②患者已有明确的对比剂过敏史或胆固醇栓塞病史；③伴随的严重疾病预期寿命有限或无法耐受经皮介入治疗；④病变肾动脉的解剖结构不适合经皮介入治疗；⑤支架置入后可能会严重影响其他重要的后续治疗。

血运重建成功后血压易于控制，所需降压药明显减少，但治愈率一般 <15%，部分患者甚至无效。

这可能是长期高血压已经导致了肾实质损害或狭窄没有功能意义。除此之外，肾动脉介入本身有一定的肾脏损害危险，主要是造影剂肾毒性及操作过程中发生胆固醇栓塞，因此有些病例虽然血运重建成功，但肾功能无改善甚至恶化。因此，这也要求临床医师在严格把握肾动脉介入的适应证后，防范介入治疗对肾脏的直接损害。目前比较公认的预防对比剂肾病的措施是水化治疗和应用低渗或等渗、低黏稠度的非离子型对比剂，并尽量减少对比剂的用量。同时严格规范肾动脉介入术者的准入制度，提高团队的围手术期治疗经验，从而提高介入成功率。

3. 手术治疗 外科开放式手术目前已非 ARAS 治疗的首选，但在下列情况时仍然不可缺少：① ARAS 病变严重但肾动脉解剖学特征不适合行血管介入治疗的患者；②介入治疗失败或产生严重并发症的患者；③ ARAS 伴发的腹主动脉病变需行开放式手术治疗的患者。常见的手术方式有主动脉 - 肾动脉旁路重建术、肾动脉再植术、非解剖位动脉重建手术、自体肾移植术、肾动脉内膜剥脱术和肾切除手术，需根据患者肾动脉病变的具体情况和患者全身状况等进行选择。

4. 治疗的选择 ASTRAL 是迄今为止最大的一项前瞻性随机临床研究，进行了药物与支架的疗效比较；STAR 研究了支架与肾功能受损之间的关系。上述两项试验在传统降压药物的基础上，加用了阿司匹林和他汀类，加强了抗血小板聚集和延缓动脉粥样硬化斑块聚集的功效，极大程度上预防了术后可能导致的肾动脉粥样硬化栓塞，并使得药物的降压作用达到最优化。结论认为相较于药物治疗，介入治疗并未对血压、肾功能或不良心血管事件有所改善。且对于稳定的单侧肾动脉狭窄患者，仍然认为药物治疗是首选。在未明确血管重建指征的情况下，介入治疗未必比药物治疗更有效。

正在进行的 NITER、CORAL、RADAR 研究将对生存率、心血管不良事件发生率、高血压及改善肾功能等问题进行深入研究，其结果的公布可能给 ARAS 患者介入治疗策略的选择提供新的证据。

【RAS 患者的评估程序】

具体见图 46-1。

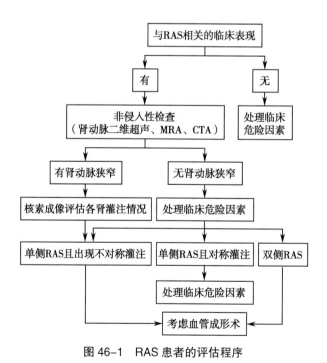

图 46-1 RAS 患者的评估程序

四、肾动脉胆固醇结晶栓塞

胆固醇结晶栓塞（cholesterol crystal embolism，CCE）是由于各种原因造成动脉粥样斑块破裂，导致其中的胆固醇结晶脱落，阻塞末梢血管造成组织缺血和坏死的综合征。该病主要发生于动脉造影、血管外科手术后，少数也可以自发产生。肾由于邻近腹主动脉，而且血供丰富，成为最常受累的器官。

肾小动脉胆固醇结晶栓塞于1945年由Flory首先报道，在一组267例严重主动脉粥样硬化患者进行的尸检中发现9例患者血管内存在胆固醇栓子。其后随着检查手段的进步，相关报道不断增多。该病的死亡率高，对患者的危害极大，但是在临床工作中，这一疾病的诊断常常被忽略。

【流行病学】

荷兰的Moolenar等年度报告中的发病率为每百万人中6人，但尸检检出率高达0.3%~0.4%，高于临床报道的发生率。据国外资料报道，本病占老年轻度动脉粥样硬化的4%，老年重度动脉粥样硬化患者的77%；占肾活检病例的1.1%~1.6%，老年肾活检病例的4.25%。在心导管术或血管操作后具有动脉粥样硬化危险因素的大于50岁的男性患者中，最可能发生胆固醇栓塞。

【病因和病理改变】

多数CCE与应用有创性或介入性心血管诊治技术密切相关，例如主动脉造影、经皮冠状动脉或肾动脉成形术、主动脉和心脏手术、主动脉内气囊反搏、心肺复苏术等。常发生于导管操作时，粥样斑块脱落栓塞肾脏、皮肤和其他脏器的动脉。因此，对动脉粥样硬化性疾病患者行介入治疗前应评价CCE的风险，适时应用远端保护装置有助于预防其发生。

抗凝治疗引起的主动脉粥样斑块破溃处纤维素血栓形成，也易造成肾栓塞；而静脉应用链激酶治疗肺栓塞和急性心肌梗死也可继发胆固醇栓塞。胆固醇结晶栓塞的其他危险因素还包括高血压、糖尿病和主动脉瘤。

对受累器官进行活检，肾的弓状动脉，和（或）小叶间动脉、肾小球入球小动脉及毛细血管腔内可见胆固醇结晶。在受累血管周围可见不同类型的炎性细胞浸润，后期可见动脉内膜增生和血管周围纤维化。典型病理改变为小动脉管腔被两面凸起的裂隙状胆固醇结晶所阻塞。若肾中等动脉栓塞，可有肾梗死表现。

【临床表现】

好发于老年人，男性多于女性。由于胆固醇结晶栓子可累及多个器官，其疾病的临床表现无外乎是由于不同器官栓塞和激发的局部炎症反应所引起的一系列的临床综合征，与栓塞源的位置、栓塞的程度、受累血管是部分还是完全阻塞、以及受累血管床是否已存在疾病（如外周动脉疾病）相关。

1. 肾脏表现　肾功能衰竭和高血压恶化较常见。国外报道的221例确诊的胆固醇栓塞患者中，34%的患者在就诊时即存在肾功能衰竭。大多数患者伴有高血压，甚至为恶性高血压。此外，蛋白尿、血尿、嗜酸性粒细胞尿，甚至肾病综合征也为肾损害的常见表现。栓塞至大、中动脉者少见，可有肾梗死表现。需要透析的肾功能不全患者预后较差。

2. 肾外表现　患者可有发热、体重下降等非特异表现。皮肤受累最为常见，有报道显示在发现CCE患者中约半数患者会有皮肤受累的临床表现。可表现为下肢、臀部或腹部皮肤的网状青斑，脚趾皮肤的蓝紫色斑点，又称"蓝趾综合征"，此为特异性的临床表现。由于栓塞发生在小动脉至微动脉水平，所以患者的外周血管搏动通常是正常的。

中枢神经受累表现为大脑半球多发性小灶性脑梗死；胃肠道受累可表现为缺血性肠病、急腹症等；心脏受累可导致心绞痛或心肌梗死；肌肉受累可表现为肌炎。眼部受累可出现Hollenhorst斑，是视网膜上明亮的折光性病变，提示胆固醇结晶栓塞来源于近端动脉粥样硬化。其他血管床，包括冠状血管、肺、前列腺、甲状腺和肾上腺血管床，可能极少会受到影响，通常在尸检时才能确定诊断。

【相关检查】

血嗜酸性粒细胞比例和绝对值的升高，血沉加快，低补体血症是CCE患者的共同表现。其中血嗜酸性粒细胞升高最为常见，可见于20%~70%的患者，其升高水平的波动可反映病情的变化。

各器官受累均有相应的化验指标异常。肾脏受累的时候，血肌酐进行性升高。与造影剂肾病导致的血肌酐升高多发生在术后48小时不同，血肌酐的升高发生较晚，可与诱因间隔数周至数月。

活检是证实CCE唯一确定性方法。病理表现如前所述。诊断敏感性与取材的部位有关。文献报道皮肤活检的敏感性为33%，肌肉活检的敏感性可达100%，肾脏活检敏感性达75%。

【诊断与鉴别诊断】

1. 诊断　动脉粥样硬化的患者，如有导致斑块不稳定的诱因，出现典型的三联征，即网状青斑、急性肾功能衰竭和嗜酸性粒细胞升高，需高度怀疑CCE。诊断标准参考Scolari等所提出的标准：①动脉硬化性血管疾病患者，出现急性肾衰竭；②同时出现下腹部或肢端皮肤缺血性表现，包括网状青斑、淤斑、发绀、坏疽等，并结合临床排除由造影剂肾病、急性间质性肾炎等其他原因引起的急性肾衰竭。

2. 鉴别诊断　诊断时应对以下几种疾病进行鉴别：①造影剂肾病：由于两者均可发生于心血管检查或治疗后，应特别注意鉴别。CCE者其血肌酐常进行性升高，发生较晚，可与诱因间隔数周至数月；而造影剂肾病患者其血肌酐7~10天达到高峰，数周后血肌酐可逐步恢复正常。②原发性小血管炎：肾活检及ANCA检测可协助鉴别诊断。③急性间质性肾炎：胆固醇栓塞引起的肾损害患者尿中无嗜酸性粒细胞可与之鉴别。

【治疗】

迄今为止，对本病尚无有效的治疗方法，糖皮质激素可能有效，但需大规模临床研究证实。应对CCE患者进行积极的心血管疾病的二级预防，包括阿司匹林、他汀类药物、血压控制、戒烟和在糖尿病患者中进行血糖控制。

1. 糖皮质激素　由于CCE的发病机制重要的是对免疫系统的激活导致器官的进一步损伤。有研究发现小剂量肾上腺皮质激素（泼尼松0.3mg/kg）不仅改善一般状态，而且可改善肾功能，避免透析。但也有报道持相反的结论。

2. 血液净化治疗　由于血液透析需要肝素抗凝，可能诱发甚至加重CCE；而腹透由于无须使用肝素，应成为首选的透析方式。然而，需要进行透析的患者，预后都很差。

3. 降脂治疗　因为CCE的重要病因是不稳定斑块破裂，而他汀类药物可稳定斑块，因此应用他汀类药物治疗CCE似乎是合理的。但尚缺乏循证医学的证据。

五、肾静脉血栓

肾静脉血栓（renal vein thrombosis，RVT）是指肾静脉主干和（或）分支内血栓形成，导致肾静脉部分或全部阻塞而引起的一系列病理改变的临床表现。

【病因】

RVT常见的病因为：①肾病综合征：1840年，Rayer首先报道了肾病综合征（NS）合并RVT，随着临床对RVT的不断认识，目前已证实RVT是NS的常见并发症之一，其中以膜性肾病最为常见，膜性肾病多见于老年人。国外报道NS并发RVT的发生率为5%~62%，国内也对NS与RVT的关系及其发生机制进行了前瞻性的研究，指出国人NS发生RVT的发生率为46%。②自身免疫性疾病：主要见于系统性红斑狼疮、抗磷脂综合征等。③恶性肿瘤：合并高凝状态时易发生。④其他情况：肾移植术后、脱水、口服避孕药、创伤、蛋白C和蛋白S缺乏等。

【发病机制】

RVT的发生与血管内膜损伤、肾静脉内血流瘀滞以及高凝状态这三种因素密切相关。

肾小球疾病时血管内皮损伤，基底膜胶原暴露，免疫复合物、补体和血小板活化因子以及高胆固醇血症均可激活血小板，促进血小板黏附、集聚。系统性红斑狼疮等自身免疫性疾病引起的血管炎症，以及糖尿病等代谢疾病引起的异常代谢产物的蓄积，均可以损伤内皮细胞，从而加重内、外源性凝血途径的活化。肾病综合征状态下，伴随大量尿蛋白丢失，抗凝血酶Ⅲ、蛋白C及蛋白S等抗凝因子的丧失，低蛋白血症刺激肝脏合成脂蛋白、纤维蛋白原，以及凝血因子Ⅴ、Ⅶ、Ⅷ、Ⅸ、ⅩⅢ等的增多，都将加重NS患者的凝血过程活化，产生凝血亢进状态。

【临床表现】

临床表现取决于血栓形成速度、血栓大小、位置及被侵犯的范围等。按临床变现分为急性和慢性两种类型。慢性最为常见，多无临床症状，主要表现为镜下血尿及肾小管功能异常。急性RVT典型表现：①突发持续性腰痛或腹痛；②肉眼血尿；③肾功能异常；④受累肾增大。

【相关检查】

肾静脉造影仍被作为诊断 RVT 的金标准，但其为有创检查，且造影剂对肾脏有潜在毒性，同时对于 RVT 合并下腔静脉血栓形成时，下腔静脉内造影操作有撞落血栓导致肺动脉栓塞的危险，因此肾静脉造影不宜作为常规检查。

彩色多普勒超声检查的主要优点是方便、无创。超声可以发现肾静脉主干和（或）下腔静脉内低回声血栓影；肾脏明显增大，皮髓质界限不清；可以显示肾静脉内无血流色彩或色彩血流变窄、流速增高；肾动脉阻力指数明显增高等征象。

CT 平扫也可以显示肾脏增大、皮髓质及肾周筋膜增厚模糊，肾静脉增宽、肾脏集合系统显影延迟等征象。增强扫描可以发现肾静脉内血栓的充盈缺损影。CT 的不足之处是需要注入较大剂量的含碘造影剂，且对于肾内小静脉血栓的显示能力稍感不足。

MRI 可以避免含碘造影剂的使用，但价格相对昂贵。MRA 可准确显示血栓的充盈缺损影。

【治疗】

RVT 诊断明确后应尽早开始溶栓或抗凝治疗，同时及时针对病因治疗。

抗凝治疗是最常用的治疗方法，由于 RVT 多合并 NS 所致的高凝状态，因此抗凝治疗是必需的。肝素抗凝治疗能加速内源性纤维蛋白溶解过程，阻止纤维蛋白及凝血因子进一步沉积，对肾内分支小静脉血栓形成或不合并肾功能衰竭的患者，单纯的抗凝治疗可能是适当的。

溶栓治疗能够快速分解纤维蛋白（原）及凝血因子，其比单纯抗凝治疗能更快溶解血栓，使阻塞的肾静脉再通，迅速改善肾脏血流动力学，恢复患肾功能。溶栓治疗联合抗凝治疗的效果要好于单独溶栓、抗凝治疗。对于 1 周以内的新鲜血栓，溶栓治疗均有较好的效果。对于 RVT 合并急性肾功能衰竭的患者，应首选溶栓治疗。溶栓治疗过程中尽量减少造影剂的应用。最危险的并发症是出血，应严密监测凝血功能状态。溶栓治疗结束后常规应用肝素和华法林抗凝，只要肾病状态持续，发生 RVT 的危险性就较高，尤其在原发部位更易复发，因此抗凝治疗应长期进行。

除药物治疗外，尚有介入治疗、手术治疗等方法。总之，RVT 的治疗不仅在于防治血栓形成，更重要的在于能减轻疾病进展，延缓肾组织纤维化进程。

（徐冷楠　毛永辉）

参 考 文 献

1. 王效增,荆全民,韩雅玲.肾动脉狭窄的研究进展.心血管康复医学杂志,2011,20(1):95-98.

2. 吴华.肾动脉狭窄与缺血性肾病的诊治.北京医学,2011,33(2):83-84.

3. 李晖,孙晓凤,张源明.动脉粥样硬化性肾动脉狭窄的发生率及其相关危险因素分析.中国动脉硬化杂志,2011,19(5): 427-431.

4. 常桂丽,左君丽,初少莉,等.肾动脉狭窄无创性检查方法的准确性评价.中华高血压杂志,2011,19(7):658-663.

5. The ACCORD study group.Effects of combination lipid therapy in type 2 diabetes mellitus.N Engl J Med,2010,362:1563-1574.

6. PETERSEN L K,CHRISTENSEN K,KRAGSTRUP J.Lipid lowering treatment to the end A review of observational studies and RCTs on cholesterol and mortality in 80 ± year olds.Age Ageing,2010,39(6):674-680.

7. TRIPLITT C.Cardiac risk factors and hypoglycemia in an elderly patient how good is good enough.Consult Pharm,2010,25:19-27.

8. BROWN A,REYNOLDS LR,BRUEMMER D.Intensive glycemic control and cardiovascular disease an update.Nat Rev Cardiol, 2010,7(7):369-375.

9. CAY S,CAGIRCI G,AYDOGDU S,et al.Safety of clopidogrel in older patients a nonrandomized parallel-group controlled two-centre study.Drugs Aging,2011,28(2):119-129.

10. 动脉粥样硬化性肾动脉狭窄诊治中国专家建议 2010 写作组,中华医学会老年医学会,《中华老年医学杂志》编辑委员会.动脉粥样硬化性肾动脉狭窄诊治中国专家建议 2010.中华老年医学杂志,2010,29(4):265-268.

11. Steichen O,Amar L,Plouin PF.Primary stenting for at herosclerotic renal artery stenosis.Vasc Surg,2010,51(6):1574-1580.

12. Plouin P,Bax L.Diagnosis and treatment of renal artery stenosis.Nat Rev Nephrol,2010,6(6):151-159.

13. 蒋雄京,吉薇. 动脉粥样硬化性肾血管病的介入治疗. 中华高血压杂志,2010,18(8):740-706.

第七节　终末期肾脏病与替代治疗

慢性肾脏病（chronic kidney disease，CKD）及其所引起的终末期肾病（end stage renal disease，ESRD）已成为全球范围内重要的公共健康问题，且随着人口老龄化加剧，老年 ESRD 患者人数逐年增长。统计资料显示，我国老年慢性肾脏病患病率为 18.7%，已达 2000 万人，其中约 60 万已进入 ESRD 阶段。国外研究表明，75 岁以上的老年人较 65~74 岁者，ESRD 的发病率更高，进展速度更快。北京市 2004 年慢性肾衰竭行透析治疗的 6701 例患者中，超过 60 岁的患者占 47.13%。中国终末期肾衰竭的肾脏替代治疗患者（包括血液透析、腹膜透析及肾移植），以每年 3% 以上的速率增长。

【老年 ESRD 特点】

老年患者进入透析时血肌酐水平显著低于非老年患者。血肌酐与性别、年龄有关，受体内肌肉影响很大，特别是老年消瘦患者，内生肌酐减少，往往造成血肌酐低于应有水平，故不能仅以血肌酐单项指标来判断肾功能。老年患者中糖尿病较多，对糖尿病肾病的血液透析指征放宽，如接受透析时间太迟，预后不良，许多糖尿病致尿毒症者已有明显尿毒症、心衰等，但肌酐、尿素氮并未达到尿毒症指标。评估老年人肾功能受损程度，除了要考虑到年龄因素外，还应结合全身情况，根据临床表现和血肌酐水平综合评估。及时透析以改善症状、延长生命。

老年终末期肾病患者动脉粥样硬化发生率高。老年人群大多合并糖尿病、高血压、高血脂等代谢性疾病，其动脉壁增厚、血管弹性降低、脆性增加，血液透析血管通路建立难度较大，且血栓发生风险增加，血管通路容易闭塞。多数老年 ESRD 患者心、肺功能均有不同程度的降低。高血压与糖尿病为老年慢性肾脏病的主要原因，占 51.77%。老年人随增龄、心功能减退，心室顺应性下降，进入到终末期后，由于尿毒症毒素、贫血、继发性甲状旁腺功能亢进、水钠潴留、低白蛋白加重心脏负荷，导致左心室肥厚，加上肾脏替代治疗的并发症以及引起 ESRD 之前并存的心血管系统基础病变，导致老年人 ESRD 患者心脑血管并发症多。有报道慢性肾脏病患者因心脏病死亡的概率是一般人的 10~20 倍。因此，充分合理的肾替代疗法，合理降压、控制透析间期体重增长、纠正贫血与营养支持有助于改善心肌病变和预后。

老年人营养不良发生率高。因为慢性肾脏病患者体内毒性代谢产物积蓄，透析过程高分解致蛋白质消耗，过度限制蛋白摄入导致老年人小肠黏膜萎缩，全身血管硬化导致消化吸收功能减退，肾衰导致食欲不振，患者往往会出现自发性的食物摄入减少，引起厌食和消化功能障碍、蛋白质能量摄入不足、体内多种代谢过程失调。部分慢性肾脏病患者由于尿中长期丢失白蛋白，更加重了患者营养不良的发生。营养不良常与死亡率增加密切相关，老年患者应重视营养支持疗法。在适当增加营养的同时，又应加强科学的饮食管理，避免高钾血症及急性左心衰竭的发生。

老年慢性肾脏病患者更易患感染。主要原因与糖代谢紊乱、血糖增高、防御功能降低有关。尤其是糖尿病所致外周血管病变及血液透析中反复穿刺血管使局部皮肤屏障被破坏，易发生下肢溃疡、坏疽以及感染。一旦老年人发生感染，强调尽早积极控制感染。

老年人神经系统症状较为突出。ESRD 期易出现水、电解质平衡紊乱和代谢性酸中毒，这是极易出现神经系统症状；1-α 羟化酶活性下降，易导致 1，25 二羟维生素 D_3 的生成减少，易出现骨质疏松、骨软化症（低转运性骨病）、纤维性骨炎（高转运性骨病）或骨硬化症等；电解质紊乱和酸碱平衡失调可出现昏迷、恶心、呕吐及精神异常；老年人体液的储备量较少、渴感减退，肾小管对血管升压素的反应性降低，易出现脱水。

【临床表现】

老年肾功能障碍的首发症状主要是水肿、气促、乏力、食欲缺乏、恶心、呕吐、头晕等，这些不是肾脏病的特殊症状，可能会被忽视而延误就诊。有调查显示 2/3 的 CKD 患病首次就诊时血肌酐已超过 176.8μmol/L，1/4 的 CKD 患者首次就诊时血肌酐已超过 530.4μmol/L。CKD 早期患者食欲不振、恶心及乏力的发生率较高,患者通常就诊于消化及血液专科,考虑不到 CKD 的可能,从而使 CKD 的早期诊断率和治疗率均较低。CKD 终末期患者各器官、系统出现的症状较多,CKD5 期患者胸闷发生率明显升高,提示 ESRD 患者并发心血管疾病的概率增加。CKD5 期患者心脑血管疾病及严重的贫血、营养不良等症状使其生存时间缩短,病程延长,生活质量下降,进而加重了患者及家属的经济负担。

【治疗】

肾功能的判断及残余肾功能保护:老年人肌肉量、蛋白质摄入量减少,因此血肌酐(Serum creatinine,SCr)无明显升高时,肌酐清除率(Creatinine clearance rate,Ccr)已有明显降低,存在 Ccr 与 SCr 的分离现象。因此,临床上判断肾病患者尤其是老年肾病患者肾功能,一定要检测或计算肾小球滤过率(Glomerular filtration rate,GFR)。良好的残余肾功能可通过相对较少的透析量而维持充分的透析,既减轻经济负担,又可避免尿量减少。积极控制原发病,及时纠正使肾功能恶化的因素和预防并发症可降低残余肾功能的下降速度,合适的透析有利于对残肾功能的保护。

【综合防治】

对于 ESRD 患者,要加强教育,提高对疾病的认识;改善营养状况,提高生活质量。重视饮食管理,制订个体化饮食谱;加强液体管理,既要保证营养,又可控制透析间期体重的过多增长。注重心理治疗,使患者保持乐观状态。由于长期贫血可使心肌缺血、缺氧,心脏功能减退,代偿性心率加快和心排出量增加,久之心脏负荷过重,心室质量分数随着红细胞压积降低而增加,增加了心血管系统并发症,因此需要通过使用促红细胞生成素、补充铁剂、叶酸、维生素 B_{12} 等药物来纠正贫血。

【早期诊断和治疗】

对老年人各种基础病应早期防治,控制高血压、高血脂、糖尿病,避免肾毒性药物的使用,及时逆转各种应激情况如脱水、腹泻、呕吐等。在未出现严重并发症之前应早期、充分、合理的透析,延缓患者生存期,降低心、脑血管死亡风险。

【肾脏替代治疗】

对于老年患者是否进行肾脏替代治疗曾有较大的争议,虽然有研究表明,保守治疗与肾脏替代治疗相比,老年患者预期存活时间并无明显差异,甚至保守治疗优于肾脏替代治疗。近年来随着经济的发展和技术的进步,老年患者的肾脏替代治疗越来越普遍,并取得良好疗效。透析治疗在老年终末期肾病中应用广泛,重点是透析时机的选择与方式的选择。由于人口老龄化的问题逐渐凸显,老年患者存在复杂的并发症,病情生活质量欠佳,因此,选择合适的透析方式尤为重要。按照病情选择透析方式。

(1)血液透析治疗:老年患者肾脏替代治疗方式的选择,多数国家以血液透析(Hemodialysis,HD)为主,其中男性比例高于女性。当老年 ESRD 患者评估血液透析治疗时,需要考虑以下方面:一是此类患者的预期寿命,来自美国肾脏数据系统(The United States Renal Data System,USRDS)数据显示,65 岁及以上接受透析治疗的患者的预期寿命约为 4 年,其明显低于相同年龄但无终末期肾病的患者。另外一方面是终末期肾病对预期寿命及生存质量的影响,尽管有些患者的生存期有限,但许多进行透析的高龄患者仍具有较高的生存质量,从而支持向这些患者持续提供治疗的决策。

HD 可以有效地清除体内水分及小分子毒素,但老年人多合并心脑血管疾病,心脏储备下降,血管自身调节能力丧失,对血流动力学波动较敏感,这种液体转移可能诱发透析过程中心脑血管并发症,出现心绞痛、急性心肌梗死、脑梗死等。另一方面,血液透析需抗凝治疗,因此患者消化道出血的可能性更高。HD 需要在特定的透析中心进行,而老年人多合并活动障碍或缺少陪护人员,转运也是制约因素。高龄、高血压、糖尿病、冠心病等心脏受累时,血液透析引起急剧血流动力学改变,对心血管有较大影响,因而血液透析时容易出现心血管并发症。

高龄患者对 HD 治疗的耐受性较普通患者差,制订个体化的 HD 方案尤为重要。老年 ESRD 患者多数选择每周透析 3 次,每次 4~5h。一项来自透析预后与实践模式研究(Dialysis Outcomes and Practice

Pattern Study，DOPPS）的研究数据，发现 HD 患者的透析时间每延长 30min，其全因死亡率、心血管死亡率、猝死率均降低。其原因可能是透析时间延长，使透析液电解质浓度梯度更小、容量波动幅度更小、交感神经兴奋性更低，血压更容易控制，从而使得因体液负荷过重所导致的心血管死亡事件减少。高龄患者生存情况不佳的独立预测因素包括：年龄、较差的营养状态、卧床、较迟转诊进行透析治疗，以及存在严重的共存疾病（特别是心血管疾病）。

（2）腹膜透析治疗：腹膜透析在老年尿毒症患者中的治疗中有许多优势。老年患者大多合并心血管疾病，如高血压、充血性心力衰竭、缺血性心脏病、心律失常和急性心肌梗死等。与血液透析相比，腹膜透析中血流动力学相对稳定，不易发生低血压，机体代谢状态相对稳定，对残余肾功能有一定的保护作用，其治疗本身有利于保持机体能量代谢的稳定。腹膜透析方法相对简便，可在家中进行，对于居住地远离透析中心和住在养老院的患者，腹膜透析较血液透析更为便利。但是老年人腹膜血管硬化，单位面积内有功能的毛细血管减少，可能影响溶质转运，导致透析效能下降，易诱发心衰。每日从腹透液丢失相当数量的蛋白质和氨基酸，加重老年人的营养不良。腹膜炎是腹膜透析常见的并发症，老年人记忆力、精细活动的能力下降，且多合并糖尿病、营养不良和免疫力下降，腹膜炎的发生率相对增加。另外，老年人肌肉含量减少，腹壁薄弱，胃肠蠕动差，常合并便秘，易合并疝气。

（3）肾移植：随着肾移植技术的完善，老年终末期肾病患者肾移植比例升高。有研究结果认为，老年肾移植长期存活率与青年组差异无统计学意义；肾移植术后患者营养状态较移植前显著改善，高血压、心绞痛、心力衰竭的发生率减少，生活质量提高。但由于肾移植对患者生存的益处通常在移植后 1.5~2 年才可实现，对于不太可能存活这么久的患者，不宜积极进行肾移植。老年 ESRD 患者进行肾移植手术存在诸多风险，贫血、低蛋白血症常见，其他脏器并发症较多，出血风险高，动脉硬化明显使血管吻合的难度增加，老年人对手术、麻醉、免疫抑制剂的耐受性差等。上述因素不仅使移植手术的复杂性和危险性增加，而且移植后容易发生各种并发症。因此，肾移植术前均应进行全面的术前评估，必要时给予有针对性的治疗。此外，心理准备也是老年患者移植前准备的重要方面。术前要进行详细的心理状态评估，通过与患者交谈建立良好关系，找出最主要的心理问题，并进行有针对性的心理疏导，减轻或解除恐惧、焦虑，增强战胜疾病的信心，提高治疗依从性。

总之，不管选择哪种肾脏替代治疗，最终目的都是延长患者生命，提高生活质量。在为老年患者进行选择时，需权衡各种治疗方法的优缺点，并根据患者原发病因、替代治疗并发症、卫生经济学、生存质量、患者所在地医疗条件、非医疗因素等选择合理的个体化的治疗方案。

（王　琼　刘莉莉　赵　班）

参 考 文 献

1. Kurella Tamura M，Winkelmayer WC.Treated and untreated kidney failure in older adults：what's the right balance？ JAMA，2012，307：2545.

2. 王海燕.肾脏病学.第 3 版.北京：人民卫生出版社，2009.

3. 李英.老年人血液透析治疗的策略.临床内科杂志，2015，32（11）：739-741.

4. 夏敏，张萍，盛凯翔，等.老年终末期肾病患者血液透析和腹膜透析的预后分析.中华肾脏病杂志，2016，32（8）：584-591.

5. 徐天华，刘芳婕，姚丽.老年终末期肾脏疾病肾脏替代治疗的选择.中国实用内科杂志，2014（12）：1151-1154.

6. 阳晓，余学清.老年腹膜透析治疗特殊性.中国实用内科杂志，2014，34（12）：1155-1158.

7. 林芙君，陆玮，蒋更如.老年终末期肾病患者的透析方式选择.中华肾病研究电子杂志，2016，5（4）：186-188.

8. Schaeffner ES，Rose C，Gill JS.Access to kidney transplantation among the elderly in the United States：a glass half full，not half empty.Clin J Am Soc Nephrol，2010，5：2109-2114.

9. Dusseux E，Albano L，Fafin C，et al.A simple clinical tool to inform the decision-making process to refer elderly incident dialysis patients for kidney transplant evaluation.Kidney Int，2015，88：121-129.

第八节　良性前列腺增生

一、下尿路症状

下尿路症状（lower urinary tract symptoms）简称 LUTS，不是一种独立的疾病，是有关下尿路即膀胱、尿道和（或）前列腺的综合征，由储尿期症状，排尿期症状和排尿后症状三部分构成。储尿期症状表现为尿频、尿急、尿失禁及夜尿次数增多；排尿期症状则包括排尿踌躇、排尿困难、尿流变细和间断排尿；排尿后症状可定义为排尿不尽，尿后滴沥。

引起 LUTS 的病因繁多，下尿路的任何部位如膀胱、膀胱颈、前列腺、尿道及尿道外括约肌等出现功能或器质性病变都会引发 LUTS。良性前列腺增生症（benign prostatic hyperplasia，BPH）、膀胱过度活动症（overactive bladder，OAB）、尿路感染、下尿路结石、泌尿系肿瘤及尿道狭窄等疾病都是较为常见的病因；此外，一些心血管系统疾病、呼吸系统疾病和肾功能不全等也能引发 LUTS。

LUTS 可严重影响患者的生活质量，造成其日常生活的诸多不便，尿频、尿急等储尿期症状常会限制患者的活动范围，影响其日常的社交活动；频繁的夜尿不但会导致患者睡眠质量下降，而且增加了跌倒及髋部骨折的风险，有研究表明，夜尿次数增加和老年人群的死亡率成正相关。

由于 LUTS 是一组综合征而非独立疾病，因此，在临床诊疗工作中，医生需要用整体观来判断和评估 LUTS，应做到病史采集详细，体格检查细致和辅助检查有针对性，旨在明确造成 LUTS 的病因，尽可能做到对因治疗。对于尚不能针对病因治疗的 LUTS，目前的观念认为，应把缓解 LUTS 作为治疗的主要目的，可采用生活方式干预、药物及手术等综合治疗模式提高患者的生活质量。

二、良性前列腺增生

【定义】

良性前列腺增生是引起中老年男性排尿障碍最为常见的一种良性疾病。在组织学上主要表现为前列腺间质和腺体成分的增生，对于中老年男性患者而言，BPH 是引起 LUTS 的最常见原因。

【流行病学】

良性前列腺增生的流行病学可分为组织学前列腺增生和临床前列腺增生。前者侧重于前列腺的增生是否达到了组织学的诊断标准，而不考虑 LUTS 的程度和前列腺体积。目前认为，40 岁以下男性极少出现组织学的前列腺增生，然而随着年龄的增长，组织学增生的发病比例可由 41~45 岁的 13.2% 增至 81~90 岁的 83.3%。

临床前列腺增生的流行病学与组织学相类似，随着年龄的增长，LUTS 的发生率也随之增加。大约有 50% 组织学诊断 BPH 的男性有中度到重度 LUTS。有研究表明亚洲人较美洲人更易于产生中度或重度的 BPH 相关症状。

【病因学】

BPH 发生的病因尚不完全清楚，但目前普遍认为高龄和有功能的睾丸是本病发生的主要因素，且两者缺一不可。其他的相关因素还包括：雄激素及其与雌激素的相互作用、前列腺间质 – 腺上皮细胞的相互作用、生长因子、炎症细胞等。

【病理学和病理生理学】

1. 病理学　良性前列腺增生主要发生在前列腺的中叶和两侧叶，即前列腺的移行区和尿道周围腺体区。前者在早期主要表现为腺体组织的增生，而后者则完全为间质的增生，其中平滑肌是间质的重要组成部分，这些平滑肌细胞表面富含肾上腺素能受体，特别是 α 受体，尤其是 $α_1$ 受体，激活该受体可以明显增加前列腺尿道的阻力，由于这一区域邻近前列腺尿道，增生后对尿道的压迫最为直接，是造成排尿困难等 LUTS 的重要因素。

2. 病理生理学　良性前列腺增生造成的病理生理学改变主要有：①机械性梗阻：前列腺增生时体

积增大，由于前列腺包膜的存在，增生的腺体受压会向后尿道和膀胱膨出，造成后尿道延长、变窄及膀胱出口梗阻加重排尿困难。②动力性梗阻：在前列腺和膀胱颈组织内含有丰富的 α 肾上腺素能受体，良性前列腺增生时，该受体数量增加且活性增强，造成前列腺平滑肌紧张、张力增大，导致前列腺尿道阻力增高。③继发膀胱功能障碍：长期的后尿道阻力增高可引起膀胱逼尿肌代偿性肥大，形成粗大的网状结构，称为膀胱小梁。尿路上皮在小梁之间形成小室甚至憩室。如果下尿路梗阻长期存在，最终导致膀胱逼尿肌失代偿，出现慢性尿潴留及膀胱内压升高；引起尿液反流至输尿管及肾盂，造成上尿路积水和肾功能损害。

【临床表现】

良性前列腺增生的临床表现与许多因素相关，包括下尿路梗阻程度、病变进展速度以及是否合并感染、结石、血尿等；特别要注意的是，患者症状与前列腺的体积并不呈正比。

良性前列腺增生的主要临床表现为 LUTS，前列腺增生后其血供丰富血管增多，部分患者可出现肉眼血尿。由于长期排尿困难患者需借助腹压排尿，患者还可合并腹股沟疝、内痔的疾病；临床上还可见到因急性尿潴留和肾功能不全就诊的良性前列腺增生患者。

【诊断和鉴别诊断】

以 LUTS 为主诉就诊的 50 岁以上男性患者，应首先考虑良性前列腺增生的可能。为明确诊断，需进行以下临床评估。

1. 病史询问　首先应了解患者的病史，特别是 LUTS 的特点、持续时间及其伴随症状；同时应了解盆腔手术或外伤史；还应询问患者的 LUTS 治疗史以及近来是否服用了可能导致或加重 LUTS 的药物等。其次，使用国际前列腺症状评分（International Prostate Symptom Scores，IPSS）（表 46-12）评估患者症状严重程度。IPSS 是目前国际公认的判断 BPH 患者症状严重程度的最佳手段，是 BPH 患者 LUTS 严重程度的主观反映，它与最大尿流率、残余尿量以及前列腺体积无明显相关性。尽管 IPSS 不能完全涵盖 LUTS 对患者生活质量的影响，但却有助于医生较好地了解患者的疾病状态。

表 46-12　国际前列腺症状评分（IPSS）

在最近一个月内，您是否有以下症状？	无	在五次中					症状评分
		少于一次	少于半数	大约半数	多于半数	几乎每次	
1. 是否经常有尿不尽感？	0	1	2	3	4	5	
2. 两次排尿间隔是否经常小于 2h？	0	1	2	3	4	5	
3. 是否曾经有间断性排尿？	0	1	2	3	4	5	
4. 是否有排尿不能等待现象？	0	1	2	3	4	5	
5. 是否有尿线变细现象？	0	1	2	3	4	5	
6. 是否需要用力及使劲才能开始排尿？	0	1	2	3	4	5	
7. 从入睡到早起一般需要起来排尿几次？	0	1	2	3	4	5	

症状总评分 = 轻度症状：0~7 分；中度症状：8~19 分；重度症状：20~35 分。

2. 体格检查

（1）直肠指诊（digital rectal examination，DRE）：DRE 是 BPH 患者重要检查项目之一，需在膀胱排空后进行。DRE 可以了解前列腺的大小、形态、质地、有无结节及压痛、中央沟是否变浅或消失以及肛门括约肌张力情况。DRE 对前列腺体积的判断不够精确，目前经直肠超声检查可以更为精确描述前列腺的形态和体积。

（2）下腹部叩诊：了解患者是否存在慢性尿潴留。

（3）局部神经系统检查（包括运动和感觉）：肛周和会阴外周神经系统的检查可提示患者是否存在神经源性疾病导致的神经源性膀胱功能障碍。

些罕见情况下，如严重的肠道感染或腹膜后脓肿，来自邻近器官的细菌可以通过淋巴管直接蔓延引起泌尿系感染。

大多数的泌尿系感染通常是由源自肠道菌群的兼性厌氧菌造成。尿路病原体如表皮葡萄球菌和白色念珠菌来自于阴道或会阴部皮肤。大肠埃希菌是最常见的导致泌尿系感染的病原体，占了社区获得性感染的85%和院内获得性感染的50%。除大肠埃希菌外的革兰阴性杆菌包括变形杆菌、克雷伯杆菌以及革兰阳性的粪肠球菌和腐生葡萄球菌则是其余大多数社区获得性感染的病原菌。院内感染主要由大肠埃希菌、克雷伯杆菌、肠杆菌、柠檬酸杆菌、黏质沙雷菌、铜绿假单胞菌、普罗威登斯菌、粪肠球菌和表皮葡萄球菌引起。少见的病原体如阴道加德纳菌、支原体属和解脲支原体可能导致间断或长期留置导尿管患者的感染。

【分类】

泌尿系感染按感染部位可分为上尿路感染和下尿路感染。在临床上通常根据感染所来源的器官为其命名。急性肾盂肾炎是表现为寒战、发热、腰痛并伴有菌尿和脓尿的一种临床综合征，上述症状是肾脏急性细菌感染的特异性表现。慢性肾盂肾炎表现为肾脏萎缩、瘢痕，可通过形态学、放射学或者肾功能检查明确，慢性肾盂肾炎可能是感染后的征象，但经常不与尿路感染相关。膀胱炎是表现为尿频、尿急、尿痛并偶尔伴有耻骨上疼痛的一种临床综合征。

泌尿系感染也可根据尿路的功能状况以及宿主健康状况来描述：单纯性尿路感染：指发生在尿路结构和功能正常的健康患者中的尿路感染；复杂性尿路感染：与许多因素相关，这些因素增加了细菌感染的机会，并降低治疗效率，包括导管相关的感染等；尿脓毒血症：由于尿路感染引起的脓毒血症。当尿路感染出现临床感染症状并且伴有全身炎症反应征象时即可诊断为尿脓毒血症。

【诊断】

1. 症状　对泌尿系感染有诊断意义的症状和体征为尿频、尿急、尿痛、血尿、背部疼痛和肋脊角叩痛。

2. 体检　急性膀胱炎患者可有耻骨上区压痛，但缺乏特异性。发热、心动过速、肋脊角叩痛对肾盂肾炎的诊断特异性高。

3. 实验室检查

（1）尿生化检查：其中与泌尿系感染相关的常用指标包括：亚硝酸盐（nitrite，NIT）：阳性见于大肠埃希菌等革兰阴性杆菌引起的泌尿系感染，尿液中细菌数 >10^5/ml 时多数呈阳性反应，阳性反应程度与尿液中细菌数呈正比。白细胞酯酶（leukocyte esterase，LEU）：正常值为阴性，泌尿系感染时为阳性。

（2）尿沉渣显微镜检：有症状的女性患者尿沉渣显微镜检诊断细菌感染的敏感性和特异性更高。但应注意，尿检没有 WBC 不能除外上尿路感染，同时尿 WBC 也可见于非感染性肾疾病。

（3）尿培养：治疗前的中段尿标本培养是诊断尿路感染最可靠的指标。尿标本的收集包括排尿标本，导尿标本和耻骨上穿刺抽吸尿标本。

确定泌尿系感染的诊断靠直接或间接的尿液分析，并经尿液培养确诊。尿液的评估提供了关于尿路情况的临床信息。尿液和尿路在正常情况下是不存在细菌和炎症的。在患有尿路感染时可能发生尿液分析和培养的假阴性，尤其是在感染的早期，细菌和白细胞的数量较低，或因液体摄入增加以及随后的利尿作用导致尿液稀释。在偶然的情况下，尽管存在细菌定植和尿路上皮炎症，但尿液中可能检测不到细菌和白细胞。尿液分析和培养的假阳性是由收集尿液标本时细菌和白细胞污染造成的。自行排尿留取的标本最易发生污染，但是也可以发生在导尿的过程中。耻骨上穿刺留取膀胱中的尿液受污染的可能性最小。因此，这种方式能够提供对膀胱尿液状况最精确的评价。

【治疗】

1. 一般治疗　包括对症治疗、多饮水及生活方式的调整等。

2. 抗菌药物治疗　抗菌药物治疗是尿路感染的主要治疗方法，推荐根据药敏试验选择用药。可以对有尿路感染的患者首先施行经验性抗菌药物治疗。但有研究显示社区性单纯尿路感染患者中，有60%患者经验用药与最终的尿培养结果不符。

泌尿系感染的治疗必须完全清除在尿路中生长的细菌。抗菌药物的疗效取决于抗菌药物在尿液中的浓度以及维持在高于最小抑菌浓度的时间。因此感染的消退是和细菌对尿液中抗菌药物浓度的敏感性密切相关的。在治疗非复杂性尿路感染中，抗菌药物在血液中达到的浓度并不重要。抗菌药物在血液中的浓度对有菌血症的患者和伴有发热的肾和前列腺实质感染的患者是非常关键的。肾功能不全的患者，如果药物主要是由肾清除而不能被其他机制清除时，则必须调整药物的剂量。

在选择抗生素以及确定治疗持续的时间时，必须以抗生素对已知的病原体或根据感染源所推测的可能性最大的病原体的抗菌谱和抗菌活性，感染是复杂性还是非复杂性，药物潜在的副作用以及治疗的费用为依据。一个经常被忽视但很重要的特性是药物对肠道和阴道菌群以及院内细菌环境的影响。经常使用抗生素的患者、门诊以及住院患者中的细菌对抗生素敏感性变化很大。每个临床医生都必须与细菌特性的变化对抗生素的使用和敏感性的影响保持一致。

二、老年泌尿系感染

（一）病因

老年人泌尿系感染的增加与老龄的生理改变有关。如女性绝经期后雌激素分泌减少，阴道上皮萎缩，致病菌容易滋生；子宫下垂导致膀胱排空能力减退和会阴部污染。男性因前列腺增生致尿路梗阻，以及前列腺分泌物杀菌活性减弱。此外老年人有多种基础病，如糖尿病、心力衰竭等，可导致神经肌肉疾病使膀胱排空不全。长期卧床、褥疮感染、留置导尿管及泌尿系统侵入性操作等都是老年人发生尿路感染的危险因素。

（二）诊断及治疗

泌尿系感染包括尿道炎、膀胱炎和肾盂肾炎。在因感染住院的 65 岁以上老年患者中，UTIs 是仅次于呼吸道感染的第二位原因。诊断标准：社区老年人与其他年龄组相同，即：有尿路刺激症状（少尿、尿频、断续排尿、胁腹痛、发热）和尿常规检查 WBC ≥ 5 个 / 低倍视野，并伴有尿培养（标本来源于中段尿或 4 小时以上的膀胱潴留尿）细菌尿（≥ 10^5cfu/ml）。在养老院评价 UTIs 的第一步是尿纸片试验，其阴性预测值为 100%。与菌尿（≥ 10^5cfu/ml）合并脓尿（尿常规镜下 WBC>10 个 / 低倍视野）匹配的临床症状为排尿困难、意识障碍（不同程度的语无伦次）和尿液改变（肉眼血尿，气味等）。因此有排尿困难，同时有意识障碍或尿液改变，有 UTIs 诊断意义，可对 63% 的菌尿合并脓尿有预测作用。

老年患者上尿路感染常伴有解剖结构的改变（尿路梗阻、神经源性膀胱或长期留置导尿管），多见发热、昏睡、周围血象白细胞增高等，提示复杂性尿路感染或败血症，应住院治疗。如抗菌治疗后，仍寒战、高热、持续背痛或尿培养连续阳性，应除外尿路梗阻或肾周围脓肿，可选择行超声检查、腹部平片、静脉肾盂造影或逆行肾盂造影等。还应排除泌尿系结石、肿瘤、肾结核和膀胱过度活动症。膀胱过度活动症表现尿急、尿频、夜尿或伴尿失禁，但尿常规无异常。

治疗：社区老年人急性复杂性尿路感染，经验治疗选用第三代头孢菌素，以针对常见的革兰阴性菌。待细菌培养及药敏试验结果回报后做评估决定下一步处理。疗程 10~14 天。如果存在革兰阳性菌感染风险（褥疮，合并肺炎，糖尿病等）但并非处于耐甲氧西林金黄色葡萄球菌（MRSA）流行区，一般不推荐万古霉素。门诊单纯性尿路感染患者可口服甲氧苄啶 – 磺胺甲基异噁唑、氟喹诺酮类或阿莫西林等作为一线抗菌治疗，疗程 5~7 天。长期住院、既往有抗菌药物治疗以及反复尿路感染病史的 UTIs 患者，可能为多重耐药细菌感染，应参考细菌药敏结果选择抗菌药物。男性尿路感染（梗阻、结石、前列腺增生、导尿引起）因前列腺感染抗生素难渗入，疗程长，至少 2 周。

三、导管相关的泌尿系感染

（一）病因

导管相关的泌尿系感染发生率较高，单次尿管短期放置的发生率约 1%~5%，开放系统放置 >4 天时约 100%，无菌密闭系统放置 >7 天时约 25%。发生导管相关的泌尿系感染的原因为尿道口开放，病原菌常来源患者自身的肠道菌丛（肠杆菌科细菌为主）。尿管外壁起导游作用，细菌沿尿管内、外壁经尿道黏膜上行到膀胱。还可经外源性交叉感染，病原菌在操作或收集尿液时获得。

（二）诊断及治疗

导管相关的泌尿系感染属于泌尿系感染的一个特殊情况，因此，一些相关的诊断指标可以采用，如尿培养菌尿的诊断标准，脓尿的标准等。但下述情况应加以区别和重视。

1. 症状和体征　超过 90% 的院内导尿管相关感染菌尿是无症状的，无法通过症状确定感染情况。有症状的感染中常见的症状是发热。长期带管的患者往往情况较为复杂，出现发热反应，其原因不一定来于泌尿系，应结合其他指标进行综合判定，如进行血培养等，如果泌尿道中的菌株在血培养结果中出现，可以佐证菌血症来自于泌尿道。

2. 菌尿和脓尿　菌尿和脓尿的水平及发展趋势对将发展为有症状尿路感染的预测作用较差。不推荐单纯根据菌尿和脓尿的情况对可能发生的有症状感染进行预测。

3. 尿样的采集　从较长时间带尿管的导管内取尿进行培养与新插入导尿管或耻骨上取尿培养相比，前者无论从微生物的种类和数量上均高于后者。在收集尿样前更换导管可以避免培养结果假象的出现。

治疗：推荐在取尿样培养前及应用抗菌药物治疗前更换留置时间超过 7 天的导管。导管的移除推荐作为治疗的一部分。如有必要继续应用导管引流，可更换新导管或采用其他方式，如阴茎套引流、耻骨上引流等。初始选择可采用经验用药，通常可给予广谱抗菌药物。当得到尿培养的结果后，应当根据病原体对药物的敏感性进行调整。在用药后 48~72 小时应对治疗情况进行评价，如果患者症状很快消失，通常治疗 5~7 天是足够的；症状较重的患者通常治疗需要 10~14 天。偶尔尿培养可显示念珠菌感染，通常是没有症状并不治而愈。如果有证据显示是由该菌引起的复杂感染，全身抗真菌治疗可能是其适应证。不推荐长期无根据使用抗菌药物治疗。留置尿管 10 年及以上者应行膀胱癌筛查。

（王　鑫）

参考文献

1. 那彦群,叶章群,孙颖浩,等.2014 版中国泌尿外科疾病诊断治疗指南.北京:人民卫生出版社,2014 :424-434.

2. CAMPBELL-WALSH Urology.10th ed.USA：Elsevier,2012 :257-327.

3. Anderson GG,Dodson KW,Hooton TM, et al. Intracellular bacterial communities of uropathogenic *Escherichia coli* in urinary tract pathogenesis. Trends Microbiol,2004,12 :424-430.

4. Mulvey MA.Adhesion and entry of uropathogenic *Escherichia coli*. Cell Microbiol,2002,4 :257-271.

5. Mulvey MA,Schilling JD, Martinez JJ, et al. Bad bugs and beleaguered bladders: interplay between uropathogenic *Escherichia coli* and innate host defenses. Proc Natl Acad Sci USA,2000,97 :8829-8835.

6. Nicolle LE,Bradley S,Colgan R,et al. Infectious Diseases Society of America guidelines for the diagnosis and treatment of asymptomatic bacteriuria in adults. Clin Infect Dis,2005,40 :643-654.

第 47 章

老年妇科疾病

随着医学科学的进步和人们生活水平的提高，人类的平均寿命在不断延长。妇女一生根据其生理特点可以分为数个阶段或时期，即新生儿期、幼儿期、青春期、性成熟期及更年期后而进入老年期。老年期卵巢功能完全消失，各器官功能逐渐衰退，表现为月经完全终止，性器官极度萎缩，整个机体进入衰退时期。但妇女绝经后仍能生存 20~30 年或者更长，所以女性生命的 1/3 时间是在老年期度过的。因此老年期的女性健康问题不仅是我国，也是全世界关注的问题。究竟多大年龄以后为老年期，尚无一致意见。WHO 定义年龄大于 65 岁即为老年。一般发达国家规定为 65 岁以上，发展中国家规定以 60 岁以上。我国目前采用 60 岁以上为老年期。但衰老过程性器官的萎缩及功能下降程度因人而异，与诸多因素如遗传、营养、婚育史等有关。因此在评估是否进入老年期的问题时，生理变化比年龄更为准确。

一、老年女性生殖器官解剖及生理变化

1. 外阴（Vulva） 外阴是指生殖器官外露的部分，位于两股内侧间，前为耻骨联合，后为会阴，包括大、小阴唇，阴阜，阴蒂，前庭，尿道口，阴道口，处女膜，前庭大腺，尿道旁腺，阴道前庭球，会阴和后联合。随着围绝经期开始，外阴组织逐渐退化，至老年期萎缩明显。出现上皮变薄，皮下脂肪减少，弹性纤维消失，神经血管末梢变细，血液灌注减少，表现为阴毛短、软、稀少、变白；阴阜及大、小阴唇组织松弛；小阴唇及阴蒂萎缩甚至消失。

萎缩性改变以阴道口为最明显，导致尿道口更为接近阴道口；加之阴道前壁萎缩，牵拉尿道黏膜外翻，常受阴道内细菌侵袭，故老年女性易患尿道肉阜及反复性尿道炎。由于尿道黏膜萎缩及括约肌松弛，老年女性往往主诉尿意紧迫或尿失禁。老年女性阴道口萎缩变小，呈孔状，边缘发硬，阴道壁变薄充血，造成性交困难。这种萎缩也会导致妇科检查困难，造成有些老年女性长年不做妇科查体，延误疾病的早期发现。老年期的外阴萎缩常引起病理学进一步变化，导致外阴瘙痒症、外阴慢性营养不良、外阴炎等疾病。

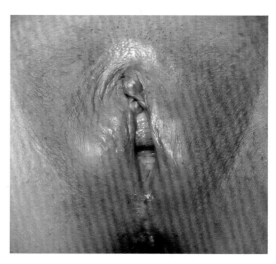

图 47-1 老年外阴的形态

2. 阴道（Vagina） 阴道为性交器官、月经血排出及

胎儿娩出的通道。阴道壁由黏膜、肌层和弹力纤维组成。阴道上皮为非角化的分层鳞状上皮。上皮细胞分为表层、中层、底层，其生长与成熟受雌激素影响。雌激素水平越高，阴道上皮细胞分化越成熟，表层细胞越多。因此阴道上皮各层细胞的比例可反映机体雌激素水平。绝经后肾上腺仍能分泌少量雌激素，因此在绝经后 2 年，30%~50% 妇女阴道黏膜仍有明显雌激素影响，阴道退化较迟。此后雌激素作用逐渐消失，阴道脱落上皮细胞涂片可出现高度低落，底层细胞大于 40%。

老年期阴道萎缩加重，阴道变狭变窄；弹力纤维缺失，阴道皱襞减少，穹隆变平坦，萎缩的子宫颈阴道部和阴道穹隆处在同一平面，最后阴道顶端狭窄形成漏斗状，萎缩变化以阴道上 1/3 段及阴道口最明显，造成性交困难。绝经后阴道上皮萎缩，糖原含量减少，糖酵解产乳酸下降，pH 值上升，阴道内乳杆菌减少，微环境改变导致阴道抵抗力下降，致病菌生长。另外阴道上皮变薄，常有缺损，易受细菌侵袭发生老年性阴道炎，进而可形成瘢痕性狭窄或粘连。

3. 子宫（Uterus）

子宫主要分为子宫颈和子宫体两大部分，随年龄老化，两者均有较大变化。老年期宫颈变为扁平，穹隆消失，宫颈黏膜萎缩，腺体减少，故宫颈黏液分泌减少，颈管缺乏黏液性保护，容易导致逆行性感染。宫颈管口狭窄甚至粘连，易引起宫腔积液或积脓（图 47-2，47-3）。文献报道，绝经后宫腔积脓发病率为 0.01%~0.50%。绝经后宫颈最重要的变化就是随雌激素水平下降，鳞柱交界线向颈管内推移。此处为宫颈癌好发部位。鳞柱交界移行带内移，致使老年妇女宫颈癌易发于颈管内。宫颈癌筛查时，颈管刮片容易漏诊。了解这一解剖特点，加强对老年女性颈管内的搔刮，尽量避免漏诊。绝经后子宫体退化，宫体退化比宫颈明显，其比例恢复至童年时的 1：2。其位置由前倾屈位转为后倾屈位，相关韧带松弛，易发生子宫脱垂。子宫内膜受卵巢激素的影响变化最为明显。老年期子宫内膜病理变化有以下几种：单纯萎缩型，被称为老年性内膜，是老年人子宫内膜最常见的一种。多见于绝经前的末次月经仍是排卵周期的妇女。其次为囊性萎缩型。多见于绝经前曾有过无排卵型月经的患者。第三种为局限性增生过长型。在其内膜的不同部位可同时出现老年退化性内膜与活跃期增生过长的内膜或已形成息肉样组织。此组患者往往表现为不规则阴道出血。绝经后老年女性应警惕子宫内膜癌的发生，尤其是有高危因素的老年女性，如肥胖、高血压、糖尿病、初潮早、绝经晚、无对抗的雌激素治疗史、乳癌术后他莫西芬治疗等。2010 年加拿大妇产科医生学会（SOGC）推荐：超声子宫内膜厚度超过 4~5mm 可作为有出血的绝经后妇女子宫内膜取样的指征，不适用于无症状的妇女。如超声子宫内膜厚，并有其他阳性发现，如血管形成增加，子宫内膜不均匀，颗粒状液体，子宫内膜厚度超过 11mm，应进一步进行宫腔镜检查。

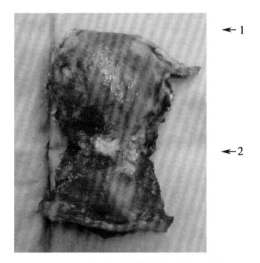

图 47-2　老年子宫的形态（前面观）

1 子宫体 body of uterus；2 子宫颈 neck of uterus

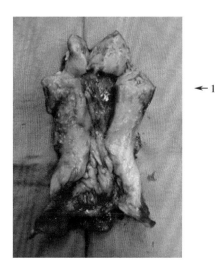

图 47-3　老年子宫的形态（前壁纵切观）

1 萎缩的子宫内膜

4. 输卵管、卵巢（Fallopian tube，Ovary） 绝经后老年女性输卵管退化，输卵管上皮细胞由高柱状变为矮柱状细胞，黏膜皱襞消失。卵巢体积缩小，表面呈扁平萎缩状，无卵泡存在。但间质细胞常无变化，并具有激素活性并持续多年。统计资料显示，经阴道超声进行每年筛查，3%~5% 的无症状围绝经期妇女被查出患有卵巢囊肿。由于卵巢肿瘤恶变的危险在 50 岁以上的妇女显著升高，因此对于绝经后老年女性定期进行超声筛查是十分必要的。其中大多数为上皮性肿瘤，其次为性索间质肿瘤。生殖细胞性肿瘤在老年女性相对较少。

5. 老年女性生殖内分泌系统 妇女在 45~55 岁进入更年期，女性生殖内分泌系统出现明显变化，卵巢功能逐渐衰退，雌激素分泌减少，排卵不规律甚至无排卵，导致黄体功能不良甚至无黄体产生，孕激素分泌明显减少，月经周期变得不规律。卵巢功能进一步衰退，导致月经完全停止即进入绝经期，卵泡逐渐萎缩，雌激素分泌停止。在生育年龄时妇女卵巢分泌的雌激素主要是雌二醇，而绝经后妇女体内雌激素主要为雌酮，来源于肾上腺的分泌及外周脂肪组织的转化。由于卵巢分泌的雌孕激素减少，负反馈作用降低，黄体生成素（luteinizing hormone，LH）及卵泡刺激素（follicle-stimulating hormone，FSH）含量明显增高。绝经后 FSH 水平为生育年龄女性早卵泡期含量的 10~20 倍，LH 上升为 3 倍。随后，垂体的功能随年龄的老化而降低，促性腺激素轻度下降，但仍能维持一个高水平。

抗苗勒氏管激素（anti Müllerian hormone，AMH）为二聚体糖蛋白，是由窦前卵泡和小窦卵泡的颗粒细胞产生的，卵巢中小卵泡数目越多，血清中 AMH 值越高，反之，卵巢中小卵泡数目越少，血清中 AMH 值就越低。测定 AMH 水平可以相对真实地反映原始卵泡库存情况。随着年龄增长，正常排卵的女性血清 AMH 水平比 FSH 等激素水平的变化出现早。女性的年龄不能成为评价卵巢储备的绝对指标，有些年轻的女性其卵巢储备功能下降，表现为血清 AMH 值降低，也就是说实际年龄并不等于卵巢生物年龄。研究发现血清基础 AMH 水平在 0.5~1.1ng/ml 之间，预示卵巢储备下降。当成年女性卵巢内的卵子质量和数量降低和减少时，就代表着卵巢在趋向老化，女性生育力在进行性的衰退。因此，可通过检测血清 AMH 水平准确评估女性卵巢储备功能，判断女性绝经的时间。

6. 盆底支持组织（pelvic floor support tissue） 阴道、尿道、膀胱三角区在胚胎发育时均为同一来源，对雌激素的缺乏也均有同样反应。雌激素水平的下降，能引起这些器官的严重萎缩，如阴道干涩、盆底器官脱垂。由于雌激素的显著下降和机体老化，骨盆底部肌肉特别是肛提肌薄弱、松弛，局部血运不良，使老年妇女的性反应迟钝，性欲下降，缺乏性高潮。圆韧带及骶韧带的松弛和延长使子宫位置后倾，位置下降。老年妇女的卵巢功能减退，雌激素减少或缺乏，使盆腔内筋膜等支持结构发生退行性变，变得薄弱、松弛甚至萎缩，加上年龄大、肌张力下降，盆底组织薄弱，而使生殖器发生脱垂，伴尿道脱垂、膀胱脱垂、直肠脱垂及压力性尿失禁。

二、老年妇女疾病概况及特点

1. 老年妇女疾病概况

（1）绝经期综合征：绝经综合征是妇女绝经前后由于性激素减少所致的一系列躯体及精神、心理症状，其症状可分为近期症状和远期症状：近期症状主要表现为月经紊乱、血管舒缩症状、自主神经失调症状及神经精神症状等；远期症状主要是泌尿生殖道症状、骨质疏松、阿尔茨海默病及心血管病变。绝经综合征会严重影响绝经期妇女的生活质量。WHO 指出约超过 80% 的女性存在不同程度的绝经症状，不同人群及不同个体间绝经综合征的持续时间及严重程度存在差异。目前国际应用较为广泛的评价绝经期妇女绝经症状和对女性生活质量影响的评分标准是绝经期等级评定量表（menopause rating scale，MRS）。MRS 评分系统，从躯体、心理和泌尿生殖系统三个层面进行评估，包括潮热出汗、心脏症状、睡眠障碍、心情抑郁、紧张焦虑、身体和精神疲劳、性欲下降、泌尿系症状、阴道干涩和肌肉关节症状共 10 项。程度评分为 0~4 分。总分为各项相加的总和。

（2）绝经后出血：绝经后出血（postmenopausal bleeding，PMB）是指更年期妇女月经完全停止 1 年以后的阴道流血。绝经后出血是老年妇女的常见症状之一，也是部分老年妇女生殖系统恶性肿瘤的征兆。明确绝经后出血的原因是解决这一临床问题的关键。有两大类原因，一是良性疾病引起，以炎症多见，如阴道炎、宫颈炎、子宫内膜炎（包括子宫内膜息肉）、宫内节育器异位等，其中最常见的是老年性阴道炎。绝经后阴道壁平滑，黏膜变薄，容易受损及感染，感染后阴道黏膜可发生斑点状剥脱，形成溃疡灶，渗出增多呈脓性、血性。另一大类绝经后出血是由生殖器恶性肿瘤引起的，最多见的是子宫内膜癌和宫颈癌，其次是卵巢癌，较少见的是外阴癌、子宫肉瘤、输卵管癌等。

（3）老年性阴道炎：老年性阴道炎又称萎缩性阴道炎，是绝经后老年妇女的多发病和常见病。据世界卫生组织统计，绝经妇女老年性阴道炎的发病率高达 30.0%~58.6%，且该数据随着社会老龄化的发展而不断增长。绝经后老年妇女因卵巢功能减退，导致体内雌激素下降，阴道壁和子宫内膜萎缩、变薄和干燥，腺体和间质变得小而稀疏，腺体分泌功能减弱，分泌量减少，覆盖在上皮的纤毛细胞基本消失，纤毛摆动能力消失或降低，阴道排菌能力减弱，分泌物流出减少，宫颈、阴道和外阴的屏障能力减弱，阴道的自净能力减弱；另外，由于阴道黏膜失去了雌激素的保护与支持作用，上皮细胞内的糖原含量减少，阴道内乳杆菌总量较育龄期妇女明显减少，使乳酸产生的能力下降，导致阴道内 pH 升高，病原菌容易入侵繁殖而发病。

（4）盆底功能障碍性疾病：绝经后妇女由于卵巢功能衰退或停止，雌激素水平下降，生殖系统组织，如盆底组织、各韧带及结缔组织、提肛肌等萎缩而失去弹性与坚韧度，无法维持子宫的正常位置，致子宫脱垂、膀胱膨出、直肠膨出。

（5）骨质疏松症：妇女进入更年期后体内雌激素水平下降，影响最大的是绝经后骨质疏松。绝经后女性雌激素水平下降，导致骨质吸收加速，超过了骨合成的增长，导致骨合成与吸收之间的失衡，从而骨量减少，破坏了骨小梁微小结构的完整性，骨骼承受压力的能力减弱，导致骨折发生。在绝经后的 5 年内，骨量每年平均丢失 2%~5%，以后每年丢失 1%，这样算来妇女到 80 岁时骨量丢失近 30%。50 岁的女性 15% 会发生髋骨骨折，30% 会发生脊柱骨折。

（6）脂代谢异常和心血管疾病：研究发现雌激素受体不仅存在于生殖系统和第二性征器官，也广泛存在于心肌、主动脉、脂肪、骨骼、皮肤、肝肾等器官和组织，并参与糖、脂肪、蛋白和骨的代谢。临床资料显示，绝经前妇女较少患心血管疾病，而绝经后女性高脂血症、冠状动脉粥样硬化疾病发病率明显增加。而国内外的研究表明，给绝经后患者补充雌激素后，高脂血症和冠心病的发病率下降。雌激素有改善脂肪代谢的作用，机制是通过抑制肝脏的脂酶的活性使高密度脂蛋白水平升高。

2. 发病特点

（1）病因特点：很多老年病病因不明。所谓退行性疾病或退行性变是指原因不明或发病机制不清而缺乏特效疗法的病变。另外，临床中很多老年患者都是多种疾病同时存在，只是轻重不同，重要性不同。在关注老年女性妇科疾病的同时，要注意其是否同时合并其他内科疾病。

（2）临床表现的特点：老年人反应性差，多种疾病并存，通常症状体征表现不典型，起病隐匿，病程迁延，恢复缓慢，易出现并发症。

（3）诊断上的特点：由于老年人各器官均处于老化过程，存在多种疾病同时并存的特点，所以接诊过程中要首先考虑患者此次就诊的主要疾病，设法解决。次要疾病也要有所了解，在选择治疗方案时，应考虑到患者的其他疾病，分清主次，权衡利弊。首先，需要详细询问病史。除妇科病史，应包括全身其他各系统的病史，尤其用药史。对于老年人常用药，要问清详细药名，剂量。如需要手术的老年患者，术前一周必须停用阿司匹林，否则有出血倾向；如患者长期服用复方利血平片，需术前 2 周停药，因其长期服药占用肾上腺受体，一旦术中发生抢救，急救药物无效。在体格检查方面，对老年女性进行妇科检查时，动作必须轻柔，切勿粗暴。老年妇女绝经数年后阴道壁萎缩，腔道狭窄无弹性，粗鲁的动作，较大的阴道窥器会给患者带来疼痛和损伤。检查时使用小号阴道窥器，并使用足够的润滑剂。在做全身检查时，注意有无其他系统疾病及与妇科疾病有无关系，注意血压、脉搏、呼吸等生命体征。辅助检查方面，老年人贫血，低血钾很常见，对老年患者的辅助检查要全面。对绝经后出血的老年女性，建议其进行诊断性刮宫，切勿盲目使用止血药。腹腔镜检查、宫腔镜检查诊断准确率高，但是手术中气腹压力使膈肌抬高，呼吸运动受限，心脏后负荷加重，对老年患者，尤其是心肺功能减退的老年患者影响更为严重。CO_2 气腹还可引起继发的高碳酸血症，抑制心肌收缩，诱发心律失常。一般认为，不适合进行腹腔镜手术的情况包括：肺通气功能中度以上减退；严重心律失常；心功能Ⅲ级或Ⅳ级；合并症未得到有效控制。老年患者情况较为复杂，对于安装心脏起搏器、心脏瓣膜置换术后的患者，应当在内科医生评估后，根据手术方式，谨慎选择腹腔镜手术。对65岁以上的患者，手术前建议常规进行心脏超声、肺功能检查，正确评估各脏器的功能，判断患者对麻醉、气腹、手术的耐受性。对于术前怀疑存在下肢静脉血栓的患者，还应进行凝血方面的检查及下肢静脉多普勒超声。

（4）治疗的特点：老年患者对治疗反应的特点为个体差异大、容易发生药物不良反应。一方面，有的老年人平时用药多，常规剂量可能效应不明显。另一方面，老年人排泄、解毒功能差，用药后易出现副作用或中毒。因此用药时要个体化，考虑药物的协同作用和拮抗作用。对老年人治疗要注意以下几点：用药前诊断力求准确，尽力排除其他未发现和潜在的疾病。详细询问用药史：避免新药与原药和基础疾病之间相互干扰。治疗方案要简化易行，个体化。如有阴道炎症，尽量阴道用药。对生殖道感染的老年妇女尽早控制感染。无论宫腔感染或阴道感染，均应采取标本进行细菌培养，行药敏试验，切勿滥用抗生素。对于老年妇女患肿瘤者，术前尽量检查清楚，了解疾病进展期别，老年人自身身体状态是否耐受手术。术前要与患者及家属充分沟通，手术方案尽量简单化，而不要盲目追求手术范围，要考虑到患者耐受情况。

3. 老年女性围手术期注意事项　随着医疗水平的提高和人类平均寿命的延长，越来越多的老年女性接受手术治疗。判断老年女性手术的高危与否，单纯以年龄为界限显然是不合适的。老年女性的脏器功能和身心健康存在很大的个体差异。首先进入老年期后，各组织脏器萎缩、功能下降，代偿能力和修复能力下降会直接影响手术结果；其次，老年女性常常合并心血管系统、呼吸系统、内分泌系统慢性病，使手术和麻醉的风险增加，如何评估及降低手术风险成为老年女性围手术期的关键。

（1）术前评估

1）心肺功能评估：除非急腹症危及生命的情况，老年女性手术前必须进行全面身体检查评估能否耐受手术。除了常规的术前化验，心电图，胸片，推荐所有患者围手术期监测心电图变化；已知或可疑心力衰竭患者使用心脏超声和（或）BNP评估左心功能；也可在无症状心脏病患者中应用以上检查。推荐60岁以上老年女性术前完善超声心动检查，左心室射血分数60%以上，手术相对风险低。术前肺功能和血气分析检查，了解老年人肺容量，通气和换气功能，可发现肺部疾患，了解呼吸功能。评定肺功能，关键是以下三个指标：最大通气量，残气量/肺总量，第一秒最大呼气率。最大通气量>75%，残气量/肺总量<35%，第一秒最大呼气率>70%为正常。在判断血气分析报告中，老年人的氧分压的标准值与年轻人有差别，不应以80mmHg作为标准，需要换算。公式是老年人血氧分压标准=103－年龄×0.4。

2）合并高血压、糖尿病等慢性病的控制情况：高血压是老年女性常见的心血管疾病。60岁以上女性约有20%患此病。围手术期高血压可增加手术出血、诱发和加重心肌缺血、导致脑卒中等并发症。需要有效、平稳的控制血压水平。对于长期高血压用药控制的老年患者，术前血压一般控制在180/100mmHg以下，手术相对比较安全。超过此值脑出血发病率升高3~4倍。常用降压药围手术期注意事项：利尿药：因长期服用排钾利尿药，容易低血钾，术前2~3天停药，围手术期监测血钾；β受体阻滞剂：手术期维持用药种类及剂量；钙通道阻滞剂：可持续用到术晨；ACEI类降压药（血管紧张素转换酶抑制剂）：术前不必停药；ARB（血管紧张素Ⅱ受体阻滞剂）：手术当天停用，体液容量恢复后再应用；需要注意的是服用利血平患者术前7天停药并改用其他抗高血压药。老年女性患者合并糖尿病比率约为10%，异常的血糖水平会增加术后感染及心脑血管合并症风险，要注重糖尿病患者的围手术期血糖管理。充分的术前评估：糖化血红蛋白<8.5%，可以手术；糖化血红蛋白≥8.5%，糖尿病专家会诊，调整血糖，根据血糖水平择期手术。围手术期血糖控制的基本目标是维持血糖在150~200mg/dl，围手术期高血糖（>250mg/dl）与伤口愈合不良，感染增加有关。手术前约24小时左右停用口服降糖药。术中发生高血糖时仅对血糖水平超过250mg/dl者采用常规胰岛素治疗。另外，尽量缩短饥饿时间，糖尿病患者优先手术。

3）关注血栓性疾病风险：围手术期深静脉血栓以下肢深静脉为主，围手术期肺栓塞多见于静脉血栓的脱落,是导致妇科术后患者死亡的最主要原因,故预防下肢深静脉血栓可降低肺栓塞风险。老年女性因年龄因素均为高度及以上风险,需要在采取基础预防措施(健康教育、下肢肌肉按摩、足踝活动、抬高患肢、弹力袜、足底泵等)的同时,应用低分子肝素进行预防性治疗,维持至术前 12h。但要注意尺寸不合适的弹力袜可能导致膝盖和腿部血液循环不畅,反而对患者有害。

(2)术中监护:年龄 >60 岁者均属于极高度危险患者。术中应使用多生理参数监护仪。可同时检测体温、脉搏、呼吸、血压、心电图、血氧饱和度。麻醉后即充分供氧。手术全过程要密切注意微小的血压变化,临床变化及术中出血情况。手术范围应以全身状态和局部病灶为依据,原则上应行必要的、最小范围的手术。术中不要过度牵拉子宫,可能会引起血压下降,心动过缓、心搏骤停。

(3)术后管理:老年人术后是最容易发生意外或出现合并症的阶段,术后管理也是决定手术最终成败的关键。老年女性合并症较多,盆底手术时间较短,原则上应尽量缩短禁食时间并控制补液量。术后最常的是液体超负荷引起的液体和电解质紊乱。注意保持液体出入量平衡,避免液体过量。鼓励患者尽早进食水,推荐终止静脉输液,如有输液必要,推荐葡萄糖盐溶液,避免使用生理盐水,术后一过性少尿为手术应激反应,可不必处理。术后避免咳嗽、便秘等增加腹压情况,必要时使用缓泻剂。免重体力劳动 3 个月。围手术期外阴、阴道局部应用雌激素软膏有助于伤口愈合及黏膜修复。

第二节 老年性阴道炎

老年性阴道炎(senile vaginitis)又称萎缩性阴道炎,是绝经后老年妇女的多发病和常见病。据世界卫生组织统计,绝经妇女老年性阴道炎的发病率高达 30.0%~58.6%,且该数据随着社会老龄化的发展而不断增长。

【病因】

绝经后老年妇女因卵巢功能减退,导致体内雌激素下降,阴道壁和子宫内膜萎缩、变薄和干燥,腺体和间质变得小而稀疏,腺体分泌功能减弱,分泌量减少,覆盖在上皮的纤毛细胞基本消失,纤毛摆动能力消失或降低,阴道排菌能力减弱,分泌物流出减少,宫颈、阴道和外阴的屏障能力减弱,阴道的自净能力减弱;另外,由于阴道黏膜失去了雌激素的保护与支持作用,上皮细胞内的糖原含量减少,阴道内乳杆菌总量较育龄期妇女明显减少,使乳酸产生的能力下降,导致阴道内 pH 升高,病原菌容易入侵繁殖而发病。

【临床表现】

主要症状为阴道分泌物增多及外阴灼热感、外阴不适、外阴瘙痒,可伴有性交痛。阴道分泌物稀薄,呈淡黄色,严重者呈脓血性。检查见阴道呈萎缩性改变,上皮皱襞消失,变平,萎缩,菲薄。阴道黏膜充血,有小出血点,有时可见浅表溃疡。溃疡面可与对侧粘连,严重时造成狭窄甚至闭锁,炎症分泌物引流不畅可形成阴道积脓或宫腔积脓。

【辅助检查】

取材:用无菌棉拭子在阴道侧壁中上 1/3 段取阴道侧壁分泌物,在载玻片上涂一薄层做成阴道分泌物涂片,革兰染色后进行阴道微生态检测。不同的病原菌感染部位有差异,如滴虫常在阴道后穹隆,假丝酵母菌在阴道前中段的侧壁,细菌在阴道腺管开口处小阴唇两侧。由于乳酸杆菌计数在阴道后穹隆和阴道下 1/3 处都有所减少,且杂菌相对较多。建议在阴道内采样时还应以阴道上 1/3 处为准,这样才能更客观正确的评价阴道内菌群的定植状态。检测内容包括①形态学检测:革兰染色镜检,观察菌群的密集度,多样性,优势菌及病原微生物;②阴道理化环境:阴道 pH 测定;③功能检测:乳杆菌功能:检测过氧化氢;白细胞功能:检测白细胞酯酶;预成酶检测:NAase/NAG/B– 葡萄糖醛酸酶。

【诊断及鉴别诊断】

根据病史及临床表现,诊断一般不难,但应排除其他疾病才能诊断。取阴道上 1/3 分泌物作涂片,革兰染色后,显微镜下见大量基底层细胞及白细胞,而无滴虫及假丝酵母菌,阴道微生态检测表现为菌群抑制,缺乏乳杆菌。乳杆菌利用糖原产生乳酸,维持阴道酸性环境;产生过氧化氢抑制病原菌生长。

老年女性阴道内缺乏乳杆菌的定植，导致阴道抵抗力低。

鉴别诊断时应询问与性传播疾病有关的病史，对可疑者，应取阴道及宫颈管分泌物涂片及淋菌培养。对有血性白带者，应与子宫恶性肿瘤鉴别，需常规作宫颈刮片，必要时行分段诊刮术。对阴道壁肉芽组织及溃疡须与阴道癌相鉴别，可行局部活组织检查（图 47-4~47-5）。

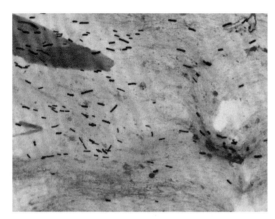

图 47-4   正常阴道分泌物涂片

优势菌为革兰阳性大杆菌，菌群密集度 ++，多样性 ++

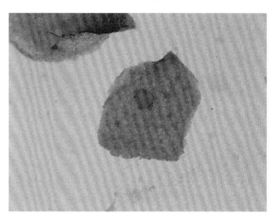

图 47-5   老年女性菌群抑制的阴道涂片

可见阴道鳞状上皮未分化底层细胞，菌群抑制

【治疗】

老年性阴道炎的治疗原则为补充雌激素增加阴道抵抗力，抗生素抑制细菌生长。

1. 增加阴道抵抗力   老年性阴道炎的基本病因是内源性雌激素缺乏，给予少量雌激素制剂，可使萎缩的阴道鳞状上皮细胞增生，成熟，阴道黏膜增厚，阴道 pH 降低，酸性度升高，有利于抑制病原菌的生长。经阴道给雌激素治疗老年性阴道炎，不仅迅速有效，而且可减少胃肠道副作用，减少雌激素入血。但阴道给药后，仍大约有 1/3 的剂量可被机体吸收，进入血液循环。所以对乳腺癌、子宫内膜癌等雌激素依赖的肿瘤患者，补充雌激素制剂属禁忌。但对于老年性阴道炎反复发作者，或合并潮热、出汗等症状者，也可考虑全身小剂量雌激素治疗。需要激素替代治疗的患者，可选用雌孕激素制剂连续联合用药。

目前阴道给药的形式和剂量分类繁多，给药形式可以是栓剂、软膏、棉塞或者药物环等。在国内临床常见药物有雌三醇软膏，普罗雌烯乳膏。雌三醇软膏可经阴道黏膜吸收入血，产生全身的雌激素样作用，因此对于泌尿系症状严重的老年女性效果较好。但此药在内膜细胞核停留时间很短，按推荐剂量每日使用发生子宫内膜增厚概率很低。用法：每日一次，每次 0.5g 软膏放入阴道内，连续使用 2 周症状缓解后，可改为每周使用 2~3 次。普罗雌烯乳膏的活性成分是天然雌二醇的二乙醚氧化物，具有等电位特点，极性低。因能够切断普罗雌烯两个醚基的酶只存在于胃肠道、汗腺和泪液中，而不存在于阴道，因此阴道用普罗雌烯乳膏不能代谢为 17- 雌二醇，故不能吸收入血，对机体垂体性腺轴影响较小，对子宫刺激小，不需加用孕激素。另外普罗雌烯乳膏可以促进乳酸杆菌的生长繁殖、降低阴道 pH，恢复阴道的微生态，治疗炎症。用法：0.5g，每天一次，20 天后改为每周 2~3 次。在国外，目前已经有释放雌二醇的阴道环。阴道环是以硅橡胶为载体，制成环状物，放置在阴道内的缓释系统。释放雌二醇的阴道环可以有效提高阴道内雌激素水平，增加阴道壁的抵抗力，同时还能有效降低泌尿系感染的发病率。阴道雌二醇环对阴道干燥、不适、瘙痒、性交疼痛和阴道上皮萎缩都有效。与其他雌激素制剂相比，雌二醇具有与高亲和力雌激素受体结合的功能。阴道使用低剂量雌激素，全身吸收可忽略不计。这是一个非常有效的替代全身激素治疗的方法。雌二醇用于治疗阴道萎缩的阴道环是柔性硅橡胶弹性体环注入 2mg 的 17A 雌二醇。一个环可以使用 3 个月。期间，其会以约 8μg/d 的药量不断释放雌二醇。多项研究表明，由雌二醇阴道环供给雌激素是其在阴道应用中的最佳替代品，可有效、安全的治疗泌尿生殖道局部绝经症状，大部分女性进行该治疗后症状都能得到缓解。2010 年的 19 个 Cochrane 系统评价试验（包括 4162 名女性）得出的结论是雌二醇阴道环比霜剂、片剂更好，有最高的满意度。

2. 抑制细菌生长 阴道局部应用抗生素可抑制细菌生长，但也破坏了阴道菌群。临床上多采用阴道局部使用甲硝唑治疗，甲硝唑具有良好的抗菌作用，但不能使患者萎缩的阴道黏膜细胞增生，不能从根本上治疗。采用甲硝唑和外用雌激素联合治疗能提高疗效，降低复发率，改善患者的阴道健康状况评分、阴道炎症评分和阴道 pH，并且无明显的不良反应。对于阴道局部干涩明显者，可应用润滑剂。

（周　丹　吕秋波）

第三节　绝经期综合征

绝经（menopause）是指妇女一生中的最后 1 次月经，是一个回顾性概念，一般需要在最后 1 次月经 12 个月之后方能确认。绝经的真正含义并非指月经的有无，而是指卵巢功能的衰竭。绝经综合征是指妇女绝经前后出现的一系列绝经相关症状。老年人处于绝经后期，有一系列症状出现，严重可影响生活质量。

【诊断与鉴别诊断】

1. 症状 根据 2012 年女性生殖衰老分期（The Stages of Reproductive Aging Workshop，STRAW-10），绝经早期尤其是绝经后 2 年内最常出现的症状为血管舒缩、精神神经症状，血管舒缩表现为潮热、出汗。精神神经症状主要包括情绪、记忆及认知功能症状，往往出现激动易怒、焦虑、多疑、情绪低落、自信心降低、不能自我控制等情绪症状，记忆力减退及注意力不集中也较常见，睡眠障碍也是常见表现。绝经晚期常见泌尿生殖道症状的发生。2014 年国际女性性健康协会（ISSWSH）和北美绝经协会（NAMS）最新提出绝经期泌尿生殖综合征（genitour-inary syndrome of menopause，GSM）术语，用于描述与雌激素和其他性甾体激素减少相关的一系列症状和体征，可涉及大阴唇 / 小阴唇、前庭 / 阴道口、阴蒂、阴道、尿道和膀胱，GSM 在中老年女性中发生率可达 45%。GSM 不仅包括外生殖器症状（干涩、烧灼感、刺痛）和性症状（缺乏润滑、不适或疼痛以及功能受损），还包括泌尿系症状（尿急、排尿困难及反复尿路感染）。

绝经后其他症状有骨关节肌肉痛、骨质疏松等，几乎包括所有症状的评分量表如 Kupperman 评分，是临床中常用的评价症状及其严重程度的方法。运用此评分，我国妇女绝经后最常见的问题有性问题（57.1%）、骨关节肌肉痛（53.3%）、失眠（51.2%）。骨质疏松症大约出现在绝经后 9~13 年，约 1/4 的绝经后妇女患有骨质疏松。骨质疏松症患者可出现疼痛、驼背，严重者可致骨折，最常发生在椎体，其他如桡骨远端、股骨颈等都易发生骨折。

2. 查体 体格检查和全身检查。对 3 个月未行妇科检查复诊者，必须做妇科检查，排除器质性疾病。GSM 的诊断及严重程度常用阴道健康指数表来评判，目前开始应用外阴健康指数表及更全面的综合评估表，后者包括三大项目：弹性、润滑度和组织完整性，组织完整性包括外阴、阴道、尿道解剖结构及阴道 pH 和阴道成熟度，见表 47-1。

表 47-1　绝经期泌尿生殖道综合征评估工具

	正常 =0	轻度 =1	中度 =2	重度 =3
弹性	可拉伸的弹性组织	弹性轻度下降	弹性中度下降	缺乏弹性、纤维化
润滑	分泌物正常，湿润	湿度轻度下降	一定湿度	非常干燥
组织完整性	上皮完整，无易受伤或瘀点	用力接触下有一定受损，无瘀点	轻接触下中度受损或瘀点	轻接触下严重受损或瘀点，出血
阴道口解剖形态	立体	大部分立体	一定收缩、狭窄，相对平整	很大程度上收缩、狭窄、平整
大小阴唇解剖形态	妊娠、性活动正常，解剖变异	大部分清晰可见	一定程度吸收，特别是小阴唇表面	重度缩小，小阴唇几乎吸收

续表

	正常 =0	轻度 =1	中度 =2	重度 =3
尿道解剖形态	位置、大小正常	正常至轻度突出	尿道口中度突出	外翻，内面突出
阴道皱褶	正常	轻度减少	中度苍白	完全苍白
阴道颜色	正常	轻度苍白	中度苍白	完全苍白
阴道 pH	<5		5~6.5	
阴道成熟指数	无基底旁细胞	表层细胞减少，基底旁细胞增多	表层细胞更少，基底旁细胞更多	极少或无表层细胞，很多基底旁细胞

【辅助检查】

1. 激素测定　选择性激素测定有助于判断卵巢功能状态以及其他相关内分泌腺功能。如 FSH 大于 40U/L，提示卵巢功能衰竭。

2. B 型超声检查　阴道不规则流血者应排除子宫、卵巢肿瘤，了解子宫内膜厚度。

3. 分段诊刮及子宫内膜病理检查　疑有子宫内膜病变者，应行分段诊刮及子宫内膜病理检查，有条件者可在宫腔镜检查下进行。

4. 骨密度测定：确诊有无骨质疏松。

【治疗】

激素补充治疗（hormone replacementtherapy，HRT）可以有效缓解绝经相关症状，在绝经早期（治疗"窗口期"）使用。2011 年国际绝经学会（IMS）的相关指南指出，HRT 的安全性很大程度上取决于 HRT 的启用时机，围绝经期和绝经早期是 HRT 应用的重要"窗口期"。"窗口期"指绝经 10 年以内，一般为 60 岁以下女性，年龄大于 60 岁者，原则上不推荐 HRT。

老年绝经后妇女出现血管舒缩、精神神经症状可选用植物类药物，主要包括黑升麻异丙醇萃取物、升麻乙醇萃取物。国内外研究表明，此类药物对缓解绝经相关症状安全有效。也可选择植物雌激素，目前研究的与绝经相关的植物雌激素主要是大豆异黄酮。对于植物雌激素对机体各个系统的作用存在争议，尚需更大规模的、有统一标准的、前瞻性随机对照研究来证明。也可选择中药或选择性 5 羟色胺再摄取抑制剂等药物。

绝经后老年妇女泌尿生殖综合征症状十分常见，阴道局部应用雌激素能增加阴道成熟指数、降低阴道 pH，增加皮下毛细血管的生长，改善上皮完整性和分化，维持阴道分泌水平和菌群环境，因此可明显改善泌尿生殖道萎缩的相关症状。

局部用药适应证：仅为改善泌尿生殖道萎缩症状，以及对肿瘤手术、盆腔放化疗及其他一些局部治疗后引起的症状性阴道萎缩和阴道狭窄者，推荐阴道局部用药。方法是阴道用药，每日 1 次，连续使用 2 周，症状缓解后，改为每周用药 2~3 次。应采用经阴道黏膜吸收入血量极少的雌激素，如普罗雌烯阴道片和乳膏。北美绝经协会（NAMS）与美国妇产科医师学会（ACOG）建议使用低剂量的阴道雌激素。低剂量阴道雌激素的概念是指使用后导致血清雌激素在平均绝经水平，雌二醇浓度小于 20pg/ml，雌酮为基础水平。吸收入血的水平根据雌激素种类、剂量和频率的不同而有差异。常用低剂量阴道用雌激素包括 10μg 雌二醇片，7.5μg 雌二醇环，17-β- 雌二醇阴道软膏 10μg 和 50μg（软膏 1g 包含 100μg 的雌二醇），理论上无需加用孕激素来保护子宫内膜。证据表明，短期（3 个月内）局部应用低剂量可经阴道黏膜吸收的结合雌激素软膏（活性成分：0.625mg/g）和雌三醇乳膏（活性成分：1mg/g）治疗泌尿生殖道萎缩时，通常不需要加用孕激素。但尚无大量资料提示上述药物长期（大于 1 年）局部应用的全身安全性问题。近年研究发现绝经后阴道使用雌激素对子宫内膜是安全的。2017 年美国一项研究纳入 32433 例 50~79 岁妇女，其中 3003 例使用阴道雌激素软膏，但不包括雌三醇软膏或含雌二醇 25μg 的阴道片，结果认为使用 2 年并不增加子宫内膜癌的风险，也不增加心血管疾病和乳腺癌的风险。除外用雌激素外，也可阴道用雄激素去氢表雄酮，每天用 0.5%（6.5mg）连续用 52 周，可改善性交痛、阴道干燥和瘙痒，对子宫内膜无刺激。其他可用润滑剂或植物油、橄榄油，或者柔软的硅胶阴道扩张器对于保持阴道功能、维持性生活也有帮助。口服植物雌激素大豆异黄酮或黑升麻并不对 GSM 有效。近来研究发现激光治疗可改善外阴干燥、瘙痒或性交痛，尤其对于雌激素受体选择的乳腺癌患者、血栓患者或其他雌激素使用禁忌患者，激光可能是个新的选择，但需要大样本的研究证实其有效性。

关于妇女骨质疏松症的治疗，60 岁以前可应用雌激素或雌、孕激素治疗，能降低骨丢失，降低原发性骨质疏松椎骨和非椎骨骨折的风险。60 岁以上可应用双膦酸盐、降钙素等，后者更适用于有疼痛症状的患者。还可应用选择性雌激素受体调节剂，比如雷洛昔芬或苯卓昔芬，可以增加骨密度，降低骨折的发生。但要注意静脉血栓的风险和绝经期症状，如潮热出汗加重的情况出现。预防骨质疏松的生活方式，要注意加强户外锻炼，补足钙和维生素 D。

第四节　盆底功能障碍性疾病

盆底肌肉群、筋膜、韧带及其神经构成复杂的盆底支持系统，其互相作用和支持以维持盆腔器官的正常位置。盆底功能障碍（pelvic floor dysfunction，PFD），又称盆底缺陷或盆底支持组织松弛，是各种病因导致的盆底支持薄弱，进而导致盆腔脏器移位，引发其他盆腔器官的位置和功能异常。PFD 主要包括女性盆腔器官脱垂（pelvic organ prolapse，POP）与压力性尿失禁（stress urinary incontinence，SUI），是中老年女性常见病，发病率约为 40%。

一、盆腔器官脱垂（POP）

【诊断与鉴别诊断】

1. 一般状况与症状　现代社会中，随着人口的老龄化，POP 的发病率在逐步增高。体重指数（>30kg/m²）、阴道分娩（新生儿体重 >4kg）、POP 家族史、便秘、慢性咳嗽、自身胶原发育异常性疾病（如疝）可能是发病的相关因素。妇女一生 POP 的发生率为 11%；绝经后妇女子宫脱垂者占 60%。在发达国家中，POP 的盆腔重建手术已占到普通妇科大手术的 40%~60%。这类疾病被视为一种国际性疾病。POP 已严重干扰中老年妇女的生活质量，甚至 1/5 有症状的 POP 妇女患有广泛性焦虑症。主要症状包括下尿道、下生殖道和下消化道 3 个方面，下尿道症状主要是尿失禁和尿潴留、排尿困难，下生殖道主要是子宫脱垂造成的阴道肿物压迫感、腰酸下坠等，下消化道则主要表现在大便失禁、排便困难等，同时可进行生活质量评价，常用问卷评分，包括盆底功能障碍问卷简表（Pelvic Floor Distress Inventory Short Form 20，PFDI-20）、盆底功能影响问卷简表（the Pelvic Floor Incontinence Questionnaire 7，PFIQ-7）及性功能调查问卷评分（Pelvic Organ Prolapsed and Incontinence Sexual Quality Questionnaire 31，PISQ-31）。

2. 查体　通过妇科检查可见阴道前壁或后壁膨出，或子宫从正常位置沿阴道下降，宫颈外口达坐骨棘以下，甚至全部脱出阴道口以外，称子宫脱垂。子宫切除术后如阴道顶端支持组织的缺损膨出称穹隆脱垂。查体时根据不同脱垂部位和程度分期。

3. POP 严重程度分期及其解剖学依据　目前多采用 1996 年美国 Bump 等提出，国际尿控协会制订的盆腔器官脱垂定量（Pelvic Organ Prolapse Quantitation，Pop-Q）分度法：0 期为无脱垂；Ⅰ 期为阴道顶端距离处女膜平面 >lcm；Ⅱ 期为阴道顶端距离处女膜平面 <1cm 或达到处女膜平面；Ⅲ 期为阴道顶端脱出处女膜平面 1cm 以上、但小于阴道总长度减 2cm；Ⅳ 期为阴道完全外翻。此分期更好地反映了盆底立体解剖的情况，它的基础是现代解剖学理论。1990 年 Petros 和 Ulmsten 提出了 "整体理论（Integry Theory）"，"腔室理论" 是其代表，它的特点如下：在垂直方向上将盆底分为前（anterior）、中（middle）、后（posterior）三个腔室（compartment），前腔室包括阴道前壁、膀胱、尿道；中腔室包括阴道顶部、子宫；后腔室包括阴道后壁、直肠；由此将脱垂量化到各个腔室。1994 年 DeLancey 提出在水平方向上，将阴道支持轴分为三个水平，即：DeLancey 第一水平，顶端支持，由骶韧带 – 子宫主韧带复合体垂直支持子宫、阴道上 1/3；DeLancey 第二水平，水平支持，由耻骨宫颈筋膜附着于两侧腱弓形成白线和直肠阴道筋膜肛提肌中线，水平支持膀胱、阴道上 2/3 和直肠；DeLancey 第三水平，远端支持，耻骨宫颈筋

膜体和直肠阴道筋膜远端延伸融合于会阴体，支持尿道远端。不同腔室和水平的脱垂之间相对独立，例如阴道支持轴的 DeLancey 第一水平缺陷可导致子宫脱垂和阴道顶部脱垂，而第 DeLancey 二、三水平缺陷常导致阴道前壁和后壁膨出；不同腔室和水平的脱垂之间又相互影响，例如压力性尿失禁在行耻骨后膀胱颈悬吊术（Burch 术）后常有阴道后壁膨出发生，阴道顶部脱垂在行骶棘韧带固定术（sacrospinous ligament fixation）后可发生阴道前壁膨出。总之，以上不同腔室、不同阴道支持轴水平共同构成一个解剖和功能的整体，腔室理论的意义是可协助选择术式。近年来国外提倡独立修补各处缺陷的特异位点以恢复盆底解剖结构。

4. 辅助检查　磁共振或超声检查对 POP 诊断有帮助。

【治疗】

1. 保守治疗　盆底治疗或盆底肌肉锻炼：程度轻，POP 分期小于Ⅱ期患者可使用。盆底治疗包括生物学反馈和电刺激治疗。盆底肌训练，又称 Kegel 运动，是以主动锻炼耻骨 – 尾骨肌肉群为主的训练，增强盆底肌肉组织张力，使尿道阻力增加。

子宫托适用于不愿意接受手术或者全身状况不能耐受手术、孕期或未完成生育、POP 术后复发或者症状缓解不满意、术前试验性治疗等患者。使用前充分沟通，试戴选择合适的型号。朱兰等以治疗时间持续 3 个月作为评价子宫托治疗成功与否的时间，治疗成功率为 65.2%。

2. 手术治疗　对于脱垂超出处女膜的有症状的患者可考虑手术。手术在 POP 的治疗中是十分重要、也是最有效的一种治疗手段。传统手术复发率在 25%~52% 之间，Weber 等报道，前壁修补术的失败率为 54%~70%。目前提倡缺陷部位特异性修复手术。

一般以前、中、后三区选择重建手术：前区：阴道前壁修补、阴道旁修补及抗尿失禁手术；中区：骶骨阴道固定术、骶棘韧带固定术；后区：阴道后壁修补、缺陷部位特异性修补或经阴道后路悬吊术以及全盆腔修补术（Prolift）等。前中区是 POP 发生的最常见部位，也是治疗中最为棘手的部位。

根据盆筋膜腱弓断裂与否可分为阴道旁缺陷和中央缺陷，前者以阴道内手指沿阴道侧壁向耻骨支方向向上顶起阴道，阴道侧壁抵抗力消失，部分患者可将阴道顶至腹壁下；阴道侧沟黏膜皱襞消失，而中央型缺陷表现为阴道前壁中央黏膜襞消失，但有时两种缺陷可同时存在，应注意鉴别。侧方缺陷手术可行经阴道的阴道旁修补术（vaginal paravaginal repair，VPVR）。作者 2010 年发表于中华医学杂志的研究，评价个体化经阴道手术治疗女性前盆腔器官脱垂的安全性和疗效，结果显示传统前壁修补手术治愈率为 71.11%，复发率为 7.14%，而实施个体化手术组，治愈率明显提高，达 93.33%，复发率为 0%（$P<0.01$）。

骶棘韧带悬吊术，适用于Ⅱ度以上子宫脱垂、重度阴道前后壁脱垂及阴道穹隆部脱垂，以阴道穹隆部脱垂尤为有效，可获得比较显著的解剖位置复位。

阴道封闭术，亦称为 Lefort 手术。将阴道部分或完全闭合。Fitz Gerald 查阅 1966—2004 年近 40 年文献，发现此术式治疗盆腔器官脱垂的成功率接近 100%。

手术同时可加用生物补片及合成材料来增强盆底支持或盆底重建。

二、压力性尿失禁

国际控尿学会（International Continence Society，ICS）于 1975 年第一次标准化名词定义明确规定：在腹压增加时出现不自主的尿道内尿失禁称为压力性尿失禁（stress urinary incontinence，SUI）。妊娠、分娩、雌激素水平低下是导致 SUI 发病的主要危险因素，使盆底支持结构（韧带，筋膜，肌肉）减弱甚至丧失，产生膀胱颈和近段尿道的过度活动，导致的尿失禁称为解剖性或真性压力性尿失禁。

SUI 是中老年妇女的常见疾病，影响患者的生活、工作以及社会交往。统计表明美国约有 1200 万人患有尿失禁，每年耗资 100 亿美元。中国成年女性 SUI 患病率高达 18.9%，约占女性尿失禁构成比的 61.0%，中老年妇女是主要发病人群，其中 50~59 岁年龄段患病率最高，约为 28.0%。

【诊断与鉴别诊断】

1. 症状 典型症状是患者在站立时因咳嗽、大笑、打喷嚏、举重、跑跳、上楼梯及剧烈活动时使腹压突然增高而尿液不自主的由尿道流出。

采集病史注意区分尿失禁的类型。尿失禁通常分为压力性、急迫性、姿势性、持续性、无意识漏尿、性交时漏尿、慢性尿潴留相关的漏尿（以前被称为充溢性尿失禁）；夜间遗尿；或者以上情况混合存在。与急迫相关、还未到达厕所即发生漏尿提示为急迫性尿失禁。医师应使用经验证后的有效问卷来评估症状对患者的困扰程度、严重程度、急迫性尿失禁或 SUI 的相对权重。常用的问卷包括泌尿生殖影响量表（Urogenital Distress Inventory，UDI）、尿失禁影响问卷（Incontinence Impact Questionnaire，IIQ）等。

2. 查体 患者于截石位用力咳嗽可见漏尿，压力诱发实验阳性，检查同时评估尿道活动度及残余尿。

压力诱发试验（咳嗽压力试验）：在膀胱充盈状态下，反复咳嗽或用力屏气 10 次，观察到漏尿则为阳性。延迟漏尿被认为是咳嗽压力试验结果阴性，是咳嗽诱导的逼尿肌过度活动的结果。试验可在仰卧位体格检查时进行；如未观察到漏尿，则需要患者在站立位和膀胱充盈（至少为 300ml）的情况下重复试验。如果仍为阴性，可行尿动力学检查。

评估尿道活动度：尿道高活动度的定义为当患者在膀胱截石位屏气用力时，尿道活动的角度超过 30°。有尿道高活动度者为单纯型 SUI。棉签试验是传统的评估尿道活动度的试验法，正常女性腹壁放松时，插入尿道口的棉签与水平线的夹角约 -5°~+10°。屏气后棉签保持原位置，表示尿道与膀胱解剖关系正常。还有测量盆腔器官脱垂定量（POP-Q）分度法中的 Aa 点或 Ba 点的观察，前者相当于尿道膀胱沟处，位于阴道前壁中线距处女膜 3cm 处，后者指阴道顶端或前穹隆到 Aa 点之间阴道前壁上段中的最远点。Aa、Ba 指示点异常的患者都会出现术后新发 SUI 的可能，但对于 Aa>+1.5cm 或 Ba>+2.5cm 的患者，术后新发 SUI 的风险更大，盆底重建手术中同时行抗尿失禁手术对此类患者可能意义更大。

残余尿量测量：只有残余尿量 <150ml 的患者才符合单纯型 SUI 的诊断。残余尿量增多常提示膀胱排空功能异常或与慢性尿潴留相关的漏尿。

3. 分度 客观分度：常采用国际尿控协会（ICS）推荐的 1 小时尿垫试验，判断患者的尿失禁严重程度，其中无漏尿为试验阴性；漏尿量 <2g 为轻度，2~10g 为中度，漏尿量 >10g 为重度。

主观分度：Ⅰ度：咳嗽、打喷嚏及用力屏气时漏尿；Ⅱ度：行走活动及腹压增加时漏尿；Ⅲ度：站立位或平卧位改变体位时漏尿。

【辅助检查】

尿常规检查排除泌尿系感染。尿动力学检查，区分单纯性和复杂性尿失禁，排除膀胱过度活动症等。B 超检查可测定残余尿。

【治疗】

1. 保守治疗 目前，国际尿失禁咨询委员会（ICI）建议对尿失禁患者首先进行非手术治疗，尤其是轻、中度 SUI 患者。非手术治疗包括物理治疗、行为治疗等，其中物理治疗以盆底肌锻炼为基础、联合阴道圆锥、生物反馈等，广泛用于临床 SUI 的防治。盆底训练后 30%~40% 的轻度尿失禁患者可有不同程度的改善。

药物治疗：盐酸米多君可控制和减轻症状，但需要长期服用。副作用：可能会导致血压升高，适用于年轻女性和轻度压力性尿失禁。对于阴道激光改善 SUI、阴道狭窄及其他盆底异常，目前证据不足。

2. 手术治疗 尿失禁的手术治疗方法多达 100 余种，手术效果疗效各异，大致可归纳为以下几类：耻骨后膀胱尿道悬吊术、阴道前壁修补术、吊带手术及尿道旁注射法等。尿道高活动度的患者抗尿失禁手术更容易成功，无尿道高活动度的患者尿道中段悬吊手术失败风险增加 1.9 倍。对于无尿道高活动度的患者最适合进行尿道周围填充术而不是悬吊带手术或经耻骨后抗尿失禁手术。

（邓文慧　吕秋波）

参 考 文 献

1. 中华医学会妇产科学分会绝经学组.绝经期管理与激素补充治疗临床应用指南(2012版).中华妇产科杂志,2013,10：795-799.

2. 丰有吉,沈铿,马丁.妇产科学.第2版北京：人民卫生出版社,2010.

3. Reproductive Aging Workshop 10：addressing the unfinished agenda of staging reproductive aging.Climacteric,2012,15：105-114.

4. Portman DJ,Gass ML.Vulvovaginal Atrophy Terminology Consensus Conference Panel.Genitourinary syndrome of menopause：new terminology for vulvovaginal atrophy from the International Society for the Study of Women's Sexual Health and the North American Menopause Society.Maturitas,2014,79：349-354.

5. Pinkerton JV,Kaunitz AM,Manson JE.Vaginal estrogen in the treatment of genitourinary syndrome of menopause and risk of endometrial cancer：an assessment of recent studies provides reassurance.Menopause,2017,16.

6. Hyun-Kyung Kim,So-Yeon Kang,Youn-Jee Chung,et al.The recent review of the genitourinary syndrome of menopause.J Menopausal Med,2015,21(2):65-71.

7. 郁琦,陈蓉,孙正怡.生殖内分泌学的发展现状与最新进展.中华医学信息导报,2014,29：12-14.

8. Palacios S,Castelo-Branco C,Currie H,et al.Update on management of genitourinary syndrome of menopause：A practical guide. Maturitas,2015,82(3):308-313.

9. Kagan R Rivera E.Restoring vaginal function in postmenopausal women with genitourinary syndrome of menopause.Menopause.2017 Sep 18.

10.Salvatore S,Pitsouni E,Del Deo F,et al.Sexual function in women suffering from genitourinary syndrome of menopause treated with fractionated co2 laser.Sex Med Rev,2017,5(4):486-494.

11. Lang P,Karram M.Lasers for pelvic floor dysfunctions：is there evidence？ Curr Opin Obstet Gynecol,2017,29(5):354-358.

12. 中华医学会骨质疏松和骨矿盐疾病分会.原发性骨质疏松症诊治指南(2011年).中华骨质疏松和骨矿盐疾病杂志,2011,4(1):2-17.

13. Bueno JAH,Arias L,Yu CR,et al.Efficacy and safety of bazedoxifene in postmenopausal Latino women with osteoporosis.Menopause,2017,24(9):1033-1039.

14. Ai F,Deng M,Mao M,et al.Screening for general anxiety disorders in postmenopausal women with symptomatic pelvic organ prolapse.Climacteric.2017 Nov 2：1-5.

15. 中华医学会妇产科学分会妇科盆底学组.女性压力性尿失禁诊断和治疗指南(试行).中华妇产科杂志,2011,46：796-798.

16. 刘成,吴文英,杨青,等.Aa、Ba指示点对盆底重建手术时隐匿性压力性尿失禁的诊断及预后价值.中华妇产科杂志,2015,(6):415-419.

17. Li B,Zhu L,Xu T,et al.The optimal threshold values for the severity of urinary incontinence based on the 1-hour pad test.Int J Gynaecol Obstet,2012,118：117-119.

18. Moore K,Dumoulin C,Bradley C,et al.Adult conservative management.In Abrams P,Cardozo L,Khoury S,Wein A,（eds）：Incontinence,5th International Consultation on Incontinence.Plymbridge：Health Publications,2013：1101-1127.

第 48 章

老年恶性肿瘤

第一节 概 述

【流行病学】

恶性肿瘤已属危害人类健康和生命的主要疾病。恶性肿瘤的发生和死亡均随年龄增长而上升。肿瘤患者中，半数以上年龄 >70 岁，四分之一是年龄大于 80 岁的老年人。65 岁以上老年人占全部癌症死亡的 70%。另一方面，全球面临老龄化，大部分国家和地区的平均预期寿命相继延长。如何处理好老年与肿瘤的问题已广泛引起关注。

《2015 全球癌症统计》数据来源于 WHO 下属的国际癌症研究机构（International Agency for Research on Cancer，IARC）的全球肿瘤流行病统计数据（GLOBOCAN 2012）。文章指出，2012 年全球新增约 1410 万例癌症病例，癌症死亡人数达 820 万，肺癌仍然是死亡人数最高的恶性肿瘤。老年人中肺癌和结直肠癌居于发病前两位。

2015 年发表的美国癌症统计数据显示，2011 年美国因癌症死亡人数达 57.6 万人。前列腺癌在美国男性新发恶性肿瘤中居首位，其次为肺癌和结直肠癌；乳腺癌在女性新发恶性肿瘤中居首位，其次为肺癌和结直肠癌。美国癌症协会的统计数据显示，前列腺癌、结直肠癌、肺癌和黑色素瘤仍然是 60 岁以上的老年人占了绝大多数。尤其是前列腺癌，60 岁以上的老年人占了 90%；结直肠癌中，60 岁以上的老年人占了 82%（表 48-1）。无论男性和女性，肺癌均是引起死亡的首要原因，占所有癌症死亡人数的 1/4。美国年龄为 60~79 岁的老年人群中，肿瘤是导致死亡的第一杀手，心血管疾病位于第二位。然而在年龄 ≥ 80 岁的高龄老年人中，心血管疾病居于死亡原因的第一位，而肿瘤居于第二位。年龄为 60~79 岁男性中，肺癌是引起肿瘤死亡的第一原因，其次是结直肠癌和前列腺癌；年龄 ≥ 80 岁的高龄男性，肿瘤引起死亡的原因依次是肺癌、前列腺癌和结直肠癌。年龄 ≥ 60 岁老年女性中，肿瘤引起死亡的原因依次是肺癌、乳腺癌和结直肠癌。

表 48-1 2015 年美国癌症协会统计生存患者数据

年龄	黑色素瘤（例）	乳腺癌（例）	结直肠癌（例）	前列腺癌（例）
0~39	79 410	43 260	14 830	590
40~49	136 410	240 100	52 290	23 910
50~59	232 630	596 870	159 980	259 850
60~69	259 900	849 920	265 720	841 770
≥ 70	337 080	1 401 290	752 950	1 849 850
所有年龄	1 045 430	3 131 440	1 245 770	2 975 970

2015 年发布的中国癌症数据显示，2011 年我国新增癌症病例约为 337 万例，预计到 2015 年可达 429 万例。过去 10 年我国癌症发病率和死亡率均呈上升趋势。男性前列腺癌发病率亦有明显上升趋势。我国恶性肿瘤的高发年龄在 60~74 岁。男性发病前五位的恶性肿瘤依次为肺癌、胃癌、食管癌、肝癌和结直肠癌。女性发病前五位的恶性肿瘤依次为乳腺癌、肺癌、胃癌、结直肠癌和食管癌。男性和女性死亡居前五位的恶性肿瘤依次为肺癌、胃癌、肝癌、食管癌和结直肠癌。我国小于 60 岁人群中，肝癌是男性最常见的恶性肿瘤，也是肿瘤引起死亡的主要原因，其次是肺癌和胃癌。60~74 岁的男性中，肺癌和胃癌是最常见的恶性肿瘤。肺癌是 75 岁以上的男性常见的恶性肿瘤及主要死亡原因。小于 45 岁的女性中，乳腺癌是发病率和死亡率占首位的恶性肿瘤，其次是肺癌。在年龄大于 60 岁的女性中，肺癌成为发病率和死亡率第一位的恶性肿瘤（表 48-2）。

表 48-2 2015 年中国癌症生存数据统计

项目	年龄（岁）					总计
	<30	30~44	45~59	60~74	>75	
男性（千人）						
发病率						
前列腺癌	0.1	0.1	3.4	24.2	32.4	60.3
结直肠癌	1.1	13.0	58.0	90.9	52.7	215.7
食管癌	0.2	7.4	89.0	161.3	62.9	320.8
肝癌	4.4	41.3	130.4	116.1	51.6	343.7
胃癌	1.9	15.8	134.1	232.7	93.2	477.7
肺癌	1.3	15.8	122.0	231.8	138.4	509.3
所有肿瘤	41.6	151.6	707.5	1061.8	549.5	2512.1
死亡率						
胰腺癌	0.1	1.4	10.1	19.3	14.6	45.6
结直肠癌	0.5	5.0	22.5	41.6	41.5	111.1
食管癌	0.1	4.2	56.0	121.3	72.1	253.8
肝癌	3.5	32.5	111.9	106.4	56.3	310.6
胃癌	1.3	8.0	74.7	160.6	94.7	339.3
肺癌	0.8	10.0	88.5	188.7	144.5	432.4
所有肿瘤	19.8	79.9	434.0	748.7	527.6	1809.9
女性（千人）						
发病率						
甲状腺癌	6.1	20.5	27.8	11.3	2.1	67.9
宫颈癌	1.5	28.2	45.7	19.0	4.5	98.9
结直肠癌	1.1	10.1	40.7	64.2	44.4	160.6
胃癌	1.0	11.5	49.2	89.6	50.0	201.4
肺癌	0.7	10.9	53.9	91.2	67.4	224.0
乳腺癌	4.3	55.5	128.7	62.3	17.8	268.6
所有肿瘤	38.8	202.9	566.6	623.2	348.0	1779.5

续表

项目	年龄（岁）					总计
	<30	30~44	45~59	60~74	>75	
死亡率						
乳腺癌	0.5	8.7	28.3	18.8	13.2	69.5
结直肠癌	0.3	3.4	13.7	27.4	35.1	80.0
肝癌	0.7	5.8	26.9	44.8	33.2	111.5
食管癌	0.1	1.4	19.1	56.1	44.5	121.3
胃癌	0.6	5.2	29.2	66.5	57.2	158.7
肺癌	0.3	5.8	32.5	69.7	69.4	177.8
所有肿瘤	11.0	52.8	219.8	381.0	339.7	1004.4

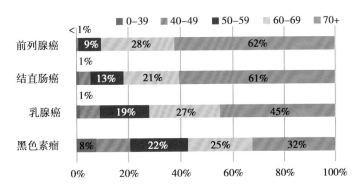

【肿瘤与衰老】

衰老（aging）是生物在生命过程中整个机体形态、结构和功能逐渐衰退的综合现象，与肿瘤的发生有着千丝万缕的联系。衰老对于肿瘤是一把双刃剑，两者互为因果。一方面，细胞衰老可以作为一种肿瘤抑制机制，在肿瘤发生发展过程中，大量癌基因活化，加剧 DNA 损伤，诱发衰老而抑制肿瘤细胞的复制与侵袭；另一方面，细胞衰老也可以促进肿瘤的形成，衰老细胞产生胞外基质重构酶、分泌炎性细胞因子及上皮生长因子等物质，破坏局部组织微环境、刺激邻近细胞增殖和恶性进展，形成肿瘤。

p53 抑癌基因是迄今为止发现与人类肿瘤相关性最高的基因，位于 17 号染色体的短臂上，能识别受损 DNA，通过阻滞细胞周期避免受损 DNA 复制，诱导细胞衰老或凋亡，从而阻止细胞癌变的发生。p53 分为突变型和野生型，突变型 p53 的转录调控功能丧失，端粒功能异常导致细胞不能进入衰老或凋亡程序，这些异常的细胞再次激活端粒酶诱发肿瘤的形成。超过 50% 的人类肿瘤和几乎所有皮肤癌中可以检测到高表达的突变型 p53。p53 肿瘤抑制因子在肿瘤中起着无可争议的作用，它的活性源于各种应激反应的刺激，从而触发细胞周期停滞、凋亡或衰老，防止细胞恶性增殖。

端粒是存在于真核细胞染色体末端的一小段 DNA-蛋白质复合体，其与端粒结合蛋白一起构成了特殊的帽子结构，主要作用是保持染色体的完整性和控制细胞分裂周期。端粒长度和端粒酶活性是维持细胞分裂的前提条件。在体外培养的细胞中发现，伴随端粒酶的缩短，其分裂增殖的潜力会逐步降低，最终诱导细胞衰老。相反在正常细胞中引入端粒酶后会明显延长细胞的寿命。目前认为随着细胞分裂增殖的不断进行，端粒的长度逐渐缩短，当缩短到一定程度时，细胞无法维持正常的端粒结构而导致发生不可逆的生长停滞，进入衰老状态。另外，研究人员还发现端粒长度与年龄成负相关，且端粒酶活性亦随增龄而下降。在正常人体细胞中几乎检测不到端粒酶活性，但在约 85% 的肿瘤细胞中端粒酶活性明显增强，导致其端粒长度异常增加，获得无限增殖能力。因此端粒酶活性测定也可能成为新的肿瘤诊断标志物。

自噬是以细胞质空泡化为特征的溶酶体依赖性的降解途径，可以降解受损、变性或衰老的蛋白及细胞器，是细胞对于环境变化的有效反应。自噬过强，细胞内容物被大量消化导致细胞死亡；自噬过弱则不能及时清除受损细胞器和异常蛋白，导致基因损伤及肿瘤发生。自噬作用随增龄而减弱，损伤的细胞结构及氧自由基等化合物不能被有效清除，细胞稳态发生变化，老化加剧。目前已证实自噬与癌前病变、癌细胞增殖及其抑制密切相关：肿瘤发生的早期，自噬可以清除细胞内异常蛋白和受损细胞器，抑制应激反应从而抑制肿瘤的发生；在肿瘤发展过程中，自噬又可以帮助其在营养缺乏和低氧环境下存活，降低治疗效果。因此自噬对肿瘤细胞的影响是双重的，既可以抑制自噬增加抗癌药物的疗效，又可以诱导肿瘤细胞自噬上调，启动Ⅱ型程序性死亡。因此以自噬为靶点的肿瘤治疗需根据情况选择自噬诱导剂或抑制剂。通过调控细胞的自噬水平控制肿瘤及神经退行性疾病的发展，延缓衰老提高生存质量已成为近些年的研究热点。

DNA 甲基化是在 DNA 甲基化转移酶（DNA methyltransferases，DNMTs）的作用下将 S- 腺苷甲硫氨酸（S-adenosylmethionine，SAM）的一个甲基转移至胞嘧啶 5 号碳原子上，形成 5 甲基胞嘧啶 5mc。DNA 甲基化主要发生在重复的 CpG 二核苷酸序列区域，该区域是高度重复的长达 1kb 的胞嘧啶、鸟嘧啶的重复序列，又被成为 CpG 岛。异常的甲基化分为高甲基化和低甲基化，前者是指正常组织中不发生甲基化的位点被甲基化，后者指正常组织中发生甲基化的位点去甲基化。DNA 甲基化相对稳定且具有可遗传性，影响 DNA 的很多生物学功能，如基因印迹、X 染色体的失活、基因组稳定性的维持、转座子及逆转录转座子的沉默及组织特异性基因沉默等，同时也与肿瘤、代谢性疾病、衰老的发生发展过程相关。基因启动子区的 CpG 岛在正常状态下是非甲基化的，当其被甲基化后可导致基因转录沉默，使得抑癌基因、DNA 修复基因功能丧失，导致正常细胞生长分化调控失常，诱发肿瘤形成。既往研究发现随年龄增长，基因组 DNA 甲基化水平逐渐降低，而少数癌基因如 IGF2、ESR1 的甲基化水平会升高，DNA 高甲基化水平则随衰老而升高。同时随着衰老及肿瘤的发生，基因组整体 DNA 低甲基化可引起染色体稳定性下降，同时引起肿瘤对化疗药物耐药。抑癌基因的异常甲基化可抑制其表达，导致肿瘤细胞的增殖失控和侵袭转移，并参与肿瘤组织血管生成。

随年龄增长而出现的免疫器官、细胞等结构和功能性衰退，导致免疫监视能力下降，引起肿瘤免疫逃逸、促使肿瘤发生发展的现象称为免疫衰老。免疫系统分为先天性免疫和获得性免疫，先天性免疫在老年人中依然保留较好，获得性免疫却有较强的年龄依赖性。胸腺是人体 T 细胞发育成熟的中枢淋巴器官，其体积及重量在青春期达到高峰，随后开始萎缩，在 65 岁以上的老年人胸腺只有约 15g 重，这与老年人 T 细胞数量明显少于青年人一致。胸腺的退化和萎缩导致其分泌的胸腺素活性减弱，T 细胞生成减少伴基因表达谱的改变，T 细胞受体多样性消失，共刺激因子 CD28 表达下降，细胞毒 T 淋巴细胞相关抗原 4（CTLA-4）上调。老年人记忆 B 细胞增多，其分泌的炎性因子增多，引起炎性衰老和慢性炎症疾病，同时初始 B 细胞减少伴内在缺陷，使协同刺激因子减少，B 细胞受体信号减弱，生成的免疫球蛋白滴度、亲和性降低，使得 B 细胞的保护作用明显减弱。这一系列改变导致了免疫功能减退，削弱了机体的防御功能，增加了肿瘤的易感性，同时炎性因子产生的反应促进肿瘤生长侵袭，两者相互作用促进肿瘤的发生发展。

【治疗原则】

老年肿瘤治疗是采取手术、化疗、靶向治疗、放疗、生物免疫和中医中药等综合治疗手段。目前应用于临床的肿瘤诊疗指南是针对于单一瘤种，限制了其在具有多种合并症患者中的应用。老年患者中大多有多脏器合并疾病存在，因此增加了老年肿瘤诊疗难度。

首先，评估治疗风险和预期寿命是老年肿瘤患者治疗原则的基础。老年医学综合评估（comprehensive geriatric assessment，CGA）是对老年人医学、心理和功能等多项目、多角度进行鉴定的诊断过程，已经成为老年医学实践中不可缺少的工具之一，据此提出维持或改善功能状态的处理方法，最大限度地提高或维持老年人的生活质量。CGA 由于内容较多而且评估烦琐，在临床应用受到限制。目前肿瘤临床治疗前应用较多的是体力状况评分（ECGO PS 评分或 KPS 评分）见表 48-3，该评分简单易行，可以适用于所有患者，但其只考虑了患者的体能状况，并没有评估其社会功能、合并症及精神状况等。因此在老年肿瘤患者中应用有其局限性。

外科手术仍然是老年肿瘤患者治疗的重要手段。通常认为年龄并非手术风险的主要危险因素，然而全面评估患者手术前生理状况非常必要。急诊手术则有可能增加老年患者并发症的风险。美国老年学会（American Geriatrics Society，AGS）专门小组和美国外科学院（American College of Surgeons）已提供了老年人手术的通用指南。此指南也可适用于进行手术的癌症患者。老年肿瘤患者外科手术首选微创手术，减少手术并发症，有利于手术后恢复。

表48-3 体力状况评分表

美国东部肿瘤协作组（ECGO）评分		卡诺夫斯基（KPS）评分	
分级	功能状态	评分	功能状态
0	胜任一般的体力活动	100	正常，无疾病的主诉和表现
		90	有轻微的疾病症状和表现，但能承担日常活动
1	有症状，但几乎完全可自由活动	80	能正常活动但需要帮助，疾病的症状和表现较明显
		70	生活能自理，但不能工作或承担其他正常活动
2	<50% 的时间卧床	60	大部分生活能自理，偶尔需要帮助
		50	经常需要帮助和医疗措施，仍有一部分生活能自理
3	>50% 的时间卧床	40	无活动能力，需特殊照顾与帮助
		30	严重无活动能力，需住院，但还不会因疾病即将死亡
4	100% 的时间卧床	20	病危，需要支持治疗及住院治疗
		10	即将死亡
5	死亡	0	死亡

老年患者的抗肿瘤药物治疗在肿瘤治疗中占有重要地位。抗肿瘤药物治疗主要包括了化疗，靶向治疗和免疫治疗。老年患者化疗方案的选择既要考虑药物剂量、疗程、疗效，也要注意预防和处理化疗毒性反应。老年患者存在与年龄相关的药代动力学改变，须慎重给药；使用具有肝、肾脏毒性的药物必须评估肝、肾功能；密切监视不良事件并及时干预。特别在 70 岁以上老年患者，可酌情降低化疗剂量或者延长化疗间期。靶向药物在部分肿瘤治疗中取得了显著进步，特别是肺癌、乳腺癌和非霍奇金淋巴瘤等。掌握这些靶向药物适应证并积极处理不良反应，老年患者几乎不需要调整治疗剂量，也能获得与年轻患者相当的疗效。近年来，免疫治疗再次受到关注。随着程序性死亡因子 1（programmed cell death protein 1，PD-1）和程序性死亡因子配体 1（PD-L1）等药物的开发应用，免疫治疗再次兴起浪潮。但是其在老年肿瘤患者中的应用数据非常有限，经验尚浅，仍在探索中。

放射治疗是局部抗肿瘤治疗的重要手段之一。晚期老年肿瘤患者，姑息性局部放疗可以缓解症状，提高患者生活质量。近年来，三维适形放疗和立体定向放射治疗的兴起，不仅提高了治疗的准确性，也降低了放疗不良反应。从放疗的角度看，老年肿瘤患者同步放化疗应谨慎使用，尤其应重视同步放化疗剂量的调整。

根据老年肿瘤患者的病理类型、分期、分子分型、患者体力状况评分等因素，选择适合患者的个体化治疗方案，才能达到治疗疾病，提高生活质量，延长生存的目的。老年肿瘤患者往往多种疾病并存，包括肝肾功能不全，肺部疾病，胃肠疾病，营养不良，骨质疏松，糖尿病、精神神经障碍和视、听觉障碍等。老年患者还会有程度不等的社会经济状况方面的问题，诸如收入低下，生活条件偏差，缺少照顾或社会支持有限等。这些因素都会对老年肿瘤患者的进一步诊治难度增加。

（唐 曦 刘 菲）

参 考 文 献

1. Torre LA，Bray F，Siegel RL，et al.Global Cancer Statistics，2012.CA Cancer J Clin，2015，65（2）：87-108.

2. Siegel RL，Miller KD，Jemal A.Cancer Statistics 2015.CA Cancer J Clin，2015，65（1）：5-29.

3. Chen W，Zheng R，Baade PD，et al.Cancer Statistics in China，2015.CA Cancer J Clin，2016，66（2）：115-132.

4. Ghignone F, Leeuwen BL, Montroni I, et al.The assessment and management of older cancer patients:A SIOG surgical task force survey on surgeons's attitudes.Eur J Surg Oncol,2016,42(2):297-302.

5. Chow WB, Rosenthal RA, Merkow RP, et al.Optimal preoperative assessment of the geriatric surgical patient:a best practices guideline from the American college of Surgeons National Surgical Quality Improvement program and the American Geriatrics Society.J Am Coll Sur,2012,215(4):453-466.

第二节　肺　癌

　　肺癌（lung cancer）主要包括了非小细胞肺癌（non-small cell lung cancer，NSCLC）和小细胞肺癌（small cell lung cancer，SCLC）。肺癌是美国癌症死亡的最主要原因，占全美癌症死亡人数的三分之一。肺癌是我国男性恶性肿瘤发病第一位。由肺癌导致的死亡总数超过了乳腺癌、结直肠癌和前列腺癌死亡人数的总和。Ⅰ期肺癌五年生存率可达90%以上，然而Ⅳ期肺癌五年生存率小于10%。尽管现状不如人意，但过去十年中进展不少，可归功于筛查、微创手术、靶向和免疫治疗的发展。

　　针对肺癌进行有效的筛查，从而早期发现、早期诊断，对提高患者生存率至关重要。美国胸科医师学会（American College of Chest Physicians，ACCP）和美国临床肿瘤学会（American Society of Clinical Oncology，ASCO）推荐肺癌年度筛查人群为：吸烟人群和曾经吸烟人群、年龄55~70岁以及每天一包30年吸烟史或每天两包15年吸烟史。其他肺癌高发人群还包括，职业相关的肺病、住宅氡暴露、家族肺癌病史、慢性阻塞性肺病或肺纤维化等。目前国际上推荐的肺癌筛查技术主要是胸腔低剂量计算机断层扫描（low dose computed tomography，LDCT）。与传统胸部X线筛查比较，LDCT降低了20%的肺癌死亡率。我国专家共识也推荐在肺癌高危人群中每年进行一次LDCT筛查。

【病因与发病机制】

　　肺癌的确切病因与发病机制并不完全清楚，目前认为与以下因素有密切关系。吸烟与肺癌发生有明确的关系，吸烟时间的长短和吸烟量的多少与肺癌危险性成正相关。环境污染与肺癌患病率和死亡率有直接联系，包括大气污染、煤烟污染、厨房油烟和室内氡气及氡子体。一些职业危害因素，包括石棉、铀、镉、砷、萜烯等。肺癌还具有遗传易感性和肺癌家族史。

　　有研究证实，肺癌与表皮生长因子受体（epidermal growth factor receptor，EGFR）通路异常相关。NSCLC中EGFR常见表达缺失或过度表达。EGFR可与配体结合形成二聚体结构，激活在胞膜内的酪氨酸激酶受体，使受体发生自体磷酸化，引起一系列细胞内级联反应，最终导致肿瘤生长和扩散。肿瘤由于具有大量活性的EGFR基因突变体，从而使得肿瘤高度依赖于EGFR增殖和生存。

【组织病理学】

　　按组织学分类，85%为非小细胞肺癌，其余15%为小细胞肺癌。

　　非小细胞肺癌分为腺癌、鳞癌、大细胞癌等亚型。其中腺癌最常见，约占40%，多见于非吸烟者及女性，多为周围型病变，即便原发肿瘤很小也可发生全身转移。支气管肺泡细胞癌是腺癌的一种，发病渐增，非吸烟者及女性更常见。影像学的表现有多种，可为孤立性肿块，多发结节或浸润影。临床病程多样，既可进展缓慢，又能快速播散。大细胞癌约占肺癌的7%~10%，进展快，早期即有纵隔淋巴结及远处转移。近年来，国内外肺腺癌的发病率明显上升。鳞癌约占所有肺癌的四分之一，以中央型为多，少数可有空洞，常为局限性，且可先行转移至区域淋巴结而并非全身转移。

　　约1/3新诊断的小细胞肺癌发生在年龄大于70岁的患者中。小细胞肺癌是由小细胞组成的恶性上皮性肿瘤，侵袭性强，发展较快，早期即有局部淋巴结和远处转移。70%~90%的小细胞肺癌的患者在诊断时已经有淋巴结转移或远处转移。小细胞肺癌细胞有比较明显的神经内分泌的分化趋势，临床上会有肿瘤伴随综合征。小细胞肺癌细胞分化较低，倍增时间短，因此对化疗和放射治疗比较敏感。

【临床表现】

　　肺癌早期可以无特征性临床表现。随着疾病进展，由于肿瘤发生的部位、大小、类型，是否累及邻近器官组织、血管和神经，会产生相应的临床表现。当肿瘤发生远处转移时，也会产生相应的症状。

肺癌患者常有咳嗽、痰中带血、气急、胸闷等肺部症状。当肿瘤侵犯上腔静脉时，会出现上腔静脉压迫征，包括胸壁静脉显露，头面部肿胀。肿瘤侵犯喉返神经，会出现声音嘶哑。脑转移患者会有头晕、头痛、行走不稳和偏瘫等全身表现。骨转移患者会有相应部位的疼痛。晚期患者可以出现食欲减退、全身恶病质表现。有些肺癌细胞具有神经内分泌功能，因此会产生相应的症状，包括类癌综合征，肺性肥大性骨关节病，男性乳房发育等。

【辅助检查】

胸部 CT 检查是肺癌胸内侵犯程度及范围的常规方法，尤其在判断纵隔淋巴结有无侵犯，临床分期方面有其明显优势。

PET-CT 主要用于排查纵隔淋巴结和远处转移，然而对于早期肺癌，特别是磨玻璃结节不敏感。由于 PET-CT 检查费用昂贵，应用受到一定限制。

MRI 对肺部小结节的检查效果不如 CT 好。有颅内转移的晚期患者，头颅 MRI 能明确肿块大小，肿块周围水肿情况。

【诊断与鉴别诊断】

肺癌早期无明显特征性症状体征，早期诊断有困难。待患者出现肺部或全身症状，已经多为中晚期。肺癌的诊断需要根据患者的病史、症状体征、辅助检查、组织病理学或细胞学诊断。依据以上检查，明确患者肺癌临床分期，对于选择治疗方案颇为重要。

（一）鉴别诊断

1. 肺结核　结核球需要与周围型肺癌相鉴别。前者多见于年轻患者，CT 上可见到病灶边界清楚，密度较高，伴有钙化，长时间随访变化不明显。

2. 纵隔肿瘤　尤其以纵隔恶性淋巴瘤需要与中央型肺癌相鉴别。恶性淋巴瘤可以有全身多发性淋巴结肿大，可能伴有发热等全身症状。淋巴结活检有助于鉴别诊断。

3. 肺癌脑转移需要与脑血管意外鉴别　老年患者发生脑梗死或脑出血时会出现头晕、头痛，肢体活动障碍或言语障碍。头颅 MRI 可以明确鉴别。

（二）分期

诊断时的肿瘤分期相当重要，有助于了解疾病的程度、预后以及治疗的抉择。疾病的分期和体力状态评分是最重要的两个预后标志物。非小细胞肺癌常用 AJCC（American joint committee on cancer）的 TNM 分期（表 48-4）。目前小细胞肺癌均使用美国退伍军人肺癌研究组（Veterans Administration Lung Study Group，VALSG）制定的分期系统进行分期，该系统将患者分为局限期和广泛期。然而 TMN 分期系统对于小细胞肺癌也有一定的预后指导作用。

表 48-4　AJCC 非小细胞肺癌 TNM 分期（第 8 版）

分期		T	N	M
0		Tis	N_0	M_0
I	A	T_{1mi}	N_0	M_0
		$T_{1a, b, c}$	N_0	M_0
	B	T_{2a}	N_0	M_0
II	A	T_{2b}	N_0	M_0
	B	$T_{1a, b, c}$	N_1	M_0
		$T_{2a, 2b}$	N_1	M_0
		T_3	N_0	M_0

续表

分期		T	N	M
III	A	$T_{1a, b, c}$，$T_{2a, b}$	N_2	M_0
		T_3	N_1	M_0
		T_4	$N_{0, 1}$	M_0
	B	$T_{1a, b}$，$cT_{2a, b}$	N_3	M_0
		$T_{3, 4}$	N_2	M_0
	C	$T_{3, 4}$	N_2	M_0
IV	A	任何 T	任何 N	$M_{1a, 1b}$
	B	任何 T	任何 N	M_{1c}

原发肿瘤（T）

T_x：原发肿瘤大小无法测量；或痰脱落细胞、或支气管冲洗液中找到癌细胞，但影像学检查和支气管镜检查未发现原发肿瘤

T_0：没有原发肿瘤的证据

Tis：原位癌

T_1：肿瘤最大径 $\leqslant$ 3cm，周围被肺和脏层胸膜所包绕，支气管镜下肿瘤侵犯没有超出叶支气管近端（即没有累及主支气管）

T_{1mi}：微浸润腺癌

T_{1a}：肿瘤最大径 $\leqslant$ 1cm

T_{1b}：1cm< 肿瘤最大径 $\leqslant$ 2cm

T_{1c}：2cm< 肿瘤最大径 $\leqslant$ 3cm

T2：肿瘤最大径 >3cm，但 $\leqslant$ 5cm，或者肿瘤具有以下任一特征：

• 累及主支气管，但肿瘤距离隆突 $\geqslant$ 2cm；

• 累及脏层胸膜；

• 伴有扩展到肺门的肺不张或阻塞性肺炎，但未累及全肺

T_{2a}：3cm< 肿瘤最大径 $\leqslant$ 4cm

T_{2b}：4cm< 肿瘤最大径 $\leqslant$ 5cm

T_3：5cm< 肿瘤最大径 $\leqslant$ 7cm，或肿瘤直接侵犯了下述结构之一者；胸壁（包括肺上沟癌）、膈肌、膈神经、纵隔胸膜、心包壁层；或肿瘤位于距隆突 <2cm 的主支气管，但未及隆突；或伴有累及全肺的肺不张或阻塞性肺炎或原发肿瘤同一叶内出现分散的单个或多个瘤结节

T_4：肿瘤 >7cm，或肿瘤无论大小直接侵袭下述结构之一者：纵隔、心脏、大血管、气管、喉返神经、食管、隆突、椎体；同侧非原发肿瘤所在叶的其他肺叶出现分散的单个或多个瘤结节

淋巴结转移（N）

N_x：区域淋巴结无法评估

N_0：无区域淋巴结转移

N_1：转移至同侧支气管旁和（或）肺门淋巴结，和肺内淋巴结，包括原发肿瘤的直接侵犯

N_2：转移至同侧纵隔和（或）隆突下淋巴结

N_3：转移至对侧纵隔淋巴结、对侧肺门淋巴结、同侧或对侧斜角肌或锁骨上淋巴结

远处转移（M）

M_x：无法评价有无远处转移

M_0：无远处转移

M_1：有远处转移

M_{1a}：对侧肺叶出现分散的单个或多个瘤结节；胸膜结节或恶性胸腔积液、心包积液

M_{1b}：胸腔外单个器官单个病灶转移

M_{1c}：胸腔外多个器官或单个器官多个病灶转移

【治疗】

NSCLC 的标准治疗包括手术、放疗、化疗、靶向和免疫治疗等，具体治疗方案主要参考患者 TNM 分期和体力状况而定。

老年人肺癌手术前瞻性研究很少，但回顾性研究证明，经选择进行手术的老年患者耐受良好。老年患者肺癌手术术前评估相当重要，包括全身状况、肺功能、心功能等重要脏器功能检测和准确的肺癌临床分期。老年患者常常伴有呼吸功能减退，肺顺应性下降，心功能不全，手术风险大，围手术期的并发症随着患者年龄增长而增加。患者年龄不能作为手术绝对禁忌证，而要结合患者"生理年龄"和全身状况进行综合评估。70 岁以上高龄患者身体状况好，无其他伴随重症疾病时，一般均能耐受肺叶切除或肺楔形切除术。同时值得注意的是老年患者行全肺切除术需慎行。对于老年人尽量采用微创手术，有条件时选用电视辅助胸腔镜手术（video-assisted thoracic surgery，VATS），尽可能减少手术创伤。高龄老年人术前需充分做好准备，包括麻醉中保持呼吸道通畅、吸痰和彻底清除呼吸道分泌物，有利于术后肺复张。手术后加强营养支持治疗，预防感染，密切监视病情，减少并发症，争取术后恢复顺利。

Ⅰ期首选手术 + 纵隔淋巴结清扫或取样。完全切除的 IA 期无需辅助化疗；完全切除 IB 期也不推荐常规辅助化疗。但有高复发风险的患者可行化疗，即指分化差、脉管侵犯、楔形切除术后、肿瘤直径 >4cm、脏层胸膜累及、不完全淋巴结采样活检、淋巴结分期未知 Nx。Ⅱ期 NSCLC 采取以手术为主的综合治疗。完全性切除 Ⅱ 期 NSCLC 建议术后辅助化疗。就年龄而言，老年患者术后辅助化疗获益与中青年人相似。术后辅助化疗常用 4 周期的含铂两药方案。顺铂的药代动力学并不随年龄变化而改变，但是其呕吐、肾毒性和神经毒性较为明显。因此当老年患者顺铂风险较高时可考虑使用卡铂替代。切缘阳性者，建议再次手术。如因其他原因无法再次手术者，可行术后化疗加放疗。Ⅰ期或ⅡA 期的老年患者，如果体力状态差或者有心、肺合并疾病，无法耐受手术的患者，可以考虑采取根治性放疗的手段。有研究显示立体定向放疗取得的原发肿瘤控制率和总生存与肺叶切除相似，优于三维适形放疗。

Ⅲ期（局部晚期）最佳选择为综合治疗模式。可切除 T_3N_1 期患者，首选手术，术后行辅助化疗或者序贯化疗 + 放疗。N_2 手术切除存在争议，影像学检查评估可完全切除时，推荐术前纵隔淋巴结活检，方法包括纵隔镜、纵隔切开术、超声支气管镜检查等。明确诊断后行新辅助同步放化疗 + 手术或手术 + 辅助化疗放疗。$T_4N_{0~1}$ 期，推荐新辅助化疗 + 手术或手术 + 辅助化疗。ⅢB 期不可切除，局部晚期 NSCLC 推荐根治性同步放化疗，根据老年患者具体情况选择同步或序贯放化疗。

Ⅳ期 NSCLC 患者以药物治疗为主。NSCLC 的药物治疗包括化疗、分子靶向和免疫治疗药物。Ⅳ期老年患者治疗前，应先行肿瘤组织穿刺活检，明确病理类型，检测 EGFR、ALK 和 ROS1 基因状态。根据是否存在 EGFR 突变，ALK 或 ROS1 基因重排和老年人体力状况评分制订相应治疗策略。亚洲人群中出现 EGFR 突变的比例较欧美人群高，为 30%~40%。女性，不吸烟和腺癌患者是 EGFR-TKIs（tyrosine kinase inhibitors，TKIs）药物应用优势人群。常见的 EGFR 突变位点为 19 外显子缺失或 21 外显子 L858 突变。EGFR 突变能预测患者是否从 EGFR-TKIs 治疗中获益。EGFR 突变型的晚期老年患者，推荐一线使用 EGFR-TKIs 药物治疗。第一代的 EGFR-TKIs 药物，包括吉非替尼（gefitinib），厄洛替尼（erlotinib）和埃克替尼（icotinib），第二代的 EGFR-TKIs 药物为阿法替尼（afatinib）。无论第一代或者第二代的 EGFR-TKIs 药物，维持无疾病进展时间（progress free survival，PFS）在 8~14 个月左右。IPASS 研究显示，吉非替尼治疗晚期 EGFR 突变患者的 PFS 为 9.5 个月；OPTIMAL 研究结果显示，厄洛替尼的 PFS 为 13.1 个月。应用第一或第二代 EGFR-TKIs 药物后出现疾病进展，经研究发现约有一半以上继发性耐药由 T790M 突变引起，其余还包括了 c-Met 扩增或小细胞癌转化等。T790M 突变导致的继发性耐药患

者，可以换用第三代 EGFR-TKIs 奥希替尼（osimertinib）治疗。由于奥希替尼在中枢神经系统中的血药浓度比较高，对 EGFR 突变的脑转移患者疾病控制率较高。NSCLC 患者出现间变性淋巴瘤激酶（EML4-ALK）融合基因，国外报道其发生率为 2%~5%，我国约 5%，多见于非吸烟的男性。如果有 EML4-ALK 融合基因重排的老年患者，可考虑接受克唑替尼（crizotinib）、艾乐替尼（alectinib）和色瑞替尼（ceritinib）治疗。

近年来，免疫治疗方兴未艾。程序死亡受体 -1（programmed cell death protein 1，PD-1）和程序性死亡受体 - 配体 1（PD-L1）逐渐进入晚期肺癌治疗的大家族。当肿瘤组织 PD-L1 表达阳性（≥ 50%）且 EGFR、ALK、ROS1 阴性或未知，美国国立综合癌症网络（National Comprehensive Cancer Network，NCCN）指南推荐晚期一线使用哌姆单抗（permbrolizumab）治疗。一项开放性 III 期临床研究结果显示 PD-L1 表达阳性的晚期一线 NSCLC 患者，哌姆单抗组 PFS 为 10.3 个月，而化疗组为 6.0 个月；哌姆单抗组客观反应率（objective response rate，ORR）为 44.8%，化疗组为 27.8%。

无 EGFR 突变或 ALK 重排而且没有免疫药物治疗适应证，或者以上治疗后出现疾病进展的晚期 NSCLC 老年患者，可考虑接受全身化疗。患者的体力状况评分（ECOG PS 评分或 KPS 评分）、重要脏器功能和组织病理类型决定了全身化疗方案。患者有以下情况时不适合进行化疗，包括体力状况低下，KPS<60 分或 ECOG PS>2；造血功能低下，肝肾功能异常，实验室指标超过正常值 2 倍或伴严重并发症和感染、发热和出血倾向。PS 0~1 分：尽早含铂两药全身化疗，包括多西他赛、培美曲塞、长春瑞滨或吉西他滨联合铂类药物；PS 2 分：非铂单药化疗；PS>2 分：尚无证据支持使用细胞毒药物化疗，可仅采用最佳支持治疗。如果采用老年医学综合评价（CGA）参考用药：CGA 佳：选含铂两药；CGA 中等：非铂单药；CGA 差：最佳支持治疗。培美曲塞作为第三代治疗药物在晚期非小细胞肺腺癌患者的治疗中脱颖而出。有一项 Meta 分析显示，培美曲塞治疗的晚期一线或者二线非鳞非小细胞肺癌患者中，大于 65 岁或者 70 岁的患者与年轻患者的生存获益相当。紫杉醇（白蛋白结合型）联合卡铂是新的一线治疗晚期 NSCLC 的有效方案。III 期临床试验结果显示，对于晚期肺鳞癌患者紫杉醇（白蛋白结合型）联合卡铂方案的总有效率明显高于紫杉醇联合卡铂的方案，而对于非鳞 NSCLC 患者，两方案的总有效率相似。亚组分析显示，对于年龄大于 70 岁的老年患者，紫杉醇（白蛋白结合型）联合卡铂方案显著提高了总生存（overall survival，OS）。

晚期非鳞非小细胞肺癌患者还可化疗联合贝伐珠单抗（bevacizumab）分子靶向治疗。美国东部肿瘤协作组（Eastern Cooperative Oncology Group，ECOG）4599 和 PointBreak 研究合并回顾性分析了贝伐珠单抗联合卡铂 - 紫杉醇方案与单纯卡铂 - 紫杉醇方案化疗治疗晚期一线非鳞癌的老年 NSCLC 患者。结果显示，年龄小于 75 岁的患者均能从化疗联合贝伐单抗中有生存获益，但是 3 级以上的不良反应较单纯化疗组有所增加；年龄大于 75 岁的患者联合贝伐单抗治疗，不仅不能从中获益，而且增加了 3 级严重不良反应。

一线治疗发生耐药和疾病进展时，体力状况尚可的老年患者可进行二线治疗。二线治疗一般推荐单药治疗，可交叉选择多西他赛、培美曲塞、长春瑞滨和吉西他滨等。三线治疗需用时，可选进入临床试验。

约一半 NSCLC 患者在病程中发生脑转移，以往全脑放疗或手术一直是标准治疗。近年 II 期研究证明，培美曲塞和顺铂方案一线治疗不可切除，无症状脑转移的 NSCLC 患者，有效且耐受性良好。

局限期小细胞肺癌约占小细胞肺癌患者的 1/3。患者目前公认的标准治疗方案是以化疗为基础，配合胸部照射的联合治疗手段，可以改善局部控制和生存期。标准化疗方案仍然为顺铂联合依托泊苷。如果老年人肾功能欠佳者或不能耐受顺铂，可用卡铂替代。大部分小细胞肺癌诊断时已经为广泛期，化疗是最基础的治疗，大多数证据支持顺铂或卡铂联合依托泊苷。老年患者，评估其体力状况、机体生理功能及患者家属意愿等综合分析，权衡利弊，可能的治疗选择包括单药化疗、减少剂量的联合化疗，必要时联合局部放疗等。在全身化疗的基础上，选择性地给予胸部放疗或转移部位的姑息放疗，包括脑转移、骨转移、上腔静脉压迫综合征等。NCCN 指南对局限期小细胞肺癌初始治疗后获得完全缓解或接近完全缓解的患者推荐全脑预防性照射。但是高龄老年人，全身体力状况评分差，有神经功能损害者，不推荐行预防性全脑照射。

【预后】

早期 NSCLC 患者术后可以长期无病生存，5 年生存率达到 70%~90%。但是Ⅳ肺癌的 5 年生存期仅为 10% 左右。广泛期小细胞肺癌患者预后差，生存期较短。

（唐　曦）

参 考 文 献

1. Postmus PE, Kerr KM, Oudkerk M, et al. Early and locally advanced non-small-cell lung cancer (NSCLC): ESMO Clinical Practice Guidelines for diagnosis, treatment and follow-up. Ann Oncol, 2017, 28 (suppl_4): iv1-iv21.

2. Ettinger DS, Wood DE, Aisner DL, et al. Non-Small Cell Lung Cancer, Version 5.2017, NCCN Clinical Practice Guidelines in Oncology. J Natl Compr Canc Netw, 2017, 15 (4): 504-535.

3. Kunkler IH, Audisio R, Belkacemi Y. Review of current best practice and priorities for research in radiation oncology for elderly patients with cancer: International Society of Geriatric Oncology (SIOG) task force. Ann Oncol, 2014, 25 (11): 2134-2146.

4. Novello S, Barlesi F, Califano R, et al. Metastatic non-small-cell lung cancer: ESMO Clinical Practice Guidelines for diagnosis, treatment and follow-up. Ann Oncol, 2016, 27 (suppl 5): v1-v27.

5. Reck M, Rodríguez-Abreu D, Robinson AG, et al. Pembrolizumab versus Chemotherapy for PD-L1-Positive Non-Small-Cell Lung Cancer. N Engl J Med, 2016, 375 (19): 1823-1833.

6. Paz-Ares LG, Zimmermann A, Ciuleanu T, et al. Meta-analysis examining impact of age on overall survival with pemetrexed for the treatment of advanced non-squamous non-small cell lung cancer. Lung Cancer, 2017, 104: 45-51.

7. 石远凯, 孙燕, 于金明, 等. 中国晚期原发性肺癌诊治专家共识(2016 年版). 中国肺癌杂志, 2016, 19 (1): 1-11.

8. Langer CJ, Socinski MA, Patel JD, et al. Isolating the Role of Bevacizumab in Elderly Patients With Previously Untreated Nonsquamous Non-Small Cell Lung Cancer: Secondary Analyses of the ECOG 4599 and PointBreak Trials. Am J Clin Oncol, 2016, 39 (5): 441-447.

第三节　乳　腺　癌

乳腺癌（breast cancer）是威胁女性健康的最常见恶性肿瘤之一。我国的乳腺癌发病率正逐年上升，乳腺癌主要发生在女性，男性乳腺癌占 1%。老年女性绝经后发病率持续升高，老年乳腺癌患者占了绝大多数。随着乳腺癌的普查和筛查，早期乳腺癌的检出率明显上升，因此高发地区乳腺癌死亡率有下降趋势。

乳腺癌筛查技术包括乳房自我检查（breast self-examination，BSE），临床乳房检查（clinical breast examination，CBE）、乳腺 X 线钼靶摄片（mammography，MAM）、乳腺超声和 MRI 检查。BSE 有无创性、易操作、低费用等特点，但是对于降低十年后的乳腺癌死亡率并没有益处。2015 年美国癌症协会发表的癌症筛查指南中提出，40 周岁以上的女性每年进行一次 MAM 检查；55 周岁以上女性可转变成每两年进行一次 MAM 检查；对于老年女性，只要身体健康且预计还有十年甚至更长寿命的女性都应该坚持每年进行乳腺癌筛查。中国抗癌协会 2013 年版的《乳腺癌诊治指南与规范》中，对于我国乳腺癌一般筛查建议从 40 周岁开始：①40~49 周岁：每年一次乳腺 X 线检查（MAM）；②50~69 周岁：每 1~2 年进行一次乳腺 X 线检查（MAM）；③70 周岁以上：每 2 年一次乳腺 X 线检查（MAM）。以上乳腺 X 线检查均推荐与临床体检联合，对致密型乳腺推荐与 B 超检查联合。但是对于一些乳腺癌高危人群可将筛查起始年龄提前到 20 周岁。乳腺癌高危人群是指有明确的乳腺癌遗传倾向者；既往有乳腺导管或小叶中重度不典型增生或小叶原位癌患者；既往有胸部放疗史的患者。对 >70 岁的女性做乳房 X 线筛查尚缺乏有力证据，应综合考虑风险与收益。

【病因与发病机制】

欧美妇女乳腺癌高于其他地区的女性。肥胖、高热量、高动物蛋白和脂肪的大量摄入等都与乳腺癌有一定关联。其他危险因素还包括：月经初潮早，停经年龄晚，月经周期短以及初产年龄晚，乳房良性疾病史可增加乳腺癌的风险。乳腺癌与性激素有关，特别是雌激素，此外雄激素、催乳素、血清胰岛素样生长因子及其主要的结合蛋白等也被认为与乳腺癌的发生有关。有研究认为，环境中的电离辐射也与乳腺癌的发病有关。

乳腺癌家族史是乳腺癌重要的危险因素。已知 BRCA1 和 BRCA2 抑癌基因突变与女性乳腺癌家族易患有关。80%~90% 遗传性乳腺癌 - 卵巢癌家族存在 BRCA1 基因突变。人类表皮生长因子受体 2（human epidermal growth factor receptor-2，Her-2）是跨膜酪氨酸激酶生长因子受体（HER）家族成员之一。20%~30% 乳腺癌患者有 Her-2 基因扩增或过表达，这部分患者肿瘤进展迅速，易于复发转移，预后差。

【病理组织学】

根据 WHO 的组织学分类法，乳腺癌可分为非浸润性和浸润性两大类。非浸润性癌，包括导管原位癌（ductal carcinoma in situ，DCIS）和小叶原位癌（lobular carcinoma in situ，LCIS）。浸润性癌，包括了浸润性导管癌、浸润性小叶癌、髓样癌和乳头状癌等，其中浸润性导管癌较常见，约占 65%~80%。通过雌激素受体（estrogen receptor，ER）、孕激素受体（progestrone receptor，PR）和 HER-2 表达情况，进行分子分型，从而指导其治疗。

【临床表现】

早期乳腺癌多无明显症状，常在健康检查中发现。乳房出现进行性生长的无痛性肿块，质地偏硬，活动度差，有时伴有腋下淋巴结肿大。双侧乳房不对称，乳头不在同一水平线，皮肤可伴有橘皮样改变或者酒窝征象。50 岁以上女性患者如果出现乳头血性溢液，乳腺癌可达 64%。肿块累及乳头或者乳晕时，可有乳头凹陷或偏向肿瘤一侧。乳腺 Paget 病可出现乳头糜烂、结痂等皮肤湿疹样改变。乳腺癌腋下淋巴结转移最为常见，发生率为 50%~60%。伴有远处转移的晚期乳腺癌患者，同时会出现相应症状，包括骨痛、呼吸困难、头痛、消瘦和乏力等。

【辅助检查】

乳腺癌的影像学检查在其诊断、分期中有着重要作用。乳腺钼靶摄片是乳腺癌筛查中常用手段，但是有 10%~15% 的漏诊率，特别是致密型乳腺的患者。乳腺超声检查可与 X 线检查互补，作为早期乳腺癌诊断的主要手段。在超声引导定位下，行乳腺肿块穿刺活检术，明确病理诊断。乳腺 MRI 不仅可用于良恶性乳腺肿块的鉴别诊断，还可以评估乳腺癌的病变范围，是否累及皮肤。但是对于较小的病灶（<1cm 或者 <0.5cm）有一定的假阴性。PET-CT 除了能提示肿块的部位，还能提供病灶代谢的信息，因此可作为常规影像学检查的补充，晚期乳腺癌患者可以明确全身转移情况。但是 PET-CT 在早期乳腺癌 <1cm 病灶时，假阴性率较高，而且对于腋窝淋巴结转移敏感性较低。

【诊断和鉴别诊断】

乳腺癌还是要根据乳腺肿块穿刺活检，明确病理诊断。组织病理学检测 ER、PR 和 HER-2 状态（正确检测和评定 HER-2 蛋白表达和基因扩增状态）。根据这些检测结果，进行分子分型。

乳腺癌需要与乳腺腺瘤、乳腺导管内乳头状瘤、乳腺结核等良性疾病和乳房恶性淋巴瘤进行鉴别诊断。除了进行详细的体格检查和影像学检查以外，针对病灶的穿刺或者淋巴结活检均有助于明确诊断。乳腺癌 TNM 分期见表 48-5。

表 48-5　AJCC 乳腺癌 TNM 分期（第 8 版）

分期		T	N	M
0		Tis	N_0	M_0
I	A	T_1	N_0	M_0
	B	T_0	N_{1mi}	M_0
		T_1	N_{1mi}	M_0

分期		T	N	M
II	A	T_0	N_1	M_0
		T_1	N_1	M_0
		T_2	N0	M_0
	B	T_2	N_1	M_0
		T_3	N_0	M_0
III	A	T_0	N_2	M_0
		T_1	N_2	M_0
		T_2	N_2	M_0
		T_3	N_1	M_0
		T_3	N_2	M_0
	B	T_4	N_0	M_0
		T_4	N_1	M_0
		T_4	N_2	M_0
	C	任何 T	N_3	M_0
IV		任何 T	任何 N	M_1

原发肿瘤（T）：临床（cT）与病理（pT）均采用相同的 T 分类标准

T_x：原发肿瘤无法评价

T_0：没有原发肿瘤证据

Tis（DCIS）：导管原位癌

Tis（Paget）：乳头 Paget 病，与乳腺实质内的浸润性癌和（或）原位癌（DCIS）无关。与 Paget 病有关的乳腺实质内的癌应根据实质内肿瘤的大小和特征进行分类，尽管仍需注明存在 Paget 病。

T_1：肿瘤最大直径 ≤ 20mm

T_{1mi}：肿瘤最大直径 ≤ 1mm

T_{1a}：肿瘤最大直径 >1mm，但 ≤ 5mm

　　1. 0~1.9mm 的浸润癌均记录为 2.0mm

T_{1b}：肿瘤最大直径 >5mm，但 ≤ 10mm

T_{1c}：肿瘤最大直径 >10mm，但 ≤ 20mm

T_2：肿瘤最大直径 >20mm，但 ≤ 50mm

T_3：肿瘤最大直径 >50mm

T_4：不论肿瘤大小，直接侵犯胸壁和（或）皮肤（溃疡或皮肤结节）；仅仅侵犯真皮层不定义为 T_4

T_{4a}：侵犯胸壁，仅仅胸肌粘连 / 侵犯不包括在内

T_{4b}：乳房皮肤溃疡和（或）同侧乳房皮肤的卫星结节和（或）皮肤水肿（包括橘皮样变），但不符合炎性乳腺癌的标准

T_{4c}：T_{4a} 与 T_{4b} 并存

T_{4d}：炎性乳腺癌

区域淋巴结临床分期（cN）

N_x：区域淋巴结无法评价（例如既往已切除）

N_0：无区域淋巴结转移（影像学和临床检查）

N_1：同侧 I、II 级腋窝淋巴结转移，可活动

N₂：同侧Ⅰ、Ⅱ级腋窝淋巴结转移，临床表现为固定或相互融合；或缺乏同侧腋窝淋巴结转移的临床证据，但临床上发现有同侧内乳淋巴结转移 *

N_{2a}：同侧Ⅰ、Ⅱ级腋窝淋巴结转移，互相融合或与其他组织固定

N_{2b}：仅临床上发现同侧内乳淋巴结转移 *，而无Ⅰ、Ⅱ级腋窝淋巴结转移的临床证据

N_3：同侧锁骨下淋巴结（Ⅲ级腋窝淋巴结）转移伴或不伴Ⅰ、Ⅱ腋窝淋巴结转移；或临床上发现同侧内乳淋巴结转移伴Ⅰ、Ⅱ级腋窝淋巴结转移 *；或同侧锁骨上淋巴结转移伴或不伴腋窝或内乳淋巴结转移

N_{3a}：同侧锁骨下淋巴结转移

N_{3b}：同侧内乳淋巴结及腋窝淋巴结转移

N_{3c}：同侧锁骨上淋巴结转移

* 临床检查或影像学检查发现的淋巴结转移（不包括淋巴闪烁造影术）

区域淋巴结病理分期（pN）

pN_x：区域淋巴结无法评估（先前已切除或未切除）

pN_0：无组织学证实的区域淋巴结转移

$pN_{0(i-)}$：组织学无区域淋巴结转移，免疫组化阴性

$pN_{0(i+)}$：组织学无区域淋巴结转移，免疫组化阳性，肿瘤灶小于或等于0.2mm

$pN_{0(mol-)}$：组织学无区域淋巴结转移，分子检测（RT-PcR）阴性

$pN_{0(mol+)}$：组织学无区域淋巴结转移，分子检测（RT-PcR）阳性

pN_1：微小转移；或转移至1~3个腋淋巴结；和（或）临床无发现，通过前哨淋巴结活检发现的内乳淋巴结转移

pN_{1mi}：微小转移（>0.2mm或单个淋巴结单张组织切片中肿瘤细胞数量>200个，但最大直径≤2.0mm）

pN_{1a}：1~3个腋淋巴结，至少有一个大于2.0mm

pN_{1b}临床无发现，前哨淋巴结活检发现的内乳淋巴结微转移或大转移

pN_{1c}：1~3个腋淋巴结，同时有临床无发现，前哨淋巴结活检发现的内乳淋巴结微转移或大转移

pN_2：4~9个腋淋巴结；或临床发现的内乳淋巴结转移而没有腋淋巴结转移

pN_{2a}：4~9个腋淋巴结（至少有一个转移灶>2.0mm）

pN_{2b}：临床发现的内乳淋巴结转移而没有腋淋巴结转移的证据

pN_3：≥10枚同侧腋窝淋巴结转移；或锁骨下淋巴结转移；或临床发现的内乳淋巴结转移伴1枚以上的腋淋巴结转移；或≥3枚腋窝淋巴结转移，伴临床无发现，通过前哨淋巴结活检证实的内乳淋巴结转移；或同侧锁骨上淋巴结转移

pN_{3a}：≥10枚同侧腋窝淋巴结（至少1处转移灶>2.0mm）；或转移至锁骨下淋巴结

pN_{3b}：转移至临床发现的内乳淋巴结，伴一个或以上腋淋巴结转移；多于3个腋淋巴结转移，伴临床未发现，通过前哨淋巴结活检证实的内乳微转移或大转移。

pN_{3c}：转移至同侧锁骨上淋巴结

远处转移（M）

M_0：无远处转移的临床或影像学证据

$cM_{0(i+)}$：无转移的症状和体征，也没有转移的临床或影像学证据，但通过分子检测或镜检，在循环血、骨髓或非区域淋巴结发现小于或等于0.2mm的病灶

M_1：经典的临床或影像学方法能发现的远处转移灶和（或）组织学证实的大于0.2mm的病灶

【治疗】

所有针对老年乳腺癌患者的治疗都应考虑以下因素：生理年龄，预期寿命，潜在风险与绝对收益，治疗耐受性，患者意愿，潜在的治疗难点和预后评估。在明确诊断和分期之后，应考虑的是采用各种手

段和顺序联合的多学科治疗方法，包括：手术、放疗、内分泌治疗、细胞毒药物化疗以及靶向治疗等。兼顾老年病学和肿瘤学的处理方案可优化治疗。多领域老年病学评估可以了解患者总体健康状况，但哪些患者可以获益、哪种方法更好目前尚不明确。

手术治疗仍是大多数乳腺癌常用的治疗方法。患者的年龄不是手术的绝对禁忌证，但是手术前需要完善评估患者的体力状况和重要脏器功能。半个世纪以来，乳腺癌手术越来越趋于保守。健康老年女性局限性 DCIS，应考虑保乳手术和术后放疗。对于浸润性乳腺癌，保乳手术（病灶切除术）加放疗，以及前哨淋巴结活检是大势所趋。保乳术后进行放射治疗，其效果不逊于乳腺癌根治术。≥ 70 岁患者的手术方案与年轻患者相同。标准治疗方案为保乳术加术后放疗或乳房切除术加或不加术后放疗。肿块较大或多个病灶不适合保乳术；不宜胸部放射治疗及不愿意保乳术加术后放疗者则应选择乳房切除术；淋巴结阳性或高度可疑者宜选择腋窝淋巴结清扫术（axillary lymph node dissection，ALND）；对淋巴结阴性患者可行前哨淋巴结活检（sentinel lymph node biopsy，SLNB），SLNB 阳性者行 ALND；部分特定的老年患者可以不做 SLNB 和 ALND，可用局部放疗替代。

20 世纪 70 年代已确认了放射治疗在乳腺癌治疗中的地位。放射治疗不仅用于保乳术后，也用于乳腺癌根治术后有局部复发危险的患者，已证明该方法能提高总生存率。保乳手术后全乳放疗及瘤床加量可降低局部复发风险；≥ 4 个淋巴结转移或 T_3/T_4 期肿瘤应考虑乳房切除术后胸壁照射；低分割放疗的局部控制和副作用与标准全乳放疗相似；老年乳腺癌的局部乳腺照射，因证据不充分不作为标准指南。放疗也可作为转移或局部晚期以及未切除病灶患者的姑息治疗。对局部复发和远处孤立的转移病灶常有一定疗效。如骨转移疼痛，特别是有病理性骨折危险的患者，放疗可以减轻疼痛，减少骨不良事件发生。

相比之下，乳腺癌全身治疗即药物治疗的进展更为引人注目，目前涉及的药物已有细胞毒化疗药物，内分泌治疗药物，靶向药物以及双膦酸盐类的辅助治疗药物等。配合手术和放疗显著提升了乳腺癌的治疗效果。

对于 ER 阳性、估计生存期 <2~3 年以及不适合或拒绝手术的老年乳腺癌患者可以接受初始内分泌治疗，基于考虑不良反应可选择三苯氧胺（tamoxifer）或芳香化酶抑制剂（aromatase inhibitors，AI）。

老年早期浸润型乳腺癌患者，手术后是否使用辅助化疗，不应仅考虑年龄因素。是否有肿瘤复发高危因素和老年患者体力状态评分才是考虑是否化疗的依据。复发的高危因素包括：脉管癌栓、组织学分级高、细胞核分级高、HER-2 阳性或者 ER 阴性。肿瘤大小介于 0.5~1.0cm 间，且没有淋巴结转移的浸润性导管癌或者小叶癌的患者，虽然为低复发风险组，但是如果伴有预后不良的因素时则建议辅助化疗，例如 HER-2 阳性。肿瘤直径大于 1cm 或淋巴结转移者，无论受体状态如何的乳腺肿瘤推荐用全身辅助化疗。淋巴结阳性、激素受体阴性的患者化疗获益最大。术后辅助治疗在尽可能减轻或避免有关不良反应（包括近期和（或）远期）的前提下，已证明可延长这一人群的总生存期。关于 70 岁以上的乳腺癌患者的辅助化疗的临床试验资料很少，尚无法对这一类患者的治疗给出明确建议。70 岁以上患者的辅助治疗应采用个体化方案，并考虑患者的合并症。

过去乳腺癌的术后辅助常用 CMF 方案（环磷酰胺，甲氨蝶呤和氟尿嘧啶）或 AC（阿霉素，环磷酰胺）方案。目前认为，含蒽环类或紫杉类药物的方案优于 CMF 方案。AC 方案后序贯使用紫杉醇有益。由于阿霉素具有明显心脏毒性，而表柔比星的心脏毒性相对较轻，因此老年患者可以采用表柔比星代替阿霉素，联合环磷酰胺进行术后辅助化疗。紫杉类药物对老年患者的毒性高于年轻女性，但可联合蒽环类药物治疗高风险的健康老年患者，或替代蒽环类药物以减少心脏毒性。HER2 过表达及基因扩增的患者，可化疗联合曲妥珠单抗治疗。高危复发的 HER-2 过表达及基因扩增患者，不论淋巴结阴性或阳性，只要没有心脏疾病患者，曲妥珠单抗与化疗联用均可降低复发风险，使生存获益。曲妥珠单抗术后辅助使用总共一年。曲妥珠单抗也可能导致亚临床和临床心功能不全，因此对于老年乳腺癌患者来说，治疗前和治疗过程中定期进行左心室功能评估非常重要。

激素受体阳性的浸润性乳腺癌，不论化疗与否，不论肿块大小都应使用内分泌治疗。绝经前患者用三苯氧胺，绝经后老年患者单用 AI 或在三苯氧胺后序贯使用 AI。三苯氧胺或 AI 的疗效与年龄无关；

AI 疗效稍好，但老年患者对药物毒性更敏感，应考虑用药安全；开始可选择三苯氧胺或 AI，使用三苯氧胺者 2~3 年后可以转换成 AI；状况良好的老年患者使用三苯氧胺 5 年后可序贯使用 AI；低风险肿瘤（$T_{1a}N_0$ 期）或伴有危及生命并发症的患者可以不做内分泌治疗。

局部晚期乳腺癌系指ⅢA 期或 T_3/T_4 或 N_2 以上的患者，也包括炎性乳腺癌。新辅助化疗的目标是使不可切除的病灶肿瘤体积缩小，或者使原拟计划中的根治术转变为保乳术。总体方针是作用全身和控制局部兼顾。在有效局部缓解的基础上创造条件以便进行减少毁损性的手术甚至免除手术。新辅助化疗方案推荐含蒽环类和紫杉类药物的方案，可以联合也可以序贯使用。对于年龄较大、不能耐受化疗、激素受体阳性的老年患者可以选择新辅助内分泌治疗，可选择三苯氧胺或者芳香化酶抑制剂。临床研究显示，绝经后激素受体阳性的乳腺癌患者芳香化酶抑制剂的疗效优于三苯氧胺。对于 HER2 阳性的患者，新辅助治疗推荐曲妥珠单抗联合化疗。

对于转移性与复发性乳腺癌的治疗目的是为了维持 / 提高生活质量，控制症状和延长生存。虽然也可适当结合手术和放疗，但总的来说以全身治疗为主。主要包括内分泌治疗，细胞毒化疗以及分子靶向治疗等。

激素受体阳性且没有内脏危象的乳腺癌患者宜采用内分泌治疗，通常会比细胞毒性药物有更好的安全性。例如患者为既往从未接受过三苯氧胺辅助治疗，或已停止该治疗至少 12 个月的绝经前妇女，研究发现，三苯氧胺和卵巢去势的联合治疗是目前这类患者的标准治疗，第三代 AI 可在其之后使用。对于绝经后女性，第三代 AI 一线治疗优于三苯氧胺。即使如此，三苯氧胺仍然可用于特定患者。新型雌激素受体拮抗剂——氟维司群（fulvestrant）也应用于晚期乳腺癌的治疗。一项Ⅲ期研究显示，氟维司群一线治疗晚期激素受体阳性的乳腺癌患者 PFS 可达 16.6 个月，而阿那曲唑组仅为 13.8 个月，且不良反应可耐受。在内分泌治疗时，不推荐同时进行化疗。

部分晚期乳腺癌患者需考虑进行化疗，包括激素受体阴性，多线内分泌治疗后疾病进展，病情迅速进展出现内脏危象等。化疗单药使用有效率为 15%~40%，临床获益率（病灶缓解和疾病稳定）可达 60%~80%。中位 PFS 大多小于 1 年。老年乳腺癌患者，应考虑药理学和毒性反应，灵活选择单药或联合化疗。二线化疗的选用取决于患者初始治疗的方案。HER2 阳性者应接受抗 HER2 治疗联合化疗。有化疗禁忌证或有威胁生命合并症的 HER2 阳性、ER 阳性的老年患者，考虑抗 HER2 治疗加内分泌治疗；HER2 阳性、ER 阴性者可选择曲妥珠单抗单药治疗。曲妥珠单抗治疗耐药后可改用拉帕替尼联合卡培他滨治疗。有一项研究是拉帕替尼联合卡培他滨与单药卡培他滨分别治疗既往用过蒽环类抗生素、紫杉烷类及曲妥珠单抗治疗失败的 HER2 阳性的晚期乳腺癌患者，拉帕替尼联合卡培他滨组的 PFS 为 27.1 周，而卡培他滨组 PFS 为 18.6 周。

抗肿瘤治疗引起的骨丢失是应该引起重视的临床问题，特别会发生在老年患者、激素治疗尤其是卵巢功能抑制和芳香化酶抑制剂治疗后。近年多项研究表明，唑来膦酸（zoledronic acid）不仅可预防及治疗乳腺癌抗肿瘤治疗引起的骨丢失，而且对低雌激素水平的患者，唑来膦酸被证实有显著的抗肿瘤作用。2010 年 ESMO 指南已推荐，在接受辅助内分泌治疗的绝经前女性以及接受芳香化酶抑制剂的绝经后女性，可考虑用唑来膦酸进行辅助治疗。晚期老年乳腺癌伴有骨转移的患者，在接受全身治疗或者局部放疗时，可同时应用双膦酸盐或地诺单抗（denosumab）减少骨不良事件的发生，提高生活质量，降低死亡率。

老年男性乳腺癌患者的治疗指南仅基于间接证据；可参考绝经后女性乳腺癌患者的手术、放射、化疗和抗 HER2 治疗方案；三苯氧胺可用于 ER 阳性患者，但对 AI 的使用尚缺乏有效证据。

【预后】

乳腺癌分子分型不仅指导临床治疗，对患者的预后也有提示意义。ER、PR 和 HER-2 均为阴性或者 HER-2 阳性的患者预后较差。HER-2 阳性患者复发时更易出现脑转移。随着乳腺癌治疗手段及治疗药物的发展，晚期乳腺癌患者的生存期较前有所延长。乳腺癌脑转移的患者给予合适的治疗，生存期也能在 2 年左右。

（唐　曦）

参 考 文 献

1. Ghignone F,Leeuwen BL,Montroni I,et al.The assessment and management of older cancer patients：A SIOG surgical task force survey on surgeons's attitudes.Eur J Surg Oncol,2016,42（2）：297-302.

2. Biganzoli L,Wildiers H,Oakman C,et al.Management of elderly patients with breast cancer：updated recommendations of the International Society of Geriatric Oncolygy（SIOG）and European Society of Breast Cancer Specialists（EUSOMA）.Lancet Oncol,2012,13（4）：e148-160.

3. Muss HB,Berry DA,Cirrincione CT,et al.Adjuvant chemotherapy in older women with early-stage breast cancer.N Engl J Med,2009,360（20）：2005-2065.

4. Robertson JFR,Bondarenko IM,Trishkina E,et al.Fulvestrant 500 mg versus anastrozole 1 mg for hormone receptor-positive advanced breast cancer（FALCON）：an international,randomised,double-blind,phase 3 trial.Lancet,2016,388（10063）：2997-3005.

5. Body JJ,Terpos E,Tombal B,et al.Bone health in the elderly cancer patient：A SIOG position paper.Cancer Treat Rev,2016,51：46-53.

第四节　前列腺癌

前列腺癌（prostatic cancer）是男性泌尿生殖系统最常见的恶性肿瘤之一。老年人群中随着年龄发病率逐步增加，50 岁以前很少发生。国外研究，50 岁以上男性尸体解剖时，大约 30%~50% 组织学存在前列腺癌，而 75 岁以上，这一数字将增至 50%~75% 或更多。因此，有相当一部分属临床上的隐匿癌。2011 年，我国前列腺癌新发病例约 4.9 万例，位列男性恶性肿瘤发病率第 9 位。

前列腺癌筛查目前还有争议，并未形成统一的指南。有研究认为，血液前列腺特异抗原（prostate-specific antigen，PSA）检测，其敏感性和特异性均不高。采用 PSA 作为筛查，不能区分高侵袭性和低危前列腺癌，而且可能存在不必要的穿刺活检，出现更多的并发症，导致过度诊断和过度治疗。因此，正在研究基于 PSA 的联合血液检测，以期能更好地发现具有临床意义的前列腺癌。2015 年美国癌症协会发表的癌症筛查指南中提出：建议 50 周岁以上的男性与医生讨论其是否需要进行前列腺癌的筛查。如果决定做筛查，应该接受血液 PSA 检测，伴或不伴直肠检查；接受检查的频率取决于其 PSA 水平。

【病因与发病机制】

前列腺癌发生的三个危险因素为遗传、人种和年龄增加。在所有癌症中，前列腺癌的遗传风险最高，达 58%。遗传风险高与前列腺癌存在基因多态性有关。从地理分布来说，世界上斯堪的纳维亚半岛发病率最高，亚洲最低。从人种来看，黑人发病率最高，日本及中国大陆最低。其与饮食、吸烟、酒精摄入、肥胖、前列腺慢性炎症和输精管结扎也有一定关联。我国前列腺癌的发病率明显上升，主要原因一是中国人口老龄化；二是动物蛋白和脂肪摄入量过高，这与前列腺癌发病有明确相关性。

【组织病理学】

前列腺癌通常发生于前列腺的外周带，绝大多数是腺泡腺癌，少量为导管腺癌。

Gleason 评分标准堪称世界范围内使用最为广泛的前列腺癌病理组织学分级的评分标准。Gleason 分级最早是由病理学家 Gleason 教授于 1974 年提出的。前列腺癌组织分为主要分级区和次要分级区，每区的 Gleason 评分为 1~5 分，表示高分化到低分化。Gleason 评分是把主要分级区和次要分级区的 Gleason 评分分值相加，分数范围为 2~10 分。由于前列腺癌常为多灶性，多点前列腺活检都可能是阳性，每点都有 Gleason 分数。Gleason 评分：积分 ≤ 6 分：相当于分化好的腺癌；积分为 7 分：相当于中分化腺癌；积分 8~10 分：相当于分化差 / 未分化癌；Gleason X：未行 Gleason 评分。2014 年，国际泌尿病理协会（International Society of Urological Pathology，ISUP）专家共识会议对前列腺癌 Gleason 分级系统进行了进一步的修订，不仅更为详细和明确地界定了前列腺癌 Gleason 各级别的形态学标准，同时还提出了一套以预后区别为基础的分组，称为前列腺癌分级分组（grading groups）系统（表48-6）。

表 48-6 2014 年 ISUP 分级分组系统

级别组	Gleason 评分	Gleason 评分构成	预后
1	≤ 6	≤ 3+3	极好的预后，无淋巴结转移风险
2	7	3+4	预后很好，极少转移
3	7	4+3	较差的预后
4	8	4+4（3+5/5+3）	预后更差，但比 5 好
5	9 或 10	4+5，5+4 或 5+5	预后最差

【临床表现】

早期前列腺癌一般没有症状。中晚期患者，当肿瘤侵犯尿道、膀胱颈时会出现尿路刺激症状，甚至尿路梗阻。肿瘤侵犯前列腺包膜及其附近神经时，会出现阴部疼痛和坐骨神经痛。肿瘤压迫输精管时会出现腰痛及患侧睾丸痛。

晚期前列腺癌常见全身转移部位为骨骼、盆腔淋巴结，有时会转移至肺、肝、肾上腺等脏器。骨转移患者可引起骨痛，病理性骨折。同时全身有乏力、消瘦、进行性贫血，恶病质。

【辅助检查】

大部分前列腺癌患者往往因血清 PSA 增高而通过前列腺系统穿刺活检明确病理才得以诊断。PSA 是一种由前列腺表皮产生的丝氨酸蛋白酶，前列腺有某些良性病变时也会增加。

超声检查主要应用于超声引导下前列腺系统穿刺活检。单纯的经直肠超声检查对前列腺癌诊断特异性较低。超声引导下的前列腺穿刺，至少要穿刺 10~12 个点。由于前列腺穿刺出血可能会影响影像学分期，因此建议在穿刺活检前先行前列腺 MRI。

CT 和 MRI 检查对前列腺癌临床分期具有重要作用。CT 诊断的敏感性与 MRI 相似。MRI 可以显示前列腺包膜的完整性，同时还能显示盆腔淋巴结受侵的情况和骨转移的病灶。但是无论 CT 或 MRI，在前列腺癌和前列腺增生等良性疾病鉴别时存在局限性，仍要靠前列腺穿刺病理诊断来明确。

前列腺癌最常见的远处转移是骨转移。全身核素骨显像扫描检查对骨转移敏感性强，但特异性较差。

【诊断与鉴别诊断】

前列腺癌的早期临床症状并不明显。中晚期患者直肠指检可发现可疑结节，同时结合血清 PSA 检测，经直肠超声和 MRI 检查。前列腺癌要明确诊断仍然要通过前列腺穿刺病理诊断。

鉴别诊断

1. 前列腺增生症　前列腺增生症和前列腺癌均好发于老年男性，临床症状相似。前列腺增生也会有 PSA 升高，但升高很少超过 20ng/ml。可行 MRI 检查加以鉴别。如果鉴别困难时，可考虑前列腺穿刺活检。

2. 前列腺肉瘤　前列腺肉瘤多见于青壮年，然而前列腺癌多发生于老年男性。前列腺肉瘤在直肠指检时质地比前列腺癌软，血清 PSA 正常。

【分期】

肿瘤的体积和位置决定了分期，分期也进一步反映了肿瘤的生物学行为（表48-7）。

表 48-7 AJCC 前列腺癌 TNM 分期（第 8 版）

分期	T	N	M	PSA（ng/ml）	Gleason 分级分组
I	$cT_{1a\sim c}$	N_0	M_0	<10	1
	cT_{2a}	N_0	M_0	<10	1
	pT_2	N_0	M_0	<10	1

续表

分期		T	N	M	PSA（ng/ml）	Gleason 分级分组
Ⅱ	A	cT_{1a-c}	N_0	M_0	≥ 10，<20	1
		cT_{2a}	N_0	M_0	<20	1
	B	$T_{1,2}$	N_0	M_0	<20	2
	C	$T_{1,2}$	N_0	M_0	<20	3
		$T_{1,2}$	N_0	M_0	<20	4
Ⅲ	A	$T_{1,2}$	N_0	M_0	≥ 20	1~4
	B	$T_{3,4}$	N_0	M_0	任何	1~4
	C	任何 T	N_0	M_0	任何	5
Ⅳ	A	任何 T	N_1	M_0	任何	任何
	B	任何 T	任何 N	M_1	任何	任何

原发肿瘤（T）

临床

T_x 原发肿瘤不能评价

T_0 无原发肿瘤证据

T_1 不能被扪及和影像发现的临床隐匿肿瘤

T_{1a} 偶发肿瘤体积 < 所切除组织体积的 5%

T_{1b} 偶发肿瘤体积 > 所切除组织体积的 5%

T_{1c} 穿刺活检发现的肿瘤（如：由于 PSA 升高）

T_2 局限于前列腺内的肿瘤

T_{2a} 肿瘤限于单叶的 1/2（≤ 1/2）

T_{2b}. 肿瘤超过单叶的 1/2 但限于该单叶（1/2~1）

T_{2c} 肿瘤侵犯两叶

T_3　肿瘤突破前列腺包膜 **

T_{3a} 肿瘤侵犯包膜（单侧或双侧）

T_{3b} 肿瘤侵犯精囊

T_4　肿瘤固定或侵犯除精囊外的其他邻近组织结构，如尿道外括约肌、直肠、膀胱、肛提肌和（或）盆壁

病理（pT）*

pT_2* 局限于前列腺

pT_{2a} 肿瘤限于单叶的 1/2

pT_{2b} 肿瘤超过单叶的 1/2 但限于该单叶

pT_{2c} 肿瘤侵犯两叶

pT_3　突破前列腺

pT_{3a} 突破前列腺或膀胱颈显微镜下累及

pT_{3b} 侵犯精囊

pT_4　侵犯直肠、肛提肌和（或）盆壁

区域淋巴结（N）***

临床

N_x　区域淋巴结不能评价

N_0　无区域淋巴结转移

N_1　区域淋巴结转移

病理

PN_x 无区域淋巴结取材标本

pN_0 无区域淋巴结转移

pN_1 区域淋巴结转移

远处转移（M）****

M_0 无远处转移

M_1 远处转移

M_{1a} 有区域淋巴结以外的淋巴结转移

M_{1b} 骨转移

M_{1c} 其他器官组织转移伴或不伴骨转移

* 注：穿刺活检发现的单叶或两叶肿瘤、但临床无法扪及或影像不能发现的定为 T_{1c}；

** 注：侵犯前列腺尖部或前列腺包膜但未突破包膜的定为 T_3，非 T_2；

*** 注：不超过 0.2cm 的转移定为 pN1mi；

**** 注：当转移多于一处，为最晚的分期

【治疗】

老年前列腺癌治疗决策往往需医患双方权衡多个指标（包括疾病危险因素分析，预期寿命，疾病特点，预测结局和患者意愿）后而定。

前列腺癌可分为局限性前列腺癌、局部晚期及转移性前列腺癌。据血清 PSA、Gleason 评分和临床分期将局限性前列腺癌进行危险因素分析，分为低、中、高危 3 类，以便指导治疗和判断预后（表 48-8）。

表 48-8 前列腺癌危险因素分析

	低危	中危	高危
PSA（ng/ml）	<10	10~20	>20
Gleason 评分	≤ 6	7	≥ 8
临床分期	≤ T_{2a}	T_{2b}	≥ T_{2c}

前列腺癌自然病程长，根据老年患者年龄和预期寿命，部分低危前列腺癌患者可进行密切动态监测，目的是为了推迟治疗及治疗可能引起的不良反应。观察适用于治疗引起的合并症可能比前列腺癌更严重的老年或体弱患者，预期寿命较短。有研究显示，仅有 13% 的 T_0~T_2 期前列腺癌确诊患者在 15 年内发生转移，且仅有 11% 的患者最终死于前列腺癌。既然预期寿命较短患者的前列腺癌没有治愈的可能，那么根据医生的判断而在尽可能长的时间内进行观察就是一种合理的选择。观察等待的患者必须密切随访。随访监测应包括不长于每 6 个月一次的 PSA 和直肠指检（digital rectal examination，DRE），但不包括监测活检。当出现或即将出现症状时，患者可以开始姑息性抗雄激素治疗（androgen deprivation therapy，ADT）。

根治性前列腺切除术可以提高局限性前列腺癌患者生存率。前列腺癌根治手术术前需要考虑患者临床分期、预期寿命、合并症、体力状况评分、Gleason 评分和 PSA 水平，并与患者仔细沟通后综合决定。虽然手术没有年龄限定，但 70 岁以后伴随年龄增长，手术并发症及病死率将会增加。老年患者伴随有严重的心肺疾病，淋巴结转移或骨转移，预期寿命不足 10 年，则不建议接受根治性手术。术后应进行 PSA 的监测，如果 PSA 出现异常，应对前列腺床施行补救性放疗。

放射治疗也是局限期前列腺癌根治性治疗的手段之一，适用于临床分期 $T_{1-4}N_{0-1}M_0$ 期的患者。前列腺癌的外放射治疗具有疗效好、适应证广、并发症少等优点。放射治疗可以作为根治性治疗，也可作为手术后 T_{3-4}、切缘阳性或手术后 PSA 持续升高者补救治疗。局限晚期前列腺癌可以辅助放疗联合内分泌治疗。前列腺癌全身转移患者可行局部姑息性放疗，缓解症状，提高生活质量。永久性粒子植入仅仅用于预后良好的局限早期前列腺癌治疗。

局部晚期前列腺癌采用综合治疗手段。患者可选择根治性前列腺切除术、根治性放疗、早期或延迟的内分泌治疗。手术或放疗后进行辅助内分泌治疗可延缓疾病进展，提高无病生存率和总生存。放疗前进行新辅助内分泌治疗可改善局控率及无病生存率。新辅助化疗后实施根治性切除术可减低切缘阳性率。术后辅助放疗可延长生化意义上的无进展生存期及无转移生存期。

前列腺癌的内分泌治疗的目的是降低体内雄激素水平，抑制肾上腺来源雄激素的合成，抑制睾酮转化为双氢睾酮或阻断雄激素与其受体结合，抑制或控制前列腺癌生长。促黄体激素释放激素（Luteinizing hormone releasing hormone，LHRH）类似物可将睾酮降至去势水平。也可应用非类固醇抗雄激素治疗。最强雄激素阻断/联合雄激素阻断治疗即是指手术去势或药物去势联合抗雄激素药物治疗。但是，雄激素剥夺治疗不能作为早期老年前列腺癌患者的常规治疗。雄激素剥夺疗法伴有骨折危险升高，老年骨健康值得关注。雄激素剥夺疗法减缩肌肉质量，治疗相关的肌肉损失是老年男子虚弱及跌倒危险增加的原因。接受雄激素剥夺治疗的老年男性患者应进行筛查糖尿病和心血管病，以预防和干预该疾病。

转移性前列腺癌仅可选用姑息性治疗方法。双侧睾丸切除或 LHRH 类似物抑制雄激素为一线治疗。平均 22 个月内分泌治疗后，疾病可能发展为激素难治性前列腺癌（castration resistant prostate cancer，CRPC）。CRPC 患者仍会继续产生前列腺特异抗原，仍需进一步内分泌治疗。如以抗雄激素进行二线治疗，皮质类固醇为三线治疗。CRPC 可以应用全身化疗，方案有多西他赛联合泼尼松，多西他赛联合雌莫司汀和米托蒽醌联合皮质类固醇等。治疗 CRPC 患者多西他赛的疗效无年龄相关差异，但是随着年龄增长不良反应增加，特别是粒细胞缺乏。≥ 65 岁老年患者应使用粒细胞集落刺激因子支持，以降低中性粒细胞减少这一并发症的风险。近年，治疗前列腺癌的新药研发十分活跃，例如：阿比特龙（abiraterone），是一种细胞色素氧化酶（CYP17）选择性可逆强效抑制药，通过抑制雄激素的合成而达到抗肿瘤治疗的效果。COU-302 研究证明，阿比特龙联合泼尼松治疗既往未使用多西他赛化疗的患者，PSA 反应率为 62%，总生存时间为 34.7 个月。

前列腺癌约有 70% 的患者发生骨转移，常引致骨痛和骨相关事件。双膦酸盐或地诺单抗均可应用于减轻疼痛，提高生活质量和降低死亡率。核素内照射有助缓解骨痛。

【预后】

前列腺癌预后影响因素主要包括术前 PSA，Gleason 评分、TNM 分期和手术切缘等情况。而且与肿瘤体积、组织学类型及 DNA 倍体、神经是否受累、神经内分泌分化、微血管密度、细胞增殖等因素相关。

（唐　曦）

参 考 文 献

1. Parker C, Gillessen S, Heidenreich A, et al. Cancer of the prostate: ESMO Clinical Practice Guidelines for diagnosis, treatment and follow-up. Ann Oncol, 2015, 26 (Suppl 5): v 69-77.

2. Droz JP, Albrand G, Gillessen S, et al. Management of Prostate Cancer in Elderly Patients: Recommendations of a Task Force of the International Society of Geriatric Oncology. Eur Urol, 2017, 72 (4): 521-531.

3. Cornford P, Bellmunt J, Bolla M, et al. EAU-ESTRO-SIOG Guidelines on Prostate Cancer. Part Ⅱ: Treatment of Relapsing, Metastatic, and Castration-Resistant Prostate Cancer. Eur Urol, 2017, 71 (4): 630-642.

4. Ryan CJ, Smith MR, Fizazi K, et al. Abiraterone acetate plus prednisone versus placebo plus prednisone in chemotherapy-naïve men with metastatic castration-resistant prostate cancer (COU-AA-302): final overall survival analysis of a randomized, double-blind, placebo-controlled phase 3 study. Lancet Oncol, 2015, 16: 152-160.

5. Body JJ, Terpos E, Tombal B, et al. Bone health in the elderly cancer patient: A SIOG position paper. Cancer Treat Rev, 2016, 51: 46-53.

第五节　消化系统肿瘤

一、结　直　肠　癌

结直肠癌（colorectal cancer）是全球范围内第三位常见的恶性肿瘤。在美国，结肠癌在所有肿瘤中发病位于第四位，死亡位列第三位。2012年，全美国新发病例中，结肠癌103 170例，直肠癌40 290例，死于结直肠癌者共51 690例。

美国自1985年以来，结直肠癌的发病率呈持续下降趋势，此应部分归功于筛查的进步以及结肠息肉的治疗。与此相应，美国在1990—2007年间，结直肠癌死亡率降低了三分之一左右，也被归结为普及筛查提高了早期诊断率以及结直肠癌治疗手段的改进。

美国的研究还揭示，除外家族性结直肠癌外，结直肠癌发病率在50岁以后明显提高，90%的结直肠癌发生于年龄大于50岁的人群。国外资料表明，大多数结直肠癌患者确诊时的年龄≥65岁，中位发病年龄71岁。三分之二的结直肠癌患者发病年龄≥65岁，40%的发病年龄≥75岁。我国男女发病高峰大致均出现于70岁以后。

开展结直肠癌筛查工作可以早期诊断和治疗，有效降低死亡率。非侵入性的粪便检测为提高结直肠癌筛查率，提供了契机。非侵入性粪便检测包括了愈创木脂为试剂的粪便潜血试验（gFOBT），粪便隐血免疫化学测试（FIT）和粪便DNA（sDNA）监测。其他筛查手段包括了结肠镜和单纯乙状结肠镜检查。2015年美国癌症协会发表的癌症筛查指南中提出：从50周岁开始，无论男性还是女性都应该进行结直肠癌筛查。结直肠癌高效筛查包括：每年进行一次gFOBT；或者每年进行一次FIT；或者每3年进行一次粪便sDNA。如果试验呈阳性，应该进行结肠镜检查。同时癌症筛查指南还提出了每5年进行一次乙状结肠镜或每10年进行一次结肠镜检查。

结直肠癌中，约四分之三的患者属散发病例，其余则发生于高危人群。大多数结直肠癌发生于结肠息肉。60%的患者息肉与结直肠癌共存，且与同时性或异时性的多发大肠癌相关。二十年内未进行治疗的息肉患者，其中近四分之一将演变为浸润性腺癌。有结肠癌病史的患者第二次患原发性结肠癌的概率比普通人群高3倍，5%~8%的结肠癌患者可能再次发生结肠癌。

【病因与发病机制】

结直肠癌的病因并不明确，可能和以下因素有关，包括慢性溃疡性结肠炎，克罗恩病，家族息肉病，遗传性非息肉性结直肠癌（HNPCC或Lynch综合征）及明确的结直肠癌家族史等。一些不健康的生活方式，包括高蛋白高脂肪低纤维素饮食，缺乏体力活动、久坐的职业人员，肥胖和超重均是结直肠癌的高危因素。

特发性和获得性基因异常（ras基因点突变，c-myc基因扩增）介导正常结肠黏膜的恶变过程。大约一半的结直肠癌和大腺瘤与基因点突变相关，多见于K-ras，也可见于N-ras。此类基因突变在直径小于1cm的腺瘤中较少见。

微卫星（microsatellite，MS）是广泛存在于基因组中，编码不确定，数目可变，具有高度多态性的核苷酸重复序列。结肠癌中的微卫星异常主要表现为微卫星不稳定（microsatellite instability，MSI）和微卫星的杂合性缺失。MSI是指由于错误复制引起重复序列增加或丢失。错配修复基因（mis-match repair，MMR）缺陷是MSI产生的主要原因。错配修复基因缺陷可形成多种原发性恶性肿瘤，包括卵巢癌，子宫内膜癌，膀胱癌，胃肠道和胆道系统恶性肿瘤。

【组织病理学】

结直肠癌在内镜下主要表现为隆起型、溃疡型和浸润型。

结直肠癌的主要组织学类型为腺癌，占90%以上。

晚期结直肠癌转移主要见于肝脏、腹腔和肺，其次是肾上腺、卵巢和骨。结肠癌多见肝脏转移，直肠癌常首先出现肺转移。

【临床表现】

老年结直肠癌患者，早期并无明显临床症状，而且慢性便秘和痔疮在老年患者中发生率较高，因此早期容易忽视而导致诊断贻误。当肿瘤生长到一定程度，随之根据其生长在左半结肠或右半结肠部位不同，而出现不同的临床症状和体征。临床上以回盲部至结肠肝区作为右半结肠，结肠脾区至直肠为左半结肠。

老年人右半结肠癌多伴有腹痛，贫血，回盲部肿块等表现。由于右半结肠的肠腔较宽，因此不易出现肠梗阻表现，但是易出现慢性失血导致贫血。老年人左半结肠癌多以慢性便血、黏液血便，肠梗阻和左下腹肿块等为主要表现。

晚期结直肠癌伴有全身症状，消瘦、纳差、贫血、恶病质。

【辅助检查】

老年人进行肛门指检和粪便隐血检查能有效筛查早期结直肠癌。肛门直肠指检一般可以发现距肛门8cm以内的直肠癌。

癌胚抗原（carcinoembryonic antigen，CEA）是一种存在于多种组织细胞膜的糖蛋白，包括结直肠癌组织。但血清CEA升高与结直肠癌并非特异性相关。结直肠癌患者中30%~80%可出现CEA表达增高，病变局限的患者中则不到半数。因而，如单纯用于筛查，将会有60%的肿瘤患者被误诊。但CEA对于结直肠癌手术后患者的监测有一定价值。

结肠镜检查具有直观，可取病理活检明确病变性质的优势，因此是诊断结直肠癌的主要手段。超声内镜检查可以提高术前对大肠肿瘤浸润深度的评估，尤其是直肠癌，准确率可达95%。

超声检查可能发现肝脏1cm以上的转移灶。腔内超声能显示肠壁5层结构，直肠癌浸润肠壁的深度、范围和邻近脏器的关系。

CT检查能够发现肺部、肝脏和腹腔内转移病灶，明确临床分期。

直肠癌手术前必须行盆腔MRI，明确肿块大小、侵犯程度、肠壁增厚突出与邻近器官和组织的关系，淋巴结有无转移。采用MRI为直肠癌进行术前分期，对于其治疗方案的选择起了决定性的作用。

【诊断与鉴别诊断】

结直肠癌早期无明显症状。老年人出现腹部不适，便秘或便秘与腹泻交替，便血等临床表现，常被认为与老年人肠道功能减退或痔疮出血有关，故往往容易贻误疾病。结肠镜检查是明确诊断结直肠癌的主要手段，而且通过镜检时活检取得的组织可明确病理学诊断。当出现可疑肠梗阻或肠穿孔等情况时，需进行腹部立卧位平片检查。

（一）鉴别诊断

老年结直肠癌的患者在诊断时需要和以下疾病鉴别：

1. 阑尾炎 回盲部癌可有右下腹痛，发热等表现，需要和阑尾炎相鉴别。一般结合病史和CT检查能鉴别。

2. 缺血性结肠炎 老年人动脉硬化，易发生缺血性肠炎。缺血性肠炎往往表现为腹痛，腹泻，排黏液血便。可以通过结肠镜检查加以鉴别。

（二）分期

具体见表48-9。

表48-9 AJCC结直肠癌分期（第8版）

分期		UICC/AJCC			Dukes	MAC
0		Tis	N_0	M_0	−	−
I		T_1	N_0	M_0	A	A
		T_2	N_0	M_0	A	B1
II	A	T_3	N_0	M_0	B	B2
	B	T_{4a}	N_0	M_0	B	B2
	C	T_{4b}	N_0	M_0	B	B3

分期		UICC/AJCC			Dukes	MAC
III	A	$T_{1\sim2}$	N_1/N_{1c}	M_0	C	C1
		T_1	N_{2a}	M_0	C	C1
	B	$T_{3\sim4a}$	N_1/N_{1c}	M_0	C	C2
		$T_{2\sim3}$	N_{2a}	M_0	C	C1/2
		$T_{1\sim2}$	N_{2b}	M_0	C	C1
	C	T_{4a}	N_{2a}	M_0	C	C2
		$T_{3\sim4a}$	N_{2b}	M_0	C	C2
		T_{4b}	$N_{1\sim2}$	M_0	C	C3
IV	A	任何 T	任何 N	M_{1a}	–	–
	B	任何 T	任何 N	M_{1b}	–	–
	C	任何 T	任何 N	M_{1c}	–	–

原发肿瘤（T）

T_x 原发肿瘤无法评价

T_0 无原发肿瘤证据

Tis 原位癌：局限于上皮内或侵犯黏膜固有层

T_1 肿瘤侵犯黏膜下层

T_2 肿瘤侵犯固有肌层

T_3 肿瘤穿透固有肌层到达浆膜下层，或侵犯无腹膜覆盖的结直肠旁组织

*T_{4a} 肿瘤穿透腹膜脏层

*T_{4b} 肿瘤直接侵犯或粘连于其他器官或结构

区域淋巴结（N）

N_x 区域淋巴结无法评价

N_0 无区域淋巴结转移

N_1 有 1~3 枚区域淋巴结转移

N_{1a} 有 1 枚区域淋巴结转移

N_{1b} 有 2~3 枚区域淋巴结转移

N_{1c} 浆膜下、肠系膜、无腹膜覆盖结肠 / 直肠周围组织内有肿瘤种植（tumor deposit，TD），无区域淋巴结转移

N_2 有 4 枚以上区域淋巴结转移

N_{2a} 4~6 枚区域淋巴结转移

N_{2b} 7 枚及更多区域淋巴结转移

远处转移（M）

M_0 无远处转移

M_1 有远处转移

M_{1a} 远处转移局限于单个器官或部位（如肝、肺、卵巢、非区域淋巴结）

M_{1b} 远处转移分布于一个以上的器官 / 部位或腹膜转移

M_{1c} 腹膜转移有或没有其他器官转移

* 由于结肠不同部位的解剖位置不同，T_{4a}、T_{4b} 的概念有所不同。对于直肠上段位于腹膜反折以上部 T_4 的概念等同于结肠；对于中下段，位于腹膜返折以下的被肠系膜围绕的直肠，对于直肠肿瘤侵犯周围系膜仍然可以理解为 T_3。

【治疗】

手术仍是唯一能够治愈结直肠癌的方法，原发灶切除和区域淋巴结清扫手术是局限性结直肠癌治疗的基石。年龄不应是早期结肠癌根治性手术和可切除转移性结肠癌手术的绝对禁忌证。对于老年患者，建议采用谨慎的术前计划和非急诊手术。

Ⅰ期结直肠癌的标准治疗为根治性手术。Ⅱ期患者经根治性手术切除后一般无需术后辅助化疗，但是部分具有高危因素者需考虑术后辅助化疗。复发高危因素，包括组织学分化差（除外 MSI-H 样肿瘤），检出的淋巴结数目 <12，脉管侵犯，神经侵犯，肠梗阻，局限肠穿孔；或切缘接近不确定或阳性。Ⅱ期具有高危因素的患者辅助化疗可以采用奥沙利铂联合氟尿嘧啶或者氟尿嘧啶单药的方案。有研究显示，组织病理学为 MSI-H 的患者采用单药氟尿嘧啶化疗，其生存获益受损。因此，建议具有复发高危因素的 MSI-H 患者采用奥沙利铂联合氟尿嘧啶化疗。

Ⅲ期结肠癌根治性手术及术后辅助化疗为标准治疗。奥沙利铂联合氟尿嘧啶疗效优于氟尿嘧啶单药，卡培他滨与氟尿嘧啶 / 亚叶酸钙疗效相当。以氟尿嘧啶为基础的辅助治疗老年患者和年轻患者同样获益（无病生存期和总生存期），但是老年患者血液学毒性风险较高。NSABPC-07 研究显示，≥ 70 岁的老年患者，联合奥沙利铂并非肯定获益，应在考虑 PS 评分及器官功能等方面进行个体化治疗。

Ⅱ期和Ⅲ期直肠癌，推荐包括手术，盆腔放疗和化疗在内的多学科联合治疗。手术前盆腔 MRI 评价肿块大小、侵袭的范围和累及的淋巴结数目，决定是否先行新辅助放疗以达到临床分期降期，提高手术切除率、保肛率和降低局部复发率的目的。直肠癌手术目前多采用全直肠系膜切除术（total mesorectal excision，TME）。已有资料证明，适合的老年患者术后化疗和新辅助放疗可改善Ⅲ期直肠癌总生存期。

约有 20%~30% 结直肠癌在初次诊断时已属转移性Ⅳ期。此外，将近一半最初认为已经治愈的手术切除病例最终仍呈现复发。对于局部复发或转移灶潜在可切除的结直肠癌患者，应进行以治愈为目的的进一步手术治疗。还有一部分结直肠癌患者，经过有效新辅助化疗 / 放疗后可进行手术切除也属此范畴。

奥沙利铂或伊立替康与氟尿嘧啶类药物组成二药联合方案已成为晚期结直肠癌一线化疗的基本选择，使结直肠癌化疗的客观缓解率可达 40%~60%，中位生存期已可超过 20 个月。治疗转移性病变，老年人和年轻人使用以氟尿嘧啶为基础的治疗获益无差异，但是老年患者血液学毒性风险升高。联合化疗期间采用 stop-and-go 或单药维持治疗策略在老年患者减少血液学和非血液学毒性上值得考虑。一项前瞻性研究评价了不适于标准化疗的患者的治疗选择。采用减量奥沙利铂与 5-Fu 或卡培他滨联合，并未证明能显著改进无疾病进展生存。然而 3 级毒性发生率高，与单药卡培他滨与 5-Fu 相比，并未改进生活质量。

一线化疗失败的病例中，体力状况和器官功能良好的患者应进行二线化疗。此时，奥沙利铂和伊立替康二药可互为后补，并和氟尿嘧啶类药物再组成新的二线治疗方案。

晚期结直肠癌化疗联合靶向药物治疗，会有更好的疗效和更多的选择。表皮生长因子受体抗体（西妥昔单抗和帕尼单抗）较适于治疗全 RAS 及 BRAF 均为野生型的晚期结直肠癌患者。回顾性分析提示，老年患者用抗 EGFR 抗体的毒性在可接受的范围内。虽然资料有限，但是老年人与年轻人使用抗 EGFR 抗体获益相当。血管内皮生长因子受体抗体（贝伐珠单抗）应用面较广，并且疗效与患者 RAS 状态无关。AVEX 研究显示，年龄 >70 岁的晚期结直肠癌患者一线贝伐单抗联合卡培他滨与单药卡培他滨相比，延长了 PFS（20.7 个月 vs16.8 个月）。当患者一线治疗出现疾病进展后，贝伐珠单抗仍然可以跨线继续和二线化疗方案联合应用。老年患者使用贝伐珠单抗联合化疗治疗转移性疾病与年轻患者临床获益相似，但毒性发生率较高，主要是动脉血栓事件。晚期结直肠癌三线治疗并无标准化疗方案，但三线应用新型小分子多激酶抑制剂（瑞戈非尼）与安慰剂对照，延长 OS 为 1.4 个月，降低了 23% 的死亡风险。因此瑞戈非尼也作为晚期三线治疗推荐。

晚期结肠癌的免疫治疗方兴未艾。NCCN 指南中推荐晚期患者经检测提示为 dMMR 或者 MSI-H 的患者，可以考虑应用 PD-1 治疗。但是目前在老年患者中的应用尚无数据支持。

【预后】

随着近年来，结直肠癌早期筛查的推广，早期肠癌的检出率较前有所升高。肠癌的预后因素主要包括临床分期，组织学分级，肿瘤的解剖部位及临床表现。临床分期是预后因素中最重要的因素。结肠癌合并肠梗阻或肠穿孔的患者较未出现以上症状者预后差。晚期结直肠癌中，左半结肠较右半结肠预后好。

二、胰 腺 癌

胰腺癌（pancreatic cancer）是高侵袭性的恶性肿瘤，其综合治疗效果欠佳，预后较差。全球范围内，胰腺癌的发病率位居恶性肿瘤的第十三位，男女发病比例为 1.38：1，高发年龄组为 65~79 岁。胰腺癌死亡率高居恶性肿瘤相关死亡的第八位，胰腺癌在美国已经成为恶性肿瘤死亡原因的第四位。发展中国家胰腺癌的发病率较发达国家低。上海市疾病预防控制中心收集的数据显示，胰腺癌占上海市男性发病的第八位，女性的第七位。71.06% 的胰腺癌患者年龄大于 65 岁，其中 80~84 岁年龄组发病率最高。胰腺癌的发病率明显上升和上海市人口老龄化有密切关系，尤其是年龄大于 65 岁的老年人胰腺癌发病率达到了发达国家水平。

【病因与发病机制】

胰腺癌的发病原因和机制并不十分清楚。目前认为吸烟是胰腺癌发病的重要危险因素之一。从流行病学研究显示，胰腺炎、胆囊切除、高脂饮食、肥胖和运动过少可能导致胰腺癌发病率增高。糖尿病和胰腺癌的关系目前尚不十分明确。老年、低体重指数、体重减轻或无糖尿病家族史的人群中，新发的非胰岛素依赖型糖尿病与胰腺癌发病有关。胰腺癌也可能导致糖尿病和慢性胰腺炎。长期职业暴露于氯化烃溶剂、镍及镍化合物、多环芳烃、有机氯杀虫剂、硅尘及脂溶剂等，会提高胰腺癌发病率。部分胰腺癌还可能与很多基因突变有关，包括 K-ras，p53，DPC4，p16 和 BRCA2 等。

【组织病理学】

根据胰腺癌发生的部位不同，分为胰头癌、胰体癌、胰尾癌和全胰癌。以胰头癌最常见，约占所有胰腺癌的 65%~70%。胰腺癌常侵犯十二指肠壁和胰内胆管。约 90% 的胰腺癌侵犯神经。

胰腺癌是胰腺外分泌肿瘤。胰腺的导管腺癌是最常见类型，约占胰腺癌 80%~85%。胰腺导管腺癌可分为高分化、中分化和低分化。导管腺癌中还可见以下几种少见亚型，包括黏液性非囊性腺癌、印戒细胞癌、腺鳞癌和未分化癌等。未分化癌多见于胰体和胰尾部癌，而胰头癌少见。

【临床表现】

胰腺癌早期常常无特异的临床表现，不易发现。胰头癌患者最先出现的症状为黄疸。胰体尾癌和全胰癌早期无症状，待肿瘤长大到一定程度，患者出现腹痛，腰背酸痛，腹部肿块。患者确诊时多为中晚期，同时伴有全身症状，包括低蛋白血症、消瘦、食欲减退、腹水和恶病质等表现。

【辅助检查】

血清肿瘤标志物中 CA19-9，CEA 和 CA125 等升高对胰腺癌有一定提示作用，尤其是 CA19-9。但这些肿瘤标志物并非是胰腺癌所独有，因此往往选择几种肿瘤标志物联合检测，有助于提高血清标志物在胰腺癌诊断中的价值。

影像学检查在胰腺癌中首选无创性，B 超和 CT 是常用方法。B 超可检测出直径大于 2cm 的肿块，扩张的胆管和肝脏转移。CT 是胰腺癌诊断最佳的非创伤性检查方法之一，可用于胰腺癌影像学诊断和分期。当 CT 检查有禁忌时，可以选择增强 MRI。对于胰头癌胆管梗阻，磁共振胰胆管成像（MRCP）可作为 CT 扫描的有效补充。超声内镜有助于临床分期，能够对特定类型血管侵犯进行评估。超声内镜是胰腺癌 TNM 分期最佳的检查方法，在判断肿瘤是否可切除方面有较高的准确性。胰腺位置比较深，超声内镜下细针穿刺活检成为无法手术的胰腺癌获取病理的重要手段。经内镜逆行胰胆管造影（endoscopic retrograde cholangiopancreatography，ERCP）是一项有创检查，用于 CT 不能确诊的患者。

【诊断与鉴别诊断】

胰腺癌早期并无特征性临床表现，待到出现黄疸、腹痛、腹部肿块时已经为晚期，失去了手术机会。对于近期出现梗阻性黄疸、消瘦、突发糖尿病、腰背部疼痛和自发性胰腺炎，同时结合腹部超声、CT、MRI 或血清肿瘤标志物，尤其 Ca199 等。

1. 鉴别诊断

（1）壶腹癌：壶腹癌也以无痛性黄疸为常见临床症状，但是由于壶腹癌肿块坏死脱落，可以出现波动性黄疸。CT、MRI 和超声内镜等检查可明确。

（2）胰腺内分泌肿瘤：胰腺内分泌肿瘤在影像学上表现也可为胰腺占位。有功能的内分泌肿瘤可以同时出现腹泻、低血糖等内分泌症状；无功能的胰腺占位，只有在肿瘤体积过大出现压迫症状时才被发现。可以通过增强 CT 予以鉴别。

（3）慢性胰腺炎：慢性胰腺炎是一种反复发作的渐进性广泛胰腺纤维化病变。病程晚期可出现类似胰腺癌症状。部分胰腺癌是发生在慢性胰腺炎基础上。因此需要同 CT 等影像学检查鉴别。

2. 胰腺癌分期　见表 48-10。

表 48-10　AJCC 胰腺癌 TNM 分期（第 8 版）

分期		T	N	M
0		Tis	N_0	M_0
I	A	T_1	N_0	M_0
	B	T_2	N_0	M_0
II	A	T_3	N_0	M_0
	B	T_1	N_1	M_0
		T_2	N_1	M_0
		T_3	N_1	M_0
		任何 T	N_2	M_0
III		T_4	任何 N	M_0
IV		任何 T	任何 N	M_1

原发肿瘤（T）

T_x 原发肿瘤无法评估

T_0　无原发肿瘤的证据

Tis　原位癌

T_1　肿瘤局限于胰腺内，最大径 ≤ 2cm

T_2　肿瘤局限于胰腺内，2cm< 最大径 ≤ 2cm

T_3 肿瘤最大径 >4cm

T_4　肿瘤累及腹腔干或肠系膜上动脉（无法切除的原发肿瘤）

区域淋巴结（N）

N_x　区域淋巴结无法评估

N_0 区域淋巴结无转移

N_1　1~3 个区域淋巴结有转移

N_2　≥ 4 个区域淋巴结有转移

远处转移（M）

M_0 无远处转移

M_1 有远处转移

【治疗】

胰腺癌早期不易发现，待诊断时多为中晚期，已经失去了手术机会。据统计，胰腺癌手术切除率仅为 20%，40% 为局部进展期，约 40% 为晚期胰腺癌。因此胰腺癌的综合治疗非常重要。在治疗前经过完善的影像学检查，评估老年患者体力状况及合并症，由外科、肿瘤内科和放疗科等多学科讨论决定治疗方案。

手术切除仍然是胰腺癌治疗最有效的手段。手术要求患者年龄 <75 岁，全身状况良好，一般情况和重要脏器功能可耐受麻醉和手术。手术前老年患者除了要进行常规 CT 或 MRI 检查以外，还要接受肺功能、超声心动图和血气分析等检查。老年患者手术前的准备相当重要，尤其是胰头癌伴有胆道梗阻和肝功能受损的患者。

胰头癌手术前是否需要减轻黄疸，选择何种方式减轻黄疸，减轻黄疸后多久进行胰腺癌切除手术，都是比较有争议的问题。有研究认为，手术前减轻黄疸可能会导致围手术期并发症增加，但是和脓毒血症、瘘、术后死亡没有直接关系。目前国内比较推荐的是对于症状严重并且有发热、败血症、化脓性胆管炎和胆红素大于 30mg/dl 的患者行手术前 ERCP 或经皮经肝胆管引流术（percutaneous transhepatic cholangial drainage，PTCD）减轻黄疸处理，之后两周后再考虑行手术。

部分可手术切除的胰腺癌患者局部复发率高达 50%~86%。绝大多数的胰腺癌诊断时已经丧失手术机会。因此通过放射治疗控制局部病变，以期获得长期生存或提高生活质量。欧美国家一系列研究显示，同步放化疗优于单纯放疗或单纯化疗。NCCN 指南对于局部晚期胰腺癌推荐同步放化疗。但是老年胰腺癌患者如体力状况较差，则不能耐受同步放化疗。但是这部分患者无论选择何种治疗，其中位生存期约为 5.7~14.7 个月。

美国胃肠肿瘤研究组（Gastrointestinal Tumor Study Group，GITSG）的研究指出，胰腺癌术后辅助化疗疗效优于术后未行化疗者，但是术后同步放化疗疗效反而不及非术后同步放化疗者。术后辅助化疗采用吉西他滨或氟尿嘧啶单药化疗的患者，5 年生存率为未接受术后辅助化疗者的 2 倍。385 例胰腺癌术后患者分别接受单药替吉奥或吉西他滨辅助化疗，替吉奥组中位 OS 显著延长，分别为 46.5 个月 vs 25.5 个月，5 年生存率分别为 44.1%vs 24.1%。老年胰腺癌手术后患者无论单药吉西他滨或者替吉奥都是较好的选择。

晚期胰腺癌无手术指征，出现胆道梗阻造成黄疸，建议行 ERCP 置入胆道支架，晚期胰腺癌的化疗仍然是以氟尿嘧啶为基础。在一项晚期胰腺癌随机临床研究中，吉西他滨组与氟尿嘧啶组临床获益率分别为 23.8% 和 4.8%（P=0.0022），中位生存期分别为 5.65 个月和 4.41 个月（P=0.0025）。吉西他滨已经成为晚期胰腺癌治疗的一线方案。GEST 研究采用单药替吉奥，单药吉西他滨和吉西他滨联合替吉奥治疗晚期胰腺癌，单药两组的总生存相当，而且两药联合方案在总生存方面并无优势。近年来，新药层出不穷，在晚期胰腺癌治疗领域也开始尝试。有研究观察晚期胰腺癌患者 861 例，分别入组单药吉西他滨组或吉西他滨联合紫杉醇（白蛋白结合型）。两组的 OS 分别为 6.7 个月和 8.5 个月（P<0.05）。吉西他滨联合奥沙利铂或白蛋白紫杉醇的两药方案，甚至 FOFIRINOX 的三药方案，均可应用于体力状况较好的患者，但是毒性反应较单药吉西他滨高。老年晚期胰腺癌治疗前需进行评估，如体力状况较差，可用单药吉西他滨或最佳支持治疗。

靶向治疗在晚期胰腺癌中的研究较多，但是未取得令人振奋的结果。仅有一项吉西他滨联合厄洛替尼与单药吉西他滨的研究，提高患者的中位生存时间（6.24 个月与 5.91 个月，P=0.038），仅延长 12 天。

晚期老年胰腺癌患者由于不能手术，多合并有腹痛，可以给予强阿片类药物镇痛治疗。同时这类患者由于多有恶病质存在，需要加强营养支持治疗。

【预后】

胰腺癌是恶性程度相当高的肿瘤，其年发病率和死亡率之比为 100∶99，提示了胰腺癌的死亡率极高。胰腺癌的生物学特性和临床病理特征对其预后有影响。患者的年龄及伴随疾病对于胰腺癌术后并发症的影响较大。年龄越大，伴随疾病越多、越严重，患者手术后并发症的发生率越高。年龄 >70 岁是胰腺癌术后出现并发症及死亡的独立危险因素。肿瘤的大小、分期、组织学分级、手术切缘是否阳性和放化疗疗效均是影响胰腺癌预后的重要因素。

三、胃　癌

胃癌（gastric cancer）是全球癌症相关死亡的最常见原因之一。过去 40 多年中，西方国家胃癌发病率呈现下降趋势。根据美国 SEER 数据库资料显示，胃癌发病率在 65 岁时有明显的升高趋势，且随年龄的增加而逐渐升高。国外研究发现，老年胃癌常见于胃远端三分之一，而我国有报道显示近端较多（56.3%），而且老年胃癌多部位原发癌的比例较中青年人增加。近年来西方胃癌发病部位趋向近端发生，然而在日本和一些国家则以非近端胃癌更常见。

我国胃癌高发，发病占全世界 42% 左右，每年新发病例约 40 万例。我国胃癌死亡人数超过全球三分之二，每年约 30 万。

【病因与发病机制】

胃癌的发生是多种因素长期作用的结果。幽门螺杆菌感染，吸烟，N- 亚硝基化合物，高盐饮食，常吃腌制、烟熏、烧烤食物或者霉变食品，都是胃癌发生的危险因素，小部分胃癌与遗传因素有关。弥漫型胃癌发病年龄早，多发生于胃体，有遗传倾向。

胃癌发病机制并不十分清楚，部分与遗传有关。胃癌常见的分子生物学改变，包括基因突变、扩增和（或）过度表达、染色体缺失、CpG 岛甲基化、微卫星不稳定（MSI-H）、遗传多态性和端粒酶活性等。

【组织病理学】

胃癌细胞起源于胃黏膜的黏液细胞，而非泌酸细胞。95% 的胃癌是腺癌，其他少见类型还有鳞状细胞癌、腺鳞癌和髓样癌等。胃腺癌还分为高分化、中分化和低分化。组织学 Lauren 分型又可分为肠型（分化良好）和弥漫型（未分化）两种主要组织学类型。印戒细胞癌通常为弥漫型癌，更易出现腹膜转移。

在进展期胃癌中，老年胃癌 70% 左右为蕈伞型或溃疡型，而且皮革胃发生率低于中青年人。老年早期胃癌的肿瘤细胞分化较好，但如为进展期胃癌，则与中青年人无明显差异。

从肿瘤转移来看，老年患者的肿瘤更易侵袭血管，故肝转移多见，而淋巴结转移的概率与中青年人无明显差异。

【临床表现】

早期胃癌无特征性临床表现，常常与慢性胃炎和胃溃疡相混淆，易被忽视。早期胃癌的非特异表现包括上腹部轻度疼痛、腹胀、恶心、食欲缺乏、乏力等。进展期和晚期胃癌大多出现消化道和全身症状。患者常常有中上腹疼痛、进食后饱胀、嗳气、食欲不振、黑便、贫血、体重下降，甚至出现恶病质。有幽门梗阻的患者可以出现反复大量呕吐隔夜宿食。腹膜转移的患者出现腹部膨隆、腹胀、大量腹水。胃癌确诊时还应做肛门指检，明确有无盆腔种植转移。女性常常出现双侧卵巢种植转移。

【辅助检查】

胃癌患者中仅有 30% 伴有癌胚抗原（CEA）水平升高。在早期胃癌患者中 CEA 常处于正常水平，因而不能将其作为胃癌的特异性诊断指标。但检出有 CEA 升高的患者，持续监测 CEA 水平变化对于发现肿瘤复发或对治疗效果监测有一定作用。

内镜检查包括普通内镜和超声内镜检查。胃癌在内镜下的表现分为隆起型（Ⅰ型）、浅表型（Ⅱ型）和凹陷型（Ⅲ型）。大部分早期胃癌为表浅凹陷型。进展期胃癌主要内镜下表现为巨大溃疡，溃疡底部污秽，凹凸不平，质地脆，伴有出血。内镜下还能进行活检取组织标本，有助于明确病理诊断。超声内镜对于判断胃癌分期十分有帮助，超声内镜可以观察肿块侵犯的深度，累及胃壁层次，还可以观察胃周围淋巴结转移情况。超声内镜通过观察胃壁结构，可以对皮革胃作出客观判断。

腹部及盆腔 CT 可以进行胃癌的定位、肿瘤大体分型，判断是否侵犯浆膜层、胃周围淋巴结和邻近组织器官及盆腔和腹膜是否有转移。CT 是胃癌治疗前分期的基本手段，MRI、PET-CT 分别作为 CT 疑似肝转移及全身转移时的备选方案。

当胃癌的组织病理学明确时，有必要对晚期胃腺癌的病例进行 HER-2 检测，主要采用免疫组化或者 FISH 检测方法。根据 HER-2 的表达状态，选择是否联合靶向药物治疗。

【诊断与鉴别诊断】

胃癌早期诊断比较困难，大多当出现中上腹不适、贫血、食欲缺乏和消瘦时，已经为中晚期胃癌。经过胃镜检查，组织活检行病理学检查，能够明确诊断。再行腹部 CT 检查能明确临床分期。

（一）鉴别诊断

老年胃癌还需要与以下疾病作鉴别诊断：

1. 胃溃疡 胃溃疡为良性溃疡。患者多有慢性胃溃疡病史，反复发作。溃疡型胃癌需要与良性溃疡相鉴别。可以通过胃镜及活检明确诊断。

2. 胃平滑肌肉瘤或间质瘤 该疾病多见于老年人，肿瘤呈球形或半球形，好发于胃底及胃体部。超声胃镜也可见到其黏膜下肿瘤。

（二）分期

就胃癌而言，准确评价肿瘤分期是优化治疗的基础。目前常用的胃癌分期方法主要有两种。除日本分期方法外，更为普遍接受并通用的是由美国癌症联合委员会（AJCC）和国际抗癌联盟（UICC）联合制定的分期方法，即 AJCC/UICC 分期方法（表 48-11）。

表 48-11 AJCC 胃癌 TNM 分期（第 8 版）

分期		T	N	M
0		T_{is}	N_0	M_0
I		$T_{1\sim2}$	N_0	M_0
II	A	$T_{1\sim2}$	$N_{1\sim3}$	M_0
	B	$T_{3\sim4a}$	N_0	M_0
III		$T_{3\sim4a}$	$N_{1\sim3}$	M_0
IV	A	T_{4b}	$N_{1\sim3}$	M_0
	B	任何 T	任何 N	M_1

原发肿瘤（T）

T_x 原发肿瘤无法评估

T_0 无原发肿瘤的证据

T_{is} 原位癌：上皮内肿瘤，未侵袭固有层

T_1 肿瘤局限于黏膜或黏膜下层

T_2 肿瘤浸润超过黏膜下层，但局限于固有肌层

T_3 肿瘤浸润超过固有肌层，但局限于浆膜下组织

T_4 肿瘤侵犯浆膜（脏层腹膜）或邻近结构

T_{4a} 肿瘤侵犯浆膜（脏层腹膜）

T_{4b} 肿瘤侵犯邻近结构

区域淋巴结（N）

N_x 区域淋巴结无法评估

N_0 区域淋巴结无转移 §

N_1 1~2 个区域淋巴结有转移

N_2 3~6 个区域淋巴结有转移

N_3 7 个或 7 个以上区域淋巴结有转移

N_{3a} 7~15 个区域淋巴结有转移

N_{3b} 16 个或 16 个以上区域淋巴结有转移

远处转移（M）

M_0　无远处转移

M_1　有远处转移

组织学分级（G）

G_x　分级无法评估

G_1　高分化

G_2　中分化

G_3　低分化

G_4　未分化

§ pN_0 指所有被检查的淋巴结均为阴性，而不论被切除和检查的淋巴结数目有多少。

【治疗】

胃癌治疗强调多学科合作的综合治疗模式，根据胃癌的临床和病理分期，制订治疗方案。同时还要考虑到老年患者的体力状况，治疗耐受性和潜在的治疗风险。

彻底手术切除原发肿瘤为胃癌唯一可获治愈的方法。患者的年龄并不是唯一影响手术的因素，但是由于老年患者合并症较多，手术应充分考虑围手术期死亡及并发症的发生。早期胃癌病变仅限于黏膜层患者可行局部切除肿瘤，通过内镜下黏膜切除术（endoscopic mucosal resection，EMR）或腹腔镜，而且术后无需辅助化疗或放疗。Ⅰ、Ⅱ和Ⅲ期的标准治疗为切缘阴性的手术切除；亚洲标准治疗为进行 D2 淋巴结清扫的胃切除术。美国多采用 D1 根治手术，至少清扫 15 枚淋巴结。

局部进展期或伴有淋巴结转移的胃癌，可考虑直接进行根治性手术或者术前先行新辅助化疗，待肿瘤降期后再行根治性手术。荟萃分析和大规模的Ⅲ期随机试验表明，采用手术加术前放疗、围手术期化疗，或术后化放疗等多种模式综合治疗可能会使复发风险有所降低。英国的 MAGIC 研究显示，术前和术后用 ECF（表柔比星 + 顺铂 + 氟尿嘧啶）方案化疗可较单纯手术治疗显著提高患者的 5 年生存率。现已在欧洲部分地区被视作标准治疗而广为接受。围手术期化疗方案还可以选择替吉奥 + 顺铂或者替吉奥 + 奥沙利铂。

胃癌根治性手术后复发率高达 40%~60%，5 年生存率仅为 5%~20%。荟萃分析显示，胃癌术后辅助化疗较单纯手术有一定生存获益。一项纳入 17 项研究的荟萃分析，共收集 3838 个资料完整的病例，中位随访时间约 7 年，与单纯手术相比，术后化疗的患者 5 年生存率提高 5.8%，5 年无病生存率提高 5.3%，10 年生存率提高 7.4%。基于氟尿嘧啶的术后化疗可降低胃癌死亡率被广泛首肯。REAL-2 研究中，比较了 ECF、EOF、ECX 和 EOX 方案，显示奥沙利铂替代顺铂，卡培他滨替代氟尿嘧啶均具有更优的疗效和安全性。在美国，多中心研究 INT-0116 研究表明，胃癌切除术（D0/D1 根治术）后进行术后放化疗较单纯手术可改善中位至复发时间和总生存。但是术后辅助放疗是否会改善 D2 根治术后患者的远期生存还有待商榷。NCCN 指南推荐 D0/D1 根治术后的局部进展期胃癌患者，R1~2 切除的患者均要行放疗。

对于晚期胃癌，手术已不是能起主导作用的合宜选择，往往仅适于在有必要时才进行的姑息性手术，用以缓解肿瘤引起的梗阻或出血。目前公认应采取以全身药物治疗为主的综合治疗。对于此类肿瘤，化疗已证明能较最佳支持治疗显著提高生存质量并延长生存时间。胃癌晚期一线常用铂类或紫杉类联合氟尿嘧啶的两药联合方案。两药方案以铂类和氟尿嘧啶类化合物联合，因毒性较低常为首选。由于顺铂有肾毒性，老年患者可以采用奥沙利铂联合氟尿嘧啶的方案。目前卡培他滨和替吉奥作为口服氟尿嘧啶药物应用于胃癌化疗。疾病进展后一般状况较好的患者尚可选用二线化疗。一线如果选择铂类药物，二线可以选择紫杉类药物或伊立替康。老年患者如果体力状况较差，可以采用氟尿嘧啶类（卡培他滨或替吉奥）或紫杉类单药化疗。

同时也有分子靶向药物作为晚期胃癌治疗的选择。HER-2 检测阳性的患者可以采用曲妥珠单抗 + 氟尿嘧啶或卡培他滨 + 顺铂化疗。TOGA 研究证明了 HER-2 阳性晚期胃癌患者在顺铂联合氟尿嘧啶基础上加用曲妥珠单抗提高了有效率和总生存。如果老年患者体力状况评分 PS=2 分，可用曲妥珠单抗与卡培他滨单药联合。曲妥珠单抗有可能引起无症状心功能不全或心衰，因此老年患者治疗前及治疗期间要定期检测左心室射血分数。我国自行研制的阿帕替尼是小分子抗血管生成靶向药物，可作为晚期胃癌三线治疗的选择。一项Ⅲ期临床研究显示，晚期胃癌三线单药阿帕替尼组与安慰剂组比较，FAS 集的 OS 延长了 1.8 个月（P=0.0149）。但老年患者应用方面的经验数据尚不多。

晚期胃癌腹膜转移较为常见，患者以大量腹水为主要表现。腹腔化疗是指在腹腔内局部注入抗肿瘤药物，可显著杀伤腹膜局部种植的肿瘤细胞。腹腔化疗可以作为腹膜转移和控制腹水的治疗手段，也可以和全身化疗联合使用。胃癌腹腔化疗可以注入 5-氟尿嘧啶、顺铂或者紫杉醇。但是老年胃癌患者腹腔化疗并无大规模的临床试验证据。由于老年胃癌患者的胃肠蠕动偏弱，而抗肿瘤药物可能引起腹膜粘连，因此更易出现肠梗阻等并发症。因此，腹腔化疗期间，老年患者应加强活动，必要时服用促进肠蠕动药物，以减少肠粘连发生。

晚期胃癌患者，如患者可以耐受化疗，化疗可使其生存期延长。体力状况好的患者更能从姑息化疗中获益，但年龄 75 岁以上的患者生存期仅有延长趋势。故年龄 <75 岁的老年胃癌患者尚可推荐选用全身化疗。而对于 75 岁以上患者慎选化疗，尤其要个体化治疗，强调灵活性。如老年患者耐受性差，从化疗中获益的可能性小，可进行最佳支持治疗或局部的治疗，包括局部放疗、腹腔化疗等，以改善患者生存质量为主要目标。

【预后】

对于临床分期相同的可切除胃癌，老年人的根治性切除率较年轻人低，但是总生存分析却与非老年人相似。有研究显示，体重下降、体力状况评分、肿瘤分化程度、腹膜转移、腹腔淋巴结转移、累及病灶数、初次手术情况、分期、肝转移、化疗周期数，均是老年晚期胃癌独立的预后因素。

四、原发性肝癌

原发性肝癌（hepatocellular carcinoma，HCC）是我国常见的恶性肿瘤之一，发病率位于第三位，死亡率位于第二位，而且男性发病多于女性。这和我国慢性乙肝发病率高密切相关，我国的肝癌大多都有乙肝后肝硬化病史，而日本和西方国家以丙型肝炎后肝硬化和酒精性肝硬化为主。

我国原发性肝癌的高危人群包括：有慢性乙型肝炎病毒和（或）丙型肝炎病毒感染，长期酗酒、非酒精脂肪性肝炎引起的肝硬化，有肝癌家族史的人群，尤其是 40 岁以上的男性。血清甲胎蛋白（alpha fetoprotein，AFP）和肝脏超声检查是筛查肝癌的主要手段。建议高危人群每隔 6 个月至少检查一次。

【病因与发病机制】

原发性肝癌的发病与肝硬化密切相关。肝硬化患者中，原发性肝癌年发病率约有 3%~5%。在各种类型的肝硬化中，慢性乙肝后肝硬化患者的原发性肝癌发病率为 40% 左右。其他高危因素还包括，丙型肝炎病毒感染、代谢性肝病、口服避孕药，长期门静脉梗阻，黄曲霉素，乙醇，雄激素和放射线。

【组织病理学】

原发性肝癌按组织学类型可以分为肝细胞癌、胆管细胞癌和混合型癌。肝细胞肝癌最常见，约占所有肝癌的 90%。胆管细胞癌占原发性肝癌的 5%。肝细胞肝癌起源于肝细胞，以膨胀性、扩张性、多灶性或不确定性为其主要生长方式。我国肝癌病理协作组将肝细胞肝癌大体分为四型：块状型，结节型，小癌型和弥漫型。小肝癌是指直径 ≤ 3cm，常为单个结节，多无血管侵犯，有包膜，细胞分化较好，癌栓发生率较低，二倍体较多。肝细胞肝癌可通过区域淋巴结播散，也可通过门静脉和肝静脉转移。

【临床表现】

肝癌起病隐匿，早期没有特征性表现。由于肝癌患者多有肝硬化史，因此常常有慢性肝病的体征，包括脾脏大，腹壁静脉曲张，消化道出血甚至肝性脑病。腹部超声检查并结合血清 AFP 升高，可以发现一部分肝癌。肝癌随着病程进展，到中晚期可以出现上腹部不适、体重减轻、黄疸、腹水和发热等全身表现。

原发性肝癌还有一些少见的副癌综合征，包括低血糖，高钙血症和红细胞增多症等。

【辅助检查】

血清 AFP 升高是诊断肝癌最好的肿瘤标志物。因此 AFP 常常作为体检筛查指标。但是还有 30%~40% 的肝癌患者血清 AFP 始终为正常。一般认为 AFP 的水平和肿瘤的分化程度有关，中等分化的肝癌细胞多合成 AFP，然而高分化和低分化肝癌细胞很少甚至不合成 AFP。AFP 对胆管细胞癌和纤维板层型肝细胞肝癌没有诊断意义。在 AFP 阴性的肝癌患者中，可以检测 α-L- 岩藻糖苷酶（AFU）。AFU 对原发性肝癌诊断的特异性仅次于 AFP。

B 超是普查肝癌的首选方法，也是最常用的定位诊断方法。彩色多普勒血流成像不仅可以观察病灶内血供，也可明确病灶与肝内重要血管的毗邻关系，为临床治疗方法的选择及手术方案的制订提供依据。CT 检查有助于了解肿瘤的位置、大小、数目、与血管的关系。CT 对于经肝动脉化疗栓塞后碘油沉积观察有优势。CT 对于小肝癌的诊断能力略差于 MRI。MRI 是一种非侵入性无放射性损害的检查方法，可以观察肿瘤内部结构和血管关系。高场强 MRI 有助于肝癌和癌前病变的早期检出和诊断。PET-CT 还能明确肝癌远处脏器的转移灶，对肝癌的临床分期有重要价值。

【诊断与鉴别诊断】

（一）原发性肝癌的诊断标准

1. 病理诊断　肝组织学或肝外组织学证实为肝细胞癌。

2. 临床诊断　AFP>400ng/ml，持续 4 周以上，并且除外妊娠、活动性肝病、生殖胚胎性肿瘤。

3. 肝脏实质性占位，除外血管瘤等良性病变及转移性肝癌，并且具有以下条件之一：AFP>200ng/ml；典型原发性肝癌影像学表现；无黄疸而 AKP 或 γ-GT 明显升高；远处有明确转移病灶或有血性腹水，或在腹水中找到癌细胞；明确乙型肝炎标志阳性的肝硬化。

具有典型肝癌影像学特征的占位性病变，符合肝癌的临床诊断标准的患者，通常不需要以诊断为目的肝穿刺活检。对于缺乏典型肝癌影像学特征的占位性病变，肝穿刺活检可获得病理诊断。

（二）鉴别诊断

1. 慢性肝病　慢性肝病活动时 AFP 多与 ALT 同向活动，多为一过性升高或呈反复波动性，一般不超过 400ng/ml，持续时间也较短。

2. 继发性肝癌　多见于消化道恶性肿瘤转移，大多没有慢性肝病史。患者有便血、中上腹不适、消瘦等消化系统表现。血清肿瘤标志物中 CA19-9、CEA、CA724 等升高。肝脏影像学检查可见肝脏多发性占位，消化道内镜检查可能发现原发肿瘤。

（三）原发性肝癌的分期　见表 48-12。

表 48-12　AJCC 原发性肝癌 TNM 分期（第 8 版）

分期		T	N	M
0		Tis	N_0	M_0
I	A	T_{1a}	N_0	M_0
	B	T_{1b}	N_0	M_0
II		T_2	N_0	M_0
III	A	T_3	N_0	M_0
	B	T_4	N_0	M_0
IV	A	任何 T	N_1	M_0
	B	任何 T	任何 N	M_1

原发肿瘤（T）

T_{1a}　孤立肿瘤 <2cm，伴或不伴血管受侵

T_{1b}　孤立肿瘤 >2cm 不伴血管受侵

T_2　孤立肿瘤 >2cm 伴血管受侵或多灶性肿瘤，但均 <5cm

T$_3$　多灶性肿瘤，至少有一个 >5cm

T$_4$　任何大小的单个或多发肿瘤侵袭门静脉或肝静脉的主要分支，或肿瘤直接侵犯邻近器官，或致胆囊或脏器穿孔

区域淋巴结（N）

N$_x$ 区域内淋巴结不能测定

N$_0$ 无淋巴结转移

N$_1$　区域淋巴结转移

远处转移（M）

M$_x$ 远处转移不能测定

M$_0$ 无远处转移

M$_1$ 有远处转移

【治疗】

目前肝癌治疗模式是以外科为主的多种方法的综合与序贯治疗。

手术切除是肝癌最主要、最有效的方法，主要包括肝切除术和肝移植术。肝癌患者诊断后，能行手术切除的患者约为 20% 左右。对老年肝癌患者手术前，不仅要评价肝功能储备，还要评价患者全身状况。大部分患者合并有肝硬化，就诊时已经为中晚期而且失去手术机会。不愿接受手术或有多种合并症不能耐受手术或复发的老年患者可以考虑接受局部治疗，包括射频消融术、无水乙醇瘤内注射、肝动脉栓塞化疗（transcatheter hepatic arterial chemoembolization，TACE）和聚焦超声刀等。

射频消融的路径有经皮、腹腔镜或开腹手术。大多数的小肝癌可以经皮射频消融治疗，肿瘤直径在 5cm 以内；最佳治疗大小在 3cm 以内，更大的病灶也可治疗，但多针穿刺易存留肿瘤，效果不佳。局部消融适用于不能耐受手术而且肝脏肿块不大的老年患者。

介入治疗是原发性肝癌局部治疗的重要方法，目前主要采用 TACE。TACE 的适应证为：原发性肝癌不愿接受手术或无法手术切除的进展期肝癌（无肝、肾功能不全，无门静脉阻塞，肿瘤体积小于肝脏体积的 70%）；原发性肝癌肿瘤体积较大，先行栓塞缩小肿瘤，便于手术切除；根治性和非根治性肝肿瘤切除术后的辅助治疗，预防复发；肝细胞癌破裂出血和肝动静脉瘘治疗。由于大部分肝癌患者都有乙肝病毒感染史，TACE 治疗可能引起乙肝病毒复制，因此建议在治疗前即开始应用抗乙肝病毒复制药物。

过去由于放射治疗技术受限，放射线对肝脏损伤较大，而且疗效较差，因此原发性肝癌患者较少接受放疗。20 世纪 90 年代中期之后，随着放疗技术的发展，三维适形放疗和调强适形放疗等放疗技术逐渐成熟，为放疗在肝癌治疗中的应用提供了新的机会。放射治疗的适应证：①肝脏肿瘤局限，因肝功能欠佳不能进行手术切除；或肿瘤位于重要解剖结构，在技术上无法切除；或拒绝手术。②手术后有残留病灶者。③需要肝脏局部肿瘤处理，否则会产生一些并发症，如胆管的梗阻、门静脉和肝静脉的瘤栓。对胆管梗阻的患者可以先进行引流，缓解黄疸，再进行放疗。④远处转移灶的治疗，如淋巴结转移、肾上腺转移以及骨转移，放疗可减轻患者的症状，改善生活质量。

内科的全身化疗在肝癌治疗方面近年来仍然建树寥寥。既往肝细胞肝癌的化疗中，主要应用铂类、氟尿嘧啶和多柔比星。随着研究深入，以奥沙利铂联合氟尿嘧啶持续输注的 FOLFOX4 方案治疗晚期肝癌应用于临床，特别对于 Child A 级和 B 级的患者获益更大。但是这些化疗药物单药或联合使用的客观有效率较低。老年晚期肝癌患者，常常合并肝硬化，肝功能异常，心脏疾病和肾功能不全，化疗药物毒性显著，严重限制了其临床应用和治疗。

索拉非尼（sorafenib）是一种口服的多靶点、多激酶抑制剂，既可通过抑制血管内皮生长因子受体和血小板源性生长因子受体阻断肿瘤血管生成，又可通过阻断 Raf/MEK/ERK 信号传导通路抑制肿瘤细胞增殖，从而发挥双重抑制和多靶点阻断的作用。多项随机、双盲、平行对照的国际多中心 Ⅲ 期临床研究表明，索拉非尼能够延缓晚期 HCC 的进展，明显延长晚期患者生存期。索拉非尼已经作为晚期 IICC

患者的标准用药。索拉非尼与其他治疗方法（手术、介入和放疗等）联合应用可能使患者更多地获益。索拉非尼治疗 HCC 耐药后，可以应用新的小分子靶向药物瑞戈非尼治疗。总之，分子靶向治疗在控制 HCC 的肿瘤增殖、预防和延缓复发转移以及提高患者的生活质量等方面可能具有独特的优势。

有乙肝病毒感染史的原发性肝癌患者，要监测 HBV-DNA。如果有病毒复制，建议给予抗病毒复制药物。

【预后】

肝癌目前仍是威胁人类健康的常见恶性肿瘤之一。接受根治性切除的肝癌患者，5 年生存率已达 50% 以上。影响肝癌预后的因素较多，分化程度高、巨块型、具有完整包膜的肿瘤有着较好的预后；分化差、弥漫型、无包膜、有血管侵犯、肝门静脉瘤栓、卫星灶和肝脏代偿功能差则提示预后不良。

五、食　管　癌

食管癌（esophagus cancer）的发病与国家地区、人种、饮食习惯、性别有关。我国处于世界上食管癌相对高发的地带，全国食管癌的发病率和死亡率居恶性肿瘤前列。我国不同的地区，食管癌的发病率和死亡率相差甚远，云南省最低，山西省最高。食管癌多发生在 50 岁以后。

【病因与发病机制】

食管癌的病因并不明确。近年来的研究认为是多因素协同作用所致，包括亚硝胺、人类乳头状病毒、真菌毒素和感染、营养不良、维生素和微量元素缺乏、饮酒、吸烟和生活环境因素影响等。吸烟和饮酒尤其和食管鳞癌有关。食管腺癌主要与胃食管反流病和 Barrett 食管有关。食管癌分布具有显著的地域性和家族聚集性。据此推测，遗传因素在食管癌发生中也起了一定的作用。

【组织病理学】

我国食管癌多发生在胸中段食管，西方国家食管癌多发生在食管下段 1/3 段，并常累及胃食管交界处。早期食管癌临床病理大体分型为：隐伏型、糜烂型、斑块型和乳头型。中晚期食管癌大体病理分型为：髓质型、蕈伞型、溃疡型、缩窄型和腔内型。

食管癌 95% 以上的病理类型为鳞癌和腺癌。食管癌全球发病率高的国家和地区均以鳞癌多见，我国的食管癌 93% 为鳞癌，其次为腺癌。但在发病率不高的国家和地区，腺癌也是常见病理类型。

肿瘤位于食管胃交界线上下 5cm 内，并且已经侵犯食管下段或食管胃交界线，归于食管癌；肿瘤发生于胃食管交界线以下胃近端 5cm 以内的腺癌，如果未侵犯食管胃交界，则归于胃癌。

【临床表现】

早期食管癌无特征性表现，较难发现。部分患者仅有轻微表现，例如吞咽食物哽咽感、胸骨后不适、食管内的异物感或食物通过缓慢并有滞留感。中晚期食管癌最典型的症状就是进行性吞咽困难加重。如果肿瘤侵犯食管邻近组织器官，则出现相应的症状。肿瘤侵犯喉返神经导致声带麻痹，造成声音嘶哑。颈部和锁骨上淋巴结肿大。肿瘤如果压迫邻近气管和支气管，出现刺激性干咳；侵犯主动脉会造成胸痛，甚至累及主动脉导致大出血。

【辅助检查】

食管癌患者中约 40% 出现肿瘤标志物升高，例如 CEA，SCC，Ca211 等。

食管 X 线钡餐检查是诊断食管癌的传统手段，尤其是中晚期食管癌。该检查可以对肿瘤的长度、溃疡的深度、食管狭窄程度和是否穿孔进行有效判断。

内镜检查是明确诊断食管癌的主要方法，在镜下不仅能观察到食管黏膜表现、肿瘤大小等，而且能取组织活检，明确病理诊断。内镜下染色辅助多点活检是目前公认的最为准确的诊断早期食管癌的方法。更进一步可进行食管超声内镜检查，不仅能明确 T 分期，而且能显示食管壁浸润深度和邻近组织器官的受侵情况。

胸部 CT 能显示食管壁 >0.5cm，食管壁不均匀增厚。CT 能判断肿瘤的最大左右、前后径，肿瘤与周围食管腔的关系及浸润深度，并且能观察颈部、纵隔淋巴结是否肿大。

血清肿瘤标志物中 CEA、SCC、Ca211 等可作为食管癌的辅助诊断和疗效监测，但不能早期诊断食管癌。

【诊断与鉴别诊断】

食管癌的诊断主要根据临床症状及辅助检查，临床症状主要表现为进行性吞咽困难，辅助检查包括食管 X 线钡餐造影、CT、食管腔内超声、食管镜检查及组织细胞学确诊。

1. 鉴别诊断　Barrett 食管：Barrett 食管与食管腺癌的发病有关。可以通过内镜下表现，组织活检病理诊断鉴别。

2. 食管癌的分期　见表 48-13。

表 48-13　AJCC 食管癌 TNM 分期（第 8 版）

分期		T	N	M
0		Tis	N_0	M_0
I	A	T_1	N_0	M_0
	B	T_2	N_0	M_0
II	A	T_3	N_0	M_0
	B	$T_{1\sim2}$	N_1	M_0
III	A	T_{4a}	N_0	M_0
		T_3	N_1	M_0
		$T_{1\sim2}$	N_2	M_0
	B	T_3	N_2	M_0
	C	T_{4a}	$N_{1\sim2}$	M_0
		T_{4b}	任何 N	M_0
		任何 T	N_3	M_0
IV		任何 T	任何 N	M_1

原发肿瘤（T）

Tis：高度不典型增生

T_1：癌症侵犯黏膜固有层，黏膜肌层或黏膜下层

　T_{1a}：癌症侵犯黏膜固有层或黏膜肌层

　T_{1b}：癌侵犯黏膜下层

T_2：癌侵犯固有肌层

T_3：癌症侵犯外膜

T_4：癌侵入局部结构并且被分类为

　T_{4a}：癌侵入相邻结构例如胸膜，心包膜，奇静脉，膈肌或腹膜

　T_{4b}：癌侵入主要相邻结构，例如主动脉，椎体或气管

区域淋巴结（N）

N_0：无区域淋巴结转移

N_1：涉及 1~2 个区域淋巴结转移

N_2：涉及 3~6 个区域淋巴结转移

N_3：涉及 7 个或以上区域淋巴结转移。

远处转移（M）

M_0：无远处转移

M_1：远处转移

【治疗】

食管癌治疗主要依靠外科手术、放疗、化疗联合的多学科治疗。根据老年患者的一般身体状况、肿瘤分期、病变部位和病理类型，决定治疗方案。治疗方案主要涵盖了以下几种：①手术治疗；②放射治疗；③综合治疗（术前放疗＋手术；术前放化疗＋手术；手术＋术后放疗；手术＋术后放化疗；非手术食管癌的放化疗）。

早期食管癌，满足以下条件可行内镜下食管黏膜切除术：①病灶长度 <3cm，宽度 <1/2 食管周径；②食管黏膜上皮内癌，黏膜内癌未侵袭黏膜下层，不伴有淋巴结转移者；③食管上皮重度不典型增生及 Barrett 食管黏膜高度腺上皮不典型增生。术后需定期内镜碘染色观察和胸部 CT 检查，以及时发现复发。由于该治疗创伤小，老年患者大多能耐受。

食管癌手术治疗的适应证为：T_3 以前的早期食管癌或 T_{4a} 病变未侵犯邻近重要器官；淋巴结转移灶未超过 6 个以上（N_{0-2}）；远处无转移；患者能耐受手术。随着麻醉、手术技巧、器械和围手术期监护技术的进步，高龄、高难、复杂食管癌接受外科手术的越来越多。虽然患者高龄并不是手术绝对禁忌证，但是如果老年患者合并有较严重的心肺疾病，即使早期食管癌也不适合手术。

放射治疗是目前比较适合老年食管癌患者主要的有效安全手段之一。放疗适合早期食管癌但是因心肺疾病不能耐受手术的老年患者；局部 T_4 分期但没有淋巴结转移的患者，可先行术前同步放化疗，可提高食管癌手术切除率；中晚期食管癌患者可行根治性或姑息性放疗或放化疗联合治疗；姑息手术后放疗。但是老年食管癌患者体力状况差，对同步放化疗的耐受性差，可考虑序贯放化疗。根治性手术后预防性放疗的临床意义目前没有肯定结论。有研究认为，Ⅲ期和有淋巴结转移的食管癌患者，手术后预防性放疗能降低放疗部位淋巴结转移复发率，且不增加吻合口狭窄。因此，认为选择性进行术后放射治疗对部分患者有益。部分老年患者伴有合并症或者不适宜手术，可考虑姑息性放疗。姑息性放疗的目标是缓解进食困难、减轻痛苦（骨转移导致的骨痛，转移淋巴结压迫症状），提高生活质量，延长生命。有研究显示，局部晚期食管癌放疗较食管支架置入，有更好的远期生存获益。

晚期食管癌可以接受全身化疗。目前认为，顺铂是治疗食管癌联合化疗方案中的主要药物之一。顺铂联合氟尿嘧啶持续输注是常用基础方案，有效率可达 25%~35%。近年来，越来越多的研究验证了一些新药可以提高食管癌联合化疗有效率。紫杉醇、多西紫杉醇、伊立替康、吉西他滨和奥沙利铂作为两药联合方案中的选择。这些新药与顺铂或氟尿嘧啶联合，有研究数据显示治疗有效率可达 40%~50%。

【预后】

食管癌在我国是发病率较高的恶性肿瘤，尤其是男性。食管癌是男性恶性肿瘤发病率的第四位。研究显示，食管腺癌的预后好于鳞癌。老年食管癌患者，合并症多，手术耐受性差，对同步放化疗耐受性不佳，预后差。晚期食管癌中位生存时间仅为 6~8 个月，5 年生存率为 5%~7%。

六、胆　囊　癌

胆囊癌（gallbladder carcinoma）是最常见的胆道恶性肿瘤。胆囊癌的发病率存在明显的地理差异和种族差异。南美洲胆囊癌的发病率最高。绝大多数胆囊癌的诊断年龄在 60 岁以上，发病率随着年龄增长而不断上升。50~64 岁发病率为 1.47/10 万；65~74 岁为 4.91/10 万；75 岁以上为 8.69/10 万。胆囊癌患者女性显著多于男性（男∶女 =1∶3）。

【病因与发病机制】

胆囊癌的主要危险因素包括胆囊结石、慢性胆囊炎、胆囊腺瘤性息肉、胆管囊肿等。其他因素还包括饮食因素、肥胖、吸烟、酗酒和环境中特定化学成分的暴露。胆囊癌和胆囊结石之间有很强的相关性，约 75% 的胆囊癌患者合并胆囊结石。胆囊结石患者中有 0.3%~3% 发展为胆囊癌。

【组织病理学】

胆囊癌中约 90% 以上为腺癌，其中常见黏液分泌癌和印戒细胞癌，血管、淋巴、神经侵犯多见。大体上胆囊腺癌分为浸润癌（65%），乳头型癌（15%）和胶样癌（10%）。乳头型胆囊癌和胆囊结石无关，浸润型癌和胆囊结石显著相关，容易早期出现浸润。

胆囊癌可以通过直接扩散穿透胆囊壁侵犯肝脏和腹腔。诊断胆囊癌时，约69%~83%的患者的病变可直接侵犯肝脏，57%的胆囊癌直接侵犯十二指肠、胃、胰腺。这可能是胆囊癌进展较快的主要原因。胆囊癌最常见的腹腔外转移部位是肺部。

【临床表现】

胆囊癌的临床表现与肿瘤所在位置有关。中晚期胆囊癌患者出现右上腹疼痛，恶心、呕吐、厌食、黄疸、消瘦、乏力。

【辅助检查】

胆囊癌患者早期阻塞右肝管，可引起碱性磷酸酶升高。血清肿瘤标志物CEA升高，特异性为93%，敏感性为50%；CA19-9升高，特异性为79.2%，敏感性为79.4%。

超声检查能发现直径5mm以上胆囊内的息肉状肿瘤或者胆囊壁局部增厚，同时可以发现是否合并肝内外胆道梗阻、肝转移、肝门淋巴结肿大。但是超声检查的缺点就是不能准确评价腹腔动脉、腹主动脉旁淋巴结肿大，不能发现腹腔种植转移。

目前CT和MRI在胆囊癌诊断方面应用较广。增强CT可以诊断85%~95%的胆囊癌，手术前T分期准确率达84%，能明确是否肝脏转移、淋巴结肿大或有无远处转移。MRCP及MR血管造影对胆道侵犯和血管侵犯敏感性几乎达到100%，但是对肝脏侵犯、淋巴结转移的敏感性只有50%~70%。PET/CT可用来评价可疑病灶。

【诊断与鉴别诊断】

胆囊癌早期不易发现，患者也无特征性表现。采用超声、CT或MRI检查可影像学诊断胆囊癌。最终诊断依据仍然是组织学诊断。胆囊癌可以用经皮穿刺组织，行病理检查明确诊断。但是很多情况下，组织病理学诊断大部分经过外科手术获得。

1. 鉴别诊断 胆囊腺瘤样息肉：该病需要和息肉样胆囊癌相鉴别。胆囊息肉癌变的危险性取决于息肉的大小和数目。体积较大的孤立性息肉癌变的可能更大，尤其是直径大于1cm的息肉。

2. 分期 见表48-14。

表48-14 AJCC 胆囊癌TNM分期（第8版）

分期		T	N	M
0		Tis	N_0	M_0
I		T_1	N_0	M_0
II	A	T_{2a}	N_0	M_0
	B	T_{2b}	N_0	M_0
III	A	T_3	N_0	M_0
	B	$T_{1\sim3}$	N_1	M_0
IV	A	T_4	$N_{0\sim1}$	M_0
	B	任何T	N_2	M_0
	B	任何T	任何N	M_1

原发肿瘤（T）

T_X 原发肿瘤无法评估

T_0 无原发肿瘤证据

Tis 原位癌

T_1 侵犯固有层或肌层

T_{1a} 侵犯固有层

T_{1b}　侵犯肌层

T_2　侵犯腹膜侧肌周结缔组织，但没有超出浆膜（脏层腹膜）或侵犯肝侧肌周结缔组织，但没有进入肝脏

T_{2a}　侵犯腹膜侧肌周结缔组织，但没有超出浆膜（脏层腹膜）

T_{2b}　侵犯肝侧肌周结缔组织，但没有进入肝脏

T_3　穿透浆膜和（或）直接侵犯肝脏和（或）一个邻近器官或组织，如胃、十二指肠、结肠、胰腺、网膜或肝外胆管

T_4　侵犯门静脉主干，或肝动脉，或两个或以上肝外器官和结构

区域淋巴结（N）

N_X　区域淋巴结无法评估

N_0　无区域淋巴结转移

N_1　转移至1~3组区域淋巴结

N_2　转移至4组或以上区域淋巴结

远处转移（M）

M_0　无远处转移

M_1　远处转移

【治疗】

胆囊癌治疗是以手术为主的综合治疗。手术治疗是目前治疗胆囊癌最为有效的手段。根据胆囊癌分期、肿瘤位置，决定手术方式和范围。Ⅰ期胆囊癌建议用单纯胆囊切除术，即可达到治愈。T_2以上胆囊癌患者应接受扩大胆囊切除术。Ⅲ期胆囊癌如果病理提示肿瘤已经穿透胆囊壁，则建议二次手术进一步清扫淋巴结。推荐附加肝脏部分切除、胆总管切除到胰十二指肠切除。有研究显示，Ⅱ期胆囊癌行扩大切除术，患者5年生存率可达90%；而行单纯胆囊切除术，5年生存率仅为40.5%。Ⅲ期患者接受胆囊扩大切除术，5年生存率为63%左右。Ⅳ期胆囊癌中，有无淋巴结转移与预后密切相关。$T_4N_0M_0$患者仍然能从胆囊根治切除术中获益。N_2患者手术治疗效果差，不建议手术作为常规治疗。老年胆囊癌患者如果无严重合并症，体力状况好，建议优选手术治疗。

胆囊癌的全身系统性化疗疗效并不确切。胆囊癌术后辅助化疗并没有标准方案。T_2期以上的术后辅助化疗建议采用吉西他滨联合顺铂化疗。晚期胆囊癌患者如果身体体力状况好（PS 0~1），可以接受晚期一线联合化疗：吉西他滨联合铂类。老年患者体力状况较差（PS 2），建议吉西他滨单药化疗或者局部放疗。胆囊癌晚期二线尚无标准方案。老年患者体力状况差，可以接受最佳支持治疗和中医中药治疗。

【预后】

晚期无法手术的胆囊癌恶性程度相当高，预后极差。这些患者中位生存期为2~4个月，1年生存率不足5%。

七、肛 门 癌

肛门癌（anal cancer）为一种罕见的肿瘤类型，1973—1979年间至1994—2000年间，全美男性浸润性肛门癌发病率增长约了1.9倍，女性增长了约1.5倍，并且从那时起仍然持续增高。一项对SEER数据的分析，肛门鳞状细胞癌的发病率自1992—2001年的增加率为2.9%/年。肛门癌多见于50~60岁老年患者，女性多于男性。

【病因与发病机制】

肛门癌最主要的病因就是人类乳头状病毒（human papillary virus，HPV）感染导致肛门生殖器疣。HPV第16和18型是肛门癌最重要的致病因子。其他危险因素包括接受肛交，性传播疾病史，宫颈、外阴或阴道肿瘤史，人类免疫缺陷病毒（HIV）感染后的免疫抑制，某些自身免疫性疾病和吸烟。有研究显示，在与男性发生性行为的男性中使用四价HPV疫苗可能会降低此人群中肛门癌的罹患风险。

【组织病理学】

肛管是长 3~4cm 的管状结构。肛管和会阴皮肤的连接处叫肛门缘。因此称为肛管癌和肛缘癌。

肛门癌中，鳞状细胞癌占 63%，移行细胞癌占 23%，黏液腺癌占 7%，基底细胞癌占 2%，可经局部切除或放疗治愈。远端肛门癌更易出现腹股沟淋巴结转移。近端直肠癌也会出现腹股沟淋巴结转移，但是较远端肛门癌发生率低。

肛门癌最常见远处转移为肝脏、肺和盆腔外淋巴结。

【临床表现】

肛门癌患者有出血、局部疼痛、胀气和瘙痒。大约四分之一的患者无明显临床症状。

【辅助检查】

肛门癌 T 分期的评估主要通过临床检查实施。临床检查包括仔细的直肠指诊（DRE）、肛门镜检查、腹股沟淋巴结触诊，并对临床或放射学检查中发现增大的淋巴结行细针穿刺和（或）切除活检。盆腔 CT 或 MRI 对盆腔淋巴结进行评估。腹部和胸部 CT 用于评估有无远处肿瘤转移。这些检查方法明确了肿瘤是否侵犯其他腹部或盆腔器官。

肛门癌患者需进行 HIV 检测和 CD4 水平的测定。

PET/CT 扫描可以被考虑用于治疗前临床分期。PET/CT 评估盆腔淋巴结的敏感度和特异度分别为 56% 和 90%。但是 PET/CT 仍然无法取代 CT 的诊断价值。

【诊断与鉴别诊断】

肛门癌的诊断主要通过临床症状、肛门直肠指检或肛门镜检查，同时要进行腹股沟区淋巴结触诊，结合盆腔 CT，决定临床分期。其分期见表 48-15。

表 48-15 AJCC 肛门癌 TNM 分期（第 8 版）

分期		T	N	M
0		Tis	N_0	M_0
I		T_1	N_0	M_0
II		T_2	N_0	M_0
		T_3	N_0	M_0
III	A	T_1	N_1	M_0
		T_2	N_1	M_0
		T_3	N_1	M_0
		T_4	N_0	M_0
	B	T_4	N_1	M_0
		任何 T	N_2	M_0
		任何 T	N_3	M_0
IV		任何 T	任何 N	M_1

原发肿瘤（T）

T_X 原发肿瘤无法评估

T_0 无原发肿瘤证据

Tis 原位癌（Bowen 病，高级别鳞状细胞上皮内病变，肛门上皮内瘤变 II ~ III 级

T_1 肿瘤最大径 ≤ 2cm

T_2 肿瘤最大径 >2cm，但 ≤ 5cm

T_3 肿瘤最大径 >5cm

T_4 任何大小的肿瘤侵犯邻近器官，例如阴道、尿道、膀胱 *

* 注：直接侵犯直肠肠壁、直肠周围皮肤、皮下组织或括约肌者

区域淋巴结（N）

N_x　区域内淋巴结不能测定

N_0　无淋巴结转移

N_1　直肠周围淋巴结转移

N_2　单侧髂内和（或）腹股沟淋巴结转移

N_3　直肠周围和腹股沟淋巴结和（或）双侧髂内和（或）腹股沟淋巴结转移

远处转移（M）

M_x　远处转移不能测定

M_0　无远处转移

M_1　有远处转移

【治疗】

既往浸润性肛门癌多采用腹会阴联合切除术，但手术后局部复发率高，永久性结肠造瘘的并发症发生率较高，而 5 年生存率仅 40%~70%。随机临床试验的结果支持在肛门癌的治疗中使用化疗联合放疗的综合治疗模式。

非转移性肛管癌主要治疗手段是同步放化疗。丝裂霉素 / 氟尿嘧啶、丝裂霉素 / 卡培他滨或氟尿嘧啶 / 顺铂与放疗同步给予。一项美国国家癌症数据库资料的分析报告显示，仅有 61.5% 的 Ⅰ 期肛管癌患者接受了同步放化疗。男性、老年或肿瘤较小级别较低的患者，更可能接受单纯切除治疗。Ⅱ / Ⅲ 期患者中有 88% 接受同步放化疗。非转移性肛缘癌可接受局部切除或放化疗。T_1、N_0 高分化肛缘癌患者可通过保证充分切缘的局部切除作为主要治疗。当切缘不足时，可以局部放疗或丝裂霉素 / 氟尿嘧啶、丝裂霉素 / 卡培他滨或氟尿嘧啶 / 顺铂同步放化疗作为替代选择。

转移性肛门癌的患者临床试验数据较少，建议给予顺铂 / 氟尿嘧啶全身化疗。

【预后】

肛门癌的预后与原发肿瘤的大小和淋巴结转移的存在有关。50% 的肛门癌在初诊时为局限性，这些患者 5 年生存率为 80%。29% 的肛门癌患者在确诊时已经有局部淋巴结转移，这些患者 5 年生存率为 60%。确诊时有远处转移患者的 5 年生存率为 30.5%。分期 T_4N_0 和 $T_{3\sim4}N^+$ 的患者的生存情况最差。研究显示，男性性行为和皮肤溃疡预示着较差的生存。

（唐　曦）

参 考 文 献

1. Papamichael D, Audisio RA, Glimelius B, et al. Treatment of colorectal cancer in older patients: International Society of Geriatric Oncology (SIOG) consensus recommendations 2013. Ann Oncol, 2015, 26 (3): 463-476.

2. Ghignone F, Leeuwen BL, Montroni I, et al. The assessment and management of older cancer patients: A SIOG surgical task force survey on surgeons's attitudes. Eur J Surg Oncol, 2016, 42 (2): 297-302.

3. Yothers G, O'Connell MJ, Allegra CJ, et al. Oxaliplatin as adjuvant therapy for colon cancer: updated results of NSABP C-07 trial, including survival and subset analyses. J Clin Oncol, 2011, 29: 3768-3774.

4. Van Cutsem E, Cervantes A, Nordlinger B, et al. Metastatic colorectal cancer: ESMO Clinical Practice Guidelines for diagnosis, treatment and follow-up. Ann Oncol, 2014, 25 Suppl 3.

5. Cunningham D, Lang I, Marcuello E, et al. Bevacizumab plus capecitabine versus capecitabine alone in elderly patients with previously untreated metastatic colorectal cancer (AVEX): an open-label randomized international phase 3 trial. Lancet Oncol, 2013, 14: 1077-1085.

6. Grothey A, Van Cutsem E, Sobrero A, et al. Regorafenib monotherapy for previously treated metastatic colorectal cancer (CORRECT): an international, multicentre, randomised, placebo-controlled, phase 3 trial. Lancet, 2013, 381 (9863): 303-312.

7. Oettle H, Neuhaus P, Hochhaus A, et al. Adjuvant chemotherapy with gemcitabine and long-term outcomes among patients with resected pancreatic cancer: the CONKO-001 randomized trial. JAMA, 2013, 310 (14): 1473-1481.

8. Uesaka K, Boku N, Fukutomi, et al. Adjuvant chemotherapy of S-1 versus gemcitabine for resected pancreatic cancer: a phase 3, open-label, randomized, non-inferiority trial (JASPAC01). Lancet, 2016, 388 (10041): 248-257.

9. Ueno H, Ioka T, Ikeda M, et al. Randomized phase Ⅲ study of gemcitabine plus S-1, S-1 alone, or gemcitabine alone in patients with locally advanced and metastatic pancreatic cancer in Japan an Taiwan: GEST study. J Clin Oncol, 2013, 31 (13): 1640-1648.

10. Von Hoff DD, Goldstein D, Renschler MF. Albumin-bound paclitaxel plus gemcitabine in pancreatic cancer. N Engl J Med, 2014, 370: 479-480.

11. Conroy T, Desseigne F, Ychou M et al. FOLFIRINOX versus gemcitabine for metastatic pancreatic cancer. N Engl J Med, 2011, 364: 1817-1825.

12. Kochi M, Jujii M, Kanamori N, et al. Phase Ⅱ study of Neoadjuvant Chemotherapy With S-1 and CDDP in Patients with Lymph Node Metastatic Stage Ⅱ or Ⅲ Gastric Cancer. Am J Clin Oncol, 2017, 40 (1): 17-21.

13. Li T, Chen L. Efficacy and safety of SOX regimen as neoadjuvant chemotherapy for advanced gastric cancer. Zhonghua Wei Chang Wai Ke Za Zhi, 2011, 14 (2): 104-106.

14. 张俊, 秦叔逵. HER2 阳性晚期胃癌分子靶向治疗的中国专家共识 (2016 版). 临床肿瘤学杂志, 2016, 21 (9): 831-839.

15. Hasegawa K, Aoki T, Ishizawa T, et al. Comparison of the therapeutic outcomes between surgical resection and percutaneous ablation for small hepatocellular carcinoma. Ann Surg Oncol, 2014, 21 Suppl 3: S348-S355.

16. Lencioni R, de Baere T, Soulen MC, et al. Lipiodol transarterial chemoembolization for hepatocellular carcinoma: A systematic review of efficacy and safety data. Hepatology, 2016, 64: 106-116.

17. Qin S, Bai Y, Lim HY, et al. Randomized, multicenter, oper-label study of oxaliplatin plus fluorouracil/leucovorin versus doxorubicin as palliative chemotherapy in patients with advanced hepatocellular carcinoma from Asia. J Clin Oncol, 2013, 31: 3501-3508.

18. Pressiani T, Boni C, Rimassa L, et al. Sorafenib in patients with Child-Pugh class A and B advanced hepatocellular carcinoma: a prospective feasibility analysis. Ann Oncol, 2013, 24: 406-411.

19. Van Hagen P, Hulshof MC, van Lanschot JJ et al. Preoperative chemoradiotherapy foresophageal or junctional cancer. N Engl J Med, 2012, 366: 2074-2084.

20. Hundal R, Shaffer EA. Gallbladder cancer: epidemiology and outcome. Clin Epidemiol, 2014, 6: 99-109.

21. Shindoh J, de Aretaxabala X, Aloia TA, et al. Tumor location is a strong predictor of tumor progression and survival in T2 gallbladder cancer: an international multicenter studyl. Ann Surg, 2015, 261 (4): 733-739.

22. Stein A, Amold D, Bridgewater J, et al. Adjuvant chemotherapy with gemcitabine and cisplatin compared to observation after curative intent resection of cholangiocarcinoma and muscle invasive gallbladder carcinoma (ACTICCA-1 trail)-a randomized, multidisciplinary, multinational phase Ⅲ trial. BMC Cancer, 2015, 15: 654-660.

23. Shiels MS, Kreimer AR, Coghill AE, et al. Anal cancer incidence in the United States, 1977-2011: distinct patterns by histology and behavior. Cancer Epidemiol Biomarkers Prev, 2015, 24: 1548-1556.

24. Kole AJ, Stahl JM, Park HS, et al. Predictors of nonadherence to NCCN guideline recommendations for the management of stage I anal canal cancer. J Natl Compr Canc Netw, 2017, 15: 355-362.

第六节 颅内新生物

一、胶 质 瘤

胶质瘤（glioma）是中枢神经系统最常见的原发恶性肿瘤，约占颅内肿瘤的 46%~60%。男性患者明显多于女性患者，男女之比接近 2:1。老年患者中胶质瘤的发病率整体呈上升趋势，尤其是老年人群中最为常见的胶质母细胞瘤，其发病率逐年递增。胶质瘤具有发病率高、复发率高、病死率高和治愈率低的"三高一低"特点。年龄 ≥ 65 岁的老年患者占胶质母细胞瘤患者总人数的三分之一，该疾病的发病高峰年龄在 65~84 岁。低级别胶质瘤在老年患者中的发病率很低。

【组织病理学】

发生于神经外胚层的神经胶质瘤简称胶质瘤。除了起源于间质细胞的胶质瘤以外，起源于实质细胞的神经元肿瘤也囊括于胶质瘤的范畴中。最常见的胶质瘤包括星形细胞瘤、胶质母细胞瘤、髓母细胞瘤、室管膜瘤、少突胶质瘤等。胶质母细胞瘤属于最具侵袭性的肿瘤类型之一。

【病因与发病机制】

胶质瘤的病因仍未明确，暴露于电离辐射是导致该疾病的明确危险因素之一。过度频繁使用移动手机者，手机产生的射频电磁场被认为可以诱发胶质瘤。某些基因的突变与胶质瘤的遗传易感性相关。作为第三代遗传标志的基因多态性（single nucleotide polymorphism，SNP），其与人体多种表型差异、对药物或疾病的易感性等都可能相关。两项利用高通量技术的大型全基因组研究发现，CDKN2B 和 RTEL1 两个基因位点的 SNP 与罹患胶质瘤风险的增加存在着相关性。

【临床表现】

胶质瘤由于恶性程度不同，其所产生症状的速度也不同。低级别胶质瘤患者的病史可以长达数年，而高级别胶质瘤患者的病史往往在数个星期至数个月。临床表现主要有两大类：

颅高压症状：进行性加重的头痛、喷射性呕吐、视乳头水肿、复视、视力减退、头晕、黑蒙、意识障碍等。

肿瘤压迫、浸润脑组织所致的局灶性症状：由于肿瘤所在的位置不同，可出现各种症状及体征，例如额叶肿瘤可导致癫痫、精神症状，顶叶肿瘤可导致感觉障碍，枕叶肿瘤可导致幻视或偏盲等。与年轻患者相比，低级别胶质瘤的老年患者更容易出现局灶性神经功能缺损，如认知障碍，语言障碍和感觉运动障碍，而不是癫痫发作。老年低级别胶质瘤患者，肿瘤可能生长速度更快、浸润生长范围更大，较年轻患者更具有侵袭性。

【辅助检查】

怀疑中枢神经系统肿瘤时应首选 MRI 检查，对具有 MRI 检查禁忌证者可选择 CT 检查。MRI 序列及断层要求：平扫应包括 T_1、T_2 和 FLAIR 序列，前、后扫描矢状面和横断面 T_1、平扫横断面 T_2 和 FLAIR 序列。PET-CT 有助于鉴别肿瘤良恶性、放射性坏死、肿瘤分级，并可以进行全身评价。

为了明确组织病理学诊断，在决定进一步治疗之前必须进行显微切除手术或诊断性活检。与诊断性活检相比，最大安全范围的手术切除可提高 Ⅲ、Ⅳ级老年胶质瘤患者的生存率。回顾性及前瞻性研究结果均显示，在大于 60 岁的老年患者群中，手术切除相比活检能显著延长中位生存时间。

近年在胶质瘤分子学特征方面的研究已取得重大进展，已经确定了一系列有助于胶质瘤临床诊断和预后判断的分子标志物。在 2016 年最新版 WHO 中枢神经系统肿瘤分类中，首次在组织学分型的基础上加入了分子学特征（表 48-16）。可以用焦磷酸测序、PCR、荧光原位杂交等方法确定肿瘤的分子分型。

表 48-16　2016 年中枢神经系统 WHO 分类及分级（部分）

分类	分级
弥漫性星形细胞和少突胶质细胞肿瘤	
弥漫性星形细胞瘤，IDH 突变型	Ⅱ
间变性星形细胞瘤，IDH 突变型	Ⅲ
胶质母细胞瘤，IDH- 野生型	Ⅳ
胶质母细胞瘤，IDH- 突变型	Ⅳ
弥漫性中线胶质瘤，H3K27M- 突变型	Ⅳ
少突胶质细胞瘤，IDH 突变型和 1p/19q 联合缺失	Ⅱ
间变性少突胶质细胞瘤，IDH 突变型和 1p/19q 联合缺失	Ⅲ

续表

分类	分级
其他星形细胞瘤	
毛细胞型星形细胞瘤	I
室管膜下巨细胞星形细胞瘤	I
多形性黄色星形细胞瘤	II
间变性多形性黄色星形细胞瘤	III
室管膜肿瘤	
室管膜下肿瘤	I
黏液乳头型室管膜瘤	I
室管膜瘤	II
室管膜瘤，RELA 融合 – 阳性	II 或 III
间变性室管膜瘤	III
其他胶质瘤	
血管中心性胶质瘤	I
第三脑室脊索样胶质瘤	II

注：分级为 I、II 属低级别胶质瘤，分级为 III、IV 属高级别胶质瘤
异柠檬酸脱氢酶（isocitrate dehydrogenase，IDH）

【治疗】

老年胶质瘤患者常存在合并症多、需联合用药、对化疗耐受性下降以及放疗所诱导神经毒性的风险增加等情况，因此临床管理成为难点。老年患者治疗主要包括对症治疗及病因治疗两方面。

老年胶质瘤患者常伴有神经认知障碍、情感或心境障碍、癫痫发作、血栓栓塞和疲劳等合并症，导致生活质量下降和死亡率上升，因此支持性治疗的目的是缓解上述各种症状。支持性治疗主要包括糖皮质激素和抗癫痫药物的应用。糖皮质激素是治疗肿瘤周围组织水肿的关键，可以缓解脑组织水肿所致的神经系统局灶性损害，同时减轻颅内压增高的症状。老年患者中应用糖皮质激素带来的不良反应较年轻患者更为明显，包括高血压、高血糖、骨质疏松、肌肉萎缩、不良精神事件和淋巴细胞减少相关的肺孢子菌肺炎。因此，糖皮质激素应只给予有症状的患者，并且尽可能减少用药剂量和持续治疗时间。其次，无论是在低级别或高级别胶质瘤中，老年患者更易发生癫痫，继而明显增加其跌倒和骨折风险。癫痫治疗的一般原则也适用于老年患者。推荐单药治疗，如拉莫三嗪或左乙拉西坦。由于老年患者似乎对抗癫痫药更敏感而且在较低的药物血清浓度时即可发生不良反应，因此建议给予低剂量药物治疗、延长药物浓度滴定时间并密切随访。

最大程度手术安全切除肿瘤是治疗胶质瘤的根本手段，同时辅以放疗和（或）化疗。放疗推荐分次外放疗。化疗药物推荐替莫唑胺。传统观念认为，老年人术后恢复较慢，并有较高的术后神经并发症的风险。然而近期回顾性研究表明，老年患者能耐受积极的神经外科手术且没有增加手术相关的并发症。值得注意的是，老年患者神经外科手术本身具有危险性，术后出血发生率为 6%，高于年轻患者。

1. 胶质母细胞瘤　胶质母细胞瘤为高级别的胶质瘤。尽管对于老年胶质母细胞瘤患者的最佳治疗方式仍存在争议，但是手术切除肿瘤或活检后放疗依然是临床上常用的治疗手段。如无禁忌证首选最大限度的安全切除，因为手术能迅速缓解肿瘤占位效应所致的症状，可能提高生存率，并可能增加辅助治疗的疗效。术中应用新型辅助技术有助于这类高级别胶质瘤的最大范围地安全切除，包括：神经导航、荧光引导等。为正确判断肿瘤切除的程度，推荐术后 72 小时内进行影像学复查。

胶质母细胞瘤术后早期放疗能有效延长患者的生存期。替莫唑胺同步放化疗 ± 序贯辅助化疗的联

合治疗是新诊断胶质母细胞瘤的标准治疗。依照 2015 年中国中枢神经系统胶质瘤诊断与治疗指南的推荐，对于 65 岁的老年人患者，可根据 KPS 评分和 MGMT 启动子甲基化情况为选择基础，在手术后可做如下选择：标准同步放化疗＋辅助化疗（TMZ）；低分割放疗＋同步化疗＋辅助化疗（TMZ）；低分割放疗＋辅助化疗（TMZ）；低分割放疗/标准放射治疗；单药化疗（TMZ）；支持治疗/姑息性对症处理。

目前认为短程放疗对老年胶质母细胞瘤患者是有效可行的。在一项纳入 100 例年龄 ≥ 60 岁的胶质母细胞瘤患者的前瞻性随机临床试验中，患者在手术后被随机分组，接受常规放疗（为期 6 周，分 30 次照射，总共 60Gy）或短程放疗（为期 3 周，分 15 次照射，总共 40Gy）。结果显示两组的生存时间相似（常规放疗组为 5.1 个月，短程放疗组为 5.6 个月）。减少了治疗时间之外，接受短程放疗组发生提前终止放疗者的比例更低（10%vs 26%），放疗后需要增加糖皮质激素剂量者的比例也更少（23%vs 49%）。

对于无法接受手术治疗者单纯放疗是一种合理的选择。与最佳支持治疗相比，70 岁以上老年患者术后给予短程放射治疗（为期 3 周，分 15 次照射，总共 40Gy）可以增加 3 个月的中位生存期而不改变生活质量。虽然上述研究数据多来自于小规模回顾性研究或单臂前瞻性研究，对于老年胶质母细胞瘤患者，短程放疗被认为是安全有效的。

替莫唑胺是为数不多可以通过血脑屏障的药物。由于其为口服给药且毒性相对较小，因此尤其适合应用于老年患者。替莫唑胺可以与放疗联合，但这种治疗模式会增加老年患者神经和血液毒性风险。建议根据分子学特征来指导治疗方案的选择。对于年龄 >70 岁的老年患者，如果有 MGMT 启动子甲基化，放疗联合辅助化疗或单纯化疗可以延长生存期；无 MGMT 启动子甲基化的老年患者不建议辅助化疗。其他化疗药物如亚硝脲类、丙卡巴肼、植物碱类（长春类、鬼臼毒类、喜树碱类）、顺铂和卡铂也是可选择的药物。

在疾病复发时如果评估患者能耐受积极治疗，可给予手术 ± 二线化疗或再次立体定向放疗。贝伐株单抗也是复发后可推荐方案之一。除单一用药外，贝伐株单抗还可以与其他化疗药物（CCNU、BCNU、TMZ、卡铂、伊立替康等）联合应用。

2. 低级别胶质瘤　因为缺乏关于老年低级别胶质瘤治疗的临床研究，因此对于这类特殊人群的优选治疗方案仍有争议。由于缺乏循证医学证据，临床上接受手术切除和标准放射治疗的老年低级别胶质瘤患者的数量远远小于年轻患者。在回顾性研究的数据显示，这类老年患者的中位总生存时间接近 3 年，5 年生存率低于 40%。

对于低级别胶质瘤的治疗方案应根据预后风险情况所决定。年龄 ≥ 40 岁、星形细胞瘤、肿瘤最大径 ≥ 6cm，肿瘤跨中线和术前神经功能缺损是预后不良的独立影响因素。预后评分低风险定义为拥有 ≤ 2 个危险因素，高风险定义为拥有 ≥ 3 个危险因素。在肿瘤完全手术切除后低风险者可以定期随访；高风险或手术有残留者早期放疗联合化疗（PCV 方案或替莫唑胺），或放疗联合替莫唑胺同步化疗序贯辅助化疗。但对于 1p/19q 联合缺失的患者对化疗更加敏感，因此这类患者可以选择单纯化疗。

对于老年患者术后放疗优选每次 1.8Gy，总剂量 40Gy。替莫唑胺是辅助化疗的首选药物。有利预后因素包括：相对年轻（60~75 岁）、病变局限或被完全切除、病理为少突胶质细胞瘤、1p/19q 联合缺失和（或）IDH 突变型。具有上述特征的老年患者可能获得长期生存。

【预后】

在 65~74 岁人群中胶质母细胞瘤的 1 年生存率仅为 25.3%。IDH 突变的 WHO 分级 Ⅱ、Ⅲ、Ⅳ 级胶质瘤与良好的预后相关，发生突变的患者存活期明显长于未发生突变的患者。

二、原发性中枢神经系统淋巴瘤

原发性中枢神经系统淋巴瘤（primary central nervous system lymphoma，PCNSL）是一种具有高度侵袭性的疾病，主要累及大脑、脊髓、眼睛、脑膜和脑神经，而无全身受累表现，属于结外淋巴瘤的一种。在发达国家，原发性中枢神经系统淋巴瘤的发病率为每年 0.5/10 万人，占所有原发性脑肿瘤的 3%~5%。流行病学数据显示在过去的数十年中，由于高度活性抗逆转录病毒疗法的发展，PCNSL 在获得性免疫缺陷综合征（acquired immunodeficiency syndrome，ADIS）患者中的发病率有下降趋势，而在免疫健全人群中的发病率呈上升趋势，尤其是老年人。该疾病确诊的中位年龄为 60~65 岁，中位生存期为 10~20 个月，5 年存活率低于 20%~30%。

【病因与发病机制】

关于 PCNSL 的发病机制存在较多争议。在各种原因导致免疫功能受损的患者中，EB 病毒（Epstein Barr virus，EBV）是导致 PCNSL 发生的重要原因之一。用 Southern 印迹法对肿瘤标本中病毒 DNA 序列进行检测，结果发现 16.7% 的免疫功能缺陷患者同时存在 EBV 的感染。免疫功能健全患者中 PCNSL 的发病机制并未阐明。目前认为颅脑外伤或炎症导致淋巴细胞在中枢神经系统内反应性聚集、恶变，原位淋巴瘤细胞恶性单克隆性增生，外周 B 细胞恶变后通过血脑屏障进入中枢神经系统，这些都可能是引起 PCNSL 的发病机制。

【临床表现】

PCNSL 缺乏特异性的临床表现，认知能力及性格改变通常是其常见的早期临床症状，但往往容易被忽视。病程中可出现头痛、喷射性呕吐等非特异性颅内高压症状，也可以有脑实质受损的神经系统症状如偏瘫、共济失调、语言障碍、癫痫发作等。10%~20% 的患者伴有眼部受累，多双眼起病，表现为视物模糊、视力下降、玻璃体混浊等。一般缺乏发热、盗汗、消瘦等淋巴瘤全身性症状。

【影像学诊断】

PCNSL 的影像学检查包括头颅 CT 和 MRI 增强扫描，MRI 尤其能发现这些肿瘤的典型特征。与其他肿瘤相比，淋巴瘤的占位效应较轻。肿瘤多位于脑表面或中线位置，肿瘤体积与占位效应不成比例。CT 扫描可见颅内球形实质性占位，可有分叶，瘤周有水肿，注射造影剂后肿瘤均匀强化。增强 MRI 扫描时可见肿块呈握拳样或团块样强化。PET/CT 有助于除外中枢神经系统以外的淋巴瘤病灶，帮助 PCNSL 诊断的成立，并明确分期。

【病理及分子学诊断】

立体定向穿刺术是首选的有创性诊断方法。应避免常规开颅手术切除病灶，因为手术不能提高患者的生存率并延误化疗的开展。PCNSL 中大部分为弥漫大 B 细胞性淋巴瘤（diffuse large B cell lymphoma，DLBCL），约占总数的 90%。显微镜下可见肿瘤细胞呈片状分布，与正常组织分界不清，常见血管周围聚集，形成袖套状排列。免疫组化显示肿瘤细胞表达 CD19、CD20、CD79a、BCL6、MUM-1、SHP-1 等 B 细胞标记，CD10 表达非常低，且 CD138 呈阴性表达。因此有学者认为 DLBCL 中枢神经系统淋巴瘤起源于晚期生发中心至后期生发中心。除 DLBCL 以外，其他常见类型还有 Burkitt 淋巴瘤、小细胞淋巴瘤、T 细胞淋巴瘤、免疫母细胞淋巴瘤等，其各自生物学表现与原发于其他部位的淋巴瘤一致。染色体 6q21.3 区高杂合子缺失常见于 PCNSL，该位点的缺失使参与免疫识别和免疫逃逸的重要基因失活，并与预后不良有关。

PCNSL 患者需常规行脑脊液检查，但脑脊液中淋巴瘤细胞的检出阳性率不足 30%。对脑脊液进行常规、生化、流式细胞学分析和免疫球蛋白的基因重排分析有助于 PCNSL 的诊断。约有 20% 的原发淋巴瘤患者眼睛受累，因此怀疑中枢神经系统淋巴瘤患者，应进行眼的裂隙灯检查。老年男性患者必须接受睾丸超声检查，因为睾丸淋巴瘤极易伴随中枢神经系统受累。

【治疗】

PCNSL 的常规治疗方法包括糖皮质激素治疗、放疗和化疗。老年患者接受放疗联合化疗会导致神经认知功能损害。近 80% 的 60 岁以上患者在接受治疗 1 年后可出现进行性白质脑病和认知功能障碍。因此在决定给予治疗前必须告知患者及家属治疗有导致神经认知功能障碍的风险。

PCNSL 对糖皮质激素药物高度敏感。在治疗开始后 48 小时内影像学检查即可观察到肿瘤缩小，缓解颅高压症状，但这种治疗反应持续时间短暂，一旦激素撤退后疾病会迅速复发。必须注意的是，由于激素可以诱导肿瘤细胞大量坏死，因此为了避免对病理诊断的干扰，激素治疗应该安排在组织活检后进行。老年患者接受激素治疗时需注意消化道出血、血糖异常、血压升高等不良反应的发生。

中大剂量甲氨蝶呤可以通过血脑屏障，作为 PCNSL 的一线治疗方案（甲氨蝶呤 $3{\sim}4g/m^2$，持续静脉滴注至少 3 小时，每 3 周给药一次）。由于老年患者对化疗耐受性差，常需要调整药物剂量甚至推迟疗程，因此生存获益较差且不良反应发生较高。在大样本 III 期临床试验中，>70 岁的 PCNSL 患者给予 6 个周期的大剂量甲氨蝶呤（$4g/m^2$，d1，静脉滴注 4 小时以上，Q2W）。结果显示，老年组比年轻组的客观缓解率低（44% vs 56%），III/IV 度白细胞降低发生率明显升高（34% vs 21%），治疗死亡率更高（18% vs 11%），无进展生存期和总生存期均显著缩短（中位无进展生存期：4.0 个月 vs 7.7 个月；中位总生存期 12.5 个月 vs 26.2 个月）。因此，推荐老年患者甲氨蝶呤的剂量应做酌情减量至 $1\sim3mg/m^2$，同时给予亚叶酸钙解毒，做好水化碱化治疗，监测肾功能及血常规。

利妥昔单抗为大分子单抗靶向药物，颅内血药浓度极低，在 PCNSL 中的应用颇有争议。CHOP（环磷酰胺、长春新碱、阿霉素、泼尼松）方案不推荐用于 PCNSL，因为该方案组成药物都不能有效地通过血脑屏障。

全脑放疗是 PCNSL 有效的治疗方案之一，常规放疗剂量为 40~50Gy，局部可加量至 60Gy。但是单独全脑放疗的疗效欠佳，患者生存期较短（11~18 个月），极易复发。全脑放疗的主要不良反应是神经毒性，在老年患者中尤为明显。临床可表现为痴呆、共济失调、尿失禁以及延迟若干年后发病的能获得 MRI 影像学证实的白质脑病。因此尽管全脑放疗可以使患者获得迅速有效的疾病缓解，但在患者对化疗敏感的前提下，它不应该作为一线治疗方案应用。中大剂量甲氨蝶呤诱导化疗达完全缓解后进行巩固性全脑放疗（whole brain radiotherapy，WBRT）（40~45Gy，每段 1.8~2.0Gy），有长期的神经毒性，尤其是在老年患者中。因此化疗达完全缓解者，序贯巩固全脑放疗并不能取得生存获益，因此对于这类患者在接受大剂量甲氨蝶呤治疗后应推迟全颅放疗或者复发后作为二线治疗。

【预后】

广泛应用于淋巴瘤预后评估的国际预后指数（the international prognostic index，IPI）并不适用于 PCNSL。推荐使用国际结外淋巴瘤研究组（International Extranodal Lymphoma Study Group，IELSG）制定的评分系统。以下每项积 1 分：年龄 >60 岁，体能状况评分（PS）>1 分，乳酸脱氢酶（LDH）浓度升高，脑脊液蛋白浓度升高、存在颅内深部病变。死亡风险分级：高危（4~5 分）、中位（2~3 分），低危（0~1 分），其 2 年总生存率分别为 15%、48% 和 80%。

三、脑 转 移 瘤

脑转移瘤（brain metastases tumor）是颅内最常见的恶性肿瘤之一，多指原发于身体其他部位的肿瘤细胞通过某种途径转移到颅内，并在颅内形成新的病灶。颅内转移瘤的原发肿瘤，男性以肺癌最多见；女性以乳腺癌最多见，血行转移为最常见的转移途径。随着越来越多地使用神经系统影像检查和癌症全身治疗手段的进步，脑转移瘤的报告发病率呈上升趋势。

【临床表现】

脑转移瘤病程短，起病可早于原发肿瘤部位症状，起病后病情呈进行性加重，如发生肿瘤出血使肿瘤体积迅速增大时病情呈突然加重。临床表现与肿瘤的大小、部位、有无周围水肿相关。表现为进行性加重性头痛、头痛剧烈时可伴有喷射性呕吐、视乳头水肿等颅内压增高的症状。根据病变部位不同可出现局限性定位体征，如偏瘫、偏身感觉障碍、失语、眼震、共济失调等体征。此外精神状态改变、癫痫发作也是常见的临床症状。

【病理学检查】

对于 MRI 疑诊为脑转移瘤且原发病灶不明的患者，在进行系统性治疗前需行组织病理学检查。影响治疗决策的分子标记物（比如乳腺恶性肿瘤的激素受体及 HER-2）的表达情况即使在原发病灶已被确认，如果条件许可的情况下，脑转移组织中仍需要被重新评估。在怀疑同时存在软脑膜转移的情况下，需要进行脑脊液生化及细胞学检查。

【辅助检查】

对怀疑有脑转移的患者，头颅增强 MRI 是首选的影像学检查手段。可见脑内多发环形样或结节样病灶，在 T_1 加权像呈等信号或稍低信号影，在 T_2 加权像下呈高信号影。病灶多位于皮层或皮层下，瘤旁水肿明显。注射造影剂后病灶呈环形或结节样强化。头颅 CT 增强扫描也可用于脑转移瘤的诊断与鉴别诊断。病灶通常呈圆形等密度影，伴瘤旁水肿，注射造影剂后见环形或结节样强化。

如果患者有明确的原发恶性肿瘤病史，需要对原发病灶及其他部位做进一步的影像学检查来评估病情。在原发性肿瘤不明的情况下，在彻底的体格检查（包括睾丸和皮肤检查）基础上进行胸部/腹部的 CT 检查，乳房 X 光检查和（或）超声检查建议。如果上述检查结果均为阴性，建议使用全身 PET-CT 扫描。

【治疗】

糖皮质激素可以改善肿瘤周围水肿患者的神经系统症状。由于地塞米松的盐皮质激素作用最弱，且半衰期长，因此被常规推荐使用。地塞米松治疗剂量为每天 2 次，总剂量 4~8mg。对于肿瘤占位效应明显或严重症状或在 48 小时内对治疗没有反应的患者使用更高剂量糖皮质激素。由于不良反应更为显著，应避免在老年患者中长期或大剂量使用糖皮质激素。

手术治疗使用于新诊断的、转移病灶数量为 1~3 个的脑转移瘤患者，尤其是当病灶直径 ≥ 3cm（无论是否有症状）；伴有坏死或囊性变以及水肿/占位效应；位于后颅窝合并脑积水位于有症状的功能区。在没有全身性疾病或病情控制良好、患者 KPS 评分 ≥ 60 分的情况下，手术切除转移瘤可以延长生存期。根据现有临床经验，和年轻患者一样，符合手术指征的老年患者接受手术治疗也是安全且有效的。大样本数据回顾性研究结果提示，年龄 ≥ 65 岁的脑转移瘤患者接受手术切除脑转移灶治疗，住院死亡率为 4%。最常见的不良事件是肺部并发症（3.4%）。与 65~70 岁的老年患者相比，80 岁以上患者住院死亡的概率没有明显的差别。尽管如此，高龄患者接受手术治疗必须谨慎。

放疗包括全脑放射治疗（whole-brain radiation therapy，WBRT）和立体定向放疗（stereotactic radiosurgery，SRS）两种治疗方式。WBRT 的适应证包括多发脑转移瘤，寡转移脑转移瘤（1~3 个）但全身性疾病难以控制，寡转移灶直径大于 4cm 故无法接受 SRS 以及作为手术或 SRS 后的补充治疗。荟萃分析研究显示，有 1~4 个脑转移瘤的患者接受单独 SRS 或 SRS 联合 WBRT 治疗，年龄 >50 岁的患者群在 SRS 后给予 WBRT 可以降低颅内转移复发的风险，但并不改善生存情况。WBRT 推荐照射剂量为 30Gy，分成 10 天完成。SRS 的治疗精准度高，对于病理边缘清晰的球形小转移病灶，SRS 是一种理想的治疗方式。推荐照射剂量为：肿瘤最大直径 ≤ 2cm 者 24Gy；2~3cm 者 18Gy，3~4cm 者 15Gy。和对放射敏感的恶性肿瘤一样，对放射不敏感的转移瘤，如黑色素瘤和肾细胞癌，SRS 治疗同样有效。SRS 应用于年轻或老年患者都是有效且安全的。年龄 ≥ 75 岁、KPS ≥ 50 分的脑转移瘤患者，单用 SRS 可以获得 7 个月的中位生存期，单病灶比多病灶者预后更好，但非小细胞肺癌患者比其他类型的肿瘤患者预后更差。

对化疗高度敏感的脑转移瘤（如恶性生殖细胞肿瘤、小细胞肺癌等）应首选全身化疗或靶向治疗。治疗时应该根据原发灶不同病理类型选择不同的药物。比如非小细胞肺癌存在 EGFR 突变时，首选小分子酪氨酸激酶抑制剂（厄洛替尼、吉非替尼、奥希替尼）；乳腺癌的分子分型决定用药方案：激素受体阳性者可选用内分泌治疗（芳香化酶抑制剂、三苯氧胺等）或化疗（卡培他滨、替莫唑胺等），HER2 阳性者需联合抗 HER-2 类靶向药物（拉帕替尼、曲妥珠单抗等）；对放化疗均不敏感的恶性黑色素瘤可选用伊匹单抗。脑转移灶对化疗反应率在以下常见疾病中分别为：小细胞肺癌 30%~80%，乳腺癌 30%~50%，非小细胞肺癌 10%~30%，黑色素瘤 10%~15%。

【预后】

影响预后的因素包括：体力状况 PS 评分、年龄、颅外肿瘤病灶的活性、脑转移瘤的数量、原发肿瘤类型/分子亚型。因为脑转移是疾病进展至晚期的表现之一，因此一旦发生脑转移后大多数患者的预期寿命短暂。

四、脑 膜 瘤

脑膜瘤（meningeoma）是发病率仅次于胶质瘤的原发性颅内肿瘤，占颅内肿瘤的 15%~24%。脑膜瘤起源于颅内蛛网膜细胞，发病缓慢，绝大多数为良性，好发于中年人，女性多于男性。恶性脑膜瘤包括间变脑膜瘤和原发脑膜肉瘤，这两种疾病在老年中非常罕见。脑膜瘤的发病原因不明。颅内任何部位都可以发生脑膜瘤，好发部位依次为大脑凸面、矢状窦旁、大脑镰旁和颅底，从而压迫相应部位的功能区和脑神经产生相应的临床症状和体征。在老年患者中脑膜瘤更易引起癫痫发作。头颅MRI和CT都是临床诊断脑膜瘤的常用检查方法。手术是治疗脑膜瘤的主要手段，但对于体积小、无症状的患者随访观察同样可行。如果肿瘤血供丰富，可以考虑在术前进行放疗或栓塞治疗。绝大多数脑膜瘤可治愈，对于复发患者可根据体力状况考虑是否给予二次手术治疗。

五、神 经 瘤

神经瘤（neuroma）可以起源于周围神经、脑神经及交感神经，其中最为常见的为听神经瘤，约占90%。临床表现为眩晕、神经性耳聋、耳鸣。随着疾病的发展将会出现小脑共济运动失调、邻近脑神经受损症状，甚至是颅内高压症状。头颅CT、MRI均可用于神经瘤的诊断。手术是最好的治疗手段。当肿瘤体积较大时手术中应注意避免损伤周围组织，但不提倡为保留神经功能而放弃完整手术切除肿瘤的机会。

（唐　曦　王静文）

参 考 文 献

1. INTERPHONE Study Group.Brain tumour risk in relation to mobile telephone use：results of the INTERPHONE international case-control study.Int J Epidemiol，2010，39（3）：675-694.

2. Melin B，Dahlin AM，Andersson U，et al.Known glioma risk loci are associated with glioma with a family history of brain tumours-a case-control gene association study.Int J Cancer，2012，132（10）：2464-2468.

3. Malmstrom A，Gronberg BH，Marosi C，et al.Temozolomide versus standard 6-week radiotherapy versus hypofractionated radiotherapy in patients older than 60 years with glioblastoma：the Nordic randomised，phase 3 trial.Lancet Oncol，2012，13（9）：916-926.

4. Oszvald A，Guresir E，Setzer M，et al.Glioblastoma therapy in the elderly and the importance of the extent of resection regardless of age.J Neurosurg，2012，116（2）：357-364.

5. Louis DN，Perry A，Reifenberger G，et al.The 2016 World Health Organization Classification of Tumors of the Central Nervous System：a summary.Acta Neuropathol，2016，131（6）：803-820.

6. Contin M，Mohamed S，Albani F，et al.Levetiracetam clinical pharmacokinetics in elderly and very elderly patients with epilepsy.Epilepsy Res，2012，98（2-3）：130-134.

7. Arif H，Buchsbaum R，Pierro J et al.Comparative effectiveness of 10 antiepileptic drugs in older adults with epilepsy.Arch Neurol，2010，67（4）：408-415.

8. Oszvald A，Guresir E，Setzer M，et al.Glioblastoma therapy in the elderly and the importance of the extent of resection regardless of age.J Neurosurg，2012，116（2）：357-364.

9. Tanaka S，Meyer FB，Buckner JC，et al.Presentation，management，and outcome of newly diagnosed glioblastoma in elderly patients.J Neurosurg.2013，118（4）：786-798.

10. Ostrom QT，Gittleman H，Liao P，et al.CBTRUS statistical report：primary brain and central nervous system tumors diagnosed in the United States in 2007-2011.Neuro Oncol，2014，16（Suppl 4）：iv1-iv63.

11. Jiménez de la Peña MD，Vicente LG.The Multiple Faces of Nervous System Lymphoma.Atypical Magnetic Resonance Imaging Features and Contribution of the Advanced Imaging.Curr Probl Diagn Radiol，2016，46（2）：136-145.

12. Roth P，Martus P，Kiewe P，et al.Outcome of elderly patients with primary CNS lymphoma in the G-PCNSL-SG-1 trial.Neurology，2012，79（9）：890-896.

13. Kerbauy MN，Moraes FY，Lok BH，et al.Challenges and opportunities in primary CNS lymphoma：A systematic review.Radiother Oncol，2017，122（3）：352-361.

14. Grossman R，Mukherjee D，Chang DC，et al.Predictors of Inpatient Death and Complications among Postoperative Elderly Patients

with Metastatic Brain Tumors.Ann Surg Oncol,2011,18(2):521-528.

15. Sahgal A,Aoyama H,Kocher M,et al.Phase 3 trials of stereotactic radiosurgery with or without whole-brain radiation therapy for 1 to 4 brain metastases:individual patient data meta-analysis.Int J Radiat Oncol Biol Phys,2015,91(4):710-717.

16. Yaeh A,Nanda T,Jani A,et al.Control of brain metastases from radioresistant tumors treated by stereotactic radiosurgery.J Neurooncol,2015,124(3):507-514.

第七节　皮肤恶性肿瘤

皮肤恶性肿瘤是一种累及表皮、皮肤附属器或黑色素细胞等部位的恶性肿瘤，国外报道白种人皮肤恶性肿瘤的发病率居于恶性肿瘤前列，且发病率逐年上升。皮肤恶性肿瘤以基底细胞癌（basal cell carcinoma，BCC）和鳞状细胞癌（squamous-cell carcinoma，SCC）多见，基底细胞癌占 65%~75%，发病年龄多在 50 岁以上，男性比例略高，可能与男性更易于从事户外工作且很少使用防晒措施有关。黑色素瘤发病率较前两者低，但预后最差，一般更容易出现淋巴结及血行转移。

一、基底细胞癌和鳞状细胞癌

【病因和发病机制】

目前认为紫外线是其主要的发病原因，其他诱因包括肤色白皙、化学致癌剂，电离辐射，病毒感染，遗传、免疫缺陷和外伤等。这些因素可引起 hedgehog 信号通路异常，从而诱发基底细胞癌。

【组织病理学】

基底细胞癌根据临床表现和病理特征可分为以下 7 种亚型：结节型基底细胞癌、表浅型基底细胞癌、色素型基底细胞癌、浸润型基底细胞癌、硬皮病样基底细胞癌、微结节型基底细胞癌、鳞状基底细胞癌。基底细胞癌虽然是恶性的，但转移者极少。

鳞状细胞癌由源自表皮的鳞状上皮细胞组成巢状、片状或条索状，并延伸至真皮不同深度。免疫组化中角蛋白标记和细胞上皮膜抗原（EMA）常被用于鉴别基底细胞癌和鳞状细胞癌，后者 EMA 常为阳性。鳞状细胞癌转移风险较基底细胞癌高。

【临床表现】

好发于日光照射部位，如头颈部、颜面部、头皮等，头颈部占 80%。

基底细胞癌起病时常无症状，初期多为基底较硬斑块状丘疹，有的呈疣状隆起，而后破溃为溃疡灶改变，不规则，边缘隆起，底部凹凸不平，生长缓慢，多单个发生，好发于面颊部、鼻梁及鼻两旁，患者常无自觉不适。

原位鳞状细胞癌多表现为边界清楚的鳞状红斑，Queyrat 增生性红斑属于一种少见的原位癌；浸润型鳞癌通常表现为质韧、隆起的角化性丘疹，有时中央存在过度角化或存在溃疡。

【辅助检查】

由于基底细胞癌及鳞状细胞癌好发于暴露部位皮肤，视诊、触诊是最简便易行的检查手段。对于固定于筋膜、肌肉和骨骼的病变，以及为明确有无淋巴结转移和远处转移，需行相关影像学检查，如 B 超、胸部 CT、MRI、骨扫描等。怀疑基底细胞癌患者均需刮取活检，必要时配合免疫组织化学染色。由于基底细胞癌转移较少，除了有脉管侵犯的高危患者外，前哨淋巴结活检不做常规推荐。

【诊断及鉴别诊断】

组织刮取活检，组织病理学结果是其诊断金标准。皮肤癌的分期见表48-17。

表 48-17　AJCC 皮肤癌 TNM 分期（第 8 版）

分期	T	N	M
0 期	Tis	N_0	M_0
I 期	T_1	N_0	M_0

分期	T	N	M
Ⅱ期	T_2	N_0	M_0
Ⅲ期	T_3	N_0	M_0
	$T_{1\sim3}$	N_1	M_0
Ⅳ期	T_4	任何 N	M_0
	任何 T	$N_{2\sim3}$	M_0
	任何 T	任何 N	M_1

T 分期

T_x 原发肿瘤厚度无法评估，如搔刮活检诊断者

T_0 无原发肿瘤证据

Tis 原位癌

T_1 ≤ 2cm，并且存在的高危因素 <2

T_2 >2cm，或存在的高危因素 ≥ 2

T_3 肿瘤侵犯上颌骨、下颌骨、眼眶、颞骨

T_4 肿瘤侵犯骨骼或颅底神经

（高危因素包括：①浸润深度：深度 >2mm；Clark 侵犯深度 ≥ Ⅳ（穿透真皮网状层）；周围神经浸润。②解剖部位：原发于耳部；原发于嘴唇。③分化程度：低分化或未分化）

N 分期

N_x 区域淋巴结无法评估，排除：对于 T_1 期黑色素瘤，不需进行病理 N 分期

N_0 未发现区域淋巴结转移

N_1 同侧单个淋巴结转移，并且最大径 ≤ 3cm

N_2 N2a 同侧单个淋巴结转移，并且最大径 >3cm 且 ≤ 6cm；N2b 同侧多发淋巴结转移，且最大径 ≤ 6cm；N2c 对侧或双侧淋巴结转移，且最大径 ≤ 6cm

N_3 转移淋巴结最大径 >6cm

M 分期

M_0 无远处转移证据

M_1 有远处转移

病理分化程度 G

Gx 分化无法评估

G1 高分化

G2 中分化

G3 低分化

G4 未分化

【治疗】

毁损性治疗或局部治疗包括冷冻术或电灼、刮除术毁损治疗或氟尿嘧啶或咪喹莫特局部治疗，或应用甲基氨基酮戊酸盐光敏疗法局部治疗，也可选择局部放射治疗。优点是皮肤损伤小，缺点是有治疗不充分的风险。

外科手术切除是首选治疗。对于低危患者，推荐 4mm 的手术安全切缘，长期完全缓解率高达 95%~99%；对于高危患者则需保证 6mm 的安全手术切缘，同时还应行前哨淋巴结活检。

转移性 BCC 和 SCC 全身化疗联合放疗为常用手段。目前常用的化疗药物包括顺铂、卡铂、紫杉醇、

多西紫杉醇、氟尿嘧啶、甲氨蝶呤等；另外最近几年兴起的免疫治疗有 α- 干扰素及 PD-1 单抗。

二、黑 色 素 瘤

【病因和发病机制】

黑色素瘤（melanoma）首要危险因素是黑色素瘤家族史（多发良性或非典型痣）。典型痣多为黑色素瘤前体，为发病风险增高的重要标志。有研究表明，到 80 岁时，任何痣转化为黑色素瘤的终身风险，男性为 0.03%，女性为 0.009%。黑色素瘤的发生还与过度紫外线照射、免疫抑制、光敏感、职业性暴露如煤焦油、砷化物、镭等有关。紫外线灼伤皮肤后损伤表皮免疫功能，使局部生长因子产物增加，形成黑色素细胞 DNA 的活性氧簇从而诱导黑色素瘤的发生。

在黑色素细胞转化和黑色素瘤进展过程中，目前已知与细胞周期相关的信号转导通路内因子的激活性突变有 NRAS 或 BRAF 的点突变；PI3K 通路途径异常包括 PTEN 缺失、蛋白激酶 B 的过表达；CDKN2A 和 CDK4 遗传性突变导致细胞周期异常从而为黑色素瘤的产生发展以及逃避基因诱导的老化提供必要条件。黑色素瘤常见的基因突变如 Bcl-2 过表达、APAF-1 失活和 NK-κB 的活化均可降低细胞凋亡的敏感性。

【组织病理学】

黑色素瘤起源于黑色素细胞。黑色素瘤主要来源于皮肤，也可发生于黏膜，如眼脉络膜和上呼吸道黏膜表面、消化道和泌尿生殖道。黑色素瘤恶性程度高、容易发生血行转移。黑色素瘤容易转移的部位为肺、肝、骨、脑。眼和直肠来源的黑色素瘤容易发生肝转移。

黑色素瘤常见的临床病理类型有：①浅表扩散型黑色素瘤：占所有黑色素瘤的 70%，白种人最常见，多中年起病，通常由痣或皮肤的色素斑发展而来；②结节型黑色素瘤：约占 15%，老年人和男性多见，男性发病率是女性的 2 倍，常位于日光照射部位；③恶性雀斑样黑色素瘤：约占 10%，老年人最常见，病变部位以脸部为主，该类型不是由痣发展而来，往往暴晒多年后发病，早期表现为深色不规则的皮肤斑点，可被误诊为老年斑或灼伤斑；④肢端雀斑样黑色素瘤：是黑色素瘤中最少见的类型，与紫外线照射关系不大，黄种人和黑种人以该类型最为常见，足底最为常见，因起病部位隐匿，容易被忽视。

【临床表现】

常有皮肤色素痣的形态或颜色改变、皮肤表面出现隆起物、色素痣瘙痒、局部出现破溃出血、指（趾）甲开裂等。早期皮肤黑色素瘤进一步发展可出现卫星灶、溃疡、反复不愈、区域淋巴结转移和移行转移。色素痣恶变的早期表现可以总结为"ABCDE"：

A 非对称（asymmetry）：色素斑的一半与另一半看起来不对称。

B 边缘不规则（border irregularity）：边缘不整或有切迹、锯齿等，不像正常色素痣那样具有光滑的圆形或椭圆形轮廓。

C 颜色改变（color variation）：正常色素痣通常为单色，而黑色素瘤主要表现为污浊的黑色，也可有褐、棕、棕黑、蓝、粉、黑甚至白色等多种不同颜色。

D 直径（diameter）：色素斑直径 >5~6mm 或色素斑明显长大时要注意，黑色素瘤通常比普通痣大，要留心直径 >5mm 的色素斑。对直径 >1cm 的色素痣最好做活检评估。

E 隆起（elevation）：一些早期的黑色素瘤，整个瘤体会有轻微的隆起。

转移性黑色素瘤患者可能出现全身非特异性症状，包括食欲减退、恶心、呕吐及乏力等。骨转移可能出现骨痛、肺转移可能出现咳嗽、咯血等。

【辅助检查】

黑色素瘤好发于皮肤，因此视诊、触诊是最简便常用的诊断手段。为排除淋巴结转移及远处转移，尤其复发患者，还需要行影像学检查。必查项目包括区域淋巴结（颈部、腋窝、腹股沟、　窝等）超声，胸部 X 线或 CT，腹盆部超声、CT 或 MRI，全身骨扫描及头颅检查（CT 或 MRI）。针对原发灶不明的患者可以选择 PET-CT 检查，更容易发现亚临床转移灶。对于 Ⅲ 期患者，PET-CT 扫描可以帮助鉴别 CT 无法明确诊断的病变，以及常规 CT 扫描无法显示的部位（比如四肢）。实验室检查包括乳酸脱氢酶（LDH），尽管 LDH 并非检测转移的敏感指标，但能指导预后。黑色素瘤尚无特异的血清肿瘤标志物，不推荐肿瘤标志物检查。

【诊断及鉴别诊断】

1. 诊断　病理学诊断是金标准，免疫组织化学染色是鉴别黑色素瘤的主要辅助手段。S-100，HMB-45 和波形蛋白（vimentin）是诊断黑色素瘤较特异的指标。HMB-45 比 S-100 更具特异性。

2. 鉴别诊断　黑色素瘤需与复合痣、晕样痣、皮肤痣、基底细胞癌、脂溢性角化病、血管瘤和皮肤纤维瘤及老年斑和灼伤斑鉴别。

3. 分期　皮肤黑色素瘤分期按照 AJCC 第 8 版 TNM 分期（表 48-18）。但是来源于眼的黑色素瘤（结膜、眼睑和脉络膜）和黏膜黑色素瘤没有统一的分期标准。

表 48-18　AJCC 恶性黑色素瘤 TNM 分期（第 8 版）

分期	T	N	M
Ⅰ A 期	T_{1a}	N_0	M_0
Ⅰ B 期	T_{1b}	N_0	M_0
	T_{2a}	N_0	M_0
Ⅱ A 期	T_{2b}	N_0	M_0
	T_{3a}	N_0	M_0
Ⅱ B 期	T_{3b}	N_0	M_0
	T_{4a}	N_0	M_0
Ⅱ C 期	T_{4b}	N_0	M_0
Ⅲ 期	任何 T	$\geq N_1$	M_0
Ⅳ 期	任何 T	任何 N	M_1

T 分期

T_x 原发肿瘤厚度无法评估

T_0 无原发肿瘤证据

Tis 原位癌

T_1 厚度 ≤ 1.0mm　　T_{1a} <0.8mm 无溃疡

　　　　　　　　　　T_{1b} 0.8~1.0mm 或 <0.8mm 且有溃疡

T_2　1.0mm< 厚度 <2.0mm　T_{2a} 无溃疡，T_{2b} 有溃疡

T_3　2.0mm< 厚度 <4.0mm　T_{3a} 无溃疡，T_{3b} 有溃疡

T_4　厚度 >4.0mm　T_{4a} 无溃疡，T_{4b} 有溃疡

N 分期

N_x 区域淋巴结无法评估

N_0 未发现区域淋巴结转移

N_1 有 1 个淋巴结转移或者无淋巴结转移但是出现以下转移：移行转移，卫星结节和（或）微卫星转移灶

N_2 有 2~3 个淋巴结转移或 1 个淋巴结伴有移行转移，卫星转移和（或）微卫星转移

N_3 有 4 个或以上淋巴结转移，或 2 个以上淋巴结伴有移行转移，卫星转移和（或）微卫星转移；边界不清的淋巴结无论是否伴有移行转移，卫星转移和（或）微卫星转移

M 分期

M_0 无远处转移证据

M_1 有远处转移

M_{1a} 远处皮肤、软组织包括肌肉，和（或）非区域淋巴结

M_{1b} 肺部转移，伴 / 不伴 M_{1a} 的远处转移部位

M_{1c} 非中枢神经系统的内脏器官转移，伴 / 不伴 M_{1a}，M_{1b} 的远处转移部位

M_{1d} 中枢神经系统转移，伴 / 不伴 M_{1a}，M_{1b}，M_{1c} 的远处转移部位

【治疗】

早期黑色素瘤在确诊后应尽快做原发灶扩大切除手术。扩大切除的安全切缘是根据病理报告中肿瘤浸润深度决定的。对于厚度 >0.75mm 的患者可考虑进行前哨淋巴结活检（SLNB）。我国皮肤黑色素瘤的溃疡发生率高达 60% 以上，而且伴有溃疡发生的皮肤黑色素瘤预后较差，故建议合并溃疡的患者均推荐行 SLNB。不建议行预防性淋巴结清扫。前哨淋巴结阳性或经影像学和临床检查判断有区域淋巴结转移（但无远处转移的Ⅲ期患者）在扩大切除的基础上应行区域淋巴结清扫。肢体移行转移表现为一侧肢体原发灶和区域淋巴结之间皮肤、皮下和软组织的广泛转移，手术难以切除干净。该种类型国际上以隔离热灌注化疗（ILP）和隔离热输注化疗（ILI）为主。Ⅳ期患者如果表现为孤立的转移灶，也可以考虑手术切除。

根据患者手术后病灶浸润深度、有无溃疡、淋巴结转移情况等危险因素，一般将术后患者分为四类：①ⅠA 期（低危）；②ⅠB~ⅡA 期（中危）；③ⅡB~ⅢA 期（高危）；④ⅢB~Ⅳ期（极高危）。不同危险度的患者应选择不同的辅助治疗。低危患者术后以观察为主，预防新的原发灶的出现。中高危患者术后高剂量干扰素 IFN-α2b 辅助治疗 1 年可延长无复发生存期，但对总生存的影响尚需继续探究。极高危患者尚无标准治疗方案，但仍以高剂量干扰素 IFN-α2b 治疗为主。由于干扰素的副作用，建议 IFN-α2b 应用于 70 岁以下、黑色素瘤完全切除的ⅡB、ⅡC 和Ⅲ期以及无严重合并症的患者。

一般认为黑色素瘤对放疗不敏感，但在某些特殊情况下放疗仍是一项重要的治疗手段。黑色素瘤的辅助放疗主要用于淋巴结清扫和某些头颈部黑色素瘤（尤其是鼻腔）的术后补充治疗，可进一步提高局部控制率。

不能手术切除的Ⅲ期或转移性黑色素瘤患者的内科治疗近年来获得了突破性进展。建议患者进行 BRAF、CKIT 等基因检测，根据基因突变的结果和病情进展快慢选择治疗方案。内科治疗包括传统化疗药物、靶向药物和生物免疫治疗。化疗药物包括达卡巴嗪、替莫唑胺、亚硝基脲类、铂类药物和紫杉类药物。但是黑色素瘤化疗总体来说疗效欠佳，药物毒性大。靶向药物在晚期黑色素瘤治疗上取得了进步，BRAF V600 抑制剂（维罗非尼）、CKIT 抑制剂（伊马替尼）和 MEK 抑制剂近年来都应用于临床治疗。BRAF 突变患者可以选用 BRAF 抑制剂维罗非尼，虽然初始反应率较高，可达 53%，但是中位 OS 为 15.9 个月。CKIT 突变患者应用伊马替尼治疗为 2 类证据推荐。目前，黑色素瘤最有突破性的治疗就是生物免疫治疗，包括 PD-1 单抗（perbrolizumab，nivolumab）和 CTLA-4 单抗（ipillimumab）。一项初治患者的Ⅲ期临床试验显示，ipillimumab 与对照组达卡巴嗪比较，OS 为 11.2 个月 vs 9.1 个月。另一项 BRAF 野生型的初治患者的Ⅲ期临床试验，Nivolumab 组与达卡巴嗪组相比，1 年生存率为 73%vs 42%，ORR 为 40%vs 14%。为进一步提高疗效，目前正在研究 CTL-4 单抗联合 PD-1 单抗治疗晚期黑色素瘤患者。大剂量 IL-2 可获得 6% 的完全缓解和 16%~20% 的部分缓解，中位疗效持续时间 8.9 个月。但是大多数患者难以耐受如此高剂量，第 2 周期即需要减量。

【预后】

黑色素瘤的预后与性别、年龄、部位、肿瘤厚度、是否溃疡、淋巴结转移个数及 LDH 等相关，其中分期与预后明显相关。总的来说，女性预后好于男性，四肢最好，躯干次之，头颈部预后最差，LDH 越高预后越差。Ⅰ期、Ⅱ期、Ⅲ期、Ⅳ期的 5 年生存率分别为 94%、44%、38%、4.6%；中位生存期分别为 5、4.25、2.83 和 1.42 年。原发灶厚度与预后明显相关，≤ 1mm 与 >4mm 的 5 年生存率分别为 92% 和 43%。对于基因变异与生存预后关系的多因素分析显示 KIT 基因和 BRAF 基因突变均是黑色素瘤的独立预后因素，有基因突变者预后不良。

（唐　曦　刘　菲）

参 考 文 献

1. Donaldson MR, Coldiron BM.No end in sight: the skin cancer epidemic continues.Semin Cutan Med Surg, 2011, 30(1): 3-5.

2. Savas S, Turgut EA, Koku AA, et al.Clinical and prognostic factors in the development of basal cell carcinoma.Clin Dermatol, 2017, 35(6): 616-623.

3. Gordon D, Gillgren P, Eloranta S, et al.Time trends in incidence of cutaneous melanoma by detailed anatomical location and patterns of ultraviolet radiation exposure: a retrospective population-based study.Melanoma Res, 2015, 25(4): 348-356.

4. Dummer R, Hauschild A, Lindenblatt N, et al.Cutaneous melanoma: ESMO Clinical Practice Guidelines for diagnosis, treatment and follow-up.Ann Oncol, 2015, 26 Suppl 5: v126-v132.

5. Fang P, Boehling NS, Koay EJ, et al.Melanoma brain metastases harboring BRAF(V600K) or NRAS mutations are associated with an increased local failure rate following conventional therapy, J Neurooncol, 2018, 137(1): 67-75.

第 49 章

老年口腔疾病

伴随年龄不断增长，口腔各组织器官可出现增龄性变化，使得老年口腔疾病发生和防治呈现出一定的特点。老年人在患有口腔疾病的同时，往往还患有一种或多种全身性疾病，有可能服用治疗全身性疾病的药物，这些疾病和药物既有可能影响到口腔疾病的发生，也有可能影响到口腔疾病的治疗。而且在口腔疾病的诊疗过程中，老年人的心理状况、语言交流、行动的便利性和医护操作体位都与年轻患者有所不同，这些都需要医护人员具有更全面的知识。

一、老年人口腔解剖生理特点

口腔是机体一个重要组成部分，后上方与鼻咽部延续，后下方与口咽相通。口腔内有牙齿、牙周组织、唾液腺、舌等，同时整个口腔还有黏膜覆盖。

（一）牙体硬组织增龄性变化

牙齿硬组织包括牙釉质、牙本质和牙骨质，随着年龄增加，出现不同的变化。

1. 牙釉质增龄性变化　牙釉质覆盖于牙冠表面，是人体中最硬的组织，其中无机物占 96%~97%，其余为有机物和水，有机物含量不足 1%。釉柱是牙釉质的基本结构，由羟磷灰石晶体和晶体间隙构成，因此釉质的改变是根据离子交换的机制而发生。随着年龄的增长，釉质中的晶体不断吸附无机和有机离子，导致晶体间微孔缩小，甚至消失，釉质通透性下降。由于晶体间的微孔通常由水占据，随着年龄增长，釉质的含水量不断下降，其脆性、密度和硬度也相应增加。

2. 牙本质增龄性变化　牙本质色淡黄，无机物约占质量的 70%，有机物占 20%，水占 10%。无机物的主要成分仍然是羟基磷灰石，有机物主要为胶原蛋白、糖蛋白和氨基多糖。牙本质主要由牙本质小管、成牙本质细胞突和细胞间质组成，与釉质不同，牙本质在人的一生中可不断地形成继发性牙本质，继发性牙本质随着年龄增长而逐渐变得不规则。原发性牙本质随着年龄增加也要发生变化，外界刺激可引起牙本质小管内的成牙本质细胞突发生变性，继而矿物盐沉积，封闭牙本质小管，形成硬化性牙本质，也称为透明牙本质。硬化性牙本质的形成使牙本质通透性下降、脆性增加。另一方面，当牙釉质受损导致深部牙本质暴露时，成牙本质细胞会有不同程度损伤，在受损伤处相对应的髓腔壁上，成牙本质细胞会形成修复性牙本质，其结构较继发性牙本质更不规则；成牙本质细胞突变性、分解，小管内充满空气，形成死区。正常的牙本质随着衰老的发生，也可以形成死区。上述牙本质的增龄性变化使得牙本质小管逐渐闭塞、对外界刺激的反应性下降，髓腔和根管体积不断变小甚至消失。其有利之处在于降低了组织的敏感度，保护牙髓，同时也补偿了由于磨损导致的牙体组织缺损，不利之处是在临床治疗中，老年人髓腔和根管的变窄增加了根管治疗的难度和风险。

3. 牙骨质增龄性变化 牙骨质覆盖于牙根表面，在牙颈部较薄，在根尖和磨牙根分叉处较厚，色淡黄，无机物含量为45%~50%，有机物含量为50%~55%。无机物仍然以羟基磷灰石晶体存在，有机物主要是胶原和蛋白多糖。牙骨质是由细胞和矿化的细胞间质组成，其中没有血管，矿化基质呈板状排列，在其陷窝内有牙骨质细胞。牙骨质具有吸收和新生的特点，其中牙骨质的沉积伴随着人的一生，其总厚度会缓慢增长。随着人的衰老，牙骨质吸收的发生率和吸收区域的数目均会增加。牙骨质新生的临床意义在于，当牙釉质由于生理性或病理性磨耗受损时，可以由牙骨质的沉积得到补偿；当牙根表面有小范围的吸收或牙骨质折裂时，也可通过牙骨质新生而修复。

（二）牙髓增龄性变化

牙髓是位于髓腔内的疏松结缔组织，包括细胞、纤维和基质。成纤维细胞是牙髓中的主要细胞，成牙本质细胞是牙髓中高度分化的细胞，主要功能是形成牙本质。牙髓中的血管、神经和淋巴管通过根尖孔和牙周组织相连。牙髓对牙体有感觉、营养、保护、修复等功能。

牙髓增龄性变化中最明显是细胞数量减少，在衰老的牙髓组织中，明显可见细胞成分减少，纤维成分增加，造牙本质细胞会出现退行性变化，如出现空泡、萎缩、部分或全部细胞消失。牙髓基质的增龄性变化主要表现为矿物质的沉积和钙化。牙髓的血管神经通过根尖孔进入牙髓，随着根尖部继发性牙本质的不断沉积，根尖孔逐渐变小，会影响牙髓的血供和神经支配，极度衰老的牙髓甚至完全没有血供。随着年龄的增长，血管本身也会发生硬化改变，神经纤维和淋巴管也会发生退行性变化。牙髓的增龄性变化降低了牙髓的修复能力，使得老年人活髓保存治疗的成功率降低。同时也会影响老年人牙体牙髓疾病的发展及临床表现，增加根管治疗的难度和风险。

（三）牙周组织增龄性变化

牙周组织由牙龈、牙周膜和牙槽骨组成。

1. 牙龈增龄性变化 牙龈包括覆盖于牙槽突表面和牙颈部周围的口腔黏膜上皮及其下方的结缔组织。随着年龄的增长，牙龈上皮角化程度降低，牙龈上皮细胞的分裂指数增加或无变化。牙龈结缔组织中的细胞数量减少，细胞间质增加。膜龈联合线的位置稳定不变。

2. 牙周膜的增龄性变化 牙周膜中的弹性纤维随着年龄的增长不断增加，血管数量、细胞有丝分裂活性、胶原纤维量和黏多糖减少。牙周膜宽度随着年龄增加而减少，但也有学者认为在有缺失牙的老年患者中，剩余牙功能性负荷增加也可能使牙周膜宽度增加。

3. 牙槽骨增龄性改变 包括骨质疏松、血管减少、代谢率及修复功能下降。

（四）口腔黏膜增龄性变化

关于口腔黏膜上皮层增龄性变化的文献资料多集中在20世纪60~80年代，大多文献资料带有推测性，且主要以皮肤的增龄性变化作为主要基础，进行量化分析的文献较少。近十余年仅有少数相关研究。一般认为随着年龄增长，口腔黏膜出现一系列变化，如黏膜上皮层变薄、出现一定程度的萎缩；由于弹性降低，黏膜更易受到损伤；黏膜内小唾液腺发生明显萎缩，萎缩的小唾液腺被增生的纤维组织取代，因而唾液分泌减少、组织通透性增加、免疫力下降。

1. 上皮层 一般认为随着年龄增长，细胞活力降低，基底细胞数量减少、分化能力下降，黏膜上皮细胞的角化作用下降，上皮细胞体积减小，从而造成黏膜上皮细胞层数减少、上皮变薄萎缩。上皮与结缔组织交界的上皮钉突变短、变平。但近期的观察性研究也有不同发现，认为基底细胞数量、上皮钉突形态在不同年龄段并未出现明显增龄性变化，在50岁以上年龄段上皮细胞体积增大、形态更为扁平，上述原因导致黏膜上皮萎缩变薄。

另有研究表明50岁后细胞有丝分裂活性随年龄降低，组织学上可看到细胞核皱缩、细胞大小差异和细胞排列不规则等特征，因而老年人的口腔黏膜在相同的刺激下更易发生癌变。

2. 结缔组织层 结缔组织的固有层对调节维持局部口腔黏膜上皮分化起到重要作用。研究发现，随年龄增长，成纤维细胞数量减少、细胞活性降低，从而使结缔组织中的纤维成分减少，胶原纤维裂解，出现玻璃样变等，导致黏膜张力、弹性和伸展性变差。味蕾细胞和梅克尔细胞随年龄增长出现退行性变化，因而造成老年人味觉迟钝、痛觉阈值降低。

3. 黏膜下层 黏膜下层中的小唾液腺主要存在于唇、颊、软腭等部位，其分泌物除 90% 水分外还有 IgA、IgM、IgE 等免疫成分和钠、钾等离子成分，起到润滑、抗菌免疫和缓冲等作用。研究表明小唾液腺随年龄增加数量减少、分泌功能下降。继而发生口腔黏膜干燥、免疫能力降低、口腔微环境改变等一系列功能退行性变化。血管变化也较为明显，舌腹可出现静脉曲张。

4. 舌黏膜增龄性变化 随着年龄增长，口腔黏膜的神经末梢密度下降，味蕾也大幅减少，味觉敏感度下降，老年人味觉下降甚至进食乏味。据报道，从解剖学上看，小儿每个舌乳头有 248 个味蕾，而 74~85 岁的老年人只有 88 个，老年人约有半数的味蕾发生萎缩，功能单位的丧失接近 80%。

（五）唾液腺增龄性变化

唾液腺由各个分支的导管和末端的腺泡组成。随着年龄的增长，唾液腺间质发生纤维化或实质萎缩，腺泡在腺体中所占体积比减少，常被结缔组织或脂肪组织代替，导管所占体积比增加，因此唾液分泌减少，导致老年人口腔中唾液流速下降，冲洗能力降低，口腔自洁作用低下，进而出现口腔干燥、龋齿易发等问题。

二、老年人口腔疾病特点

老年人系统性疾病与口腔疾病关系

随着年龄的增加，老年人系统性疾病的可能性也增加，因此在诊疗口腔疾病前需要了解老年患者的全身状况，以及系统性问题和患者口腔健康之间的关系。例如，某些影响免疫系统的疾病可能导致口腔白色念珠菌感染。有慢性胃肠道问题的患者可能因为持续返酸而使口腔 pH 降低，导致发生不常见的口腔疾病的风险增加。糖尿病也已被证实是牙周病的危险因素之一。另外，老年患者常因为一些慢性病而服用多种药物，因而更可能出现药物相关的口腔改变。例如，很多药物可以导致口腔干燥，镇静剂，抗精神病药物，抗抑郁药，抗组胺药，利尿剂和一些高血压药物是最常见的例证，所以面对老年患者口干的主诉，需要明确该症状的潜在原因，口干本身又会引起龋病的多发。一些抗凝类的药物如阿司匹林、华法林等则增加了口腔有创治疗过程中出血的风险，而用于治疗老年骨质疏松和恶性肿瘤骨转移的双膦酸盐类药物，容易在牙槽外科治疗后（如拔牙）引起颌骨坏死。因此，医护人员不仅要具有老年口腔病的专业知识，还要对老年常见病和相应的药物使用有所了解。

应对老年患者进行口腔卫生指导：针对老年患者患龋风险增加的现状，医护人员要为他们推荐适合实用且有效的牙刷、牙线、间隙刷等工具，并指导正确的使用方法。氟化水源、含氟牙膏和局部使用氟化物都被证明可以有效预防老年龋齿。对于不能进行有效的口腔自我保健的老年患者，要告知看护者维持口腔卫生的重要性和提供如何协助患者或进行口腔物理治疗的特殊建议。此外还要注意患者的饮食指导，减少精细碳水化合物的摄入量和隐性含糖类食物的摄入，鼓励增加饮水量。

诊疗特点：随着年龄增加，老年人的听力、视力和记忆力都会有所下降，这会影响到医患之间对于病史、治疗计划的交流，需要医护更为细致耐心的沟通。手部运动不灵活这种老年人常见的问题也可能影响患者每日刷牙或者使用牙线的能力，进而影响口腔健康的维护，可以使用电动牙刷达到更好的清洁效果。对于行动不便的老年患者，需要在操作体位和技巧上更为注意。

（潘 洁 魏 攀）

第二节 牙体疾病

老年人牙体疾病可分为龋病和非龋性疾病，这两类疾病的进一步发展都可以引起牙髓及根尖周疾病，本节将结合老年人的特殊性对牙体疾病进行介绍。

一、龋 病

龋病是在以细菌为主的多种因素影响下，牙体硬组织发生慢性进行性破坏的一种疾病，是老年人口腔常见的牙体硬组织疾病。我国 2005 年第三次全国口腔健康流行病学调查报告显示，60 岁以上的老年人患龋率高达 98.4%。而我国已步入老龄化社会，开展对老年患者龋病的研究和防治工作显得格外重要。老年人龋病只是发生对象特定，但发病的主要因素与其他年龄段龋病相同。由于随着年龄的增加，牙龈退缩、牙根暴露，使老年龋病发生有其自身特点，如根面龋的发生。

【病因】

1. 细菌和牙菌斑　细菌是龋病发生的先决条件，没有细菌就没有龋病的发生。尽管口腔内的细菌种类繁多，但只有具备致龋潜能，如产酸、耐酸、合成多糖的菌属才可能导致龋病的发生，如链球菌属、乳杆菌属、放线菌属等。

对于老年人，由于唾液腺体的增龄变化、细胞成分减少、纤维成分增加，唾液分泌量减少，导致唾液的机械冲洗作用减弱；同时唾液中的抗菌成分也相应减少，细菌在口腔内更易定居。另一方面，随着年龄的增加，牙龈退缩、邻间隙、牙颈部和牙根暴露，增加了牙齿表面的细菌滞留区，有利于牙菌斑的形成和成熟。

2. 宿主　影响龋病发病的宿主因素主要有牙齿和唾液，老年人易患龋病正是牙齿、唾液增龄性变化的结果。

（1）牙齿：牙齿形态、组织结构和排列与龋病的敏感性有关。

1）形态：牙齿的点隙窝沟、牙齿的邻面、颈部对龋病高度敏感，这些区域不易清洁和自洁，易聚集菌斑，发生龋病。随着年龄的增加，牙齿𬌗面发生功能性磨耗，点隙沟裂变浅甚至消失，从滞留区转变为自洁区，有利于宿主抗龋。然而，老年人牙龈退缩，牙齿邻面、颈部和根部等滞留区暴露，同时邻牙间触点由点接触变为面接触，正常的沟裂－𬌗面食物溢出道消失，导致食物嵌塞，不易清洁，而增加龋病的易感性。

2）结构：牙齿的理化性质、钙化程度、微量元素的含量等均与龋病的发生有关。牙釉质、牙本质、牙骨质这三者之间在理化性质、钙化程度和化学组成等方面均存在显著的差别。釉质钙化良好，氟、锌含量高时，牙齿的抗龋能力强。牙本质、牙骨质内无机盐含量低，有机物含量高，更易遭受细菌的攻击。因此，老年人牙龈退缩导致的牙根和牙颈部暴露，增大了牙齿的龋病高敏感区域面积。

3）排列：牙齿排列不整齐、拥挤、重叠等造成食物嵌塞不易清洁，从而导致菌斑堆积和龋病发生。随着年龄的增加，因各种原因导致的牙齿脱落增加，牙齿脱落且未获得及时正确的修复，破坏了牙列的完整性，残存邻牙移位、对𬌗牙伸长，会导致牙列不整齐，引起食物嵌塞影响口腔卫生，从而增加龋病的易感性。

（2）唾液：唾液是牙齿的外环境，对牙齿的代谢有重要影响。不同个体的唾液分泌在量与质等方面均有很大差别，其质和量的改变、缓冲能力的大小以及抗菌能力的变化，与龋病的发生过程有密切关系。此外，人体的自身免疫状态、主动和被动免疫都会影响龋病的发生和发展。随着个体年龄的增加，唾液的质和量都会发生改变并影响其生物学功能，这与老年龋病的发生密切相关。

3. 食物　食物中的成分可以直接对牙面产生作用，也可被致龋菌利用，作为细菌的代谢底物，其代谢产物酸与牙面发生反应导致龋病的发生。在所有的糖类食物中，蔗糖被认为具有最强的致龋性，研究证实，高糖饮食比低糖饮食更具致龋性，但纤维性食物如肉类、蔬菜等在某种程度上有阻止和抑制龋病发生的作用，因为此类食物不易黏附于牙面，对牙齿有摩擦、清洁作用。

4. 时间　龋病的发生是一个较长的过程，从初期龋到临床形成龋洞一般需 1.5~2 年，因此即使致龋细菌、食物和易感宿主同时存在，龋病也不会立即发生，只有上述三个因素同时存在相当长的时间，才可能产生龋坏。

5. 其他　除上述因素外，龋病发生和发展还与人们的性别、种族、家族与遗传、居住环境等因素有关。

【临床表现】

龋齿临床表现主要是牙齿颜色、形态、质地的变化和患者的主观感觉。龋齿的颜色从早期的白垩色可发展为棕黄色，进而出现牙体组织的实质性缺损，形成龋洞，龋洞内主要是脱矿的牙体组织和食物碎屑，质地较软。患者在龋齿早期一般没有症状，当龋损波及到牙本质层时，会出现温度刺激敏感和食物嵌塞后的不适，随着龋齿深度的增加，症状也会更明显。发生于牙根面的龋损，主要波及牙骨质，表现为边界不清的浅碟状缺损，由于牙骨质较薄，根面龋很快会波及下方的牙本质，引起患者的温度敏感症状。

【诊断与鉴别诊断】

1. 诊断　多数情况下通过问诊、视诊、探诊可以初步确定龋损的位置、范围和深度。当直接确定有难度时可以拍摄 X 线片，龋病在 X 线片上显示为低密度影像，对于后牙邻面龋咬合翼片更为理想，一般 X 线片所显示的病变范围都小于临床实际脱矿范围。温度测试有助于确定龋损下的牙髓状态，热测可用超过 60℃ 的牙胶棒，冷测可用自制的小冰棒，测试时放在牙体颊侧或舌侧的中部。但对老年患者，常规测试部位无法得出牙髓反应时，可以直接在牙颈部、咬合面或窝洞内进行温度测试。

2. 鉴别诊断

（1）与牙齿发育和矿化不良的鉴别：牙齿发育和矿化不良表现为牙齿表面实质性的缺损和色泽变化，呈不规则形状，表面有光泽，质地坚硬，与龋损的质地变软有明显区别。但这些发育缺陷部位也可能造成菌斑堆积，不易清洁，成为龋的好发部位。

（2）与非龋疾患的鉴别：楔状缺损和磨损是常见的两种非龋疾患，病变部位质地正常，表面有光泽，这与龋损很容易区别。当有牙本质暴露时对冷热刺激可能会敏感，遮盖疾患部位症状即可消失。

（3）深龋与牙髓坏死的鉴别：当老年人龋病时间长，进展过程缓慢，形成修复性牙本质后，牙齿对温度刺激的反应性降低，需要与牙髓坏死进行鉴别。可以通过将温度测试部位放在龋洞内，或进牙髓行电活力测来确认牙髓状态，必要时拍摄 X 线片，观察根尖周组织的情况。

（4）深龋与慢性牙髓炎的鉴别：龋坏达牙本质深层时产生的毒素可以刺激牙髓引起其慢性炎症。慢性牙髓炎的症状往往因人而异，对于临床症状不明显的患者，可通过病史、温度测和电活力测与深龋进行鉴别，X 线片对诊断有帮助，某些慢性牙髓炎可见根周膜轻度增宽。对于无法确定的病例，可以先进行安抚治疗，随访观察，确诊后再永久充填或行根管治疗。

【治疗】

老年龋病的治疗方法包括非手术治疗和充填治疗。对老年人应定期进行口腔保健检查，及时治疗。选择适合老年人的治疗方法、修复材料、备洞特点修复龋洞，需要遵循彻底去除龋坏感染组织，保护牙髓组织，尽可能保留健康牙体组织，在此基础上恢复患牙功能和美观的生物学原则。需要注意的是，在龋病治疗期间和治疗后患者口腔的保健状况直接决定牙齿修复体的效果和寿命，因此必须结合患者的具体情况，制订个性化的口腔保健措施，定期复查确认患者执行情况。

1. 非手术治疗　采用药物治疗和再矿化治疗等方法终止病变发展。初期的牙骨质区根面龋、光滑面的釉质龋（浅龋）可采用磨光术，加防龋凝胶涂布。还可用氟化氨银在局部病损处规范化使用。含氟制剂，如 75% 氟化钠甘油糊剂局部涂擦半分钟。再矿化液如 0.05% 氟化钠水溶液含漱口，每日一次，0.2% 氟化钠水溶液含漱，每周一次。含氟牙膏刷牙。以上方法可终止龋损病变发展，使龋损转变成静止龋。

2. 直接充填或间接修复治疗　对已形成龋洞的病损可采用直接充填或间接修复的方法恢复牙齿外形和功能。需要去净龋坏组织，并将洞制备成形，备洞时注意牙齿的增龄性特点，如继发性牙本质沉积在牙本质髓腔侧的不均一性，越靠近牙髓角继发性牙本质越薄并形成高尖细的髓角，同时，老年人牙髓对外界刺激的反应性降低，需特别注意髓角处有无穿髓。牙根表面与牙髓之间牙本质厚度很薄，备洞时亦应小心，勿伤及牙髓。

根面龋或邻面龋的部位不利于制作洞型，操作较困难，一般不采用银汞合金充填（此材料要求充填前制备一定的洞型以利于固位）。老年人咀嚼能力减小，体力下降、容易疲劳，因此备洞时尽可能保留健康牙体组织，选用操作便捷、粘接性能好、耐磨性好、与牙色相近的材料充填。如选用复合树脂、玻璃离子水门汀、聚酸改性的复合树脂等。

二、非 龋 疾 病

牙体非龋性疾病包括牙齿发育异常、长期持续的物理化学作用下逐渐形成的牙齿慢性损伤、牙体骤然受到外力的牙外伤和牙本质过敏症、牙根外吸收等。老年人常见的牙体非龋疾病有楔状缺损、牙隐裂和牙根纵裂等。

（一）楔状缺损

楔状缺损是指牙齿颈部的硬组织在某些因素的长期作用下逐渐丧失，形成由光滑斜面组成的楔形缺损。国内外的调查资料均显示楔状缺损的患病率和缺损严重程度均随着年龄的增长而增高，因此是老年人的常见病。有文献认为，年龄每增加 5 岁，楔状缺损的患病危险增加 0.26~0.65 倍。

【病因】

一般认为楔状缺损是多种因素综合作用的结果。由于牙齿颈部牙釉质、牙骨质交界处组织结构较薄弱，在长期横刷牙的机械摩擦过程中容易被磨损，加上龈沟及唾液中酸对牙颈部组织的脱矿化作用促进了楔状缺损的发生。同时牙颈部也是咬合时应力集中的部位，长时间会发生牙体组织的疲劳微裂，耐磨性下降，从而成为楔状缺损发生的内在因素。

【临床表现】

楔状缺损多见于中年以上患者，好发于前磨牙，其次是第一恒磨牙和尖牙，缺损是由两个斜面相交构成，少数的缺损则呈卵圆形，缺损边缘整齐，表面坚硬而光滑，一般均为牙体组织本色，缺损深在的有时可有程度不等的着色。楔状缺损早期表现为牙齿敏感，患者刷牙、遇冷刺激或吃甜食时牙齿过敏或酸疼，当楔状缺损距离牙髓较近时会有激发痛、自发痛、夜间痛等牙髓炎的症状，进一步发展会引起根尖周炎，患牙可变色，有咬合痛、牙伸长感等。由于牙颈部本身就是牙齿结构中的薄弱部位，因此深大的楔状缺损容易导致牙齿折断。

【诊断】

楔状缺损的发生部位和特殊形态在临床上很容易诊断，多伴有牙龈退缩，少数楔状缺损可能会位于龈下，需要仔细检查。不同深度的楔状缺损可有牙齿敏感症状，也可无任何不适，个体差异极大。如波及牙髓则可出现牙髓及根尖周病相应症状。

【治疗】

首先消除病因，使用正确的刷牙方法，选用软毛牙刷，纠正口腔内的酸性环境，同时针对患牙的具体情况，解除患牙可能存在的咬合干扰，避免局部咬合力集中。其次针对老年人的牙颈部楔状缺损的深度和患者的症状，采取对应治疗措施。牙体硬组织缺损少，无牙本质过敏症者，无需特别处理。如果没有明显缺损只有敏感症状，可以用脱敏的方法治疗。缺损明显者，需用与牙本质粘接性能好的树脂材料修复缺损。引起牙髓炎或根尖周炎者，则需要做根管治疗。如缺损已导致牙齿横折，可根据余留牙体组织情况决定能否保留，如可以保留，需完成根管治疗后，制作桩核冠修复。

（二）牙隐裂

牙隐裂是指未经治疗的牙齿表面由于某些因素的长期作用而出现的临床不易发现的细微裂纹，亚洲人多见，是导致中老年人牙齿因劈裂而丧失的一种主要疾病。

【病因】

发生隐裂的牙齿一般都存在结构中发育的薄弱环节，如牙齿冠部的窝沟部位，同时也是牙齿正常咬合时应力集中的部位。中老年人随着牙齿的磨损，后牙会出现高陡的牙尖斜面，这会使得咬合时产生的水平分力增加，甚至出现创伤性殆力，成为隐裂发生的高危因素。

【临床表现】

患者多表现为较长时间的咬合不适，尤其是咬在某一特殊位置会引起剧烈疼痛。牙隐裂好发于中老年患者的后牙咬合面，上颌第一磨牙最多见。患牙一般都有高陡的牙尖或承担过重的咬合力，隐裂常位于咬合面的窝沟，方向多为近远中向，越过边缘嵴，偶尔也有颊舌向的隐裂纹。隐裂局限在釉质层时患牙可以无任何症状，当到达牙本质层并逐渐深入时，患牙会逐步出现牙本质过敏症状、牙髓炎、根尖周炎的症状或牙周牙髓联合病变，最终导致牙齿劈裂。

【诊断】

首先患者会有明确的咬合疼痛病史，临床检查可见咬合面隐裂纹（染色可使隐裂纹更清晰）及高陡的牙尖，可能存在创伤性𬌗力，通过叩诊和咬诊往往可以引发出疼痛症状，当患牙对温度敏感时，一般在隐裂纹处最为明显。

【治疗】

首先要消除病因，调磨高陡牙尖，解除创伤性𬌗力和不均衡的咬合负担。对已出现牙髓症状的患牙应尽快完成牙髓治疗并及时全冠修复，当隐裂已由冠部发展到牙根部，引起牙周牙髓联合病变或劈裂时，可根据牙位和隐裂／劈裂的位置进行截根术、牙半切术或拔除。

（三）原发性牙根纵裂

原发性牙根纵裂是指发生于活髓牙的牙根纵裂，区别于多数文献报告的发生于牙髓治疗后的牙根纵裂。同时波及牙体、牙髓和牙周组织，早期症状不明显，不易诊断。多见于中老年人。

【病因】

牙根结构的发育缺陷是牙根纵裂的基础，由于高陡牙尖或局部咬合负担过重造成的创伤性𬌗力是导致原发性牙根纵裂的主要因素。也有学者认为牙本质随着年龄增加，硬度和密度增加，抗压强度降低，导致牙本质容易折裂。

【临床表现】

多见于中老年人，好发于下颌第一磨牙，可单侧发生，也可双侧对称发生，多见于磨牙近中根或近中颊根。患者多有咬合不适的病史，可能会有温度刺激痛的症状，多数情况下患牙咬合面有不同程度的磨损凹面，局部牙周可能正常或存在与裂纹对应的深牙周袋。X线片可见纵裂牙根根管影像从根尖部到根管口长度不等的均匀增宽，晚期可能有牙根折裂片的移位，多数伴有牙周组织的破坏。

【诊断和鉴别诊断】

1. 诊断　当中老年患者的磨牙无龋及冠部裂纹或缺损，但活髓牙有咬合不适，伴发牙髓炎或根尖炎症状时，应怀疑有原发性牙根纵裂的可能。临床检查可见患牙磨耗较重，局部可能有细窄牙周深袋，X线片的典型表现是诊断的主要依据，必要时可辅助 CBCT 检查。

2. 鉴别诊断　牙髓肉芽性变造成的内吸收：患牙牙冠可能完整，表现为牙髓炎的症状，X线片表现为髓室或根管某些部位呈圆形，卵圆形或不规则膨大的透射区。

【治疗】

首先对因治疗，调整咬合干扰，均衡咬合负担。如患牙已出现牙髓或根尖症状则完成根管治疗，如局部牙周破坏较小，可行截根术或牙半切术去除纵裂牙根保留患牙，如牙周破坏范围较大，则拔除患牙。

（潘　洁）

第三节　牙周组织疾病

牙周病是口腔两大主要疾病之一，指发生在牙支持组织（牙龈、牙周膜、牙槽骨和牙骨质）的各种疾病。牙周病主要包括两大类，即牙龈病和牙周炎。牙龈病是指只发生在牙龈组织的疾病，而牙周炎则是累及四种牙周支持组织的炎症性、破坏性疾病。

牙周病在世界范围内均有较高的患病率，在我国，牙周病的患病率更居于龋病之上，是老年人最常见的口腔疾病之一。随着我国进入老龄化社会，牙周病，尤其是牙周炎更将成为突出的保健问题。在人民生活水平和医疗卫生质量逐渐提高的背景下，老年人的身心健康，包括口腔健康，越来越受到人们的关注。加强老年人牙周疾病的预防、诊断和治疗工作，不仅能维护老年人的口腔健康，更是提高老年人生存质量的保证。

老年人的增龄性变化使老年人的牙周疾病除了一般牙周疾病的临床表现外，还具有很大的特殊性，对其认识和处理的方式也有所不同。

一、牙 龈 疾 病

（一）菌斑性龈炎

菌斑性龈炎（dental plaque-induced gingivitis），过去称为慢性龈炎、慢性龈缘炎、单纯性龈炎等。牙龈的炎症主要位于游离龈和龈乳头，是牙龈病中最常见的疾病，简称牙龈炎。世界各地区、各种族、各年龄段的人都可发生，在我国儿童和青少年的患病率在 70%~90%，成人的患病率达 70% 以上。几乎每个人在其一生中的某个时间段都可发生不同程度和范围的龈炎。该病的诊断和治疗相对简单，且预后良好，但因其患病率高，治愈后仍可复发，相当一部分的龈炎患者可发展成为牙周炎，因此预防其发生和复发尤为重要。

【病因】

菌斑性龈炎是慢性感染性疾病，主要感染源为堆积在牙颈部及龈沟内的牙菌斑中的微生物。菌斑微生物及其产物长期作用于牙龈，首先导致牙龈的炎症反应，继而引起机体的免疫应答反应，因此菌斑是最重要的始动因子，其他局部因素如牙石、不良修复体、食物嵌塞、牙错位拥挤、口呼吸等可加重菌斑的堆积，加重牙龈炎症。

患牙龈炎时，龈缘附近一般有较多的菌斑堆积，菌斑中细菌的量也较健康牙周为多，种类也较复杂，此时菌斑中的革兰阳性球 / 杆菌的比例较健康时下降，而革兰阴性厌氧菌明显增多，牙龈卟啉单胞菌、中间普氏菌、梭形杆菌和螺旋体比例增高，但仍低于深牙周袋中此类细菌的比例。

【临床表现】

牙龈炎症一般局限于游离龈和龈乳头，严重时也可波及附着龈，炎症状况一般与牙颈部和龈沟内的菌斑及牙石量有关。牙龈炎一般以前牙区为多见，尤其是下前牙区最为显著。

1. 刷牙或咬硬物时牙龈出血常为牙龈炎患者就医的主诉症状，但一般无自发性出血，这有助于与血液系统疾病及其他原因引起的牙龈出血鉴别。有些患者可感到牙龈局部痒、胀、不适，口臭等症状。近年来，随着社会交往的不断增加和对口腔卫生的逐渐重视，口腔异味（口臭）也是患者就诊的重要原因和较常见的主诉症状。

2. 健康龈组织暴露于牙菌斑引起牙龈炎症，典型特征为牙龈色、形、质的改变和龈沟出血。

（1）牙龈炎时牙龈组织内血管增生、充血导致游离龈和龈乳头色呈鲜红或暗红。病变严重时，炎症充血范围可波及附着龈。

（2）组织水肿　牙龈冠向和颊舌向肿胀，龈缘变厚，失去扇贝状，不再紧贴牙面。龈乳头圆钝肥大。附着龈水肿时点彩也可消失，表面光滑发亮。少数患者牙龈炎症严重时，可出现龈缘糜烂或肉芽增生。

（3）结缔组织水肿和胶原破坏，牙龈质地松软、脆弱，缺乏弹性，施压时易引起压痕。当炎症较轻且局限于龈沟壁一侧时，牙龈表面仍可保持一定致密度，点彩仍可存在。

3. 龈沟加深和探诊出血　龈沟探诊深度正常不超过 2~3mm。牙龈炎性肿胀龈沟深度可超过 3mm，但龈沟底仍在釉牙骨质界处或其冠方，无结缔组织附着丧失，X 线片示无牙槽骨吸收。1999 年国际牙周病新分类提出的龈炎标准中包括了经过彻底的治疗后炎症消退、牙龈退缩、牙周支持组织的高度降低的原牙周炎患者，此时若发生由菌斑引起的边缘龈的炎症，但不发生进一步的附着丧失，亦可诊断为龈缘炎，其治疗原则及转归与单纯的慢性龈缘炎一样。然而，应明确原发的牙龈炎是指发生在没有附着丧失的牙龈组织的慢性炎症。

4. 龈沟液量较健康龈增多，其中炎症细胞、免疫成分明显增多，炎症介质增多，有些患者可出现龈沟溢脓。龈沟液量增加是评估牙龈炎症的客观指标。也有报告牙龈炎时龈沟内的温度升高，但此变化尚未用于临床指标。

5. 本病在去除菌斑、牙石和刺激因素后，病损可逆转，牙龈组织可恢复正常。

【诊断与鉴别诊断】

1. 诊断　菌斑性牙龈炎的诊断主要根据临床表现，即牙龈的色、形、质的改变，但无牙周袋、无新的附着丧失、无牙槽骨吸收；龈缘附近牙面有明显的菌斑、牙石堆积，以及存在其他菌斑滞留因素等即可诊断。

2. 鉴别诊断

（1）早期牙周炎：应仔细检查磨牙及切牙的邻面有无附着丧失，必要时拍摄殆翼片检查有无早期的牙槽嵴顶吸收。牙龈炎应无附着丧失，牙槽嵴顶的骨硬板完整连续。

（2）血液病引起的牙龈出血：白血病、血小板减少性紫癜、血友病、再生障碍性贫血等血液系统疾病，均可引起牙龈出血，且易自发出血，出血量较多，不易止住。对以牙龈出血为主诉且有牙龈炎症的患者，应详细询问病史，注意与上述血液系统疾病相鉴别。血液学检查有助于排除上述疾病。

（3）坏死性溃疡性龈炎：坏死性溃疡性龈炎的临床表现以牙龈坏死为特点，除了具有牙龈自发性出血外，还有龈乳头和边缘龈坏死等特征性损害，可有口臭和假膜形成，疼痛症状也较明显，而菌斑性龈炎无自发痛和自发性出血。

（4）HIV 相关性龈炎：HIV 相关性龈炎在 HIV 感染者中较早出现，临床可见游离龈缘呈明显的线状红色充血带，称作牙龈线形红斑，目前认为牙龈线形红斑与白色念珠菌感染有关，附着龈可有点状红斑，患者可有刷牙后出血或自发性出血。在去除局部刺激因素后，牙龈的充血仍不易消退。艾滋病患者的口腔内还可出现毛状白斑、Kaposi 肉瘤等，血清学检测有助于确诊。

【治疗】

1. 去除病因　牙菌斑是引起菌斑性龈炎的直接病因，通过洁治术彻底清除菌斑、牙石，去除造成菌斑滞留和刺激牙龈的因素，牙龈的炎症可在一周左右消退，牙龈的色、形、质可完全恢复正常。对于牙龈炎症较重的患者，可配合局部药物治疗。常用的局部药物有 1% 过氧化氢溶液、0.12%~0.2% 氯己定以及碘制剂，一般不应全身使用抗生素。

2. 防止复发　菌斑性龈炎是可逆的，其疗效较理想，但也容易复发。在去除病因的同时，应对患者进行椅旁口腔卫生指导，教会患者控制菌斑的方法，使之能够持之以恒地保持良好的口腔卫生状况，并定期（每 6~12 个月一次）进行复查和治疗，才能保持疗效，防止复发。如果患者不能有效地控制菌斑和定期复查，导致菌斑再次大量堆积，菌斑性牙龈炎是很容易复发的（约在 1 至数月内）。牙龈炎的预防应从儿童时期做起，从小养成良好的口腔卫生习惯，并定期接受口腔检查，及早发现和治疗。

（二）药物性牙龈肥大

药物性牙龈肥大（drug-induced gingival enlargements）又称药物性牙龈增生（drug-induced gingival hyperplasia），是指由于全身用药引起牙龈完全或部分的肥大，与长期服用药物有关。在我国 20 世纪 80 年代以前，药物性牙龈增生主要是由抗癫痫药苯妥英钠引起。近年来，临床上经常发现因高血压和心脑疾病服用钙通道阻滞剂引起的药物性牙龈肥大，而苯妥英钠引起的牙龈肥大相对少见。高血压作为老年人的常见病、多发病，亦随着我国社会的老龄化进一步增加。依据中国高血压协会的统计，目前我国高血压患者接受药物治疗者约 50% 使用钙通道阻滞剂，其中约 80% 的高血压患者服用硝苯地平等低价药，由此可见钙通道阻滞剂诱导的药物性牙龈肥大在口腔临床治疗中会越来越多见。

药物性龈肥大不仅影响到牙面的清洁作用，妨碍咀嚼、发音等功能，有时还会造成心理上的障碍。

【病因】

1. 与牙龈增生有关的常用药物有三类

（1）抗惊厥药：苯妥英钠，用于治疗癫痫病；

（2）免疫抑制剂：环孢素，用于器官移植患者以避免宿主的排斥反应，以及治疗重度牛皮癣等；

（3）抗高血压药钙通道拮抗剂：如硝苯地平，长期服用这些药物的患者易发生药物性龈肥大，其增生程度与年龄、服药时间、剂量有关，并与菌斑、牙石有关。

2. 药物引起牙龈增生真正机制目前尚不十分清楚。可能机制：

（1）药物本身作用：有研究表明服用苯妥英钠者中仅有 40%~50% 发生牙龈增生，且年轻人多于老年人。体外研究表明：苯妥英钠可刺激成纤维细胞的有丝分裂，使蛋白合成增加，合成胶原的能力增强，同时细胞分泌的胶原溶解酶丧失活性，致使胶原的合成大于降解，结缔组织增生肿大。另有研究指出药物性牙龈增生患者的成纤维细胞对苯妥英钠的敏感性增强，易产生增殖性变化。

其他药物如免疫抑制剂环孢素和钙通道阻断剂如硝苯地平、维拉帕米等也可引起药物性牙龈增生。环孢素 A 为免疫抑制剂，常用于器官移植或某些自身免疫性疾病患者，有学者报告服用此药者约有30% ~50% 发生牙龈纤维性增生，另有研究发现服药量 >500mg/d 会诱导牙龈增生。硝苯地平为钙通道阻断剂，对高血压、冠心病患者具有扩张周围血管和冠状动脉的作用，对牙龈也有诱导增生的作用，约有 20% 的服药者发生牙龈增生。环孢素和钙通道阻滞剂两药联合应用，会增加牙龈增生的发生率和严重程度。这两种药引起牙龈增生的原因尚不十分清楚，有学者报告两种药物以不同的方式降低了胶原酶活性或影响了胶原酶的合成，也有人认为牙龈成纤维细胞可能是钙通道阻断剂的靶细胞，硝苯地平可改变其细胞膜上的钙离子流动而影响细胞的功能，使胶原的合成大于分解，从而使胶原聚集而引起牙龈增生。苯妥英钠、环孢素还可能通过增加巨噬细胞的血小板生长因子的基因表现而诱导牙龈增生。这些药物能抑制细胞的钙离子摄入导致牙龈的过度生长。此外，药物可对牙龈上皮细胞凋亡产生影响，相关凋亡蛋白的异常表达，可破坏上皮组织的代谢平衡，最终导致龈组织增生。

（2）菌斑作用：菌斑引起的牙龈炎症可能促进药物性牙龈增生的发生。长期服用苯妥英钠，可使原来已有炎症的牙龈发生纤维性增生。有研究表明牙龈增生的程度与原有的炎症程度和口腔卫生状况有明显关系。若无明显的菌斑微生物、局部刺激物及牙龈的炎症或对服药者施以严格的菌斑控制，药物性牙龈增生可以减轻或避免。但也有人报告增生可发生于无局部刺激物的牙龈。可以认为，局部刺激因素虽不是药物性牙龈增生的原发因素，但菌斑、牙石、食物嵌塞等引起的牙龈炎症能加速和加重药物性牙龈增生的发展。

【临床表现和检查】

药物性牙龈增生好发于前牙（特别是下颌），初起为龈乳头增大，继之扩展至唇颊龈，也可发生于舌、腭侧牙龈，大多累及全口龈。增生龈可覆盖牙面 1/3 或更多。病损开始时，点彩增加并出现颗粒状和疣状突起，继之表面呈结节状、球状、分叶状，炎症轻微时牙龈色粉红，质地坚韧，而炎症严重时牙龈色红，质地较松软。口腔卫生不良、龋齿、不良充填体和戴用矫治器等均能加重病情。

【诊断和鉴别诊断】

1. 诊断

（1）患者有癫痫或高血压、心脏病或接受过器官移植，并有苯妥英钠、环孢素、硝苯地平等的服药史。一般在用药后的 3 个月即发病。

（2）增生起始于牙间乳头，随后波及龈缘，表面呈小球状、分叶状或桑葚状、质地坚实，略有弹性。牙龈色泽多为淡粉色。

（3）若合并感染则有龈炎的临床表现，存在局部刺激因素。

主要与伴有龈增生的菌斑性龈炎和龈纤维瘤病相鉴别。

2. 鉴别诊断　有龈增生菌斑性龈炎又称为增生性龈炎，是慢性炎症性肥大，有明显的局部刺激因素，多因长期接触菌斑所引起，好发于青少年。龈增生一般进展缓慢，无痛。通常发生于唇颊侧，偶见舌腭侧，主要局限在龈乳头和边缘龈，可限于局部或广泛，牙龈的炎症程度较药物性牙龈增生和遗传性牙龈纤维瘤病重。口呼吸患者的龈增生位于上颌前牙区，病变区的牙龈变化与邻近未暴露的正常黏膜有明显的界限。牙龈增生大多覆盖牙面的 1/3 至 2/3。

牙龈纤维瘤病可有家族史，而无服药史。牙龈增生较广泛，大多覆盖牙面的 2/3 以上，以纤维性增生为主。

【治疗】

1. 去除局部刺激因素　通过洁治、刮治去除菌斑、牙石，并消除其他一切导致菌斑滞留的因素并指导患者切实掌握菌斑控制的方法。治疗后多数患者的牙龈增生可明显好转甚至消退。

2. 局部药物治疗　对于牙龈炎症明显的患者，除了去除菌斑和牙石外，可用 3% 过氧化氢液冲洗龈袋，并在袋内置入抗菌消炎的药物，待炎症减轻后再做进一步的治疗。

3. 手术治疗　对于虽经上述治疗但增生的牙龈仍不能完全消退者可进行牙龈切除并成形；对于重

度增生的患者为避免角化龈切除过多可采用翻瓣加龈切术的方法。术后若不停药和忽略口腔卫生，则易复发。

4. 酌情更换引起牙龈增生药物 以往认为停止使用或更换引起牙龈增生的药物是对药物性牙龈肥大最根本的治疗，但是许多临床资料显示，患者不停药，经认真细致的牙周基础治疗，可获得牙龈肥大消退的效果。对牙周治疗后牙龈肥大状况改善不明显的患者，应考虑停止使用钙拮抗剂，与相关专科医师协商更换使用其他药物，或与其他药物交替使用，以减轻副作用。

5. 指导患者严格控制菌斑，以减轻服药期间的牙龈增生程度，减少和避免手术后的复发。

二、牙 周 炎

慢性牙周炎（chronic periodontitis，CP）是老年人牙周疾病中最常见的一类，是由牙菌斑中的微生物所引起的牙周支持组织的慢性感染性疾病，导致牙周支持组织的炎症和破坏，如牙周袋形成、进行性附着丧失和牙槽骨吸收，最后可导致牙松动和被拔除。牙周炎是我国成年人丧失牙齿的首位原因。老年人由于牙周组织的增龄性变化和口腔健康意识、治疗措施等方面的不足，更容易发生牙周炎。老年人患病率高、病程长。

【病因】

1. 老年人牙周炎的病因 与普通慢性牙周炎的病因基本相同，是由长期存在慢性牙龈炎症逐渐向深部牙周组织发展而成。微生物是引发牙周炎的始动因子。堆积在龈牙结合部的牙面和龈沟内的菌斑微生物及其产物引发牙龈的炎症和肿胀，使局部微生态环境更有利于一些在厌氧条件下生长的革兰阴性牙周致病菌滋生，如牙龈卟啉单胞菌、福赛坦菌、齿垢密螺旋体等成为优势菌，还有具核梭杆菌、中间普氏菌等形成致病性很强的生物膜，由龈上向龈下蔓延。它们所引起的炎症反应范围可扩大到深部组织，导致牙周组织的破坏。凡是能加重菌斑滞留的因素，如牙石、不良修复体、食物嵌塞、牙排列不齐、解剖形态的异常等，均可成为牙周炎的局部促进因素，加重和加速牙周炎的进展。

2. 牙周炎是多因素疾病 宿主对细菌挑战的应答反应是决定牙周炎发生与否，以及病情轻重、范围大小、发展速度等的必要因素。另外，老年人易患的全身系统性疾病，如糖尿病和心血管疾病等，与牙周炎的发生有密切关系。此外，某些环境因素和行为因素如吸烟、精神压力等也是牙周炎的危险因素。

【临床表现】

1. 老年人牙周炎特点

（1）多由慢性牙周炎迁延而来，未对早期慢性牙周炎行有效控制，导致病程迁延不愈。

（2）口腔自洁功能降低，唾液腺萎缩使口腔唾液流量减少，促进了细菌等局部刺激因素聚集；组织再生修复能力的下降；常合并糖尿病、心血管疾病等，免疫功能降低，都使牙周组织对牙周致病因素的抵抗能力降低。

（3）牙周组织破坏程度更严重。牙龈退缩明显、牙齿松动多，残根残冠多、缺失牙多，余留牙条件差。口腔卫生状况差。

2. 老年人牙周炎临床表现

（1）牙龈颜色：暗红或鲜红，质地松软，点彩消失，边缘圆钝且不与牙面贴附，并可有不同程度肿大甚至增生，或牙龈出血，甚至溢脓。

（2）牙周袋形成：即龈缘向冠方移动以及龈沟底向根方延伸。

（3）牙槽骨吸收，使牙齿支持组织高度降低，牙齿松动，最终脱落或拔除。牙周炎同时伴有咬合创伤，加重和加速牙槽骨的吸收破坏。老年人伴糖尿病等全身慢性疾病，免疫力降低和增龄性骨质疏松等，牙周炎的牙槽骨吸收更加严重。

（4）牙齿松动：由于牙槽骨大量吸收，附着丧失严重，牙周支持组织大量破坏，老年牙周炎的牙齿多出现松动，松动牙之间非正常咬合关系和创伤，老年人的牙齿容易有移位现象，甚至牙齿脱落。

（5）牙周脓肿：牙周组织破坏严重，常出现深牙周袋。可发生化脓性炎症，如引流不畅会发生牙周脓肿（periodonta abscesses）。

（6）牙周牙髓联合病变（combined periodontal-endodontic lesions）：可急性发作，也可长期慢性存在。

（7）根分叉病变（furcation involvement，FI）：老年人多易发生，是牙周炎病变严重累及到多根牙的根分叉区，使根分叉区不同程度暴露导致根分叉病变。

（8）牙龈退缩（gingival recession）：是长期慢性炎症状态下，发生的附着丧失和牙槽骨吸收，可导致牙龈缘退至釉牙骨质界的根方，或同时伴有牙间乳头的退缩，致使牙根暴露。老年人牙龈退缩后易发生牙齿敏感、食物嵌塞和根面龋坏，前牙牙龈退缩还会影响美观。

【诊断】

1. 根据牙龈炎症、牙周袋形成、牙槽骨吸收等临床症状即可诊断。注意牙周炎早期阶段与牙龈炎区别不明显，需仔细检查、及时诊断，以免贻误治疗。

2. 根据附着丧失和骨吸收范围及其严重程度对牙周炎进行分型。

（1）全口牙中有附着丧失和骨吸收位点数占总位点数 ≤ 30% 者为局限型，若 >30% 位点受累为广泛型。

（2）根据牙周袋深度、结缔组织附着丧失和骨吸收的程度来分度。

轻度：牙龈有炎症和探诊出血，牙周袋深度 ≤ 4mm，附着丧失 1~2mm，X 线片显示牙槽骨吸收不超过根长的 1/3。可有口臭。

中度：牙龈有炎症和探诊出血，也可有脓。牙周袋深度 ≤ 6mm，附着丧失 3~5mm，X 线片显示牙槽骨水平型或角型吸收超过根长的 1/3，但不超过根长的 1/2。牙齿可能有轻度松动，多根牙的根分叉区可能有轻度病变。

重度：炎症较明显或发生牙周脓肿。牙周袋 >6mm，附着丧失 ≥ 5mm，X 线片示牙槽骨吸收超过根长的 1/2，多根牙有根分叉病变，牙多有松动。

【治疗】

牙周炎治疗目标首先是彻底清除菌斑、牙石等病因刺激物，消除牙龈炎症，使牙周袋变浅和改善牙周附着水平，并争取适当的牙周组织再生，而且使疗效能长期稳定地保持。治疗追求长期的功能、舒适和美观，而不仅着眼于治疗期间能保留的牙数。为达到上述目标，需要采取一系列综合治疗。

须针对各患牙的具体情况，逐个制订相应治疗计划。还应充分考虑老年人的身体健康状况和具体病情，以及对治疗的承受能力，制订适当治疗计划，并在治疗过程中根据患者对治疗的反应，及时对治疗计划进行补充和调整。老年人牙周炎的治疗还要注重多学科结合，同时应注意关心老年人的心理变化。

1. 清除局部致病因素　清除牙面上的细菌堆积物－菌斑和牙石，是控制牙周感染的第一步治疗。机械方法清除菌斑是清除菌斑牙石最为有效的方法，是牙周治疗的基础。龈上牙石的清除称为洁治术，龈下牙石的清除称为龈下刮治术，除刮除龈下牙石外，还须将暴露在牙周袋内的含有内毒素的病变牙骨质刮除，使根面光滑平整并符合生物学要求，以利于牙周支持组织重新附着于根面，形成新附着。文献中常将洁治、刮治和根面平整合称为 scaling and root planing（SRP）。三者在牙周治疗中密不可分。经过彻底 SRP，牙周袋内的微生物总量明显减少，而且菌斑成分转变为接近健康状态的菌群。临床上可见牙龈的炎症和肿胀消退，出血和溢脓停止，牙周袋变浅。

2. 长期控制菌斑的健康教育应贯穿于治疗全过程，使患者充分理解坚持不懈地清除菌斑的重要性。

3. 全身和局部的药物治疗

（1）慢性牙周炎对洁治和刮治有较好的反应，大多数轻、中度患者在根面平整后，组织能顺利愈合，除非出现急性症状，一般不需使用抗菌药物。对一些炎症严重、肉芽组织增生的深牙周袋，在刮治后可适当地用药物处理袋壁，如复方碘液，有较强的消炎、收敛作用。

（2）有些慢性牙周炎患者对基础治疗反应不佳，或有个别深牙周袋及解剖部位、器械不易到达处，刮治难以彻底，残留的炎症不易控制。牙周袋内局部放置抗菌药物可取得一定的临床效果。尤其是采用缓释剂型，使药物能长时间释放到牙周袋内，消灭或减少袋内的致病菌。药物治疗只能作为机械清除牙石的辅助治疗，不能取代SRP，而且应在龈下刮治后用药，因为刮治可最大限度地消除致病菌，并搅乱龈下生物膜，使药物得以接触微生物并杀灭之。

（3）对于伴有全身疾病的老年牙周炎患者，如某些心血管疾病、未控制的糖尿病等，在牙周检查和治疗过程中应全身给予抗菌药物，以预防和控制全身和局部的感染。同时应积极治疗并控制全身疾病，以利牙周组织愈合。

4. 手术治疗 基础治疗后2~3个月时，应复查疗效，若仍有5mm以上的牙周袋，且有些部位的牙石难以彻底清除，探诊仍有出血，则可考虑进行牙周手术，在直视下彻底刮除根面或根分叉处的牙石及不健康的肉芽组织；还可在术中修整牙龈和牙槽骨的外形、植骨或截除严重的患根等，通过手术改正牙周软硬组织的外形，形成一种有利于患者控制菌斑的生理外形。对某些部位，还可通过牙周组织引导性再生手术使病变区获得牙周组织的再生，使牙周炎的治疗目标提高到了一个更高的层次。

5. 建立平衡的𬌗关系 重症牙周炎患者有松动移位的牙齿，可发生继发性咬合创伤，甚至有牙列缺损。这些都需要通过𬌗治疗来解决，如调𬌗消除𬌗干扰；如果松牙不再继续加重，且无功能障碍，则不必做特殊处理；若松牙妨碍咀嚼，且附着丧失和动度继续加重，则需加以固定。可通过松动牙的结扎固定、各种夹板等使患牙消除创伤而减少动度，改善咀嚼功能。在有缺失牙需要修复的患者，可利用固定式或可摘式修复体上的附加装置，使松动牙得到固定。有些患者还可通过正畸治疗来矫正错牙合或病理移位的牙齿，以建立合理的咬合关系。

6. 拔牙 对于有深牙周袋、过于松动的严重患牙，如确已无保留价值者，应尽早拔除，其临床意义有：①消除微生物聚集部位；②有利于邻牙的彻底治疗；③避免牙槽骨的继续吸收，保留牙槽嵴的高度和宽度，以利义齿修复；④避免反复发作牙周脓肿；⑤避免因患牙松动或疼痛而使患者偏侧咀嚼。有条件时，最好在拔牙后、永久修复之前，制作暂时性修复体，以达到改善咀嚼功能、松牙固定和美观的要求。

7. 消除危险因素 在制订治疗计划时，应针对容易导致牙周炎加重或复发的局部因素或全身性危险因素进行干预和处理，例如改正不良修复体、调整咬合、解除食物嵌塞等。对患有某些系统疾病如糖尿病、消化道疾病、心血管疾病等的老年牙周炎患者，应积极治疗并控制全身病，以利牙周组织愈合。吸烟者对牙周治疗的反应较差，应劝患者戒烟。

8. 维护期的牙周支持疗法 大多数老年牙周炎患者在经过恰当的治疗后，炎症消退，病情得到控制，但疗效的长期保持却有赖于患者坚持有效的菌斑控制，以及定期的复查、监测和必要的重复治疗，否则病情将在数周至数月内复发，治疗归于失败。复查内容包括菌斑控制情况、牙周袋探诊深度、牙龈炎症及探诊出血、根分叉病变、牙槽骨情况、修复体情况等，并对存在问题的牙位进行相应的、必要的治疗，如全口的洁治、牙周袋的SRP、甚至手术等。复查的间隔期应根据病情和患者控制菌斑的程度来裁定，治疗刚结束时应勤复查，对于病情稳定、自我维护意识强的患者，可逐渐延长间隔期。维护期的定时复查和对病情未控制处的治疗是牙周炎疗效能长期保持的关键步骤之一，应在基础治疗一结束时，即进入维护期。

（康 军）

第四节 口腔黏膜疾病

由于老年人口腔黏膜结构和功能的增龄性变化、口腔环境及全身情况的变化，致使老年人对某些口腔疾病的易感性增高或发生一些特定性疾病。国内流行病学调查表明，不同地区老年人口腔黏膜病患病率从20.1%~44.8%不等，其中患病率最高的10个病种为复发性阿弗他溃疡、口腔念珠菌病、口腔扁平苔藓、灼口综合征、创伤性溃疡、萎缩性舌炎、沟纹舌、口腔白斑病、口腔白色角化症和舍格伦综合征。

一、复发性阿弗他溃疡（recurrent aphthous ulcer，RAU）

复发性阿弗他溃疡（recurrent aphthous ulcer，RAU）又称复发性口腔溃疡（recurrent oral ulcer，ROU）、复发性阿弗他口炎（recurrent aphthous stomatitis，RAS）是最常见口腔黏膜溃疡类疾病，也是老年人患病率最高的口腔黏膜疾病。根据国内流行病学调查报道，60 岁以上老年人 RAU 患病率达 24%~36%。

【病因】

尚不明确，相关研究报道甚多，但缺乏统一结论。目前认为该病是多因素综合作用的结果，通常受以下因素影响：①免疫异常：包括细胞免疫异常和体液免疫异常。有研究显示在溃疡各期 CD3 均有下降，溃疡期含有大量 CD8 细胞及少许 CD4 细胞，在恢复期以 CD4 为主。另有学者发现 RAU 患者的外周血中免疫球蛋白 IgA 和 IgG 升高，补体水平高于正常人。老年人由于免疫状态不稳定，因而易发 RAU。②遗传因素：据统计约 40%~50% 的 RAU 患者有家族史。RAU 患者的 HLA 检测结果亦提示 RAU 发病可能有免疫遗传因素作用。③系统疾病：临床及流行病学调查发现胃溃疡、十二指肠溃疡、肝炎、肝硬化、胆道疾病等系统性疾病与 RAU 发病有关。以上系统性疾病在老年群体中高发，因此也可以理解在老年口腔黏膜病中 RAU 成为最高发疾病的原因。④营养缺乏：有研究表明，缺锌、铁等微量元素，或缺乏维生素 B 族如 B_{12} 及叶酸等物质的摄入不足，与 RAU 发病可能有关。除以上原因外，老年人口腔黏膜局部增龄性变化、张力下降、黏膜感觉迟钝等均可能与 RAU 发病相关。

【临床表现】

1. 典型表现　圆形或椭圆形溃疡，具有"红、黄、凹、痛"的特征，即溃疡表面周围有窄的红晕、覆盖有黄白色假膜、中央凹陷以及疼痛明显。具有周期性反复发作特性及自限性。发作部位以唇、颊、舌等被覆黏膜为主，极少会累及牙龈、硬腭等咀嚼黏膜。

2. 分型　根据溃疡大小、数量、愈合周期等临床上将本病分为轻型、重型和疱疹样阿弗他溃疡三型。

（1）轻型阿弗他溃疡：是最常见一型，约占 RAU 的 80% 以上。大小约 5~10mm，一般数目 <10 个，圆形或椭圆形，周围有窄的红晕。溃疡愈合后不留瘢痕。

（2）疱疹样阿弗他溃疡：特征为溃疡小而多，可达十几个或几十个不等，呈"满天星"样，散在分布，不会彼此融合成片，周围充血水肿，疼痛明显。

（3）重型阿弗他溃疡：又称腺周口疮。溃疡表现大而深，似弹坑状，溃疡直径一般大于 1cm，深可达黏膜下层或肌层，周围黏膜充血水肿，边缘隆起，多见于口角内侧黏膜或软腭、咽部黏膜，愈合时间长，多为一至数月，愈合后常遗留瘢痕甚至造成组织缺损。上述三型溃疡可并发存在。

【诊断和鉴别诊断】

根据临床表现，结合复发性、周期性、自愈性的典型病史，无需做活检或其他辅助检查即可诊断。根据溃疡大小、数目、发作规律等可对溃疡进行分型。但对于长期不愈合的溃疡，特别是腺周口疮需要与癌性溃疡、结核性溃疡等其他口腔黏膜溃疡性疾病相鉴别，与其他疾病的鉴别诊断如表 49-1 所示。

【治疗】

目前无特效治疗方法。治疗以消除致病因素、减轻症状、缩短病程、控制复发、缓解病情为目的。对于轻型 RAU 患者，以局部治疗为主。局部应用糖皮质激素类药物仍然是首选；对于症状较重或发作频繁的 RAU 患者，可采用局部和全身联合用药的方法加以治疗。

1. 局部治疗　RAU 的局部治疗以消炎止痛、促进愈合为原则。①糖皮质激素仍然是首选的局部用药，其效果好，副作用小，安全可靠。可选的糖皮质激素包括曲安奈德软膏、醋酸地塞米松软膏、氟轻松乳膏等。但对于老年患者，长期局部应用糖皮质激素容易引发口腔念珠菌感染，需要引起注意。②对于疼痛明显，严重影响进食、语言的患者，可在饭前或必要时使用局部止痛药物，可选的药物包括利多卡因凝胶、苯佐卡因凝胶、达克罗宁等。③局部消炎防腐药物可选用 0.1% 的依沙吖啶含漱液、洗必泰溶液或复方氯己定溶液、西吡氯铵含漱液、聚维酮碘含漱液等。

表 49-1　腺周口疮与其他疾病鉴别

	腺周口疮	癌性溃疡	结核性溃疡	创伤性溃疡	坏死性 唾液腺化生
年龄性别	中青年	老年	中青年	青少年	男性
溃疡特征	深在，周围炎症，周边整齐，基底部微凹，有假膜	深或浅浸润，周围硬，边缘不整齐，基底部菜花样增生	深在，周围轻度浸润呈鼠噬状，基底部有桑葚样肉芽组织	深或浅，周围炎症不明显，周缘伴白色水肿，形态与创伤因素相契合，底部平或有肉芽组织	深及骨面，周缘界限清，边缘可隆起，充血，底部有肉芽组织
好发部位	口腔后部	舌腹、口角区、软腭复合体	唇、前庭沟、牙槽黏膜	唇、颊、舌、颊垫尖	硬腭、软硬腭交界处
病理	慢性炎症	细胞癌变	朗格汉斯细胞、干酪样坏死	慢性炎症	小唾液腺坏死
全身情况	较好	恶病质	肺结核或体弱	好	弱或较好
自限性	有	无	无	无	有
复发性	有	无	无	无	无

2. 全身治疗　对于发作频繁、愈合周期长、严重影响生活的患者可选择性使用口服药物配合治疗，临床较常应用的是免疫调节剂，包括沙利度胺、白芍总苷胶囊、转移因子、胸腺素、糖皮质激素等。老年患者全身用药时需考虑是否伴有全身系统性疾病，避免用药禁忌证。

3. 物理疗法　用激光（二氧化碳、He-Ne、AL、Ga 激光）、微波照射溃疡，有减少渗出促进愈合作用。

二、口腔念珠菌病

是由念珠菌引起的口腔真菌病，白色念珠菌是最常见的致病菌种。老年人由于全身系统疾病患病率高、使用糖皮质激素、免疫抑制剂、抗生素等概率升高、佩戴义齿以及口腔微环境改变等原因，比年轻人更容易发生口腔念珠菌感染。

【病因】

念珠菌为条件致病菌，致病力弱。老年人伴有全身系统性疾病，特别是糖尿病、免疫功能缺陷、甲状腺功能低下及甲状旁腺功能低下等情况，均易引起口腔念珠菌感染。全身及局部应用广谱抗生素、糖皮质激素，特别是抗生素液长期含漱；药物性口干；放疗后口干患者，易伴发口腔念珠菌病。老年人由于缺牙佩戴局部义齿，特别是可摘局部义齿，其材料为甲基丙烯酸甲酯，是白色念珠菌的亲和性材料，加之老年人唾液分泌减少、义齿基托不易清洁等因素，更为白色念珠菌在义齿组织面和口腔黏膜间的大量繁殖提供了条件。

【临床表现】

症状主要为口干、发黏、口腔黏膜烧灼感、疼痛、味觉减退等，分 4 型：

1. 急性假膜型念珠菌病　又称鹅口疮，多见于婴儿。乳白色凝乳状斑片，用力可擦去，下方为红色黏膜充血面。

2. 急性红斑型（萎缩型）念珠菌病　又称抗生素性口炎，多见于大量应用抗生素或激素的患者。临床以舌黏膜多见，出现舌乳头萎缩，舌色鲜红

3. 慢性红斑型（萎缩型）念珠菌病　为老年患者最常见的一型，临床表现为义齿承托区黏膜广泛发红、形成鲜红色界限弥散的红斑。如果基托组织面与承托区黏膜不密合导致创伤，可在红斑表面形成颗粒。该型可与其他型念珠菌病并发存在。

4. 慢性增殖型念珠菌病　慢性增殖型念珠菌病由于临床表现不同，又分为念珠菌性白斑和念珠菌

性肉芽肿两种表现。前者表现为白斑样增生及角化病变。黏膜上亦间有红色斑块。严重时白斑表面有颗粒增生，黏膜失去弹性。后者表现为口腔黏膜上发生结节状或肉芽肿样增生，舌背、上腭多见，有时颊黏膜也可看到。该型较少见，常与红斑同时存在，有时也可同时有念珠菌性白斑。

【诊断和鉴别诊断】

诊断可根据病损临床特点，结合实验室检查确诊。急性假膜型念珠菌病或义齿性口炎可直接涂布显微镜下观察菌丝及孢子，萎缩型念珠菌病可取唾液进行真菌培养确诊，慢性增殖型念珠菌病行活检组织病理学可见念珠菌菌丝侵入上皮、上皮内微小脓肿形成。

发生于老年患者的口腔念珠菌病应与红斑、白斑鉴别。白色念珠菌感染除慢性增殖型外，一般无上皮异常增生，并有念珠菌菌丝检出，好发于老年。红斑和白斑均为癌前病变，任何年龄均可发生，无念珠菌感染史。

【防治】

对各型口腔念珠菌病的治疗原则为用抗真菌药物治疗控制真菌、改善口腔环境使之偏碱性不利于念珠菌生长、去除可能的易感因素如提高免疫功能、补充营养等。

1. 抗真菌药　口腔局部使用抗真菌药可选用制霉素片，50 万 U，每天三次，含化。口服抗真菌药可选用氟康唑，首剂 200mg 口服，每天 1 次，以后每次 100mg，7~14 天为一疗程。主要副作用为胃肠反应、暂时肝功能异常、皮疹等。

2. 辅助抗真菌治疗　念珠菌在碳酸氢钠的碱性环境下不易生长，可每日数次使用。一般可选用 2%~4% 浓度的碳酸氢钠溶液，每日含漱 3 次。

3. 去除可能的诱因，积极治疗全身系统性疾病　对于局部义齿不合适、创伤应进行修改或择期重新修复。嘱患者晚上摘下清洗义齿。如果原发疾病允许，最好停用抗生素及糖皮质激素。检查有无内分泌紊乱、免疫功能异常及营养素缺乏，及时诊断治疗。

三、口腔扁平苔藓

口腔扁平苔藓（oral lichen planus，OLP）是一种免疫细胞介导的皮肤黏膜慢性炎症性疾病。少数患者可伴发皮肤病损。长期糜烂的口腔扁平苔藓有潜在恶变风险，因此 WHO 将其列为口腔潜在恶性病损。文献报道，老年人 OLP 患病率为 0.87%~20.0%。

【病因】

发病机制尚不明确，可能与多种因素有关，如肝炎、细菌、病毒、遗传因素、精神因素等，目前公认的是 T 细胞介导的免疫反应在疾病的发生发展中发挥重要作用。

【临床表现】

口腔扁平苔藓病损多呈对称性分布，表现为针尖大小的灰白色丘疹，进而组成细的角化条纹，称Wickham 纹。角化条纹互相交织形成树枝状、网状、环状、斑块状等多种形态。严重者可出现病损区黏膜充血、糜烂等情况。可累及口腔内多个部位，根据病损位置不同，OLP 可以表现出不同临床特征。

1. 颊部是 OLP 最好发部位，病损多为双侧对称发生，单侧发生者较少。以白色网纹状表现多见。

2. 发生于唇部的 OLP 最易累及下唇，呈网纹状，发生于唇部的陈旧性损害可沿唇红－皮肤交界处形成带状色素沉着斑。

3. 舌是继颊黏膜之后，OLP 第二好发部位。病变多发生在舌前 2/3 区域，包括舌背、舌尖、舌缘和舌腹部。损害多样而较局限，界限清楚。舌背早期损害多为丘疹斑点状，灰白透蓝。该部位的病损有时需要与白斑相鉴别。

4. 牙龈扁平苔藓　相对较少。在附着龈可见灰白色斑纹，因上皮萎缩而出现充血性红斑水肿，甚至糜烂，似剥脱性龈炎表现。

【病理】

光镜下基底细胞液化变性及基底膜下方固有层中大量淋巴细胞呈带状浸润是扁平苔藓的最典型病理

表现。上皮角化层增厚或变薄，粒层增生明显，棘层肥厚，少数萎缩变薄，上皮钉突伸长呈锯齿状，基底细胞排列紊乱，基底膜界限模糊不清，基底细胞明显者可形成上皮下疱。上皮深层与固有层浅层之间可见到上皮细胞退行性变产生的嗜酸小体，称为胶样小体（colloid body）

【诊断及鉴别诊断】

目前 OLP 的诊断标准为 2003 年 WHO 诊断标准，根据病史以及典型的口腔黏膜表现以及病理表现即可作出临床诊断。临床需注意与苔藓样反应、异位皮脂腺、口腔白斑病、慢性盘状红斑狼疮等其他口腔白色斑纹样病损相鉴别。

1. 苔藓样反应 苔藓样反应与扁平苔藓临床表现极为相近，但伴有全身或口腔局部确切诱因，去除诱因后病损可完全或部分恢复。根据起病原因不同，苔藓样反应可分为：接触性苔藓样反应、药物性苔藓样反应、移植物抗宿主反应性苔藓样反应。接触性苔藓样反应是指由于使用银汞合金修复牙齿缺损后，与金属接触的黏膜出现类似 OLP 样表现。而药物性苔藓样反应则是与患者服用某种药物有关，如：非甾体抗炎药、甲基多巴、奎宁丁、氯喹、青霉胺、卡托普利等血管紧张素转化酶抑制剂、用于治疗心绞痛的 β 受体阻断剂等。某些中药也可诱导苔藓样反应发生。骨髓移植后的患者口腔黏膜、皮肤可出现类似扁平苔藓的表现，被称为移植物抗宿主反应性苔藓样反应。老年人由于口腔内修复体较多、全身情况复杂，因此该病发病率较年轻人升高。组织病理学方面，苔藓样反应表现为固有层有更广泛的混合性炎症细胞浸润，除淋巴细胞外，尚有嗜酸性粒细胞和浆细胞，可累及固有层浅层和深层血管周围。以及数量更多的胶样小体。苔藓样反应倾向于单侧发生，易出现糜烂，停用可疑药物或者去除金属修复体后苔藓样病损可明显减轻或完全消失。

2. 异位皮脂腺 好发于唇红、腮腺导管口附近颊黏膜，呈米黄色粟粒样丘疹，可散在或聚集。无自觉症状，无反复发作史。病理无 OLP 表现，而有正常的皮脂腺结构。

3. 口腔白斑病 发生于舌背或舌缘的斑块型 OLP 需与口腔白斑病相鉴别。后者较前者隆起、粗糙、色白、无珠光样光泽、边界清楚，白斑表面可有裂隙，病程进展慢。病理检查可伴有上皮异常增生。

4. 慢性盘状红斑狼疮 发生于唇红部尤其出现萎缩、糜烂等损害的 OLP，应与慢性盘状红斑狼疮鉴别。后者具有向皮肤侧扩展的特征。病理检查与 OLP 不同，主要为胶原纤维透明变性、均质化、水肿、断裂、血管扩张，管内有玻璃样血栓，棘层变薄萎缩，黏膜表面有时可见角质栓。

【治疗】

由于发病原因不清，目前尚无根治方法。治疗应根据患者症状、病损面积、炎症程度、病损类型、部位等综合考量。积极排查可疑诱发因素，如伴有甲状腺疾病、肝炎、糖尿病等系统性疾病的患者，要积极治疗系统疾病。对于网纹状表现、病损面积小、炎症程度轻的患者可不予治疗，但需定期随访。对于有症状的患者可采取局部治疗或全身治疗的方法。治疗的原则为消除症状、控制炎症、预防癌变。

1. 局部治疗 首先应去除口腔内各种机械化学刺激，如去除牙石，不良修复体、残根、残冠、尖锐牙尖等。对于有糜烂疼痛症状的患者可局部用药，首选为糖皮质激素局部使用，可选药物包括醋酸地塞米松乳膏、曲安奈德软膏、氟轻松软膏等，对于中效或弱效激素效果不佳的患者可谨慎选用丙酸氯倍他索软膏。但在局部应用糖皮质激素时应注意引起口腔念珠菌感染的可能性。对于伴有口腔真菌感染的患者可选用 0.1 的 % 他克莫司软膏短期使用。以角化斑纹为主要表现的患者可选择性使用 0.025% 的维 A 酸软膏。

2. 全身治疗 对于局部治疗效果不佳的患者可给予全身治疗。多采用免疫制剂，如羟氯喹、雷公藤、昆明山海棠、白芍总苷胶囊等

四、灼口综合征

灼口综合征（burning mouth syndrome，BMS）指发生于口腔黏膜、以烧灼样疼痛感觉为主的综合征，不伴有明显临床病变体征，不能诊断为其他疾病，也无组织病理学特征的变化。由于大多数患者以舌部疼痛为主要表现，因此也有学者将此病称为舌痛症。

【病因】

尚未完全明了。该病曾经被认为由机体雌激素水平、精神心理因素等导致。现今大多数学者认为BMS是一种神经源性疾病，该病患者疼痛可能源于中枢神经和（或）外周神经损害。该病患者常伴有焦虑和抑郁等精神心理疾患，但精神心理因素为该病的发病因素还是继发症状并不清楚，多数学者倾向于后者

【临床表现】

以口腔黏膜灼痛为主，部分患者可伴有口干及味觉异常。以舌部为主，也可发生在腭部、牙龈等部位。患者自诉为烧灼样或似喝开水烫感，但不影响进食及睡眠，多在进食时灼痛症状减轻或消失。可谓持续性灼痛，也可有晨轻晚重的趋势。

【诊断和鉴别诊断】

目前尚无统一诊断标准，一般根据口腔黏膜灼痛典型特征，包括部位、性质、程度、频率、症状加重或减轻的原因、是否伴有味觉异常或口干等即可作出诊断。但必须首先排除三叉神经痛、舌癌、舌部溃疡、舌淀粉样变等可引起疼痛症状的器质性病变。在询问病史时应注意详细询问发病经过、既往史、用药史、有无社会心理影响因素和伸舌自检不良习惯等。血糖、性激素水平检查有助于发现系统性发病因素。

灼口综合征应与舌部溃疡、舌癌、舌淀粉样变、舌乳头炎等鉴别。以上病损均有明显体征，且与临床相符。疼痛较剧烈的患者应与三叉神经痛鉴别，后者有反复发作史，单侧发生，除舌痛外尚可引起牙龈痛、面颊部肌肉痛等，疼痛突发持续数秒即可消失，临床检查可查及诱发疼痛的"扳机点"。因此尚应排除茎突过长症。

【治疗】

氯硝西泮为治疗BMS的一线药物，三环类抗抑郁药如阿米替林，抗惊厥药物如卡马西平等也可酌情选用。有研究表明氯硝西泮外用剂型涂擦于疼痛部位可缓解BMS的不适症状。

五、创伤性溃疡

【病因】

创伤性溃疡（traumatic ulcer）是由物理性、机械性或化学性刺激引起的病因明确的黏膜病损。老年患者常见的刺激因素包括残根、残冠、不良修复体等。

【临床表现】

根据刺激因素、创伤原因不同可分为以下不同表现：

1. 压疮性溃疡 老年患者口腔常见的一种创伤性溃疡，由持久性机械刺激引起的口腔黏膜创伤性溃疡，其部位、大小、形态与引起溃疡的刺激因素吻合。压疮性溃疡可深及黏膜下层，中央凹陷，边缘轻度隆起水肿，被覆灰白色假膜。疼痛常不明显。

2. 化学灼伤性溃疡 常有牙科治疗史或化学性物质接触史，表现疼痛明显，组织坏死，表面有易碎的白色假膜，溃疡表浅。

3. 热损伤性溃疡 在热损伤后初始为血疱，疱壁破溃后形成糜烂面或浅表溃疡，疼痛常不明显，好发部位为软腭黏膜、舌背、颊黏膜。老年人黏膜感觉不敏感，发生灼伤面积往往较大，愈合期较长。

【诊断和鉴别诊断】

根据明显的理化刺激因素或自伤、烫伤等病史，溃疡部位和形态与机械性刺激因子相吻合等特征即可确诊。去除刺激因素后溃疡可好转或愈合。长期不愈者应与以下疾病鉴别：

1. 腺周口疮 溃疡深大，常伴有小溃疡，溃疡周缘可伴有充血。有反复发作史。无自伤或理化刺激因素。愈合后可留有瘢痕。

2. 结核性溃疡 溃疡深凹，边缘呈鼠噬状，基底高低不平，呈粟粒样小结节，有红色肉芽组织。伴有低热、盗汗、淋巴结肿大。无理化刺激因素。

3. 癌性溃疡 溃疡深大，底部有菜花样小颗粒增生，周缘隆起，触诊基底浸润硬结，疼痛不明显。

【治疗】

去除刺激因素是首要措施，包括拔除残根残冠，打磨尖锐牙尖，修改不良修复体等。局部治疗以消

炎、止痛、促进愈合和预防继发性感染为原则。

六、萎缩性舌炎

【病因】

萎缩性舌炎是指舌乳头出现萎缩性改变，老年患者多与全身系统性疾病有关，如贫血、舍格伦综合征、糖尿病、维生素 B_{12} 缺乏等。萎缩型念珠菌病也可出现萎缩性舌炎的表现。症状严重时舌背光滑，呈镜面状，称为镜面舌。

【临床表现】

舌背丝状乳头萎缩，出现片状不规则的黏膜萎缩面，严重者菌状乳头及丝状乳头全部萎缩消失，舌背光滑。由巨幼红细胞贫血引起的萎缩性舌炎，可伴有舌及颊部的点片状充血，舌侧缘可出现针尖大小溃疡；缺铁性贫血引起的萎缩性舌炎表现为舌体鲜红，呈现"牛肉舌"表现。患者常有烧灼痛，并伴有念珠菌感染。由干燥综合征引起的萎缩性舌炎，同时伴有口干、眼干症状，口腔可出现猖獗龋表现。

【诊断和鉴别诊断】

根据临床特征不难做出诊断，需注意进一步排查全身系统性疾病，如贫血、干燥综合征等，并排查口腔局部念珠菌感染。临床需注意与舌背扁平苔藓、白斑等疾病鉴别。

（1）舌扁平苔藓：可发生舌乳头萎缩变薄，呈鲜红色。但萎缩区周围常伴有珠光白色损害，病损区可伴有糜烂。除病损区外的舌乳头仍正常存在。

（2）红斑：表现为红色天鹅绒样斑片，但损害区域局限。黏膜变薄、光滑柔软。但较少发生在舌背部。且病损区内常点缀有白色颗粒状增生，病理可见典型的上皮异常增生或原位癌。

【治疗】

萎缩性舌炎由多种全身或局部原因引起，因此应积极寻找病因，治疗原发疾患尤为重要。对于维生素 B_{12} 缺乏引起的巨幼红细胞性贫血，可给予维生素 B_{12} 肌内注射，每次 0.5mg，每日 1 次，持续两周。低色素小细胞性贫血可给予 10% 枸橼酸铁口服，每次 10ml，每日 3 次。念珠菌感染者治疗同前所述，可使用制霉素片 5 万 U，口含，每日三次。

七、沟　纹　舌

【病因】

该病病因不明，多认为系先天性发育异常。也可能与遗传因素、地理环境、食物种类、B 族维生素缺乏以及银屑病、梅 – 罗综合征等全身系统疾病因素有关。沟纹舌的发病率随年龄逐渐上升，人群患病率约为 5%。裂纹深度也可增加，60 岁后上升趋势才停止。

【临床表现】

舌背纵横裂沟，形似叶脉。患者多无自觉症状，由于沟内残存食物残渣，继发感染而产生炎症时则有疼痛不适。沟纹舌舌体较肥大，沟纹可随年龄增长而加重。沟底黏膜连续，无渗血，沟底与侧壁丝状乳头缺如。

【诊断和鉴别诊断】

根据沟纹舌的典型特征诊断并不困难。但有人主张应以沟纹深 2mm 以上、长 10mm 以上，病程半年以上，有疼痛等自觉症状为标准。若沟纹舌伴有面瘫、唇肿症状称梅 – 罗综合征。

沟纹舌应与创伤性舌裂诊断，后者有创伤史，疼痛明显，黏膜连续性中断，有渗血。

【治疗】

无症状者一般无需治疗。应做好解释，消除患者的恐惧心理。应注意口腔卫生，以防止食物残渣和细菌在沟内积聚而继发感染。炎症时用消炎防腐止痛的含漱液如氯己定、碳酸氢钠液等漱口。

八、口腔白斑病

口腔白斑病（oral leukoplakia，OLK）是发生于口腔黏膜以白色病损为主的损害，不能被擦去，属于癌前病变或潜在恶性疾患，是临床和组织病理学上不能诊断为其他可定义的损害，不包括吸烟、局部摩擦等局部刺激因素去除后可以消退的单纯性过角化症。该病好发于50岁以上的男性患者，近年女性患病率也有增多趋势。

【病因】

病因仍不十分清楚，但发病与局部刺激、全身因素以及微生物感染密切相关。

（1）烟酒等理化刺激因素：烟草是口腔白斑病发生的重要因素。国内调查研究显示吸烟者的白斑发生率为25.25%，不吸烟者为3.5%，口腔白斑病的发生率与吸烟史的长短以及吸烟量的多少呈正比关系。乙醇是发生口腔白斑病的独立危险因素，与酒的类型以及饮酒方式无关。过烫或酸辣食物、槟榔等局部理化刺激因素可能与口腔白斑病有关。

（2）机械刺激：不良修复体、残根、残冠、咬伤等。

（3）微生物感染：有些研究报道白斑的发生和白念珠菌感染关系密切，认为白念珠菌感染是引起白斑的原因，而不仅是并发的感染。近年来人乳头瘤病毒（HPV）在白斑发病中的作用也备受关注。

【临床表现】

临床表现为口腔黏膜上发生的白色斑块，质地紧密，界限清楚，并稍高于黏膜表面。与正常黏膜比较其弹性及张力降低。可发生于口腔黏膜任何部位，但发生于口底和舌侧缘白斑易癌变。白斑分为均质型和非均质型，非均质型包括疣状型、颗粒型及溃疡型，非均质型较均质型更易癌变。

（1）均质型：是临床最常见一型。病损特点为白色斑块微高出黏膜面，表面略粗糙，呈皱纹纸状。有时出现细小裂纹。一般无自觉症状，或有发涩感。

（2）疣状型：表现为白色斑块厚而高起，表面呈刺状或结节状突起。质较硬，有粗糙感。增殖性疣状白斑是疣状白斑亚型，易复发，具有侵袭性增殖特征，具有高癌变风险，可能发现时即已进入疣状癌或鳞状细胞癌阶段。尽管尚未被证实，但是多数学者怀疑其与病毒感染有关。

（3）颗粒型：病损特点为在发红黏膜面上有细小颗粒样白色角化病损，高出黏膜面。多有刺激痛。本型多数可查到念珠菌感染。

（4）溃疡型：病损特点为在白色斑块基础上有溃疡形成。常有明显的疼痛。

【组织病理学表现】

白斑组织病理学表现为上皮过度正角化或过度不全角化。粒层明显，棘层增厚，上皮钉突较大。结缔组织中有数量不等的炎症细胞浸润。但根据上皮增殖和紊乱的程度可以将白斑的病理变化分为上皮单纯增生和上皮异常增生两种情况，后者具有相对较大的癌变潜能。

【诊断和鉴别诊断】

口腔白斑病诊断需根据临床表现和病理综合判断完成。脱落细胞检查，甲苯胺蓝染色，Velscope荧光成像仪等可辅助判断口腔白斑癌变情况。均质型白斑的鉴别诊断见表49-2所示：

表49-2 均质型白斑的鉴别诊断

	均质型白斑	白色水肿	斑块型 扁平苔藓	白色角化病	口腔 念珠菌病
临床表现	皱纸状质地均匀，略粗糙，乳白色，周界清晰	水浸状半透明，灰白色光滑，压之可褪色	乳白色，珠光样光泽，表面光滑，边界欠清晰	棉絮状、结节状，周界模糊	白色散在，部分可擦去，基底黏膜充血
好发部位	口底、舌腹、牙槽嵴	颊咬合线	舌背、舌缘	硬腭、颊咬合线	唇、颊、舌、软腭
病理表现	上皮过度角化，可伴上皮异常增生	无角化层或焦化不全，棘层增生，棘层细胞水肿	上皮过度角化或不全角化，基底细胞液化变性，固有层淋巴细胞浸润	角化不全或过度正角化，粒层明显，棘层肥厚，上皮钉突伸长	无上皮异常增生和非典型细胞，涂片镜检见假菌丝或孢子

【治疗】

目前尚无根治方法。治疗原则是卫生宣教、消除局部刺激因素，主要治疗药物是去角化药物，激光或光动力治疗对不同类型的白斑有一定效果。定期复查随访，以监测或早期发现癌变发生。

九、口腔白色角化症

口腔白色角化症（oral leukokeratosis）又称口腔白色角化病、良性角化病，是长期机械或化学刺激造成的口腔黏膜局部白色角化斑块或斑片。老年人口腔由于存在诸多不良刺激因素，故该病好发，患病率达 4.2%~10.59%。

【病因】

长期机械或化学刺激是白色角化症发生主要原因。牙齿残根、残冠，不良修复体或烟草等刺激最常见。刺激去除后病损可逐渐变薄或消退。

【临床表现】

该病可发生于口腔黏膜的任何部位，以颊、唇、舌部最常见。表现为灰白色、浅白色或乳白色边界不清的斑块或斑片，不高或略高出黏膜表面，表面平滑基底柔软。与周围正常黏膜相比，病损黏膜质地及弹性无明显变化。发生于硬腭白色角化症表现为弥漫的灰白色或浅白色角化斑片，中央散在分布红色点状区域，是腭腺的开口。主要由于长期烟草刺激造成的，因而又称烟碱性（尼古丁性）白色角化病。双颊病损常发于咬合线附近。舌背病损多见于舌背中前部，好发于喜食烫食、有刮舌习惯的男性患者。

【诊断和鉴别诊断】

根据临床表现，即口腔黏膜局部白色或灰白色斑块、斑片，结合不良修复体、残根、残冠等与病损对应的局部刺激因素以及长期吸烟史即可诊断。应与白色水肿、白斑、扁平苔藓等鉴别诊断（鉴别要点见白斑章节）

【治疗】

去除刺激因素，观察；角化严重者可局部使用维 A 酸类药物治疗。

十、干燥综合征

又称舍格伦综合征（Sjögren syndrome，SS），是一种以口干、眼干为主要表现的自身免疫性疾病。本病根据是否合并其他自身免疫性疾病分为原发性和继发性两类，不合并其他自身免疫性疾病者称为原发性干燥综合征；继发于类风湿关节炎、系统性红斑狼疮等为继发性干燥综合征。

【病因】

病因复杂，尚不完全明了。一般认为与病毒感染、遗传、微循环、免疫反应等因素相关。病毒感染可改变唾液腺上皮细胞表面的抗原性，刺激 B 细胞活化，致使免疫反应正反馈扩大，产生抗体，引起炎症反应。SS 患者的家庭成员较正常人群更易患自身免疫病或出现血清学上的异常。B 细胞在 SS 发病过程中活化异常，表现为聚集在炎性组织中参与形成异位生发中心、亚群分布及分化紊乱、产生多种特殊自身抗体、异常增殖产生单克隆 B 细胞。

【临床表现】

主要症状包括口干、眼干、唾液腺肿大等，病情发展严重者可出现肺间质纤维化、肾小管酸中毒、肝损害及中枢神经系统受累等严重系统病变。

1. 口腔口干　进干性食物不易咽下，需饮水。伴口腔发黏，味觉异常。说话久时，舌运动不灵活。严重者言语、咀嚼及吞咽均困难。如患者戴有全口义齿时，常影响其就位。同时可伴有猖獗龋、口腔念珠菌病。

2. 眼部　泪腺受累，泪液分泌减少。角膜及球结膜上皮破坏，引起干燥性角、结膜炎。患者眼有异物感、摩擦感或烧灼感，畏光、疼痛、视物疲劳。

3. 唾液腺　部分 SS 患者出现唾液腺肿大表现，以腮腺肿大为最常见，也可伴下颌下腺、舌下腺及小唾液腺肿大。多为双侧，也可单侧发生。腮腺呈弥漫性肿大，边界不明显，表面光滑，与周围组织无粘连。少数病例在腺体内可触及结节状肿块，一个或多个，质地中等，界限常不甚清楚，无压痛，此种类型称为类肿瘤型干燥综合征，该型患者患淋巴瘤概率显著增高。

4. 其他合并症 肾间质淋巴细胞浸润可致肾小管功能不全，产生低渗尿。肌酐清除率降低，发生肾小管酸中毒。肌肉病变表现为多发性肌炎或重症肌无力。血管病变有小动脉炎、手足发绀、雷诺现象等。甲状腺也可出现慢性淋巴细胞性甲状腺炎。

【诊断】

目前国际上应用较多的国际分类（诊断）见表 49-3。

表 49-3 干燥综合征国际分类标准（2002）

分类	分类标准及表现
Ⅰ口腔症状 ≥1 项	1 持续性口干 3 个月以上； 2 成人后腮腺反复或持续肿大； 3 吞咽干性食物时需用水帮助
Ⅱ眼部症状 ≥1 项	1. 每日感到不能忍受的眼干持续 3 个月以上； 2. 感到反复的沙子进眼或沙砾感； 3. 每日需用人工泪液 3 次或 3 次以上。
Ⅲ眼部体征 ≥1 项阳性	1. 施墨试验（<5mm/5min）； 2. 角膜荧光染色（+）（>4 van BIJsterveld 记分法）
Ⅳ组织学检查	唇腺淋巴细胞浸润灶 >1；
Ⅴ唾液腺受损 ≥1 项阳性	1. 未刺激唾液流率（<1.5ml/5min）； 2. 腮腺造影阳性； 3. 放射性核素检查阳性；
Ⅵ自身抗体	抗 SSA 或 SSB 抗体阳性（双扩散法）

• 原发性干燥综合征 无任何潜在疾病情况下，有下述 2 条可诊断：

a. 符合表中 4 条或 4 条以上，但必含条目Ⅳ（组织学检查）和（或）条目Ⅵ（自身抗体）；

b. 条目Ⅲ、Ⅳ、Ⅴ、Ⅵ4 条中任 3 条阳性。

• 继发性干燥综合征 有潜在疾病（如任一结缔组织病），符合表Ⅰ和Ⅱ中任 1 条，同时符合条目Ⅲ、Ⅳ、Ⅴ中任 2 条。

• 须除外颈、头面部放疗史、丙肝病毒感染、AIDS、淋巴瘤、结节病、移植物抗宿主病，抗乙酰胆碱药的应用（如阿托品、莨菪碱、溴丙胺太林、颠茄等）。

【治疗】

目前尚无有效根治方法，以对症治疗为主。治疗目的在于减轻口、眼干燥的症状，预防因长期干燥而造成的口、眼局部损伤，密切观察病情变化，防治系统性损害。重症患者治疗关键在于抑制过度的异常免疫反应，遵循个体化用药原则。

（魏 攀）

参 考 文 献

1. 周学东,岳松龄.实用龋病学.北京:人民卫生出版社,2008.

2. 岳松龄.现代龋病学.北京:科学技术文献出版社,2009.

3. 周学东.龋病学.北京:人民卫生出版社,2011.

4. 高学军,岳林.牙体牙髓病学.第 2 版.北京:北京大学医学出版社,2013.

5. 曹采方.临床牙周病学.北京:北京大学医学出版社,2006.

6. Stephen J Stefance,Samuel P.Nesbit.Diagnosis and Treatment Planning in Dentistry.3rd ed.St.Louis,Missouri:Elsevier,2017.

7. Summutt JB,Robbins JW,Hilton TJ,et al.Fundamentals of Operative Dentistry—A Contemporary Approach.3rd ed.USA:Quintessence Publishing Co Inc,2006.

8. 华红,刘宏伟.口腔黏膜病学.北京:北京大学医学出版社,2014.

9. Abu E R,Sawair F,Landini G,et al.Age and the architecture of oral mucosa.Age,2012,34(3):651-658.

10. 邱蔚六,刘正.老年口腔医学.上海:上海科学技术出版社.2002.

11. 曹宏康,许国琪.上海市 3091 名老年人口腔黏膜病的流行病学研究.口腔医学,1989,5(1):1-5.

12. 陈谦明.口腔黏膜病学.第 4 版.北京:人民卫生出版社,2012.

13. Michael Glick,William M,et al.　Burket's Oral Medicine.12th ed.Shelton:People's Medical Publishing House.2014.

14. 孟焕新.牙周病学.第 4 版.北京:人民卫生出版社,2013.

15. 孟焕新.临床牙周病学.第 2 版.北京:北京大学医学出版社,2014.

16. Newman MG,Takei HH,Carranza FA.Carranza's Clinical Periodontology.11nd ed.Philadelphia:W.B.Saunders,2012.

第 50 章

老年眼科疾病

第一节 概　述

随着人口老龄化的发展，老年人群的生活质量已日渐成为一个热点问题。老年人高水平的生活质量离不开良好的视觉功能，因此，积极预防和治疗老年人的眼病对提高生活质量至关重要。

大多数眼病会导致视觉器官的损伤和功能丧失，导致盲和视力损伤。不同年龄的人群中盲和视力损伤的患病率明显不同，老年人群患病率明显增高。据世界卫生组织的资料显示，在全球范围内，致盲的前五位病因分别是白内障、未矫正屈光不正、青光眼、年龄相关性黄斑变性及角膜病，而在这其中，白内障、青光眼及年龄相关性黄斑变性是老年人视力损伤最重要的病因。

白内障是指由于晶状体混浊导致的视力下降，其所导致的盲为可避免盲，即可以通过现有的知识和恰当的措施就能得到预防或控制。随着医疗技术的发展，白内障的手术治疗已越来越安全及成熟，很多因白内障导致视力下降的老年人经白内障手术治疗后都恢复了光明。

青光眼和年龄相关性黄斑变性属于不可避免盲，即指诊疗手段还不能够完全治愈的眼病。但这并不意味着上述两种疾病的患者只有束手就擒直到视力丧失，目前的治疗方法已经能够很好地帮助患者延缓因上述疾病导致视力下降的过程。青光眼是由于眼压超过眼内组织特别是视神经所能耐受的强度，而引起视神经损害和视野缺损的一种严重眼病，近年来青光眼的药物治疗和手术治疗进展迅速，通过合理用药和手术将眼压控制在"靶眼压"以下就能显著延缓疾病的进展。年龄相关性黄斑变性是老年人黄斑区的退行性疾病，这其中的湿性黄斑变性会引起患者产生中心暗点和视物变形等严重症状，长期以来对于这种疾病一直没有有效的药物治疗，然而，近 10 年来，年龄相关性黄斑变性的治疗因抗血管内皮生长因子的出现有了突飞猛进的发展，大部分患者经治疗后视功能有了明显改善。

除此之外，还有一种眼部退行性改变也会影响老年人的视功能和视觉质量，那就是老视，俗称"老花眼"。这是由睫状肌收缩功能下降引起的调节作用减退引起的看近困难，如果没有及时佩戴正确的眼镜，就会引起视疲劳，视物模糊甚至眼痛、头痛等症状。

老年性眼病严重影响了老年人的视功能从而影响了老年人的生活质量，正确的诊断、合理的治疗此类疾病将改善老年人的视觉功能，提高他们的生活质量，并还能为防盲治盲工作做出巨大的贡献。

（黄剑锋　陈　彤）

第二节　白　内　障

【定义】

人眼正常的晶状体是透明的，光线通过它聚焦到达视网膜，从而清晰地看到外界物体。晶状体由于某些原因发生变性，混浊，透光度下降就会影响视网膜成像的清晰度，使人看不清东西。晶状体混浊导致视力下降就是白内障（cataract）。晶状体初期混浊对视力影响不大，而后逐渐加重，明显影响视力甚至失明。世界卫生组织（WHO）将晶状体混浊且矫正视力低于0.5者称为临床意义的白内障。目前，老年性白内障的概念现已逐渐被年龄相关性白内障所取代，作为最为常见的白内障类型，其多见于50岁以上人群。

【流行病学】

一般来说，随着年龄的增长，白内障的发病率逐渐提高。在世界范围内白内障是致盲的首要病因，现在世界上大约有2000万人是由于白内障而致盲，另有1亿白内障患者需要手术恢复视力，在大多数的非洲和亚洲国家，白内障至少占盲人的一半。我国目前有白内障患者超过800万人。而且每年新增白内障患者80万左右。白内障手术率是衡量不同地区眼保健水平的标准之一，它代表每年每百万人口中所做的白内障手术量。白内障手术率受患者的医疗观念、手术费用和医疗服务质量以及患者离医疗部门的远近等因素影响。大部分发达地区每百万人白内障手术率可达4000~6000，中国幅员辽阔，地区发展不平衡，每百万人白内障手术率最高达1500，最低不到1000。

【分类】

目前，白内障无统一的分类，可按病因、发病时间、形态、部位等进行分类。老年人群中最常见的白内障类型是年龄相关性白内障，临床上常根据晶状体混浊的部位不同分为以下三类

1. 皮质性白内障　以晶状体皮质灰白色混浊为主要特征，其发展过程可分为四期：初发期、未成熟期、成熟期和过熟期。初发期晶状体皮质表现为楔形，羽毛状混浊，视力受限不明显。发展到未成熟期，部分患者可因皮质吸水膨胀而诱发青光眼。发展到过熟期时，由于皮质液化释放，可导致晶状体过敏性葡萄膜炎或晶状体溶解性青光眼。

2. 核性白内障　晶状体混浊从晶状体中心部位即胚胎核位置开始出现密度增加，逐渐加重并缓慢向周围扩展，早期呈淡黄色，随着混浊加重，色泽渐加深如深黄色，深棕黄色，核的密度增大，屈光指数增加，患者常诉说老视减轻或近视增加，早期周边部皮质仍为透明，因此，在黑暗处瞳孔散大视力增进，而在强光下瞳孔缩小视力反而减退，故一般不等待皮质完全混浊即行手术。

3. 后囊下白内障　混浊位于晶状体的后囊膜下皮质，如果位于视轴区，早期即影响视力。若进一步发展，合并皮质和核混浊，最后成为完全性白内障。

【临床表现】

1. 症状

（1）视力下降：典型的白内障临床表现是无痛性渐进性视力下降，自觉得有一层毛玻璃挡在眼前。单眼或双眼发生，两眼发病可有先后。

（2）屈光改变：随着晶状体核混浊加重，屈光指数增加，折射力增强，患眼近视度数增加。晶状体核混浊不均，也可产生晶状体性散光。

（3）眩光：光线通过混浊的晶状体产生散射所致。

（4）复视或多视：视力进行性减退，由于晶状体皮质混浊导致晶状体不同部位屈光力不同，可有单眼复视或多视。

（5）色觉改变：混浊的晶状体吸收和阻断了蓝光端的光线，使患眼对这些光线的色觉敏感度下降。

2. 体征　晶状体混浊的形态和程度主要通过裂隙灯显微镜观察，可通过照相比对定量分析观察白内障进展情况。可在充分散瞳的条件下观察晶状体周边皮质混浊表现。

【诊断】

世界卫生组织从群体防盲，治盲角度出发，对晶状体发生变性和混浊，变为不透明，以至影响视力，而且矫正视力在0.5或以下者，方可诊断白内障。但从广义上讲，任何形式的晶状体混浊，即使中心视力正常，均可诊断白内障。

【治疗】

1. 药物治疗　白内障药物治疗没有确切的效果，目前国内外都处于探索研究阶段。

2. 手术治疗　在手术技术及手术设备还没有发展成熟时，白内障的手术治疗方式极为有限，我国是世界上最早开始治疗白内障的国家之一，早在1500年前的唐代，由王焘编写的《外台秘要》里就记载可以使用"金针拨障"治疗，后来发展为白内障针拨术，即将混浊的晶状体用器械剥离悬韧带，将晶状体推入玻璃体腔内，术后佩戴高度数凸透镜矫正视力，但因这种手术方式易发生并发症，且伴随手术技术的进步，这种方法已不再采用。后来，白内障手术历经白内障囊内摘除术，白内障囊外摘除术至目前最为普遍使用的白内障超声乳化术和现在逐渐兴起飞秒激光辅助的白内障手术，手术时间及术后恢复时间缩短，视力预后也大为提高。

（1）白内障超声乳化术（phacoemulsification，Phaco）：为近年国内蓬勃发展起来的新型白内障手术方式。白内障超声乳化技术是显微手术的重大成果，自1967年美国的KELMAN医生发明了第一台超声乳化仪并用于临床，之后经过众多眼科专家40多年不断改进、完善，白内障超声乳化技术已成为世界公认的先进而成熟的手术方式。超声乳化目前在发达国家已普及，我国自1992年开始引进并推广。使用超声波将晶状体核粉碎使其呈乳糜状，然后连同皮质一起吸出，术毕保留晶状体后囊膜，可同时植入后房型人工晶状体。老年性白内障发展到视力受影响，或白内障的程度和位置显著影响或干扰视觉功能，患者希望有好的视觉质量，即可行超声乳化白内障摘除手术。其优点是切口小，组织损伤少，手术时间短，视力恢复快。

（2）白内障囊外摘除术（extracapsular cataract extraction，ECCE）：切口较囊内摘出术小，将混浊的晶状体核娩出，吸出皮质，但留下晶状体后囊。后囊膜被保留，可同时植入后房型人工晶状体，术后可立即恢复视功能。

（3）白内障囊内摘除术（intracapsular cataract extraction，ICCE）：大切口切开角巩膜缘，牵开切口用冷冻头冻住晶状体，向外牵拉造成悬韧带的断裂，娩出晶状体。摘除白内障后，眼球内就丧失了晶状体这一必不可少的结构，视物仍不清楚，需佩戴矫正眼镜或者植入前房型人工晶状体。目前这种手术方式对于常规白内障已较少应用，但对于存在晶状体脱位的患者仍是一种治疗选择。

（4）飞秒激光辅助的白内障手术：目前流行的白内障超声乳化联合人工晶状体植入手术虽然已经使患者术后视觉质量改善，但是其仍有术后散光，连续环形撕囊技术不佳致前囊不圆等问题。利用飞秒激光技术可以帮助解决这些问题，能更好的提升患者术后的视觉质量。

【人工晶状体】

自从英国医生Harold Ridley于1949年植入首例人工晶状体起，植入人工晶状体以矫正白内障患者术后无晶状体状态，实现生理性视功能恢复成为白内障手术的主要目标。人工晶状体的发展相应经历了由后房型人工晶状体至前房型人工晶状体，再由前房型人工晶状体发展为以聚甲基丙烯酸甲酯（polymethyl methacrylate，PMMA）为主导地位的后房型人工晶状体。白内障超声乳化吸出术联合折叠人工晶状体的植入已成为当今主要的白内障手术方式。

目前，临床上常用的人工晶状体根据光学性能不同可分为多种不同类型，传统的人工晶状体为无色的单焦点晶状体，其特点是平行光线通过人工晶状体后只能形成1个焦点，因此，若需要保证术后远距离视力良好，在视近物时则需要佩戴花镜辅助，反之若保证术后近距离视力良好，则在视远处时需要佩戴近视镜辅助。随着光学技术以及人工晶状体制作工艺的发展，通过人工晶状体上的折射或衍射环可以形成视近距离和视远距离的双焦点人工晶状体，帮助患者同时满足远近两种距离的视力要求，而通过折射、衍射结合技术，则可以形成视远、视近和视中距离的三焦点人工晶状体，在满足远近两种距离视力要求的同时，还能满足中距离即80cm左右的视力要求。同时，还有散光矫正型人工晶状体可以矫正较大程度的角膜散光问题。除此之外，可变色人工晶状体，可调节人工晶状体等多种类型的人工晶状体满足不同人群的视觉需求。

现在的白内障手术除了能有效地治疗白内障这种常见的老年眼病外，还可以通过手术切口的选择，人工晶状体的选择等作为一种屈光手术方法，在治疗白内障的同时，给患者带来更好的视觉体验。

（黄剑锋　陈　彤）

参 考 文 献

1. 张卯年.老年眼病的防治.北京:金盾出版社,1997.

2. 刘家琪,李凤鸣.实用眼科学.北京:人民卫生出版社.2010：414-450.

3. Brad Bowling.Kanski's Clinical Ophthalmology：A Systemic Approach.8th ed.Boston：Butterworth Heinemann,2016.

第三节　青　光　眼

青光眼（glaucoma）是一组威胁和损害视神经从而导致视功能受损，主要与病理性眼压升高有关的临床综合征或眼病。最典型的表现为视神经的凹陷性萎缩和视野特征性缺损、缩小。如不及时采取有效的治疗，最终导致无法逆转的失明。

正常老年人随年龄增长眼组织会逐渐发生一系列改变：①睫状上皮逐渐萎缩，房水生成逐渐减少；②睫状体容积增大，后部弹力纤维增多，房水流出阻力增加；③血管弹性下降，上巩膜静脉压增高。上述3种因素相互作用使老年人眼压随年龄增长略有上升趋势，但不会超出正常范围。如因各种原因使3种因素发生变化导致病理性高眼压的发生进而出现视功能损害则称为青光眼。

流行病学研究显示，青光眼已提升至全球致盲眼病的第二位，仅次于白内障。世界卫生组织推测全球原发性青光眼患者约6680万（2000年），其中10%患者最终失明。我国统计的非选择人群原发性青光眼患病率为0.52%，并且随年龄增长明显升高，50岁以上人群中青光眼患病率高达2.07%。除原发性青光眼外，多种老年相关疾病可导致继发性青光眼。因此青光眼是与老年人密切相关的不可逆致盲性眼病，即使在发达国家也仅有50%的患者能够得到及时的诊断和治疗。所以，青光眼的诊治强调早期诊断、及时治疗、长期随诊、防止青光眼盲目的发生。

根据引起青光眼的原因不同，可将其分为原发性和继发性青光眼两大类。原发性青光眼根据房角形态又可分为：闭角型和开角型青光眼。闭角型青光眼按照病程分为急性和慢性两类。而开角型青光眼则根据基线眼压分为高眼压性和正常眼压性青光眼。由于眼部或全身疾病导致的青光眼称为继发性青光眼，可为开角，也可为闭角。

一、原发性闭角型青光眼

90%以上的患者在40岁以后发病，女性常多于男性（4:1）。患眼多为远视，具有小眼球、小角膜、浅前房，房角狭窄的解剖基础。随年龄增长，老年人晶状体逐渐增厚、变硬、前移，悬韧带更加松弛。一旦受过度劳累、情绪波动、暗光线环境及寒冷季节等刺激发生急性瞳孔阻滞，使房水排出受阻，眼压升高，导致急性闭角型青光眼的发作。慢性闭角型青光眼的发病机制除瞳孔阻滞外还常常伴有高褶虹膜及睫状体位置异常等解剖特点，随房角关闭逐渐加重，眼压逐渐升高，没有急性大发作的过程。

【临床表现】

急性闭角型青光眼的临床过程分为六期：临床前期、前驱期、急性发作期、缓解期、慢性期、绝对期。临床前期多为一眼已发病患者的另一只眼。前驱期多表现为间断发作的眼胀头疼、视物模糊，休息后自然缓解，老年人多误认为是视疲劳。急性大发作期患眼混合充血明显，角膜水肿，前房极浅，瞳孔竖椭圆扩大、固定，眼压可到达80mmHg以上，患者剧烈眼痛头痛，甚至伴有恶心呕吐。急性发作期如治疗及时，眼压完全恢复正常，房角重新开放，则称为缓解期；如经治疗眼压仍控制不好，并出现青光眼特征性视神经损害时称为慢性期；如未得到及时治疗导致视力丧失，并伴有角膜大泡性病变，虹膜新生血管时，称为绝对期。急性发作后患眼常可见"三联征"：角膜后色素性 KP，虹膜脱色素及节段性萎缩，晶状体前囊下皮质混浊（青光眼斑）。

慢性闭角型青光眼仅有眼部不适、视物模糊、虹视等轻度表现，随房角粘连、关闭逐渐加重，眼压也逐渐升高，晚期出现特征性视神经萎缩及视野缺损。

【诊断】

急性闭角型青光眼：明显的周边虹膜膨隆、浅前房、窄房角、充血性急性发作和发作后"三联征"是本病标志特点。老年患者青光眼急性发作时所引起的剧烈眼、头痛和严重的恶心呕吐、血压升高、心率减慢等症状常常被误诊为心脑血管意外，急性胃肠炎等内科疾病。应注意发作时是否有眼红、视力下降，及时到眼科就诊。患者于眼科经眼压测量及裂隙灯检查排除急性结膜炎、急性虹膜睫状体炎等其他可引起眼红的疾病后即可确诊。临床前期及前驱期临床不易发现，可利用激发试验帮助诊断：如暗室俯卧试验，患者于暗室内俯卧位或头低位 1~2 小时，眼压升高 ≥ 8mmHg 时为阳性。扩瞳试验需应用短效散瞳药，可诱发急性青光眼大发作，临床需慎用。

慢性闭角型青光眼：多由间断发作逐渐发展至持续性高眼压及青光眼性视神经损害，无急性发作表现。中等度窄角和浅前房及部分房角关闭粘连。中老年人如经常出现眼胀、头痛、雾视，需警惕此病。仔细询问病史，多次多时间点测量眼压，客观敏感的视神经纤维层分析仪以及自动静态视野计都可帮助早期诊断。

【治疗】

传统原发性闭角型青光眼治疗原则以手术治疗为主，药物治疗为辅。近年来随着检查、治疗手段的不断增加，治疗措施多根据患者眼压、房角关闭范围、年龄等多因素综合考虑。

1. 激光治疗　激光虹膜成形及 Nd：YAG 打孔等治疗可以有效解除瞳孔阻滞，增加房角宽度，适用于急性闭角型青光眼的临床前期、前驱期，大发作后的缓解期，房角关闭小于 180° 的慢性期以及慢性闭角型青光眼，再联合药物治疗往往可以稳定的控制眼压。绝对期眼压仍高、症状难耐者可行睫状体光凝术破坏部分睫状体功能降低眼压。

2. 药物治疗　①缩瞳剂：可使虹膜拉平、变薄，增加房角宽度，促进房水外流，各期均可应用。长期使用会导致瞳孔缩小、视物模糊、瞳孔后粘连等并发症，临床已不再推荐长期、大量使用。②β 受体阻滞剂、α 受体激动剂、碳酸酐酶抑制剂：均可抑制房水生成而降低眼内压。但应该注意 β 受体阻滞剂有减慢心率、诱发哮喘等副作用，以防出现严重并发症。③前列腺素类药物：通过增加房水葡萄膜巩膜通道引流降低眼内压，但依赖于房角的开放，通常应用于开角型青光眼。对于房角仍有开放或施行激光或手术后部分房角开放的慢性期患眼仍有效果。④高渗剂（20% 甘露醇、50% 甘油盐水）和碳酸酐酶抑制剂：仅对于急性大发作期或慢性闭角型青光眼眼压 ≥ 40mmHg 需迅速降低眼内压时短期应用。但糖尿病患者、肾功能不全的老年患者高渗剂应慎用，磺胺过敏者碳酸酐酶抑制剂禁忌。

3. 手术治疗　急、慢性闭角型青光眼房角粘连范围超过 180° 时需要行外引流手术，如小梁切除术或青光眼引流阀植入术来控制眼压。伴有一定程度白内障的老年患者同时行白内障摘除 + 人工晶状体植入术，既可增加前房深度及房角宽度还可降低小梁切除术后浅前房、白内障加重等并发症的发生。老年患者因晶状体老化、膨胀，青光眼急性发作的危险性增高，及时行白内障摘除 + 人工晶状体植入术可达到完全治愈的效果。绝对期眼压仍高、症状难耐者可行睫状体冷冻术降低眼压，如不能控制可行眼球摘除术。

二、原发性开角型青光眼

原发开角型青光眼存在高眼压性原发开角型青光眼（high tension glaucoma，HTG）和正常眼压性原发开角型青光眼（normal tension glaucoma，NTG）两个亚型，属多基因或多因素遗传病，双眼疾患。随年龄增长发病率不断增加，40 岁以上为 0.5%~1.0%，70~74 岁可达到 2%。HTG 眼压升高的原因主要由于小梁细胞异常丢失和功能下降、小梁融合及内皮小梁网细胞外基质异常堆积导致房水外流受阻所致。

此外，可能存在神经系统对眼压调节失常的机制。NTG 病因尚不清楚，一致公认视乳头缺血在 NTG 性视神经损害的作用，最新的研究发现跨筛板压力差增大在 NTG 的发病中扮演了重要的角色。

【临床表现】

1. 高眼压性开角型青光眼 发病隐蔽，进展缓慢，早期患者往往无症状或仅有视物模糊、眼胀、疲劳等现象，直至病程晚期视野显著缩小，出现夜盲甚至失明才有所发觉。早期眼压不稳定、眼压水平 >21mmHg，日曲线波动度常 >8mmHg，随着病程发展，眼压升高，大多持续在低中度高水平。视乳头进行性盘沿丢失、视杯扩大变深。多表现为上或下部、颞上或颞下部不对称改变，也可呈同心状对称改变。C/D 值增大，杯壁变陡峭，环形血管显露，筛孔显见，杯底由 "V" 变成 "W" 形。多数患者早期出现颞上或颞下方弓形视神经纤维局限性萎缩，逐渐发展为楔形缺损。部分患者表现为视神经纤维层弥漫性变薄，颜色变暗。随视神经纤维萎缩进展患眼开始出现 5°~30° 视野内的比较性或绝对性旁中心暗点以及以水平线为界的上方或下方的鼻侧阶梯。随病情发展，旁中心暗点与生理盲点相连成上方或下方的弓形暗点。病变晚期上、下弓形暗点在鼻侧水平线相连形成管状视野，或仅存颞侧小视岛。患者前房正常或偏深。房角多为宽角、少数轻度窄角、但始终开放。

2. 正常眼压青光眼 起病隐匿，患者几乎无自觉症状。峰值眼压不超过 21mmHg，眼压峰期常出现在夜间睡眠时，日曲线波动度大多 >8mmHg。卧位与座位眼压相差较正常人大，可达 8~10mmHg（正常人一般不大于 6mmHg）。患眼视盘改变比 HTG 视盘要大、盘沿较薄，筛孔较大，多见颞下部视盘出血和切迹，常见 "青光眼晕"。视神经纤维层多表现为局限性缺损。视野缺损多累及上半视野，早期即可出现侵犯注视区 5° 范围内的致密旁中心暗点。较 HTG 更早累及中心视力，早期视力突发丧失者可达 22%。半数以上患者大约在 5~7 年内出现视野缺损，多数患者视野损害进展缓慢。患者常常存在血压、血管和血液方面的异常及眼后节血流异常。房角开放，前房同 HTG。

【诊断】

1. HTG 诊断要点 眼压升高 >21mmHg，具有典型的青光眼进行性视盘改变和（或）伴有局限性视神经纤维层缺损，与之相应的青光眼性视野改变。房角开放，并排除其他可引起眼压升高的眼部及全身异常后，即可诊断。

2. NTG 诊断要点 具有典型的进行性青光眼性视神经改变和视野损害，且 24h 眼压曲线峰值 ≤ 21mmHg、波动度大时即可诊断正常眼压性青光眼。某些老年患者因颅内病变或颈动脉硬化或急性大出血等引起的 "假性青光眼" 与 NTG 有许多相似之处，如视盘苍白、凹陷扩大、神经纤维束性视野缺损、眼压正常，应注意区别，以免延误原发病的治疗。后者双眼发病，视乳头凹陷多为局限性扩大、较深、眼压波动度常大于正常。前者有相关病变或病史。当原发病控制后，视神经损害停止发展。

【治疗】

1. 降低眼内压 循证医学研究显示眼压是青光眼进展的独立危险因素。降低并维持稳定的靶眼压可以延缓或停止视野缺损的进展。靶眼压的选定具有个体化特点，需要考虑患者的基线眼压水平，视野缺损程度，预期寿命，其他危险因素（年龄、种族、家族史、高度近视、糖尿病等）。目前临床应用的降眼压手段包括药物、激光、手术。药物治疗仍然是开角型青光眼的首选治疗方法。各种作用机制的局部降眼压药均可选择，或单一或配合应用。前列腺素类药物具有降眼压幅度大、作用时间长、昼夜均有作用、全身副作用小等优点，已由国外的一线用药逐渐成为我国 POAG 的首选用药。选择性激光小梁成形术（selective laser trabeculoplasty，SLT）具有无创伤，可反复进行的特点，通常作为滤过手术前的补充治疗方法，70%~80% 的患者可使眼压下降 6~8mmHg。缺点是降压效果不持久，一段时间后眼压又会升高。当药物或激光治疗都不能有效降低眼压及视野进展的患者应及时采取手术治疗。传统小梁切除术和非穿透性手术均适合本病，术中联合使用抗瘢痕药物及调整缝线技术的应用提高了手术成功率。近两年一种新型的金属房水引流器应用到临床中，因无需切除小梁及虹膜组织，手术创伤小，术后并发症降低，取得了良好的治疗效果。尽管 NTG 患者基线眼压并不高，降低眼压仍是目前主要的治疗方向。应将原眼压水平降低 25%~30%，或早期患者降至 12mmHg 以下；视野损害到注视区内者，眼压最好降至 8~10mHg。前列腺素类和局部碳酸酐酶抑制剂在夜间睡眠时仍起作用，被认为是最理想的药物。SLT 治疗也同样有效。当药物无法达到目标眼压时，非穿透性或传统小梁切除术可能获得更低更稳定的眼压水平。

2. 改善供血，视神经保护　对于眼压控制较好而视野损害仍发展、并有眼后节血流不畅，同时患有高血压动脉粥样硬化，外周血管疾病，糖尿病，高黏血症等疾病患者，适当地给予改善血液循环药物是有益的。目前尚无明显有效的药物，仅有一些局部用药（贝特舒、阿法根），口服 CCBS 类制剂（如尼莫地平、硝苯地平）以及银杏叶片能改善视乳头供血，保护视野的报道。维生素 B_1、B_{12} 是传统的营养神经药物，也被用于青光眼视神经损害的辅助治疗。

三、继发性青光眼

继发性青光眼是眼局部或全身其他疾病引起的青光眼。与老年相关性较高的继发性青光眼常见于以下几种。

1. 晶状体膨胀继发性青光眼　这是一种老年性白内障没有及时治疗而发展到膨胀期，因晶状体体积增大导致的继发性闭角型青光眼。多见眼轴较短、眼前节结构较拥挤的老年白内障患者。

（1）病因：膨大的晶状体向前扩张，隆起度增高的前表面与虹膜后表面贴近，后房变窄、前房变浅、房角变窄，晶状体瞳孔接触平面前移，接触面积增大，导致瞳孔阻滞。

（2）临床表现：起病急，眼疼头痛等症状明显，眼球混合充血，角膜水肿，前房浅，瞳孔扩大，房角关闭，眼压高。与 PACG 亚急性或急性发作很相似。

（3）诊断：患眼有膨胀期白内障，突发类似原发急性闭角型青光眼表现。无间隙小发作史，对侧眼无 PACG 的特征和病史。

（4）治疗：应在发病及数小时内联合应用高渗剂，口服及局部抑制房水生成等多种药物迅速降低眼压，并尽可能恢复和维持在正常水平。摘除患眼白内障是治疗本病之关键，应尽早实施。但术前应尽可能控制好眼压，却也不能因眼压控制不佳而延误手术。患眼急性发作高眼压后炎症反应重，不必急于施行三联手术，除非发病持续时间过长，已造成不可逆转的房角粘连和小梁损害，手术中应做虹膜周边切除。术后应继续关注眼压，尤其对发病持续时间较长者，需随诊治疗 2~3 个月，直至眼压恢复并稳定在正常水平为止。

2. 剥脱综合征青光眼　这是一种眼内、特别是前节出现假性剥脱物质为特点常伴有白内障和青光眼的综合征。发病率随年龄增长而升高，60 岁以后显著增高，无性别差异。开始发病多为单眼。此病患者中青光眼发生率为 30%~93%，主要为开角性青光眼，眼压多高于 POAG，但是闭角性青光眼的发生率也远高于普通人群（约 20%）。

（1）病因：目前认为剥脱物质和色素颗粒沉淀于小梁网阻塞房水排出通道。并引起小梁上皮细胞功能损害和数量减少，导致眼压升高。该病患者对糖皮质激素多呈高敏感反应。

（2）临床表现：患眼常见灰白色无定形剥脱物质在晶状体前囊表面沉淀，常形成一中央盘和一周边带，两者之间为一无沉淀的透明区。近瞳孔虹膜表面、尤其瞳孔缘常见发亮的蓝白色或灰白色头皮屑样剥脱物沉着。房角隐窝和小梁表面大量无定形剥脱物沉淀。晶状体悬韧带受累严重，可被剥脱物完全覆盖或替代，因脆性增加可断裂导致晶状体不全脱位或半脱位。瞳孔缘虹膜色素溶解明显，色素穗消失、蛀蚀样色素缺失，显露出一灰白边缘，少量色素不规则的沉着于中央部角膜内皮表面，大量沉淀于房角，不规则状，下部多。有时见 Sampaolesi 线或房水中色素云流。眼压升高和青光眼性视神经改变及视野缺损与 POAG 相似。

（3）诊断：患眼具有原发性开角型青光眼样临床表现，同时当眼内前节可见特征性剥脱物质沉淀时即可明确诊断。

（4）治疗：药物治疗与原发性开角型青光眼相同，但疗效较差。缩瞳剂可以增加房水流出也可以抑制瞳孔运动，减少剥脱物的数量和色素播散是初始治疗的最好选择。可以联合应用 β 受体阻滞剂、α 受体激动剂及碳酸酐酶抑制剂。选择性激光小梁成形术（SLT）疗效尚佳，激光后继续缩瞳剂治疗可防止进一步的色素游离及阻塞小梁网。但有些患者治疗后会出现突发性眼压升高，可再次施行 SLT 治疗。药物治疗效果不如原发性开角型青光眼，建议及早行 SLT 或滤过性手术。滤过性手术有效，白内障摘除能否减少剥脱物质和改善眼压尚无一致结论。

3. 新生血管性青光眼（neovascular glaucoma，NVG） NVG 是眼内组织处在慢性缺血缺氧代谢过程中、虹膜和房角表面大量新生血管（NV）和纤维血管膜形成、导致房角损害引起的继发性青光眼。老年患者因为糖尿病、高血压、高血脂等慢性病导致眼底发生中央静脉 / 动脉阻塞、糖尿病视网膜病变等严重的缺血性病变如治疗不及时或病情无法控制常常会导致本病的发生。

（1）病因：导致新生血管形成的常见原发病有：视网膜中央静脉阻塞和视网膜分支静脉阻塞、糖尿病、颈动脉 / 视网膜动脉阻塞性疾病。这些疾病导致眼内组织慢性缺氧，尤其是后段广泛缺氧和前段局限性缺氧而产生的新生血管因子刺激形成的虹膜和前房角的新生血管。新生血管和其周围的纤维组织一起构成纤维血管膜。纤维血管膜破坏了小梁网的结构和功能，导致眼内房水外引流阻力增大。晚期新生血管膜收缩造成前房角粘连和关闭，房水引流受阻，眼压逐渐升高。

（2）临床特征：患眼具有原发病的临床表现，同时随病程发展新生血管性青光眼的临床表现可分为三期：

青光眼前期：瞳孔及附近虹膜少数小的新生血管、房角或有轻微新生血管达小梁网、呈分支状，眼内压多为正常。

开角青光眼期：虹膜和房角新生血管增多、粗大，虹膜红变明显；眼压可突然升高，有明显高眼压症状、房角开放；房水闪光阳性，可伴前房积血。

闭角青光眼期：眼压持续增高可达 60mmHg 或更高，常有明显的眼痛、头痛。结膜中度充血，角膜水肿混浊。房水闪光、虹膜表面新生血管多而粗大、瞳孔扩大、色素层外翻、房角粘连、虹膜变平；视力极差、常只有指数或手动。

（3）诊断：患眼存在导致新生血管形成的基础病变，无其他青光眼病史。眼压常突然升高、有明显症状，虹膜和房角可见新生血管和新生血管膜即可明确诊断。

（4）治疗：早期可选择药物控制眼压，高渗剂和各种房水生成抑制剂均可选用，缩瞳剂不宜用于新生血管性青光眼。同时局部应用非甾体抗炎药物和睫状肌麻痹剂（阿托品）改善炎症和症状。治疗新生血管可直接激光光凝新生血管，如前房或玻璃体积血眼底不清无法施行视网膜光凝者可行睫状体冷凝，促使已有的虹膜和房角新生血管消退。有报道先行全视网膜冷凝，待虹膜 NV 萎缩时再行常规小梁切除术，可获得较好的疗效。近年来临床应用抗 VEGF 药物行玻璃体腔注射治疗可以抑制网膜及虹膜新生血管的生成，并使虹膜表面、房角及视网膜前新生血管膜短时间内萎缩为进一步行青光眼滤过手术，及玻璃体视网膜手术提供了手术时机。有一定视功能者可施行小梁切除术或房水引流物植入术，无有用视功能者可行睫状体光凝或冷冻术。该病属于难治性青光眼，药物疗效差，手术成功率低。

四、青光眼的治疗新进展

近年来，青光眼的治疗方法不断发展。药物治疗方面，固定复合制剂的出现将不同机制的降眼压药物整合于一瓶滴眼液中，降低了患者的点药频率，在提高了患者的依从性的同时，还降低了滴眼液中的防腐剂对眼表造成的损伤。激光治疗上，SLT 以及微脉冲激光小梁成形术（micropulse laser trabeculoplasty，MLT）已经成为开角型青光眼除药物治疗外另一种可靠的降眼压治疗选择，其通过激光作用刺激小梁网巨噬细胞的迁移等作用增加了房水的流出量。而青光眼手术治疗的更是进展迅速，非穿透性抗青光眼手术因为其不进入前房且内小梁网得到保留从而降低了术后滤过过强及术后低眼压的发生概率，并且，近年来一种新型的非穿透小梁手术系统—激光辅助非穿透小梁手术系统（CO_2 laser-assisted sclerectomy，CLASS）因为其微创、安全、精确、可灵活转换术式等特点已越来越多受到手术医生的欢迎。除此之外，还有多种青光眼引流装置如 Molterno 引流装置，Ahmed 引流阀和 Express 引流钉以及 iStent 支架等新型植入物的出现。

（黄剑锋 陈 彤）

参 考 文 献

1. 刘家琪,李凤鸣.实用眼科学.北京:人民卫生出版社,2010.

2. 周文炳.临床青光眼.北京:人民卫生出版社,2000.

3. 张舒心.青光眼治疗学.北京:人民卫生出版社,2011.

4. 周文炳,王宁利,赖铭莹,等.我国原发性闭角型青光眼的研究进展.中华眼科杂志,2000,36(6):475-478.

5. 孟丽红.老年人青光眼 51 例临床分析.国际眼科杂志,2012,12(2):373-375.

6. 宋旭东,王宁利,唐广贤,等.超声乳化手术治疗原发性闭角型青光眼合并白内障的多中心试验.医学研究杂志,2010,39(3):17-21.

7. 熊飞,叶秀玲,罗浩,等.曲伏前列腺素治疗原发性青光眼的临床观察.实用医学杂志,2010,26(15):2825-2826.

8. 孙霞,梁远波,李思珍,等.慢性闭角型青光眼治疗方法的循证评价.眼科,2007,16(4):267-272.

9. 任泽钦,李美玉.正常眼压性青光眼的临床及其相关研究.中华眼科杂志,2002,38(12):766-768.

10. 张健,郭丽,王丽华,等.膨胀期白内障继发青光眼的治疗.中华眼科杂志,2001,37(5):359-361.

11. 王铮,杨建,刘小伟,等.老年性白内障晶体膨胀继发青光眼的临床分析.中华老年医学杂志,2001,20(3):222-223.

12. Brad Bowling.Kanski's Clinical Ophthalmology:A Systemic Approach,8th ed.Boston:Butterworth Heinemann,2016.

第四节　年龄相关性黄斑变性

【定义】

年龄相关性黄斑变性(age-related macular degeneration, AMD)又称老年黄斑变性,是眼底黄斑区的常见退行性疾病,其好发于 50 岁以上中老年人,常累及双眼。在疾病的不同阶段,以玻璃膜疣,地图样萎缩,视网膜色素上皮(RPE)脱离和黄斑区脉络膜新生血管为主要特征。年龄相关性黄斑变性是目前老年人致盲的重要病因。

【流行病学】

1988—1990 年的 Beaver Dam Eye Study(BDES)显示,美国 43~86 岁人群早期老年黄斑变性的患病率为 19%,而晚期老年黄斑变性的患病率为 1.7%,在晚期老年黄斑变性中,地图状萎缩者为 0.5%,新生血管性老年黄斑变性为 1.2%。老年黄斑变性的患病率与年龄成正相关,2003—2005 年的 BDES 发现,80~89 岁人群的患病率(包括早期及晚期)为 40%,其中新生血管性占 5%,而 90 岁以上人群早期 AMD 的患病率为 62%,新生血管性 AMD 为 13%。老年黄斑变性与性别无明显关联。

我国 40 岁以上的一项调查发现,老年黄斑变性在 40~49 岁患病率为 0.87%,50~59 岁为 5.05%,60~69 岁为 7.77%,70 岁以上为 15.33%。其中非渗出性占 96.3%,渗出性占 3.7%。

【病因与发病机制】

老年黄斑变性的具体病因目前仍不明确,其发生、发展可能与以下因素有关:遗传、种族、生活习惯、全身疾病、环境及白内障手术。

1. 遗传　患老年黄斑变性的同卵双胞胎较正常对照人群患老年黄斑变性的风险高,且较同一家庭中领养子女患老年黄斑变性的风险高。基因多态性研究发现部分患者 CFH、HTRA1、补体 C2 和 C3 的突变与发病相关。近年的研究发现,一类大小约为 20~25 个核苷酸的具有调控功能的内源性非编码 RNA-miRNA 也参与了黄斑变性的发病过程。

2. 种族　拉丁裔及非洲裔美国人早期老年黄斑变性发病率与白种人相当,但是其晚期老年黄斑变性的发病率较白种人低。

3. 生活习惯　3 个大型的流行病学调查显示,吸烟者较不吸烟者老年黄斑变性患病风险增高,其中,患新生血管性老年黄斑变性的风险增高 2.5 倍,患地图样萎缩的风险增高 2 倍。这可能与烟草中某些成分能降低机体抗氧化水平,改变脉络膜血流有关,且尼古丁有促进脉络膜新生血管生长的潜在作用。另外，一些研究表明，饮酒也可能与老年黄斑变性的发生相关，但这仍存在争议。

4. 全身疾病 一些全身疾病如高血压、动脉粥样硬化在一些流行病学调查中被发现与老年黄斑变性相关，但是另外一些调查认为老年黄斑变性与上述两者并无关系。

5. 环境 光照，尤其是可见光（而非紫外光）能够加速老年黄斑变性的发生。

老年黄斑变性患者视网膜色素上皮功能异常，其对视细胞外节盘膜吞噬消化能力下降，结果使代谢产物沉积于 Bruch 膜，形成玻璃膜疣。玻璃膜疣的主要成分有脂质、淀粉样蛋白、补体及其他细胞成分。随着病情进展，Bruch 膜断裂，在血管内皮生长因子（vascular endothelial growth factor，VEGF）的作用下，脉络膜毛细血管通过破裂的 Bruch 膜进入 RPE 下及视网膜神经上皮下，形成脉络膜新生血管。由于新生血管壁的结构异常，导致血管的渗漏和出血。

【临床表现】

本病以有无脉络膜新生血管形成分为干性及湿性两大类型。

1. 干性老年黄斑变性 多发生于 50 岁以上人群，常双眼对称进展，视力呈现缓慢的进行性下降，部分患者有视物变形的症状。

（1）早期（玻璃膜疣）：中心视力无变化或仅轻度下降，查体可见黄斑区玻璃膜疣形成。典型的玻璃膜疣眼底表现是局限性、近圆形的黄白色反光，不同患者玻璃膜疣的数量、大小、形状和分布不同。大部分玻璃膜疣直径为 20~100μm。根据玻璃膜疣的边界清晰度可将其分为硬性玻璃膜疣及软性玻璃膜疣，硬性玻璃膜疣边界清楚，直径常小于 63μm，其一般不会进展至新生血管形成。而软性玻璃膜疣则边界不清，直径常大于 63μm，其与新生血管形成相关（图 50-1）。

（2）晚期（地图样萎缩）：中心视力损害严重，眼底检查可见黄斑区大片边界清楚的色素上皮萎缩区，并伴随有玻璃膜疣，其下的深层脉络膜大血管清晰可见（图 50-2）。

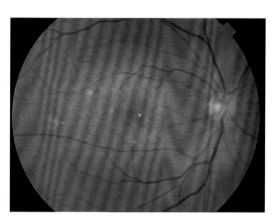

图 50-1 玻璃膜疣

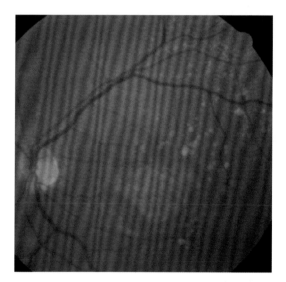

图 50-2 地图样萎缩

2. 湿性老年黄斑变性（新生血管性黄斑变性） 中心视力严重下降，可有突发中心暗点及视物变形。新生血管可表现为脉络膜新生血管（choroidal neovascularization，CNV）或视网膜血管瘤样增生（RAP），它们可以导致视网膜下积液、网膜内、网膜下或色素上皮下出血，RPE 脱离等表现从而引起典型的症状。新生血管性黄斑变性晚期会形成黄斑区纤维血管化或萎缩性瘢痕，导致中心视力永久受损（图 50-3）。

【检查】

1. Amsler 表 对于患者而言，Amsler 表是一种简便的检查方法，即使是早期的干性黄斑变性也可以检出异常表现，适合患者自测及监测病情进展（图 50-4）。

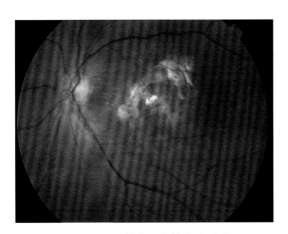

图 50-3　湿性黄斑变性瘢痕形成

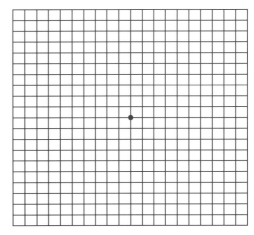

图 50-4　Amsler 表（阿姆斯勒表）

2. 眼底检查　常规眼底检查可以发现典型的玻璃膜疣、出血、渗出、RPE 脱离等改变，可以为后续检查提供依据。

3. 光学相干断层扫描（optical conhernce topography，OCT）　OCT 一种无创的黄斑区断层扫描，通过对黄斑区视网膜结构的细致扫描，其可为黄斑变性的诊断提供详尽信息。结合眼底图像，OCT 可以明确病变的性质、范围及层次（图 50-5）。

4. 自发荧光（fundus autofluorescence，FAF）　RPE 细胞内的脂褐质可以发出自发荧光，该检查通过观察脂褐质的自发荧光评价 RPE 细胞的代谢活动。地图样萎缩区常表现为暗区，提示其内 RPE 细胞功能丧失，而病损区周边则可表现为高自发荧光。

5. 荧光血管造影（fluorescence angiography，FA）　荧光血管造影常被用来确认有无活动性新生血管并确定病变的位置及新生血管的组成。它可作为判断抗新生血管治疗

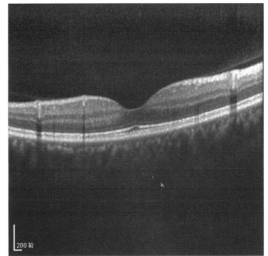

图 50-5　正常人眼底 OCT 图像

是否有效的依据。根据 FA 表现，新生血管可分为典型性 CNV 和隐匿性 CNV。典型性 CNV 表现为早期高荧光及晚期渗漏，境界清楚。隐匿性 CNV 常边界不清，并可分为纤维血管性色素上皮脱离和晚期渗漏两类。

6. 吲哚菁绿血管造影（indocyanine green angiography，ICGA）　ICGA 可以提供清晰的脉络膜血管显影，其为诊断和治疗 AMD 提供指导；可以帮助医生明确 CNV 的性质和范围，并且可以帮助鉴别其他脉络膜疾病，如息肉样脉络膜血管病变（PCV）或中心性浆液性脉络膜视网膜病变（CSC）。

7. 光学相干断层扫描血管成像（angio-OCT）　它是一种在 OCT 基础上运用分频幅去相关血管成像（split-spectrum amplitude-decorrelation angiography，SSADA）的 OCT 血管成像（angiography OCT，Angio-OCT），这是一种新型的、无创性的眼底血管成像方法，能够为视网膜、黄斑区及视盘提供高分辨率、分层分析的三维图像，并且 Angio-OCT 首次实现在活体上对视盘、黄斑区的血流分析达到组织解剖水平，可以通过 Angio-OCT 检查来无创而又快速的帮助判断黄斑区新生血管病变的性质和层次。

【诊断与鉴别诊断】

根据患者的症状及眼底表现、OCT 和造影检查，典型的 AMD 诊断并不困难。但一些不典型的 AMD 需要与一些其他累及 RPE 和脉络膜毛细血管的疾病鉴别。

【治疗】

1. 干性AMD　目前没有一种治疗方法可以阻止干性AMD的进展。补充维生素、饮食控制和吸烟可以延缓视力下降的进度。AREDS研究发现，抗氧化剂和锌对延缓疾病进程及视力下降有益。抗氧化剂包括维生素C和维生素E等。

2. 湿性AMD　目前，治疗新生血管性AMD的标准方案是玻璃体腔内抗VEGF治疗，既往的一些治疗方法如激光光凝、光动力治疗、经瞳孔温热治疗以及手术治疗已较少在临床上使用。

（1）抗VEGF治疗：VEGF是参与新生血管形成的重要细胞因子。玻璃体腔内抗VEGF治疗已被证实能够有效抑制新生血管形成并促进新生血管消退，规范化的抗VEGF治疗能够显著提高并保持湿性AMD患者的视力。目前在我国上市的抗VEGF药物－雷珠单抗（Lucentis）是VEGF-A抗体的Fab片段，通过向玻璃体腔内直接注射，药物可以与VEGF结合阻止其参与新生血管形成的过程。两个大型的随机临床对照试验－MARINA和ANCHOR研究证实Lucentis可以提高新生血管性AMD患者的视力，因此Lucentis成为第一个被美国FDA批准的可以提高新生血管性AMD患者视力和抑制新生血管渗漏和生长的药物。

其他的抗VEGF治疗还包括哌加他尼（Macugen）-VEGF一种亚型的适体（aptamer）及Aflibercept-VEGF受体类似物。同时，超说明书用药的贝伐单抗（Bevacizumab）玻璃体腔内注射也被广泛地用于临床。

目前，由我国自主研发的抗VEGF药物－康柏西普已经被批准临床上治疗湿性AMD。这是一种VEGF受体与人免疫球蛋白Fc段基因重组的融合蛋白，它可以通过结合VEGF，竞争性抑制VEGF与受体结合并组织VEGF家族受体的激活。

（2）维替泊芬光动力治疗（PDT）：在抗VEGF治疗出现前，PDT治疗被广泛用于湿性AMD，它可以在治疗后早期提高患者视力。光动力治疗需要光敏剂－维替泊芬，在注射到患者的血液中后，当药物循环到视网膜时，用689nm激光照射激发光敏剂，从而破坏异常的新生血管，而对正常的视网膜组织没有损伤。PDT治疗能够有效地破坏新生血管，但2年内的随访发现它并不能维持患者的视力。因此在抗VEGF治疗出现后，PDT治疗就逐渐被替代了。

（3）干细胞移植：由于很多湿性AMD患者发展至晚期时黄斑区的解剖结构已经完全破坏，中心视功能几乎丧失，且没有药物可以帮助改善视力，因此，寻找一种合适的方法，使已经破坏的黄斑区视网膜结构尤其是色素细胞得到再生或重建是可行的治疗方法。目前，以干细胞移植为方向的临床研究正在国内外进行，已经有研究表明，通过干细胞移植后的黄斑变性眼，其中心视力较术前有显著性提高。

【预防】

由于老年黄斑变性病因不明，因此没有特殊的预防方法阻止病变发生，根据目前的流行病学研究和基础研究，以下方法可以用于预防及配合治疗。

1. 戴深色眼镜，减少光损伤。

2. 禁止吸烟，尽量少饮酒。

3. 少食高脂质物质，如动物内脏，减少患者老年性黄斑变性的危险因素。

（黄剑锋　陈　彤）

参 考 文 献

1. Klein R,Klein BE,Linton KL.Prevalence of age-related maculopathy:The Beaver Dam Eye Study.Ophthalmology,1992,99(6):933-943.

2. Klein R,Meuer SM,Knudtson MD,et al.The epidemiology of progression of pure geographic atrophy:the Beaver Dam Eye Study.Am J Ophthalmol,2008,146(5):692-699.

3. Tomany SC,Cruickshanks KJ,Klein R,et al.Sunlight and the 10-year incidence of age-related maculopahty:the Beaver Dam

Study.Arch Ophthalmol，2004，122（5）：750–757.

第五节　老　视

随着年龄的增长，晶状体逐渐硬化、弹性降低，此外睫状肌的收缩力量也因年龄增长而减弱，以上因素均使眼调节功能减退，造成视近困难，称为老视（presbyopia）。

老视的出现年龄因原来的屈光状态不同而不同。一般正视眼从 40~45 岁开始，远视眼出现较早，近视眼老视出现较晚或者不出现。出现老视的早期，患者感觉视近不清，必须将物体向远处移动才能看清。往后即使放在稍远处也看不清，须戴凸透镜才能看清。部分患者没有及时佩戴正确的老视眼镜，除上述症状外，还可能出现长期近距离视物后视物模糊，眼胀甚至头痛的症状，这与睫状肌长期保持收缩状态相关。

目前，治疗老视的最主要方法是凸透镜治疗，给予眼镜处方前必须了解双眼的屈光状态，根据屈光状态的不同给予不同的眼镜处方。对于正视眼而言，自 40 岁起需要佩戴 + 1.0DS 凸透镜，以后镜片度数会随着年龄增加而逐步提高，至 60 岁时需要佩戴 + 3.0DS 凸透镜，度数便不再发生明显变化。

传统的凸透镜是单焦点镜片，也就是俗称的"老花镜"，这种眼镜是老年人在视近时才需要佩戴的眼镜，而对于一些存在近视但近视程度不重的老年人而言，就需要既佩戴视远用的近视镜，又佩戴视近用的老花镜，较为不便。现在，一些新型的眼镜如双焦眼镜和多焦渐变镜的出现改变了这种需要佩戴多种眼镜的状况。双焦镜是指镜片的上下各有一个焦点，其中上方的焦点用于视远，下方用于视近。而多焦渐变镜则有多个焦点，不仅满足视远及视近需求，也满足中距离工作和生活的需要。但是，多焦渐变镜常常有畸变的问题，因此佩戴多焦渐变镜常需要一定的学习和适应过程。

除了凸透镜治疗外，屈光手术治疗也是老视的一种新型治疗方法。从手术部位来分，可以分为角膜，晶状体和巩膜三种手术类别。其中角膜屈光手术有准分子激光角膜老视手术，飞秒激光手术及角膜内植入物手术。晶状体手术主要是与晶状体手术后植入的人工晶状体相关，可植入的人工晶状体有多焦点人工晶状体和可调节晶状体，另外还可以做巩膜激光松解术进行老视治疗。但是，目前治疗老视的手术都不是十分成熟，因此手术治疗老视的方法仍处于探索阶段。

（黄剑锋　陈　彤）

参 考 文 献

1. 刘家琪,李凤鸣.实用眼科学.北京:人民卫生出版社,2010.

2. Brad Bowling.Kanski's Clinical Ophthalmology：A Systemic Approach.8th ed.Boston：Butterworth Heinemann，2016.

第51章

老年耳科疾病

第一节 概　述

老年性耳科疾病是老年医学的重要组成部分。该类疾病是增龄性耳部组织器官退变，伴随全身器官衰老并出现相应耳部症状的临床疾病。主要有老年性耳聋（presbycusis）、老年性耳鸣、老年性眩晕等。其中老年性耳聋已经成为继关节炎、高血压之后，发病率居世界第三位的老年性疾病。

老年人因耳聋、耳鸣造成语言交流能力下降，需要对方重复、提高声音强度，老年人会逐渐变得不愿意交流，导致焦虑、抑郁，甚至认知能力下降。眩晕则会明显影响老年人的日常活动能力，使得老年人全身各系统协调、运动能力下降，加速机体衰弱。

近年来，随着科学家们对疾病细胞分子水平研究的不断深入，干细胞移植的替代治疗成为老年性耳科疾病治疗的新的研究方向。已有一些国内外学者通过动物实验研究了干细胞移植替代耳蜗细胞治疗老年性耳聋及老年性耳鸣，并取得了积极的阶段性研究成果。

一、耳　部　解　剖

耳部解剖结构包括外耳、中耳及内耳三部分。

1. 外耳　包括耳廓和外耳道。耳廓由韧带、肌肉、软骨和皮肤组成。耳垂为脂肪与结缔组织构成，耳廓的其他部分均为弹性软骨组织，外覆软骨膜和皮肤。外耳道起自耳甲腔底，向内侧止于鼓膜，由软骨部和骨部组成。外耳道皮下组织少，皮肤几乎与软骨膜和骨膜相贴。软骨部皮肤相对较厚，含有类似汗腺结构的耵聍腺，能分泌耵聍，并富有毛囊和皮脂腺。

2. 中耳　鼓膜为一弹性灰白色半透明薄膜，将外耳道与中耳隔开。中耳包括鼓室、咽鼓管、鼓窦及乳突。鼓室为颞骨内不规则的含气腔，位于鼓膜与内耳外侧壁之间。鼓室前方经咽鼓管与鼻咽腔相通，后方经鼓窦入口与鼓窦及乳突气房相连。鼓室内含有听骨，包括锤骨、砧骨、镫骨，三者相互衔接构成听骨链。听骨链位于鼓膜和前庭窗之间，将鼓膜接受到的声波传入内耳。

3. 内耳　藏于颞骨岩部，结构复杂，故又称迷路。按结构和功能分为前庭、半规管和耳蜗。从组织学上分骨迷路和膜迷路，骨迷路内有相应的膜迷路。膜迷路内有听觉感受器和位置觉感受器。前庭位于耳蜗和半规管之间，呈椭圆形，容纳有椭圆囊和球囊。耳蜗位于前庭的前部，形似蜗牛壳。骨蜗管内有相应的膜蜗管，为听觉感受器。

二、耳　生　理

耳生理主要有两种功能，即听觉和位置平衡觉功能。

声音经两条途径传入内耳，一是通过鼓膜和听骨链（即空气传导），二是通过颅骨（即骨传导）。生理状态下以空气传导为主。声波传导过程简示如图 51-1：

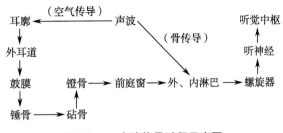

图 51-1　声波传导过程示意图

平衡是使身体在空间保持适宜位置的必要前提，依赖于外周感受器对外界环境刺激的反应向中枢发出的神经冲动，通过一系列的反射性运动调整身体在空间中的位置，以达到体态平衡。前庭神经上行到达前庭神经核，与小脑、眼外肌运动核、锥体外系、脊髓及自主神经系统有着广泛的联系，当体位变化产生刺激传达到神经中枢时，可引起眼球，颈肌和四肢的肌反射以保持身体平衡。

三、耳部增龄性变化

（一）病理学变化

随个体年龄的增加，耳出现一系列组织学和功能上的增龄性改变。并出现了病理学特征。

1. 外耳道老年性退变　随着增龄，外耳道皮肤萎缩变薄，腺体退化。易出现耵聍栓塞，出现阻塞性听力障碍。外耳道皮肤干燥，抗感染能力差，易出现外耳道炎。

2. 中耳老年性退变　部分老年人中耳出现退行性改变，听骨链关节因长期摩擦而出现纤维素样渗出，空泡样变，关节囊变薄钙化，关节盘出现透明物沉着，关节腔狭窄，重者出现整个关节囊钙化，关节僵硬、融合、固定，出现传导性耳聋。

3. 内耳老年性退变　内耳听觉感受器（corti 器）的毛细胞变性，支持细胞变性、萎缩，基底膜增厚、纤维化、钙化，透明样变，血管纹萎缩变薄，毛细血管减少，透明样变甚至闭塞。前庭器也出现血液循环障碍，血管病变，前庭感受器细胞、Scarpa 神经节及传出纤维等部分存在神经元退变及数量减少。老年人听觉系统从外耳到大脑皮质的整个传导通路都存在衰退改变，出现感音神经性耳聋。

（二）病理生理学变化

伴随耳组织学改变，老年人耳亦出现一系列功能性改变。表现为双耳出现缓慢进行性的听力减退，耳聋患病率升高；伴随年龄增加，内耳前庭及中枢血供不足，前庭等神经反应开始迟钝，老年人出现眩晕等前庭病变表现，中枢性眩晕及周围性眩晕的发病率随年龄增加呈增高趋势；耳鸣的发病率在老年人群中也升高明显，有资料显示 65 岁以上老年人耳鸣发生率达 33.7%，耳鸣伴耳聋者占 36.7%。

目前国内外研究者发现，老年性耳聋的病理生理学改变，关键在于各种病因引起耳蜗螺旋神经节细胞或者耳蜗毛细胞的萎缩退变。其主要病理生理学机制有氧化应激损伤、线粒体 DNA 突变致耳蜗细胞凋亡等。

耳鸣的病理生理机制，目前普遍认为耳鸣发生早期病变可能在耳蜗，但主要病理过程和后期结果在中枢，其中大脑皮层和边缘系统参与了耳鸣的产生与持续。

眩晕的发病与多种耳科疾病内耳损伤后的膜迷路积水有关，了解膜迷路积水疾病相关研究的新进展，有助于眩晕的诊治。有研究者发现眩晕的发病与内淋巴囊的免疫损伤有关，并提出了膜迷路积水的变态反应机制。

（三）听觉的老年性变化及临床意义

听觉的老年性变化在临床上表现为老年性耳聋。老年性耳聋在老年人群中发病率非常普遍。老年性耳聋的病理生理过程与内耳功能性老龄变化有关。老龄的进程受遗传因子决定，同时又受到一些内在和环境因素的影响。从其他影响老龄改变的因素中区分正常年龄增长发挥的作用比较困难。年龄相关性耳聋可引起明显的生理、功能和精神健康紊乱。虽然听力降低可以通过佩戴助听器或者其他的辅助放大设备进行补救，但听力相关的健康恢复需要的远不仅仅是简单的对外部声音的放大。因此，只有更好的研究老龄化过程及老龄对听力功能的影响，我们才能更好地满足老年人日常交流对听力的需求。

（四）老年性耳聋的流行病学

耳聋是目前非常重要的公共健康问题之一。在美国有超过 2800 万的人患有耳聋，具推测这一数字正随老年患者数量的增加而增加。65 岁以上的老年人中发病率为 25%~40%，75 岁以上为 40%~66%，85 岁以上的老年人则高达 80%~90%。据 2006 年第二次全国残疾人人口普查，全国 60 岁及以上老年人约有 4420 万残疾人，占我国残疾人总数的 53.24%，其中听力残疾老年人占 34.59%，而听力残疾老年人占听力残疾总人口中的 76.87%。老年性耳聋是老年人群中四大主要的慢性健康问题之一。随着人口老龄化的加剧，老年性聋的发病率呈现逐渐增加趋势，耳聋随年龄段的升高而显著增加。

（五）老年性耳聋的听力学特点

在老年性耳聋中，听力变化有如下特点：

1. 男性老年性聋患者的听力损失较女性老年性聋患者严重，这种听功能的性别差异可能与男女之间雌激素水平差异有关。

2. 在 4~8kHz 的高频听力范围，听阈改变随年龄增加降低，且起始听阈比例男女之间无显著差别。

3. 低频形式的听力改变可能是由于血管纹（产生内耳电压的内耳组织）损伤所致，而高频听力损伤极可能同毛细胞功能紊乱有关。

4. 有研究发现男性高频听力缺失的数量优势同职业噪音暴露史相关，有 30%~70% 的老年性耳聋发病与噪音暴露有关。

5. 老年性耳聋是随年龄增加而缓慢发生地从高频向低频发展的双侧听力敏感性降低的生理现象。

6. 听力降低率是非线性且高度可变的，说明年龄相关性的改变不是独立发生的，而是有其他因素共同参与。这一可变性亦可作为老年性耳聋为复杂的基因和环境因素相互作用的病因学的间接证据。此外，外周和中枢听觉通路可能共同参与影响老年性耳聋的发生。

（六）老年性耳聋危险因素

1. 老年性耳聋的非遗传性因素　老年性耳聋与噪音、耳毒性药物、吸烟、高血压、高血脂等因素有关。现已发现一些环境和药物危险因素参与老年性耳聋的发病。目前对这些危险因素是否促进耳老龄化的发展，还是具有特殊的病理过程仍不清楚。通常认为老年性耳聋的发病是各种生理性退化与环境因素，药物滥用和个体易感基因共同作用的结果。长期噪音暴露首先引起外毛细胞的损伤，如果持续暴露，随后可导致内毛细胞损伤缺失。其他因素，如耳毒性物质、药物或食物均可影响老年性耳聋的易感性。

2. 老年性耳聋的遗传因素　老年性耳聋具有家族发病和遗传倾向。有研究表明，遗传同老年性耳聋有约 0.35~0.55 的相关性。其中线粒体 4977bp 的缺失突变被称为常见缺失突变，老年性聋患者中该片段缺失比率显著高于正常人，被认为在老年性聋发生发展过程中起到重要作用，且老年性聋患者的听力损失程度与内耳组织中线粒体 DNA "常见缺失" 的水平密切相关，但线粒体 4977bp 缺失突变在老年性聋发病中的具体机制仍不明确。另有研究发现基因作用同血管纹型耳聋（平坦型听力曲线）相关程度高于感音型耳聋（陡然的高频听力缺失）。迄今为止，有大约 40 类的耳聋相关基因已被克隆。这些基因分属于具有多种功能的不同基因家族，包括翻译因子，胞外基质分子，细胞骨架组分，离子通道和转运体。除此，所有参与耳蜗功能的大量基因可能是影响老年性耳聋发生的危险因素。

（七）老年性眩晕危险因素

1. 老年性前庭系统退行性变　老年性眩晕是常见的老年性耳部疾病之一，随着年龄的增加，血管硬化的程度加重，血流量降低，供应前庭系的血液减少，前庭系组织缺血而致功能障碍，前庭系统的结构和功能出现增龄性退变，表现为耳石器的钙沉着、耳石断裂及移行，前庭上皮包涵体处空泡出现、脂褐质蓄积、毛细胞丧失及萎缩，前庭神经纤维减少，Scarpa 神经节细胞减少，突触变质。前庭核脂褐质蓄积、轴索变性、神经细胞膜内陷。耳石膜萎缩，耳石膜脱落沉积于后半规管壶腹嵴，当头位发生变化时，在重力作用下，可导致嵴顶偏离壶腹，出现眩晕症状。

2. **全身系统疾病**　引起老年人眩晕的全身性疾病主要有：高血压、糖尿病、高脂血症、一过性脑缺血发作、椎基底动脉供血不足、小脑或脑干梗死 / 出血等。50%~60% 老年性眩晕伴有某种器质性脑循环障碍、脑血管系统疾病，大约 20% 的脑血管缺血事件引起的眩晕发生在椎基底动脉。前庭器和前庭核的血液供应来自椎基底动脉，前庭动脉管腔比耳蜗动脉更细小，并缺乏侧支循环，所以前庭器更易于因供血不足而造成损害。椎基底动脉供血障碍严重时可使前庭核及与之相连的脑干网状结构供血障碍，致使眩晕反复发作。

末梢前庭系统疾病的发作性眩晕，常伴有高血压、高血脂及糖尿病。这些疾病正是老年人的常见病和多发病，而且常是几种疾病并存。血脂增高导致内耳小动脉血液黏滞度增高、血流缓慢、氧扩散减少，诱发内耳动脉硬化，组织供血不足，在此基础上由于病毒感染或发生血管痉挛、栓塞或血栓形成；脂质过氧化诱发氧化应激损伤造成前庭器生物膜、细胞器及酶的结构和功能紊乱；还可引起脂代谢障碍，脂质沉积，使内耳毛细胞变性、小动脉硬化使内耳功能进一步下降。

3. **多系统病变**　身体平衡由视觉系统、本体感觉系统和前庭系统的相互协调维持。本体感觉也随年龄增长而变化，周围神经的传导速度减慢，下肢关节的被动运动的本体感觉减弱、姿势摇摆时，脚底摆动感减弱、跟腱及足底脊髓反射反应时间增加。老年人视觉的灵敏度也下降，老年人视觉对姿势的控制反应也减慢；老年人的感觉中枢对信息的处理能力也降低，对感觉信息输入与维持正确姿势的肌肉反应协调不良，故不能保持正确的定向、定位感而丧失平衡，均可使老年患者产生不同程度的眩晕。

4. **颈性眩晕**　随着年龄的增长，老年人常伴有不同程度的颈椎退行性病变、骨质增生，颈椎关节退化，颈椎反曲、椎体不稳、椎间盘突出等，因转动头颈部可压迫椎动脉或刺激颈交感神经丛而发生椎动脉痉挛、供血不足，诱发眩晕症状。主要发生于头颈前后屈曲时，左右旋转时可加重。

5. **精神心理因素**　老年性眩晕的发生与焦虑、抑郁、失眠、烦躁、生气、情绪紧张等有关。主要表现为自身不稳感，有时甚至是担心平衡障碍的恐怖感，患者通常伴有头脑不清晰感；出现入睡困难、易激惹等焦虑症状，易早醒、易疲劳、兴趣下降等抑郁表现，心悸、食欲缺乏、疼痛等躯体化症状。

（八）老年性眩晕前庭康复治疗

前庭康复治疗（vestibular rehabilitation therapy，VRT）对于老年性眩晕患者有很大帮助，尤其当无法进行其他疗法或其他疗法无效时，其重要性更为突出。眼震电图对临床神经系统疾病的诊断价值尤其是对前庭系统功能的判定具有较大的实际意义。眼震电图的检查项目主要有：扫视试验、平稳跟踪试验和视动性眼震试验、凝视试验、静态位置试验、动态位置试验和冷热试验（图 51-2）。

老年性眩晕诊断明确后可采用前庭康复治疗，主要采用习服训练，使患者受到一系列反复、短暂的相同刺激状态，并通过挑战患者姿势控制缺陷的刺激，建立前庭代偿，提高患者平衡能力。VRT 训练方法如下：

1. **个体化康复训练**　根据眩晕疾病的种类、病程及代偿状态，以及治疗过程中患者的病情转归情况采取个体化的康复治疗，遵循由卧到坐，由站到行的原则循序渐进地促进平衡能力，适时调整康复计划。主要包括：凝视稳定性训练、视觉依赖性训练、本体觉依赖训练、姿势稳定性训练等。

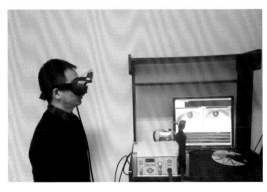

图 51-2　眼震电图检查系统

耳石症又称为良性阵发性位置性眩晕，是指头部位于某一特定头位时出现的短暂阵发性发作的眩晕和眼震。前庭功能疾病诊疗仪是一种可以在水平半规管和垂直半规管平面做 360° 旋转的椅子和红外视频眼震图相结合的检查复位系统（图 51-3）。前庭功能疾病诊疗仪可以精确控制患者转动体位的角度，同步使用红外视频眼震仪记录患者的眼球运动，操作准确性高。检查过程中不需要患者的参与配合。既能重复达到理想的治疗体位，又能准确观察患者眼震变化，以达到诊断和治疗的目的。

2. 一般性康复训练 适用于前庭功能低下的患者，且训练越早越规律，临床疗效就越好。练习方法：卧位时，眼球运动先慢后快，头部运动先慢后快，最后闭眼；坐位时，除眼部和头部运动外，需完成耸肩、转肩及向前弯腰从地上拾物动作；站位时，除完成坐位相关动作外，需加作在睁眼和闭眼状态下从坐位到站位，高于眼平面的双手互掷小球，低于膝盖平面的双手互掷小球，坐位到站位并同时转身；运动条件下，围住一人环行并向圆圈中心的人扔出大球和接受扔回的大球，先睁眼后闭眼进行屋内行走，先睁眼后闭眼进行上坡和下坡，先睁眼后闭眼进行上下台阶。

3. 虚拟现实训练法 随着计算机技术的快速发展，一些训练装置逐步应用于前庭康复训练，如虚拟现实训练法（virtual reality training），其机制是利用计算机生成逼真的三维视听立体投影系统及训练装置给患者提供虚拟的视觉刺激，通过刺激视网膜滑动及在特定环境下的习服，借助患者与虚拟世界的交互影响达到提高前庭康复训练的效

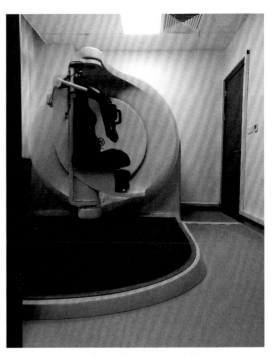

图 51-3 前庭功能疾病诊疗仪

果。虚拟现实训练法是一种很有前景的治疗方法，可在安全且相对容易控制的条件下提供更具挑战性的环境，提高了前庭－眼反射增益，增强训练效果。适用于伴有前庭－眼反射增益低下或恐高症、恐旷症等心理疾患的眩晕患者。

四、听力康复与治疗

（一）辅助听力工具

对老年性聋可采用助听器等辅助听力工具。助听器是对老年性聋是一种有效的康复手段，其基本原理是将外界声音放大，使使者残余的听力得到更大刺激而感受到外界声音。助听器使用方便且无创，当今的助听器具有各种各样的形状和尺寸，包括传统的耳背式、耳内式、完全耳道式以及开放耳助听器。此外还包括降噪、方向性麦克风、反馈抑制等技术手段可供选择。对于不同听力曲线类型和不同损失程度的老年性聋患者，需要选配适当型号和技术特征的助听器，方可达到较好的效果。正确使用助听器可改善老年人因听力损失所致生存质量下降。

（二）人工耳蜗植入

人工耳蜗植入是重度、极重度聋患者获得实用听力最为有效的方法之一，在充分评估老年耳聋状况及围术期安全的前提下，也同样适用于老年性聋患者。在国外电子耳蜗植入已成为老年性聋常用的治疗方法。老年人与年轻人耳蜗植入后的效果相似，可以提高老年人生活质量，对耳鸣也有一定程度的改善作用。

（三）人工中耳

听觉辅助装置治疗老年性耳聋取得了较大发展。人工中耳的工作原理是用一个电机械转换器替代了传统助听器的放大器，经转换器处理后的声信号以机械振动的形式传递到听觉系统。目前市场上得到美国及欧洲 FDA 认证的人工中耳主要是振动声桥（vibrantsound bridge，VSB），又称中耳植入性助听器。振动声桥直接驱动听骨链的高效振动，继而振动内耳淋巴液，刺激听觉末梢感受器产生听觉，提高了音色、音质、音效，避免了声反馈的出现。不需置于耳道内，不影响美观，且增加了高频信号的功能性增益，避免了堵耳效应。对助听器效果不佳的老年性聋患者高频听力损失的补偿更为优越，尤其适合全频听力下降、高频较低频重患者，可显著提高言语识别能力。

五、预　　防

老年性耳部疾病属于自然衰老、不可逆的退行性病变，目前尚无有效的治疗药物，但可以通过改善生活习惯和工作环境延缓疾病的发生、发展，主要包括：

（一）饮食卫生

注意饮食卫生及饮食习惯，尽量避免高糖、高脂食物，戒除烟酒等不良嗜好，防治心血管疾病。健康饮食，平衡膳食，多摄入新鲜蔬菜、水果、绿茶等。

（二）环境因素

避免接触环境噪声，预防各种噪声损伤的累积效应。对长期暴露在噪音环境污染的人群，可采取适宜的个人防护措施。目前常用的个人防护用品分为内用和外用两种，外用的是将耳部全部覆盖起来的耳罩和帽盔，内用的是插入外耳道中的耳塞。

（三）心理卫生

对老年性耳部疾病的关注，不应仅局限于听觉及其他症状的改善，还涉及心理康复等诸多方面。耳部疾病如耳聋、耳鸣等可使患者产生社交障碍，易出现焦虑、易怒、烦躁、甚至抑郁等心理问题。关注其心理、精神状态，也是老年性耳科疾病防治的重要部分。老年性聋是造成老年患者悲观、抑郁、躯体化和孤独感的重要危险因素之一，导致老年性聋患者出现情绪反应，如孤单、依赖感、挫败感、抑郁、焦虑、愤怒及内疚感等，部分患者表现为易冲动、责备和要求过多等行为反应，最终出现注意力不集中、自卑感及日常交流困难等。因此，对老年性耳聋患者的临床干预，不应仅局限于听觉提高本身，还应进行适当的心理学评估和干预，帮助老年性耳聋患者摆脱不良心理状态，增加患者对治疗的信心，提高听力康复的总体满意度，改善其生活质量。

（四）生活起居

合理安排生活起居，生活规律，避免熬夜，注意劳逸结合，保持心情舒畅，进行适当的体育锻炼。保持良好的生活方式。

（五）系统疾病

积极治疗心脑血管系统性疾病，如有效地控制高血脂、高血压、糖尿病、冠心病及动脉硬化等老年性疾病，预防动脉硬化等全身性疾病对听觉系统的慢性损伤。

（六）耳毒性药物

尽量避免应用耳毒性药物，严格掌握耳毒性药物的适应证，尤其要谨慎使用氨基糖苷类抗生素，一般不作首选用药，非用不可时也要尽量减少剂量和缩短用药时间，绝不能将此类药物作为预防性用药。可进行血药浓度监测，指导临床合理用药。医务人员要经常询问患者是否有眩晕、耳鸣等先兆症状。用药前及用药治疗期间定期进行听力学相关检查。

六、展　　望

老年性耳科疾病的遗传研究已引起关注。随着人类基因组计划的完成，人类遗传变异图谱研究的拓展，寻找老年性耳聋、耳鸣等的易感基因相关研究有着广阔的前景。另一方面，随着分子生物学技术的不断发展，干细胞移植替代耳蜗细胞的治疗成为老年性耳聋及耳鸣治疗的新的研究方向。科学研究技术的发展对老年性耳科疾病的预防和治疗有着重要意义，老年性耳病将不再是不可攻克的难关。

（章如新　赵仁伍）

第二节　老年性耳聋

老年性耳聋（presbycusis）是一种因年龄增长及听觉器官衰退而致听觉功能障碍的耳科疾病，是继关节炎、高血压之后，发病率居世界第三位的老年性疾病。调查显示，65岁以上的人群中，约有25%~40%存在听力障碍，该比例随着年龄的增长而上升，75岁以上人群中该比例为40%~66%，85岁以上老年人中,该比例高于80%。老年性耳聋以感音神经性耳聋为主要临床表现。亦可伴有传音性耳聋,表现为混合性耳聋。

【病因与发病机制】

老年性耳聋的发病因素可能与外界因素和遗传因素有关。

(一)外界因素

老年性聋相关的外界因素主要有噪音环境、化学物质、耳毒性药物、嗜酒吸烟、不良饮食等。

1. 噪音环境 噪音环境对耳蜗产生机械性和代谢性的损伤。实验研究发现,小鼠低龄时的噪音环境能增加小鼠高龄时的内耳易感性。

2. 化学物质 化学物质如三氯乙烯、苯乙烯及二甲苯等可引起老年性耳聋的发生。

3. 药物因素 氨基糖苷类药物、顺铂及袢利尿剂等可能与老年性耳聋的易感性有密切的关系。

4. 不良嗜好 吸烟和饮酒是增加老年性耳聋的发生风险的重要因素。

5. 不良饮食 高脂肪、高胆固醇过多摄入,也是该病高危因素之一。

6. 全身性疾病 全身性疾病如糖尿病、心血管疾病、骨质疏松等,与老年性耳聋的发病存在正相关。

(二)遗传因素

目前发现与老年性耳聋相关的基因仍较少,研究发现小鼠的10号染色体Ahl1(age-related hearing loss 1)基因突变可导致高鼠龄小鼠的高频听阈明显升高。位于小鼠5号染色体Ahl2基因和位于小鼠17号染色体的Ahl3基因也与该病的易感性相关。另外,某些基因表达水平的改变也参与老年性耳聋的发生,如β2烟碱型乙酰胆碱受体基因表达的下调及5-羟色胺β2受体表达水平的升高都可促进老年性耳聋的发生。目前发现可能参与老年性耳聋发生的相关基因主要有KFNA5、NAT2(N-乙酰转移酶2)及KCNQ4基因等。

【病理生理学】

高频区听阈敏感性的下降是老年性耳聋发生的第一表现。这种改变多数发生于60岁以后的人群。随着病情的进展,听阈升高逐渐向低频区偏移(图51-4)。老年性耳聋的病理生理学改变比较复杂,目前国内外研究表明,其关键病理生理学改变为各种病因引起耳蜗螺旋神经节细胞或者耳蜗毛细胞的萎缩退变。其主要病理生理学机制有氧化应激损伤、线粒体DNA突变致耳蜗细胞凋亡,以及初级听皮层神经元凋亡等。许多患者存在基底膜外毛细胞的减少,引起感音性老年性耳聋,这种改变同过量噪音刺激引起的耳聋相似。感音性老年性耳聋测听表现为高频听力缺失呈陡坡状,4kHz区域常存在切迹。

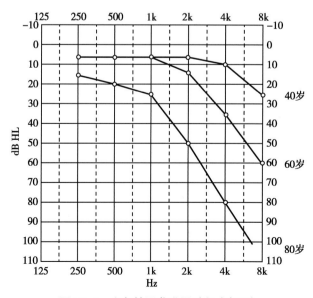

图 51-4 老年性耳聋进展过程(右耳)

近年来，随着功能磁共振（functional magnetic resonance imaging，fMRI）技术的出现，不仅能动态观察大脑在不同功能状态下听皮层及相关脑区的激活变化，还可提供精确的解剖定位和病理信息，为听皮层在不同功能状态下半球优势的研究提供了可靠的方法。通过功能磁共振技术研究发现，随着衰老的进展，老年性聋患者与正常听力老年人大脑皮质存在着逐渐加重的退行性改变，从而发生功能重组，这种重组一方面表现在执行听觉性言语任务时脑激活体积与信号强度减低，另一方面表现在半球优势的对侧化传导减弱。

老年人即使听力正常，也常存在言语识别障碍，说明衰老后皮层功能重组可引起言语识别障碍；同样，耳聋也可导致皮层功能的重组。老年性聋集合了衰老与耳聋的双重因素，因此，老年性聋患者大脑皮层较听力正常老年人更易发生功能的重组。除了双耳对称性听力减退外，老年性聋者还存在言语交流困难，表现为能听见说话的声音，但却不能理解其意思。

【病理】

老年性耳聋的病理变化主要包括：耳蜗内外毛细胞逐渐萎缩消失，同时支持细胞也在逐渐减少；耳蜗螺旋神经节细胞退变、神经纤维变性；血管纹老化引起能量转导减少，并呈隐性进行性退变；基底膜增厚、钙化、透明变性，且其弹性显著减弱；听觉中枢通路和核团也发生改变，如细胞萎缩、减少、核团体积减小等。

根据对颞骨的光镜观察，按病理特征将老年性耳聋分为六类：

1. 感音性老年性耳聋 本型病理主要表现为耳蜗基底部螺旋器衰退。病变进展缓慢，可起始于中年甚至儿童。对言语频率的听力影响不明显。早期螺旋器内毛细胞出现轻度变形，继而以部分毛细胞和支持细胞消失，偶尔出现上皮细胞成堆状或全部消失而遗留一裸面的基底膜。

2. 神经元性老年性耳聋 病理表现为耳蜗神经元大量神经纤维的损害及数量减少。

3. 代谢性/血管纹型老年性耳聋 该型是老年性耳聋中常见的一种。病理退变主要表现为血管纹板块萎缩性改变，以顶回部最为明显。血管纹表现出囊性结构的变化，偶见实质性沉淀物，伴血管三层细胞全部消失。血管纹的改变可影响内淋巴质量而造成全频率的听力损害。

4. 耳蜗传导性老年性耳聋 该型耳蜗结构或听神经无明显的形态学改变，而可见基底膜钙化，脂肪及胆固醇沉积及基底膜硬化。这种病理改变直接影响声波在耳蜗内传导的行波而出现耳聋。

5. 混合型老年性耳聋 患者同时表现为上述四种病理类型中的两种或多种。

6. 未定型性老年性耳聋 部分病例可无 1~4 型中的病理变化或光镜下无法分辨。

【临床表现】

老年性耳聋主要表现为双侧对称性高频听力缓慢进行性下降，有时可先为一侧性，随后成双侧性。在过度应激下，听力可大幅下降。偶然可在双耳听力进行性损伤的基础上，有一耳突然产生极其严重的听力减退。多数患者有持续性高频耳鸣，偶有伴发眩晕和平衡障碍。患者还出现语言识别能力的下降，由此产生患者的心理障碍。

【诊断与鉴别诊断】

老年性耳聋主要依据患者病史、物理检查、听力学检查等进行诊断。

（一）病史

老年性耳聋常静态发病，常表现为漏听，听力损伤可引起日常交流困难而降低生活质量。家属常先于患者发现该症状。耳聋常伴发耳鸣（需排除其他器质性疾病，如听神经瘤）。

（二）耳部检查

常规去除外耳道耵聍，行耳部检查，外耳结构应正常，耳廓皮肤粗糙、干瘪；鼓膜结构基本正常，可出现内陷、萎缩或钙化斑。但前述一般检查中的老年型改变不可视作老年性聋的特征。

（三）听力学检查

纯音听力检查、言语听力检查、听觉脑干诱发电位检查等。老年性耳聋听力下降以高频为主，男性较女性显著。听力学检查特征如下：

1. 感音型老年性耳聋 此型临床及听力学表现同噪音致感音性耳聋相似。主要表现为高调耳鸣和高频部分听阈的下降。诊断以听力测定为主，纯音测听示双侧高频听力下降。可有中度的语言分辨率降低，短增量敏感指数检测呈中度耳蜗性病变。

2. 神经元性老年性耳聋 患者表现为纯音听阈稳定而语言分辨力进行性下降。音衰减试验可呈阳性。

3. 血管纹性老年性耳聋 该型患者有较好的语言识别率，纯音听力平坦或轻微下降。听力检测可有重振现象，但患者很少存在大声环境下的不适。

4. 耳蜗性老年性耳聋 从中年起渐重，两侧听力对称性下降，电测听图多以下降型为特征。

5. 混合型老年性耳聋 患者听力损失表现为前述几种类型的混合，如感觉型老年性聋和血管纹型老年性聋的混合，电测听力图上表现为附加在平坦听力图上的高频陡降的听力损失曲线。

依据患者的年龄、性别、病史及听力学检查可诊断老年性耳聋。但对某些年轻患者由听觉器官早衰老化等引起的感音性耳聋，其他类型神经性耳聋同老年性耳聋的鉴别诊断仍较困难。诊断老年性耳聋常需分析可能存在的其他衰老体征。

（四）老年听力障碍量表及筛查量表

老年因交流时需要对方重复、提高声音强度，会逐渐变得不愿意交流，产生孤独感，成为"家庭边缘人"，导致焦虑、抑郁，甚至认知能力下降。因此，老年人的听力减退不仅仅是听力下降，还伴随着身体情感和社会活动的限制，对家人依赖性增强、情绪沮丧，导致生活质量下降，社会活动减少，严重者可产生抑郁等严重的心理疾患。Ventry 和 Weinstein 最早用于老年人群的听力障碍调查问卷，可了解听力损失与情感、社会交往的关系（表 51-1）。另一种含有 10 个条目的筛选型老年听力障碍量表（the hearing handicap inventory for the elderly-screening version，HHIE-S），作为一种老年听力障碍的筛查工具已被较多地应用（表 51-2）。

【治疗】

（一）助听器治疗

耳聋不仅影响交流同时严重影响患者的生活质量。老年患者使用助听器的可改善患者的听觉感受及言语识别率，提高患者的生活质量。研究发现，对于老年性耳聋患者在其认知功能下降前佩戴助听器会获得更好的效果，这也支持了临床上老年性耳聋患者要尽早佩戴助听器的方案。助听器的使用虽然不能提高患者的认知能力，但是可以通过语言康复训练来提高认知能力或减缓认知能力的减退。言语识别率减退是影响听力残疾患者日常言语交流的主要因素，助听器对听力下降患者的听力有补偿作用，助听器验配的理想目标是在舒适佩戴下达到最大言语识别率。

（二）药物治疗

维生素 A、鱼肝油、维生素 E 等可能对老年性耳聋有缓解其进展的作用；改善微循环的药物可提高内耳供血供养，改善听觉细胞的代谢。辅酶 A、辅酶 Q、α-硫辛酸、ATP 及 654-2 等药物可能对老年性耳聋有一定的治疗效果。

（三）中医药治疗

《灵枢·决气》云："精脱者，耳聋"，"肾气通于耳，肾和则耳能闻五音矣"老年性耳聋主要病因病机为肾气亏虚、肝火上扰、痰湿火热、瘀血阻滞，治则采用补肾活血、健脾开窍、清热利湿。肾气亏虚可选用耳聋左慈丸、滋肾通耳丸治疗。气血亏虚，耳失温养者选用八珍汤加减；气滞血瘀，经脉瘀痹者选通窍活血汤（《医林改错》）加减。

（四）基因治疗

近年来，随着对疾病细胞分子水平研究的不断深入，干细胞移植的替代治疗成为老年性耳聋治疗的新的研究方向，并被大量关注。骨髓基质干细胞（bone marrow stromal stem cells，BMSC）以其自我更新和多向分化能力被广泛应用于移植研究中。已有一些国内外学者对于干细胞移植替代耳蜗细胞治疗老年性耳聋方面在动物实验水平进行了相应的探索，并取得了积极的阶段性研究成果。

【预防】

老年性耳聋预防主要有：提倡健康饮食，多食易消化，具补肾益脑，开窍益聪功能的食物；改善生活及工作环境，降低或消除环境噪音污染；放松心情，适当体育运动，避免精神紧张及情绪波动；避免使用耳毒性药物等。发现听力下降后尽早进行干预，老年性耳聋患者要尽早佩戴助听器。

（喻红之　黄　昱）

表 51-1　老年人听力障碍调查表
（Hearing Handicap Inventory for the Elderly，HHIE）

姓名：　　　　　　　　　　　　　日期：

这项调查问卷意在发现听力损失给您带来的困扰有哪些。从"是"、"有时"或"不是"中选择来回答问题。不要跳过任何问题。如果您正在使用或曾经使用过助听器，请回答出没有助听器的情形。

1、听力问题使您打电话的次数比以前少了吗？□ 是（4）□ 有时（2）□ 不是（0）

2、听力问题使您在遇见陌生人时感到窘迫吗？□ 是（4）□ 有时（2）□ 不是（0）

3、听力问题导致您再不愿与多人交流吗？□ 是（4）□ 有时（2）□ 不是（0）

4、听力问题使您易怒吗？□ 是（4）□ 有时（2）□ 不是（0）

5、听力问题使您在与家人交谈时感到沮丧吗？□ 是（4）□ 有时（2）□ 不是（0）

6、听力问题使您在参加聚会时感到困难吗？□ 是（4）□ 有时（2）□ 不是（0）

7、听力问题使您感到自己"愚蠢"或"嘴拙"吗？□ 是（4）□ 有时（2）□ 不是（0）

8、有人跟您小声说话时是否会感到费劲？□ 是（4）□ 有时（2）□ 不是（0）

9、听力问题会使您感到障碍或不方便吗？□ 是（4）□ 有时（2）□ 不是（0）

10、听力问题会使您在拜访亲朋好友时遇到困难吗？□ 是（4）□ 有时（2）□ 不是（0）

11、听力问题会使您参加活动的次数比以前少了吗？□ 是（4）□ 有时（2）□ 不是（0）

12、听力问题会使您感到紧张吗？□ 是（4）□ 有时（2）□ 不是（0）

13、听力问题会使您拜访亲友或邻居的次数减少了吗？□ 是（4）□ 有时（2）□ 不是（0）

14、听力问题会导致您与家人争吵吗？□ 是（4）□ 有时（2）□ 不是（0）

15、听力问题使您在看电视或听广播时感到困难吗？□ 是（4）□ 有时（2）□ 不是（0）

16、听力问题会使您购物的次数比以前减少了吗？□ 是（4）□ 有时（2）□ 不是（0）

17、听力问题会使您感到不安吗？□ 是（4）□ 有时（2）□ 不是（0）

18、听力问题会导致您只想独处吗？□ 是（4）□ 有时（2）□ 不是（0）

19、听力问题导致您与家人交流的时间比以前少了吗？□ 是（4）□ 有时（2）□ 不是（0）

20、您是否感到听力问题影响到了您个人或社会生活？□ 是（4）□ 有时（2）□ 不是（0）

21、听力问题使您在餐馆与亲友交谈时遇到困难吗？□ 是（4）□ 有时（2）□ 不是（0）

22、听力问题导致您很沮丧？□ 是（4）□ 有时（2）□ 不是（0）

23、听力问题导致您看电视或听广播的次数比以前少了吗？□ 是（4）□ 有时（2）□ 不是（0）

24、听力问题会使您与亲友交流时感到不适吗？□ 是（4）□ 有时（2）□ 不是（0）

25、听力问题使您与多人交谈时感到被孤立？□ 是（4）□ 有时（2）□ 不是（0）

情绪问题：2，4，5，7，9，12，14，17，18，20，22，24，25 总得分：　　（满分 52 分）

情景问题：1，3，6，8，10，11，13，15，16，19，21，23 总得分：　　（满分 48 分）

最后总得分：　　（满分 100 分）

0~16：无听障

17~42：轻度至中度听障

≥43：重度听障

表 51-2　筛选型老年听力障碍量表

	是	有时	从不
1、当你与陌生人交流时，听力问题会使你感到不自在吗？	（　）	（　）	（　）
2、当你与家人聊天时，听力问题会让你感到没有自信吗？	（　）	（　）	（　）
3、当有人小声说话时，你听起来会感到困难吗？	（　）	（　）	（　）
4、听力问题使你觉得自己有一些缺陷吗？	（　）	（　）	（　）
5、当你拜访亲朋好友、邻居时，听力问题会给你带来困难吗？	（　）	（　）	（　）
6、听力问题让你不太想要参加社区活动吗？	（　）	（　）	（　）
7、听力问题使你与家人发生过误会吗？	（　）	（　）	（　）
8、听力问题影响了你看电视或接电话吗？	（　）	（　）	（　）
9、听力问题限制了你的个人或社会活动吗？	（　）	（　）	（　）

10、当你与亲友或者家人在外就餐时，听力问题给你带来一些麻烦吗？

（　）（　）（　）

本表调查的目的是了解听力损失给您在生活中造成的不便。共10题，每个题干的右边都有三个选项，分别为"是"、"有时"、"从不"，请在认真阅读题干后，根据自己的实际情况，选择其中一项。

第三节　老年性耳鸣

耳鸣（tinnitus）是患者耳内或头内有声音的主观感觉，但其体外环境中并无相应声源。耳鸣是听觉功能紊乱所致的一种常见症状，也是老年人的常见、多发的病症之一。轻度耳鸣表现为自觉耳内有飞蚊嗡嗡作响，间断发作，休息或治疗后好转。重度耳鸣则表现为如蝉鸣声、波涛声及机器噪音等，持续不断，十分扰人，影响正常睡眠及生活。美国一组资料报告55~64岁人群耳鸣的患病率为9%，65~74岁为11%。我国的研究资料显示60岁以上人群耳鸣患病率为33%。随着人口老龄化、工业及环境噪声的增加以及生活方式、饮食习惯等因素的变化引起心血管系统疾病的增加，耳鸣的发病率逐步升高，严重影响人们的生存质量。

【病因及发病机制】

（一）病因

1. 耳源性　外耳、中耳、内耳及听觉中枢的功能发生障碍时可出现耳鸣，如外耳道内的耵聍、异物；中耳的急慢性炎症、咽鼓管异常开放、耳硬化症、鼓膜外伤等；内耳的感音神经性聋、耳蜗或前庭功能障碍、突发性耳聋、噪声损伤、上半规管裂、梅尼埃病。

2. 占位性病变　颅内外血管畸形、桥小脑角胆脂瘤、听神经瘤等可引起耳鸣。

3. 中枢性病变　颅脑外伤、脑肿瘤、严重的中枢性供血障碍、神经衰弱或神经外科术后等因素可引起耳鸣。

4. 肌源性　局部耳科疾病所致的镫骨肌阵挛、鼓膜张肌阵挛可导致耳鸣。

5. 血管性耳鸣　常见为搏动性耳鸣，多为单侧耳鸣。患者主诉常有与血管搏动频率一致。血管性耳鸣可由高血压、动脉粥样硬化、颈动脉狭窄或血管扭曲引起动脉性涡流现象所致。动脉瘤、动静脉瘘、动静脉畸形、颅内高压及颈静脉球高位等疾病可引起血管性耳鸣。

6. 全身性疾病　有些老年人患耳鸣的时间较长，从青壮年开始耳鸣而延续到老年，这些患者常有外伤，或使用过对听神经有毒性的药物，或有病毒感染、神经症等病史。另有部分老年人到老年时才患有耳鸣，他们大多有并存的全身性疾病，如高血压、高血脂、糖尿病、贫血、甲状腺功能异常、脑动脉硬化、偏头痛、颅内肿瘤、颈椎关节病、椎–基底动脉供血不足、多发性硬化、肾病、自身免疫性疾病、Paget病、碘、锌缺乏及神经症等。

7. 精神心理因素　精神、心理因素也可引发耳鸣。耳鸣可使患者出现一系列的心理障碍，这些心理障碍又可加重耳鸣，互为因果关系，形成恶性循环，给患者带来苦恼，也影响治疗效果。

（二）发病机制

1. 全身性疾病　如高血压、低血压、动脉硬化、高血脂、糖尿病的小血管并发症；微小血栓、颈椎病等使听觉系统（包括耳蜗和听觉中枢）的血供发生障碍。

2. 内分泌失调（甲状腺、胰腺、垂体等）　影响耳蜗内外淋巴液循环以及离子浓度发生变化。

3. 神经的退行性变（如脱髓鞘病变）、血管袢压迫、炎症（如病毒感染）、外伤、肿瘤（听神经瘤）、药物中毒等　引起听神经的绝缘性能下降。已经发现颈椎棘神经节与脑干的听核区之间有直接的神经通路联系，因此，颈椎疾病可能通过这种神经通路影响听觉通路。下颌关节病变引起的耳鸣的机制可能类似于颈椎病。

4. 自主神经功能紊乱、精神紧张、抑郁等神经精神疾病　可以通过边缘、情感系统影响听觉中枢。

老年性耳鸣的发病机制尚不完全清楚，目前认为此噪音源于听觉或相关大脑神经网络不恰当的重塑改变：①听觉传入系统的损伤引起大脑中枢的神经重塑；②纹状体腹侧的边缘系统与前额叶皮层形成一个内在的"噪音清除系统"，包括耳鸣信号，如果此系统受损，即可产生耳鸣；③耳蜗背侧核假说：听觉系统和躯体感觉系统在耳蜗背侧核内交汇并相互作用，如果相互作用的细胞超过了个体的耳鸣阈值，就会导致耳鸣。

【临床表现】

耳鸣的音调可分为低调、中调、高调。外耳、中耳病变常引起低、中调耳鸣。内耳以及中枢性耳鸣常为高调。耳鸣音调还可分为单调、复调、可变调。复调常提示有多个病变部位或病理过程。可变调的耳鸣常提示颈椎病。双侧同频率的耳鸣，感觉声音弥散在颅内称为颅鸣，提示耳鸣的部位可能在听觉中枢。老年人耳鸣多为高频，如蝉鸣、蚊叫、铃声等。可同时伴有眩晕、耳聋、头痛等症状。

耳鸣的时间特征：根据病程，耳鸣可分为急性、亚急性、慢性耳鸣，在 3 个月之内发生的耳鸣为急性，病程在 3 个月至 1 年的为亚急性，病程大于 1 年的为慢性。

【临床检查】

1. 系统检查　老年耳鸣患者应注意血压，心肺病变，神经系统及脑血管病变、肾病及内分泌疾病等有关病变及功能状态的检查。必要时可做血液学，红细胞沉降率，血液流变学，肝、肾及甲状腺功能，血糖、血脂以及免疫学检查。

2. 耳鼻咽喉科检查　尤其是耳科检查，包括耳廓、外耳道、乳突、鼓膜等部位的物理检查，以及鼓膜的活动度，鼓气耳镜加压后耳鸣变化情况等。另外，应做颈部检查，颞颌关节功能检查。

3. 影像学检查　可作颞骨及颅脑 CT、MRI 检查。

4. 实验室检查　包括听力学检查（纯音测听、声导抗、耳声发射、听觉脑干诱发电位和（或）多频稳态诱发电位等）、前庭功能检查、耳鸣测试包括耳鸣响度、音调匹配测试、耳鸣掩蔽测试。

5. 耳鸣的严重程度评估　耳鸣严重程度的病情评估对耳鸣的诊断、治疗及疗效评估具有重要意义，需要相对统一、简便、实用并能得到广泛认可的病情评估量表。耳鸣残疾评估量表（tinnitus handicap inventory，THI）是目前最常用的问卷评估方法，包含 25 个常见问题。近年来国内推出了简洁实用，可操作性较强的耳鸣严重程度评估量表（表 51-3），发病对耳鸣出现的环境、持续时间、对睡眠的影响、对工作的影响、对情绪的影响等 5 个方面进行评分，每项由轻到重分为 0~3 分，加上患者对耳鸣总体感受的自我评分（0~6 分）。根据以上得分的总和划分为 5 级，1~6 分为 I 级，7~10 分为 II 级，11~14 分为 III 级，15~18 分为 IV 级，19~21 分为 V 级，对耳鸣严重程度进行量化评分。

表 51-3　耳鸣评价量表评分标准

问题	0分	1分	2分	3分
您在什么环境下可听到耳鸣？	无耳鸣	安静环境	一般环境	任何环境
您的耳鸣是间歇性还是持续性？	无耳鸣	间歇时间大于持续时间	持续时间大于间歇时间	持续性
耳鸣影响了您的睡眠吗？	无影响	有时影响	经常影响	总是影响
耳鸣影响了您的工作（或学习）吗？	无影响	有时影响	经常影响	总是影响
耳鸣影响了您的情绪吗？	无影响	有时影响	经常影响	总是影响
您认为自己的耳鸣有多严重？（请在 0~6 分之间选择一个最合适的分数）	由受试者根据自己实际感受打分			

【诊断】

耳鸣的临床诊断应包括以下内容：

1. 听力评估　对听力情况以及听力损失导致言语交流障碍程度等情况进行评估。

2. 病变部位判定 对患者耳部疾病的病变诊断如外耳疾病包括耳道耵聍、外耳道炎症等；中耳疾病如分泌性中耳炎；内耳、蜗性病变及蜗后及中枢性病变等。

3. 病因诊断 如噪声性、药物性、突发性聋及颅脑外伤后遗症等。

4. 心理素质诊断 如性格特征、心理承受能力及抑郁症、焦虑程度等。

【预防】

1. 避免去高噪音场所，在某些场合，需要佩戴耳塞或耳套。

2. 避免或适量饮用酒精类或咖啡因类饮品；戒烟及拒绝吸二手烟，烟草制品中的尼古丁可减少耳部血供，导致耳鸣。

3. 健康饮食，限盐，定期监测血压，充分休息，规律锻炼，保持健康体重。

【治疗】

有些老年患者耳鸣症状很轻，且持续时间很短暂，常被忽略，患者并不感觉受干扰或痛苦，治疗要求不迫切。有些老年人耳鸣史较长，开始感觉耳鸣较强，随着时间的推移，自己感觉已经适应且耳鸣程度并未加重或已减轻，不影响日常生活和睡眠，经过必要的检查，未发现器质性疾病，这些患者可选择不采取治疗措施或仅进行一些安慰性治疗方案，可定期随访。

（一）耳部基本疾患的治疗

1. 外耳道耵聍附于鼓膜，耵聍取出后症状即消失。

2. 外耳、中耳炎症导致耳鸣，通过炎症的控制可使耳鸣消失。

3. 梅尼埃病的可逆期和迟发性内淋巴积水，通过限制盐的摄入、利尿剂、耳蜗血管扩张剂、钙离子拮抗剂、组胺衍生物的应用，随着疾病本身的好转，耳鸣也可得到控制。

（二）药物治疗

老年性耳鸣药物治疗主要采用神经营养药物、改善内耳微循环药物及抗焦虑、抗抑郁药等。神经营养药物主要有甲钴胺和维生素 B_{12}，对神经元的传导有良好的改善作用，可用于耳鸣预防及治疗。改善内耳微循环药物主要有复方丹参注射液、川芎、尼莫地平、甲磺酸倍他司汀等，可能通过调节脑血管血液循环、缓解血管痉挛、改善内耳循环等机制对早期耳鸣有一定的治疗效果。抗焦虑及抗抑郁药主要有舍曲林、帕罗西汀、阿普唑仑、氯硝西泮及卡马西平等。老年患者用药剂量应严格控制，慎重使用。急性耳鸣（病程在3月内）可采用药物治疗。亚急性或慢性耳鸣（病程超过3月）则主要采取综合治疗方法。

（三）鼓室药物注射

鼓室内注射药物对治疗耳鸣有一定的疗效（图51-5）。常用药物有利多卡因及糖皮质激素如地塞米松、甲泼尼龙琥珀酸钠。利多卡因能抑制钠离子通道，阻滞传入冲动，从而削减或消除耳蜗及前庭的病理刺激，同时改善耳蜗前庭动脉等内耳供血动脉的血流灌注，使耳鸣的症状减轻或消失。

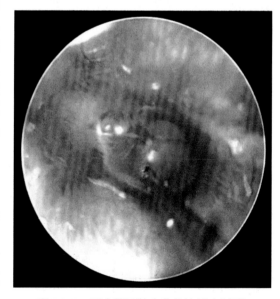

图51-5 耳内镜下鼓室药物注射（左耳）

糖皮质激素可改善内耳微血管内皮细胞的水肿状态，增加内耳小血管的血液流量，改善内耳缺血缺氧状态。经鼓室内注射药物，药物通过内耳圆窗膜进入内耳达到较高的有效药物浓度，糖皮质激素从中耳渗透到内耳发挥作用。鼓室内注射激素对内耳组织学及耳蜗功能无明显改变。鼓室局部注射激素治疗耳鸣效果好、操作简单、副作用低、无全身并发症，尤其适合全身应用激素有禁忌证的患者。

（四）全身性疾病引起耳鸣的治疗

糖尿病、贫血、高血脂、高血压、高血黏度和甲状腺功能异常，自身免疫性疾病等均可引起耳鸣。

原发病治愈则耳鸣也可同时消失。老年性耳鸣多伴有维生素及微量元素缺乏，可适量补充维生素 B_1、维生素 B_{12}、维生素 E、甲钴胺及锌制剂等，可能有助于对耳鸣的治疗。

（五）习服治疗

习服治疗（retraining therapy）目的就是对耳鸣适应或习惯的一种治疗手段，经治疗后虽然耳鸣仍然存在，但对心情、睡眠、工作、学习和生活已不造成影响。对于以下情况之一者可采用习服治疗：①长期、严重的耳鸣；②病因不明确；③病因明确，但久治不愈；④病因治愈后仍遗留严重的耳鸣。该疗法利用低强度且各频率都有的白噪声进行噪音掩蔽。目的是让患者更容易在噪声中适应和习惯耳鸣信号。治疗方法：①耳鸣掩蔽器：有耳背式、耳内式、盒式等类型；②助听器：因为助听器既可以放大言语信号又可以放大环境噪声，起到助听和掩蔽耳鸣的双重作用，耳鸣伴听力下降的患者应该首选助听器；③选择最佳掩蔽声在实验室录制用于耳鸣治疗用的磁带或光盘。在进行掩蔽治疗之前需要对患者进行纯音测听以及耳鸣匹配检查，了解耳鸣的音调频率和响度，测定各频率能有效掩蔽耳鸣的最小强度。采用控制耳鸣的最低强度掩蔽声，每日播放。掩蔽治疗是一种生理性的疗法，简单、方便无明显副作用，是适合治疗老年耳鸣患者的常用方法，其有效率为80%，1~3 个月会改善耳鸣。

（六）心理治疗

心理治疗的重点是减轻或消除患者与耳鸣有关的不良心理反应，心理疏导是耳鸣治疗过程中的重要环节。在愉快而轻松的心理状态下，大约有1/3的患者自觉耳鸣减轻；在抑郁的心情下，有半数的患者感到耳鸣加重。医生应该对耳鸣患者特别是因耳鸣带来极大痛苦的患者耐心解释，减轻或消除他们的心理障碍。心理因素严重者则需心理医生治疗。

（七）重复经颅磁刺激治疗

重复经颅磁刺激（repetitive transcranial magnetic stimulation，rTMS）利用脉冲磁场改变皮层神经细胞的膜电位使之产生感应电流，影响脑内代谢和神经电活动。多采用单次长时低频重复经颅磁刺激，治疗时采用 1Hz 低频脉冲刺激患者颞顶部，2 周为 1 个疗程。重复经颅磁刺激通过引起突触可塑性过程，产生长时间突触抑制作用，以减轻听觉皮质与耳鸣相关的过度活动，调节听皮层神经元的兴奋性从而减轻耳鸣。重复经颅磁刺激是一种无创、应用简便、疗程较短的治疗耳鸣方法，不仅减轻耳鸣响度，还可缓解耳鸣引起的情绪、心理障碍。

（八）人工耳蜗植入治疗

人工耳蜗植入主要应用于重度、极重度聋患者，其对耳鸣的治疗也基本局限于这部分人群。人工耳蜗植入对耳鸣的影响是正面的，15%~78%的患者耳鸣消失，25%~50%的患者耳鸣缓解。人工耳蜗植入可能是重度、极重度感音神经性聋同时伴有耳鸣患者的选择之一。积极开展人工耳蜗植入对耳鸣治疗作用的临床和基础研究是一个值得关注的方向。

（九）中医治疗

中医认为"耳为肾窍，肾气通于耳"，运用中医疗法，从整体出发，在辨证论治的基础上，综合运用多种手段，全面调理脏腑功能，根据不同的证候类型辨证施治，可有效治疗耳鸣，提高其生活质量。耳鸣常见证候类型及常用方剂如下：脾胃虚弱证，治则以"健脾益气，升阳通窍"为主，方药可选择补中益气汤、益气聪明汤或归脾汤加减。肾精亏损证，治则以"补肾填精，滋阴潜阳"为主。方药可选择耳聋左慈丸，杞菊地黄丸或左归丸。肝火上扰证，治则以"清肝泄热，开郁通窍"为主，方药可选择龙胆泻肝汤，病情较轻者也可选用丹栀逍遥散。痰火郁结证，治则以"化痰清热，散结通窍"为主，方药可选择清气化痰丸。

（章如新　司徒慧如）

参 考 文 献

1. Yamasoba T，Lin FR，Someya S，et al.Current concepts in age-related hearing loss：Epidemiology and mechanistic pathways. Hearing Research，2013，303：30-38.

2. 中华医学会神经病学分会,中华神经科杂志编辑委员会.眩晕诊治专家共识.中华神经科杂志,2010,43(5):369-374.

3. 韩东一,朱玉华.老年性聋的基础研究和听觉康复.听力学及言语疾病杂志,2011(1):1-4.

4. 刘宸箐,侯晓丰,翟所强,等.老年性耳聋的防治进展.中华耳科学杂志,2015,13(1):166-170.

5. 王密,卢伟.前庭康复治疗的研究进展.听力学及言语疾病杂志,2014(5):545-548.

6. 周其友,冀飞.老年性聋的听力干预及相关研究.中华耳科学杂志,2012(3):321-324.

7. Kim G,Na W,Kim G,et al.The development and standardization of Self-assessment for Hearing Screening of the Elderly.Clin Interv Aging,2016,11:787-795.

8. Mudar R A,Husain F T.Neural Alterations in Acquired Age-Related Hearing Loss.Front Psychol,2016,7:828.

9. Hilly O,Hwang E,Smith L,et al.Cochlear implantation in elderly patients:stability of outcome over time.J Laryngol Otol,2016,130(8):706-711.

10. Langguth B.Treatment of tinnitus.Current Opinion in Otolaryngology & Head and Neck Surgery,2015,23(5):361-368.

11. 中华耳鼻咽喉头颈外科杂志编辑委员会耳科专业组.2012耳鸣专家共识及解读.中华耳鼻咽喉头颈外科学杂志,2012,47(9):709-712.

12. 刘蓬,徐桂丽,李明,等.耳鸣评价量表的信度与效度研究.中华耳鼻咽喉头颈外科杂志,2012,47(9):716-719.

13. 朱琼瑶,王慧.低频重复经颅磁刺激治疗耳鸣的疗效分析.听力学及言语疾病杂志,2017(5):484-487.

14. Ramos Mac As A,Falc N Gonz Lez J C,Manrique M,et al.Cochlear Implants as a Treatment Option for Unilateral Hearing Loss,Severe Tinnitus and Hyperacusis.Audiology and Neurotology,2015,20(1):60-66.

第 52 章

老年皮肤疾病

第一节 概　述

　　全球人口老龄化的白发浪潮迎面扑来，我国已于 1999 年进入老龄化社会。以上海为例，2005 年全市人口 1360.26 万人，其中 60 岁以上老年人 266.37 万人。到 2010 年，60 岁以上老年人平均每年增加 10.52 万人；2011 年到 2020 年进入高速增长期，届时上海老年人占全市总人口比例将超过 30%，即三个上海人中将有一位老年人。

　　众所周知，皮肤是人的最大器官。其为人体提供了一个抵御外界伤害的屏障，也是身体健康的晴雨表。皮肤是一个人呈现出来的外观，因此也是形体魅力与美丽形象的表达者。年轻人的皮肤具有均匀一致的颜色，细腻柔软的质地，光滑弹性的触感；相反，老年皮肤则呈现出色斑、皱纹、粗糙的外观，触之萎缩或肥厚。年龄相关的皮肤改变详见表 52-1。每个人都追求前者之美，然而衰老却是谁也无法摆脱的普遍自然规律。当今社会，皮肤衰老不仅是一个科学问题、社会问题，还带来了一系列的医学问题。在衰老的过程中，老年人更容易发生很多皮肤状况。随着老年人口数量的增加，老年皮肤病的发生率已经得到广泛认同，相应的临床诊治工作也越来越引起重视。由于老年人的皮肤各层都发生着退化和功能改变，皮肤病往往不同于正常成人皮肤状态，还与精神性或系统性疾病、社会经济学、环境气候、肤色种族、营养、文化、个人习惯（如吸烟或饮酒）等诸多因素有关，此外，老年患者行动不便、思维变缓，病史采集也有一定难度，因此老年人皮肤病的诊治是医务人员面临的一项富于挑战的课题。

　　本章节的目的在于为将来的皮肤科医生、内科医生和社区医生以及老年医学工作者提供有关老年皮肤生理学、组织学和皮肤生物学等有用的背景知识（表 52-1），下文将具体展开。

表 52-1　年龄相关的皮肤生理、组织和生物学改变

生理改变	皮肤表现
皮脂和屏障功能下降	干燥
细胞更替下降	粗糙、愈合延迟和色素不均匀
DNA 修复下降	皮肤光致癌、恶性肿瘤概率增加
胶原蛋白和弹性纤维的片段化	皱纹、皮肤松弛，压力性损伤和褥疮的风险增加
血管支持的下降	瘙痒性皮损
感官知觉的下降	倾向易于受伤
体温调节功能失常	对热对冷的脆弱

续表

生理改变	皮肤表现
毛发生长和雄激素功能下降	头发变灰白、秃发、男（女）性脱发、眉毛浓密、男性外耳道毛发的生长
大汗腺功能的下降	腋臭体味减轻
皮脂腺功能的下降	皮脂减少
汗腺功能的下降	过热或者热休克风险增加
炎症反应下降	延迟发热和倾向于感染
皮下脂肪的减少	损伤风险增加，天然保温功能减少，增加了冻伤风险
真皮乳突层扁平	增加了水疱形成和随后感染的风险
指甲生长减缓	线性生长减缓，甲癣，明显的斜纹，脆性指甲
黑色素细胞减少	灰白头发，对日光更加敏感

一、皮肤老化分型

皮肤老化的改变可发生在皮肤的各层，可以有如下分类：

（一）自然老化（intrinsic aging）

随着年龄的增长，皮肤出现进行性的衰老表现，当然，每个个体的表现可能不同，一些人可能看上去比平均水平要年轻，或者显得更老。这种衰老可以理解为生理性的，它主要由基因类型决定。随着老化，皮肤会出现弹力纤维变性、胶原纤维变性、皮肤变薄等现象，这些改变会发生在身体的所有部位的皮肤而不仅仅是曝光区皮肤。

（二）光老化（photo aging）

由于日光的辐射造成的老化现象。与自然老化不同，这种老化主要局限在曝光部位。长期暴露于寒冷、风、污染的环境中（如烟雾）的皮肤也会引起皮肤积累性的损伤，也是由于弹力纤维和胶原纤维的变性等引起。自然老化和光老化不同，比如说，前者表皮萎缩变薄，但是后者表皮会出现不规则的增生。光老化尚有其他的特点，如不均匀的色素改变、出现日光性黑子（俗称老人斑），发生皮肤肿瘤（典型的皮肤光老化症状）的机率增大，皮肤血管出现扩张（如毛细血管扩张）等。

二、皮肤组织形态的变化

大约 45 岁后的皮肤各层包括表皮、真皮和皮下组织开始变薄，女性更为明显，此时真皮与表皮层连接处的皮突也开始逐渐变平，因此减少了真皮与表皮层连接的接触面，使得真表皮之间的物质交流减少，皮肤脂肪层也变薄。老年皮肤干燥、粗糙、可见鳞屑、皱纹增加、皮肤松弛、弹性减退、色素增加乃至萎缩、角化斑出现等。首先发现皮沟变浅，皮嵴变宽，构型虽然存在但不规则。曝光处其构型消失明显。表皮变薄，表皮和真皮交界处，界面变平等。

（一）表皮

角质层（stratum corneum）：厚度虽无改变，但其含水量和黏着性下降。临床表现为干燥和粗糙。

角朊细胞（keratinocytes）：随着增龄，其厚度略有减少，但系渐进性，男性从 20~30 岁则已开始，女性则开始于绝经期。

黑素细胞（melanocytes）：占表皮细胞的 2%~4%，具有酶活性的黑素细胞量每 10 年约递减 10%~20%。

朗格汉斯细胞（langerhans cell, LC）：占表皮细胞的 1%~2%，为人体第一道免疫监视系统，来源于骨髓，老年人大约减少 40% 的数量。

基底膜（basement membrane）：表皮和真皮接触面积与年龄成负相关，21~40 岁时约为 2.6/mm²，而 61~80 岁时则减为 1.9/mm²，即表皮和真皮之间的衔接变弱。

（二）真皮

真皮体积可减少 20% 左右。

胶原纤维（collagen fibers）：胶原纤维网致密，胶原束变直，交织排列较疏松，部分纤维束有散开现象。

弹力纤维（elasticfibers）：真皮乳突弹力纤维增加，变粗，部分聚集或缠结在一起。网状层内弹力纤维增粗。真皮上部有嗜碱性变。

成纤维细胞（fibroblasts）：形态变小和数量减少。

肥大细胞（mast cells）：数量减少约 50%。

血管（blood vessels）：数量减少约 30%，毛细血管缩短。

神经成分（neural elements）：压觉和触觉神经纤维减少约 1/3，且粗细和结构不规则。触盘和游离神经末梢改变少。

脂肪（fat）：皮下脂肪减少。

（三）皮肤附属器

汗腺（sweat glands）：小汗腺减少约 15%，大汗腺数量未变。大小汗腺分泌细胞中脂褐素（lipofuscin）沉积增多，其功能减退。

皮脂腺（sebaceous glands）：在一些部位尽管皮肤的产量减少，分泌功能减少约 40%~60%，但是皮脂腺却增生，腺体、导管和管腔增大，这导致了皮肤毛孔的增粗，可发生皮脂腺增生。

发（hair）：头发灰白稀少，生长速度减慢，发中黑素细胞可完全缺如，或虽存在，但细胞质中大量空泡。

甲（nails）：生长缓慢，甲板变脆，出现条状纵嵴。

三、皮肤功能的衰减

皮肤弹性下降主要与细小的弹力纤维有关，这使得被牵拉的皮肤能恢复到原来的长度。老化时的皮肤中弹力纤维发生进行性变性，逐渐演变成没有功能的块状的弹力纤维簇。弹力纤维的这些改变是造成皮肤皱纹和丧失弹性的主要原因。老化皮肤除了弹力纤维的变性外，胶原纤维也进行性的变性和减少。这导致皮肤的张力进行性减弱，最终导致松弛。

皮肤表层由于有水脂膜的封闭作用，预防了皮肤表面水分的蒸发。衰老时保湿功能下降，皮脂腺功能的逐渐下降、皮肤干燥，另外一个重要原因是皮肤维持水的能力下降。老年人皮肤干燥可能发展为瘙痒，此外，抗御紫外线的能力也会下降。

（一）生理学

表皮更替速率：年轻人表皮更换时间为 28 天，而 70 岁约较 30 岁者减少 50%，角质层更换约较年轻人延迟约为 100%。甲生长率约减慢 30%~50%。

皮肤修复率：包括皮肤创伤愈合，疤后再生修复，紫外线损伤和 DNA 受损后修复均有所下降，角质层修复也明显延长，75 岁以上老年人皮肤修复时间为 25 岁时的 2 倍。

药物的经皮吸收：与药物结构有关。

老年人皮肤对损伤的反应、屏障作用、清除化学物速率、感觉功能、血管反应性、体温调节、碱性中和力以及出汗、皮脂腺分泌能力均有所下降。

色素的改变：自然老化的皮肤中色素细胞的数量逐渐减少，皮肤开始白色变化，颜色开始变浅。色素的减少意味着皮肤抵抗日光和紫外线的能力的下降。相反，光老化皮肤色素细胞可能出现相反情况，色素细胞增生，出现各种色素斑。

（二）生物化学

胶原交联增加，可溶性与不可溶性胶原比例减少，弹力纤维交联和钙化增加，脯氨酸和赖氨酸羟化酶活力降低。随着增龄，表皮产生维生素 D 能力下降。

（三）生物物理学

胶原纤维抗张力强度增加，出现异常交联以及纤维变直，更难伸展，主要归因于衰老有关的组氨酸、丙氨酸交联增加。同时非酶糖化的增多也是原因之一。角质层变应力减退，承受机械应力减弱，更易发生皲裂。

（四）免疫学

朗格汉斯细胞能分泌表皮细胞衍生的胸腺细胞活化因子（epidermal cell derived thymocyte activating factor，ETAF）并能激活 T 淋巴细胞。朗格汉斯细胞数量减少，T 淋巴细胞也随之减少，再加上老年时白介素 -2（IL-2）的产生也减少，因而导致免疫力功能下降。

至于老年皮肤的其他细胞免疫功能，如对移植物排斥、抗感染能力，T 辅助细胞活力及 T 细胞生长因子的产生功能均见下降。

四、中医中药抗衰老研究择要

（一）肾虚衰老论研究

"肾气盛则寿延，肾气衰则寿夭"，"肾为先天之本，脾为后天之本"。

补肾益脾之方，主要药物为枸杞子、益智仁、女贞子、人参、菟丝子、茯苓、五味子、党参、白术、补骨脂等。

以右归丸（《景岳全书》）为例，系补肾阳之代表方。据研究具有多种抗衰老作用，从 22 例肾阳虚治疗中，显示男性可提高其血清睾酮和降低血清雌激素水平，女性患者血清雌二醇的水平得到提高。

（二）脾虚为主的衰老学说的探索

根据中医胃主受纳，脾主运化为气血生化之源的理论。中医脾胃并非限于消化系统，它还包括神经、内分泌、免疫、能量代谢、核蛋白质代谢等多系统多功能在内。研究中已发现许多单味中药，经方、时方的复方制剂的确具有抗衰老的作用，值得深入研究。

五、防治皮肤衰老研究的若干进展

皮肤中有很多自然存在的抗氧化剂，如过氧化物歧化酶、过氧化氢酶、维生素 E、维生素 C、辅酶 Q 和谷胱甘肽，能清除各种有害自由基。抗氧化物质能有效地防护 UVB 诱导的氧化应激，尤其是能较好地防护发生在角质层脂质中的氧化应激。必要时可给予外源性抗氧化剂，局部或系统给药后，外源性抗氧化剂能聚集在角质层，起到防护紫外线损伤皮肤的作用。抗氧化饮食对预防皮肤衰老也有一定的作用，抗氧化食物中应含有大量的维生素 A、维生素 E、维生素 C、葡萄籽提取物、辅酶 Q10 和硫辛酸。可推荐的食物包括：油梨、草莓、深色叶子蔬菜、橙色蔬菜、凤梨、西红柿、鲑鱼等。预防皮肤衰老最主要的措施是做好光防护工作。人体皮肤自身具有防护紫外线照射的作用，其中最主要的两个保护机制是表皮的黑色素和角质层的尿刊酸屏障，能反射和吸收大量 UVB 照射。另外角质层厚度对于光保护也有重要的作用。一些日常使用的美容产品如化妆品、面霜、洗液和发胶中会添加一些紫外线吸收剂。紫外线吸收剂分为化学紫外线吸收剂和物理紫外线吸收剂，要求能在防护 UVA 和 UVB 的基础上还有具有光稳定、防水的性能。化学紫外线吸收剂能吸收短波紫外线，将其转化成长波长的红外线射线。大多数的化学紫外线吸收剂吸收的波长范围较窄。主要可分为三类：第一类含有的成分分子主要吸收 UVB 光谱，第二类中分子主要吸收 UVA 光谱，第三类中的分子能吸收 UVA 和 UVB 光谱。由于紫外线暴露时生成 ROS，所以不同的吸收剂结合在同一个产品中会使得整个光吸收系统不稳定。目前紫外线吸收剂成分分子的稳定性还需要提高，这样才能进一步增强化学紫外线吸收剂的光防护效果。UVB 防护标准在国际上已经达成了共识，而 UVA 防护的评价和标准还需要进一步研究。目前鼓励使用物理紫外线吸收剂，其中使用最为广泛的是直径范围为 10~100nm 的氧化锌和二氧化钛微粉。它能反射 UVA 和 UVB 射线，但不会渗透进入皮肤，所以不会产生毒性和过敏性反应。目前抗光老化的治疗方法和药物主要着眼于刺激新胶原生成，减少原有胶原降解，清除胶原碎片，恢复皮肤的机械张力。抗衰老治疗可根据作用机制分为三大类。第一类为能刺激皮肤细胞新陈代谢，增加胶原沉积的局部外用药。维 A 酸（维生素 A 衍生物）和维生素 C 就属于这一类。第二类主要指的是具有抗皱功效的注射材料，包括肉毒素和真皮填充剂。真皮填充剂是用于扩容软组织的注射材料。有的是临时性材料，可吸收，如胶原、透明质酸，有的是永久性材料，不可吸收，如硅胶或者各种聚乳酸微球。在美国，注射用硅胶早在20世纪90年代就已被禁止使用，因为它可能会使皮肤变硬，出现坏死。皮肤填充物被用来支撑皱纹下面的基质。增加真皮局部的机械力，刺激成纤维细胞增加，前胶原的生成。第三类治疗方法指的是换肤治疗。其中应用较早的是激光治疗，主要用于去除皮肤表面良性的色素性或血管性皮损。现今，换肤治疗也被用于治疗皮肤光老化，其机制是通过各种可控性的方式透过表皮对真皮造成损伤。受伤的真皮愈合时，能促进新的皮肤生长，改善皮肤的结构和功能。换肤治疗主要包括化学换肤（剥脱法），机械换肤（磨削法）以及激光换肤。除外以上传统的治疗方法外，近年来干细胞研究也被成功地用于皮肤抗衰老治疗研究中。其中，皮肤多功能干细胞具有向多种干细胞分化的能力，在特定的微环境中能分化成纤维细胞等多种皮肤细胞，也能分泌TGF-β促进成纤维细胞增殖，使胶原、弹性蛋白合成增多，细胞外基质张力增高。相比传统的抗衰老方法，干细胞与皮肤组织具有同源性，而且效果持久，能从多个方面改变。干细胞还能表达端粒酶逆转录酶、端粒酶RNA组分，使皮肤细胞的寿命延长。此外，有研究采用脂肪衍生干细胞治疗皮肤衰老，发现干细胞能够通过旁分泌的方式抑制紫外线诱导的成纤维细胞死亡，同时促进Ⅰ型胶原蛋白表达，减少MMP-1蛋白水平，使皮肤厚度、胶原含量增加，从而可能有效地防治紫外线导致的皮肤皱纹。

参 考 文 献

1. Al-Nuaimi Y, Sherratt MJ, Griffiths CE.Skin health in older age.Maturitas, 2014, 79（3）：256-264.

2. Endo JO, Wong JW, Norman RA, et al.Geriatric dermatology：Part I.Geriatric pharmacology for the dermatologist.J Am Acad Dermatol, 2013, 68（4）：531-532.

第二节 老年瘙痒症

【概况】

老年皮肤瘙痒症（pruritus senilis）为发生于60岁以上人群的、无原发性皮肤损害而仅有瘙痒症状的皮肤病。

70岁以上的老年人中至少有半数发生持久性全身瘙痒，患者中男性明显多于女性，中医称之为"诸痒"、"痒风"、"风痒"等。"遍身瘙痒，并无疮疥，瘙之不止"。瘙痒是皮肤特有的有搔抓欲望的感觉，皮肤科最常见的症状，许多皮肤和系统疾病都有瘙痒症状。许多药物也能够引起瘙痒。尽管还没有确切的流行病学数据，普遍认为老年人经常出现瘙痒，2/3老年人都有瘙痒的体会，但患老年瘙痒症者约占老年人的1/10。据调查北京地区发病率为10.4%，上海地区为9.91%。华中科技大学同济医学院报道，13%的住院老年人有瘙痒症。老年人的瘙痒问题仍然是临床医生面临的挑战。有研究显示，老年人因皮肤老化萎缩、退化变性、干燥，皮肤表皮屏障功能受损而导致生理性瘙痒的发生。此外，精神紧张、辛辣刺激、环境因素，甚至某些暗示也与皮肤瘙痒症的发生有一定关系。老年人经常主诉各种并发症，使得瘙痒诱因及其治疗错综复杂。生理和精神因素既对各种抗瘙痒疗法依从性差，也使得对瘙痒的评价变得复杂。考虑到瘙痒诱因的个体差异，每一个瘙痒患者都必须在诊断和抗瘙痒治疗中进行个体化对待。

【病因与发病机制】

老年性皮肤瘙痒症发病机制复杂，目前尚未完全了解。病因有生理性因素和病理性因素。生理性因素主要是老年人激素水平下降，皮肤功能和内分泌等改变，病理性因素则与某些全身疾病如糖尿病、习惯性便秘、甲状腺异常及神经衰弱等有关。现分述如下。

除了一般引起炎症性皮肤瘙痒的化学介质如组胺、5-羟色胺、前列腺素、白介素-2等以外，瘙痒的发生与随老化而来的皮肤改变有关，诸如皮肤屏障功能的改变，包括表皮中角质透明蛋白颗粒形成减少、皮肤表面水合作用减少、角质层脂质减少以及角质屏障作用修复缓慢。此外，皮肤中少量传入神经纤维的局限性兴奋、中枢抑制性神经元的异常变化以及类阿片性肽能通路可能在非炎性致痒中起到一定作用。据报道约有 10%~50% 瘙痒症为系统性疾病的表现，如糖尿病、肾功能衰竭可招致瘙痒。胆汁淤积，20%~25% 的黄疸患者伴发瘙痒症。30%~50% 的红细胞增多症和 20% 的霍奇金淋巴瘤患者伴有瘙痒症。尚有神经精神因素诱发瘙痒的许多病例。泛发性瘙痒症亦可见于干燥综合征，类风湿性关节炎，风湿热等自身免疫性疾病以及习惯性便秘等患者。总之病因复杂，也可能系复合因素招致。当然确有部分患者的病因不明谓之特发性。

皮肤瘙痒是皮炎、湿疹、荨麻疹、接触性皮炎、结节性痒疹、皮肤干燥症、浅部真菌感染、银屑病和特应性皮炎等皮肤疾病最常见的临床表现，也是糖尿病、胆汁淤积症、慢性肾病、肿瘤和艾滋病等系统性疾病重要的临床表现，严重影响患者的生活质量，需要及时有效的治疗。依据神经生理学发病机制和临床特征，皮肤瘙痒可以分为几种不同类型：皮肤源性皮肤瘙痒，是皮肤炎症、干燥和其他伤害性刺激诱发的皮肤瘙痒，致敏的 C 神经纤维亚单位是瘙痒信号的特定传导通路，如疥疮、荨麻疹和虫咬反应诱发的皮肤瘙痒；神经病源性皮肤瘙痒，是神经系统损伤诱发的皮肤瘙痒，如带状疱疹后遗神经痛患者同时伴发的皮肤瘙痒，多发性硬化症患者突然发作的阵发性皮肤瘙痒；神经源性皮肤瘙痒与功能正常的神经系统有关，如胆汁淤积症患者的皮肤瘙痒，吸入 k 受体激动剂和 μ 受体阻断剂布托菲诺对其治疗有效；此外还有精神障碍性皮肤瘙痒等。统一皮肤瘙痒的临床分型可以为临床诊断和治疗提供依据，但是目前还存在一定的争议。

皮肤瘙痒的神经生理学机制一直未被阐明，近年研究结果证实存在皮肤瘙痒有关的系统，包括皮肤瘙痒致痒因子、瘙痒的选择性受体、传入神经纤维和中枢神经系统瘙痒反射的特定区域。皮肤的主要组成细胞角质形成细胞在瘙痒的发病机制中具有重要作用，病理条件下，角质形成细胞可以分泌细胞因子、胺类、神经肽、神经生长因子、类罂粟碱和类花生酸等多种内源性致痒物质，刺激肥大细胞释放组胺或直接致敏皮肤 C 神经纤维感受器诱发皮肤瘙痒，同时研究发现角质形成细胞可以表达多种与瘙痒密切相关的选择性受体，如组胺受体、神经肽受体、神经因子、大麻素受体、蛋白酶活化受体 –2 和瞬间感受器电位受体亚型 –1 等，组胺受体与皮肤屏障功能有关，皮肤屏障功能的破坏与特应性皮炎、银屑病、皮肤干燥症的瘙痒有关。

以下是老年瘙痒症常见的诱导和刺激因素，生活中应当注意避免：

1. 干燥症　是老年人引起瘙痒的最常见原因。

2. 接触性刺激　如羊毛织物及接触物都会引起瘙痒。

3. 食物因素　如柑橘类水果（橘子、西红柿、甜柿子椒类）、浆果、贝类食物（虾、龙虾及蟹类）。

4. 药物因素　阿司匹林、巴比妥、阿片类、硫酸吗啡、青霉素、化疗药、静脉造影剂及某些抗真菌药。

5. 感染因素　疥疮、虱病。

6. 代谢因素　糖尿病、胆汁淤积、缺铁性贫血、多发性硬化症、肝肾疾病、甲状腺疾病、真性红细胞增多症、HIV 患者或 AIDS、神经病、寄生虫妄想症、强迫症、神经性皮炎。

7. 肿瘤疾病　霍奇金淋巴瘤或者其他转移癌。

8. 皮肤病原因　特应性皮炎、接触性皮炎、皮肤癣菌病、慢性单纯性苔藓、银屑病、荨麻疹、虱病、疥疮。

9. 神经系统原因　老年性或者因较轻的脑血管意外导致的神经损害。

【临床表现】

老年性皮肤瘙痒症是一种全身性瘙痒病，患者全身各处均可发病，呈阵发性瘙痒，且往往由一处移到另一处。瘙痒程度不尽相同，但多自觉剧痒；瘙痒以晚间为剧，影响患者睡眠。皮肤主要表现为干燥变薄，表面有糠状脱屑，长期搔抓皮肤上出现抓痕、血痂，也可有湿疹样变、苔藓样变及色素沉着等，重者可见皮肤继发感染（图 52-1）。当患者出现皮肤瘙痒后自认为可能是不卫生引起的，常常每天要烫洗，结果越洗越痒，越痒越抓，形成恶性循环。饮酒、情绪变化、冷热刺激甚至某些暗示均可诱发瘙痒或使瘙痒加重。

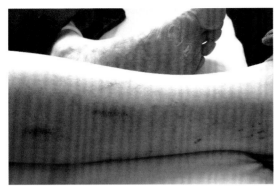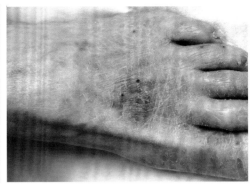

图 52-1　老年瘙痒症临床表现

（一）泛发性瘙痒症

泛发性瘙痒症（pruritus universal）常由一处开始，逐渐扩延，甚至可遍布全身，如常见的冬令瘙痒症（winter itch），与皮脂缺乏有关。

应因人而异的查明致病的内外因素。例如某病房同一时间，老年瘙痒症频发，归因于病床新近统一换用含化纤成分的被里。

（二）局限性瘙痒症

阴囊瘙痒症（pruritus scroti）：可扩展到阴茎根部，往往伴有阴囊血管角皮瘤，或有股部的浅部真菌感染等。

女阴瘙痒症（pruritus vulvae）多见于大阴唇，研究发现很多属于接触性过敏因素，有斑贴和皮肤划痕证明。

肛门瘙痒症（pruritus ani）：中医称谷道痒，一般局限于肛门及其周围皮肤，多由痔疮、肛裂、蛲虫所致，也要注意摒除浅部真菌感染的外因。

【诊断与鉴别诊断】

主要根据仅有瘙痒症状而无原发损害，这就排除了瘙痒性皮肤病（炎性和非炎性）的可能。

泛发性瘙痒症：要寻找全身性系统性疾病的因素，需要实验室检查：血、尿、粪三大常规，肝、肾功能及血糖等。

局限性瘙痒：虱病可找到其成虫或虫卵。疥疮则注意指缝，特征性隧道，疥疮结节，集体发病史，并可找到疥虫或虫卵。

【治疗与预后】

皮肤瘙痒的临床治疗困难，目前仍无特效方法，原则是治疗原发疾病，排除诱因，镇静止痒，中西医结合，全身治疗和局部治疗相结合。

可以使用水合剂、保湿剂、抗组胺药、止痒洗剂、外用或可注射的糖皮质激素，最好联合使用，对于缓解瘙痒很有帮助。

局部使用包含樟脑、酚类、薄荷以及炉甘石洗剂等。由干燥引起的瘙痒可用润肤剂缓解。局部使用多赛平——一种抗组胺受体拮抗剂，可以很好地缓解严重瘙痒，尤其是对于烧伤患者。合理应用皮质类固醇的单方或复方制剂。

有必要可以口服抗组胺药物。这是因为组胺主要存在于肥大细胞和嗜碱性粒细胞，在特应性皮炎和慢性荨麻疹患者的皮肤和血液中明显增高，但是非镇静类 H_1 受体拮抗剂和组胺 H_2 受体拮抗剂治疗银屑病、特应性皮炎皮肤瘙痒的效果并不明显，提示组胺不是慢性皮肤瘙痒症的主要致痒因子。其中，抗组胺药物选用，第一代、第二代药物的合并应用，或与 H_2 受体拮抗剂合用。瘙痒剧烈者可考虑封闭疗法，对老年可短期采用性激素治疗，注意禁忌证。

还可以选择局部 UV 照射治疗，已有研究证明对尿毒症或血液透析引起的瘙痒有效，但常因出现不良反应无法长期应用，治疗间断后，瘙痒迅速复发。

中医讲究辨证施治，以养血润肤，疏风止痒，祛风利湿为原则，应该根据患者体质、皮损特点、自觉症状、舌脉，辨证选用中药或者中成药内服、外用。

由于皮肤瘙痒症病因复杂，对患者制订个体化治疗方案非常必要，首先要考虑患者年龄、基础疾病、既往用药史、瘙痒严重程度及对患者生活质量的影响，最重要的是明确诊断。同时要让患者了解减轻皮肤瘙痒的基本常识，如避免搔抓，并可外用抗瘙痒的乳剂和洗剂。在持续对症治疗的同时，关键是要对引起皮肤瘙痒的原发性疾病进行系统治疗，通过避免接触变应原、停用可疑药物和有效治疗原发病，瘙痒的临床症状可疑很快得到缓解，抗组胺药物和短期局部应用糖皮质激素类药物可以作为系统治疗的补充。目前临床抗瘙痒的药物治疗取得了一定的进展。如临床应用以瞬时感受器电位香草酸受体 –1（transient receptor potential vanilloid type–1，TRPV1）为作用靶点的辣椒素（0.02%~0.1%）治疗结节性痒疹和光敏诱导的皮肤瘙痒有效。阿片类受体拮抗剂纳洛酮治疗慢性荨麻疹、特应性皮炎的皮肤瘙痒有效，治疗结节性痒疹和浅部真菌病引起的皮肤瘙痒效果明显，但是其较高的治疗成本和不良反应使其只能作为抗瘙痒治疗的二线药物。钙调磷酸酶抑制剂他克莫司和吡美莫司均可与 C 神经纤维表达的 TRPV–1 结合，局部应用他克莫司可以明显减轻特应性皮炎患者的瘙痒症状，局部应用他克莫司和吡美莫司治疗手部湿疹、酒渣鼻、移植物抗宿主反应、单纯性苔藓和结节性痒疹患者的皮肤瘙痒有效，唯一不良反应是短暂的皮肤灼痛感。此外，局部应用大麻素受体激动剂可以明显减轻患者的瘙痒感觉，这与大麻素受体激活后释放信号分子进而激活 TRPV–1 和阿片受体有关。有研究认为尿毒症患者 κ 阿片受体和 μ 阿片受体失衡是其皮肤瘙痒的诱因之一，临床应用 κ 阿片受体激动剂可以减轻尿毒症患者的皮肤瘙痒。由于参与皮肤瘙痒反应的细胞因子、介质和分子众多，寻找皮肤瘙痒信号传导通路的关键分子是开发疗效好、安全性高的抗瘙痒药的基础，也可以为临床系统和局部治疗皮肤瘙痒，特别是慢性皮肤瘙痒的治疗提供新的思路。

预后：与瘙痒原因有关。详细询问病史和体格检查，同时应考虑到瘙痒的不同分类、持续时间、瘙痒程度、分布和次数。健康护理包括详细的实验室检查以除外内脏肿瘤。老年患者的皮肤瘙痒应当积极治疗以及随访观察。此外，注意保湿润肤，忌用强碱性皂液清洁，避免搔抓和热水烫洗等，贴身穿纯棉内衣，忌食辛辣发物，还要调节情绪，避免劳累。

参 考 文 献

1. Berger TG, Shive M, Harper GM. Pruritus in the older patient: a clinical review. JAMA, 2013, 310 (22): 2443–2450.

2. Seyfarth F, Schliemann S, Antonov D, et al. Dry skin, barrier function, and irritant contact dermatitis in the elderly. Clin Dermatol, 2011, 29 (1): 31–36.

第三节　带 状 疱 疹

【概况】

带状疱疹（herpes zoster，HZ）是由水痘 – 带状疱疹病毒（varicel–zoster virus，VZV）引起的急性疱疹性皮肤病，其特征为簇集性水疱沿身体一侧神经呈带状分布，有神经痛和局部淋巴结肿大，有自限病程，愈后复发较少。

其发病率在青少年和成人约为 0.1%~0.2%，80 岁以上老年人则为其 10 倍。老年人的各项功能均下降，尤其在创伤、感冒、心脑血管疾病、糖尿病等应激和器质性疾病状态下，免疫力往往低于正常水平，是带状疱疹的好发人群，且多病情较重，病程迁延，容易形成后遗神经痛。临床根据病情长短分为急性带状疱疹和带状疱疹神经痛。目前，比较肯定的是带状疱疹后遗神经痛的发生率与年龄成正相关，60 岁以上患者发生率为 50%，70 岁以上患者发生率约为 75%。临床资料显示，这种疼痛可以持续 1 年、数年甚至十余年不等，且以高龄患者居多。

【病因与发病机制】

VZV 为疱疹病毒，有亲神经和皮肤的特征，在不同免疫力的人群中，可引起两种独立的临床疾病即水痘或带状疱疹。当 VZV 侵入人体后，即进入皮肤感觉神经末梢，且沿脊髓后根或三叉神经节的神经纤维向中心移动，持久地以一种潜伏的形式长期存于脊神经或脑神经感觉神经节的神经元中，平时不产生症状，一旦机体的免疫力削弱，潜伏的病毒可再次活动，生长繁殖，使受侵犯的神经发炎导致神经痛，同时再活动的病毒从一个或邻近的几个神经节沿相应的感觉神经纤维传播到其分布的皮肤而发疹。为此近年有报道病毒疫苗的研制和探讨，疱疹后神经痛的病因分析研究，以希冀解决疱疹后神经痛的难题。带状疱疹发病有很多危险因素，绝大多数带状疱疹患者在儿童期曾患水痘，尽管罹患水痘并非患带状疱疹的必要条件，但有水痘病史的人群患带状疱疹的概率明显增高。据统计，普通人群中约有 90% 曾患水痘，均为带状疱疹可能发作的危险人群。年龄为带状疱疹发病的最重要危险因素，大多数带状疱疹发生在 45 岁以上人群，约 50% 带状疱疹患者年龄超过 60 岁，并且随着年龄增大，机体细胞免疫功能逐渐降低，带状疱疹的发生率亦相应上升。除了年龄之外，免疫受损或接受免疫抑制剂治疗是带状疱疹发病的重要危险因素。HIV 阳性患者带状疱疹的发生率为 294/（年·万人）。接受骨髓移植或器官移植患者、癌症患者、自身免疫性疾病患者，由于长期接受免疫抑制剂或大量糖皮质激素治疗，带状疱疹的发病率也相应上升。另外，创伤及长期处于应激状态亦为带状疱疹发病的危险因素。

【临床表现】

带状疱疹的临床表现与其发病机制密切相关。当潜伏在体内的病毒活化并大量复制，沿感觉神经纤维向其所支配的皮节扩散，受累神经元可发生炎症、出血、坏死，表现为神经元功能紊乱、异位放电、外周及中枢神经敏感化，引发剧烈疼痛，在皮肤上则表现为沿单侧周围神经分布的簇集性水疱（图 52-2）。在发疹前患者常有轻度全身症状，发疹的部位往往先有疼或痒感或皮肤感觉过敏，而以神经痛为突出，疼痛可为间歇性或持续性钝痛、刺痛、搏动性痛或烧灼样疼痛，亦可为麻木、瘙痒等感觉异常。多数于神经痛后 1~4 天发疹，其中约 3% 可无自觉症状。皮损表现为红斑、丘疹、丘疱疹、疱疹。自限病程为 2~3 周，老年人约为 3~4 周。病毒在皮肤中持续时间很短，皮损发生数天后在水疱区即检测不出 VZV，仅在免疫功能低下患者中，疱疹可沿皮区传播，形成非典型的皮损分布（即不按神经走行分布）。

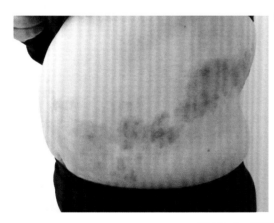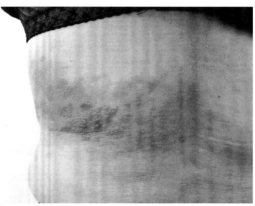

图 52-2 带状疱疹临床表现

其皮疹分布的区域，最多累及的是胸神经分布的皮节约占 57%，其次是脑神经（20%，最常见为三叉神经单支），腰神经（15%），和骶神经（5%），颈神经（则不足 5%）分布的皮节。

侵犯三叉神经上支者，有损害视力和眼球的风险。当膝状神经节受累，影响面神经的运动部位，可产生周围性面瘫，侵袭面神经的上颌或下颌分支的 HZ，可出现口腔损害，侵犯骶 2 或骶 3 皮节的 HZ，也可出现阴部损害。

60%~90% 的患者在带状疱疹发作的急性期可出现神经痛，疼痛可能是由于皮损区明显的炎症反应产生的大量炎症递质直接刺激皮损区的末梢感觉神经引起，也可能是由于剧烈的炎症直接破坏神经轴突及神经细胞，或是炎症后的神经元细胞出血导致的神经损伤所致。急性期的神经痛一般伴随着皮损进展而加重，在皮损逐渐吸收后减轻。除了急性神经痛外，还可伴有痛觉异常及痛觉超敏。急性期疼痛的严重程度及持续时间与带状疱疹的并发症－带状疱疹后遗神经痛有明显的相关性。

带状疱疹还具有以下特殊类型：

1. Ramsay-Hunt 综合征　感染第 7 和第 8 对脑神经（面神经和听神经），可引起面瘫、失聪和眩晕。

2. 隐匿型带状疱疹　有疼痛但是没有水疱。

3. Hutchinson 征　鼻尖的水疱提示三叉神经的鼻睫支受累，必须考虑到眼带状疱疹，应转至眼科检查就诊。

4. 其他运动神经综合征　可导致眼肌麻痹。

5. 带状疱疹后神经痛（post herpetic neuralgia，PHN）　疼痛超过 1 个月（从出现皮疹开始）

6. PHN　是带状疱疹最常见的并发症，其发生概率主要取决于年龄以及免疫功能抑制。理应探讨原因，寻找潜在的恶性肿瘤，尤其是细胞免疫功能缺陷，例如淋巴瘤、白血病和艾滋病。PHN 并不一定与急性期病情轻重有关。

7. 至于双侧分布和播散型疱疹的 HZ，极为罕见。

老年患者的带状疱疹具有相对独特的临床表现：①神经痛程度剧烈，一般镇痛剂常难以奏效，主要选用卡马西平、普瑞巴林、加巴喷丁或曲马多口服；②多神经支损害较多，其中以脑神经为多见；③先有神经痛，后有疱疹者居多，容易造成误诊；④可并发缺血性脑卒中，治疗后遗留面及肢体感觉减退；⑤后遗神经痛较多。

【组织病理】

主要变化见于神经及皮肤，受累神经节在显微镜下证明细胞核内有伊红包涵体。变性的改变可从受累的神经节沿感觉神经扩展到皮肤。

疱疹位于表皮深部，呈多房性，内含透明浆液，疱内及其边缘可见膨大的气球状细胞，由于棘细胞发生变性而成。疱疹周围水肿，乳头肿胀，毛细血管扩张，其周有炎症细胞浸润。疱疹内上皮细胞或变性细胞核中可发现嗜伊红性核内包涵体（Lipchuetfz 小体）。

【诊断与鉴别诊断】

根据带状疱疹的前驱症状、皮疹单侧分布、带状排列、红斑基础上群集小疱疹且伴有明显的神经痛等临床表现易于诊断。但对发疹前或无疱疹型带状疱疹，有时需要与肋间神经痛、心绞痛、急性阑尾炎等鉴别。不典型的皮疹需要进一步的实验室检查以确诊，包括病毒培养及直接免疫荧光检测。此外巢式 PCR 及实时荧光定量 PCR 检测带状疱疹具有更高的敏感性及精确性，并且速度快，适用于非典型部位的带状疱疹检测，以区别其他类型的疱疹病毒（如单纯疱疹）。

【疼痛评价】

正如前文所述，老年人由带状疱疹引发的神经性疼痛通常比较剧烈，且持续时间较长，>70 岁的老年人遗留后遗神经痛的概率相对较高，对患者的生活质量造成严重影响，长期慢性疼痛还会引发焦虑抑郁情绪，两者互为因果，形成疼痛－焦虑抑郁－疼痛的恶性循环。临床工作和研究中，可以采用疼痛评分方法对带状疱疹病情评价和判断，如下图所示的视觉模拟评分量表（visual analogue scale，VAS）：具体可以由患者用 1~10 分表示（数字分级法），即：0 分表示无痛，10 分表示能想象到的最大疼痛程度。3 分以下表示轻度疼痛，能忍受；4~6 分表示中度疼痛，通常影响睡眠，但仍能忍受；7~10 分表示重度疼痛，通常难以忍受。Wong-Baker 面部表情量表与 VAS 评分类似，但是更为形象方便，患者可以根据面部表情的变化对疼痛程度进行评估：0 级为无疼痛；2 级为有一点疼痛；4 级为轻微疼痛；6 级为疼痛较为明显；8 级为疼痛较严重；10 级为剧烈疼痛。级别越高，疼痛程度越重。上述量表主要通过患者自评的方式记录疼痛变化（图 52-3）。

【治疗与预后】

带状疱疹的病程具有自限性，预后大多良好，早期明确诊断以及正确及时的抗病毒药物治疗可以减轻疼痛、缩短病程和减少后遗症。有效治疗基础疾病，积极抗病毒治疗，适当采用短期应用小剂量糖皮质激素可抑制炎症及其后的纤维化过程，从而减轻神经痛后遗症。老年人大多患有一种或以上的慢性基础性疾病，有效治疗慢性基础性疾病可减轻带状疱疹及缩短病程。

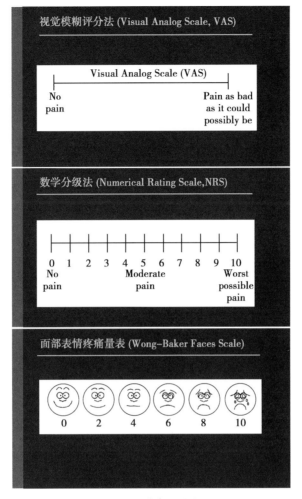

图 52-3　疼痛评分方法

抗病毒药物：常规应用阿昔洛韦（Aciclovir）0.2g，每 4 小时一次；5mg/（kg·d）静脉滴注每 8 小时一次，临床证明有效。目前多用其前体药：伐昔洛韦（Valaciclovir），300mg，日 3 次，共 10 天。但以剂量提高为宜，但应低于文献推荐的剂量。服用时应该多饮水以降低肾脏形成结晶的风险。

皮质类固醇激素的应用，应权衡利弊，趋利避害，且用于严重类的早期，但必须与抗病毒药物联合应用。目前，国际上对于早期系统应用糖皮质激素以预防 PHN 的作用是有争议的。在年龄超过 50 岁，病程短于 6 天的带状疱疹患者，国外有报道可以使用泼尼松（60mg 口服 1 周，然后 40mg 口服 1 周，然后 20mg 口服 1 周）或肌内注射曲安奈德 40mg。

免疫调节剂，如干扰素（IFNα 或 γ）和重组干扰素 α-2b，适用于免疫功能低下的老年人。胸腺素包括胸腺肽或胸腺素 α1，均可选用。

局部治疗以抗病毒和预防细菌继发感染为治疗原则。

带状疱疹后神经痛一旦发生，治疗比较困难。对于疼痛症状严重者，慎重选用止痛药物：非甾体抗炎药物（如吲哚美辛、布洛芬等）、抗癫痫药（如卡马西平）、抗抑郁药（如阿米替林）、阿片类曲马朵（人工合成的中枢神经止痛剂）等。这些药物因为有中枢神经系统副作用所以在老年患者使用时必须特别注意，叮嘱本人和家属在服药期间的安全，防止头晕跌倒。

皮损内注射激素、麻醉药（利多卡因）以及经皮电神经刺激（TENS）可以减轻局部的疼痛。

外用辣椒碱乳膏每日一次也能缓解局部的疼痛，其主要作用原理是消耗疼痛的化学介质 -P 物质。

中医治疗：总的法则是利湿解毒，通络止痛。

湿热困阻者用利湿解毒汤；湿毒火盛者用龙胆泻肝汤加减；气滞血瘀者用疏肝化瘀止痛汤。治疗可以采用针刺、穴位点刺放血、刺络拔罐等传统方法对病变部位所属穴位进行局部止痛治疗。

预防：带状疱疹疫苗在 2006 年被批准并推荐用于 60 岁以上人群预防带状疱疹。2011 年 3 月，美国 FDA 批准用于 50~59 岁人群。美国 FDA 批准带状疱疹疫苗扩展适应证是基于一项美国及其他 4 个国家的大约 22 000 例 50~59 岁人群的研究。

预后：PHN 在 70 岁以上人群中的发病率比较高，是一个比较严重的问题，会因此长时间受到疼痛折磨。

参 考 文 献

1. Werner RN, Nikkels AF, Marinović B, et al. European consensus-based (S2k) Guideline on the Management of Herpes Zoster-guided by the European Dermatology Forum (EDF) in cooperation with the European Academy of Dermatology and Venereology (EADV), Part 1: Diagnosis. J Eur Acad Dermatol Venereol, 2017, 31 (1): 9-19.

2. Vazquez M, Cravioto P, Galvan F, et al. Varicella and herpes zoster: challenges for public health. Salud Publica Mex, 2017, 59 (6): 650-656.

第四节　大疱性类天疱疮

【概况】

大疱性类天疱疮（bullous pemphigoid，BP）是好发于老年人的表皮下以张力性大疱为特征的自身免疫性疾病。

发病率男女相同，大部分发病年龄在 60 岁以上，儿童也可发生类天疱疮但非常罕见。其可能为与年龄相关的某些变性退化过程暴露了某些神经异构体，后者通过神经免疫过程，激发了 BP。法国和德国的研究发现，其发病率约为每年 7/100 万。如能早期诊断，及时治疗，预后良好。由于我国人们的寿命越来越长，此病发病人数逐渐增多，理应认真对待。

除了经典的 BP，对于老年人群患者而言，目前也有观点认为 BP 与恶性肿瘤之间存在相关性。其相关恶性肿瘤类型包括血液系统肿瘤、前列腺癌、胃癌等，大部分恶性肿瘤出现在 BP 皮损之时或之后。BP 和恶性肿瘤均多见于老年人，两者的患病风险与年龄密切相关，高龄成为 BP 与恶性肿瘤的混杂因素，其发病机制不清楚。因此，临床中应注意老年 BP 患者可能伴发恶性肿瘤，重点筛查肿瘤相关疾病，做到早发现早诊断早治疗，提高患者生命质量。

【病因与发病机制】

大疱性类天疱疮发生于表皮下，一般认为是自身免疫性疾病，其特点是存在针对半桥粒大疱性类天疱疮抗原 BP230（BPAg1）和 BP180（BPAg2）的自身 IgG 抗体。直接免疫荧光（DIF）发现在皮损周围皮肤基底膜有线状的 C3 和 IgG 沉积。间接免疫（IIF）荧光发现 70%~85% 的 BP 患者血清有抗基底膜带的 IgG 循环抗体，相当多的患者也有抗基底膜带的 IgE 抗体，损害周围存在大量嗜酸性粒细胞及脱颗粒现象，因此有可能 I 型变态反应参与皮损形成。

目前认为 BP 损害形成的机制可能是自身 IgG 抗体结合于 BP 患者的皮肤基底膜，从而激活了补体经典途径，也同时激活了 C3 放大机制，激活的补体成分引起白细胞趋化反应和肥大细胞脱颗粒，肥大细胞产物引起嗜酸性粒细胞的趋化反应，炎症细胞聚集于基底膜，最后白细胞和肥大细胞释放的蛋白酶降解半桥粒蛋白，导致真、表皮分离，水疱形成。一些研究表明血清水平中 BPAg2 相关自身抗体与疾病的活动性相关，并发现抗体可以耗尽培养角质细胞的 BPAg2，削弱体外细胞的黏附性，进一步支持这些自身抗体的致病机制。

某些药物也可引起 BP。

【临床表现】

　　大疱性类天疱疮的基本损害为正常皮肤或红斑基底上发生广泛的紧张性大疱或水疱，呈半球形，直径数厘米，最大可达 7cm（图 52-4）。瘙痒是一种伴随的继发症状。在水疱形成之前也可能出现荨麻疹样皮损。临床分型有局限性大疱性类天疱疮；汗疱疹样类天疱疮；小疱性类天疱疮；增殖性类天疱疮；结节性类天疱疮；红皮病性大疱性类天疱疮。泛发的红皮病可能类似于银屑病、特应性皮炎或其他会出现表皮剥脱的红皮病。结节型类天疱疮在临床上类似于结节性痒疹，大疱可出现在外观正常的皮肤上或者结节皮损上。好发于腹部、大腿前内侧，Nikolsky 征阴性。疱破后形成糜烂，但愈合迅速。10%~35%出现口腔黏膜受累，尤其是颊黏膜，有完整水疱。

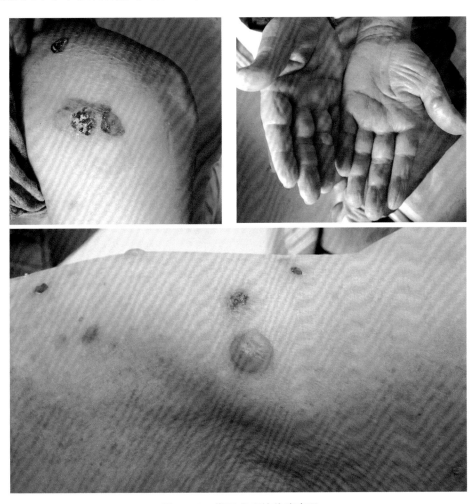

图 52-4　类天疱疮的临床表现

【组织病理】

　　以取水肿性红斑处活检最有价值。特征性改变是表皮与真皮分离，形成表皮下水疱。早期疱壁表皮细胞一般无明显变化，后因受压力而变薄，更久则坏死。真皮乳头早期即有水肿，小血管周围炎症细胞浸润。炎症细胞以单核细胞，嗜酸性粒细胞为主，或有少许中性粒细胞。浸润细胞扩展至整个乳头时，可在疱疹周围乳头顶部出现嗜酸性微脓疡。

【免疫病理】

　　1. 取患者末稍血作间接免疫荧光（indirect immunofluorescence，IIF），以正常人皮肤，猴食管或豚鼠食管作底物，大部分患者血中有抗表皮基底膜带的 IgG 抗体。

　　2. 取皮损周围皮肤作直接免疫荧光（direct immunofluorescence，DIF）　示基底膜带有 IgG 和（或）C_3 沉积所致的带状荧光。DIF 比 IIF 更加敏感，几乎 100% 的患者 DIF 阳性，最常见的为 C3 的沉积，而且 80% 的患者有 IgG 沉积，偶有 IgA 和 IgM 沉积。

3. 免疫电镜　IgG 及 C3 沉积在基底细胞膜。

【实验室及其他检查】

半数以上患者有血清 IgE 升高，并且与 IgG 抗基底膜带抗体的滴度一致，IgE 抗体水平与瘙痒程度相关。周围血嗜酸性粒细胞明显增高。血沉增快，血清白蛋白下降。

【诊断与鉴别诊断】

老年 BP 临床症状不典型，容易造成误诊，同时老年人往往伴有其他慢性基础疾病，又同时合并高龄、低血清白蛋白等致命因素，因此在 BP 的临床诊疗中强调全面评估、个体化治疗，以求达到最佳疗效。

诊断根据好发于老年人，红斑或正常皮肤上有张力性大疱，疱壁紧张不易破裂，尼氏征阴性；黏膜损害少而轻微；病理变化为表皮下水疱。可以通过 DIF 发现 IgG（70%~90% 患者）及补体 C3（90%~100% 患者）线状沉积于真表皮交界处。如果基底膜带有 IgG 和 C3 呈线状沉积，表明血清中有抗基底膜带自身抗体，则需要使用 IIF 检测患者血清。IIF 研究表明患者血清中存在着针对皮肤基底膜成分的循环 IgG 抗体。其他检测包括免疫印迹、免疫沉淀、ELISA 及免疫组化。

BP 主要应与获得性大疱性表皮松解症（epidermolysisbullosaacquisita，EBA）相鉴别，因 BP 与 EBA 有许多共同点：老年发病；张力性大疱；病理上为表皮下疱；DIF 为基底细胞膜带 IgG 或 C_3 沉积。不同的是 EBA 皮疹好发于受摩擦，外伤的肢端及肘、膝关节伸侧。最可靠的鉴别是活检皮肤的 DIF。BP 是荧光染色在皮肤的表皮侧，EBA 则在真皮侧。因为 BP 的抗原 BPAg2 位于基底膜的透明板，而 EBA 的抗原Ⅶ型胶原位于基底膜的致密板下带。

BP 与天疱疮（pemphligus）的鉴别：天疱疮为表皮内疱，疱壁薄、松弛、尼氏征阳性，DIF 示表皮棘细胞间荧光。

BP 与疱疹样皮炎（dermatitis herpetiformis，DH）的鉴别：DH 是一种与谷胶敏感性肠病相关的自身免疫性疱病，其特点是簇集状抓痕、红斑、荨麻疹样斑块、丘疹和水疱。典型的疱疹样皮炎皮损位于肘部伸侧、膝盖、臀部和背部皮肤。

BP 与瘢痕性类天疱疮：瘢痕性类天疱疮是一种罕见的慢性自身免疫性大疱性疾病，影响黏膜，包括结膜和周围皮肤。患者表现为头颈部或创伤部位的紧张性水疱及糜烂。

BP 与药物诱导的大疱性疾病：水疱、大疱性药疹，药物诱导的过敏/超敏反应综合征是药物不良反应中最严重的类型。治疗该病最重要的就是停止使用可疑药物。

BP 与多形红斑：多形红斑在严重性上差别很大，轻度的多形红斑只是在皮肤局部形成皮损，黏膜受累轻或无。

BP 与 IgA 皮病：典型的线状 IgA 皮病的原发皮损是在正常皮肤或者红斑、荨麻疹皮损处出现境界清晰的圆形或椭圆形水疱。皮损可能还包括红斑块、白色斑疹和丘疹，或多形红斑样的靶形损害。

【治疗与预后】

目的是减少水疱形成，促进水疱和糜烂的愈合，确定控制病情所必需的最小药物剂量。

1. 一般疗法　应用高蛋白饮食及多种维生素等；按皮肤科外用药原则处理皮肤损害，减轻症状，促进愈合，防止细菌继发感染；避免可能致敏药物和发现合并疾病和内脏恶性肿瘤。

2. 糖皮质激素　本药物治疗本病已有半个世纪的历史，目前仍被认为是疗效最为肯定的首选药物之一，一般首次每日口服 30~40mg 泼尼松（Prednisone）。严重时可加量或应用冲击疗法，病情稳定后阶梯式减药以免病情反跳和复发。长期使用激素会产生多种不良反应，是造成患者死亡、致残或生活质量下降的重要原因，因此需长期密切随访、开展必要的实验室检查、同时辅助药物（如钙剂、钾、胃黏膜保护剂、碱性漱口液等）的使用也很重要，也是治疗成功的关键之一。综上所述，激素治疗有四点非常重要：①根据皮损面积在急性期选择适当的控制剂量；②随访期控制合理的减药速度；③对于中重症患者辅以免疫抑制剂治疗；④给予必要的辅助药物减轻激素的副作用，提高患者生活质量。患者在系统性皮质类固醇治疗时间超过 1 个月，应该补充钙和维生素 D 预防骨质疏松症。也可以使用二膦酸盐，该药物是一种破骨细胞介导的骨吸收的特异性抑制剂（如阿伦膦酸钠）。

3. 免疫抑制药物　文献中可见各种此类药物治疗大疱性类天疱疮的报告，目前尚无公认的最佳选择。常用硫唑嘌呤、环磷酰胺或甲氨蝶呤。小剂量甲氨蝶呤安全性好，目前较多选用。一般使用时机为初始治疗阶段，用药 8 周。在维持治疗期递减激素出现少量皮疹时给药 4~6 周，每周肌内注射 10mg。注意监测血象及肝功能。

4. 氨苯砜　对部分病例有效，100~150mg/d。

5. 中药雷公藤制剂　对部分病例有效，注意药物不良反应（adverse drug reaction，ADR）。

6. 米诺环素 100~150mg/d，烟酰胺 1.5~2g/d，分次口服。

7. 大剂量丙种球蛋白静脉冲击疗法　400mg/（kg·d），每月 3~5 天。

8. 局部对症处理　疱疹初发时可用复方皮质固醇乳膏，疱疹破损或遗留糜烂，结痂之际应注意防止细菌继发感染。

9. 预防感染　由于高龄、大剂量糖皮质激素和免疫抑制剂的应用以及糖尿病、肺部感染等一系列并发症，感染已成为 BP 死亡的主要原因之一。因此，预防和及早控制继发感染对 BP 的预后是至关重要的。

10. 中医中药　治疗法则为清热利湿解毒，健脾渗湿和养阴利气、生津润燥。酌加补气、滋阴、理脾补肾之品。

综上所述，治疗需要注意以下几点：①对于局限、轻度的 BP 患者首先局部使用糖皮质激素，当效果不佳时再口服用药；②本病常对治疗不敏感，其他有效的方法包括磺胺嘧啶、米诺环素及四环素与烟酰胺联合用药、局部外用他克莫司、局部与系统用环孢素、注射肿瘤坏死抑制剂、血浆置换疗法；③对累及眼、喉、食管或生殖器的严重瘢痕形成，必要时需要手术治疗；④应该强调保持良好的口腔卫生、支持疗法、仔细处理伤口和维持良好营养；⑤此外，对于伴发恶性肿瘤的 BP 患者治疗与经典的 BP 有一定区别，患者皮损往往随着肿瘤的控制和治愈而好转。

预后：大多数 BP 患者需要治疗数月到数年。类天疱疮很难控制，但可以长期缓解。患者患有高血压、糖尿病和心脏疾病的风险增高。大疱性类天疱疮可能是致命性的，尤其是衰弱的患者。死亡最可能的原因是感染导致的败血症和治疗相关的不良事件。

参 考 文 献

1. Ruocco E，Wolf R，Caccavale S，et al.Bullous pemphigoid：associations and management guidelines：facts and controversies.Clin Dermatol，2013，31（4）：400–412.

2. Bağcı IS，Horváth ON，Ruzicka T，et al.Bullous pemphigoid.Autoimmun Rev，2017，16（5）：445–455.

第五节　日光性角化病

【概况】

日光性角化病（actinic keratosis，AK）又称日光性角化病、老年性角化病，与长期日光暴露有关，多累及经常日晒的中老年人，好发于头面部。该病由 Dubreuilh 于 1896 年首次报道。AK 是一种癌前期病变，但目前更倾向于早期原位鳞状细胞癌，约有 0.025%~16% 未治疗的 AK 可进一步发展为皮肤侵袭性鳞癌。有资料显示：调查美国皮肤科门诊 2008 年情况，大约有 14% 的患者患有 AK，其中每年有 0.01%~0.3% 的患者可转化发展为皮肤癌。随着环境、生活习惯等的变化，AK 的癌变率亦呈上升状态。中国 AK 的发生率随人口的平均年龄升高而上升，人口老龄化是影响 AK 发病率的重要因素。王宏伟对上海市某社区老年人皮肤肿瘤流行病学研究发现：日光性角化病患病率占老年人的 3.07%，老年人皮肤健康面临严峻挑战。随着中国已步入老龄化社会，AK 患者数量逐渐增加，患者诊疗需求不断提高，开展预防和治疗 AK 的临床研究已经迫在眉睫。

【病因与发病机制】

AK的发病机制尚不清楚，主要的原因是慢性日光暴露和遗传易感性，尤其是红发或金发碧眼的高加索人种。紫外线长期照射皮肤，其中的致癌因素UVB可以引起表皮细胞的DNA和RNA的损伤，受损的DNA不能完全修复，形成胸腺嘧啶二聚体，导致端粒末端转移酶基因和抑癌基因p53突变，从而导致癌变。

【临床表现】

AK好发于日光暴露部位，特别是面部、上肢、手背和无毛发头皮，多发或单发，表现为红棕色粗糙的鳞屑性斑疹或斑片，鳞屑较为黏着，揭去鳞屑，可见下方的基底面红润，凹凸不平，呈乳头状（图52-5）。通常无症状，但有时疼痛。日光损伤明显处通常先发生皮损，临床表现为皮肤颜色变化、干燥皱缩、毛细血管扩张。病程缓慢，通常无自觉症状或轻度瘙痒，如果皮损迅速扩大，呈疣状、结节状或破溃，则提示患恶性鳞癌的可能性。

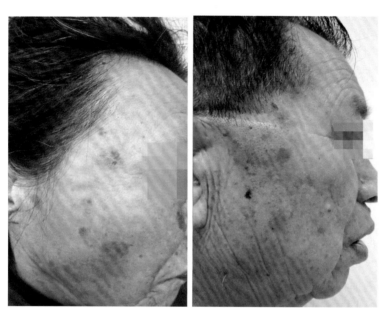

图 52-5　日光性角化病的临床表现

【组织病理】

通常表现为表皮下1/3显示不典型鳞状角质形成细胞伴有丝分裂。高度角化不全不累及毛囊、汗腺等附属器开口，有粉色（正角化）和蓝色（角化不全）柱状交替出现。根据组织病理特点分为三型，肥厚型：表皮细胞角化过度伴柱状细胞角化不全，棘细胞层肥厚或萎缩相间，细胞排列紊乱，可见部分异型细胞与核分裂；萎缩型：表皮细胞明显萎缩，基底层细胞显著异形，可见棘突松散的角化不全细胞；原位癌样型：表皮细胞排列紊乱且可见其异型性。AK组织病理还可见真皮上部胶原嗜碱性变稠密的淋巴细胞为主的炎症浸润。著名的病理学专家Ackerman教授认为AK中的变异细胞与皮肤鳞状细胞癌的生物学特性基本相同，因此认为从AK到皮肤鳞状细胞癌是一个疾病谱样的发展过程。如果AK不经治疗，其最终可能会发展成皮肤鳞状细胞癌，或者说AK就是早期皮肤鳞状细胞癌，故对该病的正确诊断和治疗十分重要。

【诊断与鉴别诊断】

AK有三种结局：自行消退、稳定多年保持不变、进展为皮肤鳞状细胞癌（squamous cell carcinoma，SCC）。AK与早期SCC很难鉴别，它们在组织学上有很多相似，主要鉴别点在于两者异形细胞浸润深度，AK病变往往不会突破基底层，而SCC常穿过基底层进入真皮。通过基因表达谱分析，证实AK为SCC的前驱皮损，它们的发病在基因学方面有许多共同点，使得学界达成共识，认为AK是介于正常皮肤和SCC之间的一个病谱性疾病。AK一般通过临床表现容易诊断，活检对确认诊断或排除早期鳞癌有帮助。鉴别诊断还包括日光性雀斑样痣（无鳞屑或红斑）、脂溢性角化病、扁平疣以及浅表多中心基底细胞癌。

脂溢性角化病：脂溢性角化病为油脂性，褐色或黑褐色扁平丘疹，痂易被刮去，而日光性角化的皮损为表面粗糙的丘疹或斑丘疹，痂为黏着性，不易刮去，该病极少发生癌变。

砷角化病：该病与日光性角化病的临床表现相似，但多发而严重，最常见于手掌和足跖，有长期服用、注射或长期接触五价砷的病史，可伴有砷剂引起的过度色素沉着。

鲍恩病：又称上皮内上皮癌，多见于中老年男性，可能与紫外线照射有关，可发生于暴露和非暴露部位皮肤，外观呈红色斑片和斑块，上覆痂屑。病理学检查示鲍恩病表皮全层细胞不典型性，可累及毛囊口，而日光性角化病仅部分表皮细胞不典型性，一般不累及毛囊口和汗管口。

【治疗与预后】

包括以下方法：

1. 局部药物治疗　①维 A 酸：外用全反式维 A 酸治疗 AK 是有效的。国外研究显示异维 A 酸能显著减少面部皮损，而对头皮或上肢皮损无显著效果。②双氯芬酸：这是一种抑制环氧化酶（COX）的非甾体抗炎药，对 AK 的治疗机制在于抑制前列腺素以及促炎细胞因子如 IL-1、TNF-α 和转化生长因子 β（TGF-β）。③咪喹莫特：是一种小分子免疫调节剂，一项荟萃分析显示，外用 5% 咪喹莫特乳膏治疗 AK，每周 2~3 次，连续使用 12~16 周，50% 患者的皮损得到完全清除。外用咪喹莫特最常见的局部不良反应为红斑、结痂、瘙痒、灼热感、触痛等，均为轻中度刺激，患者可耐受。④ 5- 氟尿嘧啶（5-FU）：5-FU 是化疗药物，通过干扰 DNA 合成来抑制胸苷酸合成，从而减少细胞增殖，引起细胞死亡，特别是在快速增长的分化异常的细胞。外用 0.5% 的 5-FU 是一种有效、安全、可耐受的治疗方式，可实现组织学的高清除率。

2. 液氮冷冻治疗　具有简便、安全、经济、全身反应小、不易遗留瘢痕的优点，尤其对于手术难以切除的部位，冷冻能够发挥很好的作用，并且瘢痕轻微，不损伤身体功能。且冷冻部位由于再生性强，一般无需植皮。缺点是有时难免冻伤，且需要较长的时间愈合。

3. 电干燥法、刮除术，对更深更厚的皮损使用烧灼术　这些方法的优点是创面较小，操作简单，缺点是相对冷冻更容易产生瘢痕。

4. 5- 氨基酮戊酸光动力疗法　传统 AK 的治疗包括手术、冷冻、电烧灼、激光等，可直接去除或破坏局部病灶，由于 AK 多发生于头面部，且该病以多发为主，上述传统疗法易导致感染、瘢痕，甚至损容，所以使用受限。此外，由于 AK 患者头面部常年暴露于日光，随着紫外线辐射剂量的累及，容易陆续出现 AK 皮损，因此临床上 AK 治疗后再发的现象相当常见，因此，应用新技术治疗 AK 以降低其复发率不仅有利于降低医疗成本，还利于解决多发性 AK 的治疗难题。5- 氨基酮戊酸光动力疗法（5-aminolevulinic acid–photodynamic therapy，ALA-PDT）的出现为 AK 的治疗开辟了新的思路，目前认为 ALA-PDT 治疗机制主要为 ALA 可选择性蓄积在肿瘤细胞中，并转化为光敏性物质原卟啉 IX（protoporphrin，PpIX），PpIX 在特定波长光源激发下产生单线态氧和自由基选择性杀伤肿瘤细胞，破坏肿瘤组织的脉管系统，同时增强机体抗肿瘤免疫。ALA 进入人体内后可很快被代谢排出，不在体内产生蓄积，所以患者治疗后无需避光等后续注意事项。大量的研究提示，ALA-PDT 治疗 AK 疗效确切、安全性高、复发率低、不良反应少、易于操作、美容效果肯定、器官功能保留好等优势，恰恰弥补传统方法治疗多发性 AK 的不足。根据《2015 欧洲皮肤病论坛（EDF）局部光动力疗法指南》，ALA-PDT 治疗 AK 的推荐等级为 A，循证医学证据 I 级，已经成为 AK 的一线治疗。

关于上述治疗方法，各国指南有所不同。对于单个皮损：澳大利亚、欧洲及美国指南推荐冷冻治疗；英国指南认为，不需治疗或对于轻度较薄皮损单用防晒乳膏。临床上对比较担忧的患者，可先使用 5-FU、咪喹莫特、双氯芬酸、维 A 酸或冷冻治疗病变，再用水杨酸；澳大利亚和欧洲指南还推荐 5-FU 和 PDT。针对角化过度型皮损，美国和欧洲推荐单独磨皮，澳大利亚和英国推荐刮除，同时澳大利亚建议刮除后，继续采用双倍冷冻治疗和手术治疗。对于多发皮损：美国、英国、欧洲、澳大利亚指南达成共识可区域性使用 5-FU；澳大利亚、美国和欧洲还推荐使用咪喹莫特；英国建议 PDT 和双氯芬酸治疗。

对于不适合手术或其他治疗方法时，澳大利亚指南建议咪喹莫特或 PDT；欧洲建议使用维 A 酸类药物；美国建议持续性使用 5-FU。

对于 AK 的治疗，临床必须考虑到诸多因素：如皮损部位、面积、大小、类型；患者年龄、对美容要求、既往治疗用药史、依从性；各种治疗方法优点及局限性等。因此，临床中应针对每例患者的情况，采取个体化治疗，以便获得满意的疗效。

预后：本病是鳞癌的癌前病变，可发展为侵袭性鳞癌，需加强宣教。避免日晒和采取光防护是重要的干预措施。

（王宏伟　吕　婷）

参 考 文 献

1. Watkins J.Actinic（solar）keratoses：investigations and management.Br J Nurs，2014，23（4）：S43.

2. 吕婷,涂庆峰,王秀丽,等 . 氟芬那酸丁酯软膏对 SKH-1 无毛小鼠的光保护作用：对 UV 致日晒伤、皮肤光老化及皮肤鳞癌的影响 . 中华皮肤科杂志,2013,46（10）：711-715.

3. 涂庆峰,吕婷,赖永贤,等 . 上海市某社区老年人皮肤癌流行病学调查 . 老年医学与保健,2013,19（3）：142-145.

第 53 章

老年急危重症

第一节　老年急危重症患者的临床特点

老年患者作为一个特殊群体，随着年龄增长，其解剖组织结构和生理代谢功能会发生一系列改变，使其临床特点与中青年人有所不同，从而影响对老年急危重症患者的诊治。其临床特点主要包括以下几个方面：

一、起病隐匿，临床表现不典型

由于老年人神经系统和全身应激反应迟钝，敏感性降低，对于疼痛的阈值提高，其发病症状和体征常不典型，这往往导致疾病诊断和治疗的延误。例如对于患有急性胆囊炎的老年患者，大多数并没有上腹痛或右上腹痛的表现，有 5% 的患者甚至可以没有任何疼痛的症状。有一半的患者可不伴有发热，将近一半的患者血象是正常的，只有约 1/5 的老年患者表现为急性胆囊炎的经典临床表现。对于心肌梗死患者，可表现为意识状态改变、腹痛、呼吸困难、心律失常等非典型表现，在年龄超过 85 岁的患者中，这种不典型表现和典型表现的比例可接近 2∶1，甚至在有些患者中，急性谵妄或意识改变是其唯一的临床表现。因而，临床上需重视老年患者的不典型症状，必要时加强实验室和辅助检查，以免误诊和漏诊。

二、基础疾病多，影响多个脏器

随着年龄增大，机体功能衰退，老年患者往往存在多种慢性基础病，如高血压、冠心病、脑卒中、慢性阻塞性肺疾病等，每个疾病不仅影响自身脏器的功能，还对其他脏器功能造成影响，给治疗增加困难。此外多病共存常常伴随着多药共用，多种药物之间的相互作用，不良反应的叠加给临床的诊治带来新的问题。因而问诊时需要全面细致了解和掌握患者的病史，抓住主要矛盾，权衡利弊，制订个体化的综合治疗方案。

三、储备代偿能力差，病情进展快

老年患者由于正常老化或疾病因素可导致器官功能减退，如对心血管系统而言，其最大心率，射血分数和心输出量随着年龄增长而下降，同时心脏对交感神经兴奋的反应性下降。对呼吸系统而言，由于肺脏和胸廓的变化，老年人肺功能下降，表现为残气量增加，肺活量和最大呼气流速下降，导致呼吸肌做功增加，容易出现呼吸肌疲劳。对肾脏系统而言，老年患者肾血流、肾小球滤过率、肌酐清除率下降，同时尿液浓缩和稀释功能下降，使得其更容易出现水电解质紊乱。在健康状态时，机体尚可勉强维持代偿状态，但一旦遭受创伤、感染等应激时，器官功能容易从临界功能状态迅速发展至器官衰竭，使病情在短期内发生恶化。

四、容易出现并发症

高龄患者的特殊状态使其较年轻患者更易出现并发症：如老年人由于长期卧床，易发生肌肉萎缩、骨质疏松、褥疮、血栓和栓塞等；老年患者吞咽功能障碍，免疫力下降，容易反复误吸造成吸入性肺炎；老年人肾功能减退，饮食摄入偏少，易导致水电解质紊乱；此外，老年人易并发意识障碍和精神症状，研究表明50%的老年住院患者可发生谵妄，并且由于老年患者常表现为低兴奋性谵妄，而更容易被医务人员忽视。

（胡才宝　严　静）

参 考 文 献

1. 于普林. 老年医学. 北京：人民卫生出版社，2017

2. Jeffrey BH，Joseph GO，Mary ET，et al.HAZZARD'S GERIATRIC MEDICINE AND GERONTOLOGY.The McGraw-Hill Companies Inc，2009.

3. 陈可冀，曾尔亢，于普林，等. 中华老年医学. 南京：江苏凤凰科学技术出版社，2016.

4. Walker M，Spivak M，Sebastian M.The impact of aging physiology in critical care.Critical Care Nursing Clinics of North America，2014，26（1）：7-14.

5. Pisani M A.Considerations in caring for the critically ill older patient.J Intensive Care Med，2009，24（2）：83-95.

6. Casey CM， Balas MC.Use of protocols in older intensive care unit patients：is standardization appropriate ？ AACN Adv Crit Care，2011，22（2）：150-160.

7. Joyce，M F，Reich JA.Critical Care Issues of the Geriatric Patient." Anesthesiol Clin，2015，33（3）：551-561.

第二节　老年脓毒症与感染性休克

随着年龄增长，老年人患脓毒症的比例增加。美国所有脓毒症患者中，超过65岁的老年人群占58%~65%。脓毒症的病情凶险，病死率极高，全球每年由其导致的死亡人数已超过前列腺癌、乳腺癌和艾滋病致死人数的总和，目前已成为重症监护病房内非心脏病患者死亡的主要原因。此外，即使从脓毒症中幸存的患者在远期仍有可能出现生理、心理以及认知功能方面的障碍，极大地影响患者回归正常的工作及生活。并且，脓毒症的医疗费用高昂，医疗资源消耗巨大，因而给人类健康带来严重威胁，给社会经济带来巨大负担，已成为世界范围内亟需攻克的公共卫生问题。为此，2001年由欧洲重症学会、美国重症学会和国际脓毒症论坛共同发起了"拯救脓毒症运动"（surviving sepsis campaign，SSC），呼吁全球的医务人员、卫生机构和政府组织对脓毒症与感染性休克引起高度重视。自2004年第1版严重脓毒症与感染性休克处理指南面世以来，随着对脓毒症认识的深入和新的临床研究的开展，国际脓毒症的指南分别在2008年、2012年和2016年进行了更新。国内由严静教授牵头，结合国内外最新研究成果，于2014年颁布了中国严重脓毒症/感染性休克治疗指南。指南的制定与不断更新为脓毒症诊治提供了规范和指导，使得脓毒症的病死率得到了改善。然而，需要指出的是，指南所依据的临床研究所纳入的人群主要为成年患者，而针对老年患者脓毒症的治疗开展的临床研究较少，临床证据不足，因而无法针对老年人群做出特殊的推荐建议。

【老年脓毒症新定义】

2014年1月，欧洲危重病医学会和美国重症医学会成立了由19位专家组成的国际工作小组，包括危重病学、感染性疾病、外科和肺科领域的专家，经过广泛讨论，共同制订了新的脓毒症和感染性休克的定义和标准。新定义中，脓毒症（sepsis）是指宿主对感染的反应失调而导致的危及生命的器官功能障碍。器官功能障碍定义为序贯器官衰竭评分（sequential organ failure assessment，SOFA 评分）（表53-1）的急性变化 ≥ 2 分。因而脓毒症的临床诊断标准为感染 +SOFA 评分急性变化 ≥ 2 分。感染性休克（septic shock）是脓毒症的亚型，是指脓毒症发生了严重的循环、细胞和代谢异常。临床诊断标准为经过充分液体复苏仍存在持续性低血压（需要血管活性药物维持 MAP ≥ 65mmHg），且血乳酸 >2mmol/L。由于 SOFA 评分的评估在 ICU 外的病房不常规开展，指南同时提出快速感染相关器官功能衰竭评分（qSOFA）的概念。qSOFA 评分包括 3 项评分指标：收缩压 ≤ 100mmHg，呼吸频率 ≥ 22 次 /min，急性意识状态改变。符合 2 项以上，可作为疑似脓毒症的筛查，从而帮助 ICU 外的医师鉴别出预后不良的疑似感染患者，指导下一步检查和治疗。确定脓毒症和感染性休克的流程见图 53-1。

　　同时满足年龄 ≥ 65 岁及脓毒症和（或）感染性休克的诊断标准，即可诊断老年脓毒症和（或）老年感染性休克。

表 53-1　序贯器官衰竭评分（SOFA 评分）

系统	检测项目	0	1	2	3	4	得分
呼吸	PaO$_2$/FiO$_2$（kPa）	>53.33	40~53.33	26. 67~40	13. 33~26.67 且	<13.33 且	
	呼吸支持（是 / 否）				是	是	
凝血	血小板（10^9/L）	>150	101~150	51~100	21~50	<21	
肝	胆红素（μmol/L）	<20	20~32	33~101	102-204	>204	
循环	平均动脉压（mmHg）	≥ 70	<70				
	多巴胺剂量（μg/kg/min）			≤ 5 或	>5 或	>15 或	
	肾上腺素剂量（μg/kg/min）				≤ 0.1 或	>0.1 或	
	去甲肾腺素剂量（μg/kg/min）				≤ 0.1	>0.1	
	dobutamine（是 / 否）			是			
神经	GCS 评分	15	13~14	10~12	6~9	<6	
肾脏	肌酐（μmol/L）	<110	110~170	171~299	300~440	>440	
	24h 尿量（ml/24h）				201~500	<200	
备注：1. 每日评估时应采取每日最差值；2. 分数越高，预后越差							

【脓毒症的液体复苏】

　　脓毒症和感染性休克时患者外周血管张力下降，同时血管通透性增加，血液向组织间隙渗漏，导致机体有效循环血量相对不足，进而出现组织器官灌注不足，最终导致器官功能障碍的发生。因而，通过补液及时恢复血容量和有效的组织灌注是脓毒症和感染性休克治疗的核心内容。然而，最近越来越多的研究表明，过多的液体同样可能是有害的，液体过负荷可以导致血管内皮损伤，加重液体外渗和组织水肿，与器官功能障碍的发生和死亡率增高有关。Rivers 等提出早期目标导向性治疗（EGDT），旨在感染性休克发生 6 小时内给予积极的液体复苏，使得机体迅速恢复组织灌注，缓解缺血缺氧状态，从而避免病情向多器官功能障碍的方向发展。其复苏目标为：①中心静脉压（CVP）8~12mmHg；②平均动脉压（MAP）≥ 65mmHg；③尿量 ≥ 0.5ml/（kg·d）；④中心静脉血氧饱和度（ScvO$_2$）>70% 或混合静脉氧饱和度（SvO$_2$）>65%。

　　然而，近期的 ProMISe、ARISE 和 ProCESS 研究均未发现 EGDT 与常规治疗相比带来显著的预后改善，因此 SSC2016 指南关于脓毒症的早期液体复苏不再推荐早期目标导向治疗（EGDT），而是推荐对脓毒症所致低灌注的患者，在最初 3 小时内输注 30ml/kg 体重的晶体液完成早期液体复苏后，应反复评估血流动力学状态以指导后续的液体复苏。反复评估包括全面的临床检查，描述患者基本状态的生理指标如心率、血压、动脉血氧饱和度、呼吸频率、体温、尿量等，及其他无创或有创的监测方法。乳酸作为反映组织灌注的客观指标，已成为评估脓毒症患者液体复苏效果的重要工具。研究表明，对于休克患者，持续存在的高乳酸血症与预后不良的关系密切。因而在休克液体复苏过程中，监测乳酸浓度尤其是乳酸清除率，对于指导液体复苏具有重要意义。

老年患者心肌收缩力及心率的储备功能下降，因而心输出量对前负荷的依赖较大，当机体处于低血容量状态时，心输出量将大大减少，从而导致出现意识状态改变、尿量减少等器官灌注不足的表现。另一方面随着年龄增大，老年患者的心肌顺应性和舒张功能下降，使得老年患者在液体过负荷时更容易出现肺水肿等表现，因而对于老年患者的容量状态，更是需要反复评估，避免出现液体不足或过负荷的情况（图53-1）。

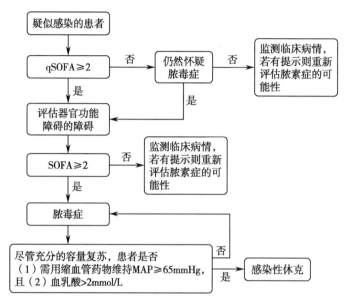

图 53-1 脓毒症和感染性休克筛查流程

判断患者的容量状态可以结合其病史、临床表现及血流动力学的指标来进行综合判断。如明确患者有无体液大量丢失的病史：有无烧伤、创伤、失血、腹泻、多尿、大汗，有无严重的摄入不足等。每日出入量计算是 ICU 常规的监测手段，但其可能受到容量血管状态、液体渗漏至第三间隙、内出血、不显性失水等因素的影响，因而不能单纯通过进出量判断患者的容量状态。一些临床表现如口渴感，眼睛凹陷，皮肤黏膜干燥，意识状态模糊，尿量减少，心率增快，血压下降等可能提示容量不足的状态，而颈静脉怒张，肝大，全身水肿等表现则提示容量可能过多。此外，一些血流动力学的指标如全心舒张末容积指数（GEDVI）、胸腔内血容量指数（ITBVI）可以较直观地反映机体容量状态。而血管外肺水指数（EVLWI）和毛细血管通透指数（PVPI）则可以分别帮助反映肺水肿的严重程度和性质，提示临床医生改变液体策略的时机，从而降低液体复苏后期补液过负荷的风险。

除了容量状态的评估外，还需要评估脓毒症患者的容量反应性，即心脏对静脉输液的反应，存在容量反应性是指通过扩容治疗后，心输出量或每搏量较前能得到明显增加（≥ 10%~15%）。容量反应性的内在生理机制是基于 Frank-Starling 定律，当患者处于心功能曲线的上升支时，输液可以增加心输出量，提升氧输送，进而改善组织灌注；当处于心功能曲线平台段时，输液不仅不能有效增加心输出量，反而增加左心舒张末期压力，加重肺水肿表现。研究发现，重症患者中仅有约 50% 的患者存在容量反应性。因而，需要在液体输注前充分评估患者的容量反应性从而找到真正能从补液治疗中获益的那部分患者。既往常常利用一些静态指标如 CVP 和 PAWP 等来评估容量状态与容量反应性，然而这些指标容易受到胸腔内压、心肌顺应性、右心功能等的影响，只有当其数值处于极端值时才能提供一些有价值的信息。因而 SSC 指南推荐在可能的情况下，应采用动态指标来评估容量反应性。目前容量反应性的评估方法主要是通过改变心脏的前负荷来观察每搏量或心输出量的变化。常用的方法包括快速补液试验和被动抬腿试验。快速补液试验是通过快速输注晶体液或胶体液同时观察心输出量的方法。最常用的是 30 分钟内输注 500ml 液体，比较输液前后心输出量的变化，如果输液后心输出量增加 >10%，则定义患者为容量有反应性。然而，由于补液的过程是不可逆的，对于心力衰竭或有可能处于液体过负荷状态的患者，短时间内输入大量液体会加重心衰症状和液体过负荷的状态，给患者带来风险。近年来有学者提出 mini-容量负荷试验的方法，在 1~2 分钟内快速推注 50~100ml 生理盐水观察心输出量的变化，由于补液量相对较少，因而对循环容量的影响也较小，但其临床实用价值还有待进一步被证实。被动抬腿试验是通过抬高患者的双下肢使得下肢的血液回流至心脏，从而增加心脏前负荷，相当于一个自体补液的过程。有研究表明，被动抬腿试验可以使回心血量增加约 300~400ml。具体方法是初始体位为 45° 半卧位，然后改为平卧位并抬高双下肢至 45°，维持至少 1 分钟，如果被动抬腿后心输出量增加 10% 以上，则定义为容量有反应。与快速补液相比，被动抬腿试验具有临时、可逆的优点，并且即使在患者存在心律失常、自主呼吸、使用有创或无创通气等情况下，被动抬腿试验仍可以精确预测容量反应性。床旁超声作为一种无创、实时、快速的监测方法在血流动力学状态评估中发挥越来越重要的作用，通过床旁超声检测下腔静脉变异度也是评估患者容量反应性的一种方法。正常生理情况下，随着呼吸运动，胸腔压力发生相应的改变从而引起回心血量的改变，下腔静脉直径出现相应变化。下腔静脉直径在吸呼气间的改变称为下腔静脉变异度。当容量不足时，由于吸气引起的回心血量增加会引起下腔静脉直径明显缩小。研究表明，当患者机械通气，无明显自主吸气努力时，下腔静脉变异度 >18% 定义为存在容量反应性；当患者存在自主吸气努力时，下腔静脉变异度 >40%~50% 提示具有容量反应性。

早期复苏的液体选择也一直是研究争论的热点。常用的晶体液包括生理盐水、平衡盐溶液等；胶体液包括白蛋白、血浆、明胶类，羟乙基淀粉类和右旋糖酐等。晶体液具有平衡电解质、缓冲作用良好、对肾功能影响较小、不影响凝血功能、降低血液黏度、改善微循环、不良反应少及费用低等优点，因而在临床上应用最广泛，其缺点是扩容效果差，输注的液体有 70%~80% 会迅速转移到血管外，进入组织间隙，加重组织水肿；胶体液的优势在于有效维持胶体渗透压，扩容效益好，液体需要量少，维持同样的血管内容量所需胶体量约为晶体量的 1/3，其缺点在于肾小球滤过率低，输液过量更易引起凝血功能障碍、变态反应及发生肾功能损害。关于晶体与胶体溶液在临床液体复苏中优劣的争论已延续了半个多世纪，近年来，VISEP 研究、6S 研究、CHEST 研究等多个大规模多中心前瞻性研究发现，曾经被广泛应用的羟乙基淀粉、明胶、右旋糖酐等均会增加肾脏损伤的风险甚至导致病死率升高，且这种损伤会随着分子质量和取代级的增加而加重。因而，在目前指南中，推荐晶体液作为液体复苏的首选。但晶体液中在平衡盐溶液和生理盐水的选择上目前尚没有定论。生理盐水是临床较常用的晶体液，其应用历史已近 200 年，但其只含 Na^+ 和 Cl^-，且属于高氯高钠的酸性液体，与正常的血浆成分相差较大。理论上来讲输注富含 Cl^- 的液体不仅会引起高氯性酸中毒，还会促进肾血管收缩、减少肾脏血流并导致肾小球滤过率降低，从而增加肾损伤的风险。然而，最近的一项多中心随机交叉临床试验（SPLIT study）中，研究者发现平衡盐溶液与生理盐水相比，在肾损伤、肾替代治疗比例及住院死亡率等方面并无差异。目前尚没有针对老年脓毒症患者液体复苏的随机对照试验，由于老年患者常合并肾功能减退，对电解质的调节功能下降，或许易出现与高氯液体复苏相关的不良反应，但这还有待临床研究进一步证实。

【血管活性药物的应用】

SSC 指南推荐在出现严重低血压的感染性休克患者中可使用血管活性药用于改善器官的灌注。基于血管活性药物应用的目的是改善器官组织灌注，特别是内脏器官灌注，因此理想的血管活性药物应符合：①迅速提高血压，改善心脏和脑血流灌注；②改善或增加肾脏和肠道等内脏器官的血流灌注，纠正组织缺氧，防止多器官功能障碍综合征。SSC 指南推荐首选的血管活性药物是去甲肾上腺素，去甲肾上腺素是肾上腺素能神经末梢释放的递质，对 α 受体有很强的兴奋作用，对 β 受体也具有一定的激动作用，表现为强烈的缩血管和一定的正性肌力效应，使全身小动脉和小静脉均收缩，外周阻力增加，血压升高，增加冠状动脉和脑动脉的血流量，增加心室做功。以往认为，去甲肾上腺素可引起严重的血管痉挛，导致器官灌注减少，最终导致器官功能障碍。但近来的研究发现，在感染性休克中，去甲肾上腺素并不引起内脏组织的缺血，反而有助于恢复组织氧供需平衡。感染性休克患者外周血管阻力降低，应用去甲肾上腺素可明显升高血压，在保证心脏和脑等重要器官灌注的同时，能改善内脏血流灌注。此外，近期研究表明，早期应用去甲肾上腺素还可以通过改善静脉回流和心脏前负荷从而增加心输出量，有助于避免液体负荷过多；在液体复苏后更早地使用去甲肾上腺素可以改善脓毒症患者的死亡率。指南还推荐在去甲肾上腺素基础上如果仍有低血压可建议加用血管升压素（最大剂量为 0.03U/min）或者肾上腺素以达到目标的平均动脉压，或者加用血管升压素（最大剂量为 0.03U/min）以减少去甲肾上腺素的剂量。如果感染性休克患者在给予了液体复苏和大剂量的去甲肾上腺素后仍存在顽固性的低血压，那么此时需要应用床旁超声来反复的评估心脏收缩功能。如果患者存在心脏收缩能力差，需考虑应用正性肌力药物，如多巴酚丁胺。此外在开始使用多巴酚丁胺之前，应注意提前应用血管加压药，这是因为多巴酚丁胺的 β 受体激动作用会导致外周血管扩张。关于目标平均动脉压（MAP），指南推荐应 ≥ 65mmHg。但在患有动脉粥样硬化或既往高血压的患者，维持更高的 MAP 可能是有益的。一项研究也进一步证实，维持 MAP 在 80~85mmHg 比维持 MAP ≥ 65mmHg 会进一步改善高血压患者的肾功能，但在死亡率上并没有发现差异，同时维持高 MAP 组的房颤发生率明显升高。尽管目前很多的临床研究中都纳入了老年人群，但并没有针对老年人群液体复苏过程中血管活性药的使用作出相应推荐，同时对老年患者 MAP 的维持水平也还存在争议。

【抗菌药物使用和感染源控制】

SSC2016 指南强烈推荐对于诊断脓毒症或感染性休克的患者应在 1 小时之内给予适当的广谱抗菌药物进行治疗。同时，应强调微生物培养的重要性，在不延误抗菌药物使用的情况下，尽可能在使用抗菌药物前留取可疑感染部位的标本送检，包括血液、脑脊液、尿液、伤口、呼吸道分泌物及其他体液，但是不推荐常规进行气管镜或开放手术来获得标本。初始的抗菌药物治疗常常是经验性的治疗，应包含对所有可能的病原体具有抗菌活性的一种或多种抗菌药物。选择经验性抗感染方案时应考虑以下几个因素，包括感染的解剖学位置，考虑典型病原谱和某个抗菌药物渗透到该感染部位的能力，当地社区、医院甚至医院病房的流行病原体以及流行病原体的耐药谱，存在的特殊免疫缺陷状态，例如：中性粒细胞减少症，脾切除术，未控制的 HIV 感染，获得性或先天的免疫球蛋白、补体或白细胞功能或数量的缺乏，年龄和患者合并症，包括慢性疾病（例如糖尿病）和慢性器官功能障碍（例如肝或肾衰竭），存在损害感染防御机制的侵入性装置（例如中心静脉导管或导尿管）等。

老年人感染病原体的流行病学分布有自己的特点，相比年轻人，老年人感染的病原学更为复杂和多样。老年人发生革兰阴性菌感染的可能性大约是成年人的 1.3 倍。而当发生革兰阳性菌感染时，金黄色葡萄球菌是最常见的，且老年人群中更易出现耐药表型。除了耐甲氧西林金黄色葡萄球菌，在老年人中分离出的耐万古霉素肠球菌和耐广谱 β- 内酰胺酶克雷伯杆菌的发生率也明显升高。这种病原学的改变源于年龄因素本身和（或）合并的基础疾病。同时，罹患地点也是老年人感染判断的重要依据，当地感染的流行病学资料和抗菌药物的敏感性分析是重要的参考。

选择好抗菌药物种类后，临床上在制订抗菌药物具体给药方案时还应充分考虑患者 PK/PD 的特点以调整药物剂量和（或）给药频次，在保证疗效的同时避免不良反应的发生。患有脓毒症或感染性休克的患者，由于炎症趋化因子和细胞因子的"瀑布式"的炎症反应从而导致血管舒张和通透性增加。血管内皮屏障的破坏必将导致复苏的液体向血管外渗漏，出现间质性水肿和药物分布容积的增加。如果持续的大剂量晶体液复苏，可能需要增加药物的首次剂量或者后续应用剂量。此外，脓毒症患者常常由于应激、营养不良等因素出现低蛋白血症，导致一些与血清白蛋白结合力高的抗菌药物的血药浓度增加，不仅影响抗菌药物的活性，同时也会导致药物的清除率相应增加。

老年患者由于各器官功能逐渐衰退，在药物的吸收、排泄、代谢、分布等方面与青年人不同，老年人萎缩的胃壁细胞会升高胃液的 pH，从而改变依赖于胃酸浓度的药物的吸收速率。胃排空时间延长导致药物的吸收速率和峰浓度下降。同时老年患者的小肠吸收面积和腹部的血流量减少，这也会限制全身的药物吸收。老年人的机体组成会发生变化，肌容积减少，脂肪含量升高。当患者年龄从 30 岁增至 90 岁时，机体中水的比重减少 10%~15%，这会导致亲水性药物的分布容积减少，亲脂性药物的分布容积增加。老年人的血清蛋白含量同样减少，导致高蛋白结合的药物的游离部分的浓度增加。老年人体内药物的代谢和清除也发生了明显的变化。与年龄相关的肝血流量下降和肝酶损伤导致首过效应降低，同时增加了肝脏清除药物的半衰期。因而针对老年人抗菌药物的用药需结合其 PK/PD 特点，调整相应药物剂量，避免疗效不足或不良反应的发生。在启动广谱抗菌药物治疗后，应每天评估抗菌药物降阶梯的可能性，一旦获得明确的微生物培养和药敏结果或是临床病情得到充分改善后，就应进行降阶梯治疗。关于抗菌药物的疗程，指南推荐对于大多数脓毒症或感染性休克相关的严重感染，疗程控制在 7~10 天。

感染源的控制在老年患者中同样是非常重要的。老年脓毒症患者最常见的感染部位包括肺、尿路和腹部。胸片、CT 和超声可以用来对深层次的感染部位进行评估。应积极进行感染源的处理，相应措施包括脓肿引流、感染坏死组织清创，去除潜在感染的装置如中心静脉导管等。

【其他支持治疗】

ICU 中的老年患者发生谵妄的风险高，围手术期，制动，侵入性操作如机械通气、留置导尿，睡眠剥夺等均可诱发谵妄，对于存在认知障碍、抑郁状态、脑血管意外史，谵妄史，视听功能损害等病史的患者更易发生谵妄。谵妄和痴呆可相互促进，痴呆患者住院期间更易发生谵妄，而谵妄的患者 5 年内罹患痴呆的风险可增加 2.5 倍。临床上对谵妄的治疗尚缺乏有效的方法，因而谵妄的预防至关重要，相应的措施包括谵妄的评估、疼痛的控制、便秘的预防、减少镇静剂的使用以及避免使用可能增加谵妄风险的药物（如苯二氮类药物和抗胆碱能药物）。

老年患者往往多合并贫血，常与营养不良、慢性疾病消耗等因素有关。关于输注红细胞的血红蛋白阈值，TRISS 试验和 ProCESS 试验研究结果表明 7~7.5g/dl 与 9~10g/dl 相比两者对于感染性休克患者的 90 天死亡率相当，因而目前指南仍推荐保守的输血策略，除患有严重缺血性心脏疾病或大量急性失血的患者外，只有当血红蛋白浓度 <70g/L 时，才应输注红细胞纠正贫血。

对于血糖控制，既往多项研究表明，强化胰岛素治疗可以减少感染发生率，降低病死率。但目前多项随机对照试验及 Meta 分析显示，强化胰岛素治疗（控制血糖在 3.89~6.11mmol/L）与传统血糖控制（10.0~11.1mmol/L）相比，并未降低病死率，反而增加了低血糖事件的发生，老年人由于对低血糖耐受性差，且交感神经和肾上腺髓质反应性低下或缺如，容易发生不同程度的脑功能损害，因此建议在血糖连续 2 次测量 10mmol/L 以上才需要考虑使用连续型胰岛素。

在营养支持方面，如果可能，应在 24~48 小时内启动肠内营养，早期肠内营养不仅能够提供营养底物，还能改善肠黏膜屏障及免疫功能，维护肠道微生态，减少细菌和毒素易位，降低肠源性感染和由此产生的"二次打击"。这一点对于老年人显得尤为重要，因为老年患者的能量储备通常不足，存在营养不良的高风险，对老年患者进行营养风险评估并尽快开启肠内营养有助于减低感染风险。

（胡才宝 严 静）

参 考 文 献

1. Singer M, Deutschman CS, Seymour CW, et al. The Third International Consensus Definitions for Sepsis and Septic Shock(Sepsis-3). JAMA, 2016, 315(8): 801-810.

2. 蔡国龙, 严静, 邱海波. 中国严重脓毒症 / 脓毒性休克治疗指南(2014): 规范与实践. 中华内科杂志, 2015, 54(6): 484-485.

3. 刘超, 毛智, 周飞虎. 老年脓毒症的研究进展. 解放军医学杂志, 2017, 42(6): 563-567.

4. Rhodes A, Evans LE, Alhazzani W, et al. Surviving Sepsis Campaign: International Guidelines for Management of Sepsis and Septic Shock: 2016. Crit Care Med, 2017, 45(3): 486-552.

5. Rivers E, Nguyen B, Havstad S, et al. Early goal-directed therapy in the treatment of severe sepsis and septic shock. N Engl J Med, 2001, 345(19): 1368-1377.

6. Marik PE. Fluid Responsiveness and the Six Guiding Principles of Fluid Resuscitation. Crit Care Med, 2016, 44(10): 1920-1922.

7. Guerin L. Monitoring volume and fluid responsiveness: from static to dynamic indicators. Best Pract Res Clin Anaesthesiol, 2013, 27(2): 177-185.

8. Monnet X, Marik P, Teboul JL. Passive leg raising for predicting fluid responsiveness: a systematic review and meta-analysis. Intensive Care Med, 2016, 42(12): 1935-1947.

9. Annane D, Siami S, Jaber s, et al. Effects of fluid resuscitation with colloids vs crystalloids on mortality in critically ill patients presenting with hypovolemic shock: the CRISTAL randomized trial. JAMA, 2013, 310(17): 1809-1817.

10. Young P,Bailey M,Beasley R,et al;SPLIT Investigators;ANZICS CTG;Effect of a Buffered Crystalloid Solution vs Saline on Acute Kidney Injury Among Patients in the Intensive Care Unit:The SPLIT Randomized Clinical Trial.JAMA,2015,314(16):1701-1710.

11. Avni T,Lador A,Lev S,et al.Vasopressors for the Treatment of Septic Shock:Systematic Review and Meta-Analysis.PLoS One,2015,10(8):e0129305.

12. Asfar P,Meziani F,Hamel JF,et al;SEPSISPAM Investigators.High versus low blood-pressure target in patients with septic shock.N Engl J Med 2014,370(17):1583-1593.

13. Baron EJ,Miller JM,Weinstein MP,et al;A guide to utilization of the microbiology laboratory for diagnosis of infectious diseases:2013 recommendations by the Infectious Diseases Society of America(IDSA)and the American Society for Microbiology(ASM)(a).Clin Infect Dis,2013,57(4):e22-e121.

14. Garnacho-Montero J,Gutiérrez-Pizarraya A,Escoresca-Ortega A,et al;De-escalation of empirical therapy is associated with lower mortality in patients with severe sepsis and septic shock.Intensive Care Med,2014,40(1):32-40.

15. Lars BH,Nicolai H,Jorn W,et al.Lower versus higher hemoglobin threshold for transfusion in septic shock.N Engl J Med,2014,371(15):1381-1391.

16. Marik PE,Preiser JC.Toward understanding tight glycemic control in the ICU:a systematic review and meta analysis.Chest,2010,137(3):544-551.

第三节　老年多器官功能障碍综合征

【定义与流行病学】

多器官功能障碍综合征（multiple organ dysfunction syndrome，MODS）是指机体遭受严重创伤、感染、休克及外科大手术等急性损害24小时后，同时或相继出现两个或两个以上系统和（或）器官功能障碍，甚至功能衰竭的一种临床综合征。老年多器官功能障碍综合征（multiple organ dysfunction syndrome in the elderly，MODSE）与MODS在研究对象、发病机制、临床表现、处理原则等方面均存在着差异。例如对于年轻患者而言，其基础器官功能状态常常是完好的，而老年患者的器官功能状态原本就处于衰竭的临界状态，也就是说MODSE发生发展的过程是在原有器官功能受损的基础上发生的；MODSE的发病诱因可以很轻微，有时一次普通感冒即可诱发，而成人MODS则常常是在遭受重大的急性损害后出现；从病程上来说，MODSE的病程常常迁延，而成人MODS则较急骤。因而，针对MODSE的自身特点，国内由王士雯院士等首次提出了老年多器官功能障碍综合征的概念，其定义是指老年人（>65岁）在器官老化和患有多种慢性疾病的基础上，由于某种诱因激发，在短时间内出现2个或者2个以上器官序贯或同时出现功能不全或衰竭的临床综合征。

MODSE在老年人中的发病率逐年增加，并日渐成为老年危重病患者死亡的重要原因，其病死率主要受原发病性质、年龄、受累器官数目、严重程度及病程长短等因素的影响，当出现2个器官衰竭并持续24小时以上时，病死率可达50%以上；而当3个或3个以上器官出现功能衰竭并持续超过48小时时，其病死率高达80%。

【发病机制】

老年人多器官功能障碍综合征的发病机制复杂，主要机制包括如下。

（一）肺启动机制

肺启动机制是MODSE相对成人MODS较独特的机制，进一步可细分为直接启动机制和间接启动机制。直接启动机制是指由肺的直接损伤所引起，肺脏是人体与外界直接相通的器官，在机体衰老的过程中也是最容易受影响的器官之一。老年患者随着年龄增大，胸廓与肺脏的顺应性下降，同时呼吸肌力量减弱，咳嗽反射能力及纤毛活动减弱，使得痰液引流的能力下降，导致误吸的风险增高，此外老年患者抵抗力下降，呼吸道局部的免疫细胞数量减少，吞噬病原菌、分泌抗体等的能力减弱，种种因素导致老年患者的肺部感染发生率极高，而一旦出现肺部感染，使得原本处于代偿边缘状态的肺脏功能进一步恶化，转为呼吸衰竭。而呼吸系统是人体进行气体交换的重要器官，呼吸功能衰竭导致血氧下降，氧输送减少，导致其他组织器官的氧供不足，进一步引发其他器官或系统的功能障碍；肺间接启动是由肺外的感染或损伤，如大手术、休克、急性胰腺炎等因素所引起的，由于肺脏是唯一接受全部心输出量的器官，具有极其广泛的血管床和微血管系统，肺外的感染或损伤导致全身炎症反应综合征，产生的炎性介质随着肺循环进入肺脏，进一步导致白细胞的黏附、迁移，导致炎症细胞在组织局部聚集，炎症反应不断放大，最终造成肺组织损伤，从而出现呼吸功能衰竭，进而序贯引起其他器官或系统的功能障碍。

（二）缺血再灌注损伤

严重创伤、休克时机体有效循环血量下降，组织器官的灌注减少，当进行液体复苏后，可发生缺血再灌注损伤，缺血再灌注的损伤主要通过以下途径介导：大量氧自由基产生，氧自由基可进一步与生物膜反应，产生大量脂质过氧化物，破坏生物膜和核酸结构，使组织细胞变性坏死；细胞内钙超载，与钙调蛋白形成复合物，激活磷脂酶和蛋白水解酶，加重细胞损伤；微血管内中性粒细胞与内皮细胞黏附增加，造成毛细血管栓塞，从而导致缺血再灌注组织出现"无复流现象"，即再灌注时部分或全部缺血组织不出现血液灌流的现象。

（三）肠道动力学说

老年患者胃肠功能障碍与 MODSE 互为因果，相互关联。首先老年患者由于本身机体老化，肠道局部的免疫屏障、机械屏障等屏障功能下降，另一方面，老年患者往往长期应用广谱的抗菌药物，容易导致肠道局部菌群紊乱，种种因素导致老年患者容易出现肠道菌群移位，导致肠源性感染，进而导致 MODSE 的发生。同时，机体在发生创伤、休克、大量失血时，肠道及内脏器官的血供常常是首先受到影响，肠道的血供下降，导致局部黏膜屏障功能下降，肠道局部免疫细胞，肝脏 kupuffer 细胞等清除毒素、消除细菌的能力下降，从而容易出现细菌或内毒素血症。

（四）氧代谢障碍

老年患者呼吸功能减退，同时常常合并血红蛋白下降，使得血液的携氧能力减低，同时老年患者心输出量下降，使得机体氧输送能力急剧减少；老年患者的微血管舒缩功能下降，特别在发生全身炎症反应综合征及伴发凝血功能障碍时，局部炎症细胞大量聚集，微血栓形成，血液淤滞，导致组织细胞的缺血缺氧；随着机体的衰老，细胞内部线粒体的结构和功能受损，使得生物氧化障碍，三羧酸循环受阻，ATP 的合成减少。因而从氧输送，局部微循环的氧交换，到最终的线粒体氧化磷酸化方面均存在一定的程度的受损，使得组织器官常常处于低氧状态，容易出现 MODSE。

（五）脓毒症与多器官功能衰竭学说

2016 年国际脓毒症 3.0 新定义为针对感染的失调的宿主反应引起的危及生命的器官功能障碍。脓毒症诱导的器官功能障碍可能是不明显的，所以对任何感染患者都要考虑存在器官功能障碍的可能，且新发器官功能障碍的原因很有可能就是未发现的某种感染。脓毒症新定义强调了感染引发的非稳态宿主反应的重要性，这种反应超出了感染本身的可能致死性，也强调了及时诊断的必要性，其临床诊断标准简单实用，简化后即"感染 + 器官功能障碍 = 脓毒症"。临床上常采用序贯性器官功能衰竭评估（SOFA 评估）来判断是否存在感染引起的脏器功能障碍，即"脓毒症 = 感染 +SOFA ≥ 2 分"。

【临床表现】

老年多器官功能障碍综合征发生时，各系统相应的表现如下：

1. 心力衰竭　老年心力衰竭患者可表现为劳累性、端坐呼吸，肺水肿等表现，不过与年轻患者相比，相当一部分老年患者中非典型症状的比例增加，如疲乏、精神不振、活动耐量下降，睡眠障碍，胃肠道紊乱等表现，在体征上可表现为肺部湿啰音，颈静脉怒张，肝颈静脉回流征阳性，下肢凹陷性水肿等表现，不过需注意的是，部分老年患者即使心脏功能显著降低，体格检查也有可能正常。

2. 呼吸衰竭　老年患者呼吸衰竭出现低氧血症时呼吸困难表现可不典型，特别在基础存在慢性阻塞性肺疾病的患者，由于长期耐受，呼吸频率可不明显增快，皮肤黏膜发绀是低氧的重要体征，不过老年患者常合并血红蛋白含量下降，因而发绀表现亦可不明显。老年患者呼吸衰竭有时以相关并发症的形式出现，如各种类型的心律失常，如房性期前收缩，短阵房速及房颤等多见，处理时常须先纠正低氧及二氧化碳潴留的问题。

3. **肾衰竭** 多数患者有糖尿病肾病或高血压肾病的病史，在遭受创伤或感染等打击后尿量可进行性减少，血清肌酐值不断增高，发展为急性肾衰竭，部分老年患者可出现食欲不振、恶心、呕吐等不典型表现，有时可伴发水电解质代谢紊乱。

4. **胃肠功能障碍** 老年胃肠功能障碍患者可出现腹胀、恶心、腹泻、吸收不良等表现，严重时可出现应激性溃疡，表现为无痛性柏油样便或血便，因而临床上一旦出现粪便隐血持续阳性或血红蛋白进行性下降患者，需考虑胃肠功能障碍的可能。

5. **中枢神经系统改变** 中枢神经系统受到其他器官衰竭或内环境改变等的影响，可出现谵妄、神志淡漠、嗜睡甚至昏迷等表现，当老年患者出现昏迷等意识改变的表现时，临床医生不仅要考虑脑血管意外的可能，同时还需注意有可能是其他系统病变的不典型表现，以免漏诊和误诊。

【诊断标准】

目前使用的 MODSE 的诊断标准仍然是沿用中国危重病急救医学会议制订通过的《老年多器官功能障碍综合征（MODSE）诊断标准（试行草案，2003）》，以及中国中西医结合学会急救医学专业委员会2014年制订的《老年多器官功能障碍综合征中西医结合诊治专家共识》诊断标准，该标准将 MODSE 细分为器官功能衰竭前期和器官功能衰竭期（表 53-2）。

表 53-2 老年多器官功能障碍综合征（MODSE）诊断标准

项目	器官衰竭前期	器官功能衰竭期
心	新发的心律失常，心肌酶谱正常；劳力性气促，尚无明确心力衰竭体征；肺毛细血管楔压增高（13~19mmHg）	每搏量减少（LVEF ≤ 0.40），肺毛细血管楔压增高（≥ 20mmHg）；有明确的心力衰竭症状和体征
肺	动脉血二氧化碳分压 45~49mmHg；动脉血氧饱和度 <0.90；pH：7.30~7.35 或者 7.45~7.50；200mmHg< 氧合指数 ≤ 300mmHg；不需用机械通气	动脉血二氧化碳分压 ≥ 50mmHg；动脉血氧饱和度 <0.80；氧合指数 ≤ 200mmHg；需用机械通气
肾	尿量 21~40ml/h，利尿剂冲击后尿量可增加；肌酐 177.0~265.2 μmol/L，尿钠 20~40mmol/L（或上述指标在原有基础上恶化不超过 20%）；不需要透析治疗	尿量 <20ml/h，利尿剂效果差；肌酐 >265.2 μmol/L，尿钠 >40mmol/L（或上述指标在原有基础上恶化超过 20%）；需要透析治疗
外周循环	尿量 20~40ml/h；平均动脉压 50~60mmHg，或血压下降 ≥ 20%，但对血管活性药物治疗反应好；除外血容量不足	尿量 <20ml/h，肢体冷、发绀；平均动脉压 <50mmHg，血压需要多种血管活性药物维持，对药物治疗反应差；除外血容量不足
肝脏	总胆红素 35~102 μmol/L；丙氨酸氨基转移酶升高 ≤ 正常值 2 倍；或胆酶分离	总胆红素 ≥ 103 μmol/L；或丙氨酸氨基转移酶升高 > 正常值 2 倍；肝性脑病
胃肠	明显腹胀，肠鸣音明显减弱；胆囊炎（非结石性）	腹部高度胀气，肠鸣音近于消失；应激性溃疡出血或穿孔，坏死性肠炎，自发性胆囊穿孔
神经系统	明显反应迟钝；有定向障碍；格拉斯哥昏迷评分（GCS）9~12 分	严重的弥散性神经系统损伤表现；对语言呼叫、疼痛刺激无反应；格拉斯哥昏迷评分 ≤ 8 分
凝血功能	血小板计数（51~99）× 10^9/L；纤维蛋白原 ≥ 2~4g/L；凝血酶原时间（PT）及凝血酶时间（TT）延长不足 3 秒；D- 二聚体升高 <2 倍；无明显出血征象	血小板计数 ≤ 50 × 10^9/L，并进行性下降；纤维蛋白原 <2g/L；PT 及 TT 延长 3 秒；D- 二聚体升高 ≥ 2 倍；全身出血明显
其他	年龄 >65 岁	

说明：①在诱因刺激下几天内出现 2 个或 2 个以上器官功能不全或衰竭，诊断为多器官功能衰竭前期或衰竭期；②如果 2 个或 2 个以上器官功能达到器官功能衰竭前期标准，其他器官功能正常，诊断为多器官功能衰竭前期；③如果 2 个或 2 个以上器官功能达到器官功能衰竭期标准，其他器官功能正常或处于器官功能衰竭前期，诊断为多器官功能衰竭期；④上述诊断标准每项中异常值超过 2 条以上方可诊断为老年多器官功能障碍综合征（MODSE）；1mmHg=0.133kPa

【临床分型分期】

（一）MODSE 临床分型

1. Ⅰ型（单相型）　约占 49.4%，感染或慢性疾病急性发作等诱因下，首先发生单个器官衰竭，继而短时间内发生 2 个或以上器官相继衰竭，经治疗恢复或死亡。

2. Ⅱ型（双相型）　约占 32.4%，在单相型基础上短期内恢复，然后经过一较短间歇，期内病情相对稳定，后在短期内再次发生 2 个或以上器官衰竭，经治疗恢复或死亡。

3. Ⅲ型（多相型）　约占 18.2%，是在双相型基础上反复多次发生多器官衰竭，经治疗后恢复或死亡。

（二）MODSE 临床分期

1 期（MODSE 前期）：器官慢性疾病基础上已有结构、功能改变，相应指标介于正常与异常之间。此期应严密监测掌握病情进展，同时应积极治疗基础疾病，并保护各器官功能，防止进入衰竭代偿期。

2 期（MODSE 代偿期）：相应器官已不能维持正常功能，但尚有代偿能力，对治疗反应较好。应进行器官功能支持疗法，防止进入衰竭失代偿期。

3 期（MODSE 失代偿期）：相应器官明显衰竭，对治疗措施反应差，在机械通气、血液净化等手段支持下有可能恢复，但如治疗措施不当极易进入不可逆阶段，最终走向死亡。

【治疗原则】

MODSE 患者的器官功能常处于或即将处于失代偿的状态，同时多种慢性疾病共存，长期应用多种药物，因而治疗上需要综合考虑多种因素，全面分析对比，权衡利弊得失，采取个体化的综合治疗方案。

（一）积极祛除诱因

MODSE 患者的诱因常较明确，常见的诱因主要包括感染和慢性基础疾病的急性加重。对于怀疑存在感染的老年患者，应根据感染发生的场所，既往的抗菌药物暴露情况，当地病原菌的流行病学资料及耐药谱，经验性选择较广谱且对肝、肾毒性较低的抗菌药物，使之尽可能覆盖常见的病原体，同时将抗菌药物的不良反应降到最低。在应用抗菌药物前应及时对痰和其他体液标本进行病原学检查，尽早明确致病菌，并根据药敏结果由经验性治疗转为目标性治疗。同时，应每日评估患者对抗菌药物的治疗反应，及时降阶梯治疗，以避免长期大量接受广谱抗菌药物后，出现菌群失调或细菌的耐药性增加。经积极的常规抗感染治疗而临床症状未改善时，应考虑是否存在真菌感染的可能性，必要时可加用抗真菌药物。此外，应重视感染源的控制，如加强翻身拍背，促进排痰，局部感染灶的切开引流等。对于留置的导管，应每日评估其必要性，若无必要应及时拔除，以减少发生导管相关感染的风险。对于慢性基础疾病，应积极治疗，尽可能减少其对器官功能的影响。

（二）保护重要器官的功能

重要器官功能的保护和改善对阻止 MODSE 的病情发展具有十分重要的意义。对于已经失代偿的器官功能，要采取措施保护其残存的功能单元，防止其功能状态继续恶化或加重，同时为器官功能由失代偿向代偿状态转变创造条件。对于处于功能代偿状态的重要器官，应当努力减轻损害程度，防止其功能损伤由可逆性向不可逆性发展，避免器官功能失代偿状态的发生。对于功能状态相对正常的器官，要密切关注是否存在可能造成其功能损害的致病因素，仔细评价这些因素的危害程度，防止这些因素消耗或损害功能相对正常的重要器官的储备功能或代偿功能。

（三）营养支持治疗

MODSE 患者常常处于高分解代谢的状态，因而给予积极的营养支持，有助于满足机体代谢过程能量与蛋白质需求的增加，维持或增强宿主抗感染的能力以及促进损伤后组织修复。肠内营养有利于保持肠黏膜细胞的正常结构功能，维持固有菌群的正常生长，有助于肠道细胞 IgA 的分泌，因而有助于避免肠道屏障功能的破坏和正常菌群屏障的破坏，目前已成为重症患者首选的营养支持治疗手段。肠内营养实施过程中应注意不断评估患者的耐受性，逐渐增加肠内营养量直至达到目标热卡及目标蛋白量。

（四）器官支持治疗

1. 通过密切监测血压和心率等生命体征及外周循环状况如尿量、肢体温度、皮肤颜色、神志改变等，及早发现并纠正低血压及低灌注状态，必要时应用无创或有创的血流动力学监测手段，调整复苏液体及血管活性药物的应用。

2. 维持气道通畅　必要时及时给予机械辅助通气，在应用机械辅助通气时应合理设置参数，避免造成呼吸机相关性肺损伤，对于慢性稳定期 COPD 患者及急性心源性肺水肿患者，可优先考虑无创通气的方法，从而减少有创气管插管的损害及呼吸机相关性肺炎的发生。

3. 密切关注肾功能的改变，严密监测尿素氮、肌酐和尿量的变化，避免肾毒性药物运用，尽可能优化血流动力学治疗，改善肾脏的灌注，适当时运用连续性肾脏替代治疗（continuous renal replacement therapy，CRRT）调整机体的容量状态，纠正体内内环境和代谢紊乱。

4. 应用质子泵抑制剂或 H_2 受体阻滞剂等，调节胃液 pH 至 4 以上，从而预防应激性溃疡的发生；早期实施肠内营养，从而保护肠道屏障功能，改善肠道黏膜免疫功能。

5. 注意观察神志改变，出现意识障碍及时处理，对于颅内压增高患者给予甘露醇脱水，存在脑供血不足患者给予改善脑循环药物，同时应保持内环境稳定，积极治疗低氧血症、高碳酸血症、低血糖、低血容量、药物不良反应等对神经系统的影响。

【预防】

MODSE 病情变化复杂多变、病死致残率高、治疗困难，其中感染和慢性病急性发作是常见诱因，而器官衰竭的顺序常与原发慢性疾病相关，以肺、心居首，其次为脑、肾、胃肠和肝脏等，且起病隐袭，临床表现与器官受损程度不一致，容易延误病情，加上病情迁延，反复发作，难以完全康复，致残率高，并发消化道功能衰竭或肾衰竭者病死率更高。因此，积极预防 MODSE 更加具有重要意义。可以从以下几方面做起。

1. 原发病是发生 MODSE 的根本原因，必须积极治疗原发疾病。其中感染性因素是 MODSE 的主要诱发因素，要严格预防控制感染。

2. 加强对高危人群的卫生宣教，增强自我保健意识，使其能主动预防各系统慢性疾病，防止反复发作，掌握器官衰竭的早期临床表现，做到早发现，早治疗。对于免疫功能低下合并慢性肺部疾患，应采取一些提高免疫功能的治疗措施。

3. 老年人由于疾病出现营养不良者，应积极给予营养疗法。危重患者的营养支持疗法目标是提供足够的热量和蛋白质，保证各器官正常代谢所必需的能源。

4. 由于老年人器官功能老化，因此对药物吸收、排泄、代谢、分布等有不同程度的降低和障碍，加之老年人常患有多种疾病，用药种类繁多，容易出现治疗矛盾和不良反应，有时可使病情急转直下。加强对老年人尤其是重危患者的合理用药，是减少 MODSE 发生率的重要措施。

5. 加强老年病科医务人员和基层卫生保健人员的培训，提高对 MODSE 的认识和警惕性。在体检和随访中应将 MODSE 发生高危因素（如单一或多器官功能不全、慢性支气管炎伴肺部感染，营养状况不良尤其是近期出现体重下降者，长期不合理应用抗菌药物等）的患者筛选出来，建立随访档案，密切追踪和监测各器官功能状态，积极治疗其慢性疾病，防止发生 MODSE。

（胡才宝　严　静）

参 考 文 献

1. 于普林.老年医学.北京:人民卫生出版社,2017.

2. 李小鹰.中华老年医学.北京:人民卫生出版社,2016.

3. 王士雯,王今达,陈可冀,等.老年多器官功能不全综合征(MODSE)诊断标准(试行草案,2003).中国危重病急救医学,2004,16(1):1.

4. 中国中西医结合学会急救医学专业委员会,《中国中西医结合急救杂志》编辑委员会.老年多器官功能障碍综合征中西医结合诊治专家共识.中华危重病急救医学,2014,26(7):449-453.

5. 赵晓东.老年多器官功能障碍综合征的急诊救治.中华老年多器官疾病杂志,2013,12(10):721-724.

6. 国家老年疾病临床医学研究中心.感染诱发的老年多器官功能障碍综合征诊治中国专家共识.中华老年多器官疾病杂志,2018,17(1):3-15.

中英文对照索引